U0237357

腹部肿瘤学

第2版

主　　编　郝希山　王殿昌

副 主 编　王家仓　李　强　梁　寒　柳建中　郝继辉　宋天强　孔大陆

编　　委　（以姓氏笔画为序）

王家仓　王殿昌　孔大陆　李　强　宋天强　张汝鹏　郝希山　郝继辉
柳建中　崔青皓　梁　寒　潘　源

编　　者　（以姓氏笔画为序）

丁学伟	于　歌	马维东	王　仆	王　昆	王　健	王　粹	王华庆
王会英	王学军	王宝贵	王俊锋	王晓庆	王晓娜	王家仓	王殿昌
牛瑞芳	尹　璐	巴　一	孔大陆	邓　婷	邓靖宇	邓满国	叶兆祥
包乐文	冯玉梅	宁　涛	司同国	邢文阁	吕宗渤	朱　莉	朱晓琳
任　丽	任　贺	任秀宝	庄　严	刘　方	刘　宁	刘　凯	刘　勇
刘　锐	刘东明	刘洪荣	刘佩芳	闫庆娜	闫祝辰	汝　涛	汤思哲
孙　燕	孙　蕾	孙保存	孙蕾娜	李　强	李　慧	李光浩	李秀英
李晓青	李淑芬	李景武	李慧锴	吴亮亮	肖建宇	肖渤瀚	宋天强
宋方方	张　伟	张　李	张　晟	张　偈	张　鹏	张汝鹏	张国庆
张柏林	张鹏宇	张馨元	陈　平	陈可欣	陈忠杰	武　强	岳　欣
周洪渊	周德俊	郑　磊	房　锋	赵　纲	赵　鹏	赵金坤	郝希山
郝继辉	胡　均	胡冬至	柯　彬	柳建中	战忠利	袁智勇	钱正子
翁巍立	高永银	高春涛	郭　志	郭建生	唐　亮	唐　勇	黄育北
黄鼎智	曹文枫	崔　林	崔云龙	崔青皓	崔晓利	梁　寒	董凤齐
谢广茹	詹宏杰	蔡明志	潘　源	潘战宇	薛　强		

主编助理　董恒磊　肖怀远

人民卫生出版社

·北　京·

图书在版编目（CIP）数据

腹部肿瘤学 / 郝希山，王殿昌主编. —2 版. —北京：人民卫生出版社，2022.4

ISBN 978-7-117-32903-3

Ⅰ. ①腹… Ⅱ. ①郝…②王… Ⅲ. ①腹腔疾病－肿瘤－诊疗－研究 Ⅳ. ①R735.5

中国版本图书馆 CIP 数据核字（2022）第 036424 号

人卫智网	www.ipmph.com	医学教育、学术、考试、健康，购书智慧智能综合服务平台
人卫官网	www.pmph.com	人卫官方资讯发布平台

腹部肿瘤学
Fubu Zhongliuxue
第 2 版

主　　编：郝希山　王殿昌
出版发行：人民卫生出版社（中继线 010-59780011）
地　　址：北京市朝阳区潘家园南里 19 号
邮　　编：100021
E - mail：pmph @ pmph.com
购书热线：010-59787592　010-59787584　010-65264830
印　　刷：北京华联印刷有限公司
经　　销：新华书店
开　　本：889×1194　1/16　印张：54
字　　数：2160 千字
版　　次：2003 年 5 月第 1 版　　2022 年 4 月第 2 版
印　　次：2022 年 6 月第 1 次印刷
标准书号：ISBN 978-7-117-32903-3
定　　价：368.00 元

打击盗版举报电话：010-59787491　E-mail：WQ @ pmph.com
质量问题联系电话：010-59787234　E-mail：zhiliang @ pmph.com

主 编 简 介

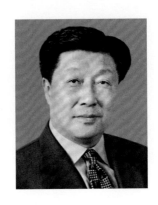

郝希山　中国工程院院士，著名肿瘤学家，享受国务院政府特殊津贴，现任国家肿瘤临床医学研究中心主任、天津市肿瘤研究所所长、天津医科大学名誉校长、中国抗癌协会名誉理事长等。兼任《中国肿瘤临床》及 *Cancer Biology & Medicine* 杂志主编，国际乳腺疾病学会副主席，英国邓迪大学名誉教授，美国费斯伯格州大学名誉教授，日本久留米大学、昭和大学客座教授等，是美国外科医师学会会员（Fellow of the American College of Surgeons, FACS）。致力于肿瘤临床和科研 40 余年，在肿瘤外科、肿瘤免疫治疗、乳腺癌筛查、早诊早治以及肿瘤流行病学等方面取得多项创新性成果，先后获得国家科学技术进步奖二等奖 2 项，发表论文 300 余篇，主编八年制临床医学规划教材《肿瘤学》，出版《简明肿瘤学》《腹部肿瘤学》《肿瘤手术学》等专著。还先后获天津市"八五""九五""十五"立功奖章，天津市特级劳动模范、天津市科学技术重大成就奖、教育部"全国优秀教育工作者"称号，被人事部、卫健委评为"有突出贡献中青年专家"。

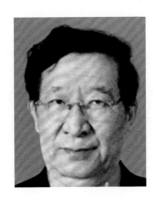

王殿昌　教授、主任医师、硕士研究生导师，胃、肠、肝胆肿瘤专家，享受国务院政府特殊津贴，现任天津医科大学肿瘤学教授。兼任中日医学科技交流协会天津分会副会长，日本癌症协会会员，国际肝胆胰外科学会会员。从事腹部肿瘤外科专业 50 余年，2001 年参与全胃术后消化道重建方式的创新研究，获国家科学技术进步奖二等奖。发表论文 30 余篇，代表作为《胃癌外科治疗》《胰十二指肠切除治疗胰头及壶腹周围癌》《VATER 壶腹癌局部切除》等。擅长胃肠及肝胆胰腺等腹部肿瘤的外科治疗，并且能对腹部肿瘤以手术为主的综合治疗提出规范、合理的个体化治疗方案。

第2版前言

我国恶性肿瘤的发病率与死亡率在近半个世纪以来呈上升趋势，在全球范围内，恶性肿瘤的死亡率已居死亡病因的首位，是危害人民健康和生命的主要疾病，已成为人类健康的主要杀手。而腹部恶性肿瘤在肿瘤学中占有十分重要的地位，在我国占恶性肿瘤的1/2。腹部肿瘤主要包括腹壁肿瘤、胃癌、结直肠癌、小肠肿瘤、肝癌、胆系肿瘤、胰腺肿瘤、脾肿瘤、腹膜及腹膜后肿瘤等。由于其位置深在，不易早期发现。近年来由于各种内镜技术的应用，B超、PET/CT、CT、MRI、血管造型等影像诊断，以及肿瘤标志物、基因诊断等新技术的应用，腹部肿瘤的早期诊断率逐年提高，腹部肿瘤的诊治研究取得了长足的进展，特别是精准医学概念的提出和应用、新的治疗手段和途径的发明与成功的临床实践。腹部肿瘤早期发现率明显提高，手术切除率及5年生存率有所提高。但是，与发达国家相比尚存差距，亟待提高。有鉴于此，我国肿瘤外科领域的郝希山院士会同王殿昌教授组织天津市肿瘤医院90余位肿瘤临床及研究工作的专家学者，根据自身丰富的临床肿瘤防治经验，并结合国内外最新研究进展，编写了这部关于腹部肿瘤外科及综合诊治的《腹部肿瘤学（第2版）》。全书注重实用性，重点总结临床及科研经验，对胃、结直肠、小肠、肝、胆、胰腺及腹膜后等腹部肿瘤的临床诊治以及腹部手术患者的护理和胃肠肿瘤患者围手术期营养支持等研究进展。对各种腹部常见肿瘤均论述了流行病学、病因学、病理学和临床诊断学，重点论述了外科治疗、射频治疗、微波治疗、化疗及靶向治疗与放射治疗等，并从多学科联合治疗的角度进行综述。第1版自2003年出版以来，受到广大肿瘤医务工作者的欢迎。

为进一步满足肿瘤临床及防治研究的需求，本专著在第1版的基础上调整了编委组成，更新了各章节的内容。全书整合资源内容丰富、覆盖面广、资料翔实、深耕细作、可读性强。相信该书的再版将对国内一些基层医院临床医师大有裨益。该书不仅是医务工作者不可多得的案头参考书，也是从事腹部肿瘤基础与临床研究的医师解决实际问题的良师益友和参考书卷。恭请诸位同仁批评与指正。

郝希山

中国工程院院士
国家肿瘤临床医学研究中心主任
天津市肿瘤研究所所长
2021年7月

第1版前言

根据我国近年来的流行病学调查显示，腹部肿瘤如胃癌、大肠癌、肝癌、胰腺癌的死亡率占全部恶性肿瘤的50%以上，大肠癌、胰腺癌在肿瘤的发病顺位上亦有前移趋势。可见其对国人健康的危害之大。近年来我国在腹部肿瘤的研究取得了长足的进展，全国性肿瘤防治机构以协作形式从流行病学、诊断及治疗等方面出发，有组织有计划地进行防治研究，其中肝癌、胃癌起步较早，大肠癌、胰腺癌也相继起步，并取得显著成绩。但是，同欧美发达国家相比尚存差距，特别是国内一些基层医院对腹部常见肿瘤的治疗方法缺乏规范，治疗手段单一，方法滞后。这一切都亟待提高。目前国内尚无一本完整介绍腹部肿瘤诊治的专业书籍。为了帮助广大医师了解国内外腹部肿瘤的最新研究成果，熟悉国际通行的标准诊治规范，掌握以外科为主的综合治疗措施，提高诊治水平，天津医科大学附属肿瘤医院组织院内 90 余位具有丰富临床、科研经验的专家学者，根据本院近 50 余年的肿瘤防治经验，结合国内外最新研究进展，编写了这部关于腹部肿瘤外科及综合诊治的专著。

本书由 13 章组成，其中第一章总论部分概述了腹部肿瘤的流行病学、病因学、分子生物学、肿瘤标记物、腹部肿瘤的诊断学、外科治疗、内科治疗、放射治疗及生物治疗基本原则和胃肠肿瘤病人的护理；各论部分主要包括腹壁肿瘤、胃癌、大肠癌、小肠肿瘤、肝癌、胆系肿瘤、胰腺肿瘤、脾肿瘤、腹膜及腹膜后肿瘤、胃肠胰神经内分泌系统肿瘤以及胃肠病人的营养支持等研究进展。对每种腹部常见肿瘤均详细论述了流行病学、临床诊断学、病理学，重点论述了外科治疗原则、手术方法、最新术式。详细介绍了化学药物治疗原则及方法、放射治疗手段、免疫生物治疗进展，并从综合治疗的角度进行论述。在每章节中均较详细地介绍了本院在该肿瘤的诊治经验，如胃癌全胃切除后代胃术式的临床基础研究、大宗病例随访结果、肝段切除手术步骤及途径、胰腺癌外科治疗（包括全胰切除）经验、腹部肿瘤腹腔化疗及热化疗经验等。

本书可供普通外科医师、腹部肿瘤外科医师、肿瘤内科医师、肿瘤放射治疗医师以及从事消化系肿瘤的研究人员参考使用。

由于时间仓促，编者的知识能力所限，书中遗漏、谬误之处在所难免，恭请诸位同仁批评指正，不吝赐教，深表感谢。

郝希山

2002 年 10 月

目　录

第 1 章   总   论

第 1 节　部位和范围

一、体表的标志

（一）腹部平面

以胸廓和腹部的骨性标志画出若干条假设的水平线和垂直线，对腹部进行分区。这些假设线在矢状或水平面的投影可用来界定某一个腹部"平面"。这些平面除了为了描述的目的将腹部分为不同的区域外，对确定近似的椎骨平面和一些相对固定的腹内结构也是有价值的。

1. 垂直面　除了中线（由剑突到耻骨联合）外，还有 2 个经锁骨中线（有时也称为外侧线或乳头线）投影的旁正中面。这条线经过锁骨的中点，在第 9 肋软骨顶的稍外侧越过肋缘，并经过髂前上棘和耻骨联合连线的中点。其接近但不是完全与腹直肌外侧缘相吻合。

2. 水平面　确定的水平面有几个，但只有肋下平面和结节间平面通常在临床上使用。

（1）剑胸平面：在第 9 胸椎水平横过剑突。与在肝上缘中央部贲门最高点平齐。

（2）幽门平面：位于胸骨柄上的胸骨上切迹和耻骨联合上缘之间中点的平面。它通常位于第 1 腰椎体近其下缘水平，并在第 9 肋软骨尖处横过肋缘。在第 9 肋软骨尖处可在肋缘摸到明显的"阶梯"。半月线在幽门平面经过肋缘。

幽门平面有下列结构：两侧肾门，肠系膜上动脉起始处，脊髓末端，胰颈、邻近胰颈的胰体和胰头，肠系膜上静脉和脾静脉汇合而形成肝门静脉处。幽门可在幽门平面上，但不恒定地位于这个平面。

（3）肋下平面：连接两侧由第 10 肋软骨形成的肋缘最低点的平面。它通常位于第 3 腰椎体水平、肠系膜下动脉从腹主动脉发出的起始部和十二指肠水平部，随着姿势的改变而有所改变。

（4）髂嵴上平面：连接两侧髂嵴最高点的平面。它通常位于第 4 腰椎体水平，并标志腹主动脉分叉的水平。在背部，它是鉴别第 4 腰椎的常用平面，可在第 4 腰椎和第 5 腰椎之间，或第 5 腰椎和第 1 骶椎之间进行腰椎穿刺，此平面在脊髓末端的下方，穿刺比较安全。

（5）结节间平面：连接两侧髂嵴结节的平面。该平面通常位于第 5 腰椎体近上缘水平。其标志左、右髂总静脉的汇合处，下腔静脉的起始处（或在其稍上方）。

（6）棘间平面：两侧髂前上棘中央点连线的平面。根据腰部前凸、骶骨倾斜和弯曲的程度，可通过腰骶椎间盘、骶岬或通过其下方。

（7）耻骨嵴平面：根据腰部前凸、骶骨倾斜和弯曲的程度，该平面或通过骶骨下端或通过尾骨。

（二）腹部分区

腹部被投射到身体表面的肋下平面、结节间平面和两个锁骨中线平面，分为 9 个简单的区域。这些区用来描述肿块的位置和患者疼痛的位置。其也可用来描述腹内脏器的位置。这 9 个区是腹上区、左季肋区、右季肋区、中央区或脐区、左腰区、右腰区、腹下区或耻骨上区、左髂区、右髂区。

1. 腹前壁骨性标志　腹前壁的上界由几个明显的标记组成。中央是剑突，肋缘从第 7 肋软骨胸肋关节处伸展到第 12 肋尖。第 12 肋尖在肥胖的或第 12 肋较短的人较难摸到。肋缘最低点在腋中线，是第 10 肋软骨的下缘。第 9 肋软骨下缘的尖常被定义为沿肋缘特殊的阶梯。

腹前壁的下界依次为髂嵴（从髂结节向下至髂前上棘）、腹股沟韧带（由髂前上棘向前向下连于耻骨结节）、耻骨嵴（从耻骨结节外侧到中线上的耻骨联合）。耻骨结节在消瘦的个体可在皮下直接摸到。肥胖的人可触摸到长收肌的肌腱，沿肌腱可触摸到该肌位于耻骨结节下方耻骨上的起始点。长收肌肌腱在大腿屈、外展和外旋使长收肌紧张时最好触摸。

后外侧界是腋中线。

2. 软组织标志

（1）脐：脐是明显但位置不恒定的标志。成年人仰卧时，其位于第 3 腰椎和第 4 腰椎之间的椎间盘水平。腹主动脉的分叉位于脐下约 2cm 处。直立位时，儿童、肥胖者或腹下垂的个体脐的位置较低。

（2）腹直肌：瘦而肌肉发达的个体，对抗阻力头后仰或坐起使腹直肌紧张时，可看到腱划。这些腱划通常位于脐平面、剑突平面以及脐和剑突平面之间的平面上。

（3）（腹）白线：白线通常仅在瘦而肌肉发达的个体身上可见。在脐以上白线宽而明显，但在脐以下白线几乎呈线状，不易看到。

（4）半月线：半月线是沿腹直肌鞘外侧缘的连线。肌肉发达的人，如由平躺的位置站起腹壁肌肉紧张时，可看到 1 条弯曲的浅沟。

（5）腹股沟区：腹股沟有 2 个常被描述的表面标志，即腹股沟中点和腹股沟韧带中点。

（6）腹股沟中点：腹股沟中点是耻骨联合与髂前上棘之间连线的中点。在其下方可摸到股动脉的搏动。此处股动脉正从腹股沟韧带下方穿过。腹股沟深环位于此点的上方，是触摸腹股沟斜疝疝囊起点的有用标志。

(7) 腹股沟韧带中点：腹股沟韧带中点位于耻骨联合与髂前上棘之间，腹壁下血管（位于腹股沟管的后壁）的外侧缘。

二、腹部分区和腹部器官在腹前壁的投影

（一）腹腔内脏器的表面解剖

腹腔内脏器的表面标志是不恒定的，与年龄、体型、营养状况、呼吸相和身体的姿势有关。腹部脏器放射性图像的应用表明，通过体表标志定位腹部脏器已在现代临床应用中过时。下列描述是被认为在一位健康平卧的个体，最普通的或最近似的表面标志。

1. 胃 位于左季肋区和上腹部之间的弯曲内，当胃充盈和下垂时，其可远达中部或腹下部区域。上位肠梗阻造成胃潴留，常在上腹部听到"振水音"。

2. 十二指肠 十二指肠上部有时恰位于幽门平面之上，它的位置由其活动度和长度决定。降部通常位于幽门平面中线的右侧。而水平部通常位于穿过中线的肋下平面。升部经常位于幽门平面中线的左侧，但是其位置依其系膜的长度而变化。

3. 小肠及系膜 小肠通常位于脐中央，但常占据部分两侧髂窝、两侧腰区和下腹部。小肠系膜从肋下平面上方的第2腰椎体左侧2cm斜行至棘间平面正下方的右骶髂关节。

4. 阑尾 阑尾无论是其长度还是位置都有很大的变化。其根部的体表投影通常为脐与右髂前上棘连线的2/3交点处。

5. 肝 肝的下缘沿右侧第10肋软骨到左侧锁骨中线第5肋的连线。肝的上缘沿右侧锁骨中线第5肋到左侧锁骨中线第5肋连线。肝上缘的中央部稍向下弯曲，并在剑突后方越过中线。肝的右缘弯曲向右，连接上、下缘的右端。肝的表面轮廓在叩诊时，与上面肺的共鸣音和下面腹部脏器的空旷音相比，为浊音。

正常肝的下缘一般摸不到。即使妇女和儿童的肝稍低些，也摸不到。腹部触摸时腹直肌上位腱划上方的肌肉隆起，常被误认为肝。

6. 胆囊 胆囊底在定位上是不恒定的，一般认为在幽门平面的第9肋软骨尖，半月线和肋缘的结合处。

7. 脾 脾位于左侧第9肋、第10肋和第11肋的深面。在胸后下壁上可以下面的划线标志其长轴，即从第10胸椎棘突距中线左侧5cm处，沿第10肋外侧到腋中线。

8. 胰 胰头的表面投影位于十二指肠的弯曲内。胰颈在中线幽门后，位于幽门平面。胰体向上向左斜行约10cm，其左半部分在幽门平面稍上方。胰尾在幽门与外侧面交叉平面的左上方。

9. 肾 肾前、后表面的投影与前、后腹壁的界线有关。右肾大约比左肾低1.25cm。在前面，肾门中部位于幽门平面，距中线约5cm，第9肋软骨尖的稍内侧。从肾门开始画肾前表面的轮廓线，长为11cm，宽为4.5cm。其上缘距中线约2.5cm，下缘距中线7.5cm。因肾的横轴是斜的，故所显示肾的宽度比实际肾的宽度少1.5cm。肾的后面，肾门中央与第1腰椎棘突的下缘相对，距中线约5cm。肾后面

的轮廓线与肾前面的相似。肾的下极约在髂嵴上方2.5cm。站立时肾的位置较平卧时的位置低；肾的位置随着呼吸可有轻微的上升和下降，这一点在经内镜行肾手术时需特别重要。正常右肾的下极常可在瘦弱的个体触摸到，特别是女性在深吸气时可用双手摸到。

10. 输尿管 近幽门平面距中线约5cm从两侧起始（左侧较右侧高），输尿管行向下内方进入膀胱，进入膀胱的点可借表浅的耻骨结节位置来标记。

11. 腹主动脉 起始于中线的左侧，第12胸椎体水平。它向下延续10cm，管径宽为2cm，在第4腰椎水平（位于结间平面）分叉，脐下左侧1.5cm。瘦弱的个体仰卧位时，在中线上用力向后压向脊柱，可摸到腹主动脉的搏动。肥胖的人很容易摸到腹主动脉，应高度怀疑动脉瘤，应做放射性影像检查。

12. 内脏动脉 腹腔干在第12胸椎水平进入腹腔，立即从腹主动脉发出。肠系膜上动脉起点通常在幽门平面上，肠系膜下动脉的起点位于肋下平面第3腰椎体水平。

13. 肾动脉 肾动脉的投影是在主动脉外侧4cm，位于幽门平面下方；左肾动脉斜穿过这个平面。

14. 髂动脉 髂总动脉的体表投影稍向外凸，在腹主动脉分叉到髂前上棘和耻骨联合连线中点的上1/2。髂内动脉的体表投影在这条线的下2/3。

15. 臀上动脉 从骨盆穿出点的体表投影位于髂后上棘和大转子顶连线上中1/3交界处。

16. 臀下动脉 从骨盆穿出点的体表投影靠近髂后上棘和坐骨结节连线的中点。

17. 下腔静脉 起自第5腰椎体水平，通常在结节间平面（嵴上平面下2.5cm）。从此平面下腔静脉可用距中线右侧2.5cm的纵带来表示。下腔静脉在第8胸椎水平、右侧第6肋软骨胸骨端的后方穿过膈肌，离开腹部。

（二）腹腔镜检查气腹的建立

通常是在脐水平进入腹膜腔。大多数气孔就在脐下，切口从腹白线进入腹膜腔，此处腹膜外脂肪组织相对较少，腹白线也相对较宽。

（三）手术切口

常根据外科手术的需要而不受解剖学限制选择外科切口。旁正中切口（paramedian incision）可以降低切口疝的发生。皮肤和浅筋膜切口常选在手术平面腹直肌肌腹之上，然后向外侧分开腹直肌，以免损伤走行在外侧的神经、血管，在旁正中平面切开腹直肌鞘的后层。此手术入路使腹直肌在伤口缝合后位于两层浅筋膜切口之间。

1. 肠吻合术（回肠造口术、结肠造口术、盲肠穿孔手术） 只要可能，肠吻合术通常采用经腹直肌切口。在腹直肌的前层行十字交叉切口，分开肌纤维到达腹直肌鞘后层。切开腹直肌鞘后层，避免损伤上腹部的血管（上方的或下方的，取决于切口平面）。经腹直肌切口的优点有：腹直肌的肌纤维围绕吻合口，可进行动态的收缩，从而减低吻合口周围发生疝的危险率，对吻合口起到支持作用。

2. 耻骨弓上的导管插入术（suprapubic catheterization） 短的或长的导管从腹前壁进入膀胱。膀胱充盈的时

候，其圆隆的顶位于耻骨弓上方区域的腹膜外间隙内，在中线经皮穿刺相对比较容易进入膀胱，因为在此水平没有大的神经、血管结构，而白线相对较薄。

（四）腹前壁

腹前壁沿肋缘、剑突到髂嵴上方、耻骨和耻骨联合的下方。它重叠交错与腹后壁和椎旁组织相连。其形成1个连续但弯曲的组织层穿过腹部的前面和外侧，腹前壁由外皮、肌肉和结缔组织组成，以结缔组织与腹膜腔分界。其在维持腹部形态上扮演重要角色，和许多生理活动密切相关。腹前壁组织形成了腹股沟管（腹股沟管在男性从腹腔到阴囊，在女性则从腹腔到大阴唇），也形成了脐。无论是腹股沟管还是脐，在临床上都具有相当重要的意义。

1. 皮肤和软组织　腹前壁的外皮由皮肤、软组织、淋巴和血管结构、节段分布的神经组成。外层由皮肤和皮脂肪组成。皮肤没有什么特别，毛发也不恒定，这取决于性别和种族。所有个体在腹前壁皮肤有一些阴毛的伸展，男性则非常显著，毛发可呈三角形，几乎伸展到脐上面。腹壁皮下脂肪的厚度有很大的变异，肥胖时，尤其是男性，腹壁下是储存多余脂肪的场所之一。

2. 血液供应和淋巴引流　腹前壁接受成对的垂直走行的腹壁上、腹壁下动脉血供；接受成对的在腹部前外侧斜行的肋间后血管淋巴管、肋下血管淋巴管和腰血管淋巴管。

（1）腹壁上动脉和静脉：腹壁上动脉（superior epigastric artery）是胸廓内动脉的终末支。其在肋和膈肌的剑突小隙间下降，与2条或更多的静脉伴行。其经过胸横肌下部纤维和腹横肌上部纤维的前面，在腹直肌的后面进入腹直肌鞘，向下在脐平面与腹壁下动脉吻合。其分支供应腹直肌，并穿过腹直肌鞘供应腹部皮肤。在腹直肌鞘上缘发出一个分支，走在胸骨剑突的前面，与对侧同名支相吻合。若向上延伸并靠近剑突的外科切口损伤该血管，会引起比较麻烦的出血。腹壁上动脉还有小的分支，供应膈的前面部分。右侧的该动脉还有小分支到达镰状韧带，并与肝动脉吻合。

（2）腹壁下动脉和静脉：腹壁下动脉（inferior epigastric artery）起自髂外动脉腹股沟韧带的后方。其与静脉伴行，通常是2条静脉，这些静脉汇入髂外静脉。它在腹膜外组织内弯曲向前，沿腹股沟管深环内侧缘斜行向上。其位于精索的后方，借腹横筋膜与精索分开。其穿过腹横筋膜和腹直肌鞘后层的薄弱部，在腹直肌和腹直肌鞘后层之间上行。在其行经的这个部分，腹壁下动脉使腹前壁腹膜皱起，形成脐外侧襞（lateral umbilical fold）。有许多分支，并与腹壁上动脉和下六位肋间后动脉的分支吻合。该动脉与腹股沟深环的下内侧密切相关，在疝修补术中扩大的深环内侧切口可能会损伤之，特别是手术在腹膜外平面进行时。男性的输精管（vas deferens）或女性的子宫圆韧带（round ligament）在外侧环绕着腹壁下动脉。其分支包括提睾肌动脉、耻骨支、肌支和皮支。

提睾肌动脉（cremasteric artery）在男性与精索伴行，供应提睾肌和精索其他的被膜。它与睾丸动脉（testicular artery）相吻合。在女性，该动脉较小，与子宫圆韧带伴行。

耻骨支（pubic branch）靠近股环，在耻骨的后方下降，与闭孔动脉的耻骨支吻合。通常腹壁下动脉的耻骨支较闭孔动脉的耻骨支大，供应进入股部前的大多数区域，因此其被认为是变异的闭孔动脉。其与股环的内侧缘靠得很近，股疝修补术时股环内侧切口可能会损伤它。肌支供应腹部肌肉和腹膜，与旋髂动脉和腰动脉相吻合。皮支穿过腹外斜肌腱膜，供应皮肤，并与腹壁浅动脉的分支吻合。

有时腹壁下动脉起自股动脉，然后在股静脉的前面上升，到腹部后的行径与上面相同。其经常与异常的闭孔动脉并干起自髂外动脉，很少直接起于闭孔动脉。

腹壁上动脉和腹壁下动脉是胸主动脉或腹主动脉供血不足时，胸内动脉和髂外动脉之间存在潜在侧支循环的重要来源动脉。腹壁下静脉的小属支收集脐周皮肤的静脉回流，并与脐静脉的终末支相吻合，经镰状韧带收集脐内表面的静脉血。在门静脉高压时这些吻合大量开放，通过腹壁下静脉使门静脉血引流入体循环。脐下皮肤放射状曲张的静脉被称为"水母头"。

（3）肋间后动脉、肋下动脉和腰动脉：第10对和第11对肋间后动脉（posterior intercostal arteries）和肋下动脉走行在相应的肋沟下方，并穿过腹前壁组织。它们穿过腹横肌腱膜，位于腹内斜肌肌纤维的深面。

（4）腰动脉（lumbar arteries）：腰动脉也穿过腹横肌腱膜，位于腹内斜肌深面。两侧动脉前行，与腹壁上、下动脉外侧支在腹直肌鞘外侧缘吻合前发出肌支，走行在腹内斜肌和腹外斜肌表面。穿过皮肤的血管，垂直进入肌肉，供应皮肤表面和皮下组织。供应下位腹部肌肉的小分支来自旋髂深动脉的分支。

（5）淋巴引流：腹前壁的淋巴管位于深筋膜的浅面和深面。

1）浅淋巴管：浅淋巴管与皮下血管伴行。腰和臀部的淋巴管与旋髂浅血管伴行，而脐下皮肤淋巴管与腹壁浅血管同行，两者均回流至腹股沟浅淋巴结。脐上区淋巴由向上斜行的淋巴管回流至胸肌和肩胛下淋巴结，有一些回流至胸骨旁淋巴结。

2）深淋巴管：深淋巴管与深动脉伴行。腹后壁的深淋巴管与腰动脉伴行，汇入主动脉旁和主动脉后淋巴结。腹前壁上部的深淋巴管与腹壁上血管伴行并汇入胸骨旁淋巴结。腹前壁下部的深淋巴管汇入旋髂、腹壁下和髂外淋巴结。

3. 节段性神经　第7～12下位胸神经的腹侧支从肋间隙继续前行进入腹壁。靠近它们各自肋间隙的前端时，第7、第8肋间神经向内上方弯曲，在腹横肌的锯齿间穿过肋软骨的深面。其到达腹内斜肌腱膜后层的深面。然后，第7和第8肋间神经穿过腹内斜肌腱膜，经过腹直肌的后方，发出分支供应腹直肌的上部。其靠近腹直肌的外侧缘经腹直肌穿过腹直肌鞘的前层，分布于上腹部的皮肤。

第9～11肋间神经走在膈肌和腹横肌锯齿间的肋间隙，继而行于腹横肌和腹内斜之间。在此第9肋间神经几乎水平前行，而第10和第11肋间神经则向下内侧行走。

在腹直肌的外侧缘，其穿过腹内斜肌腱膜后层，经过腹直肌的后方而中止。像第 7 和第 8 肋间神经一样，发出皮支而终末。第 9 肋间神经支配脐上方的皮肤，第 10 肋间神经支配脐平面包括脐的皮肤，而第 11 肋间神经支配脐下皮肤。第 12 胸神经（肋下神经）与第 1 腰神经腹侧支合称腰背神经。肋下神经与肋下血管伴行，沿第 12 肋下缘经外弓状韧带和肾的后方，行走于腰方肌上部前面。其穿过腹横筋膜，行走在腹内斜肌深面，分布同下位肋间神经。肋下神经分布于臀前部的皮肤，向下可达股骨大转子。

第 7～12 肋间神经支配肋间、肋下和腹部肌肉。第 10、第 11 和第 12 肋间神经支配下后锯肌。所有 6 条肋间神经也发出感觉支，分布于膈的肋部、相应的壁胸膜和壁腹膜。与上位肋间神经一样，在其到达肋角前发出侧支和外侧皮支。其侧支分出后还可与主支重新合并，如果这样，其在近腹直肌外侧缘又重新分支。然后向前行，穿过腹直肌和腹直肌鞘的前层分布于腹白线附近的皮肤。其外侧皮支穿出肋间内肌和腹外斜肌，分为前支和后支。这些分支分布于腹部和背部皮肤。前支支配腹外斜肌，后支则向后行，分布于背阔肌表面的皮肤。每条外侧皮支在穿过腹外斜肌和浅筋膜时都向下行，到达这个节段前、后皮神经同一分布平面的皮肤。

（五）软组织

1. 浅筋膜 大部分腹壁的浅筋膜由一层构成，并含有数量不等的脂肪。位于皮肤和腹前壁肌肉之间。在腹下部，浅筋膜分为浅、深两层，两层之间是浅血管、神经和在腹股沟区的腹股沟浅淋巴结。

2. 浅筋膜浅层 浅筋膜浅层较厚，呈网状，含有数量不等的脂肪。在肥胖的个体，此层更厚。向下越过腹股沟韧带浅面，与股部的浅筋膜相延续。在男性，该层经阴茎上面和精索的外表面至阴囊，在此它改变了特性。这些部位，浅筋膜浅层很薄，脂肪组织极少，呈苍白、微红色。在阴囊，此层含有平滑肌纤维，称为肉膜肌。该层从阴囊向下延续为会阴浅筋膜。在女性，它从腹部耻骨弓上的皮肤到大阴唇和会阴。

3. 浅筋膜深层（膜性层） 作为一个清晰的实体，浅筋膜深层较浅层更具膜性，且含有弹性纤维。其通过网状组织疏松地与腹外斜肌腱膜相连，但在中线上，它紧密地连于腹白线和耻骨联合。在男性，它延伸至阴茎背部，组成阴茎浅韧带的一部分。向上，其与躯干其他部位的浅筋膜相延续。向下，其位于腹股沟韧带的浅面，在腹股沟皱褶线或股部的皮肤皱褶处，与上面的筋膜浅层和下面的阔筋膜相融合。

在男性，筋膜深层向下向内越过阴茎和精索到阴囊，与会阴浅筋膜的膜性层相连。在女性，则延续至大阴唇，并与会阴的筋膜相连。

在儿童，睾丸常可从阴囊外进入疏松网状组织间隙中，该间隙位于腹外斜肌和腹股沟管浅面浅筋膜深层之间，有时被称为"腹股沟浅袋"。

4. 腹横筋膜 腹横筋膜是位于腹横肌内面与腹膜外脂肪之间的结缔组织薄层，是腹膜和腹壁之间普通筋膜的

组成部分之一。向后，其与胸腰筋膜的前层相延续，并向前形成一个连续的筋膜层。向下，其与髂筋膜、盆筋膜相延续。向上，与膈下表面的筋膜相融合。在腹横肌和髂肌的起点间它附着于髂嵴的全长，在髂前上棘和股血管之间它附着于腹股沟韧带的后缘。在腹股沟区，腹横筋膜薄而致密，由腹横肌腱膜加强。在股血管的内侧，腹横筋膜较薄，在联合腱的后部与耻骨融合。其在股血管的前面下降构成了股鞘的前部，在此弓状纤维横向伸展，腹横筋膜得到加固。一些纤维向外延伸至髂前上棘，一些纤维向内走在腹直肌后面，而另外一些纤维则在联合腱的后方下降至耻骨。这些弓状纤维构成股深弓。股深弓弯曲的纤维加厚了腹股沟深环的下内侧。男性的精索或女性的子宫圆韧带在腹股沟深环处穿过腹横筋膜。由于腹横筋膜是随着这些结构延伸为精索内筋膜，经皮肤的切口是看不到腹环开口的，但一旦剥离腹膜，则可从腹腔内看到。精索内筋膜包绕着睾丸，并与睾丸鞘膜壁层内的疏松组织相融合。这些筋膜中有时含有平滑肌纤维。

5. 腹膜外结缔组织 腹膜外结缔组织是位于腹膜和腹腔盆腔筋膜之间的一层蜂窝组织层。腹膜外结缔组织的数量变化很多，特别是在腹后壁相当丰富。尤其是在肾的周围，其中含有大量的脂肪组织。在前外侧壁此层组织贫乏，在儿童和正常成年人较薄，但在肥胖者常较厚，特别是男性肥胖者。在耻骨弓上方、髂嵴上方和骨盆中，此层组织缺乏。腹膜外组织与腹壁肌的肌外膜相延续。

（六）肌肉

1. 腹前外侧肌 腹直肌、锥状肌、腹外斜肌、腹内斜肌和腹横肌构成了腹部的前外侧肌群。其协同作用，执行一定范围的功能，包括一些一个或多个体腔正压的形成。虽然许多动作在没有"被动协助"下也能完成，但有些动作，如呼气、排便和排尿还需要腹内正压的辅助。分娩、咳嗽和呕吐也一直需要这样的正压。在静息状态下，肌肉提供对腹内脏器的支持，维持腹部的正常形态，人身心的正常状态也得到发展。缺乏肌肉支持的后果可在"杏梅腹综合征"看到，这种患者会出现这些肌肉一致缺乏。

这些肌肉的主动收缩在腹内压升高时，对维持腹壁的正常形态起到重要的作用。腹壁压缩来提高腹内压，主要是靠膈肌的收缩。骨性骨盆和下位胸廓为部分腹壁提供了几乎不可压缩的结构。然而，由于大部分腹壁是肌性的，腹前外侧肌必须同步收缩，以防止脏器的移位和腹内压力的丢失。当腹内正性压力产生时，腹壁更多地表现为保持腹壁的位置并使之固定，而不是直接产生压力。斜肌从腱膜的前缘到腹直肌鞘，提供了主要的张力，虽然腹横肌和腹直肌也有作用。

外侧肌、腹外斜肌、腹内斜肌和腹横肌在这些功能上，如牵张腹直肌鞘和腹白线起了很重要的作用。腹外侧肌在正常的坐位或直立时，对躯干的运动作用不大，躯干的运动主要靠椎旁和脊柱的肌肉。但在躯干抵抗阻力移动或个体平卧时，则需要腹前外侧肌的参与。腹直肌在这些运动中起着重要作用，可引起躯干的前屈。如果固定骨盆，则胸和肩带可屈曲。胸廓固定，腹直肌的收缩可使骨盆上提

和倾斜，使之接近水平面。一侧斜肌的收缩，可使躯干抵抗重力而侧屈和旋转。

2. 腹直肌　腹直肌是一长条状肌，占腹前壁全长。其在上腹部最宽，位于中线的两侧。左、右腹直肌被腹白线在中线分开。

腹直肌的肌纤维被3条纤维性横带相隔，称为腱划。一条常位于脐平面，另一条对应剑突的游离末端，第三条则位于上述两者之间。这些腱划多以Z字形横行或斜行越过腹直肌。其很少占全肌厚度，往往仅达其一半。其与腹直肌鞘前壁紧密结合。有时在脐下可见1～2条不完整的腱划。腱划可在发育过程中继发形成，或认为腱划是随腹直肌发生而出现的肌间隔。

腹直肌的内侧缘紧靠腹白线，外侧缘在腹前壁表面呈一弓状的沟，称为半月线（linea semilunaris）。它从第9肋软骨尖到耻骨结节。在肌肉发达的个体，即使腹直肌没有强烈收缩，也可看见半月线；但在许多正常和肥胖的个体，此线就很模糊。

附着：腹直肌以两个腱起始，外侧腱较大，起于耻骨嵴，也可伸展自耻骨结节下方到耻骨梳；内侧腱与对侧的腱交错重叠，并与覆盖在耻骨联合前方的韧带纤维融合。其他纤维可起于腹白线下部。向上腹直肌借3条大小不等的肌束止于第5、第6、第7肋软骨。最外侧的纤维常止于第5肋前端。这一束有时缺如，有时也可达第4和第3肋。最内侧的纤维偶尔附于肋剑突韧带及剑突的边缘。在男性，腹直肌的耻骨附着点可越过耻骨联合表面的前方，与股薄肌和阔筋膜的附着点相延续，并到达耻骨。

血液供应：腹直肌主要由腹壁上和腹壁下动脉供应。腹壁下动脉的管径较腹壁上动脉更粗。从下3位肋间后动脉发出的小的终末支、肋下动脉、腰后动脉和旋髂深动脉可发分支分布于腹直肌，特别是在其外侧缘和低位的附着点。这些分支与腹壁上动脉的外侧支形成小的吻合。由于腹壁上血管提供大量血管供应，又因为该肌肌腹在腹直肌鞘内可与周围组织分离，腹直肌可提供大量带蒂的或游离的皮瓣。腹直肌的上半部分可用来乳腺重建或前胸损失组织的加强。腹直肌的下半部分可用到股部并可卷曲下部附着点，经过骨盆送入会阴，用于固有骨盆和会阴切除术后的重建。

神经支配：腹直肌肋间、肋下神经由下6或7位胸神经腹侧支的终末支支配。

作用：腹直肌可使躯干屈曲，也可参与紧张时腹壁形态的维持。

3. 腹直肌鞘　两侧的腹直肌由一层纤维鞘包裹。腹直肌鞘的前层延伸于腹直肌的全长，并与肌肉附着点的骨膜相融合。腹直肌鞘后层的上2/3是完整的，在下1/3近位于脐和耻骨的中间处鞘的后层缺如。在大多数个体，这是一条确定的线，虽然在另一些人中此过渡并不总是明确的。腹直肌鞘后层的下缘称为弓状线（arcuate line）。在弓状线以下，腹直肌后面由腹横筋膜和腹膜外结缔组织包裹。腹直肌鞘由来自所有3块腹外侧肌的纤维交叉构成。腹外斜肌、腹内斜肌和腹横肌在它们的内侧缘，每块肌肉都形成

了2层腱膜。所有3块肌肉的前层纤维斜向上行，而后层则斜向下行，与前层呈直角交叉。

腹直肌鞘的前层由腹外斜肌腱膜的前、后层和腹内斜肌腱膜的前层构成，并融合在一起。腹直肌鞘的后层由腹内斜肌腱膜后层和腹横肌腱膜的前、后层构成。由于这样的安排，无论是腹直肌鞘的前层还是后层都由3层纤维组成，中间层则呈直角与另外两层相交。在中线，鞘的前、后两层相当接近。每层纤维交叉到鞘的对侧，与对侧肌肉的腱膜形成一层连续的腱膜。纤维也可前后交叉，即从前鞘交叉到后鞘。此交叉形成一条致密的纤维线，称为腹白线。腹外斜肌、腹内斜肌和腹横肌被认为是成对的、有两个肌腹、有一个以腹白线形式为中心腱的一组肌肉群。在外科手术中，因这些交叉的纤维斜行呈直角交叉，可能被用来辨别中线。在弓状线水平以下，组成腹直肌鞘后层的纤维迅速停止走在腹直肌的后方，且所有的纤维层逐渐变成腹直肌鞘的前层。

4. 腹白线　腹白线是从剑突到耻骨联合和耻骨嵴的腱性缝。位于两侧腹直肌之间，由腹外斜肌、腹内斜肌和腹横肌的腱膜纤维交叉形成。消瘦而肌肉发达的人仅在腹前壁见有一条浅沟。纤维瘢痕——脐，位于腹白线中点的稍下方，其表面覆盖着与其粘着的皮区。在脐的下方，白线逐渐变窄，两侧腹直肌逐渐靠拢。脐的上方，两侧腹直肌离开中线，白线相对较宽。白线下端有两个止点：浅部纤维止于耻骨联合，深部纤维则形成一个三角形纤维层，在腹直肌的后方止于两侧耻骨嵴的后表面。腹白线向后的止点被称为"白线支座"。仅有很少的小血管穿过腹壁，进入腹白线。

在胎儿，一直到胚胎发育的第3个月，脐部有脐血管、脐尿管、卵黄囊通过，在出生几天后，卵黄囊闭锁，而血管和脐尿管的遗迹仍连于其深面。胎儿时期遗留下来的脐静脉形成肝圆韧带。闭锁的脐动脉形成脐内侧韧带，包裹在同名的腹膜皱襞内。部分闭锁的脐尿管遗迹以脐正中韧带的形式存在。

5. 腹直肌的分离　通常在肥胖症和慢性肌肉劳损的患者，上位腹白线变得薄而宽。这种病变会使两层腱膜纤维的排列变得混乱，腹前外侧肌的收缩不能从中线传递到白线，而增加的腹内压使腹内脏器在薄弱的组织下方突出，即一个宽的中线上隆起。腹直肌被很大程度上分离或展开。这并不是真正意义上的疝，因为在那个区域腹壁的所有层都是完整的。

6. 脐疝　脐疝有3种不同的类型。

（1）先天性脐疝：从出生就发生的缺损，是由脐腔内的肠袢回缩后脐没有闭锁而引起。较少见的是肠袢没有回缩而遗留下来，部分位于腹腔外。

（2）婴幼儿脐疝：是由脐部瘢痕组织的牵拉造成，一般与腹内压增加有关。

（3）后天性脐疝或脐旁疝：实际上是穿过腹白线、小而薄弱区域形成的疝，在脐部瘢痕的上面或下面。

7. 锥状肌　附着：锥状肌位于腹直肌鞘内，是腹直肌下部前面的三角形肌。以腱性纤维起于耻骨前面及耻骨

联合前面的韧带性纤维上。该肌向上则变小，以点状末端止于白线的内侧，常在脐和耻骨联合的中点，但有时更高。该肌大小变化较多，可一侧较另一侧大，一侧或两侧缺如，甚至是两块肌肉。

血液供应：锥状肌由腹壁下动脉的分支供应，也有一些旋髂深动脉的分支。一条小动脉经常穿过中线，走在肌腹的后方，与对侧血管相吻合。在耻骨联合上方，向下远到腹直肌鞘下部所做的外科切口，可能会引起比较麻烦的出血。

神经支配：锥状肌由肋下神经（即第 12 胸神经的腹侧支）终末支支配。

作用：锥状肌可绷紧腹白线，但生理上的意义难以确定。

8. 腹外斜肌　起止点：腹外斜肌是腹前外侧壁三块扁肌中最大和最表浅的一块。它弯曲走行在腹外侧部和前部，附着于下 8 位肋的外面和下缘。起点很快变为肌性的，与前锯肌、背阔肌的下位起点沿一条向下向后的斜线犬牙交错。上部肌束的起点与相应的肋软骨靠近，中部肌束的起点与其肋软骨有一定的距离，而最下部肌束则起于第 12 肋软骨尖。腹外斜肌的肌纤维向下方的止点走行时逐渐偏离。起于下 2 位肋的肌纤维几乎垂直下降，止于髂嵴前半或更多地止于髂嵴前部的外唇。中间和上部的纤维向下向前，沿第 9 肋软骨到脐稍下平面的垂直线，止于腱膜的前面。肌纤维很少下降而低于髂前上棘和脐的连线。肌肉的后缘是游离的。

腹外斜肌腱膜张于髂前上棘和耻骨结节之间，其游离缘形成腹股沟韧带。腹外斜肌腱膜深部的纤维最初并不与腹股沟韧带的长轴平行，它们以 10° ~ 20° 角斜行至腹股沟韧带。一旦到达腹股沟韧带，纤维转向内侧，多数沿腹股沟韧带走行至耻骨结节。腱膜更深部的纤维向后内侧伸展，止于耻骨梳。

腹外斜肌在上位肋和下位肋的附着点可以缺如，指状突起样的肌齿甚至整个肌肉也可是双倍的。肌肉的上附着点有时与胸大肌或前锯肌相延续。

血液供应：腹外斜肌由下位肋间后动脉和肋下动脉的分支、腹壁上动脉、腹壁下动脉、旋髂浅动脉、旋髂深动脉和腰后动脉支配。

神经支配：腹外斜肌由下 5 位肋间神经的终末支和从下 6 位胸神经的腹侧支分出的肋下神经支配。

作用：腹外斜肌可维持腹部形态，增加腹内压和抵抗重力躯干进行侧屈。

9. 腹股沟韧带　腹股沟韧带由卷曲的腹外斜肌腱膜下缘构成的一条粗壮的腱索，从髂前上棘延伸至耻骨结节。其沟状的腹部表面构成了腹股沟管的底。该韧带不是直的，在下缘和前缘凸出。其下缘与阔筋膜延续，外侧半圆形，较内侧半倾斜。内侧半在行至耻骨止点时逐渐变宽、变水平，并支持精索。在内侧端，一些纤维不止于耻骨结节，而是向两个方向伸展。部分纤维向后向外伸展至耻骨梳，构成腔隙韧带复合体（lacunar ligament complex）。另外，一些纤维向上内在腹股沟浅环和腹外斜肌的后方加入

腹直肌鞘和白线。这些纤维构成了腹股沟韧带的反转部。左、右两侧韧带的纤维在腹白线处交错，类似于腹肌腱膜的交叉。

10. 腹内斜肌　附着：大部分位于腹外斜肌深面，比腹外斜肌更薄、更小。它的纤维起于腹股沟韧带沟状上缘的外 2/3，在此形成髂筋膜到腹股沟韧带的共同起点。向外，腹内斜肌也起于髂嵴前半部中间线的前 2/3；向后，一些纤维附着于胸腰筋膜。起自髂部附着点后端的纤维向上外止于下 3 位或 4 位肋下缘和肋软骨。在此处与肋间内肌相延续。最上部纤维形成一个短的、游离的上缘。附于髂前上棘的纤维是分散的，终止于前面从下而上逐渐变宽的腱膜。腱膜的最上部止于第 7、8、9 肋的软骨。起于腹股沟韧带的纤维弓行向下，在内侧，男性中跨过精索，而女性中跨过子宫圆韧带。腹内斜肌逐渐变为腱性的，与腹横肌腱膜相对应的部位融合，止于髂嵴和耻骨梳的内侧份，形成联合腱（conjoint tendon）。

血液供应：腹内斜肌由下位肋间后动脉和肋下动脉的分支、腹壁上动脉、腹壁下动脉、旋髂浅动脉、旋髂深动脉和腰后动脉供应。

神经支配：腹内斜肌由下 5 位肋间神经的终末支、下 6 位胸神经腹侧支分出的肋下神经以及从第 1 腰神经腹侧支来的髂腹下和髂腹股沟神经的小分支。

作用：腹内斜肌可维持腹部形态，增加腹内压和使躯干抵抗重力侧屈。

11. 提睾肌　附着：提睾肌由沿精索分布的疏松的肌束构成。其厚度变化较大，而在年轻男性则较厚。它围绕精索形成一个不完整的封套，称为提睾肌筋膜（cremas-teric fascia），延伸并围绕睾丸，但位于精索外筋膜之间。提睾肌的起点主要从腹内斜肌和腹横肌的下内侧缘上升。一个单独的腱性起点也可在腹股沟韧带中点，向远处延伸至髂前上棘。内侧份纤维起于耻骨结节和耻骨嵴的外侧。纤维沿精索外侧面的上方通过腹股沟的浅环。最短的上部纤维在精索前面转向内侧，与内侧部相接。较长的外侧纤维与精索上方的筋膜和鞘突上方的筋膜相融合。在女性，少量纤维沿子宫圆韧带下降，相当于男性提睾肌的外侧部纤维。肌的内侧份发育程度不一，甚至缺如。提睾肌起于耻骨结节、耻骨嵴外侧份、联合腱和腹横肌下缘。其纤维束围绕在精索的后内侧，并与外侧部纤维交错连接。整个提睾肌被认为是经腹股沟中点下降至鞘突，然后返回止于耻骨结节的一个连续的环。

血液供应：提睾肌由提睾肌动脉供应，提睾肌动脉是腹壁下动脉的分支。

神经分布：提睾肌由来自第 1 和第 2 腰神经的生殖股神经的生殖支支配。

作用：提睾肌牵拉睾丸向上向腹股沟浅环靠近。虽然该肌为横纹肌，但常不受意识控制。刺激股内侧皮肤，可引起提睾肌反射性收缩。这种提睾反射（cremasteric reflex）在儿童更明显。这可能是一种保护性的反射，且提睾肌可能在睾丸温度调节中起有一定的作用。

12. 腹横肌（transversus abdominis）　附着：腹横肌

是腹外侧肌中最内层的肌肉。其起于腹股沟韧带的外 1/3 及相关的髂筋膜，髂嵴腹侧前 2/3 的内侧唇，髂嵴和第 12 肋之间的胸腰筋膜和下 6 位肋软骨面的内侧。肋面的附着点与膈肌的起点相交错。该肌以前面的腱膜结束。其下部纤维和腹内斜肌腱膜一起弓行向下内，止于髂嵴和耻骨梳，构成联合腱。一束腱纤维，有些是肌性的，可从腹横肌的下缘连于腹股沟韧带，称为凹间韧带（interfoveolar ligament）。其余部分腱膜向内侧走行，纤维交错融合于腹白线。腹横肌肋上部和髂前部的纤维较短，肋下部和髂后部的纤维较长，而胸腰部的纤维最长。剑突附近，腹横肌腱膜距离腹白线 2～3cm，因此其肌性部分从腹直肌的后方延伸到腹直肌鞘的后层。腹直肌的内侧缘，即腱膜开始的地方，起初弓行向下外方，在脐平面离腹直肌鞘的外侧缘最远，然后它再弓行向下内，到达腹股沟浅环上脚的中部。

偶尔腹直肌下部和腹内斜肌和腹横肌的腱性部分可缺如，由筋膜填充，有时腹内斜肌和腹横肌可融合，很少也会出现腹直肌缺如。

血液供应：腹横肌由下位肋间后动脉和肋下动脉、腹壁上动脉、腹壁下动脉、旋髂浅动脉、旋髂深动脉和腰后动脉供应。

神经支配：腹横肌由下 5 位肋间神经的终末支、肋下神经和髂腹下和髂腹股沟神经支配。其来自下 6 位胸神经和第 1 腰神经的腹侧支。

作用：腹横肌主要维持腹部形态和增加腹内压。

13. 联合腱　联合腱由腹内斜肌下部纤维和腹横肌腱膜的下部构成，止于髂嵴和耻骨梳。从腹股沟浅环后方下降，对腹股沟管后壁的内侧份起到加强作用。止于耻骨梳的纤维经常缺如，向内，联合腱的上部纤维与腹直肌鞘的前壁融合；向外，部分纤维可与凹间韧带融合。

14. 腹股沟管　腹股沟管是腹前壁组织中固有的裂孔，由腹股沟区腹壁几层结构构成。其大小和构成因年龄变化很大，虽然它在男性和女性都存在，但在男性发育得较好。该管是一条斜的深沟，有深环和浅环开口。在男性可容纳精索，在女性可容纳子宫圆韧带，两性均可容纳髂腹股沟神经。

15. 腹股沟浅环　腹股沟浅环是腹外斜肌腱膜上的一个裂孔，恰位于耻骨嵴的上外方。该环近似三角形，顶点在腱膜深部纤维连线上。虽然大小不一，但其一般向外不超过腹股沟韧带内侧 1/3 的下方。浅环的底是髂骨嵴，边是腱膜裂孔的脚。外侧脚较强韧，由止于耻骨结节的腹股沟韧带纤维加强。内侧脚较薄，其纤维止于耻骨联合的前方，与对侧脚交叉重叠。在包被腹外斜肌的筋膜外层中，有一些纤维弓行向上，位于腹股沟浅环尖的上方。在男性，外侧脚弓行形成一个凹槽，容纳精索。纤维从腹外斜肌腱膜及其表面筋膜和浅环的脚继续向下，在精索和睾丸周围形成一个纤细的管状纤维组织突起。其构成精索最外层的被膜，即精索外筋膜（external spermatic fascia）。因为这部分筋膜与腱膜的延续中断，所以形成一个明显的裂孔，即腹股沟浅环。在女性，此环较小。

16. 腹股沟深环　腹股沟深环位于腹横筋膜内，髂前

上棘和耻骨联合中点腹股沟韧带上方约 1.25cm 处。其呈卵圆形，有一个几乎垂直的长轴。个体之间它的大小不一，但在男性总比女性大。其与腹横肌弓状下缘上方相邻，内侧为腹壁下血管和凹间韧带。当腹内压增高时，腹内斜肌可牵拉筋膜环，构成瓣膜样的安全装置。

17. 边界　腹股沟管是一条潜在的腔隙，位于腹前壁下部组织组成的许多层结构之间。其是斜的，向下内倾斜，在腹股沟韧带的稍上方与之平行。腹股沟管从深环延伸到腹股沟浅环，长度与个体的年龄有关，但成年人长 4cm 左右。前壁有皮肤、浅筋膜和腹外斜肌腱膜。在其外 1/3 处，恰在腹内斜肌从腹股沟韧带起点的上方由腹内斜肌肌性部加强。管的后壁有腹股沟韧带的反转部、联合腱和腹横筋膜，腹横筋膜将其与腹膜外结缔组织和腹膜分开。上壁是构成联合腱的腹内斜肌和腹横肌的弓状纤维。管的下壁是腹横筋膜和腹股沟韧带的结合部，其内侧端为腔隙韧带（lacunar ligament）。

新生儿的深环和浅环几乎重叠，腹股沟管极短。这就在腹壁造成一个近乎卵圆形的缺损。青春期时腹前壁肌生长迅速，引起浅环和深环分开，腹股沟管变长。该缺损逐渐变得更加倾斜，在成年期则分开管的前壁和后壁，形成一个"活瓣"样效应。从腹后壁传递来的腹内压增加，腹壁表面最厚的部分支持深环。在浅环和腹前壁的内侧端，此处较薄弱，管的后壁由联合腱和腹股沟韧带的反转部加强。腹内斜肌和腹横肌的纤维组成联合腱，时常在站立时发挥作用。这种活动度偶尔在腹内压增加时也增加。

18. 毗邻关系　腹壁下血管与腹股沟管内侧端在后方有着重要的关系。其位于腹横筋膜上，斜行向上，在联合腱的后方进入腹直肌鞘的后份。

腹股沟三角位于管的后壁。下方是腹股沟韧带的内侧份，内侧是腹直肌外侧缘的下份，外侧是腹壁下动脉。位于腹股沟陷凹的上方，有一部分位于膀胱陷凹的上方。

19. 陷窝韧带　陷窝韧带是一个厚的三角形组织束，主要位于腹股沟韧带内侧端的后方。从三角形的底到尖大约 2cm，在男性稍大些。它由腹股沟韧带内侧端的纤维和股部阔筋膜的纤维组成，阔筋膜从下部加入腹股沟韧带的内侧端。腹股沟部的纤维走在耻骨梳内侧缘的后外方，并与耻骨筋膜延续。其组成一个近似水平的三角形薄层且内侧缘卷曲。这个边构成股环的外侧缘。三角形的尖附着于耻骨结节。一个强大的纤维束，即 Astley Cooper 的耻骨梳韧带，从耻骨的附着点沿耻骨梳向外侧延伸。阔筋膜的纤维加入腹股沟韧带的下缘或后缘，与腹横筋膜的纤维相联合，当其加入耻骨梳厚骨壁时，与耻骨筋膜融合。部分陷窝韧带构成股管和股鞘的内侧缘的下延伸部。

20. 腹后壁和腹膜后腔　腹后壁由筋膜、肌肉及其血管和脊神经构成。表面覆盖的皮肤与背部相延续。它不太容易下定义，最好被描述为位于两条背中线之间、膈肌下附着点下缘和盆腔上方的那部分腹壁。其向外与前外侧腹壁相延续，向上延续为膈肌附着点后面胸的后壁，向下则是盆腔的结构。脊柱组成它的部分结构，背部的肌肉和筋膜与其密切相关，特别是在后外侧。

主要的血管和淋巴管道，除了腹部的周围自主神经系统以外，骨盆和下肢位于腹后壁。这些结构与几个内脏器官，包括肾、肾上腺、胰腺、输尿管、和部分消化管一起，位于后侧壁腹膜的下方。这些组织和它们周围的结缔组织和筋膜一起被称为后腹膜腔。

有人建议根据其与肾和输尿管周围筋膜层的关系，将后腹膜腔分成几个间隙。使用这种描述方法，肾周筋膜层围起一肾周围间隙，内含肾、肾上腺、输尿管上段和供应它们的神经、血管。肾周筋膜的前层穿过正中线在后腹膜腔中主要的神经、血管前面延伸，且右侧和左侧的肾周间隙是相通的，虽然这个通道是受限的，且容纳许多正中线上后腹膜腔的神经、血管结构。在肾周筋膜后层的后方是后肾周间隙，而肾周筋膜前层的前面是前肾周间隙，内容几个后腹膜腔的部分消化管，包括十二指肠和胰腺。前肾周间隙穿过正中线向前后延伸，向后受限于肾周筋膜的前交通层，向前则到达壁腹膜。这种描述帮助我们解释了为何中等量的液体、血液或脓液会在后腹膜腔聚积并在此间隙中潴留，这是由病理过程引起的，如肿瘤侵入，局部发生扩散时筋膜平面仅提供一层薄弱的屏障。

胰腺被认为是位于后腹膜腔，虽然在胚胎学上其是从消化管衍生而来，但也不能轻易地将它们与后腹膜腔中其他结构分开。其他结构如降结肠，也被认为是后腹膜腔的，但其通过一层明确的筋膜平面与其他后腹膜结构保持分隔，此筋膜平面与发育过程中肠系膜融合平面相对应。通过此平面定位腹膜后器官，在腹膜后器官的外科手术和一些病理过程中，可引起极少的出血或不出血，如胰腺，鉴于其活动性，很难定位且富含血管，因此这种方法是适当的。

21. 皮肤和软组织　背部腹后壁区域的皮肤与躯干其他部位的皮肤是相似的。它的血管来自腰动静脉的肌皮支，接受腰神经和下位胸神经背侧支的支配。

腹后壁和后腹膜腔的软组织由几层不同的筋膜层构成，这些筋膜层将这些软组织分为解剖学上不同的间隔层。

22. 胸腰筋膜　在腰部，胸腰筋膜有 3 层，后层附着于腰椎和骶椎的棘突和棘上韧带。中间层附于腰椎横突尖内侧和横突间韧带，向下附于髂嵴，向上附于第 12 肋下缘及腰肋韧带。前层覆盖于腰方肌表面，内侧在腰大肌外侧份后方附于腰椎横突前面；向下附于髂腰韧带和邻近的部分髂嵴；向上附于第 12 肋尖和下缘，延伸至第 1 腰椎的横突，形成膈的外侧弓状韧带；胸腰筋膜的后层和中间层则在竖脊肌的外侧缘愈合，在腰方肌外侧缘再与前层汇合，形成了腹横肌的腱性起点。

23. 其他筋膜层

（1）腰大肌：腰大肌被包在它前面上方的筋膜层之间。筋膜的内侧缘从腰大肌的起点延伸到腰椎横突、腰椎体和腱弓。向上筋膜形成弓状韧带内侧的一部分。向外腰筋膜在腰方肌上部与其表面的筋膜融合，向下与髂筋膜延续。它把腰大肌的前群从位于后腹膜的结构中分隔开。筋膜向下可延伸到股部。来自脊柱旁组织或后腹膜组织中的炎性物质穿透该筋膜并被其局限，沿腰大肌的全长下降，在腹

股沟区出现，因此处筋膜最薄。

（2）髂筋膜：髂筋膜是腰筋膜的延续，与其不易分开，在后腹膜腔的上部与腰方肌上方的胸腰筋膜前层汇合。向下它牢牢附于髂嵴的内侧面；向内在骨盆缘附于髂骨的骨膜。在腹部它也止于髂耻隆起。

（3）肾周筋膜：肾周筋膜是一多层筋膜层，围绕在肾、肾上腺、输尿管上端及相关的脂肪组织周围，所有这些结构都位于肾周间隙中。虽然肾周筋膜在描述上有前、后层，但在外侧两侧互相延续融合。肾筋膜的后层附于腰大肌表面的筋膜、髂筋膜和胸腰筋膜的前层。在肥胖者，层与层之间有一些疏松脂肪组织，但很少是厚的。肾筋膜的前份将肾和肾周间隙与肾周间隙前表面及相关的内脏分开（在右侧是十二指肠、升结肠和右结肠系膜，在左侧是十二指肠、降结肠和左结肠系膜）。肾周筋膜向下方延伸包被输尿管，走向骨盆缘并逐渐变薄，在此处它与后腹膜的疏松结缔组织不再能够辨别。

（4）侧椎筋膜：侧椎筋膜由肾周筋膜的外侧份组成，向前外侧延伸，与腹横肌表面筋膜融合。它将肾前间隙和肾后间隙各自分开，但再后腹膜腔的下部它最薄。

（5）后腹膜外结缔组织：后腹膜腔通常在筋膜层间容纳疏松结缔组织。在肾筋膜周围特别明显，向前连于髂腰筋膜。所有的个体除了特别瘦的外，在这些地方有一些脂肪组织，而在肥胖的人可相当厚。后腹膜动脉和静脉位于后腹膜外结缔组织中，但腰丛的分支位于它的深面，在髂腰筋膜下方。

24. 骨骼　腹后壁由脊柱的骨性结构和骨性盆腔支撑，这些支撑结构除互联的韧带外，还包括下 2 位肋骨、第 12 胸椎和 5 个腰椎、骶骨和髂骨。

25. 肌肉　腹后壁大多数肌肉是下肢或脊柱功能上的一部分，它提供了腹膜后神经、血管结构走行的对侧表面，被支撑并以筋膜层从大多数腹膜后结构中分开。

（1）腰方肌：腰方肌是一不规则的四方形肌肉，它的下方附着点比上方附着点宽。

附着：腰方肌的下方以腱性纤维连于髂腰韧带，距离髂嵴约 5cm。上方连于第 12 肋下缘的内侧半，并通过 4 个小肌腱连于上 4 位腰椎的横突尖，有时也附于第 12 胸椎的横突或胸椎体。偶尔在腰方肌第一层的前面发现第二层肌肉，这重复的第二层附于下 3 位或 4 位腰椎横突的上缘，到达第 12 肋前表面的下缘和下份。

关系：腰方肌的前面是结肠（右侧是升结肠，左侧是降结肠）、肾、腰大肌、腰小肌和膈。腰方肌前面的筋膜上有肋下神经、髂腹下神经和髂腹股沟神经，神经呈束状向下行走，经过该肌筋膜与腹横筋膜内侧延续处。

血液供应：腰方肌由腰动脉的分支，即腰动脉肌支、髂腰动脉腰支和肋下动脉的分支供应。

神经支配：腰方肌由第 12 对胸神经和上 3 位或 4 位腰神经的前支支配。

作用：腰方肌可起到固定第 12 肋，协助稳定膈的下附着点，作用类似于吸气肌，起到帮助吸气的作用。研究显示，这种作用对于讲话和唱歌时所需要的适当的呼气调节，

控制膈肌放松提供了固定基础。当骨盆固定时，腰方肌收缩使脊柱向同侧屈，当两侧肌肉同时收缩时，可伸腰部脊柱。

（2）腰大肌：腰大肌在腹壁上有几个附着点。向后腰大肌附于腰椎横突的前表面和下缘。腰大肌从这些附着点发出，即称为后块。该肌也有前块。该肌在起点上有两种不同的组合，第 1 种是以 5 个肌齿分别起于相邻的椎骨体和椎间盘（从第 12 胸椎和胸腰盘到腰骶盘和第 1 骶椎段）；第 2 种是在肌齿间以成组的腱弓向下延伸，穿过 5 个腰椎体的狭窄部。上 4 位腰椎间孔与这些肌的附着点有重要的关系。椎间孔位于横突（后附着点）的前方，椎体、椎间盘和腱弓的后方（前附着点）。因此，腰丛的神经根在这两层块中直接进入该肌，在肌内形成神经丛，其分支从腰大肌的表面和边缘穿出。

（3）腰小肌：腰小肌常缺如，但存在时，位于腰大肌前面。其起于第 12 胸椎和第 1 腰椎体及其间的椎间盘，移行为一个长的扁腱止于耻骨梳、髂耻隆起和外侧的髂筋膜。

（4）竖脊肌：竖脊肌它本身并不组成腹后壁的一部分，但与腹后壁的筋膜层密切相关。

（5）髂肌：髂肌为一个三角形扁肌，起于髂窝凹面上2/3，髂嵴的内侧唇、骶髂前韧带和髂腰韧带，以及骶骨外侧份的上面。向前远达髂前上棘和髂前下棘，并接受少量来自髋关节囊上份的纤维。其大部分纤维集中汇入强大的腰大肌腱的外侧。其是由髂骨形成的小骨盆后壁的分界线。

三、腹部的血液供应和淋巴引流

（一）腹主动脉

腹主动脉在中线第 12 胸椎下缘及胸腰椎间盘起于膈肌上的主动脉裂孔，下降走在腰椎的前方，中止于第 4 腰椎下缘，在正中线的稍偏左侧，分为左、右髂总动脉。因腹主动脉发出的分支较大，所以腹主动脉的口径向下迅速变细。然而，腹主动脉的管径在任何高度随着年龄而增大。在尸体上测量，腹主动脉的上端和下端分别为 9～14mm 和 8～12mm，性别间差异不大。腹主动脉分叉处的角度变化较大，特别是在年长者。研究表明，主动脉的大小和形态之间的关系在腹主动脉瘤的发生中可能起作用。动脉瘤可能是由传递的压力波反流而引起，常发生在血管的结合部。在主动脉的分支处，压力振荡和紊流，被认为是髂总动脉腔的直径不同而引起，因此提出反流的压力波可能会损伤远侧腹主动脉的内膜。髂动脉管径相对大小所起的作用目前仍不确定。

1. 毗邻　上部腹主动脉的前方有腹腔干及其分支、腹腔丛和网膜囊、肝左叶和小网膜。在腹腔干的下方，肠系膜上动脉离开腹主动脉，越过左肾静脉的前方。胰体及后面的脾静脉斜行向上向左跨过腹主动脉，借肠系膜上动脉和左肾静脉与腹主动脉分开。在胰腺的下方，睾丸（卵巢）动脉近侧部和十二指肠水平部位于腹主动脉的前方。腹主动脉的最下部被壁腹膜后层覆盖，并被小肠系膜根部斜行穿过。

腹主动脉的后方是胸腰椎间盘、上 4 个腰椎、椎间盘和前纵韧带。腰动脉丛腹主动脉的背侧发出，走在腹主动脉的后方。第 3 和第 4（有时是第 2）左腰静脉也在腹主动脉的后方注入下腔静脉。腹主动脉与左侧腰大肌的前缘重叠。

腹主动脉右侧毗邻：上方是乳糜池和胸导管、奇静脉和膈右脚。膈右脚与腹主动脉重叠并将动脉与下腔静脉和右腹腔神经节分开。在第 2 椎体以下，腹主动脉与下腔静脉的左缘相邻。这种相邻关系有时会引起主动脉 - 腔静脉瘘的形成，特别是主动脉瘤术后或主动脉损伤后。

腹主动脉左侧毗邻：上方是左侧膈脚和左腹腔神经节。在第 2 椎体水平是十二指肠空肠曲、左交感干、十二指肠降部和肠系膜下血管。

2. 分支　腹主动脉的分支有腹侧支、外侧支、背侧支。腹侧支和外侧支分布到脏器，背侧支分布到体壁、脊柱、椎管和椎管内容物。腹主动脉的终末支是左、右髂总动脉。

（1）腹侧分支：

1）腹腔干：是腹主动脉腹侧的第 1 条分支，它位于主动脉裂孔和 T_{12}/L_1 椎体水平的稍下方，长 1.5～2cm，几乎水平地走向前方，在胰腺和脾静脉的上方稍右侧分支。它发出胃左动脉、肝总动脉和脾动脉。腹腔干还发出一侧或两侧的膈下动脉。肠系膜上动脉从腹腔干发出，是其普遍的起点。一个或更多的肠系膜上动脉的分支从腹腔干发出。腹腔干的前方是网膜囊。腹腔丛围绕着腹腔干并沿腹腔干的分支延伸。右侧是右侧腹腔神经节、膈右脚和肝的尾状叶。左侧是左腹腔神经节、膈右脚和胃贲门。膈右脚可压迫腹腔干的起始部引起狭窄。胰头和脾静脉位于腹腔干的下方。

2）肠系膜上动脉：在腹腔干下方约 1cm、$L_{1\sim2}$ 椎间盘水平处从腹主动脉发出。它位于脾静脉和胰体的后方，借左肾静脉与腹主动脉分开。肠系膜上动脉向下前行经胰钩突和十二指肠水平部的前方。

3）肠系膜下动脉：管径通常较肠系膜上动脉小。在第 3 腰椎水平，腹主动脉分叉上方 3cm 或 4cm，十二指肠水平部的后方腹主动脉起于主动脉的前面或左前外侧。

（2）外侧分支：

1）肾上腺动脉：肾上腺中动脉起自腹主动脉的外侧，与肠系膜上动脉同一水平。它稍向上，跨过膈肌的脚到达两侧肾上腺，在此与膈下动脉和肾动脉的肾上腺支吻合。右侧肾上腺中动脉经过下腔静脉的后方，邻近右腹腔神经节。左肾上腺中动脉靠近左腹腔神经节、脾动脉和胰腺的上缘。

2）肾动脉：是两条较大的腹主动脉的分支，在肠系膜下动脉的下方从外侧发出。右侧肾动脉较长，较左侧的稍高。它经过下腔静脉、右肾静脉、胰头和十二指肠降部的后方。左肾动脉较低，行经左肾静脉、胰体和脾静脉的后方。

3）睾丸动脉或卵巢动脉：是两条细长的血管。在肾动脉的稍下方起于腹主动脉，在壁腹膜深面和腰大肌的表面行向下外侧。

（3）背侧分支：

1）膈下动脉：常在腹腔干的上方从腹主动脉发出，有时可借一共同的干从主动脉发出或直接从腹腔干发出，或从肾动脉发出。其分支供应膈肌。每条动脉都靠近肾上腺的内侧上行，在外侧走在膈脚的前方。左膈下动脉行于食管的后方，在膈的食管裂孔的左侧前行；右膈下动脉走在下腔静脉的后方，然后沿下腔静脉裂孔的右侧走行。近膈中心腱的后缘，膈下动脉分为内侧支和外侧支。内侧支弯曲向前，在中心腱的前方，与对侧的内侧支、肌膈动脉和心包膈动脉吻合。外侧支到达胸壁，与下位肋间后动脉和肌膈动脉吻合。右膈下动脉的外侧支供应下腔静脉壁，而左膈下动脉还发出升支到腹部食管的浆膜面。每侧膈下动脉发出2条或3条小的肾上腺动脉。肝和脾的被膜囊也接受膈下动脉的小分支。

2）腰动脉：两侧腰动脉从肋间后动脉发出，常有4对，与腰椎相对应从腹主动脉的后外侧发出。偶尔从骶正中动脉发出第5对小的腰动脉，但常被髂腰动脉所代替。腰动脉在第1到第4腰椎体的后外侧走行，在交感干的后方，到达腰椎横突之间，在此进入腹后壁的肌肉。右腰动脉行于下腔静脉的后方。右第1、2腰动脉和左第1腰动脉分别位于相应膈脚的后方。两侧腰动脉都经过腰大肌腱弓的深面（腱弓横跨腰椎体的外侧凹面，形成腰大肌的附着点），走在腰大肌和腰丛的后方，然后横过腰方肌的表面。上3对腰动脉位于腰方肌的后方，第4对腰动脉常在腰方肌的前方。在腰方肌的外侧缘，该动脉穿过腹横肌腱膜的后方，向前走在腹横肌和腹内斜肌之间，腰动脉互相吻合，并与下位肋间后动脉、髂腰动脉、旋髂深动脉和腹壁下动脉吻合。

（4）背侧支：每侧腰动脉都发出背侧支，在相邻的横突之间向后走行，供应背部肌、关节和背部皮肤。背侧支也可发出脊髓支进入椎管供应椎管内结构和相邻的锥体，与其上、下动脉吻合并越过正中线。第1腰动脉的脊支供应脊髓末段，其余的脊支供应马尾、脊膜和椎管。腹主动脉切开或腹主动脉瘤造成所有或大部分背侧支的闭塞，可能会引起马尾的缺血，产生所谓的"马尾综合征"。然而这很少见，甚至在肾下主动脉移植术后也不易发生，这是因为有相邻好的脊髓动脉的侧支循环（脊髓动脉起自降胸主动脉）。腰动脉的分支及其背侧支供应邻近的肌肉、筋膜、骨、红骨髓、脊柱的韧带和关节。

（5）骶正中动脉：是腹主动脉较小的分支，从腹主动脉后方，分叉的稍上方发出。它在中线上下降，走在第5和第6腰椎、骶椎和尾椎的前方，中止于尾椎体。在第5腰椎水平，它被髂总静脉越过，常发出较小的腰动脉，即腰最小动脉，和经过肛门尾骨韧带分布到直肠肛门的小分支。在第5腰椎的前方，骶正中动脉与髂腰动脉的腰支吻合。在骶骨的前方与骶外侧动脉吻合并发出分支进入骶前孔。

腹主动脉外科手术和修复术腹主动脉的开放性手术，可能会引起几个可能的并发症。在上腹部损伤大的淋巴干可能会导致乳糜样腹水。损伤肠系膜间丛和肠系膜下丛很少会引起自主功能的紊乱。

（二）下腔静脉

下腔静脉将膈以下所有结构的静脉血输送回右心房。下腔静脉的主要行径在腹部，但有一段位于胸部纤维性心包。其由两侧的髂总动脉在第5腰椎体的稍右方汇合而成。在脊柱的前方，主动脉的右侧上行，被包在肝后面的深沟内，或有时位于肝组织形成的条带状完整深沟内。下腔静脉在肝的中叶和右叶之间穿过膈的中心腱，并稍斜向前内方。经浆膜性心包后反折部进入纤维性心包，开口于右心房的后下部。下腔静脉的腹部段缺乏瓣膜。

1. 下腔静脉腹部的毗邻 前方，下腔静脉的起始部与右髂总动脉相邻，肠系膜根部及其所含的血管神经、右睾丸或卵巢动脉斜行跨过下腔静脉，在十二指肠水平部以下被腹下壁腹膜覆盖。它在胰头和十二指肠上部的后方上行，并借以上结构与前方的胆总管和门静脉相邻。在十二指肠上方，下腔静脉又被形成网膜孔后壁的腹后壁腹膜覆盖，并借此分隔小网膜右侧游离缘和它的内容物，向上与肝的前面相邻。

下腔静脉的后方有下3个腰椎椎体及它们之间的椎间盘、前纵韧带、右侧的腰大肌、右交感干和右侧第3、4腰动脉。在这些结构的上方，下腔静脉的后方还有右膈脚、右肾上腺的内侧、右侧腹腔神经节、右肾上腺中动脉和膈下动脉。

下腔静脉的右外侧有右输尿管、十二指肠降部、右肾内侧缘、肝右叶。在其左外侧有主动脉，向上有右膈脚和肝尾叶。

下腔静脉有许多变异，与其复杂的发生过程相关。有时在肾静脉水平以下，下腔静脉由2条近似对称的静脉所代替，这种情况常与两侧髂总静脉没有互相连接的异常情况并存，这一变异是因应在胚胎早期消失的左纵沟（常是心上静脉或心下静脉）被保存下来而形成的。当内脏完全转位时，下腔静脉位于主动脉的左侧。

2. 属支 腹部的下腔静脉在它的行程中接受起始部的髂总静脉、腰静脉、右睾丸或卵巢静脉、肾静脉、右肾上腺静脉、膈下静脉和肝静脉。

（1）腰静脉：4对腰静脉通过其背侧属支收集腰肌和腰部皮肤的血液。这些属支与奇静脉和半奇静脉腰起点部的属支相吻合。腰静脉腹部的属支收集后壁、外侧壁和前壁，包括壁腹膜的血液。在前方，腹部的属支与腹壁上、下静脉的分支吻合。这些吻合可在下腔静脉梗阻时，提供一条连续的静脉通途，引流从盆腔到下肢的血液入心脏。腹部的属支引流腹壁上静脉的血液，由此通过胸廓内静脉到达上腔静脉；在此背侧属支输送血液入奇静脉和半奇静脉系统，由此注入上腔静脉。在脊柱附近，腰静脉引流椎静脉丛的血液，并通过腰升静脉与椎静脉丛相通。腰升静脉是位于腰椎横突根部前方的纵行血管。第3和第4腰静脉在它的行径比较固定，从相应锥体的两侧向前，自后方汇入下腔静脉。左腰静脉经过腹主动脉的后方，因此行径较长。第1和第2腰静脉变异较多，可汇入下腔静脉、腰升静脉或腰奇静脉，常互相交通，第1腰静脉并不常直接汇入下腔静脉，而是向下汇入第2腰静脉。第1腰静脉可直接注入腰升静脉或经过第1腰椎体的前方注入腰奇静脉。第2腰静脉可在肾静脉水平或附注入下腔静脉，有时其注入第3腰静脉或可注入腰升静脉。

（2）腰升静脉：腰升静脉连接髂总静脉、髂腰静脉和腰静脉。其位于腰大肌和腰椎横突根部之间。这条静脉的行径变异相当大，与腰奇静脉和第1腰静脉相邻。常汇入肋下静脉，在右侧延续为奇静脉，在左侧延续为半奇静脉。这些静脉向前越过第12胸椎体上方，穿过膈脚深部继续上行进入胸腔。在左侧，下腔静脉后方或左肾静脉的小静脉汇入腰升静脉，这些小静脉代表奇静脉管称为腰奇静脉。有时腰升静脉终于第1腰静脉，然后第1腰静脉伴随第1腰动脉沿第1腰椎体汇入腰奇静脉。在这种情况下，肋下静脉在右侧汇入奇静脉，左侧汇入半奇静脉。

（3）睾丸（卵巢）静脉：只有左侧睾丸或卵巢静脉直接汇入下腔静脉。其在右前外侧以直角开口于下腔静脉，恰位于左肾静脉水平的下方。在其进入下腔静脉时通常有两条。

（4）肾静脉：肾静脉是大管径的静脉，位于肾动脉的前方，几乎呈直角开口于下腔静脉。左侧肾静脉的长度是右侧肾静脉的3倍，分别为7.5cm和2.5cm。左肾静脉位于腹后壁脾静脉胰体的后方。在下腔静脉开口附近，其位于主动脉的前方，肠系膜上动脉正位于其上方。右肾静脉位于十二指肠降部的后方，有时位于胰头外侧的后方。

（5）肾上腺静脉：右侧肾上腺静脉在第12胸椎水平直接汇入下腔静脉。

（6）膈下静脉：膈下静脉在膈的中心腱前表面走行。它们在第12胸椎水平周围汇入下腔静脉的后外侧汇入下腔静脉。左膈下静脉汇入的水平较右侧稍高，走在膈肌食管裂孔的上方。左膈下静脉可有两条，一条汇入左肾静脉，一条汇入肾上腺静脉。

3. 下腔静脉梗阻的侧支循环　下腔静脉的梗阻常伴随血栓形成，这是由血液黏度过高引起的，或来自下肢的栓塞或盆腔的血栓。身体下部循环压力增加可导致下肢和背部水肿，但没有腹水。侧支循环可建立于大范围的最终汇入上腔静脉的属支间的吻合。腰静脉与腹壁上静脉的分支、旋髂静脉、胸外侧静脉和肋间后静脉相通。也与奇静脉、半奇静脉和腰奇静脉的属支相吻合。互相连接的椎静脉丛也可提供腔静脉间的有效侧支循环途径。

4. 下腔静脉"滤膜"　从盆腔或下肢来的血块形成的继发性血栓，给生命带来严重的威胁。为防止对生命危险性很大的肺血栓形成所做的努力中，一个具有膜性滤孔的过滤器放入下腔静脉中，以阻止血块。这是一种非常普通的植入方法，在放射线的引导下，经颈内静脉和上腔静脉，放置在肾静脉起点下方的水平。由血块引起的滤膜的进行性阻塞，可引起特征性的腔静脉梗阻。遗留的滤膜的钩，损伤了腔静脉的内侧壁，很少会引起进行性主动脉 - 腔静脉瘘，以作为在此水平主动脉过于接近腔静脉的后果。

（三）淋巴引流

腹后壁肌肉、深部组织和壁层的淋巴回流可分为4个区域。上左和上右区域较小，汇入主动脉旁群淋巴结和同侧的腋淋巴结。下左和下右区域较大，汇入主动脉旁群和主动脉后群淋巴结，虽然有一些也汇入左和右腹股沟浅淋巴结。

腹部脏器的淋巴回流，几乎都起自乳糜池和胸导管，

但有些淋巴引流发生后，从肝裸区和腹膜后最上部的组织穿过膈肌，但与胸导管梗阻相比，可能临床症状不明显。腹膜后淋巴结位于腹主动脉周围，构成主动脉前淋巴结、主动脉外侧淋巴结、主动脉后淋巴结。这些淋巴结统称为主动脉旁淋巴结，但在临床上它们之间很难区分，无论是在手术中还是在横断面图像上都很难区分。

1. 乳糜池和腹部淋巴干　胸导管的腹部起始点位于第12胸椎体或胸 - 腰椎间盘水平，中线的右侧，接受由腹部4条主要淋巴干输送来的所有淋巴，其汇聚成一条延伸的管道，称为淋巴干腹部汇合处。其可以是一条简单的管状结构，或分成2支、3支或呈丛状。当其管径较胸导管粗时，其下端有时不规则地分为两个部分或三个部分，且可被插入的淋巴结围绕。只有在少数情况下，该汇合处呈一个简单的梭形囊状膨大，就是通常所说的"乳糜池"。

腹部淋巴干汇合处从胸导管的起始处垂直向下延伸5～7cm，位于右侧第1和第2腰椎椎体及其椎间盘的前外侧，立即到达腹主动脉右侧。沿着它的全长在这一区域分布的结构有：上右侧主动脉旁淋巴结、腹腔淋巴结右侧群和肠系膜上淋巴结的主动脉前群、可能直接汇入不同淋巴干的淋巴分支。在此区的上方两条右腰动脉和右奇静脉的腰部位于乳糜池和脊柱之间。乳糜池的前方是右膈脚的内侧缘。乳糜池接收左、右腰干和肠干，虽然其几乎不直接引流入胸导管。

腰淋巴干由主动脉旁淋巴结的输出淋巴管形成。因此，腰干直接或间接地接收和输送来自下肢、整个骨盆、会阴和脐以下腹壁、脐以上腹壁大部分深层组织、大部分盆腔脏器、睾丸或卵巢、肾和肾上腺等部位的淋巴。肠干接收腹腔淋巴结的输出管和经腹腔淋巴结，统称为主动脉淋巴结前群的肠系膜上淋巴结和肠系膜下淋巴结的输出管。通过这些群，肠干直接或间接引流全腹部胃肠道的下至肛门的淋巴回流。

乳糜池和腹部淋巴干与腹主动脉的毗邻关系可能会在主动脉术后出现问题，特别是在腹腔干水平上方在主动脉周围进行的切除术。较大口径的淋巴干以及伴随着经淋巴干流动的淋巴液，这些都意味着在损伤后淋巴干不容易自我闭合，这导致了异常的反流性乳糜性（淋巴性）腹水。

胸导管离开乳糜池或腹部淋巴干汇合处的上端立即穿过膈肌的主动脉裂孔，位于主动脉的后外侧。

2. 主动脉前群　主动脉前群位于主动脉前面分支（内脏动脉）起始处的周围，接收肠胃道及其附属结构（肝、脾和胰腺），即从腹部的食管向下至肛门的淋巴回流。发出淋巴管，引流上部的淋巴液，组成肠干进入腹部淋巴干的汇合处（乳糜池）。其可分为腹腔群、肠系膜上群和肠系膜下群，位于同名动脉的起始点附近。

3. 腹腔淋巴结　腹腔淋巴结位于腹主动脉前方，腹腔动脉起始点周围，是一群终端淋巴结，接收来自沿腹腔动脉分支排列的局部淋巴结（胃左淋巴结、肝淋巴结和脾胃淋巴结）的淋巴液。其也接收来自主动脉前群下部（肠系膜上和肠系膜下组）的淋巴液。腹腔淋巴结的输出管形成左、右肠干。

（1）胃淋巴结：胃淋巴结群的数量很多，引流胃、十二指肠上部、食管腹段、大网膜的淋巴，其输出管注入腹腔淋巴结。

（2）肝淋巴结：肝淋巴结沿肝动脉和胆管分布于小网膜内，数量和位置各异，但以下几个位置几乎是恒定不变的，一是位于胆囊和胆总管连接处，称为胆囊淋巴结；二是位于胆总管上部旁边；三是位于网膜孔前缘。肝淋巴结引流肝的大部分、胆囊和胆管的淋巴，但也引流来自一部分胃、十二指肠和胰腺的淋巴。其回流至腹腔淋巴结，并由此至肠干。

（3）胰脾淋巴结：胰脾淋巴结引流脾、胰腺和部分胃的淋巴，输出淋巴管汇入腹腔淋巴结。

4. 肠系膜上和肠系膜下淋巴结 肠系膜上、下淋巴结位于主动脉前方相应动脉起点的附近，是自十二指肠空肠曲至肛管上部之间消化管的终端前淋巴结。收集外周淋巴结群的输出管，包括肠系膜淋巴结、结肠淋巴结和直肠旁淋巴结的输出管，回流至腹腔淋巴结。

5. 主动脉旁淋巴结 主动脉旁淋巴结位于腹主动脉两侧，腰大肌内侧缘、膈脚和交感干的前方。在右侧，一些淋巴结位于下腔静脉近右肾静脉的前外侧方。淋巴结很少位于主动脉和下腔静脉之间，虽在此处两者密切相关。主动脉旁淋巴结引流来自主动脉外侧和背侧分支供应区的内脏和其他结构的淋巴。其上部淋巴结群接受肾上腺、肾、输尿管、睾丸或卵巢、输卵管和子宫上部直接回流的淋巴。

主动脉旁淋巴结也接受腹后壁深层组织直接回流的淋巴。而骨盆、大多数盆腔脏器、会阴和腹前外侧壁的淋巴管先汇入髂内动脉及其分支供应区域内的大部分局部淋巴结。这些淋巴结包括髂总、髂外、髂内和旋髂淋巴结，腹壁下淋巴结和骶淋巴结。下肢的淋巴经髂淋巴群进入盆淋巴结。

主动脉旁淋巴结群的输出管在主动脉的两侧各形成一个腰干，均终止于腹部淋巴干汇合处。少数输出管也至主动脉前和主动脉后淋巴结，而另一些则跨过中线至对侧相对应的淋巴结，形成松散的淋巴管丛。

6. 主动脉后淋巴结群 主动脉后淋巴结群是所有主动脉旁淋巴结中最小的。无特定的引流区域，尽管它们可能接受来自腹后壁脊柱旁淋巴的直接回流。其实际上可看作是主动脉旁群的外周淋巴结的一部分，并与周围的淋巴结群相互联系。

（四）神经支配

腹后壁包含腰丛的起点和数目众多的自主神经丛和神经节，位于腹主动脉及其分支附近。

腰神经腹侧支丛第1腰神经腹侧支到第5腰神经腹侧支逐渐增粗，并在起始段相互交织，借灰交通支与4个腰交感神经节联系。这些腹侧支长而细，与腰动脉伴行，围绕椎体一侧，位于腰大肌的后方。排列不规则：一个神经节可发出分支至两条腰神经，一条腰神经也可接受来自两个神经节的分支。分支长在神经节间离开交感干。第1、2腰神经腹侧支，有时还有第3腰神经腹侧支，还借白交通支分别与腰交感干相连。腰神经腹侧支在腰大肌的外侧下降，上3个腰神经腹侧支及第4腰神经腹侧支的大部分构成了

腰丛；第4腰神经腹侧支小部分加入第5神经腹侧支，构成了腰骶干，参与骶丛的构成。第4腰神经常被称为分叉状神经，因其分别进入腰、骶两丛；但第3腰神经偶尔也是分叉状神经；或当第3、第4腰神经都是分叉状神经时，构成的腰丛称为前置型丛，更常见的是第5腰神经腹侧支是分叉状神经，构成的腰常称作后置型丛。这些变异影响着骶丛的构成。

1. 腰丛 腰丛位于腰大肌后方、腰椎横突前方，由上3个腰神经腹侧支和骶4腰神经腹侧支的大部分纤维构成。第1腰神经腹侧支接受第12胸神经腹侧支的一个分支。腰大肌的椎旁部分包含前群和后群，分别起自不同的附着点。腰丛位于两群之间，因而位于与椎间孔形成的一条线上。虽然可能会有较小的变异，但大部分腰丛通常的排列如下所述。

第1腰神经腹侧支，当第12胸神经的腹侧支的一个分支加入后即分叉，其上部较大的部分在分成髂腹下和髂腹股沟神经，其较小的下部纤维与第2腰神经腹侧支联合形成生殖股神经。第2腰神经剩余部分、第3腰神经腹侧支和第4腰神经腹侧支的一部分联合成丛，分为腹侧和背侧股。第2至第4腰神经腹侧分支构成了闭孔神经。第2至第4腰神经的大部背侧分支联合构成股神经，第2、第3腰神经腹侧支较小的分支互相联合构成股外侧皮神经。副闭孔神经若存在，则起自第3、第4腰神经腹侧分支。腰丛由供应腰大肌的腰血管分支支配。

区分腹侧支中的纤维成分来自腹侧还是背侧分支，像臂丛中一样，并不容易。在解剖学上，闭孔神经和胫神经（经坐骨神经）起于腹侧支的腹侧股，而股神经和腓神经（经由坐骨神经）起于背侧股。第12胸神经的外侧支和第1腰神经的腹侧支分布于臀部皮肤，但这些神经是典型的。第2腰神经分支很难解释，其不仅实际上形成股神经和闭孔神经，也有前终末支（生殖股神经生殖支）和外侧皮支（股外侧皮支和生殖股神经股支）。第3至第5腰神经的前终末支和第1骶神经分支是隐匿的，但第2和第3骶神经分支的相应部位供应会阴等处的皮肤。

炎症过程可发生在腹后壁腰大肌前面的组织中，比如右侧盲肠后位的阑尾炎和左侧的憩室脓肿。这可能会引起腰丛一个或两个分支发炎，导致主诉为感染的神经支配区域的疼痛或感觉障碍，例如大腿、髋部或臀部皮肤疼痛或感觉障碍。

肌支所有5条腰神经的根部都发出小的肌支。

2. 髂腹下神经 行径：髂腹下神经起自第1腰神经的腹侧支，从腰大肌的外侧缘上份穿出，斜穿过肾下极后方，走在腰方肌的前方。在髂嵴上方进入腹横肌后份。在腹横肌和腹内斜肌之间分为外侧皮支和前皮支，并分支支配两肌。外侧皮支在髂嵴上方穿过腹内斜肌和腹外斜肌，在第12胸神经髂支的稍后方穿出，分布于臀区后外侧皮肤。前皮支行于腹内斜肌和腹横肌之间，并分支支配两肌，在髂前上棘内侧约2cm处穿出腹内斜肌，约在腹股沟浅环上方3cm处穿过腹外斜肌腱膜，分布于耻骨上方的皮肤。髂腹下神经与肋下神经和髂腹股沟神经相互联系。有时在阑尾

的斜行手术入路时会损伤髂腹下神经。然而，由于耻骨上皮肤的神经支配有几个来源，很少能检测到感觉缺失。在髂前上棘上方损伤髂腹下神经会削弱腹股沟管的后壁，是易形成直疝的直接原因。

运动支：髂腹下神经发出小的肌支支配腹横肌、腹内斜肌，包括联合腱。

感觉支：髂腹下神经发出感觉纤维供应腹横肌、腹内斜肌和腹外斜肌，并支配臀部后外侧和耻骨上部的皮肤。

3. 髂腹股沟神经　行径：髂腹股沟神经起于第1腰神经的腹侧支。其比髂腹下神经细小，与之共同起自第1腰神经的腹侧支后，从腰大肌的外侧缘穿出，一起或在该神经下方走行。其斜行越过腰方肌和髂肌上份，在髂嵴前端附近进入腹横肌。其有时与髂腹下神经在此处联合，穿出腹内斜肌并支配该肌，继而横过腹股沟管，位于精索下方，与精索一起穿出腹股沟管浅环，在男性分布于大腿近端内侧区、阴茎根部、阴囊上份的皮肤，在女性则分布于阴阜和大阴唇附近的皮肤。髂腹股沟神经与髂腹下神经的大小成反比，髂腹股沟神经偶尔很小，加入髂腹下神经而终末，而以后者的一个分支取代之。偶尔髂腹股沟神经可以完全缺如，髂腹下神经供应它所支配的区域。在腹股沟区的手术可能会损伤该神经，特别是疝的手术中，会出现外生殖器上方皮肤感觉异常，如术中结扎了该神经，在它的分布区域可能会出现麻烦的再发性疼痛。

运动支：髂腹股沟神经发出肌支支配腹横肌和腹内斜肌。

感觉支：髂腹股沟神经发出感觉纤维至腹横肌和腹内斜肌。在男性，它支配大腿内侧缘的皮肤、阴茎根部上方和阴囊上份的皮肤；在女性，则分布于阴阜和大阴唇附近的皮肤。

4. 生殖股神经　行径：生殖股神经起于第1和第2腰神经的腹侧支，在腰大肌的表面形成，穿该大肌后斜向前下行，在第3或第4腰椎水平从腰大肌近内侧缘的腹部表面穿出。它在腰大肌表面的腹膜下下行，斜经输尿管的后方，在腹股沟韧带上方分为生殖支和股支。另外，也常在起始后不久即分支，分别穿出腰大肌。生殖支穿过髂外动脉下部，在男性，经腹股沟管深环进入腹股沟管，供应提睾肌和阴囊的皮肤；在女性，则与子宫圆韧带伴行，终止于阴阜和大阴唇的皮肤。股支沿髂外动脉外侧下行，并发几条细支围绕血管，然后越过旋髂深动脉，经腹股沟韧带的深面，在股动脉的外侧进入股鞘，穿出股鞘的前韧带的深面，在股动脉的外侧进入股鞘，穿出股鞘的前壁和阔筋膜，分布于股三角上部前面的皮肤。其与股中间皮神经联系并分支分布于股动脉。腹股沟区的手术可能会损伤生殖支，情况与损伤髂腹股沟神经一样。

运动支：生殖股神经由生殖支支配提睾肌。

皮支：生殖股神经由生殖支，在男性分布于阴囊的皮肤，在女性则分布于阴阜和大阴唇。由股支分布于大腿前内侧的皮肤。

5. 股神经　股神经沿腰大肌下行，在该肌下部的外侧缘穿出，在髂筋膜深面行于腰大肌和髂肌之间，经腹股沟

韧后方进入股部。其发出肌支支配髂肌和耻骨肌，感觉纤维则分布于股动脉。在腹股沟韧带的后方，其位于股动脉的外侧，以一部分腰大肌与之相隔。

6. 股部的股外侧皮神经　股部的股外侧皮神经从腰大肌的外侧缘穿出，越过髂肌斜向髂前上棘方向。在髂窝它发出感觉纤维至壁腹膜。右侧股外侧皮神经行于盲肠的后外方，借髂筋膜和腹膜与盲肠分开。左侧股外侧皮神经行经降结肠下部的后方。两侧的股外侧皮神经都经过腹股沟韧带的后方或穿过该韧带，经髂前上棘内侧约1cm处经缝匠肌或穿过缝匠肌进入股部。

7. 闭孔神经　闭孔神经在腰大肌内下行，至盆缘处从腰大肌内侧缘穿出，行于髂总血管的后方、髂内血管的外侧，然后在盆腔的外侧壁下行，与闭孔内肌表面筋膜相伴，再经闭孔管注入股部前位于闭孔血管的前上方。其在腹部或盆部没有分支。

8. 副闭孔神经　若出现，副闭孔神经从腰大肌内侧缘穿出，并沿腰大肌内侧缘走在耻骨肌后方耻骨上支后表面。在此处发出分支支配耻骨肌和髋关节，可加入主闭孔神经。

9. 腰骶丛　除了由自主神经支配部分盆腔脏器外，腰骶丛还分支支配盆腔和下肢。除了支配股方肌、闭孔内肌和股后皮神经外，坐骨神经、臀下神经、臀上神经和阴部神经也是它的分支。

10. 交感神经系统腰部　每侧腰交感干的腰部通常含有4个相互联结的神经节，在脊柱前方腹膜外结缔组织内，沿腰大肌内侧缘行走。在上部，腰交感干在内侧弓状韧带的后方与胸交感干相续；在下部，经髂总动脉的后方续为盆交感干。在右侧，腰交感干位于下腔静脉的后方；在左侧，位于外侧主动脉淋巴结的后方。腰交感干位于大部分腰血管的前方，但可穿过某些腰静脉的后方。

第1、第2腰神经有时是第3腰神经前支发出白交通支与相应的腰交感神经节相交通。从所有4个腰交感神经节到腰脊神经的灰交通支较长，与走在腰椎体两侧的腰动脉伴行，位于腰大肌附着的纤维弓内侧。4条腰内脏神经从神经节发出，加入腹腔丛、肠系膜下丛（偶尔加入腹主动脉丛）和上腹下丛。从第1腰交感神经节发出的第1腰内脏神经，发出分支加入腹腔丛、肾丛和肠系膜下丛。第2腰内脏神经加入肠系膜间丛的下份或肠系膜下丛。第3腰内脏神经起自第3或第4腰交感神经节，经髂总血管的前方加入上腹下丛。第4腰内脏神经起自最下部的腰交感神经节，经髂总血管的上方加入上腹下丛的下部或下腹下"神经"。

血管支来自所有的腰交感神经节，并加入腹主动脉丛。较低位的腰内脏神经的纤维行至髂总动脉，形成一个沿髂内、髂外动脉排列的神经丛，向远处延伸至股动脉近端。许多节后纤维行于股神经的肌支、皮支和隐静脉支中，发出血管收缩神经至股动脉及其在大腿的分支。另一些节后纤维经闭孔神经至闭孔动脉。有关交感神经支配下肢的正确机制，仍有相当多悬而未决的问题。

（五）腹部脏器的交感神经节段性分布

腹部脏器的交感神经丛可分为：腹腔丛、肠系膜上丛、

腹主动脉丛(肠系膜间丛)、肠系膜下丛、上腹下丛和下腹下丛。

1. 副交感神经腰部 腹部脏器的副交感神经来自迷走神经的则加入腹腔丛和肠系膜上丛,来自盆内脏神经的则加入肠系膜下丛、上腹下丛和下腹下丛。

2. 主动脉旁体 主动脉旁体是嗜铬细胞组织的浓缩,位于主动脉自主神经丛和腰交感链附近。主动脉旁体在胎儿期最大,儿童期相对较小,在成年期则大部消失,常常成对地位于腹主动脉前外侧、肠系膜间丛、肠系膜下丛和上腹下丛中。其向上可位于腹腔丛,向下可位于盆腔中的下腹下丛,或与腰交感干的交感神经节相连。散在的细胞可持续存在于成年时期,但很少是在这些地方嗜铬组织发展为肿瘤(嗜铬细胞瘤),通常在肾上腺髓质细胞可发现嗜铬组织。持续存在的主动脉旁体组织的广泛变异与这些肿瘤的位置范围有关。

(六)腹膜和腹膜反折

1. 腹膜的结构 腹膜是体内面积最大的浆膜,其配布常较复杂。在男性该囊是封闭的,在女性输卵管的外侧端开口于腹膜腔。

其由单层扁平间皮细胞和下面的疏松结缔组织组成,间皮常形成一连续的表面,但在一些部位是有孔的。邻近的细胞由连接复合体相连,但可能会允许巨噬细胞通过。间皮下结缔组织也可含有巨噬细胞、淋巴细胞和脂肪细胞(在某些区域)。间皮细胞可转化为成纤维细胞,在外科手术或腹膜炎症后腹膜的黏connective中发挥重要作用。

腹膜腔是壁腹膜和脏腹膜反折之间潜在的间隙,覆盖在腹壁的即壁腹膜,在腹腔内覆盖于脏器表面的即脏腹膜。腹膜腔中含有少量浆液,可算是空的。浆液润滑脏腹膜,使可移动的内脏器官在腹壁上自由滑动,并在其固定装置允许的范围内活动。浆液内含有水、蛋白质、电解质和其他溶质,均来自邻近组织的间质液和局部血管的血浆。浆液内通常含有一些细胞,包括脱落的间皮细胞、游走的腹膜吞噬细胞、肥大细胞、成纤维细胞、淋巴细胞和其他一些白细胞。有些细胞,特别是巨噬细胞,在腹膜腔和周围结缔组织中自由游走。淋巴细胞提供了腹膜腔中细胞免疫和体液免疫的防御机制。腹膜腔内的腹膜内液受重力的影响(向下),但在呼吸时产生的腹上部腹内负压可使液体向头部流动。

在正常情况下,腹膜从不含有气体,在内脏器官炎症时腹膜液体会增加。在女性,月经期间的血液或液体会从输卵管进入盆腹膜腔。

2. 腹膜外结缔组织 分隔壁腹膜和腹壁的肌肉层,覆盖在腹前壁和盆壁的壁腹膜常与腹膜外结缔组织疏松结合,这样的安排有利于器官的扩张,如膀胱和直肠。膈下和腹白线后方的腹膜外组织比较致密,壁腹膜的附着也比较紧密。在腹后壁上方,腹膜外组织常含有大量的脂肪,特别是在肥胖的男性尤为明显。脏腹膜于其下方的组织紧密附着在一起,不易分离,其结缔组织层与其下方内脏器官壁的纤维基质相连续,且很少含有这样多的疏松结缔组织和脂肪组织。脏腹膜在临床上被认为是内脏器官的一部

分,在病理学过程如肿瘤的病理分期上有重要意义。腹膜的一般配布:在胚胎时期,消化管发育成单一的管道,借腹侧和背侧的系膜悬吊在体腔中,最终腹侧的系膜被大部吸收,但在上腹部仍有一些部分持续存在,形成一些结构,如镰状韧带。成年人的小肠系膜是背侧系膜的残留物。部分胃肠道的迁移和继而的固定形成了以下肠管所谓的"腹膜外"区域,这些肠管包括十二指肠、升结肠、降结肠和直肠,又形成了 4 个分开的腹膜内肠袢,这些肠袢借不同长度的系膜悬吊。所有这些都有脏腹膜覆盖,且与后腹壁的壁腹膜相连续。第 1 个腹膜内袢由腹膜内位的食管、胃和十二指肠上部组成;第 2 个腹膜内袢由十二指肠空肠曲、空肠、回肠组成,偶尔包括盲肠和近侧的升结肠;第 3 个腹膜内袢包含横结肠;第 4 个腹膜内袢包含乙状结肠,偶尔含有远侧的降结肠。

在腹膜腔中脏腹膜包裹或悬挂器官的地方,腹膜和有关的结缔组织形成了我们所知道的腹膜韧带、网膜或系膜。所有这些结构除了大网膜外,都是由两层脏腹膜组成,两层脏腹膜间隔以不同数量的结缔组织。大网膜自身向后反折,因而其有 4 层紧密附着的脏腹膜构成,每层间隔以不同数量的脂肪组织。系膜使各自的内脏器官附于腹后壁,附着点被称为系膜根,此区域中系膜上的腹膜与腹后壁的腹膜相延续。

虽然悬挂的器官被描述为腹膜内脏器,但严格意义上讲其并不位于腹膜腔内,因为其是由脏腹膜覆盖的。它们借位于脏腹膜褶皱间的腹膜下组织与腹膜外组织相延续。腹膜外和腹膜下的疏松网状结缔组织有时被定义为"间隙",这是因为液体或血液容易在此积聚。腹膜下组织包括供应悬挂器官的神经血管束和淋巴管道。在肥胖的个体,系膜和网膜间的广泛的脂肪组织可能会使得神经血管束变得模糊。相反地,在非常年轻的、中年以上的或营养不良的个体,系膜就可能含有很少的脂肪组织,神经血管束通常非常明显。

3. 上腹部的腹膜 腹部的食管、胃、肝和脾都位于从腹后壁到腹前壁的脏腹膜形成的双层皱褶中,该皱褶无确定的名称。但在 1999 年被 Coakley 和 Hricak 称为"胃系膜",因为它是从胚胎时期的胃系膜得来的。上腹部的腹膜在腹膜腔的壁上有着复杂的附着点,且形成了镰状韧带、冠状韧带、小网膜(胃肝韧带和肝十二指肠韧带)、大网膜(包括胃结肠韧带)、胃脾韧带、脾肾韧带和膈结肠韧带。

(1)镰状韧带:镰状韧带是一薄的前后位的腹膜皱褶,它将肝连于腹前壁的后方,且位于中线的右侧。镰状韧带向下延伸至脐水平,在肝和脐之间是最宽的。该韧带向上缩窄,如同肝和腹前壁之间距离的减少一样,在肝上表面的上方镰状韧带缩窄大约 1cm。镰状韧带的两层腹膜层分别包裹肝脏,与脏腹膜相延续,附着于肝脏的表面。向上,它反折至膈肌的下表面,与右侧穹窿顶上方的壁腹膜相延续。在镰状韧带的后极或尖部,两层腹膜垂直向左和右反折,与左三角韧带的前层和肝冠状韧带的上层相延续。镰状韧带的下份形成一游离缘,此处两层腹膜相互延续,折叠包裹肝圆韧带。因为镰状韧带的腹膜与腹后壁和腹前壁脐周

围的腹膜相移行，腹膜后出血（通常是急性胰腺炎出血）形成的血液可沿腹膜皱褶间流动，表现为脐周出血颜色的改变（Cullen征）。炎性改变的扩散从胰腺至胃肝韧带（小网膜），然后经镰状韧带到脐。

（2）肝的腹膜连接：肝脏绝大部分有腹膜覆盖，只有"裸区"直接与右侧膈肌的穹窿顶相接触。腹膜皱褶、肝的韧带从肝脏伸展到附近的内脏器官、腹壁和膈。

冠状韧带是从膈向肝右叶的后面反折的腹膜形成，在此韧带的两层之间，肝脏的一较大区域，即裸区，没有腹膜的覆盖。在此处，肝脏借网状组织与膈肌相接，且向下继续与肾旁前间隙的最上端相连。在右侧，冠状韧带的两层与右三角韧带相延续。

冠状韧带的上层与膈下腹膜相延续，且向下肝脏右侧和上表面的腹膜相连续。在裸区的下缘，冠状韧带的下层向下与腹后壁右肾上腺和右肾上极的腹膜相延续，向上则与肝脏下面的腹膜相延续。

左三角韧带是双层腹膜结构，从肝左叶上端伸展至不确定的长度。在内侧，三角韧带的前叶与镰状韧带的左层相融合，后层则与小网膜的左层相融合。左三角韧带位于食管腹部的前方、小网膜的上端和胃底的前方。外科手术中如要分离左三角韧带，须拨开肝的左叶以充分暴露食管腹部和膈脚。

右三角韧带是一较短的"V"字形腹膜皱褶，由相邻的冠状韧带的两层在它的右外侧缘形成，且与腹后外侧壁的腹膜相延续。冠状韧带向下反折，与右肾上极的腹膜直接相连续，这个皱褶有时被称为肝肾韧带。由肝下面的腹膜、肝肾韧带和右肾的腹膜形成的凹陷，称为肝肾隐窝（Morison隐窝）。仰卧位时，肝肾隐窝是上腹部腹膜腔最低的部位，通常病理性液体常积聚于此。

腹膜从左三角韧带的后层向下外方反折至膈肌上食管裂孔上方的腹后壁，是肝左侧穹窿下表面的分界线，向下续于腹后壁。向下，其在脾脏的后面反折至横结肠系膜的最外侧部分和脾曲。腹膜向下延伸至降结肠的外侧，并入盆，形成左结肠旁"沟"。内侧，覆盖在腹后壁左上部的腹膜向前反折，形成小网膜上端的左层、腹部食管左侧腹膜和脾肾韧带的左层。

腹膜从冠状韧带的下层下降，经右肾的前表面到达十二指肠的上部和结肠肝曲的前方。向内侧其经过十二指肠和肝之间的下腔静脉一短段的前方，在此处腹膜形成网膜孔的后壁。腹膜形成一狭窄的条带，当穿过中线延续为小网膜囊的后壁时逐渐加宽。其分界膈脚上方的腹后壁、腹主动脉的上份、腹腔干、淋巴结和神经丛和胰腺的上端。向下，在肝脏的下方，腹膜向下从腹后壁至升结肠的右侧，在前外侧腹壁和结肠之间形成结肠旁"沟"。

（3）小网膜：小网膜由两层腹膜组成，两层腹膜借不等量的结缔组织分隔，来源于腹侧的胃系膜。其从肝的脏面下方至腹部食管、胃、幽门和十二指肠上部。向上，小网膜在肝下面的附着点呈"L"形，"L"形的腹侧份由静脉韧带裂形成，向下则附着点翻转，在门静脉裂中水平走行，完成"L"形。小网膜的腹侧份和水平部分走在肝脏和胃、十二

指肠之间，分别被称为胃肝韧带和肝十二指肠韧带。在胃小弯处，小网膜的两层腹膜分开包裹胃，与胃前、后表面的脏腹膜相融合。小网膜的前层从静脉韧带裂下降至腹部食管、胃和十二指肠的前面。后层则从静脉韧带裂的后部下降，走在胃和幽门的后面。小网膜形成小囊的前表面。在胃肝韧带两层之间靠近胃的附着处，该韧带内含有胃左和胃右血管、迷走神经的分支和胃肝淋巴结。小网膜的右外侧缘变厚，从十二指肠上部和降部的连接处延伸至肝门。右外侧缘是游离的，形成网膜孔的前壁，内含门静脉、胆总管、肝动脉、肝门淋巴结和淋巴管、肝神经丛，均被血管周围纤维囊包绕。偶尔该游离缘延伸至网膜孔的右侧，并进入胆囊，被称为胆囊十二指肠韧带。小网膜的左侧较短，在肝和腹部食管的内侧份走在膈的下面。小网膜左侧较薄，可有窗孔或不完整，其厚度取决于所含结缔组织的多少，特别是脂肪组织的多寡。

（4）大网膜：大网膜是最大的腹膜皱褶，悬于胃大弯的下方。它呈双叶，每叶含有两层腹膜，借少量的结缔组织分隔开。这两叶自行向后反折，相互之间粘着紧密。前叶从胃大弯和十二指肠上部下降，大部分前叶与胃和十二指肠前面的脏腹膜相续，而后叶则与胃和幽门后壁的腹膜相续。前两层下降一段距离后进入腹膜腔，然后自行向上迅速翻转上升，移行为后两层。后两层经横结肠和横结肠系膜的前方，在小肠系膜起点的上方附于腹后壁，行于胰头和胰体的前面。后叶的前层与网膜囊的后壁相融合，后叶的后层则向下急剧反折，与横结肠系膜的前层相融合。大网膜的后叶附着于横结肠系膜的根部，常被称为胃结肠韧带，是大网膜的上结肠部分。在胚胎早期，大网膜和横结肠系膜是各自分开的结构，这样的配布可持续存在。横结肠的外科松解术中，位于横结肠系膜和大网膜间的平面可从对侧的网膜带进入，如果需要，大网膜即可从横结肠和横结肠系膜中完全分离。如果大网膜后叶的上份是分离的，则可通过这条路径进入网膜囊，这样就为进入胃后壁和胰腺前面的外科手术提供了相对无血的平面。大网膜在左侧与胃脾韧带相延续，右侧则伸展至十二指肠的起始部。腹膜的皱襞、肝结肠韧带可从肝右叶下面或十二指肠的上部到达大网膜或结肠肝曲的右侧。

大网膜的右缘偶尔附于升结肠的前表面，向下远到盲肠：它的腹膜层不与这部分结肠表面的腹膜相延续。一被称为Jackson膜的腹膜薄层，经升结肠和盲肠的前面到腹后外侧壁，可与大网膜融合，常含有几个小的血管。偶尔在接近髂嵴水平，有一明显的条带经升结肠的右侧至腹外侧壁，被称为"肝柱"，对支持肝脏没有作用。另外一些皱襞位于升结肠和腹后外侧壁，可将右外侧结肠旁沟分为几个小的隐窝。大网膜附于左结肠表面不常见，偶尔大网膜延伸到乙状结肠水平。

开腹后，正常情况下可见大网膜覆盖着上腹部器官，但很少完全覆盖小肠圈的前方，虽然这是常常阐述的分布情况。它常较薄、呈筛状，但一直含有脂肪组织，在肥胖的个体，尤其是男性，常是储藏脂肪的部位。

大网膜前皱襞的两层间，靠近胃大弯处，左、右胃网膜

血管形成广泛的吻合弓，数目众多的血管从该吻合弓发出，且沿网膜的全长延伸，血管这样的分布超过了网膜代谢的需要，可能反映了大网膜在腹膜疾病过程中的作用。大网膜的运动性很强，可频繁地黏附于腹腔中的炎性脏器。这种黏附作用可帮助限制炎症的扩散，且网膜可提供血管丰富的组织来源，参与早期的修补过程中。大网膜含有数目固定、可游走的巨噬细胞，常聚集在一起，形成圆形或卵圆形、乳白色的"乳斑"。

（5）脾的腹膜连接：脾的腹膜连接包括胃脾、脾肾和膈结肠韧带，将脾悬吊于腹部左上 1/4 象限。胃脾韧带在胃大弯和脾门之间走行，与大网膜的左缘相续。胃脾韧带的两层分别包裹脾，然后再合起来，形成脾肾韧带和膈结肠韧带。脾肾韧带从脾伸展到腹后壁，膈结肠韧带伸展至腹前外侧壁。

脾肾韧带由两层腹膜构成，前层向内与左肾上方小网膜囊后壁的腹膜相连续，并向上走向脾门，在此处与胃脾韧带的后层相连续。脾肾韧带的后层向外与膈下方的腹膜相续，在脾切迹的上方走向脾表面。脾血管位于脾肾韧带的两层之间，胰尾通常在它的下份出现。胃脾韧带也有两层，后层与脾门的腹膜和覆盖在胃后面的腹膜相延续，前层由离开脾上胃切迹腹膜反折形成，与胃前面的腹膜相延续。脾动脉分支胃短动脉和胃网膜动脉走在胃脾韧带的两层之间。膈结肠韧带在第 12 肋水平从结肠的脾曲延伸至膈，向下向外延伸，在胰尾的外侧缘与横结肠系膜的外端延续，脾肾韧带则位于脾门。

常有一扇形的脾前襞在胃大弯附近从胃脾韧带的前方、脾的下外侧极下方与膈结肠韧带融合。

如果在外科手术中，脾的腹膜附着点无法辨认，就有损伤脾包膜的风险，会引起继发的严重出血。处理降结肠过程中向下牵拉膈结肠韧带，特别是在移动脾曲时，可能会引起脾包膜破裂。如果在外侧或内侧牵拉膈结肠韧带，就很少会发生这种情况。脾脏被膜的上端和前膈面常附于大网膜的腹膜。外科手术中牵拉网膜的内侧，可能会引起脾包膜的损伤，如果向下进行有限的牵拉，这种损伤很少发生。

4. 下腹部的腹膜 腹前壁下部的后面以由腹白线正中向腰方肌外侧缘延伸的壁腹膜分隔。在这里与旁结肠沟的腹膜相延续，右侧反折至升结肠、左侧反折至降结肠的两侧和前面。偶尔升结肠和降结肠借一短系膜悬吊于腹后壁。升结肠和降结肠之间，腹膜分开腹后壁和斜肌区，在此处腹膜向前反折形成小肠系膜的左层和右层。在腹后壁的上方它覆盖上腰大肌、右腰大肌、下腔静脉、十二指肠、脊柱和左输尿管、右输尿管。在腹后壁的上份腹膜向前反折与横结肠系膜后层腹膜相连续。

（1）横结肠系膜：横结肠系膜是一宽阔的腹膜皱襞，是脏腹膜从腹后壁向前反折而形成，将横结肠悬于腹膜腔中。横结肠系膜的根部沿斜肌线走行，经十二指肠降部的前面、胰头和胰颈的上方、十二指肠空肠结合部的上方和左肾上极到达脾曲。横结肠系膜在长度上变化相当大，但在两端都是最短的，其含有结肠中血管及其分支，以及伴行的肠

系膜上丛的分支、淋巴管和局部淋巴结。横结肠系膜的两层经过横结肠的后面，并在此处两层分开，覆盖横结肠。横结肠系膜的上层腹膜从腹后壁立即向前和向下反折，与大网膜的后层相续，并与之愈合，下层腹膜则与腹后壁的腹膜融合。横结肠系膜向外延伸，在腹腔左、右侧产生两个架样的皱襞。右侧，十二指肠结肠韧带从肝曲的横结肠系膜延伸到十二指肠的降部；左侧，则膈结肠韧带从脾曲的横结肠系膜伸展到膈，在第 12 肋平面上。靠近胰腺钩状隐窝处，横结肠系膜根与小肠系膜根的上限关系密切。

（2）小肠系膜：小肠系膜配布成一复杂的扇形皱襞，由两层腹膜形成（前上和后下），借结缔组织和血管分开。小肠系膜根由第 2 腰椎体左侧的十二指肠空肠曲开始斜向右行，止于右骶髂关节。系膜根跨过十二指肠水平部、腹主动脉、下腔静脉、右输尿管和右腰大肌，成年人长约 15cm，而系膜在小肠附着点的长度与小肠的长度一样，约 5m，因此肠系膜常沿它的小肠缘形成多个皱襞。从系膜根至小肠端，系膜的平均长度约 20cm，因小肠的长度而不同：在空肠和末端回肠最短，而中回肠区域最长。其两层腹膜包含空肠、回肠、肠系膜上血管的空肠和回肠支、肠系膜上丛的分支、乳糜管和局部淋巴结。由于系膜的长度及其可移动性，小的外科切口中可能很难辨别小肠祥的近侧端和远侧端。在系膜根部向升结肠方向追踪系膜的右腹膜层延续处至腹后壁，向降结肠和乙状结肠方向追踪左腹膜层，可能会对辨别个别回肠祥的起点有帮助。小肠系膜有时借一腹膜带在十二指肠空肠结合部加入横结肠系膜。偶尔十二指肠升部具有一非常短的系膜，与小肠系膜根的上端融合。腹膜带可在回肠末端伸展到腹后壁，小肠系膜根与阑尾周围和右髂窝中盲肠的腹膜相连续。

（3）阑尾系膜：阑尾系膜是一包绕阑尾的三角形腹膜皱襞。其附着于小肠系膜下端的后面，紧邻回盲连接处，常到达阑尾尖，但有时阑尾远侧 1/3 没有系膜附着，仅为一含有脂肪的腹膜嵴，包裹有阑尾的血管、神经和淋巴管，常含有淋巴结。

（4）乙状结肠系膜：乙状结肠系膜在长度和深度上存在着个体差异。乙状结肠系膜根形成一浅的倒置的"V"字形，其尖靠近左髂总动脉分叉处，但可在盆缘从一非常短的直的附着点变为一长的弯曲的附着点。附着点的上端和左侧向内跨过左侧腰大肌，下端和右侧的附着点在第 3 骶椎水平朝中线方向进入盆腔。系膜根在盆缘上方和腹后壁下端继续走行一段距离。乙状结肠系膜的前内层腹膜与左侧腹后壁下端腹膜相连续，它的后外层与盆和腹外侧壁的腹膜相连续。乙状结肠的近侧端和远侧端偶尔由一纤维束连在一起，该纤维束与乙状结肠狭窄的基部相连，可能是乙状结肠易发生扭转的原因。腹膜形成的明显条束也可被发现从乙状结肠的近侧端走向腹后壁。乙状结肠和直肠上血管位于系膜的两层之间，左输尿管在系膜尖的后方下降进入盆腔。

5. 腹前壁下部的腹膜 腹前壁下部的腹膜形成 5 条隆起的腹膜皱襞，从脐向下发散，分别是脐正中襞、脐左内侧襞、脐左外侧襞、脐右内侧襞、脐右外侧襞。脐正中襞从脐

下降至膀胱尖,内有脐尿管或它的残留物。闭塞的脐动脉位于脐内侧襞的下方,脐内侧襞从盆腔上升至脐。膀胱上隐窝位于两侧的脐内侧襞和脐正中襞之间。脐外侧襞覆盖腹壁下动脉,位于腹壁下动脉进入腹直肌鞘处的下方,借腹股沟内侧隐窝与脐内侧襞分隔开。腹股沟外侧隐窝位于脐外侧襞的外侧,覆于腹股沟深环。股窝位于腹股沟外侧隐窝的下内侧,两者之间隔以腹股沟韧带的内侧端,且覆于股环上。

6. 盆腔的腹膜　腹前壁后方衬于腹后壁的壁腹膜延续为盆部腹膜,称为盆腹膜,然后沿小骨盆的脏器表面和盆侧壁走行,但在男女之间有着重要的差别。

7. 男性的盆腹膜　在男性,左侧腹壁下部的腹膜从乙状结肠的连接部和直肠的前外侧面,反折至真骨盆的径线和上内面。腹膜向下进入真骨盆,位于直肠的前方,直肠则称为腹膜外位器官。向外侧,腹膜反折至盆外壁,形成左、右直肠旁隐窝,该窝的大小随直肠的扩张而改变。腹膜从直肠的前表面向前反折到精囊的上端和膀胱的后方,形成直肠膀胱陷凹。直肠膀胱陷凹的前界是腹膜襞—骶生殖襞的外缘,该襞从膀胱的两侧向后延伸至骶骨的前面。腹膜覆盖于膀胱上面,每侧形成一个膀胱旁窝,窝的外侧界是一条隆起的腹膜嵴,内有输精管。膀胱旁窝的大小取决于膀胱中尿液的容量。当膀胱空虚时,有时会有一条膀胱横襞将膀胱旁窝一分为二。骶生殖襞的前端有时可被一条嵴相连,该嵴将直肠膀胱陷凹内分隔出一个膀胱中窝。

在膀胱旁窝和直肠旁窝之间,输尿管和髂内血管会产生一个轻微的腹膜隆起。腹膜从膀胱尖沿腹前壁下部的后表面向上延伸至脐。当膀胱充盈时,腹膜从腹前壁下部上移,因此,膀胱前面的一部分直接与腹前壁下中间区的后面相邻。这样的关系意味着极度充盈的膀胱能经腹前壁的下份直接穿刺,而不需要进入腹膜腔(耻骨上穿刺)。

8. 女性的盆腹膜　女性的盆腹膜和男性的一样,也覆于直肠的上部,但在直肠的前面下降得更深。直肠和膀胱旁窝的外侧界是覆于子宫圆韧带的腹膜。直肠膀胱陷凹被直肠和阴道占据。从直肠来的腹膜向前反折至阴道后弯和子宫的后方,形成直肠子宫陷凹(Douglas 陷凹)。腹膜覆于子宫底,沿子宫前面(脏面)下降至子宫体和子宫颈交界处,然后反折至膀胱上面,形成一个浅的膀胱子宫陷凹。在男性,腹膜则从膀胱反折至腹前壁的后面。直肠子宫襞的边同男性的骶生殖襞,向后经两侧子宫颈、直肠外侧至骶骨。子宫前、后面的腹膜向两侧离开子宫至骨盆外侧壁,成为子宫阔韧带。阔韧带含前下层和后上层,此两层在带的上缘互相延续。阔韧带从子宫的两侧延伸至盆侧壁,在它的游离上缘含输卵管,且卵巢贴于其后层。下方,它与盆侧壁壁腹膜连续。在闭塞的脐动脉和输尿管形成的嵴中,腹膜在盆侧壁形成一个浅的凹陷,即卵巢窝,该窝位于阔韧带外侧附着点的后方。在未产妇,卵巢常位于该窝中。

(七)腹膜腔

1. 腹膜腔的一般配布　腹膜腔是一个单独连续的间隙,是覆于腹壁的壁腹膜和包绕腹部器官的脏腹膜间的腔

隙。它构成大部分区域,是一个较大的囊,相当于包绕着大多数腹部和盆部脏器的主要的腹腔。较小的囊,或网膜囊,是胃和小网膜后方、胰腺和腹膜后腔前方的腹膜形成的憩室。这两个腔隙通过网膜孔相交通。

为临床上的便利,腹膜腔被分成几个间隙,因为病理过程常局限在这些间隙,其解剖位置影响着诊断和治疗。将腹膜腔分为两个主要的部分十分必要,即结肠系膜上区和结肠系膜下区,由横结肠及其系膜部分分隔(横结肠系膜连接横结肠于腹后壁)。盆腔膜腔隙在前面已描述。

2. 结肠系膜上区　结肠系膜上间隙位于膈和横结肠之间,横结肠系膜的上方可被任意地分为左、右结肠系膜上间隙。这些区域可进一步细分为一定数量的下间隙,这些间隙在正常情况下互相沟通,但在患病时因炎性粘连常被重新分隔。右结肠系膜上间隙可被分为 3 个下间隙,即右膈下间隙、右肝下间隙和小网膜囊。左结肠系膜上间隙可分成 2 个下间隙,即左膈下间隙和左肝周间隙。

3. 右膈下间隙　右膈下间隙位于膈与肝右叶的前上面和右外侧面之间。其左侧界为肝镰状韧带,后面是冠状韧带的上层。右侧腹部炎症时,这是一个积聚液体相当普遍的地方。

4. 右肝下间隙(肝肾隐窝)　右肝下间隙位于肝右叶和右肾之间。其上界是冠状韧带的下层,外侧界是右侧的腹外侧壁,后界是右肾上极的前面,内侧界是十二指肠的降部、肝曲、横结肠系膜和部分胰头。仰卧位时,后面的右肝下间隙较依赖于右结肠旁沟,在这个部位,术后感染的液体通常积聚于此。

5. 小网膜囊(网膜囊)　小网膜囊是腹膜间的腔隙,借网膜孔与大腹膜腔(大网膜囊)相通,认为其是右结肠系膜上间隙的一部分,因为在胚胎学上,肝脏长入右腹膜间隙,拉长背侧系膜在胃后方形成小网膜囊。网膜囊的大小不定,根据脏器的大小改变其壁。其有后壁、前壁、上界、下界、左侧界和右侧界。

前壁由小网膜后面腹膜、胃后壁和十二指肠上部腹膜、大网膜前层最上部等构成。在其右缘,前壁大部分由小网膜构成,移向左侧后,小网膜逐渐变短且前壁的更多部分由胃和大网膜的后面构成。

后壁主要由该区域覆于腹后壁的腹膜构成。在下部,后壁由大网膜后叶的前层构成,附于横结肠系膜。后壁向下向上覆于胰头的一小部分和整个胰颈和胰体、左肾前面的内侧份、大部分左肾上腺、腹主动脉的起始部、腹腔动脉和部分膈肌。膈下区、脾和肝动脉部分位于囊的后方。这些结构中许多部分形成"胃床",仅借小网膜囊与胃分隔。

小网膜的上缘狭窄,位于食管的右侧和静脉韧带裂上端之间。此处小网膜后壁的腹膜从膈向前反折,加入小网膜的后层。

网膜囊的下缘平大网膜前后层的融合处,沿胃脾韧带至腹膜皱襞,位于十二指肠上部的后方。当此处大网膜的前后 4 层未完全愈合时,网膜囊可向下延伸远达大网膜前后叶的底部。成年期,即使发生两层分离的情况,下缘最低也不会位于横结肠下方。

网膜囊的右缘由从胰颈和胰头转折到十二指肠上部下面的腹膜反折组成。该反折线沿胃十二指肠动脉内侧上升到左侧，在十二指肠上缘附近，右缘参与形成网膜孔底，并包绕肝固有动脉，网膜孔则形成右缘的一个中断。在网膜孔的上方，右缘由从膈肌沿下腔静脉左侧转折到肝尾状叶右缘的腹膜反折形成，包绕肝隐窝。

网膜囊的左缘位于横结肠系膜根的左端，主要由脾肾韧带和胃脾韧带的内层腹膜构成。位于脾肾和胃脾韧带间的部分网膜囊，称为脾隐窝。脾水平面上方，这两条韧带融合成短的胃膈韧带，从膈肌向前至胃底的后面，形成网膜囊左缘上部的一部分。胃膈韧带的两层在腹部食管附近分开，使部分胃后壁表面缺少腹膜覆盖。胃左动脉在此处转向前，进入小网膜。

网膜囊由肝动脉和胃左动脉所形成的两条新月形的腹膜襞而变窄。胃胰左襞覆于胃左动脉的上方，胃左动脉经腹后壁至胃小弯，而胃胰右襞覆于肝动脉的表面，肝动脉则经腹后壁至小网膜。腹膜皱襞的大小不一，突入网膜囊，将网膜囊分为一个小的网膜囊上隐窝和一个大的网膜囊下隐窝。上隐窝位于小网膜和肝的后方，包绕着肝的尾状叶，肝的前面和后面都有腹膜覆盖。上隐窝向上进入一条沟，形成静脉韧带裂，向后邻近膈肌的右脚。网膜囊的下隐窝位于胃和胰、大网膜前叶和后叶之间。

网膜孔（Winslow 孔）：网膜孔在成年人，是一条短的约为 3cm 高的垂直裂隙，位于网膜囊右缘的上部。其通向大腹膜腔。从十二指肠上部和降部之间的弯曲延伸而来的增厚的小网膜右缘，形成肝十二指肠韧带，该韧带构成了网膜孔的前缘。网膜孔的前缘两层之间含有胆总管（右侧）、门静脉（后方）和肝动脉（左侧）。肝十二指肠韧带后层腹膜向上经肝尾叶形成网膜孔的顶。该层腹膜反折至下腔静脉，形成网膜孔的后缘。在十二指肠上部的上端，腹膜从下腔静脉、胰头的上方向前，与小网膜的后层延续，形成网膜孔的底。一条狭窄的通道，即网膜囊的前庭，在网膜孔的左侧、肝尾状突和十二指肠上部之间。向右，网膜孔的边与大腹膜腔的腹膜相延续。网膜孔的顶与肝右叶下面的腹膜相续。网膜孔的前壁和后壁在正常情况下是互相接触的。

6. 左膈下间隙　左膈下间隙位于肠、肝左叶的前面和上面、胃前上面和脾的膈面之间。其右侧界是镰状韧带，后面是左三角韧带的前层。没有脾，较大，是液体特别在脾切除术后常积聚的地方。左膈下间隙实质上比右侧大，有时被分成前、后两个部分，虽然患病时缺乏明显的界限。左后膈下间隙较小，位于胃底和膈之间，脾肾韧带起点的上方。左前膈下间隙较大，位于脾的上和前外侧面和膈的左侧穹窿之间。向下和向内，该间隙的边界为脾肾韧带、胃脾韧带和膈结肠韧带，形成左结肠旁沟的部分边界。这可能可以解释为何在盆部手术时，流向下腹部的液体左膈下间隙比右膈下间隙少，但左膈下间隙是上腹部，特别是脾的手术后，液体最常积聚的地方。

7. 左肝周间隙　左肝周间隙有时又细分为前、后间隙。后肝周间隙又称左肝下间隙或胃肝隐窝。左前肝间

隙位于肝左叶前上面和膈之间。左后肝周间隙向下位于肝左叶，在右侧则延伸至静脉韧带裂，向前至大部分的门静脉。在后面，小网膜将该间隙与网膜囊上隐窝分开。在左侧，其边界是胃小弯。

8. 结肠系膜下区　结肠系膜下区位于横结肠系膜和横结肠的下方，远达真骨盆，由小肠系膜根分成两个不等的间隙。其含有左、右结肠旁沟，外侧是升结肠和降结肠。由于横结肠系膜和小肠系膜移动的结果，疾病过程很少被局限在这些区域，结肠下区间的液体倾向于向下流向盆部和结肠旁沟。

9. 右结肠下间隙　右结肠下间隙是一个三角形的间隙，较左侧的小，位于横结肠及其系膜的后下方、小肠系膜的右侧。由于小肠系膜根的附着处恰位于中线的右侧，故该间隙的下部最狭窄。阑尾常位于右结肠下间隙的下部。

10. 左结肠下间隙　左结肠下间隙较右侧的间隙大，与中线右侧的盆部自由沟通。其位于横结肠及其系膜的后面和下面，小肠系膜的左侧。乙状结肠及其系膜可部分限制液体或血液流向中线左侧的盆部。

11. 结肠旁沟　右侧和左侧的结肠旁沟位于升结肠和降结肠之间腹后壁的腹膜隐窝。大部分结肠旁沟位于两侧结肠的外侧。如果结肠在它的部分长度上具有一短的系膜，特别是在右侧，会形成一条比较不明显的结肠旁内侧沟。右侧（外侧）结肠旁沟经结肠肝曲的上外侧，向下至升结肠的外侧面，并围绕着盲肠。其下降进入盆部时，与盆缘上方的腹膜相延续。向上，其与分界肝肾隐窝的腹膜相续，经网膜孔通向小腹膜腔。沿该沟全长任何地方，从内脏释放的胆汁、脓液或血液沿此沟流动，积聚在离原发灶相当远的地方。仰卧位时，来自右髂窝的炎性液体可在结肠旁沟中上升，进入网膜囊。患者坐位时进行护理，来自胃、十二指肠或胆囊的液体可沿该沟向下流动，积聚到右髂窝或盆部，可类似急性阑尾炎的表现，形成一个盆部脓肿。右结肠旁沟较左侧的大，两者部分的界限是由膈结肠韧带形成的，这可能可以解释为何右侧膈下液体较左侧的常见。

12. 腹膜外膈下间隙　实际上覆于腹部的腹膜外面有两个潜在的"间隙"，具有临床意义，因为液体可能会积聚。右腹膜外膈下间隙的边界是冠状韧带的两层、肝的裸区和膈右侧穹窿的下面。左腹膜外膈下间隙位于左肾上腺和左肾上极的前方。腹膜外膈下间隙中含有腹膜外结缔组织。

（八）腹膜腔中积聚液体的临床处理

大范围的病理过程常导致腹膜腔中液体积聚的发生。无任何炎症、无腹膜粘连或未做过外科手术，血浆几乎一直在腹膜间隙间自由分布，不固定在任何特定区域，如腹水可从腹膜腔中任何一个方便的从属部位进行抽取。这常用仪器或超声介导下左、右结肠旁沟下份插管进行抽液。这些间隙常较容易积聚液体，因为有结肠和一些小肠祥的存在，其相对大的移动度导致很少会损伤这些间隙。

炎性过程中积聚的液体常更为黏稠，这是因为黏液中

含有脓液、纤维蛋白或血液，通常与腹膜炎症有关，导致至少是暂时的腹膜粘连。这些因素意味着如果液体的流动可被限制，特别是腹膜的趋向性作用，积聚的液体可被局限。一旦积聚在一个间隙，液体常因炎症的进行性发展变得更加局限，一段时间后甚至可形成一个真正的无壁的腔。腹膜的任何间隙都可积聚液体，但膈下、肝下和盆间隙是最常见的，这是因为恰是由固定不动的腹膜皱襞和脏器形成了它们的边界。仰卧位时，这些间隙也是腹膜间相互依赖的间隙，通常任何液体最初都受重力的影响而下降。

今天已很少需要通过外科手术进入这些腹膜间隙，这是因为放射线引导下插管已取得很大的发展。如果需要，肋下外侧或肋间切开可足够进入膈下间隙，直肠的前壁也是一种进入直肠子宫或直肠膀胱间隙有用的路径。断层摄影（CT）或超声介导下引流是一种可靠的、多方面的进入手段，甚至在较难的间隙，如肝下、肝周、结肠旁抑或是系膜间发生液体积聚时，也可引流，这些较难进入的区域常采用经腰后外侧或经坐骨神经的路径。

1. 腹膜透析　间皮类似于血管内皮，是半透膜，允许水和小分子物质通过。细胞表面附近有大量的细胞内小泡，细胞质中细胞器很少，说明代谢活动低。正常情况下，经腹膜渗透出的液体量小，但经腹膜内路径传导的液体量较大。相反，像尿素类的物质可从血液透析进入腹膜腔内循环的液体中。

2. 脑室腹膜分流术　腹膜的可吸收能力能用来吸收身体几个部位转变来的过剩的液体。最普遍的是脑脊液的吸收，该脑脊液是用一条细口径的导管经脑室或经脑膜鞘内间隙引流而来。导管可放在腹膜间，导管中放一单向的瓣膜，以阻止腹腔内的液体反流入脑脊液。液体的持续吸收可降低脑脊膜鞘内或脑室内的压力。

（九）腹膜腔隐窝

腹膜皱襞可在腹膜腔内形成凹陷或隐窝，临床上有趣的是肠管进入隐窝的长度和隐窝入口处皱襞固定的长度：它常常是形成腹内疝的部位。如需要手术切除以减少内疝的形成时，了解腹膜皱襞的内容物很重要。虽然腹内疝可经网膜孔进入网膜囊，但网膜囊并不认为是一腹膜隐窝。

1. 十二指肠隐窝　几条腹膜皱襞围绕在十二指肠升部和十二指肠空肠结合部的周围，形成了几个隐窝。

（1）十二指肠上隐窝：十二指肠上隐窝偶尔单独出现，常伴有十二指肠下隐窝的出现。其位于十二指肠升部左端，与第2腰椎相对，新月形十二指肠上壁的后方（十二指肠空肠皱襞）。该皱襞有一半月形的游离下缘，向左与左肾前面的腹膜移行。肠系膜下静脉位于该壁左端和腹后壁腹膜结合处的后面。隐窝的大小变化很大，但通常约2cm深，可容一指，开口向下，位于左肾静脉与腹主动脉形成的三角内。

（2）十二指肠下隐窝：十二指肠下隐窝通常与十二指肠上隐窝同时出现，并有共同的开口。该隐窝位于十二指肠升部的左侧，与第3腰椎相对，在一无血管的三角形十二指肠下皱襞（十二指肠结肠系膜）的后方。该皱襞上缘锐利。隐窝通常深约3cm，允许一个或两个手指通过，向上开口，

朝向十二指肠上隐窝。它有时可延伸至十二指肠升部的后面，向左延伸至左结肠动脉升支和肠系膜下静脉的前面。

（3）十二指肠旁隐窝：十二指肠旁隐窝可伴随十二指肠上、下隐窝同时出现。成年人较少，新生儿多见。其位于十二指肠升部的稍左侧和稍后方、十二指肠旁皱襞的后方。该皱襞游离的右缘内有肠系膜下静脉和左结肠动脉的升支，位于旁隐窝宽阔开口的前方，面向右侧。

（4）十二指肠后隐窝：十二指肠后隐窝是最大的十二指肠隐窝，但不多见，位于十二指肠水平部和升部的后方、腹主动脉的前方。其靠近十二指肠空肠结合部上升，8～10cm深，两侧界是十二指肠皱襞。宽阔的开口向左下方。

（5）十二指肠空肠隐窝：十二指肠空肠或结肠系膜隐窝成年人中的出现率约20%，多单独存在，很少与其他十二指肠隐窝同时出现。约3cm深，位于腹主动脉的左侧，十二指肠空肠结合部和横结肠系膜根之间。其上界是胰腺，左侧界是肾，下界是左肾静脉。其有一环形开口，开口于两条腹膜中间，朝向右下。

2. 小肠系膜皱襞隐窝　小肠系膜皱襞隐窝在成年人很少见，恰位于十二指肠水平部的下方，向右侧内折入肠系膜。它开口较大，在小肠系膜皱襞的后方，该皱襞由肠系膜上动脉形成。

3. 盲肠隐窝　腹膜的几个皱襞可围绕着盲肠存在，并形成隐窝。急性阑尾炎时，脓肿常积聚于此。

4. 回盲上隐窝　回盲上隐窝在儿童常出现，且发育良好，随年龄的增长逐渐减少，甚至消失，特别是在肥胖者。它由盲肠血管皱襞构成，该皱襞弓形经过回盲肠动脉的前方，分布至回盲结合部的前部和它伴行的盲肠静脉。该隐窝是一狭窄的裂隙，前界是血管皱襞，后界是回肠系膜，下方是末端回肠，右侧是回盲结合部，开口向左下方。

5. 回盲下隐窝　回盲下隐窝在年轻人较明显，在成年人多因脂肪的填塞而消失。其由回盲皱襞形成，从回肠末端前下方延伸至阑尾系膜的前方（或阑尾、盲肠前方）。虽然皱襞内有时有血管，外科手术分开时也常会引起出血，但还是常被称为Treves无血管皱襞。如果有炎症，特别是阑尾及其系膜呈盲肠后位时，该皱襞会被误认为是阑尾系膜。该窝的前界是回盲皱襞，上方是回肠后面及其系膜，右侧是盲肠，后面是阑尾系膜上部，开口向左下方。

6. 盲肠后隐窝　盲肠后隐窝位于盲肠后方，大小和深度变化较大，向上延伸至升结肠后方，可容纳整个手指，其前界是盲肠（有时是升结肠的下部），后方为壁腹膜，两侧为从盲肠至腹后壁的盲肠皱襞（回盲上襞）。盲肠后位的阑尾常常位于此窝内。

7. 乙状结肠间隐窝　乙状结肠间隐窝在胎儿时期持续存在，但在随后的发育中可消失。该隐窝位于"V"字形乙状结肠系膜与壁腹膜附着处的后方，呈漏斗状。其直接向上且开口向下。其大小变化很大，可从一细小的凹陷至一浅窝。该隐窝的后壁由覆盖在左输尿管跨左髂总动脉分支处的腹后壁的壁腹膜形成。偶尔该隐窝位于乙状结肠系膜的两层腹膜之间，肠系膜的根更靠近肠管壁。该窝的出现可能是由于结肠系膜与腹后壁腹膜移行时出现缺损有关。

（十）血液供应和淋巴引流

壁腹膜和脏腹膜由分别来自中胚层外侧板的体胸膜层和脏胸膜层发育而来。因此，壁腹膜的血液供应来自腹和盆壁的体血管，淋巴管汇入体壁淋巴管，引流人体壁淋巴结。脏腹膜作为其覆盖的内脏器官的一部分，血液供应来自内脏器官的动脉分支，淋巴管汇入脏器的淋巴管，引流人局部淋巴结。

（十一）神经支配

壁腹膜由支配体壁肌肉和皮肤的神经分支支配，与之有类似的脊平面起点。脏腹膜由脏器的传入神经的分支支配，这些传入神经与自主神经伴行，支配下方的脏器。由病理过程而影响壁腹膜或脏腹膜所引起的感觉不同，这与它们所受支配的神经不同有关。由机械、热量或化学刺激壁腹膜可引起定位准确的疼痛，这种感觉通常是局限在每个被刺激的一个或两个皮区，向两侧且定位准确。壁腹膜内的躯体神经也支配相应肌肉和皮肤的节段性区域。当刺激壁腹膜时，肌肉反射性收缩，引起局部腹壁紧张，甚至是腹壁强直。膈下方的壁腹膜由来自膈神经的感觉纤维支配，周围则由下6对肋间神经和肋下神经支配。刺激膈肌周围部可引起疼痛，触痛及下胸部脊神经支配范围的肌肉紧张，而刺激膈肌中央部可引起第3～5颈神经皮肤分布区的疼痛，即肩区疼痛。

脏腹膜和内脏器官不受这些刺激的影响，因为其由内脏感觉纤维支配，仅会引起相当局限的不适感。受到刺激时，疼痛的感觉并不剧烈，根据刺激不同部位的肠道而在腹壁区域有所不同。前肠结构来的不适感可在上腹部被感觉到，中肠结构来的不适感可在脐区被感觉到，而来自后肠结构的不适感可在耻骨上区域感觉到：这些感觉无明显的定位。然而，牵拉脏腹膜是一种有效的刺激，可引起某种感觉和反应。当牵拉刺激脏腹膜和内脏器官时，脏器壁、肠系膜壁和覆盖其上的腹膜中数量众多的神经成分，可间接引起无确定部位的不适感，且可引起自主神经的深反射，包括血管的收缩和心脏的改变。这与临床关系密切。壁腹膜的区域效应可对局部或区域局部麻醉时判断无痛提供帮助。与此成鲜明对比的是，与内脏传入纤维中央部的直接连接，特别是经迷走神经，意味着虽在高位进行了脊髓麻醉，还会产生急性血流动力学不稳定。腹膜下脏器局部缺血，可引起广泛的腹部疼痛，可能是由内脏平滑肌痉挛引起的。

（王宝贵）

第2节 腹部器官组织发生

人胚第3～4周时，随着圆柱状胚体的形成，卵黄囊顶部的内胚层被包卷入胚体内，形成原始消化管，其头段称前肠，尾段称后肠，与卵黄囊相连的中段称中肠。前肠主要分化为咽、食管、胃、十二指肠的上段、肝、胆、胰以及喉以下的呼吸系统；中肠将分化为从十二指肠中段至横结肠右2/3部的肠管；后肠主要分化为从横结肠左1/3部至肛管上段的肠管。这些器官中的黏膜上皮、腺上皮和肺泡上皮均来自内胚层，结缔组织、肌组织、血管内皮和外表而的间皮均来自中胚层。

一、原始咽的发生及咽囊的演变

原始咽为消化管头端的膨大部，起自口咽膜，止于喉气管憩室起始部（见后述）；呈左右宽、腹背窄、头端宽、尾端窄的扁漏斗形。口咽膜于第4周破裂，原始咽借原始口腔和原始鼻腔与外界相通。原始咽侧壁有5对膨向外侧的囊状突起，称咽囊，分别与外侧的鳃沟相对。随着胚胎的发育，咽囊演化出一些重要的器官。

第1对咽囊：伸长演化为咽鼓管，末端膨大演化为中耳鼓室，第1鳃膜分化为鼓膜，第1鳃沟形成外耳道。

第2对咽囊：演化为腭扁桃体，其内胚层细胞分化为扁桃体的表面上皮；上皮下的间充质分化为网状组织。淋巴细胞迁移到此处，并大量增殖。

第3对咽囊：背侧份细胞增生，下移至甲状腺原基背侧，分化为下一对甲状旁腺。腹侧份细胞增生，形成左、右两条细胞索，向胚体尾侧延伸，在未来的胸骨柄后方，左、右细胞索汇拢，形成胸腺原基，细胞索根部退化而与咽脱离。胸腺原基的内胚层细胞分化为胸腺上皮细胞，由造血器官迁来的淋巴性造血干细胞增殖、分化为胸腺细胞。

第4对咽囊：细胞增生并迁移至甲状腺背侧上方，分化为主细胞，形成上一对甲状旁腺。

第5对咽囊：形成一细胞团，称后鳃体（ultimobranchial body），后鳃体的部分细胞迁入甲状腺内，分化为滤泡旁细胞。也有学者认为，滤泡旁细胞来源于神经嵴细胞。

原始咽的其余部分形成咽，尾端与食管相通。

二、甲状腺的发生

第4周初，在原始咽底壁正中线处（相当于第1对咽囊平面），内胚层细胞增生，向间充质内下陷形成一盲管，称甲状舌管（thyroglossal duct），即甲状腺原基。其沿颈部正中向尾端方向生长、延伸，末端向两侧膨入，形成甲状腺的侧叶。第7周时，甲状腺舌管的上段退化、消失，仅在起始处残留一浅凹，称舌盲孔。第11周时，甲状腺滤泡出现，内含胶质，不久即开始分泌甲状腺素。甲状腺素对于促进胎儿骨骼和中枢神经系统的发育有重要作用。

三、食管和胃的发生

原始咽尾侧的一段原始消化管起初很短，后随颈和胸部器官的发育而延长成为食管。其表面上皮由单层增生为复层，使管腔极为狭窄甚至一度闭锁。至第8周，过度增生的上皮细胞凋亡、退化，食管腔重新出现。

第4～5周时，位于食管尾侧的前肠形成一梭形膨大，为胃的原基，胃的背侧缘生长较快，形成胃大弯；腹侧缘生长缓慢，形成胃小弯。胃大弯的头端膨起，形成胃底。胃背系膜发育为突向左侧的网膜囊，使胃大弯由背侧转向左侧，胃小弯由腹侧转向右侧。这样，胃沿胚体纵轴顺时针旋转90°，并由原来的垂直方位变成由左上向右下的斜行方位。

四、肠的发生

肠是由胃以下的原始消化管分化而成。肠最初为一条直骨，以背系膜连于腹后壁，由于肠的生长速度快，致使肠管向腹部弯曲而形成 U 形中肠袢（midgut loop），其顶端连于卵黄蒂。肠系膜上动脉行于肠袢系膜的中轴部位。中肠袢以卵黄蒂为界，分为头支和尾支，尾支近卵黄蒂处形成突起，称盲肠突（cecal bud），为小肠和大肠的分界线，是盲肠和阑尾的原基。

第 6 周，肠袢生长迅速，由于肝、肾的发育，腹腔容积相对较小，致使肠袢突入脐带内的胚外体腔，即脐腔，形成生理性脐疝。肠袢在脐腔中生长的同时，以肠系膜上动脉为轴作逆时针 90° 旋转，使肠袢由矢状位转为水平位，头支从上方转到右侧，尾支从下方转到左侧。第 10 周，由于腹腔容积增大，肠袢陆续从脐腔返回腹腔，脐腔闭锁。在肠袢退回腹腔的过程中，头支在先，尾支继后，继续作逆时针旋转 180°。头支的头端转至左侧，头支演化为空肠和回肠的大部分，占据了腹腔的中部；尾支的头端转向右侧。尾支主要演化为结肠，位居腹腔周边。盲肠突最初位于肝下，后降至右髂窝，升结肠随之形成。盲肠突的近段发育为盲肠，远段形成阑尾。降结肠尾段移向中线，形成乙状结肠。

第 6 周以后，卵黄蒂退化闭锁，脱离肠袢，最终消失。

五、直肠的发生与泄殖腔的分隔

后肠末段的膨大部分为泄殖腔，其腹侧与尿囊相连，腹侧尾端以泄殖腔膜封闭。第 6~7 周时，尿囊与后肠之间的间充质增生，形成尿直肠隔。它向尾端生长，形成一镰状隔膜突入泄殖腔内，最后与泄殖胶膜融合，将泄殖腔分隔为腹侧的尿生殖窦与背侧的原始直肠。尿生殖窦将参与泌尿生殖管道的形成。原始直肠分化为直肠和肛管上段。泄殖腔膜也被分为腹侧的尿生殖窦膜和背侧的肛膜，肛膜的外方为外胚层向内凹陷形成的肛凹，第 8 周末，肛膜破裂，肛管相通。肛管的上段上皮来源于内胚层，下段上皮来源于外胚层，两者之间以齿状线分界。

六、肝和胆的发生

第 4 周时，前肠末端腹侧壁的细胞增生，形成一向外突出的囊状肝憩室，为肝和胆的原基。肝憩室生长迅速并伸入到原始横膈内。憩室末端膨大，分为头、尾两支。头支形成肝的原基，尾支形成胆囊及胆道的原基，头支很快形成树枝状分支，其近端分化为肝管及小叶间胆管，末端分支旺盛，形成肝细胞索，肝索上下叠加形成肝板。肝板互相连接成网，网间隙形成肝血窦。肝板与肝血窦围绕中央静脉，共同形成肝小叶。第 2 个月，肝细胞之间形成胆小管；第 3 个月开始合成胆汁。

胚胎肝的功能十分活跃，第 6 周时，造血干细胞从卵黄囊壁迁入肝，在肝血窦内外形成大量原始血细胞集落，并产生成熟血细胞，以红细胞为主，也有少量粒细胞和巨核细胞。肝脏造血功能在第 6 个月之后逐渐降低，至出生时基本停止。目前已可分离胎肝的造血干细胞，并用于某些血液病的治疗。胎肝早期就开始合成，并分泌多种血浆蛋白和甲胎蛋白（AFP）。第 5~6 个月，几乎所有肝细胞都能合成 AFP。此后，肝脏 AFP 合成功能逐渐减弱，出生后不久即停止。

肝憩室尾支的近端伸长，形成胆囊管；远端扩大，形成胆囊。肝憩室的基部发育为胆总管，并与胰腺导管合并开口于十二指肠。

七、胰腺的发生

第 4 周末，前肠末端腹侧近肝憩室的尾缘，内胚层细胞增生，向外突出形成腹胰芽，其对侧细胞也增生形成背胰芽，它们将分别形成腹胰和背胰。由于胃、十二指肠的旋转和肠壁的不均等生长，致使腹胰转向右侧，背胰转向左侧，进而腹胰转至背胰的下方并与之融合，形成单一的胰腺。在发育过程中，胰芽反复分支，形成各级导管及其末端的腺泡，一些上皮细胞游离进入间充质，分化为胰岛，第 5 个月开始行使内分泌功能。

八、主 要 畸 形

1. 甲状舌管囊肿　甲状舌管在发育过程中未闭锁，局部残留小的腔隙，或全部残留成为细长的管道，当上皮细胞分化为黏液性细胞，黏液聚积便形成囊肿，位于舌与甲状腺之间。囊肿过于胀大时可发生穿孔，开口于皮肤或舌盲孔处，成为甲状舌管瘘。

2. 消化管狭窄或闭锁　主要见于食管和十二指肠。在其发生过程中，曾一度出现上皮细胞过度增生而使管腔狭窄或闭锁。后来过度增生的细胞凋亡，上皮变薄，管腔恢复正常。如后一过程没有发生，则引起消化管狭窄或闭锁。

3. 先天性脐疝　由脐腔未闭锁导致。脐带根部残留一孔与腹腔相通。当腹内压增高时，肠管可从脐部膨出。

4. 麦克尔憩室　又称回肠憩室，是由卵黄蒂近端未退化所致，表现为回肠壁上距回盲部 40~50cm 处囊状突起，其顶端可有纤维索与脐相连。

5. 脐粪瘘　又称脐瘘，是由卵黄蒂未退化，在脐和肠之间残留一瘘管所致。腹内压增高时，粪便可通过瘘管从脐部溢出。

6. 先天性巨结肠　多见于乙状结肠。因神经嵴细胞未迁移至该段肠壁内，使肠壁内副交感神经节细胞缺如，导致该段结肠处于不能蠕动的麻痹状态，粪便淤积其内，久之造成肠壁极度扩张，成为巨结肠。

7. 不通肛　又称肛门闭锁，是由肛膜未破或肛凹未能与直肠末端相通所引起，并常因尿直肠隔发育不全而伴有直肠尿道瘘。

8. 肠袢转位异常　是由肠袢在发育过程中反向转位所致，可表现为左位阑尾和肝、右位胃和乙状结肠等，并可影响胸腔器官，形成右位心。这类异常又统称内脏反位。

九、器官非对称性发育的分子机制

机体的内脏为什么没有像外表一样呈现对称性的美呢？内脏器官的非对称性发育问题困惑了学者们数百年，

近年正被逐渐解开。

早在 1959 年，发现了一种内脏反位的基因突变小鼠，突变位点在 12 号染色体。此同种小鼠交配产生的后代，内脏正位和反位各占一半，说明该基因的表达产物决定了内脏按正常方位发育，该基因表达缺陷，则内脏随机向正常和反位发育。但直到 1990 年，才确定该基因原来是动力蛋白基因。动力蛋白为一种 ATP 酶，通过水解 ATP 释放能量，特异性地使微管之间产生滑动，导致纤毛运动。这一研究结果解释了 Kartagener 综合征，患者可表现为内脏反位，以及由于纤毛和精子鞭毛不能运动而引起的慢性呼吸道炎症和男性不育。

对正常鼠胚的观察揭示，动力蛋白基因最早表达于原结的细胞。原结外侧部的细胞各有一根纤毛，其向左侧摆动，导致在原结表面的液体从右向左流过。人们认为，这会引起胚胎细胞中形态发生子从右向左的非对称性表达，从而产生一个梯度，最终导致内脏非对称性发育。后来，人们陆续发现了多种参与这一发育过程的形态发生子，如驱动蛋白、结蛋白、活性素等，它们作用的详细机制仍在研究中。

（王宝贵）

第 3 节　腹部器官相关生理功能

本节主要讨论腹部消化器官的生理功能。

消化器官主要的生理功能是对食物的消化和吸收。消化是将食物分解成可被吸收的小分子的过程，包括机械性消化和化学性消化。机械性消化是指食物在胃肠道内被挤压研磨并与消化液充分混合，同时将食物推向远端的过程；化学性消化是指食物在胃肠道内被消化液分解成可被肠道吸收的小分子的过程。食物被消化后，通过胃肠道黏膜进入血液的过程称为吸收。

人体每日分泌 6～8L 消化液，主要由有机物（各种酶、抗体等）、离子（H^+、Cl^- 等）和水构成。

消化液的主要生理功能包括：①稀释食糜，使之与血浆渗透压一致，以便吸收；②调节胃肠道内不同部位的 pH，为消化酶提供最佳活性环境；③水解食物，使其成为小分子；④分泌黏液、抗体，保护胃肠道黏膜，防止损伤。

胃是消化道中最膨大的部分，成人胃容量为 1～2L，是食物暂时储存的部位。胃黏膜含有 3 种外分泌腺和多种内分泌细胞。外分泌腺包括：①贲门腺：为黏液腺，位于胃与食管连接处，分泌黏液。②泌酸腺：由壁细胞、主细胞和黏液颈细胞组成，分别分泌盐酸、胃蛋白酶和黏液，位于胃底和胃体部。③幽门腺：位于幽门部，分泌碱性黏液。胃黏膜含有多种内分泌细胞，包括分泌胃泌素的 G 细胞、分泌生长抑素的 D 细胞和分泌组胺的肥大细胞等。

正常人每日分泌的胃液量为 1.5～2.5L，pH 为 0.9～1.5，成分包括无机物（盐酸、钠和氯化钾等）、有机物（胃蛋白酶、黏蛋白等）。胃液的分泌主要是由进食刺激，并通过神经和体液因素调节。

副交感神经兴奋释放的乙酰胆碱直接作用于壁细胞，引起盐酸分泌；胃窦和十二指肠黏膜中 G 细胞分泌的胃泌素作用于壁细胞，促进盐酸分泌；此外，胃泌酸区黏膜内大量的组胺可以直接或通过提高壁细胞对乙酰胆碱和胃泌素的敏感性来刺激盐酸分泌。

胃的蠕动起始于胃中部，并有节律地向幽门方向推进。一般食物进入胃内 5 分钟即有部分食糜被排入十二指肠。不同食物胃排空速度不同，主要与食物的物理性状和化学组成有关。液体食物较固体食物排空快；细小食物较大块食物排空快；糖类排空较蛋白质快，脂肪类食物排空最慢。混合性食物的胃排空时间为 4～6 小时。

胃的排空受来自自身和十二指肠的因素调节。食物引起胃机械性扩张，导致胃壁内神经反射或迷走神经反射，增强胃蠕动；胃泌素不仅刺激胃蠕动，还使幽门舒张，从而增加胃排空；食糜进入十二指肠后由机械性扩张和酸、脂肪、渗透压的刺激，抑制胃蠕动，即肠 - 胃反射，同时食糜的进入还可以引起促胰液素、抑胃肽、胆囊收缩素的释放，从而抑制胃蠕动。

小肠腺包括十二指肠腺和肠腺。十二指肠腺位于十二指肠腺黏膜下层，分泌含有黏蛋白的碱性黏液，主要保护黏膜不被胃酸侵蚀。肠腺分布于全部小肠黏膜层。成人每日分泌小肠液为 1～3L，pH 为 7～6，呈弱碱性。小肠机械性扩张刺激肠壁内神经丛，引起局部反射，引起小肠腺分泌是肠液分泌的主要调节方式，胃肠激素（促胰液素、胃泌素、胆囊收缩素等）可刺激小肠腺分泌。小肠的运动包括紧张性收缩、分节运动和蠕动。紧张性收缩是其他运动的基础；分节运动主要是使食糜与消化液充分混匀，以利于消化，同时使食糜与肠黏膜紧密接触，以利于吸收；蠕动可发生在小肠任何部位，近端小肠蠕动速度大于远端，是食糜向前推进的主要方式。小肠肌间神经丛对小肠运动起主要调节作用。此外，外来神经（副交感神经和迷走神经）和体液因素（5-HT、P 物质等）也对小肠运动有调节作用。

大肠的主要作用是吸收水分和暂时储存食物残渣。大肠液由黏膜表面的柱状上皮细胞和杯状上皮细胞分泌，富含黏液和碳酸氢盐，pH 为 8.3～8.4。其分泌主要由食物残渣对肠壁机械刺激引起，刺激副交感神经可使分泌增加，刺激交感神经可使正在进行的分泌减少。大肠运动少且慢，包括袋状往返运动、分节或多袋推进运动和蠕动。此外，大肠还有一种快速且前进很远的蠕动，可以将肠内容直接推至降结肠或乙状结肠，称为集团蠕动，常开始于横结肠，多发生在早餐后 60 分钟内，由十二指肠 - 结肠反射引起。

胰腺兼有内分泌和外分泌功能。胰腺内分泌功能主要参与糖代谢的调节；外分泌为胰液，参与消化，由胰腺腺泡和小导管细胞合成与分泌。

胰液为无色、无味、透明的碱性液体，成人每日分泌量为 1～2L，pH 为 7.8～8.4。胰液中含有无机物和有机物。在无机物中碳酸氢盐含量很高，主要作用是中和胃酸，保护肠黏膜，同时为消化酶提供最佳 pH 环境。此外，含有大量 Cl^-、Na^+、K^+、Ca^{2+} 等。有机物主要由多种消化酶构成，如胰淀粉酶、胰脂肪酶、胆固醇酯酶、辅脂酶、卵磷脂酶

A$_2$、胰蛋白酶、糜蛋白酶、羧基肽酶、核糖核酸酶、脱氧核糖核酸酶、麦芽糖酶、乳糖酶、凝乳酶等，由腺泡细胞分泌。胰液中所含的上述消化酶可以将食物完全消化为可吸收的小分子，是消化液中最重要的部分。

胰液分泌受到神经体液因素调节。食物是刺激胰液分泌的自然因素，非消化期胰液几乎不分泌，进食时胰液在神经和体液因素的调节下分泌，其中体液因素更为重要。迷走神经兴奋主要刺激胰腺腺泡细胞，分泌富含胰酶的胰液；体液方面主要由促胰液素刺激胰腺导管细胞，分泌含大量水分和碳酸氢盐的胰液，而胰酶含量很低。胆囊收缩素主要作用于腺泡细胞，以分泌胰酶为主。此外，胃泌素、血管活性肠肽等对胰腺也有较强的刺激作用。

胰腺内分泌功能主要由胰岛细胞分泌的胰岛素、胰高糖素来实现。

胰岛素由 B 细胞合成与分泌，是重要的促合成代谢激素。对糖、脂肪和蛋白质代谢均有重要作用。可促进全身组织细胞摄取、储存和利用葡萄糖，以降低血糖水平；促进肝脏细胞合成脂肪酸，并抑制脂肪分解；促进机体蛋白质的合成和储存。胰高糖素由 A 细胞合成分泌，与胰岛素作用相反，是重要的促分解代谢激素。血糖浓度是两者分泌的主要调节因素。血糖升高，则胰岛素分泌增加，胰高糖素分泌减少；血糖下降，则胰岛素分泌减少，胰高糖素分泌增加。两者相互作用，以维持正常血糖水平。

肝脏是人体最大的、功能很多的腺体器官，广泛参与机体消化、代谢、排泄、解毒和免疫功能。肝细胞不断合成胆汁酸和分泌胆汁，促进脂肪消化和吸收，并可促进脂溶性维生素（维生素 A、D、E、K）的吸收。成人每日胆汁分泌 800～1 000ml。肝脏几乎参与机体所有营养物质的代谢，包括糖原合成、糖异生、蛋白质合成、氨基酸分解代谢、多种凝血因子合成，同时是脂肪运输的枢纽，并参与脂肪代谢；肝脏通过化学作用、分泌作用、蓄积作用和吞噬作用，将体内或体外毒性物质转变成为无毒或低毒物质，随胆汁或尿排出机体，以保护机体免受损害；肝脏中含有大量单核巨噬细胞，可以处理来自肠道的抗原分子，刺激机体免疫应答反应。门静脉血中，99% 的细菌在经过肝血窦时被吞噬。

脾脏在胚胎时期是重要的造血器官，出生时仅可生成淋巴细胞，其后成为清除衰老红细胞和血小板的主要场所。约 30% 的血小板储存在脾脏，当机体应激时可以释放入血。此外，脾脏是重要的免疫器官，抗原常首先在脾脏经过巨噬细胞处理后，方递呈给 T 淋巴细胞，启动机体特异性免疫反应。脾脏的免疫功能在儿童时期十分重要，若儿童切除脾脏，常可导致突发严重感染，而成年人则较少发生。

（王宝贵）

第 4 节 腹部肿瘤流行病学

目前，恶性肿瘤已成为威胁人类健康的最严重疾病之一。世界卫生组织根据世界各地区癌症发病率、死亡率和世界人口最新资料统计，全世界每年死于恶性肿瘤者为 620 万例，新发病例为 1 000 万例，现患病例为 3 710 万例，发达国家每年新发病例为 468 万例，发展中国家为 540 万例。而腹部肿瘤在所有恶性肿瘤中发病率比较高，在世界范围内，每年新发病例为 260 万例，死亡人数为 190 万例，占全部肿瘤发病的 30% 左右，特别是结肠癌、胃癌和肝癌的发病率位居恶性肿瘤发病率前五位，其中结肠癌发病率更高。此外，由于腹部肿瘤恶性度比较高，预后较差，其死亡构成占全部肿瘤的比例较大，约 40%。与世界相比，我国的腹部肿瘤的发病率明显高于西方国家，尽管大致排列顺位相同，但构成比明显增高，约占全部肿瘤的 60%，特别是肝癌发病率更高，死亡率几乎位于首位，但结肠癌却明显低于西方国家。

一、腹部肿瘤的描述流行病学

（一）地区分布特点

就世界范围而言，腹部肿瘤的发病率和死亡率在不同国家和同一国家不同地区之间存在着差异，同一种恶性肿瘤在不同地区分布也不同。

1. 胃癌   胃癌是世界第四大恶性肿瘤，也是第二大肿瘤致死原因，每年全世界有 870 000 人患胃癌。日本是胃癌发病率最高的国家，移居夏威夷的日侨胃癌发病率仍较当地人高，随移居时间延长，他们及其后裔的胃癌发病率下降。其次是巴西和北美一些国家发病率也非常高，最低为斯里兰卡。一些研究者解释这种现象，认为是摄入高盐饮食以及在一些人口较多的国家社会经济状况较低，从而很容易早期感染幽门螺杆菌，而导致胃癌的发生。但即使是经济水平较低而主要以摄入植物性食物为主的国家，胃癌发病率也较低。与世界相比，我国也是胃癌高发国家，发病率仅次于日本。2003—2007 年中国胃癌发病率为 33.14/10 万，世界人口标化率为 23.09/10 万，居恶性肿瘤第 2 位，男性高于女性。同期胃癌死亡率为 24.34/10 万，世界人口标化率为 16.39/10 万，居恶性肿瘤死因第 3 位，男性高于女性。胃癌发病率和死亡率基本随年龄增长而上升；地区间男性胃癌世界人口标化发病率和世界人口标化死亡率最大差异分别为 16.3 倍和 19.1 倍，女性为 17.5 倍和 27.0 倍。此外，中国农村地区的胃癌发病率明显高于城市，特别是河南省林县和河北省磁县是我国胃癌的高发地区，发病率分别为 138.1/10 万和 81.9/10 万。

2. 肝癌   肝癌是我国常见的恶性肿瘤之一，全国第一次死因调查发现的一些肝癌高发区主要集中在江苏、浙江、广东和广西等东南沿海一带，显示出我国肝癌的发病和死亡具有明显的地区分布特征。肝癌在西方国家很少见，肝癌高发地区可能和乙型、丙型肝炎病毒的感染率较高有关。而在欧洲和北美洲所引起的原发性肝癌则可能是由于饮酒导致肝硬化以及其他类型的肝硬化和吸烟引起，在巴西和南美一些国家肝癌则是由病毒和化学暴露引起。与世界相比，中国的肝癌发病率居于较高的水平，特别是集中高发于我国的东南沿海一带，农村地区肝癌发病率明显高于城市，其中以江苏省启东市发病率最高，发病率为 72.6/10 万，发病主要原因是病毒性肝炎感染（主要为 HBV 和 HCV）、食物中的黄曲霉毒素污染，以及农村中的饮水污染。

3. 大肠癌　大肠癌在胃肠道恶性肿瘤发病率中仅次于胃癌。澳洲大肠癌发病率高达 55.3/10 万，西欧、加拿大次之，日本随着二战后饮食习惯的改变，大肠癌发病率已逐年上升，刚果的发病率最低。事实上，这样的改变可能提示西方的饮食习惯增加了大肠癌发生的危险性。尽管与世界各国相比，我国大肠癌发病率处于中下等水平，发病率仅为 12/10 万，但其呈逐年上升趋势，长江以南高于华北地区。中国农村地区的大肠癌发病率明显低于城市。

4. 胰腺癌　胰腺癌是一种较常见的消化道肿瘤，以预后差、死亡率高著称。由于目前尚缺乏早期发现胰腺癌的有效手段，而患者在确诊后病情进展迅速。现有治疗的有效性十分有限。另外，关于胰腺癌病因的研究仍有待突破。所以，目前胰腺癌仍是一个临床医疗和公共卫生共同面临的严重问题。据世界卫生组织癌症研究中心的最新估计（GLOBOCAN 2008），全球范围内每年新诊断胰腺癌 27.87 万例。在常见癌症中排第 13 位，60% 的胰腺癌病例发生在发达国家。全球每年因胰腺癌死亡者估计可达 26.27 万例，死亡发病比为 0.94。全球估计每年新诊断胰腺癌男性患者 14.5 万例，女性患者 13.4 万例，男女比例为 1.08∶1。由此可见，男性胰腺癌发病率略高于女性。按世界人口标化的全球发病率，男性为 4.4/10 万，女性为 3.3/10 万，无论男女，胰腺癌的发病率均随年龄增长而上升。男性<55 岁、女性<60 岁的各年龄组发病率都在 10/10 万以下；而 75 岁以上年龄组的胰腺癌发病率最高，男性达 52.52/10 万，女性达 47.7/10 万。在美国，胰腺癌患者的平均诊断年龄为 72 岁，大多数患者的年龄均在 65～79 岁。全球各地的胰腺癌发病率差异明显，欧洲的胰腺癌发病率为 12.8/10 万，北美洲为 12.0/10 万，属高发地区；而亚洲的发病率仅为 2.6/10 万，非洲为 0.9/10 万，都属于低发地区。以国家为单位，日本的胰腺癌发病率最高，达 22.0/10 万，其他超过 15/10 万的国家均集中在欧洲，有捷克、匈牙利、丹麦、芬兰、斯洛文尼亚、卢森堡、奥地利、保加利亚、德国、克罗地亚和意大利；而越南、印度、巴基斯坦和绝大部分非洲国家的胰腺癌发病率都不到 1/10 万。按国家富裕程度分类，高收入国家的胰腺癌发病率是中低收入国家的 3 倍。我国胰腺癌发病率水平与世界各国相比，居于中下等水平，但近几年来有逐渐增加的趋势，全国各地区没有发现明显的胰腺癌高发区。

（二）人群分布特点

1. 年龄分布　理论上讲，任何年龄都可发生恶性肿瘤，但不同年龄组癌的发病率差异很大。腹部肿瘤发病率多随年龄增长而迅速、不间断、有规则地上升，世界所有地区包括中国腹部肿瘤年龄别发病率走势基本相同。

2. 性别分布　一般来讲，男性腹部肿瘤的发病率高于女性，其中男性胃癌和肝癌的发病率是女性的 2 倍，大肠癌男女性发病率几乎相等，胰腺癌男女之间发病率比例约为 17∶1。

3. 种族分布　比较居住在同一国家或地区内不同种族或民族的癌发病率或死亡率，常能发现有较大差异。如原发性肝癌多见于非洲班图人；在美国，黑种人胰腺癌发病率是最高的，明显高于白种人；日裔美国人胃癌发病率是美国本土白种人的 3～6 倍，黑种人是白种人的 2 倍，韩裔美国人是白种人的 8 倍。我国各民族间也存在类似的情况。这类差异可以解释为各种族或民族的遗传易感性不同，或者是他们的生活方式不同。

4. 宗教分布　比较信仰不同宗教的人群的癌发病率，也常会发现有差别。如在美国摩门教徒和耶稣再生论教徒中与吸烟、饮酒有关的肝癌和胃癌的发病率远低于全国水平。

5. 职业分布　研究职业与癌的关系，对识别一些与职业暴露有关的致癌物有着重要的意义。如铸造、钢厂和矿山等一些粉尘比较多的职业，可能会增加胃癌等消化道肿瘤的危险性；暴露于氯化的碳氢化合物溶剂中，可增加胰腺癌的危险性。

（三）时间分布特点

1. 胃癌　胃癌是世界位居第二位的恶性肿瘤，在过去的 50 年中，发达国家胃癌的发病率持续下降。在美国，1930 年胃癌发病率和死亡率位居全肿瘤的第一位，而在1995 年美国胃癌发病率和死亡率分别位居第 13 和第 7 位。事实上，在过去的 20～30 年中，欧洲和美国的一些国家贲门癌的发病率却从 2.1/10 万到 3.3/10 万一直在上升，胃癌总发病率下降的原因只是幽门癌发病率下降幅度较大。中国胃癌的发病率明显高于西方国家，发病率变化趋势也不相同，但城市胃癌发病率一直在下降，以天津市为例，1981—1997 年胃癌发病率男女分别下降 26% 和 33.3%。

2. 肝癌　除了诊断水平不同外，还有编码和分类的版本不同，因此肝癌发病率的变化趋势很难精确描述。但是日本和一些北欧的国家特别是芬兰和挪威的肝癌发病率一直在增加，美国肝癌发病率也有轻微增加。肝癌发病率降低的国家有西班牙、新加坡、印度和以色列。我国肝癌发病率一直很高，近几年来略有下降，以天津市为例，1981—2000 年肝癌发病率基本保持不变。

3. 大肠癌　在过去的 20 年中，世界大肠癌发病率也处于下降的趋势，下降了约 16.1%，但其中结肠癌只轻微下降，而直肠癌却下降很多。我国虽然是结肠癌发病率的低发区，但在近 10 年中，发病率增加的幅度很大，尤以城市地区上升最快，天津市结肠癌发病率的变化趋势也是一样。

4. 胰腺癌　总体上讲，世界各国胰腺癌的发病率变化一直处于上升的趋势，特别是发展中国家，只有美国白种人 1973—1994 年胰腺癌发病率男女分别降低 20% 和4.5%，黑种人发病率保持不变。中国胰腺癌发病率很低，但一直处于上升的趋势，天津市胰腺癌的发病率男女分别增加约 30% 和 46%。

二、腹部肿瘤的病因学

腹部恶性肿瘤的发病原因很多，但有一点可以达成共识，即腹部恶性肿瘤是由多种危险因素综合作用的结果，而这些致癌因素又大致可以分为环境和遗传因素两大类。

（一）环境因素

肿瘤的发生与患者生活的环境有着密切的关系。环境致癌学说认为，在人类恶性肿瘤病因中，80%～90% 是由环境因素引起的，这一学说已由一些地理流行病学和移民流行病学的研究所支持。目前发现的与肿瘤发生有关的环境因素很多，这里的环境是泛指直接接触某些特定的致癌物质（化学性、物理性、生物性）和行为及生活方式（饮食、吸烟和生育等）对致癌的影响。因此，避免接触致癌物质和改变不良生活方式，就可能有效地预防癌症的发生。

1. 饮食及生活方式因素　多数科学家认为大约 35% 癌症发病与膳食有关，膳食结构不合理及不良饮食习惯可导致肿瘤发生，特别是腹部肿瘤，由于它们属于消化系统，与饮食的关系更加密切，故更应加倍注意。有肿瘤流行病学家通过研究认为，合理膳食可减少 90% 胃癌和结肠癌发病率，并可降低 10% 的癌症总死亡率。下面所列饮食的不合理摄入和不良的饮食习惯可能会增加腹部肿瘤发生的危险性。

（1）低蔬菜、水果和纤维素的摄入：许多研究都表明，蔬菜和水果的消耗与腹部肿瘤的发生呈明显的负相关关系，特别是对结肠癌和胃癌的发生保护性作用更大。蔬菜主要以生的、绿色的和十字花科类保护性作用最大，很明显这些植物性食物的保护性作用主要是由于它们富含抗氧化剂的物质，如类胡萝卜素、维生素 C 和维生素 E 等化合物。此外，还含有一些具有抗癌作用的生物活性物质，如酚类物质。

纤维素摄入主要影响结肠癌的发生，大量回顾性和前瞻性流行病学调查都显示，随着饮食中纤维素摄入的增加，可以降低结肠癌的发病率，特别是来自谷物、蔬菜和水果中的纤维素保护性作用更强。

（2）高脂肪、高蛋白和高热量：关于高脂肪、高蛋白和高热量饮食的摄入可能增加腹部肿瘤发生的危险性研究意见尚不统一，但可以肯定的一点是，高比例饱和脂肪酸和高动物蛋白（主要为红肉）饮食的摄入可以增加腹部肿瘤，特别是结肠癌发生的危险性。此外，据报道高热量饮食可以增加结肠癌、肝癌和胰腺癌的危险性。

（3）吸烟：吸烟是导致腹部肿瘤发生的比较常见的危险因素之一，国内相关的研究很多。吸烟不仅能直接导致肿瘤的发生，而且还具有协同作用，即与其他危险因素联合增加癌症发生的危险性，例如对饮酒或已有乙型肝炎病毒感染的患者具有增强肝癌发生的作用。此外，有研究报道发现，吸烟对贲门癌比对幽门癌的作用更强。

（4）维生素与微量元素：流行病学研究已经证明，具有抗氧化作用的维生素和微量元素对肿瘤的发生有保护作用，其中包括维生素 C、β 胡萝卜素、维生素 E、硒、维生素 A、钙和叶酸盐等。事实上，它们的保护作用并不是某一元素的单一作用，而是多种元素的共同作用。

（5）饮酒：大量研究发现，饮酒与肿瘤的发生密切相关，特别是对消化道系统的肿瘤。由于测量酒精消耗十分困难，饮酒是否直接增加肿瘤的发生危险及作用机制如何，目前研究一直不完全清楚。但有一点可以肯定，它与其他危险因素（特别是吸烟）综合作用，可增加腹部肿瘤发生的危险性。此外，长期饮酒可导致肝硬化，继而可能与肝癌有联系。

（6）体重指数与体育锻炼：许多研究都发现，人的体形与肿瘤的发生密切相关，肥胖的人结肠癌发生的危险性增高，特别是男性；同样，体重指数也影响胃癌的发生，尤其是肥胖，可以增加贲门癌发生的危险性。与之相反，体育锻炼则可以减低腹部肿瘤发生的危险性，尤其是对结肠癌的影响最大。

（7）高盐饮食：食盐本身无致癌作用，但由食盐造成胃肠黏膜损伤使其易感性增加，或协同其他致癌物可能是增加胃癌和大肠癌危险性的原因。

（8）喝茶与咖啡：可能由于茶（不包括黑茶）中含有高浓度的多酚类物质，而后者又是较强的抗氧化剂，具有抑制致癌剂的诱癌作用，故大多数研究表明饮茶可降低胃癌和大肠癌发生的危险性。

饮用咖啡是否与肿瘤的发生有关一直是研究的热点，到目前为止，任何研究都未能发现咖啡与胃癌、肝癌和大肠癌发生的危险性相关，相反，与胰腺癌关系的研究却相对较多。在二十世纪七八十年代，大多数研究都认为大量饮用咖啡可增加胰腺癌发生的危险性，但到二十世纪九十年代，这种观点逐渐被否定。有部分报道认为，它只能增加 *K-ras* 基因阳性患者胰腺癌发生的危险性。

（9）食物与水被污染：米、麦、高粱、玉米、花生、大豆受黄曲霉菌污染，产生黄曲霉毒，多项研究证明黄曲霉毒素可导致肝损害，并诱发肝癌。此外，大量流行病学研究还发现，饮水污染与肝癌的发生有关。

（10）其他不良饮食习惯：在食物加工和烹调过程中产生致癌物，如烟熏、炙烤及高温烹煮食物时由于蛋白质变性，特别在烧焦的鱼、肉中可产生有致突变和致癌性的多环芳烃类化合物。此外，为了食物储存，使用腌制、烟熏和直接火烤食物，产生大量硝酸盐类物质。这些物质进入胃内，当胃肠道中细菌多时，细菌的代谢作用与硝酸盐的还原能力均加强，胃内亚硝酸盐浓度高，出现适于有较强致癌性的亚硝胺形成的胃内环境，从而导致肿瘤的发生，特别是对胃癌和大肠癌影响最大。

2. 疾病因素

（1）病毒：由病毒引起的腹部肿瘤主要表现为患乙型和丙型肝炎能大大增加肝癌发生的危险性，这两者的相关性已经在 20 年前被证实，近几年多项研究更肯定其正确性。如在中国、东南亚和非洲的撒哈拉沙漠乙型肝炎病毒感染率非常高（≥8%），因此这些国家的肝癌发病率也非常高，而美国和欧洲一些国家则正好相反；又如若儿童时期肝炎病毒感染率非常高，则未来肝癌发生的危险性也增高。

（2）细菌：幽门螺杆菌感染与胃癌的发生密切相关，这个观点已被多项研究所证实。目前认为幽门螺杆菌并非胃癌直接致癌物，而是通过对胃黏膜的损伤，促进病变发展的条件因素使胃癌危险性增高。此外，目前研究还认为，幽门螺杆菌感染只与贲门以外的胃癌直接相关，而与贲门癌的发生是否有关目前研究还不能确定。

（3）寄生虫：研究发现，在亚洲胆管癌可能和肝内吸虫感染有关，这些由寄生虫引起的慢性感染大多出现在肝内胆管中，从而增加胆管癌发生的危险性。目前未发现肝吸虫感染与肝癌发生有关。

（4）其他疾病：大量研究证明，患有糖尿病（特别是胰岛素非依赖型）可增加胰腺癌、肝癌和结肠癌发生的危险性。这可能是由于胰岛素有促进细胞分化的功能，从而增加肿瘤发生的危险性。此外，有研究认为胆囊疾病或胆囊切除也可以增加这三种癌发生的危险性。

除此之外，由于腹部肿瘤的发病率多数存在性别差异，目前国内外研究多数认为腹部肿瘤的发生可能与激素水平和生理因素有关。

（5）药物：许多专家认为，服用某些药物也与腹部肿瘤的发生有关，如服用阿司匹林可以对胃癌和结肠癌有保护作用，而服用泻药可增加结肠癌发生的危险性等。

3. 职业暴露和物理因素

（1）职业暴露：结肠癌多发生在一些非体力劳动的群体中；多暴露于乙烯树脂性氯化物和无机砷的职业可增加肝癌（主要为肝血管肉瘤）的危险性；通常认为一些粉尘较多的职业（例如铸造、炼钢和采矿等）可诱发胃癌的发生；长期暴露于氯化烃溶剂和铬类化合物的职业可大大增加胰腺癌发生的危险性。

（2）物理因素：在日本原子弹爆炸幸存者中，多项研究都发现一次性大剂量辐射能增加腹部肿瘤发生的危险性。此外，长期接受小剂量电离辐射同样也能诱发腹部肿瘤的发生。

（二）遗传因素

现有的证据说明，虽然大多数腹部肿瘤的发生与环境因素相关，但在接触相同致癌物的人群中，有人患癌，有人却不患癌，而且有些肿瘤在某些家族中代代相传并有一定的规律。又如在诱发实验动物的腹部肿瘤时，同样条件下，出现个体之间的差异。如果单用环境因素的作用去解答，是难以说明的。多年来，在腹部肿瘤病因学的研究中，已积累了大量的资料，说明遗传因素在腹部肿瘤的发生中起着不可忽视的重要作用。

研究发现，胃癌在某些家族中的发病率较高，有家族聚集的倾向。由于家庭成员同样分享相同的环境因素，故无法分清家庭聚集性是由遗传因素所致，还是由共同环境因素引起。有人对配偶的研究发现，如果丈夫或妻子任何一方有胃癌，另一方发生胃癌的机会并不比预期发病率高；但如父母或子女有胃癌或同胞兄弟姐妹中有胃癌，则其发生胃癌的频率就明显地高于随机分布的预期发病率。

以启东肝癌高发区的遗传流行病学调查来看，肝癌不像显性遗传那样世代相传，也不同于隐性遗传方式，有血缘关系组的肝癌发病率显著高于无血缘关系组，肝癌一级亲属的患病率也显著高于一般人群，并且患者一级亲属患病率与群体发病率的差异与遗传度有关。

由家族性结肠息肉病引起的结肠癌占整个结肠癌发病的 10%，这种结肠癌主要是由遗传因素引起，如双亲患该型的结肠癌，则其子女有 50% 的发病机会。显性遗传性结肠癌发病较早。

关于影响胰腺癌发生的遗传因素报道很少，少数研究认为，其他肿瘤家族易感性增加，同时也增加家族性胰腺癌发生的危险性。

三、腹部肿瘤的分子流行病学

肿瘤分子流行病学是使用先进的实验技术，结合流行病学的分析方法，从生化或分子水平来辨认外源因子或宿主因素在致癌过程中的作用。它可以研究体内剂量、生物有效剂量和临床前生物效应之间的关系。此外，还可以了解遗传 / 代谢易感性对上述 3 个阶段的影响。这样就把人群中宏观的肿瘤发病 / 死亡变化，用微观的机体内一系列变化进行解释，从而阐明其机制，明确病因，找到肿瘤预防的途径。

特别是近几年来，随着科学技术的发展，尤其是先进的分子生物学技术不断涌现，使人们有能力检测出微量的致癌物、致癌物作用于人体后所产生的各种生物学标志以及影响机体易感性的各种生物学标志。这些生物标志物在鉴别危险因素、确定遗传易感性、判定机体内生物有效剂量和临床前机体效应等方面起到确定作用，在人群中对这些标志物及其相互关系进行分子水平的研究，必将为真正的因果关系和癌变机制提供最直接的依据。

常见的腹部肿瘤生物标志物可以分为三大类：①与暴露有关的；②与生物效应有关的；③与遗传 / 代谢易感性有关的。

1. 与暴露有关的生物标志物 致癌物经过酶介导的代谢活化作用，一部分前致癌物激活成致癌物。这些致癌物进入机体，都可以用内部剂量生物标志物测量。一方面可以直接测定这些化合物在尿中排出剂量，作为暴露指标；另一方面可测定这些化合物作用于 DNA 碱基或蛋白质所形成的加合物情况。

2. 与生物效应有关的生物标志物 当毒物作用于靶器官上，一方面可造成病理上损害，另一方面可使基因和染色体突变，改变癌基因和抑癌基因的作用。在生物标志物研究中，常用染色体损伤、微核出现频率、癌基因激活和抑癌基因失活、DNA 单链断裂、姐妹染色单体交换以及出现多倍体细胞、非程序 DNA 合成等改变。

3. 与遗传 / 代谢易感性有关的生物标志物 同样暴露于环境致癌物的一群人，其生物效应千差万别，其原因在于代谢不同、DNA 修复、抑癌基因突变和营养状态变异。这些因素主要受遗传因素控制，亦受环境因素影响。

世界卫生组织的专家们分析研究了大量资料后得出论断：1/3 的腹部肿瘤可预防，而根本不发生；1/3 可以早期诊断，并得到根治；1/3 可以通过有效的治疗而减轻痛苦，并延长生命，提高生活质量。总之，预防腹部肿瘤的前途是光明的。

（陈可欣）

第 5 节 腹部肿瘤的早期发现

虽然随着肿瘤的综合治疗技术不断改进，提高了癌症患者的 5 年生存率，但迄今为止，早期发现、早期治疗仍然是提高肿瘤远期疗效最有效的手段。早期胃癌手术切除后5年生存率可达90.9%，微小胃癌手术切除后5年生存率几近100%。小肝癌术后5年生存率也可达69.4%。因此，在大多数肿瘤无法做到病因防治的现阶段，要真正提高肿瘤的治疗效果，肿瘤的二级预防，即早期发现、早期诊断、早期治疗至关重要。

一、早期发现的方法

（一）普查与筛选

以往肿瘤的早期发现多在患者因其他疾病行手术或检查时发现，直到20世纪50年代初，对患有慢性宫颈炎等疾病的妇女进行宫颈涂片，以早期发现宫颈癌，开创了肿瘤早期发现的先河。20世纪60年代初，美国在纽约州对乳腺癌实行普查，得到了降低乳腺癌死亡率的成果，肿瘤普查开始为各国重视，并作为肿瘤早期发现的主要方法。

普查或称筛检（screening），严格意义上讲是面向正常个体的，或者说是没有临床症状的个体，通过快速的试验、检查或其他方法发现可疑的个体，再进一步进行诊断治疗。一个有效的普查方法应满足以下3条标准：①较常规的方法（例如临床检查或自检）能更早地发现肿瘤；②足够的证据证实，早期治疗该疾病可降低与其相关疾病的病死率与病残率；③证明对公众健康有益。尽管完全满足上述3条标准很难，但仍有足够的证据证实，针对某些器官的普查方案是值得提倡和推广的。

我国是一个人口众多、地域辽阔的国家，针对我国经济还不很发达的国情，根据我国的肿瘤分布规律，结合已经公认的某些肿瘤的癌前病变，确定高危人群，进行有针对性的普查和随访，无论是从对资源的节约还是普查的效率上讲都是可行的。

（二）早期诊断

在无临床症状的亚临床期发现并诊断出肿瘤，是肿瘤二级预防的最高标准。但是由于腹部肿瘤的发病比较隐蔽，缺乏特异性，早期容易和许多腹部良性病变相混淆。此外，现阶段我国人口素质普遍较低，防癌意识淡薄，多数早期癌症易为患者和医务人员忽视。因此，多数患者就诊时往往已处于晚期，失去了最佳的治疗时机。所以，对于已出现临床症状的患者，及时发现并确诊，也是早期发现的重要方面之一。早期诊断是面对出现临床症状的个体进行是否患有肿瘤的评估，因而和普查或筛选是有区别的。随着分子流行病学标准和遗传分析的应用，大大增加了确定高危人群的能力，使得传统意义上的普查、筛选和早期诊断的界限不再明显。

二、常见腹部恶性肿瘤的早期发现

1. 胃癌　世界上胃癌每年新发病例近100万例，中国约为38万例，因胃癌致死近78万例，中国约为30万例。胃癌的发病率及死亡率在我国仍均居恶性肿瘤的首位。综合近30年来国内外胃癌术后5年生存率，为20%～30%，而日本对胃癌的治疗在世界上居领先地位，5年生存率在20世纪70年代已高达49%。究其原因，主要是早期胃癌

在治疗病例中构成比的增加。自从1962年日本学者提出早期胃癌（EGC）的概念以来，EGC的病因、病理学特征、诊断及治疗方面已取得了很大的进展，使部分早期胃癌患者在根治术后能获得长期生存。EGC占同期胃癌的比例据各国报道有所不同，美国为3%～6%，欧洲为8.8%，中国为7.5%，而日本报道高达30%～40%，主要是对高危人群大量内镜检查的结果。EGC中黏膜癌（MCa）的5年生存率约为98%，黏膜下癌（SMCa）为88.7%。因此，提高早期胃癌在治疗患者中的构成比，是改善胃癌预后最有效的措施之一。

（1）高危人群：现在胃癌的癌前疾病已为大家所公认，如慢性萎缩性胃炎、胃息肉、胃溃疡、残胃、Menetrier病及恶性贫血等。我国慢性萎缩性胃炎的癌变率为1.2%～7.1%，国外可达8.6%～13.8%。胃息肉中增生性息肉癌变率为1.5%～3%，腺瘤性息肉为6%～7.5%。胃溃疡和残胃癌的癌变率均为1%～5%，Menetrier病的癌变率为10%，恶性贫血的癌变率高于正常人的4倍。另外，胃癌的家族聚集性也为一些研究所证实。因此，有胃癌家族史、40岁以上、具有上述癌前疾病且久治不愈者，或已有确凿的癌前病变肠化生者，应列为高危人群。

（2）早期发现的三合一方法：绝大多数早期胃癌均无特异性症状，也无明显的体征，因而多数是通过普查或体检发现，所以针对高危人群的定期检查至关重要。早期胃癌通过胃X线双重对比造影、胃镜检查及活检基本可以确诊。

1）双重对比造影：1923年Renduch首先应用胃双重对比造影X线检查，但因当时钡剂颗粒较粗，效果不好，未能推广。1937年Hampton应用稀钡，不加低张的胃双重对比法，取得了良好的效果，应用至今。1950年白壁彦夫进一步将其完善并推广，在20世纪60年代中期普遍应用于早期胃癌的筛查。造影前应用黏液溶解剂、良好的钡剂，造影检查时多次转动患者的体位，用适量气体使胃壁适度扩展，是胃双重对比造影成功的关键。

2）纤维内镜和胃黏膜活检：纤维胃镜是诊断胃癌最可靠的手段。有资料表明，对胃癌诊断假阴性率为3.7%，假阳性率为0.6%。内镜检查与活检联合应用的准确率可达97.4%，敏感性为93.8%，特异性为99.6%，若内镜检查伴活检再加细胞刷检，其准确率可达99.7%。目前多主张先刷片再活检，以提高阳性诊断率。

3）其他检查方法：

①色素内镜：利用某些染料对组织进行染色，可以将微小病变、病变范围清楚地显示出来，使活检取材更准确。用于胃癌的诊断多采用亚甲蓝染色法。

②荧光内镜和虚拟内镜：是利用外源性引入激活剂，通过足够波长的光照射后，使普通内镜不能辨别的癌前病变和癌灶显示荧光的内镜检查。根据引入激活剂和使用的照射光不同，分为荧光素钠法和血卟啉衍生物荧光检测法，其发现癌的阳性率可达91%～95.1%。虚拟内镜是近年来在螺旋CT基础上，利用计算机重建技术建立三维和虚拟的内镜模型。

③电子超声内镜和三维电子超声内镜：近年来开展的电子超声内镜能够显示正常胃壁的 5 层、7 层或 9 层声像，通过声像图形的改变，可具体辨别出肿瘤浸润到哪一层，其正确率达 88%～99%。有报道在评价胃癌的浸润深度方面，总的准确率为 83.1%。对黏膜癌和黏膜下癌的诊断正确率分别为 80.4%、78.8%。三维电子超声内镜是在二维电子超声内镜基础上进行计算机重建，有更好的精确性。

2. 原发性肝癌　原发性肝癌是一种常见的恶性肿瘤。每年全世界新发病例为 50 余万例，近 30 万例在中国，约占 55%。就肿瘤死亡率而言，肝癌在全球男性肿瘤死亡率中占第 3 位，女性中占第 5 位。1998 年肝癌死亡率占我国肿瘤死亡率的第 2 位，在农村仅次于胃癌，在城市仅次于肺癌（Globocan，1998）。肝癌的自然病程较长（至少 2 年以上），肝癌发生后在一个相对较长的（约 1.5 年）时期无明显的异常症状，往往发现时已处于晚期。吴孟超报道亚临床期和临床期的 5 年无瘤生存率分别为 26.6% 和 22.3%（$P < 0.05$），汤钊猷报道 <3cm 的小肝癌手术切除后 5 年生存率可达 66.3%，远高于大肝癌的 31.2%，而且其手术切除率、手术死亡率均优于大肝癌。因此，早诊早治仍是应当积极提倡的肝癌治疗原则。

（1）高危人群：美国 NIH 于 1988 年肝细胞肝癌大会定义的高危人群为 HBsAg 或 HCV 阳性、慢性活动性肝炎、肝硬化、儿童期即罹患 HBV 或 HCV，前三项特别是在男性。由于在我国肝癌（HCC）与 HBV 关系密切，约 90% 的肝癌患者曾经或正在罹患乙肝，通常肝癌在第一次感染 HBV 后 10 年发生。临床所见，大量乙肝感染而无肝硬化者，其肝癌发生率远远低于有肝炎后肝硬化者，并且肝硬化在 HCC 中并发率达 84.6%，而肝硬化后 HCC 发生率达 49.9%。所以，复旦大学肝癌研究所结合国情，提出国内高危人群标准：有肝炎病史 5 年以上，或已知 HBsAg 阳性，年龄在 35～40 岁以上且 65 岁以下。此人群 AFP 普查肝癌检出率为自然人群的 34 倍。

（2）早期发现的二合一方法：研究显示，血清 AFP 浓度测定联合实时超声，是最精确、最经济的肝细胞性肝癌的筛查方法。因此，近年肝癌的早期发现已逐渐由自然人群 AFP 普查、高危人群 AFP 普查，向 AFP 合并超声对高危人群普查以及与中年人的体检相结合的方向转变。同时，加强对高危人群的宣教，提高医务人员对早期肝癌的认识，是早期发现肝癌的重要环节。

1）甲胎蛋白的测定：亚临床肝癌由于无临床症状和体征，发现较困难。1964 年 Tatarinov 首次发现肝细胞性肝癌的患者血中可测得甲胎蛋白，随后得到不断验证。20 世纪 70 年代以来临床上广泛开展 AFP 测定诊断肝癌，并将其用于肝癌普查，从而发现了一大批早期原发性肝癌病例。我国在肝癌高发区［每年（23～60）/10 万］对 3 618 988 个个体进行单纯血清 AFP 普查，发现 301 例无症状肝癌，提高了切除率及存活率，1 年存活率由 15% 提高到 80%，3 年存活率由 5% 提高至 62%。虽然血清甲胎蛋白水平在相当的一部分早期、可手术切除的患者中没有升高（49%～73%），但它在高危人群中的筛查证实其有效性。

现在测定 AFP 的方法多种多样，包括：①琼脂双向扩散法（AGD）：特异性较高；②对流免疫电泳法（CIEP）：简便快速、特异性较高，但敏感性较低，且不能定量；③反向间接血球凝集法（RPHA）：简便快速、敏感价廉，常用于肝癌普查的初筛；④放射火箭电泳自显影法（RRIA）：简便、经济、实用；⑤放射免疫测定（RIA）：微量定量精确，敏感性高，特异性相对较低。AGD、CIEP 现已趋淘汰。通常初筛阳性后，再用 RRIA 和 RIA 进行复核。由于非癌性肝病和其他疾病亦可有 AFP 增高而出现假阳性。主要见于妊娠、活动性肝病、胚胎癌、消化道癌等，但非癌性肝病 AFP 多在 200μg/L 以下，且为一过性，而肝癌则多在 200μg/L 以上，因而需进行动态观察并结合超声检查。

肝细胞癌和良性活动性肝病虽然 AFP 在蛋白分子结构上大致相同，但糖链结构有所不同，可通过检测 AFP 分子异质体对外源性凝集素表现不同的亲和性进行鉴别。AFP 异质体对于诊断困难的 AFP 低浓度阳性的小肝癌阳性率达 62.5%，且其不受 AFP>400μg/L 标准的限制。Buamah 采用亲和色谱法发现，肝癌患者血清 AFP 与 LCA 结合率超过 20%，而慢性活动性肝炎患者则小于 20%。Nakata 发现，肝癌患者 LCA 结合率为（31.6±23.6）%，非肝癌患者则为（5.3±6.2）%（$P < 0.01$）。Buamah 用亲和色谱法检测血清 AFP，发现肝癌患者 ConA 非亲和性占 51%～91.7%，而胚胎性肿瘤 ConA 非亲和性占 1.7%～18.3%，二者有显著差异。近年来，有报道使用 AFP 单克隆抗体（AFP McAb）来识别不同组织或疾病来源的 AFP，以期早期诊断肝癌或与其他分泌 AFP 肿瘤、良性肝病相鉴别。Bellet 使用 AFP McAb（AF_{01}、AF_{03}）夹心式固相发射免疫法测定不同疾病患者的血清 AFP，发现 HBsAg 阳性肝癌患者 80% 血清 AFP>200μg/L，HBsAg 携带者血清 AFP 则 <20μg/L，肝性脑病或其他恶性肿瘤患者 99.3% 血清 AFP<20μg/L。中国人民解放军海军军医大学第一附属医院（长海医院）报道，应用抗人 AFP 异质体单克隆抗体"双位点夹心"酶联免疫吸附法，可使 HCC 阳性检出率从 62.6% 提高到 86.6%，低浓度小肝癌阳性检出率由 33% 提高到 86.7%，假阳性由 19.9% 降低到 14.5%。

2）超声检查：超声检查是早期发现肝癌最常用和最有效的手段，它简便经济、无创、易重复、灵敏度高，是普查和随访的首选方法。研究显示，超声检查对于 <3cm 的小肝癌诊断准确性要高于血清 AFP 的测定。B 超检出的低限是 1～2cm，但诊断阳性率很大程度上依赖于仪器的性能、检查者的经验。随着彩色多普勒、多普勒能量图、声学造影和二次谐波技术在临床上的应用，对于直径在 0.5～1.0cm 的微小肝癌的诊断率有很大提高。有报道使用二氧化碳微气泡造影剂和 Echovist-300 半乳糖微泡造影剂行超声造影，在临床应用中获得了良好的效果。从肝动脉导管插管注入二氧化碳发泡造影剂，可清晰显示 <1cm 的小癌结节，而且可从回声分布判断结节血供和坏死情况。彩色多普勒超声显像（CDI）可显示血流方向、血管分布、鉴别血管种类，有助于原发性肝癌与血管瘤、继发性肝癌等的鉴别诊断。

3）其他检查手段：

①血清学指标：近来有报道在一项 1 520 例患者的筛查中发现了 99 例肝细胞性肝癌，AFP 阳性率为 80%（79例），而血清可溶性白介素 2 受体（sIL-2R）阳性率为 99%（98 例），sIL-2R 是否可作为肝细胞性肝癌早期发现的新指标有待进一步研究。另外，γ- 谷氨酰转肽酶（γ-GT）、异常凝血酶原（DCP）、α-L- 岩藻糖苷酶（AFU）、α_1 抗胰蛋白酶（α_1-AT）、血清铁蛋白、血清维生素 B_{12} 结合力、肝组织锌等也相继被用来早期检测肝细胞性肝癌。AFP、γ-GT 和 DCP 对肝癌有肯定的诊断价值，三者联合应用可相互弥补，提高阳性率，减少假阳性。其他检测对肝癌的特异性不高，可作为 AFP 阴性病例的辅助诊断。

②影像学检查：电子计算机 X 线体层扫描（CT）可检出 1～2cm 的小肝癌，其敏感性约 90%，薄层扫描能检出 <1cm 的病灶。CT 血管造影将 CT 和血管造影技术相结合，<1cm 的病灶检出率可达 80% 以上，检出的最小直径为 4mm，是目前检测小肝癌最敏感的方法。碘油 CT 是指碘油经肝动脉注入后在肝癌病灶内沉积，CT 值明显升高，即使数毫米的病灶也可被检出，但其敏感性和特异性有待证实。螺旋 CT 是指采用连续扫描和容积采样，可避免漏检，敏感性接近 CT 血管造影，且无创伤性，是目前检测小肝癌最理想的方法。

其他影像学检查如磁共振显像（MRI）、肝动脉造影、单光子发射型计算机体层显像仪（single photon emission computed tomography，SPECT）、正电子发射计算机体层显像技术（nositron emission computed tomography，PET），可作为辅助检查手段。

数字减影血管造影（digital subtraction angiography，DSA）是血管造影和电子计算机技术相结合，能用于肝癌的准确定位，尤其适合小肝癌的定位诊断。近年开展的放射免疫显像，以 ^{131}I 标记肿瘤相关抗原的抗体注入肝动脉或静脉显影，阳性显像在 62.5%～100%，特异性极高，几乎无假阳性。但对早期肝癌的诊断价值有待进一步研究。

影像学检查的选择应以"先易后难、先无创后有创"为原则。对于 AFP 阳性者，可先选用 B 超，如无发现，可依次选用 CT、MRI、选择性肝动脉造影等检查，必要时可做 CT 血管造影、碘油 CT 等。AFP 阴性者，可先选用 B 超检查，如发现占位性病变，尚需做 CT 检查验证；如 B 超检查结果阴性，再加做 CT 检查，结果仍阴性，则继续随访即可。

3. 结直肠癌　结直肠癌是欧美国家最为常见的腹部恶性肿瘤，年发病率为（35～50）/10 万。美国据估计于 1998 年约有 140 391 例新发病例，死亡 56 295 例。除常见的皮肤癌外，结直肠癌的发病率居乳腺癌及肺癌之后，为第 3 位（Globocan，1998）。我国大肠癌的发病率虽然不在恶性肿瘤的前三位，但随着生活水平的提高、膳食结构的改变，有逐年上升的趋势，如上海市 1983 年大肠癌的发病率比 1963 年增加了 3 倍多，我国 1998 年新发病例有 115 333 例，死亡 75 364 例。若在早期病变局限时发现并加以治疗，则结肠癌的 5 年生存率为 88%，直肠癌为 80%，而当病变非局限时，则 5 年生存率分别下降至 58% 及 47%。

目前全部结直肠癌的 5 年生存率为 55%，我国各地不平衡，总平均 5 年生存率为 27% 左右。如能在病变尚局限时发现并加以治疗，则有可能使生存率提高至 85%，这意味着每年可挽救 50 000 例以上患者（ACS 1991）。

结直肠癌是一种特别易于早期发现的肿瘤，绝大多数癌源于腺瘤样息肉，而发展至浸润性、致死性的恶性阶段需历时 10 年，尤其是 94% 的结直肠癌发生在 50 岁以后，我国发病年龄较欧美等国提前 12～18 年，中位发病年龄为 45 岁左右。

（1）高危人群：15%～30% 的结直肠癌可能是由遗传因素造成的，腺瘤或新生物性息肉与结直肠癌密切相关，其发病危险性较一般人群高几倍。腺瘤发展成癌一般要 3～5 年。多发性家族性息肉病为常染色体遗传病，因染色体发生遗传变异而出现癌前病变，8～10 岁开始患腺瘤，如不治疗，40 岁前后 100% 癌变。Greenstein 于 1981 年报道慢性溃疡性结肠炎（Crohn 病）发生大肠癌的机会比正常人高 6～9 倍，另外盆腔接受放射治疗的患者大肠癌的发病率均高于常人。对于有大肠癌家族史的家族成员（一级亲属），尤其是对于大肠癌发病年龄在 40 岁以下者的家族成员，应给予高度重视。

在我国血吸虫流行区也是大肠癌的高发区。复旦大学附属肿瘤医院统计大肠癌中 18.4% 伴发血吸虫，杭州市肿瘤医院为 27.4%，嘉兴市第一医院为 96.1%。这可能是因为血吸虫卵在大肠黏膜上长期沉积，造成黏膜反复溃疡、修复，出现慢性炎症、腺瘤性增生，继而癌变。

陈坤根据高危因素的参数，建立大肠癌筛检的数学模型，被筛查者根据其所设计的表中所列高危因素逐一填写，计算其判别阈值的隶属度（AD），AD 值大于 0.2 或 0.3 者被筛选为高危人群。160 例大肠癌及 320 例配对的检测对比，AD>0.2 时，假阳性率为 23.7%，假阳性率较低，且简便可行，唯特异性小，假阴性率高，故需辅以主动调查表，根据病史筛找出高危人群，辅以特异性强的方法进一步筛查。

（2）早期发现的三合一方法：早期者常无临床症状，往往不会主动求诊，因此，对高危人群筛查及定期检查是发现早期癌的重要方式。美国癌症协会为正常危险度的个人推荐的早期发现的三合一操作法即直肠指检、直肠乙状结肠镜检及大便潜血试验。虽然此检查技术的价值尚在继续进行研究，但这是出现症状前从临床上发现结直肠癌的较灵敏的方法。

1）大便潜血试验：1967 年 Gregor 首先将大便潜血（FOBT）用作无症状人群大肠癌筛检，至今仍不失为一种实用的筛检手段。对照研究显示，对中等危险度人群进行大便潜血筛查，能降低结直肠癌死亡率 15%～33%。但由于并非所有大肠癌均有出血，更不是有消化道出血均为癌。常用的联苯胺法假阳性率高，免疫法（RPHA）特异度高而敏感性较低，二者对比，RPHA 敏感性为 63.6%，低于联苯胺法的 72.7%，而特异度 RPHA 为 81.9%，高于联苯胺法的 61.7%。故目前以序贯筛检方案为最易接受的方法，取敏感度高而特异度低的联苯胺法为初筛，RPHA 作为初筛可明显减少复筛人群量，且不必控制饮食，易被普查人群所接受。特异度高而灵敏度低的免疫法为复筛，但对不出血的早期无症状者则极易漏检。郑树等报道的 41 例肠癌中，FOBT 阳性者仅 19 例（46%～34%），几乎半数不能被发现，因此本方法对无症状早期患者的诊断需辅以其他可行的方式。

2）直肠指检：Lee 报道 20 世纪 40 年代时，美国大肠癌患者中直肠癌占 55%，结肠癌占 45%；20 世纪 60 年代时，直肠癌只占 23%，结肠癌已占 77%。Berg 发现，目前大肠癌中只有 12% 可由直肠指检发现（6cm 以下）。Bacon 等报道，距肛门 6～8cm 者仅占 30%～35%。我国大肠癌中低位大肠癌多见，直肠癌占 60%～75%，而直肠癌中 81%～98% 距肛门 7cm 以下，可经直肠指检发现。但在日常工作中，医务人员往往忽视这种简单易行的检查，造成漏诊。复旦大学附属肿瘤医院报道，1981—1988 年发现 476 例大肠癌，其中直肠癌 216 例（45.2%），曾做过直肠指检者仅为 39 例（18.5%），而 216 例直肠癌中 152 例（70.3%）位于 7cm 以内，完全可以通过直肠指检触及。因此，在各种检查手段日新月异的今天，直肠指检这种检查方法仍是一种安全、有效、简便易行、经济的早期发现大肠癌的手段。

3）纤维结肠镜检查：纤维结肠镜的应用是结肠肿瘤诊断的一项重要进展，从而也提高了早诊率。就目前而言，是对大肠内病变诊断最有效、最安全、最可靠的检查方法，绝大部分早期大肠癌可由内镜检查发现。凡有便血或大便习惯改变、经直肠指检无异常发现者，应常规进行乙状结肠镜或纤维结肠镜检查。由于纤维乙状结肠镜检查易掌握，除可证实有症状患者外，亦已广泛用于普查高危人群。乙状结肠镜可检查距肛缘 25cm 以内的全部直肠及部分乙状结肠，至少 60% 的大肠癌可通过此方法检查发现。对于距肛缘 25cm 以上的结肠癌，纤维结肠镜为最可靠的检查方法。有资料显示，每隔 3～5 年做 1 次乙状结肠镜的有效率约为 94%。此一间隔期不但可减轻经济负担，而且也更易被患者接受。结合我国国情，纤维内镜尚难作为普查手段，故在我国初筛出高危人群再做纤维内镜检查是可行的。

4）其他检查手段：

①荧光内镜：利用外源性引入激活剂，通过足够波长的光照射后使普通内镜不能辨别的癌前病变和癌灶显示荧光，进而通过内镜检查，阳性率可达 91%。

②虚拟内镜：是近年来在螺旋 CT 基础上，利用计算机重建技术建立三维和虚拟的内镜模型。这一技术无创、无需特殊准备，对于筛查结直肠癌具有广阔前景。

通过应用对粪便或微量组织标本进行扩增、原位杂交或印迹法等分子生物学技术手段，早期发现大肠癌也是未来的发展方向。

4. 胰腺癌 近年来胰腺癌有逐渐增多的趋势，每 10 年约增加 15%，目前已成为较常见的消化系统恶性肿瘤。死亡率在西方国家已跃居第 4 位（男性）和第 5 位（女性），在过去 30 年间增加了 3 倍。东方国家中发病率也有明显上升，日本胃癌死亡率降低，而胰腺癌发病率却显著增加，近 25 年来男性增加 3 倍，女性增加 2～19 倍，由肿瘤死亡的第 7 位上升到第 4 位，预计仍有增高趋势。我国 1998 年

胰腺癌死亡率占男性恶性肿瘤的第 7 位，女性的第 11 位（Globocan，1998）。但由于胰腺位置深，不易早期发现，且其恶性程度高，一旦发现，一般多为晚期，故其切除率仅为 15%～30%，为消化道癌切除率中最低的，5 年存活率不足 2%。

虽然采用肿瘤标记物测定与影像诊断联合应用，使胰腺癌早期诊断水平有所提高。但仍缺乏敏感性和特异性，故早期诊断水平仍待提高。近年来报道胰腺癌患者的胰液中端粒酶活性特异性增高，胰腺癌组织中中心体异常，随着分子生物学的飞速发展，将来必将筛选出高特异性和高敏感性的胰腺癌早期诊断的分子指标。因此，提高人们的防癌意识，注意对胰腺癌高危人群的监测及进一步检查是现阶段胰腺癌早期发现的重点。其中，遗传性胰腺炎到 60 岁癌变率达 20%，到 70 岁癌变率高达 40%。另外，年龄超过 40 岁，有不明原因上腹不适、腹胀痛和食欲减退、体重减轻者，中年以上突然发生糖尿病而无家族史者，又伴有上腹不适和体重减轻，急慢性胰腺炎反复发作者也应列入高危人群。

（宋天强）

第 6 节　腹部肿瘤标志物

在肿瘤的研究及临床实践中，早期发现和诊断至关重要。肿瘤标志物在肿瘤普查、诊断、判断预后和转归、评价治疗效果和高危人群观察等方面具有较大使用价值。随着分子生物学和免疫学的发展，以及对肿瘤早期诊断的重视，肿瘤标志物的研究有了很大进展。

一、肿瘤标志物的概念及分类

肿瘤标志物（tumor marker）系指由肿瘤细胞产生的存在于肿瘤组织或分泌至体液中，或因肿瘤细胞刺激而由宿主细胞产生的与肿瘤性质相关的物质。这些物质不存在于正常成人组织而见于胚胎组织，或在肿瘤组织中其含量超过正常含量，其存在有助于了解肿瘤的组织起源和细胞分化，从而可以帮助肿瘤的诊断、判断预后及指导治疗。理想的肿瘤标志物是：①特异性强；②灵敏度高；③其表达量或血中水平与肿瘤组织发展或大小呈正相关。

目前，常见的肿瘤标志物可分为以下几类。

1. 肿瘤胚胎性抗原标志物 指人类发育过程中，原本只在胎盘期才具有的蛋白质物质，应随胎儿的出生，其合成和分泌逐渐停止；而在肿瘤状态时，机体重新合成和分泌这些蛋白，如甲胎蛋白、癌胚抗原等。

2. 糖类标志物 为肿瘤细胞表面的抗原物质或肿瘤细胞所分泌的物质，又称为糖类抗原（carbohydrate antigen，CA），如 CA125、CA19-9 等。

3. 酶类标志物 肿瘤细胞代谢旺盛，细胞通透性增加或诱导其他细胞和组织产生异常含量的酶，如神经元特异性烯醇化酶、前列腺特异性抗原等。酶的改变既是肿瘤恶性生长的分子基础，又是评价恶性和衡量分化的指标。

4. 激素类标志物 指有分泌激素功能的细胞癌变时

分泌激素量发生异常，或在正常情况下不能分泌激素的细胞转化为肿瘤细胞后所生成的激素。

5. 基因类标志物　包括癌基因和抑癌基因，如 *ras*、*c-myc*、*nm23*、*p53* 等。

二、肿瘤标志物的选择

选择适当的标志物是肿瘤检测的重要条件，近年来肿瘤标志物的不断发现，为肿瘤诊断等提供了有利条件。以下对常用的几种标志物作一简要介绍。

1. 细胞角蛋白(cytokeratin，CK)　角蛋白是 1968 年由 Isikania 等首先发现的，属于中微丝蛋白家族，是细胞骨架蛋白的一种，存在于正常上皮细胞及上皮来源的肿瘤细胞内，在多种肿瘤患者血液中亦可见细胞角蛋白增加。根据分子量和等电点可分为 20 个亚型，其中 CK18、CK19、CK20 常作为消化道癌如胃癌、结肠癌早期诊断及微转移检测的指标。在细胞恶性转化时，各类微丝的形态相当保守，故依其特别型对肿瘤进行分类，对临床组织学诊断具有一定价值。

2. 癌胚抗原(carcinoembryonic antigen，CEA)　CEA 为多糖蛋白复合体，属于免疫球蛋白超家族，编码基因定位于 19 号染色体，1965 年 Gold 等首先自人结肠癌组织中发现。CEA 偶见于良性上皮性肿瘤及癌前病变组织中，而在肿瘤组织中有大量表达。在胃肠道肿瘤中均可见 CEA 的升高，且与大肠癌 Duke 分期相关。但因某些良性病变也可引起 CEA 升高，可结合其他指标和细胞学检查。CEA 也与预后及转移有关，对于疗效观察和预后判断有较大的临床价值。

3. 甲胎蛋白(alpha-fetal protein，AFP)　1956 年，Bergstrand 和 Czar 在人胎儿血清中发现一种胚胎专一性甲种球蛋白，以后证实为 AFP。甲胎蛋白主要由胚胎卵黄囊细胞、胚胎肝细胞、胎儿肠道细胞合成，是一种糖蛋白，分子量为 70kDa，编码基因定位于染色体 4q11～12。1964 年，首次发现肝细胞癌患者血清中可测得 AFP。AFP 常用于原发性肝癌的鉴别诊断，对胃癌及胰腺癌等肿瘤的治疗监测亦有重要临床价值。某些非恶性肝脏病变如肝硬化时亦可见 AFP 升高，故与其他指标联合监测更为准确。

4. CA19-9　1979 年，Koprowski 等以结肠癌细胞免疫小鼠制备了单克隆抗体 116NS19-9，其所识别的抗原称为 CA19-9。CA19-9 是一种糖类抗原，与内皮细胞表面受体结合，其功能与癌细胞浸润和转移有关，在消化道腺癌中明显升高，阳性率以胰腺癌为最高。

5. p53　野生型 *p53* 是一种抑癌基因，位于 17p13.1，含有 11 个外显子和 10 个内含子，编码 293 个氨基酸的蛋白，是一种核磷蛋白。该蛋白不仅参与细胞周期的调控，还具有诱导细胞凋亡的功能。正常细胞内的 p53 蛋白半衰期短，使野生型 p53 含量很低。但在肿瘤细胞内 p53 蛋白表达量往往增加，主要是由于 *p53* 基因发生点突变。迄今发现，在多达 50%～60% 的人体肿瘤中发生了 *p53* 的突变或缺失，如乳腺肿瘤、胃肠道肿瘤及呼吸道肿瘤等，且多发生于癌变的晚期，干扰野生型 p53 的功能，抑制细胞凋亡，

允许 DNA 损伤的细胞进入细胞周期，这也是很多肿瘤对放、化疗不敏感的原因之一。

6. ras 基因家族　*ras* 基因与人体肿瘤的关系极为密切，在很多肿瘤中都能检测到 *ras* 基因的活化，也是第一个被克隆成功的癌基因。*ras* 基因家族共有 3 个成员，即 *H-ras*、*K-ras* 和 *N-ras*，*ras* 基因产物是生长信号转导的中介物。1982 年第一次从膀胱癌细胞株 T24 分离并克隆出 H-ras 后，随即证实 H-ras 激活的原因仅仅是第 12 密码子的点突变。以后相继从不同肿瘤的细胞株或标本中检测出第 13、19、61 密码子的点突变，当前较为一致的观点是 *ras* 基因的点突变与肿瘤的形成有密切关系。已在多种肿瘤中检测到 *ras* 基因的突变，如大肠腺癌中 *K-ras* 的突变率为 50%，胆管腺癌和胰腺癌中达 90%。

7. myc 基因家族　*myc* 基因家族包括有 *c-myc* 基因、*N-myc* 基因和 *L-myc* 基因，*myc* 基因具有高度保守性，3 种 myc 蛋白都位于细胞核内，为转录调节因子。*myc* 基因通过过度表达和高度扩增参与了肿瘤的形成过程，扩增的程度可能还与肿瘤的发展密切相关。

8. 端粒酶活性　端粒酶为核蛋白酶，主要成分为 RNA 和蛋白质，含有引物特异的识别位点，能以自身 RNA 为模板，合成端粒 DNA 序列，加到染色体末端。在大多数正常体细胞中不能检测出端粒酶活性，只有在胚胎细胞和生殖细胞中有不同水平的端粒酶活性，而在肿瘤细胞中却有异常的端粒酶活性表达。近年来，众多学者通过对不同组织来源肿瘤的端粒酶活性进行研究，发现至少有 80% 以上的肿瘤组织中有端粒酶活性表达，而在癌旁组织和相应正常组织中不能检出。端粒酶阳性率低于 10%，说明端粒酶活性与恶性肿瘤之间有很密切的关系，所以检测肿瘤组织的端粒酶活性可成为恶性肿瘤的诊断指标之一。端粒酶活性还与肿瘤患者的预后有一定相关性，目前端粒酶活性和端粒长度的改变已广泛用于临床上对各种恶性肿瘤的诊断和预后评估。

三、肿瘤标志物检测技术简介

目前肿瘤标志物的检测技术主要有以下几类。

1. 免疫学技术　主要利用抗原抗体反应来定位组织或细胞内的抗原成分，根据标记物的不同，可分为酶免疫测定(EIA)、荧光免疫测定(FIA)和放射免疫测定(RIA)。

2. 分子生物学技术　利用现代分子生物学技术直接探查基因的存在或缺失，从而对肿瘤做出诊断。目前应用较多的有 Southern 杂交、Northern 杂交、点杂交、原位杂交、限制性片段长度多态性(RFLP)和聚合酶链式反应(PCR)。

3. 生物芯片技术　在基片表面有序地点阵排列一系列位置固定的、可寻址的识别分子，与待分析样品反应的结果用核素法、化学荧光法或酶标法等显示，然后用精密的扫描仪或 CCD 摄像技术记录，通过计算机软件分析、综合成可读的信息，包括基因芯片、蛋白芯片和组织芯片。

四、肿瘤标志物的研究展望

理想的肿瘤标志物应是特异性强、灵敏度高、与肿瘤

的发展或大小相关,目前临床应用的肿瘤标志物均未完全达到上述要求;同时,在肿瘤标志物检测中假阳性与假阴性问题仍会出现。科学地评价肿瘤标志物的临床价值,并进一步发展肿瘤标志物的研究,是亟待解决的问题。

首先,加强基础研究,寻找新的肿瘤标志物。如目前应用较广的 CA 系列和 AFP 均为糖蛋白,研究表明应用各种糖链异质体作为标志,特异性比单纯测定糖蛋白浓度要好。

其次,加强肿瘤基因标志的研究。分子生物学技术的进步、人类基因组计划的实施均为肿瘤基因标志的开发和应用创造了十分有利的条件。寻找特异性肿瘤基因标志进行基因诊断,对于早期发现具有重要意义,并可在患者临床表现之前预测肿瘤的易感性。

为提高测定的灵敏度,还要开发或引进新的检测技术。目前,标记免疫技术、流式细胞技术、生物芯片等大大推动了肿瘤标志物测定技术的发展。此外,肿瘤早期诊断中,多指标联合检测以及定期动态监测有利于提高检测的灵敏度和特异性。

总之,肿瘤标志物的研究是一项多学科综合性课题,随着临床检测自动化、各种 PCR 技术、DNA 测序、生物芯片等迅速发展,以及对肿瘤标志检测的科学性、规范性不断总结,肿瘤标志物的研究水平和临床应用必将有进一步提高和发展,在肿瘤预防、诊断和治疗中发挥更大作用。

(张 鹏 李 慧)

第7节 腹部肿瘤影像学诊断

一、腹部肿瘤影像学诊断方法简介

(一)X 线诊断技术

自从 1895 年德国物理学家伦琴发现 X 射线以来,X 射线被用于人体检查,形成了放射诊断学的新学科,X 射线广泛应用于医学影像诊断领域,并奠定了医学影像学的基础。随着医学基础理论、医学物理学和医学生物工程的快速发展,医学影像诊断的技术和设备也不断改进和提高。20 世纪 50 年代到 20 世纪 60 年代开始出现超声成像,超声检查以无损伤、无痛苦、无电离辐射及经济快捷的优点受到临床医师的广泛认可。20 世纪 70 年代和 20 世纪 80 年代又相继出现计算机体层摄影(CT)和磁共振成像(MRI)等检查技术,形成了一系列医学影像检查方法,使医学影像诊断有了重大突破。

(二)超声诊断学

超声诊断学(ultrasonography)是影像学中重要的组成部分,近年来发展迅猛,已成为临床不可缺少的主要检诊手段之一。超声诊断始于 20 世纪 50 年代,最早应用于临床的是超声波示波诊断法,即 A 型(amplitude mode)诊断法,其原理是当声束在人体组织传播中遇到不同声阻抗的介质界面时,在该界面产生反射(回声),该回声在示波屏上以波的形式显示,界面两边声阻抗差愈大,其波幅愈高,声阻抗差愈小则波幅愈低,声阻抗差为 0 时呈无回声平

段。此法是超声诊断仪中最基本的方式,现除眼科还有应用外,已被二维超声显像诊断法即 B 型(brightness mode)诊断法代替。B 型诊断法是以多晶体声束构成切面,传播回波信号以光点形式显示,回声强光点亮,回声弱光点弱,光点的强弱由灰度调制并根据回声信号的强弱而变化。当扫描方向与声束垂直时,即构成一幅从体表至深部组织断层的二维切面图像,在二维基础上将二维图像储存,再经过计算机重建,产生三维、四维超声图像,即静态和动态立体图像,在心脏、胎儿、肿瘤、血管及诸多脏器病变观察上有突出的优越性,但目前的三维、四维图像尚未达到实时显示的效果。B 型超声中的另一种特殊方式——超声光点扫描法即 M 型(motion mode)诊断法,此法是在灰度调制型中加入慢扫描锯齿波,回波信号自上而下代表组织间距离,回声光点从左至右做时间上移位,当探头固定一点扫查时,从光点移动观察反射体深度和活动状况所显示的时间、位置曲线图,也称超声心动图,主要用于心脏检查。超声频移诊断法即 D 型(Doppler)诊断法,主要应用多普勒效应原理,当探头发射声束和反射体之间有相对运动时,回声频率有所改变,其变化称为频移。频移的程度与运动速度成正比,距离变近,频率增加,距离变远,频率减少,其增减数字(差额)可用滤波器检出,用不同仪器可显示多普勒信号和曲线图。20 世纪 80 年代彩色多普勒兴起,20 世纪 90 年代在多普勒效应的基础上出现了许多多普勒超声诊断技术,如彩色多普勒超声、彩色多普勒血流成像、能量多普勒、经颅多普勒等,都广泛应用于临床。

1. 超声检查的优点

(1)超声检查对患者无痛苦、无损伤、无放射性损害,可反复进行。

(2)操作简便、经济,应用范围广泛。

(3)可作任意角度的扫查,取得任意部位的切面图像。

(4)对发生在腹部实质性脏器的肿瘤显示清楚,分辨率高。

(5)对囊性、实性肿物鉴别准确无误,尤其对囊性病变诊断最具特征性,优于任何其他检查方法。

(6)彩色多普勒血流分析可提高良、恶性肿瘤的鉴别诊断和阳性诊断率。

2. 超声检查的不足

(1)对含气体脏器和骨骼透声差。

(2)检查结果易受检查者经验、操作方法、熟练程度和仪器档次、探头频率等诸多因素影响。

(三)计算机体层摄影(computed tomography,CT)

由英国 EMI 公司工程师 Hounsfield 于 1969 年设计,并于 1972 年应用于临床。CT 是用高度准直的 X 射线束围绕身体某一部位做一个断面的扫描,扫描过程中由灵敏的、动态范围很大的检测器记录下大量衰减信息,再由快速的模数转换器将模拟量转换成数字量,然后输入电子计算机,高速计算出该断面上各点 X 射线衰减数值,由这些数据组成矩阵图像,再由图像显示器将不同的数据用不同的灰阶度等级显示出来,这样横断面上的解剖结构就在电视显示器清晰地显示出来。在研究 CT 图像时,人们更关心的是

人体内各组织密度间的差异,而不是密度的绝对值,因此 CT 值的概念被采用了。为了计算和论述方便,Hounsfield 对线性衰减系数(μ 值)作了以水为准的标度,某组织的 CT 值等于该物质的 X 射线衰减系数与水的吸收系数之差再与水的 X 射线衰减系数相比之后乘以 1 000,因此水的 CT 值为 0HU(Hounsfield unit)。将空气到致密骨之间的 X 射线线性衰减系数的变化划为 2 000 个单位,人们为了纪念 Hounsfield 的不朽功绩,将其称为 Hounsfield 单位,简称为 "HU",CT 值代表 CT 图像像素内组织结构的线性衰减系数相对值的数值。物质的 CT 值反映物质的密度,即物质的 CT 值越高,相当于密度越高。但应该指出的是,物质对于 X 射线衰减系数除了与物质本身的密度有关外,还与通过该物质的 X 射线能量有关,X 射线能量越低,物质的 μ 值相对偏高,因此 CT 值会在一定程度上受 CT 机器产生的 X 射线能量的影响而有一定变化范围。根据 CT 值对病变的鉴别诊断有一定的参考价值,但对于较小的病变,应注意部分容积效应。总之,概括地说,CT 是以测定人体对 X 射线的衰减系数为基础,用数学方法经过计算机处理而重建的断层图像。因检测器极为灵敏,故 CT 对人体组织和器官有很高的密度分辨率,对于普通 X 射线无法区别的相邻组织和器官,CT 扫描时只要其 X 射线吸收值有微小的差异,就能形成对比而显示于图像中。CT 成像装置主要包括 X 射线发生装置、检测器和数据采集装置、计算机系统、图像显示和存储装置以及辅助装置。CT 检查简单、迅速、安全、无痛苦。CT 图像为断层图像,密度分辨率高,解剖关系清楚,病变显示良好,对病变的检出率和诊断的准确率均较高。此外,可以获取正常组织和病变组织的不同 X 射线吸收系数,以进行定量分析。1989 年螺旋 CT 机问世,由于其采用滑环技术,扫描和采样速度较常规 CT 机提高 4～6 倍以上,使增强后多期动态扫描成为可能。目前,CT 得到越来越广泛的临床应用。

1. CT 检查的优点

(1)CT 检查简单、迅速、无创伤。

(2)良好的空间分辨率和解剖断层能力。

(3)不受肥胖及肠道内气体影响。

2. CT 检查的不足

(1)电离辐射。

(2)增强扫描时可能产生造影剂过敏反应。

(3)检查费用相对较高。

(四)磁共振成像(magnetic resonance imaging,MRI)

实验性研究从 20 世纪 70 年代初开始,科学家们显示了鼠的腹部和人手等部位的 MRI 图像。20 世纪 70 年代末,全身性磁共振成像的样机陆续制成,1980 年商品 MRI 机出售并开始应用于临床。由于 MRI 提供的信息不但大于医学影像学中的其他许多方法,而且它提供的信息也不同于已有的成像技术,所以用它诊断疾病具有很大的优越性,近年来这一新的医学影像诊断技术发展非常迅速。磁共振的医学图像,外观上与 CT 图像相似,但两者在成像原理和成像技术等方面都不同。磁共振成像是一种非常复杂

的物理过程,涉及许多方面,不像 X 线检查、CT 检查那样容易理解。磁共振成像是以人体在磁共振过程中所散发的电磁波,以及与这些电磁波有关的参数,如质子密度、T_1 及 T_2 弛豫时间、流动效应等作为成像参数。人体中正常组织与病理组织的 T_1 和 T_2 弛豫时间是相对固定的,且有一定的差别,这种组织间弛豫时间的差别是磁共振的成像基础。磁共振图像如主要反映组织间 T_1 弛豫时间特征参数时,称为 T_1 加权像(扫描时间参数使用短 TR 和短 TE),它主要反映组织间 T_1 弛豫时间的差别。如主要反映组织间 T_2 弛豫时间特征参数时,则称为 T_2 加权像(扫描时间参数使用长 TR 和长 TE)。因此,一个层面可有 T_1 加权和 T_2 加权成像两种扫描方法,通常 T_1 加权像有利于观察解剖结构,而 T_2 加权像对显示病变组织较好。MRI 通过质子密度、T_1 及 T_2 弛豫时间、流动效应等成像参数,能够在一定程度上反映组织的不同特性。一般说,MRI 上信号低的组织,质子密度低,T_1 值长而 T_2 值短,或者在采集信号过程中处于流动状态;相反,MRI 上信号高的组织,质子密度高,T_1 值短而 T_2 值长,或者流动物质产生相对流动增强效应。熟悉 MRI 的信号变化特点,非常有助于对病变组织成分的判定。

1. 磁共振检查的优点

(1)有多个成像参数,能提供丰富的诊断信息。

(2)有极好的软组织分辨能力。

(3)无放射线损伤,安全、可靠。

(4)磁共振增强扫描时所用的顺磁性造影剂无毒性反应,适用于在 CT 检查中使用造影剂过敏者。

(5)任意方位断层能力,磁共振扫描可以在患者体位不变的情况下,通过变换层面选择梯度磁场,可进行横、矢、冠或斜位断层,在显示病变范围、立体观察病变方面有很大帮助。

(6)无骨伪影出现:CT 检查时于骨的边缘可出现条纹状伪影,在观察 CT 上易出现骨伪影现象的后颅凹等部位,MRI 明显优于 CT。

2. 磁共振检查的不足

(1)MRI 对钙化灶显示不敏感。

(2)磁共振检查比较复杂,检查时间较长,检查费用较高。

(3)运动伪影:患者自主或不自主运动可产生运动伪影而影响图像质量,故对于检查中不能保持体位不动的患者不能做磁共振检查。

(4)带有心脏起搏器、疑有眼球内金属异物、动脉瘤用银夹结扎术后的患者绝对禁忌检查;体内留置金属异物或金属假体者不宜做磁共振检查;监护仪器及抢救器材不能带入检查室。因此,在检查过程中有生命危险的急诊及危重患者不能行磁共振检查。

(5)对于非开放性磁共振机器,由于磁体扫描腔较小,少数患者会出现幽闭恐惧症,不能完成检查。

二、腹部肿瘤影像学检查方法的比较与正确选择

对于腹部肿瘤的影像学诊断,常用的检查方法包括普通 X 线片、消化道造影检查、超声、CT 和 MRI 扫描。

腹部内脏器较多，大体分为空腔脏器和实质性脏器，空腔脏器如胃、十二指肠、小肠、结肠和直肠，实质性脏器如肝、胆、胰、脾、肾和肾上腺等。

（一）腹部空腔脏器影像学检查方法的比较与正确选择

对于胃肠道肿瘤的影像学诊断方法，应首选消化道造影。消化道造影检查包括食管钡餐造影、胃十二指肠钡餐造影、小肠造影和结肠造影。方法有黏膜法、充盈法、压迫法和气钡双重法，包括低张气钡双重法，现已形成一套完整、规范的检查程序。消化道造影可观察消化道的动态功能变化，可观察消化道管壁的改变及黏膜的改变。随着造影剂不断改进，造影剂在消化道黏膜面的附着性及流动性方面较前有很大改进，使消化道黏膜的微细结构及小病变的显示极为清晰，从而使消化道肿瘤的检出率及诊断准确率比以往有很大的提高。

目前，消化道造影检查仍然是消化道肿瘤最常用和首选的检查方法。由于胃肠道在腹腔内占据的范围很大，且形态可变，与实质性脏器相比，常规 CT、MRI 图像在识别胃肠道正常解剖和病灶准确定位、定性方面常存在一定困难，因此 CT、MRI 在胃肠道的应用相对晚于腹部其他脏器，但近年来随着 CT、MRI 技术的快速发展，显示了其在胃肠道肿瘤的诊断和分期上发挥的重要作用。CT、MRI 可以直接显示软组织肿块、管壁的厚度，还可以看到肿瘤向浆膜外及向邻近脏器的侵犯。对肿大的淋巴结、肝脏等的转移、腹腔内的播种和浸润均可进行观察和分析。直肠位于盆腔，由于位置固定，没有蠕动，加上盆腔良好的脂肪衬托和天然的管道与外界相通，是消化道中 CT 与 MRI 应用最早、检查效果最理想的器官，特别是 MRI 的多平面成像能清晰显示直肠和周围脏器的关系，为直肠肿瘤的分期、外科手术方式的选择、放疗计划的制订及术后随访提供了良好的影像学资料，这是其他影像学检查方法所不及的。尤其是近年来直肠腔内线圈的应用，使图像空间分辨率及信噪比大大提高，理想地显示了直肠壁的多层解剖结构，更加提高了直肠癌分期的准确性，使 MRI 在直肠的应用更显示出其独到的优越性。

此外，CT、MRI 在检查肠瘘、腹腔脓肿、鉴别肿瘤起源及区别术后复发或是纤维瘢痕方面有一定帮助。目前，对疑有胃肠道肿瘤的患者，在行消化道造影检查或内镜检查后，行螺旋 CT 或 MRI 检查已成为不可缺少的检查方法。自 1994 年 Vining 等首先报道仿真结肠内镜检查的临床应用以来，作为非侵入性的方法，胃肠道 CT、MR 仿真内镜成像技术以其安全、快捷、患者无痛苦等优点，在临床上的应用也越来越广泛，详见 CT、MR 仿真内镜成像技术及其临床应用章节。

在胃肠道检查方面，超声检查亦有其局限性，不可作为首选。由于胃肠道为空腔脏器，内含有一定的气体，故超声检查易受气体干扰，而使病变图像显示不理想。使用超声方法检查胃时，可让患者饮水 400ml，加用胃显影液效果更好，让胃腔充盈，以水作为透声窗，可较清楚地显示肿瘤的位置及周围有无转移情况。肠道肿瘤有肿块形成时，超声图像可显示为"假肾征"样表现，但不能显示腔内溃疡和息肉。对于直肠肿瘤，利用膀胱作为透声窗，往往可较好地显示病变部位及与周围组织有无粘连和侵犯情况。

（二）腹部实质性脏器影像学检查方法的比较与正确选择

对于腹部实质性脏器而言，由于它们均为软组织所构成，缺乏良好的自然对比，故一般不适于用普通 X 线检查。X 线检查通常仅用于怀疑急性胃肠道穿孔、肠梗阻、胆道或泌尿系阳性结石、金属异物等的检查和诊断。对于腹部实质性脏器肿瘤的诊断，相比较而言，超声、CT、MRI 扫描明显优于普通 X 线检查。腹部超声检查应选用具有腹部条件和功能的仪器并配 3.5～5MHz 探头，能使深部脏器的病变清楚显示。随着现代电子计算机技术的发展，一些全数字化、高分辨率的高档超声诊断仪不断推出，使图像质量不断改善，诊断水平也随之不断提高。对于腹部肿瘤的诊断，由于超声检查具有简便、快捷、经济、诊断准确率高等优点，已成为腹部脏器检查的首选影像学方法。尤其是全数字化彩超由于采用数字编码、组织谐波、微米成像等新技术，使腹部探头频率提高到 7～8MHz，扫查深度可达到 20cm 左右，并能清除周围的伪影和噪声，大大提高了图像的清晰度，有利于小病灶的检出，如小肝癌、胰腺及胆总管肿瘤、门静脉瘤栓、腹腔及腹膜后的淋巴结转移灶等。

彩色多普勒的应用还可以了解病灶内的血流情况，有利于良、恶性病变的鉴别及肿瘤与邻近血管关系的观察，能为临床医师提供肿瘤能否切除的影像学信息。此外，对各种影像学检查尚不能明确诊断的病例，可进行超声引导下穿刺活检，以获得准确的病理组织学诊断。另外，超声引导下微创治疗也是一种比较成熟的技术，并逐步应用于临床。

腹部常规 CT 动态增强技术始于 20 世纪 80 年代末，为 CT 领域的一大突破，但由于扫描速度慢，受到多种限制。自 1989 年螺旋 CT 机问世后，扫描速度大大提高，加上容积扫描和采样的优点，一次屏气足以完成上腹部或盆腔动态扫描，使双期或多期螺旋 CT 动态增强扫描作为腹部常规检查成为可能。合理的增强扫描技术提高了脏器与病灶的对比度，有利于小病灶的检出，观察病变增强类型和特点为病灶定性诊断和鉴别诊断提供了重要信息。在双期扫描中，动脉期的价值须特别强调，尤其对富血供的小病灶的检出，如小肝癌、血管瘤及胰岛细胞瘤等的诊断。

对于 MRI 检查来说，具备高场强、高性能梯度场的现代 MRI 机器，不仅扫描序列多样化，而且其扫描速度日渐提高，克服了以往低场强 MRI 机器扫描成像时间长、伪影多的不足，扫描速度不仅达到或超过单排螺旋 CT，甚至高档 1.5T MR 机器的扫描速度已接近多排螺旋 CT。MRI 扫描方案灵活，采用快速梯度回波序列可在屏气 18 秒左右完成上腹部或盆腔扫描，完全可以进行多期动态增强扫描。目前普遍使用的 Gd-DTPA 细胞外间隙 MRI 对比剂，由肾脏排泄，在血液循环中停留时间很短，无增强 CT 检查中碘过敏反应的缺点，其动态增强方式和效果类似于螺旋 CT 双期或多期增强扫描，但因扫描和采样方式不同，效果略优于螺旋 CT。另外，肝脏新型特异性 MRI 对比剂的研制和开发更增加了 MRI 的检查优势。目前应用较多的为肝细胞阳性对比剂,如 Mn-DPDP 对比剂。Mn-DPDP 进入血循环后,Mn^{2+} 由肝细胞摄取,经胆汁排泄,为 T_1 加权阳性造影剂,其突出优点为:①非肝细胞型病变如转移灶可提高检出率;②对肝细胞性病变如肝细胞性肝癌和局灶性结节增生等,其检出率与 Gd 对比剂相仿,但其摄取 Mn^{2+} 的能力以及显影强度与肝癌细胞的分化程度密切相关,故能活体反映肿瘤的分化、预后和生物学行为;③鉴别肝细胞性与非肝细胞性病灶。此外,目前应用较多的另一类肝脏特异性 MRI 对比剂为 SPIO。SPIO 属网状系统对比剂,主要缩短 T_2 弛豫时间,故为 T_2 加权阴性对比剂。主要优点为明显提高小病灶(恶性肿瘤)的检出率,尤其是 5mm 左右的小结节;鉴别恶性肿瘤与增生结节、肝硬化退变结节和局灶性结节增生等,因前者不含 Kupffer 细胞,而后者含 Kupffer 细胞。但因这类造影剂价格较昂贵,目前只能作为 Gd-DTPA 增强 MRI 检查的补充手段,两者的结合将能进一步提高微小病灶的检出率以及病灶的定性能力。

　　总之,超声、CT、MRI 的迅速发展大大促进了腹部实质性脏器肿瘤的研究,包括小病灶的检出、解剖定位以及局灶性病变的定性诊断等。双期或多期动态增强 CT 以及多序列 MRI 与 Gd-DTPA 对比剂动态增强 MRI 相结合的影像学技术全面进入腹部肿瘤的临床应用研究,使小肿瘤与肿瘤样病变的检出率大大增加,病灶的定性诊断准确性也大大提高,对原来的一些罕少见病变的认识也不断变化。近年来,多排螺旋 CT 以及肝脏新型特异性 MRI 对比剂逐步进入临床应用,显著提高了腹部肿瘤的检出率及诊断准确率。最后,需特别强调的是,常规腹部 CT 及 MR 检查除平扫外,还应该包括强化扫描,缺乏增强扫描的腹部检查是不完善的检查。腹部各种肿瘤影像学诊断请详见各章。

(刘佩芳　李秀英)

第8节　腹部肿瘤内镜诊断与治疗

一、内镜的发展

　　内镜(endoscopy)为窥视人体深部腔道的一种方法。自 1805 年德国 Bozzini 首创利用烛光做光源,应用一根细铁管窥视泌尿道以来,医学内镜有了飞速发展,其过程大致可分为 5 个时期。

　　1. 早期硬式内镜　1868 年德国 Kussmaul 在观察表演吞剑术的启发下,制成第一台直管内镜。它是由一根尖端装有软木塞、粗 1.3cm、长 47cm 的金属管组成,利用 Desormeaux 灯照明。由于硬件部太长,加上照明不足,因而无法清楚地看到胃腔。

　　2. 半屈曲式胃镜　1932 年 Wolf 和 Schindler 研制出半屈曲式胃镜,它是由近段的硬件部和远段的软管部组成,由 26 块短棱镜构成。由于镜身大部可弯曲,从而使胃黏膜可视面积大为增加。

　　3. 纤维内镜　1957 年,美国 Hirschowitz 制成了第一台纤维胃、十二指肠镜,从而使内镜开始进入纤维光学内

镜发展阶段。

　　日本在 1963 年开始生产纤维胃镜,在原胃内照相机上安装了纤维光束,制成了带有纤维内镜的胃内照相机。此外,又在纤维胃镜上加上了活检管道,增加了纤维胃镜端部的弯曲结构,采用了导光束外接强光源的冷光技术,终于使纤维内镜进入了更为实用的阶段。

　　4. 电子内镜　电子内镜系美国 Welch Allyn 公司于 1983 年首先创造发明并应用于临床的。电子内镜的特点为它既非通过棱镜也非通过光导纤维传导图像,而是通过安装在内镜顶端被称为"微型摄像机"的 CCD 将光能转变为电能,再经视频处理器处理后将图像显示在电视监视器上。因此,电子内镜传导图像的机制与传统的内镜完全不同,通过视频处理尚可对图像进行一系列加工处理,并可通过各种方式将图像进行贮存和再生,国外学者将电子内镜看作是消化内镜发展史的第 3 个里程碑(使用棱镜的硬式胃镜→光导纤维内镜→电子内镜)。

　　5. 超声内镜　超声内镜系将微型超声探头安置在内镜的顶端,将内镜插入消化管后既可通过内镜直接观察黏膜表面的病变形态,又可进行超声扫描,获得消化管管壁各层的组织学特征及周围邻近重要脏器的超声影像,因此扩大了内镜的诊断功能和范畴,提高了内镜的诊断能力。此外,在消化道管腔内进行超声扫描,明显缩短了超声探头与靶器官间的距离,避免了腹壁脂肪、肠腔气体和骨骼系统对超声波的影响和干扰。比一般体外 B 超能够使用较高频率的超声探头,显著地提高了分辨率,从而使位于腹腔深部的胆总管末端和胰头部的病变也能清晰显示。因此,超声内镜不仅具备内镜和超声双重功能,而且弥补了两者的不足之处,提高了内镜和超声的诊断水平。

　　超声胃镜放入消化管腔后即缩短了超声探头与靶器官间的距离,降低了对超声穿透深度的要求,因而有可能使用比一般体外超声更高的频率,获得更高分辨率的图像。因此,超声胃镜有可能客观地判断食管癌、胃癌浸润壁层的深度、周围重要脏器的浸润状况、周围是否有肿大淋巴结,也可判断黏膜下肿瘤的起源以及判断胰头部和胆总管末端的病变性质。超声内镜术前判断食管癌浸润深度的准确率为 58%~85%,胃癌为 80%~85%,胃黏膜下肿瘤诊断正确率为 96%,胰腺癌及胆管癌各为 100%。

　　除超声胃镜外,超声结肠镜及超声十二指肠镜也已应用于临床。但目前超声内镜尚存在以下缺点有待改进:与一般纤维内镜相比,视野窄小,观察费力;镜身粗,外径达 13mm,前端硬件部长达 4.2cm,患者受检时有一定痛苦;必须沿消化管走行方向进行检查,限制了超声探头的活动范围,更不能在相互垂直的两个断面扫描。因此,超声内镜不能完全取代一般纤维内镜和体外 B 超检查。

二、内镜对肿瘤的诊断

(一)形态学及检测方法

　　1. 形态学　内镜诊断肿瘤最基本的方式为形态学诊断。通过肿瘤节段和形态分析,作出定位与定性诊断。

　　(1)直接观察:通过目镜或荧屏对肿瘤、罹患器官及

其周围进行观察,如发现不规则隆起结节、中央凹陷糜烂,或巨大溃疡,周堤高耸小平锯齿状、黏膜粗大和中断伴陈旧出血,以及腔道缩窄纤维镜不能通过等异常形态,作出判断。

(2)放大观察:应用特制放大倍率(35倍)的内镜,对微小、隐蔽、阴暗病灶放大观察,如放大型胃镜观察胃小窝,可分为小颗粒(A)型、断线(B)型、连续线样沟(C)型、圆形网状沟(D)型,以及混合(AB、BC、CD)型7种形态。

(3)染色、荧光:应用染色剂、荧光剂观察肿瘤或可疑部位,通过色素沉积的对比度(对比法)和色素吸收的深浅(吸收法)以及测定胃酸分泌功能(功能法),在不同 pH 下显色差别,观察荧光显示以判别肿瘤良恶性、指导对疑癌部位取材以及了解浸润范围。例如,甲苯胺蓝或亚甲蓝能鉴别癌溃疡(深染)与良性溃疡(淡染)。

(4)摄影、录像:对直接或放大获得的肿瘤形态拍照和录像,从中仔细观察,对比发展、动态追踪以及随访存档。此为形态记录资料。

(5)活检:内镜检查钳取肿瘤或可疑癌组织进行病理确诊,为其他现代诊断设备所不具备。例如,将胃癌经病理检查分为乳头状腺癌、管状腺癌、低分化腺癌、黏液腺癌、黏液细胞癌、未分化癌以及特殊型(腺鳞癌、鳞癌、类癌)等。

(6)细胞形态。

2. 检测方法 当代高新技术不断涌现,内镜能及时结合应用乃其一大特长。

(1)激光血卟啉衍生物(hematoporphyrin derivative, HpD)探测:如应用紫色或蓝绿色激光照射曾接受 HpD 的组织,从荧光显示中判断肿瘤,已用于肺癌、膀胱癌以及早期胃癌的诊断。

(2)放射性核素探测:于内镜检查同时置入放射性核素,通过对肿瘤及其周围脉冲计数测放射性核素分布剂量,有助于肿瘤定位和鉴别良恶性,如 ^{32}P 的 β 射线用于食管癌的诊断。

(3)超声探测:应用超声波内镜(EUS)直接探测肿瘤部位回声波形、质地,有助鉴别良恶性、浸润范围以及邻近脏器受累和淋巴结转移情况,如 EUS 探测胃壁分为5层,依次为胃黏膜层(第1层)、黏膜肌层(第2层)、黏膜下层(第3层)、固有肌层(第4层)、浆膜层(第5层)。正常时,第1、3、5层为高回声带,第2、4层皆为低回声区,胃周淋巴结转移灶可表现为圆形强回声团块。EUS 探测食管壁亦分为5层,从而能区别黏膜下肿瘤。EUS 探测胰腺,能发现早期胰腺癌和判断手术切除的可能性。

(4)特殊造影:应用内镜将造影剂注入食管黏膜下层,通过 X 线摄片观察肿瘤侵犯深度,以确认早期癌,判断肿瘤位于壁层或器官外。再如经内镜逆行胰胆管成像(endoscopic retrograde cholangiopancreatography, ERCP)帮助诊断胰腺、肝脏、胆系肿瘤。

(5)其他:如腹腔镜下进行胰腺活组织检查,判断肝转移、胰转移、腹膜播散以及肿瘤分期。此外,还有黏膜下肿瘤水垫法活检,即内镜下黏膜切除(EMR)全瘤活检等。

(二)内镜下肿瘤的基本形态

腔内肿瘤的形态多样,与其生物特性、罹患器官解剖动力因素以及体腔管道内环境等因素有关。

1. 肿瘤生物学因素 肿瘤生物学因素决定肿瘤基本形态,如良性为规则性局限膨胀,恶性为不规则弥漫浸润。

2. 器官解剖学因素 肿瘤基本形态与罹患器官解剖动力学因素有关。以消化道为例,消化道为环状器官,呈管形或囊状,上口为食管,纵贯胸腔入腹腔,连于贲门、胃、十二指肠、小肠,迴回盘曲到结肠,越盆腔经直肠、肛管,从肛门通向体外。消化道全长超过身长3～4倍,为体内唯一完整的管道系统。消化道肿瘤在各节段发生频率有别,好发于胃、食管、直肠和结肠,低发于小肠。消化道系中空器官,周壁自内向外分为黏膜、黏膜下层、肌层以及外膜(或浆膜)4层,中央为腔穴。消化道原发性肿瘤乃起源于胃肠壁层的真性肿瘤。自黏膜至外(浆)膜皆可发生,然多见于近中心或管腔部位的黏膜与黏膜下层,如癌。息肉多发自黏膜层,腺瘤、恶性淋巴瘤常来自黏膜、黏膜下层,纤维瘤、脂肪瘤、神经瘤、血管瘤、淋巴管瘤多位于黏膜下层,平滑肌瘤多居于肌层。肌层虽为壁层肿瘤突越的天然屏障,然而恶性肿瘤一旦浸透肌层,可迅速抵达外膜。黏膜下层为疏松结缔组织构成,有着广阔的扩展余地,其间含有丰富的血管与淋巴网,肿瘤于该层可不受约束地增大,且易于形成血行、淋巴转移。

消化道肿瘤在壁层呈规则性膨胀或渗透性浸润蔓延,其增大过程形成占位瘤(癌)灶。由于肿瘤多发生于黏膜和黏膜下层,接近管腔,增大过程肌层为解剖屏障,因此瘤体胀大且常偏往黏膜面(近管腔),此种向心性增长常为消化道肿瘤腔内的基本形态;黏膜下层间隙疏松,内含多种组织成分,瘤体在其间增长,出现凸向管腔的隆起结节,黏膜覆盖,表面完整无缺,在瘤体凸出部位与黏膜覆盖夹角之间常出现皱褶,形似桥梁,称为桥形皱襞(bridge folds),它的出现为黏膜下肿瘤的特有形态。

消化道肿瘤所形成的黏膜或黏膜下隆起均可表现为乳头状、息肉状和蕈伞状。当瘤体占据了胃肠管腔,皆可导致梗阻、狭窄,增大的瘤体可压向壁间组织,强有力的肌层常限制着良性瘤体向肌层的膨胀,形成半球或椭圆外观。位于肌层的瘤体常呈分叶形态。恶性肿瘤增殖、浸润肌层致局部受损,表现为受累部位蠕动减退、中断或消失,邻近周围舒展、收缩不对称或僵硬;如发生环状浸润,可形成特殊的缩窄。

消化道各节段间有门或括约肌作为生理解剖间隔,如贲门、幽门、回盲瓣、肛门。此外,还有生理狭窄,见于食管有3处,结肠有2处。上述部位为肿瘤好发区域,一旦因瘤体占位,易形成梗阻。由肿瘤引起梗阻,常见以下原因:肿瘤直接受累;肿瘤向心性生长;壁间肿瘤长大向内形成压迫;周围淋巴结转移、肿大引起外压;邻近脏器受侵、增大,引起外压。

3. 糜烂、溃疡形态 消化道黏膜破溃形成糜烂(浅在的溃疡仅累及表层黏膜),常为早期恶性肿瘤或良性肿瘤癌变的一种形态;深层的溃疡可穿透黏膜、黏膜下层到达肌层；贯通溃疡则可穿透胃肠全层。溃疡为各类恶性肿瘤常见形态之一，尤其是进展期恶性肿瘤更易发生溃疡化倾向。消化道黏膜屏障的完整受胃肠内环境多种因素的保护和破坏，而器官内环境的平衡与稳定则是黏膜屏障完整性的基本保障，一方面内环境因素关系着肿瘤的发生和发展，另一方面内环境的失调是肿瘤以及肿瘤前期病变的后果。消化道内环境与肿瘤形态特别是与溃疡形成有关。消化道恶性肿瘤瘤体耗血大于供血，加上原有黏膜病变如萎缩、肠上皮化生及异型增生，更易使黏膜屏障遭破坏。即使是良性肿瘤，当体积增长过大，顶端血供不良，遇有上述因素同样会引起黏膜屏障损害。此外，胃肠动力（如蠕动、摆动）失控、食物或粪渣的摩擦与磨损，亦会导致胃肠黏膜损害。一旦黏膜屏障受扰乱，完整性破坏，轻者出现糜烂，重者形成溃疡。

（三）消化道常见肿瘤的内镜诊断

1. 胃肿瘤 胃肿瘤中以胃癌最常见，早期常无症状而不易发现，但早期诊断是改善预后的关键。及时检出早期胃癌，常归功于内镜为主的诊断。

（1）早期胃癌（EGC）：局限于黏膜层或黏膜下层，不论有否淋巴结转移，均称早期胃癌。小胃癌指直径 1cm 以内，微小胃癌则直径在 0.5cm 以内。

早期胃癌分为 3 型：①Ⅰ型（隆起型）：息肉样隆起，黏膜为不规则、凹凸不平、大小不等的颗粒，色红或苍白，伴糜烂、出血。息肉物呈广基或带短蒂。②Ⅱ型（浅表型）：病灶平坦，有明显的隆起或凹陷，分 3 个亚型。Ⅱa 型（浅表隆起型），隆起高度低于Ⅰ型，呈圆形或椭圆形、葫芦形；黏膜出现颗粒，凹凸不平，常伴糜烂、发红。Ⅱb 型（浅表平坦型），最难检出，因无明显隆起或凹陷，仅有黏膜粗糙；色泽发灰或暗红，易渗血。Ⅱc 型（浅表凹陷型），最为多见，黏膜轻微凹陷或出现糜烂，周边不规则，呈白齿样或虫蚀状；皱襞向中央聚集、中断或有粗细改变；凹陷底部呈现小颗粒或覆盖薄苔，轻微隆起。③Ⅲ型（深凹型或溃疡型）：明显凹陷或溃疡，周边不规则、出血、糜烂，出现结节；皱襞向中央集中有中断、粗细改变或融合；凹陷底部坏死、渗出，上覆污苔，并有血迹。此型易与慢性溃疡混淆，需要鉴别，病理活检有助确诊。混合型（主型＋副型）形态多样，如Ⅱc＋Ⅲ型（双凹型）、Ⅱa＋Ⅱc 型（浅表隆起且中央凹陷）、Ⅲ＋Ⅱc 型（溃疡周边有浅凹陷或糜烂）。

在上述基础上，早期胃癌依病灶直径大小再分为小胃癌与微小胃癌，具体分为隆起型、平坦型和凹陷型。隆起型包括Ⅰ型、Ⅱa 型，平坦型（Ⅱb 型）似乎接近癌周黏膜，凹陷型（Ⅱc 型）又分为 k（非皱襞集中型）与 kf（皱襞集中型）。

（2）进展期胃癌（DGC）：已侵及胃壁肌层、浆膜层的胃癌，不论病灶大小、有否淋巴结转移，均称为进展期胃癌。

按 Borrmann 分类，分为 4 型：①Borrmann Ⅰ型（息肉样）：隆起息肉样，广基不平、不规则，易出血或糜烂，覆盖污苔。②Borrmann Ⅱ型（溃疡型）：溃疡深大（直径常＞2cm），周堤高耸、水肿、充血，皱襞向中央集中突然中断，呈虫蚀状或鼓槌样；溃疡基底污秽不平，出血，上覆苔膜。③Borrmann Ⅲ型（溃疡浸润型）：明显隆起的癌灶上出现溃疡，隆起周围分界不清。④Borrmann Ⅳ型（弥漫浸润型）：病灶广泛弥漫，黏膜高低不平，出现大小不一的结节，可形成溃疡；皱裂粗大、僵硬、蠕动减少、消失，注气不能舒张；胃腔窄小。皮革样癌属于此型。

（3）特殊类型胃癌（SGC）：绝大多数胃癌系原发性，继发或转移的极少。凡未冠以继发性者，通常指原发性胃癌。

1）重复癌：与其他脏器同期或异期并存的癌。

2）多发癌：同期胃内出现多个原发癌灶。

3）胃癌壁内转移：胃癌伴有胃壁转移。

4）多类癌：原发灶来自多种组织类型的胃癌。

5）手术后癌：指手术后残胃上发生的癌灶，由于胃、十二指肠溃疡施行胃大部切除术后残胃发生的癌称为残胃癌。

6）吻合口癌：发生于经过手术的胃肠、食管吻合口部位的癌。

7）残留癌：胃癌已经手术切除（或其他特殊治疗），但未彻底。

8）复发癌：胃癌于术后再发。

（4）胃息肉（polyp）、腺瘤息肉或腺瘤：起源于黏膜腺上皮，按组织发生，可分为肿瘤性、化生性、炎症性与错构瘤性。内镜形态分有蒂型、亚蒂型和广基型。胃息肉以带蒂者常见。腺瘤性息肉（adenomatous polyp）按组织形态，分为管状腺瘤（tubular papilloma）、乳头状腺瘤（papillomatous adenoma）、绒毛-乳头状腺瘤（villous papilloma）等，其中以绒毛状腺瘤恶变率最高。炎症性息肉又称假息肉，常表现为微小无蒂隆起，常为多发性。

（5）平滑肌瘤：内镜形态常表现为黏膜下隆起，有时可见桥形皱襞（bridge folds），配合深取组织活检可确立诊断。

（6）恶性淋巴瘤（malignant lymphosarcoma）：胃肠道淋巴组织包含 T、B、u 细胞系列，组成特殊的黏膜免疫系统。淋巴瘤系真性肿瘤。消化道淋巴瘤以上消化道多见，大肠淋巴瘤很少，且多属于 B 细胞型者。

消化道淋巴瘤腔内形态与癌鉴别不易，依据病理形态描述，大致分为浅表型、隆起型、蕈伞型、巨皱襞型以及溃疡型 5 型。作者观察有以下形态表现：

1）早期：①链珠型，早期淋巴瘤常呈黏膜下串珠样，形似链珠。②小隆起型，常为早期或早中期形态，隆起，直径常＜2cm，略高出平面，呈黏膜下结节状，黏膜光整；结节质地较软，如位于胃小弯或胃肠壁，似悬垂欲滴的水珠；隆起顶端可出现浅溃疡，溃疡较规则，边缘尚整齐；小结节似赘生物，偶尔像息肉或类癌形态。

2）中期：巨皱襞型（局限浸润型），皱襞直径常在 2～4cm，多见于胃底胃体部相交处，呈"上宽下窄"的特殊形态。

3）进展期：①浸润型，黏膜破溃，浸润深层，边缘不清。②溃疡型，淋巴瘤与癌皆易溃疡化，前者溃疡较规则、较浅，边缘较整齐，溃疡范围可大可小，常分布广泛，呈多发性倾向，有时形似碟盘之上出现溃疡（平盘样溃疡），有时溃疡面覆盖灰白色或淡黄色苔膜，略具光泽，似涂上一层蜡，很奇特。③混合型，如结节、溃疡、浸润融合一处或间夹其中；多形态的出现常提示为病程晚期。

2. 大肠肿瘤 结直肠肿瘤以息肉和癌为多见。

（1）早期结肠癌（ECC）：少见，常从息肉摘除后全瘤活检中发现。早期结肠癌指限于黏膜层、黏膜下层的肿瘤，淋巴结转移仅占 5%～10%。其组织类型常为管状腺癌或乳头状腺癌。依据癌组织生长、浸润范围，分为原位癌、黏膜内癌和黏膜下层癌。

早期大肠癌腔内形态可分为 3 型：①Ⅰ型（隆起型）：呈息肉隆起状，视有无瘤蒂分为 Ⅰp（pedunculated，有蒂）、Ⅰs（sessile，广基）2 个亚型，此型多为黏膜内癌；②Ⅱ型（扁平隆起型）：凸出于黏膜面，广基形态；③Ⅲ型（扁平隆起溃疡型）：隆起物边缘高耸，中心凹陷、溃烂，本型皆为黏膜下层癌。

（2）进展期结肠癌（GCC）：发病率日益增多，临床常见。肿瘤侵及大肠肌层或浆膜层称为进展期结直肠癌，常伴有淋巴结转移。其组织类型可分为乳头状腺癌（papillomatous adenocarcinoma）、管状腺癌（tubular adenocarcinoma）；按其分化程度又分为高分化、中分化及低分化三级；黏液腺癌（mucinous adenocarcinoma）、印戒细胞癌（signet ring cell carcinoma，又名黏液细胞癌）、未分化癌（undifferenciated carcinoma）。

进展期结直肠癌腔内形态可分为 4 型：①Ⅰ型（隆起型）：呈息肉样、菜花状结节，有蒂或广基，如癌表面坏死，可形成浅溃疡；②Ⅱ型（溃疡型）：癌瘤形成深达肌层的溃疡属于本型，又分为局限溃疡型与浸润溃疡型；③Ⅲ型（浸润型）：肿瘤向深层肠壁弥漫浸润、增厚，伴有纤维组织增生，甚至形成环状缩窄；④Ⅳ型（混合型）：出现多种癌损形态。此外，吻合口癌常发生于大肠癌术后吻合口部位，绝大多数系术后复发，形态表现为吻合口肿胀、渗血、糜烂和结节隆起，晚期可出现吻合口缩窄。

（3）大肠息肉、腺瘤：消化道息肉、腺瘤最好发于结肠与直肠。其组织学类型分成管状腺瘤（tubular adenoma）、绒毛状腺瘤（villous adenoma）或乳头状腺瘤（papillomatous polyp）、混合性腺瘤或管状绒毛状腺瘤 3 类。其中，绒毛状腺瘤最易恶变。腔内形态分为有蒂、亚蒂与广基 3 类。管状腺瘤性息肉黏膜光整、平滑，绒毛状腺瘤性息肉欠光整，少数呈分叶样，若有不规则增殖、草莓状改变、色泽暗紫以及出现糜烂，则提示恶变可能。

（4）多发性结肠息肉与结肠息肉病（polyposis coli）：结肠出现数目众多的息肉或腺瘤，前者常在 100 枚以下，后者则可多达数百枚或上千枚。注意找寻恶变中的腺瘤，以便及时处理。

（5）类癌（carcinoid）：又称嗜银细胞癌，其形态多呈扁息肉状，略显浅黄色泽，黏膜常光整。依据肿瘤浸润范围和瘤体大小而判别恶性程度，若瘤体直径大于 2cm 或浸润至肌层，则提示恶性。

三、内镜对肿瘤的治疗

（一）内镜手术

内镜手术发展迅速，治疗内容丰富多样，原来一些传统的外科方式正在或逐步地被取代。

内镜手术越来越受欢迎并为首选应用。以消化道肿瘤腔内治疗为例，常用的内镜治疗方式如表 1-1。

表 1-1　内镜腔内手术

手术名称	适应证	所用内镜
扩张术	术后吻合缩窄	胃、肠镜
疏通术	解除肿瘤阻塞	胃、肠镜
	早期肠梗阻	胃、肠镜
	肠套叠整复	肠镜
	肠粘连整复	肠镜
置管术	胃造瘘术	胃镜
	肠置管术	肠镜
	肝管置管	十二指肠镜
	胆管置管	十二指肠镜
引流术	胃肠引流	胃、十二指肠镜
	胆管内引流	十二指肠镜
	胆管外引流	十二指肠镜
	肠外置引流	肠镜
	囊肿引流	腹腔镜胆
	管切开引流	腹腔镜
切开术	幽门缩窄	胃镜
	Oddi 括约肌切开	胃、十二指肠镜
	胆管切开	腹腔镜
	囊肿切开	腹腔镜
切断术	迷走神经切断	腹腔镜
	输卵管切断	腹、盆腔镜
结扎术	输卵管结扎	腹、盆腔镜
切除术	息肉套摘	胃、肠镜
	广基腺瘤切除	胃、肠镜
	早期肿瘤切除	胃、肠镜
	黏膜下良性肿瘤切除	胃、肠镜
	肝段切除	腹腔镜
	肠段切除	腹腔镜
	胆囊切除	腹腔镜
	卵巢切除	腹、盆腔镜
	肝囊肿切除	腹腔镜
	子宫肌瘤切除	腹、盆腔镜
取除术	腔内异物	胃、肠镜
	拆线术	胃、肠镜
	胆管蛔虫	胃、十二指肠镜
	胆管结石	十二指肠镜
止血术	喷、注药液	消化、腹腔镜
	高频电止血	消化、腹腔镜
	微波止血	消化、腹腔镜
	激光止血	消化、腹腔镜
	氩气止血	消化镜、腹腔镜
注药	抗癌药	胃、肠、腹腔镜
	血管硬化剂	胃、肠镜
	腹腔灌洗	腹、盆腔镜
新技术	止血	消化、腹腔镜
	治疗溃疡	胃、肠镜
	治疗多发性息肉	胃、肠镜
	灼除、气化肿瘤	消化、腹腔镜
	灼除异型增生灶	胃、肠镜
	治疗肠上皮化生	胃镜

近年来腹腔镜手术方兴未艾，在肿瘤领域有小肝癌肝段切除、肠肿瘤肠段切除以及腹腔内注射化疗药物和血管内注抗癌剂等多样化治疗（表1-2）。

表 1-2 消化道肿瘤内镜腔内治疗

消化道肿瘤	内镜腔内治疗方式
良性肿瘤	
有蒂	高频电套摘、高频电、微波
广基	微波、激光、注射酒精
出血	微波、激光、电凝、氟气、止血药等
梗阻	高频电摘除、电切、微波、激光
扭转	内镜整复
恶性肿瘤	
早期、浅表	微波、激光（光辐射）、注抗癌药
进展期	微波、激光或光辐射、注化疗药、免疫制剂
出血	微波、激光、氟气、止血药
梗阻	微波、激光、置管
溃烂	微波、激光、涂药
感染	微波、喷消炎药

（二）新技术的应用

当代新技术不断涌现，内镜能及时结合应用，充实了腔内介入治疗范围。

1. 内镜微波（microwave） 系高频电磁波，波长 1～100nm，频率 300～300 000MHz，生物医学常用频率为 2 450MHz。微波辐射使生物组织内外的离子发生高速线性振动和偶极分子转动，从而产生"内热"（热能、生物化学能）。肿瘤体散热缓慢，当局部温度升至 42～44℃，由于光化、生化反应，可导致肿瘤细胞解体、死亡。有实验证明升温 42.5℃，作用 120 分钟，可使 95% 的肿瘤细胞被杀灭。当升温>60℃（称为大剂量加热），能直接凝固肿瘤而使其发生变性、坏死、脱落，且能切除肿瘤组织。

2. 内镜激光（laser） 光子作用引起组织震动产热，温度可达 200～1 000℃，瞬间可使蛋白凝固、水分蒸发、细胞坏死、肿瘤气化、血管收缩闭塞或栓塞。激光种类繁多，有 CO_2、Nd-YAG 等。目前 Nd-YAG、Ho 等激光可用于腔内。如 Nd-YAG 激光能直接摧毁和铲除肿瘤与广基腺瘤，同时止血效果良好。

光辐射（photoradiation，PRT）又称光化学或光动力学治疗（photodynamic therapy，PDT），应用具备光敏和亲癌性能的 HpD 注入人体（正常组织在 3 天内排净，除脾、肝、肾以外，恶性肿瘤部位则有潴留），此时应用波长为（630±10）nm 的红激光照射癌灶，HpD 被激活，光能迅即转化为高度反应的氧，能溶解细胞膜，使肿瘤水肿、坏死、脱落。常用于胃、肠癌合并梗阻。

3. 内镜高频电（high freguency electric） 早在 20 世纪 70 年代即采用电凝和电切方式于内镜，称为内镜电外科（endoscopic electrosurgery）。随着多种手术器械的开发涌现，现自成系列——内镜治疗系统（endo-therapy system）。高频电产生热能，作用于肿瘤，使之凝固、坏死、炭化以及气化，同时可使血管闭塞。应用特制的电凝头、切开刀、抓钳和圈套器以止血、切开、切割，摘除肿瘤。良性肿瘤尤其是带蒂腺瘤（或息肉），高频电套摘除常为首选的腔内治疗方式；对于恶性肿瘤，为防止本方法可能导致癌灶播散、转移，目前很少采用。至于电切开，常用于伴存的阻塞性黄疸，采取十二指肠镜乳头括约肌切开术。

氩气（argon gas）与高频电有相似的功能，用于止血、切割，较为快速、便利，而无炭化组织的缺点。

四、内镜的临床应用

各类内镜有其适应范围和局限性，亦可能出现一些并发症，因此需要掌握其诊断与治疗的适应证和禁忌证，以防发生意外。现将常用内镜介绍如下。

（一）胃镜

可替代食管镜，且具有部分十二指肠镜的功能。

1. 诊断适应证 有以下症状者：①上消化道出血（呕血、黑粪）；②上腹部肿块，直肠指检发现肿物；③消瘦，贫血；④腹胀；⑤锁骨区转移癌找原发灶；⑥食管、贲门、胃手术后；⑦腹痛伴有呕出蛔虫者；⑧黄疸（已除外病毒性肝炎）；⑨全身性疾病需了解胃肠道情况者；⑩有食管镜诊断适应证各项症状者。

X 线钡餐发现以下病变：①胃、十二指肠球部降段病变性质待定；②胃、十二指肠球部降段急、慢性炎症；③胃、十二指肠球部降段溃疡；④胃、十二指肠球部降段癌，可疑早期肿瘤以及其他良、恶性肿瘤；⑤胃溃疡与胃癌的鉴别；⑥幽门痉挛、梗阻；⑦胃、十二指肠球部降段畸形、憩室；⑧下消化道异物。

胃活检或细胞学检查发现以下情况：①有中、重度腺上皮异型增生；②胃黏膜出现明显肠上皮化生；③需进一步确定早期胃癌；④发现恶性细胞待鉴别；⑤找到癌细胞未明确受累范围者；⑥胃异位胰腺；⑦锁骨区淋巴结转移性腺癌，原发部位不明。

2. 治疗适应证 主要有：①胃、十二指肠球降段紧急止血；②胃、十二指肠球降段腔内异物；③胃、十二指肠球降段息肉摘除；④慢性胃溃疡、异型增生灶、肠化糜烂的治疗；⑤胆道蛔虫取出、驱虫；⑥解除幽门梗阻狭窄。

3. 检查禁忌证 主要有：①病情重危不能耐受；②重度食管静脉曲张极可能并发大出血，而不具备应急止血设施；③蜂窝织炎性胃炎；④有溃疡穿孔迹象者；⑤病毒性肝炎活动期；⑥有食管镜检查禁忌证。

4. 并发症 同食管镜，此外尚可发生胃穿孔、十二指肠穿孔、心搏骤停等。

（二）十二指肠镜

十二指肠镜为侧视型镜，可送达十二指肠空肠曲，能进行十二指肠全段检查，对胃检查尤其观察胃角显示清晰，但对食管不能满意显示，故不能对食管病变尤其是上中段食管病变作出诊断，因此检查适应部位为胃与十二指肠。

1. 经内镜逆行胰胆管成像（endoscopic retrograde

cholangiopancreatography，ERCP） ERCP 于 1968 年由 Mucunne 首创，20 世纪 70 年代以来成为诊断胰、胆肿瘤和其他疾病方法之一。ERCP 能显示胰管、胆管及其分支，对管腔内和周围病变均有诊断价值；如未受侵，病灶虽在胰、肝实质内，ERCP 可以呈阴性。目前 ERCP 可结合腹腔镜、超声内镜，对胰、胆、肝脏进一步检查与诊断。

（1）ERCP 的适应证：①肝、胆、胰的良、恶性肿瘤、炎症以及结石的鉴别；②原因不明黄疸（除外病毒性肝炎）；③腹痛向腰背发散；④可疑胆石症；⑤胆道手术后仍有症状者；⑥原因未明的消瘦；⑦慢性腹泻；⑧中上腹部肿块；⑨ Vater 壶腹癌；⑩胰腺囊肿；⑪慢性胰腺炎；⑫胃肠道钡餐检查发现胃、十二指肠外压或十二指肠窗扩大；⑬胃癌排除胰浸润；⑭转移性腺癌，可疑原发灶来自胰；⑮乳头旁十二指肠憩室；⑯体重减轻、糖尿病等。

（2）ERCP 的禁忌证：①急性胰腺炎、慢性胰腺炎急性发作；②急性胆管感染；③急性肝管感染；④急性病毒性肝炎；⑤胆管蛔虫伴有脓血分泌者；⑥碘造影剂过敏者；⑦不能耐受或不能配合内镜检查者；⑧食管、贲门、幽门梗阻，内镜无法进入十二指肠者。

（3）ERCP 的并发症：①胆管感染，急性胆管炎；②急性胰腺炎。

2. 经内镜乳头括约肌或括约肌切开（endoscopic sphincterectomy，EST） EST 为 1973—1974 年由德国和日本学者 Kawai、Classen、相马等报道并创用的两种切开方法，是在 ERCP 基础上发展成的内镜专项技术，为非外科方式的腔内手术，解决了大量病例的治疗，受各国临床重视。

（1）EST 的适应证：①梗阻性黄疸，尤其因 Vater 壶腹周围肿瘤引起者；②胆管结石，尤其是胆囊切除术后残余结石；③胆管下端狭窄、梗阻，特别是胆管、十二指肠壁段狭窄；④结石嵌顿胆管下端；⑤胆管感染，特别由于结石并发梗阻性化脓性炎症；⑥胆管蛔虫合并结石或胆管下端狭窄；⑦乳头旁胆总管十二指肠瘘；⑧不能胜任腹部手术的慢性胆管感染，梗阻性病变。

（2）EST 的禁忌证：①有 ERCP 禁忌证者；②结石位于肝管内合并胆总管下端狭窄，以及多部位结石伴有胆管下端狭窄段过长者。

3. 经内镜胆管引流 将胆管内引流管留置十二指肠内，称为胆管内引流（endoscopic retrograde biliary drainage，ERBD）；若将胆管内引流管外露端通过鼻腔移至体外，则称为胆管外引流（endoscopic nasobiliary drainage，ENBD）。ERBD 和 ENBD 是继 ERCP、EST 发展起来的腔内引流新型疗法，其简便、安全，对多种胆管疾病和解除癌性梗阻性黄疸有显著效果，值得临床应用与推广。

EN（R）BD 的适应证：①癌性梗阻性黄疸；②胆管感染，尤其因引流不畅者；③胆管梗阻如结石嵌顿、壶腹癌；④化脓性胆管炎，伴有中毒性休克的紧急抢救；⑤配合 EST 术前、术中及术后留置应用与监护、观察；⑥ERCP 补充检查。

十二指肠镜技术取得了长足的进步，其中，ERCP 的应用改变了胆胰疾病在诊断方面的落后面貌。ERCP 所得的胆管树可形象地提示结石、肿瘤、蛔虫、畸形，并标示出位置。特别是壶腹癌的中期诊断，是十二指肠镜检查的独到之处。ERCP 对外科医师制定手术计划十分必要，极大地推动了胆道外科的发展，成为胆道疾病诊断的重要手段。

（三）结肠镜

自 20 世纪 70 年代初中期引进纤维结肠镜，20 世纪 80 年代中期引进电子结肠镜用于临床后，我国在下消化道疾病和大肠肿瘤的诊断与治疗方面取得了卓著的成效，解决了众多疑难课题。

1. 诊断适应证 有以下情况者：①腹部包块，尤其是右下腹部包块；②慢性腹泻，大便规律改变；③进行性便秘；④便血；⑤消化道出血待查，而上消化道未发现出血灶；⑥贫血、消瘦；⑦转移性腺癌寻找原发灶；⑧CEA 升高，待查明病因与部位；⑨结肠、直肠肿瘤手术前检查以及手术后复查、随访；⑩经腹壁人工肛门检查结肠病变；⑪腹部术后，尤其是肠段切除术后预防肠粘连；⑫结肠梗阻。

钡灌肠或乙状结肠发现以下病变者：①结肠病变性质待定，尤其高位（深部）结肠病变；②结肠肿瘤部位和范围待定；③结肠黏膜病变，尤其是微小病灶；④结肠息肉，尤其是多发性息肉（或肠息肉病），以及可疑癌变；⑤结肠黏膜下病变；⑥结肠周围病变累及结肠；⑦结肠异物。

2. 治疗适应证 腔内用药：①消炎药；②止血药；③黏合剂；④收敛剂；⑤抗癌药；⑥免疫剂。

腔内手术：①肠道止血，采取高频电灼、电凝、微波等；②肠道肿瘤如良性肿瘤、广基息肉、腺瘤局限癌变、多发性息肉等，应用电套摘、切割、微波等；③肠黏膜血管异常，应用微波、激光；④静脉瘤或曲张静脉，应用微波、硬化剂等；⑤肠道良性狭窄、吻合口缩窄，进行扩张术；⑥肠套叠、肠梗阻、肠粘连整复、肠憩室内翻；⑦取异物、驱蛔虫、解除蛔虫扭结、肠内拆线；⑧晚期肠癌梗阻、狭窄、出血，应用微波、激光、冷冻等治疗。

3. 禁忌证 主要有：①腹腔大动脉瘤；②有腹膜炎或肠穿孔迹象者；③肛管、直肠或肛周急性感染性疾病；④活动性或缺血性结肠病变；⑤急性放射性结直肠炎；⑥晚期肿瘤伴盆腔转移或明显腹水者；⑦有脑、心血管严重病变者；⑧腹、盆腔广泛手术后有高度肠粘连者，宜谨慎操作，适可而止。

随着结肠镜更新发展和检查技术不断进步，禁忌证将逐步缩小，如 Miles 手术后（广泛切除），现可采用经肠造瘘口插镜；又如对腹部手术肠粘连，在技术熟练后可放宽适应证范围，而且尚可用于肠粘连整复。因此，上列禁忌证为相对的、暂时的，随着时间推移，设备和技术改进，适应证不断放宽、扩大，相应禁忌证将减少。

4. 并发症 主要有肠穿孔、撕裂伤、擦挫伤、腹部剧痛、腹胀、出血、休克、心搏骤停、气爆、袢圈综合征。

5. 大肠肿瘤的诊断与治疗

（1）早期大肠癌：随着大肠腺瘤的内镜高频电凝摘除和全瘤病理活组织检查的开展，使早期大肠癌的检出率不断提高（10%～20%），而且随着癌前病变的切除，降低了大肠癌的发生率，达到了二级防治的目的。放大内镜结合染色法（1% 青靛紫或 1% 亚甲蓝液喷洒），可观察到早期大肠癌黏膜腺管开口呈沟纹型和不规则型。超声内镜的应用可判断癌的浸润范围和深度，均有助于提高早期大肠癌的检出率和术前诊断率，对改善大肠癌的预后有重大意义。

早期大肠癌的内镜治疗积累了较丰富的经验，对Ip、Is型可按大肠息肉电凝摘除法摘除，IIa+IIc型则采用内镜下黏膜切除（EMR）法切除，亦可在内镜头部套上透明圆筒，将病变吸入筒内配合套切。若肿瘤被全部切除，切缘无癌浸润，组织病理学检查属高分化型腺癌，则可达根治的目的，无需追加手术切除，但应行大肠镜检随访。

（2）进展期大肠癌：大肠镜可观察肿瘤的形态、浸润范围，配合活组织检查，是最精确、可靠的诊断方法。对失去手术机会的癌性梗阻，可行内镜激光光凝、微波透热或水囊扩张解除梗阻，对狭窄严重者在扩张后植入金属支架，以维持大便通畅，改善生活质量。

6. 大肠脂肪瘤

（1）肠镜下：脂肪瘤呈淡黄色、质软的肿块，表面有正常黏膜覆盖，多能作出准确诊断。对较小的或有蒂脂肪瘤，可采用推顶圈套法将肿瘤完整摘除。对较大的脂肪瘤（5～10cm），为防止并发症发生，采用"脂肪瘤次全摘除术"，保留贴在肠壁上的部分脂肪瘤包膜，以减少对肠壁的损伤。

（2）其他：大肠黏液囊肿、淋巴管瘤均为灰白色透明囊性肿物，内镜诊断不难，亦可按上法进行内镜治疗。大肠类癌多为坚硬的黏膜下小结节，一般在0.5cm左右，可采用推顶圈套法摘除。结肠平滑肌瘤为实体瘤，质地较硬，一般不宜内镜治疗，引起肠梗阻时应行手术切除。小而扁平的黏膜下病变，亦可采用EMR法摘除。

（张国庆）

第9节　介入放射学总论

1895年X射线的发现及其在医学上的应用和发展，使影像诊断学与介入放射学结合并构成诊断和治疗兼备的现代医学影像学。其中，介入放射学以高科技为基础，以微创技术为鲜明特征，成为与内科、外科并列的第三大诊疗技术。

介入放射学（interventional radiology）由诊断和治疗两大部分内容组成。其基本概念是以影像诊断学为基础，在X线、CT、MR、B超等影像设备监视、导引下，应用特殊器材于靶病变部位获得病理学、细胞学、生理化学、细菌学和影像学资料；针对病变，采用特殊器材实施治疗。

根据临床学科所涉及范围，可划分为肿瘤、心脏及大血管、神经介入放射学；根据技术特点，可划分为血管性和非血管性介入放射学。其中，肿瘤介入放射学根据解剖学，可划分为头颈、胸部、腹部、骨骼、四肢及软组织介入放射学。

一、发展简史

1929年Forsman首先提出心血管造影诊断设想，并在自身进行了有关试验。1953年Seldinger创用经皮穿刺股动脉，导丝导引导管进行血管造影检查诊断，从此开辟了影像诊断学新途径，奠定了现代介入放射学基础。为此，1956年Forsmann和Seldinger同时被授予诺贝尔生理学或

医学奖。1964年Dotter和Judkin采用同轴导管技术治疗动脉粥样硬化外周血管狭窄获得成功。1967年Margulis使用了"介入诊断放射学（interventional diagnostic radiology）"一词。1976年Warllace较为系统地解释并提出了"介入放射学（interventional radiology）"的概念。20世纪70年代中期介入放射学在欧美开始应用于临床，我国始于20世纪80年代初，起步较晚，但发展迅速。目前，介入诊疗技术已广及全身各系统和多种疾病、病变，且日臻成熟，现为最活跃并具有广阔发展前景的新兴医学专业。

二、主要设备和器材

（一）数字减影血管造影机（digital subtraction angiography，DSA）

DSA是数字电子学、计算机技术和X线血管造影相结合的现代化影像设备。

1. 实时成像　具有实时采集和显示影像信息功能，使术者能够迅速了解病变部位、结构、性质，与毗邻解剖学关系；确认治疗器材定位；随访、判定或预测治疗效果。

2. 高清晰度图像和高对比分辨力　影像增强器和数字电子系统通过减影可以消除背景干扰、重叠，可以清晰分辨传统无法或难以显示的病变部位。

3. 图像后处理和数字化储存系统　通过检索、反转、放大、指示路径、测量和大容量、快速存取和传递技术，为指导治疗提供丰富信息。

（二）高压注射器

使造影剂在单位时间内，按照一定流速、流量注入血管内，以清晰显示病变血管及结构，这是通过高压注射器控制来完成的。目前，多采用电动式，基本设置有同步曝光、分级注射、超压和定量保护及报警装置。

（三）常规器材

1. 穿刺针（needle）和导引器（introducer）　前者用于动、静脉穿刺，成人采用18G。后者有两种功能，扩张动、静脉穿刺孔；便于交换不同类型导管，减少血管损伤。

2. 普通导管　根据靶血管解剖学基本形态和检查目的不同，有多种类型，腹部诊疗用导管：①猪尾形：常用于大血管造影检查，如心、胸、腹主动脉，下腔静脉；②COBRA导管：常用于肠系膜上、下动脉，腹腔动脉；③Yashiro导管及RH导管：常用于选择性肝动脉、脾动脉插管。导管的长度用厘米表示，常用80～125cm。导管直径用French（简称F）表示，1F=0.333mm。5F对血管损伤较小，为目前常用导管。质量优良的导管应具备硬度、弹性、柔韧性适中；便于控制方向；具有血液、组织相容性；跟踪性好（X线下清晰可见）；管壁光滑能满足造影流速、流量、压力技术参数要求。

3. 特殊导管

（1）微导管：有很多类型，前端为2.5F或2.7F，后端变径为3F，0.018in微导丝导引，通过5F导管进入血管远端，主要用于动脉超选择栓塞或药物治疗。

（2）球囊导管（balloon catheter）：扩张狭窄管腔或隧道；辅助内支架顺利置入，提高长期再通效果；暂时阻塞靶静

脉回流，有助于提高动脉灌注化疗的局部血药浓度。

4. 导丝（guide wire） Seldinger 技术之一，主要功能是导引和 / 或支撑导管顺利进入靶血管（管腔）。导丝直径用 inch（简称 in）表示，常用 0.032in、0.035in、0.038in、0.018in。长度有 1.2m、1.8m、2.6m。目前，使用有超滑、超硬导丝，可根据治疗需要选择。

（四）药物

1. 造影剂 又称对比剂（contrast media），是介入性诊疗常用药物之一。含碘的造影剂包括离子型（泛影葡胺等）和非离子型（Utravist，优维显；Omnipaqu，欧乃派克等）。与离子型造影剂比较，非离子型造影剂具有高密度、低黏稠度，无毒性，无生物活性，能快速从体内排泄等特点，是目前较为理想的选择，有替代离子型造影剂的趋势。气体对比剂二氧化碳仅适用于因碘过敏、甲状腺功能亢进、肾功能不全、心力衰竭、多发性骨髓瘤患者腹部、四肢血管造影。

2. 栓塞材料

（1）碘化油（lipiodol）：主要用于腹部实体性肿瘤，对富血管肿瘤具有特殊聚集作用，属长效，携带化疗药物可在肿瘤缓慢释放，起到局部化疗协同栓塞作用，超液态碘油是目前应用最为广泛的栓塞剂。近年研究表明，碘油加热至 100℃以上，可明显提高栓塞疗效。

（2）无水乙醇：注射后即刻使肿瘤组织或靶血管发生凝固性坏死，并难以使肿瘤血管侧支循环建立，属于永久性栓塞剂。主要用于肝癌、肾癌，某些动、静脉畸形，门静脉高压上消化道大出血的选择性栓塞治疗。因多数栓塞后疼痛反应强烈，需用镇痛剂。要求采用超选择插管技术；分次注射；密切监视造影随访，以防止或避免反流造成非靶肿瘤、非靶血管误栓而致坏死。

（3）鱼肝油酸钠：作用类似于无水乙醇，一般用量不超过 15ml，与吸收性明胶海绵合用可减少其用量。操作注意事项同无水乙醇。

（4）吸收性明胶海绵（gelfoam）：临床外科常用于止血，一般在 7～21 天被吸收，属于短效栓塞材料。高压灭菌后剪成碎片或制成粉末可被延迟吸收，与碘化油合用可增强栓塞效果，制备成条状可以用于小动脉紧急止血。

（5）不锈钢圈（stainless steel coils）：盘状卷曲并附着丝状物，适宜于血管或动静脉瘘栓塞治疗。

3. 化疗药物 详见各论。

4. 止血药物 详见各论。

5. 溶栓药物 详见各论。

（五）管腔内支架（endoluminal stent，ES）

用于治疗管腔狭窄或闭塞性疾病。按金属内支架的作用机制分类如下。

1. 自扩式（self-expanding）ES 因具有弹性，释放后即刻或逐渐在管腔内自行膨胀、扩张。"Z"形 ES，是医用不锈钢丝加工，呈"Z"形并分节连接，支撑力强，柔韧性差，适用于上腔静脉、下腔静脉、气管、食管；网状 ES（wallstent），用医用不锈钢丝、镍钛合金丝编织，支撑力和柔顺性较好，适用于动脉、静脉、胆道。

2. 球囊扩张式（baloon-expandable）ES 由金属钽丝编织，无弹性，但具有可塑性，当球囊扩张一定直径时释放，收缩球囊即被固定在血管壁上，适用于动脉。

3. 温控式（temperature-control）ES 由镍钛合金（nitinol）单丝编织。经高温、超低温处理，到靶管腔内的温度条件下逐渐恢复原形，支撑力强，柔顺性好，适用于胆道、气管。

4. 敷膜 ES 在 Wallstent ES、"Z"形 ES 表面敷上聚合物呈膜状，紧密粘连在 ES 并具有支撑、隔离作用，亦称为腔内聚合物衬垫（endoluminal polymeric liner），主要起隔离、闭塞异常通道的作用，多用于胸、腹主动脉动脉瘤，消化道瘘管，隔离狭窄管腔的肿瘤组织。

三、腹部介入诊疗基本技术

1. 血管造影 详见各论。

2. 经皮球囊扩张成形术 采用球囊导管，通过球囊膨胀作用对管腔狭窄处病变组织挤压、扩张，使狭窄管腔再通或重建，恢复或建立基本功能。该技术主要包括经皮腔内血管成形术（percutaneous transluminal angioplasty，PTA）、胆管狭窄成形术、肝静脉与门静脉肝组织间建立分流通道成形术（经颈静脉肝内门腔内支架分流术，transjugular intrahepatic portosystemic stent-shunt，TIPSS）。

3. 经导管血管栓塞术（transcatheter embolization） 经导管向靶血管注射栓塞剂或栓塞材料，进行中枢性或周围性栓塞，以达到最大限度地减少或完全阻断血供的治疗目的，相当于外科血管结扎或脏器切除。该技术包括富血管肿瘤栓塞术，经皮穿肝食管胃底静脉曲张栓塞术（门静脉高压上消化道大出血紧急止血），动静脉瘘、动脉瘤栓塞术（治疗血管畸形），脾动脉周围性栓塞术（治疗脾功能亢进）。

4. 经导管动脉内药物灌注术（transcatheter arterial infusion，TAI） TAI 是在导管引入靶血管后，通过导管向病变区域灌注药物从而达到局部治疗的一种方法。该技术包括选择性动脉化疗、选择性静脉溶栓治疗、选择性动脉紧急止血治疗。

5. 经皮血管内药盒导管植入术（percutaneous port-catheter system，PCS） 实际上是一种特殊 TAI 技术。经皮穿刺导管近端留置于靶动脉，导管远端接药盒并埋置于皮下，从而建立长期、间断、方便的给药通道。根据临床治疗需要，可将导管植入动脉、静脉、门静脉。导管连接药盒端可埋置于腹壁下、锁骨下窝、腹股沟区域。

6. 内支架植入术 应用特殊支架传输系统，将支架植入病变管腔，通过金属内支架的物理作用，使狭窄或闭塞管腔再通、重建、隔离异常管腔（敷膜支架）。

（1）经颈静脉肝内门腔内支架分流术（transjugular intrahepatic portosystemic stent-shunt，TIPSS）：经皮穿刺颈静脉，在肝静脉与门静脉肝组织之间进行球囊成形，支架植入，建立分流通道，使肝静脉得到可控制性分流，达到降低门静脉高压的治疗目的。适用于门静脉高压治疗，包括上消化道大出血、顽固性腹水、脾功能亢进、肝性胃肠病，也是布-加综合征（Budd-Chiari syndrome）治疗的技术方法之一。

（2）下腔静脉滤器植入术：下腔静脉滤器亦称下腔静

脉滤过器（inferior vena cava filter，IVC filter）。经皮股静脉穿刺，引入滤器传输导管系统，植入下腔静脉，可有效防止下肢、盆部深部静脉血栓脱落导致的致命性肺栓塞。

（3）胆道内支架植入术：在胆道引流技术基础上，植入金属内支架或内涵管使狭窄胆道再通并建立长期内引流，用于治疗梗阻性黄疸。

（4）静脉内支架植入术：本文主要指肝静脉、下腔静脉，主要穿刺途径有经颈静脉、经股静脉、经皮穿肝静脉，将支架传输系统引入靶血管病变部位，释放支架，使狭窄、闭塞静脉再通。主要治疗原发或肿瘤继发布 - 加综合征、下腔静脉综合征。

（5）动脉内支架植入术：用于治疗多发性大动脉炎，动脉粥样硬化，动脉血栓或栓塞，血管内膜损伤，手术后、放疗后所引起动脉狭窄或闭塞。对腹主动脉瘤，采用敷膜支架以隔离瘤腔。

7. 经皮穿刺胃造瘘术（percutaneous gastrostomy，PG） 在 X 线导引下，经皮穿刺胃腔，将营养管置于十二指肠或空肠内，固定胃壁和腹壁，同外科手术，建立肠内营养通道。

8. 经皮穿刺活检和治疗 在 X 线、CT、超声引导下，采用特制穿刺针，以取得细胞学、组织学材料的活检技术；同时，也可用于直接穿刺肝、肾肿瘤注射药物，进行局部辅助性治疗。

9. 经皮内外引流术

（1）经皮肝穿胆道引流术（percutaneous transhepatic cholangio-drainage，PTCD）：经右腋中线和 / 或剑突下穿刺右或左肝管，置入引流管进行内和 / 或外引流，治疗良、恶性梗阻性黄疸。为内支架植入或实施外科手术创造有利条件。

（2）囊肿、脓肿引流术（abscess and cyst drainage）：在 X 线、CT、超声引导下穿刺靶病变部位，采用引流管引流并经导管注射治疗药物。适用于肝、脾脓肿，胰腺假性囊肿，巨大肝、肾囊肿治疗。

10. 经皮腹水 - 静脉转流术（percutaneous peritoneovenous shunt，PVS） PVS 是将导管的两端分别置入腹腔和中心静脉内（锁骨下静脉），依靠腹腔与中心静脉压力差，使腹水转流至体循环的治疗技术。主要适用于恶性腹水姑息治疗、良性顽固性腹水短期治疗。

11. 经皮椎体成形术（percutaneous vertebroplasty，PVP） 采用适宜于颈、胸、腰椎体的穿刺针，在 X 线导引下，穿刺椎体病变部位，注射一定剂量骨水泥（主要成分是聚甲基丙烯酸树脂），使病变部位固化，达到恢复椎体支撑功能、减轻疼痛、控制病变进展的治疗目的。主要适合于椎体溶骨型骨转移瘤、骨髓瘤、骨质疏松引起的压缩性骨折。

四、在腹部肿瘤综合治疗中的作用和地位

在我国，肿瘤发病率排序前六位中，腹部就占 3 个（胃癌、肝癌、大肠癌），且有逐年上升趋势。受诸多因素影响，大多数患者就诊时已失去根治性手术机会。腹部解剖范围大，结构多，关系复杂，无论原发、复发、转移性肿瘤均易引起相关合并症，不同程度地破坏器官功能，影响患者生活质量，甚至危及生命。因此，腹部中晚期肿瘤综合治疗任务艰

巨。近年来，外科治疗、化疗、放疗、免疫生物治疗技术上得到了发展与进步，但相当一部分肿瘤治疗效果仍不尽人意。

介入放射学是医疗与医学工程技术紧密结合、相互依存而发展起来的，尤其治疗技术日臻成熟，其主要特点是：微创；操作简便，具有可重复性；围手术期短，康复快；手术合并症少，迄今在腹部肿瘤综合治疗中发挥着积极而重要的作用。

1. 血管、管腔造影和穿刺活检诊断

2. 治愈性治疗 对小肝癌，经超选择性亚肝段栓塞、化疗（内科肝段切除，medical hepatolobectomy），可以获得与外科相同的疗效，达到长期生存的临床治愈目标。现已成为新的、可供选择治疗技术方法。

3. 姑息性治疗 对中晚期肝癌选择性栓塞、化疗，根据我国近年多中心研究资料，1、3 年生存率分别为 44%～68%、12%～30%，相当于外科减积手术（debulking surgery），部分病例达到带瘤长期生存的治疗目的。对中晚期胃癌、胰腺癌、大肠癌，与全身化疗比较，选择某些化疗药物，采用经动脉选择性灌注性化疗方法，通过提高局部血药浓度、延长药物与肿瘤作用时间，明显提高了生存率，且大多数患者减症效果确切，是目前公认的首选治疗方法。

4. 合并症治疗 对于腹部肿瘤侵犯或压迫导致肝静脉、下腔静脉阻塞，胆道、肠道梗阻，深部静脉血栓等引起的相应临床综合征，介入放射方法和作用独特，可以达到减症并恢复功能的治疗目的，甚至有"立竿见影"的效果而明显提高患者生活质量。现成为可以取代外科或可供选择的治疗方法。

5. 急症处理 对于肿瘤或肿瘤合并其他疾病（如门静脉高压）的大出血，肿瘤继发感染导致脓肿，可分别采用选择性出血动脉栓塞或注入止血药物紧急止血、穿刺引流技术方法，疗效确切。

6. 多学科联合诊疗 目前，采取单病种（肿瘤）的多学科（治疗技术）联合诊疗模式，是当今治疗热点之一。例如，肝癌、胃癌、胰腺癌、肾癌、大肠癌术前采用超选择栓塞和 / 或化疗，术后选择性化疗和 / 或生物治疗是提高无瘤生存期有效方法之一。由此，介入诊疗是腹部肿瘤综合治疗重要组成部分。

五、发展方向与展望

诸多高科技和现代医学的汇合、交叉、渗透，将赋予介入诊疗技术更新的内容。随着生命科学和信息技术进展，将进一步推动介入诊疗的影像设备向实时、立体（三维成像）、低 / 无辐射方向发展，例如 CT 和 DSA 成为一体化，低辐射计量透视采集，智能化设计扫描参数，三维空间、高组织分辨力更清晰显示病变结构及与周围解剖学的关系。MRI、新的磁共振接收线圈可以放在导管前端，将导管引导至靶血管（病变）就可以清楚显示血管内、外的结构。为术者指导治疗、判定预后提供较为准确、丰富的信息和便捷、精确的操作手段。由此，普及应用 CT、MRI 进行介入性诊疗工作，替代 DSA 将成为可能。介入治疗与基因工程、肿瘤基因治疗技术相结合，与其他微创技术、外科手术相结合，建立单病种（肿瘤）最佳微创治疗模式，是未来发展方向。

随着社会经济和生活水平的提高，人们对健康和医疗服务体系（health care system）的认识及观念的转变，将促使人们选择安全、有效而微（无）创性诊疗技术，这种社会需求是社会发展进步的必然。展望未来，肿瘤介入放射学将不断发展、创新而造福于人类。

（郭 志）

第10节 腹部肿瘤外科治疗

就本书所涉及的腹部肿瘤而言，手术治疗仍然是最重要的，也是唯一可能治愈腹部肿瘤的方法。近年来，随着临床研究和基础研究的不断深入，对恶性肿瘤生物学行为及其生长与转移规律有了更深刻的认识，肿瘤外科治疗正在进入一个日臻成熟的新阶段。外科所扮演的角色包括肿瘤治疗的所有领域，如预防、诊断、分期、根治和姑息治疗等。

当代恶性肿瘤的手术治疗，在不断提高手术安全性的前提下，一方面强调手术的根治性，另一方面又特别关注手术的生理干扰，关注患者术后的生活质量。由此出现两大趋势，一方面在传统根治术基础上，出现了各种扩大手术，另一方面缩小手术、保留功能手术也得到蓬勃发展。对一种肿瘤，不再只有一种标准根治术，而是根据肿瘤的不同生物学特性、肿瘤不同发展阶段以及患者的机体状态，采取不同的手术方法。根据循证医学的原则，对早期癌、进展期癌、晚期癌，分别采取标准根治术、扩大根治术、缩小手术、姑息手术等，使肿瘤的手术治疗方案更加个体化、理性化。

一、胃 癌

手术治疗仍是胃癌的首选治疗方法，随着诊断技术的进步，早期胃癌（early gastric cancer，EGC）发现逐渐增多，对 EGC 有逐步由所谓根治性手术向限制性手术过渡的趋势，特别是无淋巴结转移的黏膜癌的精确诊断为现代微创手术提供了先决条件。近年广泛开展的内镜下黏膜切除术（EMR）代表着胃癌治疗的重要进展。与激光、微波等相比，其优点是可以获得完整的标本用于组织学检查。主要适用于无淋巴结转移可能性的 2cm 以下、分化型的肉眼黏膜层癌，凹陷型应无溃疡或溃疡性瘢痕。如果病理病变浸润达黏膜下层而无血管浸润时，可以追加胃切除术或随访。如果伴血管浸润时，应采取根治性胃切除术。

当黏膜层癌灶因大小或位置不适于 EMR 时，可以采用腹腔镜胃内黏膜癌灶切除术或胃楔形切除术。术中对癌旁淋巴结行冷冻检查，切除线距肿瘤边缘 1cm 以上。如果切缘阳性、肿瘤浸润至黏膜下层或静脉淋巴系统，应采取根治性胃切除术。

对于进展期胃癌要求达到 R_0 手术，即治愈性切除。为达到上述目的，对肿瘤床的处理强调"三维"切除。对淋巴引流区的处理，强调切除的淋巴结比率（切除淋巴结中 20% 以下有肿瘤转移）对改善预后的重要性。其先决条件是切除的淋巴结数目必须超过常规检查所能发现的明显转移的淋巴结数目。由于腔内超声、外科腹腔镜和 Maruyama 计算程序的引入，对胃癌已能获得准确的术前分期，这为

确定个体化治疗方案提供了可能性。根据肿瘤生长类型，远段 1/3 胃癌可以采取次全（肠型）或全胃（弥漫型）切除术。淋巴结切除应扩大到包括 12（肝十二指肠韧带）、13（十二指肠后）及 16（主动脉右侧）站淋巴结。中段 1/3 胃癌一般需要采取全胃切除术和 D_2 淋巴结清扫。D_2 切除包括 1～6（Ⅰ组）和 7～11（Ⅱ组）站淋巴结。近段 1/3 胃癌通常需要广泛的胃切除术，包括远端食管。D_2 淋巴结切除术是最基本的术式。另外，为了更好地清扫 10、11 站淋巴结，提倡采取保留胰腺的脾切除术。必要时还需要清扫主动脉旁（16 站）淋巴结。治疗性扩大手术的原则是能达到绝对的 R_0 切除，包括向左侧扩大的左半胰腺切除、左半结肠曲切除、左肾上腺切除以及向右扩大的 Whipple 手术等。

全胃切除术后消化道重建方式是近年来研究的一个焦点问题。天津市肿瘤医院经过近 20 年的基础及临床研究证实，连续性间置空肠代胃术是目前为止比较理想的重建方式。近年来的实验室研究表明，食物经过十二指肠可以明显改善葡萄糖、铁及钙的吸收。随着线性切割吻合器的应用，笔者也开展了连续性间置空肠加袋状结构重建。该术式患者可以获得最好的生活质量。

新辅助化疗的目的是减少切除术前肿瘤的负荷，改善可以切除但分期较晚的肿瘤患者的预后。术前应用 Etoposidr、Doxorubinin、CDDP，显示 44% 的进展期胃癌患者可降低肿瘤的分期，并延长生存期。

腹腔内化疗也是近年来另一个热点话题。腹腔内化疗提供了一个比静脉治疗更有效地达到腹膜转移灶和腹腔淋巴结的辅助治疗方法。利用活性炭的物理吸附作用吸附超大剂量的抗癌药物，将吸附有抗癌药物的活性炭置于腹腔，可以最终到达胃周围及腹膜后淋巴结内，发挥淋巴化疗的特殊作用。天津市肿瘤医院近年来开展了这方面的动物实验和临床研究。动物实验表明，腹腔内化疗可以提高胃癌裸鼠模型腹腔种植瘤的控制率，经活性炭吸附后，腹腔化疗可以达到最佳疗效。初步的临床试验结果显示，与对照组比较，经活性炭吸附后腹腔化疗组患者的 2、3 年无瘤生存率分别提高了 42% 和 53%（$P<0.05$）。

二、大 肠 癌

到目前为止，外科手术仍然是治疗大肠癌最有效的手段。随着基础研究的深入，特别是直肠癌淋巴结转移规律、盆腔解剖的研究以及直肠系膜概念的提出，使大肠癌，尤其是直肠癌手术治疗方法的研究成为近 20 年来肿瘤外科最活跃的领域之一。保肛术的开展逐步取代了 Miles 手术，显著提高了患者的生活质量；全直肠系膜切除术（total mesorectal excision，TME）逐渐取代了传统的直肠切除术，现已证实该术式可以显著降低局部复发率。保留自主神经的侧方清扫术，可以明显降低术后排尿功能和性功能障碍的发生率，使患者的生活质量得到进一步改善。

对较早期的大肠癌病变如局限于黏膜或黏膜下层，隆起型或浅表溃疡型，肿瘤直径≤3cm，肿瘤距肛缘≤7cm，癌细胞分化良好者，可以选择根治性局部切除术；肿瘤>7cm时，可以选择经内镜肿瘤局部切除术、肠段切除术或经腹

腔镜肿瘤切除术等。如果术式选择得当，上述病变术后 5 年生存率应达到 90% 以上。

对于进展期肿瘤、分化差、黏液腺癌或伴有淋巴结转移的病例，则应该选择根治性直肠癌切除术。由于既往的盲目扩大根治术常造成患者排尿及性功能障碍，影响生活质量，早在 20 世纪 70 年代日本学者即着手研究盆腔自主神经解剖，1989 年日本大肠肛门学会正式肯定了保留盆腔自主神经的腹盆腔淋巴切除术（abdominopelvic lymphadenectomy with autonomic nerve preservation，APLANP）。完全保留自主神经加直肠系膜切除术后，几乎 100% 的患者能自主排尿，90% 的患者有性功能，5 年生存率为 90%。盆腔自主神经丛与直肠壁贴近，如果肿瘤较大、肠壁受浸润，则难以保留该神经丛。王正康提出保留盆腔自主神经的直肠癌根治术的适应证：①拟保留自主神经一侧者，肿瘤应未侵及盆腔深筋膜，未见明显直肠旁淋巴结转移；如仅保留一侧的腰交感神经、腹下神经丛，可切除浸润侧的盆腔神经丛。②保留一侧或两侧盆腔内脏神经，即高选择性保留排尿与勃起功能，则切除骨盆神经丛，而保留骶 2、骶 4 内脏神经。③保留双侧或单侧骶 4 内脏神经，能改善排尿功能。另外，当侧方淋巴结受累时，保留自主神经可能会影响术后复发和生存率。因此，选择这一手术要严格掌握手术适应证，才能达到预期目的。

由于对直肠癌淋巴结转移规律的深入研究，近 10 余年来对保留"有功能"的肛门逐渐形成共识，即强调保留肛门的正常排便功能。肿瘤部位、大小、形态、肿瘤分化程度及病理类型是决定术式的重要参考因素。对于分化良好、病变较早的癌瘤或腺瘤癌变，远端肠管可切除 2～3cm；对生物学行为较差、恶性程度高、分化差的癌瘤，其远端肠管至少切除 3cm 以上。切除肿瘤后，肛提肌、肛管括约肌和肛管应保持完整无损。采用双吻合器吻合法，可以使盆腔深部位吻合比较容易进行。采用三吻合器吻合法，用线性切割吻合建立结肠储袋，可以改善粪便储存功能，减少排便次数，提高排便控制能力，最终改善患者生活质量。

传统的直肠癌根治术疗效不满意，手术后复发及转移率较高。针对这一问题，1982 年 Heald 等首先提出了 TME 这一全新的概念。该术式可以使直肠癌术后局部复发率从 12%～20% 降至 3%。经过近 20 年的临床实践，TME 已成为中低位直肠癌手术公认的"金标准"，正被越来越多的人接受。国内于 1993 年由郁宝铭等首先开展该术式，近期朱建华等报道 TME 组 2 年局部复发率为 4.6%，明显低于传统手术组的 20.6%。

直肠癌辅助放疗的临床应用已经讨论了 30 年以上。根据循证医学的原则，近 10 年来欧美开展了大宗临床试验。1990 年，美国国家健康研究所（NIH）专家委员会根据"胃肠肿瘤研究组"（GITSG）和"梅奥医学中心 / 北方肿瘤治疗中心研究组"（Mayo/NCCTG）的随机临床研究结果讨论决定：直肠癌病变侵犯周围脂肪（T_3）和 / 或转移至直肠系膜或盆腔淋巴结（$N_{1～3}$）（Ⅱ、Ⅲ期）时，应该采取标准术后（辅助）治疗。1994 年，基于欧洲多组临床试验结果，德国和法国肿瘤协会相继将手术前辅助放、化疗推荐为进展期直肠癌的"标准"治疗方案。基于近年来的临床研究结果，事隔 8 年（1998）NIH 对原发性直肠癌的治疗方案作了进一步的调整：对于 T_3/T_4NxM_0 病例，建议采取术前放疗 + 化疗。经验表明，术前放疗的总量掌握在 45～50Gy，化疗方案以 5-FU 为主，于放疗期间同步进行，放化疗结束后 4～6 周开始手术治疗。但是上述方案对患者的远期疗效如何，尚待大宗随机化临床研究才能作出结论。

大肠癌术后复发率达 12.7%～31.0%，肝转移率达 50%，且复发和转移的 90% 发生于术后 2 年内。因此，围手术期防治措施甚为重要。目前为止有多种技术应用于临床，如术中腹腔内温热化疗、活性炭吸附抗癌药物腹腔内化疗、术后早期腹腔内灌注化疗、门静脉置管（泵）灌注化疗预防（治疗）肝转移等。有证据表明，上述措施可以显著提高患者的远期生存率。

三、肝　癌

手术治疗是肝癌患者获得长期生存的最重要手段，手术切除的疗效仍居各种治疗之冠。随着局部治疗和综合治疗的进步，手术治疗的作用将得到进一步提高，部分不能切除的肿瘤通过局部与综合治疗，肿瘤缩小后可能获得二期切除的机会。得益于现代科学技术的发展和对肝脏解剖的深入了解，手术的主要术式由规则性切除回到局部切除。小肝癌切除取得了稳定的远期疗效，大肝癌切除的疗效进一步提高。各种局部治疗方法的发展使肝癌手术治疗的适应证得到不断修正。复发肿瘤再切除的效果得到进一步肯定。由于以超声刀（CUSA）为代表的肝脏手术器械的临床应用，全肝血流隔离技术，配合外科钝性分离技术（钝器、手术刀柄、手指等），使肝切除术更安全、失血更少。大量临床实践证明，肝门阻断时间在 15～20 分钟内是安全的，多次 20 分钟阻断，每间隔 5～10 分钟开放血流是有效的。对于无肝硬化的患者，一次持续阻断时间可以达到 90 分钟。但是，若估计阻断时间达 120 分钟时，则建议使用 UW（University of Wisconsin）肝保存液低温灌注。肝硬化时，长时间肝血管隔离及肝冷却灌注，均能加重肝细胞损害导致不良后果。一般认为，一次阻断时间不宜超过 15 分钟。日本学者最先倡导半肝阻断用于肝硬化患者，近年来在国内亦得到广泛应用。

尽管手术切除的效果令人鼓舞，但是临床上不能切除者仍占大多数。因此，所谓"姑息性外科治疗"在临床上发挥重要的作用。具体方法包括肝动脉结扎（hepatic artery ligation，HAL）、肝动脉插管药物灌注（hepatic artery cannulation with drug infusion，HAI）、门静脉插管药物灌注（portal vein cannulation with drug infusion，PVI）及其合并应用，后两者可以通过埋置于皮下的给药装置（drug delivery system，DDS）进行。其他经手术的局部姑息治疗措施还包括液氮冷冻、微波、瘤内无水酒精注射等。

四、胆 道 癌

胆道癌又分为胆囊癌和胆管癌，后者又分为肝内、肝门部和肝外胆管癌。

虽然能使胆囊癌获得长期生存的唯一希望是根治性手术切除，但是临床上能实施根治切除的胆囊癌患者数量甚少。属于 Nevin Ⅰ、Ⅱ期胆囊癌或腺瘤性息肉局部恶变者，可行单纯胆囊切除术，但最好连同胆囊床的肝包膜整块切除。T_2 患者中约有 46% 已发生淋巴结转移，再次手术探查时发现约 50% 病例有癌残留或原手术时癌种植，因此单纯胆囊切除尚不能达到根治要求，需要再次手术。Nevin Ⅲ期以上的胆囊癌，经手术中检查尚能达到治愈性切除者，应该争取进行根治或扩大根治切除。例如 T_4 病例，以往认为此类患者预后恶劣，不宜手术，但是对于无淋巴结转移者，却在治愈切除后获得较好效果。曾经腹腔镜胆囊切除而再次手术者，应同时切除所有腹壁套管针通道口，防止瘤细胞种植。有人主张对晚期胆囊癌行多脏器联合扩大切除，据称能获得较高的生存率，但是其并发症和手术死亡率较高，尤其对于伴梗阻性黄疸的患者要慎重行事。

肝内胆管癌的外科治疗原则是联合肝切除、肝外胆管切除及淋巴结清扫。

肝门部胆管癌的外科治疗经历了近半个世纪的历程，近年来外科手术切除有扩大的趋势。1985 年以前，手术切除率较低；20 世纪 80 年代至 20 世纪 90 年代初期，开始实施联合肝叶切除的根治性切除和扩大根治切除，以提高手术切除率，降低死亡率；近 10 年来，临床研究侧重于对手术方法和结果的评估、注意肿瘤恶性行为。有作者强调，同时行区域淋巴结清扫，门静脉受累时，可以行部分切除和修复，但是门静脉切除并不能提高手术的疗效。目前为止，肝门部胆管癌手术切除死亡率已降至 5% 以下。Boerma 复习 1990 年以前经手术切除治疗肝门部胆管癌 581 例，手术死亡率为 13%，平均生存时间为 21 个月，1、3、5 年生存率分别为 67%、22% 和 11%。

五、胰 腺 癌

外科手术仍然是目前唯一可以治愈的手段。根据患者的具体情况，一方面，对局限性病变采取局部切除或保留幽门的胰十二指肠切除术（pylorus preserving pancreaticoduodenectomy，PPPD）；另一方面，对于局部进展期胰腺癌采取全胰切除术、胰十二指肠切除术加扩大淋巴结清扫。

如果肿瘤较小，至少距幽门 5cm，除十二指肠周围以外无淋巴结转移，可以实施 PPPD。PPPD 的优点包括可以缩短手术时间、减少输血量、明显降低术后肠胃反流的发生率以及改善了患者的营养状态。PPPD 最显著的不利因素是术后胃排空障碍，作者经治的病例中即发生过 1 例较典型的胃动力障碍病例，经过保守治疗于手术后 6 周才恢复胃动力。Grace 等通过文献回顾，发现 PPPD 术后胃排空障碍的发生率为 5%。预防胃排空障碍发生的关键是切除十二指肠时至少距幽门 2cm，同时特别注意保护胃右动脉和分布到幽门和胃窦的迷走神经分支。

局部晚期病变不能手术切除最常见的原因是，虽然没有胰腺外转移，但肿瘤与门静脉粘连紧，不易分开，而放弃根治切除。此种情况估计有一半属于炎性粘连，在手术时

很难鉴别。临床资料显示，切除一段门静脉不但可以提高胰头癌的手术切除率，同时手术死亡率、患者术后生存率与经典胰十二指肠切除术均无差异，说明切除局部门静脉是可行的。但是，值得注意的是，如果门静脉（肠系膜上静脉）被肿瘤浸润的范围超过 1.2cm，或超过静脉的半径，联合切除并不能改善患者的生存。

胰腺病变范围较广泛或为多发性病变、不能保证胰腺 - 空肠吻合的安全、胰腺冷冻切片组织学检查发现手术切缘有肿瘤细胞浸润、患者是需要胰岛素的糖尿病患者等情况，被认为是进行全胰切除的适应证。全胰切除可以避免胰腺 - 空肠吻合，从而避免术后致命性并发症——胰瘘的发生。整块切除胰腺周围所有结缔组织和淋巴结，使主要血管骨骼化，可以明显提高患者的生存率。有经验的专家全胰切除术的手术死亡率仅为 1%～2%。与标准 Whipple 切除术相比较，全胰切除术总的并发症发生率仅为前者的 1/2。文献表明，早期胰腺癌全胰切除术后患者 5 年生存率为 37%～47%。但是，由于缺乏胰高血糖素的负调节，全胰切除术后患者对胰岛素非常敏感。

区域胰腺切除治疗胰腺癌，是肿瘤扩大根治术的典型范例。经侧腹膜途径的扩大胰腺根治术，主要包括腹腔动脉和肠系膜上动脉干神经丛切除，以及从胰腺周围和上自肾上腺、下到髂动脉分叉部广泛后腹膜淋巴结清扫。该术式由于创伤较大，手术死亡率（12%）及并发症均较高，仅限于有经验的医疗中心进行。Mukaiya 等最近总结了日本 77 所医院收集的 483 例胰头癌扩大切除病例，经分析发现，广泛的淋巴结清扫并未对延长生存期发挥显著成效。

（梁 寒 郝希山）

第 11 节 腹部肿瘤放射治疗

肿瘤的放射治疗（简称放疗）经历了百余年的发展，已形成一门集一般临床医学、临床肿瘤学、影像诊断学、放射治疗学及有关高科技于一身的独立的临床学科——放射肿瘤学。据统计，70% 以上的肿瘤患者在病情的不同阶段需要接受放射治疗（这包括单独放疗或放疗与手术、化疗的综合治疗），以期治愈肿瘤或不同程度地控制局部肿瘤、缓解症状、改善生活质量。文献报道，早期鼻咽、宫颈、喉、直肠等部位的肿瘤患者放疗后 5 年生存率为 80%～95%；各期的鼻咽癌、宫颈癌、霍奇金淋巴瘤和前列腺癌患者放疗 5 年生存率可达 40%～50%；经放疗与手术、化疗等综合治疗后，约 40% 的癌症患者可达到临床治愈。例如 Dukes C 期直肠癌患者，经术后放疗 2 年复发率下降 30%，4 年生存率提高 14%；霍奇金淋巴瘤患者，放疗加化疗的 5 年无瘤生存率由单纯放疗的 56% 上升为 85%。姑息减症治疗中，放疗也发挥极重要的作用。例如，放疗对局部骨转移的疼痛缓解率高达 80%～90%；直肠癌患者照射 45Gy，止血率为 100%，镇痛率为 80%；肝转移患者局部照射 20Gy，因肝被膜扩张所致肝区疼痛和上腹不适会在一定程度上缓解；晚期肺癌做减症性放疗的有效率平均在 70% 以上。由此可见，放射治疗在肿瘤的治疗当中起着不容忽视的作用。但

是，由于胃肠组织的放射耐受量低于胃肠癌的根治放射量，即治疗比<1，故很难单独应用放射治疗达到根治目的。近30年来，随着肿瘤综合治疗理论的不断深入以及术中照射、立体定向放射治疗、调强放疗等新技术的不断完善，放疗的适用范围逐步扩大，放射治疗的疗效逐步提高，这在腹部肿瘤放疗中尤为突出。鉴于本节篇幅有限，在此仅就腹部放射肿瘤学的基础知识做一简介。

一、放射肿瘤学总论

（一）肿瘤放射治疗的概念

放射治疗是利用放射性核素所产生的 α、β、γ 射线及 X 射线治疗机和各类加速器所产生的不同能量的 X 射线、电子束、中子束、质子束、负 π 介子束及其他重粒子束等治疗恶性肿瘤的一门科学。

（二）放射治疗的目的

1. 根治性放疗　根治性放疗作为根治方法，在一些肿瘤中获得较为满意的疗效，例如鼻咽癌患者，由于其对放射线中度敏感，周围正常组织可耐受较高剂量的照射，加上大部分患者就诊时已有颈部淋巴结的转移，放疗已成为首选治疗方法。各期鼻咽癌患者放疗的 5 年生存率为 50% 左右，Ⅰ期可达 95%。单纯放疗不仅可治愈早期声带癌，且可保留发声功能。放疗多可治愈颜面部皮肤癌，美容效果比手术切除为佳。根治放疗后一旦肿瘤复发，外科治疗尚能补救，挽救性手术有时与首次手术疗效相一致。因此，严格挑选病种与早期病例，采用正确的放疗技术与剂量，放射治疗的根治效果完全可与外科治疗相比，而且具有手术不可比及的优点。

2. 姑息放疗　由于大多数癌症患者的病变在确诊时已是晚期，一般已无治愈的可能，可设法缓解症状、减轻痛苦，改善生活质量以及延长生存期，放疗在这方面可发挥极重要的作用。通常在较短时间内采取较低的总剂量，以达到姑息减症的目的。

（1）高姑息放疗：目的是要不同程度地控制局部肿瘤，延长生命甚至长期生存。尤其对原发灶已控制、转移灶为单发、病情稳定的患者，照射野要充分，采用每次 2Gy 常规分割达根治剂量。有条件的单位可采用立体定向放疗或调强放疗，以提高局部照射剂量而避免正常组织器官的放射损伤，此举有可能提高局部肿瘤的控制率。一些单发转移灶患者经放疗后可有 3～5 年甚至更长的生存期。

（2）低姑息放疗：用于肿瘤扩散、转移、一般情况较差的晚期患者。低姑息放疗的目的是减轻癌性疼痛、梗阻、出血等症状。对这些患者的治疗以不增加其痛苦为原则。为了减少对骨转移患者往返搬运的不便，可采用低分割（1～3 次 / 周）、大剂量（5～10Gy/ 次）照射，总量为 30Gy。患者病情允许，也可使用常规分割放疗，每日 2Gy，总量为 50Gy/5 周。因治疗为姑息性，照射范围仅包括临床所见病变，不必用扩大的照射野。经姑息放疗，多数脑转移患者头痛、呕吐等症状可得缓解。肝转移患者照射 20Gy 剂量，因肝被膜扩张所致肝区疼痛和上腹不适有所减轻。另外，因瘤体表面溃烂导致出血，经适量放疗后不待瘤体明显消退即可达到止血的目的。对于中空器官如食管、气管、胆道因肿瘤造成梗阻的患者，局部放疗可使其缓解再通。

3. 急诊照射　肿瘤在发展过程中，可引起某些并发症，使患者异常痛苦，甚至严重威胁生命。例如上腔静脉综合征、颅内压增高症、脊髓压迫症、骨转移所致的剧痛、出血以及肝门或胰头部肿瘤所致的严重阻塞性黄疸等，如果及时紧急处理进行放疗，多数可缓解病情，转危为安，为下一步治疗创造条件，称为急诊放疗。

治疗目的的分界是相对的，原为根治性治疗的患者，若治疗中病变进展，病情恶化，应改为姑息性治疗；原为姑息性治疗的患者，若治疗中疗效显著，也可考虑改为根治性治疗。

（三）放疗的适应证和禁忌证

单独应用放疗或放疗与其他手段结合，其临床使用的范围十分广泛。放疗的主要对象是恶性肿瘤，无论期别、年龄，均可合理地应用放疗（甚至包括某些良性病变）。放疗的绝对禁忌证少见，一般将晚期患者的恶病质视为放疗禁忌，凡属于放射不敏感的肿瘤，应视为相对禁忌证；中度敏感的肿瘤，但已出现广泛扩散，也应视为相对禁忌证。

腹部肿瘤以手术治疗为首选。对肝、胰、胃等部位的肿瘤，放疗有一定的姑息减症作用；对结肠、直肠等部位的肿瘤，若手术与放疗相结合，则治疗效果更佳。

（四）放疗医师的任务及应具备的知识

放疗医师的任务是：①明确诊断，正确分期，确定放疗目的，设计最佳治疗方案；②在放疗中应用各种辅助手段，在提高肿瘤局部控制率的同时，尽可能保护正常组织，减少正常组织的放射损伤；③与各科医师协作，取长补短，综合治疗。

放疗医师应具备以下几个方面知识：①一般临床医学；②临床肿瘤学；③临床放射物理学；④临床放射生物学。后两者为放射肿瘤学所特有。

二、临床放射物理学

本书中的放射物理是指放射治疗物理。放射物理是研究放射治疗设备、技术、剂量测量、剂量学及治疗计划设计、质量保证和质量控制、模室技术、特殊放疗方法的分支学科。它直接为放射治疗服务。从放射肿瘤学的形成、发展及国内外的现状看，放射物理学对推动放射肿瘤学的进步起着举足轻重的作用。

（一）放射源

1. 由 X 射线治疗机和各种类型的加速器产生的不同能量 X 线。

2. 各种类型的加速器产生的不同能量电子线。

3. 放射性核素释放的 α、β、γ 线，临床上以 ^{137}Cs、^{192}Ir、^{60}Co 最为常用。

4. 高 LET 射线　线性能量传递（linear energy transfer, LET）是指射线路径上的次级粒子在其单位径迹长度上转换给介质的能量的多少，通常将线性能量传递密度大于 100keV/μm 的射线称为高 LET 射线，如快中子、α 粒子、质子和 π 介子等。

（二）照射方式

1. 远距离治疗　又称外照射，是指照射源位于体外一定距离，集中照射人体某一部位。

2. 近距离治疗 密封的放射源直接放入被治疗的人体表面、组织内或天然管腔内。它包括：①敷贴治疗：将放射源按病变大小、形态放置于某材料上，使放射源与病变部位保持一定距离的照射方法，如 ^{90}Sr 治疗皮肤蕈样肉芽肿；②插植治疗：（组织间治疗）将放射性核素作成针状或丝状，规律地插入肿瘤内部进行放疗；③腔内治疗：在人体自然腔道内，放入特殊容器包裹的放射源进行放疗，如宫颈、鼻咽、食管、直肠等部位。

（三）放射物理常用基本概念

1. 吸收剂量和单位 吸收剂量 D（absorbed dose）即电离辐射给予质量为 d_m 的介质的平均能量 $d_ε$。

$$D=d_ε/d_m$$

它适用于任何电离辐射，如带电的质子、正负电子或不带电的中子和光子等，也适用于任何介质，如组织、空气、水、骨等任何吸收物质。但它只表示物质吸收射线能量的多少，并不表示其生物损伤效应的大小。单位：焦耳 / 千克（J/kg），专用名为戈瑞（Gray），符号 Gy。

2. 百分深度剂量（percentage depth dose，PDD） 照射野中心轴上任意深度 d 处的吸收剂量 Dd 与某一固定参考点 d_0 深度的吸收剂量 D_{d_0} 的百分比值，称为百分深度剂量（图 1-1）。

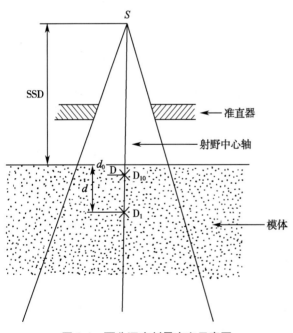

图 1-1 百分深度剂量定义示意图

$$PDD=Dd/D_{d_0}×100\%$$

PDD 实质上是源皮距不变时，射线轴上任一点与参考点两点之间的剂量比，这两点在空间处于不同位置（同一介质中的不同点或不同深度）。

3. 组织最大剂量比（tissue-maximum ratio，TMR） 体模中射野中心轴上任一点的吸收剂量 D 与空间同一点，当其处于体模中同一射野中心轴上的最大剂量点处时的吸收剂量 Dmax 的比值，称为组织最大剂量比。组织最大剂量比与百分深度剂量的差别在于，前者是固定源到等中心距

离不变，而后者是固定源皮距不变，这个差别决定了它们使用场合的不同。组织最大剂量比适用于等中心技术或旋转治疗时的剂量计算。

4. 剂量建成区和剂量建成效应 高能射线进入人体后，在一定的初始深度范围内其深度剂量逐渐增大的效应为剂量建成效应；从照射野表面到最大剂量处的深度区域称为剂量建成区（dose build-up region）。建成区的深度随射线能量的增大而增加。

5. 放射治疗中的体积 放疗的对象是体积，量度是剂量。描述放疗应陈述治疗目的、定义体积及剂量。ICRU 50 号报告对体积的定义有详细的规定。

（1）大体肿瘤体积（gross tumor volume，GTV）：可触及或看见的肿瘤生长范围的总和。GTV 应包括原发肿瘤、转移淋巴结和其他转移灶。肿瘤经手术摘除后可以没有 GTV。GTV 的形状、大小和位置可用不同的临床检查手段（如触诊、查体、内镜）或多种影像技术（X 线、CT、MRI 等）获得。由于不同的检查手段检测原理和分辨率不同，所得到的 GTV 也不同。

（2）临床靶区体积（clinical target volume，CTV）：按一定的时间剂量模式给予一定剂量的肿瘤临床灶、亚临床灶及肿瘤可能侵犯的范围。CTV 的勾勒应根据肿瘤的生物学特性，考虑其局部的浸润能力和潜在的扩散能力，还需考虑周围对放射线特别敏感的正常组织（OAR）和患者的一般情况。在某些情况下，CTV 的不同部分可能对剂量有不同的要求，因此一个患者可能有一个以上的 CTV。实际上，CTV 的勾画在某种程度上取决于主管医师治疗该肿瘤的临床经验。

（3）内靶区体积（internal target volume，ITV）：在患者坐标系中，由于呼吸或器官的运动引起的 CTV 外边界运动的范围。ITV 是一个几何定义的范围，应在模拟机下或根据 CT、MRI、DSA、PET 的实时影像确定，ITV 的确定在适形治疗和立体定向治疗中具有特殊的意义和地位。

（4）计划靶区体积（planning target volume，PTV）：PTV 是一个几何概念。定义为在考虑到所有几何变化效应后在 CTV 外设置一安全边界，以选择合适的射野大小和布局，从而保证 CTV 获得规定剂量。它包括 CTV 本身、照射中患者器官运动（由 ITV 表示）和由于日常摆位、治疗中靶位置和靶体积变化等因素引起的扩大照射的组织范围。

所有几何变化效应是指患者在治疗过程中因生理运动带来的不确定性，如呼吸运动、膀胱充盈等，以及与治疗相关的不确定性，如机器、摆位的误差等。

（5）治疗体积（treated volume，TV）：对一定的照射技术及射野安排，某一条等剂量线面所包括的范围称为治疗体积，原则上为放射肿瘤医师决定的为达到其治疗目的所选择和规定的等剂量面所包含的体积，通常选择 90% 等剂量线面作为治疗区范围的下限。

（6）照射体积（irradiated volume，IV）：对一定的照射技术及射野安排，某一等剂量线面所包括的范围，一般为 50% 等剂量线面所包括的范围。照射体积的大小，直接反映治疗方案设计引起的体积积分量（即正常组织剂量）的大小。

GTV、CTV、ITV、PTV、TV、IV 的关系如图 1-2。

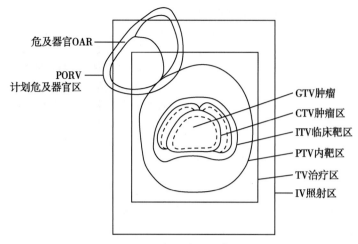

图 1-2　各区定义示意图

6. 楔形野（wedge field）　放射线穿过楔形板照射到人体上的照射野称为楔形野，根据 ICRU 24 号报告楔形角定义为：在 10cm 参考深度处，某一条等剂量曲线与 1/2 射野宽的交点连线 AA′ 与通过射野中心轴垂直线 BB′ 的夹角（图 1-3）。楔形板本身的几何角度称为楔形板角。射线束中心轴上一定深度处有、无楔形板的吸收剂量之比称为楔形因子。楔形野的百分深度剂量等于相同照射野内无楔形板的百分深度剂量与其相应的楔形因子的乘积。

目前加速器上的楔形板有固定角度楔形板（15°、30°、45°、60°）、一楔多用（universal wedge）的任意角度楔形板和动态楔形板 3 种。其用途主要在 3 个方面：①使交角照射合成的靶区剂量均匀。②对人体曲面和组织缺损进行组织补偿，以便获得均匀的剂量分布。以上两种情况在偏离体中线的肿瘤放疗中及腹壁肿瘤的切线照射中应用。③对胰腺、肾等体深部肿瘤，用两楔形野对穿照射形成剂量分布不均匀的"内野"，再与另一平野合成三野照射，可获得均匀、理想的剂量分布，这在腹部肿瘤放疗中经常应用（图 1-4）。

7. 高能电子线的剂量学特点　高能电子束具有高剂量区过后剂量迅速降低的优点，能很好地保护肿瘤深面的正常组织。因此，在术中放疗、表浅或偏心部位肿瘤、全身表浅淋巴结及瘢痕等治疗中获得成功。统计表明，15% 以上的放射治疗患者适合接受高能电子束的治疗，在腹部肿瘤中以术中放疗最为常用。

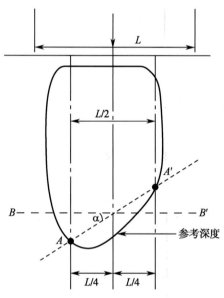

图 1-3　楔形角定义示意图

（1）高能电子线的中心轴深度剂量曲线与 X（γ）射线或其他射线相比有显著不同，其主要特点是：①表面剂量较高，一般为 80%～85%，虽有建成区，但不太明显；②随深度增加，剂量很快达到最大点，并形成一个随能量加宽的高剂量"坪区"；③"坪区"过后，随深度增加，剂量迅速跌落，剂量跌落梯度是临床选用高能电子束的一个极为重

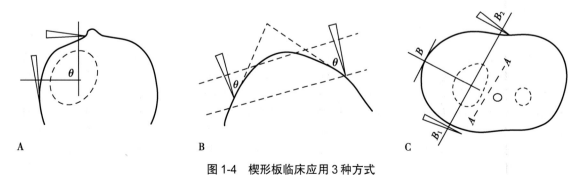

图 1-4　楔形板临床应用 3 种方式

A. 两楔形野交界照射；B. 利用楔形板作为组织补偿；C. 利用两楔形野对穿照射，造成"内野"与另一平野构成三野照射。

要的概念；④X 射线"污染"：在高能电子线深度剂量分布曲线后部拖有一个长的"尾巴"，其大小为坪区峰值剂量的 l%～3%，其值越小越好（图 1-5）。

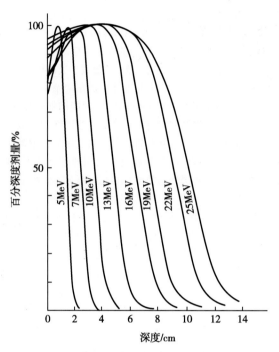

图 1-5 不同能量电子束的百分深度剂量曲线

（2）能量和照射野的选择：电子束随能量不同，有效治疗深度和射程也不同，即有显著的深度剂量跌落现象，所以根据肿瘤的深度和大小选择能量至关重要。临床上要求肿瘤的后沿及周边被 90% 的等剂量面所包围，仅在肿瘤后沿紧贴正常关键器官（如乳腺癌术后胸壁放疗后沿紧贴肺的情况）时才限制后沿剂量至 80% 或更小。当深度 d 用厘米（cm）表示，电子束能量 Ee 用 MeV 表示时，90% 的剂量深度 d_{90} 所对应的电子束能量 Ee 如下表示。

有效治疗深度 d(cm)≈1/4～1/3 电子束能量（MeV）

临床上可根据肿瘤后沿的深度，利用上式选择电子束能量。

电子束治疗选择射野大小时，应根据电子束高值等剂量线随射野深度增加而内缩的特点（小野时更显著），使体表处的照射野适当外放 0.5～1.0cm，确保指定的等剂量面（如 90%）完全包围靶区。

三、临床放射生物学

（一）射线的生物效应

放射线在生物体内产生次级电子，引起电离。电离作用方式有两种：①射线直接作用于 DNA 分子链产生单链断裂和双链断裂。高 LET 射线对生物体的作用以直接作用为主。②间接作用是指射线使水分子电离产生自由基，自由基与生物大分子相互作用，然后再作用于 DNA 链。低 LET 射线对生物体的作用以间接作用为主，也就是说，其作用依赖于氧的存在。

（二）细胞周期的放射敏感性

大部分哺乳动物细胞的放射敏感性以死亡为标准，M 期最敏感，S 期最抗拒；以生长延缓为标准，G_2 期最敏感。

（三）人体正常器官的放射效应

在放射治疗过程中正常组织不可避免地受到照射，为减少正常组织的放射损伤，保证生活质量，有必要了解各器官的放射效应。

1. 照射 10～20Gy 剂量范围 一些对放射最敏感的组织受到影响。生殖腺（卵巢、睾丸）的生殖功能丧失。发育中的乳腺、生长中的骨和软骨有严重的损伤，骨髓功能明显抑制。大于 20Gy 照射，生长中的骨和软骨完全停止生长，局部骨髓照射后不能再生。晶状体浑浊，并发生进行性白内障。胎儿受照 10Gy 将死亡。

2. 照射 20～45Gy 剂量范围 整个消化系统，大部分或全部胃、小肠、结肠基本不发生严重并发症。双肾、全肺照射 25Gy 以上，有一定比例患者发生放射性肾炎及放射性肺炎。全肝照射 40Gy 左右，发生一定比例的放射性肝炎、肝功能衰竭。全心照射 40Gy 以上，有心肌受损的可能。甲状腺、垂体也在一定情况下受到影响，表现为功能低下。生长中的肌肉可以萎缩。淋巴结受此剂量水平照射后可以萎缩。

3. 照射 50～70Gy 剂量范围 上皮结构中皮肤、口腔黏膜、食管、直肠、唾液腺、胰腺、膀胱有 1%～5% 发生严重并发症。

4. 照射 75Gy 以上 成熟的骨和软骨、中枢神经系统、脊髓、眼、耳和肾上腺等器官将发生严重的损伤，发生率是 20%～50%。而输尿管、子宫、乳腺（成年人）、肌肉（成年人）、血液、胆道、关节软骨及周围神经不发生严重的损伤。肺尖可以耐受 70～90Gy。

（四）分次放射的生物学因素

经过一个世纪的临床实践证实，分次放射治疗（fractionated radiotherapy）是行之有效的基本放射治疗原则。影响正常组织和肿瘤组织辐射生物效应的因素很多，但主要决定于细胞损伤后的修复、增殖、细胞周期的重新分布及肿瘤内乏氧细胞的氧化等因素的相互作用。

Withers 于 1987 年提出 4 个 R 的概念，即放射损伤的修复（repair）、细胞周期再分布（redistribution）、低氧细胞的再氧化（reoxygenation）、细胞再增殖（regeneration）和补充再增殖（recruitment）。在 4 个 R 中，细胞的修复和增殖是决定辐射生物效应的重要因素，而细胞周期的再分布及肿瘤内乏氧细胞的再氧化作用对辐射效应的影响有待进一步研究。

1. 放射损伤的修复 细胞受到照射后，分子结构的损伤会产生修复。因此，对于特定的生物效应，分次照射所需总剂量要大于单次照射所需剂量。细胞的修复与照射后时间长短呈指数性关系。在实际工作中，常应用细胞修复的速度和能力来表达细胞亚致死性损伤的修复过程。细胞受照射后产生的损伤可简单的分成两大类：一类细胞的损伤与剂量呈线性关系，称为 α 型细胞死亡；另一类细胞的损伤与剂量的平方成比例关系，称为 β 型细胞损伤。这两种

类型细胞的损伤就构成单次照射后的细胞存活率,其数量关系可用线性 - 平方模式(L-Q 模式)表达:

$$S=\exp(-\alpha D-\beta D^2)$$

后期反应组织损伤修复能力强,α/β 值低;早期反应组织损伤修复能力弱,α/β 值高。目前,已通过动物实验得到多种类型正常组织和肿瘤的 α/β 值,大部分肿瘤的 α/β 值较高,相似于早期反应组织,部分肿瘤如黑色素瘤的 α/β 值较低,接近后期反应组织的修复能力。

2. 细胞再增殖和补充再增殖   正常组织受到照射,经过一段时间后(time lag),细胞会产生增殖。临床上表现为治疗的疗程延长能缓解急性反应,如头颈部黏膜反应。这类细胞增殖主要存在于急性反应组织之内。后期反应组织一般在整个放射治疗的疗程之内不会产生细胞的增殖,因而对后期反应组织来讲,主要是细胞的修复而不是增殖影响辐射生物效应。照射会促使大部分肿瘤细胞增殖,但不同于急性反应组织,肿瘤中干细胞的增殖是决定治疗成败的关键。而在早期反应组织中,必须要维持整个组织中细胞群的增殖才能保持组织、结构和功能的完整性。

过去一直认为,在放射治疗期内,肿瘤干细胞不会再有细胞增殖。最近以来,许多实验和临床资料证实,放射治疗能促使肿瘤细胞快速增殖。控制肿瘤所需的剂量主要决定于肿瘤内的干细胞数。任何治疗期间肿瘤干细胞数的增加均会导致肿瘤相应的增长,因而时间因素是放射治疗成败的重要因素之一。

3. 低氧细胞的再氧化   瘤组织内存在乏氧细胞,它们对射线有抵抗性即不敏感性。但在分次照射时,可以使一部分乏氧细胞变成富氧细胞,在整个分次治疗过程中乏氧细胞越来越少,提高了肿瘤控制率。临床工作已应用了许多办法如高压氧舱、乏氧细胞增敏剂、高低氧放疗等来克服肿瘤的乏氧细胞,但收效不大。上述说明,乏氧细胞的存在是导致人类肿瘤放射治疗失败的重要因素,但不是主要的因素。

4. 细胞周期再分布   照射后,细胞周期不同时相的放射敏感性差异主要是影响更新快的细胞群。分割照射时,由于细胞周期的重新分布,就会导致增殖快的细胞群(早期反应组织和大部分恶性肿瘤)自我增敏(self-sensitization),增加这些细胞的损伤。自我增敏对增殖很慢的后期反应组织或不增殖的细胞群没有影响。因而,由于自我增敏而产生的治疗增益主要存在于增殖快的肿瘤控制率和后期正常组织损伤之间。

(五)时间、剂量、分次的修饰作用

在常规照射的基础上,目前有以下几种方法对剂量 - 时间因素进行更改。

1. 增加每次照射的剂量   缺点是会增加增殖缓慢的正常组织并发症,因而目前主要应用在姑息性治疗(如骨转移)及某些增殖缓慢的肿瘤(如黑色素瘤等)。在立体定向放疗(如伽马刀治疗)或高剂量率后装放疗时应用单次或分次大剂量治疗中,它们的优点主要来源于物理学角度,即能在局限的范围内获得高剂量,而周围正常组织的剂量很快跌落,但从放射生物学角度来看,并不具有较大的优势。

总之,本方法已不作为常规使用。

2. 增加总的治疗时间   优点是能减轻治疗靶区内的急性反应,但由于它不能减少后期正常组织并发症,反而因肿瘤增殖加速而降低了肿瘤局部控制率,并且由于治疗时间增加而增加总剂量,这样有可能超过后期反应组织的耐受剂量而增加正常组织并发症,所以原则上已不予采用。

3. 超分割放疗(hyperfractionation)   超分割放疗是指用较标准分次剂量为低的剂量进行放疗,而总疗程与常规放射治疗相仿。较多采用 2 次 /d、每周 5 天的模式,二次照射间隔时间≥6 小时。其主要目的是在增殖快的肿瘤组织和增殖缓慢的后期反应正常组织之间能增加治疗效益。同时,由于每次照射剂量降低,增加了乏氧细胞的放射敏感性(降低 OER 值)。由于细胞周期的重新分布增加了肿瘤组织的自我致敏,而对后期反应组织却不会产生影响。超分割放疗对增殖缓慢的肿瘤(α/β 值较低)是不适宜的。

4. 快速放疗   量不变而总的治疗时间缩短,其主要目的是克服肿瘤细胞的快速增殖。它包括目前正在使用的 CHART 方案、同期加量方案、分段快速照射方案以及腔内近距离治疗等。其所产生的主要并发症是增加正常组织的急性反应。

总之,放疗分次照射的基本原则是把照射剂量用小的分次剂量,在尽可能的情况下以最短的疗程时间完成需要的总剂量。

四、腹部肿瘤外放射技术

(一)临床要求

动物实验和临床放射治疗的实践证明,肿瘤的治愈率和正常组织的放射反应(并发症)随剂量的增加而变化(图 1-6)。各种不同组织的肿瘤,曲线的斜率、位置可能有区别,但曲线形状不随肿瘤的具体参数如肿瘤的期别、种类等而变化。成功的放射治疗,应在不出现正常组织并发症的情况下即在正常组织耐受量范围内,尽力提高肿瘤区域的治疗剂量。实验证明,肿瘤剂量若有近似 10% 的增加,肿瘤控制率(TCP)约有 5 倍的增加(从 15% 增加到 75%)。优秀的治疗计划,应在保证不出现正常组织损伤的情况下,努力提高肿瘤的治疗剂量。但对治疗比近似 1 的肿瘤,肿瘤剂量不可能给得过高。

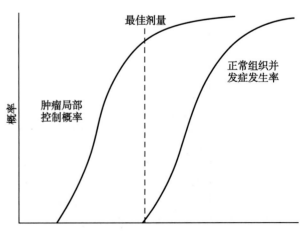

图 1-6 肿瘤控制概率和正常组织并发症概率与剂量的关系

（二）治疗计划的设计

放疗患者从就诊、治疗到治疗结束要经过体模阶段、计划设计、计划确认、计划执行4个步骤。

1. 体模阶段 肿瘤的定位，特别是对肝、胰、肾、脾以及腹膜后的实性病变，必须在CT定位的基础上完成。有条件的单位可采用CT、MRI、PET等图像融合技术，提高靶区定位的精确性。CT用于治疗计划设计有以下优点：

（1）可直接确定患者外轮廓，因放射治疗机的治疗床采用的是平面床，而CT一般用曲面床，这样易造成患者横位断层片的变化，特别在盆腔和腹部区域。为了与治疗情况一致，现代CT都带有为作治疗计划用的平面床。另外，由于CT机扫描孔径一般不是太大，小的扫描直径使得作CT检查时的体位与作放射治疗时的体位不一致，如治疗霍奇金淋巴瘤时的体位和乳腺癌切线治疗时的体位，患者外轮廓和内脏器官的位置与作CT扫描时有出入。同时，由于小的扫描孔径，也容易将患者的肩、骨盆边缘等切掉。尽管存在上述问题，CT不失为获得受照射部位轮廓的最佳方法，而最新的专为放射治疗而设计、生产的CT模拟机克服了以上诸多缺陷，非常方便地应用于临床。

（2）正常组织和器官的定位：放射肿瘤医师可直接依据CT图像，决定正常组织和器官的位置、范围和组织密度。

（3）肿瘤范围的确定：CT扫描具有较高的密度分辨力，在一些情况下，不用造影剂就能分辨腹部脏器里的小病灶，特别是对肝、胰、肾、脾以及腹膜后等实性病变诊断效果较好。CT扫描可同时显示出几个脏器的病变，如胰腺癌同时可显示出肝转移灶。

（4）不均匀性组织密度的确定：作放射治疗计划设计时，经常要遇到不均匀组织的剂量校正问题。先进的治疗计划系统，CT图像可以直接输入给治疗计划系统的计算机，计算机按预定的程序直接在不均匀组织内按像素单元（pixel）的大小诸点进行CT值与密度值的转换。

（5）用CT可以同时得到照射野内不同位置的截面图，并可了解各种不同截面内的剂量分布。一个好的治疗计划对不同的照射截面内的剂量分布都应该满足临床剂量学要求。

目前大多数放射治疗中心尚未拥有CT，所进行的治疗计划设计、模拟定位都是二维的。随着CT-模拟机的上市及计算机软、硬件的飞速发展，从射野视窗（beam's eye view，BEV）或医师角度（physician's eye view）了解三维剂量分布已成为可能。

2. 计划设计 根据定位CT扫描得到的关于患者的肿瘤分布情况，放疗医师勾画出靶区和计划区的范围，提供靶区的致死剂量和周围正常组织特别是重要器官的最大允许剂量等，与物理人员一起，借助计算机进行治疗计划设计。下面以治疗胰腺癌为例，说明计划设计中物理条件的选择问题。患者男性，47岁，CT/MRI示胰体占位2.3cm×3.0cm，无肿大淋巴结，无腹水，无其他脏器转移，

临床诊断为胰腺癌（无病理诊断）。临床要求是：胰腺剂量要达到60Gy，周围器官如肾受量应<20Gy，肝区受量应<36Gy，并且尽可能使胃区受量不要超过50Gy。如果将靶区剂量定为靶区剂量规定点处剂量的90%区域，则上述肾、肝、胃的剂量上限分别为30%、45%、75%。设计的同时要注意到脊髓的受量。在立体定向放疗技术应用于天津市肿瘤医院之前，笔者采用6MV-X线，设右前、右后两个楔形野及右侧野共3个野交角照射，通过改变楔形板的角度调节等剂量线向胰头或胰尾方向移动（楔形板的选用依具体患者的肿瘤位置而定）。2000年初笔者医院采用立体定向放疗技术治疗位于体深部的肿瘤，下面以同一患者为例说明布野方法：以前采用的三野照射方法用非共面五野照射代替，应用剂量-体积直方图（DVH）对比两个计划可以看出，二者均使靶区接受100%照射剂量，但是肝、左肾、右肾、脊髓的受量在后者明显减少。这也恰恰体现了适形照射技术的最大优势，即在使靶区得到高剂量均匀照射的同时使重要脏器（OAR）接受的剂量达到最小。

3. 计划确认 上述设计好的治疗计划，应该放到模拟机上进行核对。所谓模拟定位机，除去用诊断X线球管代替加速器机头的放射源外，其他物理条件如源皮距离、源瘤距离、照射野大小等与加速器完全相同。模拟机越来越广泛地用于放射治疗的定位和治疗计划的校对。目前商业出售的模拟机的源皮距离（SSD）、源瘤距离（SAD）均可以调节，适应不同治疗机的要求。设计好的治疗计划应该放到模拟机上去校对，看是否可在具体的治疗机上执行。校对时，患者的摆位条件如垫肩、加固定器等应与照射时的摆位条件相同。如果设计好的治疗计划，剂量分布虽然满意，但在具体治疗机上因患者的具体要求（身体条件），计划不能执行时，应该重新进行设计，以适应该机器和患者的要求。一旦治疗计划验证为可以执行，则应在患者体表作出相应的射野标记，填好治疗单，做好治疗固定器、挡野铅块和组织补偿块等，确定最后的治疗计划。

4. 计划执行 有多种因素影响治疗计划的正确执行，治疗计划执行包括治疗机物理、几何参数的设置，治疗摆位和治疗体位的固定。由于照射技术日趋复杂和精细，在计划执行过程中难免出现差错，必须采取措施使之避免。除必须采用固定器和激光定位器外，射野证实片是经常使用的较经济的措施，但其有两个主要缺点：①不能每次摆位都用；②一旦发现摆位有误，只能在下一次摆位中或等胶片洗出后才能得到纠正。近年来发展起来的射野动态影像系统（EPID）是对射野证实片技术的扩展，它能观察、记录和再现照射过程中的体位和射野与靶区间关系的动态情况。虽然价格较贵，但与加速器本身的价格相比，以及它对保证治疗精度的贡献，性能价格比是极高的。

至此，治疗的计划设计和执行基本告一段落，但仍不是最后的完成。随着治疗计划的执行，应不断对治疗计划进行检查和修改。有两项重要工作需要临床医师和物理工作者的密切配合：①随着治疗的进行，肿瘤的范围不断

缩小和变化,应不断修改治疗计划,适应肿瘤变化的情况;②判断所设计的和被模拟机证实了的治疗计划是否与患者实际接受的治疗剂量相符合,因此需要作体内测量,证实和校正治疗区域内的剂量。上述 4 个阶段的工作既是科学问题,又是组织问题,患者的整个治疗过程涉及医师、技术员和物理工作者的密切配合,只有这样,才能有效地提高医疗质量。

(崔晓利　邓满国)

第 12 节　腹部肿瘤化疗

一、腹部恶性肿瘤的主要特点

1. 发病率高　以 1993—1994 年两年天津市对恶性肿瘤流行现状的统计资料分析来看,男性恶性肿瘤列于前 6 位的是肺癌、胃癌、肝癌、结肠癌、食管癌和直肠癌,女性列于前 6 位的是肺癌、乳腺癌、胃癌、肝癌、结肠癌和直肠癌。

2. 死亡率高　人体的几种很常见的癌症均发生在腹腔,包括胃癌、肝癌、胰腺癌和结直肠癌。这几种癌症在癌症死因中占第 1 至第 6 位。

3. 病理类型主要为腺癌　如胃癌、胰腺癌、结直肠癌均为腺癌。腺癌细胞大多增殖缓慢,对放疗、化疗不够敏感。

4. 转移途径　腹部恶性肿瘤除了循淋巴道、血行转移之外,常见有沿管腔上下、左右蔓延,由黏膜、肌层到浆膜层的浸润,以及种植性转移等多种途径。

5. 治疗特点　腹部恶性肿瘤均以手术治疗为主,但因早期诊断困难,手术切除率低,预后很差。晚期和术后复发、转移的患者则以化疗为主。化疗效果一般较差,目前水平均为姑息性。近年来广泛采用 5-FU 的生化调节增效方案和一些有独特作用机制的新药,疗效有所改善。本文主要概括介绍腹部恶性肿瘤化疗的一般情况及进展。

二、腹部肿瘤的化疗

(一)概况

肿瘤内科治疗是在肿瘤治疗中逐渐发展起来的较新学科,但其发展很快。20 世纪后期,由于基础理论研究进展较快,加上新技术的应用,使肿瘤的诊断和治疗水平有了长足进步,推动了肿瘤各种治疗手段迅速发展。由于各科治疗的进步、治疗方法的改进、适应证扩大,疗效均有大幅度提高,综合治疗研究和应用已成为当前肿瘤治疗的主要方向。近年来肿瘤内科治疗迅速发展,包括以下方面。

1. 新抗癌药不断涌现,药理研究不断深入,合理、联合用药提高了化疗效果。

2. 多途径、多种方法的研究和应用,如腔内化疗,包括胸、腹腔穿刺注药和留置导管注药等。

3. 改进用药方法,增加肿瘤组织内药物浓度,提高化疗的疗效,如介入性化疗(导管化疗栓塞)等。

4. 生化调节剂的应用使抗癌药增效,如 CF 可使 5-FU 增效。

5. 减少多药耐药性的产生,以提高难治性肿瘤的治疗,采用互不交叉耐药方案的交替应用。

6. 减少化疗的不良反应,如提高止吐治疗的效果、减少化疗后的骨髓抑制等。

7. 给予综合治疗,以提高肿瘤的整体治疗水平。

(二)药物

目前临床上治疗肿瘤有效的化疗药物,按药理学分类可分为 6 类。

1. 烷化剂　包括氮芥(HN2)、环磷酰胺(CTX)、异环磷酰胺(IFO)、美法仑(MEL)、卡莫司汀(BCNU)、洛莫司汀(CCNU)、司莫司汀(Me-CCNU)等。

2. 抗代谢药　包括甲氨蝶呤(MTX)、6- 巯基嘌呤(6-MP)、氟尿嘧啶(5-FU)、替加氟(FT-207)、优福定(UFT)、卡莫氟(HCFU)、氟尿苷(5-DFUR)、阿糖胞苷(ara-C)、双氟胞苷(gemcitabine)、六甲嘧胺(HMM)等。

3. 抗生素　包括放线菌素 D(ACTD)、丝裂霉素(MMC)、博来霉素(BLM)、平阳霉素(PYM)、柔红霉素(DNR)、多柔比星(ADM)、表柔比星(EPI)、吡柔比星(THP)、米托蒽醌(MIT)等。

4. 植物药　长春新碱(VCR)、长春碱(VLB)、长春地辛(VDS)、长春瑞滨(NVB)、依托泊苷(VP-16)、替尼泊苷(VM-26)、秋水仙酰胺(COLM)、羟喜树碱(HCPT)、伊立替康(CPT-11)、托泊替康(TPT)、紫杉醇(taxol)、多西他赛(taxotere)等。

5. 激素及内分泌药物　包括泼尼松(PDN)、地塞米松(DXM)、氢化可的松(hydrocortisone)、丙酸睾酮(testosterone propionate)、己烯雌酚(diethylstilbestrol)、甲羟孕酮(MPA)、甲地孕酮(MA)、他莫昔芬(TAM)等。

6. 杂类　丙卡巴肼(PCB)、达卡巴嗪(DTIC)、顺铂(DDP)、卡铂(CBP)、草酸铂(L-OHP)等。

(三)化疗药物的合理应用

1. 细胞增殖动力学　近年来对于肿瘤细胞增殖动力学的知识,结合对各种药物作用机制的认识,为制定安全、有效的化疗方案提供了理论基础。抗癌药按细胞增殖动力学分为两类:一类是周期非特异性药物(cell cycle non-specific agents, CCNSA),如烷化剂、抗肿瘤抗生素及金属药等对整个增殖周期中的细胞均有杀灭作用;而另一类是周期特异性药物(cell cycle specific agents, CCSA),如抗代谢药主要作用于 S 期,植物药主要作用于 M 期等(表 1-3,表 1-4)。

表 1-3　常用的细胞周期非特异性药物

分类	内容
抗肿瘤抗生素	放线菌素 D、多柔比星、表柔比星、柔红霉素、丝裂霉素
烷化剂	白消安、苯丁酸氮芥、环磷酰胺、异环磷酰胺、美法仑、氮芥
亚硝脲类	司莫司汀、卡莫司汀、洛莫司汀
杂类	达卡巴嗪、顺铂、卡铂、草酸铂

表 1-4　常用的细胞周期特异性药物

分类	内容
G₁ 期特异性药物	门冬酰胺酶、肾上腺皮质类固醇、巯嘌呤、甲氨蝶呤、硫鸟嘌呤、羟基脲
S 期特异性药物	阿糖胞苷、双氟胞苷、氟尿嘧啶、替加氟、多西他赛、鬼臼毒素、依托泊苷、替尼泊苷、喜树碱类
G₂ 期特异性药物	博来霉素、平阳霉素
M 期特异性药物	长春花生物碱、长春新碱、长春碱、长春碱酰胺、去甲长春碱、紫杉醇

CCNSA 对肿瘤细胞的作用较强而快，能迅速杀灭癌细胞；CCSA 一般作用较弱而慢，需要一定时间才能发挥作用。CCNSA 的剂量 - 反应曲线接近直线，在体内能够耐受的毒性限度内，其杀伤能力随剂量而提高，在浓度和时间的关系中浓度是主要因素；而 CCSA 则不然，其剂量 - 反应曲线是一条渐进线，即在小剂量时类似于直线，达到一定剂量不再升高而出现平坡。相对来说，在影响疗效的因素中，时间是主要的。因此，为了发挥化疗药物的最大效用，CCNSA 应静脉或动脉内一次推注；而 CCSA 则以缓慢滴注、肌内注射或口服为宜。

细胞增殖动力学对于肿瘤的治疗具有重要指导意义，为制定合理的治疗方案提供了理论基础，而且在治疗策略方面也有较大的更新。当机体内肿瘤细胞数量最少时，化疗的效果最好。化疗的效果与肿瘤细胞的数量成反比，因一定剂量的有效药物杀灭一定比例（而非一定数量）的肿瘤细胞。因此，在肿瘤细胞数量较低的条件下尽早开始化疗，并综合应用手术、放疗等治疗措施降低肿瘤数量，常可为化疗的成功提供条件。

2. 联合化疗　联合化疗方案中一般都包括两类以上作用机制不同的药物，而且常常应用细胞周期非特异性药物与作用于不同时相的细胞周期特异性药物配合。选药时也要尽可能使各药的毒性不相重复，以提高正常组织的耐受性。药物数量一般主张以 3～4 种为好。

在化疗药物的应用上，序贯应用比较合理。有效的细胞周期非特异性药物常可使 G₀ 期细胞进入增殖周期，为细胞周期特异性药物创造发挥作用的条件。细胞周期特异性药物在杀灭处于对此药敏感时相的肿瘤细胞的同时，能够延缓肿瘤细胞在细胞周期的进程，阻止细胞从某一时相进入下一时相，导致细胞暂时性蓄积。此种阻滞一旦解除，细胞将同步进入细胞周期的下一时相，此时如给予对这一时相具有杀伤作用的药物，将能明显增效。例如长春新碱能使细胞阻滞在 M 期，此种阻滞作用于用药后 6～8 小时达最高峰，因此如在应用长春新碱后 6～8 小时给予环磷酰胺等可明显增效。

3. 剂量强度和给药途径　剂量强度（dose intensity，DI）的概念是由于发现某些肿瘤的疗效与化疗在单位时间内的剂量相关。一般 DI 的定义是：每周药物按体表面积每平方米的剂量，而不计较给药途径。相对剂量强度（RDI）

是和标准剂量之比。

剂量强度的基础是剂量 - 反应曲线为线性关系。这样，剂量愈高，疗效也愈大。不言而喻，这必须是对药物敏感的肿瘤。动物肿瘤一般均较敏感，这种线性关系很明显。在临床上，这种线性关系只见于对化疗比较敏感的淋巴瘤、睾丸肿瘤、乳腺癌和小细胞肺癌等。这也是临床上应用高剂量化疗的基础。目前造血干细胞移植、预防性造血因子的应用获得成功，也充分说明剂量强度在提高肿瘤化疗效果上的重要意义。

对于已在临床上广泛应用的常用药物和新药，给药途径和方法的研究正在开展，从而提高局部药物浓度、生物利用度和疗效。介入治疗可提高肝癌、肾癌的疗效；依托泊苷（VP-16）、5-FU 也已显示可能改善临床疗效，如 5-FU 衍生物治疗大肠癌等。

4. 给药个体化　多年来由于患者的机体状况不同、肿瘤的不均一性，个别对待是临床治疗的基本原则之一。化疗的剂量主要靠医师的经验，参考患者的肿瘤负荷、骨髓和肝肾功能决定。最近已有人根据药物代谢曲线的曲线下面积（AUC）具体计算患者的合适剂量，从而达到最大耐受量（MTD），取得最大疗效，并避免不可耐受的毒性。

5. 克服耐药　笔者多年来的经验表明，肿瘤的不同时期，特别是既往有无治疗对疗效有明显影响。经过不同情况药物治疗的患者、肿瘤负荷大小不同的患者与耐药的产生有一定的关系，如治疗后复发的患者容易产生耐药，因此治疗的难度有一定差异。选择有利的治疗时机，也是取得良好疗效的关键之一。多药耐药（MDR）现象、多药耐药基因及 P 糖蛋白的发现和广泛研究正在促使人们寻找克服耐药的各种途径。实验研究已发现很多可以改善耐药的药物，但临床上取得成功的还不多。新作用机制的药物在一定程度上对复发的乳腺癌、卵巢癌、大肠癌等均有效，如紫杉类、新的芳香化酶抑制剂、拓扑异构酶 I 抑制剂等。

（四）化疗的适应证和禁忌证

对患者首先要有一个系统了解，包括年龄、体质状况、既往重要病史，心、肝、肾功能状况，目前的一般状况，既往抗肿瘤治疗情况，如手术情况、放疗日期、照射部位和剂量，尤其对既往化疗情况需作详细了解，如化疗中各疗程的起止日期，每周期所用药物、剂量、用法和周期数，以及药物的不良反应，特别是造血功能状况。另外，要了解肿瘤情况，包括肿瘤病理性质和分化程度、原发肿瘤部位、肿瘤侵犯的范围及临床分期。此外，对可能选择的药物对该肿瘤的敏感性、需要的有效剂量、给药途径、用法及疗程等有一个总体安排。

1. 适应证

（1）对化疗敏感的全身性恶性肿瘤，如白血病、恶性淋巴瘤等患者为化疗的首选对象。

（2）已无手术和放疗指征的播散性晚期肿瘤或术后、放疗后复发转移患者。

（3）对化疗效果较差的肿瘤，可采用特殊给药途径或特殊的给药方法，以便获得较好疗效，如原发性肝癌采用肝动脉给药等。

（4）癌性胸、腹腔和心包腔积液，采用腔内给药或双路化疗的方法。

（5）肿瘤引起的上腔静脉压迫、颅内压增高等患者，先作化疗，减轻症状，再进一步采用其他治疗。

（6）有化疗、生物治疗指征的综合治疗患者，手术前后需辅助化疗。

2. 禁忌证

（1）白细胞总数低于 $40×10^9$/L 或血小板计数低于 $80×10^9$/L 者。

（2）肝、肾功能异常者。

（3）心脏病心功能障碍者。

（4）一般状况衰竭者。

（5）有严重感染的患者。

（6）精神病而不能配合治疗者。

（7）食管、胃肠道有穿孔倾向的患者。

（8）妊娠妇女，可先做人工流产或引产。

（9）过敏体质患者应慎用，对所用抗癌药过敏者忌用。

（五）抗癌药的不良反应

由于肿瘤细胞与正常细胞间缺少根本性的代谢差异，因此所有的抗癌药都不能完全避免对正常组织的损害。抗癌药的不良反应可分为各种抗癌药共有的不良反应、部分抗癌药特有的不良反应两大类。前者主要包括骨髓抑制、胃肠道反应、脱发、局部刺激及过敏反应等；后者主要包括神经系统反应、呼吸系统反应、心脏反应、肝脏反应、泌尿系统反应及皮肤反应等。除此两类不良反应外，还有一些后期出现的不良反应，如不育、第二原发肿瘤等，主要见于长期生存的患者。

三、腹部肿瘤化疗的进展

腹部肿瘤化疗的发展，治疗水平的提高直接影响其总体疗效，有效的化疗药物与方案可为术前、术后以及区域化疗借鉴与运用，有助于提高腹部肿瘤化学治疗水平。近10年来腹部肿瘤全身化疗有效率明显提高，以胃癌为例，Preusser 报道单药可达到15%以上，两药联合为30%以上，三药联合为40%以上。

（一）生化调节剂使 5-FU 增效

生化调节（biochemical modulation）是使用一种药物作用于抗癌药的代谢过程，使其疗效增强。如 CF（醛氢叶酸，亚叶酸钙，leucovorin）本身无细胞毒作用，为生化调节剂，在肿瘤细胞内与 5-FU 活化物脱氧氟尿苷酸及胸苷酸合成酶结成三联复合物，从而增强阻止尿苷酸向胸苷酸的转化，最终影响 DNA 合成。CF 采用 $200mg/m^2$，先于 5-FU 静脉滴注，以后 5-FU $375\sim500mg/m^2$ 静脉滴注，增大 CF 剂量不一定更提高疗效，不良反应增加。

（二）5-FU 持续输注治疗腹部肿瘤的效果

由于 5-FU 属于细胞周期特异性药物，只作用于细胞周期的 S 期（DNA 合成期），与癌细胞接触时间短，抗癌效果差，采用持续输注就解决了这一问题。持续输注 5-FU 的总剂量强度提高，对胸苷酸合成酶抑制时间延长，增加对

DNA 合成障碍，按每单位时间内 5-FU 输入的浓度计算不比分次滴注高，不良反应不会加重。例如 FP（5-FU、DDP）、ECF（EPI、DDP、5-FU）等方案。在这些方案中，5-FU 可用 $1\,000mg/m^2$ 连续灌注120小时（5天）。

（三）铂类抗癌药在腹部肿瘤化疗中的作用

顺铂（DDP）、卡铂（CBP）是临床常用的铂类抗癌药，第三代铂类药奥沙利铂（L-OHP、草酸铂）是很受关注的新药。铂类药是金属络合物，作用的靶点是 DNA，铂原子在 DNA 中形成链内交联、链间交联及 DNA 蛋白质交联，使 DNA 损伤，破坏 DNA 复制，造成细胞毒作用而使细胞死亡。铂类抗癌药为细胞周期非特异性药物。Sasaki 总结了 1994—1999 年 7 篇报道，治疗晚期胃癌 89 例，应用低剂量 DDP $3\sim10mg/m^2$，5-FU $200\sim500mg/m^2$，第 1～5 天，有效率为 49.0%。低剂量 DDP 与 5-FU 联合取得与高剂量 DDP 相同疗效的理论基础，认为低剂量 DDP 作为 5-FU 的生化调节剂使其增效，并且低剂量 DDP 不良反应轻，不必水化，肾损害少，可不用或少用止吐剂，值得临床进一步研究。

（四）蒽环类药

这一类药主要有多柔比星（ADM）、表柔比星（EPI）及吡柔比星（THP）。在联合化疗方案中含蒽环类者，仅次于 5-FU 及 DDP，如 1980 年 Macdonald 报道 FAM（5-FU、ADM、MMC）治疗 62 例晚期胃癌有效率为 62%，以后有不少改变给药剂量、次数、频度的报道，有效率均在 30% 左右（26%～34%）。1993 年以来胃癌专业委员会内科学组验证 FAM 方案结果相同，该方案已成为国内治疗胃癌最常用的化疗方案之一。

（五）治疗腹部肿瘤的几种新的抗癌药

1. 奥沙利铂（oxaliplatin） 奥沙利铂是继 DDP 和 CBP 之后开发出来的第三代铂类抗癌药。L-OHP 和 DDP、CBP 抗肿瘤活性谱和耐药机制不完全相同，不存在交叉耐药，且与 5-FU 有明显的协同作用。L-OHP 和 DDP 的药代动力学特点不同，毒性反应有所不同，对肾毒性很少，主要是神经毒性和消化道反应。近年来，De Gramont 和 Levi 研究小组已主持了多组奥沙利铂与 5-FU 和 FA 联合方案治疗晚期大肠癌的 II 期临床试验，总有效率为 25%～58%。国内外临床肿瘤学专家普遍认为，奥沙利铂是治疗大肠癌最有希望和不可多得的一种有效新药。

2. 伊立替康（CPT-11） 又称开普拓，作为喜树碱的一种水溶性半合成衍生物，是拓扑异构酶 I 的特异性抑制剂。在体内活化成 SN-38，活性是喜树碱的 10 倍。作为一线治疗大肠癌的有效率为 15%～32%，用作二线治疗时疗效为 17%～27%。CPT-11 主要不良反应是延迟性腹泻与中性粒细胞数量减少。

3. 卡培他滨（希罗达） 是一种口服的新型氟尿嘧啶类药——氟尿嘧啶氨基甲酸酯。第一，卡培他滨可模拟持续输注 5-FU 抗肿瘤作用，口服方便，避免留置血管导管或泵的需要。第二，卡培他滨是一种在肿瘤组织中被选择性活化的分子，在肿瘤部位选择性活化，使得 5-FU 浓度高于正常组织，抗肿瘤活性增加的同时耐受性也增加。

4. 叶酸类胸苷酸合成酶（TMPS）抑制剂　5-FU 进入体内后必须经过活化，转化成 FdUMP 后才能抑制 TMPS。此类药与 5-FU 不同，它们进入体内后直接抑制 TMPS，在体内不易分解，不需代谢活化。此类药包括 raltitrexed（tomudex，ZD1694）、nolatrexed（thymitag，AG-337）、LY231514（MTA）和 ZD9331 四种。其中 raltitrexed 3mg/m²、每 3 周 1 次，对结直肠癌有效率为 25.3%，主要不良反应为腹泻、白细胞数量减少。

5. 吉西他滨（gemcitabine）　是细胞周期特异性抗代谢类药物，主要作用于 DNA 合成期的肿瘤细胞。吉西他滨（dFdC）在细胞内经过核苷激酶的作用，转化成具有活性的二磷酸（dFdCDP）及三磷酸核苷（dFdCTP）。吉西他滨的细胞毒作用就是由于 dFdCDP 抑制核酸还原酶的活性，致使合成 DNA 所必需的三磷酸脱氧核苷产生受抑制，特别是 dCTP。其次 dFdCTP 与 dCTP 竞争掺入至 DNA 链中，引起掩蔽链终止，DNA 断裂，细胞凋亡。对 126 例初治胰腺癌病例应用吉西他滨与 5-FU 随机比较发现，无论临床受益率（吉西他滨 23.8% *vs.* 5-FU 4.8%）、中位生存期（5.7 个月 *vs.* 4.2 个月）到疾病进展的中位时间（2.1 个月 *vs.* 0.9 个月）、1 年生存率（18% *vs.* 2%），均以吉西他滨为优。目前正在进一步探索吉西他滨与 5-FU、吉西他滨与 DDP 或 CPT-11 联合应用的效果。

6. 紫杉醇类药物　最近几年已有紫杉醇类药物治疗胃肠癌的报道，常用的有紫杉醇（paciltaxel，taxol）与多西他赛（docetaxel，taxotere），作用的靶点是微管，其作用机制是促进微管蛋白聚合和阻止微管解聚，从而抑制癌细胞的有丝分裂和增殖。taxol 与 taxotere 单药治疗胃癌的有效率在 20% 以上。1999 年 Lokich 报道 taxol+CDDP+VP-16 治疗胃癌，疗效突出。但不良反应较重，Ⅲ度以上贫血和白细胞数量减少可达 100%，应慎重应用。2001 年沈波报道 taxol+DDP+5-FU 方案治疗晚期食管癌及胃癌，有效率分别为 65.0% 和 73.7%。

四、胃癌的化疗

胃癌是消化道常见癌症中对化疗较为敏感的肿瘤。抗癌药治疗胃癌的进展包括生物调节剂使 5-FU 增效，用 5-FU 持续滴注的方法增加疗效，铂类抗癌药在胃癌化疗中的作用受到重视等。近几年来开发的新药众多，治疗胃癌的药物有 L-OHP、HCPT、CPT-11、taxol、taxotere、xeloda 及 S-1 等。S-1 是类似 UFT 的口服新药，国外报道（1999）治疗晚期胃癌 129 例，有效率为 46.5%，WHO Ⅲ～Ⅳ度不良反应低于 10%。胃癌专业委员会内科学组于 1997 年设计 LV/5-FU+DDP+HCPT 方案，初步报道有效率为 33.3%，WHO Ⅲ～Ⅳ度不良反应低于 10%。CPT-11 临床报道，Kohne（1998）治疗 18 例，有效率为 22.2%，WHO Ⅲ～Ⅳ度腹泻与白细胞减少达 33.3%。Tadaoka（1999）报道 CPT-11+MMC 治疗 10 例，有效率为 20.0%。

目前国内临床治疗的胃癌患者大部分均属进展期，早期胃癌患者不到 50%，进展期胃癌疗效并不理想。国内资料，进展期胃癌的 5 年生存率仅 15% 左右。国外资料也仅有 5%～40%。改善进展期胃癌的治疗方法和手段，已成为改善和提高整个胃癌生存现状的重要部分。自 20 世纪 80 年代起，介入放射学涉足胃癌的治疗领域以来，为改善进展期胃癌的生存现状以及介入放射学本身的发展都做出了很大的贡献。

（一）介入治疗胃癌的方法

1. 动脉灌注化疗（intra-arterial chemotherapy，IAC；transcatheter arterial infusion，TAI）　经股动脉穿刺送入导管，依据病变的不同部位，分别选择至胃左动脉（贲门、胃体小弯侧）、胃右动脉（胃体小弯侧胃窦）、胃网膜右动脉（胃窦），经动脉注入化疗药物。化疗方案多采用 FCM（5-FU+CDDP+MMC）、FAM（5-FU+ADM+MMC）、FAMTX（5-FU+ADM+MTX）或 EAP（Vp-16+ADM+DDP），近来也有用 EPI、THP、羟喜树碱等。

2. 胃动脉栓塞术（gastric arterial embolization，GAE）　一般先行动脉化疗，然后将栓塞剂（多为超液化碘油）同化疗药物混合均匀，在电视监视下缓慢经动脉注入。同时，可联合吸收性明胶海绵细条栓塞动脉主干。

3. 连续长期动脉内化学治疗灌注术（continuous long-term infusion）　即经皮动脉穿刺植入药盒术（percutaneous port-catheter system implantation），一般多为经锁骨下动脉或股动脉穿刺植入动脉化疗泵，导管头端置于肿瘤供血动脉内。

4. 经导管动脉栓塞术　对肝脏等处的转移灶，可采用经导管动脉栓塞术（transcatheter arterial embolization，TAE）。

5. 金属内支架植入术　对肿瘤引起的消化道及胆道梗阻，可采用金属内支架植入术。

（二）介入治疗胃癌的疗效

1. 动脉灌注化疗　据 Shchepotin 1988—1996 年前瞻性随机对照研究，386 例经外科手术证实的不可切除的进展期胃癌患者，经过胃镜和腹部、盆腔 CT 检查除外肝转移、腹膜转移、后腹膜淋巴结增大以及肿块侵及周围脏器者，随机分为 3 组：①对照组；②系统性经静脉化疗（systemic intravenous chemotherapy）组；③超选择性经动脉化疗（superselective intra-arterial chemotherapy）组。结束治疗后 3 组患者均行外科探查，中位生存时间分别为 91 天、96 天和 401 天。研究表明，超选择性经动脉化疗较未化疗及经静脉化疗明显延长生存时间（*P*<0.000 1）。

国内刘亚民于 1995 年报道 12 例进展期胃癌术前选择性胃动脉插管一次性大剂量化疗药物灌注治疗，病理组织学改变证实有效率为 100%，其中度有效率为 50%，轻度有效率为 50%，肿瘤切除前影像判定疗效 CR（25%）、PR（66.6%）。另指出经介入治疗后，术中发现肿瘤病灶周围均出现不同程度的纤维化，浸润粘连程度减轻。肿瘤剥离切除容易，术中出血量减少。

2. 经皮动脉穿刺植入药盒术　Arai 于 1985—1990 年研究了 34 例不可手术切除的胃癌肝转移患者经皮动脉植入药盒术，经左锁骨下动脉插入导管至肝动脉，并且皮下植入药盒。5-FU、ADM、MMC 等药物在门诊经药盒注射，经 CT 检查，CR+PR 为 73%，中位生存时间是 15 个月。不良反应及并发症包括骨髓抑制（23%）、肝动脉闭塞（21%）及胃十二指肠炎（12%）。

3. 胃动脉化疗栓塞　国内李茂全等于 1989—1997 年对 104 例病理证实的无手术指征的进展期胃癌及 43 例影像诊断的胃癌同时检出其他部位转移而无病理诊断者，行胃动脉内化疗栓塞、转移灶化疗栓塞的结果进行分析，其中 97 例胃癌原发灶可测定者 CR 为 1%，PR 为 59.8%，SD 为 23.2%，PD 为 17%。

五、大肠癌的化疗

大肠癌的发病和死亡逐年增高，早期诊断困难，晚期患者化疗效果很差，因而是肿瘤化疗研究中的热点。近年来，由于采用了一些新的治疗方案和新抗肿瘤药物，使大肠癌晚期姑息性治疗效果有新改善，根治手术后的辅助化疗水平不断提高。

40 多年来，大肠癌的化疗均以 5-FU 为主，5-FU 单药的疗效一般为 10%～15%。近年来采用 5-FU+CF 达到生化调节增效作用。一些新的抗癌药物单药或联合应用，为那些 5-FU 治疗失败的进展期大肠癌患者带来了希望，如奥沙利铂（L-OHP）、伊立替康（CPT-11）、卡培他滨（xeloda）、UFT、tomudex，还有新的靶制剂如 C225、ZD1839、OSI 等。

大肠癌患者手术后，近 50% 在近期内发生肝转移。何建苗等报道采用肝动脉加门静脉灌注化疗（双泵化疗）治疗大肠癌肝转移，有效率为 66.7%，1 年生存率为 75.0%，2 年生存率为 41.7%。

六、胰腺癌的化疗

化疗主要用于转移性病变，但对晚期转移、复发的胰腺癌所进行的许多单药或联合化疗研究的结果是令人失望的，化疗的有效率很低。单一化疗药物有效率在 10% 以上的有 5-FU、MMC、CCNU、epirubicin、IFO 等。近年来研制的新药有 taxotere、gemcitabine、oxaliplatin、5-DFUR 等。

由于胰腺癌组织解剖标志模糊不清以及肿瘤周围结缔组织（粘连）的反应，即使用 CT 和 MRI 等作三维影像检查，亦难以对肿瘤大小作出准确的测量。为了对这种对化疗反应很差的肿瘤作合理的疗效评估，除了与其他实体癌一样使用客观疗效通用评价标准（由 WHO 制定）之外，专家建议同时使用包含生活质量在内的"临床受益反应"（clinical benefit response，CBR）标准。CBR 包括对疼痛、体力状况及体重改变做出综合评估，评估标准包括：

1. 至少下列一项指标好转（持续≥4 周），并且无任一指标恶化。

（1）镇痛药用量减少≥50%。

（2）疼痛强度减轻≥50%。

（3）体力状况改善（KPS）≥20 分。

2. 镇痛药用量、疼痛强度及体力状况稳定，体重增加≥7%（非液体潴留），持续≥4 周。

脱氧氟尿苷（doxifluridine，5-DFUR）是口服活性氟尿嘧啶，其治疗效果比 5-FU 高 10 倍。用法为口服 5-DFUR 500mg/m²，连续 4 天，每 3 周重复 1 次。

吉西他滨（gemcitabine，健择）是一种新的脱氧胞苷衍生物，属于抗代谢类抗肿瘤药物，对多种肿瘤都有活性。Ⅱ期研究已明确其抗肿瘤活性为 10%，有报道可使瘤体缩小，症状控制。国外用吉西他滨治疗临床受益率为 23.8%～48%，明显优于单一的 5-FU 治疗的疗效。吉西他滨的不良反应主要是对骨髓造血系统的抑制。国内报道单用吉西他滨治疗胰腺癌临床受益率为 20.0%～43.0%，证实其能显著改善胰腺癌患者的临床症状，延长中位生存期。

一种新的第 3 代铂类复合物——草酸铂（oxaliplatin），可应用于胰腺癌化疗，它能形成铂 -DNA 配合物，阻断肿瘤细胞 DNA 复制作用比 DDP 更强，毒性更低，与 DDP 无交叉抗药性。

marimastat 是基质金属蛋白酶抑制剂，能抑制肿瘤的生长、浸润和转移。Rosemurgy 报道用 marimastat 治疗晚期胰腺癌患者 64 例，给药剂量为 5～7.5mg、2 次 /d 或 10～25mg、1 次 /d。患者具有良好的耐受性，中位生存期为 160 天。不良反应为骨骼肌疼痛、强直和乏力。

生长抑素类药物通过多种机制发挥抗肿瘤效果，包括通过抑制刺激肿瘤生长的 IGF-1，EGF 抑制血管生长，对某种肿瘤有直接的抗增生作用。临床研究中，Sulkowski 等报道了大剂量奥曲肽（octreotide）皮下注射治疗胰腺癌的可行性、良好的耐受性和剂量依赖性，有望提高生存期。

近年来，越来越多的学者对无法手术的胰腺癌进行介入治疗。胰腺区域性动脉灌注化疗可显著提高胰腺及胰周围淋巴结组织的药物浓度，增加药物作用，减少全身不良反应，提高化疗效果。刘秀英等采用肠系膜上动脉灌注 5-FU、MMC、DDP 化疗并同期放疗以治疗中晚期胰腺癌，中位生存期为 11 个月。Cantire 等报道动脉插管化疗，方案为 FLEC，具有良好的耐受性，1 年生存期为 51%，可作为姑息治疗和术前化疗。

德国和奥地利学者共同研究了胰腺癌局部应用微型细胞胶囊加小剂量异环磷酰胺化疗的安全性。他们将经过遗传学修饰的同种异体细胞装入硫酸纤维素胶囊，通过高选择性血管造影术将其送至供应肿瘤的血管处，第 2 天开始用小剂量异环磷酰胺化疗。治疗组和对照组相比，中位生存期延长 1 倍，1 年生存率增长 3 倍。

七、肝癌的化疗

肝癌患者的治疗，目前仍采用以手术切除为主要手段的综合治疗。但由于肝癌发病较隐匿，临床上发现的肝癌多属中晚期，能行手术切除者仅 10% 左右。因此，除静脉化疗外，以动脉栓塞化疗、瘤内注射药物及射频治疗等方法为主要内容的局部治疗在肝癌的综合治疗中占有十分重要的地位。

肝癌局部血管内化疗：

1. 肝动脉插管化疗栓塞术（transhepatic arterial embolization，TAE）　TAE 由日本学者 Kato 于 1981 年首先提出并应用于肝癌的治疗，随后在全世界范围内广泛开展。经过近 20 年的努力，目前在该领域的研究已取得很大进展，TAE 已成为治疗不能手术切除的中晚期肝癌的首选方法。其作用原理在于，肝脏是由门静脉和肝动脉双重供血，其中正常肝脏组织门静脉供血占 70%，肝动脉占 30%，而肝癌组织的血供 90% 以上主要来自肝动脉。实验发现，阻断肝动脉，肝肿瘤血供下降 90%～95%，而正常肝组织仅下降 35%，故结扎肝动脉或栓塞肝动脉会使肝癌组织缺血、坏死，而正常组织则损伤相对轻微，短期内即可恢复。肝动脉插管化疗目前采用的有经皮股动脉穿刺选择性肝动脉插管化疗（transhepatic artery embol injection）和植入式药泵化疗（insert drug pump）两种方法。前者采用 Seldinger 法，即经皮股动脉穿刺插管至肝固有动脉或肝动脉行化疗栓塞，这是目前国内外运用最广泛的方法。后者起初是在术中选择胃网膜右动脉插管至肝固有动脉或肝左、肝右动脉，放置药泵以便术后化疗用，现在已发展为经皮锁骨下动脉或股动脉穿刺放置化疗泵，定期注入化疗药物，其缺点是不能进行栓塞治疗。肝动脉插管栓塞化疗近年的进展主要在于栓塞材料上的更新。目前应用的栓塞材料主要有：①碘化油；②吸收性明胶海绵；③中药栓塞化疗剂；④药物微球、微囊等其他栓塞剂；⑤无水乙醇、碘油乳剂等。由于单纯肝动脉栓塞化疗对肝癌的疗效并不理想，目前临床上多主张采用多种手段综合序贯介入治疗。杨毅军等用 TAE 和无水乙醇瘤内注射综合治疗中晚期肝癌 78 例，结果显示近期有效率为 25.6%，明显高于单纯行 TAE 治疗组（12.2%），治疗后获 Ⅱ 期手术切除者为 14.1%，也明显高于单纯 TAE 组，0.5、1、2 年存活率分别为 85.9%、61.5%、41%，明显高于 TAE 组的 69.6%、45.2%、25.2%。临床上还采用 IPFT+TAE、TAE+IPFT+PEI 等综合介入的方法治疗肝癌，均取得了较好的疗效。

2. 选择性门静脉化疗栓塞术（SPVE）　对肝癌门静脉血供研究表明，虽然肝癌的大部分血供来自肝动脉，但肝癌仍有一部分血供，特别是周边部分仍主要由门静脉供血。此外，当肝癌侵犯门静脉形成门静脉癌栓后，由于门静脉特殊的解剖学特征，经肝动脉插管化疗栓塞治疗后的化疗药物和栓塞剂不能进入门静脉而起到抗癌作用。因此，经门静脉途径行化疗栓塞显然具有极其重要的意义。传统门静脉化疗多采用术中经肝圆韧带、胃网膜右静脉或回结肠静脉设置管等途径，与 TAE 配合交替使用，定期灌注化疗药物。国内外均有这方面的尝试，并取得不错的疗效，但传统方法需要剖腹、创伤大、并发症多，而且还不能行栓塞治疗。为克服经上述途径的缺点，近年来有采用经皮经肝门静脉穿刺置管，定期行化疗的报道。王轩等采用细针 B 超引导下经皮选择性门静脉穿刺化疗术配合 TAE 治疗中晚期肝癌，也收到了较好的治疗效果。38 例肝癌合并门静脉癌栓经治疗后，9 例癌栓消失，17 例癌栓缩小，有效率为 68.4%。行 Ⅱ 期手术切除 9 例，癌栓消失率为 23.7%，缩小率为 44.7%。9 例手术切除者病理检查证实癌栓坏死率达 100%。19 例门静脉癌栓穿刺活检，14 例癌栓变性坏死。存活 1、2、3 年者分别为 28 例、16 例、5 例。

（李淑芬）

第13节　中医药治疗腹部肿瘤概述

中医药对于腹部肿瘤的治疗有其宝贵的经验，在医疗实践过程中发挥着活力，在肿瘤整体治疗中占有一席之地，且潜力逐渐被挖掘，显示出越来越重要的作用与前景。肿瘤在中国文献中记载很早，商代甲骨文中就有"瘤"的记述。在《周礼》一书中，录有周代专治肿瘤的医师，称为疡医。对于腹部肿瘤的描述散见于各种中医药书籍中，如《黄帝内经》中所述"肠覃""石瘕"以及《难经》中的"积聚"，《诸病源候论》中的"症瘕""石痈""石疽"等类似于胃肠、子宫、肝及胰腺肿瘤。《黄帝内经·灵枢》云："脾脉微急为膈中，食饮入而还出，后沃沫"，以及《黄帝内经·灵枢·上膈篇》述："下膈者，食晬时乃出"，颇似食管癌与贲门癌梗阻症。

中医学认为癌症的病因为正气先虚，邪毒炽盛，气滞血瘀，痰饮积聚，即虚、毒、瘀、痰四个方面相互关联，共同作用于人体而形成。中医对肿瘤病因重视内源性因素，认为肿瘤的发病与情志内伤密切相关，过度情绪的变化会引起脏腑功能失调。据有关研究资料表明，约 2/3 肿瘤患者发病前有较长期严重的精神抑郁状态，说明中医学对情志因素与肿瘤的认识是有科学内涵的。1980 年北京市胃癌病例对照调查研究发现"好生闷气"一项，其相对危险性（RR）高达 3.00，$\chi^2=11.021$，$P<0.001$，具有非常显著的意义，居调研 54 项危险因素之首。精神刺激，即生活事件与胃癌的发生显著相关，$RR=3.57$，$\chi^2=9.03$，$P<0.01$。从我国五个大城市对胃癌 398 对的配对研究资料分析发现，精神抑郁与胃癌的发生明显相关。这些研究与中医学"百病皆生于气"一说是吻合的。

中医对腹部肿瘤的诊断亦通过四诊八纲，辨证求因，症候归类。近年来，医家在肿瘤患者四诊的研究取得了一些新进展。由一般的对比观察发展到系统的探索规律，用现代科学手段对四诊进行实验研究和定量分析。例如，全国 12 448 例舌诊分析，恶性肿瘤患者的暗红舌与紫舌为良性患者的 2 倍、健康人的 2.7 倍；肿瘤患者与健康人的舌脉粗张比较，差异显著（$P<0.001$）。观察 130 例肝癌患者发现青紫舌或绛紫舌，肝肿瘤多数>5cm，且易在肝内播散，手术切除率和切除后 AFP 转阴率低，易在短期内再发或导致死亡；舌色淡红或仅舌边红的肝癌患者肿瘤多数<5cm，一般无肝内播散，手术切除率和切除后 AFP 转阴率高，术后再发时间较长。对脉诊的研究，发现脉诊对判断病体的素质、病情变化、辨证用药有一定参考价值。根据中医理论"有诸内必形诸于外"，内脏病变必在体表有所表现。对肿瘤四诊的探讨，有助于提高肿瘤诊断水平。

中医药治疗肿瘤经历近千年的积累，特别是近几十年对中西医结合治疗恶性肿瘤的探索，已开始形成了我国防治肿瘤的特色——中西医结合，即发扬中医药在整体调整机体免疫功能、双向调节脏腑的功能、治病求本以及患者顺应性强可长期用药的特点，与手术治疗、化学治疗、放射治疗以及免疫治疗等相结合，用中医药在扶正调理方面的独到作用，以减少手术、放化疗的损伤和毒副作用，恰当配合可以达到减毒增效的目的。经过长期实践，以中医及现代医学的基础理论和知识为依据，总结出指导中西医结合治疗肿瘤的四大法则：①辨瘤治疗与辨证治疗相结合；②祛邪（抗癌）治疗与扶正治疗相结合；③局部治疗与整体治疗相结合；④短期治疗与长期摄调相结合。在这些原则指导下，体现中西医相互取长补短，发挥中西医结合的最好效能，取得较单纯西医或单纯中医都要好的疗效。

一、中西医结合的临床运用

1. 中医药与手术结合 在临床治疗中多选用益气、补血、行气、祛瘀之法。

（1）术前先以中医调理，纠正阴阳失衡，可扩大手术适应证，减少手术并发症及后遗症。

（2）手术后及时配合中医药治疗，可加速术后康复，或为及时放化疗创造条件。

（3）手术后配合中医药治疗，能提高远期生存率。有报道中西医结合治疗胃癌 253 例（手术加中药），与单纯手术切除 5 829 例比较，其 3 年、5 年生存率在中西医结合组分别为 49% 及 30.4%，在单纯手术组分别为 30.6% 及 20.8%。

2. 中医药与化疗结合 化疗药物既会抑制杀灭癌细胞，也会给机体带来损伤，诸如骨髓抑制、消化道反应、心、肝、肾功能影响等。中医中药能扶正培本，提高免疫功能，既能保护和防止上述脏器受化疗的伤害，同时也可增强机体防御系统抑制癌细胞，起到增效作用。可用健脾益肾冲剂加化疗治疗晚期胃癌术后的患者。该方中药有党参、白术、枸杞子等，治后对Ⅲ期胃癌 303 例进行远期随访，1、3、5、10 年生存率分别为 99.01%、77.31%、53.40%、47.37%。扶正抗癌冲剂（党参、黄芪、白英、七叶一枝花等）结合化疗治疗中晚期胃癌 153 例，治疗 1 年后单纯中药组与中药加化疗组患者生活质量大多明显提高，两组仅有 4%、10% 患者生活质量有所下降，而单纯化疗组 54% 患者明显下降。

二、单用中药治疗癌症

中医扶正培本法在临床实践中的独特作用，随着现代科学的发展，逐步得到解释和阐明。中医的扶正培本法则在癌症治疗中，最突出的就是提高机体固有的抗癌机制，具有双向调节和保持平衡的作用。因此，对部分晚期肿瘤患者单独采用中医药治疗，遵循传统中医四诊合参、辨证论治的基本原则，临床取得一定疗效。运用中药肝复方治疗中晚期原发性肝癌 60 例，设化疗、放疗对照组，结果显示 0.5 年与 1 年生存率在中药组分别为 43.3%、21.6%，在放疗组分别为 20.8%、8.3%，在化疗组分别为 25%、0。

三、成方验方的临床研究

以榄香烯、康莱特为代表的抗癌中药的临床使用结果表明，癌症中药治疗有一定疗效。目前中药成方验方研究较多的为十全大补汤治疗手术、放疗、化疗后病体虚弱，犀黄丸治疗消化道肿瘤，免疫抗癌胶囊类药物提高癌症患者免疫功能，苦参注射液治疗肝癌，参麦注射液对抗化疗

反应，华蟾素治疗肝癌，神农胶囊治疗胃癌、肝癌等，均取得一定疗效，值得进一步研究。其中，榄香烯、康莱特、犀黄丸、华蟾素等均已通过中国国家药品监督管理局批准并上市。

四、基 础 研 究

1. 细胞免疫功能的调节与中医药诱生细胞因子的研究 采用天然药物调节机体免疫功能是学者关心的问题之一。以升麻、黄芪、薏苡仁等组成的复方制剂能提高 NK 细胞活性，活化 T 细胞产生 IL-2，加强外周血淋巴细胞与肿瘤组织内浸润的淋巴细胞的特异性杀伤力。笔者医院研制的中药复方制剂免疫抗癌胶囊对自然杀伤细胞、T 细胞亚群、IL-2R 水平、IL-2 水平均有一定的调控作用，可增强小鼠红细胞 C3B 花环形成率和血清中红细胞免疫黏附促进因子水平，降低免疫复合物花环形成率以及免疫黏附抑制因子的水平。有报道用 ^{125}I-UDR 释放法研究实体型肝癌小鼠脾自然杀伤细胞活性，发现一定剂量绿舒筋注射液有增强作用，并明显延长小鼠生存期。以淫羊藿、五味子、补骨脂、绞股蓝等组成的补肾中药与 IL-2/LAK 合用，能有效抑制 NK 活性下降趋势，使其长期保持较高水平，抗肿瘤作用增强。近年来 IL-2 中药诱生研究颇多，发现许多中药具有诱生或促诱生 IL-2 作用，例如枸杞可促进 IL-2 产生，银耳、茯苓能显著增强小鼠脾淋巴细胞的 IL-2 活性，黄芪能显著提高 IgG 亚类缺陷患者 IL-2 活性，西洋参主要有效成分西洋参茎叶总皂苷在体内能促进小鼠脾脏 T 细胞产生 IL-2，淫羊藿、人参多糖等单味药均有此作用，另有一些复方制剂补中益气汤能明显增强脾虚模型小鼠淋巴细胞 IL-2 活性。许多清热解毒中药对 TNF 的产生具有作用，有报道板蓝根、马齿苋、鱼腥草、凤尾草、十大功劳叶、山慈菇、猫抓草七味中草药各自提取物对 KM 小鼠腹腔巨噬细胞 TNF 有不同程度的诱生作用，以猫抓草效果最好。另外，白芍总苷可促进 CONA 诱生 IFN-γ，西洋参茎叶总皂苷在体内能促进小鼠脾脏 T 细胞 IFN-γ 的产生能力。右归饮（熟地、山药、山茱萸、枸杞、当归、附子、肉桂、杜仲、菟丝子、鹿角胶）可明显提高皮质酮大鼠 IFN-γ 水平。由此可见，中药不论单味药还是复方制剂均有一定的免疫调节能力，其调节方式是多样的，可以通过对抗癌细胞系统的调节，包括 NK 细胞、K 细胞、T 细胞亚群、LAK 细胞群、巨噬细胞群等；亦可激活抗癌细胞因子系统，包括干扰素（IFN）、IL-2、肿瘤坏死因子（TNF）等，达到免疫调节作用。

2. 抗癌中药诱导癌细胞凋亡与诱导分化作用的研究 细胞凋亡和肿瘤细胞诱导分化及逆转的研究是当前肿瘤分子生物学中一个重要的研究领域。在实验中用中药复方青黛片对 HL-60 细胞作用，结果表现为核固缩，核仁消失，核碎裂，细胞凋亡。天花粉蛋白纯化组分可引起小鼠黑色素瘤细胞 G_0/G_1 期细胞增加，S 期细胞减少，呈现 G_0/G_1 期阻滞现象，并有诱导细胞凋亡作用，而且 G_0/G_1 期阻滞与细胞凋亡高度相关。榄香烯（莪术油）能诱导人白细胞 HL-60 细胞凋亡，其作用主要是影响细胞周期 S 期向 G_2/M 期的转变过程，将肿瘤细胞阻滞于 S 期，减少有丝分裂，抑制其增

殖,并导致凋亡。

3. 抗癌中药与癌基因 有关研究采用 LSAB 免疫组化技术观察了中药连黛片(黄连、吴茱萸、青黛等)对由 MNNG 诱发的实验性大鼠 p21^{ras}、c-erbB-2、Rb、P53 蛋白表达的影响。结果发现,以连黛片灌胃不仅降低了胃癌的发生率(中药组 1/18,模型组 5/18),且所检测连黛片组 1 例胃癌组织的 p21^{ras}、c-erbB-2 蛋白表达均呈阴性,而同样方法检测 3 例空白对照组胃癌组织的 p21^{ras}、c-erbB-2 两个癌基因蛋白均呈阳性表达。丹参酮对人宫颈癌细胞株的细胞 RNA 斑点杂交发现,其 c-myc、H-ras 癌基因表达明显降低。

4. 抗癌中药与肿瘤细胞的多药耐药 有关研究采用人肝癌细胞株 BEL-7402,培养并建立其多药耐药 BEL-7402/BOX,以 MTT 法检测了榄香烯乳剂及多种化疗药物对此耐药株的敏感性,并以榄香烯长期作用于 BEL-7402 细胞,采用逆转录 PCR 及流式细胞仪技术检测 MDR1 mRNA 及 P-gp 水平。结果表明,榄香烯乳剂对耐药的 BEL-7402/BOX 细胞仍有较强的杀伤作用,同时经榄香烯长期作用,未能诱导出 MDR1 mRNA 及 P-gp 的表达。通过体外细胞实验,从 32 种中药制剂中筛选出的 Ams-11、Fw-13、Tul-17 三种中药逆转剂,能明显增强多药耐药细胞对抗癌药物的敏感性,而且其逆转作用呈剂量依赖关系,能有效逆转 P 糖蛋白高表达细胞的人卵巢癌细胞 SKVLB 对长春碱的耐药性。

5. 中药对肿瘤转移的阻断作用 有人用党参、白术等组方,发现该方能显著抑制荷瘤小鼠的自发转移。一种从蝮蛇毒中分离得到的含 RGD 肽的称为 albolabris 的物质,能抑制血小板聚集、B16-F10 黑色素瘤细胞与基质成分 LN 和 FN 的黏附能力,明显减少 B16-F10 的实验性肺转移数。由此可见,在寻找抗转移药物中,中药有可能成为新的途径。其中,补益类中药、活血化瘀类中药、软坚散结类及清热解毒类中药、燥湿类中药都有一定的研究潜力。

五、抗消化道肿瘤常见中药介绍

1. 清热解毒药 一枝黄花、八角莲、土茯苓、大青叶、大蒜、山豆根、山慈菇、马勃、马鞭草、马齿苋、马尾连、天花粉、木槿花、瓦松、牛黄、毛冬瓜、凤尾草、千金菜、水杨梅根、龙葵、东风菜、田基黄、白蔹、白头翁、白屈菜、白花蛇舌草、冬凌草、半枝莲、半边莲、地榆、地锦草、老鹳草、羊蹄根、农吉利、芙蓉叶、芦荟、佛甲草、忍冬藤、青黛、蜀羊泉、苦参、虎耳草、败酱草、垂盆草、肿节风、荠菜、香茶菜、鬼针草、绞股蓝、亮菌、蚤休、莼菜、铁树叶、臭椿皮、拳参、乌骨藤、蛇莓、蛇葡萄根、猫人参、番杏、寒水石、槐角。

2. 泻下逐水药 大黄、大戟、千金子、火麻仁、甘遂、芒硝、牵牛子。

3. 化痰祛湿药 儿茶、大腹皮、芦笋、王瓜根、木瓜、木棉皮、车前子、牛筋草、乌梢蛇、石打穿、石竹、石蒜、白花蛇、白毛藤、骆驼莲子、雪上一枝蒿、雀梅藤、薏苡仁。

4. 理气药 八月札、大茴香、刀豆、凤尾蕉叶、甘松、白豆蔻、玫瑰花、兰香、枳实、砂仁。

5. 活血化瘀药 三七、三棱、五灵脂、丹参、凤仙花、六方藤、水红花子、水蛭、石见穿、地龙、延胡索、红花、红藤、苏铁、鸡血藤、虎杖、急性子、墓头回、麝香。

6. 软坚散结药 牡蛎、阿魏、内金、威灵仙、黄药子。

7. 以毒攻毒药 马钱子、木鳖子、朱砂、狼毒、斑蝥、喜树、雷公藤、硼砂、蜈蚣、蝮蛇、守宫、蟾皮、蟾酥、露蜂房。

8. 扶正培本药 人参、大枣、山药、山萸肉、云芝、玉竹、石斛、北沙参、冬虫夏草、当归、首乌、沙苑子、灵芝、香菇、海龙、海马、桑螵蛸、雪莲花、紫河车、槐耳。

六、展 望

近几十年来,中国中医药及中西医结合抗癌事业的发展,不论由病因、诊断到治疗,还是从预防到临床以及基础实验,如上所述,均取得了一定进展。然而,依然存在中医药抗癌无突破性进展、中药疗效的评价、中药复方制剂的药效物质基础的研究、中医治癌的基础研究等诸多问题。

1. 预防肿瘤发生,阻断癌前病变 中医古籍《黄帝内经》载:"上医治未病……",即强调了疾病重在预防,而且中医的健康观认为人体不只是无病(器质性、功能性)就是健康,还应包括饮食睡眠的正常,充沛的精力,适应社会能力正常,涉及生物、社会、心理、环境等诸方面,这就有可能使疾病在发生初期就被发现,并早期得到治疗。中西医结合对肿瘤防治的重点应在防止肿瘤的发生或早期发现肿瘤并防治癌前病变方面。我国从 20 世纪 60 年代前后即开展了大规模的群众防癌活动,对肝癌、胃癌等恶性肿瘤在高发区进行了广泛的防癌与治癌活动。一些研究单位对诱癌、致癌的抑制作用及预防进行了实验研究。再如对胃癌的癌前病变进行了很深入的研究,取得了一定进展。

2. 中西医结合防治肿瘤的新理论的建立 发展了数千年的中医学依然有其独特的优势,其生命观认为人体生命活动是动态的相对平衡的过程,而平衡是由多因素相互作用维持的,这个多因素是由内外环境变化产生的,体现了人体内在的整体观和人与自然的外在的整体观。另外,还有它的运动观,其辨证观正体现了个体化治疗的精髓。将中医的功能理论与西医的形态理论相结合,在防治癌症这个领域,是否在不远的将来形成新的理论,将拭目以待。

3. 大力开展中医治疗肿瘤几大法则的现代研究 针对"活血化瘀""扶正培本""软坚散结""清热解毒"的作用原理和药效实质,开展深入、系统的研究。如活血化瘀法的研究,从血液黏度与肿瘤细胞粘连性的角度探讨,血液黏度与转移关系密切,许多研究证实血液黏度增高会促进转移,而活血化瘀类药物正是可以减少血液黏度,减轻粘连,从而达到抗转移的作用。

4. 中西医结合抗癌研究的突破 充分运用传统中医中药的优势,结合新科技,逐步提高临床疗效是中西医结合研究的基础。在临床与基础研究工作中寻找出中医药治疗的规律,并对中药方剂进行研究,就中药复方制剂药效的物质基础、作用途径及其中药多组分对多靶点、多环节的作用过程进行研究。就中药抗转移、突破多药耐药、中药与癌基因、中药对肿瘤的阻断与逆转等多方面，展开多系统、多学科的协作。

（潘战宇）

第14节　腹部肿瘤生物治疗

随着细胞生物学、分子生物学以及免疫学的不断发展，人类对肿瘤的本质有了更加深入、全面的认识。目前肿瘤的治疗已不仅仅局限于手术、化疗和放疗。生物治疗作为一种历史悠久的治疗手段，近年来出现了飞速的发展，已经成为现代肿瘤综合治疗不可或缺的一种重要模式。

一、肿瘤生物治疗概念的提出及发展简史

肿瘤生物治疗或称生物疗法（biotherapy），全称为生物反应调节剂法，是指应用生物反应调节剂（biological response modifier, BRM），包含所有能够改变机体生物反应的生物制剂、化学制剂及生物技术方法等，通过免疫、基因表达和内分泌等生物调节系统或细胞信号转导通路及微环境来调节患者机体的生物反应，从而直接或间接抑制肿瘤生长、消灭肿瘤细胞或减轻治疗相关不良反应，使机体的内环境得以稳定、平衡的一种肿瘤治疗手段。

"生物反应调节剂"这一概念，原先指的是来自生物体自身的并可通过调动机体固有的防御功能抵御肿瘤的那些分子和细胞，它们主要包括细胞因子、免疫活性细胞、抗肿瘤抗体和肿瘤分子疫苗等。这一概念随着各相关学科的不断发展，其内涵也不断扩展、完善。目前认为，一种物质或处理方法能通过调节宿主对肿瘤的反应而使二者之间的相互作用向着有利于治疗肿瘤的方向发展，即可称为BRM。在此基础上，越来越多的学者认为，分子靶向治疗、基因治疗、内分泌治疗、诱导分化治疗及干细胞治疗等由于其机制均是通过干预机体的免疫、基因表达、内分泌及细胞信号转导通路等固有的生物调节系统，改变机体的生物反应，从而在肿瘤综合治疗中发挥作用，故都应纳入肿瘤生物治疗的范畴。

肿瘤生物治疗至今已有120余年的历史。最初的生物疗法为19世纪末的"Coley疗法"，即应用化脓性链球菌及黏质沙雷菌液（Coley液）治疗一些肿瘤患者。该疗法源于美国医师Coley观察到一例喉癌患者感染丹毒后肿瘤明显缩小，由此萌生了应用某些病原微生物抗肿瘤的想法。当时，人类对这种疗法的机制理解表浅，生物治疗尚处于萌芽阶段，发展缓慢。1967年，Burnet正式提出"肿瘤免疫监视"理论，阐明了免疫治疗的合理性，为肿瘤的免疫治疗奠定了理论基础。继而，以非特异性生物制剂（卡介苗、短小棒状杆菌、免疫核糖核酸和转移因子等）为主的多种疗法相继被发现并应用于临床。20世纪80年代初"生物反应调节剂"这一概念被提出，一系列相关理论、方法随之建立，以IFN-α、IL-2为代表的第三代生物疗法取得了长足发展。20世纪90年代末之后，全球第一个单克隆抗体药物利妥昔单抗（rituximab）被FDA批准用于治疗CD20阳性的淋巴瘤。

至此，肿瘤生物治疗在先进生物学技术的推动下产生了革命性的变化，进入了快速发展的新阶段。迄今，已有十余种单克隆抗体获FDA批准用于治疗各种恶性肿瘤。更加鼓舞人心的是，2010年第一个自体DC疫苗Provenge获FDA批准用于内分泌治疗失败的无症状转移性前列腺癌的治疗，标志着肿瘤疫苗技术的日渐成熟。目前生物治疗已成为继手术、化疗、放疗之后令人瞩目的第四种肿瘤治疗模式。正如2000年"国际肿瘤生物/免疫治疗年会"总结所述："生物治疗是目前医疗界所知的唯一有望彻底消灭肿瘤细胞的治疗手段，21世纪将是肿瘤生物治疗的时代"。

二、肿瘤生物治疗的分类及在腹部肿瘤中的应用

肿瘤生物治疗已经成为当前肿瘤治疗最活跃的领域之一，涉及范围广泛，涵盖的领域越来越多。其分类较繁琐，并没有严格的界限。目前临床上主要按照其作用机制的不同，归纳为免疫治疗、基因治疗、分子靶向治疗、内分泌治疗、诱导分化治疗、组织工程和干细胞治疗。

由于各种治疗方法存在着多重作用机制，部分治疗方法的作用又尚未完全明确，因此这种归类之间存在着重叠和交叉。例如：单克隆抗体既属于免疫治疗，又属于分子靶向治疗；免疫基因治疗采用基因转染技术增强机体的免疫应答能力，既属于免疫治疗，又属于基因治疗；内分泌治疗、诱导分化治疗及针对表观遗传学异常的治疗等又都可归属于分子靶向治疗。

腹部肿瘤尤其是消化道肿瘤，是人类最常见的恶性肿瘤。随着手术以及放化疗等治疗手段的进步，尤其是各种分子靶向药物的问世，部分消化系统肿瘤的疗效得到了显著的提高，然而，远期疗效仍不尽如人意，最终多数患者死于疾病的复发或转移。近年来，生物治疗在消化道肿瘤中取得了一些新的进展。

（一）肿瘤免疫治疗

肿瘤免疫治疗（immunotherapy）根据作用机制分为3类，即主动免疫治疗、被动免疫治疗和非特异性免疫调节剂治疗。这些生物疗法应用于肿瘤生物治疗取得了一定的疗效，在多种腹部肿瘤治疗中都可应用。在以后的各章节腹部肿瘤生物治疗分论中不再重复论述。

1. 主动免疫治疗　肿瘤的主动免疫治疗（active immunotherapy）也称为肿瘤疫苗（tumor vaccine），是指利用肿瘤细胞或肿瘤抗原物质免疫机体，使宿主免疫系统产生针对肿瘤抗原的抗肿瘤免疫应答，从而阻止肿瘤生长、转移和复发。肿瘤疫苗主要包括肿瘤细胞疫苗、肿瘤多肽（蛋白）疫苗、树突状细胞（DC）疫苗、抗独特型抗体疫苗和核酸疫苗等。

（1）肿瘤细胞疫苗（tumor cell vaccine）：即采用灭活的自体或异体肿瘤细胞作为疫苗，包括肿瘤全细胞疫苗、肿瘤细胞裂解物疫苗和基因修饰的肿瘤细胞疫苗。全细胞疫苗的优势在于富含肿瘤抗原，此种疫苗可以将整个肿瘤的特异性抗原和肿瘤相关抗原都暴露在免疫系统面前，甚至那些尚未被发现和确定的抗原也不例外。但这一方法在新鲜标本的获得、保存及抗原特性维持等方面还存在困难。

特别是由于在肿瘤发展过程中形成了免疫耐受，所以单纯使用肿瘤细胞进行免疫通常效果欠佳，多辅以其他手段以加强效果，如添加佐剂等。为避免肿瘤种植，全细胞疫苗必须完全灭活才能临床使用。采用肿瘤细胞的裂解物或外分泌小体（胞外体）等亚细胞结构作为疫苗，也是肿瘤疫苗治疗常采用的办法之一，这样既可以保留肿瘤的抗原性，又可以保证疫苗的安全性。由于肿瘤细胞缺乏 MHC 分子和 B7-1、B7-2 共刺激分子，且不能分泌增强机体免疫功能的细胞因子，所以近年来多采用基因修饰的肿瘤疫苗，即通过基因重组技术，将不同的基因导入受体肿瘤细胞而制备的疫苗，如转染 TNF、共刺激分子 B7 或重组的肿瘤抗原基因等，以诱导机体的免疫反应。

　　肿瘤细胞疫苗治疗的关键在于疫苗的免疫原性和机体的免疫状态，目前已有多个针对腹部肿瘤特别是消化道肿瘤的疫苗正在研究，个别已经进入Ⅲ期临床试验。主要介绍如下。

　　1）OncoVAX：OncoVAX 是通过照射自体肿瘤细胞获得的灭活肿瘤疫苗，常辅以卡介苗作为佐剂。最初报道 98 例 Dukes B2～C3 期结直肠癌术后患者随机分为 OncoVAX 治疗组和观察组，结果显示，OncoVAX 能够延长结肠癌患者的 MS 和 DFS，而在直肠癌患者两组无显著差异。随后的临床研究纳入 254 例Ⅱ/Ⅲ期结肠癌术后患者，随机分为 OncoVAX 治疗组（术后 4 周开始皮下注射 10^7 个肿瘤细胞 / 周，连续 3 次）和观察组，平均随访 5.3 年时治疗组复发风险下降 44%，亚组分析提示Ⅱ期患者复发风险下降 61%，同时 MS 有延长趋势，而Ⅲ期患者无明显获益。接下来的Ⅲ期临床研究共纳入 412 例Ⅱ/Ⅲ期结肠癌术后患者，平均随访 7.6 年时 OncoVAX 治疗组和观察组的 MS 和 DFS 均无显著性差异，同时研究发现治疗组患者的 MS（P=0.003）和 DFS（P=0.006）与迟发皮肤超敏反应相关。另一项Ⅲ期临床研究纳入 515 例Ⅱ/Ⅲ期结肠癌术后患者，随机接受 OncoVAX 治疗（术后 4 周开始皮下注射 10^7 个肿瘤细胞 / 周，连续 3 次，术后 6 个月时再给予 1 次）或观察，平均随访 5.8 年，结果发现Ⅱ期患者复发风险下降 57.1%，MS 有延长趋势，而Ⅲ期患者无明显获益。目前研究表明，OncoVAX 能够降低Ⅱ期结肠癌患者术后的复发风险，但需要足够的治疗数量。

　　2）ATV-NDV：ATV-NDV 是通过新城疫病毒（Newcastle disease virus，NDV）感染自体肿瘤细胞获得的一种肿瘤疫苗。Schulze 等（2009）报道一项Ⅲ期临床研究，将 51 例结直肠癌肝转移患者在肝转移病灶完全切除后随机分为 ATV-NDV 治疗组和观察组，治疗组平均随访 116.1 个月，观察组平均随访 112.4 个月，50 例患者可供分析。结果显示两组的 MS 和 DFS 均无显著性差异，但亚组分析发现治疗组结肠癌患者的 MS 和无转移生存期较观察组延长，DFS 存在延长趋势。研究表明，ATV-NDV 能够延长结肠癌患者的总生存和无转移生存期。

　　3）AFTV：AFTV 是通过加工甲醛固定的自体肿瘤细胞，辅以 IL-2 和 GM-CSF 微颗粒制备成的一种肿瘤疫苗。Kuang 等进行的Ⅱ期临床研究纳入 41 例肝癌术后患者，随机分为 AFTV 治疗组和观察组，结果发现治疗组的 MS 和 DFS 较观察组延长。随后报道的另一项临床研究纳入 61 例肝癌术后患者，随机接受 AFTV 治疗或观察，平均随访 33.6 个月。结果显示，治疗组 1、2、3 年的复发风险均显著低于观察组（P=0.037），同时治疗组（32 例）中 22 例患者出现 DTH 反应，且 DTH 阳性患者的复发率显著低于阴性者。

　　4）DC：高建等（2005）进行的临床研究纳入 30 例肝癌术后患者，随机分为 DC 疫苗治疗组（15 例）和对照组（15 例）。DC 疫苗治疗组从患者外周血单核细胞中诱导 DC，辅以 rhGM-CSF 和 rhIL-4 刺激活化，经自体肝癌细胞裂解物致敏 DC 制备疫苗。结果显示，DC 疫苗治疗后外周血 CD3+、CD4+/CD8+ 及 NK 细胞比例较治疗前明显升高，且血清 IL-10 水平明显下降。随访 18 个月时治疗组的转移复发率明显低于对照组，且生存率显著高于对照组。Palmer 等（2009）报道的另一项Ⅱ期临床研究中，35 例不适合放疗 / 局部治疗的进展期肝癌患者接受 DC 治疗。治疗组自体 DC 经肝癌细胞系 HepG2 裂解物负载后回输，每 3 周进行 1 次。治疗≥3 次患者中 28% 的患者疾病控制时间超过 3 个月，17 例治疗前 AFP≥1 000ng/ml 的患者中 4 例 AFP 下降达 30% 以上，1 例下降超过 90%。2009 年 ASCO 会议报道 13 例进展期胰腺癌患者采用 DC 疫苗联合吉西他滨 / 替吉奥治疗，其中 2 例 CR，7 例 PR，且生活质量明显改善。

　　5）Pexa-Vec/JX-594：JX-594 是一种经过基因工程修饰的牛痘病毒。2008 年研究者发现，感染 JX-954 病毒对晚期肝癌患者具有治疗效果。Pexa-Vec（JX-594，pexastimogene devacirepvec）采用研究型溶瘤细胞免疫疗法，旨在通过肿瘤细胞溶解迅速去除肿瘤，诱导全身抗肿瘤免疫应答以及靶向定位肿瘤血管迅速减少肿瘤血供。2013 年 *Nature Medicine* 杂志报道了 David Kirn 等首次针对 JX-594 进行剂量确定性研究，并发现该病毒能够诱发机体抗肿瘤免疫应答。该Ⅱ期临床研究纳入 30 例进展期原发性肝癌患者，结果发现，注射高剂量病毒组患者的总生存获益达 14.1 个月，较低剂量组患者的 6.7 个月显著增加（P=0.02）。这是首个成功应用溶瘤免疫治疗延长患者生存的随机临床试验。目前一项评估 Pexa-Vec 对索拉非尼治疗失败的晚期原发性肝癌患者疗效及安全性的 2b 期临床试验（TRAVERSE）已经完成受试者招募。

　　（2）肿瘤多肽（蛋白）疫苗：由于抗原须先在细胞中降解为肽，才能参与形成抗原肽 -MHC-TCR 复合物，而正是后者激发了有效的抗肿瘤细胞毒性 T 淋巴细胞（cytotoxicity T lymphocyte，CTL）反应，所以多肽疫苗得以发展起来。多肽疫苗是按照肿瘤抗原基因中已知或预测的某段抗原表位的氨基酸序列，通过化学合成技术制备的疫苗。合成的多肽疫苗可直接与 APC 表面的 MHC 分子结合并活化 T 细胞，从而诱导机体的抗肿瘤免疫反应。多肽疫苗成分单一，具有便于研究、易于生产等优点，不存在肿瘤细胞的抑制成分，且无肿瘤种植的危险，缺点则在于其只含有单表位肽，分子量小、易降解，局限于单一 MHC 分子且免疫原性弱。为增强多肽疫苗的免疫原性，目前多采用增加多肽长度，使用多抗原分支肽，多种多肽疫苗联合以及联合热休克蛋白、免疫佐剂、DC 等来提高疫苗的疗效。而蛋白疫苗则是指将肿瘤抗原整个或部分蛋白质作为疫苗，其较多肽疫苗的免疫原性更强，包含了更多的 MHC-Ⅰ和 MHC-Ⅱ类分子限制性表位肽。但蛋白疫苗常需要加入佐剂，进入机体后需要 APC 的摄取与提呈，激发的免疫反应以体液免疫为主。因此，如何增强免疫反应强度和诱导细胞免疫，是蛋白疫苗亟待解决的重要问题。目前针对腹部肿瘤的多肽（蛋白）疫苗主要介绍如下。

1）PANVAC-VF：PANVAC-VF 是一种表达 MUC1、CEA 及 3 个共刺激分子（ICAM-1、B7-1 和 LFA-3）的减毒病毒疫苗。一项Ⅲ期临床研究将 255 例晚期胰腺癌患者随机分入 PANVAC-VF 治疗组或常规治疗组，结果显示，PANVAC-VF 不能延长晚期胰腺癌患者的生存期。

2）G17DT：G17DT 是促胃液素 17 N 末端 9 个氨基酸与白喉毒素的融合产物，能够诱导机体产生促胃液素的中和抗体，抑制促胃液素的促肿瘤生长作用。研究发现，G17DT 能够延长进展期胰腺癌患者的中位生存期和无进展生存期。

3）ALVAC-CEA/B7-1：ALVAC-CEA/B7-1 是表达 CEA 和 B7-1 的复制缺陷型金丝雀痘病毒疫苗。研究显示，ALVAC-CEA/B7-1 能够增加转移性结肠癌患者的 CEA 特异性 T 细胞，且化疗并不影响 CEA 特异性 T 细胞的产生。

4）Cea Vac：90% 的结直肠癌患者表达 CEA 和人奶脂肪球（human milk fat globule），Cea Vac 是 CEA 的抗独特型抗体，而 TriAb 是人奶脂肪球的抗独特型抗体。一项Ⅱ期临床研究纳入 52 例结直肠癌肝转移术后患者，术后进行 Cea Vac 和 TriAb 免疫治疗（2mg 每周 2 次，4 次后每月 1 次，2 年后每 2 个月 1 次，共 3 年），平均无复发时间为 16 个月，2 年存活率为 94%。结果提示，Cea Vac 和 TriAb 不能降低结直肠癌肝转移患者根治术后的复发风险。

5）MVA-5T4：5T4 是一种肿瘤相关抗原，参与肿瘤的转移，在多种肿瘤中过度表达，而 MVA-5T4 是一种表达 5T4 的减毒安哥拉病毒疫苗。目前将 MVA-5T4 应用于结直肠癌的临床研究发现，患者能够产生 5T4 和 MVA 的特异性免疫应答，且免疫应答与 OS 之间存在明显的相关性。

（3）树突状细胞（DC）疫苗：DC 是一类重要的专职抗原呈递细胞（antigen presenting cell，APC），拥有已知体内功能最强的抗原呈递能力，也是唯一能激活初始性 T 细胞的专职 APC，具有激活 CD8⁺ 细胞毒性 T 细胞及 CD4⁺ 辅助性 T 细胞的功能，在免疫应答中处于中心地位。DC 作为疫苗，可以有效增强其诱导特异性抗肿瘤免疫反应的作用，目前主要包括肿瘤抗原致敏的 DC 疫苗和基因修饰的 DC 疫苗两种形式。肿瘤抗原致敏的 DC 疫苗是通过不同形式的肿瘤抗原（包括灭活的肿瘤细胞、肿瘤 mRNA、肿瘤 DNA 和人工合成的肿瘤抗原肽等）致敏 DC，然后将致敏的 DC 回输患者体内，诱导机体产生特异性的 CTL 和记忆性 T 细胞，从而产生抗肿瘤免疫应答。其中，肿瘤抗原肽负载 DC 疫苗具有较好的靶向性，易于生产和监测。基因修饰的 DC 疫苗是将编码肿瘤抗原的基因导入 DC，在 DC 中表达肿瘤抗原，经 DC 呈递后活化初始 T 细胞。编码肿瘤

抗原的基因常以 DNA 或 RNA 的形式转入 DC，转导方式包括使用质粒或病毒载体。若同时将免疫刺激性因子基因（如 GM-CSF、TNF、IL-2）转入 DC，能够提高免疫应答效果。基因修饰的 DC 疫苗在一定程度上解决了疫苗制备时肿瘤细胞来源困难及其特异性问题，不仅能够避免诱发自身免疫性疾病，而且能够避免因抗原降解而使疫苗功能减弱。但其缺点是存在安全性及花费过高等问题，故目前大多数基因修饰的 DC 疫苗仍处于Ⅰ/Ⅱ期临床试验当中。

（4）抗独特型抗体疫苗：抗原可以刺激机体产生抗体 Ab1，该抗体可变区的独特型决定簇具有免疫原性，可以诱导抗体 Ab2 产生，后者被称为独特型抗体。有的 Ab2 抗体可模拟原来抗原的结构，诱导抗原的特异性免疫反应，被称为内影像抗原，若将其作为肿瘤疫苗应用，即为抗独特型抗体疫苗（anti-idiotype vaccine）。该种疫苗具有模拟肿瘤抗原和免疫调节的双重作用，可打破机体对肿瘤抗原免疫耐受的状态；同时，因其不含有真正的肿瘤细胞，避免了癌基因和病毒的污染，故安全、可靠、特异性强。

（5）核酸疫苗：肿瘤核酸疫苗包括 DNA 疫苗和 RNA 疫苗，其中研究较多的是肿瘤 DNA 疫苗。DNA 疫苗也称基因疫苗，是利用基因工程技术将编码肿瘤抗原的基因整合于表达载体上，再将疫苗直接注入机体，借助载体本身和机体内的基因表达系统表达出肿瘤相关抗原，从而诱导出针对肿瘤抗原的细胞免疫应答。其优势在于便于生产、使用安全、在体内表达时间长、易于诱发肿瘤免疫应答。缺点是肿瘤抗原的表达差异很大，而长期低水平的肿瘤抗原常诱导免疫耐受。DNA 疫苗目前基本上处于Ⅰ期临床研究阶段，临床前或临床研究显示，多数肿瘤疫苗显示了良好的安全性，并且能够诱导机体产生肿瘤特异性 CTL 或抗体，但临床反应率还有待提高。

2. 被动免疫治疗   肿瘤的被动免疫治疗（passive immunotherapy）又称过继免疫治疗（adoptive immunotherapy），是被动性地将具有抗肿瘤活性的免疫制剂或细胞转输给肿瘤患者来治疗肿瘤的生物治疗方法。它并不需要机体产生初始免疫应答，因此用于已经没有时间或能力产生初始免疫应答的晚期肿瘤患者。被动免疫治疗主要包括过继细胞免疫治疗和单克隆抗体治疗。

（1）过继细胞免疫治疗：过继细胞免疫治疗（adoptive cellular immunotherapy，ACT）是将对抗原特异识别的细胞经体外刺激扩增后回输患者体内，使其被动获得特异性识别抗原能力的一种免疫治疗方法，建立于 T 细胞活化分子 IL-2 的发现之后。ACT 与其他免疫治疗方法相比，其优势在于经体外处理，可绕过患者体内肿瘤免疫逃逸的多种机制，大量扩增具有抗肿瘤活性的免疫细胞，并能够克服细胞因子体内大量应用带来的严重毒副作用。目前用于过继性细胞治疗的免疫细胞包括淋巴因子激活的杀伤细胞、肿瘤浸润性淋巴细胞、抗 CD3 单克隆抗体激活的杀伤细胞、细胞因子诱导的杀伤细胞、NK 细胞、γδT 细胞、基因修饰的 T 细胞等。根据输注细胞的来源，可以分为自体淋巴细胞治疗和异体造血干细胞治疗。目前大多处于Ⅰ/Ⅱ期临床试验阶段。

1) 淋巴因子激活的杀伤细胞（lymphokine-activated killer cell，LAK 细胞）：20 世纪 80 年代初，美国国立卫生研究院（NIH）癌症研究所 Rosenberg 等研究发现小鼠脾淋巴细胞经 T 细胞生长因子诱导后的抗癌活性明显增强。随后 Grimm 和 Rosenberg 等将这种 IL-2 激活的具有杀瘤活性的 NK 细胞和 T 细胞命名为淋巴因子激活的 LAK 细胞。LAK 细胞能非特异性地杀伤自身或同种异体的肿瘤细胞。它曾是二十世纪八九十年代肿瘤免疫治疗领域的热点之一，也曾是临床上应用最多的过继性细胞免疫治疗方法。1984 年 11 月 Rosenberg 研究组经美国食品药品监督管理局（FDA）批准，首次将 LAK 细胞用于临床治疗，他们给 25 例常规治疗无效且已发生远处转移的肿瘤患者回输 rIL-2 处理的自体 LAK 细胞，11 例有效，肿瘤缩小达 50% 以上，其中 1 例转移性黑色素瘤患者完全缓解达 10 个月。1988 年该研究组总结了 IL-2 与 LAK 细胞协同治疗 214 例肿瘤患者，16 例患者肿瘤转移灶完全消失，26 例患者肿瘤消退 50% 以上。LAK 细胞的特点是抗癌谱广，杀伤作用不受 MHC 限制，对 NK 细胞不敏感的自体和同种异体实体瘤细胞同样具有杀伤作用，对正常细胞无损伤作用。在腹部肿瘤中，LAK 疗法应用于肝癌、结直肠癌等有一定的疗效，同时其与放、化疗联合或先后应用能取得较 LAK/IL-2 单独应用更好的效果。肝细胞癌患者的自体外周血细胞经 IL-2 诱导后活性不强，这与部分患者的免疫功能不良有关。对于肝癌患者，将 LAK/IL-2 与介入等治疗联合应用，可使疗效得到提高。刘晰宇等（2000）的研究初步显示，接受原发性肝癌栓塞化疗联合 LAK/IL-2 肝动脉灌注治疗的患者 1 年、2 年及 5 年生存率都高于仅应用同一方案化疗的对照组。吕鹏等（2001）对化疗栓塞后接受 LAK/IL-2 治疗的肝癌患者的研究则显示，治疗前患者的 CD3、CD4、CD8 指标均较正常人低，而经 LAK/IL-2 治疗后，患者的这些指标有所回升。对于肝癌切除术后加用免疫化疗对术后复发的影响也有研究，周伟平等（2001）报道，肝癌切除术后联合化疗及 LAK/IL-2 免疫治疗较之单纯给予化疗或 LAK/IL-2 免疫治疗更有利于减少复发。随后，2006 年一项随机临床研究纳入了 42 例肝癌术后患者，他们被随机分为单纯肝动脉灌注化疗栓塞组和栓塞联合 LAK/IL-2 组。结果显示，栓塞联合 LAK/IL-2 组与单纯肝动脉灌注化疗栓塞组相比，1、2、3 年肝内复发率均显著降低（0 vs. 28.57%、19.05% vs. 47.62%、57.14% vs. 85.17%，$P<0.05$），而 2 及 3 年存活率显著提高（85.71% vs. 57.14%、61.90% vs. 28.57%，$P<0.05$）。这表明肝动脉灌注 LAK/IL-2 能够提高肝癌术后患者化疗栓塞的疗效。但是鉴于 LAK 细胞杀伤力不强且扩增能力有限，需要在输注细胞的同时大剂量应用 IL-2，而大剂量 IL-2 治疗过程中会出现明显不良反应，主要是毛细血管渗漏综合征（capillary leak syndrome，CLS），表现为全身性水肿和多器官功能失调，因此逐渐淡出临床应用。

2) 肿瘤浸润性淋巴细胞（tumor infiltrating lymphocyte，TIL）：TIL 是浸润于肿瘤间质内的以 T 细胞为主的细胞群，在肿瘤实质中很少，且其功能处于抑制状态。从肿瘤组织中分离出来的 TIL 经体外培养，可由 IL-2 诱导形成特异性的抗瘤活性。扩增后的 TIL 细胞以成熟 T 细胞为主，CD3[+] T 细胞可达 95% 以上，其杀伤肿瘤细胞的能力明显强于 LAK 细胞。另外，由于其对 IL-2 依赖性低，减少了大剂量应用 IL-2 所引起的毒性反应。1986 年，Rosenberg 研究组发表在 Science 杂志上的一篇文章中指出，TIL 的抗肿瘤效果是 LAK 细胞的 50～100 倍。2002 年他们又进行了临床试验，在体外筛选出具有特异性杀伤患者自身恶性黑色素细胞作用的自体 TIL，体外大量扩增后回输患者体内。该方法经过体外 IL-2 和抗 CD3 抗体的联合作用，回输体内的具有高度特异性抗肿瘤活性的 TIL 可达 10^{11} 之多。在接受治疗的患者（13 例）中，6 例达 CR，4 例达 PR，10 例有效患者肿瘤体积均明显缩小或消失。2011 年，Rosenberg 研究组报道的另一项研究纳入 93 例化疗或免疫治疗（IL-2 和 anti-CTLA-4）失败的转移性黑色素瘤患者，应用非清髓淋巴细胞去除方案化疗后，分离自体 TIL 并体外扩增后回输，20 例（22%）患者达到 CR，其中 19 例治疗 3 年后仍存在持续性完全应答。TIL 目前已应用于临床，在肾癌、肝癌、鼻咽癌等肿瘤的治疗中显示出一定疗效，但似乎对于恶性黑色素瘤效果更明显。TIL 在转移性黑色素瘤的治疗中疗效短暂，由于 TIL 回输后在体内作用时间短，限制了其抗肿瘤活性。研究显示，应用环磷酰胺、氟达拉滨的非清髓淋巴细胞清除方案联合自体 TIL 过继免疫治疗，可使黑色素瘤患者的临床客观反应率从单独应用 TIL 的 20%～30% 提高到大于 50%。同时，此种方案与放疗联合可使客观反应率进一步提高达 72%，且 40% 可达完全缓解。回输的 TIL 能够在患者体内扩增，并产生免疫记忆。TIL 在腹部肿瘤中的应用也多有报道。一项临床研究纳入了 44 例Ⅳ期胃癌术后患者，随机分为单纯化疗组（DDP 联合 5-FU 方案）和化疗联合 TIL 组。结果显示，单纯化疗组、化疗联合 TIL 组的中位生存（MS）分别为 8.3 和 11.5（$P<0.05$），且多因素分析提示 TIL 疗法与肿瘤大小、预后相关，TIL 在胃癌中具有抗肿瘤活性。在另一项研究中，50 例肝癌术后患者采用单独 IL-2 或联合 IL-2 培养的 TIL 治疗，结果显示，联合治疗组的 1 年无复发率较单独 IL-2 治疗组显著提高（64% vs. 32%，$P<0.05$），同时存活率亦更高（92% vs. 68%，$P<0.05$），而两组间的 3 年无复发率及存活率则无明显差异，表明 IL-2 可能具有提高 TIL 抗肿瘤活性的潜能。然而，由于其取材不便和制作过程的相对复杂，一定程度上限制了其临床应用。

3) 细胞因子诱导的杀伤细胞（cytokine-induced killer cell，CIK 细胞）：CIK 细胞治疗是目前临床上广泛开展的一种肿瘤免疫治疗手段。它是由多种细胞因子（如抗 CD3McAb、IL-2、IFN-γ、TNF-α、IL-1α 等）在体外与外周血单个核细胞共同培养后，诱导并大量扩增的一群异质性细胞。早在 1986 年 Schmidt 等就发现在人外周血单个核细胞中有 2.5% 的细胞同时表达 CD3 和 CD56 两种膜蛋白分子，该类细胞兼具有 T 淋巴细胞强大的抗瘤活性和 NK 细胞的非 MHC 限制性杀瘤优点，这就是 CIK 细胞的雏形。1994 年美国 Stanford 大学血液病学者 Robert 等用动物实验证实了 CIK 细胞对淋巴瘤细胞的强烈杀伤作用。2000 年

Takayama 等报道利用 CIK 细胞治疗肝癌的临床试验,结果显示,CIK 细胞治疗后肝癌的复发风险降低了 41%。CIK 细胞由于其增殖速度快、杀瘤活性高、非 MHC 限制、对多重耐药的肿瘤细胞同样敏感、对正常骨髓造血影响小等优势,被认为是新一代过继性细胞免疫治疗的首选方案。活化后的 CIK 细胞主要通过释放多种炎性细胞因子(IFN-γ、TNF-α 等),或直接通过穿孔素、颗粒酶 B 等杀伤肿瘤细胞,也可以通过 Fas/FasL 途径诱导肿瘤细胞凋亡。目前 CIK 细胞治疗正逐步成为肿瘤辅助治疗的一种重要方法,主要包括单独使用 CIK 细胞、CIK 细胞联合 DC 治疗。杜清友等(2001)对肝癌患者的 CIK 细胞、LAK 细胞及其自体外周血单个核细胞(PBMC)的比较研究显示,肝癌患者的 CIK 细胞体外杀伤自体肿瘤细胞的细胞毒活性明显高于自体 PBMC,对于裸鼠皮下接种的肝癌细胞,肝癌患者 CIK 细胞的抑瘤率也显著高于 LAK 细胞及自体 PBMC,其抑瘤率分别为 84.7%、52.8% 和 37.1%。赵明等(2006)随机对照研究了一组原发性肝癌(HCC)经肝动脉栓塞化疗(TACE)序贯联合 CT 引导下射频消融(RFA)治疗后临床评价无残留病灶的患者,入组 64 例患者,其中联合 CIK 细胞治疗组 33 例、观察组 31 例。结果显示,两组患者的 1 年无瘤生存率分别为 90.19% 和 68.01%(P=0.130 9)。值得注意的是,治疗前、后 HBV-DNA 的含量在两组间差异显著(P<0.01),提示序贯 CIK 细胞治疗可能具有降低乙肝病毒体内含量或者消除乙肝病毒的作用。2008 年报道的一项研究纳入了 85 例经肝动脉栓塞化疗(TACE)联合射频消融治疗后的 HCC 患者,随机分为 CIK 细胞治疗组(CIK 细胞经肝动脉回输)和观察组。结果显示,CIK 细胞治疗组 1 年和 18 个月的复发率与观察组相比,均显著降低(8.9% *vs.* 30.0%、15.6% *vs.* 40.0%,P<0.05)。而在另一项研究中,127 例肝癌术后患者随机分为 3 组,即观察组、CIK- I 组(CIK 细胞治疗 3 个疗程)和 CIK-II 组(CIK 细胞治疗 6 个疗程)。结果显示,CIK- I 组和 CIK-II 组的无病生存期均较观察组显著延长(P=0.001,P=0.004),而 CIK- I 组和 CIK-II 组两组间无明显差异(P=0.345),多因素分析显示 CIK 细胞治疗是影响无病生存期的独立预后因素。研究表明,CIK 细胞具有一定的抗肝癌活性。此外,CIK 细胞在胃癌中的应用也有报道。吴昌平研究组(2012)报道的一项研究中,151 例 III/IV 期胃癌术后患者随机分为 CIK 细胞治疗组和对照组。结果显示,CIK 细胞治疗能够显著延长局部晚期胃癌患者的 DFS(P=0.044),同时能够明显延长肠型胃癌患者的 OS(P=0.045)。研究还发现,CIK 细胞治疗组外周血单核细胞中 CD3$^+$ 水平、CD4$^+$ 水平和 CD4$^+$/CD8$^+$ 比例均在初次 CIK 细胞治疗 1 周后显著升高,初次治疗 2 个月后降至基线水平,而经 3 次 CIK 细胞治疗后 2 个月仍可保持在较高水平。该研究提示,肠型胃癌患者可能对 CIK 细胞治疗效果更好,CIK 细胞治疗具有增强宿主免疫功能的作用,同时多次治疗能够延长免疫应答时间。DC 和 CIK 细胞是肿瘤细胞免疫治疗的两个组成部分,前者识别抗原、激活获得性免疫系统,后者则通过发挥自身细胞毒性和分泌细胞因子来杀伤肿瘤细胞,两者联合组成一个高效、和谐的免疫体系。2001 年 Marten 等报道,DC 与 CIK 细胞共培养能够促进 DC 与 CIK 细胞成熟,并提高 CIK 细胞的增殖和抗肿瘤能力,因此 DC 联合 CIK 细胞治疗恶性肿瘤可以发挥协同抗肿瘤作用。

4)抗 CD3 单克隆抗体激活的杀伤细胞(anti-CD3 McAb activated killer cells,CD3AK):CD3AK 的前体细胞是 CD3$^+$ 细胞,在外周血中含量很高,远较 LAK 细胞和 TIL 的前体细胞容易获得。1989 年 Yun 等将 DBA/2 脾细胞与 CD3α 共培养,诱导产生了 CD3AK。其体内、外抗瘤活性均明显高于 LAK 细胞,对 IL-2 依赖性低,无明显毒副作用且体外扩增能力强、存活时间较长,具有较好的临床应用前景。一项临床研究纳入 150 例肝癌术后患者,随机分为免疫治疗组(76 例)和观察组(74 例),其中免疫治疗组患者术后 6 个月内单采外周血 5 次,均经 IL-2 和 CD3 单克隆抗体培养后回输。平均随访 4.4 年,免疫治疗组和观察组的 3 年无复发率分别为 48% 和 33%,5 年无复发率分别为 38% 和 22%(P=0.008),而中位生存则无明显差异,同时治疗期间无 III/IV 度毒性反应发生。由此可见,CD3AK 能够减少肝癌术后的复发风险。2008 年 ASCO 大会上报道的应用该方法治疗肾癌取得的阳性结果,再次证明了过继性细胞免疫治疗仍然大有希望。

5)自然杀伤细胞(nature killer cell,NK 细胞):NK 细胞占外周血淋巴细胞的 5%～10%,是机体抗感染、抗肿瘤的第一道天然防线,是固有免疫的重要组成部分。NK 细胞能够识别 MHC- I 表达下调或缺失的肿瘤细胞,无需抗原预先致敏即可以直接杀伤肿瘤细胞,同时还具有记忆的特性。其杀伤肿瘤细胞的机制有通过抗体依赖性细胞介导的细胞毒作用(antibody-dependent cell-mediated cytotoxicity,ADCC)杀伤肿瘤细胞,通过死亡配体途径引起靶细胞凋亡,分泌炎症因子间接杀伤肿瘤细胞,通过释放穿孔素(perforin)在靶细胞上穿孔及颗粒酶 B(granzyme B)释放酶类物质杀伤肿瘤细胞。NK 细胞治疗目前仍处于 I/II 期临床试验阶段。Miller 等(2005)对 10 例黑色素瘤、13 例肾癌、19 例急性髓细胞性白血病和 1 例霍奇金淋巴瘤患者进行同种异体半相合 NK 细胞输注,结果证实,同种异体半相合 NK 细胞输注是安全的。此外,发现 IL-15 对促进 NK 细胞的功能以防止同种异体造血干细胞移植后的感染和复发具有积极作用。尽管临床试验显示出 NK 细胞过继免疫治疗恶性肿瘤具有良好的应用前景,但是 NK 细胞的体外扩增效率低,如何提高其增殖效率和细胞毒活性,是其应用于临床需要解决的主要问题。

6)γδT 细胞:γδT 细胞因其 TCR 由 γ 和 δ 链组成而被命名,多为 CD4$^-$CD8$^-$ 表型,在人类外周血中仅占 CD3$^+$ T 细胞的 1%～5%,在抗感染、抗肿瘤和免疫监视等方面具有重要作用。其杀伤肿瘤细胞的机制主要涉及穿孔蛋白途径和 Fas/FasL 介导的细胞凋亡途径,也可以通过 NK 样受体,使之像 NK 细胞一样可直接识别蛋白质或肽类抗原,以非 MHC 限制性方式杀伤肿瘤细胞。以 γδT 细胞为基础的免疫治疗在肺癌、肾癌、恶性黑色素瘤等 I 期临床研究中已显示出良好的效果。目前对扩增出的 γδT 细胞活性的判定,仍需进一步完善。

7) 基因修饰的 T 细胞：近期研究表明，利用基因转移技术对 T 细胞进行基因修饰，能够增强其免疫能力，保持 T 细胞的持久活性，同时能够克服肿瘤自身的免疫逃逸机制，潜在提高免疫治疗应用于多种肿瘤的成功率。目前，基因修饰 T 淋巴细胞的过继性免疫治疗主要包括对 T 细胞受体（T cell receptor，TCR）进行基因修饰的 T 细胞治疗，以及嵌合抗原受体（chimeric antigen receptor，CAR）修饰的 T 细胞治疗。

TCR 是 T 细胞表面能够识别和结合蛋白质抗原的特异性受体。当机体受到肿瘤抗原刺激时，由 TCR 对 APC 呈递的靶细胞表面抗原肽 -MHC 复合物进行识别。近 10 年来，有学者分离抗原特异 TCR 基因并将其转导至初始 T 细胞中，使初始 T 细胞表达外源 TCR 并获得特异性识别抗原的能力，通过这一方法，可在短期内获得大量抗原特异性 T 细胞。基因修饰 TCR 技术治疗恶性肿瘤的临床试验最早由 Morgen 等（2006）报道，用于恶性黑色素瘤的治疗。在这项 I 期临床试验中，HLA-A2 阳性的转移性黑色素瘤患者接受导入 MART-1 基因 TCR 的 T 淋巴细胞治疗，可特异性识别 MART-1 肿瘤抗原的 27～53 表位，TCR 基因转导效率为 21%～72%，在过继治疗 1 年后仍可检测到基因修饰 TCR 的表达情况，经治疗的患者（17 例）中 2 例获得缓解，呈现部分临床效果，并且未观察到严重的不良反应。随后的一项同样靶向 MART-1 但使用亲和力更高的 TCR 的试验中，临床反应率达到 30%，但同时发现此种 T 细胞可以靶向存在于皮肤、眼及耳部的正常黑色素细胞，导致正常器官功能损害。Parkhurst 等（2011）进行的一项靶向癌胚抗原（carcinoembryonic antigen，CEA）治疗结直肠癌的试验中，观察到一过性的严重肠炎。上述说明，提高 TCR 对靶抗原的亲和力，会增加自身免疫的风险，因此对肿瘤抗原的选择是该技术成功与否的重要影响因素。目前已鉴定出多种肿瘤抗原的 TCR 编码基因，包括识别黑色素瘤的分化相关抗原和其他肿瘤中高表达的一些肿瘤 - 睾丸抗原。NY-ESO-1 是肿瘤 - 睾丸抗原家族中的重要成员，也是迄今发现的最具免疫原性的肿瘤抗原，大约 80% 的滑膜肉瘤和 25% 的黑色素瘤患者表达 NY-ESO-1。最近 Robbins 研究组（2011）报道的一项临床研究，应用针对 NY-ESO-1 抗原的特异性 TCR 治疗 6 例转移性滑膜肉瘤和 11 例黑色素瘤患者，在 4 例滑膜肉瘤和 5 例黑色素瘤患者中观察到临床治疗效果。其中，2 例有效的黑色素瘤患者完全缓解达 1 年。此外，针对 MAGE-A3 抗原 TCR 的基因修饰 T 细胞治疗临床试验已经开展。然而，TCR 基因修饰治疗技术的局限性在于 TCR 识别特异性抗原的能力具有 MHC 限制性，如何提高 TCR 的亲和力以及扩大适用范围是亟待解决的主要问题。

嵌合抗原受体（CAR）T 细胞治疗技术的原理是，将抗体对肿瘤抗原的高度亲和性与 T 淋巴细胞的杀伤作用相结合，利用基因工程技术将肿瘤相关抗原的单链抗体可变区片段（scFv）、共刺激分子和激活 T 细胞的信号转导肽，通常是 CD3ζ 链以及与其有类似作用的 FcεR1γ 链连接起来，由此重组而成的嵌合受体经逆转录病毒或慢病毒包装后将 CAR 导入淋巴细胞，特异性地与肿瘤细胞表达的相应抗原结合，然后经由信号转导肽激活相应的效应细胞，产生杀伤效应。该技术能够产生大量针对肿瘤抗原的特异性 T 淋巴细胞，通过非 MHC 限制的方式选择性地杀伤肿瘤细胞，且对抗原的要求更加宽泛，并不局限于蛋白抗原，还可以包括糖类和糖脂类肿瘤相关抗原。CAR 技术的临床研究主要是针对恶性血液病，目前也开展了治疗实体肿瘤的研究。例如，碳酸酐酶相关蛋白 8 抗原在肾癌中高表达，针对该抗原的 CAR 技术已有报道，但由于观察到一定的毒副反应而使此治疗的应用受限。最近，以 VEGFR2 抗原为靶点的 CAR 技术治疗血管瘤的临床试验也正在进行。随着越来越多相关临床试验的开展，CAR 技术在恶性肿瘤中的作用越发重要，具有广阔的应用前景。

8) 肿瘤相关抗原特异性细胞毒性 T 淋巴细胞：黏蛋白如 MUC1 是一种肿瘤相关抗原，它是一类高分子量跨膜糖蛋白，在人类上皮来源的肿瘤表达丰富。MUC1 基因在很多肿瘤中过度表达并异常糖基化，包括大肠癌和胰腺癌等。日本学者 Kawaoka 所在的研究组（2008）进行的临床研究中，采用 MUC1 特异性细胞毒性 T 淋巴细胞（MUC1-DC）治疗胰腺癌。患者的 PBMC 经高表达 MUC1 的胰腺癌细胞系 YPK-1 孵化，IL-2 培养后诱导产生 MUC1-CTL，体外研究发现这群 MUC1-CTL 对 MUC1 阳性细胞系的细胞毒作用明显高于 MUC1 阴性细胞系，并且不依赖于 HLA 类型。他们将患者自体 DC 经 MUC1 抗原负载后获得 MUC1-DC，对 20 例不适合手术或复发患者进行 MUC-DC 皮下注射及 MUC1-CTL 输注治疗（2～15 次），MS 为 9.8 个月，1 例患者多发肺转移灶完全消失，5 例 SD，未发生 II～IV 度毒性反应。同一研究组的另一项研究报道，8 例不能手术的胰腺癌患者经 MUC1-CTL 治疗，MS 为 5.0 个月，5 例治疗前无肝转移的患者无一例发生肝转移。另 18 例胰腺癌根治术后患者给予 MUC1-CTL 治疗，MS 为 17.8 个月，1、2、3 年总生存分别为 83.3%、32.4% 和 19.4%，仅 1 例发生肝转移。上述表明，MUC1-CTL 具有 MUC1 特异性、非 HLA 限制性的细胞毒作用，同时可能具有降低胰腺癌术后肝转移的潜在作用。癌胚抗原（CEA）是人免疫球蛋白超基因家族的成员，在结肠癌及其他一些上皮性肿瘤中过度表达。肝细胞癌多数过度表达 AFP，而 MG7-Ag 则是一种特异性较高的胃癌标记物。此外，在机体睾丸或卵巢等生殖母细胞中存在一类比较特殊的抗原，由于这类生殖细胞不表达 MHC-I 类分子，故正常时不会被 CTL 识别和杀伤。目前发现此类抗原基因在其他组织中由于未被激活而不表达，却可广泛表达于血液系统恶性肿瘤（如多发性骨髓瘤）及多种实体肿瘤，包括乳腺癌、肺癌、前列腺癌、卵巢癌、膀胱癌、结直肠癌和肝细胞肝癌，且能诱导 CTL 或抗体应答，因此被称为肿瘤睾丸抗原（cancer-testis antigen，CTA）。此类抗原包括黑色素瘤 B 抗原（B melanoma antigen，BAGE）、黑色素瘤抗原（melanoma antigen，MAGE）等。研究报道，MAGE 基因在胃癌中的表达高达 82%。而 MAGE 家族中的 MAGE-1、MAGE-3、MAGE-4、MAGE-10 等在肝癌细胞中表达水平较高。由于此类抗原在不同组织学类型的多种恶性肿瘤中均有表达且其在正常细胞中的表达仅限于生殖母细胞，故被认为是肿瘤免疫治疗的理想靶位。更重要的是，CTA作为一种"异己性"抗原，对T细胞的免疫耐受作用有限，能够诱发肿瘤患者机体产生针对该类抗原的适应性免疫应答，包括体液免疫和细胞免疫，从而增加了其作为肿瘤免疫治疗靶点的价值。然而，需要注意的是，由于检测到一些CTA亦表达于健康正常组织，导致针对这些抗原的治疗对正常组织造成毒性作用。最近Rosenberg等进行的一项临床研究报道，应用CTA MAGE-A3/12 TCR修饰的T淋巴细胞治疗9例转移癌患者，5例患者出现病灶消退，其中2例还出现了持续性应答反应，另有3例患者在细胞输注后的1~2天出现精神状态的改变，其中2例患者陷入昏迷随后死亡。随后的研究证实脑组织中存在这种CTA的表达，结果导致了该免疫治疗相关毒性。基因修饰疫苗方面，TNF-α、IFN-β、IFN-γ、IL-2、IL-3、IL-4、IL-12、IL-18、GM-CSF、MHC-Ⅰ、B7-1、B7-2等基因修饰的腹部肿瘤疫苗均有报道。DC在腹部肿瘤疫苗疗法中的重要作用受到很多研究者的重视。腹部肿瘤核酸疫苗的研究也在进行中。

此外，用于过继性免疫治疗的免疫细胞还包括NKT细胞、供者淋巴细胞输注等。尽管目前大部分尚处于临床试验阶段，但已显示出良好的应用前景。

（2）单克隆抗体治疗：单克隆抗体与生长因子受体或细胞膜分化抗原特异性结合，阻断细胞增殖信号，也可以诱导抗肿瘤免疫应答，通过抗体依赖性细胞介导的细胞毒作用（ADCC）和补体介导的细胞毒作用（CDC）等，达到杀伤肿瘤的目的。其针对的目标包括某种特定肿瘤细胞、某种特定基因的表达产物、某种细胞因子或其受体等。

单克隆抗体是目前临床应用最广泛的分子靶向药物，根据其作用的靶分子不同，可以分为作用于细胞生长因子受体的单克隆抗体和作用于细胞膜分化抗原的单克隆抗体两类。

1）作用于细胞生长因子受体的单克隆抗体：单克隆抗体与相应生长因子受体结合，阻断细胞增殖信号转导，抑制肿瘤细胞生长，同时也能通过诱导免疫应答杀伤肿瘤细胞。目前临床应用的主要有EGFR单克隆抗体、VEGFR单克隆抗体、IGFR单克隆抗体等。例如，西妥昔单抗（cetuximab）是EGFR（HER-1）人鼠嵌合型单克隆抗体，可用于治疗晚期结直肠癌。尼妥珠单抗（nimotuzumab）是我国研发的第一个人源化单克隆抗体，作用于EGFR（HER-1），可用于治疗胰腺癌。帕尼单抗（panitumumab）是全人源EGFR（HER-1）单克隆抗体，较嵌合及人源化单抗免疫原性更小，被FDA批准用于治疗标准化疗无效的转移性结直肠癌患者。IMC-1C11是一种抗VEGFR的嵌合型抗体，能够特异地与VEGFR细胞外区域结合，阻止VEGF激活VEGFR，从而有效抑制新生血管形成。IMC-1C11在动物实验中显示出良好的抗肿瘤活性，目前正在进行Ⅰ期临床试验。figitumumab（CP-751,871）是全人源IGF1R单克隆抗体，能够封闭肿瘤细胞表面过表达的IGF1R（具有促肿

瘤活性），从而促进肿瘤细胞凋亡，目前正在进行尤文肉瘤、肾上腺肿瘤的Ⅱ期临床试验。

2）作用于细胞膜分化抗原的单克隆抗体：细胞膜分化抗原是指在细胞分化、成熟及活化过程中出现或消失的表面标记，通常以分化抗原簇（cluster of differentiation，CD）来代表。单克隆抗体与白细胞分化抗原结合后，通过ADCC和CDC效应杀伤肿瘤细胞，同时还能直接诱导肿瘤细胞凋亡。例如，利妥昔单抗（rituximab）是以CD20为靶点的人鼠嵌合型单克隆抗体，用于CD20表达阳性的B细胞淋巴瘤等。此外，部分CD单抗与化学药物、放射性核素构成抗体药物偶联物，可将杀伤肿瘤细胞的活性物质特异性地输送至肿瘤所在部位，提高药物疗效。再如，brentuximab vedotin是抗CD30单抗与抗肿瘤药物monomethyl auristatin E（MMAE）的偶联物，于2011年被FDA批准用于复发耐药的霍奇金淋巴瘤。CD17-1A抗原在上皮来源的肿瘤中过度表达，是大肠癌生物治疗中研究较多的抗原之一。A33抗原也是大肠癌生物治疗中研究较多的靶点。诱发凋亡的重要分子Fas是一种广泛分布于多种类型细胞（尤其是淋巴系统来源的肿瘤细胞）表面的跨膜蛋白。刘海峰等（1999）使用抗Fas单克隆抗体处理人表达相应抗原的胃癌细胞株SGC-7901，成功地诱导其凋亡。应用抗体进行免疫导向治疗的研究也有很多，如^{125}I-马抗人AFP多克隆抗体、抗人肝癌细胞株SMMC-7721的单克隆抗体Hepeam-1等已在肝癌患者中进行了临床试验。

（3）酪氨酸激酶抑制剂：酪氨酸激酶是细胞信号转导系统的重要辅酶，能催化三磷酸腺苷上的磷酸基转移到许多重要蛋白质的酪氨酸残基上，使其发生磷酸化，从而活化下游信号转导途径，调节细胞生长、增殖和分化。酪氨酸激酶抑制剂可以抑制酪氨酸激酶的自身磷酸化及底物的磷酸化，阻断异常的酪氨酸激酶信号转导，从而抑制细胞增殖，促进细胞凋亡。舒尼替尼（sunitimib）是选择性靶向多种酪氨酸激酶受体的口服小分子抑制剂，主要作用靶点是VEGFR、PDGFR-β和c-kit基因等，它既能抑制细胞增殖，又可直接抑制肿瘤血管生成，应用于转移性肾细胞癌的一线治疗。Oberstein等（2011）报道的一项随机双盲Ⅲ期临床研究显示，对晚期胰腺神经内分泌肿瘤（NET）患者，舒尼替尼37.5mg/d持续给药与安慰剂对照组相比，可显著改善PFS、ORR和OS，且患者耐受性良好。

3. 非特异性免疫调节剂治疗 非特异性免疫调节剂的抗肿瘤作用机制主要通过：①刺激效应细胞发挥作用，如细胞因子、咪喹莫特和卡介苗等；②抑制免疫负调控细胞或分子起作用，如denileukin diftitox、CTLA单克隆抗体等。

（1）效应细胞刺激剂：细胞因子（cytokine）是由机体的多种细胞分泌的，能作用于自身和其他细胞的具有生物活性的小分子多肽的总称，它们能够调节机体的生理功能，参与多种生理过程。免疫效应细胞间的很多相互作用是通过细胞因子调节的。细胞因子一般由正常细胞产生，但有些肿瘤细胞也能分泌某些细胞因子。临床上所用的细胞因子则大多为生物工程技术的产物。细胞因子中有很多具有

直接或间接的抗肿瘤作用。肿瘤坏死因子、干扰素、集落刺激因子、多种白细胞介素等已较广泛地应用于大肠癌、胃癌、肝癌、胰腺癌等腹部肿瘤的生物治疗，并显示了一定的疗效。

1）肿瘤坏死因子（tumor necrosis factor，TNF）：TNF 包括 TNF-α、TNF-β 和 TNF-γ 三类，在人体分别由活化的单核巨噬细胞、活化的 T 淋巴细胞和 LAK 细胞分泌。大量体外及动物实验表明，TNF 除对肿瘤细胞有抑制增殖的作用外，还对部分肿瘤细胞具有直接杀伤作用，并能抑制肿瘤血管形成。

2）干扰素（interferon，IFN）：IFN 是目前研究得较多的具有抗病毒和抗肿瘤双重作用的生物反应调节剂，依其结构、抗原性及细胞来源的不同分为三型，即 IFN-α、IFN-β 和 IFN-γ。前二者又称 I 型干扰素，几乎所有细胞都能产生，其中 IFN-α 主要来源于单个核细胞，IFN-β 主要来源于成纤维细胞，一般认为二者受体相同，活性也相仿。IFN-γ 又称 II 型干扰素，主要由抗原致敏的 CD4$^+$ 及 CD8$^+$ 淋巴细胞产生，也可由 NK 细胞产生。其分子量高于 I 型干扰素，抗病毒能力较 I 型干扰素弱，但具有更强的免疫调节活性。IFN 不仅具有抗病毒和免疫调节作用，它还具有直接抑制肿瘤细胞增殖、促进其分化，增加表面 MHC 抗原的表达（其中 I 型干扰素主要上调 MHC- I 类抗原的表达，而 II 型干扰素同时上调 MHC- I 和 MHC-II 类抗原的表达），诱导和活化杀伤细胞，抗瘤血管生成等作用。IFN-α 是第一个被证实具有抗肿瘤活性的细胞因子，目前已被 FDA 批准用于治疗毛细胞白血病、慢性淋巴细胞白血病、非霍奇金淋巴瘤、卡波西肉瘤、恶性黑色素瘤、多发性骨髓瘤和肾癌。IFN-β 作用较弱，IFN-γ 抑制细胞增生的能力较强，而不良反应也较明显。

3）白细胞介素（interleukin，IL）：白细胞介素是一类由各种白细胞产生的、介导细胞之间相互作用的细胞因子。IL-2 在抗肿瘤治疗中研究和应用较多，它是调控 T 细胞和 NK 细胞等淋巴细胞生长的重要因子，但大剂量全身给药时毒副反应严重。鉴于大剂量静脉应用 IL-2 时真正到达肿瘤局部的 IL-2 量并不大，而 IL-2 的毒副反应又呈剂量依赖性，所以临床目前应用低剂量持续用药、腹腔内给药等方法。根据我国 IL-2 III 期临床试验协作组（孙燕等，1998）发表的试验结果，对于恶性胸腹腔积液，单用 rhIL-2 治疗 90 例，rhIL-2 加 LAK 治疗 10 例，rhIL-2 加化疗治疗 9 例，有效率分别为 76.7%、90.0%、100.0%；对于实体瘤，单用 rhIL-2 治疗 99 例，加 LAK 细胞治疗 49 例，加化疗治疗 58 例，有效率分别为 14.1%、14.3% 和 58.6%。同时，按给药途径分为腔内给药、动脉内给药、局部注射、静脉给药、皮下给药，有效率分别为 76.1%、17.6%、76.5%、24.8%、28.6%，且大部分患者治后生活质量、免疫功能有一定程度提高。王超等（2001）报道了应用 IL-2 治疗 21 例晚期原发性肝癌患者的疗效，结果显示，患者生活质量较治疗前提高，CD4/CD8 增高，5 例腹水患者中 2 例完全缓解、3 例部分缓解，毒副作用轻微。Recchia 等（2001）研究了在化疗后使用低剂量 IL-2 皮下给药并口服视黄基乙酸（retinoic acid，

RA）的疗效，认为作为一种化疗后的维持疗法，这一方法可行且耐受良好。

4）集落刺激因子（colony stimulating factor，CSF）：包括粒细胞集落刺激因子（G-CSF）、巨噬细胞集落刺激因子（M-CSF）、粒 - 巨噬细胞集落刺激因子（GM-CSF）和多能集落刺激因子（multi-CSF，即 IL-3）等。这是一类能在体内外促进造血细胞增殖、分化为成熟细胞的低分子量糖蛋白。重组的人 G-CSF、GM-CSF 均已用于临床，能够显著提高化疗的有效率。此外，很多报道提示细胞因子与其他生物治疗方法或化疗药物联合应用，有望获得更好的效果。在大肠癌治疗中，研究显示，TNF 与 IL-2、IFN-γ、放线菌酮等联合应用有较明显的协同作用。Ragnhammer 等（1995）报道，对于以往未经治疗的大肠癌患者，联用 IFN-α 及 5-FU 有效率可高达 64%。最近一项多中心 III 期临床研究（CapRI）中，110 例接受 R_0/R_1 切除的胰腺癌患者在术后 12 周内随机分组，分别接受放化疗（顺铂 +5-FU+ 外照射）联合 IFN-α-2b 治疗或单纯 5-FU 治疗，两组 OS 分别为 32.1 个月和 28.5 个月，无显著性差异，但前者局部复发率显著低于后者。

咪喹莫特是 Toll 样受体 7（toll-like receptor 7，TLR7）的激动剂，能够增强固有免疫应答和适应性免疫应答。目前已被 FDA 批准用于治疗浅表性和结节性基底细胞癌。

卡介苗既可以激发固有免疫应答，又可以激发适应性免疫应答，目前已被 FDA 批准用于膀胱癌治疗。

（2）免疫负调控抑制剂：①denileukin diftitox：由 IL-2 的受体结合片段与具有酶活性的白喉毒素跨膜片段重组融合，与 IL-2 受体（CD25）结合后，被摄取进入胞质，裂解释放白喉毒素 A 链，持续抑制蛋白的合成，导致细胞死亡。目前已被 FDA 批准用于治疗 CD25 阳性的皮肤 T 细胞淋巴瘤。②CTLA-4 单克隆抗体：主要通过抑制活化 T 细胞的 CTLA-4 与抗原呈递细胞的 B7 结合，打破免疫耐受，增强 T 细胞的活性。ipilimumab 已在 2011 年被 FDA 批准用于晚期黑色素瘤的治疗。③PD-1 抗体：PD-1 是程序性死亡受体 1，大部分表达于活化 T 细胞表面，为免疫抑制性受体，与其配体 PD-L1、PD-L2 作用传递抑制性信号，在免疫应答中发挥负向调控作用。2005 年，Ohigashi 等提出阻断此通道的临床治疗意义。由于肿瘤细胞高表达 PD-L1，故阻断 PD-L1 与 PD-1 的结合可阻止此种机制介导的免疫抑制作用。前期研究已证实，在难治性实体肿瘤患者中，该药的耐受性良好，且显示出一定的临床疗效。近年来，不断涌现的非特异性免疫调节剂推动了肿瘤免疫治疗的快速发展。例如，抗 CD137 单克隆抗体通过活化 CD8$^+$ T 细胞、促进 IFN-γ 分泌等功能而发挥抗肿瘤作用。

（二）肿瘤基因治疗

肿瘤基因治疗（gene therapy）是指应用基因转移技术，将具有正常功能或有治疗作用的外源基因导入人体靶细胞，直接修复和纠正肿瘤相关基因的缺陷或者通过增强宿主的防御机制和杀伤肿瘤的能力发挥治疗作用，从而抑制和杀伤肿瘤细胞的新技术，是肿瘤生物治疗的重要组成部分。肿瘤本质上讲属于基因疾病，因此，肿瘤的基因治疗

受到了广泛的关注。目前在有关基因治疗的临床试验中，半数以上为肿瘤的基因治疗。国家食品药品监督管理总局（SFDA）在 2003 年批准了全世界第一个肿瘤领域的基因治疗药物，即重组人 TP53 腺病毒 Ad-p53，用于治疗鼻咽癌。随后，2005 年 SFDA 又批准上市了首个溶瘤病毒基因治疗药物 Onyx-015 同类型制剂 H101。目前，肿瘤基因治疗的主要策略包括免疫基因治疗、抑制原癌基因异常活化治疗、恢复抑癌基因功能治疗、自杀基因治疗、抑制肿瘤血管生成基因治疗、肿瘤多药耐药基因治疗、抗端粒酶治疗、造血干细胞基因转染治疗和多基因联合治疗等。

1. 免疫基因治疗 肿瘤免疫基因治疗（tumor immune gene therapy）是利用基因重组技术，将免疫相关基因导入机体免疫细胞或者肿瘤细胞，从而提高机体杀瘤能力的一种治疗方法。目前，最常用的是将某些细胞因子基因转染入机体免疫细胞中，以提高机体免疫系统对肿瘤细胞的识别和反应能力。这些细胞因子主要包括 IL-1、IL-2、IL-4、IL-6、IL-7、IL-12、IL-18、IFN-α、IFN-γ、G-CSF 和 GM-CSF。此外，肿瘤患者机体免疫效应低下可能是由于免疫抑制因子的作用，因此应用反义 DNA 或寡核苷酸阻断 TGF-β 等抑制性因子的表达也可以提高机体的抗肿瘤效应。细胞因子基因治疗以外，我们也可以将一些与免疫识别有关的基因（如 *HLA*、*B7* 等）转染至体外培养的肿瘤细胞，经照射后再回输入患者体内，以提高肿瘤细胞的免疫原性。但是由于个体差异和肿瘤细胞的异质性，诱导的免疫应答不同，疗效不尽如人意。近年来，还发现将编码特异抗原的基因直接注入人体，能够通过其在机体内的异质性表达激发机体对编码抗原的免疫反应。该方面的研究已经进入了临床试验阶段，被认为是一种安全、有效的治疗方式。腹部肿瘤免疫基因治疗方面，*TNF*、*IFN-α*、*IFN-γ*、*IL-2*、*IL-4*、*IL-6*、*IL-12*、*GM-CSF*、*IFN-γ*、诱导蛋白 10（*IP-10*）、*B7* 等基因均有报道。将细胞因子基因导入肿瘤细胞，已应用于鼠胰腺癌模型中。Motoi 等（2000）报道，将特异复制的限制性腺病毒和表达 IL-2 或 IL-12 的病毒导入 P53 基因缺失的胰腺癌细胞，可使细胞因子的表达增加，同时抗肿瘤效应明显增强。研究表明，逆转录病毒介导的基因转移能够降低表达 IL-2 或 IL-4 的胰腺癌细胞株的致瘤性。此外，TNF 家族的新成员——TNF 相关凋亡诱导配体（*TRAIL*）基因，也已引起了研究者的注意。腹部肿瘤免疫基因治疗与其他疗法联合应用的研究也在进行中。有报道提示，IL-2/GM-CSF 基因转导与自杀基因的联合治疗对于胃癌可能有协同抗瘤效应。

2. 抑制原癌基因活化治疗 正常细胞中原癌基因的表达水平一般较低，而肿瘤细胞中原癌基因可能在各种环境和遗传因素的作用下发生结构的改变，这种基因水平的改变将导致细胞生长刺激信号的过度或持续活化，从而使细胞发生恶性转变。因此，我们可以采取 RNA 干扰、反义核酸、核酶等技术来沉默过度表达的原癌基因，从而达到治疗肿瘤的目的。RNA 干扰（RNA interference，RNAi）是一种双链 RNA 分子在 mRNA 水平上关闭相应序列基因表达或使其沉默的过程，即序列特异性转录后基因沉默。将外源性或内源性双链 RNA 导入细胞后，经 Dicer 酶切割成小分子干扰 RNA（small interfering RNA，siRNA），能够识别并在核酸内切酶的作用下切割靶 mRNA，从而干扰目的基因的表达。目前已有多种基因用于 RNAi 治疗肿瘤的研究，如 BCL-2、FAS、K-RAS、MYC 等。此外，将体外人工合成的反义寡核苷酸（antisense oligo-nucleotide）导入肿瘤细胞，使之既可以与癌基因的 mRNA 特异性互补，亦可以与癌基因的 DNA 特异性结合，达到阻断相应癌基因转录和翻译的目的。研究显示，反义 *bcl-2* 对表达 bcl-2 蛋白的大肠癌、胃癌细胞株的致瘤性有一定抑制作用。针对增殖细胞核抗原（proliferating cell nuclear antigen，PCNA）和细胞周期蛋白 D1（cyclin D1）的反义核酸处理对某些胃癌细胞株致瘤性的抑制作用也有报道。而针对 *c-ets-2*、*c-myc*、*N-ras*、成纤维细胞生长因子 2（fibroblast growth factor 2，*FGF-2*）、人胰岛素样生长因子 II 型受体（*IGF-II R*）及 *p53* 基因等的反义核酸治疗，在一些肝癌细胞株上也取得了类似的效果。有研究者进行的体外研究，将表达 *c-myc* 和 *N-ras* 基因反义 RNA 的重组逆转录病毒导入肝癌细胞系，发现肿瘤细胞生长受到明显抑制。

3. 恢复抑癌基因功能治疗 半数以上的人类肿瘤存在抑癌基因的失活，其中包括胃癌、肝癌、大肠癌等腹部肿瘤。抑癌基因在正常细胞中能抑制细胞过度增殖，它的突变、缺失或失活与肿瘤的发生、发展密切相关。将正常的抑癌基因导入肿瘤细胞，以代偿突变和缺失的抑癌基因，其产物能抑制肿瘤的生长甚至能逆转肿瘤细胞的恶性表型。目前，针对 *TP53*、*APC*、*DCC*、*RB1* 和 *p16* 等抑癌基因的研究已取得了一些令人满意的成果。研究显示，将野生 *p53* 基因导入 *p53* 基因缺失或突变的胃癌、肝细胞癌、大肠癌中，可使肿瘤细胞生长受到抑制。野生型 *APC* 基因的产物也可介导大肠肿瘤细胞的凋亡。现在认为与大肠癌有关的抑癌基因还有 *DCC*、*MADR2* 等，可能有关的是 *FHIT*、*MLH1*、*VHL*、*MCC*、*TGF*、*RB*、*BRCA2*、*nm23* 等。*p16* 基因、*GCF* 基因等转导胃癌细胞的治疗作用也有研究。肝癌抑癌基因治疗方面，除 *p53* 外，*p16*、*p21* 等也有不少研究。此外，研究表明，胆管癌中存在 *p53*、*p16* 基因的突变，将 *p53*、*p16* 抑癌基因转染胆管癌细胞可能是抑制肿瘤的有效方法。黄志强等（2000）构建裸鼠人胆管癌 QBC939 细胞动物模型，瘤体内注射重组体腺病毒 Ad-P16 和腹腔注射顺铂，结果显示 *p16* 基因治疗对瘤体有抑制效应，且顺铂联合 Ad-P16 较单纯 Ad-P16 或顺铂具有更加显著的抑制效应。抑癌基因治疗联合化疗，不仅可以提高单纯应用抑癌基因治疗的效果，还能明显减少化疗药物的用量，从而增加对化疗药物的敏感性。因此，抑癌基因治疗联合化疗可能是胆管癌基因治疗中更为有效的方法，但这还需要进一步探索。

4. 自杀基因治疗 自杀基因治疗是将"自杀基因（suicide gene）"导入肿瘤细胞，通过其表达产物将原本对细胞无毒或低毒的物质转变为毒性物质，从而杀灭肿瘤细胞的方法。自杀基因治疗系统主要有以下几种：①单纯疱疹病毒 I 型胸腺嘧啶激酶／丙氧鸟苷（HSV1-TK/GCV）系统；②胞嘧啶脱氨酶/氟胞嘧啶（CD/5-FC）系统；③黄嘌呤-鸟嘌呤磷酸核糖转移酶/6-巯基嘌呤（GPT/6TX）系统；④潮霉素磷酸转移酶-胸腺嘧啶激酶融合蛋白/丙氧鸟苷（hyTK/GCV）系统；⑤硝基还原酶/CB1954（NTR/CB1954）系统；⑥带状疱疹病毒胸腺嘧啶激酶/阿糖甲氧基嘌呤（VZV-TK/Ara-M）系统等。很多自杀基因系统都具有"旁观者效应（bystander effect，BE）"，即不仅转导自杀基因的细胞在给予药物前体后可被杀死，且其相邻的肿瘤细胞也可被杀死。因此，少数成功转导自杀基因的肿瘤细胞即可在肿瘤部位产生较广泛的杀伤作用。目前应用自杀基因进行肿瘤治疗的Ⅰ、Ⅱ期临床试验正在进行，有的已在腹部肿瘤中应用。在肝癌和胆管癌基因治疗研究中应用最多的基因为胸腺嘧啶脱氧核苷酸（TK）基因和胞嘧啶脱氨酶（CD）基因。CD能催化氟胞嘧啶（5-FC）转化为氟尿嘧啶（5-FU），从而抑制RNA和DNA的合成而致细胞死亡。研究表明，用腺病毒载体携带CD基因转导人胆管癌细胞系SK-chA-1，同时给予不同浓度的5-FU治疗，对胆管癌有明显的治疗作用。实验还发现，$CD/5-FU$基因治疗联合放疗能够增加癌细胞的死亡率。这充分表明二者联合的高效性。自杀基因治疗是通过干扰肿瘤细胞遗传物质的合成而杀伤肿瘤细胞，并能增强肿瘤细胞对放疗的敏感性，而放疗则可以使细胞发生基因突变。因此，若在自杀基因的靶向性转导、放疗的剂量及时间上进一步完善，二者的联合应用可能会带来更好的效果。此外，将自杀基因治疗与其他生物治疗方法联合应用的研究也在进行中，有报道显示，联合应用$IL-2$基因与自杀基因，可产生协同抗瘤作用。

5. 抑制肿瘤血管生成基因治疗　血管生成（angiogenesis）是指从已存在的毛细血管或毛细血管后微静脉上芽生出新的毛细血管的过程，此过程区别于胚胎时期由早期内皮细胞分化形成新血管的血管发生（vasculogenesis）过程。研究表明，当肿瘤的直径大于2mm时，血管生成对于肿瘤就非常重要了。在肿瘤侵袭和转移过程中，血管生成也扮演着重要的角色。根据作用靶点的不同，抗肿瘤血管生成治疗可以分为以下几类：①针对血管内皮生长因子（vascular endothelial growth factor，VEGF）及其受体的治疗。VEGF及其受体在肿瘤血管生成中发挥重要作用，是抗血管基因治疗的重要靶点。采用反义寡核苷酸技术及siRNA技术干扰细胞内VEGF的表达，可有效控制肿瘤血管的生成，从而控制肿瘤生长。②针对内源性血管生成抑制因子的治疗。其中，以血管抑素和内皮抑素为靶点的基因治疗研究较多。目前，靶向内皮抑素（以"恩度"为代表）的基因治疗已经开始Ⅰ或Ⅱ期临床试验。③针对细胞外基质的治疗。肿瘤血管生成需要血管内皮细胞与细胞外基质间的相互作用，这种作用主要通过黏附因子来完成。其中，基质金属蛋白酶（matrix metalloproteinases，MMP）及金属蛋白酶组织抑制剂（tissue inhibitor of metalloproteinases，TIMP）整合素家族对新生血管的成熟和稳定起重要作用，有望成为未来抗血管基因治疗的新靶点。

6. 肿瘤多药耐药基因治疗　耐药是导致肿瘤化疗失败的重要因素之一。我们可以通过靶向多重耐药基因$MDR-1$的反义RNA或DNA使$MDR-1$基因失活，从而逆转肿瘤细胞对化疗药物的耐药。另外，将$MDR-1$等多重耐药基因导入正常骨髓造血细胞，使其具备比肿瘤细胞更强的化疗耐受能力。这样能够在提高化疗药物剂量的同时减轻对骨髓造血细胞的损伤，从而杀伤更多的肿瘤细胞。

7. 抗端粒酶治疗　端粒是位于染色体末端的复合结构，负责调控细胞的有丝分裂。随着细胞有丝分裂的进行，端粒会逐渐缩短，最终导致细胞凋亡。端粒酶能以自身RNA为模板，合成端粒末端重复序列以补偿端粒片段的缺失，其在正常体细胞中几乎不表达，而在肿瘤细胞中则高表达。端粒的持续存在是肿瘤细胞无限增殖的基础。因此，将端粒酶作为靶点，通过反义核酸技术使其失活，能够抑制肿瘤细胞增殖。

8. 造血干细胞基因转染治疗　干细胞是一类能够自我更新并分化产生高分化子代细胞的未分化细胞，包括存在于发育早期的胚胎干细胞和存在于成人体内的组织干细胞。前者已成功分离并建系，后者还未从其所存在其中的组织中分离出来。但组织干细胞具有应用于宿主自身时无排斥，可用于原位修补，比几乎具有无限生长分化潜力的胚胎干细胞更安全及不存在伦理学上的问题等使用上的优点。造血干细胞移植是恶性肿瘤放、化疗后非常有效的支持治疗方法。对于造血干细胞移植联合应用具有促进造血功能的细胞因子（如GM-CSF、G-CSF、IL-3等）或通过转基因增强造血干细胞对化疗药物的耐受力的研究有广阔的应用前景。

从发展历程来看，肿瘤的生物治疗已经得到越来越多肿瘤治疗专家的认同，也从早期多数停留在实验室研究阶段，逐步向中期转化应用于临床。已有多项研究表明，化疗联合生物治疗在消化道肿瘤的治疗中具有协同作用。Correale等（2005）采用吉西他滨联合FOLFOX-4方案治疗29例进展期结肠癌患者，期间予以GM-CSF和IL-2处理来诱导DC和CTL，结果发现总反应率（ORR）达68.9%，疾病控制率（DCR）为96.5%，疾病进展时间（TTP）为12.5个月。流式检测结果发现，5例HLA-A*0201$^+$的缓解患者外周血中CEA和TS特异性细胞毒性T淋巴前体细胞较治疗前增加。此外，该研究者（2008）报道采用上述方案（GOLFIG）治疗46例进展期结肠癌患者，ORR为56.5%，DCR为91.3%，TTP为12.26个月，11例CR，6例治疗后出现自身免疫性症状（1例皮肤改变，5例关节炎），多参数分析发现自身免疫性症状是一个影响预后的有利因素。该研究者正在进行的Ⅲ期临床研究发现，转移性结肠癌患者肿瘤中浸润T细胞的数量与GOLFIG方案的疗效相关，数量多和数量少患者的TTP分别为20.8个月和11.6个月（$P=0.04$），OS分别为68.1个月和41个月（$P=0.04$）。另有报道提示，结肠癌患者采用FOLFOX化疗联合DC治疗的疗效优于单纯FOLFOX化疗。总之，这些研究均提示，化疗联合生物治疗可能是消化道肿瘤未来治疗模式发展的方向。相信随着相关学科的不断发展，肿瘤的生物治疗必将越来越成熟，为人类的健康贡献自己的一份力量。

（郝希山　任秀宝）

第15节 胃肠恶性肿瘤腹腔化疗

胃肠恶性肿瘤术后复发和不能切除的最常见的原因是腹膜转移。对于腹腔内广泛转移失去手术机会的中晚期胃肠恶性肿瘤以及术后腹腔内复发和肝转移的患者，手术无能为力。即使采取了标准的根治术、淋巴结清扫及辅助全身化疗，治疗效果仍不理想。腹腔化疗（intraperitoneal chemotherapy，IPC）这一操作简单且行之有效的治疗方法应运而生，并逐渐被国内外学者重视，且在胃肠恶性肿瘤的综合治疗中发挥着重要作用。IPC 在临床应用中被逐渐推广，其重要价值就在于它能改善静脉化疗无法完成的腹腔内游离癌细胞阳性和镜下浆膜转移患者的抗肿瘤效果。

一、腹腔化疗的发展史

世界上第一例腹腔内治疗始于 1957 年，是由 Longmire 进行的。腹腔化疗的概念是 1970 年美国国立癌症研究所提出的，最初用小剂量化疗液腹腔注射控制卵巢癌患者的腹水。1988 年美国洛杉矶国际腹腔化疗会议后，IPC 正式成为癌症治疗新的不可缺少的手段。

IPC 是一种根据腹腔解剖学特点设计的，针对腹腔脏器特别是胃肠恶性肿瘤，直接向腹腔内灌注化疗药物的选择性区域治疗措施。近几年来，腹腔和静脉化疗药代动力学对比研究、IPC 给药途径及时间的研究以及腹腔化疗疗效及并发症的评价等逐步深入，使 IPC 理论和方法日趋完善，并逐渐成为一种规范的辅助治疗措施。

二、腹腔化疗的理论基础

（一）胃肠恶性肿瘤术后腹腔内复发的机制

胃肠恶性肿瘤手术治疗失败的主要原因是肿瘤细胞腹腔内种植、淋巴或血行转移，但最常见的还是癌细胞脱落入腹腔致肿瘤种植、复发和转移。

1. 腹腔内复发的常见部位 胃肠恶性肿瘤术后腹腔内复发的常见部位有切除部位、腹膜表面、腹腔淋巴结及肝脏转移。其中，切除部位的复发最常见，包括原发癌灶切除的解剖区域及邻近淋巴组织，其次是腹膜的复发，淋巴结复发及肝转移比例最小。Schwarz 等报道，术后复发的胃癌患者中，孤立的原发部位的复发很少见（6%），多数为远处浸润（37%）或腹膜复发（23%），且大多数局部复发的患者同时合并原发部位以外的种植复发。

2. 肿瘤细胞脱落入腹腔的途径 胃肠恶性肿瘤细胞脱落入腹腔主要有两条途径：①第一条途径与肿瘤本身的因素密切相关，包括肿瘤侵犯脏器的深度、范围、病理类型、生物学行为等。肿瘤侵犯至浆膜层，肿瘤细胞即有可能脱落入腹腔内着床并增殖。Mikami 等根据胃癌 TNM 新分期法，在 121 例胃癌患者中发现，限于黏膜层（T_1）、肌层（T_2）的胃癌患者腹腔内未发现游离肿瘤细胞；肿瘤侵及浆膜层（T_3），腹腔内游离肿瘤细胞的检出率为 17.7%，一旦肿瘤穿透至浆膜外（T_4），检出率即升至 75%。Kaibara 等发现，胃浆膜受侵面积<10cm² 组肿瘤细胞检出率为 22%，

10～20cm² 组检出率为 24%，>20cm² 组检出率高达 72%。国内临床研究报道，低分化腺癌或弥漫性肿瘤，其腹腔游离肿瘤细胞的检出率明显升高，笔者认为与低分化腺癌浸润性强、易穿透浆膜有关。②第二条途径与手术关系密切。手术过程中，被切断组织中的淋巴管和血管内癌栓细胞可随淋巴液和血液溢入腹腔。随着肿瘤的进展，淋巴管及血管内肿瘤细胞增多，故术中溢入腹腔内的机会亦明显增加。手术操作时不可避免的挤压和手术野的污染，造成肿瘤细胞脱落于腹腔。临床上发现某些肿瘤未侵及浆膜，术后发生腹膜种植复发，显然与此有关。另外，姑息性手术（包括切端阳性）造成病灶残留更易导致腹膜复发。

3. 种子-土壤学说 游离肿瘤细胞一旦进入腹腔，可迅速种植在切除部位的创伤组织及术中受损的腹膜表面，造成复发。其机制主要是"种子-土壤学说"。首先，肿瘤细胞脱落入腹腔，形成复发的"种子"；其次，腹膜表面由于受到手术解剖等机械性损伤，使腹膜间皮下组织裸露，形成了肿瘤细胞易于种植的"土壤"。同时，由于血凝块和血液中的残留物质等有利于脱落肿瘤细胞的生长，加之术后机体免疫功能低下为平时不发生种植的腹腔内少量游离肿瘤细胞创造了种植及增殖的条件，导致术后腹腔内复发。目前已证实腹腔内的游离肿瘤细胞有能力存活，并进而着床于腹膜增殖，常规的腹腔灌洗并不能清除这些肿瘤细胞。手术的创伤及创面愈合过程可以促进肿瘤细胞种植于腹膜。创面愈合过程中纤维蛋白渗出包裹肿瘤形成保护层，阻止机体免疫活性细胞的吞噬。在此过程中，整合素（integrin）促进肿瘤细胞对蛋白的依附，炎性细胞浸润以及生长因子的刺激易使肿瘤细胞种植于腹膜并生长、繁殖。创面愈合所形成的瘢痕组织进一步包裹和保护了肿瘤细胞，使其得以生存扩增形成复发癌灶。

（二）腹腔化疗的药代动力学研究

1. 药代动力学两室模型 1978 年 Dedrick 建立了腹腔内给药的药代动力学试验模型——两室模型。将患者的身体看成由体循环和腹腔两室组成的个体，药物被直接注入含癌腹腔（第 1 室）后，主要经门静脉和壁腹膜逐渐漏入体循环（第 2 室），分布到与血流接触的所有其他组织，被机体代谢和排除。药理学研究表明，癌细胞对化疗药物的反应率除与药物有关外，还直接取决于与其接触的药物浓度及持续时间，即浓度时间曲线下的面积（area under curve，AUC）。AUC 越大，说明反应率越高、效果越好。

2. 药代动力学优势 药代动力学研究表明，腹腔内给药的基本代谢途径是自门静脉进入肝脏，由肝脏代谢成无毒的形式再入体循环。由于存在着"腹膜 血浆屏障"（peritoneal-plasma barrier，PPB），限制了腹膜对某些大分子药物的吸收，只有很少一部分经腹膜廓清入体循环，约为全身廓清率的 1/10 且速度很慢。当一定剂量化疗药物注入静脉后，血浆药物浓度很快达峰值，但仅维持几分钟即下降；而同等剂量的化疗药物注入腹腔后，其峰值可持续数小时。

临床研究表明，腹腔内注入大剂量 5-FU 后腹腔液浓度最高，峰值浓度和平均浓度分别是股静脉血浓度的 288

倍和145.1倍。门静脉次之，分别为股静脉血浓度的13.8倍和6.8倍。平均肝静脉血浓度是股静脉血浓度的3.7倍。腹腔卡铂大剂量给药后160～180分钟腹腔液显示高浓度（平均为48.18μl/ml），其次是门静脉（10.11μl/ml），分别为外周血的8倍、1.6倍。给药后240～270分钟被测组织中，腹膜组织药物浓度最高（$P<0.05$），大网膜、淋巴结内含量次之。

传统的静脉化疗具有无选择性药代动力学特点，血液中的化疗药物不能直接作用于腹腔内游离癌细胞，种植于腹膜表面的微小癌灶内因缺乏新生血管故难以形成有效的药物浓度环境。腹腔化疗则具有明显的药代动力学优势，主要表现为：①药物效能AUC明显高于静脉给药，可达数十倍至数百倍，使腹腔内癌细胞直接浸泡在高浓度化疗药物中且持续时间长，提高了药物杀伤肿瘤细胞的能力；②门静脉和肝脏内恒定持久的高浓度抗癌药物可有效防止胃肠道癌肝转移，并对其已有的微小癌灶产生杀伤作用；③大容积的腹腔化疗可使药液分布到腹腔各个部位，使其与游离癌细胞充分接触；④血浆药物浓度相对较低且大部分化疗药物经肝胆代谢，以非毒性形式进入体循环，减轻了抗癌药物对全身的毒副作用；⑤大大提高了机体对抗癌药物的耐受性，实现了大剂量、高浓度化疗的可能；⑥化疗药物同时杀灭腹腔内炎症细胞和血小板，减少生长因子的释放，阻断其对肿瘤细胞增殖的促进作用；⑦腹腔化疗对机体的免疫功能影响较小，使术后早期应用成为可能。

三、腹腔化疗的临床应用

（一）腹腔化疗的临床适应证

IPC主要用于治疗进展期胃肠道癌术后腹腔残存微小癌灶及防止腹腔复发和肝转移，具体包括：①腹腔微小种植转移癌（5mm以内）；②癌性腹水或腹腔冲洗液癌细胞阳性者；③癌组织侵犯浆膜或超出浆膜；④Borrmann Ⅲ、Ⅳ型胃癌。

（二）腹腔化疗的常用药物

目前，国内外尚无统一的IPC用药标准。用药的种类、剂量和疗程都没有固定的模式。具体应用时首先要考虑肿瘤敏感的药物，其次还要考虑药物的摩尔重量、电荷性、脂溶性等因素。应选择大分子、水溶性、离子型药物，因其排出腹腔的速度较慢，而在血浆中的清除速度较快。目前临床上常用的IPC化疗药有CDDP、CRP、5-FU、MMC、ADM、VP-16等。应用和研究较多的是5-FU、CDDP，并逐渐由单一用药发展为联合用药，联合用药有协同增效作用。近几年来，免疫制剂和中药与化疗药联合应用于腹腔化疗，其疗效优于单纯IPC。目前较常用的IPC方法是术后2周内开始将1 500～2 000ml化疗药液于30分钟内注入腹腔，每月1次，施行5～6个疗程。

（三）腹腔化疗的分类

1. 按IPC的给药时间分类　IPC的给药时间分为术前、术中、术后，由此将其分为以下几方面。

（1）术前腹腔化疗：这是近几年提出的较积极的治疗方法。一般在术前1周左右进行，多采用一次性穿刺注药。术前IPC可提高肿瘤切除率、改善组织学分级、有效控制腹水，是治疗晚期胃癌的一种有效的辅助疗法。术前IPC药代动力学研究表明，腹腔给药后腹膜组织药物浓度最高，其次是癌组织。所以，术前IPC在控制原发灶、降低癌细胞的生物活性、预防医源性扩散等方面具有重要的临床意义。

（2）术中腹腔化疗：主要目的是杀死术中脱落入腹腔的游离癌细胞、防止术后腹腔复发和转移，同时对晚期不能根治切除的残留癌灶有一定杀灭作用。术中IPC简单易行，于关腹前置入化疗药液，30分钟后可吸出或留置8小时由引流管引出。目前常与温热灌注联合应用。

（3）术后腹腔化疗：一种普遍采用的胃肠恶性肿瘤的辅助治疗手段。术后IPC宜早期开始，即术后早期腹腔化疗（early postoperative intraperitoneal chemotherapy，EPIC）。因为此时体内肿瘤负荷最小，肿瘤细胞分裂、增殖速度相应加快，对化疗最敏感。若延迟，肿瘤负荷将倍增，对药物敏感性下降，可能失去杀灭体内残留癌细胞的机会。患者的防御系统因手术和麻醉的打击，在术后早期处于最差状态，需加强治疗来弥补这一缺陷。另外，此时粘连尚未形成，化疗管不易被堵塞。因此，术后早期是开始化疗的最佳时间，一般术后第2天开始，最晚不超过2周。术后IPC的主要目的是防止复发和转移，是临床不可缺少的辅助化疗手段。

2. 按IPC的给药途径分类　随着临床医学的发展，IPC的给药途径也在不断改进，最主要的有3种方式。

（1）经Tenckhoff导管注药：此管是一种腹膜透析管，分为体外、腹壁、腹腔3个部分，需局麻或术中将导管放入腹腔。该导管灌注方便，易于更换或拔除，但长期带管护理要求较高且易感染。Sugabaker等曾采用此法术后腹腔化疗，第6天拔管，效果较好。

（2）经Port-A-Cath系统给药：亦称为皮下埋泵法。该装置由美国圣地亚哥大学在1982年首先用于腹腔化疗。其由两个部分组成，一部分是圆锥形皮下注射阀，另一部分是和注射阀相连的Teckhoff导管。该装置完全埋于皮下，化疗时先消毒注射部位皮肤，用特殊的Port-A-Cath针插入皮下注射阀内，通过注射器将药液输入，其注射压力不能超过2 068mmHg。此法可长期反复给药，容易护理，患者长期带管行动不受影响，易于接受。

（3）由腹腔穿刺、术中置硅胶管给药或直接由穿刺针一次性注药：硅胶管经腹壁引出，可于1个疗程完毕后拔除。此方法不需长期带管，操作简单。

（四）腹腔化疗的疗效评价

近年来，国内外已广泛开展了胃肠恶性肿瘤腹腔化疗的实验和临床研究，并取得了令人鼓舞的疗效。主要表现在以下几方面。

1. IPC可以有效地防止胃肠恶性肿瘤术后腹腔复发和肝转移。研究表明，胃肠恶性肿瘤根治术后腹腔内复发很少是孤立的局部原发灶复发，多数是腹腔内广泛多处复发，所以IPC不失为一种最佳的治疗途径。Maruyama等研究报道，应用 CPT-11 腹腔化疗能有效预防术后腹腔复发和肝转移。

2. IPC 可根除腹腔的微小癌灶，提高生存率，延长生存期。Nomura 等研究显示，腹腔化疗对已有腹腔转移的效果良好，且有望根除其微小癌灶。腹腔化疗和静脉化疗对Ⅰ、Ⅱ期患者的 5 年生存率影响的差别无统计学意义，但是Ⅲ期患者腹腔化疗和静脉化疗后 5 年生存率分别为 57%、23%（$P=0.002\,4$）；Ⅳ期为 28%、5%（$P=0.009\,8$）；浆膜受侵患者的 5 年生存率分别为 52%、25%（$P=0.000\,4$）；淋巴结有转移者分别为 46%、22%（$P=0.002\,7$）。姑息切除术后应用腹腔化疗可以延长生存期，改善预后。

3. 癌性腹水的腹腔化疗疗效显著。Kitani 等报道 3 例合并腹水患者进行腹腔化疗后，改善了患者生活质量，而且不良反应小、安全、有效。王娟等应用 FP 方案术前腹腔化疗治疗伴有腹水的进展期胃癌，腹水消失率为 85.7%，并且获得了 57.1% 的手术切除率。所以，合理的 IPC 加上减瘤手术能降低死亡率和复发率，IPC 可作为晚期胃癌姑息手术或不能手术患者的一种姑息治疗方法。

（五）胃肠恶性肿瘤腹腔化疗的并发症

临床研究显示，腹腔化疗一般很少发生严重并发症。相对静脉化疗，其全身并发症及不良反应的发生率较低，表现较轻，但局部并发症的发生率较高。全身并发症及不良反应包括发热、头晕、乏力以及消化道症状如恶心、呕吐、腹泻等，骨髓抑制表现为白细胞和血小板数量减少等。局部并发症常有腹胀、腹痛、持续性肠麻痹，严重者可出现肠瘘、吻合口瘘、化学性腹膜炎、肠粘连肠梗阻；另外，IPC 还可引起腹膜纤维化而影响疗效，化疗管亦可发生堵塞或引起感染等。进展期结肠癌术后单纯静脉化疗和联合腹腔化疗并发症的比较研究发现，静脉组粘连性肠梗阻的发生率为 3.3%，胃肠反应发生率为 80%，骨髓抑制发生率为 63.2%；腹腔化疗组分别为 30%、10%、20%。

四、腹腔化疗的研究进展及存在问题

（一）IPC 的研究进展

腹腔化疗的概念已不仅是向腹腔内注入化疗药物，而是具有了更广泛的含义。

1. 术中腹腔温热灌注化疗　术中腹腔温热灌注化疗（intraoperative peritoneal hyperthermic chemotherapy，IPHC）系应用腹腔灌洗、温热效应及化疗药物的一种综合疗法，既可通过灌洗除去腹腔内游离的癌细胞，又可通过温热方法与化疗药物相结合杀灭残留的癌细胞。据实验性研究报道，温热对癌细胞的效应是多重性的。在分子水平上，温热可使癌细胞膜上的蛋白质变性，使得维持细胞内自稳状态的某些多分子复合物如受体、转导或转录酶等功能失调，并可干扰蛋白质的合成；在细胞水平上，由于癌细胞分裂过程中的 S 期和 M 期对温热特别敏感，故可直接导致 S 期或 M 期细胞死亡；在组织水平上，癌组织受热后，不能像正常组织那样通过扩张血管来散热，且由于肿瘤内微小血管栓塞，造成癌细胞缺氧、酸中毒和营养摄入障碍，最终导致肿瘤变性、坏死。温热亦可增加抗癌药的渗透力，甚至

穿透至腹膜或浆膜下层的癌细胞。此外，温热还可提高肿瘤细胞对某些化疗药的敏感性，由此产生的效果不是单纯的累加作用而是倍增关系。例如，在 43℃ 条件下，肿瘤细胞对 MMC 的摄取量可增加至 78%，药物的细胞毒作用从 30% 提高到 50% 左右。

IPHC 的操作要点包括：①大脑及躯体部位降温：可分别给患者头枕冰袋，背垫冷水袋，使该部位体温降至 31.0～32.0℃；②腹腔内温度控制：输入、输出端液体温度应分别保持在 44.0～45.0℃ 和 40.0～42.0℃，使腹腔内液体温度恒定在 42.0～44.0℃，以确保疗效和安全性达最佳状态；③化疗药物选择：由于 IPHC 治疗时间通常在 1～2 小时，故选用药物应不依赖于细胞增殖周期，并具有直接的细胞毒作用，常用的药物有丝裂霉素（MMC）、顺铂（cisplatin）等；④保持腹膜足够的表面效应：即保持灌流液体与腹膜表面足够的接触面积，以充分发挥 IPHC 的表面效应，采用开放式灌流，使灌入腹腔内液体增至 10L 以上，从而大大增加了腹膜与液体的接触面积；⑤IPHC 治疗过程中注意监测回心血流温度，不得超过 41℃，还应注意血压、心率、动脉血氧分压等。

Fujimura 等报道 23 例进展期胃癌术毕时进行 60 分钟 IPHC 治疗，灌注液温度为 41.0～42.0℃，内含 CDDP 和 MMC，术后 2 年、4 年生存率分别为 85% 和 60%，单纯手术组 19 例相应的生存率分别为 30% 和 20%；IPHC 组术后死于腹膜复发者 3 例（13%），对照组 5 例（26%），差异均呈显著性。Kim 等的研究亦表明，IPHC 能有效防止和治疗腹膜转移，并延长生存期。

2. 活性炭吸附化疗药腹腔化疗　国内梁寒等研究报道应用活性炭吸附 MMC 腹腔化疗，实验组较对照组 2 年、3 年生存率分别提高 42.03% 和 53.44%。作者认为，活性炭吸附 MMC 腹腔化疗确能提高进展期胃癌根治术后无瘤生存率。此方法在国内开展较少，其优点在于活性炭作为吸附剂，可吸附大剂量化疗药，因此用药量可成倍增加；经活性炭吸附的化疗药可被缓慢释放，在腹腔内维持相当长时间的高浓度水平（超过 24 小时），故可达到高选择性、高浓度、强化化疗的效果；另外，活性炭易被淋巴组织吸附汇聚，从而提高腹腔淋巴组织中抗癌药物高浓度的持续时间。活性炭吸附 MMC 腹腔化疗不失为一种简单易行、疗效显著的腹腔化疗加淋巴化疗的双重化疗方法。但是，也有报道活性炭吸附 MMC 腹腔化疗易引起感染和腹腔粘连。

（二）腹腔化疗存在的问题

IPC 的可行性已得到公认，大多数学者对此持乐观态度。它对预防和减少腹腔肿瘤的术后复发、改善胃肠道肿瘤化疗的疗效及提高患者生存率、控制腹水有确切价值。两个问题需要注意：①腹腔内给药必须大容量。一般 1.5～2.0L 溶液才有可能克服腹腔内液体自由流动的阻力，使溶液在腹腔内均匀分布，与腹膜充分接触。②化疗药物穿透肿瘤组织的能力是影响疗效的重要因素。临床研究表明，IPC 对未能切除的腹腔实体瘤或姑息切除后腹腔内残留较广泛癌灶疗效不佳，仅可作为治疗腹腔残存微小癌灶和根治术后防止腹腔复发和肝转移的措施。药物穿透肿瘤球形

体的深度是有限的,因此如何提高药物的穿透能力并避免穿透能力的提高对吻合口愈合的影响是有待研究的问题。

(李景武 梁寒)

第16节 腹部肿瘤热疗

迄今为止,腹部肿瘤仍然以外科治疗为主。但是,虽然采取了根治性手术治疗,胃肠肿瘤病例的 20%～30% 仍将发生局部或区域复发。此类多属生物学分化较差的肿瘤,并且具有较高的远处转移危险。理论上讲,上述病例适宜于局部治疗,并有可能通过局部治疗获益。对于肝、胆及胰腺肿瘤,尽管手术切除的效果令人鼓舞,但是临床上不能切除者仍占大多数。因此,除了所谓"姑息性外科治疗"外,临床医师也在不断探索其他局部姑息治疗措施,例如针对肝癌的液氮冷冻、微波、瘤内无水酒精注射等。此外,热疗也是近年来临床研究的热点之一。

一、热疗的生物学机制

热能直接导致的细胞杀伤作用本质上不同于放疗造成的细胞死亡。G_1 期细胞对热能的抵抗力最强,而 S 期对热疗最为敏感。迄今为止,大量基础及临床研究已在不同程度上揭示了热疗的生物学机制。其中,最主要的因素包括肿瘤的 pH、肿瘤的血流、肿瘤细胞的热耐受、热疗剂量以及热疗的放射增敏和化疗增敏作用。

酸性环境有助于热疗引发的癌细胞凋亡(apoptosis)和对癌细胞周期的干扰。临床研究发现,细胞外液 pH(pHe)与肿瘤的完全缓解率(CR)呈显著负相关:pHe 介于 6.00～6.80 时,CR=100%;pHe 为 7.21～7.52 时,CR=50%(P=0.002)。热疗的作用之一是造成组织的缺血反应。常规剂量可以造成肿瘤组织血管内皮细胞(endothelial cell, EC)的致命损伤。另外,热疗还可以抑制血管生成(angiogenesis)。因此,热能抗肿瘤作用部分是由缺血造成的,而缺血则是肿瘤血管闭塞、破坏或抑制新生血管的结果。所谓"热耐受",是一种首先由 Gerner 等观察到的现象,热休克反应中存活的细胞会产生不具有继承性的一过性热抵抗。(癌)细胞暴露于 <43℃ 环境中 2～3 小时可以产生热耐受,但是当温度超过 43℃ 即丧失这种功能。当温度由 43℃ 降至 37℃ 后,细胞在此后的 8～10 小时内将具有热耐受性。因此,如果两次热疗的间距过短,随后进行的治疗将达不到预期效果。热疗剂量的概念最早由 Sapareto 和 Dewey 于 1984 年提出,其目的是在接受热疗组织的受热温度、持续时间与细胞杀伤程度间建立量化关系。根据下述公式可以计算出相当于 43℃ 时的热疗时间(min)(t43; minEq43℃):Eq43℃=tR(43-T)。Eq43℃ 表示相当于 43℃ 时的热疗时间,用分钟(min)表示;t 代表时间;T 代表温度;当 T>43℃ 时 R=0.5,T<43℃ 时 R=0.25。具有重要预后意义的热疗剂量是指肿瘤内部达到的最低温度。临床实际应用的温度往往比实验室内使用的温度低,恰恰是后者为临床提供合理的热疗数据。热疗,尤其是全身热疗(WBH)还具有刺激免疫系统的作用,例如提高自然杀伤细胞的活

性和增加细胞毒 T 细胞的数量。此外,WBH 可以促进肿瘤组织内细胞黏附分子 1(ICAM-1)的表达,增加淋巴因子活化的杀伤细胞(LAK)的反应。

除能够直接杀伤癌细胞外,热疗还能够增强放射敏感性。临床上常将两者结合应用,它们的作用可以互补,但是不相互影响。热疗与放疗之间的作用远非简单的相加。其间的协同作用可以解释为由热辐射诱导的组织细胞对放射线的敏感性增强,或称为热放射增敏性。温度超过 41℃ 时,不但能够最大限度地抑制细胞的损伤修复功能,而且增加细胞对离子射线的敏感性。热疗产生放射增敏性的机制是由于抑制了 DNA 的修复。临床上比较容易实施的 42℃ 以下的"温"热疗法即可以抑制 DNA 的修复。在这一温度范围内不能产生明显的直接细胞毒作用,但是其最大优势在于可以和低剂量的放射线结合应用。临床应用时,可以根据需要选择热疗温度高于或低于 42℃,以发挥其细胞毒作用或放射增敏作用。虽然热疗辅助放疗历来成为临床关注的焦点,但是热疗对化疗的增效作用亦为不争的事实。热疗本身即具有一定程度的细胞杀伤作用,体内及体外实验均证实热疗可以促进一些化疗药物的细胞毒作用。温热热疗后肿瘤组织内的氧和作用或氧分压(PO_2)即刻增加,肿瘤内血流量增加是产生这一效应的主要原因。另外,由热疗引起的血流量增加可以使更多的化疗药物进入肿瘤组织中发挥作用。

二、热疗在腹部肿瘤的临床应用

1. 胃癌术中腹腔内热灌注化疗(intraoperative hyperthermic intraperitoneal chemotherapy, IOHIC) 腹腔内化疗具有克服腹膜 - 血浆屏障的优势,但是术后或单独应用疗效并不显著。20 世纪 80 年代以来,术中腹腔内热灌注化疗(IOHIC)被广泛应用于临床,并取得了可喜的疗效。文献综述显示,在世界范围内有包括中国在内的 30 个医疗中心开展了 IOHIC。药代动力学研究证实,与静脉化疗相比,腹腔内化疗具有明显的剂量优势。热疗可以促进化疗药物进入肿瘤组织内,并且与不同抗癌药物间具有协同作用。由于抗癌药物的组织穿透作用有限,因此腹腔内热化疗仅对手术后腹膜内的微小病灶有效。外科手术应该尽量切除肉眼可见的肿瘤及转移淋巴结(减瘤术),于关闭腹膜腔前进行热灌注化疗,以期治疗和预防腹腔肿瘤可能发生的局部病灶。腹腔内热化疗可以采取多种形式进行,各种方法的优缺点尚待进一步临床研究加以证实。腹腔内热化疗的局部并发症多与外科手术相关。根据所使用的抗癌药物不同,可以出现相应的全身毒副反应。

IOHIC 实施的先决条件是一台具有封闭循环功能的热交换机。目前为止尚无公认的商品化 IOHIC 机,但是其基本工作原理是相同的。关腹前,于腹腔内放置 1 根输入管(直径为 10mm)、1～3 根输出管,并于腹腔相应位置置入 2～4 根热敏探针。将相应的化疗药物加入灌注液中,灌注用溶液常采用腹膜透析液。开始 IOHIC 的腹腔内有效温度为 41.5～44℃。灌注前可暂时关闭腹膜腔,或利用特制的有机玻璃罩将腹部切口罩严,以保护手术室工作人员免受

含抗肿瘤药物蒸气的影响。本院利用体外循环机改进而作为腹腔热循环机使用，笔者习惯在手术结束时，于腹腔预置输入、输出管及热敏探头后，关闭腹腔。这样既可以使腹膜腔保持密闭状态，又减少了热疗期间可能造成的腹腔感染，同时又有利于腹腔内保温。热疗结束后，取除输液管及热敏探头，缝合残留的腹壁切口。

胃癌手术后的远期生存率在过去的30年并未获得明显的改善，5年生存率为20%左右。虽然辅助治疗方案层出不穷，但是大宗随机化临床试验证实，术前新辅助化疗、术后辅助性静脉化疗、放疗或综合治疗未能改善患者的预后。外科治疗失败的病例是由于癌细胞扩散至腹膜腔、淋巴道或血道。临床最常见的转移或复发部位为腹腔、肝脏和淋巴结。根治手术后复发方式研究显示，50%的患者是以腹腔内和局部病变为唯一的复发部位，直至患者衰竭、死亡，肿瘤往往仍局限于腹腔内。腹腔内播散占进展期胃癌患者死亡原因的53.8%。随机临床研究表明，与单纯手术相比较，IOHIC能够明显改善患者的预后或显示出改善预后的趋势。最新的随机临床研究显示，IOHIC可以明显提高肿瘤侵出浆膜的病例（除外Ⅳ期病例）的5年生存率（58.6% vs. 44.4%，P=0.037 9）。通过对治疗失败病例的分析显示，IPCH组多表现为局部复发，而对照组多表现为腹腔内复发。IPCH不能改善Ⅳ期患者的预后。另一组随机化临床研究证实，采取MMC的IOHIC可以显著提高经根治性手术后Ⅱ、Ⅲ期胃癌患者的远期生存率，降低腹膜腔复发率。

1995年，Sugarbake首先报道了一种手术治疗腹膜种植癌的新方法——腹膜肿瘤清除术（peritonectomy procedure，PP）。随后一些临床报道表明，PP结合腹腔内热化疗（IPCH）不但行之有效，而且还可以降低腹膜癌的临床分级。前瞻性非随机临床研究证实，对于伴有Ⅰ、Ⅱ期腹膜播散灶（恶性转移结节直径小于5mm）且原发灶可以切除的胃癌患者而言，利用MMC进行的IPCH结合外科手术可以提高患者的2、3年生存率。最近Yonemura等报道了10年间采取PP+IPCH、单纯IPCH、单纯全身化疗及单纯手术治疗106例胃癌腹膜转移的结果。行腹膜清扫时，尽量完全切除所有可见的转移结节，包括腹膜器官、膈肌、盆腔及腹壁可能存在的转移灶。随后以42~43℃含有CDDP、MMC和足叶乙苷的生理盐水冲洗腹腔1小时。结果显示，全组无手术死亡病例，PP+IPCH组效果最佳，单纯腹腔热化疗组次之，全身化疗及单纯手术组未能改善患者的生存。因此，作者认为PP+IPCH不失为腹膜转移胃癌病例的最佳治疗方案。另外，由于此综合疗法的并发症较多，应该严格掌握适应证。对曾经施行过胃肠吻合的患者，建议IPCH于术后8~21日进行为宜。

IOHIC虽然取得了一定的临床疗效，但是目前尚处于临床实验阶段。最新的一组随机化临床实验显示，与对照组相比较，进展期胃癌采取IOHIC未能提高患者的5年生存率，未能降低肿瘤的复发转移率。相反，IOHIC组患者的术后肾功能衰竭、胰腺炎、吻合口瘘、呼吸衰竭等明显增高。因此，IOHIC的临床疗效有待于大宗随机化临床实验

结果的验证。

2. 直肠癌的腔内热疗配合放、化疗　术前放疗能够降低局部进展期直肠癌的临床分期，获得部分肿瘤的完全缓解。近年来作为辅助方法之一，局部热疗被应用于局部进展期直肠癌的术前治疗中并取得明显疗效。热疗可以与放疗结合，亦可以与放化疗同时应用。一组术前热放疗研究显示，与单纯放疗相比较，热放疗病例的CR率为16.1%~57.4%，单纯放疗病例CR率仅为0~1.7%。如果按有效率（CR+PR）计算，前者为57.5%~78.1%，后者仅达到5.3%~35.6%。局部进展期直肠癌（$T_4N_0M_0$）手术后局部复发率较高，与单纯放疗相比较，术前热放疗不但可以明显提高CR及PR率，而且还可以明显提高患者的5年生存率（35.6% vs. 6.6%，P<0.05）。对于复发或无法手术切除的病例，局部热疗可以提高肿瘤的回缩率，缓解疼痛，提高生活质量。近年来免疫组化研究显示，经过术前HCR治疗，48.2%的手术标本可以观察到自然凋亡（spontanous apoptosis）现象，并与P53呈负相关。以上说明，凋亡与野生型P53蛋白密切相关，并可以作为预测HCR疗效的生物标记（biomarker）。病理检查发现，术前HCR后，所有肿瘤均有不同程度的癌细胞变性、细胞结构破坏、肿瘤血管破坏、出血及大片凝固坏死、瘢痕形成等。

Rau等报道术前热疗结合放疗及全身化疗治疗局部进展期直肠癌37例，5-FU和四氢叶酸分别于第1天、第5天、第22天和第26天静脉滴注。直肠局部热疗采用SIGMA60（BSD-2000）热疗机，于放疗前进行，每周1次。放疗总剂量为45Gy，每周5次，每次1.8Gy，共进行5周。辅助治疗完成后4~6周手术治疗。结果显示患者的耐受性良好，16%患者出现3度毒副反应，全组未发生4度毒副反应。14%病例获得病理CR，46%获得PR，随访38个月后生存率为86%。

3. 肝癌的热疗　对于肝转移性病变或原发病灶，激光介导热疗（laser induced thermotherapy，LITT）和放射频消融（radiofrequency ablation，RF）属于几乎无创的消融技术。如果患者不适于手术治疗，肝脏病灶小于5cm，5个以下病灶，且无肝外转移病灶，均适用上述疗法。具体操作可以在门诊进行，局麻下经MR导向经皮置入导管系统进行LITT。RF则需要住院在全身麻醉下进行。液体灌洗系统适用于LITT和RF。经过治疗后，局部坏死直径可达到6cm。对于无肝外病灶的病例，LITT的局部疾病控制率可达到98%。接受LITT治疗的患者耐受良好，无相关并发症。平均激光功率为25W，平均治疗时间为25分钟。利用MR的热敏性，可以（较CT或B-US）更准确地监控激光引起的组织变化和与周围结构的关系变化。最近一组来自德国的包括846例不同原发肿瘤肝转移病例的大宗临床研究显示，经LITT治疗后平均生存时间达到4年。相反，RF对原发性肝癌的疗效明显好于转移性病变。另一组8年间676例1 608次LITT治疗结果显示，95%的病灶达到完全坏死，并有5mm的安全带。平均生存时间为35个月。

组织间激光热疗（interstitial laser hyperthermia，ILH）引起的组织坏死造成的肝血流阻断效应在肿瘤组织中是微

不足道的，其主要作用机制是造成肿瘤与正常组织界面血流下降，结果导致温度升高，增加了肿瘤细胞破坏的程度。对肝脏恶性病灶进行 RF 时采取经皮肝静脉或肝段门静脉分支血流气囊暂时阻断，同时采用集束电极，可以使平均治疗范围增大到 49mm。该方法适用于较大的病灶或毗邻大血管的病灶。

经肝动脉灌注方法输入微球磁铁，当暴露于交替磁场时，间歇性磁消失产生加热效应。其治疗范围局限，对周围正常组织无影响。动物实验证实，经过 20 分钟的热疗，肿瘤抑制作用可以持续 14 天之久。组织病理检查发现，部分经过热疗的肿瘤结构完全被破坏。

经皮微波凝固治疗肝原发或转移病灶是另一种治疗方法。有报道经微波凝固治疗后原发性肝癌的 5 年生存率可达到 48.6%，转移癌的 4 年生存率也能达到 50.0%。该方法对分化较好的肝细胞肝癌以及直径 <2cm 的病灶尤其适用。

动物实验证实，将加热到沸点的卡铂溶液注射入肝癌病灶内，由于热疗的直接作用和热疗的化疗增效作用协同，可以达到病灶完全缓解（CR）的效果。而卡铂在沸点溶液中仍能保持稳定活性。

近年来的临床实践证实，作为辅助治疗手段，热疗是一种十分有效的抗肿瘤疗法，配合放疗及化疗可以明显改善临床疗效。此方法尤其适用于胃肠肿瘤及复发肿瘤、局部进展期肿瘤。随着热疗设备的不断改进、临床医技人员技术的不断提高，以及大宗随机化临床研究的开展，相信在不远的将来其临床应用前景将更加广阔。

4. 胆囊癌的热疗 来自日本的一组资料显示，与姑息手术 + 术中放疗 + 术后外照射病例比较，对不能手术切除的胆囊癌采取术中热疗结合放化疗，能显著提高患者的平均生存期（246 天 *vs.* 144 天）。而单纯采取外照射患者的平均生存期仅为 74 天。因此，在综合治疗中引入热疗有望改善进展期胆囊癌患者的疗效。

5. 胰腺癌的热疗 利用组织间射频热疗技术治疗无法手术的胰腺癌。开腹后探明肿瘤部位，将针状电极插入病灶内，间隔距离 2cm 矩阵排列。局部加热时间控制在 15 分钟，温度为 50℃，其有效治疗范围在 2cm 内。术后 CT 扫描显示，原病灶处表现为均匀的低密度区，血清学检查提示 75% 的病例肿瘤标记物较治疗前明显下降。

最近有报道，对无法手术切除的胰腺癌采取术前化疗（5-FU）、短路手术、术中热化疗（43～45℃，60 分钟；同时经胃十二指肠动脉插管入脾动脉给予 5-FU 500mg）、术后全身化疗（5-FU、CDDP、ADM）和放疗（每周 5 次，共 5 周，总剂量为 45Gy）。患者耐受良好、生活质量评分提高，病情无明显进展，平均生存时间达 11 个月。CEA 及 CA19-9 数值明显下降。作者认为，初步临床结果显示联合术中热化疗及术后放化疗有助于提高胰腺癌的疗效。

有报道利用左旋美法仑（melphalan，L-PAM）结合 41.8℃ 全身热疗 60 分钟治疗其他治疗方法失败的恶性肿瘤，其中胰腺癌病例获得了 CR 的疗效。

美国胃肠肿瘤研究组（Gastrointestinal Tumor Study Group，GITSG）的研究显示，术后放化疗可以延长患者的生存期。但是对于无法手术的胰腺癌病例，虽然放化疗可以获得较满意的疗效，患者的生存期仍不会超过 1 年。目前为止，包括术前放疗、化疗同时使用放疗增敏剂、粒子放疗、组织间放疗、术中放疗以及热疗等治疗方法均未能取得突破性进展。

（梁 寒 郝希山）

第17节 腹部手术患者护理

近年来，随着医学和科学技术的飞速发展，腹部手术进一步高科技化、复杂化，手术的适应证也在不断扩大。除了对手术患者进行术前、术后的护理外，患者重归社会后的生活质量问题也日益受到重视。

在现代护理过程中，护理人员必须拥有广博的知识和掌握高水平的技术。另外，注重患者及其家属的心理感受，富有同情心的诚恳态度也是必要的。

一、手术前准备

（一）对手术的心理准备

1. 手术前患者的心理状态 接受腹部手术治疗的患者一方面有对手术的痛苦和功能丧失产生焦虑及恐惧的心理；另一方面有对手术过程中和手术后的疼痛、不舒适所产生的焦虑和恐惧。

这些患者对手术产生的心理反应会被各种因素左右。其中，有手术的种类及部位、手术的经过、身体的疼痛状态、年龄、情绪的承受程度等。此外，还有患者及其周围医师的手术经验、家属关系、经济状态、社会背景等。特别是那些直接危及生命部位的手术如 Whipple 手术及带来强烈形态、功能丧失的手术如 Miles 手术，都会对患者的心理产生很大的影响，故充分了解患者的心理状态，为他们创造一个能够敞开心扉的氛围，诚恳倾听患者的诉说是非常重要的。此外，观察患者的态度与行为，分析出影响手术患者心理的因素，与患者谈心，给予鼓励和支持，帮助其解决问题也是非常重要的。

2. 术前教育 对患者进行热情、细致的术前教育，不仅能减轻患者对未知情况的不安，对手术有充分的思想准备，而且对患者的顺利康复也是非常重要的。术前教育应印一些简单明了的说明书发给患者，认真向患者做通俗易懂的讲解，直到患者能复述为止。教育内容为手术相关事项（手术日期、所需时间、麻醉种类等），手术前和当天应做的事情（备皮、灌肠、饮食、物品准备、术前用药等），预测手术后的情况（疼痛、活动受限、床上排便、术后恢复过程等），为预防并发症的发生应做的事情（定时翻身、有效咳痰等）。

（二）术前身体准备

1. 协助手术前的检查 手术和麻醉都会给机体带来一定的损害，因此术前要进行各种检查。

把检查的目的、意义、方法、注意事项等向患者做出详细的说明，使检查得以顺利进行，尽量减少患者的痛苦，取得正确数据是非常重要的。

2. 改善影响手术的因素　由于是腹部的手术,影响手术的因素应重点考虑营养状态及水、电解质的平衡,各种脏器功能状态等方面,因此术前要对患者各脏器功能、耐受手术能力、手术对机体的损害程度及有可能发生的并发症进行讨论。在出现功能低下的情况下,术前必须加以改善,防止并发症和病情的变化。

(三)术前指导和并发症预防

腹部手术后的并发症包括呼吸系统、循环系统、泌尿系统等各个系统。

1. 深呼吸　深呼吸能够促进肺的换气、膨胀、有效咳嗽和排痰,有助于预防肺部并发症。

2. 定时翻身和床上活动　手术前应将定时翻身的重要性向患者做出详细的说明,对变换体位的方法进行指导,并让患者试着练习。床上运动主要是四肢肌肉的交互收缩和舒张,也有其他关节的屈曲、伸展、内收、外旋等运动,评估患者的状况,制定可行的活动计划尤为重要。

3. 禁烟　指导患者从住院或决定接受手术的时候开始戒烟。但对于一些吸烟史长的患者,应指导患者根据手术时间做出计划,慢慢戒烟,以防由戒烟引起的患者精神不稳定状态。

4. 皮肤准备

(1)清洁:术前患者保持全身清洁,可促进皮肤功能和预防细菌感染。

(2)备皮:备皮能够清除可能带有细菌的毛发,为手术操作提供方便,并有利于预防手术后的感染。腹部手术患者备皮的范围除腹部外,还要包括会阴部,Miles 手术包括肛周及臀部。护士应将备皮的必要性向患者做以说明,以免引起患者不必要的担心。

5. 消化道的准备　为避免术中及术后出现恶心、呕吐、腹胀等情况,以及防止术中失误穿孔和手术区域被污染,腹部手术患者消化道的准备是非常必要的。通常手术前几天润肠,保持大便通畅,手术前夜灌肠。在做肠道手术时,必须进行最严格的消化道准备,清洁洗肠时,要对排出大便的形状、性质、量进行观察并注意防止因排液、排便不充分引起腹胀,或水分丧失引起脱水等情况的发生。手术前要对患者的饮食加以控制,通常到手术前一天的午餐为止进食普通饮食,以后为半流质或流质饮食,手术前 12 小时开始禁食,前 6 小时禁水。

6. 休息和睡眠　手术前的准备尽可能地不要使患者疲劳,不要妨碍患者的睡眠。睡觉前轻松地用热水泡脚、按摩,让患者全身心地放松下来,给患者创造最后诉说不安和疑惑的机会。在患者服用镇静药的情况下,要对所起效果和不良反应进行观察,注意防止患者出现坠床等安全问题。

(四)临近手术前护理

1. 心身状态的观察　准确地测量体温、脉搏、呼吸和血压,注意是否有发热、上呼吸道感染、新的疼痛以及不舒适感的出现。此外,患者出现不安和紧张的情况是正常的,但要注意那些过激状态以及兴奋、无表情等表现。这些异常特征会妨碍麻醉和手术,成为术后并发症的原因。所以护士应与医师商量,做出适当的处理。

2. 患者的准备　进手术室前应让患者排尿、换衣服,把义齿、戒指、眼镜等取下,为防止丢失,交给家属或护士长妥为保管。化妆和所涂的指甲油要全部清洗掉,使医师能够了解患者的面色和指甲颜色的变化。

3. 术前用药　术前用药在手术前 0.5～1 小时给予,术前用药的感受性因人而异,为确保患者的安全,给药前、后观察患者的呼吸、血压和脉搏,注意发现任何异常变化。要保证给药量和时间、方法的正确,使药效得到最大限度发挥时开始麻醉。注射药物后,患者不要下床行走。

4. 家属的支持　护士往往将注意力都集中在患者身上,而容易忽视患者家属的安排。手术前可安排患者与家属会面,对于家属来说,手术等待是很痛苦的,如手术延长,会增加其不安和担心,所以有变化的情况下要事先通知家属。

5. 护送患者去手术室　护送患者去手术室过程中,应注意患者的安全和舒适。由于手术室对于患者来说是一种让人感到不安和恐惧的场所,所以要对患者进行鼓励和安慰以缓解紧张。

二、手术后护理

(一)手术后复苏期护理

腹部手术后,麻醉复苏阶段因循环状态不稳定,应接受医师和护士细致的观察、治疗和护理。

1. 一般状态的观察　一般状态的观察包括脉搏及其性质、呼吸频率及类型、血压、体温、皮肤和黏膜的颜色、干湿状态,有无四肢发冷、恶心、呕吐和疼痛。此外,还应观察引流管液体的量和性质、颜色、有无伤口出血、尿液的量、颜色、性质和输液状况等。

2. 保持呼吸道通畅及改善换气　在吞咽反射完全恢复之前要仰卧位、头偏向一侧,下腭伸向前方,头部后仰,如出现打鼾或喘息的情况可能是因为舌后坠或分泌物阻塞,这时要纠正体位,吸出分泌物。为防止低氧血症的发生,一般使用经鼻塞或面罩吸氧;此外,为改善换气,要让患者每 15 分钟做 3、4 次深呼吸。

3. 休克的预防及对策　身体的移动容易导致循环状态的改变。因此,移动和变换体位要尽可能轻柔地进行,在注意手术伤口及引流管有无出血的同时,还需注意有无血压下降、脉压减少、脉搏细弱、皮肤湿冷、面色苍白、不稳定症状等休克早期症状。出现休克早期症状,要把脚抬高 15～30cm,以增加回心血量,氧气吸入,遵医嘱进行输血或血浆。

4. 防范危险　麻醉状态未清醒前,为防止患者坠床或擅自拔去各种引流管或输液针,床周围需设防护栏,有人陪护患者。有必要控制身体某部位移动时,在必要部位用宽约束带加以固定。使用热水袋时,要注意不要烫伤。

5. 意识恢复时的心理护理　当患者从麻醉状态清醒过来并恢复意识时,又会出现手术前的不安与担心,这时对患者进行心理护理是很必要的。告知患者手术已顺利结束使其安心,告知他所在的地点等。

(二)手术后护理

1. 促进呼吸和预防肺部并发症

(1)变换体位:患者采取半卧位不仅有利于伤口的愈合和引流,还有助于促进肺的换气,减少肺部并发症。

(2)清理呼吸道:将呼吸道内的分泌物和黏稠物有效地咳出,提高通气效率。

(3)吸入疗法:药物雾化吸入(超声波雾化吸入法)主要是降低痰的黏稠度以便于痰的咳出,通过雾化吸入清理呼吸道。

2. 促进血液循环和预防并发症　腹部手术后的患者,长时间的卧床等极易造成循环障碍,并容易引起静脉血栓、脑栓塞等。因此,预防和早期发现非常重要。例如,预防静脉血栓要通过术后早期的下肢被动运动和按摩、下肢抬高、早期离床等,防止血流迟缓。为防止静脉床扩大,要使用弹力绷带和弹性长袜。Human 征兆即强度背屈足关节时出现腘窝部疼痛或腓长肌的牵引性疼痛,是下肢深静脉血栓症的危险信号,此时绝对不可乱动,要做适当的处理并进行密切的观察。

3. 缓解疼痛　术后疼痛,由于个人的疼痛感觉存在差异,护理中要注意倾听患者对疼痛的描述,保护好手术部位不被牵拉,减少牵拉导管和移动等刺激,必要时给予止疼药物。

4. 补充营养、水分和电解质

(1)输液:术后要通过静脉补充营养、水分和电解质,在注意输液速度和量的同时,也要注意观察输入部位的安全、固定、舒适与否和预防感染。

(2)进食:有肠蠕动后可以开始进食,进食内容应根据消化道功能的恢复状态,从流质逐渐过渡到普通饮食,逐渐地增加饮食量。多吃些高热量、高蛋白、多维生素的食物,手术后3、4天内尽量避免吃产气多的食物。

5. 促进排泄和预防并发症

(1)排尿:腹部手术患者因为采用静脉麻醉,为了观察尿量和术野的暴露,需进行留置导尿。在保留尿管期间,要注意尿量的观察和尿管的通畅,预防尿路感染。

(2)排气和排便:手术后的2、3天内,由于麻醉等容易造成消化道功能减退,卧床使患者消化道蠕动减慢,妨碍排气和排便。因此,容易发生腹胀和麻痹性肠梗阻并发症。

发生腹胀的情况下,可进行腹部热敷或肛管排气。经口摄入食物顺利的情况下,一般在手术后4、5天时出现排便。排便会增加心肺系统的负担,要帮助患者保持大便通畅,使其能在最低限度的负担下进行排便。

6. 保证安全　要尽早发现患者的异常状态,查明原因并及时处理。设置护栏,以确保安全。此外,对导管的固定要进行充分的管理,注意不要在患者身边放置危险品。手术后的患者抵抗力下降,因此病房的空气和物品(如病床、亚麻布类)、给患者的药品与食物等都必须保持清洁,防止患者发生感染。

7. 休息与睡眠　适当的休息和睡眠对于手术后患者的顺利恢复是非常必要的。但是手术后伤口的疼痛等身体的痛苦、低氧血症、电解质失衡,由于中断饮酒、吸烟的戒断症状、预后的不安与担心等各种情况,都会妨碍患者的休息和睡眠,容易使患者陷入失眠和不稳定的状态。要倾听患者的诉说,确定患者疼痛和痛苦程度的同时,让他变换体位,进行按摩等。必要时遵医嘱给患者服止疼药和镇定药。

8. 床上运动和早期下床活动

(1)床上运动:在生命体征稳定的情况下,要尽快开始床上活动,即在床上收缩、伸展下肢和臀部,促进静脉血的回流,为早日下床做好身体准备。

(2)早期下床活动:腹部手术后让患者尽早下床,不仅能预防各种术后并发症,而且能促进伤口的愈合,防止下肢肌肉萎缩,促进肠蠕动,促进手术后的恢复。

9. 心理上的支持

(1)对手术结果的不安:医护人员在术后要告诉患者手术已顺利结束,并对手术的结果做出简单的说明,并用温暖、鼓励的语言使患者安心。

(2)身体外观的变化:接受人工肛门再造术的患者,会强烈地表现出对身体外观变化的不安、难过、恼怒。要理解患者的心情,准备与患者进行长谈的时间,创造出这种氛围既能够让患者尽情表达感情,又能有机会交流出疑问和看法,医师、护士应帮助患者接受手术后已发生变化的身体。

(3)对未来的焦虑:即将出院时,患者对未来的生活会更加感到不安,主要有生活内容和方法的变化、重返工作岗位的问题、预后、与经济问题相关的事情等。对于这些焦虑,要经常找患者交谈,通过利用资源或健康教育来缓解患者焦虑的同时,鼓励患者克服困难,开始新的生活。

10. 出院指导

(1)日常生活的指导:日常生活的指导要以与饮食、运动、清洁等方面为中心进行指导。什么时候开始,能够做些什么,做到什么程度,要做有计划的、具体的指导。

(2)自我健康管理和定期接受检查:应让患者知道日常生活中的注意事项,在有规律的生活中进行自我健康管理,知道定期接受检查的重要性和方法。

(3)康复锻炼:手术后对那些瘘口管理患者,要讲明自立的意义和重要性。在考虑患者的状态和生活环境的同时,帮助患者积极地进行康复锻炼。为了让患者把健康锻炼坚持下去,医师应向患者家属讲明家属鼓励与配合的重要性,让患者得到家属的配合。

11. 对家属的帮助与指导　家属同患者一样,对患者手术后的状态和变化、出院后的生活感到极大不安。要帮助家属充分了解手术的结果和今后的情况。此外,应告诉家属其对于出院后的患者所起的作用。指导家属充分理解患者的状态,给患者适度的帮助(不能过度,也不能不足)。对家属进行指导时,患者也要参加。让两者互相了解彼此所担当的任务(扮演的角色和所起的作用)是非常重要的。

三、胃癌手术患者护理

（一）手术前护理

1. 在做好心理护理的基础上，注重患者营养状况的改善。胃癌患者由于疼痛以及胃功能的下降，大部分都存在营养失调，所以应给予高蛋白、高热量、高维生素、少渣的软质、半流质或流质饮食。对重度营养不良者，可静脉补充营养及输血，必要时采用 TPN。采用 TPN 时要选择中心静脉，按计划恒速输入营养液，有利于营养成分的吸收。

2. 矫正水及电解质的紊乱。

3. 评估患者的文化背景，做好与胃癌有关知识的宣教以利于患者对检查和手术的配合，讲解有关治疗方法，增强患者对治疗的信心。

4. 对于幽门梗阻的患者，为清除胃内容物，减轻胃黏膜水肿，应提前置胃管，持续有效地胃肠减压。术前 3 日，每日晚用生理盐水洗胃，使胃体积缩小以利于手术。术前 1 日做好肠道和皮肤的准备，术日晨置胃管和尿管。

（二）手术后护理

1. 严密观察生命体征的变化 向医师了解手术情况及手术术式，更好地掌握观察重点，防止并发症的发生。

2. 术后体位 为减轻腹肌张力，以利于呼吸和腹腔引流，全麻清醒后生命体征平稳可采用半卧位。

3. 持续有效的胃肠减压 为减少胃内容物对吻合口的刺激，防止吻合口水肿，促进吻合口愈合，应保持胃管通畅。每日 2 次用生理盐水冲胃管，每次不超过 20ml，并相应抽出冲洗的生理盐水。冲洗时避免压力过大、冲洗液过多，以防止吻合口出血。严密观察引流液的颜色、性质和量，并详细记录，如果有鲜红色血性液流出、量大于 200ml，应及时报告医师。胃管要妥善固定，以防脱出，避免给患者带来不必要的痛苦。

4. 做好腹腔引流管的护理 因为腹腔引流管不但可以引出腹腔内的积液，同时也是判定患者内部伤口情况的重要依据，所以腹腔引流管要长短适宜、妥善固定，勿使引流管受压、打折或脱出。腹腔引流管接引流袋，引流袋每日更换 1 次，注意无菌操作，预防逆行感染。严密观察引流液的颜色、性质、和量，并认真做好记录，如在短时有鲜红色液流出、量大于 200ml，且伴有生命体征的改变，应考虑出血倾向，及时通知医师。

5. 术后饮食 胃肠蠕动恢复后，可拔除胃管，开始少量饮水。若无不适症状，开始进流质，并逐步向半流质、软食过渡。对于全胃切除者，术后第 1 天可遵医嘱给予能力 500ml 营养管 24 小时持续慢滴，无胃肠道反应者可逐步加量至 1 500～2 000ml，至拔除营养管，开始进流质饮食，少量多餐并逐步向半流质、软食、普食过渡。

6. 术后营养 胃手术后由于胃容量的缩小、消化道的重建以及消化功能的紊乱，患者往往容易营养不良和贫血，极易产生疲劳感、倦怠感，从而造成自我护理能力的下降。所以，应评估患者过去的饮食习惯，结合手术情况，同患者共同制定饮食计划，使患者掌握新的饮食信息和合理的饮食方法，以保证患者营养的摄取。

7. 并发症的观察及护理

（1）吻合口出血：由于凝血机制较差或术中结扎小血管线脱落，术后可能发生吻合口出血。主要表现为胃肠减压中吸出大量血性液，甚至出现呕血、脉快和血压下降。此时应保持胃管通畅，呕吐的患者要注意误吸的危险，立即建立双静脉通路，遵医嘱补充血容量，并给予止血药物，安慰患者，使之保持情绪稳定。严密观察生命体征和出血情况，若仍出血不止，应准备手术。

（2）十二指肠残端瘘：由于十二指肠残端张力过大等，术后可能发生十二指肠残端瘘，一般多发生在术后 5～10 天，表现为上腹疼痛、发热、白细胞数量增加及腹膜炎体征。应禁食水，持续有效地胃肠减压，充分进行腹腔引流，密切观察病情变化，同时给予 TPN 治疗。

（3）吻合口梗阻：术后吻合口水肿、吻合口狭窄、缝合时胃肠壁翻入过多等均可引起梗阻，此时应继续保留胃管，持续胃肠减压。前者可待水肿消失后自行缓解，后者可考虑通过胃镜扩张吻合口，或需手术重建吻合口。

（4）倾倒综合征：多见于全胃切除的患者，表现为进食后立即或半小时内出现上腹胀满不适、心慌、出汗、面色苍白、无力等神经及循环系统症状，此时应帮助患者立即卧床休息，解释原因使患者勿紧张。帮助患者调节饮食结构，指导患者多进食蛋白类食物，控制碳水化合物的摄入，并指导患者进餐后平卧半小时以后再活动。

（5）反流性食管炎：多见于贲门癌术后的患者，由于胃和／或十二指肠液的反流，患者可有上腹部或胸骨下烧灼感或疼痛，应鼓励患者多采取半坐位或站位，或遵医嘱按时为患者口服抗酸制剂。

（三）患者教育

1. 养成良好的饮食习惯 少食油炸、刺激性大及腌薰食物，多饮牛奶，多食瘦肉、鱼类及新鲜水果和蔬菜。

2. 合理的饮食结构 少量多餐，并定时进餐，避免过饱饮食。

3. 预防便秘 因为便秘会影响人的食欲和消化吸收，从而使患者摄取营养不足，所以要教会患者掌握 3 种以上预防和治疗便秘的方法。

4. 指导患者定期复查

四、大肠癌手术患者护理

（一）手术前护理

1. 心理支持 患者对癌症、手术易产生极度的恐惧和焦虑，再加上做永久性人工肛门术，患者则尤为悲哀和绝望。有人甚至为此拒绝手术，延误治疗。所以，对手术需要改道者，更要耐心解释手术的必要性，并提前向患者介绍先进的造口器具及造口的护理方法，使患者有充分的心理准备接受手术。

2. 评估和改善患者的营养状态 由于肿瘤的消耗和肠道梗阻等情况，患者往往营养不良和体重下降，应鼓励患者进食高营养、易消化的半流质或流质饮食，以利于检查和肠道的排空，为手术做准备。对于严重营养不良和贫血者，应给予 TPN 治疗和输血。

3. 纠正水和电解质紊乱

4. **肠道准备** 肠道的清洁也是确保手术成功的关键。患者术前 3 天，开始完全流质饮食，并口服缓泻剂，如番泻叶。甲硝唑 0.4g，每日 3 次口服，以抑制肠道细菌生长，同时补充维生素 K。肠道准备可用以下方法。

（1）清洁洗肠：对于不完全肠梗阻的患者，则在手术前 3 天每晚用生理盐水低压灌肠，术前日晚和术日晨清洁洗肠。

（2）快速肠道准备：术前 1 天下午用 20% 甘露醇 500ml、生理盐水 500ml 混合后，分少量、多次口服，并鼓励患者多饮水，稀释肠道内容物，使之易于排出。

5. **做好皮肤准备** 术前 1 天备皮和清洁皮肤，尤其是 Miles 手术患者，应做好会阴部皮肤准备，预防感染。

6. **Miles 手术患者做好结肠造口的术前定位** 评估患者的腹部情况，根据所要施行手术的要求，在患者的腹壁上用明显标记，标出造口应留的位置，以便患者手术后能对造口进行更好的自我护理。

（二）手术后护理

1. **密切观察生命体征变化** 术后给予患者平卧位。为利于会阴部伤口的引流，患者清醒后，血压、脉搏、呼吸平稳，可将患者床头抬高 30°～45°。

2. **做好会阴部伤口的观察与护理** Miles 手术由于会阴部伤口创面大，易出血和感染，所以会阴部伤口渗出较多时应随时更换伤口外层敷料，并注意渗液的颜色。如颜色鲜红、敷料渗湿较快并伴有心率加快和血压下降，应考虑出血，立即通知医师并做好抢救准备。术后恢复顺利，会阴部伤口填塞物一般于术后 3～4 天取出，会阴部伤口填塞物取出后，每日用生理盐水 500ml 冲洗伤口 2～3 次，3～5 天后可遵医嘱开始坐浴，每日 2～3 次，直到伤口完全愈合。

3. **保持胃肠减压通畅** 持续胃肠减压至肛门或造瘘口排气。

4. **保留尿管** 保持排尿通畅，结肠术后 1～2 天可拔除尿管；直肠手术患者，术后第 4 天开始夹闭尿管每 3～4 小时开放，训练膀胱功能，5～7 天后可拔除尿管。如果患者有前列腺肥大或排尿困难病史，则适当延长留置尿管时间。拔除尿管后注意观察患者有无排尿困难、尿潴留，必要时测残余尿，当残余尿大于 100ml，仍需再置尿管。如有泌尿系感染，应遵医嘱给予抗感染治疗。

5. **术后营养** 肠蠕动恢复后，可开始进清淡流质饮食，3 天后改半流质，2 周后改普食，对于直肠前切的患者，饮食过渡时间应相对延长。因肠道手术的患者由于禁食和肠功能的紊乱，手术后也都存在不同程度的营养不良，应评估患者目前的营养状况和过去的饮食习惯，同患者共同制定饮食计划，使他们能够合理地摄取营养，以保证他们的顺利康复。

6. **腹泻的护理** 由于大肠的主要功能是吸收水分和储存粪便，大肠被部分切除后，部分功能丧失，容易出现腹泻，尤以右半结肠和直肠切除最为明显。此时应向患者说明原因，协助患者合理调整饮食结构，注意水分的补充以免脱水，并做好肛周皮肤的护理。

7. **便秘的预防及护理** 长时间禁食和长时间流质饮食，以及肠功能的紊乱，都是引起便秘的原因，故帮助患者合理调节饮食、适当的腹部按摩对预防和治疗便秘非常关键。对于严重便秘者，应遵医嘱给予缓泻剂或灌肠等。

8. **结肠造口的护理** 参阅造口的护理部分。

9. **并发症的观察及护理**

（1）骶前出血：直肠癌 Miles 手术后，由于会阴部伤口创面较大，容易造成出血。术后应严密观察生命体征及会阴部伤口渗血情况，如会阴部伤口渗血较多且伴有血压下降和心率增快，应立即通知医师，并做好抢救准备。

（2）吻合口瘘：主要表现为腹腔引流管或骶前引流管有大便流出或从伤口渗出大便，应嘱患者禁食水或只进食少量流质，给予 TPN 治疗，促进吻合口愈合。

（3）感染：由于会阴部伤口创面大、渗液较多以及吻合口瘘等，容易造成感染，应根据伤口渗液情况随时更换敷料，遵医嘱合理给予患者抗生素治疗，注意体温变化，做好高热的护理。

（4）肠梗阻：表现为腹胀、停止排气和排便，此时应嘱患者禁食水，置胃管并持续有效地胃肠减压。对于肠麻痹造成的肠梗阻，通过胃肠减压、灌肠并配合药物治疗可得到缓解，对于吻合口狭窄或其他原因造成的肠梗阻，可采用手术解除肠梗阻。

（三）患者教育

1. 养成良好的饮食习惯，少食刺激性强及易产气的食物，多食高蛋白、高热量及含维生素高的新鲜水果和蔬菜。

2. 告知适当锻炼的重要性，但不要从事增加腹压的劳动和锻炼。

3. 指导患者定期复查，如果发现有便血、不明原因的发热、体重下降等，应及时来院就医。

4. 教会患者掌握 3 种以上预防腹泻和便秘的方法。

5. 教育患者保持愉快的心情，实现生活的完全自理。

五、胆道、胰腺肿瘤患者护理

胆道系统的肿瘤分胆囊癌和胆道肿瘤。手术依据肿瘤生长部位不同，行胆囊切除或胆道部分肝切除、胆道胰十二指肠切除。因此，在护理上基本同肝切除护理及胰、十二指肠切除护理。胰腺癌早期缺乏典型症状，待明确诊断时往往已属中晚期，故手术切除率和 5 年生存率低是该病的特点。胰腺癌好发于胰头，主胰管和胆总管共同开口于十二指肠乳头，由于此处特殊的解剖生理特点，故胰腺和胆道疾病相互影响，护理也有其共同之处。

（一）手术前护理

1. **评估患者营养状况，给予营养支持** 由于胰腺本身病变，肿瘤堵塞胰管，进入肠道内消化液减少，分解蛋白和脂肪能力下降，患者出现低蛋白血症、营养不良、贫血、恶心、呕吐、食欲下降、消化脂肪能力下降、腹泻等。在护理中要注意评估患者的饮食习惯，制订饮食计划，给予高蛋白、高热量、高维生素、低脂肪、易消化的饮食，设法经口腔多摄取食物，对长期不能进食、营养不良者给予完全胃肠道外营养(TPN)，使用过程中注意液体滴速及防感染护理。

胰腺内分泌发生改变，会出现高血糖、低血糖表现，护理上注意观察血化验指标。根据临床症状，对高血糖、低血糖患者采取相应护理。由于呕吐、腹泻、营养不良和低蛋白血症，治疗上需纠正水、电解平衡和低蛋白血症。护理中注意药物的合理输入和用药后观察。

2. 黄疸的护理　由于胆道梗阻而出现黄疸者，要注意评估黄疸出现时间、程度、伴随症状，有无皮肤瘙痒、出血倾向等。当有皮肤瘙痒者，帮助患者每日2次温水浴，保持皮肤清洁，穿柔软的全棉内衣，剪短指甲、避免用力抓或挠破皮肤而造成感染。对于晚间难入眠者，可遵医嘱给予抗过敏药和镇静剂。对行 PTCD、ERCP 的患者，注意引流管固定和通畅，观察量、性质、颜色，注意观察尿液及排便颜色改变情况。

3. 评估患者心理状况，给予心理支持　胰腺癌好发于40～60岁。这组人群在家庭、社会中充当着重要角色，开始对于诊断很难接受，常会出现否认、悲哀、畏惧和愤怒的情绪，甚至拒绝接受治疗，家属也会出现焦虑、绝望的情绪。护士要注意加强这些方面的评估，给予必要的心理支持。尊重患者的心理调适过程，逐步认识疾病，创造舒适的环境，增强患者信心，使患者在最佳的心理状态下接受手术治疗。另外，由于患者皮肤、巩膜出现黄疸，患者家属及其周围人群有的会担心传染，护士应加强这方面的解释和宣教，消除恐惧心理。

（二）术后护理

1. 严密观察生命体征　由于手术创伤大、时间长，术后应注意观察各项生命体征的稳定情况。清醒、稳定后给予半卧位，注意监测各项检验指标和高血糖、低血糖症状，在使用胰岛素的情况下，使用过程中注意剂量准确，合理输入。注意观察用药后反应和血糖、尿糖、酮体的指标，避免发生低血糖症状，准确记录出入量。

2. 预防出血　由于胆胰病变会发生肝功能损害，凝血因子合成障碍，胆道梗阻，凝血因子吸收障碍，维生素 K 吸收障碍。另外，大量胆红素进入血液中导致血细胞膜通透性增强，手术创伤大、吻合口多，以上均易造成术后出血。护理中需监测出凝血时间、血小板指标。在合理输入止血药物的同时，加强对出血早期征象的观察，如伤口渗血、脉搏细弱、面色苍白、出冷汗等，出血量多时血压下降。引流管短时间内有大量鲜红色血液流出，应及时报告医师，采取处理。当应激性溃疡消化道出血时，胃管内吸出血性胃液，患者出现便血，护理上要建立双条静脉通路，快速补血和扩充血容量，按医嘱要求给予相应处理。稳定患者情绪，保持安静，勿过早大量活动。

3. 做好各种引流管的护理　胆胰手术往往需要重建消化道，吻合口多，在各吻合口周围需放置胰管、T 型管、腹腔引流管，护理中要保持引流管的固定、通畅，勿打折、堵塞及脱出，更换引流袋时严格执行无菌操作，防止逆行感染。严密观察各引流管的颜色、性质及量，需准确记录出入量。胰腺引流管较细，尤其需要妥善固定，注意观察量及颜色，如无意外发生，2周左右可拔除引流管。留置

T 型引流管期间，还需注意观察黄疸消退情况。术后放置2～3周，至体温正常，黄疸消失，胆汁减少至200～300ml/d,可做胆道造影显示通畅后关闭引流管，如观察患者无腹痛、腹胀、高热和黄疸加重可拔管。拔管后注意保持拔管处敷料干净，有胆汁流出及时更换，胆道造影前行碘过敏实验。胰液和胆汁均为碱性，浸蚀管口周围皮肤会引起皮肤糜烂。护理上要加强引流管处皮肤保护，防止糜烂、感染。

4. 保证术后营养支持　术后患者需留置营养管滴入营养液（滴入液体同全胃切除术饮食常规）。在滴液期间，护理应注意温度、滴数和管腔冲洗。由于营养管的留置有时会引起不舒适的感觉以及咽喉疼痛、腹泻，工作中要注意加强这些方面的护理。完全胃肠道外营养（TPN）能有效改善患者体内的负氮平衡，促进蛋白质合成，减少胰液分泌，促进伤口及吻合口愈合，减少并发症。即使出现胰瘘、胆瘘，经 TPN 治疗后，大多数患者也能在数周后自行愈合，因此其也是术后营养供给的方式之一。滴入过程中注意滴速不可太快，做好中心导管的护理，避免发生感染。

5. 并发症的观察和护理

（1）胰瘘：多发生于术后7～10天。如术后腹腔引流量增多、血淀粉酶升高，应考虑胰瘘。处理上要保持腹腔引流通畅，防止胰液积存或腐蚀皮肤，瘘口周围皮肤涂氧化锌软膏或消炎粉以保护皮肤。

（2）胆瘘：发生率较胰瘘低，胰瘘发生后很易发生胆瘘。主要表现为腹腔引流液中含有胆汁，严重者可出现化学性腹膜炎。护理上要注意观察胆汁是否充分引流，降低胆道内压力，同时加强皮肤保护。

（3）胃肠吻合口瘘：发生率低，一旦发生，除行腹腔引流外，应同时营养支持，给予 TPN 以促进瘘口愈合。

6. 做好舒适护理　胆胰手术后，由于手术创伤大、卧床时间长、伤口疼痛、各种引流管固定、患者活动受限、胆道感染后出现高热，均会给患者带来不舒适感觉，护理上设法去除原因，协助患者翻身活动、按摩，寻求积极的方法使患者舒适，保证睡眠。

7. 胆胰手术相关知识的健康教育

（1）留置胆管外引流（T 型管）期间的相关知识教育。

（2）患者长期使用胰岛素的相关知识教育。

（3）规律生活，定期复查的目的、意义、方法。

（4）患者适应新角色，走向家庭、社会知识教育。

六、肝癌患者护理

肝脏是人体最大的实质器官，具有特殊的生理功能，有很强的代偿和再生能力。由于肝切除术对组织的损伤大，术后并发症发生率高，恢复时间长，肝癌合并肝硬化肝功能低下的情况下，术后易出现出血、腹水、黄疸等。手术前、后正常肝组织的功能也会影响到治疗和手术后机体的恢复，因此，加强手术前、后的护理显得尤为重要。

（一）手术前护理

1. 协助做好各项检查，注意肝功能维护　常规术前做好心、肺、肝、肾及电解质的检查，留取标本过程中，要

实施规范操作，获取正确数据，以观察患者各项检验指标。对于肝肾功能低下合并肝硬化患者，合理输入保肝药物，做好肝功能维护，预防肝功能不全。同时，嘱患者戒烟、戒酒。

2. 改善患者的营养状态　肝癌患者肝功能低下，当糖代谢低下时，糖原的合成、分解发生变化，血糖值有可能发生变化，出现高、低血糖症状。脂肪、蛋白质合成低下，患者会营养不良，体重减轻，影响术后伤口愈合和康复。低蛋白血症可引起腹水。当患者恶心、呕吐时，消化能力下降。为了改善患者的营养状态，护理中要保证患者合理摄取足够的饮食营养，注意评估患者的饮食习惯，有必要同患者及家属制定饮食计划。设法经口摄取食物，保证营养供给。

3. 消除疲乏症状　肝功能低下会伴有疲劳症状，当出现腹胀、腹水、疼痛时，都会有不舒适的感觉。各项检查化验的实施、黄疸引起瘙痒、睡眠发生改变都影响到患者的舒适，护理过程中不可疏忽疲乏的护理。

4. 减轻焦虑和恐惧　针对肝脏组织代偿、修复能力强，早期不容易发现肝癌患者，一旦症状出现，已属中晚期的特点，患者接受疾病积极配合治疗需经历一个心理过程，这些心理上的因素会加重患者的躯体症状。因此，在护理上注意评估存在痛苦和焦虑、恐惧的表现，同时注意家属的支持、安慰。当患者出现目光呆滞、敏感易怒时，积极找出焦虑、恐惧的原因，给予心理支援。

（二）手术后护理

1. 生命体征观察　麻醉清醒后，当血压、脉搏、呼吸平稳后给予半卧位，以利于改善呼吸功能、咳嗽和排痰，以及各引流管的引流。术后给予 24～72 小时氧气吸入，以增加肝细胞的供氧量，维护肝功能，密切观察生命体征的变化，严格记录出入量。

2. 观察有无出血倾向　由于肝脏是合成凝血物质的场所，肝功能受损，凝血因子形成功能低下，脾功能亢进，血小板减少，导致患者处于易出血状态。另外，肝脏手术断面不予缝合，断面易出血，因此要注意评估有无内出血征象，注意伤口有无渗血，注意腹腔引流管有无打折和堵塞，以便及时观察引流的量、性质、颜色。术后还应注意观察有无消化道出血征象，保持胃管的引流通畅，及早发现应激性溃疡发生的症状和门静脉高压引起消化道出血。患者出血量在 300ml 以内时会表现出心慌、气短，出血量达 300ml 以上时会出现出冷汗、面色苍白等休克症状。护士应及早发现这些征象，及时报告医师处理。同时，注意合理输入止血药物。勿过早下床活动，应根据手术情况，制定活动计划。

3. 防止感染的发生　患者肝功能低下，免疫功能下降，脾功能亢进，白细胞合成减少，术前应用化疗药物也易造成白细胞和血小板降低，因而容易发生感染。护理中要加强防止感染的工作，加强口腔、肺部、皮肤、伤口、引流管周围、尿管留置期间等护理。对于糖尿病患者，尤其注意感染的发生。

4. 及早发现肝功能不全征象及其他并发症　术后肝功能有着代偿阶段，应注意监测甲胎蛋白及肝功能指标，注意观察皮肤、尿色、眼球巩膜有无黄染，及早发现肝功能异常征象，注意评估患者的意识水平、言行表情，精神症状。注意肝性脑病和肝昏迷的前兆，注意肝肾综合征的发生，及时汇报医师采取相应处理。协助患者整理周围环境，保证患者安全。另外，手术创伤及病变本身易引起右侧胸腔积液，导致呼吸困难，应注意观察，及时通知医师处理，护理中应有效供氧，加强拍背排痰，防止肺部并发症。

5. 保证营养供给　肝脏部分切除后，为了保护肝功能，营养的摄入非常关键。要为患者选择高蛋白、高热量、高维生素、低脂肪的饮食，为患者制定合理的饮食计划，保证营养供给，促进伤口愈合，确保肝脏的再生修复。

6. 腹水和水肿的护理　腹水是由肝硬化、门静脉高压、低蛋白血症等引起的。大量腹水时，患者出现腹部胀满、呼吸困难、免疫力低下易感染、营养低下等。行腹腔穿刺后，可引起蛋白大量丢失、电解质异常。护理中要注意评估腹胀、水肿程度，测量腹围和体重，为患者采取舒适卧位，呼吸困难时给予半卧位，吸入氧气。选择柔软衣服，选择轻暖盖被，减少对腹部的压迫。下肢水肿时抬高患肢，患者身边勿堆放杂物，便于翻身活动。使用利尿剂时，注意尿液的观察记录。腹腔穿刺时，注意穿刺点有无渗液和出血。放腹水时滴速不可过快、过多，以免引起腹压突然降低、全身血容量减少而出现休克症状。饮食应选择高蛋白、低盐饮食。

7. 建立起规律生活，适应社会家庭角色变化　肝癌患者大多数为男性，且 40～60 岁患者居多，这组人群在工作和家庭中均起着重要作用。肝癌治疗的复发率高，并发症多，康复期长。为了保证肝功能的恢复，要对患者的工作和日常生活加以限制。这些限制患者难以适应甚至情绪紧张，产生不安。护理上要加强这些方面的评估，评估患者给家庭带来的经济负担情况，评估其他成员对患者的支持情况，给予必要的护理指导。肝脏切除后，使患者在日常生活中适应长期保护肝功能的生活，因此，要评估患者的饮食习惯、生活规律及对生活习惯变化的适应能力，以及患者对康复护理知识的掌握程度和家庭其他成员情况，以协助患者建立新生活。

8. 实施肝癌手术相关知识的健康教育

（1）指导患者进食易消化的高蛋白、高热量、低脂肪饮食，与患者和家属共同制定饮食计划。

（2）戒烟、戒酒相关知识教育。

（3）保持情绪稳定，规律生活，适应新生活知识教育。

（4）定期复查，早期发现癌症转移，复发知识教育。

七、结肠造口护理

（一）造口患者的心理护理及社会支持

随着社会的进步，"生物医学模式"正在朝着"生理 - 心理 - 社会医学模式"转变，医学和心理学相互渗透、相互作用。医护人员在治疗和护理患者的过程中，更应注意其性格特征，充分认识到人的生物学属性、社会属性和心理活动三者之间的关系。

造口是治疗疾病过程中采取的保持生理功能的措施之一，但在患者的身体外形和自尊方面都是一个很大的刺激，一般在初始阶段都难以接受，常表现出震惊、愤怒、焦虑、罪恶感等负性心理过程。

1. 震惊、愤怒、恐惧、罪恶 患者在听到自己即将行造口术时，常感到震惊、不知所措。因此，造口术后拒绝看造口，很难接受它的存在，特别在得知造口将伴随自己终生时，更是难以接受。对这一阶段的患者应做好解释工作，应说明造口在治疗疾病、维持正常生命活动中的作用，使其逐步接受现实，并表示同情和安慰。甚至是可能的死亡率，这些问题作为综合康复计划的组成部分必须被提及。

2. 防御性退缩 退缩是对出现的危机所采取的回避态度。患者试图躲避现实，以此减轻心理上的压力。临床主要表现为高度依赖，自己能动手却让护士或家属去做，如果鼓励他自己做，便认为是被人遗弃，感情上表现出极度脆弱和敏感。

医务人员应采取积极的态度，帮助患者克服消极情绪。可采取强化的办法，如鼓励多看造口，告诉患者困难只是暂时的，重新唤起其生活的自信和自尊；及时评价患者的心理状态，并采取鼓励的方法，多进行沟通，给患者创造宣泄的机会，鼓励患者把内心的痛苦、疑虑讲出来。通过对有关知识宣教进行积极干预，让患者正视现实。当患者逐渐熟悉自我护理方法时，防御性退缩会被积极应对的态度所代替。

3. 认知阶段 当患者逐步接受现实，开始对如何护理好造口感兴趣，并主动寻求医务人员帮助时，说明患者已到了认知阶段。此阶段患者心理状况趋于平和、理智，能主动谈论自己的造口，这时是护理人员进行干预的最好时机。要详细向患者讲解造口护理知识，根据患者自理程度最大限度地发挥其主动性，使患者在自我护理中恢复自信。

4. 适应阶段 当患者能成功护理造口时，便已逐步进入适应阶段。患者能熟练护理造口，并能不断摸索适合自己的一些护理方法。在饮食、运动、娱乐等方面已能形成自己的规律，并能主动帮助其他造口患者。此时，造口对患者生活质量的影响已达到最低程度。

由于造口的存在，患者会产生很大的心理压力，在自我护理过程中，患者会面对许多困难，仅有医务人员的关心指导尚不够，家属、亲友、朋友的支持、鼓励、关心至关重要。因为患者的一部分压力还来自担心被社会遗弃、被亲友冷落，所以医护人员不应忽视社会支持系统的作用，应积极了解支持系统的成员，适时做相关知识宣教，使之发挥独特的作用。

由于造口患者手术后生理、心理需要康复过程，性生活的恢复依赖多种因素，尤其配偶是患者非常重要的亲人，医护人员要对其进行指导，使其对造口有较全面的了解，与患者共同参与，给予关心、体贴，要耐心倾听患者诉说，满足需求，并采取恰当的方式沟通感情，使其感受到亲情，增加生活信心。

（二）肠造口的术前定位

肠造口患者由于身体外观及生理形态的改变，往往造成许多身心上的问题，如果再因为造口位置设定的不当，导致患者居家照顾中的不便和困扰，将使其情绪更加消极，影响日后身心恢复正常生活。因此，术前定位极为重要。参加造口定位的应包括医师、护士、造口治疗师、患者及其家属，同时要综合考虑患者的生理状况、生活习惯、造口种类等因素。

1. 造口位置不当会引起多种问题

（1）皮肤溃疡：由于造口位置选择不当，当体位改变时，常会影响造口器具与皮肤之间粘贴的密合度，经常易使其排泄物由造口处漏出而刺激造口周围皮肤，引起皮肤溃烂、红肿、疼痛、感染，甚至会侵蚀至伤口，造成污染。

（2）肠造口脱垂、造口旁疝：造口设于腹直肌外，可增加此类并发症发生机会。

（3）造口护理器材选择上的困难：由于造口位置不当，会使造口护理器材使用日期缩短，甚至须选用多种造口器材组合使用，徒增经济上的负担。

（4）心理问题：由于造口袋无法有效地密合粘贴于腹部，导致造口处排泄物漏出，易使患者感到羞耻、肮脏、缺乏自信心而退缩，影响其日后身心的恢复。

2. 定位原则 ①脐以下；②腹直肌内；③脂肪最高处；④避开瘢痕凹陷、皮肤皱褶、肋缘、髂骨及系腰带处；⑤患者自己能看清，手能触及，便于护理；⑥坐、立、躺、弯腰、左右倾斜皆感舒适。

下列情况造口位置可定于脐上：①暂时性的横结肠造口；②身体肥胖、腹部凸出显著者；③坐轮椅者；④装有义足、使用骨科夹板、带子或一些类似的器材者。

（三）肠造口术前护理

同大肠癌手术前护理。

（四）肠造口术后护理

1. 一般护理

（1）术后第1天开放造口，应注意观察造口血运情况。正常肠造口外膜红润有光泽，富弹性，轻轻摩擦不易出血，大力摩擦可见鲜红点。如肠黏膜外观苍白，提示患者血红蛋白过低；颜色青紫、暗红、发灰甚至发黑，说明造口缺血，应立即采取相应措施，缺血、坏死多发生在术后24～48小时。

（2）造口术后2～5天可见造口水肿，此时可用3%的高渗盐水湿敷，并密切观察，一般1周后慢慢消失，如水肿严重，相应造口底板应大些，以免划伤黏膜。

（3）结肠造口通常在术后4～5天开始恢复排气，如无排气或进食后无排便，应暂禁食，并协助其翻身，加强床上活动，以促进肠蠕动，必要时行胃肠减压。

（4）造口周围有瘢痕者需防止发生造口狭窄，及时扩肛（用示指带上指套涂上石蜡油缓慢探入造口，停留5～10分钟，每周2～3次）。

（5）示范、指导患者及家属更换造口袋，使在出院后能自我护理造口，便于日后生活。

（6）协助患者选择合适的造口用品，要具有轻便、防

（7）长期服用抗生素、免疫抑制剂和激素的患者，应特别注意肠造口部位念珠菌感染。发生感染后，应停用相应药物，同时加强造口护理，保持局部清洁、干燥，局部使用抗真菌药物并口服制霉菌素等。

2. 造口袋的使用

（1）要充分评估造口情况，对造口凹陷、位置不当、老年人、视力欠佳者等可协助选择合适用品，如凸面底板或预开孔式底板。

（2）裁剪造口底板应大于肠造口口径 1.5～2mm，过小易损伤造口黏膜，过大使皮肤与排泄物接触，易引起粪性皮炎。

（3）用中性肥皂液清洗去除皮肤残留胶，以免刺激皮肤，致过于干燥。

（4）更换底板时动作要轻柔，应一手压住皮肤，一手揭下底板，或使用专用剥离剂，避免直接撕开，损伤皮肤。

（5）造口用品需放在阴凉地方贮存。

3. 健康教育

（1）心理调适：开展造口门诊，由专业人员提供造口方面知识，预防及治疗并发症，指导正确使用造口器材，同时可举办造口联谊会活动，使患者相互了解情况以及交流护理造口的经验，互相鼓励。

（2）饮食护理：一般无特殊禁忌，但要注意均衡饮食，日常多吃新鲜水果及蔬菜。产气的食物可少吃一些，如洋葱、蒜、芹菜、豆类、啤酒、汽水等，并养成定时进食习惯，促使粪便成形以利于护理。

（3）生活方式：在体质允许的情况下，可参加一定的体育锻炼和社交活动，以提高机体抗肿瘤能力及生活质量，恢复正常生活；避免提举重物或增加腹压的运动，以防造口脱垂；穿着宽松、舒适的衣服，以免压迫、摩擦，影响造口血液循环；每天观察造口及排泄物性状，如出血或腹泻应立即就医；定期复查。

（五）结肠灌洗法

1. 定义　结肠造口灌洗是将一定容量的液体灌到大肠里，刺激大肠加快蠕动，液体带动大便一起排出体外的一种排泄方法。

2. 建议有下列指征时可以选择进行结肠造口灌洗

（1）乙状结肠或降结肠永久性末端造口。

（2）患者肠道功能正常。

（3）患者体质状况良好。

3. 方法　将温盐水（500～1 000ml）在 10～15 分钟内缓慢注入造口，10～15 分钟后绝大部分灌洗液和粪便都可以流出。通常 20～45 分钟内将全部排出，患者只需 48 小时甚至 72 小时灌洗 1 次，不必长期配戴造口袋。

4. 结肠灌洗法注意事项

（1）灌洗过程中若有肠绞痛、肠痉挛情形时，须暂时停止灌洗（但灌洗圆锥头勿拿掉，仍然压在肠造口开口处），慢慢深呼吸，待绞痛消失后再继续灌洗，切勿强行加压灌水，以免发生意外。

（2）灌洗水量须逐次增加，勿突然灌入太多；水温勿太冷或太热，因为冷水易刺激肠道蠕动，导致肠痉挛而腹痛，热水则易伤害肠黏膜，一般温度为 36～38℃。

（3）灌洗溶液禁用肥皂水，因肥皂水对肠黏膜刺激性大，常易造成肠黏液排泄多而引起不适，一般采取普通的温盐水即可，以防体内电解质的丢失。

（4）灌洗时灌肠筒高度为肠造口与水液面距离 45～60cm，勿太高以免灌入的水压过高而引起水外溢或腹痛。

（5）幼儿做降结肠或乙状结肠造口者，不可行结肠造口灌洗法。

（六）用品介绍

自从世界上首例施行肠造口术之日起，对造口护理用品便有了需求。现代造口用品要求：保护皮肤、隐蔽性好、舒适、迎合美学要求。患者根据自身条件不同，对造口产品选择的侧重点也不同，主要考虑因素有价格、安全、舒适、声音、形状、大小和易用程度等。为患者提供满意的造口用品系列是十分必要的。目前使用的造口用品有造口袋、灌洗器、造口栓及造口辅助用品。

1. 造口袋　一般根据结构设计不同，可分为一件式和两件式。

（1）一件式：袋子与底板合二为一，粘贴于皮肤，通常为一次性，简单、易使用，且弯腰等活动时无压迫感，感觉较为舒适。

（2）两件式：袋子与底板可分开，更换方便，单纯分离袋子便可护理造口，不用撕开底板，可有效保护造口周围皮肤。

另外，还有多种分类方式，可适用于不同患者需要。例如，依据袋子末端开口方式，可分为开口及闭口；依据袋子颜色，可分为透明与不透明；依据底板开孔，可分为预开孔与可裁剪式。

2. 灌洗器　一般包括集水袋、锥形头、灌洗袖、腰带、润滑剂。

3. 造口栓　由特殊泡沫压缩在非亲水性薄膜内制成，小栓子状，可吸收粪便中的水分而膨胀，以阻止粪便排出并过滤肠道所产生的气体。

4. 造口辅助用品　如皮肤保护粉、皮肤防漏膏、过滤片、除粘剂等。选择造口用品系统的标准应包括排泄物的类型、造口的大小、形状、部位以及患者腹部外形、特殊的身心问题等。

目前世界上有十几家大公司专营造口器材，为造口患者提供各式各样的造口用具，给患者带来方便、舒适。

肠造口术发展已有 200 余年的历史，造口患者康复问题也越来越受到重视。1961 年，美国学者 Turnbull 首先提出造口治疗是一门新的学科，并创办了世界上第一所造口学校，培养出世界上第一位造口治疗师 Norma Gill，尔后在他的倡议下相继成立了国际造口协会、世界造口治疗师协会，并设立造口学校，培养专门的造口治疗师（enterostomal therapist，ET）。国内还建立了造口图书馆（上海）、造口博物馆（上海）和造口报纸（"造口之友"专版，广州）。除上述外，世界上尚有不少公司为造口患者研制造口材料、出版专门杂志。世界卫生组织（WHO）还将 1993 年 10 月 2 日定为首个"世界造口日"，每3年举行1次，每次都在10月第1个星期六。全世界都在关心造口者的生活。

八、晚期肿瘤患者护理

晚期肿瘤由于长期慢性消耗、恶病质，以及肿瘤的扩散引起的功能紊乱，患者极为痛苦。晚期肿瘤患者护理应包括姑息性治疗、支持疗法、症状处理和细致的临床护理及亲切的关怀，从而提高患者的生活质量。

（一）癌性疼痛控制

疼痛是晚期肿瘤常见的症状之一，特别是持续难以控制的疼痛，对患者威胁很大。当前，全世界约50%的癌症发生在发展中国家，当患者确诊时，多数已失去治愈机会，镇痛成为晚期肿瘤患者必须解决的人道主义措施。为此，世界卫生组织于1984年制定出三级镇痛方案，近年来提出"2000年为多数癌症患者解除疼痛"的战略目标。

1. 三级镇痛方案

（1）Ⅰ级镇痛：适用于一般性疼痛，用非麻醉镇痛剂±辅佐剂（非类固醇类）。即阿司匹林300～600mg，每4小时1次饭后（肠溶或加抗酸剂）用。

（2）Ⅱ级镇痛：适用于持续疼痛或加重，用弱麻醉剂+非麻醉剂辅佐剂。即可待因30mg+阿司匹林600mg（约等于可待因30mg），每4小时1次。

（3）Ⅲ级镇痛：适用于强烈持续疼痛，用强麻醉剂+非麻醉剂+辅佐剂。即吗啡0.01g+阿司匹林，每4小时1次。吗啡给药途径为口服、舌下或肛门栓剂。

2. 实施原则 镇痛标准要求达到夜间无痛睡眠，白天生活活动不痛。

（1）强调按时给药，即按医嘱规定时间，每4小时给药1次。实践证明，合理的剂量、准确的给药时间，可以消除80%～90%癌症患者的疼痛。

（2）吗啡的剂量需经测试，由0.01g开始，逐渐加量至患者疼痛消除为止。患者疼痛消除以后，药量尚可逐渐减少。因此，需重新评估，作为医师决定剂量的参考。

（3）在某一级给药达不到镇痛效果时，不可更换同级其他药物，即应进入高一级镇痛方案。

（4）夜间睡前增加药物剂量50%～100%，以保证无痛睡眠。

（5）树立癌性疼痛可以控制观念，此方案需落实到基层卫生室和家庭护理。

3. 护理措施

（1）做好对疼痛的评估，耐心听取患者主诉，检查疼痛部位，询问持续的时间和强度。

（2）具有良好的医德，患者有权获得充分的镇痛。特别需要同情心，及时解除患者的疼痛，从而取得患者的信任，并消除其焦虑。

（3）在任何情况下，不可拖延给药时间、减少药物剂量、强调"成瘾"而拒绝给药或注射安慰剂等。

（4）精神过度紧张可使疼痛加重，注意改善患者的情绪状态，运用非药物镇痛方法如按摩、放松疗法、看电视、听音乐、种植花草等，起到转移作用。

（5）注意患者的舒适，支持疼痛部位，并保持环境安静。

（6）肿瘤合并溃疡或感染，需加强冲洗，保持引流通畅，并适当应用抗生素控制感染，也是减轻疼痛的重要措施。

（二）其他症状处理

1. 厌食 晚期肿瘤患者由于肿瘤组织迅速发展，代谢异常，常出现食欲减退、味觉和嗅觉改变。其他症状如便秘、恶心/呕吐、腹胀、口腔溃疡、吞咽困难以及疼痛、焦虑等，均可影响患者的食欲。

（1）饭前散步，以增进食欲。

（2）少量多餐，给予浓缩、优质蛋白质及其他必需营养素。

（3）保持进食环境舒适、清洁、安静。

（4）鼓励家属送一些患者喜爱的食物。

（5）饭前适当控制恶心和疼痛。

（6）可吃一些辛辣调味品或饮少量酒，以增进食欲。

（7）严重厌食时，可采用鼻饲或胃肠外营养。

2. 恶心、呕吐 临床上引起恶心、呕吐的原因很多，如便秘、胃潴留、肠梗阻、颅内压增高、高钙血症、尿毒症等。放疗和化疗，以及吗啡类镇痛剂刺激呕吐中心化学感受器，也是引起呕吐的重要原因。恐惧和焦虑对高级神经中枢的刺激，也可引起恶心和呕吐。

（1）少量多餐，尽量吃一些干的食物，与汤和饮料分开。

（2）避免吃过甜、油腻食物，肉类食品宜冷食，以减轻气味。

（3）如可能，饭前和饭后适当散步。

（4）呕吐时侧卧，以防误吸。呕吐后协助患者漱口。观察呕吐物的性质，如有异常，留标本送验，并记录呕吐量。

（5）呕吐频繁，需补液，以维持水、电解质平衡。

（6）持续性呕吐见于肠梗阻，喷射性呕吐见于脑膜刺激，应及时报告。

3. 便秘 便秘是晚期肿瘤患者常见且极为痛苦的症状。引起便秘的原因很多，如衰弱、乏力，活动减少，以及过多应用麻醉镇痛剂，使肠蠕动受到抑制；水分摄入不足和饮食中缺乏纤维素；代谢失调如缺钾，高钙血症等；肠道肿瘤或肠外受压所致肠梗阻；某些化疗药物如长春碱的神经毒性所致肠麻痹和便秘；骶丛神经受肿瘤的浸润等。

（1）如病情许可，尽可能起床活动，力所能及地生活自理，并定时如厕，对预防便秘有一定作用。

（2）膳食含有适量的纤维素，多吃新鲜蔬菜、水果和一些粗粮。鼓励多饮水。

（3）注意患者的排便情况，2天无大便，及时处理，给予开塞露或缓泻剂，防止大便秘结。

（4）大便干固时，可行油类保留灌肠，以软化粪便，或戴手套将嵌塞的粪便抠出。

4. 吞咽困难 食管癌缩窄型和腔内型或食管外部受压，均可造成吞咽困难。食管癌放射治疗初期黏膜水肿，可使吞咽困难加重，放疗和化疗引起的黏膜溃疡、疼痛也可影响患者的吞咽。

（1）保持口腔、食管清洁，每次饭后饮水冲洗食管，并适当应用抗生素控制感染。

（2）视梗阻情况给半流食或流食，选用高蛋白、高热量和高含维生素食品。

（3）饭前可服些蜂蜜，以利于吞咽。

（4）冷冻食品如果子冻、冰淇淋、酸奶等较易吞咽，如患者不愿吃冷冻食品，可改食一般室温下的冷食。

（5）口腔溃疡剧痛影响吞咽者，饭前用 2% 利多卡因喷雾，或制成混悬液润漱后咽下，亦可用地卡因糖。

（6）必要时可将食物研磨后食用，以保证营养的需要。

（7）嘱患者坐直，细嚼慢咽，不可催促患者，饭菜变凉时可予以加温。

（8）滴水不入者，需胃肠外营养。

5. 口腔溃疡　对晚期肿瘤患者行姑息性放疗或化疗，可引起口腔炎，发展成疼痛性溃疡。极度衰弱的患者由于免疫功能低下，易发生口腔感染。

（1）每日饭后及睡前刷牙漱口，并用复方硼砂溶液（朵贝尔液）含漱，保持口腔清洁。

（2）给口腔软食，少量多餐，忌进过硬、过粗、过冷、过热和辛辣食物。

（3）口腔溃疡疼痛，可给 2% 利多卡因喷雾，或制成混悬液含漱。

（4）禁忌烟、酒的刺激。

（5）如出现霉菌感染，可用霉菌素 10 万 U/ml，并改 3% 碳酸氢钠溶液（苏打水）含漱。

6. 腹泻　晚期肿瘤患者由于免疫功能低下，易致细菌性或病毒性腹泻。食管癌手术时切除迷走神经，患者可出现腹胀、腹泻等现象。胰腺切除可导致消化酶减少而产生脂肪泻。此外，盆腔姑息性放疗或某些抗代谢药使胃肠黏膜受到抑制，也可引起腹痛和腹泻。

（1）注意饮食卫生，预防胃肠道感染。

（2）进少渣、低纤维饮食，并避免吃易产气的食物如豆类、糖类、洋白菜、碳酸饮料等。

（3）多饮水，每日 3 000ml，必要时补液以纠正水、电解质失衡。

（4）观察大便次数和性质，如有异常，留标本送验。

（5）保持会阴部清洁，便后用无刺激的肥皂和温水洗净，轻轻沾干，必要时涂氧化锌软膏，防止腐蚀。

7. 高钙血症　晚期肿瘤患者长期卧床，或骨质被侵犯，以及某些肿瘤如乳腺癌、支气管肺癌，可分泌一种类甲状旁腺样激素，而导致骨骼异常脱钙，引起高钙血症。表现为口渴、多尿、恶心／呕吐、脱水、食欲缺乏、便秘、嗜睡等。

（1）病情严重立即由静脉水化，输入生理盐水 4 000～6 000ml/d，轻者可多饮水水化。

（2）给静脉利尿剂，并补以磷，以促进钙的排出。

（3）低钙饮食，限制牛奶及奶制品。

（4）记出入量，每日尿量不少于 3 000ml。

（5）密切观察病情变化。

8. 感染　感染是晚期肿瘤的严重并发症，也常是患者的致死原因，有人报道 47% 的恶性肿瘤患者死于感染。晚期肿瘤患者由于免疫功能低下或肿瘤直接侵犯对机体起防御作用的淋巴造血系统，增加了其易感性。

（1）认真执行清洁、消毒和无菌技术，保持环境清洁，空气新鲜，预防发生感染。

（2）加强营养，提高患者的自身免疫力。

（3）对极度衰弱的患者，鼓励行深呼吸，并按时协助患者翻身，预防肺部并发症的发生。

（4）注意口腔卫生，饭后睡前刷牙漱口。生活不能自理者，进行特殊口腔护理。

（5）保持床铺平整、无碎屑，防止擦伤皮肤。

（6）监测体温变化。

（7）严重骨髓抑制，需保护隔离。

（8）肿瘤坏死继发感染有恶臭时，不可表示厌恶，可用 1∶2 000 高锰酸钾溶液冲洗，或在敷料上撒以碳粉，有一定除臭作用。保持患者清洁，室内空气流通，非常重要。

9. 水肿　由于肾脏疾病或某些药物引起的钠、水潴留，以及营养不良、血浆蛋白低下，均可出现水肿。放疗、手术或肿瘤压迫，可阻塞淋巴道，引起严重的肢体肿胀、疼痛，活动受限。

（1）消除引起水肿的原因，进少盐饭食，保持水、电解质平衡，并增加营养提高血浆蛋白水平。

（2）对淋巴道阻塞引起的淋巴水肿，白天可用弹力绷带包扎或套以特制的压力袖套（如手亦肿胀，需戴压力手套），夜间取下袖套进行按摩（或用电按摩器），以促进淋巴回流。

（3）随时注意抬高患肢，躺卧时应用枕将手臂垫高至肩水平。如为下肢水肿，坐位时将腿抬高至髋水平，夜间需将床尾抬高 5～8cm。

（4）进行柔和的抬高患肢锻炼，每日 2 次，每次 5～10 分钟。

（5）肿胀的皮肤易受损伤和感染，教导患者注意保护皮肤，进行家务劳动时需戴手套，如有破损及时进行伤口处理，预防感染。

10. 发热　由于肿瘤组织生长迅速，或感染坏死，晚期肿瘤患者常有发热。发热是肺癌和恶性淋巴瘤的主要症状之一，患者夜间大量出汗，应及时更换汗湿的衣单，避免受凉，鼓励多饮水。实体瘤增大，形成坏死区对抗生素无效，需物理降温。

11. 压疮　晚期肿瘤患者极度消瘦，特别是伴有大、小便失禁，肠瘘、阴道膀胱瘘及截瘫的患者，极易发生压疮，而且压疮一旦形成，会迅速扩展。

（1）首先应预防发生压疮。如病情许可，定时扶患者坐起。长期卧床患者，应设翻身卡，按时为患者更换体位，并签名。

（2）对极度消瘦者，尾骨处垫以鸭绒枕，必要时用折叠的棉垫或水袋将骶尾部悬空，以防受压。

（3）对尿失禁的患者，准备足够的尿布，随时更换，并及时将换下的尿布取走，以减少不良气味。鼓励患者多饮水，预防泌尿系感染。

（4）局部皮肤出现皲裂时，可涂以安息香酊，使形成一层保护膜，并有消炎作用。

（5）如压疮已经形成，更要消除局部压力，按伤口换药处理，防止复加感染。

12. 病理骨折　晚期肿瘤骨转移，以及骨肿瘤，由于骨质的破坏，易发生病理性骨折。嘱患者走路须谨慎，防止摔倒或被撞，改睡硬板床。如骨折已经发生，按骨科上石膏或牵引护理。

（三）临终关怀

1. 临终关怀的基本精神　①为晚期肿瘤患者在其生命的最后数周或数月中，创造一个舒适安宁的休养环境；②尊重患者和家属的意思，允许患者保留自己的生活方式，患者和家属参与医疗、护理计划的制定；③采取积极的姑息性治疗和支持疗法，缓解症状，消除痛苦，给患者最大的关怀和支持；④帮助患者理解生命的价值和意义，摆脱对死亡的恐惧和不安，并始终保持患者的尊严；⑤对家属忧伤的安抚和关心，帮助其家庭正常生活的恢复。

2. 临终关怀的设施　①晚期肿瘤病院（hospice）；②医院设立的支持疗法病房；③医院开展的家庭护理病床；④社区卫生保健组织的家庭访视护士，可指导家属护理患者，并进行必要的技术操作。

3. 临终关怀的内容　包括症状控制，如疼痛、恶心、便秘、失眠、头晕、气短、发热、水肿等，以及减轻患者的精神压力。精心护理是减轻临终患者各种不适和痛苦的基础。20世纪50年代，英国护士Cicely Saunders（是一位社会活动家和医师）在她长期从事的晚期肿瘤病院工作中，看到垂危患者的痛苦，决心改变这一状况。她坚持临终患者的痛苦并非不可避免，并且致力于控制疼痛的研究。1976年她创办了世界著名的ST. Christophers Hospice。用她的话，即"有区别地用药和亲切的爱抚（tender loving care）"，这就是现代临终关怀概念的起始，已经形成一种运动，在世界各国迅速发展。

（董凤齐　王会英　刘洪荣）

参 考 文 献

[1] SHI L, ZHOU Q, WU J, et al. Efficacy of adjuvant immunotherapy with cytokine-induced killer cells in patients with locally advanced gastric cancer[J]. Cancer Immunol Immunother, 2012, 61(12): 2251-2259.

[2] AMEDEI A, BENAGIANO M, DELLA BELLA C, et al. Novel immunotherapeutic strategies of gastric cancer treatment[J]. J.Biomed Biotechnol, 2011, 2011: 437348.

[3] DU S D, MAO Y L, LI S H, et al. Surgical resection plus biotherapy/chemotherapy improves survival of hepatic metastatic melanoma[J]. World J Hepatol, 2012, 4(11): 305-310.

[4] KONO K, TAKAHASHI A, SUGAI H, et al. Dendritic cells pulsed with HER-2/neu-derived peptides can induce specific T-cell responses in patients with gastric cancer[J]. Clin Cancer Res, 2002, 8(11): 3394-3400.

[5] SAFRAN H, SUNTHARALINGAM M, DIPETRILLO T, et al. Cetuximab with concurrent chemoradiation for esophagogastric cancer: assessment of toxicity[J]. Int J Radiat Oncol Biol Phys, 2008, 70(2): 391-395.

[6] LEE M S, MAMON H J, HONG T S, et al. Preoperative cetuximab, irinotecan, cisplatin, and radiation therapy for patients with locally advanced esophageal cancer[J]. Oncologist, 2013, 18(3): 281-287.

[7] LORENZEN S, SCHUSTER T, PORSCHEN R, et al. Cetuximab plus cisplatin-5-fluorouracil versus cisplatin-5-fluorouracil alone in first-line metastatic squamous cell carcinoma of the esophagus: a randomized phase II study of the Arbeitsgemeinschaft Internistische Onkologie[J]. Ann Oncol, 2009, 20(10): 1667-1673.

[8] SAFRAN H, DIPETRILLO T, AKERMAN P, et al. Phase I/II study of trastuzumab, paclitaxel, cisplatin and radiation for locally advanced, HER2 overexpressing, esophageal adenocarcinoma[J]. Int J Radiat Oncol Biol Phys, 2007, 67(2): 405-409.

[9] ELKORD E, HAWKINS R E, STERN P L. Immunotherapy for gastrointestinal cancer: current status and strategies for improving efficacy[J]. Expert Opin Biol Ther, 2008, 8(4): 385-395.

[10] 傶利宇, 庞瑞麟, 金银慧, 等. 肝癌根治性切除术后肝动脉化疗栓塞联合LAK细胞肝动脉灌注的价值[J]. 中华肝脏病杂志, 2000, 8(3): 142-143.

[11] YAMAGUCHI Y, HIHARA J, HIRONAKA K, et al. Postoperative immunosuppression cascade and immunotherapy using lymphokine-activated killer cells for patients with esophageal cancer: possible application for compensatory anti-inflammatory response syndrome[J]. Oncol Rep, 2006, 15(4): 895-901.

[12] KONO K, TAKAHASHI A, ICHIHARA F, et al. Prognostic significance of adoptive immunotherapy with tumor-associated lymphocytes in patients with advanced gastric cancer: a randomized trial[J]. Clin Cancer Res, 2002, 8(6): 1767-1771.

[13] 张一心, 汪晓莺, 刘继斌, 等. 肝癌术后应用白介素12及白介素2诱导的自体肿瘤浸润淋巴细胞的临床观察[J]. 中华医学杂志, 2008, 88(14): 973-976.

[14] TAKAYAMA T, SEKINE T, MAKUUCHI M, et al. Adoptive immunotherapy to lower postsurgical recurrence rates of hepatocellular carcinoma: a randomised trial[J]. Lancet, 2000, 356(9232): 802-807.

[15] 赵明, 吴沛宏, 曾益新, 等. 经肝动脉栓塞化疗序贯联合射频消融和细胞因子诱导的杀伤细胞治疗肝细胞癌的随机研究[J]. 中华医学杂志, 2006, 86(26): 1823-1828.

[16] WENG D S, ZHOU J, ZHOU Q M, et al. Minimally invasive treatment combined with cytokine-induced killer cells therapy lower the short-term recurrence rates of hepatocellu-

lar carcinomas[J]. J Immunother, 2008, 31(1): 63-71.

[17] DONG H, LI Q, WANG J, et al. A randomized, controlled trial of postoperative adjuvant cytokine-induced killer cells immunotherapy after radical resection of hepatocellular carcinoma[J]. Dig Liver Dis, 2009, 41(1): 36-41.

[18] KONDO H, HAZAMA S, KAWAOKA T, et al. Adoptive immunotherapy for pancreatic cancer using MUC1 peptide-pulsed dendritic cells and activated T lymphocytes[J]. Anticancer Res, 2008, 28(1B): 379-387.

[19] KAWAOKA T, OKA M, TAKASHIMA M, et al. Adoptive immunotherapy for pancreatic cancer: cytotoxic T lymphocytes stimulated by the MUC1-expressing human pancreatic cancer cell line YPK-1[J]. Oncol Rep, 2008, 20(1): 155-163.

[20] HOOVER H C Jr, BRANDHORST J S, PETERS L C, et al. Adjuvant active specific immunotherapy for human colorectal cancer: 6.5-year median follow-up of a phase III prospectively randomized trial[J]. J Clin Oncol, 1993, 11(3): 390-399.

[21] VERMORKEN J B, CLAESSEN A M, VAN TINTEREN H, et al. Active specific immunotherapy for stage II and stage III human colon cancer: a randomised trial[J]. Lancet, 1999, 353(9150): 345-350.

[22] HARRIS J E, RYAN L, HOOVER H C Jr, et al. Adjuvant active specific immunotherapy for stage II and III colon cancer with an autologous tumor cell vaccine: Eastern Cooperative Oncology Group Study E5283[J]. J Clin Oncol, 2000, 18(1): 148-157.

[23] UYL-DE GROOT C A, VERMORKEN J B, HANNA M G Jr, et al. Immunotherapy with autologous tumor cell-BCG vaccine in patients with colon cancer: a prospective study of medical and economic benefits[J]. Vaccine, 2005, 23(17-18): 2379-2387.

[24] SCHULZE T, KEMMNER W, WEITZ J, et al. Efficiency of adjuvant active specific immunization with Newcastle disease virus modified tumor cells in colorectal cancer patients following resection of liver metastases: results of a prospective randomized trial[J]. Cancer Immunol Immunother, 2009, 58(1): 61-69.

[25] KUANG M, PENG B G, LU M D, et al. Phase II randomized trial of autologous formalin-fixed tumor vaccine for postsurgical recurrence of hepatocellular carcinoma[J]. Clin Cancer Res, 2004, 10(5): 1574-1579.

[26] PENG B, LIANG L, CHEN Z, et al. Autologous tumor vaccine lowering postsurgical recurrent rate of hepatocellular carcinoma[J]. Hepatogastroenterology, 2006, 53(69): 409-414.

[27] 高建, 陈敏, 任红. 肝癌细胞裂解物致敏的树突状细胞瘤苗预防肝癌术后转移复发[J]. 中华肝脏病杂志, 2005, 13(6): 432-435.

[28] KAUFMAN H L, LENZ H J, MARSHALL J, et al. Combination chemotherapy and ALVAC-CEA/B7.1 vaccine in patients with metastatic colorectal cancer[J]. Clin Cancer Res, 2008, 14(15): 4843-4849.

[29] POSNER M C, NIEDZWIECKI D, VENOOK A P, et al. A phase II prospective multi-institutional trial of adjuvant active specific immunotherapy following curative resection of colorectal cancer hepatic metastases: cancer and leukemia group B study 89903[J]. Ann Surg Oncol, 2008, 15(1): 158-164.

[30] CORREALE P, CUSI M G, TSANG K Y, et al. Chemo-immunotherapy of metastatic colorectal carcinoma with gemcitabine plus FOLFOX 4 followed by subcutaneous granulocyte macrophage colony-stimulating factor and interleukin-2 induces strong immunologic and antitumor activity in metastatic colon cancer patients[J]. J Clin Oncol, 2005, 23(35): 8950-8958.

[31] CORREALE P, TAGLIAFERRI P, FIORAVANTI A, et al. Immunity feedback and clinical outcome in colon cancer patients undergoing chemoimmunotherapy with gemcitabine + FOLFOX followed by subcutaneous granulocyte macrophage colony-stimulating factor and aldesleukin (GOLFIG-1 Trial)[J]. Clin Cancer Res, 2008, 14(13): 4192-4199.

[32] AMATO R J, STEPANKIW M. Evaluation of MVA-5T4 as a novel immunotherapeutic vaccine in colorectal, renal and prostate cancer[J]. Future Oncol, 2012, 8(3): 231-237.

[33] HARROP R, SHINGLER W, KELLEHER M, et al. Cross-trial analysis of immunologic and clinical data resulting from phase I and II trials of MVA-5T4(TroVax) in colorectal, renal, and prostate cancer patients[J]. J Immunother, 2010, 33(9): 999-1005.

[34] GILLIAM A D, BROOME P, TOPUZOV E G, et al. An international multicenter randomized controlled trial of G17DT in patients with pancreatic cancer[J]. Pancreas, 2012, 41(3): 374-379.

[35] GILLIAM A D, WATSON S A. G17DT: an antigastrin immunogen for the treatment of gastrointestinal malignancy [J]. Expert Opin Biol Ther, 2007, 7(3): 397-404.

[36] ISHIGAMI S, NATSUGOE S, TOKUDA K, et al. Clinical impact of intratumoral natural killer cell and dendritic cell infiltration in gastric cancer[J]. Cancer Lett, 2000, 159(1): 103-108.

[37] GRIMM E A, MAZUMDER A, ZHANG H Z, et al. Lymphokine-activated killer cell phenomenon. Lysis of natural killer-resistant fresh solid tumor cells by interleukin 2-activated autologous human peripheral blood lymphocytes [J]. J Exp Med, 1982, 155(6): 1823-1841.

[38] LAW T M, MOTZER R J, MAZUMDAR M, et al. Phase III randomized trial of interleukin-2 with or without

lymphokine-activated killer cells in the treatment of patients with advanced renal cell carcinoma[J]. Cancer, 1995, 76 (5): 824-832.

[39] KAMMULA U S, WHITE D E, ROSENBERG S A. Trends in the safety of high dose bolus interleukin-2 administration in patients with metastatic cancer[J]. Cancer, 1998, 83(4): 797-805.

[40] KIM Y J, LIM J, KANG J S, et al. Adoptive immunotherapy of human gastric cancer with ex vivo expanded T cells[J]. Arch Pharm Res, 2010, 33(11): 1789-1795.

[41] SANGIOLO D. Cytokine induced killer cells as promising immunotherapy for solid tumors[J]. J Cancer, 2011, 2: 363-368.

[42] HOSHINO T, SEKI N, KIKUCHI M, et al. HLA class-I-restricted and tumor-specific CTL in tumor-infiltrating lymphocytes of patients with gastric cancer[J]. Int J Cancer, 1997, 70(6): 631-638.

[43] JIANG J, XU N, WU C, et al. Treatment of advanced gastric cancer by chemotherapy combined with autologous cytokine-induced killer cells[J]. Anticancer Res, 2006, 26 (3B): 2237-2242.

[44] WU C, JIANG J, SHI L, et al. Prospective study of chemotherapy in combination with cytokine-induced killer cells in patients suffering from advanced non-small cell lung cancer [J]. Anticancer Res, 2008, 28(6B): 3997-4002.

[45] CUNNINGHAM D, HUMBLET Y, SIENA S, et al. Cetuximab monotherapy and cetuximab plus irinotecan in irinotecan-refractory metastatic colorectal cancer[J]. N Engl J Med, 2004, 351(4): 337-345.

[46] STANDRING S. 格氏解剖学[M]. 徐群渊, 译. 39 版. 北京: 北京大学医学出版社, 2008.

[47] 邹仲, 李继承. 组织学与胚胎学[M]. 7 版. 北京: 人民卫生出版社, 2008.

[48] SADLER T W. Langman's Medical Embryology[M]. 12th ed. Philadelphia: Lippincott Williams & Wilkins, 2012.

[49] 吴博威, 樊小力. 生理学[M]. 7 版. 北京: 人民卫生出版社, 2008.

[50] BOSETTI C, BERTUCCIO P, MALVEZZI M, et al. Cancer mortality in Europe, 2005-2009, and an overview of trends since 1980[J]. Ann Oncol, 2013, 24(10): 2657-2671.

[51] 全国肿瘤防治研究办公室. 中国试点市、县恶性肿瘤的发病与死亡[M]. 北京: 中国医药卫生出版社, 2001.

[52] FERLAY J, SHIN H R, BRAY F, et al. Estimates of worldwide burden of cancer in 2008: GLOBOCAN 2008[J]. Int J Cancer, 2010, 127(12): 2893-2917.

[53] YANG L. Incidence and mortality of gastric cancer in China [J]. World J Gastroenterol, 2006, 12(1): 17-20.

[54] MEHRABANI D, HOSSEINI S V, REZAIANZADEH A, et al. Prevalence of stomach cancer in Shiraz, Southern Iran [J]. J Res Med Sci, 2013, 18(4): 335-337.

[55] BOREIRI M, SAMADI F, ETEMADI A, et al. Gastric cancer mortality in a high incidence area: long-term follow-up of Helicobacter pylori-related precancerous lesions in the general population[J]. Arch Iran Med, 2013, 16(6): 343-347.

[56] TORRES J, CORREA P, FERRECCIO C, et al. Gastric cancer incidence and mortality is associated with altitude in the mountainous regions of Pacific Latin America[J]. Cancer Causes Control, 2013, 24(2): 249-256.

[57] TIAN T, ZHANG L Q, MA X H, et al. Diabetes mellitus and incidence and mortality of gastric cancer: a meta-analysis[J]. Exp Clin Endocrinol Diabetes, 2012, 120(4): 217-223.

[58] ABRAHAMSEN B, PAZIANAS M, EIKEN P, et al. Esophageal and gastric cancer incidence and mortality in alendronate users[J]. J Bone Miner Res, 2012, 27(3): 679-686.

[59] 李冰, 黎钧耀. 中国恶性肿瘤的死亡情况和分布特点[J]. 中华肿瘤学杂志, 1980, 2(1): 1-10.

[60] 吴思英, 田俊, 潘宝骏. 用 SAS 8.2 软件包制作趋势面图 [J]. 海峡预防医学杂志, 2003, 9(1): 68-70.

[61] JAN C F, CHEN C J, CHEN H H. Causes of increased mortality from hepatocellular carcinoma in high incidence country: Taiwan experience[J]. J Gastroenterol Hepatol, 2005, 20(4): 521-526.

[62] ALTEKRUSE S F, MCGLYNN K A, REICHMAN M E. Hepatocellular carcinoma incidence, mortality, and survival trends in the United States from 1975 to 2005[J]. J Clin Oncol, 2009, 27(9): 1485-1491.

[63] MITTAL S, EL-SERAG H B. Epidemiology of hepatocellular carcinoma: consider the population[J]. J Clin Gastroenterol, 2013, 47 Suppl: S2-S6.

[64] CHANG C H, LIN J W, WU L C, et al. National antiviral treatment program and the incidence of hepatocellular carcinoma and associated mortality in Taiwan: a preliminary report[J]. Med Care, 2013, 51(10): 908-913.

[65] QUAGLIA A, LILLINI R, CROCETTI E, et al. Incidence and mortality trends for four major cancers in the elderly and middle-aged adults: an international comparison[J]. Surg Oncol, 2013, 22(2): e31-e38.

[66] THOSANI N, GUHA S, SINGH H. Colonoscopy and colorectal cancer incidence and mortality[J]. Gastroenterol Clin North Am, 2013, 42(3): 619-637.

[67] TSUKUMA H, IOKA A, TANAKA M. Incidence and mortality of colorectal cancer--international comparison[J]. Nihon Rinsho, 2011, 69 Suppl 3: 45-50.

[68] BOEHMER U, OZONOFF A, MIAO X. An ecological analysis of colorectal cancer incidence and mortality: differences by sexual orientation[J]. BMC Cancer, 2011, 11: 400.

[69] JIANG Y, BEN Q, SHEN H, et al. Diabetes mellitus and incidence and mortality of colorectal cancer: a systematic

review and meta-analysis of cohort studies[J]. Eur J Epidemiol, 2011, 26 (11): 863-876.

[70] MCCLEMENTS P L, MADURASINGHE V, THOMSON C S, et al. Impact of the UK colorectal cancer screening pilot studies on incidence, stage distribution and mortality trends [J]. Cancer Epidemiol, 2012, 36 (4): e232-e242.

[71] SCHOEN R E, PINSKY P F, WEISSFELD J L, et al. Colorectal-cancer incidence and mortality with screening flexible sigmoidoscopy[J]. N Engl J Med, 2012, 366 (25): 2345-2357.

[72] FITZSIMMONS D, OSMOND C, GEORGE S, et al. Trends in stomach and pancreatic cancer incidence and mortality in England and Wales, 1951-2000[J]. Br J Surg, 2007, 94 (9): 1162-1171.

[73] FLOOK R, VAN ZANTEN S V. Pancreatic cancer in Canada: incidence and mortality trends from 1992 to 2005 [J]. Can J Gastroenterol, 2009, 23 (8): 546-550.

[74] LUO J, ADAMI H O, REILLY M, et al. Interpreting trends of pancreatic cancer incidence and mortality: a nation-wide study in Sweden (1960-2003)[J]. Cancer Causes Control, 2008, 19 (1): 89-96.

[75] NAGENTHIRAJA K, EWERTZ M, ENGHOLM G, et al. Incidence and mortality of pancreatic cancer in the Nordic countries 1971-2000[J]. Acta Oncol, 2007, 46 (8): 1064-1069.

[76] SEINO T, NAKADAIRA H, ENDOH K, et al. Descriptive epidemiologic studies on geographical clusterings of pancreatic cancer mortality and incidence--an analysis in Niigata, Japan[J]. Nihon Eiseigaku Zasshi, 2006, 61 (3): 366-374.

[77] STEVENS R J, RODDAM A W, GREEN J, et al. Reproductive history and pancreatic cancer incidence and mortality in a cohort of postmenopausal women[J]. Cancer Epidemiol Biomarkers Prev, 2009, 18 (5): 1457-1460.

[78] WOOD H E, GUPTA S, KANG J Y, et al. Pancreatic cancer in England and Wales 1975-2000: patterns and trends in incidence, survival and mortality[J]. Aliment Pharmacol Ther, 2006, 23 (8): 1205-1214.

[79] 郝迎学, 余佩武, 曾冬竹, 等. 缺氧诱导因子 -1α 对体外模拟 CO_2 气腹下人胃癌细胞凋亡的影响[J]. 中华外科杂志, 2010, 48 (11): 847-851.

[80] LÓPEZ-CARRILLO L, CAMARGO M C, SCHNEIDER B G, et al. Capsaicin consumption, Helicobacter pylori CagA status and IL1B-31C>T genotypes: a host and environment interaction in gastric cancer[J]. Food Chem Toxicol, 2012, 50 (6): 2118-2122.

[81] MENAKER R J, SHARAF A A, JONES N L. Helicobacter pylori infection and gastric cancer: host, bug, environment, or all three? [J]. Curr Gastroenterol Rep, 2004, 6 (6): 429-435.

[82] NA D, LV Z D, LIU F N, et al. Gastric cancer cell superna-

tant causes apoptosis and fibrosis in the peritoneal tissues and results in an environment favorable to peritoneal metastases, in vitro and in vivo[J]. BMC Gastroenterol, 2012, 12: 34.

[83] OHSHIMA K, INOUE K, FUJIWARA A, et al. Let-7 microRNA family is selectively secreted into the extracellular environment via exosomes in a metastatic gastric cancer cell line[J]. PLoS One, 2010, 5 (10): e13247.

[84] ROUKOS D H. Assessing both genetic variation (SNPs/CNVs) and gene-environment interactions may lead to personalized gastric cancer prevention[J]. Expert Rev Mol Diagn, 2009, 9 (1): 1-6.

[85] WALKER M M, TEARE L, MCNULTY C. Gastric cancer and Helicobacter pylori: the bug, the host or the environment? [J]. Postgrad Med J, 2008, 84 (990): 169-170.

[86] WU M S, CHEN C J, LIN J T. Host-environment interactions: their impact on progression from gastric inflammation to carcinogenesis and on development of new approaches to prevent and treat gastric cancer[J]. Cancer Epidemiol Biomarkers Prev, 2005, 14 (8): 1878-1882.

[87] YANG J J, CHO L Y, KO K P, et al. Genetic susceptibility on CagA-interacting molecules and gene-environment interaction with phytoestrogens: a putative risk factor for gastric cancer[J]. PLoS One, 2012, 7 (2): e31020.

[88] FARAZI P A, DEPINHO R A. Hepatocellular carcinoma pathogenesis: from genes to environment[J]. Nat Rev Cancer, 2006, 6 (9): 674-687.

[89] PATERSON A C, KEW M C, HERMAN A A, et al. Liver morphology in southern African blacks with hepatocellular carcinoma: a study within the urban environment[J]. Hepatology, 1985, 5 (1): 72-78.

[90] AHMED F E. Gene-gene, gene-environment & multiple interactions in colorectal cancer[J]. J Environ Sci Health C Environ Carcinog Ecotoxicol Rev, 2006, 24 (1): 1-101.

[91] BRABLETZ T, SPADERNA S, KOLB J, et al. Down-regulation of the homeodomain factor Cdx2 in colorectal cancer by collagen type I: an active role for the tumor environment in malignant tumor progression[J]. Cancer Res, 2004, 64 (19): 6973-6977.

[92] FIGUEIREDO J C, LEWINGER J P, SONG C, et al. Genotype-environment interactions in microsatellite stable/microsatellite instability-low colorectal cancer: results from a genome-wide association study[J]. Cancer Epidemiol Biomarkers Prev, 2011, 20 (5): 758-766.

[93] HEAVEY P M, MCKENNA D, ROWLAND I R. Colorectal cancer and the relationship between genes and the environment[J]. Nutr Cancer, 2004, 48 (2): 124-141.

[94] 金明娟, 刘冰, 张爽爽, 等. 多因子降维法在人群散发性结直肠癌交互作用分析中的应用[J]. 中华流行病学杂志, 2008, 29 (6): 535-539.

[95] KOCARNIK J D, HUTTER C M, SLATTERY M L, et al.

Characterization of 9p24 risk locus and colorectal adenoma and cancer: gene-environment interaction and meta-analysis [J]. Cancer Epidemiol Biomarkers Prev, 2010, 19（12）: 3131-3139.

[96] TAN X L, NIETERS A, HOFFMEISTER M, et al. Genetic polymorphisms in TP53, nonsteroidal anti-inflammatory drugs and the risk of colorectal cancer: evidence for gene-environment interaction？ [J]. Pharmacogenet Genomics, 2007, 17（8）: 639-645.

[97] THOMAS S, ATCHLEY J, HIGGINSON A. Audit of the introduction of CT colonography for detection of colorectal carcinoma in a non-academic environment and its implications for the national bowel cancer screening programme[J]. Clin Radiol, 2009, 64（2）: 142-147.

[98] VANNUCCI L, STEPANKOVA R, GROBAROVA V, et al. Colorectal carcinoma: Importance of colonic environment for anti-cancer response and systemic immunity[J]. J Immunotoxicol, 2009, 6（4）: 217-226.

[99] YOUNG G P, HU Y, LE LEU R K, et al. Dietary fibre and colorectal cancer: a model for environment--gene interactions[J]. Mol Nutr Food Res, 2005, 49（6）: 571-584.

[100] DUELL E J, BRACCI P M, MOORE J H, et al. Detecting pathway-based gene-gene and gene-environment interactions in pancreatic cancer[J]. Cancer Epidemiol Biomarkers Prev, 2008, 17（6）: 1470-1479.

[101] IDE T, KITAJIMA Y, MIYOSHI A, et al. The hypoxic environment in tumor-stromal cells accelerates pancreatic cancer progression via the activation of paracrine hepatocyte growth factor/c-Met signaling[J]. Ann Surg Oncol, 2007, 14（9）: 2600-2607.

[102] TANG H, WEI P, DUELL E J, et al. Genes-environment interactions in obesity-and diabetes-associated pancreatic cancer: a GWAS data analysis[J]. Cancer Epidemiol Biomarkers Prev, 2014, 23（1）: 98-106.

[103] YEO T P, HRUBAN R H, BRODY J, et al. Assessment of "gene-environment" interaction in cases of familial and sporadic pancreatic cancer[J]. J Gastrointest Surg, 2009, 13（8）: 1487-1494.

[104] MAGNUSSON P, ENROTH H, ERIKSSON I, et al. Gastric cancer and HLA: distinct DQ and DR alleles are associated with infection by Helicobacter pylori and gastric cancer[J]. Cancer Res, 2001, 61（6）: 2684-2689.

[105] KATOH T, BIOSSY R, NAGATA N, et al. Inherited polymorphism in the N-acetyltransferase 1（NAT1）and 2（NAT2）genes and susceptibility to gastric and colorectal adenocarcinoma[J]. Int J Cancer, 2000, 85（1）: 46-49.

[106] SLATTERY M L, SAMOWITZ W, BALLARD L, et al. A molecular variant of APC gene at codon 1822: Its association with diet, lifestyle, and risk of colon cancer[J]. Cancer Res, 2001, 61（3）: 1000-1004.

[107] 汤钊猷. 现代肿瘤学[M]. 3版. 上海: 复旦大学出版社, 2011.

[108] TAKAHASHI T, SAIKAWA Y, KITAGAWA Y. Gastric cancer: current status of diagnosis and treatment[J]. Cancers（Basel）, 2013, 5（1）: 48-63.

[109] LANG G D, KONDA V J. Early diagnosis and management of esophageal and gastric cancer[J]. Minerva Gastroenterol Dietol, 2013, 59（4）: 357-376.

[110] CHO J Y. Molecular Diagnosis for Personalized Target Therapy in Gastric Cancer[J]. J Gastric Cancer, 2013, 13（3）: 129-135.

[111] WADDELL T, VERHEIJ M, ALLUM W, et al. Gastric cancer: ESMO-ESSO-ESTRO Clinical Practice Guidelines for diagnosis, treatment and follow-up[J]. Ann Oncol, 2013, 24 Suppl 6: vi57-vi63.

[112] BAIRAMOV R B, ABDULLAEVA R T. The impact of early gastric cancer diagnosis on indices of survival in patients after radical surgical intervention[J]. Klin Khir, 2013（6）: 18-21.

[113] WANG T B, WANG J, WEI X Q, et al. Serum vascular endothelial growth factor-C combined with multi-detector CT in the preoperative diagnosis of lymph node metastasis of gastric cancer[J]. Asia Pac J Clin Oncol, 2012, 8（2）: 180-186.

[114] LI P, ZHANG D, GUO C. Serum biomarker screening for the diagnosis of early gastric cancer using SELDI-TOF-MS [J]. Mol Med Rep, 2012, 5（6）: 1531-1535.

[115] CATURELLI E, GHITTONI G. Early diagnosis of hepatocellular carcinoma: it's not a matter of opinion[J]. Hepatology, 2012, 56（2）: 787, author reply 787.

[116] KUDO M. Early hepatocellular carcinoma: definition and diagnosis[J]. Liver Cancer, 2013, 2（2）: 69-72.

[117] LAMERZ R. Improvement of histological biopsy diagnosis of hepatocellular carcinoma by genomic biomarkers？ [J]. Gut, 2011, 60（7）: 881-882.

[118] MITSUNORI Y, TANAKA S, NAKAMURA N, et al. Contrast-enhanced intraoperative ultrasound for hepatocellular carcinoma: high sensitivity of diagnosis and therapeutic impact[J]. J Hepatobiliary Pancreat Sci, 2013, 20（2）: 234-242.

[119] SONG P, GAO J, INAGAKI Y, et al. Biomarkers: Evaluation of Screening for and Early Diagnosis of Hepatocellular Carcinoma in Japan and China[J]. Liver Cancer, 2013, 2（1）: 31-39.

[120] VILANA R, FORNER A, GARCÍA A, et al. Imaging diagnosis of hepatocellular carcinoma. Addendum to hepatocellular carcinoma: diagnosis, staging and treatment strategies [J]. Radiologia, 2011, 53（2）: 156-158.

[121] WU J, ZOU H, JIANG J T, et al. Clinical application of serum alpha-fetoprotein-IgM complexes on the diagnosis of

primary hepatocellular carcinoma in Kazakh and Han popu-lations[J]. Tumori, 2013, 99(4): 535-539.

[122] DENG B G, YAO J H, LIU Q Y, et al. Comparative serum proteomic analysis of serum diagnosis proteins of colorectal cancer based on magnetic bead separation and maldi-tof mass spectrometry[J]. Asian Pac J Cancer Prev, 2013, 14 (10): 6069-6075.

[123] KEANE M G, JOHNSON G J. Early diagnosis improves survival in colorectal cancer[J]. Practitioner, 2012, 256 (1753): 15-18, 12.

[124] MIRPURI-MIRPURI P G, ALVAREZ-CORDOVÉS M M, PÉREZ-MONJE A. Screening program for the early diag-nosis of colorectal cancer in the Canary Islands: Presenta-tion of a case[J]. Semergen, 2013, 39(8): e71-e74.

[125] SAKAMOTO T, SAITO Y, NAKAJIMA T, et al. Essence of endoscopic diagnosis for the depth of early colorectal cancer[J]. Nihon Rinsho, 2011, 69 Suppl 3: 259-263.

[126] VAN DER PAARDT M P, STOKER J. Magnetic resonance colonography for screening and diagnosis of colorectal cancer[J]. Magn Reson Imaging Clin N Am, 2014, 22(1): 67-83.

[127] VRDOLJAK E, PLESTINA S, DINTINJANA R D, et al. Clinical recommendations for diagnosis, treatment and monitoring of patients with colorectal cancer[J]. Lijec Vjesn, 2011, 133(11-12): 366-369.

[128] FUJITA H, OHUCHIDA K, MIZUMOTO K, et al. Molecular biology-based diagnosis and therapy for pancre-atic cancer[J]. Fukuoka Igaku Zasshi, 2011, 102(6): 203-214.

[129] HANADA K, IIBOSHI T. Recent advances in the early diagnosis of pancreatic cancer[J]. Nihon Shokakibyo Gakkai Zasshi, 2013, 110(12): 2051-2059.

[130] IGLESIAS-GARCIA J, LARIÑO-NOIA J, DOMINGUEZ-MUÑOZ J E. Early diagnosis of pancreatic cancer, time to screen high-risk individuals? [J]. Minerva Gastroenterol Dietol, 2011, 57(2): 205-212.

[131] KANJI Z S, GALLINGER S. Diagnosis and management of pancreatic cancer[J]. CMAJ, 2013, 185(14): 1219-1226.

[132] LOWERY M A, O'REILLY E M. Pancreatic cancer: the role of molecular markers in diagnosis and management[J]. Clin Adv Hematol Oncol, 2011, 9(12): 900-908.

[133] TANNERY K M, RIZZOLO D. Pancreatic cancer: prac-tical strategies for early diagnosis and management[J]. JAAPA, 2013, 26(10): 27-32.

[134] WOOD L D. Pancreatic cancer genomes: toward molecular subtyping and novel approaches to diagnosis and therapy[J]. Mol Diagn Ther, 2013, 17(5): 287-297.

[135] ASHRAF N, HOFFE S, KIM R. Adjuvant treatment for gastric cancer: chemotherapy versus radiation[J]. Oncolo-gist, 2013, 18(9): 1013-1021.

[136] BRAR S S, MAHAR A L, HELYER L K, et al. Processes of care in the multidisciplinary treatment of gastric cancer: results of a RAND/UCLA expert panel[J]. JAMA Surg, 2014, 149(1): 18-25.

[137] CERVANTES A, RODA D, TARAZONA N, et al. Current questions for the treatment of advanced gastric cancer[J]. Cancer Treat Rev, 2013, 39(1): 60-67.

[138] DIEL A, RODERMANN E, KIENZLE H F, et al. Curative treatment in a patient with gastric cancer stage IV: a case report[J]. F1000Res, 2012, 1: 34.

[139] ISOBE Y, NASHIMOTO A, AKAZAWA K, et al. Gastric cancer treatment in Japan: 2008 annual report of the JGCA nationwide registry[J]. Gastric Cancer, 2011, 14(4): 301-316.

[140] LI F, ZHANG R, LIANG H, et al. Gastric remnant cancer patients had a better prognosis than upper-third gastric cancer patients in a case-control study after surgical treat-ment[J]. Tumori, 2013, 99(4): 510-515.

[141] LORDICK F, RIDWELSKI K, AL-BATRAN S E, et al. Treatment of gastric cancer[J]. Onkologie, 2008, 31 Suppl 5: 32-39.

[142] SIMŠA J, LEVÝ M, VEDRALOVÁ J. Surgical treatment of liver metastases of gastric cancer[J]. Rozhl Chir, 2012, 91(8): 417-421.

[143] TAKASHIMA A, BOKU N, KATO K, et al. Survival prolongation after treatment failure of first-line chemother-apy in patients with advanced gastric cancer: combined analysis of the Japan Clinical Oncology Group Trials JCOG9205 and JCOG9912[J]. Gastric Cancer, 2014, 17 (3): 522-528.

[144] WANG J, YU J C, KANG W M, et al. Treatment strategy for early gastric cancer[J]. Surg Oncol, 2012, 21(2): 119-123.

[145] JELIC S, ESMO Guidelines Working Group. Hepatocellu-lar carcinoma: ESMO clinical recommendations for diag-nosis, treatment and follow-up[J]. Ann Oncol, 2009, 20 Suppl 4: 41-45.

[146] KIM D Y. Which treatment modality should we choose for advanced hepatocellular carcinoma? [J]. Korean J Hepa-tol, 2010, 16(4): 353-354.

[147] KIM P T W, JANG J H, ATENAFU E G, et al. Outcomes after hepatic resection and subsequent multimodal treatment of recurrence for multifocal hepatocellular carcinoma[J]. Br J Surg, 2013, 100(11): 1516-1522.

[148] LI A J, ZHOU W P, LIN C, et al. Surgical treatment of hepatocellular carcinoma with inferior vena cava tumor thrombus: a new classification for surgical guidance[J]. Hepatobiliary Pancreat Dis Int, 2013, 12(3): 263-269.

[149] LIN S, HOFFMANN K, SCHEMMER P. Treatment of

hepatocellular carcinoma: a systematic review[J]. Liver Cancer, 2012, 1(3-4): 144-158.

[150] VIVARELLI M, MONTALTI R, RISALITI A. Multimodal treatment of hepatocellular carcinoma on cirrhosis: an update[J]. World J Gastroenterol, 2013, 19(42): 7316-7326.

[151] WITJES C D M, VERHOEF C, VERHEUL H M W, et al. Systemic treatment in hepatocellular carcinoma: 'A small step for man...'[J]. Neth J Med, 2009, 67(3): 86-90.

[152] XU J B, QI F Z, XU G, et al. Adjuvant interferon therapy after surgical treatment for hepatitis B/C virus-related hepatocellular carcinoma: A meta-analysis[J]. Hepatol Res, 2014, 44(2): 209-217.

[153] YAMAMOTO Y, IKOMA H, MORIMURA R, et al. Clinical analysis of anatomical resection for the treatment of hepatocellular carcinoma based on the stratification of liver function[J]. World J Surg, 2014, 38(5): 1154-1163.

[154] 陈晋湘, 陈子华. 左半大肠癌并急性肠梗阻的外科治疗及预后分析[J]. 中南大学学报(医学版), 2009, 34(4): 335-339.

[155] DUSEK L, HOCH J, MUZÍK J, et al. Epidemiology and treatment of colorectal carcinoma--Czech population data[J]. Rozhl Chir, 2009, 88(6): 295-302.

[156] ELIAS D, QUENET F, GOÉRÉ D. Current status and future directions in the treatment of peritoneal dissemination from colorectal carcinoma[J]. Surg Oncol Clin N Am, 2012, 21(4): 611-623.

[157] FIGUERAS J, LOPEZ-BEN S, ALSINA M, et al. Preoperative treatment with bevacizumab in combination with chemotherapy in patients with unresectable metastatic colorectal carcinoma[J]. Clin Transl Oncol, 2013, 15(6): 460-466.

[158] 楼征, 张卫, 孟荣贵, 等. 老年复发性结直肠癌的外科治疗[J]. 中华胃肠外科杂志, 2011, 14(8): 586-588.

[159] MAMMANO E, PILATI P, TESSARI E, et al. Adjuvant chemotherapy after radical liver resection in the treatment of metastases from colorectal carcinoma[J]. Minerva Chir, 2009, 64(5): 457-463.

[160] VOGL T J, ZEGELMAN A, BECHSTEIN W O, et al. Treatment of liver metastases of colorectal carcinoma: overview of hyperthermal ablation methods[J]. Dtsch Med Wochenschr, 2013, 138(15): 792-798.

[161] BARDOU M, LE RAY I. Treatment of pancreatic cancer: A narrative review of cost-effectiveness studies[J]. Best Pract Res Clin Gastroenterol, 2013, 27(6): 881-892.

[162] CHAO Y, WU C Y, WANG J P, et al. A randomized controlled trial of gemcitabine plus cisplatin versus gemcitabine alone in the treatment of metastatic pancreatic cancer[J]. Cancer Chemother Pharmacol, 2013, 72(3): 637-642.

[163] FRISTRUP C W, PLESS T, HOVENDAL C, et al. Surgical treatment for locally advanced pancreatic cancer[J]. Ugeskr Laeger, 2009, 171(46): 3360-3362.

[164] HALL F M. Treatment of unresectable pancreatic cancer[J]. AJR Am J Roentgenol, 2013, 200(2): 467.

[165] HEINEMANN V, HAAS M, BOECK S. Neoadjuvant treatment of borderline resectable and non-resectable pancreatic cancer[J]. Ann Oncol, 2013, 24(10): 2484-2492.

[166] HÜSER N, ASSFALG V, HARTMANN D, et al. Diagnosis and surgical treatment of pancreatic cancer[J]. Eksp Klin Gastroenterol, 2011(7): 102-111.

[167] LACOVARA J E. Whipple pancreatoduodenectomy surgery for the treatment of pancreatic cancer[J]. Medsurg Nurs, 2011, 20(6): 337, 339.

[168] LEFEBVRE A C, MAUREL J, BOUTREUX S, et al. Pancreatic cancer: incidence, treatment and survival trends--1175 cases in Calvados(France)from 1978 to 2002[J]. Gastroenterol Clin Biol, 2009, 33(10-11): 1045-1051.

[169] UEDA A, HOSOKAWA A, OGAWA K, et al. Treatment outcome of advanced pancreatic cancer patients who are ineligible for a clinical trial[J]. Onco Targets Ther, 2013, 6: 491-496.

[170] XU X, ZHANG H, ZHOU P, et al. Meta-analysis of the efficacy of pancreatoduodenectomy with extended lymphadenectomy in the treatment of pancreatic cancer[J]. World J Surg Oncol, 2013, 11: 311.

[171] 左朝晖, 欧阳永忠, 周德善, 等. 胰头癌的外科治疗[J]. 中华肿瘤杂志, 2011, 33(12): 933-936.

[172] PARK M O, PARK H A. Development of a nursing practice guideline for pre and post-operative care of gastric cancer patients[J]. Healthc Inform Res, 2010, 16(4): 215-223.

[173] DIZER B, YAVA A, HATIPOĞLU F S. Commentary on Kidd L, Hubbard G, O'Carroll R & Kearney N(2009) Perceived control and involvement in self-care in patients with colorectal cancer. Journal of Clinical Nursing 18, 2292-2300[J]. J Clin Nurs, 2010, 19(15-16): 2372-2373.

[174] MOLASSIOTIS A, BREARLEY S, SAUNDERS M, et al. Effectiveness of a home care nursing program in the symptom management of patients with colorectal and breast cancer receiving oral chemotherapy: a randomized, controlled trial[J]. J Clin Oncol, 2009, 27(36): 6191-6198.

[175] VIALE P H. Incorporating new data on colorectal cancer into nursing practice[J]. Clin J Oncol Nurs, 2010, 14(1): 92-100.

[176] WU T Y, WOZNY P J, RAYMOND D M 3rd. Promoting colorectal cancer awareness in undergraduate community health nursing education: a community-academic collaboration[J]. J Community Health Nurs, 2013, 30(4): 175-184.

第 2 章

腹壁及腹膜肿瘤

第1节　腹壁原发皮肤肿瘤

一、概　述

腹壁皮肤原发肿瘤与其他部位的皮肤肿瘤一样,包括上皮细胞肿瘤、黑色素细胞肿瘤、附属器肿瘤、淋巴造血组织肿瘤、软组织肿瘤、神经肿瘤及遗传性肿瘤综合征。

皮肤上皮细胞肿瘤来源于表皮和附属器角质形成细胞,从良性增生(棘皮瘤)到偶尔显示侵袭性生长甚至转移潜能的恶性鳞状细胞癌,主要类型包括基底细胞癌、鳞状细胞癌、鲍恩病、疣、棘皮瘤。

皮肤黑色素细胞肿瘤包括一大类具有各自独特临床、形态学和遗传学特点的良性和恶性肿瘤。以临床和公共卫生学的观点看,恶性黑色素瘤是皮肤最重要的一组肿瘤,虽然没有我们熟悉的皮肤基底细胞癌和鳞状细胞癌常见,但由于其容易发生淋巴结和血行转移,致死率比前两者高得多。

皮肤附属器肿瘤是指有一种或者一种以上皮肤附属器结构分化的肿瘤,一般分为大汗腺和小汗腺性、毛囊性和皮脂腺性三大类。这些肿瘤大部分有良性和相对应的恶性分型,与其生物学行为相关的组织学预后指标也已明确。近年来有证据显示基底细胞癌应该归于附属器肿瘤的毛母细胞癌名下,提示其附属器来源的肿瘤。

皮肤可以作为淋巴瘤的原发和唯一受累部位,也可以是继发受累部位。有些皮肤淋巴瘤的形态与淋巴结相对应的肿瘤相似,但免疫表型、基因型和临床行为有差别,提示

他们是不相干的群体。皮肤滤泡性淋巴瘤和淋巴结滤泡性淋巴瘤就有这种根本的差别。有些淋巴瘤仅出现在皮肤,从不原发于淋巴结或者其他组织,如蕈样肉芽肿。有些皮肤淋巴瘤与结内淋巴瘤具有相似的表型和基因型,却显示不同的临床行为。

皮肤软组织肿瘤多数是良性,良恶性比例大约是100∶1。软组织肿瘤有50多种组织学类型,许多肿瘤不止一种亚型,他们的行为从相对静止到极度侵袭性,相应的生存变化取决于组织学类型、分级及某些遗传学特点,总体5年生存率为65%～75%。通常情况下,皮肤和皮下发生的肉瘤比位于深筋膜下的肉瘤有较好的预后。

二、腹壁原发皮肤肿瘤类型

1. 鲍恩病(Bowen disease)　是一种鳞状细胞原位癌,是皮肤和黏膜皮肤结合处独特的临床病理群体。鲍恩病主要发生在白种高加索男性,女性约占20%,好发于50～80岁患者,暴露和非暴露皮肤同样受累。本病生长缓慢,起初为单个淡红色、坚实丘疹,表面有痂皮,边缘清楚,伴有色素沉着。痂皮脱落,可见潮湿的颗粒状隆起。溃疡形成为进展信号。

镜下:表皮角化和角化不全,上皮脚增宽并延长,可见多核瘤巨细胞,基底细胞显著异型,基底膜完整。真皮浅层常有炎症细胞浸润。如果瘤细胞浸入真皮层,称为“鲍恩病、鳞状细胞癌”。

局部切除、液氮冷冻或二氧化碳激光炭化,治疗效果较好。

2. 棘皮瘤(acanthoma)　是表皮上皮细胞的良性肿

瘤,多发生于下颌部,腹部、面部、躯干亦较多见。常为单发、局限性半球形红色结节,境界清楚,表面光滑、湿润,可见毛细血管扩张,有时有痂皮或脱屑,生长缓慢,直径多为1～2cm。

镜下:基底细胞正常,病变局限于表皮内,由异常增大、淡染的透明表皮细胞组成,PAS染色阳性,真皮内常见以淋巴细胞为主的炎性细胞浸润。

液氮冷冻和手术切除效果好,该瘤对放疗不敏感。

3. 皮脂腺癌(sebaceous carcinoma) 多见于成年男性,好发于头面部,但也可以见于乳房、脐周、阴囊等。常为无痛性单发皮下结节或硬斑,可破溃和转移。

镜下:由生发上皮和成熟型皮脂腺构成的不规则小叶,成熟型皮质腺多居中心部。两种细胞均有明显异型,核分裂象多见,且有不典型核分裂象。肿瘤组织中常见坏死灶。

局部广泛切除,有淋巴结转移者应常规清扫区域淋巴结。术后可辅以局部放射治疗,以减少复发。

4. 恶性黑色素瘤(malignant melanoma) 是一种来源于黑色素细胞的高度恶性肿瘤,占全身恶性肿瘤的1%。肿瘤好发于下肢,而面部、胸部和腹部也不少见。早期肿瘤较小,以后迅速生长,表现为皮肤局部丘疹,乳头状、息肉状、结节状、蕈状,常有溃疡形成并伴有出血和转移。肿瘤大小不等、坚实,周围皮肤可见卫星小结。

对于恶性黑色素瘤的治疗,需要充分考虑肿瘤的分期和预后影响因素,制定较为合理的综合治疗方案。

5. 基底细胞癌(basal cell carcinoma) 约占皮肤癌的60%,15%发生于躯干部和四肢。可能同时存在多个原发癌,研究表明约36%的基底细胞癌患者同时发生第二个原发癌。本病发展缓慢,恶性程度低,几乎均直接浸润生长进行扩散,极少发生转移。

由于较易检查发现,治疗一般都较为及时,治愈率可达90%以上。肿瘤的大小是肿瘤侵犯程度和影响预后的主要因素。局部治疗为主要的治疗手段,<2.0cm的肿瘤可行刮除术加电烧,对放疗敏感,但是较大的肿瘤治疗后较易复发。当肿瘤较大时,切缘应适当扩大,对于复发病灶,切缘应为1.5～3.0cm,冷冻治疗也可用于治疗,但术后复发率为5%,而且无法得到病理诊断。

6. 鳞状细胞癌(squamous cell carcinoma) 约占皮肤癌的30%,5%可见于躯干部。本病发展缓慢,恶性程度低,以局部浸润为主要扩散途径,偶尔有淋巴结转移(1%～10%),血行转移罕见。

以手术切除为首选,病灶较小时,切缘为1～1.5cm即可;当肿瘤较大时,切缘应>3cm。术后放疗可以减少切缘阳性患者的术后复发率。术后皮肤缺损较大者可行皮肤移植。

7. 皮肤硬纤维瘤(skin fibromatosis) 又称腹壁韧带样纤维瘤(abdominal desmoid tumor)或腹壁侵袭性纤维瘤(abdominal aggressive fibromatosis),好发于分娩年龄或妊娠后女性的腹壁,约70%的患者在20～30岁发病,可能与外伤和激素因素有关。来源于腹直肌和邻近肌肉(腹外斜肌、腹内斜肌和腹横肌),肿瘤具有进行性局部浸润生长的

特征,周围肌肉和软组织均可受累。张天泽等报道102例韧带样纤维瘤患者,其中57例位于腹壁;邵永孚报道的68例韧带样纤维瘤中,42例位于腹壁。

本病多见于生育期女性,大多为经产妇女,在20～30岁发病最多,儿童和青年男性也偶可见到。表现为深在的单发肿块,生长缓慢,坚硬无压痛,肌肉收缩时较为明显。可以多年无症状,肿瘤大小不等,直径多在1.5～20cm,平均为6～8cm。多发生于下腹部,腹直肌最为常见,其次为腹内斜肌和腹横肌,可以侵及髂骨或腹腔内。肿瘤常局限于肌肉或与筋膜相连,质地坚实,边缘不规则,无包膜,边缘向周围组织浸润生长,似瘢痕组织。

镜下:病变形态一致,由细长的梭形细胞和胶原纤维束组成。两者常常交错排列成波浪状,胶原纤维束将梭形细胞分隔、包绕。常侵犯肌肉组织,并破坏肌肉。细胞核小、淡染,无异型性和核分裂象。细胞和胶原纤维排列成扭曲束状,间质少。肿瘤边缘常可见纤维包绕的横纹肌,导致肌纤维萎缩或出现多核巨细胞。免疫组化常显示肿瘤细胞对vimentin和actin呈阳性反应,电镜观察可见肿瘤细胞胞质内actin微丝,表明肿瘤细胞主要是成纤维细胞和肌成纤维细胞。

该瘤有局部浸润性生长的特征,故术后复发率较高,为20%～30%,常发生于术后6个月。因此,手术以局部扩大切除为首选,术后放疗可降低复发率。对于无法切除者,也可以考虑局部放疗、根据治疗靶点给予甲磺酸伊马替尼(格列卫)治疗或者给予化疗。

(王殿昌)

第2节 腹壁及腹膜继发性肿瘤

腹壁很少是原发于其他部位恶性肿瘤的转移场所。卵巢和前列腺的肿瘤可以转移至下腹壁。继发癌常见于脐部,由腹腔内肿瘤(胃、结肠、子宫、肾癌等)沿淋巴管间隙转移而来,也可能为腹膜内肿瘤种植的一种表现,故脐有腹膜的"镜子"之称。肺、乳腺的肿瘤偶可以发生腹壁转移,在转移到腹壁前多有原发病的临床表现。继发性腹膜肿瘤可分为腹膜转移癌或腹膜假黏液性肿瘤。

(王殿昌)

第3节 腹膜间皮瘤

腹膜间皮瘤(peritoneal mesothelioma, PM)是唯一原发于腹腔浆膜的间皮和间皮下层细胞的肿瘤,是一种罕见病,1908年Miller等首先报道了该肿瘤,近年来有逐渐增多的趋势,该病发病率为(1～2)/100万,可发生于任何年龄,多见于老年人,男性多于女性。恶性腹膜间皮瘤(malignant peritoneal mesothelioma, MPM)又称原发性腹膜间皮瘤,是起源于腹膜上皮和间皮组织的肿瘤,临床上较罕见,发生率约占所有恶性间皮瘤30%。良性间皮瘤常为单发,多位于输卵管、子宫顶部的腹膜,其他部位少见。腹膜恶性间皮瘤大多为弥漫型,覆盖全部或部分腹膜,具有沿腹膜

浆膜面和间皮下组织扩散蔓延的特性,很少直接侵及脏器内部,可通过血液及淋巴系统转移,远处转移较少见。腹膜恶性间皮瘤起病隐匿,临床表现无特异性,早期发现较困难。

一、恶性腹膜间皮瘤

弥漫性恶性间皮瘤为一种高度侵袭性的恶性肿瘤。恶性腹膜间皮瘤占间皮瘤的 30% 左右,其中大多数腹膜间皮瘤为上皮型。流行病学研究已确立接触石棉是主要病因,从接触石棉到肿瘤发生往往要经历很长的潜伏期,这提示正常间皮细胞发生肿瘤突变需要众多基因的参与。虽然在恶性间皮瘤中并未检测到特异性的染色体改变,但目前已证实了几个突出的染色体缺失部位。位于这些缺失区域的肿瘤抑制基因可能与间皮细胞发生肿瘤转化有关,近期的研究认为 SV40 参与其发生过程。

(一)发病因素

1. 石棉　石棉作为致病因素目前虽尚不明确,石棉是直接作用于间皮细胞还是通过形成活化氧(ROS)和生长因子而间接发挥作用尚无定论,但石棉与间皮瘤发生之间的因果关系可由以下研究结果给予证实:石棉能够与有丝分裂中的纺锤体相互作用,导致单倍体形成和某种形式的染色体损伤。在体外试验发现,当过氧化氢和过氧化物与氢氧基发生反应时,青石棉纤维(富含铁)能够引起 ROS 的释放,石棉能够诱导 DNA 修复酶和脱嘌呤/脱嘧啶核酸内切酶的表达和酶活性,提示石棉产生的 ROS 与 DNA 损伤有关。石棉引起的炎症反应产生多种细胞因子,这些细胞因子与石棉的局限性和全身性免疫抑制活性有关。石棉能够诱导表皮生长因子(EGF)受体的自身磷酸化反应,增强 *c-fos* 和 *c-jun* 原癌基因的表达,该原癌基因可编码多种转录因子,而这些转录因子活化与 DNA 合成启动有关的各种关键基因。目前认为,石棉产生的各种转录活化因子的持续性诱导作用可促进细胞的增生和增强细胞对肿瘤抑制基因(tumor suppressor gene, TSG)突变的易感性,其结果是原癌基因表达增强和 TSG 失活,在肿瘤的多阶段发生过程中,两者协同作用可导致恶性间皮瘤。

2. 非石棉因素　30%~50% 的间皮瘤患者并无石棉接触史,石棉纤维定量检查并未发现有接触大量石棉纤维的表现。文献报道中与间皮瘤发生有关的其他因素有放射治疗、二氧化钍接触史(通常患者有接受相关的诊断性检查史)。另外,具有霍奇金淋巴瘤病史的患者发生间皮瘤的危险性增加。

(二)临床特征

大多数患者为男性,男女比例为 4:1,平均发病年龄为 60 岁。临床表现无特异性,其发病隐匿,肿瘤被发现时即为晚期。腹痛常为首发症状,表现方式呈多样化,但顽固性腹痛为其共同特征,16% 的患者出现大量顽固性腹水,常呈渗出性、血性,部分患者可表现为腹胀、不适、体重减轻,少数患者可扪及腹部肿块或腹壁结节,目前尚无令人满意的肿瘤分期系统。胸部 X 线检查可见 50% 的腹膜间皮瘤患者显示有胸膜肿块,提示腹膜间皮瘤患者有较高的

石棉接触史。典型 CT 表现为肠系膜增厚、肿块内出血和腹水,有些晚期患者无异常表现。MRI 的分辨率较高。肿瘤病灶可呈局灶性或弥漫性腹膜浸润,累及浆膜全层,但很少穿透黏膜下层。弥漫性腹膜浸润常可导致腹腔脏器的包裹和小肠受压。镜下表现有 3 种类型:①上皮样型:瘤细胞体积大,胞核较正常间皮细胞核大 2~5 倍,瘤细胞排列呈腺样和乳头状,无基底膜;②梭形细胞型:瘤细胞及核均呈梭形,染色质颗粒粗细不等,胞质丰富,无胶原纤维,瘤细胞呈束状排列,不具有腺管或乳头状排列;③混合型:瘤细胞呈腺管或乳头状排列,并可见大量的梭状细胞,两种细胞均无基底膜。

由于肿瘤较少发生骨、脑或肝转移,在实验室检查未提示异常的条件下,不需要对转移病灶行进一步检查。如果存在肾上腺、肺或骨转移,常提示其他恶性肿瘤的诊断。

恶性间皮瘤通常局限于腹腔内,较少发生血行转移,晚期可发生一侧或双侧胸膜腔转移。血小板增多症常见,其他凝血异常包括静脉炎、血栓形成、溶血性贫血和弥散性血管内凝血。

(三)诊断与鉴别诊断

临床表现、腹水化验、CEA、腹部超声、CT 或 MRI 检查仅能提供关于腹膜改变和肿瘤存在的信息,诊断主要依靠腹水脱落细胞检查、腹膜穿刺或组织检查以及剖腹探查。腹水脱落细胞见大量间皮细胞(>15%)及典型的恶性间皮细胞可以确诊,但阳性率极低,肿瘤的最终诊断依靠组织学检查结果。诊断时,恶性腹水可为水样渗出物或为富含黏多糖的黏性液体,有时与肝硬化腹水相混淆,其细胞学的确诊率仅为 5%~10%,免疫组织化学染色和电镜检查对确诊有帮助。剖腹探查活组织检查可对全腹腔进行探查、判断肿瘤的范围,特别是对小肠、卵巢部位进行检查,以便与其他腹部肿瘤的常见原因相鉴别。恶性腹膜间皮瘤应与起源于腹部任何器官的腺癌相鉴别,而且肿瘤的播散方式和盆腔聚集性常使之与卵巢腺癌或起源于腹膜副中肾管残余肿瘤(米勒管瘤)相混淆。诊断时需要与间皮细胞不典型增生(表 2-1)、原发性和转移性浆液癌、异位蜕膜和腹膜血管肉瘤相鉴别。管状乳头状结构、无明显的胞核多形性、无高有丝分裂率、PAS 阴性(细胞内存在酸性黏蛋白,而不是中性黏蛋白)等组织学特征,支持间皮瘤的诊断,可用于同浆液癌的鉴别。免疫组织化学标记物可用于间皮瘤与浆液腺癌之间的鉴别,calretinin、血栓调节蛋白、细胞角蛋白 5 和细胞角蛋白 6 在间皮瘤中为阳性,而在浆液癌中为阴性。弥漫性恶性间皮瘤应该与高分化乳头状间皮瘤相区别,后者通常为单发、预后良好。弥漫性腹膜间皮瘤患者的预后目前不甚清楚,各种文献报道差异较大,从少于 1 个月到 14 年不等。

(四)治疗与预后

1. 治疗　目前恶性腹膜间皮瘤无统一的治疗方案。局限性病灶的外科切除、外放射治疗、内放射治疗、热灌注及化疗均见报道,但不能明显提高整体生存率。鉴于肿瘤病变多广泛以及恶性腹膜腔渗出,使手术难以根治,手术的高并发症发生率及术后的高复发率使得大多数学者不主

表 2-1　间皮细胞不典型增生与弥漫性恶性间皮瘤的鉴别

	良性	恶性
病史	年轻、慢性感染、治疗辐射	年老、石棉接触史
大体表现	病灶如腹疝局限性外突于腹膜腔,光滑	弥漫性浸润浆膜层,结节状
组织学	低度增生、细胞被纤维蛋白聚集呈团状,含有炎性细胞,局限于浆膜表面,无坏死,细胞均匀一致,有丝分裂罕见	高度增生、管状乳头状结构,侵袭及坏死,细胞不典型,有丝分裂常见
细胞学	细胞中度增多,复合体较小,平板状,核大,单态性,反应性特征	细胞明显增多,复合体较大,空间结构不规则,呈乳头状和小室状,巨核,多形性,恶性特征
免疫过氧化物酶	p53 阴性	44% p53 阳性
倍体	二倍体	非整倍体
细胞遗传学	正常	异常,但无特异性改变

张行根治性切除术。Ⅰ期和Ⅱ期临床试验结果表明,综合治疗方案(外科、放疗联合以顺铂、多柔比星为核心的化疗)的反应率为 50%。

(1)外科治疗:恶性腹膜间皮瘤可累及整个腹膜腔,直径常超过 5cm,局灶性侵犯病灶可见于肝脏、腹壁、膈肌、后腹膜、胃肠道和胆囊,剖腹探查术的腹壁瘢痕或腹腔镜活组织检查的通道也可有肿瘤种植播散。首诊发现肿瘤常局限于腹膜腔,因此,有效的局部治疗对于提高患者生存期有意义。肿瘤根治性切除常比较困难,外科干预性治疗主要包括缓解小肠梗阻和减轻大量恶性腹水。

(2)放射治疗:放射治疗对恶性腹膜间皮瘤的疗效目前尚不确切。高电压全腹外照射放疗可使整个腹部及腹腔器官获得一致的放射剂量,但是重要器官的放射耐量限制放射剂量的增加。移动野(moving field)放射技术可限制照射野和 ^{60}Co 剂量比率,但是其并发症发生率较高,开放野(open field)技术也被应用于恶性腹膜间皮瘤的治疗。但是,由于肿瘤本身和既往手术引起的肠袢粘连,使得放射胶质在腹腔内的不均一性分布,主要并发症为小肠梗阻,其发生率为 2%~10%。

(3)腹腔内热灌注化疗:由于全身化疗效果不理想以及肿瘤的腹膜局限性、进行性生长的特点,使得腹腔内化疗在恶性腹膜间皮瘤治疗中的作用受到临床的关注。腹腔内化疗的优点在于,腹腔内用药可增加化疗药物的浓度,并减弱其全身的毒性作用。另外,顺铂等化疗药经腹膜吸收后,使静脉内药物浓度升高。化疗药物在腹膜表面的自由扩散和经毛细血管吸收的联合作用,使这种治疗方法的

疗效比单独静脉化疗更有效。腹腔内应用顺铂和静脉内硫代硫酸盐保护的完全反应率为 59%,但治疗后,肿瘤再发迅速,提示单独应用顺铂并不能完全根除肿瘤病灶。美国国家癌症中心应用顺铂行腹腔内热灌注化疗治疗原发性腹膜间皮瘤的研究结果表明,患者 2 年生存率为 80%,肿瘤无进展性平均生存期为 26 个月。联合化疗也见报道,顺铂联合丝裂霉素行腹腔内化疗后,5 年以上无瘤生存率为 10%。

(4)综合治疗:腹膜剥脱术、减瘤术联合腹腔热灌注化疗(顺铂腹腔连续灌注 90 分钟)已用于原发性恶性腹膜间皮瘤的治疗,文献报道肿瘤无进展的平均生存期为 26 个月,2 年生存率为 80%。Antman 等采用手术、放疗和化疗对恶性腹膜间皮瘤患者进行治疗。在采用手术、全腹放疗、化疗(环磷酰胺、多柔比星、达卡巴嗪)综合治疗的 3 例患者中,1 例自诊断后存活 15 年。对于直径超过 1cm 的病灶,实施减瘤术,并联合应用多柔比星或顺铂腹腔灌注化疗 8~12 个疗程,结果发现治疗的全部 6 例患者瘤体缩小 50% 以上。随后其中 4 例继续采用全腹放疗,无瘤生存达 14 年。对 20 例患者采用完全性减瘤术,腹腔灌注多柔比星、顺铂和放疗如前所述,该组患者中位生存期是 16.4 个月。由此可见,综合治疗具有较高的有效率,并延长患者的生存期。

2. 预后　影响恶性腹膜间皮瘤患者预后的因素有患者年龄、肿瘤浸润范围、肿瘤组织学因素、首次减瘤术的肿瘤切除程度以及二次手术时的肿瘤表现等,均可提示患者的预后。Antman 等报道,6 例患者在行广泛的减瘤术、术后化疗和全腹部放射治疗后,无瘤生存期为 36 个月;Eltabbahkh 等研究发现,减瘤术和化疗能够提高患者的生存期,平均生存期为 12.5 个月,5 例生存期超过 1 年。

二、良性多囊性腹膜间皮瘤

1889 年,Henke 首先描述了一种多发性囊性淋巴管瘤。20 世纪 80 年代,这种间皮来源的肿瘤被重新命名为良性多囊性腹膜间皮瘤。病因尚不清楚,有学者认为粘连等因素引起正常腹水重吸收过程受阻,腹水停滞,诱发化生性间皮反应和纤维化。在绝经前妇女,盆腔粘连被认为是肿瘤形成的一种危险因素。

(一)发病及临床特征

良性多囊性腹膜间皮瘤又称多小叶性腹膜包涵体囊肿,罕见,目前国内外报道罕见。流行病学未证实与石棉接触史有相关性。病变主要见于年轻妇女,平均发病年龄为 35~38 岁(15~70 岁),男女比例为 1:4。表现为慢性腹痛、腹胀、腹部包块以及尿频,患者常有腹部手术、子宫内膜异位症或盆腔炎性疾病史,病变主要发生于盆腔腹膜,累及子宫、卵巢、膀胱、直肠或腺凹表面,可蔓延至腹腔,而腹膜后很少累及。

(二)肿瘤病理学特征

肉眼表现为单个或多个大小不等的薄壁囊肿,附于脏腹膜和壁腹膜的浆膜层和浆膜下层或游离于盆腹腔内。囊肿常呈葡萄串状,数毫米至 20cm 大小不等。囊内液清亮或呈暗血色,偶呈黏液状或胶样。镜下特征为囊内壁被衬单层或多层扁平或立方形细胞,局灶性间皮细胞增生和钉

状突起的间皮细胞偶见，但无明显的多型性或异常的有丝分裂。病变外侧缘细胞与正常间皮细胞相混合，超微结构具有间皮细胞特征。

目前，该病变的病理学类型尚不明确。有学者认为该病变为腹膜间皮细胞的反应性增生，并非恶性肿瘤。但是，由于病变呈渐进性生长、复发率较高，治疗后 4 个月至 29 年（平均为 3 年）的复发率为 50%，有人将其认为是一种介于非复发性的良性腺瘤样瘤和具有致命性的恶性腹膜间皮瘤之间的良性肿瘤。

（三）诊断与鉴别诊断

1. 诊断　确诊的唯一途径是手术及组织学分析。腹腔镜活组织细胞学检查不能区别正常腹膜间皮细胞和囊壁的内衬细胞。免疫组织化学法可鉴别内衬细胞的间皮性质，借以排除淋巴管瘤。

2. 鉴别诊断　诊断时需要与低度恶性囊性间皮瘤、囊性淋巴管瘤、血管肉瘤、腺瘤样瘤、腹膜黏液瘤、卵巢的其他囊性病变、子宫内膜异位症和子宫卵巢内膜异位症等相鉴别。与低度恶性囊性间皮瘤的鉴别主要依据肿瘤细胞明显增生，并且具有异型性而定，而囊性淋巴管瘤在其囊壁上可见多个不等的平滑肌成分，并可有淋巴细胞的聚集，同时内衬上皮表达第Ⅷ因子相关抗原，但不表达角蛋白，治疗后不复发。

（四）治疗与预后

化疗和放射治疗对该病变无效，手术切除是唯一的治疗方法，其目的主要是缓解症状或减缓肿瘤的生长。由于肿瘤体积大小不一、多灶性特征以及手术切缘的难以判断性，使得病灶不易完全被切除。尽管肿瘤转移未见报道，但是手术切除后局部复发率高，女性为 40%～50%，男性为 30%，患者常需反复行手术切除治疗。腹腔镜 / 磷酸钛氧钾（potassium titanyl phosphate，KTP）激光治疗术可能成为肿瘤病灶监控和治疗的主要手段。

（王殿昌）

第 4 节　腹　膜　癌

一、命　名

原发性腹膜癌（primary peritoneal carcinoma，PPC）是一种少见的腹膜原发恶性肿瘤，原发于腹膜间皮，呈多灶性发生，组织学特征与原发于卵巢的分化程度相同的同类型肿瘤相一致，多发生于女性。1959 年 Swerdlow 以"盆腔腹膜间皮瘤酷似卵巢乳头状囊腺癌"（mesothelioma of the pelvic peritoneum resembling papilary cystadencarcinoma of the ovary）首先报道，1977 年 Kannerstein 较详细地描述了该肿瘤组织学特征，明确需从腹膜恶性间皮瘤中分离出来。因对其来源、性质认识不清，临床及病理医师常误诊为卵巢癌腹膜广泛转移或腹膜恶性间皮瘤。此后相继有关于本病的报道，但一直未引起重视，几十年来在文献中关于此病的报道名称多异，有间皮瘤（mesothelioma）、间叶瘤（mesenchymoma）、卵巢外多灶性浆液瘤（multiple

focal extraovarian serous carcinoma）、浆液性表面乳头状癌（serous surface papillary peritoneum）、卵巢外原发性腹膜癌（extraovarian primary peritoneal carcinoma）、卵巢外腹膜浆液性乳头状癌（extraovarian peritoneal serous papillary carcinoma）、正常大小卵巢癌性综合征（normal sized ovary carcinoma syndrome）。尽管原发性腹膜癌的报道中绝大多数为浆液性乳头状癌，但也有关于囊性黏液瘤（cystic mucinous tumors）、宫内膜样囊腺癌（endometrioid-type cystadenocarcinoma）、透明细胞癌（clear cell carcinoma）、移行细胞癌、Brenner 瘤及恶性米勒管混合瘤（malignant mixed Müllerian tumor）的报道。国内卞度宏于 1988 年首先报道了 6 例，此后陆续有本病的报道。1992 年张燮良等以"卵巢外腹膜乳头状癌"报道了 6 例，为强调与卵巢无关，又好发于女性，故在前冠以"卵巢外"。随着认识的提高，本病不完全都是浆液性乳头状癌，尚有其他类型，1998 年张燮良等在报道时认为称为"腹膜癌"为宜。

近十几年来的报道多为原发性腹膜癌，并将其定义为一种女性腹膜上皮的浸润性恶性肿瘤。原发性腹膜癌不仅是报道最多的原发性腹膜浆液癌的代名词，而且是指一组原发于腹膜的各种病理类型癌的总称。不仅限于女性，男性也可发生。1998 年首见 1 例男性腹膜癌报道，天津市肿瘤医院 1999 年报道 2 例男性腹膜癌，此病应直名为原发性腹膜癌更好。天津市肿瘤医院 1980—2002 年 4 月诊断为原发性腹膜癌共 54 例，其中包括 2 例男性腹膜原发性浆液性癌、2 例男性黏液癌、4 例女性腹膜原发宫内膜样癌及 2 例女性腹膜原发性黏液癌。

二、遗　传　学

5%～10% 的卵巢癌、输卵管癌和腹膜癌与遗传因素有关。目前已知的遗传突变包括以下 3 种。

1. 遗传性 BRCA1 和 BRCA2 病理性突变　该人群在配子阶段已有 BRCA1 和 BRCA2 突变（被认为是胚系突变），她们发生卵巢、输卵管及腹膜癌变的风险显著升高，其中 BRCA1 突变携带者癌变的发生率为 20%～50%，而 BRCA2 突变携带者的癌变发生率为 10%～20%。与散发肿瘤患者相比，这类患者的年龄较小，尤其是 BRCA1 突变携带者，诊断时中位年龄为 45 岁。

2. 与 Lynch Ⅱ型综合征相关的错配修复基因遗传性突变　携带这些突变的女性发生结肠癌、子宫内膜癌和卵巢癌等多种肿瘤的风险增加，这只占很小一部分。

3. ARID1 遗传性突变　与透明细胞癌和子宫内膜样癌相关。

对于有明显上皮性卵巢癌、输卵管癌或腹膜癌家族史的女性，尤其是那些已确定在配子阶段已有基因突变的女性，建议她们经过充分的咨询，在生育后切除双附件以降低癌变风险。但 Piver 报道，即使进行了预防性附件切除术，卵巢外腹膜癌的发病率仍为 2%，高于普通人群终生发病率的 10 倍。有家族史或年轻时即诊断有高级别浆液性或高级别子宫内膜样癌的女性，她们可能在配子阶段已携带 BRCA 突变基因，这些女性应接受遗传咨询，并进行遗传诊断。无

乳腺癌 / 卵巢癌家族史的女性也可存在 *BRCA* 突变,某些种族人群家族性突变发生率较高,而一些女性在 50 岁前即被诊断患有浆液性癌,这些人群应接受遗传咨询。

三、筛　　查

迄今为止,尚无行之有效的筛查方法可降低腹膜癌的致死率。有研究评价了使用 CA125、腹盆腔超声和腹盆腔检查进行筛查的效果,结果显示这些方法敏感性和特异性低。

近年来,糖类抗原 125(CA125)在腹膜癌患者诊断中已被广泛使用。研究表明,CA125 不仅在卵巢癌和腹膜癌患者血中浓度升高,而且在妇科的其他原发性恶性肿瘤,如子宫内膜、输卵管、子宫颈及子宫肌层的癌症患者血 CA125 浓度也升高,一些非妇科恶性肿瘤,如淋巴癌、乳腺癌、黑色素瘤、肺癌、胃癌、肝癌、胆管癌、胰腺癌、肾细胞癌及大肠直肠癌等部分患者血 CA125 浓度升高,阳性率约为 22%。此外,一些非癌症性疾病,如子宫内膜异位症、子宫纤维变性、子宫腺肌病、子宫肌瘤、盆腔炎、胰腺炎、自体免疫疾病、胸膜炎、心包感染、结核性腹膜炎、慢性肾衰竭及肝脏肉芽肿增生症等部分患者 CA125 浓度可呈中等程度升高(<270U/ml),阳性率为 3%~6%,在某些正常生理状态下,如早期妊娠及月经期血 CA125 浓度也会升高。

四、临床表现

1. 发病率　由于命名混乱,并且以前对本病缺乏认识,多漏诊。近二十几年来人们对本病认识的逐渐加深,知其并非罕见。但绝对发病率很难确定,由于原发腹膜癌中浆液性癌最多,人们一直将其与同期卵巢浆液癌作比较,来说明其发病的概率。天津市肿瘤医院 1980—2001 年为 13%,Fromm(1990)、Dalrymple(1989)、Rothacher(1995)、Eltabbakh(1998)分别统计,报道此病占同期卵巢浆液癌的 9%(74/817)、12%(31/263)、9%(57/670)、10%(50/503),并且 Dalrymple 认为随着认识的提高,此病诊断有所提高,统计 1978—1981 年为 8%,1982—1984 年为 16%,1985—1987 年为 15%。国内张贵宇(1996)、石雪君(1996)、张国楠(1996)分别报道为 10%(11/108)、12%(10/81)、8%(5/65)。一般公认,腹膜浆液癌占同期卵巢浆液癌的 7%~14%。

2. 发病年龄　此病发病年龄较高,多见于中老年妇女。天津市肿瘤医院 54 例患者中,女性 50 例平均年龄为 56.8 岁(23~78 岁),高峰年龄为 50~72 岁,占 70%。文献中最年轻的患者为 11 岁(Ulbright,1983);卞度宏、张贵宇报道平均年龄 48 岁、55.1 岁;Chew 报道平均年龄为 53.5 岁;Dalrymple(1989)报道平均年龄为 59 岁,大多数患者发生在 34~65 岁(74%,23/31);Fromm(1990)报道 74 例,平均发病年龄为 57.4 岁(40~75 岁);Ransom(1990)报道 33 例,年龄范围为 22~78 岁,中位年龄为 60 岁;Truong 报道 22 例,平均年龄为 56 岁(25~74 岁);Zhou 报道 10 例,平均年龄为 56 岁(40~74 岁);Rothacker 报道为 66 岁。Eltabbakh 分析原发腹膜癌与卵巢上皮癌流行病学的不同,发现原发腹膜癌年龄较大,其与卵巢上皮癌比较为 63.8

岁。平均年龄为 55 岁。

3. 症状与体征　最常见的症状和体征是腹痛、腹胀、腹水,呈隐袭性进展。天津市肿瘤医院 54 例患者中,腹痛不适占 62%,腹胀占 62%,腹水占 56%,排便困难占 16%,食欲差占 33%,尿量明显减少占 26%,月经不规则占 13%,胸腔积液占 20%,恶心 / 呕吐、性交不适各 1 例。其中 2 例无任何症状,体检发现腹部肿物而就医。Ransom 观察 33 例患者,最多见的是腹痛、腹胀、腹部肿块(占 76%),21% 为呼吸困难,21% 的患者盆腔检查阴性。Fromm 证实的 74 例患者中,腹痛占 54.9%,腹胀占 51.5%,消化道症状占 18.6%,通常是便秘、恶心、呕吐和食欲缺乏。张贵宇报道 11 例均有腹胀、下腹坠和腹围增长快,乏力、食欲缺乏 8 例,消瘦 3 例,白带增多 2 例。卞度宏报道的 6 例患者均扪及盆腔内实性肿块。

五、诊　　断

根据患者的症状和体征,随着人们认识的逐步提高,少数病例于术前可做出正确诊断。因无特异性诊断方法,术前多误诊为卵巢癌或腹腔结核。近年来随着对腹膜癌认识的提高,术前行 B 超、CT 检查有很大的帮助,但误诊率仍较高,直至术中见腹膜广泛瘤结节,而卵巢肉眼正常或浅表受累始得明确诊断。

血清 CA125 和 HE4 对筛选腹膜癌有一定的价值,但因为 CA125 为来源于体腔上皮的各种组织所共有抗原,故凡体腔上皮来源的疾病均可增高,应辅助其他检查手段。术前检查 CA125 对鉴别腹腔结核有帮助,但与卵巢癌的鉴别无效。

天津市肿瘤医院 40 例患者于术前查 CA125,有 38 例明显增高。行手术及化疗后 1~2 个月 CA125 又很快回落,随着化疗的进行,CA125 继续下降,复发时又升高,CA125 可作为其监测的一项指标。Rose 报道 2 例子宫内膜癌行全宫切除后监测 CA125,在确诊为腹膜癌前可见有升高。Markman 在治疗原发腹膜癌时发现,化疗前患者 CA125 均 ≥60U/ml,化疗后 74% 患者下降了 90% 以上。王珂等认为 CA125 高低与病变范围有关,病变越晚,CA125 值越高。术后 CA125 值降低程度与残余瘤大小有关,可用其判定疗效。

术前腹水细胞学检查,Tauch 认为有助于鉴别浆液性腹膜癌与恶性间皮瘤。张贵宇报道,11 例术前腹水均查见癌细胞。

术中所见:天津市肿瘤医院病例表明,最常见的病变部位为大网膜,挛缩成饼块状占 80%,盆、腹腔腹膜广泛受累占 72%。肿块呈多发结节状,大小为 0.5~1.5cm,且膈肌、肝表面也有粟粒样结节,47 例术中可见草黄色或血水样腹水,量为 500~9 000ml,7 例无腹水(其中 5 例术前抽腹水、腹化或静脉化疗)。双侧卵巢目检正常占 74%,切除卵巢中,其中 13% 正常,87% 表面受累。

美国妇科肿瘤学组制定了卵巢外浆液性乳头状癌的诊断标准:双侧卵巢正常大小,或是由于良性病变造成的增大,卵巢外病变必须大于任何一个卵巢受侵及的面积,显微镜下,卵巢受累必须符合肿瘤只侵及卵巢表面上皮或间质受累不超过 5mm,组织学类型是原发性浆液性类型。

国内卞度宏（1988）曾提出原发性腹膜诊断标准：①腹膜有散在结节和／或腹腔特别是盆腔内有局限性肿块；②双侧卵巢（包括输卵管）正常，或仅在其表面有易于剥脱的散在粟粒样结节；③胃肠道、肝、胰等内脏器官无原发癌灶；④无异位卵巢或中肾管残余癌肿。

天津市肿瘤医院原发性腹膜癌诊断标准（包括男性）为：①腹、盆腔腹膜有散在多发结节，或盆腔有局限性肿块；②双侧卵巢、输卵管肉眼正常，或仅在其表面有散在的粟粒样结节，与腹膜上多灶性病变相同，卵巢病检仅表浅受累，深度 <5mm；③其他腹腔脏器未见原发肿瘤病灶；④病理类型似卵巢上皮性肿瘤。与卞度宏提出的诊断标准类似。

目前尚无针对腹膜癌的分期，可参照 FIGO 分期标准；根据该标准，不存在 I 期腹膜癌（表 2-2）。

表 2-2　卵巢癌 2006 年 FIGO 分期

FIGO 分期 / 期	内容
I	肿瘤局限于卵巢
ⅠA	肿瘤局限于一侧卵巢，包膜完整，卵巢表面无肿瘤；腹水或腹腔冲洗液未找到恶性细胞
ⅠB	肿瘤局限于双侧卵巢，包膜完整，卵巢表面无肿瘤；腹水或腹腔冲洗液未找到恶性细胞
ⅠC	ⅠA 或 ⅠB 期，并伴有如下任何一项：包膜破裂；卵巢表面有肿瘤；腹水或腹腔冲洗液有恶性细胞
II	肿瘤累及一侧或双侧卵巢伴有盆腔扩散
ⅡA	扩散和／或转移到子宫和／或输卵管
ⅡB	扩散到其他盆腔器官
ⅡC	ⅡA 或 ⅡB 期，并伴有如下任何一项：卵巢表面有肿瘤、包膜破裂、腹水或腹腔冲洗液有恶性细胞
III	肿瘤侵犯一侧或双侧卵巢，并有显微镜证实的盆腔外腹膜转移和／或局部淋巴结转移。肝脏表面发生转移，诊断为 III 期。表面上肿瘤局限于真骨盆，但病理学证实肿瘤已侵犯小肠或网膜
ⅢA	肉眼下肿瘤局限于真骨盆，淋巴结无转移，但显微镜下见腹腔腹膜转移，或组织学证实存在小肠或肠系膜转移
ⅢB	肿瘤累及一侧或双侧卵巢，病理学诊断腹腔腹膜转移，转移灶最大直径≤ 2cm，但淋巴结无转移
ⅢC	肉眼盆腔外腹膜转移灶最大径线 > 2cm，和／或区域淋巴结转移
IV	肿瘤累及一侧或双侧输卵管合并腹腔外远处转移。如果存在胸腔积液，当胸腔积液细胞阳性时，才可诊断为 IV 期。发生肝脏间质转移时，为 IV 期

虽然 CT 扫描可大致明确腹腔内肿瘤的播散范围，但卵巢癌、输卵管癌和腹膜癌仍应采用手术分期，并且必须得到明确的组织学证据。手术可准确判断肿瘤的病理学性质、期别以及患者的预后。

2012 年 FIGO 大会试图对卵巢癌腹膜癌重新调整分期标准，通过对临床预后的分析对 III 期进行了修订：出现腹膜后淋巴结转移但无腹腔内转移时，这些患者应被分为 ⅢA 期，因为出现腹膜后淋巴结转移患者的生存率显著优于有腹腔内扩散的患者，原来的 ⅢA 期调整为 ⅢB 期，ⅢB 期调整为 ⅢC 期，但因分歧较大尚未公布。

可通过胸部影像学检查筛查患者有无胸腔积液。远处转移并不常见，因此，除非患者有症状，否则没有必要进行其他影像学检查。血清 CA125 水平对肿瘤分期没有帮助，但其有助于评估肿瘤对化疗的反应。

六、组 织 来 源

学界多认为与卵巢癌无关。天津市肿瘤医院有 3 例因子宫肌瘤切除全子宫及双附件后分别发生腹膜原发性浆液癌、黏液癌。Weber、Truong 分别报道 2 例因子宫良性肿瘤而切除卵巢后又发生腹膜癌，Piver 等报道（1981—1992）Gilda Radner 家族性卵巢癌登记记录，其中 324 例行卵巢预防性切除术，术后 1～27 年有 6 例发生了原发性腹膜癌，这证明腹膜癌是一种独立性疾病，并非卵巢癌的 1 个亚型。

目前，关于其组织来源有两种说法：一是胚胎残留学说，即来源于腹膜上残留胚胎性米勒细胞；二是第二米勒系统学说。1972 年，Lanchlan 首次将女性腹膜描述为第二米勒系统。在组织发生学方面，腹腔上皮、卵巢表面上皮及米勒系统均来自体腔上皮，成年女性腹膜间皮及下方间质与卵巢上皮同样具有向米勒管上皮分化的潜能。当腹膜受到某种因素刺激引起病变时，通过化生重演并发育成米勒系统的上皮成分。这些肿瘤不仅组织学特征与女性米勒管上皮发生的肿瘤一致，而且通过免疫组化方法，尚可检测出一些相同的抗原。而且腹膜癌同样具有浆液型、黏液型、子宫内膜样、移行细胞、透明细胞型。近年来研究显示，原发于卵巢的各类肿瘤均可发生于腹膜，随着人们认识的提高，也许会有更多的类型陆续被报道。

张燮良等认为，腹膜癌与卵巢上皮性癌有许多相似之处：①发病年龄皆为老年妇女；②症状如卵巢上皮性癌 III～IV 期；③肿瘤播散部位：腹盆腔腹膜、大网膜、膈面及内脏表面；④组织学类型：为浆液性乳头状癌，含有砂粒体；⑤血清 CA125 均为阳性表达；⑥免疫组织化学染色 CEA 多阳性，角蛋白（keratin）阳性及 vimentin 阴性，证实为癌而不支持间皮肿瘤；⑦对化疗（以 DDP 为主）均有中度敏感，粗略估计约有 1/3 患者可获得 CR（此与卵巢上皮性癌相同）。

Fujii 应用免疫组织化学方法检测组织 CA125 抗原，发现于胎儿体腔上皮和它所演化的组织，如胸膜、心包、腹膜、卵巢表面上皮和妊娠 15 周以后的米勒管均含有 CA125 抗原，证实由体腔上皮及其下间充质衍化来的腹膜，不仅与女性的米勒管上皮有共同的胚胎来源，并且具有向米勒管上皮间质分化的倾向。

近年来病理学、分子学以及遗传学证据显示，许多被诊断为低分化浆液性卵巢癌和腹膜癌可能来源于输卵管伞端。所有低分化恶性肿瘤都与 TP53 基因突变密切相关。

最新的研究结果支持将低分化浆液性卵巢癌、腹膜癌和输卵管癌看作一类疾病。

如何解释男性腹膜癌，胎儿发育过程中男、女均发生过米勒管，胚胎第 6 周时由体腔上皮增生凹陷形成。在男性，由于雄激素和抗米勒管激素（anti-Müllerian hormone，AMH）抑制作用，其退化并逐渐消失。曾有文献报道男性子宫内膜异位症 4 例，皆因患有前列腺癌而服用雌激素，数年后发生子宫内膜异位症，在雌激素的刺激下男性腹膜可以化生为宫内膜样组织。男性腹膜在某种因素刺激下发生癌变，组织形态学与女性米勒管上皮的肿瘤相一致就可被理解了。

七、病理检查

（一）大体观

肿瘤为多发性，腹膜广泛受累，并可通过与卵巢 / 输卵管恶性肿瘤相同的方式发生腔内广泛转移，肠管、肠系膜、膈下、子宫浆膜层、膀胱表面均存在大小不等的癌灶，大体呈绒毛状、结节状、实性团块与周围广泛粘连，无包膜。大网膜多挛缩成饼块状。卵巢通常正常，卵巢、输卵管也可继发浅表受累。

（二）镜下结构

目前诊断还是以 HE 切片为主，为光镜下形态学诊断，腹膜的原发性肿瘤组织学表现与原发于卵巢的分化程度相同的同类型肿瘤一致。

1. 浆液性乳头状癌

（1）光镜：瘤组织与卵巢浆液性癌的组织学相一致，可见大小不等的乳头被覆低柱状上皮细胞，胞质丰富，嗜伊红色。细胞核大而深染，常呈多形性。核仁多见，核分裂活跃，核分裂象为 20～60 个 /HPF。肿瘤的实体部分和间质常呈小灶性浸润，砂粒体多见。组织学分级可依据乳头结构的分化程度和数量分为 1～3 级。低分化浆液性癌细胞呈柱状，多层，异型性明显，核大、深染，核仁明显，细胞多数排列呈簇、团块状。

Wick 等提出其组织学诊断标准包括：①低柱状上皮；②形成乳头状结构；③无菱形肉瘤样细胞；④可见砂粒体；⑤卵巢目检无包块。

Zhou 认为腹膜浆液乳头癌病理学有 3 个特点，即增生的柱状肿瘤细胞、砂粒体存在、产生中性黏液。这 3 点具有特殊性，但这些特征并不同时存在。

美国妇科肿瘤学组（GOG）拟定的卵巢外浆液性腹膜癌病理学诊断标准：①卵巢缺如或两侧卵巢必须是正常生理大，最大直径<4.0cm，或因良性病变而增大。②卵巢外病灶体积必须大于任何一侧卵巢受累的病灶。③镜下卵巢内病变必须有以下所见之一：无浸润；肿瘤仅限于卵巢浆膜，无皮质浸润；皮质受累必须在 5mm×5mm 以内，组织学及细胞学特征以浆液细胞为主，分化程度不限。

（2）电镜：肿瘤细胞乳头样生长，最大直径达 10μm，核 / 质比例约为 0.5。游离缘有许多长短不一的微绒毛集中于表面，癌细胞呈多分支蟹足状，有杆状胞质突起。胞质内含丰富的糖原，细胞器呈未成熟性。核分叶，有深的缺刻，核异染色质分布谱型异常，核被膜下异染色质减少，大部异染色质呈不规则分布，异染色质及常染色质明显地多于正常核。

（3）免疫组织化学：免疫组织化学特征与卵巢浆液性癌相似，黏蛋白测定及过碘酸希夫反应（PAS 反应）均阳性，不产生透明质酸。Wick 等测定腹膜浆液癌免疫组织化学指标，单抗角蛋白、上皮细胞膜抗原、CA125 抗原、LeuM1、B72-3 抗原、癌胚抗原、淀粉酶、LN1、LN2、MB2、S-100 蛋白及胎盘碱性磷酸酶测定均为阳性。Zhou 等报道全部病例 EMA 和 S-100 蛋白阳性，75% 病例 CA125 阳性，88% 呈 CD15 阳性，38% 胎盘碱性磷酸酶阳性。

2. 宫内膜样癌　光镜可见多数不规则小腺腔，有些呈裂隙状，细胞柱状、复层，核大、深染，核分裂象多见。也有实心细胞巢，异型性明显，可有粗、短乳头。

3. 移行细胞癌　光镜可见肿瘤有乳头状结构及实心癌巢，癌细胞形态与原发于卵巢及膀胱的Ⅲ级移行细胞癌相同，移行细胞乳头异型性明显，核分裂象多见。

4. 恶性米勒管混合瘤　国外文献总结了 19 例腹膜原发恶性米勒管混合瘤，15 例资料完整，多发生于老年绝经妇女，平均年龄为 65.8 岁。肿物源自盆腔 9 例，来自结肠浆膜层 6 例，来自右前外侧腹膜 1 例、网膜 1 例，腹膜后 2 例。镜下肿瘤中主要有癌和肉瘤成分，有同源性和异源性。上皮成分为中、低分化的浆液性腺癌或宫内膜样癌，有的存在透明细胞和鳞癌成分。肉瘤样成分除梭形间质细胞外，异源性肿瘤可见横纹肌肉瘤成分和软骨肉瘤成分。免疫组化 keratin 和 vimentin 共同表达，α₁ 抗糜蛋白酶阳性。

5. 透明细胞癌　Lee 于 1991 年报道 1 例 67 岁妇女腹膜原发透明细胞癌，剖腹探查见盆腔及大部分脏、壁腹膜颗粒样肿物，双卵巢正常。光镜可见腹膜肿瘤结节由小腺体和腺管组成，偶有乳头状结构，由透明细胞、嗜酸性粒细胞和鞋钉样细胞构成腺体、乳头，无砂粒体，PAS 强阳性。

腹膜癌病理可以进一步分级，这点很重要，因为肿瘤的分化和预后相关。Gx 为分级无法评估，G₁ 为高分化，G₂ 为中分化，G₃ 为低分化。

八、鉴别诊断

1. 卵巢癌腹膜转移　两者主要区别是 PPC 双侧卵巢实质内无肿瘤浸润，免疫组化无助于与卵巢上皮性癌的鉴别。

2. 弥漫性腹膜恶性间皮瘤　症状、体征、疾病程度多相似，多发生于男性，多有石棉接触史。间皮瘤细胞具有活跃的产生透明质酸的功能，测定患者血清或腹水中的透明质酸水平有助于鉴别诊断，CA125 水平一般不升高。光镜可见瘤细胞呈多角形或立方形，胞质呈嗜酸性，无砂粒体。无中性黏液，D-pas 阴性，阿辛蓝染色阳性，经透明质酸酶消化后染色阴性。癌胚抗原多阴性。S-100、胎盘碱性磷酸酶、CA125、CD15 对鉴别也有帮助，如 S-100 蛋白、碱性磷酸酶或 B72-3 阳性，可除外腹膜恶性间皮瘤。电镜可见细长、毛发样微绒毛。

九、治 疗 方 法

一般来说，影响上皮性卵巢癌、输卵管癌以及腹膜癌患者预后的独立因素要：①诊断时肿瘤的期别；②肿瘤的组织学类型和分化程度；③肿瘤细胞减灭术后残留病灶的最大直径。

（一）手术治疗

1. 初次手术原则　肿瘤细胞减灭术原则。

腹膜癌患者肿瘤处于相当于卵巢癌的 Ⅲ～Ⅳ 期。对于这些患者，最重要的预后因素是减灭术后残留病灶的体积，理论上，肿瘤细胞减灭术的价值在于显著减少肿瘤细胞的数量，继而提高辅助治疗的疗效上，切除大量处于休眠期的肿瘤细胞，可以促使残存细胞进入易受攻击的增殖期。因此，如果患者病情允许，都应先做开腹手术。

（1）应行腹部正中纵切口，通过冷冻切片进行术中病理评估。

（2）需对原发和残余病灶的范围进行量化，并记录。

（3）进腹后，吸取腹水或腹腔冲洗液，送腹腔细胞学检查。

（4）检视全部腹膜表面，对所有种植灶行最大限度的肿瘤细胞减灭术，尽量使残留肿瘤直径≤1cm，如可行，应尽最大努力切除所有可见病灶。

（5）术中应行全子宫、双侧附件切除。

（6）所有受累网膜切除（腹膜癌通常侵袭大网膜，肿瘤形成大网膜饼，可以先结扎右侧和左侧的网膜血管，通常会在横结肠部位暴露出一个可切除肿瘤的空间，再沿着横结肠将大网膜切除）。

（7）如有可能，所有可疑和 / 或增大的淋巴结切除。

（8）为达到满意的肿瘤细胞减灭术，可考虑下列手术，但应考虑患者的身体承受力，因肿瘤细胞减灭术是一项手术并发症很多的术式，对下面的术式必须仔细评估。

盆腔脏器切除术（当肿瘤累犯直肠或膀胱时，可切除部分直肠或膀胱，但如果行盆腔腹膜卷毯式切除，可将肿瘤切净，则尽量保持器官的完整性）：①小肠切除术；②膈面或其他腹膜表面剥除；③脾脏切除术（病灶主要位于大网膜时，左侧通常沿着网膜累犯脾门）；④肝脏部分切除术；⑤胆囊切除术；⑥胃部分切除术；⑦胰尾切除术；⑧阑尾切除术。

（9）辅助的姑息性手术：①腹腔穿刺引流术；②胸腔穿刺术 / 胸膜粘连术；③输尿管内支架 / 肾造口术；④解除肠梗阻的手术治疗；⑤小肠支架；⑥电视辅助胸腔镜。

（10）肿瘤细胞减灭术后，如果残留肿瘤体积较小，术中可放置腹腔化疗管以便术后进行腹腔化疗。

腹膜癌因其组织学模式和特性与卵巢上皮癌相似，因此其总的治疗原则是能手术者尽量手术，不能彻底切除者行减瘤术，力争残余瘤在 1cm 以内，必须强调双侧卵巢同

时切除，以观察卵巢病变情况而明确诊断。

2. 中间型肿瘤细胞减灭术　虽然循证医学的证据表明，最大限度的肿瘤细胞减灭术是影响腹膜癌患者预后的重要因素，但对于腹膜癌患者，多数患者手术切净的难度大、风险高，因此初次肿瘤细胞减灭术的满意度欠佳。对部分不适合立即手术且细胞学证实为 ⅢC 期及 Ⅳ 期腹膜癌的患者，可以先给予 2～3 个疗程的新辅助化疗，之后再进行中间型肿瘤细胞减灭术，术后继续化疗。这对存在大量胸腔积液或腹水的患者特别适用。在首次肿瘤细胞减灭术不满意的情况下，尤其是初次手术不是由肿瘤专科医师完成的患者，也可在全身化疗 2～3 个疗程后，再行中间型肿瘤细胞减灭术。

（二）化疗

初始治疗接受肿瘤细胞减灭术的患者，术后应接受化疗。标准化疗方案是使用以铂类药物为基础的全身联合化疗，方案中包括铂类药物（卡铂或顺铂）和紫杉醇类药物（紫杉醇或多烯紫杉醇）。由于多烯紫杉醇神经毒性反应较少，因此可考虑用于部分患者，但该药的骨髓毒性比紫杉醇更严重。研究报道，在进行 6 个疗程的化疗后，继续使用紫杉醇维持治疗（每月 1 次）可延长患者的无病生存期，但不能延长总生存期。维持化疗的作用尚不明确，不是标准治疗方法。

1. 初始化疗规范

（1）紫杉醇 135mg/m² （静脉维持 3 小时或 24 小时，第 1 天）；在紫杉醇静脉用药结束后（第 2 天）用顺铂 75～100mg/m² 腹腔灌注；第 8 天再用 1 次紫杉醇腹腔灌注，60mg/m²，间隔 3 周，共 6～8 个疗程。

由于腹腔化疗增加毒性反应，这一方法并未在世界范围内广泛应用。GOG172 在 Ⅲ 期卵巢癌和原发性腹膜癌患者中比较了静脉使用紫杉醇 + 顺铂和腹腔使用紫杉醇 + 顺铂的效果，在该研究中所有患者的病灶残留直径均≤1cm。腹腔化疗组中，仅 42% 的患者完成了 6 个疗程的化疗，但该组患者的无进展生存期却较静脉化疗组患者长 5.5 个月（23.8 个月 vs. 18.3 个月，P=0.05），其总生存期也较后者长 15.9 个月（65.6 个月 vs. 49.7 个月，P=0.03）。

（2）紫杉醇 175mg/m² （静脉维持 3 小时），随后使用卡铂（AUC=5.0×7.5，静脉维持 1 小时，第 1 天），间隔 3 周，共 6～8 个疗程。

（3）多西他赛 60～75mg/m² （静脉维持 1 小时），随后使用卡铂（AUC=5.0×6.0，静脉维持 1 小时，第 1 天），间隔 3 周，共 6～8 个疗程。

（4）紫杉醇 80mg/m² （静脉维持 1 小时，第 1、8、15 天），卡铂（AUC=6.0，静脉维持 1 小时，第 1 天），间隔 3 周，共 6 个疗程。该化疗方案是由日本妇科肿瘤学组报道的，研究显示此方案可延长患者的无进展生存期和总生存期。

对于治疗结束后达到临床完全缓解者，可选择观察随访或使用紫杉醇进行维持治疗。推荐的紫杉醇维持治疗方案为：紫杉醇 135～175mg/m²，每 4 周 1 次，共 12 周。

（5）贝伐单抗类的使用规范（根据 ICON-7 和 GOG-8）：

1）紫杉醇 175mg/m² （静脉维持 3 小时），卡铂

（AUC=6.0，静脉维持 1 小时），贝伐单抗 7.5mg/kg（静脉维持 30～90 分钟），第 1 天。间隔 3 周，共 5～6 个疗程。而后继续用贝伐单抗 12 个疗程。

2）紫杉醇 175mg/m² （静脉维持 3 小时），卡铂（AUC=6.0，静脉维持 1 小时），第 1 天。间隔 3 周，共 5～6 个疗程。从第二个疗程的第一天开始给予贝伐单抗 15mg/kg（静脉维持 30～90 分钟），间隔 3 周，共 22 个疗程。

已有研究报道使用卡铂＋紫杉醇＋贝伐单抗化疗后继续使用贝伐单抗进行维持治疗的患者，其无进展生存期可略有延长，延长时间具有统计学意义。目前的证据表明，贝伐单抗仅可改善不满意的肿瘤细胞减灭术患者的总生存率，对满意肿瘤细胞减灭术患者未见延长总生存期。

晚期患者可选择卡铂＋紫杉醇静脉化疗或顺铂＋紫杉醇腹腔化疗，应当将静脉和腹腔化疗这两种方式的给药途径以及各自的利与弊充分告知患者。腹腔化疗只适用于接受满意肿瘤细胞减灭术和残留病灶 <1cm 的晚期患者。

对于不可耐受联合化疗的患者，也可使用卡铂单药（AUC=5～6）静脉化疗。

如果患者对紫杉醇或卡铂过敏，可换用其他药物（如多烯紫杉醇或白蛋白结合型紫杉醇）。对卡铂过敏的患者可接受脱敏治疗，也可换用顺铂（50～75mg/m²）。

所有晚期患者都可按照相似的方法进行治疗，并根据毒性反应调整药物剂量。如果患者一般状态极差或合并肾功能不全，给予联合化疗应非常慎重。

2. 复发性肿瘤的化疗　多数腹膜癌患者会复发，中位复发时间为 16 个月。不同患者的预后及其对进一步治疗的反应都存在显著差异。预测患者对后续化疗的反应及其预后的临床指标中，应用最为广泛的是无进展间期或"无铂间期"，即初治含铂方案化疗的结束时间与肿瘤复发或进展之间的时间间隔。

对患者进行分类是有意义的，但尚不完善。影响因素很多，治疗间期 <6 个月的患者属铂耐药，通常使用无铂方案治疗；治疗间期 >6 个月的患者属铂敏感，常可使用以铂类药物为基础的方案治疗。治疗期间肿瘤出现进展以及化疗停药 4 周内出现进展者，属铂抵抗。

对于化疗停止 6 个月以上发生复发的卵巢癌患者（铂敏感型），可分为影像学 / 临床复发或生化复发（CA125 升高，但影像学未发现复发灶）。对于影像学 / 临床复发患者，可选择以铂为基础的联合化疗或按复发治疗方案进行治疗。对于生化复发患者，可选择推迟治疗直至出现临床复发或立即按复发方案开始治疗。

如果患者已连续复发 2 次，她们再次接受治疗后获益的可能性极小。对于这些患者，处理时要注意遵循个体化原则。

对于铂敏感型复发患者，推荐含铂方案化疗，首选方案包括卡铂＋紫杉醇、卡铂＋多烯紫杉醇、卡铂＋吉西他滨、卡铂＋脂质体多柔比星、顺铂＋吉西他滨。单药化疗首选卡铂或顺铂。对于铂敏感型患者，ICON4 发现和单药使用卡铂的患者相比，接受卡铂＋紫杉醇方案化疗的患者，其总生存期和无进展生存期更长。

对于铂耐药型复发患者，推荐首选非铂类单药化疗，包括多烯紫杉醇、依托泊苷（口服）、吉西他滨、脂质体多柔比星、紫杉醇周疗或拓扑替康。上述药物的缓解率分别相似，为 10%～20%，中位进展时间为 3～4 个月，中位生存期为 9～12 个月，此类患者也可考虑入组参加临床试验。

对复发性疾病有效的其他单药包括六甲蜜胺、卡培他滨、环磷酰胺、异环磷酰胺、伊立替康、奥沙利铂、紫杉醇、白蛋白结合型紫杉醇、培美曲塞和长春瑞滨。

对于出现神经毒性的患者，可使用吉西他滨或脂质体多柔比星代替紫杉醇。

铂耐药型和铂抵抗型患者的治疗较为复杂，需要对患者的一般状态、症状及肿瘤范围进行仔细评估。控制症状和良好的姑息治疗是治疗方案的主要部分。对于无症状的复发患者，如果没有临床表现或提示复发的影像学证据，仅根据 CA125 升高便开始治疗，并不会使患者获益。对于这些患者，最佳的化疗时机尚不明确。如果复发患者没有症状，仅影像学发现小病灶或未发现病灶，也可选择进行密切观察，或参加相关临床试验。

近期 GOG198 研究在 Ⅲ～Ⅳ 期上皮性卵巢癌、输卵管癌和原发性腹膜癌患者中比较了他莫昔芬和沙利度胺的效果，这些患者在一线化疗后出现了 CA125 升高。该研究发现，与使用他莫昔芬的患者相比，接受沙利度胺的患者发生疾病进展的风险增加了 31%［危险比（*HR*）=1.31］。沙利度胺组和他莫昔芬组患者中位无进展生存期分别为 3.2 个月和 4.5 个月。该研究提示，他莫昔芬对出现 CA125 水平升高的一般患者可能有效；目前，有研究者正在这些患者中探讨雌激素受体阳性和他莫昔芬用药效果间的关系。

有学者对 20 例铂耐药型复发 PPC 患者予来那度胺（25mg，第 1～21 天，每 4 周 1 次）口服直至疾病进展或毒性不可耐受，共 11 例患者完成了至少 2 个周期的治疗且可评价疗效，9 例 SD，中位 TTP 为 5.8 个月，Ⅲ度毒副反应为 14%，无Ⅳ度毒副反应。研究提示，来那度胺单药口服有效率虽不高，但毒性较小，与细胞毒性药物联用可能有协同作用。

复发患者是极少能被治愈的；复发患者的治疗目标主要是维持生活质量和缓解症状。可供选择的治疗方法包括化疗、放疗。如有有效的化疗方案，局灶性复发的部分患者可选择手术治疗。

（三）二次肿瘤细胞减灭术

二次肿瘤细胞减灭术可以定义为，在完成一线化疗后的肿瘤细胞减灭术。很少一部分患者可从二次肿瘤细胞减灭术中获益。回顾性研究显示，如果二次肿瘤细胞减灭术可切除所有肉眼可见的病灶，患者则可从中获益，这种情况通常意味着患者的复发灶应为孤立病灶，以下情况可适合行二次肿瘤细胞减灭术：①铂敏感型；②单一或多个复发病灶估计可以切净；③无不可切除的腹腔外或肝转移病灶；④全身状况良好，可耐受手术；⑤患者及家属充分知情并同意。

十、随　访

目前，尚无证据显示在完成初治手术和化疗后，通过密切的临床监测发现患者出现无症状性复发时即开始化疗，可以改善患者的总生存率和生活质量。若患者仅有 CA125 升高，但无症状、病灶较小或影像学未发现复发灶，可以推迟开始化疗的时间。

随访的目的包括：①评价治疗效果；②早期发现并及时处理治疗相关并发症，包括进行心理支持治疗；③早期发现复发症状和体征；④在临床研究中，收集任何与疗效相关的数据和与治疗相关并发症的数据。

目前缺少循证医学证据的指南来指导随访。一般而言，在治疗结束后 1 年内，患者可每 3 个月随访 1 次，然后可逐渐延长随访间隔，2 年后可每 4~6 个月随访 1 次，5 年后可每年随访 1 次。每次随访时，医师均应记录患者的病史，包括任何家族肿瘤史的变化和所有可能提示复发的症状，并完成体格检查。一直以来，定期检测 CA125 水平已成为常规，现在加上同时检查 HE4（有研究表明 HE4 较 CA125 似更敏感），但 CA125 升高即开始二线化疗能否为患者带来临床益处一直存有争议。EORTC 是一项大样本研究，该研究发现对于无临床症状的复发患者，仅根据 CA125 升高而给予化疗，并不能延长患者的生存期或改善其生活质量。开始治疗的时机应根据临床症状和影像学的发现而定。

十一、预　后

该病的生物学行为与晚期卵巢癌相似，以前报道预后差。随着以顺铂为主的化疗方案应用，预后明显好转。天津市肿瘤医院女性浆液性腹膜癌 2 年存活率为 33%，张贵宇报道的 11 例平均存活 17.1 个月，认为预后不比同期卵巢浆液性癌差。

国外报道平均生存期不一，Ransom 报道为 17 个月，其中存活 6~7 年者有 3 例，均为满意的减瘤术后用顺铂和环磷酰胺化疗 6~12 个疗程（DDP 60mg/m²，环磷酰胺 1 000mg/m²，第 1 天，4 周为 1 个疗程）。Dalrymple 认为腹膜癌与Ⅲ~Ⅳ期卵巢癌预后无差别，中位生存期为 11.3 个月，Truong 报道 14.7 个月，Zhou 报道为 27 个月，5 年生存率为 27%（10 例），Mulhollan（87 例）报道为 17 个月，2 年生存率为 28%，Rothacker（57 例）报道 1 年生存率为 0。

Fromm 总结中位生存期为 24 个月（计 74 例患者），认为生存期与患者年龄及残余瘤大小无关，也与乳头多少无关，而是有丝分裂存在影响其预后。接受有规律的联合化疗中位生存期为 29.5 个月，单一疗程化疗中位生存期为 16.5 个月，用以顺铂为主的化疗中位生存期为 31.5 个月，明显高于未用顺铂组的 19.5 个月，环磷酰胺加顺铂方案化疗中位生存期为 34.5 个月。

Ben 观察比较腹膜浆液性乳头状癌和Ⅲ~Ⅳ期卵巢浆液性癌，发现无统计学不同（平均年龄、绝经情况、产次、腹水量、接受满意的减瘤术比例），平均无瘤间期是 15 个月和 18 个月，平均生存期为 21 个月和 26 个月，5 年生存率为 18% 和 24%，中位生存期残余瘤≥2cm 是 20.5 个月和 24 个月，残余瘤≤2cm 是 46 个月和 41 个月。

（包乐文）

参 考 文 献

[1] KIRKWOOD J M, STRAWDERMAN M H, ERNSTOFF M S, et al. Interferon alfa-2b adjuvant therapy of high-risk resected cutaneous melanoma: the Eastern Cooperative Oncology Group Trial EST 1684[J]. J Clin Oncol, 1996, 14(1): 7-17.

[2] SPARANO J A, FISHER R I, SUNDERLAND M, et al. Randomized phase Ⅲ trial of treatment with high-dose interleukin-2 either alone or in combination with interferon alfa-2a in patients with advanced melanoma[J]. J Clin Oncol, 1993, 11(10): 1969-1977.

[3] VERONSEI U, CASCINELLI N, ADAMUS J, et al. Thin stage Ⅰ primary cutaneous malignant melanoma. Comparison of excision with margins of 1 or 3cm[J]. N Engl J Med, 1988, 318(18): 1159-1162.

[4] BALCH C M, URIST M M, KARAKOUSIS C P, et al. Efficacy of 2-cm surgical margins for intermediate-thickness melanoma(1 to 4mm). Results of a multi-institutional randomized surgical trial[J]. Ann Surg, 1993, 218(3): 262-267.

[5] FRIEDMAN H I, COOPER P H, WANEBO H J. Prognostic and therapeutic use of microstaging of cutaneous squamous cell carcinoma of the trunk and extremities[J]. Cancer, 1985, 56(5): 1099-1105.

[6] BREUNINGER H, BLACK G, RASSNER G. Microstaging of squamous cell carcinomas[J]. Am J Clin Pathol, 1990, 94(5): 624-627.

[7] SWERDLOW M. Mesothelioma of the pelvic peritoneum resembling papillary cystadenocarcinoma of the ovary[J]. Am J Obstet Gynecol, 1959, 77(1): 197-200.

[8] BANERJEE R, GOUGH J. Cystic mucinous tumors of the mesentery and retroperitoneum: report of three cases[J]. Histopathology, 1988, 12(5): 527-532.

[9] CLARK J E, WOOD H, JAFFURS W J, et al. Endometrioid-type cystadenocarcinoma arising in the mesosalpinx[J]. Obstet Gynecol, 1979, 54(5): 656-658.

[10] SIMON G R, VERSCHRAEGEN C F, JÄNNE P A, et al. Pemetrexed plus gemcitabine as first-line chemotherapy for patients with peritoneal mesothelioma: final report of a phase Ⅱ trial[J]. J Clin Oncol, 2008, 26(21): 3567-3572.

[11] MARTH C, WALKER J L, BARAKAT R R, et al. Results of the 2006 Innsbruck International Consensus Conference on intraperitoneal chemotherapy in patients with ovarian cancer[J]. Cancer, 2007, 109(4): 645-649.

[12] BELL J, BRADY M F, YOUNG R C, et al. Randomized phase Ⅲ trial of three versus six cycles of adjuvant carbopla-

tin and paclitaxel in early stage epithelial ovarian carcinoma：a Gynecologic Oncology Group study［J］. Gynecol Oncol，2006，102（3）：432-439.

[13] ARMSTRONG D K，BUNDY B，WENZEL L，et al. Intraperitoneal cisplatin and paclitaxel in ovarian cancer［J］. N Engl J Med，2006，354（1）：34-43.

[14] OZOLS R F，BUNDY B N，GREER B E，et al. Phase Ⅲ trial of carboplatin and paclitaxel compared with cisplatin and paclitaxel in patients with optimally resected stage Ⅲ ovarian cancer：a Gynecologic Oncology Group study［J］. J Clin Oncol，2003，21（17）：3194-3200.

[15] VASEY P A，JAYSON G C，GORDON A，et al. Phase Ⅲ randomized trial of docetaxel-carboplatin versus paclitaxel-carboplatin as first-line chemotherapy for ovarian carcinoma［J］. J Natl Cancer Inst，2004，96（22）：1682-1691.

[16] TANGJITGAMOL S，MANUSIRIVITHAYA S，LAOPAIBOON M，et al. Interval debulking surgery for advanced epithelial ovarian cancer［J］. Cochrane Database Syst Rev，2016（1）：CD006014.

[17] MARKMAN M，LIU P Y，WILCZYNSKI S，et al. Phase Ⅲ randomized trial of 12 versus 3 months of maintenance paclitaxel in patients with advanced ovarian cancer after complete response to platinum and paclitaxel-based chemotherapy：a Southwest Oncology Group and Gynecologic Oncology Group trial［J］. J Clin Oncol，2003，21（13）：2460-2465.

[18] BANDERA C A，MUTO M G，SCHORGE J O，et al. *BRCA1* gene mutations in women with papillary serous carcinoma of the peritoneum［J］. Obstet Gynecol，1998，92（4 Pt 1）：596-600.

[19] ESQUIVEL J. Cytoreductive surgery for peritoneal malignancies--development of standards of care for the community［J］. Surg Oncol Clin N Am，2007，16（3）：653-666.

[20] AL-SHAMMAA H A，LI Y，YONEMURA Y. Current status and future strategies of cytoreductive surgery plus intraperitoneal hyperthermic chemotherapy for peritoneal carcinomatosis［J］. World J Gastroenterol，2008，14（8）：1159-1166.

[21] HELM C W，BRISTOW R E，KUSAMURA S，et al. Hyperthermic intraperitoneal chemotherapy with and without cytoreductive surgery for epithelial ovarian cancer［J］. J Surg Oncol，2008，98（4）：283-290.

[22] ARMSTRONG D K，BUNDY B，WENZEL L，et al. Intraperitoneal cisplatin and paclitaxel in ovarian cancer［J］. N Engl J Med，2006，354（1）：34-43.

[23] OLIVIER R I，LUBSEN-BRANDSMA M A C，VERHOEF S，et al. CA125 and transvaginal ultrasound monitoring in high-risk women cannot prevent the diagnosis of advanced ovarian cancer［J］. Gynecol Oncol，2006，100（1）：20-26.

[24] WALKER J L，ARMSTRONG D K，HUANG H Q，et al. Intraperitoneal catheter outcomes in a phase Ⅲ trial of intravenous versus intraperitoneal chemotherapy in optimal stage Ⅲ ovarian and primary peritoneal cancer：a Gynecologic Oncology Group Study［J］. Gynecol Oncol，2006，100（1）：27-32.

[25] BRISTOW R E，EISENHAUER E L，SANTILLAN A，et al. Delaying the primary surgical effort for advanced ovarian cancer：a systematic review of neoadjuvant chemotherapy and interval cytoreduction［J］. Gynecol Oncol，2007，104（2）：480-490.

第 3 章

胃 癌

第1节　概　述

胃癌是严重危害我国居民健康的常见恶性肿瘤，其发病率居男性第2位，女性第3位。据GLOBOCAN报道，2008年全球新诊断胃癌病例989 000例，其中中国有463 000例，占46.8%。根据流行病学预测，我国胃癌的发病率及死亡率在未来20年均呈现稳步增加的趋势：2010年发患者数接近50万例，2030年将达到86万例；死亡人数也由2010年的37万例增加到2030年的67万例。由于缺乏普查机制，我国确诊的胃癌病例中90%以上为进展期，天津市肿瘤医院2003—2011年手术治疗的3 544例胃癌中，早期胃癌（Ⅰ期）仅占8.13%，Ⅳ期病例占7.99%。占全部病例83%的病例属于Ⅱ、Ⅲ期，这组病例需要采取以手术为主的综合治疗。随着荷兰研究15年随访结果的发表，D2淋巴结清扫的地位在全球获得共识，美国国家癌症综合网（NCCN）、欧洲肿瘤内科学会（ESMO）、日本胃癌指南以及中国国家卫生健康委员会胃癌诊治规范均将D2推荐为局部进展期胃癌的标准式式。

2013年2月27日至3月1日笔者应邀参加在大阪召开的第85届日本胃癌学会年会，并做了"中国胃癌手术治疗现状"的大会报告。在大会的亚洲论坛上，来自荷兰莱顿大学医学中心的van de Velde教授报告了荷兰胃癌治疗现状：统计数据表明，在过去20年荷兰的胃癌治疗效果未有任何进步。主要原因是随着胃癌发病率的逐年降低，胃癌患者有机会由高胃癌年手术量（每年进行胃癌手术20例以上）医师手术的机会越来越少，1989年约50%的患者有机会由年均进行胃癌手术10例以上的医师手术，但是到2009年该数据降低到20%。相应产生的结果是胃癌手术死亡率居高不下，2009年荷兰胃癌手术的平均死亡率为9%。来自美国的研究证实，外科手术死亡率与外科医师年均手术量呈正相关。以胰腺癌为例，年均手术量<1例的手术死亡率高达16%，当年均手术量>16例时，手术死亡率仅为4%。因此，即使在大型医学中心，选择年手术量高的外科医师接受手术，可能使患者获得更好的疗效。欧洲的外科医师很早就意识到胃癌的专科化对提高胃癌患者疗效的重要性，欧洲肿瘤外科学会下属的欧洲癌症治疗疗效监管局（European Auditon Cancer Treatment Outcome）也致力于欧洲胃癌专科化（centralization）工作，该工作在丹麦取得了显著成效：1999—2003年度丹麦有统计的537例胃癌手术分别在37个医院进行，手术死亡率为8.2%；2003—2008年度该状况得到了显著改善，416例胃癌手术被集中在5家医院，手术死亡率也降至2.4%。因此，NCCN建议D2在大中心开展；ESMO建议在专业性较强的大型医院推荐D2手术。

据不完全统计，我国胃癌患者中，仅约20%接受了相对规范的D2手术。根据国内胃癌年手术量较大的中山大学附属第一医院、复旦大学附属中山医院及天津市肿瘤医院的数据，即使在大的医学中心或肿瘤专科医院，胃癌的专科化对胃癌患者的疗效也至关重要。中山大学附属第一

医院詹文华教授领导的胃癌专科化团队经过数十年的努力取得了显著的成绩：该院统计的1 015例胃癌病例中88%由专科医师手术，与由非专科医师手术的患者比较，5年生存率提高15%。复旦大学附属中山医院近5年来积极开展胃癌专科化工作，统计的1 594例胃癌病例中，由专科医师手术的214例（13.4%）胃癌患者5年生存率比由非专科医师手术的患者提高了10%。天津市肿瘤医院于1999年开始腹部肿瘤的专科化工作，2004年成立胃部肿瘤科，2007年统计的有5年随访数据的1 137例资料显示，其中28%（320例）由专科医师手术。两组患者总的5年生存率分别是46.6%和34.0%。其中，N2患者5年生存率分别是46%和21%（P<0.001）。来自肿瘤专科和大学医院的数据反映了全国胃癌治疗的普遍情况。

国家卫生部医管司在2012年底在北京召开了全国部分省市的肿瘤专科和综合医院胃肠肿瘤外科和普通外科主任会议，重点讨论了在全国范围实施胃癌定点医院准入标准。入门标准是年收治胃癌病例不低于50例，过去连续3年不低于150例。相信随着这一措施的实施，可以使大部分胃癌病例相对集中于大的综合或专科医院，从根本上提高胃癌的疗效。中国抗癌协会胃癌专业委员会及中华医学会外科学分会胃肠外科学组组织全国胃癌领域专家于2007年成立了中国胃癌协作组，成员单位包括了全国40余家肿瘤专科及大型医学中心。中国胃癌协作组于2008年开始在全国开展胃癌根治手术巡讲，迄今已在全国20余个省市巡讲50余场，接受培训的外科医师达5 000余人。2013年4月中国抗癌协会胃癌及大肠癌专业委员会在上海启动了全国胃癌、大肠癌培训示范基地授牌仪式。首批有40个单位被授予示范基地。相信通过上述行政干预、学会培训等措施，会逐步推动我国胃癌专业化程度，造福胃癌患者。

胃癌的综合治疗模式在北美、欧洲和亚洲基于循证医学结果形成了不同的模式：北美基于INT0116研究，形成了手术（D0/D1）+术后同步放化疗；欧洲基于MAGIC研究，确立了术前化疗+手术+术后化疗模式；亚洲基于ACTS-GC和CLASSIC研究结果，确立了D2手术+术后辅助化疗模式。2012年INT0116研究的10年随访结果公布，中位生存时间基本维持了和之前的5年随访一致的结果。复发与转移的统计结果显示，术后同步放化疗的主要意义在于局部控制，对降低远处复发作用有限。INT0116结果显示，90%的手术未达到D2根治（D0=54%，D1=36%，D2=10%），符合适用于我国在基层医院手术胃癌患者的实际情况。MAGIC研究开创了局部进展期胃癌术前化疗的先河，但是唯一的缺陷是入组患者中仅41%接受了D2手术。亚洲国家倡导扩大淋巴结清扫，随着ACTS-GC及CLASSIC研究结果发布，Ⅲ期胃癌D2+双药（XELOX）辅助化疗，Ⅱ期胃癌D2+氟尿嘧啶类（S-1）单药辅助化疗的治疗模式得到确立。CLASSIC研究有史以来将局部进展期胃癌病例的局部复发降至4.4%，3年DFS提高到74%。ToGA研究开创了胃癌靶向治疗的先河，随着研究的深入，证据表明胃上部分化好的腺癌HER-2阳性率高，HER-2阳

性又是胃癌患者预后不良的指标。中国患者 HER-2 的阳性率为 12% 左右。目前正在积极探索 HER-2 阳性患者术后辅助以及术前新辅助治疗的可行性。

随着内镜及腹腔镜、机器人技术的进步，早期胃癌 EMR、ESD、腹腔镜手术获得了突飞猛进的发展。目前全国已经有超过 10 个医学中心，胃癌腹腔镜年手术量超过 200 例，常规开展机器人胃癌手术的单位在逐年增加。腹腔镜胃癌手术的适应证还仅限于早期胃癌，进展期胃癌腹腔镜手术建议在有经验的医学中心开展。

2013 年 6 月 19—22 日在意大利历史名城 Verona 召开了第 10 届世界胃癌大会，中国代表团在中国抗癌协会胃癌专业委员会主任委员季加孚教授带领下，击败主要对手由 Sasako 教授领衔的日本团队，争取到 2017 年在北京承办第 12 届世界胃癌大会主办权。这说明中国胃癌领域的工作获得了国际同行的认可，同时我们与日本、韩国还存在差距。日本胃癌学会自 2008 年起在日本全国开展了完善的胃癌登记工作，登记项目包括外科手术、病理诊断以及预后等 53 项内容。该项目有全日本 208 个医院参加并提供数据。最新统计的 13 626 例原发性胃癌数据显示，总的 5 年生存率达到 83.3%，手术死亡率仅为 0.48%。我国目前暂无全国胃癌登记制度，因此，也缺乏全国胃癌治疗的权威性数据。但是，中国有志于胃癌临床诊治研究的医师已经开始行动。我们有理由相信，在不远的未来，我国胃癌诊治领域的同道会在胃癌规范化诊治、多中心、前瞻性、随机化临床研究等方面取得长足的进步。目前通过根据我们自己的循证医学数据制定的、适合国内患者的胃癌诊治指南指导临床工作，提高胃癌治疗水平，造福广大胃癌患者。

(梁 寒)

第 2 节 胃癌流行病学和病因学

一、胃癌的流行趋势

胃癌是世界范围内最常见的恶性肿瘤之一，据世界卫生组织国际癌症研究中心（International Agency for Research on Cancer，IARC）数据显示，2008 年全球胃癌新发病例 98.9 万例，中国新发病例 46.3 万例，占全球胃癌发病的 46.8%；2008 年全球死于胃癌的病例为 73.7 万例，中国死亡病例为 35.2 万例，占全球胃癌死亡的 47.8%。虽然世界范围内胃癌的发病率有不同程度的降低（主要是工业化国家），但它仍是因癌症而死亡的第二大原因。

2012 年中国肿瘤登记年报显示，我国胃癌发病率为 36.21/10 万，占全部肿瘤的 12.67%，是我国第二大新发肿瘤；其中，农村发病率比城市高 60.83%，年龄标化后高 85.94%。同期胃癌的死亡率为 25.88/10 万，占恶性肿瘤死亡率的第 3 位，农村比城市高 68.32%，年龄标化后高 1.01 倍（表 3-1）。

1. 性别分布 胃癌发病率和死亡率存在明显的性别差异，男性高于女性。我国按累积发病率和死亡率计算，男性约为女性 2 倍。男性中以非贲门部胃癌较常见，男女性别比约 2∶1。贲门部胃癌有更高的男女性别比，在美国白种人中这一比例接近 6∶1（图 3-1）。

2. 年龄分布 胃癌发病与年龄有关，30 岁以前比较罕见，30 岁以后随年龄增长发病率迅速升高，70～80 岁达到高峰，随后快速下降。我国 2009 年全国肿瘤登记的数据显示，全国以及城乡 40 岁以下男性和女性各年龄组胃癌发病率均低于 10/10 万。从 45～岁组起，胃癌年龄别发病率均随年龄增长而迅速升高，男女合计在 80～岁组增

表 3-1 国内外不同经济水平及不同性别胃癌的发病率和死亡率

地区	发病率				死亡率			
	粗率/10^{-5}	构成/%	世标率/10^{-5}	顺位	粗率/10^{-5}	构成/%	世标率/10^{-5}	顺位
世界	14.6	7.8	14.0	4	10.9	9.7	10.2	2
经济水平								
发达	22.3	4.9	11.4	5	14.7	6.6	7.2	4
发展中	12.9	10.0	15.2	2	10.0	11.5	11.8	3
性别								
男性	18.7	9.7	19.7	4	13.6	11.0	14.2	3
女性	10.4	5.8	9.0	5	8.1	8.2	6.9	4
中国	36.21	12.67	23.93	2	25.88	14.33	16.38	3
城乡								
城市	30.20	9.95	18.91	3	21.15	11.63	12.63	3
农村	48.57	19.43	35.31	1	35.60	20.02	24.97	2
性别								
男性	49.61	15.60	34.23	2	34.64	15.45	23.31	3
女性	22.50	8.89	14.12	4	16.91	12.45	9.94	2

注：世标率表示按照世界人口的年龄分布进行标化。全球胃癌的发病、死亡资料来源于 2008 年全球肿瘤报告（GLOBOCAN 2008）中公布的数据；我国胃癌的发病、死亡资料来源于 2009 年全国肿瘤登记报告的数据（见《2012 年中国肿瘤登记年报》）。

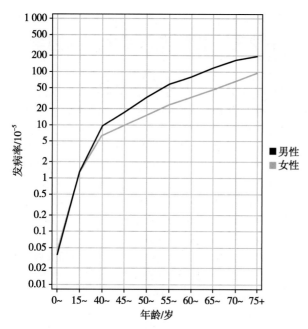

图 3-1　全球 2008 年不同性别胃癌发病率

309.87/10 万和 141.19/10 万，85 岁以上再回落至 257.63/10 万和 110.48/10 万。40 岁以上男性胃癌发病率均高于女性。胃癌死亡率的趋势与发病率的趋势类似（图 3-2）。

3. 地区分布　胃癌呈现明显的地区分布差异，高、低发区发病率相差接近 10 倍。高发地区（男性年龄标化发病率>20/10 万）包括东亚（日本、中国）、东欧和中南部美洲的大部分地区；南亚、北非和东非、北美、澳大利亚和新西兰发病率较低（男性年龄标化发病率<10/10 万）。女性胃癌发病率的地区分布与男性类似。值得注意的是，虽然非洲女性胃癌的发病率很低，但中非地区的发病率接近于东欧地区（12.6/10 万）。胃癌发病率地区分布的差异绝大部分可归因于非贲门部胃癌的发病率差异，而贲门癌发病率的地区分布较一致。例如，日本大阪的男性胃癌病例中贲门癌仅占 4%，而美国白种人则占 39% 左右。

我国胃癌分布存在明显的城乡差异，2009 年肿瘤登记结果显示，城市登记地区胃癌发病率为 30.20/10 万（男性 40.93/10 万，女性 19.28/10 万），低于农村登记地区的 48.57/10 万（男性 67.27/10 万，女性 29.17/10 万）。调整年龄结构后，城乡之间的差距缩小，仍然是农村高于城市。30 岁以上城市地区男、女性胃癌年龄别发病率均低于农村，农村的高峰年龄（75～岁组）比城市（80～岁组）提前 5 岁左右，男、女性的峰值（421.93/10 万和 187.09/10 万）约为城

至最高（215.83/10 万），85+ 岁组再降到 167.51/10 万。按性别统计，15 岁以上男性和女性胃癌的年龄别发病率均一致地随年龄增长而升高，在 80～岁组升至最高，分别为

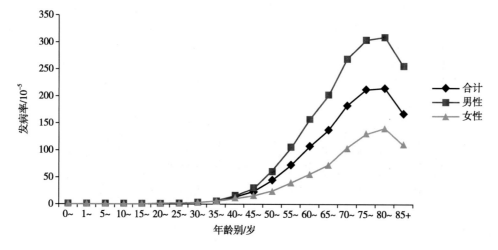

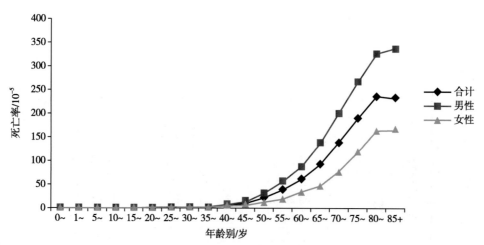

图 3-2　2009 年全国胃癌的年龄别发病率和死亡率

市地区男、女性（267.94/10 万和 124.49/10 万）的 1.5 倍。

在我国 31 个城市肿瘤登记地区，男性胃癌标化发病率最高的是甘肃省武威市凉州区（142.21/10 万），其次是安徽省铜陵市和江苏省淮安市淮安区；女性发病率最高的也是甘肃省武威市凉州区（142.21/10 万），其次是安徽省铜陵市和辽宁省丹东市。在我国 41 个农村肿瘤登记地区，男性胃癌标化发病率最高的是河北省邯郸市涉县（147.98/10 万），其次是山西省晋城市阳城县和江苏省镇江市扬中市；女性最高的是江苏省镇江市扬中市（54.99/10 万），其次是河北省邯郸市涉县和山西省晋城市阳城县。

4. 时间趋势　过去半个多世纪里，世界上大部分国家与地区的胃癌发病率和死亡率均呈下降趋势，西方发达国家尤为显著。2002 年全球男性和女性胃癌发病率分别为 22.0/10 万和 10.3/10 万，较 1985 年降低了 15%。胃癌发病及死亡率较高的国家开始下降一般较晚，一旦开始下降，则表现十分明显。

日本是全球胃癌发病率和死亡率最高的国家，近年来尽管其新发病例数在增加，但胃癌的发病率和死亡率都呈现出平稳下降的趋势。在澳大利亚，男性胃癌的死亡率从 1950 年的 25.9/10 万下降至 1994 年的 6.7/10 万。与全球下降趋势相反的是，西方一些发达国家的贲门部胃腺癌发病率表现出快速上升的势头。根据美国 9 个地区的胃癌发病率资料显示，1976—1987 年贲门部腺癌发病率在白种人男性中每年增加约 4.3%，白种人女性 4.1%，黑种人男性 3.6%，黑种人女性 5.6%。

1989—2003 年的 15 年期间，我国胃癌的发病率呈现一个相对平稳的下降趋势，以城市地区更为明显，城市男性胃癌发病率从 1989 年的 42.6/10 万下降在 1999 年的 35.2/10 万，城市女性胃癌发病率从 21.9/10 万下降至 18.3/10 万。但从 2004 年之后，我国城市地区男性和女性胃癌发病率均呈现一个上升趋势。农村地区胃癌的上升趋势相对更加明显，而且从 1994 年开始，即呈现一个相对缓慢的上升趋势。城市男性和女性胃癌死亡率 20 年来一直呈现一个缓慢的下降趋势，但是农村地区胃癌死亡率却有一定的上升趋势（图 3-3）。

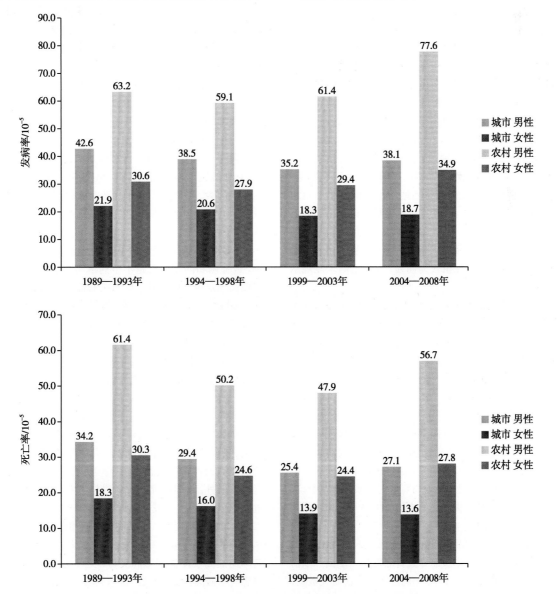

图 3-3　1989—2008 年我国城乡地区胃癌发病及死亡趋势

二、胃癌的危险因素

（一）行为生活方式

1. 膳食因素　国内外大量流行病学调查资料显示，在整个胃癌发病的过程中，饮食因素为胃癌的主要因素，特别是通过不良饮食习惯和方式摄入某些致癌物质。其中，最受重视的为 N- 亚硝基化合物（N-nitroso compounds，NOC）的前体物，如亚硝胺、亚硝酸盐、硝酸盐类等，主要来源于蔬菜和腌肉，饮水也是硝酸盐的来源之一，但含量甚微。

多环芳烃类化合物（polycyclic aromatic hydrocarbon，PAH）和杂环胺类化合物是另一类可致胃癌的化学致癌物。该类物质可污染食品或在食品加工过程如烟熏煎烤中形成。乌拉圭为胃癌高发国家，居民有食用腌熏肉类制品的习惯。在当地开展的一项病例对照研究显示，膳食中含杂环胺 2- 氨基 -1- 甲基 -6- 苯基咪唑 [4,5-b] 吡啶时，患胃癌的危险增加近 4 倍，若同时暴露于亚硝基二甲胺，则患胃癌的危险性可达 12.7（95%CI 7.7～21.2）。

微囊藻毒素是由广泛生长在世界各地的水体中的某些蓝藻产生的，具有较强的肝毒性。近年来，水体中微囊藻毒素与癌症发生的关系日益引起重视。江苏省无锡市开展的太湖饮用水中微囊藻毒素与消化道癌症死亡率关系的流行病学研究发现，饮用水微囊藻毒素暴露与男性消化道主要恶性肿瘤死亡率，尤其是胃癌死亡率的上升有关。

大量流行病学调查表明，不同地区居民血硒水平与肿瘤发病率和死亡率呈负相关，提示低硒可能是肿瘤的危险因素之一。胃癌高发区江苏省镇江市扬中市的研究发现，癌症死亡率的不同地理分布与当地居民血硒水平呈负相关，食管癌患者、胃癌患者、高癌家庭成员血硒水平尤为低下。河北省磁县开展的一项大蒜素和硒干预的双盲试验结束后，前 5 年随访发现，服用大剂量大蒜素和微量硒者患胃癌的危险性降低，在男性组较为明显，女性组则未能观察到保护性作用。

胃癌高发还与高盐饮食密切相关。此外，某些营养素（动物蛋白、维生素）缺乏、抗氧化剂减少及部分药物等均是胃癌发病的重要危险因素。

2. 吸烟、饮酒　吸烟增加胃癌危险性的确切机制尚不清楚，但研究表明烟草烟雾中含有许多致癌物，包括 NOC 和促进内源性 NOC 形成的一氧化氮。在吸烟的胃癌病例中，与吸烟有关的 DNA 加合物明显高于非吸烟者。国内外许多研究报道了吸烟与胃癌间具有从微弱至中等程度的联系，大部分研究显示吸烟的相对危险度低于 2，仅有少数研究显示出明显的剂量 - 反应关系，但也有许多研究却未能得出这种阳性结果。总之，吸烟与胃癌的关系尚存在争议，目前倾向于认为吸烟在胃癌发生中的作用是与个体遗传因素的效应不可分割的。

酒精本身也可能是胃癌的危险因素之一，同时啤酒和威士忌酒中可能含有亚硝胺而导致胃癌发生。法国一项前瞻性研究综合分析 1964—1992 年间的 3 项人群研究数据，对 15 236 位男性和 13 227 位女性随访 389 051 人年后，共有 122 例胃癌新发病例，结果未能观察到总酒精摄入与胃癌间的联系，但饮酒类型影响患癌的危险。与不饮酒者相比，每周饮用 1～6 杯葡萄酒者患胃癌的危险降低，每周饮用 13 杯以上葡萄酒者患胃癌的相对危险度为 0.16，随每日饮用葡萄酒量增加，胃癌危险性呈下降趋势。饮用啤酒和烈性酒与胃癌间未见有统计学意义的联系。目前认为，酒精摄入与胃癌间的病因学联系尚缺乏充分证据。

（二）生物病因

20 世纪 80 年代，幽门螺杆菌（Helicobacter pylori，Hp）的发现是消化病学，特别是胃、十二指肠病学研究的发展领域重要的突破。Hp 是许多慢性胃病发生、发展环节中的一个重要致病因子，前瞻性研究显示 Hp 感染者患胃癌的危险性增加 2～3 倍。Hp 感染存在地区差异，亚洲和东欧人群的感染率较高，而西欧、北欧以及北美居民的感染率相对较低。

EB 病毒（EBV）为疱疹病毒科嗜淋巴细胞属的成员，广泛分布于世界各地。大多数罕见的淋巴上皮瘤样胃癌及少部分常见的胃腺癌组织中可检测到 EBV。研究显示，EBV 感染能使原代培养的正常胃上皮细胞永生化，至少能引起约 10% 的胃癌发生，日本和德国最高（发病率分别为 19.3% 和 18%）。

（三）环境理化因素

电离辐射在胃癌发生中作用的最佳证据来源于第二次世界大战期间日本广岛和长崎原子弹爆炸后幸存者前瞻性研究，随访期间 80 000 名遭到核辐射的幸存者中有 2 600 名患胃癌。1980—1999 年对核爆炸幸存者的随访结果进行回归分析显示，电离辐射暴露、男性、年龄和吸烟史为胃癌的危险因素。20 世纪 30 年代至 20 世纪 60 年代接受消化性溃疡胃部辐射治疗的患者胃癌发病率研究资料亦证实了这种联系。

IARC、美国环保局和 WHO 已公认石棉为人类致癌物，致肺癌和间皮瘤已是不争的事实，但能否引起胃肠道肿瘤尚无定论。国内外一些有关石棉职业性暴露的研究发现，其与胃癌发病危险间存在联系，但仍然存在争议。应用荟萃分析法综合 27 个队列研究资料发现，单纯接触温石棉的工人胃癌死亡危险增高。

（四）机体因素

1. 胃部疾病和手术史　由于 Hp 感染是胃、十二指肠溃疡与胃癌的危险因素，早期消化性溃疡自然被认为与胃癌的危险性有关，然而十二指肠溃疡却与胃癌发病危险间存在负相关。WHO 将胃溃疡、胃息肉、残胃、慢性萎缩性胃炎、胃黏膜异型增生及肠上皮化生等癌前慢性疾病和癌前病变列为胃癌前状态，这些癌前状态与胃癌有发病学的联系。此外，许多研究均发现胃部手术可增加胃癌发生的危险，这种危险主要发生于胃部术后 15 年以上。

2. 遗传易感性　胃癌呈现家庭聚集现象。胃癌核心家系的遗传流行病学研究发现，先证者同胞和父母胃癌患病率明显高于配偶同胞和父母，父母均患胃癌，其子女胃癌患病率最高为 22.58%。日本一项前瞻性研究发现，一级亲属有胃癌病史者患胃癌死亡的相对危险度增加，若家庭中有 2 名以上成员受累,则女性患胃癌的相对危险度达到 9.45 倍。

癌症遗传属于多基因遗传病,个体易患性高低受遗传因素和环境因素的共同影响,其中遗传因素在发病中所起作用的大小称为遗传度。有关胃癌的遗传度,不同地区研究结果大相径庭。除说明不同地区遗传因素在胃癌发生中所起的作用存在差异外,还可能与研究设计和调查方法有关。

3. ABO 血型与胃癌 ABO 血型与胃癌的关系,国内外大部分研究均得出肯定的结论。多数研究肯定了 A 型血的人患胃癌危险度比其他血型高 20%～30%。许多学者对血型与胃癌关系的机制进行了初步探讨,认为两者存在着免疫学联系,但研究尚不够深入。

4. 分子流行病学研究 胃癌的发生、发展是一个多因素、多基因作用的复杂过程。原癌基因或增殖基因的激活、抑癌基因的失活、突变、凋亡基因的失调以及转移相关基因的作用均可使细胞增殖失控而导致恶性转化、转移,并且不同的胃癌病理类型涉及的肿瘤基因及相关分子亦有所不同。肿瘤发生过程中,遗传物质的改变主要有两类:第一类是 DNA 一级结构的改变,包括 DNA 序列的缺失、易位、扩增等;第二类是表观遗传改变(epigenetic)。

(1)基因突变、缺失、扩增:这一系列的遗传变异多导致原癌基因的激活和抑癌基因的失活。10 多年来的研究表明,胃癌的发生涉及 MAGE-1、2、3, ras、c-myc、met、k-sam、HER-2/neu、c-erb-2、midkine 等多种癌基因,而且在不同阶段具有不同的基因表达改变,这些癌基因表达改变影响着胃癌的生物学和临床行为。例如,人类肿瘤中原癌基因 ras 基因的激活是由基因突变所致的,Bos 提出 ras 基因第 12 位密码子突变可使得其编码产物 P21 蛋白的 GTP 酶活性降低,使其水解 GTP 的速度大为降低,因此使 P21 蛋白维持于活化状态,不断激活靶分子,导致细胞大量增殖和恶性转化。另外,与胃癌相关的原癌基因 c-myc 和 k-sam 基因等,许多文献证明其均可在胃癌发生、发展的不同阶段被激活而扩增或超表达。

在胃癌发病过程中,除了癌基因起作用外,还涉及另一类基因,即肿瘤抑制基因或抗癌基因,抗癌基因的失活是胃癌发生过程中的一个重要事件,研究抗癌基因在胃癌发生、发展过程中的表达水平改变,对阐明胃癌的发生机

制具有重要意义。常见的与胃癌发生相关的抑癌基因及其失活方式见表 3-2。

(2)基因多态性:单核苷酸多态性(single nucleotide polymorphism, SNP)为最常见的 DNA 一级结构变化,在分子流行病学研究中,基因多态性具有重要的公共卫生学意义。目前涉及胃癌易感基因多态性的研究主要集中于毒物代谢通路、炎症反应、黏膜保护、氧化损伤、DNA 损伤修复以及细胞增殖能力等方面。

1)免疫相关基因多态性:人类白细胞抗原(HLA)复合体由一群紧密连锁的基因组成,是迄今已知的人体最复杂的基因系统,具有高度多态性。HLA 引起的免疫缺陷可能与某些肿瘤的易感性密切相关,美国一项病例对照研究发现胃癌患者中 HLA-DQB1*0301 等位基因频率明显高于对照组(OR=3.2),未观察到 HLA-DQA1、DRB1 基因多态与胃癌间的关系。Magnusson 等研究发现,DQA1*0102 与抑制 Hp 感染有关,DRB1*1061 可能与胃癌的发展有关,这种关联在 Hp 阴性者尤为显著,且对弥漫性胃癌而言联系强于肠型胃癌。

白细胞介素 1(IL-1)是白细胞或免疫细胞间相互作用的一类细胞因子,在免疫细胞间传递信息,激活与调节免疫细胞,介导 T、B 细胞活化、增殖与分化以及在炎症反应中起重要作用。El-omar 等在苏格兰和波兰开展的一项病例对照研究发现,IL-1B-31C>T(T 基因型)和 IL-1 受体拮抗剂(IL-1RN)*2/*2 基因型能增加 IL-1β 产量,抑制胃酸分泌,与胃癌发生的危险性增加有关。Machado 等在葡萄牙开展的一项研究也发现,IL-1RN*2/*2 纯合子基因型的个体患胃癌的危险性增高。按病理类型区分为肠型和弥漫型胃癌分别分析时,肠型胃癌与 IL-1RN 基因多态性存在统计学意义,对弥漫型和非典型胃癌而言未观察到这种联系。国内的研究也取得了类似的结果。

2)代谢酶基因多态性:化学致癌物大多为间接致癌物,需经代谢活化后与细胞生物大分子作用而致癌,经解毒酶作用而失活。毒物代谢过程主要包括两类酶,Ⅰ相代谢酶介导氧化代谢,具有活化作用;Ⅱ相代谢酶具有解毒效应。这些酶在基因结构上存在遗传多态性,可能决定了个体对环境致癌物的易感性。

细胞色素 P450(CYP450)酶系统为机体重要的 Ⅰ 相代谢酶系统。目前认为,与胃癌遗传易感性增高有关的主要

表 3-2 常见的与胃癌发生相关的抑癌基因

抑癌基因	染色体位置	功能	失活方式	胃癌发生
APC	5q21	调节细胞生长和自身稳定	LOH 基因突变	胃腺癌,多见于胃癌早期 组织未分化型(印戒细胞癌)胃癌
P53	17P13.1	维持细胞基因组的稳定,负调节细胞生长,诱导细胞凋亡	基因突变	不仅可见于早期胃癌甚至在发育不良、肠化生及腺瘤中也可检测到
DCC	18q21.3	黏附因子	LOH	多见于临床Ⅲ～Ⅳ期及伴有淋巴结转移组
P21	6P21.2	调控细胞周期	基因突变	与胃癌发生和预后相关
P16	9P21	参与细胞周期的调控	纯合性缺失	胃癌中表达缺失率高达 41%

注:LOH, loss of heterozygosity, 杂合性缺失;APC, adenomatous polyposis coli gene;DCC, deleted in colorectal cancer。

是 *CYP1A1*、*CYP2E1* 和 *CYP2C19* 等基因多态性。*CYP1A1* 基因第 7 外显子 5′ 端 4 889 位点上 A>G 突变是影响 I 相代谢酶功能的重要形式，在我国和日本等亚洲人群中的突变率较高，达 20% 以上，明显高于西方白种人 1% 左右的突变率。江苏省镇江市扬中市开展的一项病例对照研究发现，*CYP1A1* 基因与吸烟对胃癌的发生有明显交互作用，显著增加胃癌危险性，为 2 型交互作用中超相乘模型。*CYP2E1* 即二甲基亚硝胺 D- 脱甲基酶，该酶参与亚硝胺及其前体致癌物的代谢。蔡琳等在福建省福州市长乐区调查发现，携带 *CYP2E1*c2/*c2* 基因型者胃癌易感性增加，若同时长期摄入鱼露等，其危险性增高具有极显著意义，人群归因危险度达 94.1%。

谷胱甘肽硫转移酶（glutathione S-transferase，GST）属 Ⅱ 相代谢酶系统。*GSTM1* 基因具有 3 类等位基因，即 A、B 和空白型。空白型基因不能产生有活性的酶蛋白，代谢失活能力低，使机体对化学致癌物解毒能力下降。关于 *GSTM1* 空白型基因与个体胃癌易感性的关系研究结果不太一致，大部分显示其能增高胃癌易感性。*GSTT1* 是另一种常见的缺失多态性基因，少数研究认为 *GSTT1* 空白型基因与胃癌的发生有关，而大多研究者却否认这种关联。从理论上讲，同时 *GSTM1* 和 *GSTT1* 空白型基因的个体更易罹患化学致癌物所致的癌症，但不同研究的结果却不一致。

除此之外，与胃癌发生的危险性可能相关的易感基因多态性有：N- 乙酰转移酶（NAT，Ⅱ相解毒酶）1*10 等位基因合并重度吸烟者患高分化胃腺癌危险性增高，可能参与癌前病变至胃癌的发展过程，并与晚期胃癌存在联系；亚甲基四氢叶酸还原酶（MTHFR）677TT 基因型者患胃癌的危险性增高，患贲门部腺癌危险性更高，进一步进行单倍型分析，同时携带 *MTHFR 677T*、*1298C* 和 *1793A* 突变型基因者患贲门部腺癌的危险性增加约 4.64 倍。

3）DNA 损伤修复基因多态性：环境有害因素会导致 DNA 不同程度的损伤，如果不及时修复，使损伤积累至一定程度就可导致疾病。DNA 损伤修复的基本方式有碱基切除修复（BER）、核苷酸切除修复（NER）、错配修复（MMR）、双链断裂修复（DSB）等。

编码 BER 蛋白的基因主要有 *ADPRTL1*、*ADPRTL3*、*ADPRT*、*POLD1*、*MBD4*、*hOGG1* 和 *XRCC1* 等。研究发现，*hOGG1* 基因第 326 密码子的 *Ser/Cys* 和 *Cys/Cys* 基因型与胃癌危险有关，但与萎缩性胃炎存在交互效应，具有 *Cys* 等位基因的萎缩性胃炎患者有较高的胃癌易感性。*XRCC1* 基因主要存在 3 个 SNP，即 *C26304T*（*Arg194Trp*）、*G27466A*（*Arg280His*）和 *G28152A*（*Arg399Gln*）。中国人群研究发现，*26304CC* 基因型显著增加贲门部胃癌患病危险，同时具有 *26304CC* 和 *28152GA/AA* 基因型者患癌风险更高。Lee 等在韩国汉城的病例对照研究均未发现这 3 个 SNP 与胃癌存在关联，但单倍型 A（*194Trp*、*280Arg* 和 *399Arg*）使发生胃癌的危险性降低，单倍型 D（*194Arg*、*280Arg* 和 *399Arg*）与胃癌无关联，但可增加发生胃窦癌的危险。

NER 是人类最主要及最重要的 DNA 损伤修复途径，主要涉及的基因有 *XPD/ERCC2*、*ERCC1*、*XPC* 及 *XPF* 等。Huang 等在波兰人群中的研究未发现 *XPD-Lys751Gln* 基因多态与胃癌间的联系，但与水果、蔬菜摄入等有交互作用。

4）表观遗传学：表观遗传学改变时，DNA 的一级结构未发生变化，但其空间结构改变，包括 DNA 中胞嘧啶 - 鸟嘌呤双联体形成、CpG 序列中胞嘧啶 C 的甲基化和染色质中组蛋白去乙酰化引起的染色质空间构型改变等。基因组 DNA 甲基化是目前发现的一种主要的表观遗传修饰形式，可以在转录水平调控基因表达。DNA 甲基化能够在不改变基因序列的情况下修饰基因活性，在 Kundson 细胞癌变二次打击理论中，DNA 甲基化改变作为一次"打击事件"同样有效。肿瘤发生时癌细胞内 DNA 甲基化模式发生紊乱，全基因组呈低甲基化状态，同时伴有局部区域高甲基化。低甲基化通过激活癌基因、反转录转座子或者引起染色体不稳定而促进肿瘤发生，而抑癌基因、细胞周期调控基因、DNA 修复基因、血管形成基因及细胞凋亡基因等相应 CpG 岛高甲基化，则会引起转录沉默，导致个体肿瘤感性增加，促进了肿瘤形成和发展。例如，韩国研究者对 100 个胃癌病例和 238 个健康对照的细胞修复基因 *hMLH1*、*MGMT*、*GSTP* 以及 *MINT25* 的甲基化状态进行了分析，与对照组相比，病例组基因均显示出较高的启动子甲基化频率。女性 *hMLH1*、*MGMT* 和 *GSTP1* 基因启动子区甲基化程度尤为显著；与胃癌相关的抑癌基因 *p16* 在原发型胃癌中的高甲基化是其 mRNA 表达降低的主要原因，其甲基化频率高达 45%，*p14* 是另一种抑癌基因，其启动子区高甲基化频率在原发性胃癌中 35%，弥漫型胃癌的高甲基化状态较肠型胃癌更普遍。此外，其他与胃癌有关的 CpG 岛高甲基化的基因主要有 *RASSF1A*、*TGF-bRI*、*TIMP3*、*Cox2*、*E-cadherin*、*APC*、*RUNX3* 和 *HLTF* 等。

（宋方方 黄育北 陈可欣）

第3节 胃癌分子生物学与遗传学

胃癌的发生、发展是一个复杂的生物学过程，既涉及细胞遗传物质异常改变，也涉及机体内外环境的相关作用，多数学者认为胃癌的发生是外源性因素和机体内在多种因素共同作用的结果。在过去的几十年中，分子生物学领域的一系列研究逐步深化了对于胃癌发生、发展分子机制的认识，本节立足于分子生物学和遗传学基础知识，简述了导致胃癌发生的外源性因素，包括化学因素和生物学因素；机体内在的因素包括癌基因、抑癌基因、细胞因子、胃肠道激素、表观遗传学异常端粒酶、微卫星不稳定性等方面的内容。了解胃癌分子基础的相关知识，将有助于为胃癌的诊断、治疗和预防开辟新的途径。

一、诱导胃癌发生的外源性因素

胃通过饮食与外界接触，流行病学的研究结果也证实饮食是影响胃癌发病的重要因素，某些食物中的胺类和含氮化合物、硝酸盐、亚硝酸盐在一定条件下可在体内合成具有强致癌性的 N- 亚硝基化合物。另外，某些感染因素如幽门螺杆菌在胃癌的发生过程中也起了重要作用。

（一）N- 亚硝基化合物

亚硝基类化合物是一种化学致癌剂，可引起各种肿瘤发生。食物中的硝酸盐和亚硝酸盐是合成 N- 亚硝基化合物的前体。许多亚硝基类化合物既溶于水，又溶于脂肪，不同结构的亚硝基类化合物有特异的器官亲和性，其中亚硝基胺和亚硝基酰胺均是重要的诱发胃癌的化合物。这类化合物主要通过细胞中的功能性氧化酶去烷基化，生成单烷基衍生物，后者分解为 N_2 和正碳离子，然后与细胞中的核酸共价结合，导致 DNA 碱基置换、去嘌呤，单链断裂等损伤。若 DNA 损伤修复缺陷，则可导致细胞癌变。

（二）幽门螺杆菌

近年来大量研究表明，幽门螺杆菌（*Helicobacter pylori*，Hp）的感染与胃癌的发生相关，且可能作用于胃癌发生的起始阶段，是胃癌发生的"启动子"之一。1994 年，世界卫生组织国际癌症研究中心基于流行病学的研究结果得出结论，认为 Hp 是胃癌明确的致癌物之一。

Hp 感染与胃癌的密切关系在动物模型上也已得到直接证实，蒙古沙鼠（Mongolian gerbil，MG）的 Hp 感染、慢性活动性胃炎、肠上皮化生与人类极为相似，Hirayama 等将 N- 甲基 -N- 亚硝基脲（N-methyl-N-nitrosourea，MNU）和 N- 甲基 -N- 硝基 -N- 亚硝基胍（N-methyl-N-nitro–N-nitrosoguanidine，MNNG）喂饲易感染 Hp 的沙鼠，结果显示动物出现各种组织学类型的胃癌病灶，与单独喂食 MNU 组相比，Hp 感染组沙鼠胃癌发生率显著增高；同样，Hp 和 MNNG 合用组癌发生率明显高于单用 MNNG 组，Hp 感染组细胞增生明显加快，证实了 Hp 感染促进胃癌的发生。1998 年由 Watanabe 和 Honda 分别报道，单独感染 Hp 导致的蒙古沙鼠胃癌模型，蒙古沙鼠也是迄今唯一能由单独感染 Hp 而发生胃癌的模型，而在其他动物模型中并未发现单一感染 Hp 导致胃癌的直接证据，因此 Hp 是导致胃癌的增效剂而非直接起始因素。

Hp 感染所诱发的炎症反应、自由基形成、酸分泌异常、细胞增殖与凋亡失衡等因素有关。Hp 感染后可刺激机体的中性粒细胞向炎症部位趋化，产生大量活性氧（reactive oxygen species，ROS），可导致黏膜上皮细胞损伤、细胞过度增生、DNA 损伤、增强外来化合物的致癌活性以及刺激细胞的恶性转变。另外，一氧化氮（NO）是一种已知的诱变剂，可直接导致 DNA 损伤，Hp 感染可增加胃黏膜上皮细胞内 NO 合成酶的表达，使 NO 产生增加。Hp 自身的 *cagA* 基因也是近年来的研究热点之一，其编码Ⅳ型分泌蛋白 CagA 并传递进入宿主细胞，活化的 CagA 蛋白与 SHP-2 结合，这提示 CagA 可能起到生长因子的作用。Hp 感染可引起多种胃癌相关基因变异，包括 *ras*、*c-met*、*c-myc* 等原癌基因的激活和抑癌基因 *p53* 的突变失活等。

二、癌基因、抑癌基因与胃癌

胃癌是一种有多个遗传和后天变异引起的慢性增殖性疾病，其中癌基因和抑癌基因的异常起着关键的作用，原癌基因激活、抑癌基因失活，二者共同作用，导致肿瘤的发生。

（一）原癌基因的激活

原癌基因（proto-oncogene）是细胞内一类调控细胞生长、增殖、分化相关的基因，是维持机体正常生命活动所必需的，广泛存在与生物界在进化过程中高度保守。当原癌基因的数量变化或功能异常时，会导致细胞增殖或分化过程失衡，从而诱发肿瘤。原癌基因活化的方式主要包括基因点突变、扩增、易位、重排或外源性基因片段的插入。与胃癌相关的原癌基因包括 *ras* 基因、*c-met* 基因、*c-myc* 基因、*c-erbB-2* 基因等。

1. *ras* 基因　在人类肿瘤中，*ras* 家族包含三个相关的功能基因，即 *H-ras*、*K-ras* 和 *N-ras*，其编码的 p21 蛋白是一种膜连 GTP 酶。活化后的 *ras* 下游信号通路是高度保守的激酶级联反应链，活化的 *ras* 结合于胞浆内丝氨酸 / 苏氨酸蛋白激酶 Raf-1，使 Raf-1 脱离抑制蛋白并被激活，活化的 Raf-1 可结合于丝裂素活化蛋白激酶（MAPK）的激酶 MEK，MEK 可使下游激酶 ERK 的丝氨酸、络氨酸残基同时磷酸化激活，ERK 又调节细胞核内的转录因子激活，包括 Elk-1、TAL-1、RNA pol Ⅱ、STAT 等，从而持续释放促有丝分裂信号，导致细胞异常增生。

胃癌中活化的基因主要是 *H-ras* 和 *K-ras*，突变热点为第 12 位密码子 Gly。*ras* 基因在胃癌中的突变率为 25%～40%，在胃黏膜肠化生、非典型性增生、慢性胃炎都可以检出，提示 *ras* 点突变在胃癌癌变过程的早期阶段起重要作用。另外，*ras* 基因在胃黏膜肠化生、非典型性增生及胃癌中均有较高频率的过量表达，P21 蛋白的含量明显增多，因此 *ras* 基因过量表达可能是细胞增生活跃及胃黏膜病变发生的一个早期标志。

2. *c-met* 基因　*c-met* 原癌基因位于人类 7 号染色体长臂（7q31），大小约 110kp，包括 21 个外显子，编码的跨膜糖蛋白肝细胞生长因子受体（hepatic growth factor receptor，HGF-R）属酪氨酸激酶生长因子家族成员，具酪氨酸激酶活性，参与细胞信号转导。

肝细胞生长因子（HGF）与 c-met 结合，导致受体自身磷酸化，增强了 c-met 的酪氨酸激酶活性，导致多种底物蛋白磷酸化，细胞异常增殖。在肿瘤细胞中同时高表达 HGF 和 c-met，形成正反馈，导致肿瘤的无限生长和转移行为。利用 RT-PCR 技术检测胃癌癌前病变各期胃黏膜细胞，发现浅表性胃炎、萎缩性胃炎、肠化生及胃癌各期均具有 *c-met* 原癌基因活化形式的 mRNA 高表达，尤其 c-met 经常在上述癌前病变的胃黏膜腺颈部具有强阳性表达，腺颈部干细胞分裂活跃，所以认为 c-met 的激活和表达增高促进胃黏膜增殖，使细胞具备了向恶性转化的条件。*c-met* 基因的表达随病变的进展而呈上升趋势，提示与胃黏膜癌变和进展过程密切相关。

3. *c-myc* 基因　人类 *c-myc* 基因定位于 8 号染色体长臂（8q24）。*c-myc* 基因产物为 62kDa 的磷酸化蛋白 P62c-myc，定位于细胞核，与 DNA 结合，具转录因子的功能。

c-myc 基因的表达一般与细胞的生长状态有关，在细

胞静止期，*c-myc* 几乎无表达，但如遇生长因子刺激等，可导致 *c-myc* 表达迅速增强。*c-myc* 基因主要通过扩增和染色体异位重排的方式激活，在细胞中往往出现 *c-myc* 基因位点与 *Ig* 基因的易位，即 *c-myc* 易位到 *Ig* 位点的高活性转录区，组成一个高转录活性的重排基因，启动 *c-myc* 转录，导致肿瘤的发生。

胃癌细胞中经常发现 *c-myc* 基因扩增和高表达，且 *c-myc* 表达与肿瘤生长速度和分化程度有关，在增殖速度较快和分化程度较低的肿瘤中，*c-myc* 表达水平升高更为显著。在胃癌的癌前病变中，c-myc 的表达量从肠化生、不典型增生到胃癌呈递增趋势，故检测其表达量，对于推测癌前病变的预后具有一定的意义。

4. *c-erbB-2* 基因 *c-erbB-2* 基因定位于人类 17 号染色体长臂（17q21），编码产物为 185kDa 的跨膜糖蛋白 HER-2，与 EGFR 具有高度同源性，具有络氨酸蛋白激酶活性，参与细胞信号转导系统。*c-erbB-2* 激活途径主要是基因扩增，少数为基因重排。

c-erbB-2 基因表达多见于中、高分化的胃腺癌中，管状腺癌中 HER-2 蛋白过度表达高于其他组织类型，且其表达含量与胃癌转移、预后等临床因素密切相关。HER-2 阳性的胃癌转移性和侵袭性均较强，易发生淋巴结转移及血行转移，HER-2 阳性胃癌病例 5 年生存率较低，预后差，易较早出现远端转移和局部复发。在胃癌晚期及转移灶中，*c-erbB-2* 基因存在较高的扩增率，因此认为晚期事件 *c-erbB-2* 基因扩增与肿瘤进展和转移相关，对预测肿瘤转移及预后具有重要意义。

（二）抑癌基因的失活

肿瘤抑制基因（tumor suppressor gene）又称抑癌基因（antioncogene），是正常细胞生长、分裂的负性调节因子，其编码的蛋白质能降低、抑制细胞分裂活性。与癌基因不同，抑癌基因一般只有当其两个等位基因都缺失或失活时才会致癌，因此又称隐性癌基因（recessive oncogene）。

1. *Rb* 基因 视网膜母细胞瘤（retinoblastoma，Rb）基因定位于人 13 号染色体长臂（13q14.2），含有 27 个外显子和 26 个内含子，编码的蛋白质 P105^{Rb} 定位于细胞核内，一些突变型也可位于胞质内。P105^{Rb} 与 DNA 双链结合，可抑制 *fos* 和 *myc* 转录，参与细胞周期的调控。在细胞 G_1/S 期 P105^{Rb} 的活性受细胞周期依赖性激酶（CDK）调节，磷酸化的 P105^{Rb} 为其主要的活性形式。

有报道发现胃癌胃癌细胞和组织中均存在 *Rb* 基因的缺失与重排，但有 *Rb* 基因异常的均为黏液癌。

2. *p53* 基因 *p53* 基因位于人 17 号染色体短臂（17p13.1），由 11 个外显子和 10 个内含子组成，编码分子量为 53kDa 的细胞核蛋白。P53 蛋白具有 5 个结构高度保守区，这些保守区可能是其生物活性的关键部位，细胞中 P53 蛋白以二聚体形式发挥功能，控制 G_0 或 G_1 期的细胞进入 S 期，从而抑制细胞增殖。此外，野生型 *p53* 在细胞损伤修复中也发挥着重要的作用，控制 G_1 至 S 期的有丝分裂检验点，确保基因组 DNA 的完整性，若 DNA 修复失，则诱导细胞走向凋亡，阻止有癌变倾向的细胞继续分裂。

p53 基因突变多集中于 5～8 外显子上的高度保守区，可能首先发生点突变，接着发生野生型 *p53* 等位基因缺失，从而导致 *p53* 失活。*p53* 基因突变是其功能丧失的主要原因，通常是碱基置换、移码突变或基因缺失等，且多数为错义突变，其中有 6 个密码子的突变占总突变的 30%，为突变热点，分别是 75、25、248、249、273、282 位密码子。此外，*p53* 基因转录和翻译水平的变异也是其失活的重要方式。

p53 是迄今发现在胃癌组织中最常发生突变的抑癌基因，在胃癌中 *p53* 的突变频率达到 32%，突变主要散布于 5～8 外显子中。研究发现，进展期胃癌 *p53* 突变率高于早期胃癌，有淋巴结转移的胃癌组织中 *p53* 基因突变高于无淋巴结转移的组织，推测 *p53* 基因突变可能在早期胃癌发展的过程中起重要作用，并可能参与胃癌淋巴结转移生物学过程。另外，在浅表性胃炎 - 慢性萎缩性胃炎 - 肠化生 - 异型增生 - 胃癌的进展过程中，突变型 P53 蛋白表达阳性率逐渐增强，进一步说明了突变型 P53 蛋白与胃癌的进展相关。研究发现，Hp 阳性患者可以表达突变型 P53 蛋白，而 Hp 根除可减少突变型 P53 蛋白的表达，说明 *p53* 基因突变对胃癌的形成具有重要作用。

3. *APC* 基因 *APC* 基因（adenomatous polyposis coli，APC）定位于人 5 号染色体长臂（5q21～22），由 15 个外显子和 14 个内含子组成，其编码的蛋白位于细胞质内。APC 蛋白直接参与 Wnt 信号通路的调节，与 Axin、GSK3β 形成复合物，保证 Wnt 信号通路对细胞增殖、极性、迁移等的调节功能；其 C 端可与 β-catenin 结合，并调节其降解，在细胞黏附中发挥功能；另外，其 C 端可结合细胞骨架微管，对细胞的运动、黏附以及细胞内物质的运输、信号传递产生影响，调节细胞的生长和分化。

APC 基因在肿瘤中的突变主要包括点突变和移码突变。点突变大多数为 G → T 的转变，大部分集中在 CpG 和 CpA 位点上，移码突变可产生截短蛋白。突变主要集中于外显子 15 的 5′ 端前半部，密码子 1286～1513 的"突变密集区"（mutation cluster region），约 65% 的体细胞突变发生在此。*APC* 突变常导致蛋白失去羟基末端，导致其功能缺失。

研究发现，在胃癌组织中可频繁检出 *APC* 基因的失活，同时在胃腺瘤组织中也可检出突变的 *APC* 基因，说明同大肠癌变的分子机制相似，*APC* 基因突变在胃腺瘤到癌的转变过程中可能也起到了重要的作用。此外，研究发现，*APC* 基因失活可引起 β-catenin 过量表达，大约 50% 的胃癌表现为上皮钙黏素（E-cadherin）激活，由于 E-cadherin/catenin 复合物对维持上皮细胞的正常形态及细胞间连接发挥着重要的作用，因此 *APC* 基因失活也可能通过这一途径影响胃癌的发生、发展进程。

4. *p16* 基因 *p16* 基因定位于人类 9 号染色体短臂（9p21），含有 3 个外显子和 2 个内含子，编码蛋白为分子量为 15.84kDa 的单链多肽。P16 蛋白直接参与细胞周期的调控，负责调节细胞的分裂和增殖。

P16 蛋白对 CDK4/6 具有高度的亲和性，能与 cyclin D 竞争结合 CDK4/6，与 CDK4/6 结合后抑制 Rb 的磷酸化，转录因子失活，不能合成促进 DNA 合成的酶，抑制了细胞周期从 G_1 期至 S 期的过渡。因此，当 p16 基因发生改变时，正常结构的 P16 蛋白水平下降或缺失，cyclin D 与 CDK4/6 结合增多刺激细胞由 G_1 期向 S 期过渡，细胞周期失控，导致肿瘤的发生、发展。

p16 基因与胃癌分化、浸润、转移及患者预后相关，p16 基因在胃癌中可发生纯合性缺失、5' 端 CpG 岛异常甲基化等形式的改变。p16 基因在胃癌中表达缺失率高达 41%，CpG 岛高度甲基化可能抑制保留的等位基因转录。在重度异型增生、肠化生等胃癌早期病变中也发现 p16 基因表达变化。因此，检测 p16 基因表达改变对胃癌的诊断包括早期诊断具有一定的意义。

三、胃肠道激素、细胞因子与胃癌

胃肠道激素、细胞因子对于维持胃肠道内的生理功能具有很重要的作用，对于胃癌细胞的生长分化也起到不可忽视的调节作用，胃肠道激素、细胞因子的异常变化与胃癌的发生、转移、预后都具有密切关系。

（一）表皮生长因子及其受体

表皮生长因子（epidermal growth factor，EGF）是一种小分子肽，由 53 个氨基酸残基组成，是类 EGF 大家族的一个成员，是一种多功能的生长因子，在体内、体外都对多种组织细胞有强烈的促分裂作用。表皮生长因子受体（epidermal growth factor receptor，EGFR）广泛分布于哺乳动物的上皮细胞，每个上皮细胞平均有 5 万～10 万个受体。

EGF 与 EGFR 结合后被激活，活化的 EGFR 可促进肿瘤细胞增殖，抑制细胞凋亡，促进肿瘤细胞的浸润和转移。EGFR 的高表达与肿瘤的进展、低生存率、对治疗的低反应率以及对细胞毒性药物耐药性的产生有关。基因水平上，EGFR 基因的扩增和过度表达，常伴有 cyclin D 基因的扩增和癌基因 STAT3 的激活。研究表明，EGFR 表达与胃癌分期有关，进展期胃癌的阳性率明显高于早期胃癌。EGFR 表达阳性者多为分化较差的弥漫型胃癌，阴性者多为分化较好的肠型胃癌。EGFR 在胃癌组织中表达阳性率为 56.6%，伴淋巴结转移者阳性率为 74.4%，高于无淋巴结转移者的 37.8%。胃癌侵犯越深，其 EGFR 表达的阳性率越高。

（二）胰岛素样生长因子

胰岛素样生长因子（insulin-like growth factor，IGF）是一类多功能细胞增殖调控因子。IGF 家族由 2 种低分子多肽（IGF-I、IGF-II）、2 类特异性受体及 6 种结合蛋白组成。IGF 的生物学功能通过与特异性的靶细胞表面的受体（IGFR）结合而实现。在细胞的分化、增殖、个体的生长发育中具有重要的促进作用。

胃癌组织 IGF-IR 表达阳性率显著高于远端正常胃黏膜，且与淋巴结转移相关，但与性别、年龄、分化程度、肿瘤浸润深度无关。IGF-I 及其受体 IGF-IR 表达量按正常、癌旁、癌组织顺序逐渐增高，提示 IGF-I 可以通过自分泌、旁分泌和内分泌等形式发挥细胞转化、增殖和抑制凋亡的作用。

（三）肿瘤坏死因子

肿瘤坏死因子（tumor necrosis factor，TNF）主要由活化的巨噬细胞、NK 细胞及 T 淋巴细胞产生。其中，由巨噬细胞产生的 TNF 命名为 TNF-α，由 T 淋巴细胞产生的命名为 TNF-β。

TNF 杀伤肿瘤组织细胞可能与以下机制有关。

1. 直接杀伤或抑制作用　TNF 与相应受体结合后向细胞内移，被靶细胞溶酶体摄取导致溶酶体稳定性降低，各种酶外泄，引起细胞溶解。也有学者认为 TNF 激活磷脂酶 A_2，释放超氧化物而引起 DNA 断裂，磷脂酶 A_2 抑制剂可降低 TNF 的抗病效应。TNF 可改变靶细胞糖代谢，使细胞内 pH 降低，导致细胞死亡。

2. 通过 TNF 对机体免疫功能的调节作用，促进 T 细胞及其他杀伤细胞对肿瘤细胞的杀伤。

3. TNF 作用于血管内皮细胞，损伤内皮细胞或导致血管功能紊乱，使血管损伤和血栓形成，造成肿瘤组织的局部血流阻断而发生出血、缺氧坏死。

在肿瘤治疗过程中，TNF 在人、鼠肿瘤细胞株或原代培养的癌细胞中，都表现出抑瘤作用和免疫调节活性。应用 TNF 治疗肿瘤尚处于临床试验阶段，其也可与 IL-2 联合治疗肿瘤，如病灶内注射，局部浓度高且不良反应也较轻，由于全身用药。TNF 胸膜内给药，可以使转移性胃癌患者胸腔积液中的癌细胞显著减少甚至完全消失。

（四）胃泌素

胃泌素是一种重要的胃肠激素，其主要由 G 细胞分泌。G 细胞是典型的开放型细胞，以胃窦部最多，其次是胃底、十二指肠和空肠等处。人胰岛 D 细胞亦能分泌胃泌素。

甘氨酸延伸型胃泌素和酰胺化胃泌素体外促进胃癌细胞生长。酰胺化胃泌素对正常胃黏膜细胞，特别是壁细胞分化起调节作用；酰胺化胃泌素协同其他致癌因子加速胃癌产生；胃泌素和猫胃螺杆菌引起小鼠胃癌。越来越多的证据表明，胃泌素与胃癌的发生、发展关系密切。胃癌时，胃泌素的变化与病变部位有关，胃体癌时血清胃泌素明显升高，而胃窦癌时胃泌素分泌减少。患有胃泌素瘤的患者，血清胃泌素水平很高，且多伴有胃黏膜的增生、肥厚。

（五）血管活性肠肽

血管活性肠肽（vasoactive intestinal peptide，VIP）是一种直链肽，由 28 个氨基酸残基组成，其排列为一部分胰高血糖素（glucagon）和促胰液素（secretin）。VIP 是神经递质的一种，存在于中枢神经和肠神经系统中。具有可使血管舒张、降低血压的作用，对肠液的分泌具有很强的促进作用，但对胰腺的分泌其促进作用很弱，对胃液的分泌可起抑制作用；对消化道平滑肌的收缩产生抑制作用。

目前，发现许多肿瘤细胞不仅能分泌一定量的 VIP，在其表面也有 VIP 高亲和力受体。胃癌细胞通过自分泌、旁分泌及外分泌等方式使局部 VIP 升高，并与 VIP 受体结合而发挥作用。胃癌组织中 VIP mRNA 的表达含量增高，约 40% 胃癌组织中含有分泌 VIP 的肿瘤细胞，胃癌 III、IV 期患者 VIP 含量显著性高于 I、II 期患者。研究发现，VIP 通过抑制 IL-4 来间接调节肿瘤坏死因子（TNF）的表达，对细胞内原癌基因 Bcl-2 亦有较强的促进作用。

（六）胆囊收缩素

胆囊收缩素（cholecystokinin，CCK）是一种神经肽，由胃肠道黏膜 I 细胞分泌的多肽激素。其作用是刺激胰腺分泌和胆囊收缩，增强小肠和结肠运动，抑制胃排空，增强幽门括约肌收缩，松弛 Oddi 括约肌，促进胰腺外分泌部的生长。

CCK 与胃泌素的结构较为相似，并与胃泌素组成 1 个脑肠肽激素家族，同属于生长因子范畴。通过不同的胆囊收缩素受体（CCKR）发挥不同的作用。研究发现，在所有的癌前及癌组织均表达胃泌素及 CCKR，且其表达量随胃癌的进展而显著增加。从蛋白水平上的研究显示，胃泌素 / CCKR 自分泌或旁分泌途径也许在胃癌发生、发展中起重要的生长刺激作用。

四、表观遗传学异常与胃癌

表观遗传学是指基因核苷酸序列不发生改变的情况下，通过对基因组进行修饰所致基因表达水平的变化，主要包括 DNA 甲基化、组蛋白乙酰化、染色质重组等。表观遗传学在细胞正常生长分裂和组织分化过程中都具有重要的作用，异常的表观遗传学改变可导致包括肿瘤在内的疾病的发生。

最常见的表观遗传学修饰是 DNA 甲基化，所谓 DNA 甲基化，是指在 DNA 甲基转移酶的作用下，在基因组 CpG 二核苷酸的胞嘧啶 5' 碳位共价键结合一个甲基基团，且这种甲基化状态能够在 DNA 复制过程中稳定地保留下来。人类基因组 CpG 岛大约有 29 000 个，大部分染色体每 1Mb 就有 5～15 个 CpG 岛，CpG 岛数目与基因密度具有良好的对应关系。DNA 异常甲基化是除基因缺失和突变外，导致肿瘤相关基因失活的第三种机制，通过影响癌基因和抑癌基因的表达及基因组的稳定性而参与肿瘤的发生、发展。近年来，关于甲基化与胃癌的关系受到广泛关注。

许多抑制的抑癌基因是由于启动子区的高度甲基化而失活的，比如 p16 基因，它的突变和缺失都是很少见的，在原发性胃癌中主要通过启动子区甲基化而失活。p16 基因启动子在 25%～42% 的胃癌中存在超甲基化现象，可作为早期胃癌的预测指标。p14 基因能稳定和提高细胞中 p53 的水平，调控细胞周期，属于肿瘤抑制基因，研究发现扩散性胃癌中 p14 启动子甲基化显著增高，导致 p53 失活。研究发现，抑癌基因 APC 在肠化生、异型增生及胃癌组织中的表达均明显低于正常胃黏膜，而 82.5% 的原发性胃癌及多种胃癌细胞注重 APC 启动子 1A 均呈高甲基化状态，说明 APC 启动子 1A 甲基化与胃癌形成有关。RUNX3 基因定位于染色体 1p36.1，其编码的蛋白可与转化生长因子 TGF-β 超家族成员共同介导某些重要的生物学功能，在胃癌发生过程中起重要作用。在胃癌组织中，RUNX3 启动子 P2 周围的 CpG 岛存在高甲基化，影响 RUNX3 基因转录。目前在胃癌中发现的与异常甲基化相关的失活基因还包括 CDH1、hMLH1、RAR-β、MGMT、TSP1、HLTF、RIZ1、CHFR

等。当用甲基转移酶抑制剂——5- 氮 - 去氧胞嘧啶（5-aza-Dc）处理后，这些基因的表达可以恢复。上述基因的 DNA 甲基化在其阶段即已发生，并且在胃癌的发病过程中逐渐积累。

与抑癌基因启动子区的超甲基化相反，在胃癌组中经常可以检测到原癌基因的异常甲基化。也有人认为原癌基因的低价计划与抑癌基因的高甲基化一样，在癌前病变阶段已存在，并持续积累直至肿瘤发生。Luo 等研究发现，胃癌和结肠癌细胞中的癌基因 c-myc 和 H-ras 基因启动子均为低甲基化状态，而用甲基供体 S- 甲硫氨酸处理后，可促使其甲基化，导致癌基因表达降低，肿瘤细胞生长受到抑制。另外，通过高压液相色谱法（high pressure chromatography，HPLC）检测到，胃癌中 DNA 甲基化的改变是全面低甲基化，这些胃癌全基因组低甲基化与启动子甲基化无关，称为 CpG 岛低甲基化表型，关于这些低甲基化在肿瘤发生、发展中的作用尚需进一步研究。

除 DNA 甲基化外，组蛋白乙酰化在基因表达的后调控中也起到了重要的作用。组蛋白的乙酰化和去乙酰化均发生在 N 端的赖氨酸残基上，乙酰基本身带有负电荷，能中和组蛋白自身的正电荷，从而降低组蛋白与 DNA 的结合能力，进而干扰核小体结构，导致 DNA 松弛，便于启动基因转录。催化这个反应的酶是组蛋白乙酰化酶（HAT）和组蛋白去乙酰化酶（HDAC）。在 70% 的胃癌、40% 的胃腺瘤和一些接近于癌的肠化生中，组蛋白 H4 的乙酰化水平下降。用 HDAC 抑制剂 TSA 处理细胞，可导致增加 p21、CBP、cyclin E 的表达，并可抑制 Rb 蛋白的磷酸化，从而抑制胃癌细胞的增殖，并抑制癌细胞的侵袭。另外，组蛋白乙酰化的减少与胃癌的淋巴结转移的程度显著相关，具体的作用机制还在进一步研究中。

五、端粒、端粒酶与胃癌

端粒（telomere）是存在于真核生物染色体线性 DNA 分子 3' 末端的一段富含 TTAGGG 的碱基重复序列，以及同这些序列特异性结合的蛋白质。它的生物学功能主要包括完成染色体末端的复制，防止染色体 DNA 降解、末端融合、缺失和非正常重组，保护染色体的末端以维持遗传信息的完整性，引导减数分裂的同源染色体配对，指导染色体与核膜相接等。此外，端粒的长度还可作为细胞的分裂时钟，反映细胞分裂的能力。正常体细胞的端粒长度，随着年龄的增长、有丝分裂次数的增加，逐渐缩短，稳定性越来越差，通常细胞每分裂 1 次，端粒丢失 50～200bp，当几千个碱基的端粒 DNA 丢失后，细胞就停止分裂而走向衰老，因此，端粒缩短是细胞衰老的普遍现象。但当端粒缩短到临界长度时，会有极少数细胞在此阶段激活了端粒酶，端粒功能得以恢复，使细胞重新进入细胞周期，成为永生化细胞（immortalized cells），这是肿瘤起源的重要途径之一。国内外大量文献资料证明，肿瘤细胞端粒长度不随细胞分裂而进行性缩短，关键在于端粒酶的重新激活，使细胞获得了无限分裂增殖的能力。

端粒酶（telomerase）是一种特殊的 DNA 聚合酶，主要由端粒酶 RNA 组分基因（human telomerase RNA，hRT）、端粒酶相关蛋白（telomerase-associated protein 1，TP1）和端粒酶反转录酶（telomerase reverse transcriptase，hTERT）3 个部分构成，其能以自身 RNA 为模板，合成特定的重复序列，并添加到染色体末端以延长端粒，使端粒维持一定的长度。体细胞的端粒酶活性大多已静止，癌变后细胞的端粒酶活性又重新激活，1989 年首次在人子宫颈癌细胞株——HeLa 细胞中发现和鉴定了人端粒酶的存在。因此，端粒酶是目前已知的最广谱的、较为明确的肿瘤标志物，其中涉及胃癌与端粒、端粒酶关系的研究亦已成为当前研究的热点领域。

在 85% 以上的人类肿瘤中，端粒酶活性都重新激活，并呈不同程度的高表达，胃癌组织同其他肿瘤组织一样也存在端粒酶活性高表达，端粒酶可作为胃肠道肿瘤诊断的肿瘤标志物。端粒酶活性不仅在胃癌组织中可以检测到，而且在胃黏膜癌前病变和腺瘤中亦有表达，由正常胃黏膜发展为胃癌，端粒酶活性呈递增趋势。此外，端粒酶活性的表达率与胃癌的临床 TNM 分期具有显著相关性，并能反映平均生存期及治疗效果，预测术后复发率。因此，检测端粒酶活性可作为胃癌诊断和评估治疗效果的一种可行方法。

hTERT 是细胞端粒酶活性的限制组分，端粒酶的活性与大部分胃癌中 hTERT 的表达有关，hTERT 表达的强弱被认为是决定端粒酶活性的关键，这使得 hTERT 成为优于 hRT 和 TEP1 的端粒酶活性检测标志和特异性的端粒酶活性抑制靶点，因此许多专家预测 hTERT 将会成为肿瘤基因治疗的新的理想靶点。PINX1 是端粒重复结合因子 1（telomeric repeat-binding factor 1，TRF1）的结合蛋白，亦可以结合于 hTERT 而抑制端粒酶的活性。在胃癌中，大约 70% 的病例呈 PINX1 低表达，而端粒酶呈高活性。应用组蛋白脱乙酰基酶抑制剂处理，增强组蛋白 H4 乙酰化，可诱导 PIXN1 表达，降低端粒酶活性，从而抑制肿瘤的发展进程。

人端粒保护蛋白 POT1 是一个端粒末端结合蛋白，不仅可以覆盖端粒，而且对端粒长度的调控、功能的维持以及染色体的稳定都有非常重要的作用，与肿瘤的发生、发展有密切的关系。在胃癌的进展阶段，POT1 的表达水平明显增高，而在胃癌早期阶段常见 POT1 表达的下调。将 POT1 的 siRNA 导入胃癌细胞抑制 POT1 的表达，可导致端粒缩短，端粒酶活性下调，引起端粒功能障碍。因此，POT1 可能在调节端粒长度上起重要作用，抑制 POT1 的表达会导致肿瘤细胞生长停滞，进一步诱发衰老和凋亡的迹象。

端粒长度的变化、端粒酶的活性与胃癌发生、发展的高度相关性，使之成为胃癌研究领域的新热点，以端粒、端粒酶为靶点对胃癌进行诊断治疗，有着诱人的发展前景，为新一代抗肿瘤药物的研究与开发指明方向。总之，对于端粒、端粒酶在细胞癌变中的作用研究，将有助于阐明肿瘤发生的分子机制，为临床应用提供理论基础和潜在的治疗手段。

六、微卫星不稳定性与胃癌

微卫星 DNA（microsatellite DNA）是指广泛存在于真核和原核基因组中的具有高度多态性的一类短串联重复序列（short tandem repeat，STR），约占真核基因组的 5%，微卫星 DNA 能较稳定地从一代传到下一代。微卫星 DNA 由 2～6 个核苷酸组成，尤以二核苷酸重复序列（CA/GT）最为常见，人类基因组中有 5×10^4～1×10^5 个 $(CA)^n$ 重复序列，其长度一般 <200bp。通常认为，重复序列的产生是由在遗传物质复制过程中 DNA 滑动或在有丝分裂、减数分裂过程中染色体不对等交换所致。

微卫星不稳定性（microsatellite instability，MSI）是指微卫星的串联序列的重复数目与正常微卫星 DNA 不同，由于复制错误引起的重复单位长度的变化。肿瘤遗传学研究表明，细胞恶性转化与细胞遗传物质的不稳定性相关，由于错配修复基因的突变或功能异常导致 DNA 频发复制错误并不断累积，导致细胞的微卫星 DNA 序列发生改变。目前发现的错配修复基因包括 hMSH2、hMLH1、hPMS1、hPMS2、hGTBP/hMSH6 和 hMSH3，其是引起 MSI 的主要原因，该家族中任一基因突变，都会使细胞错配修复功能产生缺陷，导致遗传不稳定性。目前，微卫星 DNA 不稳定性作为肿瘤细胞的基因标志，在肿瘤研究中越来越引起人们的重视。

微卫星不稳定性导致基因变异的积累，并参与了胃癌的发生。国外研究报道，微卫星不稳定性在胃癌中的发生频率为 16.0%～38.6%，在伴有乳头状结构的小凹型高分化胃癌中频率最高。在肠化生和一些腺瘤组织中微卫星不稳定性的检出率均在 30% 以上，提示微卫星不稳定性发生于胃黏膜癌变的早期阶段，可能在肠型胃癌和腺瘤癌变的发生中起到重要作用。微卫星不稳定性在胃癌发生过程中究竟是通过引起其他癌基因、抑癌基因的改变或是通过其他途径导致胃癌的发生，目前的研究尚不能得出确切结论。但目前学者一般认为，引起散发胃癌中微卫星不稳定性的主要机制是 hMLH1 基因启动子区 5'CpGa 岛的超甲基化及 hMLH1 蛋白的表达缺失。由于错配修复基因甲基化而丧失修复功能，引起微卫星不稳定性，从而促进了肿瘤的发生。

（冯玉梅　孙　蕾）

第 4 节　胃的应用解剖

一、胃的解剖概况

（一）胃的发育

胃来自内胚叶，属于前肠的梭形膨大部分，由内胚层和脏壁中胚层衍化而来。随着胚胎发育，胃的形态、位置发生着旋转变化，由于胃的背侧缘生长快，致使胃囊不对称，使胃向右旋转 90°，右缘成为胃大弯，左缘成为胃小弯。新生儿的胃容积为 7～30ml，至 1 岁增大到 300ml，到 3 岁时约为 600ml，成年人约为 1 500ml。

（二）胃的位置和毗邻

胃位于上腹部，大部分在左季肋部，小部分位于腹上区，长轴呈斜位自左后上方斜向右前下方。胃上接食管，构成胃的入口，称贲门，位于 T_{11} 左侧，位置比较固定；下连十二指肠，构成胃的出口，称幽门，位于 L_1 右侧。前后壁向上互相移行形成一条较短的凹缘称胃小弯，前后壁向下互相移行形成一条较长的凸缘称胃大弯。腹侧是前腹壁和肝左叶，背侧与胰腺、左肾、脾、横结肠和后腹膜关系密切。胃的位置可因胃内容物的多少而改变，有时可降至 L_3 水平（图3-4，图3-5）。

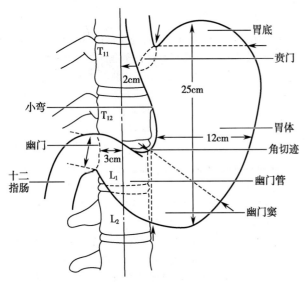

图3-4 胃的形态分布

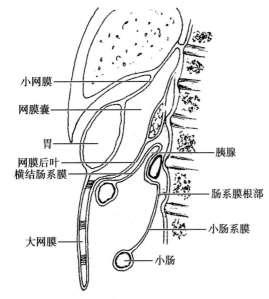

图3-5 大网膜纵断面模式图

（三）胃的分部

胃的形状可受人的体位、体型、年龄、性别和胃的充盈状态等多种因素的影响。通常将胃分为5个部分，即贲门、胃底、胃体、胃窦和幽门部。

1. 贲门部 与食管腹段相接部分，为胃的入口。距门齿约 40cm，与第 11 胸椎高度相当。食管与胃大弯之间所形成的角称贲门切迹或希氏角（His angle），切迹的内面黏膜皱襞称贲门皱襞，有着类似瓣膜的作用，有防止胃内容物反流的功能。

2. 胃底部 自门向胃大弯侧作水平线，水平线以上部分，即左上方高出部分为胃底部，胃内的气体充盈于此，故在立位腹部 X 线片上或腹部透视时，胃底轮廓清晰可见。

3. 胃体部 胃底与胃窦之间的部分，所占面积最大。胃小弯近幽门处的角状弯曲称角切迹，为胃体与幽门部的分界标志，是胃镜检查时的重要标志。

4. 胃窦部 指自胃角切迹向相对应的胃大弯边缘所做的连线，该连线与幽门之间的部分称胃窦部。

5. 幽门部 胃窦部的大弯侧常有一条浅沟，此沟的左侧为幽门窦，右侧为幽门管。幽门与十二指肠相接处有一条浅沟，有幽门前静脉经过，是手术鉴别胃与十二指肠的标志。

临床常将胃分为 3 个部分，即将胃大弯和胃小弯各 3 等分，分别连接对应点，即贲门部（C）、胃体部（M）与胃窦部（A）（图3-6）。原发病灶所在部位可以 C、M、A 分别表示，如病灶跨越两个部位，则原发病灶主要所在部位在前，次要部位在后。例如，MA 表示原发病灶主要在胃体，累及胃窦部。

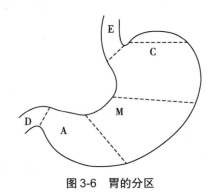

图3-6 胃的分区

胃的横断面四等分，即小弯、大弯、前壁、后壁。

（四）胃壁的分层

胃壁分4层，即黏膜层、黏膜下层、肌层和浆膜层。

1. 黏膜层 是胃壁的最内层，分为上皮层、固有层、黏膜肌层。

胃黏膜上皮层由一层柱状上皮组成，上皮折叠成许多小凹陷，称胃小凹，为胃腺管的开口处。胃黏膜面积很大，约 $800cm^2$，厚度为 0.6～1mm。固有层充满大量腺体。黏膜肌层分为内环形和外纵行两层，平滑肌的收缩有利于胃分泌物的排出。胃腺分为贲门腺、胃底腺和幽门腺。贲门腺分布在胃与食管连接处的宽为 1～4cm 的环状区，为黏液腺，分泌黏液。胃底腺分布区域占胃黏膜面积的大部分，由主细胞、壁细胞、颈黏液细胞组成。主细胞位于腺管下半部，呈柱状，含丰富的粗面内质网和大的酶颗粒，分泌胃蛋白酶原。壁细胞主要位于腺管的颈部和下部，含大量线粒体，分泌盐酸。壁细胞还分泌内因子。颈黏液细胞分泌黏液。幽门腺分布于胃窦黏膜，几乎全是黏液细胞，仅分泌碱性液，含 G 细胞，分泌胃泌素。肉眼下，胃黏膜有许多皱襞，以贲门部和胃大弯侧显著。皱襞是由黏膜肌收缩所致。

2. 黏膜下层　疏松结缔组织和弹力纤维，含丰富的血管、淋巴管、Meissner 神经丛。此层的存在使黏膜层和固有肌层之间有一定的活动度，并使得手术时黏膜与肌层得以剥离。胃癌、炎症易在此层扩散。幽门处的黏膜下层很薄弱，此处黏膜由较致密的结缔组织与幽门括约肌相连，两者之间淋巴网很少，因此胃窦癌常局限于胃幽门窦部。

3. 肌层　由 3 层不同走向的平滑肌纤维组成。内层为斜行纤维，与食管环肌相连，贲门部最厚；中层为环形纤维，幽门部最厚，即幽门括约肌；外层为纵行纤维，胃大、小弯处最厚。胃肌层内有 Auerbach 神经丛。胃的环形肌在幽门处与十二指肠的环形肌截然分开，并存在一个纤维隔，胃的纵行肌在该处较薄弱，在外表透过该处的浆膜隐约可见该处呈一条略致密、颜色较浅的浅沟。该结构可作为区别胃幽门与十二指肠的解剖学结构。

4. 浆膜层　在胃大、小弯处与大、小网膜相连，形成韧带，与周围脏器相联系。

（五）胃周围的韧带

胃小弯侧分为肝胃韧带和肝十二指肠韧带，胃大弯侧有胃结肠韧带，胃底与贲门部有胃脾韧带和胃膈韧带。

1. 肝胃韧带与肝十二指肠韧带　肝胃韧带连接肝左叶下横沟和胃小弯，肝十二指肠韧带连接肝门与十二指肠，共同构成小网膜，为双层腹膜结构。肝十二指肠韧带中含胆总管、肝动脉和门静脉。

2. 胃结肠韧带　连接胃和横结肠，向下延伸为大网膜，为 4 层腹膜结构。大网膜后层与横结肠系膜的上层相连，在横结肠肝区与脾区，二者之间相连较松，容易解剖分离；而在中间，两者连接较紧，解剖胃结肠韧带时，注意避免损伤横结肠系膜中的结肠中动脉。

3. 胃脾韧带　连接脾门与胃大弯左侧，内有胃短血管。

4. 胃膈韧带　由胃大弯上部与胃底连接膈肌，全胃切除时，贲门及食管下段需切断此韧带。

5. 胃胰韧带　胃窦部后壁连接胰头颈部的腹膜皱襞，以及胃小弯贲门处至胰腺的腹膜皱襞，其内有胃左静脉。在门静脉高压时，血液可经胃左静脉至食管静脉、奇静脉流入上腔静脉，可发生食管胃底静脉曲张（图 3-7）。

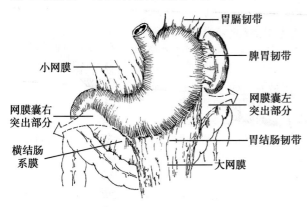

图 3-7　胃的韧带

胃的融合筋膜：Treitz 胰后筋膜指胰、十二指肠降段有侧移性与后方壁侧腹膜相融合；Toldt 胰后筋膜位于胰体、尾后面，是由胃背侧系膜和脾向左移位，与腹后壁腹膜融合形成。

（六）胃的动脉

胃的血运极为丰富，血液供应主要来自胃小弯侧的胃左、右动脉形成的动脉弓，胃大弯侧胃网膜左、右动脉形成的动脉弓，以及胃短动脉、胃后动脉，这些动脉的分支在胃壁内有广泛的吻合，形成网状分布。

1. 胃左动脉　90% 起自腹腔干，少数（2.5%～15%）起自腹主动脉，至贲门处发出食管支，与食管动脉吻合；向下分出胃降支，在肝胃韧带两层之间沿胃小弯向右行，与胃右动脉吻合，沿途发出分支至胃前、后壁。

胃左动脉常与左肝动脉合干，在切除小网膜囊时应该注意。

2. 胃右动脉　自肝总动脉分出，分出处恰在肝总动脉分出胃十二指肠动脉之后，胃右动脉沿胃小弯边缘后面向左上方走行，与胃左动脉吻合，需打开小网膜后才能发现。胃右动脉至胃壁分支的数目、分布范围均小于胃左动脉。

3. 胃网膜左动脉　起源于脾动脉，通过胃脾韧带在大网膜前两层之间沿胃大弯向右行，沿途发出分支到胃前、后壁，与胃网膜右动脉吻合，形成胃大弯侧血管弓。

4. 胃网膜右动脉　由胃十二指肠动脉发出，在大网膜前两层之间沿胃大弯左行，发出分支至胃前、后壁及大网膜，与胃网膜左动脉相吻合，也有 10% 的人没有此吻合。

5. 胃短动脉　起自脾动脉，有 4～10 条，分上、中、下三组。胃短动脉离开脾膈韧带进入脾胃韧带分布到胃底、贲门，在胃底的大弯侧前后面，上部与胃左动脉、左膈下动脉的分支吻合，下部与胃网膜左动脉吻合。

6. 胃后动脉　60%～80% 的人有该动脉，主要起自脾动脉干中 1/3 段的上缘或脾动脉的上极支，主要供应胃底部后壁贲门侧区域（图 3-8）。

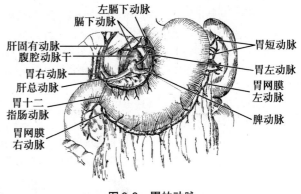

图 3-8　胃的动脉

（七）胃的静脉

胃壁内静脉和动脉一样形成广泛的吻合，黏膜表面毛细血管后小静脉收纳许多细支，汇合，最后汇集成小静脉，与动脉伴行，穿出胃壁构成许多胃静脉，基本与同名动脉伴行，注入肝门静脉系统（图 3-9）。

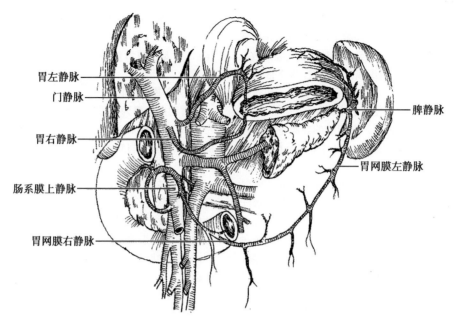

图 3-9　胃的静脉

胃左静脉多由胃角切迹附近开始,沿小弯向贲门方向走行在贲门下,有食管支汇入,形成胃左静脉主干,汇入门静脉或脾静脉。

胃网膜右静脉汇入肠系膜上静脉。

胃网膜左静脉和胃短静脉汇入脾静脉。

胃冠状静脉和胃右静脉汇入肝门静脉。

（八）胃周围淋巴结分组

1. 胃壁有丰富的毛细淋巴管网。胃黏膜层腺体之间的圆锥盲端为淋巴管的起点,相互连接构成黏膜内毛细淋巴管网,形成淋巴集合管,经肌层穿过浆膜,汇流至胃周淋巴结。胃的淋巴引流与胃的动脉分布相一致。胃的淋巴引流一般分为 4 个区域。

（1）胃左动脉供应区域淋巴:贲门左、右淋巴结及小弯淋巴结→胃左动脉干淋巴结→胃左动脉根部淋巴结。

（2）胃右动脉供应区域淋巴结:幽门上淋巴结→肝总动脉干淋巴结→肝总动脉根部淋巴结。

（3）胃短动脉和胃网膜左动脉供应区域淋巴结:胃大弯左上部淋巴结及脾门淋巴结→脾动脉干淋巴结→脾动脉根部淋巴结。

（4）胃网膜右动脉供应区域淋巴:胃大弯淋巴结及幽门下淋巴结→肝总动脉干淋巴结→肝总动脉根部淋巴结,一部分幽门下淋巴结汇入肠系膜根部淋巴结(图 3-10)。

淋巴引流经腹腔淋巴结汇至胸导管,至左颈静脉。因此,胃癌淋巴转移可于左锁骨上窝触及质硬的淋巴结(图 3-11)。

2. 胃周淋巴结的代号与分站　日本胃癌研究会为适应胃癌根治手术清除淋巴结的需要,经过多年的实践、研究和修改,明确规定了胃周各个部位淋巴结的代号、位置与相邻淋巴结的界限。

①区:贲门右淋巴结,位于贲门右侧。与小弯淋巴结分界为胃左动脉上行支进入胃壁的第 1 支,贲门侧为①区,幽门侧为③区。

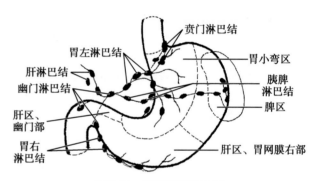

图 3-10　胃淋巴引流分区

②区:贲门左淋巴结,位于贲门左侧和后侧,沿左膈下动脉贲门食管支分布。

③区:小弯淋巴结,与幽门上淋巴结的界限是胃右动脉向胃小弯分出的第 1 支,位于此支以上的为⑤区。

④区:大弯淋巴结,分为 2 个亚区,沿胃网膜右动脉分布者为④d,位于胃短动脉接近胃壁和沿胃网膜左动脉分布者为④S。把位于胃短动脉,接近胃者称④Sa,沿胃网膜左动脉分布者称④Sb。④S和⑩区脾门淋巴结的界限是胃网膜左动脉向胃大弯发出的第 1 支。

⑤区:幽门上淋巴结,胃右动脉根部淋巴结。

⑥区:幽门下淋巴结,在幽门下大网膜内,与⑭区肠系膜上静脉淋巴结的界限是胃网膜右静脉和胰十二指肠前下静脉的汇合部。

⑦区:胃左动脉干淋巴结,位于胃左动脉干上,即胃左动脉根部到上行支的分出部。

⑧区:肝总动脉干淋巴结,分 2 个亚区,位于肝总动脉前面与上缘的淋巴结称⑧a,其后面者称⑧p。⑧p为第 3 站淋巴结。

⑨区:腹腔动脉周围淋巴结,即胃左动脉、肝总动脉、脾动脉根部淋巴结。

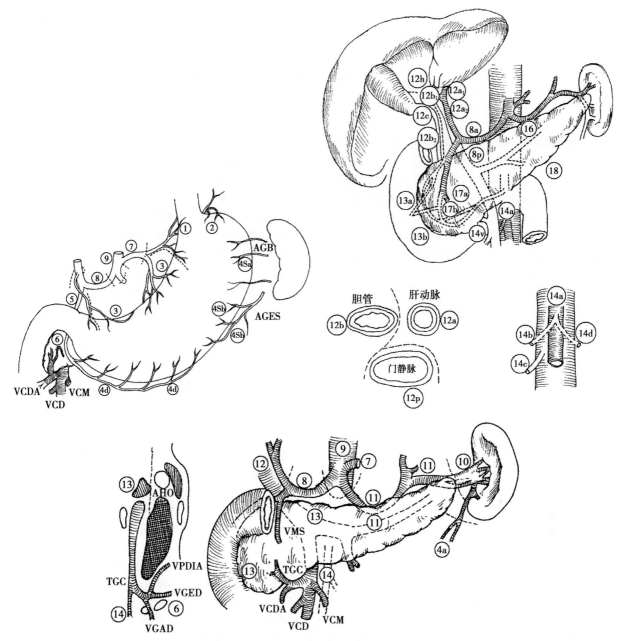

图 3-11　胃的各组淋巴结

⑩区：脾门淋巴结，脾门附近淋巴结，与⑪区脾动脉干淋巴结的界限是胰尾末端。

⑪区：脾动脉干淋巴结，沿脾动脉干分布的淋巴结，包括胰腺后的淋巴结。与⑬区胰头后淋巴结的界限是肠系膜下静脉进入脾静脉的汇合部。

⑫区：肝十二指肠韧带内淋巴结，沿肝动脉分布者为⑫a，沿胆管分布者为⑫b，位于门静脉后面者为⑫p，位于胆囊管部者为⑫c，位于肝门部者为⑫h。

⑬区：胰后淋巴结，位于胰头后，将十二指肠向内侧游离提起后，附于胰头后 Treitz 筋膜脏层下，胰十二指肠后动脉弓旁的淋巴结。

⑭区：肠系膜根部淋巴结，沿肠系膜上静脉分布的淋巴结称⑭v，为第 3 站淋巴结，沿肠系膜上动脉分布的淋巴结称⑭a，为第 4 站淋巴结。

⑮区：结肠中动脉周围淋巴结，横结肠系膜内、结肠中动脉旁。

⑯区：腹主动脉周围淋巴结，分布于胰腺上下、腹主动脉周围。以左肾静脉下缘为界，分为上（a）、下（b）区。

⑰区：胰头前淋巴结，位于胰头前，与⑬区胰头后淋巴结相对应，可分为胰前上淋巴结⑰a、胰前下淋巴结⑰b。

⑱区：胰下淋巴结，位于胰体尾交界部下缘。

⑲区：膈肌下淋巴结，位于膈肌腹侧面，沿膈下动脉分布。

⑳区：食管裂孔部淋巴结，位于膈肌食管裂孔部。

胃癌因其所处部位的不同，其淋巴引流的次序也不同。

（九）胃的神经

胃的自主神经系统包括交感神经和副交感神经（迷走神经）2 个部分。

1. 交感神经　内脏大神经,起自第5~9胸交感神经节;内脏小神经,起自第10~12胸交感神经节,分别终于腹腔神经节和主动脉肾神经节。由节发出的交感节后神经纤维与迷走神经的分支一起在腹主动脉起始部前方、腹腔干和肠系膜上动脉的根部周围参与组成腹腔丛,由丛发出的副丛分布于胃。交感神经作用为抑制胃的运动和减少胃液分泌,传出痛觉。

2. 副交感神经　来自左、右迷走神经,包括运动和感觉两种神经纤维。由颈部进入胸腔,左迷走神经至食管前分散成若干细支,参与构成食管丛,并在食管下端延续为迷走神经前干,前干的主要分支:①肝支:绝大多数发自前干,走行于肝胃韧带上方,参与形成肝丛,一部分分支分布于肝、胆,一部分沿十二指肠韧带下降,其幽门支分布于幽门部,终末支分布于十二指肠上部;②胃前支:比肝支细,多数沿胃小弯走行,沿途发出条胃前壁支后,以鸦爪支终止于幽门窦。右迷走神经至食管后方分散成细支,参与构成食管丛,向下延续为迷走神经后干,穿过膈的食管裂孔,进入腹腔,前、后干分为终支:①腹腔支:为迷走神经分支中最粗的一支,一般与胃左动脉根部形成神经束,进入腹腔神经节;②胃后支:后干发出腹腔支延续而成,多属胃后支沿途发出数支胃后壁支,以鸦爪支终止于幽门窦。

二、胃周围血管及解剖变异

胃的血液供应丰富,供应胃各部的动脉有10余条,多为腹腔干的第3、4级分支,沿胃大弯、胃小弯分布形成动脉弓,与胃的同名静脉、胃的神经和淋巴管伴行,分布于胃壁。了解胃周围血管解剖及变异,是进行胃癌外科操作的基础。

(一)胃的动脉

胃的动脉来自腹腔干的直接或间接分支,沿胃小弯分布的有胃左、胃右动脉,沿胃大弯分布的有胃网膜左、右动脉,其分别在胃大、小弯处形成两个动脉弓,由动脉弓发出胃支至胃前、后壁,并互相吻合。分布于胃底的有胃短动脉、胃后动脉。

1. 胃左动脉(left gastric artery)　是腹腔动脉的最小分支,但却是胃供血流量最大的一支,少数(2.5%~15%)可直接起自腹主动脉。其发出后于胃胰皱襞中行向左上方,至贲门处发出一至数支食管支,沿食管上行与胸主动脉的食管支吻合,主干急转向右,在小网膜两层之间沿胃小弯向右行,沿途发出5~6条胃支,分布至胃小弯侧附近的胃前、后壁。至胃角切迹处与胃右动脉吻合,或可在胃壁内吻合。5%~15%胃左动脉发出副肝左动脉,沿小网膜上部到达肝脏静脉韧带裂,供应左叶大部分或全部血液。

2. 胃右动脉(right gastric artery)　仅40%左右发自肝固有动脉,其余可发自肝总动脉或胃十二指肠动脉,缺如者约占10%。胃右动脉发出后,上行至胃十二指肠韧带中,下行至幽门上缘,沿胃小弯在小网膜两层之间向左行,至角切迹处与胃左动脉末梢支吻合。胃右动脉沿途发出胃支至胃前、后壁,还有小支至十二指肠上部。

3. 胃网膜右动脉(right gastroepiploic artery)　大多数发自胃十二指肠动脉(90%以上),其余可发自肠系膜上动脉、中结肠动脉或胰十二指肠动脉。发出后在大网膜第一、二层间,沿胃大弯向左行走。与胃网膜左动脉吻合,形成胃网膜动脉弓,在其起始部发出幽门支至幽门,沿途发出胃支和网膜支。胃网膜动脉弓向上分支至胃下部、胃中部部分胃前、后壁,向下发出2或3支网膜动脉、1支副网膜动脉及数支短网膜动脉。2或3支网膜动脉相互间分支连接形成大网膜动脉弓。

4. 胃网膜左动脉(left gastroepiploic artery)　在脾门附近发自脾动脉或脾动脉下极的分支,经胃脾韧带向右下行进入大网膜第一、二层间,继沿胃大弯右行,与胃网膜右动脉吻合,形成胃大弯侧动脉弓。沿途发出多条胃支和网膜支,前者分布于胃大弯附近的胃前、后壁,后者分布于大网膜。胃网膜左、右动脉的每条胃支之间的距离为1~1.5cm,但在两支动脉吻合处,胃支细小而距离加大,在行胃大部切除时,可作为胃适量切除的依据。

5. 胃短动脉(short gastric arteries)　自脾动脉的末端或脾支发出,一般为3~5支,沿脾胃韧带向右上行,分布至胃底前、后壁,偶有胃短动脉食管支。

6. 胃后动脉(posterior gastric artery)　出现率为60%~80%,大多数为1~2支,起于脾动脉干或脾动脉的上极支,上行于网膜囊后壁的后方,经胃膈韧带至胃底的后壁。通常与同名静脉沿后腹膜褶皱向上、向左斜行经胃膈韧带至胃上部后壁,供应邻近贲门和胃底后壁的血液。全胃切除、近端胃切除、胰体尾切除和全胰切除时,应注意此动脉的存在,并予以结扎。在行远端胃次全切除并脾切除时,胃后动脉将是残胃重要的营养血管。

此外,左膈下动脉也可发出1~2小支分布于胃底上部和贲门。这些小支对胃大部切除术后保证残胃的血供有一定意义。

综上所述,胃动脉的血管极为丰富。例如,在近端胃切除时只保留胃网膜右动脉,行食管残胃吻合时胃壁仍有足够血供。行远端胃切除时仅保留胃短血管,仍可保留残胃血供。

(二)胃的静脉

胃的静脉多与同名动脉伴行,均汇入肝门静脉系统。各静脉注入处颇不相同。通常胃右静脉沿胃小弯右行,注入肝门静脉;胃左静脉沿胃小弯左行,至贲门处转向右下,汇入肝门静脉或脾静脉。胃网膜右静脉沿胃大弯右行,注入肠系膜上静脉。胃网膜左静脉沿胃大弯左行,注入脾静脉。胃短静脉来自胃底,经胃脾韧带注入脾静脉。此外,多数人还有胃后静脉,由胃底后壁经胃膈韧带和网膜囊后壁腹膜后方,注入脾静脉。

1. 胃左静脉(left gastric vein)　又称冠状静脉,一般由角切迹开始,收集胃左动脉分布区域的静脉血,常与胃左动脉伴行,沿胃小弯在小网膜囊两层间自右向左至贲门处,接受数条食管静脉,形成胃左静脉干,根据注入部位不同分为六型:①门静脉型;②脾静脉型;③门脾交角型;以上三型占93.25%以上;④缺如型,代之是粗大的胃右静脉;⑤胃底食管型,此型食管、胃底处小静脉汇成细小静脉支入门静脉、胃壁大部由胃右静脉引流；⑥肝内型，胃冠状静脉经左侧肝门横沟入肝内门静脉左支角部。在行胃癌根治术时，常需根部结扎此静脉，因此应熟悉此静脉的各类型变异，避免伤及其出血。

2. 胃右静脉（right gastric vein） 又称幽门静脉。与胃右动脉伴行，接受胃小弯下部胃前、后壁分支静脉血，在小网膜两层腹膜间沿胃小弯自左向右，至幽门上方至十二指肠第一部上缘汇入门静脉（97%），其余汇入门静脉左支或右支、门脾角或与胰十二指肠上静脉共干汇入门静脉或脾静脉。胃右静脉在注入肝门静脉之前，途中收纳幽门前静脉（prepyloric vein）。幽门前静脉为起于幽门前面的一条小静脉，手术中可作为辨认幽门与十二指肠分界的重要标志。

3. 胃网膜右静脉（right gastroepiploic vein） 收集大网膜和胃前、后壁下部血液，起始段与同名动脉伴行沿胃大弯向右行于胃结肠韧带内，行至幽门处向后达胰头前方，在胰颈部下方汇入肠系膜上静脉。胃网膜右静脉接近末端处，常与来自横结肠的右结肠一条静脉（右结肠静脉），形成胃结肠干（又名 Henle 干），注入肠系膜上静脉。胃癌根治术根部结扎胃网膜右静脉时，注意勿损伤此静脉干。

4. 网膜左静脉（left gastroepiploic vein） 收集胃上部大弯侧和相应网膜支的血液，伴同名动脉左行，先后经胃结肠韧带和胃脾韧带两层腹膜之间向左，汇入脾静脉或其主要分支。

5. 胃短静脉 4～5 支，汇集胃底和胃大弯上部部分静脉血液，伴同名动脉，经脾胃韧带两层间走向脾门，一般注入脾静脉的属支（脾支），也可注入脾静脉本干。

6. 胃后静脉 胃后静脉的出现率为 73.3%～80.6%，多为 1 支（84%）、2 支（16%）。由胃壁穿出的部位，大多数

距贲门不足 5cm。此后，它伴同名动脉走行（少数单独走行），经膈胃韧带中份到达腹膜后间隙，下行越过脾动脉的前方或后方，至胰后方注入脾静脉（约占 46%）。胃后静脉也可注入脾静脉的上极支（约占 48%）或以两支型注入脾静脉和脾静脉上极支（约占 6%）。胃后静脉注入脾静脉的部位约 69.8% 在脾静脉的中 1/3 段，20.8% 注入左 1/3 段，9.4% 注入右 1/3 段。

（三）腹腔干的分支及变异

腹腔干（celiac trunk）是腹主动脉发出的第一个无对（奇数）支，在膈肌腹主动脉裂孔稍下方，约平第 12 胸椎处起于腹主动脉的前壁。腹腔干为一条粗短动脉干，长 1～3cm，发出胃左动脉、肝总动脉和脾动脉 3 支。

1. 胃左动脉（left gastric artery） 为腹腔干较小的分支之一，其分布和行径见上述。此外，其可直接起自腹主动脉、肝动脉或肝动脉右支。5%～15% 胃左动脉发出副肝左动脉，分布于肝左叶。肝左副动脉一般多取代肝左叶外侧段动脉，有时甚至完全取代肝固有动脉左支（肝左动脉），故胃手术结扎胃左动脉应予注意，以确保肝的血液供应。

2. 肝总动脉（common hepatic artery） 较短，自腹腔干发出后，在网膜囊腹膜壁后方，沿胰头上缘行向右前方，至十二指肠上部分为肝固有动脉和胃十二指肠动脉。有的肝总动脉起源于肠系膜上动脉。

3. 脾动脉（splenic artery） 是腹腔干最大的分支，发出后在腹膜（网膜囊后壁）后方沿胰腺上缘迂曲左行，经脾肾韧带抵达脾门，分为 2～3 支入脾。沿途分出胰支分布至胰、胃网膜动脉和胃短动脉。

腹腔干的分支及变异比较多，而且较为复杂。国外按腹腔动脉、肠系膜上动脉及其分支变异进行了多种分型（表 3-3），可见胃左动脉、脾动脉、肝动脉共型占大多数。

表 3-3　腔干分支变异类型

分型	Lipshutz（88 例）		Adachi（252 例）		Michels（200 例）		郁秉辉（50 例）		张年甲（118 例）		胡启仁（100 例）	
I 型	HGL	75%	HGL	87.7%	HGL	89%	HGL	78%	HGL	79.66%	HGL	73%
II 型	HL	15%	HL	6.3%	HL	3.5%	HL	6%	HL	5.08%	HG	1%
III 型	HG	6%	HLM	1.2%	HLM	0.5%	GL	6%	HLM	0.5%	GL	3%
IV 型	GL	4%	HGLM	2.4%	HG	1.5%	HG	2%	HG	0.85%	HL	2%
V 型			GL+HM	0.4%	GL	5.5%	HGLC	4%	GL+HM	4.24%	HGLM	4%
VI 型			GL	2%	HGLM	0	HGLP	4%	HGLM	0.85%	GLM	1%
VII 型					HGLC	1.5%			HGLC HGLP HGLH$_A$ HGLH$_L$ ⎫⎬⎭ 8.47%		HLM	1%
VIII 型											HGLD	10%
IX 型											HGLC	1%
X 型											HCLP	2%
XI 型											HCLP$_D$	2%

注：C，结肠动脉；D，膈下动脉；G，胃左动脉；H，肝动脉；H$_A$，副肝动脉；H$_L$，肝左动脉；L，脾动脉；M，肠系膜上动脉；P，胰背动脉；P$_D$，胰十二指肠动脉。字母的直接结合表示其各自代表的动脉共干，起自腹主动脉。如 HGL 表示肝动脉、胃左动脉、脾动脉干，起自腹主动脉，此型为腹腔干正常型。GL+HM 表示胃左动脉、脾动脉共干，肝动脉、肠系膜上动脉共干，两共干分别起自腹主动脉。

关于目前腹腔干的变异分型种类繁多，并无统一意见。国外文献报道以 Michels 分型较常见，亦有文献报道建议建立适合中国人自己的分型。陈芝仪等结合 134 例尸检结果，以最常见的统计类型为正常型，按分支的不同组合将腹腔动脉分支可分成 5 个主型和 5 个亚型，方法简便，有利于临床应用，介绍如下（图 3-12）：

第 I 型（主型）：为集中型，由肝、胃左和脾动脉 3 条组成，共 114 例（85.07%），是腹腔动脉正常型。

第 I 型（亚型）：有肠系膜上动脉或内脏支参加，共 11 例（8.21%），其中肝、胃左、脾和肠系膜上动脉 4 条组成 3 例（2.24%），肝、胃左、脾和胰背动脉组成 7 例（5.22%），肝、胃左、脾、副肝右和肠系膜上动脉 5 条动脉共干 1 例（0.75%）。

第 II 型（主型）：肝、脾动脉共干组成腹腔动脉，胃左动脉未参加，共 5 例（3.73%）。

第 II 型（亚型）：有肠系膜上动脉或胃十二指肠动脉参加各有 1 例，此型共 2 例（1.49%）。

第 III 型（主型）：肝与胃左动脉共干组成腹腔动脉干，脾动脉未参加，这种类型在陈芝仪组中未发现，但张年甲、郁秉辉、胡启仁各发现 1 例，Michels 发现 3 例。

第 III 型（亚型）：有肠系膜上动脉参加 1 例，即肝、胃左和肠系膜上共干组成腹腔动脉干，脾动脉起于腹主动脉。

第 IV 型（主型）：胃左和脾动脉共干形成腹腔动脉干，肝动脉未参加，此型在陈芝仪组未发现，张年甲、胡启仁、Michels 等均有报道。

第 IV 型（亚型）：有肠系膜上动脉或副肝动脉参加时属此型。此型有 1 例，即由胃左、脾和副肝左动脉共干，肝总起于肠系膜上动脉。

第 V 型（主型）：分散型，即肝、胃左和脾动脉各有不同起点，无共干，此型陈芝仪组仍未发现，文献曾有报道。

第 V 型（亚型）：即有肠系膜上动脉参加其中任意一支时，应列入此型。

（四）门静脉及其主干变异

门静脉（protal vein）主要是由肠系膜上静脉和脾静脉在胰颈后方汇合而成，主干长 8～10cm，管径为 8～14mm。在十二指肠上部的后方、胃十二指肠动脉和胆总管的后方，以及下腔静脉的前方斜向右上，在十二指肠上方向前转入肝十二指肠韧带两层间上行，至肝门分左、右支入肝，是肝脏血液的主要来源（约占 70%）。门静脉收纳肝以外不成对腹腔脏器的静脉血，以及食管腹段和脐旁的静脉血。

门静脉组成状况较复杂，与周围组织关系密切，变异类型亦较多见。在行胃部手术时，了解其变异十分重要。根据对 519 例国人门静脉解剖观察，按其组成方式分为 3 个类型。I 型门静脉由肠系膜上静脉、脾静脉汇合而成，肠系膜下静脉汇入脾静脉，此型占 52.0%；II 型门静脉由肠系膜上静脉、脾静脉、肠系膜下静脉汇合而成，此型占 13.3%；III 型门静脉由肠系膜上静脉、脾静脉汇合而成，肠系膜下静脉汇入肠系膜上静脉，此型占 34.7%。每型又根据胃左静脉汇入处，分为 3 个亚型。国内作者对 479 例胃冠状静脉注入门静脉部位观察，将其分为 3 型。A 型胃冠状静脉注入门静脉占 51.2%；B 型胃冠状静脉注入门脾占 8.8%；C 型胃冠状静脉注入脾静脉占 40.0%。合计共分为 9 亚型，由此可见，在 3 个类型中，I 型出现率最高肠，III 型其次，II 型最低。各亚型的出现率以 A 亚型最高，C 亚型其次，B 亚型最低。各亚型中均以 A 亚型最高（图 3-13）。

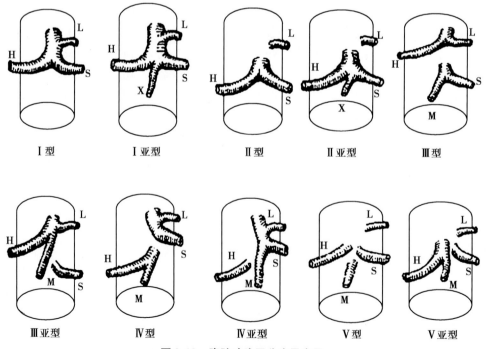

图 3-12　腹腔动脉干分支及变异

L. 胃左动脉；H. 肝总动脉；S. 脾动脉；M. 肠系膜上动脉；X. 其他动脉。

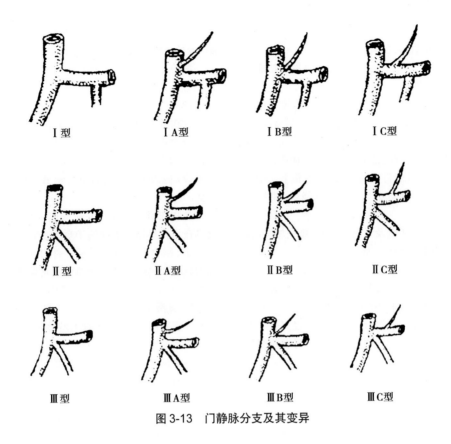

Ⅰ型　　　ⅠA型　　　ⅠB型　　　ⅠC型

Ⅱ型　　　ⅡA型　　　ⅡB型　　　ⅡC型

Ⅲ型　　　ⅢA型　　　ⅢB型　　　ⅢC型

图 3-13　门静脉分支及其变异

三、胃的生理功能

胃具有运动和分泌两大功能,通过其接纳、储藏食物,将食物与胃液研磨、搅拌、混匀,初步消化,形成食糜并逐步分次排入十二指肠为其主要的生理功能。此外,胃黏膜还有吸收某些物质的功能。

(一)胃的运动功能

1. 胃排空　食物在胃内的储藏、混合、搅拌及有规律的排空,主要由胃的肌肉运动参与完成。胃的蠕动波起自胃体通过幽门,胃窦部肌层较厚,增强了远端胃的收缩能力,幽门发挥括约肌的作用,调控食糜进入十二指肠。胃的电起搏点位于胃底近大弯侧的肌层,有规律地发出频率约为 3 次/min 脉冲信号(起搏电位),该信号沿胃的纵肌层传向幽门。每次脉冲不是都引起肌肉蠕动收缩,但脉冲信号决定了胃蠕动收缩的最高频率。随起搏电位的到来,每次收缩都引起胃内层环状肌的去极化。食糜进入漏斗状的胃窦腔,胃窦的收缩蠕动较胃体更快而有力,每次蠕动后食糜进入十二指肠的量取决于蠕动的强度与幽门的开闭情况。幽门关闭,食物在胃内往返运动;幽门开放时,每次胃的蠕动将 5～15ml 食糜送入十二指肠。

空胃腔的容量仅为 50ml,但在容受性舒张状态下,可以承受 1 000ml 而无胃内压增高。容受性舒张是迷走神经感觉纤维介导的主动过程。进食后的扩张刺激引发蠕动,若干因素影响到胃蠕动的强度、频率及胃排空的速度。胃的迷走反射加速胃蠕动:进食的量与质对于排空亦起调节作用用,食物颗粒小因较少需研磨比大颗粒食物排空为快;十二指肠壁的受体能够感受食糜的渗透浓度与化学成分,

当渗透压大于 200mmol/L 时迷走肠胃反射被激活,胃排空延迟;不少胃肠道激素能够对胃的运动进行精细调节,胃泌素能延迟胃的排空。

2. 胃肠激素、对胃运动和胃排空的调节作用　胃排空过程受神经和体液因素的调控,胃肠激素在这两方面均发挥重要作用,它们以内分泌、神经内分泌方式或作为肽能神经递质对胃排空进行精确调节。

(1)胃泌素、胆囊收缩素族:

1)胆囊收缩素(CCK):广泛存在于胃肠道和神经系统,抑制近端胃收缩,加强幽门收缩,抑制胃排空。

2)胃泌素:存在于神经系统,引起胃底舒张、胃窦收缩,属生理作用,药理剂量可延缓胃排空。

(2)PP 肽族:

1)酪酪肽(PYY):餐后释放入血,明显抑制胃平滑肌收缩,引起胃松弛,抑制胃排空。

2)神经肽(NPY):广泛分布于神经系统,可抑制平滑肌收缩。

(3)促胰液素、胰高血糖素族:

1)血管活性肠肽(VIP):胃肠道和神经系统内浓度最高,在肠肌运动终板肌层的浓度大大高于血浆浓度,为非肾上腺素非胆碱能抑制系统的神经介质,对胃运动有明显的抑制作用。

2)组氨酸异亮氨酸肽(PHI):广泛分布于神经系统和胃肠道,迷走神经兴奋时释放,抑制幽门运动,使胃舒张,胃排空延迟。

3)胰高血糖素:抑制胃收缩,抑制胃排空。

4)促胰液素:抑制胃底和胃窦收缩,降低胃内压,延缓

胃排空,调节胰液分泌。

5）甘丙肽：为抑制性神经递质。

6）生长抑素：广泛分布于脑和胃肠道,对胃肠功能起普遍抑制作用,抑制胃排空。

7）胃动素：胃窦及十二指肠上段平滑肌上有密集的胃动素受体。胃动素使糖尿病伴胃轻瘫的胃排空明显加快,也能加速胃大部切除术后胃蠕动无力的胃排空。红霉素为胃动素受体激动剂,可引起胃强烈收缩,胃排空加快。

8）阿片肽：能显著减弱胃蠕动,提高胃窦和十二指肠上段张力,松弛胃底部,使胃十二指肠压差降低,抑制胃排空。

9）神经降压肽：分布于脑及胃肠道,使胃排空加快,该物质通过与胃平滑肌上受体结合而发挥作用。

（4）其他影响胃排空的因素：

1）高血糖对胃排空的影响：糖尿病患者胃排空障碍主要与血糖浓度变化引起胃肌电、动力改变有关。

2）应激：焦虑、恐惧等情绪出现时,交感神经兴奋释放去甲肾上腺素作用于胃窦的收缩平台期,降低胃窦收缩的幅度而影响胃排空。

（二）胃的分泌功能

胃腺分泌胃液,正常成人每日分泌量为 $1\,500\sim2\,500ml$,胃液的主要成分为胃酸、胃酶、电解质、黏液和水。壁细胞分泌盐酸,而非壁细胞的分泌成分类似细胞外液,略呈碱性,其中钠是主要的阳离子。胃液的酸度决定于上述两种成分的配合比例,并和分泌速度、胃黏膜血液流速有关。

胃液分泌分为基础分泌（或称消化间期分泌）和餐后分泌（即消化期分泌）。基础分泌是指不受食物刺激时的自然胃液分泌,其量较小。餐后胃液分泌明显增加,食物是胃液分泌的自然刺激物,餐后分泌可分为 3 个时相：①迷走相（头相）：食物经视觉、味觉、嗅觉等刺激兴奋神经中枢,兴奋经迷走神经下传至壁细胞、主细胞、黏液细胞,使其分泌胃酸、胃蛋白酶源和黏液；迷走神经兴奋还使 G 细胞分泌胃泌素、刺激胃黏膜肥大细胞分泌组胺,进而促进胃酸分泌。这一时相的作用时间较短,仅占消化期分泌酸量的 $20\%\sim30\%$。②胃相：指食物进入胃以后引起的胃酸分泌,包括食物对胃壁的物理刺激（扩张）引起的迷走长反射和食物成分对胃黏膜的化学刺激造成的胃壁内短碱反射通路。在胃相的胃酸分泌中,胃泌素介导的由食物成分刺激引起的胃酸分泌占主要部分,当胃窦部的 pH<2.5 时胃泌素释放受抑制,pH 达到 1.2 时胃泌素的分泌完全停止,对胃酸及胃泌素分泌起负反馈调节作用。胃窦细胞分泌的生长抑素也抑制胃泌素的释放。如果手术使得正常的壁细胞黏膜与胃窦黏膜的关系改变,酸性胃液不流经生成胃泌素的部位,血中胃泌素可增加很多,促使胃酸分泌,伴明显酸刺激。③肠相：指食物进入小肠后引起的胃酸分泌,占消化期胃酸分泌量的 $5\%\sim10\%$。包括小肠膨胀及食物中某些化学成分刺激十二指肠和近端空肠产生肠胃泌素,促进胃酸分泌。进入小肠的酸性食糜能够刺激促胰液素、胆囊收缩素、抑胃肽等的分泌。小肠内的脂肪能抑制胃泌素的产生,使

胃液分泌减少。消化期胃酸分泌有着复杂而精确的调控机制,维持胃酸分泌的相对稳定。

胃的功能是储存并将食物与之分泌的液体相混合。当食物进入胃内时,胃的腺体即分泌酸性液,含盐酸的该酸性胃液有两大作用：将食物消化至较он吸收状态,以及杀灭随食物进入的大部分细菌。胃液的分泌量约 $2.4L/d$。胃液中所含胃蛋白酶对启动蛋白质的消化极重要；胃黏膜分泌的内因子与饮食中的维生素 B_{12} 结合有助于后者在回肠吸收,内因子缺乏可致维生素 B_{12} 吸收障碍而发生恶性贫血。

食物在胃内被搅拌并粉碎成较小的颗粒,称为食糜。食糜在胃内停留的时间约半至数小时,其取决于食糜颗粒的大小、膳食的组成等因素。胃的蠕动将食糜推向幽门,幽门括约肌的收缩使部分消化的食糜进入小肠。激素、神经和胃分泌液中的局部调节物控制胃的分泌和运动。

1. 胃酸分泌 由胃腺壁细胞分泌的盐酸又称胃酸。胃酸存在着两种形式：一种为游离酸；另一种为结合酸,即与蛋白质结合的盐酸蛋白质。二者的浓度合称为总酸度,其中游离酸占绝大部分。盐酸的分泌机制在正常情况下,胃液中的 H^+ 浓度比血液中的高 300 万～400 万倍,壁细胞分泌 H^+ 的过程必然是逆浓差的主动转运过程。根据生物化学的研究,已知 H^+ 来源于壁细胞内物质氧化代谢所产生的水,H_2O 解离成 OH^- 和 H^+。H^+ 存在于细胞内小管。通过膜上 H^+ 泵的作用,主动转运入小管内,合成 HCl 所需要的 Cl^- 来自血浆,它一部分是顺着浓度差弥散入壁细胞内,另一部分则借载体转运。当 Cl^- 进入壁细胞后,则依靠细胞内小管膜上的 Cl^- 泵,主动转运入小管内。H^+ 和 Cl^- 在细胞内小管中形成 HCl,然后进入腺腔。壁细胞在分泌盐酸过程中所需能量来自 ATP。胃酸在食物的消化过程中起着极其重要的作用。

（1）盐酸能激活胃蛋白酶原,使其转变为胃蛋白酶,并为胃蛋白酶发挥作用提供适宜的酸性环境。

（2）杀死随食物及水进入胃内的细菌。

（3）胃酸进入小肠时,还可促进胰液、胆汁及肠液的分泌,有助于小肠对铁、钙等物质的吸收。

（4）分解食物中的结缔组织和肌纤维,使食物中的蛋白质变性,易于被消化。

（5）反馈性抑制胃窦部细胞分泌胃泌素。

（6）与钙和铁结合,形成可溶性盐,促进它们的吸收。

胃酸对胃的功能作用还有：胃酸分泌过少或医源性致胃酸过少,常可产生腹胀、腹泻等消化不良的症状；但若胃酸分泌过高,对人体也不利,过高的胃酸对胃黏膜具有侵蚀作用,引起胃的炎症或溃疡。胃液里还有微量的镁、磷和钙。胃液中的阳、阴离子与血液中的阴、阳离子是互相影响的,如大量呕吐,丢失大量胃液,可引起人体电解质紊乱及酸碱平衡失调。所以,使胃内酸度适宜是保证胃黏膜正常的关键。

2. 抑制胃酸分泌的因素 正常的胃液分泌是兴奋和抑制两方面因素相互作用的结果。精神、情绪等均可以通过中枢神经系统抑制胃酸分泌,并抑制食欲。胃酸过多时

可反馈性抑制胃酸分泌，这是正常人维持胃酸相对稳定的重要机制。当胃窦 pH 在 2 以下时，胃泌素和胃酸的分泌均受到抑制。胃黏膜中释放生长抑素的 D 细胞基底通过旁分泌方式抑制胃泌素和胃酸的分泌。十二指肠内 pH 降至 4 以下时释放促胰液素，对胃酸分泌起抑制作用。迷走神经兴奋或胃泌素均引起前列腺素分泌的增加，前列腺素有抗胃酸和胃蛋白酶分泌的作用，它可能通过干扰细胞内的生化过程，影响 cAMP 的形成，从而影响胃酸的分泌。

3. 胃黏膜保护机制　正常情况下，胃黏膜具有强大的保护作用，它不仅能防止胃液中的胃酸和胃蛋白酶的强大消化作用，还能抵御各种食物的磨擦、损伤及刺激，从而保护黏膜的完整性。我们把胃黏膜的这种作用称为胃黏膜屏障。胃黏膜屏障由黏液层和上皮细胞组成。

（1）胃黏液：覆盖于胃黏膜之上的厚黏液层为第一道防线，它将胃黏膜与胃腔内的胃酸、胃蛋白酶以及各种损伤因素隔离开来。黏液层由上皮细胞、贲门腺、幽门腺和泌酸腺中的黏液细胞共同分泌，覆盖在黏膜表面，主要成分是糖蛋白，它以两种形式存在，即可溶性黏液和附着于黏膜表面的不溶性凝胶层。前者流入胃腔，为胃液的成分之一，后者被认为在黏膜保护中起重要作用。人的胃黏液层厚度约为 180μm，黏液层厚度与黏膜保护作用相关，其实际厚度反映上皮新分泌的黏液与胃蛋白酶对黏液的持续降解之间的平衡。前列腺素 E 及胆碱能因子使胃黏液层厚度成倍增加，组胺、迷走神经兴奋、胆碱能药物、胃泌素均促使黏液量增加。非甾体抗炎药可减少糖蛋白的生物合成，减少黏液生成。禁食 3 天以上、胰岛素、胆盐等抑制黏液生成。人胃液中的 7 种胃蛋白酶均能水解胃黏膜表面的黏液。

胃黏膜上皮细胞还能分泌 HCO_3^-，可与渗透黏液层的 H^+ 中和，防止 H^+ 直接与上皮细胞接触而造成损伤。

（2）胃黏膜屏障：胃黏膜抗损伤作用与以下因素有关。

1）胃的黏液 - 碳酸氢盐屏障：由胃黏膜上皮表面覆盖的富含 HCO_3^- 的不可溶性黏液凝胶构成。起到隔离和抑制胃蛋白酶活性及中和 H^+ 的作用，防止胃酸和胃蛋白酶对黏膜的自身消化。正常时，胃酸和黏液 - 碳酸氢盐屏障保持动态平衡，若胃酸分泌过多，或黏液产生减少，屏障受损，导致黏膜自身消化，可形成胃溃疡。

2）胃黏膜上皮细胞顶部的细胞膜和相邻细胞间的紧密连接：这构成了胃腔与胃黏膜之间的另一道屏障，能有效防止 H^+ 逆向弥散和减少 Na^+、K^+ 漏入胃腔而起细胞保护作用。另外，上皮细胞表面存在活性磷脂形成的疏水层，可减慢 H^+ 的弥散，并防止损伤因子直接作用于黏膜。

3）神经在胃黏膜保护中的作用：维持迷走神经功能的完整，有助于胃黏膜保护。双侧迷走神经切断后，黏膜细胞分泌前列腺素 E 和谷胱甘肽明显减少，增加了坏死因子对黏膜的损伤。促甲状腺素原释放激素也通过迷走神经完成其细胞保护功能。另外，胃黏膜下层富含内脏传入神经，这些神经分布于血管周围，当出现内源性或外源性损伤因子作用时，感觉神经通过释放钙基因相关肽和 P 物质，增加胃黏膜血流，避免其损伤。

4）胃黏膜保护物质：一些内源性和外源性物质在胃黏膜保护中的作用，如去氧胆酸盐和倍半萜内酯增加糖蛋白分泌；二甲基亚砜促进黏液分泌；非甾体抗炎药、胰岛素和酒精抑制黏液分泌。前列腺素 E、硫糖铝和胆囊收缩素促进碳酸氢盐的分泌。超氧化物歧化酶、二甲基亚砜和别嘌醇等可减轻氧自由基对黏膜的损伤，维生素 E、A、C 和谷胱甘肽也有清除氧自由基的作用。

（王晓娜）

第 5 节　胃癌病理诊断

一、概　述

胃癌是消化系统最常见的恶性肿瘤之一。目前，在许多西方国家，胃癌发病率已呈下降趋势，而在我国许多地区，胃癌发病率和死亡率仍有逐年上升趋势；我国每年胃癌新发病例 40 余万例，占全球胃癌总发病人数的 42%；有关研究认为，其发病原因与饮食习惯、遗传因素、胃部疾病等多因素有关。胃癌可发生在任何年龄，总趋势是发病率随着年龄的增长而上升；好发年龄在 50 岁以上，男女发病率之比为 2∶1；青年人胃癌恶性程度相对于中老年患者更为突出，应予以高度重视；胃癌的预后与病理分期、部位、组织类型、生物学行为及治疗措施有关。

（一）病因

1. 地域环境及饮食生活因素　胃癌发病有明显的地域性差别，在我国西北与东部沿海地区胃癌发病率明显高于南方地区；胃癌发病呈年轻化趋势，与生活不规律、不良饮食习惯、压力等密切相关；不良饮食习惯如长期食用熏烤、盐腌食品的人群胃远端癌发病率高，吸烟者的发病危险较不吸烟者高 50%。

2. 幽门螺杆菌感染　世界卫生组织已将幽门螺杆菌感染定义为第一位致癌因子。我国 Hp 感染率在 42%～64%，平均为 55%；国际上其他地区 Hp 感染率远低于我国，与亚洲人胃病发病部位相关，亚洲人群胃癌以远端为主，而 Hp 所致胃癌正是以远端胃癌为主；西方国家人群胃癌以近端为主。Hp 感染可引起胃黏膜慢性炎症，加上环境致病因素加速黏膜上皮细胞过度增殖，导致畸变致癌。

3. 癌前病变　癌前病变系指容易发生癌变的胃黏膜病理组织学改变，从良性上皮组织转变成癌过程中的交界性病理变化。胃黏膜上皮异型增生属于癌前病变，根据细胞的异型程度分为轻、中、重三度，重度异型增生与分化较好的早期胃癌有时难以区分。胃部疾病包括胃息肉、慢性萎缩性胃炎及胃部分切除术后的残胃，这些病变都可能伴有不同程度的慢性炎症过程、胃黏膜肠上皮化生或不典型增生，有可能转变为癌。

4. 遗传和基因　胃疾病癌变是一个多因素、多步骤、多阶段发展过程，涉及癌基因、抑癌基因、凋亡相关基因与转移相关基因等的改变，遗传与分子生物学研究表明，胃癌患者有血缘关系的亲属其胃癌发病率较对照组高 4 倍，有文献报道 1%～2% 胃癌的发生与遗传易感有关。

（二）临床表现

多数早期胃癌患者无明显症状，进展期胃癌最常见的临床症状是疼痛与体重减轻，随着病情进展，上腹疼痛加重；依肿瘤部位不同，可有其特殊表现。

（三）胃癌扩散和转移途径

1. 直接浸润

2. 血行转移　发生在晚期，常见转移器官为肝、肺、胰腺、骨骼等，以肝转移为多。

3. 腹膜种植转移

4. 淋巴转移　是胃癌的主要转移途径，胃癌的淋巴结转移率与浸润深度呈正相关，进展期胃癌淋巴转移率高达70%，早期也可有淋巴结转移。

（四）胃癌病理诊断标准

1. 低级别上皮内肿瘤　黏膜内腺体结构及细胞学形态呈轻度异型性，与周围正常腺体比较，腺体排列密集，腺上皮细胞出现假复层，无或有极少黏液，细胞核染色浓重，出现核分裂象。

2. 高级别上皮内肿瘤　亦称腺上皮原位癌。黏膜内腺体结构及细胞学形态呈重度异型性，与周围正常腺体比较，腺体排列密集，腺上皮细胞排列和极向显著紊乱，在低级别上皮内肿瘤的基础上进一步出现共壁，甚至筛状结构，缺乏黏液分泌，核分裂象活跃，可见灶状坏死，但无间质浸润。

3. 黏膜内癌　即黏膜内浸润癌，不规则的腺上皮细胞团巢或孤立的腺上皮细胞浸润黏膜固有层间质，局限于黏膜肌层以内。

4. 黏膜下癌　即黏膜内浸润癌继续向深层浸润，侵透黏膜肌层达到黏膜下层，未侵及胃固有肌层。

5. 早期胃癌（$T_1N_{0\sim1}M_0$）　包括黏膜内浸润癌和黏膜下浸润癌，无论有无区域淋巴结转移证据。

（五）胃癌组织病理学分型标准化依据

1. 每一例阅片不得少于3张，以确保分型的客观性与准确性。最好分别取自肿瘤病灶的不同象限。

2. 以肿瘤内某类细胞成分超过50%作为决定病理学分型的量化依据。例如，当所阅读切片内印戒细胞量超过50%时，才可诊断为印戒细胞癌。

3. 在WHO分型与Lauren分型相互转化中，基本原则是将有明显腺体形成的胃癌归入肠型范畴；而对于孤立或小条索状癌细胞在胃壁内散在浸润的胃癌归入弥漫型范畴。肠型胃癌包括乳头状腺癌、高分化管状腺癌与中分化管状腺癌；弥漫型胃癌包括印戒细胞癌与低分化腺癌。黏液腺癌若其背景图像以腺体成分为主并伴有大量黏液湖形成，属肠型范畴；若其背景以印戒细胞为主并伴有黏液湖，则源自弥漫型胃癌。

4. 上述几种普通型胃癌以外的其他胃癌均归属于特殊类型，建议在诊断时另外注明，并附上必要的免疫组织化学检测结果。

5. 肿瘤的脉管浸润与淋巴结转移数目是评价预后的重要指标。因此，在胃癌的病理诊断报告中，需要注明有无脉管浸润。对于根治性手术切除，胃癌标本检查淋巴结数目不应少于15枚。

（六）胃癌病理类型

1. 早期胃癌大体类型　①Ⅰ：隆起型；②Ⅱa：表面隆起型；③Ⅱb：平坦型；④Ⅱc：表面凹陷型；⑤Ⅲ：凹陷型。

2. 进展期胃癌大体类型　①隆起型：肿瘤的主体向肠腔内突出；②溃疡型：肿瘤深达或贯穿肌层合并溃疡；③浸润型：肿瘤向肠壁各层弥漫浸润，使局部肠壁增厚，但表面常无明显溃疡或隆起。

3. 组织学类型

（1）WHO分类：目前最为常用的胃癌组织学分型方法（表3-4）。

表 3-4　2010 年胃上皮性肿瘤 WHO 组织学分类

上皮性肿瘤
腺瘤（上皮内肿瘤）
癌
腺癌
肠型
弥漫型
乳头状腺癌
管状腺癌
黏液腺癌
印戒细胞癌
腺鳞癌
鳞状细胞癌
小细胞癌
未分化癌
其他
类癌（高分化内分泌肿瘤）

（2）Lauren分类：肠型、弥漫型、混合型。

（七）胃癌TNM分期标准

1. 原发肿瘤（T）

T_x：原发肿瘤无法评价。

T_0：切除标本中未发现肿瘤。

T_{is}（原位癌）：肿瘤位于上皮内，未侵犯黏膜固有层。

T_{1a}：肿瘤侵犯黏膜固有层或黏膜肌层。

T_{1b}：肿瘤侵犯黏膜下层。

T_2：肿瘤侵犯固有肌层。

T_3：肿瘤穿透浆膜下层结缔组织，未侵犯脏腹膜或邻近结构。

T_{4a}：肿瘤侵犯浆膜（脏腹膜）。

T_{4b}：肿瘤侵犯邻近组织结构。

2. 区域淋巴结（N）

N_x：区域淋巴结无法评价。

N_0：区域淋巴结无转移。

N_1：1～2个区域淋巴结有转移。

N_2：3～6个区域淋巴结有转移。

N_3：7个及7个以上区域淋巴结转移。

N_{3a}:7～15个区域淋巴结有转移。

N_{3b}:16个(含)以上区域淋巴结有转移。

3. 远处转移(M)

M_0:无远处转移。

M_1:存在远处转移。

4. 分期

0期:TisN_0M_0。

ⅠA期:T_1N_0M_0。

ⅠB期:T_1N_1M_0,T_2N_0M_0。

ⅡA期:T_1N_2M_0,T_2N_1M_0,T_3N_0M_0。

ⅡB期:T_1N_3M_0,T_2N_2M_0,T_3N_1M_0,T_{4a}N_0M_0。

ⅢA期:T_2N_3M_0,T_3N_2M_0,T_{4a}N_1M_0。

ⅢB期:T_3N_3M_0,T_{4a}N_2M_0,T_{4b}N_0M_0,T_{4b}N_1M_0。

ⅢC期:T_{4a}N_3M_0,T_{4b}N_2M_0,T_{4b}N_3M_0。

Ⅳ期:任何T、任何N、M_1。

二、胃腺瘤和息肉

(一)肿瘤性息肉

胃内肿瘤性息肉病变包括癌(原发或转移的)、神经内分泌肿瘤、腺瘤样息肉(肠型)、胃型腺瘤(幽门腺腺瘤和小凹型腺瘤)和胃底腺息肉。

1. 胃腺瘤样息肉 又称胃腺瘤(gastric adenoma),是一种良性局限性病变,由管状和绒毛状结构组成,表现为上皮内肿瘤。

(1)一般特征:胃腺瘤通常发生于伴有肠上皮化生的萎缩性胃炎。多数表现为孤立性、大的(3～4cm)、无蒂或有蒂息肉,直至出血、溃疡形成或胃的流出道梗阻时才出现症状。发病率随年龄而增加,而且可以发生于患有家族性腺瘤性息肉病的患者。胃腺瘤为侵袭前肿瘤,可发展为癌,所以必须局部切除治疗,通常进行内镜下息肉切除术或内镜下黏膜切除术。除其本身为癌前病变外,还可与胃内其他部位的癌共存;这种现象原因不明,在男性尤为多见。

(2)大体类型:多数位于胃窦,单发,广基,有蒂或无蒂的黏膜病变,体积较大,表面光滑柔软,呈分叶状。邻近的胃黏膜可平坦和萎缩。

(3)光镜检查:大部分肿瘤来自肠上皮化生的腺上皮,所以常显示某种程度的肠型分化,分化为吸收细胞、杯状细胞、内分泌细胞甚至帕内特细胞(Paneth cell,又称潘氏细胞),显示同样的结构、分化和细胞增生异常,因此,实际上很多胃腺瘤与结肠、直肠腺瘤无法区分。根据形态,可描述为管状(最常见)、绒毛管状或绒毛状。管状腺瘤腺体比较规则,上皮为单层或复层柱状,细胞分化较好(图3-14);而绒毛状腺瘤上皮常为高柱状,复层,细胞异型性较管状腺瘤明显,具有胃和肠两型上皮的特征(图3-15,图3-16);

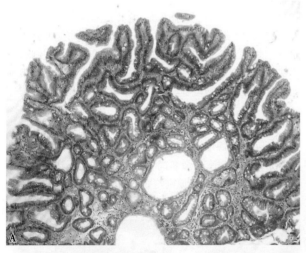
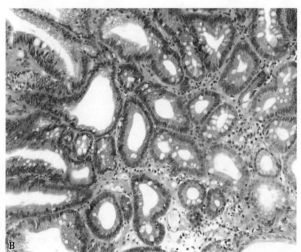
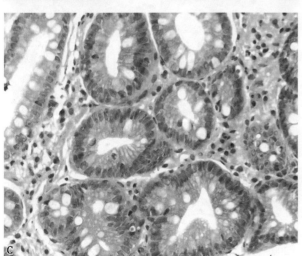

图3-14 胃窦管状腺瘤

A. 胃窦管状腺瘤(×40),可见病变下方未累及的幽门腺表现为囊性扩张;B. 胃窦管状腺瘤(×100);C. 胃窦管状腺瘤(×200)。

少数胃腺瘤在形态学和黏液组织化学染色上显示胃小凹或幽门腺上皮的特征。

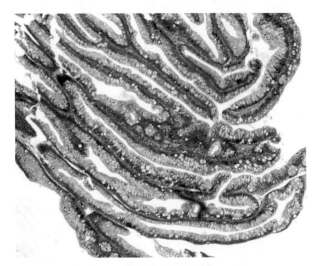

图 3-15　绒毛状腺瘤，肠型（×100）

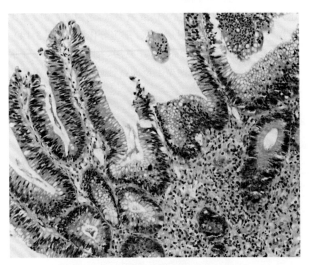

图 3-16　胃绒毛管状腺瘤（×100）

大多数胃腺瘤呈外生性生长，形成隆起的无蒂或比较少见的有蒂的肿块，少数呈现"平坦"的甚至是低于周围黏膜轮廓的凹陷性病变。无蒂腺瘤通常为低级别异型增生的管状腺体局限于黏膜的上半部分，其深层为变形和囊状扩张的非肿瘤性腺体，内衬胃窦型黏液细胞或伴肠上皮化生。

腺瘤上皮常呈不同程度的异型增生（图 3-17～图 3-20），可癌变，恶变危险性与其大小、异型增生程度及绒毛状生长方式有关。因此，直径<1cm 的有蒂腺瘤通常为伴有低级别异型增生的管状病变，癌的发生率低，异型增生局限于表浅区域的无蒂腺瘤也是如此。较大的有蒂腺瘤多为伴高级别异型增生的绒毛状腺瘤，其中相当一部分含有浸润性癌，见于肿瘤直径>2cm 的 40%～50% 腺瘤，扁平状腺瘤较易发展成癌。诊断黏膜内腺癌，意味着肿瘤性上皮侵入固有层间质。有时明显表现为肿瘤性上皮呈不规则锯齿状突入周围疏松结缔组织中。另一种情况只能根据严重的结构异常进行推断，如实性生长方式、腺体背靠背形成筛状结构或不伴有明显纤维组织增生的小的浸润性发育不全的腺体。

（4）鉴别诊断：胃腺瘤样息肉必须与较为常见的胃上皮性息肉相鉴别，包括增生性息肉（hyperplastic polyp）、胃底腺息肉（fundic gland polyp）、异位（heterotopias）以及息肉样 Ménétrier 病。与这些病变区别的主要标准为是否存在异型增生，但有时区别困难，尤其是糜烂性或炎性增生性息肉，此时炎性胃小凹上皮的再生性改变可能非常类似于异型增生。诊断异型增生的标准包括缺乏上皮细胞表面成熟和出现肠型分化，在非肿瘤性息肉中肠型分化常不明显。另外，"洋葱皮样"腺体排列是增生性息肉的诊断性特征。

罕见情况下，大的增生性息肉可以发生真正的异型增生甚至明显的腺癌，通常在其尖端，这就使得情况变得更为复杂。这种病变的命名尚有争议，但一般不认为它们是腺瘤，不过其临床处理原则与腺瘤相似。

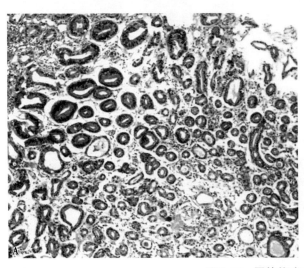

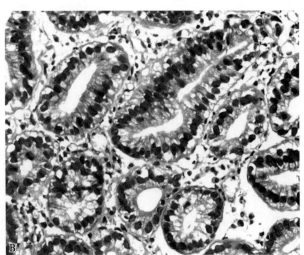

图 3-17　胃管状腺瘤伴轻度不典型增生

A. ×40；B. ×200。

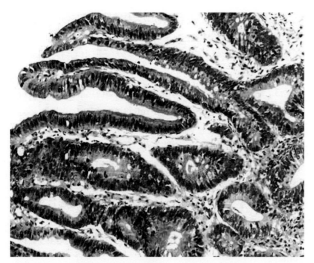

图 3-18　胃窦绒毛管状腺瘤伴中度不典型增生（×100）

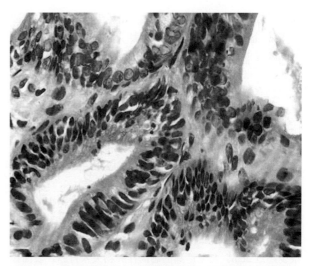

图 3-19　管状腺瘤伴中度不典型增生，可见腺体细胞核由基底向上移行

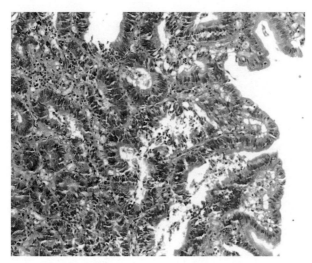

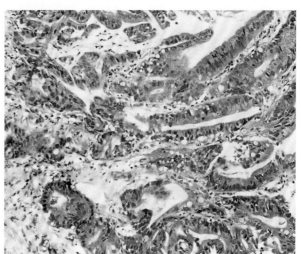

图 3-20　胃绒毛管状腺瘤伴重度不典型增生（×100）

2. 胃底腺息肉　是西方人最常见的胃息肉，与幽门螺杆菌胃炎无关，常散在发生，可发生于长期接受质子泵抑制剂治疗的患者或有家族性腺瘤性息肉病的患者，这些患者的胃底腺息肉数量可成百上千；或还可发生只限于胃，而无结直肠息肉病家族性疾病的患者。

光镜下，息肉内有被覆胃底腺上皮的囊肿，表面腺体短或缺，如这时息肉表面被覆单层腺上皮。散发性胃底腺息肉恶变潜能很低，异型增生发生率也很低。伴有家族性息肉病的患者，其胃底腺息肉可发生异型增生，但癌却极少见。

（二）非肿瘤性息肉

非肿瘤性息肉包括增生性息肉、错构瘤性息肉（Peutz-Jeghers 息肉、幼年性息肉、Cronkhite-Canada 综合征相关的息肉）和伴有息肉样生长方式的异位性病变。

1. 增生性息肉（hyperplastic polyp）　又称再生性息肉（regenerative or hyperplasiogenous polyp），是最常见的胃息肉之一，占胃息肉的 80% 以上。

大多见于成年人。这种病变被认为是黏膜损伤后过度再生所致，典型发生于幽门螺杆菌性胃炎或自身免疫性胃炎背景的受损胃黏膜，还可发生在溃疡和糜烂边缘部，或胃肠吻合口处，常常发生在伴有肠化生的萎缩性胃炎的背景上。Nakamura 将其分为两型（Ⅰ型和Ⅱ型）。Nakamura Ⅰ型通常为单发，位于胃窦部；而 Nakamura Ⅱ型通常为多发，分布于胃底黏膜远端，常常集中于胃体胃窦交界处。

此型病变属于再生性病变，故大多可治愈或自愈。较大、较明显、带蒂的增生性息肉也可在胃镜下摘除。此种息肉较少恶变（<2%），直径>2cm 者恶变可能性增大（显示异型增生或黏膜内癌），同时伴有胃其他部位癌的病例也有报道。

大体类型：可无蒂或有蒂，体积一般较小，直径为 1cm 左右，常为多发，表面光滑，略呈分叶状。Nakamura Ⅱ型息肉常有中央凹陷，相当于乳头状表面上皮的内折。常常发生浅表糜烂。

光镜检查：主要由增生的无明显异型性胃隐窝上皮或

腺体构成。腺体常拉长、扭曲扩张，甚至呈小囊状。表面为增生、肥大的腺上皮构成大型腺管，中心部为增生的幽门腺或胃体腺，夹杂血管、纤维、平滑肌组织，深部腺体常呈囊性扩张。黏膜层有不同程度的炎症及水肿，周围隐窝上皮仍有增生性病变。细胞核无异型性，但炎症较重、修复增生较活跃者，可有轻度异型性，表现为核稍大，核仁较明显。但这种有一定异型性的再生性息肉与腺瘤性息肉不同，前者背景炎症较明显，显示是炎症性修复性再生，腺颈部或隐窝上皮再生增生较活跃，增生腺体主要是增生隐窝上皮的拉长及扩张（图3-21）。

2. 炎症性息肉（inflammatory polyp） 又称嗜酸细胞肉芽肿性息肉或炎症纤维性息肉，以炎症性间质为主要成分增生而形成的息肉样病变。少见，好发于胃窦部，直径很少超过2cm。常呈广基的息肉样肿物突入胃腔。表面被覆胃黏膜，并可有溃疡形成。

光镜检查：由增生上皮、腺体及间质组成，以间质为主，间质的梭形细胞如纤维细胞、平滑肌细胞、肌纤维母细胞及鞘细胞等混合增生，并有明显的炎症细胞浸润，炎症细胞中有时嗜酸性粒细胞较多。少数血管也有不同程度增生（图3-22）。

3. 幼年性息肉（juvenile polyp） 此型常见于儿童，成人也可发生，又称潴留性息肉（retention polyp）。

胃肠道幼年性息肉病之一，部分病例有家族史，也可为胃孤立发生，可为单发或多发。孤立性幼年性息肉可能是增生性息肉的一个亚型，故不一定要严格加以区别。但当其是胃肠道幼年性息肉病之一时，则与增生性息肉无关。有人认为，多发性胃幼年性息肉病是具有一定恶性潜能的息肉，可以恶变。

大体类型：常为表面光滑的短蒂息肉，大多为1～2cm。

光镜检查：主要由黏膜固有腺体构成，腺体弯曲、扩张，一些腺体呈明显潴留性扩张。息肉间质常有程度不一

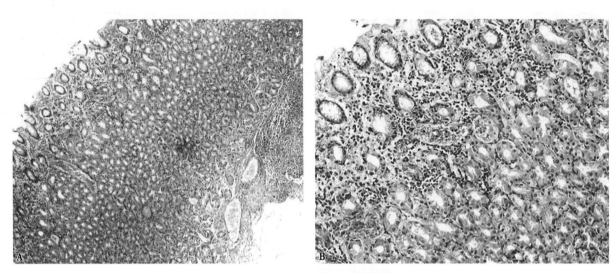

图 3-21　胃底体交界处增生性息肉

A. 胃底体交界处增生性息肉（×40），中心部为增生的胃体腺，夹杂大量血管；B. 胃底体交界处增生性息肉（×100）。

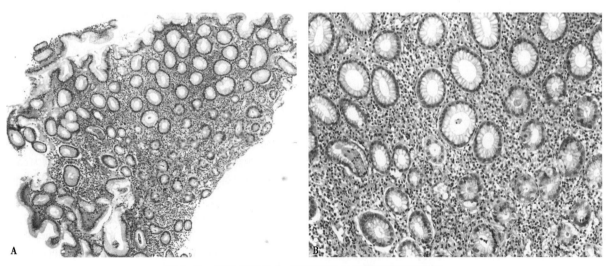

图 3-22　胃窦炎性息肉，可见间质内大量炎症细胞浸润

A. ×40；B. ×100。

的炎症。其组织形态类似于增生性息肉，但前者有明显的潴留性扩张，隐窝上皮增生不明显。

4. Peutz-Jeghers 综合征 简称 P-J 综合征，主要特点是胃肠道错构瘤性息肉及皮肤黏膜黑斑。

此型息肉大多见于青少年。但皮肤黏膜黑斑或黑色素沉着与胃肠道息肉不一定并存，少数病例只有息肉或只有黑斑。息肉可为单发或多发，一般较小，也可较大。绝大多数直径为 1cm 左右，偶可>3cm。

光镜检查：主要由增生的隐窝上皮及腺体构成，胃不同部位腺体细胞类型不同。上皮完全是正常腺上皮，无异型性，腺体可见扩张。其次的最大特点是腺体之间有平滑肌增生，有的病例血管壁平滑肌也有较明显增生，增生平滑肌可直达息肉表面皮下。息肉胃黏膜无明显炎症，故与增生性息肉不同。此型息肉极少恶变。

5. 异位组织发生的息肉（heterotopic polyp） 此型息肉常由邻近的胰腺及十二指肠异位于胃壁而形成息肉状隆起。但异位组织不一定构成息肉，异位组织可呈息肉状、结节状、片块状或弥漫性增生与肥厚等。异位组织可以是十二指肠腺及胰腺，后者可以是胰腺腺泡、胰岛及导管的完全性异位。腺泡及胰岛异位较易诊断，单独柱状上皮衬覆的导管及十二指肠腺异位易误诊为分化型腺癌。异位组织位于黏膜层时，常构成息肉状，即形成异位性息肉；在黏膜下层、肌层、浆膜层时，则常不形成息肉。异位腺体之间常无明显炎症，异位在胃壁内者常有轻度间质增生。

胰腺组织异位在胃壁内而不构成息肉状结构者，不称为异位性息肉，而应称为胃胰腺组织异位。单纯导管或黏液柱状上皮衬覆的腺体异位者，称为布氏腺（Brunner gland）异位。这型异位腺体常有增生，构成息肉者，可称为布氏腺腺瘤。异位组织可继发溃疡、幽门狭窄，少数异位胰岛可伴发 Zollinger-Ellison 综合征。偶见异位胰腺恶变，特别是胰腺导管异位可以恶变。

（三）混合型息肉

混合型息肉是指腺瘤和增生性息肉的混合型（图 3-23）。

三、胃上皮内瘤变（异型增生）

由具有不同程度的细胞和结构的不典型性、具有明确上皮肿瘤性增生特征的病变组成，但没有肯定的侵袭性生长的证据。现已公认，胃上皮内瘤变是胃的癌前病变。识别胃上皮内瘤变（异型增生）的主要问题是区别上皮内瘤变与活动性炎症相关的反应性或再生性病变；胃黏膜的增生性病变分为反应性单纯性及上皮内肿瘤性增生。反应性单纯性增生是修复性再生性增生，常见于炎症比较活跃并有一定损伤修复的病变中、溃疡边缘以及慢性胃炎或其他胃损伤性病变的再生修复性病变中。而上皮内肿瘤性增生，在组织结构、细胞大小、细胞极向、分泌功能状况、细胞层次、核大小及形状、染色质结构、核仁大小及核分裂等方面在光镜下比单纯性增生有较明显的异型性。

不确定的上皮内瘤变（不确定的异型增生）是应对不明确形态学表型的一种实际解决办法，倾向于在难以确定病变是肿瘤或非肿瘤性质（即反应性或再生性）时使用，不是最终诊断。

1. 一般特征 胃上皮内瘤变（异型增生）可呈息肉样、扁平或轻度凹陷性生长方式，并不总是表现为肉眼可见的胃内隆起性病变或腺瘤。实际上，异型增生较常见于平坦的黏膜、正常或外观仅有轻微异常的黏膜。因此，胃异型增生本身引起的症状不可靠，常通过胃黏膜随机活检做出诊断，内镜下仅见轻微异常。胃异型增生通常是一种老年性疾病；最常见于 50～60 岁以上的老年人，常发生在长期慢性胃炎的患者，其主要临床意义与胃癌有关；一旦诊断异型增生，慎重的做法是对患者进行再次内镜检查，以期发现原来活检部位附近的隐匿性胃癌。有时易碎的肿瘤性上皮似乎更常见于消化性溃疡，从浅表溃疡的边缘活检可以做出诊断。

目前胃上皮内瘤变（异型增生）分为高级别（以前为重度不典型增生）和低级别（以前为轻度和中度不典型增生）两种。有证据表明，低级别异型增生进展为癌的相对少见

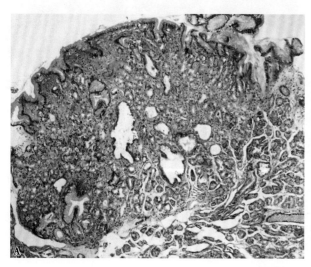
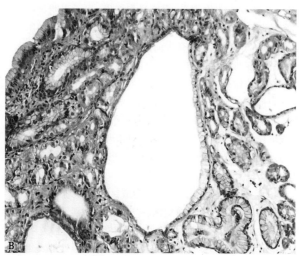

图 3-23 胃腺瘤型息肉
A. ×40；B. ×100。

（<20%）且缓慢，实际上可能并不一定能进展为癌。对于这些病例，建议立即重新做内镜检查并多处活检以排除同时发生的癌，随后定期随访检查（每年2次），直到2次内镜检查结果呈阴性后，放宽为每年检查1次。

高级别异型增生伴发胃癌相当多见（至少70%），以至于许多人认为恰当的处理是立即进行胃切除术，术前最好通过多处活检确定病变范围，以决定手术的近切缘。现在随着内镜技术的进步，包括内镜超声检查，应用活体染料喷涂显色技术和内镜下黏膜切除术，可以避免进行胃切除术。对于这样切除的标本，需要进行仔细的病理学检查，以证实切除是否完全，如果有浸润性肿瘤，还要判定不利的预后指标。

2. 大体类型　胃上皮内瘤变（异型增生）可呈息肉样、扁平或轻度凹陷性；"平坦"胃黏膜异型增生是一种大体检查不明显的病变，其可能完全没有特殊表现或可能表现为黏膜轻度隆起、增厚、充血，边界不清的结节，或为轻度凹陷的病变，周围绕以放射状的黏膜皱襞，在内镜检查时应用活体染料喷涂显色技术（成色内镜，chromoendoscopy）和放大内镜，可以突出显示不规则的胃黏膜。高级别异型增生倾向于表现为凹陷性病变，而低级别异型增生常为轻微隆起性病变。某些病变，尤其是高级别异型增生，可能发生浅表糜烂甚至明显的溃疡形成。胃窦黏膜比胃体黏膜更容易受累，尤其是小弯侧；有时累及贲门黏膜，此时病变可能与Barrett食管混合。

3. 光镜检查　光镜下其主要特征包括细胞学、分化和结构的异常。这些异常可以累及胃小凹的浅层和腺颈部水平，常常伴有其下方腺体的囊性扩张，或累及黏膜全层。常有肠上皮化生的背景，伴有杯状细胞形成，有时显示极向紊乱。非化生性小凹上皮的异型增生有时被称为Ⅱ型异型增生，此种异型增生少见，可能是弥漫型胃癌的前驱病变。上皮内瘤变的分级比较主观，一般来讲，低级别上皮内瘤变（轻度异型增生）表现为轻微的结构紊乱，细胞呈轻-中度异型，细胞核伸长、深染、位于基底部、有极向，缺乏非典型性核分裂象，而且腺体结构相对保留（图3-24）；相反，高级别上皮内瘤变（重度异型增生）显示更明显的结构紊乱和更多的核分裂象，可为不典型核分裂象，细胞常呈立方形而非柱状，伴有大而不规则的核仁，细胞核通常延伸到细胞的腔面，核极向消失，腺体结构更加复杂，出现背靠背的腺体（图3-25），可与原位癌混合存在。为确定胃上皮内瘤变的分类，消除分级的主观性，人们曾经尝试过很多方法，包括黏液组织化学、免疫细胞化学检测分化或细胞增殖标记物，以及癌基因产物和形态测量分析，但遗憾的是，至今尚无一种方法比传统的形态学分析更具有明显的优势。

4. 鉴别诊断　胃的管状腺瘤或绒毛管状腺瘤也可有不同程度的异型性或非典型性。二者如何鉴别？有学者将非典型性增生分为两型：①Ⅰ型：腺瘤性非典型性增生，即腺瘤；②Ⅱ型：非腺瘤性非典型性增生或称增生性非典型性增生（hyperplastic dysplasia）。有如下特点者可能是腺瘤性非典型性增生：①界限较清楚；②肉眼或胃镜下常为隆起

或有蒂病变，即有息肉样结构；③间质无或只有轻度炎症；④细胞形态特点较为一致。根据肉眼、胃镜及光镜下结构，尽量将两者分清楚，因为腺瘤性病变治疗原则是手术或胃镜下切除，而非腺瘤性病变宜随访观察。这是由于非腺瘤性非典型性增生病变是可恢复性病变，特别是级别较低的非典型性增生。但腺瘤性非典型性增生无论轻重，均是肿瘤性病变，较难恢复，故应给予手术治疗。

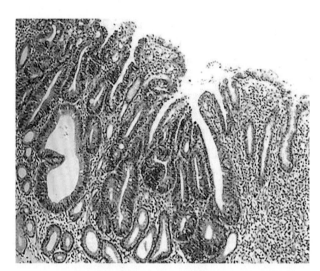

图3-24　低级别异型增生，可见腺体结构变形，核染色加深（×100）

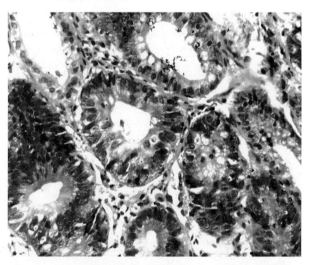

图3-25　高级别异型增生，可见核深染，异型明显（×200）

四、黏膜内侵袭性肿瘤/黏膜内癌

肿瘤侵袭到固有层的癌，提示淋巴道侵袭和淋巴结转移性的危险性提高。细胞常为立方形，核质比高，核圆形，核仁明显，细胞极向消失，核分裂象常见。与上皮内瘤变的区别主要是结构异常明显，如腺体明显拥挤、分支和出芽过多，腔内常见坏死碎屑，还可伴有促结缔组织增生或在固有层内见单细胞浸润。

1. 侵犯固有层、黏膜肌层，为T_{1a}期（图3-26，图3-27）。

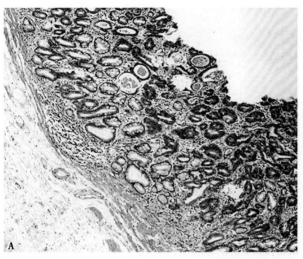
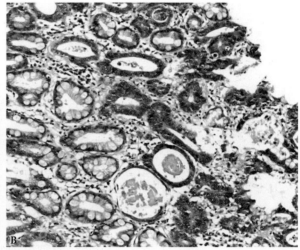

图 3-26　胃窦黏膜内管状腺癌
A. ×40；B. ×100。

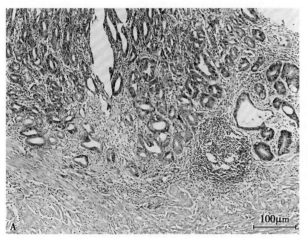
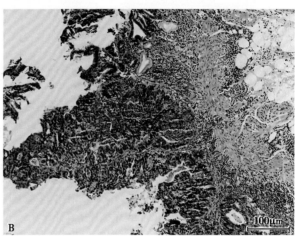

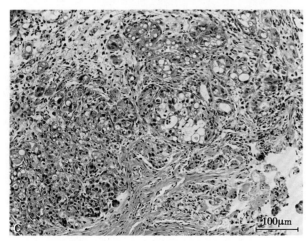

图 3-27　胃黏膜内癌
A. 侵犯黏膜固有层，T_{1a} 期（×40）；B. 细胞异型明显，结构紊乱，腺腔内可见碎屑样坏死，侵犯黏膜固有层，T_{1a} 期（×40）；C. 侵犯黏膜肌层，T_{1a} 期（×100）。

　　2. 侵及黏膜下层，为 T_{1b} 期（图 3-28），包括黏膜内单细胞浸润、淋巴管受累及间质反应。

　　5 年生存率为 60%～80%，如果不做治疗，6 个月到 1 年发展为浸润性腺癌，<2cm、分化好者可考虑内镜技术切除，>3cm 者应手术切除。

五、胃　癌

　　胃癌（gastric carcinoma）是常见的恶性肿瘤之一，在消化道癌中占第 1 位，主要分布在亚洲、拉丁美洲和中欧。我国胃癌发病率很高，主要高发区在西北、沿海各省以及东北和西南局部地区。

（一）定义

　　胃黏膜呈腺样分化的一种恶性上皮性肿瘤。

（二）病因

　　已知的胃癌病因有饮食因素、地理条件、种族因素、遗传因素、血型、霉菌因素和化学物质如亚硝胺等。其中，饮

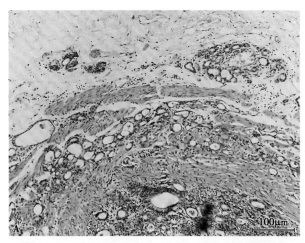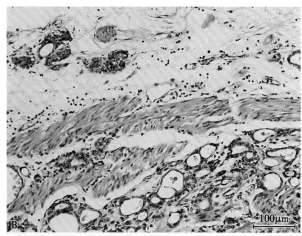

图 3-28　胃黏膜内癌，侵及黏膜下层，T$_{1b}$ 期

A. ×40；B. ×100。

食因素包括高盐、油煎、熏制和粗糙食物等。长期萎缩性胃炎发展为癌最常见。

（三）大体类型

根据胃癌病理变化及进展程度，分为早期胃癌及进展期胃癌两类。

1. 早期胃癌（early gastric cancer）　指癌组织局限于黏膜层和／或黏膜下层的侵袭性癌，不管是否有淋巴结转移。多数病变大小为 2～5cm，位于小弯侧和胃角附近，若不治疗，大部分会在数月到数年后进展；预后较好，5 年存活率为 90% 以上，10 年存活率为 75%，小胃癌和微小癌术后 5 年存活率为 100%。约 10% 为多发性，绝大多数直径<2cm。其中微小癌直径<0.5cm，而小胃癌直径在 0.5～1cm。组织学类型大部分为单一或混合性。大体检查为隆起型者组织学多表现为肠型，而溃疡型者组织学表现可为肠型和弥漫型。

2. 进展期胃癌　癌组织侵至胃肌层以下，常有扩散或转移。预后较差，5 年存活率仅为 10%。肉眼类型：①息肉型：癌组织向胃腔内突起，呈息肉状、伞状或菜花状，表面可有浅溃疡（图 3-29）；②溃疡型：癌性溃疡，直径多>4cm，与消化性溃疡不同（图 3-30）；③浸润型：又称弥漫型，癌组织弥漫浸润，无明显边界，重者呈皮革样胃（图 3-31）。

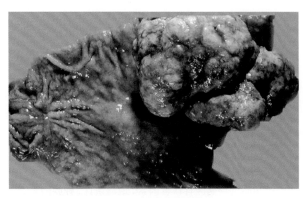

图 3-29　胃息肉型肿物

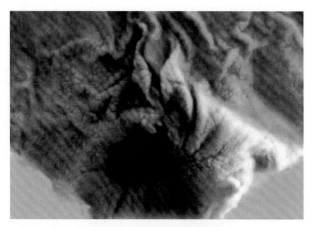

图 3-30　胃小弯溃疡型肿物

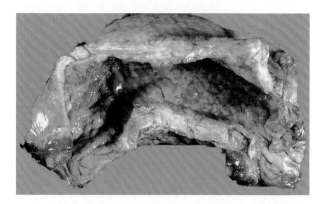

图 3-31　胃弥漫浸润型肿物

（四）组织学分类

胃癌大部分为腺癌，其组织学分类种类繁多，胃腺癌 WHO 分类主要为 5 个类型，即管状腺癌、乳头状腺癌、黏液腺癌、低黏附性腺癌及混合性腺癌。

1. 管状腺癌　由不同程度扩张或呈裂隙样和分支状的小管组成，也可存在腺泡状结构。单个瘤细胞有柱状、立方状或被腔内黏液压成扁平状，也可见到透明细胞。细胞核的不典型程度从低级别到高级别（图 3-32，图 3-33）。

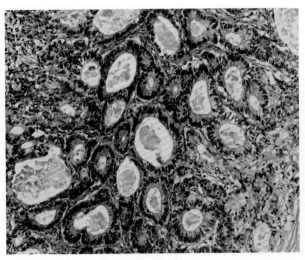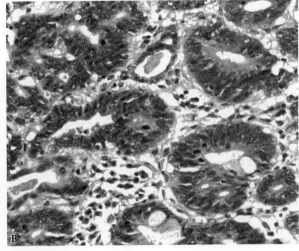

图 3-32 胃低级别管状腺癌

A. ×100；B. ×200。

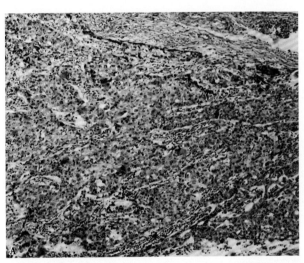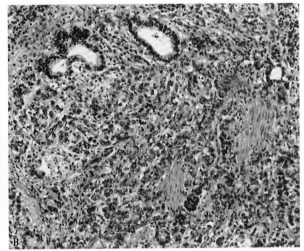

图 3-33 胃高级别管状腺癌

A. ×40；B. ×100。

分化差的亚型有时被称为实体癌。

2. 乳头状腺癌 为高分化的外生性癌，具有伸长的指状突起，突起表面被覆柱状或立方细胞，轴心为纤维血管结缔组织。细胞极向尚存(图 3-34)。一些肿瘤显示管状分化(乳头状管状)。极少数情况下，可见到微乳头状结构。细胞不典型程度和核分裂比率不同，细胞核可呈明显不典型性。肿瘤的侵袭边缘与周围组织有明确界限；肿瘤内可见急性或慢性炎症细胞浸润。

3. 黏液腺癌 由恶性上皮成分和细胞外黏液池构成(图 3-35)，细胞外黏液池成分>50% 以上。有两种生长方式：①腺体由柱状黏液分泌上皮组成，间质腔隙中存在黏液；②细胞呈链状或不规则串状散在漂浮于黏液湖内。可有散在的印戒细胞。肿瘤中仅有少量细胞时，对黏液腺癌进行分级是不可靠的。

4. 低黏附性腺癌 超过 50% 的肿瘤细胞呈孤立的或小团簇状，包括印戒细胞癌和其他亚型。印戒细胞型肿瘤

主要或全部由印戒细胞构成(图 3-36～图 3-38)。低黏附性癌细胞表浅性分散排列于固有层中，使得胃小凹与腺体之间的距离加大，肿瘤细胞有 5 种形态：①核被推至细胞膜，形成经典的印戒细胞形态，胞质因扩张而呈球形，光镜下透亮；②细胞核位于细胞中央，类似于组织细胞，有少量或无核分裂象；③细胞小并呈强嗜酸性，但胞质内含有明显且微小的中性黏液颗粒；④细胞小，有少量或无黏液；⑤退行发育的细胞有少量或无黏液。这些细胞类型混杂在一起，以不同比例存在。印戒细胞癌也可形成花边状或纤细的梁状腺样结构，或可呈带状或实性排列，有时印戒细胞只局限在黏膜层，而在胃壁深层为低黏附性腺癌的其他亚型。

印戒细胞癌具有形成弥漫浸润和易于转移的特性，恶性细胞数量相对较少，但间质纤维化显著。特殊染色包括黏液染色[PAS，黏蛋白胭脂红(mucicarmine)或阿利辛蓝(Alcian)]，或用抗角蛋白抗体进行免疫组化染色，可以用

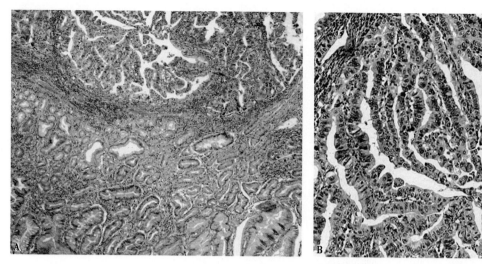

图 3-34   贲门乳头状腺癌
A. 贲门乳头状腺癌(×40)，下方为正常胃腺体，上方为乳头状腺癌成分；B. 贲门乳头状腺癌(×100)。

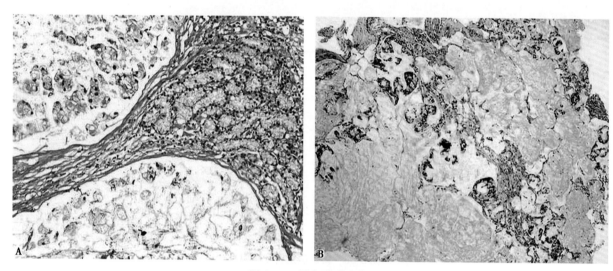

图 3-35   胃窦黏液腺癌
A. 黏液池形成，黏液池内漂浮单个散在或小团状的癌细胞(×100)；B. 可见大量黏液湖形成(×40)。

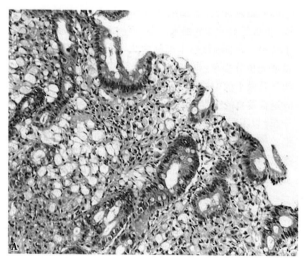
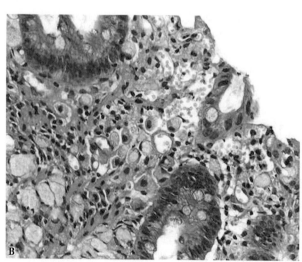

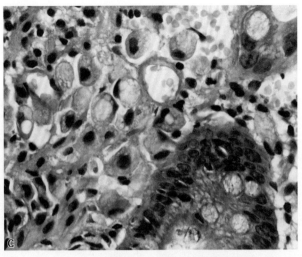

图 3-36　胃窦小弯侧黏膜内印戒细胞癌
A. ×100; B. ×200; C. ×400。

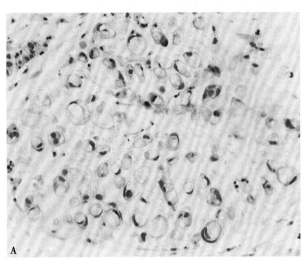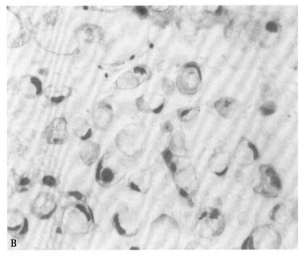

图 3-37　黏液内散在印戒细胞癌
A. ×200; B. ×400。

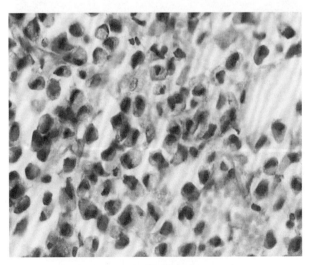

图 3-38　胃印戒细胞癌(×200)

来帮助检测间质中稀少且分散排列的肿瘤细胞。角蛋白进行免疫组化染色，可以检测到比黏液染色更多的肿瘤细胞。需特别注意的是，有些病变类似印戒细胞癌，如印戒细胞淋巴瘤、固有层中的黏液吞噬细胞、黄色瘤以及与胃炎有关的接近死亡的脱落细胞，须注意鉴别，以免误诊。

5. 混合性腺癌　由腺样（梁状 / 乳头状）和印戒细胞或低黏附性腺癌细胞成分混合组成。一些原始资料提示，印戒细胞或低黏附性腺癌细胞的比例与预后差相关；尽管每种成分的比例与预后的相关性未确定，但对其中任何一种独立的组织学成分都应报告。

6. 少见组织学亚型的胃癌　占胃癌的 5%，包括腺鳞癌、鳞状细胞癌、肝细胞样腺癌、伴有淋巴样间质的癌（髓样癌）、绒毛膜癌、癌肉瘤、壁细胞癌、恶性横纹肌样瘤、黏液表皮样癌、潘氏细胞癌、未分化癌、混合性腺神经内分泌癌、内胚窦瘤、胚胎癌、单纯胃的卵黄囊瘤和嗜酸细胞腺癌。以上除髓样癌和黏液表皮样癌预后好之外,其余均为高度恶性。

(1)鳞状细胞癌:胃中极少有单纯鳞状细胞癌,其与发生在身体其他部位的鳞状细胞癌类似。有报道显示胃鳞状

细胞癌表现为癌细胞多角化,见典型角化癌细胞及角化珠(图3-39),可见细胞间桥。

(2)腺鳞癌:由腺癌和鳞状细胞癌混合构成(图3-40);在数量上均不占优势,两者存在移行。胃黏膜全能干细胞

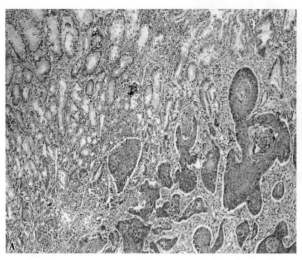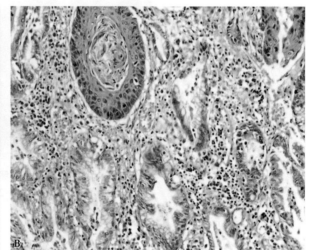

图3-39　胃鳞状细胞癌Ⅰ～Ⅱ级
A.胃鳞状细胞癌Ⅰ～Ⅱ级(×40),正常腺体周围可见鳞癌细胞巢(其内可见角化珠);B.胃鳞状细胞癌Ⅰ～Ⅱ级(×100)。

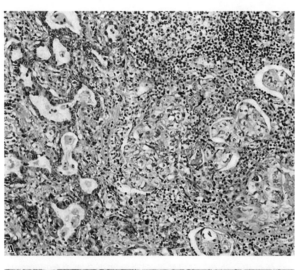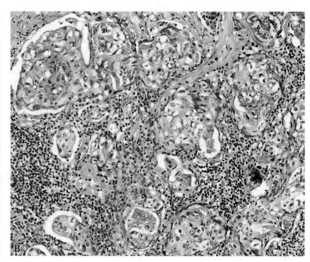

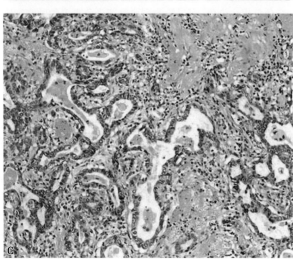

图3-40　胃体腺鳞癌
A.左侧为呈腺管样结构的腺癌,右侧为呈巢状结构的鳞状细胞癌(×100);B.鳞状细胞癌部分(×100);C.腺癌部分(×100)。

具有多向分化的潜能,既可向鳞状细胞癌分化,又可向腺癌分化,同时呈双向分化是胃腺鳞癌发生的原因。一个肿瘤中的两种成分如果存在明确的边界,则应称为碰撞瘤。肿瘤中存在不连续的、形态上呈良性的鳞状上皮化生时,应称为腺癌伴有鳞状上皮分化(又称腺棘皮癌)。值得注意的是,当两种成分分布不均时,若不多处取材,极易漏诊,尤其内镜下取材有局限性,往往只能做出单纯鳞状细胞癌或腺癌的病理诊断。

(3)肝细胞样腺癌:是胃腺癌中少见的一种特殊亚型,由大、多角形、嗜酸性、肝细胞样的肿瘤细胞构成。多见于中年男性,且主要发生在胃窦部。临床上可伴有或无血浆甲胎蛋白(alpha-fetoprotein,AFP)升高。常呈结节或巨块状,有广泛的静脉瘤栓,易发生肝的血行转移,比一般胃腺癌预后差;组织学上显示部分为腺癌分化,部分为肝细胞癌分化(图3-41),其中肝细胞癌样成分多少不一,可以为少数灶状,甚至只在转移灶内才出现肝细胞癌样分化,也可全部呈肝细胞癌样分化;但大多数为两种成分混合存在。可见到胆汁和PAS阳性、细胞质内抗淀粉酶消化的嗜酸性小球,免疫组化AFP呈阳性,CEA及抗糜蛋白在肝细胞样癌分化区可呈阳性,但肝细胞癌样分化区AFP也可呈阴性,故此型癌的诊断主要依据常规组织学观察,而不是依赖功能性或免疫组化检查;反之,组织学上典型的腺癌,其AFP也可有阳性表达,这只是显示胃癌有异位蛋白表达,

不能单凭免疫组化检查诊断肝细胞样腺癌。

(4)伴有淋巴样间质的癌:又称淋巴上皮样癌或髓样癌。常见于男性,>80%与EB病毒感染有关,常累及近端胃或胃残端。组织学特点是分化差的腺管结构和突出的间质内淋巴细胞浸润(图3-42);此型患者预后好于经典型胃癌。

(5)绒毛膜癌(choriocarcinoma):胃原发性绒毛膜癌多见于老年男性,通常伴有血行播散和淋巴结转移。文献报道的胃绒毛膜癌半数为单纯绒毛膜癌,形态与子宫绒毛膜癌同;半数为合并腺癌的混合型。在原位和血清中都可检测到人绒毛膜促性腺激素(hCG),免疫组化hCG呈阳性。

(6)未分化癌:这些病变除了存在上皮表型以外(如表达角蛋白),缺乏任何分化特征。其在Laurén分类中放在不确定类。用免疫组化方法对这种异类组进一步分析,可将其归入其他类型。

(7)其他少见的肿瘤:包括壁细胞癌(图3-43)、内胚窦瘤、胚胎癌和富于潘氏细胞的腺癌。

(五)Laurén分类

Laurén分类已被证实对评估胃癌的自然病史非常有用,尤其是关于其与环境因素、发生趋势及前驱病变的关系。肿瘤被分为两种主要类型,即肠型和弥漫型。肠型和弥漫型比例大致相同的肿瘤称为混合型癌。如果未分化而

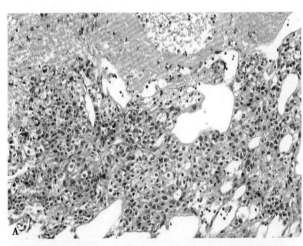
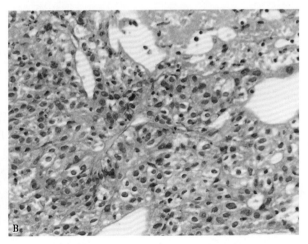
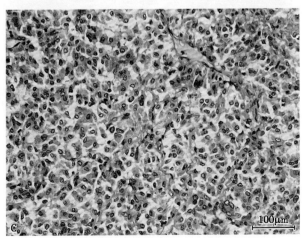

图3-41 胃肝细胞样腺癌

A.癌细胞呈片索状,其间可见明显血窦样结构,胞浆较宽红染细颗粒状,似肝细胞样分化(×100);B.胃肝细胞样腺癌(×200);C.似肝细胞样分化(×100)。

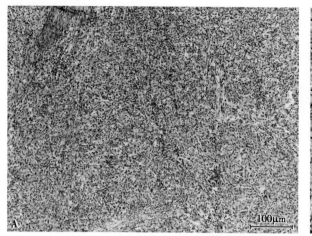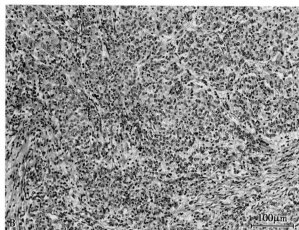

图3-42 胃伴有淋巴样间质的癌（髓样癌）
A. ×40；B. ×100。

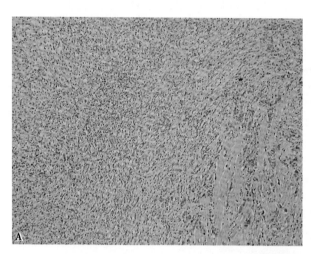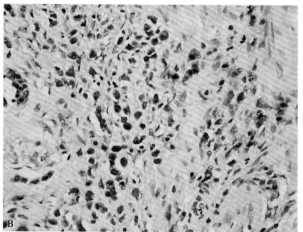

图3-43 胃壁细胞癌
A. ×40；B. ×100。

不能明确地分入两种类型的，应归为不确定型。

1. 肠型腺癌 由不同分化程度的腺体形成，有时在肿瘤扩展区边缘可见到低分化癌，典型者发生在有肠上皮化生的背景中（图3-44）。肠型癌容易通过血行转移到肝。

2. 弥漫型胃癌 由黏附性差的细胞弥漫性浸润胃壁构成，可见少量腺体或无腺体形成。细胞常呈小圆形，或呈现印戒细胞形态，或呈中断的花边状腺样或网状结构丛，类似于 WHO 分类中的印戒细胞癌（图3-45）。弥漫型胃癌中的核分裂象较肠型腺癌少见，可存在少量的间质黏液。肠型腺癌较弥漫型胃癌更多出现明显的结缔组织生成和炎症反应。胃窦-幽门区的弥漫型胃癌浆膜、淋巴-血管侵袭和淋巴结转移率高，常通过黏膜下、浆膜下直接或通过黏膜下淋巴道侵犯到十二指肠，当癌侵透浆膜时容易发生腹膜种植，当癌侵透腹膜或血行播散时可累及双侧卵巢，形成 Krukenberg 瘤。

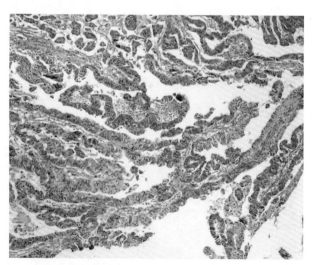

图3-44 胃肠型腺癌（×40）

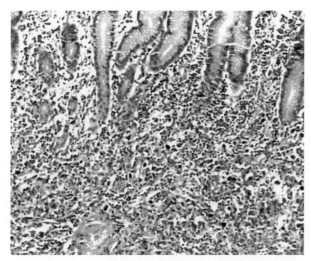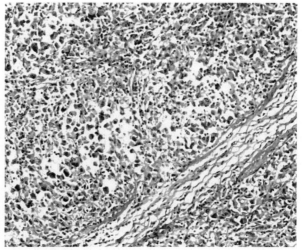

图 3-45　弥漫型胃癌，可见低分化癌细胞弥漫分布（×100）

六、遗传性弥漫性胃癌

（一）定义

遗传性弥漫性胃癌（hereditary diffuse gastric cancer，HDGC）是一种常染色体显性遗传综合征，其特征为印戒细胞（弥漫性）胃癌和小叶性乳腺癌。

（二）流行病学

绝大多数胃癌是散发的，1%～3% 源自遗传因素。HDGC 是近年才被确认的一种综合征；在符合 HDGC 临床标准的家族中，36.4% 检测出 E-cadherin（CDH1）基因胚系突变，在家族性弥漫性胃癌（familial diffuse gastric cancer，FDGC）中为 12.5%，在有轻微胃癌史的家族中未发现 CDH1 突变，但在低胃癌发生人群、无家族史、DGC（弥漫性胃癌）诊断时 <35 岁者，其突变率达 10%。在胃癌低发生率国家，CDH1 基因胚系突变率 >40%，而胃癌中等或高发生率国家，CDH1 胚系突变率约 20%；可能与一系列环境危险因素（生活习惯、饮食）和 / 或弱易感性相对基因的变异有关。

（三）部位

可累及胃内所有位置，呈皮革样胃，与散发性弥漫性胃癌表现无法区分。

（四）临床特点

发病年龄可变区间很大，为 14～85 岁；患者出现胃癌的临床表现时，已处于进展期。大多数病例在胃切除前多次内镜活检都不能检测到 T_{1a} 期癌的多发灶，只有通过胃切除后的组织病理学检查才能得以证实；因为 T_{1a} 期癌灶小（多数 <1mm），且位于正常表面上皮下，无小凹和腺体结构的扭曲。国际肠胃癌联合会（International Gastric Cancer Linkage Consortium，IGCLC）指南推荐，应对 CDH1 突变的无症状携带者、年龄 >20 岁的危险家族成员行预防性全胃切除或年度内镜监测，以降低危险性；对活检阳性的个体，无论年龄大小，都劝告其进行治愈性全胃切除；对于孕妇，可待妊娠足月后进行预防性胃切除。

HDGC 家族的乳腺癌发生率增高，多数为小叶性，应该对小叶性乳腺癌加强筛选检查。

（五）大体类型

无肿块性病变，无症状 CDH1 突变携带者胃肉眼观几乎是正常的；经甲醛溶液固定后仔细检查，可发现白色斑片。

（六）组织病理学

CDH1 突变携带者早期 HDGC 特征是，在浅表胃黏膜内形成多灶性、无淋巴结转移的侵袭性 T_{1a} 期印戒细胞（弥漫性）癌。病灶小，0.1～10mm，大多数直径 <1mm，E-cadherin 染色缺乏或强度降低；典型病变缺乏肠化生和幽门螺杆菌感染。

（七）预后和预测因素

CDH1 胚系突变携带者中估计发生胃癌危险率 >80%，发生乳腺小叶癌的危险率 >60%。无症状 CDH1 突变携带者胃切除显示，几乎所有（96%）都会有多发性黏膜内印戒细胞（弥漫性）癌；可长期保留惰性行为，并且转移的危险性很低；少见情况下，黏膜内癌的大病灶可能会累及浅表和深部黏膜；如果癌灶局限于胃黏膜，全胃切除后可能预后非常好，但 HDGC 胃切除术后的长期生存仍是未知数。

七、胃的神经内分泌肿瘤

消化道是神经内分泌肿瘤（NET）最常见的原发部位，消化道恶性肿瘤中 NET 位居第 2 位。与恶性肿瘤相比，NET 总体发病率呈迅速增长的趋势，在过去 30 年间，NET 的发病率和患病率提高约 500%，这其中部分可能归因于知晓度的提高和诊断水平的改善。

超过半数 NET 在诊断时往往已是晚期或已发生转移。目前已知的预后因素包括原发肿瘤部位、病变范围、肿瘤分期、分化程度 / 增殖指数（PI）、肿瘤分级、患者年龄、体力状态。65% 晚期 NET 患者总生存期不超过 5 年。由于 NET 相对罕见，疾病复杂多样，并有不同的疾病进程，且与其他常见恶性肿瘤的治疗有明显不同，在 NET 患者的诊断、分期和治疗过程中需要涉及多学科专业技能，现推荐建立NET多学科治疗中心，通过整合专业技术，确保每位患者得到最有效的、个体化的治疗，以改善NET患者的生存期。

（一）定义

发生于胃的伴有神经内分泌分化的肿瘤，包括高分化（低级别、低度恶性）神经内分泌瘤（NET）、低分化（高级别、高度恶性）神经内分泌癌（NEC），以及混合性腺神经内分泌癌（MANEC）。MANEC具有外分泌性和内分泌性2种成分，每种成分至少占总数的30%。

（二）分级

根据核分裂象和增殖指数Ki-67，可分为3级。

1. G_1 <2个核分裂象/10HPF，和/或Ki-67指数≤2%。

2. G_2 2～20个核分裂象/10HPF，和/或Ki-67为3%～20%。

3. G_3 >20个核分裂象/10HPF，和/或Ki-67>20%。

此分级需要计数至少50个高倍视野（1个高倍视野=$2mm^2$）；要使用MIB抗体，并对核标记染色最强的区域（热点）计数500～2 000个细胞中的阳性率。若核分裂象分级与Ki-67指数分级对比有差异，则按级别高的分级。

（三）神经内分泌瘤（neuroendocrine tumour，NET）

1. 大部分胃神经内分泌肿瘤是神经内分泌瘤，即高分化、非功能性肠嗜铬样细胞类癌（ECL细胞神经内分泌瘤）。已证实经历了增生-异型增生-瘤变这一顺序过程；单一、线状、微结节样和腺瘤样是增生后阶段，异型增生可见中度不典型细胞，伴有增大或融合的微结节，微浸润间质或新生间质；当结节大小增加到>0.5mm或浸润到黏膜下层，病变分为微类癌（<0.5cm）或平坦类癌（≥0.5cm）。

ECL细胞神经内分泌瘤主要发生于胃底和胃体，分布于胃体贲门交界部或胃体胃窦交界部黏膜，有3种类型。

（1）Ⅰ型：与自身免疫性慢性萎缩性胃炎（A-CAG）有关，占所有胃神经内分泌肿瘤的74%，且多发于女性（男女比例为1:2.5），平均年龄为63岁（15～88岁）。主要累及胃体贲门黏膜，伴有高胃泌素血症，临床体征包括胃酸缺乏和恶性贫血，大部分较小，77%直径常<1cm，97%直径<1.5cm，大约60%为多发和多中心性。常表现为褐色小结节或息肉，一般位于黏膜层，其次为黏膜下层，仅有少数

（7%）肌层受累。

（2）Ⅱ型：与多发性内分泌腺瘤病1型（multiple endocrine neoplasia type 1，MEN-1）和Zollinger-Ellison综合征（Zollinger-Ellison syndrome，ZES）有关，占胃神经内分泌肿瘤的6%，无性别偏向，平均年龄为50岁（28～67岁）。常多发，位于黏膜及黏膜下层，肿瘤平均大小大于Ⅰ型，大多数小于1.5cm；其重要诊断参考是肥厚性、高分泌性胃病及循环血中的胃泌素呈高水平。

（3）Ⅲ型：散发性，与高胃泌素血症或A-CAG无关，占胃神经内分泌肿瘤的13%。患者主要为男性（男女比例为2.8:1），平均年龄为55岁（21～78岁），不伴有高胃泌素血症、自身免疫性慢性萎缩性胃炎或MEN-1/ZES，呈孤立性生长，常为单发，罕见多发，33%体积>2cm³，大多数（76%）浸润肌层，53%浸润浆膜层。胃黏膜伴有炎性改变，无其他显著病理学改变，亦无ECL细胞增生及异型增生。临床表现：①与腺癌相似的症状，包括消化不良、胃出血、肿块堵塞、体重下降和转移；②伴有"不典型类癌综合征"的内分泌症状，表现为皮肤潮红，但无腹泻，见于广泛肝转移的患者。

2. 组织病理学 胃神经内分泌瘤对Syn和CgA呈免疫强阳性（图3-46）。

大部分Ⅰ型、Ⅱ型及极少数Ⅲ型光镜下特点为：细胞排列规则，镶嵌样，呈小微叶状、梁状结构，细胞核形态单一，核仁不明显，胞质较丰富且显著嗜伊红，核分裂象极少，血管浸润罕见，常仅限于黏膜或黏膜下层，归为G_1级。

Ⅲ型，散发性ECL细胞神经内分泌瘤细胞圆形、梭形及多角形，呈大的梁状、密集且不规则分布，显著大泡状核，核仁突出，或小而深染的核与核仁，核分裂象多见，而少见坏死，有时可见不典型性核分裂象，核分裂率较高（平均9个/10HPF），Ki-67指数亦很高，归为G_2级（图3-47）。

（四）神经内分泌癌（neuroendocrine carcinoma，NEC）

占胃神经内分泌肿瘤的6%～16%，罕见；常发生于男性（男女比例为2:1），平均年龄为63岁（41～71岁），可发生在胃的任何部位；临床无特异性症状，与一般的胃癌类似，可形成一个巨大蕈伞样肿块，浸润深层胃壁，常转移至淋巴结和肝，是一种特殊的高度恶性癌，归为G_3级。应与

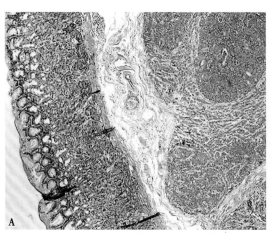

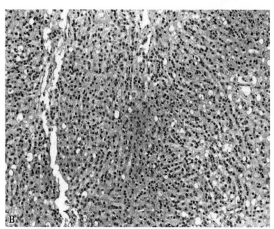

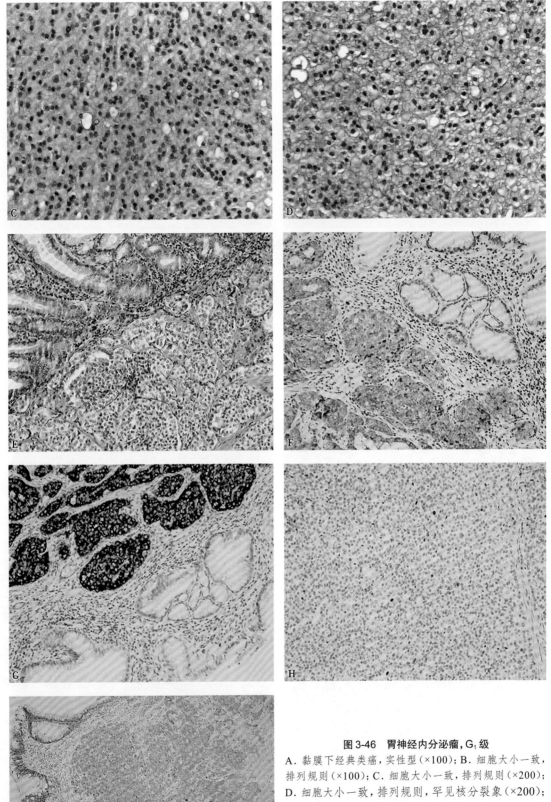

图 3-46　胃神经内分泌瘤, G₁ 级

A. 黏膜下经典类癌, 实性型(×100); B. 细胞大小一致, 排列规则(×100); C. 细胞大小一致, 排列规则(×200); D. 细胞大小一致, 排列规则, 罕见核分裂象(×200); E. 左上方为正常黏膜腺体, 右下方为大小一致、排列规则的瘤细胞, 核分裂象罕见(×200); F. Syn 阳性(×200); G. CgA 阳性(×200); H. Ki-67 指数很低(≤2%), 核分裂象罕见(×100); I. CK 弱阳性(×100)。

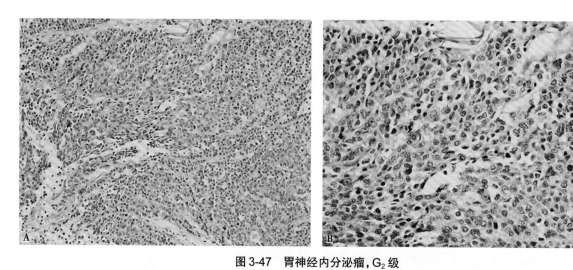

图 3-47　胃神经内分泌瘤，G₂ 级
A. 胃神经内分泌瘤，G₂ 级（×200）；B. 胃神经内分泌瘤，G₂ 级（×400），核分裂象易见。

G_1 和 G_2 级神经内分泌瘤明确鉴别。目前，尚未有证据说明从神经内分泌瘤（G_1 和 G_2）可进展到高级别神经内分泌瘤（G_3）。

　　神经内分泌癌根据核的结构和细胞的大小分为 2 个亚型，即小细胞型和大细胞型，与肺癌分类相似；组织学特点为细胞呈不规则梁状、巢状排列，细胞原始，呈圆形、多边形及梭形，大小不一，多灶、大量坏死及核分裂象多见（>20 个/10HPF）；一般的神经内分泌标记物免疫组化呈阳性，包括 CgA、Syn、神经细胞黏附因子（NCAM1/CD56）、神经元特异性烯醇化酶（NSE）（图 3-48～图 3-50）。

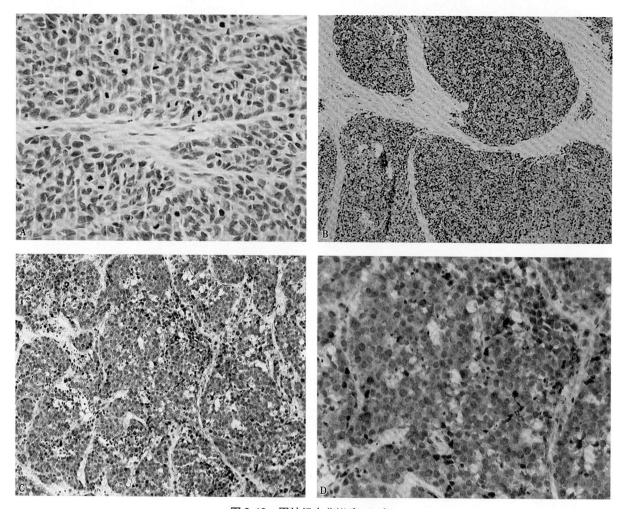

图 3-48　胃神经内分泌癌，G₃ 级
A. 核分裂象多见（×400）；B. Ki-67 指数高，>20%（×100）；C. Syn 阳性（×100）；D. CgA 阳性（×200）。

（五）混合性腺神经内分泌癌（mixed adenoneuroendocrine carcinoma, MANEC）

一种混合癌，相对罕见；既有腺上皮分化，又有神经内分泌分化表型，两种成分均为恶性，其中每种成分至少占整个肿瘤的30%（图3-51）。若胃腺癌中神经内分泌分化成分<30%，则依然诊断为腺癌。含有鳞状细胞癌成分的MANEC罕见。

胃MANEC常由神经内分泌癌组成，以大细胞型多见，外分泌成分常为不同分化程度的腺癌；其免疫组化表型独特，仅限于神经内分泌成分表达神经内分泌标记物。

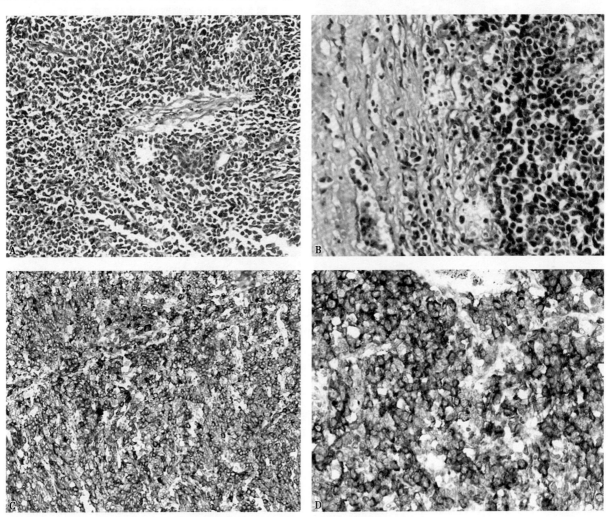

图3-49 贲门小细胞型神经内分泌癌，G₃级

A. 贲门小细胞型神经内分泌癌，G₃级（×100）；B. 贲门小细胞型神经内分泌癌，G₃级（×200），左下角区域可见血管内瘤栓；C. Syn 阳性（×100）；D. CgA 阳性（×200）。

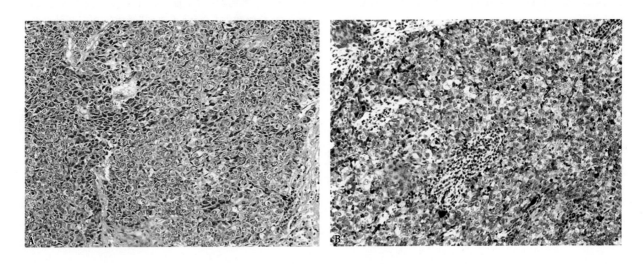

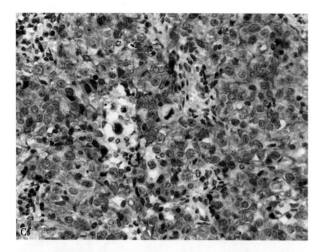

图 3-50 胃大细胞型神经内分泌癌，G₃ 级
A. 胃大细胞型神经内分泌癌，G₃ 级（×40）；B. Syn 阳性（×100）；C. CgA 阳性（×200）。

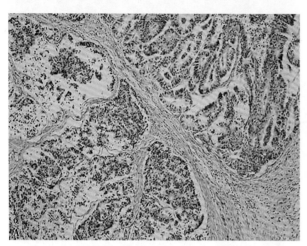
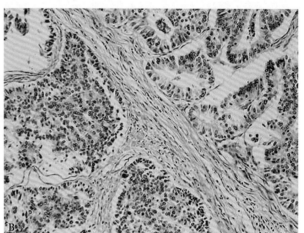

图 3-51 胃混合性腺神经内分泌癌
A. ×100；B. ×200。

（六）胃神经内分泌肿瘤预后和预测因素

淋巴结转移率 I 型为 5%，II 型为 30%，III 型为 71%；而远处转移率分别为 2.5%、10% 和 69%。因此，大部分 I 型和 II 型 ECL 细胞神经内分泌瘤为 I 期（$T_1N_0M_0$），仅少数为 IIa（$T_2N_0M_0$）；大部分 III 型 ECL 细胞神经内分泌瘤和神经内分泌癌（低分化内分泌癌）符合 IIa、IIb（$T_3N_0M_0$）、IIIa（T_4N_0M0）、IIIb（任意 T、N_1M_0）甚至 IV 期（任意 T、任意 N、M_0）。

大部分为惰性或低度恶性的 ECL 细胞神经内分泌瘤与高度恶性的神经内分泌癌预后差异显著；ECL 细胞神经内分泌瘤预后较好，与下列因素有关：①肿瘤表浅，位于黏膜和黏膜下层；②无血管浸润；③肿瘤<1cm；④无内分泌综合征、慢性萎缩性胃炎或 MEN-1/ZES 等临床表现。

ECL 细胞神经内分泌瘤的侵袭性生物学行为包括：浸润肌层、>1cm、血管侵犯、伴内分泌综合征、核分裂象多（G_2 级）。

大部分 I 型自身免疫性慢性萎缩性胃炎相关性神经内分泌瘤和大多数 II 型 MEN-1/ZES 神经内分泌瘤预后极好；I 型患者罕见死于肿瘤相关性病变，<10% 的患者死于 II 型 ECL 细胞神经内分泌瘤，而 III 型患者的死亡率为 27%，平均生存时间为 28 个月。胃神经内分泌癌患者预后很差，大部分处于进展期，深部浸润，生存时间短。

I 型 ECL 细胞神经内分泌瘤通过胃窦部切除去除胃泌素主要来源及尽可能切除肿瘤（尤其是 >1cm 的肿瘤），可使 80% 患者得以治愈；对于 <1cm 的 ECL 细胞神经内分泌瘤，建议内镜活检随访；对于 II 型 ECL 细胞神经内分泌瘤，首选外科手术切除；对于 III 型 ECL 细胞神经内分泌瘤，>1cm、G_2 分级和 / 或合并"不典型"类癌综合征及胃泌素瘤或库兴综合征者，一般需手术治疗；神经内分泌癌患者要考虑广泛手术切除及化疗。

（战忠利 闫庆娜）

第6节 胃癌诊断与鉴别诊断

一、胃癌的临床表现

（一）早期胃癌的临床表现

早期胃癌症状无特异性，与慢性胃炎、胃溃疡、胃下垂等良性疾病的症状相似，难于鉴别。日本学者的普查资料表明，40%~60% 的早期患者无自觉症状。因为慢性胃炎患者的症状加重可能包含早期胃癌（甚至是进展期胃癌）的症状，所以不能简单地将患者的自觉症状和主诉直接与所发现的病变联系起来。早期胃癌的自觉症状主要有上腹部轻度疼痛、上腹部胀满不适感、食欲缺乏、疲乏和消瘦、呕吐、呕血及便血、吞咽困难和便秘等症状。上述症状的发生频度与早期胃癌的大体形态有关，主要体现在溃疡形成与否。形成溃疡的早期，胃癌发生急剧大出血的机会较多。形成开放性胃溃疡的早期，胃癌患者多有与胃溃疡相似的自觉症状，而形成溃疡瘢痕的、中间型和隆起型早期胃癌都无任何特殊的自觉症状。隆起型中，以不适感为最多（22.1%），其次为心窝部疼痛（26.4%）；凹陷型中，以心窝部疼痛为最多（45.1%），其次为不适感（18.1%）。早期胃癌一般无特殊体征，常见的为上腹部压痛（57.1%），在极少数患者可扪及包块（4.2%），临床上偶可发现早期胃癌伴有卵巢、左锁骨上淋巴结、肝、肺等远处转移者。

（二）进展期胃癌的临床表现

大量临床实践表明，一旦出现明显的症状时，胃癌患者多数已经处于晚期或已经出现合并症。进展期胃癌的临床症状和体征主要取决于肿瘤所处的部位和类型、病期的长短和病变的程度。

1. 症状　胃癌患者出现自觉症状的过程主要是两种类型：①既往从无胃部疾病的患者突然出现不明确的胃部症状；②既往有多年慢性胃溃疡、慢性胃炎之类症状的患者，症状渐次加重、恶化而检出的胃癌，日本学者称前者为突变型，后者为继发型，突变型多于继发型。胃癌患者的初发症状可以是上述的 1 种、2 种或者几种复合出现，所有症状大多不是进展期胃癌所特有的或一定出现的。从出现症状到住院接受手术等治疗之间的这段时间称为症状期，该时期的长短与癌灶的进展程度之间无确切的关系。

进展期胃癌除前述早期胃癌的不典型症状外，尚可发生梗阻及上消化道出血。贲门癌主要表现为剑突下不适、疼痛或胸骨后疼痛，伴进食梗阻感或吞咽困难；胃底及贲门下区癌常无明显症状，直至肿瘤巨大而发生坏死、溃破，引起上消化道出血时才引起注意，或因肿瘤浸润延伸到贲门，引起吞咽困难后始予重视；胃体部癌以膨胀型较多见，疼痛不适出现较晚；胃窦小弯侧以溃疡型癌最多见，故上腹部疼痛的症状出现较早，当肿瘤延及幽门时，可引起恶心、呕吐等幽门梗阻症状。

（1）上腹部疼痛：为初发症状中最常见者，出现于 80% 以上的患者。同时，该症状也是最不特异而容易被忽视的症状，少数患者病程可始终不出现该症状，疼痛性质不定、程度不一。初起时仅有上腹部不适，或有膨胀、重压感、钝痛，常被认为是胃炎、胃溃疡，予相应的治疗，症状可有一定程度的缓解。当治疗症状缓解后，短期内又有发作者，就要予以注意，不要一味等待出现所谓"疼痛无节律性""进食不能缓解"等典型症状，才考虑胃癌的可能。随着病情发展，疼痛加重呈烧灼样、啮咬样持续性痛，亦有剧痛者。约有 30% 的胃癌（多为胃窦部胃癌）患者因十二指肠功能的改变，疼痛类似于溃疡病的规律性疼痛，并伴有嗳气、反酸，疼痛在饱餐或饮食不规律时加重，而调节饮食、服用抗酸药可使之缓解或暂时好转。大多数胃癌患者的上腹痛为持续性，与饮食无明显关系，可在餐后发生，亦可在空腹时发作。由于胃潴留胀满所致疼痛者，呕吐往往可使疼痛减轻。胃部疼痛的胃癌，多是由Ⅱc、Ⅲ型早期胃癌发展而成的溃疡型胃癌或溃疡恶变所致。而硬性浸润性癌多为食后胀痛，有幽门梗阻者可出现胀痛。当肿瘤病灶侵及邻近脏器或发生腹膜种植转移时，则可出现持续性的、与饮食无关的疼痛。当胃癌腹膜后淋巴结转移或胰腺周围神经丛受侵时，可主诉腹背部疼痛。肿瘤穿孔时，可出现剧烈腹痛的胃穿孔症状。

（2）饱胀及呕吐：发生率为 50% 以上，主要见于胃窦幽门管癌。症状的程度取决于幽门狭窄的程度、食物的量及性质。起初多由固体食物引起胃部不适、重压感等，后期则可发生呕吐，流质或半流质饮食也可引起胀满及呕吐，呕吐后能够得以好转，所以患者往往人为地诱发呕吐或限制进食。因幽门梗阻所致的呕吐量多，有酸腐臭味，甚至为隔夜宿食。此外，有的呕吐物中含有血液，呈咖啡样。肿瘤所致的胃腔狭窄症状不仅见于幽门癌，贲门癌、胃体癌、全胃弥漫性浸润（皮革样胃）等也可引起，但这些部位病变所引起的呕吐常发生于进食后不久。

（3）嗳气：胃癌患者常呈现胃酸低下，当胃内食物停滞，常引起潴留食物异常发酵，产气而发生嗳气。嗳气产生的气体因发酵的缘故而呈臭豆腐气味，并因此致口臭。

（4）食欲缺乏、消瘦、乏力：常见而不特异，当与胃痛症状同时出现且排除肝炎时，尤应予以重视。40%～60% 胃癌患者从早期即有食欲缺乏，并可随病程进展而加重，但其中亦可有某段时间好转者。除食欲减退外，还多伴有口味、嗜好的改变，如厌油腻等。

（5）呕血、便血：胃癌患者中上消化道出血的发生率约为 30%，肿瘤坏死、崩解、脱落而引起黏膜表面出血，表现为呕吐咖啡样内容物、呕血、黑便、柏油便、血便或粪便潜血阳性等。胃癌出血以少量持续出血为特点，而类似溃疡病所致的大出血少见。贲门癌出血较易致呕吐鲜血。当肿瘤侵及较大血管时，可发生大量呕血或黑便，大出血的发生率为 7%～9%。有大出血并不意味着晚期，因为胃壁黏膜下层具有丰富的血供，侵及黏膜下层的早期胃癌如病变范围大，黏膜下层血管受到广泛浸润、破坏时亦可发生大出血。

（6）吞咽困难：病灶位于贲门而引起不同程度的贲门梗阻时，可出现渐进性吞咽困难及食物反流，严重梗阻者即便是进流质饮食，亦可出现阻噎感。

（7）腹泻：胃癌患者伴有便秘，但以腹泻为多见，其发生率约为 10%。多为稀便，每日 2～4 次。腹泻可能与胃液低酸或无酸，蛋白质消化不良，肿瘤组织的崩脱、出血、腐败等引起胃排空加快有关。对于发生顽固性腹泻的中老年患者，不应忘记排除胃癌。

（8）黄疸：胃癌腹腔转移使胆总管受压时，可出现黄疸，大便呈陶土色。

2. 体征

（1）全身体征：虽然有的胃癌患者无明显全身症状，且营养状况良好,甚至超常肥胖,但多数病例均有全身消瘦、体重减轻、皮肤干燥、张力减退等营养状况低下的表现,严重者甚至继而出现脱水征。这些症状在有幽门狭窄而致不同程度的梗阻时较为明显,随即出现明显贫血,皮肤黏膜苍白、色泽消失,蛋白质缺乏引起的水肿,最后致恶病质状态。胃癌患者常有低热,考虑与肿瘤组织坏死后其蛋白分解产物的吸收、肿瘤溃疡面合并继发感染有关。晚期患者的发热也可能与肝功能损害有关。贫血是胃癌患者多见的体征,值得注意的是,贫血并不是晚期胃癌的特有症状,早期胃癌亦可发生;相反,有的晚期胃癌并无明显贫血。

(2)局部体征:

1)视诊:并发幽门梗阻时,上腹可见胃型、胃蠕动波。晚期胃癌癌性腹水积存多时,可见腹部膨胀。肿块较大,特别是合并胃下垂的女性患者,可见肿块隆起。

2)触诊:腹部触诊是胃癌病例体检的重要步骤。因为强力的压迫、摩擦有促进脱落及转移的可能,所以强调触诊动作应轻柔平稳,避免粗暴操作。触诊不仅要在患者仰卧位时进行,必要时更换不同的体位,如侧卧位、半卧位、坐位甚至站立位,注意要求患者腹肌松弛、空腹。合并幽门梗阻时,可闻及震水声。扪及肿块时,应确定其位置、大小、表面形状、有否压痛、移动性及是否随呼吸而移动。位于幽门窦或胃体的进展期胃癌有时可扪及肿块,肿块常呈结节状、质硬,当肿瘤向邻近脏器或组织浸润时,肿块常固定而不能推动,女性患者在中下腹扪及肿块,常提示为Krukenberg瘤的可能。此外,尚应注意肝、脾及胃周淋巴结转移性肿块以及癌性腹膜炎所致的全腹多发性硬结。当胃癌发生肝转移时,可在肿大的肝脏触及结节状肿块。上腹部深压痛,有时伴有轻度肌抵抗感,常是唯一值得注意的体征。肿瘤穿孔致弥漫性腹膜炎,可出现腹肌板样僵硬、腹部压痛等腹膜刺激征,亦可浸润邻近腔道脏器而形成内瘘。

关于进展期胃癌腹部肿块的触知率,日本报道为70%~80%,欧美报道为30%~50%,我国报道为30%~60%。通常幽门、大弯、前壁及靠近幽门的小弯部位的肿块较易触及,而后壁、贲门胃底部则难以触及。局限型的块状、盘状肿块较易触及,而浸润型肿块难以触及。此外,有的可触及一个境界清晰的结节状肿块,有的触之为边缘不清、固定的肿物。有的触诊不清,显示为患部的抵抗感。多数无压痛。肿瘤尚局限于胃壁内时,肿块多为拇指头至拳头状左右,可随呼吸上下移动,若在呼气的同时固定肿块,肿块亦可不随呼气动向上移动,当肿块与肝脏粘连时这一体征消失,肿块必定随肝脏的上下移动而移动。胃癌与腹膜后结构愈着时,移动性消失。在少数患者可出现肚脐转移而于局部可触及肿块,多无压痛。晚期患者出现网膜多发弥漫种植转移时,触诊可及多发结节或柔韧感。发生盆腔种植时,直肠指检于膀胱(子宫)直肠窝内可扪及结节。

3)腹部叩诊:晚期胃癌患者出现大量腹水时,可有移动性浊音。

4)肛门指诊:考虑胃癌诊断时,应做直肠指检,有助于除外盆腔种植转移。腹膜转移的最早发生处为直肠前凹,触及的肿块多示指头至鸡蛋大小,经验丰富的医师亦可触清米粒大的结节。但应注意将种植结节与乙状结肠内的粪块相区别。女性患者出现卵巢转移者并不少见,直肠指检有助于发现双侧卵巢有无转移,必要时应考虑阴道双合诊检查。

3. 远处转移的表现 肿瘤通过胸导管转移,可出现左锁骨上淋巴结肿大。左锁骨上淋巴结转移性肿块(Virchow lymph node)、胸腹壁皮肤转移性结节(多为黄豆大的多发性结节)等均应注意检查。肝转移可出现肝大、结节性肿块,末期可出现黄疸、肝功能衰竭等,肺转移者可出现咳嗽、咯血、胸痛、胸腔积液,以及脑、骨、前列腺、卵巢、骨髓等的转移而出现各自的症状和体征。北京协和医科大学报道,常见转移病灶发生率为左锁上淋巴结9.9%、直肠周围肿块5%、肝脏肿块4.7%、腋下淋巴结2%、肺肿块1.4%。

(三)不同年龄胃癌的临床表现

1. 中青年(18~60岁)和老年(>60岁)胃癌的临床特征 中青年与老年胃癌患者的临床表现存在诸多差异:①老年胃癌患者男性比例高,中青年胃癌患者男女比例差异无统计学意义。老年胃癌男性比例高的原因多为饮食不健康,食用大量含亚硝酸盐类物质(包括霉变、腌制类食品)。②中青年胃癌患者多表现为上腹部隐痛,老年患者多表现为消瘦、吞咽困难。老年组多表现为消瘦、吞咽困难源于老年人常患慢性萎缩性胃炎,病程长、消耗大,并且老年胃癌以贲门胃底癌多发。而老年人对疼痛不敏感,故上腹痛少。需要注意的是,吞咽困难是老年胃癌一个重要特征,当老年人出现吞咽阻塞感或胸骨范围的疼痛,须高度警惕胃癌。③中青年患者首发症状至确诊时间长,这与中青年胃癌早期症状隐匿,缺乏特异性,临床医师对中青年胃癌认识不足,警惕性不高,多考虑为常见的慢性胃炎和胃溃疡有关。部分患者服用药物后症状稍缓解就误认为是良性疾病,导致部分中青年患者失去最佳的诊疗良机。少数女性胃癌患者由于合并妊娠,有时易将胃癌症状误诊为妊娠反应,应引起重视。④胃癌好发部位具有随年龄增长而上移的特点。其原因可能与胃底腺体进行性萎缩(尤其表现在萎缩性胃炎长期迁延不愈)及交界区上移、高龄患者贲门括约肌功能差、胃食管反流对贲门刺激形成炎症有关。⑤中青年患者肿瘤病灶大,分化程度低,易转移。中青年胃癌由于组织起源于胃固有黏膜,肿瘤细胞分化不良,腺管通常难以形成,最终呈弥漫性生长,并且年轻人代谢快,肿瘤细胞增殖快,因此病灶较大。

另外,青年组(18~35岁)胃癌具有以下特点:①起病隐匿:青年人胃癌大多表现为上腹部不适、饱胀、隐痛、食欲缺乏、消瘦、乏力等症状,但无特异性,常在应用抗酸剂后症状可暂时缓解,加上青年人耐受力强,营养状态好,能坚持正常工作,直到病情进一步发展,疼痛发作频繁,甚至出现黑便或发生呕吐才引起注意,此时往往已是疾病的中晚期。②恶性程度高:青年人胃癌细胞分化程度差,以低分化腺癌、黏液腺癌、未分化癌为主,故其局部浸润及远距离转移倾向明显较中老年人胃癌为多,临床上表现为病程短、进展快、转移早。③误诊率高:这可能由于多数医师对青年人胃癌缺乏足够的重视,往往满足于普通良性胃病的诊断,加之青年人对自身健康状况的过于自信,不愿意进一步行胃镜检查,也有一部分患者在确诊前很长一段时间经常自购药物服用,无明显好转后才就诊。大多数青年人胃癌经过不同程度误诊。文献报道,青年人胃癌平均症状期为 6~8 个月。

2. 少儿胃癌的临床特征 年龄低于 18 岁的胃癌统称少儿胃癌,少儿胃癌作为一个特殊群体,发病率极低,仅占少儿恶性肿瘤的 0.05%,国内外仅见个案报道。其发生可能存在三类途径,即原发性胃癌、家族性腺瘤息肉病恶变和继发胃淋巴瘤治疗后。目前大多数学者认为,Hp 感染可能是少儿胃癌最重要的危险因素。少儿胃癌恶性程度高,预后差,中位生存期仅 5 个月。少儿胃癌的早期症状缺乏特异性,腹痛、呕吐、黑便和不明原因的体重下降是其主要表现。胃镜检查是最主要和最可靠的确诊手段,胃镜检查和组织活检联合应用时诊断准确率达 97.8%。少儿胃癌更强调早期诊断和治疗,对于存在 Hp 感染、家族性腺息肉病和胃淋巴瘤等高危因素的少儿,一旦出现不明原因的呕血、黑便、消瘦等临床症状,应及时行胃镜检查以早期明确诊断。

（四）胃癌特殊少见的临床表现

胃癌的伴癌综合征包括血栓性静脉炎、黑棘皮病、皮肌炎、膜性肾病、微血管病性溶血性贫血及皮肤脂溢性角化等。这些症状可能同时或先于胃癌出现,应引起重视。

1. 微血管病性溶血性贫血（micmangiopathic hemolytic anemia,MHA）为首发症状的胃癌 MHA 是指许多种疾病伴有微血管内膜或管腔异常时,引起红细胞被撕裂而发生的溶血性贫血。其血液学特点为血液中出现各种形状的破碎细胞和畸形细胞。这种血栓性微血管病可见于 5%~10% 产黏蛋白的腺癌患者,文献报道以进展期分化差的胃腺癌多见。目前胃癌合并 MHA 的发病机制尚不明确,可能由于癌细胞分泌的黏蛋白具有血栓形成作用,并使血管内皮细胞受损或功能障碍,并在此基础上导致超大分子血管性血友病因子（UL-vWF）多聚体释放增加,加之血管性血友病因子裂解酶（vWF-CP）减少或缺乏,使血小板易发生黏附、聚集,进而形成微血栓,引起微血管病性溶血。另外,胃癌患者在微血管内可形成癌栓子,因而继发血管内皮增生,当红细胞与血小板通过发生机械性损伤,导致红细胞破碎,这可能是胃癌伴发微血管病性溶血的另一种原因。

胃癌合并 MHA 的诊断除病理明确胃癌外,需有血管内溶血的临床和实验室检查所见,尤其是外周血出现较多的畸形和碎片红细胞（>3%）是诊断的重要依据。胃癌合并 MHA 应与血栓性血小板减少性紫癜、肾脏疾病、溶血性尿毒综合征、弥散性血管内凝血（DIC）、结缔组织病等鉴别。诊断 MHA 后应注意寻找基础疾病,随着胃癌发病率的增加,对临床上 MHA 表现的患者有必要进行胃癌的筛查。胃癌相关 MHA 预后极差。据报道约 60% 肿瘤伴发 MHA 的病例中骨髓内可见癌细胞,所以当患者有 MHA 表现而检查原发病时,应重视骨髓检查,以便及时发现转移癌的证据。

2. 胃癌皮肤转移 胃癌皮肤转移临床少见,国外报道恶性实体瘤皮肤转移的发生率仅为 2.7%~5.3%。恶性肿瘤皮肤转移多是癌症的晚期征象,且多合并有其他脏器转移,但有时是首发症状,故易被误诊或漏诊。肿瘤出现皮肤转移,提示患者生存期较短,多为 3~12 个月。皮肤转移癌多表现为结节状,数目不一,位于皮下或皮内,可高出皮肤,位置深者表面皮肤可正常,大小不一,而且往往是无痛的。

（王学军）

二、胃癌的 X 线检查

胃癌的 X 线检查主要以钡剂造影检查为主。

（一）胃造影的检查方法

1. 检查前准备 进行造影检查前,应少吃产气多及多渣食物,停服泻药等影响胃肠道功能的药物以及 X 线无法穿透的药物。胃潴留较多的患者应抽空胃液或采取体位引流（一般取右侧卧位）。于检查前 12 小时停止进食,于检查前 6 小时停止进水。

2. 常规检查方法 胃造影检查方法有黏膜法、充盈法、加压法和气钡双重对比造影 4 种基本方法。

（1）黏膜法:是利用少量钡剂涂布于胃黏膜表面以显示胃黏膜皱襞形态的方法。黏膜法对早期病变的诊断很重要。一般俯卧位显示胃前壁黏膜较好,仰卧位显示胃后壁形态较佳。钡剂以 50~80ml 为宜。必要时可在腹部下方放置压迫棉垫,使黏膜皱襞显示更为满意。

（2）充盈法:是胃造影检查方法中最基本的方法,钡剂的充盈程度以立位时能使胃体中部适度延展为宜。一般需要服钡 200ml 左右。充盈法主要观察胃腔在充盈状态下的自然伸展状态,胃壁的柔软程度,蠕动状态,以及胃的大体形态与位置的变化。对于显示胃边缘部位如胃大、小弯病变以及切线位病变有很重要的价值。

（3）加压法:加压可使被压迫处的钡剂变薄,有利于观察较小的隆起型病变。通过调整压迫力度,可以获得诸如病变隆起的高度、凹陷的深度、胃壁的柔软度、黏膜皱襞的形态等信息。

（4）气钡双重对比造影:是先后引入一定量的阴性造影剂气体和阳性造影剂硫酸钡以显示胃黏膜的细微结构的方法。因气体为最常用到的阴性造影剂,故,称"气钡双重对比造影",同时又因是否使用平滑肌松弛剂（如山莨菪碱）而分为低张双重对比造影和非低张双重对比造影。双重对比造影是 X 线检查中最重要的进步。利用黏膜表面附着的薄层钡剂与气体所产生的良好对比,可以清晰地显示胃内微细的隆起或凹陷。同时,气体还可以作为胃腔的扩张剂,用来观察胃壁的柔软度和延展性。由于双重对比造影检查操作规范的确立,其所获得 X 线影像更具有客观性,能够较大限度地避免检查中的偶然因素和主观判断的倾向。同时,双重对比造影技术与纤维内镜的配合已使胃部疾病的早期诊断有了突破性的进展。

此外,还有薄层法,是利用体位转动,使钡剂在黏膜表面缓慢流过,用以显示表浅的隆起和凹陷的方法。总而言之,对于胃的完整的 X 线检查,应当综合运用上述方法、合理匹配、充分发挥每种方法的优点,才能最大限度地避免漏诊。

3. 胃双重对比造影的具体方法 胃双重对比造影应

用广泛。在胃肠道穿孔及梗阻时禁用，如有需要时应采用碘水制造影剂。上消化道急性大出血为相对禁忌证，一般可在出血停止及病情稳定数日后进行，检查中动作轻柔以尽量避免过多干扰。

胃双重对比造影采用的硫酸钡混悬液浓度为120～180%W/V，50～200ml，气体量为200～300ml。

胃双重对比造影的几个基本体位：

（1）胃前壁双重对比造影：少量服钡30～50ml后，俯卧位转动体位使钡剂在胃内由胃窦到胃底往复运动，均匀涂抹胃壁黏膜表面，之后采取俯卧位摄片，以显示胃前壁黏膜像。如怀疑胃前壁微小病变时，可在腹部加一小棉垫压迫，效果可更好。为取得胃体上部或胃窦前壁黏膜的双重对比造影像，可分别采取半立位及头低脚高位检查。

（2）胃后壁双重对比造影：患者继续服钡80～200ml后，仰卧位转动体位2～3次，使钡剂由胃底到胃窦部往复运动，均匀涂抹胃后壁黏膜。之后采用仰卧位摄片，以显示胃后壁黏膜像。采用仰卧右前斜位对胃窦后壁及角切迹观察较好，仰卧左前斜位或半立位对胃底后壁及胃体上部观察有利。

（3）胃体上部双重对比造影：一般采用半立位，台面升至45°，左前斜位有利于观察胃体上部、胃底及贲门区病变。

（4）立位检查：①胃底部的双重对比造影；②利用充盈像可以观察胃体、胃窦及角切迹形态及边缘变化，采用右前斜45°体位可观察胃后壁边缘的变化；③采用加压法检查胃体下部、胃窦、角切迹及十二指肠球部。

检查中动作要求准确、熟练、敏捷，以防止钡剂过多进入十二指肠与胃重叠，如已进入十二指肠，可采用左、右斜位、利用腹式呼吸及加压方式减少肠道影响。

除此以外，贲门区周围是病变好发部位，由于其特殊的位置关系，无法应用加压法检查。当贲门处于收缩状态时，黏膜表面的变化常被聚集的突出的黏膜皱襞所掩盖，若大量服钡，又会因密度过高而不易观察其微细结构，故采用半立位左前斜位或俯卧位右后斜位，可较清楚观察贲门情况。

在采用双重对比造影的同时配合使用平滑肌松弛剂使胃蠕动减缓，胃壁舒张，可更清晰地观察胃黏膜的微细结构。常用的平滑肌松弛剂为山莨菪碱（654-2），为抗胆碱类药物，不良反应略大，可明显松弛胃平滑肌，对散瞳及抑制腺体分泌的作用较弱，很少引起中枢神经兴奋，注射后迅速从尿中排出，对肝、肾无损害，是比较理想的低张肠造影用药。常用剂量为10～20mg肌内注射或静脉注射，一般肌内注射后5分钟起作用，10～30分钟效果明显，可持续2～3小时，静脉注射显示更快、更强。不良反应有口干、面潮红及轻度散瞳，并有心搏加快和排尿困难等，多于1～3小时内消失。

（二）胃造影的正常X线表现

影像学一般把胃分为3个部分，即胃底、胃体和胃窦。

胃入口为贲门，以贲门为中心的2.5cm范围内称贲门区。在贲门水平线以上的部分称为胃底，立位时常含有气体，又称胃泡。胃泡与膈肌之间距离说法不一，正常男性为5.0～8.54mm，女性为4.0～6.58mm。贲门至胃角切迹之间的垂直部分为胃体；胃角切迹至幽门管之间部分为胃窦，斜向右上方走行。幽门近端2.5～5cm的范围内又称幽门前区。幽门肌的内腔称为幽门管，长度不超过1cm，宽为3～5mm。

由贲门至幽门的右缘称为胃小弯，为小网膜附着处。左外缘称为胃大弯，为大网膜附着处。在充盈像显示小弯侧及胃窦大弯侧光滑、整齐。胃体与胃窦交界处小弯形成圆滑而急剧的转折，称为胃角，胃角左右对称，其对称轴垂直。胃腔的宽度以胃角处最大，向贲门及幽门方向则徐缓变小。

胃的形态与体型、张力及神经系统的功能状态有关。以立位为准，一般分为四型：①鱼钩型：属中等张力，胃体垂直，角切迹明显，立位时胃下缘几乎与髂嵴连线相平，为最常见的一种类型；②牛角型：属高张力型，胃的位置较高，几乎横置于上腹部，上宽下窄，角切迹不明显，多见于矮胖体型；③无力型：属低张力型，全胃几乎在体中线左侧，胃腔上窄下宽呈水袋状，胃下极在髂嵴连线之下，多见于瘦弱体型；④瀑布型：胃底较大向后反折，在胃体的后上方，胃体小，立位服钡胃底充满后才能溢入胃体，犹如瀑布一样。

胃黏膜皱襞走行有一定规律，拍摄黏膜像时可见皱襞间的沟内充以钡剂，呈条纹状致密影，皱襞则显示为条状透亮影。胃底黏膜皱襞排列不规则，呈花纹状。胃体小弯侧黏膜皱襞表现为与小弯平行的4～5条皱襞，到胃角后，部分沿小弯转向胃窦，部分到大弯侧，胃体大弯侧黏膜呈横行或斜行的皱襞。胃窦部黏膜皱襞可纵行、斜行或横行，以纵行为主，舒张时有较多的横行皱襞，收缩时胃窦部皱襞均为纵行。胃体部黏膜皱襞宽度不超过5mm。黏膜皱襞增粗、平坦、截断及破坏，皆为异常表现（图3-52）。

在双重对比造影片上，胃整体的边缘是一条完全连续的光滑曲线。其粗细、密度在任何部位都应相同，无急剧的突出及凹陷。

在良好的低张双重对比造影片上，胃轮廓线粗细均匀而连续。黏膜皱襞展平，可显示胃黏膜细微结构，主要是胃小沟和胃小区的显示。胃小沟粗细、深浅均匀，宽为1mm。胃小区呈圆形、椭圆形或多角形大小相近的小隆起，直径为1～3mm，表现为均匀、规则的网格状。胃窦及胃体下部的后壁容易显示，胃底及胃体上部难以显示。胃小区对黏膜表面细微病变的显示有较高价值。

胃的运动是推进性的，由肌层主要是环肌层节律性收缩所致。蠕动开始于胃体上部，逐渐加深。较快吞服钡剂，使胃扩张，有利于观察胃蠕动。正常人可同时见到2～3个蠕动波，每波出现频率约20秒。因小弯侧纵肌层较厚，影响了环肌层的收缩，故小弯侧蠕动波较大弯侧浅（图3-53）。蠕动到达幽门前区时停止推进，引起幽门前区的环肌层收缩，使幽门前区形成一袋状充钡区，并继续收缩，使之变小成为假憩室状，最后幽门前区肌层同时收缩，幽门管开放，钡剂被推入十二指肠，此时幽门前区成为管状，幽门关闭。之后，幽门前区在恢复到扩张状态（图3-54）。

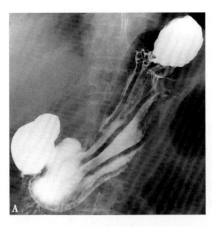
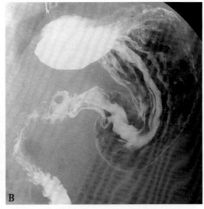
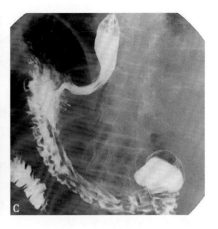

图 3-52 正常胃黏膜像

A. 皱襞间的沟内充以钡剂,呈条纹状致密影,皱襞则显示为条状透亮影;B. 胃体小弯侧黏膜皱襞表现为与小弯平行的 4~5 条皱襞;C. 胃大弯侧黏膜皱襞呈花纹样改变。

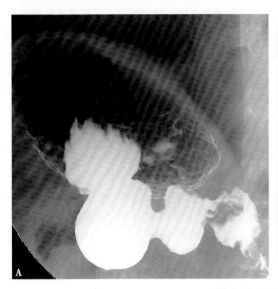
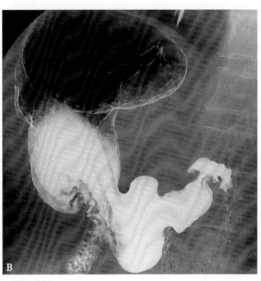

图 3-53 正常胃充盈像

A. 可见到清晰的胃轮廓,并可见胃体及胃窦部两个明显的蠕动波同时存在;B. 胃窦幽门前区开始收缩将钡剂推入十二指肠。

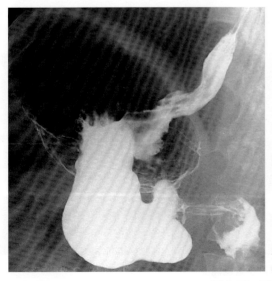
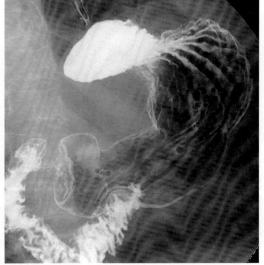

图 3-54 正常胃窦蠕动

幽门管开放,钡剂被推入十二指肠,此时幽门前区成为管状。

胃的排空时间,在常规钡餐造影时,1～2小时可排空,但胃排空时间受许多因素的影响,因此,正常排空时间变异较大,一般不应超过4小时。

(三)胃癌钡剂造影X线表现

1. 早期胃癌

(1)早期胃癌的大体分型:早期胃癌的大体分型方案最初是由日本内镜学会于1962年提出的,此后受到广泛欢迎并沿用至今。

1)Ⅰ型(隆起型):肿瘤明显高于周围正常黏膜2倍以上者,呈息肉状外观。

2)Ⅱ型(平坦型):肿瘤比较平坦,不形成明显隆起或凹陷。此型又分为3个亚型。

①Ⅱa型(表面隆起型):肿瘤较周围黏膜稍隆起,不超过黏膜厚度的2倍。

②Ⅱb型(表面平坦型):肿瘤与周围黏膜几乎同高,无明显隆起或凹陷。

③Ⅱc型(表面凹陷型):肿瘤较周围黏膜稍凹陷,深度不超过黏膜厚度者。

3)Ⅲ型(凹陷型):肿瘤明显凹陷,如伴有溃疡,癌组织深度不得超过黏膜下层。

此外,还有一些混合型,依病变类型的主次,可有Ⅲ+Ⅱc型、Ⅱc+Ⅲ型及Ⅱa+Ⅱc型、Ⅱc+Ⅱa型等。

(2)早期胃癌的X线表现:

1)隆起型早期胃癌:以突出于黏膜表面的隆起型癌灶为特征,包括Ⅰ型、Ⅱa型和Ⅱa+Ⅱc型。X线检查以压迫法为佳,双重对比薄层法也很有帮助。其中,Ⅰ型和Ⅱa型的主要区别在于高度是否高于5mm。病变呈圆形、类圆形或不规则充盈缺损,表面多凹凸不平,基地部较宽或有切迹。总之,病变越大,表面越不光滑,外形越不整齐,恶性可能性越大。

2)平坦型早期胃癌:单纯Ⅱb型,此类型X线诊断困难。癌灶仅局限于黏膜内。无隆起及凹陷。表现为黏膜皱襞消失、平坦,或呈不规则的颗粒状,胃小区消失或大小、形态不整,胃壁边缘较僵硬、不光滑;局部胃小区形态与周围黏膜的不一致。如若Ⅱb型进一步发展,形成轻微隆起或凹陷,则较容易发现。

3)凹陷型早期胃癌:表现为不规则的浅小龛影,包括Ⅱc型、Ⅲ型、Ⅲ+Ⅱc型和Ⅱc+Ⅲ型。X线检查以双重对比造影法最佳,加压法也有一定帮助。表现为凹陷多呈类圆形或不定形,因深浅不同,钡斑或浓或淡,大小不一。肿物边缘多可辨认,但不光滑,或有压痕样凹入。凹陷底部胃小区完全被破坏,呈大小不等的颗粒状,底部越不光滑,越是恶性的征象。邻近的黏膜皱襞呈不规则的纠集,并伴有断裂、尖端狭小呈杵状或不规则,切线位胃轮廓局限性僵直,且表面粗糙。

具体到不同类型凹陷型早期胃癌的X线表现各有不同:①Ⅱc型早期胃癌主要表现为不规则形的浅糜烂,形成浅淡钡斑;糜烂边缘多清晰锐利,可呈锯齿状;周围黏膜皱襞尖端有恶性改变;局限性胃壁较僵硬(图3-55)。②混合型(Ⅲ+Ⅱc型和Ⅱc+Ⅲ型)早期胃癌都伴有一个较深的溃疡,其周围有或大或小的癌性浅糜烂。几乎都伴有黏膜皱襞的集中或走行异常(图3-56)。③Ⅲ型早期胃癌很少见,仅占早期胃癌的2%～3%。癌组织仅在溃疡口部边缘很小的范围内存在,无明显的隆起或凹陷。无论胃镜还是X线,或是从大体形态上,都难与良性溃疡鉴别。Ⅲ型早期胃癌经过一段时间后,溃疡口部周围可出现癌性糜烂,转变为Ⅲ+Ⅱc型;浅糜烂面扩大,则成为Ⅱc+Ⅲ型;溃疡消失则为Ⅱc型;若溃疡复发,又可演变为Ⅲ型。这一现象被称为"恶性溃疡周期"。因此,对于高度怀疑的病例,即使活检阴性,也应定期复查。

2. 进展期胃癌

(1)进展期胃癌的大体分型:1926年,Robert Borrmann基于胃癌的大体所见提出了胃癌的病理学大体分型。Borrmann分型非常简单明了地表达出进行期胃癌的形态特征,在判断胃癌的生物学行为、临床预后等方面,都有重要的价值。作为进行期胃癌的分型方法,这一方案以在国际上广泛应用。

1)Borrmann Ⅰ型:巨块型、蕈伞型,为突向胃腔内的局限性肿物,基底较宽,胃壁浸润不明显,表面呈菜花样。

2)Borrmann Ⅱ型:局限溃疡型,为较大的盘状溃疡为主,周围形成全周性环堤,环堤外缘竖立与正常的胃壁境

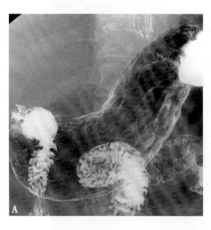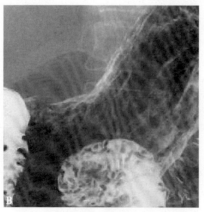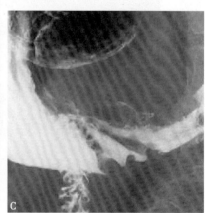

图3-55　胃体小弯侧癌

A. 胃体小弯侧胃壁局限增厚,黏膜纠集,显示不清;B.(放大)胃体小弯侧胃壁局限增厚,黏膜纠集,显示不清;C.(放大)充盈像,胃体小弯侧胃壁显示不清,黏膜中断。

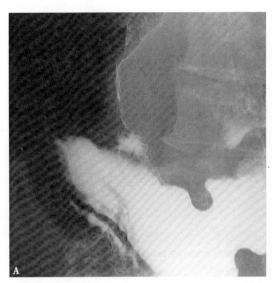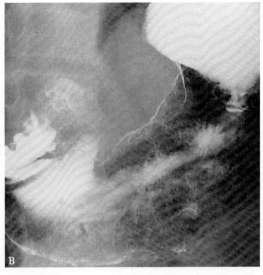

图 3-56 胃体小弯侧癌

A. 胃体小弯侧龛影,胃壁局限僵硬;B. 同一病例,胃体小弯侧胃壁局限僵硬、平直。

界清楚,胃壁浸润较少。

3)Borrmann Ⅲ型:浸润溃疡型,为较大的形状不规整的溃疡,周围环堤较低,且不完整,宽窄不一,外缘呈斜坡状,与正常胃壁之间无明显分界。

4)Borrmann Ⅳ型:弥漫浸润型,浸润型或硬癌,癌组织在黏膜下层、肌层及浆膜下层广泛浸润,胃壁明显增厚,胃腔狭窄。

(2)进展期胃癌的 X 线表现:

1)Borrmann Ⅰ型:X 线表现为局限性充盈缺损。外形呈结节状、巨块状、蕈伞状、菜花状、孤立的息肉状等;表面不光滑,呈颗粒状、结节状、分叶状、绒毛状等多种形态,可有小的溃疡存在并形成龛影,边缘可有切迹。具有明显的局限性,邻近黏膜、胃壁正常,与肿瘤有明显分界。加压法和双重对比法对显示病变的形态,表面及基底部形态有重要价值(图 3-57)。

2)Borrmann Ⅱ型:X 线表现为不规则的龛影。龛影在切线位上位于胃轮廓线之内。龛影边缘呈环堤状隆起,宽窄不一,且可见不规则的透亮区,称为"环堤征"(图 3-58)。

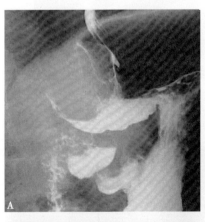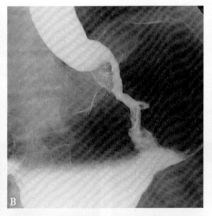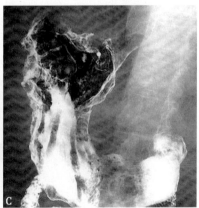

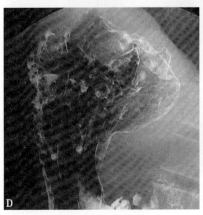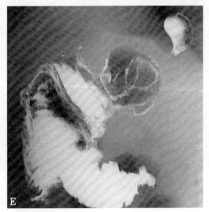

图 3-57 胃底癌

A、B. 胃底小弯可见软组织肿物,贲门黏膜破坏、紊乱;C. 胃底黏膜紊乱,胃底增厚,胃壁僵硬;D. 胃底黏膜紊乱,胃底可见不规则软组织肿物;E. 胃底黏膜破坏,伴软组织肿物,胃壁僵硬。

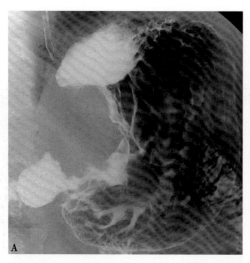
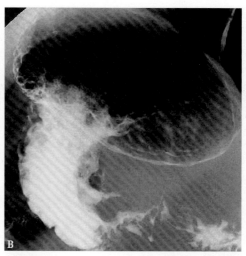

图 3-58　胃体小弯侧癌

A. 胃体小弯侧胃壁僵硬,并可见龛影形成,周围黏膜纠集、中断,并可见"环堤征";B. 同一病例充盈像,胃体小弯侧胃壁僵硬,并可见龛影形成。

检查中采用压迫法可较好地显示溃疡的龛影形态、环堤的宽度与高度,而双重对比造影法则更适合于显示溃疡底、环堤表面、环堤的外缘及其周围黏膜的关系。当肿瘤较小时,癌性溃疡与环堤都相对较为规则。随着肿瘤的生长,环堤增宽,溃疡加深,龛影口部周围黏膜和黏膜下层癌性结节状浸润,则表现为"指压征"和"裂隙征"(图3-59)。溃疡底多呈不规则的结节状,凹凸不平。环堤的外缘多清晰、锐利,与周围胃壁分界清楚。病变呈局限性生长,较少出现黏膜纠集。

3)Borrmann Ⅲ型:是进行期胃癌中最常见的一种类型,好发于胃窦及贲门部。此型亦称浸润溃疡型。在 X 线检查上主要表现为胃腔狭窄、胃角变形、边缘异常和小弯缩短(图3-60)。胃腔狭窄位于胃窦部者主要表现为胃窦僵硬伴腔狭窄(图3-61);位于胃体小弯者,则表现为大弯侧切迹、B 字形胃或砂钟胃等;位于贲门区者,除贲门狭窄、变形外,还可表现为胃底穹窿部缩窄;累及胃角部时,可出现胃角轻度变形、胃角开大甚至消失,常伴有胃壁边缘的

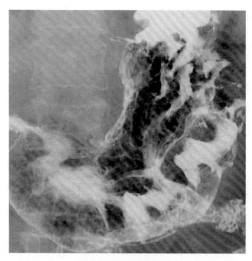

图 3-59　胃体癌

胃体黏膜破坏、紊乱、纠集,并可见"指压征"。

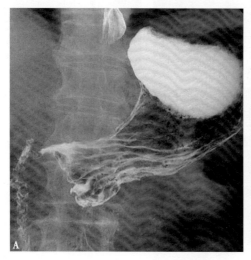
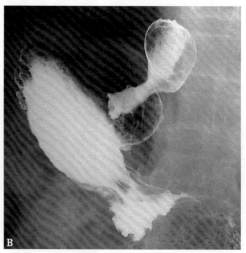

图 3-60　胃窦癌

A. 黏膜像显示胃窦部胃腔狭窄,黏膜破坏,胃壁僵硬;B. 同一病例充盈像显示胃窦部胃壁僵硬,胃腔狭窄,蠕动消失。

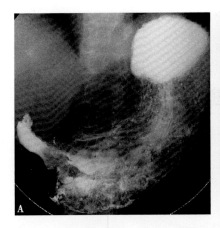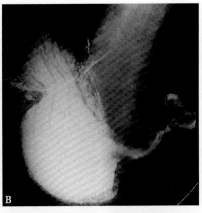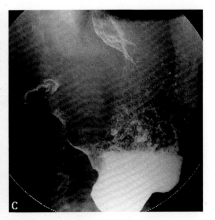

图 3-61　胃窦癌伴幽门梗阻

A. 胃窦部胃腔狭窄，胃壁僵硬，无蠕动，胃腔扩张；B. 同一病例胃充盈像显示胃窦部胃腔狭窄，胃腔扩张；C. 同一病例立位可见潴留液的气液平面及食物残渣。

不光滑或充盈缺损。贲门与胃角间距离明显缩短，是胃体部 Borrmann Ⅲ 型癌的又一个重要征象。

Borrmann Ⅲ 型胃癌的龛影有大而浅的特点，环堤不完整，在破溃部环堤与周围黏膜逐渐过渡，不形成明显的边界。当环堤破溃部外周的黏膜出现癌浸润时，X 线表现为不规则的糜烂、胃小区的破坏和排列紊乱。黏膜皱襞的纠集现象较多见，纠集的黏膜皱襞尖端呈棒状、杵状增粗或融合（图 3-62）。

4）Borrmann Ⅳ 型：在进行期胃癌中预后最差，典型 Borrmann Ⅳ 型胃癌 X 线表现为胃腔狭窄、胃壁僵硬、蠕动消失、黏膜破坏、消失，呈铅管胃、砂钟胃、哑铃胃、皮革样胃等改变（图 3-63）。胃壁的变形在充盈像上表现较为明显，胃壁呈直线状、阶梯状或不规则状，黏膜皱襞粗大、僵硬、中断、破坏消失（图 3-64）。原发于胃窦部的 Borrmann Ⅳ 型癌，癌浸润的范围相对较为局限，与胃壁伸展受限的范围大致相同，多不累及全胃（图 3-65）。

5）贲门癌的诊断：贲门癌的定义尚未完全统一，通常是指以贲门口为中心、周围 2.0～2.5cm 的区域发生的肿瘤。此型胃癌在诊断上存在着一定的难度，主要原因有两个方面，一是对贲门癌形态特征认识不充分，二是检查方法不规范。如前所述，此型胃癌多以小弯为中心，形态表现大多呈 Borrmann Ⅱ、Ⅲ 型癌。因此，在检查中应将重点放在发现贲门小弯侧肿物的溃疡、环堤及其向周围浸润。大角度左前斜位双对比像辅以薄层像，对病变形态特征的显示效果最佳（图 3-66）。

3. 残胃癌的 X 线表现　残胃癌好发于胃残端部，其次为贲门区及大、小弯前后壁交界部。因术后粘连及变形，残胃癌的 X 线诊断困难。常见表现为吻合口狭窄，排空迟缓，残胃扩张，胃腔狭窄、变形，胃壁僵直，蠕动消失，黏膜破坏，充盈缺损及不规则龛影等（图 3-67，图 3-68）。

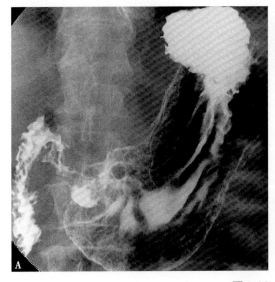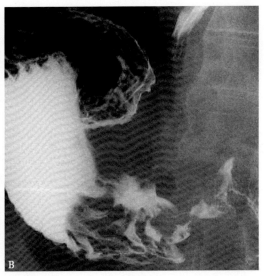

图 3-62　胃窦癌

A. 充盈像显示胃黏膜纠集，胃壁僵硬，蠕动差；B. 充盈像显示胃窦小弯侧可见不规则龛影，黏膜纠集，中断，胃壁僵硬。

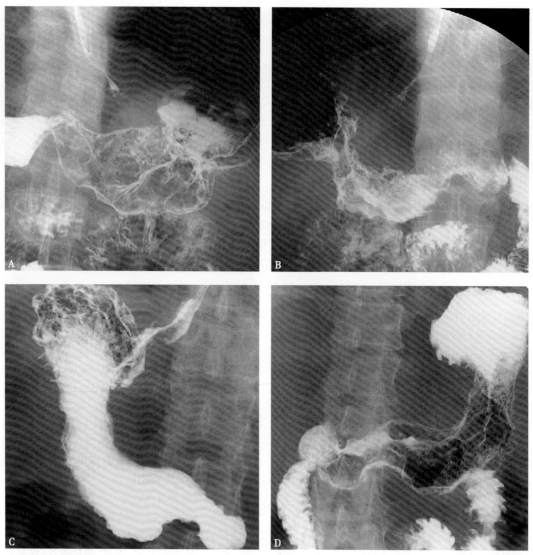

图 3-63 浸润型胃癌

A. 胃壁呈直线状、阶梯状或不规则状,黏膜皱襞粗大、僵硬、中断、破坏消失;B. 俯卧位,胃形态无明显变化,蠕动消失;C. 充盈像显示胃壁僵硬,蠕动消失,呈皮革样胃;D. 胃壁呈直线状、阶梯状,边缘模糊。

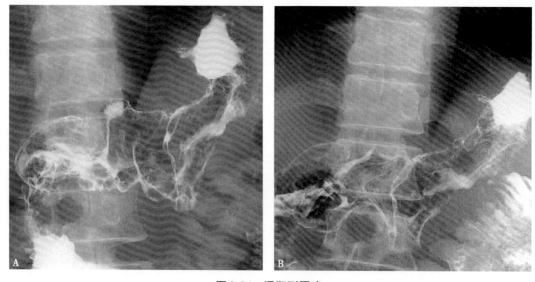

图 3-64 浸润型胃癌

A. 胃壁呈直线状、阶梯状或不规则状;B. 黏膜皱襞粗大、僵硬、中断、破坏消失。

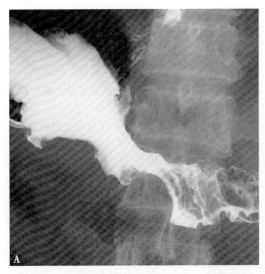
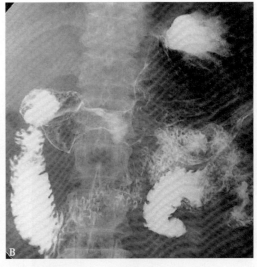

图 3-65 浸润型胃癌
A. 胃窦壁僵硬,胃腔扩张差;B. 胃窦壁呈直线状、阶梯状及不规则状,黏膜皱襞粗大、破坏。

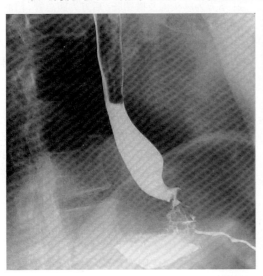
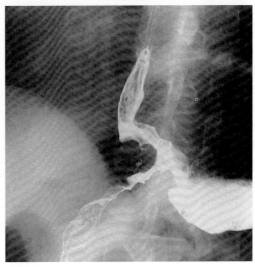

图 3-66 贲门癌
贲门管壁僵硬,黏膜紊乱,管腔狭窄,钡剂通过受阻。

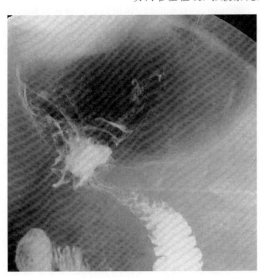
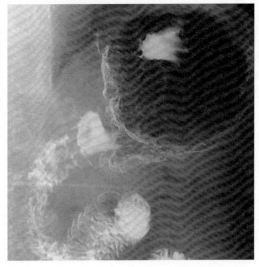

图 3-67 胃癌术后复查
吻合口钡剂通过顺利,未见梗阻及狭窄,残胃壁柔软。

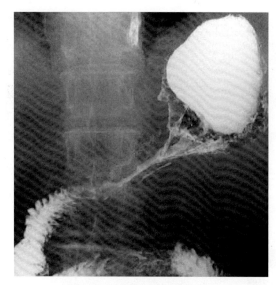

图 3-68　胃癌术后残胃复发

残胃黏膜紊乱，近吻合口处胃壁僵硬，胃腔狭窄。

（翁巍立　叶兆祥）

三、胃癌的 CT 检查

胃肠道肿瘤的诊断方法，首选钡餐造影和内镜检查。CT 可以直接显示软组织肿块、胃壁的厚度，还可以看到肿瘤向浆膜外的延伸，向相邻脏器的浸润。对肿大的淋巴结、肝转移、腹腔内播种和浸润等，均可进行观察和分析。特别适用于胃肠道恶性肿瘤的术前分期以及术后随访，以确定疗效与有无复发。目前，对疑有胃肠道肿瘤的患者，在行胃肠钡餐造影或内镜检查后，行胃肠的螺旋 CT 检查，已成为不可缺少的检查方法。

（一）检查方法

1. 禁食　食管、胃、十二指肠 CT 检查在早晨进行，应禁早餐。

2. 口服造影剂或饮水　为使胃肠道管腔显影，并使管壁充分伸展、扩张，在 CT 检查前半小时应服造影剂或水。

3. 体位　一般采取仰卧位，特殊情况如诊断胃癌对胰腺有无浸润时，可做侧位或俯卧位扫描。

4. 静脉注射造影剂　主要采用团注法，静脉快速注入 100～150ml 泛影葡胺或非离子型碘造影剂。注射后立即扫描，观察病变增强方式，以及有无异常血管显影等。对淋巴结肿大的诊断，增强扫描是不可缺少的。对血管瘤、动静脉瘘及动脉瘤等血管性病变，增强扫描还可能做出定性诊断。

5. 胃肠道蠕动抑制剂　为减少因胃肠道蠕动造成的伪影，可注射抗胆碱药或胰高糖素。如使用螺旋 CT 扫描机，即使不用这些药物，也能获得满意的图像。

（二）正常 CT 解剖

胃肠道外壁附有厚薄不等的脂肪组织，借此可区分胃肠道与邻近脏器，并可观察并测量胃肠管壁的厚度。

1. 胃　胃位于左上腹，在不同的层面上，可以显示贲门、胃底、胃体、胃窦及幽门前区。胃前壁的内 1/3 与肝脏

下面相接触，肝左叶肿瘤可直接侵及胃体小弯侧。胃体前外侧及胃底大部与横膈相贴近，胃底部的后外侧壁及部分胃体与脾脏相贴近，胃后壁则与胰腺关系密切，胰头及胰体部在胃窦后方，中间隔以网膜囊。胃体部后上方邻接胰尾部，胃大弯靠横结肠上缘。肾及肾上腺肿物也可自后方对胃压迫。

胃内气体为低密度，黏膜为软组织密度，口服含有碘制剂的溶液，可清楚显示胃内黏膜沟。静脉注入造影剂后，胃黏膜及胃壁可被强化。大网膜及腹腔内存有脂肪，胃周围的血管可以清楚显示。胃充分扩张时，胃壁厚度为 2～7mm，平均 5mm，超过 10mm 则为异常。胃皱襞厚度变异很大，但其深度不应超过 10mm。如发现胃壁局限增厚，分界截然，则为异常。

2. 十二指肠　十二指肠没有肠系膜固定，仅有部分腹膜覆盖。十二指肠可分为 4 个部分：①第一部分为上部（即球部），十二指肠球部上方与肝右叶内侧段及胆囊相接触；下方为胰头部及横结肠；后方为胆总管、门静脉和肝动脉。②第二部分为降部，在脊柱右侧下行，至第 3 腰椎水平向左，弯成十二指肠下曲，接第三部分。十二指肠降部前方为横结肠及其系膜；后方为右肾和下腔静脉；外侧为结肠肝曲、升结肠和小肠袢；内侧与胰头部相接。胆总管与胰管会合，穿过十二指肠降部的左后壁，开口于十二指肠乳头，该乳头在 CT 片上不能辨认。③第三部分为水平部，向左横跨脊柱，位于腹膜后。其上方与胰头钩突接近；其后为下腔静脉和腹主动脉；前方有肠系膜上动脉和静脉。④第四部分为升部，沿脊柱左侧向左向上至第 2 腰椎左侧，然后向下连接空肠。

（三）胃肿瘤的 CT 表现

1. 胃癌 CT 表现

（1）胃壁增厚和软组织肿块：早期胃癌由于胃壁无明显增厚，CT 可无阳性发现，主要靠 X 线钡餐检查和内镜检查。中晚期胃癌最主要的改变就是局部或广泛胃壁增厚，增厚的内壁多凹凸不平，病灶与正常胃壁分界不清（图 3-69）。与此同时，还可以直接显示向腔内或同时向腔外生长的不规则软组织肿块，表面凹凸不平（图 3-70）。肿瘤坏死、脱落而形成溃疡时，其内可见气体或造影剂充盈。黏液腺癌在肿块中心部可见细小不均的钙化。

（2）胃癌向周围的直接侵犯：中晚期胃癌往往突破浆膜层，侵及邻近的组织和器官。有学者认为，胃壁厚度超过 20mm 时，可以说明肿瘤已向浆膜层浸润，同时可以看到胃轮廓不清，浆膜面毛糙，胃周脂肪层模糊不清。在改变体位扫描时，胃与邻近脏器的相对位置固定不变，也提示有直接侵犯的可能（图 3-71）。

消瘦和恶病质患者很少能显示胃周脂肪层，肿瘤的轻度侵犯和单纯粘连也不易区分。因此，局部脂肪层的消失并非脏器受侵犯的可靠征象，必须注意观察胃与邻近脏器轮廓和密度的改变，以确定是否受到侵犯。

（3）胃癌淋巴结转移：为胃癌的主要扩散方式。CT 显示淋巴结，<5mm 者不易分辨，有可能漏诊。但对于腹腔动脉旁、肠系膜上动静脉根部和腹主动脉旁等腹膜后淋巴

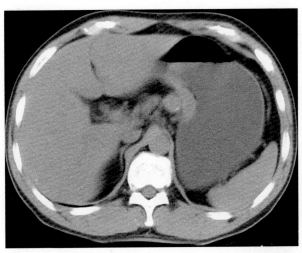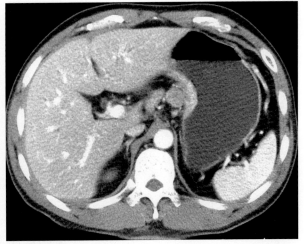

图 3-69　早期胃癌

胃体小弯侧胃壁局限增厚，增强扫描后明显强化，胃左动脉区见肿大淋巴结。

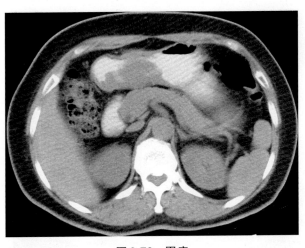

图 3-70　胃癌

胃体小弯侧胃壁增厚，见不规则软组织肿块突入腔内，胃腔明显狭窄。

结肿大，CT 检出率高（图 3-71）。国内外文献统计，动态 CT 扫描可提高淋巴结检出率。

（4）远处转移：在胃扫描的同时，可以显示肝、肾上腺、肾、胰腺等脏器有无转移。

胃癌也可以种植转移到网膜、肠系膜、卵巢，出现网膜、肠系膜增厚，卵巢肿块和腹水等表现。

2. 胃淋巴瘤 CT 表现　原发性胃恶性淋巴瘤占胃恶性肿瘤的 3%～5%，按胃受侵范围可分为 3 型：①弥漫浸润型：胃壁广泛增厚，侵及范围达胃的 1/2 以上（图 3-72）；②节段型：胃壁广泛增厚，侵及胃的范围小于 1/2；③局灶型或息肉型：胃局限性增厚或为突向腔内的息肉状肿块（图 3-73）。

胃淋巴瘤的 CT 表现主要有：①胃壁广泛增厚：超过 20mm，范围较广，胃壁外缘呈分叶状，内缘不规则，但病灶边界较光滑。②胃周的脂肪层完整：这是淋巴瘤未外侵的可靠征象。如有侵犯，易受累的脏器是胰腺，也可以是脾、结肠和腹膜。③肾门上、下和 / 或主动脉周围淋巴结肿

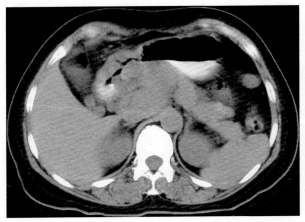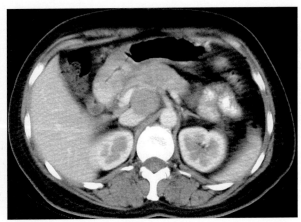

图 3-71　胃癌

胃窦区软组织肿块影，向后侵犯胰腺，腹膜后见肿大淋巴结，邻近下腔静脉受压。

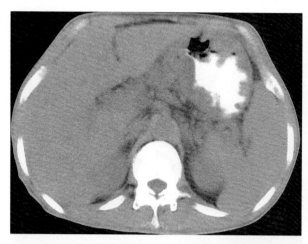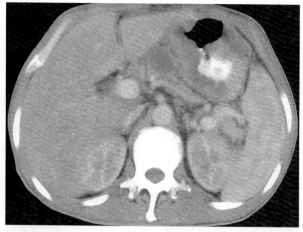

图 3-72　弥漫浸润型胃癌
胃壁广泛不规则增厚,增强扫描后呈不均匀强化,胰腺前方见环状强化的肿大淋巴结。

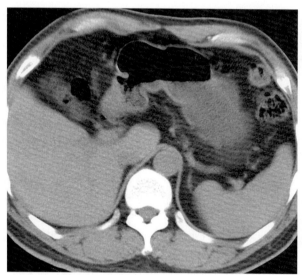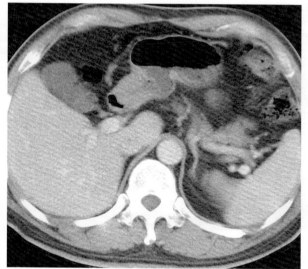

图 3-73　局灶型胃癌
胃窦区局限胃壁增厚,增强扫描后呈均匀强化,管腔狭窄。

大。④不同体位扫描,胃壁形态有变化,说明胃壁尚有一定柔软性。⑤淋巴瘤肿块的增强程度较胃癌低,强化也较均匀。

3. 胃间质瘤 CT 表现　胃间质瘤根据生长方式分为 3 型:①胃内型:肿瘤位于黏膜下,主要向腔内生长和形成肿块,表面常有溃疡形成,易出血;②胃外型:肿瘤位于胃浆膜下,主要向腔外生长和发展,不突入胃腔内,有时可有蒂挂于胃壁上,此型少见;③胃壁型:恶性间质瘤发生于肌层,肿瘤同时向浆膜下及黏膜下生长,形成中间有瘤组织相连的哑铃状肿物。

良性或交界性者肿瘤平扫多呈圆形或类圆形,少数呈不规则形。肿块直径多小于 5cm,密度均匀,边界清晰,钙化较少见。动态增强或螺旋 CT 多期扫描,多数良性或交界性者在动脉期轻度或中度均匀强化,少数明显均匀强化,门脉期和平衡期出现延迟强化。CT 片上恶性间质瘤呈圆形或椭圆形,光整或有分叶,肿块绝大多数大于 5cm。密度均匀或不均匀,后者有囊变和坏死区,钙化少见(图 3-74)。肿块强化明显,若病灶中心有坏死时,则以周边强化为著。腔内型和胃壁型者,胃腔内部分肿瘤表面常见大小不一的溃疡,部分肿块可有窦道形成。胃外型者,肿块多较大,常有大的溃疡形成并与胃腔沟通,肿块内充盈对比剂为特征性 CT 表现。当肿瘤坏死与胃肠道相通时,可见明显的气液平面。

4. 胃的良性肿瘤　胃的良性肿瘤少见,主要有平滑肌

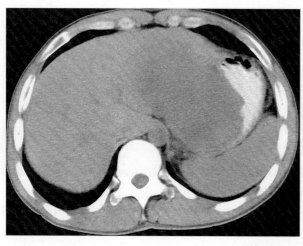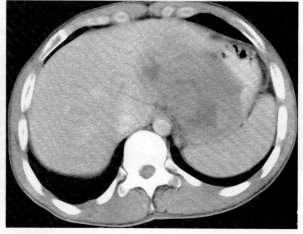

图 3-74　胃恶性间质瘤

胃底及小弯侧可见略分叶的软组织肿块影，向胃腔外生长，密度不均匀，增强扫描后呈不均匀强化，内见囊变区，肿块边界欠清晰，侵犯邻近肝左叶。

瘤、平滑肌母细胞瘤、腺瘤、息肉、脂肪瘤等。

（肖建宇　叶兆祥）

四、胃癌的 MRI 检查

内镜检查和钡餐检查可以清楚地显示胃黏膜表面，是检出胃癌的首选方法，而 CT 和 MR 作为断层检查，主要用于观察胃癌浸润深度、与周围脏器的关系及有无转移等情况。特别是 MRI，随着近年来检查技术的不断完善，在胃癌诊断和分期中的作用越来越重要。

（一）胃癌的 MRI 检查方法

1. 检查前准备　胃是蠕动着的空腔脏器，对其检查不同于一般的上腹检查，检查前要使胃保持空腹、减少蠕动、充盈扩张，才能获得满意的检查效果。

（1）检查前 8～12 小时禁食：对于胃潴留的患者要进行胃肠减压，以避免胃内容物对图像的干扰。

（2）使用低张药物：减少胃蠕动，以避免运动伪影和胃壁收缩所致的假性增厚。目前多采用肌内注射山莨菪碱（654-2）10～20mg。

（3）口服对比剂：使胃适度扩张，能够清楚地显示胃壁轮廓，并能与周围结构区分开来。MRI 口服对比剂包括阳性对比剂、阴性对比剂、双向对比剂 3 类。阳性对比剂是顺磁性物质，通过缩短 T_1 作用来提高信号强度，在 T_1WI 上呈高信号，可以勾勒出胃肠管腔与管壁，主要有高铁铵柠檬酸盐（如枸橼酸铁铵）及目前应用较多的有 perfluorooctylbromide（PFOB）、黏土混合物、气体、硫酸钡混悬液、超顺磁微粒（OMP）、AMI-121 等。水在 T_1WI 上呈低信号，而在 T_2WI 上呈高信号，又称为双向对比剂。水以其安全可靠、无磁敏感性伪影并能冲去附于胃壁的黏液等优点而成为最常用的 MRI 口服对比剂，与 Gd-DTPA 相比，其对病灶的检出和分期的准确程度相似。

2. 胃癌的 MRI 扫描　患者一般取仰卧位进行扫描，也可根据胃镜或钡餐检查提示的肿瘤部位采取一些特殊体位，使患处充盈充分有利于肿瘤更好地显示，如胃底部

肿瘤采取俯卧位，胃窦部肿瘤采取右侧卧位等。优先选择体部相控阵线圈，以获得高信噪比的 MRI 图像。平扫常规采用 T_1WI 和 T_2WI 序列，T_1WI 序列主要用于形态学观察，T_2WI 序列主要用于显示病变。由于常规 SE 序列扫描速度较慢，容易受到呼吸运动、心脏大血管搏动及胃肠蠕动的影响，难以满足胃癌的检查。近年来一些单次屏气快速扫描序列被成功应用，获得良好的检查效果。这些快速扫描序列包括快速小角度激发成像（FLASH）、快速自旋回波（FSE）、半傅立叶转换单次激发快速自旋回波（HASTE）、稳定进动快速成像（FISP）、快速扰相梯度回波（FSPGR）和频谱预饱和反转复位（SPIR）等，并辅以呼吸门控、流动补偿、脂肪抑制和图像预饱和等技术提高图像质量。常规行横轴位扫描，再根据病变位置辅以斜矢状位及冠状位扫描，扫描范围由膈顶到脐部。动态增强检查由静脉团注 Gd-DTPA 0.1mmol/kg，注射速率 2ml/s，于 30 秒（动脉期）、60～90 秒（静脉期）、240～300 秒（平衡期）分别获得图像。

（二）胃的正常 MRI 表现

正常胃壁的厚度与胃的充盈程度有关，并且不同部位的胃壁厚度也不一致。在适度充盈条件下，胃窦和贲门处胃壁较厚，在 MRI 上测量，其厚度小于 8mm，胃体及胃底处胃壁较薄，厚度小于 5mm。正常胃壁由黏膜层、黏膜下层、肌层、浆膜层构成。国外采用小孔径线圈及高分辨力技术，可以清楚地显示胃壁标本的四层结构，在 T_1WI 上依次为低信号的黏膜层、低或高信号的黏膜下层、低信号的肌层及低或高信号的浆膜或浆膜下层；在 T_2WI 上依次显示为低信号的黏膜层、高信号的黏膜下层、高信号的浆膜或浆膜下层，并可将肌层内不同走向的三层肌纤维信号显示出来。目前，在活体胃检查中，由于受到扫描技术和软件的限制，所示胃壁多为 1～2 层（图 3-75），其中胃黏膜层、黏膜下层和肌层不能分辨，胃浆膜层由于含纤维量较多及在周围脂肪组织信号的衬托下，呈粗细均匀、连续光滑的低信号带状影，少数在胃窦及贲门处可见胃壁 3 层结构。增强扫描，胃壁呈轻度均匀强化。胃壁外缘因腹腔高信号

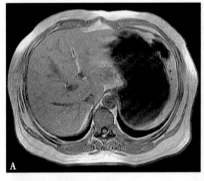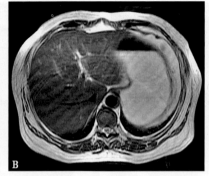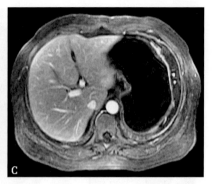

图 3-75　正常胃充水后 MRI

A. T₁WI 显示胃充盈良好,水呈低信号,胃壁呈线样较低信号,并可见部分低信号浆膜;B. T₂WI 显示水呈高信号,胃壁呈较低信号;C. 增强 MRI 显示胃壁呈均匀线样明显强化。

脂肪衬托而显示清晰、光整。胃内壁在胃中等度充盈时,可显示呈锯齿样胃黏膜;在明显充盈时,胃内壁光滑连续。

(三) 胃癌的 MRI 表现

1. 胃壁增厚及肿块　胃癌在 MRI 上表现为胃壁的不同程度增厚及信号异常,并可形成软组织肿块。早期胃癌仅浸润胃壁的浅表层,并未侵犯肌层,因而胃壁增厚不明显。胃癌多数在 T₁WI 上与正常黏膜信号相等,在 T₂WI 上略高于正常黏膜信号。胃癌多为富血供肿瘤,国外研究报道 93% 早期胃癌动态增强后呈动脉期不均匀强化,而正常的黏膜、黏膜下层和肌层则显示延迟强化,肿瘤强化的特点除与肿瘤的血供有关外,与肿瘤的组织学也有一定的联系,鳞癌和腺癌多在动脉期和静脉期呈明显不均匀强化,在平衡期均匀强化。进展期胃癌可表现为胃壁不规则增厚,肿块及胃腔变形、狭窄等,MRI 能较好地显示不同大体病理类型。增生型表现为向腔内或腔外同时生长的软组织肿块(图 3-76)。浸润型表现为胃壁局限或弥漫性增厚,多数增厚不均匀,形态不规则,往往达数厘米(图 3-77)。增生型和浸润型胃癌常引起胃腔狭窄和变形。溃疡型表现为增厚胃壁上大小不等的凹陷,T₂WI 上可见凹陷之中充填液体的高信号,胃扩张不够或过分扩张都不易显示溃疡。混合型至少兼有上述两种类型(图 3-78)。胃癌在 T₁WI 上一般为低或等信号,T₂WI 上为中等的高信号。少数广泛浸润性的胃癌,不规则增厚的胃壁在 T₁WI 和 T₂WI 上均表现为较低信号,可能与肿瘤组织中纤维成分增生有关。黏液腺癌信号特征更明显,增厚的胃壁呈分层状改变,其内、外层信号高,中间层信号稍低(图 3-78)。快速动态增强扫描胃癌病灶多数早期不规则强化,且在延迟期持续强化。进展期胃癌常突破浆膜层,侵及邻近组织和器官,导致浆膜面毛糙,周围脂肪层模糊或消失,并可见向胃周脏器突出的不规则软组织信号影(图 3-79),严重者可与受侵器官及肿大淋巴结融合成团块影,受侵组织或器官的信号改变与原发灶一致。

2. 淋巴结转移　淋巴结转移是胃癌重要的转移方式,对其正确判断是对患者采取何种手术治疗的关键所在。淋巴结的大小是判断其有无转移的重要标准,淋巴结转移表现为淋巴结肿大超过 1cm,并可相互融合,也可表现为多个不足 1cm 淋巴结相互聚拢或成串排列。肿大的淋巴结在 T₁WI 上略低于肌肉信号,T₂WI 及 GR 像上,亦呈稍低信号,增强后淋巴结强化较差。但是,淋巴结大小并非诊断淋巴结转移的绝对指征,一些小的淋巴结转移小于 1cm,而

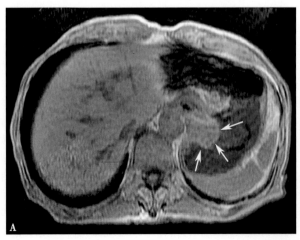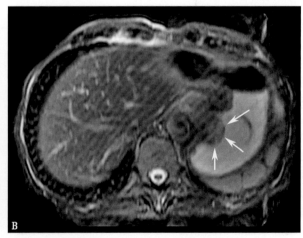

图 3-76　患者男性,85 岁,贲门腺癌

A. T₁WI 显示贲门区肿物突入胃内,呈等信号(↑);B. T₂WI 显示病变呈不均匀稍高信号(↑)。

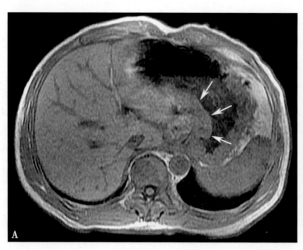
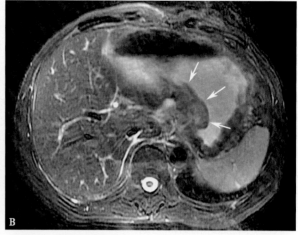

图 3-77　患者男性,54 岁,贲门区低分化腺癌

A. T₁WI 显示贲门区胃壁明显增厚,呈稍低信号(↑);B. T₂WI 显示病变呈不均匀稍高信号(↑)。

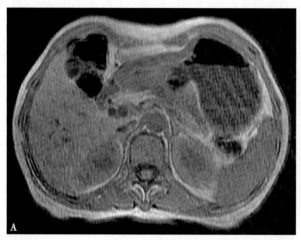
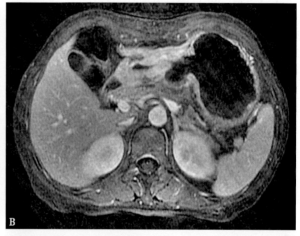

图 3-78　患者男性,41 岁,胃体窦黏液腺癌及印戒细胞癌

A. T₁WI 显示胃体及胃窦壁明显增厚,呈分层样结构,即内、外层信号高,中间层信号稍低,并于胃体部可见低信号龛影;B. 增强 MRI 显示肿物明显强化,龛影较平扫更加明显。

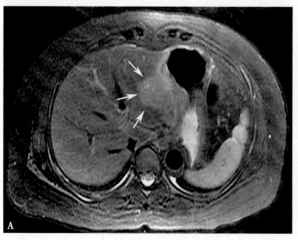
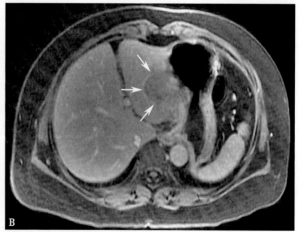

图 3-79　患者女性,51 岁,胃小弯中分化腺癌

A. T₁WI 显示胃小弯侧肿物,突破浆膜层,侵入肝左叶内(↑);B. 增强 MRI 显示肿物呈不均匀轻度强化,边缘呈线样强化(↑)。

大于1cm的淋巴结也可能为炎性病变。近年来的研究显示，弥散加权（DWI）和超顺磁性氧化铁（SPIO）选择性对比剂可弥补常规MRI在这方面的不足，大大提高对淋巴结转移诊断的准确性（图3-80）。

3. 远处转移　进展期胃癌侵出浆膜后可直接侵犯周围脏器，并可通过血行方式转移到远隔脏器，其中以肝转移最为常见，其次可转移至肾上腺、肾、胰腺、卵巢等。除此之外，胃癌还可以通过种植方式转移至网膜、肠系膜、盆腔内，导致网膜和肠系膜增厚呈饼状、盆腔内积液和肿块。MRI在检出胃癌远处转移方面优势明显，其多参数、多方位成像及动态增强扫描的软组织分辨力较高，对各部位的转移瘤的显示具有较高的敏感性及特异性（图3-81）。

（四）胃癌的术前TNM分期

对胃癌准确的术前分期关系到制订治疗方案、评估手术切除可能性、比较治疗效果、估计预后以及研究交流等，现在多应用TNM分期法。

1. T分期　MRI胃癌T分期的标准为：

T_1：未检出病灶或肿瘤外围胃壁内相应黏膜下层的中间低信号带相对完整。

T_2：肿瘤浸润胃壁全层，胃壁外界或其与胃周脂肪间低信号带尚光整。

T_3：肿瘤浸润胃壁全层，胃壁外界或其与胃周脂肪间存在一条低信号带呈网格状、不规则或中断。

T_4：肿瘤侵及邻近器官。

由于目前MRI尚不能分辨胃壁内每层结构，无法分辨出肿瘤侵犯黏膜层、黏膜下层和肌层的确切深度，因而对于局限于胃壁内的胃癌，MRI不能正确区分T_1和T_2。浆膜层在MRI上能够清晰显示，是胃癌重要的分期标志，若低信号的浆膜层完整与周围组织分界清楚，可诊断为T_2；当浆膜层存在形态不规则或中断，可诊断肿瘤为T_3；而当肿瘤组织突破低信号的浆膜层并侵入邻近的结构内，则表示肿瘤已侵犯邻近组织及器官，可诊断为T_4。根据文献报道，胃癌T分期的MRI总体诊断准确性为65%～83%，其中T_1为75%～87.5%，T_2为67.7%～77%，T_3为78.6%～90%，T_4为40%～80%。

2. N分期　胃的淋巴结大致可分为3组：Ⅰ组是邻近肿瘤的胃壁旁浅组淋巴结，位于贲门旁、胃大小弯及幽门上下等；Ⅱ组是引流浅组的深组淋巴结，位于脾门、脾动脉、肝总动脉和胃左动脉附近；Ⅲ组包括腹腔动脉旁、腹主动脉和肠系膜根部等。Ⅰ、Ⅱ组淋巴结肿大MRI检出率

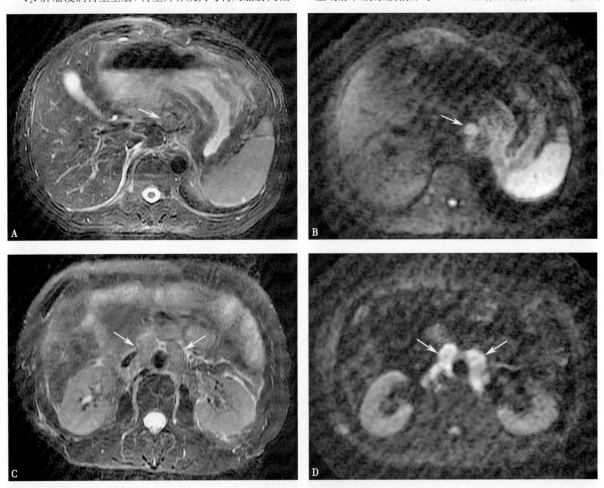

图3-80　患者男性，54岁，胃底体低分化腺癌多发淋巴结转移

A. T_2WI显示胃底体部胃壁增厚，于胃左动脉区可见多发结节影，呈稍高信号（↑）；B. DWI显示上述结节呈较高信号（↑）；C. T_2WI显示腹膜后腹主动脉周围多发结节影，相互融合，呈稍高信号（↑）；D. DWI显示上述结节呈明显高信号（↑）。

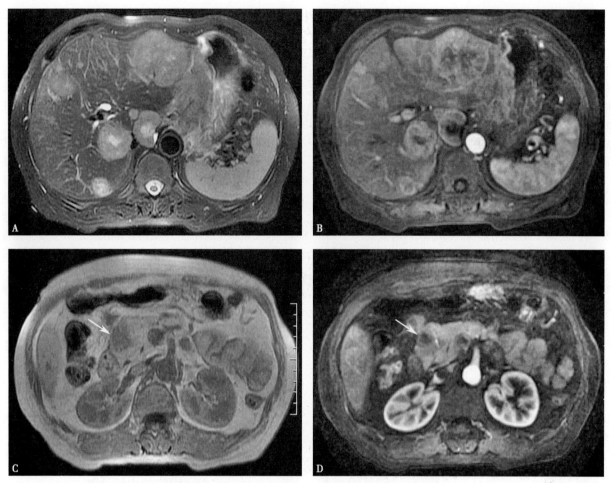

图 3-81 患者女性,65 岁,胃体低分化腺癌肝、胰转移

A. T$_2$WI 显示胃小弯处不规则形肿物,向腔内、外同时生长,呈较高信号,肝内可见多发大小不等结节影,呈边缘较高信号,中心高信号的"牛眼征";B. 增强 MRI 显示胃小弯处肿物呈不均匀强化,肝内多发结节呈环形强化;C. T$_1$WI 显示胰头低信号结节(↑);D. 增强 MRI 显示胰头结节呈环形强化(↑)。

较低,仅 20%,Ⅲ组淋巴结易检出且可靠,检出率达 95% 以上。MRI 发现淋巴结转移总的敏感性为 53.6%,特异性为 86.2%;<1cm 淋巴结 MRI 检出率为 35%,>1cm 淋巴结 MRI 检出率为 85%。

3. M 分期 MRI 已经公认为诊断胃癌肝转移的最佳影像学手段,具有较高的检出率和敏感性。现有资料显示,MRI 对胃癌肝转移的敏感性为 70%～88%,特异性为 95%,其对直径<1mm 的转移灶,尤其是肝表面的小结节不易显示,而新型肝胆对比剂(Gd-BOPTA 和 Gd-EOB-DTPA)有望提高其检出率。

(五)胃癌的治疗后观察

胃癌术后复发在 MRI 上主要表现为残胃形态改变,胃壁增厚、局部肿块以及浆膜外侵犯和转移等。与其他检查手段相比,MRI 具有多参数、多方位成像及动态增强扫描的敏感性、特异性较高等特点,对残胃的复发观察得更加全面和准确。因此,术后患者除胃镜和 X 线钡餐检查外,定期的 MRI 随访能及早发现复发,积极地再次手术或综合治疗,对提高胃癌术后生存率具有重要的临床意义。

MRI 在胃癌新辅助化疗后疗效观察中同样具有重要作用,除具有较高的软组织分辨力,能够准确地观察肿瘤大小的变化外,DWI 能够定量地反映化疗后肿瘤内部的坏死,所获得的表观弥散系数(ADC)值在细胞凋亡初期即有所增加,可以在早期评价化疗的疗效。

(肖渤瀚 叶兆祥)

五、胃癌的超声诊断

(一)胃癌的声像图特征

1. 胃壁增厚 局部增厚或弥漫性增厚,呈不规则状。

2. 胃壁可见肿块形成,向腔内外凸出。

3. 增厚的胃壁及肿块内呈低回声,依据不同的病理类型呈均匀、不均匀以及伴有液化、坏死。

4. 病灶部位胃壁层次结构部分或完全消失。

5. 病灶黏膜面不光滑,可见凹陷样回声。

6. 胃壁僵硬,管腔狭窄。

7. 胃动力学异常 幽门部梗阻可导致胃液潴留、胃蠕动减缓或消失。

8. 彩色多普勒 增厚的胃壁或肿块内可见较丰富的

血流信号，其血管走行可沿病灶边缘呈环状或弧形，也可位于病灶内，走行不规则呈短线样或蚯蚓样。

9. 周围浸润征象　可见病灶部位浆膜强回声线中断，与周围组织粘连，分界不清，脏器间组织界面回声消失，深吸气或变换体位时胃与周围脏器不能分离，有时可见病灶嵌入邻近组织器官中。如胃小弯或胃窦部癌侵及肝左叶时，患者深吸气肝左叶不能下移，并显示病灶边缘模糊；当病灶侵及腹膜后或胰腺时，显示胃后壁与腹膜后或胰腺位置相对固定、边界模糊、深吸气无下移等。

（二）胃癌的超声分型

胃癌的声像图表现较为复杂，为了与临床和病理相统一，根据超声声像图所见病灶的大小、形态、范围及浸润程度，尽可能结合病理进行客观的描述和分期、分型。

1. 早期胃癌　早期胃癌超声诊断较难发现，多采用介入方法，如饮水或口服胃显影剂、胃造影剂等方法，使胃腔充盈，常能显示较为早期的胃癌病灶。声像图显示胃壁局限性低回声增厚或隆起，其黏膜和黏膜肌层层次破坏、紊乱不清，黏膜下层连续性完整；病变黏膜面粗糙不平或出现不规则浅凹陷，呈"火山口"状，表面常附有不规则强回声斑点、斑块；病变处胃壁蠕动常减弱，局部有僵硬感。根据其病理分型，超声声像图也可分以下3型。

（1）息肉型（隆起型）：该型病变与胃息肉形态相似，可见小的肿瘤呈息肉样向胃腔隆起，但其基底部较良性息肉宽，回声可呈低回声或中等回声。

（2）平坦型：显示胃壁略呈隆起状，呈平坦过渡如沙滩样，黏膜表面可无明显异常改变，病灶多位于胃的黏膜肌层，黏膜表面改变不明显，病灶多呈低回声且较均匀。

（3）浅表溃疡型（凹陷型）：胃黏膜面呈较浅凹陷样改变，周边壁轻度增厚，多≤1cm，此型病灶多位于胃壁的黏膜层、黏膜肌层。

2. 进展期胃癌　肿瘤侵犯肌层是其特征。此时超声显示胃壁层次紊乱破坏，黏膜下层中断消失；当累及浆膜时，则浆膜层强回声光带破溃或中断，甚至穿透浆膜向胃外生长。其基本声像图特征为胃壁的异常增厚、隆起或形成肿块突向胃腔，形态不规则，回声明显减低，不均质；厚度>1.5cm；黏膜面高低不平，互不对称，呈现多峰征、多凹征、菜花状、火山口状；部分短轴切面呈靶环征、假肾征、面包圈征、戒指征或半月征等改变；病变胃腔不同程度狭窄，胃蠕动消失。根据其声像图表现特征，结合病理分型可分为以下几种。

（1）溃疡型：此型临床多合并上消化道出血。声像图表现为局部明显不规则增厚的胃壁中央伴有较深大的凹陷，凹陷边缘明显隆起似火山口样，凹口高低不平、僵硬，凹底粗糙，回声强弱不均，表面常附有大量不规则强回声光斑；其周缘胃壁不规则隆起，厚度不均匀，浆膜层常破溃、中断，周围组织常不规则增厚，回声增强；病变处胃蠕动消失。

（2）肿块型：胃壁局部呈肿块样凸起，较大肿块多为低回声，回声不均匀，可伴有液化、坏死形成的无回声区域，边缘不规整，凹凸不平似菜花状，肿块基底部宽大，壁层结构消失，胃腔内气体强回声呈偏心样，彩色多普勒检测常可探及肿块周边及内部血流信号。

（3）浸润型（壁增厚型）：①局部浸润，病变累及范围较小，显示局部胃壁增厚并向腔内凸起，局部壁层结构消失，多呈低回声；②弥漫性浸润（皮革胃），病变累及全胃，消失胃壁弥漫性增厚伴层次结构消失、僵硬，胃腔狭窄，多无明显胃蠕动，断面可呈假肾征或面包圈征。

（三）不同部位胃癌

1. 贲门癌　肿瘤位于贲门管时，则空腹扫查见贲门环明显增大，形态不规整，贲门管前后径常大于2cm；呈明显靶环征改变，其中央强回声区域明显变窄常偏离中心，呈带状回声。口服造影剂时动态观察可见造影剂通过贲门管缓慢、受阻或呈线样通过，贲门管腔明显变窄，管壁呈弥漫性不对称性增厚，回声减低，厚度大于1.5cm，黏膜面粗糙不平，呈菜花状改变。

2. 幽门管癌　肿瘤位于幽门管，与十二指肠球部相邻，声像图表现以溃疡型为主。常合并孔关闭不良和幽门不全性梗阻。

3. 残胃癌　残胃癌的声像图表现与进展期胃癌基本相同，主要表现为胃壁低回声肿物或胃壁异常增厚，内部回声不均质，层次破坏，黏膜高低不平，呈菜花状或火山口状。胃腔可有不同程度狭窄。发生在吻合口时，则吻合口变形，管壁异常增厚、隆起，管腔狭窄，造影剂通过缓慢或受阻，残胃腔可扩大。

（张　晟）

六、胃癌的内镜诊断

日本是世界上胃癌发病最高的国家，自20世纪60年代开始，胃气钡双重对比造影结合内镜检查的全民胃癌普查已经成为日本的一项国家性胃癌筛查方案，每年由日本政府资助、组织40岁以上者进行胃癌筛查。早期胃癌占所有检出胃癌的比例为50%～70%。韩国于2002年正式启动胃癌人群普查方案。采用钡餐造影、内镜检查或二者联合方案，对40岁以上韩国男性和女性每2年进行1次胃癌筛查，早期胃癌发现率约为20%，在无症状人群中检出早期胃癌的比例（74%～78%）明显高于有症状人群（26%～36%）。由于实验室检查对胃癌的诊断无特异性价值，因此胃镜在胃癌的诊断中具有无可替代的作用，胃镜结合病理活检仍然是胃癌术前诊断的"金标准"。

（一）胃镜检查前准备

1. 检查前患者禁食禁水6小时以上，有梗阻或不全梗阻症状者，应提前禁食1天，必要时洗胃。

2. 检查前应向患者做好解释工作，消除患者的恐惧心理，嘱其平静呼吸、不要屏气，避免不必要的恶心反应。

3. 检查前10分钟给予去泡剂口服，以去除胃内溶液与气泡。

（二）麻醉选择

1. 检查前5分钟给予1%利多卡因5～6ml含服，或咽部喷雾麻醉。

2. 麻醉师配合下使用静脉麻醉（无痛胃镜）。

（三）检查顺序

1. 患者取左侧卧位，头部略向前倾，双腿屈曲。

2. 经口插镜后，内镜直视下从食管上段开始循腔进镜，依次观察食管、贲门、胃体、胃窦、幽门、十二指肠球部及十二指肠降段。退镜时依次从十二指肠、胃窦、胃角、胃体、胃底贲门、食管退出。依次全面观察，应用旋转镜身，屈曲镜端及倒转镜身等方法，观察上消化道全部，尤其是胃壁的大弯、小弯、前壁和后壁，观察黏膜颜色、光滑度、黏液、蠕动及内腔的形状等。如发现病变，则需确定病变的具体部位及范围，并详细在记录表上记录。

（四）早期胃癌内镜下表现及治疗

1. 早期胃癌内镜下分型 根据 2002 年巴黎分型，早期胃癌及 0 型胃癌，根据病变的形态特征可分为息肉状以及非息肉状两大类。

息肉状病变：在内镜中表现为形态隆起高于其周围黏膜，手术标本显示其隆起高度超过周围黏膜厚度的 2 倍（>2.5mm）。此型可分为带蒂和无蒂两类，通常以 0-Ip 型和 0-Is 型表示。

非息肉状病变：可分为平坦型和凹陷型两大类，分别以 0-Ⅱ型和 0-Ⅲ型表示。根据病变与周围黏膜的高低差异，0-Ⅱ型可进一步区分为 0-Ⅱa 型（平坦隆起型）、0-Ⅱb 型（平坦型）、0-Ⅱc 型（平坦凹陷型）。此外，还有混合型，如 0-Ⅱa+Ⅱc 型等。

临床常见的早期胃癌多表现为 0-Ⅱ型，0-Ⅱ型中又以 0-Ⅱc 型及 0-Ⅱc 型为主的混合型最为多见（78%）。0-Ⅱa 型和 0-Ⅱb 型少见（17%），而 0-Ⅰ型和 0-Ⅲ型最少见（分别为 3% 和 5%）。

0-Ⅰ型与 0-Ⅱa 型的区别在于病变隆起的高度不同，大致可以根据活检钳闭合时的厚度进行判断，但内镜下可根据病变的凹陷状态进行大致判断，当上皮层出现明显断裂时，可判断病变已浸透黏膜肌层，即为 0-Ⅲ型早期胃癌。

2. 早期胃癌内镜下表现 根据内镜下观察，一般将早期胃癌分为隆起型胃癌和凹陷型胃癌两大类。

（1）隆起型早期胃癌（0-Ⅰ型、0-Ⅱa 型）内镜下表现：①多为单发、境界明显的隆起性病变。②无蒂或亚蒂，有蒂者少见。③表面黏膜发红、充血，表面黏膜粗糙不平、凹陷不平，呈颗粒样或结节状改变，表面黏膜的改变是诊断隆起型早期胃癌的要点。④判定病变深度：据日本学者统计，1cm 以下病灶 100% 是黏膜内癌，而 80% 的 1～3cm 的为黏膜内癌；直径较大的病变可根据病灶的侧面和非癌黏膜的角度和病变形态进行辅助诊断，角度越锐，其浸润深度越浅，而角度越钝，其浸润深度越深；病变浸润深度较深时，其活动性较差，即伸展性差（可在胃内反复充气、抽气进行病变部位空气动力学观察判断）。

（2）凹陷型早期胃癌（0-Ⅱc 型和 0-Ⅲ型）内镜下表现：①并边凹陷面内黏膜粗糙、糜烂，正常黏膜结构消失，呈颗粒样或结节样表现，部分病变可见凹陷面中央有散在的正常胃黏膜结构，而这种表现往往是分化差的胃癌；②凹陷表面黏膜可表现为充血、发红，亦可表现为黏膜褪色，或者红白相间，偶尔有出血；③病变部位僵硬，伸展性较差；

④病变周边年末凹凸不平，可有蚕食样改变，周围黏膜可有隆起，隆起周围黏膜皱襞肥大、中断甚至融合。

（3）平坦型早期胃癌（0-Ⅱb 型）内镜下表现：肿瘤组织既不突出，也不凹陷，大部分直径<1cm，属于小胃癌的范畴。胃镜下特点是黏膜表面褪色或发红，伴有粗糙不整的颗粒感。0-Ⅱb 型早期胃癌在胃镜下最难诊断，检查时应注意黏膜褪色或红斑样改变，应注意活检，以免漏诊（图 3-82）。

3. 胃镜诊断辅助技术在早期胃癌中的应用

（1）色素内镜：色素内镜是指在内镜常规检查的基础上，辅助使用色素，增加病变与正常组织对比度，增强黏膜表面细小凹凸改变的立体感，使病灶的形态、范围更为清晰，从而提高肉眼识别能力，以便有针对性地取材，提高病变检出率的方法，对肉眼难以识别的直径<4mm 的病灶及胃炎型早期胃癌尤其具有诊断意义。日本报道色素胃镜检查对早期胃癌检出率达 77.7%，而一般胃镜仅 28.6%；色素内镜中活检阴性而由手术证实为早期胃癌的为 22.2%，而在普通内镜中达 71.5%。常用的色素包括亚甲蓝、靛胭脂等，其中最常用的是靛胭脂染色。常规胃镜检查完成后，进镜至胃窦部，从活检管道插入喷管，用注射器抽取 20ml 0.2% 靛胭脂，由胃窦至胃体、贲门依次喷洒，进行染色辅助观察。染色前应注意清洗胃黏膜表面黏液，喷洒时尽量使染色剂在胃黏膜上涂布均匀，冲洗后进行观察。正常胃黏膜的小区清晰可见，胃底腺体黏膜小区呈规则、厚、有光泽、淡红色。幽门腺黏膜小区呈不规则、薄、暗淡黄色。异常黏膜区域，染色剂出现异常沉积，使得该部位染色加重，着色区呈现不均匀变化（即阳性所见），病变区域与正常组织境界明显。当视野不清或病变部位染色效果不佳时，可以即刻冲洗后再次染色，以获得理想的染色效果。对病变部位进行拍照记录后，活检。操作结束前，吸净残留靛胭脂。

（2）窄带成像放大内镜：内镜窄带成像技术是 21 世纪初研发出来的全新的诊断技术，使用时一般配备放大系统，又常称作窄带成像放大内镜（magnifying endoscopy combined with NBI, ME-NBI）。ME-NBI 对黏膜表面形态、黏膜微血管的清楚显像，特别是 NBI 技术对血管的清楚显像能力，能明显提高内镜医师对肿瘤的早期识别。

Sakaki 等将胃小凹及细微结构分为 6 大基本类型：①A 型：圆点状小凹；②B 型：短小棒状小凹；③C 型：较 B 型稀疏而粗大的线状小凹；④D 型：斑块状小凹；⑤E 型：绒毛状小凹；⑥F 型：小凹结构模糊不清、消失，排列极度不规则。如同一病灶形态学出现重叠者，取较重一型。

Guelrud 等将贲门黏膜微细形态分为 5 型：①A 型：黏膜小凹呈规则的圆点状；②B 型：黏膜小凹呈短管状或细线状；③C 型：黏膜表面呈绒毛状或指头状；④D 型：黏膜表面呈沟槽状或脑回状；⑤E 型：黏膜表面破坏、结构紊乱、小凹缺失，多伴有异常血管形成。

依据这些分型判断，胃小凹的结构异常越明显，则出现上皮内瘤变的可能性越大。

除胃黏膜腺管微结构的改变外，微血管形态的异常也

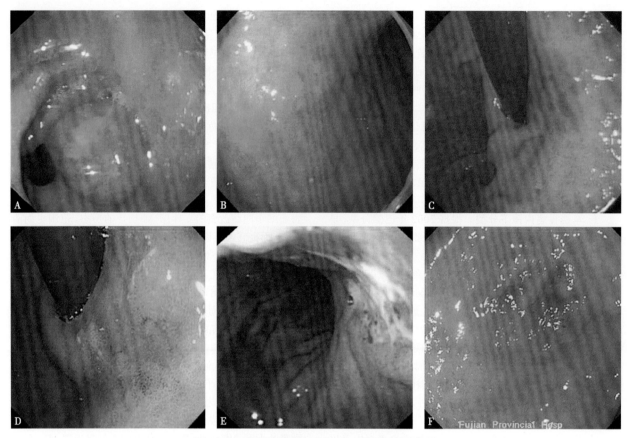

图 3-82　平坦型早期胃癌（0-Ⅱb 型）内镜下表现
A. Ⅰ型；B. Ⅱa 型；C. Ⅱb 型；D. Ⅱc 型；E. Ⅲ型；F. Ⅱa+Ⅱc 型。

是识别早期胃癌的重要表现。Nakayoshi 等在联合放大内镜和 NBI 对 165 例凹陷型早期胃癌的研究中，对 NBI 胃镜图像、组织学检查结构以及通过激光扫描显微镜获得的微血管三维结构进行了对比分析，显示早期胃癌的微血管模式分为 3 型：A 型为正常的微血管网；B 型为螺旋状血管；C 型为不能分类的血管。在这 3 类微血管模式中，NBI 胃镜对螺旋状血管的观察效果最好，66.1% 表现为相对规则的细网状微血管状态；而在未分化型的早期凹陷性胃镜中，85.7% 表现为相对不规则的扭曲或螺旋状微血管形态，提示血管密度相对减低。研究认为，虽然放大内镜联合 NBI 不能替代传统的组织病理学检查，但可以对早期胃癌的组织学特点进行预测（图 3-83）。

（3）超声内镜（endoscopic ultrasonography, EUS）：对于早期胃癌的浸润深度，术前评估的最佳方式是超声内

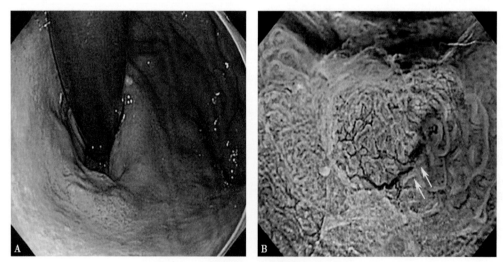

图 3-83　胃体上部小弯凹陷型早期胃癌
A. 常规内镜表现；B. ME-NBI 显示病灶血管异常。

镜诊断。研究表明,当肿瘤局限于黏膜层时淋巴结转移率为2%～3%,而当肿瘤侵犯黏膜下层时淋巴结转移率升至10%左右。因此,准确判断肿瘤浸润深度是决定EGC内镜手术的关键。超声内镜下胃癌的声像特点为低回声块影伴内部回声不均,受累层次断裂或中断、消失、增厚或回声不规则等。EUS下胃壁的5层结构中,第4层低回声带(固有肌层)是否受累是划分早期癌与进展癌的分界线。早期癌表现为第1～3层胃壁融合、增厚或变薄、缺损或模糊不清等。如果第4层有改变,则提示进展期癌。超声内镜是目前判断肿瘤浸润深度的可靠方法。Okada最近研究表明,直径小于30mm的分化型胃癌,EUS诊断的准确率高达87.8%,肿瘤较大(直径>30mm)或未分化型胃癌的诊断准确率有所下降,分别为43.5%和75%。Kutup等对123例胃癌患者的回顾性分析表明,EUS诊断的总体准确率为79.7%,敏感性和特异性分别为91.9%和51.4%,主要问题是过度分期。

(五)内镜在进展期胃癌中的应用

我国目前临床上所见的胃癌仍以进展期胃癌为主。近年来,随着内镜技术的不断发展以及各种内镜下附件研发,内镜对于进展期胃癌已经不仅是单纯的获取组织学进行病理诊断,还能够进行术前分期的诊断以及进行相应的姑息治疗、提高患者的生活质量。

1. 进展期胃癌的常规内镜下表现 目前来说,临床工作中内镜下对胃癌的分型仍然沿用Borrmann分型。此分型为德国病理学家Borrmann于1923年提出的一种胃癌大体形态分型方法,主要分为4型:①BorrmannⅠ型(结节或息肉型):肿瘤主要向胃腔内凸出生长,呈息肉状、蕈伞状或结节状,也可以呈现为乳头状、菜花状,常有不太明显的糜烂或溃疡,肿瘤的基底较宽,浸润不明显,界限清楚,生长缓慢,骨转移发生较晚。②BorrmannⅡ型(局限溃疡型):肿瘤表面有明显的溃疡形成,溃疡边缘明显隆起,呈堤状,境界较清楚、局限,向周围浸润不明显。③BorrmannⅢ型(浸润溃疡型):肿瘤表面可见明显的溃疡形成,溃疡边缘呈堤状隆起,溃疡底部向深层及周围作浸润状生长,从而使癌灶界限不清。④BorrmannⅣ型(弥漫浸润型):癌灶向胃壁各层呈弥漫性浸润生长,黏膜面没有明显的肿块状隆起,没有深溃疡形成,有些黏膜可完整或仅有小溃疡、糜烂,其胃壁增厚僵硬,黏膜不平,皱襞消失或不整,胃腔多数缩小,也有称皮革样胃,根据浸润的范围,如果累及全胃则称弥漫浸润型或全胃皮革样胃,若仅累及胃窦部则称局限浸润型或局部皮革样胃。Ⅳ型进行期胃癌至发现时已是相当的晚期,但是有报道Ⅳ型进展期癌的初期表现是胃体部Ⅱc样病变,所以在日常进行检查时,要加以充分注意。近年来,在Borrmann分型原来4型的基础上又增加了2型,即将全部的早期胃癌称为Borrmann 0型,将不能归入以上四型者称为BorrmannⅤ型。Borrmann分型是胃癌分型的经典方法,反映了胃癌的生物学行为,且简洁实用,在国际上广泛采用。

2. 进展期胃癌的内镜诊断注意事项 与早期胃癌相比,进展期胃癌无论是在大小还是病变性质上都较易诊断。

但Ⅲ型进展期胃癌与复发性良性溃疡及恶性淋巴瘤的鉴别、Ⅳ型本身的诊断等在行内镜检查时,有些问题需要充分注意。注意重点如下:

(1)胃壁的伸展性:在检查过程中利用自由地吸引和送气评价胃壁的伸展性,是内镜检查的特点之一。病变周围胃壁的伸展性是判断胃癌是否浸润至固有肌层的指标,如广泛的胃壁伸展不良,即使黏膜表面没有明显的异常表现,也应怀疑是否为Ⅳ型胃癌。

(2)病变的部位、多发性:病变发生部位也是与良性溃疡鉴别的参考点之一。换言之,如果溃疡性病变发生于良性溃疡好发部位胃角小弯、胃体后壁以外时,如在胃体大弯部,就应考虑为恶性病变。另外,类似病变如为多发,首先应考虑为胃癌以外的病变,如恶性病变中的恶性淋巴瘤、良性病变中的多发性溃疡等。

(3)病变的大小:一般说来,上皮性隆起性病变的大小与恶性程度相关,2cm以上的病变恶性可能性大,而且相同肉眼类型进展期癌,其大小在一定程度上与病变的浸润深度有关。

(4)病变黏膜的性状:能详细地观察病变黏膜的性状,是内镜诊断的最有利之点。

1)发红、褪色等色泽变化。

2)隆起、糜烂、溃疡等的凹陷程度。

3)病变黏膜不整的程度,如光滑、颗粒状、结节状等。

4)溃疡性病变的性状,如边缘、底、苔等情况。

5)病变周围皱襞的形状。

6)易出血性等,

以上是胃癌诊断的重点。另外,为了更清楚地显示微小的隆起或凹陷性病变,靛卡红色素喷洒法经常可以奏效。

(5)浸润深度及范围:一旦拟诊上述的胃癌存在,则确定病变深度及浸润范围对临床很重要。早期胃癌时,周围皱襞的情况可以作为参考,进展期胃癌的深度单凭内镜下肉眼所见诊断比较困难,须结合超声内镜、腹部超声、腹部CT等检查结果确定。如果为手术适应证,确定浸润范围更重要,可以从前述观察到的病变黏膜开始,假定一个浸润范围,可沿口侧的方向行定界活检;也可利用色素法,明确病变的边缘。

(6)活检部位:内镜拟诊癌时,要靠活检组织学检查确定诊断。活检部位很重要,有时由于从黏膜下浸润部位或溃疡的坏死组织处取活检,会出现假阴性。Ⅰ型肿瘤没问题,Ⅱ型、Ⅲ型合并溃疡的病变要从溃疡隆起的边缘向着溃疡的方向取组织。Ⅳ型胃癌的活检部位最难确定,如果有小的糜烂、溃疡或Ⅱc样的凹陷存在,应从那些部位取活检。

3. 特殊进展期胃癌内镜下表现

(1)青年人胃癌:年龄<30岁的青年人胃癌发生率有增高趋势,由于其起病时的临床症状不典型,常易误诊为胃炎、消化性溃疡等其他疾病。青年人胃癌进展快、预后差,一旦发现,往往是晚期。青年人胃癌多见于女性,癌灶大多位于胃体、胃窦部。内镜下青年人胃癌大体形态均为溃疡凹陷型,以BorrmannⅢ和Ⅳ型多见。组织学上,以黏液腺癌、未分化癌及印戒细胞癌居多。因此,在临床上

青年人如出现有消化道症状时，应及早进行胃镜检查，早发现、早治疗。

（2）多发性胃癌：多发性胃癌主要指在出现进展期癌灶的同时又出现早期癌灶，此类病例并非罕见。一般内镜直视下易于发现进展期胃癌，早期胃癌灶常在主病灶附近，但也有在远处发生的。如果术前未能发现多发性胃癌，手术中遗漏癌灶，势必留下祸根。因此，内镜检查中即便出现了明显的癌灶，仍应认真观察全胃每一个部位。

（3）形似早期胃癌的进展期胃癌：临床上并不少见，其中，以形似Ⅱc 型或Ⅲ型早期胃癌的进展期胃癌居多。内镜直视下病灶完全形似早期胃癌如Ⅱa+Ⅱc 型、Ⅱc+Ⅲ型、Ⅱb+Ⅱc 型、Ⅲ型等，但手术病理则证实肿瘤已侵及肌层，个别患者已达浆膜层，亦有患者仅见少许癌组织至肌层甚至深达浆膜层。内镜下确定这类病灶是否为早期癌比较困难，但此类溃疡直径较大、较浅，溃疡底部经冲洗后可见颗粒样结节或小岛样隆起，病灶边缘可出现细结节、黏膜粗糙或破损，借助超声内镜可于术前正确估价此类患者病灶的浸润深度。

4. 进展期胃癌与其他胃恶性肿瘤的鉴别诊断

（1）胃肉瘤：胃肉瘤占胃恶性肿瘤的 2%～5%，其中包括恶性淋巴瘤、平滑肌肉瘤、纤维肉瘤、血管肉瘤等，半数以上为恶性淋巴瘤。胃肉瘤起源于黏膜深层或黏膜下层，所以内镜下表现与胃癌或黏膜下肿瘤相似。如病变未累及黏膜下层，除非重复活检、深取，一般活检由于无法取到肿瘤组织，活检多为阴性，术前正确诊断比较困难。

（2）胃恶性淋巴瘤：包括淋巴肉瘤、网状细胞瘤及霍奇金淋巴瘤，可以原发，亦可为全身性淋巴瘤的一部分。内镜下胃恶性淋巴瘤分成溃疡型、肿块型、浸润型和混合型 4 类。

1）溃疡型恶性淋巴瘤：常为多发性溃疡，形态不规则，溃疡边缘隆起，外翻似火山口。

2）肿块型淋巴瘤：隆起性肿块与周围黏膜境界清楚，质地较胃癌疏松，且周围黏膜常没有胃癌的萎缩性胃炎样表现。

3）浸润型淋巴瘤：恶性淋巴瘤浸润胃壁，形成巨大黏膜皱襞，一般病变范围较局限，黏膜缺乏柔韧性，伴有多发性溃疡形成，与周围黏膜间界限不清。

4）混合型淋巴瘤：胃晚期淋巴瘤常同时存在溃疡、肿块及浸润型病变，形成胃混合型淋巴瘤，这种胃内多形状的恶性征象是内镜下诊断胃恶性淋巴瘤的重要依据。

（3）胃平滑肌肉瘤：瘤体可向胃腔内突起性生长或向胃腔内外哑铃状生长，亦可仅向胃腔外生长。本病易产生上消化道出血，内镜直视下病灶大致上与胃平滑肌瘤相同。胃内型病变呈半球状向胃腔内突出，直径一般>4cm，肿瘤顶部常有糜烂。溃疡胃外型平滑肌肉瘤内镜下仅见胃外受压迹象。

5. 超声内镜在进展期胃癌中的应用

（1）不同临床类型进展期胃癌的超声特点：

1）Borrmann Ⅰ型（蕈伞型或息肉型）：呈突出于腔内大而不规则的低回声块影，同时伴第 1～4 层或 5 层回声层次破坏。

2）Borrmann Ⅱ型和Ⅲ型（溃疡型和溃疡浸润型）：呈大面积局限性胃壁增厚伴中央凹陷，且第 1～3 层回声消失。

3）Borrmann Ⅳ型（弥漫浸润型）：表现为大部分或全胃壁弥漫性增厚，多在 1cm 以上，为全层增厚，黏膜下层尤为明显，回声减弱。增厚的胃壁并无明显结构紊乱，其各层次尚可辨认。部分病例黏膜层及黏膜肌层已破坏、脱落，扫描仅见 3 层结构，最表面的为黏膜下层。

（2）不同病理组织学分型的超声特点：

1）腺癌：是胃癌的主要类型，主要表现为低回声影像，各种分化程度间超声差异不明显。

2）硬癌：83.3% 的硬癌呈高回声。

3）髓样癌：83.3% 的髓样癌呈低回声，其 5 层结构断裂，病变多呈边界清楚的低回声。

4）黏液腺癌：表现为受累的黏膜下层或肌层呈弥漫性网格状回声，其中间有斑点状高回声，这种回声改变与黏液湖伴有周边反应性纤维组织包绕相对应。回声强弱与黏液含量密切相关。通常黏膜下层与肌层的分界尚清晰，5 层胃壁结构多存在。但黏液含量较高的低分化癌的黏膜层常显示不清。

（3）胃周转移淋巴结的超声表现：

1）正常淋巴结超声影像：EUS 能发现直径在 3～5mm 以上的肿大淋巴结。正常淋巴结长度<3mm，且其回声类型同胃旁邻近的脂肪或纤维组织相似，呈中等偏低回声，一般在超声图像上不被发现。

2）异常淋巴结超声影像：转移淋巴结一般直径均在 3～5mm 以上，为圆形或类圆形，边缘清晰、锐利，回声类型多与原发肿瘤回声相一致，即多为低回声样改变，内部回声常不均质。

3）炎性淋巴结与癌性淋巴结的鉴别：借助计算机处理的超声图像的多元分析，炎性增大淋巴结与癌性淋巴结的超声图像具有显著性差别（$P<0.001$）。非特异性炎症肿大的淋巴结常呈高回声改变，边界回声模糊，内部回声均匀；而癌性淋巴结多为圆形、类圆形，短轴直径≥10mm，低回声黑洞样，边界清晰，内部回声可不均匀。

（4）远处转移的超声表现：由于超声内镜探头的频率最低为 7.5MHz，其穿透能力有限。观察距离较近，常不能发现如腹腔深部淋巴结等远处转移。EUS 也仅能显示左肝的转移灶。

（5）超声内镜判断胃癌浸润深度和淋巴结转移的误差原因分析：值得注意的是，EUS 对胃癌的分期也有一定的误差，既存在过浅分期现象，也存在分期过深情况。这种误差率在 10%～40%。过浅分期的主要原因是深层次的微小肿瘤浸润不易被 EUS 发现，这只有通过改进超声内镜性能以寻求解决办法。过深分期的主要原因是癌旁组织的炎症细胞浸润和纤维化。例如溃疡型胃癌的癌周炎症和纤维组织较为明显，约有 40% 病例出现分期高于实际情况。此外，胃部某些特殊解剖关系增加了超声判断的难度，如在胃的某些区域肌层与浆膜层之间存在脂肪组织，此时癌浸润是局限于浆膜下或已达到浆膜层难以判断，因而出现 T_2 期与 T_3 期的判断失误。在胃小弯下端和胃窦前壁等处无浆膜覆盖,T_2期与T_3期肿瘤的区分也较为困难。

（6）与胃内隆起性病变的鉴别诊断：

1）胃MALT淋巴瘤：以黏膜内淋巴细胞增生伴淋巴上皮样病变为特征。早期超声内镜下表现为局限于胃壁第2层的低回声增厚。晚期则表现为胃壁的广泛增厚,5层结构显示不清,呈均匀的低回声,与Borrmann Ⅳ型胃癌难以鉴别。

2）胃部非霍奇金淋巴瘤：胃壁呈现弥漫性增厚,可见典型的低回声,肿块浸润至浆膜层。

3）平滑肌瘤：来源于固有肌层或黏膜肌层,肿瘤两端呈梭形与肌层或黏膜肌层低回声带延续,表现为边界清晰的均匀低回声,较大者内部可有粗大、密集的回声,包膜完整,体积相对较小。

4）平滑肌肉瘤：呈内部不均匀的低回声,内多有非均一强回声斑或无回声区,包膜不完整,体积较大,其所在的胃壁多有断裂征。

5）肥厚性胃炎：第1层和第2层肥厚且呈均匀的偏高回声。

6）腺瘤及腺瘤癌变：腺瘤表现为位于黏膜层的内部回声均匀的低回声块影;癌变时肿块内部回声不均,并可见黏膜下层受累。

7）类癌：黏膜及黏膜下层内的低回声肿块影。

8）异位胰腺：中等斑点状回声中心可见管状回声,多位于黏膜下层。

9）血管瘤：多发的蜂窝状大小不等、圆形或管网状无回声或低回声区。

10）静脉曲张：单发或多发圆形、边界清晰的蜂窝状无回声区。

11）脂肪瘤：多为黏膜下层的高回声肿块影。

12）壁外压迫性改变：管壁各层回声清晰,管壁外可见各种回声与管壁界限清晰或不清晰的改变。

EUS的发明极大地提高了胃肠道肿瘤术前分期的准确性,进而优化了胃癌、大肠癌的治疗方案和预后。EUS的重要临床价值已获得了内外科医师公认。但必须指出,虽然EUS在肿瘤TNM临床分期有重要意义,然而其探头频率较高,穿透力有限,对于M分期则无价值,应结合腹部超声、CT、MRI等技术综合判断。此外,EUS毕竟是影像学诊断,对肿瘤性质的判断应结合临床及其他检查,尤其是病理学检查,才能不失偏颇。希望有条件的医院应大力开展超声内镜引导下肿瘤切除、细针抽吸活检,以提高超声内镜的诊断水平。相信今后随着超声内镜的不断改进、技术日臻完善,EUS将在胃肠疾病的诊治中发挥更大作用。

6. 进展期胃癌的内镜治疗 对于无手术指征或手术后复发且无法进行再次手术的进展期胃癌可进行内镜下姑息治疗,以达到缓解症状及痛苦、提高生存质量、延长生存时间的目的。但必须指出,内镜下治疗只是全身综合治疗的一部分,单纯靠内镜下治疗可能效果较差。内镜下姑息治疗的目的主要包括肿瘤的局部治疗以及对症姑息治疗。

（1）内镜下化疗：将抗癌药物直接注射到癌组织中,可迅速达到癌组织坏死、脱落的目的。方法简单,不良反应

小。常用药物为博来霉素、丝裂霉素、5-FU等,也可选用2～3种联合用药。注射方法同早期癌的内镜下药物注射。每周1次,4周为1个疗程。根据病情可重复进行。

（2）内镜下注射非特异性免疫激活剂：常用的是从溶血性链球菌制成的OK-432制剂,其对T细胞有诱导作用,对宿主巨噬细胞、NK细胞和LAK细胞等起直接的免疫活化作用。巨噬细胞及杀伤T细胞又能诱导IL-1和IL-2等生物活性物质的产生,进一步对肿瘤细胞产生非特异性杀伤作用。内镜下OK-432每次注射量为10kE（1kE相当于干燥菌体0.1mg）,用5ml生理盐水稀释,每点注射0.5～1ml,1～2周重复1次。本法与内镜下化疗连用,则效果更佳。此外,肿瘤坏死因子、重组IL-2、卡介苗等内镜下注射也有一定的疗效。

（3）内镜下热凝固法：即前面所述的癌组织破坏术中的微波、射频、电凝、激光及光动力学疗法等,均可用于晚期胃癌,以达到解除梗阻、减少癌灶范围、暂时缓解症状的目的。具体方法见前面所述。

（4）内镜下化疗与热凝固疗法联合应用：据报道,将内镜下化疗与热凝固治疗方法联合应用,疗效更佳。

（5）对症姑息治疗：对于贲门或幽门相邻部位的进展期胃癌,如果出现明显的梗阻症状,可以进行内镜下支架置入,缓解梗阻,改善患者的进食情况。以往对于幽门管及幽门部位的癌性梗阻,由于内镜下置入支架较为困难,故而多采用介入下置入支架的方式。近年来,由于支架推进器等附件的研发,临床出现可以通过内镜钳道进行释放的消化道支架,从而大大降低了幽门支架的置入难度,得到了临床的广泛应用。

（周德俊）

七、胃癌的实验室诊断

（一）胃癌的常规实验室检查

胃癌是我国最常见的恶性肿瘤之一。胃癌的常规实验室检测是辅助临床诊断和评价治疗效果的手段之一。

1. 便潜血 胃癌患者的大便隐血检查,约半数患者呈阳性反应。

2. 红细胞沉降率（血沉） 血沉检查,约2/3胃癌患者血沉加快。

3. 胃液分析 胃癌患者的胃液约20%无酸,其余呈低酸或酸度正常。

以上3项检查在胃癌的早期,检出的阳性率较低,因而不能认为结果正常即可排除本病。

早期可疑胃癌患者,临床检查中还可见全血血细胞比容和红细胞数下降、血红蛋白值降低、血清白蛋白/球蛋白倒置、严重的水与电解质紊乱、酸碱平衡失调等。

（二）胃癌的肿瘤标志物实验室检查

临床上与胃癌相关肿瘤标志物的检测主要用于正常人群筛选、有症状患者的诊断、良性和恶性肿瘤的鉴别、肿瘤的临床分期、估计肿瘤的大小、提示肿瘤部位、病情严重程度、评估治疗方案、监测肿瘤的治疗效果以及预测肿瘤的复发和预后。

1. 癌胚抗原(carcinoembryonic antigen,CEA) 1965年CEA首先从胎儿及结肠癌组织中被发现,是一种分子量为180～200kDa的多糖蛋白复合物,45%为蛋白质。CEA主要存在于消化道上皮组织、胰腺和肝脏,胎儿和成人消化道也产生少量CEA,但分泌到胃肠道而排出体外,而癌细胞分泌的CEA则进入淋巴液和血液。CEA也见于胆道、羊水、肺和乳腺等组织。

CEA属于非器官特异性肿瘤相关抗原,不能作为肿瘤诊断、鉴别诊断和定位诊断的特异性指标,但对肿瘤的诊断起辅助作用。CEA在多种肿瘤患者都有升高,特别是胃肠道肿瘤,敏感性更高。胃癌患者血清中CEA阳性率为60%～90%,胃液中CEA含量一般高于血中1.5～15倍,且先于血液中存在。根据报道,CEA阳性率与肿瘤的分期预后有很大关系,其与肿瘤浸润深度明显相关,并可提示远处转移。Kim等用放免法检测胃癌患者血清中CEA,发现术前CEA>10.0mg/L较CEA<5.0mg/L的患者有更多的浆膜侵犯和淋巴结受累,并且恶性程度高,分化差,术后生存期短。在术后患者,CEA可以监测肿瘤是否复发。胃癌术后CEA下降后再次升高的患者往往有复发可能,且多预后不良。CEA还可与其他指标联合应用,评价胃癌的化疗效果,如CEA水平下降范围在50%以上或降至正常范围并持续4周以上,可作为治疗有效指标。

参考值范围:0～5μg/L。

2. 糖类抗原72-4(carbohydrate antigen 72-4,CA72-4) CA72-4是1981年美国国立癌症研究所(National Cancer Institute,NCI)的研究人员从乳腺癌的肝转移灶中得到的肿瘤相关糖蛋白TAG-72,是一种高分子的黏蛋白,其抗原决定簇是二糖NeuAc(2,6)GalNAc,由乳腺癌肝转移细胞为免疫原制备的单克隆抗体B723和从结肠癌培养细胞产生的TAG-72抗原为免疫原制备的单克隆抗体CC49识别的糖类抗原。

CA72-4是监测胃癌患者病程和疗效的首选肿瘤标志物。据文献报道,CA72-4在胃癌患者血清中呈高水平状态,敏感度为48%,特异性为95%～100%。CA72-4血清中的水平在消化系统、生殖系统、呼吸系统等腺癌中均有不同程度增高,其检出阳性率分别为卵巢癌67%、结肠癌47%、乳腺癌41%。CA72-4与胃癌的淋巴结转移有较高的相关性,但与浆膜浸润不相关。另外,CA72-4在血清中的水平与胃癌的分期有明显相关性,一般在Ⅲ～Ⅳ期胃癌增高。在胃癌的不同病理类型中CA72-4的阳性检出率也有一定的差异,以低分化和未分化癌最高,可达72%;浸润伴转移癌为71.4%;中分化和高分化癌63.6%;而其他类型,如残胃癌、印戒细胞瘤等只有14.3%,在渗透型和扩散型胃癌中CA72-4也有较高检出率。手术后的CA72-4水平在1～2周内下降到正常,70%的胃癌复发病例中CA72-4浓度会在临床发现之前或同时升高(CA19-9为50%,CEA仅20%)。CA72-4和CA19-9联合检测,临床敏感度从42%增加到57%,而和CEA联合检测临床敏感度只增加到51%。

参考值范围:0～6U/ml。

3. 糖类抗原19-9(carbohydrate antigen 19-9,CA19-9) 1978年Kaprowski等首次用人大肠癌培养细胞sw16免疫小鼠制备出能与消化道肿瘤细胞反应的单克隆抗体116NS19-9。其后又在大肠癌患者的血清中发现了这种抗体相对应的抗原,并将之命名为CA19-9。CA19-9的结构为唾液酸化的Ⅰ型乳糖系岩藻五糖,共由6个糖基组成,也是唾液酸化的Lewis a抗原,所以Lewis a血型阳性者,CA19-9也可阳性。

CA19-9在消化道上皮内含量最高,是一种与胰腺癌、胆囊癌、胃癌和肠癌相关的肿瘤标志物,故又称胃肠癌相关抗原(gastrointestinal cancer associated antigen,GIAC),既无肿瘤特异性,又无器官特异性。CA19-9在胃癌的阳性率为25%～60%,这与肿瘤的分期有关。CA19-9和CEA的联合应用,使临床敏感度增加2倍。此外,根据综合分析,除了肿瘤侵入深度、肝转移、腹膜扩散与否和肿瘤的分期以外,CA19-9和CEA的联合测定还是判断外科手术预后的独立因素。

参考值范围:0～39U/ml。

4. 糖类抗原24-2(carbohydrate antigen 24-2,CA24-2) CA24-2于1983年用人结直肠癌细胞CoLD205免疫小鼠获得。其是一种唾液酸化的鞘脂抗原,几乎总是和CA50一起表达,但两者受不同的单克隆抗体识别。它是一种黏蛋白类型的糖蛋白,既不能与Lewis a血型抗原反应,也不能与唾液酸化的半乳糖苷反应。

CA24-2与腺癌的表达有密切关系,对消化道恶性肿瘤有较理想的敏感性和特异性。CA24-2在胰腺癌、结直肠癌和胃癌患者血清中有高水平的表达,胃癌的阳性率为42.8%,其阳性率和特异性也大大高于CA19-9和CA50。恶性肿瘤患者血清中CA24-2水平与肿瘤大小、肿瘤发展期有一定关系。研究表明,手术后血清CA24-2水平显著下降,并且下降幅度与手术效果有关,而病情恶化和复发的患者血清中CA24-2升高。因此,血清中CA24-2测定对恶性肿瘤的辅助诊断、鉴别诊断、疗效观察和预后评估有较高价值。

参考值范围:0～12U/ml(酶联免疫分析法)。

5. 糖类抗原50(carbohydrate antigen 50,CA50) CA50属黏液糖蛋白抗原,以唾液酸糖蛋白和唾液酸糖脂为主要成分,以脂或脂蛋白结合形式存在于细胞膜,遍布于胃肠道、肺、胰腺、肝脏、胆囊、膀胱、子宫等恶性肿瘤组织中,正常组织中无CA50或含量极低。

CA50在食管癌、胰腺癌、肝癌、肠癌、胃癌等消化道恶性肿瘤及肺癌等非消化道恶性肿瘤患者血清中含量显著升高。胃癌的阳性率为47%～73%,术后血清CA50含量下降,肿瘤复发,CA50再度升高。因此,血清CA50检测可应用于胃癌的辅助诊断、鉴别诊断、疗效观察和预后评估。但是,在某些良性疾病和正常人血清中CA50检测也呈阳性,因此在用CA50诊断恶性肿瘤时,建议与几种标志物联合检测,以提高诊断的准确性。

参考值范围:0～20kU/L。

6. 胃癌相关抗原MG7(antigen MG7,MG7Ag) MG7是用胃癌细胞株MKN469作为免疫原免疫小鼠制备的胃癌抗体，胃癌单抗 MG7 相应抗原是一种中性糖脂和糖蛋白抗原，免疫组化证实主要分布在胃癌、肠癌，而在肝、胰等肿瘤组织及正常消化道黏膜无分布，且其具有分泌性抗原的特点，即在细胞内合成，进而分泌到细胞外。

MG7Ag 对胃癌诊断的敏感性为 52.8%，特异性为 86.2%。慢性萎缩性胃炎和疣状胃炎伴胃黏膜肠化及不典型增生被认为是重要的胃癌前病变，均有明显增高，定期随访，动态观察，有利于提高早期胃癌的检出率。

参考值范围：0～6kU/L。

7. 胃蛋白酶原(pepsinogen，PG) 胃蛋白酶原是胃黏膜消化腺分泌的天冬氨酸蛋白酶，依其免疫原性不同分为两个亚群，即Ⅰ型和Ⅱ型胃蛋白酶原(PGⅠ和 PGⅡ)。PGⅠ和 PGⅡ分别由主细胞和黏液细胞分泌，大部分酶原分泌入胃腔，遇酸后肽链分解活化，发挥其消化蛋白质的作用，小部分酶原透过胃黏膜毛细血管入血，检测胃液或血中 PG 含量能反映胃黏膜的分泌功能和形态变化。

PG 检测可作为胃癌高危人群的筛查工具，并不能作为诊断胃癌的依据。另外，由于我国胃窦萎缩性胃炎患者较多，而 PG 检测对于胃窦萎缩或炎症的敏感性不如对胃体部疾病高，所以对有症状但 PG 检测无异常发现者应结合内镜、上消化道气钡双对比造影等其他检查。除了用于胃癌筛查外，血清 PG 测定尚可提供其他信息用于胃癌的辅助诊断，国外学者的研究表明，PGⅠ和 PGⅡ在胃癌患者中含量均下降，尤其是低水平的 PGⅠ/PGⅡ比值多见于胃癌患者，并且有较高的复发率。研究还发现，低水平的 PGⅠ可能增加患者发生肠型胃癌的危险性。近年来我国学者用放免法测定的结果显示，胃癌患者 PGⅠ、PGⅠ/PGⅡ明显下降；胃癌术后及术后无复发的患者 PGⅠ、PGⅡ水平也都明显下降；而术后复发患者与胃癌术后患者相比，PGⅠ和 PGⅡ水平都明显升高。因此，血清 PGⅠ和 PGⅡ含量的变化对胃癌早期诊断及术后随访具有重要的临床意义。日本学者 Kitahara 等以 PGⅠ和 PGⅡ加胃镜活检普查 5 113 例，以血清 PGⅠ<70ng/ml 和 PGⅠ/PGⅡ比值<3 为界值，对胃癌诊断的灵敏度为 84.6%，特异度为 73.5%。

参考值范围：PGⅠ>70ng/ml；PGⅠ/PGⅡ>3.0。

8. 肿瘤相关胰蛋白酶 2(tumor associated trypsinogen-2，TAT-2) TAT-2 最初是 Koivunen 在卵巢癌的囊液中发现的，其结构与胰蛋白酶原 2 完全相似。TAT-2 来源于胰腺外组织、器官或肿瘤组织。肿瘤的形成和生长过程中伴随着 TAT-2 的产生、增量和分泌。由于 TAT-2 具有直接消化肿瘤周围的细胞外间质蛋白的作用，并可作用于金属蛋白酶使其活化，再由金属蛋白酶水解肿瘤组织周围的细胞外间质，促进恶性肿瘤的浸润和扩散。因此，检测 TAT-2 对恶性肿瘤的诊断监测有一定的意义。

研究者相继报道了胃癌、胆道癌、胰腺癌和结肠癌等许多肿瘤患者体液中都可检测到 TAT-2，且 TAT-2 的浓度有不同程度的增高。2000 年，Yasuski 等用放免法对胃癌患者的血清胰蛋白酶浓度测定分析，发现在皮革样胃及 Borrman Ⅳ型胃癌患者的血清胰蛋白酶浓度明显高于早期胃癌及其他类型进展期胃癌，认为血清中的胰蛋白酶来自肿瘤细胞，其浓度看作是诊断皮革样胃有价值的标志物。

9. 其他肿瘤标志物 除上述肿瘤标志物以外，可用于胃癌的肿瘤标志物还很多，如 β_2 微球蛋白(β_2-MG)、基质金属蛋白酶 2(MMP-2)、胃泌素、组织多肽抗原(TPA)、可溶性白细胞介素 2 受体(sIL-2R)、转化生长因子 β_1(TGFβ_1)、血管内皮生长因子(VEGF)等。胃癌的组织学标志物有人胎盘谷胱甘肽 S-转移酶 π(GST-π)、人胎盘碱性磷酸酶(PALP)等。癌基因及基因表达产物中，研究较多的主要有 ras 基因族、c-erbB-2 基因、p21^{ras}、PCNA、环氧合酶 2(COX2)以及 nm23。抑癌基因 p53 突变或缺失与胃癌的发生和发展也具有一定关系。

近年来报道的胃癌标志物很多，但尚未发现一种能够达到敏感性高和特异性强的标准。因此，用几种肿瘤标志物联合分析，可提高对胃癌检测的特异性、灵敏度及检出率，并且可以提高对胃癌初期和复发的检测水平，并可有效地避免单独使用肿瘤标志物检测而带来的假阳性和假阴性的问题。同时，建议建立自己实验室的健康参考值范围。

(任 丽)

第 7 节 胃 癌 分 期

2008 年 8 月 19 日，美国抗癌协会(AJCC)、国际抗癌联盟(UICC)、国际胃癌协会(IGCA)在美国纽约州水牛城召开了旨在修订和统一胃癌分期的会议，第一次邀请了日本胃癌专家参与胃癌 TNM 分期的制定工作。随后修订的第 14 版《胃癌处理规约》表明，胃癌的分期在世界范围内首次实现了 UICC、AJCC、日本胃癌协会(JCGC)三大系统的统一，为在世界范围内横向评价胃癌疗效提供了权威的标准，对促进胃癌的临床研究具有不可估量的作用。

一、第 14 版《胃癌处理规约》

第 14 版《胃癌处理规约》将胃癌的分期简化为临床(c)和病理(p)两部分。T、N 均用大写字母表示，其程度用阿拉伯数字表示，不明者用 x 表示。临床分期(clinical classification)与病理分期(pathological classification)如表 3-5 记载，并用其英文接头词的 c、p 表示，如 cT_2、pN_2 的表示方法。关于 T、N、M，记录诊断上确切的项目，仅为怀疑的时候不予采用。例如，CT 检查区域淋巴结被扫描出来，但不能诊断为转移时，应记为 N_0。

表 3-5 分期的原则和内容

临床分期(clinical classification)	病理分期(pathological classification)
体检所见	内镜切除和手术获取的材料的病理诊断
X 线、内镜诊断、影像诊断	
腹腔镜检查、手术所见(开腹、腹腔镜下)	腹腔冲洗液细胞学检查
活检、细胞学诊断、生化学、生物学检查	
其他(遗传学检查等)	

(一) 癌的胃壁浸润深度

深度的分期用 T 分期表示，而且同时用 M、SM、MP、SS、SE、SI 记录胃壁各层和浸润的脏器，用临床分期、病理分期的 c、p 的接头词置于 T 前，M、SM 时不用，例如病理学的黏膜内癌用 pT_{1a} 表示，不是 pM。

1. 癌的胃壁浸润深度（T）

Tx：癌的浸润深度不明者。

T_0：无癌。

T_1：癌局限于黏膜（M）或黏膜下层（SM）。

T_{1a}：癌局限于黏膜（M）。

T_{1b}：癌局限于黏膜下层（SM）。

T_2：癌浸润越过黏膜下层，但局限于固有肌层（MP）。

T_3：癌浸润越过固有肌层，但局限于浆膜下组织（SS）。

T_4：癌浸润达浆膜面或露出，或波及其他脏器。

T_{4a}：癌的浸润达浆膜面或穿破腹腔露出（SE）。

T_{4b}：癌的浸润直接到达其他脏器（SI）。

2. 注意事项

（1）SM 浸润的亚分类，癌越过黏膜肌不足 0.5mm 者可记为 SM1 或 $pT_{1b}1$，更深者记为 SM2 或 $pT_{1b}2$。

（2）肿瘤浸润在大、小网膜内，未露出浆膜为 T_3。

（3）T_{4b} 时，同时记载浸润脏器名称。所谓的受浸脏器指肝、胰、横结肠、脾、膈肌、腹壁、肾上腺、肾、小肠、后腹膜腔。浆膜浸润波及大、小网膜时不作为 T_{4b}，横结肠系膜的浸润波及系膜内血管或系膜后面时为 T_{4b}。

(二) 淋巴结转移

与胃相关的淋巴结的代号、名称、界限在第 14 版中作了部分修订，其中最为重要的修改内容是确定第 1～12 组和第 14v 组为胃的区域淋巴结，其外的淋巴结（第 8p、12b、13、$16a_2/b_1$ 组）转移时作为 M_1，但食管浸润时第 19、20、110、111 组作为区域淋巴结（表 3-6）。

表 3-6　淋巴结代号和定义

分组	名称	定义
1	贲门右侧	沿胃左动脉上行支进入胃壁第 1 支（贲门支）的淋巴结和贲门侧的淋巴结
2	贲门左侧	贲门左侧的淋巴结，左膈下动脉食管贲门支存在的病例，沿此血管的淋巴结（含根部）
3a	小弯（沿胃左动脉）	沿胃左动脉分支的小弯淋巴结，贲门支下方的淋巴结
3b	小弯（沿胃右动脉）	沿胃右动脉分支的小弯淋巴结，向胃小弯第 1 支向左的淋巴结
4sa	大弯左群（胃短动脉）	沿胃短动脉的淋巴结（含根部）
4sb	大弯左群（沿胃网膜左动脉）	沿胃网膜左动脉和大弯第 1 支的淋巴结（参照第 10 组的定义）
4d	大弯右群（沿胃网膜右动脉）	沿胃网膜右动脉的淋巴结，向大弯第 1 支的左侧
5	幽门上	胃右动脉根部和沿胃小弯第 1 支的淋巴结
6	幽门下	胃网膜右动脉根部到胃大弯第 1 支的淋巴结和胃网膜右静脉与到前上胰十二指肠静脉的合流部的淋巴结
7	胃左动脉干	从胃左动脉根部到上行支的分歧部的淋巴结
8a	肝总动脉前上部	肝总动脉（从脾动脉的分出部到胃十二指肠动脉的分出部）的前面、上面的淋巴结
8p	肝总动脉后部	肝总动脉（同上）后面的淋巴结（与第 12p、$16a_2$ 组连续）
9	腹腔动脉周围	腹腔动脉周围的淋巴结和胃左动脉、肝总动脉、脾动脉根部的淋巴结的一部分
10	脾门	胰尾末端以远的脾动脉周围、脾门部的淋巴结，胃短动脉根部和含至胃网膜左动脉的胃大弯第 1 支的淋巴结
11p	脾动脉干近端	脾动脉近端（脾动脉根部至胰尾末端距离的 2 等分位置的近侧位）的淋巴结
11d	脾动脉干远端	脾动脉远端（脾动脉根至胰尾部末端距离的 2 等分位置始，至胰尾末端）的淋巴结
12a	肝十二指肠韧带内（沿肝动脉）	由左、右肝管汇合部到胰腺上缘的胆管的 2 等分高度向下方，沿肝动脉的淋巴结（胆道癌处理规约的第 $12a_2$ 组）
12b	肝十二指肠韧带内（沿胆管）	由左、右肝管汇合部到胰腺上缘的胆管的 2 等分高度向下方，沿胆管的淋巴结（胆道癌处理规约的第 $12b_2$ 组）
12p	肝十二指肠韧带内（沿门脉）	由左、右肝管汇合部到胰腺上缘的胆管的 2 等分高度向下方，沿门静脉的淋巴结（胆道癌处理规约的第 $12p_2$ 组）
13	胰头后部	胰头部十二指肠乳头部向头侧的淋巴结（在肝十二指肠韧带内的为 12b）
14v	沿肠系膜上静脉	在肠系膜上静脉的前面，上缘为胰下缘，右缘胃网膜右静脉和前上胰十二指肠静脉的汇合部，左缘为肠系膜上静脉的左缘，下缘为结肠静脉分歧部的淋巴结
14a	沿肠系膜上动脉	沿肠系膜上动脉的淋巴结

续表

分组	名称	定义
15	结肠中动脉周围	结肠中动脉周围的淋巴结
$16a_1$	腹主动脉周围 a_1	主动脉裂孔部（膈肌脚包绕的 4～5cm 范围）的腹主动脉周围淋巴结
$16a_2$	腹主动脉周围 a_2	腹腔动脉根部上缘至左肾静脉下缘高度的腹主动脉周围淋巴结
$16b_1$	腹主动脉周围 b_1	左肾静脉下缘至肠系膜下动脉的腹主动脉周围的淋巴结
$16b_2$	腹主动脉周围 b_2	肠系膜下动脉根部至腹主动脉的分歧部高度的腹主动脉周围的淋巴结
17	胰头前部	胰头部前面，附着于胰腺及胰腺被膜下存在的淋巴结
18	胰下缘	胰体下缘的淋巴结
19	膈下	膈肌的腹腔面，主要是沿膈动脉的淋巴结
20	食管裂孔部	膈肌裂孔部食管附着的淋巴结
110	胸下部食管旁	与膈肌分离，附着于下部食管的淋巴结
111	膈肌上	膈肌胸腔面，与食管分离存在淋巴结（附着于膈肌、食管的为第 20 组）
112	后纵隔	从食管裂孔和食管分离存在的后纵隔淋巴结

淋巴结转移的程度（N）：第 14 版的 N 分期，完全放弃了原来第 13 版的按解剖学的群（站）的分期方法，参照了 TNM 中 N 的分期方式。

Nx：区域淋巴结转移有无不明确者。

N_0：区域淋巴结无转移。

N_1：区域淋巴结转移 1～2 个。

N_2：区域淋巴结转移 3～6 个。

N_3：区域淋巴结转移 7 个以上。

N_{3a}：区域淋巴结转移 7～15 个。

N_{3b}：区域淋巴结转移 16 个以上。

（三）其他的转移

1. 其他的转移有无和部位（M）

Mx：区域淋巴结以外的转移有无不明确者。

M_0：区域淋巴结以外的转移不存在。

M_1：区域淋巴结以外的转移存在。

区域淋巴结转移以外的转移为 M_1，应记录部位，包括淋巴结（LYM）、皮肤（SKI）、肺（PUL）、骨髓（MAR）、骨（OSS）、胸腔（PLE）、脑（BRA）、髓膜（MEN）、肾上腺（ADR）和其他（OTH）；另外，含后腹膜癌症、卵巢转移（Krukenberg 瘤）。

2. 腹膜转移（P，TNM 记为 M_1 PER）

Px：腹膜转移有无不明确者。

P_0：无腹膜转移。

P_1：有腹膜转移。

3. 腹腔冲洗液细胞学检查（CY，TNM 记为 cy+）

CYx：未做腹腔冲洗液细胞学检查。

CY_0：腹腔冲洗液细胞学检查无癌细胞。

CY_1：腹腔冲洗液细胞学检查有癌细胞。

CY_1 是 M_1，残留度 R1（cy+）。

4. 肝转移（H，TNM 记为 M_1 HEP）

Hx：肝转移有无不明确者。

H_0：无肝转移。

H_1：有肝转移。

有血行转移的病灶为 H_1，直接浸润为 T_{4b}（HEP）。

（四）分期

分期是为了能够客观地评价、反映癌的进展程度，并且据此判定预后，选择治疗方针（表 3-7）。

表 3-7　疾病分期（第 14 版规约）

	N_0	N_1	N_2	N_3
T_{1a}(M)，T_{1b}(SM)	ⅠA	ⅠB	ⅡA	ⅡB
T_2(MP)	ⅠB	ⅡA	ⅡB	ⅢA
T_3(SS)	ⅡA	ⅡB	ⅢA	ⅢB
T_{4a}(SE)	ⅡB	ⅢA	ⅢB	ⅢC
T_{4b}(SI)	ⅢB	ⅢB	ⅢC	ⅢC
任何 T、任何 N、M_1	Ⅳ			

二、第 7 版 UICC-AJCC 的 TNM 分期

2010 年第 7 版 UICC-AJCC 的 TNM 分期标准如下：

1. 原发肿瘤（T）

Tx：原发肿瘤无法评价。

T_0：切除标本中未发现肿瘤。

Tis（原位癌）：肿瘤位于上皮内，未侵犯黏膜固有层。

T_{1a}：肿瘤侵犯黏膜固有层或黏膜肌层。

T_{1b}：肿瘤侵犯黏膜下层。

T_2：肿瘤侵犯固有肌层。

T_3：肿瘤穿透浆膜下层结缔组织，未侵犯脏腹膜或邻近结构。

T_{4a}：肿瘤侵犯浆膜（脏腹膜）。

T_{4b}：肿瘤侵犯邻近组织结构。

2. 区域淋巴结（N）

Nx：区域淋巴结无法评价。

N_0：区域淋巴结无转移。

N_1：1～2 个区域淋巴结有转移。

N_2：3～6 个区域淋巴结有转移。

N_3：7 个及 7 个以上区域淋巴结转移。

N_{3a}：7～15 个区域淋巴结有转移。

N_{3b}：16 个（含）以上区域淋巴结有转移。

3. 远处转移（M）

M_0：无远处转移。

M_1：存在远处转移。

4. 分期

0 期：$TisN_0M_0$。

ⅠA 期：$T_1N_0M_0$。

ⅠB 期：$T_1N_1M_0$，$T_2N_0M_0$。

ⅡA 期：$T_1N_2M_0$，$T_2N_1M_0$，$T_3N_0M_0$。

ⅡB 期：$T_1N_3M_0$，$T_2N_2M_0$，$T_3N_1M_0$，$T_{4a}N_0M_0$。

ⅢA 期：$T_2N_3M_0$，$T_3N_2M_0$，$T_{4a}N_1M_0$。

ⅢB 期：$T_3N_3M_0$，$T_{4a}N_2M_0$，$T_{4b}N_0M_0$，$T_{4b}N_1M_0$。

ⅢC 期：$T_{4a}N_3M_0$，$T_{4b}N_2M_0$，$T_{4b}N_3M_0$。

Ⅳ 期：任何 T、任何 N、M_1。

此外，胃癌的临床病理分期仅分成早期胃癌和进展期癌两种，这种分期比较简单，实用价值也大。

早期胃癌（early gastric cancer）：是指不论有无淋巴结转移，癌浸润胃壁的深度仅局限于黏膜内或黏膜下层。这一概念有两方面含义，一是胃癌尚处于发展的早期，二是几乎有望完全治愈。

进展期胃癌（advanced gastric cancer）：是指癌组织浸润到黏膜下层，进入肌层或已穿过肌层达浆膜者。此期根据肉眼形态分为 3 型，即肿块型、溃疡型、浸润型。浸润型胃癌常使胃壁增厚、变硬而形成皮革样ель。溃疡型胃癌的溃疡外形呈不规则状或火山口状；溃疡直径经常大于 2cm；边缘隆起，深度较浅；不整齐；底部凹凸不平，有坏死、出血；周围黏膜中断，呈结节状肥厚。

（张 李 梁 寒）

第8节 新版日本《胃癌治疗指南》及第7版 UICC-AJCC TNM 分期临床应用价值

1976 年，在第一次针对肿瘤分期的概念进行讨论的全国性学术会议后，美国癌症联合委员会（AJCC）编写了第 1 版《肿瘤分期手册（CSM）》。20 世纪 80 年代的第 3 版 CSM 包含了所有主要部位的肿瘤。自 1987 年以来，AJCC 和国际抗癌联盟开始联合出版第 4 版 TNM 分期，以促进其在全球范围内的应用。20 世纪 90 年代，TNM 分期系统开始修订，至 2002 年第 6 版 TNM 分期，胃癌的 TNM 分期没有实质性更新。日本胃癌研究会早在 1962 年即编辑出版了第 1 版日本《胃癌治疗指南》，迄今已有 14 版问世。新版日本规约与 TNM 分期整合。与 UICC-AJCC TNM 分期比较，日本的胃癌分期包含了更多的内容，涉及胃癌的诊断、治疗、分期、病理以及治疗反应评价等。

2008 年 8 月 19 日，美国抗癌协会（AJCC）、国际抗癌联盟（UICC）、国际胃癌协会（IGCA）的有关委员在美国纽约州水牛城召开了旨在修订和统一胃癌分期的会议，第一

次邀请了日本和韩国的胃癌专家参与胃癌 TNM 分期的制定工作，Sano 教授作为日本胃癌学会专家参会。随后修订的第 14 版日本《胃癌治疗指南》表明，胃癌的分期在世界范围内首次实现了 UICC、AJCC 和日本胃癌协会（JCGC）三大系统的统一，为在世界范围内横向评价胃癌疗效提供了权威的标准，对促进胃癌的临床研究具有不可估量的作用。

新版（第 7 版）TNM 分期最重要的内容是将原来的 N 分期进行了大幅度修订：将原来 N_1（1～6 个淋巴结转移）分解为 N_1（1～2 个淋巴结转移）和 N_2（3～6 个淋巴结转移）；将原来的 N_2（7～15 个淋巴结转移）定义为新版的 N_{3a}，原来的 N_3（>15 个淋巴结转移）定义为新版的 N_{3b}。

2009 年 3 月 4 日第 81 届日本胃癌研究协会委员会在东京召开，本次会议修订的胃癌治疗规约具有里程碑意义，并于 2010 年 3 月初正式出版了新版（第 14 版）日本《胃癌治疗指南》，首次将胃癌的 N 分期与 UICC 的 TNM 分期相统一。与 UICC-AJCC 的 N 分期略有差别：日本的新规约将 N_3 定义为 7 个及以上淋巴结转移，包括了 UICC-AJCC 分期中的 N_{3a} 和 N_{3b}。

第 14 版日本《胃癌治疗指南》及第 7 版 UICC-AJCC TNM 分期中明显改动的，也是目前临床热点，有下列内容：

一、保脾或切脾清扫第 10 组淋巴结

对于胃上部进展期胃癌，是否为了完全清扫第 10、11d 组淋巴结而联合脾切除仍存在争议，目前 JOCG0100 研究正在进行，规定至少对于浸润胃上部大弯的进展期胃癌所进行的根治术最好采取切除脾脏的完整清扫术。另外，对于脾门淋巴结/脾动脉旁淋巴结转移融合保留脾脏可能导致癌残留者，可考虑行联合脾脏的切除。但是，胃癌联合脾切除的意义一直存在争议。

Ikeguchi 等报道，进展期胃癌浆膜浸润、局部淋巴结转移时需联合脾脏切除，脾门淋巴结转移率为 20.9%，未能根治者预后差，而根治者与无转移相比，预后相当。Wan 报道，保脾和切脾组收集的第 10 组平均淋巴结数分别为 6.49 和 6.83，两组病例第 10 组淋巴结转移率分别为 12.4% 和 11.7%，没有统计学差异。最近上海交通大学医学院附属瑞金医院报道，切脾组与保脾组并发症的发生率分别为 11.5% 和 27.5%；平均住院日分别为 27.3 天和 20.3 天。两组患者 5 年生存率分别为 41.0% 和 39.2%，无统计学差异。因此认为，脾脏未受癌侵犯时应保留。Noh 教授也认为，肿瘤直接侵犯脾脏或脾胃韧带，脾门有明确肿大的淋巴结，是切脾的适应证；否则，应该尽量采取保留脾脏的第 10 组淋巴结清扫。

清扫第 10、11 组淋巴结时，可以采取两种手法：①游离脾胰体尾法：先离断食管，再完全游离脾结肠、脾膈韧带及脾胰尾周围的软组织，将脾近端与脾胰体尾充分游离后置于腹腔外，这样在直视下清扫脾门区及脾动脉周围淋巴结既安全又彻底（图 3-84）。但该方法的明显缺点是清扫后脾脏过于游离，容易造成脾蒂扭转，脾缺血、感染等并发症。②Noh 教授本人现在更习惯于（脾脏）原位第 10 组淋巴结清扫：采用超声刀可以顺利完成原位第 10 组淋巴结清扫（图 3-85）。

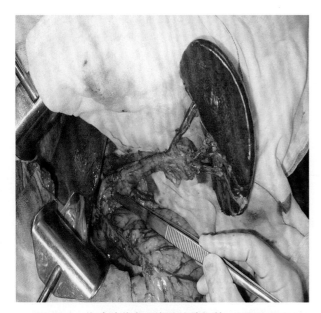

图 3-84　将脾脏游离至腹腔外清扫第 10 组淋巴结

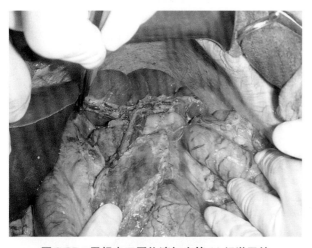

图 3-85　用超声刀原位清扫完第 10 组淋巴结

二、全网膜囊切除的必要性

全网膜囊切除包括大网膜、横结肠系膜前叶及胰腺被膜的完整切除。第 14 版日本《胃癌治疗指南》对网膜囊切除的描述是：对于肿瘤侵透胃后壁浆膜的病例，尽管切除网膜囊可以达到清除网膜囊内微小种植病灶的目的，但是尚无高级别的证据证明其对预防腹膜复发有益。由于可能造成血管或胰腺的损伤，至少对于没有浆膜浸润的胃癌患者最好不要进行该项手术。来自日本由 10 家医院参加的多中心临床研究，探讨了胃癌病例采取全网膜囊切除与否对患者预后的影响。210 例 $T_{2\sim3}$ 胃癌病例随机分成全网膜囊切除组与单纯大网膜切除组，随访发现两组的 3 年总生存率分别为 85.6% 和 79.6%（$P=0.443$）；对 48 例 $pT_{3\sim4}$ 病例而言，两组患者 3 年总生存率分别为 69.8% 和 50.2%（$P=0.791$）；另外，单纯网膜切除患者更容易发生腹膜复发（13.2% *vs.* 8.7%）。

三、第14v组淋巴结清扫的必要性

新版日本《胃癌治疗指南》将第 14v 组淋巴结转移定义为远处转移（M_1），不再属于标准根治性淋巴结清扫范围。徐克锋等报道，采取常规病理与端粒酶活性检测发现，胃下部癌第 14v 组淋巴结转移率为 17%，常规检查阴性病例中 29.5% 发生微转移，总的第 14v 组淋巴结转移率高达 41.5%。天津市肿瘤医院最新发表的回顾性研究表明，远端胃癌第 14v 组淋巴结转移率为 18%。我们最新分析 920 例采取了根治手术的病例，其中 243 例进行了第 14v 组淋巴结清扫，677 例未常规清扫第 14v 组淋巴结。亚组分析显示，局部进展期胃下部癌Ⅲb 和Ⅲc 期患者 3 年生存率分别为 59.2%、44.2% 和 39.7%、22.4%。Sasako 教授早在 1995 年即提出胃周淋巴结清扫的治疗指数的概念：治疗指数 = 该组淋巴结转移率 × 该组淋巴结阳性患者的 5 年生存率。Sasako 教授的数据显示，第 14v 组淋巴结的治疗指数为 2.1，而第 1 组和第 12a 组淋巴结的治疗指数分别为 1.7 和 2.7。Tokunaha 等在 2009 年报道，第 14v 组淋巴结的治疗指数为 5.39，同一组病例第 5 组淋巴结的治疗指数是 5.93。因此，第 14v 组淋巴结清扫对特定患者具有与其他组淋巴结同等的意义。我们设计了随机对照多中心临床研究，计划入组 510 例Ⅲ期远端胃癌病例，囊括全国 10 个中心，预期 3 年生存率提高 15%（图 3-86）。另有作者认为，第 6 组淋巴结的转移状态对判断第 14v 组淋巴结是否转移可以提供参考。Noh 教授发表在 2011 年英国外科杂志文章，总结了 1991—1995 年 1 104 例清扫第 14v 组淋巴结的病例，结果发现，无论肿瘤的病理分期如何，一旦第 14v 组淋巴结（+），患者预后极差（图 3-87）。故 Noh 教授认为，根据他们的数据，第 14v 组淋巴结转移可以视同 M_1。因此，在实际工作中应该根据患者具体情况以及术者经验，决定是否进行第 14v 组淋巴结清扫。

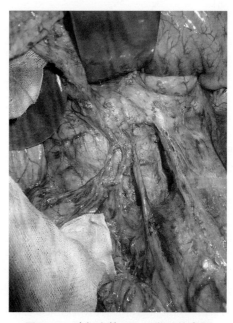

图 3-86　清扫完第 14v 组淋巴结术野

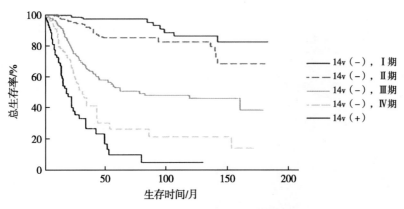

图 3-87　肿瘤分期及第 14v 组淋巴结转移状况与预后

四、第13组淋巴结清扫的必要性

新版日本《胃癌治疗指南》同样将第 13 组淋巴结转移定义为远处转移（M$_1$），不再属于标准根治性淋巴结清扫范围，但是同时建议如果肿瘤侵犯十二指肠，建议常规清扫第 13 组淋巴结。日本学者 Tokunaga 发表的研究表明，与未侵犯十二指肠的病例比较，远端胃癌一旦肿瘤侵犯十二指肠，患者 5 年生存率显著下降（68.5% vs. 50.1%，P=0.000 2）。天津市肿瘤医院的研究显示，胃远端癌第 13 组淋巴结的转移率为 9%，远高于我们的想象。对于 TNM Ⅱ～Ⅲ期胃远端癌而言，清扫第 13 组淋巴结可以显著提高患者 5 年生存率（图 3-88）。

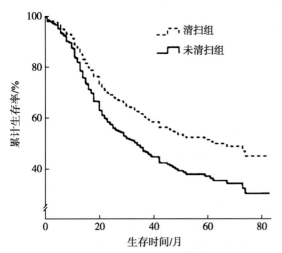

图 3-88　第 13 组淋巴结清扫组与未清扫组中 TNM Ⅱ～Ⅲ期胃远端癌患者生存曲线（P=0.046）

五、标准胃癌根治术

随着荷兰临床研究 15 年随访结果的发表，东西方学者首次在标准胃癌根治术（D2）上达成了共识：欧洲（ESMO）与美国（NCCN）在 2011 年同时推荐，将 D2 作为有经验医疗中心进展期胃癌的标准术式。天津市肿瘤医院的数据表明，与仅清扫胃周淋巴结的病例比较，采取标准根治术（D2）可以明显提高进展期胃癌患者生存率（图 3-89）。D2

根治术的推广，在过去 20 年显著提高了胃癌患者 5 年生存率，这种变化也出现在亚洲以外的国家。根据英国近年的经验，胃癌术后 5 年生存率在这个期间由 15% 增加到41%，根治性切除由 33% 增加到 73%。Hartgrink 的研究显示，N$_2$ 期胃癌 D2 淋巴结清扫对提高生存率有明显的正面作用，D2 根治术可以明显改善Ⅱ及ⅢA 期胃癌患者预后。近年来越来越多西方学者支持 D2 作为进展期胃癌标准根治术。手术并发症主要与术者的经验相关，且随着术者经验积累而逐步下降。

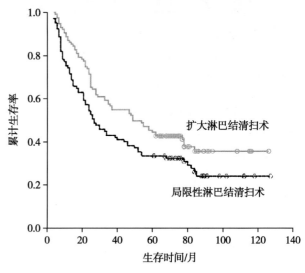

图 3-89　淋巴结清扫范围与预后（P=0.023）

近年来研究还显示，D2 根治术中，随着淋巴结清扫数目的增加，患者的生存率亦有所增加。Huang 等研究了 211 例行 D2 根治术且无淋巴结转移的胃癌患者，结果发现，总的 5 年生存率为 82.2%；相同浸润深度的胃癌，淋巴结清除数目越多，生存率越高，T$_{1～2}$ 期淋巴结清除数在 15 枚以上、T$_{3～4}$ 期淋巴结清除数在 20 枚以上的患者有显著的生存优势，淋巴结清除数目是独立预后因素。天津市肿瘤医院的研究中也显示，虽然没有统计学意义，D2 根治术中仍然可以看到淋巴结清扫数在 20 枚以上的患者生存较 20 个以下者为优。Noh 教授的团队发表在 Cancer 上的论文，回顾分析了 1987—2007 年接受 R0 手术 10 010 例胃癌病例的预后，将所有病例分为检出淋巴结≤15枚（不足组）和>16枚（满足组）两组。根据新版TNM分期，$T_1N_0M_0$病例中，无论是T_1病例（不足组203例，满足组4 075例），还是N_0病例（不足组257例，满足组5 439例），远期生存率均有显著的统计学差异（$P<0.001$；$P=0.01$）。研究证实，即使是早期胃癌，淋巴结清扫数目未达到16枚，仍不能正确预测患者的预后。

新版日本《胃癌治疗指南》基于已有的淋巴结转移率及清扫效果相关的数据，将淋巴结清扫范围定义为D1/D2，根据不同的胃切除术式规定系统的淋巴结清扫范围，对于超范围的清扫及清扫不足的情况，应采用如下方法记录，如D1+ 第8a组淋巴结清扫、D2+ 第10组淋巴结清扫等。全胃切除术D2是指D1+ 第8a、9、10、11、12a组淋巴结清扫；远端胃切除术D2是指D1+ 第8a、9、11p、12a组淋巴结清扫；近端胃切除术D2是指D1+ 第8a、9、10、11组淋巴结清扫；另外，对于食管浸润癌的全胃切除术和近端胃切除术D1需追加第20组淋巴结清扫，D2需追加第19、20、110、111组淋巴结清扫。T_2期以上肿瘤，原则上应进行D2清扫术。此外，由于既往大量临床研究显示第7淋巴结具有很高的转移频率，因此在新标准中，将其纳入D1清扫范围。对于胃下部癌，从本版开始第14v组淋巴结不再包含于区域淋巴结。因此，确诊第14v组淋巴结转移的情况应记录为M_1。但是第14v组淋巴结转移的患者中长期生存的并不少见，因此不能否认本组淋巴结的清扫效果。清扫了第14v组淋巴结的情况可记录为"D2+ 第14v组淋巴结清扫"以备将来分析。

六、扩大胃癌根治术

对于进展期胃癌，D2胃癌根治术作为标准的手术方式，已获得广泛的认同与普及；胃癌扩大根治术是否能够使部分胃癌患者的生存率进一步提高，以及扩大胃癌根治术的适应证和并发症，仍需要进一步探讨。

目前扩大淋巴结清扫的适应证为：①肿瘤浸润胃浆膜或侵及周围脏器，但无肝脏、腹膜等远处转移者；②皮革样胃；③第2组淋巴结阳性，尤其第3组淋巴结阳性者；④术者具有实施D2、D3根治术的熟练技能；⑤患者一般情况能承受D3以上手术，年龄宜限制在70岁以内，以保证手术安全。

Yoshikawa等研究发现，进展期胃癌患者N_1(+)者腹主动脉旁淋巴结转移为1%，N_2(+)者为20%，N_3(+)者为43%，而Ⅲa期为9%，Ⅲb期为19%，Ⅳ期为56%，并认为行D2手术加腹主动脉旁淋巴结清扫可以更准确地判断淋巴结转移情况，同时有利于提高预后。来自我国台湾吴秋文教授主持的前瞻性随机对照研究发现，D3手术较D1手术可以显著改善胃癌患者的预后。詹文华教授的研究表明，对73例进展期胃癌在D2或D3胃癌根治术的基础上进行腹主动脉旁淋巴结清扫（para-aortic nodal dissection，PAND），其平均生存期为（56±3）个月，而非PAND组85例仅（42±4）个月，中位生存期分别为（62±6）个月与（29±3）个月（$P<0.01$）。Takashi等的研究发现，对于那些具有高度淋巴结转移可能的特殊部位的病例，选择性进行腹主动脉旁淋巴结清扫不失为进展期胃癌的治疗策略之一。因此我们提倡，在进展期胃癌手术中常规探查第16组淋巴结，如发现肿大，应予以切除，避免将转移淋巴结残留在局部。有经验的外科医师进行扩大淋巴结清除术，并不会增加并发症和死亡率。

七、淋巴结新分期的临床应用价值

天津市肿瘤医院此前的研究发现，虽然第6版TNM分期和JCGC N分期均能在一定程度上预测不同N分期胃癌患者的预后情况，但是也都有其不足之处，与近期的多数研究相同，天津市肿瘤医院的研究证实，由于胃癌手术清除的淋巴结个数的差异，淋巴结转移率成为预测患者预后的方法之一。另外，现有的TNM分期中，将淋巴结外软组织阳性（EM）按照淋巴结转移处理，天津市肿瘤医院的研究显示EM是胃癌的独立预后因素，EM应该是一种介于淋巴结转移与腹膜种植之间的转移形式。Etoh的研究也表明，随着EM数的增加，胃癌患者5年生存率迅速下降，而不是表现为线性关系，相对于淋巴结转移来说，EM这种转移方式可能更类似于腹膜种植；但胃癌腹膜种植的患者几乎没有治愈的可能，而EM的胃癌患者中有长期生存者，这一点又有别于腹膜种植。因此认为，EM与肿瘤进展和预后不良明显相关，应包含在TNM分期中。

新版TNM N分期的临床应用价值有待大量的临床验证。第8届世界胃癌大会上，来自日本和法国的临床研究均未能证实新版N分期的临床应用价值。由于我们前期的研究未能证实第6版UICC N分期和第13版JCGC N分期的临床价值，因此我们制定了改良的N分期：N_1为1~4个；N_2为5~8个；$N_3≥9$个。采取该N分期法，我们的资料显示能够很好地预测患者预后。最近我们总结了一组456例患者的临床病例资料，验证新版N分期的临床价值。术中清扫的平均淋巴结数为26.75。结果发现，新版N分期有很好的临床预测价值（图3-90），而第5、6版N分期N_2和N_3生存曲线发生重叠。

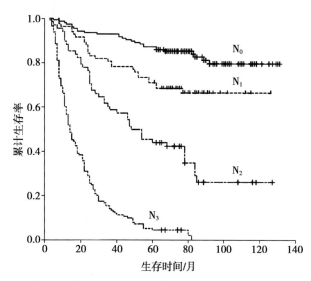

图3-90　第7版TNM N分期可以较好地反映患者预后

我们最近的研究还发现,根据患者检出的阴性淋巴结数同样可以很好地判断患者预后。分层分析发现,9 个以下阴性淋巴结患者中所有患者淋巴结转移率均在 40% 以上,因此预后差;而阴性淋巴结数超过 15 个的病例中 2/3 的病例无淋巴结转移,因此预后好(图3-91)。

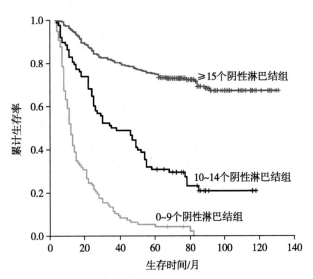

图 3-91 阴性淋巴结数目与预后的关系

≥15 个阴性淋巴结组与 10~14 个阴性淋巴结组比较,$P<0.001$;10~14 个阴性淋巴结组与 0~9 个阴性淋巴结组比较,$P<0.001$。

八、国际胃癌学会胃癌分期项目

UICC 第 7 版 TNM 分期委员会所采用的主要是来自其成员国欧洲、美国的食管癌数据,以及来自日本和韩国的胃癌数据。因此,该分期并不能反映全球胃癌病例的真实情况。日本胃癌学会建议国际胃癌学会成立特别项目组,收集全球胃癌病例数据,2011 年 4 月在首尔举办的第 9 届国际胃癌大会期间,国际胃癌学会理事会讨论了该项目的实施细节,Sano 教授被任命为该项目主要研究者(PI)。计划从全球 23 个国家的 55 个研究所(医院)共收集采取根治手术并有 5 年完整随访资料的 25 000 例胃癌病例。其中,日本 15 个研究所(医院)提供 10 000 例;韩国 10 个研究所(医院)提供 10 000 例;其他 21 个国家的 30 个研究所(医院)提供 5 000 例。天津市肿瘤医院 250 例进行标准 D2 手术,有完整 5 年随访数据的病例资料已经纳入该研究。该项目完成后,将为新版 TNM 分期提供客观依据,使胃癌 TNM 分期具有真正意义上的国际化,为在国际间横向比较疗效、开展国际合作、交流提供平台。

(梁 寒)

第 9 节 胃癌治疗

一、胃癌的 MDT 诊疗模式

胃癌在我国是常见的消化道恶性肿瘤,大部分胃癌患者发现时已属于进展期甚至晚期,手术切除率低,尤其获得根治性切除的比例更少。近年来,随着人们对肿瘤生物学行为认识的提高,胃癌的治疗模式从单一的手术进入以围手术期多学科协作(multi-disciplinary team, MDT)的新治疗模式。

(一)MDT 的定义及组成

国外对 MDT 的定义为"能够独立为某一特定患者提供诊治意见的不同专业专家在特定时间(可在同一地点、通过电视或电话会议形式)共同讨论该患者诊治方向"。该模式把具有各专业知识、技能和经验的专家聚集在一起,以患者为中心,为患者提供高质量的诊断和治疗意见与建议。该模式已经得到国内专家的认可,多位专家对该模式的组织和实施提出了系列意见和建议。MDT 是实现肿瘤个体化综合治疗的有效形式,其基本组成包括肿瘤外科医师、肿瘤内科医师、肿瘤放疗科医师、病理科医师、放射科医师、肿瘤基础研究人员(肿瘤生物学和分子生物学)、研究护士、社会工作者等,甚至有人提出需要更多的参与者,诸如心理学家、物理治疗和语言治疗专家等,根据患者的身心状况、肿瘤的具体部位、病理类型、临床分期和发展趋向,结合细胞分子生物学的改变,有计划地、合理地应用各种治疗手段对肿瘤进行治疗。

(二)MDT 的背景与现状

MDT 概念提出已经有 10 余年时间,它是将多个相关学科组织起来,针对某一种疾病,共同制定治疗计划,并不断跟踪与修正,力求达到最佳治疗效果。它在肿瘤等相关疾病的治疗中起到了越来越重要的作用。早在 1994 年,Junor 在回顾 533 例卵巢癌的患者资料时,发现影响患者 5 年生存率的因素是患者首次就诊是否为妇产科专家、手术是否为妇产科专家实施、是否进行多学科小组讨论等,故提出该研究最重要的发现是多学科小组讨论可以影响患者预后。结直肠癌治疗专家 Heald 在提出全直肠系膜切除术(TME)概念后,一直积极倡导结直肠癌 MDT 工作模式。日本学者在进行 RTOG9904 号研究时提出多学科联合治疗(combined modality therapy, CMT)的概念,发现 CMT 有利于改善胃癌预后,而 MDT 是实现 CMT 的前提。在 2007 年版胃癌 NCCN 指南中,明确提出胃癌 CMT 的原则。目前,许多恶性肿瘤如乳腺癌、肝癌、前列腺癌、直肠癌、胃癌、肺癌等的治疗模式都发生了根本的变化,大量循证医学证据证明,在这些实体肿瘤的治疗中,除外科手术以外,术前和术后的多种辅助治疗方法是提高其疗效的重要手段。美国、英国、法国等国家一些重要的肿瘤治疗中心均建立了 MDT 工作模式,在胃癌和结直肠癌 NCCN 指南中均提出 MDT 会议的工作模式。我国目前已有多家医院开展 MDT,但是距离国外成熟的 MDT 还相差较远,尚处于 MDT 开展的初级阶段。

(三)胃癌 MDT 形成的条件

首先是临床医师对肿瘤治疗规范的学习和再认识。临床多学科的治疗需要一大批了解肿瘤综合治疗理念的临床医师,包括肿瘤外科、内科、放射科、临床病理科以及护士等。

1. 单纯的学术讨论与研讨　多学科的医师对某一种肿瘤的治疗存在共同的兴趣,从开展学术研讨开始,共同针对病例发表自己的学术观点。随着多学科的学术碰撞,MDT 的雏形就已经形成。

2. 从学术交流到不定期的病例讨论　随着单纯的学术交流,各学科医师们从病例讨论中感受到益处,自觉地结合并开展不定期的病例讨论。此时的病例讨论已经是临床医师们合作的实质阶段。临床医师们已经从对多学科病例讨论,发展到自觉地形成了多学科团队。

3. 制度化的工作模式　发展到此时,需要医院的行政领导对 MDT 模式给予充分的支持和引导,并加以制度化的规范。同时,提供空间、时间以及各种物质上的保障,使这种工作模式得到巩固和发展。这样,一个符合现代肿瘤治疗理念的新的医疗工作模式就形成了。

（四）胃癌MDT的工作流程

胃癌 MDT 的工作流程是患者经首诊医师拟诊为胃癌后,将患者被推荐到胃癌的 MDT 专业组。MDT 根据分期的要求,进行相关的实验室检查和特殊检查。在明确患者分期后,按照临床治疗指南或临床研究方案,结合患者的个体情况,制定治疗计划。

（五）胃癌MDT的优点

这种工作模式的优点在于,MDT 中不同专科的医师均为长期从事胃癌专业研究的专家,对胃癌的研究能够跟踪国际上最新的研究进展,其诊治水平处于同行中的最高层次。经过多学科会诊和讨论,根据大家共同接受的治疗原则和临床指南,MDT 可以做出适合具体患者的最佳治疗方案。通过具体病例会诊和讨论,MDT 进一步促进不同学科间的交流,增进对不同学科的了解,使大家对肿瘤学知识有一个较为全面的认识,保障最佳治疗方案的实施。另外,MDT 的功能并不仅局限于制定临床治疗方案,还具有设计和实施临床试验、开展基础研究、将基础研究成果向临床应用转化等功能。

（六）胃癌MDT的意义

胃癌诊断方面,MDT 会议可以提高早期诊断率,而准确的诊断对于选择患者的治疗方案有着至关重要的作用。准确的术前及术后分期能够提高患者的治疗效果。Davies 等发现,通过使用 MDT 最终的临床分期,只有 2% 的患者达不到治疗标准,这大大改善了诊断准确性,从而保证了最大数量的患者能够得到正确的治疗决策。

胃癌治疗方面,MDT 是 CMT 的基础和前提,MDT 作出正确的诊断和分期,是合理开展治疗的前提,合理的个体化 CMT 方案只有通过 MDT 会议才能得出。对可切除胃癌,目前仍首选标准根治性手术切除,同时围手术期合理的综合治疗已是当前胃癌 MDT 的关注焦点。微创手术治疗也是胃癌 MDT 模式的争论和探索热点之一。胃癌的治疗决策需建立在准确的术前及术后分期基础上,也需要肿瘤外科、肿瘤内科、消化内科、影像科及病理科 5 个 MDT 核心成员的有效协作,最终采取合理的决策。尽管有各种各样的指南和临床路径可以作为参考,但是临床上每个病例都有特殊性,每位患者的价值观、心理承受能力和所处

社会环境均不同,因而需根据具体情况,制订个体化的治疗方案。外科专家提出手术治疗方面的建议,肿瘤内科专家提出化疗方面的意见,放射治疗专家提出放疗方面的看法,还有营养专家、生物治疗专家等均从各自的专业所长提出合理的建议,最终制订出合理的方案。

胃癌患者随访方面,MDT 会议不仅可以及时发现复发和转移病灶,而且可以治疗患者术后出现的一些疑难杂症,指导患者生活和饮食,促使患者定期复查和随诊,从而促进患者康复,改善患者预后。

MDT 会议不仅可以在以上方面为患者提供更好的服务,而且有利于 MDT 成员的再教育和技术水平的提高,有利于改善医患关系、降低医疗风险。有学者提出,培养肿瘤专科医师,希望这些医师不仅是肿瘤专科医师,而且是肿瘤全科医师,掌握肿瘤相关多方面的知识。医学是不断发展的学科,医师是终身学习的职业,让任何一个医师既要知识广博又要专业精湛,这难以达到。MDT 可以通过一个个疑难病例的讨论,提高与会专家的诊疗水平。

（七）胃癌MDT面临的问题

尽管 MDT 模式已获得公认,然而即使在 MDT 模式开展普遍的发达国家,执行起来仍存在种种障碍。首先,参加讨论的研究病例中复治患者较多,而实际上肿瘤患者初次治疗时的 MDT 讨论对患者最有意义,究其原因,主要是多学科治疗理念尚未在国内肿瘤科医师中普及,因此大部分患者错过治疗前的 MDT 讨论,而是在治疗后出现难以解决的问题时才考虑进行 MDT,此时患者往往已失去了多学科治疗的机会,于事无补。其次,在决策的执行方面MDT 决策完全执行率较低,这里分析原因有:①患者依从性欠佳(经济原因、治疗接受程度等);②MDT 后执行前出现某些新的病情变化,导致临床医师难以执行,如拟手术患者发现新发病灶等情况;③团队成员对某些问题尚难以达成一致,因此执行决策存在分歧;④执行决策过程中出现病情变化,难以继续进行;⑤病例资料提供不足也会影响 MDT 专家的判断。因此提示在 MDT 讨论时需要尽量提供完整的病例资料,包括对病史的充分采集、详细的身体检查描述、全套的影像学和化验资料等,还要对患者的治疗意愿充分了解,这样才能提高 MDT 的效率,充分发挥MDT 作用。另外,在数据整理过程中发现相当一部分记录的病例资料缺失严重,后期随访难度大,相当一部分门诊患者经 MDT 讨论后难以联系,导致数据分析缺失。

天津市肿瘤医院自 2012 年开展定期、相对固定人员的胃癌 MDT 病例讨论,参加人员包括胃肠肿瘤外科、消化肿瘤内科、放疗科、医学影像科、病理科专家,以及护士长和MDT 医学秘书。每 2 周一次,讨论的病例包括初治、经治相对比较复杂的门诊及住院病例。现在医院已经根据学科要求设立了胃癌联合门诊,有需求的门诊患者可以挂胃癌联合门诊号预约。讨论以幻灯形式详细介绍病例的诊治经过以及需要解决的问题,每位参加讨论的医师均发表意见,讨论过程有录音,最后形成讨论结果,参会专家签字。

最新出版的美国医学会杂志外科学子刊上刊登了由来自 6 个国家的 16 名临床医师组成的 MDT 团队就胃癌多学

科综合治疗的专家组意见,目的是确定胃腺癌的优化治疗策略,评估的干预措施包括胃切除术、围手术期化疗、辅助放化疗、内镜检查及最佳支持治疗。结果显示,对于 T_1N_0 期胃癌患者,仅予以手术治疗是恰当的,而对于 T_2N_0 期患者专家组无法达成仅予以手术治疗的一致意见,认为无主要症状的 $T_{1\sim2}N_{2\sim3}$ 或 $T_{3\sim4}$ 期胃腺癌患者予以围手术期化疗是恰当的。对于 $T_{1\sim2}N_{1\sim3}$ 或 $T_{3\sim4}$ 期近端胃腺癌,选择术后放化疗是恰当的;对于 $T_{1\sim2}N_{2\sim3}$ 或 $T_{3\sim4}$ 期远端胃腺癌,则必须进行术后辅助放化疗。专家组认为,经内镜切除的患者,定期内镜复查是恰当的。研究表明,有望得到治愈的胃腺癌患者应该考虑进行多学科综合治疗,对于不可切除的患者,仅对大出血或梗阻病例采取手术治疗。

MDT 是胃癌最佳的诊疗模式,这在国内外已经得到公认。但是由于我国 MDT 起步较晚,大多数医师还没有认识到 MDT 的重要性,故目前仍面临着许多的困难,但是我们应坚定信心,继续努力尝试和开展 MDT 讨论,这对我国胃癌的诊治将起到积极的作用。

(薛　强　梁　寒)

二、早期胃癌的内镜治疗

(一)早期胃癌内镜下切除

外科根治术 + 淋巴结清扫曾经被认为是胃癌乃至早期胃癌的唯一可能治愈的标准治疗方法。但是大量对于根治术后的胃癌病理标本研究显示,早期胃癌淋巴结转移率低,淋巴结清扫对于大部分 EGC 都是不必要的。1984 年,内镜下黏膜切除术(endoscopic mucosal resection,EMR)首次报道用于 ECG 的治疗,当时称为剥离活检术(strip biopsy),开辟了内镜下治疗 EGC 的时代。EMR 在日本制定的第 2 版《胃癌处理指南》中业已作为标准治疗方法载入。近 20 年来,在国内外 EMR 被广泛应用于 EGC 的治疗,其经历了吸引活检法、电圈套器切除法、块状活检法、大块黏膜活检法及剥脱活检法(strip biopsy)等不同时代,于 1988 年被正式命名为 EMR,用于切除 EGC 和癌前病变,与外科手术相比,其治疗效果无差异。EMR 的适应证为:病灶直径 <2cm 的黏膜内癌;高分化腺癌;表面未形成溃疡的凹陷型病变。Gotoda 等研究提示,对于无淋巴结转移的下述胃癌(表面无溃疡、糜烂的分化型黏膜内癌,表面有溃疡、糜烂的直径 <3cm 的分化型癌,以及表面无溃疡、糜烂的直径 <2cm 的未分化型癌),可以采用 EMR 治疗。

EMR 的具体操作方法有 4 种:①大块活检法(SB):此法简单、方便、较为安全,但其缺点是病变切除的面积相对较小;②双腔内镜法(EDSP):该方法需要助手 2 名,以及熟练的双腔内镜操作;③帽吸引式法(EMRC):需要在胃镜的最前端安装一个特殊的透明帽,不同大小的胃镜前端和病变范围需要不同形状和规格的透明帽,操作时圈套器需准确地被安装在透明帽前端的卡槽内;④结扎式 EMR 法(EMRL):该技术较为简单方便,只需要 1 名助手,但需要一个常规用于食管静脉曲张套扎的圈套器,治疗时应在常规单孔道胃镜的前端安装套扎器。

EMR 治疗充分体现微创治疗的优越性,黏膜内癌术后

5 年生存率达 95% 以上,与外科手术疗效相似。但其对于直径 <2cm 的病变,仅 65%~93% 能一次性整块切除,而对于肿瘤直径 ≥2cm 的病灶,难以一次性整块切除,只能行分块切除病灶,EMR 治疗无法获得完整的病理学诊断资料,病变局部也往往容易复发。

近年来,日本国立癌症研究中心切除的早期癌的临床病理学资料经回顾分析,发现以下几种类型早期癌存在淋巴结转移的可能性很小,包括直径 ≥3cm、有溃疡性病变的分化型黏膜内癌,直径 ≥2cm、无溃疡性变化的未分化型黏膜内癌,以及直径 ≥3cm、分化型 SM 微小浸润(<500μm)癌。20 世纪 90 年代,日本学者总结 EMR 的治疗经验,开发出较新的内镜器械(如 IT 刀或 Hook 刀),发展形成内镜下黏膜剥离术(endoscopic submucosal dissection,ESD),从而可以整块一次性剥离病变黏膜,使上述早期胃癌患者得以内镜下治疗。ESD 与 EMR 操作相比,治疗适应证范围在 EMR 基础上得以扩大,对于直径 >2cm 以上的早癌病灶可以一次性整块切除,较高的整块切除率可达到治愈的目的,并降低病灶的残留及复发率。

ESD 技术是指染色剂将病灶标记,局部黏膜下注射分离黏膜层与固有肌层,然后用尖端绝缘刀(IT 刀或 Hook 刀)等沿标记外切开,黏膜下完整剥离病变。ESD 的操作要点是:确定病变边缘并标记;于病灶外侧缘行多点黏膜下注射,注射液为 5ml 靛胭脂 +1ml 肾上腺素 +100ml 生理盐水混合配成的混合液或透明质酸钠等溶液;预切开病变外侧缘黏膜,从而将病灶充分显露;借助各种器械进行病灶的黏膜下切除,目前常用的切除器械有针型刀、IT 刀、Hook 刀以及 Flex 刀等。使用以上任何一种刀具时,须始终保持黏膜下层剥离病灶,这是治疗成功的关键(图 3-92)。

根据近年来的大宗病例回顾分析,日本 2010 年第 3 版《胃癌处理指南》中明确提出内镜下切除在早期胃癌的适应证,主要包括:①绝对适应证:黏膜内癌、直径 ≤2cm、无溃疡的分化型癌;②扩大适应证:黏膜内癌、直径 >2cm、无溃疡的分化型癌,黏膜内癌、直径 ≤3cm、溃疡存在的分化型癌,黏膜内癌、直径 ≤2cm、溃疡存在的未分化型癌。

内镜下治疗早期胃癌是否达到治愈性切除,主要依据术后标本的病理分析。内镜切除病灶应当完全展平后固定于泡沫板上,四周以大头针固定,测量及记录标本大小后,浸泡于 10% 的甲醛溶液中。而后,以平行的方式、2mm 的间隔进行组织病理学检查。病理分析主要包括:切除标本的边缘、基底是否存在肿瘤细胞浸润;脉管系统是否存在浸润;肿瘤细胞如果侵入黏膜下层,应当进一步精确测量浸润的深度。2010 年日本《胃癌处理指南》中明确提出治愈性切除的病理学标准,是指切除术后标本为黏膜内癌、直径 ≤2cm、无溃疡的分化型癌,同时边缘、基底阴性,脉管系统无浸润,整块切除;扩大适应证的治愈性切除病理学标准为边缘、基底阴性,脉管系统无浸润,整块切除,以及黏膜内癌、直径 >2cm、无溃疡的分化型癌,黏膜内癌、直径 ≤3cm、溃疡存在的分化型癌,黏膜内癌、直径 ≤2cm、溃疡存在的未分化型癌,黏膜下浸润 <500μm、直径 ≤3cm 的分化型癌。

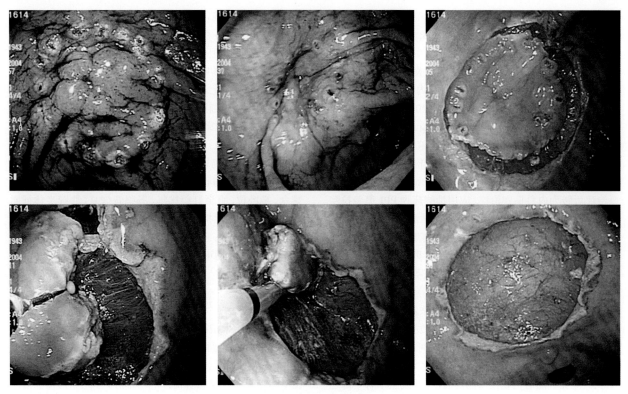

图 3-92　ESD 技术

（二）早期胃癌内镜下切除的并发症及处理

内镜下黏膜切除术和内镜下黏膜剥离术是内镜治疗早期胃癌的主要方法，据报道因相关并发症而行急诊手术的发生率为 0.7%，目前尚未见相关死亡病理报道。

1. 腹痛　腹痛是内镜下黏膜剥离术后典型症状，常为轻、中度，主要治疗为口服常规剂量的质子泵抑制剂（PPI），2 次 /d，共 8 周。术后第 1 天禁食，第 2 天进全流质，然后连续 3 天进软食。

2. 出血　出血发生率为 7%，是最常见的并发症，多为少量出血，出血量大、需输血者仅占 6%。出血分为术中出血和延迟性出血。

（1）术中出血：

1）预防：术中出血多由操作中触及黏膜下血管所致。因此，操作中的预防措施对于术中出血是极为必要的，包括黏膜下注射液加入肾上腺素收缩血管，术中对于可疑血管部位利用热活检钳提前进行钳夹结扎处理，也可以术前肌内注射蛇毒血凝酶等药物预防出血等。术后常规服用口服常规剂量的质子泵抑制剂（PPI），2 次 /d，共 8 周。术后第 1 天禁食，第 2 天进全流质，然后第 3 天进软食。

2）诊断：由于在内镜直视下，术中出血诊断并无困难，内镜下观察到持续的溢血和 / 或渗血即可诊断。

3）处理：此种出血应当以内镜下止血为主要处理手段，止血时应当注意仔细观察出血部位，可以采用带有附送水功能的内镜进行喷水冲洗观察，可有更好的视野以及更为确切的止血效果。发现出血部位后，内镜下止血的方法有喷洒或用注射针于出血点注射肾上腺素生理盐水、钛夹夹闭出血点、内镜下氩离子凝固或电灼等。可以根据情况，选择最佳的止血方法。对于少量渗血，内镜下喷洒注射肾上腺素生理盐水即可有效，而大量的渗血则可酌情选用注射针于出血点注射肾上腺素生理盐水、钛夹夹闭出血点、内镜下氩离子凝固或电灼等措施止血。

（2）延迟性出血（术后 30 天内消化道出血）：

1）诊断：患者有呕血、黑便或晕厥等症状（一般出血量 >50～70ml 即可出现柏油样便，胃内储血量 >250～3 000ml 即可出现呕血），并伴有血压下降大于 20mmHg，或脉搏增快 >20 次 /min。实验室检查显示，早期血象可无变化，若出血持续 3～4 天，则出现外周血细胞计数、血红蛋白、血细胞比容持续降低等贫血表现。若发现血红蛋白下降 >20g/L，则高度怀疑有延迟性出血，加之临床呕血、黑便等症状即可确诊；患者可有高氮质血症，检测血尿素氮的变化是判定出血是否停止的一项有用指标。胃镜检查是诊断上消化道出血重要的方法之一，可在出血后 24～48 小时内行紧急胃镜检查，以确定食管、胃或十二指肠有无出血性病变，其阳性率可达 95%。

诊断为延迟性出血后，首先进行失血量的判定。一般出血量在 1 000ml 以上或血容量减少 20% 以上，为大量出血。常伴有急性循环衰竭，需输血纠正。可表现为显性出血（呕血、黑便，不伴循环衰竭）和隐性出血（大便潜血试验阳性）。血压和心率是关键指标，需进行动态观察，综合其他相关指标加以判断。如果患者由平卧位改为坐位时出现血压下降（下降幅度 >15～20mmHg）、心率加快（上升幅度 >10 次 /min），已提示血容量明显不足，是紧急输血的指征。如收缩压 <90mmHg、心率 >120 次 /min，伴有面色苍白、四肢湿冷、烦躁不安或神志不清，则进入休克状态，属严重大量出血,需积极抢救。

2)处理:确诊为延迟性出血后应在 24～48 小时内进行急诊内镜检查,内镜检查是延迟性出血最有效的治疗手段,检查同时备好止血药物和器械,相关处理方法参见前述内镜止血方法。对于大量失血、有内镜检查禁忌证的患者,则不宜做此项检查。如心率>120 次 /min、收缩压<90mmHg 或较基础血压下降>30mmHg、血红蛋白<50g/L等,此类患者应建立快速静脉通道补液或血浆纠正循环衰竭,血红蛋白上升至 70g/L 后再进行检查。危重患者内镜检查时,应进行血氧饱和度和心电、血压监护。内镜止血治疗后转为内科保守治疗,应用抑酸药物 PPI 奥美拉唑80mg 静脉推注,以后 8mg/h,持续静脉滴注 72 小时。生长抑素(思他宁)250μg 在 3～5 分钟内静脉推注,然后以250μg/h 的滴速,持续静脉滴注 3 天,以巩固疗效。必要时可加用止血药物蛇毒血凝酶或酚磺乙胺等。除了止血药物外,还可以根据需要使用思他宁等药物。

3)手术指征:经上述多种治疗方法治疗 12 小时内不能止血,或止血后又复出血,内镜检查发现溃疡底有暴露大血管出血或较为严重的动脉出血,可考虑行外科手术治疗。

3. 穿孔　随着内镜技术的发展,穿孔发生率有下降趋势,目前约为 0.3‰。发生穿孔的高危因素有:病变位于胃体中、上部,合并溃疡形成及肿瘤直径≥3mm。

(1)术中穿孔:

1)诊断:当发生术中穿孔时,内镜下直观表现为胃壁塌陷,黏膜皱襞皱缩,内镜下充气无法将胃壁充开,当发生此类情况时应高度怀疑术中穿孔。详细检查手术创面有无瘘口,观察是否有皮下气肿出现。如内镜下能够观察到胃壁外大网膜或胃壁外脏器,可更加肯定穿孔的发生。有条件者可拍摄患者左侧卧位 X 线片,观察是否有腹部游离气体出现,以便及时确诊。

2)治疗:以内镜下处理为主。发现术中穿孔后,应立即充分吸引胃腔内气体,并以止血夹封闭穿孔,当穿孔较大时可利用大网膜将其封闭。由于术前患者大多禁食或进行过肠道准备,穿孔所致的腹膜炎体征往往较轻,金属夹缝合穿孔后气腹可以很快得以控制,保守治疗一般均能成功。

3)术后治疗:监测血压、血氧饱和度和心电图等重要生命体征;术后持续胃肠减压;严重穿孔时气腹可能导致腹腔间隔室综合征(ACS),从而引起呼吸功能受损和休克等,因此当腹腔内高压时,应使用 14G 穿刺针在腹部 B 超引导下行腹腔穿刺抽气减压;由于术前禁食及胃酸的抗菌作用,胃腔内相对为无菌状态,因此穿孔封闭后,只需预防性静脉使用抗生素 2 天。

(2)术后迟发性穿孔:

1)诊断:内镜下黏膜剥离术后迟发性穿孔更为少见。溃疡穿孔根据其临床表现分为 3 种类型,即急性、亚急性和慢性。穿孔的类型主要取决于切除的部位。如胃的前壁或上、下缘溃疡,容易发生急性穿孔。急性穿孔可表现为较典型的穿孔症状,穿孔前溃疡症状常为加重,突发上腹部

剧烈、持续的疼痛,并迅速蔓延至全腹,可伴有恶心、呕吐或合并休克表现;腹肌紧张、强直、呈板样硬(但老年人腹肌松弛,故肌强直不明显),有明显压痛及反跳痛;肝浊音区缩小或消失;肠鸣音减弱或消失;直肠指检示右侧有压痛。慢性穿孔则上述症状不明显。实验室检查示血液白细胞总数及中性粒细胞计数增高。X 线检查示膈下游离气体存在,B 超及腹腔穿刺可发现腹腔积液,即可明确诊断。

2)处理:术后迟发性穿孔往往是微小穿孔,极少出现大的穿孔,主要仍以内科保守治疗为主,措施包括监测血压、血氧饱和度和心电图等重要生命体征;持续胃肠减压、禁食、半卧位,直至肛门排气,肠鸣音恢复,腹膜炎体征明显减轻为止;应用抑制胃酸分泌的药物;维持水、电解质平衡及静脉高营养;应用抗生素进行感染控制;如持续保守治疗不能有效,则可考虑急诊手术治疗。

(周德俊)

三、进展期胃癌的内镜治疗

对于无手术指征或手术后复发无法进行再次手术的进展期胃癌,可进行内镜下姑息治疗,以达到缓解症状及痛苦、提高生存质量、延长生存时间的目的。但必须指出,内镜下治疗只是全身综合治疗的一部分,单纯靠内镜下治疗可能效果较差。内镜下姑息治疗的目的主要包括肿瘤的局部治疗以及对症姑息治疗。

1. 内镜下化疗　将抗癌药物直接注射到癌组织中,可迅速达到癌组织坏死、脱落的目的。方法简单,不良反应小。常用药物为博来霉素、丝裂霉素、5-FU 等,也可选用2～3 种联合用药。注射方法同早期癌的内镜下药物注射。每周 1 次,4 周为 1 个疗程。根据病情,可重复进行。

2. 内镜下注射非特异性免疫激活剂　常用的是从溶血性链球菌制成的 OK-432 制剂,其对 T 细胞有诱导作用,对宿主巨噬细胞、NK 细胞和 LAK 细胞等起直接的免疫活化作用。巨噬细胞及杀伤 T 细胞又能诱导 IL-1 和 IL-2 等生物活性物质的产生,进一步对肿瘤细胞产生非特异性杀伤作用。内镜下 OK-432 每次注射量为 10kE(1kE 相当于干燥菌体 0.1mg),用 5ml 生理盐水稀释,每点注射 0.5～1ml,1～2 周重复 1 次。本法与内镜下化疗连用,则效果更佳。此外,肿瘤坏死因子、重组 IL-2、卡介苗等内镜下注射也有一定的疗效。

3. 内镜下热凝固疗法　即前面所述的癌组织破坏术中的微波、射频、电凝、激光及光动力学疗法等,均可用于晚期胃癌,以达到解除梗阻、减少癌灶范围、暂时缓解症状的目的。具体方法见前面所述。

4. 内镜下化疗与热凝固法联合应用　据报道,将内镜下化疗与热凝固治疗方法联合应用,疗效更佳。

5. 对症姑息治疗　对于贲门或幽门相邻部位的进展期胃癌,如果出现明显的梗阻症状,可以进行内镜下支架置入,缓解梗阻,改善患者的进食情况。以往对于幽门管及幽门部位的癌性梗阻,由于内镜下置入支架较为困难,故而多采用介入下置入支架的方式。近年来,由于支架推进器等附件的研发,临床出现可以通过内镜钳道进行释放

的消化道支架,从而大大降低了幽门支架的置入难度,得到了广泛应用。

(周德俊)

四、胃癌的腹腔镜手术

自 Kitano 于 1994 年报道首例腹腔镜胃癌手术至今,早期胃癌的腹腔镜手术已在世界范围得到广泛应用,成为胃癌手术治疗的标准术式之一。日本内镜外科学会于 2011 年发布的数据显示,1991—2007 年仅日本就有超过 15 600 例胃癌患者接受腹腔镜胃癌根治手术。在日本和韩国,由于早期胃癌发现率高达 60%,部分中心的腹腔镜胃癌手术已超过传统开放手术成为胃癌外科治疗的首选。在国内,腹腔镜胃癌手术虽开展较晚,但从最初引进到如今临床广泛应用仅用了 10 年的时间,业已形成区别于日本和韩国、有本国特色的手术路径和操作技术,更有个别中心腹腔镜胃癌手术已累计突破 2 000 例。考虑到我国早期胃癌发现率不足 10% 的现状,加之国内缺乏系统、规范的腹腔镜手术培训体系和平台,能取得今天的局面实属不易。

与传统开放手术相比,腹腔镜胃癌手术最大的优势是,在腔镜良好视野的帮助下,对手术相关解剖平面和层次可清晰与准确地辨识,保证了手术的精确性和微创性。现代高清乃至 3D 腹腔镜的应用,使开腹手术时在大视野下无法清晰和精准显示的局部解剖细节,得到了高保真和高清晰的完美显现,使胃癌手术能在前所未有的高维度的精确解剖层面进行。可以说,腹腔镜技术的引入使胃癌外科治疗的技术水平上了一个新台阶。此外,超声刀因具有良好的止血、切割、副损伤小和气化分离等特点,与腹腔镜结合后,发挥出相得益彰的效果。因此,腹腔镜手术能够实现于脉管起始部的辨识结扎和淋巴结的完整清除,与大视野下的开放手术相比,确实具有一定优势。

(一)腹腔镜胃癌根治术的分类

顾名思义,腹腔镜胃癌根治术是在腹腔镜下完成传统开腹胃癌根治手术的手术内容,包括胃切除、淋巴结清扫和消化道重建等。从手术方法上可分 3 类。

1. 腹腔镜辅助胃切除术(LAG)　这是目前腹腔镜胃癌根治手术的主流,即在腔镜下完成胃切除和淋巴结廓清后,通过腹壁 5～7cm 的小切口移除标本,并完成消化道重建。

2. 全腹腔镜下胃切除术(TLG)　在腔镜下完成胃切除、淋巴结廓清和消化道重建,然后用标本袋将标本通过腹壁其中一个 Trocar 孔移除。此法的优点在于全部操作均在腔镜下完成,避免了中转开腹,且腹壁创伤小、美观;缺点是镜下重建对器械和技术要求较高,费用也较 LAG 高,国内目前仅少数中心开展。

3. 手助腹腔镜胃切除术(HALG)　即在预计腹壁小切口处放置手助装置,术者通过手助在腔镜下完成全部手术内容。此法多为腔镜技术的初学者采用,对镜下操作技术的提高和腔镜手术团队的建设没有帮助,目前应用者较少。此外,根据胃切除范围,又可分为腹腔镜辅助远端胃切除术(LADG)、腹腔镜辅助近端胃切除术(LAPG)和腹腔镜辅助全胃切除术(LATG)。

(二)手术适应证和禁忌证

1. 适应证　根据中华医学会外科学分会腹腔镜与内镜外科学组公布的《腹腔镜胃癌手术操作指南(2007 版)》和目前普遍认可的临床共识,腹腔镜胃癌手术适应证应为肿瘤浸润深度在浆膜层以内,胃癌术前和术中分期考虑为 I、II 和 IIIa 期,且淋巴结转移范围在 D2 以内者。可作为临床探索性研究的适应证为肿瘤侵及浆膜层但浆膜受侵面积 <10cm² 者。

2. 禁忌证　①胃癌伴大面积浆膜层受侵或肿瘤直径 >10cm,或淋巴结转移灶融合并包绕重要血管和/或肿瘤与周围组织广泛浸润者;②腹部严重粘连、重度肥胖、胃癌急症手术和心、肺功能不良者为相对禁忌;③全身情况不良,虽经术前治疗仍不能纠正者;④有严重心、肺、肝、肾疾病,不能耐受手术者。

(三)基本原则

1. 根治原则　腹腔镜胃癌根治术的胃切除范围、安全切缘的选择和淋巴结清扫范围与开放胃癌根治手术完全相同。对于拟行此类手术的患者,原则上术前必须行超声内镜检查,以明确病灶的浸润深度和胃周淋巴结转移情况。对于病灶较小、术中难以确定切线位置者,可于术前在胃镜下用银夹标记,再行腹部 X 线片摄像,或于术中通过胃镜予以确认。对于不能确定的切缘,一定要在术中行快速冷冻活检。对于术中判断无法经腔镜手术达到根治的病例,应果断中转开腹,切忌为追求低中转率而影响根治手术质量。总之,在合理范围内力求根治是胃癌外科治疗的最高追求,这一原则同样适用于腹腔镜胃癌手术。

2. 无瘤原则　作为肿瘤手术的另一重要原则,无瘤原则同样适用于胃癌的腹腔镜手术,并予以足够重视。肿瘤手术的无瘤原则包括:不接触(no touch)原则、整块切除(en-bloc)原则、切口保护原则、安全切缘原则、锐性分离原则、血管处理原则、操作由远及近原则、迅速彻底止血原则、清洁术野原则等。有条件的单位可使用切口保护圈和标本袋,以防止医源性肿瘤播散种植。

(1)不接触原则:此原则在开放手术要求于探查和操作过程中,避免直接抓持、挤压和牵拉肿瘤部位,操作动作轻柔,以防止医源性的肿瘤污染和播散。在腔镜手术中,由于所有操作动作均通过无损伤手术器械完成,彻底避免了术者手与肿瘤的直接接触,只要不直接触碰和夹持肿瘤部位,不过分牵拉癌周组织,对此原则的执行无疑较开放手术更具优势。与术者相比,助手在对这一原则的贯彻执行中发挥的作用更大。

特别注意:①在不手触的情况下判断无浆膜累犯的早期胃癌病灶有时比较困难,而这又对判定胃的切缘至关重要。因此,建议对在腔镜下辨识困难的早期病灶,可于术前在胃镜下对病灶上、下缘进行标记,或于术中行胃镜下定位(即所谓的"双镜结合"),实现对癌灶部位及切缘的准确判断。②经腹部小切口移除标本时,仍应坚持经器械操作的不接触原则,减少手触挤压所致癌细胞播散的机会。

(2)整块切除原则:与开放手术相同,腔镜胃癌根治术也强调包括胃标本和所有清扫淋巴结尽量整块切除并移出的整块切除原则。最新的临床研究数据及治疗指南均支持对胃癌行 D2 以上淋巴结清扫和联合脏器切除手术并不能改善患者的长期生存，即 D2 手术为胃癌标准手术。以远端胃癌为例，清扫范围所包括的第 1、3、4、5、6、7、8a、9、11 和 12a 组淋巴结均可以通过腔镜下仔细解剖、分组清扫的办法，与远端胃标本一并切除，这在技术上完全可以实现。通过腔镜下场景转换，循自然间隙解剖及离断血管，可以使大弯侧第 4 和 6 组淋巴结为一组，小弯侧第 5 和 12a 组淋巴结为一组、第 1 和 3 组淋巴结为一组，腹腔干周围第 8、9、11 和 7 组淋巴结为一组，随标本侧完整清除。唯对全胃或近端胃病例行第 10 组淋巴结清扫，或对个别病例行扩大的第 14 组淋巴结清扫时，整块切除难以完成。解决的方法之一是在腔镜下操作的最后阶段行上述 2 个区域的淋巴结廓清，将淋巴结单独以纱布包裹或以无损伤钳夹持置于标本上，立即开腹并先行将其取出，这样既不会遗漏，也减少了术中污染的机会。

（3）切口保护原则：腹腔镜胃癌根治术对于切口的保护主要体现在 3 个方面。

1）腔镜转开腹时，一定要待腹腔内气体经 Trocar 排净后，再做腹壁切口或拔除 Trocar，以防止"烟囱效应"可能导致的切口种植。

2）行开腹操作前，最好将 12mm Trocar 穿刺孔以 7 号丝线做全层褥式缝合 1 针以关闭之，旨在减少穿刺孔种植的可能性。

3）腹壁切口的保护：经腹壁小切口将标本移出和开腹行消化道重建的过程，是整个腹腔镜辅助胃癌根治术中最容易造成切口种植的部分。使用带圆形支撑圈的切口保护膜可以很好地将腹壁各层与操作面隔离开来，有效地保护切口，防止医源性种植的发生。

（4）安全切缘原则：胃癌根治手术要求在肿瘤近端和远端保留至少 5cm 作为安全切缘。对于无浆膜累犯的小病灶，仅凭腔镜下的视觉判断有时极为困难。此时可在术中置胃镜观察指示，双镜结合进行定位标记，多可保证有充分的安全切缘。对于可疑切缘阳性者，可于标本取出后将切端送冷冻活检，待病理证实确为阴性后再进行消化道重建。

（5）锐性分离原则：从本质上讲，腹腔镜胃癌根治术是以胰腺为中心、在固有解剖层面和间隙中进行的视觉外科手术，是胃癌应用解剖学进展与精湛的微创外科手术技巧完美结合的产物。手术过程中，所有分离动作均通过超声刀或电钩来完成，彻底做到了锐性分离。特别是超声刀的问世及应用，对腹腔镜胃癌根治术技术水平的迅速提高起到了至关重要的作用。与电刀相比，超声刀工作时无电流通过人体，减少了并发症的发生。超声刀所致的组织损伤范围远小于电刀，其精准的切割作用使它可以在血管近旁进行安全、精细地分离与切割。超声刀可以直接凝闭直径在 5mm 以下的血管，减少了术中出血，缩短了手术时间。此外，超声刀的气化效应有助于术者对解剖间隙的辨识和循迹，并且少烟、少焦痂使视野更清晰，手术过程更加流畅。熟练地使用超声刀完成分离与切割等操作，既是开展腹腔镜胃癌手术的基础，也是锐性分离的无瘤原则在该手术中的具体体现。

（6）血管处理原则：为减少由手术所致的肿瘤血行播散的发生，无瘤手术原则要求在处理血管时先断静脉后断动脉，并在血管根部结扎切断。在这一点上，腔镜手术的视野放大效果和超声刀的精确切割作用使其在解剖处理血管方面较传统开放手术具有明显优势。对于经验丰富的开放手术者而言，在腹腔镜视野中沿解剖间隙，在操作层面上从起始处分离处理血管，将比直视下来得容易且确切，前提是要有娴熟的腔镜手术技巧作保证。

（7）操作由远及近原则：腹腔镜胃癌根治手术的探查和操作步骤遵循与开放手术相同的由远及近原则，操作过程由外围解剖开始，不急于从一点过早向纵深发展，而采取合围推进的战术，循序渐进，逐层深入，先结扎血管，再清扫淋巴结。对于助手，要求其所有的夹、持、挑、挡、推、拉及翻转动作均要尽量远离肿瘤部位进行。而对于扶镜的手，则要求其在手术的早期阶段，尤其在分离胃结肠韧带结肠附丽处时，通过近景和远景的转换，帮助术者辨认清楚，以免伤及横结肠系膜血管。

（8）迅速彻底止血原则：无瘤原则中强调对术中出血的及时控制，除了顾及患者安全外，可能另有以下 2 个方面的考虑。一方面，来自标本侧的静脉血中可能含有癌细胞，会造成术野及腹腔污染；另一方面，术野中可能存有的癌细胞会经保留侧的静脉缺口或断端进入体循环，导致肿瘤血行播散。鉴于此，在腹腔镜胃癌根治手术中，要求对所有出血，无论大小，均力求迅速而彻底地予以控制，不为后续操作留下隐患。如在视野中发现来自标本侧大网膜有滴血，此时术者和助手应果断放弃当前构建的场景，扶镜手及时转换视野以寻找出血点，并合力将其止住。有时已经控制的出血会因助手的牵拉夹持再次出血，这也要求助手在暴露过程中做到动作轻柔、准确，力争一步到位，避免相同部位反复操作。

（9）清洁术野原则：清洁的术野对防止腹腔种植性转移起到重要作用。开放手术应在关腹前以大量温生理盐水反复冲洗术野及腹腔，直至吸出液颜色清亮为止。行腹腔镜手术时，提倡在操作过程中对出血造成的局部术野污染随时冲洗、随时吸净，减少其因后续操作扩大污染范围的可能。小的出血可以小纱布拭净后处理；中等量的出血则应将血吸除后处理，不提倡先以纱布蘸拭，因较多的出血可浸透小纱布，使污染范围扩大。纱布要及时更换，不用时宜将纱布置于胆囊窝、脾下极等固定位置。待重建完成后重新建立气腹，再次冲洗吸净术野，特别对放置纱布的位置着重处理，并经穿刺孔置管充分引流。此外，在处理标本时为避免胃内容物污染术野、减少腹腔种植的机会，建议在腔镜下以直线切割闭合器将标本上、下完全封闭离断，连同清扫的淋巴结整块移出。

（四）安全性

作为一种新的外科术式，安全性是决定其临床应用前景的首要考虑。日本胃癌协会公布 2007 年共行胃癌根治术 19 436 例，其中腹腔镜胃癌根治术 4 765 例，占 24.5%；腹腔镜胃癌根治术的手术方式以 LADG 为主，LATG 和 LAPG 也在逐年增加；随着腹腔镜技术的不断成熟和手术器械的不断发展，腹腔镜胃癌根治术的并发症发生率正逐年下降，2006 年和 2007 年共行腹腔镜胃癌根治术 8 449 例，术中并发症发生率分别为 LADG 1.7%、LATG 2.1%、LAPG 1.3%，术后并发症发生率分别为 LADG 8.2%、LATG 14.1%、LAPG 9.1%，与开放手术相当。Kim 等将 164 例术前诊断为 $cT_1N_0M_0$ 和 $cT_1N_1M_0$ 期远端胃癌患者随机分为腹腔镜组和开腹组，LADG 组在术中出血（$P<0.001$）、使用止痛剂的总量（$P=0.019$）、伤口长度（$P<0.000\ 1$）、术后住院时间（$P<0.000\ 1$）和 QOL 总体健康评估（$P<0.000\ 1$）等方面均优于开腹组。Lee 等通过前瞻性研究发现，开腹组平均清扫淋巴结 38.1 例，而腹腔镜组 31.8 例（$P=0.098$）；术后呼吸系统疾病开腹组多于腹腔镜组（$P=0.043$）；另外，术后随访 15 个月，两组在无病复发时间上无统计学差异；两组患者在年龄、性别、身高、体重、分期及肿瘤部位无明显差异，腹腔镜组术中平均出血小于开腹组（$P<0.05$），腹腔镜组患者在小肠运动及下床时间优于开腹组（$P<0.05$），术后 VAS 疼痛评分腹腔镜组前 3 天小于开腹组（$P<0.05$）。Eduardo 等通过荟萃分析纳入 25 项研究，其中 6 项 RCT 和 19 项 NRCT，共计 3 055 例患者（1 658 例 LDG，1 397 例 ODG）。研究表明，腹腔镜手术与开放手术相比，有较少的住院天数以及较少的并发症。彭俊生比较和评价腹腔镜辅助远端胃切除术与传统开腹手术治疗早期胃癌的临床疗效和安全性，筛选 6 项 RCT，共计 218 例患者。与开腹手术组相比，腹腔镜手术组出血量少（$P<0.100\ 1$），术后肛门排气时间短（$P<0.100\ 1$），住院时间短（$P<0.100\ 1$）；但手术时间更长（$P<0.100\ 1$），清扫淋巴结数量少（$P=0.100\ 1$）；腹腔镜手术组术后并发症发生率与开腹手术组之间的差异无统计学意义（$P=0.106$），认为腹腔镜手术是安全的，且术后早期恢复情况优于开腹手术组，但远期效果尚需进一步研究。曹永宽等分析手辅助腹腔镜和腹腔镜辅助手术方式治疗胃癌的近期临床疗效，其中腹腔镜胃癌根治术 85 例，平均手术出血量为（243.81±117.62）ml，平均手术时间为（185.78±24.43）分钟，平均淋巴结检获数为（15.41±5.24）枚，术后平均住院时间为（10.67±3.59）天，手术并发症发生率为 9.5%，无手术切缘癌残留，无围手术期死亡；而手辅助腹腔镜组（83 例）肿瘤最大径平均值更大（$P<0.05$），平均手术时间明显缩短，淋巴结检获数更多，切口长度增加（$P<0.01$），出血量和术后住院时间两组差异无统计学意义（$P>0.05$）。腹腔镜辅助组手术并发症发生率为 12.9%，手辅助腹腔镜组为 6.0%，两组差异具有统计学意义（$P=0.01$）。研究表明，腹腔镜胃癌根治术无论是腹腔镜辅助手术，还是手辅助腹腔镜手术，都能够获得满意的近期疗效。赵庆洪等比较腹腔镜胃癌根治术与开放胃癌根治术的差异，选取行腹腔镜胃癌根治术 81 例，其中 LODG 48 例，LOPG 19 例，LOTG 14 例，与开放胃癌根治术（相同分期）80 例病例资料作回顾性分析。结果显示，81 例均在腹腔镜辅助下完成手术，D1 淋巴结清扫 6 例，D2 淋巴结清扫 75 例。腹腔镜手术和开放性手术

的平均手术时间分别为 258 分钟和 193 分钟（$P<0.05$），术中平均出血量分别为 292ml 和 389ml（$P<0.05$），清扫淋巴结平均数分别为 16.5 枚和 17.8 枚（$P>0.05$），术后平均胃肠功能恢复时间分别为 2.9 天和 3.9 天（$P<0.05$）。腹腔镜手术组术中无脏器损伤，术后无出血、吻合口瘘及肺部感染等并发症，无手术死亡病例，他们认为腹腔镜下胃癌根治术安全、可行，与开放性胃癌根治术具有相同的淋巴结清扫范围。Pak 等对 709 例行腹腔镜胃癌根治术的病例进行中位时间为 46.2 个月的长期随访，26 例（3.7%）患者复发，其中腹膜转移 7 例，局部复发 6 例，血行转移 5 例，远处淋巴结转移 4 例，多处转移 4 例。无穿刺点和切口种植转移。5 年无复发生存率为Ⅰ期 95.8%，Ⅱ期 83.4%，Ⅲ期 46.4%。5 年生存率为Ⅰ期 96.4%，Ⅱ期 83.1%，Ⅲ期 50.2%。韩国一项研究对 42 例腹腔镜胃癌手术和 162 例开放手术进行比较，术后并发症开放组 14 例（8.6%），腔镜组 1 例（2.4%，$P=0.316$）。收获淋巴结数目和淋巴结转移数量两组间无差异。随访 35 个月，开放组 14 例患者复发（8.6%），而腔镜组 4 例复发（9.5%，$P=0.769$）。5 年生存率开放组和腔镜组分别为 89.9% 和 89.7%，未见差异。另有一项旨在比较两种术式术后并发症和死亡发生率的前瞻性研究发现，腔镜组和开放组术后并发症发生率分别为 10.5% 和 14.7%（$P=0.137$）。每组各有 3 例再次手术。腔镜组和开放组术后死亡率分别为 1.12% 和 0（$P=0.497$）。Song 等收集韩国 10 家中心 1998—2005 年共 1 485 例腹腔镜胃癌手术病例进行回顾性分析，共有 50 例术后复发转移（3.5%），早期癌发生率为 1.6%，进展期癌 13.4%。50 例中有 34 例 2 年内复发（68.0%），45 例 3 年内复发（90.0%）。血行转移 17 例（34.0%），腹膜转移 11 例（22.0%），局部复发 10 例（20.0%），远处转移 2 例（4.0%），多处转移 10 例（20.0%），均与开放手术相当。Lee 等研究体重指数（BMI）对接受腹腔镜胃癌根治术患者的影响，来自 10 个中心共 1 485 例患者被分入高 BMI 组（BMI≥25kg/m^2，$n=432$）和低 BMI 组（BMI<25kg/m^2，$n=1\ 053$）。患者的中位年龄和并发症发生率以高 BMI 组为多。两组术后并发症和死亡率无明显差异。仅在手术时间和收获淋巴结数目方面，高 BMI 组分别为 242.5 分钟、30.4 枚，低 BMI 组分别为 223.7 分钟、32.6 枚（$P<0.001$；$P=0.005$），尤以 LAG 手术例数少于 40 例、外科医师为男性患者行手术时为著。

（五）有效性

已经证实，胃癌患者的预后与胃癌手术的淋巴结清扫范围和数目密切相关。NCCN 指南已将 D2 根治术作为进展期胃癌的标准手术列入治疗规范。作为新的胃癌术式，腹腔镜辅助胃癌根治术能否达到与传统开放手术相同的淋巴结清扫范围和数量，能否使早期和进展期胃癌患者均获得不逊于甚至优于开放手术的短期和长期预后，能否体现出其作为微创治疗手段的优势，是目前学界普遍关心的问题。

Kitano 等公布了一项多中心大样本回顾性研究，包含日本 16 个中心共 1 294 例接受腹腔镜早期胃癌根治术患者，结果显示，腹腔镜与开腹手术具有相同的肿瘤根治效

果。经过 36（13～113）个月的中位随访，ⅠA、ⅠB 和Ⅱ期患者的术后 5 年无瘤生存率分别为 99.8%、98.7% 和 85.7%，而 LADG、LAPG 和 LATG 的术后 5 年无瘤生存率分别为 99.4%、98.7% 和 93.7%。术中和术后并发症发生率分别为 1.9% 和 12.9%，病死率为 0，中转开腹率为 1.1%。Lee 等分别对 106 例和 105 例早期胃癌患者实施 LADG 和开腹远端胃切除术（ODG），结果显示，LADG 组患者术后恢复明显加快，且术后并发症发生率低于 ODG 组（4.7% vs. 13.3%），而 5 年总生存率两组差异无统计学意义（95.9% vs. 94.9%）。魏寿江等通过对 2006 年 3 月—2007 年 12 月，将该院同期收治的进展期远端胃癌患者分为腹腔镜组（n=55）与开腹组（n=57）进行对照研究，比较两组手术相关指标、术后恢复、肿瘤根治程度和 2 年生存率以及癌症复发转移情况。结果显示，两组一般资料、肿瘤 TNM 分期、病理学类型、淋巴结清扫数目差异均无显著性（P>0.05）；两组术后均无切缘癌残留、肠瘘和手术死亡病例，2 年观察均无切口癌种植、穿刺孔癌种植病例，肿瘤复发转移差异无显著性（P>0.05），认为腹腔镜辅助胃癌根治术安全、有效，腹腔镜组与开腹组在生存率及术后复发方面差异无显著性。Zeng 等将包含 3 411 例患者的 22 项研究纳入荟萃分析，显示腹腔镜手术平均清扫淋巴结数目少于开腹组（D0/D1：P=0.38；D2：P=0.14），整体并发症腹腔镜组少于开腹组（RR=0.58，P<0.001）。腹腔镜手术能减少术中出血，减少术后止疼药物使用量，并缩短住院时间，且没有增加手术费用和肿瘤复发率。术后生存期开腹组与腹腔镜组无明显差异，腹腔镜组手术的中转率为 2.94%。王德臣等对实施腹腔镜胃癌根治术 61 例患者的术后随访资料进行回顾性分析，随访期间死亡 8 例，带瘤生存 2 例。复发和死亡病例均为进展期胃癌。复发率Ⅰ期为 0，Ⅱ期 20%，Ⅲ期 25%，Ⅳ期 100%。1、2、3 年总生存率分别为 97.4%、85.6%、71.0%，无瘤生存率分别为 92.7%、81.2%、67.8%。他们认为早期胃癌腹腔镜切除手术预后良好，可以推荐。对于进展期胃癌，腹腔镜手术预后并不差于开腹手术，但有待于进一步探索。一项日本研究分析了全腹腔镜 LADG 在肥胖患者中的疗效，所有患者均未中转，中位手术时间为 406 分钟，中位出血量为 102ml，平均清扫淋巴结数目为 46 枚。按照 TNM 分期，Ⅰ期患者 17 名（31%），Ⅱ期患者 12 名（22%），Ⅲ期患者 16 名（29%），Ⅳ期患者 10 名（18%）。术后并发症发生率为 33%，无死亡病例。术后 16 个月随访，44 例患者无肿瘤复发，3 例患者出现复发，8 例患者由于肿瘤复发和其他原因出现死亡。围手术期死亡率为 0，因此认为腹腔镜辅助全胃切除术是安全、有效的，但远期疗效仍需评价。

Shen 等将 8 项研究共 1 161 例胃癌行全胃切除术病例（409 例 LATG，752 例 ODG）纳入荟萃研究，结果显示，两组在淋巴结清扫数目、死亡率和术后并发症发生率无明显差异。5 年生存率和 5 年无病生存率无明显差异。与 ODG 相比，LATG 手术时间更长，但出血量少，术后肠功能恢复早，止痛药使用更少，且住院时间更短。另一项韩国的荟萃分析关注于腹腔镜胃癌根治术对进展期胃癌患者的远期疗效，共纳入 10 项研究（1 项 RCT 和 9 项回顾性队列研究）

共 1 819 例患者（960 例 OG，859 例 LG）为研究对象。结果显示，两组的 OS（P=0.22）和 DFS（P=0.86）均无显著性差异，提示 LG 对于进展期胃癌患者同样有不逊于 OG 的远期疗效。

对于有足够开放手术经验而正处于学习曲线中的外科医师，其所施行的腹腔镜胃癌手术与其施行的开放手术相比，可否给患者带来不一样的结果？Lee 等对这样一组医师实行的 LADG 和 ODG 比较后发现，尽管前者手术时间明显延长，但出血量却较后者明显减少（P<0.001）。同为 D2 根治术，两组第 12a 组淋巴结数目无显著差异。他建议对于有丰富开腹手术经验的外科医师，只要能接受早期较长的手术时间，就不应该放弃对合适病例进行腹腔镜手术的尝试。

Kim 等关注早期癌行 LADG 的远期效果，将 164 名 $cT_1N_0M_0$ 和 $cT_1N_1M_0$ 的远端早癌病例随机分为 LADG 组和 ODG 组，研究终点是 5 年 OS 和 DFS，以 QLQ-C30 和 QLQ-STO22 表评价生活质量。在中位随访期 74.3 个月中，LADG 组和 ODG 组 5 年 DFS（98.8% vs. 97.6%，P=0.514）、5 年 OS（97.6% vs. 96.3%，P=0.721）及合并症发生率（29.3% vs. 42.7%，P=0.073）均无明显差异。轻度并发症发生率 LADG 组少于 ODG 组（23.2% vs. 41.5%，P=0.012），中、重度并发症发生率和远期并发症比率（术后 31 天至 5 年）两组无差异，长期随访患者生活质量两组无差异，证明了腹腔镜手术对早期癌良好而稳定的疗效。一项日本研究关注 LADG 术后恢复状况，发现在术中出血量（P<0.001）、疼痛缓解（P<0.001）、切口大小（P<0.001）、术后住院时间（P<0.001）和炎症因子指标（P<0.001）方面 LADG 组明显优于 ODG 组。恢复至术前 70% 体力水平所需时间 LADG 组较 ODG 组平均少 3 天（P<0.001）。

进展期胃癌方面，来自中国腹腔镜胃肠外科协作组（CLASS）对国内 27 个中心共 1 184 名进展期胃癌接受 D2 淋巴结清扫的病例进行回顾性分析，显示术后并发症发生率和死亡率分别为 10.1% 和 0.1%。多因素分析提示，年龄≥65 岁（OR=1.72，P=0.024）和有一种或两种并存疾病（OR=2.76，P=0.009）是术后并发症的显著预测指标。另外，年龄≥65 岁（OR=1.95，P=0.016）和有两种或以上并存疾病（OR=3.62，P=0.001）也是术后中重度并发症的预测指标，认为 LAG 治疗进展期胃癌是可行的。国内另一项研究对 LAG 和 OG 治疗进展期胃癌进行全面比较，LAG 组手术时间[（268±51）分钟]和收获淋巴结数量[（29.1+6.1）个]与 OG 组的手术时间[（268±49）分钟]和淋巴结数量[（30.2±7.0）个]相当，而在术中出血、输血、恢复排气时间、进流质时间和术后住院时间方面 LAG 组明显优于 OG 组（P<0.05）。LAG 组和 OG 组术后并发症发生率分别为 14.1 与 24.8（P<0.05）。与开放手术相比，腹腔镜手术明显减少了肺炎的发生率（P<0.05）。两组术后短期生存无明显差异（P>0.05）。对于不伴有浆膜侵犯的进展期胃上部癌行 LATG 和 OTG 手术，两组收获淋巴结数目相当[（30.8±10.2）个 vs.（29.0±8.3）个]，手术时间、输血量和恢复运动时间相当，而出血量、排气时间和进食时间 LATG

组优于 OTG 组（$P<0.05$），此外术后并发症、死亡率和累计生存均相近，证明了腹腔镜全胃切除术加 D2 淋巴结清扫治疗进展期胃上部癌的安全性和有效性。

Kang 等回顾性分析了 1 259 例行 LADG 手术患者的重建方式，其中 Billroth Ⅰ 875 例，Billroth Ⅱ 384 例。研究发现，Billroth Ⅱ重建多用于肥胖患者（$P=0.003$）和分期较晚的患者（$P<0.001$），Billroth Ⅰ重建多用于胃下部癌（$P<0.001$）并有较短的手术时间。术后并发症发生率 Billroth Ⅰ组为 11.4%，Billroth Ⅱ为 16.9%（$P=0.011$），但两组在主要并发症方面无显著差异（$P=0.263$）。腹腔内并发症，Billroth Ⅰ组主要为出血，而 Billroth Ⅱ组为十二指肠残端瘘。术后死亡率两组无差异。

（六）展望

腹腔镜手术应用于胃癌的外科治疗迄今已逾 20 年，从最初的胃局部切除术到今天的全胃切除术加 D2 淋巴结清扫，从最初的开放消化道重建到今天的全腔镜下消化道重建，从最初的仅用于早期癌到今天尝试治疗进展期胃癌，从最初的日韩两国到今天世界范围内普遍接受，其发展之迅速、成绩之斐然有目共睹。分析其逐渐发展壮大的原因，可能与以下几个方面有关。

1. 腔镜及微创手术相关器械的快速升级进步，是拉动腹腔镜胃癌手术进步的重要力量，今天高清晰度、高分辨率乃至 3D 腹腔镜的术野呈现效果已非彼时低解析度 2D 腹腔镜所能比拟，为准确观察辨识和精细解剖分离提供了有力的硬件保障，而超声刀和能量平台的应用更使出血和损伤的风险下降，同时也大大缩短了手术时间。

2. 腹腔镜手术治疗结直肠癌等腹腔恶性肿瘤的成功，对该技术应用于胃癌治疗起到极大推动作用，使胃癌的腹腔镜手术从理论上成为可能，早期的胃癌微创手术先行者多有较为丰富的结直肠癌腔镜手术经验。

3. 腹腔镜胃癌手术开展早的日韩两国是世界范围内早期胃癌发现率最高的 2 个国家，较高的早期癌发现率使其多数患者在接受手术治疗时无须行大范围的切除和扩大清扫，为这一技术推广与应用设置了相对较低的技术门槛，而近年来全球范围的胃癌早诊技术的进步也使得早期癌检出率逐渐提高，为这一技术的广泛应用提供了背景。

4. D2 胃癌根治术作为进展期胃癌的标准术式，被推荐写进 NCCN 等国际权威指南，并为各国学者所公认和践行，这在一定程度上简化了过去以扩大根治、广泛预防性清扫为理念的胃癌手术的技术难度，也使腔镜下胃癌根治术的操作流程和操作技术的规范化成为可能，有助于缩短学习曲线。

5. 现代影像制作和传播技术，以及互联网时代所带来的高通量、高速度的信息传导和交换，使以往的技术壁垒最大限度透明化，技术已不可能为少数人独享，如今每一个技术细节的创新和进步都会以很快的速度传播开来，使理念和技术上的差距不断被缩小。

伴随着科技的高速进步和微创外科器械的不断升级换代，早期胃癌的检出率进一步提高，胃癌辅助治疗效果的

稳步提高，腔镜胃癌手术的技术难点将被逐一攻克，技术瓶颈将被个个突破，在可以预见的未来，应用以腹腔镜为代表的微创手术治疗胃癌不仅会成为可能，而且将成为主流，成为未来胃癌外科治疗的首选。但要真正实现这些，目前还有许多方面需要改进：①腹腔镜胃癌手术的专业培训机制亟需建立，而培训对象应包括腹腔镜手术团队的每个成员，针对不同角色（术者、助手、扶镜手、器械护士）制定不同的培训内容，使整个团队共同提高；②建立专门的腹腔镜胃肠癌手术室，使常用仪器和器械相对固定化，提高手术效率，缩短周转准备时间；③开展多中心协作前瞻性随机对照研究，全面评价腹腔镜手术用于进展期胃癌治疗的可行性和有效性，科学地确立手术的适应证和禁忌证，制定胃癌的腹腔镜探查规范和流程，并在全国范围内推广。

（潘　源）

五、胃癌的开放手术治疗

（一）局部进展期胃癌标准淋巴结清扫

进展期胃癌淋巴结清扫范围一直是临床，特别是东西方争论的焦点。以日本为代表的亚洲地区主张扩大淋巴结清扫范围，但是随着 JCOG9501 结果的发表，在日本及东亚地区，D2 手术成为进展期胃癌的标准术式。欧美医师一直以来普遍认为 D2 淋巴结清扫不能改善患者生存。2010 年荷兰胃癌协作组发表了 15 年的随访结果，发现经过长达 15 年的随访，慢慢消除了由于 D2 手术死亡率（10%）过高对患者预后的影响。该结果的发表从理论上使东西方在胃癌标准淋巴结清范围上取得了共识。

我们最新发表的研究显示，对于接受了标准胃癌根治术的患者而言，由手术获得的阴性淋巴结数目越多，预示患者预后越好。通过进一步分层分析发现，预后最差的只有 $0\sim9$ 个阴性淋巴结的患者，其淋巴结的转移率均>40%，其 5 年生存率只有 8.5%。这也提示阴性淋巴结数决定淋巴结转移率，从而预测患者预后。通过我们的研究发现，阴性淋巴结数可能是了解淋巴结状况的切入点，而后者代表了病理和外科的质量。另外，阴性淋巴结可能与常规病理检查漏检的微转移病例数有关。因此我们主张，在技术条件允许的情况下，应该尽量多的清扫淋巴结以获得精确的术后病理分期，指导术后化疗及准确评估预后。

胃癌根治性淋巴结清扫术要满足以下条件：肿瘤临床分期<Ⅳ期；标本切缘无残余（R0）；淋巴结清扫范围大于转移范围（D>N）。D 是英文 dissection（解剖、剥离）的缩写。临床上根据所清扫的淋巴结组站、第 3 版《日本胃癌治疗指南》及新版 UICC-AJCC TNM 分期，将其分为 2 级，即 D1 和 D2 淋巴结清扫。

远端胃癌——远端胃次全切除术，D1 淋巴结清扫范围包括第 1、3、4sb、4sd、5、6、7 组淋巴结。其中，第 7 组淋巴结在此前的分期中属于 D2 淋巴结清扫范围；D1+ 淋巴结清扫范围包括 D1 淋巴结清扫范围 + 第 8a、9 组淋巴结；D2 淋巴结清扫范围包括 D1 淋巴结清扫范围 + 第 8a、9、11p 和 12a 组淋巴结（图 3-93）。

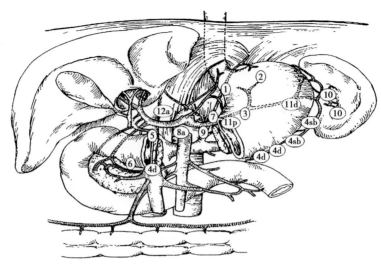

图 3-93 远端胃癌 D2 淋巴结清扫范围

胃体癌——全胃切除术，D1 淋巴结清扫范围包括第 1～7 组淋巴结；D1+ 淋巴结清扫范围包括 D1 淋巴结清扫范围 + 第 8a、9、11p 组淋巴结；D2 淋巴结清扫范围包括 D1 淋巴结清扫范围 + 第 8a、9、10、11p、11d 及 12a 组淋巴结。

近端胃癌——近端胃次全切除术，D1 淋巴结清扫范围包括第 1、2、3、4sa、4sb、7 组淋巴结；D1+ 淋巴结清扫范围包括 D1 淋巴结清扫范围 + 第 8a、9、11p 组淋巴结。需要特别注意的是，第 3 版《日本胃癌治疗指南》明确规定，进展期近端胃癌采取全胃切除术 +D2 淋巴结清扫。新版规约中将第 14、13 组淋巴结归为 M_1。一般称 D2 为标准胃癌根治术；而将 D2+ 腹主动脉旁淋巴结清扫称为扩大根治术（D3）。

对胃癌患者，淋巴结清扫不能单纯理解为在术野摘除淋巴结。虽然日本学者早年提倡的骨骼化（脉络化）淋巴清扫术对患者预后的优势并未获得循证医学证实，但是相应解剖区域的软组织也具有重要的预后意义。天津医科大学对于肿瘤的研究证实，单纯淋巴结外软组织阳性（extranodal metastasis，EM）与淋巴结阳性意义等同。即使淋巴结阴性，如果有 EM，患者的预后不佳，无 EM 与有 EM 患者的 5 年生存率分别是 45.1% 和 8.0%（P=0.000）。多因素分析发现，EM 为胃癌患者预后独立影响因素。日本学者认为，EM 是介于淋巴结转移与腹膜转移的中间状态，是影响胃癌患者预后的独立因素，应该将其视为淋巴结转移。基于上述原因，在进行淋巴结清扫时，应该尽可能彻底、完全地清扫相应解剖区域的淋巴结和软组织，以便为病理诊断提供更多证据。

胃是人体中血液供应和淋巴结引流最丰富的脏器之一，淋巴结分组达 18～20 组之多。淋巴结清扫顺序一般遵循横结肠上区→右上腹区→胰腺上缘区→贲门胃底区→左上腹区顺时针方向进行，但是具体临床操作还要根据术者本人经验习惯进行为宜。笔者每年完成 400 余例胃癌手术，本人进行淋巴结清扫的习惯顺序为：横结肠上区→右上腹区→胰腺上缘区→左上腹区→贲门胃底区。上述 5 个分区囊括了所有胃周淋巴结。

1. 清扫横结肠上区淋巴结 第 3 版《日本胃癌治疗指南》规定，对于肿瘤侵透胃后壁浆膜的病例，尽量切除网膜

囊以达到切除网膜囊内微小种植病灶的目的，但尚无高级别证据证明其对预防腹膜复发有益。由于可能造成血管或胰腺损伤，至少对于没有浆膜浸润的胃癌患者最好不要进行此项手术。第 14 组淋巴结属于 M_1 范围，标准淋巴结清扫不涉及该范围，因为迄今尚无高级别证据证实该区域淋巴结清扫对患者预后的贡献。另外，此区域淋巴结清扫也是难点之一，初学者切忌贸然尝试。学者也存在不同意见，有人认为，第 14 组淋巴结距第 6 组淋巴结很近，一旦第 6 组淋巴结发生转移，很容易累及第 14 组淋巴结，笔者在手术操作过程中常规清扫第 14 组淋巴结，特别是第 14v 组（肠系膜上静脉根部）淋巴结。清扫幽门下（第 6 组）淋巴结时，接近幽门下方时注意暴露胃网膜右静脉，小心清扫其周围淋巴结及结缔组织，以 1-0 丝线于根部结扎胃网膜右静脉。胃网膜右动脉是胃十二指肠动脉的一个分支，一般不与胃网膜右静脉伴行。其间有约 1cm 的结缔组织间隙（第 6 组淋巴结），继续向幽门管、十二指肠起始部解剖，胃网膜右动脉位于胰头十二指肠旁。行远端胃癌根治术时，要保留至少 2 支胃短动脉以保证残胃血液供应。根据肿瘤部位和大小，选择胃大弯切除线。脾门下 1/3 为胃网膜左血管区（第 4sb 组淋巴结），上 2/3 为胃短血管区（第 4sa 组淋巴结），胃大弯中部至幽门下区域的淋巴结称为第 4sd 组淋巴结。结扎胃网膜左血管，切断相应脾胃韧带的同时清除第 4sb、4sd 组淋巴结（图 3-94）。

2. 清扫右上腹区淋巴结 第 13 组淋巴结定义为 M_1，但是在临床实践中不能教条地执行规约，笔者主张常规探查该区域，发现可疑淋巴结时在技术条件允许的情况下应该予以切除。首先充分解离胃结肠韧带右侧，游离十二指肠水平段与横结肠间的疏松结缔组织。在十二指肠外侧腹膜作扩大的 Kocher 切口。由第一助手将十二指肠环及胰头向左侧反转，完全暴露胰头背侧面。胰腺表面一薄层筋膜（Treitz 筋膜）下方，可以看到沿十二指肠环走行的胰十二指肠动脉弓，第 13 组淋巴结分布于动脉弓周围。以解剖镊子轻柔捏起筋膜，用低功率电凝器距动脉弓 2mm 处剥离 Treitz 筋膜，清除淋巴结。遇小出血时，可以电凝止血；动脉出血时，应该用细针线缝扎。

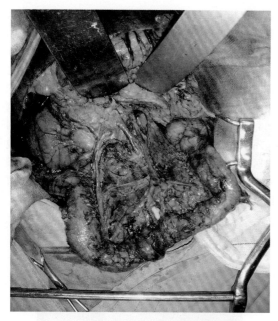

图 3-94　清扫完横结肠上区淋巴结术野

　　标准淋巴结清扫包括第 12a 组淋巴结，即肝固有动脉旁淋巴结。笔者习惯将肝十二指肠韧带脉络化。首先清扫胆总管外侧（第 12b 组）淋巴结。尤其是老年人此处常见肿大淋巴结（不一定阳性），可以先用手揉搓，感觉其与胆总管的间隙。然后用 Allis 钳夹住淋巴结，用电凝器沿胆总管切除，向上直至胆囊管。注意勿损伤胆囊动脉。胰头后（第 13 组）淋巴结常与胆总管旁淋巴结（第 12 组）延续融合为一体，此时可以采取"整块"切除。

　　以清扫胆总管旁淋巴结同样方法清扫肝固有动脉左侧（第 12a 组）淋巴结。大约在肝固有动脉中部发出胃左动脉，于其根部结扎。沿胃右动脉分布的淋巴结属于幽门上（第 5 组）淋巴结，于幽门上方近胃壁处结扎。需要特别注意的是，肝固有动脉后方为门静脉，门静脉直径是肝固有动脉的 2～3 倍，因此门静脉左缘可能位于肝固有动脉左侧，清扫淋巴结时注意勿造成门静脉损伤。随后清扫胆总管与肝固有动脉间淋巴结，用橡胶带将肝固有动脉和胆总管分别向左、右牵拉，暴露门静脉，清扫其周围（第 12p 组）淋巴结。胃十二指肠动脉在胰头上方 1cm 左右由肝总动脉发出，几乎与其成 90° 角。应该将肝十二指肠动脉、胰腺上缘与肝总动脉三角区内淋巴结彻底清扫，此时注意其后方为门静脉主干，小心勿损伤，为完成肝十二指肠韧带骨骼化的术野（图 3-95）。

　　3. 清扫胰腺上缘区域淋巴结　清扫肝总动脉（第 8 组）淋巴结时，第一助手将胃翻向左上方。沿肝固有动脉继续向左下方解剖，也可以先用电凝器沿胰腺上缘解剖胰腺与肝总动脉的间隙，清除肝总动脉前方（第 8 组）淋巴结，显露肝总动脉主干。沿着胰腺上缘小心分离筋膜，可以发现脾动脉走行于胰腺上缘后方。此时，在胰腺上缘与胃之间有一条血管束，即胃左（冠状）静脉和动脉。胃左静脉位于血管束的右侧，体型较瘦的患者可以清楚显现其走行，向右下于肝总动脉上后方汇入门静脉，也可能汇入脾静脉。

　　剥离其表面筋膜，寻找到其根部，以 1-0 丝线结扎。完成肝总动脉周围淋巴结的清扫。

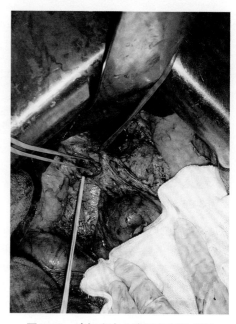

图 3-95　清扫完右上腹区淋巴结术野
清扫完肝十二指肠韧带周围（第 12a、12b、12p 组）淋巴结。

　　沿肝总动脉继续向左上方解剖至腹腔动脉干。所谓腹腔动脉干，是指腹主动脉同时发出 3 支动脉的共干部分，其长度仅 1cm 左右。向左为肝总动脉，向右为脾动脉，向前方为胃左动脉。胃左动脉也可能单独由腹主动脉发出。于胃左动脉根部先以 4-0 丝线结扎，打结时注意力量不宜过大，否则容易造成有动脉硬化老年人动脉壁切割伤，为术后大出血埋下隐患。距结扎远端 3～4mm 处用 4-0 丝线缝扎。于胃壁附近结扎胃左动脉。

　　于脾动脉根部向左清扫其周围（第 11 组）淋巴结，脾动脉近胰腺下缘处发出胰背动脉，注意勿损伤。与肝总动脉不同，脾动脉走行往往明显迂曲，且沿途不断有向胰腺发出的小动脉。脾动脉的中部可能（66.7%～82.3%）发出胃后动脉，于根部结扎确切。清扫腹腔动脉干大血管周围淋巴结时，注意电刀的功率，千万小心勿使电刀直接接触血管壁。笔者在该区域操作时曾发生过电刀不小心伤及已经裸化的脾动脉壁，当时未引起重视，在此后操作中突然发生脾动脉自发破裂，幸亏是在术中及时用动脉夹止血，否则后果不可设想。

　　于胃左动脉根部结扎处向四周清扫腹腔动脉干（第 9 组）淋巴结。此时注意腹主动脉两侧应该采取缝扎，以免出血和术后发生淋巴、乳糜漏（图 3-96）。

　　4. 清扫左上腹区淋巴结　第 14 版日本《胃癌处理规约》规定，至少对于浸润胃体部的进展期胃癌所进行的根治性手术最好切除脾脏，以达到完整清扫第 10 组淋巴结的目的。近年来有关保脾与切脾，胃中、上部癌应该常规清扫脾门（第 10 组）淋巴结。既往在保留脾的前提下清扫脾门淋巴结仅限于教科书的描述，临床实施难度非常大。随

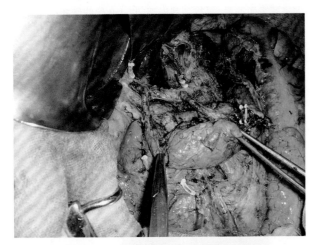

图 3-96 清扫完胰腺上缘区淋巴结术野

着手术器械的进步，特别是首先术者要有非常娴熟的手技，其次还要有十分的耐心。另外，一个非常重要的前提是患者体型不能太胖。笔者认为三者缺一不可。笔者忠告读者，除非做好切脾准备，否则不要冒险。目前一般主张采取游离脾结肠、脾膈韧带，将脾连同胰体尾拖至腹腔外，在直视下完成第 10、11 组淋巴结的清扫（图 3-97）。

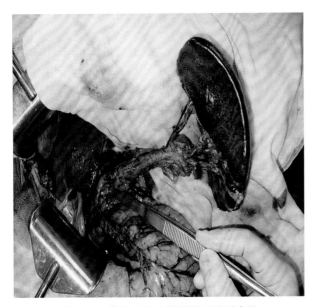

图 3-97 清扫完左上腹区淋巴结后术野

5. 清扫贲门胃底区淋巴结 上述步骤完成后胃窦、体已完全游离，通过将胃向前、向左、向右翻转可以获得清晰的术野，为清扫贲门周围淋巴结提供了便利。

清扫贲门右侧（第 1 组）淋巴结时，清晰的术野非常重要。采取上腹部横切口，配合悬吊拉钩可以获得满意的术野。否则，可以切断肝左三角韧带：将肝左外叶向右下方牵引，此时肝左三角韧带呈紧张状态，以电凝器自左侧缘切断。此举可以使上腹部淋巴结清扫获得更清晰的术野。

首先沿小网膜向上离断肝胃韧带至食管下段。胃远端的肝胃韧带通常很薄且无血管，可以用电凝器直接离断。应该尽量靠近肝脏向上贴近食管切断肝胃韧带。肝胃韧带

最高部位其中有较大血管，应该钳夹、结扎后切断。胃左动脉到达胃壁后分为前、后两支，分别沿胃小弯前面和后面下行进入胃壁。应该以小弯血管钳分别钳夹，用 1-0 丝线逐一结扎（图 3-98）。如果以超声刀清扫淋巴结，可以直接凝固胃小弯侧血管，达到完整清除淋巴结和软组织的效果（图 3-99）。胃小弯侧淋巴结清扫术破坏了小弯侧腹膜的完整性，完成清扫后可见裸露的纵行肌。在贲门附近尽量不采取对合缝合，如果需要缝合时，注意避免造成贲门口医源性狭窄。胃小弯近残端部分将胃壁前、后浆膜断端对合缝合，形成腹膜化以便于吻合。同时，清扫小弯侧淋巴结。

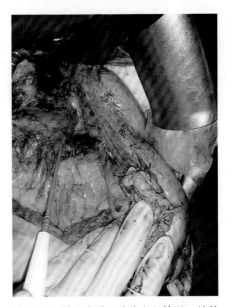

图 3-98 胃小弯前、后壁小血管逐一结扎

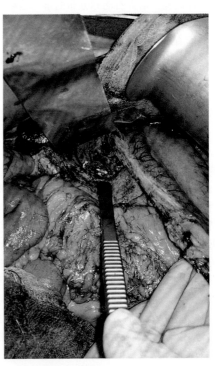

图 3-99 用超声刀清扫胃小弯淋巴结安全、可靠

沿胃小弯前、后壁逐一结扎胃左动脉分支直至预定切除线，整块切除标本，切除标本的上 1/4 属贲门右（第 1 组）淋巴结，其余属胃小弯侧（第 3 组）淋巴结，分别装瓶标记。肿瘤上切端应该距肿瘤上缘 5cm，否则容易造成吻合口复发。

至此，完成了第 14、15、17、18、12、7、8、9、11 组淋巴结清扫。

清扫食管裂孔部（第 20 组）、下段食管旁（第 110 组）、膈肌下（第 19 组）、贲门左（第 2 组）以及膈肌（第 111 组）淋巴结，胃中上部肿瘤进行全胃切除术或近端胃次全切除术时，还应该清扫上述淋巴结。

继续上述步骤，沿胃小弯腹膜裸露区向左侧剪开食管前侧及左侧腹膜。沿食管裂孔向左前方剪开膈肌脚的弓形部 2cm。仔细清扫食管裂孔周围（第 20 组）淋巴结。术者用左手示指穿过食管后方，以示指和拇指感觉到位于食管两侧的呈索条状的迷走神经，分别切断。此时可以轻松地游离食管下段，将食管向下拉伸 5~6cm。自上而下仔细清扫食管旁（第 110 组）淋巴结。

根据肿瘤部位，保证上切缘 5cm 安全距离的前提下确定切线。于切线远侧置大直角钳（如果采用吻合器重建消化道时，于切线远端置 5 齿荷包钳）。切线远端置大弯血管钳，于两钳间离断食管。游离右膈肌脚，将食管远侧断端及贲门向右下方牵引，此时可以清晰暴露左膈下动脉，清扫其周围（第 19 组）淋巴结。于其贲门食管支根部结扎，沿贲门左侧清扫（第 2 组）淋巴结。

（二）残胃及残胃再发癌的手术治疗

胃部分切除后的残胃是公认的易发生胃癌的部位。二十世纪七八十年代胃大部切除术盛行，加之近年来诊断技术进步、早诊意识增强，残胃癌（gastric stump carcinoma，GSC）的发生率逐年增加。自 1922 年由 Balfour 首次提出残胃癌的概念以来，其定义一直存有争议，一般认为应包括狭义残胃癌和广义残胃癌。狭义残胃癌指因胃十二指肠良性疾病行胃大部切除术若干年后残胃内发生的癌，即传统意义上的残胃癌；广义残胃癌则不论初始疾病性质与手术方式，凡施行过部分或大部胃切除者若干年后残胃内发生的癌即为残胃癌，包括近侧和远侧残胃癌。后一种定义逐渐被大多数人接受。胃首次手术至残胃癌发生的时间间隔也存在争议，胃十二指肠良性疾病行胃大部切除术后，多数学者主张需经过 5 年；因胃恶性疾病而行胃部分切除术后，要求经过 10 年以上。

1. 残胃癌的流行病学 随着诊断技术的不断进步，以及对残胃这种特殊癌前状态认识的进一步深入，残胃癌的检出率有所提高。国外报道为 1%~7%。国内大量临床资料显示，残胃癌发病率为 0.9%~20.1%，呈上升趋势，可能与 20 世纪 50—70 年代胃十二指肠溃疡多行胃大部切除术而现在刚好处在术后 20~30 年的高发阶段有关，我国胃癌的诊治水平提高、长期生存患者增加等也可能影响发病率的升高。残胃癌发生时间根据术前的疾病性质不同而有差异。一般初次手术前为良性疾病者，发展为残胃癌的时间更长，多在术后 20~30 年，而术前疾病是恶性病者发展成

残胃癌的平均时间是术后 10~15 年。残胃癌的发病年龄多在 35~84 岁，平均为 60 岁左右。残胃癌多见于男性，男女患病比例约为 4.1:1，可能与男性在一些消化性疾病（如胃溃疡等）的发生率及接受胃部分切除术的概率高于女性有关。目前一般认为吻合口是残胃癌最易发的部位，检出率一般为 50%~70%；其次为小弯侧，为 20%~25%；全胃残胃癌的发生率较其他部位要低。

残胃癌的发生机制尚不明确，目前较为公认的机制：①胃大部切除术后，大量壁细胞的丢失导致胃内 pH 上升，同时主细胞的大量丧失导致胃保护黏膜破坏，造成残胃内环境破坏与失衡；②十二指肠液的反流刺激吻合口处黏膜，导致化生过程的发生；③细菌或病毒的感染。这 3 个因素可以相互促进，共同作用于术后的残胃。反流的十二指肠液主要为碱性，进一步降低了残胃内的酸度；残胃的 pH 升高，导致胃黏膜屏障进一步破坏，有利于微生物在残胃内的存活和繁殖；残胃内微生物的繁殖和生命活动，又进一步改变残胃内的理化因素。从这 3 个机制出发，可以发现残胃癌的发生可能与以下因素有关。

（1）首次手术方式：残胃癌的发生与手术方式及吻合方式有关。远端残胃癌一般少见报道，但是有文献指出，近端胃大部切除术后的残胃癌发生率远高于远端胃大部切除术后，其原因可能与胃体底部近端胃腺体的切除、胃酸缺乏症和壁细胞数量和功能的减少使得血中胃泌素水平增高，进而推动致癌作用有关。即使首次术式同为远端胃大部切除术的患者，不同的吻合方式对于残胃癌的发生也有着不同的影响。单纯 Billroth Ⅱ式吻合术后最易导致残胃癌，已成为公认的观点。远端胃大部切除术后，残胃由于解剖生理改变，存在不同程度的十二指肠液或小肠液反流现象，加重胃黏膜损伤，同时远端胃大部切除术切除了胃窦以后，胃泌素分泌水平明显低下，削弱了胃泌素的营养与保护胃黏膜作用。Billroth Ⅱ式术后反流液的促癌活性明显高于 Billroth Ⅰ式，十二指肠液的反流及胆汁酸损害胃黏膜，是导致 Billroth Ⅱ式术后残胃癌高发的原因。对于 Billroth Ⅰ式和 Roux-en-Y 胃肠吻合术对残胃癌发生的作用，各家观点不同。有文献指出，胃部分切除术后，Roux-en-Y 吻合术的胃肠内容物反流要比 Billroth Ⅰ式吻合的发生率高，但在原发疾病为恶性的患者中，Billroth Ⅰ式术后发生残胃癌者（即残胃再发癌）较多，且发病年龄较轻、术后间隔时间较短。根据日本的 Mikito、Hoya 等的研究，尽管 Roux-en-Y 吻合术后反流、吻合口溃疡等的发生率较高，但是残胃癌发生率低于 Billroth Ⅰ式。国内关于这两种术式的比较较少，可能与国内运用 Roux-en-Y 吻合术的病例相对较少有关。

（2）感染因素：幽门螺杆菌（Hp）已被认为是胃癌发生的重要危险因素之一。以往认为胃大部切除术后的胆汁反流不利于 Hp 的生长，也有文献指出 Hp 的活动与肠化生之间的关系尚不能确定。但有研究发现，残胃癌患者的 Hp 感染率高于同期残胃人群，故认为 Hp 致癌机制可能是残胃内的酸度降低有利于细菌（尤其是 Hp）的大量繁殖，产生大量的亚硝胺导致胃黏膜的损伤、肠化生甚至癌变。因此，

尽管尚无确切的循证医学证据，胃大部切除术后的 Hp 感染仍是值得重视的因素之一。

2. 残胃癌的临床表现与诊断　残胃癌与残胃再发癌的临床症状相似，但均与病期的早晚和肿瘤所占的部位有关。与初发胃癌一样，病变早期可无明显症状，当病灶发展到一定程度时可出现上腹疼痛、胀满不适、食欲减退、嗳气、乏力、黑便及腹泻等症状。肿瘤位于吻合口时可出现梗阻症状，有时恶心、呕吐。位于贲门部的肿瘤可有吞咽困难。部分患者也可发生上消化道大出血。晚期患者可扪及上腹肿块、贫血、进行性消瘦，甚至腹水等。

早期残胃癌无特异性临床表现，确诊的残胃癌多为症状较为明显的进展期，手术切除率较低，预后较差。凡胃初次术后超过 10 年，尤其行 Billroth Ⅱ式重建，出现上腹部隐痛不适和消化不良症状者，应进一步检查。早期发现是改善残胃癌患者预后的重要因素，提高早期残胃癌发现率，有赖于医师的警惕性和患者的依从性。无论因胃的良性或恶性疾病行胃大部切除术，即使无症状，也应定期复查胃镜，必要时活检。

随着溃疡病药物治疗的进步，因胃十二指肠溃疡行胃大部切除术的病例减少，而医学技术的不断进步使早期胃癌检出率增加，以及根治术后疗效的提高使得狭义残胃癌减少，胃癌根治术后发生的残胃癌逐年增加。胃癌术后患者对复查依从性较好，有望提高早期残胃癌的检出率。

残胃癌的诊断首选胃镜活检，尤其近年来胃镜诊断技术的不断进步，如超声胃镜、放大胃镜、色素胃镜、共聚焦胃镜等，提高了胃镜及活检诊断的准确率。X线残胃气钡双重对比造影、CT 及 MRI 是残胃癌主要的影像学诊断与评价手段，对术前分期评估有较大价值，T 分期准确率可达85% 以上。评价残胃癌淋巴结 N 分期时，应考虑初次手术导致的残胃淋巴引流改变。

残胃癌的早期诊断有赖于随访及定期复查胃镜，建议采用 MDT 模式，包括内镜科、外科、内科、病理科及影像科等专业医师的团队进行协同诊治。胃镜检查要重视好发部位，病变不典型时应多点随机取材，注意特殊类型早期残胃癌，如浅表广泛型癌、微小癌及多发癌等。首次残胃组织活检胃黏膜异型增生者，缩短胃镜检查周期。胃良性疾病行胃大部分切除术后 10 年以上患者，应进行定期胃镜检查；胃癌根治性胃切除术后患者，每 1～2 年进行 1 次内镜检查及活检。

3. 残胃的淋巴引流特点与残胃癌淋巴结转移规律　首次手术切除胃的大部分，残胃周淋巴管数增加且扩张，流向有逆行改变，形成残胃特有的淋巴流向。小弯侧因胃左动脉降支被切断，沿胃左动脉的淋巴流改向贲门右侧走行，再转向腹腔动脉周围。大弯侧淋巴流主要走行于脾门与脾动脉干区。另外，残胃壁内淋巴流与其周连接脏器均相通，即贲门胃底淋巴流可通过食管胃连接环流入食管下端，残胃肛侧淋巴流可流入十二指肠壁内（Billroth Ⅰ式吻合）或空肠壁内（Billroth Ⅱ式吻合）。尤其是行胃切除 Billroth Ⅱ式吻合术后患残胃癌者，癌细胞可通过胃空肠吻合口，向其所属系膜的淋巴结转移，直达肠系膜根部淋巴结。临床上发现残胃癌淋巴流向、转移与首次手术的重建方式有关（图 3-100）。初次胃手术时胃左动脉是否切断与残胃淋巴流形成及构建密切相关，初次胃手术时若未切断胃左动脉，残胃淋巴流与正常状态下胃上部淋巴流向基本一致；而胃左动脉切断的残胃淋巴流以脾动脉路径淋巴引流为主要路径。目前认为，由于首次手术导致残胃的淋巴引流与局部解剖发生改变，残胃的淋巴引流主要有以下路径：①逆向引流：首次手术胃左动脉被切断，沿胃左动脉的淋巴引流改向贲门右动脉走行，再转向腹腔动脉周围；②胃短血管途径：切断了胃左动脉，阻断了淋巴液向腹腔动脉旁淋巴结的引流，而通过胃短血管周围淋巴结向脾门淋巴结和脾动脉周围淋巴结的引流未受到影响；③胃吻合的十二指肠或空肠及其系膜方向产生新的淋巴通路引流；④纵隔内的淋巴引流。

淋巴结转移是影响残胃癌预后的重要因素之一，残胃癌较原发性胃上部癌更容易发生淋巴结转移，特别是脾动脉旁及脾门淋巴结的阳性率较原发性胃上部癌高。据文献报道，残胃的淋巴结转移率一般为 60%～69%，其第 1 站的淋巴结转移率为 55%，第 2 站的淋巴结转移率为 44%。初次良性病变手术后的残胃癌第 1 站的淋巴结第 1、2、3、4 组具有高转移率，而且远远高于第 2 站的淋巴结转移率。初次恶性病变手术后的残胃癌，通常是第 2 站以上的远处淋巴结转移率高于第 1 站，主要是第 10、11 组淋巴结呈现高转移率。

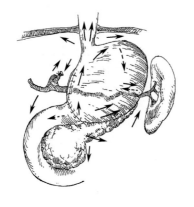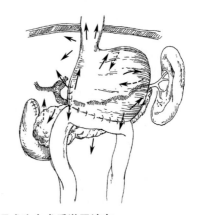

图 3-100　Billroth Ⅰ和Ⅱ式吻合术后淋巴流向

4. 残胃癌的外科治疗 手术是残胃癌治疗的主要手段，早期残胃癌的治疗亦可采用缩小手术，甚至内镜下手术。进展期残胃癌的治疗原则是以手术为主的综合治疗。

（1）早期残胃癌的治疗：①内镜下黏膜切除术（endoscopic mucosal resection，EMR）；②内镜下黏膜下层剥离术（endoscopic submucosal dissection，ESD）；③根治切除手术，指传统开腹和腹腔镜手术。早期残胃癌内镜下根治切除的前提条件是无淋巴结转移，非吻合口癌灶，水平与垂直方向能够保证足够的安全缘，以及内镜切除标本能够进行详细的病理学检查。内镜治疗具有微创、脏器功能恢复快、疼痛轻、住院时间短等优点，但对术后病理证实为切缘癌残留或浸润深度达黏膜下层者，须补充外科根治术。

早期残胃癌 EMR 的适应证：①隆起型及无溃疡、糜烂的凹陷型；②分化型；③黏膜内癌；④癌灶直径<2cm。术后主要并发症为出血和穿孔，发生率前者为 1.3%～4.0%，后者不足 1%。

早期残胃癌 ESD 的主要适应证：①分化型；②黏膜内癌；③隆起型及无溃疡、糜烂的凹陷型，无论病灶大小；④有溃疡、糜烂的凹陷型，癌灶直径必须<3cm。术后并发症亦主要为穿孔和出血，发生率要高于 EMR，但 ESD 较 EMR 应用范围更广。

此外，早期残胃癌 EMR 与 ESD 的相对适应证还有年老体弱，有手术禁忌证或拒绝手术等。由于 EMR 和 ESD 在早期残胃癌应用处于初期阶段，日本 5 所单位联合研究早期残胃癌 ESD，结果显示癌灶整块切除率为 97%，完整切除率为 74%，但缺乏存活率资料。由于受残胃空间限制、组织纤维化等因素的影响，且操作技术要求高，故早期残胃癌 ESD 推广有一定难度，建议在一定规模以上医院由经验丰富的医师进行。

近侧早期残胃癌根治手术需要注意以下问题：①残胃切除范围：残胃部分切除主要用于 EMR 及 ESD 技术出现以前，目前也有用于非吻合口的微小黏膜内癌，残胃足够大但未掌握 EMR 与 ESD 技术的单位；残胃大部切除主要适用于残胃足够大，癌灶位于吻合口处；目前多数学者主张全残胃切除，尤其多发癌及浅表广泛型早期残胃癌，必须行全残胃切除。②淋巴结清扫范围：日本学者主张残胃黏膜内癌淋巴结清扫范围为 D1+α、D1+β；而黏膜下层癌应为 D1+β。③消化道重建方式：应综合残胃切除范围、尽可能保持生理功能及降低远期并发症等因素合理选择。对行残胃部分或大部切除者，术后仍需定期复查胃镜及活检。关于近端胃大部切除术后远侧早期残胃癌的治疗，由于病例较少，研究报道罕见，迄今尚未制定相关诊治规范。但由于原发早期胃癌行近端胃大部切除术及功能性手术等病例的不断增加，应引起重视。

（2）进展期残胃癌的外科治疗：残胃癌临床确诊时绝大多数属进展期残胃癌，与胰腺、横结肠、肝、脾及食管腹段等腹腔脏器浸润或粘连。术前应合理应用超声内镜、CT 等检查，了解残胃癌的浸润深度、范围以及与周围脏器的关系和淋巴结转移情况，明确术前分期，有针对性地进行术前准备。由于残胃癌多发生于初次胃手术后 10 年以上，

患者就诊时年龄多偏大，常合并心脑血管疾病、呼吸系统疾病及糖尿病等基础疾病，术前除常规准备外，应针对上述疾病进行治疗。

进展期残胃癌根治手术应包括残胃全切除、浸润脏器联合切除及至少 D2 淋巴结清除，文献报道，相同分期的近侧残胃癌与原发性胃上部癌根治术后的预后差异无统计学意义。张天泽报道国内 35 例残胃癌根治切除率为 62.5%，中国医科大学报道 42 例残胃癌切除率为 80.95%。国外文献报道残胃癌切除率达 63%～94%，根治切除率为 70.5%～85%。目前进展期残胃癌外科治疗基本采用传统的开腹或胸腹联合手术。

1）适应证：①全身状态：多数患者为胃切除术后，全身状态较差。要全面、详细检查心、肺、肝、肾等脏器功能及全身营养状态，如有贫血、低蛋白血症，应予矫正。②局部状态：无腹膜转移、血行转移、远隔淋巴结转移；评估首次手术胃癌的病期与生物学行为，例如生物学行为较好者（大体型为 Borrmann 1、2 型，团块状或巢状生长，分化程度高，无或仅有轻度淋巴结转移）此次检查确无复发表现、有可能根治，应积极争取手术，反之生物学行为较差者（大体型为 Borrmann 3、4 型，弥漫状生长，分化不良，有广泛淋巴结转移）甚至首次手术为姑息切除者，应慎重手术。

2）术式选择：①进展期残胃癌可根治者，多数须行全残胃切除加胰体尾、脾切除术。②根据癌侵犯残胃外情况，可联合切除左肝、横结肠和横结肠系膜等。残胃癌不能根治切除，但并发梗阻、出血等，应行改道或姑息切除。

3）手术要点：①切口可选用上腹左旁正中切口或原切口。如肿瘤累及贲门，需开胸切除食管下段并清扫食管下段淋巴结，可采用胸腹联合切口。②分离粘连与确定联合切除脏器。

首次胃切除手术可能在腹腔形成广泛的粘连，肿瘤亦可能侵入残胃周脏器，形成浸润性粘连。分离粘连一般由易到难，由周围向中心。如肿瘤部残胃浆膜与周围脏器有硬韧或索状连接，不宜强行分离，应遵循"无瘤原则"及"整块切除"。一般残胃癌容易侵犯胰体尾、横结肠系膜、横结肠、肝左叶、食管下端，宜将受累脏器联合切除，而不在受浸润脏器之间分离。在未能确定是否可能切除时，不可轻易切断胃肠，进展期残胃癌应常规清除胰腺、脾脏周围淋巴结。

4）残胃切除与淋巴结清除范围：①首次手术为 Billroth Ⅰ式吻合者，应行全残胃切除加胰体尾、脾切除术。口侧切断线，应根据肿瘤的部位与大体类型确定。肿瘤位于吻合口或大弯侧，大体为局限型，癌上缘在贲门下 3cm 以远者，可经腹切除食管。肿瘤已侵及贲门，大体为浸润型，需开胸切除足够食管，并探查、清除下段食管旁淋巴结。肛侧切断线，应在首次胃十二指肠吻合口下方。淋巴结清除范围，应包括清除第 1、2、3、4s、10、11、7、8、9、12 组淋巴结（图 3-101）。②首次手术为 Billroth Ⅱ式吻合者，胃切除与淋巴结清除范围，基本同上。但切除残胃时，应将胃空肠吻合口上、下各 5～10cm 的空肠一并切除，并将此段空肠所属系膜整块切除，以清除其间淋巴结。必要时，联同空肠系膜根部淋巴结（第 14 组）一并清除（图 3-102）。

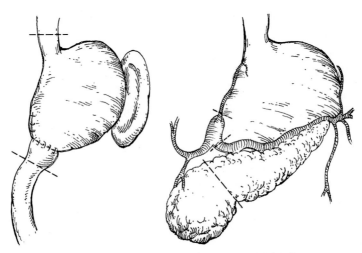

图 3-101　Billroth Ⅰ式吻合术后残胃癌的切除范围

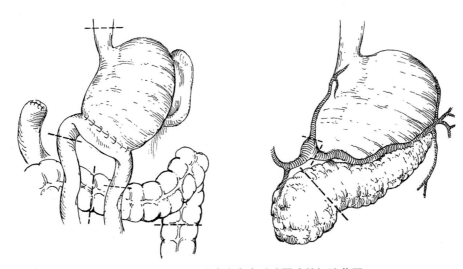

图 3-102　Billroth Ⅱ式吻合术后残胃癌的切除范围

5）残胃癌全残胃切除后消化道重建：全残胃切除术后消化道重建目前亦无公认的最佳术式，多选择 Roux-en-Y 吻合术。日本胃癌治疗指南第 3 版及胃癌处理规约第 14 版规定，全胃切除术后消化道重建首选 Roux-en-Y 吻合术，其次可以选择空肠间置术及双通道（double tract）代胃术。Roux-en-Y 吻合术虽然具有防止反流的作用，但其缺点是缺乏贮袋功能及发生 Roux-en-Y 滞留综合征。天津肿瘤医院报道，功能性空肠间置空肠代胃术效果较好。关于近端胃大部切除术后远侧残胃癌既往报道甚少，近年报道的病例数逐渐增加。根据肿瘤部位与病期，可行残胃大部或全部切除。

（三）胃癌根治手术相关副损伤及并发症的防治

近年来，随着 JCOG9501 临床多中心随机试验和荷兰胃癌临床试验 15 年随访结果的发表，越来越多的学者趋向于把 D2 根治术作为胃癌治疗的标准术式。规范的胃癌 D2 根治术应遵循以下原则：足够的胃切除范围；根部处理血管（胃左、右血管及胃网膜左、右血管）；立体化清扫淋巴结（悬吊肝固有动脉、肝总动脉、脾动脉）；胃原发肿瘤和淋巴结的整块切除；尽量应用电凝、超声刀进行锐性解剖切除。

相较一般胃切除手术更大范围的解剖、分离、切除，胃癌根治术中相关副损伤及相关术后并发症明显增加，因此，施行 D2 手术要求术者除具备熟练的外科技术外，更要熟悉根治手术相关副损伤及重视术后并发症的处理。

1. 术中相关副损伤

（1）肝脏损伤：

1）原因：胃癌根治术要求自肝下缘相对无血管区切除全部小网膜，同时需要将肝脏拉起，充分暴露肝下缘术野，清除第 7、8、9、12 组淋巴结。牵拉肝下缘时，有可能导致肝被膜撕裂、肝实质裂伤。

2）预防及处理：拉钩动作轻柔，力度适中，避免暴力牵拉。侧方自动拉钩调整位置时，牵引肝脏的拉钩也应作相应调整。肝脏损伤较易处理，一般电凝止血或纱布垫压迫常可有效止血，肝脏裂口较大时可缝合止血。

（2）脾脏损伤：

1）原因：胃癌手术中脾损伤概率为 4.33%～6.4%。脾损伤的原因多与术中操作不当有关，对脾脏周围的毗邻关系及脾周围韧带不够熟悉，切除大网膜左侧部分或切断胃脾韧带过程中，盲目分离和牵拉过度易造成脾上、下极撕裂伤或脾被膜撕脱；病理性脾或老年患者脾脏脆性增加，术中损伤概率增加；对脾脏不够重视，术中操作粗暴，在显露术野时腹部拉钩用力过猛，造成脾脏直接受损伤或撕裂伤；清除脾门淋巴结时造成脾门损伤。

2）预防：开腹后要探查脾脏以了解脾脏的大小、位置及与周围组织有无粘连，如有网膜粘连，宜先行切断，避免脾被膜撕裂；术中注意保护脾周围韧带，可先用 1～2 块大纱布将脾脏垫起以减轻此韧带的张力，力求在无张力条件下离断韧带，切不可过度牵拉，造成脾撕裂伤；脾上极的 1～2 支胃短血管往往较短，紧贴脾脏和胃壁，全胃切除或近端胃切除分离该处血管束时易损伤脾脏，宜先打开食管下段腹膜，向右下方牵拉胃底，采用上下呼应方法离断脾上极胃短血管，避免上极脾包膜的撕裂。

3）处理：胃癌术中的脾损伤多为撕裂伤，以脾上、下极为多见，少数为脾门撕裂和脾实质损伤。对脾损伤的处理，应遵循生命第一、保脾第二的原则。对不同类型的脾损伤按不同方法处理。

①D2 手术时造成的医源性脾损伤，多为包膜撕脱或小而浅的撕裂，属Ⅰ级损伤，保脾是可行的，可用高功率电凝、氩气刀烧灼或医用胶涂抹等止血方法，绝大部分的Ⅰ级脾损伤都能达到止血的目的。

②对于Ⅱ级脾损伤，多采用脾修补术，常用可吸收线在裂口处作 U 字缝合、8 字缝合以及褥式缝合，将吸收性明胶海绵在线上再打结，以防切割脾实质。但病理性脾或老年人脾脏一般包膜紧张或质地脆，缝合困难，故不宜采用缝合修补法。本法关键是用于填塞、衬垫的组织要够大，缝合深度应达裂伤的基部，打结时松紧适度，既能对受伤部位产生足够的挤压力，又不会切割脾组织。

③对于Ⅲ级脾损伤或经修补法未能控制出血的Ⅱ级脾损伤，经积极处理后，出血仍不能得以控制，应毫不迟疑予以切除脾脏，以防后患。

（3）胰腺损伤：

1）原因：①胃远端癌时，如过度游离十二指肠球部，有可能伤及开口靠近十二指肠球部的副胰管；②胃后壁肿瘤浸润胰腺，从胰腺上锐性分离癌灶时易致胰腺实质出血，应用高功率电凝止血时可致胰腺损伤；③清扫胰腺周围淋巴结如第 6、8、10、11 组时，可造成胰腺表面小动脉活动性出血或胰腺组织损伤；④术中广泛剥离胰腺被膜，手法粗暴，损伤胰腺。

2）预防及处理：术中如发现癌灶位置过低时，宜行 Billroth Ⅱ式重建；术中正确判断癌灶的穿透深度，如果穿透表浅或仅为粘连，可沿胰腺表面继续分离。如果穿透深入，肿瘤无法根治性切除时，则宜将癌灶基底旷置于胰腺，电灼残面。已损伤的胰腺组织仔细电灼止血，需缝扎止血时，最好用无损伤针线缝合，避免反复钳夹结扎，同时注意不要损伤胰管。胰腺损伤术后有可能产生胰液外渗，形成局部炎症或感染，需妥善放置引流管，保证引流通畅。

（4）胆总管损伤：

1）原因：①由于肿瘤累及十二指肠球部，粘连牵拉，胆总管发生移位，在处理胃右动脉时很可能损伤胆总管；

②肿瘤向远侧浸润，位置较低，术者强行切除肿瘤浸润组织时有可能误伤胆总管；③D2+ 手术清扫第 12b 组淋巴结时，未注意胆总管走行，误伤胆总管；④高功率电凝止血可对胆总管造成热损伤，致迟发性穿孔。

2）处理：如果胆总管仅部分管壁破损，可在损伤处上方 2cm 左右切开胆总管，放置 T 形引流管，下臂稍长，需超过破损处作为内支架，修整破损口后间断缝合关闭。术后 T 形管需留置 1～3 个月，以避免日后发生胆总管狭窄。如果仅为胆总管前壁少许破损，周围组织尚健全时，亦可经破损口放置 T 形管，其处理同上。若缺损较大，修补后可能发生狭窄者，可用带蒂胆囊瓣或十二指肠瓣修补。如果胆总管已被横断，周围组织缺损不大时，宜仔细找出上、下端，修整减张后做端端吻合。同时，须切开近端胆总管，放置 T 形管通过吻合口作为支架。术后留置 T 形管 3～6 个月。如果胆总管损伤严重，周围组织缺损，则需行胆总管空肠 Roux-en-Y 吻合术。如果术中发现胆总管被缝扎，须拆除缝线，认真检查胆总管的损伤程度。如果胆总管已遭损伤，以切开胆总管、放置 T 形管为妥。

3）预防：清扫第 12 组淋巴结时可做 Kocher 切口，充分游离十二指肠降部和球部，显露胆总管走向，以避免损伤。解剖不清时，不可贸然对管道切断、结扎。

（5）胃周血管损伤：

1）原因：D2 相关淋巴结均沿胃周血管分布，清扫时易造成相关血管损伤。对于经验不多的术者，尤应注意。

2）预防及处理：①淋巴结清扫时，需从特有的筋膜间隙解剖、游离，方便接近血管根部且不易引起出血。②分别处理动、静脉血管，可避免动静脉束结扎后的胃网膜右静脉紧张状态，减少撕裂出血；胃左动静脉的处理宜先根部结扎、切断静脉，方便游离动脉根部，避免血管损伤。③熟悉胃周血管的变异及未受重视的分支，如胃左动脉 2.5%～7.5% 直接发自腹主动脉；胃左静脉 25% 汇入脾静脉；胃后动脉出现率为 60%～70%；副肝左动脉出现率为 5%～15%；脾动静脉异常走行；极少情况下可见肝总动脉发自 SMA，第 8a 组淋巴结后为脾静脉等。④合理使用手术器械，调节电凝功率大小以适应不同解剖部位；掌握超声刀使用要领，合理评估超声刀的止血能力。⑤熟悉相关解剖，血管不明确时，尽量行全程显露，避免损伤。

（6）淋巴管损伤：

1）原因：①清扫第 16 组淋巴结或贲门后组织时，可能损伤腹主动脉或下腔静脉周围的腰干或乳糜池及大的淋巴管道；②清扫淋巴结时，看到乳白色的液体或无鲜血的管道样组织未逐一结扎；③清扫部位瘢痕形成，致淋巴回流受阻；④术前行介入及辅助化疗并伴发贫血及低蛋白血症，淋巴漏发生率明显加大；⑤早期肠内营养可增加胃肠道淋巴管流量和压力，使术后可能已封闭的淋巴管重新开放。大多数的淋巴漏见于Ⅱ、Ⅲ期病例，D2 手术淋巴漏发生率为 0.3%～0.4%，而 D3 手术则高达 3.8%～11.8%。

2）临床表现：胃癌根治性切除手术后 3 天，腹腔引流量因为进食增多，逐渐增加到 300～1 000ml，应该考虑到腹腔淋巴漏的可能。继续观察引流量可达到 500～3 000ml/d，进食含脂肪类较多的食物可明显导致引流量增加。须与胰瘘、吻合口瘘、术后胰腺炎鉴别。

3）处理：一般在手术后7天左右即可因手术创面的炎症反应致淋巴管闭塞，使引流减少，直至停止。

个别如果伤及乳糜池或其所属的大淋巴干，可能导致较长期及大量的乳糜腹水。具体措施：①禁食和肠外营养；②患者如无吻合口瘘，亦可考虑经过胃肠道进食，但要以低脂、低钠、高蛋白饮食为主；③奥曲肽（善宁）可显著减少胃癌根治术后淋巴漏的量，疗效确切。

4）预防：清扫淋巴结时应仔细观察是否有乳白色液体流出，对分离、切断组织逐一结扎，尤其第8p、16组淋巴结清扫时，对所有软组织或索条样组织均应确实结扎。对于分期较晚病例，手术过程中应细致、彻底结扎淋巴管，同时可采用纤维蛋白封闭剂等预防淋巴漏的发生。

（7）胸膜损伤：

1）原因及临床表现：贲门癌经腹手术时，为了切除更多食管下段，避免癌残留，常需扩开膈肌裂孔或切开膈肌脚正中弓状韧带，游离食管。此过程可能致胸膜撕破，术后致气胸。肿瘤侵犯膈肌，切除时可引起膈肌破损，术后如出现腹腔积液，由于胸腔的负压作用，而致腹腔积液通过破损的膈肌裂隙进入胸腔，发生胸腔积液。

2）预防及处理：术中或术后发现后，置胸腔闭式引流1周多治愈。术中若有膈肌损伤，可用细导尿管插入胸腔负压吸净气体，仔细缝合膈肌腹膜，不留缝隙，避免腹腔积液进入胸腔。

2. 术后相关并发症

（1）胃癌根治术后出血：

1）原因：术后早期出血原因中，最常见的是吻合口出血。

吻合口出血与以下因素有关：①吻合口部位的选择：如果吻合口选在具有丰富血运的胃小弯，且术中未对血管作缝扎等特殊处理，则出血概率会较大；②使用吻合器不当：如旋合过紧或者过松，击发吻合器时用力过大或过小等。术后迟发动脉性大出血一般于术后10~30天发生，大多合并吻合口瘘及腹腔内感染，消化液腐蚀裸露的血管断端，致使结扎线脱落，引起动脉性大出血，临床过程凶险，应引起重视。

2）处理：对于术后早期吻合口出血或腹腔内出血患者，一般先给予非手术治疗，如无效，立即手术止血。对于术后迟发动脉性大出血，一旦发生，建议有条件者立即手术。血管内介入治疗也是治疗术后出血的十分常用的手段，但对于合并吻合口瘘及感染者，介入治疗多难成功。

3）预防：术中止血结扎可靠，器械吻合后应检查吻合口有无出血，不确切时可加强缝合；术后避免感染，防止发生吻合口瘘；保持引流通畅。

（2）胃癌根治术后急性胆囊炎：

1）原因：多发生于术后4~10天，主要与术后胆囊的血供障碍和胆囊的排空受阻有关。由于长期禁食、手术广泛清除胃周及肝蒂组织和切断迷走神经等因素，影响胆囊收缩，胆汁淤滞，黏度增加，进而胆囊管阻塞。进食后胆囊急剧收缩，引起胆囊壁血运不佳，导致胆囊炎发病；术中损伤胆囊动脉或肝总动脉、肝固有动脉，可直接导致胆囊血运不佳，术后致病。

2）诊断：术后近期出现持续高热或手术热恢复后又出现高热、右上腹部疼痛或伴肩背部放射痛、右上腹压痛、反跳痛时，应想到本病的可能，行B超检查可明确诊断。

3）处理：轻症者可保守治疗；病情严重如高热、腹部体征加重者，应尽早手术治疗。

（3）胃癌根治术后胆石症：

1）原因：胃癌术后并发胆囊结石的主要原因在于，手术引起的胆汁成分改变以及胆囊运动障碍。另一个重要影响因素是调节胆囊运动的相关激素改变。术后胆石症多为术后常规复查时发现，有症状者占10%~20%。文献报道，胃癌根治术后5年胆石症发生率为20%左右。

2）处理及预防：无症状者随诊；有症状者，先保守治疗，无效者行外科手术。早期胃癌可行保留迷走神经的D1或D2术。对于D2、D2+手术，完全避免切断迷走神经不易做到。有人主张对胃幽门部癌，需彻底清除第12组淋巴结者，可考虑行预防性胆囊切除术。

（4）胃癌根治术后腹腔积液与脓肿：

1）原因：①肿瘤患者多伴有低蛋白血症；②根治术中广泛的淋巴结清扫，全程使用电刀、超声刀形成的大面积烧伤创面，造成术后渗出增加，手术后引流不畅，液体积聚在脾窝、胰周等，伴感染后造成脓肿；③分离、切除脾蒂时损伤胰尾，清扫胰腺周围、肠系膜根部或腹腔后淋巴结时，以及分离、切除肿瘤与胰腺的粘连时损伤胰腺，也是胃癌根治术后形成胰周积液和腹腔脓肿的原因。国内研究发现，淋巴结清扫范围对腹腔感染的发生影响最大，淋巴结清扫D2+~D3和D2腹腔感染分别为D1的7.827倍和3.044倍，肿瘤侵及周围脏器时术后腹腔感染的发生率为未侵及周围脏器患者的2.801倍，合并有糖尿病者为无糖尿病的2.284倍；手术时间每增加1小时、年龄每增加5岁，感染的发生率分别增加55.9%和21.7%。

2）临床表现：术后3天后仍有持续发热，须排除腹腔积液的可能。行B超、CT检查可确诊。CT对胰周积液的诊断率较高，还可动态观察其变化，并排除肿瘤复发或转移。MRCP检查可明确胰周积液是否形成囊肿及其与胰管的关系、囊壁的厚度、囊液的性质等，有利于治疗方案的选择和调整。

3）处理：对于早期无症状的腹腔积液，或虽有轻微症状但能控制者，采取积极、有效的保守治疗措施，如给予TPN或PN+EN和抗感染治疗，存在胰瘘时使用胰腺外分泌抑制剂等，可达到治愈的目的。对腹腔积液有症状者，可行B超引导下穿刺抽引或行穿刺减压后置管引流术，多可取得明显的效果。若保守治疗效果不佳，应行开腹手术外引流。

4）预防：医源性损伤、引流不畅是胃癌根治术后腹腔积液、脓肿形成的根本原因。因此，提高手术技巧、熟识解剖、仔细操作是减少此类并发症的重要因素。根治术后保证引流通畅，亦是防止胰腺周围积液和继发感染的关键。

脾窝、胰周等容易积液处可分别放置腹腔双套管，保证引流通畅。

目前有关胃癌根治术后并发症的发生率和死亡率各地报道不一，西方国家报道的术后并发症发生率约 30%，死亡率约 10%；国内一组 1 142 例胃癌根治性切除术报道，围手术期并发症的发生率和死亡率分别为 11.2% 和 3.6%。因此，胃癌根治术中相关副损伤及相关术后并发症并非少见，需引起外科医师足够重视，一旦出现，应及时作出准确判断和正确处理，最大限度地降低术中、术后风险。

（梁　寒　刘　宁　张汝鹏）

六、全胃切除术后消化道重建

1897 年，Schlatter 成功的实施了首例全胃切除术和食管空肠端侧吻合术，至今至今已有 100 多年的历史。进入 20 世纪 40 年代后，随着围手术期处理及外科操作技术的不断提高，既往该手术较高的术后并发症与手术死亡率已有明显改观，全胃切除术的应用逐渐增加。随着全胃切除术应用的增加，手术导致的术后餐后不适和营养不良逐渐引起注意。1947 年 Orr 提出的改良版 Roux-en-Y 术是最经典的重建方式。以它为基础的术式被广泛应用，在全胃切除术后消化道重建中占主要地位。为了重新获得胃的存储功能，有人将食管空肠吻合口下的空肠输入支和输出支吻合，形成"代胃"。1952 年，Longmire 提出将一段空肠插在食管和十二指肠之间，更合乎生理通道，并且此种重建方式获得了更好的效果。目前文献报道的术式超过 50 种。

全胃切除术较为复杂，手术风险高于胃次全切除术，且多为中晚期胃癌，无疑增加了手术的难度。术前进行心、肺、肝、肾等重要脏器功能的检查十分必要，以便判定患者能否承担手术的创伤，有无手术禁忌证。此外，术前的上消化道钡餐造影、纤维胃镜、B 超、CT 等各项检查可以了解肿瘤的范围大小、病理类型、浸润程度、淋巴结转移情况以及与邻近器官的关系，帮助选择手术的方式，且对切除的可行性作出评估，保证手术的顺利进行。只要患者的条件允许，无手术禁忌证，均可考虑外科手术。

（一）全胃切除术适应证

全胃癌、多发性胃癌、胃体癌浸润型、胃窦癌侵及胃体、残胃癌和残胃复发癌；胃上部癌，除局限型进展期胃癌直径在 2～3cm、无淋巴结转移或仅有胃上中部淋巴结转移者可行近端胃切除外，其余均应行全胃切除术。

（二）全胃切除术禁忌证

严重贫血、腹水、黄疸、周身水肿、恶病质或多个远处转移，其他脏器有严重功能不全等。单纯贫血的患者若经输血纠正后，仍可考虑手术。

（三）手术选择

全胃切除破坏了消化道的连续性和完整性，影响了食物的消化和吸收，出现诸如反流性食管炎、早期或晚期倾倒综合征、顽固性贫血、餐后上腹闷痛、消化和吸收不良、腹泻、食欲下降等，称为胃切除后综合征。因恐于上述因素，有时常以胃大部切除术来取代全胃切除术，所以导致不少病例因胃切除范围不足和胃周淋巴结清除不彻底而使肿瘤在短期内复发或转移。如果合理掌握全胃切除术的适应证，实施根治性全胃切除术，无疑会增加胃癌的 5 年治愈率。单纯为提高患者术后短期内的生活质量，放弃应该施行的全胃切除术的观点是错误的。天津市肿瘤医院近 10 年来胃癌患者全胃切除术已占胃手术的 15%，手术死亡率由 17% 仍继续下降趋近于 0。

（四）全胃切除术后消化道重建的常见术式

1. 食物不经十二指肠、无贮袋　最具代表性的术式为 Roux-en-Y 术（图 3-103），其他术式多在此术式基础上改良而成。1947 年 Orr 改良了此术式（图 3-104）。为了避免碱性肠液反流入食管，1956 年 Scott 和 Weidner 提出代胃肠管的长度应超过 40～50cm，才能有效防止反流性食管炎。距 Treitz 韧带 15～20cm 处横断空肠，经结肠后行远端空肠与食管的侧端吻合，空肠盲端一般为 3～5cm，再距食管空肠吻合口 40～50cm 处行空肠空肠端侧吻合。此法减少了碱性肠液的反流，但代胃的单腔空肠段食糜容量较小，食后易胀饱且排空较快，十二指肠被旷置，可产生 Roux-en-Y 滞留综合征。

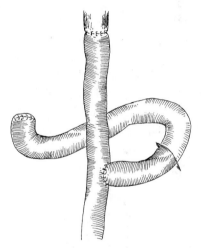

图 3-103　Roux-en-Y 消化道重建

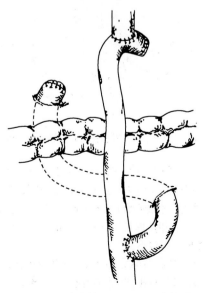

图 3-104　Orr 改良的 Roux-en-Y 消化道重建

Schlatter 首例为 56 岁女性胃癌患者行全胃切除术获得成功,并在结肠前应用空肠袢与食管做侧端吻合(图3-105),方法简便,但食糜容量小,输出支顺蠕动的碱性肠液流经食管与空肠吻合口,反流性食管炎较为严重。但是,不符合生理通道。目前很少采用。

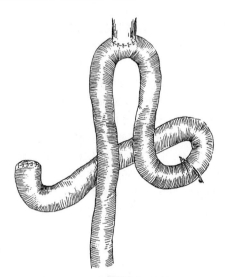

图 3-105　Schlatter 消化道重建方法

食管袢式空肠吻合 + 空肠间 Braun 吻合(图 3-106):食管与袢式空肠吻合同上,代胃空肠袢之间加一侧侧吻合。目的是让输入支肠液流经 Braun 吻合口,以期减少反流性食管炎的发生,但临床发现仍有 31% 的患者术后发生反流性食管炎。

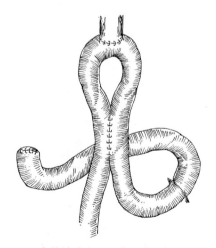

图 3-106　食管袢式空肠吻合 + 空肠间 Braun 吻合

改良Ⅰ式(图 3-107):在食管袢式空肠 + 空肠间 Braun 侧侧吻合的基础上,用 7 号丝线结扎阻断代胃空肠的升支。结扎线距食管 - 空肠吻合口 2～3cm,结扎线的松紧度要适当,可容一血管钳头即可。此法对防止反流性食管炎效果较好,但食糜容量较小。

改良Ⅱ式(图 3-108):在改良Ⅰ式的基础上,为了增加食糜的贮存功能,将代胃空肠袢加长 1 倍,将其分别作 2 个侧侧吻合,在 2 个侧侧吻合口上 1/3 处结扎升支,结扎线上

方的代胃肠袢容量明显加大,延缓了排空时间。不足之处是食糜未流经十二指肠。

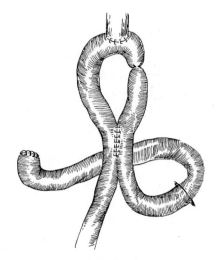

图 3-107　7 号丝线结扎阻断代胃空肠的升支

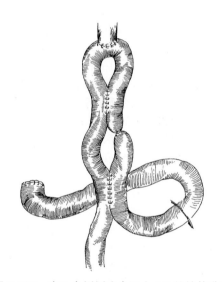

图 3-108　在 2 个侧侧吻合口上 1/3 处结扎升支

2. 食物不经十二指肠 + 贮袋　常见术式为 Roux-en-Y 吻合 +J 形空肠袋,即全胃切除术后在 Treitz 韧带下 20cm 处切断空肠,远段空肠断端关闭,并经结肠后提起,于距断端 20cm 处将其对折行侧侧吻合,由此形成 Hunt-Lawrence 贮袋。食管末端与空肠袋顶点吻合。在吻合口下方 40cm 处将近段空肠与远段空肠行端侧吻合,十二指肠近端关闭。此术式较间置空肠相对简单。此外,也可行 Roux-en-Y 吻合 +P 形空肠袋。优点是建立了"人工幽门",增加了食糜的容量,同时延缓了食糜的排空时间。缺点是食糜不经过十二指肠,食管空肠吻合口瘘的发生率增加,可产生或 Roux-en-Y 滞留综合征。

Hunt 将 Roux-en-Y 吻合术的远侧输出支肠袢的近端做一囊袋(图 3-109),其目的是加大对食物的贮存功能。

1962 年 Lawrence 将 Roux-en-Y 吻合术的输出袢的近端做一"9"字形吻合,目的仍然是增加对食物的贮存功能

（图3-110）。1973年Paulino进一步将Roux-en-Y术式的空肠输出支与近端空肠的吻合口加大、加长，形成一个贮食袋（图3-111）。

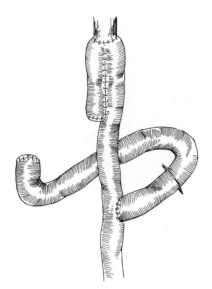

图 3-109 Hunt 术式（1952）

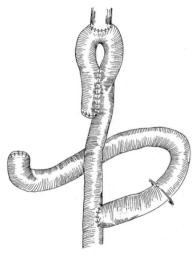

图 3-110 Lawrence 术式（1962）

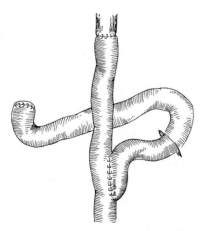

图 3-111 Paulino 术式（1973）

1981年Lygidakis又将Lawrence的"9"字空肠代胃加大长度并改为"8"字代胃，长度为18cm，食管到输出支与输入支吻合口长60cm，以期增大食糜容量及消化吸收功能，同时避免反流性食管炎（图3-112）。1987年Herfath采用代胃的空肠折叠术并将食管空肠祥吻合口包裹在中央，似"三明治"状（图3-113）。

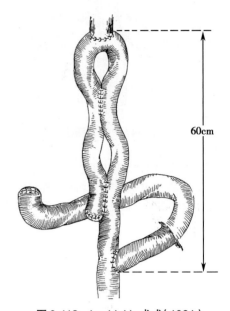

60cm

图 3-112 Lygidakis 术式（1981）

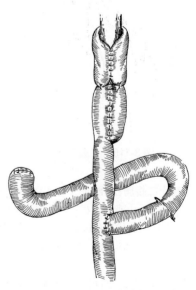

图 3-113 Herfath 术式（1987）

近年来常用单腔空肠法、双叠空肠法和三叠空肠法。在空肠代胃的基础上，近20～30年先后推出50余种消化道重建的方式。

P型空肠法（图3-114）：全胃切除之后，距Treitz韧带20cm处切断空肠，其空肠的远端做P型，顶端与食管作端侧吻合。此术式稍复杂，但食糜容量得以增加，同时延缓了食糜的排空时间，缺点为十二指肠被旷置。

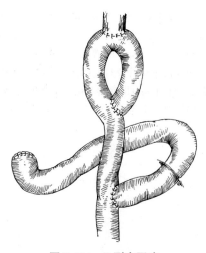

图 3-114 P 型空肠法

三叠空肠法（图 3-115）：取代胃的空肠方法同上，只是将代胃的空肠近端叠成三腔排列，相邻肠腔行侧侧吻合，显然扩大了贮存的容量。优点与上相似，但手术复杂、费时，很少采用。

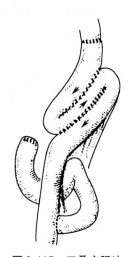

图 3-115 三叠空肠法

3. 食物经十二指肠、无贮袋 包括空肠间置、结肠间置等。在代胃术的历史演进过程中，有人采用横结肠代胃（Watkins 等）、右半结肠代胃（Hunnicut），因涉及肠道准备、感染、异味等，问世不久即被放弃。最受推崇的仍是空肠代胃。

1898 年 Brigham 为一例 66 岁女性胃癌患者行全胃切除术，用十二指肠与食管做对端吻合（图 3-116）。优点是简便快捷，食糜可流经十二指肠正常生理通道。缺点是食糜的容量小，且易发生十二指肠反流，引起反流性食管炎。手术操作要点是解离十二指肠降段侧腹膜，充分游离十二指肠，以确保食管与十二指肠吻合口无张力。此法目前很少有人采用。

Longmire 重建（图 3-117）：1952 年 Longmire 和 Beal 首先采用了一段带蒂的空肠间置于食管、十二指肠之间。在 Treitz 韧带下 20cm 及 60cm 处切断空肠，将这段带蒂、游离

的空肠吻合于食管末端和十二指肠近端之间，再将近段空肠与远段空肠行端端吻合。该术式恢复了生理解剖关系，解决了食糜流经十二指肠的问题，使食糜与胆汁、胰液充分混合接触，有利于刺激各种胃肠激素的分泌；但手术吻合口多，食糜容量较小。此法明显优于食管、十二指肠直接吻合术式，也比 Roux-en-Y 吻合术效果更好。与上述两种吻合法相比：①食糜的容量有所增加；②食糜流经十二指肠更合乎生理通道，有利于消化与吸收。上述两种代胃术式分别存有严重的无胃综合征及营养障碍，前者反流性食管炎、倾倒综合征尤为明显；后者是单纯十二指肠与食管吻合，显然缺乏食物的贮存功能。

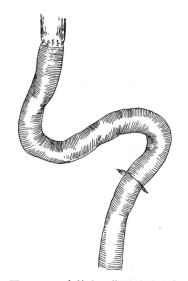

图 3-116 食管十二指肠端端吻合

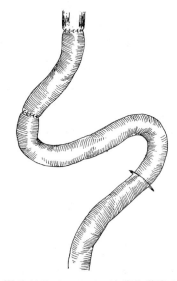

图 3-117 Longmire 法消化道重建

双 S 型空肠（图 3-118）：在 Roux-en-Y 空肠代胃的基础上，十二指肠残端与代胃空肠段行端侧吻合。此后有人为了使食糜完全流经十二指肠，而在十二指肠与代胃空肠吻合口下方予以结扎阻断。前者是双通道法，后者是解决了利用十二指肠生理通道，各有优点，目前仍被采用。

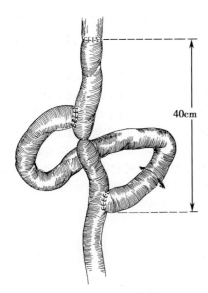

图 3-118　双 S 型间置空肠

结肠间置（图 3-119）：取带蒂的升结肠或横结肠一段约 20cm，间置于食管、十二指肠之间，优点是食糜容量大，其缺点是术后易发生感染，水分吸收快，常发生消化不良，进食后因大肠反射可能有排便感。目前很少采用。

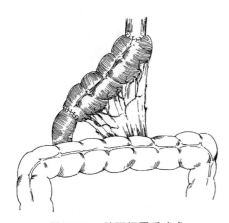

图 3-119　结肠间置重建术

将距 Treitz 韧带 40cm 处空肠与食管做侧端吻合；距食管空肠吻合口 35cm 处的输出段肠袢与十二指肠做侧端吻合；在十二指肠 - 空肠吻合口下 5cm 处的输出肠袢与距 Treitz 韧带下方 20cm 处输入肠袢做 Braun 空肠空肠侧侧吻合；分别在十二指肠 - 空肠吻合口远侧 2cm 及距食管空肠吻合口 5～7cm 处用丝线做适度结扎。临床实践证明效果很好，被广泛采用，2001 年获国家科学技术进步奖二等奖。该术式具有以下优点：①代胃空肠袢保持消化道原有的连续性：因不需切断肠管，故血运良好，减少了吻合口瘘的发生；减少了术中出血和腹腔污染；减少了因支配肠管神经损伤所引起的肠蠕动功能障碍。②增加了食物的贮存功能，防止倾倒综合征：代胃空肠袢升支，降支结扎线以上即是一个"P"型空肠代胃。实验证明，口服钡剂的 63% 进入降支，37% 进入升支，升支的钡剂沿顺蠕动进入降支，降支钡剂的 90% 排入十二指肠，另外 10% 流入升支参加循

环。这无疑延缓了食糜的排空时间，增强了贮存功能。术后患者经钡餐 X 线检查表明，口服钡剂经过 30 分钟、60 分钟、120 分钟后，分别有 40%、60%、90% 钡剂由代胃肠袢排出。此外，又经口服加入放射性元素锝 99（^{99m}Tc-DTPA）的 5% 葡萄糖注射液 400ml 之后，经 ECT 扫描显示 90 分钟排出 50%，证明代胃空肠的功能良好。③防止反流性食管炎：代胃空肠肠袢间置于食管与十二指肠之间，其输入袢予以结扎阻断。十二指肠液仅能沿第 2 个侧侧吻合口流入输出支的远端。经临床观察，无一例出现反流性食管炎症状。④维持食糜经十二指肠的正常生理通道：食糜流经十二指肠，可刺激十二指肠分泌促胰酶素和胆囊收缩素，促使胆囊收缩、胆汁排入肠道以及胰液胰酶分泌，同时与食糜混合，有利于消化与吸收。上述生理过程正常进行，只有食物流经十二指肠这一机械性刺激作用才能完成有关分泌的生理过程。⑤简捷、省时：本术式虽然有 4 个吻合口，看似比较复杂，但由于管形吻合器的使用，其中 3 个吻合可用吻合器完成（图 3-120）。由于代胃肠管不需切断，省去部分时间。整个手术完成平均需要 2 小时 45 分钟。术后 3 天即可饮水，第 5 天进流食，7 天后进半流食，30 天左右可进普食。经随访，大多数患者 1 天进食 3 餐即可。

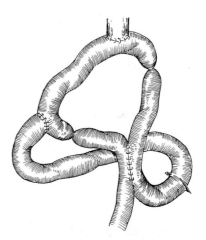

图 3-120　功能性连续空肠间置代胃术

4. 食物经十二指肠 + 贮袋　常见术式为 UIm 贮袋（图 3-121）、空肠袋间置贮袋（图 3-122）、P 型间置贮袋（图 3-123）等。例如 UIm 贮袋，在 Treitz 韧带下 20cm 及 80cm 处切断空肠，将该带蒂、游离的肠段近端关闭，并距近端 20cm 处对折，行侧侧吻合，远侧断端与十二指肠行端端吻合，食管与空肠袋顶点吻合，再将近段空肠与远段空肠行端端吻合。

该术式（图 3-124）在非离断性间置空肠的基础上增加了贮袋。天津市肿瘤医院 2005—2007 年间收治的 159 例行全胃切除术的胃癌病例，按消化道重建方式的不同，分为功能性非离断间置空肠加空肠贮袋代胃术组（间置空肠加贮袋组，$n=46$）、改良 Braun Ⅱ式组（Braun 式组，$n=38$）、P 型空肠袢保食管 - 空肠 RY 吻合术组（P 型组，$n=25$）和 Orr 式空肠 - 食管 RY 吻合术组（Orr 式组，$n=50$），比较 4 组患者术后 1 年的生活质量、营养状况及并发症发生情况。结果

表明,间置空肠加贮袋组患者术后 1 年的生活质量(Visick 指数)、单餐进食量、体重增加量及血红蛋白增加幅度均优于或高于其余 3 组,而 Orr 式组则均劣于或低于其余 3 组;4 组患者的预后营养指数(PNIR)分别是 1.21±0.15、1.14±0.97、1.15±0.16 和 1.10±0.16,间置空肠加贮袋组最高,Orr 式组最低;间置空肠加贮袋组患者的倾倒综合征、反流性食管炎及 Roux-en-Y 滞留综合征的发生率分别是 4.3%、2.2% 和 2.2%,均低于其余 3 组。全胃切除后的功能性非离断间置空肠加空肠贮袋代胃可以有效地改善患者的营养状况、降低术后并发症的发生率及提高生活质量,是一种较理想的消化道重建术式。

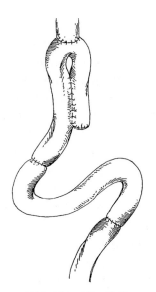

图 3-121　Ulm 贮袋

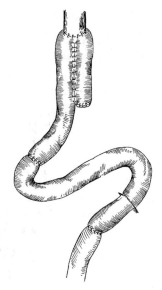

图 3-122　空肠袋间置代胃

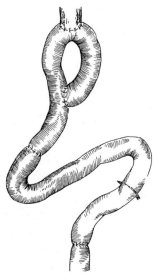

图 3-123　P 型间置贮袋

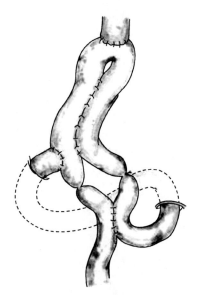

图 3-124　连续间置空肠贮袋

5. 构建空肠贮袋　多项随机研究表明,空肠贮袋还具有抗反流的屏障功能,以防发生碱性反流性食管炎。贮袋的位置对患者的生活质量并没有影响。Roux-en-Y 和 Roux-en-Y 贮袋组术后 3 个月内,患者都有不同程度的生活质量下降。Roux-en-Y 贮袋组在预期生存率、食欲、饥饿感、食物摄入等方面均优于食管 - 空肠吻合术,Roux-en-Y 贮袋组可有餐后胀满感。在术后 12 个月和 24 个月随访时,Roux-en-Y 贮袋组的营养指数均优于 Roux-en-Y 组。

但是,Kurita 的研究显示 Roux-en-Y 贮袋组患者 ^{99m}Tc 的 50% 排空时间延长;测压试验中,部分患者贮袋的有效收缩消失。Mochiki 比较了单纯间置空肠和间置空肠加贮袋两种术式中的间置空肠的肠动力,在术后 3 个月和术后 12 个月,单纯间置空肠组的肠活动明显强于另一组,单纯间置空肠组的食量明显多于间置空肠加贮袋组。研究表明,贮袋破坏了进食和禁食期空肠的运动模式,导致贮袋组的进食量不足。因此,患者并没有从贮袋重建获益。

建立贮袋的长度有 7cm、10cm、15cm 及 20cm 等。结果表明,长度为 7cm 与 15cm 的贮袋比较,反流性食管炎差异无统计学意义,较长的贮袋可能有利于延缓食物排空;长度为 15cm 与 20cm 的贮袋比较,后者反流食管炎明显增加。以上说明,贮袋长度加长可能由于延迟食物排空而增加了反流的可能。研究发现,贮袋长度与是否增加体重无相关性。Nanthakumaran 等采用猪为动物模型,比较了长度为 5cm、10cm、15cm 和 20cm 贮袋的压力与容量。结果显示,较小的贮袋(长度为 5～10cm)只有在压力达到 4.41kPa($1cmH_2O=0.098kPa$)时,容量才能达到 350～400ml(老年人平均一餐进食量);而较大的贮袋(长度为 15～20cm)当基础压力达到 $15cmH_2O$ 时,容量已经达到 350～400ml。长度为 15cm 的贮袋可能更符合临床需要。

尽管大多数研究显示,贮袋可以明显改善患者的生活质量,贮袋的构建造成了胃肠动力学的改变,但是很难判断出所谓的最佳术式,还缺乏具有说服力的客观判断指标。此外,机体有很强的自我调节能力,贮袋代胃术后早期可能对进食及体重恢复有益,但是随着时间的推移,这种作用逐渐减弱,机体在一定程度上能够适应胃切除术后的生理状态。

6. 食糜的十二指肠路径 经十二指肠路径代胃间置消化道重建是较符合生理性的术式。食糜的扩张刺激了十二指肠的起搏点,触发十二指肠的蠕动,与离断小肠的重建方式相比,有利于小肠的协调活动。食糜流经十二指肠组术后体重的维持和营养指数、血红蛋白水平均高于食糜不流经十二指肠组。研究表明,食糜流经十二指肠和间置空肠代胃具有一定的储存食物容积,是全胃切除术后消化道重建保持营养状态、提高生活质量的必要条件,有利于术后血糖的稳定。食物经十二指肠路径,有利于和胆汁、胰液混合,促进消化;食物经十二指肠后,能激发和协调肠道活动和消化道激素分泌。这反映了近年来,外科医师在全胃切除术后选择消化道重建术式时,非常关注经十二指肠路径的重要性。

7. 保持消化道的连续性 Cajal 细胞是胃肠起搏细胞,我们的研究中,c-kit 免疫组化显示手术后各组手术区域的肠肌层和深肌层的 ICC 网络破坏,远离手术区域的 ICC 损伤减低。所以,在消化道重建中,不离断小肠,即保留小肠的连续性,可以减少对肠神经损伤小,减少对 ICC 的影响,有助于小肠动力的恢复。我们曾回顾分析 704 例行全胃切除术的病例,发现保持空肠连续性的患者对流质和半流质的进食时间早于空肠离断组。这可能与保持肠道连续性的重建方式对 ICC 影响较小,能够尽快地恢复小肠动力有关。腹部手术后,常出现胃肠动力一过性障碍。肠段之间缺乏协调的运动,可能是术后肠麻痹发生的基础。全胃切除术后 Hunt-Lawrence 重建的肠道动力,无症状患者的肠活动期持续较短,无序的蠕动波取代了正常的肠蠕动。Chaiyasate 等比较不切断 R 臂的 Roux-en-Y+ 贮袋的重建(URYJP)的犬和 Roux-en-Y(RY)的犬术后 10 周,URYJP 组犬的营养参数明显优于 RY 组。两组排空时间相同,但 RY 组空肠起搏电压的异常传播较多。研究认为,保持肠道的连续性,有利于减少 RSS 的发生。

近年来随着临床经验的积累,手术技巧的熟练,麻醉、输血、抗生素以及医疗设备等方面的改善,全胃切除术死亡率大多已控制在 5% 以下,术后并发症发生率已明显下降,消化道重建术式的日趋合理使无胃综合征也正逐步得到克服。天津市肿瘤医院胃癌患者全胃切除术始于 1956 年,20 世纪 70 年代全胃切除术仅占胃手术的 5% 以下,20 世纪 80 年代为 10%,20 世纪 90 年代达 15%,与日本、德国的 25.9%～75% 相差甚远。就目前国内Ⅲ、Ⅳ期胃癌患者占 80% 的状况,应提高全胃切除术的比例,改善国内胃癌 5 年治愈率徘徊于 20% 的落后局面(日本为 51.8%～64.7%,早期胃癌达 90% 以上)。

总之,消化道重建的目的是建造一个食糜贮存功能较好的代胃贮袋,有利于消化与吸收,从而使患者获得满意的营养状态和生活质量。因此,既具有良好的代胃功能又简便易行的术式受人青睐。最近一项来自日本的涵盖 145 所医院的有关胃癌术后消化道重建方式的调查结果表明,全胃切除术后有 95% 的医院选择 RY 吻合术进行消化道重建,有 18% 的医院选择贮袋法。第 14 版《日本胃癌诊治规约》对全胃切除术后消化道重建的描述为:全胃切除术后消化道重建的推荐术式为 RY 吻合术、空肠间置术和双通道(double tract)代胃术,贮袋法的临床效果尚需进一步的临床研究明确。虽然目前全胃切除后消化道重建方式的种类繁多,由于缺乏循证医学证据,临床上尚缺乏公认的最佳术式,RY 吻合术仍是最常用的术式。空肠间置术及贮袋法均是临床研究的热点。一般认为,无论是否保留十二指肠通路,贮袋法均可在一定程度上减少全胃切除术后并发症的发生,改善患者的生活质量,但是还需要多中心的 RCT 研究验证。

(丁学伟)

七、胃癌腹腔缓释化疗

胃肠恶性肿瘤术后复发和不能切除的最常见原因是腹膜转移。在过去的 30 年里,临床医师进行了大量的有关胃癌辅助化疗的临床研究,试图证实辅助化疗可以改善根治手术后胃癌患者的远期疗效。但是,从随机化临床研究中未能获得预期的结果,因为仅有极少数研究能够证实,与单纯手术相比,辅助化疗能够改善患者的生存率。

腹腔化疗(intraperitoneal chemotherapy,IPC)这一操作简单、行之有效的治疗方法应运而生,并逐渐被国内外学者重视,且在胃肠恶性肿瘤的综合治疗中发挥着重要作用。最新发表的大宗随机化临床研究显示:①伴有腹膜种植的患者,与单纯手术相比,腹腔内化疗 + 全身化疗可以提高患者的生存率。②60 岁以下患者中,腹腔内化疗可以提高伴有腹膜癌种植患者的生存率;相反,静脉化疗不能改善这类患者的生存。③对于无腹膜癌种植的患者而言,无论腹腔内化疗抑或静脉化疗的效果均不确定。

(一)IPC 的理论基础

胃肠恶性肿瘤手术治疗失败的最常见原因是癌细胞脱落入腹腔致肿瘤种植、复发和转移。Schwarz 等报道,术后复发的胃癌患者中,孤立的原发部位复发很少见(6%),多数为远处浸润(37%)或腹膜复发(23%),且大多数局部复发的患者同时合并原发部位以外的种植复发。最新的单因素分析发现,肿瘤侵出浆膜、肿瘤直径>5cm、病理分期Ⅲ和Ⅳ期以及存在肉眼可见的转移者是腹腔游离癌细胞阳性的危险因素。

游离癌细胞一旦进入腹腔,可迅速种植在切除部位的创伤组织及术中受损的腹膜表面,造成复发。其机制主要是"种子-土壤"学说。首先,癌细胞脱落入腹腔,形成复发的"种子";其次,腹膜表面由于受到手术解剖等机械性损伤,使腹膜间皮下组织裸露,形成了癌细胞易于种植的"土壤"。同时,由于血凝块和血液中的残留物质等有利于脱落肿瘤细胞的生长,加之术后机体免疫功能低下,为平时不发生种植的腹腔内少量游离癌细胞创造了种植及增殖的条件,导致术后腹腔内复发。

(二)IPC 的药代动力学研究

药代动力学研究显示,腹腔热化疗后,腹腔液、门静脉、股动脉和静脉内分别在 0 小时、0.08 小时、1 小时、1 小时后达到药物峰值。腹腔液的峰值及平均药物浓度分别是股静脉的 167.7 倍和 180.4 倍。门静脉内峰值及平均药物浓度分别是股静脉的 5.4 倍和 6.7 倍。Fushida 等报道,腹腔注射 paclitaxel 后,腹腔液药物浓度较静脉给药的浓度高 550~2 000 倍。

我院进行的活性炭吸附 MMC 腹腔化疗的药代动力学研究发现,经过活性炭吸附后,腹腔液、大网膜及腹腔淋巴结内的药物浓度较单纯腹腔给药的浓度高 1 000~2 000 倍,且高药物浓度的持续时间维持超过 24 小时。我们最近进行的纳米炭(CNP)吸附 MMC 的药代动力学研究证实,以纳米炭作为吸附剂,能进一步发挥活性炭的吸附缓释作用。曲秋莲等的动物实验证实,MMC-CNP 可以明显抑制裸鼠腹腔实验性胃癌病灶的播散和生长,疗效明显优于单纯 MMC 腹腔化疗,微小的炭能携带 MMC 进入肿瘤细胞核,增强了抗癌药对肿瘤细胞的通透性和保留效应,提高了抗肿瘤效果。

(三)腹腔缓释化疗的临床应用

1. 适应证 主要用于治疗进展期胃肠道癌术后腹腔残存微小癌灶,以及防止腹腔复发和肝转移。具体包括腹腔微小种植转移癌(5mm 以内);或经过腹膜切除术达到完全性减瘤术(CC0,是指手术后腹膜表面无残留癌灶;或 CC1,是指残留癌灶直径<2.5mm),癌性腹水或腹腔冲洗液癌细胞阳性者;癌组织侵犯浆膜或超出浆膜;Borrmann Ⅲ、Ⅳ型胃癌。

2. IPC 的给药途径 IPC 的给药途径主要有 3 种:①经 Tenckhoff 导管注药,该导管灌注方便、易于更换或拔除,但长期带管护理要求较高且易感染。②经 Port-A-Cath 系统给药,亦称为皮下埋泵法。此法可长期反复给药,容易护理,患者长期带管行动不受影响,易于接受。③由腹腔穿刺或术中置硅胶管给药,或直接由穿刺针一次性注药。硅胶管经腹壁引出,可于 1 个疗程完毕后拔除。此方法不需长期带管,操作简单。

如果采取热灌注化疗,一般使用热灌注机,将入水管及出水管分别置入腹腔即可。术中腹腔热灌注化疗时,只需在关闭腹腔前于下腹部麦氏点及左侧对应部位置管即可。单纯腹腔热灌注化疗时,在局部麻醉下,相应部位穿刺置管即可。对于手术后复发的病例,注意避开发生粘连

的部位,以免发生穿孔的危险。

3. IPC 的常用药物 具体应用时首先要考虑肿瘤敏感的药物,其次还要考虑药物的摩尔重量、电荷性、脂溶性等因素。应选择大分子、水溶性、离子型药物,因其排出腹腔的速度较慢,而在血浆中的清除速度较快。CDDP 是最常用的广谱抗癌药;5-FU 也是最常用的腹腔化疗药物,一般与其他药物联合应用;MMC 的剂量掌握在 10~20mg,如果采用活性炭吸附剂,剂量可以提高到 50mg;卡铂、甲氨蝶呤、依托泊苷也可以用于腹腔化疗。另外,近年来用于临床的新药如伊利替康、paclitaxel 及奥沙利铂等,均可用于腹腔化疗。上述药物中,应用和研究最多的是 5-FU、CDDP。此外,逐渐由单一用药发展为联合用药,联合用药有协同增效的作用。随着新药的开发和临床应用,腹腔化疗药物选择更广泛。Hirono 等报道,腹腔注射紫杉醇对严重的胃癌腹膜播散效果显著。

Fu 等采取腹腔内热化疗结合腹腔内 IL-2 生物治疗,可以显著提高患者的 3 年生存率,降低腹腔内肿瘤复发率(P<0.05)。Kawaoka 等报道,对于恶性腹水病例采取香菇多糖和 OK-432 腹腔反复注射,可以获得 70% 的缓解率,第二次注射后腹水中 IL-12 和 IFN-γ 水平明显增高。

我院应用活性炭吸附 MMC 腹腔化疗对 112 例进展期胃癌病例进行了临床应用研究,62 例于手术后关腹前腹腔置入 MMC-CH 50mg,对照组未行腹腔化疗。实验组较对照组 3 年、5 年生存率分别提高 43.07% 及 30.06%(P=0.000 4)。本院对一组Ⅳ胃癌病例采取姑息手术配合 MMC-CH 腹腔化疗,110 例Ⅳ期胃癌患者中,腹腔化疗组患者的 0.5 年、1 年、2 年及年生存率均显著高于对照组(P=0.002)。

赵海平等报道,胃癌根治术后腹腔温热化疗结合 MMC-CH 预防进展期胃癌腹腔复发,结果显示,实验组较对照组患者 3 年、5 年生存率分别提高 5.78% 和 7.88%(P<0.05)。国内另一组报道也获得满意结果。79 例进展期胃癌病例分为两组:治疗组 40 例术中低渗热灌注配合 MMC-CH 腹腔化疗;对照组 39 例手术治疗。随访发现,治疗组腹腔复发及淋巴结转移率显著低于对照组(P<0.05);治疗组患者 1、2 年生存率分别为 91.2% 和 72.1%;对照组分别为 78.9% 和 45.5%(P=0.035 2)。

4. IPC 的分类

(1)术前 IPC:这是近几年提出的较积极的治疗方法,属于新辅助化疗的组成部分。术前 IPC 可提高肿瘤切除率、改善组织学分级、有效控制腹水,是治疗晚期胃癌的一种有效的辅助疗法。王娟等应用 FP 方案术前腹腔化疗治疗伴有腹水的进展期胃癌,腹水消失率为 85.7%,并且获得了 57.1% 的手术切除率。所以,合理的 IPC 加上减瘤手术能降低死亡率和复发率,IPC 可作为晚期胃癌姑息手术或不能手术患者的一种姑息治疗方法。

最新文献报道 61 例胃癌伴有腹水腹膜转移病例,采取腹腔置管手术前 IPC 配合全身化疗。39 例治疗前腹腔游离癌细胞阳性病例,经过术前新辅助 IPC 及全身化疗,22 例转为阴性。38 例表现为部分有效(PR);30 例采取了肿瘤切除

手术,其中 14 例达到根治标准。全组患者中位生存时间为 14.4 个月;肿瘤完整切除患者的中位生存时间为 20.4 个月。

(2)术中 IPC:主要目的是杀死术中脱落入腹腔的游离癌细胞,防止术后腹腔复发和转移,同时对晚期不能根治切除的残留癌灶有一定杀灭作用。术中化疗一般均采取热化疗形式。现在多采取密闭的热循环装置,保证入腹腔温度在 45℃左右,出腹腔温度在 41℃左右,以保障腹腔内温度在 43℃左右。Kim 等报道,103 例侵出浆膜的胃癌病例,52 例接受手术+腹腔热灌注化疗(IHCP),51 例仅接受手术治疗。两组患者的 5 年生存率分别为 32.7% 和 27.1%,无统计学差异。但是,65 例浆膜癌细胞阳性病例中,IHCP 患者的年生存率显著高于对照组(58.6% *vs.* 44.4%,*P*=0.037 9)。因此,对于无远处转移的侵出浆膜的胃癌病例,根治性手术加 IPCH 能治疗和预防腹膜播散。朱正纲等报道,无腹膜转移的 96 例进展期胃癌(T_3、T_4),其中 42 例采取 IPHC,54 例单纯手术作对照。结果发现,IHCP 患者的 1、2、4 年生存率优于对照组(85.7% *vs.* 81.0% *vs.* 63.9%,以及 77.3% *vs.* 61.0% *vs.* 50.8%)。有腹膜转移的例中,10 例采取 IHCP,12 例作对照,结果显示 IHCP 组患者的中位生存期(10 个月)长于对照组(5 个月)。

(3)术后 IPC:是一种普遍采用的胃肠恶性肿瘤的辅助治疗手段。术后 IPC 宜早期开始,即术后早期腹腔化疗(early postoperative intraperitoneal chemotherapy, EPIC)。因为此时体内肿瘤负荷最小,肿瘤细胞分裂增殖速度相应加快,对化疗最敏感。另外,此时粘连尚未形成,化疗管不易被堵塞。因此,术后早期是开始化疗的最佳时间,一般术后第 2 天开始,最晚不超过 2 周。术后 IPC 的主要目的是防止复发和转移,是临床不可缺少的辅助化疗手段。

随机化临床试验及荟萃分析证实,腹腔内辅助性化疗可以改善进展期胃癌患者的生存率。近期发表的一篇随机化临床研究证实,与单纯手术比较,手术后早期接受腹腔内化疗(MMC+5-FU)可以显著提高患者的 5 年生存率(54% *vs.* 38%,*P*=0.027 8);其中,Ⅲ、Ⅳ期病例的效果更明显:Ⅲ期病例的 5 年生存率分别为 57% 和 23%(*P*=0.002 4);Ⅳ期病例的 5 年生存率分别为 52% 和 25%(*P*=0.000 4)。外科医师术中判断淋巴结转移不可靠,因此,肉眼观肿瘤浆膜受累(必要时配合淋巴结冷冻活检)可以作为术中选择腹腔化疗适应证的标准。

5. 胃肠恶性肿瘤腹腔化疗的并发症 一项Ⅱ期临床研究应用 CDDP、mitoxantrone、5-FU 和醛氢叶酸进行手术后早期腹腔内化疗。将药物溶解在 2L 生理盐水中,腹腔注射,无需引流。每 4 周重复一次,共进行 6 次。70% 的患者能完成 6 个疗程治疗计划。主要不良反应为Ⅰ～Ⅲ度的恶心和呕吐(69.2%)。另有 60% 的患者主述腹部不适感。腹腔化疗相对静脉化疗,其全身并发症及不良反应的发生率较低、表现较轻,但局部并发症的发生率较高。全身并发症及不良反应包括发热、头晕、无力以及消化道症状如恶心、呕吐、腹泻等,骨髓抑制表现为白细胞和血小板减少等。局部并发症常有腹胀、腹痛、持续性肠麻痹,严重者可出现肠瘘、吻合口瘘、化学性腹膜炎、粘连性肠梗阻;另外,

IPC 还可引起腹膜纤维化,影响疗效,化疗管亦可发生堵塞或引起感染等。进展期结肠癌术后单纯静脉化疗和联合腹腔化疗并发症的比较研究发现,静脉组粘连性肠梗阻发生率为 3.3%,胃肠道反应发生率为 80%,骨髓抑制发生率为 63.2%;腹腔化疗组分别为 30%、10%、20%。

(四)腹腔化疗存在的问题

IPC 的可行性已得到公认,大多数学者对此持乐观态度。它对预防和减少腹膜肿瘤的术后复发、改善胃肠道肿瘤化疗的疗效及提高患者生存率、控制腹水有确切价值。需要注意:①腹腔内给药必须大容量:一般 1.5～2.0L 溶液才有可能克服腹腔内液体自由流动的阻力,使溶液在腹腔内均匀分布,与腹膜充分接触。②化疗药物穿透肿瘤组织的能力是影响疗效的重要因素:虽然通过缓释剂如活性炭和纳米炭能够改善药物的组织穿透能力,但是大部分临床研究表明 IPC 对未能切除的腹腔实体瘤或姑息切除后腹腔内残留较广泛的癌灶疗效不佳,仅可作为治疗腹腔残存微小癌灶和根治术后防止腹腔复发和肝转移的措施。药物穿透肿瘤球形体的深度有限,因此,如何提高药物的穿透能力,并避免穿透能力的提高对吻合口愈合的影响,是有待研究的问题。

(詹宏杰 梁 寒)

八、胃癌腹腔热灌注化疗

腹腔内复发和肝转移是腹腔恶性肿瘤,尤其是胃肠道癌术后最主要的致死原因,至今仍无行之有效的防治方法。国内外学者对此作了大量研究,1988 年 Fujimot 在腹腔化疗(intraperitoneal chemotherapy, IPC)的基础上,利用热疗能增加抗癌药疗效的热动力效应,综合性地把热疗和化疗相结合,首次利用腹腔热灌注化疗(continuous hyperthermic peritoneal perfusion chemotherapy, CHPPC)技术治疗胃肠恶性肿瘤,为胃肠癌的治疗提供了新途径。目前该技术日益引起重视,近年来国内外学者对 CHPPC 在胃肠恶性肿瘤防治方面作了广泛深入的研究,使 CHPPC 在理论、方法以及临床应用方面进一步得到完善,使该疗法成为胃肠癌术后腹腔复发和肝转移较重要的防治措施。

(一)CHPPC 的理论基础

1. IPC 的药代动力学优势

(1)局部提供大容积、高浓度的化疗液。目前已证明区域化疗优于其他给药方法,在肿瘤部位直接提高抗癌药浓度,使腹腔游离癌细胞和术后残存的微小癌灶直接浸泡在高浓度的抗癌药液中,从而增加抗癌药对肿瘤细胞的杀伤能力,而不增加甚至减少或避免对全身的毒副作用。

(2)抗癌药对肿瘤细胞的毒性作用不仅取决于其本身,而且与其接触肿瘤细胞的浓度和持续时间即药物浓度时间曲线下面积(area under the curve, AUC)有关。抗癌药在体循环内的清除率较高,而腹腔内给药则代谢较慢,高药物浓度保持时间较长,Sugarbaker et 报道顺铂(DDP)、丝裂霉素(MMC)、氟尿嘧啶(5-FU)等药物腹腔内给药时腹腔与血浆浓度时间曲线下面积比(AUC ratio)高达 7.8、23.5、250。池丽芬研究发现,用 DDP 行 CHPPC 时,虽然血浆

DDP 浓度峰值低于静脉用药组，但下降慢，2 小时后已高于静脉用药组，AUC 反而较高。

（3）经门静脉系转移入肝被认为是大肠癌最主要的转移途径，IPC 时，绝大多数抗癌药经门脉系吸收入肝，也使转移至肝脏的癌细胞受到高浓度抗癌药的攻击。

（4）大多数抗癌药腹腔化疗具有高选择性区域化疗代动力学特点，能在腹腔液内、门静脉血和肝中提供恒定、持久、高浓度的抗癌药，仅极少量药进入体循环，全身不良反应小。

（5）IPC 时，腹腔内最常见复发、转移的解剖部位直接与高浓度抗癌药接触，有利于防止局部复发和转移。

（6）IPC 提供了探索试管内某些抗肿瘤药物协同作用临床合适浓度的机会，这些有效的浓度常超越全身所能承受的浓度。

（7）IPC 时，抗癌药可与中和剂合用，能减少体循环毒性，产生最大限度药物剂量耐受性，改善疗效指数。

2. 热疗对肿瘤细胞的杀伤作用 正常组织细胞在高温条件下能耐受 47℃持续 1 小时，而恶性肿瘤细胞仅能耐受 43℃持续 1 小时，43℃持续 1 小时被称为恶性肿瘤细胞不可逆损害的临界温度。热可以抑制肿瘤细胞呼吸，在低氧状态下，增强无氧糖酵解，使环境酸度增高，在酸性环境中，容易激活溶酶体的活性，抑制 DNA、RNA 和蛋白质合成，使细胞膜破坏、骨架散乱、细胞功能受损，最后导致癌细胞死亡。Li 等在研究加热引起核酮糖二磷酸羟化酶结构改变和活性丧失的关系中发现，当温度在 25~45℃时，随着温度的升高，该酶的 2 级结构没有改变，而 3 级和 4 级结构却明显发生改变；当温度在 45~60℃时，随着温度的升高，2 级结构开始逐渐发生改变，3、4 级结构改变更为明显；当温度>60℃时，该酶的整个结构都突然发生大的改变，最终完全解离成游离的氨基酸。Li 等还发现，当温度在 25~45℃时，这些改变是完全可逆的；在 45~60℃时，是部分可逆的；当温度在 60℃以上时，这些改变是完全不可逆的。Huang 等研究表明，人甲状腺癌细胞在高温作用下引起整合素消失，导致整合素介导的黏着斑激酶（focal adhesion kinase，FAK）活性受抑，进一步使黏着斑成分脱磷酸化、解体而消失，使微丝趋于解聚，细胞贴壁能力因此而减弱，胞体变圆、浮起。

3. 热疗和化疗的协同作用 热疗与化疗药物联合可以增强灭活肿瘤细胞的效果。原因如下：①高温改变了毛细血管的血流灌注，因而改变了药物在组织中的分布，使原来药物剂量达不到的部位药物浓度增加。②高温破坏了肿瘤细胞的稳定性，增加了细胞膜的通透性，使药物容易进入细胞内，增加细胞内的药物浓度；同时，使细胞膜的功能受损，乏氧、无氧糖酵解进一步增加，导致 pH 降低，药物在酸性环境中增加了活性，增强了灭活癌细胞的效应。③高温改变了化疗药物的细胞毒性作用。原来在 37℃时无细胞毒性的药物，在 40℃时表现出明显毒性。④在有效热度下，对药物产生耐受的细胞热休克蛋白（heat shock protein，HSP）合成降低，因而阻止热耐受发生，这种情况在丝裂霉素、博来霉素、顺铂等药物试验中都已得到证实。

Murata 等研究发现，在得到相同肿瘤控制率的情况下，如果单用放疗，需要 53Gy 的剂量；联合用化疗或热疗，需要 47Gy；如联合应用热疗和化疗，则只需 30Gy。上述说明，热疗和放化疗联合应用可以增加抗肿瘤效果。Schulte 等利用 U95Av2 寡核苷酸碳链，采用 RT2 PCR 技术，观察热化疗后神经母细胞瘤基因表达水平的改变。结果显示，联合运用热疗（42℃）和顺铂有 251 个基因表达发生改变，其中包括单独运用热疗或顺铂表达没有发生改变的 131 个基因。Schulte 等认为，大量基因表达的改变与 HSP 降解及细胞凋亡有关。

（二）适应证与禁忌证

1. 适应证

（1）腹盆腔恶性肿瘤手术发现冲洗液癌细胞为阳性者。

（2）腹盆腔恶性肿瘤手术发现肿瘤广泛器官，肠系膜大网膜表面转移，未形成或只形成<0.5cm 以内的肿瘤时。

（3）消化道恶性肿瘤术中发现肿瘤侵破全层，种植或淋巴转移的概率较高时或手术中发现肿瘤侵破全层并形成与周围粘连无法切除时，可行腹腔灌注热化疗后创造再手术的可能性。

（4）腹盆腔恶性肿瘤手术后发生种植转移，肿瘤>2cm 时，可先行将肉眼可见的肿瘤切除术，后行腹腔灌注热化疗；腹盆腔恶性肿瘤手术后预防肝转移及淋巴转移；腹盆腔恶性肿瘤手术后淋巴结转移、肝转移的治疗。

（5）癌性腹膜炎造成的腹水。

2. 禁忌证

（1）腹腔粘连，使其呈无法突破的分隔，使注入水量<1 000ml。

（2）预计患者对化疗耐受性不够。

（3）心血管系统疾病及高血压，在大量腹腔注水时可能引起心脏负担过重和血压升高，应禁用或慎用。

（4）腹腔估计有炎症病变时应禁用。

（5）术中分期可对肿瘤负荷进行标准化评估：Sugarbaker 腹膜种植瘤指数（peritoneal carcinomatosis index，PCI）是最常用的腹膜种植癌分期系统，该法将腹部分成 13 个区，包括壁腹膜 9 个区域、脏腹膜 4 个区域。0 分为无可见肿瘤，1 分为肿瘤直径≤0.5cm，2 分为 0.5~5.0cm，3 分为>5.0cm 或融合，每个区的肿瘤负荷评分总和就是 PCI。PCI 非常重要，有助于选择合适的患者。PCI>24，是手术禁忌证。

（三）CHPPC 的实施

1. 操作方法 CHPPC 实施的先决条件是一台具有封闭循环功能的热交换机。目前为止尚无公认的商品 IOHIC 机，但是其基本工作原理是相同的（图 3-125）。关腹前，于腹腔内放置 1~2 根输入管（直径为 10mm）、1~3 根输出管，并于腹腔相应位置置入 2~4 根热敏探针。将相应的化疗药物加入灌注液中，灌注用溶液常采用生理盐水或腹膜透析液。开始 CHPPC 的腹腔内有效温度为 41.5~44℃。灌注前可暂时关闭腹膜腔，或利用特制的有机玻璃罩将腹部切口罩严，以保护手术室工作人员免受含抗肿瘤药物蒸气的影响。

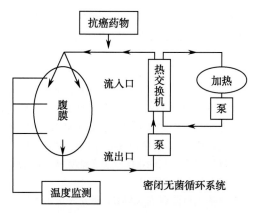

图 3-125　实施 IOHIC 的热灌注循环装置原理图

2. 实施时机　临床经验表明，CHPPC 最好在术中、术后早期进行，此时行 CHPPC 的优势有：①切除部位和手术损伤的腹膜表面在术后最易发生癌细胞种植、复发；②如果术中彻底分离了粘连，并在腹腔粘连形成之前行 CHPPC，所有腹膜表面都能充分与化疗液相接触；③此时患者体内肿瘤负荷最小，肿瘤细胞分裂、增殖速度加快，对抗癌药敏感；④3～5 天后，腹腔粘连形成，可导致管路不通畅，患者在治疗过程中易腹痛、腹胀而拒绝或不能接受治疗；⑤在手术康复期间就完成了治疗，既可缩短住院时间，又可减少花费。

（四）CHPPC 临床疗效观察

Yonemura 等进行迄今为止最大系列的研究，对 83 例胃癌腹膜种植瘤患者行胞减灭术加使用 MMC、依托泊苷和顺铂等化疗药物的 CHPPC 治疗，其 1 年和 5 年生存率分别是 43% 和 11%。里昂研究中心报道一组患者的 1 年和 5 年生存率分别是 48% 和 16%，中位生存期是 10.3 个月。唐利等取成年雄性新西兰大白兔 42 只，将 VX2 癌细胞注入胃窦部黏膜下，制成溃疡型胃癌 PC 模型，随机分为空白组（$n=14$）、单纯细胞减灭术组（cytoreductive surgery，CRS 组；$n=14$）、CRS+CHPPC 组（$n=14$）。种瘤后第 8～9 天行治疗，CHPPC 药物为多西他赛（10mg）、卡铂（40mg），42℃腹腔灌注 30 分钟。结果发现，空白组动物生存期为 18～30 天（中位数为 24 天）；单纯 CRS 组为 20～40 天（中位数为 27 天）；CRS+CHPPC 组为 23～55 天（中位数为 46 天）（单纯 CRS 组比空白组比较，$P>0.05$；CRS+CHPPC 组与单纯 CRS 组比较，$P<0.01$）。与 CRS 组比较，HIPEC 至少能使生存期延长 70%。体重变化趋势提示，HIPEC 可延缓肿瘤所致的体重减轻。因此作者认为，在胃癌 PC 大动物模型，CRS 不能改善预后，而 CRS+HIPEC 能显著延长生存期，其安全、可行。

天津肿瘤医院胃部肿瘤科曾根据术中是否应用腹腔热灌注化疗，将 60 例进展期胃癌患者随机分为腹腔热灌注化疗组（治疗组）和单纯手术组（对照组），测定患者手术前、后外周血中癌胚抗原（carcinoembryonic antigen，CEA）和 CA19-9 含量的变化，观察并比较患者术后生存和肿瘤复发情况。结果显示，术后第 7 天与术前相比，治疗组患者血清 CEA、CA19-9 下降显著，对照组患者术后血清 CEA

和 CA19-9 下降缓慢。术后 30 天，两组患者的血清 CEA、CA19-9 均较术前差异有统计学意义（表 3-8）。治疗组与对照组术后 1 年生存率分别为 83.3% 和 80%，两组差异无统计学意义（$P>0.05$），3 年生存率分别为 63.3% 和 40%，差异有统计学意义（$P<0.05$，图 3-126）；治疗组与对照组术后 1 年肿瘤复发率分别为 10% 和 13.3%，两组差异无统计学意义（$P>0.05$），3 年复发率分别为 20% 和 40%，两组差异有统计学意义（$P<0.05$）。因此，手术联合 CHPPC 能够显著降低进展期胃癌患者的外周血 CEA 和 CA19-9 的含量，术中 CHPPC 有利于降低复发率和提高生存率。

表 3-8　进展期胃癌手术前后 CEA、CA19-9 的变化情况

分组	n/ 例	CEA/(μg·L^{-1})	CA19-9/(U·ml^{-1})
治疗组			
术前	30	54.67±22.95	126.16±62.45
术后第 7 天	30	7.58±3.21**	31.35±13.47
术后第 30 天	30	3.39±2.48**	19.68±8.89
对照组			
术前	30	56.09±22.15	123.35±60.88
术后第 7 天	30	37.68±20.59	98.23±36.28*
术后第 30 天	30	7.96±3.56	41.34±21.23*

*$P<0.05$；**$P<0.01$。

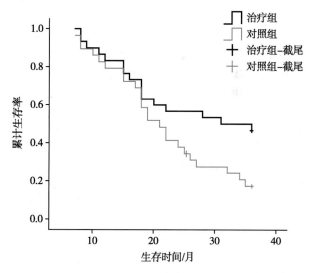

图 3-126　两组患者术后生存曲线

（五）CHPPC 的不良反应和并发症

CHPPC 主要不良反应和并发症有骨髓抑制、吻合口瘘、肠穿孔、急性肾衰竭、粘连性肠梗阻、化学性腹膜炎等；另外，热疗可能附带的一个缺点是诱导多重耐药基因（multidrug-resistant gene，MDRI）的表达，然而临床应用表明这种危险是微乎其微的。Fujimura 报道 22 例胃癌患者术后行 CHPPC，发生骨髓抑制 4 例，急性肾功能衰竭 2 例，肠粘连和吻合口瘘各 1 例。Yonemura 研究发现，于 CHPPC 后发生的骨髓抑制、肝功能受损均于 2 周左右恢复正常；Chung 报道一例老年胃癌患者术中行 CHPPC 时出

现致命性室性心律失常，但经过及时心肺复苏、适当补液、纠正水与电解质紊乱和复温后，患者心、肺功能恢复正常。以上研究表明，CHPPC 后体温升高，红细胞、白细胞、血小板计数改变，肝、肾功能损害，为一过性，其不良反应小，并发症少，随着方法的改进和技术的不断改善，有些并发症是完全可以防止的。

总之，腹腔热灌注化疗具有明显的抗癌机制和药代动力学优势，有效杀灭腹腔内游离癌细胞，消除残存的较小癌灶，能较为有效地防治胃肠癌术后腹腔复发和肝转移，提高生存率、生活质量，是一种安全、操作方便、实用、不良反应小、并发症少、可重复应用的有效治疗方法，是目前胃肠道恶性肿瘤较为合理的外科辅助治疗，可能将成为治疗胃肠肿瘤不可或缺的方法。

（詹宏杰　梁　寒）

九、胃癌的化疗

（一）概述

尽管北美地区胃癌的发病率在逐渐下降，但在全球范围内胃癌仍然是第四常见癌症，亚太地区尤其在中国发病率更是高居不下。2012 年最新统计数据揭示，中国胃癌发病率在所有恶性肿瘤中占第二位（36.21/10 万），死亡率占第三位（25.88/10 万）。手术虽然是胃癌唯一的根治性手段，但 II 期以上患者术后复发率高，长期生存率仍然较低。大部分胃癌患者仅靠单一手术无法达到根治，化疗和放疗辅助治疗成为提高治愈率的有效途径。手术联合化疗和放疗的综合治疗模式已成为局限期胃癌治疗的公认模式。超过 50% 以上的胃癌患者在就诊时已经失去根治性手术机会，只能给予姑息性化疗。经过数十年发展，晚期胃癌姑息化疗取得了一定的进步，但是整体进展并不显著，未来靶向治疗的发展可能是打破药物治疗瓶颈的关键因素。

（二）胃癌辅助化疗

1. 术后辅助化疗　术后患者体内残留的癌细胞被认为是复发和转移的主要根源，术后辅助化疗的目的是清除这些细胞，降低复发，延长生存。但在很长的一段时间内，胃癌辅助化疗并未显示生存获益。直到近年数项关键性 III 期前瞻随机对照研究均获得阳性结果，胃癌辅助化疗的价值才获得肯定。其中两个围手术期辅助化疗研究证实，化疗可以在手术的基础上进一步提高生存，而 ACTSGC 研究和 CLASSIC 研究则奠定了胃癌标准 D2 根治术后单纯术后辅助化疗的地位。ACTS-GC 研究将接受标准 D2 根治术的 1 059 名 II 或 III 期胃癌患者随机分为口服 S-1 化疗组和观察组。S-1 组的 5 年总生存率和无复发生存率分别为 71.7% 和 65.4%，单纯手术组则为 61.1%（$HR=0.67$）和 53.1%（$HR=0.65$）。主要获益人群为 II 和 IIIA 期患者，IIIB 期患者化疗组生存无明显获益。这是第一个证明了胃癌术后辅助化疗可以延长 II/III 期胃癌生存、降低死亡的设计严谨的前瞻性 III 期临床研究。

CLASSIC 研究结果的发表，为胃癌术后辅助化疗的价值提供了另一有力证据。1 035 例 II～III 期胃癌患者在术后随机分入卡培他滨联合奥沙利铂（XELOX 方案）组（$n=520$）或观察组（$n=515$），结果显示，术后辅助化疗将患者 3 年无病生存率从 59% 提高到 74%（$HR=0.56$，95%CI 0.44～0.72，$P<0.000\ 1$）。2013 年公布了进一步随访结果，辅助化疗组和观察组的 5 年生存率分别为 78% 和 69%（$P=0.001\ 5$），辅助化疗组生存显著优于观察组。与 ACTS-GC 研究不同，CLASSIC 研究中 XELOX 方案在包括 IIIB 的各期胃癌患者中均显示了生存获益。在这两个研究中，XELOX 方案明显降低了远处转移率，而单药 S-1 则未能降低远处转移率。这可能是复发风险较高的 IIIB 期患者能够从 XELOX 方案而非 S-1 中显著获益的原因之一。

前瞻性随机对照研究 SAMIT 研究评价了不同术后辅助化疗方案疗效的差异。在该研究中 1 495 名患者随机分为 4 组，即单药优福定组［UFT 267mg/（m^2•d），4 周为 1 个周期，连续 12 个周期］、单药替吉奥组［S-1 80mg/（m^2•d），第 1～14 天，3 周为 1 个周期，连续 16 个周期］、紫杉醇序贯优福定组［PTX 80mg/m^2，第 1、8 天，21 天为 1 个周期：第 1 周期，PTX 80mg/m^2，第 1、8、15 天，28 天为 1 个周期；第 2、3 周期，序贯至 UFT 267mg/（m^2•d），4 周为 1 个周期，连续 9 个周期］和紫杉醇序贯替吉奥组［3 个周期 PTX 序贯至 S-1 80mg/（m^2•d），第 1～14 天，3 周为 1 个周期，连续 12 个周期］。优效性检验显示，序贯化疗并不优于单药化疗，3 年无病生存率分别为 57.2% 和 54.0%（$P=0.273$），而替吉奥组无病生存优于优福定组，3 年无病生存分别为 58.2% 和 53.0%（$P=0.005\ 7$）。

除了上述随机对照研究外，近年发表荟萃分析也多观察到了阳性结果。基于上述研究结果，目前 II/III 期胃癌术后辅助化疗的争议已经平息，对于接受了标准 D2 手术的 II～III 期胃癌患者，术后辅助化疗已经成为标准治疗。选择何种化疗方案，应根据患者的个体特征而进行，对于复发风险较低的 II 期患者，单药口服 S-1 或者 XELOX 联合化疗均可；而对于 IIIB 期及以上的高复发风险的患者，则应考虑使用较强的 XELOX 联合方案为宜。短期强化的序贯化疗并不优于单药 S-1 的联系长时程化疗。

合理选择术后化疗方案的前提是准确判断患者的复发风险和预后，TNM 分期是最常用的方法，但仍有不足。Becker 等根据多个临床病理特征进行综合评分，获得了在 TNM 分期之外的风险评估模型，其预后能力较 UICC 的 TNM 分期更强，值得进一步关注。

2. 新辅助化疗　新辅助化疗有着许多理论上的优势：通过术前化疗达到降期，提高手术切除率；体内药敏实验，对术后辅助化疗药物和方案的选择提供判断依据；清除微小转移，降低术中癌细胞术中播散的风险。但术前新辅助也有着明显缺陷和风险，化疗有可能无效，使患者失去手术机会。因此，术前化疗的时间和周期明显受限，往往无法给予患者充分的化疗。

自 20 世纪 70 年代，日本学者就已经开始胃癌术前新辅助化疗的研究。数十年来，单纯术前新辅助化疗的研究数量并不多，多为小样本非对照研究。这些研究由于样本量少、术前分期不严格、手术质控差而难以提供有价值的信息。EORTC 40954 研究是为数不多的设计严谨的单纯术前新辅助化疗随机对照研究，该研究共入组 144 例食管胃结合部腺癌或胃腺癌患者，随机分为两组，一组为单纯手术，另一组为 2 个周期的 FP 方案。化疗方案为顺铂 50mg/m²，静脉滴注，第 1、15、29 天；亚叶酸钙 500mg/m²，氟尿嘧啶 2 000mg/m²，静脉滴注，第 1、8、15、22、29、36 天，每个周期为 48 天，连续 2 个周期。中位随访 4.4 年，两组总生存无区别（$HR=0.84$，$95\%CI$ $0.52\sim1.35$，$P=0.466$），两组均超过 36 个月，至疾病进展时间也没达到明显的统计学差异（$HR=0.66$，$95\%CI$ $0.42\sim1.03$，$P=0.065$）。化疗的缓解率为 35.2%（$95\%CI$ $23.7\%\sim45.7\%$），化疗组 R0 切除率为 81.9%，明显高于无化疗组 66.7%（$P=0.036$）。两组不良反应无明显差异。该研究虽然化疗周期仅为 2 个，但化疗剂量强度和总量并不低，而其 D2 手术率也超过了 90%，仍然没有显示出生存优势，提示单纯术前新辅助化疗可能不是一个理想的提高生存的策略。目前进行的胃癌新辅助化疗，实则多为包含术前新辅助和术后辅助化疗的围手术期化疗。

3. 围手术期化疗　围手术期化疗是最新的一种辅助化疗模式，结合了单纯新辅助化疗和术后辅助化疗的理论优点，同时避免了两者的缺陷。在获得两个关键性前瞻性随机对照研究的证实后，迅速被广泛接受和使用。围手术期化疗目前已经被广泛接受，作为一种更为合理的新辅助化疗模式。

第一个里程碑式的围手术期化疗Ⅲ期随机对照研究——MAGIC 研究，入组 503 例胃、胃食管结合部及低位食管腺癌患者，随机分为围手术期化疗组或术后观察组，围手术期化疗组方案为术前 3 个周期 ECF（表柔比星 + 顺铂 + 氟尿嘧啶）+ 术后 3 个周期 ECF。围手术期化疗组的 T_1/T_2 期比例高于术后观察组（51.7% vs. 36.8%），并且有更好的 5 年生存率（36% vs. 23%）和无进展生存（$HR=0.66$，$95\%CI$ $0.53\sim0.81$，$P<0.001$）。另一项Ⅲ期研究 FFCD9703 也证实该结论，该研究将 224 例患者随机分为 2 组，一组在术前和术后分别接受顺铂联合 5-FU 化疗 3 个周期，另一组单纯手术。随访 5.7 年，结果表明，化疗组 R0 切除率明显高于单纯手术组（84% vs. 73%，$P=0.04$），化疗组 5 年无病生存（34% vs. 21%，$P<0.05$）和总生存（38% vs. 24%，$P<0.05$）都优于单纯手术组。

这两项Ⅲ期研究设计和结果极为相似，均提示围手术期化疗不仅可以起到降期的作用，还可以延长生存。有鉴于此，围手术期化疗已经成为欧洲地区的标准模式。但值得注意的是，这些研究仍有一定缺陷，D2 切除率和长期生存率远低于亚洲地区，术后化疗比例不足 50%，纳入较多的食管下段和胃食管结合部癌。同时，围手术期化疗并未与术后辅助化疗进行比较，是否具有更好的生存并不清楚。

4. 术后同步放化疗　放疗是除了手术外另一个强有力的局部治疗手段。虽然早期三项研究结果提示胃癌术后同步放化疗不能改善患者的生存，但这些研究样本量过小，设计过于复杂，对手术的标准不统一，说服力不强。INT0116 研究结果使胃癌术后同步放化疗成为美洲的标准治疗方案。该研究入组 603 例ⅠB～Ⅳ期胃癌患者，随机分为单纯手术组、同步放化疗组。同步放化疗方案为 5-FU/LV 联合放疗（45Gy）。随访超过 6 年，中位无病生存期放化疗组为 30 个月，明显高于单纯手术组的 19 个月（$P<0.001$）。中位生存期也是放化疗组更长，分别为 35 个月和 26 个月（$P=0.006$）。但该研究中 D2 切除率仅为 10%，远低于亚洲地区 D2 切除率，而死亡率则明显高于亚洲地区。因此，无法证明标准的 D2 根治术后放疗是否仍具有价值。

亚洲地区的 ARTIST 研究则对这一疑问做出进一步回答，研究入组 D2 根治术后Ⅱ～Ⅲ期胃癌患者 458 例，1:1 随机分入术后单纯化疗组、同步放化疗组。单纯化疗组给予 XP（卡培他滨联合顺铂）方案辅助化疗 6 个周期；同步放化疗组给予卡培他滨联合同步放疗（45Gy），在同步放化疗前及放化疗后各行 2 个周期 XP 化疗。结果显示，在化疗的基础上增加放疗，相对于单纯化疗并未显著延长 3 年无病生存率（78.2% vs. 74.2%，$P=0.086\ 2$）。因此，目前仍不推荐 D2 术后的胃癌患者常规接受术后放疗。但亚组分析显示，在淋巴结阳性的 396 例患者中，同步放化疗组患者 3 年无病生存率更高（77.5% vs. 72.3%，$P=0.036\ 5$）。正在进行的 ARTIST 2 研究将进一步评价对 D2 术后淋巴结阳性的胃癌患者同步放化疗是否比单纯化疗更具生存优势。

基于目前有限的证据，胃癌术后患者辅助治疗策略应根据手术的根治程度进行不同的选择。D0 和 D1 术后患者应给予同步放化疗以强化局部控制，D2 术后患者可以选择单纯辅助化疗。

5. 术前新辅助放化疗　目前尚无证据证明胃癌术前新辅助化疗 / 围手术期化疗较单纯术后化疗有更好的生存，新辅助化疗的价值更多体现在降期和使不可 R0 切除的局部晚期肿瘤转化为可切除肿瘤。术前同步放化疗因降期和转化效率高，在新辅助治疗中更具探索价值。Ajani 等在一项研究中给予 33 例局限期胃癌患者术前 2 个周期 FP 方案（顺铂 +5-FU），序贯 5-FU 联合 45Gy 放疗。临床缓解率为 50%，30% 患者获得病理完全缓解，70% 患者获得 R0 切除，中位生存期为 33.7 个月，病理缓解程度与生存相关。2012 年公布的 CROSS 研究评价了术前新辅助放化疗治疗食管癌及胃食管结合部癌患者的疗效。该研究共计入组可切除的食管癌或胃食管结合部癌患者 366 例，其中下段食管癌和食管胃结合部癌 299 例（81.6%），腺癌 275 例（75%）、鳞癌 84 例（23%）。患者随机分为两组，一组给予紫杉醇 + 卡铂同步放疗（41.4Gy）后手术切除（$n=188$），另一组给予单纯手术治疗（$n=178$）。同步放化疗联合手术组病理完全缓解率为 29%，R0 切除率显著提高（92% vs. 69%，$P<0.001$）。同步放化疗组总生存期亦显著延长（49.4 个月 vs. 24.0 个月，$P=0.003$）。值得指出的是，亚组分析显示鳞状细胞患者是主要获益人群，腺癌患者并未显示出明显获益（$P=0.07$）。同时，其入组人群为食管下段癌和食管胃结合部癌，对于远端胃癌指导意义不明。因此，胃腺癌术前同步放化疗的价值仍需进一步探讨。

6. 辅助治疗模式的优化　术前化疗、术后化疗、术前同步放化疗和术后同步放化疗 4 大模式已经构成目前胃癌辅助治疗的基石，如何优化其方案和顺序是目前探讨的热点。

INT-0116 研究采用术后 5-FU 同步放化疗在一定程度上弥补了美洲地区非 D2 手术的不足，但整体生存仍然较差。CALGB80101 研究进一步观察了采用更强烈的辅助化疗联合同步放化疗对生存的影响，该研究入组 546 例胃癌术后患者，随机接受 5-FU 同步放化疗或 ECF 方案夹心 5-FU 同步放化疗。两组中位生存期和无病生存期均无差异。虽然围手术期化疗是欧洲胃癌术后的标准治疗模式，但同步放化疗在非 D2 手术胃癌的潜在价值仍引起以 D1+ 术式为主的欧洲地区的关注。正在进行的 CRITICS 研究拟评价围手术期化疗联合术后同步放化疗对比围手术期化疗的疗效差异。D2 根治术后单纯辅助化疗已成为亚洲标准辅助治疗模式，而新辅助化疗是否优于在术后辅助化疗一直缺乏研究，悬而未决。韩国 PRODIGY 研究及中国 RESOLVE 研究将回答这一关键问题。肿瘤化疗已经进入靶向治疗时代，但是除了曲妥珠单抗外，并无更多靶向药物在胃癌获得成功。英国 ST-03 研究拟评估贝伐珠单抗加入围手术期治疗后是否能获得额外生存获益。

综上所述，目前胃癌的治疗存在巨大的地区差异，亚洲、欧洲和美洲的治疗水平、理念及模式均不同，缺乏统一的标准，相互之间难以照搬套用。但恰由于各地区研究存在差异，使我们可以从不同的角度更好地评价每一种治疗的价值和适用人群。优化辅助治疗模式的探索将不断提供更丰富的信息，从而为患者合理的个体化治疗提供更具说服力的依据。

（三）胃癌姑息化疗

1. 姑息化疗的价值　尽管晚期胃癌可以选择的化疗药物种类日渐丰富，但是姑息化疗效果进步并不显著，客观缓解率约 40%，中位生存期仅为 9～13 个月，其原因与胃癌高度的异质性和耐药性密切相关。晚期胃癌姑息化疗的目的不仅是延长生存，改善生活质量同样重要。因此，探索最佳化疗配伍，增加疗效的同时降低不良反应是晚期胃癌姑息化疗研究的重点。

随着有效化疗药物的应用，越来越多的研究证实化疗不仅能够缓解晚期胃癌患者的症状，提高生活质量，并能延长患者的生存。一项随机临床研究评价了晚期胃癌患者化疗与最佳支持治疗效果的差异，结果显示，联合化疗组较支持治疗组总生存期延长 3 个月，质量调整后至疾病进展时间（time to progression，TTP）延长 3 个月，患者的生活质量得到明显改善。Wagner 等的一项荟萃分析对化疗与最佳支持治疗进行比较，结果显示，系统性化疗能够显著延长晚期胃癌患者的生存时间，平均中位生存期达到 6 个月左右，总的死亡风险为 0.39（95%CI 0.28～0.52）。另一项荟萃研究显示，与支持治疗相比，化疗可以将 1 年生存率由 8% 提高至 20%（P=0.05），6 个月无症状率由 12% 提高至 30%（P<0.01）。

2. 化疗药物　自 20 世纪 60 年代，氟尿嘧啶开始应用于晚期胃癌化疗，经过数十年的发展，化疗药物种类逐渐丰富，形成了以氟尿嘧啶类、铂类、蒽环类、紫杉类和其他杂类为代表的物群。传统的化疗方案主要是以氟尿嘧啶为基础，联合顺铂、多柔比星、丝裂霉素、甲氨蝶呤和 VP-16

等药物组成不同方案。这些方案疗效有限，不良反应明显。随着卡培他滨、替吉奥、奥沙利铂、紫杉类、伊立替康等新一代化疗药物的出现，化疗方案不再局限以氟尿嘧啶为基础，逐步形成了以奥沙利铂、紫杉类、伊立替康为基础的各类方案。氟尿嘧啶为基础的方案亦渐被替吉奥或卡培他滨为基础的方案取代。整体而言，晚期胃癌姑息化疗效果仅获得了有限的提高，有效率多不超过 40%，中位生存时间不超过 15 个月。

3. 一线姑息化疗

（1）单药化疗：在晚期胃癌的一线治疗中，单药有效率多不超过 20%。一项荟萃分析对联合化疗（多为氟尿嘧啶联合蒽环类）与单药（氟尿嘧啶或多柔比星）化疗进行了分析比较，联合化疗组中位生存期较单药组延长近 1 个月（HR=0.83，95%CI 0.74～0.93）。与单药相比，联合方案化疗更能显著延长晚期胃癌患者的生存期。因此，对于体力状况好的晚期胃癌患者，联合化疗是一个更为适宜的选择。

（2）两药联合化疗：以顺铂为代表的铂类化合物与氟尿嘧啶类的 PF 方案是晚期胃癌的经典化疗方案，其后的一系列联合方案的探索和发展都在一定程度上围绕着 PF 方案进行。2000 年 Vanhoefer 等报道了进展期胃癌患者 EORTC 研究的最终结果，PF 方案与 FAMTX（甲氨蝶呤 + 氟尿嘧啶 + 多柔比星）和 ELF（依托泊苷 + 四氢叶酸 + 氟尿嘧啶）比较，ELF、CF、FAMTX 三种方案可测量病灶反应率分别为 9%、20% 和 12%，中位生存时间分别为 7.2 个月、7.2 个月和 6.7 个月，结果表明 PF 方案虽然只含两种化疗药物，但在肿物缩小、无进展生存期和总生存期方面都与三药联合的 FAMTX、ELF 方案无明显差异，且其不良反应更小，因此被广泛应用于临床。

奥沙利铂属于新一代铂类化疗药物，在结直肠癌的化疗中显示了良好的疗效和比顺铂明显更小的不良反应，因此在胃癌亦得以逐渐应用。在一项Ⅲ期临床试验中，220 例晚期胃癌患者随机分入 FLO（奥沙利铂 +5-FU+LV）组与 FLP（顺铂 +5-FU+LV）组。与 FLP 方案相比，FLO 方案无论在无进展生存期（5.8 个月 $vs.$ 3.9 个月）还是总生存期（10.7 个月 $vs.$ 8.8 个月）均有提高，但差异均无统计学意义。FLO 方案在恶心、呕吐、脱发等不良反应发生率方面明显减轻。在亚组分析中，65 岁以上的老年患者中 FLO 方案的有效率显著提高（41.3% $vs.$ 16.7%，P=0.012），无进展生存时间（6.0 个月 $vs.$ 3.1 个月）和总生存时间（13.9 个月 $vs.$ 7.2 个月）均明显优于 FLP 方案。

紫杉醇与多西他赛均为新型抗微管类药物，此类药物在晚期胃癌化疗中显示了较好的疗效。在 SAKK 研究中，121 名胃癌患者分别接受 DC（DTX+DDP）方案或 DCF（DTX+DDP+5-FU）方案化疗，有效率、疾病进展时间、总生存时间分别为 18.5% $vs.$ 36.6%、4.4 个月 $vs.$ 7.8 个月、11.9 个月 $vs.$ 10.4 个月。虽然 DC 组的有效率、疾病进展时间方面相对于 DCF 组较低，但是两组的总生存时间无明显差异。Park 等比较紫杉醇、多西他赛分别联合氟尿嘧啶（5-FU）在晚期胃癌中的疗效，TF（紫杉醇 +5-FU）与 DF（多西他赛 +5-FU）方案相比，有效率（42% $vs.$ 33%，P=0.53）、总生存时间（9.9 个月 *vs.* 9.3 个月，*P*=0.42）以及Ⅲ、Ⅳ级毒性（68% *vs.* 85%，*P*=0.09）均无显著性差异。两种方案的患者生活质量相似，疼痛、腹泻等不良反应也无明显区别。研究表明，TF 方案与 DF 方案对于晚期胃癌患者可以互相替代使用。

卡培他滨是氟尿嘧啶新一代衍生物，在体内代谢后可以转化成氟尿嘧啶。一项研究显示，以卡培他滨为基础的化疗方案对晚期胃癌一线有效率为 40%，而 KPS 评分小于 80 分的患者可以选择单独卡培他滨化疗。在关键性 ML1703 研究中，316 例晚期胃癌初治患者随机分配到 XP（卡培他滨 + 顺铂）方案与 FP（氟尿嘧啶 + 顺铂）方案中，XP 组和 FP 组中位 PFS 为 5.6 个月和 5.0 个月（*P*=0.000 1），中位总生存期分别为 10.5 个月和 9.3 个月（*P*=0.008）。治疗相关的 3/4 级不良事件除了手足综合征外 XP 组显著高于 FP 组，其余不良事件发生率相似。

替吉奥胶囊（S-1）是一种复方制剂，其主要成分为替加氟（FT）、吉美嘧啶（CDHP）、奥替拉西钾（Oxo），并按照 1:0.4:1 的摩尔比组成。Sakata 等入组 51 例晚期胃癌患者，按照标准剂量 80mg/m^2，每天早晚 2 次口服 S-1，连续服用 28 天，休息 14 天。完全缓解 1 例，部分缓解 24 例，总有效率为 49%。Ⅲ、Ⅳ级不良反应为 20%，总体耐受性良好。随后 SPIRITS 研究评价了在晚期胃癌 S-1 单药和 S-1 联合 DDP 疗效，结果显示，S-1 单药与 S-1 联合 DDP 的中位 OS 分别为 11 个月和 13 个月（*P*=0.04），PFS 分别为 4 个月和 6 个月（*P*<0.000 1）。

伊立替康为半合成水溶性喜树碱衍生物，是 DNA 拓扑异构酶Ⅰ抑制剂，近年来广泛应用于消化系统肿瘤的治疗。一项随机Ⅲ临床试验中，333 例晚期胃癌随机接受 IF（CPT-11+5-FU）方案与 CF（DDP+5-FU）方案化疗。结果显示，两组中位 TTP 分别为 5.0 个月和 4.2 个月，中位 OS 分别为 9.0 个月和 8.7 个月，客观缓解率分别为 31.8% 和 25.8%，差异均无统计学意义。

（3）三药联合化疗方案：不同地域患者对化疗的耐受能力不同，欧美地区患者较亚太地区患者有更好的耐受力，而三药联合方案强度和毒性反应较两药联合方案更大。因此，在欧美等西方国家三药联合方案应用更加广泛，而在亚太地区两药联合方案更为流行。一项来自欧洲的随机研究入组 274 名胃癌患者，分别给予 ECF（EPI+DDP+5-FU）方案与 FAMTX（5-FU+ADM+MTX）方案化疗。两者的总有效率分别为 45% 和 21%（*P*=0.000 2），中位 OS 分别为 8.9 个月和 5.7 个月（*P*=0.000 9），1 年生存率分别为 36% 和 21%。ECF 方案呕吐和脱发发生率更高，而 FAMTX 方案血液学毒性和严重感染更常见。

来自美洲的 TAX325 研究对 445 名胃癌患者随机给予 DCF（DTX+DDP+5-FU）方案与 CF（DDP+5-FU）方案化疗。DCF 方案与 CF 方案的中位疾病进展时间（TTP）分别为 5.6 个月和 3.7 个月（*P*<0.001），总生存期分别为 9.2 个月和 8.6 个月（*P*=0.02），2 年生存率分别为 18% 和 9%。Ⅲ/Ⅳ级治疗相关的不良事件分别为 69% 和 59%。该研究是紫杉类药物在晚期一线胃癌中关键性大样本Ⅲ期临床试验，一度

让 DCF 方案成为美洲晚期胃癌的标准化疗方案。但该方案毒性较大，粒细胞缺乏性发热或粒细胞减少性感染发生率高，在亚洲地区患者实际应用中并不太广泛。

在疗效提高面临瓶颈的情况下，如何降低不良反应成为一个研究焦点，使用新一代药物替代毒性较大的老药是一个常用的方法。REAL-2 研究以 ECF 为基础，利用卡培他滨替代氟尿嘧啶，奥沙利铂替代顺铂。1 002 例进展期食管癌及胃癌患者随机分成 4 组，分别为 ECF（EPI+DDP+5-FU）组、ECX（EPI+DDP+CAP）组、EOF（EPI+OXA+5-FU）组以及 EOX（EPI+OXA+CAP）组，中位生存时间分别为 9.9 个月、9.9 个月、9.3 个月和 11.2 个月，1 年生存率分别为 37.7%、40.8%、40.4% 和 46.8%，EOX 组 OS 优于 ECF 组（*P*=0.025）。研究表明，卡培他滨可以替代氟尿嘧啶，奥沙利铂可以替代顺铂。

4. 二线姑息化疗 一项随机Ⅲ期研究中，一线化疗失败的胃癌患者随机接受挽救化疗（133 例，多西他赛或伊立替康）或最佳支持治疗（69 例）。两组中位生存期分别为 5.3 个月和 3.8 个月（*P*=0.007），但多西他赛和伊立替康化疗中位 OS 无明显差异。另一项随机Ⅲ期研究对比了伊立替康与最佳支持治疗作为二线治疗的效果，伊立替康组中位生存期为 4 个月（95%*CI* 3.6～7.5），而最佳支持治疗组中位生存期为 2.4 个月（95%*CI* 1.7～4.9）。因此，目前多西他赛或伊立替康可用于胃癌晚期二线的化疗。

（四）小结

化疗仍然是晚期胃癌患者的主要治疗手段，随着有效药物种类的增加，化疗方案逐步形成了以新一代氟尿嘧啶类为基础、铂类为基础、紫杉类为基础等多类方案，但姑息化疗整体疗效并不令人满意。探索最佳化疗配伍，寻找和开发有效的靶向药物，在增加疗效的同时降低不良反应，将是未来晚期胃癌药物治疗研究的重点和方向。

（张馨元 黄鼎智 巴 一）

十、胃癌的靶向治疗

（一）概述

经过数十年的发展，尽管晚期胃癌可以选择的化疗药物种类已经明显增多，但是姑息化疗效果进步并不显著，客观缓解率约 40%，中位生存期仅为 9～13 个月。如何进一步改进化疗方案和提高晚期胃癌的疗效，仍是亟待解决的问题。化疗的强度与疗效呈现一定的正相关关系，但是单纯提高化疗强度并不能带来姑息化疗效果的根本性改变，更多的是带来明显的不良反应。传统化疗的疗效已经接近瓶颈，要进一步提高胃癌药物治疗效果，必须寻求新的途径和药物。近年来，随着对肿瘤分子生物学的深入研究，发现肿瘤发生、发展和生物学行为特征依赖于某些关键的信号通路和重要基因。众多的研究显示，选择性阻断和抑制这些关键性通路和基因的药物可以抑制肿瘤生长、侵袭及转移，提高肿瘤缓解率和延长生存。一种全新的治疗方式应运而生，靶向药物和靶向治疗成为肿瘤治疗研究领域中最具前景和潜力的方向。靶向治疗有别于手术、放疗和化疗三大传统治疗手段，其针对特定基因和细胞的高

选择性,在提高疗效的同时降低了对正常组织的损伤。胃癌是一种高度异质性的恶性肿瘤,难以通过一种药物或方案获得良好的疗效。根据胃癌患者的不同基因特征给予个体化治疗是提高疗效的关键,而靶向治疗在胃癌的个体化治疗中有着举足轻重的作用。研究发现,包括表皮生长因子受体(EGFR)家族、血管内皮生长因子(VEGF)、*MET* 基因、丝氨酸-苏氨酸激酶(mTOR)在内的许多基因的表达和功能异常与胃癌的生物学行为特征密切相关。众多的临床研究积极探索和评价了针对这些靶点的靶向治疗的疗效,并取得了一定进步。

(二)抗表皮生长因子受体

表皮生长因子受体(EGFR)是一种多功能糖蛋白的跨膜受体,是酪氨酸激酶生长因子受体家族的一个成员,在调节肿瘤细胞的生长、修复和生存以及新生血管生成、侵袭和转移中具有重要的作用。EGFR 常在胃癌组织中过表达,其重要家族成员包括表皮生长因子受体 EGFR 和 HER-2。阻断这一通路可以抑制肿瘤的增殖和转移,并引起肿瘤细胞的凋亡。

1. 抗 EGFR 单抗

(1)西妥昔单抗:西妥昔单抗是针对 EGFR 的人鼠嵌合型 IgG1 单克隆抗体,通过与 EGFR 结合,阻断细胞内信号转导途径,抑制细胞的增殖,诱导癌细胞的凋亡。

数项 Ⅱ 期研究使用西妥昔单抗联合不同化疗方案显示了一定的疗效,客观缓解率为 40%～65%,中位生存期为 9.5～16.5 个月。随后 EXPAND 研究将 904 名转移性或局部晚期胃癌患者按 1:1 随机分入化疗组(卡培他滨＋顺铂,XP)或化疗(XP)联合西妥昔单抗组,主要研究终点为无进展生存期(PFS),次要终点为总生存期(OS)。令人遗憾的是,这一关键性 Ⅲ 期研究并没有获得与 Ⅱ 期相似的结果。西妥昔单抗联合化疗组中位 PFS 和 OS 未显著优于单纯化疗组。两组中位 PFS 分别为 4.4 个月和 5.6 个月($P=0.315\ 8$),中位 OS 分别为 9.4 个月和 10.7 个月($P=0.954\ 7$)。同时,相对于单纯化疗组,西妥昔单抗组 3～4 级粒细胞减少、皮肤反应、皮疹发生率明显增加,严重不良事件发生率更高(54% *vs.* 44%)。

(2)帕尼单抗:帕尼单抗是一种完全人源化 IgG2 抗 EGFR 单克隆抗体,与 EGFR 具有高亲和性。

REAL-3 研究是一项评价 EOC 方案(表柔比星＋奥沙利铂＋卡培他滨)联合或不联合帕尼单抗治疗晚期胃癌的 Ⅲ 期研究。553 例初治的晚期胃癌患者随机接受 EOC 或 EOC 联合帕尼单抗治疗。结果显示,帕尼单抗组 mOS 明显短于 EOC 化疗组,分别为 8.8 个月和 11.3 个月($P=0.013$)。虽然两组 mPFS 和 ORR 无显著差异,但是帕尼单抗组的 PFS 也比单纯化疗组少了 1.4 个月。

2. 表皮细胞生长因子受体酪氨酸激酶抑制剂(EGFR-TKI)
EGFR-TKI 是一类可以阻断 EGFR 通路信号转导的小分子靶向治疗药物。TKI 完全性地与 ATP 结合并阻止 EGFR 的自身磷酸化,进而抑制下游转导通路信号的转导,包括参与细胞生长和增殖的 Ras/Raf/MAPK 和 PI3K/Akt 通路。

一项 Ⅱ 期临床研究探索了厄洛替尼一线治疗胃癌的疗效。68 名未治疗的转移性或不可切除的食管胃结合部癌患者和胃腺癌患者接受口服 150mg 厄洛替尼治疗,最终结果显示,食管胃结合部癌患者 mOS 为 6.7 个月,而胃癌患者 mOS 为 3.5 个月。研究提示,EGFR-TKI 在食管胃结合部腺癌可能有一定疗效,但是在胃其他部位腺癌无效。

3. 抗 HER-2 单克隆抗体

(1)曲妥珠单抗:曲妥珠单抗是以 HER-2 为靶点的人源化单克隆抗体,曲妥珠单抗与 HER-2 结合,阻止 HER-2 二聚化,进而抑制 HER-2 自身磷酸化,导致下游信号通路的失活化。

ToGA 研究是胃癌靶向治疗中里程碑性的研究。该研究从 3 087 例晚期胃癌患者筛选出 810 例(22.1%)HER-2 阳性(IHC 或 FISH)患者,584 例随机入组 XP/PF 加曲妥珠单抗或 XP/PF 方案。结果显示,两组有效率分别为 47.3% 和 34.5%($P=0.001\ 7$),无进展生存期(PFS)分别为 6.7 个月和 5.5 个月($P=0.000\ 2$),OS 分别为 13.8 个月和 11.1 个月($P=0.004\ 6$)。曲妥珠单抗联合化疗组各项数据均显著优于单纯化疗组,并且两组间的毒性反应并没有明显差别。该研究开创了胃癌靶向治疗成功的先例,曲妥珠单抗也是迄今为止胃癌最成功的一个靶向药物。

(2)T-DM1:T-DM1 采用化学连接器将 HER-2 靶向抗体曲妥珠单抗与有丝分裂抑制剂 DM1 链接,不仅保留了曲妥珠单抗对 HER-2 阳性癌细胞的靶向性,也提高了 DM1 细胞毒作用的选择性,具有提高疗效和降低不良反应的机制。EMILIA 研究证实,在接受曲妥珠单抗治疗或经曲妥珠单抗治疗后进展的 HER-2 阳性乳腺癌中,T-DM1 较拉帕替尼联合卡培他滨具有更好的生存。研究表明,T-DM1 在胃癌可能具有相似的作用。CT01641939 研究拟评价 T-DM1 二线治疗既往接受铂类＋氟尿嘧啶联合治疗的 HER-2 阳性转移性胃癌的疗效。研究对象随机按 2:2:1 比例随机分配接受 T-DM1 3.6mg/kg、每 3 周 1 次,T-DM1 2.4mg/(kg·周),以及紫杉类药物化疗,研究终点为安全性、PK、PFS、ORR。

(3)帕妥珠单抗:帕妥珠单抗是一种重组的人源化单克隆抗体,作用靶点为蛋白,其与 HER-2 受体的胞外结构域 Ⅱ 区结合,抑制二聚体的形成,从而抑制受体介导的信号转导通路。正在进行的 JACOB 研究拟评价帕妥珠单抗(P)＋曲妥珠单抗(T)＋化疗治疗 HER-2 阳性初治转移性胃癌或 GEJ 癌症的有效性和安全性。患者按 1:1 比例随机分组分别接受 P+T＋顺铂＋氟嘧啶或同样方案中以安慰剂代替 P,主要终点为 OS,次要终点包括 PFS、目标应答率、应答持续时间、临床获益率、安全性等,结果令人期待。

4. 抗 HER-2/neu 酪氨酸激酶抑制剂
拉帕替尼是口服活性小分子 HER-2 和 EGFR 的酪氨酸激酶竞争性结合抑制剂,其进入肿瘤细胞内部,可同时阻断 EGFR 和 HER-2 两个靶点,在过表达 HER-2 或 EGFR 的肿瘤患者中具有治疗活性。但遗憾的是,两项胃癌关键性 Ⅲ 期随机对照研究结果均以失败告终。

TyTAN研究将261例既往接受过5-FU和/或顺铂治疗的HER-2阳性的晚期胃癌患者随机分为两组,试验组方案为1 500mg/d拉帕替尼联合紫杉醇(80mg/m², 第1、8和15天, 每4周1次);对照组的治疗方案为紫杉醇单药应用(80mg/m², 第1、8和15天, 每4周1次)。结果显示, 拉帕替尼组客观缓解率明显优于对照组(27% vs. 9%), 但是生存并不优于对照组。两组OS分别为11个月和8.9个月(P=0.208), PFS分别为5.4个月和4.4个月(P=0.244)。拉帕替尼组包括中性粒细胞减少、腹泻、皮疹等不良事件发生率显著高于对照组。LOGIC研究入组545名HER-2阳性的初治晚期或转移性胃腺癌和食管胃结合部腺癌, 1:1随机分入拉帕替尼联合XELOX(奥沙利铂+卡培他滨)或XELOX组。结果显示, 拉帕替尼联合组客观缓解率优于对照组(53% vs. 40%), 但是OS(12.2个月 vs. 10.5个月, P=0.35)和PFS(6.0个月 vs. 5.4个月, P=0.1)两组无明显差异。亚组分析显示, 在亚洲人群和年龄<60岁的患者, 拉帕替尼组显著延长生存。由于亚组分析阳性结果尚未被大样本的随机对照研究证实, LOGIC研究仍然被认为是一个失败的研究。同时, 拉帕替尼联合组不良反应尤其是腹泻和皮肤反应更为显著。

(三)抗血管内皮生长因子受体

血管内皮生长因子(vascular endothelial growth factor, VEGF)是目前所知最强的促血管内皮生长的细胞因子, 具有促进血管内皮细胞增殖、诱导肿瘤血管生成的作用。VEGF抑制剂具有抑制肿瘤新生血管形成、肿瘤血管退化和正常化的功能。

1. 抗VEGF单克隆抗体

(1)贝伐珠单抗:为基因工程重组人源化IgG1单克隆抗体, 是第一个靶向血管内皮因子的新生血管抑制剂, 能与循环中不同的VEGF亚型结合, 抑制其与相应的受体结合从而发挥抑制新生血管生成作用。虽然一些II期临床研究显示贝伐珠单抗联合化疗可以进一步提高晚期胃癌患者的生存, 但是随后一项随机对照III期临床研究AVAGAST却未能证明贝伐珠单抗的生存获益。AVAGAST研究中, 774名局限晚期或转移性胃癌患者随机接受卡培他滨+顺铂(XP)联合贝伐珠单抗或安慰剂方案治疗。结果显示, 贝伐珠单抗联合化疗组与化疗联合安慰剂组的mOS分别为12.1个月和10.1个月, 差异无统计学意义(P=0.100 2), 但mPFS(6.7个月 vs. 5.3个月, P=0.003 7)和ORR(46% vs. 37.4%, P=0.031 5)则优于单纯化疗组。按照地域亚组分析显示, 美洲与欧洲患者联合贝伐珠单抗可以显著延长OS和PFS, 但是亚太地区患者贝伐珠单抗则无明显生存获益。原因不明, 可能与不同地域在二线治疗比例差异有关, 亦不排除东西方胃癌患者基因背景存在差异所致。

(2)ramucirumab:ramucirumab是靶向VEGFR2的单克隆抗体, 在晚期胃癌姑息治疗中显示了一定的生存获益。REGARD研究中, 355例经一线含铂类和/或氟嘧啶化疗后进展的转移性胃或胃食管交界腺癌患者随机接受二线ramucirumab或安慰剂治疗。研究表明, ramucirumab较安慰剂统计学上显著性改善OS与PFS。两组的中位OS

分别为5.2个月和3.8个月(P=0.047 3), 中位PFS分别为2.1个月和1.3个月(P<0.000 1), 肿瘤缓解率分别为3.4%和2.6%(P=0.756), 疾病控制率分别为48.7%和23.1%(P<0.000 1)。安全性方面, 两组因不良事件导致的死亡发生率相似。另一项RAINBOW研究进一步观察和评价了ramucirumab联合紫杉醇对比紫杉醇二线治疗晚期胃癌的疗效, 最终结果有待公布。

2. 抗VEGF受体酪氨酸激酶抑制剂

(1)阿帕替尼:阿帕替尼是一种多靶点小分子酪氨酸激酶抑制剂(TKI), 靶点包括VEGFR-2、c-kit、c-Src和RET基因。Li等在一项II期研究将144例三线治疗晚期胃癌患者随机分到安慰剂组(A)、阿帕替尼850mg、1次/d组(B)、425mg、2次/d组(C)。3组的中位OS分别为2.5个月、3.7个月和4.8个月, PFS分别为1.4个月、3.67个月和3.2个月。阿帕替尼组的OS和PFS均显著优于安慰剂组。每组治疗相关的不良反应分别是A组8例(16.67%)、B组13例(27.66%)、C组13例(50%)(P=0.002 1)。最常见的不良反应是高血压、手足综合征。

(2)索拉非尼:索拉非尼也是一种口服小分子多个靶点TKI, 靶点包括VEGFR-2、VEGFR-3、PDGFR-β、b-raf、c-kit和Flt-3。通过诱导内皮细胞生长停滞和凋亡, 以抑制血管生成。一项II期临床研究评价了索拉非尼+多西他赛+顺铂联合一线治疗44例转移性或晚期胃癌/胃食管接合部癌, 结果显示ORR为41%, mPFS为5.8个月, mOS为13.6个月。但索拉非尼联合化疗组毒性较高, 3级中性粒细胞降低发生率较高(64%)。

(3)舒尼替尼:舒尼替尼是另一种口服多靶点TKI(靶点有VEGFR-1、VEGFR-2、VEGFR-3、PDGFR-α、PDGFR-β、Flt-3、c-kit和c-RET)。一项多中心II期研究入组78名一线治疗失败的晚期胃癌/胃食管接合部癌, 给予舒尼替尼50mg/d, 连续4周, 休息2周。结果显示, ORR为2.6%, mPFS为2.3个月, mOS为6.8个月。

TKI除了阿帕替尼在胃癌三线治疗获得随机对照阳性结果外, 索拉非尼和舒尼替尼仍然缺乏随机对照结果, 并且非对照研究结果也提示疗效欠佳。因此, TKI在胃癌前景不容乐观, 阿帕替尼仍需在二线甚至一线进一步验证其效果。

(四)其他靶向药物

1. MET抑制剂

MET受体及其配体肝细胞生长因子(HGF)调节多种细胞功能, MET信号通路异常与肿瘤产生及进展、预后相关。rilotumumab为一种全人源化的抗c-MET单克隆抗体, 是一个颇具前景的靶向药物。2012年ASCO报道了一项rilotumumab的II期临床研究, 将局限晚期或转移性胃或食管胃结合部癌患者随机分配接受表柔比星+顺铂+卡培他滨(ECX)+rilotumumab 15mg/kg, ECX+rilotumumab 7.5mg/kg, 以及ECX+安慰剂治疗组, 主要终点为PFS, 次要终点为ORR、OS、毒性、生物标志物。rilotumumab组和安慰剂组中位OS分别为10.6个月和8.9个月(P>0.05), 中位PFS分别为5.7个月和4.2个月(P<0.05)。免疫组化MET阳性患者中位OS为11.5个

月，PFS 为 6.9 个月；安慰剂组 OS 为 5.7 个月，PFS 为 4.4 个月，差异均具有统计学意义。基于此结果，一项Ⅲ期随机对照研究 RILOMET-1 选择 MET 阳性晚期胃癌患者给予 rilotumumab 联合 ECX 或单纯 ECX 化疗。该研究结果将进一步验证 rilotumumab 在胃癌中的价值。

2. 丝氨酸 - 苏氨酸激酶（mTOR）抑制剂　mTOR 为一种表达在哺乳动物细胞中的丝氨酸 - 苏氨酸激酶雷帕霉素靶点，多种生长因子通过信号通路如 PI3K-Akt、Ras-Raf 等传递信号到 mTOR，各种信号通路异常调节与 mTOR 活性增加、肿瘤形成相关。依维莫司为 mTOR 抑制剂，一项多中心Ⅱ期临床试验研究了依维莫司单药在复治进展期胃癌中的作用，mPFS 为 2.7 个月，mOS 为 10.1 个月。GRANITE-1 研究将 656 名一线 / 二线治疗失败的晚期胃癌按 2∶1 随机分为依维莫司组（10mg/d）和安慰剂组。结果显示，两组中位 OS 分别为 5.4 个月和 4.3 个月（$P=0.124$），中位 PFS 分别为 1.7 个月和 1.4 个月（$P<0.001$）。由于主要研究终点 OS 未获得阳性结果，GRANITE-1 仍然是一个阴性的试验。

3. 细胞周期蛋白依赖激酶（CDK）抑制剂　多数肿瘤的发生、发展与 CDK 的过度表达或内源性抑制因子表达下降有关，有效地抑制 CDK 的活性，可以对恶性肿瘤的增殖起到积极的治疗作用。

flavopiridol 是 CDK 的小分子抑制剂，其可以通过干扰 CDK2 的三磷酸腺苷结构域导致细胞停滞在 G_1 期，并抑制 G_1 期到 S 期的转化，从而达到抑制细胞增殖的目的。Schwartz 等在一项Ⅱ期研究中使用 flavopiridol 单药治疗 16 例晚期胃癌，但没有显示出明显疗效。

4. 细胞凋亡促进剂　核因子 κB（NF-κB）是真核细胞转录因子，近年来发现 NF-κB 是胃癌发生、发展中的关键环节之一。硼替佐米（PS-341）是一种蛋白酶体抑制剂，可以阻碍泛素 - 蛋白酶体通路对 κB 的降解，通过维持胞质内的 κB 浓度来抑制 NF-κB 信号转导通路的活化，最终达到促进细胞凋亡的作用。一项多中心Ⅱ期临床试验中，将初治晚期胃癌（22 人）随机给予 PS-341 联合伊立替康，而复治胃癌（11 人）给予单药 PS-341。结果显示，两组客观缓解率分别为 33% 和 9%，PFS 分别为 1.8 个月和 1.4 个月，OS 分别为 4.8 个月和 5.4 个月。PS-341 并未显示出在胃癌具有明显的潜力。

（五）小结

胃癌具有高度异质性，传统化疗已经难以进一步显著提高疗效、延长生存，以靶向治疗为基础的个体化治疗是疗效突破的必由之路。但是胃癌靶向治疗进展缓慢，疗效提高极其有限，远远落后于结直肠癌、乳腺癌、肺癌和淋巴瘤等疾病的进步。寻找胃癌更关键和重要的靶基因，开发更为有效的靶向药物仍然任重道远。

（高永银　黄鼎智）

十一、胃癌的放疗

由于胃癌基本都是腺癌，属于对放射线抗拒性肿瘤，肿瘤的根治放疗剂量往往超出周围正常组织的耐受量，因此对于可切除的胃癌，单纯放疗的疗效欠佳。以前临床上大多将放射治疗作为胃癌的一种辅助性治疗和姑息性治疗措施，但随着放疗设备和技术的发展以及化疗的进展，术后同步放化疗已经成为不能手术和肿瘤未完全切除患者的标准治疗，术前同步放化疗也已显示能够提高肿瘤的局控率和延长生存期，尚需大样本研究证实。

（一）放疗原则

放射治疗同外科手术一样，是利用放射线尽可能最大限度地消灭肿瘤组织，同时充分保护肿瘤周围正常组织，已达到治愈或长期控制肿瘤的目的，使患者在治疗后各组织器官功能恢复正常。如果上述目的达不到，也本着姑息治疗的目的，尽力缓解患者的症状，延长生存期，并提高生活质量。放疗的优点是在治疗的同时，可以保留机体各组织器官的形态和功能，可作为预防手术后肿瘤复发和转移的一种治疗手段。

（二）胃癌放疗的适应证

根治术后侵透胃壁和 / 或淋巴结阳性的胃癌患者，推荐以 5-FU 持续静脉滴注为主的同步放化疗；非根治性手术或切缘阳性的患者，应接受术后同步放化疗；不能术后切除的局部晚期胃癌或因并发症不能接受手术的患者，亦推荐以 5-FU 为主的同步放化疗。

（三）放射源的选择

目前在国内高线性能量转换（line energy transformation，LET）射线尚未得到充分开发的条件下，多采用以下低 LET 射线。

1. 高能 X 射线　8～10MV 的高能 X 射线行术前、术后外照射。

2. 电子线　是术中放疗较常采用的射线。

3. ^{60}Co 放射线　在没有直线加速器的情况下，可替代高能 X 射线进行体外照射，现仅少数基层医院使用。

（四）胃癌的综合治疗

1. 术前放化疗

（1）目的：外科手术是胃癌常规的、唯一具有潜在治愈可能性的治疗措施，但除了早期胃癌外，长期生存率仍然不理想。特别是已经侵出胃壁外或区域淋巴结已经有转移的肿瘤患者，预后较差。文献报道，胃癌根治术后局部区域复发率高达 38%，远处转移率为 52%。术前放疗对原发灶杀伤更大，术前化疗既可控制原发灶，又可预防及治疗转移灶。放疗可作用于癌细胞的细胞膜，增加化疗药物的细胞通透性，提高化疗的疗效；反之，化疗可作为放疗增敏剂，提高其疗效，两者具有协同治疗作用。

（2）意义：术前放疗可使部分处于细胞增殖周期敏感时相的肿瘤细胞被杀死，使肿瘤体积缩小，消除周围亚临床病灶，使难于切除的肿瘤变为可手术的肿瘤。另外，放疗使局部血管、淋巴管的内皮细胞增生，造成管腔不平及狭窄，继而小血栓形成，减少因手术损伤造成肿瘤细胞进入血管的机会，并可减少术中出血量。

（3）适应证：以紫杉醇、氟尿嘧啶类为基础的同步放化疗，应用于难于手术切除的 T_2 以上或淋巴结阳性或阴性的胃癌患者。

（4）放疗技术：在模拟机钡餐透视下定位，也可用 CT、MRI 进行照射野设计。照射野包括原发灶及其周围 3～5cm 肉眼正常组织及相应的第 1、2 组淋巴结。高危的淋巴结区域包括胃小弯、胃大弯、腹腔干、胰十二指肠、脾门、肝门、胰腺上缘；另外，有些病例须包括 L_3 椎体中部的腹主动脉旁淋巴结引流区。

基于 CALGB 试验的 50.4Gy 成为新的标准剂量，则需要经常用多野照射技术。CT 为基础的治疗计划可以利用剂量体积直方图，来决定是要用前后对穿技术还是要用多野照射技术。Verheij 等比较了调强放疗（IMRT）和前后对穿照射中的肾受量。58 例患者接受 45Gy 前后对穿照射。用 IMRT 重新评估其剂量分布。经比较，IMRT 至少降低了左肾剂量的 50%，但对于右肾无明显改观。治疗后 6 个月，肾图检查显示左肾功能降低了 20%。

平卧位放疗时，照射前需喝与定位时钡剂等同剂量的水，以保证与定位时相同的胃体积。

（5）照射剂量：常用常规分割方法照射，每天 1 次，每次 1.8～2.0Gy，每周 5 次，共 40～45Gy。

（6）放疗的疗效：

1）手术切除率：中国医学科学院肿瘤医院报道，贲门癌术前放疗加手术与单纯手术随机分组比较，前者切除率为 89.5%，较单纯手术（79.4%）提高了 10.1%。手术标本及组织学发现肿瘤稍有缩小，镜下肿瘤细胞较前退缩的占 38.6%；肿瘤体积明显缩小，镜下肿瘤细胞明显退缩达 40.4%；手术探查时发现肿瘤几乎彻底消退，镜下肿瘤细胞消失或仅残存有退化的肿瘤细胞占 10.5%。安德森肿瘤医院 Ⅱ 期研究包括 33 例肿瘤患者，先进行 5-FU、甲酰四氢叶酸和顺铂诱导化疗，然后进行 45Gy/25f/5 周的放疗。放疗同步给予 5-FU 持续静脉滴注。其中，28 例患者（88%）进行了胃切除手术及 D2 淋巴结清扫术。64% 的手术患者获得病理完全或部分缓解。RTOG 报道了一组 49 例胃癌患者的 Ⅱ 期研究结果，这些患者先行包括 5-FU、甲酰四氢叶酸和顺铂诱导化疗，随后辅以放疗和 5-FU 和紫杉醇同步化疗。结果显示，病理完全缓解和 R0 切除率分别为 26% 和 77%。

2）局部控制率：中国医学科学院肿瘤医院报道，贲门癌术前放疗的局部和区域控制率（61% vs. 61%）与单纯手术（48% vs. 45%）相比得到改善，同时术前放疗并没有增加手术并发症和死亡率。

3）生存率：中国医学科学院肿瘤医院贲门癌术前放疗组的 5 年、10 年生存率分别为 30.10%、19.75%；单纯手术组为 20.3% 和 13.3%。van Hagen 等报道可切除胃癌和食管癌术前同步放化疗 178 例、单纯手术 188 例的试验结果，中位生存期分别为 49.4 个月和 24 个月，5 年总生存率分别为 47% 和 34%；分层分析显示，腺癌 5 年总生存率分别为 43% 和 33%，鳞癌分别为 56% 和 33%，显著提高了生存率和无瘤生存率。

（7）术前放疗与手术的间隔时间：一般为 2～4 周，放疗后手术过早，尚未达到术前放疗使肿瘤缩小的目的；过晚如超过 4 周，肿瘤可能又增大，因为术前的放疗剂量低于根治剂量。

（8）术前放疗的不良反应：术前放疗一般要用常规分割方法，总剂量低于根治剂量，未超过正常组织的耐受剂量，无严重并发症，少数患者出现恶心、上腹部不适，但均可耐受。

2. 术中放疗 术中放疗的优势在于，其对瘤床给予高剂量的同时，可以最大限度地将周围正常组织排除于高剂量区域之外。现共有 3 个 Ⅲ 期随机研究试验。Takahasgi 和 Abe 等报道 110 例胃癌患者入组，术中放疗剂量为 28～35Gy，未行外照射治疗，Ⅰ 期患者做与不做术中放疗的生存率分别为 87%、93%，Ⅱ 期分别为 84%、62%，Ⅲ 期分别为 62%、37%，Ⅳ 期分别为 15%、0。Conquard 等报道 63 例胃癌患者行术中放疗，放疗剂量为 12～23Gy，中位剂量为 15Gy。术后给予外照射，剂量为 44～46Gy。Ⅰ、Ⅱ、ⅢA、ⅢB、Ⅳ 期 5 年生存率分别为 82%、55%、78%、20%、0，局部复发率分别为 0、30%、22%、35%、60%，有 5% 患者术后出现严重并发症死亡。这些有限的数据证明，IORT 可能使部分胃癌患者获益。截至目前，将 IORT 与手术和外照射联合的优选治疗方案仍未明确，IORT 在胃癌中的应用虽前景良好，但仍需进一步研究支持。

3. 术后放化疗

（1）术后放疗的意义：①消灭残留的肿瘤病灶；②消灭瘤床及区域淋巴结引流区亚临床病灶，提高手术的根治性；③术后同步放化疗能提高肿瘤的局控率，延长生存期。

（2）适应证：①胃癌术后局部肿瘤残留患者首选以氟尿嘧啶、紫杉类为基础的同步放化疗；②$T_{3\sim4}$ 期或淋巴结阳性 $T_{1\sim2}$ 期患者在 R0 切除（<D2）术后的患者首选术后同步放化疗。

（3）放疗技术：根据最常见的局部区域复发部位，放疗范围应包括瘤床和残胃以及区域淋巴引流区。近端胃癌和胃食管交界处瘤倾向于向纵隔和贲门淋巴结播散；但胃窦周围、十二指肠区域和肝门淋巴结交界可能性较小。胃体癌可能向所有的淋巴结区域播散，但转移至原发肿瘤附近。胃大弯和胃小弯淋巴结转移的可能性最高。位于胃窦部的远端胃癌向十二指肠周围、胰腺周围和肝门淋巴结转移的可能性较高，而贲门旁、食管周围、纵隔淋巴结或肝门淋巴结转移率较低。任何部位的胃癌向胃大弯和胃小弯淋巴结播散的可能性都较高，不过它们更容易转移至离原发灶较近淋巴结引流区域。总的来说，对于淋巴结阳性的患者，放射野应足够广泛，常包括瘤床、残胃、手术切缘和淋巴结引流区。而对于淋巴结阴性的患者，如果术后病理显示淋巴结检出达到 10～15 个，且手术切缘距原发灶距离足够（至少 5cm），则需要考虑是否放疗淋巴结区域。关于残胃是否需要放疗，则要在正常组织并发症发生率和残胃局部复发危险率之间衡量，作出选择。

如果术前影像可以准确地重建出靶区，应使用多野照射技术。某研究机构的数据表明，多野照射可以减轻不良反应，随着三维适形技术的广泛应用，可以更精确地定义高危区域，并且使用非常规的射野方向以产生更佳的靶区剂量分布。

对于绝大部分病例，放射野将包括双侧肾脏的一部分，但至少一侧肾脏的 2/3～3/4 接受的剂量不能超过 20Gy。对于远端胃癌，50% 或以上的左侧肾脏通常都在照射野内，那么右侧肾脏必须适当保护。而对于十二指肠近切缘或切缘阳性的远端胃癌，50% 或以上的右侧肾脏经常在照射野内，那么我们应该尽量保护左侧肾脏以维持正常肾功能。近端或胃食管交界处胃癌应包括 3～5cm 远端食管；如果肿瘤侵犯了全部胃壁，则需要包括大部分左侧膈肌，在这种情况下，使用挡块，可以减少对心脏的照射。对于有食管旁侵犯而不能切除的病变，前后对穿野不能避开心脏，这时应使用侧野照射技术。

（4）照射剂量：总量为 45～50.4Gy，每日 1 次，每次 1.8Gy，每周 5 次。

（5）疗效：INT0116 研究显示，术后进行放化疗具有明显生存优势。该研究旨在对比胃癌术后 5-FU 放化疗和单纯胃癌手术的疗效，入组条件包括 Ⅰb、Ⅱ、Ⅲa、Ⅲb 和 Ⅳb 期、无远地转移的胃腺癌以及胃食管交界处的腺癌。实施胃癌根治性切除后，556 例患者被随机分为术后观察组和术后综合治疗组，即总剂量 45Gy/25 次＋同步 5-FU 和甲酰四氢叶酸化疗，同步化疗在放疗第一周的前四天和最后一周的后三天使用。同步放化疗后辅以 5-FU 和四氢叶酸，5 天为一个周期，持续 2 个月的全身化疗。入组患者中，淋巴结转移者占 85%。5 年中位随访后，辅助治疗组，3 年无复发生存率为 48%，观察组为 31%（P=0.001）；辅助治疗组 3 年总生存率为 50%，观察组为 41%（P=0.005）。放化疗组中位生存期为 36 个月，而单纯手术组为 27 个月；单纯手术组与同步放化疗组的死亡危险率为 1.35（95%CI 1.09～1.66，P=0.005），两组的复发危险率为 1.52（95%CI 1.23～1.86，P<0.001）。同步放化疗组中位无复发生存期为 30 个月，单纯手术组为 19 个月。根据第一次复发的部位，可分别定义为局部复发、区域复发或远地转移。单纯手术组局部复发率为 29%，放化疗组为 19%。区域复发常见腹腔内肿瘤扩散，单纯手术组区域复发率为 72%，同步放化疗组为 65%。对于腹腔外远地转移，单纯手术组复发率为 18%，同步放化疗组 33%。患者对治疗的耐受性较好，仅有 3 例（1%）因治疗相关毒性死亡。3 度和 4 度反应发生率分别为 41% 和 32%。该研究强烈建议，将术后放化疗常规应用于具有高危因素的胃癌和胃食管交界处癌的患者。

韩国 ARTIST 研究比较胃癌 D2 术后同步放化疗和化疗的疗效，共 458 例入组，术后同步放化疗组为卡培他滨＋DDP 化疗 2 个周期，给予卡培他滨＋同步放疗，剂量为 45Gy/25 次，放疗后继续 XP 方案化疗 2 个周期；术后化疗组仅给予 XP 方案化疗 6 个周期。全组 3 年 DFS 分别为 78.2%、74.2%（P=0.086）；分层分析发现，淋巴结阳性组分别为 77.5%、72.3%（P=0.036 5）；局部区域复发率分别为 4.8%、8.3%（P=0.3）；远处转移率分别为 20.4%、24.6%（P=0.5）；治疗完成率分别为 81.7%、75.4%。研究显示，术后病理淋巴结阳性的患者建议给予同步放化疗，但是对于 Ⅰb/Ⅱ期、≥D2 手术和中位淋巴结清扫 40 枚左右的患者可不考虑术后同步放化疗。下一步将针对淋巴结阳性患者进

行 ARTIST Ⅱ研究。

（6）放疗与手术的时间间隔：一般放疗在术后 2～4 周开始进行。

（7）放疗不良反应：几乎每个患者都有不同程度的急性胃肠道反应和血液毒性，如腹泻、肠痉挛、恶心、胃炎和白细胞数量减少。文献报道，胃癌术后患者放化疗完成率仅为 64%。

4. 局部晚期不能手术切除胃癌或胃癌减瘤术后患者 对于不能手术切除的局部晚期胃癌或胃癌减瘤术后的患者，由于肿瘤局限而没有临床可探及的远地转移，应予以单纯放疗或同步放化疗。同步放化疗可以延长生存期，但不可能治愈。1969 年，Moertel 等报道了一个针对局部晚期不能手术切除胃癌的前瞻性、双盲的随机对照试验。48 名患者被随机分为单纯放疗组和同步 5-FU 放化疗组，放疗剂量为每 4 周 35～40Gy。同步放化疗组的平均生存期为 13 个月，而单纯放疗为 5.9 个月（P<0.01）。这项研究第一次证明了 5-FU 同步放化疗的益处，并促使人们在胃癌和胃肠道其他肿瘤的综合治疗方面进一步探索。值得注意的是，肿瘤可切除患者的生存期明显长于肿瘤不能切除的患者，而同步放化疗组所有的生存获益均体现在原发肿瘤已切除的患者身上。

（五）胃癌姑息性放疗

姑息性放疗可以明显缓解胃癌的局部症状。50%～75% 的患者可以改善，如胃流出道梗阻、局部肿瘤侵犯引起的疼痛、出血或胆道梗阻等症状。如果治疗时同步注射 5-FU 且治疗前患者身体状况较好，治疗益处可能会增加，肿块将变得更小。报道强调，中位缓解期为 4～18 个月。

（六）放疗的不良反应

接受放疗的正常机体组织所发生的不良反应，一般分为早反应组织和晚反应组织两大类。早反应组织是指增殖较快的组织，如骨髓、肠黏膜及皮肤等。其特点是呈急性反应，一般发生在放疗开始后 10 天左右，呈可逆性，放疗结束后可迅速修复。晚反应组织指增殖较慢的组织，如中枢神经系统、肝、肾及结缔组织，此类反应不可逆。胃癌放疗的不良反应主要表现为急性胃肠道反应，经对症处理，一般均可耐受。晚期反应发生率很低，一般在放疗结束后 3～6 个月发生，主要以预防为主。

（朱　莉）

十二、胃癌的中西医结合治疗

胃癌在传统医学中，由于各国多民族的治疗实践不同，称谓不一。中医根据胃癌的临床表现，属"噎膈""反胃""症瘕积聚""胃脘痛""伏梁"等范畴。

传统医学对胃癌的认识可追溯到 2 000 多年前的医学典籍《黄帝内经》，《黄帝内经·灵枢》四时气篇说："饮食不下，膈塞不通，邪在胃脘"。公元 2 世纪汉代医家张仲景在《金匮要略》呕吐哕下利篇说："朝食暮吐，暮食朝吐，宿谷不化，名曰胃反。脉紧而涩，其病难治"，并创立了治疗胃反呕吐的大半夏汤。当时认为此病很难治。胃癌的发病多由脾胃虚弱、情志失调、饮食不节等多种综合因素导

致。《黄帝内经·素问》阴阳别论篇说："三阳结谓之膈"；至真要大论篇说："胃脘当心而痛，上支两胁，甚则呕吐，膈咽不通"。《黄帝内经·灵枢》百病始生篇说："壮人无积，虚人则有之"，强调了包括气血阴阳在内的正虚是发病的内伤基础，而情志失调、忧思伤脾、肝气郁结、疏泄失常以及食停、湿蕴、血瘀、痰集、毒聚、寒凝、热郁等都是引发疾病的外在条件，气脱、气陷、血脱等是疾病进展的最终结局。随着认识与实践的深化，对治疗亦有进一步堤高。16世纪明代《景岳全书》说："治反胃之法……必宜以扶助正气，健脾养胃为主"。传统医学对胃癌的治疗有丰富的经验，除了药物之外，还有针灸、推拿、药膳等疗法。胃癌的中医研究进展表明，中医治疗胃癌确有良好的疗效，尤其在治疗中晚期胃癌方面，对于减轻临床症状、提高生活质量、延长生存期、配合化疗增效与减毒等，显示出独特优势。

（一）中医中药治疗

近年来我国胃癌发病率逐年增高，发病年龄则明显下降。从西医角度看，胃癌患病原因与遗传因素、胃部疾病、环境因素以及饮食因素密切相关。从病因病机来看，胃癌应属于本失标实。胃癌病变重心在胃，但与肝脾有着密切关系。治疗胃癌重在脾胃。胃癌发病因素与饮食、情绪、病毒感染或家族基因等有关，一方面是由于人体正气虚，特别是脾胃功能虚弱造成；另一方面则是由于长期饮食不节制，情志不舒畅，逐渐形成痰火胶结，气滞血瘀而成。临床表现为上腹胀满、胃痛、反酸、嗳气、不明原因消瘦、食欲缺乏、疼痛等。在我国胃癌的综合治疗中，之所以中医药治疗占有一席之地，是因为中医药具有独到的特色。在胃癌治疗过程中的不同阶段，都可以进行中医药治疗，起到其有效的作用。

中医治疗胃癌方面，首要强调的就是辨证。辨证的正确与否，直接决定了治疗的疗效。胃癌在临床上表现的是复杂的证型和病情，典型的单一证型并不多见，往往互相夹杂，所以要仔细辨证，不可拘泥于一类。中医治疗胃癌时，辨证不能脱离脾胃病的辨证范围。在诊断时，要注意脘腹胀满、疼痛、饮食、大便等情况，辨清气、血、寒、热、虚、实。另外，舌苔的辨证也非常重要。舌头（质）颜色发青、发紫，这是阳虚瘀阻；舌中间舌苔脱落，多因气阴不足；舌根舌苔脱落，这是胃阴已伤。

对于胃癌辨证分型，临床论述虽有所不同，目前广泛认可的是全国第一届胃癌学术会议北京市胃癌协作组制定的临床证候分类法，包括肝胃不和、瘀毒内阻、脾胃虚寒、胃热伤阴、痰湿凝结和气血双亏6大证型。

1. 肝胃不和型 症见胃脘胀满，痛串两胁，口苦心烦，嗳气频作，饮食少进或呕吐反胃，舌苔薄黄或薄白，脉弦细，治宜疏肝和胃。

治则为疏肝理气、抗癌止痛。方药以柴胡疏肝散为主，可加用抗癌中药半边莲、半枝莲。

2. 瘀毒内阻型 症见胃脘刺痛，灼热反胃，食后痛重，脘腹拒按，心下痞块，或有呕血、便血，或食入即吐，或食入经久仍复吐出，舌质暗紫或有瘀点，苔黄腻，脉弦滑或弦数。

治则为化瘀解毒、清热和胃。方药以膈下逐瘀汤为主，加用三棱、莪术。

3. 脾胃虚寒型 症见胃脘胀痛，喜按就温，肢凉神疲，或便溏水肿，或暮食朝吐、朝食暮吐，舌淡而胖、齿痕、苔白滑腻，脉沉细濡。

治则为温中散寒、健脾补气。方药以附子理中汤为主，加用薏仁、山萸肉、山药。

4. 胃热伤阴型 症见胃内灼热，口干欲饮，胃脘嘈杂，食后剧痛，五心烦热，大便干燥，脉滑细数，舌红少苔，或苔黄少津。

治则为清热泻火、滋阴生津。方药可选一贯煎合芍药甘草汤，加用丹参、川芎、半边莲。

5. 痰湿凝结型 症见胸闷膈满，面黄虚肿，呕吐痰涎，腹胀便溏，痰核累累，舌淡滑，苔滑腻。

治则以化痰、散结为主，湿在中焦，以开郁二陈汤为主，加用苍术、菖蒲、砂仁。

6. 气血双亏型 症见面苍无华、面睑虚肿，身冷畏寒，全身乏力，心悸气短，头晕目眩，虚烦不寐，饮食不下，形体羸瘦，上腹包块明显，舌质淡胖，白苔，脉虚细无力、细数或虚大。

治则为补益气血、扶正固本。方药以十全大补丸为主，可加黄芪、太子参、山萸肉。

中医治疗胃癌，第一要以疏肝理气为重，应选用一些疏调气机的药物，如陈皮、枳壳、木香、佛手、郁金等。第二要攻枳，主要以化痰化瘀为原则。化痰可选海藻、昆布、茯苓、半夏等，化瘀可选三棱、莪术、乳香、没药等。第三要注意补益正气、扶正固本，兼补脾、胃、肾，尤其是胃气。补气常用黄芪、白术、北沙参、西洋参，不宜用红参。补气要与攻积配合好，不要拘泥于一般情况下的早期攻邪。晚期要扶正，中期则攻补兼施，根据患者的具体情况分清轻重缓急，用好攻与补，要特别强调"通"。只补不通能使气机郁滞，反留邪气，药物力量难以到达病灶，过用攻积，又易耗伤正气。中成药组方多用健脾益肾颗粒加减，六味药其组成简单，能提高患者的机体免疫功能，抑制肿瘤细胞，对抗化疗毒副作用，对提高患者生存率、生活质量，改善免疫状况，降低复发转移风险均有一定作用，具有很好的临床价值。

胃癌患者除按中医理论辨证治疗外，还应注意饮食宜忌。宜多食易消化、营养丰富的食品如牛奶、肉松、山药、丝瓜、莴苣等，忌一切辛辣食品及烟、酒。增加胃癌患者的食欲，是延长生命的关键，所有的治疗方案都不应该违背这一原则。

（二）中西医结合治疗

中医治疗胃癌，治法以扶正固本、祛邪攻毒为主。扶正固本的作用在于调整机体、提高患者免疫力，祛邪包括软坚散结、祛痰利湿、清热解毒和活血化瘀，其作用在于直接抑制癌细胞和改善肿瘤组织的微循环，有利于抗癌药物和免疫活性细胞深入肿瘤内，杀灭肿瘤细胞。这是由于胃的生理病理特点是"以通为补""以降为和"。积极主动地软坚清瘤，是符合胃癌治疗规律的。但要注意辨证的准确性、攻补的时机和用药的剂量。

按中医辨证,肝胃不和型多见于Ⅰ、Ⅱ期患者,脾胃虚寒型见于Ⅱ、Ⅲ期患者,淤毒内阻型见于Ⅱ、Ⅲ、Ⅳ期患者,而气血双亏型则多见于Ⅲ或Ⅳ期患者。有时辨证类型表现为两型兼见。术后复发或转移的晚期患者则以淤毒内阻与气血双亏兼而有之。

Ⅱ、Ⅲ期胃癌根治术后,除化疗时伍用中药治疗外,还需长期坚持中医药维持治疗。治则是扶正与祛邪相结合,药疗与食疗兼顾。扶正治疗以补气养血、健脾补肾法为主,以提高机体细胞免疫功能。祛邪则选用具有抑癌作用的中草药,临床常用的有半枝莲、白花蛇舌草、蜀羊泉、龙葵、土茯苓、藤梨根、生苡米、虎杖、蛇莓、冬凌草、肿节风、喜树果等。通过临床观察,发现长期的中药维持治疗提高了5年生存率,降低了复发转移风险。

中西医结合治疗肿瘤的模式是根据癌症患者病情、邪正消长的状态,采取分阶段战略:①确诊邪盛时,尽可能地利用中西医各种手段(手术、放化疗、中药)打击和消灭肿瘤(攻邪为主),这时要注意保护正气(辅以扶正),伍用中药以减毒、增效;②待肿瘤负荷大大减低以后,将治疗重点转为扶正为主,最大限度地促进造血功能和免疫功能的恢复(重建正气);③通过免疫功能和骨髓造血功能的重建,可再次转入以打击肿瘤为主的第三阶段,巩固治疗,尽可能地清除潜在残存癌细胞;④以后再转入长时间的维持治疗(扶正为主,抑癌为辅),防止肿瘤复发和转移。实践证明,这种治疗模式能延长生存期,改善生活质量,在一定程度上提高了癌症的治愈率。

(三)中医药与手术治疗相结合

手术治疗是目前胃癌治疗最主要的手段,也是广大患者心目中的首选。术前诊断和手术技术的进步,大大提高了手术治疗效果,但术后的复发或转移仍是威胁患者生存的主要原因之一,因此在手术治疗过程中也要重视中医治疗,重视保护机体抗癌功能。中医药在胃癌术前、术后的运用有:①调补手术损伤,促进康复,以利于患者接受其他治疗;②辅助术后治疗,以防治或减少复发、转移,延长生存时间;③术前使用中医药,可以改善机体状况,增强体力,调理因其他疾病引起的肝、肾功能障碍,以利于手术。

(四)中医药与化学治疗相结合

随着新的胃癌化疗药物不断出现,抗肿瘤药物的药理学、药效学的进展,化疗药物应用越来越广,中医药与化疗相结合在胃癌的综合治疗中所占比例最高、研究最广。

中医药提高化疗的效果:中医药配合全身化疗或介入化疗,使胃癌的缓解率增加。

中医药与化疗配合:除早期胃癌外,大多数胃癌根治手术后,为了降低转移和复发,均需作术后辅助化疗;胃癌进展期未能手术或姑息性手术、短路手术者,均需进行化学药物治疗,同时配合中医药治疗,以达到减毒、增效的目的。化疗药物均有一定的毒性,主要表现为对骨髓的抑制、胃肠道反应,以及对心脏、肝脏和肾脏功能的影响。用药后,可出现不同的不良反应。对恶心、呕吐等反应,可用中药旋覆代赭汤、橘皮竹茹汤及西药甲氧氯普胺;纳呆、腹泻可用六君子汤加减;骨髓抑制和免疫抑制可用中药健脾益肾冲剂、贞芪扶正冲剂、升血汤等健脾补肾方剂治疗。其他系统的不良反应按中医辨证施治。胃癌化疗时常用的健脾和胃、滋补肝肾的中药有生黄芪、太子参、白术、茯苓、砂仁、内金、鸡血藤、女贞子、枸杞子、菟丝子、黄精。研究表明,化疗期间并用健脾补胃中药能有效地稳定患者机体内环境的平衡,使一些易受化疗损伤的组织与功能维持在正常范围内。这一中西医药物攻补兼施的综合措施是目前胃癌治疗中最重要的有效措施之一。

(五)中医药与放射治疗相结合

放射治疗直接杀伤局部肿瘤细胞,同时也损伤正常的组织细胞,中医药辅助胃癌的放射治疗有如下意义:①中医药减轻放疗不良反应:中医认为放射线是热毒,热毒可以伤阴、伤气;热毒伤脾、肺等脏腑。换而言之,放疗既可杀灭局部肿瘤细胞,又可伤及正常组织细胞,中药可以减少或防止其损伤作用。②中医药对放射治疗有一定的增效作用:中药黄芪、太子参、山药、桃仁等益气活血之剂,合并放射疗法,治疗胃癌可增加放疗效果,延长生存期。

中医药治疗可应用于各期胃癌患者以及胃癌治疗的各个阶段,尤其对于无法手术及放化疗的晚期患者,中医药治疗作为主要的治疗手段,在胃癌的治疗中发挥着重要的作用。作为综合治疗的一部分,有计划地与手术、放化疗等结合使用,其目的是预防和减轻手术及放化疗对人体造成的不良影响,促进手术后体力恢复,减轻放化疗的不良反应,提高放化疗的疗效,预防胃癌转移及复发,提高近期及远期疗效。对不适合手术及放化疗的患者,中医治疗作为主要的治疗方法,其目的是尽可能地控制肿瘤,同时改善恶心、呕吐、食欲缺乏、消瘦、乏力、腹胀、腹痛、呃逆、嗳气等症状,以及提高生活质量,延长生存期。对某些终末期胃癌患者,中医治疗的主要目的是减轻症状,在一定程度上改善生活质量。

(谢广茹)

第10节　胃癌预后

尽管发病率呈持续性降低,但其预后仍未得到明显改善,胃癌仍是全球排名第二的致死性疾病。每年全球胃癌新发病例约934 000例,而同期死亡病例也达到650 000例。胃癌的预后与其发病率分布趋势明显相关,东亚地区的胃癌患者5年生存率达到40%～60%,而在西欧或北美等区域仅为20%左右。不可否认,不同的医疗模式和诊治水平是导致胃癌预后存在明显差异的重要原因。早期诊断和规范治疗是提高胃癌预后的必要前提。总的来说,影响胃癌预后的因素主要集中于疾病本身和治疗方式两个方面。此外,经济水平、环境暴露、人种差异、饮食习惯及遗传等因素也与胃癌预后存有一定相关性。本章节将影响胃癌预后的主要因素进行详细叙述。

一、肿瘤相关特性对预后的影响

（一）肿瘤浸润深度

胃癌的分期最常用的方式仍然为国际抗癌协会（Union of International Cancer Control，UICC）提出的 TNM 分期，迄今为止已经更新为第 7 版。TNM 分期是将胃癌原发灶浸润深度（T 分期）、淋巴结转移（N 分期）和远处转移（M 分期）作出综合评估的分期方式，具有可靠的理论支持。毋庸置疑，原发灶浸润深度和淋巴结转移数目是影响胃癌预后最为重要的因素。胃癌原发灶浸润深度一直是评价胃癌预后最为重要的临床病理指标之一。与淋巴结转移分期不同，胃癌浸润深度可以仅依靠术后病理检测明确具体深度。由于胃壁各层在解剖学结构的明显差异，使得不同的浸润深度对于胃癌细胞的扩散存有不同的基础条件。胃黏膜内由于血管和淋巴管等结构很少，因而使得癌细胞扩散的机会低于 3%。一旦原发灶侵入黏膜下层，由于淋巴管道的增加使得淋巴结转移率上升至 10%～20%。胃壁的肌层存有广泛的淋巴血管网络，且随着侵犯肌层的深度增加，出现淋巴结转移和血行转移的概率也随之升高。最新第 7 版胃癌 TNM 分期中 T 分期已经明确将侵犯胃壁肌层细分为侵犯浅肌层（T_2）和侵犯深肌层（T_3），两个亚分期的患者预后存在明显的统计学差异，这与胃壁浆膜下淋巴网络极为丰富明显相关。而对于原发灶侵犯浆膜层和穿透浆膜侵及邻近组织的患者而言，由于存在腹腔种植和腹膜播散的概率大增，预后很不乐观。

（二）淋巴结转移

关于 TNM 分期中所确定胃癌淋巴结转移分期（N 分期）对于临床预后的评估准确性一直存在争论。实际上，关于胃癌淋巴结转移分期的最佳定义争论可以追溯至 20 世纪 60 年代。最初，日本学者根据解剖学理论提出了胃癌相关淋巴回流的途径和范围，并以此为依据提出了胃癌淋巴结转移的解剖范围分期和确定了胃癌根治性手术中应该包括的淋巴结清扫范围。但欧美学者对于日本提出的基于胃癌淋巴结转移范围为基础的分期方式并不认同，这与欧美绝大多数医疗中心胃癌手术中淋巴结清扫范围未能达到 D2 淋巴结清扫范围的要求有一定相关，且淋巴结跳跃性转移或微转移对于患者预后影响的作用也一直存有争议。

胃癌 TNM 分期中 N 分期的制定主要是参考美国国家癌症中心 SEER 数据库资料分析制定。N 分期在 1992 年第 4 版胃癌 TNM 分期出版时，曾将胃癌淋巴转移位置距原发灶周围 3cm 以内和距 3cm 以外划分到不同的其别。但随后很多学者对于第 4 版胃癌 TNM 分期中淋巴结转移分期对于患者预后评估准确性提出了质疑，提出通过淋巴结转移数目评估患者预后的准确性优于淋巴结转移位置。自 1997 年开始，第 5 版 TNM 分期开始对于胃癌淋巴结转移分期采用基于转移淋巴结数目为基础的制定方式，并成功将这种方式延续至 2002 年第 6 版胃癌 TNM 分期中的 N 分期。但对于第 6 版胃癌 TNM 分期中 N 分期而言，尤其是近 10 年来不少欧美国家医疗中心逐渐开始推行 D2 淋巴结清扫术治疗胃癌以来，淋巴结转移数目分期中各亚组数目界值得选择和淋巴结转移率成为胃癌专业人士争论的焦点。其中，最大的争议在于第 6 版胃癌 TNM 分期中 N_1 分期定义包括了 1～6 个转移淋巴结，经过日本、韩国、中国以及欧美许多国家的资料分析发现 N_1 分期中淋巴结数目界值的确需要重新细分以适应将患者预后更为准确地划分。

2009 年 UICC 制定了第 7 版胃癌 TNM 分期，在这次分期制定会议中国际抗癌联盟（Union of International Cancer Control，UICC）将日本和韩国胃癌治疗数据纳入分析，最后将第 7 版胃癌 TNM 分期较第 6 版作出了较大的改动。在第 7 版胃癌 TNM 分期中对于 N 分期的变化是较大的，最为显著的是将第 6 版 N_1 分期细分为第 7 版 N_1 和 N_2 分期。随后，很多胃癌诊疗中心数据分析证实第 7 版胃癌 TNM 分期中 N 分期对于患者预后评估的确存在显著地优势。第 7 版分期虽然存在明显的预后优越性，但由于淋巴结清扫范围的差异，仍然使得淋巴结分期迁移的现象存在。因此，近年来不少学者提出了淋巴结转移率这一单纯数值比例来评估淋巴结转移和淋巴结清扫对于患者预后的意义。尽管淋巴结转移率被许多学者报道在患者预后评估由于第 7 版胃癌 TNM 分期中 N 分期，甚至有学者提出应将 TNM 分期中 N 分期的定义改变为淋巴结转移率更为适宜，但淋巴结转移率的具体亚组界值在不同医疗中心报道中也不能统一，这与各中心胃癌淋巴结清扫数目和范围的差异明显相关。鉴于以上原因，也有不少医疗中心报道淋巴结转移率不能完全替代 N 分期单独作为评估胃癌患者预后，而应该考虑将淋巴结转移率作为 N 分期的重要补充更为适合。

近年来，较为新颖的淋巴结分期方式也逐渐被国内外大的医疗中心所报道可以提高淋巴结转移对于胃癌预后评估的准确性。其中，阴性淋巴结数目、阴性和阳性淋巴结转移数目比值以及转移淋巴结数目的优势对数值（log odds）是被认为有望用于临床作为提高淋巴结转移评估患者预后的指标。

（三）远处转移

胃癌远处转移常见发生于肝，但也可发生于肺和骨，极为罕见报道见于皮肤、睾丸及肌肉等。胃癌远处转移的发生多为血行转移，部分也见于淋巴结转移。总的来说，远处转移的发生意味着疾病已经处于晚期，无手术根治机会，即使接受了系统的全身治疗后患者存活时间也极为有限。肝转移是胃癌最为常见的远处脏器转移部位（发生率为 6%～10%），也是术后复发并导致患者死亡的重要因素，中位生存时间难以超过 12 个月。从解剖基础分析，肝脏是消化器官静脉回流和部分淋巴液回流的重要区域。对于胃而言，肝脏是其绝大部分静脉回流途径第一脏器，因此导致血行转移是胃癌发生肝转移的主要方式。胃癌肝转移按转移发生时间可分为同时性和异时性肝转移，按转移个数可分为单发性、多发性和弥漫性肝转移，按肝转移部位可分为单叶性和双叶性肝转移。目前临床研究认为，异时、单发或病灶仅限于肝脏局部或一叶的胃癌肝转移患者是手术切除的可能获益者。对于同时性肝转移的胃癌患者而言,联合肝转移病灶切除能否使患者术后获益一直存有争议。对于单发、直径<5cm且无肝外其他部位转移的胃癌患者实施联合切除,是目前认为可能提高这类患者生存率的重要方式,但仍尚需进一步临床多中心试验证实疗效的可靠性。

尽管发生率较肝转移明显减低,肺仍然是胃癌重要脏器转移的主要器官之一。由于解剖位置的关系,胃癌细胞通过血源途径转移至肺常需要经过肝脏,这也是胃癌肺转移患者常伴有肝转移出现的重要原因。另外,淋巴液回流途径也是胃癌肺转移发生的又一种重要途径。由于胃癌肺转移患者常伴随有骨转移、骨髓转移、淋巴结转移和腹膜播散等危险预后因素,中位生存时间被报道仅为4个月。

骨转移是常见于晚期胃癌患者(以TNM分期中Ⅳ期患者比例最高),其发生率被报道在1%~20%。胃体癌、未分化胃癌、胃周淋巴结转移和Borrmann分型3~4期的是胃癌骨转移发生的主要危险因素。胃癌骨转移主要发生途径仍然为血行转移,且多发生于脊柱骨。患者多有疼痛、持续性不适症状,部分患者可出现病理性骨折。大部分胃癌骨转移为多灶性,且血清碱性磷酸酶持续异常升高。文献报道,超过一半的胃癌骨转移患者常伴有其他部位转移发生,包括肝转移、肺转移及腹膜播散等。目前,临床采用放疗为主的综合治疗可以控制患者症状,但对于生存时间并无明显延长[平均生存时间仅(3.8±2.6)个月]。

(四)腹腔种植与腹膜播散

腹腔种植和腹膜播散都是由于进展期胃癌中原发灶浸透胃壁浆膜后,癌细胞相互黏附力的减弱及侵袭力的增强而导致其脱落种植于腹腔各脏器、系膜、卵巢及腹膜壁层中,且癌细胞仍然拥有分裂、增殖、侵袭等生物学特点,并最终形成许多腹腔新生肿瘤病灶。腹膜播散主要是指癌细胞脱落种植于腹腔脏腹膜上继续增殖发展,而腹膜播散则主要只癌细胞种植分布于壁腹膜结构。目前国内外研究均认为胃癌腹腔种植和腹膜播散是导致患者死亡的主要因素之一,而腹膜播散在胃癌预后分析中的地位已经和腹膜后淋巴结转移及肝转移相提并论。影像学检查往往可以证实胃癌患者腹腔种植灶的存在,而相对较早的腹膜播散却比较困难被发现。腹腔积液的存在是胃癌患者腹膜播散存在的潜在依据之一,而腹水细胞学病理检测发现腹腔脱落癌细胞则是胃癌患者出现腹膜播散和/或腹腔种植的可靠证据。对于临床医师而言,腹腔种植和腹膜播散均表明胃癌已经无法采用手术、放疗等局部治疗手段加以控制或根除,是胃癌患者主要死因之一。由于大多数腹腔种植灶血供较差,全身治疗(化疗、靶向治疗等)也收效甚微。既往研究中,减瘤手术被证实不能延长患者生存时间,仅限于患者出现消化道梗阻、穿孔或出血才考虑实施。目前,腹腔减瘤手术联合腹腔热化疗被认为可能是治疗胃癌腹腔种植的较为有效手段之一,但最佳的腹腔化疗药物方案和剂量的选择还需要多中心随机试验证实。

(五)原发灶直径大小

虽然胃癌原发灶的浸润深度对胃癌预后的影响作用已经得到共识,但原发灶的大小仍被许多学者认为是能够影响预后的另一个胃癌病灶的重要自身因素。由于胃癌的浸润性生长方式和胃壁不同层次结构异常决定了浸润深度,对于预后影响更为显著。但对于胃壁同一浸润深度的胃癌患者而言,原发灶直径是一个影响预后的独立因素。从理论上说,胃癌原发灶直径也是评价肿瘤生长浸润的一个不可或缺的指标。随着肿瘤直径的增加,被肿瘤侵犯的血管、淋巴管、神经等结构相应增多,因此增加了肿瘤细胞转移率。文献报道,胃癌原发灶大小常与胃癌组织学分型、淋巴管浸润、血管浸润、腹膜后淋巴结转移和肝转移明显相关。而对于胃癌患者预后分析研究中,绝大多数还仅限于特定浸润深度,且原发灶直径大小的分界值选择也不尽相同。如何权衡胃癌浸润深度和肿瘤直径大小对预后的影响,还需要进一步大宗临床病例数据统计分析。

(六)组织学类型

在胃癌的不同组织学类型分期中,Lauren分型是公认适用于最佳评估患者预后的组织学类型分期指标。在Lauren分型中,胃癌组织学类型主要被分为肠型和弥漫型,当以上两种成分均在同一个肿瘤中出现时,则称为混合型。肠型胃癌多见含有不同分化程度的腺样结构,多具有肠上皮化生的背景。而弥漫型胃癌则可见散在分布、不能形成腺样结构的癌细胞构成,可有网状结构和间质黏液存在。总的来说,肠型胃癌的预后被报道较弥漫型或混合型胃癌好,局部复发率也较弥漫型或混合型胃癌低。

另一种常用的胃癌组织学类型分期为1979年世界卫生组织(WHO)分型。这种组织病理学分型将胃癌分为:①腺癌,包括乳头状腺癌、管状腺癌、黏液腺癌和黏液(印戒细胞癌),并根据其分化程度进一步分为高分化、中分化和低分化3种;②腺鳞癌;③鳞癌;④类癌;⑤未分化癌;⑥未分类。其中,腺癌是最为常见的胃癌组织学类型,尤以低分化腺癌在临床上最多。乳头状腺癌和管状腺癌被认为是高、中分化腺癌的标志类型,患者预后相对好于低分化(黏液腺癌和黏液癌)和未分化癌。低分化和未分化患者疾病进展快、易于局部侵犯,而高、中分化胃癌患者尽管预后稍好,但不少患者仍会出现远处转移。腺鳞癌、鳞癌、类癌和未分化癌发病率均低,以手术为主的综合治疗是治疗原则,预后较差。

(七)脉管浸润

近年来,越来越多的临床研究发现胃壁脉管(包括血管和淋巴管)浸润是影响患者预后的重要因素之一。通过常规病理HE染色或免疫组化方法检测上皮标志物,脉管浸润的发生率据报道为5.4%~86.0%,甚至在无淋巴结转移的胃癌患者中脉管浸润发生率也达20.0%~26.8%。病理分析研究证实,脉管浸润常见于低分化或Lauren分型中弥漫型胃癌患者。解剖理论上来说,血管和淋巴管的侵犯是胃癌转移的重要途径的起始。尽管胃壁中存在多为微小血管和淋巴管,但由于数量众多而为胃癌细胞的转移提供了优越的前提。血管浸润主要与原发病灶侵犯胃壁深度相关,而淋巴管浸润则与原发灶部位、Borrmann分型、器官侵犯和胃壁侵犯深度均相关。此外,术后病理证实脉管浸润与淋巴结转移也显著相关,且是影响患者生存时间、远处转移和腹膜后淋巴结转移的重要因素。

(八) 分子靶标

尽管对于胃癌的基础研究和转化型研究已经发现参与胃癌发生、进展的相关分子标志物成百上千,但真正能够在胃癌发生前起到预警作用或治疗效果上起到预示作用的分子指标几乎未达到明确共识。

人表皮生长因子受体 2(human epidermal growth factor receptor 2, HER-2)是一个原癌基因,在乳腺癌广泛研究中已经证实 HER-2 基因高扩增,导致其蛋白翻译增加后,促进癌细胞恶性生物学特性加强。尽管 HER-2 的表达标志着肿瘤恶性度高,但同时也为人类肿瘤单克隆抗体治疗提供了一个较好的靶点。实际上 HER-2 在多种人恶性肿瘤中均有过表达,包括胃癌、结直肠癌、肺癌及卵巢癌。在胃癌研究结果报道,HER-2 过表达约见于 20% 患者的肿瘤组织中。在胃癌临床病理指标和 HER-2 相关性分析中发现,与 HER-2 过表达关系最为密切的是 Lauren 分型,而 Lauren 分型确实为影响胃癌预后的关键肿瘤自身因素。虽然 HER-2 过表达对于胃癌患者总生存时间影响存在争议,但 HER-2 过表达却已经被证实与无病生存时间呈显著负相关。文献回顾分析发现,HER-2 过表达总的来说与胃癌患者生存时间相关,但目前因检测方法不统一,导致 HER-2 阳性表达差异较大。对于检测方法的规范和临床随机试验结果将能够进一步巩固胃癌治疗中 HER-2 靶点治疗的可行性和必要性。

尽管与 HER-2 有着相似的分子结构,表皮生长因子受体 1(epidermal growth factor receptor 1, EGFR1)对于胃癌预后存在明显的影响。多项研究表明,EGFR 在胃癌组织中的阳性表达率达到 40% 以上,采用免疫组化检测大宗胃癌组织标本发现,EGFR 阳性表达是与胃癌患者生存时间显著相关。虽然最近的临床荟萃研究报道 EGFR 阳性表达的胃癌患者并不能作为影响预后的独立危险因素(HR=1.16),但 EGFR 变异体的出现是影响患者预后的关键危险因素。

二、治疗因素对预后的影响

(一) 外科治疗

胃癌的外科治疗主要分为根治性和姑息性手术治疗。其中,根治性手术是当前所有治疗方式中唯一有希望治愈的方式;而姑息性手术则是对于无法达到根治性手术标准的患者在出现消化道梗阻、出血或穿孔时为了挽救患者生命或延长患者生存时间采用的手术方式,包括消化道短路、胃造瘘、小肠造瘘、肿瘤旷置及选择性血管栓塞等术式。根治性手术中胃切除范围的选择已经得到共识,鉴于术中肿瘤的大小或范围、肿瘤所在部位以及无肿瘤细胞侵犯的边界等因素综合确定。对于远端胃癌而言,远端次全胃切除在保证切缘阴性时往往较全胃切除术后并发症发生率更低、术后远期存活率相似且生活质量较佳。对于近端胃癌而言,全胃切除切除已经作为常规采用的术式。尽管存有一定的争议,近端胃癌在接受全胃切除术治疗后患者生活质量、生存时间和复发率均较近端胃次全切除有所提

高。胃中部癌(胃体癌)的切除范围相对选择性大,其原则也应较肿瘤大小、侵及范围、胃大小弯长度及切缘无瘤保证等因素综合确定。在保证切缘阴性的前提下,对胃中部胃癌实施远端胃次全切除术仍是可以考虑纳取的方案。随着诊断技术的提高和肿瘤防治普查的开展,早期胃癌的诊出率日益增高。在日本,50% 以上的胃癌患者初诊时仅为早期阶段,这也是导致日本胃癌治疗效果领先全球的重要原因之一。实际上,东西方对于胃癌的诊断也存在不小的分歧。在西方许多医疗中心,胃癌被认为必须符合肿瘤细胞侵犯深度至少超过黏膜肌层,即进展期胃癌。相反,在日本为代表的东方许多医疗中心则仅需依靠细胞病理形态的改变,而不是根据肿瘤侵犯的范围或深度。因此,早期胃癌的检出率在西方非常低,也是导致治疗效果偏差的重要原因。黏膜下切除(endoscopic submucosal dissection, ESD)是目前治疗早期胃癌的重要方式之一,具有创伤小、出血少、恢复快等优势。但目前 ESD 切除范围尚未能达成共识,完整切除肿瘤并保持安全切缘是必要的前提。

相对于切除范围的确定,淋巴结清扫范围在胃癌外科治疗中一直处于争论之中。胃癌是一种易于出现淋巴结转移的恶性疾病,即使对于黏膜内的肿瘤而言。淋巴结转移则是评价胃癌患者疾病病程和预后最为重要的因素之一。关于淋巴结清扫范围的争论,其实质问题在于以下 3 个方面:①淋巴结的微转移是否能够被清除;②淋巴管的残留是否招致肿瘤细胞的存在;③跳跃性淋巴结转移如何清扫,20 世纪 60 年代日本学者根据胃周淋巴回流的解剖基础制定出淋巴结转移站别,并以此为依据建立了标准胃癌淋巴结清扫术的范围,即淋巴结清扫范围达到第二站水平(D2)。早期临床回顾性研究发现,有 30%~40% 的胃癌患者可出现第二站淋巴结转移,D2 可以延长这些患者的生存时间。尽管早期的研究结果未能证实 D2 有利于提高患者生存率,但在完成荷兰随机试验 15 年随访工作后发现,D2 不仅能够降低胃癌患者局部复发率,还能够降低患者疾病死亡率,是值得推荐的胃癌手术项目。D2 能够有助于胃癌患者预后的主要原因在于潜在性改变患者的淋巴结转移分期。最新第 7 版 UICC 制定的胃癌 TNM 分期中虽然没有明确规定淋巴结清扫具体数目,但 N 分期中 N3b 定义明确指出转移淋巴结数目不低于 16 枚。而对于欧美常规采用 D1 淋巴结清扫术式的医疗中心而言,D1 并不能保证清扫淋巴结数目不低于 16 枚。由于淋巴结清扫范围的扩大,相应清扫的淋巴结数目随之增加,因而被清除的微转移、跳跃性转移或存有癌细胞的淋巴管与之相应增加,有利于改善患者预后。因此,D2 淋巴结清扫应该被视为标准胃癌根治术中重要操作原则。

(二) 化学治疗

尽管早期胃癌在根治性手术后获得很好的预后,且不需要常规辅助化疗。但国内绝大多数患者在初诊时已经属于进展期胃癌,综合治疗才是唯一提高术后生存率的治疗模式。以氟尿嘧啶和铂类药物为基础的化疗方案一直被认为是胃癌化疗的可选择方案。单药口服替吉奥(S-1)是目前日本胃癌根治术后常规给予进展期胃癌患者服用的化疗

方案，临床研究发现 S-1 治疗能够延长进展期胃癌患者根治术后中位无病生存期 5～6 个月，并能延长中位总生存时间 10～13 个月。尽管紫杉醇（或多烯紫杉醇）和蒽环类药物加入的三药化疗方案是否能够使患者获益还存有一定争议，但在最新的荟萃分析中发现 4 245 名进展期胃癌患者在 22 项临床研究中证实，含有蒽环类药物的三药联合化疗方案能够较氟尿嘧啶联合铂类两药联合化疗方案明显改善患者预后。在美国，多烯紫杉醇联合氟尿嘧啶和铂类药物已经被常规作为进展期胃癌化疗方案。V325 试验证实，多烯紫杉醇联合氟尿嘧啶和顺铂（DCF）方案能够较氟尿嘧啶联合顺铂（CF）方案明显延长进展期胃癌患者生存时间（$HR=0.77$，$P=0.02$）。

新辅助化疗对于改善进展期胃癌患者预后虽还存有一定争议，但在提高手术 R0 切除率、抑制术前微转移发生以及体内化疗方案筛选等方面具有明显的优势。MAGIC 试验是胃癌新辅助化疗疗效评估的标志性试验，采用表柔比星＋顺铂＋氟尿嘧啶联合方案的新辅助化疗使得胃癌患者 5 年生存率提高 12%。最近法国 FFCD9703 临床随机试验也证实，术前采用顺铂联合氟尿嘧啶化疗 2～3 个周期，能够明显提高胃癌和胃食管结合部癌患者 R0 切除率，并延长无病生存时间及总生存时间。目前，胃癌患者即使接受根治性手术切除，仍有大部分患者会出现复发，而腹膜播散和腹腔种植是常见的复发模式，也是常见的患者致死原因。腹腔化疗能够使得腹腔中化疗药物局部浓度高聚而直接影响腹腔游离癌细胞和癌结节的生长，而且经过腹膜吸收的化疗药物可以直接进入门静脉回流，对于胃癌术后肝转移的发生也能起到一定抑制作用。最近的荟萃分析证实，术中腹腔热化疗或术中腹腔热化疗＋术后腹腔化疗能够明显延长胃癌患者中位生存时间。对于胃癌患者术后复发的分析中发现，腹腔化疗能够降低 73% 胃癌患者术后肝转移发生的风险，而对于患者术后腹膜播散和淋巴结转移的发生则无明显抑制作用。

（三）放射治疗

对于胃癌的治疗而言，放射治疗通常是配合化学治疗同时或序贯实施。尽管遭到众多批评，INT-0116 临床试验还是证实了即使对于淋巴结清扫范围不够 D2 的胃癌患者而言，术后辅助放化疗仍然能够明显延长患者生存时间和无病生存时间。但新近的荟萃分析却未能明确证实术前新辅助放疗能够显著改善胃癌患者预后，仅作为可以继续实施临床研究的方向。因此，目前仅认为放疗能够改善部分胃癌根治术中淋巴结清扫范围不够的患者预后。进一步大样本前瞻随机临床研究将能阐明放疗在胃癌治疗中的潜在意义。

（四）免疫治疗

肿瘤的免疫相关分子调控异常，使得许多研究者认识到特定的免疫治疗有可能成为抑制肿瘤进展的有效方法之一。对于服用免疫抑制剂者而言，其患肿瘤的概率较正常人群高出许多倍。而接受器官移植的患者由于长期口服免疫抑制药物，其患恶性肿瘤的概率也较正常人群升高 3～5 倍。肿瘤组织内部的 T 淋巴细胞浸润已经被证实与患者生

存时间明显相关，而这种自发性 T 细胞反应也被证实在多种人类肿瘤组织中发现。巨噬细胞和 NK 细胞是被认为是由各种细胞因子刺激增生对抗癌症发生的重要免疫细胞。对于胃癌的免疫治疗而言，树突状细胞（DC）在肿瘤组织中存在的数量直接影响患者的生存率。采用基于 DC 的肿瘤疫苗治疗，能够明显降低胃癌患者术后复发和转移的概率，因而成为临床有效胃癌免疫治疗方式之一。但是由于 DC 存活时间过短，导致 DC- 肿瘤疫苗在临床应用受到一定限制。与 DC 相似的免疫抗肿瘤细胞中，NK 细胞也具有明显的抗肿瘤作用。在胃癌组织中，NK 细胞浸润的程度也与患者生存时间成正比。NK 细胞在经过体外扩增后具有明显的抗肿瘤活性，是胃癌细胞免疫治疗的重要机制之一。

（五）分子靶向治疗

胃癌的分子靶向治疗还未能得到明确共识，实际上常用的分子靶向药物在其他恶性肿瘤治疗中取得的疗效也是褒贬不一。目前针对胃癌而进行临床试验测试的分子靶向指标主要为：EGFR 单克隆抗体、HER-2 单克隆抗体和 VEGF 单克隆抗体。EGFR 单克隆抗体（cetuximab、panitumumab、matuzumab）无论是单独使用还是联合化疗，对于胃癌患者的临床疗效，均被报道有一定改善预后的作用。而对于 HER-2 单克隆抗体 trastuzumab 和 VEGF 单克隆抗体 bevacizumab，则主要是针对胃食管结合部癌的治疗中取得一定疗效，进一步胃腺癌治疗评估尚需大样本随机试验证实。

三、改善胃癌预后

胃癌的早期诊断率在我国实属太低，相对于日本、韩国，国民普及胃癌筛查、国民胃癌防治宣传和教育尚未能广泛开展。早期诊断水平的提高，绝不仅仅意味着增加临床医师和内镜医师的工作量即可达到。因此，必须大力探索与研究导致国民胃癌发生的高危因素，包括潜在致病因素的存在和高危人群的有效筛选。对于中国这一发展中国家而言，有可能在以后很长一段时间中胃癌患者基数不会显著减低。因此，通过各种途径提高国民医疗意识教育水平和增加胃癌及胃前疾病普查项目的投入，是提高国民胃癌早期诊断率的必要前提。从东西方胃癌治疗效果差距可以发现，早期诊断不仅能够提高 5 年生存率，而且也是胃癌真正治愈的唯一可行途径。由于目前对于胃癌的致病因素尚未被完全揭示，癌前病变的彻底治愈是将来可能消灭胃癌的最直接方式。而对于癌前病变的确诊则是需要分子病理诊断的进一步提高，才能够有希望从根源上阻截胃癌的发生。此外，致病因素的探索与研究也需要作为诊断胃癌及癌前病变的综合依据。对于不同致病因素长时间接触的高危人群，应该给予不同的筛查计划。

胃癌的规范化治疗是目前所有医疗中心诊治胃癌患者的基本准则，根据不同分期而制定不同的治疗计划。但规范化治疗是基于大量患者治疗效果统计、分析后得出相对较为有利于改善患者预后的治疗建议，并不能具体说明每一个患者都能由此获益。越来越多的临床研究发现，既往所制定的胃癌规范化治疗存有不足之处，大规模多中心临

床前瞻随机试验的开展是制定更为合理的治疗计划的唯一可行方式。尽管现代医学中分子基础研究进展神速,关于胃癌发生和发展相关的分子机制异常已有许多进展,但对于临床诊治真正有所帮助的还很少。整个胃癌诊治的研究应该同时兼顾微观分子病理和宏观临床治疗方面制定最为合理的治疗计划,单点式治疗必须有益于患者整个机体功能恢复和预后改善。

(邓靖宇)

第11节 胃淋巴瘤

一、胃淋巴瘤的病理诊断

(一)定义

原发性胃淋巴瘤定义为起源于胃的淋巴瘤。如果肿瘤主体在胃中,那么就考虑这个部位的淋巴瘤是原发的。任何类型的淋巴瘤都可见于胃,但最常见的组织学亚型有2种(占所有病例的90%以上),它们是黏膜相关淋巴组织的结外边缘区淋巴瘤(mucosa associated lymphoid tissue,MALT)和弥漫大B细胞淋巴瘤(DLBCL)。胃淋巴瘤中,大约有半数为DLBCL。

(二)分类

2008年WHO胃肿瘤组织学分类:黏膜相关淋巴组织的结外边缘区淋巴瘤(MALT淋巴瘤),套细胞淋巴瘤,弥漫性大B细胞淋巴瘤。

(三)流行病学

全部非霍奇金淋巴瘤中,有25%～50%发生于淋巴结外,胃肠道是结外最常见的部位,占亚洲国家、北美和欧洲全部非霍奇金淋巴瘤的4%～20%,在中东达25%以上。在西方国家胃是消化道淋巴瘤最常发生的部位,而在中东国家小肠最常发生。在胃肠道中,胃是消化道淋巴瘤最常发生的部位(占50%～75%),其次是小肠(占10%～30%)和大肠(占5%～10%)。淋巴瘤占所有胃恶性肿瘤的5%～10%,其发生率在世界范围内显著增加,部分原因是诊断程序的改良。30%～60%的原发性胃淋巴瘤是MALT淋巴瘤,其余是胃原发性弥漫大B细胞淋巴瘤(PG-DLBCL)。胃MALT淋巴瘤的发生率存在相当大的差异,部分可能与幽门螺杆菌感染的发生率有关。男女发病比例相似。年龄变化范围大,但大部分患者出现病变时已超过50岁。

(四)病因学

1. 幽门螺杆菌感染(Hp) 流行病学和实验室研究已经证实,幽门螺杆菌感染与胃淋巴瘤的进展有关。

(1)MALT淋巴瘤:Hussel等研究显示,那些感染了幽门螺杆菌的胃MALT淋巴瘤患者,其肿瘤细胞持续性增生,存在特异性T细胞,这些T细胞是由幽门螺杆菌抗原激活的。这些体内刺激因素的重要性已被确认,通过对胃MALT淋巴瘤患者使用抗生素去消除幽门螺杆菌,能够诱导淋巴瘤的缓解,这在多项研究中得以证实。最初对低度恶性MALT淋巴瘤的研究显示,90%以上病例存在幽门螺杆菌感染;后来的研究发现,该发生率要低于先前研究

(62%～77%),并且幽门螺杆菌感染的密度和可检测性会随着慢性胃炎到淋巴瘤的过程而降低。当病变局限于黏膜层和黏膜下层时,幽门螺杆菌的检出率为90%;当深部黏膜下层受累及时,幽门螺杆菌的检出率下降为76%;当病变发展超过黏膜下层时,幽门螺杆菌的检出率只有48%。连续性血清学研究以及根据存档的胃活检组织的回顾性研究表明,幽门螺杆菌感染在淋巴瘤发展之前。

(2)DLBCL:伴或不伴MALT淋巴瘤成分的DLBCL存在幽门螺杆菌感染的情况较少(分别为52%～71%和25%～38%),这提示一些DLBCL可能起源于长期合并幽门螺杆菌感染的MALT淋巴瘤。与早期的报道不同,最近两项研究显示,消除幽门螺杆菌能够导致50%～60%的局部区域存在伴发性MALT淋巴瘤的胃DLBCL患者达到完全缓解。这些发现提示,在那些侵袭性胃淋巴瘤中可能存在一个持续性的抗原推动作用。

2. 免疫抑制 一般来说,无论免疫缺陷的原因为何,合并免疫缺陷的淋巴瘤多发生在结外,尤其是胃肠道。其发病情况、临床特点及病变组织学改变与胃外发生的淋巴瘤难以区分。多达23%的胃肠道非霍奇金淋巴瘤发生于HIV感染者的胃中,偶尔有MALT淋巴瘤,绝大部分病变是DLBC或伯基特(Burkitt)淋巴瘤。在此背景下,侵袭性B细胞淋巴瘤几乎总合并EB病毒感染。合并EB病毒感染但不伴有已知免疫缺陷的DLBCL病例罕见,主要发生在年纪较老患者,这与免疫系统衰老有关。与EB病毒阴性DLBCL相比,阳性淋巴瘤的临床进程更迅猛。

(五)MALT淋巴瘤

1. 定义 胃MALT淋巴瘤是一种结外淋巴瘤,由形态不同的小B细胞构成,包括边缘区(中心细胞样)细胞、单核细胞样细胞、小淋巴B细胞和散在免疫母细胞以及中心母细胞样细胞。部分病例存在浆细胞样分化。肿瘤常生长在边缘区,围绕反应性B细胞滤泡,进一步扩展到滤泡内区域。肿瘤细胞浸润胃腺体的上皮为其特点,形成淋巴上皮病变。

2. 大体类型 分为3型:①巨大褶皱型(弥漫浸润型);②隆起型(肿块形成型);③浅表播散型:表现为糜烂性溃疡,早期癌样浅表凹陷性糜烂,褪色区域呈鹅卵石样病变。

3. 光镜检查 淋巴瘤细胞围绕着反应性淋巴滤泡浸润性生长,外部以边缘区形式达尚存的滤泡套区(图3-127)。

当病变进一步发展,肿瘤细胞侵蚀并向滤泡内生长,最终将一些或大部分的滤泡破坏掉(滤泡移生)(图3-128)。边缘区B细胞的特点是细胞为中等大小,胞质发白,核不规则,就像滤泡中心的中心细胞,所以应用"中心细胞样(centrocyte-like,CCL)"一词用于描述MALT淋巴瘤的肿瘤成分(图3-129)。更多染色呈胞质发白的细胞积聚,可导致形成单核细胞样外观。还有另外一种情况,即边缘区B细胞可能更类似于小淋巴B细胞。大约有1/3的病例存在浆细胞分化,可能很容易看到Dutcher小体。类似于中央母细胞或免疫母细胞的大细胞也常能见到,但数量很少。

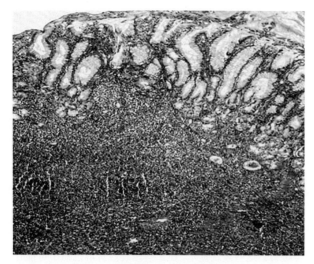

图 3-127　胃 MALT 淋巴瘤，成片的小到中等大小的淋巴细胞浸润黏膜和黏膜下层（×40）

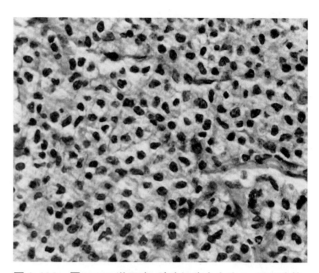

图 3-129　胃 MALT 淋巴瘤，肿瘤细胞大小均一，界限清楚，胞质少且部分透明，无明显核仁（×400）

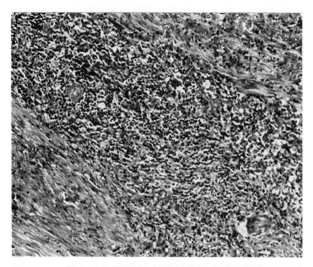

图 3-128　胃 MALT 淋巴瘤，肿瘤细胞弥漫浸润肌层（×100）

　　淋巴细胞浸润并破坏邻近的胃腺体，形成淋巴上皮病变，典型见于 MALT 淋巴瘤，3 个或更多的边缘区细胞聚集，导致腺上皮被破坏或扭曲变形，上皮细胞还呈嗜酸性变（图 3-130）。转化的中心母细胞或免疫母细胞样细胞在 MALT 淋巴瘤中的数量不一，但当转化细胞呈实性或层状增生时，肿瘤应被诊断为 DLBCL，后面应该加注伴发 MALT 淋巴瘤的存在。名词"高级别 MALT 淋巴瘤"不推荐使用，名词"MALT 淋巴瘤"不能应用于大 B 细胞淋巴瘤，即便是由 MALT 位置发生或合并有淋巴上皮病变。

　　4. 免疫表型　胃 MALT 淋巴瘤细胞的免疫表型与边缘区 B 细胞相同，表现为 CD20$^+$、CD79a$^+$、BCL-2$^+$、CD5$^-$、CD10$^-$、CD23$^-$、CD43$^{+/-}$、CD11c$^{+/-}$（弱），典型表达 IgM，IgA 或 IgG 表达较少，罕见表达 IgD（图 3-131）。在呈浆细胞样分化的细胞中，可以明显见到免疫球蛋白轻链限制。

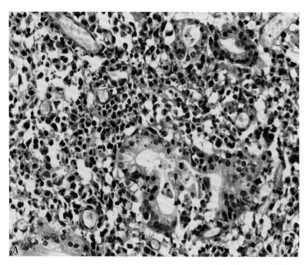
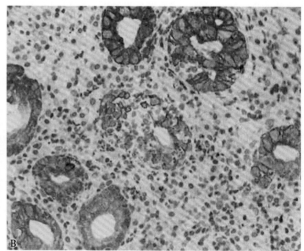

图 3-130　胃 MALT 淋巴瘤（×200）

A. 淋巴上皮病变；B. 角蛋白免疫染色提示淋巴上皮病。

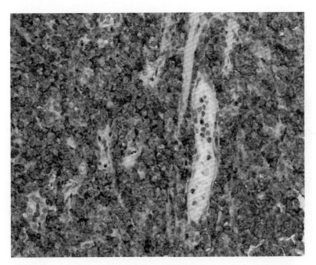

图 3-131　胃 MALT 淋巴瘤,肿瘤细胞 CD20 弥漫性阳性
(×200)

目前对 MALT 没有特异性标记物。Cyclin D1 和 CD10 分别可以用来鉴别套细胞淋巴瘤和滤泡淋巴瘤。应用抗角蛋白抗体,可以帮助鉴别淋巴上皮病变。应用 CD21、CD23 或 CD35 抗体,能用来帮助突出滤泡树突状细胞,可以帮助淋巴滤泡已被淋巴瘤完全侵犯了的病例显示潜在的滤泡树突状细胞网。EB 病毒很少合并存在于 MALT 淋巴瘤。

5. 分子病理学　MALT 淋巴瘤存在 4 种移位:t(11;18)(q21;q21)、t(1;14)(p22;q32)、t(14;18)(q32;q21) 以及 t(3;14)(p14.1;q32),会导致产生一种嵌合体蛋白产物(BIRC3-MALT1)或移位反常(BCL10、MALT1 和 FOXP1)。3 号染色体呈 3 倍体,18 号染色体呈 3 倍体略少见,还有些是非特异性的但常在 MALT 淋巴瘤中见到。染色体移位都汇聚在相同的癌基因活化旁路,与核因子 κ 轻链增强子导致活化 B 细胞的活化有关(NF-κB)。t(11;18)(q21;q21) 移位最常发生于胃 MALT 淋巴瘤(15%~30% 的病例),但在幽门螺杆菌感染导致的胃炎中却看不到,显著与幽门螺杆菌阴性以及核表达 BCL10 有关,可以辨认那些对根除幽门螺杆菌没有反应的病例。这种移位能反映出这类病例很少出现更多的遗传性损伤,并且很少出现组织学转化为大细胞侵袭性淋巴瘤。很少能检测出 t(1;14)/BCL10-IGH、t(14;18)/IGH-MALT1 和 t(3;14)/FOXP1-IGH 移位。过多的 MALT1 和 FOXP1 拷贝量常提示存在不完整性或完整性 18 号和 3 号染色体的 3 倍体,见于 25% 和 17% 病例中。存在过多的 MALT1 拷贝量显著与淋巴瘤的进展或恶化有关,是一种独立的无事件生存的不良预后因素。对 MALT 淋巴瘤细胞的免疫球蛋白基因所进行的研究显示,体系突变的连续性积累与进行性抗原驱使选择和增生是一致的。在对免疫球蛋白重链基因的第 3 互补决定区进行研究时发现存在一种模式变化,即抗体多样性的发生和抗原结合亲和力的增加。

6. 鉴别诊断　根据小的活检标本,很难区分 MALT 淋巴瘤和幽门螺杆菌导致的胃炎。与反应性增生鉴别主要是根据存在滤泡外 B 细胞的破坏性浸润,其形态类似边缘区 B 细胞。在交界性病例,很有必要对 B 细胞克隆系通过免疫表型或分子遗传学来进行分析,这样可以辅助建立或排除 MALT 淋巴瘤的诊断,尽管分子学研究也可能证实克隆性 B 细胞存在于一些非肿瘤性的 MALT 增生或 MALT 淋巴瘤的持久性克隆人群中,甚至在这些肿瘤组织学完全回退后。对 MALT 淋巴瘤和其他小 B 细胞淋巴瘤的鉴别要根据形态学和免疫组化特点的联合。

(六)套细胞淋巴瘤

套细胞淋巴瘤典型累及脾和肠,可以表现为孤立的肿块或整个胃肠道的多发息肉,后者被称为多发性淋巴瘤性息肉病。而胃受累及常见于那些弥散性结节性套细胞淋巴瘤或多发性淋巴瘤性息肉病。原发性胃套细胞淋巴瘤极其罕见。这种淋巴瘤与发生在淋巴结的套细胞淋巴瘤无论在形态上还是免疫组化上都无法鉴别,肿瘤细胞弥漫浸润,形态单一,胞质发白,核不规则,表达 B 细胞标记物和 Cyclin D1,这主要由于 t(11;14)(q13;q32) 并置了 Cyclin D1 基因和免疫球蛋白重链基因。极少数套细胞淋巴瘤病例 Cyclin D1 阴性,可以通过 SOX11 是否过表达来进行鉴别。

(七)弥漫大 B 细胞淋巴瘤(DLBCL)

1. 定义　DLBCL 是一种以大 B 淋巴细胞样细胞构成的肿瘤,细胞核的大小与正常巨噬细胞相等甚至更大,或者比正常淋巴 B 细胞大 2 倍以上。名词"原发性胃 DLBCL(PG-DLBCL)"用来表示肿瘤发生于胃。PG-DLBCL 可能是新形成的,极少是由先前的 MALT 转化而来。名词"高级别 MALT 淋巴瘤"应该避免使用。

2. 大体类型　诊断时,肿瘤大小差异很大,常表现为溃疡性肿块,与进展期胃癌相似(肿块形成型),切面呈黄色至淡黄色,鱼肉状。

3. 光镜检查　DLBCL 在形态上与其他部位的弥漫大 B 细胞淋巴瘤相似。肿瘤细胞由弥漫呈层状的大的淋巴母细胞样细胞构成,比正常淋巴 B 细胞大 2~4 倍,常浸润并破坏胃腺体结构(图 3-132)。具有泡状核的大细胞形成的淋巴上皮病变不常见到。

30%~50% 的 PG-DLBCL 具有 MALT 淋巴瘤成分,但这种低级别成分的范围变化从小的残留灶到 MALT 淋巴瘤占主导,仅有少量实性或层状转化的母细胞。具有前者特点的肿瘤常与新发生的 PG-DLBCL 无法鉴别,应该被诊断为 DLBCL,但要注明存在伴发的 MALT 淋巴瘤。名词"高级别 MALT 淋巴瘤"不要用来描述后一种特点的病变。区别转化性 MALT 淋巴瘤和新发生性 PG-DLBCL 对于临床并不重要,因为两者的生物学行为是相同的。

活化 B 细胞型 DLBCL 和生发中心型 DLBCL 均可出现在原发性胃淋巴瘤。

4. 免疫组化　肿瘤细胞为 B 细胞表型,表达泛 B 细胞抗原(CD19、CD20、CD22 和 CD79a),但可能会缺失中一个或更多。可以检测到单一种类的免疫球蛋白轻链表达于细胞表面或细胞质。报道的 CD1、BCL-6 和 IRF4/MUM1 的阳性率差异很大。PG-DLBCL 的 CD10 表达率为 20%~40%,BCL-6 为 40%~60%,IRF4/MUM1 为 40%~60%,提示既存在活化 B 细胞型,也存在生发中心型。5% 以下病例的肿瘤细胞表达 CD5。这些 CD5+ DLBCL 病例常代表新

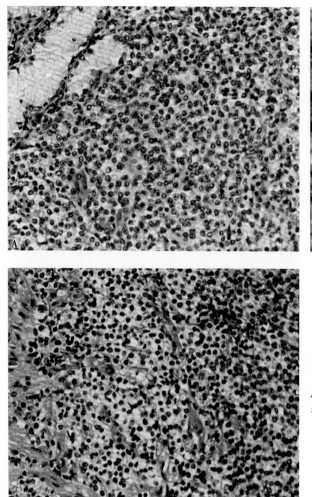

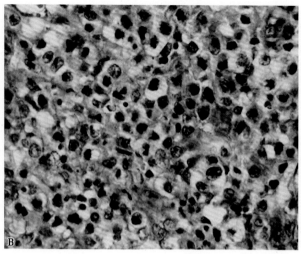

图 3-132　胃弥漫大 B 细胞淋巴瘤
A. 细胞弥漫成片，核大，异型明显（×200）；B. 细胞核大，核仁明显，核异型性显著（×400）；C. 侵犯浅肌层（×200）。

发生的 DLBCL，不同于慢性淋巴细胞性白血病/小淋巴细胞淋巴瘤的 Richter 综合征以及套细胞淋巴瘤的母细胞样亚型。EBV 阳性 DLBCL 可以通过原位杂交方法检测 EBV 编码的 mRNA（EBER），发生率为 5%～10%，主要发生在老年人，预后过程较 EBV 阴性的 DLBCL 差，除非适度地接受过利妥昔单抗的治疗。

5. 分子病理学　涉及免疫球蛋白重链基因位点（IgH）的染色体移位常见于 DLBCL，包括 t（3；14）（q27；q32）、t（14；18）（q32；q21）以及 t（8；14）（q24；q32），导致 BCL-6、BCL-2 和 myc 的转录调节异常。在 PG-DLBCL，有 32% 的病例可检测出涉及 IgH 的移位。最常见的配体基因是 BCL-6（20%～36%），依次是 myc 和 FOXP1，但极少是 BCL-2。MALT 淋巴瘤特异性的 t（11；18）/BIRC3-MALT1 移位不常见于伴或不伴 MALT 淋巴瘤的 DLBCL。过量的 MALT1/BCL-2、FOXP1/BCL-6 和 myc 拷贝，常提示存在不完全性或完全性 18、3 和 8 号染色体的 3 倍体，分别见于 24%、21% 和 10% 的病例。在 PG-DLBCL 还报道存在其他遗传学失常，比如 6q 缺失，TP53 遗失，染色体区域 3q27、髓样/淋巴样或混合性谱系白血病基因（MLL）区域扩增。

（八）伯基特淋巴瘤

尽管在胃中本病少见，但还是能见到经典的伯基特淋巴瘤。发生于胃的伯基特淋巴瘤与发生在其他部位的伯基特淋巴瘤形态相同，肿瘤细胞弥漫成片，中等大小，胞质空，核呈圆形或卵圆形并有小核仁。在成片的细胞中有很多巨噬细胞，呈"满天星"的外观。核分裂象多，并可见丰富的凋亡碎片。肿瘤细胞表达 CD10、CD20 和 BCL-6，但不表达 BCL-2。几乎 100% 的肿瘤细胞核 Ki-67 免疫反应呈阳性。病例存在 t（8；14）。EBV 阳性亚型所占比例在散发性伯基特淋巴瘤中相对较低（15%～20%），但在合并有免疫缺陷的病例会高一些（25%～40%）。

（九）霍奇金淋巴瘤

经典型霍奇金淋巴瘤可累及胃肠道，但它常继发于淋巴结病变。原发性胃霍奇金淋巴瘤极其罕见，应该与老年患者 EBV 阳性的 DLBCL 相鉴别。

（十）T 细胞淋巴瘤

胃的原发性 T 细胞淋巴瘤很少见，并由不同类型构成。成人 T 细胞白血病/淋巴瘤常见发生在地方流行性人 T 细胞白血病/淋巴瘤病毒（human T-cell leukemia/lymphoma virus 1，HTLV-1）感染地区，占胃淋巴瘤的多达 7%。淋巴瘤细胞典型表现 CD4+、CD25+ 和 CCR4+，并且泛 T 细胞标记物阳性。未检测出细胞毒性颗粒相关蛋白。在 HTLV-1 感染的非流行区，大部分原发性胃 T 细胞淋巴瘤具有细胞毒性 T 细胞表型，类似于肠病相关性 T 细胞淋巴瘤。肿瘤细胞可表现出上皮内 T 淋巴细胞分化（如表达人黏膜淋巴细胞 1 抗原 CD103）。这些淋巴瘤偶尔会散发，并不合并乳糜泻的病史。在东亚国家曾见到结外鼻型自然杀伤细胞 /T 细胞（NK/T 细胞）淋巴瘤。鼻型 NK/T 细胞淋巴瘤和肠病相关 T 细胞淋巴瘤均能表达 CD56（NCAMI）和细胞毒性分子，比如粒酶 B、TIA1 和穿孔素，以及泛 T 细胞标记物。因此，是否存在 EBV 是区别它们的强制性条件。剩余的部分病例类似于淋巴结发生的外周 T 细胞淋巴瘤，包括间变大细胞淋巴瘤，表达间变淋巴瘤激酶（ALK⁺）。

（孙蕾娜　战忠利）

二、胃淋巴瘤的内科治疗

（一）概述

原发性消化系统淋巴瘤的定义仍存在争议，最初由 Dawson 等于 1961 年提出的诊断标准，1978 年 Lewin 等和 1980 年 Herrmann 等进行了改进。Dawson 等最初制定的诊断标准为：具有明显胃肠道症状或病变，同时组织学证明病变起源于胃肠道的淋巴瘤，病灶主要位于胃肠道，没有局部淋巴结受累及远处淋巴结播散，无肝或脾受累。后来，将累及其他邻近器官（如肝、脾），以及存在远处淋巴结病变者也纳入该范畴。但关于 Ⅲ、Ⅳ 期原发性消化系统淋巴瘤仍值得商榷。由于目前仍缺乏统一的诊断标准及存在明显的地理差异（表 3-9），使得原发性消化系统淋巴瘤的发病率难以评估。我国目前尚没有消化道首发的恶性淋巴瘤临床数据，西方国家统计发现，胃是消化道恶性淋巴瘤的最常见发病部位，其次是小肠、大肠，而原发于食管的淋巴瘤极少见（不足 1%）。德国的一项多中心临床研究（GIT NHL 01/92）显示，在 1992—1996 年收录的 371 例原发性胃肠道 NHL 中，胃淋巴瘤占 74.8%，小肠和结直肠淋巴瘤分别为 8.6% 和 7%，且 6.5% 患者的胃肠道病变呈多灶性，大约 90% 患者的临床分期为 Ⅰ/Ⅱ 期。

表 3-9　不同国家胃肠道来源淋巴瘤的发病情况

作者	国家	胃肠道来源淋巴瘤总例数	胃 /%	肠道（小肠和大肠）/%
Dragosics	奥地利	133	79	21
Shenkier	加拿大	176	48	52
d'Amore	丹麦	139	63	37
Koch	德国	371	75	22
Liang	中国	425	56	43
Tondini	意大利	135	73	27
Nakamura	日本	455	75	25
Amer	沙特阿拉伯	185	51	49
Zucca	瑞士	103	68	31
Otter	荷兰	96	56	44
Isikdogan	土耳其	145	43	57
Morton	英国	175	45	54
List	美国	87	60	40

消化道恶性淋巴瘤的病理组织学类型多样，根据细胞来源分为 B 细胞、T 细胞和 NK 细胞及霍奇金淋巴瘤（表 3-10）。原发性胃淋巴瘤以弥漫大 B 细胞淋巴瘤最为常见，其形态学和分子生物学与结内淋巴瘤并无区别，其次为黏膜相关淋巴组织（MALT）淋巴瘤。近年来，原发性胃淋巴瘤的发病率不断上升，且存在明显的地域差异性，流行病学研究显示可能与不同地区幽门螺杆菌（Hp）所致慢性胃炎的发病率有关。既往胃弥漫大 B 细胞淋巴瘤的发病率高于 MALT 淋巴瘤，但随着幽门螺杆菌感染性胃炎不断增多，近 10 年来原发胃的低度恶性淋巴瘤与侵袭性淋巴瘤相比明显增多，由 40%～45% 提高到 60%～70%。原发胃滤泡性淋巴瘤极为罕见，其他病理亚型不足 5%。现已公认幽门螺杆菌（Hp）感染与原发性胃淋巴瘤密切相关，因此 Hp 阳性的胃淋巴瘤患者在积极治愈 Hp 后，部分病例可获得根治。

表 3-10　原发性消化系统淋巴瘤常见组织学类型

B 细胞

结外边缘带 B 细胞淋巴瘤（黏膜相关淋巴组织淋巴瘤）

套细胞淋巴瘤

伯基特淋巴瘤

弥漫大 B 细胞淋巴瘤

滤泡性淋巴瘤

小淋巴细胞淋巴瘤

淋巴浆细胞样淋巴瘤

浆细胞瘤

T 细胞和 NK 细胞

成人 T 细胞淋巴瘤

肠病型 T 细胞淋巴瘤

鼻型 NK/T 细胞淋巴瘤

血管免疫母 T 细胞淋巴瘤

间变大细胞淋巴瘤

霍奇金淋巴瘤

（二）诊断和临床分期

目前关于胃恶性淋巴瘤的分类和分期尚未达成统一意见，临床上仍存在各种各样的分期系统。Ann Arbor 分期是目前 WHO 公认的分期系统，主要依据于细胞来源（B 细胞、T 细胞和 NK 细胞）、分化阶段（前体或成熟）和结外淋巴瘤的临床表现。影响结外淋巴瘤患者疗效的因素还包括局部大包块、结外病变的数量、乳酸脱氢酶、体质状态，后三者和分期构成国际预后指标的评分标准。此外，胃恶性淋巴瘤可以累及多个部位，呈多灶性。由此可见，Ann Arbor 分期不能很好地反映结外淋巴瘤的发展规律和预后情况，不能提供可靠的分期，且所提供的预后判断标准通常只适用于 Ⅰ 期，不适合 Ⅳ 期。1993 年在瑞士 Lugano 召开的国际研讨会对既往的 Blackledge 分期系统进行了修正，命名为 Lugano 分期，但该分期并未被广泛采纳。

胃恶性淋巴瘤早期常无明显症状，随着病情发展，逐渐出现一些非特异性的消化道症状和体征,临床症状主要来自局部病灶,缺乏特异性,与消化道的一般疾病或恶性肿瘤的表现难以区分。最常见的首发症状为发作性腹部绞痛或持续性隐痛,或可扪及腹部包块,同时伴有消化不良、食欲减退、恶心和呕吐,病变发展迅速时可出现消化道穿孔或出血。内镜检查可显示为胃黏膜炎症及溃疡,弥漫性胃壁增厚,而不形成肿块。MALT 淋巴瘤常表现为轻度至中度症状,而弥漫大 B 细胞淋巴瘤则可能出现出血和穿孔。T 细胞淋巴瘤或伯基特淋巴瘤多伴有发热和盗汗。与结内淋巴瘤相比,原发性胃淋巴瘤很少出现骨髓受累或 LDH 升高。Thieblemont 等报道,原发性胃 MALT 淋巴瘤骨髓受累可能达到 15%。天津市肿瘤医院淋巴瘤科报道,胃恶性淋巴瘤骨髓受累者约占 9%。临床常表现为消瘦,主要由原发病所致,而并非 B 症状。胃出血的发生率占 20%~30%,而胃梗阻和胃穿孔很少见。

在过去 10 年里,影像学及分子遗传学技术得到了明显改进。所有原发性胃淋巴瘤患者的临床检查步骤包括:胸腹部 CT 和骨髓活检,排除局部和远处淋巴结累及和 / 或邻近组织器官及骨髓受累;胃十二指肠内镜及多点活组织检查,评估胃壁受累范围,进行常规组织学及免疫组织化学检查及细胞遗传学检测;超声内镜检查,可有效评估胃壁受侵的深度和胃周围淋巴结受累情况,进而判定患者是否存在胃出血和 / 或穿孔的风险;组织学及幽门螺杆菌组织化学检查,阴性病例需经血清学证实;耳鼻喉检查,排除是否存在韦氏环受累;乙型肝炎病毒检测。PET/CT 对 DLBCL 患者的诊断价值较大,而对 MALT 淋巴瘤尚存在争议,与肿瘤体积小以及惰性的生物学行为导致 PET 检查呈阴性有关。

(三)临床治疗

以往原发性胃淋巴瘤的主要治疗手段是根治性部分或全胃手术切除,术后联合化疗和 / 或放疗。对于 I 期和 II 期患者,手术切除通过降低肿瘤负荷可显著改善患者预后,但手术切除大大增加了死亡风险,术后并发症多,生活质量下降,术后仍可能发生胃出血或穿孔及残胃复发,且几项研究结果表明术后并发症在很大程度上延迟了化疗开始时间。因此,对于胃恶性淋巴瘤是否行外科手术尚存在争议。随着保守治疗疗效的提高,患者生存期延长,提高了对生活质量的要求,保留器官功能治疗越来越受到重视。此外,由于胃恶性淋巴瘤局部浸润较深或累犯全层,在病情进展和治疗过程中易出现穿孔、出血并发症,对于比较局限的肿瘤,可先切除局部病灶,提高后续化放疗的耐受力及降低死亡风险。

近年来的几项研究表明,单纯化疗或化疗序贯放疗可达到同样的治疗效果。Taal 等报道,早期原发性胃淋巴瘤患者仅采用化疗联合放疗或单纯放疗而非手术切除,结果显示 5 年无复发生存率分别为 85%(I 期)和 58%(II 期)。近期德国的一项大规模研究(GIT NHL 02/96)显示,393 例局限期原发性胃淋巴瘤患者分别采用放疗和 / 或化疗联合或不联合手术治疗,手术组和非手术组随访 42 个月的生存率分别为 86% 和 91%。原发性胃淋巴瘤的病理诊断标本

通过胃镜活组织检查即可获得,因此,外科手术不被推荐用于未经选择的胃淋巴瘤患者,但为降低一线化疗相关的胃出血和穿孔风险,可考虑实施减瘤手术。虽然目前尚缺乏单纯手术与手术联合放化疗疗效比较的随机研究,但化疗、放疗及抗 Hp 的综合治疗已取代手术切除成为原发性胃淋巴瘤的主要治疗模式。原发性胃淋巴瘤的最佳治疗方法主要取决于组织学类型,以及发病部位和分期。以下将针对两种主要组织学类型分别进行阐述。

1. 胃 MALT 淋巴瘤的治疗　胃 MALT 淋巴瘤通常发生在 40 岁以上的患者,男女发病比例约为 1:1。正常情况下胃肠道没有淋巴组织,在长期外来刺激或自身免疫作用下形成慢性炎症,导致淋巴样组织累积,形成 MALT,保护胃肠道黏膜组织,进一步发展成 MALT 淋巴瘤。胃 MALT 淋巴瘤的结构与正常的 MALT 相似,细胞的形态学及免疫表型在本质上归属于边缘区 B 细胞。组织学浸润范围通常包括反应性 B 细胞滤泡及滤泡中间和周围弥漫性瘤样边缘带细胞浸润。流行病学资料显示,胃 MALT 淋巴瘤与 Hp 感染密切相关,90%~95% 以上的病理标本中可见 Hp 感染。胃 MALT 淋巴瘤常为多灶性,这可能与手术切除病灶后残胃仍可能出现复发有关,病情呈惰性缓慢发展,通常以相对良性的瘤样病变长期局限于原发部位多年,但可能会浸润相关的区域淋巴结,很少发生全身播散,主要累及肠道及脾脏,B 症状很少见。胃 MALT 淋巴瘤可继续转化为高度恶性淋巴瘤。35% 的病例于诊断时即存在向高度恶性转化的趋势,表现为大细胞数量增多,融合成簇状或片状结构。Nakamura 等报道了 179 例 MALT 淋巴瘤,结果发现,随着淋巴瘤恶性度的增加,p53 过表达率增加,BCL-2 表达降低,提示 *p53* 突变和 *BCL-2* 重排与恶性转化可能相关。当低度与高度恶性的淋巴瘤成分共同存在时,对化疗的反应性和预后优于原发高度恶性者。

目前,胃 MALT 淋巴瘤尚无最佳的分期系统,Ann Arbor 分期和 Lugano 分期因不能准确反映淋巴瘤胃壁浸润的深度,进而无法预测 MALT 淋巴瘤对抗 Hp 治疗的有效性。随着内镜超声技术的广泛开展,欧洲胃肠淋巴瘤研究组于 2003 年提出了肿瘤 - 淋巴结 - 远处转移分期系统(TNM 分期),如最近提出的"巴黎分期系统"可准确描述胃壁浸润的深度及胃周围淋巴结的受累情况,提高了对局部肿瘤描述的准确性。T_1m 指病变局限于黏膜层,T_1sm 指局限于黏膜下层,T_2 指病变局限于固有层,T_3 指局限于浆膜层;N_1 指病变累及胃周淋巴结,N_2 指累及腹腔内更远部位的淋巴结,N_3 指病变累及腹腔外淋巴结;M_1 指胃肠道存在多个不连续的独立病灶(如胃和直肠),M_2 指病变累及非胃肠道组织(包括浆膜)及器官。此外,为描述骨髓浸润的程度,又分出三个亚型:Bx 指骨髓是否浸润未予评估,B_0 指骨髓无浸润,B_1 指骨髓浸润。

MALT 淋巴瘤的免疫表型与边缘区 B 细胞相似,可表达全 B 细胞抗原,需检测 CD20、CD3、CD5、CD10、CD21、CD23、BCL-6、Cyclin D1、BCL-2 及 κ/λ。研究发现,40% 患者存在 t(11;18)(q21;q21)染色体易位,该易位可产生 AP12-MALT1 融合蛋白,进而激活 NF-κB 通路促进细胞增

表 3-11　胃 MALT 淋巴瘤不同分期系统的比较

Lugano 分期	Ann Arbor 分期	巴黎分期系统（TNM 分期）	淋巴瘤累及范围
Ⅰ：局限于胃肠道（单个原发病灶或多个非连续性病灶）			
	ⅠE	$T_1mN_0M_0$	黏膜层
		$T_1smN_0M_0$	黏膜下层
		$T_2N_0M_0$	固有层
		$T_3N_0M_0$	浆膜层
Ⅱ（扩散到腹腔）	ⅡE		
Ⅱ₁：局部淋巴结受累		$T_{1\sim3}N_1M_0$	胃周淋巴结
Ⅱ₂：远处淋巴结受累		$T_{1\sim3}N_2M_0$	更远部位的淋巴结
ⅡE（突破浆膜层累及邻近器官或组织）	ⅡE	$T_4N_0M_0$	侵犯邻近组织结构
Ⅳ：弥漫性结外受累或伴有横膈上淋巴结受累	ⅢE	$T_{1\sim4}N_3M_0$	横膈两侧淋巴结受累和 / 或远处非胃肠道结外组织器官受累（伴或不伴有骨髓浸润）
	Ⅳ	$T_{1\sim4}N_{0\sim3}M_1$	
		$T_{1\sim4}N_{0\sim3}M_2B_{0\sim1}$	

殖，且 t（11；18）易位与胃 MALT 淋巴瘤抗 Hp 治疗及苯丁酸氮芥治疗无效密切相关，与其他药物治疗的疗效无关。5% 患者存在 t（1；14）（p22；q32）易位，该易位可导致 BCL-10 核内表达。MALT 淋巴瘤的分子遗传学异常还包括 *FAS* 突变、*p53* 失活、*c-myc* 突变、*p15* 和 *p16* 启动子甲基化，3、12、18 号染色体呈现 3 倍体。通常采用组织学方法进行 Hp 感染的检测，若组织学检测为阴性，应进一步行非侵袭性检测方法如血清学检查、粪便抗原检测、$^{13}C/^{14}C$- 尿素呼气试验。在 Hp 阳性情况下，若组织学活检为非诊断性不典型淋巴组织浸润，应在 Hp 治疗前，再次行内镜活组织检查，以证实或排除胃 MALT 淋巴瘤。

已证实 Hp 感染与胃 MALT 淋巴瘤的发生关系密切。多项研究显示，抗 Hp 感染治疗可使大约 75% 的早期胃 MALT 淋巴瘤患者达到完全缓解，且根除 Hp 感染后可使大多数患者获得组织学缓解，缓解率为 35%～100%。因此，抗生素清除 Hp 感染应作为病变仅限于胃壁的早期 MALT 淋巴瘤的首选治疗手段（表 3-12）。因此，2005 年美国 NCCN 治疗指南提出，对于绝大多数病变局限且表浅的胃 MALT 淋巴瘤，当合并 Hp 感染时，建议将抗生素清除 Hp 作为初始治疗，并进行严格的血清学和内镜随诊。

表 3-12　Ⅰ期胃 MALT 淋巴瘤抗 Hp 治疗后的疗效

作者	例数	CR 率 /%	DFS/ 月
Pinotti	45	67	3～18
Neubauer	50	80	1～9
Nobre-Leitao	17	100	1～12
Steinbach	23	56	3～45
Montalban	19	95	2～19
Ruskone-Formestraux	24	79	2～18
Bertoni	189	56	3～24

注：CR，完全缓解；DFS，无病生存。

2013 年 NCCN 治疗指南对初治的胃 MALT 淋巴瘤治疗建议如下：对于ⅠE 和ⅡE 期合并 Hp 阳性者，首选抗 Hp 感染治疗，于清除 Hp 后 3 个月进行内镜多点活检以评估 Hp 情况和再分期；对于ⅠE 和ⅡE 期且 Hp 阴性者，首先推荐放疗，当存在放疗禁忌证时建议应用利妥昔单抗治疗，于放疗后 3～6 个月进行内镜多点活检以评估再分期；对于ⅢE/Ⅳ期患者，若存在治疗适应证，包括临床试验、明显症状、胃肠道出血、器官损害倾向、大包块、疾病进展、患者自愿，建议行化疗和 / 或利妥昔单抗治疗，联合或不联合局部放疗，若无治疗适应证，每 6 个月行内镜检查一次以评估再分期。

目前临床上有多个有效的抗 Hp 感染治疗方案，世界范围内所采用的一线治疗方案所含药物基本相同，只是药物剂量有所差异。人群中有 <15%～20% 的患者对克拉霉素耐药，有 <40% 的患者对甲硝唑耐药，故推荐质子泵抑制剂 + 克拉霉素 + 阿莫西林或甲硝唑三药联合作为一线抗 Hp 治疗方案，不同的质子泵抑制剂在三联用药中疗效是相当的，但两次给药比单次给药疗效更高。抗 Hp 三联用药方法为质子泵抑制剂（如兰索拉唑 30mg、奥美拉唑 20mg、泮托拉唑 40mg、雷贝拉唑 20mg 或艾美拉唑 20mg，2 次 /d）+ 克拉霉素（500mg，2 次 /d）+ 阿莫西林（1 000mg，2 次 /d）或甲硝唑（400mg 或 500mg，2 次 /d）口服，连用 14 天。对克拉霉素高度耐药地区（>15%～20%）或患者既往曾应用过大环内酯类药物，一线方案则推荐为含铋剂的四联用药，即质子泵抑制剂（标准剂量，2 次 /d）+ 甲硝唑（500mg，3 次 /d）+ 四环素（500mg，4 次 /d）+ 次枸橼酸铋（120mg，4 次 /d）口服，连用 14 天。通过 10～14 天的抗生素治疗，预计可使 70%～85% 患者的 Hp 感染获得根除。未成功清除 Hp 者，换用二线抗 Hp 治疗方案，含铋剂的四联方案仍是最好的二线方案，若没有铋剂可用，则可给予质子泵抑制剂、阿莫西林或四环素及甲硝唑联合用药。若需要给予三线治疗，则应根据抗生素的药敏检测结果。多种因素可能与胃 MALT 淋巴瘤抗 Hp 治疗的疗效降低相关，包括无 Hp 感染、胃周淋巴结肿大、病变浸润深度超过黏膜层、t（11；18）（q21；q21）、与 BCL-10 相关的染色体易位和 BCL-10 核内表达、胃近端受累、存在高度恶性的淋巴瘤成分、自身免疫性疾病史。

根除 Hp 感染后，胃 MALT 淋巴瘤患者通常需要 12～18 个月才能获得缓解，但值得一提的是，由于目前尚无统一的可重复的组织学缓解的评价标准，很难明确胃残存多少淋巴瘤组织。GELA 分级系统（表 3-13）目前正在做大宗临床研究的进一步检验，一旦被证实具有良好的可重复性，则有望成为一种有效的组织学缓解的评价手段。

表 3-13　胃淋巴瘤组织学缓解的 GELA 评价标准

疗效	组织学特点
完全组织学缓解（CR）	正常或空白的 LP 和 / 或 LP 纤维化，无或有散在分布的浆细胞和小淋巴样细胞，无 LEL
可能微小残存病灶（pMRD）	空白 LP 和 / 或 LP/MM 纤维化，伴淋巴细胞或淋巴结聚集，无 LEL
反应性残存病灶（rRD）	LP 局部空白和 / 或纤维化，伴有密集的、弥漫性或结节性淋巴浸润，可蔓延至 LP 腺体周围，有或无局灶性 LEL
无变化（NC）	密集的、弥漫性或结节性淋巴浸润，常伴有 LEL

注：LEL，淋巴上皮病变；LP，黏膜固有层；MM，黏膜肌层。

随访研究表明，30%～50% 胃 MALT 淋巴瘤患者在获得组织学缓解后虽可抑制肿瘤细胞的克隆，但仍长期存在单克隆 B 细胞，但这并不能预示复发，其临床意义仍不清楚，对这部分患者可采取观察等待的策略。此外，Hp 再感染可导致淋巴瘤复发，表明 MALT 淋巴瘤通过治疗达到组织学缓解，仍残存有肿瘤细胞处于休眠期。有报道显示肿瘤复发但不伴 Hp 再感染，提示体内可能存在逃避抗原免疫驱逐的 B 细胞淋巴瘤克隆，部分可向高度恶性淋巴瘤转化。因此，抗生素治疗后应对患者进行严格的长期随访，主要通过反复多次活检进行组织学评估及再分期。2013 年 NCCN 治疗指南推荐，于抗生素治疗后 3 个月复查内镜并同时进行多处活检，若 Hp 阴性 / 淋巴瘤阴性，继续随诊观察；若 Hp 阴性 / 淋巴瘤阳性，无症状者 3 个月后复查一次或进行放疗，有症状者建议放疗；若 Hp 阳性 / 淋巴瘤阴性，更换二线抗 Hp 治疗方案；若 Hp 阳性 / 淋巴瘤阳性，病情稳定者可更换二线抗 Hp 治疗，病情进展或有症状者，建议放疗联合二线抗 Hp 治疗。当患者病情稳定后，每半年复查一次，2 年后改为每年复查一次。

据报道，某些胃 MALT 淋巴瘤患者可同时或继发胃腺癌。德国 Morgner 等进行的一项临床研究显示，在 120 例胃 MALT 淋巴瘤患者中，3 例（2.5%）在根除 Hp 且获得组织学完全缓解后的第 4～5 年发生早期胃癌。荷兰 Capelle 等进行的一项全国流行病学调查发现，在 1 419 例确诊为胃 MALT 淋巴瘤的患者中，有 34 例（2.4%）同时合并胃癌。

胃 MALT 淋巴瘤患者发生胃腺癌的风险高出正常人 6 倍，年龄<60 岁的患者发生胃癌的风险显著增加，超过正常人 16 倍，但 Hp 感染与胃癌发生的关系仍存在争议。因此，即使对于根除 Hp 且完全缓解的胃 MALT 淋巴瘤患者，仍需进行定期的严密的内镜随访。

对 Hp 阴性及抗生素治疗无效的患者，可选择常规的肿瘤内科治疗模式，但目前仍无相关随机研究数据，治疗方法尚未达成共识。早期胃 MALT 淋巴瘤手术治疗的 5 年生存率超过 80%，但由于胃 MALT 淋巴瘤是一种多灶性疾病，胃切除范围广泛，并发症常见，严重影响了患者的生活质量，且边缘的残存病变可能仍需追加放疗和 / 或化疗，而随着非手术治疗效果显著提高，需充分评估胃手术切除对患者的获益情况。多项研究证实，对于早期局灶性病变，受累区域放疗可有效控制疾病，现代放射治疗技术如三维适形放疗和调强放疗降低了正常胃黏膜和非靶器官（特别是左肾）照射的相关毒性。Burgers 等报道了 24 例 I 期胃 MALT 淋巴瘤患者进行单纯放疗（40Gy），中位随访 48 个月的无事件生存率为 83%。Schechter 等报道 17 例 Hp 阴性或抗 Hp 治疗失败的 I E/II E 期胃 MALT 淋巴瘤患者，接受胃及周围淋巴结单纯放疗（30Gy），中位随访 27 个月的 EFS 达 100%。上述表明，低剂量放疗（30～33Gy）对局限期胃 MALT 淋巴瘤是安全、有效的，并可保留胃功能。全身播散的 III/IV 期患者若存在治疗适应证，应首选化疗，控制肿瘤播散后，再考虑进行局部放疗或手术以提高局部控制率。化疗对于胃 MALT 淋巴瘤的疗效至今未得到充分评估，针对胃 MALT 淋巴瘤治疗的化疗药物和化疗方案的相关报道较少，主要参照非胃 MALT 淋巴瘤的治疗指南。研究显示，烷化剂（如环磷酰胺或苯丁酸氮芥）对 MALT 淋巴瘤具有较高的疾病控制率。II 期临床研究证实，某些嘌呤类似物如氟达拉滨及克拉屈滨具有抗肿瘤活性，但可能增加继发性骨髓增生异常综合征的风险；此外，苯丁酸氮芥 / 米托蒽醌 / 泼尼松联合治疗的抗肿瘤活性也得到肯定。对于肿瘤负荷较大的患者（大肿块、较高的 IPI 评分），可考虑给予含蒽环类药物的强烈化疗。抗 CD20 单克隆抗体利妥昔单抗在 II 期临床研究中也显示出较好的疗效，有效率约为 70%，可作为全身性治疗的备选药物。最新的研究发现，蛋白酶体抑制剂硼替佐米对胃 MALT 淋巴瘤具有一定的抗肿瘤活性，目前 IELSG 正在进行一项相应的 II 期临床研究（NCTA00210327）。

综上所述，早期胃 MALT 淋巴瘤的预后佳，5 年生存率为 80%～95%，抗生素治疗是 Hp 阳性的早期胃 MALT 患者的初始治疗手段，对抗生素治疗后复发或 Hp 阴性的患者，局部放疗或免疫化疗是有效的治疗手段，而根治性手术治疗未显示优越性。对于 III、IV 期的初治患者，则应考虑根据疾病的具体情况，观察或行全身免疫化疗，或者参加临床试验。当病理组织学发现 MALT 淋巴瘤与弥漫性大细胞淋巴瘤共存时，则治疗原则同弥漫大 B 细胞淋巴瘤。

2. 胃弥漫大 B 细胞淋巴瘤的治疗　目前胃 DLBCL 的治疗首先应根据临床表现、胸腹盆腔 CT、骨髓细胞学检查或骨髓活检、胃镜检查及超声内镜进行分期。超声内镜有助于评估病变浸润的深度、范围以及胃周淋巴结的受累情况。在过去 10 年中,胃 DLBCL 的治疗方法从根本上得到了改变。保守治疗已证明是成功的,既往的胃大部切除术已被淘汰。然而胃肠病学家、肿瘤学家和血液学专家对胃淋巴瘤的治疗意见存在分歧,胃肠病专家更容易接受使用超声内镜做疾病分期,更倾向于手术切除,而血液学家和肿瘤学家更重视全身治疗及生活质量,建议化疗和 / 或放疗。由于胃 DLBCL 比较少见,且含蒽环类化疗与利妥昔单抗联合治疗结内 DLBCL 已取得了显著疗效。通常情况下,胃 DLBCL 的治疗参照 NCCN 结内 DLBCL 的治疗指南。局限期淋巴瘤的一线治疗采用 3～4 个周期标准的 R-CHOP 化学免疫治疗,并序贯受累野放疗,可通过适形照射技术减少肝脏和肾脏的照射剂量来降低放疗的不良反应;局部晚期或播散型淋巴瘤宜采用 6～8 个周期 R-CHOP 治疗。目前尚缺乏足够的证据证实 R-CHOP 治疗胃 DLBCL 优于 CHOP 方案,也无明确数据证实 CHOP 14 天与传统的 CHOP 21 天方案相比疗效是否存在生存优势。Avilés 等对 589 例早期原发性胃 DLBCL 患者采取了各种不同的治疗方式,结果发现,手术和 / 或放疗不能改善患者的生存,反而增加了相关并发症,而加用化疗则显示出明显的优越性,大大提高了患者的 EFS 和 OS。

Hp 在高度恶性胃淋巴瘤中的检出率较 MALT 淋巴瘤低。与 MALT 淋巴瘤相似,最近的一些研究显示局限期 DLBCL 采用抗 Hp 治疗后可能获得缓解。由此推断,抗原驱动可能仍然存在于侵袭性胃淋巴瘤的亚型中,尤其同时合并 MALT 淋巴瘤成分的患者。目前胃高度恶性 MALT 淋巴瘤等同于 REAL 分类中的 DLBCL,可能由低度恶性 MALT 淋巴瘤转化而来。因此,我们认为对于目前或既往存在确切 Hp 感染证据者,除化疗外,加用抗生素治疗根除 Hp 是有利的。然而单纯抗 Hp 治疗并不作为局灶性 DLBCL 的标准治疗,仅限于临床研究。

(四)日本《胃恶性淋巴瘤诊疗指南》

2010 年日本癌症协会发布了胃恶性淋巴瘤的诊治指南,本着"他山之石,可以攻玉"的原则,供国内同道参考。

胃恶性淋巴瘤,主要有黏膜相关淋巴样组织(mucosa-associated lymphoid tissue,MALT)淋巴瘤,为低度恶性(indolent)B 细胞淋巴瘤,以及侵袭性的(aggressive)弥漫大 B 细胞淋巴瘤(duffuse large B-cell lymphoma,DLBCL),还有滤泡性淋巴瘤、套细胞淋巴瘤等 B 细胞淋巴瘤、成人白血病淋巴瘤等 T 细胞淋巴瘤,但 MALT 淋巴瘤和 DLBCL 以外者少见。该指南重点论述前两者,均为非霍奇金淋巴瘤。

1. 诊断

(1)胃 MALT 淋巴瘤:约占胃恶性淋巴瘤的 40%。男女比例相等。青年到老年均可发生,发病年龄平均为 60 岁。多有腹痛、消化不良等非特异性表现。胃镜可见多发糜烂、溃疡、黏膜褪色,类似早期胃癌;铺路石样黏膜,黏膜下肿瘤样隆起,皱襞肥厚等多样性、多处表现。发病多以幽门螺杆菌(Hp)感染滤泡性胃炎为背景,临床经过缓慢,预后良好,5 年、10 年存活率分别为 86% 和 80%。

(2)胃 DLBCL:占胃淋巴瘤的 45%～50%,发病中位年龄为 60 岁。多有腹痛、呕吐等狭窄症状及便血等。胃镜呈 Borrmann 1、2 型样溃疡,皱襞肥厚等。发病与 Hp 感染无明确关联。其中一部分混合有 MALT 淋巴瘤成分。纯高度成分恶性淋巴瘤,部分与 EB 病毒(Epstein-Barr virus,EBV)有关。

病理及基因诊断恶性淋巴瘤主要靠病理组织学确定诊断。HE 染色胃低度恶性淋巴瘤可见淋巴样细胞浸润和胃腺破坏;胃高度恶性淋巴瘤为片状过渡型母细胞。此外,可行免疫组化抗体 CD3、CD5、CD10、CD19、CD20、CD23、CD79a、Cyclin D1、BCL-2 等检测。用流式细胞术做细胞表面标志 κ/λ、CD14、CD20、CD5、CD23、CD10 检查,MALT 淋巴瘤特异性 t(11;18)(q21;q21)染色体易位、*AP12-MALT1* 融合基因阳性(胃约占 20%)等检查。

临床分期诊断应用 1994 年卢加诺(Lugano)国际会议修订的消化管恶性淋巴瘤临床分期(表 3-14)。行消化管内镜,颈、胸、全腹 CT,PET,腹部超声检查,血常规、生化学、s-IL2R、骨髓穿刺等检测。胃淋巴瘤还应增加胃超声内镜、Hp 检测。DLBCL 的国际预后因子(IPI)包括年龄、病期、血清 LDH、体能状况(performance status,PS)、结外病变数,了解 IPI 也很重要。

表 3-14　Lugano 消化道恶性淋巴瘤临床分期

分期	临床表现
I	肿瘤局限于消化管,浆膜浸润(−),单发、多发
II	从原发灶向腹腔进展,淋巴结受侵
II1	局限性(胃周和肠周淋巴结)
II2	远隔性(腹主动脉、下腔静脉周围、盆腔内或肠系膜淋巴结)
IIE	穿透浆膜侵及周围脏器或组织,将受侵脏器记载为 IIE(胰、大肠、腹后壁)等;淋巴结与周围脏器均受侵,则记载 II1E;穿孔和合并腹膜炎
IV	淋巴结以外的浸润、扩散,消化管病变且同时有超越膈肌淋巴结浸润

2. 治疗　首先简要回顾近 20 年胃恶性淋巴瘤外科与非外科治疗的研究情况。早在 1984 年,Maor 等报道 9 例 I、II 期胃淋巴瘤采用化疗和放疗,仅 1 例复发。之后更多报道证明,早期胃淋巴瘤不行外科治疗可获得良效。1991 年 Avites 等前瞻性研究比较 52 例 I、II 期胃淋巴瘤化疗或外科 + 化疗的结果,两组无复发存活率及全组存活率差异均无统计学意义。相继还有一些同样结果报道。综上所述,对早期胃淋巴瘤行化疗、放疗可取得较好的疗效,不必要附加外科治疗。

(1)胃 MALT 淋巴瘤治疗:

1)除菌治疗:

①适应证与随诊:除菌治疗是 I、II 期胃 MALT 淋巴瘤的首选标准治疗方法,日本作者报道有效率为 70%～80%,Yoon 等报道有效率为 80%～95%(表 3-15)。除菌治疗后

MALT淋巴瘤消退时间为2～3个月至数年。需定期行内镜检查。日本规定为6周行胃镜、胸、腹部CT检查判定效果,以后第1年每3个月、第2年每4个月、第3年每6个月、第4年后1年复查1次胃镜和CT检查。

表3-15　HP(＋)胃MALT淋巴瘤除菌治疗效果

作者	时间/年	例数	完全消退率/%
Wotherspoon	1993	6	83
Bayerdorffer	1995	33	70
Roggero	1995	25	60
Savio	1996	12	92
Fischbach	1996	15	93
Montalban	1997	9	89
Pinotti	1997	49	67
Neubauer	1997	50	80
Nobre-Leitao	1998	17	100
Steinbach	1999	28	50
Thiede	2000	84	81
Fischbach	2000	36	89
Stolte	2001	120	81

②治疗方法:Hp(＋)均首选除菌治疗,Hp(－)者尚无共识。可获得缓解病例效果,故多数主张除菌治疗。其标准治疗方案是质子泵阻断剂、阿莫西林、克拉霉素三剂联用1周。具体用药方案为克拉霉素200mg＋阿莫西林750mg＋兰索拉唑30mg(我国常用奥美拉唑),2次/d,早、晚餐后服,连服7天。

③除菌治疗抵抗病例:胃镜见黏膜下肿块型;深达固有肌层;含有DLBCL成分;区域以外淋巴结转移阳性(进展期);Hp(－)病例:t(11;18)(q21;q21)染色体易位和融合基因AP12-MALT1(＋);其他染色体易位等。经完全除菌治疗后,多数仍残留淋巴瘤细胞。

④除菌治疗抵抗病例的2次治疗:现尚无标准治疗方案。对局限期病例行放射治疗或手术治疗(同胃癌根治术),对进展期病例选择化疗,Ⅱ期以上的MALT淋巴瘤行由环磷酰胺、多柔比星、长春新碱、泼尼松组成的联合化疗(CHOP)方案,B细胞恶性淋巴瘤可加利妥昔(美罗华,rituximab)。

2)放疗:放疗适用于MALT淋巴瘤Ⅰ～Ⅱ1期病例,治疗后淋巴瘤残留或Hp(－)者行、胃周淋巴结30Gy/20次治疗。除菌治疗后施行放疗的时间尚无共识。胃镜检查有增恶倾向或症状复发,则应行放疗。美国NCCN诊疗指南规定,除菌3个月后发现淋巴瘤残留且有症状,或6个月后淋巴瘤残存,无论有无症状,均应行放疗。

3)化疗和抗体疗法:胃MALT淋巴瘤为低度恶性、进展缓慢,且多在Ⅰ、Ⅱ期发现,首选除菌疗法,但低度恶性进展期淋巴瘤通常用化疗难以治愈。对Ⅱ期以上病例,则选择全身性MALT淋巴瘤治疗方法,治疗目标是改善症状、延长生存时间。初始治疗有化疗、抗体疗法和抗体联合化疗。

①化疗:标准化疗方案尚未确定。现有CHOP方案及环磷酰胺、长春新碱、泼尼松龙(CVP)方案。最近,应用CHOP疗法和CVP+rituximab方案取得良好疗效,故多采用。

CHOP方案:环磷酰胺750mg/m^2＋多柔比星50mg/m^2＋长春新碱1.4mg/m^{2}静脉滴注,仅第1天1次;泼尼松龙100mg口服,1～5次/d。

②抗体疗法与抗体联合化疗:抗体指利妥昔单抗,是嵌合鼠/人单克隆抗体,作用于前B细胞和成熟B细胞上的CD20抗原,特异性结合,引发B细胞溶解的免疫反应。常用方案为利妥昔与化疗联合应用(R-CHOP)方案,是治疗DLBCL的"金标准"方案,完全缓解率(CR)达77%～86%,3年存活率为67%～93%,5年存活率达47%～79%。

适应证:MALT淋巴瘤化疗和抗体疗法治疗的主要对象是进展期(Ⅲ、Ⅳ期)病例,局限期MALT淋巴瘤除菌治疗失败、不适应放疗或复发病例,不适应手术或不欲手术者。

另外,还有氟达拉滨(fludarabine)＋rituximab方案。对治疗抵抗和多次复发性进展期MALT淋巴瘤,采用大剂量化疗,自家造血干细胞移植。同种造血干细胞移植正在研究试用,疗效未确,宜慎重选择。

4)外科治疗:胃MALT淋巴瘤曾采用外科治疗。因病灶多发、范围广,多行全胃切除术,并按胃癌治疗标准行淋巴结清除术。淋巴结转移率并非很低,有时包含第10组淋巴结的N$_2$转移(＋)。病理检查无DLBCL成分者,治疗效果极佳。近年,首选Hp除菌治疗。应注意病灶内混杂存在DLBCL成分,原来为Hp(－)者,除菌治疗不适应者应行非除菌治疗。采用放疗和化疗可能有效。只有不适应放疗和化疗者才考虑手术治疗。MALT淋巴瘤引起严重出血和穿孔的可能性甚少。有一种例外情况,即合并胃癌者如不必行全胃切除,则行适当范围的胃切除,再加非外科治疗。应选择施行全胃切除。

(2)胃DLBCL治疗:

①化疗、放疗:对于初始病例进展期(Ⅱ期以上),不宜行单一的局部疗法。成人行R-CHOP疗法6～8个周期为标准治疗。国际预后指标(IPI)不良因素[>61岁、Ⅲ期以上、PS评分为2分以上、血清乳酸脱氢酶(LDH)升高、结外病变多于2枚],其中3项以上(＋)者预后不良。当前临床试用方案有自家造血干细胞移植联合大剂量化疗(HD-SCT)和新药试用。

对于初始病例局限期(Ⅱ期以下),Binn等报道手术＋化疗3～4个周期与仅化疗组相比,差异无统计学意义。德国和日本学者报道,手术与化、放疗联合治疗的存活率差异无统计学意义。现在的手术适应证仅为穿孔和大出血。

研究表明,局限性DLBCL的标准治疗方案为R-CHOP疗法3个周期后＋放疗40Gy。但长期随访发现,晚期复发有增加倾向。目前,对CHOP疗法8个周期或4个周期后是否加放疗,其评价尚不完全明确。NCCN指南推荐,对直径在10cm以上的巨大肿瘤,R-CHOP治疗6～8个周期后＋放疗。

总之，DLBCL 初始病例标准治疗方案：局限期为 R-CHOP 疗法 3 个周期 + 放疗 40Gy。进展期为 R-CHOP 疗法 8 个周期，每 3 周为 1 个周期。

复发病例治疗：除高龄者外，采用更强的化疗，推荐自体造血干细胞移植联合大剂量化疗方案。更强化的化疗方案有依托泊苷 + 甲泼尼龙 + 阿糖胞苷 + 顺铂（ESHAP）、地塞米松 + 依托泊苷 + 异环磷酰胺 + 卡铂（DeVIC）、依托泊苷 + 泼尼松 + 长春新碱 + 环磷酰胺 + 多柔比星（EPOCH）。

②外科治疗：Ⅰ～Ⅱ1 期 DLBCL 行胃切除 D2 术后，5 年存活率可达 90%，5 年后可见复发。外科治疗后复发特征是远隔淋巴组织复发。DLBCL 一般行放疗和化疗联合治疗，手术是局部疗法。如不适合放疗而行手术，必须追加化疗。反之，不化疗按胃癌标准行根治术仍可获得治愈。

手术适应证：限定于非外科治疗过程中引起的大出血和穿孔等并发症病例及少数属于抢救性的外科治疗。发生并发症的病例往往骨髓抑制严重，紧急施行为高危手术。考虑到今后继续治疗，尽可能切除胃残留病灶，不必行系统淋巴结清扫，行必要范围的胃切除即可。此外，对不适于化、放疗者，亦可行胃癌标准根治术，按肿瘤部位及大小多行全胃切除术。

（王华庆 钱正子）

三、胃淋巴瘤的外科治疗

（一）手术治疗的争议

原发性胃淋巴瘤（primary gastric lymphoma，PGL）的治疗效果好于胃癌，但迄今尚缺乏公认的标准治疗方案。手术切除以前一直被认为是治疗胃恶性淋巴瘤（primary gastric malignant lymphoma，PGML）的最有效的治疗手段。但近期随着对 PGL 病因及发病机制的认识和诊断水平的提高，以及人们对 PGL 越来越深入的研究，手术作为主导地位的治疗方式受到不断冲击，有不少人提出了异议，认为联合化疗和放疗或单纯的抗 Hp 感染治疗可获理想结果，因此对外科手术的地位提出疑问。放化疗是否能代替外科手术而作为 PGL 的首选治疗方案，是最有争议的问题。

争议的焦点在于两者的疗效。一些作者主张积极手术，认为单纯手术即可达到较好疗效，辅助性放疗和化疗不能提高生存期。另一些作者持相反的观点，认为联合化疗和放疗可获理想结果，而对外科手术的地位提出疑问。

德国多中心前瞻性非随机分组研究报道 381 例 PGL，认为手术组与保守治疗组相比无明显优越性。Koch 等报道 185 例 PGL，认为保守治疗对胃的保护是有益的。Gospodarowicz 等报道 149 例 PGL，认为外科手术加术后放疗与放射治疗和 / 或化疗的生存率无显著差异。Ferreri 等认为，化疗加放疗应作为Ⅰ、Ⅱ期胃高恶度淋巴瘤的一线治疗。Liu 等的一项前瞻性研究报道，对ⅠE、ⅡE 期 PGL 患者，单纯化疗组和手术治疗组的 5 年生存率分别为 72.6% 和 77.8%，两组比较无显著差异。

Bozer 等报道对 37 例 PGL 患者进行根治性切除，ⅠE、ⅡE 期患者 5 年生存率分别为 75% 和 37%；经多因素分析，手术切除是独立的预后因素。Bartlett 等报道对 15 例早期

胃 MALT 淋巴瘤患者接受单纯手术治疗，其 10 年无瘤存活率达到 100%。Waisberg 等报道，手术切除肿瘤可以提高早期 PGL 患者的生存率。Blair 等报道 39 例 PGL，手术 + 术后化疗组的 5 年生存率为 90%，而仅接受放化疗组为 55%，两组有显著差异。Kitamura 等回顾分析 212 例早期 PGL（病灶仅限于黏膜及黏膜下层，无论有无淋巴结转移），手术切除后的 5 年生存率达 95%。Fischbach 等报道 266 例胃 B 细胞淋巴瘤治疗结果，在低恶度组，手术切除和手术加放疗组 2 年生存率为 89% 和 96%，差异无显著意义；而在高恶度组ⅠE、ⅡE 期，手术被认为是胃淋巴瘤标准治疗或综合治疗的一部分；研究认为，除了 Hp(+) 的ⅠE 期低恶度淋巴瘤外，应采用手术治疗。RanaIdi 等报道 152 例胃淋巴瘤治疗结果，年龄、肿瘤大小、肿瘤侵犯胃壁深度及侵犯邻近器官是影响预后的因素，术后辅助治疗仅对进展期肿瘤、侵犯胃浆膜或周围脂肪组织的患者能延长生存期。Kelessis 等治疗 65 例胃黏膜相关组织淋巴瘤（mucosa-associated lymphoid tissue，MALT），认为早期病例外科手术即足够，放化疗并不改善生存率；进展期化疗和手术结合是最佳治疗方案。Koh 等和 Sarneel 等报道，对淋巴瘤综合治疗的 CR 率、中位无瘤生存期优于手术治疗，但生存率差异无显著意义。

（二）手术治疗的优势

目前对于 PGL 的治疗方法和疗效评估仍难统一，尚存争议。有学者认为手术和放疗加化疗（保守治疗）的疗效无差异，保守治疗能更好地保存胃的功能；也有学者主张以手术切除为主、术后辅以化疗的综合治疗方案。随着手术技术和术后监测手段的提高，手术相关死亡率和并发症发生率已大大降低。一般认为手术治疗具有以下优势：

1. **明确分期** 手术标本的病理学检查能最准确地进行诊断，明确肿瘤的病理分类、组织学分级和侵犯范围，进而有助于明确临床分期。虽然内镜活检技术以及免疫组化技术的应用和发展，术前病理诊断的准确性已相当高；同时超声胃镜和 CT 等影象学的进展对术前分期有相当的准确性，不通过手术亦可了解较准确的分期和分级。但是，多种诊断工具均有其局限性，只有通过手术标本病理学检查才能最准确地对 PGL 进行分类和组织学分级，而小块活检标本无法达到要求。

2. **减少肿瘤负荷** 直接切除肿瘤，更易于分级、分期；直接切除大肿块，可以解除梗阻，减轻放疗、化疗的负荷；预防放化疗过程并发症的发生；可以指导下一步治疗和判断预后，提高生存率。

3. **减少放化疗并发症** 放化疗等非手术治疗可引起肿瘤的坏死，以致消化道大出血或急性穿孔；通过手术切除肿瘤，可预防或治疗放化疗引起的并发症，提高存活率。

4. **优化治疗** Hp 感染阴性或抗 Hp 治疗无效的病例，手术是一种非常有效的方法之一。手术有助于明确分期，优化选择治疗方案，提高疗效和避免放疗和化疗期间可能发生的严重并发症。手术治疗还可减少局部复发率。

（三）手术适应证

PMGL 的治疗方案应根据肿瘤病理类型、临床分期和

是否存在 Hp 感染进行选择。目前认为对于临床分期早的低度恶性 MALT 淋巴瘤，应首先行 Hp 检测，阳性者首选 Hp 根除治疗而不必手术，术后严密监测肿瘤消长情况，定期内镜随访；Hp 阴性或根除治疗失败者应行外科手术治疗或放疗。

对于Ⅰ、Ⅱ期 PGL 首选外科手术还是放、化疗治疗尚有争议。PGL 不同于其他类型的淋巴瘤，早期以局限性病变为主，外科的根治性切除手术是治愈的有效手段。研究证实，手术切除是独立的预后因素。

对于晚期 MALT 淋巴瘤或高度恶性胃淋巴瘤，应以手术治疗和 / 或姑息性放化疗为主。晚期 PGL 多为恶性度高的侵袭性淋巴瘤，因病变范围大，手术根治性切除率低，难以达到根治效果。对肿瘤较大且无深大溃疡者，行术前新辅助化疗，病灶缩小再行手术。对Ⅲ、Ⅳ期 PGL 患者宜首选非手术治疗，只有对规范的放、化疗无效，出现出现药物无法控制的上消化道出血、急性穿孔或幽门梗阻等并发症患者才行手术治疗。

近年来有学者提出，根据肿瘤的进展程度和肿瘤分期选择不同的治疗方法。如 Shiu 等根据肿瘤大小、浸润深度和淋巴结转移状态制定出 4 条选择治疗标准。后来 Pytel 等对这个标准进行了修改。该标准为：①ⅠE 期肿瘤局限于黏膜或黏膜下层，肿瘤直径<7cm，按工作分类属低度恶性者，选择单纯手术治疗；②ⅠE 期肿瘤直径>7cm，未累及浆膜，中度或高度恶性者，选择手术加放疗或化疗；③可切除的ⅠE 期肿瘤累及浆膜，中度或高度恶性，或Ⅱ期肿瘤者，选择手术加放疗和化疗；④无法切除的肿瘤患者选择放疗和化疗，手术以分期和减轻临床症状为目的。

对多次活检仍没有明确的病理诊断而不能排除胃癌的患者以及对正规放化疗无效的巨大 PGL 等，可行手术治疗。

对于 PGL，有选择性的新辅助化疗亦可明显缩小肿块，提高切除率和远期生存率。但对溃疡深大者，不宜行新辅助化疗防止胃出血或穿孔等并发症。

对ⅠE、ⅡE$_1$、ⅡE$_2$ 期 PGL，可采用腹腔镜下胃切除术及对胃周淋巴结切除，以利于精确分期。

（四）手术术式的选择

手术切除一直被认为是治疗 PGL 最有效的治疗手段。尽管有时肿瘤体积巨大，但因其生长方式为推挤周围组织，因而与周围组织间多为非浸润性粘连，可被分开，所以手术切除率较胃癌高。文献报道，原发性胃恶性淋巴瘤总的手术切除率在 60%～88%，其中Ⅰ、Ⅱ期 PGL 的手术切除率较高。

PGL 可伴有胃引流区域淋巴结转移，故在手术时应进行区域淋巴结清扫。对于早期患者，宜以根治性切除为目标，同时应根据年龄及身体基本状况、手术相关并发症和术后生活质量相权衡。原则基本上争取做包括原发病灶、区域淋巴结和必要时邻近受侵脏器的根治性切除。对于无法切除的晚期病例，仅行姑息性手术。

关于是否将 D2 式淋巴结清扫术作为标准的术式，一直存在争议。许多学者把 D2 式淋巴结清扫术作为标准的

术式，切除范围与胃癌相似，手术切除的范围应包括原发病灶及相应的淋巴结引流区，且应保证两断端切除范围足够。由于恶性淋巴瘤的边界难以确认，其浸润范围常超出病变的大体界限，故切除的范围应相应扩大，有条件者应送快速冷冻切片，以确认切缘无肿瘤侵犯；精细的淋巴清扫是手术的重要组成部分。Takahashi 等认为，根治性切除联合扩大的淋巴结清扫可以提高Ⅰ期患者术后生存率。Sano 等认为，PGL 有多原发倾向，推荐不论胃淋巴瘤的部位，均行全胃切除 +D2 淋巴结清扫，有淋巴结转移的患者加化疗联合治疗。持不同意见的学者认为，是否应行根治性切除，还应和手术并发症、术后生活质量相权衡，首选胃部分切除和 Dl 淋巴结清扫术式，手术方式并不影响 5 年生存率、复发率和无瘤生存期。因此，不必为追求切缘阴性而行全胃切除或更大范围的术式；另外，即使切端残留瘤细胞，也可以通过术后辅助治疗加以控制。

因 PGL 浸润程度不如其他肿瘤明显，即使瘤体较大，但其与周围粘连容易分离，其切除机会仍大于其他肿瘤，所以不要轻易放弃切除机会。PGL 常在黏膜下浸润、扩散，边界不如胃癌的界限明确，手术中切缘应尽量远离病灶，必要时应行冷冻切片检查切缘，避免瘤细胞残留。

脾切除术主张应用于胃贲门和胃体病变，侵犯浆膜层的全胃切除患者，因为这些患者有较高的概率出现脾门淋巴结转移。

减瘤手术用于姑息性治疗，如缓解症状，去除较大肿块，避免其他保守治疗引起的出血或穿孔等；手术相关死亡率占 3%～25%，治疗效果不佳。

（五）术后辅助治疗

鉴于低度恶性 B 细胞胃淋巴瘤的增殖依赖于 Hp 感染后 T 细胞的激活，在正规抗 Hp 治疗后，有 50%～70% 的患者可出现完全的消退。因此，正规的抗 Hp 治疗不仅对接受放化疗的患者非常有效，也是手术切除后的综合治疗之一。对无淋巴结转移的早期胃黏膜相关淋巴组织淋巴瘤患者，在切除原发病灶后辅以根除 Hp 治疗；而对有淋巴结转移者，术后行根除 Hp 治疗，同时还需要进行辅助化疗。

大多数学者认为Ⅰ期 PGL 在根治性手术后，无需辅助治疗。而对于Ⅱ期以上的 PGL 患者，术后辅助放化疗会改善其生存期；术后放化疗可加强肿瘤的局部控制，有效地抑制淋巴结及血行微转移灶、远处转移，提高 5 年生存率。尤其是姑息性手术后切缘阳性、远处淋巴结转移、周围脏器浸润及高度恶性胃淋巴瘤的患者接受放化疗，可控制残余病灶，延长生存期，改善生活质量。放疗最小剂量为 20～40Gy，化疗多选用 CHOP 方案。Shinm 等研究发现，术后放疗对总体生存率不完全相关，而是对有切缘阳性、淋巴结转移及周围脏器浸润的患者有效，5 年生存率从 25% 提高到 38%。在另一项前瞻性研究显示，29 例 PGL 患者接受手术治疗 + 术后辅助化疗，而 25 例仅行手术治疗，2 年生存率分别为 79% 和 51%，两组间有显著差异。对于Ⅰ、Ⅱ期高恶度或低恶度淋巴瘤术后有肿瘤残留的患者，放疗可提高无瘤生存期。一些学者不主张常规术后放疗，有资料表明术后常规放疗无益处，5 年生存率无区别，而且腹部

放疗会引起一些较严重并发症，如消化道穿孔、放射性肠炎及较严重的肠粘连等。因此，放疗只局限于局部病灶残留和局部病灶不能切除者。

（刘 勇）

参 考 文 献

[1] FERLAY J, SHIN H R, BRAY F, et al. Estimates of worldwide burden of cancer in 2008: GLOBOCAN 2008[J]. Int J Cancer, 2010, 127(12): 2893-2917.

[2] SMALLEY S R, BENEDETTI J K, HALLER D G, et al. Updated analysis of SWOG-directed intergroup study 0116: a phase III trial of adjuvant radiochemotherapy versus observation after curative gastric cancer resection[J]. J Clin Oncol, 2012, 30(19): 2327-2333.

[3] CUNNINGHAM D, ALLUM W H, STENNING S P, et al. Perioperative chemotherapy versus surgery alone for resectable gastroesophageal cancer[J]. N Engl J Med, 2006, 355(1): 11-20.

[4] MACDONALD J S, SMALLEY S R, BENEDETTI J, et al. Chemoradiotherapy after surgery compared with surgery alone for adenocarcinoma of the stomach or gastroesophageal junction[J]. N Engl J Med, 2001, 345(10): 725-730.

[5] BANG Y J, KIM Y W, YANG H K, et al. Adjuvant capecitabine and oxaliplatin for gastric cancer after D2 gastrectomy (CLASSIC): a phase 3 open-label, randomized controlled trial[J]. Lancet, 2012, 379(9813): 315-321.

[6] BANG Y J, CUTSEM E V, FEYEREISLOVA A, et al. Trastuzumab in combination with chemotherapy versus chemotherapy alone for treatment of HER2-positive advanced gastric or gastro-oesphageal junction cancer(ToGA): a phase 3, open-label, randomized controlled trial[J]. Lancet, 2010, 376(9742): 687-697.

[7] NASHIMOTO A, AKAZAWA K, ISOBE Y, et al. Gastric cancer treatment in 2002 in Japan: 2009 annual report of JGCA nationwide registry[J]. Gastric Cancer, 2013, 16(1): 1-27.

[8] PARKIN D M, BRAY F, FERLAY J, et al. Global cancer statistics, 2002[J]. CA Cancer J Clin, 2005, 55(2): 74-108.

[9] 赵平, 陈万青. 2008 中国肿瘤登记年报[M]. 北京: 军事医学科学出版社, 2009.

[10] MATSUZAKA M, FUKUDA S, TAKAHASHI I, et al. The decreasing burden of gastric cancer in Japan[J]. Exp Med, 2007, 212(3): 207-219.

[11] 徐飚, 王建明. 胃癌流行病学研究[J]. 中华肿瘤防治杂志, 2006, 13(1): 1-7.

[12] 吴波, 付文政. 胃癌的东西方流行病学调查综述[J]. 临床误诊误治, 2007, 20(3): 9-12.

[13] RAJ A, MAYBERRY J F, PODAS T. Occupation and gastric cancer[J]. Postgrad Med J, 2003, 79(931): 252-258.

[14] 杨明娟. 上海市 1973～1977 年 289 万名工交财贸系统职工胃癌死亡分析[J]. 肿瘤防治研究, 1983, 10(4): 244-246.

[15] PETO J. Cancer epidemiology in the last century and the next decade[J]. Nature, 2001, 411(6835): 390-395.

[16] PALLI D. Epidemiology of gastric cancer: an evaluation of available evidence[J]. J Gastroenterol, 2000, 35 Suppl 12: 84-89.

[17] BRAMBILLA G, MARTELLI A. Genotoxic and carcinogenic risk to humans of drug-nitrite interaction products[J]. Mutat Res, 2007, 635(1): 17-52.

[18] 李诚, 周健, 裘炯良. 胃癌流行病学与分子生物学病因的研究进展[J]. 肿瘤防治研究, 2004, 31(2): 115-118.

[19] DE STEFANI E, BOFFETTA P, MENDILAHARSU M, et al. Dietary nitrosamines, heterocyclic amines, and risk of gastric cancer: a case-control study in Uruguay[J]. Nutr Cancer, 1998, 30(2): 158-162.

[20] 徐明, 杨坚波, 林玉娣, 等. 饮用水微囊藻毒素与消化道恶性肿瘤死亡率关系的流行病学研究[J]. 中国慢性病预防与控制, 2003, 11(3): 112-113.

[21] 王建明, 王理伟, 华召来, 等. 扬中上消化道癌与环境相关性因素[J]. 中国肿瘤, 2001, 10(11): 627-629.

[22] KIMURA K. Gastritis and gastric cancer. Asia[J]. Gastroenterol Clin North Am, 2000, 29(3): 609-621.

[23] YOU W C. Gastric dysplasia and gastric cancer: *Helicobacter pylori*, serum vitamin C, and other risk factors[J]. J Natl Cancer Inst, 2000, 92(19): 1607-1612.

[24] BARSTAD B, SØRENSEN T I, TJØNNELAND A, et al. Intake of wine, beer and spirits and risk of gastric cancer[J]. Eur J Cancer Prev, 2005, 14(3): 239-243.

[25] FERRASI A C, PINHEIRO N A, Rabenhorst S H, et al. *Helicobacter pylori* and EBV in gastric carcinomas: methylation status and microsatellite instability[J]. World J Gastroenterol, 2010, 16(3): 312-319.

[26] LI L, SUN T D, ZHANG X, et al. Cohort studies on cancer mortality among workers exposed only to chrysotile asbestos: a meta-analysis[J]. Biomed Environ Sci, 2004, 17(4): 459-468.

[27] VAN TRIEST M, DE ROOIJ J, BOS J L. Measurement of GTP-bound Ras-like GTPases by activation-specific probes[J]. Methods Enzymol, 2001, 333: 343-348.

[28] TSUKINO H, HANAOKA T, OTANI T, et al. hOGG1 Ser326Cys polymorphism, interaction with environmental exposures, and gastric cancer risk in Japanese populations[J]. Cancer Sci, 2004, 95(12): 977-983.

[29] SHEN H, XU Y, QIAN Y, et al. Polymorphisms of the DNA repair gene *XRCC1* and risk of gastric cancer in a Chinese population[J]. Int J Cancer, 2000, 88(4): 601-606.

[30] LEE S G, KIM B, CHOI J, et al. Genetic polymorphisms of *XRCC1* and risk of gastric cancer[J]. Cancer Lett, 2002,

187（1-2）: 53-60.

[31] HUANG W Y, CHOW W H, ROTHMAN N, et al. Selected DNA repair polymorphisms and gastric cancer in Poland[J]. Carcinogenesis, 2005, 26（8）: 1354-1359.

[32] HONG S H, KIM H G, CHUNG W B, et al. DNA hyper-methylation of tumor-related genes in gastric carcinoma[J]. J Korean Med Sci, 2005, 20（2）: 236-241.

[33] DING Y, LE X P, ZHANG Q X, et al. Methylation and mutation analysis of *p16* gene in gastric cancer[J]. World J Gastroenterol, 2003, 9（3）: 423-426.

[34] IIDA S, AKIYAMA Y, NAKAJIMA T, et al. Alterations and hypermethylation of the *p14^{ARF}* gene in gastric cancer[J]. Int J Cancer, 2000, 87（5）: 654-658.

[35] 曹勤, 冉志华. 血清学检查在萎缩性胃炎和胃癌筛查中的诊断价值[J]. 胃肠病学, 2007, 12（3）: 172-175.

[36] 宋伟庆, 李勇, 蔡建群, 等. 胃癌[M]. 北京: 军事医学科学出版社, 2007.

[37] 陈意生, 史景泉. 肿瘤分子细胞生物学[M]. 2版. 北京: 人民军医出版社, 2004.

[38] 刘振举, 武玉波, 岳清彩, 等. 胃肠道肿瘤早期诊治进展[M]. 青岛: 中国海洋大学出版社, 2007.

[39] WANG T C, FOX J G, GIRAUD A S. The Biology of Gastric Cancer[M]. New York: Springer-Verlag, 2009.

[40] KAMINISHI M, TAKUBO K, MAFUNE K, et al. The Diversity of Gastric Carcinoma Pathogenesis, Diagnosis, and Therapy[M]. Tokyo: Springer-Verlag, 2005.

[41] YASUI W, SENTANI K, SAKAMOTO N, et al. Molecular pathology of gastric cancer: Research and practice[J]. Pathol Res Pract, 2011, 207（10）: 608-612.

[42] SMITH M G, HOLD G L, TAHARA E, et al. Cellular and molecular aspects of gastric cancer[J]. World J Gastroenterol, 2006, 12（19）: 2979-2990.

[43] HUDLER P. Genetic aspects of gastric cancer instability[J]. Scientific World Journal, 2012, 2012: 761909.

[44] NOBILI S, BRUNO L, LANDINI I, et al. Genomic and genetic alterations influence the progression of gastric cancer [J]. World J Gastroenterol, 2011, 17（3）: 290-299.

[45] HIRAYAMA F, TAKAGI S, YOKOYAMA Y, et al. Establishment of gastric *Helicobacter pylori* infection in Mongolian gerbils[J]. J Gastroenterol, 1996, 31 Suppl 9: 24-28.

[46] HONDA S, FUJIOKA T, TOKIEDA M, et al. Development of *Helicobacter pylori*-induced gastric carcinoma in Mongolian gerbils[J]. Cancer Res, 1998, 58（19）: 4225-4259.

[47] WATANABE T, TADA M, NAGAI H, et al. *Helicobacter pylori* infection induces gastric cancer in Mongolian gerbils [J]. Gastroenterlogy, 1998, 115（3）: 642-648.

[48] HIGASHI H, TSUMI R, MUTO S, et al. SHP-2 tyrosine phosphatase as an intracellular target of *Helicobacter pylori* CagA protein[J]. Science, 2002, 295（5555）: 683-686.

[49] HUANG T J, WANG J Y, LIN S R, et al. Overexpression

of the c-met protooncogene in human gastric carcinoma-correlation to clinical fatures[J]. Acta Oncol, 2001, 40（5）: 638-643.

[50] KUSHIMA R, MÜLLER W, STOLTE M, et al. Differential p53 protein expression in stomach adenomas of gastric and intestinal phenotypes: possible sequences of p53 alteration in stomach carcinogenesis[J]. Virchows Arch, 1996, 428 （4-5）: 223-227.

[51] EBERT M P, FEI G, KAHMANN S, et al. Increased beta-catenin mRNA levels and mutational alterations of the APC and beta-catenin gene are present in intestinal-type gastric cancer[J]. Carcinogenesis, 2002, 23（1）: 87-91.

[52] SEVA C, DICKINSON C J, YAMADA T. Growth-promoting effects of glycine-extended progastrin[J]. Science, 1994, 265（5170）: 410-412.

[53] WEBER M M, FOTTNER C, LIU S B, et al. Overexpression of the insulin-like growth factor I receptor in human colon carcinomas[J]. Cancer, 2002, 95（10）: 2086-2093.

[54] MIN Y, ADACHI Y, YAMAMOTO H, et al. Insulin-like growth factor I receptor blockade enhance chemotherapy and radiation responses and inhibits tumour growth in human gastric cancer xenografts[J]. Gut, 2005, 54（5）: 591-600.

[55] HUDLER P, VOULK K, LIOVIC M, et al. Mutations in the *hMLH1* gene in Slovenian patients with gastric carcinoma[J]. Clin Genet, 2004, 65（5）: 405-411.

[56] HSU P I, HSIEH H L, LEE J, et al. Loss of RUNX3 expression correlates with differentiation, nodal metastasis, and poor prognosis of gastric cancer[J]. Ann Surg Oncol, 2009, 16（6）: 1686-1694.

[57] FAN X Y, HU X L, HAN T M, et al. Association between RUNX3 promoter methylation and gastric cancer: a meta-analysis[J]. BMC Gastroenterol, 2011, 11: 92.

[58] LEE Y Y, KANG S H, SEO J Y, et al. Alterations of p16INK4B and p15INK4B genes in gastric carcinomas[J]. Cancer, 1997, 80（10）: 1889-1896.

[59] LUO J, LI Y N, WANG F, et al. S-adenosylmethionine inhibits the growth of cancer cells by reversing the hypo-methylation status of c-myc and H-ras in human gastric cancer and colon cancer[J]. Int J Biol Sci, 2010, 6（7）: 784-795.

[60] OOKI A, YAMASHITA K, KIKUEHI S, et al. Potential utility of HOP homeobox gene promoter methylation as a marker of tumor aggressiveness in gastric cancer[J]. Oncogene, 2010, 29（22）: 3263-3275.

[61] YASUI W, OUE N, ONO S, et al. Histone acetylation and gastrointestinal carcinogenesis[J]. Ann N Y Acad Sci, 2003, 983: 220-231.

[62] KONDO T, OUE N, MITANI Y, et al. Loss of heterozygosity and histone hypoactylation of the *PINX1* gene are associated with reduced expression in gastric carcinoma[J].

Oncogene, 2005, 24(1): 157-164.

[63] KONDO T, OUE N, YOSHIDA K, et al. Expression of *POT1* is associated with tumor stage and telomere length in gastric carcinoma[J]. Cancer Res, 2004, 64(2): 523-529.

[64] FLEISHER A S, ESTELLER M, WANG S, et al. Hypermethylation of the *hMLH1* promoter in human gastric cancers with microsatellite instability[J]. Cancer Res, 1999, 59(5): 1090-1095.

[65] KIM J Y, SHIN N R, KIM A, et al. Microsatellite instability status in gastric cancer: are appraisal of its clinical significance and relationship with mucin phenotypes[J]. Korean J Pathol, 2013, 47(1): 28-35.

[66] IMAI K, YAMAMOTO H. Carcinogenesis and microsatellite instability: the interrelationship between genetics and epigenetics[J]. Carcinogenesis, 2008, 29(4): 673-680.

[67] 刘彤华. 诊断病理学[M]. 2版. 北京: 人民卫生出版社, 2006.

[68] OBERHUBER G, STOLTE M. Gastric polyps: an update of their pathology and biological significance[J]. Virchows Arch, 2000, 437(6): 581-590.

[69] ABRAHAM S C, PARK S J, LEE J H, et al. Genetic alterations in gastric adenomas of intestinal and foveolar phenotypes[J]. Mod Pathol, 2003, 16(8): 786-795.

[70] VIETH M, KUSHIMA R, BORCHARD F, et al. Pyloric gland adenoma: a clinicopathological analysis of 90 cases[J]. Virchows Arch, 2003, 442(4): 317-321.

[71] MCGARRITY T J, RUGGIERO F M, CHEY W Y, et al. Giant fundic polyp complicating attenuated familial adenomatous polyposis[J]. Am J Gastroenterol, 2000, 95(7): 1824-1828.

[72] SCHLEMPER R J, RIDDELL R H, KATO Y, et al. The Vienna classification of gastrointestinal epithelial neoplasia [J]. Gut, 2000, 47(2): 251-255.

[73] RUGGE M, CASSARO M, DI MARIO F, et al. The long term outcome of gastric non-invasive neoplasia[J]. Gut, 2003, 52(8): 1111-1116.

[74] LAUWERS G Y, BAN S, MINO M, et al. Endoscopic mucosal resection for gastric epithelial neoplasms: a study of 39 cases with emphasis on the evaluation of specimens and recommendations for optimal pathologic analysis[J]. Mod Pathol, 2004, 17(1): 2-8.

[75] ONO H, KONDO H, GOTODA T, et al. Endoscopic mucosal resection for treatment of early gastric cancer[J]. Gut, 2001, 48(2): 225-229.

[76] 郭翠兰, 李兴焕, 杨丽. 50例胃印戒细胞癌的病理学观察[J]. 大理学院学报, 2009, 8(2): 56-58.

[77] 莫青. 原发性胃鳞状细胞癌、腺鳞癌3例报告[J]. 海南医学院学报, 2006, 12(3): 254.

[78] 方晓明, 姜朝晖, 戚晓平, 等. 胃肝样腺癌3例及十余年国内文献分析[J]. 中国癌症杂志, 2002, 12(4): 303-305.

[79] 许东辉, 江显毅, 张思宇, 等. 胃肝样腺癌临床及病理特点[J]. 中国临床医学, 2004, 11(3): 372-373.

[80] OLIVEIRA C, SERUCA R, CAMEIRO F. Genetics, pathology, and clinics of familial gastric cancer[J]. Int J Surg Pathol, 2006, 14(1): 21-33.

[81] KAURAH P, MACMILLAN A, BOYD N, et al. Founder and recurrent *CDH1* mutations in families with hereditary diffuse gastric cancer[J]. JAMA, 2007, 297(21): 2360-2372.

[82] SURIANO G, YEW S, FERREIRA P, et al. Characterzation of a recurrent germ line mutation of the E-cadherin gene: implications for genetic testing and clinical management[J]. Clin Cancer Res, 2005, 11(15): 5401-5409.

[83] OLIVEIRA C, SERUCA R, CAMEIRO F. Hereditary gastric cancer[J]. Best Pract Res Clin Gastroenterol, 2009, 23(2): 147-157.

[84] KAURAH P, FITZGERALD R, DWERRYHOUSE S, et al. Pregnancy after prophylactic total gastrectomy[J]. Fam Cancer, 2010, 9(3): 331-334.

[85] FITZGERALD R C, HARDWICK R, HUNTSMAN O, et al. Hereditary diffuse gastric cancer: updated consensus guidelines for clinical management and directions for future research[J]. J Med Genet, 2010, 47(7): 436-444.

[86] YAO J C, HASSAN M, PHAN A, et al. One hundred years after "carcinoid": epidemiology of and prognostic factors for neuroendocrine tumors in 35, 825 cases in the United States [J]. J Clin Oncol, 2008, 26(18): 3063-3072.

[87] MODLIN I M, LYE K D, KIDD M. A 5-decade analysis of 13, 715 carcinoid tumors[J]. Cancer, 2003, 97(4): 934-959.

[88] JIANG S X, MIKAMI T, VMEZAWA A, et al. Gastric large cell neuroendocrine carcinomas: a distinct clinicopathologic entity[J]. Am J Surg Pathol, 2006, 30(8): 945-953.

[89] PAPE U F, JANN H, MULLER-NORDHORN J, et al. Prognostic relevance of a novel TNM classification system for upper gastroenteropancreatic neuroendocrine tumors[J]. Cancer, 2008, 113(2): 256-265.

[90] RINDI G, KLÖPPEL G, ALHMAN H, et al. TNM staging of forgut(neuro)endocrine tumors: a consensus proposal including a grading system[J]. Virchows Arch, 2006, 449(4): 395-401.

[91] BORCH K, AHREN B, AHLMAN H, et al. Gastric carcinoids: biologic behavior and prognosis after differentiated treatment in relation to type[J]. Ann Surg, 2005, 242(1): 64-73.

[92] RICCI-VITIANI L, LOMBARDI D G, PILOZZI E, et al. Identification and expansion of human colon-cancer-initiating cells[J]. Nature, 2007, 445(7123): 111-115.

[93] THOMAS L. 临床实验诊断学[M]. 上海: 上海科学技术出版社, 2004.

[94] KIM D Y, KIM H R, SHIM J H, et al. Significance of serum and tissue carcinoembryonic antigen for the prognosis of gastric carcinoma patients[J]. J Surg Oncol, 2000, 74(3): 185-192.

[95] NAKATA B, CHUNG K, MUGURUMA K, et al.Changes in tumor marker levels as a predictor of chemotherapeutic effect in patients with gastric carcinoma[J]. Cancer, 1998, 83(1): 19-24.

[96] HE C Z, ZHANG K H. Serum protein and genetic tumor markers of gastric carcinoma[J]. Asian Pac J Cancer Prev, 2013, 14(6): 3437-3442.

[97] 日本胃癌学会. Japanese classification of gastric carcinoma [M]. 14th ed. 东京: 金原出版株式会社, 2010.

[98] International Union Against Cancer. TNM classification of malignant tumors[M]. 7th ed. Berlin: Springer-Verlag, 2009.

[99] Japanese Gastric Association. Japanese gastric cancer treatment guidelines 2010(ver. 3)[J]. Gastric Cancer, 2011, 14 (2): 113-123.

[100] IKEGUCHI M, KAIBARA N. Lymph node metastasis at the splenic hilum in proximal gastric cancer[J]. Am Surg, 2004, 70(7): 645-648.

[101] WAN X B, PAN Z Z, REN Y K, et al. A comparative study on number of harvest nodes of spleen-preserving modified D2 radical gastrectomy and D2 with splenectomy[J]. Chinese J Surg, 2009, 29(10): 839-842.

[102] 姚学新, 严超, 燕敏, 等. 胃癌 D2 根治术联合脾切除与否对疗效影响的比较研究[J]. 中华胃肠外科杂志, 2010, 13(2): 111-114.

[103] FUJITA J, KUROKAWA Y, SUGIMOTO T, et al.Survival benefit of bursectomy in patients with resectable gastric cancer: interim analysis results of a randomized controlled trial[J]. Gastric Cancer, 2012, 15(1): 42-48.

[104] 徐克峰, 周岩冰, 李宇, 等. 胃下部癌 No14 淋巴结转移及微转移研究[J]. 中华胃肠外科杂志, 2011, 14(2): 125-127.

[105] 梁月祥, 梁寒, 丁学伟, 等. 进展期胃癌 D2 根治术中 No14v 淋巴结清扫的意义[J]. 中华胃肠外科杂志, 2013, 16(7): 632-626.

[106] TOKUNAGA M, OHYAMA S, HIKI N, et al. Therapeutic value of lymph node dissection in advanced gastric cancer with macroscopic duodenum invasion: is the posterior pancreatic head lymph node dissection beneficial? [J]. Ann Surg Oncol, 2009, 16(5): 1241-1246.

[107] 焦旭光, 梁寒, 邓靖宇, 等. 进展期胃下部癌第 13 组淋巴结清扫的意义[J]. 中华外科杂志, 2013, 51(3): 235-239.

[108] SASAKO M, MCCULLOCH P, KINOSHITA T, et al. New method to evaluate the therapeutic value of lymph node dissection for gastric cancer[J]. Br J Surg, 1995, 82 (3): 346-351.

[109] AN J Y, PAK K H, INABA K, et al. Relevance of lymph node metastasis along the superior mesenteric vein in gastric cancer[J]. Br J Surg, 2011, 98(5): 667-672.

[110] DENG J, LIANG H, SUN D, et al. Extended lymphadenectomy improvement of overall survival of gastric cancer patients with perigastric node metastasis[J]. Langenbecks Arch Surg, 2011, 396(5): 615-623.

[111] DESAI A M, PAREEK M, NIGHTINGALE P G, et al. Improving outcomes in gastric cancer over 20 years[J]. Gastric Cancer, 2004, 7(4): 196-201; discussion 201-203.

[112] HARTGRINK H H, VAN DE VELDE C J, PUTTER H, et al. Extended lymph node dissection for gastric cancer: who may benefit? Final results of the randomized Dutch gastric cancer group trial[J]. J Clin Oncol, 2004, 22(11): 2069-2077.

[113] ROUKOS D H, KAPPAS A M. Targeting the optimal extent of lymph node dissection for gastric cancer[J]. J Surg Oncol, 2002, 81(2): 59-62.

[114] HUANG C M, LIN J X, ZHENG C H, et al. Prognostic impact of dissected lymph node count on patients with node-negative gastric cancer[J]. World J Gastroenterol, 2009, 15(31): 3926-3930.

[115] 梁寒, 薛强. 胃癌 D2 淋巴结清扫数目与预后的关系[J]. 中华胃肠外科杂志, 2007, 10(6): 528-530.

[116] SON T, HYUNG W J, LEE J H, et al. Clinical implication of an insufficient number of examined lymph nodes after curative resection for gastric cancer[J]. Cancer, 2012, 118 (19): 4687-4693.

[117] YOSHIKAWA T, SASAKO M, SANO T, et al. Stage migration caused by D2 dissection with paraaortic lymphadenectomy for gastric cancer from the results of a prospective randomized controlled trial[J]. Br J Surg, 2006, 93(12): 1526-1529.

[118] WU C W, HSIUNG C A, LO S S, et al. Nodal dissection for patients with gastric cancer: a randomised controlled trial[J]. Lancet Oncol, 2006, 7(4): 309-315.

[119] 詹文华, 何裕隆, 郑章清, 等. 进展期胃癌行腹主动脉旁淋巴结清扫的疗效观察[J]. 中华外科杂志, 2003, 41 (5): 375-378.

[120] 潘源, 梁寒, 薛强, 等. 国际抗癌联盟和日本胃癌协会淋巴结分期法与国人胃癌患者预后相关性比较[J]. 中华肿瘤杂志, 2008, 39(5): 376-380.

[121] DENG J Y, LIANG H, SUN D, et al. The most appropriate category of metastatic lymph nodes to evaluate overall survival of gastric cancer following curative resection[J]. J Surg Oncol, 2008, 98(5): 343-348.

[122] 王晓娜, 丁学伟, 梁寒, 等. 淋巴结外软组织阳性胃癌预后相关分析[J]. 中华胃肠外科杂志, 2007, 10(5): 436-439.

[123] ETOH T, SASAKO M, ISHIKAWA K, et al. Extranodal metastasis is an indicator of poor prognosis in patients with gastric carcinoma[J]. Br J Surg, 2006, 93(3): 369-373.

[124] DENG J Y, LIANG H, WANG D C, et al. Enhancement the prediction of postoperative survival in gastric cancer by combining the negative lymph node count with ratio between positive and examined lymph nodes[J]. Ann Surg Oncol, 2010, 17(4): 1043-1051.

[125] SASAKO M, TAKESHI S, YAMAMOTO S, et al. D2 lymphadenectomy alone or with para-aortic nodal dissection for gastric cancer[J]. N Engl J Med, 2008, 359(5): 453-462.

[126] RANDO K, HARGUINDEGUY M, LEITES A, et al. Quality standards in liver surgery: influence of multidisciplinary team work and patient centralization[J]. Acta Gastroenterol Latinoam, 2010, 40(1): 10-21.

[127] SUGIYAMA N, TAKASHIMA A, HASHIMOTO H, et al. Introducing multidisciplinary team practice--through our experience gained from visiting MD Anderson Cancer Center[J]. Gan To Kagaku Ryoho, 2010, 37(4): 753-757.

[128] LANCELEY A, SAVAGE J, MENON U, et al. Influences on multidisciplinary team decision-making[J]. Int J Gynecol Cancer, 2008, 18(2): 215-222.

[129] PRADES J, BORRÀS J M. Multidisciplinary cancer care in Spain, or when the function creates the organ: qualitative interview study[J]. BMC Public Health, 2011, 11(1): 141.

[130] 胡建昆, 陈心足. 胃癌多学科写作诊疗模式现状[J]. 中国普外基础与临床杂志, 2012, 19(1): 1-3.

[131] 陆明, 李佳艺, 季加孚, 等. 北京肿瘤医院消化系统肿瘤多学科专家组治疗模式的探索[J]. 中国实用外科杂志, 2012, 32(1): 73-76.

[132] 顾晋. 恶性肿瘤多学科综合治疗模式[J]. 中国实用外科杂志, 2009, 29(1): 21-22.

[133] KIDGER J, MURDOCH J, DONOVAN J, et al. Clinical decision-making in a multidisciplinary gynaecological cancer team: a qualitative study[J]. BJOG, 2009, 116(4): 511-517.

[134] LAMB B W, SEVDALIS N, TAYLOR C, et al. Multidisciplinary team working across different tumour types: analysis of a national survey[J]. Ann Oncol, 2011, 19(10): 453.

[135] 中华医学会外科学分会腹腔镜与内镜外科学组. 腹腔镜胃癌手术操作指南(2007版)[J]. 中华消化外科杂志, 2007, 6(6): 476-480.

[136] KIM Y W, BAIK Y H, YUN Y H. Improved quality of life outcomes after laparoscopy-assisted distal gastrectomy for early gastric cancer: results of a prospective randomized clinical trial[J]. Ann Surg, 2008, 248(5): 721-727.

[137] VIÑUELA E F, GONEN M, BRENNAN M F, et al. Laparoscopic Versus Open Distal Gastrectomy for Gastric Cancer A Meta-Analysis of Randomized Controlled Trials and High-Quality Nonrandomized Studies[J]. Ann Surg, 2012, 255(3): 446-456.

[138] 彭俊生, 宋虎, 杨祖立. 早期胃癌腹腔镜辅助远端胃切除术和传统开腹远端胃切除术的系统评价[J]. 癌症, 2010, 29(4): 381-387.

[139] 曹永宽, 张国虎. 腹腔镜胃癌 168 例临床疗效评价[J]. 中华普通外科手术学杂志, 2013, 7(1): 43-46.

[140] 赵庆洪, 鲁明, 张弛. 腹腔镜胃癌根治术与开放性胃癌根治术的对比研究[J]. 临床肿瘤学杂志, 2010, 15(5): 438-440.

[141] PAK K H, HYUNG W J, SON T, et al. Long-term oncologic outcomes of 714 consecutive laparoscopic gastrectomies for gastric cancer: results from the 7-year experience of a single institute[J]. Surg Endosc, 2012, 26(1): 130-136.

[142] AN G Y, HEO G U, CHEONG J H, et al. Assessment of open versus laparoscopy-assisted gastrectomy in lymph node-positive early gastric cancer: a retrospective cohort analysis[J]. J Surg Oncol, 2010, 102(1): 77-81.

[143] KIM H H, HYUNG W J, CHO J S, et al. Morbidity and mortality of laparoscopic gastrectomy versus open gastrectomy for gastric cancer: an interim report--a phase III multicenter, prospective, randomized trial(KLASS Trial)[J]. Ann Surg, 2010, 251(3): 417-420.

[144] SONG J, LEE H J, CHO G S, et al. Recurrence following laparoscopy-assisted gastrectomy for gastric cancer: a multicenter retrospective analysis of 1, 417 patients[J]. Ann Surg Oncol, 2010, 17(7): 1777-1786.

[145] LEE H J, KIM H H, KIM H C, et al. The impact of a high body mass index on laparoscopy assisted gastrectomy for gastric cancer[J]. Surg Endosc, 2009, 23(11): 2473-2479.

[146] KITANO S, SHIRAISHI N, UYAMA I, et al. A multicenter study on oncologic outcome of laparoscopic gastrectomy for early cancer in Japan[J]. Ann Surg, 2007, 245(1): 68-72.

[147] LEE J H, YOM C K, HAN H S, et al. Comparison of long-term outcomes of laparoscopy-assisted and open distal gastrectomy for early gastric cancer[J]. Surg Endosc, 2009, 23(8): 1759-1763.

[148] 魏寿江, 王崇树, 李勋. 腹腔镜与开腹进展期远端胃癌 D2 根治术 2 年疗效对比[J]. 中国内镜杂志, 2010, 10(9): 918-920.

[149] ZENG Y K, YANG Z L. Laparoscopy-assisted versus open distal gastrectomy for early gastric cancer: evidence from randomized and nonrandomized clinical trials[J]. Ann Surg, 2012, 256(1): 39-52.

[150] 王德臣, 袁炯, 傅卫, 等. 腹腔镜胃癌根治术 3 年随访报

告[J]. 中国普通外科杂志, 2010, 19(10): 1053-1056.

[151] SUGIMOTO M, KINOSHITA T, SHIBASAKI H, et al. Short-term outcome of total laparoscopic distal gastrectomy for overweight and obese patients with gastric cancer[J]. Surg Endosc, 2013, 27(11): 4291-4296.

[152] SHEN H, SHAN C, LIU H, et al. Laparoscopy-assisted versus open total gastrectomy for gastric cancer: a meta-analysis[J]. J Laparoendosc Adv Surg Tech A, 2013, 23(10): 832-840.

[153] CHOI Y Y, BAE J M, AN J Y, et al. Laparoscopic gastrectomy for advanced gastric cancer: Are the long-term results comparable with conventional open gastrectomy? A systematic review and meta-analysis[J]. J Surg Oncol, 2013, 108(8): 550-556.

[154] LEE S S, KIM I H. Are there any disbenefits to patients in choosing laparoscopic gastrectomy by an expert in open gastrectomy? Aspects of surgical outcome and radicality of lymphadenectomy[J]. Chin Med J(Engl), 2013, 126 (22): 4247-4253

[155] KIM Y W, YOON H M, YUN Y H, et al. Long-term outcomes of laparoscopy-assisted distal gastrectomy for early gastric cancer: result of a randomized controlled trial (COACT 0301)[J]. Surg Endosc, 2013, 27(11): 4267-4276.

[156] TAKIGUCHI S, FUJIWARA Y, YAMASAKI M, et al. Laparoscopy-assisted distal gastrectomy versus open distal gastrectomy. A prospective randomized single-blind study [J]. World J Surg, 2013, 37(10): 2379-2386.

[157] YU J, HU J, HUANG C, et al. The impact of age and comorbidity on postoperative complications in patients with advanced gastric cancer after laparoscopic D2 gastrectomy: results from the Chinese laparoscropic gastrointestinal surgery study(CLASS) group[J]. Eur J Surg Oncol, 2013, 39(10): 1144-1149.

[158] LI Z X, XU Y C, LIN W L, et al. Therapeutic effect of laparoscopy-assisted D2 radical gastrectomy in 106 patients with advanced gastric cancer[J]. J BUON, 2013, 18(3): 689-694.

[159] LIN J, HUANG C, ZHENG C, et al. A matched cohort study of laparoscopy-assisted and open total gastrectomy for advanced proximal gastric cancer without serosa invasion[J]. Chin Med J(Engl), 2014, 127(3): 403-407.

[160] KANG K C, CHO G S, HAN S U, et al. Comparison of Billroth Ⅰ and Billroth Ⅱ reconstructions after laparoscopy-assisted distal gastrectomy: a retrospective analysis of large-scale multicenter results from Korea[J]. Surg Endosc, 2011, 25(6): 1953-1961.

[161] SASAKO M, SANO T, YAMAMOTO S, et al. D2 lymphadenectomy alone or with para-aortic nodal dissection for gastric cancer[J]. N Engl J Med, 2008, 359(5):

453-462.

[162] SONGUN I, PUTTER H, KRANENBARG E M, et al. Surgical treatment of gastric cancer: 15-year follow-up results of the randomised nationalwide Dutch D1D2 Trial[J]. Lancet Oncol, 2010, 11(5): 439-449.

[163] DENG J, LIANG H, WANG D, et al. Enhancement the Prediction of Postoperative Survival in Gastric Cancer by Combining the Negative Lymph Node Count with Ratio Between Positive and Examined Lymph Nodes[J]. Ann Surg Oncol, 2010, 17(4): 1043-1051.

[164] Japanese Gastric Cancer Association. Japanese gastric cancer treatment guidelines 2010(ver. 3)[J]. Gastric Cancer, 2011, 14(2): 113-123.

[165] 王晓娜, 丁学伟, 张李, 等. 淋巴结外软组织阳性胃癌患者预后相关分析[J]. 中华胃肠外科杂志, 2007, 10(5): 436-439.

[166] AHN H S, KIM J W, YOO M W, et al. Clinicopathological features and surgical outcomes of patients with remnant gastric cancer after a distal gastrectomy[J]. Ann Surg Oncol, 2008, 15(6): 1632-1639.

[167] OHASHI M, KATAI H, FUKAGAWA T, et al. Cancer of the gastric stump following distal gastrectomy for cancer[J]. Br J Surg, 2007, 94(1): 92-95.

[168] LAGERGREN J, LINDAM A, MASON R M. Gastric stump cancer after distal gastrectomy for benign gastric ulcer in a population-based study[J]. Int J Cancer, 2012, 131(6): E1048-E1052.

[169] 程金玉. 胃手术后残胃癌的实验研究[J]. 中国医药指南, 2012, 10(4): 171-172.

[170] 田永生, 梁寒. 残胃癌的诊断及治疗[J]. 武警医学院学报, 2011, 20(8): 675-677.

[171] KOMATSU S, ICHIKAWA D, OKAMOTO K, et al. Progression of remnant gastric cancer is associated with duration of follow-up following distal gastrectomy[J]. World J Gastroenterol, 2012, 18(22): 2832-2836.

[172] 张伟欣, 代文杰, 姜文玉, 等. 残胃癌与消化道重建方式[J]. 中华胃肠外科杂志, 2011, 14(6): 477-478.

[173] 宋武, 何裕隆, 蔡世荣, 等. 残胃癌的临床病理特点及淋巴转移规律分析[J]. 中华外科杂志, 2009, 47(24): 1860-1863.

[174] 张茂申, 毛伟征, 周岩冰, 等. 残胃癌的临床病理特征及预后的荟萃分析[J]. 中华普通外科杂志, 2011, 26(5): 381-383.

[175] 陈森林, 胡志前, 刘胜, 等. 消化性溃疡患者行胃大部切除术后残胃癌危险因素分析[J]. 临床外科杂志, 2010, 18(10): 665-666.

[176] HOYA Y, MITSUMORI N, YANAGA K. The Advantages and Disadvantages of a Roux-en-Y Reconstruction after a Distal Gastrectomy for Gastric Cancer[J]. Surg Today, 2009, 39(8): 647-651.

[177] NABESHIMA K, OGOSHI K. Relationship between *Helicobacter pylori* and histological changes in the gastric remnant after subtotal gastrectomy[J]. Tokai J Exp Clin Med, 2011, 36(4): 139-143.

[178] 汪燕, 宋继伟, 支忠继. 残胃癌的病因分析[J]. 临床荟萃, 2008, 23(4): 276-277.

[179] 钟晓刚, 殷舞, 麦威, 等. 残胃癌外科治疗临床分析及再认识[J]. 中国普外基础与临床杂志, 2012, 19(1): 20-24.

[180] 陈峻青, 夏志平, 徐惠绵, 等. 胃肠癌手术学[M]. 2版. 北京: 人民卫生出版社, 2008.

[181] TAKENAKA R, KAWAHARA Y, OKADA H, et al. Endoscopic submucosal dissection for cancers of the remnant stomach after distal gastrectomy[J]. Gastrointest Endosc, 2008, 67(2): 359-363.

[182] AHN H S, KIM J W, YOO M W, et al. Clinicopathological features and surgical outcomes of patients with remnant gastric cancer after a distal gastrectomy[J]. Ann Surg Oncol, 2008, 15(8): 1632-1639.

[183] PAN Y, LI Q, WANG D C, et al. Beneficial effect of jejunal continuity and duodenal food passage after total gastrectomy: A retrospective study of 704 patients[J]. Eur J Surg Oncol, 2008, 34(1): 17-22.

[184] 郑捷, 刘远文. 腹腔镜胃切除术中医源性脾损伤的原因分析与防治[J]. 临床外科杂志, 2012, 20(4): 260-261.

[185] 倪晓春, 姜波健. 胃癌根治术后并发胰腺功能异常的临床研究[J]. 国际外科学杂志, 2007, 34(9): 587-589.

[186] 顾钧, 张文杰, 吴文广, 等. 进展期远端胃癌D2根治术No.12组淋巴结清扫的技巧和意义[J]. 中华普通外科杂志, 2012, 27(5): 370-372.

[187] 黄昌明. 腹腔镜胃癌手术常见并发症的预防和处理[J]. 中国微创外科杂志, 2010, 10(11): 995-996.

[188] LIN S Z, TONG H F, NI Z L, et al. Treatment and prevention of lymphorrhea after radical gastrectomy of gastric cancer[J]. J Cancer Res Clin Oncol, 2009, 135(4): 613-616.

[189] 孙益红. 经腹食管裂孔径路根治性全胃切除的操作要点及手术技巧[J]. 中国实用外科杂志, 2012, 32(4): 347-348.

[190] 秦新裕, 刘凤林. 胃癌根治切除术后再次手术的原因及对策[J]. 腹部外科, 2012, 25(1): 3-4.

[191] 陈自强, 陆松春, 唐坚. 胃癌根治术后迟发性腹腔内大出血三例[J]. 中华普通外科杂志, 2012, 27(2): 171-172.

[192] OH S J, CHOI W B, SONG J, et al. Complications requiring reoperation after gastrectomy for gastric cancer: 17 years experience in a single institute[J]. J Gastrointest Surg, 2009, 13(2): 239-245.

[193] 陈士远, 周岩冰, 王浩, 等. 胃癌切除术后腹腔感染的影响因素[J]. 中华胃肠外科杂志, 2009, 12(2): 137-140.

[194] PAN Y, LI Q, WANG D C, et al. Beneficial effects of jejunal continuity and duodenal food passage after total gastrectomy: a retrospective study of 704 patients[J]. Eur J Surg Oncol, 2008, 34(1): 17-22.

[195] KALMAR K, KAPOSZTAS Z, VARGA G, et al. Comparing aboral versus oral pouch with preserved duodenal passage after total gastrectomy: does the position of the gastric substitute reservoir count? [J]. Gastric Cancer, 2008, 11(2): 72-80.

[196] FEIN M, FUCHS K H, THALHEIMER A, et al. Long-term benefits of Roux-en-Y pouch reconstruction after total gastrectomy: a randomized trial[J]. Ann Surg, 2008, 247(5): 759-765.

[197] KURITA N, SHIMADA M, CHIKAKIYO M, et al. Does Roux-en Y reconstruction with jejunal pouch after total gastrectomy prevent complications of postgastrectomy? [J]. Hepatogastroenterology, 2008, 55(86-87): 1851-1854.

[198] CHAIYASATE K, JACOBS M, BROOKS S E, et al. The uncut Roux-en-Y with jejunal pouch: a new reconstruction technique for total gastrectomy[J]. Surgery, 2007, 142(1): 33-39.

[199] KRAICHELY R E, FARRUGIA G. Mechanosensitive ion channels in interstitial cells of Cajal and smooth muscle of the gastrointestinal tract[J]. Neurogastroenterol Motil, 2007, 19(4): 245-252.

[200] 吴亮亮, 梁寒, 张汝鹏, 等. 全胃切除术后四种消化道重建式式的比较分析[J]. 中华胃肠外科杂志, 2010, 13(12): 895-898.

[201] 丁学伟, 梁寒, 郝希山. 全胃切除术后不同消化道重建方式对比格犬小肠动力影响的机制研究[J]. 中华胃肠外科杂志, 2013, 16(2): 173-178.

[202] 李雁, 杨国梁, 杨肖军. 细胞减灭术加腹腔热灌注化疗治疗腹膜种植瘤的研究进展[J]. 中国肿瘤临床, 2007, 34(21): 1257-1259.

[203] 唐利, 梅列军, 李雁, 等. 细胞减灭术加腹腔热灌注化疗治疗胃癌腹膜转移癌[J]. 中华实验外科杂志, 2011, 28(3): 332-336.

[204] 詹宏杰, 梁寒, 王宝贵, 等. 60例进展期胃癌术中腹腔热灌注化疗的临床观察[J]. 中国肿瘤临床, 2010, 37(4): 229-231.

[205] BRENNER H, ROTHENBACHER D, ARNDT V, et al. Epidemiology of stomach cancer[J]. Methods Mol Biol, 2009, 472: 467-477.

[206] 赫捷, 陈万青. 2012年中国肿瘤登记年报[M]. 北京: 军事医学科学出版社, 2012.

[207] SAKURAMOTO S, SASAKO M, YAMAGUCHI T, et al. Adjuvant Chemotherapy for Gastric Cancer with S-1, an oral fluoropyrimidine[J]. N Engl J Med, 2007, 357(18): 1810-1820.

[208] BANG Y J, KIM Y W, YANG H K, et al. Adjuvant capecitabine and oxaliplatin for gastric cancer after D2

gastrectomy(CLASSIC): a phase 3 open-label, randomised controlled trial[J]. Lancet, 2012, 379(9813): 315-321.

[209] SASAKO M, SAKURAMOTO S, KATAI H, et al. Five-year outcomes of a randomized phase III trial comparing adjuvant chemotherapy with S-1 versus surgery alone in stage II or III gastric cancer[J]. J Clin Oncol, 2011, 29 (33): 4387-4393.

[210] LIU T S, WANG Y, CHEN S Y, et al. An updated meta-analysis of adjuvant chemotherapy after curative resection for gastric cancer[J]. Eur J Surg Oncol, 2008, 34(11): 1208-1216.

[211] ZHAO H L, FANG J Y. The role of postoperative adjuvant chemotherapy following curative resection for gastric cancer: a meta-analysis[J]. Cancer Invest, 2008, 26(3): 317-325.

[212] PAOLETTI X, OBA K, BURZYKOWSKI T, et al. Benefit of adjuvant chemotherapy for resectable gastric cancer: a meta-analysis[J]. JAMA, 2010, 303(17): 1729-1737.

[213] BECKER K, REIM D, NOVOTNY A, et al. Proposal for a multifactorial prognostic score that accurately classifies 3 groups of gastric carcinoma patients with different outcomes after neoadjuvant chemotherapy and surgery[J]. Ann Surg, 2012, 256(6): 1002-1007.

[214] SCHUHMACHER C, GRETSCHEL S, LORDICK F, et al. Neoadjuvant chemotherapy compared with surgery alone for locally advanced cancer of the stomach and cardia: European Organisation for Research and Treatment of Cancer randomized trial 40954[J]. J Clin Oncol, 2010, 28(35): 5210-5218.

[215] CUNNINGHAM D, STARLING N, RAO S, et al. Capecitabine and oxaliplatin for advanced esophagogastric cancer [J]. N Engl J Med, 2008, 358(1): 36-46.

[216] KOIZUMI W, NARAHARA H, HARA T, et al. S-1 plus cisplatin versus S-1 alone for first-line treatment of advanced gastric cancer(SPIRITS trial): a phase III trial[J]. Lancet Oncol, 2008, 9(3): 215-221.

[217] AL-BATRAN S E, HARTMANN J T, PROBST S, et al. Phase III trial in metastatic gastroesophageal adenocarcinoma with fluorouracil, leucovorin plus either oxaliplatin or cisplatin: a study of the Arbeitsgemeinschaft Internistische Onkologie[J]. J Clin Oncol, 2008, 26(9): 1435-1442.

[218] ROTH A D, FACIO N, STUPP R, et al. Docetaxel, cisplatin, and fluorouracil; docetaxel and cisplatin; and epirubicin, cisplatin, and fluorouracil as systemic treatment for advanced gastric carcinoma: a randomized phase II trial of the Swiss Group for Clinical Cancer Research[J]. J Clin Oncol, 2007, 25(22): 3217-3223.

[219] KANG Y K, KANG W K, SHIN D B, et al. Capecitabine/cisplatin versus 5-fluorouracil/cisplatin as first-line therapy in patients with advanced gastric cancer: a randomised phase III noninferiority trial[J]. Ann Oncol, 2009, 20(4): 666-673.

[220] DANK M, ZALUSKI J, BARONE C, et al. Randomized phase III study comparing irinotecan combined with 5-fluorouracil and folinic acid to cisplatin combined with 5-fluorouracil in chemotherapy naive patients with advanced adenocarcinoma of the stomach or esophagogastric junction [J]. Ann Oncol, 2008, 19(8): 1450-1457.

[221] PINTO C, DI FABIO F, SIENA S, et al. Phase II study of cetuximab in combination with FOLFIRI in patients with untreated advanced gastric or gastroesophageal junction adenocarcinoma(FOLCETUX study)[J]. Ann Oncol, 2007, 18(3): 510-517.

[222] LORDICK F, LUBER B, LORENZEN S, et al. Cetuximab plus oxaliplatin/leucovorin/5-fluorouracil in first-line metastatic gastric cancer: a phase II study of the Arbeitsgemeinschaft Internistische Onkologie(AIO)[J]. Br J Cancer, 2010, 102(3): 500-505.

[223] PINTO C, DI FABIO F, BARONE C, et al. Phase II study of cetuximab in combination with cisplatin and docetaxel in patients with untreated advanced gastric or gastro-oesophageal junction adenocarcinoma(DOCETUX study)[J]. Br J Cancer, 2009, 101(8): 1261-1268.

[224] LORDICK F, KANG Y K, CHUNG H C, et al. Capecitabine and cisplatin with or without cetuximab for patients with previously untreated advanced gastric cancer (EXPAND): a randomised, open-label phase 3 trial[J]. Lancet Oncol, 2013, 14(6): 490-499.

[225] OKINES A F, ASHLEY S E, CUNNINGHAM D, et al. Epirubicin, oxaliplatin, and capecitabine with or without panitumumab for advanced esophagogastric cancer: dose-finding study for the prospective multicenter, randomized, phase II/III REAL-3 trial[J]. J Clin Oncol, 2010, 28(25): 3945-3950.

[226] KROP I E, LORUSSO P, MILLER K D, et al. A phase II study of trastuzumab emtansine in patients with human epidermal growth factor receptor 2-positive metastatic breast cancer who were previously treated with trastuzumab, lapatinib, an anthracycline, a taxane, and capecitabine[J]. J Clin Oncol, 2012, 30(26): 3234-3241.

[227] EL-RAYES B F, ZALUPSKI M, BEKAI-SAAB T, et al. A phase II study of bevacizumab, oxaliplatin, and docetaxel in locally advanced and metastatic gastric and gastroesophageal junction cancers[J]. Ann Oncol, 2010, 21(10): 1999-2004.

[228] OHTSU A, SHAH M A, VAN CUTSEM E, et al. Bevacizumab in combination with chemotherapy as first-line therapy in advanced gastric cancer: a randomized, double-blind, placebo-controlled phase III study[J]. J Clin Oncol, 2011, 29(30): 3968-3976.

[229] LI J, QIN S, XU J, et al. Apatinib for chemotherapy-refractory advanced metastatic gastric cancer: results from a randomized, placebo-controlled, parallel-arm, phase Ⅱ trial[J]. J Clin Oncol, 2013, 31(26): 3219-3225.

[230] SUN W, POWELL M, O'DWYER P J, et al. Phase Ⅱ study of sorafenib in combination with docetaxel and cisplatin in the treatment of metastatic or advanced gastric and gastroesophageal junction adenocarcinoma: ECOG 5203[J]. J Clin Oncol, 2010, 28(18): 2947-2951.

[231] BANG Y J, KANG Y K, KANG W K, et al. Phase Ⅱ study of sunitinib as second-line treatment for advanced gastric cancer[J]. Invest New Drugs, 2011, 29(6): 1449-1458.

[232] KU G Y, ILSON D H. Esophagogastric cancer: targeted agents[J]. Cancer Treat Rev, 2010, 36(3): 235-248.

[233] DOI T, MURO K, BOKU N, et al. Multicenter phase Ⅱ study of everolimus in patients with previously treated metastatic gastric cancer[J]. J Clin Oncol, 2010, 28(11): 1904-1910.

[234] OHTSU A, AJANI J A, BAI Y X, et al. Everolimus for previously treated advanced gastric cancer: results of the randomized, double-blind, phase Ⅲ GRANITE-1 study[J]. J Clin Oncol, 2013, 31(31): 3935-3943.

[235] 郁仁存. 郁仁存中西医结合肿瘤学[M]. 北京: 中国协和医科大学出版社, 2008.

[236] 陶丽, 杨金坤. 胃癌中医证型与临床相关因素的单因素分析[J]. 中西医结合学报, 2007, 5(4): 398-402.

[237] 王文玲, 文小平, 黄韵红. 希罗达/奥沙利铂联合榄香烯治疗老年进展期胃癌的临床研究[J]. 中国肿瘤临床, 2006, 33(18): 1069-1070.

[238] OHTSU A. Diverse eastern and Western approaches to the management of gastric cancer[J]. Gastrointest Cancer Res, 2007, 1(2 Suppl): S10-S15.

[239] BICKENBACH K, STRONG V E. Comparisons of Gastric Cancer Treatments: East vs. West[J]. J Gastric Cancer, 2012, 12(2): 55-62.

[240] DENG J, LIANG H, WANG D, et al. Enhancement the prediction of postoperative survival in gastric cancer by combining the negative lymph node count with ratio between positive and examined lymph nodes[J]. Ann Surg Oncol, 2010, 17(4): 1043-1051.

[241] DENG J, SUN D, PAN Y, et al. Ratio between negative and positive lymph nodes is suitable for evaluation the prognosis of gastric cancer patients with positive node metastasis[J]. PLoS One, 2012, 7(8): e43925.

[242] SUN Z, XU Y, LI D M, et al. Log odds of positive lymph nodes: a novel prognostic indicator superior to the number-based and the ratio-based N category for gastric cancer patients with R0 resection[J]. Cancer, 2010, 116(11): 2571-2580.

[243] ARIGAMI T, UENOSONO Y, YANAGITA S, et al. Clinical significance of lymph node micrometastasis in gastric cancer[J]. Ann Surg Oncol, 2013, 20(2): 515-521.

[244] SAITO H, TSUJITANI S, IKEGUCHI M. Clinical significance of skip metastasis in patients with gastric cancer[J]. Gastric Cancer, 2007, 10(2): 87-91.

[245] SHIRAISHI N, SATO K, YASUDA K, et al. Multivariate prognostic study on large gastric cancer[J]. J Surg Oncol, 2007, 96(1): 14-18.

[246] GLOCKZIN G, PISO P. Current status and future directions in gastric cancer with peritoneal dissemination[J]. Surg Oncol Clin N Am, 2012, 21(4): 625-633.

[247] JERRAYA H, SAIDANI A, KHALFALLAH M, et al. Management of liver metastases from gastric carcinoma: where is the evidence? [J]. Tunis Med, 2013, 91(1): 1-5.

[248] KONG J H, LEE J, YI C A, et al. Lung metastases in metastatic gastric cancer: pattern of lung metastases and clinical outcome[J]. Gastric Cancer, 2012, 15(3): 292-298.

[249] AHN J B, HA T K, KWON S J. Bone metastasis in gastric cancer patients[J]. J Gastric Cancer, 2011, 11(1): 38-45.

[250] HUANG W H, LIN T Y, PENG C Y. Chronic skin ulcer revealing metastasis from gastric cancer[J]. Clin Gastroenterol Hepatol, 2011, 9(9): e86-e87.

[251] SCHAEFER I M, SAUER U, LIWOCHA M, et al. Occult gastric signet ring cell carcinoma presenting as spermatic cord and testicular metastases: "Krukenberg tumor" in a male patient[J]. Pathol Res Pract, 2010, 206(7): 519-521.

[252] LIU X, XU Y, LONG Z, et al. Prognostic significance of tumor size in T_3 gastric cancer[J]. Ann Surg Oncol, 2009, 16(7): 1875-1882.

[253] LU J, HUANG C M, ZHENG C H, et al. Consideration of tumor size improves the accuracy of TNM predictions in patients with gastric cancer after curative gastrectomy[J]. Surg Oncol, 2013, 22(3): 167-171.

[254] SHIRAISHI N, SATO K, YASUDA K, et al. Multivariate prognostic study on large gastric cancer[J]. J Surg Oncol, 2007, 96(1): 14-18.

[255] YAMASHITA K, SAKURAMOTO S, KATADA N, et al. Diffuse type advanced gastric cancer showing dismal prognosis is characterized by deeper invasion and emerging peritoneal cancer cell: the latest comparative study to intestinal advanced gastric cancer[J]. Hepatogastroenterology, 2009, 56(89): 276-281.

[256] GRESTA L T, RODRIGUES-JÚNIOR I A, DE CASTRO L P, et al. Assessment of vascular invasion in gastric cancer: a comparative study[J]. World J Gastroenterol, 2013, 19(24): 3761-3769.

[257] KUNISAKI C, MAKINO H, KIMURA J, et al. Impact of lymphovascular invasion in patients with stage Ⅰ gastric cancer[J]. Surgery, 2010, 147(2): 204-211.

[258] CHUA T C, MERRETT N D. Clinicopathologic factors associated with Her-2-positive gastric cancer and its impact on survival outcomes-A systematic review[J]. Int J Cancer, 2012, 130(12): 2845-2856.

[259] GALIZIA G, LIETO E, ORDITURA M, et al. Epidermal growth factor receptor(EGFR)expression is associated with a worse prognosis in gastric cancer patients undergoing curative surgery[J]. World J Surg, 2007, 31(7): 1458-1468.

[260] HONG L, HAN Y, YANG J, et al. Prognostic value of epidermal growth factor receptor in patients with gastric cancer: A meta-analysis[J]. Gene, 2013, 529(1): 69-72.

[261] OH H S, EOM D W, KANG G H, et al. Prognostic implications of EGFR and Her-2 alteration assessed by immunohistochemistry and silver in situ hybridization in gastric cancer patients following curative resection[J]. Gastric Cancer, 2014, 17(3): 402-411.

[262] D'SOUZA M A, SINGH K, SHRIKHANDE S V. Surgery for gastric cancer: an evidence-based perspective[J]. J Cancer Res Ther, 2009, 5(4): 225-231.

[263] DENG J, LIANG H, ZHANG R, et al. Clinicopathologic characteristics and outcomes of surgery of middle-third gastric cancer[J]. Tumour Biol, 2012, 33(6): 2091-2098.

[264] YADA T, YOKOI C, UEMURA N. The current state of diagnosis and treatment for early gastric cancer[J]. Diagn Ther Endosc, 2013, 2013: 241320.

[265] LEE H H, YOO H M, SONG K Y, et al. Risk of limited lymph node dissection in patients with clinically early gastric cancer: indications of extended lymph node dissection for early gastric cancer[J]. Ann Surg Oncol, 2013, 20(11): 3534-3540.

[266] LEE S E, LEE J H, RYU K W, et al. Sentinel node mapping and skip metastases in patients with early gastric cancer[J]. Ann Surg Oncol, 2009, 16(3): 603-608.

[267] SONGUN I, PUTTER H, KRANENBARG E M, et al. Surgical treatment of gastric cancer: 15-year follow-up results of the randomised nationwide Dutch D1D2 trial[J]. Lancet Oncol, 2010, 11(5): 439-449.

[268] KOIZUMI W, NARAHARA H, HARA T, et al. S-1 plus cisplatin versus S-1 alone for first-line treatment of advanced gastric cancer(SPIRITS trial): a Phase 3 trial[J]. Lancet Oncol, 2008, 9(3): 215-221.

[269] CUNNINGHAM D, STARLING N, RAO S, et al. Upper gastrointestinal clinical studies group of the National Cancer Research Institute of the United Kingdom. Capecitabine and oxaliplatin for advanced esophagogastric cancer[J]. N Engl J Med, 2008, 358(1): 36-46.

[270] PRICE T J, SHAPIRO J D, SEGELOV E, et al. Management of advanced gastric cancer[J]. Expert Rev Gastroenterol Hepatol, 2012, 6(2): 199-208.

[271] YCHOU M, BOIGE V, PIGNON J P, et al. Perioperative chemotherapy compared with surgery alone for resectable gastroesophageal adenocarcinoma: an FNCLCC and FFCD multicenter phase Ⅲ trial[J]. J Clin Oncol, 2011, 29(13): 1715-1721.

[272] HUANG J Y, XU Y Y, SUN Z, et al. Comparison different methods of intraoperative and intraperitoneal chemotherapy for patients with gastric cancer: a meta-analysis[J]. Asian Pac J Cancer Prev, 2012, 13(9): 4379-4385.

[273] MI D H, LI Z, YANG K H, et al. Surgery combined with intraoperative hyperthermic intraperitoneal chemotherapy(IHIC)for gastric cancer: a systematic review and meta-analysis of randomised controlled trials[J]. Int J Hyperthermia, 2013, 29(2): 156-167.

[274] FIORICA F, CARTEI F, ENEA M, et al. The impact of radiotherapy on survival in resectable gastric carcinoma: a meta-analysis of literature data[J]. Cancer Treat Rev, 2007, 33(8): 729-740.

[275] SAFRAN H, SUNTHARALINGAM M, DIPETRILLO T, et al. Cetuximab With concurrent chemoradiation for esophagogastric cancer: assessment of toxicity[J]. Int J Radiat Oncol Bio Phys, 2008, 70(2): 391-395.

[276] LORENZEN S, SCHUSTER T, PORSCHEN R, et al. Cetuximab plus cisplatin-5-fluorouracil versus cisplatin-5-fluorouracil alone in first-line metastatic squamous cell carcinoma of the esophagus: a randomized phase Ⅱ study of the Arbeitsgemeinschaft Internistische Onkologie[J]. Ann Oncol, 2009, 20(10): 1667-1673.

[277] BANG J Y, VAN CUTSEM E, FEYEREISLOVA A, et al. Trastuzumab in combination with chemotherapy versus chemotherapy alone for treatment of HER-2-positive advanced gastric or gastro-oesophageal junction cancer(ToGA): a phase 3, open-label, randomized controlled trial[J]. Lancet, 2010, 376(9742): 687-697.

[278] SHAH M A, JHAWER M, ILSON D H, et al. Phase Ⅱ study of modified docetaxel, cisplatin, and fluorouracil with bevacizumab in patients with metastatic gastroesophageal adenocarcinoma[J]. J Clin Oncol, 2011, 29(7): 868-874.

[279] SWERDLOW S H, CAMPO E, HARRIS N L. WHO classification of tumours of haematopoietic and lymphoid tissues[R]. Lyon, France: International Agency for Research on Cancer, 2008.

[280] STATHIS A, CHINI C, BERTONI F, et al. Long-term outcome following *Helicobacter pylori* eradication in a retrospective study of 105 patients with localized gastric marginal zone B-cell lymphoma of MALT type[J]. Ann Oncol, 2009, 20(6): 1086-1093.

[281] FISCHBACH W, GOEBELER M E, RUSKONE-FOUR-MESTRAUX A, et al. Most patients with minimal histolog-

ical residuals of gastric MALT lymphoma after successful eradicatio of *Helicobacter pylori* can be managed safely by a watch and wait strategy: experience from a large international series[J]. Gut, 2007, 56(12): 1685-1687.

[282] MALFERTHEINER P, MEGRAUD F, O'MORAIN C, et al. Current concepts in the management of *Helicobacter pylori* infection: the Maastricht Ⅲ Consensus Report[J]. Gut, 2007, 56(6): 772-781.

[283] FUCCIO L, LATRZA L, ZAGARI R M, et al. Treatment of *Helicobacter pylori* infection[J]. BMJ, 2008, 337: a1454.

[284] CHEY W D, WONG B C. American College of Gastroenterology guideline on the management of *Helicobacter pylori* infection[J]. Am J Gastroenterol, 2007, 102(8): 1808-1825.

[285] COPIE-BERGMAN C, WOTHERSPOON A. MALT lymphoma pathology, initial diagnosis, and posttreatment evaluation[M]// CAVALLI F, STEIN H, ZUCCA E. Extranodal lymphomas pathology and management. London, UK: Informa Healthcare, 2008.

[286] ZUCCA E, DREYLING M. Gastric marginal zone lymphoma of MALT type: ESMO clinical recommendations for diagnosis, treatment and follow-up[J]. Ann Oncol, 2008, 19 Suppl 2: ii70-ii71.

[287] CAPELLE L G, DE VRIES A C, LOOMAN C W, et al. Gastric MALT lymphoma: epidemiology and high adenocarcinoma risk in a nation-wide study[J]. Eur J Cancer, 2008, 44(16): 2470-2476.

[288] 王华庆, 邱立华, 钱正子, 等. 氟达拉滨联合吡柔比星治疗复发难治性惰性非霍奇金淋巴瘤[J]. 白血病·淋巴瘤, 2009, 18(10): 609-611, 615.

[289] 陈峻青. 胃恶性淋巴瘤诊治现状——日本《胃恶性淋巴瘤诊疗指南》首版解读[J]. 中国实用外科杂志, 2011, 31(11): 994-996.

[290] HOSSAIN F S, KOAK Y, KHAN F H. Primary gastric Hodgkin's lymphoma[J]. World J Surg Oncol, 2007, 5: 119.

[291] PARVEZ T, BEHANI A, ALI A. Primary gastric lymphoma[J]. J Coll Physicians Surg Pak, 2007, 17(1): 36-40.

[292] SELÇUKBIRICIK F, TURAL D, ELICIN O, et al. Primary gastric lymphoma: conservative treatment modality is not inferior to surgery for early-stage disease[J]. ISRN Oncol, 2012, 2012: 951816.

[293] KIM S J, CHEONG J W, HAHN J S. Therapeutic comparison of chemotherapy and surgery for early stage diffuse large B-cell gastric lymphoma[J]. Yonsei Med J, 2007, 48(6): 942-948.

[294] EL DEMELLAWY D, OTERO C, RADHI J. Primary gastric lymphoma with florid granulomatous reaction[J]. J Gastrointestin Liver Dis, 2009, 18(1): 99-101.

[295] HE M X, ZHU M H, LIU W Q, et al. Primary lymphoblastic B-cell lymphoma of the stomach: a case report[J]. World J Gastroenterol, 2008, 14(19): 3101-3104.

[296] LV Y, WANG X N, LIANG H. Clinical analysis of 200 patients with primary gastric lymphoma[J]. Zhonghua Wei Chang Wai Ke Za Zhi, 2012, 15(2): 157-160.

[297] LIU H, ZHANG R P, LI F X, et al. A retrospective analysis of clinic-pathological characteristics and prognostic factors for 204 cases of primary gastric lymphoma[J]. Zhonghua Wai Ke Za Zhi, 2012, 50(2): 106-109.

[298] 周海涛, 周志祥, 张海增, 等. 98 例原发性胃淋巴瘤的临床诊治分析[J]. 中华胃肠外科杂志, 2008, 11(4): 326-330.

[299] FISCHBACH W. MALT lymphoma: forget surgery? [J]. Dig Dis, 2013, 31(1): 38-42.

[300] MORGNER A, SCHMELZ R, THIEDE C, et al. Therapy of gastric mucosa associated lymphoid tissue lymphoma[J]. World J Gastroenterol, 2007, 13(26): 3554-3566.

胃肠间质瘤

第1节 概 述

进入 21 世纪以来，医学科学日新月异，分子病理学的发展史中靶向治疗成为可能，1988 年 Hirota 教授发现了胃肠间质瘤（gastrointestinal stromal tumor, GIST）含有活化的 *c-kit* 基因突变。同时发现，这种突变在 GIST 的发病机制中发挥关键作用。酪氨酸激酶抑制剂（伊马替尼）能够有效阻止 c-kit 蛋白的酪氨酸激酶的活性，导致细胞生长抑制和凋亡。伊马替尼的问世，给 GIST 的治疗策略带来了革命性变化，它也是迄今最有效的靶向治疗的典范。自 2001 年 10 月《新英格兰医学杂志》报道了第一例伊马替尼成功治疗复发转移 GIST 病例以来，随着大量临床研究数据的发表以及基因检测技术的临床应用，对于 GIST 临床风险评估、术后辅助治疗时间、复发转移病例的治疗策略有了更深入的认识。

手术是原发 GIST 可能治愈的唯一方法，由于 GIST 很少发生淋巴结转移，因此一般无需常规清扫周围淋巴结，发生于胃的 GIST 尽可能采取局部、楔形切除，肿瘤切缘 1~2cm 即可。发生于消化道特殊部位，如十二指肠、直肠的 GIST，尽量避免做联合脏器手术，一般建议先口服伊马替尼，待肿瘤缩小后手术。GIST 术后复发风险切实存在，临床上以改良的 NIH 风险评估最常用。SSGXVIII 结果提示，高复发风险 GIST 术后辅助用药 3 年较用药 1 年能显著提高患者的 3 年无复发生存率和总生存率。亚组分析说明，*c-kit* 第 9 号外显子突变者预后明显较 *c-kit* 第 11 号外显子突变者差。野生型与 *PDGFA D842V* 突变者术后辅助治疗的效果并不差于 *c-kit* 第 11 号外显子突变者。最新研究表明，*c-kit* 第 11、13、17 号外显子，以及 *PDGFA* 第 12、14、18 号外显子突变者，均对伊马替尼治疗有效；中度复发风险患者术后辅助用药至少 2 年。对于高度复发危险的病例，最佳术后辅助治疗时间仍未确定。SSGXVIII 研究中辅助用药 3 年组病例，在停药 1 年后仍出现明显的生存曲线瀑布样下降的趋势，对于转移复发病例，即使初治时做过基因检测，也建议对复发病灶做基因检测，根据突变类型决定具体治疗方法。对于复发转移 GIST，一定要慎重决定是否适合手术治疗：除出血、梗阻、穿孔等绝对指征外，慎重评估减瘤术的效果，明确手术目的。对于有些病例，适时手术干预配合靶向治疗，可能是延长患者生存的关键。

（梁 寒）

第2节 胃肠间质瘤分子病理诊断

基因突变是 GIST 发病的重要机制，也是大多数病例发生恶性转化的重要原因，分别有 60%~80% 和 5%~8% 的 GIST 病例携带 *KIT* 基因突变和 *PDGFRα* 基因突变，但也有 8%~15% 的病例未检测到 *KIT/PDGFRα* 突变，也就是所谓的"野生型 GIST"（表 4-1）。*KIT* 和 *PDGFRα* 的基因突变是相互排斥的，且每个病例只携带一个外显子的突变，尚未有同时存在两个及两个以上外显子突变的报道。突变形式表现为编码框架内密码子的错义点突变、缺失和插入。

既然多数 GIST 是由突变的 *KIT* 或 *PDGFRα* 基因驱动，对这两个基因进行分子病理学检测的意义显而易见。基因检测应该在符合资质的实验室中进行，推荐采用聚合酶链式反应（PCR）扩增 - 直接测序的方法，以确保检测结果的准确性和一致性。

基因突变检测十分重要，有助于一些疑难病例的诊断、预测分子靶向治疗药物的疗效和指导临床治疗。专家委员会推荐存在以下情况时，应该进行基因学分析：①所有初次诊断的复发和转移性 GIST，拟行分子靶向治疗；②原发

表 4-1　GIST 的分子学分类

基因型	相对频率	解剖学分布
KIT 突变	80%	
第 8 号外显子	罕见	小肠
第 9 号外显子	10%	小肠、结肠
第 11 号外显子	67%	所有部位
第 13 号外显子	1%	所有部位
第 17 号外显子	1%	所有部位
PDGFRα 突变	5%～8%	
第 12 号外显子	1%	所有部位
第 14 号外显子	<1%	胃
第 18 号外显子 D842V	5%	胃、腹膜、网膜
其他外显子	1%	所有部位
野生型	12%～15%	
与 Carney 三联征相关	罕见	胃
与 NF1 相关	罕见	小肠

可切除 GIST 手术后，中 - 高度复发风险，拟行伊马替尼辅助治疗；③对疑难病例应进行 *KIT* 或 *PDGFRα* 突变分析，以明确 GIST 的诊断；④鉴别 NF1 型 GIST、完全性或不完全性 Carney 三联征、家族性 GIST 以及儿童 GIST；⑤鉴别同时性和异时性多原发 GIST。

检测基因突变的位点，至少应包括 *KIT* 基因的第 11、9、13 和 17 号外显子以及 *PDGFRα* 基因的第 12 和 18 号外显子。由于大多数 GIST（65%～85%）的基因突变发生在 *KIT* 基因的第 11 号或第 9 号外显子，对于经济承受能力有限的患者，在鉴别诊断时，可以优先检测这两个外显子；但是，对于继发耐药的患者，宜增加检测 *KIT* 基因的第 13、14、17 和 18 号外显子。仅对 *c-kit* 基因无突变的病例检测 *PDGFRα* 基因的第 12 和 18 号外显子突变；*PDGFRα* 基因突变更常见于胃和胃肠道外 GIST。检测报告应显示具体的突变类型，例如有资料表明，第 11 号外显子缺失突变的胃 GIST 较点突变者的生物学行为激进（图 4-1）。

预后意义：*KIT* 基因第 11 号外显子突变者预后优于 *c-kit* 基因第 9 号外显子突变者；*c-kit* 基因第 9 号外显子突变者优于 *c-kit* 基因野生型患者。

一般认为 *KIT/PDGFRα* 突变类型可以预测伊马替尼的

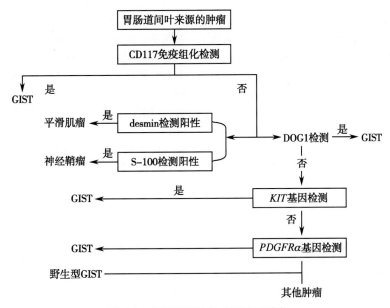

图 4-1　胃肠间质瘤的分子病理诊断

疗效，其中 *KIT* 第11号外显子突变者的疗效最佳，ESMO 和 NCCN 均推荐第11号外显子突变患者应接受 800mg/d 伊马替尼治疗；而 *c-kit* 基因第9号外显子突变者疗效较差，但初始剂量改为 600～800mg/d 可明显改善疗效。伊马替尼原发性耐药的预测意义尽管报道的病例尚少，有试验表明，*PDGFRα D842V* 突变可能对伊马替尼与舒尼替尼治疗原发耐药。舒尼替尼治疗原发 *KIT* 第9号外显子突变和野生型 GIST 患者的生存获益优于 *KIT* 第11号外显子突变患者；治疗继发性 *KIT* 第13、14号外显子突变患者疗效优于继发 *KIT* 第17、18号外显子突变。

根据中国胃肠间质瘤诊断治疗专家共识(2011年版)，对于病理形态学符合 GIST，但 DOG-1 和 KIT 免疫组化阴性，其他免疫组化结果又不支持神经鞘或平滑肌源性肿瘤诊断者，若检测出 *KIT* 或 *PDGFRα* 基因突变，则可确立 GIST 的诊断。值得注意的是，即使 *c-kit* 和 *PDGFRα* 基因无突变，也不能完全排除野生型 GIST 的可能。

(赵　纲　孙蕾娜)

第3节　胃肠间质瘤复发风险评估

由于 GIST 术后仍存在复发风险，因此对 GIST 的复发风险评估尤为重要。临床医师也可以据此指导 GIST 患者术后分子靶向药物的应用。

自21世纪以来，国外学者已经试图应用某些指标来预测 GIST 的预后。最初，学者们根据 GIST 的组织学特征、肿瘤大小、核分裂象，将 GIST 分为，良性、潜在恶性以及恶性。直至2002年，Fletcher 根据个人过往的经验提出了 Fletcher 分级标准，即 F/NIH 共识。该分级方法首次提出 GIST 无良、恶性之分，均存在恶性潜能。F/NIH 共识根据肿瘤大小以及每50个高倍视野的核分裂象个数将 GIST 分为4级，分别为极低危险度、低危险度、中度危险度以及高危险度，为 GIST 的规范化诊疗奠定了基础。但该分级方法在经过多项回顾性研究验证后被指出存在分级不清的缺陷，尤其未能包含瘤体较大但核分裂象少的 GIST，不能较好地反映出不同危险度之间 GIST 患者的生存差异，无法在术后治疗方面为临床医师提供更好的指导，可导致治疗不足等情况。随后在2006年，Miettinen 等通过对近2 000例 GIST 回顾性研究发现，原发于胃部的 GIST 预后要优于原发于小肠的 GIST，且差异具有统计学意义。因此，在原 F/NIH 共识的基础上，加入了原发肿瘤部位作为 GIST 风险评估的参数，提出了 Miettinen 分级标准，即美国陆军研究所(AFIP)标准。AFIP 分级相较 F/NIH 分级不仅增加了原发肿瘤部位这一参数，而且将 GIST 分为8组进行分析，更能准确地分析不同位置 GIST 的生物学行为，对 GIST 的复发风险评估更为精确。但在之后的应用过程中，临床医师发现 AFIP 分级标准较为复杂，不容易接受。随后大量回顾性研究证实了肿瘤破裂是 GIST 预后的独立危险因素，2008年 NIH 提出了改良 NIH 分级，增加肿瘤部位和肿瘤破裂作为风险评估的参数，并认为一旦肿瘤发生破裂、出血，无论肿瘤大小、原发部位以及核分裂象多少，均归为高危险度 GIST。该分级方法的分层更为详细，应用起来更加简便，因此，该分级标准是目前为止应用最为广泛的 GIST 复发风险分级标准(表4-2)。

表4-2　改良 NIH 分级

危险度分级	肿瘤大小 /cm	核分裂象数 / (个·50HPF^{-1})	原发肿瘤部位
极低危险度	<2	≤5	任意部位
低危险度	2～5	≤5	任意部位
中危险度	2～5	>5	胃
	<5	6～10	任意部位
	5～10	≤5	胃
高危险度	任意	任意	肿瘤破裂
	>10	任意	任意部位
	任意	>10	任意部位
	>5	>5	任意部位
	2～5	>5	非胃
	5～10	≤5	非胃

此外，为了能够更加准确地预测 GIST 的复发风险率，学者们试图通过建立数学模型来计算精确的数值。其中，包括 Gold 预后列线图以及 Joensuu 预后等高热线图。Gold 等在2009年首次建立了用来评估 GIST 预后的数学模型，即 Gold 预后列线图，通过将肿瘤大小、核分裂象数以及肿瘤部位三个参数的评分相加后得出的总评分，直接计算出2年和5年无复发生存率(图4-2)。Joensuu 等研究发现，肿瘤大小、核分裂象数以及肿瘤是否破裂与 GIST 的预后呈非线性关系，Joensuu 在2012年提出并建立了评估 GIST 预后的等高热线图。横坐标为核分裂象数，纵坐标为肿瘤大小，红色代表高复发风险，蓝色代表低复发风险，根据原发部位以及是否破裂可计算出术后10年 GIST 复发率。从该模型中，可更加直观地显示出非胃原发部位、肿瘤破裂、肿瘤体积较大以及核分裂象数高的 GIST 复发风险较高(图4-3)。此外，Joensuu 等还通过 ROC 曲线验证了 F/NIH 分级、AFIP 分级、改良的 NIH 分级模型的灵敏度，结果显示，以上3种模型均具有较高的灵敏度(图4-4)。

近年来，学者们不断提出新的 GIST 恶性程度参数，包括：核分裂象≥10个 /50HPF，侵犯肌层、凝固坏死、肿瘤细胞显著异型、血管周围侵犯、淋巴结转移、神经和黏膜播散等。Huang 等对天津市肿瘤医院的187例胃 GIST 的回顾性研究发现，发生于胃上部和胃中部的 GIST 预后较胃下部 GIST 的预后差。刘晓洁等提出，在就诊时存在腹痛、上消化道出血等症状且经术后病理证实为侵犯周围组织的 GIST 患者预后较差。2013年 ASCO 建议，将基因突变作为 GIST 复发风险评估的参数，但目前尚未提出包含有基因突变在内的 GIST 复发风险评估标准。

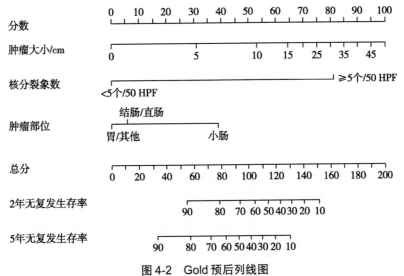

图 4-2　Gold 预后列线图

以最上方的"分数"线为参考，分别得出肿瘤大小、核分裂象数以及肿瘤部位所对应的得分，再将得分相加后以"总分"线为参考，直接得出总分所对应的 2 年和 5 年无复发生存率。

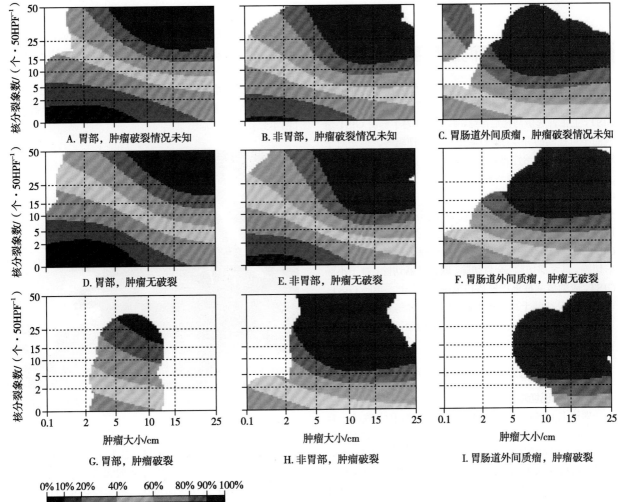

图 4-3　Joensuu 预后等高热线图

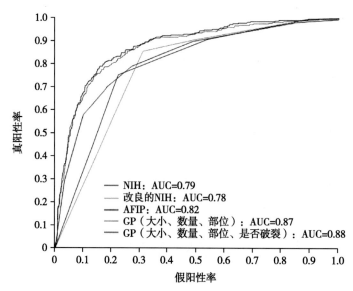

图 4-4　受试者操作特征（ROC）曲线

NIH：National Institutes of Health，美国国立卫生研究院；AFIP：Armed Forces Institute of Pathology，军队病理学研究所；GP：Gaussian process，高斯过程（非线性数据模型）。

（蔡明志　梁　寒）

第4节　胃肠间质瘤手术治疗

随着伊马替尼的问世，手术治疗 GIST 所占的地位有所弱化，特别是对于不能完整手术切除、复发或转移的 GIST，主张首选伊马替尼治疗，手术只是为了解决 GIST 造成的不可控制的并发症，如穿孔、出血、梗阻等。但是对于原发 GIST，手术治疗仍是唯一有治愈可能的治疗手段。

中国胃肠间质瘤诊断治疗专家共识（2011 年版）对 GIST 的手术治疗原则，以及胃、小肠、结直肠以及胃肠外 GIST 的手术方式均作了较为详细的规定：总体手术原则是完整切除肿瘤，不主张清扫胃周围淋巴结；对胃 GIST 而言，根据肿瘤部位、大小，一般采取局部切除、楔形切除、胃大部切除、全胃切除、联合脏器切除；对于小肠 GIST，应酌情掌握淋巴结清扫范围；对于十二指肠 GIST，可根据情况行胰十二指肠切除、局部切除等；对于发生在直肠的 GIST，尽量采取局部切除、前切除，避免腹会阴联合切除。

一、原发胃 GIST 的手术治疗

（一）局部切除

理论上 GIST 均为有恶性潜能的肿瘤，因此临床一旦确诊，应采取积极的治疗措施。对于直径<2cm 的胃 GIST，可予观察，原则上不应过早进行手术治疗；对于直径≥2cm 的胃 GIST，应考虑局部切除。由于绝大多数胃 GIST 位于胃体及胃底部，腹腔镜操作可能比较困难。另外，胃 GIST 来源于胃壁肌层，因此内镜黏膜剥离术很难完整切除肿瘤。局部切除是局限性胃 GIST 最常用的手术方法，通常

手术切缘保留 1cm 即可，切缘切除后可能造成标本回缩，导致病理确定切缘困难，因此有作者提出对于间质瘤的切缘应该分为外科切缘或病理切缘。从外科角度来看，距离肿瘤 1cm 切除即可。采用电刀或超声刀可以避免出血，污染腹腔。肿瘤切除后，胃壁可直接缝合或用闭合器关闭（图 4-5，图 4-6）。

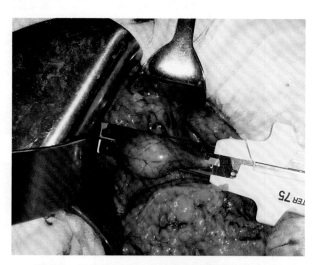

图 4-5　用线性切割闭合器局部切除腔内型 GIST

（二）楔形切除

楔形切除也是治疗胃 GIST 的常用手术方法。根据胃 GIST 的病理生物学特征，手术时无需行胃周淋巴结清扫，1～3cm 的手术切缘即可达到根治性切除的目的。胃 GIST 的解剖位置以胃体和胃底为主，很少位于胃窦或胃贲门处。根据天津市肿瘤医院 187 例胃 GIST 患者的临床资

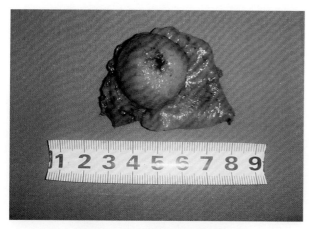

图 4-6　胃间质瘤局部切除标本

料，7.50% 的病变位于胃远端 1/3，36.25% 位于胃近端 1/3，56.25% 位于胃中 1/3。对于最常见的胃体大弯侧 GIST，即使肿瘤直径 >10cm，也可以采取胃壁楔形切除，应避免创伤性较大的胃次全手术导致胃功能障碍。术中可以根据肿瘤的具体位置、肿瘤与胃壁的关系（腔外、壁间、腔内、腔内 - 腔外型）采取不同方法：对于腔外、壁间或腔内 - 腔外型，只要预计保留足够的胃壁范围，特别是肿瘤位于胃体大弯侧时，可以利用线性切割闭合器于胃壁浆膜面直接切除肿瘤，同时闭合胃腔（图 4-7 ～图 4-10）。如果肿瘤接近胃窦或胃小弯侧，预计切除肿瘤对残胃影响较大时，可以在保护好腹腔及保障安全切缘的前提下切开胃壁，沿肿瘤根部用电刀或超声刀将其切除，随后检查胃壁缺损情况。在最大限度保持胃腔通畅的前提下，用 4-0 丝线缝合牵引，用线性切割闭合器闭合胃腔。对于贲门和胃窦幽门附近的胃 GIST，应该审慎决定手术方式，尽量避免近端或远端胃部分切除。不能一味追求局部或楔形切除，以免缝合重建后造成贲门或幽门口狭窄，甚至梗阻。

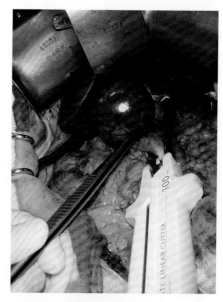

图 4-8　用线性切割闭合器切除肿瘤

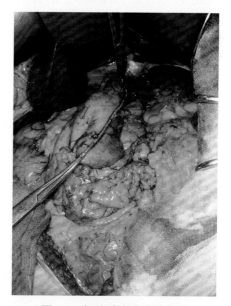

图 4-9　切除肿瘤后残胃术野

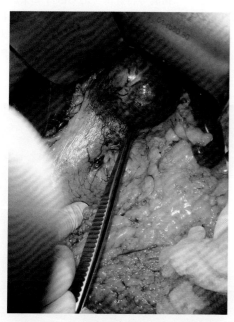

图 4-7　胃体大弯侧腔内 - 腔外型 GIST

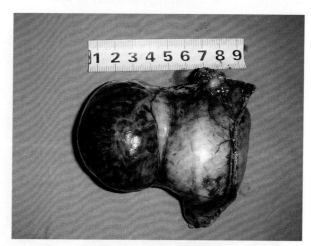

图 4-10　切除的 GIST 标本

（三）近端胃次全切除

根据 GIST 外科治疗原则，在保证手术切缘阴性的前提下，应尽量保留胃功能。因此，近端胃次全切除的指征应该严格限定于发生在贲门处的肿瘤，贲门部的肿瘤（尤其是位于贲门口处的肿瘤）无论大小均有可能行近端胃切除。如果在探查过程中不能明确肿瘤与贲门的关系，建议沿肿瘤浆膜面剖开胃壁，明确肿瘤与贲门的关系，理论上如果肿瘤边缘距贲门 2～3cm，即可行肿瘤局部或胃楔形切除。近端胃切除术后，患者因贲门被切除，无法控制肠液反流至食管形成反流性食管炎，需在术后长期服用奥美拉唑等药物，且患者的睡眠、饮食均会受到影响。因此，对于体积较小的肿瘤不要轻易行近端胃切除。对于直径≤5cm 的 GIST，尽量行保留贲门的手术。

对预计残胃容量≥50% 的患者可以采取近端胃次全切除，消化道重建尝试以下方法，以减少或避免食管反流等并发症：①食管 - 残胃前壁吻合：该方法可以在残胃残端形成类似胃底结构（His 角），平卧时可以接纳、缓冲反流向残胃近端的消化液。②食管与胃黏膜单层套入式吻合：该方法也可以达到防止反流的效果，吻合后胃黏膜宽松，高于食管黏膜，从而保护食管黏膜不受胃液侵蚀。吻合口套入，接近正常生理食管胃连接状态，使远端食管（长约 3cm）埋藏在胃壁中，吻合口突出于胃腔内形成黏膜瓣环，起到瓣膜作用。③管状胃 - 食管消化道重建：首先于胃小弯侧，幽门上 3cm 用线型切割闭合器切除病灶，保留胃右血管。胃管宽度约为 5cm，长度与胃大弯侧残胃相当，最后吻合胃管与食管下端，该术式被认为是残胃 - 食管吻合的理想术式。④间置空肠吻合：该方法近年来较为常用。

（四）远端胃次全切除

与近端胃次全切除比较，远端胃次全切除是治疗胃体巨大 GIST 比较常用的术式。对于发生于远端 1/3 胃及大部分胃体的 GIST，远端胃次全切除是比较合理的术式。具体术式的选择主要依据 GIST 基底部占据胃壁范围。如果 GIST 基底部长度超过胃腔半周，采取远端胃次全切除。

（五）全胃切除

全胃切除虽然也是治疗胃 GIST 的手术方式之一，但较少应用。在天津市肿瘤医院早期发表的 61 例胃平滑肌瘤的报道中，仅 1 例实施了全胃切除术。因胃 GIST 多为外生型，肿瘤虽然巨大，但是其基底部往往比较小，多数情况下可以采取胃楔形切除，实际操作中应该充分评估肿瘤位置，尽可能避免全胃切除手术，以免造成术后反流等一系列并发症，严重影响患者的生活质量。中国胃肠间质瘤诊断治疗专家共识（2011 年版）建议，对于多发病灶、巨大的 GIST 以及伴发胃癌的患者可以采取全胃切除，否则，应尽量避免全胃切除。全胃切除术中应注意防止出血而造成术中污染、肿瘤细胞播散可能。采用纱布缝合创面，术中操作轻柔，避免过度挤压肿瘤。手术过程力求简单，不必清扫过多淋巴结。全胃切除后一般采取 Roux-en-Y 消化道重建。

（六）联合脏器切除

1. 联合横结肠切除　胃 GIST 常发生于胃体，特别是胃体大弯侧，如果肿瘤未发生溃疡、破溃出血，早期肿瘤较小时不会出现消化功能障碍等症状。因此，胃体大弯侧肿瘤往往体积巨大，特别容易侵犯横结肠。根据 GIST 外科治疗原则，原发性 GIST 应采取 R0 切除。由于 GIST 的包膜容易破裂，难以与周围脏器分离，若勉强剥离，易造成肿瘤破裂及术中播散，因此对于胃体大弯侧巨大 GIST 同时侵犯横结肠者，应该尽量将包括原发灶的肿瘤一并联合切除。

2. 联合脾胰尾切除　胃大弯侧巨大 GIST 易直接侵犯脾及胰尾。为保证 R0 切除，一般可以选择胃大部或楔形切除联合脾胰尾切除，尽量保持胰腺完整性。该术式虽为联合脏器手术，但对胃功能干扰小，因此对患者的影响较小。术中尽量避免损伤胰腺，原则上应最大限度保留胰腺组织，对胰腺断端止血确切，防止胰液漏。

二、原发小肠 GIST 的手术治疗

（一）十二指肠 GIST

对于位于十二指肠等特殊部位的 GIST，如果肿瘤在壶腹周围且体积较大，有经验的医师可以采取胰十二指肠切除（图 4-11，图 4-12）。但是在决定行胰十二指肠手术时应慎重，在保障手术安全性的前提下，R0 切除是联合脏器切除的唯一目的，否则尽量避免。

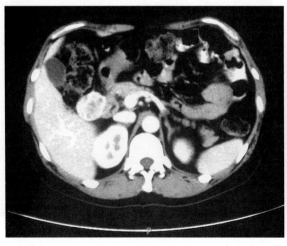

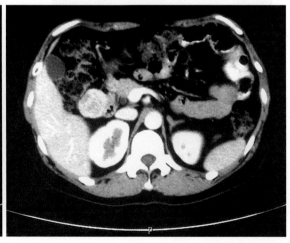

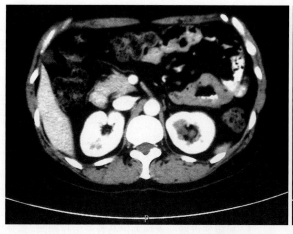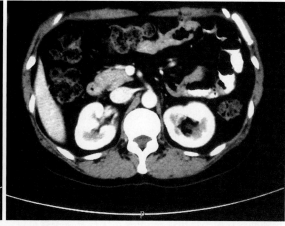

图 4-11 十二指肠降段 GIST

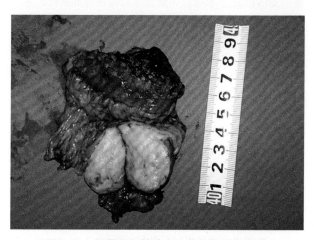

图 4-12 保留幽门的胰十二指肠切除的标本

（二）空肠和回肠 GIST 手术

由于小肠 GIST 体积较大，易侵犯或与周围结构粘连，术中应注意避免肿瘤假包膜破裂。刘晓洁等研究发现，在 64 例小肠间质瘤患者中，肿瘤侵犯周围组织结构的 21 例患者接受联合脏器切除，随访资料显示该组患者预后不佳，行淋巴结清扫的 15 例患者 5 年生存率（57.1%）略优于未清扫者（48.6%）。

（三）结直肠 GIST 手术

结肠 GIST 相对少见。直肠 GIST 原则上以局部和前切除为主。尽量避免腹会阴联合手术。

三、复发和转移胃 GIST 的手术治疗

对于局部晚期或复发和转移 GIST，NCCN 建议一线治疗选择伊马替尼（400mg/d），如果 *KIT* 第 9 号外显子阳性，则初始剂量为 800mg/d。中国胃肠间质瘤诊断治疗专家共识（2011 年版）认为术前治疗的适应证为：①术前评估难以达到 R0 切除；②肿瘤巨大（直径>10cm），术中易出血、破裂，可能造成医源性播散；③特殊部位的肿瘤（如食管胃结合部、十二指肠、低位直肠等），手术易损害重要脏器的功能；④肿瘤虽然可以切除，但是手术风险较大，术后复发率、病死率较高；⑤估计需要进行联合多脏器切除手术。

以往由于缺乏有效药物治疗，GIST 患者往往要反复接受手术治疗，且很难达到 R0 切除。由于伊马替尼的问世和临床应用，手术在复发和转移 GIST 的治疗中所起的作用越来越有限，主要用于治疗复发和转移 GIST 引起的不可纠正的并发症，如持续消化道出血、穿孔、梗阻等。少数患者由于经济原因拒绝靶向治疗，不得已情况下采取手术治疗。

四、GIST 常见并发症处理技巧及外科治疗注意事项

（一）肿瘤破裂出血

与平滑肌肉瘤比较，GIST 血运丰富、质脆、富含血管、极易破裂。因此，自开腹时就应观察腹腔有无陈旧出血迹象，避免用手或器械接触肿瘤。肿瘤破裂包括自发性破裂和术中操作不当造成的破裂。与其他肿瘤比较，GIST（特别是直径>10cm 的巨大 GIST）发生肿瘤自发性和术中破裂的概率非常高。Joensuu 等的研究中，397 例高度恶性胃肠 GIST 患者中发生肿瘤自发性或术中破裂的患者占 20%。肿瘤自发性破裂出血可能与肿瘤巨大、包膜薄弱、外力作用等相关，开腹后可以发现腹腔内有暗红色积血。根据美国国立卫生研究院（NIH）的最新版改良 GIST 危险度评价标准，肿瘤破裂是独立的肿瘤复发转移的高危因素。术中避免肿瘤破裂是决定手术成败的关键所在。天津市肿瘤医院 187 例胃 GIST 患者的临床资料显示，一旦肿瘤发生破裂，患者 5 年生存率只有 10%（与 R2 手术相当），而 R0 手术后患者 5 年生存率可以达到 90%。术中严格掌握无瘤原则，肿瘤表面覆盖纱布，避免或尽量减少肿瘤及周围组织出血。关腹前采用大量盐水或蒸馏水浸泡、冲洗腹腔。

（二）手术切缘阳性

与胃癌比较，胃 GIST 边缘清晰，除非体积巨大、位置特殊，否则很容易达到 R0 切除。根据 NCCN 与中国胃肠间质瘤诊断治疗专家共识，对于接受过 R1 切除的患者，在保障手术安全的前提下应考虑二次手术。但是在实际工作中应该慎重决定二次手术。由于伊马替尼的问世增加了药物治疗的适应证，类似切缘阳性的患者可作为高危病例服

用伊马替尼即可，在观察服药1～2年后，如无明显腹腔内转移、播散情况，可以停药观察。

（三）术前停药时间与术后开始服药时间

对于术前采用伊马替尼治疗的患者，关于术前停药时间东西方学者观点不一致。国内学者主张停药1～2周后手术，而欧美学者认为伊马替尼对手术出血的影响甚微，甚至认为术前1天停药即可。师英强和梁小波认为服用伊马替尼的患者，手术中可能发生危及生命的大出血，因此对此类患者应该做好充分的术前准备。

有关GIST患者术后开始行伊马替尼辅助治疗的时间，东西方学者同样存在很大分歧。2009年和2010年GISTour会议上，来自美国和意大利的GIST外科专家均认为术后辅助治疗应当尽快进行，甚至在术后第2天就可以开始口服伊马替尼。这可能与欧洲人生活习惯有关。由于生活习惯和体质差异，中国专家建议待患者排气并可以正常进食后开始口服伊马替尼。对于胃大部切除的患者，术后10～14天接受伊马替尼治疗，而对于结肠或小肠肠段切除的患者，术后5～14天开始口服伊马替尼。

（梁　寒）

第5节　胃肠间质瘤靶向治疗

胃肠间质瘤（gastrointestinal stromal tumor，GIST）是最常见的胃肠道间叶源性肿瘤。由于GIST对放疗和化疗均不敏感，故手术完整切除仍然是根治胃肠间质瘤的唯一办法。然而，约有50%的原发GIST患者术后最终会复发，5年生存率大约为50%；高危GIST患者术后复发率更是高达90%，手术切除后5年生存率仅为20%。因此，除强调完整切除肿瘤防止破溃外，还需有效的辅助治疗来减少患者的复发机会，延长患者生存期。酪氨酸激酶抑制剂（tyrosine kinase inhibitor，TKI）伊马替尼与舒尼替尼等药物的出现，改变了GIST的治疗模式，使患者总生存期明显延长。经过10余年的发展，GIST的治疗形成了以外科手术联合靶向药物的治疗模式。

一、转移复发或不可切除GIST的治疗

（一）伊马替尼一线治疗

伊马替尼（imatinib mesylate，IM）是一种小分子选择性酪氨酸激酶抑制剂，其作用靶点包括KIT、PDGFR（α和β）和BCR-ABL等，通过选择性抑制酪氨酸激酶活性阻断磷酸基团向酪氨酸残基转移，进而抑制间质瘤细胞的增殖分化。2007年11月6日，中国SFDA批准伊马替尼一线治疗复发或转移性GIST，初始推荐剂量为400mg/d。B2222试验结果表明，伊马替尼治疗转移复发GIST的客观疗效高，并且能够明显地改善患者的中位总生存期。EORTC62005研究中，c-kit第9号外显子突变患者的初始治疗，应用伊马替尼800mg/d与400mg/d比较，获得了更长的无进展生存期。推荐初始治疗给予高剂量伊马替尼。鉴于国内临床实践中多数患者无法耐受伊马替尼800mg/d治疗，因此，对于c-kit第9号外显子突变的GIST患者，初始治疗可以给

予伊马替尼600mg/d。对于转移复发或不可切除的GIST，如伊马替尼治疗有效，应持续用药，直至疾病进展或出现不能耐受的毒性。法国肉瘤协作组的BFR14临床研究表明，中断伊马替尼治疗将导致病情反复，肿瘤快速进展。伊马替尼的常见不良反应有水肿、胃肠道反应、白细胞数量减少、贫血、皮疹、肌肉痉挛以及腹泻等。大多数不良反应为轻至中度，多在用药的前8周出现，呈一过性和自限性，对症支持治疗即可改善。

（二）伊马替尼治疗失败后的治疗选择

如果在伊马替尼治疗期间发生肿瘤进展，首先应确认患者是否遵从了医嘱，即在正确的剂量下坚持服药。在除外患者的依从性因素后，应该参照以下原则处理。

1. 局限性进展　表现为伊马替尼治疗期间，部分病灶出现进展，而其他病灶仍然稳定甚至部分缓解。局限性进展的GIST，在手术可以完整切除局限性进展病灶的情况下，建议实施手术治疗，术后可继续原剂量伊马替尼或增加剂量治疗。小样本的临床观察提示，局限性进展患者接受肿瘤完整切除术后继续服用伊马替尼，可以有较好的无疾病进展期与总生存期获益。GIST广泛进展时，不建议采取手术。对于部分无法实施手术的GIST肝转移患者，动脉栓塞与射频消融治疗也可以考虑作为辅助治疗方式。

2. 广泛性进展　对于应用标准剂量的伊马替尼治疗后出现广泛进展者，建议增加伊马替尼剂量或换用舒尼替尼治疗。

（1）伊马替尼增加剂量：EORTC62005和S0033研究均显示，对于广泛进展的GIST患者，增加伊马替尼剂量到800mg，有1/3的患者可以再次临床获益，2010年NCCN指南第2版指出可以采用伊马替尼400mg、2次/d。伊马替尼增加剂量后，有关不良反应会相应增加。我国GIST患者对600mg/d伊马替尼的耐受性较好，与国外报道800mg/d剂量的疗效相似。因此，推荐我国GIST患者优先增量为600mg/d。

（2）舒尼替尼治疗：舒尼替尼作为多靶点的分子靶向药物，可通过抗c-kit/PDGFRα酪氨酸激酶通路作用与抗肿瘤血管生成作用两条途径治疗GIST，A6181004研究显示，对于伊马替尼治疗进展或不能耐受的患者，应用舒尼替尼二线治疗仍然有效，能够改善疾病进展时间和总生存期。舒尼替尼的用药剂量和方式尚缺乏随机对照研究的证据，37.5mg/d连续服用与50mg/d（4/2）方案均可选择。舒尼替尼的主要不良反应包括贫血、粒细胞数量减少、血小板数量减少、手足综合征、高血压、口腔黏膜炎、乏力以及甲状腺功能减退等；多数不良反应通过支持对症治疗或暂时停药可以获得缓解恢复，但是少数严重者需要停用舒尼替尼。

（三）伊马替尼与舒尼替尼治疗失败后的维持治疗

伊马替尼与舒尼替尼治疗均进展的GIST患者，建议参加新药临床研究，或者考虑给予既往治疗有效且耐受性好的药物进行维持治疗；也可以考虑使用其他分子靶向药物，如索拉非尼可能有一定的治疗效果，但是需要更多的临床研究证据支持。

二、GIST 的术后辅助治疗

一系列临床研究证实,GIST 患者术后接受伊马替尼辅助治疗可显著减少复发,延长生存。2007 年,ASCO 年会首次报道了伊马替尼辅助治疗 GIST 的随机临床研究结果,长径>3cm 的 GIST 在肿瘤完整切除术后,伊马替尼 400mg/d 辅助治疗 12 个月,对比安慰剂组明显改善术后 1 年无复发生存率(97% *vs.* 83%,*P*<0.01),确定了伊马替尼辅助治疗 GIST 的地位。同年,詹文华等在 2007 年 ASCO 会议上报道了伊马替尼辅助治疗中、高度复发风险 GIST 患者 12 个月的国内多中心研究结果,1 年无复发生存率为 96.1%,证实中国 GIST 患者接受伊马替尼辅助治疗同样获益。但随着随访时间的延长,无复发生存率随着停药时间的延长出现明显下降的趋势。同期进行的另一项美国外科协会 Z9000 研究显现了这样的结果。

确定伊马替尼作为 GIST 辅助治疗药物的重要依据是 ACOSOG-Z9001 研究。该研究为多中心、随机、双盲、安慰剂对照的Ⅲ期临床试验,旨在探讨原发 GIST 手术切除后伊马替尼辅助治疗的疗效及安全性。研究共纳入 713 例 R0 切除后的原发性 GIST 患者,分别给予伊马替尼 400mg/d 或安慰剂治疗 1 年,结果显示,伊马替尼组和安慰剂组患者治疗 1 年后无复发生存率分别为 98% 和 83%(*P*=0.000 1)。2011 年,北京大学肿瘤医院在国际上首次报道了伊马替尼辅助治疗 3 年的研究结果,高度复发风险的 GIST 患者术后接受辅助治疗 3 年,无复发生存率明显高于前期 Z9000 研究辅助治疗 1 年的结果。伊马替尼术后辅助治疗显著改善了患者的无复发生存。

SSGXVⅧ/AIO 试验对 1 年或 3 年伊马替尼辅助治疗术后高复发风险的 KIT 阳性 GIST 患者的疗效进行了评估。研究中患者按 1:1 的比例随机分组,术后分别接受伊马替尼 400mg/d 辅助治疗 1 年和 3 年,结果显示,3 年组患者的无复发生存期显著长于 1 年组(*HR*=0.46,95%*CI* 0.32～0.65,*P*<0.01),3 年组患者 5 年无复发生存率为 65.6%,而 1 年组为 47.9%;3 年和 1 年伊马替尼辅助治疗组的 5 年总体生存率分别为 92.0% 和 81.7%,3 年组患者的总体生存率显著长于 1 年组(*HR*=0.45,95%*CI* 0.22～0.89,*P*=0.02)。SSGXVⅧ/AIO 试验使伊马替尼 400mg 治疗 3 年成为高危 GIST 患者辅助治疗的新标准。天津市肿瘤医院 2006 年 1 月至 2010 年 12 月间收治的 89 例行根治切除手术并经过 3 年伊马替尼辅助治疗的中高危 GIST 患者 1、2、3 年总生存率分别为 98%、95% 和 90%。中国胃肠间质瘤诊断治疗专家共识(2011 年版)也据此推荐将高危患者的辅助治疗时限延长至 3 年。

(一)辅助治疗适用患者的选择

在已切除 GIST 的患者选择接受伊马替尼辅助治疗时,临床医师通常应考虑以下两种因素,即个体患者是否存在相对高的复发风险,伴有某些特定肿瘤特征的患者是否可从术后药物治疗中获益。

1. 复发风险评估 目前,复发风险的评估主要采用美国国立卫生研究所(NIH)共识标准和修订后的共识标准以及武装部队病理研究所(AFIP)标准。这些标准将肿瘤大小、核分裂象等预后因素分组以宽泛性地评估复发风险,如极低、低、中和高度复发风险。但这些风险分层方案未进行充分比较,方案中核分裂象和肿瘤大小的分割点是否达到最佳,仍有待进一步证实。辅助治疗患者的选择中,目前的病理风险分级并非一成不变,也许未来会对需要接受辅助治疗的患者有着更加清晰的界定。

2. 基因突变类型的指导意义 基因突变类型会影响伊马替尼辅助治疗获益。ACOSOG-Z9001 研究 2010 年的数据更新及 SSGXVⅧ/AIO 试验均显示了不同基因突变类型对治疗获益的影响。

ACOSOG-Z9001 研究中,中位随访 20 个月,伊马替尼组和安慰剂组患者的 2 年无复发生存率分别为 74% 和 91%;在 *c-kit* 基因第 11 号外显子突变的患者中,伊马替尼显著延长其 2 年无复发生存率(91% *vs.* 65%,*P*=0.000 1);然而,对于 *c-kit* 基因第 9 号外显子突变的患者,两组例数不平衡,导致在 18 个月左右时两条生存曲线相交,差异也无统计学意义;但伊马替尼组患者在服药期间(12 个月内)没有出现复发,而试验结束后患者出现复发高峰,提示 *c-kit* 基因第 9 号外显子突变患者可能需要更长的辅助治疗时间。

SSGXVⅧ/AIO 试验中,*c-kit* 基因第 11 号外显子突变患者同样获益明显(*P*<0.001);此外,*c-kit* 基因第 9 号外显子突变以及野生型患者也显示出获益趋势。*c-kit* 基因第 9 号外显子突变的可切除 GIST 的患者伊马替尼辅助治疗获益尚需更大样本研究验证,高剂量伊马替尼用于辅助治疗或许有效,但需要临床证据。野生型可切除 GIST 也尚缺乏大样本辅助治疗数据;此外,探讨野生型 GIST 的发病机制是解决问题的关键。

由于 PDGFRα D842V 突变对伊马替尼和舒尼替尼原发耐药,其辅助治疗不获益被广泛认可,但这类患者通常具有良好结局。

(二)辅助治疗过程中复发(或转移)的治疗

SSGXVⅧ/AIO 试验中,对辅助治疗结束后出现复发的患者再次使用伊马替尼治疗,结果显示临床获益率(CBR)在辅助治疗 1 年组和 3 年组之间差异并无统计学意义,提示 3 年伊马替尼辅助治疗不会增加二次耐药的发生率。横向比较,未经伊马替尼辅助治疗的复发(或转移)患者的临床获益率为 87%,与 SSGXVⅧ 试验结果类似。由此推断,即使在经过几年的辅助治疗后,如果患者出现复发(或转移),也是因疾病的恶性程度所导致,而并非二次耐药导致的疾病进展。因此,再次使用伊马替尼疾病仍旧能够控制,且与未经过辅助治疗的患者相比临床获益率相当。

辅助治疗对于复发后再次使用伊马替尼治疗的预后可能还有积极的影响。SSGXVⅧ 试验中,接受辅助治疗复发后再用伊马替尼治疗,仍有 16 例(31%)患者达到完全缓解。而在 B2222 研究中,仅 2 例(1.4%)600mg/d 组患者完全缓解。推论辅助治疗可能不仅不会诱导二次耐药,反而会提高复发后再次使用伊马替尼治疗的反应。因此,对于结束辅助治疗后复发的患者(此类患者已属晚期 GIST),可考虑再次使用伊马替尼 400mg/d。

（三）辅助治疗的随访及时限

关于 GIST 患者术后无复发生存率的全球汇总数据显示：随访 5～、10～、15～和 20～年所检测到复发比例分别为 68%、88%、94% 和 100%。由此可见，GIST 的复发风险在术后 20 年持续存在。另外，从改良的 NIH 分级（目前使用较多）看来，极低危、低危和中危患者的无复发生存率并没有拉开太大的比例。因此，应在辅助治疗过程进行监测以早期发现 GIST 复发，再次予以伊马替尼治疗以使患者再次获取临床效益。SSGXVⅢ试验的 RFS 曲线显示，辅助治疗结束后（1 年和 3 年）曲线坡度陡然下降。上述提示，这个时间段是出现复发的高峰时间，在这个阶段应重点监测患者，可以早期发现复发，同时可避免过多和不必要的 CT 检查所带给患者的放射损伤。

现阶段对 3 年辅助治疗的 GIST 患者的监测推荐：①伊马替尼辅助治疗前 3 年，CT 复查每 6 个月 1 次；随访第 4 年和第 5 年，为复发高峰期，每 3～4 个月 1 次；随访第 6～10 年，每 6～12 个月 1 次。②尽量使用 MRI、US 或 PET/CT 复查；③伊马替尼辅助治疗中，每 1～3 个月进行随访和血液学检查，随后在影像学检查时进行随访和血液学检查。

总之，对任何风险级别的 GIST，10 年可能是合理的随访时间。伊马替尼辅助治疗可能延迟复发（或转移），但最终不能减少复发（或转移）。SSGXVⅢ/AIO 试验显示，辅助治疗 3 年相较于 1 年能进一步延缓复发，但 3 年辅助治疗停止后，复发率再次升高，似乎说明 3 年仍不是辅助治疗的最终时间。正在进行的辅助治疗 5 年的 PERSIST 研究可能会进一步回答治疗持续时间的问题。对于已停止用药的高危风险 GIST 患者，在 2011 年 GIST GOALS 会议上，有 76.1% 的与会专家赞成重新延长伊马替尼继续治疗。

虽然国内外都未明确哪一类 GIST 患者真正需要或适合术后辅助治疗，就目前的疗效来看，伊马替尼辅助治疗显著降低了 GIST 患者的术后复发风险，NCCN 指南推荐伊马替尼辅助治疗时间为 3 年。早期发现和治疗复发性 GIST，以延长患者生存。当然，最佳的辅助治疗持续时间和随访方案尚未明确，仍处于边治疗边总结中，也期待能提出一个指导个体化治疗的评估标准。

（张　李　梁　寒）

第 6 节　胃肠间质瘤新辅助治疗

对于部分肿瘤较大，且手术无法达到完整切除的 GIST，是否可以应用新辅助治疗以提高手术切除率，已经成为近年来的研究热点。随着伊马替尼治疗晚期 GIST 的客观疗效被广泛肯定后，广大学者对于 GIST 的新辅助治疗也拥有了一定的信心。2010 年 NCCN 第 2 版软组织肉瘤临床实践指南以及 ESMO 指南中，首次将"新辅助治疗"更名为"术前治疗"，之后在 2011 年中国专家共识也开始使用"术前治疗"这一名词。

近年来，关于术前应用伊马替尼治疗的研究逐渐增多，目前国际上主要有 3 项Ⅱ期随机对照试验。RTOG 0132 研究将 30 例潜在可切除的原发性 GIST 接受术前伊马替尼 600mg/d 治疗，持续 8 周后，予以手术切除，术后继续予以伊马替尼 600mg/d 辅助治疗，持续 2 年。结果显示，术前治疗有效率达 90%，手术 R0 切除率为 77%，5 年 PFS 为 57%，5 年 OS 为 77%。Apollon 研究结果显示，局部晚期、潜在可切除且无远处转移的 GIST 患者，在接受 6 个月剂量为 400mg/d 的伊马替尼术前治疗后，手术 R0 切除率为 83%，3 年 PFS 为 85.2%。M.D.Andersen 癌症中心开展的一项随机研究中，19 例手术 GIST 患者随机接受术前伊马替尼治疗（600mg/d）3 天、5 天或 7 天。结果显示，FDG-PET 和 CT 评估的有效率分别为 69% 和 71%。上述 3 项试验均肯定了术前伊马替尼治疗的安全性及有效性。然而，上述研究中的患者同时接受了术后辅助伊马替尼治疗，所以术前治疗能否带来生存收益还不能完全确定。此外，这些临床研究的入组标准并非统一：肿瘤原发部位不统一；起始治疗剂量不统一；治疗时间不统一；手术时机的选择不统一；术后辅助治疗的方案不统一，因此研究结果不具有较强的说服力。

GIST 术前治疗的主要意义在于：减少肿瘤体积，降低临床分期；缩小手术范围，避免不必要的联合脏器切除，降低手术风险，同时增加根治性切除机会；对于特殊部位的肿瘤，可以保护重要脏器的结构和功能；对于瘤体巨大、术中破裂出血风险较大的患者，可以减少医源性播散的可能性。

NCCN 指南推荐的术前治疗适应证为局部进展或有潜在切除可能的 GIST，处于能手术切除边缘的 GIST，或手术并发症发生的可能性很高的 GIST。ESMO 指南推荐的适应证为无法行 R0 切除的 GIST，或手术损伤周围脏器可能性大的 GIST，或经术者判断术前治疗可以使手术更安全的 GIST。2012 年版中国 GIST 专家共识推荐的适应证为术前估计难以达到 R0 切除；或肿瘤体积巨大（>10cm），术中易出血、破裂，可能造成医源性播散，或特殊部位的肿瘤（如胃食管结合部、十二指肠、低位直肠等），手术易损害重要脏器的功能，或肿瘤虽可以切除，但估计手术风险较大，术后复发率、死亡率较高，或估计需要进行多脏器联合切除手术。

近年的 NCCN 指南已经明确，如果要进行术前治疗，必须行穿刺活检。同时，应该注意不适当的活检可能引起肿瘤的破溃、出血和增加肿瘤播散的危险性，尤其对于部位较深的，如肿瘤位于十二指肠部的进行活检需慎重。ESMO 指南同样认为如果操作得当，穿刺活检引起的肿瘤播散的风险可以忽略，并认为基因突变检测可剔除对伊马替尼治疗反应不佳的患者。中国 GIST 专家共识认为，对于大多数可以完整切除的 GIST，手术前不推荐常规活检或穿刺；需要联合多脏器切除者，或手术后可能影响相关脏器的功能的，术前可考虑行活检以明确病理诊断，且有助于决定是否直接手术，还是先用术前药物治疗；对于无法切除或估计难以获得 R0 切除的病变，拟采用术前药物治疗的，应先进行活检；经皮穿刺，适用于肿瘤已经播散或复发的患者；初发且疑似 GIST 者，术前如需明确性质（如排除淋巴瘤），首选超声内镜引导下穿刺活检；超声内镜引导下进行的穿刺活检,造成腔内种植的概率甚小;对于直肠和盆腔肿物,如需术前活检,推荐经直肠前壁穿刺活检;活检,应该由富有经验的外科医师操作。

目前对于术前治疗的持续时间仍存在较大争议,NCCN 指南建议术前伊马替尼应用到效果最大(连续 2 次 CT 检查肿瘤无好转,每 6～12 个月复查)。术前治疗的剂量为 400mg/d,但对于 *c-kit* 第 9 号外显子突变的患者,如果可以耐受,建议加量至 800mg/d。ESMO 推荐为 6～12 个月。中国 GIST 专家共识推荐,术前治疗时间,一般认为给予伊马替尼术前治疗 6 个月左右施行手术比较适宜。在药物治疗期间,应定期(每 3 个月)评估治疗效果,推荐使用 Choi 标准或参考 RECIST(Response Evaluation Criteria in Solid Tumors)标准。过度延长术前治疗时间,可能会导致继发性耐药。术前治疗时,推荐伊马替尼的初始剂量为 400mg/d。对于肿瘤进展的患者,应综合评估病情,尚可手术者(有可能完整切除病灶),应及时停用药物,及早手术干预;不能手术者,可以按照复发/转移患者采用二线治疗。

对于术前停药时间及术后治疗时间,中国 GIST 专家共识建议术前停药 1 周左右,待患者的基本情况达到要求,即可考虑进行手术。术后,原则上只要患者胃肠道功能恢复且能耐受药物治疗,应尽快进行后药物治疗。对于 R0 切除者,手术后药物维持时间可以参考辅助治疗的标准;对于姑息性切除、转移或复发者(无论是否达到 R0 切除),术后治疗与复发或转移未手术的 GIST 患者相似。

对于不可切除或转移性 GIST,NCCN 指南推荐伊马替尼的初始治疗剂量为 400mg/d,对于 *c-kit* 第 9 号外显子突变的患者,如果可以耐受,建议加量至 800mg/d。伊马替尼治疗应持续至肿瘤进展,如病情稳定,可维持原剂量;若病情进展,可增加药物剂量或改用舒尼替尼治疗;若肿瘤消退或疾病进展有限的患者,如果手术容易切除,已考虑外科手术治疗。伊马替尼和舒尼替尼治疗后病情仍进展的患者,可选择二代酪氨酸激酶抑制剂,如索拉非尼、沙达替尼、尼罗替尼等。

(蔡明志)

参 考 文 献

[1] HIROTA S, ISOZAKI K, MORIYAMA Y, et al. Gain-of-function mutations of c-kit in human gastrointestinal stromal tumors[J]. Science, 1988, 279(5350): 577-580.

[2] YAN H, MARCHETTINI P, ACHERMAN Y I, et al. Prognostic assessment of gastrointestinal stromal tumor[J]. Am J Clin Oncol, 2003, 26(3): 221-228.

[3] CSCO 胃肠间质瘤专家委员会. 中国胃肠间质瘤诊断治疗专家共识(2011 年版)[J]. 临床肿瘤学杂志, 2011, 16(9): 836-844.

[4] 师英强, 梁小波. 胃肠间质瘤[M]. 北京: 人民卫生出版社, 2011.

[5] HUANG H, LIU Y X, ZHAN Z L, et al. Different sites and prognoses of gastrointestinal stromal tumors of stomach: report of 187 cases[J]. World J Surg, 2010, 34(7): 1523-1533.

[6] TAKIGUCHI S, MASUZAWA T, HIRAO T, et al. Pattern of surgical treatment for early gastric cancer in upper third of the stomach[J]. Hepatogastroenterology, 2011, 58(110-111): 1823-1827.

[7] 梁寒, 张高嘉, 王殿昌. 61 例胃平滑肌肿瘤的诊断与治疗[J]. 实用癌症杂志, 1992, 7(2): 86-88.

[8] 梁寒. 胃肠道间质瘤的手术治疗[J]. 中华消化外科杂志, 2013, 12(4): 249-252.

[9] 刘晓洁, 王晓娜, 张李, 等. 小肠胃肠间质瘤 64 例治疗与预后分析[J]. 中华胃肠外科杂志, 2012, 15(3): 259-262.

[10] JOENSUU H. Risk stratification of patients diagnosed with gastrointestinal stromal tumors[J]. Hum Patthol, 2008, 39(10): 1411-1419.

[11] DEMATTRO R P, BALLMAN T V, ANTONESCU C R, et al. Adjuvant imatinib mesylate after resection of localized, primary gastrointestinal stromal tumor: a randomized, double-blind, placebo-controlled trial[J]. Lancet, 2009, 373(9669): 1097-1104.

[12] LI J, GONG J F, WU A W, et al. Adjuvant post-surgery therapy with imatinib in intermediate or high-risk gastrointestinal stromal tumor(GIST)patients[J]. Eur J Surg Oncol, 2011, 37(4): 319-324.

[13] JOENSUU H, ERIKSSON M, SUNDBY HALL K, et al. One vs three years of adjuvant imatinib for operable gastrointestinal stromal tumor: a randomized trial[J]. JAMA, 2012, 307(12): 1265-1272.

[14] 潘志忠, 伍小军. 胃肠间质瘤辅助治疗新观点[J]. 中华胃肠外科杂志, 2013, 16(3): 212-215.

[15] 中国 CSCO 胃肠间质瘤专家委员会. 中国胃肠间质瘤诊断治疗专家共识(2011 年版)[J]. 中华胃肠外科杂志, 2012, 15(3): 301-307.

[16] 沈琳, 李健. 胃肠间质瘤在靶向治疗时代面临的挑战[J]. 中华胃肠外科杂志, 2012, 15(3): 204-207.

结直肠肿瘤

第1节　概　述

　　随着经济的发展和生活方式的改变,结直肠肿瘤的发病日益增多。在欧美发达国家,虽然结直肠癌的发病率在过去的几十年有下降趋势,但是结直肠癌迄今仍然是最主要的恶性肿瘤之一。据统计,2002 年全世界新发癌症病例 1 090 万例,其中结直肠癌 102.3 万例,占 9.36%,为第三位常见癌症。结直肠癌新发病例中男性 550 465 例,女性 472 687 例,死亡病例达 528 978 例。随着经济的发展、生活方式尤其是饮食结构的改变,我国近年来结直肠癌的发

病率有逐年增多的趋势,据世界卫生组织报道,我国 2002 年新发结直肠癌病例 150 656 例,其中男性 89 102 例,女性 62 514 例,成为全球结直肠癌发病数最多的国家。结直肠癌已成为危害国人生命健康的主要疾病之一。

　　研究显示,结直肠癌是与饮食结构和生活方式关系非常密切的肿瘤,高危的因素包括:高蛋白、高脂肪的摄入;低纤维素的摄入;某些微量元素和维生素的缺乏以及体力活动减少和肥胖。结直肠癌是与遗传因素密切相关的疾病之一,欧美患者中的 15% 均有家族史。对两种与遗传相关的综合征的研究也日渐深入。家族性腺瘤性息肉病(familial adenomatous polyposis,FAP)是一种常染色体显

性遗传病，与胚原细胞染色体 5q21（adenomatous polyposis coli，APC）基因突变密切相关。一般认为 FAP 患者 20 岁前于结肠内将发生成百上千的息肉，如不予及时治疗，40 岁前将 100% 发生癌变。确诊 FAP 后建议采取全结肠 + 直肠黏膜切除术，回肠 - 肛管吻合。值得庆幸的是，其发病率仅为 1/（5 000～10 000）。遗传性非息肉性结直肠癌（hereditary nonpolyposis colorectal cancer，HNPCC）发生率占结直肠癌的 5%～15%。同 FAP 一样，HNPCC 也属于常染色体显性遗传病，目前认为其发生与胚原细胞修复基因错配，造成 DNA 错误复制和 DNA 不稳定密切相关。患者确诊为癌的中位年龄<50 岁。

绝大部分结直肠癌均遵循正常上皮 - 腺瘤样息肉 - 腺癌的过程。每一步骤均是一个或多个基因突变的结果，并导致细胞生长的改变，最终形成具有浸润、转移能力的癌瘤。组织病理学上，90% 以上的结直肠癌为腺癌。世界卫生组织（WHO）重新界定了包括印戒细胞癌和腺鳞癌在内多种腺癌的变异种类。印戒细胞癌和小细胞癌属于两种特殊的组织类型，其具有独立的不良预后因素。当同时存在微卫星灶不稳定时，提示少见的髓样癌和黏液癌预后较好。肿瘤的分化程度是影响预后的因素之一，一般认为分化差的肿瘤预后不良。最近有人将其归纳为所谓的双列系统（two tiered system），即"低等级"（low-grade）和"高等级"（high-grade）肿瘤。前者指分化良好或中等分化的肿瘤，后者指分化不良的肿瘤。TNM 分期进一步明确了临床分期和病理分期的界限，病理分期只有通过切除原发病灶才能获得，TNM 前加"p"，代表病理；临床分期（TNM 前加"c"）是基于临床医师通过临床检查（内镜、腔内 B 超、CT 等）获取资料基础上作出的主观判断。

迄今为止，外科手术仍然是结直肠肿瘤的主要治疗手段，是大多数结直肠癌患者的首选治疗，也是唯一的可能治愈的方法。自从 1908 年 Miles 开展直肠癌腹会阴联合切除术以来的近一个世纪，直肠癌外科技术及器械的不断发展，使之成为肿瘤外科最为活跃的领域。随着直肠癌根治术，特别是扩大根治术（侧方淋巴结清扫术）的普及，保留自主神经功能的重要性越来越引起临床医师的重视。1989 年日本结直肠肛门学会正式肯定了保留盆腔自主神经的直肠癌根治术。经过 10 年的临床应用，保留自主神经的相对适应证归纳为以下几点：①拟保留自主神经一侧者，肿瘤应未侵及直肠盆腔深筋膜，未见明显直肠旁淋巴结转移。如果仅保留一侧的腰交感神经、腹下神经丛，可以切除浸润的盆腔神经丛。②保留一侧或两侧盆腔内脏神经，即高选择保留排尿与勃起功能，则切除骨盆神经丛，而保留 S_2、S_4 内脏神经。③保留双侧或单侧 S_4 内脏神经，能改善排尿功能。

1982 年，Heald 等提出全直肠系膜切除（total mesorectal excision，TME）的概念。TME 的同时亦强调保留交感和副交感神经，以保证术后正常的肠道、膀胱和性功能，又称为保留自主神经的 TME（TME-ANP）。文献报道，TME 术式组术后随访 24～49 个月无一例复发，国内报道盆腔局部复发率仅为 4.7%，明显低于非 TME 组。1990 年 NIH 即规定绝大多数直肠癌病例均应采取综合治疗，全直肠系膜

（TME）是直肠中下 1/3 的 $T_{1\sim2}N_0$ 病例的标准术式。

近年来，对于保留肛门功能渐渐形成较一致的观点。肿瘤部位、大小、形态、肿瘤分化程度及病理类型是选择术式的重要参考因素。对分化好的肿瘤，下缘切除 2～3cm 即可；对分化不良者，下缘应切除 4～5cm。对残存直肠 2～3cm 以上者，可以借助吻合器（EEA）吻合，否则应行 Block 拉出术或超低吻合；对残留直肠不足 1cm 者，行改良 Bacon 拉出切除术或 Parks 直肠全切除，结肠 - 肛管吻合。上述进步使直肠癌的保肛率（在不影响预后的前提下）由 20 世纪 70 年代的 20%，提高到现在的 80% 左右。

腹腔镜的临床应用为结直肠癌的治疗提供了令人鼓舞的崭新手段。部分研究显示，在腹腔镜或手助腹腔镜适应证的结直肠癌手术中，在手术切除率、根治程度、手术并发症及死亡率、局部复发率和生存率等方面均可达到经腹手术相同的效果。但与开腹手术相比，腹腔镜辅助的结直肠癌根治术手术时间长、费用高。

1990 年 NIH 即规定绝大多数直肠癌病例均应采取综合治疗，Ⅱ、Ⅲ期直肠癌应该采取辅助放化疗和术前短期放疗。氟尿嘧啶（5-FU）一直是结直肠癌的基本化疗药物，近年来结直肠癌的化疗领域发生了深刻的变革，一些新的化疗药物如奥沙利铂、伊立替康、卡培他滨以及分子靶向药物的临床广泛应用，使得结直肠癌的治疗取得了长足的进步，部分晚期患者可以达到长期生存的效果。

术后辅助放疗的目的是降低肿瘤局部复发风险，随后的研究除了放疗对局部控制的影响外，还着重于放疗与化疗的联合应用，包括应用方法及同期放化疗时放疗的并发症。目前的共识是：T_3 和 / 或 $N_{1\sim2}$ 患者，术后标准的辅助治疗是放疗联合的综合治疗。术前放疗加化疗可以使部分肿瘤达到病理完全缓解，降低肿瘤分期，提高保肛率。1998 年以后，已成为欧美标准化的进展期直肠癌（$T_{3\sim4}NxM_0$）辅助治疗方案。

临床多学科综合治疗团队（MDT）的出现，使结直肠癌在治疗理念方面发生了巨大的变化。MDT 包括肿瘤外科、肿瘤内科、医学影像科、内镜科、病理科、放疗科、介入科、心理治疗科、肠造口师及专科护士等多个工作团队共同完成，为结直肠癌患者提供最优化的治疗方案，提高治疗效果。

（柳建中）

第 2 节　结直肠癌流行病学、病因和预防筛查

一、结直肠癌的流行趋势

结直肠癌是世界男性第 3 位、女性第 2 位高发的恶性肿瘤。据世界卫生组织国际癌症研究署（International Agency for Research on Cancer，IARC）估计，2008 年全世界约 120 万例结直肠癌新发病例，发病率为 18.2/10 万；同期结直肠癌死亡率为 8.0/10 万，占全部恶性肿瘤的 8%。

2009 年我国结直肠癌发病率为 29.44/10 万（男性 32.38/10 万，女性 26.42/10 万），世标率为 19.06/10 万。结直肠癌死亡率为 14.23/10 万（男性 15.73/10 万，女性 12.69/10 万），世标率为 8.67/10 万。结直肠癌新发病例占全部恶性肿瘤的 10.30%，死亡病例则占 7.88%。结直肠癌发病率和死亡率均为男性高于女性，城市高于农村（表 5-1）。

1. 性别分布　从性别看，大多数国家男性结直肠癌发病率略高于女性，男性以直肠癌较多见。我国结直肠癌发病男女比例为 1.2～1.3，随着年龄的增加，该比例有增加的趋势（图 5-1）。

2. 地区分布　世界上不同国家结直肠癌发病情况差异较大，北美、西欧、北欧以及大洋洲等地区结直肠癌发病率普遍较高，年发病率保持在（30～50）/10 万。亚洲、非洲和拉丁美洲的大多数国家结直肠癌发病率普遍偏低，一般发病率低于 10/10 万。亚洲的印度和非洲的冈比亚发病率

最低，1990 年冈比亚结直肠癌发病率仅为 0.7/10 万，美国和日本最高，最低和最高相差接近 80 倍。在发病率较高和较低的几大洲中，发达国家结直肠癌的年发病率明显高于经济不发达地区，如亚洲的日本、中国香港、新加坡、以色列以及拉丁美洲的乌拉圭等国家或地区发病率均接近或超过 30/10 万，远高于邻近国家的发病率水平。

3. 年龄分布　从图 5-2 可以发现，结直肠癌主要发生在中老年，20 岁以前发病的很少。亚洲、非洲等发病率较低的国家结直肠癌发病年龄明显提前，其平均发病年龄在 50 岁以下，而欧美等发达国家平均发病年龄大多超过 60 岁，但日本的结直肠癌平均发病年龄接近欧美发达国家水平，为 61 岁。美国黑种人发病率略高于白种人，黑种人发病年龄也比白种人年轻化。对于结直肠癌低发病率的国家其发病年龄年轻化更加明显，欧美国家 40 岁以下结直肠癌患者占 1.1%～4.5%，50 岁以上占 90%，我国 40 岁以下的

表 5-1　国内外不同经济水平及不同性别结直肠癌的发病率和死亡率

地区	发病率				死亡率			
	粗率 /10⁻⁵	构成 /%	世标率 /10⁻⁵	顺位	粗率 /10⁻⁵	构成 /%	世标率 /10⁻⁵	顺位
世界	18.2	9.8	17.2	3	9.0	8.1	8.2	4
经济水平								
发达	59.2	13.1	30.1	1	26.0	11.7	12.0	2
发展中	9.1	7.1	10.7	5	5.2	6.0	6.0	5
性别								
男性	19.4	10.0	20.3	3	9.4	7.6	9.6	4
女性	17.0	9.4	14.6	2	8.6	8.6	7.0	3
中国	29.44	10.33	19.06	3	14.23	7.88	8.67	5
城乡								
城市	35.78	11.79	22.21	2	17.09	9.40	9.91	4
农村	16.40	6.56	8.89	5	9.34	4.69	4.17	5
性别								
男性	32.38	10.18	21.92	4	15.73	7.02	10.32	5
女性	26.42	10.44	16.42	3	12.69	9.34	7.18	4

注：世标率表示按照世界人口的年龄分布进行标化。全球结直肠癌的发病死亡资料来源于 2008 年全球肿瘤报告（GLOBOCAN 2008）中公布的数据；我国结直肠癌的发病死亡资料来源于 2009 年全国肿瘤登记报告的数据（《2012 年中国肿瘤登记年报》）。

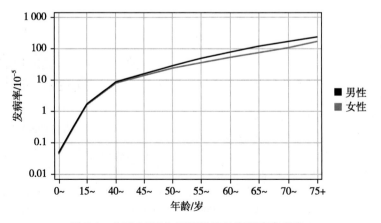

图 5-1　全球 2008 年不同性别结直肠癌发病率

则占到了 30% 以上。非洲的埃及属于低发病率国家,但其 40 岁以下结直肠癌发病人数占 35.6%。居住在美国的亚裔人 40 岁以下结直肠癌发病率同样高于该年龄段的当地白种人。

我国 2009 年全国肿瘤登记的数据显示,结直肠癌发病率在 0~39 岁处于较低水平,40 岁后快速升高,80~ 岁年龄组达到高峰,85 岁后有所下降。城市和农村地区结直肠癌发病率比较显示,0~24 岁城市男性结直肠癌发病率低于农村,但 25 岁及以上高于农村;女性除 15~24 岁组之外,其他年龄组发病率均城市高于农村。结直肠癌死亡率的趋势与发病率的趋势类似(图 5-2)。

4. 时间趋势 结直肠癌可以在任何时间段发病,未见有季节性和周期性变化现象。从各国的统计数据看,目前绝大多数国家结直肠癌发病率均呈现不同程度的上升趋势,同时低发病率国家的增长速度高于高发病率国家。二十世纪七八十年代,经济发展速度较快的国家结直肠癌的发病在随后 10 年时间里也呈现加速上升的趋势。例如亚洲的日本、新加坡和中国香港等国家或地区,在二十世纪七十年代结直肠癌发病率与邻近国家无明显区别,但进入二十世纪八十年代以后结直肠癌发病率迅速增长,目前

平均发病率水平均超过 30/10 万,远高于邻近经济欠发达国家的增长速度。

另外,随着人群对结直肠癌危害认识逐渐增加和发达国家采取的一些预防措施,结直肠癌的发病在经过一段持续增长期后在发达国家有望出现升势趋缓、持平甚至下降趋势。目前一些发达国家的直肠癌(尤其是女性)发病曲线已经出现走平甚至下降趋势,而丹麦女性和瑞典的结肠癌发病曲线开始出现下降趋势。欧洲的一份研究表明,鉴于新一代年轻人结直肠癌危险因素的降低,在 2018—2022 年以后结直肠癌的发病情况在北欧的发达国家将会出现下降趋势。

1989—2003 年的 15 年期间,我国结直肠癌的发病率呈现一个相对明显的上升趋势,以城市地区更为明显,城市男性结直肠癌发病率从 1989 年的 20.2/10 万上升至 2004 年的 35.3/10 万,城市女性结直肠癌发病率从 19.3/10 万上升至 30.1/10 万。农村地区结直肠癌的上升趋势相对缓慢。城市男性和女性结直肠癌死亡率 20 年来一直呈现一个与发病类似的上升趋势。但是农村地区结直肠癌死亡率,不论男性还是女性,在 1994 年均出现一定的下降,之后也呈现一个上升趋势(图 5-3)。

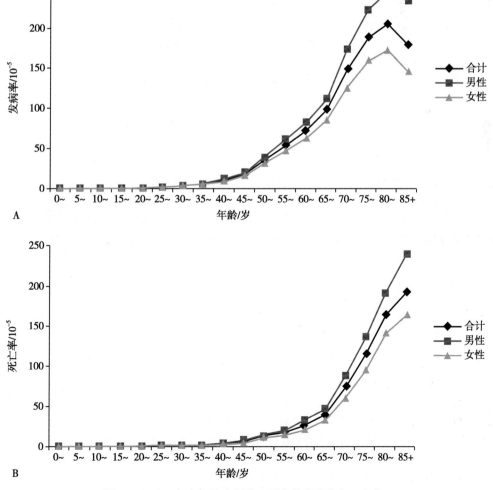

图 5-2 2009 年全国结直肠癌不同年龄发病率和死亡率

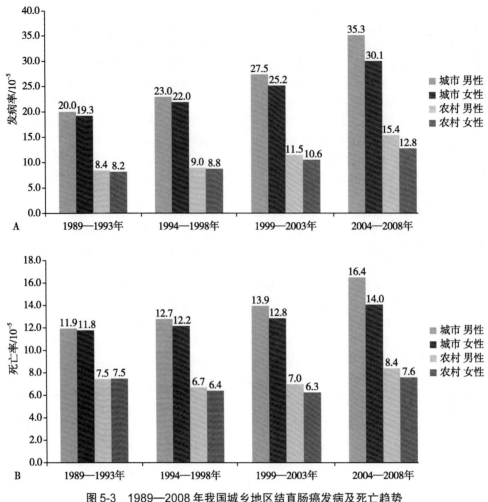

图 5-3   1989—2008 年我国城乡地区结直肠癌发病及死亡趋势

二、结直肠癌的危险因素

从流行病学的观点看,结直肠癌的发病与社会环境、生活方式(尤其是饮食习惯、缺乏体力活动)、遗传因素有关。年龄、结直肠息肉史、溃疡性结肠炎及胆囊切除史也是结直肠癌的高危因素。但从总的来看,结直肠癌的病因仍不十分清楚。

(一)饮食因素

尽管肿瘤受遗传因素影响,但80%的肿瘤都与包括饮食在内的环境因素有关。合理的饮食习惯可以预防一定比例的癌症。流行病学调查与实验研究证实,饮食类型与营养习惯是对结直肠癌起决定性作用的重要因素。在西方,饮食因素可能与大约50%的结直肠癌有因果关系。流行病学研究人均营养素摄入和特殊食物消费的世界性变化与结直肠癌发病率和死亡率的关系,并通过回顾性病例对照研究和前瞻性队列研究评估癌症的发生情况。尽管对于特定营养素、食物或其化合物与结直肠癌的发生是否存在因果关系尚有争议,但目前一致认为,动物脂肪和蛋白质摄入过高,食物纤维摄入不足,是结直肠癌,尤其是结肠癌的主要高危因素;而饮食中的其他营养素包括维生素A、C、

D和钙等是有益的因素。

1. 脂肪与红肉   虽然现代流行病学研究还无法找到确切的证据来证明饮食中的脂肪和蛋白与结直肠癌的相关性,但大量的观察数据表明,结直肠癌的发病率与脂肪和红肉的消费,尤其是加工过的肉类和饱和动物脂肪有明显的相关性。总脂肪和总蛋白似乎却不是主要因素。

一些研究认为,总脂肪摄取与结直肠癌危险性没有明显的相关性,高脂肪饮食的相对危险度取决于体力活动的量和性别。而多数的队列研究和病例对照研究均提供了摄入较多的饱和/动物脂肪与升高结直肠癌危险性之间的相关性证据,并一致认为摄取饱和/动物脂肪比摄取总脂肪危险性高。1990年 Willett 等发表了对美国88 751名护士健康的前瞻性队列研究结果,在调整了能量摄入之后,发现动物脂肪消费与结直肠癌危险性增高有关。其危险性趋势明显升高($P=0.01$),最高组与最低组相比相对危险度是1.89(95%CI 1.13～3.15)。但未观察到植物脂肪与之有关。上述提示,其调查数据支持大量摄入动物脂肪升高结肠癌危险性的假说。其他队列研究则报道,红肉中的脂肪比总脂肪更重要。将红肉与动物脂肪置于同一个多变量模型中时,红肉仍表现为一个具有统计学意义的危险因素,而动

物脂肪与结肠癌之间却看不出明显关系。因此，有些研究者支持结肠癌的危险性与红肉，尤其是加工过的红肉，而不是与总脂肪、动物脂肪或饱和脂肪呈正相关。

有关动物实验观察到富含脂肪的饲料使大鼠的多种恶性肿瘤发病率升高。但在一些设计严谨的啮齿动物研究中并没有获得高脂肪饮食使恶性肿瘤发病率升高的结果，推断脂肪与结肠癌可能并不是简单的直接联系，而可能取决于其他还不能确定的变量。如致癌物暴露时间与饮食干预的联系；致癌物的类型及其作用机制；其他相互影响的营养素摄入等。有关脂肪增高结肠癌危险性的潜在机制的实验研究表明，富含饱和脂肪酸的饮食会增加结肠中胆汁酸的浓度，并通过胆酸代谢产物改变肠道内结直肠菌群的组成和代谢活性。而次级胆酸可能是弱致癌物，增加肠黏膜对其他致癌物质的敏感性，或起促癌剂的作用。亚洲和非洲的低危险人群与北美洲的高危险人群相比，大便中胆酸及其代谢产物的浓度都较低，有人推断与此有关。许多人体和动物实验还表明，脂肪影响结肠内粪便二酯酰苷（DAGs）的浓度，已知 DAGs 是蛋白激酶（PKC）的催化剂，它能调节结肠上皮细胞的生长，因此在恶变中起作用。

目前，大量研究也发现，高总蛋白摄入与结直肠癌危险性增高有关，特别是动物蛋白（动物蛋白是肉类的主要成分，尤其是红肉）。对 1970—1999 年在英国出版及 Medline 资料库的有关流行病学资料（包括 32 项病例对照研究和 13 项队列研究）的联合回顾性研究提示，肉的消费与结直肠癌危险性适度升高有关。另一篇文章概括了摘自 Medline 1966—1997 年的 43 篇有关的资料（包括日本的资料），也发现在普通人群中，肉的消费可能是结直肠癌的危险因素。

美国护士健康队列研究发现，经常吃红肉的女性与很少吃红肉的女性相比，患结肠癌的危险性增加了 2.5 倍。另一项美国男性卫生专业人员的随访研究资料显示，摄取红肉与结肠癌危险性有直接联系，但未见其他来源的脂肪与之有相关性。相反，美国癌症协会进行的一项大型死亡率随访研究（癌症预防研究Ⅱ）显示，无论男性和女性，红肉消费最多组与最少组相比结直肠癌死亡的危险性均无差异。在荷兰、芬兰、美国的爱荷华州和纽约市进行的队列研究也未发现肉类的消费使结直肠癌危险性升高。但该 4 项研究中的两项对经过加工的肉类进行了检测，发现大量摄入经过加工的肉类可使结直肠癌的危险性升高，并具有统计学意义。另外，还有研究认为红肉使结直肠癌危险性增高，在女性中有特异性，且直肠比结肠危险性更高。

红肉使结直肠癌危险性增高的原因还不十分清楚。也许是由于肉是脂肪、饱和脂肪、蛋白质、碳水化合物或铁的来源，而后者是抗氧化剂催化剂。但 Giovannucci 等推断，红肉与结直肠癌的相关性并不能通过肉中的脂肪含量间接表现出来。红肉中蛋白质和铁的含量与结直肠癌的相关性假设似乎证据不足。瑞典的一项研究报道，经常吃表面烤焦的烤肉人群中结肠癌的相对危险度为 2.7，直肠癌的相对危险度为 6.0。Schiffman 等也发现，喜欢吃全熟肉的人的

危险性增高 3.5 倍。实验研究证实，熟肉中的杂环胺类对啮齿类动物的乳腺和结肠有致癌作用。当肉在高温下长时间烧烤、焙制和煎炸的过程中，表面会产生多种杂环胺、芳香胺类致突变物，有些还是已知的致癌物质。在过去 10 年中，已从熟肉中提取出约 20 种杂环芳香胺。也有些研究者们认为，最可能的凶手是亚硝酸盐和用亚硝酸盐制作的肉类。今后的研究目标应进一步证实标准饮食中杂环胺的水平是否能致癌。

总之，大量数据显示，肉类较其他营养素与结直肠癌有更强的相关性。因此，公共卫生学家对预防冠心病与癌症的建议是明确的：红肉摄入应限制在<85g/d。

2. 蔬菜、水果与膳食纤维　纤维有多种组成成分，每一种都有特殊的生理功能。这些成分通常都聚合成不可降解的不溶性物质（主要在谷类中）和可降解的可溶性物质（主要在水果和蔬菜中），如胶质和植物树脂。流行病学研究已经报道了这些成分的不同作用。蔬菜、水果包含大量的有益物质和微量营养物，如类胡萝卜素和具有抗氧化活性的抗坏血酸，以及许多具有有效抗癌特性的其他活性物质如酚、黄酮类、异硫氰酸盐和吲哚等。有人认为，非洲与欧洲国家结直肠癌的发病率不同，是由于大量摄入纤维可以增加大便体积和缩短通过时间。

大多数已发表的研究显示，大量摄入蔬菜（包括生的、绿色的和十字科植物蔬菜）和水果（特别是柠檬、葡萄、浆果类等）与结直肠癌的低危险性有关，或认为蔬菜和水果在结直肠癌发生过程中起保护剂作用。然而，许多研究未发现谷类纤维有保护性作用。

这些证据大多来自病例对照研究。Trock 等对 6 项病例对照研究的联合分析发现，结肠癌与大量摄入蔬菜的相关系数（RR）为 0.48（95%CI 0.41～0.57）。有人对 13 项病例对照研究的合并分析也发现，蔬菜摄入量高与低危险性相关（最高 1/5 组与最低 1/5 组相比，OR=0.53）。约一半的直肠癌病例对照研究观察到，至少有一种水果或蔬菜与结直肠癌有明显的负相关关系，最一致的是十字花科植物。相反，前瞻性研究却认为这种负相关极其微弱甚至不存在。如美国在对 88 776 位妇女和 47 325 位男性进行的一项前瞻性研究中，蔬菜或水果的摄入与结肠癌或直肠癌之间均无明显关系。这些研究认为，蔬菜与水果的联系可能只限于特殊食物，是非线性的，或是更复杂的饮食结构的一部分，而不是摄取蔬菜与水果这么简单的过程。也有与回顾性研究一致的结果，如在对 61 463 位瑞典妇女的随访研究中观察到，水果和蔬菜摄入低，则相对危险度高。对水果摄入与结肠直肠癌危险性的报道资料很少，与对蔬菜的研究结果相比一致性差。

已知的蔬菜与水果的保护作用机制包括抑制亚硝胺形成；形成抗癌剂的底物；促使致癌物分解与结合；改变激素代谢；抗氧化剂作用；十字花科蔬菜中解毒酶的诱导作用。

近年来，对不同来源纤维的研究也很多，提示蔬菜来源的纤维比其他来源的纤维具有更强的负相关性。这可能是由于蔬菜来源的纤维比其他来源的纤维更容易测量。也有一些研究显示，富含纤维的食品与结肠癌危险性呈负相

关性,但对于饮食中纤维的作用却存在争议或得出相反的结论。病例对照研究显示,总纤维、谷物纤维及来源于蔬菜水果的纤维与结直肠腺瘤呈负相关。对13例病例对照研究的联合分析和一项队列病例对照研究的荟萃分析也都得出了增加食物纤维的摄入可以降低结肠直肠癌风险的结论。然而,来自队列研究的资料对于纤维保护作用的假设仅有微弱的支持。其中一项前瞻性研究提供了结肠癌的资料,但没有得出相关性证据。一般认为结直肠癌与低纤维饮食有关,但近期的干预研究显示,提高饮食纤维并不能明显降低结直肠腺瘤或结直肠癌的危险性。Fuchs等也发现,纤维在对抗结肠癌和结肠腺瘤方面没有保护作用。对于纤维作用的不同观点,有人认为是由纤维素的不同性质及检测纤维素摄入方法不同造成的。

目前认为,纤维的保护作用是由于纤维素有吸收水分、增加粪便量、稀释肠内致癌物浓度的作用,纤维素还可使肠蠕动加快,缩短粪便通过结直肠的时间,从而减少肠道内的致癌物与肠黏膜接触的机会。另外,结直肠中的纤维酵素所产生的短链脂肪酸和丁酸盐可作为结肠细胞系中凋亡的诱导物。

近期在美国进行的妇女健康发起临床试验是一项大型研究,主要是直接评估在48 000名妇女中低脂饮食对乳腺癌的影响。干预范围内的妇女被告诫增加水果和蔬菜的摄入,这项试验也许可以为这种饮食结构与结肠癌危险性的关系提供一些证据。

3. 微量营养素

(1)钙与维生素D:人们对钙和乳制品摄入与结直肠癌相关性的流行病学研究获得了不一致的结果。大多数研究认为,钙可以使结直肠癌危险性下降或无相关性。近期多项队列研究的结果一致显示,钙与结直肠癌的危险性之间呈弱负相关,没有剂量反应关系。在中国进行的一项大型病例对照研究中,对男女饮食中钙摄入的最高组与最低组作了比较,调整相对危险度均为0.6。Giovannrcci等通过对妇女过去6年饮食的问卷调查也观察到,饮食钙与结直肠癌危险性之间呈弱负相关($RR=0.8$,95%CI 0.60~1.07),与钙干预实验结果一致,并不支持钙与结直肠癌的危险性之间存在明显的负相关。然而,一项双盲随机试验发现每天补充1 200mg钙,能使结肠直肠腺瘤的复发率减少15%~20%,具有统计学意义。

饮食中维生素D与结直肠癌相关性的流行病学研究资料较少,5项前瞻性研究结果中4项显示饮食中维生素D与结肠癌或结直肠癌呈负相关,但只有Garland的研究结果为较为明显的负相关。3项已发表的病例对照研究结果中有2项与前瞻性研究不一致,只有一项结果显示饮食中维生素D与结肠癌或结直肠癌有明显的负相关性。有趣的是,在饮食中增加了维生素D后,这种相关性就变得明显了。Giovannrcci在护士健康研究中观察到,补充维生素D比补钙与结直肠癌危险性之间存在更明显的负相关。但在这些被调查的妇女中大多长期补充多种维生素,因此,其他维生素与微量元素也有可能起着重要的作用。

人们在钙与维生素D对结直肠癌致癌作用的机制方面做了许多实验研究,包括钙影响细胞增殖的人体干预实验、人上皮细胞体外研究及动物实验模型等。有学者假设,钙通过与次胆酸结合,并使游离脂肪酸在肠道内形成不溶性的皂化物,来减少这些化合物对结肠黏膜的刺激和毒性作用,从而降低结肠癌发生的危险性。钙也能直接影响结肠黏膜的增生。尽管这方面的研究资料很多,钙与维生素D作为结直肠抗癌物质的作用机制仍然不清楚。

总之,大量流行病学证据表明,摄入乳制品或补钙与结直肠癌的危险性呈负相关。因此,推荐增加摄入乳制品或补钙,以降低结直肠癌的危险性。

(2)叶酸与甲硫氨酸:Freudenheim等在病例对照研究中发现,摄入大量的叶酸可以使结直肠癌的危险性下降,并首先提出叶酸-结直肠癌假说。

总叶酸摄入和饮食中的叶酸与结直肠癌危险性没有相关性,而在一项男性结肠癌的队列研究中却有所不同。在叶酸和甲硫氨酸摄入过少,同时酒精摄入过多的人中,患结直肠癌的危险性增高。一项腺瘤样息肉病的队列研究也得到了相似的结果。在一项多途径病例对照研究中,Slattery等发现与甲基代谢有关的微量营养素与结肠癌的危险性无相关性。

除了动物实验数据以外,越来越多的人类流行病学证据显示,叶酸在降低结直肠癌危险性中的潜在作用。在对美国妇女的一项大型队列研究中,发现长期补充多种维生素(包括具有代表性的400mg叶酸),可以使结直肠癌的危险性降低一半。另5项病例对照研究发现,在摄入叶酸过少的人中结肠癌的危险性较高。4项前瞻性研究中的3项支持高叶酸摄入与结直肠癌呈负相关;另一项研究没有获得足够的饮食数据以解释血浆叶酸水平与结肠癌危险性的关系。蔬菜中叶酸含量较高,是饮食中叶酸的主要来源。叶酸摄入通常与结肠腺瘤有关,而且在癌症发生前10年或更早就出现。最近的观察结果显示,补充叶酸15年以上,可以使结肠癌危险性降低75%。

叶酸减弱致癌作用的机制并不清楚。有人推断,不同形式的内源性叶酸是DNA甲基化和DNA合成必需物质,当叶酸水平过低时,DNA合成就会发生错误,可能增加自发突变,提高DNA对损伤因子的敏感性,增加染色体突变频率和DNA复制的错误。总之,人们从不同研究类型和人群的研究资料及动物实验数据中得出了一致的结果,即叶酸在DNA合成和甲基化过程中所起的关键作用及其代谢基因的遗传多态性,使叶酸成为降低结直肠癌危险性的重要因素。

除了叶酸之外,另一个可以影响DNA甲基化的饮食因素是甲硫氨酸,它可以直接改变S-腺苷甲硫氨酸。来源于鱼或禽类的甲硫氨酸与结肠癌或腺瘤之间呈负相关。但在两项直接检测甲硫氨酸与结直肠癌关系的队列研究中,只有一项显示负相关。卫生专业人员随访研究发现,在叶酸和甲硫氨酸摄入过低而同时饮酒过多的男性中,结肠癌危险性明显升高;相反,在叶酸和甲硫氨酸摄入多的人中,饮酒与结肠癌的危险性几乎没有相关性。有人认为,其作用是亚甲基四氢叶酸还原酶(MTHFR)活性发生了遗传变异，后者是生产与甲硫氨酸合成有关物质的关键酶，因而能够影响结肠癌的危险性。

4. 大豆制品与异黄酮　现在的研究认为，结直肠癌的发病率与总蛋白，尤其是动物蛋白呈正相关，与植物蛋白呈负相关。一些动物实验也发现，大豆（一种植物蛋白）可以降低结直肠癌的危险性。

大豆异黄酮是大豆中一类重要的非营养素成分。大豆和大豆制品几乎是异黄酮摄入的唯一来源。研究显示其具有抗癌作用，尤其是对乳腺癌、前列腺癌和结肠癌的效果引人关注。有人推断亚洲人群中结直肠癌的发病率相对较低与大豆制品在这一地区中是普通食品有关。因此，在结直肠癌病因学研究中，大豆制品和异黄酮的保护作用值得关注。

一些病例对照研究认为，大豆制品消费可以导致结直肠癌危险性下降，但有些结果并不完全一致。在中国进行的病例对照研究中，对豆制品和豆浆的消耗量作了调查。男性直肠癌与大豆制品消费之间的关系为 $OR=0.3$（$95\%CI$ $0.2\sim0.7$），具有统计学意义，而结肠癌和女性直肠癌则未出现统计学意义。在大多数回顾性研究中，尤其是日本，在大豆制品消费量的测定上有缺陷，只确定了大豆制品消费的频率，而没有确定异黄酮的摄入量。

在体外研究中，异黄酮表现出多方面的抗癌性，如抑制蛋白质中酪氨酸的磷酸化、诱导凋亡、抗血管生成、抑制 DNA 拓扑异构酶。动物实验也一致显示大豆制品或异黄酮抑制异常隐窝区（ACF）的形成，但并不能清楚地证明大豆制品和异黄酮在化学诱导结直肠癌发生时的抑制作用。研究还发现，发酵的大豆制品含有大量糖苷配基形式的异黄酮。因为糖苷配基形式的异黄酮被认为对 ACF 的形成具有更有效的抑制作用，所以在对结直肠致癌作用的保护上，发酵的大豆制品比未发酵的豆制品更重要。由此，有人推断日本过去 10 年中结直肠癌发病增高可能与豆浆消费减少有关。美国结直肠癌和腺瘤的病例对照研究也支持大豆制品在结直肠癌发生过程中起保护作用。进一步的流行病学研究还需着重阐明大豆制品在结直肠癌发生过程中所扮演的角色。

5. 碳水化合物　大多数结直肠癌与各类食物的研究结果都存在着争论，争论集中于特殊营养素的浓度上。近期的研究结果认为，食物营养素的摄入在延续 15 年以后与结直肠癌发病率之间呈明显的强相关。有研究指出，高碳水化合物摄入量和高比例的谷物能量即使在调整了总能量之后，也与结直肠癌呈负相关。美国男性的队列研究及一些病例对照研究得出了相似结果，高碳水化合物摄入的结直肠腺瘤危险性较低。而两项近期的病例对照研究（Slattery，1997；Ghadirian，1997）和一项 14 727 例妇女的前瞻性研究（Kato，1997）未发现相关性。因此，这与碳水化合物摄入在癌症危险性上的保护作用是矛盾的。据推断，大量的不易消化的碳水化合物可能具有保护性作用（Scheppach，2001）。可能的机制：①厌氧杆菌在结肠中的降解增加了粪便氮的排泄，即发酵；②难消化的碳水化合物对结肠上皮有营养作用，并阻止细菌的易位；③未发酵

的碳水化合物增加粪便体积，并可以预防慢性功能性便秘和肠激惹综合征。

6. 咖啡与茶　流行病学研究已观察到咖啡与结肠癌的危险性呈负相关，而与直肠癌的危险相关性不一致。1992—1994 年在加拿大安大略省的一项病例对照研究对咖啡和茶的消费与结直肠癌之间的关系进行了调查，结果发现，咖啡与结肠癌的危险性呈负相关。每天喝 <1 杯咖啡与每天喝 1～2 杯咖啡相比，$OR=0.9$（$95\%CI$ $0.8\sim1.1$）；与每天喝 3～4 杯咖啡相比，$OR=0.8$（$95\%CI$ $0.7\sim1.0$）；与每天喝 >5 杯咖啡相比，$OR=0.7$（$95\%CI$ $0.5\sim0.9$）。OR 值呈直线下降趋势（$P=0.008$），表明直肠癌与饮用咖啡和茶均无相关性，还观察到咖啡的消费与发生在不同部位的结直肠癌的相关性不同，近端结肠比远端结肠危险性下降得更明显，而茶消费则与结直肠癌发生的部位无关。研究结果与该地区的文献报道一致。最近发表的研究结果显示，中等量或大量饮用咖啡对结直肠癌危险性可能没有影响，因此对咖啡的保护性作用的正面结论尚不能肯定。研究证据认为，结直肠癌与茶消费的关系不同于咖啡，认为是咖啡与茶的相同成分以外的成分起媒介作用。一些体外试验和动物实验则显示，茶具有抑制细胞增殖和诱导凋亡的作用。

7. 其他与饮食和食品有关的变量　某些食品制作和饮食的方式（如烹饪方法：油炸、腌制食品）与结直肠肿瘤形成的危险性增高有不同程度的相关性，如烹饪鱼和肉时会形成杂环胺（HCA）和多环芳烃（PAH）。因此，饮食是大多数人有规律地暴露在这些致癌物中的原因，而且这种暴露尤其与结直肠癌有关。与代谢有关的基因多态性可以改变这些危险因素对结直肠癌发生的影响。

（二）体力活动、肥胖与能量摄入

能量摄取、新陈代谢率、体力活动和各种体型或肥胖的度量标准都是紧密相连、互相影响的。若不把它们作为一个整体，则很难用数量来确定或表示每个因素在致癌危险性中所起的作用。

1. 体力活动　流行病学研究认为，长年久坐办公室而很少从事体力活动，是患结直肠癌的一种危险因素，而体力活动可以降低结直肠癌的危险性，是最重要的保护因素之一。参考大量针对职业活动和休闲活动而进行的队列研究和病例对照研究文献，几乎都获得了相似的结果，即体力活动与结直肠癌危险性呈负相关。美国在女性护士中进行的前瞻性研究认为，业余时间的体育活动和体型与结肠癌发生有关。在所观察的人群中，体力活动最多的一组患结肠癌的危险性是不活动组的一半（$RR=0.54$，$95\%CI$ $0.33\sim0.90$）。另一项在男性卫生专业人员中的大型随访调查也得到相同的结果。美国一些大型多元病例对照研究对体力活动和体重指数进行了联合评价，缺乏体力活动而体重指数高的人发生结肠癌的危险性最高，并发现从事体力活动越多，结直肠癌发生率越低。长期强体力活动而体重指数高的人患结肠癌的危险性并不高。Colditz 对当今的研究作了综合评价，发现体力活动最强的人患结肠癌的危险性减少约 50%。一生中保持大运动量的人危险性最低。而那些只在近期大量活动的人则只表现出微弱的负相关性。在对结

直肠癌发生部位的观察中,发现体力活动对结肠癌的作用尤其明显,而且不仅限于远端结肠。但还没有证据证明可以通过体力活动改变直肠癌的危险性。

虽然体力活动常常与其他危险因素(如肥胖、饮食、吸烟和饮酒)有关,但它与结肠癌的负相关关系并不依赖于这些因素,即使在调整了某些混淆因素之后,这种关系仍然存在。有人认为,体力活动增加可以使肠道通过时间缩短,减少了致癌物与结直肠黏膜接触的机会。最近 Martinet 等发现,业余时间的大活动量与结直肠黏膜中前列腺素 E_2(PGE_2)的浓度呈明显负相关,提示 PGE_2 的合成可能与结直肠癌潜在发生机制有关。因此,提醒那些在办公室久坐不动的人,要保持健康,必须坚持适度的体力活动和体育运动,这样才能减少或避免结直肠癌的发生。

2. 肥胖　尽管已知肥胖与结直肠癌腺瘤有关,但现有的数据不能一致地支持肥胖与结直肠癌的危险性有关(在回顾性研究中对这类因素进行分析很难,体重指数也许是表示疾病的指标)。许多国家(包括美国、中国、瑞典和日本等)的流行病学家们都对肥胖和缺乏运动与结直肠癌危险性之间的关系作了前瞻性研究和回顾性研究,并利用体重指数(BMI)作为指标,评价肥胖与结肠癌危险性的关系。研究发现,BMI 与结肠癌,尤其是男性结肠癌的危险性升高有关,而在女性中这种关系则表现得较弱。BMI 与直肠癌的危险性之间未发现明显相关性。

美国的一项女性人群研究显示,BMI>29kg/m^2 者与 BMI<21kg/m^2 者相比,RR=1.45(95%CI 1.02～2.07)。美国爱荷华州的另一项女性健康调查则发现,BMI 最高组与最低组相比,危险性升高 40%。美国的一项病例对照研究显示,BMI 最高、能量摄入最多而体力活动最少组与 BMI 最低、能量摄入最少而体力活动最多组相比,RR=3.4。有关脂肪分布的研究资料较少。另一项男性人群的研究指出,腰围或腰臀比和中心型腹部肥胖指标与男性结肠癌危险性之间存在很强的正相关,腰臀比最高组与最低组相比,RR=3.41(95%CI 1.52～7.66);腰围最高组与最低组相比,RR=2.56(95%CI 1.33～4.96)。有趣的是,2 项女性人群的研究报告提示,腰臀比与结肠癌危险性之间并不存在具有统计学意义的正相关。由于男性容易发生中心型肥胖,测量脂肪分布对男性来说,则能更好地反映结肠癌危险性。

以前的研究虽然在男性中发现了肥胖的危险性,但是还没有在女性中查明同等水平的危险。有人曾评价绝经前肥胖妇女的危险,发现绝经前临床肥胖的妇女患结直肠癌的可能性较正常体重女性高 2 倍。绝经后非常肥胖的妇女患肠癌的危险没有增加,甚至轻微降低。研究认为,过多的体内脂肪与血液胰岛素水平和胰岛素样生长因子 1(IGF-1)有关。胰岛素样生长因子是一种可以通过饮食的能量代谢来调节的酶。近期的一些研究显示,IGF-1 血浆基础水平高的人更容易患结肠癌,其机制可能是 IGF-1 对结肠癌细胞具有保护作用并能抑制细胞凋亡。血液胰岛素水平的升高,使胰岛素样生长因子结合蛋白 1 水平降低,继而导致游离 IGF-1 水平升高,而后者与男性、女性患结肠癌危险性呈正相关。绝经后妇女的脂肪组织是雌激素的重要来源之

一,它可能具有保护作用,并且能够拮抗胰岛素的有害作用。相反,绝经前脂肪组织是可以忽略的雌激素来源,青年期过分超重的妇女可能使她们患结直肠癌的危险增加。

3. 总热量摄入　虽然许多流行病学证据显示,过量饮食也与结肠癌危险性升高有关,但由于个体的能量摄入变化大多受体力活动、新陈代谢率和体型的影响,能量摄入可能只是多种决定因素中的一个方面(如体力活动就对结肠癌的危险性有影响),因而根据总摄入量得出的结果是不可靠的。

大多数已发表的病例对照研究显示,总能量摄入与结肠癌危险性呈正相关。Howe 对 13 项病例对照研究结果进行的合并分析发现,无论能量来源于脂肪、蛋白质或碳水化合物,总能量的摄入都与结肠癌的高危险性有关。Seattery 等对 3 项病例对照资料的分析也得到了相似的结果,并提出总能量摄入比特定能量来源更重要(即脂肪、蛋白质或碳水化合物)。与病例对照研究结果相反,队列研究显示总能量摄入与结肠癌的危险性无相关性,甚至是微弱的负相关。这些研究之一报道,最高能量摄入组与最低能量摄入组相比,相对危险度(RR=0.6)具有统计学意义。有关能量摄入与结肠癌的研究结果不一致的原因尚不清楚,可能与方法学上的偏倚有关,如病例对照研究中回忆偏差、既往饮食报告偏差、选择参与偏差和生存偏差。能量摄入与危险性升高的关系似乎并不是因为饮食过量,而可能反映出代谢率的差异。如果能量摄入与危险性的关系排除了方法学偏差,就意味着代谢率高的人患结直肠癌的危险性低。从公共卫生学角度看,无论什么原因,都应对能量摄入在结肠癌发生所起的作用做进一步研究。

大多数这类研究都发现总能量摄入与结肠癌有直接的联系,但并不像脂肪摄入那样明显,而是与饮食中的脂肪一起增加结肠癌危险性。此外,也有一些研究显示,饮食中非脂肪来源的能量摄入也与结肠癌有关。总能量消耗或饮食中脂肪构成的相关问题属于流行病学范畴,对于大多数研究来说,研究人员都能够在总能量摄入中将脂肪的影响分开。

(三)遗传因素

流行病学研究证实,有结直肠癌家族史的人比一般人群患结直肠癌的危险性高,一级亲属患结直肠癌的人患该病的危险性比一般人群高 2 倍,而且患病年龄明显提前。由于家族遗传因素引发的结直肠癌占 10%～20%,这些遗传家系主要为家族性腺瘤性息肉病、Gardner 综合征家系和家族遗传性非息肉性结肠癌(hereditary non-polyposis colon cancer, HNPCC)综合征家系。除了这些家系以外,还有部分散发性结直肠癌具有遗传背景。遗传性结直肠癌大致分为两类,即息肉性(多发息肉)和非息肉性。这类结直肠癌具有常染色体显性遗传特性。

1. 家族性腺瘤性息肉病(familial adenomatous polyposis, FAP)　结肠腺瘤性息肉包括 FAP 和 Gardner 综合征。家族性腺瘤性息肉病是一种很少见的常染色体显性遗传病,其特征为早发、多发性结直肠息肉(息肉的数量可以是几个甚至是几千个),其中一个或更多的息肉可以发展成恶性肿瘤。这类疾病由结肠腺瘤性息肉病(adenomatous polyposis coli，APC）基因的突变引起。这类疾病可以引发约 1% 的结直肠癌，并使壶腹癌和胃、十二指肠息肉的危险性增高。Gardner 综合征是一个与 FAP 极相近的综合征，也是由 *APC* 基因突变引起，不仅可以诱发结直肠癌，也可以增加结肠以外恶性肿瘤（包括骨瘤、肝胚细胞瘤和甲状腺瘤）的危险性。

2. 家族遗传性非息肉性结肠癌　HNPCC 是常染色体显性遗传病，包括早发的结直肠癌和其他癌（尤其是卵巢、子宫内膜、泌尿道、胃和胆道系统的癌症）。最初认为 HNPCC 与 15% 的结直肠癌有关，而近期的研究认为 2%～5% 的结直肠癌可能继发于这类遗传综合征。HNPCC 好发于右半结肠，而且常发生包括 *TGFBR2* 和 / 或 *BAX* 基因的特征性突变。近年来的分子流行病学研究发现，HNPCC 主要与 DNA 错配修复系统中 *MSH2* 和 *MLH1* 基因的遗传突变有关，在早发和多发的 HNPCC 患者中 *MSH2* 和 *MLH1* 基因的突变尤为明显。

3. 家族聚集性结直肠癌　家族聚集性结直肠癌是除了 FAP 和 HNPCC 以外的一类具有遗传可能性的结直肠癌，其发病危险性比一般人群高。但这类结直肠癌的遗传特性不清楚，还有待研究。

（四）疾病因素

结直肠息肉史、炎症性肠病及胆囊切除史等也与结直肠癌的发生有关。炎症性肠病如溃疡性结肠炎患者发生肠癌的概率高于一般人群，炎症在增生性病变过程中，常伴有慢性溃疡或形成炎性息肉等，进而癌变。据一般资料统计，有结肠息肉的患者结肠癌发病率是无结肠息肉患者的 5 倍。

1. 炎症性肠病（溃疡性结肠炎、克罗恩病）　炎症性肠病（inflammatory bowel disease，IBD）包括溃疡性结肠炎（ulcerative colitis，UC）和克罗恩病（Crohn disease，CD），是与结肠内壁炎症有关的特殊疾病。患任何一种这类疾病 8 年或以上，都会使患结直肠癌的危险性增高。早在 20 世纪 20 年代，就有人对溃疡性结肠炎与结直肠癌的相关性作了报道。近年来，通过许多流行病学研究，溃疡性结肠炎与结直肠癌之间的因果关系已普遍被人们接受。但直到 1948 年，人们才认识到克罗恩病也是结直肠癌的危险性因素之一，而且此后对它的研究仍很少。

流行病学研究显示，5% 的结直肠癌患者 50 岁之前患有 IBD。在溃疡性结肠炎患者中，早发、持续时间长、病变范围大以及原发性硬化性胆管炎都将升高结直肠癌的危险性。Eaden 等的研究还发现，具有散发结直肠癌家族史的溃疡性结肠炎患者发生结直肠癌的危险性更高。人们对克罗恩病发展成恶性肿瘤的危险性了解得不是很清楚。现代的研究认为，克罗恩病恶变的危险性与溃疡性结肠炎相同。在克罗恩病患者中，早发和结肠发病都被确定为危险因素。建议对 IBD 患者进行抗感染治疗，以预防结直肠癌。IBD 使结直肠癌危险性升高的原因是肠道内刷状缘受损，可能使干细胞与粪便接触而不需要先形成腺瘤。

有研究提示，炎症性肠病与结直肠癌的易感基因有关，甚至还提出二者有共同的病因或易患性。Askling 就结直肠癌或炎症性肠病家族史，对炎症性肠病患者发生结直肠

癌危险的影响进行了评估。该前瞻性研究包括 1941—1995 年出生的 19 876 例溃疡性结肠炎或克罗恩病患者。根据瑞典各种登记收集资料，评定结直肠癌和炎性肠病家族史的关系。结直肠癌发病危险用发病比例（绝对危险度）和相对危险度（RR）评价。结果显示，有结直肠癌家族史患者发生结直肠癌的危险增加 2 倍以上（经校正的 RR=2.5，95%CI 1.4～4.4），其中 54 岁时结直肠癌发病比例从 3.8% 升至 6.9%。一级亲属在 50 岁以前诊断为结直肠癌的患者 RR 较高，结直肠癌发病比例最高（29%）。炎症性肠病家族史与结直肠癌发生危险无关。因此认为，了解结直肠癌家族史，尤其是早期发病的家族史，是在炎症性肠病患者中识别结直肠癌高危患者的简便方法。

2. 胆囊切除术　切除胆囊后会出现胆汁改变流向而流进小肠，使肠腔过度暴露于次胆酸。因而许多学者都将它作为结直肠癌可能的危险因素来研究，但研究结果并不一致。大多数病例对照研究由于涉及对照的选择性偏差，而得到正相关的结果。在一项大型病例对照研究中得到的结果是，近端结肠癌的危险性升高了 30%，而远端结肠癌与胆囊切除术呈负相关（无统计学意义），认为二者之间即使有关系也很微弱。Scandinavia 的两项大型队列研究和两项荟萃分析显示，术后 15 年以上者右半结肠癌的危险性升高 10%～30%。瑞典研究人员在研究中检测了发生结直肠癌和小肠癌的危险性，并观察到十二指肠到远端结肠的危险性呈斜坡下降，其结果与"近端胆汁酸浓度高，危险性也高，远端胆汁酸被稀释后，危险性也降低"的假说一致。

3. 结直肠息肉史　几乎所有结直肠癌都是由息肉发展而来的。息肉始发于结肠或直肠的内层或肠壁，这类疾病经过多年的迁延而演变成癌。某些类型的息肉（炎性息肉）并非癌前病变，但腺瘤性息肉却能增高癌变的危险性，尤其是多发的或大的息肉。一般认为，具有高危险性的腺瘤是大的（>1cm）管状腺瘤、多发性腺瘤、带有绒毛的腺瘤和有一定分化不良的腺瘤。虽然绝大多数腺瘤都不会恶变，但患息肉时间越长，癌变的机会越多。因此，及早发现和切除腺瘤将可以减少结直肠癌的发生。

4. 个人肿瘤史　女性曾患其他恶性肿瘤，包括乳腺癌、卵巢癌或子宫癌（不含宫颈癌），则具有结直肠癌的高危险性。已患结直肠癌的人仍有再发的危险。

5. 感染　研究发现，结直肠腺瘤患者的幽门螺杆菌抗体阳性率比正常人群高，认为是幽门螺杆菌感染者的胃泌素水平增高影响了结肠黏膜的营养。最近报道，结肠黏膜相关淋巴组织淋巴瘤在进行抗生素治疗后得到恢复，推测是由于根除了幽门螺杆菌。

6. 糖尿病　有人认为高胰岛素血症可能也是一个很重要的因素，因为它与体力活动、高体重指数和向心性肥胖有关，而胰岛素又能促使正常的结肠上皮细胞有丝分裂，并能间接增高血浆 IGF-1 水平而使结肠癌危险性增高。目前的前瞻性研究认为，胰岛素与结肠癌的危险性有直接的关系，并支持女性糖尿病与并发结直肠癌的危险性之间呈正相关。经过调整后结肠癌的相对危险度为 1.4，直肠癌的相对危险度为 1.11。由于胰岛素的这些作用，使得糖尿病

也成为结肠癌的危险因素之一。

7. 放射线损害 在对日本原子弹爆炸幸存者的随访调查中发现,电离辐射使患结肠癌的危险增加,但未发现与直肠癌有关。然而,在对医院内暴露的随访调查中却没有得到相同的结果,也没有确定出电离辐射与结肠癌危险性关系的剂量 - 反应关系。

(五)药物因素

1. 激素替代疗法(HRT) 最初对 HRT 与结直肠癌危险性的研究并未发现有相关性。自 1983 年报道使用大剂量雌激素口服避孕药(不包括非口服避孕药)使结肠癌的危险性降低并具有统计学意义之后,越来越多的证据提示激素替代疗法与降低结直肠癌的危险性有关。

在 19 项 HRT 与结直肠癌危险性研究中,有 10 项提示负相关,另 5 项提示明显降低危险性。长期使用 HRT 者危险性最低。虽然文献资料存在不一致的结果,但 HRT 很可能使女性患结直肠癌的危险性降低。用 HRT 5～10 年者的危险性降低 50%,停药仍可以维持 10 年左右。大多数对 HRT 与结肠和直肠腺瘤性息肉相关性的研究,也显示出相似的模式。

有证据证明,雌激素受体超甲基化随年龄增长而增加,提示雌激素水平降低,可能在结肠癌发生上起重要作用。HRT 与息肉及癌之间的负相关,也许是内源性雌激素水平降低后起替代作用的结果,并且因此降低了雌激素受体基因被甲基化所抑制的可能性。HRT 的确切作用还需进一步研究。

2. 非甾体抗炎药 非甾体抗炎药(NSAID)是临床上常用的抗炎镇痛药(包括阿司匹林、吲哚美辛、布洛芬、舒林酸),研究表明它们还具有明显的抗肿瘤作用。从流行病学、动物实验和在家族性腺瘤性息肉病家庭成员中进行的干预实验中获得的资料,都支持 NSAID 对结直肠癌的保护剂作用。有人还观察到,常用 NSAID 治疗类风湿关节炎的患者胃肠道恶性肿瘤的发病率和死亡率都较低。在 NSAID 与结直肠腺瘤关系的观察研究结果也支持这一观点。

流行病学研究结果一致认为,使用阿司匹林和其他 NSAID 可以使患结直肠癌的危险性降低约 50%。迄今为止,最强有力的证据来自美国护士健康调查的结果,这项大型队列研究结果显示,在服用阿司匹林(≥2 片 / 周)20 年以上的妇女中结直肠癌的危险性明显降低(RR=0.56,95%CI 0.36～0.90,P=0.008),并不依赖于其他危险因素,包括饮食因素。另一项类似的前瞻性研究是在男性卫生专业人员中进行的,也得到了相同的结果。

实验表明,NSAID 对化学致癌物诱发的肿瘤具有明显的抑制作用,在体外可抑制结肠癌等细胞株增殖。其机制可能是通过抑制环氧合酶(COX-2 酶),从而减少花生四烯酸向前列腺素转变,诱导肿瘤细胞分化、凋亡,从而抑制肿瘤的发生和发展。总之,NSAID 是一类有前景的化学预防剂。NSAID 另一个有效性可能是这些化合物代谢量的遗传变异。

不幸的是,阿司匹林的标准用量(例如治疗关节炎的用量)与胃肠黏膜糜烂性疾病有关,甚至可以导致胃肠溃疡。所以,以 NSAID 的标准给药量作为结直肠癌的一级预防策略似乎并不可行。尽管如此,NSAID 的保护剂作用还是令人欣慰的,也许用于高危个体还是可行的。

(六)其他因素

1. 吸烟 由于早期的研究未表明吸烟与结直肠癌之间有联系,所以目前对这两者之间是否存在一种关联性仍有争议。然而,一些近期的研究已经注意到过早开始吸烟及烟龄长都升高患结肠癌的危险。据美国癌症学会报道,美国约有 12% 的结直肠癌患者的死亡可归因于吸烟。在他们的一项吸烟与结直肠癌相关性的研究中,对约 1 200 000 例美国男性和妇女进行了长达 24 年的随访。结果显示,吸烟者与不吸烟者比较,男性吸烟者的结直肠癌多元调整死亡率的比值比(OR)为 1.32(95%CI 1.16～1.49),妇女为 1.41(95%CI 1.26～1.58)。男性、女性吸烟史长达 20 年或以上者,这种危险性的增高非常明显,停止吸烟后,该危险性随戒烟年数增多而显著降低。瑞典对 10 000 余名双胞胎的 30 年随访调查也显示,长期、大量吸烟使结直肠癌危险性升高。中国上海市的病例对照研究发现,男性中大量吸烟者的直肠癌危险性有一定的增高。但是,意大利大型病例对照研究和瑞典男性建筑工人的前瞻性研究中却没有发现相关性。几乎所有调查吸烟与腺瘤性息肉的相关性研究,均得出吸烟可以使息肉频发。因此推测吸烟也增加结直肠癌的危险性。

吸烟是多种致癌物的主要来源,包括杂环胺、多环烃和亚硝胺。例如,来源于大鼠模型的证据表明,杂环胺可引起 *APC* 突变。在美国的一项大型 MSI 肿瘤标志阳性病例与 MSI 肿瘤标志阴性病例的对照研究中,过早吸烟及长期吸烟可使 MSI 阳性结肠癌的危险性升高约 2 倍。因此,吸烟在某些方面与结直肠癌的危险性(与腺瘤的紧密关系除外)之间是一种生物学上的关系。

2. 饮酒 许多队列研究和病例对照研究都一致认为,酒精摄入与结肠癌的危险性有关。此外,酒精也与结直肠腺瘤危险性升高有关。大量文献资料显示,大多数人类研究都发现酒精摄入与结直肠癌危险性呈正相关或无相关性。Potter 等对多项流行病学研究资料进行了综合分析。在 5 项普通人群的队列调查中,有 4 项显示饮酒与结直肠癌的危险性之间具有统计学意义的正相关;有 3 项研究对直肠癌的危险性作了分析,其中 2 项对结直肠癌作了报道。1/2 的病例对照研究同样显示,酒精使结肠癌和直肠癌的危险性增高。中国上海市的病例对照研究也发现,大量饮酒者的结肠癌危险性有所升高。少数研究得到了相反的结果,原因可能是某些研究受病例数量少的影响或研究主题的改变,用不同方法测量饮酒量,或不同文化层次对饮料的选择不同。

一些研究认为,酒精主要与结肠和远端结肠危险性升高有关。浙江省的病例对照研究也显示,含酒精饮料与直肠癌有密切的关系。对结肠癌与直肠癌的研究一致显示,酒精在男性中的危险性比女性高,也许是因为女性一般较少饮酒。另外,还没有足够的有关酒精来源的研究资料,如啤酒与危险性关系等。但一般认为结直肠癌的危险性主要与饮酒总量有关,而不是酒精的类型。

乙醛(乙醇的代谢产物)是有效的 DNA 引物模板,乙醇也同样可以抑制 DNA 复制。乙醇可以与营养缺乏联合发挥作用，尤其在叶酸缺乏时。现代研究认为，乙醇具有叶酸和甲硫氨酸代谢拮抗剂的作用。增加叶酸和甲硫氨酸的摄入对正常甲基代谢和 DNA 的甲基化很重要，前者可以减轻酒精的负面影响。大量饮酒与叶酸、甲硫氨酸摄入过少，使结直肠癌和腺瘤发生的危险性升高。这些结果提示，乙醇的作用取决于其他营养因素，尤其是那些与甲基代谢有关的因素。

3. 职业暴露　研究发现，从事与石棉暴露有关职业的人易患结直肠癌。动物实验也证实，石棉在通过消化道时能够穿透肠黏膜。但近期通过 Kand 等的间断性观察，认为石棉即使能增加结直肠癌的危险性，也不是很明显。

4. 生殖因素　Fraumeni 于 1969 年观察到修女生殖系统癌症高发，结肠癌的发病率也高。二十世纪七八十年代的几项病例对照研究数据提示，未生育妇女是结肠癌的高危因素，可能与雌激素环境的变化使脂质和胆汁酸发生改变有关。后来证实，雌激素受体在结肠上皮细胞中的表达随年龄增长而下降，使激素在结肠癌中的作用减弱。

近期的多项流行病学研究报道了结直肠癌与妇女生育史的相关性。大多数病例对照研究支持生育史与结直肠癌有一定相关性。其中一项报告结肠癌（528 例）和直肠癌（192 例）的研究结果，50 岁以上经产妇患直肠癌的危险性明显下降（$RR=0.5$，$95\%CI$ $0.3\sim0.9$），认为多次生育具有保护性作用。但几乎所有的队列研究结果认为，初产年龄和产次均与结肠癌无相关性。队列研究结果与以人口为基础的病例对照研究不同的原因尚有待解释。重要的是，激素可能与结直肠癌的某一特殊因素有关，这一点是清楚的。

三、结直肠癌的预防

（一）一级预防

即针对结直肠癌病因开展的预防工作。减少、消除结直肠癌的致病因素，抑制正常细胞的癌变过程。

1. 饮食干预　虽然结直肠癌有一定的遗传倾向，但绝大多数散发性结直肠癌与环境因素，特别是饮食因素密切相关。很多流行病学研究表明，对饮食进行干预，可以降低结直肠癌的发病率。

（1）能量摄入：能量摄入与结直肠癌发生有关，但其结果是由总能量过多，还是由膳食中某些营养素的不平衡造成的，目前仍存在争议。大部分研究结果表明，总的能量摄入与结直肠癌危险性之间有阳性关系。Howe 进行的研究表明，无论摄入的能量是蛋白质、脂肪还是碳水化合物，能量摄入与结直肠癌风险有关，减少能量摄入，有可能降低结直肠癌的发病率。

（2）脂肪和红肉：结直肠癌的发生与动物脂肪和肉类密切相关，研究表明，高脂摄入的妇女与低脂摄入的妇女相比，结直肠癌风险增加 32%。脂肪中饱和脂肪酸较不饱和脂肪酸是更重要的危险因素，而肉类中摄入红肉是结直肠癌发生的一个强的危险因素。棕色肉类，特别是经过煎烤后的棕色肉类含有大量的芳香胺类致癌物。减少食物中脂肪的含量，特别是尽量少吃煎烤后的棕色肉类，有助于减少结直肠癌的发生。

（3）水果、蔬菜和膳食纤维：最近很多研究表明，蔬菜摄入量与结直肠癌呈明显负相关，但水果与结直肠癌的负相关关系并不明显，纤维素与结直肠癌之间也呈明显负相关，这种结果可能是由于蔬菜来源的纤维素较非蔬菜来源的纤维素更易被测量。纤维素能够增加粪便量，稀释结肠内的致癌剂，吸附胆汁酸盐，从而能减少结直肠癌的发生。因此，在平时的饮食，应该尽量多摄入蔬菜、水果、纤维素，合理饮食，减少结直肠癌的发生。

（4）维生素和微量元素：抗氧化剂维生素（A、C、E）能够抑制自由基反应，从而防止对 DNA 的氧化剂损伤。有实验研究表明，补充维生素 A、C、E 能使腺瘤患者的结肠上皮过度增生转化为正常，但目前的资料并不支持用抗氧化剂维生素来预防结直肠癌。

叶酸能减少结直肠癌发病的机制目前尚不清楚，但越来越多的研究表明，叶酸的摄入量与结直肠癌发病呈明显的负相关。

微量元素与结直肠癌的关系，目前的研究还不甚详细。多项流行病学研究表明，钙和维生素 D 与结直肠癌呈负相关；关于硒与结直肠癌的关系的研究结果彼此矛盾，一些动物实验认为硒与结直肠癌呈负相关，但也有研究表明补硒并无作用，大剂量硒还有毒性；铁则有提高结直肠癌危险的可能。

（5）膳食抗致癌原：膳食中大蒜、洋葱、韭菜、葱中含有的硫醚；柑橘类含有的萜；葡萄、草莓、苹果中含有的植物酚以及胡萝卜、薯蓣类，西瓜中含有的胡萝卜素，都被认为是能够抑制抗原突变，具有抗癌作用的抗致癌原。尤其是大蒜，研究表明，大蒜是具有最强保护作用的蔬菜，可使人们患远端结肠癌的风险降低。

2. 生活方式的改变

（1）肥胖和运动肥胖：尤其是腹型肥胖是独立的结直肠癌的危险因素，体力活动过少是结直肠癌的危险因素。体力活动可以影响结肠的动力，刺激结肠蠕动，减少杂乱的非推进性阶段活动，有利于粪便的排出，从而达到预防结直肠癌的作用。

（2）吸烟：吸烟与结直肠癌的关系还不十分肯定，但吸烟是结直肠腺瘤的危险因素已经得到证实。根据目前研究提出的假说认为，吸烟是结直肠癌基因产生的刺激因素，但是需要经过大约 40 年的时间才能发生作用。

（3）饮酒：许多流行病学队列研究及以人群为基础的病例对照研究均表明，酒精摄入量与结直肠癌的发生呈正相关，酒精也是结直肠腺瘤的危险因素。但是，酒精提高结直肠癌危险因素的原因还不清楚，可能与酒精作为叶酸和甲硫氨酸代谢的拮抗剂有关。减少酒精摄入量，有利于预防结直肠癌。

（4）生殖因素：激素或生殖因素有可能影响结直肠癌的发生，美国的研究表明单身女性结直肠癌发病率高于结婚女性，有人认为这与激素能影响胆汁酸盐代谢有关。

3. 药物

（1）阿司匹林及非甾体抗炎药（NSAID）：许多流行病

学研究显示,长期服用 NSAID 者,结直肠癌发病率降低。每月服用 10～15 次小剂量阿司匹林,可以使结直肠癌的相对危险度下降 40%～50%。Peleg 等的研究表明,结直肠癌的发生率随阿司匹林剂量的增加呈线性下降。NSAID 预防结直肠癌的机制,与 NSAID 能抑制环氧合酶(COX)活性、抑制前列腺素合成、诱导肿瘤细胞凋亡、促进免疫功能有关。但也有研究不支持上述说法,并且服用 NSAID 的用量、用药时间、长期应用所致的不良反应也有待进一步研究。

(2)胰岛素样生长因子(insulin-like growth factors,IGF):人体内的胰岛素轴能影响细胞的分化和凋亡。正常结直肠上皮和结直肠癌上皮细胞都能表达 IGF-1 受体,当被内源性 IGF-1 激活时能刺激有丝分裂,IGF-1 分泌过多可促进结直肠癌的发生。

4. 治疗癌前病变 结直肠腺瘤患者、溃疡性结肠炎患者,结直肠癌发病率明显增加,通过普查和随访,尽早切除腺瘤,治疗结肠炎,可降低结直肠癌的发病率、死亡率。尤其是对于有家族史者,通过遗传学检查,筛查出高危人群,进行结肠镜检查,是结直肠癌预防工作的重要方面。

(二)二级预防

肿瘤的二级预防,即早期发现、早期诊断、早期治疗,以防止或减少肿瘤引起的死亡。结直肠癌的发生、发展是一个相对漫长的过程,从癌前病变发展到浸润性癌(息肉→腺瘤→原位癌→浸润癌),要经过多次基因缺失、突变等,这个过程据估计需 10～15 年时间,这为普查发现早期病变提供了机会。普查是将高危者从一般人群中区分出来,再做进一步诊断。普查是二级预防的重要手段,通过普查,可以达到早期发现、早期诊断、早期治疗的目的。随着纤维结肠镜技术的广泛开展及病理学的进步,早期确诊已经比较容易做到。早期结直肠癌症状隐匿,因此,早期发现是目前结直肠癌研究中最迫切需要解决的问题,早期发现对于提高结直肠癌的生存率具有重要的意义。

1. 结直肠癌早期诊断方法

(1)早期症状:早期结直肠癌症状隐匿,或仅有腹痛、腹泻、便血、排便习惯改变等常见的肠道症状。患者本人以及临床医师容易受经验思维的影响,将其误诊为菌痢、肠炎、痔疮等。因此,应该对出现的肠道症状予以重视,临床医师思维要全面,减少漏诊、误诊的发生。此外,对于原因不明的贫血患者,亦应建议作钡灌肠或纤维结肠镜检查,排除结直肠癌的可能。

(2)直肠指诊:直肠是结直肠癌最常见的发病部位,直肠指诊可发现距肛门 7～8cm 内的直肠肿瘤,并且操作简便、无需设备,具有经济、有效的优点。但目前临床工作中,许多医师往往忽视直肠指诊而造成漏诊。在漏诊的直肠癌中,80% 第一次就诊没有进行直肠指诊。近年来许多国家地区的流行病学研究发现,结直肠癌发病部位已发生明显变化,结肠癌所占的比例逐渐增加,直肠癌的比例逐渐减少。美国 20 世纪 40 年代结直肠癌中直肠癌占 55%,以后比例逐渐下降,至 1992 年时仅为 8%～28%。但是国内直肠癌病例仍占结直肠癌的 50% 以上,且中、低位直肠癌比例高。因此,在临床工作中要特别重视直肠指诊,争取早期发现。

(3)粪隐血试验:早期结直肠癌及癌前病变在临床上没有明显的症状,但肿瘤组织的坏死和表面黏膜充血,可以使粪便中混有肉眼难以察觉的血液。因此,自从 1967 年美国人 Creegor 将粪隐血试验(fecal occult blood test,FOBT)作为结直肠癌筛查手段以来,粪隐血试验已经成为监测结直肠癌最有价值的方法之一,并得到不断发展。

粪隐血试验主要分为化学法和免疫法。化学法中应用最广的是愈创木脂法(主要商品为 Hemoccult 试纸)。Hemoccult 试纸检测粪隐血的原理是当被检粪便中含有血液时,其中含有的过氧化物酶能使试纸上浸染的愈创木脂酚基氧化产生蓝色反应。该方法简单、经济、有效,但其检测结果可能出现假阳性和假阴性。假阳性高,使许多人接受了不必要的结肠镜检查;假阴性率高,容易造成结直肠癌的漏诊。因为正常人肠道里就存在一定血液,并且食用一些含过氧化物酶和过氧化氢酶的食物(如肉类、鱼类、新鲜水果、蔬菜等)或者是口服一些药物(如铁剂、维生素 C、阿司匹林等),都可能引起假阳性结果;而由于结直肠肿瘤的出血是间歇性的,并且容易受到采样误差、标本留置时间过久等因素的影响,又可以引起假阴性结果。因此,为了减少假阳性结果,应用化学隐血试验普查结直肠癌时需要对受检者事先限制饮食;为了减少假阴性结果,建议采用水化愈创木脂法,这种方法比非水化法阳性率增加了 3 倍。免疫法测定的基本原理是利用人体血红蛋白抗血清检测粪便中的血红蛋白。这种方法的优点是不受食物及药物干扰,且敏感性高。最初的研究是以琼脂免疫扩散法为主,以后国内陆续开发了反向血凝试验药盒、免疫胶乳试剂盒、特异抗体标记 SPA 葡萄球菌协同试验等。这些方法将人血红蛋白包被到载体上,因此能够进一步提高免疫测定法的敏感性。免疫法的敏感性高、特异性强,有利于减少结直肠癌的漏诊及误诊,结果更加可靠。但是免疫法价格较高、操作比较复杂,目前尚未用于大规模人群普查。国内外的许多研究已经证明,免疫法与化学法相结合的"序贯粪隐血试验",即首先使用水化愈创木脂试验进行初步筛选,阳性者再进行免疫法测定,由于后者特异性较高,可以筛除部分假阳性病例,减少需要进行结肠镜检查的人数。试验证明,"序贯粪隐血试验"同时具有效率高、价钱低的特点,更符合筛验的要求。

(4)粪隐白蛋白试验:由于粪隐血试验方法容易受到测试方法、粪隐血量以及肿瘤大小、部位、类型的影响,且化学法隐血试验在粪便含血量少时敏感性较低(粪隐血试验的结直肠癌检出率为 40%～80%),1987 年中山拓郎等提出并应用 ELISA(酶联免疫吸附试验)定量检测粪隐白蛋白,作为对包括结直肠癌在内的白蛋白丢失性肠病的一种检测手段。根据此种方法制备的试剂盒,敏感性高、特异性强、操作方便、成本低廉。但由于正常人及肠道炎症性病变患者均有白蛋白丢失,因此对结直肠癌检测的特异性受到影响。为此,王志红等提出用粪隐白蛋白与粪隐血联合互补法进行检测,可显著降低结直肠癌普查中的漏检率。

(5)分子生物学途径和遗传学检查:目前已证明结直

肠癌的发生、发展与多个基因有关，其中不仅包括原癌基因（如 ras 基因）的激活和抑癌基因（如 p53、DCC 和 APC 基因）的失活，也包括遗传系的突变、体细胞的突变。多基因突变共同作用导致了结直肠癌的发生，国内外已有很多学者在这方面作了大量工作，来检测结直肠癌易感者（包括高危家族史者和低危家族史者）血液、粪便分离的细胞及肠灌洗液脱落细胞等的基因突变。结果表明，应用基因诊断技术筛检和随访结直肠肿瘤家族中的易感者，有利于结直肠癌的早期发现、早期治疗。

另外，对于 FAP 或 HNPCC 家族成员还应进行遗传学检查（包括 hMLH1、hMSH2、hPMS1、hPMS2 等基因）。检测结果阳性者，极易发生结直肠癌。

（6）乙状结肠镜检查：在全部结直肠肿瘤中，70%～80% 发生在脾曲以下，60%～70% 发生在直肠和乙状结肠，使用乙状结肠镜可有效检出这些肿瘤，故有人主张直接用乙状结肠镜或纤维乙状结肠镜进行普查。由于腺瘤切除后结直肠癌的发病率会明显降低，因此使用乙状结肠镜进行检查，可有效降低结直肠癌死亡率。由于纤维乙状结肠镜进镜较深，为 60cm（硬式乙状结肠镜为 20cm），检查病变更加清楚、痛苦较少且能够提高依从性，因此纤维乙状结肠镜更适用于普查。Winawer 报道，进镜 60cm 可发现 40%～60% 的腺瘤和结直肠癌，而进镜 35cm 能发现 30%～40%，进镜 25cm 仅能发现 20%～30%。纤维乙状结肠镜敏感性、特异性均较高，而且有效、安全、费用低、依从性好，适用于普查，但纤维乙状结肠镜最大的缺点是不能发现右半结肠的病变。

（7）双重对比剂钡灌肠造影：目前还没有人将双重对比剂钡灌肠造影单独用于结直肠癌普查，但对于粪隐血试验结果阳性，又不愿接受或无法进行结肠镜检查者，可采用双重对比剂钡灌肠造影作为检查手段。这种方法比结肠镜便宜，患者痛苦小，可检测全结肠病变。但是检查阳性者仍需作结肠镜以确定病变性质，而且对于小的腺瘤容易漏诊是其主要缺点。

（8）结肠镜检查：全结肠镜检查是检查结直肠癌最有效的方法，能检出 95%～99% 的结直肠癌，而且在进行全结肠镜检查时，不仅能发现腺瘤，还能进行预防性切除，因此可大大降低结直肠癌的发病率。但由于费用较高、患者较痛苦，且可能发生结肠穿孔等并发症，目前还不能作为结直肠癌普查除筛的工具，而更适用于初步筛选后的进一步检查。

2. 一般危险人群的普查 结直肠癌的一般危险人群，通常指由无症状、无结直肠癌高危因素个体组成的自然人群。既往研究显示，相对欧美等国家，亚洲、非洲等发病率较低的国家结直肠癌发病年龄明显提前，其平均发病年龄在 50 岁以下。同时，中国 2009 年全国肿瘤登记的数据显示，结直肠癌发病率在 0～39 岁处于较低水平，40 岁后快速升高。天津医科大学附属肿瘤医院一组 1 675 例结直肠癌的年龄分布为：30 岁以下占 3.7%；40 岁以下占 15.7%；50 岁以上占 63.9%。因此，根据国内情况，应该将结直肠癌普查年龄确定在 50 岁以上。

使用粪隐血试验作为结直肠癌的普查手段，对无症状的一般危险人群进行普查，可明显提高早期结直肠癌的检出率，降低结直肠癌的死亡率，并且经济、有效、操作简便，具有良好的效价比。但由于化学法粪隐血试验假阳性率较高，许多国家都采用对粪隐血试验阳性者再行免疫法检测（即序贯隐血试验），结果阳性者行乙状结肠镜或全结肠镜检查。结肠镜检查不仅可以发现早期结直肠癌，而且利用结肠镜切除普查发现的结直肠腺瘤可明显减少结直肠癌的发病率。由于使用上述方法可能有 20% 左右的结直肠癌被漏诊，有人提出了新的结直肠癌优化筛查方案，以及对于 40 岁以上并有下列情况之一者，建议行纤维乙状镜检查：①一级亲属有结直肠癌病史；②本人曾经患过结直肠癌或息肉；③免疫粪隐血试验阳性；④有慢性腹泻、黏液血便、慢性便秘、精神刺激史或胆道疾病史中两项或两项以上者。这种方法与前一种方法比较，敏感性、特异性均有提高，但普查所需要的资金也随之增加。

世界卫生组织结直肠癌预防协作中心的推荐普查意见为：鼓励 50 岁以上的一般人群，从 50 岁起每年进行一次粪隐血试验，并行硬式乙状镜检查，或每 3～5 年做一次纤维乙状镜检查，一旦粪隐血试验阳性，则应进行全结肠镜检查或乙状结肠镜加钡灌肠检查。结直肠癌患者的亲属应从 35～40 岁开始进行筛查，腺瘤患者亲属的普查应视腺瘤的大小和异型性而定。

3. 高危人群的普查 结直肠癌的高危人群，通常认为包括：①本人患过结直肠癌或结直肠腺瘤；②本人患过女性生殖系统肿瘤，特别是接受过盆腔放疗者；③胆囊切除术后的患者；④本人患过重症溃疡性结肠炎，10 年以上未愈者；⑤直系亲属中 2 人以上或 1 人 50 岁以前患过结直肠癌；⑥疑本人属于家族性腺瘤性息肉病的家族成员；⑦疑本人属于遗传性非息肉性结肠癌家族成员。严格地说，上述前 4 种情况应属于监视随访的对象，而不是普查对象，对于后 3 种情况，则应视为高危人群进行普查。高危人群结直肠癌发病率比一般危险人群高 2～6 倍，并且其危险度随着亲属中结直肠癌患者数的增加而增加。因此，有必要对高危人群采用敏感性、特异性更强的方案进行普查。

目前对高危人群筛查方法如下：第 1 代或 2、3 代血缘亲属中有一个结直肠癌或结直肠腺瘤患者，应从 40 岁起每年进行一次粪隐血试验，每 3～5 年进行一次乙状结肠镜检查；如果有 2 个或有 1 个 50 岁以下的第 1 代血缘亲属患有结直肠癌，应直接进行结肠镜检查，并从 35 岁开始，每 5 年重复一次；如果有 3 个以上血缘亲属患结直肠癌，并且其中之一是另外 2 个的第 1 代直系亲属，则应高度怀疑该个体属于 FAP 或 HNPCC 家族成员，应对其进行教育性咨询，并调查其家族遗传特征，进行遗传学检查，结果阴性者，可初步排除遗传性癌综合征；结果阳性者，应立即进行结肠镜检查。

总之，通过普查早期诊断结直肠癌及癌前病变，可以提高结直肠癌的治疗效果，降低结直肠癌的发病率和死亡率。但是要寻找一种适用于各类型人群的普查方案是比较困难的，各国应从本国实际情况出发，探索出更适合的普查方案。美国 Greenlee 的一份结直肠癌普查流程图，一定程度上反映了结直肠癌普查方案的综合效果（图 5-4）。

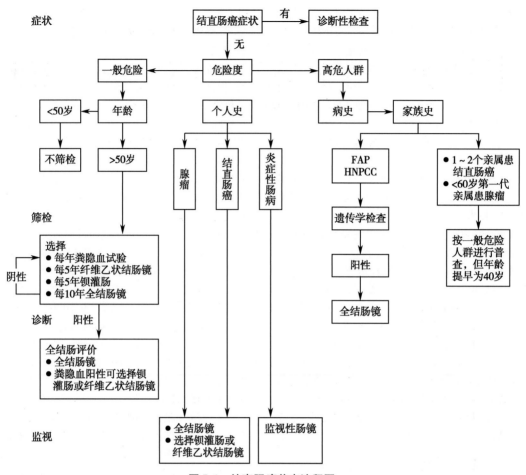

图 5-4 结直肠癌普查流程图

（三）三级预防

三级预防对肿瘤患者积极治疗，以提高患者的生活质量，延长生存期。目前对结直肠癌患者采取手术治疗为主，辅以适当的放化疗、中医药治疗、免疫治疗，以提高结直肠癌的治疗效果，具体方法见有关章节。

（黄育北　陈可欣）

第3节　结直肠癌分子生物学与遗传学

一、结直肠癌发生、发展的分子事件

结直肠癌的分子生物学研究开始较早，到目前为止，对其分子事件了解较多，在我国该研究虽然起步迟，但近30余年来从群体、个体、细胞及分子水平的研究逐日深入，对结直肠癌的癌前期病变的转化与演进各阶段已有比较清楚的认识。自1990年 Vogelstein 和 Fearon 提出结直肠癌发生的分子模型以来，不同类型结直肠癌的发生机制一直得到不断的阐明。目前认为结直肠癌的发生、发展过程是一个包括多因素、多步骤、多基因改变的累积过程，涉及遗传学和表观遗传学的复杂变化。经典的 Fearon-Vogelstein 结直肠癌发生模型具有完整的演变过程（图5-5）：从正常黏膜→上皮增生→腺瘤Ⅰ、Ⅱ、Ⅲ级不典型增生→原位癌→结直肠癌→浸润和转移癌。这个模型最早提出了结肠癌是由多种基因突变和多步聚积导致肿瘤发病的分子模式，基因的突变既有癌基因的活化，也有抑癌基因的失活，这些改变在肿瘤发生的不同阶段起作用。其中，结肠腺瘤性息肉病（adenomatous polyposis coli，APC）基因失活是结直肠癌发生中的关键限速步骤，正常肠黏膜上皮细胞经过 APC 基因缺失产生家族性多发型腺瘤性息肉病，经 ras 癌基因突变，腺瘤进一步发展，再经 DCC 基因（deleted in colorectal carcinoma，DCC）和 p53 基因的相继缺失逐步演变为肠癌（图5-5）。

虽然 Fearon-Vogelstein 模型的提出为研究结直肠癌发生、发展的分子基础提供了一个宝贵框架，但是这个模型并不完善。除了癌基因激活和抑癌基因失活以外，随后的一系列研究发现多种可导致结肠癌发生的机制。例如遗传性非息肉性结直肠癌（hereditary nonpolyposis colorectal cancer，HNPCC）的发病与微卫星体不稳定性（microsatellite instability，MSI）有关，而且这种突变体表型（mutator phenotype）是由于 DNA 错配修复基因（mismatch repair gene）的突变所致。而结直肠错构瘤性息肉，如 P-J 综合征（Peutz-Jeghers syndrome）恶变导致的结肠癌发生是由于丝氨酸苏氨酸激酶 LKB1/STK-11 基因突变所引起。此外，Cowden 综合征患者的结肠常有幼年性息肉病，而息肉的恶

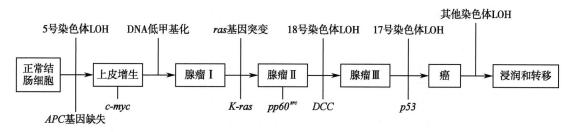

图 5-5 人结直肠癌发生、发展的分子改变的 Fearon-Vogelstein 模型

变由抑癌基因 *PTEN* 突变所致。总之，这些结果说明结直肠癌发生的分子机制非常复杂。

结直肠癌可大致分为散发性结直肠癌（sporadic colorectal cancer）、家族性结直肠癌（familial colorectal cancer）和遗传性结直肠癌（hereditary colorectal cancer）。散发性结直肠癌占结直肠癌总数的 60%～80%，家族性结直肠癌的比例为 20%～30%，而遗传性结直肠癌的总数比例为 10%。家族性结直肠癌指的是患者家族中还有直系亲属有患结直肠癌者，特别是连续两代以上都有的，以及患病年龄在 50 岁以下，却不符合目前已定义的任何遗传性结直肠癌的临床诊断标准。具有此种背景的患者其后代患结直肠癌的危险性比普通人群高近 20 倍。此外，即便是散发性结直肠癌患者，其后代直系亲属患病的风险也比普通人群 20% 以上。目前研究发现，不同类型结肠癌的发生具有不同的分子机制。

二、散发性大肠癌发生的分子机制

目前的研究认为散发性结直肠癌的发生主要有两种机制，第一种被称为经典通路，即结肠癌的发生、发展按照腺瘤一癌顺序（adenoma-carcinoma sequence）演变，主要与染色体的不稳定性有关（chromosomal instability，CIN），又称 CIN 通路。它的典型特征是染色体 5q（含有 *APC* 基因）、17p（含有 *p53* 基因）和 18q 区（含有 *DCC/SMAD4* 基因）等位基因的缺失。散发性结肠癌发生的第二种机制主要与微卫星不稳定性（microsatellite instability，MSI）有关，又称突变体（mutator）通路。80%～85% 的散发性结肠癌的发生与 CIN 通路有关，而 MSI 通路占 15%～20%。这两种类型的结肠癌不仅仅是发生的分子机制不同，而且具有截然不同的组织学特征和临床预后。

经典 CIN 通路导致的结肠癌的发生更符合 Fearon-Vogelstein 模型，CIN 是由于在细胞周期的不同阶段，细胞发生基因组水平的缺陷，从而导致了癌基因的激活和抑癌基因的失活。导致 CIN 最常见的机制是：细胞在有丝分裂期染色体分离异常、端粒功能障碍、对 DNA 损伤反应的异常以及等位基因的杂合性缺失等。目前的研究发现上百个基因的异常与 CIN 通路有关，其中最重要的基因主要包括抑癌基因 *APC*、*TP53*、*DCC* 以及癌基因 *K-ras*。

（一）*APC* 基因

APC 基因最早在家族性腺瘤性息肉病（FAP）中发现并得到克隆，这是一个位于染色体 5q21 的抑癌基因。*APC* 基因包含 15 个外显子，编码一个分子量超过 300kDa 的多

功能性蛋白。*APC* 在超过 80% 的腺瘤和 70% 的散发性结肠腺癌存在突变，是结肠癌中最常见的突变。该突变发生在结肠癌发生的早期阶段，早于该过程中其他基因突变出现，故可能属于始动性基因变化。*APC* 最著名的角色是参与 Wnt 信号通路的传导，正常情况下，*APC* 与糖原合成酶 3β（GSK3β）、β- 连环蛋白（β-catenin）等形成蛋白复合体，GSK3β 磷酸化 β-catenin，从而导致 β-catenin 被泛素 - 蛋白酶体识别和降解。突变的 *APC* 扰乱了其与 β-catenin 的相互作用，导致 β-catenin 在细胞质内过度积累，部分 β-catenin 从胞质进入细胞核，结合淋巴增强因子 /T 细胞因子（LEF/TCF），促进一些与细胞生长有利的基因表达，因此 *APC* 突变造成的关键后果是导致 Wnt 通路过度激活。而 Wnt 通路的靶基因大多是一些与肿瘤发生、发展密切相关的基因，例如细胞周期调节基因 *cyclin D* 和 *c-Myc*，凋亡抑制基因 *c-jun* 和 *FRA-1* 等，肿瘤进展相关基因如基质金属蛋白酶类 *MMP-7* 和 *MMP-26* 等。

此外，目前的研究发现 *APC* 还具有不依赖于 Wnt 通路的作用。例如 *APC* 可以通过与微管和微丝的相互作用从而参与调控细胞骨架的重构，促进细胞的定向迁移；*APC* 同时还与有丝分裂有关，定位于着丝粒的 *APC* 可能促进正确的染色体排列，而定位于中心体的 *APC* 可能会影响中心体的复制。*APC* 缺陷的细胞在有丝分裂后期不能正确检测出染色体的异常。因此，*APC* 突变可能会干扰有丝分裂的正确调控，促进染色体的不稳定性。此外，还有研究发现 *APC* 失活导致细胞膜表面 E- 钙黏蛋白（E-cadherin）的表达减少，进而细胞间黏附连接减少，促进肿瘤的发生。

（二）*K-ras* 基因突变

K-ras 基因是一种定位于染色体 12p12.1 的原癌基因，编码一个分子量为 21kDa 的小分子 GTP 结合蛋白，定位于细胞膜内表面。Ras 蛋白具有较弱的 GTP 酶活性，可以结合细胞内的 GTP 和 GDP，正常情况下 Ras 和 GDP 结合并没有活性，当受到外界生长分化因子的刺激后，胞膜内侧的 Ras 和 GTP 结合成为激活状态，信号系统开放。随后 Ras 发挥 GTP 酶活性，使 GTP 水解成 GDP，和 GDP 结合后 Ras 失活，信号系统关闭。这样，通过 GTP 和 GDP 的相互转化可以调节 Ras 对信号系统的开启和关闭，完成生长分化信号传入细胞内的过程。激活的 Ras 参与了细胞内大量的信号转导途径，其中以丝裂原活化蛋白激酶（MAPK）信号通路最为著名。*ras* 基因在第 12、13 或 61 位密码子上发生的点突变，引起原癌基因的"激活"。突变的 *ras* 基因其编码产物中相应的氨基酸被置换，从而导致表达产物 Ras

蛋白发生构型改变,功能也随之改变。此时 Ras 蛋白内在 GTP 酶活性降低,不能使 GTP 变为 GDP;而且突变的 Ras 与 GDP 的结合能力减弱,与 GTP 的解离减少,失去了对 GTP 与 GDP 有节制的调节。这样导致 Ras 和 GTP 结合后不需外界生长信号的刺激便自身活化,活化状态的 Ras 蛋白持续地传递信号,造成细胞不可控地增殖和恶变。

目前的研究发现,37%~41% 的结直肠癌和晚期腺瘤存在原癌基因 K-ras 的突变。而 Vogelstein 等研究发现,在 13% 的小管状腺瘤、42% 的大腺瘤和 57% 的发展为浸润癌的腺瘤中存在 K-ras 基因突变。绝大部分 K-ras 基因突变发生在基因的第 12 和第 13 密码子中,约占 88%;其他一个常见的突变部位为 K-ras 的第 61 密码子。K-ras 基因发生的点突变分析显示 100% 发生于 G•C 碱基对上,碱基转换(G•C → A•T)占 61%,且全部发生在非 CPG 序列中,G•C → T•A 或 C•G 的碱基颠换分别占 30% 和 9%。这与非小细胞性肺癌中 G•C → T•A 的碱基颠换占优势的 K-ras 基因突变恰相反。在中国人的结直肠癌研究中证明,两株中国人结直肠癌细胞株 HR8348 和 Hce8693 皆有 K-ras 第 12 密码子突变,在它的第二个 G•C 碱基对上发生了碱基转换;在 35 例中国人结直肠癌细胞中 37% 存在 K-ras 基因突变,发生在第 12 密码子突变的有 11 例,在 61 密码子突变的 1 例,未发现西方结直肠癌中也较常见的第 13 密码子的突变。目前的研究已经证实,突变的 K-ras 能够促进结肠上皮细胞的增生,并抑制 APC 突变结肠癌细胞的分化。此外,在结肠癌发生过程中,突变的 K-ras 能够降低细胞 - 细胞间的黏附连接,从而使得上皮细胞失去极性。

K-ras 基因的突变可能发生在结直肠癌发生的早期阶段。事实上,K-ras 在直径小于 1cm 的腺瘤中突变率为 9%,而在大于 1cm 的腺瘤中突变率为 58%,而且 ras 基因突变的检出率与腺瘤的间变程度直接相关,与患者是否为家族性腺瘤性息肉病(FAP)个体无关。因此,K-ras 基因突变可能是在一部分腺瘤中发生的早期启动性事件,使这些腺瘤更快地进展为较大的有更显著间变的病变,也可能在小腺瘤发展为较大的腺瘤过程,因此,潜在恶变风险增加。此外,研究发现携带 APC 基因突变的小腺瘤中 K-ras 突变率为 20%,而进展期腺瘤中 K-ras 突变率为 50%,提示 K-ras 基因突变似乎出现于 APC 基因突变之后,与腺瘤的进一步进展有关。

(三)p53 基因缺失和突变

编码 P53 的人 TP53 基因位于 17 号染色体短臂上(17p13.1),长 16~20kb,由 11 个外显子组成,编码 393 个氨基酸组成的核磷酸蛋白,因其相对分子质量为 53kDa 而得名。p53 是目前研究得最多的一个抑癌基因,普遍与各类肿瘤相关。然而 P53 最初因其可以与 SV40 大 T 抗原形成稳定的复合物,曾被怀疑是癌基因。随后的研究表明 p53 是一个具有肿瘤抑制活性的转录因子,p53 通过调控细胞周期的进程和响应基因毒性应激诱发的凋亡而维持基因组的稳定性。p53 基因在正常情况下对细胞分裂起着减慢或监视的作用,P53 的功能主要是通过识别 DNA 损伤,根据 DNA 损伤的程度决定是促进 DNA 的修复还是诱导细胞

凋亡,因此 P53 被称为"基因组的监护者"。P53 在细胞周期的 G1 期检查 DNA 损伤点,监视基因组的完整性,如果损伤程度较小,那么 P53 就诱导细胞周期停滞并启动 DNA 的损伤修复,待修复完成后再进入细胞周期;如果修复失败,那么 P53 就启动凋亡程序,诱导细胞凋亡。凋亡又称进行性程序性死亡,是细胞自我破坏的机制,可对抗肿瘤形成时异常细胞的堆积,因此野生型 P53(WT-P53)基因对于保持细胞周期正常运转起关键作用。

目前的研究发现,P53 的功能失活主要与 p53 突变以及 P53 与其他蛋白质相互作用有关。p53 突变包括点突变,基因的重排、异位和杂合性缺失等。Dan 等认为肿瘤中 p53 点突变可分为三类:①零突变:即突变体无功能,失去了对细胞生长、凋亡和 DNA 修复的调控作用;②负突变:即突变的 P53 失去负调控功能,并能与野生型 P53 相互作用形成稳定的四聚体,使野生型失活而丧失正常功能;③正突变:失去负调控功能,并获得转化能力,这种突变体 p53 基因由抑癌基因转变为癌基因,可直接在细胞恶性转化中代替癌基因起启动作用。此外,某些蛋白质能通过与 P53 蛋白相互作用,从而使其失去正常生物学功能,如 SV40 病毒编码的 T 抗原、HPV 病毒编码的 E6 抗原等。HPVE6 能够通过结合 P53 启动细胞内蛋白酶,导致 P53 发生降解,从而使其失去功能。此外,P53 还可以与细胞基因产物相互作用而失活,近年来发现 MDM-2(murine double minute-2)基因蛋白产生的 P90 可通过与 P53 相互作用改变 P53 的功能,阻断 P53 对细胞生长抑制作用。

目前的研究发现 75% 结直肠癌可发生染色体 17 短臂等位基因丢失(17p),而 Baker 等已鉴定出在染色体 17p 中负责的基因即为已知的肿瘤抑制基因 p53。在存在染色体 17p 杂合性丢失的结直肠癌肿瘤组织中,90% 以上残存的 p53 等位基因查到错义突变,从而导致其基因产物发生氨基酸置换;在无染色体 17p 杂合性丢失的肿瘤中,p53 突变却很少见。在结直肠癌中发现的点突变与其他肿瘤中所见到的相似,都集中在该基因的高保守区,特别常见于 175、248 及 273 位碱基对。在分析过的点突变中 78% 发生于 G•C 碱基对,其余的发生在 A•T 碱基对中。碱基转换占 80%,碱基颠换仅占 20%。与 ras 基因突变一样,在肺癌中见到的 p53 基因的突变谱有明显区别。在后者以碱基颠换为主,约占 70%,转换仅约 30%。这可能反映诱发突变的化合物本质在这两种肿瘤中是有区别的。与 APC 和 K-ras 不同的是,p53 基因的突变往往在结肠癌组织中被观察到,而在各个阶段的腺瘤(包括伴有癌灶的大腺瘤在内)中却很少见。巧合的是,在一些存在腺癌的腺瘤病例中发现 p53 突变的同时伴随着野生型 p53 等位基因杂合性缺失,提示 p53 基因的突变似乎是结肠腺瘤—癌序列演进中的晚期事件,可能介导从腺瘤到癌的过渡。

(四)DCC 基因突变

DCC 基因亦称结直肠癌缺失基因(deleted in colorectal carcinoma,DCC),于 1990 年由 Fearon 等确定并命名,该基因定位于 18q21.1,含有 29 个外显子,其表达产物为 190kDa 的跨膜磷蛋白。DCC 的氨基酸序列与神经细胞黏

附分子（neural cell adhesion molecule，NCAM）及其他相关的细胞表面糖蛋白具有同源性，属于免疫球蛋白超家族。NCAM 在细胞识别和黏附中发挥生理作用，即在细胞 - 细胞和细胞 - 基质相互作用中起作用，提示 DCC 可能也有类似功能。DCC 的胞外域由 4 个免疫球蛋白结构域 Ig（immunoglobulin）和 6 个 Ⅲ 型纤维连接蛋白结构域 FN 3（fibronectin type Ⅲ）组成，可以结合其配体（导素）netrins，跨膜区富含疏水性氨基酸，胞内区是信号传导区，具有凋亡相关的半胱氨酸蛋白酶 caspases 的切割位点。DCC 的详细生物学功能目前还不是很清楚，研究发现，高表达野生型的 DCC 可以快速诱导细胞周期发生 G2/M 期阻滞和凋亡，说明 DCC 发挥肿瘤抑制作用可能与其能够诱导细胞凋亡有关。最近的研究发现 DCC 诱导凋亡与其配体 netrin-1 和 caspase-3 激活有关，存在 netrin-1 的情况下，DCC 与其结合则对细胞凋亡起抑制作用；而缺乏配体 netrin-1 时，DCC 诱导细胞凋亡，表明 DCC 是一种配体依赖性性受体。此外，研究发现，存在其配体 netrin-1 的情况下，DCC 可以激活 Rac1，Rac1 可以调控微丝聚合及与细胞黏附、迁移相关蛋白的表达，因此这些结果也提示 DCC 功能的异常可能导致细胞间接触、黏附能力下降，从而提高癌细胞的转移能力。

目前的研究发现结直肠癌中 DCC 基因存在多种改变，如等位基因杂合性缺失（loss of heterozygosity，LOH）、5' 端纯合性缺失、外显子的点突变以及 DCC 基因启动子的过甲基化造成 DCC 低表达等，其中，等位基因杂合性缺失可能是 DCC 基因失活最普遍的机制。由于 DCC 基因定位于染色体 18q21，而且目前的研究发现约有 50% 的晚期腺瘤和 70% 以上的结直肠癌细胞中可检出染色体 18q 有杂合性丢失现象，但在早期腺瘤中却很少见。在这些有 18q 杂合性丢失的病例中，染色体 18q21 区带缺失是一个经常发生缺失的共同区带。除了杂合性缺失以外，DCC 基因在结肠癌中的功能丢失还可能与其外显子中密码子的突变有关，近年来 DCC 基因 3 号外显子的 201 密码子点突变较为受到关注，突变形式为 CGA（精氨酸）-CCA（甘氨酸）。研究发现，不同类型结直肠癌患者的肿瘤组织中 201 密码子的突变率为 55%～62%，而正常对照组的仅为 17%，提示 201 密码子的突变可能与结直肠癌的早期发生有关。与正常结肠黏膜细胞相比，DCC 在 80% 的结直肠癌细胞系中不表达或低表达，与此相一致的是，癌组织中 DCC 蛋白表达量明显下降或缺失，而腺瘤组织与正常组织中 DCC 蛋白表达几乎相同，提示 DCC 基因缺失或失活是结肠腺瘤向癌转变的一个促发因素。此外，DCC 的缺失水平还与患者的预后有关，研究发现 DCC 等位基因缺失的频率直接与转移程度有关，即等位缺失的频率越高，患者发生转移的概率就越高。

（五）c-myc 基因过度表达

c-myc 基因是腺瘤前阶段突变基因，基因定位于人类染色体 8q24 区段，其基因产物为分子量 62kDa 的磷酸化蛋白，与 c-fos 和 c-jun 原癌基因产物相仿，可与单链或双链 DNA 结合，系一转录激活因子，它的过度表达导致其他基因的表达增加。在快速增殖的正常细胞中，它的表达水平也较高，由致裂原（mitogen）诱导的细胞中 c-myc 基因的表达水平迅速增高，细胞自静止状态进入 S 期。有 70% 左右的结直肠癌，特别是发生在左侧结肠的，c-myc 基因的表达水平为正常结直肠黏膜的数倍至数十倍，但并不伴有 c-myc 基因的扩增或重排。在生长快的正常细胞中其表达水平也较高，可见其对调控细胞增殖起着重要作用。Erisman 等证明，在有 APC 基因杂合性丢失的病例中，有半数伴有 c-myc 基因的表达增高，而无 c-myc 基因表达增高的病例中无一例有 APC 基因的杂合性丢失，因此 c-myc 基因的过度表达与 APC 基因遗传性事件的变化之间有内在性联系。

（六）酪氨酸激酶家族激活

良性腺瘤转变为真正癌症过程中伴有 c-src 基因及相关基因编码的酪氨酸激酶（tyrosine kinase，TK）家族激活。在 70% 原发性结直肠癌中，c-src 编码蛋白 pp60^{c-src} 的 TK 活性较其邻接正常肠黏膜明显升高，在一些结直肠癌细胞系中也有类似表现。在恶性潜在风险较低的小腺瘤中 TK 活性并不升高，TK 活性升高仅见于大腺瘤和有明显绒毛成分的腺瘤中，提示 pp60^{c-src} 的激活在肠黏膜细胞恶性转化中有重要作用。对可能激活 pp60^{c-src} TK 活性的潜在突变部位进行检查，未发现 c-src 基因突变，也未发现 c-src 基因的扩增或重排，因此认为 pp60^{c-src} 分子改变为继于初级遗传性事件的积累所导致的正常信息转导过程紊乱。pp60^{c-src} 活性由影响分子磷酸化状态的酶（激酶和磷酸酶）所调节。在结直肠癌细胞系中证明，pp60^{c-src} 分子中 527 位酪氨酸上的磷酸基团在这些细胞系中发生了去磷酸化，提示 tyr527 磷酸基团的转换加速导致 pp60^{c-src} 的激活，对 pp60^{c-src} 分子活性起负性调节作用。另一特性证据是，c-src 基因家族成员 c-lck 及 c-yes 基因编码蛋白的 TK 活性在结直肠癌及其细胞系中皆升高。pp60^{c-src} 的激活与结直肠肿瘤细胞的生长特性有关。用肿瘤坏死因子抑制结肠癌细胞系生长时，pp60^{c-src} 蛋白表达量不减，但其 TK 活性下降；特异性 TK 抑制剂 herbimycin A 只抑制有 pp60^{c-src} 激活的结直肠癌细胞的生长，而对正常上皮细胞系无影响。TK 活性也见于结直肠隐窝中的快速增殖细胞中，在细胞分化过程中其活性降低。同时，在体外诱导结直肠癌细胞系 SW620 分化时，c-src 和 c-lck 蛋白的 TK 活性也降低。因此，编码蛋白 TK 的基因活性的激活可能与细胞分化和生长紊乱有关。

微卫星不稳定性（microsatellite instability，MSI）或突变体（mutator）通路是散发性结直肠癌发病的另一重要机制，同时也是遗传性非息肉病性结直肠癌（hereditary non-polyposis colorectal cancer，HNPCC）发生的重要原因。微卫星（microsatellite，MS）DNA 是指广泛分布于原核和真核生物基因组中短的串联重复序列（short tandem repeat，STR），一般简单重复序列小于 10 个核苷酸，往往核心序列为 2～6 个碱基重复，约占人类基因的 10%。微卫星 DNA 多位于基因非编码区以及染色体的近端粒区，具有较高的遗传稳定性，呈孟德尔共显性遗传。微卫星 DNA 的自发突变率为 10^{-5}～10^{-4}，在家系中可以稳定地遗传，是一种很好的遗传标志。微卫星不稳定性（microsatellite instability, MSI）是指由于复制错误（replication error, RER）引起的简单重复序列的增加或丢失，也称 RER 阳性或 RER 表型。其特征是肿瘤细胞中微卫星序列中积累大量的突变（突变率比正常细胞高 100～1 000 倍），大多数情况下，表现为重复序列中出现单个碱基的插入或者缺失。

目前的研究发现导致微卫星 DNA 不稳定的主要原因是 DNA 错配修复系统（mismatch repair, MMR）的失活，MMR 系统至少包括了 7 个基因，即 *MLH1*、*MLH3*、*MSH2*、*MSH3*、*MSH6*、*PMS1* 和 *PMS2*。正常情况下，DNA 错配修复系统负责制止和修复 DNA 复制过程发生的错误如碱基错配，确保复制过程的"保真性"。然而，各种遗传和表观遗传学的变异导致该系统失活，使得在 DNA 复制过程中发生的错误无法得到及时修复，微卫星序列和其他序列突变的积累致使微卫星不稳定性的发生。由于突变往往发生在与调节细胞生长相关的重要功能基因的启动子上（如 TGF-β、BAX、caspase-5、IGF-I 等），从而导致异常和不受控制的细胞生长，细胞逐渐恶变，最终形成 MSI 型结肠癌。与染色体不稳定（CIN）型结直肠癌中经常出现的基因缺失（*APC*、*p53*）、突变（*K-ras*）和染色体杂合性丢失（5q、17q 和 18q）所不同的是，微卫星 DNA 不稳定，即 MSI 突变型结直肠癌往往并不表现为细胞遗传学上异常，而且往往都不是非整倍体。MSI 型结直肠癌往往只在某些与结直肠癌发生相关的基因的微卫星序列上发生突变，这些基因包括 *TGFβRII*、*IGF2R*、*BAX*、*MSH3*、*MSH6*、*caspase-5*、*APC*、*β-catenin*、*Tcf-4*、*axin*、*MMP-3*、*E2F-4*、*BCL-10*、*cdx-2* 和 *hRAD50* 等。此外，很多正常功能性基因也因为甲基化而沉默，大多数 MSI 型结直肠癌表现出大范围的 DNA 甲基化表型。

很多结直肠癌中只有很少一部分微卫星序列发生移码突变，1998 年国际上制订了统一的定义 MSI 型结直肠癌标准，即从美国国立癌症研究院所认可的一组包含 5 个微卫星序列中，至少有 2 个出现突变为 MSI-H 型结直肠癌，其推荐的组合为：2 个单核苷酸重复序列的突变（BAT26 和 A4725）和 3 个二核苷酸重复序列的突变（D5S346、D2S123 和 D17S250）。如果上述位点中只有一个位点突变，则可称为 MSI-L 型结直肠癌；相对应的是，如果没有任何位点发生突变，则可定义为 MSS（microsatellite stable）型结直肠癌。与其他类型的结直肠癌相比，MSI-H 型表现独特的组织学特征和临床预后。MSI-H 型结直肠癌更多的发生于年龄小于 55 岁或者大于 70 岁的人群当中，而在 55～70 岁的年龄群中发病率较低；而且发病部位多位于右侧结肠，女性多于男性；虽然 MSI-H 型结直肠癌的肿瘤细胞分化程度很低，浸润组织更深，而且对于基于氟尿嘧啶的辅助化疗药物不是很敏感，但是较少发生淋巴结转移和远处转移；在 Ⅱ、Ⅲ 期结肠癌中，MSI-H 型患者的 5 年生存期高于 MSI-L 和 MSS 型患者。这可能与 MSI-H 型结直肠癌较少伴随其他突变有关，有报道显示 MSI-L 肿瘤中染色体 1p32、2p16、7q31、8p12～22 和 17q11 发生杂合性缺失以及 *K-ras* 突变的频率明显高于 MSI-H 型肿瘤。

三、遗传性结直肠癌

遗传性结直肠癌为常染色体显性遗传病，可大致分为遗传性息肉病和遗传性非息肉病性结直肠癌两大类。遗传性息肉病又可细分遗传性腺瘤性息肉病和遗传性错构瘤性息肉病，前者包括家族性腺瘤性息肉病、Turcot 综合征等；后者包括 Peutz-Jeghers 综合征、家族性幼年性息肉病、Cowden 综合征、Bannayan-Ruvalcaba-Riley 综合征等。

（一）遗传性非息肉性结直肠癌

遗传性非息肉病结直肠癌（hereditary nonpolyposis colorectal cancer, HNPCC）又称 Lynch 综合征，是最为常见的遗传性结直肠癌，占结直肠癌的总数的 5%～10%。这是一种常染色体显性遗传病。HNPCC 的国际通用诊断标准即阿姆斯特丹标准（Amsterdam Criteria）：在一个家系连续二代的亲属中有 3 名以上结直肠癌患者，且至少有一名患者在发病时年龄小于 50 岁，而且排除家族性腺瘤性息肉病。具有 HNPCC 遗传背景的患者一生中有 80% 的概率发生结直肠癌，而且发病年龄往往很早，平均年龄在 45 岁左右，好发于右侧结直肠，大约 70% 的患者发生于结肠脾曲；女性患者中有 40%～60% 往往伴发子宫内膜肿瘤，较少同时发生胃癌、卵巢癌、胰腺癌和脑部肿瘤。大量的研究发现，在大多数 HNPCC 患者中存在着遗传不稳定性（genetic instability），表现为复制错误（replication error, RER），即基因组 DNA 中 1 个、2 个、3 个或 4 个核苷酸组成的重复序列的长度发生了改变。据文献报道，HNPCC 患者的结直肠癌中 RER 阳性率高达 86%～100%，其结肠外恶性肿瘤中 RER 阳性率为 100%，而一般结直肠癌的阳性率仅 12%～16%，两者具有显著性差异。结合结直肠杆菌和酵母中错配修复系统的研究，人们想到错配修复基因突变引起的细胞 DNA 错配修复功能缺陷或丧失是导致复制错误的主要原因，从而也可能是导致 HNPCC 的主要原因。目前的研究证实该病的发病原因是 DNA 错配修复基因（MMR）的失活，MMR 类蛋白功能的丢失导致 DNA 的复制错误不能修正，可诱发结肠癌的发生，因此该肿瘤在遗传学上常常表现为微卫星的不稳定性。目前已报道参与 HNPCC 发病的的错配修复基因包括 *hMSH2*、*hMSH6*（*GTBP*）、*hMSH3*、*hMLH1*、*hPMS1* 和 *hPMS2* 等。其中，根据 *MMR* 基因与 HNPCC 发病的相关性研究表明，*hMSH2* 和 *hMLH1* 这两个基因的突变是绝大多数（90%）HNPCC 家族成员发病的原因，少部分为 *PMS1* 和 *PMS2* 突变造成的。与散发性结直肠癌相比，HNPCC 往往分化较差，肿瘤分泌较多黏液，而且组织中有淋巴细胞浸润。

1. *hMSH2* 基因　在人类错配修复基因家族中，第一个被发现的是 *hMSH2* 基因，它位于人类染色体 2p1～22 区带上，其 cDNA 的开放读码区长为 2 727bp，含 16 个外显子，外显子和内含子交界处碱基排列符合 GT-AG 原则。相应的蛋白含 909 个氨基酸，该蛋白的氨基酸序列与酿酒酵母菌 yMSH2 蛋白有 41% 相同，其中氨基酸 573～764 这段序列最为相近，相同率高达 85%。*hMSH2* 基因的突变使个体具有复制错误（RER）的表型，即 RER 阳性。Aallonen

等检测到的有 *hMSH2* 基因突变的 9 例 HNPCC 患者均表现为 RER（+），反映了 *hMSH2* 基因突变、RER 阳性和 HNPCC 发生之间的关系，Fishel 等对 2 个 HNPCC 家系进行 *hMSH2* 基因突变的检测发现：在 2 个家系所有的 5 名患者的 cDNA 第 2020 密码子上均存在 T → C 的改变，而在家族中非 HNPCC 患者及 HNPCC 患者的正常组织 DNA 中均无此发现，因此他们认为 T → C 的改变并不是 DNA 多态性的表现，而是一种突变。Liu 等对 29 个 HNPCC 家系进行 *hMSH2* 基因测序发现 10 例具有 *hMSH2* 基因改变，一般认为 50%HNPCC 患者由 *hMSH2* 基因改变引起。

2. *hMLH1* 基因　人类 *hMLH1* 基因位于 3p21.3-23，全长约 100kb，含有 19 个外显子，其中外显子 1～7 中包含 *yMLH1* 和 *yPMS1* 基因最保守的片段，结果说明 *hMLH1* 基因的突变确实与 HNPCC 的发生有关。文献报道，30% 的 HNPCC 患者是由 *hMLH1* 基因突变引起的。

3. *hPMS1* 基因和 *hPMS2* 基因　1994 年 Papadopoulos 等用 EST（expressed sequence tag）法在人类基因组中发现有 3 种 EST 产物与细菌 *mutL* 基因具有同源性，其中 2 个与 *yPMS1* 基因很相近，分别命名为 *hPMS1* 和 *hPMS2*。*HPMS1* 基因位于人类第 2 条染色体长臂 31～33 区带上，其 cDNA 的开放读码区为 2 795bp，其翻译产物为 932 个氨基酸组成的 hPMS1 蛋白，有 27% 的氨基酸序列与 yPMS1 蛋白相同。1994 年 Nicolaides 等检测了 22 例 HNPCC 患者的 *hPMS1* 和 *hPMS2* 基因突变情况。发现 1 例患者 *hPMS1* 基因的密码子 195～233 缺失，在密码子 233 处碱基 C → T，使谷氨酸（CAG）变成了终止密码（TAG），还发现另 1 例患者 *hPMS2* 基因有突变，产生相对分子质量 50kDa 及 30kDa 短蛋白，而正常细胞中 hPMS2 蛋白相对分子质量约 100kDa，说明为突变所致的结果。这种突变在 HNPCC 患者中为 16.7%，而正常对照为 6.5%。

（二）家族性腺瘤样息肉病

家族性腺瘤样息肉病（familial adenomatous polyposis，FAP）是一种常染色体显性遗传病，被认为是家族性结直肠癌的前期病变，FAP 导致的结直肠癌大约占结直肠癌总数的 1%。该病的典型特征是患者结肠和直肠内出现数十到数百个大小不一的息肉，严重者整个消化道均可发生息肉，息肉数量可达数千个。息肉直径自数毫米大小至数厘米不等，常密集成串或成簇排列。发病初期往往无明显症状，随着息肉的增多、增大，患者可出现腹部不适、腹痛、大便带血或带黏液、大便次数增多等表现。家族性腺瘤性息肉病如不予治疗，几乎所有的患者在 40 岁以前均会发生恶变，且可表现为同时多原发性肠癌。FAP 经常伴随有结直肠外的病变，例如伴随骨病、软组织病变、中枢神经系统病变等。1905 年由 Gardner 报道结肠腺瘤样息肉病并家族性骨瘤、软组织瘤和结肠癌者被称为 Gardner 综合征；此外还有 Turcot 综合征，由 1959 年 Turcot 提出的家族性结肠瘤伴多发肿瘤综合征，通常合并中枢神经系肿瘤，如神经管胚胎组织瘤、神经胶质母细胞瘤，也称胶质瘤息肉病综合征。

1986 年基因连锁分析发现，FAP 的病因与 5 号染色体的长臂畸形密切相关，随后 1987 年在一个 FAP 患者中

确定了 FAP 发病其重要作用的基因定位于 5 号染色体的长臂，1991 年最终从一些 FAP 患者中克隆了该病的致病基因——*APC*（adenomatous polyposis coli）基因，该基因定位于第 5 号染色体长臂的 2 区 1 带，是一种肿瘤抑制基因。FAP 的病因是 *APC* 基因的突变，超过 80% 的 FAP 患者可检测到突变的 *APC* 基因。FAP 患者遗传一条突变 *APC* 基因，保留一条正常的等位基因，*APC* 基因突变方式繁多，目前已经发现了超过 500 个不同的该基因突变，除了少数为大缺失性突变外，更多的为移码突变（1～2 个碱基的缺失或插入）、错义突变（missense mutation）或无义突变（nonsense mutation），这些突变皆导致终止密码提前出现，产生无功能的截缩蛋白，最终引起该基因的失活。与大多数散发性结直肠癌患者一样，FAP 患者中该基因的突变失活启动了结直肠癌沿正常黏膜—增生息肉—腺瘤—腺癌的多步骤模式发生。

FAP 和其他息肉病综合征的发病率较低，但 *APC* 基因与大多数结直肠肿瘤发生的关系密切，因在 35%～60% 的散发性结直肠癌中发现染色体 5q21 区带有杂合性缺失现象（又称等位基因丢失）。研究发现，虽然 FAP 患者早期的轻中度腺瘤存在着 *APC* 基因的突变，但是 *APC* 基因却很少发生杂合性缺失，然而在重度腺瘤以及黏膜内癌中杂合性缺失发生率显著增加，浸润性癌中则出现 *APC* 基因的胚系基因突变与杂合性缺失同时存在，这些现象提示 *APC* 基因的突变和杂合性缺失是结直肠癌从腺瘤向腺癌转变的早期事件。最近 Powell 等报道了在 16 个直径为 0.5～4.5cm 的结直肠腺瘤和 25 个自局限至广泛转移的结直肠癌中 *APC* 基因序列的分析结果，在 63% 腺瘤和 60% 结直肠癌中找到至少一个突变的 *APC* 基因。在腺瘤和癌组织中突变的特点相仿：在 35 个突变基因中有 6 个为 1～4 个碱基对的插入，12 个为 1～17 个碱基对的缺失。他们都导致一终止密码的形成；其余 17 个则为点突变，其中 14 个为无义突变，仅 1 个为错义突变，另 2 个突变位于剪接受体部位（splice receptor-site）。88% 点突变发生于 G·C 碱基对，其中有 9 个发生在 CpG 二核苷酸序列中。由此可见，大多数突变最后导致基因产物的截短。90% 的突变分布于 *APC* 前 55% 的编码区中，有一半发生于 1281～1554 密码子覆盖的 722 个碱基对区域中。在 41 例肿瘤中，有 14 例（腺瘤的 31%、癌的 36%）两个等位基因都发生了突变事件；5 例肿瘤有一个等位基因丢失，另一个有基因内突变；另 9 例则在每个等位基因中皆有基因内突变。这些肿瘤无功能性 APC 蛋白形成。在 5 例直径小于 1cm 的腺瘤中，只有 1 例有 *ras* 基因突变。因此可以认为，*APC* 基因的突变是腺瘤形成中目前可检出的最早的初级遗传性事件。

（三）MUTYH 相关息肉病

MUTYH 相关息肉病（MUTYH associated polyposis，MAP）是一种非常少见的常染色体隐性遗传病，该病由 AL-Tassan 等于 2002 年在一个多发性结直肠腺瘤 / 腺瘤家族首次发现。患者的临床表现与 FAP 相似，但是却没有 *APC* 基因突变，同时肿瘤组织中也没有发现微卫星不稳定，因此也不符合 HNPCC。MAP 以多发性结直肠腺瘤性

息肉和高危险性的结直肠癌为主要临床特点，虽然 MAP 与轻微的 FAP 具有相似的临床症状，但是患者结直肠中的腺瘤往往较少、肥大且呈无蒂锯齿状。目前的研究发现，MAP 的病因是碱基切除修复酶基因 *MUTYH* 遗传性双等位基因突变。*MUTYH* 基因定位于 1p32.12～34.3，共有 16 个外显子，编码 546 个氨基酸，其产物是一种糖基化酶，*MUTYH* 基因与 DNA 氧化损伤修复有关，主要功能是 DNA 复制后切除鸟嘌呤与腺嘌呤之间不正确的配对。目前的研究发现，结肠癌中 *MUTYH* 基因的突变主要存在于 7 号和 13 号外显子，其突变导致细胞 DNA 氧化损伤修复能力下降，结肠癌发病率增高，但是详细的分子机制还有待进一步研究。

（四）遗传性错构瘤性息肉病

遗传性错构瘤性息肉病主要包括黑斑息肉综合征（Peutz-Jeghers syndrome，PJS）、幼年性息肉病（juvenile polyposis，JP）和多发性错构瘤综合征（Cowden syndrome）等。

1. 黑斑息肉综合征　最早由 Peutz 在 1921 年和 Jeghers 在 1944 年所报道，为常染色体显性遗传病。该病以口唇、颊黏膜、手指、足趾出现特征性色素黑斑，肠道多发息肉为特点，胃肠道息肉通常发生于小肠，结肠、胃相对较少。息肉由上皮组织和来源于黏膜肌层的平滑肌组织构成，2%～3% 有癌变危险。研究表明，19 号染色体上的 *STK11* 基因的胚系突变可能是导致 PJS 的病因。STK11 是一种丝氨酸/苏氨酸激酶，在调控单磷酸腺苷激活的蛋白激酶（adenosine monophosphate activated protein kinase，AMPK）激活中发挥重要作用，目前认为 *STK11* 是一个肿瘤抑制基因，其功能丧失与 Wnt 通路和 TGF-β 通路激活有关，可能是 PJS 患者容易发生肿瘤的重要原因。

2. 幼年性息肉病　为常染色体显性遗传病，常伴青少年息肉病家族史。患者在幼年胃肠道出现大量的错构瘤息肉，典型的息肉表面覆盖以正常的肠黏膜，因而外表光滑，息肉具有膨大的结肠隐窝，大多数息肉位于结肠。患者有 39% 的概率发展为结直肠癌，该病详细的发生机制还不清楚，目前的研究发现 JP 可能与 *SMAD4* 和 *BMPR1A* 基因突变有关，这两个基因同样也与 TGF-β 信号通路有关。

3. 多发性错构瘤综合征　又称 Cowden 综合征或 Cowden 病，为常染色体显性遗传病，由 Lloyd 和 Dennis 于 1963 年首先发现，并根据患者的姓氏命名为 Cowden 综合征。该病以皮肤及口腔部位出现疣状丘疹，胃肠道多发息肉为典型临床表现。发病年龄为 13～65 岁，25 岁前多见，大约 40% 患者合并恶性肿瘤，以乳腺癌、甲状腺癌和子宫内膜癌最多见。该病的详细发病机制尚不清楚，目前研究发现 *PTEN* 可能是 Cowden 综合征的主要易感基因。*PTEN* 为肿瘤抑制基因，编码一种双特异性脂质和蛋白磷酸酶，是 PI3K/Akt 信号通路的重要抑制因子。此外，最近还有研究发现有些 Cowden 综合征患者没有 *PTEN* 突变，却发现具有 *BMPP1A* 的胚系突变。本病常见免疫系统异常，表现为 T 淋巴细胞缺乏和功能低下，推测这也可能是该病肿瘤性病变频率高的原因。

四、结直肠癌的表观遗传学改变

除了遗传学上的变化外，目前的研究发现结直肠癌的发生、发展过程还涉及表观遗传学（epigenetics）的变化。表观遗传学主要指在基因的 DNA 序列不发生改变的情况下，而基因表达和功能却发生了可遗传的变化，并最终导致了表型的变化，其并不符合孟德尔遗传规律。表观遗传可以调控细胞内基因选择性转录表达和基因转录后的调控，可以影响细胞的生长、增殖、迁移等多方面功能，表观遗传标记的异常可以导致癌基因的过度激活和抑癌基因的失活，以及多种细胞信号通路不适当的激活或抑制，从而促进肿瘤的发生。表观遗传学改变主要包括 DNA 甲基化修饰、组蛋白翻译后修饰以及非编码 RNA 如 microRNA 和 lncRNA 的调控等。

（一）DNA 甲基化修饰

DNA 甲基化是指在 DNA 甲基化转移酶（DNA methyltransferase，DNMT）的作用下，在基因组 CpG 二核苷酸的胞嘧啶 5′ 碳位共价键结合一个甲基基团。DNA 复制时新生的子链 DNA 中的胞嘧啶是非甲基化的，DNA 甲基化酶沿着 DNA 链根据亲链识别应该发生甲基化的部位并使之甲基化。虽然 5- 甲基胞嘧啶同正常的胞嘧啶一样可以与鸟嘌呤配对，但是甲基化的 DNA 构象发生变化，从而影响了蛋白质与 DNA 的相互作用，抑制了转录因子与启动区 DNA 的结合效率，相应的，低甲基化的 DNA 转录活性则比较活跃。在散发性结肠癌中，*hMLH1* 启动子异常甲基化的发现说明表观遗传改变与结直肠癌有关。因为已知 *hMLH1* 基因的失活启动了 MSI 型结肠癌的发生，采用甲基化酶抑制剂处理结肠癌细胞则可以恢复 hMLH1 的表达，更进一步证实 *hMLH1* 启动子甲基化导致其表达沉默是结直肠癌发生的原因而不是结果。*APC* 基因的失活是导致家族性腺瘤病相关结直肠癌和部分散发性结直肠癌的发生原因，目前的研究发现大约有 18% 的结直肠癌中存在 *APC* 基因启动子的高度甲基化。结直肠癌中经常观察到 Wnt 通路的异常激活，而 *APC* 基因启动子的甲基化失活则可能是导致 Wnt 通路激活的重要原因。此外，最近的一些研究发现 Wnt 通路的组成性抑制因子 *SFRPs* 基因的启动子在结直肠癌中处于高度甲基化状态，这可能是导致 Wnt 通路持续激活的另一个重要原因。目前已经在结直肠癌中发现了多种肿瘤抑制基因启动子的甲基化，包括 *CDH1*、*CDKN2A/p16*、*THBS1*、*TSP1* 和 *GSTP1* 等，甚至一些类型的结直肠癌中出现了大量基因启动子区的高度甲基化，这种类型的结直肠癌被称为 CpG 岛甲基化表型（CpG island methylator phenotype，CIMP）。随后的进一步研究发现，CIMP 阳性的肿瘤具有独特的临床病理学特征，例如患者年龄比较大，肿瘤好发于近端结肠，分化较差，组织学呈胶样型特征，往往伴有较多的 *BRAF* 突变，但是 *p53* 和 *K-ras* 基因的突变反而较低，而此种结直肠癌中 *BRAF* 的突变激活可能与肿瘤发生密切相关的 EGFR/RAS/RAF/MAPK 信号通路的高度激活有关。此外，CIMP 阳性肿瘤往往伴有微卫星不稳定，这可能与 *MLH1* 基因启动子甲基化有关。

除了 DNA 的高甲基化以外，目前的研究还发现某些类型的结直肠癌中还存在 DNA 的低甲基化，一个经典的低甲基化与结直肠癌发生的例子是反转录转座子 LINE-1。LINE-1 在人类基因组序列中大约占 17%，因此其甲基化水平对人类基因组的整体甲基化水平影响很大。正常细胞中 LINE-1 基因中位于其重复 DNA 序列上的 CpG 位点是高度甲基化的，这对其转座子的活性抑制和维持基因组的稳定性非常重要。但是在一些结直肠癌中，LINE-1 却处于低度甲基化状态，而且与患者发病年龄较小和预后不良有关。最近的研究证据表明，LINE-1 的低甲基化与 CIMP 表型、微卫星不稳定（MSI）类型的结肠癌发生呈负相关，而与染色体不稳定型（CIN）结肠癌密切相关。此外，有研究发现与结直肠癌发生密切相关的特定原癌基因如 K-ras 基因也呈低甲基化状态。

（二）组蛋白翻译后修饰

除了 DNA 甲基化修饰调节基因的转录活性以外，目前的研究发现结直肠癌中组蛋白的翻译后共价键修饰也对染色体的结构以及基因表达起非常重要的作用。组蛋白的修饰包括乙酰化、甲基化、磷酸化和泛素化等，修饰主要发生组蛋白的 N 端或者 C 端，而且是可逆的。这些不同的修饰及其组合提供了一种识别的标志，为其转录因子或者转录辅助因子 DNA 的结合产生协同或拮抗效应，从而促进或者抑制染色体的结构或者基因的转录活性，这种动态转录调控方式又称为组蛋白密码（histone code）。目前研究较为深入的组蛋白修饰主要是乙酰化和甲基化修饰方式。乙酰化修饰大多在组蛋白 H3 尾部的赖氨酸 K9、14、18、23，以及 H4 的赖氨酸 K5、8、12、16 等位点。目前的研究发现组蛋白的乙酰化修饰与基因的激活有关，而去乙酰化和基因的失活相关，因此乙酰化酶家族可作为转录辅助因子激活转录，参与调节细胞周期、DNA 损伤修复等；而去乙酰化酶家族则和染色体易位、转录调控、基因沉默、细胞分化、增殖和凋亡相关。不同位点上组蛋白的甲基化则能激活基因，也能使基因沉默。目前的研究发现组蛋白 H3 上 K4 残基的双甲基化和三甲基化（H3K4me2/me3）修饰和基因激活有关，而蛋白 H3 上 K9 和 27 的三甲基化修饰（H3K9me3 和 H3K27me3）则导致基因表达沉默。

组蛋白的乙酰化修饰受乙酰化转移酶（HATs）和去乙酰化酶（HDACs）的调节，由于乙酰化修饰在基因表达调控中起极为重要的作用，故 HATs 和 HDACs 的表达在结直肠癌发生、发展中也发挥了关键作用。目前已经发现多种 HDAC 在结直肠癌中高表达，如 36.4% 的结直肠癌中存在 HDAC1 的高表达，而 HDAC2 和 HDAC3 的高表达水平更是分别达到 57.9% 和 72.9%，而且其高表达与结直肠癌患者生存率下降有关。研究发现，在腺瘤向腺癌转变过程中，HDAC2 的高表达伴随着 H4K12 和 H3K18 的低乙酰化，这说明 HDAC 表达导致的组蛋白乙酰化修饰促进了结直肠癌的发生和发展。此外，还有研究表明结直肠癌中 HAT 相关蛋白 CREB 的高表达与患者生存期较长有关，而 p300（一种 HAT）的表达则与患者预后较差有关，更进一步证实组蛋白的乙酰化修饰参与了结直肠癌的进展。另一项针

对 485 例结直肠癌的研究发现，Ⅲ型 HDAC 的成员 SIRT1 在 40% 的结直肠癌中高表达，而且与 CpG 高甲基化表型（CIMP-H）和高微卫星不稳定性（MSI-H）有关，抑制 SIRT1 的表达则可以重新激活沉默基因的表达，这些结果表明逆转组蛋白的乙酰化修饰有可能成为一种肿瘤治疗方式。

甲基化是组蛋白的另一种主要的翻译后修饰方式，可以发生在组蛋白 N 端的赖氨酸和精氨酸残基上。与组蛋白乙酰化修饰类似，组蛋白的甲基化修饰也是可逆的，受细胞内组蛋白甲基转移酶类（HMTases）和组蛋白去甲基酶类（HDMs）调节。目前已经发现了至少 20 种 HMTases，而且很多 HMTase 的表达水平与结肠癌的发生、发展有关。例如，DOT11 在结肠癌细胞中可以激活依赖于 Wnt 信号通路的转录；EZH2 在包括结肠癌中的多种肿瘤组织中高表达，而且进一步的研究表明 EZH2 可以通过沉默许多抑癌基因的表达促进肿瘤的发生，这些受 EZH2 调节的基因包括 INK4B-ARF-INK4A、E-cadherin、p57 KIP2、p27 和 BRCA1 等。此外，MLL2 在分化较差侵袭力强的结肠癌细胞系中高表达，而且可以调节与细胞周期和增殖相关的信号通路的激活从而促进肿瘤的发生。此外，特异性导致 H3K9 甲基化的 SUV39H1 也被发现在多种结肠癌组织中高表达。这些研究表明，结肠癌中 HMTase 表达水平的异常可能是结肠癌发生、发展的重要原因，但是详细的分子机制还有待进一步研究。

（三）非编码 RNA

非编码 RNA 包括短链非编码 RNA（主要指 miRNA）和长链非编码 RNA（lncRNA）等。非编码 RNA 在调控正常生物体生长、发育以及细胞的增殖、代谢、迁移、细胞周期和凋亡等许多方面发挥作用，其表达的异常在肿瘤的发生、发展和转移过程中起关键作用。

miRNA 是一类进化中保守的单链小分子调控 RNA，成熟形式为 17～25 个核苷酸，典型的前体 pri-miRNA 由细胞内Ⅱ型 RNA 聚合酶转录，然后在细胞核内由核酸酶 Drosha 加工成 70 个核苷酸组成的 pre-miRNA，随后 pre-miRNA 被输送到细胞质中，进一步被另一个核酸酶 Dicer 将其剪切成为双链，双链被引导进入 RNA 诱导沉默复合体（RISC）中，其中一条成熟的单链 miRNA 存留在复合体中，并通过与其互补的 mRNA 结合调控基因表达。目前认为 miRNA 是一类内源性基因表达的负调控因子，通过与目的基因 3′ 端非翻译区结合诱导 mRNA 的降解（完全配对）或者抑制其翻译（不完全配对）从而下调目的基因的表达。根据其作用，miRNA 可能作为抑癌基因或者癌基因发挥作用，目前已经发现了多个 miRNA 的表达异常与结直肠癌有关。例如，在一项针对 84 例结肠癌组织和正常配对组织中 389 个 miRNA 的研究结果发现了 37 个差异表达 miRNA，其中 miR-20a、miR-21、miR-106a、miR-181 和 miR-203 在结肠癌组织中高表达。另一项研究发现 miR-31、miR-183、miR-17-5、miR-18a、miR-20a 和 miR-92 在结肠癌组织中的表达明显高于正常组织，而 miR-143 和 miR-145 的在结肠癌组织中的表达明显下降，随后的研究表明 miR-143 和 miR-145 可能具有抑癌基因的功能。这些差异

表达 miRNA 参与了调控细胞内多条与肿瘤相关的信号传导，例如 miR-135a/b、miR-139、miR-145 和 miR17-92 的表达异常与 β-catenin/WNT 信号通路有关；let-7 家族、miR-18a、miR-21、miR-126、miR-143 和 miR-200c 的表达调节了细胞的增殖；miR-34a、miR-133b 和 miR-195 则与细胞凋亡有关；miR34a、miR-192、miR-215 和 miR-675 调控了细胞周期的进展；miR-34b/c 与肿瘤发生、发展密切相关的 p53 信号通路有关；此外，miR-126、miR-143、miR-196a、miR-200a/b/c、miR-373 和 miR-520c 的表达则参与了癌细胞的迁移和侵袭。

长编码 RNA（long non-coding RNA，ln-cRNA）是一类转录本长度超过 200nt，但是没有开发读码框架，不编码蛋白质的一类 RNA。与 miRNA 的研究相对较多相比，lncRNA 的研究直到近些年来才受到人们的重视，目前研究发现 lncRNA 的表达具有组织特异性和发育特异性，在多种层面上调节细胞的生物学行为和基因的表达，目前的研究表明 lncRNA 的异常表达也与肿瘤的发生、发展有密切关系。例如，作为第一个被发现的 lncRNA，H19 在结肠癌中高表达，而且进一步研究表明 H19 的促癌作用可能与其作为 miR-675 的前体有关，miR-675 通过与 RB mRNA 的 3′ 端非翻译区结合抑制了 Rb 基因的表达，从而促进了细胞的生长。还有研究发现，与正常结肠组织比，另一个 lncRNA HOTAIR（HOX antisense intergenic RNA）在结肠癌组织中的表达量增加，而且高表达 HOTAIR 的患者预后很差。进一步研究发现，HOTAIR 可以通过其 5′ 端和 3′ 端连接两个不同的组蛋白修饰复合物（PRC2 和 LSD1），调控了 H3K27 的甲基化和 H3K4me2 的去甲基化，但是 HOTAIR 详细的促癌作用机制仍有待阐明。肺腺癌转移相关转录本 1（metastasis-associated lung adenocarcinoma transcript 1，MALAT1）是最先在肺腺癌中发现的 lncRNA，但最近的研究发现，在原发性结直肠癌组织和结直肠癌细胞株（SW620 和 SW480）中，MALAT1 的 3′ 端区域存在突变，进一步实验发现这个区域是它的一个重要功能区，对细胞的增殖、迁移和侵袭有着举足轻重的作用。但是由于对 lncRNA 的研究起步较晚，目前对其详细的作用机制还知之甚少，lncRNA 在肿瘤发生、发展中的作用有待进一步深入研究。

五、慢性炎症与结直肠癌发生

炎症是指具有血管系统的活体组织对各种损伤因子的刺激所发生的一种以防御反应为主的基本病理过程。通常情况下，炎症是人体的自动防御反应，是有益的；但是，不适当的炎症反应也是有害的。研究发现，许多肿瘤组织中或多或少都伴随着炎症细胞的浸润或者炎症反应的发生，目前已经证实炎症反应尤其是长期的慢性炎症在肿瘤的发生、发展过程起重要作用。例如，乙肝病毒感染导致的肝炎与肝癌密切相关，幽门螺杆菌（Hp）所导致的胃炎已经被确认为胃癌的重要致癌因素。此外，长期的慢性炎症也是结直肠癌发生的危险因素之一。因此，肿瘤曾经被认为是一种"永不愈合的炎症"。研究发现，炎症性肠病（inflammatory bowel disease，IBD）患者患结直肠癌的风险

明显增加。IBD 是种病因不明并有恶变潜能的慢性疾病，主要包括克罗恩病（Crohn disease）和溃疡性结肠炎两大类。流行病学发现，随着炎症的进展，患者患结直肠癌的风险逐步增高，例如病程 10 年的患者患癌的风险为 1.6%，病程 20 年者达到了 8%，而病程超过 30 年者则高达 10%。

与经典的腺瘤—腺癌演进模型所不同的是，这种炎症相关的结直肠癌的发生过程则是：长期的慢性炎症刺激导致肠黏膜充血、水肿、溃疡，在致癌物质的刺激下，产生慢性肉芽肿或息肉，随后进一步恶化形成结直肠癌。此外，与普通的结肠癌的发生机制所不同的是，炎症相关的结肠癌的发病机制则与结肠黏膜的持续炎症反应导致的诱导型一氧化氮合酶（nitric oxide synthase，iNOS）增多有关，iNOS 导致自由基生成增多，从而攻击细胞导致 DNA 损伤，随后 p53 基因突变导致不典型增生的发生；接着在 iNOS、环氧化酶（cyclooxygenase-2，COX 2）和炎症组织中浸润细胞分泌的细胞因子作用下，不典型增生进一步发展为原位癌；积累的基因组突变增多例如 DCC 基因的缺失等，最后导致原位癌进展为侵袭性结肠癌。此外，与普通的腺瘤—腺癌顺序演进模型不同的是，炎症相关的结肠癌中 APC 和 K-ras 的突变以及微卫星不稳定的发生较少。

与普通结直肠癌相一致的是，炎症相关结直肠癌发生过程中往往也伴随着 Wnt/β-catenin 信号通路的激活。在一个炎症相关结直肠癌发生的模型中，观察到了 β-catenin 基因 3 号外显子的高频突变，导致其向细胞核转位，促进了 Wnt 信号通路的激活，而激活的 Wnt 信号通路则促进了肿瘤发生、发展相关基因的转录。另一项研究在超过 50% 的炎症相关结直肠癌中发现 NF-κB 通路的激活，说明 NF-κB 的激活在炎症相关结直肠癌的发生中也发挥关键作用，NF-κB 的激活可以通过调节 cyclin D 的表达促进细胞的增殖，通过调节 VEGF 的表达促进肿瘤的血管生成、促进 Bcl-2 的表达抑制细胞凋亡以及促进癌细胞的侵袭和转移。此外，炎症细胞分泌的相关细胞因子如 TNF-α、IL-6、IL-1 和 IL-11 以及 TGF-β 等也在炎症相关结直肠癌发生、发展过程中起着促进作用。IL-6 和 IL-11 能够通过激活转录因子 STAT3 促进肿瘤的进展，活化的 STAT3 能够诱导抗凋亡基因如 Bcl-2 和 Bcl-XL 的表达，还可以促进与血管生成密切相关的 VEGF 的表达上调，同时还可以促进 cyclin D1 和 c-myc 的表达而增强细胞的增殖能力，另外激活的 STAT3 还能够使 NF-κB 的活化延长，从而进一步促进与肿瘤进展相关基因的表达。除了 IL-6 之外，多项研究在克罗恩病和溃疡性结肠炎中观察到 TNF 水平的升高，而且随着结肠癌的进展，TNF 的表达也随着升高。进一步研究发现 TNF 通过多种机制促进炎症相关结肠癌的发生：TNF 一方面可以促进其他炎症相关趋化因子和细胞因子的产生，另一方面还可以增强血管的通透性，导致激活的免疫细胞向炎症部位迁移，从而进一步增强炎症反应；此外，TNF 还可以通过多条信号通路激活转录 AP1 和 NF-κB，从而促进细胞增殖相关基因的表达。而 TGF-β 则在炎性相关结直肠癌的发生中起双重作用。在炎症的早期阶段，TGF-β 的表达能够通过促进细胞凋亡、抑制细胞增殖，但是随着肿瘤的进展，

TGF-β 则可以通过促进癌细胞发生上皮间质转化和抑制免疫细胞的活性，从而增强肿瘤的转移能力。

六、结直肠癌的分子诊断和治疗

目前，结直肠癌的早期诊断主要依靠内镜检查结合内镜下取活检标本进行病理学检查。其优点是可以直观发现结直肠黏膜早期病变，并结合活检对病变区域进行组织学评价。但是活检取材组织相对小，有时不易区分腺体的不典型增生和早期癌变；此外，由于不同类型的结直肠癌发病机制不同，其治疗方案以及相应的预后差异较大，传统的诊断方式还存在一定的局限性。结直肠癌的发生、发展伴随着癌基因的激活、抑癌基因的失活以及 DNA 损伤修复基因等其他相关基因表达的改变，随着结直肠癌发生、发展分子机制研究的深入以及分子生物学技术的发展，越来越多的分子标志物被发现并应用于结直肠癌的诊断、治疗和预后预测。同时，基于分子分型的个体化治疗的出现也将进一步提高患者生存率和改善预后。下面将目前用于或有可能用于结直肠癌分子诊断的标志物总结如下。

（一）K-ras 基因

K-ras 基因在正常结肠黏膜中并不存在突变，但是结直肠癌中具有较高的突变率（20%～50%），且其突变点固定在 12、13 和 61 位密码子，并以 12 位密码子突变最为常见。因此，检测 K-ras 基因突变对于结直肠癌的早期诊断具有一定的意义。Sidransky 使用 PCR-RFLP 方法对结直肠癌患者粪便脱落细胞中的 K-ras 基因突变进行检测，发现其检出率与结直肠肿瘤中 K-ras 基因突变检出率相似，达到 33.3%，占 K-ras 基因突变结直肠癌的 88.9%，这说明检测患者粪便脱落细胞中 K-ras 基因突变对临床检测和结直肠癌高危人群的筛检有意义。Martin Tobi 等富集聚合酶链反应（enrich-PCR，EPCR）检测了 39 例镜检外观正常的结肠灌洗液脱落细胞中 K-ras 基因的突变情况，其中腺瘤性息肉 7 例，家族癌症史者 7 例，结直肠癌术后 5 例，结肠炎症性病变 13 例，正常外观者 6 例，FAP 患者 1 例。结果发现，39 例中 7 例有 K-ras 基因的点突变。7 例阳性的分布为：结直肠癌术后的患者 2 例，FAP 患者 1 例，家族癌症史 7 例中有 3 例，腺瘤息肉 7 例中有 1 例。全部历经 9 年随访，其中多发性腺瘤息肉存在 K-ras 突变的 1 例患者，在随访 4 年后发现结直肠癌。因此这些结果提示，检测 K-ras 基因的突变，可作为结直肠癌的一预测指标。此外，最近的研究结果证实存在 K-ras 基因突变的结直肠癌患者对靶向药物西妥昔单抗（cetuximab）和帕尼单抗（panitumumab）的治疗存在耐药现象。对于未发生 K-ras 基因突变的患者，西妥昔单抗和帕尼单抗有效率可达到 60%，而发生突变的患者则完全无效，说明只有野生型 K-ras 患者才能从西妥昔单抗的治疗中获益。因此，对于西妥昔单抗治疗的患者，应该首先检测患者结直肠癌组织中 K-ras 基因的突变情况。

（二）APC 基因

APC 基因的突变是家族性腺瘤性息肉病（FAP）型结直肠癌和部分散发性结直肠癌发生的早期事件，因此检测 APC 基因的突变情况对于预测患者癌变具有重要意义。APC 基因突变或丢失的检测可从周围血液淋巴细胞或者粪便脱落细胞中测定。1992 年 Miyoshi 以聚合酶链反应（PCR）分段扩增 APC 基因，然后用 RNA 酶保护试验对整个 APC 编码序列进行了突变点检测，在来自不同家系的 79 位患者中发现 53 例有 APC 基因的突变。53 例中 10 例都是 APC 基因 1309～1311 密码子区域 AAAGA 片段的缺失，引起移码突变，该区域是 APC 基因最常见的突变位点。1994 年于月波等以限制性酶切片段长度多态性 - 聚合酶链反应（RFLP-PCR）方法，分析 7 个 FAP 家系周围淋巴细胞，发现有一个家系 APC 基因 1301～1311 密码子区域 AAAGA 片段的缺失，引起移码突变。经序列分析证实，并行纤维肠镜对 3 例阳性者检查：一例为 46 岁男性，确诊发现结肠癌伴数百个管状腺瘤；一例为 24 岁女性，60cm 肠镜发现 8 个管状腺瘤；一例为 22 岁男性，见 20 个腺瘤。Powell 等检测周围血突变的 APC 基因的表达蛋白，即体位合成蛋白及等位基因特异性表达，在 FAP 家系中检得其阳性率可达 87%。

（三）p53 基因

研究发现大约 70% 的结直肠癌存在抑癌基因 p53 的突变，而且突变往往发生在腺瘤向癌转变的最后阶段，因此检测 p53 基因的突变可能是预测患者由腺瘤向癌转化的最关键因素之一。目前可以通过 PCR 结合 DNA 测序的方法检测患者粪便脱落细胞或者结直肠黏膜中 p53 基因不同外显子的突变，研究表明粪便脱落细胞 p53 突变的检测灵敏度要高于血清癌胚抗原和粪便隐血试验。与结直肠镜检相比，粪便 p53 突变检测更适用于大范围的人群筛选。另外，还有研究发现结直肠癌 p53 基因第 5 外显子突变与组织分化和 Dukes 分化有关，低分化和高级别的癌组织中 p53 的突变要明显高于低级别和分化较好的组织，而且 p53 突变患者预后比 p53 野生型患者预后明显要差，因此检测癌组织中 p53 突变对于预测患者预后有重要意义。此外，野生型 p53 基因编码一个分子量为 53kDa 的核内磷酸化蛋白，可相互形成同质二聚体（homodimer）并结合于特定 DNA 元件，作为转录因子调节细胞周期进展。野生型 p53 蛋白的半衰期很短，但是突变型 p53 基因产物的半衰期明显延长，因而可用免疫组化技术检测肿瘤组织中 p53 基因的表达和定位情况。研究发现，结直肠癌组织中 p53 染色均定位于癌细胞核内，而且阳性率及染色强度在分化程度较低的组织中较高。

（四）DNA 错配修复基因（MMR）检测

DNA 错配修复基因（MMR）的失活是 HNPCC 患者和部分散发性结直肠癌发生的主要原因，而且 MMR 类基因的突变往往发生在癌变的早期，因此检测 MMR 类基因的突变对于预测患者癌变和预后具有重要意义。目前与结直肠癌发病相关性最密切的是 hMSH2 和 hMLH1 这两个基因。常用的检测方法是通过基于 PCR 或者采用逆转录 PCR 的方法对患者 DNA 和 RNA 进行测序，以分析 MMR 类基因的突变情况；此外，还可以应用甲基化特异性 PCR 的方法分析 MMR 类基因的甲基化状态。由于每种检测方法都有其局限性，例如 PCR 虽然可以检测 MMR 基因的突变情况，但每次只能检测基因的个别外显子，而甲基化只能检测表观遗传学发生改变的 MMR 类基因。因此，在对 MMR 基因进行研究时，有必要联合几种检测手段。目前研究发现，除了与结直肠癌的发生有关以外，MMR 类基因的突变状态还与患者的化疗方案选择有关，如Ⅱ期和Ⅲ期结肠癌患者中，如果肿瘤组织中存在 MMR 缺失，那么患者不但不能从 5-FU 化疗中获益，而且还可能有相反的作用，不推荐氟尿嘧啶类药物的单药辅助化疗，因此对于需要辅助化疗的患者，应当对结肠癌组织进行 MMR 突变检测。

（五）微卫星不稳定性检测

微卫星不稳定（MSI）大多是由于 DNA 错配修复（MMR）系统异常，无法修复 DNA 的复制错误引起。约有15% 的结直肠癌中存在 MSI，主要表现为微卫星序列碱基对的替换和移码突变。目前 MSI 的检测主要采用美国国立癌症研究所推荐的 5 个微卫星标记（D2S123、D5S346、D17S250、BAT25 和 BAT26）来评估 MSI。按照该标准，如果肿瘤中存在 2 个或者以上位点的突变，就定义为高频MSI（MSI-H）；如果低于 2 个，则为低频 MSI（MSI-L）；没有突变，则为微卫星 DNA 稳定（MSS）。检测微卫星不稳定性可以间接反映错配修复系统是否失活，较为简单、可靠，但是需要注意的是，单独检测微卫星不稳定性不能肯定说明MMR 系统的改变。多项临床研究证实，MSI-H 的结直肠癌患者预后相对良好，而且 MSH-H 的患者单纯手术后其 5年生存率高达 80%。与 MSS 突变的患者类似，MSH-H 的患者不适合 5-FU 的辅助化疗，因此检测患者的 MSH 状况也是判断患者是否需要辅助化疗的主要依据之一。

（六）倍体分析

佟金学等以流式细胞仪对结直肠癌患者的 DNA 指数（DI）、S 期细胞百分比（SPF）和细胞增殖指数（PI）进行检测，结果表明异倍体肿瘤占 63%，二倍体肿瘤占 37%，二倍体肿瘤的 DNA 含量明显低于异倍体肿瘤，二倍体肿瘤的G0 期细胞数明显高于异倍体肿瘤，S、G2、M 期细胞数则明显低于异倍体肿瘤。二倍体肿瘤患者 5 年生存率为 76%，非二倍体肿瘤患者 5 年生存率为 25%，两者有极显著差异（$P<0.01$）。充分说明 DNA 含量为异倍体是结直肠癌具有高度潜在转移能力的重要因素之一，是判定直肠癌预后的极其重要指标。资料表明，结直肠癌非整倍体的比例范围为 51%～81%，并有 4%～19% 的四倍体或多倍体，一般说来，非整倍体与较晚的病期相关。术后结直肠癌患者增殖指数增加是预后不良的标志，并独立于肿瘤的病期、肿瘤分级和 DNA 倍体。对估计患者生存来说，增殖指数优于DNA 含量。同时对于分化较差恶性度高，以及有淋巴结转移、血行转移的结直肠癌 DI、SPF、PI 增高，表明进行 DNA倍体及细胞周期分析的研究，能反映肿瘤的生物学特性，也为癌细胞群体的增殖与病理因素关系提供依据。

随着结直肠癌各类分子事件的研究进展，预计将会再出现一些 DNA 水平的标记，为临床分子诊断及筛检提供新的应用前景。

（牛瑞芳）

第 4 节　结直肠癌的应用解剖与生理功能

一、结肠的解剖

结肠从回肠末端至直肠长 1～1.5m，分为盲肠、升结肠、横结肠、降结肠和乙状结肠几部分。肠腔的内径由近端到远端逐渐变细，最粗的盲肠的内径为 7～8cm，乙状结肠仅为2～5cm。因而临床上降乙状结肠肿瘤多表现为梗阻症状。结肠壁分为黏膜层、黏膜下层、肌层和浆膜层。其中，肌层分为内部的环形肌和外部的纵行肌。结肠有 3 个结构特征，即结肠带、结肠袋和肠脂垂。3 条结肠带代表肌肉的纵行外被条带，贯穿从阑尾根部到直结肠与乙状结肠交界间的结肠，在直乙交界处逐渐消失。结肠袋是结肠带之间的肠壁外凸，它们是由结肠带相对较短造成的。结肠袋被肠壁半月形皱襞分隔。肠脂垂是从浆膜表面突出的脂肪附件。升结肠、降结肠及结肠肝、脾曲位于腹膜后；而盲肠、横结肠和乙状结肠游离于腹腔。大网膜附着于横结肠的前上缘。

1. 动脉供应　肠系膜上动脉起源于胰腺上缘 L_1 水平的腹主动脉。在胰腺后下降，从十二指肠第 3 段前方通过。从主干右侧发出回结肠、右结肠和结肠中分支，供应盲肠、阑尾、升结肠和大部分横结肠血运。右结肠动脉的走行变异较多，可从回结肠发出或缺如（图 5-6）。

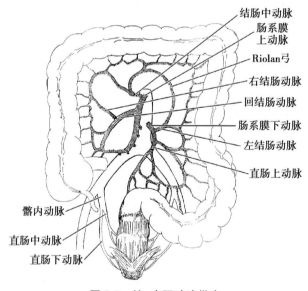

图 5-6　结、直肠动脉供应

肠系膜下动脉起源于腹主动脉左前方，在腹主动脉分叉上方 3～4cm 处向左下方进入盆腔。腹腔内，肠系膜下动脉分成左结肠动脉和 2～6 支乙状结肠动脉。当越过左髂总动脉后，它移行为直肠上动脉。

肠系膜上、下动脉在结肠脾曲形成侧支循环。各结肠动脉经边缘动脉血管（marginal artery of Drummond）连接在一起。边缘动脉沿结肠系膜边缘走行直接营养整个结肠。

Riolan 弓是一条连接结肠中和左结肠动脉的交通支。其位置靠近结肠系膜根部，蜿蜒曲折，正常时不经常开放。肠系膜上、下动脉中 1 支出现梗阻时，此动脉弓会明显增粗。由于良好的侧支循环，在结肠手术中根部结扎肠系膜下动脉时，一般不会影响降、乙结肠残端的血液供应。

2. 静脉回流　除了肠系膜下静脉外，结肠静脉回流基本和相应动脉伴行。肠系膜下静脉走行和结肠左动脉升支毗邻，向上于十二指肠悬韧带右侧进入胰腺，最终汇入脾静脉。降结肠、乙状结肠和直肠上段的血液通过肠系膜下静脉进入门静脉。盲肠、升结肠和横结肠的血液汇入肠系膜上静脉。肠系膜上静脉和脾静脉会合，形成门静脉（图 5-7）。

3. 淋巴回流　来自结肠的淋巴回流分布和营养血管基本一致。结肠淋巴结分为 4 组，即结肠上、结肠旁、中间淋巴结（结肠血管旁）和主淋巴结（肠系膜上、下血管根部）。淋巴液最后通过主动脉旁淋巴通道进入乳糜池（图 5-8）。

4. 神经支配　右半结肠的交感支配来源于下 6 对胸神经。副交感神经来自迷走神经。左半结肠的交感神经来自

前 3 对腰神经。这些神经并入腹主动脉前神经丛，并于腹主动脉分叉下方形成肠系膜下动脉神经丛。副交感神经源自骶骨神经。

二、直肠和肛管

直肠从乙状结肠到肛管长 12～15cm。肠壁分为黏膜、黏膜下和肌层。肌层又由内层的环形肌和外层的纵行肌构成。直肠有 3 个侧弯，包括上、下两条向右，中间一条向左。这些皱褶突入肠腔，形成 Houston 瓣。因为这些皱襞不包含肠壁全层，所以是黏膜组织活检的理想位置（图 5-9）。

骶前筋膜（Waldeyer fascia）是壁层盆内筋膜增厚部分，覆盖骶骨、神经、骶正中动脉和骶前静脉。骶前静脉没有瓣膜，通过椎体静脉和椎内静脉系统交通。手术中一旦分离出血，难以止血。腹膜外直肠前方是 Denonvillier 筋膜，将直肠和前列腺、精囊或阴道分开。直肠侧韧带为直肠的支持结构之一。韧带内不含有大的血管，偶尔会有小的血管分支。手术分离时一般不会有大出血的危险。

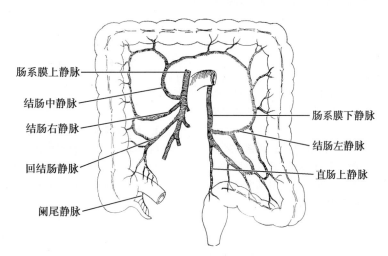

图 5-7　结、直肠静脉回流

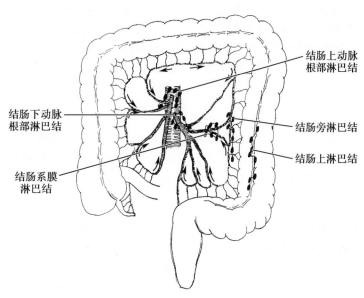

图 5-8　结肠淋巴组织

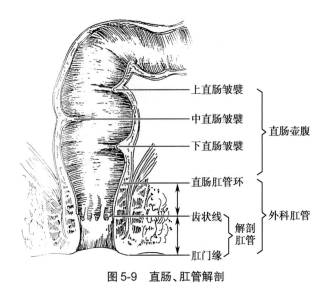

图 5-9　直肠、肛管解剖

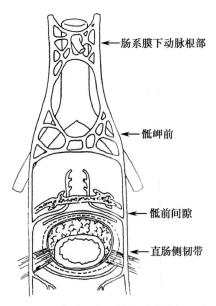

图 5-10　盆腔手术可能导致的神经误伤

（王　仆）

肛管从肛直肠环到肛门长约 4cm。距肛缘 2cm 的齿状线为解剖学意义上的肛管上界。从上而下，直肠黏膜由柱状上皮移行为鳞状上皮。肛管周围有内、外括约肌包绕，共同完成肛门括约。内括约肌为平滑肌（不随意肌），其休息时保持收缩状态。外括约肌是骨骼肌（随意肌），分为皮下、浅层和深层 3 个部分。外括约肌和耻骨直肠肌协同作用可主动节制排便，但持续时间较短。肛提肌主要包括髂骨尾骨肌、耻骨尾骨肌和耻骨直肠肌，是盆底的主要组成部分。

1. 动脉供应　来自肠系膜下动脉的直上动脉在乙状结肠系膜内下行，在 S_3 水平分为左、右两支，营养直肠的中上段。直肠下动脉供应直肠下段。此动脉是阴部内动脉段的分支。后者起源于髂内动脉。对于结肠中动脉的存在和作用仍有争议。此动脉可能是髂内或阴部内动脉的分支。

2. 静脉回流　直肠上 2/3 血液通过直肠上静脉，经肠系膜下静脉回流进门静脉系统；直肠下段和肛管的血液回流至阴部静脉，通过髂内静脉进入下腔静脉。

3. 淋巴回流　上 2/3 直肠淋巴回流到肠系膜下淋巴结。然后进入腹主动脉旁淋巴结。直肠下 1/3 不仅可向上进入直肠上和肠系膜下淋巴系统，而且可经结肠中血管回流到髂内淋巴结。肛管齿状线上通过直肠上淋巴系统进入肠系膜下淋巴结或髂内淋巴结。齿状线以下主要进入腹股沟淋巴结。

4. 神经支配　上段直肠的交感神经来自 $L_{1\sim3}$。下段直肠由骶前神经支配。骶前神经是由主动脉神经丛和腰内脏神经融合而成。在骶岬前方形成下腹上神经丛。发出两条主要的下腹神经，向下于直肠两侧进入盆腔神经丛。盆腔神经丛位于盆腔侧壁直肠下 1/3 水平，靠近直肠侧韧带。副交感神经来源于 $S_{2\sim4}$，其分支在直肠两侧形成勃起神经。并和下腹神经结合，形成盆腔神经丛。混合神经纤维支配左半结肠、直肠和肛管。前列腺周神经丛是骨盆神经丛的一个分支，支配直肠、内括约肌、前列腺、膀胱等。在结、直肠手术中应注意各神经的走向和神经丛位置，以避免神经损伤（图 5-10）。

第 5 节　结直肠癌病理学

一、结直肠肿瘤分类

1. 上皮性肿瘤

（1）良性上皮性肿瘤和瘤样病变：管状腺瘤、绒毛状腺瘤、息肉状腺瘤、锯齿状腺瘤、增生性息肉、幼年性息肉。

（2）息肉病综合征：家族性腺瘤性息肉病、Gardner 综合征、Peutz-Jeghers 综合征、Cowden 综合征。

（3）恶性上皮性肿瘤：①腺癌，包括黏液性腺癌、印戒细胞癌、髓样癌、锯齿状腺癌；②腺鳞癌；③鳞状细胞癌；④未分化癌；⑤血吸虫病并发结直肠癌；⑥慢性溃疡性结肠炎并发结直肠癌。

2. 神经内分泌肿瘤

（1）神经内分泌瘤（NET）：低级别（NET 1 级，类癌）、高级别（NET 2 级）。

（2）神经内分泌癌（NEC）：小细胞型 NEC、大细胞型 NEC。

（3）混合性神经内分泌癌。

3. 间叶性肿瘤　脂肪瘤、平滑肌瘤、胃肠道间质肿瘤、肠系膜纤维瘤病、血管肉瘤、平滑肌肉瘤、Kaposi 肉瘤。

4. 淋巴瘤　黏膜相关淋巴组织（MALT）淋巴瘤、套细胞淋巴瘤、弥漫大 B 细胞淋巴瘤、Burkitt 淋巴瘤。

二、上皮性肿瘤

（一）良性上皮性肿瘤和瘤样病变

1. 管状腺瘤　管状腺瘤主要由密集分支的小管构成，其周围为结构正常的固有膜。隐窝被覆不完全分化的柱状上皮，细胞呈假复层排列，核浓染，增生带位置不定，整个隐窝，包括游离面均可见到核分裂象。可见不完全成熟的杯状细胞。

2. 绒毛状腺瘤 绒毛状腺瘤由许多手指样突起组成，突出于腺瘤的表面。绒毛的轴心为固有膜支架，绕以肿瘤性上皮。上皮细胞排列十分拥挤，核假复层化，而呈栅栏状形象。核浓染，含 1～2 个小的核仁，核分裂象可见。胞质的管腔面可有黏液分泌。

3. 管状 - 绒毛状腺瘤 此型腺瘤由管状腺瘤和绒毛状腺瘤两种成分混合组成。绒毛一般较钝而短，亦可见到宽的绒毛突起含有腺管状结构。

4. 息肉状腺瘤 可有长蒂或短蒂，部分为广基或无蒂的肿物。有蒂的腺瘤头部表面呈颗粒状，红褐色，形似杨梅，其下的蒂长短不一。头部的大小，直径平均为 1.2cm，最小为 2mm，最大为 7cm。组织学上，可分为管状腺瘤、绒毛状腺瘤或管状 - 绒毛状腺瘤。广基或无蒂的腺瘤为隆起于黏膜表面的肿物，表面状如菜花或如绒毛。一般较大，直径平均为 3.7cm，最小为 5mm，最大为 9cm。组织学上多为绒毛状腺瘤。

5. 锯齿状腺瘤 锯齿状腺瘤的特点类似增生性息肉的锯形牙齿样形态，但被覆隐窝上部和腺腔表面的上皮存在异型增生。锯齿状腺瘤中也可存在管状或绒毛状成分，比大多数腺瘤含有较多的黏液。多见于乙状结肠和直肠。

6. 增生性息肉 是成人结肠颇为常见的息肉状病变。临床上，体积较小，多无症状。

（1）肉眼所见：常为多发性，为隆起于黏膜表面的圆形小肿物，直径为 5mm 左右，少有超过 1cm 者，表面光滑，基底较广。通常无蒂，但较大者可有短蒂。

（2）镜下所见：此种息肉由增大的规则的腺体（隐窝）构成。隐窝的形状颇为特别，其中部和上部细胞增生，互相拥挤，形成乳头状皱褶，纵切面上呈锯齿状，细胞排列成折扇状外观。隐窝可分支，有的隐窝管腔扩张，腔内充满黏液。上皮细胞呈柱状，核圆形或卵圆形，形状规则，位于细胞的基底部，无或极少多层化排列。核质比低，核仁不明显。核分裂象可以见到，但限于隐窝基底部。与正常结直肠黏膜相似，细胞增生从隐窝基底部向上移至中间部，以及至黏膜表面，逐渐分化成熟为杯状细胞和吸收细胞。因此，在隐窝中、上部可见许多成熟的，膨胀的杯状细胞。隐窝间的间叶成分、隐窝周围的肌纤维母细胞鞘及胶原增生，在表面上皮细胞下往往见一增厚的胶原平台。

（3）鉴别诊断：应与腺瘤性息肉相鉴别。增生性息肉的隐窝上皮从底部向上有分化成熟倾向，可见到许多成熟的杯状细胞，上皮细胞的核仁不明显，核分裂象仅见于隐窝底部，表面上皮下有增厚的胶原平台。腺瘤的腺体上皮细胞密集，可呈假复层排列。虽可产生黏液，但其空泡通常较小且不规则（不成熟的杯状细胞）。核浓染，核分裂象可见于隐窝上部。可见到异型性变化，核仁明显，表面上皮下的胶原平台很薄。

7. 幼年性息肉 亦称为潴留性息肉，大多见于 6 岁以下的幼儿（发病年龄高峰在 3～5 岁），成人少见。本病与直肠腺瘤不同，一般无恶变倾向，与结直肠癌无明显联系。临床上，最常见的症状为直肠出血，偶尔发生直肠的息肉

脱出于肛门。部分患者诉以下腹疼痛。本病几乎完全发生于乙状结肠及直肠，而特别是直肠。通常多为单发性（约70%），少数患者可同时患有 2～3 个息肉，偶有多达 10 个以上者。

（1）肉眼所见：本瘤多呈球形或结节状，直径为 0.5～3cm，平均为 1cm 左右。基底部有蒂与肠黏膜相连。表面大都光滑或略带粗颗粒状，色暗红，常有表浅溃疡形成，因此，出血为临床上最常见的症状。

（2）镜下所见：息肉表面可见表浅溃疡，此处表面上皮破坏，露出富于血管的肉芽组织。此种息肉主要由大小不等的增生腺体构成，突出的是，腺体间的纤维结缔组织间质特别丰富，其中含有较多的血管和一定数量的炎性细胞浸润（淋巴细胞、浆细胞及较多的嗜酸性粒细胞），有时并可含有少量来自黏膜肌层的平滑肌纤维。腺体因被大量间质分隔，分布比较分散而不规则，但结构一致，腺管均由单层上皮（主要为杯状细胞）被覆，无异型性变化。一些腺管因大量黏液潴留而显著扩张成囊状。有时腺管上皮消失，腺腔内亦可见有崩解的细胞碎屑及多数白细胞，甚至可形成小脓肿。有些区域，由于黏液分泌过多，呈囊状扩张的腺管上皮被破坏消失，杯状细胞被挤压等，可形成类似胶样癌的组织象，值得注意，以免造成误诊。

（二）息肉病综合征

1. 家族性腺瘤性息肉病 其主要特征是结直肠黏膜出现 100 个以上的腺瘤性息肉，并有高度的并发结直肠癌的倾向。在遗传性息肉病综合征中，以本病为最常见。本病为常染色体显性遗传，无性连锁。本病多出现于青年期，通常见于 20～30 岁，与结直肠腺瘤多见于中老年人截然不同。临床症状有便血、腹泻、黏液性便及稀便次数增加等。本病的重要特征之一是具有很高的结直肠癌的并发率，而且并发癌的平均年龄也较低，一般在 30～40 岁（一般结直肠癌患者的平均年龄为 60 岁左右）。

（1）肉眼所见：结直肠黏膜上广泛分布大量小型腺瘤，直径一般仅数毫米，少数可达数厘米，以结肠的左半部为最多，其次为右半部，直肠内最少。其数目往往可多达数百个乃至数千个。肿瘤多数为结节状，有蒂，部分则呈基底较宽的结节状或斑块状隆起于黏膜面，乳头状者少见。常成群密集，有时成串排列。

（2）镜下所见：本病的大多数息肉呈管状腺瘤结构，呈绒毛状腺瘤结构的十分少见。偶尔可呈锯齿状腺瘤改变，极少数呈幼年性息肉的构象。就各个腺瘤而论，本病与一般单发性或多发性息肉状腺瘤，在肉眼观和组织学上均无根本区别。

（3）鉴别诊断：主要依据是发病年龄、发生部位以及肿瘤数目等，如仅有数个腺瘤，则不足以诊断为本病。

2. Gardner 综合征 家族性腺瘤性息肉病伴发骨瘤、皮脂腺囊肿、皮样囊肿、表皮样囊肿和软组织肿瘤（硬纤维瘤、脂肪瘤）等时，称为 Gardner 综合征。该病为常染色体显性遗传。Gardner 综合征与家族性腺瘤性息肉病的区别除结肠外病变之外，息肉数目也不同。前者的息肉虽为多发性，但较为散在，而后者的息肉往往布满结肠黏膜。

3. Peutz-Jeghers 综合征　本综合征的特点是胃肠道有错构瘤性息肉病和唇、颊黏膜的黑色素斑。本病为常染色体显性遗传。息肉主要见于小肠，胃和结直肠较为少见。

4. Cowden 综合征　一种常染色体显性遗传病，特征是形成多发性错构瘤，累及所有源自 3 个胚层的器官。合并 Cowden 综合征的经典错构瘤是毛鞘瘤。患病的家族成员具有发展成乳腺癌和非髓性甲状腺癌的高度危险。临床表现还包括黏膜上皮病变、甲状腺异常、乳腺纤维囊性病变、胃肠道错构瘤、早年就发病的子宫平滑肌瘤、大头畸形、智力低下以及小脑发育不良性神经节细胞瘤。该综合征是由 *PTEN/MMACI* 基因突变所引起。

（三）恶性上皮性肿瘤

1. 腺癌　结直肠癌的绝大部分为腺癌。

（1）肉眼所见：初起时常为形如纽扣、广基的隆起，往后增大成结节状、蕈状或环绕肠腔生长，表面呈细颗粒状或乳头状。随着肿瘤的增大，表面常形成溃疡，甚而在中央部发生较深广的坏死，使肿块呈周边隆起、中央凹陷的碟状。大小不一，右侧结肠癌往往较左侧者为大，这是因为右侧结肠内容物在正常情况下为流体的缘故。切面上，肿块呈灰白或灰黄色，均质，质较硬，但易切开，其侵犯肠壁的深度不等，在较大者，常破坏肌层乃至抵达浆膜面。与周围正常组织境界常颇明显。如前所述，若结直肠癌由原先存在的腺瘤经癌变而成，则肿瘤的肉眼形态常与原来的腺瘤相似，或为息肉状，或为乳头状。但到后期，则由于肿瘤的发展，往往不再保留其原始形态。主要呈弥漫浸润性生长的结直肠癌，癌组织广泛浸润肠壁，使肠壁增厚，但不向肠腔形成明显的突起肿块，此型较少见。

（2）镜下所见：依组织的分化程度分为三级。

1）分化良好的腺癌：癌巢由大而不规则的腺体构成，构成这些腺样癌巢的癌细胞多为高柱状，排列不规则，常呈多层，有的癌巢呈筛状结构。癌细胞核极向消失、浓染，核仁大而清晰，可有数个核仁，核分裂象多见。向肠腔生长的癌组织（特别是由绒毛状腺瘤恶度而来者）有时呈乳头状结构。在癌与肠黏膜交界处，有时可见到正常黏膜腺体与癌组织间的移行现象。癌组织可广泛浸润黏膜下层和肌层乃至浆膜层。

2）分化中等的腺癌：此型腺癌由腺样癌巢和实体性癌巢混合而成，后者至少占全部癌巢的 25%，可呈条索状或团块状。

3）分化不良的腺癌：此型腺癌主要由实体性癌巢组成，腺样癌巢少于 25%。癌细胞异型性明显，核浓染，核仁大而清晰，核分裂象多见。

2. 黏液性腺癌　为结直肠腺癌中较为常见的一种。通常在大多数结直肠腺癌中常见有少量黏液存在，这是由于分化较好的部分癌细胞分泌一定量黏液的缘故。而在肿瘤的个别局灶内，甚至能形成较多的黏液。

（1）肉眼所见：肿瘤有的呈块状隆起，有的呈息肉或菜花状，有的则弥漫浸润使肠壁广泛增厚，境界不明显。表面常形成深浅不等的溃疡，溃疡面及切面上均可见到胶冻样物。

（2）镜下所见：当黏液性癌巢占全部癌的 50% 以上时，才可诊断为黏液性腺癌。当有大量黏液产生时，癌巢几乎全化为黏液而形成大的黏液池，腺管上皮一部或大部脱落，仅部分被覆柱状的癌细胞。间质中纤维形成甚少，仅见菲薄的纤维间隔。

（3）鉴别诊断：在结直肠慢性溃疡时可引起黏膜表面上皮和隐窝增生，产生大量黏液。肠壁增生的纤维组织也可发生黏液变，甚至形成黏液池，需仔细检查，切莫误为黏液性腺癌。

3. 印戒细胞癌　为黏液性腺癌的特殊类型。肿瘤由无数分散的印戒样癌细胞构成，不形成腺样结构。

（1）肉眼所见：此型癌常因癌细胞的弥漫浸润而使肠壁弥漫增厚、变硬，有时称为皮革样结肠。切面，增厚的肠壁组织呈灰白色，略带半透明性状。

（2）镜下所见：癌细胞分化不良，呈圆形，胞质内充满黏液，核被压于一侧，状如印戒（所谓细胞内型）。癌细胞所产生的黏液为蛋白多糖，可被 PAS、黏蛋白胭脂红和酸性苯胺蓝着染。

（3）鉴别诊断：此型癌的诊断依据是肿瘤主要由印戒样癌细胞构成，不形成腺体或仅形成顿挫型腺体。然而，有时有些瘤细胞显示极为间变特性，或形似单核 / 巨噬细胞，要与结肠炎症时的单核 / 巨噬细胞浸润相鉴别。寻找顿挫型腺体，观察细胞的异型性是区别两者的关键。必要时做免疫组化染色，前者上皮细胞标记物（EMA、细胞角蛋白）呈阳性反应，后者 α_1-AT 和溶菌酶阳性。

4. 腺鳞癌　此型癌由腺癌和鳞癌两种成分组成。若肿瘤成分基本为腺癌，只有小灶状鳞状细胞分化，则宜归入腺癌中。

（1）肉眼所见：与一般结直肠腺癌并无明显区别。

（2）镜下所见：腺癌与鳞癌两种组织成分混合出现，腺癌部分分化一般较好，呈明显的腺样结构，常有较多的杯状细胞及黏液分泌现象；其鳞癌部分则一般分化较差，细胞间桥常不明显，角化现象一般很少或完全缺如。

5. 鳞状细胞癌　较为罕见，平均年龄为 55 岁，大多数位于直肠。此癌全由恶性鳞状细胞组成，可产生不等量的角蛋白。诊断结直肠原发性鳞状细胞癌需符合以下标准：①需排除由别处转移或直接扩展而来的可能性；②受累肠段不与鳞状上皮被覆的瘘管相连；③肿瘤不与肛门的鳞状上皮相连；④癌组织无腺体形成。

（1）肉眼所见：结直肠鳞癌与结直肠腺癌并无区别。

（2）镜下所见：与其他部位的鳞状细胞癌相似，但分化程度较低，甚少或不见角化现象。进行免疫组化时，宜选用高分子量角蛋白抗体，该抗体不与其他细胞角蛋白中间丝起反应，后者见于所有上皮细胞。结直肠鳞癌可转移于肠系膜或直肠旁淋巴结及肝脏。

6. 血吸虫病并发结直肠癌

（1）肉眼所见：肿瘤可发生于结直肠各段，以直肠及乙状结肠为最多见。病变的结肠及直肠通常均呈慢性血吸虫病的病变特征。肠壁增厚，浆膜面失去原有的光泽，常与周围组织粘连。肿瘤的肉眼形态，常与一般结直肠癌无明显区别。有的呈广基的块状突入肠腔。肿块大小不一,大者甚至阻塞肠腔。表面粗糙,呈分叶状或颗粒状,或部分呈乳头状;有的呈息肉状、乳头状或花簇状隆起于黏膜面;有的则呈弥漫性的环状增厚,使肠腔狭窄,而周围无明显界限;有的因癌组织黏液变而呈胶样癌的外观。在肿瘤以外的肠黏膜上,常见息肉形成,有的为数甚多,有的黏膜面上可见浅表的裂隙状溃疡。切面上,肿瘤浸润肠壁的深度不一,有的仅及黏膜下层,但多数则深达肌层乃至浆膜层。

(2)镜下所见:癌组织均呈腺癌结构,一般分化较好。癌细胞常分泌较多黏液,甚至使癌组织发生黏液变而形成典型的胶样癌结构。癌组织侵犯肠壁的深浅不一,有时可见到仅局限于黏膜溃疡边缘或息肉底部及侧面的上皮细胞的早期癌变,但一般多浸润黏膜下层以致肌层及浆膜层。在癌巢之间的间质内,可检见数目不等的陈旧血吸虫卵,有的零散地散布于癌组织间,有的则为数甚多,密集成堆,而且大多均已钙化。在肿瘤以外的肠壁内亦有广泛的虫卵沉积,分布于肠壁各层,尤以黏膜下层为多。当有息肉形成时,在息肉内,尤其是息肉的蒂部,亦易检见虫卵沉积。总之,肠道血吸虫病并发的结肠及直肠癌,除癌组织一般分化较好并有虫卵沉积外,在病理形态上与一般结肠及直肠腺癌并无根本区别。

7. 慢性溃疡性结肠炎并发结直肠癌　颇为常见,往往为多发性癌。主要见于左侧结肠和直肠,但右侧结肠亦比无结肠炎的人群常见。

(1)肉眼所见:与普通结直肠癌并无明显区别,但往往平坦、境界不清而易转移。因此,对溃疡性结肠炎标本宜多处取材制片。

(2)镜下所见:此种腺癌可有各种级别的分化,但多分化较差,黏液性腺癌也较多。

三、神经内分泌肿瘤

发生在结直肠的神经内分泌肿瘤包括神经内分泌瘤(NET)和神经内分泌癌(NEC)。

(一)神经内分泌瘤(NET)

肉眼所见:大部分结肠 NET 位于右半结肠,体积比小肠、阑尾及直肠 NET 大。肿瘤平均大小为 4.9cm²。直肠 NET 表现为黏膜下层结节,有时呈息肉样,表面上皮完整。体积较大的肿瘤表面可有溃疡。半数的直肠 NET 直径<1.0cm,原因可能是与结肠近端肿瘤相比,直肠 NET 更易在体检或结肠镜检查时发现。

镜下所见:细胞学特点与其他胃肠道 NET 相似,核规则、圆形或卵圆形,染色质粗颗粒状。当核分裂象为 1 个 /10HPF,Ki-67 阳性指数≤2%,为低级别(NET 1 级,类癌);当核分裂象为 2～20 个 /10HPF,Ki-67 阳性指数为 3%～20%,为高级别(NET 2 级)。结直肠 NET 免疫组化染色,CgA、Syn 及角蛋白呈阳性。

(二)神经内分泌癌(NEC)

肉眼所见:结直肠 NEC 大体形态上类似普通的腺癌。如果存在相关的腺癌,可为多息肉状;如果没有,表现为边缘隆起的溃疡性肿物,切面为浸润性。

镜下所见:75% 的结直肠 NEC 为大细胞型,而肛门区多数为小细胞型。

1. 小细胞型 NEC　癌细胞呈弥漫性或巢状生长方式,由小到中等大的细胞构成,细胞质稀少,核仁不明显。坏死常见,核分裂象很多(平均 65 个 /10HPF),Ki-67 阳性指数通常>50%。

2. 大细胞型 NEC　肿瘤呈器官样、巢状、梁状、菊花团样或栅栏状结构。细胞胞质丰富,泡状核,核仁明显。常出现腺癌成分。Ki-67 阳性指数为 30%～50%。

四、间叶性肿瘤

1. 脂肪瘤　结直肠脂肪瘤发病率次于小肠。多见于老年人,平均年龄在 60 岁以上,男女发生率无明显差别。临床上,可有绞痛或不适、便秘、肠出血或肠套叠;部分病例无症状,仅在其他原因如手术或尸检中偶然发现。最常发生于盲肠,升结肠及乙状结肠次之。肉眼观,多为单发性,多发性者约占 1/4。直径为 0.5～8cm,平均 3cm。肿瘤大多位于黏膜下,呈息肉状,多有蒂;位于浆膜下者约占 10%。镜下,肿瘤由成熟的脂肪细胞所构成,但小叶大小很不一致,结缔组织间质分布亦不规则。

2. 平滑肌瘤和平滑肌肉瘤　就整个消化道而言,平滑肌肿瘤的发病率以结直肠最为少见。可发生于结直肠各段。肉眼观,大小不一,直径一般为数厘米,有大如足球。可分为四型:①腔内型,肿瘤突入肠腔,有蒂或无蒂;②腔外型;③腔内 - 腔外型,肿块呈哑铃形;④壁内型或缩窄型,肿瘤可环绕肠壁,使肠腔狭窄。

3. 胃肠道间质瘤　最常见于胃,其次为小肠,发生于结直肠者较为少见。此类肿瘤可能来自胃肠道多能性间叶细胞。由于肿瘤细胞具有部分的或不完全的平滑肌细胞、施万细胞或自主神经分化,致使其与平滑肌瘤、神经鞘瘤及自主神经肿瘤的鉴别诊断发生困难,需借助于免疫组化。

4. Kaposi 肉瘤　亦称为多发性特发性出血性肉瘤。好发于四肢远端皮肤,亦可见于面部及躯干。皮肤 Kaposi 肉瘤伴有内脏损害者,约占总病例数的 10%。最常见部位依次为淋巴结、胃肠道、肺、心及肝,偶尔见于胰、肾上腺、肾、精囊、膀胱、甲状腺及横纹肌等处。少数病例仅有内脏病变,而无皮肤损害。在胃肠道,小肠最常被累及,亦可见于食管、胃和结肠。可引起腹泻、胃肠出血、肠阻塞等症状。肿瘤常为多发性结节状,位于黏膜下层,多向黏膜面呈半球形隆起,直径达数厘米。镜下,瘤组织由血管内皮细胞及外皮细胞增殖构成。血管内皮细胞增生形成血管瘤样病变,可见无数大小不等的血管腔,具有单层肿胀的内皮细胞;有的血管还见外皮细胞增生,围绕于血管周围,间质内常见出血及含铁血黄素沉着。外皮细胞为毛细血管周围的组织细胞,可发展为纤维母细胞,细胞呈梭形,排列成不规则束状,核大小不一,可见核分裂象。其间亦见含铁血黄素沉着。嗜银染色,可见致密的网织纤维形成。晚期,病变可消退,可发生纤维化及瘢痕形成。肿瘤的恶性度表现为梭形细胞大量增生,此时与纤维肉瘤颇难鉴别。

5. 肠系膜纤维瘤病　可发生于任何年龄。肿块巨大,无明显包膜，由分化良好结缔组织纤维束交织而成，偶尔有液化区。患者常以腹部肿块、腹痛就诊，且同时伴有中度发热、血沉增快等症状；虽然腹腔可触及肿大淋巴结，但无远处转移征象。该病病因不清楚，是否与病毒有关，尚难肯定。本病虽然具有上述典型特征，但要明确诊断仍然十分困难，主要原因是肠系膜纤维瘤病属于良性肿瘤，但又是一种恶性肿瘤生长方式，常常需要手术探查时取组织行细胞病理检测才能确定，并且与肠系膜淋巴结结核、肠系膜纤维瘤很难区别。

五、淋　巴　瘤

1. 黏膜相关淋巴组织（MALT）淋巴瘤　其特点是肿瘤主要由中心细胞样细胞组成，同时伴有淋巴上皮损害及残存滤泡存在。瘤细胞中等偏小、核稍不规则，染色质较成熟，小淋巴细胞稀疏，核仁不明显。几乎无胞质，很像中心细胞的核。瘤细胞侵犯、破坏被覆的黏膜上皮或腺上皮，形成淋巴上皮损害。在肿瘤浸润内常见淋巴滤泡结构，可有反应性淋巴滤泡，或一些中心细胞样细胞浸润，或滤泡几乎全为中心细胞样细胞所侵占。此型淋巴瘤在固有膜或黏膜下层呈膨胀性生长，但可穿破肌层，并常累及肠系膜淋巴结。免疫组化证实，中心细胞样细胞表达 Ig（多为 IgM，单轻链限制性），而 CD5、CD10 和 CD45RO 为阴性，CD21、CD35 和 CD45RA 常呈阳性反应。

2. 套细胞淋巴瘤　亦称淋巴瘤性息肉病，多见于 50 岁以上的老年人。临床上，有腹痛、腹泻、黑便等症状。钡剂 X 线和内镜检查，可见多发性息肉。肉眼所见，肠黏膜有多数息肉，其多者可达万个，白色而有肉感；直径为 0.5~2cm。息肉可见于整个肠道或局限结直肠。肠系膜淋巴结往往被累。镜下所见，最小的病灶仅见单个黏膜淋巴滤泡被瘤细胞所取代，有时残留反应性滤泡中心。较大的息肉显示弥漫的或结节状淋巴细胞浸润，有的病例小节的结构颇似滤泡性淋巴瘤。反应性滤泡中心的周围被瘤细胞浸润包围，状似有选择地取代套区是此型淋巴瘤的特点。肠腺可被瘤细胞取代和阻塞，但不见淋巴上皮损害。瘤细胞似滤泡中心细胞，与淋巴结的套细胞淋巴瘤一致。免疫表型，与 CD5 阳性的套区 B 细胞的衍生细胞一致，并表达成熟 B 细胞的标记物（CD20、CD22、CD23 阳性）。本瘤早期有广泛播散，累及肝、脾、骨髓及外周淋巴结。

（赵　纲）

第6节　结直肠癌诊断与鉴别诊断

一、结直肠癌的临床症状及表现

结直肠癌生长缓慢，原发肿瘤的倍增时间平均为 2 年，这就造成结直肠癌在早期生长的很长时间内可无任何临床症状或缺乏特异表现。进展期结直肠癌的临床表现视其发病部位、病变范围而有所不同。表 5-2~表 5-4 为天津医科大学附属肿瘤医院一组 1 627 例结直肠癌病例的临床症状表现情况。

表 5-2　428 例右半结肠癌临床症状

症状	例数（%）	症状	例数（%）
腹胀/痛	326（76）	便秘	26（6）
腹部包块	142（33）	发热	24（5.6）
便血（黑便）	113（26.4）	梗阻	23（5.4）
消瘦	101（24）	大便变形	20（4.7）
里急后重	79（19）	便黏液	17（4）
乏力	55（13）	排便困难	10（2.3）
贫血	39（9.1）		

表 5-3　247 例左半结肠癌临床症状

症状	例数（%）	症状	例数（%）
便血	171（69）	腹部包块	30（12）
腹胀/痛	159（64.4）	便秘	20（8.1）
里急后重/腹泻	106（43）	排便困难	15（6）
便黏液	65（26.3）	梗阻	15（6）
消瘦	46（18.6）	乏力	12（4.9）
大便变形	36（14.6）	贫血	9（3.6）

表 5-4　952 例直肠癌临床症状

症状	例数（%）	症状	例数（%）
便血	845（88.8）	排便困难	90（9.5）
里急后重/腹泻	448（47.1）	便秘	62（6.5）
腹胀/痛	228（24.0）	乏力	42（4.4）
便黏液	192（20.2）	腹部包块	15（1.6）
消瘦	129（13.55）	梗阻	13（1.3）
大便变形	126（13.2）	贫血	7（0.7）

1. 右半结肠癌的临床症状及表现　右侧结肠肿瘤生长多以隆起型病变为主，相对发展缓慢，患者早期症状缺乏特异性，许多患者并无肠道症状，只是偶有腹部隐痛不适。右侧结肠肠腔较粗，内容物多呈液性，肿瘤在肠腔内发展，可生长成较大的肿物，伴随肿瘤出血、坏死和继发感染，临床上可表现为腹部肿块、黑便、原因不明的贫血、发热、消瘦和疲乏无力等症状。此时患者粪便潜血试验多呈阳性。天津医科大学附属肿瘤医院 428 例右半结肠癌临床症状前三位分别为腹胀或腹痛、腹部包块和便血（黑便）。肿瘤穿孔可造成腹膜炎或形成脓肿、蜂窝织炎，此症占相当比例。由于此类病例多以急诊在综合医院就诊治疗，因此本院资料中无法显示。肿块并非意味着肿瘤晚期，据文献报道其中的 60% 可行根治术，20% 属 I 期。另外，穿孔往往预示患者预后不良，癌细胞播散种植，易于局部复发。老年人的肠套叠多存在病理改变，其中以结肠癌占多数。肿瘤累及输尿管时出现肾盂积水。在罕见的情况下盲肠肿瘤致阑尾梗阻，出现急性阑尾炎的症状和体征或造成阑尾穿孔。大约有 5% 的结肠癌可出现转移灶症状。

2. 左半结肠癌的临床症状及表现　肿瘤出血引起的

症状——便血,是左半结肠和直肠最常见的症状表现。常表现为排出肉眼可见的血便,具体颜色可以为鲜红色、红褐色、深褐色、紫色。病变部位越靠近直肠,出血的颜色越接近鲜红色。右半结肠肿瘤则出现贫血,表现为便潜血阳性,出血量较大时表现为黑便。造成上述现象的原因是左半结肠和直肠内的粪便较干硬,容易造成对肿瘤的摩擦出血;右半结肠内的粪便呈半流体状,故对肿瘤的影响较小,出血量较小,又混于便中后色泽改变,不易被察觉。只有在出血量较大时,才表现为肉眼可见的便血。便血或贫血并非肿瘤晚期的表现。相反,出血症状多见于 Dukes A 期,出血症状与分化良好肿瘤相关。近年来的研究表明,有出血症状的患者其预后较无出血者好。

天津医科大学附属肿瘤医院 247 例左半结肠癌临床症状前三位分别为便血、腹胀或腹痛和里急后重或腹泻。左半结肠癌患者的腹痛常表现为左侧腹部或下腹部的隐痛;里急后重或腹泻多为肿瘤刺激造成的患者排便习惯改变,可与便秘交替,常伴有黏液便和便中带血,病变越近直肠,上述症状越明显。由于左半结肠肿瘤生长多以浸润型为主,再加上左侧肠腔较细,肠腔内容物多呈半固体状,随着肿瘤的生长,肿瘤体积不断增大或浸润肠壁导致肠腔环形狭窄,结果造成粪便通过障碍。同时,乙状结肠肠腔较小,并与直肠形成锐角。所以,左半结肠癌常出现梗阻的机会,且较右半结肠高 2～3 倍。与出血症状相反,结直肠癌出现肠梗阻时明显影响预后。

3. 直肠癌的临床症状及表现　天津医科大学附属肿瘤医院 952 例直肠癌临床症状统计,88.8% 的患者会出现便血症状,值得引起注意的是,临床上无论患者还是医师常常忽略了便血的严重性,往往将不明原因的出血归咎于痔。医师不规范的体检和诊断可造成本来可以治愈的肿瘤误诊,贻误最佳治疗时间。直肠刺激症状在直肠癌患者中较为常见:47.1% 的患者会出现腹泻及里急后重,常伴排便习惯的改变,肛门下坠感,排便不尽感,大便次数明显增多,貌似腹泻,实为便秘。24% 的患者还会伴有下腹的胀痛。患者肠腔狭窄症状明显时,可表现为大便变形、变细,排便困难,甚至肠梗阻。当直肠肿瘤破溃感染时,常可出现便中带血及黏液,甚至脓血便。另外,肿瘤侵犯转移引起的症状直肠癌蔓延至直肠周围,向后侵及骶丛神经可出现腰骶部酸痛、胀坠;向前累及前列腺或膀胱可出现尿频、尿急、排尿不畅、血尿等症状;侵及阴道可出现阴道出血。肿瘤经血行转移至肝、肺、骨及卵巢时,出现相应症状表现。结直肠癌髂脉管旁淋巴结转移,造成淋巴管阻塞,癌细胞逆流至腹股沟,发生腹股沟淋巴结转移。腹膜后淋巴结广泛转移,特别是腹主动脉旁淋巴结转移压迫下腔静脉或髂静脉,可出现一侧或双侧下肢水肿、阴囊水肿。

(刘　凯)

二、结直肠癌的内镜及影像学诊断

(一)结直肠镜检查术前准备

1. 肠道准备　肠道准备的满意与否直接决定插镜的深度,能否观察与发现肠腔病变及诊察能否成功,关系到

并发症的发生率。较好的肠道准备应当具有安全、迅速、简便、痛苦小,对肿瘤刺激小,肠腔清洁度高等优点。

2. 术前饮食　术前两天少渣低脂半流质饮食,术前一天流质饮食,当天禁早餐,术前饥饿者可进少量软食、巧克力糖块或少量糖水。便秘者清洁肠腔用润肠缓泻剂及促动力药如西沙必利 10mg、3 次 /d 饭前口服,以协助清肠。

3. 高渗泻剂清肠

(1) 口服蓖麻油法:检查前晚口服蓖麻油 30ml,饮水 200ml。3～4 小时后腹泻,必要时检查前 2 小时温开水 37℃清洁灌肠。不用肥皂水及盐水以免刺激肠黏膜水肿,影响观察。

(2) 口服硫酸镁法:检查前 3～4 小时口服 25% 硫酸镁 200ml,然后服 5% 葡萄糖盐水 1 000ml,45 分钟后腹泻数次后检查。或者 50% 硫酸镁 40ml/ 次,1～2 次,术前晚或当日加用 1 次,视需要,每次 2 000ml 温水在 1 小时内饮完。

(3) 甘露醇口服:术前晚甘露醇 250ml(20%),饮水 1 000ml,或者用生理盐水代替温开水较好。也有饮用电解质平衡液使清肠获得成功。

(4) 单纯检查直肠或乙状结肠时可用 2～3 支开塞露,挤入直肠,保持 15 分钟再排便,可用于临时应急使用。

(5) 番泻叶代茶饮,番泻叶 20～30g 代茶浸泡饮用,宜于术前晚进行,次日检查。

4. 结直肠镜术前患者准备　对于高龄衰弱、心肺功能低下、耐受差者,术前可酌情应用地西泮、东莨菪碱,极差者考虑肌内注射哌替啶。常规检查则不用,而与患者做好交流,解除顾虑,作好配合。注意术前一定详细询问或仔细阅读病史,筛检禁忌证,相对禁忌或谨慎者应做好对症处理的准备。行诊断性治疗使用高频电者,须排除配戴起搏器者,并且注意肠道准备不用甘露醇法,防止甲烷易燃气体产生爆炸而危害肠腔。特殊情况可用惰性气体 N_2O 或 CO_2 置换肠腔气体来防止。

5. 肠镜插镜前设备准备　术前仔细检查肠镜系统正常转动,电气及水路无异常,清洁及消毒设施完备,吸引器及气泵有效,注水系统正常,系统故障术前排除。

(二)麻醉选择

1. 肛管麻醉　4%～8% 的利多卡因棉球塞入肛管内 2～3 分钟,以麻醉肛管,可减轻镜身对肛管刺激产生的不适及疼痛。

2. 全身麻醉　麻醉师配合下使用静脉麻醉(无痛肠镜)。

(三)结肠镜插镜技术

1. 插镜原则　循腔进镜,少注气,拉直镜身,变换体位。主要在于安全、柔和,减少刺激,使肠管柔软而不过分膨胀变薄形成扭曲,减轻腹胀痛甚至外穿孔风险,缩短肠管减少结圈,将锐性弯曲改为钝弯弧形,减少进镜阻力。无论何种操作方法,都要应用以上原则。

2. 单人操作和双人操作插镜　双人操作为术者操纵螺旋控制镜先端部进镜方向及注水给气,吸引并旋转镜身以及勾拉镜身等,助手送镜。单人操作由 Waye 和 Shinya 开创,国内目前也广泛应用,其特点为插入的系列操作均

由术者一人完成,助手则协助压腹、取材等。单人操作要求一手熟练控制操纵部各种按钮,包括给水、注气、吸引、镜端角度,另一手插镜进退勾拉与旋转镜身,两手协调一致,熟练运用各种操作手法。其优点在于动作易协调,可灵活变换手法,使进镜阻力减小而减少患者痛苦,缩短时间,但要求有充分的实践经验与技巧。

3. 无 X 线透视监视的结直肠镜检查   目前结直肠镜检查已由 X 线透视监测逆行插镜过渡到脱离 X 线透视的逆行插镜法,总结经验提高了插镜技术得以实现。成功的肠镜检查规律,首先顺利插镜抵达回盲部或阻塞的肿瘤部位,然后退镜观察,规范性诊察得以完成。插镜成功是先决条件,获得非 X 线辅助插镜成功要运用诸多综合性手段。首先是术者进镜技巧,二是助手协助送镜的技巧与默契,三是镜下肠腔特征性定位及体表显示的肠镜光团轨迹的定位及走向,四是体外助手防祥压腹,五是患者变动体位的配合。综合运用,相辅相成。克服异常肠祥对走向的扭曲,则可成功。典型的异常走向进镜困难区如前所述,在降、乙移行部和肝曲、横结肠;此外,肠炎或腹部术后造成的严重肠粘连,尤其多发广泛者常造成困难。

插镜方法多种多样,依术者经验及技巧运用手法各有不同。一般首先进镜前指诊扩肛并润滑之,然后运用如上原则及手法操作。随着插镜技术的进步,简化插镜法应运而生,即解决插镜困难的关键——由自由肠段向非自由肠段的扭曲过渡。提出中轴保持短缩法,将肠管走行调整为全程弧形轴线,将肠管软缩变短,全程不注气或必要时少注气而多抽吸使肠管回缩柔软,保持肠镜前部刚挺而旋镜自由前进(及时回旋)。可于冗长区每前进 10cm 勾住皱襞而拉直退镜配合,配合肠腔皱襞半闭合方向旋镜,并于降、乙移行肠段时于左侧季肋下向右加压,过脾曲时自中下腹向左髂窝加压,横结肠近肝曲自脐周向头部方向挤压。配合变换左侧卧→仰卧→右侧卧等体位,往往在乙状结肠右旋镜身交替,横结肠左旋镜身,使用此种回转穿行技术可使镜身几乎呈直线插入,直至回盲部。逐步熟练掌握该法的技巧,保持轴向并短缩肠管,复杂的结圈解祥则趋于简单而易于插入。退镜时辨认解剖结构,仔细检查肠腔异常变化,进行前述的系列检查手段与诊断。

结肠造口后或结肠术中的肠镜检查,也常是临床需要,包括术前肿瘤阻塞,未能行全结肠检查者。造口后由于无肛管括约肌控制,则钡灌肠或结肠气钡双重造影容易失败。以往对该类患者的早期异时性多原发癌、吻合部复发癌及息肉检出较困难,肠镜检查则提高了诊断正确率。需要注意人工肛门口小于一示指者不宜进行肠镜检查,脱出严重者应慎重,术前应行指诊扩张并润滑之,然后缓慢垂直或 45° 斜向旋转插入,循腔进镜。若术中造口检查,应严格区分污染区并严格消毒,以敷料及孔巾隔离,防止肠液污染。其他注意事项同前。

(四)早期结直肠癌内镜下表现及治疗

早期结直肠癌指浸润深度局限于黏膜及黏膜下层的任一大小结直肠癌。其中,局限于黏膜层的为黏膜内癌,浸润至黏膜下层但未侵犯固有肌层者为黏膜下癌。内镜检查

是发现及诊断早期结直肠癌最有效、最重要的手段。

1. 早期结直肠癌的内镜诊断   早期诊断的要点:①色泽异常,发红或褪色;②病灶边缘不整,棘状不整,多为腺瘤,星芒状与不规则状多为黏膜内癌(m)与黏膜下癌(sm);③观察隐窝形态,小管或类圆形有黏膜内癌倾向,沟纹或脑状亦有此倾向,隐窝呈无结构,消失或不规则形则多为黏膜下癌表现。观察病灶同时注意血管影像有否消失,表面凹凸不平程度,隆起是否有蒂,凹陷深度,肠壁有否变形,病灶的质地软硬度、体积、糜烂及渗血状况,有否集簇样浸润扩展,尤其凹陷的深度,对诊断肿瘤的深部浸润价值较大。

2. 早期结直肠癌肠镜形态分类   根据日本结直肠癌研究会的大体形态分类标准,将早期结直肠癌分为 4 型。

(1)隆起型(Ⅰ型):包括有蒂型(Ⅰp)、亚蒂型(Ⅰsp)和无蒂型(Ⅰs)。

(2)表面型(Ⅱ型):包括表面隆起(Ⅱa)、表面平坦型(Ⅱb)、表面凹陷型(Ⅱc)和混合型(Ⅱa+Ⅱc)。

(3)凹陷型(Ⅲ型)。

(4)结节集簇型(LST):此型以侧方扩散形式为主,其特点是恶性程度相对较低,生长时沿肠壁表浅发展,直径可达 20mm 以上,但很少往深处浸润,在大体上分为颗粒型和非颗粒型。在临床检查中,有些病变,如Ⅱb、Ⅱc 和 LST 型,并不容易检出。

3. 早期结直肠癌的特殊内镜检查   为了更清晰地观察黏膜细微的改变,同时准确判定病变的深度和范围,相继开发了一些新技术和具有特殊功能的内镜。

(1)染色内镜:常规内镜下结直肠正常黏膜与病变黏膜差异不大,对微小病变及病变边缘、表明微细结构的显示不佳。黏膜染色技术指借用特殊燃料对胃肠道黏膜染色,使黏膜结构更加清晰,加强病变部位与周围的对比,轮廓更加清楚。常用 0.4% 靛胭脂溶液(indigo carmine)、卢戈氏或亚甲蓝染色。染色后可呈现良好的对比。其中,靛胭脂染色时染料不被肠黏膜吸收,且复原较快,反复染色观察可达到最理想的效果。结直肠黏膜经染色后,表面型(Ⅱ型),尤其是表面凹陷型(Ⅱc)病变的检出率明显提高。染色内镜常配合放大内镜使用,可以准确地判断腺管开口的类型,与组织病理学诊断的一致性可达 90%。Hurlstone 等研究也发现,放大染色内镜鉴别肿瘤性与非肿瘤性病变的敏感度为 98%,特异度为 92%。

近年随着内镜技术的发展,出现了与电子分光技术结合的分光内镜,无需染色剂即可完成染色,即"电子色素内镜",如荧光内镜、窄带成像技术和 Fujnon 智能色素内镜技术等。内镜窄带成像技术(NBI)是一种利用窄带光波的新型成像技术。其原理是使用窄带光(415nm 的蓝光,540nm 的绿光)进行成像观察,只有窄带波段的蓝光(415nm)和绿光(540nm)可通过 NBI 滤片,生 NBI 影像。由于消化管黏膜中血管内的血红蛋白对 415nm 蓝光及 540nm 绿光有很强的吸收,因而能显著强调血管,黏膜表面血管显示为褐色,黏膜下层的血管显示为青色。NBI 成像中,415nm 蓝光可在黏膜表面产生强反射,使黏膜表面的形态、结构

清晰鲜明。因此,可显著强调黏膜的微细结构及病变的边界。在区分肿瘤和非肿瘤病变方面,窄带成像技术和色素内镜检查具有相似的效果(两者的敏感度均为100%,特异度均为75%),显著优于传统内镜(敏感度为83%,特异度为75%)。姜泊等在对比研究 NBI 与染色内镜技术诊断结直肠肿瘤临床观察中得出结论,NBI 技术观察黏膜表面变化,判断肿瘤或非肿瘤病变的符合率比普通内镜和染色内镜高,敏感性强;操作转换简单易行,尤其有利于平坦型病变的发现及诊断。

(2)放大内镜:黏膜影像可放大100倍,能清楚地观察腺管开口的形态和排列。根据日本结直肠癌研究会的分类方法,腺体开口形态分为5型。Ⅰ型为正常腺管开口,排列整齐,大小均匀一致。Ⅱ型腺管开口呈星芒状或乳头状,多见于增生性病变。Ⅲ型又分为Ⅲs和Ⅲ1两个亚型,Ⅲs型腺体开口小,呈管状或圆形,排列不整齐,多见于恶性病变;Ⅲ1型腺体开口较大,呈树枝状,多见于腺瘤性病变。Ⅳ型开口为脑回状或海藻状,多见于绒毛状腺瘤。Ⅴ型多见于恶性肿瘤,腺管开口排列不规则,不对称或腺管开口消失或无结构,多为浸润癌。放大内镜方法简单实用,分辨率高,与活检病理诊断的符合率高达95%以上。

(3)超声内镜:超声内镜可以避免体外超声受肠腔内气体及周围脏器干扰,能够观察结直肠及其周围的横断面,判断肿瘤浸润深度。从肠腔内向腔外超声分为5层,即黏膜层、黏膜肌层、黏膜下层、固有肌层、浆膜层。黏膜内癌 EUS 显示病变局限在第1、第2层内,第3层以下看不到异常改变。表现为第1层不平或隆起突出,第2层低回声带中可见点状回声或中位回声肿块。黏膜下层癌 EUS 可以看到第3层强回声带出现不整、薄层化及断裂图像。正常淋巴结直径常小于0.3cm,EUS 能发现直径0.3~0.5cm 以上肿大的淋巴结。并能进行肿瘤 TNM 分期。

4. 早期结直肠癌的内镜下治疗　内镜下对于早期结直肠癌的治疗方法,过去主要采用高频电灼,以及局部药物注射等方式,难以取得较好的治疗效果,复发率高。随着内镜器械的改进和发明及内镜技术的不断进步,自1984年多田正弘采用剥脱活检方法(strip biopsy)施行的首例内镜下黏膜切除技术以来,EMR 技术得到不断改进与创新,透明帽辅助内镜下黏膜切除术(EMR-C)和套扎器辅助内镜下黏膜切除术(EMR-L)、内镜下黏膜分片切除技术(EPMR)等相继问世,目前 EMR 已作为一项成熟的技术被广泛应用。EMR 的切除深度可达黏膜下组织,相比于切除平面在黏膜层的标准息肉摘除术,其能够为组织学分析提供完整切除的标本,且对平坦型病变特别是侧向发育型肿瘤(LST)的切除有较大的优势。然而,对于较大(≥2cm)的病变,多不能一次、完整地套除,需要实施 EPMR,而EPMR 因需分片切除病变,肿瘤浸润深度及病理组织的充分评估、局部复发率等相对不够理想;对于黏膜下层局部纤维化或非抬起征(non-lifting sign)阳性病例,EMR 同样棘手,于是 ESD 应运而生。1995年,日本国立癌症中心医院首创使用 IT 刀对>2cm 的直肠病变进行黏膜下剥离一次性切除成功,此后 ESD 治疗消化道早期癌的优越性日益突

显,其最大的魅力所在是能够一次性确切地完整切除目标范围内的病变组织,从而得到准确的病理诊断,同时大大降低了治疗后的局部复发率。目前日本已将其作为上消化道早期癌的标准内镜治疗手段,但由于结直肠壁薄而柔软,肠管走向变异度大,位置不固定,操作难度大,技术要求高,并发症风险比胃 ESD 大,故其在结直肠早期癌的应用仍存在争议。

(1)结直肠癌 EMR 及 ESD 切除的适应证:理论上讲,没有淋巴结转移、浸润程度较浅,采用内镜方法可以完全、完整切除消化道局部病变,都是内镜治疗适应证。要确定一个病变是否适合内镜治疗,最关键要确定是否存在淋巴结转移。早期癌的大小、浸润深度、病理组织学类型等与淋巴结的转移有较明确的相关性。局限于黏膜层的早期结直肠癌,几乎无淋巴结和远处转移的危险;黏膜下层有丰富的淋巴管和血管,但黏膜下层上 1/3(sm1 指距离黏膜肌层<1 000μm)相对很少,实际临床中位于该处的病变的淋巴管转移很少见,故 sm1 癌也被认为具有极小的淋巴结和远处转移的风险;而 sm2、sm3 癌即使内镜完全切除,也有10%~29%的病例已发生淋巴结转移;因此,m 癌、sm1 癌适用于 EMR。>2cm 的无蒂息肉,大部分为绒毛状腺瘤,局部复发和癌变的发生率较高,但>2cm 的病变需要 EPMR 分片处理,极有可能存在残余病灶;结直肠平坦、凹陷型(Ⅱb、Ⅱc)病变,因其黏膜肌层相对较薄,黏膜下浸润率比较高。Ⅰ型和 LST 型的病变中 sm 癌分别为4.0%和8.9%,而平坦、凹陷型 sm 癌占21.0%~27.5%;>10mm 的平坦型息肉发展为进展期癌的风险是相同大小隆起型病变的2倍,10mm 的Ⅱc 型病变有可能浸润至固有肌层,25mm 的Ⅱc 型病变就有肝转移的可能。由此中国早期结直肠癌内镜诊治共识意见建议:高频电圈套法摘除术适用于>5mm 的隆起型(Ⅰ型)病变;热活检钳除术适用于<5mm 的隆起型及平坦型病变;EMR 适用于>5mm 及<20mm 的平坦型病变。过去认为 LST 病变癌变率和淋巴结侵犯的风险均较低,故不管其大小,均是 EMR 的适应证。但近年来研究发现,非颗粒型 LST(LST-NG)比颗粒型(LST-G)有更大的恶变危险,约30%的 LST-NG 有淋巴滤泡和黏膜下层多灶浸润,而>20mm 的 LST-NG 用传统的 EMR 技术很难达到整块切除,无法评估确切浸润深度,因此建议使用 ESD 或腹腔镜下肠段切除。国内刘正新综合国外对手术资料的临床和病理分析以及对 EMR 病例的追踪观察研究得出,对于早期结直肠癌,EMR 的绝对适应证为:分化良好的或中分化的腺癌,局限于 m 层,无静脉和淋巴浸润,≤2cm;<2cm 的各型 LST。

EMR 的相对适应证为:分化良好或中分化的腺癌,局限于 m~sm1 层,无静脉和淋巴浸润,≤2cm;>2cm 的颗粒均一型 LST-G;2~4cm 的混合结节型 LST-G。日本学者认为,对>20mm 病变必须整块切除者建议使用 ESD 切除,但是因其技术难度大,困难者建议使用腹腔镜下或外科手术切除。

对于没有淋巴结转移的结直肠局部病变,理论上都可以进行 ESD 处理,但有学者认为 sm 癌中浸润深度超过

1 000μm 的病变应该手术切除，因为一味追求整片切除可能会造成较大的穿孔风险；但 ESD 的切除平面可达黏膜下层，如果术前精确评估浸润深度，操作者手法娴熟，此种病灶仍可慎行 ESD，此前已有黏膜下层深层病变通过 ESD 成功切除的报道。目前比较公认的日本结直肠 ESD 标准化实施工作组制订的适应证为：①EMR 整片切除困难的病变，并具备以下特征之一：LST-NG，特别是假凹陷型；腺管开口为 Ⅵ 型；sm 浸润癌；大的凹陷性病变；疑为早期癌的较大的隆起性病变。②伴有纤维化的黏膜病变。③溃疡性结肠炎等慢性炎性反应的基础上散发的局部肿瘤。④内镜切除后局部残留的早期癌。

（2）结直肠 ESD 操作步骤与技巧：

1）明确病变性质：首先进行常规肠镜检查，了解病灶的部位、大小、形态、单发或多发，再采用内镜下黏膜染色技术、放大内镜加窄带光成像（NBI）观察腺管开口结构，确定病灶的范围、性质，超声内镜下了解病灶浸润深度，明确该病变是否是 ESD 的适应证。

2）电凝标记：对于界限清楚的病灶，可以不用标记。对于边界欠清的病变，可以结合放大内镜、NBI 及染色等方法，确定病变范围后，用氩气刀、针形刀等在距病灶边缘约 0.5cm 处进行 1 周的电凝标记。

3）黏膜下注射：由于结直肠壁非常薄弱，黏膜下注射液的选择就显得尤为重要。目前临床可供黏膜下注射的液体有生理盐水、甘油果糖、透明质酸钠等。透明质酸钠是目前为止最佳的黏膜下注射液，它可以在黏膜下保留较长时间，使黏膜下层较好的隆起，有利于 ESD 的操作。注射液中加入少量靛胭脂和肾上腺素可以显著提高注射效果及作用，其中靛胭脂可以使黏膜下注射的区域更清晰，即黏膜下层和肌层很好的分离，而肾上腺素可以收缩小血管，减少术中出血。结直肠 ESD 黏膜下注射的关键在于，通过局部注射液体使黏膜下层始终保持一定厚度和适当的硬度，可以在直视状态下进行剥离。注射顺序应由口侧向肛侧，否则先注射肛侧将影响口侧病灶的观察和注射。

4）切开：顺利预切开病变周围黏膜，是 ESD 治疗成功的关键步骤。将 hook 刀或 flex 刀插入黏膜 1～2mm，沿标记点外侧缘按照标记的界限缓慢、平滑地切开黏膜，可以一次切开周围全部黏膜，但我们应当注意，如果完全切开病变组织周围黏膜整圈后，隆起将会很容易消失，而此后的剥离也将十分困难。所以，通常状况下不对黏膜作整圈切开，而是切开剥离范围后，再逐次切开黏膜进行剥离。特别是治疗时间较长的大型病变和伴有瘢痕病变时，如切开 1 周后，即使做追加局部注射，注射液会自切开创口漏出，不能形成隆起导致无法确保手术安全。

5）黏膜下剥离：根据不同的病变部位和术者的操作习惯，选择不同的刀具进行黏膜下剥离，这是 ESD 操作过程中最为重要的步骤。应把切开刀贴于切开边缘内侧（肿瘤侧），反复小幅度地进行剥离。完成一定范围的剥离后，再逐次切开黏膜进行剥离。进一步剥离时，内镜前端透明帽可以整个伸入黏膜下层形成的空间，这样不仅可以保证黏膜下层良好的视野，同时还能适度牵动、推拉黏膜下层的

纤维，易于剥离，这一操作是使用透明帽的重点所在。剥离中可以通过拉镜或旋镜沿病变基底切线方向进行剥离。另外，还可以根据不同需要而改变体位，利用重力影响，使病变组织受到自重牵引垂挂，改善 ESD 的操作视野，便于切开及剥离。在多数情况下，进行切开剥离的过程中，选择切开线应位于重力上方，体位变换可使病变组织位于重力上方，此时剥离的黏膜因受重力影响而呈垂挂状，有助于拉开切开的创口，可使手术视野清晰，易于实施剥离手术。

6）创面的处理：病变剥离后创面及创缘经常可见裸露的小血管或在剥离过程中没能彻底处理的出血点。可以应用切开刀、热活检钳或 APC 进行电凝，预防术后出血，必要时应用止血夹夹闭血管，预防迟发性出血。对于局部剥离较深、肌层有裂隙者，金属夹缝合裂隙当属必要。对直肠病变剥离后可以应用复方角菜酸酯栓 2 枚肛塞以保护直肠创面。

（3）结直肠 ESD 切除标本的评价：为提高病理学诊断的准确性，将标本浸泡于甲醛前须展平并用钉针固定标本的四周。以 2mm 间隔连续平行切片，然后对完整切除的标本进行详尽的病理学检查。切除标本的病理学报告须描述肿瘤的大体形态、部位、大小、组织学类型、浸润深度及切缘，是否有淋巴管和血管受累等，日本学者提出确定内镜切除下的标本边缘无癌细胞存在应符合下列标准：每一切片边缘无癌细胞；各切片长度应大于相邻近切片中癌的长度；癌灶边缘距切除标本的断端在高分化管状腺癌应为 1.4mm，中分化管状腺癌则为 2mm。若病灶边缘与切除断端的最短距离≥2mm（相当于正常腺管 10 个以上）为完全切除，而<2mm 为不完全切除，当切除断端仍有癌细胞残留时则为残留切除（图 5-11）。

（4）内镜下治疗的并发症及其处理：

1）出血：出血是最常见的并发症，日本国立癌症中心 2000—2003 年统计的 EMR 出血率为 6%，多数发生在术中或术后 24 小时内。平坦型病变基底多为微小血管供血，术中出血多为少量渗血，但如果切除时伤及固有肌层，则有可能出现大出血；此外，直肠下段病变因黏膜下有丰富的静脉丛，切除时易发生出血。术中出血需立即处理，如用热活检钳夹闭或 APC 电凝烧灼创面及边缘中裸露的或出血的小血管，严重的出血可用钛夹夹闭出血血管，多可止血。迟发出血在 ESD 中多见，为 0～12.0%，大部分迟发性出血可通过单纯内镜下钛夹夹闭辅以禁食等保守内科处理，无需紧急手术或输血。多数学者研究证实，有效的黏膜下注射，形成一层保护性黏膜下水垫，配合高频电凝，可减少穿孔、出血等并发症的发生，提高内镜治疗安全性。目前国内外使用的黏膜下注射液种类繁多，包括生理盐水、肾上腺素盐水、50% 葡萄糖、10% 葡萄糖、10% 甘油果糖、不同浓度的透明质酸钠及羟甲基纤维素等。透明质酸黏膜抬起时间持久，但价格昂贵、不易获取；生理盐水廉价，但持续时间较短。国内主要使用生理盐水、肾上腺素盐水、甘油果糖作为注射药物。也有报道利用自身静脉血作为注射材料，既节约成本，黏膜下隆起又较持久，且凝固效果

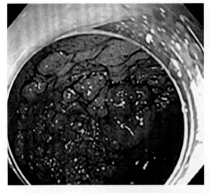
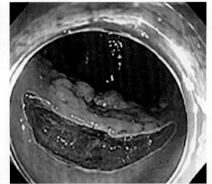
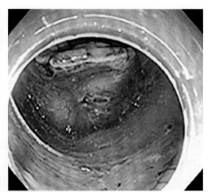
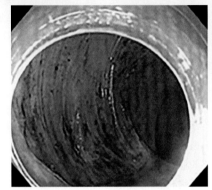
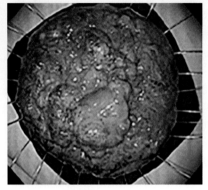

图 5-11 结直肠 ESD 切除标本的评价

好，可同时降低出血、穿孔的发生率。

2）穿孔：EMR 术中发生的穿孔一般较少，约为 0.58%，而 ESD 的穿孔率要比 EMR 明显增高，为 1.4%～8.2%。Yoshida 等统计的 ESD 术中穿孔率为 1.4%～10.4%。结肠壁结构薄弱、术中过多的电凝操作是穿孔最常见的原因，较大的肿瘤（>30mm）、伴有黏膜下纤维化、操作人员经验不足等是导致穿孔的危险因素。同时选取合理的刀具可提高安全性，如钩刀可最大限度地预防穿孔，而三角顶刀易造成术中穿孔。肠道内有大量细菌和可能的粪渣残留，故一旦穿孔，可能导致严重后果如急性腹膜炎。因此，严格的肠道准备非常重要，可明显降低穿孔后腹膜炎的发生。术中穿孔一般可通过内镜发现，Taku 等认为穿孔发生时，若裂口直径<10mm，有充分的肠道准备，患者一般情况好，可经内镜下金属止血夹夹闭裂口治疗，辅以禁食、抗生素等内科保守治疗多能痊愈，无需外科手术。若腹腔游离气体过多导致严重的腹部膨胀，可立即用 20G 穿刺针腹腔穿刺减压。也有内镜下未发现穿孔，但 CT 提示腹腔少量游离气体的个案报道，此种情况可能是黏膜注射时穿刺针进针过深造成的细小穿孔，一般无严重临床表现，多可通过禁食缓解。而术后迟发穿孔多被认为较严重，发生率为 0.3%～0.7%，原因未明，可能与固有肌层的过度电凝有关，因多数裂口较大，需要紧急手术治疗。

3）腹胀：也有部分患者存在术后腹胀、腹痛情况，据统计，当 ESD 手术时间>2.5 小时，此种情况明显增多。术中应尽量吸尽滞留在肠腔中的气液体，目前也有采用输注二氧化碳取代空气输注的方法，因二氧化碳在肠道的吸收速率快，术后患者腹胀等不适感可明显减轻。

5. 进展期结直肠癌的内镜下诊断及鉴别诊断

（1）此期癌的基本形态为 4 型，即隆起型、溃疡型、弥漫浸润型（又称硬化型）、胶样癌，易于诊断。

1）隆起型癌：即 Borrmann I 型，肿物主要向肠腔内生长，呈宽基息肉或多分叶、菜花样，表面凹凸不平，可有糜烂，易出血，界限清楚，大小不一，最大径自 1～2cm 至数厘米不等。多见于右半结肠。

2）溃疡型癌：①局限溃疡型：即 Borrmann II 型，局限型肿瘤边界清楚，肿瘤呈较大的溃疡，周边结节状围堤，形似火山口；②溃疡浸润型：即 Borrmenn III 型，因向周围肠壁浸润而边界不清，范围超过溃疡本身，溃疡周边黏膜破损糜烂，凹凸不平向外蔓延，触之易出血，肿瘤浸润肠管环周，形成环形狭窄。此两者溃疡底粗糙不平，后者较少形成深溃疡。

3）弥漫浸润型癌：即 Borrmann IV 型，病灶区肠壁弥漫不规则增厚可累及环周，而黏膜表面很少结节，可见散在大小不等的糜烂及小溃疡。因癌细胞向肠壁各层弥漫浸润，以及结缔组织增生呈现病灶区僵直而动力消失，可呈管状狭窄，又称硬化型癌。多发于左半结肠，以直、乙结肠为多。

4）胶样癌：即 Borrmann V 型，肿瘤外形各异，呈肿块形，常伴绒毛乳头状突起，肠镜下肿瘤内有大量的胶冻样黏液，质地软，有弹性，边界不鲜明。多见升结肠及盲肠，也见于直肠。

（2）其他恶性肿瘤的结直肠镜检查：

1）结直肠类癌：又称嗜银细胞瘤（Kulchitsky 细胞），多从黏膜层的深部腺体发生，早期即延伸至黏膜下。少见且呈低度恶性，多局限性、浸润性生长而少有转移。好发于直肠、回盲部阑尾及升结肠。镜下表现为宽基或半球样隆起，表面光滑，质硬，似息肉样外观。在结肠可呈微黄或灰白色且瘤体较大，中央常见方形凹陷，形成溃疡直径>2cm，常伴转移，多为区域淋巴结及肝脏。阑尾多发生于尖部，故内镜不易发现，仅在阑尾根部侵及盲肠黏膜时内镜发现阑尾开口部周围改变或隆起病变，深取活检证实。类癌确诊依赖病理组织学，临床少见面部潮红等类癌综合征。

2）结直肠恶性淋巴瘤：起源于淋巴网状组织，早期缺乏特异性，好发于淋巴组织丰富的回盲部及右半结肠。镜下表现主要为弥漫型、息肉型及溃疡型等形态。弥漫型以浸润表现为特点，黏膜皱襞如脑回状增厚或弥漫结节状，表面糜烂或浅溃疡，肠壁亦弥漫增厚、变硬，蠕动消失，失光泽，狭窄而注气不扩张。息肉型肿块呈宽基或结节状息肉样，表面光滑，易误诊为息肉或息肉样癌，也可呈多发性大小相近的半球状息肉，表面光滑、色白，似息肉病，但无蒂，质韧，局部浸润增厚，结肠袋半月襞消失、僵硬、蠕动消失，瘤体大者溃疡伴出血，可作鉴别。溃疡型可呈恶性溃疡外观，部分呈良型溃疡外观，边缘堤状改变但平坦。活检阳性率不高，常规检查因取材层次浅而呈阴性，必须重复深挖活检（同一部位），可能提高诊断阳性率，需要结合临床综合分析。超声肠镜诊断有价值。

3）结直肠平滑肌肉瘤：结肠罕见，多发生于直肠。镜下所见瘤体多较大，直径可达 3～6cm，呈丘状，表面黏膜及皱襞正常面光滑，质地虽韧，但较平滑肌瘤软，较大瘤体中央呈脐样凹陷溃疡。活检阳性率低，须深挖活检，溃疡缘及溃疡底参考手感选择取材。超声肠镜对此黏膜下肿物有特殊的诊断价值及鉴别价值。

4）结直肠恶性黑色素瘤：肛门直肠远端可发生恶性黑色素瘤，起源于齿状线上方的移行区，可生长至直肠壶腹部。肠镜下肿物呈息肉样突入腔内，较小时光滑，增大则呈不规则突起，表面结节状不平，可有溃疡形成，多半有黑色素沉着，部分肿物并无黑褐色，质较软，易接触出血，活检查确诊。

5）Kaposi 肉瘤：一般认为是恶性肿瘤，目前亦认为是伴随艾滋病的胃肠道感染性疾病等。结直肠的 Kaposi 肉瘤主要发生于左半结肠。镜下发现常多发，数毫米至数厘米不等，呈散在局灶性微隆起的红斑结节或息肉，较大的多呈无蒂息肉而中心可有溃疡，类似淋巴肉瘤。病变位于黏膜下，活检阳性率不高，大块热活检或高频电圈套切除可提高诊断阳性率。

6）转移性结肠癌：邻近器官的直接浸润或远处转移至结直肠的肿瘤，邻近器官肿瘤浸润镜下可见局部充血，变形、狭窄，质韧而僵硬，黏膜可无明显破坏，有或无外压现象。远处转移的肿瘤常因出血而肠壁种植，病变从壁外至壁内，镜下可见直径为 1～2cm 的息肉样隆起，中央凹陷或溃疡，界限较清，尤其转移性黑色素瘤，小的黏膜种植可呈凹陷、黑色，若直径>1.5cm，则不一定有色素，活检可确诊，但需寻找原发灶。

7）其他良性肿瘤：

①结直肠息肉：消化道息肉好发于结直肠，其中腺瘤归类为肿瘤性息肉，是癌变的主要病因，其中绒毛状腺瘤癌变率最高，文献报道为 20%～40%，国内资料报道较低。混合性腺瘤居中，管状腺瘤最低，报道为 3%～8.5%。镜下的重要任务之一是及时发现腺瘤并积极切除，力求根除，防止癌变。镜下腺瘤均为隆起形态，微小腺瘤肉眼难以分辨，放大内镜可诊断。大小一般为 0.5～2.0cm，最大可>10cm，<0.5cm 称为小腺瘤。管状腺瘤内镜所见除小腺瘤一般无蒂外，多带蒂，呈球或梨状，表面欠光滑，可有浅裂沟或分叶，发红或正常，质软。绒毛状腺瘤多无蒂或亚蒂，常呈绒球状，花坛状或菜花状，表面有细长绒毛或结节突起，色苍白或微黄，质软脆、易出血，常伴糜烂，表面常附黏液较多。混合型则为中间型表现。癌变腺瘤常见以下特点，多无蒂或宽蒂广基，体积大而不规则，顶部糜烂，表面结节不平，质脆或硬、易出血，污秽。对腺瘤活检应高度重视，对其顶部、糜烂区深活检，切除标本应连续切片行病理诊断，使黏膜内甚至瘤体中心局灶癌变获得诊断。腺瘤切除后应予半年内复查结直肠镜，以后如无新的腺瘤发生，建议 1～2 年肠镜随访。其他家族性腺瘤病及遗传性相关腺瘤病者，家族成员自 13 岁起建议乙状结肠镜或全结肠镜检查，阴性者 2～3 年复查，阳性者积极治疗并定期追访。内镜下增生性息肉常为丘状隆起，直径多为 0.2～0.5cm，偶>1cm，表面光滑，色略苍白或无明显改变，易反光，质软，常单发。多发者应与腺瘤病活检鉴别。此外，错构瘤性息肉、炎症性息肉等镜下表现与腺瘤或早期癌变难以辨别者均应活检鉴别确认，并予以相应治疗。

②结直肠黏膜下良性肿瘤：平滑肌瘤直肠较结肠多见，大小不一，内镜表现为丘状隆起，表面光滑，有桥形皱襞且质地较硬，黏膜可滑动。活检阳性率低，超声肠镜可明确诊断。脂肪瘤多位于右半结肠，多位于黏膜下，少数位于浆膜下。一般单发，镜下表现为柔软丘状隆起，直径在 1～3cm，一种表面黏膜完整、光滑，色发黄、半透明；另一种表面顶部糜烂或充血，似上皮肿瘤，但其基部为正常黏膜可作鉴别特征。肿物加压可现凹痕。深取活检可显露黄色脂肪。淋巴管瘤非常罕见，内镜所见其好发于直肠和右半结肠，多单发，大小差异较大，数毫米至 10cm，多无蒂，常呈圆形，中心凹陷或边缘见几个小凹陷，表面光滑、完整，有的色苍白或淡黄，质软，易压缩、有囊性感。深在黏膜下不易取材。有内镜下成功切除的报道。随着内镜技术及超声技术的进步，黏膜下层的肿物已能在内镜下成功切除，深达肌层者则禁忌。

（3）肠癌的超声内镜表现：

1）正常结直肠的超声声像图：

①正常结直肠声像图：正常结直肠壁断层结构与食管、胃壁大体相同。超声检查图像有高—低—高—低—高 5 个回声环状层面。经与组织学对照证实，从肠内向腔外超声。

第 1 层高回声环，为黏膜与超声介质（水或水囊）的交界界面波，也有人认为包括黏膜上皮层。第 2 层低回声环，为黏膜层(也有人认为主要为黏膜肌层)。第 3 层高回声环,相当于黏膜下层。第 4 层低回声环,相当于固有肌层。第 5 层高回声环,相当于浆膜下层及浆膜层或外膜层及界面回声。

在第 4 层内,相当于肌层之间的结缔组织有时可见到一条高回声带,从而形成 7 层结构。结直肠壁的黏膜肌层较薄,如能恒定、清楚地判定黏膜下层,对于判定结直肠肿瘤的临床分期及确定镜下治疗极有帮助。

②结直肠超声图像的影响因素:a. 超声频率对超声图像的影响:随着超声探头频率的增高,肠壁组织结构的图像就越清晰,分层也就越多。如采用 20MHz 探头探查,可将正常的结直肠壁分为 9 层(第 1~3 层为黏膜层;第 4 层相当于黏膜肌层;第 6~8 层相当于内环肌、肌间结缔组织、外纵肌)。值得注意的是,对于微细结构的影像分辨,目前认识及解释尚不相同,有时即使应用同一频率、不同厂家的探头,扫描方式不同,探查结果也有不同。关于结直肠黏膜肌层的探查仍在观察及研究中。b. 不同解剖部位及结构对超声图像的影响:直肠部位的回声基本与结肠相同,但黏膜层内低回声带内常可出现一条很薄的高回声带,相当于黏膜肌层的界面波。直肠的固有肌层较厚,故第 4 层较结肠稍厚。从直肠到肛门,第 4 层从内环外纵的 3 层回声变为单一的低回声,并突然增厚而终止,此增厚处为肛门内括约肌,是由直肠环状肌向下延续并增厚而形成。此外,由于肛门腺体穿越而使肛门柱状上皮分层而增厚,而此处的第 2 层也增厚。结肠第 5 层的厚度随着浆膜下脂肪的多少而变化。而直肠第 5 层高回声的显示较困难,直肠无浆膜层,其外层与直肠周围脂肪相连,组成高回声带。在回盲瓣,第 3 层高回声层即黏膜下层呈肥厚表现。c. 肠壁超声图像厚度与组织学的关系:肠壁的腔内超声图像厚度不同于整个组织学厚度,Kimmey 等已假定整个超声图像由两种来源的超声组成,一种是不同声阻抗组织层之间的分界产生的回声,另一种是组织内部结构产生的回声。

2)结直肠癌的内镜超声表现:

①声像图的基本特征:低回声或中等回声(与正常肠壁比较高于第 2 及第 4 层回声,低于第 3 层回声)的边界清楚的肿瘤声像;肠壁 1 层或多层次回声不清、回声不均匀、不连续或增厚;不均质的低回声浸润至肠腔内外或位于肠壁内或形成环形、半环形肿块影;肠壁外器官和淋巴结受累的表现。

②不同病理类型肿瘤的声像特点:a. 溃疡型:溃疡中心部常是肿瘤浸润肠壁最深处,在此扫描可见肠壁层次消失,肿瘤已突破肠壁全层,并与周围组织粘连浸润。溃疡周边部常随着远离中心部呈蝶状增厚,并隆起向外翻。扫描显示肿块影肠壁受累,并随着远离中心部,浸润深度由浆膜层过渡到肌层、黏膜下层甚至黏膜层。b. 菜花型:呈低回声或中等回声的圆形或半圆形团块影,在其基底部多方向探查可观察到肿物浸润深度,可累及黏膜下层以下,但该类型浸润能力较小,与周边组织分界常十分清晰。c. 狭窄型:普通超声肠镜检查常较困难,最适合小探头超声

扫描,常可见肠壁环周普遍增厚,肠壁各层回声常消失或断裂,肿瘤浸润可达全层甚至达浆膜外,与周边组织分界不清。d. 弥漫浸润型:受累肠壁增厚常不十分明显,黏膜层常较完整,受浸润的黏膜下层常仍存在较为清晰的回声层次。

3)判断肿瘤的浸润深度(T 分期):

①准确率、特异性、敏感性:近年来国内外众多资料显示,超声内镜(包括小探头超声)对结直肠癌浸润深度(即肿瘤 T 分期)的诊断的总体准确率为 78%(最低为 59%,最高为 97%);特异性为 73%(最低为 33%,最高为 97%),敏感性为 94%(最低 89%,最高 97%)。

②与 CT、MRI 的比较:与 CT、MRI、MRIEC(直肠内线圈磁共振成像技术)比较,EUS 诊断肠壁浸润深度的敏感性(即 T 分期的敏感性)最高,但 MRI 及 MRIEC 的特异性最高,而 CT 的诊断准确率低于 EUS、MRI 及 MRIEC。

③早期结直肠癌浸润深度的判定(黏膜及黏膜下层):早期结直肠癌的超声定义与传统病理学定义相同,即肿瘤浸润深度不超过黏膜下层。众所周知,如果肿瘤浸润未超过黏膜下层的上 1/3,则无淋巴结转移。因此,超声内镜在早期结直肠癌中的最重要意义是明确肿瘤对黏膜下层的浸润深度,为内镜下切除早期结直肠癌提供客观指征。

④判断早期癌浸润深度的步骤及观察指标:判断及区分黏膜内癌及黏膜下癌的观察指标,即第 1、2 层的肿瘤回声是否存在;第 3 层以下有无破坏、断裂等改变,如果没有,则可判定为黏膜内癌(m 癌);如果第 3 层有改变,但第 4 层以下尚无受累表现,则为黏膜下癌(sm 癌)。

⑤超声内镜判断早期癌浸润深度的准确性:临床经验证明,超声内镜的类型及肿瘤的形态对肿瘤浸润深度判断的准确性影响并不明显。无论哪一种类型超声内镜对 sm1 的诊断准确率均较低,而 sm2、3 的准确率则大致相仿。对于两种肿瘤来讲,专用超声内镜的诊断准确率平均为 75.7%(70%~80%),细径小超声探头的诊断准确率为 89.1%(80%~90%)。

⑥超声内镜判断浸润深度过深或过浅的原因及克服对策:a. 诊断偏浅:一般而言,往往是由于未探查病变的最深部以及未能捕捉到微小病变的浸润。对策:探查时尽可能将超声波束与病变垂直,尽可能明确清晰地探查到第 3 层。多部位探查肿瘤整体,防止主观或仅凭内镜下确认的肿瘤中心部即为浸润最深处。对于微小浸润肿瘤则是目前超声内镜无法克服的缺陷,只能等待内镜的改进。b. 诊断偏深:可能由于淋巴滤泡、炎细胞浸润以及反应性纤维间质等产生的回声与肿瘤的回声相混淆,或由于人为干扰所致。对策:反复操作、勤观察可发现淋巴滤泡的回声比肿瘤组织低,可资鉴别。反应性纤维组织间质所产生的回声与肿瘤组织的回声鉴别则非常困难。

⑦进展期结直肠癌浸润深度的判定(固有肌层及浆膜层):首先观察第 5 层的肠壁回声是否存在不整、破坏、断裂等改变,如果没有而仅有第 3 层中断,第 4 层不齐、断裂,则可判定为固有肌层癌;如果第 5 层有改变,表现为不光滑、断裂等,但与邻接脏器的边界呈对比鲜明的图像,当浸

润至其他脏器时，邻接的脏器边界则呈不明显图像。这两种情况均归为浆膜层癌范畴。

4）判断淋巴结转移（N分期）：结直肠癌尤其是直肠癌时肠壁周围淋巴结受累与否，无论对肿瘤的局部复发还是对患者生存的估计都具有十分重要的临床意义。

①正常淋巴结超声影像：EUS能发现直径在3～5mm以上的肿大的淋巴结。正常淋巴结常<3mm，且其回声类型同肠旁邻近的脂肪或纤维组织相似，一般在超声图像上不被发现。

②异常淋巴结超声影像：转移淋巴结一般直径在3～5mm，为圆形或类圆形，边缘清晰、锐利，回声类型多与原发肿瘤回声相一致，即多为低回声样改变，内部回声常不均质。

③炎性淋巴结与癌性淋巴结的鉴别：临床工作中，初学者常把炎性肿大的淋巴结与癌性淋巴结相混淆。借助计算机处理的超声图像的多元分析，炎性增大淋巴结与癌浸润淋巴结的超声图像具有显著性差别（$P<0.0001$）。非特异性炎症肿大的淋巴结常呈高回声改变，边界回声模糊，内部回声均匀；而癌性浸润淋巴结多为圆形、类圆形，短轴直径≥10mm，低回声黑洞样，边界清晰，内部回声可不均匀。

实际工作及多元分析表明，下述参数是临床实用的用于两者鉴别观察指标：a.不均质性：具有独立的鉴别价值，因恶性浸润的淋巴结内正常结构常被破坏，病理检查见此类淋巴结内坏死量达累及淋巴结的40%，而炎症时正常结构不被破坏。不均质性即为淋巴结内不规则的分界区域，其回声低于周围脂肪，并与周围脂肪不连续。该参数敏感性为60%，特异性为100%。b.短轴直径：即淋巴结大小，这也是一重要参数。短轴直径>9mm的淋巴结，特异性可达99%。c.脐反射：脐反射是良性淋巴结的强烈指征，其组织学基础是淋巴结内脂肪及髓质淋巴窦向淋巴结门集中，该参数用于淋巴结的判断具有高度敏感性（100%），但特异性低。d.边界清晰与否，也是判断良、恶性淋巴结重要、实用的指标。

④敏感性、特异性及准确性：综合文献资料，超声内镜判断淋巴结的准确性、特异性和敏感性分别为75%、73%和74%。

5）对肿瘤不同临床分期的判断：

①结直肠癌的TNM分期与超声内镜分期：外科病理中经常用的结直肠癌分期为Ducke分期，而目前随着EUS检查的开展，TNM分期已逐步在结肠肿瘤中得以应用（表5-5）。

从TNM分期不难看出，其与Ducke分期有很好的相关性。癌浸润深度未穿出肌层者为Ducke A期，相当于T_1期和T_2期；肿瘤穿出肌层并侵入浆膜、浆膜外或直肠周围组织者为Ducke B期，相当于T_3期和T_4期；有淋巴结转移时为Ducke C期，相当于$N_{1\sim3}$期，有远处器官转移时为Ducke D期，相当于M_1期。

与TNM分期相对应，由Feifel和Hildebrandt首先提出了直肠癌下超声内镜实用分期法（表5-6）。

表5-5　TNM分期

T（原发癌）	
T_1	肿瘤限于黏膜和黏膜下层，此期肿瘤不破坏中层界面
T_2	肿瘤限于固有肌层，此期肿瘤不破坏外层界面
T_3	肿瘤穿过肠壁，外界面中断
T_4	肿瘤累及邻近器官
N（淋巴结）	
N_0	无局部淋巴结转移
N_1	有1～3个结肠旁淋巴结转移
N_2	有4个或4个以上的结肠旁淋巴结转移
N_3	沿血管干淋巴结发生转移
M（远处转移）	
M_0	无远处转移
M_1	有远处转移（肝转移、腹膜播散）

表5-6　直肠癌下超声内镜实用分期

分期	表现
uT_1	第2层弱回声带增厚，第3层强回声带完好
uT_2	第2层弱回声带增厚，第3层强回声带被突破，第4层完好
uT_3	超声波显示直肠壁层结构均被肿瘤破坏并很难分出层次，但第5层强回声带尚完好
uT_4	肿瘤侵及直肠周围结构

②不同临床分期的超声内镜准确性：

a.T_1肿瘤：术前准确的筛选黏膜和黏膜下肿瘤具有重要的临床意义。因为对此类肿瘤除可采取根治性手术外，还可选择局部治疗措施。对一个广基结直肠腺瘤和早期癌而言，一旦能够予以确切分期（T_1），即为局部治疗的指征。根据黏膜层、固有肌层弱回声带及其他3层回声带的特征，超声内镜对T_1肿瘤具有确切的价值。文献报道具有相当高的确诊率，为86%～100%。

b.T_2肿瘤：与$T_{0\sim1}$肿瘤相反，对T_2肿瘤的超声内镜检查最为困难。文献报道，T_2肿瘤的确诊率为25%～84%。汇集近年检查结果表明，T_2肿瘤的确诊率最低。造成的原因是肿瘤周围伴随炎性反应，与肿瘤不易识别，造成分期估计过高。

c.T_3和T_4癌：对于T_3和T_4期癌，几乎所有的患者均能获得相对较高的敏感性。但是对T_2和T_3期肿瘤的鉴别仍有一定困难。多数误诊的病例均为分期过高。肿瘤周围的炎症反应可以使T_2误诊为T_3。与此相反，超声内镜检查可以清晰显示直肠周围器官如膀胱、精囊、前列腺、阴道和尾骨。一旦上述器官被肿瘤侵犯，可以得出明确的诊断。

③预后意义：由于超声内镜能够进行术前较为准确的临床分期，指导临床治疗方案的选择，因而对患者的预后产生了较大的影响。国外一组资料显示，超声内镜诊断

uTis（原位癌）、uT$_1$-slight（肿瘤局限黏膜下层的上 1/3）、uT$_1$-massive（肿瘤浸润至黏膜下层中下 1/3）和 uT$_2$、uT$_3$ 各期淋巴结转移的阳性率分别为 0、0、26%、36% 和 64%，而病理结果显示上述各期淋巴结转移的阳性率分别为 0、0、18%、22% 和 30%。超声内镜判断淋巴结转移的总体敏感性、特异性及准确性分别为 53%、77% 和 72%。上述提示，超声内镜可较为准确判断早期结直肠癌的肠旁淋巴结转移，进而影响手术方案的确定。154 例经超声内镜术前判断临床分期并选择治疗方案结直肠癌患者，5 年总体存活率分别为 100%（原位癌）、98%（pT$_1$ 期）和 97%（pT$_2$ 期）。

6) 对肿瘤术后随诊及复发的判断：超声内镜还可以用于结直肠癌术后随访观察、判断复发。由于结肠癌有 1/3～1/2 患者术后 2 年复发，而复发病例中近 1/3 均在手术部位及吻合口区域，因此术后随访主要观察手术吻合口周围。肿瘤复发可表现为吻合口肠壁内浸润、肠壁外肿块或吻合口腔内肿块。普通内镜只能发现腔内黏膜层改变，CT、MRI 只能发现肠壁外复发，MRIEC 也只适合直肠病变，且术后组织结构发生改变、胃肠造成的伪像使 CT 等其他影像学检查手段很难作出准确的诊断。超声内镜适于检查上述 3 类复发病变，且灵敏性高于其他影像学检查。

①正常吻合口超声影像：吻合口上、下的肠壁可见 5 层组织结构回声，吻合口处肠壁一般只有 3 层结构，内、外两层均为高回声，中间为相对较厚的低回声。全壁厚 3～6mm，内镜下观察吻合口光滑。

②吻合口肿瘤复发的超声影像：吻合口肠壁不规则增厚≥7mm，回声性质同原发肿瘤一致，表现为结节状不均匀低回声改变，这种异常回声可位于黏膜层，也可位于肠壁内或肠壁外。如果位于直肠，有时可发现肠壁外被肿瘤侵犯的淋巴结影像，表现为低回声、边界清楚的类圆形病灶。

③与吻合口瘢痕组织的鉴别：术后吻合口常有瘢痕组织存在，有时容易与肿瘤复发相混淆，后者超声内镜下常表现为吻合口周边环行、较为均一的强回声影像，但有时瘢痕组织或肿瘤组织表现不典型时两者很难鉴别。近年来发展的超声内镜下细针吸引活检技术则大大提高了超声内镜的诊断符合率。

④敏感性、特异性及准确率：超声内镜判断肿瘤复发的敏感性在 95%～100%，特异性在 80% 左右，准确率在 85%～90%。Hunerbein 等应用三维 EUS 随访观察 163 例直肠癌术后患者，发现了 28 例直肠旁病变，并用三维 EUS 引导下细针穿刺活检，共有 26 例患者作出了正确诊断，诊断准确率高达 93%。EUS 可提供重要的预后信息，有利于医师选择正确的治疗方案。

7) 鉴别诊断：与其他结直肠肿瘤的鉴别诊断也是超声内镜的主要用途之一。

①结直肠腺瘤：EUS 表现为肠壁黏膜层的球状隆起，可有蒂、轮廓清晰整齐，内部为高、低回声混合存在，对黏膜下层无任何浸润现象，黏膜下层结构完整正常。该病变与 T$_1$ 期早癌鉴别常较困难，须内镜活检鉴别之。一般来讲腺瘤回声偏高，如果高回声病灶中出现片状不规则的低回声区，常提示腺瘤癌变。

②平滑肌肉瘤：该肿瘤发生于肠壁平滑肌，可向肠腔内或肠腔外生长。肿瘤较大，直径常大于 5cm。超声表现为肠壁固有肌层延续的较大的低回声肿物，外形规则或不规则，边缘可凹凸不平并可有周围组织浸润，内部回声不均匀，肿瘤内可出现坏死、液化的无回声或点片状强回声。

③恶性淋巴瘤：系源于肠道淋巴组织的恶性肿瘤，多位于回盲部。超声表现为肠壁的环形增厚或形成肿块，呈典型均质的低回声，透声性较好，常伴有肠壁正常层次结构的破坏。

④肠结核：该病好发于回盲部，其次是升结肠、直肠和乙状结肠。大体病变形态分为溃疡型、增殖型及混合型。超声可表现为肠壁黏膜层缺损、黏膜下层及固有肌层增厚、黏膜下层回声减低，但仍可辨认管壁层次结构。

⑤肠炎：一般肠炎并无特异性超声改变，对于累及黏膜下层以下病变的肠炎如克罗恩病、溃疡性结肠炎、血吸虫性肠炎，均因出现累及肠壁的局限性增厚、肠壁层次不清或假性息肉形成易与直肠癌声像相混淆，需进行活检确诊。

⑥类癌：好发于直肠，内镜直视下可见肿瘤黏膜色泽为黄色，此点与其他黏膜下肿瘤不同。超声表现为黏膜下层均一的低回声肿瘤，与平滑肌瘤、纤维瘤等的回声影像有时难以鉴别。

⑦淋巴管瘤、脂肪瘤、血管瘤：淋巴管瘤内镜直视下为非常柔软的黏膜下肿瘤，黏膜较薄、有透明感，多为白色至淡青色，超声表现为多房性的囊泡病变。脂肪瘤好发于右半结肠，内镜下直视病变部位黏膜柔软，呈黄色。用活检钳触压时，与淋巴管瘤一样，缓冲征阳性。常见的超声影像为伴有衰减的高回声病灶。血管瘤病变内镜下直视可见黏膜为青色，超声多为部分伴有钙化的多囊性病变，使用高频探头扫描则可见到由于钙化导致某一部分强烈衰减的多囊性病变。

⑧肠气囊肿征：内镜下为多发的黏膜下肿瘤，超声影像可以观察到病变内部的气体影像，即明显的回声衰减。

⑨黏膜脱垂综合征：是肿瘤内充满黏液的黏膜下肿瘤，病变常发生于直肠前壁中心，其邻近部位常伴有溃疡，超声表现为高频探头下强烈衰减的影像，如采用低频专用超声内镜可提高确诊率。

（周德俊）

三、结直肠癌的放射学诊断

目前，对于空腔脏器包括胃肠道和结直肠检查，仍然首选内镜和消化道造影检查。消化道钡剂造影检查可直接观察消化道的动态功能变化、消化道管壁及黏膜的改变，另外随着医学影像学的迅速发展，机器设备的改进，数字化胃肠摄影的应用，双重对比造影检查技术的不断改进，造影剂在消化道黏膜面的附着及良好的流动性，使消化道黏膜的微细结构及小病变的显示极为清晰，对消化道肿瘤可早期诊断。近年来，随着 CT、MRI 技术的快速发展，显示了其在消化道肿瘤的诊断和分期上发挥的重要作用。CT、MRI 可直接显示软组织肿块、管壁的厚度以及肿瘤向浆膜外及向邻近脏器的侵犯情况。对肿大的淋巴结、肝脏等的转移、腹腔内播散和浸润均可进行观察和分析。直肠位于盆腔，其位置固定、没有蠕动以及盆腔良好的脂肪衬托和天然的管道与外界相通，因此是消化道中 CT、MRI 应用最早、检查效果最理想的器官，特别是 MRI 多平面成像能清晰显示直肠和周围脏器的关系，为直肠肿瘤的分期、外科手术方式的选择、放疗计划的制订及术后随访提供了良好的影像学依据。此外，CT、MRI 在检查肠瘘、腹腔脓肿、鉴别肿瘤起源以及对于术后复发与纤维瘢痕的鉴别诊断方面均有一定帮助。目前，对疑有消化道肿瘤的患者，在行消化道造影检查或内镜检查后，CT 或 MRI 检查已成为不可缺少的检查方法。另外，自 1994 年 Vining 等首先报道仿真结肠内镜检查的临床应用以来，作为无创性的检查方法，消化道 CT、MR 仿真内镜成像技术以其安全、快捷、痛苦小等优点，在临床上的应用也越来越广泛，该部分内容详见 CT、MR 仿真内镜成像技术及其临床应用章节。

（一）结直肠的正常影像学表现

1. X 线表现　结直肠的 X 线检查方法包括平片检查和结肠气钡双重对比造影检查。正常情况下，腹部器官及组织多为中等密度，彼此间缺乏良好的自然对比，所以普通平片检查对结直肠病变的诊断有一定的限度。平片检查仅适用于急性胃肠道穿孔、肠梗阻、结石、金属异物及钡剂灌肠前的常规观察。除可疑结直肠坏死、穿孔者外，结肠气钡双重对比造影检查通常无禁忌证。对于做过结直肠镜检查的患者，为了避免活组织检查引起的出血或局部肠管痉挛，可于活检后数日再进行该项检查。为避免肠道内的粪块掩盖病灶，结肠气钡双重对比造影检查前的肠道准备至关重要。原则上在检查前应控制饮食，大量饮用糖水或盐水，以补充口服泻药丢失的水分，并起到冲洗肠道的作用。检查前 1 天吃少渣、易消化的食物，并于当晚服用泻药以清洁肠道。如 20% 甘露醇 250ml，加 1 倍水稀释后口服。对确需立即检查者，可于检查前清洗肠道，清洁洗肠后不能立即进行结肠双重对比造影检查，这是因为洗肠后仍会有较多水分残留，容易干扰结直肠黏膜的显示而影响诊断。通常需在清洁洗肠 3 小时后，待肠道内水分基本吸收，再进行检查。

结直肠起自盲肠，止于直肠，位于腹部的周边部位。分为盲肠（附有阑尾）、升结肠、横结肠、降结肠、乙状结肠和直肠（图 5-12）。盲肠系回盲瓣以下的部分，多数位于右髂窝内。盲肠顶端有阑尾，其长度及位置变异较大。升结肠和横结肠右端的移行部称为肝曲，横结肠左端与降结肠移行部称为脾曲。横结肠和乙状结肠的位置和长度变化较大，属于腹膜内位器官，其余各段较为固定。骶 3 水平以下的肠管称直肠，止于肛门，长 12～15cm。可分为 3 部分，上 1/3 为直肠、乙状结肠交界，前上方有腹膜遮盖，后方固定，两侧腹膜反折成直肠旁窝；中 1/3 仅前方有腹膜遮盖，腹膜先向下转而向前遮盖于膀胱或子宫后上方，在男性形成直肠膀胱陷凹，在女性形成直肠子宫陷凹，为腹膜腔最低部位；下 1/3 无腹膜遮盖。直肠中段明显扩张，称直肠壶腹。直肠无结肠袋，后壁紧贴骶骨（图 5-13）。

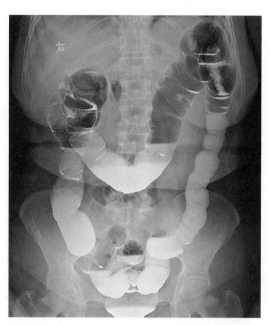

图 5-12　正常结肠气钡双重对比造影 X 线表现结肠袋清晰，结肠边缘轮廓光滑、连续

结肠充钡时可见大致对称的袋状突起，称为结肠袋。结肠袋和分隔它们的半月皱襞是结肠最主要的 X 线特征。结肠袋的大小、多少、位置和深浅个体差异较大。通常结肠袋以横结肠最为典型，右半结肠较密集，左半结肠则少而浅，至乙状结肠近乎消失。直肠无结肠袋，可见上、中、下三个直肠横襞。

当结肠内钡剂排空后，由于肌层的弹性回缩，肠腔变细。在黏膜肌作用下形成无数黏膜皱襞，X 线片上表现为纵、横、斜行相互交错的呈花纹状的黏膜纹。正常黏膜纹连贯完整、粗细相仿、边缘清晰。盲肠、升结肠、横结肠黏膜纹明显，降结肠、乙状结肠多表现为纵行黏膜纹，盲肠黏膜纹可略呈螺旋形排列。结肠黏膜纹可随时发生变化，但不应表现为模糊、紊乱、破坏或消失。在良好的低张气钡双重对比造影检查中，结肠黏膜表面可以见到细小网格状微皱襞影像—无名沟和无名区，它们是结肠黏膜面上的最小单位，许多结肠病变在早期时会造成微皱襞的异常。

由于结直肠肌张力功能变化，结肠的某些部位可处于收缩狭窄状态，称生理性收缩环或生理性狭窄，呈光滑的收缩段，长者数厘米，短者数毫米，形态可有变化，其黏膜纹完整、无破坏，不应误认为异常。生理性狭窄最常见部位为横结肠中段，可偏左或偏右；其他常见部位还包括盲肠和升结肠交界处、升结肠中段、脾曲下段、乙状结肠和降结肠交界处、乙状结肠中段、直肠和乙状结肠交界处。

回盲瓣开口于盲肠的后内侧壁，当其关闭时，回盲瓣的上、下缘呈对称的唇状突起，在充盈相上呈透亮影，充满钡剂的回肠末端逐渐变细，形如"鸟嘴"。阑尾表现为盲肠内下方长条状影，一般边缘光滑，粗细均匀，易于推动。有时其内可见粪石形成的充盈缺损。

2. CT 和 MRI 表现　在 CT 及 MRI 图像上，结直肠肠腔、肠壁及壁外的结肠系膜均能得到良好显示。三维重建

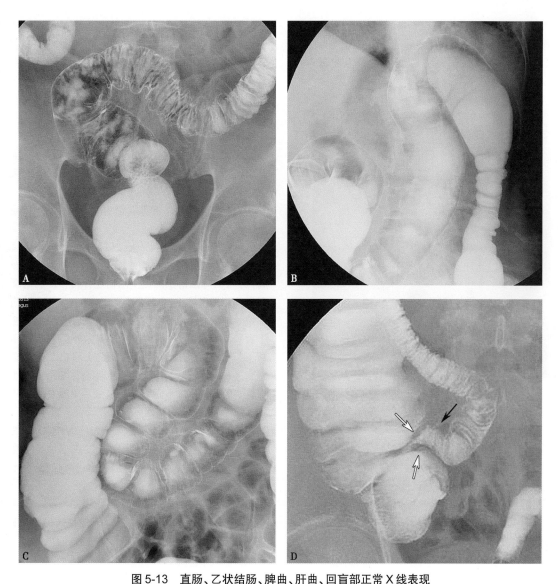

图 5-13 直肠、乙状结肠、脾曲、肝曲、回盲部正常 X 线表现

A. 正常直肠及乙状结肠 X 线表现；B. 正常脾曲 X 线表现；C. 正常肝曲 X 线表现；D. 正常回盲部 X 线表现：回盲瓣的上、下缘呈对称唇状透亮影（白色箭头），充满钡剂的回肠末端形如"鸟嘴"（黑色箭头）。

图像可全面、形象地反映结直肠在腹腔的位置、分布及与邻近器官的解剖关系。CT 及 MR 结肠仿真内镜可得到类似内镜直视的效果，可显示黏膜及黏膜下病变。

（二）常见结直肠肿瘤及肿瘤性病变

1. 结直肠癌

（1）临床及病理：结直肠癌为常见的胃肠道恶性肿瘤，发病率仅次于胃癌及食管癌，且近年来呈增加的趋势。结直肠癌好发于直肠及乙状结肠。发病高峰年龄为 40～50 岁，男性患者较多。结直肠癌在病理上以腺癌居多。大体病理可分为三型：①肿块型：肿瘤呈菜花状生长，向肠腔内突出，表面不光滑，常伴有大小不等的浅表溃疡。肿瘤基底部较宽，局部肠壁受累增厚。此型多发生在右半结肠，预后较好。②浸润型：肿瘤主要沿肠壁浸润生长，使肠壁增厚、僵硬，随着病变进展逐渐累及肠壁全周，肠管狭窄如细管状，容易发生肠梗阻。由于病变以黏膜下层浸润为主，黏膜破坏不明显，黏膜面多较平坦、光滑或稍增厚，略呈颗

粒状。此型多发生在左半结肠，转移较早。③溃疡型：肿瘤呈扁平碟状生长，小部分病变向肠腔内突入，中央部位破溃形成不规则溃疡，溃疡边缘为高低不平隆起，如火山口。由于浸润明显，可累及肠壁全周。溃疡易穿透肠壁与邻近组织粘连形成窦道。此型常分化较差，早期可有淋巴结转移。实际上，结直肠癌常为两种类型的混合，多以其中一种类型为主。

结直肠癌主要扩散途径为：①直接蔓延；②淋巴转移；③血行转移；④种植转移。

（2）影像学表现：结肠气钡双重对比造影检查是常用的行之有效的 X 线检查方法。CT 及 MRI 对于评估结直肠癌的累及程度、范围及肿瘤分期有较高的价值。

1）X 线表现：结直肠癌的 X 线表现与病理类型密切相关，随类型不同而表现各异。

①肿块型：也称增生型或隆起型。X 线主要表现为充盈缺损，形态呈叶状、菜花状或类圆形，多发生于右半结

肠,位于肠管的一侧,病变处肠壁平直、僵硬,结肠袋消失。肿瘤表面有溃疡时可见不规则龛影。黏膜相表现为局部黏膜破坏、平坦或不规则突起,与邻近正常结肠黏膜分界清楚(图5-14)。

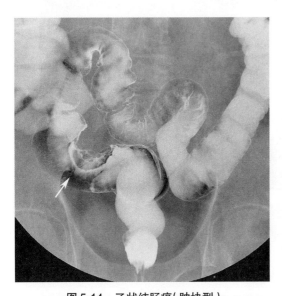

图5-14　乙状结肠癌(肿块型)
乙状结肠远端可见一充盈缺损(白色箭头),表面不光滑。

②浸润型:当肿瘤仅局限于肠壁的一小部分时,X线表现为肠壁局限僵硬,扩张度较差,类似肠管的痉挛性收缩,结肠袋变扁平,此时如钡剂过度充盈,病变易被掩盖而漏诊。当肿瘤累及结肠全周时,局部肠壁僵硬,呈环状或管状狭窄,近端肠管扩张,甚至出现梗阻。病变区与正常结肠境界分明,局部结肠袋消失,黏膜平坦或破坏消失(图5-15)。病变多发生于左半结肠。

③溃疡型:溃疡型结直肠癌为肿瘤生长较快时因供血不足而发生中央坏死形成溃疡。特征性X线表现为较大且不规则的龛影,与肠管纵轴平行,其边缘由于癌组织不规则增生,而呈现结节状充盈缺损,加压时可见指压痕或类似胃癌的环堤(图5-16)。发生在回盲部者可累及末端回肠。黏膜相可见局部黏膜明显破坏。

④结直肠癌的其他X线表现:

a.肠套叠:多发生于右半结肠。由于肿瘤局限,管腔狭窄,在肠蠕动的推动下一般肿瘤多位于套入的头部。有时在检查中套叠可以复位,并显示肿块。当套入部较深,受正常肠管的影响,常难以查明套叠的原因,必须仔细观察才不会漏诊。

b.回肠末端受累:盲肠、升结肠癌可侵犯回肠末端。回盲部的结肠癌可沿黏膜或黏膜下层直接浸润累及末端回肠,亦可因周围淋巴回流受阻而逆行转移回肠末端。回肠受累的范围多短小,靠近回盲瓣2～3cm。因为肿瘤发生的部位、大小不同,回肠末端受累表现也不同。如癌瘤局限于盲肠,则受侵犯的末端回肠表现为外、下部黏膜破坏,轮廓不整齐,并可使末端回肠向内、上移位。如癌瘤同时侵犯盲肠、升结肠,则受累的末端回肠表现为对称性环状狭窄,其近端回肠有不同程度的扩张。癌瘤发生在升结肠近回盲部时,可推压末端回肠移位。

c.结直肠癌的钙化:钙化可表现为斑点状、弧形。钙化发生的机制不详,其在癌瘤内发生的部位是肿瘤的坏死区或黏液样变性区。肿瘤附近的组织碱性化,使钙、磷浓度发生改变,导致钙盐沉着。因此,在结肠的走行区域发现不能解释的钙化时,应想到结肠癌的可能。钙化多见于年轻患者。有时原发瘤无钙化,但转移灶可发生钙化,多见于肝脏,淋巴结少见,偶尔发生在腹腔、大网膜、肌肉组织和肾脏。CT检查对钙化发生部位的确定有一定帮助。

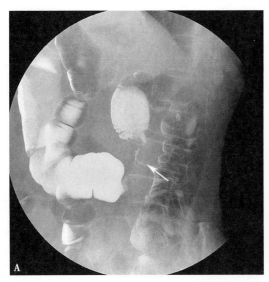
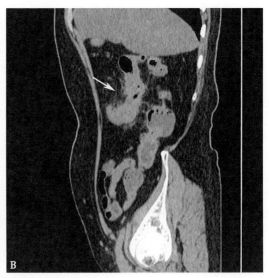

图5-15　横结肠癌(浸润型)
图A、B为同一患者。A.气钡双重对比造影检查示横结肠近肝曲肠腔向心性狭窄(白色箭头),病变区与正常肠管分界清楚;B.CT矢状位重组像显示横结肠近肝曲肠壁不规则增厚(白色箭头),肠腔狭窄,浆膜面模糊、毛糙,周围脂肪层浑浊,提示病变侵出浆膜层。

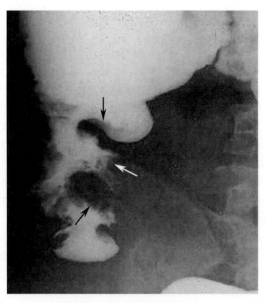

图 5-16　升结肠癌（溃疡型）

升结肠充盈不良，可见不规则龛影（白色箭头），周围伴充盈缺损（黑色箭头）。

d. 结直肠癌穿孔：结直肠癌穿孔是由于癌瘤的溃疡过深，穿透肠壁所致。结肠脾曲癌可直接侵犯胃底大弯侧，与胃形成窦道。结肠肝曲癌穿孔后可累及十二指肠。直肠、乙状结肠穿孔后可与阴道、子宫、膀胱相通。结肠癌亦可穿孔破入腹腔，包裹形成脓肿。

e. 结直肠癌并发肠梗阻：结直肠癌是发生结直肠梗阻的原因之一，约占 50%。当癌瘤侵及肠壁全周使肠腔狭窄时，可出现不同程度的肠梗阻。一般患者年龄偏大，平均年龄为 70 岁。因此，对于老年人，当临床上怀疑结直肠梗阻时，应首先考虑结直肠癌的可能。结直肠梗阻可行钡剂

灌肠检查，但压力不宜过高，以免引起肠穿孔。

f. 结直肠的多发癌：结直肠多发癌并非罕见，所以对术前患者的检查应详细、全面，包括直肠至全部结直肠，不应发现一处病变后而忽略其他处同时性病灶存在的可能。对结直肠癌术后随访复查患者，除注意吻合口有无复发外，也应检查余段结肠，以排除异时性多发癌的可能性。

2）CT 和 MRI 表现：CT 除了能清楚显示肠道肿瘤本身情况外，还能很好地显示瘤体与周围脏器之间的关系、局部有无淋巴结转移、其他脏器有无浸润或转移。CT 检查可显示局部肠管的软组织肿块，肠腔狭窄。当肿块向肠壁外生长，可见肠壁不规则增厚，厚度大于 6mm；肿瘤侵出浆膜层时，浆膜面显示模糊、毛糙（图 5-15～图 5-17）。当肿瘤与周围脏器间脂肪层消失时，提示病变可能已侵犯邻近脏器。伴有淋巴结转移或远处转移时，能观察到相应的 CT 征象（图 5-17）。如肝转移时，肝内见多发低密度结节，边缘模糊，增强后可见牛眼征（图 5-18）；腹膜转移时，腹腔内可出现多发结节及条索状影、大网膜增厚等。应用螺旋 CT 仿真结肠镜技术，可观察结直肠癌完全性梗阻时阻塞近端肠腔内的情况。

MRI 多方位成像对显示直肠癌非常理想。使用小视野或直肠内线圈，可观察肿瘤对黏膜和黏膜下层的侵犯情况，DWI 检查还有助于进一步明确肿瘤范围及评估其分化程度（图 5-19）。

（3）诊断及鉴别诊断：结直肠癌由于病变早期无明显症状，除在大规模普查时可以发现一些早期病变外，临床所见病例中以中、晚期占多数。当结直肠癌具有典型的 X 线表现时，不难做出诊断。右半结肠特别是回盲部病变种类多，容易误诊。另外，结肠癌尚应与肠结核、肉芽肿性结肠炎（克罗恩病）、阿米巴性结肠炎、溃疡性结肠炎、恶性淋巴瘤、外在性病变压迫和粘连、子宫内膜异位症、阑尾黏液

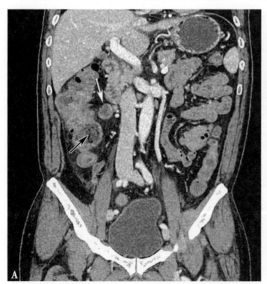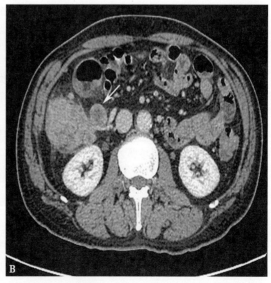

图 5-17　升结肠癌伴肠周淋巴结转移

CT 冠状位重组像（A）及横断面（B）显示升结肠局限肠壁不规则增厚，并可见肿块突入肠腔，不均匀强化，病变侵出浆膜层（黑色箭头），其内侧系膜区淋巴结肿大（白色箭头），边缘强化为著。

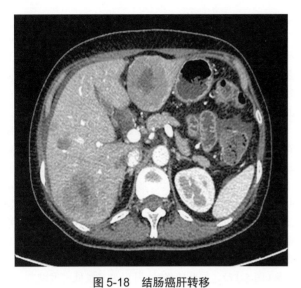

图 5-18　结肠癌肝转移

肝脏多发类圆形肿块,边缘可见强化,肿块中心坏死区无强化,呈牛眼征。

囊肿、阑尾周围脓肿、类癌等相鉴别,但主要是炎症性病变与肿瘤的鉴别(表 5-7)。

(4)随访:尽管结直肠癌的研究已取得了很大进展,诊断、治疗水平不断提高,但其预后确无明显改善,5 年生存率仍徘徊于 50%。而且结直肠癌术后极易发生局部复发,特别是在术后 2～3 年内,所以术后定期随访复查对肿瘤复发的早期诊断和可能出现的结直肠异时性多发癌的检出尤为重要。因此,建议在结直肠癌术后的 2 年内,每 3 个月复查 1 次,以后每半年复查 1 次。复查内容除包括常规检查(内镜检查、超声检查、胸部 X 线检查、常规化验检查等)外,有条件者应行结肠气钡双重对比造影检查及 CT 或 MRI 检查。

结肠双重对比造影检查可以发现吻合口的复发或狭窄。吻合口复发 X 线表现为吻合口狭窄,并出现充盈缺损,吻合口附近的肠腔扩张度消失,狭窄呈不规则形,且肠壁边缘不规整、黏膜破坏。吻合口的瘢痕收缩性狭窄则表现为吻合口狭窄但不伴有充盈缺损及软组织肿块,狭窄段

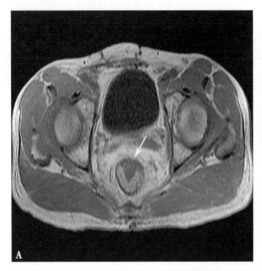

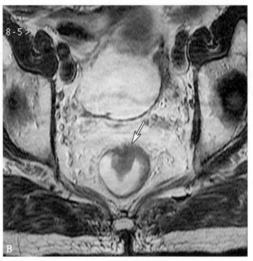

图 5-19　直肠癌 MRI 表现

T_1WI 横断面(A)、T_2WI(小视野)横断面(B)显示直肠前壁及左侧壁不规则增厚,并可见肿块影突入肠腔(白色箭头),直肠周围脂肪间隙未见异常信号。

表 5-7　结肠癌和结肠炎症性病变的鉴别诊断

	结肠癌	结肠炎症性病变
病程	较短,进展快,多在半年以内	较长,多在 1 年以上
年龄	中老年多见,常 40 岁以上	较年轻,多在 30 岁左右
部位	以结肠为主	回肠多同时受累
范围	较短,平均约 6cm	较长,多在 9cm 以上
位置	常有受压、移位	常有缩短、畸形
黏膜	局部明显破坏	紊乱、不整齐
肠腔	偏心或向心性狭窄	多为偏心性狭窄
轮廓	比较光滑	不整齐、呈锯齿状
充盈缺损	多为分叶状、菜花状充盈缺损	少见,但可有小息肉样充盈缺损
管壁	僵硬	柔软
活动性	粘连不明显	常有粘连、固定
肿块	几乎均有	少见
压痛	少见,较轻	多见且明显

附近肠管轮廓光滑整齐。如有异时性多发癌,可显示出相应的结肠癌征象。

结直肠癌术后应用 CT 或 MRI 检查了解术区局部复发、远处脏器(肝脏、肺等)的转移灶、盆腹腔淋巴结转移的准确性较高,现已被普遍接受。由于结直肠癌术后水肿、血肿及纤维瘢痕可在手术床形成不规则形的软组织影,此种改变在术后几个月可逐渐消退成少量纤维索条状阴影。为了鉴别术后改变抑或是复发,在术后应作一次 CT 扫描检查,以此作为日后随访观察的比较资料。结直肠癌术后局部复发可表现为吻合口区肠壁不规则增厚,伴有局部软组织肿块。如果肿块较小,在定期复查时与术后 CT 或 MRI 片比较,肿块缩小或无变化应考虑为瘢痕组织,若肿块增大则应考虑为复发。CT 或 MRI 检查可以发现肝脏的转移病灶及肺内的转移结节。当腹、盆腔的淋巴结短径大于 10mm,或虽然小于 10mm 但多个聚集成群时,应考虑淋巴结转移。

2. 结直肠息肉 结直肠息肉为隆起于肠黏膜上皮的局限性病变,可以是短蒂、长蒂或广基底生长。若结直肠内有多发息肉存在,则称为息肉综合征。

(1)临床及病理:本病多发生于直肠、乙状结肠,也可广泛分布于整个结直肠。息肉分为腺瘤性息肉和炎性息肉。前者属于结肠癌的癌前病变,后者是在炎症病变基础上黏膜增生形成息肉,不转变为癌。其最终定性诊断依靠组织病理学检查。

(2)影像学表现:

1)X 线表现:息肉一般表现为肠腔内圆形充盈缺损,边缘光滑、锐利,有时可呈分叶状或绒毛状。气钡双重对比造影检查中,特别需要注意息肉的 X 线表现与投照角度的关系。息肉体部在 X 线上表现为圆形、光滑透亮影,其边缘附着少量钡剂,可形成环状影。广基底者仅在切线位时可见肠壁轻度凹陷性充盈缺损;带蒂者正面观蒂呈圆形或卵圆形透亮影,侧面观可见蒂的全貌;介于上述两者之间的类型,正面观呈环形白线,侧面观呈半圆形或双环影,有时可见隐窝。

在结直肠息肉中,直径大于 2cm 者恶变概率高,而带长蒂者恶变概率小。当出现以下表现时应考虑恶变:①息肉外形不光滑、不规则,体积在短时间内迅速增大;②带蒂的息肉顶端增大,并进入蒂内,致蒂变短,形成广基底肿块;③息肉基底部肠壁形成凹陷切迹,提示癌组织浸润,致肠壁收缩。

2)CT 和 MRI 表现:CT 或 MR 结肠仿真内镜可以发现数毫米大小的息肉,可作为筛选方法。

(3)诊断及鉴别诊断:在进行气钡双重对比造影 X 线检查时,需耐心细致,多轴面观察,并与加压相结合。CT 或 MRI 检查则要求充分清洁肠道。鉴别诊断时应注意识别气泡及粪块。气泡影呈圆形,多位于肠曲转弯处,边缘较锐利,但位置不固定,如变换体位,其位置移动范围较大。粪块多显示为不规则的充盈缺损,在检查中或复查时,其位置可改变甚至消失。

若发现全结肠多发息肉,还应该进一步检查小肠。结

肠息肉可作为下述综合征的组成部分,诊断时需注意。

1)家族性结肠息肉病:为常染色体显性遗传性疾病,家族中 50% 成员有遗传的可能性。多在 20 岁以后发病,40 岁左右可发生癌变。息肉的病理多为管状腺瘤,大小由数毫米至数厘米不等,分布密集。X 线表现为息肉大小均匀一致,或大量密集呈团块样影。若单个息肉直径大于 2cm,或息肉表面粗糙不规则、有分叶者,应警惕恶变的可能。此外,患者直结肠无激惹征、结肠袋正常、结肠无短缩、结肠黏膜无溃疡形成也是本病的特征。

2)Gardner 综合征:也是一种常染色体显性遗传性疾病,为多发息肉病伴有多发骨瘤、多发皮样囊肿、皮肤纤维瘤(或纤维瘤病)、牙齿生长障碍、肠系膜纤维化、先天性视网膜色素沉着和上消化道息肉等。X 线表现与家族性结肠息肉病相同。

3)Peutz-Jegher 综合征:由 Peutz 和 Jegher 分别于 1972 年及 1949 年报道,为遗传性疾病,系常染色体显性遗传。本病的特征是口腔黏膜、口唇、口周皮肤及手指、脚趾、掌侧皮肤都有明显的黑色素斑,伴胃肠道多发息肉,亦称色素沉着-胃肠道息肉综合征。X 线表现为成堆的菜花样充盈缺损,直径为 0.5~4.0cm。带蒂或广基底生长,数目和分布不均,发生恶变者较少。

4)Turcot 综合征:系常染色体隐性遗传疾病。本综合征的特点是结肠腺瘤性息肉伴发脑部恶性肿瘤,多为幕上胶质母细胞瘤。

5)幼年性结肠息肉病:本病为常染色体显性遗传性疾病,多发生于儿童。息肉多为带蒂性或炎性息肉,表面光滑,其内为含液的囊性结构,覆以上皮,有炎性细胞浸润,无恶变倾向。

(尹 璐 刘佩芳)

四、结直肠癌的实验室检查

目前,结直肠癌诊断的"金标准"仍依赖于经内镜或手术标本进行的病理学检查,但许多学者希望寻找到可用于诊断或筛查结直肠癌的简捷实验方法,尤其对血液、粪便和尿液中肿瘤相关标志物的检测进行了广泛、大量、深入的研究,期望能建立一种非侵入性、敏感、特异和易为受检者接受的检测方法。

(一)结直肠癌的常规实验室检查

1. 大便隐血试验 在结直肠癌早期,病灶仅局限于黏膜层和黏膜下层时,尽管患者无明显症状出现,病灶处已经有出血点。多年来的研究已证实,粪便中带有微量出血是早期结直肠癌的异常现象。据统计,结直肠癌患者中 50%~60%,结直肠息肉患者中 30% 大便隐血试验阳性。大便隐血试验属非特异性诊断方法,任何情况引起消化道出血时均可导致该试验阳性。但作为一种简便、快速的方法,对结直肠癌的高危人群定期进行检查,是早期发现患者的重要方式。

结肠癌表面容易出血,一般的大便隐血试验只要消化道内有 2ml 左右的出血就可出现阳性。大便隐血试验的原理是检测粪便中的血红蛋白(Hb),目前国内外实验室普遍

采用免疫学的单克隆和多克隆的双抗体夹心胶体金显色技术进行检测。其灵敏度高,当粪便中有 0.03mgHb/g 粪便时即可被检出。单克隆抗体法检测时,不受饮食限制,快速、准确、简便、方便临床应用。文献中肠镜检出的腺瘤中大便隐血试验 65%～75% 呈阴性,检出的结直肠癌中大便隐血试验 38%～50% 呈阴性。由此可见,大便隐血试验阴性不能除外结直肠腺瘤或癌的可能。

2. 血红蛋白　结、直肠发生病变或恶性肿瘤时,无论病变是急性期还是慢性期,肠黏膜都会发生不同程度的渗血和出血,导致患者全血血红蛋白降低,出现贫血症状。一般情况成年女性 Hb<110g/L、男性 Hb<120g/L 时临床确定为贫血。

(二)结直肠癌的肿瘤标志物实验室检查

1. 癌胚抗原(carcinoembryonic antigen,CEA)　CEA 是一种肿瘤胚胎性抗原,在胚胎早期产生,随着组织分化成熟,胚胎性基因关闭,其分泌量逐渐降低。1965 年 Cold 和 Freedman 用吸附技术从胎儿结肠上皮细胞和结直肠癌组织中提取一种肿瘤相关蛋白——CEA,并确定 CEA 为结直肠癌特异性标志物以来,CEA 一直被研究者视为结直肠癌最有前途的肿瘤标志物,近 40 年来被广泛应用于结直肠癌的普查、临床诊断、治疗预后评价及手术后监测等。数以千计的论文统计显示,CEA 的特异性并不强,除结直肠癌外,在其他消化系统肿瘤及非消化系统肿瘤或良性病变中,其血清水平亦可升高。但目前 CEA 仍然广泛应用于临床对结直肠癌、胃肠道癌甚至肺癌、乳腺癌等的病情监测,因为至今尚未找到比 CEA 的检测更有意义的其他血清肿瘤标志物。

正常成人的结肠、唾液、肝、肺和哺乳期的乳腺等组织,以及与这些组织有关的其他病变组织亦存在 CEA,而结肠癌组织较非结肠癌组织中的含量高 10～100 倍,CEA 在结肠癌肝转移灶中含量最高。借助免疫荧光和免疫铁蛋白技术,于电镜下可观察到 CEA 沿着肿瘤细胞的肠腔面形成一层薄膜,不规则地分布于肿瘤细胞表面。它可能是肿瘤细胞分泌出来的产物,一般情况下分泌入肠腔,当发生肿瘤时,它可以由细胞膜脱落而到血流之中,即可作为诊断检测的对象。

CEA 基因位于第 19 对染色体,其基因产物的部分结构与免疫球蛋白十分类似,因此属于免疫球蛋白超家族的一员。该家族至少含有 10 个基因,36 种不同的蛋白质,分子量在 90～300kDa 的糖蛋白,其中 45%～55% 是糖基,在不同的器官由于糖基化程度差别而有不同的分子量。其主要结构类似免疫球蛋白 G 的重链,是由 641 个氨基酸组成的一条多肽链,采用电子显微镜免疫组化技术证实,这种蛋白确实存在于正常结肠柱状细胞和杯状细胞。CEA 外围约有 80 个蔗糖组成的侧链,因此其分子上具有血型抗原决定簇以及能与某些植物凝集素(lectin)结合的位点。但不同的 CEA 样品,由于决定簇和结合位点的不同,可造成各种样品的不均一性,可以利用它与一些植物血凝素发生不同的结合而将不同的 CEA 分开。近期研究发现,消化系统恶性肿瘤患者体内存在有 CEA 异质体,将原发性结直肠癌

的生理盐水提取物经等点聚焦电泳可显示 8～12 个 CEA 峰。已知其中 3 个峰为癌特异峰,称 CEAS,其余可能属于正常的结肠交叉反应抗原簇或致癌过程中的其他过量产物。

通过大范围的人群普查发现,多数正常人均可在其血清中检测出一定浓度的 CEA。85% 的正常人群其浓度 <2.5ng/ml,95%～98% 浓度<5.0ng/ml。因此,临床一般将 2.5ng/ml 和 5.0ng/ml 浓度水平作为正常和异常的临界标准。国际协作组织对 612 例吸烟者进行 CEA 测定,其阳性率达 19%,吸烟者的 CEA 浓度稍高于非吸烟者;男性高于女性,这种差异无明显的临床意义。超过 10ng/ml 者常提示存在某些与 CEA 相关的疾病。

大量临床资料显示,CEA 尚不是有效的诊断指标。在诊断阈值为 2.5ng/ml 时,依 Dukes 分期不同,敏感性在 30%～85%。一般来说,有症状的受检者的敏感性高于无症状者,因为前者患晚期疾病的概率较大。CEA 的敏感性与特异性亦受试验方法学的影响。同时,CEA 的特异性依临床情况而异,某些良性病变如肝硬化、消化系统溃疡、胰腺炎、憩室炎甚至肺部疾病等亦可引起 CEA 水平增加。腺瘤性息肉是结肠癌的癌前病变,但前者并不出现 CEA 水平的增高,CEA 测定尚不能区分良性息肉和息肉癌变。由于临床上这些病变较多,故单一应用 CEA 对结直肠癌诊断的特异性较差。如果结合其他相关试验,则可给临床医师提供有用的信息。假如包括 CEA 在内的一组癌诊断标志均为阳性,则可增加临床医师对诊断的自信,认为该病例患癌的可能性大;反之,一组实验均为阴性结果,则提示结肠癌的可能性较小,可能无需进一步检查。

肿瘤分化程度越低,CEA 阳性率越高,且浓度越高,这种现象在高龄患者尤为明显。此外,患者就诊时 CEA 浓度与癌的预后有相关性,CEA 浓度越高,复发的可能性越大。研究表明,Dukes 分期与血清 CEA 浓度密切相关。因此,对预后的判断有提示作用。

结肠癌术后定期测定 CEA 浓度,对判定癌复发有重要意义。资料显示,结肠癌外科根治后,CEA 浓度常常在术后 1～4 个月内恢复正常,如果持续升高,则提示切除不完全。Arnaud 等分析的 90 例结直肠癌患者中,有 6 例 CEA 水平在外科切除后并不降至 20ng/ml 以下,经随访,均出现癌复发。Szymendera 等将结直肠癌术后复发患者的血清 CEA 的变化分为 3 型,第 1 型为术后 CEA 正常,尔后缓慢升高,多以局部复发为主;第 2 型为术后 CEA 正常后显著上升,多为转移复发;第 3 型为 CEA 持续正常。根据术后 CEA 的上升情况,即使患者无临床症状,也能预测有无复发可能。对结直肠癌患者的随访结果表明,CEA>2.5ng/ml、>5.0ng/ml、>10ng/ml 和>20ng/ml 时,5 年生存率分别为 54%、31%、24% 和 14%,故可以认为 CEA 与预后关系密切。常规测定和动态观察 CEA 含量,是监测结肠癌、直肠癌患者术后肿瘤扩散和复发的最佳方法。术后 2～6 个月 CEA 水平恢复正常,预示肿瘤已绝大部分被切除,而后 2～3 年内应每月测定一次 CEA 含量。若术后 CEA 水平持续

不断升高，或其数值超过正常 5～6 倍或超过基线 35% 者，提示肿瘤局部复发、转移或预后不佳。

自发现 CEA 以后，预防工作者期望通过这种相对特异的抗原检测方法筛查早期结直肠癌，20 世纪 80 年代初进行的大规模普查研究已证实将这种抗原检测用于结直肠癌早期普查，效果并不满意。例如将诊断阈值定为 2.5ng/ml 上限时，其对结直肠癌 Dukes A、B 期的敏感性仅为 36%，特异性为 87%；若提高敏感性而降低诊断阈值，则其特异性太差而不能用于临床评估。对于 Dukes C、D 期的结直肠癌，CEA 检测则较为敏感，例如以 2.5ng/ml 上限为诊断阈值，敏感性达到 74%，特异性达 83%。

随着单克隆抗体测定血清、大便等 CEA 的方法应用于普查以来，大大提高了 CEA 对结直肠癌的特异性。小田桐报道 27 例结肠癌患者，其癌组织内 CEA 浓度为 (406.0±472.0)ng/ml，11 例正常肠组织为 (39.8±25.5)ng/ml，组织内含量与血液中 CEA 浓度无关。由于早期消化道肿瘤组织产生的 CEA 很少进入血液，大部分排泄入肠腔内，故应用特异性的抗 CEA 抗体测定大便中的 CEA，对结直肠癌早期诊断很有价值。岛野高志等的研究表明，结直肠癌的阳性率为 72.7%，良性肿瘤和健康人全部为阴性。

2. 糖类抗原 19-9(carbohydrate antigen 19-9，CA19-9) 1982 年 Magnani 等利用人结肠癌细胞系 SW1116 免疫小鼠制备的 CA19-9 可以识别有高度特异性的唾液神经节苷酶，分子量为 300 万～500 万，正常人血清 CA19-9 含量为 3.9～8.1U/ml，上限值为 37U/ml。

目前公认 CA19-9 为胰腺癌的肿瘤标志物，对结肠癌、胃癌和胆管癌也有意义。结直肠癌病例 CA19-9 的阳性率为 30%～40%，随病变进展阳性率增高。Dukes A 期结直肠癌阳性率为 18.6%，B、C、D 期分别为 25.5%、31.8% 和 40%。由于良性疾患的阳性率较低，且很少超过 100U/ml，因此 CA19-9 超过 100U/ml 即可判断为恶性疾患。相关报道显示，结肠癌无转移者，CA19-9 阳性率为 24%，而有肝转移者 CA19-9 明显升高，阳性率可达 61%。此外，除外肿瘤分期，在多变量分析中术前 CA19-9 值是术后存活率的独立预示值（决定水平为 37U/ml：3 年存活率为 61%～90%）。在肿瘤进展期时，CA19-9 升高是一种重要的判断预后因素，与患者生存期呈负相关。CA19-9 也存在于粪便中，故可通过粪便检测提高结直肠癌的检出率，田冈大树报道检测 CA19-9，结直肠癌的阳性率为 68%，良性疾患仅为 1.3%，随病情进展，其阳性率逐步增高。

3. 糖类抗原 50(carbohydrate antigen 50，CA50) CA50 是 1983 年 Lindholm 等从抗人结、直肠癌 Colo205 细胞株的一系列单克隆抗体中筛选出的一株对结、直肠癌有强烈反应，但不与骨髓瘤细胞及血淋巴细胞反应的单克隆抗体，所能识别的抗原称 CA50。CA50 是一种以唾液酸糖蛋白为主要成分的糖类抗原，多种上皮类恶性肿瘤患者的体液和组织中 CA50 升高，其在胰腺癌、胆管癌、结直肠癌、胃癌和卵巢癌的阳性率较高，并随病期进展而升高。

健康人 CA50 平均值为 (10.6±6.1)U/ml。Habib 报道

Dukes A 期的 CA50 平均值为 21.0U/ml，B 期为 (25.0±2.0)U/ml，C 期为 (54.0±33.0)U/ml，伴肝转移者为 (72.0±43.0)U/ml。结直肠癌患者总的敏感性为 57%，特异性为 100%。Kuusela 认为同时采用 CA50 和 CEA 比单用 CA50 检出效果佳，37% 的原发性结直肠癌阳性，CA50 浓度最高达 16 000U/ml。另外，CA50 和 CA19-9 两者间呈良好的正相关（$r=0.82$）。CA50 和 CEA 之间亦呈正相关（$r=0.51$）。日本学者西田修等进行的研究表明，CA50、CEA 和 CA19-9 联合检测有助于结直肠癌的诊断。据文献报道，CA50 和 CA19-9 有一定的交叉抗原性。某些良性疾病如胰腺炎、肺炎、结肠炎等，也可见一过性增高，随着炎症好转 CA50 水平下降。

4. 糖类抗原 242(carbohydrate antigen 242，CA242) CA242 是一种唾液酸化的鞘糖脂抗原。早期是由 Lindholmt 等从人结肠癌细胞系 Colo205 免疫小鼠所取得的单克隆抗体。同时发现在胰腺边缘顶端的细胞和结肠黏膜上皮的 CA242 有识别 CA50 和 CA19-9 的表位作用。所以，一直以来 CA242 被认为是胰腺和直、结肠的肿瘤标志物。临床上多用于胰腺癌和直肠癌的诊疗分析。

检测血清中 CA242 的固相双抗夹心荧光免疫分析法，灵敏度有明显提高，参考值<20U/L。CA242 对结肠癌的敏感性为 55%，特异性为 90%。在临床应用中，常与其他肿瘤标志物（CEA、CA19-9）联合检测，可提高 25%～40% 检出的敏感性。对结肠癌患者疗效追踪时 CA242 和 CEA 同时采用。血清中 CA242 的测的水平可在临床诊断复发前 10 周或约 1 年提示复发，使临床医师及时处理病情。

5. 其他肿瘤相关标志物 组织多肽抗原（TPA）是由 Bjorklund 在 1957 年从人多种癌组织中提取出。它是由 3 个亚基组成的蛋白质，主要亚基单位 TPAβ1 的分子量为 43kDa，含有 TPA 抗原决定簇，位于细胞内质网和细胞膜上，在正常胎盘、胎儿及各种恶性肿瘤组织中均可测到。结直肠癌的阳性率为 50%～60%，平均值为 (124.9±195.5)U/L。对结直肠癌的诊断值，TPA 与 CEA 呈正相关。但其缺乏器官特异性，不能判断肿瘤部位，可作为监测疗效和判定预后的指标。T 抗原存在于正常组织的糖基中，在成人黏膜处于封闭状态。患结直肠肿瘤时，可被 PHA 识别，单克隆抗体可提高诊断的特异性。

1987 年发现的 MAM6 抗原标记，特异性较强，结肠癌阳性率表达为 99%，在腺瘤病变中该抗原表达随腺瘤的不典型增生程度加重而增强，而正常结肠黏膜表达则为阴性。结直肠癌肿瘤标志物 SC 抗原（SCAg）是一组抗人结直肠癌 Mab 中的 SC3B 和 SC6 所识别的一类肿瘤相关抗原（SCAgs）。两种 Mabs 的 Ig 亚类均为 IgGI，与之相结合的相应抗原均为与 CEA 和 TAG-72 抗原不同的糖蛋白，分子量约 200kDa。应用 SCAg 对各种结肠组织的免疫组化反应特性进行研究，结果显示 91.8% 结直肠癌有与此 Mab 结合的抗原表达，结直肠腺瘤的阳性反应为 35.7%；与成人结肠和胚胎结肠的反应均为阴性。上述提示，与 Mab、SCAg 结合的抗原主要存在于结直肠中。

由于肿瘤标志物对结、直肠癌尚缺乏特异性和敏感性，单用其中任何一种标志物确定有否肿瘤均不理想。众多资料研究显示，采用3～5种标志物联合检测，可提高诊断准确性。应用阳性标志物针对恶性肿瘤进行治疗前、后效果比较、肿瘤有否复发的动态观察，意义极大。故笔者推荐结直肠癌肿瘤标志物诊断应用 CEA、CA19-9、CA50 及 CA242 等联合检测，以提高对结直肠癌的检出率。

（任　丽）

五、结直肠癌的鉴别诊断

肛肠从回盲瓣起至肛门为止，所有部位皆可发生肿瘤。在其发生的肿瘤中，根据组织来源不同，主要分为上皮性、间叶性及神经性三种。此外，根据其性质，又有良性与恶性之分。因此，在肛肠肿瘤治疗之前对其诊断与鉴别诊断十分重要，它关系到治疗的方法手段以及预后的判断。目前随着临床医师对本病认识的提高和经验的积累以及众多的先进检测方法问世，对肛肠肿瘤诊治已达到一个新的水平。

1. 上皮肿瘤和瘤样病变　炎性息肉；多发性息肉（家族性息肉病）；错构瘤（内翻性息肉）；息肉样腺瘤（腺瘤性息肉）；乳头状腺瘤（乳头状息肉）；腺癌（管状腺癌、乳头状腺癌、黏液腺癌）；嗜银细胞癌（类癌）；一穴肛原癌？（鳞癌、基底细胞癌）。

2. 间叶组织肿瘤和瘤样病变　淋巴性息肉（瘤样淋巴组织增生）；淋巴性肉瘤；平滑肌瘤、平滑肌肉瘤；脂肪瘤、脂肪肉瘤；纤维瘤、恶性纤维组织细胞瘤；血管瘤、血管肉瘤；淋巴管瘤；间皮肉瘤；恶性淋巴瘤；间质瘤。

3. 神经组织肿瘤　恶性黑色素瘤；节细胞神经瘤。

肛肠肿瘤在早期阶段常无明显症状，随着病情的进展，病灶不断增大，从而可产生一系列的症状，如便血、大便形状及习惯的改变，腹痛、腹部肿块、肠梗阻、贫血、消瘦等表现。由于肿瘤的性质、部位、病程不同，其临床表现也有差异。因此，对肛肠肿瘤的诊断及鉴别诊断应仔细询问病史，根据临床表现，初步推测出病变的部位。细致的体格检查也十分重要，包括常规的腹部望、触、叩、听四诊。直肠指诊不仅可以确定直肠肠腔内有无肿瘤，而且还能初步判断直肠病变的良、恶性。免疫法 FOBT 的特异性和敏感性较高，可用于大便的检查。血清学的检查上，应用较多的 CEA，对结直肠占位病变的诊断及鉴别诊断有重要作用。X 线钡灌肠造影和纤维结肠镜检查是诊断结直肠癌的重要检查项目，尤其是纤维结肠镜检查，还可以同时进行组织咬检和病理细胞学检查，对其发生的肿瘤良恶性予以鉴别。若为恶性，还可达到进一步分类的目的。此外，B 超、CT、MR、PET-CT 等先进的诊断技术应用到临床以来，根据它们各自的检测特点，对于肛肠肿瘤的诊断及鉴别诊断提供了更大的帮助。

肛肠恶性肿瘤的鉴别诊断主要是为了分类，如原发性结直肠恶性淋巴瘤，病变形态呈多样性，与结直肠癌常不易区别，均应在纤维结肠镜下咬取病变组织，行病理切片

检查方能得出明确诊断。结直肠癌还应与炎性疾病相鉴别，如肠结核、血吸虫病、肉芽肿、阿米巴肉芽肿、溃疡性结肠炎以及息肉病等。阑尾周围脓肿常被误诊为盲肠癌，但本病血常规检查时常伴有白细胞及中性粒细胞数量增加，而无贫血、消瘦和大便习惯改变等症状，用现有检测方法不难鉴别。结肠其他肿瘤如结肠类癌，瘤体较小时常无症状，瘤体长大时可破溃，出现的症状酷似结肠腺癌，用影像学检查难以区别，只有依靠纤维结肠镜咬取活体组织，依靠病理加以鉴别诊断。

结直肠癌的临床症状与病变部位密切相关，直肠癌表现为便血、腹泻、大便形状的改变。左半结肠癌表现为便血、腹胀、腹痛、腹泻，甚至梗阻等症状。右半结肠癌常伴有腹痛、腹部肿块、贫血、消瘦以及大便习惯改变等。因此，对其诊断和鉴别诊断时，详细询问病史和认真的体格检查显得十分重要，然后辅以相关的特殊检查方法方可得到明确诊断（表 5-8）。

表 5-8　结肠癌和结肠炎症性病变的鉴别诊断

项目	炎症	肿瘤
病期	较长，多在1年以上	较短，多在半年以内
年龄	较轻，多在30岁左右	老年多见，常40岁以上
部位	回肠多同时受侵犯	以结肠为主
范围	较长，多在9cm以上	较短，平均6cm
位置	常有缩短、畸形	常有受压、移位
黏膜	紊乱、不整齐	局部明显破坏
肠腔	多为偏心性狭窄	一侧或中心性狭窄
轮廓	不整齐，呈锯齿状	比较光滑
充盈缺损	少见，有小息肉样充盈缺损	多为大块状菜花样充盈缺损
管壁	较软	较硬、僵直
界限	不清、逐渐移行	分界清楚
活动	常有粘连、固定	粘连不明显
肿块	少见	几乎均有
压痛	多见、明显	少见、较轻

（王家仓）

第7节　结直肠癌分期

肿瘤分期是对恶性肿瘤的范围、疾病程度及性质的界定，是临床拟定治疗方案及估计预后的基本依据。结直肠癌的分期是判断预后的最主要指标，其分期主要包括临床分期和病理分期。临床分期一般通过临床检查获得，对正确选择手术方法有指导作用，常用的检查方法有直肠指诊、肠镜、内镜超声、CT 及 MRI。内镜超声及 MRI 对结

直肠癌的术前分期最有意义,可同时确定肿瘤大小、表面特征、浸润深度和淋巴结转移情况,还可活检,能全面、客观地指导医师选择合理的手术方法,特别对中低位直肠癌是否可行保留肛门功能手术更具指导意义。对未经治疗的原发肿瘤切除标本进行大体和镜下病理诊断,可确定病理分期。准确的病理分期被认为是术后正确选择治疗方案、预测手术后生存率和制订随访计划以及开展临床研究的关键依据。自从 1926 年 Lockhart 和 Mummery 认识到结直肠癌病理分期的重要性并首次提出分期系统以来,结直肠癌病理分期系统的临床应用已有近 80 年历史。虽然结直肠癌病理分期系统众多,但主要依据三大要素,即原发灶范围、区域淋巴结和远处脏器转移。虽然纯病理特征有其决定性的临床意义,但许多临床特征对判断预后也极具重要意义,因此当今趋势是强调结合临床的病理分期。

一、结直肠癌的 TNM 分期

1986 年美国癌症联合会(American Joint Committee on Cancer,AJCC)和国际抗癌联盟(International Union Against Cancer,UICC)首次提出结直肠癌 TNM 分期系统,到目前为止已经更新至第 7 版。这个系统一直被美国病理学家学会、英国皇家病理学会、美国国立癌症研究所和美国外科学会癌症委员会所推荐,被各国学者所接受,也被全球各地肿瘤登记机构所采用,是适用于各个学科的结直肠癌分期的全球性语言。该系统有三个特点明显优于其他分期系统:首先,这是一个由专家根据最新的研究数据归纳总结并且在不断更新的分期系统;其次,该分期系统有完备的系统使用说明和规则解释,以保证该分期在全球应用的一致性;最后,该系统是多学科合作的结果,包括各种现代分期评估技术。目前国际上几乎所有的多中心临床试验观察组的划分都采用 AJCC 和 UICC 的 TNM 分期。

我国的外科医师在书写论文特别是结直肠癌方面的论文时,往往愿意引用 Dukes 临床分期。但我们应该注意到,当今国际上论文书写在结直肠癌方面主要采用的是国际统一的 TNM 分期。在科技飞速发展的今天,要准确反映我国外科领域的科研成就,我们必须遵循国际通用的规则。只有这样,我们才能有机会和国际上的同行进行学术交流。TNM 临床分期的最大优点是可以通过对肿瘤组织及其周围淋巴结作出详细分期,并有明确的数量概念。只有共同的标准才是我们参与国际交流的前提。

分期规则:根据 AJCC 结直肠癌 TNM 分期第 7 版,分期由 3 个部分构成,即原发肿瘤(T)、区域淋巴结情况(N)和有无远处转移(M)。具体分期规则见表 5-9。

不同的 T、N、M 组合起来即构成不同的 TNM 分期,可分为从 0 期到Ⅳ期共 5 期,Ⅱ期、Ⅲ期及Ⅳ期又可分为不同的亚组。TNM 分期与 Dukes 分期、MAC 分期的对比见表 5-10。TNM 分期可以分为临床分期和病理分期,分别记为 cTNM 分期和 pTNM 分期,若患者接受过新辅助治疗,则记为 yTNM 分期。

表 5-9　AJCC 结直肠癌 TNM 分期第 7 版

T(原发肿瘤)	
Tx	原发肿瘤无法评价
T_0	无原发肿瘤
Tis	原位癌:上皮内癌或侵犯黏膜固有层
T_1	肿瘤侵犯黏膜下层
T_2	肿瘤侵犯固有肌层
T_3	肿瘤穿透固有肌层抵达浆膜下,或浸润未被腹膜覆盖的结肠周围或直肠周围组织
T_{4a}	肿瘤穿透脏腹膜
T_{4b}	肿瘤直接侵犯或粘连于其他器官或组织结构

N(区域淋巴结)	
Nx	区域淋巴结无法评价
N_0	区域淋巴结无转移
N_{1a}	有 1 枚区域淋巴结转移
N_{1b}	有 2~3 枚区域淋巴结转移
N_{1c}	结肠 / 直肠周围组织内有肿瘤种植(tumor deposit,TD),无区域淋巴结转移
N_{2a}	4~6 枚区域淋巴结转移
N_{2b}	7 枚及更多区域淋巴结转移

M(远处转移)	
Mx	远处转移无法评估
M_0	无远处转移
M_{1a}	远处转移局限于单个器官或部位
M_{1b}	远处转移分布于 1 个以上的器官 / 部位或腹膜转移

表 5-10　TNM 分期及与 Dukes 分期、MAC 分期的对比

期别	T	N	M	Dukes	MAC
0	Tis	N_0	M_0	—	—
Ⅰ	T_1	N_0	M_0	A	A
	T_2	N_0	M_0	A	B_1
ⅡA	T_3	N_0	M_0	B	B_2
ⅡB	T_{4a}	N_0	M_0	B	B_2
ⅡC	T_{4b}	N_0	M_0	B	B_3
ⅢA	$T_{1~2}$	N_1/N_{1c}	M_0	C	C_1
	T_1	N_{2a}	M_0	C	C_1
ⅢB	$T_{3~4a}$	N_1/N_{1c}	M_0	C	C_2
	$T_{2~3}$	N_{2a}	M_0	C	C_1/C_2
	$T_{1~2}$	N_{2b}	M_0	C	C_1

续表

期别	T	N	M	Dukes	MAC
ⅢC	T_{4a}	N_{2a}	M_0	C	C_2
	$T_{3\sim4a}$	N_{2b}	M_0	C	C_2
	T_{4b}	$N_{1\sim2}$	M_0	C	C_3
ⅣA	任何T	任何N	M_{1a}	—	—
ⅣB	任何T	任何N	M_{1b}	—	—

注:①cTNM 是临床分期,pTNM 是病理分期;前缀 y 用于接受新辅助(术前)治疗后的肿瘤分期(如 ypTNM),病理学完全缓解的患者分期为 $ypT_0N_0cM_0$,可能类似于 0 期或Ⅰ期。前缀 r 用于经治疗获得一段无瘤间期后复发的患者(rTNM)。

Dukes B 期包括预后较好($T_3N_0M_0$)和预后较差($T_4N_0M_0$)两类患者,Dukes C 期也同样(任何 TN_1M_0 和任何 TN_2M_0)。MAC 是改良 Astler-Coller 分期。

②Tis 包括肿瘤细胞局限于腺体基底膜(上皮内)或黏膜固有层(黏膜内),未穿过黏膜肌层到达黏膜下层。

③T_4 的直接侵犯包括穿透浆膜侵犯其他肠段,并得到镜下诊断的证实(如盲肠癌侵犯乙状结肠),或者位于腹膜后或腹膜下肠管的肿瘤,穿破肠壁固有肌层后直接侵犯其他脏器或结构,例如降结肠后壁的肿瘤侵犯左肾或侧腹壁,或者中下段直肠癌侵犯前列腺、精囊、宫颈或阴道。

④肿瘤肉眼上与其他器官或结构粘连,则分期为 cT_{4b}。但若显微镜下该粘连处未见肿瘤存在,则分期为 pT_3。V 和 L 亚分期用于表明是否存在血管和淋巴管浸润,而 PN 则用以表示神经浸润(可以是部位特异性的)。

(一)原发肿瘤(T)

pTis 代表原位癌,包括局限于上皮基底膜内或侵入黏膜固有层甚至黏膜肌层但尚未穿破黏膜肌层的肿瘤。重度不典型增生有时与上皮内癌同义,尤其对于炎症性肠病的患者。pT_1 表示肿瘤已侵入黏膜下层。这里有很重要的一点需要说明,通常所说的原位癌(carcinoma in situ)一般是指尚未穿透基底膜的恶性上皮性肿瘤,而浸润癌是指已经穿透基底膜的恶性上皮性肿瘤。但在结直肠癌,原位癌和浸润癌的概念与其他上皮性肿瘤有着明显差别。这主要因为结直肠有着特殊的解剖结构,具有黏膜肌层。在其他上皮性肿瘤,黏膜固有层内存在大量淋巴管和血管,如果癌细胞已穿透基底膜进入基质,则意味着癌细胞可能已通过基质内的血管和淋巴管扩散转移。而在结直肠,定义原位癌的界限在黏膜肌层而不是上皮基底膜,因为只要结直肠癌仅浸润黏膜层而不进入黏膜下层,即使肿瘤侵犯黏膜固有层,也不会增加局部淋巴结转移的风险,所以将上皮内癌和侵犯黏膜固有层的肿瘤都划为 Tis。

pT_3 表示肿瘤已穿透肠壁到达肠壁外软组织,但尚未穿透浆膜表面或侵犯邻近组织结构。可扩展分期:pT_{3a}(最小浸润)为超出肠壁肌层<1mm;pT_{3b}(轻度浸润)超出肠壁肌层 $1\sim5$mm;pT_{3c}(中度浸润)超出肠壁肌层 $5\sim15$mm;pT_{3d}(扩散浸润)超出肠壁肌层>15mm;研究表明,如果超出肌层>5mm,是明显增加局部淋巴结转移风险的分界线。

如肿瘤尚未侵入肠壁外软组织,仅在肠壁外软组织的血管或淋巴管中发现癌细胞浸润,并不能归入 pT_3。

在 T_4 肿瘤中,浆膜层浸润是一个独立的不良预后因素。在一些大宗的临床研究中发现,pT_4 期穿透脏腹膜者相比于未穿透者,无论未穿透者是否有远处转移,前者中期生存时间明显短于后者(表 5-11)。Shepherd 等的一项研究甚至提示,是否穿透浆膜层在预后估计上可能比区域淋巴结转移更重要。国内郑树等报道,侵至浆膜外的结直肠癌患者 5 年、10 年生存率具有明显差异($P<0.001$)。尽管浆膜浸润对于预后评估十分重要,由于腹膜侵犯的评估需要细致的检查取材,故常规病理检查通常不进行分析。事实上,浆膜刮落细胞检查显示,多至 26% 的常规病理检查定为 pT_3 的肿瘤浆膜刮落细胞阳性。结直肠癌还可能通过浆膜或结肠系膜(如盲肠侵及乙状结肠)侵及邻近组织器官或其他肠段,所有上述情况均归为 pT_4。但是,沿肠纵轴侵入邻近肠管(如盲肠癌侵入小肠,直肠癌侵入肛管),均不影响 pT 分期。

然而,在有浆膜覆盖的肠段,T_3 与 T_{4a} 有时很难区别。Shepherd 等提出以下有利于确定为 T_{4a} 的病理学指标:①紧贴肿瘤组织的浆膜间皮层有炎症反应,伴 / 或有间皮细胞增生,但浆膜面没有肿瘤细胞。②浆膜面可见癌细胞伴有炎症反应,间皮细胞增生;伴有浆膜面溃疡 / 腹水。③腹腔浆膜面有游离的瘤细胞,伴有脏腹膜溃疡。

表 5-11　结直肠癌浆膜层浸润的预后意义

	5 年生存率	中位生存时间 / 月
pT_{4a}, M_0	49%	58.2
pT_{4b}, M_0	43%	46.2
pT_{4a}, M_1	12%	22.7
pT_{4b}, M_1	0	15.5

(二)区域淋巴结(N)

区域淋巴结是指原发病灶引流的各组淋巴结(见表 5-10),除此以外的淋巴结阳性则为远处转移(M_1)。区域淋巴结分为三组:①肠旁淋巴结组,即位于肠壁及靠近肠壁侧 1cm 以内的肠系膜中的淋巴结。具体包括有回盲部前后淋巴结,沿升、降结肠内侧缘以及横结肠、乙状结肠系膜分布的结肠旁淋巴结,直肠旁淋巴结与结肠上淋巴结。以肿瘤上、下缘为界,将所属的淋巴结分为上、中、下三组。②系膜淋巴结组(又称中间组)包括沿结肠动脉分布的中间淋巴结,沿回结肠动脉分布的回结肠淋巴结与直肠上动脉旁淋巴结。③系膜根部淋巴结组(又称中央组)指手术切除标本中系膜动静脉旁的淋巴结(表 5-12)。

从以往经验看,结直肠癌淋巴结转移可出现在较小(直径≤5mm)的淋巴结上,因此,仔细检查手术切除标本十分必要。镜下检查肠壁外脂肪组织时有时可发现与原发肿瘤不相连的光滑小结节,AJCC 和 UICC 认为,任何直径的肠壁外光滑肿瘤结节均可看作为被癌细胞替代的淋巴结。在 pN 分期时,每个结节均可视为阳性淋巴结。但如发现肠壁外不规则的与原发灶不相连的肿瘤结节,则应归为 pT_3。

AJCC 和美国病理医师学会建议,至少需检出 12 枚淋巴结,才能准确判断Ⅱ期结直肠癌。但文献报道的对于准确判断Ⅱ期结直肠癌的最低淋巴结数目要求常不统一,分别从 12 枚到 18 枚不等。Goldstein 等的一项研究表明,T_3 结直肠癌如术中提供 15 枚以下淋巴结,病理检查淋巴结阳性率为 22%,如提供淋巴结≥15 枚,淋巴结阳性率则可达 85%。Scott 等经过对 50 例 Dukes C 期结直肠癌标本观察发现,如检测 13 个淋巴结,94% 以上伴淋巴结转移的病例可以被确定。Haemanek 等根据分组研究后也认为,至少应检出 12 枚淋巴结。此后以上述研究为基础,1990 年世界胃肠大会及世界抗癌联盟均采用并强调至少检查 12 个淋巴结,因此 AJCC 将最低数目定为 12 枚。国内陈远光等通过对 1 076 例结直肠癌切除标本的研究,提出结直肠癌淋巴结检查数目至少应为 16 枚。术后标本获检的淋巴结数目可因患者年龄、性别、肿瘤分级和肿瘤部位的不同而有差异,一般是右半结肠多于左半结肠和直肠,可能和系膜切除较多有关。对Ⅱ期结直肠癌(pN_0),如果初始检查不能找到 12 枚淋巴结,推荐病理医师重新解剖标本,必要时使用脂肪清除技术以送检更多的疑似淋巴结的组织。如果最终还是找不够 12 枚淋巴结,应在报告上注明,表明已经尽力解剖淋巴结。已有证据表明,转移阴性的淋巴结数目是ⅢB 期和ⅢC 期结直肠癌的独立预后因素。

表 5-12　各解剖部位的区域淋巴结的定义

解剖部位	区域淋巴结
阑尾	回结肠淋巴结
盲肠	回结肠淋巴结、右结肠淋巴结
升结肠	回结肠淋巴结、右结肠淋巴结、中结肠淋巴结
结肠肝曲	右结肠淋巴结、中结肠淋巴结
横结肠	右结肠淋巴结、中结肠淋巴结、左结肠淋巴结、肠系膜下血管淋巴结
结肠脾曲	中结肠淋巴结、左结肠淋巴结、肠系膜下血管淋巴结
降结肠	左结肠淋巴结、肠系膜下血管淋巴结
乙状结肠	乙状结肠淋巴结、左结肠淋巴结、直肠(痔)上淋巴结、直肠下淋巴结、肠系膜下血管淋巴结、直肠乙状结肠淋巴结
直肠	直肠(痔)上、中、下淋巴结,肠系膜下淋巴结,髂内淋巴结,直肠系膜(直肠旁)淋巴结,骶外侧淋巴结,骶前淋巴结,骶骨胛(Grota)淋巴结

注:凡有此区域淋巴结以外的淋巴结转移,定义为远处转移。

(三) 前哨淋巴结和由免疫组化(IHC)检出的微转移

前哨淋巴结检出后,可以进行更详细的组织学和 IHC 检查,以期发现癌转移。有文献报道对其进行连续切片 HE 染色和 IHC 染色检测 CK 阳性的细胞。尽管目前的研究结果令人鼓舞,但"多大的细胞负荷才构成临床上真正的转移",目前仍无统一结论。NCCN 专家组将淋巴结转移癌分

为微转移(肿瘤细胞团为 0.2~2mm)或肉眼转移(肿瘤细胞团>2mm)。仅用 IHC 检出单个肿瘤细胞的临床意义还是有争议的。有些研究认为这就是微转移,而指南的共识建议把这些归为孤立的肿瘤细胞(isolated tumor cell, ITC)而不是微转移。尽管第 7 版 AJCC 分期手册将小于 0.2mm 的肿瘤细胞簇视为孤立的肿瘤细胞(ITC),为 pN_0 而非转移性癌,但有学者对此提出挑战。一些学者认为大小不该影响转移性癌的诊断,他们认为那些具有生长证据(例如腺体样分化、淋巴窦肿胀或者间质反应)的肿瘤灶,无论大小如何,皆应诊断为淋巴结转移。Hermanek 等建议,将 ITC 定义为不具备淋巴窦外间质增殖或反应,不接触或浸润淋巴管壁的孤立的肿瘤细胞或小细胞簇(丛生的细胞不超过几个)。

结直肠癌病理分期时,有学者通过前哨淋巴结或者常规清扫淋巴结的免疫组化来检测淋巴结的微小转移,使部分Ⅰ期或Ⅱ期结直肠癌患者肿瘤分期升高。这些研究指出,HE 染色确诊的Ⅱ期(N_0)结直肠癌中,若 IHC 发现淋巴结中有 CK 阳性的细胞,则预后较差,但也有其他研究未观察到此差异。在这些研究中,ITC 被归入微转移范畴。但迄今尚无明确的证据证明结直肠癌治疗策略的选择可以根据淋巴结微转移来确定。因此,AJCC 和 UICC 继续推荐阳性淋巴结的评估应通过传统的 HE 染色方法来确定。

(四) 第 5 版(1997)与第 7 版(2002)TNM 分期的比较

1997 年第 5 版 TNM 分期认为,作为预后指标,淋巴结转移远比肿瘤局部浸润深度重要,因此结直肠癌Ⅱ期和Ⅲ期为单一的分期;2002 年第 6 版认为,作为预后指标,肿瘤局部浸润深度与淋巴结转移同等重要,因此把原来的Ⅱ期分为ⅡA 和ⅡB,Ⅲ期分为ⅢA、ⅢB 和ⅢC。2009 年第 7 版分期沿用了该结果。NCDB(national cancer data base)分析了 1987—1993 年 50 042 例Ⅲ期结直肠癌患者的生存情况,结果发现,当把Ⅲ期结直肠癌分为ⅢA(T_1 或 T_2,N_1)、ⅢB(T_3 或 T_4,N_1)和ⅢC(任何 T,N_2)时,ⅢA、ⅢB 和ⅢC 期的 5 年生存率分别为 59.8%、42% 和 27.3%($P<0.000\ 1$),有明显统计学差异。国内韩洪秋等分析研究了 1980—2003 年 5 481 例结直肠癌患者的生存情况,结果显示,ⅡA 期和ⅡB 期的 5 年生存率分别为 71.56% 和 66.4%($P=0.048\ 4$);ⅢA 期、ⅢB 期和ⅢC 期的 5 年生存率分别为 46.2%、40.1% 和 28.3%($P=0.028\ 8$),有统计学差异,与 NCBD 结果一致。对肿瘤监测、流行病学和最终结果(SEER)资料中 1991—2000 年的 119 363 例结肠癌患者的一项分析显示,各分期的 5 年生存率分别为:Ⅰ期为 93.2%,ⅡA 期为 84.7%,ⅡB 期为 72.2%,ⅢA 期为 83.4%,ⅢB 期为 64.1%,ⅢC 期为 44.3%,Ⅳ期为 8.1%。但本研究中有分期与预后之间缺乏相关性之处(例如ⅢA 期患者的生存率高于ⅡB 期患者),这可能与ⅡB 期患者更多地接受辅助治疗等多项因素有关。第 7 版 TNM 分期更注重肿瘤局部浸润深度和淋巴结转移数目对结直肠癌预后的影响,所以分期更精细,分析预后更精确,可指导不同亚期的患者进行个体化综合治疗,具有较高的临床实用价值。因为 TNM 分期中Ⅲ期必须通过

淋巴结转移数目来确定,所以手术清扫所提供的淋巴结数目将影响分期的结果。美国癌症联合会和美国病理学家学院建议,在术中至少提供 12 枚淋巴结,才可进行准确的Ⅲ期划分。

二、Dukes 分期

1932 年英国圣马克医院的 Cuthbert E. Dukes 便认识到肿瘤的局部浸润和淋巴结转移在结直肠癌发生、发展中的重要作用,他根据 2 000 例结直肠癌手术切除标本的肠壁浸润深度和淋巴结转移情况,将结直肠癌分为以下各期:A期,肿瘤浸润局限在肠壁内,无淋巴结转移;B 期,肿瘤浸润肠壁外组织,无淋巴结转移;C 期,无论肿瘤浸润肠壁深度,只要有淋巴结转移。1936 年,Dukes 又根据有无肠系膜根部淋巴结转移,将 C 期分为 C1 期和 C2 期。虽然改良的 Dukes 分期在临床未得到广泛应用,但该分期已初步显示出淋巴结扩散不同水平可能与预后有直接关系。该分期与结直肠癌患者的 5 年生存率有明显相关性,A~C 期的 5 年生存率分别为 80%、65% 与 10%,因而广为临床接受。

Dukes 分期是结直肠癌现代病理学基础,在此基础上相继出现了 Astler-Coller 和 Australian 等分期系统。Astler-Coller 分期在 Dukes 分期基础上,根据肿瘤浸润肠壁肌层和浆膜层情况把 C 期又分为两亚期,其 5 年生存率完全不同,A 为 95%,B 期 75%,C1 期仅为 42.8%,C2 则低至 22.4%。Australian 分期特点是把临床检查、手术所见和切除标本结合研究,分出 9 个亚期,虽然较复杂,但判断预后较 Dukes 和 Astler-Coller 分期更准确,比 pTNM 更简便。

它把手术时不能根治性切除确定为 D 期,明确了肿瘤扩散的解剖范围。

三、中 国 分 期

1978 年全国结直肠癌科研协作组杭州会议综合以上分期的优缺点,提出中国分期的试行方案:A0 期,肿瘤浸润局限于黏膜层或原位癌;A1 期,肿瘤浸润黏膜下层;A2 期,肿瘤浸润肌层;B 期,肿瘤穿透肠壁,侵及肠周组织或邻近器官,尚可整块切除,无淋巴结转移;C1 期,肿瘤附近淋巴结转移;C2 期,肠系膜血管根部淋巴结转移;D 期,远处脏器转移如肝、肺、骨骼和脑等,或腹膜腔广泛转移、冷冻盆腔,或远处淋巴结转移如锁骨上淋巴结、肠系膜血管根部淋巴结和主动脉旁淋巴结。1982 年苏州会议对 3 122 例有完整病理和随访资料的病例进行分析比较,认为 A0 期和 A1 期 5 年生存率无差别,没必要分开而合并为 A1 期;肿瘤浸润浅肌层和深肌层 5 年生存率有显著差别,分别定为 A2 期和 A3 期;虽然肿瘤未穿过和已穿过浆膜层 5 年生存率有差别,但考虑到直肠腹膜反折以下,升结肠和降结肠腹膜外部分无浆膜,难以区分浆膜内、外,所以不把 Dukes B 期再分两亚期;C1 和 C2 两亚期区分也无实际临床意义。因此,苏州会议提出我国结直肠癌新的分期:A1期,肿瘤局限在黏膜内或黏膜下层;A2 期,肿瘤浸润肠壁肌层;A3 期,肿瘤穿过肠壁肌层,浸润浆膜层;B 期,肿瘤穿过浆膜层,侵犯邻近脏器和组织;C 期,无论肿瘤浸润肠壁何层,只要有淋巴结转移;D 期,局部广泛浸润,不能整块切除或远处脏器转移(表 5-13)。

表 5-13   不同年代国内外结直肠癌临床病理分期对照表

Dukes(1932)	Astler-Coller (1954)	中国杭州 (1978)	澳大利亚 (1981)	中国苏州 (1984)	病变范围特征
A[a]	A	A0	A1	A1	肿瘤局限在黏膜内
		A1	A2		肿瘤局限在黏膜下
	B1	A2	A3	A2	肿瘤浸润肠壁肌层
	B2		B1	A3	肿瘤穿过肠壁肌层
			B2		肿瘤侵犯肠壁浆膜层
B		B		B	肿瘤穿透浆膜或邻近脏器受侵犯
C[b]		C1	C1	C[b]	局部淋巴结转移
		C2	C2		血管根部淋巴结转移
	C1				肿瘤未穿透浆膜,淋巴结转移
	C2				肿瘤穿透浆膜,淋巴结转移
		D[c]	D1	D[c]	局部广泛转移,不能整块切除
			D2		远处转移

注:[a] 肿瘤局限在肠壁内;[b] 包括局部和区域淋巴结转移;[c] 包括不能整块切除和远处转移。

(唐　亮)

第8节　结直肠癌治疗

一、外科治疗

(一) 手术适应证与禁忌证

手术适应证应包括全身及局部状况。除患有严重心、肺、肝、肾功能障碍，或肿瘤已属晚期，合并远处转移、大量腹水、极度恶病质者外，均为手术适应证。严重贫血者可于术前适当矫正。肿瘤合并穿孔患者，常伴发热，应及时手术干预，不要因发热拖延手术时间。笔者曾遇一例60岁男性升结肠癌患者，已出现不全梗阻症状，伴发重度肺功能不全。术前3次肺功能检查均提示重度通气功能障碍（正常值的30%~40%）。肺内科会诊意见为不宜手术。后在家属的强烈要求下，经与麻醉科会诊，制订了比较周密的围手术期监护方案，使手术得以顺利实施，术后恢复良好。因此，手术适应证应该灵活掌握，作到个体化。

局部状况是指肿瘤的局部浸润、转移情况。结肠癌多为局限病变，据估计有6%~12%的病变于手术中出现邻近器官侵犯。为达到治愈目的，必要时需整块切除受累器官的一部分或全部。值得庆幸的是，很多情况下这种粘连属炎症性质而非肿瘤侵犯的结果。但是当升结肠或肝曲肿瘤侵犯十二指肠，回盲部、乙状结肠肿瘤侵犯膀胱基底部时，应该充分估价诸如 Whipple 手术等扩大切除的危险性和效益比。作者曾经治疗失败的一例扩大切除病例：68岁男性胃窦癌患者，术前有较严重的贫血（肿瘤出血），经纠正后手术。术中探查发现肿瘤侵犯胰头，余腹腔未发现转移迹象。行胃癌根治术 D2+Whipple 术。术中顺利，失血约600ml。术后过程顺利。手术后第5周患者死于应激性溃疡。事后分析认为，患者年龄偏高、体质较弱，对上述手术的承受力差。

决定手术后，首先应该考虑腹腔手术入路。切口选择的原则是能够最大限度地满足术野的暴露。欧美外科医师习惯于横切口。例如对于横结肠病变，脐上横切口可以很好地满足术野暴露的需要。一旦解剖肝和／或脾曲时遇到困难，能向左右方向延长。对于左侧结肠病变，可以采取脐下横切口，即使进行低位前切除术，也能获得满意的术野。国内医师多习惯于正中或经腹直肌切口。急诊手术一般采取正中切口。

癌症手术提倡的一般原则是完整切除包括淋巴引流区域在内的原发病灶。近50%的病例手术时已发生局部淋巴结转移。结肠淋巴系统与血管伴行，可以划分为边缘淋巴结、中间淋巴结及主淋巴结，即所谓第1、2、3站淋巴结。结肠癌淋巴结分组，0~5cm 为 N1，5~10cm 为 N2，结肠各血管根部周围淋巴结为 N3。中间淋巴结包括5组淋巴结，即回结肠淋巴结、右结肠淋巴结、中结肠淋巴结、左结肠淋巴结和乙状结肠淋巴结。根据淋巴结清扫范围达1、2、3站，分别称为 D1、D2、D3。另一种简便的分类方法是根据切除主干血管的支数分为沿一支主干血管（区域或区段切除术）、2支主干血管（根治切除术）、3支主干血管（扩大

切除术）。上述3种情况大致对应于 D1、D2、D3 术。国内大宗资料显示，无淋巴结转移的5年生存率为84.35%，而有淋巴结转移者的5年生存率仅为48.27%。天津医科大学肿瘤医院952例直肠癌和723例结肠癌病例分析显示，直肠癌病例中无淋巴结转移者5年生存率为83.07%，N1 和 N2 阳性者仅为39.65%和13.44%；结肠癌病例中无淋巴结转移者5年生存率为87.46%，N1 和 N2 阳性者仅为37.94%和15.12%。但是淋巴结清扫的最佳范围尚存争议。最新文献表明，广泛的根治性切除并未获得人们期望的延长生存期或降低局部复发率的结果。即便如此，根据循证医学的原则，在未获得确切的大宗随机化临床试验结果前，仍要采取符合肿瘤手术一般原则的根治性手术。

1. 不接触技术（no-touch technique）　肿瘤细胞脱落后可以种植于腹腔脏器的粗糙面，自原发瘤脱落的癌细胞，其寿命平均为20分钟。为了最大限度地消除或降低癌细胞的扩散，建议于手术中采取预防措施。术中严格执行无瘤技术，操作轻柔。因为不恰当的触摸挤压会促进癌细胞进入血液，增加播散的机会。Turnbull 等推广了早期结扎的不接触技术，即对原发病灶进行任何操作前就结扎肿瘤区域血管，然后游离结肠，以防止处理瘤体时致肿瘤细胞经静脉途径转移。回结肠及右结肠动脉应在其肠系膜上动脉起始处结扎；结肠中动脉应在胰腺下缘结扎；左结肠动脉应在肠系膜下动脉的起始处结扎；乙状结肠动脉应在肠系膜下动脉／左结肠动脉起始处结扎。应用上述技术后，据称能对 Dukes C 期肿瘤患者提高生存率。虽然该技术未被作为标准治疗而被广泛采用，但是仍不失为值得推荐的重要措施之一。为了尽量避免癌细胞自原发灶脱落种植，Cole 等最早建议结扎原发病变的远端和近端肠管。对于浆膜受累者，陈峻青等采取肿瘤浆膜面涂抹覆盖医用 TH 胶，以防止癌细胞自浆膜面脱落。覆盖伤口边缘，以防止癌细胞在伤口的种植。

2. 其他防止脱落癌细胞种植转移的措施　为了尽量降低恶性肿瘤细胞向病变远端种植的危险，可以应用细胞毒性药物如氯化汞，或蒸馏水灌洗远端肠管。也可以采用稀释的甲醛溶液肠腔内灌洗，据称能使局部复发率由14.3%降至2.6%。近年来国内亦有学者采取术中结直肠癌肠腔内化疗，同样可以杀灭肠腔内脱落的癌细胞，预防肝转移。具体实施方法是开腹探查完肿瘤以外的腹腔脏器后，将预计切除的肠管肿瘤上下方用纱布带结扎。于肿瘤所在肠腔内注入 5-FU 1 000mg。

3. 探查　结肠癌诊断明确，无远处转移，患者一般情况可耐受手术，无明确手术禁忌证，均应该采取剖腹探查术。在决定术式前，术者必须了解肿瘤的部位、大小、数目（同时性多原发癌）、侵犯程度、区域淋巴结转移情况、腹腔其他脏器转移情况。探查要遵循无瘤术操作原则，由远而近，以免造成医源性播散。首先探查肝、胆、脾、胰及十二指肠，其中以探查肝脏为重点。检查肝脏时，先查膈面后查脏面，文献报道结直肠癌肝转移时有一定规律性，左半结肠癌和直肠癌易发生肝左叶转移；相反，右半结肠癌易发生肝右叶转移。因此，在探查时要有所侧重。如果有条

件，应该常规进行术中肝脏超声检查，以发现微小的转移病灶（图 5-20）。随后检查盆腔诸脏器，包括盆底腹膜、膀胱、子宫及直肠。女性患者要特别注意探查卵巢，以除外 Krukenberg 瘤。对绝经期后患者，如有必要，可以考虑预防性卵巢切除。之后应该仔细探查病变以外肠管，以期发现同时性多发性结直肠癌。接下来探查腹主动脉旁淋巴结和小肠及结肠系膜淋巴结。根据术前、术中探查资料，制订个体化手术方案。

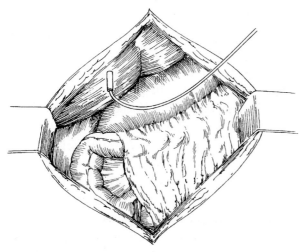

图 5-20　利用指状探头手术中对肝脏进行超声检查，以期发现微小病灶

陈峻青等主张在开始手术操作前清楚地显露手术野，具体做法是将游离的小肠自回肠末端至十二指肠悬韧带逐段装入一个塑料制的无菌袋中，于袋内倒入 100～200ml 温盐水。将袋口收紧，外面覆以无菌棉垫保温，并置于结肠病变的对侧切口外缘。该措施据称既能充分暴露手术野，为广泛清扫淋巴结创造条件，又能使小肠免受手术操作过程中机械性刺激，对预防术后肠粘连有重要意义。

4. TME 术式成为标准　近 5 年来直肠癌 NCCN 指南始终推荐经腹会阴联合切除或低位前切除手术应该遵循 TME 的原则，从而降低环周切缘阳性率。关于肿瘤远端切除范围（包括直肠系膜和肠管），2005 年 NCCN 指南推荐手术范围应至肿瘤下缘 4～5cm，以达到充分切除直肠系膜。2006 年指南增补了对于距离肛缘不足 5cm 的低位直肠癌，切除肿瘤远端肠管 1～2cm 是可以接受的，但需术中冰冻病理检查证实切缘阴性。关于淋巴结清扫的范围，指南推荐尽可能切除或活检清扫范围以外的临床可疑转移淋巴结，若无临床可疑转移淋巴结，不建议扩大淋巴结清扫范围。

5. 局部切除　适用于局限于黏膜层（m）或黏膜下层（sm）的早期浅表型结肠癌和良性病变。结直肠黏膜内无淋巴管，因此 m 癌几乎不发生淋巴结转移。但是 sm 癌的淋巴结转移率可高达 10%。所以，除 m 癌以外，局部切除仅适于息肉或腺瘤切除术。

经肛门切除标准：①占据直肠周径小于 30%；②肿瘤直径 <2.5cm；③切缘阴性（距离肿瘤大于 3mm）；④活动，不固定；⑤距肛缘 8cm 以内；⑥仅适用于 T₁ 肿瘤；⑦内镜下切除的息肉，伴癌浸润，或病理学不确定；⑧无血管淋巴管浸润（LVI）或周围神经浸润；⑨高中分化；⑩治疗前无淋巴结肿大的影像学证据。

如能在直肠内充分显露肿瘤，可考虑经肛内镜显微手术（TEM）；对于距肛门近端部位的病变，仅从技术层面考虑，显微手术也可考虑使用。

6. 肠管区段或区域切除术　结肠区段切除术适用于限于黏膜下层、浅肌层且无淋巴结转移的癌瘤，或患者因高龄或其他限制性手术适应证需要迅速结束手术的情况。笔者曾遇一例 78 岁高龄乙状结肠癌患者，同时伴随有肺气肿、高血压、冠心病及糖尿病，手术仅用时 60 分钟。患者现已无瘤生存 3 年。该术式的具体切除范围应包括肿瘤上、下缘至少 5cm 肠管及其相应系膜。该术式能达到 D1 的要求。

7. 根治术　对位于盲肠和升结肠的病变，建议采取包括回结肠血管、结肠右血管和结肠中血管右侧支支配的肠管在内的切除术。同时清扫回结肠动脉根部及右结肠动脉根部淋巴结。距盲肠 10cm 以上切断回肠，切除回肠末端、盲肠、升结肠、横结肠右 1/3 以及所附着的大网膜。涉及肝曲的病变，应该采取包括上述范围在内的更广泛的横结肠切除术。同时注意清扫结肠中动脉根部淋巴结。横结肠癌要将结肠中血管自起始部结扎、切断，重点清扫结肠中动脉根部淋巴结。距病灶左右 10cm 以上切断横结肠以及所属的大网膜。位于脾曲的病变应该采取包括降结肠、横结肠左 1/3 以及相应的血管、淋巴结在内的根治术。脾曲结肠癌同样需要清扫结肠中动脉根部淋巴结。降结肠癌应该行降结肠、横结肠左 1/3、乙状结肠上 1/2 切除，同时清扫肠系膜下动脉根部淋巴结。如果进行扩大根治术，则该血管自根部结扎、切断。乙状结肠癌行乙状结肠切除术，同时切除降结肠下 1/2、直肠上 1/3，清扫肠系膜根部淋巴结。乙状结肠上段癌需要于根部结扎、切断肠系膜下动脉。上述术式可以达到 D2 的要求。

8. 联合脏器切除术　结肠肿瘤与周围组织结构粘连紧密固定者，并非一定为癌性浸润所致，术中主观判断为癌性浸润而冰冻或术后组织学诊断为炎性粘连所致者不在少数。Gordon 等总结了 8 组共 440 例结肠癌与邻近器官粘连的病例，其中的 42.5% 属炎性粘连。这组患者的手术后 5 年生存率为 55%。因此，作为术者，不应该草率放弃本能够通过联合脏器切除而完成肿瘤根治性或姑息性切除的机会。文献报道，Dukes B3 联合脏器根治切除者 5 年生存率高达 90%，相对姑息切除者也在 50% 左右，Dukes C3 完全切除者 5 年生存率达 25%，但是姑息切除者无长期生存者。联合切除的脏器或组织包括腹壁、腰大肌、肾脏及输尿管、部分肝脏、脾脏、胰体尾部、十二指肠、小肠、胃、胆囊、子宫及附件、膀胱。若需同时行胰十二指肠切除术，由于创伤大、并发症多，未见得能提高生存率，应该审慎行事，避免犯作者上述类似的错误。此外，如果肿瘤已累加腔静脉和 / 或主动脉，应视为联合脏器切除的禁忌证。

9. 肿瘤姑息切除术　虽无法完整切除肿瘤，但是通过手术可以避免或减少肿瘤梗阻、穿孔、出血等并发症的危险，缓解症状，提高患者的生活质量。原发灶完整切除，但是转移灶无法完整切除；术中主观判断肿瘤已完整切除，但术后组织学证实切端阳性或清除的最高级淋巴结已发生转移，上述两种情况均视为相对姑息（根治）性肿瘤切除术。相对姑息肿瘤切除术，患者的 3 年生存率仍能达到 30%～50%。

10. 全结肠、次全结肠和全结直肠切除术 适用于结直肠良性病变、多发性良性肿瘤如家族性腺瘤性息肉病（familial adenomatous polyposis, FAP）等、结直肠多原发癌、结肠息肉病恶变以及家族性非息肉病性结肠癌（hereditary nonpolyposis colon cancer, HNPCC）。该术式使结肠吸收水分的功能完全或绝大部分丧失，术后极易发生大便次数激增或腹泻，青壮年患者经过一段时间的康复锻炼，小肠黏膜可以增加水分的吸收，大便次数可以恢复至 1～3 次 /d。老年人适应能力差，术后容易出现严重慢性腹泻，因此高龄应视为该术式的相对禁忌证。20 世纪 70 年代后，Lazorthes 等首先于直肠癌低位前切除术后采用 J 形贮袋（J pouch）来改善低位吻合的功能不足。其原理是重建类似直肠壶腹结构，对粪便起到储存、阻挡的作用，临床应用取得了良好效果。上述研究小组的最新前瞻性随机对照研究显示，6cm 贮袋近期及远期疗效俱佳，故贮袋长度以 6cm 为宜。全结直肠切除术后可以用回肠贮袋（图 5-21），同样可以取得比较满意的疗效。

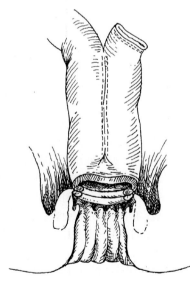

图 5-21 利用直线切开吻合器形成的回肠 J 形贮袋

11. 急诊结肠手术 由于细菌含量较低，主要为液性肠液，梗阻性右半结肠和横结肠癌未予肠道准备行右半结肠和横结肠一期切除回结肠吻合术的安全性较好。对梗阻性左半结肠癌，可以有多种选择。传统方法是采取Ⅲ期手术，即第Ⅰ期（急诊）仅行横结肠或回肠造瘘，Ⅱ期切除、吻合，第Ⅲ期关闭结肠造瘘。近年来许多医师建议采用Ⅰ期结肠次全切除、回肠 - 乙状结肠甚至回肠直肠Ⅰ期吻合。该术式的优点是没有造瘘问题，一次完成手术，住院时间大

缩短，节约费用，但是手术创伤较大，术后易发生腹泻，不适于老年患者。另有作者建议原发灶切除、术中灌洗、Ⅰ期吻合。但是，Ⅰ期切除往往以死亡率增高 2～4 倍为代价。总之，术式选择应该个体化，只要患者一般情况好，应争取首次手术既能解除梗阻又能达到根治肿瘤的目的。但是，如果存在显著的Ⅰ期肠吻合不利因素，如：①患者一般情况很差或伴发中毒性休克；②肠腔内存有大量粪便；③严重的低蛋白血症；④梗阻时间长，预计吻合口处水肿、炎症、缺血等。上述情况下应该采取Ⅱ期或Ⅲ期手术，以确保安全。

对肿瘤穿孔的病例，治疗目的应是切除病变肠管。在已发生弥漫性腹膜炎的情况下，不宜行Ⅰ期吻合，应该将近端肠管造瘘，远端关闭成 Hartmann 袋。另一种选择是切除穿孔病变肠管，Ⅰ期吻合的同时近端造瘘。

出血是结肠癌少见的并发症，如果因大量出血需要急诊手术时，因出血本身有导泻作用，机械性肠道准备已自行进行，所以可以Ⅰ期切除病变肠管、Ⅰ期吻合。

12. 腹腔镜手术 腹腔镜结肠切除术（laparoscopic colon resection, LCR）自 20 世纪 90 年代初以来得到了广泛的开展和应用。腹腔镜下结直肠癌切除术主要适用于尚局限于肠壁，无周围组织、脏器侵犯的右半结肠癌、乙状结肠癌和直肠上段癌。与传统开腹手术相比较，这种手术的优点显而易见，损伤少、生理骚扰少、减少并发症、缩短卧床时间、缩短住院时间、缩短康复时间等。但亦有学者指出，该技术所需手术时间长、花费大，是否能够真正缩短住院时间仍是疑问。腹腔镜手术发生的重要医源性损伤多于开腹手术，容易发生错误肠段的切除。将肿瘤切碎后由很小的切口中取出，也不符合不接触原则。另外，外科医师必须参加 25～60 例腹腔镜手术训练后方能独立操作。英国腹腔镜结直肠癌切除先驱 Monson 在实施了 200 例以上腹腔镜结直肠癌切除术后也认为，该技术的优点仍不能肯定。但是，腹腔镜在结直肠良性肿瘤和晚期结直肠癌的姑息治疗中能够发挥更重要作用。

对于结肠癌手术，2005 年美国结直肠外科医师协会与胃肠道内镜外科医师协会发表联合声明：对于可以治愈的结肠癌，由有经验的外科医师完成的腹腔镜结肠切除术，可以达到与开放手术相同的肿瘤相关生存率。2006 年 NCCN 结肠癌指南发布推荐"腹腔镜手术可以用于可以治愈结肠癌的治疗"。对于直肠癌手术，由于缺少证据支持，NCCN 直肠癌指南对腹腔镜直肠癌手术推荐"仅限于临床试验"，时至今日，由于腹腔镜与开放直肠癌手术远期疗效的对比研究结果尚未出炉，2012 年指南对腹腔镜直肠癌手术推荐仍未改变。

13. 结直肠癌合并肝转移手术 对于合并同时性肝转移的结直肠癌患者，"肿瘤原发灶切除联合肝转移病灶切除"已成为结直肠癌肝转移（colorectal liver metastasis, CLM）的标准治疗方法。2007—2011 年 NCCN 指南关于 CLM 手术治疗策略推荐，总结如下：①肝脏切除是治疗可切除 CLM 的 1 种治疗方法；②保留足够肝脏功能的前提下，应根据病变分布范围以及解剖位置，对其进行 R0 切

除；③原发肿瘤必须能够根治性切除，没有无法切除的肝外转移灶，不推荐非R0切除的减瘤手术；④原发和转移肿瘤均应行根治性切除，可以同期抑或分期手术；⑤若残余肝体积不足，可以考虑术前行门静脉栓塞或者分期肝切除；⑥手术切除可以结合消融技术，前提是所有转移瘤均能够被切除或消融；⑦某些患者可以考虑再次切除；⑧对初始不可切除或者潜在可切除的病灶，行新辅助治疗后应该重新评估其可切除性。

14. 结直肠癌合并肺转移 ①完整切除必须考虑到肿瘤范围和解剖部位，肺切除后必须能维持足够功能；②原发灶必须已经根治性切除（R0）；③有肺外切除病灶并不妨碍肺转移瘤的切除；④某些患者可以考虑再次切除；⑤当肿瘤不可切除，但可用消融技术完全处理时，可考虑消融治疗；⑥同时性可切除肺转移患者可选择同期切除或分期切除。

（王俊锋　柳建中　赵　鹏）

（二）术前准备

由于结直肠的特殊生理特性，结直肠癌手术前必须进行肠道准备。每克正常大便中含结直肠杆菌10^6～10^8，脆弱杆菌的含量是前者的1 000～10 000倍。此外，肠道内还有百余种其他细菌。正常情况下这些细菌在肠内对人体有益，如合成纤维素、抑制病原菌、预防感染和刺激免疫等。但是在某种情况下也可以致病。术后感染中，结直肠杆菌是最常见的需氧菌，脆弱杆菌是最常见的厌氧菌。据估计，未行肠道准备的结直肠癌手术感染性并发症发生率高达70%。经过肠道准备后，这一数值可以降至10%。由此可见，术前肠道准备至关重要，是手术成功的重要先决条件。肠道准备主要包括3个方面的内容：①饮食方法；②机械性肠道准备，即肠道清洁，具体方法有口服泻药、全消化道灌洗和灌肠；③抗生素肠道准备，包括口服和经静脉给药。

1. 饮食方法 该方法适用于非梗阻性结直肠疾病。可以同时达到既清洁肠道又平衡代谢不足的目的。具体应该依照4天模式进行，每天进食富含氨基酸的少渣饮食，保证充足的热卡。如果摄入不足，可以通过静脉补充1L氨基酸注射液（含100g氨基酸）和1L电解质平衡。另外，可以饮用不含糖的茶或矿泉水。近年来随着全肠道内营养液的临床应用，使饮食法术前肠道准备简便化。每天饮用4瓶（2L）肠内全营养液（如能全力），加之少量饮水，即可以满足人体每天必需的热卡及其他营养素。同时要采取传统的通便措施：术前2天，1汤匙蓖麻油或硫酸镁或硫酸钠，同时给予硫酸镁灌肠，3次/d。

2. 传统的硫酸镁3天肠道准备方法 该方法由Nichols于20世纪70年代倡导应用，同样适用于非梗阻性结直肠疾病，准备效果满意。明显的缺点是准备时间长，通常需要3天以上；饮食控制时间长，影响患者的营养供应；反复灌肠，消耗患者体力，特别是老年患者耐受性差；增加护理负担。由于具有上述缺点，现已鲜为临床医师所采用。具体方法如下：

第1天：低渣饮食或流质。晚6—8点口服双醋酚酊或灌肠一次。

第2天：低渣饮食或流质。50%硫酸镁30ml口服，3

次/d；或番泻叶30g（500ml）代茶饮，分3次口服。晚间温盐水（或3%肥皂水）1L灌肠，直至排出清亮便水为止。甲硝唑0.4g，3次/d。

第3天：低渣饮食、流质或禁食（不禁水）。50%硫酸镁30ml口服，上午10点、下午2点各口服一次；或番泻叶20g（500ml）代茶饮，上午10点、下午2点各口服250ml。晚间温盐水（或3%肥皂水）1L灌肠，直至排出清亮便水为止。甲硝唑0.4g，3次/d。

第4天：手术。

3. 磷酸钠1天肠道准备法 根据最新的临床对照研究，采取磷酸钠替代硫酸镁进行1天肠道准备，在清肠效果、细菌抑制作用及术后并发症的发生率均优于传统的硫酸镁3天准备法。具体方法：术前1天开始进流质，下午口服13.2%磷酸钠清肠液250ml+5%葡萄糖盐水1L，口服卡那霉素1.0g，甲硝唑0.4g，3次。于麻醉诱导期静脉推注先锋Ⅵ号2.0g，术后静脉推注2.0g，3次/d，共用3天。

4. 全消化道灌洗 又称顺行灌肠法，该方法于1973年由Hewitr等首先使用。其优点是患者饮食受限时间可以缩短到24小时。基本不影响患者手术前的正常饮食，且肠道清洁效果好。但是，其缺点是患者常感到腹胀难忍。鼻胃管亦使患者感觉不适。若采取口服，则绝大多数患者达不到要求。其禁忌证是心肺功能不全、脱水、高龄、肠道狭窄、肾功能损害和电解质失调及低钙血症。具体方法：手术前1天中午开始禁食，下午进行灌洗前30分钟注射甲氧氯普胺10ml，地西泮20mg。让患者坐在便器上，在4小时内经鼻胃管灌注10L电解质平衡液（每升溶液内含Na^+125mmol、K^+10mmol、HCO_3^-20mmol），灌注速度掌握在50～70ml/min，3～4L/h。灌注后大约30分钟开始排便，90分钟时可见不含粪渣的便液排出。继续灌注1小时，灌注停止后30分钟停止排便、排液。手术前12小时开始，8小时内给予广谱青霉素4g，3次/d；甲硝唑0.5g，静脉滴注。

5. 甘露醇法 自20世纪70年代末应用于临床以来，该方法是迄今为止应用最广泛的机械性肠道准备方法之一。由于方法简便易行，亦被应用于结肠镜检查的术前肠道准备。甘露醇属低聚糖不被肠道吸收，通常用其10%的高渗液，一次用量约200g。具体应用时通常将20%的医用甘露醇液稀释1倍，于30～60分钟内饮入1～2L，随后追加等量水分。必要时可以静脉补充1～2L林格液。该方法的优点是清洁效率高，易为患者接受。其不足之处有：甘露醇为肠道需氧菌特别是结直肠杆菌的营养成分，可以使后者的数量提高近千倍。所以采取该方法时要同时口服和静脉给予抗生素。另外，少数患者肠道内可以产生甲烷气体，在进行结肠镜电凝操作时注意有发生爆炸的危险。

6. 聚乙二醇平衡盐水溶液准备法 Davis等于20世纪80年代初采用几乎不破坏水电解质平衡的全新清洁液作为结肠镜和肠道术前准备用。新的清洁液中NaCl的大部分被Na_2SO_4所置换，其电解质具体组成为Na^+125mmol/L、SO_4^{2-}40mmol/L、Cl^-35mmol/L、HCO_3^-20mmol/L、K^+10mmol/L，加入聚乙二醇后得到285mOsm的等张液。其最大特征是经口服该平衡液后，Na^+、K^+、Cl^-和HCO_3^-等电解质在上段小肠被动吸收、小肠下段和结直肠的主动吸收和少量分泌间巧妙地达到动态平衡,从而克服了甘露醇法和全肠道灌洗法的缺点。该方法被认为是将来结直肠肠镜检查、术前准备的首选方法。具体方法:于手术或肠镜检查当日或前日晚禁食数小时,口服清洁液(商品名为Golytely),240ml/10min,于3～4小时内共服4L,一般于摄入后1小时开始排便,3小时后变成无色水样便。

7. 术中结直肠灌洗　该方法是为术前无法进行正规肠道准备的肠梗阻、肠穿孔或出血患者需要急诊手术时设计的。Mair首先于1968年倡导该方法。通过术中肠道灌洗,可以使绝大多数结肠癌于急诊手术时顺利地进行一期切除吻合。以乙状结肠梗阻为例,于肿瘤近端切开肠腔置入螺纹管,荷包缝合固定,将管的远端接入污物桶内引流。切除阑尾,经残端置入粗导尿管,荷包缝合固定。如果阑尾已切除,则经末端回肠插入导尿管,以肠钳阻断回肠近端防止灌洗液反流。经导尿管注入生理盐水或林格液5～10L,清洁结肠直至排出液完全清亮。随后将甲硝唑、卡那霉素各1g,加入200ml生理盐水中,灌入结肠内(图5-22)。

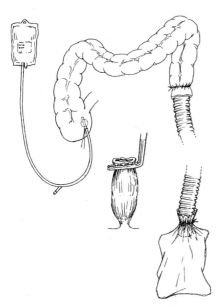

图 5-22　术中结直肠灌洗

8. 抗生素肠道准备　抗生素肠道准备是结直肠癌手术术前准备的重要环节。随着对肠道细菌的深入研究,以及新一代抗生素的不断问世,使得结直肠癌术后感染性并发症的发生率由1965—1980年的平均22%,下降到1984—1995年的11%。Song等通过对1984—1995年间的147篇相关随机化研究进行综合分析得出结论,头孢菌素+甲硝唑或庆大霉素+甲硝唑是最常用的药物组合,但是与其他方案相比并无明显统计学优势。另一组包括152宗随机临床实验分析结果显示,在超过70种临床应用方案中,很难确定一种最佳选择。因为许多方案间的疗效相近,例如,应用第1代和第2代头孢菌素的患者术后伤口感染率分别是6.0%和6.4%;应用第3代(ceftriaxone)和第4代(cefepime)头孢菌素的伤口感染率分别是7.2%和7.1%。

此外,抗生素单剂应用和多剂应用间亦无显著差别,术后伤口感染率分别是10.6%和9.4%。

口服用药的主要目的是减少结直肠内细菌含量,从而降低细菌感染的危险性。临床试验证实,手术前一天口服新霉素和红霉素可以满足上述目的。如果想获得进一步的疗效,则需要配合术前静脉应用有效抗生素。因此,传统的术前3天抗生素准备也被所谓的单剂、短期(24小时内)应用方案取代。但是如果遇下述情况之一时,则应考虑追加给药(延长至术后3～5天):手术时间超过2小时;药物半衰期较短;手术污染严重;围手术期失血较多且需要输血者,因为输血可能增加术后感染的机会。

另外,单用甲硝唑、传统的口服新霉素+红霉素方案、单用piperacillin、单用庆大霉素、单用doxycycline、cefotaxime或tinidazole已被证实是不恰当的。

综上所述,理想的药物应具有较长的半衰期,同时对G⁻、G⁺、需氧菌和厌氧菌有效。应用的抗生素应于围手术期细菌感染发生时达到足够的血药浓度,及时发挥抗菌作用。

9. 加速康复外科在结直肠癌手术术前准备中的应用　加速康复外科(fast track surgery,FTS)是指采用一系列有循证医学证据的围手术期处理的优化措施,以减少手术患者生理和心理的创伤应激,达到患者快速康复的目的。其核心是减少患者的创伤和应激损害。它不仅要求手术微创,而且更重视围手术期的其他处理对手术患者康复的影响。20世纪90年代丹麦Kehlet最早提出了加速康复外科理念后,外科治疗理念就在逐步发生改变。FTS理念措施实施的目的是减轻围手术期患者的手术创伤,降低手术的应激反应,加快患者术后康复。

目前,加速康复外科应用于临床最为成功的领域是结肠切除术,患者可在术后2～4天出院,并且患者的免疫功能、营养状态和器官功能等都可获得改善。加速康复外科又常被称为快捷外科,它强调在围手术期采用许多与以往传统方法完全不同的新方法和新理念。主要包括以下一些重要措施:①手术前不再常规进行机械性灌肠,以避免导致患者脱水及电解质失衡;②患者在手术前不再整夜的禁食,反而鼓励患者在手术前2小时喝糖水,这样不仅可以缓解术前口渴、饥饿和烦躁,还有利于抑制手术后的分解代谢;③不再等到手术后4～5天患者肠道通气或排便后才恢复口服进食,而是鼓励患者在手术后的第1天就开始少量进食,到手术后的3～4天则已完全恢复口服饮食,不再需要静脉输液;④以往手术时患者身体内会被放置多种导管,如鼻胃减压管、腹腔引流管等,而在新的治疗方案中已不再需要常规放置这些导管,不仅减少了患者的疼痛,而且增加了其舒适性;⑤在新的治疗方法中特别强调手术后的止痛处理,患者在无痛的情况下,手术后第1天就可以下床进行活动,早期的下床活动可以促进肌肉组织的合成,有利于体力及营养的恢复。

传统的术前肠道准备法,包括术前3天严格的流质饮食、口服抗生素、术前1天禁食、口服泻药以及清洁灌肠。由于饮食限制,患者营养状态多半下降,对手术的耐受能力降低。术前机械性洗肠准备对患者是一个应激反应,特别是对老年人,很有可能导致脱水及水、电解质失衡,最近的荟萃分析结果表明肠道准备对结肠手术患者无益处,肠道准备还有可能增加术后发生肠吻合口瘘的危险。加速康复外科强调通过优化围手术期处理,以缓解手术创伤应激反应,减少术后并发症,缩短住院时间,患者得以快速康复。

(1)术前禁食:传统观念认为,术前10~12小时就开始禁食,有时(如结直肠手术)禁食时间更长。但欧美国家现代麻醉学指南表明,患者术前2小时可以自由进水,术前6小时可以自由进食。研究认为减少术前禁食时间,有利于减少手术前患者的饥饿、口渴、烦躁、紧张等不良反应。

(2)术前口服碳水化合物进行代谢准备:现代观念认为,术前进行代谢准备,可以减少术后胰岛素抵抗,缓解分解代谢,甚至可以减少术后的住院时间。术前口服含碳水化合物的饮品,通常是在术前10小时喝12.5%的碳水化合物饮品800ml,术前2小时喝400ml。

(3)术前肠道准备:过去我们在行结直肠手术,患者前1天,有时甚至术前3天就开始完全禁食,并通过口服泻剂或灌肠等进行机械性肠道准备。现代外科认为,行胃肠、肝胆甚至结直肠手术时,无需常规行肠道准备。仅在有严重便秘或需要术中进行结肠镜定位的患者中,行术前肠道准备。这样可减少患者液体及电解质的丢失;并不增加吻合口瘘及感染的发生率。

(4)预防性抗生素的使用及麻醉术前用药:传统观念认为,预防性抗生素通常会在术后使用3~5天。但现代观念认为,关于腹部外科择期手术,在没有感染症状时,预防性抗生素的使用原则是,术前半小时给予头孢二代抗生素联合抗厌氧菌抗生素甲硝唑一次;如手术时间超过4小时,再给予一次抗生素治疗;不应长时间地使用预防性抗生素。

近年来,加速康复外科理念在国内已经开始逐步推广,不少医疗单位已经开始进行尝试,并获取了一些经验。笔者认为,随着循证医学的发展,在加速康复外科理念的安全性和有效性被认可后,越来越多的外科医师将会将其接纳并应用于临床。笔者所在单位结直肠癌患者目前亦不进行严格的传统肠道准备方法,并逐步地向FTS理念靠拢,这些做法在临床上证实了其安全性和有效性。

(王俊锋　柳建中　赵　鹏)

(三)肠管吻合技术

1. 原则　肠管吻合原则是保证吻合后不漏,两吻合端血供良好,吻合口无张力,两肠腔口径尽量相近。进行肠管吻合时注意选择正确的方法(图5-23)。判断肠断端良好血运的方法是可以清晰地见到通畅的血管弓,血管断端可见到活动性出血。克服肠管粗细不同的方法有下列几种:

(1)不同管径的肠管可以通过用不同密度的针距予以矫正,该方法有时会造成肠腔狭窄(图5-24)。

(2)在较细肠管的对系膜缘做一纵向的切口,也称为Cheatle切口(图5-25)。

(3)对粗细不等的肠管采取端-侧吻合,一般将粗肠管的端吻合到细肠管的侧;或者在游离肠管与相对固定的直肠吻合时,将前者的侧与后者的端相吻合。

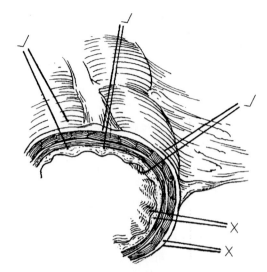

图5-23　不同肠吻合方法

√:正确;×:错误。

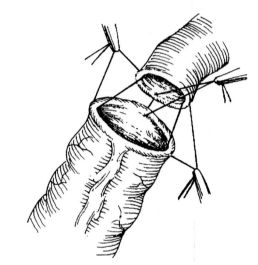

图5-24　通过不同密度的针距矫正肠腔的差异

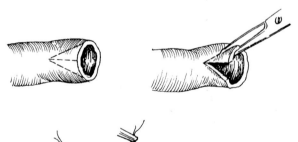

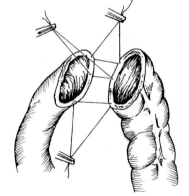

图5-25　Cheatle切口

（4）将两肠管残端闭合后，再作侧 - 侧吻合（图 5-26），这种情况下使用吻合器操作更加方便。

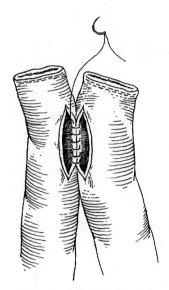

图 5-26　肠管侧 - 侧吻合法

（5）如果两端肠管均较细，可以在两端分别作 Cheatle 切口。吻合时注意将一侧肠管旋转 180°，目的使一侧肠管的钝缘与另一侧的 Cheatle 切口的尖端吻合（图 5-27）。

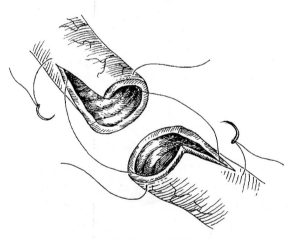

图 5-27　双 Cheatle 切口吻合法

2. 吻合技术　概括起来，肠吻合方法可分为两大类：①手工吻合；②吻合器吻合。前者由手术医师持针、线逐针缝合，后者应用吻合器，缝合器以钽钛合金钉做订书机式吻合或缝合。

（1）连续单层黏膜外吻合：适用于两可移动肠管间的吻合。将待吻合的两断端仔细止血，分别于系膜缘和对系膜缘作两针牵引线（图 5-28），从吻合口后壁中间开始吻合。作连续缝合时最好采用进口的两端带针的 3-0 PDS 缝线。这种缝线表面光滑，属无创缝线。打结后用连续缝合技术朝对系膜缘方向缝合（图 5-29）。缝合组织包括黏膜下层、环行肌、纵行肌和浆膜。同样用黏膜外缝合技术从后壁相反方向吻合。继续吻合至前壁，特别注意勿将断端内翻

（图 5-30）。最后将于前壁汇合的两缝线打结，检查肠腔无狭窄，关闭系膜缺损。

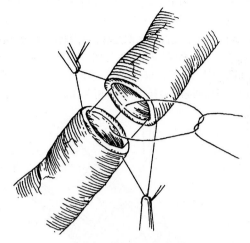

图 5-28　分别于系膜缘和对系膜缘作牵引线

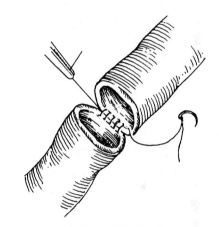

图 5-29　连续缝合法

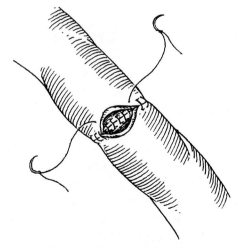

图 5-30　缝合时勿将断端内翻

（2）间断单层黏膜外吻合：除了以间断缝合技术代替连续缝合外，间断单层缝合原则与上述连续黏膜外吻合完全相同。缝合从后壁中线开始。待后壁缝合、打结、剪线

完成后，再作前壁间断黏膜外缝合、打结。虽然黏膜下层最重要，但有人认为在缝合过程中夹杂少许黏膜组织并不会影响吻合口的正常愈合。在这种情况下，无须再进行浆肌层加固。

（3）双层吻合：双层吻合的原则是在两肠端之间间断或连续全层吻合后，为确保完全内翻，在辅以间断浆肌层（或浆膜层）缝合（图5-31）。吻合口强度主要依靠全层吻合。如果采用间断缝合技术，可以用丝线进行。

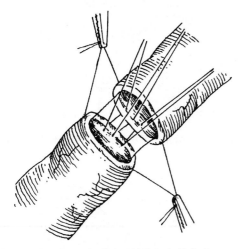

图5-31　由后壁开始的间断缝合法

（4）端-侧吻合：适用于吻合的两肠管直径不同时。先将管径较细的肠管缝合或使用残端闭合器关闭。于对系膜缘切开肠管，切开长度根据即将吻合的肠管直径而定。止血后采取上述连续单层黏膜外或双层缝合技术完成端-侧吻合。

（5）侧-侧吻合：适用于两个待吻合肠管管径均较窄的情况。如同在端-侧吻合中描述的那样，首先将两个待吻合肠管断端用残端闭合器关闭或手法缝合关闭。在对系膜缘两牵引线标记间切开肠管约3cm。止血后采用连续单层黏膜外或间断黏膜外缝合法完成侧-侧吻合。

（6）利用生物降解环（biofragmentable anastomotic ring，BAR）进行结肠端-端吻合：BAR是由聚乙醇酸和硫酸钡制成的，其特点是重量轻、易吸收、组织反应小且可以通过X线监视该环的裂解过程。BAR由两个完全相同、相互交错的环组成，当处于打开时，两环间距为6mm；当处于关闭时，两环间距为1～5mm和2～5mm。关闭状态下1～5mm和2～5mm的空间可以避免吻合处肠壁坏死。用BAR进行吻合操作简单，只须在置环的肠端每一侧缝荷包线用于固定环。借助专用器械，环的放置更容易。待吻合肠管两端环均放好并收紧荷包缝线后，术者用手指使两环靠拢，当听到咔嚓声时，说明环已正确结合（图5-32）。值得注意的是，BAR不适合用于不同管径的肠管，也不应当用于低位的腹膜外结-直肠吻合。

在进行结肠区段切除术时，可以在肠管切除过程中用吻合器作侧-侧吻合。在预定需要切除的肠管范围，切断相应的肠系膜及供应血管。在拟切除肠管上分别作两个小切口（图5-33），将两肠管系膜缘对拢，浆肌层缝合数针，用5cm直线切开吻合器完成侧-侧吻合（图5-34）。随后于每个肠管切开处缝合牵引线，使用直线切开吻合器闭合并切断残端（图5-35）。也可以于肠管切除后用吻合器作侧-侧吻合。切除肠管后剩下的两个开放的断端止血后，将长于5cm的直线切开吻合器插入断端内击发。取出吻合器后在两肠管断端作牵引线，然后用相应长度的残端闭合器关闭两肠管残端。

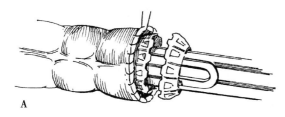

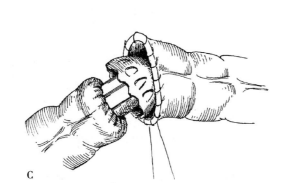

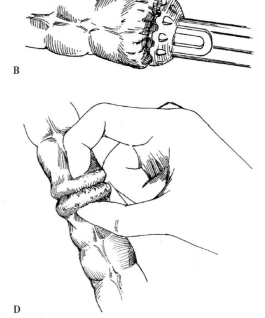

图5-32　利用生物降解环进行结肠端-端吻合

A. 借助专用工具，放环更容易；B. 一侧荷包线已固定好；C. 套入另一侧肠管；D. 两指法检查环是否正确结合。

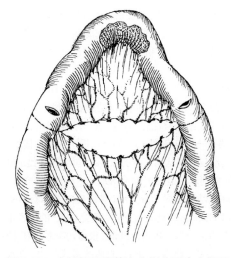

图 5-33　在拟切除肠管上分别作两个小切口

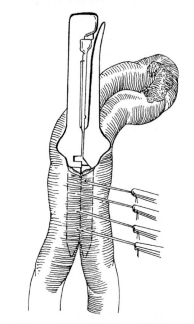

图 5-34　利用直线切开吻合器完成吻合

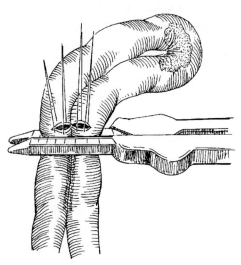

图 5-35　使用直线切开吻合器闭合并切断残端

（王俊锋　柳建中　赵　鹏）

（四）结肠癌根治手术

1. 全结肠系膜切除术　2009 年德国 Hohenberger 等提出了完整结肠系膜切除术（complete mesocolic excision，CME）的概念，该理念提出后国内外也有许多学者进行了相应的临床研究，并且取得了一定成果。

（1）CME 的背景、概念及理论基础：

1）CME 的背景：自 TME 提出以后，直肠癌手术治疗有了规范性的指导措施。但对于结肠癌的手术治疗仅仅在淋巴结清扫个数、肠管切除长度等达成了共识，至于淋巴结清扫到第几站、如何处理相应血管、怎样游离肠管等方面尚未达成共识，这些因素在相当大程度上制约着结肠癌手术治疗的发展。其实，早在 100 多年前 Leeds 就提出，结肠癌手术要沿着一定的胚胎学层面进行操作，但其并没有详细阐述具体操作方法。2003 年，Bokey 等首次发表了有关结肠癌手术平面及其临床结果方面的数据，也详细描述了结直肠的胚胎学层面，并且提出了标准的结肠癌切除要遵循胚胎学层面进行手术，这一技术也要求在保持脏层筋膜完整的前提下，切除结肠肿瘤及其相应淋巴血管引流。2005 年 Guillou 等首次依据结肠癌病理标本，提出了结肠癌的手术质量分级：①差：固有肌层面仅切除少量结肠系膜，并且轴向最近切缘达到肠壁固有肌层；②良：结肠系膜内层面不规则切除了部分结肠系膜，并且轴向最近切缘超过肠壁固有肌层；③优：结肠系膜层面完整切除结肠系膜，并且腹膜壁层切面平滑，其中特别提出系膜完整切除联和结肠血管高位结扎（或中央结扎）作为亚组。2007 年 West 等回顾性分析 399 例接受不同质量手术的结肠癌患者的预后情况，其结果显示接受结肠完整系膜切除的结肠癌患者 5 年存活率有了很大提高。就此基础上，2009 年 Hohenberger 等首次将 CME 作为一种理念来规范结肠癌的手术治疗，并对 1 329 例接受结肠癌根治术的患者进行了研究，结果表明，接受 CME 手术的患者存活率有了明显提高。

2）CME 的概念：锐性游离结肠脏层和壁层之间的筋膜间隙，保持结肠脏层筋膜的完整性，并于系膜根部结扎相应血管。借此来最大限度清扫区域淋巴结，减少腹腔肿瘤播散，从而降低局部复发率并提高存活率。

3）CME 的理论基础：TME 观念的提出有着胚胎学理论基础，该理论认为在后肠的脏层和壁层筋膜间存在一个潜在的无血管胚胎性解剖间隙，被 Heald 称为"神圣平面"。同时，早期肿瘤的侵犯或淋巴转移均局限于脏层筋膜包被的直肠系膜内。因此，于直视下锐性解剖分离该层面，可达到整块切除肿瘤的目的。由于上述胚胎学解剖层面不仅局限于直肠，也同时适用于结肠，在左侧该系膜继续向上延续，经乙状结肠、降结肠，最后达胰腺背侧并包绕脾脏，右侧该系膜由盲肠向上经升结肠，达胰头十二指肠，终止于系膜根部。同样，结肠的淋巴引流被脏层筋膜像"信封"样包被局限于系膜内，最后开口于血管根部。该胚胎学理论基础为 CME 原则提供了充分的依据。

（2）手术要点：CME 手术操作主要有以下 4 个方面技术要点，包括脏层筋膜完整的锐性游离；肠系膜根部淋巴结清扫；中央血管的高位结扎；联合脏器的扩大切除。只有同时达到上述要求，才能称为 CME。

1）分离脏壁层筋膜：肿瘤位于右半结肠时，手术由右侧向中央方向进行。游离胰头、十二指肠（Kocher 手法）和肠系膜直至肠系膜上动脉的根部，充分暴露供养血管。分离覆盖在十二指肠和胰腺钩突上的肠系膜。充分暴露肠系膜上静脉及其后的肠系膜上动脉，肿瘤位于左半结肠时，需游离至结肠脾曲。将降结肠和乙状结肠系膜从后腹膜平面完整游离，保留后腹膜（肾前筋膜）覆盖的肾前脂肪、输尿管、卵巢及其血管，切除大网膜。完全暴露小网膜囊和横结肠的两层系膜，在胰腺下缘分离横结肠两层系膜，如此可严格地保护结肠系膜的完整性。

2）结扎供养血管：①对于右半结肠和横结肠癌：完全游离右半结肠系膜和肠系膜根之后，顺时针方向扭转肠管，可以轻松暴露肠系膜上动脉和静脉，依次从肠系膜上动静脉的根部结扎回结肠和右结肠（如果存在）血管。对于盲肠和升结肠癌，仅从根部结扎中结肠动脉的右支。对于包括"肝曲和脾曲"在内的横结肠癌，其淋巴结转移具有多样性，需由根部结扎中结肠动静脉和胃网膜右动静脉。结肠肝曲癌需要在接近脾处横断横结肠。肿瘤位于横结肠包括脾曲时，可保留升结肠近端。游离结肠及系膜至近乙状结肠处游离覆盖在肠系膜上静脉的肠系膜，在已经暴露的肠系膜上静脉的右前方暴露肠系膜上动脉。当判断位于胰头区域的淋巴结可能被浸润时，需要根部结扎胃网膜右血管，常规保护胰十二指肠上动脉。②对于降结肠癌：对于降结肠癌。由根部结扎肠系膜下动脉和位于胰腺下方的肠系膜下静脉，根据肿瘤的位置，在横结肠远端和降结肠近端之间横断近端肠管，远端横断端通常位于直肠的上 1/3。

3）多脏器切除：如果肿瘤浸润结肠外组织或器官，则解剖平面应该扩展到下一个胚胎平面，超过被浸润的器官或组织，以"整块"形式切除，为了确定是否被肿瘤浸润而尝试分离粘连固定的组织，可能会导致肿瘤在腹膜腔内播散或局部复发。

CME 与传统的手术方式有一定区别：①CME 主要强调要将包绕肿瘤，血管及淋巴结的脏层筋膜完整剥离切除，术中尽量避免牵拉挤压肿瘤，防止脏层筋膜在分离中发生破损，这样可以最大限度上避免潜在的肿瘤细胞腹腔播散转移，也不会因超过腹后壁筋膜损伤其他组织，如输尿管、生殖血管、神经等。②分离结肠系膜时常采用锐性分离，沿结肠系膜周围的脏壁层筋膜之间的无血管区域进行，直至完整将脏层筋膜游离下来，传统手术通常以钝性分离结肠系膜，这样容易使肿瘤细胞受挤压而发生播散。③过去通行的结肠癌根治术一般清扫到第 2 站，即沿着结肠各主干血管切断，而该术式扩大了淋巴结清扫的范围，已经达到第 3 站淋巴结即肠系膜根部淋巴结的清扫，一定程度上提高了阳性淋巴结的切除率。同时，按照淋巴结转移规律，该术式要求结扎到肠系膜血管根部，从而使淋巴结清扫达到最大化，这样确保了根治的目的，从而提高存活率。④当肿瘤侵及（炎性或癌性）到邻近脏器时，根据无瘤术的整块切除原则，应将受侵脏器深面的一层筋膜同时切除，以包裹整个癌组织，避免肿瘤细胞的播散转移，传统手术

在处理侵犯脏器时，常常在肿瘤侵犯的层面进行操作，此举易导致肿瘤细胞进入腹腔，引起腹腔播散。

（3）疗效评价：评价 CME 手术效果的指标主要包括两个方面。第一，存活率、局部复发率是否有变化；第二，手术并发症发生率是否升高。就前者而言，Hohenberger 等将 1978—2002 年间的 1 329 例接受结肠癌根治术的患者根据不同时期分成 3 组进行比较，即 1978—1984 年组、1985—1994 年组及 1995—2002 年组。研究显示，采用 CME 技术后，结肠癌 5 年局部复发率从第 1 组的 6.5% 下降到第 3 组的 3.6%，而 5 年存活率则从 82.1% 升高到 89.1%。因此，研究认为 CME 技术可降低结肠癌局部复发率，并能提高总体存活率。就后者而言，Hohenberger 等研究显示，接受 CME 的患者术后并发症发生率约为 18%。Pramateftakis 报道，接受 CME 的患者术后并发症发生率约为 13.9%。与传统术式相比，该术式虽然扩大了手术的切除范围，但并未增加术后并发症发生率。

此外，北京大学人民医院也开展了对 CME 手术的研究，回顾性分析 2009 年 11 月 1 日至 2011 年 1 月 31 日的 31 例非转移结肠癌（不合并肠梗阻）的临床资料，结果显示，所有患者中位手术时间为 2.75 小时，术中出血量为 100ml，手术并发症发生率为 12.9%（4/31）。中位术后排气时间为 4 天，排便时间为 6 天，住院时间为 19.5 天。患者出院 30 天内再住院率和术后 30 天病死率为 0。这些结果充分表明，CME 组与传统根治组之间手术时间及手术并发症发生率的差异无统计学意义。

（4）CME 存在的问题和争议：

1）CME 手术与传统手术的区别：沿组织胚胎学平面进行手术解剖的思路早在 100 多年前就已经提出。Hogan 等认为，无论是 West 等提出的"结肠系膜平面手术"的概念还是 Hohenberger 等提出的 CME 的概念，都只是一个新的术语，在技术上与"国际公认良好的手术"几乎没有差别。事实上，Hohenberger 等在提出 CME 概念时强调的是，CME 并血管高位结扎可作为最佳的肿瘤学清扫技术，但并未说明它是一项新的技术。CME 及血管高位结扎在技术上虽然不是新的，但却是非常重要的。它强调对手术医师在手术观念和技术上的进一步强化，使结肠癌手术标准化。West 等的研究证明，经过 CME 培训的医师所实施的手术可以获得更高质量的肿瘤学标本。

2）CME 适应证的确定：CME 并血管高位结扎强调淋巴结的彻底清扫，在保证肿瘤学清扫的同时很有可能会增加手术并发症的发生率。如何把握 CME 的适应证是一个重要问题。West 等的研究纳入了 I～IV 期的结肠癌患者，亚组分析显示，III 期患者的 5 年总生存率比固有肌层切除平面者提高 27%；I 和 II 期患者件比较无明显差别；IV 期患者随访至 5 年时全部死亡。上述说明，保证系膜的完整性和保证系膜内淋巴结的清扫会使 III 期肿瘤患者获益最大。该研究并未明确各期患者在不同手术切除平面时的并发症情况，进而无从判断 I、II 和 IV 期患者行结肠系膜切除平面手术的风险。Hohenberger 等的研究未涉及 IV 期患者，研究结果仅得出所有患者的总生存率提高，并未进行亚组分析，且对患者并发症的情况未进行明确描述。故 CME 并血管高位结扎可以明显提高 III 期患者的疗效，对于其他分期患者的疗效有待进一步研究。CME 并血管高位结扎的适应证尚需更多的研究来

确定,这也是将其作为结肠癌治疗标准手术的必要前提。

2. 回盲部切除术

(1)适应证:仅进行回结肠动脉一支主干血管范围清扫,因而属非定型的结肠癌根治术,适用于早期盲肠癌、伴有远处转移但局部能切除的 Dukes D 期肿瘤、阑尾肿瘤,回盲部及阑尾良性肿瘤。

(2)术前肠道准备:选择甘露醇法或平衡液法,具体如前述。

(3)麻醉方法:采取连续硬膜外阻滞麻醉或静脉麻醉。

(4)体位:仰卧位。

(5)切口选择:采取右侧经腹直肌切口或者正中切口(图 5-36)。手术切口大小以能充分暴露术野为准则,根据情况可向上延长至肋弓,向下至髂窝水平。笔者曾于欧洲多家医院进修、参观,所到之处无不采取大切口,其优点不言而喻。

(6)切除、清扫范围:切除距肿瘤 10cm 的升结肠、回盲瓣近端 10cm 小肠。根部结扎回结肠血管,清扫相应的

淋巴结(图 5-37)。

(7)手术步骤:

1)探查:首先探查肝脏、盆腔、腹膜、大网膜、腹主动脉周围及肠系膜有无转移。女性患者还要着重探查双侧卵巢,以除外转移。对于绝经期后患者,必要时可以考虑预防性卵巢切除。随后重点探查病灶的部位、大小、活动度、浆膜情况以及与周围结构的关系。探查过程中对发现的任何可疑转移灶,进行快速冰冻病理诊断,以便制定合理的手术方案。

2)阻断淋巴、血循环和肠管:如果肿瘤已侵出浆膜,用双层干纱布覆盖并缝合固定。遵循不接触原则,操作轻柔,防止挤压肿瘤造成血行播散。缝合结扎回结肠动静脉干以及肿瘤上、下各 10cm 的边缘血管。同时,以纱布带于相应部位结扎肠管。可向肠管内注射 5-FU 1 000mg。

3)分离右侧结肠:助手将升结肠向中线方向适度牵引,术者自盲肠外侧开始,用电刀切开或剪刀剪升结肠外侧腹膜。切开结肠外侧腹膜 Toldt 筋膜白线外侧 1～2cm(图 5-38)。自腹膜切开处锐性分离深处的疏松结缔组织直

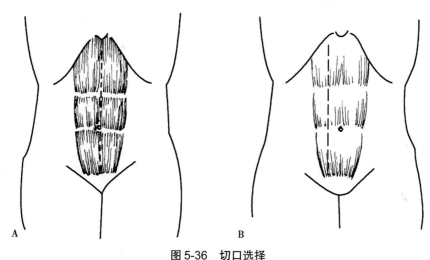

图 5-36 切口选择
A. 正中切口;B. 右经腹直肌切口。

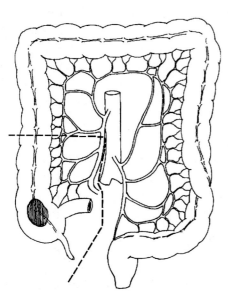

图 5-37 回盲部切除范围

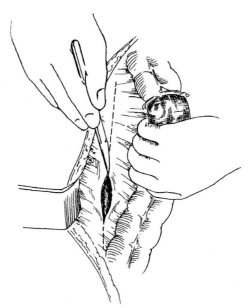

图 5-38 切开结肠外侧腹膜 Toldt 筋膜白线外侧 1～2cm

至腰肌前方。继续向腹后壁分离,此时可见右侧输尿管与生殖动静脉,上方可见肾及十二指肠。将输尿管连同其血管一并游离一段,可以用彩色胶皮带提起,以防损伤。为了彻底清除右结肠系膜淋巴结,必须将 Toldt 筋膜连同受累部分外正常组织一并切除,如腰部肌肉、肾周脂肪等均应一起切除。

4)结扎切断回结肠血管:根治性手术时继续游离回结肠系膜至血管蒂根部,解剖、游离肠系膜上动静脉主干,于根部结扎、切断、缝扎回结肠动静脉。同时,廓清血管根部周围淋巴结。

5)切断肠系膜及肠管:自回结肠血管根部分别向肿瘤肛侧和口侧各 10cm 处,用电刀切开或用剪刀剪开肠系膜,结扎切断边缘血管。切断结肠时应保护好切口免受污染。有研究主张在切开结肠前用所谓切口保护器保护切口。保护器呈弓形,由一层塑料组织制成,其结构与切口缘相适应(图 5-39)。污染期后,移去保护器。如果没有特制的切口保护器,腹部切口的边缘也应该用足够的敷料保护。分别切断升结肠和回肠,行回肠、结肠端-端连续单层黏膜外吻合或双层吻合。再次检查吻合口末端,以确保有充足的血运。因回肠的直径较结肠小,故必须扩大直径以使它们相匹配。为此可以采用所谓的 Cheatle 技术,在回肠的对系膜缘上切开一长 25mm 长切口,修整回肠末端三角处使之呈圆形,采取双层吻合技术吻合(图 5-40)。也可以借助吻合器采取回肠-结肠端-侧、侧-端或侧-侧吻合。

6)缝合结肠系膜及侧腹膜:彻底冲洗、止血,缝合肠系膜及侧腹膜。一般不主张放置引流管,如果患者一般情况较差、合并低蛋白血症以及肠管水肿等,应该放置双腔引流管。肠管复位后关腹。对于脂肪较厚的患者,皮下脂肪层不予缝合,可于皮下放置细胶管(Redon 引流,图 5-41),术后负压引流 24 小时。根据笔者近 10 年的经验,该方法可以大大减少了术后皮下脂肪液化的发生率。

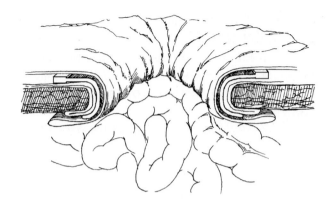

图 5-39   切口保护器的放置方法

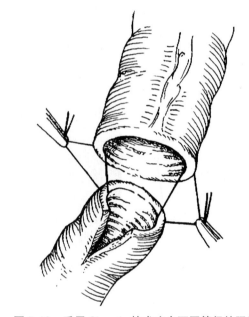

图 5-40   采用 Cheatle 技术吻合不同管径的肠管

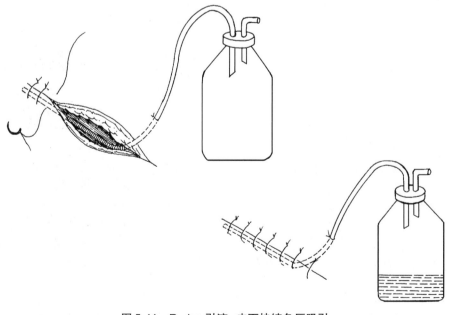

图 5-41   Redon 引流:皮下持续负压吸引

3. 根治性右半结肠切除术

（1）适应证：适用于阑尾腺癌、部分阑尾类癌、任何直径超过 2cm、伴有淋巴结转移或恶性度较高的盲肠、升结肠及结肠肝曲癌。

（2）术前肠道准备：选择甘露醇法或平衡液法，具体如前述。

（3）麻醉方法：采取连续硬膜外阻滞麻醉或静脉麻醉。

（4）体位：仰卧位。

（5）切口选择：以脐为中心的右腹直肌切口，上达肋弓，下至髂嵴水平。

（6）切除、清扫范围：同时切除回肠末端 15cm、盲肠、升结肠、横结肠右 1/2。根部结扎回结肠、右结肠血管，清扫相应淋巴结。结扎结肠中动脉右侧分支，清扫相应淋巴结（图 5-42）。

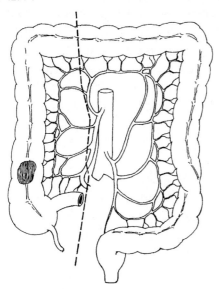

图 5-42　根治性右半结肠切除范围

（7）手术步骤：

1）探查：开腹后，妥善保护切口，探查后决定具体术式，无瘤操作技术同回盲部切除。

2）首先分离盲肠和升结肠侧腹膜，游离右侧结肠和回盲区，直抵阑尾下方。此处正确的解剖层面是腹膜后脂肪与肠系膜之间的间隙。沿此间隙解剖可以防止伤及输尿管、性腺血管以及腔静脉。向下绕过盲肠达髂血管前方，此时通常能够发现右输尿管。向上达肝曲并绕过肝曲，在结肠肝曲常有数条由腹膜组成的增厚韧带（肝结肠韧带），应予以结扎。仔细分离结肠与胆囊间可能存在的膜状或束状粘连。十二指肠位于结肠肝曲下方，因此操作时特别小心，以免造成误伤。助手将胃向上方提起，术者将横结肠向下拉紧展开，胃网膜血管弓被分开后，在弓的上方离断胃结肠韧带右部，此举可以清除胃网膜右淋巴结（图 5-43）。当肿瘤位于结肠肝曲时，手术操作较困难，这种情况下术者站在患者左侧时，操作起来更为便利，笔者在分离肝结肠韧带时，习惯于临时站到患者左侧操作。

胃网膜右静脉、结肠右上静脉和胰十二指肠下前静脉共同组成所谓的 Henle 干。在某些患者，轻微向下或向右

牵拉结肠及其系膜即造成胰十二指肠下前静脉出血，且难以控制。此时如果用血管钳止血失败，往往引起严重的并发症，损伤胰十二指肠下前静脉。妥善的外科处理方法是结扎 Henle 干。它从肠系膜上静脉的右侧注入，沿胃网膜右静脉可以很容易找到 Henle 干（图 5-44）。

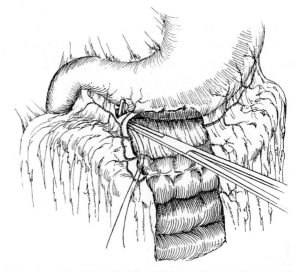

图 5-43　弓上方离断胃结肠韧带右部，清除胃网膜右淋巴结

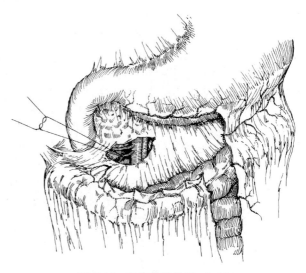

图 5-44　寻找并结扎 Henle 干

3）暴露结肠中动脉：沿横结肠系膜继续向下内方向解剖，可暴露出结肠中动脉，明确其来自肠系膜上动脉。如果结肠中动脉根部无肿大淋巴结，则在右侧分支根部结扎、切断血管。向下继续游离至胰腺下缘。

4）游离后腹膜：将升结肠向中线方向提起，自外向内游离清除后腹膜组织。剥离肾周围脂肪囊前层，注意保留肾后脂肪组织。于 Toldt 筋膜和腹膜下筋膜之间锐性分离，彻底清除腹膜后脂肪组织，直达腰大肌、腰方肌浅面。上述操作时，特别注意保护右侧输尿管和性腺血管。

5）切断回肠：末端回肠切除约 15cm，自回肠断端向回结肠动脉根部切开升结肠系膜前叶，解剖出肠系膜上动脉。仔细分离清除其周围淋巴结（N3），此时右结肠动脉及回结肠动脉起始部已清晰可辨，分别于根部结扎、切断。向上

与结肠中动脉的离断处相汇合。至此，全部血管结扎完毕，相应的淋巴结得到了充分的清扫。

6）切断横结肠，吻合肠管：根据已解剖的横结肠无血管区，选择横结肠切断处，切断横结肠，移去标本。

7）重建肠道通路、关腹：以手法端-端吻合，或借助吻合器端-侧吻合，残端闭合。检查吻合口通畅程度，缝合肠系膜缺损，大量林格液或蒸馏水冲洗腹腔，关腹前可以于右侧腹腔内置入 5-FU 1 000mg、DDP 100mg 或 MMC 10mg。也可以采用医用活性炭吸附大剂量抗癌药物如 MMC 50mg，置入瘤床处，该方法可以达到淋巴化疗的功效，杀死残存于淋巴结内及游离于腹膜腔内的细胞。逐层关腹。

4. 扩大右半结肠切除术

（1）适应证：适用于结肠肝曲癌、横结肠近端癌。

（2）术前准备、麻醉方法、体位及切口选择：同右半结肠切除。

（3）切除、清扫范围：在右半结肠切除术范围基础上，还需增加切除横结肠右 2/3，即于横结肠中、左 1/3 交界处切断；结肠中动脉要从根部结扎、切断；胃结肠静脉干也应该自根部切断；大网膜也要相切除右侧 2/3，根部结扎、切除胃网膜右动脉，清除幽门下淋巴结（图 5-45）。

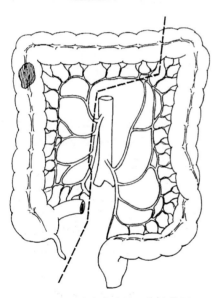

图 5-45　扩大右半结肠切除范围

（4）手术步骤：具体手术步骤基本与右半结肠切除术相似，在此不再赘述。

（5）注意事项：

1）解剖肝曲时，仔细切断肝曲的韧带，使之充分游离。解剖肝曲侧腹膜时，需要剥去肾筋膜前叶，露出肾脂肪囊，必要时清除肾脂肪囊。剥离胰头十二指肠前筋膜时，应在全部右半结肠游离后自内向外在胰头十二指肠前方剥离，注意避免损伤十二指肠。如果肿瘤侵犯十二指肠，局部侵犯直径<2cm 时，可以局部切除后横行间断全层缝合，但以不造成肠管狭窄为度，无把握时可行十二指肠造瘘。肿瘤侵犯十二指肠范围较大时，可考虑胰十二指肠切除术。

2）于胰腺下缘解剖肠系膜上血管时要仔细小心：解剖肠系膜上静脉时应仔细剪开菲薄的静脉鞘，不要强行解剖肠系膜上动脉。暴露诸血管根部，沿其周围清扫淋巴结。肠系膜上静脉外缘常有淋巴结与之粘连，须认真解剖。切断横结肠系膜时注意细小出血点，应仔细予以结扎。

3）右结肠动脉和结肠中动脉根部之间形成的三角区内常有肿大淋巴结，此处淋巴结属于 N3 淋巴结，如果未予彻底清扫，遗漏的转移淋巴结常常成为治疗失败的元凶。

4）与右半结肠切除术相比，右半结肠扩大切除术腹膜后游离范围更广泛，结肠切开也易造成污染。为防止术后感染、淋巴结潴留以及由此造成的体温升高，均应放置硅胶双套管。

5. 并发肠梗阻的右半结肠切除术　大约有 10% 的右半结肠癌患者并发肠梗阻。统计表明，并发肠梗阻的右半结肠癌与非梗阻患者的死亡率和复发率均无差异，因此右半结肠癌梗阻时也应该 I 期切除和吻合。相反，左半结肠癌梗阻和同部位非梗阻结肠癌相比较，I 期切除和吻合则明显增加患者的死亡率和复发率。因此，左半结肠癌梗阻时一般主张行 II 期手术。右半结肠癌梗阻行右半结肠切除术后，有人主张在吻合处置引流（图 5-46）。小肠、结肠端-侧吻合后，在横结肠内置一 Pezzer 管减压，Pezzer 管在腹壁另行刺口引出，引流管应固定在皮肤上并连接一密闭的吸引器。术后 3 周拔除减压管，残存的瘘管在数天内将自行闭合。

6. 并发穿孔、腹膜炎的右半结肠切除术　右半结肠癌发生穿孔可能是肿瘤本身破溃造成的，也可能由于升结肠

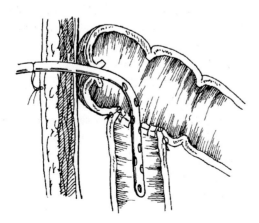
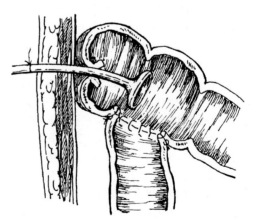

图 5-46　吻合口处减压引流，可避免二次手术

或结肠肝曲癌并发梗阻，而回肠功能完好，随着盲肠的扩张和缺血导致穿孔。后者被称为扩张性盲肠穿孔。如果对右半结肠穿孔患者行 I 期切除、吻合，并发吻合口瘘、切口裂开的危险增大。在这种情况下，最明智的做法是行右半结肠 II 期切除术。I 期切除右半结肠，将回肠端和横结肠端外置，分别行回肠造口术及横结肠造口术（图 5-47）。待感染被控制后，吻合回肠末端和横结肠末端，重建肠道的连续性。

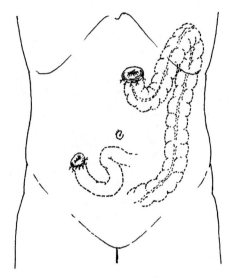

图 5-47　回肠及横结肠造口术

7. 根治性横结肠切除术

（1）适应证：适用于结肠中部癌。胃癌、肝癌、胆囊癌侵犯横结肠，需联合切除者。

（2）术前准备、麻醉方法及体位选择：同右半结肠切除。

（3）切口：根据术者习惯可采取上腹正中切口或横切口。

（4）切除、清扫范围：横结肠癌在术式选择上较困难。该区域的血供来自右结肠动脉、结肠中动脉和左结肠动脉及其组成的边缘动脉。结扎结肠中动脉后，结肠左曲的血供完全依靠肠系膜下动脉。在这种情况下，要特别注意保护好边缘动脉。此外，横结肠癌的淋巴转移途径也比较特殊。此处的癌可以通过结肠中、右结肠和左结肠动脉分支播散至局部淋巴。因此，有人主张横结肠癌应该采取结肠次全切除术。但是一般认为应根据肿瘤的具体部位决定术式，例如肿瘤位于近端，采取右半结肠切除术；肿瘤位于远端，采取左半结肠切除术；若肿瘤位于横结肠中部，则考虑进行横结肠切除术。切除范围包括横结肠、大网膜及其系膜以及部分升结肠和降结肠。根部结扎结肠中动脉并清扫周围淋巴结，左结肠动脉根据病情酌情处理。

（5）手术步骤：

1）探查：遵循由远而近的原则探查。重点了解肝脏及卵巢有无转移，进一步了解大网膜、肠系膜、腹膜和 Douglas 窝有无癌种植。以纱垫隔开小肠，翻起大网膜，观察横结肠癌灶所在部位、大小、侵出浆膜以及与周围器官粘连情况等。若肿瘤已侵出浆膜，以双层纱垫覆盖，于肿瘤两侧各 5cm 处以纱条结扎肠管，结扎带之间的主干血管一并予以结扎，于结扎的肠腔内注入 5-FU 1 000mg。良性肿瘤和早期癌可行横结肠部分切除术，浸润型癌则行扩大的横结肠切除术。切除范围包括左、右结肠动脉及结肠中动脉根部结扎切断、相应淋巴结清扫以及横结肠、升结肠和降结肠的上 1/3 肠管（图 5-48）。

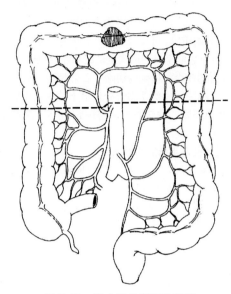

图 5-48　扩大横结肠切除范围

2）切除大网膜：由助手提起胃大弯，自中线向两侧分别尽量靠近胃壁切除大网膜。如果病灶距胃网膜血管弓较近，或周围淋巴明显肿大，大网膜有转移灶，应该同时切除胃网膜血管弓。应该将横结肠系膜前叶与大网膜一并剥除，此时可显露出结肠中血管和胃网膜右血管。于根部结扎、切断胃网膜右动脉，清扫幽门下淋巴结。将大网膜右侧自胃、十二指肠完全剥离达结肠肝曲。然后向左侧切断大网膜、切断脾结肠韧带达脾下极。

3）游离结肠肝曲及升结肠：继续游离右半结肠，在结肠旁沟中部切开侧后腹膜，向内上解离右侧 Toldt 筋膜，注意自右肾脂肪囊前叶剥离。切断肝结肠韧带、右膈结肠韧带，游离结肠肝曲。至此，升结肠被完全游离。此过程中注意保护输尿管及生殖血管。

4）游离结肠脾曲：自降结肠中部外侧切开侧腹膜，向上内侧游离 Toldt 筋膜。用一湿纱垫将脾垫起，将大网膜和横结肠牵向右下方，仔细切断左膈结肠韧带、脾结肠韧带，使脾脏完全游离。操作过程中注意不要损伤脾。如果发现脾门淋巴结肿大，应仔细予以清扫并送冰冻活检。如证实有淋巴结转移，则须将脾脏、胰尾及胰腺被膜一并切除。

5）切断结肠中动脉：将横结肠牵向下方，以拉钩将胰腺拉向上方，沿结肠中动脉游离至其根部结扎切断。清扫周围淋巴结（N3）。继续向上探查肠系膜上动脉，清扫周围肿大的淋巴结。向两侧清扫右结肠升支和左结肠升支淋巴结。扩大横结肠根治术时还需分别自根部结扎左、右结肠动脉，清扫周围相应的淋巴结。

6）切断横结肠系膜：自脾曲游离缘向右沿胰腺下缘切断横结肠系膜，注意勿损伤横结肠系膜后方的十二指肠空肠曲。继续向右游离至肝曲。

7）切除横结肠：距肿瘤两侧 10cm 以上切断肠管。以结肠中动脉根部为圆心，扇形切除横结肠系膜，扇形的两边分别为右结肠动脉和左结肠动脉的水平支。扩大横结肠根治术时，分别于升结肠、降结肠上 1/3 处切断肠管。

8）肠道重建：对于个别体形肥胖的患者，横结肠切除术后由于局部张力，很难获得满意的吻合。充分游离升结肠及降结肠侧腹膜，可以减少吻合口的张力。对于极特殊的病例，可以采取全结肠或次全结肠切除，回肠 - 乙状结肠或回肠 - 直肠吻合。横结肠切除术后采取端 - 端两层吻合，保证吻合口无张力，勿使吻合处压迫十二指肠空肠曲。仔细闭合系膜裂隙。冲洗腹腔，顺序排列小肠，腹膜后放置引流管，逐层关腹。

8. 根治性左半结肠切除术

（1）适应证：适用于降结肠癌。横结肠左侧癌、结肠脾曲癌和乙状结肠癌同样适用于左半结肠切除术。

（2）术前准备、麻醉方法及体位选择：同右半结肠切除。

（3）切口：左腹直肌切口、正中切口均可，正中切口便于上下延伸，尤其有利于直肠及肝转移灶的处理。

（4）切除、清扫范围：根据肿瘤的具体部位决定切除范围，原则上横结肠左侧癌、结肠脾曲癌、降结肠癌和乙状结肠癌均适用于左半结肠切除术。切除范围包括横结肠左 1/3～2/3、结肠脾曲、降结肠和乙状结肠上 2/3（图 5-49）。如果肿瘤侵及脾脏需联合切除；累及胰腺，应考虑胰体尾及脾切除；如果横结肠癌侵犯胃，应行胃部分切除；如果肾脏受累，即有肾、输尿管切除的指征。

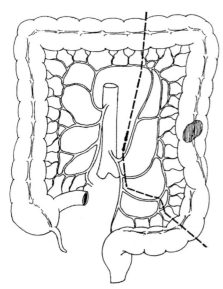

图 5-49　根治性左半结肠切除范围

（5）手术步骤：

1）探查：探查顺序及无瘤术同根治性横结肠切除术。

2）切开侧腹壁腹膜：由于乙状结肠区域游离度大，便于操作，习惯于先从此开始。于乙状结肠与侧后腹膜融合形成的 Toldt 筋膜白线外侧 2cm 处切开侧腹膜，沿降结肠旁沟疏松结缔组织向上方延伸，自腰大肌表面游离，注意保护输尿管及生殖血管。继续向上于肾脂肪囊前叶表面（Toldt 筋膜）剥离，直至腹主动脉左侧（图 5-50）。进行左半结肠切除时，应该于左输尿管处置一颜色鲜艳的胶带作为标记。因为在解剖痔上动脉或肠系膜下动脉时，术者可以发现左输尿管与之关系非常密切，稍有不慎极易损伤。一般认为右侧输尿管无须特意标记。

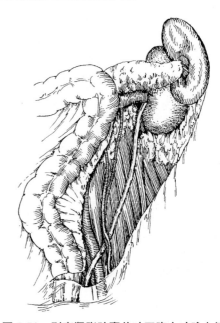

图 5-50　剥离肾脂肪囊前叶至腹主动脉左侧

3）游离大网膜：沿胃结肠韧带最上方邻近胃网膜左血管弓处游离大网膜。向右游离至横结肠中段，左侧至脾曲。

4）游离脾曲：用一湿纱垫将脾垫起，注意保护脾脏。将脾曲结肠拉向右下方，仔细切断左膈结肠韧带，结扎脾结肠韧带（图 5-51）。与肝结肠韧带相比，脾结肠韧带组织更致密，更富含血管。因此，对脾结肠韧带的任何血管均应采取结扎止血。此处的操作要特别小心，因为结肠脾曲有时紧靠脾脏，任何粗暴的动作都可能导致脾被膜撕裂。出现这种情况时应尽力保留脾脏，除非止血确切，应同时做好脾切除的准备。

5）结扎主干血管：脾曲完全游离后，沿胰腺下缘于根部仔细切断、结扎结肠中动脉左支，切断至横结肠系膜中部相应的系膜、淋巴结和分支血管。于胰腺下缘切断、结扎肠系膜下静脉。沿胰腺下方，腹主动脉左侧寻及肠系膜下动脉，切断后双重结扎，清扫其周围的 N3 淋巴结（图 5-52）。上述操作过程中，注意避免损伤胰腺和十二指肠空肠曲。自肠系膜下动脉根部向下剥离周围的脂肪及淋巴结，于左结肠动脉根部切断、结扎。根部结扎乙状结肠上支（或上两支）。

6）切断横结肠及降结肠系膜：提起被彻底游离的结肠，自横结肠和乙状结肠预定切除线向肠系膜根部呈 V 形切开肠系膜前叶。切开线注意绕过十二指肠空肠曲。

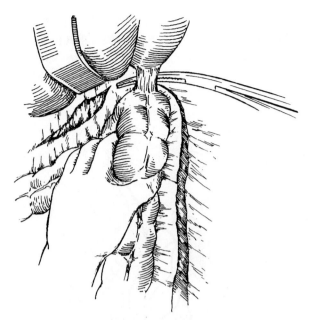

图 5-51　结扎脾结肠韧带

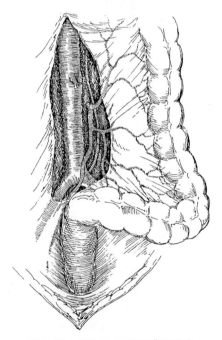

图 5-52　根部结扎肠系膜下动脉

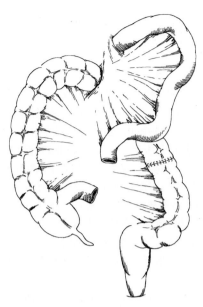

图 5-53　沿回肠系膜无血管区作一裂孔，拉出结肠与直肠或乙状结肠吻合

9. 结肠脾曲肿瘤的根治性扩大左半结肠切除术　由于其解剖位置的特殊性，结肠脾曲肿瘤的淋巴播散途径除遵循其他部位结肠肿瘤的共性外，同时更容易向脾门淋巴结、胃网膜左淋巴结及胰腺后淋巴结播散（图 5-54）。基于上述理论，有研究主张对位于结肠脾曲的肿瘤在进行左半结肠根治术时应该同时切除胰腺尾部和部分体部，清扫胰腺后淋巴结；切除脾脏并清扫脾门淋巴结；切除胃大弯并清扫胃网膜左淋巴结。但是这种扩大切除并未取得预期疗效，因此临床上应慎用。

7）切除左半结肠：于横结肠中部及乙状结肠上 1/3 处切断肠管。切断远端肠管时，经肛门氯己定冲洗肠管，可以防止术后感染和肿瘤细胞脱落。

8）肠管吻合：横结肠与乙状结肠吻合前，夹闭远端肠管，经肛门置管以 Kantrex（硫酸卡钠霉素溶液）或含有 500mg 5-FU 的 500ml 生理盐水灌洗。此举可以预防肿瘤的种植。横结肠与乙状结肠端 - 端手法吻合或采用管型吻合器端 - 侧吻合。注意吻合口应无张力，否则要充分游离升结肠，或沿回肠系膜无血管区作一裂空拉出结肠与直肠或乙状结肠吻合（图 5-53）。缝合系膜间隙，冲洗腹腔，放置双套管引流，逐层关腹。

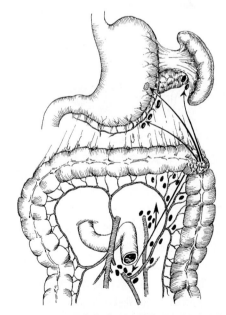

图 5-54　结肠脾曲肿瘤可能的淋巴播散途径

10. 根治性乙状结肠切除术

（1）适应证：进展期乙状结肠癌。

（2）术前准备、麻醉方法：同右半结肠切除。

（3）体位选择：根据不同情况决定，例如肿瘤距肛缘较近者可采取截石位，以利于采取经肛门结 - 直肠吻合重建。否则，可采取平卧位。

（4）切口：左下腹经腹直肌切口或正中切口均可，上达脐上 5cm，下达耻骨联合上方。正中切口的优点是进腹快、损伤小，必要时可以向上延长切口处理肝转移灶。

（5）切除、清扫范围：乙状结肠切除治疗恶性肿瘤的方法迄今为止仍存争议。因为乙状结肠内肿瘤切除乙状结肠，降结肠 - 直肠吻合，此手术只切除了乙状结肠血管弓，留下左结肠的上、下血管与痔上血管，从肿瘤学角度，该手术不理想，因为肿瘤的淋巴引流管未被彻底切除。但是，如果患者合并肝转移或其他严重疾病，生存时间相对短的情况下，可以采取单纯乙状结肠切除术。

临床上往往根据乙状结肠的长短和肿瘤所在的位置，分别采取切除全部乙状结肠和降结肠或切除全部乙状结肠、部分降结肠和部分直肠（图 5-55）。无论采取何种范围，关键要保证切除肠管两侧至少各 10cm 以上。于其根部切断肠系膜下动脉，于同一平面切断肠系膜下静脉，清扫十二指肠水平部以下腹主动脉及下腔静脉周围淋巴结（N3），清扫乙状结肠、直肠上和左结肠降支淋巴结。

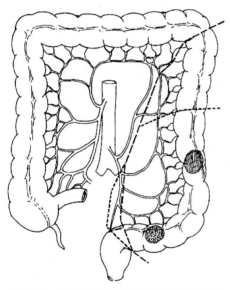

图 5-55　根据病变部位采取不同切除范围

（6）手术步骤：根治性乙状结肠癌切除术的手术要领与左侧结肠癌基本一致。

1）探查：探查顺序及无瘤术同根治性横结肠切除术。

2）切开侧腹壁腹膜：游离过程基本与根治性左半结肠切除术相似，下方游离至盆腔。向内侧游离乙状结肠达中线，显露左髂总动脉，向上沿结肠旁侧腹膜游离至结肠脾曲下方。于乙状结肠陷凹处找到左输尿管及生殖血管并注意保护。

3）切开乙状结肠系膜：沿下腔静脉右缘切开乙状结肠系膜右叶，向上达十二指肠水平段下方，向下越过右髂总动脉分叉，向下进入真骨盆骶骨前方。至次，已暴露出肠系膜下动、静脉。

4）切断、结扎肠系膜下动、静脉：沿腹主动脉前方，于十二指肠水平部下方找到肠系膜下动脉，于其根部切断、双重结扎。同时清除肠系膜下动脉根部淋巴结（N3），于胰腺下缘找到肠系膜下静脉，沿此静脉向下在与肠系膜下动脉同一水平，左侧 2～3cm 予以切断、结扎（图 5-56）。

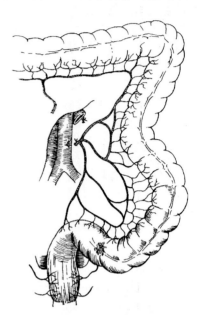

图 5-56　根部结扎肠系膜下动、静脉

5）游离乙状结肠系膜：由助手将乙状结肠向左外下方展平，自肠系膜下动脉断端处向预定切断线剪开浆膜层。结扎、切断左结肠动静脉、乙状结肠动静脉及边缘血管，注意确保近端肠管血运良好。于切断线近端置肠钳，切断肠管，远端套入肠套内双 7 号线结扎。近端以碘伏消毒，并以干敷料包裹备用。

6）切除乙状结肠：根据肿瘤位置，于直乙交界或直肠中段置肠钳阻断肠管，于肠钳近端切除乙状结肠，去除标本。扩肛后，以 1 000ml 蒸馏水冲洗残余直肠肠腔。

7）肠道重建：可以采取手工缝合，单层或两层法，详见前述。也可以采取近年来流行的吻合器法吻合。根据残余直肠的长度，可以分别采取降结肠 - 直肠侧 - 端吻合＋降结肠残端闭合，或经肛门降结肠直肠端 - 端吻合。

8）闭合肠系膜缺损：仔细缝合系膜间隙，避免损伤肠管血运。冲洗腹腔，彻底止血。放置双套管引流，逐层关腹。

（王俊锋　柳建中　赵　鹏）

（五）直肠癌根治手术

直肠癌外科手术中至今仍存在一些有争议的问题。具体可以概括为以下 3 个方面。

第一，血管结扎位置。根据多年来对直肠淋巴引流途径的深入研究，认为肛管部直肠有上、侧、下 3 个方向的途径；腹膜反折以下直肠有上、侧方引流；而腹膜反折以上仅有向上（近心）方的淋巴引流途径。因此，近年来的新观念包括彻底清扫向上方引流的淋巴结以及彻底清扫侧方及下方淋巴结的方法。后者即全直肠系膜切除（TME），另述。前者主张于根部结扎肠系膜下动脉，以利于清扫其周围的淋巴结。但是有人观察到，所有肠系膜根部淋巴结转移的病例均未能获得长期生存，这就意味着一旦该处发生淋巴转移，即同时发生远处转移，此时清扫肠系膜根部淋巴结已达不到根治目的。因此，欧美学者不主张高位结扎肠系膜下动脉。

第二，切缘安全距离。长期以来围绕直肠远切缘距肿瘤安全长度问题一直存在争论。多数资料证明，癌向远端肠壁内扩散很少超过 2cm，而浸润超过 2cm 者均为高度恶性肿瘤。据此，多数学者认为只要充分掌握术前分期、肿瘤病理类型及其生物学行为，大多数病例直肠远端切除是合理的。但是仍有人坚持下切缘应在 5cm。距肿物上极的切缘至少应在 10cm 以上。我们认为不能机械地以距离作为安全标准，应该全面评估具体患者的全身情况、对人工肛门的认可程度、括约肌功能、肥胖程度、骨盆情况、肿瘤大小、分化程度、肠腔周径侵犯程度、术前 Dukes 分期等因素，决定包肛及下切断的安全距离。

第三，侧方淋巴结清扫。侧方淋巴结清扫是近年来的研究热点之一。侧方淋巴转移均发生于腹膜反折以下直肠癌病例。侧方淋巴结是指位于髂内动脉区域的淋巴结，主要为沿直肠中动脉引流区及闭孔区。侧方清扫存在是否保留自主神经的问题。近期资料显示，侧方淋巴结受累患者，保留自主神经者生存率显著下降。因此，从肿瘤原则出发，建议对淋巴结转移的病例不宜保留自主神经。目前为止，保留自主神经的利弊仍有争议，有待进一步探讨。

1. 全直肠系膜切除术（total mesorectal excision，TME）　又称为直肠周围系膜全切除术（complete circumferential mesorectal excision，CCME），是由英国著名肿瘤学家、现任英国皇家医学会结直肠学会主席 Bill Heald 于 1982 年首先提出的，即切除肛门括约肌以上的全部系膜组织。由于含完整的盆腔脏层筋膜的直肠系膜与壁层筋膜之间具有光滑面，因此可以在直视下完整切除全直肠系膜达肛提肌水平。该术式可以使直肠癌术后局部复发率从 12%～20% 降至 3%。经过近 20 年的临床实践，TME 已成为中低位直肠癌手术公认的"金标准"，正被越来越多的人接受。国内 1993 年由郁宝铭等首先开展该术式，近期报道术后总的局部复发率为 4.8%～6.7%。国内多家单位已经把 TME 作为治疗中下段直肠癌的标准手术。

（1）TME 的解剖学基础：TME 与传统直肠癌根治术的根本区别在于，TME 是在直视下锐性解剖盆筋膜脏层和壁层间特定的间隙。局部解剖发现，在直肠周围脂肪与盆壁间存在一个直肠后间隙，分别被盆腔脏层和壁层筋膜覆盖，其范围侧方为双侧髂内静脉，尾侧为肛门括约肌。除侧方和尾外，两层筋膜间为疏松结缔组织。直肠下 1/3 的所谓潜在直肠系膜即由脏层筋膜构成，其包绕有直肠周围脂肪、血管和淋巴管。壁层筋膜则覆盖盆腔内的生殖管道、髂内血管、盆腔自主神经以及盆壁的肌肉。TME 即切除脏层筋膜内的全部组织，而完整保留壁层筋膜内的组织结构，特别要保护壁层筋膜内的神经，尤其是走行于壁层筋膜内的由腹下神经（hypogastric nerve）汇合而成的盆腔自主神经丛（pelvic autonomic nerve plexus，PANP），与直肠中

动脉、静脉、骶神经、纤维脂肪组织构成所谓解剖侧切带。此处神经极易损伤，切断一侧可引起阳痿，两侧均切断则 100% 发生性功能障碍，术中应予以保护（图 5-57）。虽然在近年的外科文献中，直肠系膜一词频繁出现，但是解剖书中并无"直肠系膜"一词。其原因是，解剖学是以解剖尸体为基础的，而构成直肠系膜的盆筋膜脏层和壁层间隙很薄，训练有素的外科医师才能准确地在活体（患者）上成功解剖。经甲醛溶液固定的尸体，其组织结构变硬、粘连，直肠系膜很难辨认，解剖书上也无此描述。然而，直肠系膜这一概念的提出使直肠癌外科取得了令人瞩目的进步。

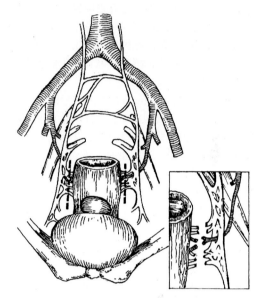

图 5-57　保护盆腔自主神经丛

（2）TME 的病理学基础：研究表明，有 65%～80% 的直肠癌存在周围局部性病变，包括直肠周围直接浸润和肠周淋巴结转移或直肠血管周围淋巴结转移。所有上述病变均局限于盆腔脏层筋膜范围内。1982 年 Heald 在首次有关 TME 的病理研究中发现，6 例中的 5 例直肠系膜中发现有癌灶，直肠周围数厘米之外的结缔组织内存在着微转移灶，但无淋巴结转移。目前发现肿瘤在系膜中的最远播散距离为 4cm。Quirke 等将 TME 术后整块标本连续切片观察，发现局部病变均在直肠系膜范围内，术中直肠系膜的残留与局部和盆腔复发密切相关。近来有人建议手术切缘应包括直肠肠壁和直肠系膜两个部分，如果均为阴性，复发率可降至 3%。

（3）TME 与传统直肠癌根治术的区别：现代观点认为，完美的直肠癌手术应该力争达到以下几点要求。

1）治愈：完整切除原发病灶，防止远处转移。

2）局部控制：避免局部肿瘤复发。

3）维护肛门括约肌的功能：重建括约肌的延续性，保持肛门 - 直肠功能。

4）维护性功能和膀胱功能：保留骨盆自主神经系统的完整性。

传统直肠癌根治术（钝性或盲目解剖盆腔组织）显然不能达到以上要求。这种钝性解剖（或称为指法解剖）将直肠

自骶前分离，结果客观上造成外科医师在错误的解剖层面，即直肠骶骨筋膜前间隙进行，一旦该筋膜被钝性撕破，则会引起致命性的骶前大出血。钝性分离常伴随大量的支配性功能和泌尿功能的交感和／副交感神经的损伤。为避免损伤骶前静脉丛，术者会不自觉地将手前移，这样就不可避免地进入直肠系膜，使直肠骶骨远端的系膜切除不彻底。文献报道，采取传统手术方法，即用手指钝性不全分离直肠系膜，术后局部复发率可高达 30%，远处转移率达 60%～65%。传统手术在处理侧韧带时不可避免地对其进行钳夹、分离、结扎，从而使神经丛极易受损伤。

TME 术是在直视下沿壁层盆筋膜锐性切除潜在的直肠系膜，同时注意脏层盆腔自主神经的走行，这样一来既保证将直肠后间隙的脂肪及淋巴、血管组织完整切除，又能尽可能保留直肠壶腹和神经丛，从而极大地改善了手术效果和患者的生活质量。

需要补充说明的是，Heald 根据解剖学淋巴引流概念提出废弃 Miles 手术的观点，即认为淋巴结几乎不转移至肛提肌平面以下（图 5-58）。传统 Miles 手术后复发率明显高于 TME 的现象即是上述理论的佐证。关于这一点也存在不同意见，有研究认为报道的关于 TME 和 Miles 术的对比研究中，在患者分组时即无随机性，接受 Miles 术者往往病期较晚，肿瘤侧方浸润严重，在这种情况下本身已不适宜 TME。

（4）TME 的适应证：可手术切除的直肠中、下段癌。现代观点认为肿瘤在直肠远端方向播散最远至 4cm，因此，直肠上 1/3 癌无须切除至盆底肛提肌水平。此外，有研究担心 TME 的弊病之一是强调了全直肠系膜切除，与切除吻合口远端直肠系膜相关的并发症发生率升高，去血管化是其原因之一，并伴有吻合口瘘的发生率上升。根据上述原因，一般不将直肠上 1/3 的肿瘤列为 TME 的适应证。

（5）TME 手术要点：锐性分离是 TME 手术的基础；清晰的术野是 TME 顺利完成的保障；术后切除标本纵向脏层筋膜保持完整的光滑面是验证 TME 合格与否的标准；肿瘤

远端直肠系膜切除范围不少于 5cm。为达到上述要求，在具体操作过程中还应该注意以下几点。

手术过程中应采用电刀操作，慎用剪刀。将出血量控制在最低限度，以免因出血影响手术野的清晰度。有人认为，一旦骶前间隙开放到便于直视下操作时，可以将右手插入进行钝性分离。但是，直视下用电刀或剪刀解剖更安全。

1）手术过程中尽可能不采用结扎止血，有人提出自开始游离乙状结肠系膜起至盆底肛提肌平面止，尽量做到不打线结。

2）直视下进行用电刀沿脏、壁层筋膜间隙解剖，切忌撕裂或中断。

3）处理侧韧带时亦采用锐性分离，避免传统手术中钳夹、剪开、结扎方式，有利于保护骨盆神经束。

4）必要时近端肠管应该做 J 形贮袋，与直肠远端吻合。

5）该术式远段直肠有 2cm 血运不良处，因此欧美医师多主张行近端结肠保护性造瘘，认为此举有助于吻合口的安全愈合。但是据国内经验，一般不主张采取预防性造瘘，而于骶前吻合口附近放置引流管经左下腹或经会阴部引出。据笔者经验，直肠癌根治术后的吻合口瘘大多数可以通过保守治疗愈合。

（6）手术步骤：

1）手术切口：下腹正中切口绕脐上 5～8cm。

2）探查：采用双合诊以除外肝转移灶和结肠的同时性癌。作为切除前的准备工作，应充分显露肠系膜下动脉供血肠段。可以在右切缘固定放置一个塑料袋，将小肠按顺序装入袋内，并放入 100～200ml 温盐水。

3）根部结扎血管：根据不接触原则，首先于空肠起始部（十二指肠悬韧带）侧后方找肠系膜下静脉，于胰腺下缘或距脾静脉 1cm 处将其结扎、断。上述措施旨在防止随后的操作造成的医源性癌细胞血行播散。沿胰腺下方，腹主动脉左侧寻及肠系膜下动脉，距其根部 1～2cm 切断后双重结扎。动脉断端保留一段长丝线，作为肠系膜淋巴

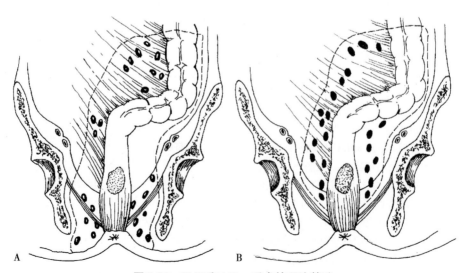

图 5-58　TME 和 Miles 手术的理论基础

A. Miles 手术的理论基础；B. TME 的理论基础

引流颅侧最远端的标记。如果此处淋巴结转移（N3），只有同期清扫腹主动脉旁淋巴结才能达到根治目的。有研究认为，没有必要在其起始部结扎肠系膜下动脉，其根据是只有肿瘤无法切除时才会发生该处淋巴结转移。伦敦圣马克医院在对直肠癌接受手术治疗的 4 000 例患者的研究中，并未观察到在肠系膜下动脉起始部结扎带来生存率的改善。持该观点者的另一个理由是，在肠系膜下动脉的第一分支远端结扎保证了用于造瘘或低位吻合肠段的血供。笔者认为，自其根部结扎不但保证了 D3 站淋巴结的彻底清扫，还保证了进行低位吻合无张力进行。因为只有切断肠系膜下动脉，降结肠才能得到充分游离。在既保证切除范围的前提下，又确保吻合口无张力。至于降结肠的血供，完全可以由边缘动脉保障。此外，对于直肠或乙状结肠局部复发病例而言，则必须根部结扎肠系膜下动脉，游离结肠脾曲。

4）游离乙状结肠系膜：具体过程同左半结肠切除术，注意仔细操作，勿损伤输尿管和生殖血管。为防止癌细胞的播散，游离过程中避免撕破结肠系膜或形成开窗，造成淋巴管损伤。结扎肠系膜下动脉以后，可以于腹主动脉的前方见到数根白色纤维束，即腰内脏神经，自腹主动脉的前面向下走行，构成腹下神经丛。腹下神经丛在腹主动脉分叉处下方分为左、右腹下神经，与两侧骨盆神经丛相连接。左、右腹下神经走行于腹膜下筋膜背侧。而腹膜下筋膜进入盆腔后成为盆内筋膜脏层。继续向骶岬方向游离，在骶岬平面，腹下神经常附于肠系膜的表面，在游离肠系膜的同时，注意将神经剥出。继续向尾侧解剖 5～10mm 即可触及包绕在结缔组织中的直肠上动脉。操作过程中始终注意保护神经丛。

5）切断降结肠：于肠系膜下动脉结扎处向下剥除周围脂肪、淋巴组织 3～5cm 即可见到左结肠动脉分支或左结肠动脉升支，于根部结扎、切断左结肠动脉，完成肠系膜下动脉根部淋巴结的清扫。向左于同一高度结扎、切断肠系膜下静脉。于结肠脾曲下约 10cm 处横断降结肠。

6）游离结肠脾曲：具体过程同左半结肠切除术。将大网膜自横结肠充分解离，切断横结肠系膜，将降结肠与横结肠左半向盆腔侧牵拉，显露脾结肠韧带，使之呈紧张状态，使用电刀于无血管区切开或用剪刀剪开。

7）TME：盆腔术野充分显露是完成 TME 手术的先决条件。将直肠牵向前方，在骶骨岬水平向下沿腹壁下神经丛与直肠系膜之间的被膜锐性分离。自腹主动脉分叉处，将左、右腹下神经丛向背侧方压迫并予以保护。在正确的操作下，直肠周围脂肪组织与骶前蛛网状筋膜间的疏松结缔组织会被撑开，指示理想的解剖层面。为获得满意的视野，最好选用一个特制的带冷光源的加长吸引管、一把长剪刀或最好使用长柄电刀。理想的直肠切除标本被一层非常薄的结缔组织筋膜包被。

8）切断直肠骶骨韧带：直肠背侧 S_4 水平呈条索状的筋膜增厚带即直肠骶骨（Waldeyer）韧带，其作用是将直肠系膜背侧固定于骶骨前。必须在直视下锐性离断。骶正中动脉在此部位进入直肠，切断后会有小出血。必要时可结扎或电灼止血。采用以往流行的手指钝性分离往往会损伤直肠系膜。大部分骶前复发的病例都应归咎于上述操作，但许多普外教科书仍推荐钝性分离。继续向尾侧锐性解剖直肠骶骨筋膜达肛提肌水平。

9）直肠前方的游离：将直肠提向后上方，助手用深拉钩将膀胱（子宫）拉向前方，显露出直肠与膀胱（阴道）间灰白色膜状 Denonvillers 筋膜。剪开 Denonvillers 筋膜，向下游离，可以显露出特征性的呈微蓝色的精囊和前列腺（阴道后壁）。必须在 Denonvillers 筋膜和直肠前间隙解剖，直至显露双侧精囊轮廓为止。此处操作时注意解剖层次，超前或退后均会引起出血。

10）切断直肠侧韧带：将肠管拉向前方，沿两侧向上弧形切开位于直肠前 1～2cm 宽的侧壁组织，即侧韧带。由于直肠前、后方均解剖完毕，仅需直视下沿前、后缘逐渐切断，一般情况下无须钳夹。约 50% 的患者在侧韧带下方有直肠中动脉通过。切断侧韧带时注意勿损伤外侧的神经。采用电灼止血时亦勿接触面过大，造成盆壁内脏神经的损伤。

虽然 TME 已取得了令人瞩目的结果，但是对于其疗效亦有持怀疑态度者。中国抗癌协会大肠癌专业委员会 2002 年 12 月杭州会议曾对 TME 进行了激烈的讨论。怀疑者认为，TME 并非新术式，而是对直肠癌低位前根治术手术原则的总结和归纳，许多长期从事大肠癌手术的医师在实践中均自觉或不自觉地遵照该原则进行手术，例如分离骶前时只有在脏、壁层筋膜间隙解剖才能做到不出血或少出血，这样一来同时又完整切除了直肠系膜。另外，TME 组患者数量有限，缺乏真正的多中心、大宗随机化对比研究结果。Heald 正在主持一项包括中国在内的国际多中心随机化前瞻性研究项目，有望在数年后得出比较客观的结果。当肿瘤发生侧方转移时，TME 并不优于传统手术。另外，TME 倡导者所选择的病例可能具有倾向性。近期有报道 TME 手术疗效超过 Miles 手术，并提出要消灭 Miles 术式的过激言论，显然是有失偏颇。总之，TME 是一种比较新颖的术式或概念，其临床应用的实际效果尚需要大宗随机化临床实验验证。

（7）TME 的质控：病理医师必须对 TME 手术标本进行系统检查。直肠癌术后周边切缘（circumferential resection margin，CRM）是指整个直肠肿瘤和直肠系膜沿冠状面连续切片，观察整个周边是否有肿瘤侵犯，是评价 TME 手术疗效的重要指标。根治性切除（R0）是指直肠系膜完整切除，肠管切端无肿瘤残余，亦称为 CRM 阴性；R1 是指镜下切缘有癌残余；R2 是指切缘肉眼有癌残留。

2. 吻合器在直肠癌手术中的应用　近年来，吻合器以其操作简便、效果可靠，已广泛应用于消化道的重建。常用于直肠癌切除术中的吻合器主要有线形吻合器（闭合器）、管状吻合器以及荷包缝合器等。直肠癌切除术中应用吻合器具有以下优点：吻合位置低，解剖层次对合整齐，吻合可靠，止血效果好，吻合口血供好，吻合口口径可控制在一定范围内，操作简便，手术省时等。

（1）手术适应证：肿瘤分化好，无肝脏、淋巴结等转移，无局部浸润，经充分游离后肿瘤下缘距齿线不小于 6cm 的直肠癌（但女性患者，尤其当肿瘤位于直肠前壁时，行此术式要慎重）。

（2）术前准备：腹股沟、会阴、肛门部应作皮肤准备，余同前切除术。

（3）体位：半截石位，臀下垫垫子以抬高臀部，便于操作。

（4）单吻合器法手术步骤：

1）消毒范围应包括腹部、腹股沟、会阴、肛门区皮肤。

2）开腹、探查同 LAR。

3）游离降结肠、乙状结肠、直肠，处理乙状结肠、直肠系膜同前切除术。

4）清除乙状结肠拟切断线近端 1.5～2cm 肠壁上脂肪组织和肠系膜，妥善止血，于乙状结肠拟切断线近端距切缘 0～3cm 作一荷包缝合。注意要使用不可吸收缝线，以免在收紧荷包时撕裂肠壁，且针距要求保持 0.5～1cm，过密使荷包缝线难以收紧，过疏将造成肠壁不能全部收拢。

5）于乙状结肠拟切断线两端各下一把肠钳，断肠，远端肠管以干纱布妥善保护，近端肠管消毒，置入分离的抵钉座，围绕中心杆收紧荷包线，撤去近端肠钳。

6）清除直肠拟切断线远端 1.5～2cm 肠壁上脂肪组织和系膜，妥善止血，在拟切断线两端各下一把直角钳，断肠，近端肠管连同肿瘤一并移去，远端肠管消毒，以锁边缝合或褥式缝合作一荷包线，也可用荷包器作荷包，于肠管两侧各缝一针牵引线，提起直肠。

7）会阴侧术者消毒直肠，轻柔扩肛，此时腹部术者撤去直肠远端直角钳。吻合器头部涂以润滑剂后经肛门轻柔送入直肠，此时腹侧术者应引导吻合器前进，避免吻合器插向骶骨。当吻合器头部越过直肠残端后，撤去吻合器头部，收紧直肠残端荷包线，将直肠残端固定于中心杆上。

8）将抵钉座中心杆插入吻合器中心杆，顺时针方向旋转吻合器尾端旋钮，拉近结直肠断端，使之紧贴，并使钉仓与抵钉座之间的距离保持在 1～2mm（距离过大和过小都易发生吻合口瘘）。此时注意勿使肠管发生扭转，并确保钉仓与抵钉座之间未夹入周围其他组织。

9）打开保险，扳动手柄击发，完成吻合并环形切除中心杆周围多余肠管。逆时针方向旋转吻合器尾端旋钮，使钉仓与抵钉座适度分离，上、下、左、右倾斜旋转吻合器，在腹侧术者的帮助下，使抵钉座轻柔越过吻合口，并自肛门抽出吻合器。

10）检查切除的环形肠壁组织是否完整，若有吻合不确实处，应从腹腔或经肛门进行加强缝合。后面手术步骤同前切除术。

（5）双吻合器法手术步骤：双吻合器法与单吻合器法的不同之处在于，在切断直肠之前，于拟切断线近端置一把直角钳，经肛门充分冲洗远侧直肠，消毒肠管，于拟切断线处置闭合器，闭合远端直肠，紧贴闭合器近端切断直肠，将近端肠管连同肿瘤一并移去。在吻合器中心杆上装上穿刺针，并顺时针方向旋转吻合器尾端旋钮将其退到钉仓下。将吻合器送入直肠，逆时针方向旋转吻合器尾端旋钮，在

腹侧术者的帮助下，将穿刺针连同吻合器中心杆自直肠残端中央附近穿出，移去穿刺针，将抵钉座中心杆插入吻合器中心杆，完成吻合。

3. 腹会阴直肠癌根治术 腹会阴联合切除术于 1908 年由英国圣马克医院 Miles 首创，故也称 Miles 手术。其特点是手术切除范围较广，包括乙状结肠下段、全部直肠及其周围组织如直肠窝内的脂肪、神经及淋巴组织，还包括肛门、肛门括约肌、肛提肌、直肠侧韧带和部分皮肤（图 5-59）。该术式创建 100 年来，虽有后人不断加以改进，但是基本原则未变，仍然是目前临床广泛应用的术式之一。其最大特点是切除范围广泛，根治度高；缺点是术后永久性人工肛门给患者造成生理及心理影响。

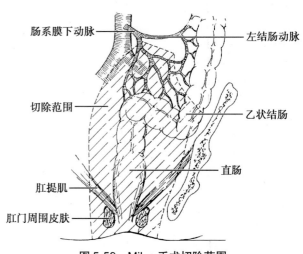

图 5-59 Miles 手术切除范围

（1）适应证：适用于距肛门缘 5cm 以下的直肠下段癌和肛门癌，以及肿瘤虽然位置较高，但已发生浸润的较晚期中、高位直肠癌，肿瘤虽然比较固定，经过术前辅助放化疗后，仍可考虑行此手术。

（2）术前准备、麻醉方法：同右半结肠切除。

（3）体位选择：

1）截石位（图 5-60）：由腹部和会阴部两组手术人员几乎同时进行手术，也可以由一组手术人员依腹部手术→会阴部手术→腹部手术次序完成。注意将臀部垫高以利于盆腔操作。臀大肌缘突出于手术床下缘，便于会阴部操作。最好选用仅托足踝及小腿的手术托架，以免损伤腓总神经。

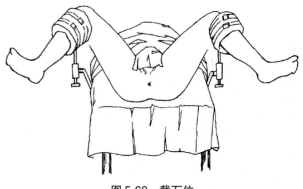

图 5-60 截石位

2）依次采取平仰卧位→截石位→平仰卧位次序体位，由一组手术人员来完成。注意事项同前。

（4）切口：左下腹经腹直肌切口或正中切口均可，上达脐上 5cm，下达耻骨联合上方。正中切口的优点是进腹快、损伤小，必要时可以向上延长切口处理肝转移灶。

（5）切除、清扫范围：Miles 当初提出的手术范围包括乙状结肠系膜、盆腔内结肠、结肠系膜及系膜两侧 2～5cm 的腹膜，同时清除左髂总动脉分叉处淋巴结、坐骨肛门窝内脂肪组织。

（6）手术步骤

1）腹部手术：

①探查：探查次序依次为阑尾、盲肠、升结肠、肝脏及胆囊、横结肠及胃、脾、降结肠、乙状结肠、子宫及其附件及直肠。注意了解肿瘤位置、大小、有无侵透浆膜及与周围组织关系。确定肿瘤位于腹膜反折上方还是下方，肿瘤的活动度如何，是否侵及周围结构，盆腔内有无淋巴结转移。最终决定是采取 Miles 手术或低位前切除术。

②游离乙状结肠：以剪刀锐性分离可能存在的乙状结肠与侧腹壁的粘连及其他粘连，如小肠粘连等（图 5-61）。放置三叶自动牵开器时，由助手牵引乙状结肠及降结肠。术者用 1～2 个大块湿纱布垫将小肠向右上腹方向填塞，避免小肠外露。置骶前自动拉钩时注意勿压迫腹主动脉。

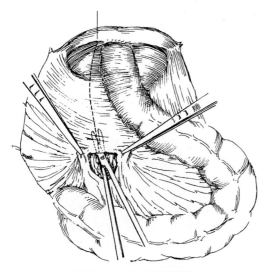

图 5-61　切开左侧腹膜

牵起乙状结肠，用止血钳提起左侧侧腹膜，自顶尖孔（先天粘连孔）处剪开腹膜结合钝性分离可见外后方的左侧输尿管，颜色发白，轻轻触之可见其蠕动，有如输液塑料管粗细，曾见变异为单侧双输尿管以及因其远端发生梗阻而使输尿管变粗状如小肠。其下内方是髂内动脉，颜色似输尿管，但管径较粗。注意将输尿管推向外侧，必要时将两侧输尿管特别是左侧输尿管用彩色胶带标记，以防术中损伤。

用布带结扎肿瘤上端直肠肠管，防止术中肠内容物及可能脱落的癌细胞逆行流动，并用注射器向结扎以下肠腔内注射抗癌药物如 5-FU 500mg。

③游离直肠：向下剪开直肠左侧腹膜，至腹膜反折处（即直肠膀胱或子宫陷窝）；向上剪开左侧结肠外沟，钳起腹膜切缘，对乙状结肠及直肠后方部分较疏松组织作钝锐性分离。

牵起乙状结肠，钳起直乙肠交界处腹膜，与左侧粘连孔相对应处或稍近肠处剪开腹膜（若准备重建盆底，就应考虑右侧腹膜保留多少问题，虽然右侧输尿管较左侧的位置要靠外，但有人在做淋巴结清扫时，愿意用带子或丝线将双侧输尿管作标记），向下切开腹膜至反折处与左侧切口会师。此时需要深部拉钩，最好是直角拉钩，目前国内已有圣马克医院拉钩，但国人使用较之稍短些的也可。

④游离后上方结构：向上内方剪开腹膜到肠系膜下动脉根部水平。钳起右外侧腹膜切缘，向直肠后作钝锐性分离，即可见疏松结缔组织，此即为直肠骶前间隙部分（图 5-62）。在骶岬前直肠后分离组织，使左、右相通。此时可见骶前自主神经（交感神经）。

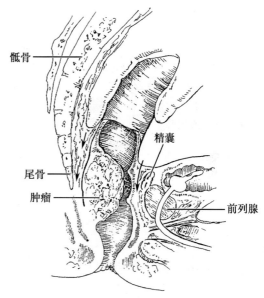

图 5-62　游离直肠后间隙

⑤结扎肠系膜下动脉：一只手在乙状结肠系膜后指引，解剖肠系膜下动脉血管，于肠系膜下动脉根部水平结扎肠系膜下动脉。但有人主张于第 1、2 支乙状结肠动脉分叉处结扎即可（图 5-63）。继续向上游离至胰腺下缘，在肠系膜下静脉进入胰腺下缘处结扎肠系膜下静脉，同时彻底清扫动脉及静脉周围的结缔组织及淋巴结。在此操作过程中注意保护降结肠的边缘动、静脉，因为此时该血管是降结肠的唯一血供。

⑥切除乙状结肠：根据肿瘤位置，于拟做造瘘口的乙状结肠处切断处理乙状结肠系膜，注意所保留乙状结肠的血供。在拟断肠处两端分别用粗丝线结扎肠管，然后切断肠管，断端消毒，用手套分别包裹后结扎（图 5-64，图 5-65）。

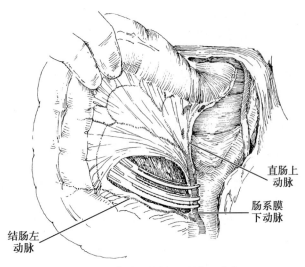

图 5-63 切断、结扎肠系膜下动脉

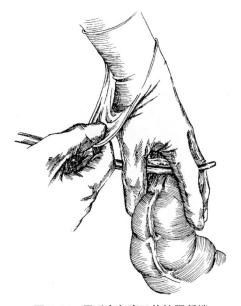

图 5-64 用手套包裹乙状结肠断端

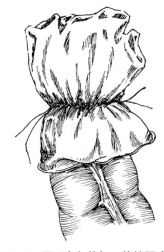

图 5-65 用手套包扎好乙状结肠残端

⑦游离直肠后间隙：提起直肠，沿骶前间隙（Waldyer筋膜）钝锐性分离直肠后壁。如果是男性青壮年患者，应注意保留骶前自主神经，术中自 L_4、L_5 和 S_1 可见交感神经，从骶岬平面稍下方分叉，走行于直肠上段左、右两侧，后移向盆壁，保留此神经时需将直肠段分离后保留两侧神经主干。副交感神经自 S_2、S_3、S_4 发出，与向下的交感神经汇合组成盆神经，保留时应从骶前向直肠两侧分离，如果肿瘤较大，或有淋巴结转移、浸润，或肿物呈现皮革样硬癌，则不考虑保留骶前自主神经问题。骶前间隙为蜂窝状的疏松结缔组织，白色，分离过于靠近肠壁容易引起肠壁血管出血而造成分离困难，过于靠后则可能会损伤骶前静脉丛而引起大出血，故强调沿骶前间隙游离直肠后壁，而且最好在直视下，至尾骨尖或提肛肌水平。如遇骶前静脉出血，可用温热盐水纱布或干纱布压迫，继续游离直肠，也可用金属止血钉或图钉钉于骶骨止血。如仍有困难，则可标记好数块干纱布压迫于骶前，会阴部伤口开放包扎，术后 3 天再将所填压纱布逐渐慢慢取出，这样将延长会阴伤口愈合时间。

⑧游离直肠前间隙：深部拉钩暴露已切开的反折处腹膜，向下分离，男性可见两个精囊，在精囊与直肠前壁之间分离至前列腺水平（图 5-66）。女性可见阴道后壁与直肠前间隙，越过子宫颈平面，可尽量向下钝性分离。直肠前壁肿瘤与阴道后壁关系密切时，难以分离，这时应切除部分阴道后壁，由会阴部手术来完成，切除标本后以肠线连续缝合阴道后壁。

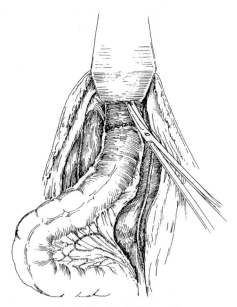

图 5-66 游离直肠前壁

⑨切断直肠侧韧带：侧韧带位于直肠两侧，是连接盆壁与直肠中下段两侧的较狭长纤维结缔组织，内有 1～3 支口径较细的直肠下动脉（痔中动脉）通过。以手指触摸直肠侧韧带，选择较薄弱处切断侧韧带，这样可避免结扎血管并减少出血，也可以先钳夹侧韧带，切断后予以结扎（图 5-67）。

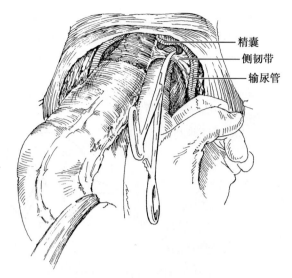

图 5-67 游离结扎直肠侧韧带

精囊
侧韧带
输尿管

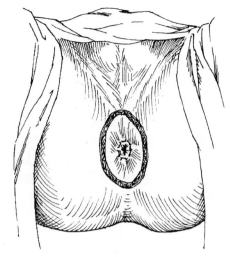

图 5-69 环形切开肛周皮肤

在游离直肠的过程中，通常并不能分离一侧时一步到位，而需要前、后、左、右循环着进行。将远侧肠断端沿骶前向下塞入直肠后间隙，准备下一步会阴部手术或造口手术。

2）会阴部手术：

①切口：采取截石位，消毒皮肤及阴道，以粗丝线沿肛缘皮下潜行荷包缝闭肛门（图 5-68），再次消毒肛周皮肤。环绕肛门作一椭圆形切口，左右距肛缘各 2～3cm，视肿瘤位置及大小而定，而前后则稍长些，前方到会阴中心腱，后方与其相对称即可（图 5-69）。

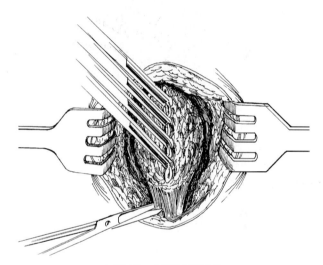

图 5-70 切断肛尾韧带

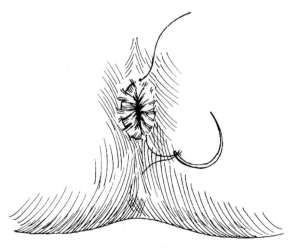

图 5-68 荷包缝闭肛门

②切断肛提肌：用组织钳或止血钳提起切除部分皮缘，向纵深部分进行分离，从后方开始，触及尾骨尖以确定方向，切断肛尾韧带（图 5-70）。至尾骨尖前方可见尾骨直肠肌，手指勾住，其组织较厚韧，切断后进入骶前间隙，一般少有出血。此时可能会见到骶前手术部分残留血流出。以手指指引，分别切断两侧肛提肌，进入坐骨肛门窝（图 5-71）。

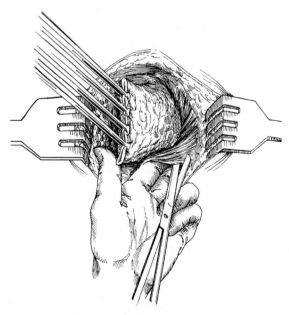

图 5-71 分别切开两侧肛提肌

③游离会阴直肠前间隙：术者手可进入骶前将乙状结肠已包裹远断端牵出，左手握住直肠下段及钳夹前方切除皮缘的组织钳，助手牵起前方保留侧组织，切开会阴浅横肌、深横肌，分离直肠前壁，剪刀切断可能存在的残留直肠侧韧带组织。也可以掀起牵出的直肠，在直视下分离直肠与前列腺（或阴道后壁），直至将直肠完全切除（图 5-72）。如不能完全分离，则须连同部分阴道后壁或和部分会阴中心腱一并切除。有人主张阴道壁残端用肠线锁边缝合止血，但多数情况下可以直接两残端对合缝合。阴道壁用可吸收肠线连续缝合，会阴中心腱可用丝线间断缝合。偶遇直肠前壁肿瘤与前列腺关系密切者，其切除后的止血将会变得困难。

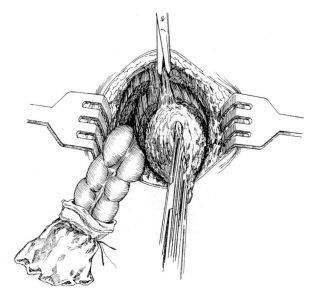

图 5-72　牵出直肠、分离前壁

关于会阴部手术时泌尿系损伤问题，很少见，由于置入尿管，即使进行较大直肠肿瘤切除时，也能避免尿道损伤。但要注意在离断直肠侧壁组织时，有时会遇到腹组手术后松弛下垂的输尿管，应避免损伤。

在会阴部手术过程中，肯定会遇到肛门动脉的出血，有经验的术者会先行钳夹再离断组织，往往钳夹一会儿，血可自行止住，也可以采用结扎或电凝止血的办法，而有时需要缝扎。止血要做到尽量彻底，避免不必要的失血，这样术前没有明显贫血的患者术后也没必要输血。

④移去切除标本，包括乙状结肠、直肠及其肿瘤、肛管、肛提肌、肛门括约肌、坐骨肛门窝组织、肛周皮肤。

⑤处理会阴部伤口：如果没有污染发生，就不必进行盆腔冲洗，用纱布拭净创面，置一根引流胶管于骶前，经伤口或伤口一侧皮肤引出，接负压引流或接引流袋即可（图 5-73）。引流管可在术后 2～3 天引流液清亮且量少时去除。分 2～3 层 I 期缝合会阴部伤口，以酒精纱布包扎。

一旦发生污染情况，包括肠壁或肿瘤破裂、粪便或肠液溢出，就应冲洗盆腔，调整手术床为头高臀低位，以生理盐水、癌细胞抑制剂如氯化汞、生理盐水、抗菌药物如甲硝唑次序冲洗，由腹组手术人员或助手经腹部伤口来完成。会阴部伤口最好不缝合或者部分缝合，便于充分引流，以免因 I

期缝合可能引起的术后化脓性感染。以数块干纱布充填伤口包扎或手套内衬以数块干纱布充填伤口包扎，记录伤口内纱布数量以便术后逐渐取出。这样伤口愈合时间会延长。

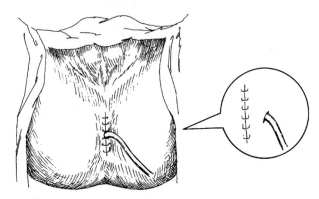

图 5-73　关闭会阴，经伤口或另戳口引流

3）再回到腹部手术：

①重建盆底腹膜：检查引流管位置是否合适，盆底创面有无出血及淤血块，止血要充分，使创面干净。女性可将子宫推向骶前而不修复盆底。如果缝合盆底腹膜，就应缝合严密以防止小肠疝入不够严密的腹膜缝隙中造成术后肠梗阻，同时注意缝合时输尿管损伤问题。

如果发生了输尿管损伤，应及时发现以便及时处理，注意尿量和颜色，注意腹腔内渗血量和颜色。若发现输尿管被切断或损伤，需置入输尿管导管作支架，其一端达肾盂，另一端达膀胱经腹部皮肤引出或术后经膀胱镜取出，输尿管断裂处缝合 3～4 针，导管于术后 2～3 周取出。

如有可能，后腹膜也做缝合修复，以覆盖创面减少渗出和粘连，同时将结扎的肠系膜下动脉或乙状结肠动静脉血管覆盖。

②乙状结肠造瘘口：有腹膜内造口与腹膜外造口之分，其不同之处是腹膜切开与否。造口位置选择在脐与髂前上棘之间，经腹直肌但略靠外缘处（图 5-74），环行切除皮肤及皮下组织直径为 25～30mm，分开皮下脂肪组织，十字形切开腹直肌前鞘（图 5-75）。

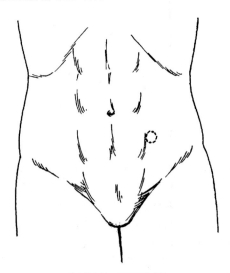

图 5-74　造口位置

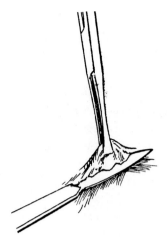
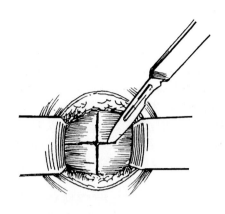

图 5-75　环形切开皮肤，十字切开腹直肌前鞘

a. 腹膜外造口：牵起与造口位置相对应的乙状结肠外侧腹膜边缘，以手指钝性分离腹膜至造口处作成一个腹膜外隧道，用肠钳顺肌纤维方向分开腹直肌，十字切开腹直肌后鞘与隧道相通，由此牵出拟造口乙状结肠残端（图 5-76）。固定浆肌层与皮下组织数针，检查腹膜不要将乙状结肠勒得过紧，逐层关闭腹腔后，剪去结扎线以外包裹的肠残端，使肠切缘高出皮肤 1cm 左右，行结肠全层与皮肤间断缝合 1 周（12 针左右）。腹膜外造口优点是能够避免造瘘口周围疝的发生，以及较少发生的乙状结肠（降乙交界处）与左侧腹壁间的小肠疝。

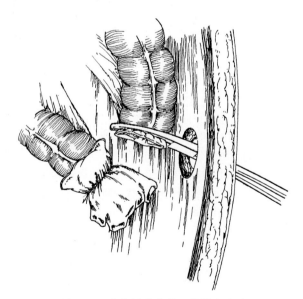

图 5-76　牵出拟造瘘的乙状结肠残端

b. 腹膜内造口：用组织钳向右侧牵拉腹部切口左侧腹膜及腹直肌前后鞘，防止缝合腹壁后由于张力移位造成的造口肠管狭窄。以两手指在腹膜侧作指引，十字形切开腹直肌前鞘后，分开腹直肌，从两指缝间剪开后鞘及腹膜，也呈十字形。至此，造口皮肤与腹腔间隧道打通，其直径应能容纳两指，钳提腹膜切缘做标记，牵出乙状结肠造口端，注意肠管不要扭转。先行钳提的腹膜切缘与肠浆肌层间间

断缝合数针，以防造口周围疝发生，再做皮下与浆肌缝合数针，关闭腹腔后剪去结扎线以外肠残端，全层与皮肤缝合 1 周，造口可用凡士林纱布包扎。

4. 低位前切除术　低位前切除术是近年来研究最活跃的领域，又称为 Dixon 手术，由 Cripps（1897）首倡，Dixon（1939、1948）对该术式加以改进并推广。特点是切开了 Douglas 窝（直肠膀胱陷窝或直肠子宫陷窝），在切除了部分乙状结肠、直肠及肿瘤后，用乙状结肠残端与远端部分下段直肠行端 - 端吻合，保留了肛门及其肌肉和部分下段直肠，是保肛手术中维持肛门功能效果最好的一种，也是目前保肛手术做得最多的。临床上一般指吻合操作均在盆腔内进行的低位手术，又称为低位前切除术（low anterior resection，LAR）。

　　LAR 受肿瘤在直肠特定位置（不能过低）、肿瘤大小、有无淋巴结转移和肿瘤恶性程度、有无周围浸润等因素限制。具体讲，分化良好的低度恶性、隆起型、肿瘤小于直肠周径的 1/2 者、Dukes A 及 B 肿瘤，在松弛状态下应切除远端 2～3cm；中等恶性、溃疡型、肿瘤大于直肠周径的 1/2 者、Dukes C 肿瘤，远端应切除 4～5cm；高度恶性的低分化、未分化癌，至少切除 5～7cm。

　　术前对患者的体质状况作出正确评估是非常重要的，在这一环节上尽可能地避免吻合口瘘的发生，以及此术式术后常有的肛门下坠、便次频繁等可能使一些慢性患者病情加重的情况，如患有心脑血管疾病、呼吸系统慢性疾病、老年体弱者应慎选，而贫血、低蛋白血症、电解质紊乱、高血压和糖尿病在术前必须得到纠正和控制。

　　大部分的吻合口位置在腹膜反折以下，均可以通过手法吻合或者吻合器吻合来完成。有时术前难以确定是否能做此术式，由于骶前弧度的关系，直肠经游离后其长度较游离前要长，但究竟长多少因人而异，有人估计会长出 3cm 左右。另外，女性骨盆比较宽，手术操作相对要容易些。

　　（1）手术适应证：肿瘤下极位于距肛门缘 7～12cm 的直肠中段癌可考虑应用此术式。中、下段直肠癌经过充分游离直肠后，其肿瘤下缘至少应在 8～9cm 以上。在切除足够的肿瘤远端肠管和周围淋巴组织后，肛提肌上方应保

留 2～3cm 直肠残端。

（2）术前准备、麻醉方法：同右半结肠切除。

（3）手术体位：手法吻合时采用平仰卧位；吻合器吻合时采用截石位。

（4）切口：同 Miles 术。

（5）手术步骤（手法吻合）：

1）探查顺序：同 Miles 术。最后将乙状结肠向上拉紧，探查局部病变，判断肿瘤与腹膜反折的关系、病变与周围结构的关系、病变与骶骨及盆壁的关系。最后决定采取 LAR 或 Miles 术。有时需要在直肠完全游离后，方可决定术式。

2）游离乙状结肠及降结肠：游离乙状结肠同 Miles 术。如果近端肠管长度不够，则须进一步游离降结肠及结肠脾曲。必要时还应该继续游离胃结肠韧带至左 1/3 处。至此，已将左半结肠完全游离，保证结肠有足够长度与远端直肠吻合而无张力。结扎、切断血管的位置在肠系膜下动脉根部或者左结肠动脉与乙状结肠动脉之间，注意千万不能损伤保留的降、乙结肠的边缘动脉弓。高位结扎肠系膜下血管后，同时清除血管周围及双侧输尿管内侧腹膜后淋巴组织。具体步骤同 Miles 术。于拟断肠处处理乙状结肠系膜，钳夹、切断、结扎系膜及其血管至乙状结肠肠管。

3）处理远端直肠系膜：对直肠中、下段癌必须充分游离直肠远端。后方达耻骨直肠肌水平，前方男性达前列腺尖部，女性要将直肠阴道间隔的 2/3 分开。侧方要完全切断直肠侧韧带。此举有利于完全伸直前曲的直肠，使直肠平均上移 3cm。于拟断肠位置由两侧向直肠肠管离断直肠系膜，有人主张还应在稍远处离断，以保证切除足够的直肠系膜。但离断直肠系膜过远，有导致吻合口血供不足之虞。分离、钳夹、切断、结扎系膜，包括直肠后方系膜，尽量处理干净，注意止血，同时观察直肠有无因梗阻、压迫引起的水肿以及水肿程度。若水肿明显，应考虑吻合口作预防性近段结肠（横结肠）临时造口问题，或者改做 Miles 术式，也可改做 Hartmann 术式，即缝闭远端直肠、近端乙状结肠腹部造瘘口。

4）切断肠管：通常用两把直角钳（心耳钳）套上橡胶管后，分别置于拟吻合处远近端肠管，保持一定距离以便吻合。最好直角钳指环处以粗丝线系紧固定并吻合时保留，防止吻合时远、近两侧肠内容物的溢出污染。直肠断肠处置一把直角钳，紧邻此钳远端切断直肠，消毒保留侧直肠肠管；乙状结肠断肠处置直角钳，紧邻此钳近端切断乙状结肠，移去切除标本。助手在会阴部用手指扩肛 5～10 分钟，使括约肌松弛。然后用生理盐水或 1∶2 000 的氯己定液经乳胶管彻底冲洗残存的直肠，清除肠腔内容物及残存的脱落癌细胞，防止吻合时污染术野及瘤细胞吻合口种植。准备行结肠直肠端 - 端吻合。

5）结 - 直肠吻合：用拉钩暴露好远端直肠，先行直肠后壁系膜与乙状结肠后壁（注意不要扭转）浆肌层 1 号丝线间断缝合 4～5 针后，将乙状结肠下牵，再打结将直乙肠后壁固定，后壁用 1 号丝线间断全层内翻缝合。前壁吻合两种办法都可采用，即全层内翻缝合、浆肌层缝合；前壁直接

全层缝合，线结打在肠腔外，再作前壁浆肌层缝合。前壁浆肌层吻合前，应先撤去两端的直角钳。吻合后，吻合口两端的系膜可间断缝合数针连接，以加强吻合。

6）骶前置胶管引流并重建盆底：吻合完成后，以生理盐水或氯己定液充分冲洗盆腔创面。于骶前吻合口附近放置双腔乳胶管引流，引流管另一端由腹壁另戳孔引出，或与会阴部戳孔引出，接引流袋。间断缝合两侧腹膜切缘与乙状结肠，间断缝合前壁盆底腹膜切缘与吻合口上端乙状结肠前壁浆膜肌层，以覆盖吻合口。使吻合口置于腹膜外，缝合闭锁肠系膜与腹膜后间隙。缝合系膜时要严密，以防止小肠疝入，同时要注意勿损伤结肠边缘血管。否则，将造成局部肠管缺血、坏死，直至发生吻合口瘘。逐层关闭腹壁切口。

5. 后盆腔脏器切除术

（1）手术适应证：①女性直肠前壁肿瘤已侵出肠壁、侵犯肠径超过半周或已浸润阴道后壁上段、后穹窿、子宫颈或宫体；②女性腹膜反折以下直肠前壁溃疡型癌、环行浸润的 Dukes B、C 期直肠癌；③女性直肠中下段癌，虽然肿瘤位于直肠后壁且未侵及子宫或阴道，为完整清除区域淋巴结，亦应实施后盆腔脏器切除术；④子宫癌侵及直肠；⑤女性直肠癌 Miles 术后局部复发。

（2）麻醉：硬膜外或全麻。

（3）体位：膀胱截石位，同 Miles 术。

（4）切口：下腹正中切口绕脐上 5～8cm。

（5）腹部手术步骤：手术操作基本与 Miles 术相同，不同之处补充如下。

1）分离乙状结肠系膜及侧后腹膜：由助手将乙状结肠向坐侧牵引，切开乙状结肠系膜根部腹膜、后腹膜及直肠乙状结肠侧腹膜。结扎肠系膜下动脉、静脉，方法同前。向盆腔延伸至髂总血管与输尿管外侧，辨认、游离出输尿管并妥善保护。清扫髂血管周围及闭孔周围淋巴结。将乙状结肠系膜两侧切口向前延至膀胱子宫陷窝稍前方，沿膀胱子宫陷凹向下游离 2～3cm 将膀胱推向前方，使之与子宫颈和阴道前穹窿分开。

2）切断结扎卵巢悬韧带及圆韧带：用血管钳沿子宫角钳起输卵管和圆韧带，于小骨盆缘切断卵巢悬韧带双重结扎，于其前方结扎切断圆韧带。

3）处理子宫血管：于阔韧带基底部前方进入子宫颈旁组织内，解剖髂内动脉至显露出子宫动脉根部。此时可见子宫动脉从输尿管上方横过进入宫颈旁，于根部结扎切断子宫动脉。阔韧带基底部有子宫静脉丛，其与膀胱静脉丛相通，不小心损伤易引起难以控制的出血，要仔细在直视下钳夹结扎切断。

4）游离输尿管：沿由髂血管处已分离出的输尿管向下解剖，沿腰大肌内缘剥离子宫阔韧带，仔细解剖输尿管。钳夹、切断、结扎宫颈膀胱韧带，先由子宫骶骨韧带外侧分离输尿管，用血管钳沿其走向将输尿管分离至膀胱。

5）处理直肠后间隙：沿腹主动脉分叉处向两侧髂总动脉剥离直至分叉处，清扫髂外、髂内动脉周围脂肪和淋巴结。于骶骨岬前方，切开后腹膜下筋膜进入直肠后间隙，

剪开直肠骶骨筋膜达肛提肌上方。继续清扫膀胱侧间隙内的闭孔淋巴结和脂肪组织。

6) 处理直肠中动脉：沿髂内动脉找到直肠中动脉，于根部结扎切断。在直肠侧方找到直肠侧韧带，依次切断直肠侧韧带、骶骨直肠韧带和骶骨子宫韧带。在此过程中，注意尽量保留骨盆内脏神经。

7) 处理前方：将直肠向后上方牵引，以便更好地暴露膀胱子宫陷窝。切开阴道前穹窿至两侧壁，继续向下切开阴道侧壁上 1/3。

8) 处理近端结肠：于预定部位切断结肠，两断端以无菌手套包扎。

(6) 会阴部手术步骤：会阴部操作基本同 Miles 术，但切口向前延至阴道侧壁 1/2 处，整块切除肛门、肛提肌、会阴中心腱、直肠阴道隔、阴道后壁及后 1/2 侧壁。切开皮肤，清除坐骨肛门窝脂肪，于根部切断直肠下动脉，清扫淋巴结，靠盆壁切断肛提肌，继续向前切断会阴浅横肌及耻骨直肠肌达阴道侧壁，向上钳夹，切断缝扎阴道后壁与腹组会合，移出标本。

(7) 冲洗后，腹组下骶前引流管，关后腹膜，会阴组用可吸收 1 号线或 1 号肠线连续锁边缝合，重建阴道完整性。会阴部创腔用特制的凡士林油纱布充填压迫，缝合皮肤。

6. 全盆脏器切除术　全盆脏器切除术并发症多，选择此术式要慎重。其切除范围大，包括乙状结肠、直肠、肛管、肛门周围组织、下段输尿管、膀胱、前列腺、淋巴组织、部分腹膜（图 5-77A）。女性包括子宫及其附件和阴道（图 5-77B）。须行乙状结肠腹部造口、输尿管腹部造口（或回肠代膀胱腹部造口）。盆腔内有癌性浸润者可考虑此术式，但有盆腔外转移者、体质弱不能耐受扩大手术者则不应手术。

手术步骤：

(1) 取右旁正中切口进入腹腔。

(2) 切开乙状结肠两侧腹膜，左侧向上至肠系膜下动脉起点上方，于根部结扎、切断肠系膜下动脉血管，结扎、切断肠系膜下静脉。向下沿盆缘切开直肠两侧腹膜至膀胱前方腹膜反折处会师，游离乙状结肠及直肠，显露两侧输尿管。

(3) 清除腹盆淋巴脂肪组织，次序由腹主动脉和下腔静脉的前面及其两侧向下分离至腹主动脉分叉处。结扎两侧髂内动脉，继续向下清除髂总、髂内、髂外血管和闭孔的淋巴组织。

(4) 切断脐膀胱韧带，距输尿管进入膀胱约 5cm 处切断两侧输尿管，将输尿管导管插入近断端至肾盂，丝线临时固定。

(5) 分离膀胱前壁至耻骨前列腺韧带，分离膀胱两侧，牵起膀胱后侧韧带，结扎切断韧带内的膀胱上下血管。结扎切断前列腺外侧韧带至前列腺尖。

(6) 切断耻骨前列腺韧带，去除导尿管，以直角钳夹于前列腺尖部结扎切断后尿道。此时膀胱、前列腺和精囊完全游离。

(7) 游离直肠后方及直肠两侧，与 Miles 术相同。

(8) 输尿管皮肤造口。分别于左、右两侧腹部做皮肤与腹腔间隧道，注意左侧输尿管造口与肠造口之间距离，避免粪便污染。牵出输尿管及支架，细丝线固定输尿管浆肌层与腹膜或腹外斜肌腱膜 3 针，皮肤与输尿管浆肌缝合 4 针即可。

(9) 断肠和乙状结肠造口同 Miles 术。

(10) 会阴部手术同 Miles 术。于耻骨下方切断耻骨膀胱韧带，将部分乙状结肠、直肠及肿瘤、膀胱、前列腺（子宫和阴道）、肛门周围组织整块切除。缝合伤口或以纱布填塞伤口。

(11) 修复盆底、关闭腹部伤口。

7. Hartmann 手术　Hartmann 于 1921 年提出一种新的直肠癌切除术式，后来被称作 Hartmann 手术。其特点是手术过程简短，手术创伤比腹会阴联合切除要小。具体包括：①切除包括肿瘤在内的直肠、结肠；②末端乙状结肠腹部造口；③保留了远侧部分直肠及肛门，直肠断端缝闭，肛门闲置。在 Hartmann 提出此术式时，还没有人尝试过直肠前切除术。若肿物距离肛门太近，因没有缝闭直肠的余地，则不能做此手术。Hartmann 术后若条件允许，仍可将造口乙状结肠还纳与直肠残端吻合。在实际工作中极少采用该术式，因为其适应证仅限于特殊病例。

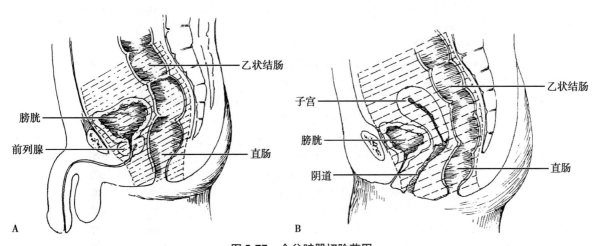

图 5-77　全盆脏器切除范围

A. 男性；B. 女性。

（1）适应证：手术风险很大的直肠癌患者，或因各种原因不适合采取标准的直肠癌根治术（LAR 或 Miles 术）者。

具体包括：①年老体弱、肺心病患者须减小手术创伤及缩短手术时间（相对腹会阴联合切除术），且在切除直肠肿物后保留的直肠远端组织能够缝闭者；②吻合风险很大的直肠癌患者，考虑吻合条件差如肠管水肿者；③穿孔的直肠乙状结肠癌；④晚期肿瘤或已发生转移准备做姑息性切除术者；⑤估计局部复发不可避免者；⑥患者肛门括约肌功能不全，避免行低位前切除术；⑦肿瘤切除后结肠直肠吻合困难者。

（2）手术步骤：

1）平仰卧位右旁正中切口，游离直肠，乙状结肠。

2）结扎、切断肠系膜下动脉根部血管。

3）处理直肠、乙状结肠系膜。

4）于直肠拟断肠处置两把直角钳，两钳间应留有缝合的距离，贴近端直角钳于两钳间切断肠管，远侧保留肠管消毒。

5）于乙状结肠拟切断处近端粗丝线结扎，远端直钳钳夹，贴直钳与肠管结扎线间切断肠管，移去切除标本，近端保留侧乙状结肠断端消毒后用手套或避孕套包扎备造口用。

6）远端直肠可用闭合器闭合，也可手缝做间断或连续全层缝合后再行浆肌层缝合。

7）乙状结肠左下腹造口。

8）逐层关闭腹部切口。

（3）Hartmann 手术后重建结肠直肠通路：由于第一次手术情况复杂，局部粘连明显，故手术较困难。可采用手工缝合或吻合器完成。

8. 经内括约肌切除术（intersphincteric resection，ISR） 20 世纪 90 年代，Braue 和 Schiessed 开展了经肛门括约肌切除，适用于距肛缘 4cm 以下的超低位直肠癌，引起了广泛关注，近年来在国内也相继开展。经内括约肌切除术保留了肛管直肠环的主体结构，最大限度保留了肛门功能。根据肿瘤距肛缘距离、大小、浸润深度，决定行全部内括约肌切除或部分内括约肌切除，如行全部内括约肌切除，可加做结肠远端套叠，重建内括约肌，有利于提高术后肛门控便功能。该术式对肿瘤距肛缘 4～5cm 早期 T_1 和 T_2 的直肠癌，可以达到根治和保肛的目的。

（1）手术适应证：①肿瘤下缘距齿状线上 2cm 的超低位直肠癌，难以经腹行盆腔深度吻合；②肿瘤分化良好，病期较早的 T_1、T_2，未侵及外括约肌，范围局限的超低位直肠癌；③分化较好的部分 T_3 术前行新辅助放化疗后降期至 T_1、T_2 者；④腺瘤癌变。

（2）手术步骤：

1）腹部手术同上。

2）截石位，消毒毕，牵开肛门，于肛周四角缝合牵引线，外翻显露齿状线。于齿状线黏膜下注入 1∶10 000 的肾上腺素溶液，使黏膜层隆起，便于分离并减少出血。于齿状线上方 0.5cm 环形切开肛管黏膜、黏膜下层，并达内、外括约肌间隙，沿此间隙向上游离并与腹部游离面会师，切

除内括约肌和直肠，保留完整的肛门外括约肌。

3）经外括约肌隧道将近端结肠拖出肛门。于齿状线上方行结肠肛管吻合，全层间断缝合，缝合组织包括结肠全层、肛门内括约肌和肛管黏膜断端。先于 3 点、6 点、9 点、12 点位置用 4-0 可吸收线缝合 4 针，并牵引吻合口。再在各缝合点之间间断缝合数针，完成吻合。

4）全部切除内括约肌的患者，可以采用结肠远端套叠重建内括约肌，在结肠远端行 3～4cm 套叠并剔除肠黏膜，以重建肛门外括约肌，在将结肠远端经直肠肌鞘由肛门拖出，用可吸收线行套叠结肠残端全层与肛管残留黏膜及黏膜下层间断缝合。

5）于骶前间隙吻合口后方放置引流管，自左下腹经腹膜外引出。间断缝合乙状结肠两侧腹膜，重建盆地腹膜。肛门内置入凡士林纱条达吻合口以上。

9. 经腹直肠癌切除、经肛门吻合术（Parks 手术） 该术式于 1982 年由英国医师 Parks 所倡导。于肛提肌上约 0.5cm 处将直肠环形切断，在齿状线上 1cm 横行切开黏膜并环形切除，将近端结肠经肛管拉至肛缘，使结肠断端与肛管黏膜对合，然后进行吻合。吻合口水平在肛缘上约 0.5cm。李世拥等在 Parks 手术方法的基础上，设计了经肛门切除中下段直肠癌后经肛门结肠、直肠黏膜吻合术。应用该术式共治疗直肠癌（中下段）32 例，近期效果较满意。该手术经腹经肛门直肠癌切除后，结肠全层与残留直肠黏膜及黏膜下层端 - 端吻合是经肛门完成的，故不受盆腔狭窄等因素的影响；另外，该手术在直视下进行，安全、可靠，不需做预防性结肠造口，术后肛门自主排便功能恢复较快，2～4 天后排便功能达到优良，亦无吻合口狭窄。

10. 经腹骶联合切除术 1935 年由 Pannet 提倡使用。经过不断改进，逐渐成为一种较成熟的保肛手术。该手术在直视下进行低位直肠癌的切除吻合，先由腹部游离结肠和直肠，再由骶尾部切除尾骨，由此切口切除乙状结肠、直肠及其肿瘤，行乙状结肠和保留的远侧直肠端 - 端吻合。病例中吻合口距齿状线最低的仅 2cm，但由于吻合器的应用，已很少做这种手术。

11. 经腹肛门拉出切除术 在腹部游离直肠和结肠后切除部分乙状结肠、部分直肠及其肿瘤，将直肠远侧保留端经肛门翻出，并由此牵出乙状结肠，与直肠做一期或二期吻合。其并发症较多，如盆腔感染、结肠远端坏死、肛管及括约肌损伤等，现在多被低位前切除、吻合器吻合所取代。

12. 经耻骨低位直肠癌切除术 1970 年由 Ackeman 提出。手术暴露好，吻合位置可以低至肛门直肠环，功能好，但损伤较大。刘恩卿等对其加以改进，在耻骨联合下缘留下 1cm 宽不予切除，不剥离耻骨下缘的弓状韧带及阴茎神经等，故可防止术后阴茎及会阴部淤血，缩短术后分髋痛时间。共手术 18 例，术后排便功能优良率达 89%。

13. 直肠癌局部切除术

（1）直肠癌局部切除术的理论基础及可行性：Fenoglio 认为，直肠黏膜几乎没有淋巴供应，因此当直肠癌局限于黏膜或未超过黏膜肌层时，就无淋巴结转移的危险。当癌

侵及黏膜下时，其淋巴结转移的发生率小于 3%。有研究认为，当直肠癌局限于黏膜及黏膜下层时，选择性局部切除以后，其复发率和 5 年生存率与传统的 APR 结果相似。

（2）直肠癌局部切除术的适应证：①中低位直肠癌，肿瘤直径≤3cm，占肠壁周径 1/3 以内；②直肠指诊肿瘤活动良好，无基底浸润，肿瘤大体类型为隆起型或息肉型；③病变局限于黏膜或黏膜下层（Tis/T_1），无淋巴管浸润或神经周围浸润；④组织学类型好，高、中分化腺癌，无淋巴结转移或远处转移。此外，对于高龄、严重心肺疾病、糖尿病患者，拒绝做肠造口患者的适应证可适当放宽。

在直肠癌局部切除的适应证掌握中，难以判断的是有无淋巴结转移和肿瘤浸润的深度。常用的检查方法有直肠腔内超声（endoanal ultrasound scanning, EUS）、CT、MRI 及带直肠腔内线圈的 MRI。在决定肿瘤浸润深度方面，EUS 的敏感性、特异性和准确率分别优于 CT、MRI，准确率在 64%～95%。Glancy 等研究表明，EUS 用于术前分期的准确率高达 92%。但也有作者指出，EUS 用于诊断早期直肠癌淋巴结转移的准确率仅为 48%，这是因为较小的阳性淋巴结无法用 EUS 探测到。带直肠腔内线圈的 MRI 更适宜估计直肠周围淋巴结转移。CT、MRI 能够明确 T_3 和 T_4 期直肠癌分期、淋巴结转移。临床工作中也可以根据 York Mason 提出的直肠癌局部临床分期系统（clinic stage, CS）大致推断肿瘤浸润深度，CS Ⅰ期指肿瘤可以自由活动，为黏膜癌或黏膜下癌；CS Ⅱ期指肿瘤活动良好，病变侵及肌层；CS Ⅲ期指肿瘤较固定，仍能活动，病变累及肠壁外；CS Ⅳ期指肿瘤固定，病变累及盆壁；CS Ⅴ期指肿瘤已有扩散的指征。直肠癌局部切除术主要适用于 CS Ⅰ期和 CS Ⅱ期。

（3）直肠癌局部切除术的途径及主要并发症：①经肛门途径，其主要并发症为尿潴留、尿路感染、粪便嵌塞、会阴部及坐骨直肠间隙感染和迟发性出血；②经骶骨途径，其主要并发症是粪瘘的形成；③经括约肌途径，大便失禁的危险性较大，所以适应证较窄。

（4）直肠癌局部切除常用术式：

1）经肛门直肠癌局部切除术：是直肠癌局部切除术中最为普遍采用的术式，然而这一手术腔道空间有限，使得手术野的显露很不充分，病灶距离肛门较远时手术操作愈加困难，给手术的质量带来了很多不确定因素，如手术标本不完整、切缘不充分、肿瘤破碎等，从而在一定程度上影响了手术的效果。因此，这一术式仅适用于病灶距肛缘在 5～6cm 以内的早期直肠癌病例。

切除范围：切缘至少距离肿瘤边缘 1cm 以上，深度达直肠壁的全层，甚至包括部分病变处的脂肪组织。

手术步骤：全麻，术中根据肿瘤部位选择相应体位，如肿瘤位于直肠后壁时应选择截石位，肿瘤位于直肠前壁时选择俯卧的折刀位。扩肛后置入肛门牵开器，显露病灶，围绕病灶在距病灶边缘 1cm 外缝合数针牵引标记，在缝线外缘用电刀电灼出拟切除线，然后用电刀沿标记线切除肠壁全层至肠壁外脂肪组织，将病灶完整切除。止血后用可吸收线连续缝合创面，术毕直肠内填塞纱布卷压迫止血。

2）经骶尾肛门括约肌直肠癌局部切除术（Mason 术）：该术式的优点在于手术径路直达表浅；术野宽敞操作空间大；手术适应证较宽；可保证肿瘤有较好的安全切缘。常见的并发症包括伤口感染、直肠皮肤瘘等。

手术步骤：全麻，俯卧折刀位，切口选择以臀沟为标志的骶尾正中切口或臀沟旁正中切口，上端起自骶尾关节上 3～4cm，下端直至肛门上缘。切开皮肤后，根据肿瘤在直肠的高度决定是否切除尾骨，肿瘤下缘距肛缘在 6cm 以内可不切除尾骨。切断肛门外括约肌，切开手术野近侧的直肠固有筋膜，在正中切开耻骨直肠肌，完全切断后可见直肠后壁向后隆起。在肛缘做两针牵引线，自肛缘向上切开直肠后壁直到完全显露直肠内病灶。根据肿瘤在直肠内的方位，采取以横梭形切口为主的切除术，移除标本后修复缺损的直肠创面。冲洗伤口后逐层缝合。

3）经肛门内镜直肠癌局部切除术（TEM）：传统的直肠癌局部切除手术方式一直存在诸多缺点，比如术野狭小、显露不良、手术创伤较大或并发症较多等，在这一背景下由德国医师 Gehard Buess 同德国 Wolf 公司共同研制发明了一种全新的经肛门直肠肿瘤局部切除术的手术系统。TEM 的手术器械包括：①专用直肠镜，分 12cm 和 20cm 两种长度，以供不同病情时选用，在直肠镜的前端制成 45° 的斜口，以增加器械操作的空间；②双球关节活动臂装置，主要用于将直肠镜固定于手术床上，借助其活动性可随意将直肠镜固定在合适的角度和位置；③内镜系统；④充气和冲洗系统，前者为肠腔内提供 CO_2 并保持恒定的气压，后者可为镜头和术野提供冲洗；⑤特殊的器械，如设计精巧、制作精良的针形电刀、持针钳、组织钳和吸引器等。由于 TEM 手术系统比传统的直肠癌局部切除术具有良好的术野显露、更大的操作空间和更精良灵巧的手术器械，为手术的精细操作创造了极其优良的条件，因而为取得良好的手术效果提供了可靠的保证。

无论采用何种术式，局部切除应采用全肠壁切除，保证切缘足够，没有残留，术中应严格标本检查，并对病灶是否已切尽以及切缘是否足够，对可疑病例是否需做术中快速冰冻检查进行评估。

14. 经前会阴超低位直肠切除术（anterior perineal plane for ultra-low anterior resection of the rectum, APPEAR） 近 20 年来，直肠癌外科治疗中取得最大的进展之一，就是从理论和实践上证实了中下段直肠癌保肛手术的合理性和可能性。由于手术技术及手术器械的提高和发展，直肠癌术中保留肛门的比例得以很大的提高。但低位直肠癌的保肛手术仍是目前外科治疗上的难点和热点之一。

低位直肠癌由于其特殊的解剖位置、特殊的淋巴回流途径以及同生殖泌尿器官特殊的毗邻关系，使保肛手术无论在手术指征还是手术技术难度上均有别于上段直肠癌。二十世纪五六十年代，低位直肠癌采用的保肛手术如 Bacon 术、Turnbull 术等由于术后肛门功能大多不尽如人意，现基本已被摒弃。虽说双吻合器的使用给低位直肠癌患者创造了更多保留肛门的机会，但目前设计的双吻合器尚未达到完美的程度，在对男性或骨盆狭窄以及肥胖患者术中，闭合器难以在盆底肌平面切断闭合直肠，因此这部分距肛缘 5～6cm 的低位直肠癌患者采用常规途径难以借助双吻合器技术来达到保肛的目的。

近年来，在低位直肠癌的外科治疗中开展了 Parks 手术（经腹直肠癌切除、经肛门吻合术）和经内括约肌切除术（intersphincteric resection，ISR）等保肛手术。但中长期的疗效表明，这两种手术仍不能解决术后肛门功能不良和局部肿瘤复发率偏高的两大难题。术后 24% 的患者有肛门失禁，58.8% 者有便急感；肿瘤局部复发率为 0～30%，平均约为 10%。

2008 年 5 月英国皇家伦敦医院外科医师 Norman S. Williams 报道了这种全新的 APPEAR 手术，并总结了 14 例的初步经验。该术式的腹部操作部分同普通的直肠前切除术（Dixon 术），将直肠分离到盆底后主刀医师转至会阴部。在阴囊（或阴道）与肛门缘之间做一凸出的新月形切口。切开皮肤皮下后，分离直肠尿道肌，沿直肠尿道前列腺之间（或阴道后壁）向盆腔分离。腹组医师用手指将一侧直肠旁顶起，以助分离。然后以同法分离另一侧。最后分离直肠前壁，并同盆腔手术会合。从前会阴切口将已游离的结直肠从盆腔拖出。在体外用闭合器切断闭合。采用双吻合技术，将直肠残端或肛管同近端结肠吻合。

（1）手术方法：

1）腹部操作：同传统的经腹会阴直肠癌切除术的经腹入路步骤。确保直肠系膜完整地向下方游离直肠，尽可能达盆底最深处。

2）会阴部操作：①首先以肾上腺素盐水注入直肠前列腺（男性）或直肠阴道（女性）交界面，进行浸润。②于会阴中部做一新月形皮肤切口，位于阴道（或阴囊底部）与肛缘之间。③解剖皮肤及皮下组织，使之与深部的肛门外括约肌和会阴横肌分离，并将其反折牵向前方。④在女性，沿会阴中心腱前方位于阴道后壁与直肠前壁间的平面进行解剖。解剖时，应在浸润的肾上腺素盐水辅助下，采用电刀行锐性分离。注意避免伤及肛门括约肌或切穿直肠、阴道。向上方解剖，直至与腹部的解剖平面汇合。⑤在男性，以类似方法沿尿道 / 前列腺后方平面向上分离。首先游离直肠尿道肌，之后靠近直肠将其向两侧分离，同时仔细辨认尿道膜部并保持其完整。分离开直肠尿道肌后，采用钝、锐性结合的方法使直肠前壁与前列腺分离。需特别注意的是，在前列腺的下外侧，应贴近直肠壁进行分离，以免伤及 NVB。继续向上方解剖，直至与腹部的解剖平面汇合。

3）低位肛直肠游离与直肠切除：经前会阴入路继续向侧方游离直肠，使其与耻骨直肠肌的内侧肌纤维分离。将直肠向侧方牵拉并于其后穿过 1 把 Satinsky 钳，引入软胶管 1 根，环绕于肛直肠交界（直肠系膜缩窄处之下）部位的后方。通过向尾侧和外侧牵拉软管，可更好地显露直肠远端。远端的这段直肠（即直肠的"无人区"）被盆底肌包裹，自腹部入路无法显露。然而在前会阴入路手术中，可在直视下使用电刀将此段直肠壁与周围的盆底肌分离开，使其后外侧壁得到充分游离。此时为便于操作，可将经腹离断、闭合的直肠蒂自会阴部切口拉出，向下牵拉直肠蒂，以便

将后方残余的附着处完全分离开。至此，直肠全长被完全游离，下端达耻骨直肠肌与肛门外括约肌的交界水平。将直线闭合器放置于紧邻肛直肠交界处的上方，并于其上钳夹一把有创肠钳（确保距肿瘤下缘至少达 2cm）。助手协助向上牵拉直肠蒂的同时，击发闭合器。自闭合器与肠钳间切断直肠，移走标本。一些情况下，若不适宜使用闭合器如肿瘤部位更低，则只得直接以刀沿有创肠钳下缘切断上段肛管。

4）结肠肛管吻合：将先前游离好的左半结肠经会阴部切口拉出（根据需要可行结肠贮袋），按传统方式经肛门置入环形吻合器，于直视下行结肠肛管吻合。对于无法使用闭合器的患者，则将近端结肠自肛管拉出，在 Lone Star 牵开器的辅助下，以手工方式行经肛门结肠肛管吻合术。

（2）术后并发症：尽管 APPEAR 术具有诸多优势，但 Williams 等报道的 14 例患者术后并发症发生率较高。7 例患者出现会阴部感染，并继发结肠 / 回肠会阴瘘；2 例术后会阴部伤口浅层裂开。术后吻合口狭窄 3 例，需在全身麻醉下行吻合口扩张术。在 10 例男性患者中，3 例出现一过性性功能障碍。发生医源性脾损伤继而行脾切除 1 例。术后肺部感染 2 例，肠梗阻 1 例。术中无尿道、阴道损伤，术后患者均无排尿障碍，围手术期病死率为 0。其中，会阴部感染、肠瘘是一种棘手的严重并发症。Williams 等认为，其研究中这一并发症的高发可能与溃疡性结肠炎患者长期接受激素治疗、直肠癌患者接受新辅助放疗以及会阴部易受污染有关。他们进而改进了治疗方案，即延长术后会阴部负压引流管的放置时间；并于术后 8～12 周对患者进行常规的经肛门检查，若发现或怀疑有吻合口缺损，则立即进行修补（游离吻合口近端结肠 / 回肠，下拉覆盖缺损部位，并吻合于肛管）。采取上述措施后，其研究中的最后 4 例患者与随后另外 4 例未纳入报道的患者（共 8 例）均未再出现会阴瘘情况。对于已出现会阴瘘的 7 例患者，Williams 等均为其实施了上述修补手术。其中 3 例获成功，其余 4 例形成永久性肠 - 会阴瘘。

15. 提肛肌外腹会阴联合切除术（exralevator abdominoperineal excision，ELAPE） 全直肠系膜切除术（total mesorectal excision，TME）的概念提出后，直肠癌手术取得了跨时代的进步，不仅明确了解剖操作平面，而且改善了肿瘤学预后。目前大部分外科医师进行的 APE，腹腔部分要求遵循 TME 原则，国外资料称为"传统 APE（conventional APE）"。传统 APE 的会阴部分操作同 Miles 术式一样，要求切除足够的肛周皮肤和坐骨肛门窝脂肪。但该术式存在以下问题：直肠系膜自上而下逐渐缩窄，在耻骨直肠环水平系膜则消失，当游离到此处时，常会切割进入肠壁肌层甚至造成穿孔；而且低位直肠肿瘤通常也位于该系膜裸露区。因此，手术标本常在该处存在狭窄段，我们称为"外科腰（surgical waist）"，"外科腰"是造成标本 CRM 阳性的罪魁祸首。TME 手术并未使需要施行 APE 的患者获益，经常会发生影响直肠癌患者预后的两个重要问题，即 CRM 阳性和术中穿孔。

2007 年，Holm 教授提出了柱状 APE（cylindrical APE）

的概念，强调将肛管、提肛肌和低位直肠系膜整块切除，使标本没有狭窄的"外科腰"，从而可切除更多的癌周组织，降低了 CRM 阳性率和术中穿孔率。柱状 APE 式在一定范围内得到认可和推广，由于该术式会阴区切除范围大，术后会阴切口并发症发生率较高，利用移植皮瓣或人工材料修补盆底缺损，术后患者在一定时间内活动受限，因此柱状 APE 式未被广泛接受和开展。但是，柱状切除降低低位直肠癌术后复发率的理念已被广泛接受。进一步研究发现，低位直肠癌极少侵入坐骨肛门窝脂肪组织。因此，欧洲的外科学家在接受柱状 APE 理念的同时，认为对于低位直肠癌，除非肿瘤完全侵犯肛门外括约肌或可疑坐骨肛门窝组织受侵，否则不必切除坐骨肛门窝脂肪组织；同时强调沿着提肛肌外侧平面游离，将肛管、提肛肌和低位直肠系膜整块切除的重要性，并将其称为提肛肌外腹会阴联合切除术（exralevator abdominoperineal excision，ELAPE）。

ELAPE 分为经腹切除部分和经会阴切除部分。经腹切除患者取平卧位，按 TME 手术原则进行操作。但不同于传统 APE 的是：①ELAPE 要求直肠系膜不从提肛肌离断，需将其与提肛肌整体切除。②向下游离范围也有所限定：在后方，需在骶尾关节处停止分离；在侧方，需在提肛肌起点处停止分离；在前方，需分离到精囊下方（男性）或阴道的中部即停止。继而游离乙状结肠和降结肠下部，切断乙状结肠，并完成腹壁结肠造口。与传统的 APE 相比，ELAPE 更加明确了腹腔部分游离停止的解剖标志，避免了向下分离过度造成的直肠穿孔和形成"外科腰"。经会阴切除，多数外科医师建议会阴区操作采用俯卧折刀位。切开肛周皮肤后，沿肛门外括约肌和提肛肌外侧和周围脂肪的间隙红（肌肉）、黄（脂肪）交界处向外上游离，直至附着于闭孔筋膜提肛肌的起点处，完整切除提肛肌，从而与经腹切除部分会师。ELAPE 的会阴部分与传统的 APE 相比，更加明确了手术操作平面，即肛门外括约肌 - 提肛肌外侧平面，而不再强调切除足够距离的肛周皮肤和坐骨肛门窝脂肪。另外，ELAPE 强调的是将提肛肌连同肛管及低位直肠整块切除。文献认为，清除过多的坐骨肛门窝脂肪，并不能改变直肠癌患者的预后，反而增加了会阴切口并发症发生率。尾骨离断可以更好地显露操作视野，但文献中并未做硬性规定，Dalton 等认为如果肿瘤位于直肠后壁，则建议行尾骨切除，以确保 CRM 阴性。ELAPE 会阴区操作多采取俯卧折刀位。该体位可直视显露视野，减少神经血管误损伤，增加肿瘤可切除性。英国利兹大学的 West 等研究显示，在进行会阴区手术时，俯卧折刀位可明显降低术中直肠穿孔率，但对 CRM 无影响。Martijnse 报道了截石位施行 ELAPE 的经验，其优点在于医师对体位熟悉，避免了术中变换体位延长手术时间。其缺点是需要较长的操作器械如长钳子、长镊子，术者仰视术野，很不舒服。笔者认为，与截石位相比，折刀位可有效改善术野，俯视术野、可在直视下完成操作，层次清晰，操作精细，确保了手术的安全；并有利于助手学习，缩短学习曲线；尤其对于低位直肠后壁的肿瘤，折刀位离断尾骨，既可能降低直肠癌标本 CRM 阳性率和术中穿孔率，又可增加肿瘤的可切除性。如果在技术熟练、操作经验丰富的基础上，对于非直肠后壁的肿瘤也可尝试截石位的 ELAPE 术式。但是，无论截石位或折刀位均应以提高根治性为前提（图 5-78）。

目前，国际上开展 ELAPE 主要集中于欧洲国家。欧洲 ELAPE 研究小组对 176 例 ELAPE 和 12 例传统 APE 手术患者的术后情况进行对比研究发现，与传统 APE 相比，ELAPE 可切除更多的直肠平滑肌外组织（2 120mm^2 vs. 1 259mm^2，$P<0.001$）；CRM 阳性率从 49.6% 降至 20.3%（$P<0.001$）；术中医源性穿孔发生率由 28.2% 降至 8.2%（$P<0.001$）。Martijnse 等采取平卧位行 ELAPE，研究发现，ELAPE 对于术前分期 T_4 患者的局部复发率从 34.0% 降至 5.6%，5 年总生存率由 83.0% 升至 92.0%，术中穿孔率由 9.8% 降到 0.7%。Stelzner 等对 46 例传统 APE 和 28 例 ELAPE 进行对比研究发现，后者术中穿孔发生率（15.2% vs. 0，$P=0.04$）、CRM 阳性率（4.9% vs. 0，$P=0.511$）、会阴伤口并发症发生率（17.4% vs. 10.7%，$P=0.518$）均低于前者。

16. 经肛门内镜微创手术（transanal endoscopic microsurgery，TEM）　由于直肠特殊的解剖位置，直肠肿物的局部切除术在技术上有一定的困难。通常采用的直肠肿物局部切除术如经骶部的直肠肿物切除术（Kraske 手术）、经

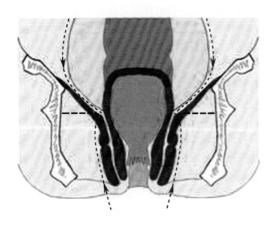 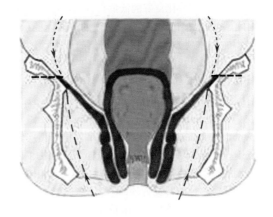

- - → 手术平面
- - - 汇合水平

- - → 手术平面
- - - 汇合水平

图 5-78　传统 APR 手术解剖平面与提肛肌外腹会阴联合切除术示意图

肛门括约肌的直肠肿物切除术（Mason 手术）和经肛门的直肠肿物切除术均有不足之处，治疗效果难如人意。1980 年德国外科医师 Gerhard Buess 和德国 Wolf 公司共同研制生产了一套经肛门内镜的显微手术系统（transanal endoscopic microsurgery, TEM），并于 1983 年正式投入临床使用。这是一种集内镜、腹腔镜和微创手术 3 种先进技术于一身的新手术。与上述传统的直肠肿物局部切除术相比，TEM 具有优良的术野显露和宽敞的操作空间，从而为肿瘤的彻底完整切除并最终获得良好的肿瘤学疗效创造了极好的条件。而微创效果使其在手术出血量、术后快速康复、术后止痛剂的使用等方面，比传统手术具有明显的优势。

（1）TEM 的适应证：一般说来，凡适合于局部切除和局部治疗的各种直肠疾病均适用于 TEM。根据疾病的性质，可将它们分成两类。

1）良性疾病：直肠腺瘤（主要为腺管状腺瘤和绒毛状腺瘤等）和某些非肿瘤性息肉是较常见的直肠疾病，也是 TEM 最佳的适应证，尤其对经传统手术（如经肛门切除等方法）无法切除、经腹部手术又嫌创伤太大的中上段直肠腺瘤，TEM 尤其能显示其特有的优势，唯术中对于直径≥2cm 的腺瘤尤其是绒毛状腺瘤应特别警惕其潜在的癌变，TEM 时对此类病灶行全层切除应是明智之举。报道此类病灶其癌变率可达 50%，且术前活组织检查的诊断率不足 60%。对于环周生长的绒毛状腺瘤，TEM 甚至可行直肠的节段切除，并完成对端吻合。随着 TEM 在世界范围内逐渐普及和技术的日趋成熟，许多其他直肠良性疾病也纳入了 TEM 的适应证，如无浸润和转移的直肠类癌、直肠阴道隔肿物、直肠后囊性肿物、直肠脱垂和直肠吻合口狭窄等。由于 TEM 的特殊设计，手术可延伸至距肛缘 20cm 的部位。但对距肛缘 4～5cm 以内的病灶，由于直肠镜前端的斜面会漏气，无法维持肠腔内有效气压以及镜身不易固定等，不宜采用本手术，此时经肛门的切除可能对患者更适合。

2）恶性肿瘤：同传统手术相比，TEM 由于具有清晰放大的术野、宽敞的操作空间以及精良灵巧的手术器械，为外科医师正确、精细的操作提供了极好的手术条件，故非常适合于早期直肠癌的局部切除。但考虑到术后远期疗效，多数作者认为 T_1 期分化良好的低危直肠癌最适合作局部切除。因此，术前对病情作出正确、客观的评估，认真选择病例就显得尤为重要。术前所需要收集的资料除肿瘤的分化类型外，还应包括肿瘤浸润的深度（T 分期）、淋巴结是否有转移（N 分期）等。通常有 4 种影像技术检查可供选择，包括超声内镜（endoscopic ultrasound, EUS）、计算机 X 线断层扫描像（computerized tomography, CT）、磁共振成像（magnetic resonance imaging, MRI）和正电子断层像（positron emission tomography, PET）。文献报道，EUS 最适合做 T 分期的检测，其正确率可达 95%。CT 和 MRI 可作为检测淋巴结转移灶的首选方法，但检出率仅为 22%～73%、39%～95%。对有条件者，选择 PET 或 PET-CT 检查可能有望提高淋巴结转移灶的检出率。对 T_1 期分化不良的高危直肠癌（high risk carcinomas），由于其淋巴结转移率高达 22%～34%，故不宜行 TEM 局部切除。而 T_2 和 T_3 期

的直肠癌由于局部切除术后有很高的局部复发率（25%～47%），故也不宜 TEM 治疗。但对某些有手术禁忌证和坚决拒绝作人工肛门的直肠癌患者，TEM 有时也不失为一种微创的姑息疗法。

（2）手术方法：TEM 术前每例患者需要先行直肠腔内超声和直肠镜检查，直肠腔内超声判断肿瘤深度及分期，直肠镜检查确定肿瘤距肛缘距离及肿瘤在直肠内的位置（前壁、侧壁、后壁），以决定手术体位（俯卧折刀位、侧卧位、截石位），原则是使肿瘤位于视野下方。肠道准备和预防性使用抗生素同一般肠道手术。麻醉后先予轻缓、持续地扩肛至 2 指宽，插入直肠镜并调节至适当的位置后将其固定。保持肠腔内约 15mmHg（1mmHg=0.133kPa）的 CO_2 气压。手术开始前，有些外科医师习惯在瘤体下注射肾上腺素盐水以减少术中出血并可抬高瘤体以利操作。病灶定位后，可先用针形电刀点灼出拟切除的边界线。如为良性病变，其切缘可距病灶外 5mm；如为恶性病变，则应在 10mm 以外。如病灶的性质不明确，则宁可按恶性病变对待。对于良性病变（包括低级别上皮内瘤变病灶），一般采用黏膜下切除即可。对恶性肿瘤如 T_1 期直肠癌或高级别上皮内瘤变等，则须做肠壁的全层切除。术中解剖分离时，如见到横向的内环肌，则表明是正确的黏膜下切除层面；见到黄色的直肠外脂肪，则表明是全层切除的正确平面。一旦找到正确层面，就用组织钳将病灶轻轻向上提起，遵循从浅入深、从右到左、从远到近的步骤进行切除。缺损的直肠创口经冲洗、止血后，用可吸收线作全层连续缝合。线的两端分别用特制的银夹锚定。对于大的肠壁创口，为避免因缝合错位而造成肠腔狭窄，开始缝合前应在中间先缝合一针，使其变成对称整齐的两个创口，然后再从一侧缝到另一侧，以保证缝合规整。遵循横向行进的缝合原则，是避免肠腔狭窄有效的方法。切除标本后，用大头针将标本固定于硬制版或泡沫塑料上，标记出上、下切缘。

（3）术后处理：术后不必常规使用镇痛剂，因大多疼痛都较轻微。麻醉恢复后，鼓励患者早期下床活动。术后 1～2 天拔除尿管，并开始进流食。一般情况下，对部分肛门有少量淡血性渗出的患者无须处理（多为术中冲洗未吸尽的液体），均能自行停止。作者习惯在术毕前向直肠内填入油纱以压迫创面，可明显减少术后创面渗血。除非顾虑术后并发直肠阴道瘘或直肠内创面裂开，一般经过 3 天的观察患者即可出院，但必须嘱其到门诊定期复查，尤其对直肠癌患者。

同其他微创手术一样，TEM 的设备较贵，且器械在互相平行的平面插入和取出，与一般腹腔镜操作有所不同，需特殊的训练和技术才能完成肿瘤暴露及切除。经肛门途径完全切除直肠较大肿块往往需要借助特制的 Parks 和 Mayo 拉钩，暴露较勉强、视野较差，进入肛门距离有限，切除效果不理想，局部复发率较高。通过结肠直肠镜进行内镜治疗虽然有效，但肿瘤是零星切除的，很难保证完整切除。直肠中、上段病变不能用拉钩经肛门达到，经括约肌切除术（Mason 术）、经骶骨或尾骨切除术（Kraske 术）及经腹手术创伤较大、并发症较多。TEM 避免了大手术引起的

并发症和腹部伤口，相对安全、并发症少、住院时间短、局部复发率低，对于中、上段直肠较大的良性病灶及早期肿瘤，TEM 是一种治愈性的、安全有效的微创手术方法，有较大的临床应用价值，是直肠肿瘤局部外科治疗的一种进步。

（王俊锋 柳建中 赵 鹏）

（六）术后管理与术后并发症处理

1. 结直肠癌的术后管理

（1）常规术后管理：

1）疼痛控制：因为术后疼痛一方面增加患者痛苦，限制了患者的自主活动，另一方面术后疼痛还和术后并发症相关。有证据表明，控制术后疼痛可以减少术后并发症，保证患者术后呼吸循环功能。因此，术后镇痛是十分重要的术后处理措施之一。

目前常用的控制疼痛方法有静脉患者自控镇痛（PCA）、硬膜外患者自控镇痛（PCEA）和药物肌内注射镇痛。静脉患者自控镇痛（PCA）、硬膜外患者自控镇痛（PCEA）均由麻醉师负责指导施行。术后应用药物肌内注射镇痛为传统的镇痛方法，常用药物为吗啡、哌替啶和布桂嗪，持续时间较短，需反复进行，常作为 PCEA 和 PCA 效果不佳时的补充治疗措施。

2）术后营养：术后营养的目的是维持患者内环境的稳定，保证患者术后的新陈代谢，提供患者创口愈合等所需的营养成分。其成分包括水、电解质、微量元素和能量，其形式包括静脉营养和经口进食。研究表明，术后限制静脉输液量有利于患者康复，减少术后心肺并发症和创口相关并发症，并且可以缩短术后胃肠功恢复时间。笔者的经验是，对于直肠癌、乙状结肠癌患者，如观察每日胃肠减压量小于 200ml，可以在术后第 1～2 天酌情于排气前拔除胃管，少量饮水。

3）抗生素应用：中华医学会等编写的《抗菌药物临床应用指导原则》中写明，接受清洁 - 污染手术者的手术时预防用药时间亦为 24 小时，必要时延长至 48 小时。为了保证给药时间，国外推荐手术前预防性使用的抗生素带到手术室，由手术室护士和麻醉师给药。如果手术时间超过 3 小时，或失血量大（>1 500ml），可手术中给予第 2 剂。抗菌药物的有效覆盖时间应包括整个手术过程和手术结束后 4 小时。术后应常规应用抗生素预防感染，如无感染证据，术后常规应用 48 小时抗生素即可。我们的临床经验是，如患者留置有引流管，术后常规取引流液行细菌培养，根据细菌培养结果或经验性应用敏感抗生素控制感染。

4）其他：术后严密观察生命体征，注意有无休克的发生和水与电解质的失调，维持稳定的血压和尿量，必要时可以输血。预防深静脉血栓形成，方法包括尽早下床活动和应用改善微循环的药物。术后根据患者的全身情况、肿瘤分期，决定是否行辅助化疗或放疗。术后定期复查 B 超、CT 或 MR、肠镜、肿瘤标志物等，高度怀疑复发或转移时可考虑行 PET-CT，以便早期发现转移或复发病灶。

（2）直肠癌、乙状结肠癌术后处理：

1）平卧 5 天以上，因盆腔空虚，过早坐位，内脏下移，对盆底腹膜压力增大，易引起盆疝。

2）术后应留置尿管 5 天以上，拔管前先夹闭并锻炼 1～2 天，视患者感觉憋尿感或每 2～3 小时开放一次，以恢复膀胱的排尿功能。必要时可以测定膀胱残余尿，如果大于 100ml，应该更换尿管，继续留置。

3）盆腔引流管引流 3～7 天，连续 48 小时无吸出液，即可拔除引流管。

4）会阴部切口术后要更换外层已经渗透的敷料，如果切口愈合良好，术后 14 天可以拆除缝线。

5）严密观察造口，及时发现和处理并发症。

（3）右半结肠癌、横结肠癌、左半结肠癌术后处理：

1）术后当日吸氧，取仰卧位，密切观察生命体征，待血压、脉搏平稳 24 小时后改半卧位。

2）术后禁食、静脉补液，必要时输血，禁食期间注意口腔护理。继续胃肠减压，待肛门排气（多数患者在术后 3～5 天恢复）后，若患者不感腹胀，即可拔除胃管。拔胃管后，可饮水或进无渣流质饮食，并鼓励下床活动，术后 2 周内禁止直肠镜检查和灌肠。

3）术后留置尿管，一般情况下术后 24 小时可拔除。

2. 结直肠癌术后并发症处理 术后并发症除包含发热、肺并发症（肺不张、肺炎）、心脑血管并发症、血栓、肺栓塞、肾脏并发症、应激性溃疡和多器官功能衰竭外，还包含一些特殊并发症，如术后感染、吻合口瘘、吻合口出血、吻合口狭窄、尿潴留、造口并发症、会阴部切口的并发症、性功能障碍、泌尿系统损伤、骶前静脉出血、切口裂开、肠梗阻。

（1）术后感染：如腹腔感染、盆腔感染、腹部切口感染、造瘘口感染、肺感染、泌尿系感染、胆系感染等。

发生感染的原因可能与下列因素有关：①患者长期营养不良，体质较差，低蛋白血症，伴有其他疾病，如糖尿病、支气管肺部疾病等，术前控制调控不力；②术中切口保护不严密，在肠道开放时污染了切口；③术中操作不当，致肠内容物溢出；④电刀使用方法不正确，电切电凝时伤及皮肤、创面，造成皮下组织灼伤、坏死、液化，易致切口感染；⑤腹腔、盆腔或骶前间隙积血渗液，引流管引流不通畅，易致细菌繁殖。

我院的临床经验是：术前做好肠道准备，营养支持，纠正贫血、水电解质失衡及低蛋白血症，注意治疗伴发病；术中严格无菌操作并保护好切口，合理使用电刀，操作轻柔细致，避免肠管破裂，引流管合理放置，做到引流通畅，合理应用抗生素防治感染；术后定期复查，对怀疑感染患者尽快完善如血常规、尿常规、细菌培养加药物敏感试验、胸部 X 线片、腹盆腔 B 超或 CT 检查，必要时行 B 超引导下腹盆腔穿刺进一步明确。明确感染后，去除引起感染的原因，并早期选用敏感的抗生素合理治疗。

（2）吻合口瘘：吻合口瘘是结肠癌术后严重的并发症之一，如不及时处理，病死率极高。国外报道吻合口瘘发生率为 4%～25%，国内报道在 5%～10%。多数文献报道直肠前切除术后吻合口瘘的发生率约为 10%（3%～19%），低位直肠前切除术后吻合口瘘的发生率相对较高，约为 19%。造成吻合口瘘的原因很多，常常并非单一因素造成，诸如吻合口血供不良、局部有张力、肠道准备欠佳、盆腔感染、吻合口有病变残留和缝合技术不合要求等是比较多见的原因。此外，老龄、肥胖、营养不良、贫血、长期应用激素、尿毒症、糖尿病及凝血机制障碍等也有一定的关系。因此，吻合口瘘的预防措施应该针对上述原因，包括改善全身情况等。

1）发生吻合口瘘的原因：

①吻合口血供应：如切除肿瘤后肠管残端保留过长，可能会因局部血液循环不佳而致残端坏死。此外，如果近侧结肠系膜损伤、肠系膜张力过大及末端结肠血运不良等，均可影响吻合口的血液循环，导致局部愈合不良。

②肠道准备：肠道准备的优劣对吻合肠管的愈合有一定影响。术前作充分的肠道准备后，可减少或预防结肠内氨的产生，对肠道黏膜上皮的愈合有利。肠道准备还可以去除肠腔内积粪，恢复肠道的肌张力和正常直径，促使肠壁水肿消退，这些都有利于吻合口愈合。

③吻合口病变残留：在吻合口近侧肠段有肠炎或感染灶时，局部肠壁水肿、充血、变性或黏膜有微小脓肿，可影响吻合口的正常愈合。此外，吻合口切缘有肿瘤残留时，也可以影响吻合口的正常愈合。

④手术技术操作：吻合口缝合针距过疏容易造成渗漏，过密、过深则可能影响血液循环。肠壁的脂肪组织嵌入吻合口可影响愈合；吻合口有张力也可影响吻合口的血液循环。此外，直肠周围脂肪组织肥厚，肠壁切断后肌层容易退缩，加上手术野较深，局部出血使视野不清，以及肠壁无浆膜层，这些情况均给手术操作带来一定困难。

⑤盆腔感染：直肠切除时，将直肠从盆腔中游离后，盆腔内存在广泛粗糙面，骶骨前窝常残留较大空腔，局部可有大量渗液积聚，加之肠道手术本身容易污染。当积液发生继发感染时，使吻合口浸泡于脓液中，容易造成吻合口裂开。

2）吻合口瘘的预防措施：

①手术者必须熟悉管状吻合器性能及正确选择操作程序。

②术前必须作常规的结肠手术前肠道准备，包括口服肠道抗菌药物以及清洁肠道。

③术中必须仔细止血，保持手术视野的清洁，吻合前必须彻底冲洗肠腔，切断肠道前及使用吻合器之前，需严密保护断端和盆腔，以免肠内容物外溢而污染腹腔或盆腔。

④吻合完毕彻底止血及冲洗盆腔，尽量吸尽积液，然后根据不同情况于骶前腹膜外选用质地柔软的引流管，在放置时应避免引流管直接接触吻合口，术后进行低负压吸引。

⑤在进行低位直肠前切除术时，估计在盆腔内吻合有困难，可改用将吻合肠段经肛管拖于肛管外在直视下器械吻合，这是减少盆腔污染防治局部感染较为理想的手术方法。

⑥应用器械吻合后，加用缝线将肌层或全层加固缝合4～6针以减少吻合口张力，尤其是加固肠管吻合后形成的残端成角处，亦是预防吻合口瘘的一项重要措施。

3）吻合口瘘的治疗：目前对于直肠吻合口瘘多主张作横结肠造瘘，以便粪便转流，有利于吻合口瘘的愈合。对于直肠吻合口瘘后无发热、感染及腹膜炎且引流通畅的患者，可在原引流戳创处重新放置双套管引流，同时局部用生理盐水低压冲洗，有部分患者可望保守治疗痊愈，可不必常规施行横结肠造口。当然，要视患者具体病情而定，如贻误时机，可能加重吻合口瘘或腹盆腔感染，甚至诱发吻合口出血、阴道瘘等，故应当机立断。我们的经验是，术前控制饮食，良好的肠道准备，治疗基础疾病，术中规范合理的操作，术后注意热量的摄入，维持水与电解质平衡，保持局部引流通畅，防治感染，是防治吻合口瘘口的关键。

（3）吻合口出血：根据国外 1983 年应用吻合口施行低位直肠吻合术 919 例的综合报道中，有 21 例（占 2.2%）发生吻合口出血。出血原因一般认为是吻合钉未能钉合全层结直肠而导致止血不全，或因吻合处崩裂引起出血，或因钉合时远近肠端的部分肠系膜血管间置于吻合口的切缘间而致吻合口出血。因此，在进行低位直肠吻合时，除在钉合时需注意勿将肠系膜血管间置于吻合口切缘外，尚需对通向切缘的血管进行缝扎。若是靠近肛管的直肠壁较厚，估计不能钉合全层肠壁时，则需另外加丝线缝合。一旦发生吻合口出血，如果出血量少，可先用止血剂，同时严密观察出血情况，不主张应用填塞方法压迫止血，以免造成创伤性吻合口瘘。我们的经验是，针对直肠或乙状结肠吻合口局部渗血的患者，经肛门插入吸痰管或胃管至出血点附近，注入正肾冰盐水及溶解的云南白药粉末，部分患者可以达到较好的止血效果。如果出血量较大、难以控制，主张及早手术，探查出血点，在直视下采用电灼或缝扎等方法进行止血。

（4）吻合口狭窄：吻合口狭窄多半在术后 3～8 周，常在预防性结肠或小肠造瘘病例中发生。Knight 收集的 919 例病例中发生 31 例，占 3.3%。吻合口狭窄的常见原因与吻合口瘘有关，表现为肉芽组织增生纤维化或因吻合口部组织受挤压，也可能是血供不足致吻合端缺血、瘢痕挛缩所致。故必须针对原因预防狭窄。也有人认为早期进食，不作结肠造瘘术，粪便扩张吻合口也起一定作用。治疗上可用手指或器械扩肛，但动作需轻柔，Goligher 报道 1 例因扩张狭窄段致肠壁撕裂而需急症手术病例。扩肛失败病例可应用 EEA 吻合器进行狭窄段切除，扩大肠腔。

（5）尿潴留：排尿功能障碍是术后最常见的并发症之一，只是尿潴留的程度不一。排尿功能障碍的发生，除了与术中损伤膀胱肌层及供应它的神经纤维、盆腔神经丛的损伤外，尚有直肠切除后，盆腔脏器向后移位有关。此外，老年人体弱及前列腺肥大亦是排尿功能障碍的因素。多见于直肠癌术后，尤其是老年男性患者。

笔者的经验是，在做根治术时，注意保护盆腔内自主神经，术后留置导尿管，术后第 3～5 天起开始试夹闭尿管，视患者膀胱憋尿感或每 2～3 小时开放一次，以训练膀胱的排尿功能。至患者有良好的尿意时，方可拔除导尿管，鼓励患者自行排尿，逐渐恢复排尿功能。如拔除尿管后出现尿频、尿不尽、下腹憋胀感，可以行 B 超测定膀胱残余尿，如果大于 50~100ml，可以考虑重新留置尿管，继续锻炼排尿功能，多数患者在术后 2~4 周内能自行恢复排尿功能。对于前列腺增生患者，可以同时酌情服药改善前列腺增生。

（6）造口并发症：

1）造口缺血和坏死：缺血和造口坏死多是由血供不足造成，可能和造口肠段张力大、肠系膜离断过多、过分修剪肠脂肪垂、腹壁造口过小及缝合过紧等有关。判断造口缺血并不困难，如果造口黏膜发绀，则可能为缺血。造口缺血坏死肠管可能回缩进腹腔，这样将发生腹膜炎，必须外科手术干预。轻者留置观察，坏死黏膜将自行脱落，长出肉芽组织或上皮化自愈。若发生回缩或狭窄，则需重新造口。

2）造口狭窄：造口狭窄通常是由造口缺血、感染等经保守治疗痊愈后瘢痕形成所导致。轻度的造口狭窄经手指扩张后部分患者可以缓解，也可在皮肤黏膜连接处局部切开瘢痕组织，但对于严重狭窄及管状狭窄就必须重新手术造口。

3）造口回缩：造口回缩通常由于拉出肠段有张力或继发在造口坏死后，不及时处理，回缩肠段进入腹腔可引起腹膜炎。关键在于预防，结肠造口的系膜张力高及肥胖是两个最常见的危险因素，充分游离肠段，必要时应游离脾曲。一旦出现造口回缩，应该立即手术，解除张力、切除坏死肠段，重新造口。

4）造口周围皮肤炎：最常见的原因是粪便污染侵蚀造口周围皮肤或造口器材对皮肤的刺激，引起接触性皮炎或损伤性皮炎。营养不良或糖尿病患者将增加感染机会。应当正确选择造口位置，避开皮肤皱褶，及时处理粪便和保护造口周围皮肤，选用合适的造口器具。

5）出血：结肠造口术后出血并不常见，通常见于伴有肝硬化门静脉高压或炎症性肠病的患者。出血来源于黏膜与皮肤连接处的造口内曲张静脉，由肠系膜上、下静脉的静脉网压力过高造成，曲张静脉糜烂或创伤将加重出血。直接压迫通常是最好的治疗方法。其他方法包括缝扎出血区域和注射硬化剂治疗。

6）脱垂：结肠造口脱垂通常是由于造口肠管过长、腹壁开口过大，同时伴有体弱、慢性腹压增加的基础疾病。严重的造口脱垂可在黏膜皮肤连接处重新切开造口，游离肠管，重新切除缝合。

7）造口旁疝：造口旁疝多是造口肠段与腹膜、腹壁筋膜固定或愈合不良，腹压增高，使小肠从造口结肠旁凸出。手术方式的选择常常取决于造口旁疝的大小。比较小的缺损可以通过直接缝合，切开造口处皮肤，修复腹壁缺损而重建造口。对于较大的造口疝，可重新造口及使用补片进行无张力疝修补术。

8）造口水肿：肠造口术后 2~5 天可见造口黏膜水肿，一般不必处理，1 周后慢慢消失。如果造口黏膜水肿加重，呈灰白色，则应检查造口血运是否充足，并用生理盐水或呋喃西林溶液持续湿敷，必要时加用生物频谱仪外照射。

（7）会阴部切口的并发症：

1）会阴部创面出血：多由术中止血不彻底或结扎线滑脱所致，骶前静脉丛损伤的病例更易发生。出血量较少时，可以局部缝扎止血或局部加压包扎止血；出血量较大时，须行手术止血。

2）会阴部创口延迟愈合：创面感染，缝合线等异物残留及引流不畅是其主要原因。因此，术中应尽量用电刀止血，减少异物残留。经过换药创口不愈且窦道较深者，可进行适当的清创，除去坏死组织、异物或不健康的肉芽组织。

（8）性功能障碍：性功能障碍导致直肠癌术后患者生活质量的降低。盆腔自主神经的保护术在临床上的应用，降低了性功能障碍的发生。盆腔神经丛的损伤导致术后患者出现勃起功能不全或阳痿；下腹下神经和盆丛副交感神经的损伤引起患者射精量减少或射精不能。神经损伤是无法恢复的，减少性功能障碍的发生，关键在于预防，术者要熟悉盆腔神经的解剖走行，神经显露后要加以保护，尽可能避免损伤。

（9）泌尿系统损伤：

1）输尿管损伤：直肠癌手术输尿管损伤发生率为 0.7%~5.7%。如果能够在手术中及时发现损伤，此时是处理输尿管损伤的最好时机，可行一期修复术，不仅处理简单、易行，并且并发症较少、效果亦好。因此，应当争取在术中发现损伤，并予以及时、适当的处理。

①输尿管损伤的术中发现：一般来说，术中输尿管损伤的类型不同，其表现亦多种多样，致使术中诊断有一定困难。应当强调指出，在关闭腹膜及盆底腹膜前，应该仔细地检查输尿管的完整性、蠕动和血液循环情况以及有否局限性扩张等，并与手术开始时的情况进行比较，这是不可缺少的手术步骤。

术中如果遇到下列情况时，应该考虑到有输尿管损伤的可能：a. 异常的无搏动的索状物，触摸时壁较厚，有韧性且滑动；b. 管状物的断端内膜有轮状皱襞，腔内无血液；c. 术野某处或盆底部有较多非血性的"渗出液"，或发现有浅红色血水样液，不断溢出清凉液体；d. 腰部或盆腔段输尿管明显扩张或已无蠕动；e. 留置导尿管引出血性尿液或无尿。

出现上述情况应进一步检查：a. 探查、显露可疑部位的输尿管，判明是否损伤、破裂、切断以及结扎或血运障碍等；b. 从断端插入输尿管导管，向上可否进入肾盂，向下可否进入膀胱；c. 静脉注射亚甲蓝，5~10 分钟后发现创面有蓝色液体，往往表示有输尿管插管断裂缺损等；d. 切开膀胱，行逆行输尿管插管判断有无损伤。

②输尿管损伤术中处理：a. 输尿管插入术，主要适用于单纯结扎或钳夹，进行松解以后管壁无明显破损、坏死者；b. 修补术，主要适用于部分断裂或刺破伤者；c. 输尿管端-端吻合术，主要适用于完全断裂或缺血坏死者，其缺损在 2~5cm 之内者；d. 输尿管膀胱再植入术或输尿管膀胱瓣管成形术，适用于输尿管下端缺损，行端-端吻合术有困难者。

需注意，术中行修复术应争取一次成功，防止以后发生输尿管狭窄等并发症。这就要求在输尿管端-端吻合术中争取建立高质量的吻合口,主要应该从以下几个方面考虑:a.吻合口宜较大且无张力,断端应有良好的血液循环。b.准确无扭曲的黏膜对黏膜缝合。可选用无创圆针、5-0可吸收缝线间断全层缝合,输尿管腔外打结。一般6~8针即可完成要求确保无漏液。c.吻合口内置有支架管,可用细T管导管,术后1~3周拔除。此外,在吻合口附近放置外引流;术后应加强抗感染治疗。

2)膀胱尿道损伤:直肠癌手术膀胱尿道损伤较少,主要是由于膀胱体积较大,位置不似输尿管隐蔽,女性有子宫将直肠与膀胱分隔,故损伤更少见。而保肛手术单纯尿道损伤较少,几乎均见于男性,主要部位为前列腺部尿道,极少损伤膜部尿道。主要见于直肠复发癌手术损伤,女性者偶见同时切除子宫、附件者。

常见的损伤原因主要有:①直肠原发或局部复发肿瘤较大、与周围粘连较重,分离时易造成损伤;②肿瘤大而范围广,为达到彻底切除肿瘤的目的而不得不切除部分膀胱壁或尿道;③术者临床经验不足,解剖分离层次不清晰,手术技巧欠缺。

术中一旦证实为膀胱损伤,应该立即行膀胱修补术,根据具体情况决定是否行膀胱造口,术后保留三腔气囊导尿管并膀胱冲洗保持通畅,术后14天左右拔除导尿管。对于术中证实单纯尿道损伤者,由于有导尿管存在,多为部分裂伤,极少完全断裂。部分裂伤立即用可吸收线行尿道修补术,同时行膀胱造口术,术后保留导尿管2~3周。对损伤较严重者,术后应定期行尿道扩张术,以防止尿道狭窄的发生。

术后发现盆腔引流出大量淡红色或清亮液体,应当怀疑有膀胱或尿道损伤。可由导尿管注入亚甲蓝溶液,如果盆腔引流管有蓝色液体,则膀胱尿道损伤可确诊。还可经导尿管注入造影剂。X线下定位发现造影剂外溢及溢出部位,判断膀胱或尿道损伤。术后发现膀胱尿道损伤者,若患者身体条件允许,尽量行膀胱造口术;无条件的,要确保导尿管及盆腔引流管通畅,并适当推迟导尿管及引流管的拔除时间。

(10)骶前静脉出血:骶前静脉出血多发生于直肠癌手术中,少数发生于术后,是相对难以处理的问题。由于骶前静脉出血来势凶猛,如处理不当,短期内会危及患者的生命,故预防和处理骶前静脉大出血是保证直肠癌根治手术安全性的重要前提,术中预防是最关键措施。

骶前大出血常于术者在骶骨前面用手钝性分离、在骨面钳夹或用纱布进行擦拭时突然发生,出血时血液从后骨盆深部大量涌出,貌似大面积或大血管出血现象,实际为细静脉的断裂,非搏动性出血,在出血"血管"处采用钳夹或缝扎时往往越夹或越缝越出血,大部分病例往往采用后盆腔填塞等方法后可以获得止血,但是也有部分病例则无效;如止血措施无效,患者迅速休克、死亡。

手术者熟悉解剖、细致的操作并且始终保持高度警惕性,这是预防术中骶前大出血的关键。当术者从腹部或会阴部途径过深地沿着骨面进行分离时,可因掀起或撕裂该筋膜而导致骶前静脉丛以及与之相连的骶椎椎体静脉损伤出血。

处理:手术中一旦发生骶前大出血,应保持镇静,切莫惊慌失措。大量血液从盆腔内涌出时,有时可以顿时充满骨盆或可见骨盆壁有喷射状出血,此时应该立即用盐水沙垫或食指压迫出血部位,吸出盆腔内存留血液,根据出血部位和初期的处理情况决定采用不同的处理方法。

1)纱布压迫:纱布压迫是处理骶前大出血首选的方法,在大多数的情况下可以达到止血的目的,也可以作为一种暂时性止血措施,压迫无效时可以采用其他措施。在应用中可以选用热盐水纱布,也可以用干纱布垫或无菌敷料。填塞的纱布要有序,压力适度,留长尾于外体,并记录数目,手术10天后分次取出。

在进行纱布填塞时应当注意:①出血部位不可压迫时间过短,频繁地更换纱布会使破裂的血管闭合后再破裂出血,一般以压迫30分钟为宜。如果移开纱布后仍有活动性出血,应再次填塞,手术后取出。②填塞时应当避开肠管和输尿管,预防压迫造成缺血、坏死。③填塞纱布取出前,应先给予镇静、止痛药。估计纱布取出较困难或者有再出血可能时,应先备血,进入手术室在麻醉下轻柔取出,首次取出的纱布固定拉出困难,可先以盐水湿润纱布,使其松动后取出。如果有活动性出血,应立即再填塞。④填塞纱布取出后,要预防腹腔内压力增高的活动,避免过早下床活动,避免腹腔内脏器自创伤口脱出。

2)不锈钢图钉止血:不锈钢图钉适用于骶前静脉后椎体静脉出血,按照出血的部位和大小可以按入图钉1~6枚。使用不锈钢图钉后,应视为手术留有异物,要求手术后加强预防感染,防止骨髓炎的发生。

3)结扎止血:结扎止血适用于来源于组织的出血,例如侧韧带或者阴道壁等部位的出血。此方法不可以用于骶前大出血,否则破裂的血管裂口越夹越大,加重出血。

(11)切口裂开:腹部手术后切口裂开是严重的术后并发症,可分为全层裂开和部分裂开。据有关文献报道,腹部手术后切口裂开的发生率为0.5%~1.0%,死亡率可在10%左右。较多的在术后第5~10天内发生。分析原因,感染一般是切口裂开的主要原因,亦可能是由于结直肠术后营养差、低蛋白血症等导致发生伤口裂开。尤其患者咳嗽时,腹内压增高或某些肠胀气和肠功能恢复不良也可导致发生切口裂开。

一旦发生切口裂开,首先应分析原因,采取相应措施。对全层裂开、液体外溢、大网膜或肠管外露者,应用无菌敷料覆盖,并急诊再次缝合。麻醉应选择安全且有效的。切口裂开按清创术原则进行,剪除失活组织,并行减张间断缝合。对部分裂开者,如切口已感染,应拆除感染处的缝线,经换药至肉芽组织有生长时再二期缝合,一般也行减张间断缝合。术后加强营养,抗感染,术后3周拆线。感染切口处应常规提取分泌物行细菌培养和药敏试验,作为选用抗生素的依据。

(12)粘连性肠梗阻:是指由于各种原因引起腹腔内肠粘连,导致肠内容物在肠道中不能顺利通过和运行,当肠内容物通过受阻时,则可产生腹胀、腹痛、恶心、呕吐及排便障碍等一系列症状。属于机械性肠梗阻范畴,按起病急缓可分为急性肠梗阻和慢性肠梗阻;按梗阻程度可分为完全性肠梗阻和不完全性肠梗阻;按梗阻部位可分为高位小肠梗阻、低位小肠梗阻和结肠梗阻;按肠管血供情况分为单纯性肠梗阻和绞窄性肠梗阻。

该病部分可经非手术治疗获得症状消退,但大多数反复发作或保守治疗无效,仍需要接受手术治疗。非手术治疗适用于单纯性粘连性肠梗阻的患者,其核心内容就是尽量减少肠内容物量、减轻肠腔压力、消除肠道水肿、维持内稳态,改善患者的营养状况。

手术治疗适用于绝大多数非手术治疗无效以及反复发作的粘连性肠梗阻患者。手术时机的把握应在肠梗阻发展至绞窄前进行,所谓的咖啡样排泄物、血性腹水等是肠绞窄的标志,绝不能把这些标志单纯理解为手术探查的指征,更不能因为没有上述症状而消极等待,直到出现这些症状时才进行手术。众所周知,肠粘连现象开始后 2 周左右加重,3 个月内最为显著,3 个月后粘连开始逐渐松解。因此,手术治疗最好在肠粘连发生 3 个月以上或在 2 周内。当然,如果患者非手术治疗无法缓解,应随时手术,但要慎重选择手术方式,不宜太复杂。

粘连性肠梗阻重在预防,预防措施包括减少组织缺血、保护肠管,减轻损伤,手术结束时用大量生理盐水冲洗腹腔,去除异物、血块和其他污染物等。我们的经验是,单纯性粘连性肠梗阻可先行非手术疗法,梗阻发作后如早期治疗,病情多可缓解。治疗期间应密切观察患者的症状和体征变化,如治疗期间症状逐渐加重,应进行手术探查。对于反复发作、影响正常生活和工作的肠梗阻,必定有器质性的问题存在,应及时进行手术治疗。

(庄 严)

(七)微创治疗

1. 腹腔镜手术的发展史与未来 腹腔镜外科的发展至今已有 100 余年,回顾其发展历程,经历了三个时期——诊断性腹腔镜、治疗性腹腔镜及现代腹腔镜时期。

(1)诊断性腹腔镜时期(1901—1933 年):主要是建立和发展腹腔镜系统,并初步开展了某些疾病的腹腔镜检查。1901 年,Kelling 在德国生物医学会议上首次报道了在狗的腹腔内注入空气,用膀胱镜检查其腹腔内脏器。1910 年,瑞典医师 Jacobaeus 将此技术用于人类,用膀胱镜成功地检查了 3 例患者,并将此举命名为腹腔镜检查术(laparoscopy)。

(2)治疗性腹腔镜时期(1933—1987 年):腹腔镜系统和手术器械有了进一步发展完善。Fervers(1933)首先报道了经腹腔镜行粘连松解术。Donaldson(1942)报道了首例腹腔镜子宫悬吊术。Palmet(1962)首次施行腹腔镜输卵管电凝术。由于此期的腹腔镜都是手术医师一个人在目镜直视下操作,助手只能通过教学镜观察术野。术者在被动受限制的体位工作,加之当时的手术器械很难得心应手,因此,腹腔镜诊治均是在初级阶段。

(3)现代腹腔镜时期(1987 年—):腹腔镜配套系统得到了进一步完善,并发明和改进了许多手术器械。1986 年

计算机集成电路微型摄像机的出现,使腹腔镜显像发生了根本性变化。腹腔内图像在电视监视器上不仅图像得到放大,看得更清晰,而且术者和助手都可同时看到,便于术者和助手的相互配合,共同完成手术,大大推进了腹腔镜手术的发展和普及。随着腹腔镜外科的发展,目前我们所面临的问题已不是腹腔镜能够做什么手术,而是就某一种疾病而言,腹腔镜手术与传统开腹手术相比,哪一种对患者更有利。腹腔镜外科只是外科历史长卷中的一章,随着高科技的飞速发展,将使腹腔镜技术本身更现代化,模拟手、机器人、网络化代表了腹腔镜技术的几个发展方向,也许未来外科医师将在更精细的,如细胞、分子水平来进行手术以修改某些基因或改变某些成分。

2. 腹腔镜治疗大肠癌的适应证和可行性 腹腔镜结直肠手术最早仅用于良性病变和早期癌,随着临床操作技术的发展成熟和设备的完善,腹腔镜结直肠手术的手术指征几乎已接近传统开腹手术。中华医学会外科学分会腹腔镜与内镜外科学组和中国抗癌协会大肠癌专业委员会腹腔镜外科学组于 2006 年联合制定了《腹腔镜结直肠癌根治手术操作指南》,并于 2008 年修订。2010 年卫生部也于《结直肠癌诊疗规范(2010 年版)》中肯定了腹腔镜大肠癌根治手术的地位。腹腔镜手术是在传统外科手术的基础上,将视野的屏幕显示和特制的操作器械形成一种特定手术入路的手术方式,随着手助腹腔镜(hand-assisted laparoscopic surgery,HALS)技术的开展,并与传统的外科手术相结合,使微创的概念得到了长足的发展。一般情况下,腹腔镜手术与开腹手术的适应证基本相同,即传统的开腹手术可以进行根治的大肠癌,行腹腔镜手术也可以达到同样的效果。Watanabe 等认为,腹腔镜直肠癌的直肠全系膜切除更适合 T_1 或 T_2 期、肿块小于 3cm 的直肠癌患者。但随着近年来临床医师经验的不断提高,对于 Dukes B、C 期患者治疗的根治程度、复发率以及生存率与 T_1 或 T_2 期无明显差异。因此,也同样适用。

3. 技术方法与要求 行腹腔镜大肠肿瘤手术的原则和清扫范围基本与开腹手术相同,而在离断血管时,可用血管闭合器和线扎的方式进行。肿瘤在游离完毕后,可在腹壁作一辅助切口,以取出标本、消除气腹。在手术的过程中,要注意对双侧输尿管的保护,在对直肠进行分离时,切勿损伤骶前静脉丛。腹腔镜手术应同开腹手术一样遵循无瘤的原则,即在操作时远离肿瘤,不要对肿瘤进行接触和挤压,阻断肿瘤远端肠管,行肠腔内化疗和腹腔灌注化疗等。在腹腔镜的手术中,不能一味地为追求微创而缩小手术的切除范围,牺牲肿瘤的根治性,这是不可取的。

4. 大肠癌腹腔镜手术治疗的具体操作 采用气管插管全身麻醉,一般常规采用截石位,头低脚高,臀部垫高。这样使得助手(或术者)可以在需要时站于患者两腿之间,更重要的是,可在需要确定病变部位时术者同时施行结肠镜检。手术按照全直肠系膜切除原则,取左侧绕脐切口,直线距离长约 5cm。Miles 术也可选择左下腹经腹直肌口,切口长度在 7cm 左右。入腹后,置入手助器(蓝碟)。将

左手润滑后进入腹腔，在手的帮助下于左侧腹部送入直径为 12mm 的 Trocar。建立气腹，送入观察镜在直视及手的感知下进行探查。探查后，如能够在镜下完成手术时，则在右侧腹部再送入一直径为 12mm 的 Trocar。用超声刀分离切开乙状结肠与侧腹壁的粘连，切开乙状结肠系膜与后腹膜移行处，于骶骨前进入骶前间隙，直视下沿盆腔筋膜脏、壁两层间锐性分离，至肛提肌平面。两侧游离至侧韧带，直肠前壁在直视下沿直肠生殖隔脏、壁两层间分离。肠管游离后，解剖肠系膜下血管，清扫血管周围脂肪和淋巴结，以 7 号丝线结扎切断血管或以直线切割闭合器断血管。

（1）右半结肠切除术：因为在游离结肠时用手牵拉小肠并不容易，患者宜取平卧位后向右侧倾斜 25°～30°，术者站在患者左侧。在脐右旁做一长 6～7cm 竖切口，置入蓝碟手助器，建立气腹后插入电视镜进行初步观察，在剑突右侧 2～3cm 处放置一 Trocar，然后将电视镜换入此 Trocar。在脐上 5～6cm 再向左约 2cm 放置一 Trocar，插入超声刀，术者左手通过手助器伸入腹腔。局部探查，如发现肿物直径大于 6～7cm，肿瘤浸润固定并可能已侵及右输尿管和十二指肠时，建议转开腹。用超声刀切开右结肠外侧腹膜，上至结肠肝曲，下至回盲部。沿 Toldt 筋膜间隙向左侧分离，直至系膜根部。注意辨清和保护右侧输尿管。用双极电凝和超声刀在近幽侧切断胃结肠韧带，直到胃大弯中点。切开横结肠系膜，在根部切断中结肠血管的右支。回结肠血管的切断可在腔镜下完成，也可在体外完成。估计分离已够，撤去手助器，保护切口后取出右半结肠和部分回肠，余下操作同开腹手术。

（2）左半结肠切除术 / 前切除术：左半结肠切除术除了患者的手术体位、术者的站位和切口的部位需改变外，其余操作与右半结肠切除术类似。如行 Dixon 术，需要进行消化道吻合。手术操作较复杂，而手助腹腔镜可减少手术操作时间。取出标本时，固定在腹壁的手助器外套环可起到很好的保护作用，减少了肿瘤细胞对切口的污染。进行直肠系膜分离及切断闭合肿瘤远端肠管时，由于直线切割闭合器的关节较长，转弯角度有一定限度，切割中下段直肠时要分多次完成。具体在肿瘤远端 5cm 处切断系膜和切断闭合直肠，在左下腹做一约 5cm 切口，取出近断端结直肠，切除含肿瘤的肠段和系膜，在近断端放置 CDH 吻合器的钉钻头收紧、结扎荷包线。将近端结肠还纳腹腔，缝合切口，重建气腹，按双吻合技术完成结直肠吻合。行消化道吻合术时，外科医师可按几种方式完成吻合，主要区别在于使体内还是体外。

1）体外肠吻合：如果考虑体外肠吻合，通常不必将肠壁剥离得太光。肠管置于体外时尚连续，然后再体外切除、吻合。该方式的主要好处在于，术者可找出确切的病变肠段一并切除。反之，如果考虑行体内肠吻合，则必须选择术中结肠镜检，以确保切除有病变的肠段。

2）改良式体外吻合技术：一旦完成肠管游离，则由最近的操作口提出肠段。右侧结肠手术在右下腹；乙状结肠病变在耻骨上方中线上；左侧结肠手术在左下腹。在其旁加做一小切口，则可见到该肠段，然后用抓钳将之拖入切口。除非有大的肿物，通常一个 5cm 的切口足矣。将一个手指伸入切口，并通过肠系膜上所开的窗适当牵拉游离的肠段，牵引、分离肠系膜血管。病理证实诊断后，完成肠吻合术，再将肠送回腹腔并闭合戳口。然后重建气腹，并仔细检查、严格止血。冲洗腹腔，清除血凝块，将器械取出，关闭切口。

这一技术是完全体外切除、吻合与完全体内操作的折中办法。肠段在体内用线形钉合切割器分离或使用肠钳。离断结肠，其近端通过一插入大套管的戳口拉出来，可以使用生物裂解吻合环、钉合枪的钉砧或将近端切断后送回腹腔进行缝线吻合。然而，最后一步难做且费时。

3）体内吻合术：虽然理论上可行，但完全体内肠吻合仍是很高级的腹腔镜技术概念。对许多患者及大多数熟悉腹腔镜的医师来说，它是一种不太理想的重建肠道连续性的方法。但它用起来是有效的，也值得探讨其技术方法。显然值得担忧的问题是离断肠管时的粪便污染。

如果选用缝合器吻合法，操作方法如下：将环形钉合器的钉砧板取下，缝线系于钉砧的尖端并缠绕其上，然后装回钉枪上经肛管置入。在腹腔内取下钉砧放于近端结肠中，将针与缝线经靠近肠断缘的结肠带穿出，然后钉合近端肠管，这样钉砧就留于近端肠中。在近端肠管的钉合线上开一小口，牵拉缝线将中心杆拉出。将直肠用线性钉合器闭合，再应用常规双层钉合法完成端 - 端环形肠吻合。

（3）全结肠切除术：腹腔镜下全结肠切除显然不仅要游离切除左、右结肠，还包括横结肠，涉及网膜的分离和切除，无疑属于最困难的手术。因需按照术者的站位及游离肠段的不同而移动监视器，使得该手术颇为费事。如前所述，当切右侧时，术者站在患者左侧，监测器置于患者右髋处。如切左侧，则相反。如果目的在于进行回直肠吻合，所切部分可由直肠拉出，并按前述的原则缝合或钉合。

（4）腹会阴直肠切除术：经腹腔镜切除直肠加乙状结肠造瘘最初用于治疗良性疾病，现已有许多报道直肠癌的腹会阴直肠切除术。对于 Miles 手术，行手助腹腔镜全直肠系膜切除术。腹部留有长约 5cm 手术切口；而行腹腔镜辅助手术，左下腹取出肿物的辅助口直接用于造瘘，除穿刺孔外，腹部不留有切口，且腹腔镜 Miles 术无需进行消化道吻合，操作上相对比较简单。因此，我们倾向于 Miles 手术选择腹腔镜辅助手术为佳。患者置于头低脚高位，依据分离直肠的哪一边而决定向左或右倾斜。游离完成后，按常规方法行会阴部切除，取出直肠，关闭会阴切口，在会阴或腹腔放置引流。

5. 腹腔镜治疗大肠癌的原则及术后并发症 腹腔镜手术并不改变传统根治手术的方式，肿瘤根治仍然沿用在血管根部离断，切除肿瘤两端足够长度的肠管，切除相应的结直肠系膜并清扫淋巴脂肪组织。大量临床实验证实，腹腔镜大肠癌手术在肿瘤根治上达到与传统开腹手术相同的疗效。无论哪种手术方式，只要按照正常的解剖间隙进行分离，所清扫的范围应该是一致的，不应存在淋巴结清扫数目上的差异。腹腔镜大肠癌手术虽然是微创的，但并不意味着其并发症也是微小的。在开展的初期，并发症发生率甚至会很高。除了会发生传统大肠癌手术的并发症外，还可发生腹腔镜手术所特有的并发症如腹腔镜器械导致的肠管损伤、穿刺孔疝等，其原因可能同病例选择、手术经验和腹腔镜技术有关。几种常见的并发症为肠梗阻、伤口感染、肺部感染和吻合口瘘。为了降低腹腔镜大肠癌手术的并发症，充分体现其微创的优势，手术者不但要具备较丰富的传统大肠癌手术经验，还应熟练掌握腹腔镜技术，关键要有很好的培训及初期必要的技术指导。

6. 腹腔镜手术治疗大肠癌的优点与不足 腹腔镜大肠癌手术与传统开腹手术相比，具有切口小、美观、疼痛轻、切口愈合时间短、免疫力恢复快、切口部感染率低等优点。由于手术中对小肠的骚扰小，术后肠道功能恢复快，且减少了肠梗阻的发生；由于腹腔镜的放大效应，可以清晰地沿直肠系膜间隙操作，较好地保留了盆腔神经丛，故对神经功能影响较小。国内外研究均表明，腹腔镜手术后近期的效果明显好于开腹手术。患者能更快地恢复正常活动及工作，回归社会早于开腹手术。腹腔镜手术时间和开腹大肠手术时间无差别，甚至可以更短。对传统开腹手术能根治的大肠癌患者行腹腔镜手术，同样能达到根治的目的。但目前基于直肠癌根治手术全直肠系膜切除（total mesorectal excision，TME）和 Hohenberger 等提出的完整结肠系膜切除（complete mesocolic excision，CME）作为大肠癌规范化手术的理念，广泛应用于临床后取得的巨大成功，给腹腔镜大肠癌根治手术提出了新的挑战。在我国，由于各地区技术发展不平衡，腹腔镜大肠癌根治手术缺乏规范的培训。我国腹腔镜大肠癌手术缺乏循证医学指导下的多中心前瞻性研究是影响发展的另一问题。如何规范施行手术和开展前瞻性研究，是今后亟待解决的问题。

（王 粹）

二、化疗及靶向治疗

（一）结直肠癌的化学治疗

2013 年恶性肿瘤数据统计显示，结直肠癌在美国的发病率及死亡率均占第 3 位。近 20 年来，我国结直肠癌的发病率逐年升高，在城市的发病率已升至恶性肿瘤的第 3 位，在农村的发病率亦在增长。手术治疗仍是主要的治疗手段，由于我国的筛查系统不够完善，早诊率不高，可手术切除的病例不超过 70%，根治术后约 50% 会出现复发，近半数病例死于转移，使得生存率很低。结直肠癌对化疗相对不敏感，临床疗效欠佳。近年来，随着一些新型抗肿瘤药的开发、治疗方法的改进，化学治疗在结直肠癌治疗中的地位逐步提高。

1. 术后辅助性化疗 结直肠癌根治术后，根据分期来决定是否需要辅助治疗。从化疗药物出现之初，就开始进行了辅助化疗的探索。

最早的临床研究始于 20 世纪 50 年代，当时使用氮芥和噻替哌作为术后辅助化疗的药物，但未能获得明显的临床疗效。进入 20 世纪 80 年代后，氟尿嘧啶（5-FU）在结直肠癌化疗中显示出了良好的疗效，成为结直肠癌治疗的基石。1 年的左旋咪唑联合 5-FU 的方案在 Dukes B 及 C 期增加无病生存率，但并未延长总生存期。在 20 世纪 90 年代初，NCCTG Mayo 协作组等多个研究证实对于 Dukes C 期的结肠癌，左旋咪唑联合 5-FU 的方案增加无病生存率及延长总生存期，成为当时的标准辅助化疗方案。此后，美国 NCCTG Mayo 和 NSABP 进行了多项大规模多中心随机对照的结肠癌辅助化疗临床研究，6 个月的 5-FU/CF（Mayo 方案）优于左旋咪唑 /5-FU 的方案，成为术后辅助化疗的标准方案。

氟尿嘧啶的治疗方式几十年来不断地更新。最初使用的是静脉推注的方式。由于半衰期很短（6～20 分钟），既往使用原则为多次重复静脉推注来维持血浆药物峰浓度，但由此也带来了极大的消化道黏膜损伤和骨髓抑制等毒性，影响了药物的安全性。自 20 世纪 90 年代，de Gramont 发现通过持续静脉输注氟尿嘧啶类可长时间维持有效的血浆药物稳态浓度，保证了该类药物的疗效，并能减少消化道黏膜和骨髓毒性，形成了经典的"持续静脉输注双周方案"（sLV5FU2），替代了传统静脉推注方案，静脉输注较推注更为安全、有效，成为目前大肠癌化疗方案中氟尿嘧啶类药物静脉使用的标准。

在更改给药方式的同时，并进行了给药途径的探索。氟尿嘧啶（5-FU）由于只能静脉使用，且组织特异性低，故临床使用不方便，于是进行了口服氟尿嘧啶类药物的研发。主要是进行其前体药物的开发，实现口服途径给药，提高疗效并降低毒性。最早的口服氟尿嘧啶类药物是 1967 年合成的第一代口服前体药替加氟，之后 1976 年合成了第二代前体药去氧氟尿苷，目前疗效较好、使用较广泛的是第三代前体药物，分别是 1992 年合成的卡培他滨和 1993 年合成的替吉奥。卡培他滨目前已经成为治疗结直肠癌最常用的药物之一，与 5-FU 静脉使用疗效相当。X-ACT 研究显示，在 III 期结肠癌的辅助治疗中，1 004 例患者给予卡培他滨（1 250mg/m²、2 次 /d，第 1～14 天，每 3 周一次，共 24 周），983 例患者给予 Mayo 方案的 5-FU/FA，中位随访 6.9 年，5 年 DFS 率分别为 60.8% 和 56.7%，疗效相当，5 年 RFS 率为 63.2% 和 59.8%，5 年生存率分别为 71.4% 和 68.4%，优效性均未有统计学意义。在亚组分析中，>70 岁的患者使用卡培他滨有延长 DFS 和 OS 的优势。

随着奥沙利铂的出现，改变了结直肠癌术后辅助化疗的格局。MOSAIC 研究入选了 1 347 例 III 期和 899 例 II 期结肠癌术后患者，随机给予 6 个月 12 个周期的 FOLFOX4 方案对比 LV5FU2，5 年 DFS 率为 73.3% 和 67.4%，降低复发风险 20%，有统计学意义。6 年 OS 率为 78.5% 和 76.0%（$P=0.046$）。尤其对于 III 期的患者，6 年 OS 率为 72.9% 和 68.7%（$P=0.023$）。但在 II 期患者，OS 未有明显改善。另一项 III 期研究纳入了 1 886 例 III 期结肠癌术后患者，随机分组，944 例使用 XELOX 方案（奥沙利铂 130mg/m²，第 1 天；卡培他滨 1 000mg/m²、2 次 /d，第 1～14 天；每 3 周一次，共 24 周），942 例使用标准的 FU/FA 方案（Mayo 方案 24 周或 Roswell Park 方案 32 周）。3 年 DFS 率为 70.9% 和 66.5%（$P=0.004\ 5$），同样降低复发风险 20%，但并未转化为生存获益,5 年 OS 率为 77.6% 和 74.2%(P=0.148 6)。目前,奥沙利铂联合氟尿嘧啶类半年的化疗是Ⅲ期结肠癌术后的辅助化疗的标准方案。

Ⅱ期结肠癌的术后辅助化疗一直存在争议。多项临床试验或荟萃分析的亚组分析结果显示,如 IMPACT 2 荟萃分析、2004 年 Gill 报道和 QUASAR 研究,虽然Ⅱ期结肠癌接受 5-FU 辅助化疗后 5 年生存率无显著改善,但 1%～5% 患者存在绝对生存获益。NSABP 回顾性分析其 4 项大规模临床试验显示,对于Ⅱ期结肠癌患者,辅助化疗至少能获得与Ⅲ期相同的疗效;2007 年 Morris 等的研究显示,辅助化疗可提高Ⅱ期结肠癌患者的 5 年生存率,特别是女性患者获益更大;2008 年 Figueredo 等的系统分析显示,辅助化疗可使Ⅱ期结肠癌复发或死亡风险降低 17%;2009 年 ACCENT 试验结果表明,辅助化疗可使Ⅱ期结肠癌 5 年 OS 率提高大约 5%,8 年 OS 提高 5.4%。目前各种指南均不推荐对Ⅱ期结肠癌患者常规进行术后辅助化疗,但建议在充分评估化疗相关获益 - 风险的基础上,推荐对具备高危因素如 T4、组织分化差、穿孔或肠梗阻、脉管侵犯、送检淋巴结少于 12 个等Ⅱ期结肠癌患者进行辅助化疗。

随着肿瘤分子生物学的进展,许多新的分子标志物的发现有助于Ⅱ期结肠癌辅助化疗的选择。目前认可度最高的是微卫星不稳定性(MSI)。DNA 错配修复(MMR)基因突变导致 MMR 蛋白缺失和微卫星不稳定。PETACC-3 研究显示,Ⅱ期肠癌比Ⅲ期肠癌似乎发生 MSI-H(MSI 高丰度)的比例更高(22% vs. 12%)。而Ⅳ期结直肠癌的 MSI-H 比例更低。这说明 MSI-H 状态或 MMR 蛋白缺失是预后较好的预测指标。一些研究结果提示,MSI-H 患者不能从 5-FU 的辅助化疗中获益。因此,目前指南推荐对于拟接受 5-FU 类药物的单药辅助化疗的Ⅱ期患者进行 MSI 检测。其他相关的分子标志物还包括染色体 18q 杂合性缺失(LOH)、基因表达谱等。

需要特别提出的是,尽管伊立替康在晚期结直肠癌的治疗中显示出一定的疗效,但Ⅲ期临床研究如 ACCORD-02、PETACC-3 等显示伊立替康联合 5-FU/FA 在辅助治疗中不能提高疗效,反而增加不良反应,因此,不推荐伊立替康用于结肠癌术后辅助化疗。分子靶向药物同样开展了大型临床研究,如贝伐珠单抗(NSABP-08、AVANT)、西妥昔单抗(PETACC-8)等联合化疗使用半年的治疗,并不优于单纯化疗组,反而导致生活质量降低。目前的研究结果并不推荐在辅助化疗中加入靶向药物。

直肠癌的术后辅助治疗主要参考结肠癌的循证证据,若未进行新辅助放疗,术后仍建议进行术后放、化疗相结合的辅助治疗,可提高根治术后患者的局部控制率。

2. 进展期结直肠癌的化疗　进展期结直肠癌的中位生存期是随着化疗的发展而延长的。过去的几十年间,化疗探索的脚步从未停止过。进展期结直肠癌患者并未从最初的化疗药物中获益,直至氟尿嘧啶的出现,成为结直肠癌化疗的基础。多项随机对照研究显示,对于进展期结直肠癌,化疗对比最佳支持治疗,无论是生活质量还是中位生存时间都有所改善。氟尿嘧啶将进展期结直肠癌的中位

生存期延长至 10～12 个月;伊立替康和奥沙利铂的出现将中位生存期延长至 18 个月左右;分子靶向药物的加入,将中位生存时间延长至 2 年。进展期结直肠癌是恶性消化道肿瘤中目前化疗获益较为显著的病种。

(1)进展期结直肠癌最常用的化疗药物:

1)氟尿嘧啶(fluorouracil, 5-FU):5-FU 属于抗代谢肿瘤药物,其主要作用机制是抑制脱氧胸苷酸合成酶(TS),被活化转变为氟脱氧尿苷酸(FdUMP),FdUMP 替代脱氧尿苷酸(dUMP)与 TS、5,10- 甲酸四氢叶酸(CH_2FH_4)形成不易解离的三联复合物,以致不能合成脱氧胸苷酸(dTMP),影响 DNA 的合成,从而发挥抗肿瘤的作用。5-FU 主要作用于细胞的 S 期,但也可以在体内转化为氟尿嘧啶核苷酸,干扰蛋白质合成,因此对其他各期细胞也有一定的作用。

影响 5-FU 的酶包括:①脱氧胸苷酸合成酶(TS):TS 的过表达是 5-FU 耐药的主要机制,与化疗敏感性相关。②二氢吡啶脱氢酶(DPD):DPD 是 5-FU 代谢的限速酶,5-FU 进入人体后在肝脏代谢,超过 80% 经过 DPD 代谢成二氢氟尿嘧啶,再分解、排出体外。它与 5-FU 的清除率相关,从而与化疗的毒性和疗效有密切相关性,DPD 缺乏的患者可能会出现严重的不良反应。

5-FU 静脉推注后,在体内半衰期短,只有 10～20 分钟。因此,采用 5-FU 持续输注维持血液内有效药物浓度,持续较长的时间,提高抗肿瘤的疗效。最经典的持续静脉输注方案是 de Gramont 方案,一直沿用至今。

2)甲酰四氢叶酸(leucovorin, CF):该药是作为 5-FU 的生物化学调节剂而存在的,其本身是一种非细胞毒性药物。从上述 5-FU 在体内代谢的过程中可以看到,在 dTMP 生成过程中,TS 必须先与 dUMP 及 5,10- 甲酰四氢叶酸(CH_2FH_4)形成三联复合物,但当 5-FU 在体内被活化成 FdUMP,并代替 dUMP 而形成的三联复合物时,则不易解离,导致 TS 失活,dTMP 也不能合成。FdUMP 对 TS 的抑制程度取决于 FdUMP 与 dUMP 库的比值,也取决于 CH_2FH_4 的库容。外源性 CF 在体内转变为 CH_2FH_4,进而促进三联复合物的形成,因而增加 5-FU 的疗效。

从理论上来说,如果想达到对 TS 最佳的抑制及增强 5-FU 的细胞毒性作用,增加细胞内还原叶酸的量最好达到 $10\mu g$ 的水平。这就要求用大剂量以克服对 CF 的膜转运屏障,增加细胞内含量。但临床研究发现,大剂量 CF 并不比中小剂量的疗效增加,但小剂量如 25mg/d 可能不够。CF 的剂量至今未有明确的结论。目前临床常用剂量,在 de Gramont 方案中,CF 400mg/m^2,每 2 周一次(左旋甲酰四氢叶酸 200mg/m^2,每 2 周一次)。

3)5-FU 的衍生物包括三类:①需经肝药酶代谢的氟化嘧啶衍生物:替加氟(FT-207)、双呋氟尿嘧啶,它们都是 5-FU 的无活性前体,在体内经肝药酶及细胞色素(P50)系统降解逐渐转变为 5-FU 发挥作用。优福啶(UFD)是 FT-207 与尿嘧啶 1:4 的复合制剂,尿嘧啶可阻断 FT-207 的降解而特异性地提高肿瘤组织中的 5-FU 及其活性代谢产物的浓度。②直接水解释放的氟化嘧啶衍生物:主要是口服

药物如卡莫氟、三氟胸苷等，在体内不需 P450 代谢就可缓慢释放 5-FU 发挥作用。③具有靶向性的氟化嘧啶衍生物：去氧氟尿苷、卡培他滨。其中，去氧氟尿苷只在嘧啶核苷酸磷酸化酶（PyNPase）的作用下才转化为 5-FU，而 PyNPase 具有特异的组织分配特性，其活性在肿瘤组织较邻近正常组织高 3～10 倍。

由于口服药物使用方便，目前最常用的 5-FU 衍生物是口服的卡培他滨和 S-1。

卡培他滨（capecitabine）是最具生物活性的口服氟化嘧啶药，它在体内非常稳定，要经胸苷磷酸化酶（TP）作用逐渐转化为 5-FU 而发挥抗肿瘤作用，其逐级代谢产物不具有细胞毒性。模拟持续输注 5-FU 的抗癌作用，并对其他氟化嘧啶等化疗药耐药的肿瘤仍然有效。由于 TP 酶具有特异的组织分配特性，即在肿瘤组织中的活性高于正常组织，因此卡培他滨在肿瘤局部分解活跃，从而显示出一定的靶向性抗癌作用。卡培他滨较为特殊的不良反应为手足综合征（HFSR），是手掌 - 足底感觉迟钝或化疗引起的肢端红斑，主要发生于受压区域。临床常表现为麻木、感觉迟钝、感觉异常、麻刺感、无痛感或疼痛感，皮肤肿胀或红斑、脱屑、皲裂、硬结样水泡或严重的疼痛等。发生率在 50% 以上，但大多数为 1～2 级。由于是氟尿嘧啶的口服制剂，最初的研究主要是与氟尿嘧啶进行疗效对比。一项分析综合了两项Ⅲ期研究结果，纳入了 1 207 例初治的进展期结直肠癌患者，其中 603 例接受卡培他滨连服 14 天、停用 7 天的方案，604 例接受 5-FU/LV 的 Mayo 方案。卡培他滨在有效率方面显示出有效性（26% vs. 17%，P<0.000 2），而 TTP 在两组是相似的（4.6 个月 vs. 4.7 个月），OS 也是相似的（12.9 个月 vs. 12.8 个月，P=0.48）。随后多项研究均证实了卡培他滨与 5-FU/LV 疗效相当，而口服便利，是良好的氟尿嘧啶替代药物。多项Ⅲ期临床研究提示，卡培他滨联合奥沙利铂在进展期结直肠癌的一二线治疗均与奥沙利铂联合 5-FU/LV 疗效相当，不良反应耐受良好。而卡培他滨与伊立替康的联合不良反应明显增加，目前临床使用较少。

S-1 是日本研发的氟尿嘧啶类口服药。它是一个组合制剂，由 FT-207 与 5- 氯 -2, 4- 羟吡啶（CDHP）和 oxo（奥替拉西钾）组成，它们的组成比为 1∶0.4∶1。CDHP 能够抑制在二氢嘧啶脱氢酶作用下从 FT 释放出来的 5-FU 的分解代谢，有助于维持血中和肿瘤组织中 5-FU 的有效浓度，增强抗肿瘤效果。oxo 能够阻断 5-FU 的磷酸化，且在胃肠组织中具有很高的分布浓度，从而影响 5-FU 在胃肠道的分布，保护胃肠黏膜，降低消化道毒性。S-1 最初的适应证是胃癌。S-1 用法：体表面积 <1.25m²，40mg，2 次 /d；1.25～1.5m²，50mg，2 次 /d；≥1.5m²，60mg，2 次 /d；第 1～28 天，每 6 周一次。联合方案根据使用周期进行相应的调整。一项日本的多中心Ⅲ期临床研究显示，纳入转移性结直肠癌二线治疗的患者 426 例，随机分配接受 FOLFIRI 方案（伊立替康 150mg/m²，第 1 天；CF 200mg/m²，第 1 天；5-FU 400mg/m² 静推，2 400mg/m² 持续泵入 46 小时；每 2 周重复）或 IRIS（伊立替康 125mg/m²，第 1、15 天；S-1 根据体表面积 2 次 /d，第 1～14 天；每 4 周重复），各组 213 例患者。中位随访时间为 12.9 个月，FOLFIRI 方案与 IRIS 方案的中位 PFS 分别为 5.1 个月和 5.8 个月（非劣效性检验 P=0.039），中位 OS 分别为 18.2 个月和 19.5 个月，有效率分别为 16.7% 和 18.8%。研究认为在进展期结直肠癌的二线治疗中，IRIS 方案是一种治疗选择。另一项Ⅲ期研究在转移性结直肠癌的一线治疗进行，对比的是 CapeOX 方案（奥沙利铂 130mg/m²，第 1 天；卡培他滨 1 000mg/m²，2 次 /d，第 1～14 天；每 3 周重复）和 SOX 方案（奥沙利铂 130mg/m²，第 1 天；S-1 40mg/m²，2 次 /d，第 1～14 天；每 3 周重复），随机分组，168 例接受 SOX，172 例接受 CapeOX，主要终点为 PFS 的非劣效性比较。两组的中位 PFS 分别为 8.5 个月和 6.7 个月（P<0.000 1）。SOX 方案的 3～4 级中性粒细胞下降（29% vs. 15%）、血小板下降（22% vs. 7%）和腹泻（10% vs. 4%）发生率高于 CapeOX 方案，而 CapeOX 方案的手足综合征发生率（31% vs. 14%）高于 SOX 方案。目前 SOX 方案也作为晚期结直肠癌的一线方案进行推荐。

4）奥沙利铂（草酸铂，oxaliplatin，L-OHP）：奥沙利铂是第三代铂类抗癌药，化学名为左旋反式二氨环己烷草酸铂。以 DNA 为靶作用部位，铂原子与 DNA 链形成交联，阻断其复制和转录，从而达到抑肿瘤的目的。但与 DDP 相比，奥沙利铂与 DNA 结合速率快 10 倍以上，仅需 15 分钟。临床前试验表明，奥沙利铂对多种肿瘤细胞有抗瘤作用，其中包括对 DDP 已耐药的细胞株。与顺铂比较，奥沙利铂水溶性高，耐受性较好，抗瘤谱广。奥沙利铂常用剂量为 85mg/m²，每 2 周重复；或 130mg/m²，每 3 周重复。奥沙利铂比较特殊的不良反应为神经毒性，属剂量限制性毒性，主要表现为外周感觉神经病变，尤其是肢体末端感觉障碍和 / 或感觉异常，伴或不伴有痛性痉挛，通常遇到冷刺激会激发。当累积剂量达到 800mg/m² 时，出现持续症状的危险性接近 10%。在大多数情况下，神经系统的症状和体征在治疗停止后可以得到改善或完全消失。仅约 3% 的患者在化疗终止 1 年以后仍残存感觉异常。

奥沙利铂的出现，是结直肠癌治疗的一个里程碑。N9741 研究纳入初治的进展期结直肠癌，随机分配至三组，即伊立替康 /5-FU/LV（IFL，n=264）、FOLFOX4（n=267）、奥沙利铂 / 伊立替康（IROX，n=264）。三组的中位生存期分别为 14.8 个月、19.5 个月和 17.4 个月；三组的 TTP 时间分别为 6.9 个月、8.7 个月和 6.5 个月；有效率分别为 31%、45% 和 34%。IFL 方案是当时的标准方案。统计学分析显示，FOLFOX4 方案无论在 OS 和 TTP，还是有效率方面，均显著优于 IFL 方案；而 IROX 仅在 OS 和有效率方面略优于 IFL。因此，FOLFOX 方案成为进展期结直肠癌一线治疗的标准方案。多项Ⅲ期研究显示，奥沙利铂联合 5-FU 的方案作为一线治疗的中位 PFS 在 8～9 个月，有效率约为 50%。对于伊立替康为主方案失败的患者，含奥沙利铂的方案作为二线治疗的有效率为 10%～20%，中位 PFS 为 4～6 个月。从前述得知，奥沙利铂联合氟尿嘧啶类，无论是静脉输注，还是口服制剂卡培他滨或 S-1，均有良好的协同效应和耐受性。在结直肠癌治疗中，无论是进展期的一线或二线治疗，还是术后辅助治疗，均显示出较好的疗效以及可接受的不良反应。

5）伊立替康（irinotecan, CPT-11）：CPT-11 为半合成水溶性喜树碱衍生物，是 DNA 拓扑异构酶（Topo Ⅰ）抑制剂。伊立替康在体内的活性代谢产物为 SN-38，其可与 Topo Ⅰ-DNA 复合物结合，并稳定此复合物，从而阻止断裂的 DNA 单链重新再连接，进而阻止 DNA 复制及抑制 RNA 合成，属于细胞周期 S 期特异性药物。CPT-11 静脉注射后 1 小时内，活性代谢产物 SN-38 达到最大浓度，主要是在肝内转化，经尿排泄。伊立替康较为特殊的不良反应为迟发性腹泻和急性胆碱能综合征。迟发性腹泻是指用药 24 小时后发生的腹泻，出现第一次稀便的中位时间为第 5 天，属于剂量限制性毒性。发生严重腹泻的比例约 20%。建议在第一次出现稀便时即给予咯哌丁胺治疗，直至腹泻停止后 12 小时。若腹泻超过 48 小时，则需要给予补液及抗菌药物的治疗。急性胆碱能综合征是由于伊立替康具有抗胆碱酯酶活性，可延长琥珀胆碱的神经肌肉阻滞作用。主要表现为用药后 24 小时内发生腹泻、腹痛、出汗、流泪、低血压等胆碱酯酶被拮抗的症状，给予阿托品治疗后消失。在后续的周期中，提前给予阿托品预防治疗。此外，中性粒细胞减少也是伊立替康剂量限制性毒性。目前研究认为，迟发性腹泻和中性粒细胞减少的不良反应发生与 *UGT1A1*（尿苷二磷酸葡糖醛酸转移酶）基因的遗传多态性有关。不同基因型导致的不良反应的程度有差异。目前推荐在使用伊立替康前检测 *UGT1A1* 来指导治疗。

伊立替康在晚期结直肠癌中的应用，基于在欧美同时开展的两项Ⅲ期临床研究。Saltz 等选择初治的进展期结直肠癌给予一线化疗，随机分配，231 例给予 IFL 方案 [CPT-11 125mg/（m²·周），4 周；LV 20mg/（m²·周），4 周；5-FU 500mg/（m²·周），4 周；每 6 周一次]，226 例给予 LV/5-FU 方案 [425mg/（m²·d），5 天；20mg/（m²·d），5 天；每 4 周一次]，226 例给予伊立替康单药 [CPT-11 125mg/（m²·周），4 周，每 6 周一次]。结果显示，三组的有效率分别是 39%、21% 和 18%；PFS 分别为 7.0 个月、4.3 个月和 4.2 个月；总生存时间为 14.8 个月、12.6 个月和 12 个月。IFL 方案与 LV/5-FU 方案组之间有显著性差异。而另一项研究由 Douillard 等在欧洲进行，对比的是伊立替康 /LV/5-FU 和 LV/5-FU，有效率分别是 35% 和 22%，PFS 为 6.7 个月和 4.4 个月，OS 为 17.4 个月和 14.1 个月，均有统计学差异。于是，伊立替康联合氟尿嘧啶的方案成了进展期结直肠癌的一线标准方案。V308 研究证实，FOLFOX 方案与 FOLFIRI 方案可互为晚期结直肠癌的一二线治疗，均为目前的标准治疗方案。

6）雷替曲塞（raltitrexed）：雷替曲塞为叶酸类的胸苷酸合成酶抑制剂，在微分子水平上高度专一性地直接抑制胸苷酸合成酶，通过抑制胸苷酸合成酶所催化的自脱氧尿苷单磷酸盐转化为脱氧胸苷单磷酸盐的生物还原性甲基化反应，而制约脱氧胸苷三磷酸盐的合成，从而特异性地干扰 DNA 的合成。虽然雷替曲塞与 5-FU 的作用靶点相似，但其心脏毒性较小，目前推荐作为有基础心脏疾病的患者的 5-FU 替代治疗。推荐剂量为 3mg/m²，15 分钟静脉滴注，每

3 周重复。

（2）常用的化疗方案与剂量：

1）mFOLFOX6：奥沙利铂 85mg/m²，静滴（大于 2 小时），第 1 天；亚叶酸钙 400mg/m²，静滴（大于 2 小时），第 1 天（若为左旋亚叶酸钙，200mg/m²）；5-FU 400mg/m²，静推，第 1 天，然后 2 400mg/m² 持续泵入 46～48 小时；每 2 周重复。

2）CapeOX 或 XELOX：奥沙利铂 130mg/m²，静滴（大于 2 小时），第 1 天；卡培他滨 850～1 000mg/m²，2 次 /d，口服，第 1～14 天；每 3 周重复。

3）FOLFIRI：伊立替康 180mg/m²，静滴（大于 90 分钟），第 1 天；亚叶酸钙 400mg/m²，静滴（大于 2 小时），第 1 天（若为左旋亚叶酸钙，200mg/m²）；5-FU 400mg/m²，静推，第 1 天，然后 2 400mg/m² 持续泵入 46～48 小时；每 2 周重复。

4）5-FU/LV：

①Roswell-Park 方案：亚叶酸钙 500mg/m²，静滴（大于 2 小时），第 1、8、15、22、29、36 天；5-FU 500mg/m²，静推（在亚叶酸钙开始 1 小时后），第 1、8、15、22、29、36 天；每 8 周重复。

②简化双周 5-FU/LV（sLV5FU2, deGramont 方案）：亚叶酸钙 400mg/m²，静滴（大于 2 小时），第 1 天（若为左旋亚叶酸钙，200mg/m²）；5-FU 400mg/m²，静推，第 1 天，然后 2 400mg/m² 持续泵入 46～48 小时；每 2 周重复。

5）FOLFIXIRI：伊立替康 16mg/m²，静滴，第 1 天；奥沙利铂 85mg/m²，静滴（大于 2 小时），第 1 天；亚叶酸钙 400mg/m²，静滴（大于 2 小时），第 1 天（若为左旋亚叶酸钙，200mg/m²）；5-FU 3 200mg/m² 持续泵入 46～48 小时；每 2 周重复。

（二）结直肠癌的靶向治疗

目前以氟尿嘧啶为基础，联合奥沙利铂（oxaliplatin）、伊立替康（irinotecan）或三药联合治疗都已证明能够提高晚期结直肠癌治疗的有效率，显著延长生存期。然而，由于细胞毒性药物缺乏治疗特异性以及经常伴随出现严重的剂量限制性毒性，使得化学治疗进一步疗效提高受到限制。为改善转移性结直肠癌的治疗效果，肿瘤学家在现有化疗的基础上联合应用新型针对肿瘤发生、发展分子途径的靶向治疗药物，试图进一步提高治疗有效率，延长生存期，并且已获得喜人的结果。迄今为止，有 5 种靶向治疗药物被美国食品药品监督管理局（FDA）批准用于结直肠癌的治疗，包括 3 种抗血管生成药物，即贝伐珠单抗（商品名 Avastin）、aflibercept（商品名 Zaltrap）及 regorafenib（商品名 Stivarga），以及 2 种抗表皮生长因子受体（EGFR）药物，即西妥昔单抗（商品名 Erbitux）及帕尼单抗（商品名 Vectibix）。其中 aflibercept、regorafenib 及帕尼单抗尚未在我国上市。以下将详述上述靶向药物在辅助治疗及晚期姑息治疗中的应用情况。

1. 抗血管生成治疗 早在 1971 年，Folkman 等首次提出肿瘤的血管发生可能成为抗肿瘤治疗的靶点。新生血管的形成过程被认为是肿瘤生长的关键因素，不仅为肿瘤

提供营养和氧气，更是肿瘤细胞进入系统循环导致转移的通路。血管内皮生长因子（VEGF）家族的生长因子由 6 个成员组成，VEGF-A 到 E。目前有 3 种抗血管生成药物被美国 FDA 批准用于结直肠癌治疗。贝伐珠单抗是针对循环表皮生长因子 A（VEGF-A）的人源化单克隆抗体。临床前研究表明，贝伐珠单抗通过多种机制抑制血管生成，包括使肿瘤畸形血管正常化以利于化疗药物向肿瘤组织的运输。aflibercept 是一种重组融合蛋白，其 VEGF 结合区域能够在捕获血管内、外的 VEGF-A 使其不能够与常规受体结合。regorafenib 是一种口服酪氨酸激酶抑制剂，可通过抑制多个靶点包括 Raf 激酶、VEGFR2/3、PDGFR 等影响肿瘤细胞的增殖 / 存活和肿瘤血管系统。

（1）辅助治疗：两项大规模Ⅲ期随机临床试验旨在研究贝伐珠单抗联合 FOLFOX 方案在辅助治疗中的获益情况。NSABP C-08 研究纳入了 2 672 例Ⅱ、Ⅲ期结肠癌术后患者。标准化疗组接受 mFOLFOX6 方案治疗 12 个周期，试验组接受同样的化疗方案联合贝伐珠单抗 5mg/kg 每 2 周，持续 1 年。总体来说，该研究获得了阴性结果。中位随访时间为 3 年，标准化疗组及贝伐珠单抗组的无病生存期（DFS）分别为 75.5% 和 77.4%（$HR=0.89$，$95\%CI$ $0.76\sim1.04$，$P=0.15$）。探索性分析发现，在前 15 个月随访中，贝伐珠单抗组 DFS 存在获益（$HR=0.61$，$95\%CI$ $0.48\sim0.78$，$P<0.000\ 1$），然而随着随访延长，这一优势消失了。AVANT 研究（贝伐珠单抗联合奥沙利铂为基础的化疗用于结肠癌辅助治疗）是一项国际多中心临床研究，纳入 2 867 例Ⅲ期结肠癌术后患者，随机入 mFOLFOX4 方案治疗 12 个周期或 mFOLFOX4 方案联合贝伐珠单抗 5mg/kg 每 2 周一次治疗 12 个周期，其后贝伐珠单抗 7.5mg/kg 每 3 周一次治疗 8 个周期或 XELOX 方案联合贝伐珠单抗 7.5mg/kg 每 3 周一次治疗 8 个周期，其后继续贝伐珠单抗 7.5mg/kg 每 3 周一次治疗 8 个周期。3 组的 3 年 DFS 及 5 年总生存期（OS）均无显著统计学差异。虽然未达到统计学差异，但在两个包含贝伐珠单抗的治疗组有更多患者出现复发以及疾病进展导致的死亡。与 NSABP 研究相似，在最初的 12 个月随访期内贝伐珠单抗组复发风险有所降低，然而其后复发风险的增高导致组间无明显差异。

以上结果表明，尚无证据支持贝伐珠单抗用于结直肠癌辅助治疗。目前尚无 aflibercept 及 regorafenib 在结直肠癌辅助治疗中的Ⅲ期临床研究报道。

（2）晚期姑息治疗：

1）贝伐珠单抗：Hurwitz 等于 2004 年发表了一项Ⅲ期临床研究结果，813 例未经治疗的转移性结直肠癌患者随机分为两组，即 IFL+ 贝伐珠单抗与 IFL+ 安慰剂组，两组治疗有效率分别为 44.8% 和 34.8%（$P=0.004$），无进展生存期（PFS）分别为 10.6 个月和 6.2 个月（$P<0.001$），OS 分别为 20.3 个月和 15.6 个月（$P<0.001$）。基于此项研究结果，美国 FDA 及欧盟批准贝伐珠单抗用于转移性结直肠癌一线治疗。NO16966 研究是一项研究贝伐珠单抗联合以奥沙利铂为主的化疗方案的随机对照Ⅲ期临床研究，1 401 例未经治疗的转移性结直肠癌患者随机 2×2 分入 FOLFOX 或 XELOX 方案联合贝伐珠单抗或安慰剂组，结果显示，化疗联合贝伐珠单抗组的中位 PFS 优于化疗组（9.4 个月 *vs.* 8.0 个月，$P=0.023$），而有效率（47% *vs.* 49%，$P=0.31$）及 OS（21.3 个月 *vs.* 19.1 个月，$P=0.77$）无明显优势。由于在该研究中，>50% 的患者在疾病进展前即停止了治疗，因此研究者推论，延长贝伐珠单抗的用药时间直至疾病进展有可能获得最大临床获益。E3200 研究中，对于伊立替康耐药的转移性结直肠患者，随机接受 FOLFOX+ 贝伐珠单抗、FOLFOX 或贝伐珠单抗单药治疗，结果显示，FOLFOX 联合贝伐珠单抗组有效率、PFS、OS 均显著优于其他两组。基于此，贝伐珠单抗被批准用于转移性结直肠癌的二线治疗。2012 年发表的 ML18147 研究为一项关于贝伐珠单抗跨线治疗是否获益的临床研究，820 例转移性结直肠癌患者在一线使用奥沙利铂为主或伊利替康为主并联合贝伐珠单抗治疗的患者在疾病进展后换用化疗方案，随机分为继续联合使用贝伐珠单抗或仅化疗组，结果显示，与仅在一线贝伐珠单抗治疗的对照组相比，贝伐珠单抗跨线治疗组患者的中位 OS 延长 1.4 个月（自首次疾病进展后随机分组起算 11.2 个月 *vs.* 9.8 个月，$P=0.006\ 2$），死亡风险显著降低 19%。以上结果支持贝伐珠单抗的跨线治疗。

2）aflibercept：国际多中心Ⅲ期 VELOUR 研究入组 1 226 例对于不可切除、一线接受以奥沙利铂为基础化疗失败的转移性结直肠癌（mCRC）患者，随机分为 FOLFIRI 联合 aflibercept 或 FOLFIRI 联合安慰剂组，FOLFIRI 联合 aflibercept 治疗转移性结直肠癌（mCRC）患者的中位 OS 达到 13.50 个月，较联合安慰剂组的 12.06 个月有显著延长（$P=0.003\ 2$）。基于此项研究结果，美国 FDA 及欧盟批准 aflibercept 用于转移性结直肠癌二线治疗。

3）regorafenib：在Ⅲ期临床研究 CORRECT 研究入组了 760 例目前所有标准治疗进展的患者，2∶1 随机分组，505 名患者被随机分配口服 regorafenib 160mg，255 名患者进入安慰剂组。regorafenib 组的中位 OS 为 6.4 个月，而安慰剂组为 5.0 个月（$P=0.005\ 2$），中位 PFS 也得到改善（2.0 个月 *vs.* 1.7 个月，$HR=0.493$，$P<0.000\ 001$）。疾病控制率（DCR）也同样如此（44% *vs.* 15%，$P<0.000\ 001$）。基于此项研究结果，美国 FDA 及欧盟批准 regorafenib 用于转移性结直肠癌患者，这些患者之前已接受氟嘧啶、奥沙利铂和伊立替康为基础的化疗、1 种抗 VEGF 治疗，此外，如为 *K-Ras* 野生型，已接受 1 种抗 EGFR 治疗。

2. 抗 EGFR 治疗　表皮生长因子受体（EGFR）属于酪氨酸激酶生长因子受体家族的一种跨膜蛋白，与一系列复杂、重要的生物进程如细胞增殖、迁移、浸润、血管发生和凋亡相关。西妥昔单抗是一种人鼠嵌合单克隆抗体，高选择性地与 EGFR 结合，从而抑制 EGFR 接到的细胞内信号传导。帕尼单抗是一种全人源化单克隆抗体。这两种抗 EGFR 通路药物都作用于 EGFR 及其下游信号传导通路，促进细胞周期停滞和细胞凋亡，抑制血管生成而起到抗肿瘤作用。

（1）辅助治疗：两项大规模Ⅲ期随机临床试验旨在研究西妥昔单抗联合 FOLFOX 方案在辅助治疗中的获益情

况。美国国家癌症研究院发起的 N1047 研究入组了 2 686 例Ⅲ期结肠癌术后的患者，随机分入 mFOLFOX6 组 12 个周期或 mFOLFOX6 联合西妥昔单抗（400mg/m² 第 1 个周期第 1 天，其后 250mg/m² 第 1 个周期第 8 天，其后每周期第 1 天及第 8 天均为 250mg/m²）。该研究在期中分析后停止，中位随访时间为 28 个月，无论 K-Ras 或 BRAF 基因状态如何，均未观察到任何获益。对于 K-Ras 野生型患者，mFOLFOX6 组及 mFOLFOX6/ 西妥昔单抗组 3 年 DFS 分别为 74.6% 和 71.5%。亚组分析表明，70 岁及以上患者联合西妥昔单抗后 3 年 OS 有所降低（82.6% vs.72.5%，P=0.03）。没有任何亚组显示出联合西妥昔单抗后获得生存优势。另一项 PETACC8 研究同样表明，化疗联合西妥昔单抗用于辅助治疗未观察到获益。这项Ⅲ期临床研究入组 2 559 例Ⅲ期结肠癌术后患者，比较 FOLFOX4 或 FOLFOX4 联合西妥昔单抗用于辅助治疗的疗效。在随访 39.6 个月后，对 1 602 例 K-Ras 野生型患者进行的期中分析表明，两组患者 DFS 无显著差异（FOLFOX4 组 78%，西妥昔单抗组 75%）。目前该研究仍在进一步随访中。

以上结果表明，尚无证据支持西妥昔单抗用于结直肠癌辅助治疗。目前尚无帕尼单抗在结直肠癌辅助治疗中的Ⅲ期临床研究报道。

（2）晚期姑息治疗：已有多项研究表明，西妥昔单抗及帕尼单抗仅适用于 K-Ras 基因 12、13 密码子野生型患者，而对于 K-Ras 基因突变型患者，西妥昔单抗及帕尼单抗的加入不能使患者获益，甚至可能有害。因此，在考虑使用西妥昔单抗或帕尼单抗治疗前，应进行 K-Ras 基因状态的检测。

1）西妥昔单抗：

①联合伊立替康为基础的方案治疗：CRYSTAL 研究是西妥昔单抗一线治疗转移性结直肠癌的关键性研究。1 217 名 EGFR 表达阳性患者按 1∶1 随机分为两组，即西妥昔单抗联合 FOLFIRI 组和 FOLFIRI 组。2009 年该研究结果更新，入组的 1 198 例患者中，有 89%（1 063 例）患者确定了 K-Ras 基因状态（其中 666 例为野生型，397 例为突变型）。结果显示，K-Ras 野生型患者接受西妥昔单抗联合 FOLFIRI 方案治疗能提高有效率（57.3% vs. 39.7%），显著延长 PFS（9.9 个月 vs. 8.4 个月，P<0.000 1）和 OS（23.5 个月 vs. 20.2 个月，P=0.001 2）。在二线治疗的代表研究 BOND 研究中，329 名伊立替康治疗失败的 EGFR 阳性的患者随机分入两组，即西妥昔单抗组或西妥昔单抗联合伊立替康组。联合组客观缓解率为 22.9%，西妥昔单抗组为 10.8%；至疾病进展时间分别为 4.1 个月和 1.5 个月，联合组均明显优于单药组，但中位 OS 没有显著差异（8.9 个月 vs. 6.9 个月）。大规模Ⅲ期随机对照临床研究 EPIC 比较了伊立替康和伊立替康联合西妥昔单抗治疗奥沙利铂耐药大肠癌的二线治疗疗效，共入组 1 298 人，随机分为联合组或伊立替康单药组，但最终 47% 单药伊立替康组患者在研究结束后接受了西妥昔单抗的治疗。联合组缓解率和无进展生存分别为 16.4% 和 4.0 个月，单药组分别为 4.2% 和 2.6 个月，联合组优势明显，但未观察到 OS 的差异，可能与有较

多伊立替康单药组后续接受西妥昔单抗治疗相关。Ⅲ期临床研究 NCIC CTG CO.17 观察了伊立替康、奥沙利铂和氟尿嘧啶均已失败的转移性大肠癌单药西妥昔单抗的三线疗效，572 人随机分入西妥昔单抗联合支持治疗组或支持治疗组。结果显示，中位生存期分别为 6.1 个月和 4.6 个月（P=0.005），客观缓解率分别为 8% 和 0。

基于以上研究结果，西妥昔单抗被批准用于 K-Ras 基因野生型转移性结直肠癌的一线（与 FOLFIRI 方案联合）、二线（联合伊立替康单药或单独使用）及单药三线治疗。

②联合奥沙利铂为基础的方案治疗：一项Ⅱ期研究 OPUS 研究比较了西妥昔单抗联合 FOLFOX4 和单用 FOLFOX4 一线治疗 EGFR 阳性转移性大肠癌的疗效。344 名患者按 1∶1 随机分组。对其中 315 例患者进行了 K-Ras 基因状态检测，对于 K-Ras 野生型患者，联合西妥昔单抗组在有效率（57% vs. 34%，P=0.002 7）及 PFS（8.3 个月 vs. 7.2 个月，P=0.006 4）上均优于单纯化疗组。然而两组患者的 OS 未达到统计学差异（22.8 个月 vs. 18.5 个月，P=0.39）。其后进行的两项大型Ⅲ期临床研究 COIN 及 NODIC Ⅶ研究均入组 K-Ras 野生型转移性结直肠癌患者，一线使用西妥昔单抗联合奥沙利铂为基础的化疗（FOLFOX、CapeOx 或 FLOX）对比单纯化疗，这两项研究在 OS 及 PFS 上均未观察到差异。因此，目前不推荐西妥昔单抗联合奥沙利铂为基础的化疗用于 K-Ras 基因野生型转移性结直肠癌的一线治疗。

2）帕尼单抗：

①联合伊立替康为基础的方案治疗：目前没有帕尼单抗联合伊立替康为基础的方案用于转移性结直肠癌一线治疗的报道。一项Ⅲ期临床研究比较了 FOLFIRI 方案与 FOLFIRI 联合帕尼单抗分别作为二线治疗方案对 K-Ras 野生型转移性结直肠癌患者的疗效。结果显示，尽管两组在 OS 上没有达到统计学差异，但加用靶向药物后可显著改善患者的中位 PFS（5.9 个月 vs. 3.9 个月，P=0.004）。以上结果支持帕尼单抗联合 FOLFIRI 方案用于 K-Ras 野生型转移性结直肠癌的二线治疗。

②联合奥沙利铂为基础的方案治疗：大型Ⅲ期临床研究 PRIME 研究比较了 FOLFOX 方案与 FOLFOX 联合帕尼单抗分别作为一线治疗方案对 K-Ras 野生型转移性结直肠癌患者的疗效。结果表明，联合帕尼单抗后显著改善了 PFS（HR=0.80，95%CI 0.67～0.95，P=0.009），但未观察到 OS 的差异。因此，帕尼单抗联合 FOLFOX 方案可考虑作为 K-Ras 野生型转移性结直肠癌的一线治疗方案。

3. 总结 从目前循证医学证据来看，不支持靶向治疗药物（包括抗血管生成治疗药物及抗 EGFR 药物）用于结直肠癌的辅助治疗。对于转移性结直肠癌的治疗，贝伐珠单抗可用于一线、二线及跨线治疗，而不受 K-Ras 基因状态的限制。抗 EGFR 药物（包括西妥昔单抗及帕尼单抗）仅适用于 K-Ras 野生型患者，且目前不推荐西妥昔单抗联合奥沙利铂为基础的方案治疗。在临床实践中，应结合患者的疾病状态、分子分型及个体差异等综合考虑，制定最佳治疗方案。

（邓　婷）

三、放 射 治 疗

(一)直肠癌的放疗

1. 直肠癌辅助放化疗 由于直肠邻近膀胱、前列腺、子宫和阴道等盆腔器官，缺少腹膜覆盖及手术无法获得广泛阴性切缘等，局部进展期直肠癌Ⅱ期（$T_{3\sim4}N_0M_0$）和Ⅲ期（$T_{1\sim4}N_+M_0$）的局部复发率较高，需要加用直肠癌术后辅助放化疗。对于近端直肠癌（$T_3N_0M_0$）、阴性切缘且无其他不良预后因素的患者，可以仅行手术和术后辅助化疗。一项德国前瞻性随机对照研究 CAO/ARO/AIO-94 试验结果显示，Ⅱ/Ⅲ期直肠癌术后辅助放化疗 10 年局部复发率仅为 10.1%，10 年总生存率为 59.9%，10 年无瘤生存率为 67.8%，10 年远处转移率为 29.6%。SEER 数据库分析显示，4 724 例 $T_3N_0M_0$ 直肠癌术后辅助放疗较未行放疗患者明显降低死亡风险（$HR=0.69$，$P<0.01$）。术后辅助放化疗通常采用三明治模式，即化疗 - 同步放化疗 - 化疗模式。由于直肠癌术前放化疗的优势，现术后辅助放化疗主要应用于临床诊断Ⅰ期，而术后病理为Ⅱ/Ⅲ期的直肠癌患者。对于经肛门肿瘤局部切除患者，术后病理显示组织学分化差、阳性切缘、侵及黏膜下层深 1/3、淋巴管血管间隙受侵或 pT_2 期，应行开腹再次切除术、同步放化疗或单纯全身化疗，术后行辅助化疗。同步放化疗后复查肿瘤 CR 患者可以随访观察。

2. 直肠癌新辅助放化疗 相对直肠癌术后辅助放化疗，术前新辅助放化疗有以下优势：①术前放化疗降低原发肿瘤的体积，利于肿瘤完整切除，提高保肛率。尽管多数文献显示术前新辅助放化疗提高保肛率，但 2 项随机对照研究荟萃分析并不支持该结论。②受照射组织未经手术结扎，供氧丰富，提高了放疗敏感性。③腹膜未被破坏，避免小肠坠入盆腔遭受不必要的照射。④术前放疗照射过的肠管被手术切除，大大降低了吻合口瘘和狭窄等并发症的发生率。术前新辅助放化疗相对术后辅助放化疗，在不降低生存优势的前提下，进一步提高肿瘤局部控制率。德国前瞻性随机对照研究 CAO/ARO/AIO-94 试验结果显示，相对于术后辅助放化疗，Ⅱ/Ⅲ期直肠癌新辅助放化疗 10 年局部复发率仅为 7.1%（$P=0.048$），10 年总生存率为 59.6%（$P=0.85$），10 年无瘤生存率为 68.1%（$P=0.65$），10 年远处转移率为 29.8%（$P=0.9$）。和术后辅助放化疗一样，新辅助放化疗主要应用于局部进展期直肠癌Ⅱ期（$T_{3\sim4}N_0M_0$）和Ⅲ期（$T_{1\sim4}N_+M_0$）。一项多中心回顾性研究显示，188 例经彩超和 MRI 诊断的 $cT_3N_0M_0$ 直肠患者，术前新辅助放化疗后，仍有 22% 患者术后病理显示阳性淋巴结转移。上述证实许多患者影像诊断存在降低临床分期的情况，对于 $cT_3N_0M_0$ 的患者，仍建议行术前新辅助放化疗。术前新辅助放化疗一般有两种模式，即术前放疗 + 术后辅助化疗、诱导化疗 + 术前放疗 + 手术。围手术期放化疗总疗程一般不超过 6 个月。

直肠癌术前或术后单独放疗已较少使用。同步放化疗包括新辅助同步放化疗和术后辅助同步放化疗，现已常规应用，其理论基础为：①化疗增加放疗的治疗效果；②消灭全身微转移灶，进而整体控制病情；③新辅助放化疗还可以增加肿瘤病理完全缓解率和保肛率。Gerard 等报道局

部进展期直肠癌（$T_{3\sim4}$）随机分为 5-FU/LV 术前放化疗和单纯术前放疗。术前新辅助放化疗明显提高病理完全缓解率（11.4% *vs.* 3.6%，$P<0.05$），降低局部复发率（8.1% *vs.* 16.5%，$P<0.05$），增加 3/4 级治疗毒性（14.6% *vs.* 2.7%，$P<0.05$），但总生存率和保肛率无统计学差异。对 6 个随机对照研究 Cochrane 综述显示，Ⅲ期局部进展期直肠癌术前放化疗较单纯放疗降低局部复发率，但是对总生存率、30 天死亡率、保肛率和晚期毒性没有发现治疗优势。对Ⅱ/Ⅲ期可手术切除直肠癌的综述同样显示，术前新辅助放化疗较单纯放疗提高了局部控制率和病理完全缓解率，但无瘤生存率和总生存率无改善。其他 4 个随机对照研究综述和 5 个随机对照研究荟萃分析均发现相似的结论。

局部进展期直肠癌新辅助治疗后 50%～60% 患者达到降期，其中 20% 患者达到病理完全缓解。肿瘤对新辅助治疗的反应与患者的长期生存有相关性。MERCURY 前瞻性研究 111 例直肠癌患者显示，MRI 评价肿瘤退缩程度与患者总生存和无瘤生存率有明显相关性。肿瘤退缩差的患者与肿瘤明显退缩的患者 5 年生存率分别为 27% 和 72%（$P=0.001$），5 年无瘤生存率分别为 31% 和 64%（$P=0.007$）。德国 CAO/ARO/AIO-94 试验显示，新辅助治疗后获得病理完全缓解的患者 10 年远处转移率和无瘤生存率分别为 10.5% 和 89.5%；而病理无明显缓解差的患者分别为 39.6% 和 63%。同样一项 725 例直肠癌患者的回顾性分析结果显示，新辅助放化疗后病理完全缓解、部分缓解和缓解差的患者 5 年无复发生存率分别为 90.5%、78.7% 和 58.5%（$P<0.001$），远处转移率和局部复发率也得到相似结果。EORTC22921 试验报道新辅助治疗后达到 $ypT_{0\sim2}$ 降期患者较 $ypT_{3\sim4}$ 降期患者更能从辅助化疗中得到益处，另一项回顾性研究也得到同样的结论。

3. 直肠癌放疗技术 放疗靶区应该包括肿瘤或瘤床外扩 2～5cm、骶前淋巴结引流区和髂内淋巴结引流区。对于 T_4 期肿瘤侵犯周围组织的患者，需包括髂外淋巴结引流区。对于低位直肠癌侵犯肛管者，要考虑行腹股沟淋巴引流区照射。推荐剂量为 45～50Gy/25～28 次，应用 3～4 野适形放疗技术。患者 CT 定位时建议俯卧位，应用俯卧体架，以减少对小肠不必要的照射。调强放疗建议应用于临床试验或直肠癌盆腔复发再放疗的患者。

术前新辅助放化疗距离手术的间隔时间与病理完全缓解率呈正相关，但现在并不清楚长间隔时间是否带来生存获益。美国国家癌症数据库报道间隔时间大于 8 周能够提高病理完全缓解率，但其他相关研究显示间隔时间大于 8 周及 8.5 周与高阳性切缘、低保肛率和生存期短相关性。GRECCAR6 Ⅲ期多中心随机开放平行对照研究结果显示，间隔时间 11 周和 7 周相比，治疗并发症发生率分别为 44.5% 和 32%（$P=0.04$），内科并发症发生率分别为 32.8% 和 19.2%（$P=0.01$），全直肠系膜切除率分别为 78.7% 和 90%（$P=0.02$），11 周间隔时间疗效差、并发症高，但两者病理完全缓解率、吻合口瘘和平均住院时间相似。鉴于以上文献结果，现在建议术前新辅助放化疗距离手术的间隔时间为 5～12 周。

直肠癌短疗程单纯放疗（25Gy/5次）在欧洲有较多研究。瑞典直肠癌研究小组报道可手术切除直肠癌术前短疗程放疗相对单纯手术提高了生存期和局部控制率，长期随访结果显示放疗导致肠梗阻和胃肠放疗毒性增加，并进一步增加术后住院的风险。其他研究结果显示，$T_{1\sim3}$直肠癌术前短疗程放疗尽管明显改善局部控制，但总生存无明显提高。MRC CR07和NCIC-CTG C016研究1 350例直肠癌术前短疗程放疗的疗效，对照组为单纯手术切除，术后对于环周切缘阳性的患者加术后辅助放化疗。结果显示，术前短疗程放疗明显降低局部复发率，3年DFS提高了6%（$P=0.03$），尽管总生存率两组无统计学差异。荷兰TME研究长期随访结果显示，Ⅲ期环周切缘阴性的直肠癌患者术前短疗程放疗+手术相对单纯手术明显提高10年生存率（50% vs. 40%，$P=0.032$），但继发恶性肿瘤和非直肠癌相关死亡明显增加，继发恶性肿瘤率分别为14%和9%，在淋巴结阴性亚组中抵消了获益的生存优势。那么，直肠癌术前短疗程放疗与术前长程放化疗的疗效比较怎么样呢？波兰对312例直肠癌患者进行术前短程和长程随机对照研究，结果发现，两者局部控制和生存期均相似。TROG01.04研究显示，326例直肠癌患者随机分为术前短程放疗组和术前长程放化疗组，两组患者局部复发率、总生存、晚期毒性、远处转移率、无复发生存、R0切除率和术后并发症无差别，术前短程放疗患者永久造瘘口发生率相对较高（38.0% vs. 29.8%，$P=0.13$），术前长程放化疗患者放射性皮炎发生率高（5.6% vs. 0，$P=0.003$），肿瘤缩小程度和降期较短程放疗明显。术前短程放疗距离手术多长时间好呢？Bujko综述了2014年共16个相关研究结果，显示1~2周即刻手术较5~13周延迟手术急性重度放疗毒性发生率低，但是术后并发症发生率高；延迟手术患者pCR较高；保肛率和R0切除率两组相似。总之，术前短程放疗和术前长程放化疗局部肿瘤控制率和总生存相似，术前短程放疗可以作为T_3N_0和$T_{1\sim3}N_{1\sim2}$直肠癌的一种治疗方法，治疗前应充分考虑肿瘤降期和治疗后晚期并发症等多种因素。T_4直肠癌患者不适合行术前短程放疗。

4. 直肠癌同步放化疗药物选择　直肠癌同步放化疗常用化疗方案为5-FU/LV静脉推注和5-FU静脉滴注。Gerard报道术后同步放化疗5-FU/LV静脉推注和5-FU静脉滴注患者总生存期和无复发生存期无统计学差异，5-FU静脉推注血液学毒性明显增加。NCCTG试验报道，淋巴结阳性直肠癌术后5-FU静脉滴注联合放疗较5-FU静脉推注明显提高生存期。5-FU静脉推注可以作为不能耐受卡培他滨和5-FU静脉滴注化疗患者的替代治疗。

卡培他滨在直肠癌围手术期同步放化疗中作用与5-FU相当。NSABP R-04研究随机入组1 608例临床Ⅱ/Ⅲ期直肠癌患者，4组分别为卡培他滨或不加奥沙利铂、5-FU静脉滴注加或不加奥沙利铂，结果显示，4组局部复发率、总生存、无瘤生存率、pCR、保肛率和肿瘤降期率均相似，加奥沙利铂组毒性增加。Hofheinz等报道401例Ⅱ/Ⅲ期直肠癌卡培他滨或5-FU化疗新辅助和辅助同步放化疗Ⅲ期随机对照结果，5年总生存率分别为75.7%和

66.6%（$P=0.000\ 4$），3年无瘤生存率分别为75.2%和66.6%（$P=0.034$），卡培他滨均优于5-FU静脉滴注化疗。卡培他滨可以替代5-FU静脉化疗作为同步放化疗的标准用药。

在直肠癌新辅助同步放化疗中加用奥沙利铂有没有提高疗效呢？5项Ⅲ期随机对照试验（ACCORD12、STAR-01、R-04、CAO/ARO/AIO-04和FOWARC试验）做了相关研究。STAR-01结果显示，5-FU静脉滴注新辅助同步放化疗加或不加奥沙利铂3/4级治疗毒性发生率分别为24%和8%（$P<0.001$），病理完全缓解率均为16%左右，远期生存率尚在进一步随访中。ACCORD12随机对照卡培他滨/放疗（45Gy）和卡培他滨/奥沙利铂/放疗（50Gy）的疗效，病理完全缓解率分别为13.9%和19.2%（$P=0.09$），微小残留病灶率分别为28.9%和39.4%（$P=0.008$），但是未显示加奥沙利铂联合放疗高剂量组3年局部复发率、无瘤生存率和总生存率明显改善。Feng等报道局部进展期直肠癌卡培他滨/放疗加用奥沙利铂未提高3年无复发生存率、总生存率、局部控制率和降低远处转移率，3/4级急性治疗毒性增加。与ACCORD12、STAR-01、R-04等试验结果不同，德国CAO/ARO/AIO-04研究结果显示，加奥沙利铂组与对照组相比，病例完全缓解率分别为17%和13%（$P<0.038$），3年无复发生存率分别为75.9%和71.2%（$P<0.03$），但因各组入组条件不对称，该结果受到质疑。中国FOWARC多中心Ⅲ期临床试验把患者随机分为三组，即5-FU/LV/RT、FOLFOX/RT和FOLFOX，FOLFOX/RT组显示较高的病例缓解率和肿瘤降期率。鉴于以上临床试验结果，奥沙利铂不推荐常规应用于直肠癌术前同步放化疗。

局部进展期直肠癌新辅助或辅助同步放化疗加靶向治疗有没有意义呢？EXPERT-C前瞻性随机Ⅱ期临床试验入组165例直肠癌患者，对照组为卡培他滨/奥沙利铂诱导化疗+新辅助卡培他滨/放疗+手术+卡培他滨/奥沙利铂辅助化疗，试验组为治疗期间加用每周西妥昔单抗治疗。对于K-Ras外显子2/3野生型肿瘤患者，加用西妥昔单抗明显提高总生存率。但是，另两个相关Ⅱ期临床研究未显示出生存优势。SAKK41/07随机多中心Ⅱ期临床试验探讨K-Ras野生型局部进展期直肠癌术前卡培他滨新辅助放化疗加用帕尼单抗的疗效。病理完全缓解率+部分缓解率达到53%，高于对照组32%，同时3级以上治疗毒性相应增加。57例可手术切除$T_{3/4}$直肠癌Ⅱ期临床试验研究新辅助卡培他滨/奥沙利铂/贝伐单抗/放疗，8周后术后+术后辅助FOLFOX/贝伐单抗治疗。5年总生存率为80%，5年无瘤生存率为81%，但病理完全缓解率无改善，治疗毒性增加，治疗依从性差。

对于不能手术切除的直肠癌患者，建议提高放疗剂量至54Gy以上。对于T_4期、复发直肠癌或近阳性切缘患者可以考虑术中放疗，或者给予10~20Gy外照射或局部后装治疗。

5. 转移和复发直肠癌的放射治疗　50%~60%直肠癌患者最终出现远处转移，其中80%~90%患者为不能手术切除的肝转移。对于局限肝转移或肺转移的直肠癌患者、有肿瘤相关症状或不能手术切除的肿瘤转移灶，可以考虑放射治疗。放疗技术一般常用3D-CRT、SBRT或IMRT

等。直肠癌同时性肝转移常采用诱导化疗＋肝转移手术切除＋原发肿瘤切除术。另外，可考虑新辅助同步放化疗，对于 $T_{1\sim3}$ 直肠癌可考虑新辅助短程放疗，然后再行手术和术后辅助治疗。对于不能手术切除的、有临床症状的直肠癌肝转移患者，可考虑诱导化疗后行同步放化疗或短程放疗，然后给予高强度全身化疗。

直肠癌复发多为盆腔和吻合口复发，Yu 等报道直肠癌放疗＋手术后 5 年复发率仅为 9%，其中 49% 复发出现在低位盆腔和骶前区域，14% 复发发生在中高位盆腔。吻合口复发经过再次手术后，预后明显优于盆腔复发。复发患者首先考虑手术切除加术后同步放化疗，或行新辅助放化疗后手术切除，术中放疗或后装治疗可以考虑联合手术治疗。43 例未经放疗盆腔复发的结直肠患者经过 5 周 5-FU 同步放化疗，77% 患者再次得到手术切除。曾经接受过盆腔放疗的直肠癌复发患者再次放疗同样有效，并且放疗并发症可以接受。48 例接受过盆腔放疗的复发患者再次 IMRT 放疗的 3/4 级治疗毒性为 35%，其中 36% 患者成功接受了再次手术治疗。

（二）结肠癌的放疗

结肠癌以手术和全身化疗为主，一般不做放射治疗。但对于 T_4 期肿瘤侵及周围器官或组织，如盆壁肌肉和骨骼等，或肿瘤局部复发患者，可以考虑行 5-FU 为基础的术前新辅助同步放化疗或术后辅助同步放化疗。术后放疗靶区由术前影像检查或术中置入的银夹确定。术中可以考虑对瘤床等容易复发区域加用术中放疗，也可以术后行 10～20Gy 外照射或局部后装治疗。对于局部不能手术切除的原发肿瘤或患者无手术适应证，可以行同步放化疗，再决定能否进一步手术治疗。放疗建议应用三维适形放疗技术，调强放疗多用于患者解剖结构复杂或肿瘤复发行再次放疗的患者。放疗剂量多为 45～50Gy/25～28 次。行调强放疗或三维立体定向放疗时，应常规行图像引导技术或锥形束 CT 扫描进行位置验证。

结肠癌远处转移灶首选手术切除。对于不能手术切除的患者，可考虑影像引导下消融或三维立体定向放射治疗。对结肠癌肝转移患者，可考虑肝动脉栓塞、放射性栓塞或经导管动脉化学栓塞术。对于结肠癌局限肝、肺转移、合并临床症状的患者，可以使用放射治疗，以 CRT、SBRT、IMRT 等放疗技术为主。

（陈忠杰）

四、中医治疗

结直肠恶性肿瘤包括结肠癌、乙状结肠癌和直肠癌，主要临床表现有便血、腹痛、腹部肿块、排便习惯改变等。在中医传统医籍中，此类疾病往往被归于肠蕈、脏毒、腹痛、肠风、积聚、肠癖、肠痈、锁肛痔等范畴。例如，《血证论》云："脏毒者，肛门肿硬，疼痛流血"。《外科大成》云："锁肛痔，肛门内外如竹节锁紧，形如海蜇，里急后重，便粪细而带扁，时流臭水……"

中医认为，结直肠为六腑之一，其主要生理功能为传化糟粕，《黄帝内经·素问·灵兰秘典论》曰："大肠者，传道之官，变化出焉。"结直肠转化功能的强弱有赖于肺的肃降、胃的降浊和肾的气化功能的运行。如上述脏腑功能失调，会导致结直肠病变的发生。

（一）结直肠恶性肿瘤的病因与病机

结直肠恶性肿瘤的病因可分为外因和内因，两者相互影响、共同作用，导致结直肠恶性肿瘤的发生。正如《诸病源候论·积聚病诸候》所言："积聚者，由阴阳不和，腑脏虚弱，受于风邪，搏于腑脏之气所为也。"

外因：《黄帝内经·灵枢·水胀》谈及肠蕈的成因，指出"寒气客于肠外与卫气相搏，气不得荣，因有所系，癖而内着，恶气乃起，息肉乃生，其始生者，大如鸡卵。"《诸病源候论·痢病诸候》云："血痢者，热毒折于血，血渗入大肠故也。"《外科正宗·脏毒论》云："夫脏毒者，醇酒厚味，勤劳辛苦，蕴毒流注肛门结成肿块。"

内因：《诸病源候论·癖病诸候》云："夫五脏调和，则荣卫气理，荣卫气理，则津液通流，虽复多饮水浆，不能为病。若摄养乖方，则三焦痞隔，三焦痞隔，则胃肠不能宣行，因饮水浆过多，便令停滞不散，更遇寒气，积聚而成癖。"《景岳全书·心集·杂证谟》云："凡脾肾不足，及虚弱失调之人，多有积聚之病。盖脾虚则中焦不运，肾虚则下焦不化，正气不行，则邪滞得以居之。"

综上所述，凡外感寒邪、饮食不节、肆食肥甘厚味或情志不畅、气血阴阳不足，会导致湿邪、热毒、痰湿、气滞、血瘀留滞体内，造成结直肠恶性肿瘤的发生。

（二）结直肠恶性肿瘤的中医治疗

1. 辨证选择口服中药汤剂

（1）湿热蕴结：

主证：腹部胀痛，烦渴欲饮，口苦，咽干，下痢脓血，肛门灼热，舌质红，舌苔黄腻，脉滑数或弦数。

治则：清热利湿，散结止痛。

方药：槐角地榆汤加减。

药物组成：地榆、槐角、白芍、栀子、枳壳、黄芩、荆芥等。

（2）气滞血瘀：

主证：腹部针刺样痛，入夜加重，腹痛拒按，便血色黑，舌质紫黯，舌底静脉迂曲，苔薄白或微黄，脉弦紧。

治则：活血化瘀，理气导滞。

方药：桃红四物汤合失笑散加减。

药物组成：当归、白芍、熟地黄、川芎、桃仁、红花、五灵脂、生蒲黄等。

（3）肝肾阴虚：

主证：腹部隐痛，腰膝酸软，头晕耳鸣，五心烦热，盗汗，口苦咽干，便秘，舌红少苔，脉细数。

治则：益肝补肾，养阴清热。

方药：六味地黄汤合二至丸加减。

药物组成：熟地、山茱萸、山药、丹皮、泽泻、茯苓、女贞子、旱莲草等。

（4）气血两虚：

主证：面色苍白，周身乏力，萎靡困倦，舌质淡，脉沉细。

治则：补益气血。

方药：十全大补汤加减。

药物组成：黄芪、肉桂、当归、川芎、白芍、熟地、人参、炒白术、茯苓、炙甘草等。

（5）脾肾阳虚：

主证：腹部冷痛，绵绵不绝，喜温按，面色少华，神疲乏力，气短懒言，畏寒肢冷，纳呆，小便清长，大便溏泄，舌体淡胖有齿痕，苔白或白腻，脉沉细。

治则：温肾助阳，健脾化湿。

方药：附子理中汤加减。

药物组成：附子、人参、干姜、炙甘草、白术等。

2. 辨证选择口服中成药或中药注射液　根据患者病情，酌情选择应用华蟾素注射液、西黄丸、槐耳颗粒、金龙胶囊、康莱特注射液、榄香烯乳注射液、鸦胆子油乳注射液等。

3. 针灸治疗　根据病情及临床实际，可选择应用体针、头针、电针、耳针、腕踝针、眼针、灸法、穴位埋线、穴位敷贴、耳穴压豆和拔罐等方法。

（三）现代医学研究

1. 常青等用 RT-PCR 法测定结肠癌患者口服中药前、后血中 CEA mRNA 的表达，显示中药"卡宁"对结肠癌具有治疗作用。

2. 刘秀芳等发现茶多酚和黄芩苷等具有抗突变作用的中药具有抑制错配修复基因缺失结直肠癌细胞的作用。

3. 赵颖等发现消痰通腑方可以调节结肠癌肝转移组织中 IGF-Ⅰ、IGF-ⅠR、IGFBP-3 蛋白表达，这可能是其抗结肠癌肝转移的机制之一。

4. 张四方等认为化疗期间结肠癌患者生活质量呈现先下降后缓慢回升的变化趋势，益气健脾、清热解毒中药能部分逆转生活质量的下降，改善焦虑、抑郁负性情绪。

5. 钱雪梅等研究证实中药治疗结合营养干预能有效地改善结肠癌患者的营养不良状况，减少术后并发症的发生。

（闫祝辰　谢广茹）

五、结直肠癌肝转移的综合治疗

肝脏是结直肠癌血行转移最主要的靶器官，结直肠癌肝转移（colorectal liver metastasis，CLM）是晚期（TNM-Ⅳ期）结直肠癌的最为常见的表现形式，也是该病患者最主要的死亡原因。结直肠癌肝转移的发生率高达 40%～50%，15%～25% 的患者在确诊结直肠癌时即合并肝转移。结直肠癌肝转移依据国际通用分类方法可以分为：①同时性肝转移（synchronous liver metastasis），是指结直肠癌确诊时发现的或结直肠癌原发灶根治性切除术后 6 个月内发生的肝转移；②异时性肝转移，是指结直肠癌根治术 6 个月后发生的肝转移。绝大多数（70%～90%）的肝转移无法获得根治性切除，未经治疗的肝转移患者的中位生存期仅 6.9 个月，无法切除的患者的 5 年生存率接近 0，肝转移灶能够完全切除的患者其中位生存期可达 35 个月，5 年生存率可达 30%～50%。鉴于结直肠癌是主要的癌症死因之一，以及肝转移在该病中较高的发生率，结直肠癌肝转移的诊治在结直肠癌的诊治甚至整个癌症的诊治范畴中始终是重点和难点之一。结合大量研究文献的相关数据，国际上及国内都有针对结直肠癌诊治的规范指南，诊治流程中的重点主要是多学科协作、可切除性的评估以及不可切除肝转移的治疗等。

（一）诊疗流程

1. 结直肠癌确诊时肝转移的诊断（图 5-79）

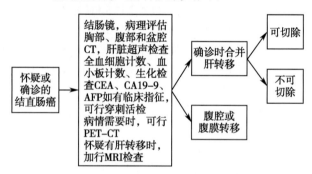

图 5-79　结直肠癌确诊时肝转移的诊断流程

2. 结直肠癌确诊时合并肝转移，转移灶可切除或不可切除的治疗（图 5-80）

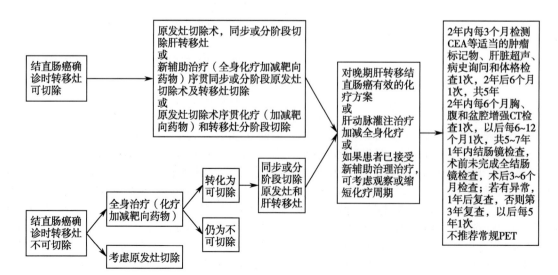

图 5-80　结直肠癌确诊时合并肝转移的诊治流程

3. 结直肠癌根治术后发现的肝转移的治疗（图 5-81）

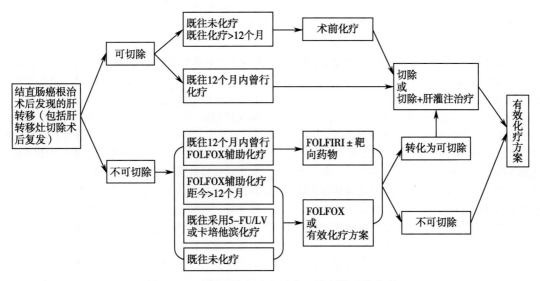

图 5-81 结直肠癌根治术后发现的肝转移的治疗

4. 不可切除结直肠癌肝转移的化疗（图 5-82）

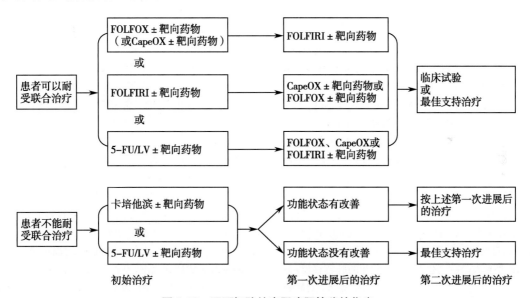

图 5-82 不可切除结直肠癌肝转移的化疗

（二）多学科治疗团队

多学科治疗团队（multidisciplinary team，MDT）是结直肠癌肝转移综合治疗的核心。1995 年英国英格兰和威尔士首席医学专家 Caiman 和 Hine 在《癌症诊疗政策大纲》白皮书中首次明确推荐 MDT 作为癌症诊疗的基本策略。1997 年国际结直肠癌工作组（International Working Group in Colorectal Cancer，IWGCRC）通过调研，建议在结直肠癌诊治中推广 MDT。2007 年英国将 MDT 模式写入国家健康服务计划，并制定国家标准。美国结直肠癌肿瘤临床实践指南（NCCN，2008 年版）也明确指出，转移性结直肠癌患者必须经过 MDT 会议讨论。中国专家编纂的《结直肠癌肝转移诊断和综合治疗指南》中也突出明确了结直肠癌肝转移综合诊治的 MDT 模式。

MDT 团队成员应该包括结直肠外科、肝外科、肿瘤内科、放疗科、放射影像科及其他相关专业的医师。结直肠外科医师和肝外科医师往往是 CLM 的首诊医师，故而常常是 MDT 的组织者和流程启动人，在诊治流程中的作用不可或缺。

MDT 模式在 CLM 诊治过程中的体现：①患者接受治疗前基线检查和评估方法的选择与搭配；②肝转移癌的数目、大小、分布等以及其可切除性评估；③术前是否接受新辅助治疗及方案；④肝转移癌对新辅助治疗的反应评估以及其可切除性的二次评估；⑤对于可切除的同时性 CLM，结直肠与肝脏手术的时间顺序（同期手术或分期手术）；⑥结直肠与肝脏手术的术式选择，以及同期手术时两者之间的协调与配合；⑦结合手术探查以及术中肝脏超声扫描，对肝转移癌可切除性以及手术选择的术中再次评估;⑧术后辅助治疗方案的选择和实施;⑨复查、监测和随访;⑩对可疑复发和复发病例的再次处理。

MDT 通过对结直肠癌肝转移的患者进行全面评估,针对不同的治疗目标,给予患者最合理的个体化综合治疗方案,使患者临床最大获益。

(三)结直肠癌肝转移的外科治疗

大量临床研究证明,外科手术治疗是 CLM 患者有可能获得治愈的唯一方式,未经治疗的 CLM 患者的中位生存期仅 6 个月之余,而经外科手术切除病灶的患者 5 年生存率则可达到 50%,尽管患者的治疗方式的选择所掺杂的因素非常复杂,但手术切除无疑还是为 CLM 患者获得最佳临床收益提供了强劲的支持。因此,符合切除条件的患者均应接受手术治疗,而最初肝转移灶无法切除的患者也应争取经治疗转化为可切除病灶后再行手术治疗。

1. CLM 可评估性的判定,即手术的适应证和禁忌证   随着诊治理念的更新、手术技术的进步以及相关学科技术的发展,可切除性的标准也发生了颠覆性的变更,CLM 切除的适应证大大放宽了,所带来的后果就是更多的患者受益于这些改变。

适应证:①根据肝脏的解剖学基础和病灶范围,肝转移瘤可以完全(R0)切除;②术后能够保留足够的残余肝脏容积(约 30% 正常肝脏、40% 化疗后肝脏或 50% 硬化肝脏);③没有无法切除的肝外转移灶。

禁忌证:①患者一般状况不能耐受手术治疗;②原发结直肠癌不能获得根治性切除,或者肝转移瘤不能获得 R0 切除;③术后肝脏残余量不足;④尚有肝外不可切除的转移病灶(如肺广泛转移、腹腔多发种植转移、腹膜后或纵隔的广泛淋巴结转移,骨或中枢系统转移等)。

2. 可切除 CLM 的手术治疗原则

(1)原发结直肠癌和肝脏转移癌均应行根治性切除,不可因为 CLM 是晚期疾病而缩小原发肿瘤的切除范围(姑息性切除),结直肠和肝脏手术可以同期或分期实施。

(2)无论是单发、多发还是分布于两叶的肝转移瘤,只要条件允许,都应在保留足够肝脏功能的前提下,对转移瘤进行 R0 切除。肝脏局部切除或者解剖性切除(肝段切除、肝叶切除)应根据病变分布范围以及解剖位置而确定,但均需保留足够的残余肝容积,一般至少保留两个完整的肝段,并至少保留 3 支主要肝静脉中的 1 支。

(3)术中需要使用超声进一步探查肝脏,以期发现术前影像学检查未能发现的微小转移病灶。

(4)肝脏手术的切缘原则上要求距离转移瘤至少 1cm,若转移瘤位置特殊时,则不必苛求,甚至仅需保证切缘阴性即可,但不推荐非 R0 切除的减瘤手术。

(5)若残余肝脏体积不足,可以考虑术前行拟切除肝叶的门静脉栓塞后再行大块肝切除,或者有计划地实施分期肝切除。

(6)对于某些复发患者,可以考虑再次切除甚至多次肝切除。

(7)肝转移瘤直接侵犯的器官(如膈肌或者肾上腺等),

也可以连同肝转移瘤一并切除。

(8)合并存在可切除(或可消融)的肺、脾和肾上腺等肝外脏器的转移瘤时,若 CLM 具备可切除性,则建议实施肝切除。

(9)肝切除术可以联合射频消融术而实现 R0 切除。

3. 同期手术和分期手术的选择   结直肠癌肝转移的传统的手术治疗方案一般采用分期手术,即先将结直肠癌原发灶切除,然后给予系统的全身化疗,在一定化疗周期后,再切除肝转移瘤。通过原发灶和转移灶切除之间的化疗间歇期,可进一步评估肿瘤的生物行为和疾病情况,将真正适宜行转移灶切除且最终能够获益的患者挑选出来。分期手术的优势还在于,分次手术使风险分散,患者耐受性更好,使得肝脏大范围切除更容易实现,从而提高复杂肝转移病灶的切除机会,而且由于先期切除了原发灶,可以减少肠道梗阻、出血、穿孔等并发症的发生。分期手术的由于需要经历两次手术,无疑可能增加多次麻醉和手术的相关风险,延长住院时间,增加住院费用,也有可能会因手术并发症而延误后续治疗的进行,导致肝脏疾病进展,使原本可切除的肝转移病变转变为不可切除,缩短患者的生存期。

除了传统分期手术先行切除原发灶,而后切除肝转移瘤的方式之外,近年来有学者提出"逆向策略",即给予患者术前新辅助化疗后,先切除肝转移灶,然后再分期切除结直肠癌原发灶。其理论依据在于晚期结直肠癌患者在化疗过程中很少出现肠梗阻、出血、穿孔等并发症,并且由于首先切除转移灶,可以避免在对原发灶进行手术或放化疗的过程中延误转移灶的治疗。

近年来的研究表明,结直肠癌原发灶和转移灶的同期切除并未增加手术相关风险,反而可以缩短住院时间,降低住院费用,且减轻患者需要接受两次手术带来的心理压力。同期手术可以避免分期手术时间窗可能带来的肝脏病灶的进展。同期手术的缺点在于,当进行肝脏较大范围切除时,由于手术创伤较大、肝脏储备功能不足等因素,可能会限制肝脏的切除范围,从而影响到转移灶的根治程度。

针对某个具体病例,如何选择同期或分期手术,Pathak 等提出以下几条建议可供参考:对于肿瘤原发灶和转移灶都易于切除的病例,可首选同期手术;对于肿瘤原发灶容易切除,转移灶潜在可切除或不能切除的病例,则首选新辅助化疗,再切除肝转移灶,最后切除原发灶;而对于肿瘤原发灶切除困难或不能切除,转移灶易于切除的病例,则首选针对原发灶的同步放化疗,待肿瘤缩小后切除原发灶,最后切除肝转移灶。当患者出现以下状况时,则不宜考虑同期手术,如在急症手术处理结直肠癌并发症(梗阻、出血、穿孔)时发现的肝转移病灶,同期切除可能将显著增加手术风险;伴有肝硬化或行大范围肝切除术后易致肝功能衰竭的患者,以及肝脏手术切缘阳性可能性较大的患者。

对于结直肠癌肝转移的患者,选择同期手术还是分期手术,应该充分考虑患者的一般状况和疾病状况,经过MDT 讨论,制定个体化治疗方案,以期使患者获得最大受益。

（四）结直肠癌肝转移的化疗和靶向治疗

CLM 的 MDT 治疗模式中，化疗及靶向治疗是重要的组成部分，涉及的环节主要包括可手术切除的 CLM 的新辅助治疗和辅助治疗、不可手术切除的 CLM 的转化治疗以及继续治疗。

对可切除 CLM 进行新辅助治疗，可以：①提供"窗口期"，观察有无新的无法切除的转移灶出现，减少不必要的手术；②提高 R0 切除的机会，增加术后残余肝脏的体积；③作为评价化疗方案敏感性的依据，指导术后化疗方案的选择；④其疗效可作为患者预后评估的指标之一；⑤结合辅助化疗，改善接受治愈性手术患者的预后。但新辅助治疗同样可能导致肝损伤，增加肝切除术后并发症的发生率，而在某些患者会因转移灶进展导致丧失手术切除的机会。

对于接受治愈性手术切除的 CLM 患者，建议术后辅助治疗，但对于已完成术前化疗的患者，其术后辅助化疗的时长可适当缩短。

由于手术切除被普遍认可为能够使 CLM 患者获得治愈的希望，而发现 CLM 时仅有不足 25% 的患者可以获得手术切除的机会，致力于通过化疗和靶向治疗的方法使不可切除的 CLM 转变为具有可切除性的转化治疗就在 CLM 的综合治疗策略中突显重要位置。近年的研究表明，通过转化治疗又可使 10%～20% 的患者获得手术切除的机会。

CLM 的化疗所涉及的药物包括氟尿嘧啶、伊立替康、奥沙利铂、卡培他滨等，组合这些药物构成 FOLFOX、FOLFIRI、CapeOX、5-FU/LV 等方案。一般认为转化治疗中化疗方案的选择应尽量采用一线高效化疗方案，并尽量缩短疗程。

CLM 的分子靶向治疗，主要是西妥昔单抗、帕尼单抗和贝伐珠单抗等药物，其中西妥昔单抗的适用患者需经检测确定为 *K-Ras* 野生型。靶向治疗在晚期结直肠癌患者治疗中的有效性得到了广泛的证实，目前认为化疗联合靶向治疗是提高肝转移灶切除率的最有前景的治疗方法。

有效的药物治疗为 CLM 提供了更多的手术切除和延长生存的机会，合理选择化疗药物和靶向治疗药物以及设定适宜的治疗时长，有助于提高 CLM 的综合治疗水平，能为患者提供更多的治愈希望。

（五）结直肠癌肝转移的其他治疗

1. 射频消融治疗 射频消融（radiofrequency ablation，RFA）是利用高频电流使组织离子随电流变化的方向产生振动，从而使电极周围组织离子相互摩擦产生热量，利用局部高温使肿瘤组织变性、坏死，达到治疗肿瘤的目的。

RFA 最主要的适应证为不能或潜在不能切除、化疗反应不敏感的 CLM 患者。其应用形式主要包括：单独使用，RFA+ 手术，RFA+ 化疗。治疗途径主要是在 CT、MRI 或超声引导下，采用经皮、经腹腔镜和开腹的方式进行。RFA 不适宜于肿瘤数量过多、直径较大或肿瘤位置邻近肝内胆管主干的患者。

由于 RFA 创伤小、患者恢复快等特点，在 CLM 治疗应用中日渐广泛。临床研究表明，其疗效与转移灶的大小、位置、数量以及射频电极针的布针等因素相关。针对小于

3cm 的病灶，RFA 可以取得与手术切除相近的 5 年生存率。

2. 血管介入治疗 CLM 的血管介入治疗主要包括门静脉选择性栓塞或结扎和肝动脉灌注化疗等形式。

门静脉栓塞可以使肝转移灶切除术后预期剩余肝脏代偿性增大，增加手术切除的可能性。该方法被用于预计手术切除术后剩余肝脏体积不足 30% 的肝转移患者。对于剩余肝脏体积在 30%～40% 且接受了强烈化疗而又肝实质损伤的患者，同样可从中受益。

肝动脉灌注化疗，作为化疗的一种形式，可单独或配合全身化疗应用。研究表明，该治疗方式合并或不合并全身化疗，与全身化疗相比，在不可切除的 CLM 患者中有更高的肿瘤反应率，且肝转移灶无进展时间延长，但在总体生存方面的优势尚无定论。

3. 放射治疗 对于无法手术切除的肝转移灶，若全身化疗、肝动脉灌注化疗或射频消融无效，可考虑放射治疗，但不作常规推荐。

受限于靶区内肝耐受剂量远低于肿瘤细胞所需的致死放射剂量，所以常规放射治疗在大的或多发肝转移灶的治疗中仅能起到姑息作用，无证据表明能可延长生存期。随着放疗设备和技术的发展，射波刀等立体定向放射治疗，对直径小于 5cm、不能切除的孤立性肝转移灶进行低分割放疗，被临床研究证明是安全、有效的。

4. 其他 除上述治疗方法外，其他针对 CLM 的治疗尝试还有无水酒精瘤内注射、选择性内放射、中医中药治疗等，但多作为综合治疗的一部分，很少能单独发挥治疗作用。

（岳 欣）

六、多原发结直肠癌的综合治疗

多原发结直肠癌（multiple primary colorectal carcinoma，MPCC）于 1880 年由 Czerny 首次报道，是指结直肠发生的 2 个或 2 个以上的互不相连的原发癌灶，同时或在 6 个月以内发现的称为同时性多原发性结直肠癌（synchronous colorectal carcinoma，SCC），而第 1 个肿瘤发现 6 个月以后的称为异时性多原发性结直肠癌（metachronous colorectal carcinoma，MCC），其中最早发现的肿瘤也叫第一原发癌或首发癌，其后发现的肿瘤被称为第二原发癌、第三原发癌等。近年来大肠癌的发病率在我国呈上升趋势，多原发大肠癌病例亦有所增加，何建军对中国人多原发结直肠癌的荟萃分析表明，其发生率约为 2.9%。然而有相当部分临床医师对此病认识及重视不够，以致漏诊、误诊，并影响治疗和预后。现从几个方面对此病进行阐述。

（一）诊断标准

1932 年 Warren 与 Gates 制定了多原发癌的诊断标准，即：①每个癌灶必须独立存在；②各自均具有独特的病理学形态；③癌灶间须间隔一定距离的正常组织，可明确除外转移和复发；④严格除外家族性腺瘤性息肉病和溃疡性结肠炎患者。此标准至今仍被沿用。后陆续有学者根据大肠多原发癌的疾病特点对此标准进行补充，包括：肿瘤与

正常黏膜须以异型细胞及异型腺体构成的移行带所间隔；同时性多原发癌诊断间隔时间须在 6 个月以内，而异时性多原发癌诊断间隔时间须在 6 个月以上；同时癌二癌须在不同肠段，或同一肠段二癌间有正常黏膜相隔；异时癌必须距首发癌切除后吻合口 5cm 以上。只有严格掌握上述诊断标准，才能在临床工作中最大限度地避免漏诊和误诊，并及时、准确地进行诊断和治疗。

（二）发病特点

1. 发病率　多原发大肠癌的发病率各家报道差别较大，一般占同期大肠癌的 0.6%～12.4%，多数报道在 2%～6%。国内蔡氏曾报道发病率高达 12.8%。有学者认为，文献报道发病率较实际发病率为低。原因在于，除有部分病例漏诊、失访外，以往研究主要选取一定时间段内一定数量的病例进行回顾性研究，结果难免有失偏颇。Bülow 等对 903 例年龄小于 40 岁的大肠癌患者进行长达 41 年的跟踪随访，结果显示，异时性多原发癌的累积发病率高达 30%。文献报道，同时癌和异时癌的发病率分别在 2.5%～4.6% 和 1.5%～2.3%，前者似二倍于后者。但基于上述原因，此结果亦值得进一步探讨。

2. 性别　多数资料显示，同时性多发癌患者中男性多于女性，但这点可为男性良性腺瘤样疾病患者多于女性所解释。但就大肠多原发癌总体来讲，以往研究结果并未显示性别差异的存在。

3. 年龄　有文献报道，异时癌患者诊断第一癌时的年龄较单发大肠癌患者要小，而同时癌患者年龄则趋于偏大。另一组资料则未显示年龄差异。总体而言，多原发癌发病年龄与大肠单发癌相比无明显差别。

4. 发病部位　有关同时癌分布距离较近的报道较多。Moerte 报道，68% 的同时癌位于相同或相邻肠段。Lasser 的资料显示，35% 的同时癌相距 6～10cm，16% 则大于 20cm。而异时癌的发病部位则未见趋向性。Enker 曾指出，异时性多原发大肠癌发生频度左半与右半结肠相似，但如第一癌发生在左半结肠，则第二癌中的 80% 发生在右半结肠。Gervaz 等报道，多原发大肠癌以右半结肠为好发部位。尽管如此，我们仍主张应淡化大肠多发癌发病部位具有趋向性的观念，目的是使临床医师谨记对大肠癌患者应进行全大肠检查和密切随访的原则，以免贻误诊疗时机。

5. 病理分期　同时癌中的每一病灶和异时癌的第一病灶可为 Dukes 分期中的任一期，并无明显特异性；而异时癌中的后发癌与先发癌相比，则有病理分期偏晚的倾向。Fante 的资料显示，有近一半的患者第二癌的病例分期较第一癌进展，且多超出手术根治的范围。

6. 异时癌发病间隔　文献报道，异时性多原发大肠癌的发病间隔平均为 8～11 年，间隔长者可达 30 年以上。故临床医师应特别注意术后的长期随访，力争早期发现可能的病变。此外，异时癌患者在预后方面呈现出发病间隔越长则预后越好的趋向，这可能与患者的机体免疫状况和肿瘤的生物学特性有关，目前暂未发现相关机制的系统化研究报道。

（三）多原发大肠癌与腺瘤

目前，大肠腺瘤 - 腺癌顺序（adenoma-carcinoma sequence）学说已为多数流行病学、病理学工作者及临床医师所熟知并认可，而研究表明多原发大肠癌与腺瘤的关系更为密切。据统计，单发息肉演进为大肠癌的概率为 7%～10%，多发息肉则为 18%～25%。Agrez 的资料中，有 40% 的多发结肠腺瘤伴发异时癌。多原发大肠癌患者伴有腺瘤性息肉的人数至少 2 倍于同等情况下单发大肠癌患者的人数。国外资料显示，同时癌患者中有 42%～75% 伴有息肉，异时癌患者中有 51%～60% 伴有息肉。Chu 等报道，伴有腺瘤者同时癌和异时癌的发病率分别为 11% 和 6.5%，而不伴者则为 0.7% 和 3.4%。国内有资料显示，多发性大肠癌中，癌伴腺瘤或属腺瘤癌变的占 59.1%，腺瘤癌变为癌灶总数的 38.8%，为腺瘤总数的 61.2%。以上数据充分证明，腺瘤在多原发大肠癌的发展过程中扮演着重要的角色。目前可以肯定地说，多发腺瘤性息肉患者是多原发大肠癌的易感人群。

临床工作中，腺瘤的大小是判断其癌变可能的重要依据。大于 2cm 腺瘤癌变的危险性为 2cm 以下者的 4～6 倍，当然也与其位置、数量、组织学类型及分化程度有关。除大小因素外，内镜下腺瘤的形态学特征也是重要的诊断依据。通常情况下发生癌变的腺瘤具有以下特征：①呈分叶状且沟裂加深；②表面粗糙、糜烂及充血；③质脆、触之易出血，组织弹性差；④广基或无蒂，活动度较差。如疑有腺瘤恶变，应咬检送病理。对病理医师而言，判断腺瘤是否癌变应综合考虑以下因素，包括浸润深度、分化程度、茎部有无肿瘤细胞、淋巴或血管受累的可能性。对临床医师而言，上述因素则决定着治疗方案的制定。Christie 认为，具有以下特征可考虑行单纯腺瘤切除：癌细胞仅出现在腺瘤顶部，肠壁未受侵犯；组织分化程度良好；茎部位受累；切除标本未见淋巴及血管侵犯。

因此，对大肠癌患者进行全结肠镜检查时，应突破有关息肉癌变特征的传统观念的束缚，对所见息肉无论其大小、形态如何，均行病理活检。对术前未行全结肠镜检查的患者，应在术后尽早行结肠镜检，以便及时发现残存息肉，并行内镜下息肉摘除术，必要时行手术切除，以减少因腺瘤所致的多原发大肠癌的发生。

（四）诊断

1. 术前诊断　目前，大肠癌的诊断仍以钡灌肠、纤维结肠镜和体检为主要手段，对于多原发大肠癌亦是如此，但后者的漏诊和误诊率却居高不下。这其中固然有临床医师对此病认识及重视不够的因素，更与上述检查手段自身的局限性有关。

（1）钡灌肠：钡灌肠检查对直径 1cm 以下的病变难以诊断，并且受肠内粪便、肠袢弯曲重叠等因素的干扰，以致发生漏诊，以肝曲、脾曲和乙状结肠部位多见。Heald 的一组病例资料显示，只有 40% 的同时癌可被术前钡灌肠检查所发现，漏诊率高达 70%。

（2）结肠镜：相比而言，纤维结肠镜检查的确诊率较钡灌肠检查要高。通过其可进行全结肠的腔内检查，不仅可以发现较大的多发癌灶，并可对小的病变作组织活检以获得病理诊断，同时还可进行电切治疗。Maxfield 等认为，经钡灌肠检查漏诊的绝大多数息肉和较小的癌灶可为全结肠镜检查所发现。但回盲瓣、肝曲、脾曲和乙状结肠等处仍是纤维结肠镜的诊断"盲点"，原因在于上述部位转弯角度大、肠袢迂曲，进镜通过时较困难，退镜时又易滑出，故漏诊率的高低与检查者的操作技巧有直接关系。此外，在肠道准备欠佳、粪便遮盖病灶或病变肠段有梗阻存在时，诊断的敏感性和准确性亦大打折扣。有报道早期大肠癌中约有 25%，晚期大肠癌约有 60% 无法通过结肠镜观察到病灶近侧肠段内有无病变发生。加之因患者体质较差，对结肠镜检查不能耐受或其他种种原因不能保证所有患者均行此检查，故多原发大肠癌术前漏诊、误诊率之高则可想而知。

（3）体检：直肠指诊作为主要的体检手段，因仅能触摸到直肠中下段病变，且准确性在很大程度上受检查者临床经验的影响，而决定了其在临床实践中的局限性。但这并不意味着可以忽视这项检查，尤其对术后复查的患者。在许多情况下，患者的早期病变、复发病灶和多原发病灶就是通过直肠指诊最先发现的。

2. 术中检查 在强调提高术前确诊率的同时，术中检查的重要性同样不容忽视，毕竟多原发大肠癌有 1/3 是在术中发现的。行大肠癌手术时，在开腹常规探查肝脏及腹、盆腔有无转移之后，应从盲肠侧开始顺行向肛侧仔细检查整个结肠系和直肠中、上段，手法方面应将四指外拢与拇指对合逐段触摸，这样就有可能发现新的病灶。术中探查时，如病灶位于腹膜间位肠段，如升结肠、降结肠和腹膜反折上部分直肠处，则很难扪及。Lee 等指出，有近 60% 病例的第二个癌灶是在切开标本时被发现的。因此，应在手术结束前切开标本仔细检查，如发现有同时癌存在，则应根据其部位和分布情况，重新决定手术切除范围。

3. 术后随访 术后随访也是发现多原发大肠癌的重要手段。据 Moertel 报道，异时癌发病最长间隔可达 36 年，但有 45%～64% 发生在 5 年之内。因此，对大肠癌患者在术后 5 年内应密切随访。一般术后半年即应行结肠镜检查，如术前未作此检查者则更应提前，以后可每半年 1 次，2 年后改为 1 年 1 次，直至 5 年。5 年以后亦应作终身随访，但可视具体情况将检查间隔适当拉长。

（五）治疗

近年来对多原发大肠癌的治疗多主张施行根治性手术，这点国内外学者已达成共识，但对"根治"程度的掌握各家又有不同意见。北美学者主张，对所有伴发腺瘤性息肉的大肠癌患者均行全结肠切除术。Anderson 建议，对所有 60 岁以下的患者行结肠切除加回肠 - 直肠吻合术。Wright 报道，行全结肠切除 + 回 - 直肠吻合术后复发率在 1% 以下，而行结肠吻合者复发率为 12%。我们主张，无论是 SCC 还是 MCC，治疗原则均与单发结直肠癌一样。对 SCC 病灶发生在同一淋巴引流区的肠段，可按常规作根治切除而无需扩大切除范围。如多原发癌位于不同淋巴引流区，则应视患者年龄、身体状况、病灶情况等来选择合适的术式，如作两个肠段的根治性切除或次全结肠切除术。

对伴有散在、多发腺瘤性息肉或有遗传性家族史者，可行次全或全结肠切除术。对仅有区域性腺上皮癌变的异时癌和有蒂腺瘤可仅作局部切除，术后密切随访。对一般情况较差、肿瘤范围广且根治性切除困难者，则应视情况做局限性大肠切除术，或仅作短路术或结肠造瘘术。有作者主张，对相距较远的 SCC、合并有多发腺瘤或已有 MCC 史以及有家族遗传史尤其是 HNPCC 患者，行结肠次全切除术。需要指出的是，外科医师在决定对患者行全结肠切除术时，须有充分的手术指征，并确定此为最佳治疗方案。因全结肠切除术增加术后死亡率，且患者要忍受顽固性腹泻的困扰。毕竟手术治疗并不是使多原发大肠癌患者获得最佳治疗效果的唯一途径，密切随访并结合其他治疗手段（如化疗、放疗及免疫治疗等），同样有望使患者在保证生活质量的前提下获得良好的预后。

（六）预后

多原发大肠癌进展较缓慢，故无论同时或异时癌，预后均较好。许多研究表明，MPCC 根治切除术后的 5 年生存率并不差于单发结直肠癌。例如，Papadopoulos 等报道单发癌、SCC 和 MCC 根治术后的 5 年生存率分别为 45.9%、46.0% 和 47.0%，Chen 和 Sheen-Chen 报道三者根治术后的 5 年生存率分别为 54%、60% 和 62%，均无显著差异。总的说来，同时癌的 5 年生存率与单发大肠癌相仿，而异时癌的 5 年生存率则好于单发大肠癌。异时癌的预后好于同时癌，第一癌和第二癌的时间间隔越长，则预后越好。而同时癌患者预后不良的主要原因是部分患者发现时已属晚期。所以，提高同时癌的早期诊断率，并对异时癌尽量争取行根治性手术，是改善多原发大肠癌预后行之有效的途径。

（七）多原发大肠癌伴其他器官恶性肿瘤

研究表明，多原发大肠癌患者患其他器官恶性肿瘤的概率较高。国外文献报道，8%～20% 的多原发大肠癌患者伴有其他恶性肿瘤。Weir 指出，大肠癌患者因肠外恶性肿瘤而死亡的可能性，较因再发大肠癌而死亡的可能性更大。常见的与大肠癌伴发的其他器官恶性肿瘤有乳腺癌、卵巢癌、宫颈癌和胃癌等。Tomoda 等报道，1 277 例结直肠癌中，合并胃癌的有 65 例。Chen 等报道，结直肠癌合并其他器官恶性肿瘤 48 例，分布于子宫颈、胃、前列腺、肺、膀胱及乳腺等。因此，对大肠癌患者的随访不仅要注意大肠的情况，尚应提防其他器官恶性肿瘤的可能，切忌不经仔细检查便按照大肠癌转移灶来处理。特别是对有明显家族史的患者，因其对癌有易感性，更应慎重对待。

总之，多原发大肠癌临床并不少见，其检出率与医师对此病的认识和重视程度、医院的诊疗水平和随访状况直接相关。临床医师应充分认识到腺瘤与多原发大肠癌的密切关系，对大肠癌伴发的腺瘤均行活检，并力争切除。诊断方面，提倡纤维结肠镜、钡灌肠和体检 3 种手段有机结合，以全结肠镜检查为主。提高术前全结肠镜检查的普及率，力求早诊，谨防漏诊；术中对全结肠及手术标本仔细检查，进而确定合理的切除范围；术后终身随访，强调定期行全结肠镜检查，也应警惕可能伴发的肠外器官的恶性肿瘤。

相信在不远的将来，随着分子生物学、遗传学和免疫学等基础研究的不断进展和临床诊疗水平的不断提高，对此病会有更多了解和掌控，并有望彻底改善患者预后和生活质量。

（郑　磊）

七、复发性结直肠癌的综合治疗

手术治疗目前仍是结直肠癌治疗的重要手段，术后复发和转移是治疗失败的主要原因，也是该类患者死亡的主要原因。关于复发的定义通常为两种：一种是指结直肠癌经治疗（一般是指根治性手术治疗）后，任何脏器出现的与原发肿瘤相关的再发肿瘤，包括肝、肾、骨、脑等非原发部位的转移和原发部位的局部复发；另一种是特指初次手术范围内的再发，而将其他部位的再发归为转移范畴。本章节内容涉及的复发性结直肠癌特指初次手术范围内的再发，即局部复发。由于直肠癌术后复发的概率明显高于结肠癌，并且诊治措施也相对复杂，本节重点围绕复发性直肠癌展开。

1. 结直肠癌术后复发的危险因素　因为复发转移是影响患者术后生存的重要因素，所以判定哪些是术后复发的高危因素至关重要。梁君林等的研究表明，如下因素可以考虑为结直肠癌术后复发转移的高危因素：①肿瘤的部位，直肠癌较结肠癌更易发生复发转移，特别是局部复发，这可能与直肠淋巴引流相对复杂、盆腔狭窄而使手术操作受限等有关；②肠壁的侵袭程度和淋巴结转移状况，二者是构成 TNM 分期系统和 Dukes 分期系统的主要参数，淋巴结转移预示复发转移的风险增加，而随着肿瘤对肠壁侵犯的层次越深，发生复发转移的风险也越大；③肿瘤的大体类型，研究表明该因素也与肿瘤分期具有相关性，肿块型肿瘤多处于中早期，浸润型则处于晚期；④分化程度越差，生长潜能越强，越容易造成侵袭和转移。环周切缘阳性（反映手术的根治程度）和癌性肠梗阻也被研究证明是复发转移的危险因素。

2. 复发性结直肠癌的治疗原则　根据患者和病变的具体情况评估，可切除或潜在可切除患者争取手术治疗，并与术前放化疗、术中放疗、辅助放化疗等结合使用；不可切除的患者建议放、化疗结合的综合治疗。

3. 手术治疗　目前认为，手术仍是复发性结直肠癌获得治愈可能的唯一选择，所以一旦诊断明确，应尽力尝试使患者获得根治性切除的机会。尽管由于既往切除手术及疾病复发的因素而使复发性结直肠癌病情复杂，但并不意味着彻底失去手术根治的机会。针对每例复发性结直肠癌，应全面检查并确立复发病灶的大小、类型、浸润范围及累犯器官，再决定可否手术、手术类型，手术方案应考虑到原手术术式、器官功能和消化道重建等因素。

直肠癌术后局部复发根据盆腔受累的解剖部位，分为中心型（包括吻合口、直肠系膜、直肠周围软组织、腹会阴联合切除术后会阴部）、前向型（侵及泌尿生殖系包括膀胱、阴道、子宫、精囊、前列腺）、后向型（侵及骶骨、骶前筋膜）、侧方型（侵犯盆壁软组织或骨性骨盆）。

手术的根治程度是影响患者生存和局部控制的关键。手术切除的首要目的是力争 R0 切除，必要时切除邻近脏器，不鼓励有肉眼残留的减瘤术。此外，手术要尽可能保留邻近未受累犯的脏器，以保证患者的生活质量。

术前评估病灶的可切除性尤为重要，有时需要根据术中探查核实病灶的可切除性，必要时可行术中冰冻病理检查。男性、高龄、前次手术为腹会阴联合切除术、原发肿瘤晚期以及 CEA 升高和疼痛症状等因素，均可降低手术切除的可能。髂血管受侵犯、双侧肾盂积水、广泛的盆腔受侵犯、骨性骨盆受侵犯以及 S_1 或 S_2 及以上骶椎受累伴或不伴神经受累都是手术禁忌证。

根治性切除的手术方式包括低位前切除术（LAR）、腹会阴联合切除（APR）、盆腔清扫术等。如果复发仅局限于肠壁或系膜内，或 APR 后复发肿瘤位于小盆腔的中央，没有侵犯周围结构，通过再次经腹低位前切除或经会阴联合切除，可达到根治性切除的目的，且预后较好。如复发累犯周围脏器而行扩大根治性切除时，一般需要同时切除 1个或多个其他盆腔器官、骨骼或大血管，手术方式主要包括全盆腔脏器切除术（TPE）、联合盆腔脏器切除术和经腹骶直肠切除术（ASR）。如果盆腔局部复发病变局限于盆腔前面结构，如前列腺、膀胱及阴道，可以采取前盆腔脏器切除术。对于较广泛的盆腔病变，在患者全身情况允许的情况下，可以采取全盆腔脏器切除术。对于盆腔后部复发癌，应考虑同时合并骶骨切除术。盆腔脏器切除术属于较复杂的创伤性手术，虽然近年来手术技巧及围手术期治疗水平有所提高，但是手术的中位并发率仍达到58%，手术死亡率为10%。在严格掌握手术适应证的前提下，近年来接受全盆腔脏器切除术患者的远期生存率得到明显提高。

4. 新辅助治疗　由于手术治疗的重要性，尽管许多患者就诊时无法通过可切除性评估，仍应尽可能通过治疗使患者获得手术切除的机会。针对复发性结直肠癌，新辅助治疗的目的就在于缩小肿瘤体积，争取使之降期，以利于根治性切除的进行。《结直肠癌诊疗规范（2010年版）》推荐，对不可切除的局部复发患者进行同步放化疗，力争使之获得切除机会。研究表明，术前放疗可以大幅提升此类患者的可切除率，并增加了 R0 切除率。梅奥医学中心推荐的新辅助治疗方案：此前未曾接受过放射治疗者，可行普通放疗，总量累计50.4Gy，同时辅以化疗，外科手术安排在最后一次放疗后6~8周，以增加肿瘤反应的效果，这段间隔时间也为以后进行术中放疗提供条件；若之前曾行盆腔放疗，则术前再放疗的累计剂量控制在20~30Gy。

5. 化疗及靶向治疗　在可切除的复发性结直肠癌患者中，一般不推荐术前化疗，但是可以作为术后的辅助治疗手段；化疗作为新辅助治疗的重要组成部分，使部分初始无法切除或难以切除的患者降期，以获得根治性切除的机会；对于多数无法切除的复发性结直肠癌，其化疗可以参照晚期及转移性结直肠癌的化疗。

对于身体状况可以耐受高强度化疗的患者，可供选择的化疗方案包括：FOLFOX/FOLFIRI/CapeOX± 西妥昔单抗或帕尼单抗（适用于 *K-Ras* 基因野生型的患者）；FOLFOX/

FOLFIRI/CapeOX/FOLFOXIRI± 贝伐珠单抗。而身体状况不耐受高强度治疗的患者可以考虑如下方案：5-FU/LV 或卡培他滨 ± 贝伐珠单抗；单用西妥昔单抗（适用于 *K-Ras* 基因野生型的患者）；单用帕尼单抗（适用于 *K-Ras* 基因野生型的患者）。

复发性结直肠患者在应用化疗时，要将之前的化疗因素考虑在内，对于既往 12 个月内用过化疗的患者，其化疗方案应相应调整更改。

6. 放射治疗　放射治疗在复发性直肠癌综合治疗中的体现形式包括：术前放疗、术后辅助化疗、术中放疗。

复发性直肠癌的放疗要兼顾既往放疗史，如初始放射剂量累计不超过 55～64Gy 者均可行再放射治疗。关于两次放射治疗之间的窗口期，目前尚无明确定论，梅奥医学中心推荐避免在初次放疗后 6 个月内进行再次放疗。

术中放疗（intraoperative radiation therapy，IORT）是国际上复发性直肠癌治疗领域研究的热点，受技术和设备的限制，国内开展较少。IORT 的主要优点在于其对肿瘤部位集中照射，全身和局部的并发症均较低。在剂量相同的情况下，IORT 的生物学效果是体外照射的 2～3 倍。多数研究认为，IORT 联合术前放化疗能够提高生存率和局部控制。NCCN 指南指出，对于阳性切缘和切缘过近，均推荐 IORT。关于切缘的限制，研究认为无瘤切缘若>5mm，则不需要行 IORT；如果某些部位无瘤切缘太短，虽然也可做到 R0 切除，但仍需要对这个区域行剂量为 750～1 250cGy 的 IORT 治疗。R1 切除一般给予的剂量为 1 000～1 500cGy；R2 切除时，若肉眼残余肿瘤最大直径<2cm 则给予的剂量为 1 500cGy，>2cm 时剂量增加至 2 000cGy。

对于不可切除的复发性直肠癌，NCCN 认为如果技术可行的话，建议剂量要高于 54Gy。鉴于有研究提示单纯放疗并不能使患者生存获益，一般推荐进行同步放化疗，在放疗的同时配合以 5-FU 类药物为基础的化疗。有关局部不可切除的复发性直肠癌的研究显示，同步放化疗在缓解症状的同时也延长了生存。

（岳　欣）

八、对症支持治疗

结直肠癌患者的临床症状主要包括：①排便相关的症状（排便习惯的改变，如腹泻、便秘、粪便形状或形状的改变，便血或便中带血，排便不尽感等）；②腹胀或腹痛；③恶心或呕吐；④不明原因的体重减轻；⑤乏力、贫血及低热等。多数症状是由肿瘤本身及其对邻近器官累犯造成的，随着针对肿瘤本身治疗的施行，症状会随之缓解。对于晚期结直肠癌或复发性结直肠癌，由于缺乏有效的针对肿瘤本身的治疗，其症状也就相对复杂且难于处理。归纳起来，结直肠的对症支持处理主要是如下几个方面：

1. 消化道梗阻症状的处理

（1）结肠或回肠造口术：针对某些无法切除的肠道原发或转移病灶造成的消化道梗阻，如部位局限或尽管病变弥散但梗阻相对局限，或最高位置梗阻的近端仍有较长距离的消化道可供利用时，可以考虑梗阻近端的结肠或回肠造口。一方面，可以最大限度地利用消化道以保证经口肠内营养的摄取，经济且合理；另一方面，造口可以将肠道产生的废物排出体外，减缓了梗阻引起的腹痛、腹胀及恶心/呕吐，也降低梗阻淤滞使得肠道病菌引发感染性炎症的风险。

（2）肠梗阻导管：在某些直肠癌及左半结肠癌伴发梗阻时，经肛门在内镜或造影透视引导下将导丝穿过狭窄部位后延入肠梗阻导管，水囊固定后留置以引流梗阻近端肠管，缓解梗阻近端肠管的扩张、水肿以及改善局部血液循环，避免肠管坏死及继发感染等。该方法更多用于急性梗阻，争取尽快缓解病情后，为之后的切除性手术做好准备。

（3）肠道支架：利用记忆合金的特性，采用记忆合金金属丝织成的圆柱状网状支架。多通过内镜或放射介入的方式将之留置在狭窄的肿瘤部位，从而扩张狭窄的肠管，起到治疗梗阻的作用。肠道支架可以作为切除性手术的"过渡治疗"，也可作为晚期肿瘤的姑息治疗。应用时，应考虑到费用较贵、支架移位阻塞引起再发梗阻等因素。

（4）在晚期或复发性结直肠癌患者发生的梗阻，多数是多发种植转移或病灶侵犯邻近小肠造成，这种梗阻由于梗阻部位多且位置较高，所以单一的支架或导管治疗均不能取得较好的效果，临床上针对这种情况一般会限制饮食或禁食水、留置胃肠减压或经口小肠留置肠梗阻导管、行肠外营养支持等，生长抑素、皮质醇激素等药物的应用在某些癌性梗阻中也能发挥一定的作用。

2. 消化道出血症状的处理　多数结直肠癌患者都有消化道出血的症状，或为便中带血，或为便血，出血量少且部位偏高时也可仅表现为潜血，多由肿瘤表面溃破造成。少量出血一般不会引起明显症状，但如出血较多或较快时，患者会出现较明显的不适症状，甚至出现休克症状。出血的症状随着肿瘤的切除也会得到控制。对于晚期、手术无法切除的结直肠癌，其出血症状往往无法得到根治，如对化疗、放疗等敏感，则一定程度上也会缓解出血症状。针对出血本身，可选择应用静脉输注的止血药物，如氨甲环酸、酚磺乙胺、巴曲酶等，或者口服云南白药及出血的肿瘤部位直接喷洒凝血酶等。研究表明，生长抑素在上消化道出血的控制中作用明显，并且可以显著抑制多种激素的分泌，还能诱发肿瘤细胞凋亡及抑制肿瘤组织血管生成，所以也有尝试在下消化道的癌性出血中应用生长抑素。较紧急及明显的出血时，可以考虑肠镜下止血或者通过放射介入的手段栓塞血管达到止血的目的。

3. 输血及营养支持治疗　结直肠癌患者会出现贫血、体重减轻、疲乏等症状，尤以右半结肠癌多见。导致这些症状出现的原因包括肿瘤的出血、消耗、肿瘤代谢物质进入血液以及因肠道症状引发的食欲减退等因素，导致患者的身体状况及营养状况下降。纠正患者的贫血、改善营养状况有助于提高患者的生活质量，并使之更好地配合抗肿瘤治疗。严重贫血时，应通过输血治疗纠正贫血。关于结直肠癌患者的营养支持，由于潜在梗阻风险的存在，以及可能存在的后续治疗，一般要对患者的饮食性状进行限制，甚至很多时候要求流质饮食，因而也就局限了患者获得足够营养素和热量的供给, 肠内营养制剂的应用可以弥补这方面的缺陷。也有研究指出, 早期配合加入肠外营养, 可以更有效地维持患者的营养状况、提高生活质量。当患者出现明确梗阻时, 其营养素和热量的供给多数要完全依靠胃肠外营养途径了。

4. 其他   此外, 尚需针对性处理的症状包括: 疼痛, 一般随症状的进展调整止痛药物的强度及剂量; 癌症患者罹患重症所导致的抑郁、沮丧, 可以通过必要的心理疏导、社会关系的支持使其得到舒缓, 以便更好地配合治疗。

(岳　欣)

第 9 节　结直肠癌预后

在决定结直肠癌疗效的众多因素中, 肿瘤的病理分期是最重要的因素。此外, 肿瘤的病理类型、患者的年龄、肿瘤的部位、大小、手术治疗方式等均对生存有不同程度的影响。

一、临床因素

1. 年龄   年龄不是影响结直肠癌预后的主要因素, 但是国外的研究资料表明青年患者同老年患者相比, 其 5 年生存率明显偏低。Dukes A 期和 Dukes B 期的年轻结直肠癌患者与相同分期下的老年患者比较, 其预后相对较好, 但是 Dukes C 期和 Dukes D 期的年轻结直肠癌患者, 其预后明显变差。同老年患者比较, 年轻患者大都分期较晚, 病理类型、组织学分级等较差。黏液腺癌、低分化癌较多见, 淋巴结转移较多见。一般认为年龄小的结直肠癌患者预后差, 尤其是 30 岁以下的青年患者为著。天津市肿瘤医院 1 675 例结直肠癌患者预后单因素分层分析显示, 与其他年龄组比较, 30 岁以下组预后明显不良, 且均具有统计学差异。具体分析表明, 青年人临床症状不明显, 确诊时绝大多数为Ⅲ、Ⅳ期病例。30 岁以下组中预后最差的低分化腺癌和黏液细胞癌分别占 27% 和 43.5%, 而 30 岁以上组中两者仅占 6.3% 和 5.5%。国内浙江大学肿瘤研究所 30 岁以下患者 5 年生存率为 31.9%, 65 岁以上者为 69%。上海市肿瘤医院青年组和中老年组的 5 年生存率分别为 21.83% 和 2.97%。

2. 性别   研究表明, 女性结直肠癌患者的预后优于男性患者, 但性别并不是影响结直肠癌预后的独立因素。Nguyen 等的研究表明, 男性结直肠癌患者的分期更晚, 可能与预后较差有关, 造成这种现象的确切原因尚不清楚, 一般认为男女由于解剖生理差异, 免疫方面的差异以及对手术的反应存在一定的差异性, 所以男女患者的预后有所不同。浙江大学肿瘤研究所 743 例结直肠癌多因素分析显示, 65 岁以上组中女性 5 年生存率明显优于男性 (69% *vs.* 60%, *P*<0.01)。本组资料显示女性患者的生存率明显优于男性, 这一现象在直肠癌中表现更明显。结肠癌病例中, 女性患者的 10 年生存率略高于男性。

3. 发病部位   结直肠癌的发病部位也影响预后, 一般认为结肠癌患者的预后优于直肠癌。本组资料显示, 两者

的中位生存时间分别为 (80.19±1.87) 个月和 (72±6.48) 个月。前者的 5 年和 10 年生存率均高于后者 15 个百分点。另外, 有人报道下 1/3 直肠癌患者的预后较差。

4. 病程   病程是结直肠癌预后的独立影响因素。能够早期诊断、早期治疗的肿瘤患者, 其预后较晚期患者来说一般较好。同时, 无症状 (普查发现等) 患者的预后显著优于有症状者。出现临床症状后症状期的长短亦与预后有一定关系。笔者医院 952 例直肠癌资料显示, 患者的预后与长期生存率 (尤其是 10 年生存率) 有一定的相关性。患者症状期不足 30 天、1～3 个月、3～6 个月、6～12 个月以及 1 年以上者的 10 年生存率分别为 56.81%、50.36%、33.91%、34.53% 和 23.37% (*P*=0.094 3)。所以, 笔者建议将便常规、潜血试验以及指诊作为常规的检查, 以其能够早发现、早诊断、早治疗。

5. 体重下降   体重下降是大多数恶性肿瘤的早期表现, 但却往往被忽视掉。研究表明, 体重下降是影响直肠癌预后重要因素之一。体重下降是机体对体内肿瘤存在的一种重要反应, 进行性下降往往预示着预后及生活质量较差。

6. 吸烟   吸烟是结直肠癌发病以及进展的一个危险因素, 研究者 Munro 等将 284 例术后接受综合治疗的结直肠癌患者分为吸烟、戒烟和不吸烟人群, 其 5 年生存率结果提示, 吸烟人群与戒烟人群、不吸烟人群相比有明显差异; 而戒烟人群与不吸烟人群之间则无明显差异。所以, 不吸烟或早期戒烟对提高结直肠癌患者的预后起着重要的作用。

7. 肿瘤的直径   肿瘤的直径越大, 预后越差。本组资料的单因素分析显示, 肿瘤直径小于 4cm、4～8cm 及大于 8cm 的 3 组间具有非常显著的差异。

8. 围手术期输血   一般认为输血可以降低患者的免疫力、增加术后感染性并发症的发生率, 进而对预后产生影响。本组 723 例结肠癌资料的单因素分析显示, 围手术期未输血和输血 400ml 及输血≥800ml 组间患者生存率的差异有统计学意义

9. 肿瘤的病理类型   有人将组织类型分为 3 大组, 即高分化组 (高分化腺癌和乳头状腺癌)、中分化组 (中分化腺癌和黏液腺癌)、低分化组 (印戒细胞癌和未分化癌), 其 5 年生存率分别为 70.3%、49.6% 和 26.6%, 差异具有统计学意义。肿瘤细胞的分化程度和恶性程度与生物学行为密切相关, 癌细胞分化程度越低, 淋巴结转移率越高。本组 1 675 例结直肠癌患者的单因素分析证实, 肿瘤的病理类型是影响患者预后的非常显著的因素。多因素分析证实, 病理类型是直肠癌患者预后的独立影响因素。

10. 肿瘤的病理分期   在众多因素中, 肿瘤的病理分期是影响患者生存的最主要因素。而决定肿瘤病理分期的三要素也同样是影响预后的最主要因素。肿瘤浸润肠壁的深度同预后关系紧密, 浸润越深, 预后越差。有研究者发现浸润深度是结直肠癌的独立预后因素, 未浸透浆膜与浸透浆膜者 5 年生存率分别为 86% 和 50%, 差异有统计学意义。结直肠癌淋巴结转移与否、转移的数量和转移部位同

预后关系密切。Rosenberg 等研究表明，未发生淋巴结转移的结直肠癌患者 5 年生存率为 87%，随着淋巴结转移数的增加，其 5 年生存率分别为 60.6%、34.4%、17.6% 和 5.3%。近年来，也有不少研究人员引入了淋巴结转移度（lymph nodes metastatic ratio，LNR）作为评价淋巴结转移状况的标准，随着 LNR 的降低，患者预后显著改善。另外，若脉管发生浸润，其 5 年生存率明显下降。癌栓的形成往往预示着肿瘤处于晚期，预后较差。

11. 肿瘤的根治度　单因素及多因素分析均显示，肿瘤的根治度是影响患者预后的非常显著的独立因素。从对直肠癌病例的分析中发现，R1 术的疗效虽然在近期明显优于 R2 术，但是其远期（5 年）疗效几乎等同于 R2。因此，在手术过程中应该尽力避免 R1 术，争取达到 R0。必要时可以采取联合脏器切除，以求达到 R0 要求。研究表明，通过联合脏器切除，患者的疗效远优于 R1 和 R2 术。

12. 尿糖水平　有研究证实，尿糖水平是结直肠癌预后的一个独立影响因素，同时也影响着结直肠癌术后放化疗的疗效，这种机制可能同高糖血症情况下，肿瘤能够获得更多的能量供给有关。

二、生物学因素

1. 癌胚抗原（CEA）　结直肠癌患者术前 CEA 水平随肿瘤的临床分期而升高，术前 CEA 值是影响患者预后的独立因素（$P=0.000\ 1$）。术后 CEA 水平再度升高者，肿瘤复发的危险极高，根据 CEA 引导的二次探查手术时，95% 的病例可以发现复发病灶。一般认为，术前血清 CEA > 5μg/L 的患者 5 年生存率明显小于 CEA≤5μg/L 的患者。

2. DNA 异倍体　结直肠癌标本中 DNA 异倍体的含量与肿瘤的分化程度及临床病理分期呈负相关。肿瘤分化越差，分期越高，异倍体含量越高。而异倍体患者的 5 年生存率仅为 19%。目前，用流式细胞术来检测 DNA 含量分析已被广泛用于结直肠癌的预后判断。

3. 其他生物学因素　目前研究提示一些分子学标记物能够作为判断预后的独立指标。*p53* 是一种抑癌基因，对细胞生长起负调节作用，其突变是结直肠癌形成的早期事件之一。其中，结直肠癌中的突变率为 60% 左右。*p53* 发生突变的结直肠癌患者预后较差。天津市肿瘤医院谢宗佑发现，结直肠癌 Dukes C 期肿瘤组织中 MMP-9 蛋白的表达明显高于 Dukes A 期及 Dukes B 期，肿瘤浸润越深，MMP-9 蛋白的表达越高。有淋巴结转移的结直肠癌患者 MMP-9 蛋白阳性表达率明显高于无转移患者。MMP-9 蛋白可作为预测结直肠癌侵袭转移及预后的独立指标。P 糖蛋白（P-glycoprotein，P-gp；MDR1 的产物）基因在肿瘤细胞中的表达是 MDR 的机制之一。P-gp（+）患者手术后生存率高于 P-gp（-）者。另外，肿瘤组织内精胺（spermine）水平影响肿瘤的生物学行为，也是结直肠癌患者的显著预后影响因素。进展期结直肠癌患者血浆中血管内皮生长因子（vascular endothelial growth factor，VEGF）水平显著增高，可以作为预后预测指标。VEGF 高的病例需要包括化疗和生物治疗在内的进一步辅助治疗。肿瘤内微血管密度（intratumoral microvessel density，MVD）与显著的淋巴细胞浸润有高度相关性，因此可以间接作为结直肠癌预后影响因素之一。

4. 微卫星不稳定性　近些年来，MSI 的研究越来越受到重视，研究表明高度微卫星不稳定的结直肠癌患者较低度微卫星不稳定和微卫星稳定的患者具有更好的预后。有资料表明，MSI（+）的结直肠癌患者术后 5 年生存率较 MSI（-）患者高。

三、心理因素

对于结直肠癌患者，尤其是造口患者来说，内心的压力可想而知。伴随着这种压力，自卑、焦虑、抑郁、否认等各种负面情绪随之而来，甚至伴有轻生念头。这些不良情绪都会带来患者机体上的紊乱，譬如失眠、恶心、呕吐、疼痛等，对其预后产生了负面影响。所以，对结直肠癌患者尤其是造口患者进行术前、术后的心理辅导和心理干预是必要的，有助于促进患者的预后。

（胡　均）

第 10 节　结直肠其他常见肿瘤的诊治

一、直肠息肉样病变

（一）家族性腺瘤性息肉病

家族性腺瘤性息肉病（familial adenomatous polyposis，FAP）是一组常染色体遗传病。FAP 最主要的基因缺陷为 FAP 位于 5q21 的 *APC*（adenomatosis polyposis coli）基因变异。近年来发现一种 *MUTYH* 基因突变，也可导致较轻的腺瘤性息肉病，属于隐性遗传。

家族性腺瘤性息肉病的发病率约为出生人口的 1/1 万，15%～20% 的患者无家族史，典型的 FAP 患者在少年期结直肠内出现成百上千的腺瘤性息肉为主要特征，约 8% 的患者结直肠内息肉不到 100 个，且发病年龄较晚，称为减弱型 FAP（attenuated FAP，aFAP），多数患者在青少年时期发病。随着年龄的增长，息肉数目增多，体积增大，癌变危险性增高，最终 100% 将发展成为恶性肿瘤。癌变可为多灶性、同时性，且通常转移早、预后差。家族性腺瘤性息肉病患者可有腹部不适、稀便、便次增多、黏液脓血便等消化道息肉引起的多种临床表现。先天性视网膜色素上皮增生是本病的特征性表现之一，且可先于消化道的病变和症状出现，其对早期诊断家族性腺瘤性息肉病的敏感性和特异性均很高。而且，眼底检查可靠、方便，无痛苦，易于被患者接受，可用于对患者家系进行普查。家族性腺瘤性息肉病的诊断标准是结肠腺瘤性息肉超过 100 个，对于腺瘤少于 100 个的患者，可结合家族史和视网膜色素上皮增生等结肠外病变进行诊断。由于息肉多在 40 岁以前发展为恶性肿瘤，对家族性息肉病家族史人群，建议从儿童时期起定期接受结肠镜检查。手术治疗仍是唯一的有效解决方法。家族性腺瘤性息肉病原则上应行结肠直肠全部切除术，特别应强调的是争取在癌变前即行手术治疗，彻底防止癌变。手术方法主要有以下3种类型，即永久性回肠造口术、保留直肠、保留肛门括约肌。因后两种手术方法仍有可能发生癌变，所以术后需密切随访。《欧洲家族性腺瘤性息肉病处理指南（guidelines for the clinical management of familial adenomatous polyposis）》推荐的基本术式为全结肠切除回直肠吻合（IRA）和全结直肠切除回肠造袋肛门吻合（IPAA）。IRA 手术简单，并发症少，术后功能好，但不适用于直肠内息肉多者。IPAA 无直肠癌变危险，但手术较复杂，技术要求较高，且女性术后生育能力可能下降。直肠内息肉多，>15 个者宜选择 IPAA。由于 IPAA 对生育可能造成影响，故未育妇女最好不作 IPAA。腹部韧带瘤发生后影响肠系膜伸展，若以后要将 IRA 改为 IPAA 时会有困难。因此，对有韧带瘤家族史、基因检测 1444 以远突变的发生韧带瘤的高危患者，宜采用 IPAA。总之，术式选择应综合考虑患者年龄、直肠内息肉的数量、是否需要生育、发生韧带瘤的危险性以及基因分析突变位点的信息。术前应将本病的自然病程、各种术式的利弊与患者及其家属进行讲解和讨论。关于手术时机，一般认为如有大量>5mm 的息肉，或活检证明有重度不典型增生时应及时手术，通常以 15～25 岁为宜。由于直肠残端的长度和息肉恶变的危险成正比，所以保留的直肠不宜过长，一般不要超过 10cm。

家族性息肉病患者常发现肠外部位的疾病和肿瘤，包括壶腹周围癌、甲状腺肿瘤、骨瘤和表皮样囊肿等。

一部分患者中会出现 Gardner、Turcot 和 Oldfield 综合征。Gardner 综合征特征性表现为多发性骨瘤，还包括肠系膜或腹壁的硬纤维瘤样变、脂肪瘤或纤维瘤等。Oldfield 综合征为家族性息肉病伴有表皮样（皮脂腺）囊肿。Turcot 综合征是指同时伴有恶性神经上皮来源的中枢神经系统的肿瘤的家族性息肉病。

（二）黑斑息肉综合征（Peutz-Jeghers syndrome，PJS）

Peutz-Jeghers 综合征是以特定部位的皮肤黏膜色素沉着斑、胃肠道多发息肉、家族遗传性为主要特点的常染色体显性遗传病，符合孟德尔遗传规律，全人群发病率大约在 1/20 万，属临床少见病，为一种肿瘤易感综合征，肿瘤发病率约在 23%。患者主要因胃肠道息肉引起的急、慢性并发症及合并肠道内、外的恶性肿瘤而就诊。PJS 息肉的病理类型主要为错构瘤，其特点是包绕和组成腺体的平滑肌层增生，且由于扭转和梗阻，息肉上皮组织被插入到黏膜肌层以下，从而导致"上皮错构"，各种细胞发育良好，分化正常。1980 年以前认为错构瘤恶变的概率为 2%～3%，随着临床报道病例的增多和研究的深入，越来越多的证据表明 PJS 患者的肿瘤发病率比一般人高 18～20 倍，总的肿瘤发生率在 23%。PJS 的致病基因定位在 19 号染色体短臂（19p13.3）的 STK11 基因（也称 LKB1）。目前国内外尚没有根治 PJS 的手段，治疗主要是为了减轻症状，减少并发症及合并症带来的损害。对于皮肤黏膜色素沉着斑，影响外观，有美容要求者，可施行液氮冷冻术、面部磨削术、颊黏膜游

离移植术、激光治疗等。至今未发现有色素斑恶变者。PJS 主要危害来自胃肠道息肉引起的并发症及合并恶性肿瘤，息肉切除后容易复发，合理、规范的随诊计划有利于减少疾病带来的危害，改善患者预后。目前尚无国际上公认的随诊时间表。

PJS 患者随诊方案可为：①8 岁后每 2 年行胃镜、肠镜和全消化道钡餐各 1 次，有条件者行胶囊内镜或小肠镜检查。对于小肠息肉大于 2cm，结直肠与胃息肉大于 1.5cm 者，予以切除。其间有并发外科急腹症者，随诊间隔改为 1 年。②20 岁后男性患者每年行睾丸检查 1 次，女性患者每年行子宫、卵巢及乳腺检查 1 次，已婚女性加宫颈刮片细胞学检查。③30 岁后每年行腹部超声检查，了解肝脏、胰腺情况；胸部 X 线检查了解双肺情况；有条件者 2 年行内镜超声检查 1 次。发现恶性肿瘤者，行根治术治疗，术后按相关肿瘤随诊。

（三）青年性息肉病综合征（JPS）

JPS 是胃肠道发生 10 个或更多个青年性息肉的先天性综合征。不像单发的散发性青春期息肉，家族性青春期息肉几乎都会复发。患者平均发病年龄为 9.5 岁，最大不超过 30 岁。排除可见于其他错构瘤综合征的肠外损害后，可诊断此病。JPS 患者有 12 倍的结直肠发生危险性。其他与 JPS 相关的癌症为胰腺、胃和十二指肠癌。

典型的症状为直肠出血，但伴发大量息肉，患者可表现为蛋白丢失、营养不良、恶病质和发育不良，最典型发生在人出生的前 10 年。大的息肉可产生梗阻和改变大便习惯。结直肠癌发生的平均年龄为 34 岁，因此肿瘤产生的贫血和梗阻可能是后期的症状。特别对于先天性 JPS 很少发生其他表现，但包括心血管畸形、脑水肿、肠转位不良、Meckel 憩室、肠系膜淋巴管瘤、头骨畸形、上腭裂和多指（或趾）畸形。

一些 JPS 患者需要反复的息肉切除，特别是症状不严重或只有少量的息肉。如果有严重的症状，例如发育不良，结肠切除术和回肠肛管吻合术成为必要。对于癌，增加的异时重复癌危险性使结肠切除术是一种选择。结肠切除术后，对直肠的持续检测对防止息肉复发是必要的。

（四）腺瘤（adenomas）

根据病理形态，可以分为管状腺瘤（息肉样腺瘤、腺瘤样息肉）、管状绒毛样腺瘤（混合性腺瘤）和绒毛样腺瘤（绒毛乳头状瘤），分别占腺瘤的 75%、15% 和 10%。病变多发于结肠脾曲的远端。Patel 等对 1 659 例腺瘤患者结肠镜检，发现仅见于左半结肠者占 44%，仅见于右半结肠者占 24.5%。

患者如发现结直肠腺瘤，应接受全结肠检查，并切除息肉以明确诊断。带蒂息肉可通过内镜安全、完整地切除。切除广基息肉时，为达到完整切除，则有穿孔的危险。必要时，考虑手术切除。

非激素抗炎药舒林酸（sulindac）治疗可有效抑制腺瘤的生长。Tonelli 等报道，平均使用舒林酸（每天 200mg）48.6 个月，近端和远端结肠腺瘤数量分别减少到对照组的 1/8 和 1/3。停药后患者腺瘤数量仍少于对照组。腺瘤的体

积减小和分级亦有所改善。此外，也有舒林酸减少家族性息肉病患者腺瘤数量报道。但息肉完全消退的病理很少见，偶有疾病快速生长的报道。

二、上皮来源的肿瘤

（一）神经内分泌癌

肺外小细胞癌非常少见。组织学为神经内分泌分化。镜检常发现燕麦细胞。电镜检查看到神经内分泌型核心致密的颗粒。Gaffey 根据临床病理特点，建议将结直肠神经内分泌肿瘤分为小细胞型、中间型和中度分化型。其中，中间型和中度分化型容易和腺癌混淆。但不同分型间临床过程没有发现明显差异。对于同样为神经内分泌肿瘤的类癌，一般只将其定义为分化较好的良性或低度恶性肿瘤。此病预后差于同样分期的腺癌患者。

临床表现和腺癌相似，包括出血、大便习惯改变、体重下降等。85% 患者确诊时发现转移，肝脏为最常见的转移部位。主张手术、放疗联合治疗，化疗一般以肺小细胞癌化疗方案为基础。

（二）Bowen 病

Bowen 病是一种上皮内鳞状细胞癌，生长缓慢。一般老年人多发，也有报道可能和年轻人的湿疣病变有关。

患者表现为肛周烧灼、刺痒感和出血等。通常由于肛周小手术病理检查时偶然发现。检查时可发现细小的红斑样病变，表面有鳞状斑。病变表现为湿疹或肛门瘙痒慢性刺激。表面溃疡提示侵袭性癌。病变不加治疗，近 10% 发展成鳞状细胞癌，35% 会发生转移。

治疗以局部广泛切除为主。术中多点切检，冷冻检查，以期完整切除。皮肤缺损过大时需皮肤移植，复发时再次手术切除。

（三）肛周 Paget 病

患者发病在 60～70 岁，女性占多数，来源于顶浆分泌腺的上皮内部分。Paget 病最后不一定发展成癌，如果不治疗，在病变发展为癌之前将经历相当长一段时间。

临床表现为难以控制的局部瘙痒，体检可发现红斑、湿疹样变。组织学检查常发现 Paget 细胞。这些细胞为大的灰白细胞，偏心的细胞核。整个胃肠道必须做仔细检查，因为 Paget 病的邻近部位常伴发其他肿瘤，特别是结直肠腺癌。

治疗以多点活检，冷冻检查后，局部广泛切除为主。单纯的局部切除容易复发。腹部会阴联合手术仅限于少数活跃病变引起的侵袭性癌。只有腹股沟淋巴结阳性患者需要淋巴结清扫。最常见的转移部位包括腹股沟和盆腔淋巴结，然后是肝脏、骨骼、肺、肾上腺等部位。有时尽管积极治疗，仍无法防止转移。因为部分患者可能出现远期复发，需要长期随访，至少 5 年以上。

（四）基底细胞癌

基底细胞癌生长于肛缘周围，生物学特性和其他部位的基底细胞癌相似，男性多发。表现为边缘隆起、中央溃疡病变。治疗以局部广泛切除为主。如皮肤缺损过大，可皮肤移植。病变范围较大时，可考虑腹部会阴联合手术。肿瘤很少转移，局部复发率为 30% 左右。

（五）恶性黑色素瘤

约占结直肠肿瘤的 0.05%。男女比例为 1∶1.72。平均年龄为 66 岁。男性发病年龄低于女性（57 岁 *vs.* 71 岁）。肛管恶性黑色素瘤占肛管肿瘤的 1%～3%，是除皮肤和眼睛外全身第 3 高发部位。

常发于肛管靠近齿状线部位，肿瘤沿黏膜下生长，逐渐引起症状。患者表现为疼痛、出血和肛管肿物，常误诊为栓塞型痔疮。多数恶性黑色素瘤为无色素或少色素息肉样病变。恶性黑色素瘤通过淋巴或血行转移，淋巴转移多经系膜淋巴系统。多数患者诊断时已有淋巴转移。血行转移部位多为肺、肝脏和骨组织。

肿瘤范围常超过切除范围，局部扩大切除和腹部会阴联合手术生存率无明显区别。根治性切除可有效地控制局部病变的发展，预防性淋巴结清扫没有意义。淋巴结清扫仅限于腹股沟淋巴结阳性患者。化疗基本无效。总体预后较差，5 年生存率低于 20%。男性生存率高于女性（1 年，62.8% *vs.* 51.4%；2 年，40.6% *vs.* 27.7%；25～40 岁的年轻患者预后较好）。

（六）鳞状细胞癌

肛缘皮肤鳞癌和其他部位皮肤鳞状细胞癌相似。齿状线和肛门缘之间的鳞癌多属高分化鳞化病变，和皮肤鳞癌相近。肛管鳞癌生长活跃，容易转移。

多见于男性，主要表现包括出血、痛痒和里急后重等症状。直肠指诊可触及肿物。肿物边缘外翻，中心形成溃疡。常伴有湿疣样的病变或慢性肛瘘。肿瘤缓慢生长，转移较晚。

病变较小时，可行局部广泛切除。联合放化疗可使较大病变缩小。疾病导致大便失禁或保守手术后肿瘤复发时，可考虑腹部会阴联合手术。8%～40% 的患者同时腹股沟淋巴结转移，切检阳性患者应行淋巴结清扫。

病变小于 5cm 者预后较好，5 年生存率为 60%～80%。

（七）腺鳞癌或腺棘癌

美国 SEER 流行病调查复习 1973—1992 年 145 例腺鳞癌病例发现，腺鳞癌占结直肠恶性肿瘤的 0.06%。平均年龄为 67 岁。84% 患者为高加索人，15% 为非洲后裔，仅 1% 为其他人种。53% 位于乙状结肠、直肠和肛管，28% 位于升结肠，其余位于横结肠。

腺鳞癌多发生于肛管腺柱状上皮或经久不愈的肛门直肠瘘。表现为肛周疼痛、胀，并常发现脓肿和肛瘘。治疗以腹部会阴联合手术加放疗为主。

A 和 B_1 期腺鳞癌和腺癌生存率相似；B_2 到 D 期的 5 年生存率明显低于腺癌。总体仍低于腺癌水平，5 年生存率为 30.7%。

三、淋巴组织来源的肿瘤

淋巴瘤（lymphoma）不足结直肠肿瘤的 1%，却占胃肠道淋巴瘤的 10%～15%。大多数发生在盲肠和直肠。所有淋巴瘤均为非霍奇金淋巴瘤，包括 B 细胞和 T 细胞。免疫组化提示大多数为 B 细胞型。非霍奇金淋巴瘤可在儿童和成人中发病。

结直肠淋巴瘤常表现为肿物、梗阻症状或出血，临床症状和结直肠腺癌难以区分。诊断结直肠淋巴瘤，首先必须病理证实并除外其他部位的淋巴瘤存在，如无全身淋巴结肿大、肝脾肿大、白细胞计数及骨髓异常等。

结肠淋巴瘤一般首先选择手术治疗。完整手术切除可以控制局部生长及梗阻、出血和穿孔等消化道并发症。术中通过淋巴结、肝脏和脾切除来对淋巴瘤分期，以指导术后放化疗。

部分学者主张对低分化淋巴瘤、因肿块较大或淋巴转移不能完整切除患者实施放射治疗。具体疗效不清。早期化疗仍存在争议，但对于进展期或病理表现出侵袭性的肿瘤，应予化疗治疗。对直肠受累患者，放疗似乎是良好的选择。单独放疗难以获得长期生存，应考虑手术和放疗联合治疗。

预后取决于肿瘤的分期。根治性切除后5年生存率约为50%。儿童患者的预后较好。

四、间叶肿瘤

直肠间质瘤约占直肠恶性肿瘤的0.5%、胃肠道间质瘤的7%。

肠内超声检查对明确诊断非常有效。CT扫描影像上胃肠间质瘤和其他肿瘤无明显差别，表现为分叶状、质地均匀的软组织影，强化后有不均匀的增强。MRI为均匀中等信号强度的T_1相及不均匀高强度信号的T_2相。

肿瘤经常有假包膜。肿瘤位置可以在黏膜下、腔内或浆膜下。肿瘤切面可为灰/白色、红/褐色，根据是否出血而不同。瘤体可为实性、囊性或囊实性。细胞形态表现为多样性，主要为梭形细胞（60%～70%）或上皮样细胞（20%～30%），或两者混合构成。细胞核亦为多形性。部分肿瘤中可见核分裂象。

免疫组化特征：SMA、MSA不同程度表达。Desmin大多阴性。CD34和CD117在多数GIST中阳性表达。Miettinen等认为，CD117强表达可以定义大多数GIST。而CD34和SMA在不同部位可有不同的表达特点。10个高倍视野超过1个核分裂象，以及肿瘤体积超过5cm，预示不良预后。

目前普遍认为，放化疗对此病无明显效果。完整切除可减少局部复发，仍然是肿瘤治愈的唯一机会。分化良好的肿瘤5年生存率为66%，分化差的肿瘤为22%。

五、神经来源肿瘤

神经鞘瘤（Schwannoma）男女发病率相似。常见的发病部位依次为盲肠、乙状结肠、横结肠和直肠。肿瘤常为息肉样腔内病变，伴有黏膜表面溃疡。主要症状包括出血、梗阻和腹痛等。病理形态多为梭状细胞型，常见局灶性核异性，核分裂象不超过5个/50HPF。所有肿瘤S-100蛋白强阳性。部分患者发现CD34（+）细胞，CD117阴性。

结直肠神经鞘瘤表现为良性生长，和神经纤维瘤病无关。

六、阑尾肿瘤

阑尾肿瘤非常少见，约占肠道肿瘤的5%，多为探查或阑尾炎手术中偶尔发现，手术时常难以确诊。对于阑尾肿瘤，尚无统一的分类标准。Connor等报道，在7 970例阑尾切除术中，肿瘤约占0.9%。其中，类癌占0.52%，恶性肿瘤占0.25%，良性肿瘤占0.12%。根据SEER（National Cancer Institute's Surveillance，Epidemiology and End-Results program）1973—1998年美国流行病学调查，将阑尾恶性肿瘤分类为黏液性腺癌、结肠型腺癌、印戒细胞癌、恶性类癌和杯状细胞类癌。阑尾恶性肿瘤年发病率约为0.12/100万。恶性类癌发病年龄明显低于其他类型，女性发病率高于男性。结肠型类癌男性比例较高（表5-14）。同时性或异时性结直肠肿瘤有较高的发病率，其中类癌为10%，良性肿瘤为33%，继发性恶性肿瘤为55%，原发性肿瘤为89%。

（一）阑尾类癌

阑尾类癌占阑尾肿瘤的50%～85%、肠道类癌的40%、所有类癌的20%，女性较男性发病率高，男女比例为1:(2～4)，平均年龄为38岁，发病高峰段为15～29岁。欧美国家近年来的年发病率为0.15/10万。类癌是神经外胚层来源的肿瘤，属于APUD系统。类癌和其他神经内分泌肿瘤，如黑色素瘤、嗜铬细胞瘤等有近似的组织细胞特性。电镜下，类癌细胞内有高电子密度的神经内分泌颗粒。类癌分泌多种生物活性肽，如神经元特异性烯醇化酶（neuron specific enolase，NSE）、嗜铬粒蛋白A和C（chromogranin A、C）、5-羟色胺、5-羟色氨酸（5-hydroxytryptophan，5-HTP）等。

70%～90%的阑尾类癌为阑尾炎阑尾切除时偶然发现的。一般没有特异性的临床表现。类癌经常需要组织学检查，免疫组化有助于鉴别和分类，临床上最常使用的是特征性的银染。结合新的检测指标如神经元特异性烯醇化酶（NSE）和嗜铬粒蛋白A，使诊断的准确性大大提高。

类癌综合征是5-羟色胺过度生成而引起的一系列症状。但较少发生于阑尾，除非出现远处转移。检测5-羟吲哚乙酸（5-hydroxyindoleacetic acid，5-HIAA）是临床最常用方法。24小时尿5-HIAA的正常上限为6～10mg。文献报道，此方法对类癌的敏感性大约为73%。血小板血清素和

表5-14　阑尾恶性肿瘤患者情况

种类	黏液腺癌	结肠型腺癌	印戒细胞癌	恶性类癌	杯状细胞类癌
例数/例	613	411	70	324	227
平均年龄/岁	60	62	58	38	52
男:女	1:1.03	1:0.68	1:1.18	1:2.64	1:0.94

血浆嗜铬粒蛋白 A 水平检查可提高诊断特异性。

对于部位不明的类癌综合征可通过超声检查、CT、MRI、内镜、动脉造影、取静脉血检查活性肽水平等手段，进行类癌的诊断和定位。新的核素检查如 ^{125}I-间碘苄胍 (metaidobenzylguanidine, MIBG) 和生长抑素受体闪烁扫描 (somatostatin receptor scintigraphy, SRS) 已用于临床。^{125}I-MIBG 可通过钠离子依赖神经元泵被类癌细胞吸收浓缩而显影。敏感性为 55%～70%，特异性可达 95%。生长抑素受体可在多数原发和转移类癌中表达。SRS 技术利用 (^{111}In-DTPA-Dphe) 奥曲肽 (生长抑素合成衍生物) 和生长抑素受体特异性结合使肿瘤显影，检查结果没有假阳性。SRS 在诊断微小病变和评估肿瘤范围时有明显优势。

约 95% 病变表现为良性。确诊时有 64.3% 为局限性病变，直径小于 1cm。此类患者 5 年生存率为 94%。局部侵犯和远处转移病例 5 年生存率分别为 84.6% 和 33.7%，全体 5 年生存率为 85.9%，全身类癌病变中最高。原发肿瘤的大小和转移情况直接影响预后。类癌综合征的出现常伴有巨大肿物或远处转移，表明疾病进入晚期。部分患者中 5-HIAA 值变化和肿瘤的大小呈正相关，因而可以反映疾病的发展程度。

手术仍然是唯一的可治愈肿瘤的方法。由于原发肿瘤的大小将决定转移的机会，临床上一般根据肿瘤情况决定手术范围。对于肿瘤直径小于 1cm、无转移迹象的，通过单纯的阑尾切除术可以治愈。而直径超过 2cm 的肿瘤、系膜或淋巴结受累、病理发现切端阳性或提示核分裂象较多以及发现黏液组织的，需接受标准的肿瘤根治术，即右半结肠切除加淋巴结清扫。直径界于 1～2cm 的肿瘤，大多倾向于实施回盲部切除，以保证足够的切缘。对于进展期肿瘤，姑息性减瘤手术仍然有临床意义。肿瘤的切除不仅可有效缓解局部症状，而且通过减少活性肽类的分泌而改善类癌综合征。对肝脏转移瘤实施手术以及介入化疗、血管栓塞等治疗，都有助于延长生存时间。放疗可以有效改善症状，但不能提高生存率。关于化疗，目前普遍认为无论单用或联合用药对类癌患者都无效。

抗激素治疗：近来多组有关生长抑素合成衍生物奥曲肽 (octretid) 治疗类癌临床试验报道。100～200μg、3 次 /d 的剂量可以有效控制症状，并延缓肿瘤生长。

美国国家癌症网络指导治疗研究中心陈述，对<2cm 的阑尾类癌患者行单纯阑尾切除，对>2cm 的阑尾类癌有浸润患者行右半结肠切除和减瘤手术，术后 3 个月随访，包括体检、腹部 CT、标记物 5-HIAA 和嗜铬粒蛋白 A 测定，对于有转移的患者，应用生长激素类似物如奥曲肽可以减轻阑尾类癌的症状。

（二）阑尾腺癌

阑尾腺癌占胃肠道肿瘤的 0.2%～0.5%，占原发性阑尾恶性肿瘤的 4%～6%，占阑尾切除标本的 0.08%～0.2%，男性多见，多发于 40 岁以上，发病高峰年龄为 50～60 岁。多发生于阑尾的根部，呈浸润性生长，恶性程度高。阑尾原发性腺癌是发生于阑尾腺上皮的恶性肿瘤，本瘤极少见，多发生于中老年人，青年人偶见。大致可分三型，即黏液

性腺癌 (囊腺癌)、结肠型腺癌和其他少见型腺癌 (皮革型腺癌，如印戒细胞型癌、硬癌)。有学者分为黏蛋白性腺癌 (黏蛋白囊性腺癌、恶性黏膜囊肿)、杯状细胞型类癌 (GCC)、印戒细胞型腺癌 (SRCC)。也有学者经统计后分为黏蛋白性腺癌 (55%)、结肠型腺癌 (34%)、腺类癌 (杯状细胞型类癌，11%)。症状不明显，患者多表现为急性阑尾炎或右下腹肿物，手术前难以确诊，70% 病例在手术中、手术后经病检得到诊断。阑尾腺癌局部多呈浸润性生长，易致淋巴结转移，浸润程度是决定腺癌治疗的重要因素，对于超过黏膜层的病变、向回盲部及结肠浸润形成肿块、有淋巴结转移者，应行右半结肠切除。由于阑尾腺癌侵蚀行为类似结肠癌，有的学者认为，随同肿瘤一同右半结肠切除是一种治疗的选择。当前大多数学者认为，右半结肠切除应该是所有非良性侵袭性阑尾肿瘤的一种术式，研究指出患者进行右半结肠切除 5 年生存率为 73%，且单纯行阑尾切除术后 5 年生存率是 44%。阑尾杯状细胞类癌 5 年生存率为 55%，有学者陈述 5 年生存率为 60%～80%。有报道阑尾印戒细胞型腺癌发生远处转移、淋巴结转移的概率分别为 76% 和 64%，而结肠型腺癌发生远处转移、淋巴结转移的概率分别为 37% 和 31%，分析后得出印戒细胞型腺癌 5 年生存率为 18%，结肠型腺癌为 42%，黏蛋白性腺癌为 46%，阑尾杯状细胞类癌型为 76%。根据 Seek 收集统计数据，阑尾腺癌中印戒细胞型腺癌 5 年生存率为 18%，远处转移时 5 年生存率为 7%。阑尾腺癌术后应常规给予 5-FU (氟尿嘧啶)、MMC (丝裂霉素)、DDP (顺铂) 腹腔灌注化疗或静脉全身化疗，对于合并有肝转移，可行肝动脉栓塞加 5-FU 和 strepozofociz 联合化疗或肝动脉、门静脉 DDS 注射泵内灌注化疗，从而达到提高患者生存率。

（三）阑尾腺类癌

腺类癌和典型的类癌不同，同时由两个干细胞群落发生。转移可单独表现出腺癌、类癌的病理特征或兼而有之。75% 患者表现为急性阑尾炎。部分患者出现双侧卵巢转移。一般肿瘤表现出较强的侵袭性，预后较差。对于局部或淋巴结转移以及分化较差的肿瘤，倾向做右半结肠切除。对女性患者主张双侧卵巢同时切除。

（四）阑尾黏液性肿瘤

起因是阑尾根部因慢性炎性反应而梗阻，阑尾腔内黏液细胞不断分泌黏液，积存于阑尾腔内而形成。阑尾黏液囊肿到一定程度时，黏液细胞则失去功能，不再分泌黏液，而黏液不能正常排出，阑尾逐渐扩张形成膜性黏液性囊肿。有时黏液可以穿透阑尾脏层直至浆膜外，形成壁内黏液湖或阑尾周围黏液性肿块，甚至引起腹膜种植，形成腹膜假性黏液瘤。依据细胞异型及阑尾壁有无恶性腺体侵犯，将黏液性肿瘤分为黏液囊肿、黏液性囊腺瘤和黏液性囊腺癌，实际上三者是一个疾病后连续变化过程。囊肿瘤体积小时，常无任何特异性症状，仅表现为右下腹隐痛，但在囊肿膨胀生长过程中可能会出现阑尾炎、肠梗阻、肠扭转、囊内出血、感染破裂及恶变等多种并发症。术中应遵循无瘤观念，轻柔操作，用敷料将囊肿与周围组织隔开，尽量不使囊肿破裂，避免穿刺和切开探查操作，谨防黏液外溢造成医

源性种植而引起腹膜假性黏液瘤发生。1995年有学者指出腹膜假性黏液瘤分为低级别和高级别,5年生存率分别为84%和6.7%,10年生存率分别为70%和5%。有学者指出,在术中化疗及联合术后周期化疗可提高腹膜假性黏液瘤患者生存率。有学者指出,术中行肿瘤细胞减瘤手术联合腹腔内热灌注化疗也能提高腹膜假性黏液瘤患者生存率。有学者提出,根据病变部位选择手术方式,位于阑尾远端囊肿,选择囊肿在内单纯阑尾切除术,对于囊肿受累阑尾根部和盲肠发生粘连者,应作阑尾和盲肠切除。若囊肿较大,怀疑有恶变的可能时,应行盲肠切除或右半结肠切除。病变局限于阑尾的黏液囊腺癌,可行单纯阑尾切除术。病变累及盲肠或囊壁外发生浸润囊腺瘤,应作回盲部切除或右半结肠切除。手术中一旦发现囊肿破裂,应尽量清除溢出的黏液,用5%甲醛溶液局部固定或用2.5%碘酊灼烧,再用噻替啶冲洗腹腔,可预防腹腔黏液瘤的发生。

(五)腹膜假黏液瘤

腹膜假黏液瘤的概念在1884年由Werth提出,目前一般认为这是一种恶性疾病。临床表现为大量胶冻样物质附着于腹膜和大网膜。此疾病临床发展缓慢,但手术后复发率较高。弥漫性黏液样腹水可能来源于多种肿瘤,包括胃肠道高分化腺癌、阑尾黏液分泌性腺瘤,但多数由阑尾腺癌瘤或黏液囊肿破裂引起。而外科手术中意外的阑尾破裂也是导致肿瘤细胞腹腔内播散的原因之一。

González-Moreno等报道1例内镜切除局限性阑尾黏液囊腺癌,术后9个月发现腹腔广泛种植。这提示腔镜阑尾切除时,可能导致弥漫性腹膜的扩散。对于腔镜手术中怀疑阑尾肿瘤时,应及时转为开腹手术,并强调内镜无损伤切除技术的重要性。

肿瘤进入腹腔后,产生大量腹水。腹水主要被右膈下和大、小网膜的淋巴管吸收,形成胶状黏液。加之腹盆腔的一些解剖结构有利于黏液肿瘤聚集,肿瘤常集中于大网膜、小网膜、盆腔、右膈下、十二指肠悬韧带和结肠旁沟等部位。由于小肠活动性较大,肿瘤很少累及。而胃、结肠活动性较差,有不同程度的侵犯。肝、胆和腹膜壁层相对静止,成为最常受累的脏器。这被称为"再分布现象"。

腹膜假黏液瘤的临床表现不典型。大多数患者腹围不断增加。约30%患者同时发现卵巢肿块,20%~30%发现黏液疝。表现为阑尾炎者并不多见,仅占10%。

CT扫描是腹膜假黏液瘤最有效的检查方法,常可发现特征性的黏液分割现象。由于黏液常聚积在右膈下和肝下间隙,并包围肝脏形成独特肝表面凹凸不平的病理学影像。左膈下及脾表面出现同样征象时,常提示病变晚期。随着疾病发展,小肠被向下压迫、扩张。治疗前血浆CEA和CA19-9可以为阳性,部分手术后能恢复正常。若异常升高,提示早期复发。

Ronett根据病理和预后等,将此病分3类,即弥散性腹膜腺黏液病(diffuse peritoneal adenomucinosis,DPAM)、腹膜黏液癌病(peritoneal mucinous carcinomatosis,PMCA)和中间型(PMCA I/D)(表5-15)。

表5-15   腹膜假黏液瘤的病理分型

弥散的腹膜合剂腺黏液病(DPAM)	缺乏增生上皮细胞;少量不典型增生和核分裂象
中间型(PMCA I/D)	
腹膜黏液癌病(PMCA)	广泛的增生上皮;细胞不典型增生和核分裂象比例高

DPAM表现为多发的黏液样肿瘤附着于腹膜或腹腔脏器表面,一般不侵犯组织脏器。镜下表现为低分化腺瘤样黏液上皮,伴有丰富的细胞外黏液和纤维化,常来源于阑尾腺瘤。PMCA表现为腹膜受累。镜下发现黏液癌的细胞结构特征,伴有细胞外黏液,常来源于胃肠道黏液腺癌。PMCA-I合并有DPAM和PMCA的组织形态特征,常来源于分化良好的黏液腺癌或腺瘤,临床表现和PMCA相似。DPAM和PMCA在病理和预后等方面有明显差异。DPAM的5年和10年生存率分别为75%和68%。PMCA和PMCA I/D患者的5年和10年生存率分别为50%和21%。因此,对于腹膜假黏液瘤,应进行良、恶性分类,区别治疗。

女性常合并卵巢黏液性肿瘤。通过形态学、免疫组化和分子生物学研究,多数学者认为,绝大多数卵巢肿瘤为继发于阑尾的黏液性肿瘤。O'Connell通过人体克隆的黏液基因研究表明,腹膜假黏液瘤可能来源于表达MUC2基因的杯状细胞。由于MUC2基因的过度表达,使大量黏液产生后无法回流而在细胞外聚积形成,并通过MUC2基因谱比较,腹膜假黏液瘤认为来源于阑尾而不是卵巢。MUC2表达水平和肿瘤的恶性程度无关。

有学者对于肿瘤主张行最大限度的减瘤术和必要时的全腹膜切除术。对复发患者再次甚至多次减瘤治疗,以减轻大量黏性腹水引起的腹胀和压迫症状。腹膜切除手术包括大网膜加脾切除、左右上象限腹膜切除、小网膜加胆囊切除、部分或全胃切除及盆腔腹膜和乙状结肠切除,但实际手术操作中非常困难。减瘤手术指数可以用来评价术后肿瘤残留量(表5-16)。

表5-16   减瘤指数

分级	肿瘤残留
CC-0(完整切除术)	无
CC-1(完全减瘤术)	结节<0.25cm
CC-2(不完全减瘤术,中度肿瘤残留)	结节≥0.25cm且≤2.5cm
CC-3(不完全减瘤术,大块肿瘤残留)	结节>2.5cm

肿瘤常在早期就累犯卵巢,破裂的卵泡有利于脱落细胞生长。手术切除阑尾时,宜同时行双侧卵巢切除术。

肿瘤基本位于腹腔内,容易暴露于高浓度腹腔化疗药物中。对于无肝脏和淋巴转移或减瘤手术后患者,积极的腹腔热化疗可望抑制残留肿瘤细胞生长。化疗药物方案包括5-FU、MMC等。

Sugarbaker 对 385 例患者实施减瘤手术加围手术期腹腔化疗。化疗方案：MMC（男性 12.5mg/m²；女性 10mg/m²）术中热化疗。对于 DPAM 和 PMCA I/D 患者，另加 5-FU（650mg/m² 加入 1～1.5L 葡萄糖腹腔透析，连续 5 天）。术后并发症发生率为 27%，主要并发症包括胰腺炎和窦道形成，死亡率为 2.7%。其中 2 例患者死于成人呼吸窘迫综合征（ARDS），分析可能为手术创伤过大导致。所有并发症与腹腔化疗无关。获得完全减瘤（CC-0、CC-1）病理为 DPAM 的患者 5 年生存率为 86%，PMCA I/D 患者 5 年生存率为 50%；不完全减瘤术的患者（CC-2、CC-3）5 年和 10 年生存率分别为 20% 和 0。

但对于积极的减瘤手术治疗仍存在争议。恶性程度较低的肿瘤由于生长缓慢、侵袭性差容易被切除，也可能是完全减瘤手术获得良好效果的原因。而扩大的减瘤术带来的高并发症发生率目前仍无法避免。

由于病理诊断标准仍不统一，关于预后的报道差别较大，5 年生存率为 53%～73%，普遍认为阑尾原发病变的良恶性常决定疾病的转归，早期诊断和治疗可获得较好的疗效。肿瘤较大以及多次手术导致的小肠受累，都将预示预后较差。

七、肛 管 癌

肛管癌约占消化系统恶性肿瘤的 1.5%，占肛门直肠癌的 3.9%，近年来其发病率有逐步增高的趋势。过去认为肛管周围慢性炎症是引起肛管癌的主要病因。腹会阴联合切除术及永久性结肠造口被认为是肛管癌的经典疗法。经过一系列流行病学研究，现在则认为经性生活传播的人乳头状瘤病毒与肛管癌的发病密切相关，放疗联合化疗已经取代手术成为肛管癌的首选疗法。手术仅作为治疗效果不理想患者的补救性治疗措施，或局部复发病例的再处理。本章将重点讨论发生在肛管黏膜的肿瘤。来源于肛缘的皮肤癌其治疗主要是局部切除，另外肛管的腺癌与直肠癌治疗相同之处均不在本章讨论范围。

（一）肛管的外科解剖学

1. 肛管的形态（图 5-83） 肛管是消化道的末端，解剖学上定义为上至齿状线，下至肛缘。但外科将肛管的上界定义在肛管直肠环的上缘，即与肛管内括约肌的上缘处于同一水平，在齿状线上约 1.5cm；下界定在内、外括约肌间沟，简称括约肌间沟。而肛缘的范围是括约肌间沟以下 5cm 的区域。肛管的表面由不同的黏膜上皮所覆盖，从上到下分别是柱状上皮、移性上皮和鳞状上皮。这种连接不是突然发生的，骑跨齿线有一个不固定的区域。除上述三种黏膜上皮以外，还可见黑色素细胞，这一部位通常称为移行区。肛管周围有内、外括约肌围绕，男性肛管前面与尿道及前列腺相毗邻；女性则为子宫及阴道。两侧为坐骨肛门窝，后为尾骨，并有肛尾韧带与之相连。齿状线是胚胎时期内胚层和外胚层交界的一个解剖标志，有其重要的临床意义。

2. 肛管的血液循环和淋巴引流

（1）肛管的血液循环：肛管的动脉是直肠血供的延续，也来自直肠上动脉、直肠中动脉和直肠下动脉。直肠上动脉又称痔上动脉，起源于肠系膜下动脉，其细小分支可分布至肛管内括约肌。直肠中动脉又称痔中动脉，多起自阴部内动脉或臀下动脉，也可直接起源于髂内动脉，其分支主要分布至直肠及肛提肌。直肠下动脉又称痔下动脉或肛门动脉，来源于阴部内动脉，其分支分布于肛门附近的皮肤、肛门外括约肌、肛管以及直肠下部等。此外，骶正中动脉也有分支参与肛管的血供，并且动脉之间存在广泛的侧支循环。因此，手术损伤任何一支动脉，肛管和直肠仍能够从其他动脉得到良好的血供。

肛管的静脉分为内丛和外丛，内丛位于肛管黏膜下和皮下组织，在齿状线以上十分发达。外丛位于肌层外，在齿状线以下较为发达。内、外丛之间有广泛的交通支。内丛又分为痔内丛和痔外丛。痔内丛位于齿状线以上，向上回流入直肠上静脉，汇至门静脉系统。痔外丛位于齿状线以下，向下回流入直肠下静脉，最后汇入下腔静脉。外丛

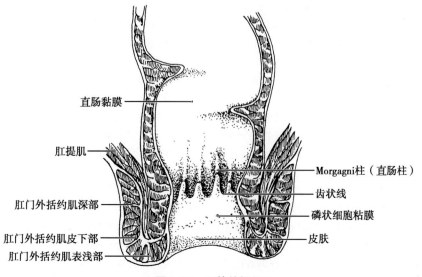

直肠黏膜

肛提肌

Morgagni柱（直肠柱）

齿状线

磷状细胞粘膜

肛门外括约肌深部

肛门外括约肌皮下部

肛门外括约肌表浅部

皮肤

图 5-83 肛管的解剖

主要引流肌层的血液,向上形成直肠上静脉,此外向外侧引流形成直肠中静脉,最后汇入髂内静脉。

(2) 肛管的淋巴引流:肛管部的淋巴引流可分为上方、侧方及下方 3 个方向。目前的研究认为,齿状线上、下的毛细淋巴管相互交通,在齿状线处并不存在明显的分界线。因而过去认为以齿状线为界的上、下途径引流的看法受到了挑战。肛管上方的淋巴引流主要沿直肠上动脉走行,从直肠旁淋巴结汇入直肠上淋巴结,最后到达肠系膜下动脉根部淋巴结。侧方的淋巴引流先到直肠侧韧带的直肠下动脉旁淋巴结,再到盆腔侧壁的髂内淋巴结,侧方还可经肛提肌伴随肛管血管到达髂内淋巴结。下方的淋巴引流主要经会阴或大腿内侧到达腹股沟和股动脉旁淋巴结,最后均汇至髂外淋巴结和髂总淋巴结。由于直肠肛管癌累及腹股沟和股动脉旁淋巴结并不少见,因此在治疗中应当充分认识到肿瘤可能转移的区域,作相应的检查和处理,以达到根治的目的。

(二)肛管癌的病因学和流行病学

1. 病因学　目前对肛管癌的发生机制的研究显示是多方面因素相互作用的结果。

(1) 性行为紊乱:流行病学调查显示,生殖器病毒感染和性生活习惯与肛管癌发生的关系密切。Daling 对照 1978—1985 年结肠癌与肛管癌患者发现,与结肠癌相比,患肛管癌的女性患者多有生殖器疣、疱疹病毒感染和衣原体感染的病史;男性肛管癌患者多是同性恋、肛门性交者及有生殖器疣或淋病病史的患者。这项观察还是在人们认识 AIDS 之前,其后的研究也证实了男性肛门性交与肛管癌的关系。Frisch 对 417 例肛管癌、534 例直肠癌和 554 例正常人群进行了比较研究,发现在女性肛管癌发生的多种危险因素中,10 个以上性伙伴、肛管疣、生殖器疣、淋病和宫颈癌是最危险因素,并且 HIV 感染和性伙伴患有性传播疾病同样是危险因素。30 岁以前就开始肛门性交或有多个性伙伴的女性患肛管癌的危险性增加,男性患者的调查显示出同样的结果。美国和丹麦的学者还发现,女性肛管癌患者患宫颈癌、会阴癌或阴道癌的危险性增加。

(2) 人类乳头状瘤病毒(HPV)感染:研究证实,HPV 感染可引起肛管表皮内新生物,有时可以演变成低度或高度恶性肿瘤,鳞状细胞癌病灶处常可发现 HPV。Frisch 观察 388 例肛管癌患者,其中 88% 发现了 HPV,73% 的侵袭性肛管癌病例中发现了 HPV-16 亚型。此外,近年来又发现了 HPV-6、11、18、31 等亚型。

(3) 免疫抑制:慢性医源性免疫抑制是发生鳞状细胞癌的危险因素。肾移植后使用免疫抑制剂、长期持续的 HPV 感染使患者肛殖区肿瘤发生的危险性增加 100 倍。长期服用激素的自身免疫性疾病患者也有持续感染 HPV 的可能。艾滋病病毒(HIV)阳性患者肛管感染 HPV 的数量是 HIV 阴性患者的 2~6 倍,HIV 阳性患者持续感染 HPV 的人数量是 HIV 阴性患者的 7 倍,并且同时 CD4 淋巴细胞降低。

(4) 吸烟:几项病例对照研究显示,除去性行为紊乱因素,吸烟史使患肛管癌的危险性增加了 2~5 倍。

(5) 其他因素:肛裂、痔、肛瘘、克罗恩病等慢性炎症或物理损伤、癌基因和抑癌基因、11 号染色体、3 号染色体可能均与肛管癌的发生有关,提示肛管癌是多因素作用下的结果,主要致病因素见表 5-17。

表 5-17　导致肛管癌的主要危险因素

主要因素	非主要因素
人类乳头状病毒感染	艾滋病病毒感染
肛门性交史	长期使用激素类药物
性传播性疾病史	吸烟
有超过 10 个性伙伴	其他
宫颈癌、会阴部癌及阴道癌史	
器官移植后免疫抑制	

2. 流行病学　肛管癌的发病率较低,约占消化系癌的 1.5%,占肛门直肠癌的 3.9%。世界范围均有发病,但巴西和印度最为常见。发病的高峰年龄在 50 岁左右,人群发病率每年(0.5~0.9)/10 万,女性多于男性,男女之比为 1:5。流行病学研究显示,其发病与宫颈癌密切相关,提示两者有共同的病因学因素。有一些资料显示近年来发病率有上升的趋势,这种上升被认为是 HPV 多灶性感染的结果。

(三)肛管肿瘤的组织类型和病理分期

肛管由于是内、外胚层交界的移行区域,其肿瘤的组织学来源复杂。根据 1976 年 WHO 颁布的组织学分类法,主要将肛门肛管部肿瘤分为上皮细胞肿瘤、非上皮细胞肿瘤和恶性黑色素瘤 3 种类型。上皮细胞肿瘤是肛门部肿瘤的主要类型,又分为鳞状细胞癌和腺癌两大类,来源于移行区皮肤不同组织类型肿瘤,如一穴肛原癌、基底细胞癌等由于其对放疗、化疗的敏感程度与预后均与鳞状细胞癌接近,故将其均划为鳞状细胞癌一类。为临床应用方便,将肛门肛管部上皮细胞肿瘤分为鳞状细胞癌和腺癌两大类。肛管腺癌可看作是末段直肠腺癌的延续,治疗及预后与直肠癌相似。

鳞状细胞癌是最常见的组织类型,占肛门肛管肿瘤的 80%,来源于齿状线远端大部分是角化的鳞状细胞癌,而齿状线近端多是非角化的鳞状细胞癌。过去认为两种非角化型细胞分别来源于移行细胞和泄殖腔原细胞,而现在则认为是缺乏终末分化的不同的鳞状细胞。角化鳞状细胞癌是由大细胞组成,非角化鳞状细胞癌是由小细胞组成。由于移行细胞和肛门有共同的胚胎学来源,无论是角化的鳞状细胞癌还是非角化的鳞状细胞癌,其形态是相似的,其生物学行为和预后也是相近的。一穴肛原癌源于齿状线以上的移行上皮,多是小细胞、非角化型鳞状细胞癌。从临床资料来看,尽管将其划归鳞状细胞癌,事实上一穴肛原癌可广泛侵犯肛管周围组织,转移早且快,恶性程度高,预后差。而基底细胞癌肿瘤细胞可有不同程度的角化,周围组织及远处转移少,预后良好。

恶性黑色素瘤极为少见,不足肛门直肠部肿瘤的 1%,

主要来源于移行区皮肤的黑色素细胞，该类肿瘤生长迅速，恶性程度极高。早期可有远处淋巴结和血行播散转移，预后差、生存率极低。目前临床上还缺乏理想的治疗方法。非上皮细胞肿瘤主要包括非上皮组织学来源的肉瘤及淋巴瘤，虽有此分类，但临床上却极为罕见。

结直肠癌的 Dukes 分期不适用于肛管癌，目前应用最广泛的是国际抗癌联盟（UICC）和美国癌症协会（AJCC）的分期系统。

1. 原发肿瘤（T）

T_x：原发肿瘤无法评价。

T_0：无原发肿瘤。

Tis：原位癌。

T_1：肿瘤直径<2cm。

T_2：肿瘤直径>2cm 且≤5cm。

T_3：肿瘤直径>5cm。

T_4：肿瘤侵犯邻近器官（阴道、尿道、膀胱），不论肿瘤的大小，肿瘤侵犯括约肌不能划入 T_4。

2. 淋巴结（N）

N_x：区域淋巴结无法评价。

N_0：无淋巴转移。

N_1：直肠周围淋巴结转移。

N_2：存在单侧的髂内淋巴结转移和 / 或腹股沟淋巴结转移。

N_3：直肠周围淋巴结存在转移和腹股沟淋巴结转移和 / 或双侧髂内淋巴结转移和 / 或双侧腹股沟淋巴结转移。

3. 远处转移（M）

M_x：远处转移无法评价。

M_0：无远处转移。

M_1：有远处转移。

4. 分期

Ⅰ期：$T_1N_0M_0$。

Ⅱ期：$T_2N_0M_0$，$T_3N_0M_0$。

ⅢA 期：$T_4N_0M_0$，任何 T、N_1M_0。

ⅢB 期：$T_4N_1M_0$，任何 T、$N_{2\sim3}M_0$。

Ⅳ期：任何 T、任何 N、M_1。

肛管癌的临床分期对制订治疗原则有着重要的意义。现有的资料看来，肛管癌病灶的大小对治疗影响较大。这一点和直肠癌的临床分期有所不同。肿瘤越大，预后越差。直径<2cm 的肿瘤患者 5 年存活率是 72%～83%，而直径>5cm 的肿瘤患者 5 年存活率仅有 24.13%～55.10%。由于近年来肛管癌的治疗已经从外科治疗转为综合治疗，因此，临床分级也从过去仅单纯依靠病理分级改为依照影像、内镜等方法的临床分期。

（四）肛管癌的临床表现及诊断

45% 的患者在患病初期有鲜血便，常被误诊为痔出血；30% 的患者有肛门疼痛或异物感；另有 20% 的患者无肛管直肠症状。大约有 50% 的男性同性恋者有生殖器疣；20% 无类似生活史的男女患者可发现生殖器疣。随着肛管癌病情的进展，患者可出现排便习惯的改变，次数增多、里急后重、大便变细窄及疼痛等临床表现。此外，肛门部瘙痒及分泌物增多也很常见，并且在局部逐渐形成溃疡，有的患者因剧痛而拒绝行直肠指检。当肿瘤侵犯括约肌或外周组织时，可以出现大便失禁、阴道直肠瘘、排尿异常等。当肿瘤转移至闭孔淋巴结及闭孔神经时，可出现顽固性的会阴部疼痛，向大腿内侧放射。腹股沟淋巴结肿大提示有该处淋巴转移。

肛管癌早期缺乏特异性的临床症状，容易误以为痔、肛裂、肛瘘等良性病，而缺乏应有的重视。此外，由于未进行直肠指检或临床医师对肛管癌缺乏正确的认识，也使医源性误诊率居高不下，以致一旦确诊时大部分患者往往已接近晚期而影响了治疗效果。因此，早期局限的病变如肛门瘙痒、异物感、分泌物增多、刺痛、瘢痕变硬、鲜血便，尤其有性生活紊乱及生殖器疣病史患者要注意鉴别诊断，必要时进行活组织检查，这样不仅可以明确诊断，还可以确定肿瘤的病理学类型。直肠指诊是临床上诊断肛管癌最简单、有效的方法。另外，可以发现肿物的大小、质地、恶性溃疡的出血、肛管病变的范围、狭窄程度等。痔是肛门部最常见的良性疾病，大部分学者认为除了可疑病例外，一般无需常规活组织检查。肿大的腹股沟淋巴结有时难与炎性淋巴结鉴别，必要的活组织检查是最可靠的方法，对估计肿瘤的分期及预后都非常重要。

怀疑肛管癌时必须经直肠镜活检，以明确肿瘤的组织学类型，为治疗提供充分的依据。此外，应详细记录病变的确切位置，同时应行钡剂灌肠及纤维结肠镜检查，以排除结肠、直肠同时存在的病变。直肠腔内超声可判断肿瘤侵犯的深度及括约肌受累情况，如提示有直肠旁肿大的淋巴结，可能有淋巴结的转移。另外，胸部 X 线检查、腹腔 B 超检查、盆腔 CT 或 MRI 检查可以除外远处或淋巴结转移，这些资料与临床检查结果相结合，有助于对肛管癌的分期作出初步诊断。

（五）肛管癌的治疗

1. 手术治疗

（1）局部切除：适用于早期肿瘤，直径≤2cm，位于齿状线以下尚未浸润齿状线，活动度良好、无粘连，病理提示肿瘤细胞的恶性程度较低。手术切除的范围至少要包括肿瘤边径 2.5cm 和一部分肌肉，保持括约肌功能。此外，局部切除还可用于放、化疗后残留或复发的肿瘤病灶，以及患者全身情况差而不能耐受根治性经腹会阴联合切除术的患者。

Moshe 等统计了 13 例行局部切除的肛管癌病例，其中 2 例出现局部复发，但病理提示均为 T_2 期的患者。另有 4 例患者由于标本边缘残留癌细胞，于 6 周内行 APR。

（2）经腹会阴联合切除术（abdominoperitoneal resection，APR）：30 年以前 APR 一直是治疗肛管癌的经典疗法。由于肛管的淋巴转移途径可包括向上、两侧以及向下 3 个方向，要求切除腹腔内淋巴结清扫至少应到结肠动脉分支以下平面。男性前方应切至阴囊根部与皮肤交界处，女性切至阴道口与肛门中点。如果肿瘤位于肛管前壁，应合并切除阴道后壁，后方应切至尾骨，两侧至坐骨结节，充分清除坐骨肛门窝内脂肪、括约肌及肛提肌。

据国外文献报道，APR或局部切除5年生存率为42%～70%，局部复发率高达50%，APR的手术死亡率为3%～6%。目前认为，由于肿瘤的生物学特性和局部丰富的淋巴引流，APR并不能将肿瘤组织彻底切除，而且增加清扫范围的扩大根治术并不能降低局部复发率、提高5年生存率，反而使手术死亡率和术后并发症发生率大大提高。随着放、化疗肛管癌水平的不断提高，APR只作为对放、化疗后局部复发的病例补偿性治疗措施，而不再是首选治疗方法。

（3）腹股沟淋巴结清扫：如果对肛管癌患者进行预防性的腹股沟淋巴结清扫，其阳性率一般为10%～30%，Stearns等报道82例行预防性切除的病例，有60例为阴性。由于腹股沟淋巴清扫术后经常发生淋巴瘘、继发出血、下肢感染、会阴部肿胀，甚至出现腹股沟恶性溃疡等严重并发症，因此不提倡行预防性的淋巴结清扫术。

腹股沟淋巴结的清扫包括腹股沟浅、深淋巴结及髂外淋巴结（图5-84）。就诊时已经发现并证实有腹股沟淋巴结转移的患者，应在APR术后3～6周再行腹股沟淋巴结清扫术。这样一方面可以避免对患者的创伤和过度打击，另一方面还可以避免结肠造口对腹股沟皮瓣污染的危险。无腹股沟淋巴转移的患者应长期随访，一般术后1年内每月复查1次，1～2年内每2个月复查1次，发现转移应及时去除。而对腹股沟淋巴结和直肠旁淋巴结都有严重侵犯、肿瘤分化不良的患者，应首先考虑姑息性手术，也可行腹股沟区的放射治疗。

肛管癌的手术适应证：①放、化疗后有残余肿瘤或肿瘤复发；②放、化疗有严重并发症，如肛瘘、放射性坏死和大便失禁等，而不能继续进行放、化疗者；③放、化疗肿瘤消失后出现大便失禁、肛瘘或直肠阴道瘘，虽然直肠阴道瘘可经局部修补，但括约肌功能不能改善者。

2. 放疗和化疗　近年来放射化学疗法即放疗联合化疗取代传统的手术方法而成为肛管癌首选的治疗方法。这一观念的更新不仅提高了患者的生活质量，而且减少了永久性结肠造口。近年主要临床报道见表5-18。

（1）放射治疗的适应证：根治性放射治疗的适应证是T_1、T_2期肿瘤，直径<5cm。也有把直径>5cm的T_3、T_4期肿瘤作为根治性放射治疗对象。

肿瘤的局部控制效果取决于肿瘤的分期，Smith等报道较低剂量的放射治疗（30Gy/15次）联合5-FU+MMC治疗T_1、T_2期肿瘤的局部控制率为90%；而T_3、T_4期肿瘤仅为38%。Toubaul等报道，直径在5cm以下的肛管癌用较高剂量进行照射（总量为60Gy），T_3、T_4期肿瘤局部控制率分别为70%和60%，59%和55%的患者可保留肛门（表5-19）。

10%～20%的病例发生腹股沟淋巴结转移，这些病例也适用于进行根治性照射，但是淋巴结转移对肿瘤的局部控制不利。

（2）放射治疗的方法及剂量：肛管癌的放射治疗方法主要是外照射，或近距离照射。射野为盆腔前后野对穿照射以30～45Gy/1.8～2Gy照射后，再对肿瘤进行追加照射。追加照射大概于照射45Gy完成结束后4～6周进行疗效判定，其剂量为9～20Gy/1.8～2Gy。但是，根治性治疗最好还是首次尽量完成放射治疗全过程。关于照射剂量一直是争论的焦点。大量回顾性研究显示，外照射至少应达到54Gy，特别是T_3、T_4期肛管癌。这样才能提高局部控制率及生存率。

（3）化疗：近年关于肛管放疗联合化疗的Ⅲ期临床试验结果见表5-20。

从表5-20中的情况可以看出，其中一项是放射化学疗法中5-FU单独给药和5-FU+MMC联合给药相比较的临床

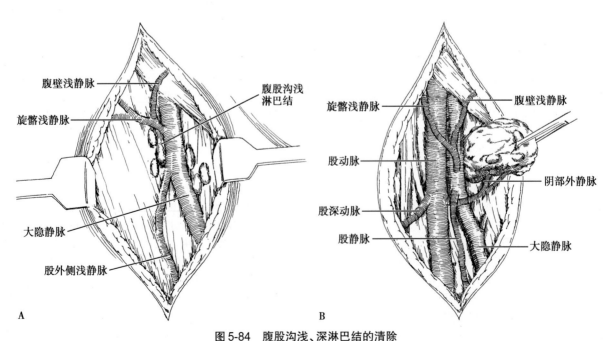

图5-84　腹股沟浅、深淋巴结的清除
A. 浅淋巴结的清除；B. 深淋巴结的清除。

表 5-18　肛管癌放疗与放疗联合化疗的临床效果比较

作者	病例数 / 例	放疗量 /Gy	化疗方案	局部控制率 /%	5 年生存率 /%	保肛率 /%
Cummings（1991）	57	50	—	56	68	—
	66	50	5-FU	60	64	—
	69	50	5-FU+MMC	86	76	—
Smith（1994）	$T_{1\sim2}$: 29	30	5-FU+MMC	90	100	—
	$T_{3\sim4}$: 13	30	5-FU+MMC	38	87	—
Touboull（1995）	T_2: 45	40～45（15～20[&]）	—	77	70	61
	T_3: 82	同上	—	70	58	59
	T_4: 20	同上	—	60	60	55
Mantenson（1995）	50	40（10～13[&]）	5-FU+MMC	80	58[*]	—
Doci（1996）	35	54～58	5-FU+DDP	89	86[#]	—
Constantinou（1997）	23	24～54	5-FU+MMC	61	47	56
	27	54～67	5-FU+MMC	77	84	74
Periffert（1997）	118	36～45（20[&]）	5-FU+MMC	73	60	75
Gerard（1998）	95	48（19[&]）	5-FU+DDP	89	86	72
Moshe（2000）	30	45～55	5-FU+MMC	64	74	—

注：[&] 追加放疗量；[*]7 年生存率；[#]4 年生存率。

表 5-19　肛管癌单纯化疗与放疗联合化疗的临床比较

作者	病例数 / 例	放疗量 /Gy	化疗方案	局部控制率 /%	5 年生存率 /%	无病生存率 /%
UKCCCR（1991）	290	45	—	39	58	61
	295	45	5-FU+MMC	61	65	72
Bartelink（1994）	52	45（15～20）	—	51	50	43
		同上	5-FU+MMC	69	57	58
Flam（1996）	145	45～50	5-FU	78	67	51
	146		5-FU+MMC	91	77	73

表 5-20　不同治疗方案疗效对比

作者	病例	病例数 / 例	放疗	化疗	局部控制率 /%	生存率 /%	无瘤生存率 /%
UKCCCR（1996）	任何 T、任	290	45Gy+boost	—	39	61	58[#]
	何 N、M_0	295	45Gy+boost	5-FU+MMC	61	72	65[#]
					$P<0.001$	NS	$P=0.02$
Bartelink（1996）	任何 T、任	145	45Gy±salvage	5-FU	78	67	51[$]
	何 N、M_0	146	45Gy±salvage	5-FU+MMC	91	77	73[$]
					$P=0.02$	NS	$P=0.05$
Flam（1997）	任何 T、任	52	45Gy+15～20Gy	—	51	50	43[&]
	何 N、M_0	51	45Gy+15～20Gy	5-FU+MMC	69	57	58[&]
					$P=0.02$	NS	$P=0.003$

注：boost，增加外照射 15Gy，近距离组织内照射 25Gy；salvage，病理提示有残留癌细胞或复发，增加放化疗 9Gy/ 5-FU+DDP（100mg/m²）。
[#]3 年生存率；[$]4 年生存率；[&]5 年生存率。

试验,另 2 项是单独放疗和放射化学疗法相比较的临床试验。对于单独放疗和应用同样照射剂量并用 5-FU+MMC 相比,放化疗组局部控制率明显提高,两组有显著差异,随之无病生存率和 3 年生存率均有提高,但两者之间无显著差异。

5-FU+MMC 组与 5-FU 单独给药组相比,局部控制率和无病生存率明显提高,但生存率无明显差异。这提示在化疗中加入 MMC 是有意义的。因此,有的作者主张肛管癌的标准治疗是放疗联合 5-FU+MMC 的放化疗联合应用。

另外,Flam 研究显示顺铂(DDP)代替 MMC 与 5-FU 合用,其对有残留癌细胞或复发的肛管癌临床效果更好。

一般给药的方案是 5-FU 1 000mg/(m^2·24h) CIV 5 天,MMC 10mg/m^2 静脉注射。放疗中每 4 周重复 2 次。5-FU+DDP 时,5-FU 750mg/(m^2·24h) CIV 4 天,DDP 100mg/m^2 静脉注射;或 5-FU 1 000mg/(m^2·24h) 中心静脉注射 4 天,DDP 25mg/m^2 静脉注射连续 4 天,照射中重复 2 次。

(4)放疗和化疗的不良反应:主要不良反应有白细胞数量减少、会阴部放射皮炎、肛门溃疡或腹泻等急性反应,放化疗合用较单纯放疗的不良反应大,急性反应的发生率在照射剂量为 30Gy 时约 30%,50Gy 时增加到 50%。急性骨髓抑制可引起败血症等严重感染。因此,对肥胖肿瘤患者增加放疗剂量时需特别注意。另外,有 15% 的患者还可出现放射性肠炎、肛管和膀胱功能不良、小肠梗阻、慢性盆腔疼痛等后期并发症。但从 Bartelink 的资料中显示,放疗联合化疗较单独放疗提高了局部控制率,增加了保留肛门率,并不增加放疗后的远期并发症。

3. 复发和残留肿瘤的治疗　对于复发或残留的肛管癌,Moshe 等认为 5 年生存率的改善部分是由于成功地进行 APR 补救性治疗措施。据不完全的临床和病理统计资料显示,有 50% 的患者可通过手术切除达到治愈的目的,对于复发肿瘤而又拒绝手术切除的患者,初步研究提示追加放射治疗和加用顺铂放化疗也有效。

EORTC 和 URCCR 的统计显示,10%～17% 的肛管癌有远处转移,肝脏是最常见的转移部位,并且还没有治愈的报道,化疗对转移癌的效果还有待临床观察。

(六)肛管癌的预后

尽管肛管癌是不常见的肛门直肠部肿瘤,但在过去 30 年中人们对其发病原因的认识及治疗方法都有很大的提高。目前从严格意义上的统计学来说,其预后的判断仍缺乏大样本人群的长期临床观察。同其他肿瘤类似,肿瘤的分期仍是影响预后的重要因素之一。另外,肛管癌的浸润深度、区域淋巴结转移及远处器官转移均意味病程的进展情况。

肛管癌的组织学类型、分级与预后密切相关,角化的鳞状细胞癌较非角化的鳞状细胞癌预后好,肛管的恶性黑色素瘤恶性程度最高,生存率也低。

治疗方法的选择也是影响患者预后和生活质量的重要因素。据国外统计,传统的 APR 5 年生存率为 42%～70%。而以放化疗为主的综合治疗,T$_1$、T$_2$ 患者 5 年生存率可达 70%～100%,T$_3$、T$_4$ 期为 55%～87%,总的局部控制率为 60%～90%,且有 55%～86% 的病例可保留肛门。综合治疗后的局部复发率比单独手术治疗低 20% 左右。此外,甚至局部复发后再行放化疗及 APR 仍有较好的预后。

(汤思哲　王　仆)

参 考 文 献

[1] 王宁,孙婷婷,郑荣寿,等. 中国 2009 年结直肠癌发病和死亡资料分析[J]. 中国肿瘤,2013,22(7):515-520.

[2] 陈万青,郑荣寿,曾红梅,等. 1989—2008 年中国恶性肿瘤发病趋势分析[J]. 中华肿瘤杂志,2012,34(7):517-524.

[3] 曾红梅,郑荣寿,张思维,等. 1989—2008 年中国恶性肿瘤死亡趋势分析[J]. 中华肿瘤杂志,2012,34(7):525-531.

[4] 曹杰. 结直肠癌发病机制的分子学研究进展[J]. 中华胃肠外科杂志,2010,13(4):310-312.

[5] 王强,郑海涛,丁德祥. 结直肠癌的流行病学和筛查进展[J]. 中国现代医生,2008,46(18):103-104.

[6] 周艳华,王智峰,叶颖江,等. 结直肠癌发病机制的分子遗传学研究进展[J]. 中华普通外科杂志,2008,23(7):558-560.

[7] JOHNS L E, HOULSTON R S. A systematic review and meta-analysis of familial colorectal cancer risk[J]. Am J Gastroenterol,2001,96(10):2992-3003.

[8] ROSTOM A, DUBE C, LEWIN G, et al. Nonsteroidal anti-inflammatory drugs and cyclooxygenase-2 inhibitors for primary prevention of colorectal cancer: a systematic review prepared for the U.S. Preventive Services Task Force[J]. Ann Intern Med,2007,146(5):376-389.

[9] DUBE C, ROSTOM A, LEWIN G, et al. The use of aspirin for primary prevention of colorectal cancer: a systematic review prepared for the U.S. Preventive Services Task Force[J]. Ann Intern Med,2007,146(5):365-375.

[10] IMPERIALE T F, RANSOHOFF D F. Risk for colorectal cancer in persons with a family history of adenomatous polyps: a systematic review[J]. Ann Intern Med,2012,156(10):703-709.

[11] AUNE D, CHAN D S, LAU R, et al. Dietary fibre, whole grains, and risk of colorectal cancer: systematic review and dose-response meta-analysis of prospective studies[J]. BMJ,2011,343:d6617.

[12] AUNE D, CHAN D S, LAU R, et al. Carbohydrates, glycemic index, glycemic load, and colorectal cancer risk: a systematic review and meta-analysis of cohort studies[J]. Cancer Causes Control,2012,23(4):521-535.

[13] KENNEDY D A, STERN S J, MORETTI M, et al. Folate intake and the risk of colorectal cancer: a systematic review and meta-analysis[J]. Cancer Epidemiol,2011,35(1):2-10.

[14] CARROLL C, COOPER K, PAPAIOANNOU D, et al. Supplemental calcium in the chemoprevention of colorectal cancer: a systematic review and meta-analysis[J]. Clin Ther, 2010, 32(5): 789-803.

[15] HARRISS D J, ATKINSON G, GEORGE K, et al. Lifestyle factors and colorectal cancer risk(1): systematic review and meta-analysis of associations with body mass index[J]. Colorectal Dis, 2009, 11(6): 547-563.

[16] HARRISS D J, ATKINSON G, BATTERHAM A, et al. Lifestyle factors and colorectal cancer risk(2): a systematic review and meta-analysis of associations with leisure-time physical activity[J]. Colorectal Dis, 2009, 11(7): 689-701.

[17] DENG L, GUI Z, ZHAO L, et al. Diabetes mellitus and the incidence of colorectal cancer: an updated systematic review and meta-analysis[J]. Dig Dis Sci, 2012, 57(6): 1576-1585.

[18] ASANO T K, MCLEOD R S. Nonsteroidal anti-inflammatory drugs and aspirin for the prevention of colorectal adenomas and cancer: a systematic review[J]. Dis Colon Rectum, 2004, 47(5): 665-673.

[19] ESPOSITO K, CHIODINI P, CAPUANO A, et al. Colorectal cancer association with metabolic syndrome and its components: a systematic review with meta-analysis[J]. Endocrine, 2013, 44(3): 634-647.

[20] MAGALHAES B, PELETEIRO B, LUNET N. Dietary patterns and colorectal cancer: systematic review and meta-analysis[J]. Eur J Cancer Prev, 2012, 21(1): 15-23.

[21] ROBSAHM T E, AAGNES B, HJARTAKER A, et al. Body mass index, physical activity, and colorectal cancer by anatomical subsites: a systematic review and meta-analysis of cohort studies[J]. Eur J Cancer Prev, 2013, 22(6): 492-505.

[22] JIANG Y, BEN Q, SHEN H, et al. Diabetes mellitus and incidence and mortality of colorectal cancer: a systematic review and meta-analysis of cohort studies[J]. Eur J Epidemiol, 2011, 26(11): 863-876.

[23] BOSETTI C, BRAVI F, NEGRI E, et al. Oral contraceptives and colorectal cancer risk: a systematic review and meta-analysis[J]. Hum Reprod Update, 2009, 15(5): 489-498.

[24] LIANG P S, CHEN T Y, GIOVANNUCCI E. Cigarette smoking and colorectal cancer incidence and mortality: systematic review and meta-analysis[J]. Int J Cancer, 2009, 124(10): 2406-2415.

[25] JE Y, LIU W, GIOVANNUCCI E. Coffee consumption and risk of colorectal cancer: a systematic review and meta-analysis of prospective cohort studies[J]. Int J Cancer, 2009, 124(7): 1662-1668.

[26] KENNEDY D A, STERN S J, MATOK I, et al. Folate Intake, MTHFR Polymorphisms, and the Risk of Colorectal Cancer: A Systematic Review and Meta-Analysis[J]. J Cancer Epidemiol, 2012, 2012: 952508.

[27] MA Y, ZHANG P, WANG F, et al. Association between vitamin D and risk of colorectal cancer: a systematic review of prospective studies[J]. J Clin Oncol, 2011, 29(28): 3775-3782.

[28] PHAM N M, MIZOUE T, TANAKA K, et al. Physical activity and colorectal cancer risk: an evaluation based on a systematic review of epidemiologic evidence among the Japanese population[J]. Jpn J Clin Oncol, 2012, 42(1): 2-13.

[29] MIZOUE T, INOUE M, TANAKA K, et al. Tobacco smoking and colorectal cancer risk: an evaluation based on a systematic review of epidemiologic evidence among the Japanese population[J]. Jpn J Clin Oncol, 2006, 36(1): 25-39.

[30] MIZOUE T, TANAKA K, TSUJI I, et al. Alcohol drinking and colorectal cancer risk: an evaluation based on a systematic review of epidemiologic evidence among the Japanese population[J]. Jpn J Clin Oncol, 2006, 36(9): 582-597.

[31] MA Y, YANG Y, WANG F, et al. Obesity and risk of colorectal cancer: a systematic review of prospective studies[J]. PLoS One, 2013, 8(1): e53916.

[32] SPENCE R R, HEESCH K C, BROWN W J. A systematic review of the association between physical activity and colorectal cancer risk[J]. Scand J Med Sci Sports, 2009, 19(6): 764-781.

[33] HEWITSON P, GLASZIOU P, WATSON E, et al. Cochrane systematic review of colorectal cancer screening using the fecal occult blood test(hemoccult): an update[J]. Am J Gastroenterol, 2008, 103(6): 1541-1549.

[34] WHITLOCK E P, LIN J S, LILES E, et al. Screening for colorectal cancer: a targeted, updated systematic review for the U.S. Preventive Services Task Force[J]. Ann Intern Med, 2008, 149(9): 638-658.

[35] AIT O D, LOCKETT T, BOUSSIOUTAS A, et al. Screening participation predictors for people at familial risk of colorectal cancer: a systematic review[J]. Am J Prev Med, 2013, 44(5): 496-506.

[36] LITTLEJOHN C, HILTON S, MACFARLANE G J, et al. Systematic review and meta-analysis of the evidence for flexible sigmoidoscopy as a screening method for the prevention of colorectal cancer[J]. Br J Surg, 2012, 99(11): 1488-1500.

[37] 于月波, 郑树, 蔡心涵. 中国人结直肠癌 Ki-ras 基因突变的研究[J]. 中国癌症杂志, 1993, 3(4): 240.

[38] 于月波, 郑树, 蔡心涵. 腺瘤性结肠息肉基因突变的检测[J]. 中华医学杂志, 1994, 74(6): 352.

[39] 余应年. 结直肠癌的发病学和病因学[M]// 张天泽. 实用肿瘤学. 北京: 人民卫生出版社, 1995.

[40] 程应林,单治堂,叶治家,等. 结直肠肿瘤 Ki-ras 基因点突变及其产物检测[J]. 中国癌症杂志,1994,4(4):232.

[41] 孙保存,赵秀兰,章明放,等. DNA 缺口末端标记和免疫组化 PCNA 双重染色检测结直肠癌中细胞凋亡和细胞增殖[J]. 临床与实验病理学杂志,1997,13(2):175-176.

[42] 孙保存,张乃鑫,赵秀兰,等. 结直肠肠癌和腺瘤中的细胞凋亡及其调控基因表达[J]. 中华病理学杂志,1997,26(3):137-140.

[43] 孙保存,赵秀兰,惠京,等. 结直肠癌及其癌前病变中细胞凋亡与细胞增殖间关系的原位观察[J]. 中华医学杂志,1996,76(11):848-851.

[44] AALTONEN L A,PELTOMÄKI P,MECKLIN J P,et al. Replication errors in benign and malignant tumors from hereditary nonpolyposis colorectal cancer patients[J]. Cancer Res,1994,54(7):1645-1648.

[45] HAN H J,MARUYAMA M,BABA S,et al. Genomic structure of human mismatch repair gene,hMLH1,and its mutation analysis in patient with hereditary nonpolyposis colorectal cancer(HNPCC)[J]. Hum Molecular Genet,1995,4(2):237-242.

[46] KOLODNER R D,HALL N R,LIPFOD J,et al. Structure of the human MLH1 locus and analysis of a large hereditary nonpolyposis colorectal carcinoma kindred for MLH1 mutation[J]. Cancer Res,1995,55(2):242-248.

[47] LIU B,PARSONS R E,HAMILTON S R,et al. hMSH2 mutations in hereditary nonpolyposis colorectal cancer kindreds[J]. Cancer Res,1994,54:4590-4594.

[48] LYNCH H T,SMYRK T C,WATSON P,et al. Genetic,natural history,tumor spectrum,and pathology of hereditary nonpolyposis colorectal cancer:an updated review[J]. Gastroenterology,1993,104:1535-1549.

[49] MIYAK M,SEKI M,OKAMOTO M,et al. Genetic changes and histopathological types in colorectal tumors from patients with familial adenomatous polyposis[J]. Cancer Res,1990,50(22):7166-7173.

[50] MIYAKI M,KONISHI M,KIKUCHI-YANOSHITA R,et al. Characteristics of somatic mutation of the adenomatous polyposis coli gene in colorectal tumors[J]. Cancer Res,1994,54(11):3011-3020.

[51] NOVOTING-SMITH C L,GALLICK G E. Growth inhibition of human colorectal carcinoma cell lines by tumor necrosis factor-alpha correlated with reduced activity of $pp60^{C-SRC}$[J]. Oncogene,1991,6:1983.

[52] POWELL S M,PETERSEN G M,KRUSH A J,et al. Molecular diagnosis familial adenomatous polyposis[J]. N Engl J Med,1993,329:1982.

[53] POWELL S M,ZILZ N,YASMIN B B,et al. APC mutations occur early during colorectal tumors[J]. Cancer Res,1994,54:3011.

[54] SIDRANSKY D,TOKINO T,HAMILTON S R,et al. Identification of ras oncogene mutations in the stool of patients with curable colorectal tumors[J]. Science,1992,256(5053):102-105.

[55] TORIBARA N W,SLEIGENGER M H. Screening for colorectal cancer[J]. N Engl J Med,1995,332:861.

[56] VOGELSTCIN B,FEARON E R,HAMILTON S R,et al. Genetic alterations during colorectal-tumor development[J]. N Engl J Med,1988,319:525.

[57] WHITTEMORE A S. Colorectal cancer incidence among Chinese in North American and the People's Republic of China:variation with sex,age and anatomical site[J]. Int J Epidemiol,1989,18(3):563-568.

[58] WHITTEMORE A S,WU-WILLIAM A H,LEE M,et al. Diet,physical activity and colorectal cancer among Chinese in North America and China[J]. J Natl Cancer Inst,1990,82(11):915-926.

[59] ZHANG X S,YU Y N,CHENG X R. Evidence for nontargeted mutagenesis in monkey kidney cell line and analysis of its sequence specificity using a shuttle-vector plasmid[J]. Mutat Res,1994,323(3):105-112.

[60] SIEGEL R,NAISHADHAM D,JEMAL A. Cancer statistics,2013[J]. CA Cancer J Clin,2013,63(1):11-30.

[61] TWELVES C,SCHEITHAUER W,MCKENDRICK J,et al. Capecitabine versus 5-fluorouracil/folinic acid as adjuvant therapy for stage Ⅲ colon cancer:final results from the X-ACT trial with analysis by age and preliminary evidence of a pharmacodynamic marker of efficacy[J]. Ann Oncol,2012,23:1190-1197.

[62] THIERRY A,CORRADO B,MATILDE N,et al. Improved Overall Survival With Oxaliplatin,Fluorouracil,and Leucovorin As Adjuvant Treatment in Stage Ⅱ or Ⅲ Colon Cancer in the MOSAIC Trial[J]. J Clin Oncol,2009,27:3109-3116.

[63] DANIEL G H,JOSEP T,JEAN M,et al. Capecitabine Plus Oxaliplatin Compared With Fluorouracil and Folinic Acid As Adjuvant Therapy for Stage Ⅲ Colon Cancer[J]. J Clin Oncol,2011,29:1465-1471.

[64] GRAY R,BARNWELL J,MCCONKEY C,et al. Adjuvant chemotherapy versus observation in patients with colorectal cancer:a randomized study[J]. Lancet,2007,370:2020-2029.

[65] MORRIS M,PLATELL C,MCCAUL K,et al. Survival rates for stage Ⅱ colon cancer patients treated with or without chemotherapy in a population-based setting[J]. Int J Colorectal Dis,2007,22:887-895.

[66] FIGUEREDO A,COOMBES M E,MUKHERJEE S. Adjuvant therapy for completely resected stage Ⅱ colon cancer[J]. Cochrane Database Syst Rev,2008(3):CD005390.

[67] SARGENT D,SOBRERO A,GROTHERY A,et al. Evidence for cure by adjuvant therapy in colon cancer:

observations based on individual patient data from 20,898 patients on 18 randomized trials[J]. J Clin Oncol, 2009, 27: 872-877.

[68] ROTH A D, TEJPAR S, DELORENZI M, et al. Prognostic role of KRAS and BRAF in stage Ⅱ and Ⅲ resected colon cancer: results of the translational study on the PETACC-3, EORTC 40993, SAKK 60-00 trial[J]. J Clin Oncol, 2010, 28(3): 466-474.

[69] VAN CUTSEM E, HOFF P M, HARPER P, et al. Oral capecitabine vs intravenous 5-fluorouracil and leucovorin: integrated efficacy data and novel analyses from two large, randomised, phase Ⅲ trials[J]. Br J Cancer, 2004, 90: 1190-1197.

[70] KEI M, NARIKAZU B, YASUHIRO S, et al. Irinotecan plus S-1 (IRIS) versus fluorouracil and folinic acid plus irinotecan (FOLFIRI) as second-line chemotherapy for metastatic colorectal cancer: a randomized phase 2/3 non-inferiority study (FIRIS study)[J]. Lancet Oncol, 2010, 11: 853-860.

[71] YONG S H, YOUNG S P, HO Y L, et al. S-1 plus oxaliplatin versus capecitabine plus oxaliplatin for first-line treatment of patients with metastatic colorectal cancer: a randomised, non-inferiority phase 3 trial[J]. Lancet Oncol, 2012, 13: 1125-1132.

[72] ASHLEY A C, SARGENT D J, ALBERTS S R, et al. Updated efficacy and toxicity analysis of irinotecan and oxaliplatin (IROX): intergroup trial N9741 in first-line treatment of metastatic colorectal cancer[J]. Cancer, 2007, 110 (3): 670-677.

[73] SALTZ L B, COX J V, BLANKE C, et al. Irinotecan plus fluorouracil and leucovorin for metastatic colorectal cancer [J]. N Engl J Med, 2000, 343: 905-914.

[74] DOUILLARD J Y, CUNNINGHAM D, ROTH A D, et al. Irinotecan combined with fluorouracil compared with fluorouracil alone as first-line treatment for metastatic colorectal cancer: a multicentre randomised trial. Lancet, 2000, 355: 1041-1047.

[75] FOLKMAN J. Tumor angiogenesis: therapeutic implications [J]. N Engl J Med, 1971, 285(21): 1182-1186.

[76] ALLEGRA C J, YOTHERS G, O'CONNELL M J, et al. Phase Ⅲ trial assessing bevacizumab in stages Ⅱ and Ⅲ carcinoma of the colon: results of NSABP protocol C-08[J]. J Clin Oncol, 2011, 29: 11-16.

[77] DE GRAMONT A, VAN CUTSEM E, SCHMOLL H J, et al. Bevacizumab plus oxaliplatin-based chemotherapy as adjuvant treatment for colon cancer (AVANT): a phase 3 randomised controlled trial[J]. Lancet Oncol, 2012, 13: 1225-1233.

[78] HURWITZ H, FEHRENBACHER L, NOVOTNY W, et al. Bevacizumab plus irinotecan, fluorouracil, and leucovorin

for metastatic colorectal cancer[J]. N Engl J Med, 2004, 350: 2335-2342.

[79] CASSIDY J, CLARKE S, DÍAZ-RUBIO E, et al. XELOX vs FOLFOX-4 as first-line therapy for metastatic colorectal cancer: NO16966 updated results[J]. Br J Cancer, 2011, 105(1): 58-64.

[80] GIANTONIO B J, CATALANO P J, MEROPOL N J, et al. Bevacizumab in combination with oxaliplatin, fluorouracil, and leucovorin (FOLFOX4) for previously treated metastatic colorectal cancer: results from the Eastern Cooperative Oncology Group Study E3200[J]. J Clin Oncol, 2007, 25: 1539-1544.

[81] BENNOUNA J, SASTRE J, ARNOLD D, et al. Continuation of bevacizumab after first progression in metastatic colorectal cancer (ML18147): a randomised phase 3 trial[J]. Lancet Oncol, 2013, 14: 29-37.

[82] VAN CUTSEM E, TABERNERO J, LAKOMY R, et al. Addition of aflibercept to fluorouracil, leucovorin, and irinotecan improves survival in a phase Ⅲ randomized trial in patients with metastatic colorectal cancer previously treated with an oxaliplatin-based regimen[J]. J Clin Oncol, 2012, 30: 3499-3506.

[83] GROTHEY A, VAN CUTSEM E, SOBRERO A, et al. Regorafenib monotherapy for previously treated metastatic colorectal cancer (CORRECT): an international, multi-centre, randomised, placebo-controlled, phase 3 trial[J]. Lancet, 2013, 381: 303-312.

[84] ALBERTS S R, SARGENT D J, NAIR S, et al. Effect of oxaliplatin, fluorouracil, and leucovorin with or without cetuximab on survival among patients with resected stage Ⅲ colon cancer: a randomized trial[J]. JAMA, 2012, 307: 1383-1393.

[85] TAIEB J, MINI E. Adjuvant FOLFOX4 with or without cetuximab in patients with resected stage Ⅲ colon cancer: DFS and overall survival results and subgroup analysis of the PETACC8 Intergroup phase Ⅲ trial[J]. Ann Oncol, 2012, 23: abstr LBA4.

[86] VAN CUTSEM E, KÖHNE C H, HITRE E, et al. Cetuximab and chemotherapy as initial treatment for metastatic colorectal cancer[J]. N Engl J Med, 2009, 360: 1408-1417.

[87] CUNNINGHAM D, HUMBLET Y, SIENA S, et al. Cetuximab monotherapy and cetuximab plus irinotecan in irinotecan-refractory metastatic colorectal cancer[J]. N Engl J Med, 2004, 351: 337-345.

[88] SOBRERO A F, MAUREL J, FEHRENBACHER L, et al. EPIC: Phase Ⅲ Trial of Cetuximab Plus Irinotecan After Fluoropyrimidine and Oxaliplatin Failure in Patients With Metastatic Colorectal Cancer[J]. J Clin Oncol, 2008, 26 (14): 2311-2319.

[89] MITTMANN N, AU H J, TU D, et al. Prospective cost-ef-

fectiveness analysis of cetuximab in metastatic colorectal cancer: evaluation of National Cancer Institute of Canada Clinical Trials Group CO.17 trial[J]. J Natl Cancer Inst, 2009, 101(17): 1182-1192.

[90] BOKEMEYER C, BONDARENKO I, HARTMANN J T, et al. Efficacy according to biomarker status of cetuximab plus FOLFOX-4 as first-line treatment for metastaticcolorectal cancer: the OPUS study[J]. Ann Oncol, 2011, 22(7): 1535-1546.

[91] MAUGHAN T S, ADAMS R A, SMITH C G, et al. Addition of cetuximab to oxaliplatin-based first-line combination chemotherapy for treatment of advanced colorectal cancer: results of the randomised phase 3 MRC COIN trial[J]. Lancet, 2011, 377: 2103-2114.

[92] TVEIT K M, GUREN T, GLIMELIUS B, et al. Phase Ⅲ trial of cetuximab with continuous or intermittent fluorouracil, leucovorin, and oxaliplatin(Nordic FLOX) versus FLOX alone in first-line treatment of metastatic colorectal cancer: the NORDIC-Ⅶ study[J]. J Clin Oncol, 2012, 30(15): 1755-1762.

[93] PEETERS M, PRICE T J, CERVANTES A, et al. Randomized phase Ⅲ study of panitumumab with fluorouracil, leucovorin, and irinotecan(FOLFIRI) compared with FOLFIRI alone as second-line treatment in patients with metastatic colorectal cancer[J]. J Clin Oncol, 2010, 28(31): 4706-4713.

[94] DOUILLARD J Y, SIENA S, CASSIDY J, et al. Randomized, phase Ⅲ trial of panitumumab with infusional fluorouracil, leucovorin, and oxaliplatin(FOLFOX4) versus FOLFOX4 alone as first-line treatment in patients with previously untreated metastatic colorectal cancer: the PRIME study[J]. J Clin Oncol, 2010, 28: 4697-4705.

[95] GUNDERSON L L, SARGENT D J, TEPPER J E, et al. Impact of T and N stage and treatment on survival and relapse in adjuvant rectal cancer: a pooled analysis[J]. J Clin Oncol, 2004, 22(10): 1785-1796.

[96] SAUER R, LIERSCH T, MERKEL S, et al. Preoperative versus postoperative chemoradiotherapy for locally advanced rectal cancer: results of the German CAO/ARO/AIO-94 randomized phase Ⅲ trial after a median follow-up of 11 years[J]. J Clin Oncol, 2012, 30(16): 1926-1933.

[97] PENG L C, MILSOM J, GARRETT K, et al. Surveillance, epidemiology, and end results-based analysis of the impact of preoperative or postoperative radiotherapy on survival outcomes for T3N0 rectal cancer[J]. Cancer Epidemiol, 2014, 38(1): 73-78.

[98] SAUER R, BECKER H, HOHENBERGER W, et al. Preoperative versus postoperative chemoradiotherapy for rectal cancer[J]. N Engl J Med, 2004, 351(17): 1731-1740.

[99] GUILLEM J G, DÍAZ-GONZÁLEZ J A, MINSKY B D, et al. cT3N0 rectal cancer: potential overtreatment with preoperative chemoradiotherapy is warranted[J]. J Clin Oncol, 2008, 26(3): 368-373.

[100] GÉRARD J P, CONROY T, BONNETAIN F, et al. Preoperative radiotherapy with or without concurrent fluorouracil and leucovorin in T3-4 rectal cancers: results of FFCD 9203[J]. J Clin Oncol, 2006, 24(28): 4620-4625.

[101] MCCARTHY K, PEARSON K, FULTON R, et al. Pre-operative chemoradiation for non-metastatic locally advanced rectal cancer[J]. Cochrane Database Syst Rev, 2012, 12: CD008368.

[102] PATEL U B, TAYLOR F, BLOMQVIST L, et al. Magnetic resonance imaging-detected tumor response for locally advanced rectal cancer predicts survival outcomes: MERCURY experience[J]. J Clin Oncol, 2011, 29(28): 3753-3760.

[103] FOKAS E, LIERSCH T, FIETKAU R, et al. Tumor regression grading after preoperative chemoradiotherapy for locally advanced rectal carcinoma revisited: updated results of the CAO/ARO/AIO-94 trial[J]. J Clin Oncol, 2014, 32 (15): 1554-1562.

[104] PARK I J, YOU Y N, AGARWAL A, et al. Neoadjuvant treatment response as an early response indicator for patients with rectal cancer[J]. J Clin Oncol, 2012, 30 (15): 1770-1776.

[105] COLLETTE L, BOSSET J F, DEN DULK M, et al. Patients with curative resection of cT3-4 rectal cancer after preoperative radiotherapy or radiochemotherapy: does anybody benefit from adjuvant fluorouracil-based chemotherapy? A trial of the European Organisation for Research and Treatment of Cancer Radiation Oncology Group[J]. J Clin Oncol, 2007, 25(28): 4379-4386.

[106] CHEN Z, ZHU L, ZHANG B, et al. Dose-volume histogram predictors of chronic gastrointestinal complications after radical hysterectomy and postoperative intensity modulated radiotherapy for early-stage cervical cancer[J]. BMC Cancer, 2014, 14: 789.

[107] HUNTINGTON C R, BOSELLI D, SYMANOWSKI J, et al. Optimal Timing of Surgical Resection After Radiation in Locally Advanced Rectal Adenocarcinoma: An Analysis of the National Cancer Database[J]. Ann Surg Oncol, 2016, 23(3): 877-887.

[108] LEFEVRE J H, MINEUR L, KOTTI S, et al. Effect of Interval(7 or 11 weeks) Between Neoadjuvant Radiochemotherapy and Surgery on Complete Pathologic Response in Rectal Cancer: A Multicenter, Randomized, Controlled Trial(GRECCAR-6)[J]. J Clin Oncol, 2016, 34(31): 3773-3780.

[109] BIRGISSON H, PÅHLMAN L, GUNNARSSON U, et al. Adverse effects of preoperative radiation therapy for rectal

cancer: long-term follow-up of the Swedish Rectal Cancer Trial[J]. J Clin Oncol, 2005, 23(34): 8697-8705.

[110] SEBAG-MONTEFIORE D, STEPHENS R J, STEELE R, et al. Preoperative radiotherapy versus selective postoperative chemoradiotherapy in patients with rectal cancer(MRC CR07 and NCIC-CTG C016): a multicentre, randomised trial[J]. Lancet, 2009, 373(9666): 811-820.

[111] VAN GIJN W, MARIJNEN C A M, NAGTEGAAL I D, et al. Preoperative radiotherapy combined with total mesorectal excision for resectable rectal cancer: 12-year follow-up of the multicentre, randomised controlled TME trial[J]. Lancet Oncol, 2011, 12(6): 575-582.

[112] BUJKO K, NOWACKI M P, NASIEROWSKA-GUTT-MEJER A, et al. Long-term results of a randomized trial comparing preoperative short-course radiotherapy with preoperative conventionally fractionated chemoradiation for rectal cancer[J]. Br J Surg, 2006, 93(10): 1215-1223.

[113] ANSARI N, SOLOMON M J, FISHER R J, et al. Acute Adverse Events and Postoperative Complications in a Randomized Trial of Preoperative Short-course Radiotherapy Versus Long-course Chemoradiotherapy for T3 Adenocarcinoma of the Rectum: Trans-Tasman Radiation Oncology Group Trial(TROG 01.04)[J]. Ann Surg, 2017, 265(5): 882-888.

[114] BUJKO K, PARTYCKI M, PIETRZAK L. Neoadjuvant radiotherapy(5 × 5 Gy): immediate versus delayed surgery[J]. Recent Results Cancer Res, 2014, 203: 171-187.

[115] O'CONNELL M J, MARTENSON J A, WIEAND H S, et al. Improving adjuvant therapy for rectal cancer by combining protracted-infusion fluorouracil with radiation therapy after curative surgery[J]. N Engl J Med, 1994, 331(8): 502-507.

[116] ALLEGRA C J, YOTHERS G, O'CONNELL M J, et al. Neoadjuvant 5-FU or Capecitabine Plus Radiation With or Without Oxaliplatin in Rectal Cancer Patients: A Phase III Randomized Clinical Trial[J]. J Natl Cancer Inst, 2015, 107(11): djv248.

[117] HOFHEINZ R D, WENZ F, POST S, et al. Chemoradiotherapy with capecitabine versus fluorouracil for locally advanced rectal cancer: a randomised, multicentre, non-inferiority, phase 3 trial[J]. Lancet Oncol, 2012, 13(6): 579-588.

[118] ASCHELE C, CIONINI L, LONARDI S, et al. Primary tumor response to preoperative chemoradiation with or without oxaliplatin in locally advanced rectal cancer: pathologic results of the STAR-01 randomized phase III trial[J]. J Clin Oncol, 2011, 29(20): 2773-2780.

[119] GÉRARD J P, AZRIA D, GOURGOU-BOURGADE S, et al. Clinical outcome of the ACCORD 12/0405 PRODIGE 2 randomized trial in rectal cancer[J]. J Clin Oncol, 2012, 30(36): 4558-4565.

[120] FENG Y R, ZHU Y, LIU L Y, et al. Interim analysis of postoperative chemoradiotherapy with capecitabine and oxaliplatin versus capecitabine alone for pathological stage II and III rectal cancer: a randomized multicenter phase III trial[J]. Oncotarget, 2016, 7(18): 25576-25584.

[121] RÖDEL C, GRAEVEN U, FIETKAU R, et al. Oxaliplatin added to fluorouracil-based preoperative chemoradiotherapy and postoperative chemotherapy of locally advanced rectal cancer(the German CAO/ARO/AIO-04 study): final results of the multicentre, open-label, randomised, phase 3 trial[J]. Lancet Oncol, 2015, 16(8): 979-989.

[122] DENG Y, CHI P, LAN P, et al. Modified FOLFOX6 With or Without Radiation Versus Fluorouracil and Leucovorin With Radiation in Neoadjuvant Treatment of Locally Advanced Rectal Cancer: Initial Results of the Chinese FOWARC Multicenter, Open-Label, Randomized Three-Arm Phase III Trial[J]. J Clin Oncol, 2016, 34(27): 3300-3307.

[123] DEWDNEY A, CUNNINGHAM D, TABERNERO J, et al. Multicenter randomized phase II clinical trial comparing neoadjuvant oxaliplatin, capecitabine, and preoperative radiotherapy with or without cetuximab followed by total mesorectal excision in patients with high-risk rectal cancer(EXPERT-C)[J]. J Clin Oncol, 2012, 30(14): 1620-1627.

[124] HELBLING D, BODOKY G, GAUTSCHI O, et al. Neoadjuvant chemoradiotherapy with or without panitumumab in patients with wild-type KRAS, locally advanced rectal cancer(LARC): a randomized, multicenter, phase II trial SAKK 41/07[J]. Ann Oncol, 2013, 24(3): 718-725.

[125] LANDRY J C, FENG Y, PRABHU R S, et al. Phase II Trial of Preoperative Radiation With Concurrent Capecitabine, Oxaliplatin, and Bevacizumab Followed by Surgery and Postoperative 5-Fluorouracil, Leucovorin, Oxaliplatin(FOLFOX), and Bevacizumab in Patients With Locally Advanced Rectal Cancer: 5-Year Clinical Outcomes ECOG-ACRIN Cancer Research Group E3204[J]. Oncologist, 2015, 20(6): 615-616.

[126] YU T K, BHOSALE P R, CRANE C H, et al. Patterns of locoregional recurrence after surgery and radiotherapy or chemoradiation for rectal cancer[J]. Int J Radiat Oncol Biol Phys, 2008, 71(4): 1175-1180.

[127] LOWY A M, RICH T A, SKIBBER J M, et al. Preoperative infusional chemoradiation, selective intraoperative radiation, and resection for locally advanced pelvic recurrence of colorectal adenocarcinoma[J]. Ann Surg, 1996, 223(2): 177-185.

[128] GUREN M G, UNDSETH C, REKSTAD B L, et al. Reirradiation of locally recurrent rectal cancer: a systematic

review[J]. Radiother Oncol, 2014, 113(2): 151-157.

[129] DAS P, DELCLOS M E, SKIBBER J M, et al. Hyper-fractionated accelerated radiotherapy for rectal cancer in patients with prior pelvic irradiation[J]. Int J Radiat Oncol Biol Phys, 2010, 77(1): 60-65.

[130] MAAS M, BEETS-TAN R G H, LAMBREGTS D M J, et al. Wait-and-see policy for clinical complete responders after chemoradiation for rectal cancer[J]. J Clin Oncol, 2011, 29(35): 4633-4640.

[131] 常青, 张洁霞, 郑丽霞, 等. 巢式 RT-PCR 检测抗癌中药对结肠癌患者外周血 CEA mRNA 表达的作用[J]. 中国医药导报, 2008, 5(29): 5-7.

[132] 刘秀芳, 金黑鹰, 丁义江, 等. 抗突变中药对错配修复基因缺失结肠癌细胞的抑制作用[J]. 世界华人消化杂志, 2007, 15(20): 2201-2204.

[133] 赵颖, 李勇进. 消痰通腑方对结肠癌肝转移模型小鼠胰岛素生长因子蛋白表达的影响[J]. 中国中医药信息杂志, 2012, 19(11): 25-28.

[134] 张四方, 何明大, 朱伟光, 等. 中药干预对结肠癌化疗患者生活质量影响的动态观察[J]. 中国临床心理学杂志, 2007, 15(2): 214-216.

[135] 钱雪梅, 胡德红, 钟美华, 等. 中药治疗结合营养干预对结肠癌患者围手术期营养状态的影响[J]. 现代临床护理, 2013, 12(3): 27-30.

[136] 姚宏伟, 修典荣. 从循证医学角度看结直肠癌肝转移的规范化诊治[J]. 中华胃肠外科杂志, 2013, 16(8): 710-712.

[137] 林俊忠, 潘志忠. 结直肠癌肝转移外科治疗的争议[J]. 中华胃肠外科杂志, 2013, 16(8): 714-716.

[138] 中华医学会外科学分会胃肠外科学组, 中华医学会外科学分会结直肠肛门外科学组, 中国抗癌协会大肠癌专业委员会. 结直肠癌肝转移诊断和综合治疗指南(v2013)[J]. 中国实用外科杂志, 2013, 33(8): 635-644.

[139] 秦新裕, 冯青阳, 许剑民. 重视并规范化开展结直肠癌肝转移多学科综合治疗[J]. 中国实用外科杂志, 2013, 33(8): 619-621.

[140] 顾晋, 潘宏达, 王林. 结直肠癌肝转移同期切除适应证及并发症防治[J]. 中国实用外科杂志, 2013, 33(8): 653-656.

[141] 苏向前, 杨宏. 结直肠癌肝转移的手术治疗决策: 同期切除还是分期切除[J]. 中国实用外科杂志, 2013, 33(8): 665-667.

[142] 宋纯, 张睿. 结直肠癌肝转移的射频消融治疗[J]. 中国实用外科杂志, 2013, 33(8): 668-671.

[143] 纪文斌, 童俊翔. 结直肠癌肝转移的微创治疗[J]. 中国实用外科杂志, 2013, 33(8): 671-673.

[144] VIGANÒ L. Treatment strategy for colorectal cancer with resectable synchronous liver metastases: Is any evidence-based strategy possible? [J]. World J Hepatol, 2012, 4(8): 237-241.

[145] MAYO S C, PULITANO C, MARQUES H, et al. Surgical management of patients with synchronous colorectal liver metastasis: a multicenter international analysis[J]. J Am Coll Surg, 2013, 216(4): 707-716.

[146] REDDY S K, PAWLIK T M, ZORZI D, et al. Simultaneous resections of colorectal cancer and synchronous liver metastases: a multi-institutional analysis[J]. Ann Surg Oncol, 2007, 14(12): 3481-3491.

[147] PARK J H, KIM T Y, LEE K H, et al. The beneficial effect of palliative resection in metastatic colorectal cancer[J]. Br J Cancer, 2013, 108(7): 1425-1431.

[148] HAYASHI M, INOUE Y, KOMEDA K, et al. Clinico-pathological analysis of recurrence patterns and prognostic factors for survival after hepatectomy for colorectal liver metastasis[J]. BMC Surg, 2010, 10: 27.

[149] POULTSIDES G A, SCHULICK R D, PAWLIK T M. Hepatic resection for colorectal metastases: the impact of surgical margin status on outcome[J]. HPB(Oxford), 2010, 12(1): 43-49.

[150] PULITANÒ C, BODINGBAUER M, ALDRIGHETTI L, et al. Colorectal liver metastasis in the setting of lymph node metastasis: defining the benefit of surgical resection [J]. Ann Surg Oncol, 2012, 19(2): 435-442.

[151] HONG K, MCBRIDE J D, GEORGIADES C S, et al. Salvage therapy for liver-dominant colorectal metastatic adenocarcinoma: comparison between transcatheter arterial chemoembolization versus yttrium-90 radioembolization[J]. J Vasc Interv Radiol, 2009, 20(3): 360-367.

[152] GLEISNER A L, CHOTI M A, ASSUMPCAO L, et al. Colorectal liver metastases: recurrence and survival following hepatic resection, radiofrequency ablation, and combined resection-radiofrequency ablation[J]. Arch Surg, 2008, 143(12): 1204-1212.

[153] 何建军. 中国人 2025 例多原发结直肠癌荟萃分析[J]. 中华胃肠外科杂志, 2006(3): 225-229.

[154] DAS A, CHAK A, COOPER G S. Temporal trend in relative risk of second primary colorectal cancer[J]. Am J Gastroenterol, 2006, 101(6): 1342-1347.

[155] PARK U, YU C S, KIM H C, et al. Metachronous colorectal cancer[J]. Colorectal Dis, 2006, 8(4): 323-327.

[156] BALLESTE B, BESSA X, PISSOL V, et al. Detection of metachronous neoplasms in colorectal cancer patients: identification of risk factors[J]. Dis Colon Rectum, 2007, 50(7): 971-980.

[157] GERVAZ P, BUCHER P, NEYROUD-CASPAR I, et al. Proximal location of colon cancer is a risk factor for development of metachronous colorectal cancer: a population based study[J]. Dis Colon Rectum, 2005, 48(2): 227-232.

[158] YOOU J W, LEE S H, AHN B K, et al. Clinical characteristics of multiple primary colorectal Cancers[J]. Cancer

Res Treat, 2008, 40（2）: 71-74.

[159] UENO M, MUTO T, OYA M, et al. Multiple primary cancer: an experience at the Cancer Institute Hospital with special reference to colorectal cancer[J]. Int J Clin Onco, 2003, 8（3）: 162-167.

[160] GERVAZ P, BUCHER P, NEYROUD-CASPAR I, et al. Proximal location of colon cancer is a risk factor for development of metachronous colorectal cancer: a population-based study[J]. Dis Colon Rectum, 2005, 48（2）: 227-232.

[161] MATTAR M, FRANKEL P, DAVID D, et al.Clinicopathologic significance of synchronous and metachronous adenomas in colorectal cancer[J]. Clin Colorectal Cancer, 2005, 5（4）: 274-278.

[162] YAMAMOTO S, YOSHIMURA K, RI S, et al.The risk of multiple primary malignancies with colorectal carcinoma[J]. Dis Colon Rectum, 2006, 49（10 Suppl）: S30-S36.

[163] OYA M, TAKAHASHI S, OKUYAMA T, et al.Synchronous colorectal carcinoma: Clinical pathological features and prognosis[J]. Jpn J Clin Oncol, 2003, 33: 38-43.

[164] KIM M S, PARK Y J. Detection and treatment of synchronous lesions in colorectal cancer: the clinical implication of perioperative colonoscopy[J]. World J Gastroenterol, 2007, 13（30）: 4108-4111.

[165] PASSMAN M A, POMMIER R F, VETTO J T. Synchronous colon primaries have the same prognosis as solitary colon cancers[J]. Dis Colon Rectum, 1996, 39: 329-334.

[166] WANG H Z, HUANG X F, WANG Y, et al. Clinical features, diagnosis, treatment and prognosis of multiple primary colorectal carcinoma[J]. World J Gastroenterol, 2004, 10（14）: 2136-2139.

[167] 王宏志, 黄信孚, 王怡, 等. 多原发大肠癌 37 例临床分析[J]. 中华普通外科杂志, 2003（18）: 588-590.

[168] PAPADOPOULOS V, MICHALOPOULOS A, BASDANIS G, et al. Synchronous and metachronous colorectal carcinoma[J]. Tech Coloproctol, 2004, 8 Suppl 1: S97-S100.

[169] CHEN H S, SHEEN-CHEN S M. Synchronous and "early" metachronous colorectal adenocarcinoma: analysis of prognosis and current trends[J]. Dis Colon Rectum, 2000, 43: 1093-1099.

[170] TOMODA H, TAKETOMI A, BABA H, et al. Multiple primary colorectal and gastric carcinoma in Japan[J]. Oncol Rep, 1998, 5: 147-149.

[171] CHEN Y R, WANG H M, CHEN S S, et al. A clinical study of colorectal cancer accompanied by cancer of other organs[J]. Zhonghua Yi Xue Za Zhi（Taipei）, 1995, 55（5）: 381-385.

[172] 兰平, 宋盛平. 直肠癌局部复发的诊断和治疗[J]. 中国普外基础和临床杂志, 2011, 18（11）: 1140-1142.

[173] 梁君林, 万德森. 结直肠癌根治术后复发转移的多因素分析[J]. 癌症, 2004, 23（5）: 564-567.

[174] 中华医学会外科学分会胃肠外科学组, 中华医学会外科学分会结直肠肛门外科学组, 中国抗癌协会大肠癌专业委员会. 结直肠癌肝转移诊断和综合治疗指南（v2013）[J]. 中国实用外科杂志, 2013, 33（8）: 635-644.

[175] 宋新明, 杨祖立. 复发性结直肠癌的临床病理特征和预后[J]. 中华胃肠外科杂志, 2006, 9（6）: 492-494.

[176] 侯建芳, 张莉, 张扬. 复发结直肠癌 52 例再手术的临床分析[J]. 河南科技大学学报（医学版）, 2011, 29（3）: 195-197.

[177] TANIS P J, DOEKSEN A, VAN LANSCHOT J J. Intentionally curative treatment of locally recurrent rectal cancer: a systematic review[J]. Can J Surg, 2013, 56（2）: 135-144.

[178] MIREA C S, VILCEA I D, VASILE I, et al. Local surgical treatment with curative intent in rectal cancer[J]. Chirurgia（Bucur）, 2013, 108（1）: 13-17.

[179] GEORGIOU P A, TEKKIS P P, BROWN G. Pelvic colorectal recurrence: crucial role of radiologists in oncologic and surgical treatment options[J]. Cancer Imaging, 2011, 11 Spec No A: S103-S111.

[180] CHINTAMANI, SINGHAL V, BANSAL A, et al. Isolated colostomy site recurrence in rectal cancer-two cases with review of literature[J]. World J Surg Oncol, 2007, 5: 52.

[181] NIELSEN M B, LAURBERG S, HOLM T. Current management of locally recurrent rectal cancer[J]. Colorectal Dis, 2011, 13（7）: 732-742.

[182] BOUCHARD P, EFRON J. Management of recurrent rectal cancer[J]. Ann Surg Oncol, 2010, 17（5）: 1343-1356.

[183] BEART R W Jr. Diagnosis and management of recurrent colorectal cancer[J]. Acta Chir Iugosl, 2008, 55（3）: 25-29.

[184] 啜东宇. 经肛肠梗阻导管在结直肠癌并发急性肠梗阻中的临床应用[J]. 现代中西医结合杂志, 2013, 22（18）: 1982-1984.

[185] 张志强, 卢云峰. 肠梗阻导管减压联合肠内营养在结直肠癌性梗阻治疗中的应用研究[J]. 河南外科学杂志, 2013, 19（4）: 10-11.

[186] 徐美东, 姚礼庆. 急性结直肠癌性梗阻内镜治疗的临床价值[J]. 中华消化内镜杂志, 2005, 22（6）: 365-368.

[187] 朱琪麟, 楮行琦. 1542 例下消化道出血病因肠镜诊断分析[J]. 中国现代药物应用, 2010, 4（16）: 79-80.

[188] SHIM H, CHEONG J H, LEE K Y, et al. Perioperative nutritional status changes in gastrointestinal cancer patients[J]. Yonsei Med J, 2013, 54（6）: 1370-1376.

[189] HASHIM S M, FAH T S, OMAR K, et al. Knowledge of colorectal cancer among patients presenting with rectal bleeding and its association with delay in seeking medical advice[J]. Asian Pac J Cancer Prev, 2011, 12（8）: 2007-2011.

小肠肿瘤

第1节 概 述

一、应用解剖与生理

（一）解剖

小肠（small intestine）是消化管中最长的一段，上端连接胃幽门环，下端经回盲瓣与盲肠相接，是食物消化与吸收的主要场所。成人小肠长 5～7m，分为十二指肠、空肠和回肠 3 个部分。

1. 十二指肠 十二指肠（duodenum）介于胃与空肠之间，因相当于十二个手指并列横向的长度而得名，全长约 25cm。十二指肠是小肠中长度最短、管径最大、位置最深、最为固定的部分。大部分位于腹腔上部深处，紧贴腹后壁，除其始、末两端被覆膜包裹，成为腹膜内位器官，较为活动之外，其余大部分均被腹膜覆盖而固定于腹后壁，为腹膜外位器官。因为它既接受胃液，又接受胰液和胆汁，所以十二指肠的消化功能十分重要。十二指肠的形状呈 C 形，包绕胰头，可分为上部、降部、水平部和升部 4 个部分。

（1）上部（superior part）：长 4～5cm，起自胃的幽门，向右并稍向后上方走行，至肝门下方、胆囊颈的后下方，急转向下，移行为降部。上部与降部转折处形成的弯曲称十二指肠上曲。十二指肠上部近侧与幽门相连接的一段肠管，长约 2.5cm，其肠壁薄，管径大，黏膜光滑平坦、无皱襞，临床称此段为十二指肠球，是十二指肠溃疡及穿孔的好发部位。

（2）降部（descending part）：长 7～8cm，起自十二指肠上曲，垂直沿脊柱和胰头右侧下降至第 3 腰椎，折转向左，形成十二指肠下曲，移行为水平部。十二指肠降部黏膜多为环状皱襞，其后内侧壁有一纵行的皱襞称十二指肠纵壁。在纵壁下端，约相当于降部中、下 1/3 交界处可见十二指肠大乳头，为肝胰壶腹（或称 Vater 壶腹）的开口处；在其左上方约 1cm 处，常可见十二指肠小乳头，为副胰管的开口处。十二指肠降部的肿瘤有时可压迫壶腹部而引起梗阻性黄疸。

（3）水平部（horizontal part）：长 10～12cm，起自十二指肠下曲，水平向左，横过下腔静脉及第 3 腰椎前方至其左侧，移行为升部。临床上将十二指肠上部、降部和水平部呈 C 形部位称为十二指肠窗。肠系膜上动、静脉经胰腺下缘在此部前面下行，在行外科手术治疗时，应注意此部血管解剖。

（4）升部（ascending part）：最短，仅 2～3cm，自水平部末端向左上斜升，至第 2 腰椎左侧转向下，移行为空肠。十二指肠与空肠转折处形成的弯曲称为十二指肠空肠曲。十二指肠空肠曲的上后壁被一束由纤维组织和肌组织构成的十二指肠悬肌固定于右膈脚上。十二指肠悬肌和包绕于其下段表面的腹膜皱襞共同构成十二指肠悬韧带，亦称 Treitz 韧带，临床上其可作为空肠起始部的标志。

十二指肠主要血供由胃、十二指肠动脉发出的胰十二指肠上前、后动脉和由肠系膜上动脉发出的胰十二指肠下动脉供给。胰十二指肠上前、后动脉分别沿胰头前、后方靠近十二指肠下行。胰十二指肠下动脉分为前、后 2 支，分别上行与相应的胰十二指肠上前、后动脉吻合，形成前、后动脉弓，从弓上分支营养十二指肠与胰头。此外，十二指肠上部还有胃、十二指肠动脉分出的十二指肠上动脉以及胃网膜右动脉的上行返支和胃右动脉的小支供应。十二指肠的静脉多与相应的动脉伴行，除胰十二指肠上后静脉直接汇入肝门静脉外，其余都汇入肠系膜上静脉。在此处患十二指肠肿瘤做胰十二指肠切除术时，应熟悉这些血管的解剖，避免术中大出血。

十二指肠的淋巴引流汇入十二指肠前、后淋巴结。前淋巴结输出管经幽门下淋巴结，最后回流到腹腔淋巴结。后淋巴结经胰头后方回流到肠系膜上淋巴结。

十二指肠受肠系膜上神经丛和腹腔神经丛支配，因而在十二指肠后壁肿瘤和晚期肿瘤均会压迫腹腔神经丛而有腰背部疼痛。交感神经兴奋时，抑制肠管蠕动，减少腺体分泌；副交感神经兴奋促进肠蠕动和腺体分泌。

2. 空肠与回肠 空肠（jejunum）和回肠（ileum）上端起自十二指肠空肠曲，下端连续盲肠。成人空、回肠为5～6m，均被肠系膜悬于腹后壁，合称为系膜小肠。空肠和回肠的形态结构不完全一致，但变化是逐渐发生的，两者之间无明显的界线。一般近侧的2/5为空肠，常位于左侧腰区和脐区；远侧的3/5为回肠，多位于脐区、右腹股沟区和盆腔内。空肠与回肠的区别在于空肠管径较粗，管壁较厚，富含血管，颜色较红，呈粉红色，肠系膜血管周围脂肪少，血管弓级数较少，自动脉弓分出至肠管的直血管较长；而回肠管径较细，管壁较薄，血管较少，颜色较浅，呈粉灰色，肠系膜血管周围脂肪多，血管弓多，其直支较短。

空、回肠的血液供应来自肠系膜上动脉。此动脉在第1腰椎水平起自于腹主动脉前壁，向前下有胰颈下缘左侧穿出，跨十二指肠水平部前方，入肠系膜向右下。向右发出胰十二指肠下动脉、中结肠动脉、右结肠动脉和回结肠动脉，向左发出12～18条空、回肠动脉，在肠系膜内呈放射状走向肠壁，途中分支吻合，形成动脉弓。故在切除小肠肿瘤时，慎勿切断肠系膜上动脉主干，以免发生小肠全部坏死；肠切除行吻合术时，肠系膜应做扇形切除，对系膜缘应稍多切一些，以保证吻合口对系膜缘侧血供。静脉与同名动脉伴行，回流入肠系膜上静脉，肠系膜上静脉在胰颈后方与脾静脉汇合，形成肝门静脉。故术中在结扎门静脉后也会引起小肠血流回流障碍。

小肠淋巴管起自小肠黏膜绒毛中心的中央乳糜管，在黏膜形成淋巴管丛、聚合淋巴结与淋巴板，尤以回肠较多；其黏膜下和浆膜下有丰富的淋巴管，形成淋巴管网，流入肠壁后，汇入肠系膜淋巴结。肠系膜淋巴结可达百余个，沿肠血管分布，输出管注入肠系膜上淋巴结，其输出管注入腹腔干周围的腹腔淋巴结，最后汇合成肠干注入乳糜池。

空、回肠的神经来自交感系统的腹腔神经丛及迷走神经的副交感神经纤维，沿肠系膜上动脉及其分支到肠壁。交感神经兴奋，肠蠕动减弱；迷走神经兴奋时，肠蠕动增强。

小肠壁自内向外分黏膜、黏膜下层、肌层和浆膜4层。黏膜下层和浆膜为较强的弹力纤维与结缔组织，黏膜下层很少回缩且不易撕裂，愈合能力亦强，肠壁缝合时必须对合好这一层。黏膜最脆弱，但是愈合力最强，愈合最快，只要对合良好即能愈合。黏膜及黏膜下层含有由淋巴细胞及网状细胞所构成的淋巴滤泡。在回盲部淋巴滤泡更为丰富，并聚集成结，因此原发性小肠恶性淋巴瘤多见于回肠。

小肠系膜是由腹后壁连于空、回肠的双层腹膜，系膜根部附着于腹后壁，长约15cm，自第2腰椎左侧斜向右下，止于腰骶关节右侧，长约15cm。肠系膜的肠缘连于空、回肠系膜缘，与空、回肠全长相等。由于系膜根短而肠缘长，因此肠系膜整体折叠成扇形并折叠，保证空、回肠有较大的自由蠕动范围，以利于食糜的消化与吸收。小肠具有自左上向右下方规律性的收缩和蠕动功能。小肠系膜内除有血管和神经外，还含有丰富的淋巴管网及淋巴结。空、回肠淋巴管大部分注入肠系膜淋巴结，回肠末端的淋巴管则注入回结肠淋巴结链，有时亦注入盲肠后淋巴结。因此，手术切除空、回肠及小肠系膜肿瘤时，应将该区域的淋巴组织连同小肠系膜一并切除。

（二）生理

小肠是食物消化吸收的主要部位。十二指肠接受从胃排出的食糜，通过胰液、胆汁和小肠液的化学性消化及小肠运动的机械性消化，转变成可吸收的物质。食物经过小肠后，消化过程基本完成，剩余的食物残渣进入大肠。食物在小肠内停留的时间随食物的性质而有所不同，一般为3～8小时。

1. 小肠的消化功能 十二指肠有胰腺的导管与胆总管的开口。胰腺分泌的胰液以及胆囊排出的胆汁与食糜相混合，再与小肠分泌的肠液相混合，从而消化得以彻底进行。在空腹时，胰液基本不分泌，胆汁由肝细胞分泌后进入胆囊内储存，经胆囊吸收水分和无机盐后，胆汁浓缩，可增加储存效果。进食后，消化道黏膜内的感受器可以接受各种机械和化学刺激并分泌多种激素，它们调节着胃肠的运动以及刺激胰腺、胆囊、肝脏等消化液的分泌，以促进消化和吸收。

（1）胰液的分泌：胰液主要由腺泡细胞和小导管管壁细胞所分泌，成人每日分泌1～2L，胰液无色、无味，呈弱碱性，pH为7.8～8.4。其中含有丰富的蛋白质（主要为各种消化酶），HCO_3^-含量也较高，还有K^+、Na^+、Cl^-等无机离子以及水。HCO_3^-可以中和进入十二指肠的盐酸，防止盐酸对肠黏膜的侵蚀，另可为小肠内多种消化酶提供合适的pH环境（pH为7～8）。胰腺腺泡细胞分泌的蛋白水解酶、胰脂肪酶、胰淀粉酶等多种消化酶，可将脂肪、淀粉、多糖、蛋白质和核酸等转变为可吸收的单糖、氨基酸、脂肪酸和核苷酸等。胰液的分泌受到神经和体液因素的调节。头期胰液的分泌主要受神经调节，迷走神经兴奋可刺激胰腺分泌。胃期和肠期胰液的分泌主要受体液因素调节。食糜中的某些成分刺激小肠黏膜释放促胰液素和胆囊收缩素，引起胰液的分泌。

（2）胆汁分泌和排出：胆汁是由肝细胞分泌的，肝细胞平时持续性分泌胆汁，但在非消化期流入胆囊储存；进食后胆囊胆汁排入十二指肠，同时肝细胞分泌的胆汁也经肝管、胆总管排入十二指肠。胆汁为金黄色，pH为7.4，胆囊胆汁为深棕色，pH为6.8。成人每日分泌胆汁0.8～1.0L，其中除去水分外，还有胆盐、胆固醇、卵磷脂、脂肪酸、胆色素和无机盐，胆汁中不含消化酶。虽然胆汁中不含消化酶，但其对脂肪消化和吸收具有重要意义。胆汁中的胆盐、胆固醇和卵磷脂等可作为乳化剂，降低脂肪表面的张力，使脂肪乳化成微滴，分散在肠腔内，增加脂肪酶与脂肪的接触，从而促进脂肪的消化；并通过促进脂肪分解产物的吸收,对脂溶性维生素的吸收也起到促进作用。胆汁分泌和调节与其他消化液分泌调节机制相似,受神经因素和体液因素的双重调节。在受到进食动作以及食物刺激等机械和化学因素作用后,可通过条件反射和非条件反射方式引起胆汁分泌量的增加,胆囊收缩轻度增强。交感神经兴奋时,引起胆囊收缩。在体液因素作用方面,食糜刺激引起的胆囊收缩素、胃泌素、促胰液素等可促进胆汁的分泌和排出。另外,胆盐或胆汁酸排入小肠后,90% 以上由小肠黏膜重吸收入血并经门脉系统回肝,再组成胆汁分泌入小肠,形成胆盐的肠肝循环。返回肝的胆盐可刺激肝胆汁分泌。

(3)小肠液的分泌:小肠内有十二指肠腺和肠腺两种腺体。十二指肠腺又称勃氏腺(Brunner gland),分布于十二指肠黏膜下层,分泌碱性液体,内含黏蛋白,黏稠度高,可保护十二指肠不被胃酸侵蚀;肠腺又称李氏腺(Liberkuhn crypt),分布于全部小肠的黏膜层内,$1mm^2$ 的小肠黏膜上约有 30 根绒毛(villus),绒毛之间的凹陷处形成管状的内腔(即肠腺),其分泌物是小肠液的主要组成部分。小肠液是一种弱碱性液体,pH 为 6.5～7.6,渗透压接近于血浆,成人每日分泌量为 1.5～3.0L,其中除水分外,还含有无机盐、黏蛋白和肠致活酶。肠致活酶可激活胰蛋白酶酶原,从而有利于蛋白质的消化。另外,小肠上皮细胞的生命周期约 5 天,新细胞逐渐由管底上移至隐窝外到达绒毛顶端,最后脱落于小肠液中,故小肠液中还含常混有脱落的肠上皮细胞、白细胞,以及有肠上皮细胞分泌的免疫球蛋白。在调节小肠液分泌的因素中,食糜对肠黏膜的局部机械刺激和化学刺激可引起小肠分泌,其中以对扩张刺激最为敏感,小肠内食糜量越多,分泌也越多。一般来说,这些刺激主要通过肠壁内神经丛的局部反射引起分泌的,外来神经作用并不明显。此外,胃泌素、促胰液素、胆囊收缩素和血管活性肽等都能刺激小肠液的分泌。

2. 小肠的吸收功能　小肠多皱襞,再加上它上面的绒毛及绒毛上皮细胞表面的刷状缘,使它的吸收表面积达 $200m^2$ 左右,是体表面积的 100 倍以上。由于小肠壁上皮细胞内外液的渗透压差,以及上皮细胞层通透性的不同(细胞膜的微孔直径大小不一,平均约为 8nm),而将糖、脂肪、氨基酸、胆酸、电解质及维生素等人体需要的营养物质被动、主动转运被小肠黏膜吸收,再通过丰富的血液或淋巴液而被运送走。进入小肠的液体包括唾液,胃、胰、胆及小肠的分泌液,每日 7～9L,但大部分在小肠上部吸收,仅有 1～2L 由回肠排至盲肠。部分水分及营养物质被十二指肠消化、吸收,空、回肠是吸收营养及水分的主要场所。单糖类的葡萄糖、半乳糖及果糖在十二指肠及近端空肠即被吸收,80% 的蛋白质在空肠的近端 100cm 内被吸收,大部分脂肪在十二指肠及近端空肠内被消化、吸收。

3. 小肠的运动　小肠的肌层有两层肌肉,内层为环形肌,外层为纵行肌。小肠的运动由这两层肌肉的收缩完成。

(1)紧张性收缩:小肠的紧张性收缩是其他运动形式有效进行的基础,并使小肠处于一定的形态和位置,也是肠腔内保持一定的压力,有利于食糜在小肠内的混合和转运。

(2)摆动:是一种收缩部与弛缓部毗邻存在并交替发生的运动,以纵行肌的强烈收缩为主。环形肌收缩形成绞环较少。

(3)分节运动:是一种以环形肌为主的节律性舒缩运动。表现为在食糜所在的肠管,环形肌隔一段距离多点同时收缩,收缩部与弛缓部彼此相邻、交互排列,大约 5 秒的间隔而反复发生收缩和弛缓运动。分节运动可使食糜与消化液充分混合,有利于化学性消化;亦可增加小肠黏膜与食糜的接触,并不断挤压肠壁以促进血液和淋巴液回流,利于食物的吸收。

(4)蠕动:是一种纵行肌和环形肌共同参与的运动,表现为向小肠远端传播的环状收缩,可起始于小肠的任何部位,以 1～2cm/s 的速度自上而下推进,行约数厘米后消失。其意义是使分节运动的食糜不断向前推进,达到一个新肠段后再开始分节运动。

小肠的运动由神经和体液因素调节。一般情况下,副交感神经兴奋能加强肠运动,而交感神经兴奋能抑制肠运动。另外,肌间神经丛对小肠运动也起到调节作用,当机械和化学刺激作用于肠壁感受器时,可通过局部反射引起平滑肌蠕动。此外,除去神经递质乙酰胆碱和去甲肾上腺素外,一些肽类激素如 P 物质、脑啡肽和 5-羟色胺等可作用于小肠肠壁内的神经丛和平滑肌,促进小肠运动。故当肿瘤造成梗阻时,食物及消化液聚积肠腔扩张,而小肠仍有运动,造成阵发性剧烈绞痛。

二、流行病学及病因学

(一)流行病学

小肠原发性肿瘤比较少见,虽然小肠全长约 600cm,占胃肠道全长的 70%～80%,且其黏膜表面积约 $200m^2$,占胃肠道的 90% 以上,但是其肿瘤仅占胃肠道肿瘤的 5% 左右。尽管小肠肿瘤的发病率不高,但原发性小肠肿瘤还是以恶性居多。国内文献郑裕隆等统计分析自 1938—1991 年我国共报道原发性小肠肿瘤 10 619 例,良性 2 881 例(占 27.1%),恶性肿瘤 7 738 例(占 72.9%),良、恶性之比为 1:2.7;统计国外病例 12 001 例,良性肿瘤 2 977 例(占 24.8%),恶性肿瘤 9 024 例(占 75.2%),良、恶性之比为 1:3.0。总的来说,尸检发现的小肠肿瘤以良性居多,因生前未显示出症状而漏诊;而临床资料中以恶性肿瘤居多。

不论小肠肿瘤为良性或恶性,其分布部位多由近侧向远侧渐次增多。有些小肠肿瘤的发生和分布有一定的规律:如十二指肠黏膜表面积最小,但腺癌的发生率却最高,占小肠癌总数的 40%～50%,且多位于壶腹部;而黏膜表面积最大的回肠,腺癌发生率最低,为 22%;肠居中为 38%;小肠间质瘤常见于空肠,其次为回肠和十二指肠;淋巴瘤或类癌则多见于回肠。

近年来,小肠肿瘤的发病率较前已有一定增加,但由于小肠肿瘤发病率低,其详细的流行病学资料有限,小肠肿瘤的真正发病率尚不清楚。国内上海市肿瘤研究所的流行病学调查发现,上海市区小肠肿瘤发病率约为 1.1/10 万。美国 SEER 结果数据表明小肠肿瘤总发病率为 0.99/10 万,而加拿大西部肿瘤登记中心统计的发病率为 1.1/10 万，各报道的发病率相似，远低于胃及大肠肿瘤的发病率。近年来，随着十二指肠镜胶囊内镜等检查手段的应用，小肠恶性肿瘤的诊断率较前有所提高，尤其对发生于十二指肠的原发性恶性肿瘤诊断率较高，但发生于空肠及回肠的小肠恶性肿瘤早期诊断率仍偏低，因此对原发性小肠恶性肿瘤的诊断率难以得到准确数据。

多数统计结果显示，男性发病率略高于女性，男女比例约 1.2∶1。小肠肿瘤发病率随年龄增长而增高，最常发生于 60～70 岁人群，超过 90% 的小肠恶性肿瘤均发生在 40 岁以上患者中。4 种最常见的小肠恶性肿瘤的病理类型依次为腺癌、恶性间质瘤、淋巴瘤和类癌，占据小肠恶性肿瘤发病的 90% 以上。

近年来，小肠恶性肿瘤的发病率较前已有一定增加，这种增高可见于腺癌和类癌，但增高最显著的是淋巴瘤，近 30 年来发病率增加了 30 倍（达到 3/100 万），小肠淋巴瘤的增长与胃淋巴瘤的增长趋势一致，故人们推测两者具有共同的病因。一般而言，疾病的免疫抑制状态是淋巴瘤发病的危险因素，但免疫抑制状态是否特异性地促进小肠淋巴瘤发病率增高尚未明确。文献报道幽门螺杆菌感染与胃淋巴瘤相关，但其与小肠淋巴瘤的关系尚未明确。

（二）病因学

小肠肿瘤发生的确切机制仍不清楚。与发生于胃肠道其他部位肿瘤相比，小肠肿瘤发病率低，而且小肠恶性肿瘤的发病率更低。长期以来都认为可能在小肠存在某些防止其发生肿瘤的防御能力，这些因素抑制了肿瘤的发生。由于这些保护性机制不甚清楚，未能找到确凿的证据，现在一般认为以下推测也还是具有一定参考意义。

1. 细胞增殖动力学研究证明，小肠和胃肠道其他部位之间代谢不同，小肠黏膜细胞转换和排出非常迅速。例如，动物实验十二指肠的细胞转换率在机体各组织中最高，因此很可能由于细胞迅速排出，恶性肿瘤没有机会在小肠形成。

2. 小肠对一些致癌物质有解毒作用，可使之成为低活性的化合物而免受其害，如小肠微粒体内含有高浓度的苯胼芘羟基化酶和谷胱甘肽巯基转移酶等，皆是致癌物解毒酶。可使强烈的致癌物质苯胼化合物及环氧化合物转化为活性较小的化合物，使小肠黏膜免遭致癌物质的危害，起到了保护小肠的作用。

3. 小肠内菌群较少，细菌代谢低下。小肠内细菌计数在空、回肠内容物最多不超过 10^8/g，尤其是厌氧菌远较结、直肠内为少，因此这些细菌化学性参与代谢转换胆汁（胆盐等）中的一些物质成为致癌物（如甲基偶氮氧甲醇）的可能性少，使其在小肠内不易发挥致癌作用。

4. 小肠腔内的内容物呈流质状态，而且小肠蠕动频繁且排空快，使小肠腔内液态的内容物迅速地由十二指肠推到回肠，因此食物中潜在的致癌物与肠黏膜接触时间相对较短，刺激强度较小。而由于小肠远端的肠内容物通过较慢，其恶性肿瘤的发病率较高，也支持以上推测。

5. 小肠内存在特殊的免疫因素，大量淋巴窦遍布小肠，已被证实每米小肠中约有 10^{10} 个免疫细胞，小肠每天能产生数克具有抵抗病毒感染和防止癌肿发生功能的免疫球蛋白，具有抗细菌、抗病毒感染和抗肿瘤的功能。人体缺乏这种免疫球蛋白，癌瘤的发生率就大大增加。此外，小肠的集合淋巴结中含有大量 T 淋巴细胞和 B 淋巴细胞，其亦有抗癌作用，是导致小肠肿瘤低发的又一因素。临床上有免疫缺陷或接受免疫抑制治疗患者发生小肠肿瘤的报道。

6. 小肠内 pH 为 8.0～9.0，属碱性环境，可防止形成亚硝酸盐，可抑制或不利于肿瘤细胞的生长。

7. 小肠胚胎发育过程由中肠发育而来，形成较晚，避免了不典型组织的种入，且含有胚胎性残留组织少，产生和演变的肿瘤亦少。

小肠肿瘤发病原因目前尚不清楚，但目前认仍为与某些致癌物质的影响以及机体免疫功能的减退有关；还认为与遗传因素及某些后天性疾病有一定关系。如消化器官的恶性肿瘤，由遗传而发生的癌与非遗传的相比，常在多脏器内发生；小肠恶性肿瘤常有第二个原发病灶发生。这说明部分小肠恶性肿瘤的多发病灶或同时伴有胃肠道其他恶性肿瘤与多基因可能有关。还有学者认为小肠癌的发病因素是，某些胆酸如去氧胆酸、原胆酸等及其在细菌作用下的一些降解产物有致癌作用，故在十二指肠慢性炎症的基础上，经过胆汁中某些致癌物质的作用，可导致癌的发生。另外，化学性致癌剂如二甲基胼、氧化偶氮甲烷在小肠癌的发生中可能起一定的作用。某些疾病如口炎性腹泻、克罗恩病、神经纤维瘤病、某些回肠手术后与腺癌的发生有关；另一些疾病如结节性淋巴样增生、AIDS 则与非霍奇金淋巴瘤有关；现有报道认为，小肠恶性淋巴瘤的发生与小肠的幽门螺杆菌（*Helicobacter pylori*, Hp）感染相关。

（柯　彬）

第 2 节　小肠肿瘤的病理诊断

一、上皮性肿瘤

（一）良性上皮性肿瘤和瘤样病变

1. 管状腺瘤　管状腺瘤常称为腺瘤性息肉。发生于十二指肠最多，其次为回肠，空肠较少。单发或多发，后者可集中在一段肠管，或全部小肠。有蒂或广基无蒂，大小不等。组织学上，主由单层柱状上皮被覆的腺体组成腺体。

2. 绒毛状腺瘤　绒毛状腺瘤少见，多发生于十二指肠内。肉眼上，肿块呈乳头状或绒毛状，体积往往较大，基底大都较广。组织学上，主由绒毛状突组成，绒毛表面覆以分化较成熟的单层柱状上皮细胞。其恶变率在小肠良性上皮肿瘤中最高，可达 35%～58%，常伴有出血和出现不完全性肠梗阻。

3. 十二指肠腺腺瘤　十二指肠腺腺瘤又称 Brunner 腺腺瘤，也叫息肉样错构瘤，罕见。大都发生于十二指肠球部，少数病例异位发生于幽门和胰尾，为上皮增生性息肉样病变，亦有人认为是错构瘤。常单发，亦可多发，甚至弥漫发生。常呈息肉状，有蒂。大小不一（直径为 0.5～6cm），少数可呈巨大肿块。组织学上，主由分化成熟的十二指肠腺体组成，有纤维结缔组织包膜。很少发生恶性变。十二指肠腺呈腺瘤样增生时，无明显的结缔组织包膜形成，据此可与真正腺瘤加以鉴别。十二指肠腺腺瘤可发生于任何年龄，男性患者占绝大多数。临床上可出现梗阻或出血等症状。

4. Peutz-Jeghers 型错构瘤性息肉　Peutz-Jeghers 型错构瘤性息肉又称皮肤黏膜黑斑息肉病、黑斑息肉，可发生于胃、小肠和结肠，最常见于空肠和回肠。多数患者有黑斑综合征。多数患者诊断于 20 岁。男女发病率无明显差别。本病唇和黏膜的色素斑可于出生或婴儿时发现，皮肤的色素出现较晚。皮肤的色素斑可促使患者衰老。肠息肉病大多出现于青春期。空、回肠错构瘤性息肉常产生肠套叠、伴局部或完全肠梗阻，绝大多数者引起复发性痉挛性腹痛，可引起出血、贫血。

（1）肉眼所见：色素斑多见于唇、口周围、颊黏膜、牙龈、腭、眼、鼻周围，面部、前臂、肛周皮肤等，呈深褐色或黑色与雀斑相似，表面平滑，直径为 2～5mm；息肉可分布于整个胃肠道，以空肠、回肠居多，也可见于胃、十二指肠及结肠、直肠等。息肉大小不一，从 0.1cm 到 6～8cm，暗红色，表面光滑，带蒂或无蒂广基。

（2）镜下所见：色素斑处显示鳞状上皮基底层黑色素细胞数目增多伴色素堆积。肠道息肉以局部黏膜上皮不成比例的过度增生为表现，排列成腺管状，一些腺管囊性扩张，内衬乳头状突起，产生一种增生性息肉中最常见的锯齿状类型，其腺管和绒毛由小肠黏膜固有的细胞被覆，包括杯状细胞、柱状吸收上皮细胞，嗜银细胞和潘氏细胞。绝大多数区域这些细胞相互之间显示正常的形态结构。绒毛表面通常被覆正常的吸收上皮或杯状细胞，息肉间质少，可伴有水肿和淋巴细胞浸润。多数息肉内见黏膜肌分支的平滑肌纤维增生、延伸入腺管之间，形成树枝样结构。此特征在低倍镜下可帮助作出正确诊断。偶尔囊性扩张的腺结构伸入肠壁甚至可达浆膜层，这种假浸润可见于 10% 的小肠黑斑息肉。

5. 炎性纤维样息肉　发生于小肠、胃，而大肠少见。男性多于女性，其比例为 1.6∶1，可发生任何年龄，多数大于 16 岁，平均年龄为 46.8 岁。常引起肠套叠。不伴有其他病变或综合征。

（1）肉眼所见：息肉直径为 2～13cm，平均为 4.4cm。在大肠者直径为 1.5～4cm。广基，表面黏膜常有溃疡形成，切面息肉呈黄褐色。

（2）镜下所见：息肉由大量纤维母细胞和丰富小血管所组成，并伴有多量嗜酸性粒细胞及淋巴细胞、浆细胞、单核细胞浸润。其纤维细胞排列呈漩涡状或围绕血管呈同心圆状。病变局限于黏膜层，无包膜、界限不清，固有膜和黏膜肌层常受累，少数病变可累及肌层甚至浆膜层。

（3）免疫组化：其中纤维母细胞和纤维细胞显示波形蛋白（VIM）阳性，而 S-100 蛋白及结蛋白（DM）阴性，可与神经源性肿瘤及平滑肌肿瘤鉴别。

（二）癌前病变

1. 低级别上皮内瘤变　表现为黏膜结构轻度改变，包括芽状或分支的管状结构，管腔内可见乳头，隐窝延长呈锯齿状，并有囊性变。腺体由增大的柱状细胞排列而成，无或有极少黏液。相同蓝染的胞质，圆形或卵圆形的核常排列成假复层，位于异型增生导管浅表部的增生区。

2. 高级别上皮内瘤变　腺体密集且结构扭曲增多，细胞也有明显的不典型性。导管形态不规则，常可见分支和折叠，无间质浸润。黏液分泌缺乏或仅有极少量。形态多样的、深染且一般为假复层的细胞核常呈雪茄形。常见突出的双嗜性核仁。增生活性增强可见于整个上皮。

（三）恶性上皮性肿瘤

1. 小肠腺癌

（1）乳头状腺癌：癌细胞不只向肠腔而且向扩张的腺腔生长，形成分支的乳头状结构，癌细胞为柱状或立方形。此型肠癌向肠腔生长时，乳头状结构较明显，但向肠壁深部浸润生长时，乳头状结构常不明显，而多显示为实体癌或腺管状腺癌的构象。

（2）管状腺癌：腺管样结构明显。根据分化程度可分为高分化和中分化两个亚类，前者腺管的大小和形状显示轻度不同，比较规则，癌细胞呈柱状或立方形。后者腺管结构不规则；或形成不完整的腺腔，异型较为显著。

（3）黏液腺癌：以明显的腺体结构和丰富的黏液沉积为特征，几乎所有黏液均为细胞外黏液。这种肿瘤分泌的黏液是独特的 O- 酰基化性涎黏蛋白，MUC2 免疫反应阳性。黏液癌的预后比印戒细胞癌好，但与普通的腺癌没有明显不同，除非整个肿瘤是黏液性的。

2. 十二指肠癌　原发性十二指肠癌好发于 60～70 岁，男女之比约为 1.2∶1。按其发生的部位可分为乳头上部癌、乳头周围癌和乳头下部癌，其中以乳头周围癌最多见，约占 65%，乳头上部癌占 20%，下部癌占 15%。

（1）肉眼所见：十二指肠癌可表现为息肉型、浸润溃疡型、缩窄型和弥漫型等类型。乳头上部癌常呈息肉型，息肉样肿块质软，大小不一，大的菜花状肿块甚而可阻塞十二指肠腔；乳头周围区癌常呈溃疡浸润型和息肉型，溃疡直径为 1～5cm，边缘高起、较硬；大部分乳头下部癌为缩窄型，肿瘤常环绕肠壁呈环形生长，致十二指肠腔发生狭窄和阻塞。弥漫型十二指肠癌罕见，此时，肿块无一定的境界。

（2）镜下所见：十二指肠癌主要为腺癌，据统计在原发性十二指肠癌中，腺癌占 81.4%。腺癌细胞呈立方形至高柱状，排列成不规则腺管状或管内乳头状（乳头状腺癌），少数病例癌细胞产生大量黏液而形成所谓胶样癌构象。极少数十二指肠癌属腺鳞癌和鳞状细胞癌。

（3）鉴别诊断：乳头周围区癌必须与来自壶腹部和胆总管、胰管的癌相区别。有时确定两者来源颇困难。但是，仔细观察，根据肉眼和镜下变化，大部分肿瘤还是可以区分的。乳头周围癌来自十二指肠黏膜，一般主要向乳头外面生长，并常呈乳头状腺癌结构。

3. 空肠、回肠癌　又称系膜小肠癌，比消化道其他部位的癌肿少见。空肠癌好发于空肠近端，回肠癌常发生于回肠远端。系膜小肠癌的肉眼类型和镜下所见与十二指肠癌大致相同。系膜小肠癌以缩窄型最为多见，组织学上亦大多数呈腺癌结构。转移主要见于肠系膜淋巴结和肝脏。临床上，系膜小肠癌主要表现为肠梗阻，常呈间歇性且伴有肠出血。约半数患者可触到腹部肿块，肿块较其他部位的肠癌活动性大。这些临床症状和体征一般出现较迟，故系膜小肠癌在确诊时，往往已发生转移。

二、神经内分泌肿瘤

（一）神经内分泌瘤（NET）

1. 胃泌素细胞瘤 由一致的细胞所组成，细胞具有空胞质，排列成宽的脑回小梁状和血管假玫瑰花结，免疫组化主要为胃泌素阳性。肿瘤细胞亚类可检测出其他肽类，有胆囊收缩素、胰多肽（PP）、神经紧张素、生长抑素、胰岛素和人绒毛膜促性腺激素的 α 链。

2. 生长抑素细胞瘤 常表现为混合性的结构方式，主要成分呈腺管状，并混有比例各异的岛状和小梁状区域。同心圆形层状砂砾体在腺样区多见。腺样成分和砂砾体在这些肿瘤中可能非常突出，以致易被误诊为高分化壶腹部腺癌。然而，生长抑素细胞瘤与腺癌不同，其由形态一致的细胞组成，细胞核相对温和，核分裂象少见。Grimelius 银染色及 CgA 对诊断此肿瘤用处不大，因为大约 50% 的病例是阴性的。免疫组化可以展现肿瘤中存在的生长抑素。除了生长抑素细胞外，一些肿瘤还有极少数细胞降钙素、胰多肽和 ACTH 阳性。另外，腺样结构的胞质顶端存在 WGA 和 PNA 凝集素，并且表达上皮膜抗原。

3. EC 细胞，5- 羟色胺生成性类癌 经典亲银性中肠 EC 细胞类癌的排列特点呈巢状实性，细胞形态规则，存在嗜酸性 5- 羟色胺包含颗粒，其他回肠亲银 EC 细胞类癌的形态学特点在十二指肠和上段空肠中罕见。

4. 神经节细胞性副神经节瘤 这种肿瘤表现为浸润性病变，由 3 种混合性细胞成分组成，包括梭形细胞、上皮细胞和神经节细胞。梭形细胞常为主要成分。其形成小束丛状，包绕神经细胞和轴突，免疫组化 S-100 强阳性。上皮细胞较大，胞质嗜酸或双嗜，核呈卵圆形且形态统一，排列成带状，实性巢状假腺样结构。肿瘤细胞为既无亲银性也无嗜银性的内分泌细胞，但常表达生长抑素。

（二）神经内分泌癌（NEC）

与其他胃肠道 NEC 相类似，小肠 NEC 作为侵袭性肿瘤可具有大细胞型 NEC 或小细胞型 NEC 的特点。

三、间叶性肿瘤

（一）小肠脂肪瘤

胃肠道脂肪瘤半数以上发生于小肠。多见于老年患者（60～70 岁），男性多见。临床上，许多病例无症状，仅在尸检或腹部手术中偶然发现。可引起肠套叠，出现肠阻塞的症状和体征，如痉挛性痛、恶心、呕吐、腹胀、腹部肿块等。部分病例可见间歇性肠出血。

1. 肉眼所见 肿瘤大多位于黏膜下层（腔内性脂肪瘤），少数位于浆膜下（腔外性脂肪瘤）。大多数为单发性，仅少数为多发性。腔内性脂肪瘤一般较小，直径多在数厘米以内，少数可达拳头大小，多为圆形或卵圆形结节，有菲薄的包膜，质软。肿块常突向肠腔呈息肉状，无蒂或有蒂，有的肿瘤蒂长而呈悬垂状肿物。其表面肠黏膜可有溃疡形成。切面往往呈分叶状，黄色，有油腻光泽。浆膜下脂肪瘤亦可为有菲薄包膜的分叶状肿物，由于其生长较少受阻，所以在出现症状前，已长得较大。

2. 镜下所见 肿瘤由分化成熟的脂肪细胞构成，细胞质内充满脂肪，常规切片细胞互相挤压、呈多角形空泡状，核被挤压于一边，卵圆形，浓染。肿瘤中常有很薄的结缔组织间隔，将瘤细胞分隔成小叶状结构。

（二）小肠间质瘤

此类肿瘤可能来自胃肠道多能性间叶细胞。由于肿瘤细胞具有部分的或不完全的平滑肌细胞、施万细胞或自主神经分化，致使其与平滑肌瘤、神经鞘瘤及自主神经肿瘤的鉴别诊断发生困难，需借助于免疫组化。

（三）平滑肌肉瘤

小肠平滑肌肉瘤较胃为少见。多见于 40 岁以上，男女之比约为 3∶1。临床上常有腹痛、肠出血、贫血等症状，可引起肠套叠及肠梗阻。常转移于肝及腹膜、大网膜。尚可转移于肺、淋巴结、腹壁和脑等处。

1. 肉眼所见 平滑肌肉瘤一般较大，76% 的肿瘤直径 >5cm。肿块多呈圆形或分叶状，境界清楚，硬度中等。切面灰白或灰红色，可见编织状纤维束。由于肿瘤内部血液供应不足，肿块中央往往发生变性坏死、出血及囊腔形成。

2. 镜下所见 瘤细胞呈编织状或栅状排列，细胞核大，卵圆形或棒状，有的病例可见核多形性，核大小不等，出现巨核或多核巨细胞和核分裂象。一般认为胃肠道平滑肌肉瘤的诊断标准是：①核分裂数≥1 个 /10HPF；②细胞高度异型性；③幼稚瘤细胞；④边缘浸润生长。其中，仅见一项即为恶性。以肿瘤体积≥5cm，有明显出血、坏死，作为辅助诊断指标。

（四）血管肉瘤

血管肉瘤即恶性血管内皮瘤，颇少见。可发生于胃肠道任何一处，但以胃及小肠较多。临床上可引起肠阻塞及肠出血。肿瘤大多位于黏膜下层，向黏膜面隆起而形成肿块。镜下，肿瘤由无数不规则形、大小不等的血管腔构成，衬以异型内皮细胞。此种内皮细胞呈多角形、梭形或卵圆形，核大而圆或卵圆，淡染，核仁粗大，核分裂象多见。内皮细胞中增生成多层，甚至使管腔完全阻塞，而形成细胞索或细胞团。嗜银染色，可见嗜银性纤维，勾画出血管的轮廓。

（五）Kaposi 肉瘤

在胃肠道，小肠最常被累及，可引起腹泻、胃肠出血、肠阻塞等症状。肿瘤常为多发性结节状，位于黏膜下层，多向黏膜面呈半球形隆起，直径达数厘米。镜下，瘤组织由血管内皮细胞及外皮细胞增殖构成。血管内皮细胞增生形成血管瘤样病变，可见无数大小不等的血管腔，具有单层肿胀的内皮细胞；有的血管还见外皮细胞增生，围绕于血管周围,间质内常见出血及含铁血黄素沉着。外皮细胞为毛细血管周围的组织细胞,可发展为纤维母细胞,细胞呈梭形,排列成不规则束状,核大小不一,可见核分裂象。其间亦见含铁血黄素沉着。嗜银染色,可见致密的网织纤维形成。晚期,病变可消退,可发生纤维化及瘢痕形成。肿瘤的恶性度表现为梭形细胞大量增生,此时与纤维肉瘤颇难鉴别。

四、淋巴瘤

(一)黏膜相关淋巴组织(MALT)淋巴瘤

1. 肉眼所见　多数病例近侧小肠壁弥漫性浸润性增厚或形成明显肿块,肠系膜淋巴结肿大。

2. 镜下所见　早期病理学改变是黏膜弥漫性淋巴细胞、浆细胞浸润,正常黏膜消失。随病变发展,淋巴细胞、浆细胞浸润固有肠壁并发生不典型转化,可累及区域淋巴结。晚期转化成具有免疫母细胞特征的高度恶性淋巴瘤。

3. 免疫组化　浆细胞、CCL细胞和转化母细胞能合成α重链,但无轻链。

(二)套细胞淋巴瘤(亦称多发性淋巴瘤性息肉病)

1. 肉眼所见　胃肠道黏膜无数息肉状物及小结节,息肉可呈融合性分布或鹅卵石样外观,也可散在分布,中间夹杂正常黏膜。多呈褐色,切面见瘤组织限于黏膜及黏膜下层,肌层少被累及。

2. 镜下所见　小淋巴细胞呈结节状或弥漫性增生,有围绕生发中心生长的趋势,形态特征与免疫组化显示为套细胞性淋巴瘤。瘤细胞早期多不侵犯表面上皮或腺体。

3. 免疫组化　CD5、cyclin D阳性,CD23、CD10阴性。

4. 鉴别诊断　①须与结节性淋巴组织增生和淋巴组织息肉病加以区分;②与其他小细胞性淋巴瘤鉴别。

(三)肠病相关性T细胞淋巴瘤

1. 肉眼所见　单个或多个瘤灶,以溃疡型为主,也可为浸润型和缩窄型,肠系膜淋巴结常肿大。

2. 镜下所见　瘤细胞主要为多形性瘤细胞,常由中等或大的多形免疫母细胞混合组成,有时可见吞噬红细胞现象;瘤细胞弥漫浸润,常累及肠黏膜上皮;病变中常有大量淋巴细胞、浆细胞、嗜酸性粒细胞浸润。

3. 免疫组化　瘤细胞CD3、CD7阳性,而CD4和CD8阴性,部分以大细胞间变性为主的CD30阳性,CD68阴性。

（赵　纲）

第3节　小肠肿瘤的临床表现及诊断

一、临床表现

小肠肿瘤可见于任何年龄,最小5个月,高龄达85岁。小肠肿瘤早期临床表现无特异性,故未促使患者早日就诊,或者由于出现并发症而进行急诊手术治疗,因此患者在术前往往未能得到全面检查。良性肿瘤多数无症状,过去主要靠手术和尸检发现。部分以腹部包块、消化道出血、梗阻急症而就诊。恶性肿瘤中、晚期才出现症状,临床表现多样、复杂且无规律(这与小肠的解剖生理特征有关)。患者以腹痛、消化道出血、腹部肿块、肠梗阻4大症状为主,其次为腹泻、穿孔、腹膜炎、发热、贫血等症状。

1. 腹痛　腹痛占50%～60%,是小肠肿瘤最常见的初发症状。轻重不一,隐匿无规律,呈慢性过程。因肿瘤的牵拉、肠梗阻、肠管蠕动失调,以及瘤体中心坏死,继发炎症、溃疡、穿孔,使疼痛由轻微隐痛、钝痛逐渐加重出现阵发性痉挛性绞痛。发作时可出现恶心、呕吐、肠蠕动加快伴明显肠鸣,腹痛间歇性和进行性加重。常被误诊为肠功能紊乱、肠炎、肠痉挛等。腹痛部位与肿瘤位置有关,多数位于中、下腹部。

2. 消化道出血　小肠肿瘤表面糜烂、溃疡、坏死是造成出血的原因,约占30%,大量出血则有呕血或便血。良性肿瘤以血管瘤和平滑肌瘤为多,大便潜血间断阳性。恶性肿瘤腺癌常见,平滑肌肉瘤、淋巴瘤次之,大便潜血持续阳性,大出血占1%以下,患者出现苍白、虚弱、贫血症状。

3. 腹部肿块　腹部肿块是小肠肿瘤常见体征之一,30%～45.7%的患者以腹部肿块就诊。良性肿瘤可出现自身肠套叠。恶性肿瘤腹部肿块发生率高于良性肿瘤,肉瘤高于癌,与肿瘤的生长方式有关。多见于小肠恶性淋巴瘤或平滑肌肉瘤,发现腹部肿块一般预示着病变已属晚期。

肿块大小不一,良性肿瘤表面光滑,活动度大。恶性肿瘤形态不规则,呈分叶状,有的表面有结节感,中等硬度,活动度小,多数有压疼。初起活动度大,系膜游离,肿瘤位置不固定,多可推动。伴有肠套叠时,肿瘤可时隐时现。随着肿瘤增大,活动度越来越小,甚至完全固定。

4. 肠梗阻　小肠肿瘤发生梗阻约占20%,多为不完全性肠梗阻。①肠腔内生长的肿瘤体积大而引起梗阻,症状逐渐加重,可造成肠套叠;②肠壁内浸润性生长,尤其是环形浸润,使肠管缩小狭窄而发生梗阻,梗阻症状不易缓解;③向肠腔外生长的肿瘤梗阻机会少。若肿瘤与周围肠管、网膜等粘连形成肿块,发生粘连性肠梗阻造成肠扭转时,出现绞窄性肠梗阻。

二、诊　断

由于小肠肿瘤病理类型及部位变化较大,分析误诊的客观原因:①小肠肿瘤缺乏特异性症状和体征;②至今缺乏直接、有效的诊断方法,给早诊带来一定的困难,术前确诊率为9.5%～49.8%。主观如警惕性不高,更易误诊。文献报道误诊率可达65%～90%,一经确诊,多属晚期。尽管确诊难度大,仍有一些临床表现可挖掘。诊断靠有经验的临床医师通过细致的体检,配合辅助检查、化验,便可做出及时的诊断。临床发现患者有不规则腹痛,反复出现肠套叠、肠梗阻,消化道出血,腹部肿块4大症状中1～2项,伴有食欲缺乏、吸收不良、体重减轻、贫血、慢性腹泻等症状,应考虑小肠肿瘤的可能。10%的小肠类癌伴有综合征。

鉴别诊断:肠结核和肠道外结核病变者,其有结核病史或其他临床表现,弛张热、发热、盗汗、腹部"揉面感"等急慢性结核病症状。节段性肠炎,当有穿孔及局限性脓肿形成,腹部常见明显的肿块,需除外。

当疑有小肠肿瘤,为进一步诊断应行下列检查:

1. 小肠气钡双重对比造影 更有利于观察黏膜皱襞的微细改变。文献报道,可使其诊断准确率高达93%左右。气钡双重对比造影应用于小肠,也使诊断率有了明显提高。本法从十二指肠直接注入钡剂和空气,使小肠充分扩张,黏膜展平,有利于病变观察。文献报道确诊率为35%~73%。回肠末端肿瘤,可用结肠气钡逆行灌注回肠法检查。为了发现小肠早期病变,最好采用分次服钡检查,吞钡后每隔半小时透视1次。小肠肿瘤X线表现有黏膜形态改变、破坏、肠壁僵硬、蠕动迟缓、充盈缺损、龛影狭窄、肠曲推移及组织阴影。向肠腔外生长的肿瘤X线改变较少。

小肠恶性淋巴瘤X线表现有一定特征:①扩张型:由于小肠恶性淋巴瘤破坏肌层中肠肌神经丛,肿瘤沿长轴弥漫浸润,肠黏膜横向增粗,肠管可出现局限性囊性扩张性病变;②狭窄型:也有浸润肠壁增厚,肠管呈中心形或偏心形狭窄性病变;③弥漫型:肠壁不规则增厚,病变肠段范围广泛;④肠外型:肿瘤外在压迫使肠壁与周围脏器粘连。肿瘤浸润表面,坏死灶可形成瘘管,穿透膀胱或结肠等发生内瘘,钡剂可显示。

2. CT检查 由于小肠内存在着气体和液体,影响肠壁肿瘤块影的显示,因此CT对小于2cm的小肠肿瘤的诊断帮助不大。除非瘤体巨大的平滑肌肉瘤、恶性淋巴瘤等,才能显示突向肠腔外的块影。但对确定肿瘤与周围器官关系,有无腹膜后淋巴结肿大,以及肝、骨、脑转移颇有帮助。CT小肠造影(computed tomography enteroclysis,CTE)是让患者口服或经小肠导管注入对比剂使小肠肠腔充盈足量对比剂后,经多层螺旋CT增强扫描,并将图像进行后处理,使肠腔、肠壁、肠系膜、腹腔内血管、后腹膜及腹内实质脏器多方位显示出来的技术。CTE简便易行,无明显并发症,能同时观察肠腔、肠壁、肠外淋巴结、肠系膜、肠系膜血管以及毗邻结构等,适用于多种小肠病变。CTE可精确地判定小肠肿瘤的数目,检测出早期小肠肿瘤,可作为小肠肿瘤检出和定位的首选。CTE可以精确地显示黏膜病变、肠壁增厚及肠外并发症,可判断小肠肿瘤的浸润深度,根据肿瘤的形态表现进行大体病理分型,对全腹部扫描还可及时发现转移情况,可以进行准确的术前分期,从而制订治疗方案以及估计预后。近年来国外文献报道,认为CT是更为精确的方法。Laurent等一组35例小肠肿瘤的文献综述中发现,CT异常的占97%,其中80%提示肿瘤。69%可推测出肿瘤组织学来源及61%患者的肿瘤分期。在18例恶性肿瘤中,CT显示肿瘤腔外侵犯和肝转移的准确率达75%,但显示区域淋巴结状况的准确率仅有25%。相似报道的Dudiak等复习了63例小肠肿瘤患者的资料,发现CT能够在73%的患者中发现肿瘤,对43%的患者作出正确的诊断。

3. MRI检查 磁共振无辐射,具有很高的软组织分辨力,能够进行多方位成像。磁共振通过口服或小肠导管注入对比剂,可提高图像质量,清楚地显示肠壁的厚度、肠道肿块、肠曲狭窄和扩张,以期显示小肠肿瘤,并可对肿瘤的肠外蔓延、邻近脏器的侵犯,以及淋巴结和远处转移作出判断。磁共振小肠造影(magnetic resonance enteroclysis,MRE)检查具有良好的软组织分辨率、无离子辐射、直接多平面成像的特点,提供的冠状面图像质量优于多层螺旋CT小肠造影检查。不仅可以观察黏膜,同时能够分析肠管周围的改变,可以利用肠壁和腔内对比剂产生的信号差异显示小肠的形态,尤其适用于肠道肿瘤引起的肠梗阻,可以显示增厚的肠壁和梗阻性肿块。

4. B型彩超检查 对小肠肿瘤诊断意义不大,超声诊断可明确有无腹部肿块的存在,同时可以观察肿瘤的大小、形态、内部结构、周围及其他脏器有无转移。

5. 选择性腹部动脉造影检查 近年来开展的选择性动脉血管造影是诊断小肠肿瘤的有效方法。如通过肠系膜上动脉造影诊断小肠恶性肿瘤的优点:①诊断正确率高,尤其对肉瘤、腺癌和类癌常常获阳性结果;②能确定病变的部位、范围、大小,并能显示供血动脉,为手术提供有用的资料;③肿瘤大出血时,胃肠道造影常有困难。这时进行动脉造影诊断率更高,且能显示出血部位。因此,动脉造影对小肠恶性肿瘤的诊断很有必要且很有价值,对较大肿瘤或肝转移者诊断价值更大。

此外,血管造影偶尔可显示类癌综合征患者的肠系膜血管边缘支阻塞,而这种阻塞是造成系膜缺血综合征的原因。

6. 内镜检查 十二指肠镜对十二指肠肿瘤可直接观察病灶大小、部位,并进而作涂片或活检以获病理确切诊断,是十二指肠肿瘤的最佳检查方法。

纤维结肠镜通过回盲瓣逆入回肠20~30cm,观察回肠末端病变,特别对钡灌肠难以显示的较小病灶,内腔镜更具有独特的优越性。

与以上两种内镜功能相同的纤维小肠镜可以看到全部小肠,直接观察黏膜病变,并对可疑病变活检。小肠镜虽可帮助诊断,但操作困难,患者痛苦大,在国内开展尚不普及。故此方法在临床应用推广上仍有争议。小肠镜开展少,但有发生穿孔及出血并发症的报道。国内已知有100例以上的体检未见严重并发症的报道。

随着内镜的进展,最近使用纤维小肠镜的技术经验和专门知识的不断增加,以及内镜自身的不断改进、更新,可以预期它对诊断小肠肿瘤具有重要的作用。进行全小肠镜检的目的已能达到。

附:纤维小肠镜目前应用的主要镜型及简单的插入方法

常用镜型SIF、SIF-10、SIF-2c镜身长150~199.5cm,直径为1.13~1.15cm,活检通道直径为0.35cm。母子式纤维小肠镜SIF-mS。母镜长199.5cm,直径为1.3cm,子镜长371cm,直径为0.58cm。

插入方法:①推进式;②探条式;③肠带添导式;④放大型:FISML(放大20倍)、SIFM(放大10倍);⑤滑管法:在X光透视下完成;⑥应用纤维结肠镜,经口逆行推进式;⑦母子式纤维小肠镜SIF-mS型插入法;⑧术中小肠镜插入法。

胶囊内镜(capsule endoscopy,CE)作为一种非入侵式小肠疾病的检查方法,没有痛苦,较易被患者接受。但是由于 CE 前行具有不可控制性,在图像采集上有遗漏的可能。除此之外,无法进行活检和内镜下治疗也是胶囊内镜的缺陷。

7. 腹腔镜检查　在其他方法未查明病因时,在剖腹探查前,先采用腹腔镜检查,可获得较好的效果。

8. 实验室诊断

(1)血常规及大便隐血试验:小肠肿瘤伴有慢性出血症状,可出现红细胞及血红蛋白降低,大便隐血试验阳性。

(2)肝功能及尿胆红素检测:当十二指肠肿瘤累及 Vater 壶腹引起梗阻性黄疸时,血中胆红素及碱性磷酸酶增高,尿中胆红素增高、尿胆原缺如。

(3)当疑有小肠类癌综合征时检测:血清 5- 羟色胺升高至 0.5～3.0μg/ml(正常值为 0.1～0.3μg/ml)。

(4)羟吲哚乙酸(5-hydroxy indole acetic acid,5-HIAA):测定值多达 1mg/24h(正常值为 6～9μg/24h)。但阴性仍不能排除类癌综合征,因 5-HIAA 是儿茶酚胺的代谢产物,而儿茶酚胺仅是产生此综合征的物质的一种。

(5)肿瘤性内分泌细胞(neoplastic endocrine cell,NEC)的检测:多数小肠癌变具有不同种类和数量的 NEC,NEC 阳性的小肠癌一般分化较差,易于发生转移,同时低分化小肠癌倾向于多种激素的表达。2000 年詹勇等报道,70 例小肠癌中 39 例(55.7%)具有 NEC,5 种激素的阳性率分别为血清素 38.6%、生长抑素 32.9%、胰高血糖素 15.7%、胃泌素 10.0%、血管活性肠肽 14.3%。此研究对小肠癌的诊断、治疗以及预后估价均有帮助。

(吴亮亮)

第4节　小肠肿瘤的治疗及预后

一、治　疗

小肠肿瘤以早期手术切除为主要治疗方法,可配合手术前后辅以化疗、放疗、生物治疗等综合治疗。

(一)外科治疗

1. 小肠良性肿瘤　因其有时引起较严重的并发症如肠梗阻、消化道出血、肠穿孔等,再加上某些肿瘤如息肉、腺瘤、间质瘤等又有发生恶变的可能,故在临床检查或手术中一旦发现小肠伴有肿瘤时,积极予以切除。这类肿瘤边界比较清楚,有较完整的包膜,一般来说手术中不难与恶性肿瘤相区别。有时或与周围组织发生粘连,但大都较易剥离。如肿瘤中心发生坏死或合并有溃疡时,肠系膜可有散在的肿大淋巴结,但质较软,且肿大多不太显著。小肠良性肿瘤切除方式随病灶的部位、大小、形态而异,如小的或带蒂的肿瘤,可自肠壁局部将其完整摘除,然后将肠壁缺损部做横行内翻缝合。对不带蒂的较大肿瘤,局部多发肿瘤或合并肠套叠而未能复位,或复位后肠壁血运不良者,应将肿瘤连同受累肠段一并切除,然后作肠对端吻合或端侧吻合术。

对十二指肠腺瘤,Bjork 等主张作经十二指肠镜将腺瘤作黏膜下切除。但据称术后有 17% 的局部复发率。对一些体积较大、临床上难以定性者,应术中快速冷冻切片检查。如证实有恶变,随即扩大切除范围,并清除相应的系膜淋巴结。如切片难以定性者,以恶性肿瘤对待为宜。

2. 小肠恶性肿瘤　不宜在诊断上拖延,尽早剖腹探查,应行根治性切除。有类癌综合征表现的患者,对麻醉特别敏感,容易引起支气管痉挛和低血压,手术时应予以注意。有人主张这类患者术前及术中给予抗 5- 羟色胺药物,如甲基多巴、氯丙嗪等。

手术切口可根据肿瘤部位、大小及切除范围来选择。手术治疗的原则,切除范围包括肿瘤在内的小肠局部距癌灶两端各 10cm 肠段,清除相应肠系膜淋巴结至肠系膜上动脉分支根部整块切除,然后将小肠对端吻合(图6-1)。

十二指肠部位恶性肿瘤,除肿瘤小及患者身体条件差外,可采取局部切除,一般常需行胰头十二指肠切除术。回肠末端恶性肿瘤行回末端及右半结肠切除术。对向肠腔外生长的巨大侵及邻近脏器肿瘤及复发肿瘤,如恶性间质瘤[1983 年由 Mazur 和 Clark 依据免疫组化和电镜下特征,首次提出建议命名为间质瘤(stromal tumor),发生于胃肠道的这类肿瘤也就自然被称为胃肠道间质瘤(gastrointesinal stromal tumor,GIST)。2000 年官方指南正式推荐"胃肠道间质瘤"作为一个独立诊断。当年出版的 WHO 消化系统肿瘤分类指南第一次将 GIST 作为一个独立诊断并沿用至今]只要尚可推动,应积极探查,不应放弃手术机会,需将受累脏器联合切除,常可获得理想的疗效。对晚期姑息切除的患者,也可提高生活质量,并延长生存期。

小肠类癌属多发性以及恶性淋巴瘤多者约占 20%。术中应全面仔细探查,争取一次性切除,以免遗漏。对伴有孤立转移者,如肝转移者,宜将原发灶及转移灶一并切除,常能提高生活质量(尤其改善类癌综合征症状)及延长生存期。肝脏多发转移者可行动脉结扎或置泵药物治疗,有时亦会争取到意想不到的疗效。对那些晚期肿瘤广泛浸润,切除小肠肿瘤无望,又有可能梗阻者行肿瘤远近端小肠旁路手术,可延长生命。

目前开展了微创外科治疗小肠肿瘤。2012 年时强等报道,十二指肠内镜黏膜下剥离术(endoscopic submucosa dissection,ESD)治疗 78 例十二指肠占位病变安全、有效。同年,李建军等报道采用全腹腔合并胰十二指肠切除术治疗十二指肠腺癌 18 例。他的经验是无中转病例,可达到根治并遵循无瘤技术,安全、可行、有效。总之,微创外科治疗正在广泛展开,还有待进一步实践并观察疗效。

自 1993 年 7 月至 2013 年 2 月近 20 年来,天津市肿瘤医院收治恶性小肠肿瘤 569 例,十二指肠、空肠、回肠分别为 339 例、89 例、78 例,无法明确部位 63 例。十二指肠与空肠、回肠临床病理分型差别较大。十二指肠中,以腺癌为主 274 例(包括十二指肠乳头状毛状腺瘤恶变 32 例、乳头壶腹周围癌 108 例),黏液腺癌 14 例,次之恶性间质瘤 36 例,类癌 7 例,非霍奇金恶性淋巴瘤 5 例(表 6-1);另有罕见病理类型 3 例,分别为神经内分泌癌、颗粒细胞肉瘤及恶

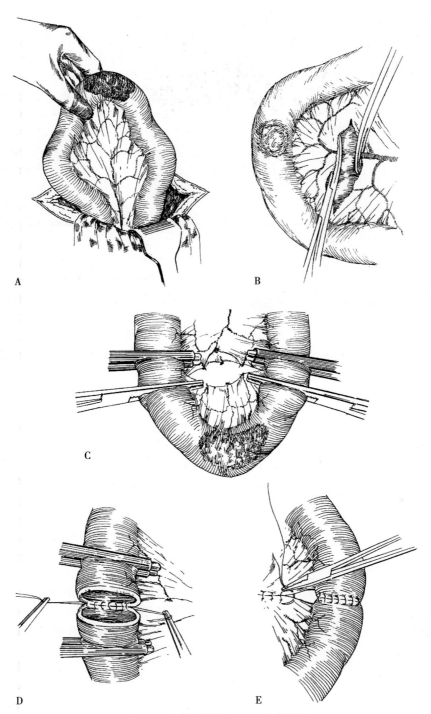

图 6-1 小肠恶性肿瘤手术治疗图解

性纤维组织细胞瘤各 1 例 (表 6-2)。而空肠、回肠中，以恶性间质瘤为主 117 例，次之为非霍奇金恶性淋巴瘤 58 例，再次之为腺癌 35 例，黏液腺癌 6 例，类癌 5 例 (表 6-3)。还有罕见病理类型 9 例，分别为脂肪肉瘤 3 例 (高分化瘤 2 例，黏液瘤 1 例)，神经内分泌癌、血管内皮肉瘤、低分化肉瘤、恶性间皮瘤、恶性纤维组织细胞瘤、恶性孤立性纤维瘤各 1 例。

小肠肿瘤积极治疗以手术为首选。十二指肠恶性肿瘤 339 例中，行胰十二指肠切除 213 例，乳头局部切除成形术 29 例，短路 (胃空肠吻合、胆囊或胆管与空肠吻合或双短路吻合) 术 46 例，探查术 2 例，其余患者中进行化疗、介入

等综合治疗 9 例。手术率为 86%(290/339)，切除率为 84%(242/290)。空肠、回肠恶性肿瘤 230 例中，行区段切除 172 例，短路术 4 例，探查术 7 例，其他化疗、生物综合治疗 47 例。手术率为 80%(183/230)，切除率为 94%(172/183)。

（二）放疗

小肠腺癌对放疗不敏感，小肠恶性间质瘤放疗敏感性差。但有晚期小肠腺癌采用姑息性放疗以缓解疼痛及梗阻症状者，总量一般约为 4 000cGy。也有用于小肠巨大恶性间质瘤术前放疗 2 000～3 000cGy 后，能使瘤体缩小，增加手术切除机会。

表6-1 十二指肠主要恶性肿瘤病理分型及术式

病理分型	胰十二指肠切除术	肠段广泛切除术	短路手术	探查（造瘘）	其他	合计
乳头绒毛状腺瘤癌变	21	5	4		2	32
壶腹周围癌	96	6	3		3	108
腺癌	65	2	36	1	30	134
黏液腺癌	10	2			2	14
恶性间质瘤	16	12	3	1	4	36
类癌	4	2			1	7
恶性淋巴瘤	1				4	5

注：1993—2013年天津市肿瘤医院数据。

表6-2 小肠罕见恶性肿瘤病理分类

肿瘤部位	病理分型	例数
十二指肠	神经内分泌癌	1
	颗粒细胞肉瘤	1
	恶性纤维组织细胞瘤	1
空回肠	脂肪肉瘤	3
	神经内分泌癌	1
	血管内皮肉瘤	1
	低分化肉瘤	1
	恶性间皮瘤	1
	恶性纤维组织细胞瘤	1
	恶性孤立性纤维瘤	1

注：1993—2013年天津市肿瘤医院数据。

表6-3 空肠、回肠主要恶性肿瘤病理分型

病理分型	空肠	回肠	未确定部位	合计
恶性间质瘤	60	32	25	117
恶性淋巴瘤	8	32	18	58
腺癌	13	8	14	35
黏液腺癌	2	1	3	6
类癌	1	3	1	5

注：1993—2013年天津市肿瘤医院数据。

小肠恶性淋巴瘤无论是根治性或姑息性切除后，均宜进行放疗，可以消灭手术残留的瘤组织，从而提高疗效。术后补加腹部前、后两野给予组织量为3 500~4 500cGy/4周。

（三）药物治疗

小肠肿瘤切除后、预防复发转移及未能切除肿瘤者，应用药物联合治疗。有条件的医院将切除的肿瘤进行药物敏感试验，可采用针对该患者肿瘤敏感的药物以提高疗效。

小肠恶性间质瘤一般根据基因检测CD117（+）、CD34（+）者，应用甲磺酸伊马替尼、舒尼替尼等分子靶向药物治疗。

小肠恶性淋巴瘤，一般对化疗敏感。根据分期选用一线方案（COP或CHOP方案）即长春新碱、环磷酰胺、泼尼松，逐步升级根据病情能用多柔比星、吡柔比星、顺铂联合

方案。早期可治愈，中、晚期可使瘤体明显缩小，以达到改善症状、延长生命的目的。

小肠腺癌化疗常用药物口服可选用卡莫氟、卡培他滨、替吉奥等。静脉可选用氟尿嘧啶（5-FU、FT-207等）、四氢叶酸、顺铂、奥沙利铂、丝裂霉素、多柔比星类等，以及其他类型小肠肿瘤可参照大肠恶性肿瘤化疗方案。

（四）生物治疗

口服药物有乌苯美司；皮下注射胸腺肽、胸腺法新类药物；目前较广泛应用CIK、LAK细胞的治疗，提高恶性肿瘤患者的免疫功能，增强抗肿瘤的能力，特别对小肠恶性淋巴瘤更具显著的辅助治疗作用。

（五）中药治疗

祖国医学对小肠恶性肿瘤的治疗，主要按辨证论治的原则，根据病情采取攻、消、补诸种方法。对于早期肿瘤已行根治手术的病例，在行放疗或化疗的同时可以攻补兼施。对于晚期全身情况较差者，应以补法为主，适当辅以消法。扶正可选用黄芪、党参、当归、鸡血藤等补气补血药物。消法和攻法可选用桃仁、红花、乳香、没药、穿山甲、鳖甲等。化瘀软坚药物如败酱草、马尾莲、夏枯草、白花蛇舌草、山豆根、山慈菇、土茯苓、蜀羊泉、龙葵等。如胃满腹胀，可加用厚朴、枳实、大黄等通腑清肠药物。

二、预 后

影响小肠恶性肿瘤预后的主要因素是临床分期和病理类型。由于目前对小肠肿瘤缺乏较理想的诊断方法，临床上该病又无特异性症状，故确诊时多数已属晚期，因此治疗效果不甚满意。

小肠腺癌术后平均5年生存率为20%左右，国外报道为20%~30%。小肠恶性淋巴瘤平均5年生存率为40%左右，国外新近大样本综合治疗使5年生存率超过50%。小肠恶性间质瘤平均5年生存率为20%~40%，国外报道其总的5年生存率约为20%。小肠类癌国内5年生存率为30%~64%，伴有类癌综合征者为10%~21%。国外报道较高，5年生存率为45%~90%，有肝转移者5年生存率为19%~54%。临床经验为，小肠肿瘤部位越高，预后越差。组织分类小肠腺癌预后最差，其次为恶性淋巴瘤、恶性间

质瘤，类癌效果较好。总之，应增强早诊意识，提高早期确诊率，并争取早期积极根治切除肿瘤，再辅以综合治疗，可望获得更佳疗效。

（崔青皓）

参 考 文 献

[1] 柏树令. 系统解剖学[M]. 北京：人民卫生出版社，2013.

[2] 刘树伟，李瑞锡. 局部解剖学[M]. 北京：人民卫生出版社，2013.

[3] 朱大年，王庭槐. 生理学[M]. 北京：人民卫生出版社，2013.

[4] 郝希山. 腹部肿瘤学[M]. 北京：人民卫生出版社，2003.

[5] 郝希山. 肿瘤手术学[M]. 北京：人民卫生出版社，2008：730-745.

[6] 何平石，景森，陈武科，等. 原发性十二指肠癌45例的诊断与治疗[J]. 中华普通外科杂志，2002，17（9）：562-563.

[7] 李可为. 国内673例原发性十二指肠恶性肿瘤的临床特点[J]. 中华普通外科杂志，2003，18（5）：279-283.

[8] 杜晓辉，李荣，宋少柏，等. 原发性十二指肠癌101例的诊断与治疗[J]. 中华胃肠外科，2003，6（4）：217-219.

[9] 施友元，林永堃，石铮，等. 原发性小肠肿瘤的诊断和治疗[J]. 中国普通外科杂志，2003，12（4）：252-254.

[10] 闻英，巴明臣，卿三华，等. 原发性十二指肠恶性肿瘤的诊断与治疗：附82例报告[J]. 中国普通外科杂志，2004，13（11）：42-43.

[11] 张森，万德森，陈功，等. 原发性十二指肠腺癌外科治疗分析（附23例报告及国内文献复习）[J]. 中国肿瘤临床，2004，31（15）：873-870.

[12] 孙卫红，费立升，潘玉玲，等. 肿瘤局部切除在高龄十二指肠乳头部癌患者治疗中的应用[J]. 中华胃肠外科杂志，2005，8（5）：463-466.

[13] 张勇，陈凛. 十二指肠间质瘤临床分析30例[J]. 世界华人消化杂志，2006，14（29）：2893-2896.

[14] 陈晋湘，袁伟杰. 原发性十二指肠癌的外科诊断治疗和预后分析[J]. 中华普通外科杂志，2007，16（9）：883-886.

[15] 孙益红，汪学非，侯英勇，等. 十二指肠间质瘤18例的临床特征和外科治疗[J]. 中华胃肠外科杂志，2007，10（1）：26-30.

[16] 沈坤堂，秦新裕，孙益红，等. 十二指肠间质瘤30例外科治疗分析[J]. 中国临床医学，2007，14（6）：833-883.

[17] 张豫峰，李建军，董良鹏，等. 完全腹腔镜下胰十二指肠切除术加结肠部分切除术治疗十二指肠乳头癌[J]. 中国内镜杂志，2007，13（11）：1215-1216.

[18] 刘春远，李玉明，成蕾，等. 原发性小肠癌的诊断与预后因素分析[J]. 消化肿瘤杂志，2008，1（1）：49-52.

[19] 郭春光，田艳涛，刘骞，等. 原发性十二指肠恶性肿瘤64例临床分析[J]. 中国肿瘤临床，2008，35（4）：193-197.

[20] 曲辉，田艳涛，孙跃民，等. 原发性十二指肠癌的外科治疗及预后分析[J]. 中华肿瘤杂志，2009，31（3）：233-235.

[21] 金仲田，李澍彭，吉润，等. 原发性十二指肠癌的诊断与治疗[J]. 中华普通外科杂志，2009，24（2）：125-127.

[22] 秦长江，史朝晖，孙嵩洛，等. 原发性十二指肠癌的诊治与预后分析[J]. 中华普通外科杂志，2009，24（9）：695-697.

[23] 詹勇，李继光，葛春林，等. 小肠癌中内分泌型癌细胞的表达及其意义的研究[J]. 中华消化杂志，2000，20（2）：92-96.

[24] 刘国岐. 成人原发性小肠肿瘤68例临床分析[J]. 海南医学，2010，21（5）：69-70.

[25] 高明项，和平，耿小平，等. 原发性十二指肠癌130例临床分析[J]. 山东医药，2010，50（10）：52-53.

[26] 黄恒星，张吉翔. 原发性十二指肠癌141例临床分析[J]. 南昌大学学报（医学版），2011，51（12）：54-57.

[27] 解亦斌，杜佳，李倩，等. 十二指肠间质瘤的临床诊治与预后[J]. 中华医学杂志，2012，92（24）：1694-1699.

[28] 冯苗，项晓军，熊建萍，等. 小肠腺癌内科治疗现状[J]. 实用肿瘤杂志，2012，27（3）：127-132.

[29] 俞利结，李淑德，傅传刚，等. 小肠恶性肿瘤625例临床特征分析[J]. 肿瘤，2012，32（10）：811-818.

[30] 时强，钟芸诗，姚礼庆，等. 内镜黏膜下剥离术治疗78例十二指肠占位性病变[J]. 中华胃肠外科杂志，2012，15（7）：675-679.

[31] 顾晋. 应该正视胃肠手术后并发症的防治[J]. 中华胃肠外科杂志，2012，15（4）：313-316.

[32] MAZUR M T, CLARK H B. Gastric stromal tumors. Reappraisal of histogenesis[J]. Am J Surg Pathol, 1983, 7: 507-519.

[33] EREN T, BAYRAKTAR B, CELIK Y, et al. Acute malignant intestinal obstruction accompanied by synchronous multifocal intestinal cancer in Peutz-Jeghers syndrome: report of a case[J]. Surg Today, 2012, 42: 1125-1129.

[34] LEE T, NODA E, MAEDA K, et al. Two cases of the primary small intestine cancer successfully treated with S-1 and UFT/LV therapy[J]. Gan To Kagaku Ryoho, 2010, 37: 2789-2791.

[35] SCHMIEGEL W, POX C, ARNOLD D, et al. Colorectal carcinoma: the management of polyps, (neo)adjuvant therapy, and the treatment of metastases[J]. Dtsch Arztebl Int, 2009, 106: 843-848.

[36] ISHIZU K, ISHII A, OKAMOTO Y, et al. A case of the primary small intestinal cancer which performed operation under laparoscopy after ileus decompression[J]. Tokai J Exp Clin Med, 2007, 32: 136-139.

[37] PASHAYAN N, LEPAGE C, RACHET B, et al. Survival trends for small intestinal cancer in England and Wales, 1971-1990: national population-based study[J]. Br J Cancer, 2006, 95: 1296-1300.

肝 癌

第1节 概　述

　　肝癌外科治疗与人类对肝脏认识、肝脏外科的发展历史相伴随,并且与麻醉学、抗感染和影像学的发展密切相关。

一、人类对肝脏的认识历史

　　早在两千年前,我们的祖先即对人体肝脏进行了实地解剖、测量和研究。《难经·四十二难》说:"肝重四斤四两","肝……,左三叶,右四叶。凡七叶,主藏魂。"《黄帝内经·灵枢》说:"阙,……在下者肝也","肝大则逼胃迫咽,迫咽则苦膈中,且胁下痛。"由此可知,肝脏与胃、咽(食管)、膈相邻。元代滑伯仁在《十四经发挥》指出:"肝之为脏,其治在左,其脏在右胁、右肾之前,并胃着脊之第九椎。"清代邹五峰《外科真诠》说:"肝居膈下,并胃着脊之第九椎"。进一步认识到肝在右胁,位于膈下,邻近胃、肾和脊椎。《外科真诠》也说:"肝凡七叶,左三右四,丑时气血注于肝。"《黄帝内经》成书于战国至秦汉时期(公元前 500—公元前 100),《难经》成书于汉代(公元元年前后),而此时西方的古希腊时代(公元前 500—公元前 300)希波克拉底、亚里士多德及古罗马的加伦(公元 130—201),他们仅解剖过动物而没有人体解剖,因此,《黄帝内经》《难经》是世界上最早的人体解剖学,也是最早的人体肝脏解剖学。

在大英博物馆收藏的据说来自汉谟拉比时期(约公元前 2000)的石刻文物上,显示着对肝脏不同部位的命名,并指出各部分的预后意义。公元 1 世纪,罗马人 Celsus 在其《药物论》一书中对肝脏的解剖学位置进行了准确的描述:"肝脏起自右膈下,其突出部分刚好延伸至胃的上方;分为四部分,而胆囊就固定于其下方表面。"公元 2 世纪,古罗马的加伦命名了掌控人体的三个主要器官,即作为热量源泉和最重要器官的心脏、主司全身感觉的大脑和提供营养的肝脏。Glisson 深入研究了肝脏的结构和功能,于 1654 年出版的《肝脏解剖》是首部肝脏专著,书中包括了肝脏的详细解剖结构,特别是肝包囊以及肝动脉、门静脉和胆道的走行分布,还描述了肝脏的纤维框架结构,在无显微镜的情况下就推测出门静脉血流经毛细血管汇入下腔静脉。1888 年 Rex 通过观察哺乳动物的肝脏腐蚀标本发现,门静脉左、右干的分布构成肝脏真正的两叶。1891 年 Cantlie 发现人肝的左、右叶是对等的,由胆囊窝至下腔静脉窝的平面分开,所以后来此平面被称为 Rex-Cantlie 线。对肝内结构进行比较系统而深入的研究,是 20 世纪 40 年代以后开始的。1951 年瑞士的 Hjortsju 首次建立了肝脏管道铸型标本和胆管造影的研究方法,提出肝动脉和肝胆管呈节段性分布,并将肝脏分成内、外、后、前、尾共 5 个段。后来,Healey 和 Schroy(1953)进一步研究证实 Hjortsju 的发现,并发现在肝内门静脉的分布与肝动脉及胆管相同,并根据通常的解剖学命名原则提出肝脏的分段命名系统。1955 年,Couinaud 经过大量尸肝解剖研究,根据肝内血管分布规律,以门静脉作为划分解剖的依据,提出肝脏的功能性分段,将肝脏分为两个半肝、四个扇区和八个段,每一肝段形成一独立的肝段胆管血管蒂或称门管三联,可以作为一个外科单位切除。由于 Couinaud 将每个段视为功能上的一个独立单位,因此对肝脏外科手术的改进产生了重大影响,也大大提高了肝脏外科手术的安全性。Bismuth(1982)据此开展了系统的肝段切除术。Pack 于 1962 年首先描述了肝再生功能,他的研究证实肝大部切除后 3~6 个月可完全再生至原来的体积。随后,Lin 和 Chiou 研究了肝硬化患者肝代谢功能和再生功能;1971 年,美国 Blumgart 等发现在肝外伤后肝再生速度在术后 10~11 天即可恢复原有的体积。随着对肝脏解剖、再生认识的深入,肝脏外科开始

起步、发展起来。

二、肝脏外科的发展历史

1. 肝脏外科的初始阶段 虽然早在两千多年前人类已经认识了肝脏,但肝脏外科却只有几百年的历史。据说 Paulus Aeginata(公元? —690 年)曾对肝穿透伤后脱出体外的部分肝脏做过烧灼。1716 年,Berta 对一例腹部刀伤的患者实行肝外伤清创术,是人类第 1 例肝脏外科手术。1870 年,Buins 为一位肝脏破裂的战士做了止血手术。1886 年,Lius 切除了肝左叶一个有蒂肿瘤,但患者术后 6 小时死于瘤蒂残端出血。1887 年,Langenbuch 为一位腹痛女性剖腹探查,发现在肝左叶上有一带蒂肿瘤,将蒂部结扎后切除,但手术当晚即发生肝门部血管大出血,Langenbuch 又为其做了第二次手术。1890 年,Tittany 报道了因肿瘤施行肝切除的病例,手术是用剪刀和烙铁进行的,但术后证明该肿块并非肿瘤,而是结石所致的炎性肿块。1891 年,Lucke 报道了一例肝左叶肿瘤切除。1892 年,Keen 切除了肝右叶边缘的一个 3.5in 的囊性病变,1897 年切除了一例肝血管瘤,1899 年又切除了一个肝左叶巨大的原发性肝癌,因此 Keen 被认为是第一位真正意义上成功实施肝切除术的外科医师。此后的 40 年里,肝脏外科技术一直无重大进展,肝切除术只限于肝脏边缘的局部剜除,术中出血无法有效控制,死亡率极高(70%~90%)。

2. 肝脏外科止血技术的发展 在肝脏外科的初始阶段,困扰其发展的一个主要原因就是术中出血。1897 年,Elliot 描述"肝脏是如此脆,充满了血管,在肝结构中的伤口是外科处理的难题。"1896 年,Kousnetzoff 和 Pensky 报道在肝外伤创面距创缘一定距离行缝扎,可控制创面的出血。1908 年 Pringle 首先描述了暂时阻断入肝血流可减少肝出血,术中 Pringle 用拇指和示指捏着肝蒂暂时止血,以利于创面显露,虽然 3 例患者皆随后死亡,但 Pringle 用 3 只兔子做实验证明他的设想是正确的。1953 年,Rafucci 提出犬可以安全地耐受肝门血流阻断 15 分钟。19 世纪 50 年代,Child 发现不同种属对门静脉阻断的耐受性有很大差异,如兔、犬、猫不耐受长时间阻断门静脉,但猴子却能长时间生存,并报道 2 例患者结扎门静脉后并无不良后果。这些研究给 Pringle 肝门阻断的安全应用打下了理论基础。这种止血方法成为肝脏外科的突破点,是里程碑式的进步,被称为 Pringle 手法,至今广泛应用。大量临床实践证明,肝门阻断时间在 15~20 分钟之内是安全的,但对于广泛的和复杂的肝切除术,此时间不够,所以多次 20 分钟阻断间隔 5~10 分钟的血流开放是有效的,此法即是临床上常用的常温下间歇肝门阻断法。临床实践还发现,肝脏有无硬化,对肝门阻断的耐受不同,正常肝脏一次阻断时间可长达 30 分钟,而硬化肝脏则不行,每次最好不超过 20 分钟,否则,可能会发生术后肝衰竭。

1966 年,Heaney 首次实施全肝血流隔离情况下肝切除术,手术时钳夹肝门、肝上、肝下下腔静脉,并同时阻断腹主动脉,即全肝血流阻断术。1978 年,Huguet 曾使用此方法,但手术死亡率较高,达 28%(发生在有肝硬化的肝癌患

者）。1989 年，Bismuth 将此方法用于 51 例患者，总手术死亡率下降至 20%，平均肝血流阻断时间不超过 50 分钟，并认为不需要阻断腹主动脉，不要用于肝硬化患者。1992 年 Huguet 指出，当肿瘤过大、位于肝脏中央或靠近下腔静脉及肝静脉时，常规手术可能撕破肝后下腔静脉或肝静脉发生大量失血及空气栓塞，全肝血流阻断可防此并发症。同年，Emre 用此法治疗 16 例肝脏巨大肿瘤的患者，肿瘤的平均直径为 10.7cm，有 2 例死亡，作者强调血管隔离务必完全，在肝门部的众多细小侧支血管若未完全阻断，仍会使切肝时有大量出血，甚至失血量比未阻断者更大，因此采用宽的无创血管钳来阻断肝十二指肠韧带更为有效。

1987 年，Makuuchi 报道在肝脏血管左、右分界处置肝门阻断带，此法可进一步减轻对侧肝脏缺血再灌注损伤，提高手术安全性，特别适用于肝硬化患者肝切除手术，即半肝血流阻断。

随着肝移植技术的成熟和体外肾脏手术的启示，Hannoun 等应用 4℃ UW 液进行肝灌注，其平均肝阻断缺血时间达 121 分钟（65～250 分钟），随后 Yamanka 和 Kim 等也有采用低温阻断进行肝切除成功的报道。1988 年，Pichlmayr 采用肝脏冷却灌注体外肝切除术，以达到更彻底的肿瘤切除和在一些患者免除肝移植术的目的，至 1990 年时已做了 11 例手术，不过报道显示所有黄疸患者（共 4 例）手术失败，而肝转移癌的效果则要好些。由于体外肝切除和自身肝再植的复杂技术与费时，法国 Sauvanet 提出简化的离体肝外科技术。此手术的要点是不切断肝门管道结构、门静脉内插入导管低温灌注、门静脉 - 下腔静脉血体外转流、肝上下腔静脉分离至心包处以利再吻合，切断肝上下腔静脉和肝下下腔静脉，当将两端下腔静脉切断后，肝脏便可以移出体外（仅有门管结构相连），有利于切除一般方法难以切除的肿瘤。

肝实质离断技术随着肝切除术的开展得到不断发展。1953 年，Quattlebaum 描述了用刀柄断离肝脏、钳夹断面血管的方法。1956 年，Fineberg 等报道了用手指在肝内迅速离断肝实质的方法。1958 年，我国台湾林天佑等介绍了指捏断肝法，即拇指和示指插入肝组织后，在指间捏碎断离肝组织，遇有血管或胆管时结扎切断。1963 年，越南 Ton That Tung 对此技术做了补充，即在离断肝实质前阻断肝蒂以控制入肝血流。Lin 等于 1958 年也描述了手指分离法切肝，在 10 分钟内可切除一个肝叶，平均输血 2 000ml。

手术器械的进步也为肝脏外科的发展做出了贡献，用来减少出血的专门断肝器械包括超声刀、水刀、彭淑牖的刮吸刀、于仁忠的吸切刀等。用于肝切除面出血止血的则有高频电凝、红外线凝固止血器、氩气束、激光刀、等离子刀、微波止血器等。药物方面则有可吸收的止血纤维、纤维蛋白原、凝血酶原、胶原蛋白、大分子聚合物制品等。

3. 肝外科诊断学的进步 20 世纪 50 年代前，肝外科受诊断技术的影响进步缓慢。至 20 世纪 60 年代末仍没有很好的诊断方法，多采用核素造影、肝血管造影和肿瘤标记物。1975 年，Kim 报道 20%～30% 的患者在术前对切除可能性的判断是不准确的。20 世纪 70 年代以后，随着超

声技术、CT、MRI、ERCP 和经皮细针穿刺胆管造影的临床应用，术前的诊断率不断提高，并更加准确。

4. 超声检查 超声检查为无创伤性检查，经济方便，为肝癌首选筛查手段。普通超声检查对中晚期癌诊断准确率达 70.0%～82.0%，但对早期直径小于 1cm 的小肝癌诊断准确率却很低。当肺、胸骨、肋骨常遮掩受检查部位使检查受到限制，对肥胖的患者，超声显示的图像质量不如 CT，当受检查部位有大的瘢痕、伤口及引流管时往往很难进行检查。而彩色多普勒血流显像技术的应用有助于肝脏良、恶性病变的鉴别诊断。其除了具备普通超声对肝癌的回声变化之外，其优势主要在于能检查到病变区血流动力学的变化。因肝脏由肝动脉、门静脉双重供血，而肝癌主要由肝动脉供血，可以通过这一特点来分辨肿瘤的性质，补充了其他影像学检查方法的不足。病变区高流速动脉血流被认为是恶性肿瘤的重要征象。Hirooka 等提出以血流速度大于 20.0cm/s 作为诊断标准，其敏感性及特异性分别为 95.2% 及 87.5%。1981 年，Makuuchi 等应用术中 B 超，该方法对鉴别肝内结构与肿瘤的关系，特别是肝硬化患者及小肝癌具有重要的价值。20 世纪 90 年代初，腹腔镜下超声检查应用于临床，对术前分期更加准确，避免了不必要的手术探查。1994 年，John 等采用该方法使开腹探查率由 42% 降至 7%。

5. CT 检查 CT 检查对软组织的分辨率高、横断成像并可进行增强扫描，可清楚显示肝癌原发病变的位置、形态、扩散范围及血流动力学变化，对原发性肝癌的分期及临床治疗方案的制订和估计预后有重要价值。螺旋 CT 是近年发展起来的新的扫描技术，扫描速度快，并采用螺旋方式扫描，图像的获得是连续、不间断的。因此，对小病灶的检出率高于常规 CT 扫描。另外，应用双螺旋技术，于一次静脉注射造影剂后，可分别在动脉期及门静脉期完成 CTA 及 CTAP 扫描，得到全肝动脉期及门静脉期图像，无创伤性检查是它的优越性。CTA 有利于血供丰富肿瘤的诊断，CTAP 有利于乏血性肿瘤的诊断，双期观察，有利于了解肿瘤血流动力学特点，对于肿瘤的检出、定性诊断及鉴别诊断有很大价值，尤其对小肝癌的敏感性和特异性明显优于常规 CT。CTA 和 CTAP 两种方法联合应用病灶检出率为 98.7%，可检出 0.5cm 的微小病灶，明显优于三期扫描。

6. MRI 检查 MRI 检查从 20 世纪 80 年代开始进入肝癌的临床研究与诊断。MRI 在发现肝癌、鉴别诊断和肝癌分期上均很有帮助。信息量较螺旋 CT 更为丰富，对于小肝癌的敏感度强于螺旋 CT，准确度达 87.76%。

肿瘤标记物 AFP 是迄今为止发现最早、应用最广的肝癌标志物，但 AFP 诊断 HCC 的敏感性和特异性均较差。传统上，我们将 AFP 大于 400ng/ml 作为诊断肝癌的界限，实际上只有小部分肝癌的 AFP 达到此数值。一项 1 158 例肝癌的研究发现，只有 18% 的患者 AFP 超过 400ng/ml，46% 的患者 AFP 低于 20ng/ml。另外，在一些非原发性肝癌的患者中，AFP 也可以升高，如肝内胆管癌、结直肠癌肝转移等。随着生物化学及其相关分析技术的发展与应

用，发现 AFP 存在 3 种不同的糖型（AFP-L1、AFP-L2 和 AFP-L3），即 AFP 异质体。其中，AFP-L1 主要见于各种肝脏良性病变，是 AFP 的主要部分；AFP-L2 主要见于孕妇、转移性肝癌、胚胎性肿瘤；AFP-L3 仅存在于肝癌患者血清中，当 AFP-L3>15% 时，提示肝细胞癌。磷脂酰肌醇蛋白聚糖 3（glypican-3，GPC-3）是硫酸乙酰肝素类糖蛋白家族中的一员，参与调节细胞生长、发育、分化和迁移等行为，在机体的生长、发育中起着重要的作用。Wang 等对 111 例肝癌、48 例肝细胞腺瘤、32 例肝硬化再生性瘤、30 例结节性增生的肝组织进行免疫组织化学检测，发现在肝癌组织中有 84 例（75.7%）表达 GPC-3，而在良性肝病组织中未检测到 GPC-3。Kandil 等的研究也得到了相似的结果：GPC-3 在 90% 的 HCC 组织中染色呈阳性，且特异性高达 100%，但在转移性肝癌和良性肝病中染色呈阴性，因此 GPC-3 不仅可用于诊断 HCC，还可鉴别诊断 HCC 与转移性肝癌、良性肝病。同时，GPC-3 的表达情况不受肿瘤分期、肿瘤大小及 AFP 水平的影响，诊断直径<3cm 肝癌的敏感性与特异性分别为 77% 和 96%，是 HCC 早期诊断敏感特异的标志物。研究发现，肝细胞癌变时，其微粒体内维生素 K 依赖性羧化体系功能障碍，致使谷氨酸羧化不全，不能与钙及磷脂结合而失去其正常凝血功能，从而形成异常凝血酶原（des-gamma-carboxy prothrombin，DCP）。HCC 患者血清中 DCP 水平明显高于慢性肝炎及肝硬化患者，与 AFP 水平一致，且当肝癌直径<3cm 时其诊断敏感性弱于 AFP，当肝癌直径>5cm 时敏感性强于 AFP。总之，肿瘤发生是一个多因素参与、多基因改变及多阶段发展的复杂病变过程，在肿瘤发展的不同时期，肝癌患者体内肿瘤标志物的数目、种类、分布情况及表达水平都可能存在不同的变化，这些变化与肿瘤的发生、发展、转移、疗效和预后密切相关。临床上现有的肝癌标志物众多，但是目前大多数单一指标缺乏组织和器官的特异性，在某些良性疾病也可出现不同程度的假阳性。因此，我们应该采取合理的检验策略以提高肝癌的早期诊断率，例如联合检测几种肝癌血清标志物可以优势互补，提高早期诊断率。

三、肝功能评估

Child 评分和吲哚菁绿 15 分钟滞留试验（ICG R15）：Child 评分在相当长的一段时间里是临床肝功能评估的重要指标。然而，随着医学技术的发展，这一方法逐渐不能满足临床工作的需要。ICG R15 是另一种评估全肝功能储备的方法。药物经静脉注射进入患者体内，与血浆蛋白结合，通过载体介导的途径由肝脏排入胆道，既不被代谢分解，也不通过肝肠循环。由于肝细胞对 ICG 的清除较快，因而 ICG R15 的升高主要见于肝脏灌注减低的情形，如肝硬化引起的肝内动静脉分流和肝血窦血管化，前者会降低肝脏的实际灌注，而后者则阻止了白蛋白等大分子蛋白的自由扩散并由此导致 ICG 结合蛋白的摄取降低。实践证明，ICG R15 在预测术后肝衰竭方面与之前的方法相比有着较明显的优势。

活体肝移植的经验告诉我们，全肝 30%～35% 的剩余体积对于供体是较为安全的。一般意义上认为，40% 的估计标准肝体积（estimated standard liver volume，ESLV）或移植物受体体重比（graft to recipient weight ratio，GRWR）为 0.8% 的供肝对受体是必需的。小于这一数值，则容易发生小肝综合征，目前已有报道的肝移植术后存活的体积极限为受体体重的 0.59%。

以上手段均为手术提供准确的信息，并能准确进行分期，确保手术安全。

四、肝脏外科的发展

对肝脏结构与功能的深入认识始于 19 世纪后期，20 世纪发展迅速，外科医师不仅对肝脏解剖结构的认识大大提高，而且手术技术有明显提高，特别是影像学在肝外科中的应用，使其有了更大进步。自 20 世纪 50 年代，肝胆外科成为一门专业学科。

Rex 和 Cantlie 以胆囊床至肝上腔静脉之间的连线（Cantlie 线）为界，将肝脏分为体积几乎相同的两半，肝中静脉行于其中。1911 年，Wendel 在临床应用 Cantle 的分界法实施了第一例解剖性右半肝叶切除术，但当时没被同道认可。随后，Hjortsju（1951）、Healey（1953）及 Couinaud（1954）进行了详尽的肝解剖描述性研究，肝段、叶概念才逐步形成，并为临床认可。法国 Couinaud 里程碑式的工作使肝八段分区成为另一种肝外科解剖分区法。尽管 Goldsmith 和 Woodburne 于 1957 年分别使用不同的分区命名，但其对肝分区的原则与 Covinaud 基本相同。Couinaud 肝分段、分区是肝胆外科重要的进步。

尽管肝的解剖分区在 20 世纪中期即被认识，但仍存在许多难以解决的问题。如何很好地暴露术野，以及多大范围的肝切除仍能维持肝脏的功能，当时均不甚清楚。1952 年，Lortat 在探查 42 岁女性患者时发现右半肝肿瘤，他采用经第 8 肋、胸腹联合切口，清楚地分离了右肝门静脉、肝右动脉及肝右静脉，切除了右半肝，术中出血很少，患者术后 1 个月出院，后来也有人称胸腹联合切口为 Lortat-Jacob 切口，此切口使术野得到较好的暴露，很快被应用于临床。但开胸增加了手术时间和并发症发生率，目前多应用肋弓框架式拉钩，不必开胸，其暴露效果也很好。

随着科学进步和第二次世界大战对肝外科的经验积累，法国 Jean Louis 于 1952 年报道并描述了解剖性肝切除。首先控制肝段血管，再行肝段切除，对肝外科有重要的学术价值。George 于 1952 年在美国纽约纪念医院行了肝右叶切除术。Alexander 提出非解剖性（不规则性肝切除）肝右叶切除，其术后死亡率高达 36%，主要因暴露不好，死于难以控制的出血。

1. 规则肝段切除术 以肝段为单位切除伴肝硬化和无肝硬化的肝肿瘤，在世界范围内被普遍应用。最初由 Pack 提出段切除。Makuuchi 和 Bismuth 分别采用术中 B 超，清楚辨认肿瘤门静脉供应和肝静脉引流，使肝段切除更加确切、完善，用染料注入相关段的血管，可使段切除更加精确。Makuuchi 发现，其术中"段"并不完全与 Couinaud 段相符合，故在临床上称"亚段切除术"。1995 年 Polk 应用冷冻法将探针刺入肿瘤冷冻后再行段切除术。

2. 腹腔镜肝切除　1991 年，Reich 等应用腹腔镜切除了位于肝脏边缘的良性肿瘤，揭开了腹腔镜肝切除的序幕。1992 年，Ganger 等报道了首例复杂的腹腔镜肝切除，成功切除了 6cm 的局灶性结节样增生病灶。1993 年，Wayand 和 Woisetschlager 完成了腹腔镜下肝脏Ⅵ段转移癌切除术，这是对肝脏恶性疾病的首次尝试。1995 年，Ferzli 等用超声刀和内镜血管切割闭合器切除了位于第Ⅳ段 9cm 的腺瘤。1996 年，Azagra 等施行了左外叶（Ⅱ、Ⅲ 段）切除术，为世界上首例规则性腹腔镜肝切除。随着超声技术、腔镜器械的发展，到 21 世纪腹腔镜肝切除得到了迅猛发展。腹腔镜肝切除已广泛应用到肝段切除、半肝切除、三叶切除及活体肝移植供肝的切除等。国内外很多学者对腹腔镜和开腹肝切除进行对照，分析结果大致相同，腹腔镜手术的手术时间稍长于开腹，但差异无统计学意义，和手术技巧不熟练有关；术中出血量较少；住院时间较短；术后并发症较少（特别是肝硬化患者）；手术风险较小。另外，腹腔镜肝切除切口小，术后腹腔粘连少，可保持完整的腹壁屏障从而减少腹水的产生，对膈肌的刺激可以加快患者术后恢复。有学者发现，腹腔镜手术后机体的细胞免疫要强于开腹手术，这有利于对术后体内残余肿瘤的控制。但是，腹腔镜肝切除耗时长、难度高，需要手术者具有纯熟的腹腔镜外科技巧和丰富的肝脏外科经验。肿瘤播散、穿刺点种植等问题也是腹腔镜肝切除术亟待解决的问题。

3. 肝移植在肝肿瘤的应用　1959 年和 1960 年，Moore 和 Starzl 分别报道了进行犬肝移植成功的实验研究结果。1963 年，Starzl 在完成 200 多例犬肝移植的实验基础上，尝试了历史上首例临床肝移植，受者是一位 3 岁幼儿，患先天性胆道闭锁症，尽管手术小组经验丰富，但仍因大出血而死于手术台。在此后的 4 年里共进行了 7 例肝移植，由于排异反应等多种因素的限制，存活时间最长的只有 23 天。在英国，Calne 于 1979 年首先将环孢素应用于肝移植的免疫抑制治疗，彻底改变了肝移植徘徊不前的局面，成为肝移植史上一个重要的里程碑，因此 Calne 被认为是肝移植和免疫抑制治疗的先驱者。1980 年 Starzl 首先联合应用环孢素和皮质激素抑制免疫排异反应，使半年生存率从原来的 35%～40% 上升至 70%～80%。随着术后存活率的提高，肝移植成为一种可接受的终末期肝病的治疗方法，1983 年美国国家卫生研究院正式承认肝移植是终末期肝病的一种治疗方法，予以推广。1987 年 Wisconsin 大学发明了 UW 器官保存液，使肝脏保存时间可以达到 24 小时，为肝移植的开展提供了便利条件，同时减少了供肝保存所致的并发症。1989 年新型免疫抑制剂 FK506 应用于临床，它的免疫抑制效能比环孢素强，而不良反应要少得多。同年，背驮式肝移植技术开始在临床上应用，1989—1990 年成功地施行了活体部分肝移植。由于外科技术技巧的提高及新技术的应用、移植免疫机制认识的提高和新型免疫抑制剂的应用、UW 液的研制成功、患者感染得到有效预防和控制，以及严格掌握了受体适应证，最终使得肝移植在临床上广泛开展。有报道肝移植 1 年存活率达到 90% 以上，肝移植已成为终末期肝病的一项常规治疗方法，全球接受肝移植的患者以每年 6 000～10 000 例的速度递增。

20 世纪 90 年代初，肝移植只适用于小肝癌。1997 年 Michel 等报道肝癌 5 年生存率肝切除为 31%，肝移植为 32%。1998 年 Colella 等报道 5 年生存率肝切除为 44%，而肝移植则为 68%。研究认为，从肿瘤学的角度，肝移植和肝切除相比，其优越性是不肯定的。Iwatsuki 报道肝癌移植 3/4 在术后 2 个月即出现复发，应用辅助化疗后，其效果仍很差。Ring 总结肝癌肝移植术后 5 年存活率仅为 15.2%。Calne 的资料也证实肝癌移植后存活率低，对晚期、进展期肝癌是否行肝移植，有待进一步探讨。近年来随着新化疗药物应用，认为小肝癌移植效果较好，Olthoff 等报道 3 年存活率为 45%。

劈离式肝移植和活体供肝移植，应用活体供肝右半肝或左半肝移植，在供肝缺乏，特别是没有"脑死法"之前可能是解决供肝的有效途径。

4. 肝肿瘤外科治疗　1970 年 Foster 报道 296 例原发性肝癌外科切除治疗，随访至少 5 年，其手术死亡率为 24%，36% 的非亚裔患者存活 5 年以上，亚裔患者 5 年存活率为 6%。随着肝外科技术和围手术期支持的进步，术后并发症、死亡率明显下降。许多中心均有长期生存的报道。吴孟超报道早期发现，对高危人群的普查是提高年生存率的关键。

一般认为，切除术后生存率与肿瘤大小、病理、分期、肝功能状态、是否伴肝硬化和地理环境病因学和肿瘤生物学行为相关。我国 80% 原发性肝癌患者伴有乙型病毒性肝炎，日本 75% 原发性肝癌患者伴有丙型病毒性肝炎。日本肝癌协会资料显示，小肝癌 5 年存活率为 57.51%。汤钊猷等报道，中国小肝癌 5 年存活率为 40.2%。

目前国内、外肝胆中心的大组病例资料发现，手术死亡率在 5% 以下，5 年存活率在 40% 左右。最近 1 例随访结果显示，肿瘤平均为 10cm，其 5 年存活率为 42%，而手术死亡率仅 3.7%。总之，手术后 5 年存活率在过去 20 年间提高并不明显，但手术并发症和死亡率的下降非常显著，至今手术仍为原发性肝癌治疗最主要和首选的治疗方法。

5. 肝转移癌　在 20 世纪 70 年代和 20 世纪 80 年代，行肝切除术治疗结直肠癌肝转移 5 年存活率为 20%、29%。当时对是否外科切除存在争议。梅奥医学中心对孤立或多灶转移可手术切除组因各种原因没有手术切除的病例进行观察，发现该组病例如为单一转移灶，平均生存 21 个月，如为多发转移灶，平均生存 15 个月，无 5 年存活率。而后其他中心的研究有同样的结果。又因手术死亡率仅为 0～5%，故手术切除在结直肠癌肝转移中的地位得到共识。外科手术切除是应采取的积极的态度。

1980 年，Fong 等报道 1 001 例结直肠癌肝转移，手术切除后 5 年生存率为 37%，死亡率为 3.4%。研究表明，对原发性肝细胞肝癌手术切除后肝内复发率为 44%～100%，对单一或多灶性结直肠癌肝转移，如果肝转移灶切缘为阴性时，其效果较好。文献报道肝内复发率平均仅为 10%，

5 年存活率近 49%。Sugihara 等报道一组结直肠癌肝转移手术切除后 159 例中 21% 肝内再转移复发，平均随访 35.4 个月；另有报道多中心治疗经验，607 例结直肠癌肝转移切除术后，随访 5 年，其中 149 例（24.5%）肝再转移复发。其后一些临床研究认为，肝脏是大肠癌肝转移初始术后再转移复发的重要器官，复发率达 66%，肝内再复发手术治疗的效果和危险因素有些资料证实与初始手术相近。

6. 肝切除治疗胆管癌、胆囊癌　1979 年法国医师 Launois 等首先提出并报道一组病例行肝切除治疗肝门区胆管癌；美国 Fortner、英国 Blumgert 等相继报道了各自的结果。行肝切除的同时切除相邻的门静脉并行重建。1969 年 Fortner 为 2 例高位胆管癌患者行原位肝移植手术，效果不佳。用超大肝切除治疗高位胆管癌在二十世纪七八十年代初临床虽有争议，但多中心临床资料表明该方法能有效提高根治率和 5 年生存率，近年来更进一步证实尾叶切除能提高 5 年生存率，对高位胆管癌行尾叶切除是必要的。

对肝三叶或右半肝切除治疗胆囊癌，早在 1955 年 Pack 等就提出其可明显改善预后，手术应同时清扫肝门淋巴结。1956 年 Brafield 等对切除肝脏进行仔细的病理组织学检查，结果表明，在胆囊癌特别是侵及胆囊床的胆囊癌其肝转移发生率很高。尽管如此，国内外大组病理报告 5 年存活率低于 5%，因诊断时多为晚期，天津医科大学总结 15 年的资料并随访 5 年以上的资料表明，如能早期发现，I 期胆囊癌 5 年存活率为 90% 以上。经临床研究已证实，超大肝切除治疗胆囊癌的疗效优于单纯胆囊切除。

总之，肝癌的外科治疗随着人类对肝脏生理、病理、解剖认识的深入及外科技术、影像学和器械等发展进步，由原来的盲目、被动变为现在的有目的性、主动干预，由原来的粗犷、危险变为现在的精准、安全。

（李　强　崔云龙）

第 2 节　肝癌流行病学、病因学及预防和筛查

一、肝癌的流行病学

肝细胞肝癌（HCC）是世界范围内常见恶性肿瘤之一，2005 年 Parkin 等报道全世界 2002 年新发现 HCC 患者约 62.6 万例，大约占全部新发恶性肿瘤病例的 5.7%，与此同时，因 HCC 死亡的病例也高达 59.8 万例，几乎与新发病例数持平，HCC 也因此成为世界第三位的癌症死亡原因。

1. 地区分布　HCC 多发于东亚、南亚、西太平洋地区和非洲撒哈拉沙漠以南的东、南及中非国家。据全世界有肿瘤登记报告制的 24 个地区和国家的资料分析，高于 30/10 万的有亚洲和非洲的某些地区，而在澳大利亚、新西兰及欧洲、北美大多数地区，HCC 发病率低于 5/10 万，其年龄调整发病率低于 1/10 万。HCC 占所有恶性肿瘤和所有尸检中的比例：高发国家分别为 30% 和 5%，中发国家为 10% 和 2%，低发国家为 2% 和 0.5%。

我国 HCC 分布：沿海高于内地，东南和东北部高于西北、华北和西南部，沿海岛屿和江河海口又高于沿海其他地区。即使在同一高发区，HCC 分布不均匀，如启东市吕四区发病率较低，而江海区一直较高。

中国人在世界各地 HCC 发病率均较高，但在美国出生的第二代华人的发病率有下降趋势。同样，对美国的西班牙、韩国移民的 HCC 发病率进行分析，发现其 HCC 发病率明显高于美国的黑种人和白种人，但较各自本国人群的发病率已显著下降。HCC 发病率越高的地区，通常患者年龄越低，说明引起 HCC 的因素在 HCC 高发地区主要作用在幼年阶段，经 20~40 年而发病。由流行病学资料可见，HCC 的病因与环境因素密切有关。同样血统的人群，由 HCC 高发区移居到 HCC 低发区，其后代患 HCC 者减少。因此，可以从环境中去寻找可能与 HCC 发生有关的因素。

2. 人群分布　过去 20 年中，西方发达国家的癌症登记资料表明，HCC 发病率亦呈上升趋势。HCC 死亡率在不同国家和地区更是有不同程度增加。1979—1994 年，欧洲 HCC 死亡率在男性和女性分别增加了 4 倍和 2 倍，美国 HCC 死亡率在过去的 20 年中增加了 41%。日本在 20 年前就已开始升高，且在 20 世纪 80 年代初期，非乙型病毒性肝炎病毒相关的病例增加，怀疑是慢性非甲非乙型病毒性肝炎的病原学作用。尸体解剖表明，20 世纪 60 年代初 HCC 和单纯肝硬化病例数相似，而现在 HCC 病例远超过肝硬化。过去并发 HCC 占全部尸检肝硬化的 20%~40%，现在高达 80%。在意大利北部和美国，尸体解剖中观察到相似增高的倾向。日本的许多研究显示，所有随访的肝硬化患者中，HCC 的年发生率在 6% 以上。

研究表明，流行程度比较严重的地区，40 岁以下年龄组 HCC 发病率较高，死亡率也较高；而流行程度比较轻的地区，60 岁以上年龄组发病率较高，死亡率也较高。但最近有研究表明，HCC 的总体生存率在年轻人群中有所提高，可能与疾病的早期发现率提高有关。莫桑比克是一个 HCC 高发区，20 岁 HCC 年龄发病率曲线已达高峰，25~34 岁组 HCC 发病率约为美国同年龄组的 500 倍。女性 HCC 年龄发病率虽与男性有同样规律，但因发病率较低，不如男性明显。从 HCC 患者的平均年龄亦可以看出，流行愈严重地区 HCC 患者的平均年龄愈低。例如，非洲南部一些地区 HCC 患者的平均年龄为 37.6 岁，印度为 47.8 岁，新加坡为 50 岁，日本为 56.7 岁，美国为 57 岁，加拿大为 64.5 岁。我国广西壮族自治区扶绥县为 42.5 岁，江苏省启东市为 48.5 岁，湖南省 50.5 岁，湖北省为 52.9 岁，浙江省慈溪市为 53.7 岁，甘肃省 55.0 岁，山东省 57.5 岁，北京市为 58.6 岁。

据 1994 年我国卫生部统计，根据 27 个省（市、区）1990—1992 年抽样地区居民恶性肿瘤死亡分析，胃癌占第 1 位，HCC 占第 2 位。HCC 死亡率为 20.4/10 万，男性为 29.0/10 万，女性为 11.2/10 万。HCC 死亡占全部恶性肿瘤死亡的 18.8%，居第 2 位，但 30~44 岁段 HCC 死亡居各种肿瘤死亡之首。中国 HCC 世界人口调整死亡率男性

为 33.7/10 万,为日本的 2.2 倍,为意大利的 4.6 倍;女性为 12.3/10 万,为日本的 3.1 倍,为意大利的 5.1 倍。Sung 报道我国台湾省根据死亡率,肝细胞癌占癌症第 1 位,特别在男性中,年龄调整死亡率为 31.68/10 万。根据全国 1973—1975 年抽样地区居民 HCC 标化死亡率为 12.63/10 万;1990—1992 年为 17.83/10 万,上升了 41.17%。

上海市根据恶性肿瘤登记资料,比较 1972—1974 年和 1982—1984 年 HCC 标化发病率:男性分别为 34.2/10 万和 32.1/10 万,女性为 12.1/10 万和 11.4/10 万,提示 10 年中 HCC 发病率相对稳定。江苏省启东市是 HCC 高发区,对比了 1972—1981 年和 1982—1991 年前后 10 年显示,前 10 年 HCC 发病率为 50.31/10 万,其中男性为 78.03/10 万,女性为 23/10 万;后 10 年 HCC 发病率为 54.7/10 万,其中男性为 86.04/10 万,女性为 24.04/10 万,提示启东市 HCC 发病率相对稳定。

HCC 的发生男性多于女性,其性别比例约为 2:1。HCC 高发区男女比例为(3~4):1,如塞内加尔、津巴布韦、尼日利亚、我国香港、新加坡等地。高发区不仅性别比例差距大,而且较稳定;低发区性别比例差距小而波动,我国大陆地区情况类似,如高发区的广西壮族自治区扶绥县男女比例为 5.46:1,江苏省启东市为 3.46:1,上海市为 2.65:1,而 HCC 死亡率较低的地区,如湖北省男女比例为 2.3:1,甘肃省为 1.6:1。

我国是 HCC 大国,2002 年新发病例的比例占全世界发病总数的 55%。据统计,我国 HCC 死亡率在部分城市占恶性肿瘤死亡率的第 2 位,而部分农村则占第 1 位。人群分布显示,HCC 流行程度与发病年龄成反比,而与男女性别成正比。我国人民应对 HCC 的防治密切关注。

二、肝癌的病因研究

原发性肝癌是世界第 5 位常见恶性肿瘤,死亡率为第 3 位。肝细胞癌(HCC)占全部原发性肝癌的 85%~90%。HCC 见于世界范围内所有人群,但在不同国家和地区其发病率存在显著差异,反映了不同地区存在特异性的致病因素及人种间差异对 HCC 发生产生重要影响。与 HCC 发生最密切的因素主要包括乙型及丙型病毒感染、慢性饮酒、黄曲霉毒素污染的食物以及任何原因导致的肝硬化状态。此外,性别因素也是影响 HCC 发生风险和生物学行为的重要因素。随着新技术、新实践和新概念的出现,HCC 病因研究不断深入。不同地区 HCC 的病因不尽相同,即使在我国,不同地区 HCC 的危险因素也不完全相同,如北方 HCC 的危险因素不仅与病毒性肝炎密切相关,还要增加饮酒一项。总体而言,我国 HCC 的主要病因有病毒性肝炎(主要为乙型和丙型)、食物中的黄曲霉毒素污染,以及农村中饮水污染;其他还有吸烟、饮酒及遗传等因素。

HCC 病因研究始于近半个多世纪前。20 世纪 50 年代,对肝炎、肝硬化、HCC 已从病理上获得初步认识。20 世纪 60 年代初,由于发现黄曲霉毒素(AFT),引起鳟鱼 HCC。1963 年,Blumberg 发现"乙型病毒性肝炎病毒表面抗原",并于 1976 年获得诺贝尔奖,从此,大规模的乙型

病毒性肝炎和 HCC 关系的研究逐步开展。20 世纪 80 年代 HCC 的病因研究更多,1980 年苏德隆发表了《饮水与 HCC》,提出了 HCC 病因的新问题。1985 年 Nagasue 发现 HCC 存在雄激素受体,使性激素与 HCC 的关系有所突破。1989 年美国学者应用丙型肝炎病毒(HCV)特异性抗原检出抗 HCV,为 HCC 病因研究开辟了新篇章。1991 年 Hsu 在 16 例启东 HCC 中,发现存在 $p53$ 基因点突变,与黄曲霉毒素 B$_1$(AFB$_1$)引起动物实验的突变位置相一致,间接支持了其致癌作用。1995 年又提出了庚型肝炎病毒与 HCC 的关系。1997 年又发现一种新的肝炎病毒——输血传播病毒(TTV),其在 HCC 发生中的意义尚待探索。

尽管 HCC 病因远未澄清,但根据现有认识,"改水、防霉、防肝炎"七字方针,经充实后仍有现实意义。

(一)乙型病毒性肝炎与肝癌

1. 乙型病毒性肝炎与 HCC 的流行病学研究   HCC 是一种性质独特的肿瘤,主要发生于慢性肝病背景或肝硬化基础上(占全部肝癌病例的 70%~90%)(表 7-1)。引起肝硬化继而发生 HCC 的主要由乙型病毒性肝炎、丙型病毒性肝炎、酒精肝以及非酒精性脂肪肝,其中,乙型病毒性肝炎是世界范围内最常见的原因。

表 7-1   代偿性肝硬化患者 HCC 发生率

	A 研究	B 研究	C 研究
患者人数 / 例	284	112	103
随访期限 / 年	5.0	4.5	3.3
失代偿比例(每年)/%	3.9	4.4	5.0
HCC(每年)/%	1.4	2.3	3.3

注:数据来自三个不同国家(A,意大利;B,美国;C,法国)。

全世界大约有 3 亿例乙型病毒性肝炎病毒携带者,我国约有 1.2 亿例。世界卫生组织 HCC 预防会议指出:HBV 与 HCC 有密切的、特定的因果关系,两者相关率高达 80%,因此认为 HBV 仅次于烟草,是第二种已知的人类致癌物。病例对照研究显示,与一般人群相比,慢性 HBV 携带者发展成为 HCC 的相对危险度超过 5~15 倍,但成人感染后发生 HCC 的风险大大降低。我国的 HCC 病因主要与乙型病毒性肝炎有关。我国 HCC 患者血中约 90% 可查出乙型病毒性肝炎标记,江苏省启东市 HCC 患者血中查出乙型病毒性肝炎标记中至少一项者高达 97%;我国 HCC 患者查出丙型病毒性肝炎抗体则仅 10%~30%。日本的情况相反,查出乙型病毒性肝炎证据的不到 30%,而查出丙型病毒性肝炎抗体的达 70% 左右。南欧亦以丙型病毒性肝炎为主要背景。日本 HCC 与乙型病毒性肝炎和丙型病毒性肝炎相关率超过 95%。就全球而言,HBV 可能是 75%~90%HCC 的病因。世界卫生组织病毒性肝炎技术咨询组第三次会议揭示,40% 以上的持续感染者成年后因乙型病毒性肝炎的后果(肝硬化或 HCC)而死亡。

2. HBV 与 HCC 地理分布   西欧、美国等低 HBV 感染国家,男性 HCC 标化发病率约 3/10 万;而非洲、东南

亚、日本及我国均为中、高发感染区，其中有些地区 HCC 发病率可达（25～100）/10 万。普查分析表明，自然人群 HBV 标化流行率与 HCC 死亡率呈正相关，而与胃癌、食管癌无关。广西壮族自治区 HCC 高发区隆安县（HCC 死亡率为 50.8/10 万）HBsAg 阳性率为 17.2%，显著高于低发区 15 个市、县（11.9/10 万）HBsAg 阳性率（12.0%）。江苏省启东市比上海市 HCC 发病率约高 2 倍，启东市自然人群中 HBsAg 流行率为 24.91%，抗 HBsAg 为 21.94%；上海市分别为 7.5% 和 6.39%。李荣成等对隆安县 10 年 HCC 病例地区分布资料进行分析，结果提示 HCC 地区分布不是随机的，而有明显聚集现象，但也存在不一致性。据报道，格陵兰岛居民的乙型病毒性肝炎呈"超级地方性流行"，54% 成人已有 HBV 感染血清学证据，但 HCC 标化发病率却很低，为（4.0～4.5）/10 万。莫桑比克 HBV 流行遍及全国，而 HCC 高发区在东南沿海岸，发病率高于内地 9 倍。肯尼亚的乙型病毒性肝炎地理分布与 HCC 发病率亦不相关。我国 HCC 发病率高于 25/10 万，局限于东南沿海一带和广西壮族自治区的某些县，而乙型病毒性肝炎在各地普遍流行。苏德隆、叶本法等研究表明，启东市 HCC 病例的分布通过统计学证明符合 Poisson 分布，提示启东市 HCC 高发区的外环境中，有一定强度的致癌因素存在。

3. HCC 患者血清 HBV 的流行率　HBV 的流行存在明显的地域差异。日本 Tanaka 的病例对照研究显示，HCC、肝硬化及对照人群中，HBsAg 阳性率分别为 21%、11% 和 2%，HBsAg 阳性患者的 HCC 及肝硬化的危险度分别为 15.3 和 6.1。我国台湾省 HCC 患者中 HBsAg 阳性率大于 80%，与胆管癌（14%）、转移性 HCC（16%）和正常人（15%）有显著差异。Yeh 等对中国广西壮族自治区人群进行病例对照研究显示，HBsAg 阳性在肝癌人群及对照人群分别为 86% 和 22%，相对危险度为 17。

此外，还有研究表明，HCC 家族内不仅存在 HBV 感染聚集现象，而且亦提示 HCC 亲族确是一组易感 HBV 的高危人群。另外，有两个家庭 HCC 呈聚集现象。启东市 HCC 患者陈某，其母因患 HCC 死亡，经调查母系家族 103 人中，有 10 人患 HCC，而父系 31 人中未发现 HCC；HBsAg 阳性率母系为 31.9%，父系为 7.14%（P<0.05），而抗 HBs 无差异。美国、智利、危地马拉、墨西哥、泰国和新西兰等国资料也证实，HCC 在 HBV 感染家系中呈聚集现象，而且这种现象主要由母系 HBV 感染所致，提示 HBV 在 HCC 发生以前通过母婴传播而感染。

研究表明，随着 HBV 感染指标滴度的增加，HCC 发病的相对危险性显著增加。Kew 报道一组黑种人 HCC 患者，年龄小于 30 岁的仅 1 例（0.6%）无 HBV 标志；而大于 50 岁的患者中，大约 14.3% 的无 HBV 标志。

20 世纪 80 年代，Sjogren 等发现韩国 110 例 HCC 患者抗 HBc-IgM 阳性率为 67%，对照组仅 1.6%，因此认为在 HCC 患者中抗 HBc-IgM 比 HBsAg 关系更密切。Tassopoulos 等对 80 例希腊 HCC 患者进行配对调查，结果表明，抗 HBC 阳性率为 70%，而对照组为 31.8%。施平凡等对启东 HCC 患者的研究表明，抗 HBC 阳性率为 76%，

显著高于自然人群的 12%。根据上述资料，HCC 细胞通常不表达 HBcAg，因而推测抗 HBC-IgM 的存在提示非癌肝细胞中有活动性 HBV 感染。这种慢性感染可增加 HBV/DNA 的整合而导致恶变，无症状 HBsAg 携带者抗 HBC-IgM 阳性，可能增加发展成 HCC 的危险性。Lai 等进一步研究发现，大约 50% HCC、26.5% 慢活肝和 25% 慢迁肝患者血清抗 HBC-IgM 阳性，尽管抗 HBC-IgM 对于 HCC 或肝炎的诊断价值不大，但与 HCC 患者的 HBV 复制活动情况密切相关。

已证实 HBV 基因组第 1 374～1 836 位核苷酸可编码一条含 145～154 个氨基酸残基的多肽，即 HBxAg。已经证实，HBx 转录激活活性可以改变生长因子的表达，如 SRC 酪氨酸激酶、Ras、Raf、MAPK、ERK、JNK 等。HBx 能够结合并失活抑癌基因 p53，促进细胞的增殖和存活。HBx 的致肝癌活性通过 HBx 转基因小鼠实验得到证明，90% HBx 阳性的小鼠发展为 HCC。许秀兰等对 351 例血清标本进行抗 HBx 检测，其中 109 例 HBsAg 阳性 HCC、179 例乙型病毒性肝炎和 63 名乙型病毒性肝炎标志阴性的正常人，阳性率分别为 50.5%、30.2% 和 0。HCC 患者抗 HBx 的检出率比 Morialy 的 72% 低。

4. 前瞻性研究表明 HBV 携带者 HCC 发病率高　不论是亚洲，还是非洲、欧洲、美洲，HBsAg 携带者 HCC 发病率均高于对照组，但由于观察对象、检测方法和项目的不同，相对危险性有差异。Beasley 等对中国台湾省男性公务员进行血清学检测，发现 3 454 例 HBsAg 携带者，以 19 253 例非携带者作为对照组，平均随访 8.9 年。在 HBsAg 阳性组中发生 152 例 HCC（495/10 万），而对照组仅 9 例（5/10 万），前者的相对危险性为后者的 99 倍。Muir 估计，HBsAg 携带者发生 HCC 的危险性至少大 100 倍。陆建华等对启东某乡 16 岁以上自然人群 14 694 人进行了 HBsAg 携带状态与 HCC 发生的 10 年前瞻性随访，其中 HBsAg 携带者 2 560 人，观察 23 826.8 人年，HCC 发生率为 247.62/10 万；而非携带者 12 314 人，共观察 114 251.8 人年，HCC 发生率为 21.01/10 万，前者发生 HCC 的相对危险性为后者的 11.79 倍；HBsAg 携带者与其他恶性肿瘤无关。叶馥苏等对广西壮族自治区扶绥县 25～64 岁男性 7 917 人进行前瞻性观察，经 30 188 人年的随访，估算 HBsAg 阳性者发生 HCC 的相对危险性为阴性的 38.6 倍。此外，Dodd、Lohiya、Kukao、Alward 等报道 HBsAg 携带者 HCC 死亡率比自然人群大 30～307 倍。Roggendore 等观察 HBsAg 携带者，发现其中抗 HBC-IgM 阳性者患 HCC 的相对危险性比阴性者大 3.4 倍。Beasley 亦观察到高 3 倍，提示抗 HBC-IgM 是一个有用的预测 HCC 指标。HBeAg 阳性也会增加 HCC 的危险性。

Obata 对日本肝硬化患者观察 4 年，HBsAg 阳性 30 例中 7 例（23%）发生 HCC，而 85 例阴性者仅 6 例（7%）发生 HCC。中国台湾省肝硬化的 HBsAg 携带者比无肝硬化者高 5 倍，有肝病史的 HBsAg 阳性者比无肝炎史者患 HCC 的危险性高 3 倍。张宝初等对启东甲胎蛋白（AFP）低浓度阳性者观察 4 年，HBsAg 和抗 HBs 均阴性的 64 例中，发

现 2 例（3.1%）HCC；而 HBsAg 阳性的 88 例中，发现 18 例（20.5%）HCC；仅抗 HBs 阳性者 13 例，未发现 HCC，提示 AFP 低浓度阳性者中，HBsAg 携带者更是 HCC 的高危人群。孙册等亦观察到类似结果。

5. HBV 与 HCC 的临床与实验研究——HBV 标志广泛表达于 HCC 患者肝组织 全国 HCC 病理协作组用地衣红染色检测 764 例 HCC 标本，癌周肝组织 HBsAg 阳性率为 80.2%，显著高于对照组的 4.7%（P<0.01）。由于检测方法和对象的不同，国内非癌肝组织内 HBsAg 检出率为 63%～96.4%，高于苏格兰、日本、美国和泰国等，而与新加坡和印度相似，提示我国 HCC 与 HBV 密切相关。Cao 等检测 128 例 HCC 组织，结果显示，HBsAg 在非癌肝组织中阳性率为 84.3%（108/128），癌组织为 18.8%（24/128）；HBeAg 检出率分别为 29.7%（38/128）和 5.5%（7/128）。Suzuki 用免疫电镜等观察到 HCC 细胞质存在 Dane 颗粒，提示 HCC 细胞可复制完整的病毒。张松平等相同的方法对启东 104 例小 HCC 及其癌周肝组织进行 HBsAg 和 HBeAg 的研究，癌组织阳性率分别为 13.8%（9/65）和 9.2%（6/65）；癌周组织分别为 93.3%（97/104）和 46.2%（48/104）；所有小 HCC 均有肝炎背景，提示启东市 HCC 几乎均与 HBV 感染有关。王小飞等为探索 HBV 前 C 区突变是否与肝损程度及 HCC 发生有关，对 139 例 HBsAg、HBV DNA 和抗 HBe 阳性、HBeAg 阴性的慢性 HBV 感染者和 HCC 患者的血清标本进行第 1 896 位核苷酸突变的检测分析。结果显示，139 例中 41 例（29.5%）检出了 HBV 突变株，无症状 HBV 携带者、慢性迁延性肝炎（慢迁肝）、慢性活动性肝炎（慢活肝）和重症肝炎（重肝）组检出率分别为 8.7%、13.1%、19.6% 和 39.1%。慢活肝和重肝组明显高于携带者（P<0.05），HCC 患者检出率为 77.3%，显著高于其他各组，提示 HBV 前 C 区 1896 位核苷酸突变与严重肝损害和 HCC 的发生可能有一定关系。陶文照等发现，在远离 HCC 的同一肝细胞内同时存在 HBsAg 和 AFP 强阳性。

王文亮等报道 135 例 HCC，HBxAg 癌阳性率为 55.6%，而 99 例癌旁肝阳性率高达 78.8%；梁小浣等则报道癌与癌旁阳性率相同，均为 59.4%。由此可见，HBxAg 在癌与癌旁肝中阳性率均显著高于 HBsAg、pre-S1、pre-S2 及 HBcAg，并且癌与非癌肝细胞在表达上的差别也不如其他 HBV 标志物显著，表明感染 HBV 的癌细胞表达 HBxAg 频率远较其他抗原高。研究证实，在 HBV 整合于癌细胞基因组时，X 片段一般不会缺失，细胞与病毒基因整合连接处常位于 X 区，整合的 X 基因具有转录功能，这些可能是 HBxAg 在 HCC 细胞中高检出率的原因所在，也提示了 HBxAg 在 HCC 发病中的重要地位。

原位杂交技术证实肝组织存在 HBV DNA。赵连三检测 50 例 HCC 手术标本，其中 32 例（64%）检出 HBV DNA，25 例（50%）在 HCC 细胞与癌旁肝细胞内均存在 HBV DNA，其余 7 例仅在癌旁检出。陆伦根等检测 27 例 HCC 标本，发现癌周 HBV DNA 阳性 20 例（74%），癌内阳性 13 例（48%）。HBV DNA 主要位于肝细胞或癌细胞质内，少数位于胞核内；癌周 HBV DNA 阳性细胞数明显多于癌内；癌

周 HBV DNA 以复制型为主，而癌内大多属整合型。

6. HBsAg 与肝细胞不典型增生关系密切 国内外许多学者认为，肝细胞不典型增生是一种癌前期病变。全国 HCC 病理协作组指出，HCC 患者 HBsAg 阳性组不典型增生率为 33.7%，而阴性组为 19.8%（P<0.01）。Akagi 等观察 223 例肝硬化和 HCC 尸检肝组织，HBsAg 阳性组有不典型增生者 70.2%，阴性组为 32.6%，有统计学意义；半定量分析亦显示，HBsAg 与不典型增生密切相关。郭思源等用 PAP 法研究 104 例小 HCC，发现癌周有或无肝细胞不典型增生的 HBcAg 阳性率分别为 60.9% 和 34.5%（P<0.05）。

7. HCC 细胞株分泌 HBsAg Lin 等在意大利建立了 Tong/PHC 人 HCC 细胞株，在细胞培养的上清液中，同时检出 HBsAg 和 AFP。我国亦成功建立双标志阳性的肝癌细胞株。Marquardt 等将人 HCC 细胞株 PLC/PRF/5 移植至裸鼠产生的肿瘤和转移灶中，均发现 HBsAg 的存在。有人发现该细胞系还分泌 HBeAg，有时分泌 HBcAg。Kuwahara 等报道，能产生 HBsAg 的人 HCC 细胞系移植裸鼠后，可测到 HBsAg 和 AFP。长谷宽二等从血清 HBsAg 和 HBeAg 均阴性，而抗 HBs、抗 HBe 和抗 HBc 阳性的 HCC 患者标本，建立了分泌 HBsAg 的 HCC 细胞株 KH1。在裸鼠移植 KH1 实验中，检测到 HBV DNA 整合。

8. HBV DNA 整合在 HCC 发生、发展中发挥重要作用 HBV DNA 整合入宿主基因组在 HBV 患者发生 HCC 过程中发挥重要作用。Popper 研究表明，在急、慢性肝炎或"健康携带状态"，HBV DNA 整合入宿主染色体继而触发下游事件的作用，与化学致癌物的化学致癌作用有相似之处。Brechot 汇总 46 例 HBV 标记阳性或阴性合并酒精性肝硬化的 HCC 组织，均发现 HBV DNA 整合。Shafritz 等采用高度特异的克隆的 HBV DNA 探针和 Southern 印记技术，发现世界各地 HBsAg 携带者 HCC 组织均存在 HBV DNA 整合，提示 HBV DNA 可导致 HCC 的发生。进而指出，由于整合亦发生于 HCC 患者的癌周肝细胞内．提示 HBV DNA 整合先于肝细胞癌变，并在癌变过程中起了某种作用。Tabor 报道，在缺乏 HBV 血清学标志的 HCC 中，13%～100% 在癌细胞中检出 HBV DNA 整合，提示 HCC 可能的病因是 HBV。目前一般认为，HBV DNA 整合入宿主基因组发生在克隆化肿瘤扩增的早期，对诱导不同癌相关基因的插入突变起到关键的作用。

9. 实验病理学证实 HBV 与 HCC 发生关系密切 近年来，动物 HBV 样病毒与 HCC 研究较多。Gerin 以高剂量土拨鼠病毒感染 63 只新生土拨鼠，形成慢性携带者，3 年患癌为 61 只，对照组 108 只未见 HCC。Robinson 对地松鼠实验亦观察到，17 只地松鼠肝炎病毒抗原阳性组，4 年患癌为 10 只，11 只抗体阳性组为 3 只，对照组未发现 HCC。周翌钟等收集启东 HCC 高发区 2 年以上鸭 18 只，其中 9 只血清中观察到 HBV 样颗粒并有不同程度的肝组织病变，3 只发生癌变；另外 9 只血清无病毒样颗粒，肝组织基本正常，提示鸭 HBV 样颗粒与其肝病、HCC 有关。Okuda 等首次在启东家鸭肝脏中证实鸭 HBV DNA 整合。

Huang 等对内质网大量形成丝状 HBsAg 颗粒保留了

HBV 巨大外壳蛋白的两个转基因系小鼠的肝细胞转化进行研究。结果发现毛玻璃样肝细胞。高产系（50-4）发生了坏死炎症性肝病，后又进展为 HCC；而低产系（107-5）无组织病理改变，而有毛玻璃样肝细胞。对 S 期肝细胞进行了 BrdU 标记研究，为 50-4 系细胞损害后转化为 HCC 提供了定量方面的证据。相反，107-5 系细胞中肝细胞增殖水平与非转基因小鼠相似。结果提示，肝细胞持续增殖在 HCC 发生中起重要作用。

10. HBV 与其他致癌因素协同作用促进 HCC 发生　Popper 认为，HBV 与 HCC 关系中辅助因素的作用是一个关键问题。赵宁等对我国 HCC 有关危险因素的 10 份病例对照研究资料，应用广义相对危险度模型进行了分析，并探讨危险因素间联合作用的结构形式。结果提示，北方地区显著因素为 HBV 感染、家族 HCC 史、个人肝炎史、饮酒，四者间联合作用是一超相乘形式，偏向于相乘结构；南方地区显著因素为 HBV 感染、家族 HCC 史、饮沟塘水，三者间协同作用近于相乘结构形式。作者认为，在研究多因素疾病时，有必要探讨因素间作用关系形式，这对于病因学的解释和公共卫生实践具有重要意义。王学良等病例对照研究表明，HBV 感染与精神创伤、饮酒、吸烟等呈相乘性协同作用。

（1）黄曲霉毒素（AFT）：环境致癌物如 AFB_1 可显著增加 HCC 的发生风险，研究表明，这一作用与 p53 基因的 249 密码子特异性突变密切相关。Lutwick 指出，莫桑比克 HBsAg 携带者患 HCC 率不比美国高，但两国 HCC 发病率悬殊，显然不单纯是 HBsAg 携带率的关系。AFT 是一种免疫抑制剂，导致 HBsAg 携带率增加。长期暴露于 AFM_1 可增加大约 3.3 倍慢性乙型病毒性肝炎患者发生 HCC 的风险。朱小琳等报道，未经 AFB_1 处理的 HBeAg 携带者与正常人淋巴细胞姐妹染色单体互换（SCE）值无差异；而经 0.01mg/L AFB_1 处理后，HBeAg 携带者 SCE 值明显上升。Hsieh 等在致癌机制的分子研究中证明，HBV 和 AFT 有明显的协同作用，并认为 AFT 是个启动因子和促进剂，而病毒是 HCC 多阶段发展中的促进剂。

陆培新等在 HCC 高发现场，对中年男性慢性乙型病毒性肝炎患者和健康人，进行血、尿中 AFT 配对检测，同时测定食物中 AFB_1。结果表明，实验前 85.71% 的慢性乙型病毒性肝炎患者尿中 AFM_1 排出量 >20μg/L，明显高于健康组的 28.57%（$P<0.05$）。当进食同等量食物后，24 小时尿中 AFM_1 阳性（>20μg/L）慢性乙型病毒性肝炎组为 85.71%，明显高于健康组的 28.57%（$P<0.05$）；血清中 AFB_1- 白蛋白加成物阳性慢性乙型病毒性肝炎组为 85.71%，健康组为 57.14%。在相同生活环境和同等量饮食条件下，慢性乙型病毒性肝炎患者血、尿中 AFT 代谢物增加，可能由于 AFT 在受损的肝内代谢过程的改变，延长了 AFT 及其衍生物在体内的储留时间，AFT 与 HBV 对肝脏的损害有协同作用。检测结果还指出，当地居民仍处于 AFT 高暴露的风险中，应在 HCC 的预防战略中引起高度重视。

（2）饮水污染：江、浙、沪地区 HCC 流行病学综合分析揭示，肝炎患者在饮水污染严重的情况下，引起 HCC 的危险性增加。崇明县研究揭示，乙型病毒性肝炎携带者饮用不流动的室外浅井水（HCC 发病率为 1 428.4/10 万）或宅沟水（1 232.2/10 万）的 HCC 发病率显著高于饮用流动河水（355.8/10 万）和以河水为水源的自来水（182.1/10 万）者，而饮间断性流动的泯沟水（540.2/10 万）者居中。但是，在非携带者中看不到不同饮水者之间 HCC 发病率的差异。以上结果提示，不流动的水中有某种（或某些）物质与 HBV 感染有协同致癌作用。

（3）酗酒、吸烟：研究表明，酗酒可促进 HCC 的发生，对 HBV 携带者尤为显著。Oshima 前瞻性观察揭示，嗜酒和吸烟可促进 HBV 的致癌作用。倪志权等报道，HBsAg 或抗 HBe 阳性嗜酒者的 HCC 发病年龄为（35.82±7.93）岁，显著低于不饮酒者的（43.29±10.14）岁（$P<0.01$），提示嗜酒能加速 HBV 感染者发生 HCC。崇明县在 HBV 感染的人群中发现，吸烟与 HCC 呈剂量 - 效应关系，但在无感染的人群中不明显。

（4）亚硝胺：Melnick 实验室曾用 HBV 和 / 或亚硝胺攻击狒狒和猴子，发现单用 HBV 不引起 HCC，单用亚硝胺仅引起单个大结节 HCC，而联合使用诱发多结节性 HCC。

（5）其他因素：Oon 回顾调查 236 例口服避孕药妇女，其中 24 例为 HBsAg 携带者，3 例发生了 HCC。李文广等报道，对江、浙、沪地区 HCC 流行因素调查表明，肝炎患者铝摄入偏低，引起 HCC 的危险性增加。Blumberg 认为，HBsAg 携带者与遗传有关。Chang 等揭示我国台湾省两个家庭中两对幼年兄弟先后患 HCC，发病年龄分别为 5 岁与 7 岁、9 岁与 7 岁，患者本人及其母亲 HBsAg 均阳性，提示他们的 HCC 是遗传与 HBV 共同作用的结果。上海市亦有类似报道。Giorgio 等指出，重叠感染丁型肝炎病毒（HDV）的 HBsAg 阳性患者比无重叠感染者较早发生肝硬化和 HCC，认为 HDV 相当于 HCC 的促进因子。HBV 和 HDV 重叠感染引起持久性肝坏死，可能是主要的致癌机制。病例对照研究显示 HBV 和 HCV 有协同致癌作用，Chuang 等指出 HBsAg 和抗 HCV 都是 HCC 的重要危险因子，其相对危险性分别为 13.96 和 27.12，当同时感染时，危险性增高至 40.05。

11. HBV 的致癌机制　HBV 致癌机制尚不清楚，目前有两种解释，一种是顺式激活作用，即 HBV DNA 插入到肝细胞原癌基因的附近，直接启动或增强了癌基因的表达；另一种是反式激活作用，即 HBV DNA 随机整合到肝细胞基因组 DNA 上，通过转录并翻译成蛋白后，再激活自身基因或肝细胞的原癌基因。

顾健人提出 HCC 发生两种可能的假说：①假说一为 HBV 宫内感染，以后暴露于化学致癌物：实验证明，HBsAg 阳性母亲的胎儿肝脏中存在 HBV DNA 整合（约占 5%），提示胎儿不仅能感染 HBV，而且肝细胞已有损伤，推测某些原癌基因可能被激活，细胞遗传稳定性遭受破坏，同时对化学致癌物敏感。以后若接触化学致癌物（取决于剂量和时间），会引起另一些基因激活，最终导致癌变。②假说二为幼年期接触大剂量化学致癌物，以后再发生 HBV 感染：这种模式接近于经典的化学致癌启动和促进的

"两期"模式。化学致癌物引起原癌基因的突变和激活(如 *ras* 家族),以后的 HBV 引起肝细胞增生,类似于促癌过程,使突变细胞经过优化选择而扩增成癌灶。

Chisari 从分子水平进行了研究,将含小鼠血清白蛋白基因促进子与 HBV 前 S 基因,注入受精卵得到"新基因"小鼠后,2 个月即见肝细胞毛玻璃样变性,电镜下看到内质网积有大量 S 抗原而扩张,继而发生坏死;6 个月出现再生结节,12 个月见到再生性增生,15 个月后陆续出现 HCC。为此他提出了坏死—再生—增生—癌变,即 Chisari 模式。

Sharitz 推测,在仅有 HBV DNA 整合而无病毒复制时,机体免疫功能更难对付,结果使 HBV DNA 整合的肝细胞增加。Koch 等通过限制酶图谱、杂交和核苷酸序列,比较两个克隆及另一个未克隆的片段表明,HBV DNA 整合和宿主侧翼区有扩增,接着出现易位和 / 或缺失,从而引起癌症。Tiollais 认为 3 种可能性均存在:HBV 引起细胞坏死、再生而起启动作用;那些逃逸机体免疫监视的肝细胞,以后可能成为致癌物的靶细胞;HBV DNA 整合本身有直接致癌作用。

越来越多的研究表明,X 基因(HBX)及其蛋白产物(HBxAg)在 HCC 发生中的潜在作用,X 基因是 HCC 中稳定整合的 HBV DNA 片段。HCC 时,X 基因的 5′ 端有缺失。将该克隆 DNA 与另一对照克隆同时转染人肝细胞系 CCL13,可使对照克隆的表达增加 10 倍,该增强作用依赖于 X 基因的存在。结果还表明,X mRNA 的转录起始于细胞 DNA 序列,细胞内未知的基因被 X 基因产物反式激活,可能是 HCC 发生中的重要环节。X 蛋白激活某些细胞基因,但 X 基因产物本身与 DNA 不结合,提示其作用是由细胞因子相互作用或改变细胞因子所致。HBV 基因组不带有致癌基因,被激活的致癌基因呈显性表达,如 *hst*、*Lca*、*ras* 家族基因,人类维甲酸受体基因可在很多 HCC 中表达。连兆瑞报道 12 对人 HCC 的癌旁组织 HBX,存在状态和 est-2、IGF-Ⅱ、c-myc 和 N-ras 表达的对照研究。91.5% HCC 和 75% 癌旁组织有 HBV DNA 整合,整合无特异性位点,25.0% HCC 和 33.3% 癌旁组织还同时伴有游离 HBV DNA,12 对标本中,至少有 1 种以上的癌基因表达增加,提示 HBV 感染可以通过 X 基因及其产物 HBeAg 激活细胞内原癌基因而参与 HCC 的发病过程。陈明等通过实验表明,X 基因整合导致细胞恶变,C 基因表达受阻逃避宿主免疫监视可能是 HCC 发生的机制。

流行病学和实验研究表明,HBV 感染与 HCC 密切相关,但其确切机制尚不明确。多数学者认为,HBV 与其他致癌因素呈协同致癌作用,但尚需要更多的前瞻性观察和实验根据。鉴于 HBV 不能完全解释 HCC 的病因,因此许多专家认为其病因是多方面的。中国 80% 左右的 HCC 患者血清中存在 HBsAg,而邻国日本近年来 HCC 患者 HBsAg 阳性率已低于 25%,提示不同国家 HCC 的病因不尽相同。HBV 致癌机制尚未明确,有待进一步研究。Muir 估计,如果非洲、东南亚和中国的婴儿都接种乙型病毒性肝炎疫苗,则全世界每年可减少 20 万例(80%)HCC 患者,说明 HCC 免疫预防的必要性。

(二)丙型病毒性肝炎与肝癌

1974 年 Golafield 首先报道输血后非甲非乙型病毒性肝炎。1989 年 Choo 等应用分子克隆技术获得本病毒基因克隆,并命名本病及其病毒为丙型病毒性肝炎(hepatitis C)和丙型肝炎病毒(HCV),从此为肝癌(HCC)的病因研究开辟了一个新的领域。迄今已证明,丙型肝炎病毒(HCV)可能是发达国家中肝癌的主要病因,但发展中国家亦不可忽视。

1. 肝癌患者中 HCV 血清流行病学　全世界 HCV 感染者大约有 1.7 亿人,大约 20% 的慢性 HCV 病例会发展为肝硬化,而 2.5% 左右的患者会发展为 HCC。研究表明,在乙型病毒性肝炎感染率高的国家,HBV 在 HCC 中起着特别重要的作用,而在 HBV 感染低发区,HCC 通常与其他因素有关。即使在发展中国家,仍有大约 11%HCC 患者中无 HBV 标志,而发达国家则高达 68%,提示 HCC 病因除 HBV 外,还存在其他致癌因素,HCV 是其中的重要原因。自从 Chiron 实验小组制备 C$_{100\text{-}3}$ 抗体药盒后不久,发现在 HBV 感染不呈地方性流行的国家,多数 HCC 患者抗 HCV 阳性,也就是说多数 HCC 患者患慢性 HCV 感染。随着检测技术手段的不断进步,使得更多慢性 HCV 感染患者得以发现。

(1)发达国家肝癌患者血清 HCV 流行率显著高于不发达国家:大量资料表明,发达国家中 HCC 患者血清中 HCV 流行率多数超过 50%,提示发达国家 HCC 的主要病因可能是 HCV(表 7-2,图 7-1)。此外,发达国家 HCC 患者中 HCV 流行差异也可能与检测方法、对象及 H7CV 的异质性有关。HCV 相关的 HCC 在意大利占 44%~66%,在法国占 27%~58%,在西班牙占 60%~75%,而在日本则高达 80%~90%。如果采用更敏感的 PCR 检测方法,上述比例可能还要提高,尽管组织或血清中尚不能检出抗 HCV 的抗体。

表 7-2　发达国家 HCC 患者中 HCV 流行率

研究者(年)	国家	HCC 例数	HCV 感染例数(%)
Bruix(1989)	西班牙	96	72(75.0)
Colombo(1989)	意大利	132	86(65.2)
Saito(1990)	日本	253	136(53.8)
Hasan(1990)	美国	59	31(52.2)
Bisceglie(1991)	法国	99	13(13.1)
Simonetti(1992)	意大利	409	297(72.6)
Zala(1992)	瑞士	40	14(35.0)
Hamasaki(1993)	日本	253	166(65.6)

Umemura 报道,日本 75% 以上 HCC 患者是 HCV 感染者。美国超过 70% 的肝癌合并 HCV 感染。西班牙大约 44% 自身免疫性慢性活动性肝炎患者抗 HCV 阳性,提示约半数所谓非病毒性肝炎患者是由 HCV 感染引起的。Franceschi 报道,意大利 HCC 患者逐渐增多,其原因除

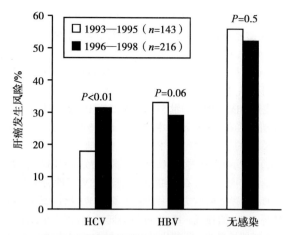

图 7-1 美国病毒感染与肝癌发生风险调查

四项研究对美国病毒感染与肝癌发生风险进行分析,结果表明 HCV 相关肝癌比例最高,HBV 相关肝癌比例最低。

HBV、酒精外,HCV 是一个最重要的原因,HCC 患者合并 HCV 感染的比例高达 61%。澳大利亚最新数据表明,大约 35% 的 HCC 与 HCV 感染有关。Jepsen 等对比近 20 年来美国和丹麦两国 HCC 的发病率,发现美国 HCC 发病率呈上升趋势,而丹麦则呈现下降趋势,HCV 感染率可能是导致这一现象的主要因素。

Hasan 等回顾性研究美国 59 例 HBsAg 阴性,无酒精性肝病、原发性胆汁性肝硬化、自身免疫性肝炎、血红蛋白沉着症和 α_1- 抗胰蛋白酶缺乏的 HCC 患者。其中,20 例(34%)抗 HCV 阳性、抗 HBc 阴性,11 例(19%)抗 HCV 和抗 HBc 均阳性,只有 7 例(12%)抗 HCV 阴性而抗 HBc 阳性。即使在作为对照的三组人群中,也有两组存在较高的 HCV 流行率。因此认为 HCV 抗体在 HCC 患者中是流行的,可能是该病常见的病因。然而有些 HCC 患者抗 HCV 和抗 HBc 均阴性(21 例,36%),作者认为这些恶性肿瘤的病因尚不清楚,或许新一代检测方法能够提高抗 HCV 在这些患者中的检出率。然而,最新资料显示,即使采用先进的技术手段对 HBsAg 或抗 HCV 阴性的 HCC 患者进行血清学检测,仍然无法找到与 HBV 或 HCV 相关的证据,这类患者的病因尚需深入研究。

日本 HCC 患者中 HCV 流行率很高。Takano 等前瞻性研究 251 例慢性肝炎患者 HCC 的发生率,对其中的 127 例乙型病毒性肝炎和 124 例丙型病毒性肝炎进行比较。研究中所有病例均由细针活检诊断。在慢性乙型病毒性肝炎患者中检出 5 例 HCC(3.9%),慢性丙型病毒性肝炎组检出 13 例 HCC(10.4%)。尽管随访在同样的范围中进行,但慢性丙型病毒性肝炎中 HCC 的发生率是慢性乙型病毒性肝炎的 2.7 倍。Kaplan-Meier 分析显示,则慢性丙型病毒性肝炎患者 HCC 的发生率显著增高(P=0.019 4)。在丙型病毒性肝炎中,进展期肝病发生 HCC 的潜伏期是相当短的,而乙型病毒性肝炎中无此倾向。发生在丙型病毒性肝炎中的 13 例 HCC,仅 1 例无肝硬化(7.7%),发生在慢性乙型病毒性肝炎的 5 例 HCC 中 2 例无肝硬化(40%)。在全部随访病例和 HCC 病例中,HCV Ⅰ 型和 Ⅲ 型流行是相同的。Hamasaki

等把长崎 1976—1990 年住院的 253 例 HCC 患者分为 4 组:①68 例(27%)HBsAg 阳性,而抗 HCV 阴性;②147 例(58%)HBsAg 阴性,而抗 HCV 阳性;③19 例(7.5%)两者均阳性;④19 例(7.5%)两者均阴性。为了评价 HCC 患者血清学变化,观察①组和②组 HCC 患者血清中 HBsAg 和抗 HCV 的波动情况,发现①组患者于 1982—1984 年达峰值,而后呈下降趋势;但近 6 年来,②组患者稳定增加,提示近来在 HCC 发生中 HCV 感染比 HBV 感染起更重要的作用。

(2)发展中国家肝癌患者血清 HCV 流行率有增加趋势:多数资料表明,许多发展中国家 HCC 中 HCV 阳性率为 13.3%~38.5%,提示发展中国家 HCV 不是 HCC 的主要病因。Ramesh 等对印度 129 例慢性肝病患者(85 例慢活肝,44 例肝硬化)和 53 例肝癌患者检测 HCV 抗体的流行情况。结果发现,16.2% 慢性肝病患者及 15.1% 肝癌患者检出 HCV 抗体。全组 HCV 阳性患者中,51.7% 存在已往感染 HBV 标志。在所有 3 组中(慢性活动性病毒性肝炎、肝硬化及肝癌),HBV 标志的阳性高于抗 HCV 阳性。这些结果提示,印度 HCV 感染不是印度慢性肝病和肝癌的主要原因,而是还存在其他病因学因素。但最近也有一些资料表明,HCV 逐渐开始在某些发展中国家占据主导地位。埃及的数据表明,肝癌合并 HCV、HBV 或混合感染的比例分别为 76.6%、3.3% 和 3.6%(表 7-3)。

表 7-3 发展中国家 HCC 患者中 HCV 流行率

研究者(年)	国家	HCC 例数	HCV 感染例数(%)
Kew(1990)	南非	380	110(28.9)
Sulaiman(1991)	印尼	70	24(34.2)
Ramesh(1992)	印度	53	8(15.1)
Zavitasance(1992)	希腊	181	24(13.3)
Bets(1993)	卢旺达	26	10(35.5)
Lee(1993)	韩国	233	40(17.1)
Govitsas(1995)	希腊	51	2(4.0)

2. 我国 HCC 患者中 HCV 流行率 我国 HCC 患者中 HCV 流行率为 7.5%~42.9%,存在着明显的地区差异,但不是 HCC 主要病因。

Lee 等报道,我国台湾 326 例 HCC 患者中,41 例(12.6%)检出抗 HCV,但 35 例转移性肝癌中未检出抗 HCV,HBsAg 阴性的 HCC 患者中抗 HCV 流行显著高于 HBsAg 阳性的 HCC 患者(37.3% vs. 4.1%,P<0.000 1)。然而抗 HCV 的流行在 HBsAg 和抗 HBc 阴性的 HCC 中更高(54.5%)。抗 HCV 阳性的 HCC 患者平均年龄显著高于 HBsAg 阳性的 HCC 患者(65.1 岁 vs. 55.5 岁,P<0.000 1)。在 70.7% 抗 HCV 阳性和 73.3%HBsAg 阳性的 HCC 患者中发现 AFP>20μg/L。中国 HCC 患者 74.5%HBsAg 阳性及 96.6% 抗 HBc 阳性。这些资料表明,尽管 HCV 在 HCC 中起病因作用,HBV 仍是中国 HCC 最重要的病因。

余竹元等对上海 416 例 HCC 患者血清进行了抗 HCV 检测,检出率为 11.1%。在 46 例抗 HCV 阳性的 HCC 中,混合感染 HBV 者有 24 例,HCV 和 HBV 的双重感染率为 5.8%。此外,还对其中 38 例伴有 ALT 升高的 HCC 患者血清分别检测甲、乙、丙型病毒性肝炎等标志,检出率为:甲型病毒性肝炎 5.3%,乙型病毒性肝炎 76.3%,丙型病毒性肝炎 10.5%,其他类型肝炎 7.9%。献血员抗 HCV 检出率为 2.0%。结果显示,在中国 HBV 感染在肝癌病因方面所起的作用比 HCV 感染更重要。

Yeung 等对 424 例患 HCC 的中国患者进行回顾研究,发现 341 例(80.4%)患者携带 HBsAg,13 例(3.1%)抗 HCV 阳性,15 例抗 HCV 阳性患者合并 HBV 感染,11 例存在以往感染 HBV 证据和抗 HCV 标记。抗 HCV 阳性患者比 HBsAg 阳性者年龄要大(平均年龄分别为 60 岁和 53 岁)。HBsAg 阳性者,男性患者占较高的优势,男、女比为 11∶1,而抗 HCV 阳性组男女比为 7∶1。这些数据表明,在 HCC 发生中,HCV 可能起病因作用,但在中国香港,HCV 在病因学上意义相对较少,因为在中国香港 HBV 感染占压倒优势。

然而,Gao 等对 283 例中国北方丙型病毒性肝炎患者进行 8 年随访观察,结果发现,没有患者发展为 HCC 或失代偿肝硬化。Ming 等对启东市患者的观察也得出相似的结论,即肝癌相关的病毒感染,在中国 HBV 占压倒优势,HCV 发挥相对较小的作用(表 7-4)。

表 7-4　我国 HCC 患者中 HCV 流行率

研究者(年)	地区	HCC 例数	HCV 感染例数(%)
Chen(1990)	台湾省	66	22(33.3)
Yeung(1992)	香港特别行政区	424	39(9.2)
Lee(1992)	台湾省	326	41(12.6)
陆培新(1993)	江苏省启东市	93	7(7.5)
余竹元(1993)	上海市	416	46(11.1)
朱源荣(1994)	江苏省启东市	268	19(7.8)
Zhang(1998)	河南省	152	17(11.2)

3. 病例对照研究　资料显示,无 HBV 感染的 HCC 患者中 HCV 感染率(60%~80%)较自然人群(1% 左右)明显升高,因而证实 HCV 感染与 HCC 的关系密切。为进一步明确两者间的联系,有关抗 HCV 与 HCC 相关性的病例对照研究广泛开展。

(1)发达国家:日本丙型病毒性肝炎高发,HCC 多合并 HCV,因而相关研究报道较多。Ohkoshi 等应用酶免法检测日本 HCC 患者的抗 HCV,58 例 HBsAg 阴性患者中 50 例(86.2%)抗 HCV 阳性;42 例 HBsAg 阳性患者中 8 例(19.0%)抗 HCV 阳性;而 54 例其他恶性肿瘤中仅发现 3 例(5.6%)抗 HCV 阳性,此 3 例均有输血史。他们认为,HCV 与日本 HBsAg 阴性肝癌密切相关。Kiyosawa 等报道,非甲非乙型病毒性肝炎(NANBH)相关的慢性肝炎、肝

硬化和 HCC 患者抗 HCV 流行率分别为 89.6%、86.4% 和 94.4%;而乙型病毒性肝炎相关的慢性肝炎、肝硬化和 HCC 分别为 6%、17.4% 和 34.5%。

Saito 等把 HCC 患者分组:①组 156 例(61.7%)无 HBV 标志;②组 46 例(18.2%)HBsAg 阴性,然而抗 HBs 和 / 或抗 HBc 阳性;③组 51 例(20.2%)HBsAg 阳性。①组和②组患者抗 HCV 流行率分别为 68.6% 和 58.7%,显著高于③组的 3.9% 和 148 例其他恶性肿瘤的 10.1%(P 均 <0.01),提示 HCV 与 HCC 密切相关,特别是 HBsAg 阴性患者。他们还发现,在①组和②组抗 HCV 阳性的患者中,仅 30% 左右有输血史,因而推测,除输血以外,还有另外的传播 HCV 的模式。Hayashi 等研究了 508 例慢性肝病患者,包括慢性肝炎、肝硬化及 HCC 和 500 例性别、年龄与之对应的对照组。结果发现,单项抗 HCV 在慢性肝炎、肝硬化和 HCC 中阳性率分别为 36.9%、49.0% 和 67.0%,提示抗 HCV 感染随着肝病的严重程度而增加。

欧美国家亦有相关病例对照研究的报道。Besceglie 等研究了 99 例美国 HCC 患者及其配对的其他肿瘤的 HBV 和 HCV 感染情况。两组血清 HBsAg 阳性率以 HCC 患者为高(7% *vs.* 0,P=0.009);抗 HCV 也高于对照组(13% *vs.* 2%,P=0.002)。HBsAg 阳性患者患 HCC 的相对危险性为 17.3,而抗 HCV 阳性者为 7.3。与 HBsAg 携带状态有关的病例特异危险比分为 6.7%,而与 HCV 感染有关的病例为 11.4%。约 3/4 的 HCC 患者既无 HCV,也无 HBV 感染证据。这些结果提示,HCV 感染与 HCC 发生有关,且在美国起到比 HBV 更重要的作用。Bruix 等发现,西班牙 96 例 HCC 患者中 72 例(75%)抗 HCV 阳性,较 106 例单纯肝硬化中 60 例(55.6%)和 177 例无肝病外科住院中 13 例(7.3%)抗 HCV 阳性率显著增高。Colombo 观察 132 例意大利 HCC 患者,其中 86 例(65%)抗 HCV 阳性,HBsAg 阳性或阴性两组的抗 HCV 阳性率无差异(54% *vs.* 70%)。Caporaso 等研究了意大利肝硬化合并 HCC 的患者,其平均年龄及男女比例显著高于只有肝硬化的患者。HCC 患者中 HCV 感染的流行率高于肝硬化患者。经 Logistic 回归分析发现,年龄、男性及抗 HCV 阳性是 HCC 发生中有显著相关的危险因素。此外,当统计模式排除年龄、性别外,HCV 而不是乙型病毒性肝炎、丁型病毒性肝炎及嗜酒等因素与 HCC 有关。这些资料表明,年龄、男性是肝硬化患者发生 HCC 最重要的因子,而 HCV 至少在地中海地区是肝硬化患者发生 HCC 的另一种危险因子。

日本的研究进一步显示,HCV 亚型中的 1b(Ⅱ)型与 HCC 相关性更密切。Takata 等研究了 14 家医院中慢性肝炎、肝硬化及肝癌患者 HCV 亚型。综合分析所有 14 家医院的资料,在总共 1 922 例慢性肝炎的患者中,HCV 1b 相关亚型的有 1 370 例(71.2%)。在 356 例肝硬化及 426 例肝癌病例中,伴有 1b 相关亚型的分别占 79.8% 及 80.5%。肝硬化及肝癌患者 HCV 1b 亚型发生率显著高于慢性肝炎患者。而在肝硬化及肝癌患者中无显著差异。这些结果显示,虽然还不很清楚 HCV 1b 亚型特性,但其致癌性比 2a(Ⅲ)、2b(Ⅳ)亚型更强。Tanaka 等发现,日本 HCC 高危地区大

约 78%（95%*CI* 69%～86%）的患者发病与 HCV 感染有关，丙型病毒性肝炎无症状携带者、慢性丙型病毒性肝炎无硬化者、丙型病毒性肝炎肝硬化者以及丙型病毒性肝炎相关 HCC 患者中，HCV 1b 亚型的检出率分别是 69.9%、75.9%、83.5% 和 85.5%，与 HCVⅢ型相比，Ⅱ型感染显著增加了 HCC 危险性。

（2）发展中国家：Budihusodo 等研究了雅加达市 HBV 和 HCV 血清流行病学，发现 243 名献血员中，HBsAg 阳性为 14 例（5.8%），抗 HCV 阳性为 9 例（24.3%），其中 29 岁以下者 16.5% 抗 HCV 阳性，30 岁以上者 28.9% 抗 HCV 阳性。64 例 HCC 患者抗 HCV 阳性率为 65.5%，HBsAg 阳性率为 45.3%。上述提示，在雅加达市的 HCC 发生中，HCV 作用比 HBV 更大。Mets 等检测卢旺达 79 例肝硬化、26 例 HCC 和 54 名献血员抗 HCV 流行率，结果显示，抗 HCV 阳性率分别为 48%、38% 和 17%（*P* 分别为 0.000 1 和 0.03）。84% 肝硬化和 54%HCC 患者 HBsAg 阴性。因而认为 HCV 感染在卢旺达是常见的，而且与肝硬化和 HCC 有关。Kew 等在南非随机选择 380 例黑种人 HCC 患者，其中 110 例（29%）抗 HCV 阳性，显著高于 152 名健康人中的 1 例（0.66%，*P*<0.001）。在抗 HCV 阳性或阴性 HCC 患者中，HBV 感染率无明显差异。韩国 75 例 HCC 患者中，抗 HCV 阳性率为 29.3%，而 150 名献血员中仅 1.3%。

我国亦有不少病例对照报道。Chen 等报道 66 例台湾省 HCC 患者中 22 例（33.3%）抗 HCV 阳性，而 420 名献血员中仅 4 例（0.95%）阳性。苏先狮等报道湖南省情况，141 例肝癌中抗 HCV 阳性者有 45 例（32.3%），显著高于献血员 322 例中 41 例（12.7%）。徐忠等检测启东市 50 例 HCC 患者血清，其中 4 例（8%）抗 HCV 阳性；50 例同村配对自然人群均阴性，差别接近（*P*=0.058 7）。叶振斌等报道，浙江省 35 例肝癌和 150 名献血员中，抗 HCV 阳性率分别为 43% 和 47%。以上资料表明，在中国，尽管除个别地区外，HCV 阳性肝癌比例不高，但也不能忽视 HCV 在肝癌发生中的作用。

4. HCV 与其他致癌因素呈协同作用 研究表明，不同的因素（HBV、NANBH、酒精）可能在肝癌发生中起协同作用。

（1）与 HBV 协同致癌作用：HBV 和 HCV 两种病毒联合感染并不少见。HBsAg 阳性患者血清的抗 HCV 流行率，各家报道结果不一，为 16%～36%。Bruix 等报道，HBsAg 阳性患者中抗 HCV 阳性率竟高达 50%，提示相当数量的 HCC 是两种病毒联合作用的结果。意大利的研究数据表明，HBV 和 HCV 两种病毒联合感染，较单一病毒感染，显著增加 HCC 发生风险。在希腊亦观察到类似的结果。Yuki 等检测日本慢性肝病中 HBV 和 HCV 标志，发现在慢性 NANBH 肝病中，抗 HCV 在 HCC 患者（88%）和非 HCC 患者（79%）均高，而以前 HBV 感染的 HCC 患者（73%）比非 HCC 患者（55%）更为普遍（*P*<0.05）。观察到抗 HCV 和抗 HBV 共同存在的 HCC 患者（63%）比非 HCC 患者（46%）更常见（*P*<0.05）。在慢性 HBV 携带者中，抗 HCV 的 HCC 患者（32%）比非 HCC 患者（5%）更普遍（*P*<0.01）。这些结果提示，这两种病毒的感染可能是严重肝病的危险因素。Peters 等认为，HBV 和 HCV 混合感染引起的肝硬化患者发生肝癌概率比非病毒所致的肝硬化患者发生率高 6.364 倍。近年来，荟萃分析及前瞻性临床试验研究的结果也证实了上述协同作用。

我国研究人员亦对 HBV 和 HCV 协同致 HCC 作用进行了研究。范小玲等对 64 例 HCC 患者抗 HCV 和 HBsAg 状况按性别、年龄配对，进行病例对照研究。结果表明，HCC 组抗 HCV 和 HBsAg 阳性率分别为 18.75% 和 84.38%，分别显著高于对照组的 2.34%（*P*<0.001）和 14.06%（*P*<0.001）。与抗 HCV、HBsAg 双阴性组比较，仅抗 HCV 阳性、仅 HBsAg 阳性时发生 HCC 的相对危险度分别为 46.71 和 43.79，两者双阳性时上升至 70.07。研究显示，HCV、HBV 均与 HCC 显著相关，两者重叠感染有协同致癌作用。Chuang 等在我国台湾省进行病例对照研究。HCC 患者中 HBsAg 和抗 HCV 阳性率明显高于对照组（*P*<0.001）。HBsAg 和抗 HCV 是 HCC 重要的危险因子（相对危险性分别为 13.96 和 27.12），当 HBsAg 和抗 HCV 同时存在时，HCC 的危险性显著增高至 40.05。这些结果提示，在 HBV 流行区，HBV 和 HCV 与 HCC 密切相关，在 HCC 的发病方面，两种病毒可能起单独或协同作用。

最近，Ikeda 等采用前瞻性研究，对 846 例慢性 HCV 感染者进行 10 年的随访观察，结果发现 237 例（28.0%）发生肝癌。其中，HCV 相关肝硬化患者中 HCC 发生率为 60.3%，抗 HBc 阳性率为 45.0%。224 例接受干扰素治疗的患者中，抗 HBc 阴性 HCV 感染者对干扰素治疗敏感，无一例发展成为 HCC；相反，抗 HBc 阳性但对干扰素治疗同样敏感的 HCV 感染者中 10.8% 的患者发展成为 HCC。以上提示，抗 HBc 阳性可能是 HCV 相关肝硬化患者发生 HCC 的高危因素。此外，Okayama 等报道，HCV 与人类 T 淋巴样病毒 1 型（HTLV-1）有协同致癌作用。他们分析了 127 例慢性丙型病毒性肝炎（平均 51.7 岁）及 43 例 HCV 相关的 HCC（平均 62.4 岁）患者，血清抗 HTLV-1 血清流行率分别为 9.5% 及 30.2%。超过 50 岁 HCC 患者中，血清抗 HTLV-1 血清流行率为 31.7%，显著高于慢性肝炎患者（7.3%，*P*=0.001）。男性患者中相对危险因子为 12.8（*P*=0.000 4），结果提示，在高 HTLV-1 流行区由 HCV 诱导的慢性肝病患者中联合感染与男性发病率增高有关，而女性患者中无相关性证据。

（2）与嗜酒协同致癌作用：有证据表明，嗜酒与 HCV 或 HBV 有协同致癌作用。Donato 等报道，嗜酒人群中每日酒精摄入量超过 60g 者，HCC 发生风险呈线性增长。如果同时合并 HCV 感染，HCC 发生风险较单纯饮酒人群又有 2 倍的增加，两者间存在阳性协同效应。Bruix 等研究指出，抗 HCV 阳性率在有或无 HCC 的酒精性肝硬化患者中呈显著差异（76.6% *vs.* 38.7%），而在原因不明肝硬化的 HCC 患者抗 HCV 阳性率（81.4%）与单纯性肝硬化（77.5%）相似。因此认为 HCV 可能是酒精性肝硬化患者发展为 HCC 的关键因素。Ducreux 等报道，在酒精性肝硬化并发 HCC 患者中，抗 HCV 流行率为 19%，高于单纯酒精性肝硬化的9%。Chiaramonte等揭示,在23例酒精性HCC患者中,52%合并抗HCV阳性;而42例单纯酒精性肝病患者中,38%阳性。Saito指出,原来认为是由酗酒引起的HCC患者中,存在着很高的抗HCV流行率。日本的一项研究结果表明,18例合并HCC的酒精性肝硬化患者中,75%存在抗HCV阳性。Takase等对35例酗酒的肝硬化患者进行2~6年随访,其中21例(60%)HCV阳性,10例(47.6%)发生HCC。而14例HCV阴性患者中,仅2例(14.3%)发生HCC,计算HCC发生的累积比例,HCV阳性者明显高于阴性者。Poynard等报道,在法国由酗酒所致的HCC肝硬化患者中,41%存在抗HCV,而未发生HCC的肝硬化患者中为26%。Tanaka等最近对143例酗酒者进行分析发现,随着病理进展,嗜酒者中HCV特别是HCV Ⅱ型感染者比例逐渐升高,HCC患者中甚至高达100%,提示HCV Ⅱ型在嗜酒者的肝病进展及HCC发生中发挥重要作用。

5. HCV与HCC的病理研究　研究表明,肝脏脂肪化是HCV感染者发生HCC的危险因素。Pekow等回顾性分析1992—2005年间94例因HCV相关肝硬化而行肝移植的肝脏病理变化及相关危险因素,结果发现,HCC患者中69%存在组织学上脂肪化改变,对照组为50%,HCV相关肝硬化中肝脏脂肪化的存在是HCC发生的独立预后因素。Shen等在中国台湾省对31例HBsAg阴性HCC患者中HBV和HCV的相互作用进行评估,发现21例HCV抗体阳性患者中,仅在4例肝组织中检出HBV DNA,血清中没有测到。而10例HCV抗体阴性患者中,在1例血清中和另1例肝组织中检出HCV RNA;在4例患者的血清和5例肝组织中发现HBV DNA。因此推测,在中国台湾省HBsAg阴性患者的肝癌发生过程中,HCV发挥了重要的作用;在无HCV抗体的许多患者中,HBV可能仍与HCC发生有关。

肝癌临床病理学研究亦有一些报道。Tanikawa等指出,在随访慢性肝炎中发现的肝癌,并对输血后而无嗜酒史、HBsAg阴性的肝癌与同期HBsAg阳性的肝癌进行对比:①前者肝癌诊断时平均年龄为64.1岁,高于后者的57.6岁;②肝病背景:前者24例均有肝硬化,后者20例中16例(80%)伴肝硬化,4例(20%)伴慢性肝炎;③前者肝癌瘤体直径平均为2.58cm,大约半数直径<2cm,后者直径平均为2.73cm,其中直径<2cm者占10%;④根据Edmondson标准确定分化程度,Ⅰ~Ⅱ级分别为20.8%(5/24)和未见;Ⅱ级为50%(12/24)和55%(11/20),Ⅱ~Ⅲ级为12.5%(3/24)和35%(7/20),Ⅲ级为16.7%(4/24)和10%(2/20)。杨建民等研究10例肝癌组织和5例HCV RNA阳性的血清中的HCV复制中间体,结果表明,血清HCV RNA阳性的肝癌患者,其肝癌组织中确有HCV的复制,从而进一步提示HCV感染可能参与了肝癌的致病过程。Masayuk等证实,在肝癌及癌旁组织中存在不同结构,进一步显示HCV在肝癌和癌旁组织中均有复制。

最近,HCV核心抗原(HCcAg)和HCV NS5抗原在HCC及其癌旁组织中的表达相关研究成为热点。Liang等研究55例HCC及其癌旁组织中HCcAg表达,结果发现

8例阳性(14.54%),其中5例在HCC细胞中有阳性信号。HCcAg信号散在,局限于细胞质中,细胞核中为阴性。汪荣泉等采用检测46例HCC及其38例癌旁肝组织中HCV NS5抗原、HCcAg和HbsAg,结果显示,在癌组织中的检出率分别为15.2%、21.7%和19.6%,癌旁组织中的检出率分别为31.6%、36.8%和78.9%。两种HCV抗原和HBsAg均定位于肝细胞和肝癌细胞的胞质内,其阳性染色细胞呈弥漫、灶状或散在分布。

6. HCV的致癌机制　HCV是一种直径不到80nm、有包膜的单股正链核糖核酸(RNA)病毒,属于黄病毒科家系,和其他病毒一样,HCV会发生变异。但HCV的变异更为特殊,可通过一些特殊的机制,把自身重要的基因隐藏起来,并保持其相对稳定;而把不太重要的、免疫选择和进化的基因放在容易发生变异的位置,使病毒能很快适应环境和逃避人体免疫系统对它的清除。HCV不能自己合成蛋白质,其感染人体后,常"借用"人体细胞的蛋白质合成机制来合成病毒的蛋白质。HCV不但利用人体细胞的蛋白质合成机制,还在细胞内进行破坏。当HCV在肝细胞内复制时,常引起肝细胞结构和功能改变或干扰肝细胞蛋白质合成,造成肝细胞变性、坏死。这样一来,其不但像乙型病毒性肝炎病毒那样通过人体免疫系统造成肝细胞坏死,而更主要的是对肝细胞的直接破坏作用引起肝炎。因此,50%以上的HCV感染者会发展为慢性肝炎,20%发展成肝硬化,12%发展成肝癌。

尽管HCV的确切致癌机制尚不明确,但其作用机制与乙型病毒性肝炎存在三个明显不同。首先,HCV更容易导致慢性感染(HBV 10%,而HCV 60%~80%)。这可能与HCV容易变异导致免疫逃避有关。HCV在体内不断变异,其意义可能在于逃避宿主免疫清除,从而在体内长期贮存和复制,造成长期、持续的慢性感染,肝细胞变性、坏死与再生的反复发生。一些证据提示,可能与HCV的直接细胞毒作用和宿主介导的免疫损伤有关,反复再生的肝细胞则可能不断积累细胞基因突变,最终发生恶性转化。其次,HCV感染比HBV感染更容易进展为肝硬化。5%~10%的HCV感染患者经过10年左右会发展成为肝硬化,是HBV感染的10~20倍,而肝硬化状态是肝癌发生的重要因素。最后,HCV是一种RNA病毒,不存在DNA中介体,因而不能整合到宿主基因组。有人推测HCV可能不直接参与细胞的恶性转化,而可能间接激活生长因子、癌基因或DNA连接蛋白,但目前尚无确切证据。进一步深入研究肝癌患者体内HCV变异、复制与表达及其与肝组织病理改变和细胞基因突变的关系,对揭示HCV的致癌机制具有重要意义。

7. HCV的预防　目前研究表明,欧美国家多数为HCV-Ⅰ型感染,而亚洲国家以Ⅱ型为主,Ⅲ型次之。Okomoto报道,日本慢性丙型病毒性肝炎患者和健康献血员主要为Ⅱ型感染,分别占59.3%和82.4%,而血友病患者约50%为Ⅰ型感染,原因是应用输入美国进口凝血因子Ⅷ。Wang报道,我国北京慢性丙型病毒性肝炎患者86.2%为Ⅱ型感染,Ⅲ型感染为13.8%。而新疆维吾尔自治区患者

Ⅲ型感染却占 50%，说明不同亚型 HCV 具有一定的地区和人群分布特征。此外，不同基因型感染引起临床过程和干扰素治疗反应亦表现不同，如Ⅲ型感染临床症状较重，有引起严重肝病倾向；Ⅱ型（1b）感染对干扰素治疗不敏感，效果差。Ⅲ型感染（2a）用干扰素治疗效果好。

丙型病毒性肝炎的传染源主要为急性临床型和无症状的亚临床患者、慢性患者和病毒携带者。一般患者发病前 12 天，其血液即有感染性，并可带毒 12 年以上。HCV 主要血源传播，国外 30%～90% 输血后肝炎为丙型病毒性肝炎，我国输血后肝炎中丙型病毒性肝炎占 1/3。此外，还可通过其他方式，如母婴垂直传播、家庭日常接触和性传播等。

Okuda 指出，在过去 25 年左右，日本肝癌发病率特别是男性有急剧增加的趋势，然而在 HCC 病例中 HBsAg 阳性率从 1969—1977 年的 40.7% 下降到 1980—1981 年的 31.4%，最近低于 25%，提示其他因素比 HBV 感染更重要。推测其原因为：第二次世界大战后不久，日本通过注射和免疫接种传播 NANBH。1946—1960 年日本刚普及血库，接受输血者术后发生肝炎竟高达 80%；许多手术的肺结核患者均接受过输血，其中不少患者出现丙型病毒性肝炎肝硬化，部分演变为 HCC。日本肝癌研究学会亦指出，HBsAg 阴性的 HCC 患者增多，这些患者多数伴有 NANBH 和输血史。输血至诊断为肝硬化的时间为 20～25 年，输血至诊断为 HCC 约 30 年。在一些地区，老年人抗 HCV 阳性率非常高。日本有一个在老年人中流行慢性肝病（包括 HCC）的地区，50 岁以上老年人中 14.9% 检出 C_{100-3} 抗体。上述地区高 HCV 的流行原因，可能是通过外科手术的输血和儿童预防接种时没有更换注射针而传播。多中心研究表明，多次输血的血发病患者中，HCC 的发生率比当地人群发病率高 30 倍。这些 HCC 患者均存在肝硬化，其中 50% 呈 HBV 阳性，而 40% 则呈抗 HCV 阳性。

献血员中 HCV 流行率存在地区差异，国外报道为 0.3%～1.3%。我国献血员抗 HCV 阳性率更高，上海市为 0.2%，广东省为 3.7%，江苏省启东市为 4.4%，浙江省丽水市为 4.7%，湖南省为 12.7%，河北省某县为 18.80%。以上资料表明，应用敏感的 HCV 筛选献血员是必要的。世界卫生组织指出，在大多数发达国家，NANBH 是输血后肝炎最常见的一种类型，占病例的 90% 以上。

我国是发展中国家，应以国外经验教训为借鉴。在控制 HBV 感染（免疫接种）的同时，亦要关注 HCV 的预防。其中，输血和注射是传播 HCV 的主要环节。使用敏感和简易的 HCV 检测方法筛选献血员是当务之急。HCV 分子生物学及其变异和发病机制等基础方面的研究，为疫苗开发和临床治疗开辟了道路，以阻断 HCV 诱发 HCC。由于 HCV 高度变异，制造疫苗是困难的。我国卫健委规定自 1993 年 7 月 1 日起，对供血员必须进行 HCV 抗体（抗HCV）的筛查。

有报道 α 干扰素可预防 HCV 相关肝硬化发生 HCC。但 Koretz 长期随访表明，干扰素不能预防 HCC，只能推迟 HCC 发生。对慢性丙型病毒性肝炎患者，即使在使用干扰

素治疗后 HCV RNA 被清除，仍需随访，应定期进行腹部超声检查。

由于对 HCV 的认识及其检测方法的开发取得了突破性进展，这为 HCV 与肝癌的研究提供了客观的根据。发达国家 HCV 与肝癌相关性大于 50%，甚至酒精性肝硬化并发 HCC 患者抗 HCV 流行率高达 70% 以上，提示 HCV 可能是发达国家 HCC 的主要病因。HCV 与 HBV、酗酒有协同致癌作用。HCV 易演变为慢性肝炎—肝硬化—HCC。HCV 致癌机制尚不明确，HCV 在体内不断变异，有利于逃避宿主免疫清除，从而在体内长期贮存和复制，造成长期、持续的慢性感染，肝细胞变性、坏死与再生反复发生，致使再生的肝细胞不断积累基因突变或激活，最终发生恶变。输血是引起 HCV 感染的主要途径，对供血员必须进行抗 HCV 筛选。加强对 HCV 分子生物学及其变异和发病机制等方面的深入研究，将为疫苗开发和临床治疗开辟新的前景，以阻断 HCV 诱发 HCC。

（三）黄曲霉毒素与肝癌

1993 年黄曲霉毒素（AFT）被世界卫生组织（WHO）的癌症研究机构划定为Ⅰ类致癌物，是一种毒性极强的剧毒物质。AFT 的危害性在于对人及动物肝脏组织有破坏作用，严重时可导致肝癌甚至死亡。在天然污染的食品中，以黄曲霉毒素 B_1 最为多见，其毒性和致癌性也最强。

1. 黄曲霉毒素 B_1（AFB_1）污染的流行病学　我国流行病学调查结果一再提示，肝癌高发区是粮食易受 AFB_1 污染的东南沿海温湿地带，尤其是食用霉菌毒素污染的玉米和花生油的地区。1991 年美国学者 Hsu 在基因水平发现，AFB_1 是人肝癌的致癌剂，引起人们的高度关注。大量食用含有 AFB_1 的食物可引起 HCC 的事实早已得到证实。中国江苏省启东市 AFB_1 污染区 HCC 标本中有特异性 p53 抑癌基因突变。南非和塞内加尔的 AFB_1 污染区亦有相似报道。在没有 AFB_1 污染的欧洲、日本等地，此种突变很罕见。世界卫生组织指出，某些地区的食物 AFT 污染非常严重，并且这种污染程度和 HCC 发病率存在相关性。Hsich 分析表明，中国和某些非洲国家肝癌发病率与 AFB_1 的相关性似乎比乙型病毒性肝炎更密切。

在我国的肝癌高发区，尤以南方以玉米为主粮的地方调查提示，肝癌流行可能与 AFT 对粮食的污染有关，人群尿液 AFT 代谢产物 AFT 含量很高。实验研究表明，AFT 是动物肝癌最强的致癌剂。广西壮族自治区扶绥县近 15 年来的资料显示，县内各乡、村 AFB_1 污染与肝癌地理分布一致。Yeh 等观察 HBV、AFT 和 HCC 的关系时，发现 AFB_1 水平与肝癌死亡率呈正相关，且呈线性关系。汪耀斌等指出：①我国 90% 以上肝癌高发区位于东南沿海狭长地区，提示肝癌分布与地理环境密切相关。②我国肝癌高发区具有温暖、潮湿的特点。③高温、高湿的气候环境为黄曲霉菌生长和产毒提供了极有利的条件。④根据玉米、花生 AFB_1 检测数据比值，绘制成全国黄曲霉素污染分布图，与全国肝癌分布趋势基本相同。他们认为，我国气候霉变因素是形成肝癌分布地区差异的重要环境条件，AFB_1 是主要致癌因素之一。

分子流行病学研究揭示，AFT 污染与肝癌地理分布一致。顾健人等检测了启东市和上海市 33 例 HCC 标本，发现 78.9% 的病例存在染色体 17p13.3 的杂合性缺失。丹东市肝癌患者的 $p53$ 突变集中在 249 密码子，而上海市患者则见于 249、255 及 279 密码子。鉴于 HBV DNA 状态与 $p53$ 突变无明显相关性，推测 AFB_1 污染可能与启东市 249 密码子突变密切相关。

2. AFB_1 摄入与其他 HCC 相关因素的协同效应

（1）AFB_1 与 HBV 感染：Chen 等对中国台湾省澎湖地区居民调查研究发现，94% 的新发 HCC 患者 HBsAg 阳性，9% 为抗 HCV 阳性，65% HCC 患者血清中 AFB_1- 白蛋白加合物检测呈阳性，而对照组仅 37%，提示该地区 HCC 发生与 AFB_1 大量摄入及高 HBsAg 携带率有关。上海市崇明区玉米是 AFB_1 污染最严重的主粮，污染量为小麦的 3 倍、稻米的 5 倍。HBV 感染的人群中，一生未食玉米者肝癌发病率最低。随着玉米食粮的上升，肝癌发病率递增。肝癌高发广西壮族自治区扶绥县居民主粮中玉米占 20%～40%，AFT 平均含量为 53.8～302.6ng/kg，而其他低发地区主粮几乎全部为大米，AFT 低于 5ng/kg。结果显示，扶绥县居民 HBsAg 阳性者肝癌发病率高达 649.4/10 万，而其他地区为 98.57/10 万，相对危险性为 9.85 倍；在 HBsAg 阴性者中，扶绥县肝癌发病率为 98.57/10 万，而其他地区未发现肝癌，提示在肝癌发生上，两种因素起协同作用。

为了更精确地测算 AFB_1 摄入量，Yu 等对中国台湾省 7 342 例男性进行尿液黄曲霉毒素 M_1（AFM_1）含量检测，结果表明在 HBV 携带者中 AFM_1 水平与 HCC 发生风险存在量效关系，特别是尿中检测出 AFB_1-N7- 鸟嘌呤的 HBV 携带者，这种量效关系极为显著；尿中未检测到这一代谢产物的 HBV 携带者中，没有观察到 HCC 风险的增加。但在 HBsAg 和 AFB_1-N7- 鸟嘌呤双阳性的人群中，发生 HCC 的风险急剧增加。据此，作者推测 AFB_1 的摄入及与 AFB_1 激活 / 解毒相关的酶类在 HBV 相关的 HCC 发生过程中发挥重要作用。

钱耕荪等测定了 50 例肝癌及 267 例对照尿中 AFB_1 或其代谢物，同时用 IdA 试剂检测其血清中 HBsAg 阳性肝癌患者尿中含 1 种或 1 种以上 AFT 标志物的检出率显著高于对照组。这表明尿中 AFT 标志物，尤其是 AFB_1-N7- 鸟嘌呤加合物与肝癌的发生有较强联系，并在个体水平上提供了 AFT 暴露与 HBV 感染对肝癌发生有明显协同作用的证据。

（2）AFT 与饮水污染：Yan 等指出，同时主食 AFT 污染的玉米和饮用污染塘水的居民肝癌死亡率最高。张丽生等在扶绥县前瞻性观察表明，AFB_1 高摄毒组居民患肝癌的相对危险性是低毒组的 3.6 倍；在饮塘水居民中，AFB_1 高摄毒组是低摄毒组的 4.7 倍；在饮非塘水居民中，AFB_1 高摄毒组是低摄毒组的 2.6 倍。AFB_1 与塘水有协同致癌作用。

（3）AFT 与嗜酒：Yu 等配对观察中国台湾省无症状 HBV 携带者和非携带者的尿液中 AFB_1-DNA 加合物的水平。结果表明，64% 的嗜酒人群尿液中呈阳性，而非饮酒

人群则仅为 29%，二者间存在显著差异。这提示二者在 HBsAg 相关 HCC 的发生中起到协同作用。Bulataojayme 等研究菲律宾肝癌危险性的食物因素时发现，肝癌患者每天 AFT 摄入量为对照组的 440%，AFT 与酒精有协同作用。少量摄入 AFT 和酒精的相对危险性为 1，少量摄入 AFT 和酗酒为 3.9，大量 AFT 与少量饮酒为 17.5，大量 AFT 与酗酒为 35.0，提示酒精的消耗显著增加了 AFT 对肝癌的危险性。

（4）AFB_1 与遗传：HCC 易感性与 AFB_1 解毒酶遗传变异有关。McGlynn 等推测 AFB_1 引发肝癌的机制是由于 249 密码子 $p53$ 突变而形成的，AFB_1 的代谢包括 I、II 两阶段解毒途径，因此这些位点的易感性可预示 AFB_1 的作用。他们对 AFB_1 两个解毒酶——环氧化物水解酶（EPHX）和谷胱甘肽 S- 转移酶 M1（GSMT1）基因遗传变异与血清中 AFB_1- 白蛋白加成物、HCC 及 249 密码子 $p53$ 突变进行对照研究。结果表明，血清中存在 AFB_1- 白蛋白加成物的患者中显著存在两个等位基因突变的过度表达。$EPHX$、$GSTM1$ 突变型可能是发生 AFB_1 加成物、$p53$ 突变、HCC 更大的危险因子。

3. 黄曲霉毒素的致癌机制 AFB_1 一经摄入体内，被代谢为活性中间产物，与 DNA 结合，导致系列损伤的发生，包括 $p53$ 249 密码子的突变等，这一突变在 AFT 流行地区出现概率高达 30%～60%。目前认为，AFB_1 似乎作为一种致突变原发挥功能，与 $p53$ 突变密切相关，共同负责激活癌基因，例如 HRAS56。与 HCV 及酒精源性 HCC 不同，AFB_1 的摄入与肝硬化的发生、发展并无明确联系，提示毒素的致突变作用可能是 HCC 发生的始动因素。值得注意的是，AFB_1 的摄入常常合并 HBV 的感染，这类人群发生 HCC 的风险较暴露于单一因素的人群高 5～10 倍。这一协同致癌机制尚未完全澄清。

4. 预防措施   Ross 等对上海市 18 244 例中年男性调查后发现，HBV 感染与 AFB_1 摄入是发生 HCC 的高危因素。由于大规模 HBV 免疫接种的疗效需要很多年后才能明显看到，减少 AFB_1 的摄入或许是防止 HCC 发生的中长期目标。我国沿海 HCC 高发区居民的主粮是玉米，由于多方面的原因，AFT 污染严重。十几年来，广泛开展了宣传工作，尤其在玉米收获期间，印发大量宣传材料，要求收得干、晒得干、保管得好，并在食用前拣去霉变颗粒，这些措施有效地减少了 AFT 的污染和摄入。随着生活水平的提高，居民主粮已由玉米逐步改为大米，目前食用玉米比例已降至 5% 以下，显著降低了 AFT 摄入量，有关前瞻调查还在进行中。

AFB_1 与 HCC 发生有关，而且呈量效关系。AFB_1 可诱发所有动物致肝癌，包括灵长类动物。但 AFB_1 还不能完全解释人类肝癌的病因，AFB_1 与肝癌尚不能确立因果关系，有待更长时间的前瞻性观察和实验流行病学的证据。许多研究表明 AFB_1 与 HBV 有协同作用，认为 AFT 是 HBV 相关 HCC 的启动因子和促进剂，而 HBV 是肝癌多阶段发展中的促进剂。AFB_1 的致癌机制尚未取得一致的认识，目前认为 AFB_1 导致 $p53$ 基因突变，继而诱发促进 HCC

的发生。努力寻找方便、经济、可行的防霉去毒措施,有助于减少毒素摄入。近年来,有关解毒剂的应用研究取得明显效果,为 AFB_1 的深入研究和防治提供了新思路。

(四)其他因素与肝癌

1. 嗜酒与 HCC 嗜酒与 HCC 的关系密切,在西方国家尤为明显。随着慢性酒精性肝损伤的生存期延长,酒精性肝硬化患者中 HCC 的发生率几乎高达 15%。Yu 等研究发现,在美国酗酒仅次于 HCV 和糖尿病的第三位 HCC 风险因素。芬兰的一项研究表明,在因酗酒犯罪的人群中,他们的死亡率比普通人高得多,其原因为肝硬化、意外事故和癌症,酗酒增加 HCC 的发病率。

大量研究显示,嗜酒与病毒性肝炎等因素协同作用,显著增加 HCC 发生风险。Tanaka 等发现,HCV 特别是Ⅱ型,在酗酒者肝硬化进展为 HCC 的过程中发挥极为重要的作用。Chung 等调查了韩国嗜酒与 HCC 的关系,结果发现,慢性酒精摄入是 HBV 背景的患者发生 HCC 的额外危险因素,两者间可能存在协同效应。

酒精致 HCC 的原因与慢性肝损伤基础上肝硬化进而癌变有关,但确切机制尚不明确。即使不合并病毒感染因素,仍有可能导致 HCC 发生。肝炎病毒感染者如果每日饮酒超过 60g,则 HCC 发病风险至少增加 2 倍。Sakamoto 等调查日本人群中饮酒与 HCC 的关系,发现乙醛脱氢酶2(ALDH2)多态性可能参与调节轻中度饮酒者的 HCC 发病风险。此外,嗜酒对于黄曲霉素的致 HCC 作用起到促进作用。

2. 饮水与 HCC 国际上公认导致 HCC 有三大因素,即肝炎、黄曲霉素和饮水污染,饮水与癌症的关系在 20 世纪 50 年代才开始引起注意。我国是 HCC 大国,许多高发区存在饮水污染。20 世纪 70 年代苏德隆教授做了流行病学调查基础后,认为 HCC 病因只有在饮用水源中寻找。

江苏省启东市是我国 HCC 高发区,多年来 HCC 发生率在 50/10 万左右。自 20 世纪 70 年代以来,不同专家对启东市居民各种饮水类型与 HCC 发病率及死亡率的关系做了多次流行病学调查,结果基本一致,即居民 HCC 发病率及死亡率依次为饮宅沟水(塘水)>泯沟水(灌溉沟)>河水>井水(浅井、探井)。苏德隆等调查发现,饮塘、泯、河和井水者 HCC 发病率分别为 101.35/10 万、64.57/10 万、42.64/10 万和 0。沈卓才等发现,饮塘水者 HCC 平均发病较年轻,而饮深井水者 HCC 发病年龄后移。国内外其他地区亦发现饮水与 HCC 有关。

研究表明,在乙型病毒性肝炎感染人群中,长期使用自来水者 HCC 发病率最低,饮用流动河水、半流动河水、死沟水、屋外浅井水者发病率依次升高,但在非乙型病毒性肝炎感染的人群中,HCC 的发病率差异不明显,因此饮水与乙型病毒性肝炎可能存在协同作用而造成 HCC 高发。

饮水中的致(促)癌物质可能是 HCC 发生的重要原因。湖泊塘沟中有一种容易生长的蓝绿藻(cynobacteria),有时能产生藻类毒素,对肝有毒性作用的主要是微囊藻毒素(microsystin,MC)。对一些癌症高发地区进行跟踪调查发现,微囊藻能够在水中分解出 MC,在海门市 HCC 高发区

测出塘水中 MC 为(6.5±0.9)μg/L,中发区为(5.7±1.6)μg/L,而 16 份井水中仅检出 1 份为微量。MC 不仅存在于太湖、滇池等受到污染的水源地,在封闭的水池等处也可以产生,甚至一些建筑的水箱如果清洗不好,或者是密封条件不好,都可能产生微囊藻毒素,甚至在太湖的鱼肉、鱼肝内都有存在。这种常见的藻类毒素能通过胎盘屏障影响小鼠胎儿发育,造成胎鼠肝、肾受损,而且可以引起大鼠肝脏炎症,经实验证明是一种促癌剂。其可以影响儿童肝功能,如果同时与肝炎病毒和黄曲霉毒素协同作用,将引起 HCC。跟踪调查的一个藻类毒素污染水质严重的地区,小学生 90%以上肝功能都有一项指标不正常。

改良饮水不但能预防肠道传染病的发生,而且对 HCC 等恶性肿瘤亦有一定的预防作用,有巨大的社会和经济效益。改良饮水最根本的措施是保护水源,疏通河道。建议推广使用深井水和自来水。

3. 微量元素与 HCC HCC 的发病率在不同国家不同地区存在显著差异。研究表明,微量元素与 HCC 发生有关。例如,非洲黑种人 HCC 的危险因素之一是饮食中铁过量。Gurusamy 系统回顾分析了微量元素与 HCC 的关系。通过检索 MEDLINE、EMBASE 及 CENTRAL 数据库,共检出 12 344 篇相关文献,因重复或明确无相关性,其中的 1 597 篇及 10 676 篇文献被排除在外,另有 59 篇文献根据排除原则也被排除。共有 12 项研究适合进行分析,包括 646 例患者,涉及铁(8 篇)、铜(11 篇)、锌(9 篇)及硒(2 篇)四种微量元素。文献中尚缺乏荟萃分析资料。结果表明,HCC 组织中铁、锌含量低于癌旁组织及正常对照组织中的含量。HCC 组织中铜含量低于癌旁及肝硬化组织中的含量。有关流行病学和生理学方面的原因导致微量元素的改变有待进一步研究。

4. 性激素与 HCC 几乎在所有人群中,男性 HCC 发病率均显著高于女性,通常为(2~4):1。目前,男女发病最大比例见于中度发病风险的欧洲人群,如瑞士(4.1:1)、意大利(5.1:1)。相反,典型的男女发生比例见于 HCC 高风险国家和地区,如中国启东(3.2:1)、日本大阪(3.7:1)、非洲冈比亚(2.8:1)及津巴布韦(2.4:1)等。中部及南部美洲是 HCC 男女比例最低的地区,如哥伦比亚(1.2:1)和哥斯达黎加(1.6:1)等。造成这一现象的原因可能与男性易于暴露于 HCC 危险因素有关,如男性更容易被 HBV 和 HCV 感染、吸烟以及铁储备更高等。但实验表明,雄性小鼠发生 HCC 的风险要高 2~8 倍。因此,有可能是男性激素而不是男性更容易暴露于 HCC 危险因素,影响 HCC 的发生与发展。中国台湾省对此进行了系列研究,结果表明,循环中睾酮水平与 HBV 相关 HCC 的发生呈正相关。有关男性激素与 HCC 发病机制的研究尚待深入。

5. 糖尿病与 HCC 流行病学资料显示,Ⅱ型糖尿病患者患 HCC 的危险性显著增加,而Ⅱ型糖尿病的分子机制即为胰岛素抵抗。胰岛素抵抗实质上就是胰岛素信号传导的缺陷,表现为肝脏、骨骼肌、脂肪等组织器官对胰岛素作用的敏感性下降,造成葡萄糖和脂肪代谢异常。近年研究发现,肝脏是胰岛素抵抗的重要靶器官,单独阻断肝脏内胰

岛素信号，或肝脏的炎性改变均可导致全身性胰岛素抵抗。

慢性肝脏炎症诱发全身性胰岛素抵抗主要与磷脂酰肌醇 3 激酶（phosphoinositide 3-kinase，PI3K）及核因子 κB（nuclear factor-κB，NF-κB）两条信号传导通路有关。慢性、亚急性肝炎状态下，NF-κB 被 IKKβ 激活，促进下游目标基因的表达，肝脏中 TNF-α、IL-6、IL-1β 产量增加，进而诱发胰岛素抵抗。在炎症相关的胰岛素抵抗中，细胞核因子 AP-1 将被激活，而 AP-1/NF-κB 复合物是众多基因表达上调的增殖性转录因子，因此，炎症及其相关的胰岛素抵抗，有可能以分别激活 NF-κB 和 AP-1 的方式，协同发挥促进细胞增殖的作用，从而对肿瘤的发生、发展产生影响。因此，胰岛素抵抗对肝硬化 HCC 的发生、发展可能起到十分重要的作用，有待进一步深入研究。

三、肝细胞癌的筛查

肝癌的发展不伴随症状。在肝癌早期，基本没有任何机会通过体检像乳腺癌、皮肤癌那样发现病灶，或者像膀胱癌、肠癌因为血流入空腔脏器造成血尿或血便而发现疾病。因此，由于缺乏筛查的方法和早期诊断手段，肝癌往往在病程晚期由于肝衰竭（肿瘤造成肝大部占位）、胆管癌性浸润造成梗阻性黄疸或出现其他症状才被发现。在肝癌晚期，很少能施行根治性治疗，且治疗成功率极低。由于进展性的肝衰竭，姑息性治疗往往也不能进行。同时，疾病通常在短短几周到几个月内极为迅速地发展。因此，肝癌的早期诊断作为研究热点已经进行了很长一段时间。

癌症筛查的目的是减少某些特殊癌症的致死率。几项研究已经显示，筛查确实能检测到更早期的疾病（迁移阶段）。若干替代性标记物可对包括迁移期在内的癌症进行成功的筛查。很明显，发现早期的癌症十分重要，但是迁移期（发现癌症）并不一定能减少疾病特异性的致死率。相似地，5 年生存率的改变能反映基础癌症发生率的改变，而不是癌症致死率的改变。非对照性研究中，所有前导期偏差的对象，也提示在进行筛查后生存率有所提高。

人们已经进行了两项关于肝癌筛查的随机对照性试验，都是在中国进行的。第一项试验失败了，因为虽然筛查发现了早期的癌症，但是太多患者没有得到建议的治疗。在第二项研究中，一个基于人群的大型研究随访了患者 5 年。这项研究使用群落随机化试验将感染乙型病毒性肝炎病毒的患者分为筛查组和非筛查组。筛查通过 6 个月内的超声和甲胎蛋白（AFP）检测进行。这项研究发现，虽然与最佳预期有差距，但是（通过筛查）肝癌相关死亡率下降了 37%。在概括由其他肝脏疾病所致肝癌的研究结果时有若干限制。在这项研究中，主要的治疗方法是手术切除。在乙型病毒性肝炎患者中，尽管在无肝硬化的患者中癌症进展少见，但是无论有无肝硬化的患者，肝癌都会进展。是肝硬化，而不是乙型病毒性肝炎，限制了手术切除癌肿。因此，在所有肝癌的致病因素中，很少患者能够通过手术切除癌肿。通过局部消融或肝移植等治疗肝癌的手段使得概括研究结果更为困难，并且虽然患者可能通过这些其他治疗手段改变预后，但是肝硬化本身将限制患者的生存率。

另外，还有若干筛查肝癌的决策分析模式。总的来说，这些建议都对处于基线标准以下的肝癌筛查有益，但是只有能够使预期寿命超过 3 个月的（筛查手段）才是可行的。应该进行对肝癌的筛查，因为对已有症状的肝癌的治愈率非常低（5 年生存率为 0~10%）。然而，有报道称，肝移植后的 5 年无瘤生存率>50%。

虽然通过筛查可以使大部分（肝癌）高危人群获益的观点被广泛接受，但并不是所有患者都需要进行筛查。比如，乙型病毒性肝炎病毒男性携带者发展为肝癌的危险性在患者 40 岁之后才明显上升。这并不是说在年轻人中不存在肝癌患者。然而，从治理性价比的角度来看，在肝癌发病率较低的人群中证明筛查有效果是一件很难的事。

（一）高危人群的定义

将患者列入肝癌筛查计划与否，取决于医师对该患者进展为肝癌危险性大小的认知。应对肝癌高危人群进行筛查，而低危人群则不需要（按照一般人群中的危险因素衡量）。然而，危险性很难被定量，大多数医师将危险性与肝癌的发病率等同视之。没有任何实验室数据说明应该对何种程度的危险性或是多大数值的肝癌发病率进行监控。在一般人群中，肝癌发病率较低；相反，在各种肝病患者中，肝癌发病率每年高达 8%。对于何种发病率水平的筛查有价值，因不同肝脏疾病而定。决策分析用以决定在何种水平的发病率进行筛查最有效。作为决策分析中的一条普遍规则，干预如果能延长生存期 100 天（也就是说将近 3 个月），这种干预将被认为是有效的。现已有若干种已公布的模型，用以分析肝癌监控的治疗性价比。这些模型在所分析的理论人群及所应用的干预上有所不同。然而，这些模型有几项结果却是相通的。这些模型普遍认为监控具有"成本有效性"，虽然在一些病例中监控仅大致符合这一标准，并且大多数模型认为监控的有效性高度依赖于肝癌的发病率。比如，Sarasin 等研究 Child A 级肝硬化患者的理论队列，发现如果肝癌的发病率是 1.5%/ 年，对肝癌的监测将延长患者生存将近 3 个月。然而，如果肝癌的发病率是 6%/ 年，生存期的延长将增加至 9 个月。这项研究中未将肝移植作为治疗选择。Arguedas 等使用相同的分析方法分析丙型病毒性肝炎合并肝硬化但肝功能正常且施行肝移植的患者群体，发现只用 CT 或用 CT 加超声的监控方法，在肝癌的发病率大于 1.4% 时具有"成本有效性"。然而，对这项研究应当小心地进行解释，因为 CT 的表现是由诊断学而不是监控学推导得到的。Lin 等发现，用甲胎蛋白和超声进行肝癌监测，在不考虑肝癌发病率的情况下，具有成本有效性。因此，对于各种病因的肝硬化患者，如果（当地）肝癌的发生率≥1.5%/ 年，则应该进行肝癌监测。

患慢性乙型病毒性肝炎的肝癌患者，尤其是亚洲人和非洲人，将进展为非硬化性肝脏。之前限用于肝硬化肝癌患者的性价比分析，不适用于无肝硬化的乙型病毒性肝炎携带者。这些乙型病毒性肝炎携带者，尤其是亚洲人与非洲人，也有患肝癌的危险。

这里所用的筛查,就是对无症状以证明罹患肝癌的肝癌高危患者进行重复性的诊断性检查。对于有症状且怀疑患肝癌的患者,如筛查结果异常,无须再行筛查。对上述患者要加强随访。这样可以证明或者驳斥该异常的筛查结果是否由肝癌所造成。加强随访比筛查进行得更加频繁,并且要进行更多的检查。加强随访的一部分目的是处理模糊的诊断性检查结果;随访(前)需要了解早期肝癌的诊断特点。

筛查不仅是一种诊断性检查,更是一种鉴别肝癌高危人群的方法,应选择合适的筛查检测方法和合适的筛查间期,为异常的筛查结果制订回报方法,为增强随访和诊断制订策略。应按照既定体系进行筛查,筛查的结果应统一标准,并对筛查结果进行质量监控,以避免(被夸大的)危险的假阳性结果和被忽略的假阴性结果。

(二)对下列组别的患者应进行监测

1. 乙型病毒性肝炎携带者　①40 岁以上的亚洲男性;②50 岁以上的亚洲女性;③20 岁以上的非洲人;④所有患肝硬化的乙型病毒性肝炎携带者,无论是否成功治疗过;⑤有细胞性肝癌家族史;⑥其他未被列入的无肝硬化的乙型病毒性肝炎携带者,若有肝癌危险因素变化,取决于肝脏基础疾病的严重程度、现在和过去肝脏炎症的活动型。是否需要进行监测,必须按照个体情况进行分析。

2. 不携带乙型病毒性肝炎的肝硬化患者　①丙型病毒性肝炎患者;②酒精性肝硬化;③遗传性血红蛋白病;④原发性胆汁性肝硬化;⑤ α_1- 抗酪氨酸激酶缺乏症;⑥非酒精性脂肪性肝炎。

(三)肝癌监测方法

筛查试验分为两个系列,即血清系列和影像学系列。血清学检测中,甲胎蛋白的特点被充分研究过。甲胎蛋白的水平在肝癌患者中常常升高。然而,当甲胎蛋白作为诊断性检测被认真评估时,显然,其不是检测小细胞肝癌较好的指标。在分泌甲胎蛋白的肿瘤中,甲胎蛋白的浓度与肿瘤的大小有关。因此,在筛查早期肝癌时,很少会出现有诊断意义的高水平甲胎蛋白。此外,甲胎蛋白对肝细胞癌并不特异,其滴度在肝炎的活动期也会升高。在 44 例 AFP 升高的乙型病毒性肝炎病毒携带者中进行肝癌监测,只有 6 例在进一步检查中发现患肝癌,18 例(41%)患者甲胎蛋白升高与肝基础疾病加重或乙型病毒性肝炎病毒的复制状态改变有关。最近的 HALT-C 研究证实,甲胎蛋白在慢性病毒性肝炎的患者中经常升高,甚至这些患者根本没有患肝癌。在放射学检查具有高敏感度的时代,当 B 超可以发现直径<2cm 的病变,甲胎蛋白的地位受到了质疑。然而,甲胎蛋白依然有诊断学作用。在肝硬化和肝脏占位存在时,升高的甲胎蛋白(>200ng/L)的阳性预测率>90%。

当甲胎蛋白在适当进行的临床检查中呈现高浓度,为假阳性结果的可能性是可以忽略的。然而,当肝癌病灶很小,甲胎蛋白检测的假阳性率非常高。甲胎蛋白的受试者操作曲线分析表明,20ng/ml 这个浓度值可为疾病诊断提供平衡的特异性与敏感性。然而,在此浓度水平的敏感性只有 60%(也就是说,如果将 20ng/ml 这个浓度值作为决定是否进一步检查的标准,甲胎蛋白检测将漏诊 40% 的肝癌)。这个敏感度不适合一般检查使用。如果将标准值提高,对肝细胞癌的检测率将进一步降低。例如,如果将甲胎蛋白的标准值上升到 200ng/ml,敏感性将降至 22%;反之,降低标准值意味着将检查到更多肝癌,而代价是假阳性率升高。该分析是由一项病例对照研究进行的,其中肝癌的患病率人为设定在 50%。在这个患病率,甲胎蛋白浓度在 20ng/ml 的阳性预测率为 84.6%。然而,如果肝细胞癌的发病率和在大多数肝病诊所所见到的那样(5% 左右),甲胎蛋白浓度在 20ng/ml 的阳性预测率仅为 41.5%,并且即使甲胎蛋白的值设定在 400ng/ml,阳性预测率也只有 60%。取决于按照进行监测的准入标准,在经检测的队列中,肝癌的发病率甚至小于 5%。比如,在先天性非硬化性乙型病毒性肝炎病毒携带者中,肝癌的发病率通常小于 1%。

综上,甲胎蛋白是一项不太合适的筛查检测。甲胎蛋白仍然在肝癌的诊断中占有一席之地,是因为在合并肝硬化的肝脏占位患者中,甲胎蛋白的浓度大于 200ng/ml 对肝癌有非常高的阳性预测率。另外,持续性升高的甲胎蛋白浓度明显是肝癌的危险因素。因此,甲胎蛋白检测可以用来分辨肝癌高危的患者,但作为筛查试验局限性较大。

另一项用以诊断肝癌的血清学检查是异常凝血酶原(DCP),也被称作维生素 K 缺乏或血管紧张素 II 诱导产生的凝血酶原。大多数关于 DCP 使用的报道评价该指标的检查可作为一种诊断方法,而不仅是监测方式。虽然有报道将 DCP 检查作为监测方式,却没有提供足够的、正当的检测该指标的常规方法。还有报道称,DCP 是肿瘤侵及门静脉的标志物。如果这一说法被证实,那么 DCP 检测也不是一种好的筛查试验。一项筛查试验应该可以发现早期,而不是晚期的病变。另一项在报道中被作为筛查试验的是糖基化甲胎蛋白(L3 部分)与总甲胎蛋白的比值。甲胎蛋白在血清中以家族性小分子的形式存在,这些小分子被不同程度糖基化。这些小分子可通过电泳分离开。L3-AFP 与总 AFP 的比值在小细胞肝癌中可以上升。然而,与 DCP 相同,一些数据显示该比率只在疾病的进展期才升高。

在肝癌检测中,最广泛应用的放射学检查是超声检查。小细胞肝癌在超声检查中会有不同的表现。最小的病变由于细胞中存在脂肪,也会有回声。其他病变会呈现低回声区或呈现"靶环病变"的表现。这些表现都不特异。据报道,超声检查作为筛查试验时,有 65%～80% 的敏感性以及超过 90% 的特异性。然而,肝癌在超声检查所表现出的特点与结节性硬化的肝脏区分不甚明显。超声检查的这些表现特点虽然不够完美,但比血清学检查还是要优越许多。用超声对肝癌进行检测的最大弊端在于太过依赖操作者。而且,超声检查对肥胖患者不易施行。从理想上来说,进行肝癌监测的超声检查者应该接受专业培训,就像在某些领域进行乳腺(疾病)监测那样。

在监测间期,选择甲胎蛋白和超声的监测策略,尚没有科学的根据。选择原则应遵循:选择最有效的监测手段,并规律地进行监测。结合使用甲胎蛋白检测和超声监测,会增加检出率、监测成本及假阳性率。单独使用甲胎蛋白监测，有 5.0% 的假阳性率；单独使用超声监测，有 2.9% 的假阳性率；但联合使用两种方法，假阳性率为 7.5%。单独使用超声，找到每个肿瘤需花费 2 000 美元；而联合使用两种上述方法，找到每个肿瘤需花费 3 000 美元。

一些报道建议，将 CT 作为肝癌的筛查手段。这个问题由于种种原因悬而未决。首先，一项筛查检查通常不同时是诊断性检查的选择。其次，CT 扫描的表现特点在诊断学 / 分期学中有很大的发展，但是在肝癌监测中的表现特点尚不清楚。如果 CT 扫描能被用作一种筛查方法（即每 6～12 个月检查一次，这样持续许多年），放射线暴露问题将不得不被考虑。此外，实际应用经验告诉我们，假阳性率会非常高。

（四）监测间期

监测间期是由肿瘤的生长率，而不是疾病的风险度决定的。这是一个重要的概念，因为其意味着并不需要缩短具有高致病风险患者的监测间期。然而，区分正在接受监测的患者很重要（区分：虽有高危因素但没有直接证据怀疑肝癌的患者和监测结果显示异常且肝癌已经存在的患者）。严格地讲，这些患者不应进行监测，但应接受加强的随访。

完美的监测间期尚无定论。根据肿瘤倍增时间，提倡监测间期在 6～12 个月。之前有阳性随机对照试验描述使用 6 个月的监测间期。然而，一项回顾性研究报道，6 个月和 12 个月的监测间期相比，患者生存率无明显不同。另一项在丙型病毒性肝炎病毒感染的无肝硬化的血友病患者中研究发现，在单结节阶段（与多结节阶段相对）发现肝癌的可能性在 6 个月监测间期组和 12 个月监测间期组相同。这两项研究都存在设计问题。美国肝病研究协会（AASLD）指南建议 6～12 个月的监测间期。然而，一旦患者的筛查结果有异常并被纳入加强随访组，对病情评估的时间间隔应该更短些。

（五）回报策略

回报策略是用以处理异常筛查结果的一种方式。第一步是分辨异常的结果。辨认超声筛查的异常结果并不简单。之前一直在进行检测的患者发现肝脏的新生团块，显然是异常的表现。团块变大也是异常的，即使之前这个团块被认为是一处良性病变。对于结节性肝硬化患者，早期肝癌很难与背景中的结节相区别，一些硬化性的结节直径可达到 2cm。

（李　强　陈可欣　周洪渊）

第 3 节　肝癌分子生物学与遗传学

肝细胞癌是一种由多种风险因素引起的异质性肿瘤，这些因素包括接触肝炎病毒、氯乙烯、烟草、食品污染与黄曲霉毒素 B_1（AFB_1），严重饮酒、非酒精性脂肪肝病、糖尿病、肥胖、饮食、咖啡、口服避孕药和血色沉着病。这些因素由于地理区域的不同而有差别，从而使得诊断、预防和推荐的治疗建议变得复杂。尽管每年出现的 60 万例新的 HCC 病例大多数来自发展中国家，但西方国家的 HCC 发病率也正在迅速上升。

一、肿瘤微环境

在肿瘤的形成与发展中，组织环境起到至关重要的作用。癌变是一个从正常细胞转变成癌前病变，再发展成恶性肿瘤的过程。肿瘤间质中不同类型细胞的与来自细胞外基质的成分（如胶原蛋白、纤维粘连蛋白、层粘连蛋白、葡萄糖胺聚糖、透明质酸和蛋白多糖）相互作用，会直接或间接获得导致该转变异常表型。肿瘤间质由纤维原细胞［又称为与癌症相关的纤维原细胞（CAFs）］、巨噬细胞（肝脏库普弗细胞和其他肿瘤浸润细胞）、白细胞、造血干细胞、内皮细胞、周细胞、中性粒细胞和树突细胞组成。这些细胞产生的生长因子、细胞因子、趋化因子、自由基和其他致瘤基质导致肝癌的发生和发展）。

CAFs 在许多癌症的肿瘤间质相互作用中发挥重要作用。在 HCC 中，通过产生表皮生长因子（EGF）、肝细胞生长因子（HGF）、纤维原细胞生长因子（FGF）、白细胞介素 6（IL-6）、趋化因子配体 12 和基质金属蛋白酶 3 和 9（MMP-3 和 MMP-9）参与肿瘤的发生和发展。CAFs 还分泌 IL-8、环氧合酶 2（COX-2）和富含半胱氨酸的酸性蛋白来吸收和刺激巨噬细胞的产生。通过肿瘤坏死因子 α 和血小板衍生生长因子（PDGF）的分泌可以进一步增加对 CAFs 的激活。

肿瘤相关巨噬细胞（TAMs）通过肿瘤微环境中的多种细胞因子［IL-4、IL-10 和转化生长因子 β（TGF-β）］极化成 M2 单核吞噬细胞样细胞。反过来，这些 M2 样的 TAMs 表达细胞因子（IL-10 和 TGF-β）、趋化因子（CCL17、CCL22 和 CCL24）、血管内皮生长因子（VEGF）和 EGF，以召集调节性 T 细胞和促进血管新生。肝脏定居巨噬细胞——库普弗细胞是存在于肿瘤微环境中的肝特异性 TAMs。这些细胞能够通过程序性死亡配体 1（PD-L1）减少 $CD8^+$ 细胞毒性 T 淋巴细胞（CTL）介导的免疫反应，程序性死亡 1（PD-1）与之相互作用，PD-1 是 $CD8^+$ T 细胞的表面蛋白质。此外，当刺激促炎细胞因子（IL-1、TNF-α 和 PDGF）时，库普弗细胞和肝脏星状细胞产生的骨桥蛋白在各种细胞信号通路中起着关键作用，这可以促进炎症和肿瘤的发展和转移。

树突细胞（DCs）对抗原进行加工处理，并且通过对其细胞表面的表达将抗原呈递给浸润性 T 淋巴细胞。其具有较高的内吞噬活性，并且对肿瘤内的诱导免疫监视和免疫逃避至关重要。这种肿瘤特异性抗原 $CD8^+$ T 淋巴细胞的反应抑制了 HCC 复发。磷脂酰肌醇蛋白聚糖 3（GPC3）是一种在胎儿肝脏中被表达出并在成年人肝脏中有所下调的蛋白质，可促进各种生长因子与它们的认知受体结合。在 HCC 中，GPC3 的上调与预后不良有关。人单核细胞衍生的树突细胞表达出一个 GPC3 抗原表位能够在体外诱导功能性淋巴 T 细胞并且产生 γ 干扰素（IFN-γ），这些结果表明，该 GPC3 表位可被用于接受免疫治疗的患者以监视 CTL 的反应。在最近的一项研究中，$CD4^+/CD25^+$ 调节性 T 细胞的浸润可以抑制由 DCs 引起的免疫反应向 HCC 患者的肿瘤环境中转变，该作用与肿瘤增大有关。

肝脏星状细胞（HSC）是肝脏中的胶原生成细胞，对肝脏损伤做出反应，分化成肌成纤维细胞样细胞，并且产生细胞因子、趋化因子、生长因子和细胞外基质。HSC 的表型转化是肝脏纤维化发展中的一个重要环节。乙型病毒性肝炎病毒（HBV）编码 X 蛋白、HCV 非结构蛋白、MMP-9、PDGF、TGF-β、Janus 激酶（JNK）、胰岛素样生长因子（IGF）结合蛋白 -5、组织蛋白酶 B 和 D 能够有效诱导 HSC 活化和增殖，从而致肝脏纤维化和癌变。

内皮细胞表达各种血管生成受体，包括 VEGFR、EGFR、EGF、同源结构域 -2（Tie-2）、PDGFR、C-X-C 趋化因子受体（CXCRs）。与内皮细胞的生存、增殖、迁移和干预相关的几种信号途径受配体及其相应的受体之间的相互作用调控。在 HCC 中，肿瘤相关的血管内皮细胞高度表达 TGF-β，作为 CD105 的趋化因子来促进肿瘤血管的生成。内皮细胞中表达的 CD105+ 增强抗血管生成活性，比化疗药物和血管生成抑制剂抗血管生成作用更强。

T 淋巴细胞浸润到肿瘤微环境中，是癌症发展的一个重要调节者。与相邻良性组织相比，肝细胞癌组织中的 CD4+/CD25+ 调节性 T 细胞数量多于 CD8+ T 淋巴细胞。CD4+/CD25+ 调节性 T 细胞可以减少 CD8+ T 淋巴细胞增殖、活化、脱颗粒与颗粒酶（A 和 B）和穿孔素的产生。为了支持这些发现，最近一些研究表明，少数 CD8+ T 淋巴细胞多数调节性 T 细胞与肝细胞癌患者预后不良有关，特别是手术后。

免疫基因标记物，包括促炎细胞因子（TNF-α 和 IFN-γ）和趋化因子（CXCL10、CCL5 和 CCL2）最近被确认可以将淋巴细胞浸润到肿瘤中。这种标记物可以在肿瘤早期准确预测患者存活率。同样，由过度的中性粒细胞引起免疫反应功能性失调，在 HCC 切除手术后也被记录下来作为一个不良预后的指标。

ECM 为实质细胞提供结构支撑和固定处，并使细胞内信号交流成为可能，在其中蛋白聚糖类，包括硫酸、硫酸软骨素、硫酸角质素，是关键的参与者。这些蛋白聚糖类促进各种生长因子（FGF、HGF、PDGF、VEGF）在 ECM 中的存储。其中，硫酸乙酰肝素蛋白多糖被认为在 HCC 的发病机制中发挥着重要作用。胶原蛋白是 ECM 中最丰富的蛋白质，可以促进 HCC 基质中细胞的迁移和增殖。层粘连蛋白是 ECM 的另一组蛋白质，是参与各种生物活动的异源三聚体成分，包括基底膜的组装、黏附、细胞迁移、细胞生长与分化和血管生成。其中，层粘连蛋白 -5（Ln-5）在 HCC 结节中进行表达，其表达与 HCC 转移性表型密切相关。另外，Ln-5 与 TGF-β1 结合可促进上皮细胞向间质细胞转化。整合素是表面受体蛋白，可以调节细胞 - 基质和细胞 - 细胞之间的黏附。β1 整合素的过度表达可以抑制肝瘤细胞系 SMMC-7721 的增殖，由于可以通过磷酸肌醇 3 激酶（PI3K）途径减少细胞黏附与对 S 期细胞激酶相关蛋白 2（SKP2）降解 P27 的阻碍。相反，α6β4 和 α3β1 整合素的过度表达，被证明以 Ln-5 依赖性方式与 HCC 细胞的迁移和侵袭的增加有关。因此，每种整合素在促进和预防 HCC 中都发挥着不同的作用。

二、癌症干细胞

在肿瘤早期的发展中，单个或少数细胞发生转变并开始不断增长，称为突变细胞亚群，这些突变细胞最终促进肿瘤的生长和发展。在这个随机或克隆进化模式中，单个突变细胞可以拥有无限增殖潜能，从而形成肿瘤，并对治疗产生抗药性。这一模式已经受到最近一个假说的挑战，该假说认为一小群具有干细胞特征的休眠细胞可以促进肿瘤生长、复发以及抗化疗和放疗。在这个"癌症干细胞（CSC）模式"中，由于其多功能特性以及重复原始肿瘤的能力，所以很少有细胞有潜力进行自我更新，并在肿瘤中产生异质性。CSC 肿瘤起源能力首次在老鼠乳腺癌模型中得到证实。随后，CSC 被发现并成功地从大量实体肿瘤中被分离出来，包括 HCC。

通过观察对来自人类的前体细胞（HPCs）HCC 的起源进行推测，表明大多数 HCC 标本含有大量成熟细胞的混合物，这些表型与造血干细胞相似，并表达卵白蛋白 6（OV6）、细胞角蛋白 7（CK7）、CK19 以及嗜铬粒蛋白 A。后来，类似于 HPCs 的细胞被描述为肝胚细胞瘤，包含 HCC 的成分和 CCA 的特点，表明来源于双电位的祖细胞。初步证据表明，CSCs 可能导致 HCC 的发展，该 HCC 来自像干细胞样特点的 HCC 细胞系 SP 种群的细胞：HuH7 和 PLC5。这些细胞进行高度繁殖，在 NOD/SCID 小鼠中形成肿瘤，但非 SP 种群没有致瘤性，这表明肿瘤干细胞对 HCC 的形成有关键作用。具有自我更新和分化潜能的 NOD/SCID 小鼠的 HuH7 衍生 SP 细胞在细胞周期的 G0 期具有高度致瘤性。具有干细胞样特征的 SP 细胞也可以从一些其他 HCC 细胞系中分离，包括 HCCLM3、MH CC97-H、MHCC97-L 和 Hep3B。

CD133+ 细胞来自 HuH7 和 PLC5 培养物，也可以来自于从 SCID 小鼠中提取的原发性肿瘤样本，比 CD133− 细胞具有更强的致瘤性和集落生成能力。这些 CD133+ CSCs 对化疗药物（多柔比星、氟尿嘧啶）具有耐药性，缘于通过激活 Akt/PKB 和 Bcl-2 细胞存活途径上调 ATP 结合盒式蛋白；对化疗的耐药性是由于其减少活性氧（ROS）的产生和增加激活丝裂原活化蛋白激酶（MAPK）信号通路的活化。一般来说，虽然从人 HCC 细胞系中分离的 CD133+ 细胞只代表少数肿瘤细胞群，但其拥有较好的种群形成效率，以及更高的增殖潜能和在动物模型中形成肿瘤的能力。

进一步表征 CD133+ 细胞的研究将 CD44 的识别和乙醇脱氢酶（ALDH）作为 CSCs 的公认标志物。细胞表达 CD133 和 CD90 在体外可抵抗多柔比星和铂。当移植到老鼠体内时，那些表达 CD133 和 CD44 的细胞具有比表达 CD133+/CD44− 的细胞更强的致癌能力。不论是在体内还是体外，CD133 和 ALDH 的表达均比 CD133−/ALDH+ 或者 CD133−/ALDH− 有更高的致瘤性。最近，CD44+ 和 CSCs 已经在犬类 HCC 和 CCA 样本中得到确定。

一些研究表明，具有干细胞特征的 HCC 会预后不良。而肿瘤表达细胞角蛋白 10 和 19（CK10 和 CK19）均与 HCC 的侵袭和切除术后预后不良有关。其他标记物，如甲胎蛋白（AFP）和上皮细胞黏附分子（EpCAM）同样具有预后价值。EpCAM$^+$ 和 AFP$^+$ 的结合体预示着很难存活，相比较而言，EpCAM$^-$/AFP$^-$ 预后良好。在另一个研究中，Yang 等描述 CD45$^-$/CD90$^+$ 细胞存在于肝肿瘤和 HCC 患者的周围血液中，但在正常患者及肝硬化患者中并未发现这一细胞。在有免疫缺陷的小鼠体内连续移植这些 CD90$^+$ 细胞，将导致肿瘤结节的形成。这些研究者进一步表明是来自 HCC 细胞系的 CD45$^-$/CD90$^+$ 细胞具有潜在致瘤性，而并非 CD90$^-$ 细胞。这些 CD45$^-$/CD90$^+$ 细胞的基因表达谱表明，其也具有干细胞样表型。然而，没有发现 CD133$^+$、CD133$^+$/CD144$^+$、CD133$^+$/CD24$^-$ 细胞表达与患者临床病理或者肝转移癌组织标本中的癌症干细胞阳性标记物之间的关系。

三、炎　症

肝脏炎症通过接触各种作用物而发生，这些物质包括病毒、细菌、酒精代谢产物、毒品和化学物质。如果肝脏代谢有某些程度受损，不能将药物和化学物质转化成不易反应和无免疫性的物质，这些形成于肝组织中的代谢中间体将会引起肝脏损伤。在这种情况下，库普弗细胞和其他类型细胞会释放细胞因子和趋化因子，从而导致肝脏炎症。这种反应加上对肝细胞增殖的管制解除，成为肝癌的发病机制。

肝脏包含各种类型的细胞，可以产生细胞因子和趋化因子，以及易受到免疫介导行为影响的物质。肝细胞为大量生长因子，如 IL-1β、IL-6 和 TNF-α，表达细胞表面受体。肝窦内皮细胞既是靶点，也是各种细胞因子的来源，也有许多细胞因子产生于库普弗细胞。这些细胞也表达和释放一种重要的炎症细胞因子 IL-6，它可以增加患 HCC 的风险，尤其在肝硬化存在时。据报道，IL-6 通过激活信号传感器和转录活化因子 3（STAT3）抑制细胞凋亡，从而参与肿瘤细胞增殖过程。IL-6 也在肥胖和癌症之间形成一个关键连接，在 HCC 发展过程中通过雌激素来抑制库普弗细胞中 IL-6 的产生而体现出性别差距。

在组织损伤反应中，另一个促炎性免疫介导者 TNF-α 由库普弗细胞和其他免疫细胞产生，可调节 NF-κB 和 Akt 途径，并参与肿瘤的发生与发展。它还在鼠类原代肝细胞中通过形成 8- 脱氧鸟苷（8-OXOdG）造成 DNA 损伤，从而诱导氧化应激反应。有趣的是，HCC 中 TNF-α 表达的作用在不同报道中仍存在争议，其表达量从高到低都有。

IL-1β 是 HCC 中一个重要促炎性细胞因子，促进 HSC 增殖、活化、分化为肌纤维母细胞表型。其同样刺激 HSCs 产生和激活 MMPs，尤其是 MMP-9。IL-1β 也被证明可以诱导 HCC 细胞系（HepG2、Hep3B、HuH7）中相关的凋亡诱导配体（TRAIL）的表达。

在 HBV- 阳性转移性 HCC 患者中，一个全面的 Th1/Th2 样细胞因子产生转移，该处 Th2 样细胞因子谱（IL-4、IL-8、IL-10、IL-5）显著升高，伴随着 Th1 样生长因子（IL-1α、IL-1β、IL-2、IL-12p35、IL-12p40、IL-15、TNF-α 和 IFN-γ）表达减少。Th1/Th2 生长因子的转移与转移表型有关，表明抗炎 / 免疫抑制反应之间的转向可以促进 HCC 的转移。

IL-12 作为一种肿瘤抑制剂，可通过诱导自然杀伤（NK）细胞和初始 T 细胞中 γ 干扰素（IFN-γ）的产生。其还促进辅助性 T 细胞分化，加强细胞介导的免疫反应，并激活肿瘤特异性 CTLs。IL-12 的高水平表达已经在慢性肝炎、肝硬化和 HCC 患者中被检测到。当 IL-12 在 DEN 处理的小鼠腺病毒载体中表达时，由于 NK 细胞的激活和血管生成抑制作用，60% 的动物肿瘤生长受到抑制，表明 IL-12 可能是一个有效的抗肿瘤治疗靶点。在一个小鼠肝细胞癌模型中报道了同样的结果，瘤内注射 IL-12 诱导淋巴细胞浸润 NK 细胞、CD3$^+$ 细胞和 Mac-1 阳性细胞，减少血管生成，从而抑制肿瘤生长。然而，IL-12 的临床应用受到限制，因其大剂量治疗时 IFN-γ 水平的升高可以带来严重的全身性毒性，而小剂量的疗效又很低。

关于多种细胞因子单核苷酸多态性（SNPs）研究的一些报道已经被发表。可以证实存在于 IL-1β 中的 C31T 的多态性，可能是与肝炎相关的 HCC 发展中的一个基因标记物。此外，TRAIL 受体 1 中 C626G 和 A638C 的多态性被证明与患 HCV 相关性肝癌的风险增加有关。有趣的是，IL-28B SNPs 与 HCV 的自发性和治疗诱导的消除有关。然而，在 HCV 患者中，由于对干扰素的反应不敏感，这些 IL-28B SNPs 可对抗炎症和纤维化且不能够预测 HCC 的发展。

四、氧化应激

在一般情况下，所有生命形态都通过保持一个恒定的代谢能量输入来维护细胞中减少的氧化还原环境，并受具有不同细胞功能的酶控制的过程。正常氧化还原状态下，由于自由基（ROS 和 RNS）和过氧化物产生增加导致的任何不平衡现象可以在细胞中产生毒性反应，并最终导致氧化应激。在肝脏中，肝细胞中的库普弗细胞及中性粒细胞是自由基的主要来源。ROS 和 RNS 参与细胞因子和生长因子的转录和激活，从而在 HCC 的发病机制和发展中发挥重要作用。例如，8- 羟基 -2- 脱氧鸟苷（8-OHdG）表达增加与患 HCC 风险增加有关，强调了 DNA 氧化损伤通过 ROS 导致肝癌发生的概念。

细胞已经形成消除氧化应激带来的不良影响的机制，包括氧化还原活性谷胱甘肽（GSH）、硫氧还蛋白（TRX）、抗氧化酶 [超氧化物歧化酶（SOD）、过氧化氢酶、谷胱甘肽过氧化物酶（GPx）]。GSH 参与细胞增殖和 GSH 在谷胱甘肽二硫化物（GSSG）的细胞水平变化，表明细胞分化和凋亡是由于氧化应激的诱导。丙二醛（MDA）形成于脂质过氧化反应中，在慢性乙型病毒性肝炎患者血清中的积累可以作为 HCC 的潜在生物标记物。由于 ROS 的产生会引起细胞失衡，高度活性基能损伤 DNA、RNA、蛋白质和脂类成分，这些可以导致基因突变或者细胞凋亡。在与 HBV 相关的 HCC 患者中，超氧化物自由基、MDA 和 GSSG 的水平，以及氧化还原酶 SOD 和 GRx 的活性明显高于正常人。

在这些患者中，氧化还原平衡的破坏可以在肿瘤组织中产生一个抵抗氧化应激的环境，以及细胞膜胆固醇、磷脂、脂肪酸、低脂质过氧化反应物的改变可能是 HCC 细胞潜在选择性生长优势的重要决定因素。

五、上皮间充质转化

上皮间充质转化（EMT）在胚胎中通过进化成多种类型组织来生成中胚层而发挥着核心作用。EMT 在癌症的发展和转移中往往是被激活的，EMT 性能的获得同癌症的化疗耐药性和复发有关。此外，EMT 可以产生显示干细胞样特征的细胞，多种癌症细胞依靠 EMT 促进侵袭 - 转移的串联。许多转录因子，如 Twist、Snail 和 Slug 在胚胎时期被激活，同样在肿瘤发展中发挥着重要的作用。

EMT 和肿瘤发展中，恶性转化的肝细胞受到肝脏软组织中基质细胞分泌的 TGF-β 的诱导作用以及血小板起源生长因子（PDGF）信号的上调作用。Twist、Snail、VE- 钙黏蛋白和波形纤维蛋白的上调和激活以及 E- 钙黏蛋白（CDH1）和肝细胞核因子（HNF）-4α 的下调作用经常发生，并与肝癌的预后不良有关联。小鼠 HCC 模型显示，无论是在体内或体外，EMT 中黏着小带发生去稳定作用，细胞形成侵袭和转移性能。最近的研究发现，四个基因（CDH1、ID2、MMP9、TCF3）的表达参与到丙型病毒性肝炎 HCC 患者中，这与预后效果相关。这四个基因标记物可能因此而对 HCC 分子分类至关重要。

六、缺　氧

缺氧可增强肝癌细胞的增殖和转移能力，促进血管生成，提高其对化疗和放疗的耐受性。缺氧诱导因子 1α（HIF-1α）是一种由缺氧状态诱导和激活的主要转录因子，能通过诱导 ENO1 促进糖酵解，并产生一种与 HCC 转移密切相关的侵略性显性基因。有越来越多的证据表明，缺氧能促进血管生成和心血管的生成，通过 HIF-1α 促进基因表达，并通过 PI3K/AKT 途径刺激 HCC 中的 EMT。缺氧也能通过调节肿瘤细胞和间质细胞的分化，快速促进肿瘤微环境的发展和进化。此外，在肝纤维化的进程中，HIF-1α 可以通过 TGF-β 途径诱导原代肝细胞中的 EMT。

在缺氧状态下，Hep3B 细胞中的碳酸酐酶 9（CA9）介导表达的细胞因子是 HCC 的一个重要标志物。最近一项通过微数列和微点阵法对 HCC 患者的研究发现缺氧状态下 HepG2 肝瘤细胞株的基因表达模式。研究还发现，缺氧条件与下一套基因组的 7 个基因包括 FGF21 和细胞周期蛋白 G2 不同程度的表达与不良预后有关。低氧可通过下调 HCC 细胞株的内皮降解机制，来诱导 β- 连环蛋白的过度表达和细胞内蓄积。骨形态蛋白质类（BMPs）可调节胚胎肝的发展。其中，HCC 在缺氧环境下诱导 BMP-4 过度表达，将促进血管生成和肿瘤形成。在缺氧 HCC 细胞中，高迁移率族 1（HMGB1）能诱导半胱氨酸天冬氨酸蛋白酶 1 和炎症因子的表达，从而增加肿瘤细胞的侵袭力和繁殖力。另外，缺氧诱导产生的自噬体会增强 HCC 细胞的化学耐抗力。

七、肝癌形成涉及的细胞信号通路

病毒性感染、接触到带有肝毒素的媒介以及其他风险因素可引起细胞信号通路发生突变，并改变基因表达，导致肿瘤形成。肝细胞癌发生是一个涉及诸多因素的多阶段进程。这些进程包括突变导致的遗传学改变、细胞蛋白的异常表达、肿瘤抑制基因被抑制、致癌基因的过度表达以及调节这些过程的小分子 RNA 和各种细胞蛋白。有关 HCC 发病机制的初步研究已经确定了一些关激活 HCC 的关键信号通路，也发现了激活癌基因的突变（β- 连环蛋白、Axin1、PI-3 激酶、K-ras 基因）和灭活的肿瘤抑制基因（P53、Rb1、CDKN2A、IGF2R、PTEN）。应用一种有助于识别治疗 HCC 的潜在生物标记物和分子靶标的尖端基础组学技术开展随后的研究。

Wnt/β- 连环蛋白信号通路是高度稳定的，与细胞内稳态的维持、细胞增殖、分化、运动和凋亡等多个细胞进程均有关。其活性在诸多癌症中都会被激活，包括 HCC。HBV/ HCV 感染和酒精性肝硬化可引起 Wnt/β- 连环蛋白信号通路的激活，这是 HCC 早期致癌因素，同时 Wnt 信号通路的激活也会产生一种炎症应答反应。肿瘤抑制基因腺瘤性息肉病（APC）的失活或原癌基因 β- 连环蛋白的突变也经常会导致 Wnt 信号通路激活。小鼠肝脏特有的 APC 基因的破坏可引起 Wnt 信号通路激活，从而引发 HCC 的发展。基因编码 β- 连环蛋白的功能获得性突变是人类 HCC 常见的基因修饰，在原代肝细胞中，β- 连环蛋白信号通路将激活转录因子 NF-κB 通路。NF-κB 是肝细胞损伤、肝纤维化和 HCC 形成过程中炎症反应和细胞凋亡的主要调节器，因此，它是肝癌主要的药物作用靶点。offrizzled-7 的上调和 β- 连环蛋白的去磷酸化在肝细胞癌患者体内很常见。β- 连环蛋白的突变也会随着 HCC 患者感染丙型病毒性肝炎病毒和黄曲霉毒的增加而增加。

在肝脏代谢过程中，谷胱甘肽 -S- 转移酶（GST）家族的成员参与外源性化合物的脱毒作用和内源性物质的生物转化，也对还原和氧化应激起到防御的作用。在小鼠肝细胞中，Wnt/β-catenin 通路可以控制谷胱甘肽 -S- 转移酶的表达，这表明它能调节第一阶段和第二阶段药物代谢酶的表达。通过对人类和啮齿动物的肝细胞癌观察发现，Wnt 信号的异常表达可以改变谷胱甘肽 -S- 转移酶的表达。CD24 在肝细胞癌中的过度表达会激活 Wnt/β-catenin 信号通路，使癌细胞的破坏力和转移力增强。总的来说，这些发现意味着 Wnt/β-catenin 信号通路是治疗肝细胞癌一个潜在的药物作用靶点。

正常情况下，细胞 p53 表达水平是较低的。然而，在细胞内和细胞外的压力信号作用下，p53 的表达迅速上调。在大约 50% 的人类肿瘤中，肿瘤抑制基因 TP53 会因基因单点突变而失活，而在其他肿瘤中 p53 蛋白表达正常，但导致细胞周期停滞和细胞凋亡的信号转导通路存在着缺陷。基因突变通常会改变 p53 的功能，包括在 249 密码子上将 G:C 转换成 T:A，以及在 250 密码子上将 C:T 转换成 A:T、将 C:G 转换成 T:A。大量研究报道了 HCC 中 p53 的突变和失活（例如，最近的一项荟萃分析表明，突变型 p53 表达上调的 HCC 患者较原始 p53 的 HCC 患者存活期更短）。有趣的是，R249S 突变占所有 AFB_1 相关的 HCC 患者和 HCC 细胞株中变异型 p53 的几乎 90%；因此，在血浆中这种突变型 p53 的表达可作为 HCC 的潜在生物标志物。

成视网膜细胞瘤蛋白 pRb 是一个主要的细胞肿瘤抑制因子，通过抑制 E2F 转录因子家族蛋白质的表达来控制细胞周期进程而阻止癌症的发展。细胞周期蛋白依赖性激酶（CDKs）磷酸化和 Rb 蛋白的激活可诱导 G1/S 期细胞周期的过渡。复合激酶 CDKs 可以不同程度地磷酸化 Rb 蛋白上的任意 16 个假定磷酸化位点。此外，早期研究发现，pRb 活性的丧失和 p53 功能的缺失在人类癌症（包括 HCC）中有很强的关联性。在约 90% 的 HCC 病例中，CDK 抑制剂 p16INK4A 蛋白、P21（WAF1/CIP1）和 p27Kip1 是处于灭活状态的，无论是在肝癌形成的早期阶段，还是在疾病进程中，其表达的变化都将导致癌变。有趣的是，Rb 功能的丧失并不能使 Myc 基因表达的 HCC 细胞表现出增殖优势。相反，会导致成熟肝细胞多倍体在肿瘤发展前增加。研究已证明，在 HCC 的模型中，pRb 三个家族成员（Rb、p107 和 p130）的失活会激活 Notch 信号通路，这反过来抑制 HCC。鉴于这些研究结果，pRb 可成为治疗 HCC 的有效靶点。

人类 Ras 蛋白 H-ras、N-Ras、K-Ras4A 和 K-Ras4B 是小 GTP 结合蛋白，影响细胞的生长、分化和凋亡。Ras 与下游的丝氨酸 / 苏氨酸激酶 Raf-1 相互作用后被激活，随之激活下游信号 MAPK 激酶（MKKS）MEK1 和 MEK2 以调节细胞增殖和凋亡。在肝细胞癌中 Ras 及其通道蛋白质（如 p21）的激活已被报道。利用反义 RNA 抑制一些激酶和 Ras 表达的技术已经成功地应用在细胞系和动物模型中。根据观察到的 Ras 低突变率表明，Ras 通路在啮齿类动物（非人类）的 HCC 中很重要。然而，在最近的一项研究中，RASSF1A 和 NORE1A 这两种 RAS 抑制剂的 RASSF 家族成员在人类 HCC 中处于灭活状态，表明其在肝细胞癌 Ras 通路中发挥作用。在 HCC 中也发现，H-ras 的密码子 13、N-ras 的密码子 12 和 K-ras 的密码子 61 都存在单点突变。此外，Spred 蛋白（Sprouty 相关蛋白结合 ENA/ 血管扩张刺激磷蛋白 -1 部分）的表达水平在 HCC 被解除管制，该蛋白是一种 Ras/Raf-1/ERK 通道抑制剂。

丝裂原活化蛋白（MAP）激酶家族的蛋白质参与多个细胞过程，如细胞存活、分化、黏附和增殖。这个家庭的成员包括细胞外信号调节激酶蛋白同源物 1 和 2（ERK1/2），大 MAPK-1（BMK-1/ERK5）、C-Jun N- 末端激酶同源物 1、2 和 3（JNK1 /2/3），应激活化蛋白激酶 2（SAPK-2）同源染色体 α、β 和 δ（p38α/β/δ），以及 ERK6（也被称为 p38γ）。研究已经表明，MAPK 信号是在 HCC 中的一个影响因素，肝炎病毒蛋白如 HBV、HCV 和 HEV 通过影响信号通路的多个步骤来调节蛋白激酶 K。例如，HCV E2 蛋白能激活 HuH-7 细胞的 MAPK 信号通路，促进细胞增殖。在其他研究中，当细胞株中 Spred 过度表达时，HCC 中的 MAPK-ERK 信号通路也被认定与其有直接关系。在这些研究中，Spred 对

体内和体外 ERK 的活化均能抑制，该作用导致癌细胞增殖减慢以及 MMP-2 和 MMP-9 分泌减少。

除了能促进肝纤维化的形成和发展外，活化的 HSCs 也能促进 HCC 细胞增殖。从 HSCs 采集的条件培养基可诱导单层 HCC 细胞的增殖和迁移。此外，HSCs 还可促进 HCC 细胞在一个三维球体培养体系中生长，并通过激活 NF-κB 和细胞外调节激酶（ERK）途径来减轻坏死程度。在裸鼠体内同时植入 HSCs 和 HCC 细胞，将促进肿瘤的生长和侵入性，并抑制坏死，该实验结果也与上述理论相符。PDGF、TGF-β_1、MMP-9、JNK、胰岛素生长因子结合蛋白 5、组织蛋白酶 B 和 D、HBV 的 X 蛋白和 HCV 的非结构蛋白均能有效地促进肝星状细胞的活化、增殖和胶原蛋白的生产，并因此加速肝纤维化和肝癌形成。相反，脂连蛋白能抑制肿瘤中 HSC 的活化和 Th1 的免疫应答。信号转导和转录激活因子（STATs）是一个由多种细胞因子、激素和生长因子激活的转录因子组成的家族，是由 JAK 的酪氨酸磷酸化激活的。活化的 STATs 能激活细胞因子信号转导抑制物（SOCS）基因和蛋白的转录，反过来通过结合磷酸化的 JAK 来抑制该通路，从而防止细胞刺激因子过表达。因此，SOCS 是 JAK/STAT 电路的负反馈回路部分。JAK 刺激 STATs 可激活细胞增殖、迁移、分化和凋亡，抑制剂的失调诱发人类疾病，包括癌症。据报道，在 HCC 均出现 SOCS-1、SSI-1、JAK 结合蛋白的失活和 JAK/STAT 途径的活化。因此，JAK/STAT 途径在肝癌中也发挥着重要作用。此外，IL-6 是肥胖和肝细胞癌之间的联系，因为在肥胖小鼠中 IL-6 和 TNF 的表达增加可通过下游 STAT3 和 ERK 信号通路导致 IL-6 的信号转导通路活化，从而促进肝脏中的肿瘤形成。

热休克蛋白（HSPs）在细胞应激反应中发挥着关键作用，能在应激条件下发生磷酸化和 / 或去磷酸化。在对近期一项以 48 个临床试验进行的研究发现，HCC 的发展与 HSP27 的丝氨酸磷酸化减少有关。在另一项 146 例临床标本的研究中发现，热休克家族的一些成员与 HCC 的发生有一定的联系，表明 HSPs 在 HCC 发展过程起着主要作用。HSP20 在 HCC 中被下调。最近的一项研究表明，HSP20 在肝癌细胞株中的过表达会抑制 MAPK 和 Akt 通路，从而抑制细胞增殖，表明 HSP20 可能是 HCC 治疗的新靶点。氧化应激对肝癌形成的影响与 p53 突变有关，在血色病和 Wilson 病中尤为显著。在这些条件下，氧化应激将导致诱导型一氧化氮合酶（iNOS）的表达水平升高，从而使肝硬化发展成 HCC 的风险增加 200 倍。VEGF 和 FGF 在 HCC 发展过程中发挥着重要作用。最近研究发现，应用 EGFR 和 TGF-β 抑制剂可阻止大鼠 HCC 的发展，证明如果这些生长因子大量存在，将产生有害作用。

凋亡细胞不死是肝癌的标志之一。通过 RNA 干扰技术抑制抗凋亡的髓细胞白血病 1 蛋白（Mcl-1）的表达，被证实在体外 HCC 癌细胞中诱导凋亡作用可以实现。生理过程的其他途径，如酒精代谢、细胞运输、泛素类在调节肝癌形成中也可能发挥作用。最近有报道称炎症本身与癌症便有一定的联系，而且有很多细胞因子都参与并促进了 HCC

的发生和发展，特别是在被肝炎病毒感染时。尤其在肿瘤细胞转移时会产生 Th2 细胞因子且 Th1 细胞因子数量会减少。因此，调节细胞因子的表达和使用细胞炎症因子抑制剂可能对减缓 HCC 进程起关键作用。

八、microRNA 在 HCC 中的作用

microRNA（miRNA）是一段小的非编码 RNA（21～23 个核苷酸），可以调节转录后基因表达 RNA 的活性，既可以通过与其互补部分序列结合来实现竞争性抑制而诱导翻译抑制作用，也可以通过与 mRNA 的 3′UTR 完全互补的序列结合使其降解。每一个成熟的 miRNA 都潜在地控制着多个目标基因，且每个 mRNA 都被多个 miRNA 调节。至目前为止，从超过 140 个物种中已经鉴定出了超过 17 000 个不同的成熟的 miRNA 序列。在哺乳动物的基因组中，miRNA 基因都位于非编码区，或为编码区中的内含子。其由 RNA 聚合酶Ⅱ转录形成 miRNA 前体（pri-miRNA），然后加上 7- 甲基鸟苷和多聚腺苷酸。这些 miRNA 前体会被核糖核酸酶Ⅲ Drosha 及其辅因子 Pasha（也被称为 DGCR8）进一步加工成 60～70 个核苷酸的 miRNA 前体，形成一个不完整的环结构，然后被 RAN GTP- 依赖的输出蛋白 5 运输到细胞质中。核糖核酸酶Ⅲ Dicer 进一步将该 miRNA 前体修饰成成熟 miRNA，然后加载到 RNA 诱导的沉默复合物（RISC）上。该 miRNA/RISC 复合物结合目标 mRNA 的 3′UTR，从而降低其表达。

人类超过 50% 的 miRNA 基因都存在于脆性位点或在经常出现染色体异常（比如基因杂合性缺失、扩增和断点）的癌症相关基因组区域，这说明其可作为新的诊断或预后指标，并且可以作为判断癌症的潜在分子靶标。miRNA 表达谱已显示肿瘤组织中 miRNA 表达的失调，并确定了 "miRNA 标记物" 与肿瘤分化程度、诊断、分期、进展、预后和对治疗的反应均有关。同时，慢性肝感染、肝硬化和非酒精性脂肪性肝炎的多种 miRNA 标记物也已被鉴定。然而，只有少数 miRNA 目标 RNA 被确认。

一些研究小组证明，特定的 miRNA 能调节细胞进程，其表达与疾病的严重程度和不良预后有关。miR-199a、miR-92、miR-106a、miR-222、miR-17-5p、miR-18 和 miR-20 的表达与癌细胞分化程度有关，说明在疾病进程中涉及特定的 miRNA。通过比较 HBV 相关的 HCC 患者与 HCV 相关的 HCC 患者的 miRNA 表达谱，发现 miRNA 表达谱与病毒感染和肝病的发展阶段有关。进一步分析与 HBV 感染相关的患者 miRNA 的靶标，发现其靶标包括与细胞死亡、DNA 损伤、重组，以及信号转导途径有关的基因，而 HCV 中却影响患者的免疫反应、抗原呈递、细胞周期循环、蛋白酶体和脂质代谢。这说明被 HBV 和 HCV 感染后，启动了不同的 miRNA。

一种肝脏特异性 miRNA——miR-122 在啮齿类动物和人 HCC 中的表达下调、去表达的减少与肝癌形成有关。在与 HBV 相关的 HCC 细胞系 HepG2.2.15 中，miR-122 可以作用于 N-myc 基因下游调控基因家族的成员 NDRG3 而抑制病毒的复制。这表明 miR-122 和 NDRG3 都可作为与

HBV 相关的 HCC 的治疗靶标。然而在 HCV 感染时，miR-122 直接结合在 HCV RNA 中 5′ UTR 的两个位点上，调节病毒的生命周期。因此，抑制 miR-122 是治疗 HCV 感染的一个有力的治疗选择。另一项研究表明，有肝硬化史的 HCC 患者体内 let-7 家族成员 miR-221 和 miR-145 表达被下调。在这些组织和在 HCC 细胞株中，miR-122a 表达下调，其靶基因产物细胞周期 G1 呈高度表达，因而促进癌细胞生长。当 miR-122 的表达恢复时，其在 Mhalavu 和 SK-HEP-1 细胞的体外迁移、侵袭和锚定非依赖性生长中的表达均显著减少，也会在原位肝癌模型的肿瘤生成、转移、血管生成时与解聚素和金属蛋白酶 17（ADAM17，涉及新陈代谢的一种酶）结合，从而使得表达减少。miR-122 的表达增加与线粒体代谢功能丧失有关，其丧失可能对肝功能有害，并能增加肝癌患者的发病率和死亡率。除了在 HCC 中的作用外，miR-122 与胆固醇代谢也有关，能在不引起肝毒性且铁平衡的情况下降低血浆胆固醇水平。这两种代谢过程的失调均可能导致肝硬化和 HCC。有关 miR-122 的另一项最新研究表明，其可以抑制 HCC 的致瘤特性，使肿瘤细胞对受体酪氨酸激酶抑制剂索拉非尼敏感。总的来说，miR-122 既可以为肝脏提供正面调节，也可提供负面调节。

此后的研究表明，与细胞周期抑制有关的 miRNA 在 HCC 中（miR-34a、miR-101、miR1995p 和 miR-223）被下调，而与细胞增殖和抑制细胞凋亡有关的 miRNA（miR-17-92 polycistron、miR-21、miR-34a、miR-96、miR-221 和 miR-224）被上调。miR-221 还与肿瘤细胞的多灶性有关，而研究发现 miR-181 在 EpCAM⁺/AFP⁺ 细胞中表达上调，通过靶向 CDX2、GATA6 和 NLK 促进 HCC 的干性。在转移性 HCC 中发现了一个 20nt-miRNA 标志物，包括 miR-let-7g、miR-30c-1、miR-148a 和 miR-34a，而在瘤结节转移分期发现了一个 31nt-miRNA 标志物。这些数据可以为 HBV 或 HCV 感染的患者或高危人群在监视方面提供可靠的诊断标志。例如，miR-125b 的过表达可使术后预后良好。这是临床调节 miRNA 表达的一个额外的潜在靶标，可以作为一个独立的方法补充已实施的治疗，应用于做过切除手术或无法做切除手术的患者，比如化疗。

TGF-β 可诱导表达 Huh7 细胞中的 miRNA 簇，包括 miR-23a、miR-24a 和 miR-27a。通过 RNA 干扰（RNAi）敲除 Smad 2、Smad 3 或者 Smad 4 可以降低该 miRNA 簇的表达，表明其诱导作用依赖于 Smad 途径。miR-21 调节肿瘤抑制基因 *PTEN* 的表达，也能调节 PTEN 蛋白依赖途径以促进 HCC 生长。在 199 位 HCC 患者的 157 个 miRNA 中，miR-224 出现高度上调。在其他研究中发现，miR-224 是细胞凋亡抑制剂 5 的靶点，并引发肿瘤形成。在 6 个异形肝癌细胞株中，miR-101 的表达显著下降。此外，miR-101 是 Bcl-2 家族的抗凋亡成员髓细胞白血病序列 1（Mcl-1）的靶点，并使这些细胞株对血清饥饿和化疗药物诱导的细胞凋亡敏感。原癌基因（*c-Myc*）与 miR-17-92 簇的调节区结合后表达增加，从而激活簇内 miRNA。癌症抑制剂 miR-let-7g 可下调Ⅰ型胶原蛋白 α2（COL1A2），并抑制 HCC 细胞的迁移和生长。

九、HCC 的分子靶向治疗

目前晚期 HCC 的治疗方案很有限。HCC 能抗常规化疗，反应率低于 20% 相当常见，没有完全存活的希望，也没有治愈的可能。而近年来对肝癌形成的分子基础的研究已取得显著进展。其中，大多数方法都依赖于干扰不同的信号通路，其他则集中于阻断各种细胞过程的信号。这些研究也确定了新的分子标志物和治疗药物的设计。其中，索拉非尼（以前被称为 BAY43-9006）已大大改观了临床治疗 HCC 的前景。其实，在久攻未果后，这可以被视为一个转折点，即使效果不太明显和潜在的不良反应限制了索拉非尼的使用，并且临床使用效果的不可预测性也使其应用难度大大增加。迄今为止，它是唯一一个经美国食品药品监督管理局批准用于治疗人类 HCC 的药物。

索拉非尼 {N-(3- 三氟甲基 -4 - 氯苯基)-N′-[4 -(2 - 甲基氨基甲酰基吡啶 -4 - 基)氧苯基]} 原本被认定为 Raf-1 抑制剂，是 RAF/MEK/ERK 信号通路的一员，参与抑制肿瘤细胞增殖和在若干异种移植模型中的生长。在之后的研究中，它又作为一种多激酶抑制剂抑制肿瘤的增殖和血管再生，既可以抑制 Raf/ MEK/ERK 信号转导通路，也可以抑制生长因子受体的多种受体酪氨酸激酶活性，包括 VEGFR2、PDGFR、FLT3、RET 和 C-Kit。许多研究探讨了索拉非尼在 HCC 细胞株、肿瘤异种移植和 HCC 动物模型中的生物学功能。用索拉非尼治疗大鼠和人 HCC 细胞株能减少酪氨酸（Y705）上 STAT3 和丝氨酸残基（S727）的磷酸化，但它对 Janus 激酶 2（JAK2）和 SHP2 磷酸酶的磷酸化并无影响。Y705 和 S727 去磷酸化分别与 Akt 和 ERK 的磷酸化减少有关。索拉非尼治疗可导致自噬体的积累，并抑制 HuH7、HLF 和 PLC/PRF/5 HCC 细胞中哺乳动物雷帕霉素靶蛋白（mTOR）复合物 1 的合成。在 PLC/PRF/5 和 HepG2 细胞中，索拉非尼能抑制 MEK 和 ERK 的磷酸化，并下调细胞周期蛋白 D1 的水平。索拉非尼治疗可诱导 HepG2 细胞的蛋白质组中 19 种蛋白差异表达。在此期间，膜联蛋白 A1 和结合蛋白 A 的表达均显著下调，说明其在 HCC 组织中也有潜在的致癌作用。尽管索拉非尼能延长 HCC 患者的寿命，但使用该药物的患者发生某些不良事件仍有报道，包括手足皮肤反应（HFSR）和与谷丙转氨酶显著升高相关的高胆红素血症（ALT）。这些不良反应可由用量减少或与其他药物联合应用引起。

B 细胞淋巴瘤肿大（BCL-XL）抑制剂 ABT737 与索拉非尼联用后，可诱导细胞凋亡和抑制小鼠 HUH7 异种移植肿瘤生长。最近研究发现，索拉非尼与维生素 K 联用可诱导 C-Raf 对两个丝氨酸残基 SER-43 和 Ser-259 的磷酸化作用，这显著抑制了 HCC 的生长。该作者还发现，维生素 K 能增强 Tyr-1349 上索拉非尼诱导的 c-Met 磷酸化，从而促进 PI3K-Akt 的磷酸化。这些结果表明，维生素 K 与索拉非尼联用经 c-Met-PI3K-AKT 信号通路抑制 C-Raf 的磷酸化在抑制 HCC 细胞生长中发挥着重要的作用。

索拉非尼的成功导致了一些治疗化合物的开发，其中一些目前正在进行临床试验。这些药物中，大多数药物在实验模型中可抑制其目标途径，而其他药物仅在细胞株和临床前模型中进行了测试。针对 Wnt 信号通路的化合物目前正在开发中。从各种不同药物靶点的研究中确定分子生物标志物，将使我们能够识别潜在候选药物。

一些研究表明，肝素降解内切硫酸酯酶 SULF1 和 SULF2 在调制肝素结合生长信号通路中发挥重要作用。尽管这些蛋白质的结构相似，其对 FGF 信号通路及其下游的 Akt/MAPK 信号转导途径有相反的作用。HSPGs 的 SULF-2 依赖性脱硫酸盐可从储存器中释放生长因子，促进生长因子与受体结合，活化生长信号。已被证明能抑制 SULFs 活性的硫酸类肝素 PI-88 目前作为肝癌切除术后的辅助治疗而正在进行 II 期临床试验。各种生长因子信号通路的一些抗体和药物靶目前也正在不同的临床试验评估安全性和有效性。

免疫治疗是研究 HCC 的一个新兴领域。虽然以免疫为基础的疗法可能是非常有效的治疗方法，但不管在正常肝还是病变肝上都存在明显的免疫抑制环境，是这种研究的主要阻碍。此外，由多种病因造成的 HCC 分子和细胞异质性具有显著差别，这也是一个棘手的问题。然而，我们也在努力地开发局部溶瘤病毒药物和更以 DNA、多肽、病毒、肝癌树突状细胞为基础的疫苗。在最近的一项研究中，Sun 等发现了 HCC 中 DC 介导的淋巴细胞目标干细胞。

基于分子靶向治疗的另一个新兴疗法是"miRNA 的替代疗法"。如前所述，在 HCC 中具有肿瘤抑制功能的 miRNA 被下调，具有致癌性功能的 miRNA 被上调。因此，其可能通过传递到肿瘤细胞来恢复下调的 miRNA 表达水平，与反义核苷酸共同发挥抗癌作用。首先，使用腺相关病毒编码大鼠 HCC 模型的 miR-26a 成功论证该对策已被报道。miR-26a 在 HCC 中表达下调，其过表达会抑制肿瘤细胞增殖和诱导肿瘤特异性凋亡。更近的研究发现，另一种在 HCC 中表达下调的 miR-34a 已经使用这种方法成功进行测试，并伴随 NOV340 脂质体将其传送到 HCC 常位模型。报道显示，这两种情况均能显著抗肿瘤而无毒性，以及延长动物的寿命。尽管这些方法旨在恢复丧失的功能，但通过抑制 miRNA 表达水平的方法尚未成功。所有这些研究都基于调节与人类疾病相关的多种细胞通路上，这似乎是癌症治疗成功的一个必经之路。

十、展　　望

HCC 是由多种危险因素导致的复杂疾病，传统的癌症治疗方法如手术切除、化疗和放疗都存在一定局限性。化疗和放疗确实可以通过诱导 DNA 损伤，诱发细胞凋亡以杀死癌细胞，但是由于分化的肿瘤细胞的 DNA 损伤反应存在显著差异，CSCs 似乎对这些治疗具有一定的抵抗力。

有关肝癌病程从急性或慢性病到转移性疾病这个过程的细胞和分子机制还未被充分了解。HCC 的早期诊断一直缺乏准确的分子标志物，是治疗这种疾病的一个重大挑战。如本文所讨论的，在 HCC 中不同细胞过程和途径中的基因、蛋白质和其他分子表达不同。因此，针对多个不同的阶段和途径采用综合疗法而非单一疗法或单套疗法，可能成为战胜人类 HCC 的有效策略。索拉非尼通过抑制多种信号级联放大的受体酪氨酸激酶能带来积极的治疗效果，单分子 miR-26a 也能无毒性地显著减少 HCC，都证明这种综合治疗方法是成功的。尽管多种药物与索拉非尼联合使用取得一定的成功，但人们正在积极探索包括 miRNA 类似物和免疫疗法的新型治疗方案。

（周洪渊　张　伟）

第4节　肝脏的应用解剖与生理功能

一、肝脏的应用解剖

肝脏腹侧为肋弓所包绕，上面紧贴膈肌的下表面，背侧紧邻下腔静脉。肝脏实质大部分在人体正中线右侧，右肝下缘与右侧肋缘重叠，正中线左侧的肝脏呈楔形物样伸展于胃前壁和左侧膈顶穹窿之间。肝脏上表面膨隆，与膈肌紧密相贴，其上界在腹侧的体表投影右侧位于第 4 肋间隙，左侧位于第 5 肋间隙。肝脏前面观形似三角形，由膨隆的上表面向前向下逐渐延续形成。除背侧面外，肝脏其余表面均被腹膜所包绕，腹膜在背侧面与膈顶腹膜形成反折，形成左、右三角韧带（triangular ligament），肝脏下表面凹凸不平，与锐利的肝下缘相延续。肝脏后面观亦形似三角形，基底部在右侧，其位于三角韧带上、下两叶之间的区域没有腹膜覆盖，称为裸区（bare area）。肝脏的前下缘右侧位于右肋缘，腹直肌的背侧，并逐渐向左向上倾斜，横贯至左侧腹部。肝脏上面与膈肌紧密相贴，凭借链状韧带（falciform ligament）、左三角韧带及右三角韧带上叶固定于膈肌上。

（一）肝脏的分段

传统上对肝脏的划分是以肝表面解剖作为标志，即以镰状韧带、脐静脉裂为界线，将肝简单地分为右叶和左叶。再根据肝脏表面的三个自然裂隙，将肝脏分为左外叶、左内叶、右前叶、右后叶。

肝脏的内部结构由一系列节段（segment）组成。这些节段由包含肝静脉的肝裂（scissurae）所分开。各肝段单独或者共同构成了前面所述的外表可见的肝叶（lobes）。1898 年 Cantlie 提出肝脏是左右对称的器官，其左右分界线是沿胆囊窝中线至下腔静脉左缘（Cantlie 线）。肝脏血管灌注研究证实，Cantlie 线即相当于肝正中裂，以此为平面，肝脏左、右管道系统对称分布。对肝脏外科来讲，更重要的是以门静脉走行和肝静脉引流为基础的分段，涉及肝切除术中出血的控制。1957 年法国医师 Couinaud 根据血流动力学将肝脏分为相对独立的八个肝段，命名为 S1～S8，以罗马数字 Ⅰ～Ⅷ 表示。Ⅰ 段即尾状叶，位于第一肝门与下腔静脉之间。尾状叶的主体位于下腔静脉的左侧，小部分跨过下腔静脉延伸至右侧。Ⅱ、Ⅲ 段为左外叶，右侧以镰状韧带和肝圆韧带分界，主要的静脉回流为肝左静脉，并以此为 Ⅱ 和 Ⅲ 段的分界。Ⅱ 段的静脉横向走行，与纵向走行的 Ⅲ 段静脉汇合形成肝左静脉。Ⅳ 段为左内叶，肝表面以肝正中裂及镰状韧带分界，主要静脉回流为走行于正中裂内的肝中静脉。Ⅳ、Ⅴ、Ⅷ 段为右前叶，以肝中静脉和肝右静脉为界线，Ⅴ 段相当于肝方叶，以肝门横沟水平与 Ⅷ 段分界。Ⅵ、Ⅶ 段构成肝右后叶，分别为右后叶上、下段（图 7-2）。

（二）肝静脉解剖

肝后下腔静脉：下腔静脉位于主动脉右侧，腰椎椎体前方，在经过肝脏处有肝静脉汇入。在肝脏水平以下，下腔静脉位于十二指肠和胰头后面，为腹膜后位结构，于网膜孔（foramen of Winslow）后方上行，位于右侧肝门结构的背侧。肾静脉在同名动脉的腹侧汇入下腔静脉，左肾静脉与下腔静脉几乎成直角汇入，右肾静脉则成锐角。在肝脏背面，下腔静脉被包绕在肝后腔静脉沟内。在肝裸区的背侧面，下腔静脉始行于膈肌的右脚，并于膈肌的中心腱处经腔静脉裂孔入胸腔。腔静脉裂孔开口于第 8 胸椎水平，位于主动脉裂孔后上方。下腔静脉在上行过程中，借右侧腹腔神经节和膈动脉与膈肌右脚分离。右肾静脉较短，于肝裸区后面汇入下腔静脉。有时可能有副右肾静脉于右侧

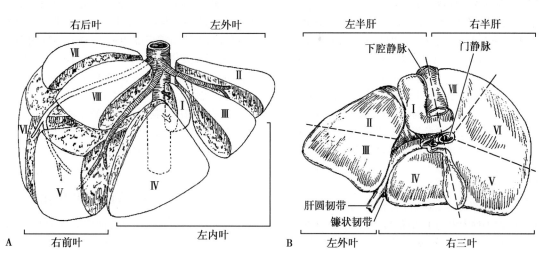

图 7-2　肝脏 Couinaud 法分段

A. 前面观；B. 背面观。

汇入右侧肾静脉与下腔静脉汇合处。腰静脉在肾静脉水平以下从后侧面汇入下腔静脉，在此水平以上一般没有其他静脉属支从后面汇入下腔静脉。

肝静脉：肝脏的静脉引流主要包括左、中、右三条肝静脉，汇入膈下的下腔静脉。还有8~12条肝短静脉在肝脏背面汇入肝后下腔静脉。肝右静脉行程最长，在94%的病例为单支肝右静脉走在肝右前叶及右后叶分界内。肝右静脉前支走在右肝裂内，主要引流Ⅴ、Ⅵ段，后支主要引流Ⅶ段。肝中静脉位于肝正中裂内，在85%的人肝中静脉与肝左静脉共干，主要引流肝中叶Ⅳ段及Ⅴ、Ⅷ段。肝左静脉由一水平位和一矢状位静脉汇合而成，主要引流Ⅱ、Ⅲ段，少数情况下引流Ⅳ段。肝短静脉引流肝脏背面主要是Ⅵ、Ⅶ段，直接汇入下腔静脉右侧。尾状叶的引流50%是单支静脉，其余为2~3支静脉汇入下腔静脉左侧，并且可以有多达20支的短小静脉从尾状叶汇入肝后下腔静脉。

肝静脉的解剖变异：如果肝中静脉只是中等大小，肝右后叶下段（Ⅵ段）可以由一直径为0.5~1cm的右后下静脉引流，单独直接汇入下腔静脉。有不到1/4的人肝右静脉很小，而主要由右后下静脉引流，其直径可达1.8cm。

（三）门静脉解剖

1. 门静脉在肝门水平分为左、右两支，这也是肝脏分为左、右两叶的基础。门静脉右支较短，主干与尾状叶相对，走向前方随即分为前、后两支。前支在垂直方向弯曲向前并分为升、降两支，分别进入Ⅴ、Ⅷ段。后支在水平方向行走，弯曲向后并同样分为升、降两支，分别进入Ⅶ、Ⅵ段。门静脉左支主干行程较长，分为两个部分，在肝门横沟内横向走行3~5cm，然后向前、向左形成弓形，延续为肝圆韧带。在弓形部分先分出单支静脉进入Ⅱ段，然后分出多达3支静脉进入Ⅲ段。这3支静脉在施行左外叶切除时需要妥善缝扎处理，否则容易造成"不明原因"的出血，或者被迫行不规则左外叶切除。弓形继续向前分出数量不等的升、降支跨过镰状韧带进入Ⅳ段。尾状叶的门静脉分支大部分来自左、右门静脉主干各一支，其中以左支较为粗大，国内资料报道有多达90%以上的尾状叶的左支起源于静脉韧带隐窝右缘门静脉左支主干。

2. 门静脉解剖变异 门静脉右支变异较多，10%~15%的人门静脉右支直接分为扇形的两支，分别进入右前叶、右后叶。少数情况下，右肝门静脉两支中的一支，通常是进入Ⅴ、Ⅷ段的一支来自门静脉左支主干。另一种情况是右侧门静脉的后支直接起源于门静脉主干，这些情况下，门静脉左支主干相应变短。更为少见的情况为门静脉左支缺如，门静脉主干进入肝脏后不分支，发出右肝门静脉后转向左侧，在肝实质内穿过脐静脉隐窝成为门静脉左支，继而进入左侧肝段。

（四）肝门部解剖

肝门部的解剖学定义如同肺门、肾门、脾门等实质性器官一样，即为各种管道的出入部位。然而，肝门的解剖学概念要比后者范围更广泛、更复杂。由于肝脏外科的发展需要，目前命名了3个肝门，即第一肝门——肝动脉、门静脉、胆管进出肝脏的部位，位于肝门横沟；第二肝门——

三支主要的肝静脉汇入下腔静脉的部位；第三肝门——肝后下腔静脉与肝右后叶及尾状叶间的肝短静脉回流。

1. **第一肝门** 肝脏虽然有三个"门"，但第一肝门才是真正的"门"，在那里汇集了进肝和出肝的管道，并且彼此交织，形成错综复杂的关系，其中以胆管问题常成为肝门部外科中的焦点。第二肝门和第三肝门均是肝血的流出道，故与肝胆外科的关系较小。习惯上，第一肝门是指H形肝门结构中的横沟，通过横沟的两端进、出肝内。但在第一肝门的解剖变异较多，尤其是肝外胆道系统的变异最多，有多达50%的人存在各种形式的胆道变异。在人体，"肝门走廊"前有肝方叶，后有尾状叶，两侧有左、右肝门的围绕，而这些结构病变的处理和其相互间的问题，都构成围肝门外科的内容。基于第一肝门在肝胆外科的重要地位，黄志强教授提出了"围肝门外科"的概念。这一概念的提出是根据当前肝胆外科发展的趋向和肝胆外科技术深化的需要。由于肿瘤的压迫或推挤，肝门周围某一肝段的增大等，常可以造成肝门的移位、扭曲，增加手术的难度。如尾状叶或方叶特别增大，使第一肝门的暴露变得困难。第一肝门与肝十二指肠的联接称为肝蒂，肝蒂不宜作为全肝血流阻断的部位，阻断部位应为其下方相当于肝十二指肠韧带中部。肝蒂及肝十二指肠韧带中，通常肝总管的分叉位置最高并且在前方，处于肝十二指肠韧带前层腹膜的深面，表面一般无重要血管通过，但12%~15%的情况肝右动脉在肝总管分叉前方跨过。在肝十二指肠内，胆总管一般走在右侧并逐渐转向后行。肝蒂内门静脉主干分叉位置在肝总管和肝动脉之间，位置在最后方。在门静脉与胆总管间有肝动脉走行，其变异较多，分叉的高低、胆囊动脉的分出及右肝动脉的走行等经常发生变异。但肝动脉容易识别，通常不易损伤，在手术需要时也可以牺牲掉，不致造成严重的后果。重要的是左、右肝门的解剖，在实行左、右半肝或三叶切除时一定要判明结构。

2. **左肝门的解剖** 门静脉左支横部位于肝门横沟内，在矢状位的脐静脉隐窝内转向前方，成为门静脉矢状部，先后发出分支到尾状叶、Ⅱ段、Ⅲ段、Ⅳ段后延续为肝圆韧带。由于门静脉左支水平部行程较长，术中拇指和示指抵住脐静脉隐窝右侧即可避免损伤第一肝门。当施行左半肝切除时，必须暴露门静脉左、右分叉，避免损伤右侧门静脉。肝左动脉到左肝的分支多经过门静脉左支的浅面进入相应的肝段，横沟内的左肝管由致密结缔组织包裹，位于门静脉左支的上方。

3. **右肝门的解剖** 由于门静脉右支较短，有些甚至直接分为前、后两支或前支来自门静脉左支主干，所以右肝门的解剖相对复杂。门静脉右支的第一条分支往往起始自左、右门静脉汇合处的后方，在右肝门解剖时易损伤。

二、肝脏的生理和生化

肝脏是人体内最大的、功能最多的腺体器官。它参与体内的消化、代谢、排泄、解毒和免疫等过程，其中代谢功能最为重要。肝脏是维持生命活动的一个不可少的重要器官。肝脏的功能与它的血液循环特点有密切关系。肝脏的血液供应十分丰富，其血液由门静脉、肝动脉双重供应。每小时流经肝脏的血液总量约 100L，其中 3/4 来自门静脉，1/4 来自肝动脉。来自门静脉的血液含有从消化道吸收的丰富营养物质，进入肝后，在肝脏内加工、贮存或转运；门静脉血中的有害物质及微生物的抗原性物质，则将在肝内被解毒或清除。

（一）肝脏的主要功能

1. 分泌胆汁 肝细胞能不断地生成胆汁酸和分泌胆汁。肝细胞合成胆汁酸是一个连续的被调节的过程，合成的量决定于胆汁酸在肠肝循环中返回肝脏的量，如果绝大部分的分泌量都返回肝脏，则肝细胞只需要合成少量（0.5g/d）胆汁酸以补充其在粪便中的损失；反之，如果返回的量减少，则合成量增加。

2. 肝脏在物质代谢中的作用

（1）肝脏在糖代谢中的作用：单糖经小肠黏膜吸收后，由门静脉到达肝脏，在肝内转变为肝糖原贮存。一般成人肝内约含 100g 肝糖原，仅够禁食 24 小时之用。当血糖浓度超过正常值时，葡萄糖合成糖原即增加；反之，当血糖浓度低于正常值时，贮存的肝糖原立即分解成葡萄糖进入血液，提高血糖水平。

许多非糖物质如氨基酸、脂肪等还可以在肝内转变为糖，葡萄糖也可以在肝内转化为脂肪酸及氨基酸。

（2）肝脏在蛋白质代谢中的作用：由消化道吸收的氨基酸通过肝脏时，约 20% 不经过任何化学反应而进入体循环到达各组织，80% 的氨基酸在肝脏内进行蛋白质合成、脱氧、转氨等作用。肝脏除能合成其本身的蛋白质外，还合成血浆蛋白质如清蛋白、纤维蛋白原和凝血酶原等。肝病时，可引起凝血时间延长及发生出血倾向。

肝脏是体内合成尿素的唯一器官。在肝脏内，蛋白质或氨基酸分解以及肠道腐败作用生成的氨可转变为尿素，由尿排出，以解除氨毒。

（3）肝脏在脂肪代谢中的作用：肝脏是脂肪运输的枢纽。消化与吸收后的一部分脂肪先进入肝脏，以后再转变为体脂而贮存；饥饿时，贮存的体脂也先被运送到肝，然后再被分解。在肝内，中性脂肪可水解为甘油和脂肪酸。甘油可以通过糖代谢途径而被利用，脂肪酸可完全氧化为 H_2O 和 CO_2。肝脏还是体内合成磷脂和胆固醇的主要场所。胆固醇是合成类固醇激素的中间产物，同时又可转为胆酸盐入肠道，或直接分泌入胆汁而排出体外。

（4）肝脏的解毒作用：肝脏是体内的主要解毒器官，对人体非常重要。无论是外来的或机体内产生的毒物都要经过肝脏处理，使毒物转变为无毒的，或毒性较小的或溶解度大的物质，随胆汁经消化道或尿液排出体外。

肝脏的解毒方式主要有以下几种：①化学作用：如氧化、还原、分解、结合和脱氨等作用，其中结合作用是一个重要方式。有毒物质与葡萄糖酸、硫酸、氨基酸等结合后可变为无毒物质，由尿中排出。②分泌作用：如重金属与肠道来的细菌，可经胆汁分泌排出。③蓄积作用：如吗啡和士的宁可蓄积于肝脏，然后逐渐小量释放，以减轻中毒程度。④吞噬作用：肝血窦的内皮层内有大量肝巨噬细胞，

能吞噬血中的异物、细菌、染料及其他颗粒物质。据分析，门静脉血中的细菌有 99% 在流经肝血窦时被吞噬。

3. 肝脏在激素代谢中的作用 激素在体内不断地被破坏而失去活性的过程称为激素灭活。激素灭活后的代谢产物大部分由尿排出。在人体内，激素的灭活主要在肝脏进行。故肝脏有疾病时，常因肝脏对激素的灭活功能降低，使某些激素在体内堆积而引起某些生理功能紊乱。如醛固酮和抗利尿激素灭活障碍，可引起体内水钠潴留。

（二）胆汁的分泌和排放

胆汁由肝细胞分泌，流经毛细胆管、小胆管及各级肝内胆管、肝总管、胆总管而最终进入十二指肠。正常人胆汁呈黄褐色或金黄色，味苦、黏稠。肝脏每天分泌 700～1 000ml，澄清透明，稍偏碱性，比重为 1.01，称为肝胆汁。肝胆汁进入胆囊后，其中水、盐及某些其他成分不断被胆囊吸收，并且胆囊壁又分泌黏蛋白掺入胆汁，使胆汁浓缩，比重提高达 1.040，变为胆囊胆汁。

胆汁的主要成分是胆汁酸盐（bile salts）、胆固醇、磷脂、胆红素。其他还有各种蛋白质，包括黏蛋白、血浆蛋白质和与血浆蛋白质不相同的其他蛋白质、脂肪、尿素、无机盐等。胆汁分泌量受食物种类、温度、精神刺激等多种因素的调节与影响。

1. 肝细胞分泌 毛细胆管由肝小叶的中央走向外周，在门管区形成小胆管。在肝小叶中，胆汁流动方向与血流方向是相反的，从而利于原胆汁与血流之间的物质交换。胆汁的分泌是逆胆汁与血液之间浓度梯度而进行的，这一过程是一主动耗能的分泌过程。肝细胞分泌胆汁酸和钠离子至胆管，再由于渗透压差被动地使水分流入胆管中。近二十年的研究表明，胆汁酸分泌量与胆汁的流量呈直线关系，说明胆汁酸与胆汁生成之间的重要关系，称为胆汁酸依赖性胆汁分泌（bile acid dependent secretion），但同时也发现部分胆汁生成并不依赖胆汁酸，而称为胆汁酸不依赖性胆汁分泌（bile acid independent secretion）。

（1）胆汁酸依赖性胆汁分泌：胆汁酸（bile acid）是胆烷酸（cholanic acid）衍生物，直接由胆固醇转变而来。在肝分泌胆汁中胆汁酸多与甘氨酸或牛磺酸结合形式存在，称为结合胆汁酸，并且又与 Na^+ 或 K^+ 结合成盐，即为胆汁酸盐。这些由胆固醇在肝细胞内直接转变而成的胆汁酸属于初级胆汁酸；初级胆汁酸随胆汁排入肠道，经肠道菌作用，在第 7 位脱去羟基，转变为脱氧胆酸（deoxycholic acid）和石胆酸（lithocholic acid），称为次级胆酸。然后又经肠肝循环重新吸收入肝并继而进入胆汁。为了保持血浆与胆汁间渗透压与电荷的平衡，阳离子（主要是 Na^+）和水与胆汁一起排至胆管内，以增加胆汁容量，故胆汁酸盐是一种强利胆剂。在胆汁中胆汁酸浓度超过临界微团浓度（critical micellar concentration）后，胆汁酸盐分子互相聚合形成小的颗粒，称微团（micelles）。这种微团较胆盐分子大，故降低了由胆汁酸构成的渗透压，因此胆汁内渗透压主要由钠离子维持，肝胆汁中水分的分泌受胆汁内容质的量决定，能使胆小管上皮两侧渗透压保持平衡。

（2）胆汁酸不依赖性胆汁分泌：如前所述，胆汁酸并

非胆汁分泌唯一因素，理论上讲，除胆盐所引起胆汁分泌外，尚有一部分不依赖胆盐而分泌。此部分胆汁是来源于肝细胞的主动分泌 Na^+ 和伴随的水分，胆小管的细胞膜亦可通过钠泵（Na^+-K^+-ATP 酶）的作用排出钠离子，而细胞内 cAMP 促进这一过程。胆汁酸不依赖性胆汁分泌在不同种系所占比例不同，人类胆汁酸不依赖性胆汁分泌占总量的50%。实验研究表明，毒毛旋花子苷 G、利尿酸等能抑制胆汁酸不依赖性胆汁分泌。由于茶碱、胰高血糖素等能增强cAMP 的生物活性，也可增加源于肝细胞的胆汁酸不依赖性胆汁分泌。休克、缺氧通过抑制这种分泌途径减少胆汁分泌。

2. 小胆管及胆管的分泌 小胆管及胆管均具有参与胆汁分泌的作用。胰泌素（secretin）用于人、狗、猪、猫等均能造成显著的胆汁分泌增加。研究分析证实，胰泌素可增加胆汁中碳酸氢盐的含量，使 pH 升高及胆汁酸浓度下降。胰泌素的作用是胆小管（canaliculi）以下的胆管，通过增加胆管黏膜上皮细胞内 cAMP 而增加胆汁分泌量。这也可通过下述研究加以证实：①直接将胰泌素注入肝动脉较注入门静脉利胆效应强；②胆道的冲洗效应胰泌素弱于胆汁酸；③胰泌素不增加对甘露醇和赤藓糖醇（erythritol）的廓清；④胰泌素不增加 BSP 最大运转（transport maximum），而胆盐则增加。

因此，肝细胞分泌出的原胆汁在流经各级胆管系统时，经水重吸收、离子交换、碳酸氢盐的分泌等改变胆汁内容组成比例，同时也维持了与血浆渗透压的平衡。这是胆汁酸依赖性胆汁分泌和由 Na^+-K^+-ATP 酶作用的胆汁酸不依赖性胆汁分泌以外的第三种因素。

3. 胆汁酸代谢与功能

（1）胆汁酸的理化特点：如前所述，胆汁酸直接由胆固醇转变而来。胆汁中胆汁酸包括初级胆汁酸和次级胆汁酸，胆汁酸含量一般占总固体成分的一半。随着分析方法的进步，迄今在动物胆汁中发现的胆汁酸种类已近百种。各种动物体内生成胆汁酸成分不尽相同。高级脊椎动物胆汁中的胆汁酸均为 24 碳胆烷酸的羟基衍生物，多数为 5β 型胆烷酸。人类胆汁中胆汁酸主要有胆酸（CA）、鹅脱氧胆酸（CDCA）、脱氧胆酸（DCA）等几种，尚有少量石胆酸（LCA）和熊去氧胆碱（UDCA）。前四种胆汁酸在胆汁中之比为 10∶10∶5∶1。

无论游离或结合胆汁酸，其分子内既含有亲水基团（羟基、羧基或磺酰基），又含有疏水基团（甲基及羟核）；在空间配位上，两类不同性质的基团恰好分别排列在环戊烷多氢菲核的两侧，故其主体结构具有亲水和疏水的两个侧面，使胆汁酸表现出很强大的界面活性，从而在水、脂两相之间能降低表面张力，因而能使不溶于水的物质（如脂肪、胆固醇、脂溶性维生素等疏水物质）在水溶液中乳化为 3～10μm 的微粒，使这些物质能较稳定地分散在水溶液中。在胆汁酸与胆固醇形成的微团中，胆汁酸排列在最外层，其亲水基团分布在微团表面，使整个混合微团能较稳定地分散在水溶液中。胆汁酸的这种理化特性在脂类的消化、吸收及胆固醇从胆汁排泄过程起重要作用。从混合微粒的切面上可见微团外壳由胆盐分子构成，胆固醇处于微团的核心。由于胆汁酸具有羧基，其微团具有负电性质，因而对阳离子有吸引作用，保持离子间电平衡。

（2）胆汁酸的生物合成：在肝细胞内，初级胆汁酸的胆烷基部分是由胆固醇转变而来的。实验证明，外源性胆固醇的 80%～90% 均变为胆汁酸。这是一个复杂的生化过程，主要在肝细胞微粒体内进行。在 7α 羟化酶的催化作用下，胆固醇转为 7α 羟基胆固醇，这是此生物过程的第一步，也是整个合成代谢的限速过程。催化这一反应的酶属于微粒体的单加氧酶系，并已证明有细胞色素 P450 及 NADPH、NADPH 细胞色素 P450 还原酶系参与反应。胆汁酸对 7α 羟化酶有明显的负反馈作用，因此该酶极可能是胆汁酸生物合成自我调节中最重要的关键酶。微粒体 12α 羟化反应是胆汁酸生成过程的另一重要的化学反应。而胆汁酸浓度本身也可反馈性地抑制 12α 羟化酶活性，因而认为此酶在胆汁酸生物合成中起调节作用。微粒体 12α 羟化酶的活性影响合成胆酸和鹅脱氧胆酸的比例，此酶活性受到抑制，使胆酸合成减少，而鹅去氧胆酸合成增多。此两者在胆汁中比率为 1∶（1～3）。胆固醇侧链变化中的最先步骤是第 26 位的羟化反应。26 位羟化底物有两种，若为 5β 胆固烷 3α、7α、12α 三醇，则侧链变化最后生成胆酸；若 26 羟化的底物为 5β 胆固烷 3α、7α 二醇，则最后生成鹅脱氧胆酸（图 7-3）。从肝细胞分泌至胆汁中的各种胆汁酸进入肠道后，在回肠及结肠上段的细菌作用下，结合胆汁酸可被酶促水解而脱去结合的氨基酸，形成各种游离胆汁酸。由于肠道细菌中酶的催化，进一步脱去 7α 羟基而分别生成脱氧胆酸和石胆酸。胆酸和鹅去氧胆酸可在肠道菌酶促下，经 7α 羟脱氢反应而氧化为 7 酮型化合物，再经肠肝循环至肝细胞内转为 7β 羟衍生物，分别形成 7β 胆酸和熊脱氧胆酸。熊去氧胆酸的 β 基可在肠道菌的作用下脱基生成石胆酸，又可氧化物为 7 酮型石胆酸。

在肠道中，由初级胆汁酸经肠菌作用脱羟基、氧化、还原或异构化生成衍生物的种类很多，但只有少数几种可有一定量被重吸收经门静脉回肝，再经加工转化而重新分泌于胆汁中，因而把这类以初级胆酸作为前体，在肠道菌作用下转化再次泌入胆汁中的胆汁酸称为次级胆汁酸。其中，以脱氧胆酸的量较多，石胆酸次之，其他如熊去氧胆酸、7β 胆酸等含量甚微（图 7-4）。

（3）胆汁酸的肠肝循环：前文已提及关于肠肝循环，简而言之，随胆汁进入肠道中的胆汁酸，在脂质消化、吸收过程中起作用的同时，约占进入肠道的胆汁酸 97%（包括各种初级、次级胆汁酸）又重新被吸收入血，再经门静脉返回肝脏。重吸收入肝脏的胆汁酸，经肝细胞进行加工转化，连同新合成的初级胆汁酸一起重新分泌入胆汁，然后进入肠道，同样经历上述变化之后，胆汁酸即在肝和肠道之间往复循环，称为胆汁酸的肠肝循环。这一循环具有重大生理学意义。正常人肝脏每日可合成胆汁酸 0.4～0.6g，而肝、胆内总胆汁酸池为 3～5g。由于每餐后胆汁酸可进行 2～4 次肠肝循环，使有限的胆汁酸发挥最大功效。

在肠肝循环中，结合胆汁酸主要在回肠部位重吸收，

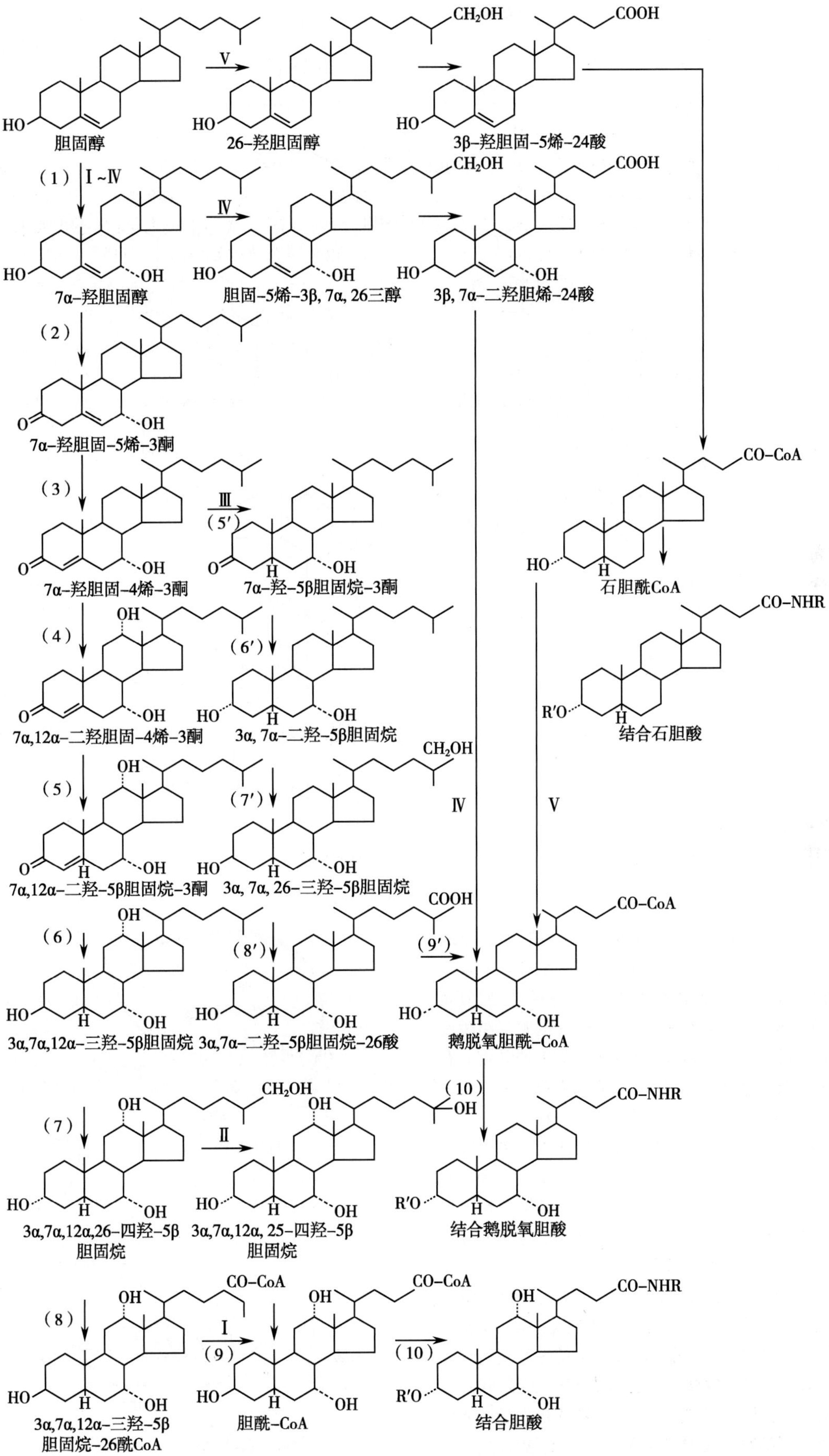

图 7-3　初级胆汁酸的生物合成

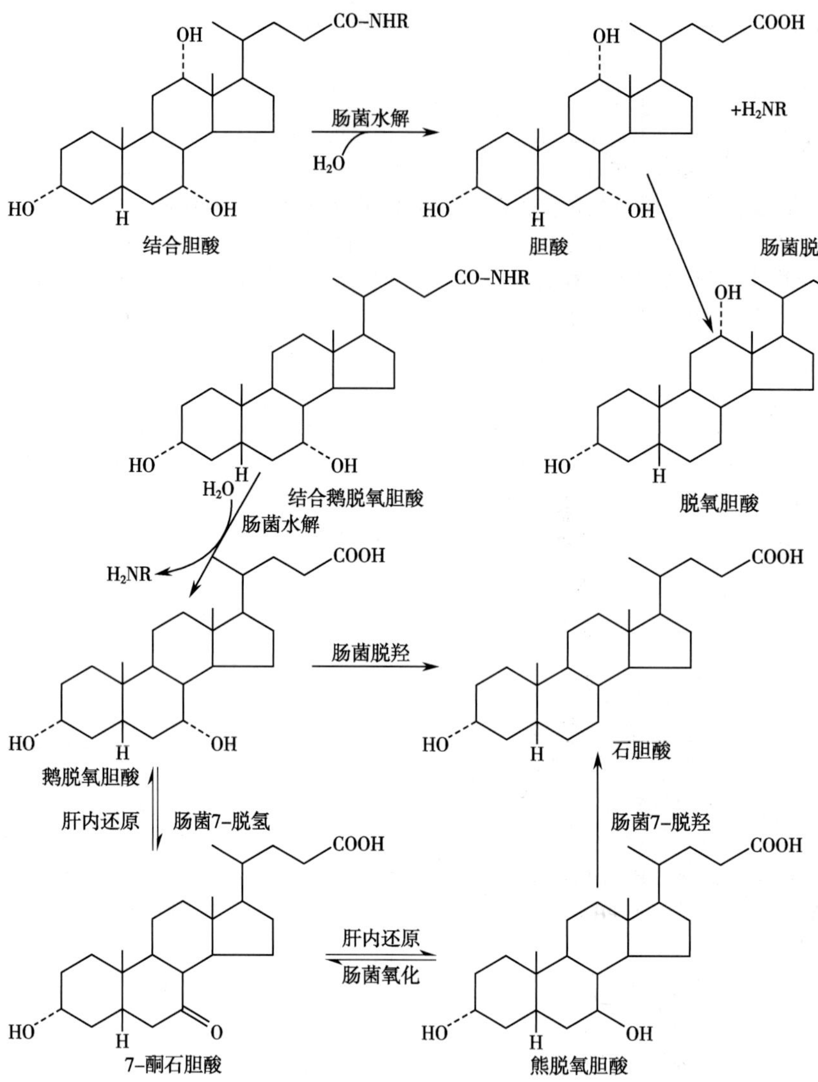

结合胆酸

胆酸

脱氧胆酸

结合鹅脱氧胆酸

鹅脱氧胆酸

石胆酸

7-酮石胆酸

熊脱氧胆酸

肠菌水解 H₂O

肠菌脱羟

+H₂NR

肠菌水解 H₂O

H₂NR

肠菌脱羟

肝内还原　肠菌7-脱氢

肝内还原　肠菌氧化

肠菌7-脱羟

图7-4　主要次级胆汁酸的生成及其转化

为主动吸收，该部约占 80%。其余 20% 结合胆汁酸在末端回肠及结肠被肠道菌尤其是厌氧菌分解，释出甘氨酸及牛磺酸，使结合胆汁酸变为游离胆汁酸，并在细菌 7α 脱氢酶的作用下，脱去羟基，使胆酸变为脱氧胆酸、鹅脱氧胆酸变为石胆酸的次级胆汁酸。最后约 5% 胆汁酸未被吸收。石胆酸易与肠道微生物及木质素结合，或吸附于其他不溶残渣上，故大部分不被吸收，经粪便排出体外（图7-5）。

（4）胆汁酸合成的调控：肝细胞内胆汁酸生物合成受肠肝循环中胆汁酸池大小、维生素、激素、膳食等多种因素调控，其中以胆汁酸本身的负反馈及甲状腺激素等作用最主要。在正常情况下，每天从粪便中丧失胆汁酸 500mg 左右，其丧失部分由胆固醇重新合成，以维持体内较为恒定的胆汁酸代谢池。肝细胞合成胆汁酸的速度被自身负反馈控制。当胆汁酸增多时，7α 羟化酶活性受到抑制，胆固醇合成胆汁酸减少，如 T 管引流、腹泻、炎症性肠病所致肠吸收能力下降时，胆汁酸合成速度加快，甚至达到肝脏合成的最大能力。当胆汁酸完全不能被重吸收进入肠肝循环时，体内胆汁酸代谢池明显缩小，每天仅 3～5g 胆汁酸进入十二指肠，而正常人则可达 16～72g 胆汁酸进入十二指肠。

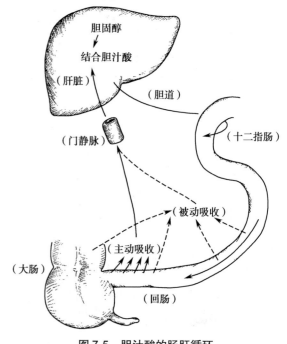

图7-5　胆汁酸的肠肝循环

实验证明，胆汁酸在肝内合成的限速酶是胆固醇 7α 羟化酶，而胆固醇合成过程的限速酶则为 β- 羟基 -β- 甲基戊二酸单酰辅酶 A 还原酶（HMG-CoA 还原酶），在正常情况下，此两酶活性的变化相一致。1974 年 Mosbach 等证明胆汁酸对这两种酶活性具有反馈抑制，但其机制尚未完全明了。

实验还证明，甲状腺激素对胆固醇 7α 羟化酶及侧链氧化的 26 羟化酶系均有激活作用，故甲状腺功能亢进者体内由胆固醇合成的胆汁酸速率增加，即胆汁中胆汁酸浓度增加，血浆胆固醇浓度降低。甲状腺激素虽然对上述酶系统有激活作用，但对 12α 羟化酶活性无影响，甚至有一定抑制作用。因此，在由甲状腺激素促进合成的胆汁酸中，CDCA 的比例相对增加，CA/CDCA 比值下降。

除自身调节机制外，胆汁酸的生物合成还可以受一些其他因素影响，高胆固醇膳食可增加胆汁酸分泌，而糖类饮食、维生素 C 缺乏、少纤维素食品均抑制肝脏分泌胆汁酸。

4. 胆固醇代谢 胆固醇是在胞质及微粒体内进行生物合成的。微粒体中含有胆固醇合成酶。来自糖、氨基酸及脂肪代谢所产生的乙酰辅酶 A 是合成胆固醇的基础物质。胆固醇的合成大部分在肝脏和小肠。根据大鼠的实验表明，这种内源性胆固醇约 80% 在肝内合成，10% 在小肠，而另 10% 在其他组织内合成。

胆固醇的合成过程可划分为三个阶段：

（1）从乙酰辅酶 A 合成六碳的 β- 羟基 -β- 甲基戊二酸单酰辅酶 A（β-hydroxy-β-methyl glutaryl-CoA，HMG-CoA），这是合成胆固醇的关键中间产物。

（2）由 HMG-CoA 合成三十碳固醇核，即鲨烯（squalene）。

（3）烯在微粒体内环化为胆固醇（图 7-6）。在整个胆固醇合成中最重要的限速酶是 HMG-CoA 还原酶，该酶存在于内质网中，许多因素都能改变此酶活性，从而影响到胆固醇的合成速度。

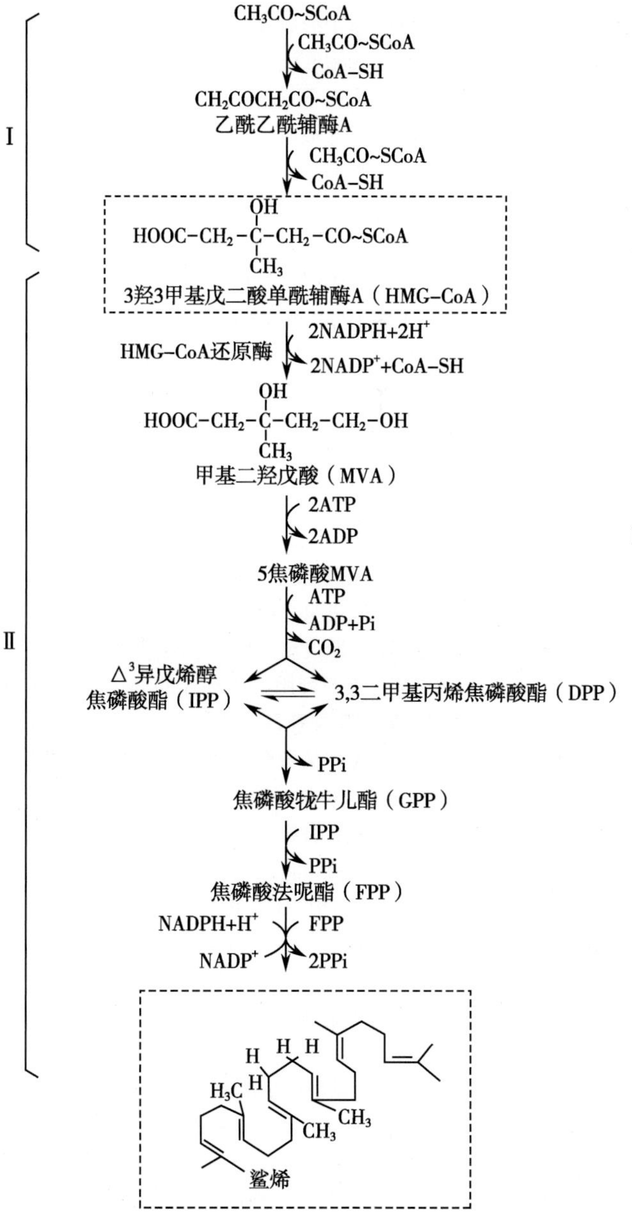

图 7-6　胆固醇的合成

膳食中胆固醇量、热量及激素、胆汁酸的合成速率均影响胆固醇的合成。内源性和外源性胆固醇合成过多对肝脏合成均有负反馈作用，这是由于抑制了 HMG-CoA 还原酶活性，从而降低胆固醇生成的结果。胰岛素和甲状腺激素能激活此酶，故能促进胆固醇生成，但甲状腺激素同时又能促进胆固醇转变为胆汁酸，故甲状腺功能亢进患者血中胆固醇反而下降。在恒河猴的实验中证实，胆汁中胆固醇的排出与体内胆固醇池成平衡，当膳食中胆固醇含量增加时，胆汁中胆固醇也增加；反之，饥饿、热量不足，胆汁中胆固醇含量降低。

5. 胆汁中的胆色素　胆色素（bile pigments）是一组铁卟啉化合物在体内分解代谢的主要产物，正常时主要随胆汁排泄。胆色素包括胆绿素（biliverdin）、胆红素（bilirubin）、胆素原（bilinogens）等多种物质。人类及其他哺乳动物，绝大部分胆色素为胆红素。胆色素族物质的转变是以体内酶系统及肠菌酶系统连续作用的反应过程，其中胆绿素被认为一般不会堆积或进入血中，胆素原则是胆红素在肠道受肠菌作用而生成的产物。目前尚未发现胆绿素代谢障碍所致异常，亦未见胆素原等对机体正常生命活动影响的报道。与同族物质相比，胆红素较漫长和较复杂的代谢过程使其成为胆色素代谢的核心，并使其有诸多机会因种种原因在体内堆积，造成组织黄染，甚至对敏感的组织细胞产生毒性作用，这就是高胆红素血症（hyperbilirubinemia）——黄疸（jaundice）。

（1）胆红素的来源：血红蛋白、肌红蛋白、细胞色素、过氧化氢酶及过氧化物酶等含铁卟啉的化合物的分解代谢是体内胆红素的来源。由此，正常人每日产生 250～350mg 胆红素。其中，少部分来自上述那些非血红蛋白化合物及造血过程中某些红细胞的过早破坏（无效造血）；80% 左右则来自衰老红细胞中血红蛋白的分解。

（2）胆红素的生成：红细胞的平均寿命为 120 天，衰老的红细胞有两条代谢途径释出血红蛋白，一是以血管内溶血的形式释出游离的血红蛋白；二是以完整红细胞的形式被单核吞噬细胞系统破坏。

循环中释出的血红蛋白与血浆中的触珠蛋白（haptoglobin）结合后，运至单核吞噬细胞系统代谢。血浆中的触珠蛋白可结合逸入血浆的游离血红蛋白。游离的血红蛋白可透过肾小球随尿排出，导致铁的丢失。与触珠蛋白结合可避免铁的丢失，并可避免血红蛋白在肾小管的沉积。

大部分衰老的红细胞由于细胞膜发生变化，循环过程中可被肝、脾及骨髓的单核吞噬细胞识别、吞噬并破坏，释出血红蛋白。正常人每小时有（1～2）×10^8 个红细胞被破坏，释出约 6g 血红蛋白，每个血红蛋白分子含有 4 个血红素（heme）分子。在蛋白酶作用下，血红蛋白中珠蛋白（globin）部分被水解掉，并被继续降解为氨基酸再利用。血红素部分则在微粒体血红素加氧酶系（heme oxygenase system）催化下转变为胆绿素。

微粒体血红素加氧酶系由血红素加氧酶（heme oxygenase）和 NADPH- 细胞色素 P450 还原酶（NADPH-

cytochrome P450 reductase）组成。其中，血红素加氧酶是血红素降解的限速酶。该酶为一分子量约为 33kDa 的膜结合蛋白，其 C 端的 22 个氨基酸残基的疏水部分对其嵌入内质网起重要作用。催化过程中，血红素加氧酶与血红素先形成“酶 - 作用物”复合物，然后催化血红素与分子氧及 NADPH 作用，经 NADPH- 细胞色素 P450 还原酶催化，由 NADPH 提供电子，生成铁结合过氧化物（Fe^{2+}-OOH）。该过氧化物铁结合的远端氧对卟啉环进行亲电加成，导致 α 位碳原子的羟化，生成 α- 羟基内消旋高铁血红素（α-meso-hydroxyheme）。α- 羟基内消旋高铁血红素继续与分子氧及 NADPH 作用，释出的一氧化碳，生成一种卟啉的中间产物——胆绿血红素（verdoheme）。释出的一氧化碳来自 α 次甲基桥的断裂。胆绿血红素按前述方式与分子氧及 NADPH 作用，释出 Fe^{2+}，转变为胆绿素Ⅸ（图 7-7）。

血红素加氧酶发挥其催化功能时，需血红素卟啉环上的两个丙酸基侧链固定于该酶，这一固定作用对分子氧加成于 α 位碳原子形成 α- 羟基内消旋高铁血红素是重要的。在血红素加氧酶催化下，主要产物是胆绿素Ⅸα，仅生成痕量的胆绿素Ⅸβ、Ⅸγ、Ⅸδ。其原因是，分子氧或活性氧对血红素卟啉环加成时，主要选择性地作用于丙酸基侧链对应的 α 位碳原子上，这可能因血红素加氧酶空间结构所致。目前尚未见作用于血红素卟啉环 β、γ 及 δ 次甲基桥的相应报道。

哺乳动物体内有两种不同基因来源的微粒体血红素加氧酶同工酶 HO-1 和 HO-2。其中，HO-1 可被外源性刺激如过渡族金属、氧化应力等诱导生成，其主要生物学功能是调节体内血红素代谢的平衡及催化胆绿素生成；HO-2 不受上述外源性刺激的诱导，其在脑组织中催化血红素分解代谢时产生的一氧化碳，是类似于一氧化氮的气体神经递质。故当前 HO-2 被更深入、更详尽地研究。

胆绿素一旦生成，即与血红素加氧酶解离。在胞质中可溶性胆绿素还原酶（biliverdin reductase）的催化下，由 NADPH 作为辅酶，胆绿素迅速还原为胆红素。人体内胆绿素还原酶活性很高，故一般不会有胆绿素堆积。

人体内有四种胆绿素还原酶同工酶Ⅰ、Ⅱ、Ⅲ和Ⅳ，其中酶Ⅰ、Ⅱ为胆绿素Ⅸβ 还原酶，其作用的对象是胆绿素Ⅸβ、Ⅸγ 和Ⅸδ；酶Ⅲ和Ⅳ为胆绿素Ⅸα 还原酶，胆绿素Ⅸα 是其最佳催化对象。胎儿肝脏中，胆绿素Ⅸβ 还原酶与胆绿素Ⅸγ 还原酶的活性比率明显高于成人。实验表明，胆绿素Ⅸβ 还原酶和胆绿素Ⅸα 还原酶无论是在酶的作用机制、酶的分子结构，还是其基因起源方面，都是不同的。人体内的胆红素主要为胆红素Ⅸα，仅含痕量的胆红素Ⅸβ、Ⅸγ 和Ⅸδ。四种胆红素异构体的结构见图 7-8。

6. 胆红素在血液中的运输　胆红素生成后，透出网状内皮细胞，进入血液循环。其中绝大部分与清蛋白形成复合物，少量与球蛋白形成复合物。清蛋白对胆红素有很高的亲和力和足够高的结合容量。每个清蛋白分子上有 1 个与胆红素亲和力高的结合部位及 1 个或 2 个亲和力低的结合部位。人体内每 100ml 血浆的血浆蛋白质可结合 20～25mg 胆红素，而血浆胆红素浓度只有 1～10mg/L，故在正

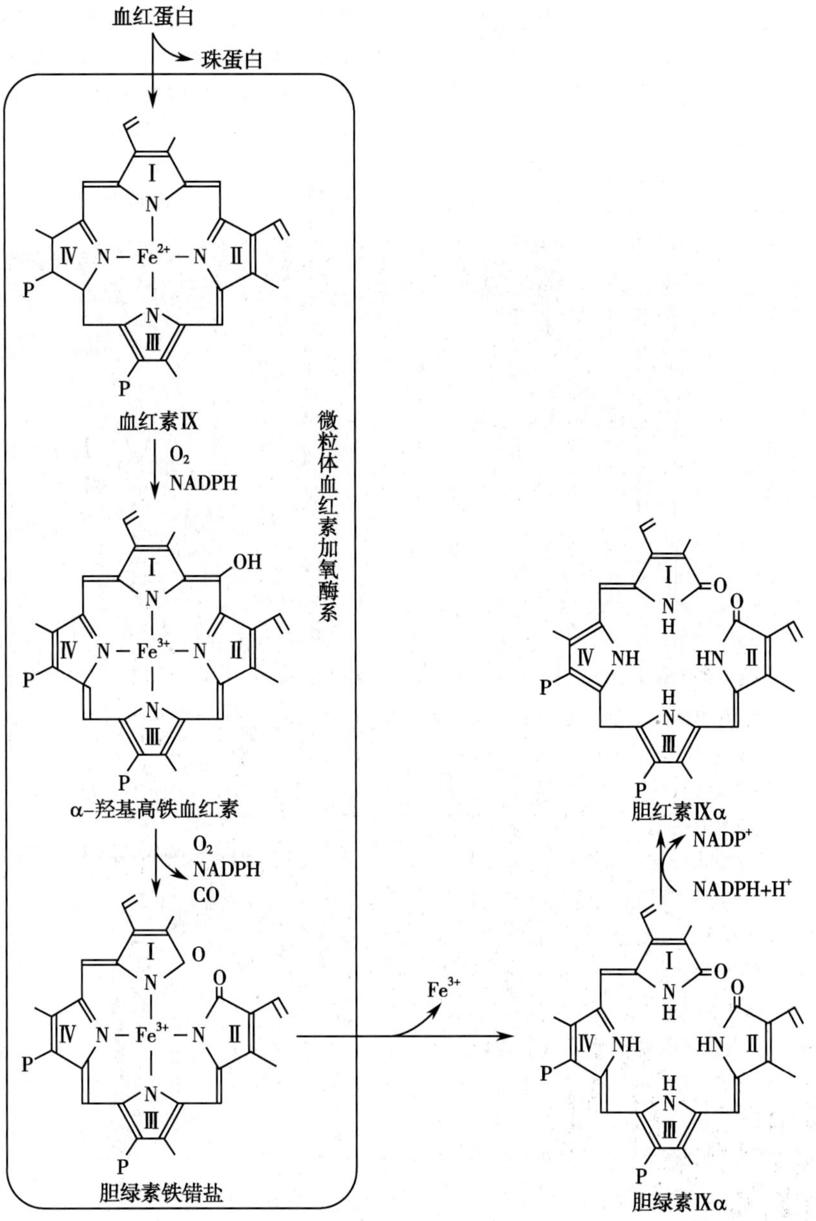

图7-7 胆红素的生成过程

P：—CH₂CH₂COOH。

常情况下足以结合全部胆红素。这种"胆红素-清蛋白"复合物的形式，是胆红素向肝脏运输的主要形式。

（1）游离胆红素（free bilirubin）：游离胆红素即刚从胆绿素转化生成及刚进入血循环、尚未与血浆清蛋白结合而呈游离状态的胆红素。正常人血清中的含量极微。

游离胆红素是一个线状四吡咯结构（见图7-8）。由于结构中双键、侧链的位置及质子化程度等变化，游离胆红素具有众多的异构体。游离胆红素两个末端环乙烯基基团的不对称性分布，致使其形成具两种镜像对映体的嵴瓦样结构。这两种对映体通常以等浓度存在，故没有单纯的光学活性。嵴瓦样结构的胆红素以低势能的球状形式卷曲存在，其结构中多处形成氢键，亲水基团包裹在分子内部，疏水基团暴露于分子表面，因此在生理pH条件下显亲脂、疏水性质。

游离胆红素的亲脂性，使其可自由透过脂质表面和脂质双层结构的细胞膜。这一性质既有利于胆红素透出其合成场所巨噬细胞继续代谢，也可自由通过生物膜造成对组织细胞的毒性作用，对富含磷脂的神经系统的毒性作用尤其严重。

（2）胆红素-清蛋白复合物：游离胆红素入血后，几乎全部立即与清蛋白形成复合物。

清蛋白的氨基酸序列分析及其三维晶体结构的测定结果表明，清蛋白由三个类似的结构域（Ⅰ、Ⅱ和Ⅲ）构成，每个结构域含有两个亚结构域A及B。胆红素在清蛋白上的主要结合部位在亚结构域，由16个疏水氨基酸残基（其中有6个亮氨酸残基和3个异亮氨酸残基）连接而成的袋子中，这里形成一个围绕199位赖氨酸残基和242位组氨酸残基的作用位点。此外，195位赖氨酸残基、218和222位

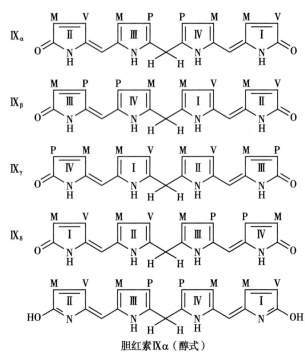

图 7-8 胆红素的四种同分异构体

精氨酸残基可能也与此结合作用有关。

　　胆红素 - 清蛋白复合物为可逆的非共价结合。该复合物中的清蛋白分子中质子化氨基(很可能是赖氨酸残基或精氨酸残基侧链中质子化的氨基)对胆红素内酰胺结构中带负电荷的氧原子具有诱导作用。清蛋白与胆红素的结合是上述基团之间静电吸引的结果。

　　游离胆红素与血浆蛋白质形成复合物后,即掩盖了其疏水性,使其借助于清蛋白的亲水性质便利地在血中运输,又限制了胆红素通过细胞膜而造成的对组织细胞的毒性作用。

　　由于胆红素与清蛋白的结合是可逆的,所以某些有机阴离子,如磺胺类药物、脂肪酸、胆汁酸及水杨酸等可以与胆红素竞争结合清蛋白,从而促使胆红素游离。过多的游离胆红素便可透过血脑屏障与脑部基底核的脂质结合,从而干扰脑的正常功能,造成核黄疸,即胆红素脑病(kernicterus)。

　　7. 胆红素在肝细胞中的转变　肝细胞可以从血浆摄取多种代谢物,并将它们在细胞内转化,最终经胆汁排出。胆红素也要经历被肝细胞摄取、转化和排泄这三个代谢历程。

　　(1)肝细胞对胆红素的摄取:肝细胞对胆红素有很强的摄取能力。胆红素经血浆清蛋白的运输作用循环至肝脏,即可被肝细胞迅速摄取。血浆中胆红素每 18 分钟就有 50% 被肝细胞清除。

　　(2)肝细胞对胆红素的转化:转运至内质网的胆红素在尿苷二磷酸葡糖苷酸基转移酶(UDP 葡糖苷酸基转移酶,UDP glucuronosyltransferase,UGT)的催化下,进行生物转化作用的结合反应。该反应分两步进行。首先,由胆红素 UDP 葡糖苷酸基转移酶(bilirubin UDP glucuronosyl transferase,B-UGT)催化胆红素的一个丙酸基上的羧基与尿苷二磷酸葡糖醛酸(UDPGA)提供的葡糖

醛酸的半缩醛羟基结合,生成胆红素单葡糖苷酸(bilirubin monoglucuronoside)。然后,在胆红素葡糖苷酸葡糖苷酰转移酶(bilirubin-glucuronoside glucuronosyl transferase)的催化下,胆红素单葡糖苷酸与另一分子 UDPGA 作用,生成胆红素双葡糖苷酸(bilirubin diglucuronoside)(图 7-9)。少量胆红素可转化为与硫酸或其他物质的结合形式。

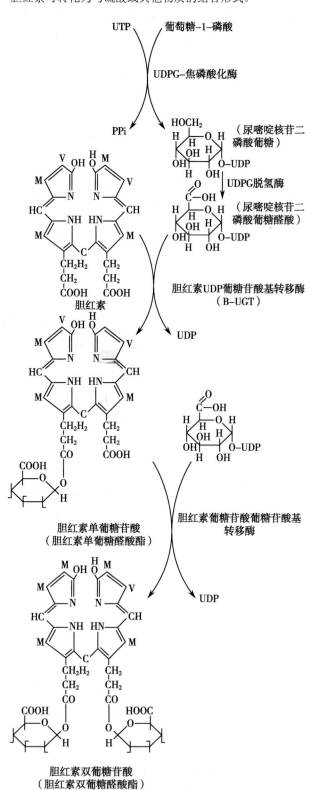

图 7-9 胆红素葡糖苷酸的生成

经上述结合反应的胆红素葡糖苷酸（又称胆红素葡糖醛酸酯）、胆红素硫酸酯等，称为结合胆红素（conjugated bilirubin）。由于形成结合胆红素时，胆红素分子丙酸基侧链上的羧基在结合反应中被利用，故在结合胆红素分子内无法再形成分子内氢键，分子处于较伸展的状态，极性基团暴露，疏水性减弱。此外，葡糖醛酸的多羟基基团或其他与胆红素结合的极性化合物的极性基团的存在亦赋予了结合胆红素分子极性亲水的性状。结合胆红素的亲水性状使其易于随胆汁排出。

未经肝细胞结合转化、其侧链丙酸基的羧基为自由羧基的未结合胆红素（unconjugated bilirubin），包括游离胆红素和清蛋白结合胆红素。未结合胆红素的胆红素分子其自由丙酸基侧链的羧基形成分子内氢键，为疏水分子，不易从体内排出。

（3）肝细胞对胆红素的排泄：详见前述。

8. 胆红素在肠道中的转变与胆红素的肝肠循环 经肝细胞转化生成的结合胆红素随胆汁排入肠道后，自回肠末端起，在肠道细菌及组织的葡糖醛酸苷酶的作用下被水解，脱去葡糖醛酸基，成为游离胆红素。在细菌酶作用下，再逐步加氢、还原为无色的胆素原族（bilinogens）化合物，即中胆素原、粪胆素原（尿胆素原）等（图7-10）。小部分水溶性强的未结合胆红素如胆红素ⅨB、Ⅸγ、Ⅸδ及顺式胆红素，直接由肝脏随胆汁排入肠道后，亦在肠道细菌作用下，经上述还原反应生成胆素原。

肠道中生成的胆素原绝大部分（约80%）随粪便排出体外。在肠道下段与空气接触，粪胆素原被氧化成黄褐色的粪胆素，粪胆素是粪便颜色的主要来源。正常人每天从粪便排出胆素原为40～280mg。

肠道中有10%～20%的胆素原在回肠末端和结肠中被吸收，经门静脉入肝。其中绝大部分又仍以原形由肝细胞重新排入胆道，随胆汁再次进入肠道。由此，构成了胆色素的肠肝循环（enterohepatic bilinogen）（图7-11）。

未被肝脏重新排入胆道的少量胆素原经血液循环运至肾脏，由尿排出。正常人每天从尿中排出的胆素原为0.5～4.0mg，与空气接触后，氧化为尿胆素，是尿液颜色的来源之一。

尿胆素和粪胆素统称胆素。

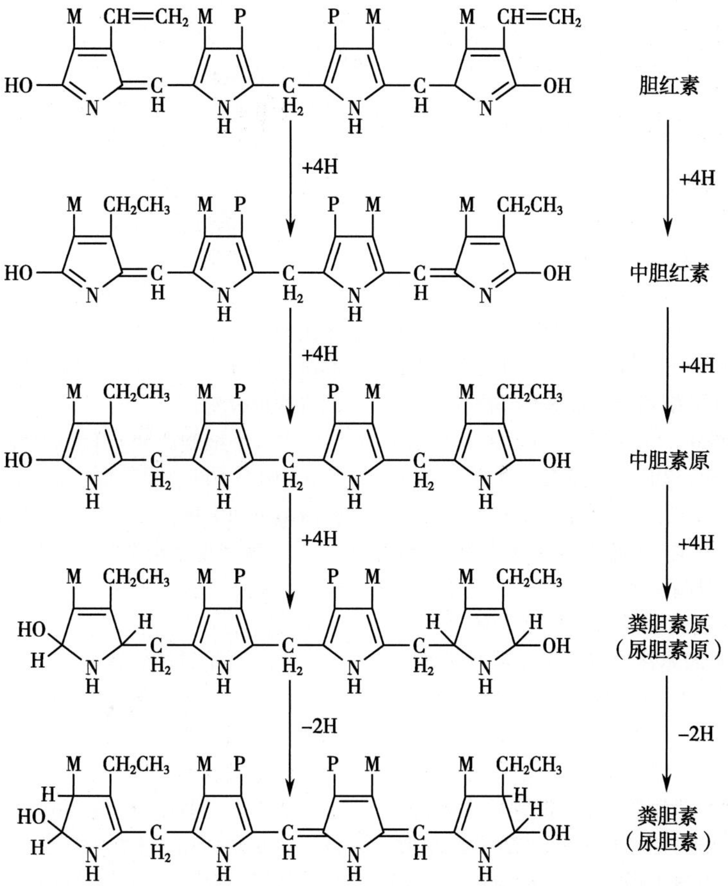

图7-10 胆红素在肠道中的转变

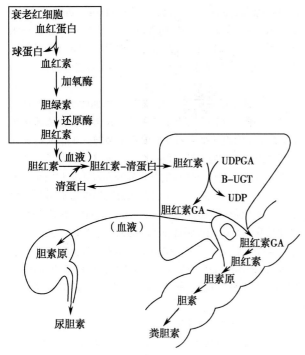

图 7-11　胆红素的肠肝循环

（李　强　房　锋　张　伟）

第5节　肝癌病理

一、肝脏及肝内胆管肿瘤分类

1. 上皮性肿瘤（肝细胞性）

（1）良性：肝细胞腺瘤。

（2）恶性相关和癌前病变：①大细胞改变；②小细胞改变；③异型增生结节（低级别、高级别）。

（3）恶性：①肝细胞癌肝癌（分化型、低分化型和未分化型）；②肝细胞癌肝癌，纤维板层亚型；③肝细胞癌肝癌，梭形细胞型（肉瘤样变）；④肝细胞癌肝癌，硬化型。

2. 上皮性肿瘤（胆管性）

（1）良性：①胆管腺瘤；②胆管囊腺瘤；③胆管腺纤维瘤。

（2）恶性相关和癌前病变：①胆道上皮内瘤变（低级别、高级别）；②胆道乳头状瘤病。

（3）恶性：①肝内胆管细胞癌；②肝胆管囊腺癌。

3. 混合性或来源不明的恶性肿瘤　①混合型肝细胞癌-胆管癌；②肝母细胞瘤；③癌肉瘤；④肝未分化（胚胎性）肉瘤。

4. 间质肿瘤

（1）良性：①血管平滑肌脂肪瘤；②海绵状血管瘤；③婴儿型血管瘤；④炎性假瘤；⑤淋巴管瘤；⑥淋巴管血管瘤；⑦间质错构瘤；⑧孤立性纤维瘤。

（2）恶性潜能未定的肿瘤：上皮样血管内皮瘤。

（3）恶性：①血管肉瘤；②胚胎性肉瘤；③肝卡波西肉瘤；④平滑肌肉瘤；⑤横纹肌肉瘤；⑥滑膜肉瘤。

5. 生殖细胞肿瘤　①畸胎瘤；②卵黄囊瘤。

6. 淋巴瘤

7. 继发性肿瘤

二、上皮性肿瘤（肝细胞性）

（一）良性

肝细胞腺瘤。

1. 定义　多见于青年人。通常为单发性。除血液供应外，在组织及功能上和正常肝组织几乎完全隔绝，手术切除后即可治愈。

2. 肉眼所见　通常发生于无硬变的肝右叶（左叶少见）的单发性圆形肿瘤，境界清楚，包膜完整，亦可无包膜。小者直径在 1cm 以下，大者直径可达 20cm。切面淡黄褐色。

3. 镜下所见　肝腺瘤细胞呈多边形，界限清楚，稍大于正常肝细胞，由于细胞内糖原及脂肪含量增加，因而胞质常淡染。核圆形，大小较一致，可见较大的核，但无畸形核。腺瘤细胞大多呈梁索状排列，梁索厚度多为 1～2 层细胞，并互相扭结、杂乱无章，没有像正常肝小叶的放射状结构。偶尔可见腺管样排列。梁索间为毛细血管，其内皮细胞多紧贴于腺瘤细胞的胞膜，没有明显的窦周间隙。肝腺瘤组织缺乏肝小叶结构，可见毛细胆管，但没有细胆管和汇管区。随处可见散在较大的薄壁血管，但因没有小叶结构，也没有中央静脉。纤维性包膜较厚，内含细小动脉和静脉。

4. 鉴别诊断　①门静脉性肝硬化时，多发性再生肥大结节往往被称为"多发性腺瘤"。这些结节没有包膜，并不是真正的腺瘤。②和轻度异型肝细胞癌的鉴别较易；后者的异型性较腺瘤远为明显，呈浸润性生长，没有纤维性包膜。

（二）恶性相关和癌前病变

1. 肝细胞改变

（1）大细胞改变：肝细胞增大、核多形性、多核，常成团出现或占据整个硬化结节。1% 的普通肝病患者、7% 的肝硬化患者及 65% 的肝硬化合并肝细胞癌肝癌患者中发现有这种改变。

（2）小细胞改变：肝细胞体积减小，肝细胞核质比增高，比例介于肝癌和正常肝细胞之间。与大细胞改变相比，没有多核和大核仁。

2. 异型增生结节　病变特点为明显增大的单个硬化结节，肝板增厚。大多数小结节病变小于 1.5cm。结节有不同程度的不典型性，但缺乏明确的恶性特征。肉眼下，大多数病变呈模糊的结节，与有明确边界的高分化小肝细胞癌区别不大。镜下特点为细胞密度中度增加，轻微不规则的小梁状生长。结节内可见较多肝汇管区，但无浸润。临床随访发现其中很多发生明确的肝细胞癌，因此是一种癌前病变。一些结节含有细胞密度明显增加、更加不规则的小梁状结构和较多的脂肪变的区域，具有高分化肝细胞癌的特征，但病变程度不足以诊断肝癌。

（三）恶性

肝细胞肝癌（hepatocellular carcinoma）

1. 定义　肝细胞分化的恶性肿瘤。

2. 肉眼所见 肝细胞癌大多是在肝硬化的基础上多中心性发生的。若各个发生中心各自独立地逐渐长大，则在全肝或主要在一个肝叶内形成多结节型肝癌；若互相靠近的一组发生中心逐渐长大，并融合在一起，则可形成占据一个肝叶的巨大肿块，称为巨块型肝癌；若各个发生中心弥漫分布于全肝，互不融合，则在全肝弥散地形成无数小癌结节，则形成弥散型。癌块越大，越易发生出血和坏死。肝细胞癌多数分化较好，可有胆汁形成，癌结节因而往往呈带黄绿色。

（1）多结节型肝细胞癌：此型较多见，约占所有肝细胞癌病例的2/3。通常发生在硬变的肝内。肝脏异常肿大，内外到处分布大小不等的灰白色或带黄绿色的癌结节。这些癌结节有些较大，有些较小，有些则更小如微癌。这是癌结节在硬变肝内，同时或先后多中心性发生的结果。

（2）巨块型肝细胞癌：主瘤多在肝右叶形成一个巨大肿块，大的可达儿头大小，在其周围多有小癌块散在。一般认为，这种巨块型肝细胞癌也是由多数较小瘤结不断长大、互相融合而形成的。瘤块内间质结缔组织少、质软，常并发出血、坏死等继发性变化。

（3）弥散型肝细胞癌：多中心性发生的小癌结节，均匀弥散分布于肝硬化组织中，不融合成为粗大的癌结节，肝脏显著肿大，重量增加，少数病例肝脏可不肿大。此型较少见。

（4）小肝癌或早期肝癌：单个肿瘤结节直径在3cm以下或癌结节数目不超过2个，其直径的总和在3cm以下。患者无临床症状，但血清AFP阳性，肿瘤切除后AFP降至正常，5年生存率明显提高。

3. 组织学类型 按肝细胞癌组织的分化程度，将肝细胞癌归纳为分化型、低分化型和未分化型及一些特殊类型。

（1）分化型肝细胞癌：

1）轻度异型肝细胞癌：这是分化很好、异型性很低的肝癌，其组织构象更加类似肝组织，然而癌索排列凌乱，其厚度和核的密度仍然较正常的更厚更密。

2）梁索型肝细胞癌：癌细胞排列成不规则、互相吻合的梁索，类似肝细胞索，但较正常远为凌乱。梁索厚度少则2~3个细胞，多则数十个细胞。癌细胞较大，多边形，境界清楚，胞质呈嗜酸性颗粒状。核大、圆形，核仁明显。常能检出双核、巨核（多倍体）和奇异形核。癌细胞间往往可见不同程度扩张的毛细胆管，并可含浓缩胆汁。癌细胞质也可含有胆色素颗粒，说明癌细胞仍可分泌胆汁。癌细胞间毛细胆管的出现，对肝细胞癌的病理诊断具有决定性意义。毛细胆管有时极度扩张，形成类似甲状腺滤泡的构象（假胆管癌型），但是这些假滤泡的，常呈嗜酸性颗粒状，周围也没有结缔组织纤维，故与胆管癌不同。癌梁索间仅见被覆着内皮细胞的毛细血管，这是肝细胞癌的又一重要形态特点。这些毛细血管扩张明显时，癌梁索轮廓就格外清楚；扩张不明显甚至紧闭时，癌梁索就互相密接在一起，极度扩张时，可出现湖沼样构象。毛细血管内皮细胞可肿胀增大，并显示吞噬现象。癌组织中一般没有或极少间质结缔组织纤维。由于癌细胞中有大量糖原沉积，致使癌细胞质呈透明空泡状，故构成肝透明细胞癌的图像。但癌细胞间仍然可见毛细胆管，胞质内往往仍可见胆色素颗粒。在电镜下，透明细胞癌的癌细胞质内细胞器较一般肝细胞癌要少。此型肝细胞癌临床预后较一般肝细胞癌为好。

3）腺泡型肝细胞癌（acinar liver cell carcinoma）：这是以小型腺样结构为主的肝细胞癌。癌细胞较小，境界清楚，核圆形、稍大，浓染，但核仁不明显。胞质呈嗜酸性细颗粒状，类似肝细胞。癌梁索往往很宽，厚达数十个细胞，由于癌细胞小，显得核密集。有些作者认为这和胚胎期肝组织有些相似，因而认为腺泡型的分化程度较低于梁索型。腺泡样或菊花样结构，主要是癌细胞围绕扩张毛细胆管排列而构成的，毛细胆管扩张越明显，腺腔样结构就越清楚，腔内可含有胆汁。癌细胞胞质内可见胆色素细颗粒沉着，显示其为肝细胞，而不是胆管上皮细胞。此型肝细胞癌的间质除毛细血管外，结缔组织纤维稍多于梁索型，侵入于门静脉分支和肝硬化的增生结缔组织间隔中的现象较为多见。

（2）低分化型肝细胞癌：绝大多数肝细胞癌都属于此型。癌细胞的梁索状排列较上述分化型更加不规则，核的间变更加明显。癌细胞一般偏小，但形状不规则，巨型者增多。胞质嗜酸性较弱，但仍为细颗粒状。核显然增大，畸形深染，核仁突出。癌梁索通常增厚到十数个细胞以上，呈实体性，但仍可见腺泡样结构。癌梁索间的毛细血管内皮细胞也倾向变小，并失去吞噬作用。总之，随着癌组织的趋向低分化，癌梁索厚度就明显增厚，癌细胞异型性也就明显增强，癌组织模拟正常肝组织结构的程度就愈来愈小。在低倍镜下，可见癌组织由肝硬化固有的、厚度不等的结缔组织性间隔，区分为大小不等的癌团块，团块大小基本上相当于肝硬化组织原来的再生结节。团块内癌细胞大多呈2个细胞厚度的梁索状排列，癌细胞为多边形，胞质呈嗜酸性细颗粒状，有的含胆色素颗粒，类似肝细胞。同时，几乎所有较大癌团块的中央区，由于缺血，都发生了坏死，含有大量或少量红染的变性坏死癌细胞。癌团块越大，坏死组织越多。肝硬化原有的结缔组织性间隔中，散在的小胆管无增生变化。

（3）未分化型肝细胞癌：因为此型癌组织已经丧失了模拟肝组织结构的特征，因而既没有梁索状排列，也没有腺泡样结构。癌细胞大小及形状都极不一致，多边形、梭形、多核巨细胞等都可出现。胞质不呈嗜酸性，而呈嗜碱性，核特别大，并呈异型性，核仁增大明显。癌组织多为实体片块，但仍可看出由毛细血管隔开的癌巢。间质结缔组织较多于以上两型。在少数区域还可见到癌细胞带有肝细胞的性状，可作为病理诊断的依据。此型肝细胞癌颇少见。

（4）纤维板层型肝细胞癌（fibrolamellar carcinoma of liver，又称纤维板层状癌）：是一种特殊类型的肝细胞癌，由于具有其独特的临床及病理特征，近年来已引起人们的注意。此型肝细胞癌在西方国家常见，而在我国、日本及南非洲则少见。多见于青年人，血清AFP及HBsAg常阴性。手术切除后，预后较一般肝细胞癌为好。

肿瘤常位于很少伴肝硬化的肝左叶，多为单个，且常具有包膜。癌组织形态学有 2 个特点：①癌细胞聚集成团或梁状排列，癌细胞呈多角形，胞质丰富，强嗜酸性，核分裂象少见。②癌细胞巢间有大量板层状平行排列、富含血管的纤维结缔组织。电镜下见其胞质内有大量线粒体，少数可见神经内分泌颗粒。在鉴别诊断方面，要与硬化型肝细胞癌相鉴别。应该从高度嗜酸性的瘤细胞及平行层板状的纤维结缔组织间质，再结合临床进行综合分析，鉴别纤维板层型肝细胞癌并非困难。

（5）肉瘤样肝细胞癌：呈肉瘤样，具有特征性增生的梭形细胞或奇异巨细胞。当肿瘤由单一的肉瘤样细胞组成时，难与肉瘤如纤维肉瘤和肌源性肉瘤相鉴别。当肉瘤样形态占主要时，肿瘤则称为肉瘤样肝细胞癌。然而在很多病例，肉瘤样变见于肿瘤的一部分，并常见到小梁状肝细胞癌和肉瘤样成分的移行。肉瘤样变在反复化疗或经化疗动脉栓塞的病例中更常见，但也见于小肿瘤中。大多数肉瘤样细胞波形蛋白和结蛋白阳性，而白蛋白和 AFP 常阴性。

（6）肝细胞癌硬化型：少见类型，其特点为沿血管窦样腔隙有明显的纤维化，伴有不同程度的肿瘤小梁萎缩。硬化型肝细胞癌不应与胆管细胞癌或纤维板层型肝细胞癌及化疗、放疗后出现的纤维化改变相混淆。

4. 免疫组化 肝细胞性肝癌 AFP、Hep Parl 及 CK8/18 常为阳性，EMA、CK19 和 CK20 阴性。

三、上皮性肿瘤（胆管性）

（一）良性

1. 胆管腺瘤 极其罕见，通常为位于肝包膜下的很小肿瘤，直径在 1cm 以下，呈腺瘤样结构，上皮类似胆管上皮，无临床意义。

2. 胆管囊腺瘤 表面平滑，瘤体有时很大，直径可超出 10cm。常为多房性，有边界清楚的纤维包膜，包膜内可以有平滑肌组织。囊内容物为稀薄乳头或胶状液体，或者是黏液性半固体物。存在两种组织学亚型：①黏液型：更常见，衬以位于基底膜上分泌黏液的柱状、立方形成扁平的上皮细胞；可以见到息肉状或乳头状突起。约 5% 病例显示有神经内分泌分化，表达 CgA 和 Syn。邻近基底膜是富于细胞的紧密排列的间质。间质细胞表达 vimentin，还有不少细胞表达 SMA。囊壁内可见由泡沫细胞、胆固醇结晶和含有脂褐素的巨噬细胞组成的黄色肉芽肿反应。②浆液型：由多发的小囊腔组成，衬以单层立方细胞，细胞质内含有糖原。肿瘤细胞位于基底膜上，但没有黏液型纤维间质。可有鳞化。

（二）恶性相关和癌前病变

1. 胆道上皮内瘤变 其特点为复层核的异常上皮细胞，可有微乳头突向管腔。异常细胞核质比增高，部分核极性丧失，核深染。可分为低级别和高级别病变。一些胆管周围腺体也可有不典型增生。

2. 胆道乳头状瘤病 扩张的肝内和肝外胆管充满乳头状或绒毛样赘生物，镜下为乳头状或绒毛状的腺瘤，有明确的纤维血管芯，被覆柱状或腺上皮。腺瘤质软、白色、

红色或棕色。在一些病例，有不同程度的细胞异型性和核复层。偶尔可见到局灶性的原位或浸润性癌。

（三）恶性

1. 肝内胆管细胞癌

（1）定义：是胆道上皮分化的肝内恶性肿瘤，较肝细胞癌远为少见。

（2）肉眼所见：多为单中心发生，很少合并肝硬化。肉眼观也有巨块型、结节型或弥漫型，但以主瘤局限于肝右叶的巨块型较为多见。

（3）镜下所见：多为分化型腺癌，癌细胞呈立方形乃至柱状，癌所发源的胆管越大，癌细胞越呈高柱状。癌细胞可呈乳头状生长突入腔内，这在肝细胞癌几乎不出现。癌细胞胞质内可产生黏液，如出现大量黏液及含有黏液的癌细胞，则称为黏液癌，此型癌少见。癌细胞不形成胆汁，癌巢腔内可含有黏液，但从不出现胆汁。胆管癌的间质结缔组织特别丰富，腺癌癌巢在这样的背景中分散或集群出现，而大多数肝细胞癌的间质几乎只是毛细血管，结缔组织纤维极其贫乏。以上各点是本癌和肝细胞癌鉴别要点。

（4）免疫组化：CK7、CK19、EMA、CEA 常阳性，CK20 阴性。

2. 肝胆管囊腺癌

（1）定义：由肝良性胆管囊腺瘤恶变而起。颇为少见，多见于妇女。此型囊腺癌的预后较好于胆管癌。

（2）肉眼所见：多位于肝右叶，大多为多囊性，少数为单囊性。囊腔内容物多为黏液样，但常伴有出血。囊内壁粗糙，常见灰白色实体性肥厚区域，此即癌变区域。肿瘤边界清楚，因此，完整切除可以取得很好的预后。

（3）镜下所见：囊壁癌变区域细胞呈高度异型性，并常形成多数乳头样突起，隆起于腔内，癌细胞常突破基底膜侵入囊壁。恶性变不一定累及所有衬覆的上皮，通常是多灶性的。常见良性被覆上皮细胞介于癌变区域之间，提示这种囊腺癌是来源于良性囊腺瘤的恶变。

四、混合性或来源不明的恶性肿瘤

1. 混合型肝细胞癌 - 胆管癌

（1）定义：一种少见的肿瘤，包含肝细胞癌与胆管细胞癌两种成分，而且交互混杂在一起。该肿瘤必须与同时发生于肝的独立的肝细胞癌和胆管细胞癌区别开。该肿瘤占所有肝癌不足 1%。与肝细胞癌相比，有更高的淋巴结转移率。

（2）肉眼所见：大体形态与肝细胞肝癌相比没有明显差别。在以胆管细胞癌为主要成分的肿瘤中，由于具有纤维间质，肿瘤切面质地硬。

（3）镜下所见：混合型肝细胞癌和胆管细胞癌是指具有肝细胞癌和胆管细胞癌两种成分的肿瘤。肿瘤中同时存在胆汁及黏液。肿瘤中若缺乏两种成分中的一种，都不能归为这种类型。肝细胞成分表达 CK8、18，而导管上皮成分表达 CK7、19。但事实上免疫组化标记物的表达没有截然的分界，实际工作中，通过多克隆 CEA 显示胆小管以及

免疫组化表达 Hep Par1 来确定肝细胞癌成分；通过酶消化后 PAS 显示中性上皮黏液，来确定胆管细胞癌成分。

2. 肝母细胞瘤

（1）定义：瘤组织内只含有胎儿性和 / 或胚胎性肝细胞成分，而不含有间叶性组织成分时，则称为上皮性肝母细胞瘤；如同时含有上皮性和间叶性组织成分时，则称为混合性上皮性和间叶性肝母细胞瘤。本瘤多发生于 3 岁以下婴幼儿，男性 2 倍于女性。临床症状中最常见者为腹部膨胀、体重减轻、食欲减退等。仅偶尔出现黄疸。X 线检查，有时可见肿块内有钙化灶。临床诊断可误诊为原因不明的肝大、肾恶性肿瘤、神经母细胞瘤、白血病等。本瘤的预后一般不良，可形成肺转移，但较幼儿原发性肝癌的预后稍好一些。有些病例于肿块切除后可存活 5～13 年。

（2）肉眼所见：肿瘤结节可为单发性或为多发性。单发性而局限于肝右叶内者占绝大多数，单发性而累及左、右肝叶者占少数，只局限于肝左叶内者更为少数。约 1/6 的病例的肿瘤为多发性，瘤结节可遍布全肝。肝重可较相当年龄的正常肝重增加数倍。混合性肝母细胞瘤的肝切面上，瘤结节通常呈分叶状，淡黄色，可见出血坏死灶。有时可见到钙化灶。瘤结节可具有不完整的包膜。上皮性肿块也多呈结节状。

（3）镜下所见：上皮性肝母细胞瘤往往可具有不完整的假包膜，瘤结节常被纤维组织分割成多个小叶。纤维性间隔内含有血管，还可有少数小胆管。

1）胎儿型上皮性肝母细胞瘤的瘤细胞很像出生前胎儿肝细胞的形态，排列成两个细胞厚的不规则形肝板（肝细胞索），肝索之间可见毛细血管。瘤细胞远小于正常肝细胞，多边形，境界清楚，比较一致。胞质较窄少呈嗜酸性颗粒状，有时呈空泡状。核圆形较一致，有 1 个核仁，可见少数核分裂象。此型瘤组织内常出现髓外造血灶，是此型瘤组织的特点之一。

2）上皮型肝母细胞瘤的另一类型为胚胎型。此型瘤细胞较之胎儿型者远为未分化，像胚胎发育早期的肝细胞。瘤细胞小而浓染，核圆形或卵圆形，核仁明显，核分裂象较多，有排列成梁索倾向。胞质很少，境界大多模糊，分化越低，胞质越少，甚至宛如裸核。胎儿型瘤组织内往往可出现胚胎型瘤组织区域，偶见有上皮性肝母细胞瘤完全由胚胎型肝脏细胞构成的病例。

3）混合性上皮性和间叶性肝母细胞瘤的瘤组织，既含有来自内胚层的上皮细胞性成分，又含有来自中胚层的组织成分。上皮细胞性组织内，常含有上述的胎儿型及胚胎型肝脏细胞，两型细胞往往混杂交错在一起。来自中胚层的组织成分可表现为原始性间叶组织，由未分化短梭形间叶细胞紧密排列而成。核长圆形、浓染，胞质很少。嗜银染色显示仅有稀少的嗜银网纤维。除这些未分化的间叶组织外，尚可见分化好的胶原纤维。在未分化间叶组织区域或结缔组织性间隔近旁，常出现类骨组织区域，并可出现钙化。类骨组织区域的多少，依病例而差别较大，即使在同一例瘤组织的不同区域，也很不相同。混合性肝母细胞瘤细胞可侵入小血管，形成远隔转移（腹部淋巴结、肺、胸膜、脑等），转移瘤组织内只见上皮性成分，而没有间叶性成分。

（4）免疫组化：瘤细胞中 AFP、EMA 阳性，cytokeratin 呈灶性阳性。

五、间 质 肿 瘤

（一）良性

1. 血管平滑肌脂肪瘤　肝血管平滑肌脂肪瘤与肾更为多见的同种肿瘤类似，由扭曲的血管、平滑肌以及脂肪构成。与其他部位一样，有一种主要由上皮样肿瘤细胞组成的亚型（单一形态的上皮样血管肌脂肪瘤或者 PEComa）。免疫组织化学染色肌动蛋白、结蛋白、S-100 蛋白以及最为重要的 HMB-45 总呈阳性。肝血管肌脂肪瘤的生物学行为一般为良性，多数上皮样型也是如此；然而，个别临床呈恶性的病例也有报道。

2. 海绵状血管瘤　肝血管瘤是肝最常见的良性肿瘤，多数血管瘤为腹部检查或尸检时偶然发现，个别情况下，肿瘤可大至临床出现明显肿块。此时可发生诸如自发性破裂出血以及由于血小板被消耗导致血小板减少性紫癜等合并症。切面上，肿块一般仅轻微膨起，但偶尔可以有蒂。切面出现特征性海绵样表现，并呈深红色。显微镜下，多数肝血管瘤为海绵状血管瘤，由高度扩张不相吻合的血管腔构成，血管腔内衬扁平的依托于纤维组织的上皮细胞。常常出现不同时期的血栓机化。持续时间较长的病变可出现广泛玻璃样变或钙化。较大的和 / 或系统性血管瘤需要手术切除；保守治疗或观察用于较小的或无症状性病变。

3. 婴儿型血管瘤　婴儿型血管瘤颇为少见，大多为一种先天性肝血管内皮瘤，发生于初生儿乃至 4 岁半以下的幼儿，女性患此病的较多。出生后 1 周，婴儿肝脏肿大，并同时伴随皮肤血管瘤时，则很可能就是此病。在组织结构上，虽然属于良性肿瘤，但由于在肝内往往压迫、破坏肝组织，通常于数月内导致死亡。少数病例由于在肿瘤组织内有动静脉吻合，形成多数短路，因而可出现类似先天性心脏病的症状。肉眼观，肿大肝脏通常含有多数直径在 0.5～3cm 的暗红色结节。约 1/3 病例可伴发肝外血管瘤结节，如在皮肤、肺、腹膜后淋巴结、脊椎、肾上腺、肾等，组织结构主要是毛细血管内皮瘤，和海绵状血管瘤截然不同。有人报道，用皮质甾酮治疗，可以取得良好效果。

4. 淋巴管瘤　淋巴管瘤是以多发、大小不等的腔隙为特点的良性肿瘤，腔隙小者如毛细血管，大者呈囊性，内含淋巴液，这些腔隙内壁衬单层内皮细胞，偶尔可见乳头状突起或出芽结构。内皮细胞依附在基底膜上，周围支持间质通常很少，腔内可见透明、粉染的淋巴液。

5. 孤立性纤维瘤　孤立性纤维性肿瘤颇少见，可发生在肝包膜下。肿瘤细胞为纤维母细胞。肿瘤可重达 1 000g，切面呈灰白或灰黄色。镜下见，肿瘤由纤维母细胞样细胞、短梭形细胞及胶原构成，部分区域可见瘤细胞排成腺样结构。瘤细胞核缺乏异型性，核分裂象少见。肿瘤手术切除后可治愈。免疫染色示，波形蛋白、CD34 以及 bcl-2 阳性。

6. 肝脏其他良性间叶组织肿瘤 有脂肪瘤、平滑肌瘤、黏液瘤等，但均少见，诊断也较易。

（二）恶性潜能未定的肿瘤

上皮样血管内皮瘤。

1. 定义 肝上皮样血管内皮瘤为恶性潜能未定的肿瘤。主要见于成年人，女性多见。

2. 肉眼所见 肿瘤累及全肝，常为多发。

3. 镜下所见 肿瘤结节边界不清，常累及多个邻近肝腺泡。瘤细胞形态不规则，呈树突状或为圆形、胞质丰富的上皮样细胞，其中可见核异型及核分裂象。此外，还可见含有红细胞的小血管腔。电镜可见有基底膜、饮液小泡和 Weibel-Palade 小体（为有界膜包绕的杆状小体，内含 6～26 根纵行小管）。免疫组化示，第Ⅷ因子相关抗原阳性。

（三）恶性

1. 血管肉瘤

（1）定义：是由肝窦壁细胞异型性增生所形成的原发性肝恶性肿瘤。发生于成年人或儿童，颇为罕见。本瘤的主要症状是肝肿大、腹水、黄疸、肝功能障碍等，和肝癌大致相同，但病程较短，患者多因肝性脑病而死亡。

（2）肉眼所见：肝肿大程度不等，少数病例的肝重可达 6kg。病肝切面通常显示大小不一、界限模糊的出血性结节，有时可见海绵状血管瘤样结构区域，或大小不等的灰白结节弥漫散布全肝。肉瘤组织可侵入门静脉在肝内形成转移，也可在肝外形成远隔转移（肺、淋巴结、脾、脑等）。肝内、外转移结节均为出血性。

（3）镜下所见：肝窦壁细胞间变为肉瘤细胞后，即沿肝窦浸润生长，破坏肝细胞、破坏肝内较大静脉壁向其腔内生长、游离肉瘤细胞可显示吞噬作用、瘤组织内可出现小造血灶及间质结缔组织稀少等，这些是此肉瘤的组织形态特点。梭形的肉瘤细胞紧贴在肝细胞索表面沿肝窦增生，肝细胞变性、消失，肝窦变大。有些肉瘤结节主由梭形肉瘤细胞构成，在其含血腔隙内，可找到吞噬红细胞的瘤细胞，肉瘤结节还可挤压肝组织，使其陷于压迫萎缩而消失。

（4）鉴别诊断：主要须和未分化型肝细胞癌鉴别，但只要多检查一些切片，就可看出后者仍带有肝细胞的某些性状而加以鉴别。此外，第Ⅷ因子相关抗原免疫组化染色此瘤阳性，也可帮助鉴别。

2. 肝未分化（胚胎性）肉瘤

（1）定义：此瘤相当少见，多见于儿童。此瘤预后极差，平均生存时间不足 1 年。

（2）肉眼所见：肿瘤多位于肝右叶，较大，直径为 10～25cm，平均重 1 590g。肿瘤分界清楚，部分有包膜或假包膜，常有出血、坏死及囊性变。

（3）镜下所见：肿瘤组织主由高度分化不良的间叶成分构成，少部分区域有时可见横纹肌肉瘤、恶性纤维组织细胞瘤、纤维肉瘤等的形态。瘤细胞排列稀疏或致密，其间有黏液基质。肿瘤细胞多呈星形或梭形，也可见多核或异形巨细胞。瘤细胞胞质内常有 PAS 染色阳性的嗜酸性小体。核分裂象多见。此外，肿瘤中也可见髓外造血、出血坏死及周边区扩张的胆管。

（4）鉴别诊断：不同于肝母细胞瘤，胚胎性肉瘤细胞核不表达 β-catenin。

3. 肝卡波西肉瘤

（1）定义：为由裂隙样血管、梭形细胞和单核的炎细胞以及含铁血黄素的巨噬细胞构成的肿瘤。12%～25% 的 AIDS 胎儿肝可出现卡波西肉瘤，但影响其发病率和死亡率的因素不详。在病因学上，AIDS 患者与感染 HHV8 有关。

（2）肉眼所见：卡波西肉瘤累及肝门静脉区，但可在短期内潜入肝实质内。大体上呈形态不规则、大小不等红褐色病变，散在分布全肝。

（3）镜下所见：肝卡波西肉瘤与其他部位相似，梭形细胞核长或卵圆形、空泡状、两端钝圆，核仁不明显，胞质内可见嗜酸性 PAS 染色阳性的小球，肿瘤细胞被裂隙状细胞分隔，可见含铁血黄素颗粒聚集。梭形细胞表达内皮细胞标记物（CD31、CD34）。

六、淋 巴 瘤

原发性肝恶性淋巴瘤极少见。肿瘤多发生于中年人，男性多于女性。文献记载的肝原发性恶性淋巴瘤均为非霍奇金淋巴瘤，组织学检查多为弥漫性大 B 细胞型。霍奇金淋巴瘤的后期病例，55%～60% 可累及肝脏，在肝内可出现多数大小不等的结节或梁索状病灶。

七、继发性肿瘤

胃肠道、肺、胰、乳腺、肾上腺、前列腺等器官的腺癌，支气管及食管的鳞状细胞癌，以及恶性黑色素瘤、恶性淋巴瘤（包括霍奇金淋巴瘤）、类癌、神经母细胞瘤、胃肠道平滑肌肉瘤等，都可沿不同途径和不同频度进入肝内形成转移。

（一）转移途径

肝脏介于门静脉系统和体循环系统之间，具有滤过门静脉血液的功能。门静脉引流器官的癌肿细胞，常可经血流迁徙至肝内形成转移。肝组织富有营养成分，使这些外来的癌细胞容易在肝内扎根生长。肝转移癌的 35%～50% 都来自腹部癌。癌细胞除经由门静脉血流外，还可经由肝动脉、淋巴流或直接蔓延而于肝内形成转移。但血行转移远远超出淋巴转移。

1. 经由门静脉的转移 为肝内转移性癌形成的最主要途径，以来源于胃肠道原发癌者最为多见。这些转移癌结节破坏邻接的门静脉分支，还可在其他肝区又形成新的转移癌结节。曾有人指出肠系膜上静脉血液（来自小肠及升结肠）流入肝右叶，肠系膜下静脉血液（来自降结肠及乙状结肠）和脾静脉血液（来自胃及胰）流入肝左叶。这是因为门静脉主干较短（5.5～8cm），上、下肠系膜静脉血液不能充分混合。但两股血流混合迅速，不一定如此分布。泌尿生殖系统的恶性肿瘤，有时也可在肝内形成转移。这大概是经由卵巢静脉和门静脉分支间的先天性瘘管形成，或门静脉、下腔静脉间的短路形成而导致的。例如，肾上腺髓质的神经母细胞瘤，有时能在肝内形成转移。

2. 经由肝动脉的转移 肺癌和肺内转移癌的癌栓可

进入体循环,经肝动脉血流于肝内形成转移。恶性黑色素瘤往往形成肝转移。

3. 经由淋巴道的转移 肝外癌经淋巴流转移至肝内形成转移者很少见。胆囊癌可沿胆囊窝淋巴管,扩展至肝内。有时肝转移癌不形成结节,而沿胆管周围淋巴管蔓延滋长,使胆管分支轮廓特别清楚,并伴发黄疸。胃癌、胆囊癌的转移,有时局限于肝门而导致阻塞性黄疸。

4. 肝外癌直接蔓延于肝内 胃癌和胆囊癌可直接蔓延累及肝脏。

(二)肉眼所见

肝转移癌结节,通常靠近肝表面,结节大小不等,其最大者偶尔可占据一个肝叶。肝脏可因而极度肿大,肝重有达 10kg 的病例。结节中央因坏死,可出现脐样凹陷。除结节型外,肝转移癌偶尔也呈弥漫浸润型。肝转移癌通常不超越肝脏向邻接组织浸润生长。

(三)肝转移癌的诊断

肝转移癌的原发癌所在部位,通常据临床表现大都不难断定,但有极少数病例的肝转移癌已很明显,而其原发癌却很小,且尚无明显的症状。这样的病例容易被误诊为原发性肝癌,需要活检确诊。例如肺癌、肠癌以及回肠类癌等,偶尔可发生这种情况。另外,早期肝转移癌即使开腹探查,有时也不易发现。肝转移癌的预后不良,患者多在数月内死亡。但有些病例,如恶性类癌的肝转移于手术切除后,可存活 2 年以上。对神经母细胞瘤的肝转移施行放射治疗,可取得良好效果。

(孙保存 曹文枫 赵 纲)

第6节 肝癌诊断与鉴别诊断

一、临床症状及表现

本病早期症状不显著,亚临床前期、亚临床期无症状,仅 AFP 升高,或 B 超、CT 有所发现。当出现典型临床症状后,结合 AFP、影像学检查诊断资料,诊断不难。但典型症状出现后,病情多系晚期,导致治疗困难。

(一)临床表现

常见症状有腹痛(41%)、体重减轻(33%)、乏力(31%)、消瘦(15%)、厌食(27%)、腹胀(43%)、发热(38%)、呕吐(8%)。不同地域肝癌症状可有差异,如南非黑种人肝癌主要表现为腹痛。

1. 腹痛 可表现为肝区疼痛,可为持续性隐痛、阵痛、刺痛、钝痛,或在劳累后,或夜间加重。也表现为上腹、中上腹疼痛。一般肝病所表现的肝区疼痛,多可在治疗或休息后缓解,若上述疼痛持续加重,应视为警示,进一步检查以排除肝癌。肝痛因病变部位不同而有差异,右肝病变可表现为右肋季部及右上腹痛,而左肝病变常被误认为"胃痛",若病变在膈顶部,疼痛可放射至肩胛部及腰背部疼痛。疼痛原因为肝肿瘤迅速生长、增大、膨胀,牵扯肝包膜,可有肝包膜下出血、破裂,也可致腹腔出血,致腹腔刺激,可突发腹部剧烈疼痛。

2. 消化道症状 如食欲缺乏、腹胀、恶心、呕吐、腹泻等,这些症状缺乏特征性,但若症状顽固,则应考虑其原因可能与肿瘤的代谢产物或肿瘤压迫胃肠道有关。肝功能因肿瘤生长而失常,也是消化道症状的主要原因。

3. 乏力、消瘦、体重减轻 这是因为肿瘤消耗所致食欲下降,出现恶病质状态。

4. 发热 多表现为午后发热,多在 37.5～38.5℃,偶见 39℃,热型多不规则,抗生素多无效。吲哚美辛可退热,或自然消退。发热原因可能为肿瘤生长迅速,中心坏死,毒素吸收,也可能为肿瘤代谢产物而致发热。临床称此为"肿瘤热"。若肿瘤压迫胆道致胆系感染,发热可达 39～40℃。

5. 腹泻 少见,表现食后即泻,排出不消化的食物残渣,不伴脓血,严重时 10 次 /d,致病情加重,消炎药无效。可能与肿瘤所致门静脉癌栓有关。

6. 其他症状

(1)肝硬化症状:伴发肝癌时,作为"肝背景"症状,肝硬化症状有可复性,伴发肝癌时应区别症状是背景病变肝硬化所致,或是肝癌本身所致。临床可做出判断。

(2)因肝癌转移引起的症状:如脊柱转移,首发症状可能为截瘫,若骨髓受累,可能出现类白血病反应,或肺转移出现呼吸道症状等。

(3)由肝癌并发综合征出现的症状:如低血糖、红细胞增多症等。

7. 发现上腹部包块 多为患者自己无意中触及。剑突下肿块可能来自肝左叶癌肿块,右上腹部肿块可来自肝右叶癌。

8. 黄疸 应属于晚期表现,因为肝癌破坏肝细胞可致黄疸,属于肝细胞性黄疸,也可能由于肝癌压迫胆道,或胆总管内癌栓而致梗阻性黄疸。

9. 出血倾向 鼻黏膜及牙龈出血最常见,肝癌合并门静脉高压者,可有呕血(也可有呕血为首发症状者),伴有黑便。晚期可出现弥散性血管内凝血。

(二)体征

普查发现的早期肝癌,无阳性体征发现,或出现肝癌背景病变——肝硬化的一些体征,如蜘蛛痣、脾大、腹壁静脉曲张等。

1. 肝大、肝肿块、肝缘增厚感 肝大、肝肿块可表现在剑突下、右季肋下,形态不规则,肝不对称性增大,随着呼吸上下移动,但肿块巨大,周围粘连,可欠活动。肝表面不光滑或结节不平,质地较硬,有触痛或叩击痛。弥漫性肝癌也可表现为下缘钝厚感。若肿块位于肝顶部,可致膈肌抬高,检查时发现肝浊音界上升,有时可致膈肌固定,活动受限,甚至可出现胸腔积液。

2. 腹水 肝癌背景病变肝硬化也可有腹水,腹水为草黄色,肝癌的腹水为草黄色或可变为血性。肝癌出现腹水的原因首先为肝硬化。此外,肝癌压迫门静脉、肝静脉或静脉癌栓,或肿瘤造成的腹膜浸润、肿瘤破裂出血,均可导致腹水或血性腹水。

3. 黄疸 肝癌出现黄疸,多数属于晚期表现。肿瘤广泛浸润肝脏所致肝细胞性黄疸多见于弥漫性肝癌及胆管细胞癌。肿瘤侵犯肝内主要胆管，或形成胆总管癌栓，可导致梗阻性黄疸，此种病例可因梗阻性黄疸而行探查术，证实为胆总管癌栓是肝细胞癌瘤栓。肿瘤压迫或转移淋巴结压迫肝外胆道也可造成黄疸。

4. 下肢水肿　除重度腹水、低蛋白血症外，肿瘤腹腔种植影响下肢静脉回流，也是原因之一。

5. 肝硬化　作为肝癌背景病变脾大、蜘蛛痣、腹壁静脉曲张（食管静脉曲张）等，伴发肝癌时表现突出。

6. 出血倾向　由于肝硬化、门静脉高压、脾功能亢进、血小板减少，再加上肝功能损害引起凝血因子缺乏，加重出血倾向。

（张　伟　于　歌）

二、影像学检查

（一）肝脏超声检查

1. 原发性肝癌肿块形态回声类型

（1）巨块型：皂块型边界清楚，形态比较规则。其外周常显示有声晕存在。肿块内部回声以混合型多见；高回声型次之；很少表现为低回声型。如果巨块型肝癌是由数个癌结节融合而成，则其边界不规则，癌肿内部可出现"结中结"声像图。本型容易并发肝破裂出血。如患者有突发性剧烈腹痛伴有腹膜刺激征或休克，应考虑到肝癌自发性破裂可能。声像图表现为邻近癌肿的肝包膜局部有不规则无回声区或低回声区存在，肝包膜的明亮线样回声缺乏应有的连续性。出血急性期，多表现为透声好的包裹性无回声区，且可发现腹腔内游离积血。出血后期，则仅显示局部存在不规则低回声区。

绝大多数巨块型肝癌的非癌肝组织不伴有明显肝硬化声像图表现；即使有，一般也仅表现为轻度肝硬化声像图改变，肝脏常有显著肿大。

（2）结节型：癌肿为多发性。其直径多在2～5cm。癌肿多数表现为结节状不均匀高回声型或不均匀低回声型；少数直径>5cm的癌肿内部有出血、坏死和液化，可表现为混合型。结节型肝癌的癌肿边界不甚清晰，其外周可以出现不典型声晕或有较薄的不完整高回声带包绕。本型非癌肝组织常伴有比较明显的肝硬化声像图表现。肝脏肿大程度不及巨块型肝癌或者肿大不明显。

（3）弥漫型：癌肿数目众多，呈弥漫散布于整个肝脏，可致肝脏肿大。其大小不一，多数直径为1.0cm左右，少数可达5cm。癌肿结节以不均匀低回声多见，少数表现为不均匀高回声型，几乎不出现混合回声。此类癌肿结节较小，所以多无弱回声的声晕或高回声的包膜。因该类癌肿常伴有肝硬化，所以非癌肝组织可有肝硬化的声像图表现，如肝形态失常、部分萎缩、尾叶肿大等。超声还可显示肝硬化结节。小的癌结节回声与肝硬化结节混合存在，仅表现为肝区回声强弱不等。从声像图上很难区别癌结节和硬化结节，所以本型超声诊断颇为困难。但是，仔细地进行超声检查，若能检出比较大的癌结节回声存在时，则有助于对弥漫型肝癌做出诊断。这种比较大的癌结节边界比较规则；外周可能出现不典型声晕或较薄的不完整高回声包膜。

弥漫型肝癌另一种声像图特征是门静脉及肝静脉内更易发生广泛性癌栓和伴有肝脏深部组织回声衰减。

2. 原发性肝癌肿块内部回声类型

（1）高回声型：癌肿回声水平高于周围肝组织。但是，均匀高回声比较少见。多数癌肿表现为不均匀性高回声，且习惯上将高回声为主、混杂少量低回声的癌肿归纳于高回声型。高回声预示肝细胞有脂肪变性、坏死等倾向。但是，这类坏死变性组织尚未发生液化。

（2）低回声型：癌肿回声水平低于周围肝组织，内部回声分布不太均匀。习惯上将低回声为主、混杂少量高回声的癌肿归纳于低回声型。低回声预示癌组织血供丰富、生长旺盛，无肿瘤坏死。

（3）混合回声型：此型多见于体积较大的肝癌。癌肿内同时出现多种类型的回声。

一般有3种情况：①多种回声交织混合成一体；②高回声与低回声在癌肿内分别独立存在；③混合型癌肿内出现形态不规则的无回声区，其内可有点状或团块状回声。混合型者多预示癌肿内存在出血、坏死和液化区。

（4）等回声型：癌肿回声水平接近或等于周围肝组织，但周围常环绕低回声晕，故边缘可以辨认。本型临床比较少见，若无低回声晕，则容易漏诊。

3. 原发性肝癌周围组织的继发征象

（1）癌肿肝内转移征象：

1）卫星癌结节：卫星癌结节又称小瘤或卫星结节。多见于巨块型肝癌，常发生在巨块型肝癌附近的肝组织内。这种结节多呈圆形或卵圆形，且边界清楚，边周有声晕。其直径多为2cm左右，数目不定；内部回声以低回声型多见，少数为高回声型。

2）门静脉癌栓：门静脉癌栓主要有以下两种表现，第一种局限于某一支门静脉管腔内，显示边界清晰的孤立均匀的等回声或低回声团块。多普勒检查显示癌栓周围有血流通过。第二种某一支门静脉管腔被条索状等回声或低回声团所充填，管腔内无回声区。

3）肝静脉癌栓：肝静脉癌栓常发生于晚期肝癌病例，声像图表现为肝静脉内出现均匀中、低回声团块。但是，肝静脉管壁回声多显示正常。

4）下腔静脉癌栓：多数与肝静脉癌栓合并存在。声像图表现为下腔静脉内出现均匀低回声团块，有时随血流运动而有一定活动度。通常下腔静脉管腔回声都显示正常。肝静脉和下腔静脉的癌栓容易脱落，随血流运动到达心、肺和脑血管，导致其急性栓塞，引起患者猝死。少数情况下，癌栓还可出现于肝内胆管和右心房。

（2）癌肿肝内挤压征象：

1）肝包膜局限性膨隆：直径大于5cm的癌肿较易引起局部肝包膜膨隆，声像图上出现所谓"驼峰征"。位于肝包膜下的癌肿即使<3cm，也可出现此征象。癌肿位于肝右缘或脏面，则常向腹腔足侧方向突出生长，巨大肿块可到达右侧腹腔，与脾脏相连。此应注意与肝脏先天畸形即Riedel叶鉴别。Riedel叶指肝右前叶似舌状样向右肾前方伸展。癌肿邻近肝前缘，常使肝缘变钝。

2)肝内血管压迫征：癌肿压迫肝内血管（肝静脉、门静脉和下腔静脉肝内段）使其管腔变窄，失去正常形态。

3)肝内血管绕行征：癌肿对肝内血管的推移造成其自然走向的变更，常常和肝内血管压迫征一并存在。

4)肝内胆管扩张：癌肿压迫某一支肝内胆管，引起远端胆管（受压处以上肝内胆管）扩张；位于肝门部的癌肿则可使肝内胆管普遍扩张。

（3）癌肿肝外挤压征象：

1)癌肿位置紧邻肝脏膈膜面，则常向肝脏膈面方向突出生长，引起右侧横膈抬高或右膈局限性膨隆，声像图表现为右膈失去正常自然弧度。

2)癌肿位于肝右后叶下段可迫使右肾向后下方移位，癌肿位于右前叶可使胆囊受压变形；严重的压迫甚至可引起对肝门结构识别的困难。

4. 原发性肝癌经皮穿刺细胞学及组织检查 凡是超声显示肝内局限性病灶，结合临床其他检查结果仍不能对其做出明确良、恶性鉴别诊断者，原则上都有指征进行细胞学检查或组织学检查。在超声引导下穿刺检查很大程度上减少了盲目性，可提高诊断阳性率。细针穿刺细胞学检查招致内出血的危险性极小；粗针组织学活检术后引起内出血的危险性高于细针活检。对位于肝包膜下的病灶进行穿刺诊断，无论是采用细针或粗针穿刺，引起内出血的危险性一般都比较大，尤其是对声学界面复杂、以低回声为主的病灶作穿刺检查。如采用其他非侵入性诊断手段能确诊肝癌，一般应避免应用本法作为诊断肝癌的手段。

5. 超声检查的临床价值

（1）超声诊断肝癌的准确率：对直径>5cm的肝癌超声诊断准确率超过90%，与CT和血管造影等其他影像诊断的准确率相似；对直径<5cm的肝癌超声诊断准确率也可达80%以上，仅次于血管造影，而优于其他影像学检查技术。文献报道，目前超声诊断所有各种类型的肝脏恶性肿瘤，其诊断阴性预测值和阳性预测值分别达到96%和97%。

（2）超声对肝癌的定位诊断：根据声像图所显示的门静脉、肝静脉和下腔静脉及其他肝脏解剖标志如胆囊、肝圆韧带、静脉韧带等，分析和判断肝肿瘤与上述解剖标志之间的关系，对肝癌进行定位诊断，国内文献报道符合率可达86.9%～92.8%。当癌肿体积较小时，这种定位诊断比较精细且可靠，但仍劣于CT和血管造影。当癌肿体积很大的情况下，肝脏解剖标志移位或不清，此时超声仅能对肿瘤做出粗略定位诊断，指导临床手术范围。

（3）超声对肝癌癌肿数目的评估：超声对肝癌有很高的检出率，但是对确定肝内病灶数目方面的价值不及肝血管造影和CT检查。多见的情况是一方面超声检出了肝癌主瘤，而另一方面又遗漏了对不同回声类型的肝癌子瘤的诊断。因此，强调发现肝癌病灶后仍需对肝脏其他部位作仔细和彻底的检查，尽可能查清癌肿的数目和在肝内的分布情况，以帮助临床选择最佳治疗方案。

（4）血管内癌栓的检测：超声是确定肝癌患者有无血管内癌栓最为简单、易行和可靠的诊断方法，利用实时超声对肝内血管进行追踪扫查，可以对门静脉、肝静脉和下腔静脉内的癌栓做出精确定位诊断。

超声如同其他影像诊断技术一样，对肝癌的诊断主要是推论性的，对诊断和鉴别诊断有困难的病例，则需行超声引导下肝穿刺检查。一般认为，肝癌组织学检查的临床价值高在对肝脏进行连续性扫查，切记尚存在"死角"和易漏区。所谓"死角"，是指声束难以达到的区域，如肝脏右前上段和右后上段的膈顶区，常有肺气干扰，左外叶外侧常有胃部气体干扰，肋骨下的肝表面应利用呼吸运动避免肋骨遮挡。

近年对肝癌的研究出现了一个新的飞跃，无论对其病因、病理、病程、诊断和治疗都有更加深入的认识，甚至观念上的更新。这在很大程度上得益于高分辨力超声显像仪（包括彩色多普勒血流显像）的迅速发展。其中，最引人瞩目的是对亚临床型小肝癌的研究，仅就其诊断而言，与临床型肝癌或直径较大（>3cm）的肝癌有着很大的区别。

（二）肝癌的CT诊断

1. 平扫CT表现 大多数HCC呈低密度改变，其次为呈等密度，呈高密度者少见，这取决于病灶本身的分化和成分，还取决于原来的肝脏基础，如肿瘤细胞分化良好的，其密度和肝实质接近。脂肪肝或肝硬化伴脂肪浸润的病例，由于肝实质密度下降，与病灶间密度差异小，因而病灶可成为等密度甚或高密度，大的病灶密度往往不均匀，其中可发生坏死、出血、钙化或脂肪变性。小瘤灶密度较均匀，体积较大的HCC因常合并瘤内坏死、出血、脂肪变性及纤维组织增生等病理改变而密度不均，在瘤内可见更低密度和/或高密度区。HCC瘤内密度更低区具有多发、多层面及多形态的特征，与肝脏其他肿瘤病变有明显的不同，对于HCC的定性诊断和鉴别诊断有一定的参考价值。

值得注意的是，由于肝细胞癌与周围肝实质密度差别相对较小，CT窗宽、窗位选择不当，甚至可遗漏较大的病灶，宜用窄窗宽观察，以免遗漏病灶。

病灶越小，平扫的检出率越低，直径≤1cm的HCC病灶，以往常规CT平扫发现率<3%～5%。螺旋CT由于容积扫描，并在1次屏气之内完成，不受呼吸运动的影响，无疑优于常规CT。另外，还可进行薄层重建有利于较小病灶的发现，对病灶内部结构的观察更为清晰，小的出血、坏死或脂肪变性等容易判断。因部分容积效应可减至最低，故CT值的测量更为准确。须注意，有些小的病灶尤其是直径≤1cm者，平扫图上不易和血管横面相鉴别，还需增强扫描后进一步明确。

2. 增强CT表现 肝癌的CT检查常规需要平扫及增强扫描。常规CT由于扫描速度的限制，通常只能获取门静脉期和延迟期的图像，要想获得良好的动脉期图像，也只是在单层动态增强扫描得到有限的应用。螺旋CT扫描速度较常规CT快6～10倍，1次屏气就可完成全肝扫描，使获得全肝动脉期图像成为可能，并能完成动脉期、门静脉期、平衡期多期动态增强扫描，可较准确地获得HCC的血流动力学特征。典型HCC以肝动脉供血为主，门静脉血供可部分参与，根据两种血供的多少及构成比例的不同分为4种类型，即动脉供血为主型、门静脉供血为主型、肝动脉和门静脉双重供血型及少血供型。

（1）增强扫描的动脉期：经外周静脉注射造影剂后15～45秒为肝动脉期，此时腹主动脉及其主要分支增强十分明显，门、腔静脉尚未显影或密度明显低于主动脉，但在注射造影剂速度较快时，可见腔静脉显影，此乃自右心室内反流的造影剂，其密度也很高，但不均匀。肝实质基本无强化或仅有轻度强化。该期HCC病灶绝大多数都可见到明显强化表现，与尚未强化或轻微强化的肝实质形成鲜明对照，即使很小的结节灶也很容易检出。

（2）增强扫描的门静脉期：增强扫描的门静脉期肝实质强化明显而肿瘤病灶密度开始下降，因此大多数病灶表现为低密度，易于检出。大的病灶其边界显示较平扫及动脉期更为清楚，有时还可显示完整或不完整的包膜。其CT表现有两种形式：①包膜无明显强化，呈低密度环带；②包膜强化呈高密度环带。包膜的显示对HCC的诊断有很大帮助。大的病灶密度往往不均匀，其内常常出现更低密度的坏死或出血区。另外，门静脉期对肝内肝外血管结构显示较佳，对于血管的受侵和癌栓形成的判断最佳，肿块越大，门静脉受侵和癌栓形成的概率越高。门静脉受侵，主要见于分支血管，但病灶位于肝门附近时也可侵犯门静脉主干。

门静脉系统癌栓形成见于左右分支或主干，与病灶位置有关，少数可延伸至肝外门静脉内或肠系膜上静脉及脾静脉内。其CT表现为：①门静脉血管内充盈缺损，可为结节状、条状、分支状或Y形、新月形；②受累静脉因滋养血管扩张可见管壁强化；③主干及大的分支血管旁形成侧支血管；④胆囊周围侧支血管建立；⑤门静脉血管扩张，癌栓部位分支血管直径大于主干或主干和分支粗细不成比例；⑥门静脉癌栓形成时，可加重原有门静脉高压程度，故常伴有腹水，且难以控制。门静脉癌栓形成时，常造成肝实质强化不均匀，有时可见到楔形低密度区，乃该分支供血区域门静脉灌注量不足造成，需和病灶进行鉴别。有时肝癌病灶隐藏于低密度区内，因密度差异不大，难以发现，而肝动脉期扫描则更为重要，弥漫性肝癌病例几乎均伴有门静脉癌栓，因此肝实质强化程度较低，肝内病灶和肝实质的密度差异不大，肝内病灶显示欠佳，如不仔细观察，甚至会遗漏。

另外，大的HCC病灶伴有肝静脉和下腔静脉受侵及癌栓形成者也不少见，门静脉期扫描可见血管变窄，轮廓不规则，或见局部压迹，血管被肿瘤包绕，血管腔内可见充盈缺损。

对于小肝癌，其门静脉期表现也有多种形式，除大多数病灶呈低密度外，也有呈等密度的。分析其原因有以下几种：①肝癌绝大多数伴有肝硬化。文献报道，肝癌伴肝硬化的发生率为89.7%，肝硬化的产生使肝脏的血流动力学发生改变，门静脉内的部分血流转流到侧支静脉内，使肝内血供减少，而经门静脉到达肝内的造影剂量也相应减少，肝实质的强化受到不同程度的影响，因此病灶和肝实质之间密度差异减少而成为等密度。②有些小肝癌病灶血供非常丰富，有门静脉参与供血，此类病灶在门静脉期扫

描时可成为等密度。③肝脏背景的影响。伴有脂肪肝或肝硬化脂肪浸润的病例，肝实质本身的密度较低，与病灶之间的密度差异减小，因而病灶也可成为等密度。④扫描时间的影响。当扫描层面正好落在肝癌病灶密度下降和肝实质密度上升的交叉期时，相当于肝动脉期和门静脉期之间的过渡期，病灶也可成为等密度，故扫描期的掌握和控制十分重要。正是由于这些因素的影响，部分小肝癌病灶在门静脉期是等密度，或与肝实质密度十分接近，所以我们特别强调肝动脉期扫描的重要性，使小的病灶不致遗漏以及减少定性诊断的难度。

另外，也可有极少病灶在门静脉期扫描时呈高密度。一种为伴有脂肪肝者；另一种为伴有影响循环功能的因素，如心脏疾病所致的淤血性肝硬化、肾功能不全等。前者的诊断有一定困难，不易与血管瘤鉴别，因此须密切结合临床资料；诊断不肯定时，可做同层动态扫描，绘制时间-密度曲线，观察其强化过程，有助于鉴别；另外，MR是有效的辅助诊断手段，对于后者来说，动脉期和门静脉期的扫描时间均应适当推迟，因按正常时间窗的门静脉期在这类病例实际上仍处在肝动脉期，故肝癌病灶可明显强化呈高密度。再者，对鉴别诊断困难的病例，第3期即延迟期的扫描有很大帮助。

（3）增强扫描的平衡期：自螺旋CT应用以来，肝动脉期扫描大大提高了病灶检出率和定性准确率，因此在双期扫描的基础上加做平衡期扫描有一定的价值。对于不典型的肝癌病灶，可进一步观察其强化曲线，有助于定性。另外，有作者报道在平衡期扫描中病灶的边界显示更加清楚，且包膜的显示率提高。甚至有学者认为仅作动脉期和平衡期扫描即可。

尽管双期扫描在小肝癌的诊断中占有绝对优势，但有时仍有一定难度，故近年来有作者采用3期扫描检查肝脏，即在双期的基础上，加做5～10分钟的平衡期扫描。以往的观点认为平衡期的病灶和肝实质的密度一致而不易检出，因此要避免平衡期扫描。而螺旋CT应用以来，因肝动脉期扫描大大提高了病灶检出率和定性准确率，故在完成肝动脉期和门静脉期扫描的基础上加做平衡期扫描仍有一定的意义，主要针对不典型的肝癌病灶，可进一步观察其强化曲线，有助于定性。有作者报道，在平衡期扫描病灶边界更加清楚，且包膜显示率高于其他两期。根据我院数据统计，平衡期扫描的病灶检出率与门静脉期扫描接近，而远远低于动脉期扫描，因此其在病灶检出方面意义不大，但在定性方面有一定价值，特别是在伴有脂肪肝的病例和双期扫描中CT表现不典型的病例。鉴于门静脉期和平衡期扫描对病灶的检出率敏感性差别不大，而后者对不典型病例的定性更有帮助。

3. 特殊类型肝细胞癌的CT表现

（1）微小肝癌与小肝癌：对于直径≤3cm的小肝癌和直径≤1cm的微小肝癌影像特征不甚典型，平扫CT多为等、略低或略高密度，约1/3微小肝癌动态增强扫描动脉期可见强化，门静脉期消退为等密度或略低密度，延迟扫描为低密度，部分微小肝癌平扫略低密度，动脉期为等密度，门

静脉期为等密度,延迟扫描为略低密度。

小肝癌 CT 平扫主要表现为圆形低密度灶,其次为等密度,高密度少见。呈高密度者仅见合并脂肪肝的患者。病灶密度均匀,少数可不均。部分病灶 CT 平扫可见瘤周环形低密度带,为假包膜。小肝癌螺旋 CT 动态增强扫描典型表现为动脉期呈全瘤性均匀或基本均匀显著强化,门静脉期和延迟期为低密度或等密度。部分小肝癌可表现非典型强化特征。动脉期无明显强化的原因可能是:①肿瘤以门静脉供血占主导;②肿瘤细胞为透明细胞变性,细胞内有大量糖原沉积或伴坏死、出血和囊变。研究显示,小肝癌可表现 3 种血供方式:①肝动脉和门静脉双重血供;②肝动脉血供为主,缺乏门静脉血供;③门静脉血供为主,肝动脉血供减少。小肝癌的这种双重血供随着肿瘤体积的增大,肿瘤细胞分化程度降低,肝动脉供血逐渐增多,门静脉血供逐渐减少或缺乏。肿瘤包膜在动脉期无强化,门静脉期和延迟期强化明显。

不典型强化的 SHCC 包括下列情形:①平扫为低密度,动脉期有全瘤强化,门静脉期仍有持续全瘤明显强化,而延迟期病灶密度降至低于肝脏,小肝癌的诊断多可确立;②平扫为低密度,动脉期在低密度背景中,出现散在颗粒状轻微更低密度区,可能为癌内小的缺血坏死灶、纤维化或脂肪变,门静脉期也为低密度,这类小肝癌仍需与炎性假瘤鉴别,临床上遇到这类患者,宜行 MRI 或穿刺活检,方进一步定性,部分 CT 无明显增强的病例,动态 MRI 表现出典型快进快出的强化特征;③平扫为低密度,动脉期略有强化,使病灶反而边界模糊不清,而门静脉期病灶又呈低密度影,可以考虑为 SHCC;④平扫为低密度,动脉期强化(高于肝实质,但低于同层主动脉密度),门静脉期瘤体降至等密度,此时应加扫注射造影剂后 5 分钟的延迟扫描,若瘤体密度低于肝,则多为小肝癌,仍为等密度,则以血管瘤可能性大。

肝癌的术后复发率较高,即使是根治性切除,其复发率也可高达 45.2%～60.0%。肝癌术后复发与肿瘤的大小、组织病理类型及有无包膜等诸多因素有关。另外,部分患者术前肝内病灶远隔部位已经存在微小子灶的播散,但由于病灶太小而不能被常规影像学发现,也是肝癌患者术后易复发的一个重要原因。Maeda 等认为,至少 13% 的 SHCC 在术前可能发现细小卫星病灶存在。对于最大直径 ≤1cm 的微小肝癌,常规螺旋 CT 动脉期检出率为 68.3%,门静脉期为 29.3%,双期检出率为 75.6%。而采用多层螺旋 CT 薄层扫描技术,其动脉期检出率可达 91.85%,门静脉期 85.56%,延迟期为 88.89%,综合 3 期检出率可高达 93.33%。多层螺旋 CT 动脉期微小病灶开始强化,门静脉期为低密度,但靠近膈顶部微小肝癌强化程度较轻,可表现为等密度或轻度强化,而位于肝脏下部如右后叶的微小病灶多处于动脉中晚期,强化程度较高;门静脉期时肝脏膈顶部的微小病灶强化可达高峰,与明显强化的肝实质比较呈等密度,肝脏下部病灶则造影剂已经开始下降,与肝实质比较多呈等或低密度;延迟期微小病灶多数为低密度,少数为等密度,后者主要是位于膈顶部的微小病灶。

(2)纤维板层肝细胞癌(FL-HCC):FL-HCC 在平扫 CT 上多数表现为边界清楚的低密度肿块,少数呈等密度病灶,合并中央瘢痕者在低密度肿块内可见星状或放射状更低密度区,44%～68% 的 FL-HCC 可见钙化,并且多位于中央瘢痕内。CT 动态增强扫描动脉期多数病灶表现不均质显著强化,肿瘤实体无强化者亦可见到强化肿瘤血管,门静脉期和延迟期病变主要呈等或低密度改变,中央瘢痕在动脉期和门静脉期均无强化,仍呈低密度,但境界较平扫更为清楚,延迟扫描部分瘤灶中央瘢痕可强化。与 FNH 的中心瘢痕不同(后者为疏松纤维结缔组织及多条滋养动脉或毛细血管网组成),增强后肿瘤强化特征不具特征性,可以明显强化或无强化。一般认为肝内肿块大、有中心瘢痕及钙化点、患者年轻、无肝炎或肝硬化背景、血清 AFP 水平无明显增高、全身营养状况好,应考虑本病可能。

(3)外生性肝癌:外生性肝癌由于主要向肝外生长,可类似于腹膜后或腹腔肿瘤,常被误诊。CT 有肝内生长的肝细胞癌类似的特点。CT 平扫显示位于肝外巨大低密度肿块,与肝脏相连,或有明显蒂部。病变密度不均匀,也可见不同形态“密度更低区”。双期增强扫描显示肿瘤血供多不丰富,动脉期瘤内常可见增粗、迂曲、条状和斑点状强化血管影及部分不规则强化组织,偶可见到供血肝动脉伸入肿瘤内;门静脉期肿瘤多无明显强化,呈相对低密度,少数肿瘤因有门静脉供血可有强化;外生性肝癌合并肝内转移、门静脉癌栓形成者少见;选择性腹腔动脉造影发现肿瘤血管来自肝内动脉分支或肝总动脉,可获得确诊。

(4)肝细胞胆管细胞混合型肝癌:混合性肝癌占原发性肝癌的 1.4%～1.7%。组织学上有 3 种生长方式:①分离型:肝细胞癌与胆管细胞癌 2 种细胞成分相互分离;②碰撞瘤:2 种癌细胞紧密相邻;③混杂型:2 种癌细胞成分混杂存在,相互移行。混合型肝癌在 CT 平扫上表现为边界清楚的、较均质的低密度肿块。动态增强扫描肝细胞癌成分为主的混合型肝癌在动脉期出现较明显强化,门静脉期和延迟期降为低密度,有包膜者在延迟期可见环形强化;胆管细胞癌成分为主的混合型肝癌动脉期仅周边部分出现轻度强化,门静脉期和延迟期中心部分逐渐出现强化,而周边强化逐渐消退。少数病例瘤灶可一直无强化出现。

(三)肝癌的 MRI 诊断

MRI 具有较高的软组织对比度及多平面成像的能力,并能通过多种成像序列来显示不同的组织学和分子生物学特性,随着高场 MR 快速成像技术的发展和组织特异性对比剂的应用,其在肝癌诊断中的优势越来越明显。综合影像学检查对肝癌检出和定性价值及比较研究的文献报道,MRI 为肝癌最好的术前检查方法。各种检查方法中多排探测器螺旋 CT(multidetector row helical computed tomography,MDCT)对肝癌的检出与 MRI 接近,并能更好地显示肝脏的血管解剖,但受到固有软组织分辨力的限制,MDCT 对病灶的定性能力仍然有限。因此,MRI 对肝癌的检出和定性具有重要的价值。值得一提的是,选择包括动态增强扫描在内的合适的扫描序列,才能充分发挥 MRI 的优势。

在肝脏恶性肿瘤中,原发性肝癌占 85% 以上,主要有肝细胞癌(hepatocellular carcinoma,HCC)、肝内胆管细胞癌和肝细胞胆管细胞混合癌三种类型。纤维板层型肝细胞癌是 HCC 的一种特殊类型。本章主要介绍原发性肝癌的常规 MRI 表现及鉴别诊断,并简单介绍功能性磁共振成像在肝癌诊断中的初步应用。

1. 原发性肝癌的常规 MRI 表现

(1)肝细胞癌:在原发性肝癌中,HCC 最常见,占 90% 以上。HCC 通常发生在肝硬化的基础上。肝硬化发生癌变是一个多阶段过程,首先是在肝硬化基础上形成再生结节(regenerative nodule,RN),RN 再发展为不典型增生结节(dysplastic nodule,DN),最终发展形成早期肝癌。随着低级 DN 向 HCC 的进展,其动脉血供也逐渐增加。

1)DN 癌变的 MRI 表现:近年来,腹部 MRI 技术进展迅速,小肝癌的早期检出成为可能,DN 的演变成为研究热点。研究表明,T_1WI 对判断 DN 是否癌变价值有限,典型的 DN 在 T_1WI 表现为略高信号,而 40%~50% 的小肝癌包括 DN 癌变灶在 T_1WI 也可表现为略高信号。T_2WI 对判断 DN 是否癌变有较高价值,DN 在 T_2WI 上表现为略低信号或等信号,但几乎不表现为高信号(图 7-12),而 HCC 约

有 90% 呈现高信号。最近,有研究者分析结节的信号强度与其血供的关系,结果表明,T_2WI 上信号高者血供丰富,提示二者之间存在关联。因此,如果在低信号的大结节中出现略高信号的小结节即"结节中结节",或原为低信号的 DN 结节,在复查的 T_2WI 上表现为略高信号,高度提示 DN 癌变。如前所述,动脉血供增加是 DN 癌变的一个危险信息,MR 动态增强扫描能较好地反映病灶的动脉血供变化。结节动脉期强化或无明显强化的结节中出现明显强化的小结节,即出现"结节中结节",应高度怀疑癌变的可能(图 7-13)。

2)HCC 的 MRI 表现:基于 HCC 的病理特点,MRI 上 HCC 有相对多变的表现,但大多数在 T_1WI 上为低或稍低信号,T_2WI 上为高或稍高信号,一般认为在 T_2WI 上呈低或等信号的肿瘤分化程度高。3cm 以下的小 HCC 一般信号均匀,而较大病灶则因囊变、坏死、出血或纤维化等而信号不均,病灶越大,信号混杂的概率越高。囊变、坏死区表现为 T_1 更低、T_2 更高信号区,亚急性出血在 T_1 及 T_2 加权像上均表现为絮状或片状高信号区。脂肪变性是肝癌的病理特征之一,在 T_1 及 T_2 加权像上均表现信号增高,抑脂后呈低信号,化学位移成像有助于微量脂质的检出,于梯度

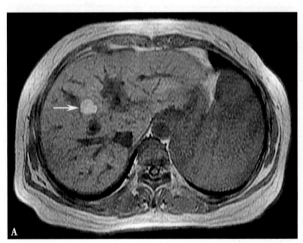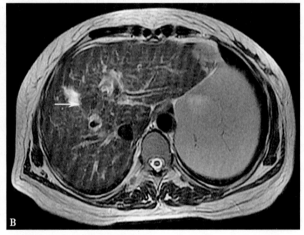

图 7-12 患者女性,46 岁,肝硬化伴肝右叶不典型增生结节

肝脏信号较粗糙,脾明显增大,肝右前叶不规则形结节(↑),边界清楚,T_1WI(A)呈较高信号,T_2WI(B)呈等信号。

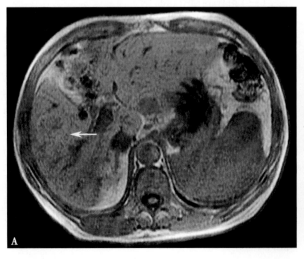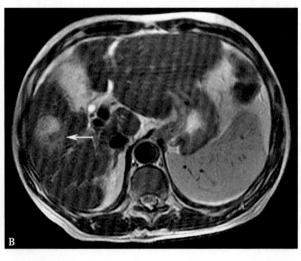

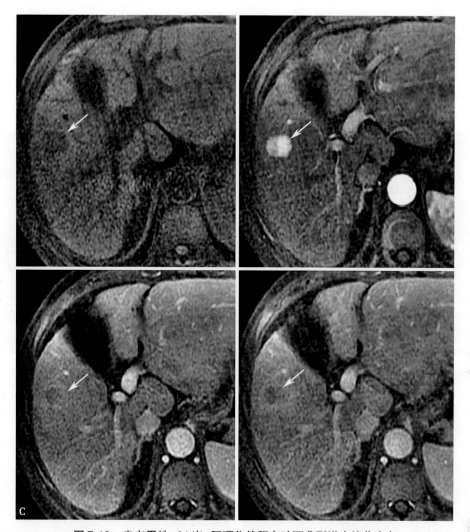

图 7-13 患者男性,61 岁,肝硬化伴肝右叶不典型增生结节癌变

肝脏信号较粗糙,脾增大,肝右叶V段不规则形较大结节(↑),边界较模糊,T_1WI(A)呈
等信号,T_2WI(B)呈稍高信号,其内可见小结节(↑)。图 C 为动态增强,T_1WI 呈较低信
号,增强后大结节与正常肝组织呈等信号,小结节于动脉期强化明显呈不均匀高信号,
门静脉期及平衡期强化程度迅速减低呈低信号。

回波反相位图像上表现为信号减低(图 7-14)。镶嵌征也
为 HCC 的特征性表现,在病理上为瘤内融合的有活性的小
结节被薄的隔膜或坏死区分隔开来,隔膜为薄的纤维组织,
在 T_1WI 上不易显示,在 T_2WI 上表现为低信号的线状结
构,从而使整个病灶呈棋盘格状的高信号。肿块边界常不
清楚,部分病灶有包膜,为正常肝组织受压所致,内层富含
纤维组织,表现为低信号环,外层可因受压的肝窦及小胆
管而在 T_2WI 上呈高信号。

钆类非特异性对比剂动态增强扫描有助于 HCC 的检
出与定性,尤其是肝硬化背景下的小 HCC,可明显提高检
出率。由于肝癌多为肝动脉供血,且大部分为富血供病
灶,特征性的强化方式为对比剂呈"快进快出",强化高峰
出现在肝动脉期,强化程度高于肝实质,但消退迅速,在
门静脉期以后又呈相对肝实质的低或等信号,此时可出现
假包膜强化,假包膜的延迟强化亦为 HCC 的特征性表现
(图 7-15)。小病灶于动脉期常呈明显均匀强化,较大的病

灶多表现为动脉期不均匀强化,或仅表现为边缘强化。部
分肿瘤可在周边或中心见到供血动脉。部分肿瘤可见到
分隔强化,整个病灶呈多房状改变。少部分乏血供 HCC
动脉期不强化或轻度强化,门静脉期和延迟期可轻度强化
(图 7-16)。

大多数 HCC 有肝硬化的背景,MRI 不仅可以显示肝叶
比例失调、肝裂增宽、轮廓不规则,更主要的是直接显示肝
硬化的再生结节。再生结节在 T_1WI 上呈大小相对均匀一
致或稍有差异的等信号结节,部分因脂肪沉积而表现为稍
高信号,在 T_2WI 上呈稍低或低信号,纤维分隔在 T_1WI 上
为稍低信号,在 T_2WI 上为稍高信号。注射 Gd-DTPA 后,
再生结节在动脉期、门静脉期和平衡期均呈等信号,而纤
维分隔可有轻度或中度延迟强化。当肝硬化明显时,除硬
化结节外,内部的血管纹理扭曲紊乱,失去正常由粗到细
的管道结构。门静脉高压表现为门静脉主干或分支的扩
张,脾大,腹水,侧支循环如脐静脉开放、食管 - 胃底静脉

曲张、腹膜后和皮下侧支静脉以及脾肾之间静脉短路等。

　　HCC 易侵犯邻近门静脉分支，这是由于癌肿的血流丰富，门静脉小支作为癌结节的导出血管所致。肝癌侵犯门静脉，易形成动静脉短路（arterial-portal venous shunts，APS）和门静脉瘤栓（tumor thrombus of the portal vein，

TTPV）。APS 表现为动脉期内病灶中心或附近门静脉分支提早显影，相应肝段可出现动脉期一过性强化。TTPV 表现为门静脉主干和/或分支正常的流空信号部分或完全消失，可见沿门静脉主干或分支走行的实性结节或肿块，与肝内癌灶的信号一致，T_1WI 为稍低或低信号，T_2WI 为不均

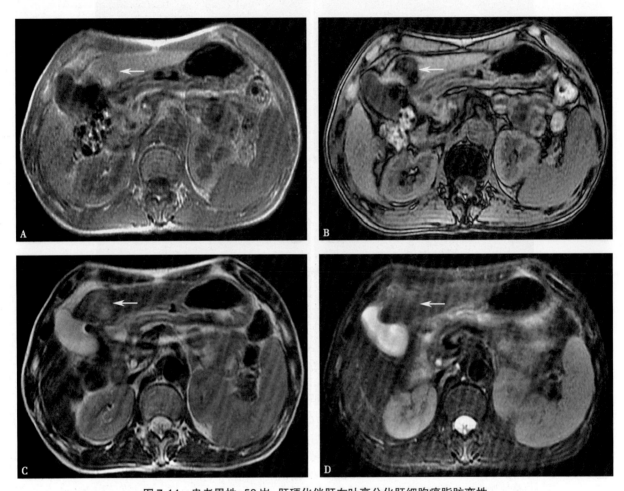

图 7-14　患者男性，58 岁，肝硬化伴肝左叶高分化肝细胞癌脂肪变性

肝脏信号粗糙，肝左叶内类圆形肿物（↑），边界较清楚，T_1WI 同相位（A）呈稍高信号，T_1WI 反相位（B）信号明显减低，T_2WI（C）呈稍高信号，T_2WI 脂肪抑制（D）后信号减低呈等信号。

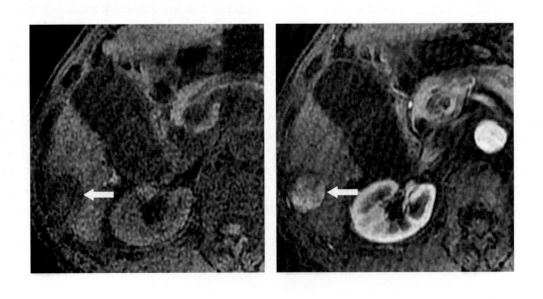

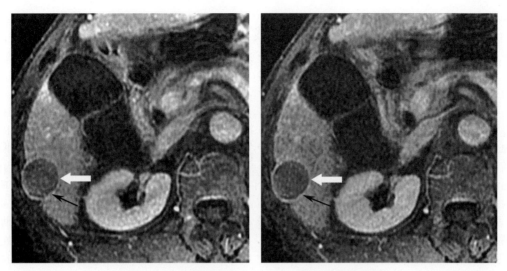

图 7-15　患者男性，71 岁，肝右叶高分化肝细胞癌

动态增强 MRI 见肝右叶 Ⅵ 段内类圆形结节（粗箭头），边界清楚，向外突出，动脉期强化明显，门静脉期及平衡期强化程度减低，强化方式为"快进快出"，门静脉期及平衡期可见假包膜呈线样强化（细箭头）。

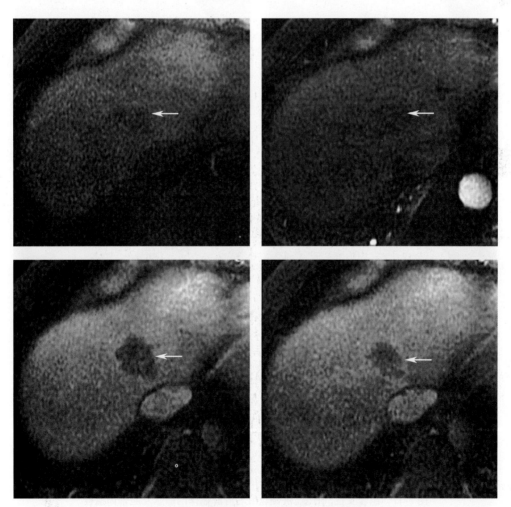

图 7-16　患者男性，50 岁，肝左叶肝细胞癌

动态增强 MRI 见肝左叶 Ⅳ 段内不规则形肿物（↑），边界较模糊，动脉期无明显强化，门静脉期及平衡期肿物内部及边缘略有强化。

匀稍高或中等程度高信号，其所供血的肝段可出现淤血，在 T₂WI 上信号增高；注射 Gd-DTPA 后，瘤栓于动脉期呈轻度或中度不均匀强化，门静脉期强化的程度下降，表现为门静脉主干或分支内低信号的充盈缺损，门静脉管壁可有强化，相应肝段由于门静脉供血减少而动脉供血相对增多于动脉期可出现轻度或中度强化。门静脉主干内瘤栓可引起门静脉侧支循环血管开放，于肝门区可见到增粗、扭曲的侧支血管影，称为海绵样变。此外，大多数情况下可见主癌灶周围或其他肝叶内有大小不等的结节子灶，少数弥漫性肝癌的癌结节因细小而不能显示，可仅表现为增粗的门静脉内瘤栓。肝静脉或下腔静脉亦可受侵，在腔内形成瘤栓，其表现与门静脉瘤栓类似。门腔静脉内瘤栓明显者，常伴有腹腔积液。

HCC 侵犯胆管较少见，多侵犯肝门区域的胆管和肝内胆管，可在胆管腔内形成瘤栓，最常见的原因是 HCC 直接侵犯，也可为门静脉瘤栓向胆管内侵犯。胆管受侵犯的表现形式和 HCC 的大小、与肝门的距离无明显相关性，肝内 HCC 与胆管内瘤栓间多有一定距离。巨块型或多结节型

HCC 可同时侵犯肝内胆管、左右肝管和肝总管，表现为肝内外胆管伸展、移位、狭窄和充盈缺损。胆管内瘤栓与肝内癌灶信号相近，T₁WI 上呈圆形或卵圆形低信号影，T₂WI 可呈高或低信号影，增强后可有强化，其近端胆管可出现不同程度的扩张（图 7-17）。

HCC 可侵犯邻近组织或脏器，主要累及胆囊、前腹壁、胃小弯、右侧肾上腺、肾脏和胰腺等，表现为相应的脂肪界面消失，肿块直接浸润粘连。HCC 较少伴有淋巴结转移，主要通过血行转移。淋巴结转移的常见部位为肝门区、门腔静脉间隙、胰头周围及腹主动脉周围等，有时也可见到心膈角的淋巴结肿大。肺转移为肝外扩散的主要形式。

3）HCC 介入治疗后的 MRI 表现：MRI 有助于 HCC 介入治疗后的疗效评估，除了显示病灶的大小、数目变化外，更重要的是对病灶内部肿瘤存活与坏死情况的显示。研究表明，CT 因碘化油伪影的干扰，对 HCC 经导管肝动脉化疗栓塞术（transcatheter arterial chemoembolization，TACE）后的随访不如 MRI。

对于 TACE、无水酒精注射、冷冻疗法、射频消融治疗

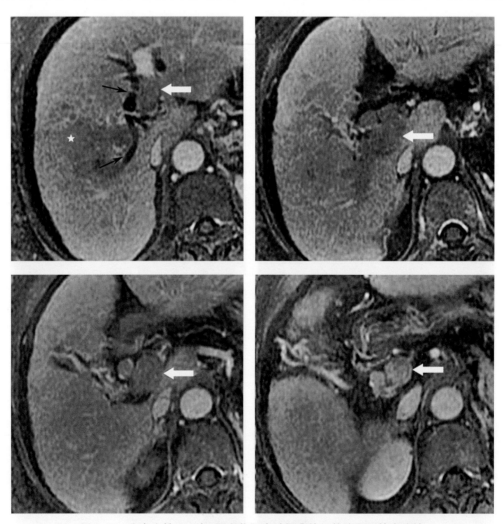

图 7-17　患者女性，66 岁，肝硬化肝右叶肝癌伴门静脉及胆管内瘤栓

动态增强 MRI 门静脉期于肝右前叶见不规则形肿物影（☆），边界模糊，强化程度低于正常肝组织，门静脉主干及左、右分支增粗，内见肿瘤信号充盈缺损（粗箭头），肝总管增粗，内见肿瘤信号，左、右肝内胆管扩张（细箭头）。

及微波治疗等方法治疗后所引起的凝固性坏死,于 T_1WI 呈相对高信号,T_2WI 呈低信号,液化性坏死呈长 T_1、长 T_2 信号。治疗成功、灭活彻底的病灶注射 Gd-DTPA 后,动脉期无强化,门静脉期和平衡期病灶周边呈规则的薄环状轻度或中度强化(图 7-18);而肿瘤局部存活的病灶多表现为坏死腔壁上结节或不规则增厚影,注射 Gd-DTPA 后,动脉期轻度或中度强化,门静脉期强化程度下降,平衡期可轻度强化。

(2)肝内胆管细胞癌:肝内胆管细胞癌(intrahepatic cholangiocarcinoma)是除 HCC 外最常见的肝脏原发恶性

肿瘤。胆管细胞癌的发生和胆道疾病有关,主要是肝内胆管的华支睾吸虫病。国内因 HCC 发病率很高,胆管细胞癌发生率相对明显偏低。外周型胆管细胞癌起源于小叶间胆管,组织学检查多为分化好的硬化性腺癌伴有大量纤维结缔组织,侵犯血管少见。胆管细胞癌极少合并肝硬化,比 HCC 更易发生肝门区及腹腔淋巴结转移,但很少发生肺转移。

肝内胆管细胞癌常发生于左叶,常为单发,由于肝内胆管细胞癌不阻断中心胆管,一般无黄疸,发现时通常较大,多大于 5cm。肿瘤在 T_1WI 多表现为低信号,在 T_2WI

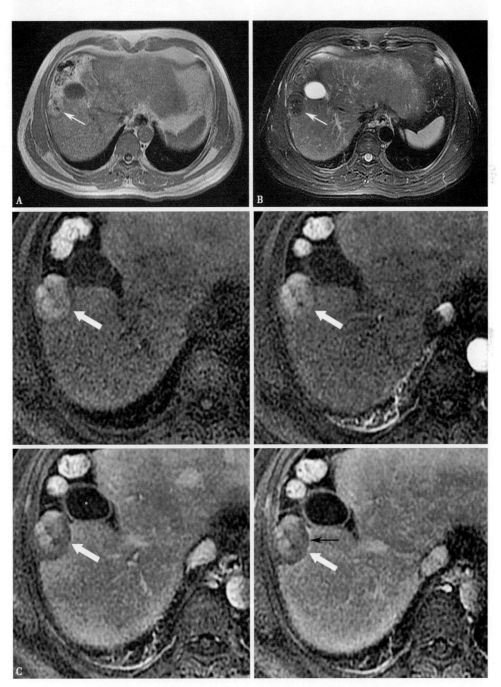

图 7-18 患者女性,53 岁,肝右叶肝癌介入治疗后肿物坏死

肝右叶Ⅴ段肿物(粗箭头),T_1WI(A)呈稍高信号,T_2WI 脂肪抑制(B)呈稍低信号,动态增强 MRI(C)示增强后各期未见明显强化,平衡期可见肿物边缘薄环样强化的假包膜(细箭头)。

上多为略高信号,信号强度根据病灶内纤维化、坏死及黏液成分的不同而异,边界不清,无包膜征。常伴有肝内胆管的扩张,位于病灶内或病灶周围,如有肝门淋巴结肿大或肝门区转移,则左、右叶的肝内胆管均可见到扩张,一般为轻到中度,扩张的胆管在 T_1WI 上多为低信号,在 T_2WI 上为高信号。胆管细胞癌可伴有钙化,其发生率较 HCC 高,但 MRI 对钙化的检出不及 CT 敏感。

动态增强扫描,肝内胆管细胞癌动脉期强化不如 HCC 明显,一般为病灶边缘轻到中度强化,随着时间的延迟逐渐向病灶中心强化,肿瘤的延迟强化与病灶内广泛纤维基质中含大量间质腔隙,使得对比剂弥散较慢有关。约 80% 的病例在延迟强化区内出现长条形或分支状、边缘锐利的长 T_1 信号影,系肿瘤阻塞、包埋胆管或原有胆管疾病所致的胆管扩张,此为肝内胆管细胞癌区别于肝脏其他肿瘤的特殊征象。肝内胆管细胞癌偶尔也可包绕血管,如门静脉、肝静脉或下腔静脉,但癌栓形成少见(图 7-19)。

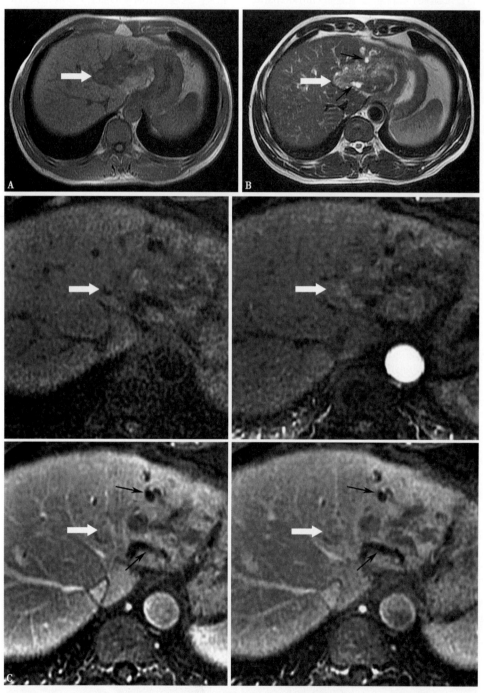

图 7-19　患者男性,51 岁,肝左叶胆管细胞癌

肝左叶外侧段不规则形肿物(粗箭头),T_1WI(A)呈较低信号,T_2WI(B)呈较高信号,动态增强 MRI(C)示动脉期肿物无明显强化,门静脉期及平衡期肿物内部轻度不均匀强化,肿物远端可见多支扩张的肝内胆管(细箭头)。

尽管肝内胆管细胞癌的 MRI 征象较有特征性，但有时和来源于胃肠道的转移性腺癌和硬化型 HCC 表现相近，需进一步鉴别。

（3）混合型肝癌：混合型肝癌（mixed HCC-cholangio-carcinoma）即同时存在 HCC 和胆管细胞癌，是一种少见的肝脏原发恶性肿瘤。

混合型肝癌的 MRI 表现取决于肿瘤中多数癌灶的表现。如肿瘤以 HCC 为主，则主要呈现 HCC 的 MRI 特征；如以胆管细胞癌为主，则主要呈现胆管细胞癌的 MRI 特征。

（4）纤维板层型肝细胞癌：纤维板层型肝细胞癌（fibrolamellar hepatocellular carcinoma，FL-HCC）是 HCC 的一种亚型。病理上以肝细胞癌巢间大量平行排列的板层状纤维组织为特点，中央可有星芒状纤维瘢痕，约 30% 的病例瘢痕中央可见点状钙化。该肿瘤发生率甚低，西方国家中相对较多。其临床、病理及影像学表现与一般的 HCC 有区别。好发于 15～35 岁的年轻人，无明显性别差异，多无肝硬化病史，AFP 阴性。肿瘤生长缓慢，常为单发实性肿块，呈膨胀性生长，体积多较大，边缘清楚，常有完整包膜，可有子灶。多数病灶可完整切除，预后相对较好。

FL-HCC 于 T_1WI 上为低或稍高信号，T_2WI 上为混杂高信号，其中央瘢痕在 T_1WI 和 T_2WI 上均为低信号，钙化则不易显示。动态增强扫描，动脉期病灶呈不均匀中度或明显强化，门静脉期强化程度下降，延迟期可有轻度或中度强化。中央瘢痕多无强化，偶有延迟强化。

2. 鉴别诊断

（1）肝转移瘤（liver metastases）：肝是各种恶性肿瘤转移的第二好发部位，仅次于肺。不同的肿瘤分别经肝动脉或门静脉到肝，前者包括肺、乳腺、肾、鼻咽等的恶性肿瘤和成神经细胞瘤，后者包括胃、肠、胆、胰等的恶性肿瘤，胆管癌、胃癌及胰腺癌也可经淋巴道转移或直接蔓延扩散至肝。

肝转移瘤的 MRI 表现多种多样，原发肿瘤的组织学特性可影响肝转移瘤的信号特点。肝转移瘤通常表现为多发结节或肿块，也可单发，少数情况下也可呈融合的块影或弥漫性浸润，可酷似原发性肝癌而难以鉴别。肝转移瘤于 T_1WI 上为稍低或低信号，T_2WI 上为稍高或中等程度高信号，如病灶内发生坏死、囊变、出血、脂肪浸润、纤维化及钙化，则表现为内部信号不均匀。可出现较具特征性的"靶征"或"牛眼征"，于 T_2WI 上病灶中央为高信号，其周围有宽度不等的低信号晕环，有的病例在低信号晕环的周围还有一圈高信号的晕环。一般认为中央高信号与坏死、液化有关，低信号的内晕环可能与纤维结缔组织形成和凝固性坏死有关，高信号的外晕环与生长活跃的肿瘤细胞和细胞坏死等有关。注射 Gd-DTPA 后，富血供的转移瘤在动脉期呈不均匀轻度至明显的环状或晕带状强化，门静脉期和平衡期该环状强化的程度下降，病灶中央部分可轻度或中度强化；乏血供的转移瘤动脉期无强化，门静脉期和平衡期可出现轻度环状或晕带状强化。肝转移瘤多不侵犯周围血管，少数可侵犯血管形成瘤栓，但一般无门静脉大分支或主干瘤栓，胆管扩张亦少见（图 7-20）。

（2）肝脏其他恶性肿瘤：

1）肝母细胞瘤（hepatoblastoma）：肝母细胞瘤是儿童最常见的原发恶性肿瘤，主要见于 3 岁以下的婴幼儿。多为单发肿块，多灶性或弥漫性少见。肿块一般较大，常有出血坏死区，可有钙化。肿瘤周围组织多正常，无肝硬化。肝母细胞瘤的 MRI 表现与巨块型 HCC 相似，肿瘤内不定型的钙化有一定的鉴别意义，但 MRI 对钙化的显示不及 CT。

2）肝淋巴瘤（liver lymphoma）：肝脏原发性淋巴瘤十分罕见，几乎均为非霍奇金淋巴瘤（non-Hodgkin lymphoma，NHL）。分为单发肿块型、多发结节型和弥漫浸润型，以单发肿块型最常见，而弥漫浸润型甚少见。肝脏继发性淋巴瘤远比原发性淋巴瘤常见，约有 60% 的霍奇金淋巴瘤（HL）和 50% 的 NHL 伴有肝脏累及，以弥漫浸润型和多发结节型多见。

肝脏淋巴瘤的 MRI 表现缺乏特异性，典型者 T_1WI 上为低信号，T_2WI 上为略高信号，内部信号一般均匀，出血坏死少见，增强后多数病灶动脉期呈轻度强化，或表现为边缘强化，延迟后呈低信号。弥漫浸润型淋巴瘤表现为肝脏增大，T_1WI 上肝内弥漫分布的低信号区，边界模糊，T_2WI 上为略高信号，整个肝脏信号不均匀。肝脏淋巴瘤可伴有肝门、腹膜后淋巴结肿大及脾脏受累。

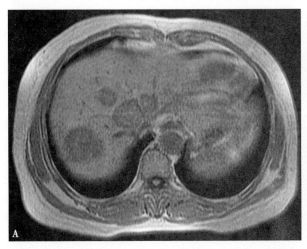

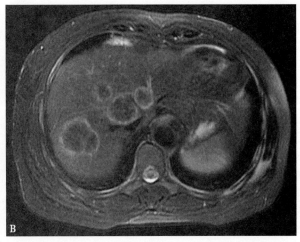

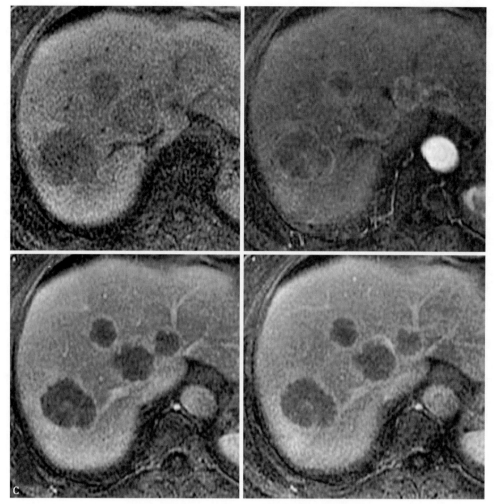

图 7-20   患者女性,59 岁,直肠癌肝多发转移瘤

肝内多发肿物,大小不等,边界较清楚,T₁WI(A)呈较低信号,T₂WI 脂肪抑制(B)呈"靶征",动态增强 MRI(C)示肿物边缘轻度环形强化。

3) 肝脏肉瘤(hepatic sarcoma):肝脏肉瘤是起源于间叶组织的恶性肿瘤,极为少见,主要有血管肉瘤、未分化肉瘤、纤维肉瘤、平滑肌肉瘤、脂肪肉瘤、恶性纤维组织细胞瘤和多种成分的混合肉瘤,以血管肉瘤相对多见。

血管肉瘤(angiosarcoma)好发于 50 岁左右的男性,病灶为单发或多发肿块,内有坏死,也可有血栓形成,瘤内出血的概率甚高。T₁WI 多为低信号,T₂WI 为高信号,若瘤内有出血,其信号强度随出血时间不同而有相应变化。增强扫描强化方式与血管瘤相似,或呈不均匀异常强化。

未分化肉瘤(undifferentiated sarcoma)好发于儿童和青少年,体积较大,多数在 10cm 以上,其内有大的囊变或出血。T₁WI 上呈显著低信号,其内可有出血的高信号,T₂WI 上囊变明显者呈明显高信号,较具特征性。

4) 胆管囊腺瘤和囊腺癌(biliary cystadenoma and cystadenocarcinoma):胆管囊腺瘤和囊腺癌罕见,一般认为是病变发展的不同阶段,囊腺瘤潜在恶变的可能性极大。好发于中年女性,发现时肿瘤多较大。MRI 表现为囊性肿块,囊壁厚薄不一,有壁结节和分隔。T₁WI 上呈均匀的低或高信号,取决于囊液内蛋白的含量,T₂WI 上呈明显高信号,实性部分为软组织信号,增强扫描后壁结节和间隔可有较明显的强化(图 7-21)。

(3) 肝脏良性肿瘤及肿瘤样病变:

1) 肝囊肿(hepatic cyst):肝囊肿是肝脏常见的良性病变,可单发,也可多发,或为多囊肝。呈圆形或椭圆形,边缘光滑、锐利,大小从数毫米到十几厘米。MRI 上一般呈长 T₁、长 T₂ 信号,信号强度均匀,如囊液内蛋白含量高或伴出血,T₁WI 可呈高信号;增强后不强化,有时于门静脉期和平衡期似乎出现薄环状影,为强化的肝实质衬托所致。

2) 肝脓肿(hepatic abscess):肝脓肿分为细菌性、阿米巴性和真菌性,其中以细菌性最为多见。细菌性或阿米巴性肝脓肿可单发或多发,单房或多房,圆形、椭圆形或分叶状。T₁WI 上为低信号,其内信号可不均匀,脓肿壁厚薄不一,信号略高于脓腔而低于肝实质,壁的外侧可见低信号的水肿带;T₂WI 上为高信号,多房性脓肿可见低信号分隔。病灶内有气体,高度提示脓肿的诊断。增强扫描动脉期脓肿壁可有轻度强化,而脓肿周围的肝实质因充血可有明显强化,门静脉期和延迟期病灶边缘仍有持续强化,其内液化坏死区无强化。多房性脓肿其内分隔可有强化,呈蜂窝

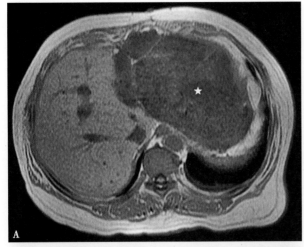

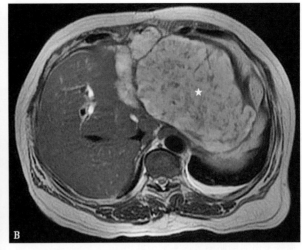

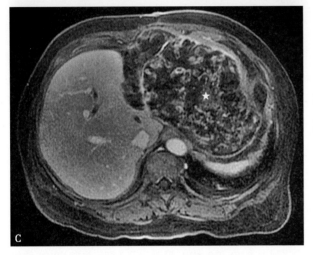

图 7-21　患者女性,63 岁,肝左叶胆管黏液性囊腺癌术后复发

肝左叶术区不规则形肿物(☆),于 T_1WI(A)呈低信号,T_2WI(B)呈高信号,其内可见多发分隔及结节影,脂肪抑制 T_1WI 强化(C)示增强后肿物内的分隔及结节呈较明显强化。

状改变。慢性脓肿内有较多的炎性肉芽组织,也可有强化表现。真菌性肝脓肿通常表现为全肝弥漫分布、大小基本一致的多发性微小脓肿,多同时累及脾和肾。

　　3)肝血管瘤(hepatic hemangioma):血管瘤是肝脏最常见的良性肿瘤。圆形或卵圆形,边缘较清楚。T_1WI 上呈低信号,T_2WI 上呈均匀高信号,并随回波时间延长而信号增高。发生囊变时,T_2WI 上表现为比瘤体更高的信号;纤维瘢痕的信号随纤维组织演变的阶段而异,纤维母细胞阶段在 T_2WI 上呈高信号,胶原纤维阶段在 T_2WI 上呈低信号;出血或血栓在 T_2WI 上呈高信号。Gd-DTPA 增强后的强化方式为:①周边结节状明显强化,逐渐向中心扩展,延迟期为高信号充填,此为血管瘤的典型强化方式,病灶较大者中心纤维瘢痕可始终无强化;②动脉期整个病灶均匀明显强化,门静脉期和延迟期仍为高信号,此种强化方式多见于直径<3cm 的小血管瘤;③动脉期无强化表现,门静脉期或平衡期可见周边强化,5~10 分钟后病灶大部或完全充填,此多见于厚壁型小血管瘤,对比剂不易进入或进入缓慢的情况。

　　4)局灶性结节增生(focal nodular hyperplasia,FNH):FNH 为肝脏少见的良性占位性病变,多见于 20~50 岁女性,多单发,也可多发。FNH 由正常肝细胞、库普弗细胞、血管和胆管组成,但肝小叶的正常排列结构消失,中心可见星状瘢痕,内有厚壁供血动脉,可伴有胆管上皮的增生,一般无包膜。FNH 无恶变倾向,很少并发出血。T_1WI 上为稍低或等信号,T_2WI 上为稍高或等信号,中心瘢痕在 T_1WI 上呈低信号,T_2WI 上呈高信号,中心瘢痕在 T_2WI 上呈高信号为特征性表现,病理基础为慢速血流的血管、炎性细胞浸润及水肿等。Gd-DTPA 增强后,动脉期病灶明显强化,中心瘢痕无强化,门静脉期和平衡期病灶为略高或等信号,中心瘢痕可逐渐强化,与血管丰富及对比剂在间质内积聚有关,中心瘢痕延迟强化亦为 FNH 的特征性表现。

　　5)肝细胞腺瘤(hepatocellular adenoma):肝细胞腺瘤为少见的良性肿瘤,多见于中青年女性,发病与口服避孕药有一定关系,多单发,也可多发,多数有包膜,有出血、破裂和恶变的倾向。T_1WI 上信号相对多变,可为略低到略高信号,高信号的病理基础为出血和不同程度的脂肪变,采用化学位移反相成像可进一步明确是否含有脂肪成分;T_2WI 上常为略高信号,信号往往不均匀。部分病灶可见低信号包膜。Gd-DTPA 增强后,病灶于动脉期明显强化,除出血坏死或脂肪变区域外,强化均匀,门静脉期和平衡期多呈等信号,可出现包膜延迟强化。

　　6)肝炎性假瘤(inflammatory pseudotumor of liver,IPL):IPL 为肝脏少见的良性病变,以肝脏局部组织慢性炎细胞浸润和纤维组织增生为病理特征,病灶内可见凝固性坏死。病理上分为黄色肉芽肿型、浆细胞肉芽肿型和玻璃样变硬化型。可发生于任何年龄,以青壮年居多,男性较多见。可单发或多发,也可由多个病灶融合而成,病灶形态各异,多不规则,直径多小于 3cm。T_1WI 上多为略低或等信号,信号不太均匀,T_2WI 上为略低或等信号,其中可夹杂斑片状高信号,此乃由于凝固性坏死和纤维增生在 T_2WI 上为低或等信号,而炎性细胞浸润多时,因含水量较多可表现为高信号。病灶内可有纤维分隔。动态增强扫描中 IPL 可有多种表现,动脉期一般无强化或轻度强化,门静脉期和平衡期可强化,以周边环形强化多见,纤维间隔可有延迟强化表现。

7) 肝脏其他少见良性肿瘤:肝脏其他良性肿瘤如脂肪瘤、血管平滑肌脂肪瘤等均非常少见。

脂肪瘤(lipoma)非常罕见,表现为圆形或卵圆形、边缘光滑的肿块,内部可有纤维分隔。T_1WI 和 T_2WI 上均为高信号,脂肪抑制后信号明显下降,增强后无明显强化。

血管平滑肌脂肪瘤(angiomyolipoma)含有脂肪成分,脂肪抑制后,其中脂肪信号明显下降,MRI 表现取决于病灶内各种组织成分的比例,一般信号混杂,常有假包膜。增强后血管、平滑肌成分动脉期明显强化,门静脉期和平衡期中度或轻度强化,假包膜可有延迟强化。

3. MR 功能成像在肝癌诊断中的初步应用

(1)扩散加权成像(diffusion-weighted imaging, DWI):DWI 通过检测体内水分子的微观扩散运动状态,反映机体组织结构的生理、病理特点。不同的肝脏病变有不同的组织结构特点,因而 DWI 能从微观水平为病变的鉴别诊断提供信息,并通过表观扩散系数(ADC)值来量化。大量研究表明,DWI 检查可提高肝癌的检出率,并有助于良恶性病变的鉴别(图 7-22)。

(2)MR 灌注加权成像:与 CT 灌注成像相比,MR 灌注成像由于对比剂剂量小、肾毒性小且没有 X 射线辐射,具有较大的发展潜力。近年来,随着 MR 新技术的发展,尤其是以 SENSE(sensitivity encoding)为代表的并行成像

技术及相应多通道线圈的应用,MR 灌注成像的空间分辨率和时间分辨率都得以极大的提高。Yoshika 等比较了使用 SENSE 技术的双动脉期动态 MRI 与常规动态 MRI 对高血供 HCC 的检出能力,SENSE MRI 对于 HCC 及小于 1cm 的 HCC 检出敏感度分别为 91.7% 和 78.6%,而常规 MRI 的敏感度则分别为 76.3% 和 27.3%,结果表明高时间分辨率的 MR 灌注成像能提高 HCC 的检出率,显示出 MR 灌注成像在 HCC 早期发现及随访中广阔的应用前景。也有学者研究了 MR 动态增强模式与组织学上 HCC 微血管生成之间的关系,以 VEGF 表达升高及 MVD 密度增加为表现的微血管生成对 HCC 的动态强化模式产生影响,反映出肿瘤的新生动脉血供。然而,由于 MRI 常用钆类对比剂的浓度与信号强度之间不存在线性关系,使得对比剂定量不及 CT 准确。

(3)组织特异性对比剂的应用:由于常规非特异性细胞外间隙对比剂 Gd-DTPA 在肝脏病变诊断中存在着一定限度,组织特异性对比剂在肝癌诊断与鉴别诊断中的研究成为热点。目前常用的特异性对比剂包括两类,一类是被网状内皮细胞特异性摄取,在体内以肝脏库普弗细胞摄取最多的超顺磁性氧化铁(superparamagnetic iron oxide, SPIO)颗粒对比剂。另一类是被肝细胞特异性摄取,随后通过胆道系统排出体外的肝胆特异性对比剂,以 Mn-DPDP 为代表;另外,还包括通过肾脏和肝胆双重途径排泄的肝胆特异性对比剂,主要以 Gd-BOPTA 和 Gd-EOB-DTPA 为代表。此外,尚有血池性对比剂及单克隆抗体对比剂等处于研究阶段。

1)网状内皮特异性对比剂:SPIO 增强 MRI 的主要成像序列为 T_2WI 和 T_2*WI,肝脏库普弗细胞摄取 SPIO,铁的磁敏感性效应导致肝脏信号降低,而大多数肝脏肿瘤性病变,尤其是转移性病变,由于不含有库普弗细胞或不具有摄取 SPIO 的功能,信号强度没有明显衰减,从而使病变与肝脏的信号对比增加(图 7-23)。SPIO 增强 MRI 有助于鉴别低分化 HCC、RN 及 FNH,然而也有研究显示,HCC 对 SPIO 的摄取程度与其分化程度相关性较低,尤其对于较小

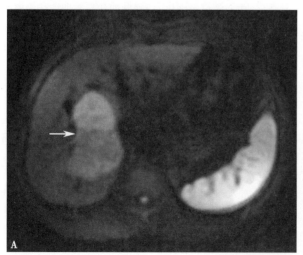
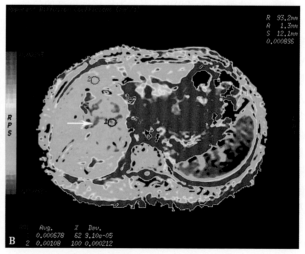

图 7-22 患者男性,54 岁,肝右叶肝细胞癌

肝右叶不规则肿物(↑),于 DWI(A)上呈高信号,ADC 图(B)上呈蓝绿色,ADC 值明显低于正常肝组织。

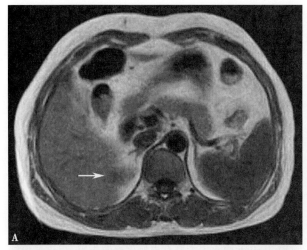
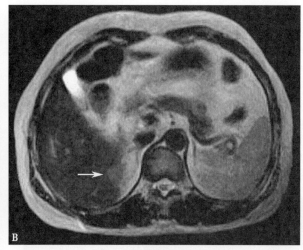

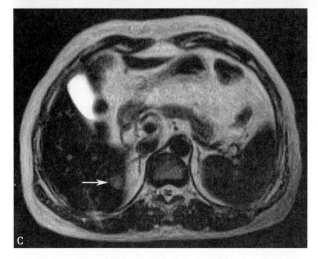

图 7-23 患者女性，63 岁，右上肺癌肝转移

肝右叶 Ⅵ 段结节（↑），T_1WI（A）呈稍低信号，T_2WI（B）呈稍高信号，边界模糊，SPIO 增强 MRI（C）示增强后正常肝组织信号减低，肝右叶结节与肝组织的信号对比增加，边界显示清楚。

的高分化 HCC 诊断能力有限。随着可静脉内团注给药的新型 SPIO 如 Resovist 的临床应用，SPIO 灌注成像成为可能，研究显示，不同类型 HCC 在 Resovist 灌注成像的灌注期表现出不同程度的信号减低。

2）肝胆特异性对比剂：肝胆特异性对比剂被肝细胞特异性摄取后，由于具有增加组织 T_1 弛豫率的作用，在 T_1WI 上肝脏和具有肝细胞功能的病变信号明显增加，而不具有肝细胞功能的病变信号无变化。

Mn-DPDP 增强 MRI 有助于肝细胞性结节的鉴别诊断，并能提高 HCC 的检出率，为 HCC 的分化程度提供信息。RN、FNH 和高分化 HCC 具有部分摄取 Mn-DPDP 的功能，但是由于缺乏完整的胆道排泄结构，对比剂在其内滞留，在延迟期扫描中（如增强后 24 小时），周围肝实质内 Mn-DPDP 已明显排泄，信号下降，肿瘤的高信号与周围组织低信号形成对比，所以延迟期扫描有利于这类病变的检出和定性。分化差的 HCC 在 Mn-DPDP 引入后，由于病灶不具有摄取 Mn-DPDP 的功能，增强后在肝脏强化峰值时间内扫描与周围肝实质形成明显对比，有利于病灶的检出，24 小时延迟像上病灶周缘可见强化，边缘强化可能与恶性肿瘤向周围组织浸润性生长和肿瘤压迫周围肝实质导致对 Mn-DPDP 排泄不畅有关。

由于 Gd-BOPTA 和 Gd-EOB-DTPA 能迅速从血管内分布到血管外间隙，联合了钆类非特异性对比剂反映早期血液灌注信息和肝胆特异性对比剂被肝细胞特异性摄取反映肝细胞功能状态的双重特点，更有利于肝脏病变的检出和定性。

随着 MR 技术的不断进步，动脉期多时相动态增强扫描得以实现，钆类非特异性对比剂的诊断价值明显提高，同时钆类非特异性对比剂具有不良反应小、安全性高和价格便宜等优点，因此在 MR 增强检查中仍然处于主导地位。网状内皮对比剂和肝胆特异性对比剂可以提供更多补充信息，对肝脏局灶性病变的诊断优势在于识别病变的肝细胞性与非肝细胞性。Gd-DTPA 和组织特异性对比剂联合应用，有助于提高 HCC 的检出率。

（4）磁共振波谱分析：磁共振波谱（magnetic resonance spectroscopy，MRS）是无损伤性研究活体器官组织代谢、生化变化及化合物定量分析的唯一方法。肝脏 MRS 的临床研究尚处于初步阶段，主要是 ^{31}P 谱和 ^1H 谱。

肝脏 ^{31}P 谱通常可以检出 6 条不同的共振峰，从左向右依次为磷酸单酯（PME）、无机磷（Pi）、磷酸二酯（PDE）和三磷酸腺苷（γATP、αATP 及 βATP）。现有研究表明，^{31}P MRS 对肝脏良恶性病变的鉴别诊断价值有限，虽然多项研究显示肝脏肿瘤性病变出现 PME/ATP 升高等改变，但并无特异性，无法鉴别良恶性，也无法鉴别不同的肿瘤类型，这

可能与活体 ^{31}P MRS 对肝脏代谢标记物的检测能力有限等因素有关。同时,由于受到空间分辨率的限制, ^{31}P MRS 只能检测出较大的肿瘤,从而限制了其在肝癌检出与诊断中的作用。

最近,Kuo 等用 3T MR 机研究了 ^{1}H MRS 在较大肝脏肿瘤(3cm 以上)鉴别诊断中的作用,发现良恶性肿瘤的 Cho/Lip 有显著性差异,恶性肿瘤 Cho/Lip 升高(图 7-24)。然而,由于 ^{1}H 谱的化学位移范围较窄(8~10ppm),许多化合物的峰相互重叠,有时难以区分,并且谱线信噪比较低,使其代谢产物分析结果的可信度降低。

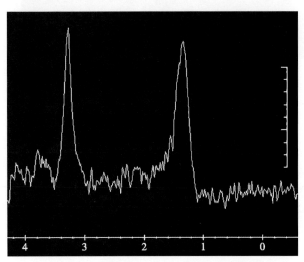

图 7-24   患者男性,65 岁,肝右叶肝细胞癌

MRS 于 3.2ppm 处见明显高大的 Choline 峰,Cho/Lip 升高。

目前 MRS 在肝癌诊断中的作用有限,其诊断价值的提高有赖于 MR 硬件的改善,改进定位序列,以及克服呼吸运动伪影对波谱分析准确性的影响等。

(叶兆祥 李慧锴 武 强)

三、实验室检查

实验室检查主要是对肿瘤标志物的检测,用于定性和鉴别诊断。AFP 仍是当前最常用的检测指标,其他还包括 AFP 异质体、血清酶学[如 α-L- 岩藻糖苷酶(alpha-L-fucosidase,AFU)、AKP、γ- 谷氨酰转肽酶(γ-GT)、α-AT、CEA、铁蛋白]。新近尚出现一些指标包括:血清中自身抗体、磷酸葡萄糖肌醇糖蛋白(glypican-3,GPC3)基因、肝癌特异性 DNA 结合蛋白、肿瘤相关物质群(TSGF)、肿瘤相关抗原(tumor-associated antigen,TAA)。

1. AFP 是一种 α 球蛋白,胚胎期由肝细胞和卵黄囊合成。胚肝合成的 AFP 存在于胎儿血清中,伴随胎儿的发育,当人体发育成熟时,*AFP* 基因基本停止表达,出生后血清中 AFP 几乎消失;当发生肝癌或肝脏受损再生修复时,肝细胞的 *AFP* 基因重新被激活,使原来已丧失合成 AFP 能力的细胞又重新开始合成,致血中 AFP 含量明显升高。AFP 是肝癌发生、发展过程中表达的蛋白质,不仅可作为诊断肝癌的指标,近年来研究还发现其具有复杂的生物学功能,能抑制免疫系统,促进癌细胞生长。胎儿 AFP 结构

和成人血清白蛋白相似,通过诱导淋巴细胞凋亡抑制免疫功能,有效抑制母体对胎儿的排斥。其机制与改变 T 淋巴细胞亚群比例和导致淋巴细胞死亡有关。AFP 诱导淋巴细胞凋亡,导致机体免疫功能下降,也是肝癌逃避免疫监视的机制。正常细胞或肿瘤细胞的凋亡,主要由肿瘤坏死因子(TNF)家族及其受体(TNFR)介导。研究表明,肝癌细胞 TNFR 的表达停止或丢失,肝癌患者 AFP 表达量升高,提示 AFP 可能通过调节 TNER 的表达,导致肝癌逃避机体的免疫监视。研究发现,AFP 能促进肝癌细胞 *p53* 基因的表达,有学者推测 AFP 可能直接改变或通过 p53 影响肝癌细胞的 Fas/FasL 系统的表达,逃避机体的免疫监视。

AFP 能促进肝癌细胞生长。研究显示,AFP 对人肝癌 HepG2 细胞的生长有明显促进作用,对人肝癌 H22 细胞和 Ehrlich 腹水癌细胞有直接促增殖作用,促进肝癌细胞生长。进一步研究还发现,肝癌细胞膜上有 AFP 受体存在。已知人肝癌 Be17402 细胞能分泌 AFP,并能作用于细胞膜上的 AFP 受体,故认为 AFP 可能是重要的内源性促肿瘤细胞增殖的自分泌性蛋白质。但也有研究显示,大剂量(0.1mg/L)AFP 能诱导肝癌细胞凋亡,所以有研究者把 AFP 作为肝癌基因免疫治疗的效应剂,并认为这种胚原蛋白是一种有效的肿瘤抑制抗原,刺激淋巴细胞针对能分泌 AFP 肿瘤产生特异抗体,诱导肿瘤细胞凋亡。现在认为 AFP 对肝癌细胞生长有双相调节效应,低剂量(<0.1mg/L)有促进作用,高剂量(>0.1mg/L)有诱导凋亡作用。但通常情况下体内肿瘤所合成的 AFP 量<0.1mg/L,所以 AFP 在对肝肿瘤主要表现为促进癌细胞生长的作用。AFP 分子量较大(69kDa)、结构复杂,其氨基酸序列上哪部分结构域具有促进癌细胞生长,哪部分结构域可诱导淋巴细胞凋亡尚无报道。由于肝癌细胞在体内所分泌的 AFP 含有异质体,其受体有两种亚型存在,不同结构域或异质体与受体结合后所产生的效应可能不同,从而带来 AFP 作用的多样性。这也给认识 AFP 调节淋巴细胞和肝癌细胞生长的功能带来了复杂性。AFP 对肝癌细胞生长调节的确切机制尚未明了。研究表明,AFP 能加快细胞从 G0 期进入 S 期,促进 DNA 合成。AFP 作用于细胞后,也能促进 *p53*、*c-fos*、*c-jun*、*N-ras* 等原癌基因的表达。上述提示,AFP 可能通过多途径调节肝癌细胞生长。

正常成人血清 AFP 含量<20μg/L,当>400μg/L 时称为 AFP 血症。血清 AFP 是诊断原发性肝癌的首选肿瘤标志物,对原发性肝癌的诊断价值早已得到公认,已广泛用于临床,作为普查、诊断及判断疗效的指标。一般认为>400μg/L 时有较好的诊断价值。但仍有大约 40% 的早期肝癌和 15%~20% 的晚期肝癌患者血清中 AFP 呈阴性或弱阳性。AFP 浓度与肿瘤的大小、生长期或恶性程度无关,但肿瘤中 AFP 的量与肿瘤逆分化增加有关。其在肝癌诊断、判断疗效、预后监测、复发等方面的价值较为肯定,敏感性为 65%~85%。妊娠、活动性肝炎及生殖胚胎性肿瘤、少数胃癌及消化道肝转移的病例 AFP 也可升高,影响 AFP 对原发肝癌诊断的特异性。AFP 对肝癌诊断的准确性也受 ALT 水平、病毒状态和肿瘤大小的干扰。

在肝硬化患者中,动态观察血清 AFP 的变化对诊断更有意义。一项回顾性研究显示,AFP 血清浓度每月上升>7ng/ml,敏感度可达 71.4%,特异度达 100%。

研究显示,AFP 在 HCV 感染的患者应用有限,当>20mcg/L 时,敏感性只有 41%~65%,特异性达 80%~90%,阳性似然比为 3.1~6.8,阴性似然比为 0.4~0.6。

肝癌患者 AFP 的动态变化与病情密切相关。AFP 高,则预示不佳,含量上升提示病情恶化。AFP 的动态变化也是显示治疗效果优劣的一项敏感指标。通常肝癌手术切除后,AFP 值应降至 20μg/L 以下,若下降不多,则提示切除不彻底;若降而反弹,有可能复发。AFP 升高应与以下情况进行鉴别:妊娠妇女,可以有 AFP 增高,但一般不超过 400μg/L,分娩后 1 个月可恢复正常;生殖腺胚胎源性肿瘤,AFP 可增高,通过生殖器与妇科检查不难鉴别;胃癌、胰腺癌,尤其是有肝转移的胃癌,AFP 常增高,个别升高可达 400μg/L 以上,若无肝病背景,结合影像学与胃镜或胃钡餐检查可鉴别,如肝内出现大小相近的多发性占位,则提示为转移性肝癌;慢性活动性肝炎、肝硬化伴炎症,血清 AFP 常增高,但一般在 400μg/L 以下,可进一步观察 AFP 与 sGPT 的动态变化关系,有相关性提示为良性肝病,超声与 CT 检查也可帮助鉴别。AFP 的检测不仅有助于原发性肝癌的诊断,而且可以作为原发性肝癌的疗效考核标准,判断预后。

2. AFP 异质体(AFP variants) 是指氨基酸序列相同,而糖链或蛋白质等电点不同的 AFP,与其组织器官来源有关,不同来源的 AFP 其糖链结构有所不同,凝胶电泳时常有不同的移动区带。研究发现,肝癌细胞合成的 AFP 在一级结构上与良性肝病产生的 AFP 相同,但在翻译后糖基化方面却存在显著差异。AFP 糖链结构的变化是其异质性的原因,不同病变的组织细胞在合成分泌 AFP 的过程中。由于细胞特性以及所处的生理与病理状态不同,各种 N 糖链加工酶的活力也各不相同,导致合成的 AFP 糖链结构具有不均一性,这些不同糖链结构的 AFP 称 AFP 异质体。不同生理病理状况可产生不同的糖链结构,具有肿瘤特异性。根据其与外源性凝集素结合能力的差异分为不同的变异体,其中 AFP 岩藻糖基变异体对 PHC 与良性肝病、胚胎性疾病、转移性肝癌有鉴别价值,但有 20% 的原发性肝癌患者 AFP 岩藻糖基未变异和 20% 良性肝病的 AFP 岩藻糖基变异者。有资料显示,不同肝脏疾病患者血清中 AFP 糖链结构不同。根据与外源性凝集素亲和性的不同,可以对 AFP 的不同来源作为判断,以 LCA 小扁豆凝集素作为外源性凝集素,可以将 AFP 分为 LCA 非结合型(AFP-L1、AFP-L2)和 LCA 结合型(AFP-L3),其中 AFP-L3 为癌产生性 AFP,见于原发性肝细胞癌。研究显示,关于 AFP、AFP-L3 诊断肝细胞癌的灵敏度、特异度,AFP 分别为 85.1% 和 55.4%;AFP-L3 分别为 72.3% 和 97.2%。AFP-L3 与肿瘤大小、数目等无关,而与肿瘤分化程度、是否转移及有无复发等明显相关,有助于肝癌诊断与鉴别诊断、肝外转移或术后复发监测。

3. 血清酶学 应用于肝癌检测的血清酶学方法很多,

但对 PHC 诊断有较高敏感性和特异性的是 α-L-岩藻糖苷酶(alpha-L-fucosidase,AFU),其他的如 γ-谷氨酰转移酶(γ-glutamyl transferase,γ-GGT)、碱性磷酸酶(AKP)、α₁-抗胰蛋白酶(α₁-antitrypsin,α₁-AT 或 AAT)也有一定的价值。

(1)AFU:属溶酶体酸性水解酶类,广泛存在于人体组织,主要功能是参与含岩藻糖基的糖蛋白、糖脂等生物活性大分子的分解代谢,在肝、肾等组织中的活性较高。自 1984 年 Deugnier 等用 AFU 作为一项诊断肝癌的指标,已有许多学者作了进一步研究,日益受到临床重视。AFU 检测不仅敏感度高,而且与 AFP 互补性强。原发性肝癌患者血清 AFU 活性显著高于健康人,且高于转移癌、胆管细胞癌、肝硬化和其他良性占位病变,阳性率达 67%~81.2%,特异性在 90% 左右。AFU 的活性及阳性率与肝癌直径大小无关,与 AFP 水平也不相关。在小肝癌组中,AFU 阳性率为 70.8%,AFP 为 37.5%。肿瘤切除后,血清 AFU 活性下降,肿瘤复发时再度升高。同时测定血清 AFU 和 AFP,诊断原发性肝癌阳性率可高达 90% 以上。

(2)血清 γ-GGT:正常人血清中 γ-GGT 主要来自肝库普弗细胞、门静脉周围血管和胆管内皮细胞,人体各器官中 GGT 含量按下列顺序排列为肾、前列腺、胰、肝、盲肠和脑。在肾脏、胰腺和肝脏中,此酶含量之比约为 100:8:4。肾脏中 GGT 含量最高。但肾脏疾病时,血液中该酶活性增高却不明显。有人认为,肾单位病变时,γ-GGT 经尿排出。胎肝和肝癌组织 γ-GGT 活性有显著升高。其同工酶 GGT-Ⅱ在 AFP 阴性肝癌中的阳性率 86.4%,且与 AFP 浓度无关,可先于超声或 CT 显示异常前出现阳性,具有早期诊断价值。γ-GGT 主要用于诊断肝胆疾病。原发性肝癌、胰腺癌和 Vater 壶腹癌时,血清 γ-GGT 活力显著升高,特别在诊断恶性肿瘤有无肝转移和肝癌术后有无复发时,阳性率可达 90%。但是,GGT 作为肝癌标志物的特异性欠佳。嗜酒或长期接受某些药物如苯巴比妥、苯妥英钠、安替比林等患者血清 GGT 活性常常升高。口服避孕药会使 γ-GGT 值增高 20%。急性肝炎、慢性肝炎活动期、阻塞性黄疸、胆道感染、胆石症、急性胰腺炎时都可以升高。

(3)AKP:在胆管、肝及骨细胞含量特高,测量血液当中的碱性磷酸酶浓度,可以估计该器官组织破坏程度。儿童因处于生长阶段碱性磷酸酶偏高,属正常。其作用是在碱性环境中水解有机磷酸酯类化合物,并促进磷酸钙在骨骼中沉积。正常人血清 AKP 主要来自肝脏,正常情况下经胆道排出。胆道阻塞、胆汁淤积时,该酶从胆道排出受阻,而随胆汁逆流入血,与此同时,肝内 AKP 的合成也增加,故血清 AKP 的活性明显升高。肝炎或肝硬化等肝细胞发生病变时,此酶活性变化不大,据此可以为区别阻塞性和肝细胞性黄疸指标之一。此外,当肝脏中有原发性肝癌或肝内占位性病变(如肝脓肿)时,也可见血清 AKP 增高,尤以转移性肝癌患者增高更显著。肝癌患者血清 AKP 多增高,阳性率为 65%,当 AKP 增高而无黄疸出现,或有梗阻性黄疸而碱性磷酸酶不成比例地增高,提示肝癌的可能。

(4)α₁-AT:α₁-AT 是由肝脏合成的一种糖蛋白,具有蛋白水解酶抑制作用。作为蛋白酶的抑制物，它不仅作用于胰蛋白酶，同时也作用于糜蛋白酶、尿激酶、肾素、胶原酶、弹性蛋白酶、纤溶酶和凝血酶等。α_1-AT 占血清中抑制蛋白酶活力的 90% 左右。人肝癌细胞具有合成与分泌 α_1-AT 的功能，当肿瘤合并细胞坏死和炎症时升高，肝癌患者阳性率占 74.9%，良性肝病为 3%～10.9%，AFP 阴性肝癌阳性率为 22.7%。

（5）异常凝血酶原（abnormal prothrombin, AP）：AP 正常时，肝脏合成凝血酶原为无活性前体，经维生素 K 的 γ-羧化后活化。肝细胞癌变时，微粒体内维生素 K 依赖性羧化体系功能障碍，羧化酶活力下降，导致谷氨酸羧化不全，从而形成异常凝血酶原。1984 年 Liebman 首次在肝癌患者血清中测得。血清 AP 水平与 AFP 水平无明显相关性，肝癌阳性率为 69.4%，AFP 低浓度和 AFP 阴性肝癌的阳性率分别为 68.3% 和 65.5%；小肝癌符合率为 62.2%，多数资料表明异常凝血酶原对原发性肝癌有较高的特异性，各种非癌肝病、继发性肝癌及良性肝肿瘤的假阳性极低，是一种较好的原发性肝癌标志物。

（6）CEA：70% 肝癌病例有升高，但其他恶性肿瘤也明显升高。可用于鉴别结直肠肝癌转移。

（7）血清铁蛋白（SF）：肝癌在生长过程中组织常发生变性坏死，贮存于肝脏中的铁蛋白大量流入血循环中，血中 SF 的浓度取决于肝脏损害形式和程度以及 Fe 离子在肝脏的数量。肝细胞受损时，网状内皮系统内铁负荷过多，肿瘤细胞能利用 Fe 离子合成大量铁蛋白；同时肝癌患者多有肝硬化存在，病变和损伤的肝细胞对铁蛋白的廓清率降低；肝癌本身分泌铁蛋白和异铁蛋白，因此血清铁蛋白的浓度与上述因素有关。SF 诊断原发性肝癌阳性率为 50.8%～88%，若甲胎蛋白与血清铁蛋白联合测定，任何一项阳性作为诊断指标阳性率达 92.1%，尤其在甲胎蛋白低浓度及阴性时血清铁蛋白测定颇有意义，故血清铁蛋白与甲胎蛋白综合应用将进一步提高原发性肝癌的早期诊断率。但在其他疾病如肝硬化、白血病、乳腺癌中也升高，所以其特异性不高。

（8）Tn 蛋白（Thomsen-Friedenreich-related antigen）：属于 Thomsen-Friedenreich 相关抗原 TF/Tn 系统成分之一，其决定簇和黏蛋白糖基化改变与上皮细胞的表型和肿瘤的发生密切相关。Tn 蛋白在正常组织中含量极微，但在许多肿瘤包括胃癌、宫颈癌、胰腺癌和肺癌中阳性表达，是肿瘤发生、发展的重要标志物。研究发现，在 AFP 阳性肝细胞癌组，Tn 蛋白表达强度和阳性率与 AFP 表达模式相反，阳性信号多出现在 AFP 阴性肝细胞癌组癌细胞内，且表达强度高，正常肝组织呈阴性表达。由于 Tn 蛋白阳性表达细胞出现在 AFP 阴性肝细胞癌，而且多呈强阳性，故 Tn 蛋白有望成为 AFP 阴性肝细胞癌诊断的辅助指标之一。

（9）血清唾液酸：研究表明，肝癌患者血清唾液酸常常增高，且与 AFP 结果阳性或阴性关系不大。血清唾液酸对肝癌术后的疗效和预后、监测等方面有重要价值，若血清唾液酸与 AFP 联合检测，可提高肝癌的敏感性。肝癌患者经手术或插管治疗后，可逐渐下降，如回升，在排除炎症等原因后，应考虑肿瘤可能扩散转移。

（10）透明质酸（HA）：在肝硬化及原发性肝癌中的灵敏度分别高达 100%、90.09%，对肝硬化及原发性肝癌的筛查具有重要作用，但特异性不高，仅为 48.3% 及 43.3%。我们分析 HA、AFP 及 CG 联合检测在肝硬化及原发性肝癌诊断中的价值，发现诊断肝硬化灵敏度最高的指标是 HA，与文献报道一致，但特异性及准确性最高的指标分别为 AFP+CG 及 HA+CG。诊断原发性肝癌灵敏度最高的指标也是 HA，可能与我国原发性肝癌患者同时伴有肝硬化有关，特异性及准确性最高者分别为 AFP+CG+HA 及 AFP。在肝硬化和原发性肝癌的筛查过程中，单独检测 HA 虽然具有较高的灵敏度，但单一指标的特异性及准确性不高，也存在一定的假阳性，进行联合检测可以不同程度地提高肝硬化及原发性肝癌诊断的特异性，降低假阳性，更为重要的是联合检测能全面地反映肝细胞病变的程度和代谢水平及肝脏损害程度，为临床全面评价肝硬化和原发性肝癌的病情提供帮助。

（11）肝癌特异性 DNA 结合蛋白：是永存功能基因的产物，能由多种癌基因生成，也能在多种致癌病毒（如 HSV、EB 病毒、腺病毒等）感染宿主之初合成。在癌变细胞克隆、扩增之前已经发生癌基因突变，因此，检测 DNA 结合蛋白可较早地发现细胞癌变。近年来研究显示，肝癌患者的符合率为 96%，非肝癌患者的符合率为 88.5%。上述提示，如以肝癌特异 DNA 结合蛋白作为肝癌的血清标志物，能够提高 AFP 阴性肝癌患者的检出率，以弥补 AFP 标志的不足，从而提高癌症患者的检出率和早期诊断率。

（12）肿瘤特异性生长因子（TSGF）：是恶性肿瘤细胞及周边毛细血管大量扩增的物质基础，具有恶性肿瘤特异性。TSGF 是肿瘤细胞生长时产生的数种特殊物质，为许多肿瘤细胞所共有，具有瘤谱与瘤种的双重广谱性，与各种恶性肿瘤生长密切相关，有一定的早期预测价值，对恶性肿瘤的筛查有较高的价值。

（13）肿瘤相关抗原（tumor-associated antigen, TAA）：近年来研究发现，肿瘤患者血清中存在有各种类型抗细胞自身抗原的抗体，这些与肿瘤发生有关的抗原被称为 TAA。美国学者 Tan 及其同事对肝癌患者血清中的抗肿瘤相关抗原抗体检测发现，大约 30% 的肝癌患者血清中存在该类型抗体，更有意义的发现是在一些从慢性肝炎、肝硬化而逐渐发展为肝癌的患者血清中，抗肿瘤相关抗原的抗体往往在肝癌临床症状之前出现，提示这些新出现的抗肿瘤相关抗原抗体反应与肝细胞癌变密切相关。

AFP 是原发性肝癌较敏感而相对特异的肿瘤标志物（TM），但仍有近 30% 患者漏检，仅以单个 TM 来分析远远不够。大多数肿瘤常出现多个 TM，同一种瘤种不同细胞类型甚至在不同时期亦有不同 TM 表达。联合检测上述各种肿瘤标志物，可提高诊断敏感性和特异性。研究显示，联合检测 AFP、CA125、CA199 和 FER，原发性肝癌的阳性率从 AFP 单项检查的 72.2% 提高到 93.7%。因此，进行多种 TM 联合检测，可以降低漏诊率、误诊率。

（任　丽　崔　林）

四、鉴别诊断

(一)肝其他恶性肿瘤

1. 肝母细胞瘤(hepatoblastoma) 肝母细胞瘤是源于上皮组织的一种恶性肿瘤。婴幼儿好发,85%~90%发生在3岁以内,该病居儿童期肝脏恶性肿瘤首位。临床主要表现为腹部肿块、腹胀和贫血。儿童肝母细胞瘤临床表现不尽相同,包括恶心、呕吐、食欲缺乏、腹痛、腹泻、发热、黄疸等。因肿瘤造成门静脉高压并发消化道出血很少见。90%~100%肝母细胞瘤患者血清甲胎蛋白增高。肝母细胞瘤多为单发肿块,多灶性或弥漫性少见,肿块可有或无包膜,质地可柔软或坚韧。肿块一般较大,肿块内可伴随出血或坏死液化。肿瘤周围组织多正常,无肝硬化表现。肝母细胞瘤可发生钙化。

CT及MRI表现: 肝母细胞瘤的CT、MRI表现与肝癌相似。CT平扫显示肝实质内的较大低密度肿块,多为单发,肝右叶较左叶多见,早期肿物呈圆形,与肝实质间界限比较清晰。晚期肿瘤呈分叶状浸润生长,与周围肝实质界限不清。肿物密度或信号混杂不均匀。肿瘤内可见钙化斑块,其发生率在40%左右,钙化斑大小不一,形状不规则。肿瘤内可伴小范围的出血和液化坏死。较大肿物可以突向腹腔、挤压肠管使其明显移位,也可突向腹膜后间隙、压迫右侧肾脏向下移位。MRI冠、矢状位扫描对鉴别肿瘤起源非常有价值。肝母细胞瘤在MRI T_1 加权像上表现为低信号或等信号,在 T_2 加权像表现为高信号,若肿瘤内有坏死、出血、钙化,其信号强度不均匀,MRI信号表现根据坏死、出血、钙化而有相应变化。

CT、MRI增强检查显示肿瘤呈不均匀强化,呈粗乱的网状结构,增强后平均密度或信号低于正常肝实质,偶见肿瘤内较大的滋养血管影像。部分肝母细胞瘤可见肿瘤边缘与肝实质间假包膜,肝内门静脉可以受挤压移位,也可以被肿瘤完全侵蚀破坏而不显影,下腔静脉受肿瘤挤压可变窄或闭塞。晚期在原发肿瘤周围可见卫星病灶。本病与血管内皮细胞肉瘤常常难以鉴别(图7-25)。

2. 肝淋巴瘤(lymphoma) 肝脏原发性淋巴瘤十分罕见,病理上几乎均为非霍奇金淋巴瘤。患者可有右上腹疼痛、乏力、发热、盗汗等症状。肝脏原发性淋巴瘤诊断标准不统一,新近文献报道标准为:①临床症状主要由肝浸润引起;②无其他组织、器官侵犯及远处淋巴结肿大;③无外周血内白细胞浸润。病理上分为单发肿块型、多发结节型和弥漫浸润型,以单发肿块型最常见,而弥漫浸润型甚少见。肝脏继发性淋巴瘤远比肝原发性淋巴瘤常见,尸检发现有超过半数的淋巴瘤患者有肝脏受累,表现为多发结节型或弥漫浸润型肝受累,但影像学表现与肝脏原发性淋巴瘤相似。

CT及MRI表现: 肝脏淋巴瘤结节型表现为肝内单发或多发的结节,在CT平扫上为单发或多发密度不均匀肿块影。在MRI T_1 加权像上表现为低信号,在 T_2 加权像上表现为略高信号。若肿瘤内有出血,T_1 加权像可为高信号。在CT、MRI动态增强扫描早期,病变强化多不明显,或表现为病变周边强化,实质期病灶为低密度或信号,边界较清楚。肝脏多发结节型淋巴瘤的影像学表现与多发性肝肿瘤鉴别困难,必须结合临床以及CT、MRI检查中有无其他脏器受累,如脾脏是否累及和腹膜后有无淋巴结肿大。肝脏淋巴瘤弥漫浸润型表现为肝脏增大,肝内弥漫性低密度影,边界模糊,在MRI T_1 加权像上表现为弥漫的低信号,在 T_2 加权像上表现为略高信号,整个肝脏信号不均匀。肝脏淋巴瘤影像学表现无特异性,确诊需活检(图7-26,图7-27)。

3. 肝脏肉瘤(hepatic sarcoma) 肝脏肉瘤是起源于肝脏间叶组织的恶性肿瘤,极为少见,主要有血管肉瘤、纤维肉瘤、平滑肌肉瘤、脂肪肉瘤和多种成分的混合肉瘤。其中,以血管肉瘤相对多见。

(1)血管肉瘤(angiosarcoma):好发于50岁左右的男性,原因不明,部分患者与接触二氧化钍、氯乙烯、无机砷或应用固醇类激素有关。临床表现与原发性肝癌相似,但AFP常阴性。血管肉瘤不同于婴儿型血管内皮细胞肉瘤。CT平扫表现为均匀或不均匀低密度肿块,多发或单发,当

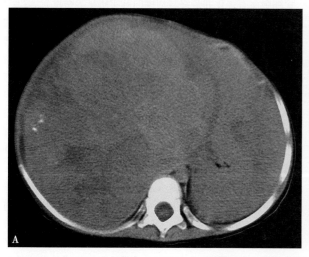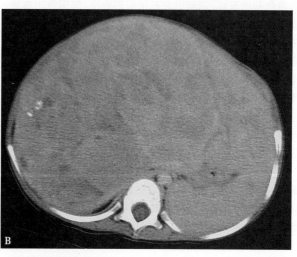

图7-25　患者女性,2岁,肝母细胞瘤

A. 上腹部CT平扫见肝脏内巨大不规则形肿物,分叶状,边界模糊,其内密度不均匀,可见片状不规则形低密度灶,并可见斑点状钙化灶;B. 增强CT扫描示肿物不均匀轻度强化,呈粗网格状。

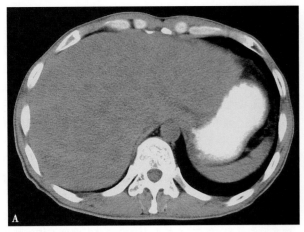
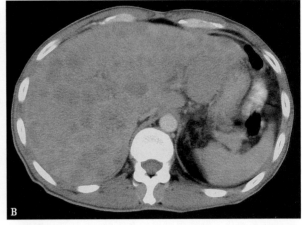

图 7-26　肝淋巴瘤

A. 上腹部 CT 平扫见肝脏内弥漫多发低衰灶,大小不等,边界不清;B. 增强 CT 扫描示肝内多发肿物,无明显强化,边界较平扫清楚。

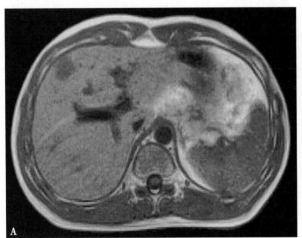
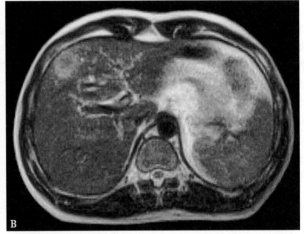

图 7-27　肝单发淋巴瘤

A. T_1 加权像,显示肝方叶单发低信号肿物;B. T_2 加权像,显示该肿物呈较高信号,内部信号不均匀,肿物中心呈稍低信号。

瘤内伴有出血时,新鲜出血表现为高密度,陈旧性出血表现为低密度。肿瘤边界清楚,边缘偶有弧形钙化灶。血管肉瘤在 MRI T1 加权像上多表现为低信号,在 T2 加权像上表现为高信号,若肿瘤内有出血,其信号强度随出血时间不同而有相应变化。增强扫描时肝血管肉瘤的表现与血管瘤相似,有时两者在影像学上难以鉴别,需结合临床表现,但血管肉瘤出血常见,另外易侵犯肝静脉而出现其他脏器转移。血管造影时,血管肉瘤表现为动脉期晚期的周边染色,中心部呈低密度区。

(2) 肝上皮样血管内皮细胞瘤(epithelioid hemangioen-dothelioma):好发于女性,肿瘤由不同比例的两种细胞成分构成,即树枝状分支的梭形细胞和上皮样圆形细胞沿血窦和小叶内静脉浸润肝实质,肿瘤细胞的组织学特点是呈上皮样,因而得名。浸润的肿瘤组织伴大量纤维基质,有血管形成,可发生钙化。CT 扫描显示肿瘤从多个结节到相互融合形成一个大的周边型肿块等类型。平扫时病灶由于富含黏液而呈低密度,增强扫描时由于肿瘤内存在新生的血

管细胞而有强化并最终与周围的肝实质呈等密度。

(3) 卡波西肉瘤(Kaposi sarcoma):肝原发性卡波西肉瘤极为罕见,继发性卡波西肉瘤多为免疫缺陷性疾病(如 AIDS 患者)所致多器官病变的一部分。在 AIDS 死亡患者中,卡波西肉瘤占 14%~37%。患者多表现为 AIDS 症状,局部体征不明显,可有腹痛和肝大。病理上卡波西肉瘤表现为门静脉周围的结缔组织内多发的、边缘不规则、大小不等的棕红色海绵状结节。CT 平扫呈低密度,在动态增强 CT 上,肿瘤内的血管腔隙缓慢充填造影剂,因而在延迟期显示为持续强化。

(4) 血管外皮细胞肉瘤:肝血管外皮细胞肉瘤发生于紧贴毛细血管的外皮细胞,生长缓慢,病灶多为单发,偶有多发。CT 平扫呈低密度,边界清楚,多为圆形或椭圆形,外突时轮廓明显。增强扫描具有早期边缘强化的特点,但密度低于血管瘤的强化密度,且无明显斑块样或结节样边缘强化,而是呈较均匀的中等度边缘性强化,向病灶中心推进强化的速度比血管瘤快,但密度始终显示不均匀,且表现分

散。较大病灶中心坏死时可呈低密度改变，似肝癌的表现。延迟增强扫描时不出现均匀一致的等密度，可与肝海绵状血管瘤相鉴别。肿块多数有明显的包膜，且有明显强化。

（5）未分化肉瘤（undifferentiated sarcoma）：未分化肉瘤好发于儿童及青少年，男女没有明显差别。大体标本上，未分化肉瘤表现为巨大的肿块，直径为7～20cm。其内有大的囊变和出血。CT平扫显示肿瘤呈低密度，中间有厚薄不等的高密度分隔。周围有致密的假性纤维包膜。在MRI上T_1加权像呈显著低信号，其内可有出血的高信号；T_2加权像上囊变明显的肿瘤呈明显高信号。

其他罕、少见的肝脏肉瘤包括肝平滑肌肉瘤（leiomyosarcoma）、肝恶性纤维组织细胞瘤（malignant fibrous histiocytoma）、肝纤维肉瘤（fibrosarcoma）等，其影像学检查均无特异性表现，术前诊断困难。

（陈 平 刘佩芳 叶兆祥）

（二）肝脏良性肿瘤及肿瘤样病变

1. 肝囊肿（hepatic cyst） 肝囊肿是肝内较为常见的

良性占位性病变之一。单纯囊肿可以是先天性，也可是获得性。肝囊肿可单发、多发或为多囊肝。肝囊肿一般无临床症状，常常是被影像学检查偶然发现，如囊肿较大，可压迫肝脏或邻近脏器而产生相应症状。

CT及MRI表现：CT平扫肝囊肿呈单发或多发、圆形或椭圆形的均匀低密度影，边缘光滑、锐利，其CT值范围为0～15HU。对于较小的囊肿，由于部分容积效应的影响，CT值常偏高。如囊肿合并出血或感染时，CT值常常增高。在MRI平扫上，肝囊肿通常具有很长的T_1和T_2弛豫时间，故T_1加权像表现为低信号，T_2加权像表现为高信号，内部信号强度均匀，病变边缘光滑、锐利。有时单纯囊肿在T_1加权像上也可表现为较高信号，其原因除部分容积效应外，主要为囊内液体蛋白含量高。肝囊肿出血时，在T_1及T_2加权像上可均呈高信号。囊肿继发感染时，其MRI所见与肝脓肿相似。增强CT、MRI扫描肝囊肿不强化，其边界在周围正常肝实质的衬托下更清楚。MRI对肝囊肿的诊断准确率很高，优于US和CT，特别是小囊肿，CT由于

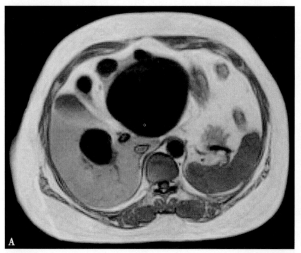
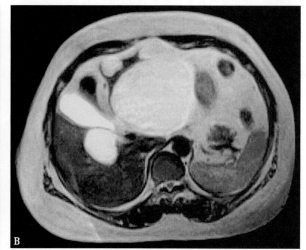

图 7-28 肝脏多发囊肿

A. 横断面T_1加权像，显示肝左、右叶内多发低信号肿物，边界清楚，信号均匀；B. 横断面T_2加权像，肿物呈均匀高信号。

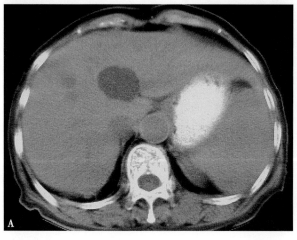
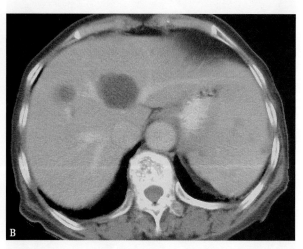

图 7-29 肝脏囊肿

A. 上腹部CT平扫见肝脏内多发低密度灶，边界清楚，密度均匀，CT值为10HU；B. 增强CT扫描示肝内低衰灶无明显强化，脾脏内亦可见多发小低衰灶。

部分容积效应而不易区分囊性与实性(图7-28,图7-29)。

2. 肝脓肿(hepatic abscess) 肝脓肿分为细菌性、阿米巴性和真菌性,其中以细菌性最为多见。

CT及MRI表现: 未经治疗的细菌性或阿米巴性肝脓肿可单发或多发,也可单房或多房,圆形或卵圆形,CT和MRI检查可见脓肿壁较厚伴周围水肿带,有时脓腔内可见气体。在MRI上,T_1加权像上脓肿表现为不均匀性低信号,周围常有一信号强度介于脓腔和正常肝实质之间的晕环;T_2加权像表现为高信号,多房时可见低信号的间隔。在CT、MRI增强扫描动脉期,脓肿壁可有轻度强化,而脓肿周围的肝实质因充血可明显强化。门静脉期和延迟期病变可表现为环状强化,其内液化坏死区无强化。多房性脓肿其内分隔可有强化,呈蜂窝状改变。慢性脓肿内有较多的炎性肉芽组织,也可有强化表现。真菌性肝脓肿常常弥散分布于肝脏,通常为大小一致的多发性微小脓肿,脾、肾往往同时受累,结合病史可对本病作出诊断(图7-30,图7-31)。

3. 肝血管瘤(hemangioma) 血管瘤是最常见的肝脏良性肿瘤,在正常成人中发生率为0.7%~7%,尤多见于成年女性,进一步尸检证实其发生率超过20%。临床上患者多无自觉症状,只是偶然被影像学检查发现。如瘤体直径>4cm者可产生轻度疼痛,伴肝大,甚至触及肿块。肝血管瘤80%为单发,大小不等。

CT及MRI表现: 肝血管瘤CT平扫表现为界限清楚

的低密度肿块。血管瘤中的血管成分与正常血管密度相同,较大的血管瘤中常出现血栓、纤维化或囊变等而呈低密度表现。钙化很少见,且多发生在较大的血管瘤。当肝脏发生脂肪浸润时,肝实质密度减低,而血管瘤呈相对高密度肿块。血管瘤的增强扫描有特征性表现,通常从病灶边缘开始呈单发或多发结节状或球状高密度增强影,并随时间的延迟,逐渐向肿块的中心增强,呈典型的"早进晚出"表现,而病灶内的纤维化成分不增强而仍呈低密度。

在MRI平扫T_1加权像上肝血管瘤表现为低信号,在T_2加权像呈均匀的高信号,并随回波时间延长而信号强度增高,病变边界清楚。如肿瘤内有囊变时,则表现为在T_1加权像上呈低信号的肿瘤内有更低的信号,在T_2加权像表现为比肿瘤部分更高的信号。如其内有纤维瘢痕,则在T_1及T_2加权像上均表现为低信号。肝血管瘤在MRI动态增强扫描上的表现与CT增强后所见相似,早期显示病灶周边强化,随着造影剂向内渗透,低信号区的范围缩小以致消失,延迟扫描病灶可呈均匀的相对高信号(图7-32)。

血管瘤完全增强所需时间的长短依赖于肿瘤的大小。一般来说,较小的血管瘤病灶完全增强所需时间不超过3分钟,而较大的病灶可能需20分钟甚至更长时间。肝脏血管瘤与富血运的肝脏其他肿瘤的鉴别点在于,富血运的肝脏肿瘤在增强早期虽然也呈明显强化,但肿块密度在肝静脉期后会出现迅速的降低。少数肝血管瘤CT表现缺乏特

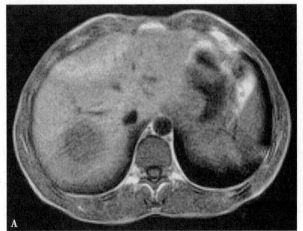

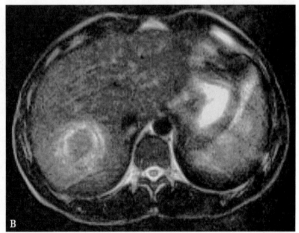

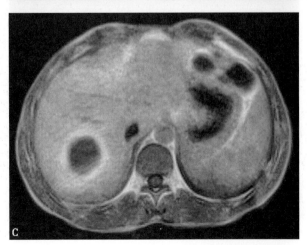

图7-30 肝右叶脓肿
A.横断面T_1加权像,显示肝右叶内低信号肿物,周围可见较低信号晕环影;B.横断面T_2加权像,显示壁呈环状高信号;C.增强MRI扫描示脓肿壁明显强化。

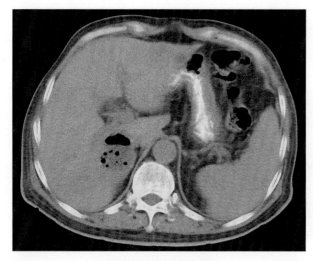

图7-31 肝多发脓肿

上腹部CT平扫见肝右叶下腔静脉旁低密度肿物,其内可见气液平面及多发小气泡影,肝左叶近边缘处亦可见小低衰灶。

征性,与肝脏恶性肿瘤难以鉴别,此时需要与其他影像学检查方法及临床症状相结合。对大小在2cm以内的血管瘤,MRI检查更敏感(图7-33)。

4. 肝局灶性结节增生(focal nodular hyperplasia,FNH) 肝局灶性结节增生为肝脏少见的良性占位性病

变,并非真正的肿瘤,在肝脏良性肿瘤性病变中居第二位。本病少见,仅占肝脏肿瘤的0.02%,多见于20～50岁女性。多数患者无症状,少数可有腹痛、腹部肿块或肝大。发病机制尚不清楚,有学者认为口服避孕药可作为增生灶生长的刺激因素,所致血管畸形可进而导致血窦中血流变化,促进肝细胞增生。本病很少并发出血,也无恶变可能。肝局灶性结节增生由正常肝细胞、库普弗细胞、血管和胆管组成,但肝小叶的正常排列结构消失。病灶中心有星状瘢痕及辐射状纤维分隔,瘢痕内有厚壁供血动脉。肿块和周围肝组织分界清楚,一般无包膜形成。95%为单发病灶。

CT及MRI表现: CT平扫时,肝局灶性结节增生常为等密度或稍低密度肿块,境界清楚,密度均匀,很少有钙化。约1/3病灶的周围可见界限清楚的低密度影。约20%病灶中可见低密度瘢痕。当肿块呈等密度时,仅表现有占位效应或低密度中心瘢痕。Carlson等报道一组45例患者,在平扫的33例中肿瘤呈低密度有14例(42%),等密度有16例(48%),高密度有3例(9%,有弥漫性脂肪肝),9例可见低密度中心瘢痕。评价肝局灶性结节增生,其理想的CT扫描技术是动脉、门静脉双期螺旋CT扫描,延迟扫描有利于显示中心瘢痕的强化和肿瘤周围包膜样强化环。由于肝局灶性结节增生是肝动脉供血,故增强后动脉期除病灶内含有的中央瘢痕无强化外,整个病灶呈明显强化,密

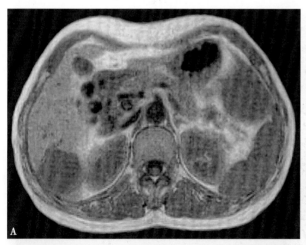

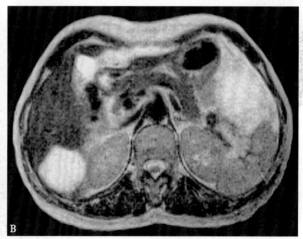

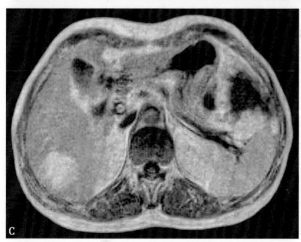

图7-32 肝右叶血管瘤

A. 横断面T₁加权像,显示肝右叶肿物,呈均匀较低信号,边界清楚;B. 横断面T₂加权像,显示肿物呈均匀高信号;C. 增强MRI扫描示肿物均匀强化。

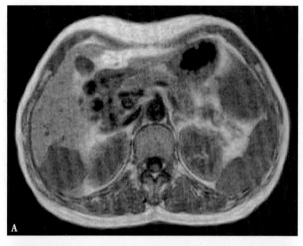

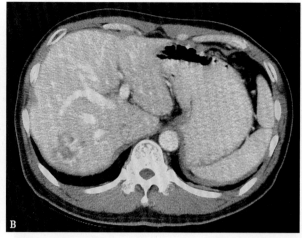

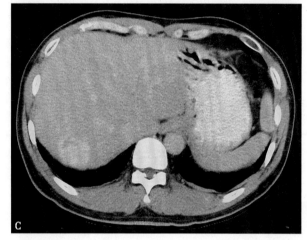

图7-33 肝血管瘤
A. 上腹部CT平扫见肝右叶边缘处一低密度肿物，边界较清楚，密度较均匀；B. 增强CT扫描见肿物边缘结节状强化；C. 延迟CT扫描（10分钟后），造影剂向中央扩散，肿物大部分为均匀较高密度。

度明显高于正常肝实质。在门静脉期，病变呈等密度或接近等密度。这种强化特征是由于局灶性结节增生有丰富的动脉血供及大的引流静脉和血窦。显微镜下几乎所有的局灶性结节增生均可见中心瘢痕，而在CT上仅有1/3可以显示。增强扫描动脉期，中央瘢痕仍为低密度，但中央瘢痕内可能显示有早期动脉血管强化。在门静脉期和延迟期扫描中央瘢痕逐渐强化呈等或高密度，病变延迟强化为肝局灶性结节增生的特征性表现。有时在增强时可显示辐射状纤维分隔。

肝局灶性结节增生典型的MRI表现包括在T_1加权像上病变呈略低信号或等信号，在T_2加权像上也是均匀等信号或略高信号且中央瘢痕为高信号，中央瘢痕表现为高信号，与局灶性结节增生的瘢痕组织中含有血管、扩张的胆管和炎症细胞有关。MRI增强后动态扫描表现与CT增强后所见相似，病变于动脉期呈明显强化，至门静脉期病灶迅速变为等信号。病变中央瘢痕组织在增强早期强化不明显，相对于病灶呈低信号，在后期瘢痕可出现延迟强化，故采用动态增强扫描有助于本病的诊断。因肝局灶性结节增生内含有正常库普弗细胞，使用肝脏特异性超顺磁性氧化铁（SPIO）MRI阴性对比剂后，病变与正常肝实质信号相同，均呈低信号。当各种影像学检查方法仍不能明确诊断时，根据情况应进行随访、针吸活检或外科手术（图7-34）。

5. 肝细胞腺瘤（hepatocellular adenoma） 肝细胞腺瘤是比较少见的良性肿瘤。肿瘤多发生在女性，偶见于儿童。平均年龄为31～34岁。病因不清，可能与长期服用避孕药有关，有的则与应用固醇类激素或与I型糖原沉积症有关。患者可无症状，肿瘤巨大者可有腹部肿块及腹痛。部分患者伴有肿瘤内出血或腹腔内出血，需紧急处理。少数腺瘤可恶变为肝细胞性肝癌。肿瘤多为单发，直径>5cm，也可为小的多发结节，界限清楚，有部分纤维包膜，可伴出血、梗死区，纤维结缔组织不多。

CT及MRI表现：CT平扫肝细胞腺瘤一般呈圆形或椭圆形低密度影，边界清楚，部分肝细胞腺瘤可呈等密度，此时平扫检查可无明显异常或仅表现为肝脏轮廓异常。当病灶内含脂肪、陈旧性出血或坏死时，呈低密度影。当病灶内有新鲜出血或含有大量糖原时，呈高密度影。增强扫描血供丰富的腺瘤在动脉期呈明显强化，密度明显高于正常肝实质，在门静脉期呈等密度或低密度影。

在MRI T_1加权像上，肝细胞腺瘤表现为等或稍低信号，在T_2加权像上表现为稍高信号，但部分肝细胞腺瘤仍呈等或稍低信号。肝细胞腺瘤增强MRI表现与增强CT表现相似。肝细胞腺瘤CT、MRI表现上缺乏特征性，术前诊断比较困难，对于长期口服避孕药的成年女性，肝内出现生长缓慢、密度或信号均匀、有包膜、不侵犯血管的肿块，应考虑本病可能。对鉴别诊断困难的不典型病例，应

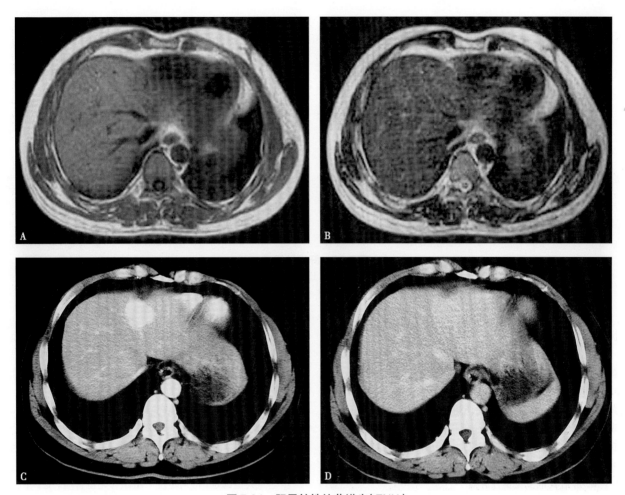

图 7-34　肝局灶性结节增生(FNH)

A. 横断面 T_1 加权像；B. 横断面 T_2 加权像，显示病灶在 T_1 及 T_2 加权像上均为等信号；C. 同一患者 CT 增强扫描于动脉期显示病灶明显均匀强化，边界清楚；D. 增强扫描门静脉期，显示病灶密度接近邻近正常肝实质。

及时做 CT 引导下肝脏穿刺活检。因肝细胞腺瘤除可并发致命性的出血外，还有恶性变的趋向，一般主张及早手术切除。

6. 肝炎性假瘤(inflammatory pseudotumor of liver)　肝炎性假瘤为肝脏少见的良性病变，1953 年由 Pack 首次报道，目前国内外文献报道不多。随着影像技术的发展，特别是螺旋 CT 的应用，对肝炎性假瘤的诊断符合率逐渐提高。肝炎性假瘤的病因目前尚不清楚，可能与免疫反应或某些感染有关。从病理学来看，肝炎性假瘤是以肝脏组织坏死后炎性细胞浸润和纤维组织、毛细血管增生为特征的肉芽肿性病变。肝炎性假瘤可以发生于任何年龄，以青壮年居多，男女之比约等于 3.5:1，无遗传背景。发病部位常局限于一个肝叶，且右叶多见，但也可同时累及左、右叶。病灶单发或多发，大小多在 2.0～7.0cm，有症状患者的病灶平均直径较无症状患者的平均直径要大。患者可有不明原因的发热、食欲缺乏、体重减轻，也可无明显的临床症状，仅在体检时偶然发现，绝大多数患者无乙型病毒性肝炎病史。

CT 及 MRI 表现：CT 平扫加增强螺旋多期扫描是诊断肝炎性假瘤最有效的方法。CT 平扫表现为肝实质内低密度影，密度均匀或不均匀，边缘欠清晰，其形态多样化，不规则形居多，如葫芦状、三角形、杵棒状、类圆形等。CT 增强后于动脉期病变一般无强化，而门静脉期、延迟期病变表现多种多样。病变于门静脉期增强特点可有以下几种类型：①病变无明显强化；②病变呈不均匀强化，周边环形强化，中心为低密度，或者病灶内形成高密度的分隔，分隔之间为低密度；③病变均匀强化。于延迟期多数病变呈中度强化，尤其在病灶周边可出现宽阔、边界模糊的强化带，少数病变表现为等密度或无强化表现。

在 MRI T_1 加权像上，肝炎性假瘤表现为低、等信号，在 T_2 加权像上表现为等、低信号或稍高信号，信号强度不均匀。增强 MRI 表现与增强 CT 表现相似。总之，如肝内病变增强特点既不符合肝癌，也不符合典型血管瘤的表现，要考虑到肝炎性假瘤的可能性，必要时可行经皮肝穿刺活检以明确诊断(图 7-35)。

7. 胆管囊腺瘤和囊腺癌(biliary cystadenoma and cystadenocarcinoma)　胆管囊腺瘤是一种少见的良性肿瘤，极易复发，有恶变倾向，恶变则形成胆管囊腺癌。两者均多见于中年女性。一般有腹痛、腹胀，可并发胆管炎或黄疸，可发生囊破裂或囊内出血，囊壁可见乳头状或分隔

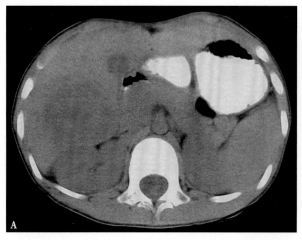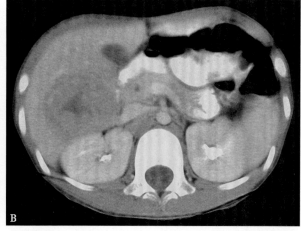

图 7-35　肝炎性假瘤

A. 上腹部 CT 平扫见肝右叶内不规则形肿物,其内密度不均匀,可见低密度坏死灶,边界模糊,周围可见低密度晕环;
B. 增强 CT 扫描见该肿物轻度不均匀强化,中心为星状坏死灶。

状结节,尤多见于囊腺癌。

CT 及 MRI 表现:CT、MRI 平扫为肝内圆形或卵圆形囊性肿块,边缘较清楚,多数可见完整的囊壁,壁内有单个或多个乳头状瘤样结节突向囊内,偶见钙化。增强扫描见囊壁均匀增强,壁内结节显示更清楚。尽管囊壁有乳头状或分隔状结节多见于囊腺癌,但仅依靠影像学方法通常不能区分胆管囊腺瘤和囊腺癌,两者的治疗方法都是手术切除(图 7-36)。

8. 肝脏其他少见良性肿瘤

(1) 肝脏脂肪瘤(lipoma):极为罕见,表现为圆形或卵圆形、边缘光滑的肿块,CT 表现具有特点,呈脂肪密度,CT 值为负值。MRI T_1 加权像及 T_2 加权像上均表现为高信号,与皮下脂肪层呈等信号,在脂肪抑制像上高信号被抑制(图 7-37)。

(2) 血管平滑肌脂肪瘤(angiomyolipoma):肝脏血管平滑肌脂肪瘤因含有脂肪成分而具有特异性影像学表现。如

肿瘤内血管成分较多,则 CT 和 MRI 增强扫描显示部分血管瘤的特征;如肿瘤内脂肪成分较多,则 CT 和 MRI 扫描显示脂肪组织特征;但当脂肪含量较少时,与其他实质性肿瘤鉴别较困难。

(3) 婴儿肝血管内皮细胞瘤(infantile hemangioendo-thelioma):为肝血管瘤的一种,发生在儿童(多发生于 6 个月以内的婴儿)的血管瘤多有较丰富的内皮细胞,故名为血管内皮细胞瘤。肿瘤可单发或多发,如若多发,则需进一步检查其他部位,特别是皮下组织有无血管瘤。CT 平扫表现为低密度、边界清晰的肿块,强化类型与血管瘤相似。MRI T_1 加权像上表现为低信号,较血管瘤为低;T_2 加权像上表现为高信号,信号强度与血管瘤相似或略低。

(4) 间叶错构瘤(mesenchymal hamartoma):间叶错构瘤为罕见的肝脏发育畸形所致的肿块,见于幼儿,2 岁以内多见。CT 显示为多囊性肿块,囊壁呈等或稍低密度,有强化。MRI 表现取决于肿瘤实质部分与囊性部分的比例,

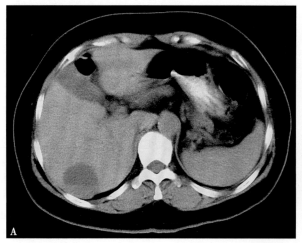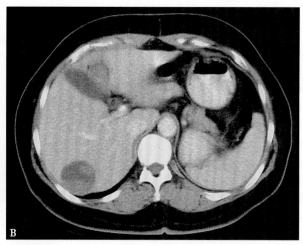

图 7-36　胆管囊腺癌

A. 上腹部 CT 平扫见肝右叶内囊性肿物,其内容物密度不均匀,可见气液平面;B. 增强 CT 扫描可见肿物内强化的壁结节。

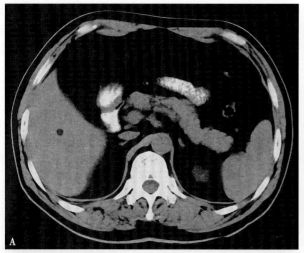
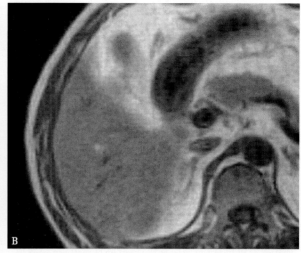
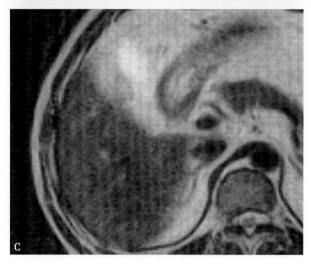

图 7-37 肝脏脂肪瘤
A. CT 平扫见肝右叶内圆形低密度灶,CT 值为 −60HU,边界清楚;B. 横断面 T_1 加权像;C. 横断面 T_2 加权像,该病灶在 T_1 及 T_2 加权像上均呈高信号。

典型者表现为多囊或多房性长 T_1、长 T_2 信号肿块,边界清晰。

(陈 平 刘佩芳 叶兆祥)

(三)肝癌的鉴别诊断

原发性肝癌在诊断过程中,应与下列疾病相鉴别。

1. 继发性肝癌 肝脏亦为转移性肿瘤好发器官。通常继发性肝癌病情发展较缓慢,AFP 检测一般为阴性,多无肝炎病史或肝硬化表现。除肝脏病变症状、体征和影像学表现外,多有原发病灶的相应表现,因此,检查肝脏以外器官有无原发肿瘤是鉴别诊断的主要方法。另外,也有少数患者肝脏呈现较典型的肝肿瘤临床表现和继发性肝癌的影像学特征,但原发病灶隐匿,经多种检查难以被发现,此种情况下宜先针对肝脏病变进行有效治疗,在治疗过程中密切观察。

2. 肝硬化 通常肝硬化患者病史较长,多有肝炎史,患者经休息后症状可缓解;早期肝稍大,后期可缩小、变硬;有肝硬化的体征表现,如脾大、食管 - 胃底静脉曲张、蜘蛛痣、肝掌等;AFP 为阴性或低浓度阳性,放射性核素肝扫描、B 超检查、肝动脉造影或 CT 检查等均有助于鉴别诊断。但如遇硬化的肝脏有超声可显示的<1cm 结节,伴 AFP 阴性或低浓度阳性时,常是鉴别诊断的一个难题,客观上部分患者的肝硬化结节本身处于向癌变的动态演进过程中。对 AFP 低浓度阳性者,应密切观察 AFP 的动态变化和 AFP 与肝功能的关系(肝硬化引起的 AFP 升高,多有肝功能改变),并做 AFP 异质体检查。影像学检查方法中,B 超动态观察有助于 AFP 阳性或阴性小肝癌与肝硬化结节的鉴别,MRI 动态增强扫描对两者具有较高的鉴别能力,必要时做肝动脉造影和造影后 CT 扫描(CTA),通过上述方法的合理使用,可作出鉴别诊断。

3. 肝脓肿 急性细菌性或阿米巴性肝脓肿一般较易鉴别,根据病史,B 超检查发现液性暗区,肝穿刺吸出脓液等,能最后确诊。但目前对疑有肝脓肿者,广谱抗生素的应用较早、较广,因此部分肝脓肿并不按照常见的病理过程发展,在 B 超、CT、MRI 等影像学检查上仅体现为实质性肿块者较常见,尤其是慢性细菌性肝脓肿的表现甚不典型,易致误诊。鉴别诊断时,AFP 等标记物检测、影像学检查如 CT 和 MRI 等均有帮助,如仍不能明确鉴别者,应在广谱、足量抗生素正规应用的前提下,B 超动态观察肝脏肿块的变化。如肿块不缩小或者反而增大,应做肝穿刺活检或剖腹检查。

4. 肝棘球蚴病 多见于牧区,有牛、羊、犬等接触史,病史较长,患者全身情况好。常不伴肝硬化,卡索尼

（Casoni）试验和补体结合试验常为阳性，B超检查为液性暗区，AFP为阴性等，均有助于鉴别。但肝多房棘球蚴病（泡型包虫病）有时与AFP阴性的肝癌患者不易鉴别，过去常需病理检查才能确诊。不过此类患者常有发热、黄疸等表现，结合病史和CT、MRI等影像学检查，对鉴别诊断有一定帮助。

5. 肝脏良性肿瘤　通常病情发展慢，病程长，患者全身情况好，多不伴有肝硬化，AFP阴性。由于肝海绵状血管瘤、肝腺瘤、局灶性结节增生、肝脂肪瘤、肝错构瘤等在MRI、CT上多数有特征性表现，目前诊断多不困难。

6. 邻近肝区的肝外肿瘤　来源于其他多种组织的肿瘤，包括右肾、右肾上腺、胰腺、胃、胆囊等器官的肿瘤，可在上腹部乃至肝门区出现肿块，借助AFP、CEA、CA199等标记物以及B超、CT等影像学检查，结合其他特殊检查如上消化道内镜检查、胃肠钡餐检查、静脉肾盂造影、气腹造影、选择性腹腔动脉造影等，一般均可作鉴别诊断。但临床上有时对巨大肝区肿瘤来源于肝脏或腹膜后，肝脏和邻近脏器如胆囊、结肠等均有肿瘤，但原发灶的定位问题偶有鉴别诊断方面的困难，需穿刺活检或剖腹探查。

（宋天强）

第7节　肝癌分期

一、临床分期系统

大多数肝癌患者为晚期，而不能接受治愈性手术。其他患者中，绝大部分同时存在严重的肝脏疾病，包括肝硬化和慢性活动性肝炎，他们可能没有足够的肝功能储备以耐受手术。因此，肝癌有很多的临床分期系统。选择最适宜的患者接受肝切除、肝移植或直接的肿瘤消融治疗是最终的目标。目前获得广泛认可的临床分期系统包括Okuda分期系统、巴塞罗那临床肝癌分期（BCLC）、意大利肝癌分期（CLIP）和终末期肝病模型（MELD）。

1. Okuda分期系统（表7-5）　这一分期系统是通过一部分日本患者总结出的。它涉及肝功能指标和肿瘤的特征。肝功能指标包括血清白蛋白和胆红素的检测数值。其他两个指标是否存在腹水和肿瘤大小或体积占肝实质的比例。每一个指标通过具体数值被标记为阳性或阴性。血清白蛋白低于3g/dl为"+"；血清胆红素高于3mg/dl为"+"；临床可发现的腹水为"+"；肿瘤大于肝脏最大横截面积的50%为"+"。

表7-5　Okuda分期系统

分级	分数	
	0	**1**
肿瘤大小	<肝脏的50%	>肝脏的50%
腹水	无	有
白蛋白 /(g•dl^{-1})	≥3.0	<3.0
胆红素 /(g•dl^{-1})	<3.0	>3.0

注：Ⅰ期，0分；Ⅱ期，1或2分；Ⅲ期，3或4分。

Okuda分期由阳性指标的数目决定。Okuda分期为Ⅰ期的患者没有阳性指标，Ⅱ患者有1或2个阳性指标，Ⅲ期有3或4个阳性指标。在最初应用这种分期的850例患者中，Ⅰ期患者接受切除治疗中位生存期为25.6个月，Ⅱ期患者肝切除后中位生存期为12.2个月。药物治疗Ⅰ期患者中位生存期仅为9.4个月。与未进行治疗的患者相比，Ⅱ、Ⅲ期患者经药物治疗效果更好（Ⅱ期：1.6个月 *vs.* 3.5个月；Ⅲ期：0.7个月 *vs.* 1.6个月）。患者中绝大多数因为肿瘤的因素或肝功能的因素而表现为晚期（>80%）。这个分期系统对于晚期肝细胞癌患者更为可靠且有更好的可重复性。

Okuda分期系统没有将肿瘤进一步分为小肝癌（<2cm）、多中心性肝癌或肝癌血管侵犯等。这几种因素中，每一种都表现出对于小肝癌预后方面的重要性。Okuda分期系统的其他缺点包括原始研究人群的不一致性。基于这个分期系统中的临床指标，可行切除的患者具有更多的一致性，而重要的区别并没有得到体现。因此，Okuda分期系统并没有被明确地应用于可获得治愈性治疗患者可切除性的评估。

2. 巴塞罗那临床肝癌分期　作为一个临床分期系统，巴塞罗那临床肝癌分期（BCLC）将肿瘤分期（包括Child-Pugh分级，表7-6）、患者一般状况和症状作为参考，形成一种可用于制订治疗方案的分期系统（表7-7）。早期肝癌为BCLC A期，包括小的孤立肿瘤和肝储备功能及身体状况良好患者的小的多结节肿瘤。根据每个患者临床表现的细微差别，BCLC A期患者也会有不同的治疗建议。B期为身体状况较好且肝功能储备至少为中等的大的多个瘤灶患者，对这期患者BCLC建议仅行化疗栓塞。C也称为晚期肝癌，为有血管侵犯和远处转移的患者，身体状况恶化肝储备功能中等。BCLC建议，这一期患者可以接受一些新药临床实验或支持治疗。D期为BCLC分期系统的终末期肝癌，这一期患者一般状况和肝储备功能差，治疗方面给予对症支持治疗。

表7-6　Child-Pugh分级

参数	分数		
	1	**2**	**3**
白蛋白 /(g•dl^{-1})	>3.5	2.8～3.5	<2.8
胆红素 /(g•dl^{-1})	<2	2～3	>3
凝血酶原时间延长 /s	1～3	4～6	>6
肝性脑病	无	可以控制	重
腹水	无	可以控制	顽固性

注：Child A为5～6分，肝储备功能良好；Child B为7～9分，肝储备功能中等；Child C为10～15分，肝储备功能差。

至少有两项回顾性分析表明巴塞罗那临床肝癌分期比这一章提到的其他分期系统能够提供更有效的预后数据。Marrero等报道一组来自美国的239例肝硬化肝癌患者的回顾性分析，发现巴塞罗那临床肝癌分期有更好的期别间生存预测能力，各期别内变异较少。同样，Cillo等报道的一组欧

表 7-7　巴塞罗那临床肝癌分期

分期	一般状况	肿瘤分期	肝功能
A 期（早期肝癌）			
A1	0	单发，<5cm	无门静脉高压，胆红素正常
A2	0	单发，<5cm	门静脉高压，胆红素正常
A3	0	单发，<5cm	门静脉高压，胆红素升高
A4	0	3 个以下，均<3cm	Child-Pugh A～B
B 期（中期肝癌）	0	大，多结节	Child-Pugh A～B
C 期（晚期肝癌）	1～2	血管侵犯或肝外转移	Child-Pugh A～B
D 期（终末期肝癌）	3～4	以上任何	Child-Pugh C

注：至少有一项指标符合为 D 期。

洲患者的回顾性分析也发现巴塞罗那临床肝癌分期能更好地预测期别间不同的生存情况。它对于早期肝癌经外科切除的患者（BCLC A1 期）的生存预测十分准确，这些患者 5 年生存率为 74%。而其他 A 期患者 5 年生存率下降到 17%。

巴塞罗那临床肝癌分期考虑到患者的一般状况，而其他分期系统中不包括这些，并且一般状况在肝癌患者中显示出了一种独立的生存预后指标。这些额外的分析因素使巴塞罗那临床肝癌分期方案更加完善，但是通常这一系统相对的难以应用。另外，巴塞罗那临床肝癌分期目前仍缺乏前瞻性研究加以印证。

3. 意大利肝癌分期（CLIP 评分）　CLIP 评分被用来预测肝癌的预后，较 Okuda 分期更为敏感。同 Okuda 分期一样，它包括肿瘤的特征和肝功能的指标。该评分的原始数据来自对 435 例意大利肝癌肝硬化患者的回顾性分析。这些数据显示，CLIP 评分系统包括 Child-Pugh 分级（见表 7-6）、肿瘤的形态和大小、有无门静脉癌栓和血清 AFP 水平（表 7-8）。

表 7-8　意大利肝癌分期（CLIP 评分）

标准	分数		
	0	1	2
Child-Pugh 分级	A	B	C
肿瘤形态	单发且范围≤肝脏 50%	多结节且范围≤肝脏 50%	巨大或范围>肝脏 50%
AFP/(ng•ml^{-1})	<400	≥400	
门静脉癌栓	无	有	

注：CLIP 评分为这 4 个标准的分数相加。

肝细胞癌的 5 年生存率和 CLIP 评分相关（例如，评分越低，预后越好）。CLIP 评分的前瞻性研究证实了 CLIP 评分的预后评估能力，CLIP 评分为 0、1、2、3、4 分，分别表现

出生存期为 36、22、9、7、3 个月。对于早期肝癌的生存预测，CLIP 评分较 Okuda 分期更加准确。CLIP 评分可以在肝细胞癌诊断的同时，提示给患者和临床医师预后的情况和治疗方案的选择。

即使较以前的分期系统有所进步，但其应用仍有一定的局限性，如对于小肿瘤，形态学分级无法明确。另外，CLIP 评分为 0 分可以包括肿瘤大于 5cm 和血管侵犯的患者。在证实 CLIP 评分有效性的文献中，大多数患者的肝细胞癌无法切除，并且少于一半的患者接受局部治疗。因此，一些作者探索其他分期系统，这些系统较 CLIP 评分对于治疗方案包括手术切除的选择更为有用。

4. 终末期肝病模型　终末期肝病模型（MELD）最初被用来评估肝硬化患者接受经颈静脉肝内门体分流术死亡危险，MELD 评分是一个应用客观指标的公式化系统。MELD 评分通过 3 个血清值计算出来，包括胆红素、国际标准化率和肌酐。这些值计算出 MELD 评分：MELD 评分 = 10×（0.957× 血清肌酐值 mg/dl+0.378× 总胆红素值 mg/dl+1.12× 国际标准化率 +0.643）。得出的数字保留到最接近的整数，最大值是 40，数值越大则因肝病进展导致的死亡风险越大。

MELD 评分系统对于终末期肝病患者死亡率预测的有效性已经得到前瞻性和回顾性研究的证实。鉴于此，这一评分系统已经被器官分享联合网络（UNOS）采纳，作为分配尸体肝脏的一种公平的标准。MELD 评分消除了决定患者接受肝移植等待时间的主观因素。

在 UNOS 采纳 MELD 评分系统之前，肝细胞癌患者等待尸体供肝的时间过长。应用 MELD 评分之后，肝癌患者通常是因为 MELD 评分低而等待的时间长。这样促使 MELD 评分对于肝癌和肝硬化患者更具有权威性。美国癌症联合会（AJCC）分期 I 期的患者 MELD 评分为 24 分，II 期评分为 29 分。这些数字的选择是基于超过 II 期的进展性肝癌患者并不是肝癌适应证。因此，在这一评分系统中，超过 II 期的肝癌患者能够和慢性肝病的非肝癌患者等同地面对死亡风险。这一分配方案提高肝癌患者肝移植的数量，减少等待时间，早期生存（1 年）没有影响。

至今，MELD 评分应用于指导肝癌患者治疗方面的数据还很少。梅奥医学中心的 Teh 等近期报道了他们将 MELD 评分回顾性地应用到肝硬化肝癌患者接受肝切除方面的一些经验。研究发现，MELD 评分≥9 分，围手术期死亡率明显升高。事实上，在这组 82 例患者中，所有围手术期死亡的患者 MELD 评分均超过了 9 分。鉴于这个回顾性研究的局限性，是否 MELD 评分可以在临床上区分这两组患者（>8 分和<8 分）还不清楚。严格选择那些更健康的患者接受手术，可以有更好的预后，但是不能为大多数患者提供各种不同的治疗选择（可以应用的尸肝短缺，并且全身治疗无效）。

二、基于病理的分期系统

与美国相比，肝癌在日本是更为常见的病种。前面讨论的临床分期系统通常对于小肝癌和潜在可以切除的肿瘤缺乏适当的敏感性。由日本肝癌研究组（LCSGJ）牵头，针

对这些不足提出了一个基于病理的分期系统——日本整体分期（JIS），使用 LCSGJ TNM（肿瘤、淋巴结、转移）分期，并联合 Child-Pugh 分级，用以制订一个评分。

LCSGJ 肿瘤（T）分期是评价每个患者肿瘤的三个因素，和 AJCC 的肿瘤分期明显不同。这些因素得分越高，T 分期越低。这些因素包括：①肿瘤单发；②肿瘤大小<2cm；③没有血管侵犯（门静脉、肝静脉或胆管）（表 7-9）。三项指标都满足为 T_1，满足两个指标为 T_2，一个指标为 T_3，三项指标均不满足为 T_4。在 JIS 评分系统中，肿瘤评分为 0、1、2、3 分，分别对应 T 分期的 T_1、T_2、T_3、T_4。

表 7-9　日本肝癌研究组肝癌 TNM 分期标准

标准	单发肿瘤，大小<2cm，无血管侵犯（门静脉、肝静脉、胆管）
T_1	肿瘤满足所有 3 条标准
T_2	肿瘤满足 2 个标准
T_3	肿瘤满足 1 个标准
T_4	各标准均不满足
N	区域淋巴结
I	$T_1N_0M_0$
II	$T_2N_0M_0$
III	$T_3N_0M_0$
IV	$T_4N_0M_0$ 或 $T_{1\sim4}N_1M_0$
IV	$T_{1\sim4}N_{0\sim1}M_0$

注：TNM，肿瘤、淋巴结、转移。

Child-Pugh 分级 A、B、C 分别被 JIS 评为 0、1、2 分。这样，JIS 评分从最好的 0 分到最差的 5 分（表 7-10）。一些研究证实 JIS 评分对于早期肝癌是一个有用的预后指标，报道 5 年的累积生存率 JIS 评分为 0、1 和 2 分分别为 80%、60% 和 42%。在研究人群中，JIS 评分在早期肝癌显示出了可靠的预后预测能力，晚期肝癌的结果也有很好的一致性。目前，在西方人群中尚无证实其有效的数据。

表 7-10　日本整体分期（JIS）计算

	分数			
	0	1	2	3
LCSGJ TNM	I	II	III	IV
Child-Pugh 分级	A	B	C	

注：LCSGJ，日本肝癌研究组。计算方法为：TNM 分数 + Child-Pugh 分数。

三、美国癌症联合会（AJCC）/国际抗癌联盟（UICC）分期系统

AJCC/UICC 病理分期系统可能是目前最常用的分期工具，可以用来作为切除后的预后评估和辅助治疗方案的确定。这个系统应用 TNM 分级，并据此切除后生存期的预测将患者分层。近期对 T 分期进行了一些改变，以更有效地依据预后给患者分层。

有若干死亡独立的危险因素被用于评估预后。单发肿瘤>5cm 预后明显差于单发肿瘤<5cm。据报道，大血管侵犯和显微镜下血管侵犯都是预后较差的显著的病理指标。其他独立的预后指标为肝实质内多发肿瘤的存在。最后，严重的肝纤维化和肝硬化增加死亡率。

基于这些发现，新的 AJCC/UICC 肿瘤（T）分期应运而生（表 7-11）。任何单发肿瘤，不论大小，只要没有血管侵犯，现在都被分为 T_1 期。因为多发肿瘤患者只要肿瘤均

表 7-11　AJCC/UICC 肝癌 TNM、组织学分级和肝纤维化评分系统

原发肿瘤（T）	
Tx	原发肿瘤无法评估
T_0	原发肿瘤未见
T_1	单发肿瘤，无血管侵犯
T_2	单发肿瘤，有血管侵犯；或多发肿瘤均≤5cm
T_3	多发肿瘤>5cm，或肿瘤累及门静脉或肝静脉的一条主要分支
T_4	肿瘤直接侵犯除胆囊以外的其他邻近脏器，或伴脏腹膜穿孔
区域淋巴结（N）	
Nx	区域淋巴结转移无法确定
N_0	无区域淋巴结转移
N_1	区域淋巴结转移
远处转移（M）	
Mx	远处转移无法确定
M_0	无远处转移
M_1	远处转移
TNM 分期	
I	$T_1N_0M_0$
II	$T_2N_0M_0$
IIIA	$T_{3a}N_0M_0$
IIIB	$T_{3b}N_0M_0$
IIIC	$T_4N_0M_0$
IVA	任意 T、N_1M_0
IVB	任意 T、任意 N、M_1
组织学分级	
Gx	分级无法确定
G_1	分化良好
G_2	中度分化
G_3	低分化
G_4	未分化
纤维化评分	
F_0	纤维化评分为 0~4 分（没有或轻度纤维化）
F_1	纤维化评分为 5~6 分（严重纤维化至硬化）

小于 5cm，生存率与单发肿瘤、有血管侵犯的患者一致，所以将这些患者归入 T_2。多发肿瘤，任何一个肿瘤大于 5cm（T_{3a}）或有大的肝静脉或门静脉血管侵犯（T_{3b}），现归入 T_3 期。T_4 现在简化为任何大小的肿瘤直接侵犯除胆囊以外的周围器官，或穿破脏腹膜。

该分期系统的另一个增加内容是一项独立的内容，涉及癌旁、不含肿瘤的肝实质的纤维化程度。在新的 AJCC/UICC 分期系统中，严重的肝纤维化（F_1）在每一个简化的 T 分期对于患者的长期生存都有显著的负面影响。背景肝硬化的严重程度分级能够更为准确地评估围手术期的死亡危险。Ishak 等提出了一种肝纤维化的分级方法，其并不依赖于肝炎活动与否：Ishak 为 0～2 分，没有或仅有轻微肝硬化；Ishak 为 3～4 分，不完全的桥接纤维化；Ishak 为 5～6 分，完全纤维化和结节形成。这个分级系统为 AJCC/UICC 所采纳。Ishak 为 5～6 分被定义为 F_1 级，低于此分数定为 F_0 级。虽然 AJCC/UICC 分期方案将肝纤维化情况列了出来，但并没有加入到这个分期系统内。

四、小　结

肝细胞癌的分期和评分系统多种多样，这也体现出了该病患者预后差，以及临床医师尝试为各种不同的治疗方式，如外科切除、消融治疗或肝移植等，选择最好的候选者。以上任何一个分期中的晚期患者，没有长期生存率，并且全身治疗和局部治疗所能提供的生存期延长只能以周计算，而不是月或者年。AJCC/UICC 或 JIS 等基于病理的分期系统为那些被认为有潜在治愈可能的患者提供了经过证实的预后信息。临床分期系统在不同的人群中得到不同程度的验证，其中，大多数病期较晚。MELD 评分有可能作为评估肝切除或肝移植的另一个预测工具。但是，MELD 评分间的差异与患者接受肝切除或肝移植的长期预后之间的关系并没有得到明确的证实。

（李慧锴）

第 8 节　肝 癌 治 疗

一、外 科 治 疗

（一）肝脏手术的历史回顾

公元前 2600 年《黄帝内经》记载了最早关于肝脏肿瘤临床特征的描述，而关于肝脏手术治疗的记载，可以追溯到公元前 5 世纪希波克拉底对于肝脓肿切开引流术的描述，他写道"用刀子切开肝脏脓肿，流出的液体如果是白色清亮的，患者就可以康复，如果是酵母油样的，患者将会死亡"，Celsus 在公元 1 世纪左右也作了相同的描述，同时对于希波克拉底和早期希腊人在阿米巴肝脓肿切开引流方面的记载给予了肯定。从此之后，关于肝脏外科的记载似乎停止了，直到 17 世纪。但那个时代的记载显示，对于肝外伤，人们普遍认为是不可手术的。最早关于成功的肝外伤的外科治疗是 17 世纪早期的 Hildanus，一个年轻人由于跌倒，身上的佩剑以外的部分扎进了他的腹部，部分肝脏从

伤口中脱出并伴发大出血，Fabricius Hildanus 切除了这部分肝脏，年轻人得救了。3 年后年轻人由于其他原因死亡，死后的尸检发现，肝脏部分缺如，并形成了瘢痕。1716 年，Berta 成功施行了相同的手术，一个精神病患者自己将刀子扎入右季肋部，肝脏的右叶自切口处突出，Berta 切除了肝突出部分，患者获得了康复。John Thompson 记述了在滑铁卢战役中成功救治 12 名肝外伤士兵的情况。1850 年 Samuel Cooper 在外科教科书中描述了肝脏外伤，尽管他写道"肝脏的外伤和心脏的外伤一样致命"，但他也同时发现肝外伤后的胆漏却通常不会致命。1870 年，Bruns 切除了 1 例在普法战争中因枪击受伤的随队军医的肝脏破裂部分。但直到此时，外科医师仍然不会在剖腹探查时精细地控制肝脏的出血，因此肝脏的手术仍然被认为是致命的。1887 年 Elder 发表的文章描述了 543 例肝外伤，所有患者均未经过外科治疗，他将肝外伤分成开放伤和钝伤，外伤的原因有高空跌落、枪伤和刀剑伤。有趣的是，右肝的外伤 6 倍于左肝，膈面 2 倍于脏面。总的死亡率是 66%，开放伤是 58%，钝伤是 78%。当时对于肝外伤的标准治疗方案是非手术治疗。

随着麻醉学、细菌学和无菌观念的进步，大大提高了择期腹腔手术的安全性，使得腹部手术迅速发展，1881 年 Billroth 成功完成了第一例胃切除，1882 年 Langenbuch 完成了第一例胆囊切除，外科医师们开始向肝脏外科的领域进军。Tillmanns（1879）、Gluck（1883）、Ponfick（1889）和 von Meister（1894）先后通过动物实验逐步建立了肝切除的原则，这些实验证实肝实质是可以离断的，并且 75% 的肝脏可以成功切除，残肝可以代偿性增大，并达到其原来的体积。

第一例择期肝切除的具体时间已经无从考证，但可以知道的是，1886 年 11 月 Lius 切除了肝左叶一个实质性有蒂肿瘤，当他想将肿瘤的蒂缝到腹壁时，蒂缩回了腹腔，患者术后 6 小时死于瘤蒂残端出血。德国 Langenbuch 被认为是第 1 位成功施行择期肝切除术的外科医师，他于 1887 年 1 月 13 日切除了重达 370g 的肝左叶上一带蒂"腺瘤"，术后几小时因腹腔出血再次手术止血，患者最终成功康复。Tittany（1890）是第一位报道因肿瘤施行肝切除病例的美国医师，手术是用剪刀和烙铁进行的，但术后证明该肿块并非肿瘤，而是结石所致的炎性肿块。Lucke 于 1891 年第一个完成左叶肝癌的切除。Keen 被认为是第 1 位真正意义上成功实施肝切除术的美国外科医师，他于 1892 年切除了肝右叶边缘的一个 8.89cm 的囊腺瘤，术中应用了肿瘤根部的结扎技术，1897 年切除了一例肝血管瘤，1899 年又切除了一个肝左叶巨大的原发性肝癌。据 Keen（1899）统计，包括他自己的病例，当时已有 75 例肝肿瘤切除的报道。Wendel 于 1910 年为一例原发性肝肿瘤患者施行真正意义上的近似右半肝切除术（沿 Canflie 线切除），患者术后生存了 9 年。当时 Wendel 结扎了肝门部的肝右动脉和右肝管，但没有设法在肝外结扎右门静脉，故还不是现代意义上的规则性肝叶切除术。1940 年，Cattel 切除了第一例结肠的肝转移癌。1943 年，Wangensteen 完成了第一例因胃癌直

接侵犯肝脏而行肝胃联合切除。

在此后的40年里，肝脏外科技术一直无重大进展。直到20世纪40年代后期，随着抗生素的问世、输血技术的应用、麻醉技术的改进，特别是对肝脏解剖的系统研究，才大大推动了肝脏外科的发展。

1. 规则性肝切除的发展 早在1654年Glisson在《肝脏解剖》一书中，首次揭示了肝内解剖结构，并对肝段的解剖作了首次描述。但是，这一发现被忘记了将近300年。Rex在1888年提出了肝叶的概念。过去关于肝脏分界的老的概念是Cantlie于1898年提出的——以镰状韧带为界的左、右肝，后来他发现肝的左、右叶是对等的，由胆囊窝至下腔静脉窝的平面分开，所以后来此平面被称为Cantlie线，这一理论随后又被Hjorstjo、Healey和Schroy进一步引申，在局部解剖和肝内胆管系统的基础上提出了右肝分为前、后两个段，左肝分为内、外两个段。在此解剖学理论基础上，使得规则性肝切除（左半肝切除、右半肝切除和左外叶切除）成为可能。1899年Keen完成了首例肝左外叶癌的切除，当时由于解剖概念的模糊，该手术被当作了左半肝切除。1948年Raven报道了第一例左外叶肝转移癌的切除，术中先后切断左三角韧带、左冠状韧带，肝外分别结扎门静脉左支、左肝管和肝左动脉，肝外分离切断左肝静脉，然后离断肝实质。1952年Lortat-Jacob和Robet报道了肝外离断出肝和入肝血管后施行右半肝的切除。1953年Seneque报道了第一例肝肝棘球蚴病的左半肝切除。Lortat-Jacob、Seneque和Pack（1953）的规则性肝叶切除奠定了肝脏外科的基础。Goldsmith和Woodburne（1957）强调肝叶切除术应严格遵循肝脏内部的解剖，并正式提出规则性肝叶切除术（regular hepatic lobectomy）的概念。20世纪50年代后期，Quattlebaum强调广泛肝切除手术的要素，包括充分暴露、入肝血管结扎、完全游离肝脏、钝器分离肝实质。这些处理观点至今仍具重要意义。

2. 现代肝脏外科手术的发展 三个方面的重大进步推动了现代肝脏外科的发展。

（1）技术的发展：超声、CT和磁共振以及术中影像学检查的发展使得术前、术中能精确评估肝脏切除范围，尽可能保留残肝功能，同时围手术期处理的进步也使得肝切除的死亡率大幅度下降，甚至现在出现了大宗零死亡率的报道。

（2）功能性肝段概念的提出：1955年，Couinaud经过大量尸肝解剖和肝脏管道铸型标本研究，根据肝内门静脉和肝静脉分布规律，提出肝脏的功能性分段，将肝脏分为两个半肝、四个扇区（sector）和八个段，各段按顺时针方向以Ⅰ至Ⅷ的罗马数字标识，其中尾状叶为第1段，每一肝段形成一独立的肝段胆管血管蒂或称门管三联（portal triad），可以作为一个外科单位切除。由于Couinaud将每个段视为功能上的一个独立单位，故对肝脏外科手术的改进产生了重大影响，也大大提高了肝脏外科手术的安全性。Ton That Tung首先报道了Ⅰ段联合左叶的切除；Caprio最先报道了Ⅳ段的切除；Bismuth报道了Ⅵ段的切除；Ton That Tung报道了Ⅷ段的切除；Ton That Tung和Bismuth分别报道了Ⅵ、Ⅶ段的两段切除；Bismuth报道了Ⅳ、Ⅴ段的切除；Mancuso报道了Ⅴ、Ⅵ段的切除；Couinaud报道了胆囊癌的Ⅳ、Ⅴ、Ⅵ段的切除。

（3）肝切除技术的进步：在切口的选择、肝脏的暴露、出入肝脏血流的控制和肝实质的离断等方面的技术不断进步，也使得肝切除成为一项安全、可靠的手术方法。针对不同方法的发展及来源，会在相应章节作进一步叙述。至20世纪60年代，肝脏外科已有较大发展，不仅能施行简单的局部肝切除术，而且能够进行复杂的肝右三叶切除术，甚至肝移植术（Starzl，1963）。

3. 我国肝脏外科的发展 20世纪50年代以前，国内未见有关肝切除术的报道。1958年，夏穗生、裘法祖以及孟献民先后报道了肝切除治疗原发性肝癌的经验；至1960年7月，国内已施行各类肝切除197例，发展是相当迅速的。这些手术大都是根据Lortat-Jacob的方法而施行的规则性肝切除。当时的手术病例均为大肝癌，加之规则性切除方法复杂、费时，术中出血量大，以致手术成功率较低，死亡率高达30%以上。鉴于此，吴孟超于20世纪60年代对肝癌肝切除技术作了一些改进，即：①常温下反复多次阻断第一肝门法，控制切肝过程的出血；②不解剖肝门，作非规则性肝切除。由于技术上的简化，使肝切除术便于推广。20世纪70年代，汤钊猷等在上海市、江苏省等地将AFP诊断技术应用于原发性肝癌的普查，发现了一大批肿瘤直径小于5cm的肝癌。这些小肝癌病例经手术切除治疗，术后5年生存率明显提高，达70%左右，使肝癌的外科治疗获得了明显进步。20世纪80年代，由于接受了Couinaud肝脏8段分法的观点，在临床上开展系统的肝段切除术（陈孝平、吴在德、裘法祖，1989），这一期间由于影像技术的发展，汤钊猷等将大肝癌经介入治疗缩小后，再行二期手术切除，获得了一定的治疗效果。同时，陈汉等（1984）对肝切除术后复发的病例积极开展再次切除手术，为提高肝切除治疗效果开辟了新的途径。20世纪90年代，由于现代影像技术的推广作用，人们对肝脏外科解剖更加熟悉，手术技能也有了很大程度的提高，加之麻醉和围手术期处理的进步，肝切除术已经成为一项广泛开展的安全、常规的手术。

（二）肝癌外科手术适应证和禁忌证

第六届全国肝脏外科学术会议筹委会草拟了关于"原发性肝癌治疗方法的选择"的草案，经12位国内著名肝脏外科专家修改后，于2000年10月25—28日在武汉召开的第六届全国肝脏外科学术会议期间，经中华医学会外科学分会肝脏外科学组各位专家讨论后获得通过。该选择方案公布后，为我国外科界在治疗原发性肝癌时，提供了选择治疗方法的参考依据，受到广泛好评。然而，随着肝癌外科某些观念的不断更新和技术改进，原选择方案中某些内容也需要作相应修正。2004年公布了修订后的方案。

1. 手术切除的适应证

（1）患者一般情况：①患者一般情况较好，无明显心、肺、肾等重要脏器器质性病变。②肝功能正常，或仅有轻度损害，按肝功能分级属A级；或肝功能分级属B级，经短期护肝治疗后肝功能恢复到 A 级。③肝储备功能（如 ICG-R15）基本在正常范围内。④无不可切除的肝外转移性肿瘤。

（2）局部病变情况：

1）符合以上（1）中①~④项的下述病例可做根治性肝切除：a. 单发肝癌，表面较光滑，周围界限较清楚或有假包膜形成，受肿瘤破坏的肝组织少于 30%（可通过 CT 或 MRI 测量）；或虽然受肿瘤破坏的肝组织大于 30%，但无瘤侧肝脏明显代偿性增大，达全肝组织的 50% 以上。b. 多发性肿瘤，肿瘤结节少于 3 个，且局限在肝脏的一段或一叶内。

2）符合以上（1）中①~④项的下述病例仅可做姑息性肝切除：a. 3~5 个多发性肿瘤，超越半肝范围者，行多处局限性切除；或肿瘤局限于相邻 2~3 个肝段或半肝内，影像学显示无瘤肝脏组织明显代偿性增大，达全肝的 50% 以上。b. 位于肝中央区（肝中叶，或Ⅳ、Ⅴ、Ⅷ段）肝癌，无瘤肝脏组织明显代偿性增大，达全肝的 50% 以上。c. 肝门部有淋巴结转移者，如原发肝脏肿瘤可切除，应作肿瘤切除，同时进行肝门部淋巴结清扫；淋巴结难以清扫者，可术中行射频消融治疗、微波治疗、冷冻治疗或注射无水乙醇治疗等，也可术后进行放射性治疗。d. 周围脏器（结肠、胃、膈肌或右肾上腺等）受侵犯，如原发肝脏肿瘤可切除，应连同受侵犯脏器一并切除。远处脏器单发转移性肿瘤（如单发肺转移），可同时行原发肝癌切除和转移瘤切除术。

（3）原发性肝癌合并门静脉癌栓和 / 或腔静脉癌栓的手术指征：

1）患者一般情况：要求同肝切除术。

2）局部情况：①按原发性肝癌肝切除手术适应证的标准判断，肿瘤是可切除的；②癌栓充满门静脉主支或 / 和主干，进一步发展，很快将危及患者生命；③估计癌栓形成的时间较短，尚未发生机化。

上述病例适合作门静脉主干切开取癌栓术，同时作姑息性肝切除。如行半肝切除，可开放门静脉残端取癌栓，不必切开门静脉主干取栓；如癌栓位于肝段以上小的门静脉分支内，可在切除肝肿瘤的同时连同该段门静脉分支一并切除。如术中发现肿瘤不可切除，可在门静脉主干切开取癌栓术后，术中行选择性肝动脉插管栓塞化疗或门静脉插管化疗、冷冻治疗或射频消融治疗等。合并腔静脉癌栓时，可在全肝血流阻断下，切开腔静脉取癌栓，并同时切除肝肿瘤。

（4）原发性肝癌合并胆管癌栓的手术指征：

1）患者一般情况：基本要求同肝切除术。应注意的是，这种患者有阻塞性黄疸，故不能完全按表 7-6 判断肝功能分级，应强调患者全身情况、A/G 比值和凝血酶原时间等。

2）局部情况：①按原发性肝癌肝切除手术适应证的标准判断，肿瘤是可切除的；②癌栓位于左肝管或右肝管、肝总管、胆总管；③估计癌栓形成的时间较短，尚未发生机化；④癌栓未侵及健侧 2 级以上胆管分支。

上述病例适合行胆总管切开取癌栓术，同时行姑息性肝切除。如癌栓位于肝段以上小的肝管分支内，可在切除肝肿瘤的同时连同该段肝管分支一并切除，不必经切开胆总管取癌栓。如术中发现肿瘤不可切除，可在切开胆总管取癌栓术后，术中行选择性肝动脉插管栓塞化疗、冷冻治疗或射频消融治疗等。

（5）原发性肝癌合并肝硬变门静脉高压的手术适应证：

1）患者一般情况：要求同肝切除术。

2）局部情况：

①可切除的肝癌：a. 有明显脾肿大、脾功能亢进（WBC 低于 $3×10^9$/L，血小板低于 $50×10^9$/L）表现者，可同时行脾切除术；b. 有明显食管 - 胃底静脉曲张，特别是发生过食管 - 胃底曲张静脉破裂大出血者，可考虑同时行贲门周围血管离断术；有严重胃黏膜病变者，如患者术中情况允许，应行脾肾分流术或其他类型的选择性门腔分流术。

②术中发现为不可切除的肝癌：a. 有明显脾肿大、脾功能亢进（WBC 低于 $3×10^9$/L，血小板低于 $50×10^9$/L）表现，无明显食管 - 胃底静脉曲张者，行脾切除的同时，在术中行选择性肝动脉插管栓塞化疗、冷冻治疗或射频消融治疗等；b. 有明显食管 - 胃底静脉曲张，特别是发生过食管 - 胃底曲张静脉破裂大出血，无严重胃膜病变，可行脾切除，或脾动脉结扎加冠状静脉缝扎术；是否行断流术，根据患者术中所见决定。肝癌可术中行射频消融治疗或冷冻治疗，不宜行肝动脉插管栓塞化疗。

2. 手术切除的禁忌证　如果手术指征掌握恰当，手术效果理应满意。但在一些情况下，手术风险加大、死亡率高，并不能延长生存期。下列情况不宜手术：①严重肝硬化或肝萎缩；②严重肝功能异常，尤其是胆碱酯酶低于 4 000、A/G 倒置和 / 或 PT 延长；③肝细胞性黄疸；④腹水；⑤肿瘤过大，余肝较少；⑥肿瘤广泛播散或散在多结节型；⑦门静脉主干及肝内门静脉同时有癌栓；⑧远处多发转移；⑨其他严重心、肺、肾等疾病。

对部分条件较差的患者，可积极准备条件，待时机成熟，再行手术切除。但对绝大多数患者，应果断放弃手术，改用其他姑息性外科或非手术方案。

（三）术前检查与准备

完善的术前准备对于肝切除手术的顺利实施、减少术后并发症、延长生存期是十分必要的。我们针对术前肝储备功能的评估、术前门静脉栓塞和常规术前检查与准备这三个方面介绍肝脏切除术的术前准备。

1. 术前肝储备功能的评估　肝衰竭是肝切除术后严重的并发症之一，也是导致术后近期死亡的主要原因，而术前准确评估肝储备功能对于预测肝衰竭的发生、选择治疗方案、指导术式有极为重要的作用。

肝储备功能是指受检者健存的所有肝实质细胞功能的总和，临床上大多依赖于肝功能生物化学检查，如转氨酶水平、血清胆红素、白蛋白、前白蛋白、凝血酶原时间，但常用的肝功能检查并不能准确估计肝储备功能，因此也无法准确预测肝脏所能承受的切除范围。肝储备功能的评估除常规的生化检查之外，还应包括反映肝细胞生物转化及解毒功能的外源物质的清除试验、肝脏活检病理、CT 评估肝脏容积，以及肝脏血流动力学变化及代偿机制。但目前为止,如何根据肝脏储备功能来决定所能切除的最大肝脏体积,尚未有统一标准。

(1) Child-Pugh 分级:我国肝癌患者肝硬化的合并率高(80%～90%),肝癌治疗方法的选择和预后在很大程度上取决于肝功能的代偿水平。虽然有接近半个世纪的历史,但 Child-Pugh 分级仍被多数学者认为是首选的、最为重要的术前肝储备功能的评估方法(表 7-12)。一般认为,Child-Pugh 分级为 A 级的患者肝储备功能正常,可承受各种肝切除术;B 级患者肝功能损失达 50% 以上,肝切除量限制在 15% 左右;C 级肝储备功能损失在 80% 以上,一般不宜手术。经过积极的护肝治疗,可使部分 B 级和 C 级患者达到 A 级和 B 级。纪念斯隆 - 凯特琳癌症中心 Blumgart 认为该分级具有简单明确、可重复性好、可靠和易于计算等特点,且在最新的研究中,这一分级被证实是提示肝癌切除预后的一个独立因素。对于 70 例肝硬化且 Child 分级在 B 和 C 级的患者,仅有 10 例接受了肝切除手术,且无一例获得术后长期生存。同时他们认为对于 Child A 级肝硬化患者,ALT 超过正常 2 倍、TBIL 大于 2mg/dl,也是肝切除术后肝功能失代偿的独立危险因素。另外,有报道门静脉压和血小板计数也是肝切除预后的危险因素。

表 7-12 Child-Pugh 肝硬化分级标准

	1 分	2 分	3 分
血清胆红素 /(μmol·L^{-1})	<34	34～51	>51
血清白蛋白 /(g·L^{-1})	>35	28～35	<28
腹水	无	少量,易控制	多量,不易控制
肝性脑病	无	轻	重
凝血酶原时间延长 /s	<4	4～6	>6

注:A 级为 5～6 分;B 级为 7～9 分;C 级为 10～15 分。

Child 分级用于预测肝硬化患者术后的肝脏功能具有一定的意义,其与肝硬化患者术后并发症的发生率和死亡率有一定的相关性,但单独运用该分级并不能很好地评估手术后肝衰竭的风险。国内学者提出,对于肝硬化患者,Child-Pugh 分级为 A 级,但肿瘤巨大占据半肝甚至三叶,此类患者治疗选择的难点在于 TACE 往往难以取得较好疗效,而手术切除又可能导致残余肝的肝功能失代偿。对此,术前肝功能试验可作为治疗选择的标准,如前白蛋白接近或处于正常水平,γ- 球蛋白≤26%,可将肝切除术作为首选;Child-Pugh 为 B 级,肿瘤可切除,既要考虑到肝功能的因素,亦要考虑到肿瘤大小带来的切除范围的因素,积极的保肝措施是手术治疗的前提。①对早期肝癌(≤5cm),肝功能经保肝治疗有好转者,可考虑手术切除。②对早期肝癌,肝功能可转变,但肿瘤位于肝实质深部且接近于第一、第二、第三肝门者,优先考虑微创治疗。③对于肝癌(≥5cm)并伴有血管侵犯者,TACE 等治疗为宜;Child-Pugh 为 C 级,或不可逆的 B 级者,如为早期者,肝移植为首选;肿瘤条件差者,如肿瘤>5cm、数目多于 3 个或有血管浸润

等,仅能接受中西医结合的抗肿瘤和支持治疗。

Child-Pugh 肝功能分级评价肝功能状况,虽然方法简单方便,但其最大的局限性在于它只能反映肝实质损害的严重程度和肝代偿功能的现状,而不能正确预测机体在受到外来侵袭(如手术)时的肝储备功能潜在不全的状态。不足之处体现在:①不能评价显著的实验室异常,如胆红素为 3mg/dl 与 20mg/dl、白蛋白为 28g/L 与 16g/L 的患者计相同的分值,但从临床上观察其预后可截然不同;②未给予正确权重,如白蛋白为 34g/L 的患者与 2 级脑病的患者均计 2 分,总分值相同时,两者的预后可以相似,也可以相差甚远;③难以对腹水与脑病作出正确的分级,且随着治疗而改变;④较客观的指标如白蛋白、PT 在实验室内部与实验室之间由于检测方法与试剂的不同而表现差异。

(2) 肝功能评估的实验室检测:在评估合并肝硬化患者的手术风险方面,近年来开始采用一些实验室的肝功能储备指标(表 7-13),一些主要在肝内代谢的外来物质清除率可以较准确和量化地反映肝脏的代谢功能,进而评估肝脏的储备能力。肝脏的清除功能与肝脏灌注、物质从血液到肝脏的运输、肝脏体积、肝细胞的数量和肝酶的含量有关。这些方法仅能反映出肝脏某一方面的情况,如反映肝微粒体功能的氨基比林呼吸试验,反映胆液功能的半乳糖清除能力,反映肝脏血流和肝脏灌注功能的山梨醇和吲哚菁绿清除试验。这些物质的代谢需要细胞色素 P450 酶的参与,因此吸烟或某些药物会影响试验结果。廓清和耐受试验虽然不能替代传统的 Child-Pugh 评分,但在一定程度上能为传统的肝功能储备评估提供更有用的信息。现将国际上常用的一些检测方法作以说明,其中,吲哚菁绿清除试验应用最为广泛。

表 7-13 评估肝功能储备的实验

廓清和耐受试验
    氨基比林呼吸试验
    吲哚菁绿廓清试验
    bromosulpthalein(BSP)廓清试验
    半乳糖耐受试验
    胆汁酸耐受试验
    β- 羟丁酸 / 乙酸异丙酯
功能性显像和血流测定:摄取 / 耐受试验
    网状内皮组织
    金胶体
    硫胶体
    胆汁分泌
    玫瑰红钠琼脂
    肝二乙酸(HIDA)
    靶向受体
    新半乳糖血浆白蛋白(NGA)
    半乳糖血浆白蛋白(GSA)

1）吲哚菁绿（ICG）：是一种深蓝绿色染料，经静脉注入血液中能与血清蛋白结合，选择性地被肝脏摄取后以游离的形式分泌至胆汁。其不参与肠肝循环，不经肾脏排泄，血浓度易于测定。其排泄的快慢取决于肝细胞受体的量和肝细胞功能，从而可以间接估计肝细胞总量，反映肝储备功能。肝癌及肝硬变患者肝细胞量减少，吲哚菁绿 15 分钟潴留率（ICG-R15）升高。目前认为 ICG-R15<10%，可切除两个或两个以上肝段或 30% 的肝组织；ICG-R15 为 10%～20%，仅能切除一个肝段或最多 15% 肝组织；ICG-R15>20%，即使切除一个肝段，手术风险也较大。Makuuchi 报道，以 ICG-R15 为主的术前肝储备功能评估方案（图 7-38）可以更准确地预测切除肝脏的体积，显著减少术后肝功能失代偿的发生和由此引起的死亡。

2）氨基比林呼气试验（ABT）：氨基比林的主要代谢途径是在肝细胞色素 P450 酶的催化下，去除 N 位上的两个甲基生成氨基安替比林，甲基则生成二氧化碳。通过检测呼出气中 CO_2（用 ^{13}C 或 ^{14}C 标记），来反映肝细胞色素 P450 酶的功能。肝硬化患者 ABT 值明显降低，若结合临床生化指标，能增加 Child-Pugh 分级对肝衰竭死亡诊断的准确性。肝炎后肝硬化患者的 ABT 值与 Child-Pugh 分级显著相关且在 Child A、B、C 级患者中存在差异，其能反映肝脏的功能储备和预后。但也有学者持不同观点，认为其对于预后的评估并不优于 Child-Pugh 评分，甚至有学者认为其并不与肝癌切除术后的死亡有相关性，Fan 认为对于预后的预测 ABT 要差于 ICG 检测。另外，发现胆管癌造成的梗阻性黄疸也会使 ABT 的值异常，而且和减黄手术后的死亡率无相关性。ABT 作为反映肝脏储备能力的手段，也存在其局限性。细胞色素 P450 可受许多内外因素诱导或抑制，如吸烟、药物等，间接影响 ABT 结果。

3）利多卡因代谢试验（MEGX）：MEGX 的检测是近年来开展的一种用于检测肝脏储备功能的较好方法，因其准确、快捷的特点，在国外已被应用于临床肝脏外科及肝移植领域，尤其被用作决定等待肝移植术先后顺序的标准。利多卡因代谢试验是利用利多卡因在体内经肝细胞色素 P450 代谢产生单乙基甘氨酰二甲苯胺（monoethylglycinexylidide，MEGX），测定血中 MEGX 水平来判断肝脏储备功能。试验方法为静脉注射利多卡因 1mg/kg 体重，15 分钟后在对侧前臂抽取静脉血用免疫荧光法测定 MEGX 水平，正常值>50ng/ml。利多卡因清除率受肝脏血流量的影响，因而影响血流的药物可能会干扰实验的结果。有报道肝硬化患者血 MEGX 水平降低，在 Child A 级患者中，MEGX<25ng/ml 和> 25ng/ml 相比，前者更可能出现术后肝功能不全，故作者建议 MEGX<25ng/ml 的患者术前应进行细致评估，肝切除范围应仅限于楔形肝部分切除术。MEGX 还可以用来预测 TACE 后肝衰竭的危险，有研究显示 13% TACE 术后肝衰竭的患者术前 MEGX 指标异常，在此方面 MEGX 比 ICG 更为灵敏。但该检测药物的药代动力学非常复杂，干扰因素较多，且会和 Child 评分之间有交叉覆盖。不同的研究中测量时间从 15 分钟到 30 分钟不等，也有学者认为测定注射 60 分钟后血 MEGX 水平可能更加敏感。

4）动脉血酮体比测定（AKBR）：AKBR 是测定动脉血中酮体、乙酰乙酸、β-羟丁酸的比率，了解肝脏线粒体的能量代谢功能。Kazue 认为，AKBR≥0.7 时，线粒体功能正常，ATP 产生足够，患者能耐受任何手术；0.4<AKBR<0.7 时，线粒体膜损害，酮体生成增加，ATP 不足，此时患者只能耐受肝段或局部肝切除术；AKBR<0.4 时，线粒体受损害严重，氧化磷酸化停止，不能产生 ATP，患者不能耐受任何肝切除术，即使最小的手术也可能导致肝衰竭而死亡。肝切除术结束时测定 AKBR<0.4，提示患者预后不良，死亡率高达 50%～100%。但现在越来越多的学者对其是否能精确反映肝脏线粒体的氧化还原状态持怀疑态度，也有学

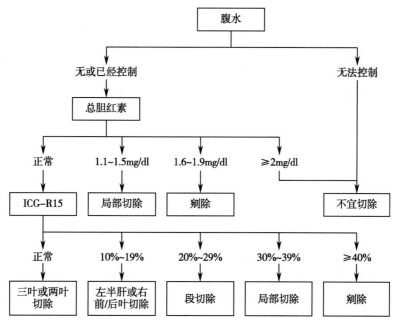

图 7-38　以 ICG-R15 为主的术前肝储备功能评估方案

者认为该指标于肝切除术后死亡率并无相关性,因为实验结果会受到吸氧治疗的干扰。

5) 功能性核素显像:应用各种显像剂的核素显像评估肝功能储备已经有多年的历史,应用的显像剂包括硫胶体、金胶体、玫瑰红钠琼脂和肝二乙酸(HIDA)等,通过测定它们在网状内皮系统的摄取与分泌,来反映肝脏的功能。最近最有发展潜力的显像剂是放射性标记的合成去唾液酸糖蛋白受体(ASGPR)。ASGPR 是一种存在于人和哺乳动物肝细胞表面的特异性受体。用锝标记的去唾液酸糖蛋白类似物半乳糖化人血清白蛋白(^{99m}Tc-GSA)作为配体用 SPECT 扫描测定肝脏 ASGPR 量正在被临床逐步运用,并认为是不受胆红素等影响。已经有大量文献证实其在预测肝脏功能中与 ICG 廓清、CP 评分有明显的正相关性,可以测定功能性肝脏体积,认为对于确定手术范围和预测术后情况比肝体积测定更有意义,但其是否能提供更多、更精确的评估预测尚难定论。

但所有的实验无一能精确预测临床切除结果的可变性,因而也没有一项实验室的肝功能评估检查优于传统的 Child-Pugh 评分。

(3) 肝体积的测量:肝癌切除术后肝功能失代偿与剩余的肝脏体积密切相关,近年利用 CT 三维成像技术尤其是多层螺旋 CT(multiple slice spiral CT, MSCT)不仅能测量出术前全肝体积、预切肝体积、肿瘤体积,还能测出实质性肝脏切除比例及剩余肝体积。切除率的公式为:肝切除率(%)=(切除体积－肿瘤体积)/(肝脏总体积－肿瘤体积)×100%。Kubota 建议,正常肝的患者可耐受的非肿瘤部分肝切除为 60%,ICG-R15 介于 10%～20% 的患者可耐受的非肿瘤部分肝切除为 50%,对于 ICG-R15 介于 10%～20% 的患者如果切除非肿瘤部分的肝脏达到 60%,术前门静脉栓塞(PVE)有助于增加残肝的体积。Shirabe 认为,接受右半肝切除的乙型病毒性肝炎或者丙型病毒性肝炎患者,如果残肝体积低于 250ml/m^2,术后 35% 的患者会出现肝衰竭,出现肝衰竭的患者与是否有肝硬化或 ICG-R15 检测异常以及术中失血量无关,而与有无糖尿病相关。Yigitler 等认为,不伴肝硬化的患者接受肝切除,术后肝衰竭的发生与残肝体积无显著相关性,但肝功能恢复正常和住院时间却与肝切除体积相关,故如果残肝体积<30%,术前建议行 PVE 治疗。Shoup 认为,对于没有肝硬化的患者接受三叶切除,残肝体积<25% 者术后 90% 出现肝脏功能失常(胆红素升高、凝血酶原时间延长),与残肝体积>25% 的患者相比有统计学意义($P<0.000\ 1$)。这些患者的术后并发症发生率和住院时间明显延长。然而该方法的敏感性较低,一些患者虽然残肝体积超过 25% 甚至 40%,仍会出现肝脏功能异常。因此,认为残肝体积计算不能准确评估肝脏储备功能。

因此,有的学者开始设想是否可以将某些肝脏功能评估方法结合起来,建立一个评分系统,使得肝切除术后肝脏储备功能的预测更加精确和具有可重复性。Yamanaka 基于 398 例接受各种不同程度肝切除的患者,在 17 项术前评估参数的回归分析的基础上得出一个计算公式,

其中包括 CT 残肝体积计算、ICG 廓清实验和患者的年龄等。公式如下:分数 $=-84.6+0.933\times$ 肝切除率(%)$+1.11\times$ICG-R15$+0.999\times$ 年龄。分数超过 55 分为危险状态,45～55 分为临界状态,小于 45 分为安全状态。随后 10 年的验证中发现,7 例危险状态中接受肝切除的患者术后 6 例死于肝衰竭,15 例临界状态接受肝切除的患者 5 例死于术后肝衰竭,376 例安全状态接受肝切除的患者仅有 26 例死于术后肝衰竭。

正如许多外科医师所断言,目前没有一种方法能精确判断肝切除的安全界限,也没有一种方法能将所有外科治疗手段拒之门外。如前所述,许多实验参数能够提供术后出现肝衰竭危险的范畴,但仍然不能精确到 100%,这势必会造成某些患者能因手术切除获益而被实验剔除。一方面随着手术技巧的提高和术后管理的进步,肝切除患者术后出现肝衰竭的风险将大大降低;另一方面未来的肝脏储备功能的评估指标必将是在临床、影像学和实验室检查技术综合评价基础上建立的数学模型。

2. 术前门静脉栓塞　针对肝切除术后可能因为残肝不足造成的肝衰竭,Kinoshita 于 1986 年首先报道了一种在肝切除前经皮经肝穿刺门静脉栓塞的方法(portal vein embolization, PVE),作为此类患者的术前准备,使剩余肝体积增大,二期再手术切除,帮助患者平安度过围手术期,取得了满意的效果。1990 年 Makuuchi 报道了一组合并慢性肝病和肝硬化的肝癌患者,术前行 PVE,大大提高了手术切除率和安全性,他认为 PVE 安全,不增加肝切除难度,术后肝衰竭的发生率较低。实际上早在 1920 年 Rous 和 Larimore 就发现结扎兔子的门静脉分支,可导致受累肝叶的萎缩和非受累肝叶肥大这一现象。后来在 1975 年 Honjo 等对 20 例不能行肝脏切除的肝癌患者试行门静脉分支结扎治疗,发现结扎门静脉的肝叶和位于其中的肿瘤发生了萎缩,而非结扎肝叶增生、肥大。这都为 PVE 技术的发明提供了理论依据。20 世纪 90 年代只有少数病例在日本和法国开展,近年来已经成为欧美国家一项普遍开展的手段,在我国应用尚不广泛。

(1) PVE 的适应证:估计肝切除范围广泛,肝切除后余肝体积较小,以及手术复杂等,术后有可能产生肝衰竭者均为 PVE 指征。可用于原发或继发、良性或恶性肿瘤,特别是一叶多发性肿瘤而对侧肝叶较小者。

(2) PVE 的禁忌证:肝脏左、右两叶均存在肿瘤;肿瘤侵犯门静脉主干或主干有血栓者;ICG-R15>20%,肝硬化严重,肝再生率低,PVE 后仍难达到手术要求。

(3) PVE 的方法及栓塞材料:目前行 PVE 主要有两种方法,一种方法经回结肠静脉门静脉栓塞,即行剖腹手术,从回结肠静脉插入导管至门静脉,然后行门静脉造影,确认肝内门静脉解剖,然后在 X 线透视下栓塞拟切除肝叶的门静脉分支。另一种方法经皮经肝穿刺门静脉栓塞,即在 B 超引导下穿同侧或对侧门静脉插入导管在透视或 DSA 下行门静脉造影及其分支的栓塞(常为门静脉右支栓塞)。栓塞的部位及范围根据肿瘤的位置及肝实质受损的情况而定。常用的栓塞材料有聚乙烯醇(polyvinyl alcohol, PVA)

微粒、无水乙醇、纤维蛋白胶、吸收性明胶海绵、凝血酶、钢圈与碘油等,也有人混合使用上述材料。各种栓塞剂的栓塞作用无显著性差异。

(4) PVE 术后并发症:行 PVE 的患者大多于术后 2~4 周即可施行范围足够大的治愈性肝切除,且术后过程平稳,死亡率及并发症发生率很低,若行经皮肝经穿刺 PVE 处理,则可能会出现穿刺后出血、门静脉动脉瘘、胆管血管瘘、非切除肝叶栓塞及感染等并发症,技术性并发症发生率为 0~10%,包括需要再穿刺的病例,没有严重并发症的报道。Abdalla 统计了 250 例 PVE 术后肝切除,不伴肝硬化的患者围手术期并发症死亡率为 0~6.5%,伴肝硬化的患者围手术期并发症死亡率为 6%~7%。并发症发生率小于 15%,低于或相似于不行 PVE 的肝切除,可见对于边缘性肝切除的患者,术前 PVE 治疗并不会增加手术的风险。术前一侧门静脉栓塞 2~4 周后,对侧肝脏体积可以增加 20%~40%,使预期的术后残留肝体积代偿性增大,从而降低半肝以上肝切除的手术危险。术前门静脉栓塞扩大了手术的适应证,提高了原发性肝癌和多发肝转移癌的切除率。但目前对于术前门静脉栓塞仍有争议,有学者证实由于栓塞侧肝动脉供血的代偿性增加和对侧肝实质的增生可以刺激肿瘤的生长,也有资料显示大范围肝切除术前行门静脉栓塞与更高的肝外转移的发生率相关,对于结直肠癌肝转移可以加速肿瘤生长并缩短无瘤生存期。虽然有些学者认为对于无肝硬化的肝脏,残肝体积低于 25% 是术前行门静脉栓塞的指征,但究竟术后残肝体积最小值为多少时才不会发生肝衰竭目前还无法确定。因此,术前门静脉栓塞的实施须针对每位患者的具体情况进行。一般认为,对于无基础病变的肝脏,术后发生肝衰竭的可能性很小,所以术前门静脉栓塞仅用于极量肝切除或同时进行胃肠道手术的患者。对于合并肝硬化、肝脏局部疗法、大面积脂肪变性、胆汁淤积的患者,在进行半肝以上切除术前可以考虑行门静脉栓塞。对于栓塞后侧无代偿增生的患者,提示肝再生能力差,不宜行半肝切除。

3. 常规术前检查与准备 充分的术前检查及准备是减少手术合并症及提高疗效的重要因素之一。

(1) 术前常规检查:①血常规、血凝常规;②尿常规;③大便常规及隐血;④肝、肾功能;⑤血清 AFP、血清乙丙型病毒性肝炎标志物检查;⑥血糖;⑦胸部 X 线检查;⑧心电图,动态心电图或者超声心动图;⑨食管钡餐透视,必要时摄片,以了解食管静脉曲张情况;⑩ 60 岁以上老人及肺功能不全者应常规检查。

(2) 术前复习影像学资料:影像学资料有助于肿瘤的定位及定性诊断。外科医师阅读影像学资料,可以进一步明确手术的必要性,并对其可切除性、难度及安全性进行充分估计。外科医师不应该等待术中探查后确定方案,而应手术前心中有数。

1) B 超检查:术前 1 周内外科医师应亲自参加 B 超检查 1 次,其观察内容如下。

①肿瘤的大小、位置、数目、边界是否清楚,余肝是否仍有病灶。如为深部或肝门区肿瘤,应检查肿瘤与第一、第二、第三肝门及与大血管的关系,包括与门静脉左、右支及主干,肝左、肝右、肝中静脉及下腔静脉关系。

②肿瘤与邻近脏器的关系,包括胃、脾、胆囊、肾脏、膈肌和胆总管等。

③肝脏大小、硬化程度,如肝萎缩或肝硬化严重程度与化验检查是否相符。

④腹水:B 超是检查腹水最简单而准确的方法,除注意肝前腹水外,还应注意膀胱直肠凹处是否有腹水。如发现腹水,应予以处理或改变手术方案。

⑤门静脉癌栓情况:门静脉癌栓的部位、大小等,如分支癌栓,还可考虑施行相应门静脉与肿瘤一同切除。

2) 复习 CT 资料:CT 片使外科医师更容易直观地了解肿瘤及其周围情况。外科医师应术前多次阅读 CT 片,辨认其内容与 B 超相比是否吻合,以便对切除必要性、可能性、危险性做到心中有数。

3) 肝脏磁共振成像:对于发现较小的病灶,建议常规术前行平扫加强化 MRI 检查,确定病灶的可切除性。随着无创影像学技术的迅速发展,作为有创检查手段的动脉造影已经不再作为术前的常规检查,更多是作为在介入治疗时评估病灶范围和治疗效果时应用。

(3) 术前常规准备:

1) 改善全身营养状况:注意休息,并给予高糖、高蛋白、高维生素饮食,积极纠正营养不良、贫血、低蛋白血症。纠正水、电解质平衡紊乱;对糖尿病患者术前应用胰岛素治疗,并积极控制血糖。

2) 护肝治疗:静脉滴注能量合剂、维生素 K_1、维生素 C 及护肝药物等,对白蛋白过低者输新鲜血液、白蛋白或血浆等。避免使用对肝有害的药物。

3) 预防感染:肝手术前或麻醉开始时使用广谱抗生素,以预防术中、术后感染发生。合并其他脏器感染时,要提前及时给予大量有效抗生素。

4) 不再采用传统的备皮方法(会阴部备皮),仅将手术区过多的体毛去除。

5) 术前晚口服番泻叶或者甘露醇洗肠 1 次,对于肝硬化不严重、肝功能良好的患者,笔者一般不再灌肠。

6) 饮食:术前晚可进流质,术前 4 小时禁食水。

7) 放置胃管术前放置胃管的目的:便于术中抽空胃液,加强显露;便于术后恢复胃肠功能,尤其是左叶巨大肿瘤切除后;便于观察术后上消化道出血。

8) 嘱吸烟患者应绝对禁烟:如有咳嗽、咳痰者,可予止咳化痰,必要时可应用抗生素等治疗。

9) 了解女性患者月经情况:通常手术应安排在月经间期进行。

10) 备血:以新鲜血为宜,其含有一定量凝血因子,避免大量输注库存血引起的凝血障碍。

(四) 肝癌手术的麻醉

肝癌切除术时麻醉应考虑如下几点:①患者肝脏功能是否能够耐受手术和麻醉的影响;②麻醉药物与肝脏功能的相互影响;③肝脏对手术中肝动脉和门静脉阻断的耐受能力;④围手术期保肝治疗对减少肝衰竭的价值;⑤肝癌

患者合并其他疾病对麻醉选择的考虑。

1. 术前患者的评价　肝癌切除术患者术前评价是提高手术和麻醉安全性的重要因素，客观、确切的术前评价对麻醉选择和术后转归的估计具有指导意义，因此，详尽的术前检查及测试肝脏功能的特殊检查是非常必要的。由于肝脏的功能非常复杂，肝脏的代偿能力强大，所以在判断检查结果时应注意综合分析和判断，有些主要指标需要特别注意，如血清白蛋白含量、血清谷丙转氨酶高于正常值的 10 倍时、血清胆酸增高、凝血延长等一般表示肝脏功能下降，可能影响对手术和麻醉的耐受能力。同时，也影响麻醉药物在体内的效能和代谢。此外，肿瘤的位置、大小、是否合并肝硬化、手术难度等也会影响对患者的评价。

2. 麻醉选择　可以采取全身麻醉、硬膜外麻醉、硬膜外联合全身麻醉等 3 种方法。一般肝脏切除术对麻醉的要求与其他腹部手术类似，3 种麻醉方法均可采用，但如果手术需要打开胸腔，或手术范围广泛，硬膜外麻醉似乎难以满足手术的需要，因此需要全麻。硬膜外麻醉联合全麻是目前国内外较为推崇的麻醉方法，其可以减少静脉麻醉药物的用药量，减轻了麻醉药物对肝脏的负性作用。同时，硬膜外可以部分降低机体对手术刺激产生的应激反应，减少手术对患者的打击，有利于患者的术后恢复，减少术后并发症，而且硬膜外隙的导管可以保留用于术后镇痛治疗。有些肝脏手术对麻醉的要求较高，尤其肿瘤位置与下腔静脉的关系密切，需要在半离体的条件下行肝癌切除，此时需要阻断肝脏的血供和下腔静脉回流，对麻醉的要求很高，因为完全阻断下半身的血液回流可以导致约 50% 的血液不能回到右心房，这时患者往往会出现中心静脉压剧降，心输出量不足，血压有时难以维持。目前有两种方法选择，一种是采用体外循环的方法将下肢和肝脏回心血量经离心泵转流到腋静脉回到心脏；另一种可以尝试直接完全阻断肝脏水平以下的静脉回流，通过在阻断前对循环的调整和阻断后快速补液、给予收缩外周血管的药物维持血压。具体采用何种方式，应根据患者的身体状况和阻断后患者循环反应情况选择。一般静脉血转流的方法对循环的影响较小，但手术过程较复杂，需要对患者肝素化，也会损失部分血液，增加对患者的创伤部位，有少数患者会产生插管静脉的损伤。直接完全阻断的方法对身体循环的影响较大，但对患者不会增加新的创伤。应根据手术类型和患者基本情况全面考虑，药物选择以期对肝脏的毒性和肝血的影响为准，麻醉技术和麻醉管理较药物选择更为重要。

（1）连续硬膜外麻醉：患者基本情况正常，肝功能无异常，尤其无出凝血异常与血小板减低，手术作部分肝肿物切除，可选择此方法。选择 $T_{8\sim9}$ 穿刺，向头侧放置管，平面控制在 $T_{5\sim11}$，术中要加用杜氟、氟芬合剂或神经安定镇痛剂，减少牵拉反射。酰胺类局麻药在肝脏代谢，由血浆代谢酯酶分解，血浆胆碱酶来源于肝脏，肝功能受损后，胆碱酯酶减少，酰胺类局麻药量蓄积，故应慎用。

（2）全身麻醉：此方法使用于各种肝脏手术，尤其切除范围广泛的手术，可用全身静脉麻醉、吸入全麻和静息复合麻醉。此方法较为安全，可及时应对手术中各种突发

意外情况的发生。因为丙泊酚对肝功能几乎无影响，所以静脉输注丙泊酚（包括诱导维持）复合少量芬太尼、肌松剂等是一个比较理想的麻醉药选择方案。

3. 麻醉实施和监测　主要内容包括以下几个方面：

（1）动脉压监测、中心静脉压监测：同时读取数据，即在血压发生变化时，同时监测中心静脉压的变化，有助于判断循环波动的原因。

（2）血气分析：术前、阻断肝血管前、肝血管后、开放肝血管后、手术结束后。

（3）心排血量监测：有条件者可以观察心排出量，有助于对循环紊乱的判断。

（4）心电监测：术中有突发心搏骤停、心律失常的可能。

（5）血氧饱和度和呼气末 CO_2 监测：防止缺氧和二氧化碳潴留，肝功能不全对缺氧更敏感，肝功能不全时可能并存肺分流，如出现缺氧量加重肝脏损害，麻醉中二氧化碳蓄积可使肝血流下降一半左右，故应保持呼吸道通畅和供氧。控制呼吸时应注意压力适度，否则，可因胸膜腔内压增高而影响肝血流量。硬膜外麻醉时，尤要控制好麻醉平面，注意及时面罩吸氧。

（6）围手术期出、凝血功能的监测。

（7）肝功能监测。

（8）抽血查血糖、尿素氮、肌酐、钾、钠、氯、钙、红细胞计数、血红蛋白、血细胞比容。

（9）凝血功能监测，通过全血激活凝血时间（ACT）及时了解术中循环中肝素活性状态。

（10）肾功能监测。

4. 麻醉后注意事项　肝切除术后的并发症包括败血症、肺炎、呼吸功能衰竭、出血、肝衰竭等；另外，保护肾脏功能也非常重要。这些并发症也与患者的营养供给不足、术后体温过低、麻醉过深、苏醒时间延长等有关，须在术后注意对症处理，而镇痛治疗有助于患者顺利恢复。

（1）呼吸系统治疗：注意尽早拔管，及早使患者苏醒。拔管前一定要注意吸除气管内和口腔内的分泌物，待肌松完全恢复后，方能拔出气管导管，苏醒期尽量平缓避免躁动的发生。麻醉后最好回到苏醒室，由专门麻醉医师看护，一般异丙酚静脉麻醉较吸入麻醉术后躁动发生率偏低，为防止吸入麻醉术后躁动，可术中适量增加芬太尼等镇痛药的使用，最好用 TCI 靶控输入镇痛药和异丙酚。加强患者护理，定期翻身拍背，给予雾化吸入，防止肺不张。术后镇痛治疗可以减少患者咳嗽、拍背、翻身等肺部活动造成的疼痛，减少肺部并发症的发生。

（2）营养及液体治疗：肝癌患者术前一般存在营养不良，电解质和酸碱平衡有可能存在紊乱，注意术后调整，良好的营养支持可以减少术后并发症和帮助机体恢复。调整水与电解质紊乱，可以消除严重心律失常、保护肾脏功能。

（3）保护肾脏功能：围手术期肾功能不全是麻醉和手术的严重并发症，由于手术对循环的影响和对肾脏血流的干扰，需要特别注意保护，尤其对于术中需要阻断肝门血管及下腔静脉的患者更需要注意对肾脏的监测和保护。手术时，麻醉医师有责任维持好血流动力学稳定和生命器官

灌注。急性肾衰竭是肾脏对低血压、低血容量和 / 或脱水等急性缺血侵袭的反应。血容量不足和心力衰竭均引起肾血管收缩，使肾血流减少。术中注意减少循环紊乱的程度和持续时间，同时使用多巴胺和 / 或利尿剂有利于改善血液流变学和组织血流。使用甘露醇可以对肾脏产生冲洗作用，减少坏死细胞碎屑在肾小管内堆积，甘露醇可以减轻内皮细胞肿胀，改善内髓质血流，因此可保护缺血后肾功能。此外，甘露醇还清除自由基。呋塞米对肾低灌注部分的髓袢髓质厚壁段升支有保护作用，呋塞米明显增加肾血流，是通过前列腺素介导的。联合用药可相互加强，最终增加氧供、减少氧需。

（4）体温过低：阻断下腔静脉或下肢静脉血转流的患者注意低温问题，尤其在术中行体温监测，给予保温治疗，术后及时将体温恢复至正常范围内。

（5）术后镇痛：术后疼痛对患者的影响是多方面的，疼痛可以增强患者术后的应激反应；可以限制患者的通气；增加肺部感染的机会；导致内分泌和体内代谢紊乱；影响胃肠道功能的恢复，引起尿潴留；疼痛还可以抑制免疫系统的活性，降低机体抵抗能力。一方面增加机体感染的机会，另一方面影响患者的远期疗效。因此，对术后镇痛从多个角度分析均有利于患者的恢复，但肝脏手术的特殊性要求术后镇痛的方式适合患者的具体需求。大多数文献认为，硬膜外给药的方法最适合肝脏手术后镇痛，因为该方法镇痛效果好，对肝脏功能影响最小，也有利于保护肾脏功能。目前国内外广泛采用 PCA 泵的方法给予术后镇痛治疗，下面给予简要描述。

1）PCEA 给药模式：PCEA 主要有 3 种给药模式，即单纯 PCA 给药、持续注药和背景加 PCA 给药。Komatsuc 采用双盲和随机的方法，研究对比单纯 PCA 给药和持续注药的镇痛效果及不良反应，结果表明在静息时镇痛效果相似，活动或咳嗽时持续注药方法优于单纯 PCA 给药，而不良反应并无明显增加。背景加 PCA 给药的镇痛效果并不优于持续注药方法。

2）PCEA 药物配伍原则：阿片类药物应用于硬膜外途径已经超过 15 年，许多临床医师被其良好的镇痛效果所鼓舞，进行广泛的应用和临床研究，随后发现存在如延迟性呼吸抑制、呕吐和瘙痒等并发症。近年来的文献表明，合理的配伍和使用不同种类的镇痛剂可以增加镇痛效果，避免严重并发症。

3）单独使用阿片类药物用于硬膜外途径控制术后疼痛，可以获得良好的疼痛缓解，但在患者活动时常不能得到满意的效果。阿片类药物复合使用局麻药，可以提高镇痛效果和减少不良反应。复合使用可乐定，可以减少阿片类药物的剂量。

4）常用药物的选择：吗啡是阿片类药物中最为经典的镇痛药，硬膜外使用吗啡的剂量是静脉用量的 1/5，产生作用的起效时间较脂溶性阿片类药物稍长些。PCA 使用镇痛效果可靠，由于存在延迟性呼吸抑制的问题，主张小剂量（1～2mg）、小容量（1～2ml）给药，并不降低镇痛的效果。吗啡硬膜外给药的镇痛质量较静脉给药的途径好，表现在

患者术后活动时的镇痛效果更好。但吗啡复合使用可乐定较芬太尼复合布匹卡因的镇痛效果差、不良反应大和费用更多。芬太尼是一种脂溶性强阿片制剂，硬膜外使用剂量是静脉的 50%。由于其吸收迅速，并具有一定的全身效应，芬太尼的镇痛显效时间较快。由于在脑脊液内浓度较低，发生延迟性呼吸性抑制的可能性较少。使用时硬膜外导管的位置接近疼痛的脊髓节段效果更好。亦有人认为，硬膜外腔置管的位置与镇痛结果无明显关系。单独使用芬太尼随剂量的增加，不良反应也明显增多。大量文献表明，芬太尼复合布匹卡因可以获得良好的镇痛效果，并减少用药量和不良反应。芬太尼硬膜外腔给药在镇痛效果、改善患者术后通气等方面均优于静脉。局麻药用于硬膜外腔给药具有良好的镇痛作用，随着给药浓度和容量的增加，镇痛作用增强，同时不良反应也增加，甚至是严重的不良反应。布匹卡因加用芬太尼可以减少不良反应，增加镇痛效果，弥补两类药物单独使用时存在的不足。可乐定是一种高脂溶性 α_2 受体兴奋药，作用部位在脊髓。应用小剂量可乐定可以产生镇痛作用，并与吗啡产生协同作用。但存在心血管不良反应、容易蓄积和急性疼痛镇痛不佳等问题，目前临床使用并不广泛，在芬太尼复合布匹卡因与吗啡加可乐定用于术后镇痛的对比研究中，前者从镇痛质量、不良反应和费用等方面均较后者优越。

5）PCEA 不良反应：包括呼吸抑制、恶心 / 呕吐、皮肤瘙痒、尿潴留。一般与药物的配伍和剂量有关，吗啡出现呼吸抑制的机会更大些，芬太尼很少出现呼吸抑制问题。这些不良反应可以用纳洛酮拮抗，但须注意的是纳洛酮的剂量和给药方式，大剂量快速给药容易导致患者疼痛突然暴发，使患者非常痛苦和恐惧，一般可以采用小剂量如 0.2mg 加入生理盐水 20ml 内缓慢注射，观察呼吸变化，如呼吸恢复至 10 次以上可以停止给药，但仍需注意患者的呼吸变化。很多文献表明，PCEA 的镇痛效果较 PCIA 好，但 PCEA 的技术复杂性和风险均高于 PCIA。由于阿片类药物的选择、给药方式不同，给药的剂量和容量不同，不同种类药物的配伍等因素，都会影响术后疼痛的控制效果和不良反应发生率。因此，合理地选择给药种类、剂量和配伍显得格外重要。首先应考虑的问题包括药物的选择，阿片药物到达作用局部的浓度，PCEA 和 PCIA 镇痛效果的比较，患者的舒适与风险的权衡和比较。从众多文献分析可以认为，局麻药配合阿片类药物可以获得良好的镇痛效果，低浓度布匹卡因加上小剂量芬太尼可以得到良好的镇痛和较小的不良反应。

5. 低中心静脉压在肝切除术中的应用 中心静脉压（central venous pressure，CVP）是指胸腔内上腔静脉和下腔静脉入右心房处的压力，是反映右心房的前负荷的指标。CVP 的正常范围为 5～12cmH₂O。正常情况下，如果 CVP <5cmH₂O，常提示右心房充盈不佳或血容量不足。CVP 的高低受以下 4 个因素影响，即静脉的回心血量、心脏的收缩力、循环血容量的充盈状态和静脉壁的功能状态。其中，任何一种因素的改变均可导致 CVP 的改变。关于低中心静脉压（low central venous pressure，LCVP），目前其确切

定义还未规范,一般是指 CVP ≤5cmH₂O。即使 CVP 低到 0～4cmH₂O 水平,通常也不会导致显著的全身低血压,所以通过某种方式使 CVP 降到适宜的范围却不影响动脉血压,不发生低动脉血压,这就是低中心静脉压方法要到达的目标。目前将 LCVP 确定在 ≤5cmH₂O 的水平,是通过对肝脏切除手术中失血量的研究分析而得出来的。另外,肝静脉内的压力与 CVP 又有着直接的联系,因而通过降低 CVP 来减少肝静脉压力,使肝窦内压力降低,可减少肝切除术横断肝实质时的出血量。在术中维持较低的 CVP 还可使腔静脉及其分支静脉塌陷,有利于肝脏游离,便于肝脏后部和主要静脉的解剖,即使损伤了肝脏血管,也便于止血。

实施方法:一般情况下通过严格控制术中的液体输入即可达到低中心静脉压,全麻诱导完成后采取 15° 头低倾斜位(图 7-39),静脉液体减少至 1ml/(kg·h)。保证尿量不少于 25ml/h 或收缩压不小于 90mmHg,并在其过程中维持 CVP 不超过 5cmH₂O。如果上述方法不能将 CVP 降低到 5cmH₂O,可以适当加入麻醉药控制,通过静吸复合异氟醚和芬太尼麻醉维持。异氟醚是麻醉气体中对心脏抑制最轻而血管扩张作用明显的麻醉剂。镇痛药芬太尼很少导致严重的低血压,只有少数情况下才需要从静脉内输注硝酸甘油。当出血量超过全身血容量的 20% 时,仍应输血。肝脏切除、完成止血后,利用晶体液和 6% 的羟乙基淀粉来恢复血容量,如果患者 Hb<80g/L,应该输入浓缩红细胞或自体血来增加 Hb 浓度。Jones 等对 100 例行肝切除术患者术中的失血量进行观察,发现平均为 450ml(25～8 000ml)。48 名 LCVP 患者平均失血量为 200ml,其中仅 2 人需要输血。Cuninghom 等也通过对 100 例用 LCVP 技术辅助的不同类型肝切除术患者术中失血量进行观察,肝脏区段切除、肝叶切除、广泛右肝切除、广泛左肝切除平均失血量分别为 450ml、700ml、1 100ml、1 500ml,比未采用 LCVP 技术的肝切除术中出血量明显减少。由此可见,在肝切除手术中,使用 LCVP 可显著减少各种类型肝切除手术的失血量,减少对输血的需要和输血量,降低患者术后死亡率。LCVP 辅助的肝切除术中,除了 CVP 穿刺置管并发症外,有关 LCVP 引起并发症的报道很少。Mslendez 等研究表明,在用 LCVP 辅助的肝切除术后,虽然有 70% 的患者出现明显的一过性氮质血症,但仅有 3% 的患者血清肌酐浓度持续增高。Jones 等报道 40 例患者在 LCVP 辅助下,有 2 人在手术中发生空气栓塞。空气栓塞的原因是,静脉开放且静脉内的压力小于周围大气压。在肝脏手术中,切肝时肝断面暴露在空气中,加上 LCVP 负压抽吸的作用,可使空气通过这些静脉破口迅速进入体内,从而导致空气栓塞的发生。因此,在肝脏切除手术中采用 LCVP 技术,可以有效减少肝切除术中失血量。维持 LCVP 可以防止下腔静脉张力过大,有利于肝脏游离。

(五)肝切除术概念及基本操作

1. 肝切除术种类及命名　依据肝脏解剖生理特点,肝外科将肝切除术分为 2 种。

(1)以肝脏解剖的分叶和／或分段范围,以相应血管为界线,进行肝组织切除,称为规则性肝叶或肝段切除术。

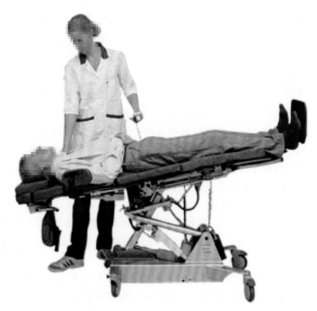

图 7-39　Trendelenburg 体位

(2)以需切除病灶为中心,不按解剖分叶或段为界,进行肝的部分或局部切除,称为非规则性肝切除术。

肝切除术式种类:肝切除术式是根据解剖分段来命名的,由于不同的解剖分段方法,命名方法也不尽相同。欧洲多采用 1957 年 Couinaud 的方法,根据 Couinaud 肝段命名系统,左、右半肝以 Cantlie's 线为分界,左半肝又以肝圆韧带的肝内嵌部分和镰状韧带为分界,分为其右侧的Ⅳ段和左侧的Ⅱ、Ⅲ段;右半肝依照右肝裂,分为Ⅷ、Ⅴ段和Ⅶ、Ⅵ段。Ⅰ段具有独立的动脉血供和胆汁、静脉引流系统,从功能上将尾状叶视为独立叶(表 7-14)。

表 7-14　肝切除术分类及命名(Couinaud 命名系统)

肝切除术分类	肝切除术命名	肝切除术包含的肝段
规则性肝切除	半肝切除术	
	右半肝切除术	Ⅴ、Ⅵ、Ⅶ、Ⅷ
	左半肝切除术	Ⅱ、Ⅲ、Ⅳ
	肝叶切除术	
	肝右叶切除术	Ⅳ、Ⅴ、Ⅵ、Ⅶ、Ⅷ(Ⅰ)
	肝左叶切除术	Ⅱ、Ⅲ
	肝段切除术	Ⅰ段切除术
		Ⅳ段切除术
		Ⅴ段切除术
		Ⅴ、Ⅷ段切除术
		Ⅵ、Ⅶ段切除术
		Ⅱ、Ⅲ段切除术
	扩大性肝切除术	
	左肝扩大切除术	Ⅱ、Ⅲ、Ⅳ、Ⅴ、Ⅷ(Ⅰ)
	右肝扩大切除术	Ⅳ、Ⅴ、Ⅵ、Ⅶ、Ⅷ(Ⅰ)
非规则性肝切除	根据肿瘤的部位、大小,行楔形切除术、剜除术等	

2. 手术体位及切口　大多数肝脏手术，因为很少开胸，并不需要取特殊的体位，故很少考虑患者的体位问题。一般取仰卧位，如果采用 LCVP 技术，体位应采用头低 15°位，右上肢外展，腹部保持轻度过伸位。麻醉设施也极为重要，需行气管内麻醉。除双臂放置动脉监控及主要抗容量灌注导线外，尚需有标准心电监测与插入 Swan-Ganz 多腔热敏导管。术中采用经皮氧测试仪监控也具有很大作用，同时需置入 Foley 导尿管。将患者放在温暖的床垫之上，左臂紧靠躯体放好，并予包裹保护。

较小的肝左外叶肿物可以采用上腹正中切口，左内叶或者右肝肿物传统上取双肋缘下与上腹部正中切口（Mercedes 切口）入腹腔，彻底、全面地探查腹腔脏器及肝脏病变后，再决定是否还需向两侧延长切口。右半肝切除时，切口延至右腋中线，以便于接近与控制肝下腔静脉。最近也有报道采用右侧 L 形切口效果等同于 Mercedes 切口，术后切口疝的发生率反而明显降低（图 7-40）。

开腹后，必须采用牵开器充分显露肝脏。将强力牵开器固定于手术床上，最终使手术野得以固定并将肝廓向斜上方提起，对手术暴露非常重要。女性患者一般较易做到，男性患者较女性患者略困难，可将右肋下切口适当延长。肿瘤广泛侵及膈肌时，也可行开胸术。一般认为，除非肿瘤累及膈肌，一般不需开胸（表 7-15）。

表 7-15　手术操作与体位及切口选择

手术操作	体位	切口选择
右半肝切除术	平卧，右侧抬高 15°	右肋缘下斜切口
扩大右肝切除术	平卧，右侧抬高 15°	双侧肋缘下拱形切口或倒"T"切口
左外叶切除术	平卧位	左侧肋缘下向右肋下延伸
扩大左肝切除术	平卧位	双侧肋缘下拱形切口或倒"T"切口

术中常规采用双侧悬吊式框架拉钩，以获得充分暴露。

3. 肝脏的游离　首先离断肝圆韧带，双侧 7#丝线结扎。打开小网膜腔，游离肝十二指肠韧带。贴近肝脏打开肝-结肠韧带及右侧三角韧带，注意后方的右肾上腺静脉汇入下腔静脉。一定要贴近肝脏打开右侧冠状韧带，以避免出血，靠近裸区时膈肌非常薄（paper like），可用手指或纱垫轻推，加锐性分离，避免损伤。有时右后叶肿瘤侵犯膈肌或曾经破溃，勿盲目分离，否则易造成肝脏或膈肌严重出血。可以先游离其他部分，待出血能够控制时再游离膈肌或切除部分膈肌。膈肌创面的出血，细小的可以电灼止血，一般主张将打开的创面缝合止血，因膈肌不停地呼吸运动可使出血不止。现在也可以采用前入路肝切除法，在后面的章节详述。右后叶的充分游离往往需要打开下腔静脉韧带，可避免过度牵拉造成下腔静脉与右后叶间肝短静脉的撕裂。一般主张贴近腹壁游离镰状韧带，以尽量保留镰状韧带。暴露第二肝门时，要充分打开镰状韧带，其上端左、右冠状韧带汇合处距离下腔静脉可达 3～4cm，有时害怕损伤第二肝门而没有完全游离。左侧三角韧带的打开，可以纱垫填塞在贲门与左三角韧带之间，选无血管区直接电刀打开，若无明显的门静脉高压，断端可以不结扎。

4. 肝血流阻断技术　1908 年，Pringle 在美国的《外科年鉴》杂志（*Annals of Surgery*）上发表了一篇文章，名为"肝外伤止血札记"（Notes on the arrest of hepatic hemorrhage due to trauma），报道了 8 例肝外伤患者，4 例在手术前已死亡，1 例拒绝手术，3 例施行了剖腹术，手术时 Pringle 用他的拇指和示指捏着肝蒂以暂时停止出血使伤处能够看得清楚，虽然此 3 例患者皆随后死亡，但 Pringle 用了 3 只兔子做实验来证明他的设想是正确的。Pringle 的论文发表后，很快便得到了响应，该止血方法便成为肝脏外科的突破，至今仍然常用，并被后来称为 Pringle 手法（Pringle maneuver）。20 世纪 50 年代由于 Lortat-Jacob 和 Robet 首先报道了肝外离断出肝和入肝血管后施行右半肝的切除，使得在肝外控制出、入肝血管的技术得以被重视。随后的 50 年间，这一技术的逐渐成熟与推广应用，使得超大体积肝

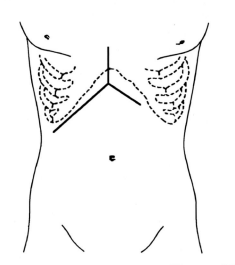
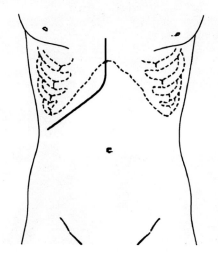

图 7-40　肝切除手术切口选择

切除术中出血量大大降低，从而使肝切除的术后死亡率与患病率显著下降，肝切除已经成为一项安全、可靠的技术。尽管随着新的医疗器械的发明和活体肝移植技术的成熟，使得人们在肝切除时甚至可以不通过阻断肝门，来实现超大体积的肝切除，但肝血流阻断技术在一段时间内仍然是肝脏切除过程中必不可少的一个步骤。

（1）入肝血流阻断（inflow vascular control）：

1）肝蒂的阻断（hepatic pedicle clamping，HPC）：自从Pringle首次报道HPC技术后，该技术长期广泛应用于肝外科手术（图7-41）。围绕着该技术有众多基础和临床的研究证明HPC可明显减少肝切除术中失血，有助于保护残存肝脏功能。Dixon通过荟萃分析的方法对其分析后得出以下结论，第一，肝切除术中应用HPC较不用HPC切肝可明显减少失血；第二，如阻断时间在1小时以内，间歇和持续阻断效果一样；第三，当合并肝硬化或手术时间很长时，则应用间歇HPC为宜。我国肝癌患者多伴有肝硬化，因此笔者的经验是尽可能采用间歇阻断，硬化严重的患者每次阻断肝门5分钟，开放复流1分钟；硬化较轻的患者每次阻断肝门10分钟，开放复流2分钟。应用间歇HPC术中开放复流前应结扎、缝扎处理好肝断面主要脉管，以免在复流期间造成大量失血，笔者多采用200#或者300#钛夹离断肝实质，较大的血管可以得到确切的处理，较小的血管渗出可以在复流时采用较大棉纱垫按压创面或者电刀电灼止血。也有学者主张在HPC期间应用甲泼尼龙40mg或地塞米松5~10mg，开放血流后若血压平稳则用呋塞米20mg，有助于减轻肝脏的缺血再灌注损伤。肝硬化肝脏对缺血损伤敏感，故有人主张切肝时不阻断血流，但对于位置特殊的病例，HPC可以明显减少术中失血，我们认为术前肝功能Child A级者均可耐受一定时间的HPC，采用短时（5~10分钟）间歇PTC是安全、可行的。而那种认为HPC可能严重损伤肝脏而在术中不用HPC切肝的观点是片面甚至是错误的。术中持续大量失血和低血压状态对肝脏甚其他脏器可能产生更严重的损害，缺血再灌注损伤多半发生在较长时间的肝门阻断（20分钟以上），因此，对于肝硬化患者首选间歇性肝门阻断。

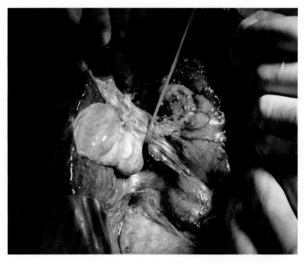

图7-41　Pringle法肝门阻断

2）半肝血流阻断：半肝血流阻断是仅阻断拟切除的半肝血流，从而保护残留肝叶不受缺血损伤（图7-42）。

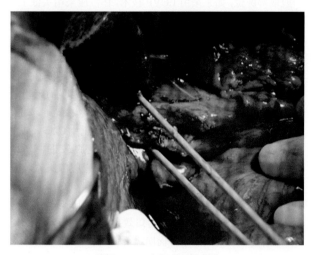

图7-42　半肝血流阻断

半肝血流阻断的方法如下：①右半肝血流阻断：先切除胆囊，保留胆囊管的结扎线并向左侧牵引，肝动脉右支在肝总管后方穿过，分离出肝动脉右支并结扎切断，在其后方可以分离出门静脉右支并结扎切断，因为右肝管变异较多，多半不在肝外处理。②左半肝血流阻断：打开小网膜囊至肝十二指肠韧带左缘，近肝的肝十二指肠韧带左缘表浅处可以摸到明显动脉搏动，打开肝十二指肠韧带组织，分离出肝左动脉并结扎切断后，在其后方可以分离出门静脉左支并结扎切断，左肝管一般同样在肝内处理。③还可以采用在肝门板上方将Ⅳb段肝实质被膜打开1cm，然后再将尾状突的肝被膜打开1cm，自上而下用中号Kelly钳自肝内穿出，不一一分离Glisson鞘内的门静脉和肝动脉。但此方法为盲目钝性分离置入阻断带，因肝门移位、受压和脉管可能存在变异，此法有较高的损伤风险，我们主张解剖第一肝门分别阻断门静脉和肝动脉。由于肝内血管交通丰富，行半肝血流阻断切肝时出血较PTC时要多，一旦发现控制出血不满意，应即时改行PTC，以减少术中失血。④半肝血流阻断和PTC技术一样，仅能控制入肝血流，对肝静脉出血则无法控制，因此，当肿瘤巨大或已累及主肝静脉（HV）或下腔静脉（IVC）时，还应考虑加行IVC或HV的阻断。

（2）入出肝血流阻断（inflow and outflow vascular control）：

1）全肝血流阻断（total vascular exclusion，TVE）：即同时阻断第一肝门，肝上、肝下下腔静脉，使肝脏与体循环隔离，在肝脏完全停止血循环状态下切肝，又称无血切肝（图7-43），TVE的最大优点是使肝切除更安全，术中出血更少，并可有效防止因损伤HV或IVC引发的空气栓塞。但全肝血流阻断对于全身血流动力学影响较大，但有10%~12%的患者出现动脉压下降，25%出现肺动脉压降低，40%~50%出现心脏指数降低，50%出现心律加快，10%~15%的患者不能耐受IVC阻断，使术后并发症增加。TVE主要用于累及或邻近HV及IVC的中央型或巨大肿瘤的切除或者 IVC、HV 内癌栓取出,防止 HV 或者 IVC 可能损伤的安全措施备用,不建议术中常规应用。

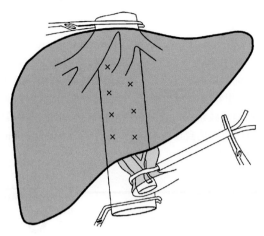

图 7-43 全肝血流阻断

2)保持下腔静脉通畅的全肝血流阻断:传统上认为在肝外暴露、分离肝静脉非常危险,分离过程中肝静脉的撕裂往往会造成难以控制的大出血,但是随着对肝脏解剖的深入认识和外科手术技巧的提高,在肝外分离、控制三条肝静脉已经成为一项安全、可行的技术。入肝血流加肝静脉的阻断不仅能达到全肝血流阻断的效果,并且能保持下腔静脉的通畅(图 7-44),降低了因全身血流动力学改变带来相应并发症的发生率。关于肝静脉的暴露与分离,详见肝切除术式的章节。

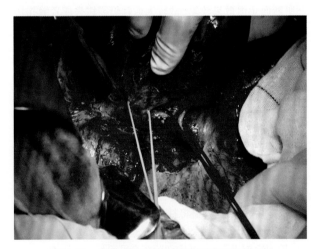

图 7-44 保持下腔静脉通畅的全肝血流阻断

3)术中肝下下腔静脉阻断:在行常规肝切除时肿瘤靠近肝静脉或者第二肝门,手术中可能会出现肝静脉损伤,出现肝静脉反流性出血,可以采用术中临时阻断肝下下腔静脉的方法,应用该方法后中心静脉压通常会下降 75%,从 13mmHg 可以降到 4mmHg,体循环压只下降 10%,一般不需要特殊的麻醉监护,机体也有很好的耐受性。

机体对于肝下下腔静脉的阻断耐受良好的原因不明,可能从以下几个方面解释:①应用该方法前中心静脉压往往偏高,阻断后对回心血量减少有限;②膈静脉、腹膜后静

脉和肾上腺静脉的回流补充作用;③肾上腺素经肾上腺静脉回流对血压维持所起的作用。肝下下腔静脉阻断是常规 Pringle 法的重要补充,简便易行,而且安全、有效。

(3)绕肝提拉法(liver hanging maneuver):右肝肿瘤侵犯膈肌或者过于巨大,切除时不能充分游离,一旦出现大出血,往往难以控制。1981 年 Couinaud 在肝脏研究中发现,肝脏和下腔静脉之间不但有疏松的网状间隙,而且在汇入下腔静脉的静脉之间有一无血管区。2001 年 Belghiti 发明了绕肝提拉法(liver hanging maneuver)——利用置于下腔静脉前面的弹力提拉带环绕肝脏将其提起,在肝脏未游离的情况下通过前入路进行右半肝切除术。该方法先切断肝脏,再离断肝周韧带,避免了因游离肝脏、搬动肿瘤造成的撕裂出血和因旋转、牵拉和挤压肝脏造成的肿瘤扩散。同时通过提起牵拉带阻断切面血流,有利于分离和保护下腔静脉,这种方法一经发表,迅速在肝脏手术中采用开来。Belghiti 总结 201 例行该方法的患者,仅有 2% 出现失败出血,3 例由于肝被膜的撕裂,2 例由于损伤到肝短静脉,但都经过按压后自然止血,因此该方法是安全、可行的。

具体方法:①切除胆囊和肝门预置阻断带;②分离出肝右静脉和肝中静脉,显露肝上静脉陷窝,再往下分离 2cm;③暴露肝下下腔静脉,沿下腔静脉前面往上分离,如果遇到细小尾状叶静脉可离断结扎,肝右下静脉分离、不结扎;④在肝右下静脉左侧,紧贴尾状叶后方、下腔静脉前方并沿其中线,伸进长血管钳,向头侧分离推进到肝右静脉和肝中静脉之间 4~6cm,带出弹力提拉带(图 7-45)。

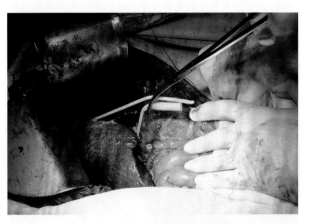

图 7-45 绕肝提拉法肝血流阻断

(4)离体肝切除术:离体肝切除术是因为肿瘤位置位于门腔静脉之间,采用常规方法切除,可能有造成手术中大出血的风险,故而将病肝完整切下,体外切除肿瘤,然后将余肝原位植回的技术(图 7-46),是随着肝移植技术不断完善和进步而发展起来的一种切肝新技术。体外切肝只是手术的一部分,它还包括全肝血流阻断、低温灌注和门静脉转流技术。因此,离体肝切除术是一种复杂且高风险的外科技术,它利用肝移植术中的低温灌注和静脉转流技术,避免了肝缺血损伤和肿瘤特殊部位的限制,兼有现代肝切除和肝移植术两大技术特征。至今文献只有少数病例报道。我院曾成功完成 1 例,详见相关章节。

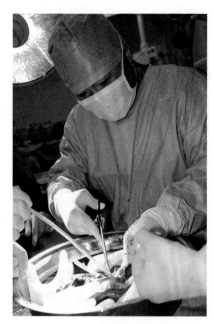

图 7-46 离体肝切除术

总之，肝切除时控制血流的方法多种多样，具体应用何种方法，要根据患者的一般情况、有无肝硬化、肿瘤的大小、位置选择，原则就是在保护残肝功能的基础上尽可能采用简单、有效且止血效果最好的方法。

5. 肝实质的离断 断离肝实质是肝切除术的重要步骤之一，良好肝断面的处理是减少肝切除术中出血和术后胆漏、出血等并发症的重要环节。传统的肝实质离断方法主要有钳夹法、指捏法等，近年来相继问世的各种先进的切割工具和新型肝断面处理材料弥补了传统切肝手术中的不足，简化了肝实质断离及肝断面处理方法，在很大程度上减少了肝切除术术中和术后的并发症。

（1）钳夹法和指捏法：即切开肝包膜后，用小号 Kelly 钳捏碎、断离肝组织，逐渐由浅入深，遇有血管或胆管时予以结扎切断（图 7-47）。另外，也有用手指或刀柄代替钳子以断肝。

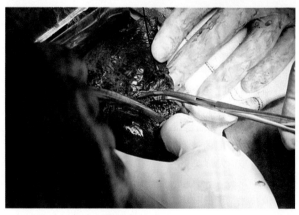

图 7-47 钳夹法

上述方法的最大优点是无需使用特殊器械，简单快捷。此方法的缺点是当分离接近重要的管道结构时，难以分辨和分离钳夹的管道，术者就不敢贸然钳夹。指捏法操作显得较为粗糙，小的血管和胆管会被撕裂，对肝组织的损伤较大，断面止血效果较差。

（2）新型切割工具：

1）超声切割止血刀（ultrasonic harmonic scalpel，UHS）：利用超声波使金属刀头振动，导致与之直接接触的组织细胞内的水分汽化，蛋白质氢链断裂，细胞崩解重新融合，组织被凝固后切开，刀头与组织蛋白接触，通过机械振动导致组织内胶原蛋白结构破化，造成蛋白凝固，进而封闭血管达到止血的目的，可封闭细小血管（≤5mm）（图 7-48）。

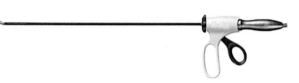

图 7-48 超声切割止血刀

优点：①具有分离、切割及止血于一身的功能；②由于采用超声切割凝固原理，没有电流通过机体，不会发生传导性组织损伤，提高了手术安全性；③工作时切割（或凝固）部位的组织温度低于 80℃，向周围组织热传递范围仅为 1mm，产生的热效应低，对周围组织损伤远远小于激光和电刀，可以避免深度的组织热损伤。

缺点：直接切割肝实质时，能量不易集中在要封闭的较大血管，也不易凝固少结缔组织的血管如肝静脉，因而肝脏断面止血效果较差，故较大血管仍需钳夹或者缝扎切断，同时操作费时。另外，研究显示使用超声切割止血刀在肝切除时的术中出血量及术后并发症方面并不优于传统的钳夹法。该器械目前多应用于腹腔镜外科，但也逐步被其他肝实质离断设备如 ligasure 所替代。

2）超声吸引刀（cavitron ultrasonic surgical aspiration，CUSA）：利用超声的空化效应即含水量较大的肝组织中微小气泡在超声波作用下发生一系列动力学过程，包括振荡、扩大、收缩乃至崩溃，此过程中产生的压力粉碎肝组织，而不易对弹性纤维组织及胶原纤维组织产生作用，从而保护含纤维组织多的肝内血管、胆道和神经，再用乳化冲洗液，并经负压吸引将打碎的肝组织吸出，然后逐一钳夹、切断、结扎这些暴露的裸露管道，使手术少出血或不出血，周围组织损伤小，准确切除病变肝组织。美国 Hodgson 在 1984 年首先应用于肝切除，现已在欧美各国及日本广泛应用。它主要由振动、灌注和吸引三大部分组成，三者的末端导管均安装在一类似笔状的可用手握持的手术刀头内（图 7-49）。

优点：①可以解剖出细小的血管，显著减少手术的出血量、术中输血量，从而减少术后肝衰竭的发生；②最大限度地保留残肝的功能，从而增加肝癌的手术切除率；③可以很清楚地分离出左、右肝胆管，在肝门胆管癌的根治手术中具有重要意义；④多数情况下可以不阻断肝门，避免了肝脏的缺血再灌注损伤。

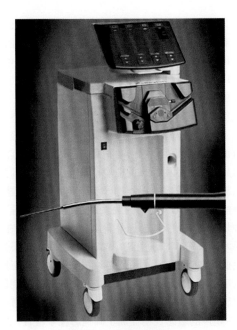

图7-49 超声吸引刀

缺点：①切割速度较慢，较传统的断脏技术所需时间明显延长，特别是对于伴有肝硬化的患者，切割速度更慢；②CUSA击碎肝细胞时，可能使肝炎病毒随着飞沫四溅，有造成肝炎传播的潜在危险；③CUSA价格昂贵，使其难以在基层医院推广应用。

3）水射刀（water jet dissector）：水射刀类似CUSA，不过是利用细小的高压水束来打碎肝组织，保留肝内管道系统，进行肝切除（图7-50）。

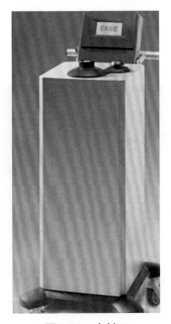

图7-50 水射刀

优点：①能精细解剖，精确保护血管和胆管；②无任何热损伤；③切肝时不用阻断肝门；④分离冲洗和液体抽吸一体化，手术视野清晰。

缺点：①部分严重的肝硬化肝组织较坚韧，在安全压

力范围内，水射刀难以切割，切肝时间明显延长；②操作不慎易引起水溅、水雾和气泡，水溅在断面有癌组织时易致癌细胞播散，污染手术室环境。

4）TissueLink 射频刀：将产生的射频能量集中在刀头端附近，电能通过持续滴注的盐水传递到肝组织内，随之电能转换成热能，加热肝组织，进而凝固和封闭肝组织及其内的管道（图7-51）。直径小于5mm的管道均可闭合；无须另行结扎，止血迅速、可靠，能减少术中和术后出血，同时也能防止胆漏发生；较大的管道则应该单纯结扎或缝扎。

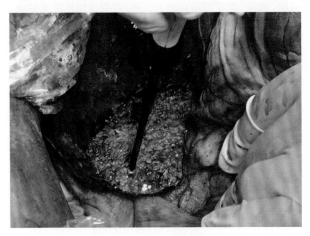

图7-51 TissueLink 射频刀

优点：止血可靠，低温刀头，集组织止血、解剖、管道永久闭合功能于一体，无须与其他止血器械同时使用，也无须行肝门阻断。同时，该装置体积小，携带方便，可与大多数外科电流发生器相兼容，价格适宜。

缺点：切割速度较慢。

5）LigaSure 血管封闭系统：应用实时反馈技术和智能主机技术，输出高频电能结合血管钳口压力，使人体组织的胶原蛋白和纤维蛋白熔解变性，血管壁熔合形成一条透明带，产生永久性管腔闭合（图7-52）。

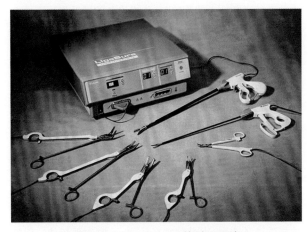

图7-52 LigaSure 血管封闭系统

优点：研究表明，LigaSure 血管闭合系统产生的闭合带比其他所有以能量为基础的融合方式都坚固，可达到与缝线结扎相似的强度，可承受3倍的正常收缩压，可闭合直

径在7mm以内的任何动、静脉，而超声刀、双极电凝只能闭合3mm以下的动脉。因此，有人利用它来进行肝实质的离断，使用方法和TissueLink射频刀类似。

缺点：切割速度较慢。

6）多功能手术解剖器（PMOD）：彭氏PMOD是彭淑牖教授发明的将高频电刀、吸引器和推剥器相结合的多功能解剖器。用其推剥头刮扒组织，刮碎并吸除组织碎屑，将肝组织内管道结构解剖出来予以结扎切断，遇有小的出血可随时电凝止血（图7-53）。PMOD的最大特点是集刮碎、钝切、吸除、电凝四项功能于一体，可明显缩短手术时间，并且费用低廉。笔者单位也曾应用，但感觉肝内管道的暴露并不像CUSA或者水射刀可以大小管道一概保留，而需要术者有很好的肝外科基础和较强的控制能力，用力较大时会碰断小的管道，但一旦应用习惯，切肝的速度明显要快于CUSA和水射刀。

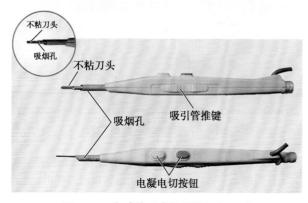

图7-53   多功能手术解剖器（PMOD）

目前应用在临床上离断肝实质的仪器还有微波刀、激光刀、高能超声聚焦刀等，因为应用范围较窄，不再一一赘述。

随着现代技术不断进步，形形色色的离断肝实质的仪器还会诞生，但是只有在洞悉肝脏解剖、熟练地掌握最基本的肝脏离断技术的基础上，先进设备的辅助作用下才会使术者如虎添翼。

6. 术中超声与腹腔镜探查分期   肝癌生长迅速，因此，根治性切除是与预后相关的独立因素。原发性肝癌的姑息性切除并不优于保守治疗已经为广大医师所认可，因而术前准确评价是否能做到根治性切除至关重要，术前影像学检查仍然存在着敏感性不够高的缺陷，故术中超声和腹腔镜探查分期越来越受到广大肝胆外科医师的重视。

（1）术中超声（图7-54）：术中超声（intraoperative ultrasound，IOUS）国外在20世纪80年代初就应用于肝脏手术中，1985年Castaings在对常用于肝癌的几种影像学检查方法进行比较后，认为术中超声精确度高于术前超声和选择性动脉造影，尤其肿瘤直径<1cm时表现较佳。但随着放射诊断技术的进展，特别是多时相螺旋CT（hCT）引进后，CT变得越来越精确，MRI也发展迅速；新脉冲定序、较短探测时间的屏气成像和含超顺磁离子氧的造影剂使肝脏成像发生革命，术前检查的敏感性显著增强，术中超声

失去了其应受的重视。但随着术中超声技术的改进，尤其是术中专用高频、高分辨率探头的应用显示出其在诊断的灵敏度和特异度方面的优越性，术中超声迎来了新的机遇。术前超声经腹腔检查，由于皮肤皮下组织、肌肉、肋骨及肠道气体的干扰，导致声波衰减和散射，很大限度上影响了超声成像质量；而术中超声可以将频率高、体积小的探头直接置于腹腔脏器、血管或胆道上进行探测，克服体外超声检查的不足，增大分辨力与扫描范围，从而提高对微小病变的显示率。术中超声的应用不仅可以发现术前影像学检查遗漏的微小病灶，还能进一步确定肿瘤的位置、数目以及肿瘤与周围血管之间的关系，并能在超声引导下对深层小肿块进行活检，从而为外科医师提供有用的信息，有利于手术的决策。在术中超声探查的过程中，如果发现肿块侵犯血管或者存在子灶，均必须在手术台上修正原来的切肝策略。Zacher报道，术中超声对肝肿瘤的定性诊断与CT、螺旋CT、MRI等影像学检查一致。对肝肿瘤诊断方面，术中超声的敏感性明显高于其他影像学检查。肝癌患者中CT、螺旋CT、MRI、术中超声的敏感性分别是76.9%、90.9%、93%、99.3%。在52例肝细胞肝癌中，3例患者的3个额外病灶在手术探查中发现，而7例患者的10个病灶只有通过IOUS才发现。7例患者由于术中的额外发现而放弃手术切除，3例患者由于术中发现而改变术式，通过比较肝脏恶性肿瘤诊断敏感性发现，IOUS与CT、螺旋CT、MRI相比有显著性差异（$P<0.01$）。因此，他认为IOUS可以明显提高肝癌手术的根治率，也能够降低术前影像学检查的漏诊率，避免不必要的姑息手术。IOUS在外科手术决策方面起到十分重要的作用，是肝脏影像诊断的"金标准"，应该在肝脏外科中广泛应用。国外一些医院已将其列入常规，应用较普及；国内只在一些较大的肝胆中心应用，尚未重视和普及，我院已经将术中超声作为术中一项常规技术。

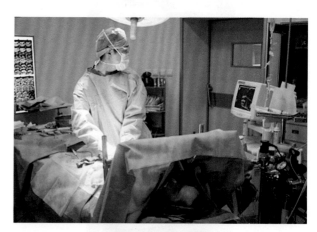

图7-54   术中超声

术中超声也有其弱点，就是对于肝包膜下区域的探查不是很理想，是超声检查的盲区。因此，在探查过程中用手探查全肝表面也是必须的。此外，肿瘤的肝内播散通常先通过门静脉在一个肝段内进行，因而近年来规则性段切除的优势也愈加显现，防止术后的复发、残肝血供的保护

作用均优于不规则性肝切除。肝叶因为有肝表面的解剖标记，较容易鉴别；肝段因为没有特别明显的标记，不易划分。因此，可以在 B 超引导下找到确认肝段的门静脉，然后用带有气囊的导管将这支门静脉阻断。这时，在肝表面就会显示出这支门静脉所支配肝脏的缺血，或者在这支门静脉内注射亚甲蓝，使肿瘤区域染色而获得切除。

（2）腹腔镜探查分期（图 7-55）：腹腔镜分期是评估胃肠道肿瘤微小转移灶的一项重要手段。尽管对于腹膜腔或者肝表面转移灶的检出具有很高的敏感性，腹腔镜检查对于局部晚期或者淋巴转移的情况往往效果较差。因此，选择合适的病例进行腹腔镜检查是非常重要的。

原发性肝癌是常见的腹部恶性肿瘤之一，尽管目前的治疗手段多种多样，根治性切除仍然是唯一获得远期生存的方法。但原发性肝癌的手术切除率为 15%～30%，绝大多数患者因为肝外的转移或者肝内的肿瘤播散而不能切除。同时我国的原发性肝癌患者多数伴有肝炎肝硬化背景，肝硬化存在与否或硬化程度也是决定手术切除与否和切除范围的重要因素。尽管近几十年来术前的影像学检查飞速发展，但仍然有一部分患者在术中发现术前影像学检查没有发现的肿瘤而不可切除。另外，术前的实验室检查与影像学检查也不能完全准确评估肝硬化患者的肝脏储备功能，使得有一些术前评估认为可以行手术切除，但术中发现患者硬化程度并不能耐受手术。文献表明，腹腔镜探查分期使 16%～39% 的肝癌患者避免了不必要的开腹探查，经证实不能手术切除的患者中 60%～81% 是由腹腔镜鉴别出的，因此该技术具有相当高的准确率。Fan 报道了最大宗的一组 1994—1998 年 198 例可手术切除的原发性肝癌患者进行术中腹腔镜分期的结果。31 例（16%）经由腹腔镜及腔镜超声（LUS）证实不能手术切除而避免了无谓的开腹探查，另有 21 例经开腹证实不能手术切除，准确率为 60%。腹腔镜检查平均耗时 20 分钟，无任何相关并发症。腹腔镜发现不能手术最多的原因是肝内转移和肝硬化合并残肝体积不足，其他原因还包括腹腔种植转移、淋巴转移、邻近器官受累和血管侵犯等。31 例行腔镜探查的患者没有术后相关并发症，而 21 例经开腹探查证实不能手术切除的患者中 7% 出现术后相关并发症，并有 1 例死亡。纪

念斯隆 - 凯特琳癌症中心的一组数据显示，60 例拟行根治性切除的患者经过常规腹腔镜探查分期后发现，13 例患者（22%）不能行手术切除而免除了开腹探查，5 例术中发现无法切除而被腹腔镜忽略，准确率为 72%。13 例腔镜发现不能手术的患者中，9 例是由于肝硬化比术前估计得严重，而且残肝体积不足；3 例由于肝内转移；1 例由于 LUS 发现门静脉受侵。5 例腔镜遗漏而开腹探查发现不能手术的患者中，2 例为淋巴结转移，1 例为血管侵犯，1 例为腹腔种植，1 例为肝内转移。所有腔镜探查的病例均无术后相关并发症，开腹探查的患者中术后有 1 例死亡。

腹腔镜检查可发现许多 B 超、CT 检查不能发现的肿瘤，但在某些情况下（比如肝内较深处的转移灶、淋巴与血管的侵犯）腹腔镜超声较之单纯腹腔镜又具优越性。Rahusen 等对比研究了单纯腹腔镜与腹腔镜超声，发现腹腔镜超声是检测结直肠癌肝转移最敏感的方法。该作者用腹腔镜联合腹腔镜超声从 47 例结直肠癌患者中检出 18 例肝转移患者，占 38%，其中仅 6 例单独应用腹腔镜检查确定，而另 12 例则是由腹腔镜超声发现的；同时得出 CT、腹部超声及腹腔镜超声对肝转移的敏感性分别为 69%、68% 和 89%。腹腔镜超声对确定不能切除肿瘤的准确率为 89%，明显优于其他所有的影像学技术。荧光腹腔镜可发现直径小于 1mm 的腹腔内转移性肿瘤，其原理是在腹腔内注入光敏剂 δ- 氨基乙酰丙酸（δ-ALA），注射后 δ-ALA 很快积聚于肿瘤组织，利用适当波长的光照射腹腔，观察发出的荧光来判断肿瘤组织的存在，可发现普通腹腔镜不能发现的微小转移瘤。

总之，随着越来越多先进手段的应用，肝脏切除术不再是一门单一的手术方式，术前的影像学检查、肝脏储备功能的评估、腹腔镜探查分期和术中超声的结合应用，使得肝胆外科医师不仅能更安全、有效地实施这一术式，而且也避免使某些患者经历不必要的痛苦。

7. 各种肝切除术的手术操作

（1）以肝叶为基础的肝切除术：

1）右半肝切除术：右半肝切除是指切除肝中静脉右侧，肝右静脉及门静脉右支供应的所有肝段组织，包括 Ⅴ、Ⅵ、Ⅶ、Ⅷ段（图 7-56）。

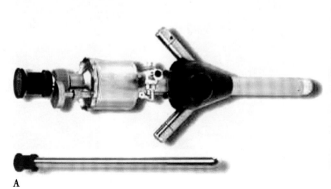

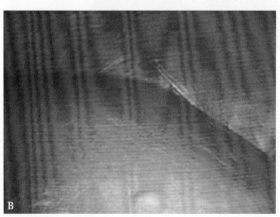

图 7-55 腹腔镜探查分期

A. 探查使用的 Hasson Trocar; B. 发现小的转移灶。

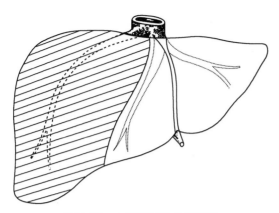

图 7-56　右半肝切除术的范围

离断肝圆韧带、镰状韧带，继续向后分离至肝静脉汇合处，此后再转向右侧，游离右三角韧带、冠状韧带，暴露肝裸区，打开肝结肠韧带，至下腔静脉右缘，自下向上结扎切断若干肝短血管，有时右肾上腺和肝脏关系密切，无法钝性分离，可用电刀锐性分离，注意肾上腺静脉从右侧注入下腔静脉侧壁，逐渐将右半肝游离。游离第一肝门前，通常先切除胆囊，胆囊管残端缝扎线保留向左侧提起，在其后方可以分出肝右动脉并结扎切断，肝外游离门静脉右支（图 7-57），右肝管因为解剖变异较大，我们通常建议在肝内切断，确保肝左叶结构的完整。另外，也可以在肝组织内分离右侧 Glisson 鞘。寻找、确认肝左、中静脉与肝右静脉间固有的裂隙，从肝左、中静脉与肝右静脉出肝处插入血管钳于该裂隙中，在肝外游离肝右静脉；也可以在切肝的同时在肝内处理肝右静脉。

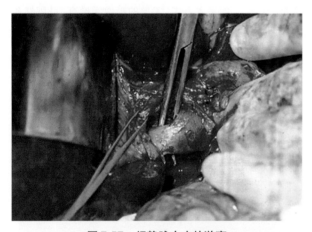

图 7-57　门静脉右支的游离

左、右肝的分界为肝正中裂，其在肝表面的投影为胆囊床的中点向后延续达下腔静脉左缘。但最准确的分界线可通过阻断肝右叶的 Glisson 鞘显示出来。行右半肝切除时可于正中裂处，通常为肝中静脉的右侧 2mm 处打开肝实质，防止正好劈肝时切在肝中静脉上。

我院也通常采用简化半肝血流阻断行右半肝切除，手术操作简洁。其方法为：经肝门 Glisson 鞘前肝 Ⅳb 段实质行一长 2cm 切口（图 7-58），并于其后方尾叶处再行 2cm 切口（图 7-59），用示指或直角钳顺行穿进右肝 Glisson 鞘

（图 7-60），引入牵引带，控制右肝入肝血流（图 7-61），行此操作时建议第一肝门预置阻断带，防止误伤肝内变异血管产生的大出血。

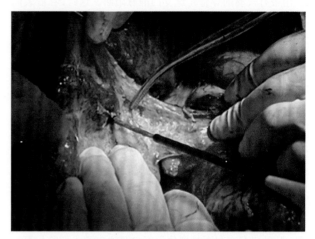

图 7-58　Glisson 鞘前肝 Ⅳb 段实质行一长 2cm 切口

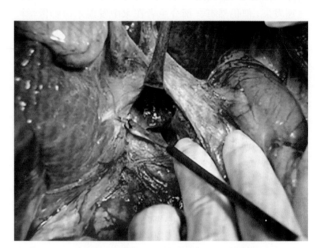

图 7-59　后方尾叶处再行 2cm 切口

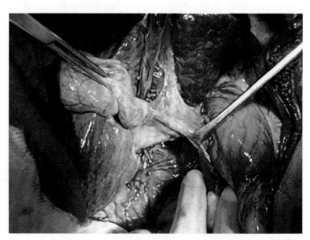

图 7-60　直角钳顺行穿进右肝 Glisson 鞘

也有人采用先分离缝扎右肝管方法（图 7-62），轻轻牵开右肝管，即可显露出其下方的肝右动脉。确认为肝右动

脉无误后,紧靠其入肝处双重结扎(图 7-63)。辨别清楚门静脉分支后,用弯曲血管钳钳夹其右支(图 7-64),于两把弯曲血管钳之间离断或者采用 Endo-GIA 切断(图 7-65)。

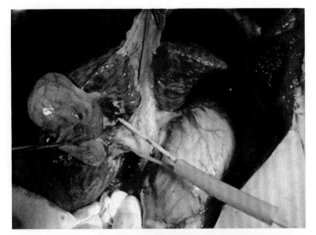

图 7-61　引入牵引带,控制右肝入肝血流

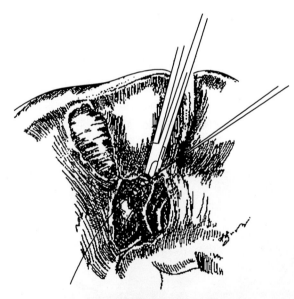

图 7-62　解剖分离右肝管

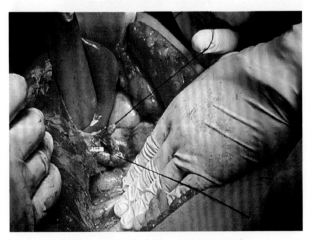

图 7-63　显露出其下方的肝右动脉

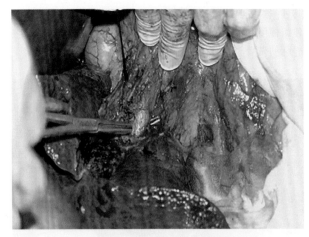

图 7-64　显露门静脉右支

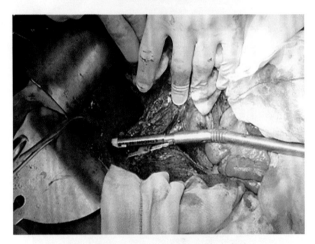

图 7-65　Endo-GIA 切断门静脉右支

右半肝切除术中最关键的步骤是将右半肝从肝静脉进入下腔静脉的附着处游离下来。首先缝扎肝脏与下腔静脉侧面、前面间的所有交通支。因为这些交通支较短、无伸缩性,应用 3-0 缝线悬吊轻轻牵拉,并用小弯曲血管钳在其近下腔静脉端钳夹或采用钛夹钳夹后切断(图 7-66)。于结扎缝线间即可安全地将它们离断,快到达肝右静脉时,在

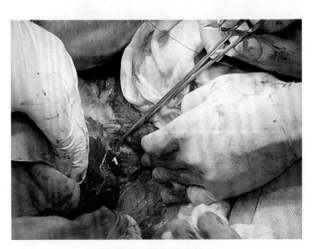

图 7-66　分离肝短静脉

其外侧有肝腔静脉韧带覆盖（图7-67），因其中有小的血管，建议使用 Endo-GIA 切断（图7-68，图7-69），只有切断肝腔静脉韧带后，肝右静脉才能显露出。

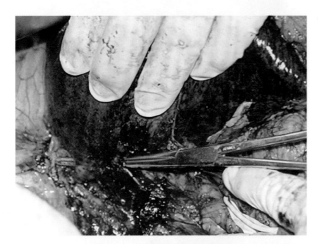

图7-67　分离肝腔静脉韧带

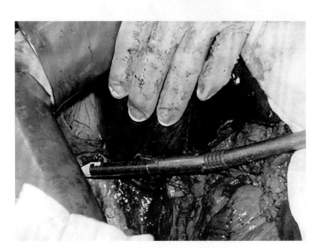

图7-68　Endo-GIA 切断肝静脉

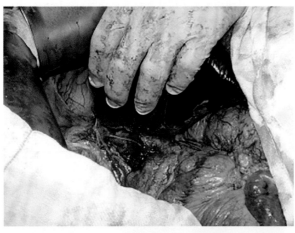

图7-69　肝腔静脉韧带切断后

对肝右静脉进入下腔静脉处的解剖分离需要非常小心。将右半肝转向左上方，肝右静脉便呈轻度伸展状态，

这样可将钝弯曲血管钳在不损伤下腔静脉的情况下，绕过粗大的肝右静脉（图7-70）。在此步手术时也可通知麻醉医师，让其将呼吸调至高呼气末正压呼吸（PEEP）状态，以避免误伤血管后导致空气栓塞。

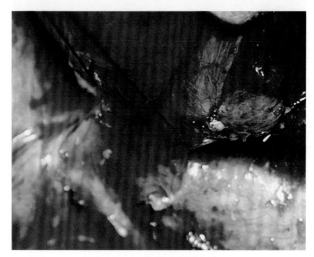

图7-70　分离出肝右静脉

一旦绕过了肝右静脉，即可将血管钳穿过它。夹住肝右静脉的基底部与部分下腔静脉壁，用 4-0 缝线缝扎肝右静脉近肝端。近下腔静脉端用 4-0 单股缝线连续缝合，但勿影响下腔静脉的回流，也可用血管切割闭合器（Endo-GIA）切断且同时闭合肝右静脉（图7-71），笔者现在多采用 Endo-GIA 进行切断。

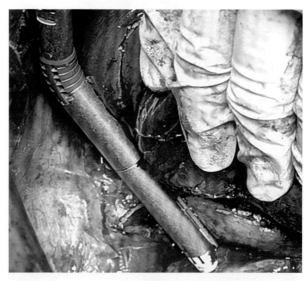

图7-71　Endo-GIA 切断肝右静脉

此步骤完成后，右半肝已经完全无血供，呈去血管化。用电刀切开肝包膜，用超声吸引刀或钳夹法切开分离肝实质，行肝实质离碎技术来确认血管和胆管结构（图7-72）。通常可见到回流入肝中静脉的一横支较粗的静脉，须予以缝扎。如肝内处理肝右静脉，则在切肝时创面的上方深面可见粗大的肝右静脉。

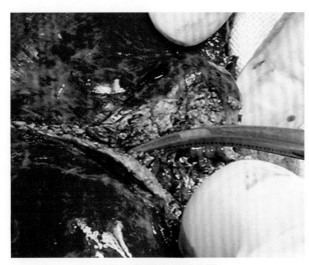

图 7-72 钳夹法离断肝实质

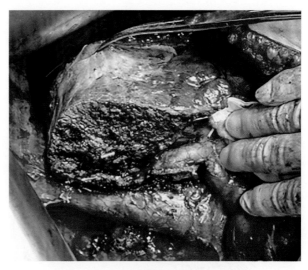

图 7-73 右半肝切除后创面严格止血

对于肝功能正常、手术顺利的患者，一般主张收紧肝十二指肠韧带上的止血带，阻断肝门部血流。当然，这也同时阻断了左肝叶门静脉、左肝动脉的血供，因为即便有肝血流完全断，仍然会有从左侧反流的血液从断面流出。但由于手术切除及缝扎切面大分支的过程，一般不会超过 15~20 分钟，所以本方法能节省时间，并可减少术中出血。笔者更愿意采用间断阻断方法，即阻断第一肝门 10 分钟后，松开阻断 2 分钟，如此反复进行，可以有效地减少出血，并减少长时间阻断引起的肝脏损害。

完全切除右半肝后，仔细检查切面，可采用电凝、红外线凝固或氩气束凝固等方法处理小的渗出，也可用纤维蛋白胶、残余镰状韧带或 Gerota 筋膜来处理切面（图 7-73）。但最主要的是，在切开肝实质时，采用缝扎的方法处理任何一出血点。除非覆盖肝切面，通常情况下不建议采用网膜覆盖创面或者断面对拢缝合的做法。关腹前必须对该部位放置腹腔引流管，并应该牢记有 15% 的右半肝切除患者在术后几天内还需行胸腔引流。对膈肌广泛分离的患者，尤其对右上 1/4 部位行二次手术的患者，更应该注意这种反应性的胸腔积液。

2）右肝扩大切除术（右三叶切除术）：右肝扩大切除术切除范围为全部右半肝与附加左内叶（Couinaud Ⅳ段）（图 7-74）。本手术所切除肝组织的范围为极限范围，切除了有功能肝组织的 75%。但是，当右半肝病变扩展到左内叶，并已发展到需行右半肝扩大切除时，左外叶往往已发生代偿性增大，因此切除的有功能的肝组织实际不足 75%。在任何情况下，均应避免左外叶的肝缺血损害。术中用手探查或超声检查可确定血管有无受侵，以及肿瘤的范围或转移情况。

充分游离肝右叶方法同肝右叶切除术，进而解剖肝门。首先切断胆囊管、肝右动脉、门静脉右干。肝门部肝动脉的分支时有解剖学上的变异，因而在结扎、切断肝右动脉之前，必须确定肝左动脉不受影响。切断右肝管之后，沿肝门向左侧解剖分离。继续游离左侧 Glisson 鞘以确认供应左内叶的分支，一般认为其发自肝方叶底部的左支 Glisson 鞘的前方或上方，其后方有尾叶支，须予以保留（图 7-75）。

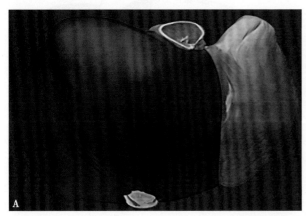

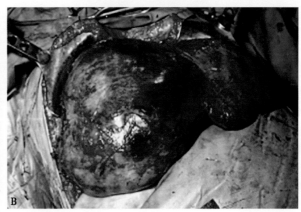

图 7-74 右三叶切除术

A. 右三叶切除术的切除范围；B. 右三叶巨大肿瘤。

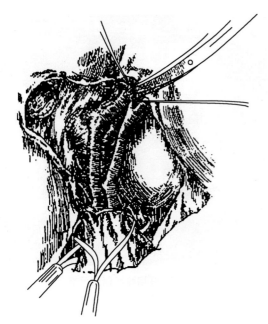

图 7-75   离断左内叶门静脉、胆管及动脉

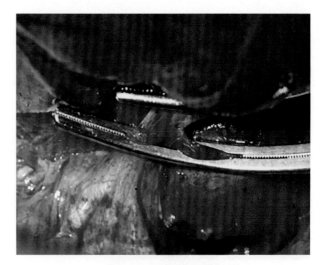

图 7-77   处理肝右静脉

将右半肝轻柔地转向左侧，显露出直接引流入下腔静脉的附属肝静脉支。仔细确认每一肝静脉支，为了安全起见，在靠近腔静脉端处用一弯曲血管钳钳夹，并仔细缝扎肝短静脉（图 7-76）。如此，可渐渐显露出肝后表面及下腔静脉的前壁，确认出肝右静脉。为行右半肝扩大切除术，必须离断肝脏进入腔静脉前壁的所有肝静脉支。

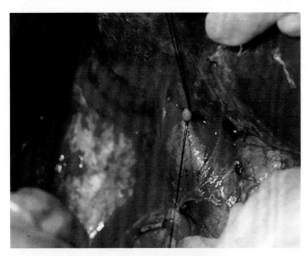

图 7-76   处理肝短静脉

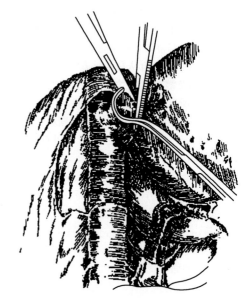

图 7-78   处理肝中静脉

充分游离肝右静脉入腔静脉处肝外部分肝右静脉后，在直视下，于肝中、肝右静脉间轻柔地置入一弯曲血管钳，钳夹肝右静脉，用 4-0 缝线重复缝合两残端（图 7-77）。此时，腔静脉的右侧表面已被完全显露游离。将仍然相互连接的右半肝从腹面向上托起，显露其后表面。从右后侧轻轻牵开，显露肝中静脉，用一小弯曲血管钳予以钳夹，离断后用 4-0 或 5-0 缝线行连续缝合（图 7-78）。在缝合肝中静脉的开口时，应避免牵拉肝左静脉以造成肝左静脉狭窄。至此，除了紧靠左外叶的小部分左内叶外，这右半肝及左内叶已被完全去血管化（图 7-79）。

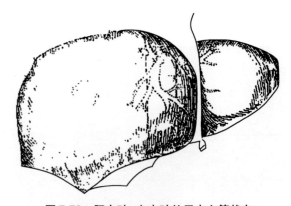

图 7-79   肝右叶、左内叶处于去血管状态

不需阻断左外叶血供，距镰状韧带右侧 0.5cm 切开肝实质，可用钳夹分离或用超声吸引刀，逐一结扎保留侧血管、胆管（图 7-80）。

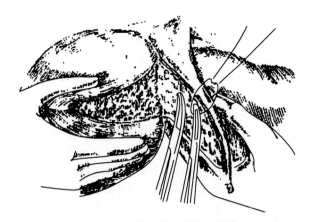

图 7-80　右三叶切除，肝左外叶血管不阻断

切开肝实质后，镰状韧带右侧遗留一相对较小的切面，其上出血点及小的胆漏易于被发现，应予以相应处理（图 7-81）。与标准左或右半肝切除后的遗留切面相比，该切面诱发并发症的危险性要低得多。可置入网膜及用结肠肝曲充填右膈下遗留的巨大腔隙。

3）左半肝切除术：左半肝切除包括第 Ⅱ、Ⅲ、Ⅳ 段肝脏，通常不含第 Ⅰ 段尾状叶，但如肿瘤较大或累及尾状叶，可联合尾状叶切除。其区别在于将尾状叶与 Ⅳ 段分离还是与 Ⅷ 段分离，一般认为其与 Ⅷ 段分离更为复杂。行正规左半肝切除时，将切除 40%～45% 有功能的肝组织（图 7-82）。

患者仰卧位，取双肋缘下及向上延长的正中切口或经上腹正中切口入腹腔，如行上腹正中切口，须明确并不进行扩大的左半肝切除术。可先行胆囊切除。显露肝门，触摸肝动脉搏动并解剖显露肝左动脉，离断肝左动脉以便确认门静脉（图 7-83），对于左肝管笔者一般建议肝内离断，也有部分作者常常肝外分离切断。

明确门静脉的左、右分支，距分叉处远端 1cm 以上离断，以避免损伤右肝管道。如果不包括尾状叶行左半肝切除术，也可将近门静脉分支处的一供应尾状叶的门静脉分支加以保留（图 7-84）。

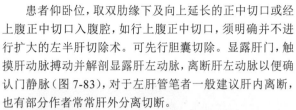
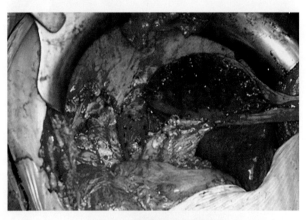

图 7-81　肿瘤移除后的创面

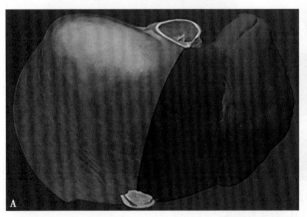
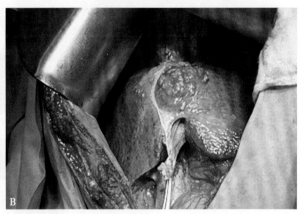

图 7-82　左半肝切除术
A. 左半肝切除术的切除范围；B. 需要行左半肝切除的肿瘤。

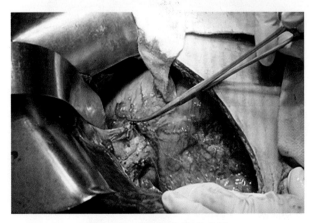
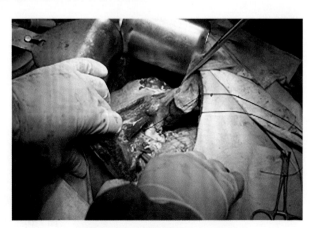

图 7-83　分离结扎肝左动脉　　　　　　　　图 7-84　暴露切断肝左门静脉

在肝门结构解剖清楚后，从肝中静脉的左侧进入肝实质，向后方下腔静脉的左侧方向进行分离，在肝实质后方的较深部可达肝左静脉。达第一肝门水平则向左侧水平分离肝实质，将Ⅳ段与尾叶分离，完整切除左半肝（图7-85）。

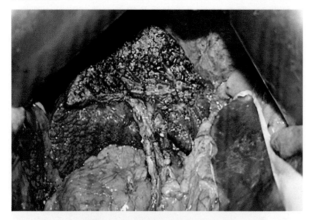

图7-85　左半肝切除后的创面

4）左半肝加尾状叶切除术：尾状叶受累通常表明肝下腔静脉回流受阻或者肝静脉被侵及，术前需进一步行强化

CT及静脉造影，或术中行超声检查以明确其可切除性。

左半肝加尾状叶的切除，须将尾状叶与第Ⅷ段肝脏分离，因此明显增加了手术操作的难度。本手术仅在肿瘤组织侵及尾状叶，或尾状叶有转移性病变时实施。

手术开始采用上述的左半肝切除步骤。解剖肝门结构，切断小网膜后，显露出尾状叶。将肝左外叶翻向右侧，打开尾状叶左侧和下腔静脉之间的腔静脉韧带，结扎或缝扎切断尾叶于左侧回流入下腔静脉的一些小静脉，将尾状叶自腔静脉的附着处游离下来。将左侧 Glisson 鞘与尾叶分开，将尾叶完全与肝下下腔静脉分离。少数情况下，尾状叶远远伸向下腔静脉的后面，并有丰富的大小不一的肝短静脉分支，需用血管钳钳夹离断并缝扎。

肝实质的切开与左半肝切除不同的是达第一肝门水平时，继续沿原切除线即正中裂达腔静脉左缘，尾叶已与腔静脉分开，切除尾叶。如在切除过程中遇到肝中静脉，向左分离即可发现肝左静脉，予以离断缝扎（图7-86）。

5）左肝扩大切除术（左三叶切除术）：左肝扩大切除术范围为全部左半肝与右前叶、尾状叶，包括左半肝和第Ⅰ、Ⅴ、Ⅷ段（图7-87）。本手术切除的肝组织为整肝体积

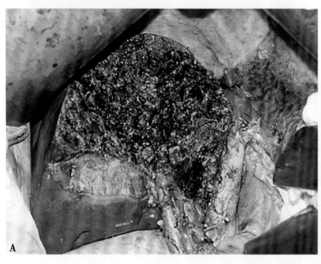

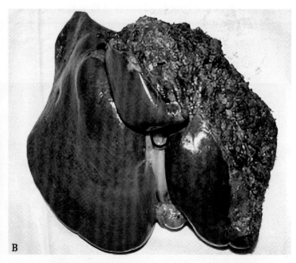

图7-86　左半肝加部分尾叶切除
A. 切除后的创面；B. 切除的标本。

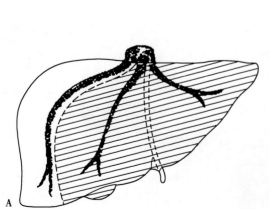

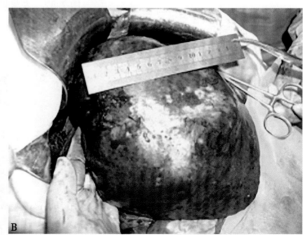

图7-87　左三叶切除术
A. 左三叶切除术的切除范围；B. 需要行左三叶切除的肿瘤。

的 65%～70%。术前应对肝功能有很好的评估,一般应在正常范围,在任何情况下,均应该避免右后叶的缺血损害。需行左肝扩大切除的疾病常为巨大的原发性肝肿瘤或多发性转移性肝脏疾病。除了术前 CT、MRI 检查对肿瘤进行评估外,必要时可行腹腔血管造影,了解肝动脉、门静脉的解剖结构。

充分游离肝左、右叶韧带,常规切除胆囊,随之解剖肝门,分离出肝左动脉、门静脉左支,并分别予以切断结扎,左肝管可在肝内离断。从左向右分离尾叶与肝下下腔静脉前方之间的小静脉,从右向左分离右肝与下腔静脉之间的肝短血管,可于肝外钳夹切断缝扎肝左、肝中静脉的共干,也可于分离肝实质后在肝内钳夹结扎肝中、肝左静脉。

分离右侧 Glisson 鞘,找到右前叶和右后叶分支,阻断相应分支以准确界定右侧裂的位置。这时应注意右后叶胆管的解剖位置,右后叶胆管通常走行在右前叶 Glisson 鞘的后方,因此在切断右前叶 Glisson 鞘时,应尽量远离右主干,最好分别结扎切断 V、Ⅷ段管道。如果肝外分离右前叶和右后叶分支比较困难,也可采用超声刀肝内解剖分离。

在右侧裂左侧 1～1.5cm 切开肝实质,并注意保护肝右静脉,对其引流右前叶(Ⅷ、V段)的小静脉、小胆管应仔细结扎或缝扎,剖面仔细止血。切除的方向为向后向左,达下腔静脉的前方,移除标本(图 7-88)。

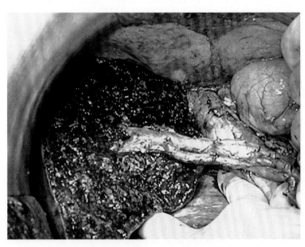

图 7-88 行左三叶切除术后的创面

(2)以段为基础的肝切除术:以肝段为单位施行的肝切除术是一种有效且临床最常用的手术方法。成功的经验是在术中 B 超引导下行肝段切除,其手术中对肝段的血供处理准确,操作方便。

1)第Ⅱ、Ⅲ段切除(图 7-89):即肝左外叶切除术。当确定病变局限于左外叶,则可行该切除术。

该手术可采取双侧肋缘下切口,其优势在术中可以根据手术探查的情况扩大肝切除的范围。如肿瘤较小并局限,亦可采取上腹正中切口。肝左外叶切除界限容易确定,上方界为镰状韧带,下界为脐裂,后界为小网膜与尾叶相隔。

用牵开器充分显露左肝叶,距肝下缘 2cm 离断圆韧带,断镰状韧带、左三角韧带、冠状韧带。显露出肝左静脉

的前、后左缘,其右缘可于分离肝实质时进行,以免损伤肝中静脉。牵引已离断的圆韧带可以充分暴露膈面肝脏,分离肝左外叶与左内叶间的连接部(肝桥)(图 7-90)。距离镰状韧带左侧 0.5cm,平行镰状韧带打开肝包膜,分离肝实质,其下方约 4cm 可见第Ⅲ段的 Glisson 鞘,距其 1～3cm 可见第Ⅱ段 Glisson 鞘,分别予以切断缝扎。通常第Ⅲ段的入肝管道有若干支,而第Ⅱ段的 Glisson 鞘只有 1 支。进一步分离肝实质可达切面后上方,仅留肝左静脉未处理,分离后予以双重结扎或缝扎(图 7-91)。

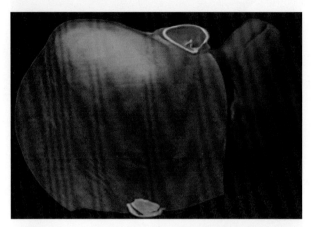

图 7-89 左外叶切除范围

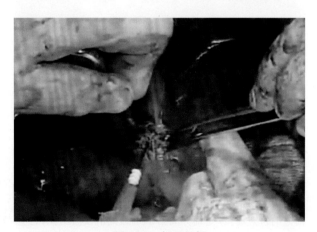

图 7-90 切开肝桥

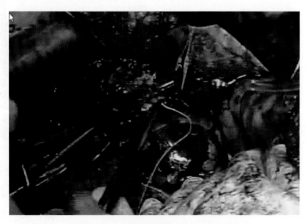

图 7-91 肝左静脉肝内缝扎处理

另外，也可采用肝外切断第Ⅱ、Ⅲ段 Glisson 鞘，方法是：向上提起肝圆韧带，充分显露肝脏脏面的左纵沟，打开表面的被膜，可以分别结扎切断，根据缺血区再进行肝实质的离断，但往往比较费时。因此，对于左外叶的切除，由于肝脏表面有很清楚的解剖关系，现在笔者更倾向于阻断第一肝门后，在肝内处理出入肝的血管（图 7-92，图 7-93）。

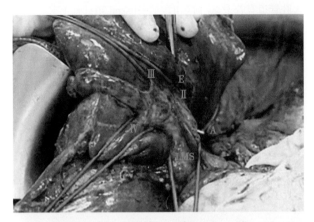

图 7-92　分出第Ⅱ、Ⅲ段 Glisson 鞘

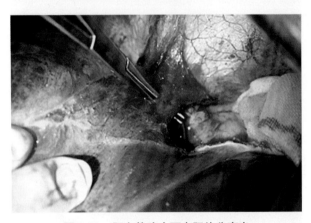

图 7-93　肝左静脉也可在肝外分离出

2）第Ⅱ段切除：首先切断第Ⅲ段与第Ⅳ段在肝圆韧带前方的桥式连接，进而分离第Ⅱ、Ⅲ段间肝实质组织，注意

保护返回第Ⅳ段的门静脉（图 7-94）。只切断结扎第Ⅱ段的 Glisson 系统，以第Ⅱ、Ⅲ段间的肝左静脉支为界行第Ⅱ段切除。也可采用如上所述先肝外分离出第Ⅱ段 Glisson 鞘的方法再进行切除。

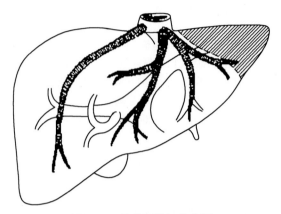

图 7-94　肝第Ⅱ段切除范围

3）第Ⅲ段切除：第Ⅲ段的切除范围主要为肝左静脉主支与镰状韧带之间的肝组织（图 7-95）。注意保护肝左静脉在第Ⅱ、Ⅲ段之间的主支，其引流第Ⅱ段的血液回流。在肝左静脉主支和镰状韧带之间常有单独引流第Ⅲ段血流的脐静脉，相对细小，应注意识别。也可采用如上所述先肝外分离出第Ⅲ段 Glisson 鞘的方法再进行切除。

4）第Ⅳ段切除：第Ⅳ段位于肝主裂与肝圆韧带之间（图 7-96），在肝主裂内有肝中静脉走行，以此为界与第Ⅴ、Ⅷ段相邻；以镰状韧带与第Ⅲ段相邻；后方与第Ⅰ段相连接。从临床角度，方叶指第Ⅳ段的下段，以肝门横沟为界。要完整切除第Ⅳ段非常困难，因为第Ⅳ段的后部虽然体积很小，只占第Ⅳ段的 20%，但其与下腔静脉关系密切，一旦损伤难以控制。在行第Ⅳ段切除时，术者应以左手抵在肝门横沟水平，肿瘤在左手掌心前方，术中以此指示切除范围，避免肝门损伤及后方下腔静脉的损伤。行第Ⅳ段切除，先分离门静脉左支、肝左动脉、胆管，于肝圆韧带内侧分离出左内叶第Ⅳ段的 2～3 支门静脉分支。该血管是供应第Ⅳ段的主要血管，应仔细结扎或缝扎，注意保护供应

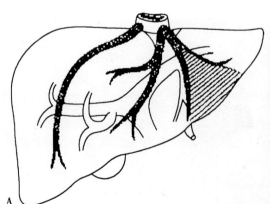

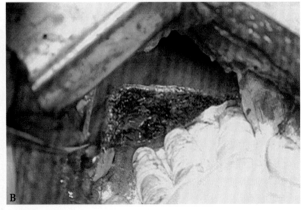

图 7-95　肝第Ⅲ段切除
A. 肝第Ⅲ段切除范围；B. 肝第Ⅲ段切除创面。

肝左外叶的血管和胆管。然后再行主裂分离,注意保护肝中静脉,通常可于主裂偏左 2mm 处进行,结扎切断肝中静脉第Ⅳ段的分支。一旦损伤肝中静脉主支,应力求修补,可以 5-0 缝线连续缝合。第Ⅳ段切除最困难的是其后方与尾状叶相连,无明显分界线。一般以第一肝门的水平为界(图 7-97)。第Ⅳ段切除下方创面常为三角形。

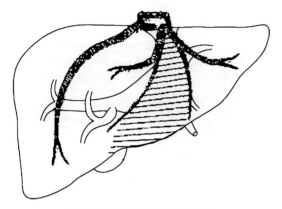

图 7-96　肝第Ⅳ段切除范围

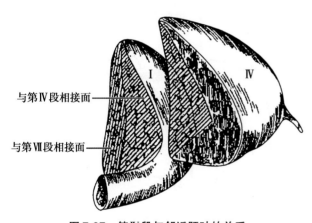

与第Ⅳ段相接面 ——

与第Ⅶ段相接面 ——

图 7-97　第Ⅳ段与邻近肝叶的关系

　　5)第Ⅴ、Ⅷ段切除:第Ⅴ、Ⅷ段位于肝右前叶,位于肝主裂和右裂之间。肝右静脉位于右侧,走行在肝右裂内,肝中静脉位于左侧。第Ⅴ、Ⅷ段切除的要点是既要保留肝中静脉,也应保留肝右静脉(图 7-98),如果肿瘤累及肝中静脉而需切除肝中静脉时,应同时切除第Ⅳ段。右前叶的 Glisson 鞘多为独立走行的,并直径在 1cm 以上(图 7-99),其与右后叶的 Glisson 鞘的空间位置呈垂直状态。术中要充分游离右三角韧带,右冠状韧带达下腔静脉,完全游离右半肝。完全打开镰状韧带达第二肝门水平,分清肝右静脉、肝中静脉及肝左静脉。完全打开肝结肠韧带,由下向上依次处理肝短静脉。进而分离出右肝 Glisson 鞘,分辨出右前叶支,钳夹观察肝右前叶颜色变化,该步骤可在 B 超引导下进行。在对右前叶分辨困难时,可先辨认第Ⅵ段分支,这相对容易,再逆行确认右前支。沿肝主裂右侧 0.2cm 切开肝实质,避免损伤肝中静脉,一般在肝实质切面上方均有一横行较粗的静脉,为第Ⅷ段引流血管如肝中静脉,注意缝扎。再分离右裂,距右裂 0.5cm 切开肝实质,避免损

伤肝右静脉,其切开方向为下腔静脉的右缘,可将第Ⅴ、Ⅷ段切除(图 7-100)。

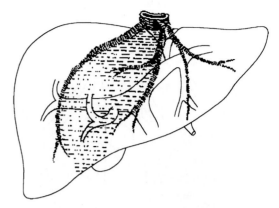

图 7-98　肝第Ⅴ、Ⅷ段切除范围

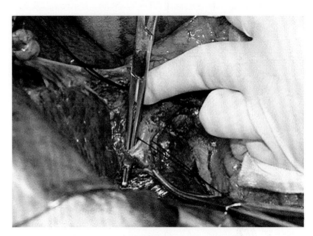

图 7-99　门静脉的右前支和右后支

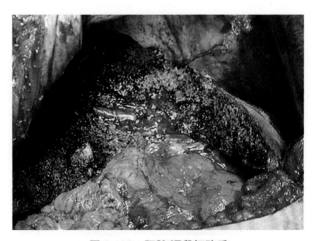

图 7-100　肝Ⅴ/Ⅷ段切除后

　　6)第Ⅴ段切除:第Ⅴ段位于右前叶的下段,在右肝裂和主裂之间(图 7-101)。第Ⅴ段的 Glisson 系统供应为 1～3 支,其静脉回流经肝中和肝右静脉引流。其中,30% 病例在右后叶 Glisson 系统发出 1 支供应第Ⅴ段。手术要点为常规切除胆囊,第Ⅴ段切除不需分离肝的任何韧带,分离、

解剖第一肝门,确认第 V 段的 Glisson 鞘,钳夹,观察肝相应部位颜色变化(图 7-102),并结扎切断。同样在左侧距主裂 0.2cm、距肝右裂 0.2cm 切开肝实质,避免损伤肝中静脉和肝右静脉,可将第 V 段切除。

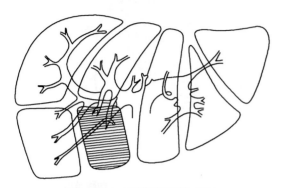

图 7-101　肝第 V 段切除范围

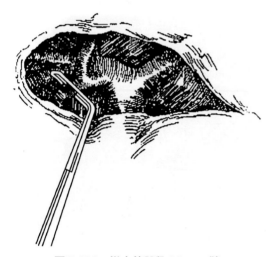

图 7-102　钳夹第 V 段 Glisson 鞘

7)第 Ⅷ 段切除:一般第 Ⅷ 段的确切范围在肝表面很难辨认,其左缘为主裂,右缘为右裂,后缘为右冠状韧带,前缘为第一肝门入肝的水平,在肝内位于肝右静脉的左侧、肝中静脉的右侧(图 7-103)。在其后方,左侧为下腔静脉,右侧为尾状叶。第 Ⅷ 段病变多数累及肝中静脉。手术要点先分离出第一肝门,完全游离镰状韧带达第二肝门水平,游离右三角韧带、冠状韧带,完全游离右半肝。逐一处理切断肝短静脉,使右半肝入下腔静脉的小静脉逐一切断、

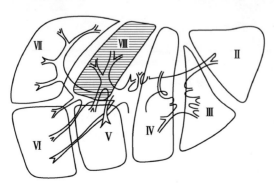

图 7-103　肝第 Ⅷ 段切除范围

处理。分离出肝右前叶的 Glisson 鞘主干,一般长 1cm,试钳夹可见左、右半肝界限清楚,再分离出第 V 段支,即可判明第 Ⅷ 段分支,进而钳夹第 Ⅷ 段支(图 7-104)。随着主裂和右肝裂的界限分清,将第一肝门完全阻断(Pringle's 法),沿主裂和右裂切开肝实质,右裂切开的上缘达冠状韧带,按照原来判明的 Glisson 系统的走行离断肝实质,将第 Ⅷ段切除(图 7-105,图 7-106)。

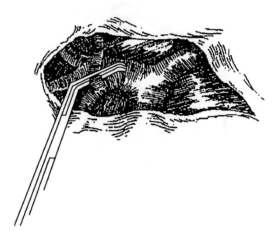

图 7-104　钳夹第 Ⅷ 段 Glisson 鞘

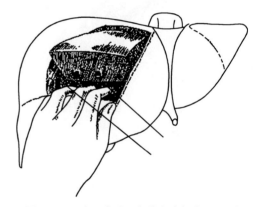

图 7-105　由下向上、由外向内切断肝实质

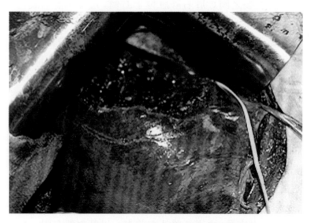

图 7-106　第 Ⅷ 段肿瘤切除后的创面

8)第 Ⅵ 段和 Ⅶ 段切除:第 Ⅵ 段和 Ⅶ 段构成了肝右后叶,其位于肝右静脉的右后方右肝裂右侧(图 7-107)。由于

第Ⅵ段有1支静脉直接回流入下腔静脉，故肝右静脉损伤时不一定导致第Ⅵ段和Ⅶ段肝组织淤血和坏死。第Ⅵ段和Ⅶ段切除，需充分游离肝右叶。术中B超可帮助确认第Ⅵ段和Ⅶ段的Glisson系统走行，结扎、切断。肝实质的分离距肝右裂偏右0.5cm，防止肝右静脉的损伤。第Ⅶ段的上方为冠状韧带与下腔静脉的汇合处（图7-108，图7-109），于肝内处理肝右静脉的横支。

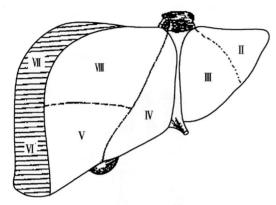

图7-107 肝第Ⅵ、Ⅶ段切除范围

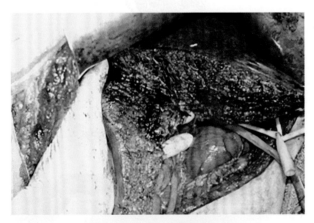

图7-108 肝第Ⅵ、Ⅶ段切除入路

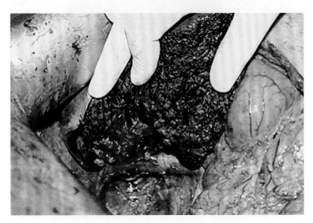

图7-109 肝第Ⅵ、Ⅶ段切除后的创面

9）第Ⅵ段切除：第Ⅵ段位于肝的右下方，在肝右裂的右后方，第Ⅴ段的后方，第Ⅶ段的下方。肝右静脉的

末支部分引流第Ⅵ段，其Glisson系统分支供给第Ⅵ段（图7-110），一般为2～3支，其中1支直接起源于肝右主干。手术要点为首先分离右冠状韧带，经胆囊床和尾状叶处进入右肝Glisson鞘分离出的第Ⅵ段支（图7-111）。如果该方法有困难，可沿肝右裂切开肝实质，在肝内确认第Ⅵ段支或借助B超辨认。第Ⅵ段和Ⅶ段支一般较难暴露，可利用分离出第Ⅴ、Ⅷ段（右前叶）支，保护该支后，余支即为第Ⅵ段和Ⅶ段支，再切开右肝裂，即可确认第Ⅵ段支。在切肝过程中，辨认引流的肝右静脉第Ⅵ段分支并结扎切断。冠状横行切开第Ⅵ段和Ⅶ段之间的肝组织，将第Ⅵ段切除。

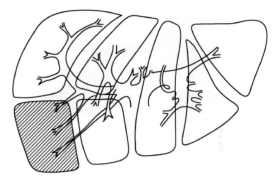

图7-110 肝第Ⅵ段切除范围

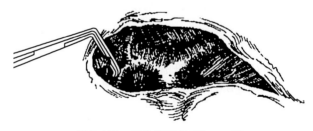

图7-111 钳夹第Ⅵ段Glisson鞘

10）第Ⅶ段切除：第Ⅶ段是较大的段，位于肝右后方，下腔静脉的后方，右肝裂的右后方，以肝右静脉与第Ⅷ段为邻，下方与Ⅵ段为邻。静脉回流入肝右静脉。手术要点为右肝需完全游离，需要打开下腔静脉韧带，避免术中过度牵拉下腔静脉。一般在分离出第一肝门Glisson鞘的右前支后，钳夹即可观察肝表面颜色变化而确认右后叶Ⅶ段与Ⅷ段的界线（图7-112）。钳夹第Ⅶ段即可分清Ⅶ段与Ⅵ的界线（图7-113），也可借助B超确认肝右静脉，其为第Ⅶ段和Ⅷ段的分界。如行第Ⅶ段切除，保护第Ⅵ段静脉回流是手术的关键。肝实质的切开应距肝右静脉0.5cm处，在该部位肝右裂一般为横行。分离肝门Glisson鞘直达第Ⅶ段分支，钳夹该支，第Ⅷ段颜色变暗。Glisson系统第Ⅶ段支为唯一的独立的1支，按照其分布区域行第Ⅶ段切除。

11）第Ⅰ段（尾状叶）切除：尾状叶切除是各段切除中较困难的，随着高位胆管癌根治术要求第Ⅰ段的切除，第Ⅰ段肝切除在临床上应用较广。该段位于下腔静脉的前方，

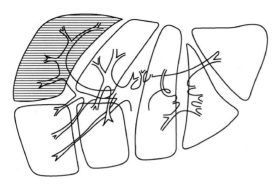

图 7-112 肝第Ⅶ段切除范围

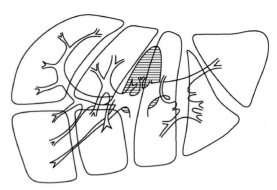

图 7-114 肝第Ⅰ段切除范围

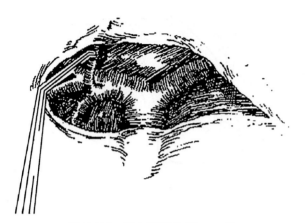

图 7-113 钳夹第Ⅶ段 Glisson 鞘

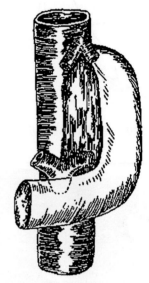

图 7-115 肝第Ⅰ段的位置关系

大部分位于中线左侧,前方为小网膜,后方为腹主动脉,左前方为Ⅱ、Ⅲ,上方有肝中、肝左静脉,下方为肝左、右Glisson 系统,前方为第Ⅳ段(图 7-114,图 7-115),右侧为下腔静脉的前缘。与左、右肝的 Glisson 系统关系紧密。尾状叶的血供大部来自左支,小部分来自右支。静脉回流直接汇入下腔静脉。第Ⅰ段切除,有左入路法、右入路法、双侧入路法和劈肝前入路法。因为尾状叶大部分位于肝脏的左侧,因此左入路法最为常见。充分游离肝左外叶,切开小网膜,其第Ⅰ段的分界较其他段容易辨认。尾裂是第Ⅳ段与尾状叶的分界,与第Ⅷ段分界为腔静脉前缘。分离肝门左、右 Glisson 系统汇合处,其困难在于如何分离第Ⅰ段与腔静脉。尾状叶有一层腹膜与下腔静脉分隔开,将肝左外叶翻向右侧,自尾状叶后方置一无损伤血管钳,由下向上延伸,钝性加锐性分离。腔静脉与尾状叶之间的小静脉应逐一结扎、切断,如静脉过短,可缝扎静脉入腔静脉处,再切断。切开左外叶与尾状叶间的肝组织。向上分离时应注意肝中,肝左静脉位于尾状叶的上方,分离前方与第Ⅳ段后部的肝组织,其右方与第Ⅶ段连接的肝组织很少,切开后第Ⅰ段即可切除。

12)第Ⅰ段和其他段联合切除术:有些情况下,肿瘤位于尾状叶,但要先切除第Ⅳ段后再行尾状叶切除可能更容易进行;如肿瘤位于尾状叶左侧,没有跨越腔静脉,先行左外叶切除,将尾叶暴露而易于切除。在胆囊癌根治切除术时,常要求第Ⅳ段、Ⅴ段和Ⅰ段的联合切除(图 7-116)。

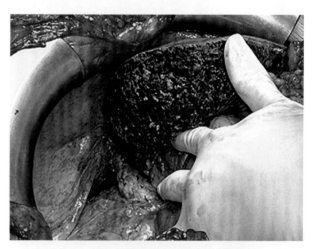

图 7-116 尾叶联合右三叶切除的创面

13)第Ⅳ、Ⅴ、Ⅷ段切除:也称作肝中叶切除(图 7-117),包括第Ⅳ段入肝血流的阻断和右前叶入肝血流的阻断。肝中叶切除首要是要打开肝板,使第一肝门下降,使得第Ⅳ段和右前叶 Glisson 系统能得以充分而安全的游离,具体分离技术可见前面所述,切除界限为左、右纵沟之间的肝组织。

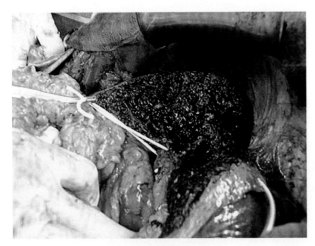

图 7-117　肝中叶切除

（3）肝局部切除和楔形切除术：目前我们主张以肝段或肝叶为基础的规则性肝切除术，但对于体积较小的肝脏表浅的肿瘤、转移瘤或肝硬化严重无法承受规则性肝切除术，可采取楔形切除或部分肝切除。如果肿瘤体积较大、位置较深或与肝脏重要血管邻近，则尽量采取规则性肝切除，以免损伤管道引起难以控制的出血或残留肝脏的血运及胆汁引流障碍。

1）楔形切除：以 4 号不吸收线及长圆弯针或直针在距肿块左右两侧 2～4cm 处作 4 个 8 字缝合，作为肝切除时的牵引线，在两个 8 字缝合间距线缘约 0.5cm 处切开肝包膜，以小号 Kelly 钳轻轻夹碎肝实质，显露肝内管道，钳夹、切断实质内的胆管和血管，并逐一结扎。相对传统中号 Kelly 钳离断肝实质，笔者采用此方法切除病灶后，通常创缘采用电刀电凝止血即可，并不需要对拢缝合，较小的创面不需常规放置腹腔引流管。

2）部分切除术：多数为不规则性的肝部分切除。首先阻断肝十二指肠韧带上的入肝血流，然后按照预定的切除范围切开肝包膜，钝性分离法分开肝实质，钳夹、切断所遇到的肝实质内的管道结构。遗留的肝脏创面可根据情况缝合对拢或经仔细止血后创面不对拢缝合，腹腔放置引流管。

（4）肝癌切除术后复发的再切除：肝癌根治性切除术后复发早已被人们所重视，复发率各家报道不一。国内一组病例统计，肝癌切除术后 1、3 及 5 年复发率分别为 11.0%、45.4% 及 55.3%。肝癌术后复发早期常为单个肿瘤，因此，为再切除取得较好疗效提供可能。文献报道，97 例肝癌根治性切除术后复发再切除病例，如从第一次手术开始算，1、5 及 10 年生存率为 94.8%、51.2% 及 25.5%。其中 5 例生存已超过 10 年，最长 17 年。

复发肿瘤再切除的基本条件包括：①复发肿瘤为单个或局限；②无门静脉癌栓；③无远处转移。

对于术后多发肿瘤及姑息性切除术后残存肿瘤，再切除手术不延长生存期。

复发肿瘤再切除的效果取决于复发肿瘤的大小或病期的早晚。复发再切除后长期生存的病例，复发肿瘤平均大小为 5.0cm，最大 8.0cm。两次手术间隔 4～16 年，一般认

为复发肿瘤发现距上次手术间隔时间愈长，效果愈好。为能及早发现复发肿瘤，每 2 个月复查 B 超及 AFP 一次非常必要。

（5）肝癌的二期切除：也称二步切除。某些病例在肝动脉结扎加插管化疗等治疗后，其肿瘤可以坏死、缩小，而缩小的肿瘤经二步切除可获得长期生存。根据复旦大学附属中山医院资料，1978—1992 年间共有 40 例肝细胞癌患者在肝动脉结扎加插管综合治疗后获得二期切除，这些患者 5 年及 10 年生存率高达 68.4% 和 45.6%。多种途径包括外放射、内放射、导向治疗及 TAE 等，均可使肿瘤缩小，甚至达到二期切除的要求。

二期切除的条件包括：①肿瘤缩小至远离大管道或手术较为安全的程度；②根据影像学检查及 AFP 下降提示肿瘤坏死、形成包膜致肿瘤细胞活跃程度降低，使切除后复发可能性减小；③余肝未见播散灶；④无远处转移。

二期切除为一些不能一期切除或切除效果不好的大肝癌及肝门区肝癌患者带来希望。但二期切除的可能性仅 10%～20%，不能任意扩大指征，使本可一步手术解决问题的患者接受二期切除，延长治疗时间，甚至丧失根治的机会。

8. 腹腔镜肝切除术　1987 年 3 月 Philip Mouret 完成了世界上第一例腹腔镜下胆囊切除术（LC），由此开创了微创外科蓬勃发展的新纪元。腹腔镜手术具有局部创伤小、全身反应轻、术后恢复快等优势，备受外科医师和患者的青睐，在临床上得到越来越广泛的应用。对即使在开腹进行手术时，尚且被视为有风险和难度的肝切除术，进行腹腔镜下切除也已成为可能。LC 问世之后仅隔 4 年 Reich 等（1991）就首次作了腹腔镜下肝良性肿瘤切除（laparoscopic hepatectomy，LH）的报道。1993 年 Wayand 和 Woisetschlager 完成了腹腔镜下肝脏第 Ⅵ 段转移瘤切除术，这是对肝脏恶性疾病的首次尝试。1996 年 Azagra 等对一位腺瘤患者施行了左外叶（第 Ⅱ、Ⅲ 段）切除术，为世界上首例规则性 LH。国内，周伟平等于 1994 年率先开展 LH。近年，蔡秀军等报道了右半肝切除，刘荣等报道了完全腹腔镜下的胆管癌骨骼化切除（左半肝）、右半肝切除、复发性肝癌再切除等高难度手术，使我国的 LH 水平有了实质性飞跃。然而，至 2001 年全世界 LH 仅约 200 例。至 2004 年全球报道的 LH 病例约为 700 例。LH 仍是难度大、风险高的复杂手术。

（1）LH 的适应证：孤立、局灶性的病变位于肝第 Ⅱ、Ⅲ、Ⅳb、Ⅴ、Ⅵ 段是 LH 的最佳适应证，但随着腹腔镜技术进一步成熟，完全腹腔镜下左半肝或右半肝切除均得以实现，但作为广泛的临床适应证尚需时日，另外切除病变时需要解剖第一或者第二肝门的情况不建议在腹腔镜下进行，其他如患者的一般状况或者肝肾功能的状况同开腹肝切除术。

（2）手术方式：根据腹腔镜在肝脏切除过程中的方式，LH 可分为完全腹腔镜肝切除（total laparoscopic hepatectomy，TLH）、手助腹腔镜肝切除（hand-assisted laparoscopic hepatectomy，HALH）（图 7-118）。完全腹腔镜

肝切除指手术从肝脏探查、游离到病灶切除等全过程均在腹腔镜下完成,其特点是切口及创伤小,但由于缺乏手对肝脏的牵拉作用,暴露较困难,手术难度大,手术时间较长,而且一旦发生出血,不易控制。HALH 是根据手术需要,在腹部作一切口,通过 HandPort 进入一只手来帮助手术操作,切口及创伤程度比 TLH 大,但由于引入手对肝脏的牵拉作用,有助于术野的暴露,可加快手术速度,降低手术难度。一旦发生出血,能及时控制。如果标本大小与手助切口大小正好相当,HALH 只是提前作了切口,不需额外增加切口的长度。HALH 需要特定的装置,目前市场所用手助装置大部分为一次性进口产品,价格较昂贵,很大程度上限制了 HALH 的使用。

(3)手术步骤:患者取 Trendelenburg 位,根据病灶的位置,患者轻度左侧或者右侧卧,季肋部垫高。脐周围 1～2cm 置 10mm Trocar 为观察孔,建立 CO_2 气腹,腹内压设置在 12mmHg 以下,常规行腔镜下探查,30°腹腔镜可以提供广泛的视野,是施行 LH 的基本器械。探查内容包括肝脏有无多发病灶、有无腹腔种植转移灶、有无腹水、肝脏硬化程度等,如有腔镜下超声,更可探查肝脏深部有无微小病变,以利于手术决策。左叶病变 Trocar 位置见图 7-119,右叶病变 Trocar 位置通常需要 4～5 个 5～12mm Trocar。

游离肝脏,根据探查结果确定手术方案,在肝脏表面用电刀划出预切线,联合应用超声刀、ligasure、电刀等器械逐步切断肝脏,其中较小的管道用钛夹夹闭;较大的管道应用直线切割闭合器(Endo-GIA)切断,肝断面仔细止血,必要时用生物蛋白胶封闭创面,将标本装入一次性取物袋,经扩大的穿刺孔(约为标本直径的 1/2)完整取出。切开标本,检查肿瘤是否完整切除,切除范围是否达到根治标准,必要时送术中冷冻病检进一步证实,冲洗腹腔,较小的肝脏切除可以不常规放置引流管(图 7-120)。

研究表明,LH 的出血量、输血率、并发症发生率、死亡率与开腹肝切除(open hepatectomy, OH)相当;在排气及进食时间、镇痛药使用、住院时间、重返工作时间、满意度等指标方面明显优于 OH,而手术时间略长,手术费用较高。这些研究表明,LH 是安全、可行的。王刚等比较了 LH 及 OH 的费用,显示 LH 直接费用较高,但间接费用低,总费用略低于 OH,表明 LH 有良好的经济效益。

肝脏因其特殊解剖生理特点,腹腔镜技术在肝外科治疗中的应用一直较为缓慢,肝脏的腹腔镜切除术成为难度最大的腹腔镜治疗技术。目前需根据医院条件、术者经验和水平谨慎开展此手术,有丰富的开腹切肝经验者才能尝试。同时需严格选择病例,灵活应用各种切肝方法及断面处理方法以减少术中出血,保证手术的安全性,减少手术并发症,确保手术顺利进行。但 LH 同样具有其他腹腔镜

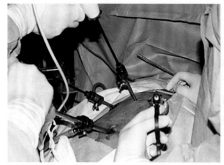
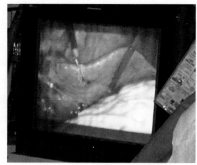
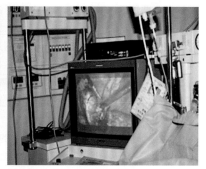

图 7-118 腹腔镜切肝术中照片

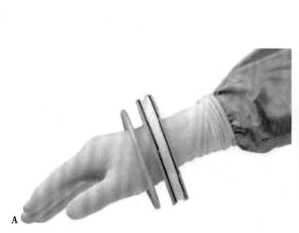
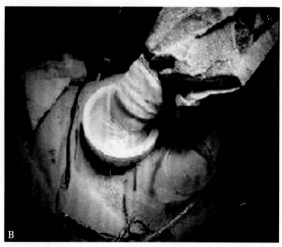

图 7-119 手助腹腔镜肝切除
A. 手助器;B. 手助法腹腔镜肝切除。

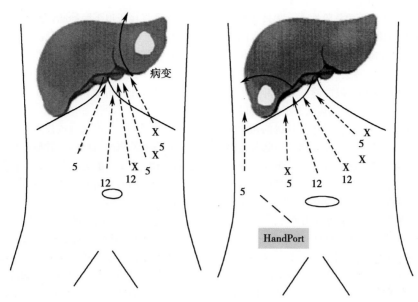

图 7-120　Trocar 放置的位置

手术创伤小、恢复快等微创特点,同时有利于疾病诊断,顺应了时代的要求。尽管目前发展比较缓慢,但应用微创技术实施肝切除术仍将是历史发展的必然趋势。随着有效仪器的研发、经验的积累和技术的成熟,尤其是手助腹腔镜技术的应用,LH 必将朝着蓬勃发展的道路前进。

9. 离体肝切除术　随着对肝脏解剖认识的深入,传统上认为肝脏禁区的尾状叶肿瘤、巨大的肝癌或与下腔静脉或者主肝静脉关系密切的肿瘤均可以得到有效的切除,1966 年 Heaney、1974 年 Fortner 先后使用常温下全肝血流阻断无血切肝术和血管隔离低温灌注无血切肝术,使得这些术中面临大出血风险的手术的安全系数大大提高。然而,全肝血流阻断切肝术在肝脏原位操作,肝脏后方显露困难,对侵犯肝静脉汇入下腔静脉及肝后段腔静脉包绕性病灶,难得以根治性切除。因此,1988 年德国医师 Pichlmayr 在世界上首次采用完全离体肝切除,将肝脏搬出体外,将病灶切除后,再还原于腹腔之中的自体肝移植术。同年吴孟超在国内外首先提出了部分离体——半离体肝切除的设想,1992 年丁义涛首次在国内实施常温下半离体肝切除。(半)离体肝切除术需要外科医师同时具备肝切除与肝移植的技巧,因此自发明以来,国内外应用较少,国内仅南京鼓楼医院、中国人民解放军总医院、中南大学湘雅三医院和天津市肿瘤医院有少量病例报道。现将该技术应用情况总结如下。

(1)手术适应证:主要适用于复杂的良恶性、原发或者继发的(结直肠转移)巨大中央型肝肿瘤或需要重建肝脏血管及两者并存的病例,包括位于肝静脉与下腔静脉汇合处、肝后下腔静脉本身或毗邻的肿瘤,侵犯肝后下腔静脉的肿瘤,距门静脉近或者侵犯门静脉的肝胆肿瘤,Bismuth Ⅳ型肝门胆管癌等。

(2)手术步骤:

1)全离体肝切除:建立全肝血液转流及肝脏冷灌注后,在血管阻断钳近肝侧切断肝上下腔静脉、肝下下腔静脉、门静脉、肝动脉及胆总管,迅速将肝脏及相连的肝段腔静脉移出腹腔,置于冰水浴中,在体外持续或间断灌注的无血状态下切除肝脏肿瘤。

手术切除的程序和方法依病变的性质、部位、大小和血管受累情况而变更,其技术要点如下:①解剖分离应从必须保留的肝脏结构开始,亦可先解剖常规切除可能会受到损伤的结构。②按肝脏叶段的解剖进行精确切除,确保余肝及其流入道和流出道血管的完整性,防止离断余肝血管而造成余肝缺血、坏死。③受累的主肝静脉、肝后段腔静脉可作血管壁的部分或一段血管切除,血管缺损用自体或人造移植物进行修复重建,肝脏再植前必须细致检查,确认余肝断面血管已妥善结扎、作部分切除的近肝大血管已得到完善的修复。可通过门静脉、肝动脉及胆道各自的主要管道进行灌注,以进一步确定漏血或开放的血管、胆管并及时处理。需特别注意的是,来自主肝静脉壁上细小裂孔的渗漏可成为余肝再植后大出血的来源,需仔细处理。④手术应遵循肝移植的原则。例如,胆管不宜过度骨骼化,以免影响其再植后血供而发生胆道并发症。⑤尽可能缩短肝脏体外手术时间,以减轻肝损害。低温灌注对缺血肝脏的保护作用也有一定限度。自体余肝原位再植的程序和方法与同种异体肝移植相同。肝上下腔静脉、肝动脉或门静脉吻合后,即可开放入肝血流。体外肝脏切除术的手术方法与同种异体原位肝移植基本相同,但其技术难度较前者更大。

2)半离体肝切除:建立全肝血液转流及冷灌注后,离断肝静脉蒂,肝脏以肝十二指肠韧带与机体相连,但能够移出于切口外,使得位于肝脏背部的病灶及受累的肝后腔静脉得到充分显露而便于手术处理。

离断肝静脉蒂的方法有多种,包括:①在主肝静脉根部切断肝静脉,开放其下腔静脉的开口,结扎切断所有肝短静脉;此法操作复杂、费时,容易发生肝静脉、肝短静脉和下腔静脉大出血。②同时切断肝上和肝下下腔静脉,此法操作相对简便,发生大出血的危险性小。③只切断肝上下腔静脉或肝下下腔静脉,此种更为简便的方法也能将肝脏旋转移出于切口外,达到充分显露肝脏背部及便利手术处理的要求。具体采用何种离断肝蒂的方法,应根据病灶的部位、大小、与主肝静脉和肝段腔静脉的解剖关系以及肝切除的范围来选择。在肝脏半离体状态下,对肝脏深部病灶及受累的主肝静脉、肝段腔静脉进行精确的切除和修复。肝部分切除完成后,将肝脏复位,据肝静脉蒂的离断方式,作肝静脉与下腔静脉、肝上或肝下下腔静脉吻合重建。在作肝静脉与下腔静脉吻合时,可将肝静脉吻合于原下腔静脉上的相应肝静脉开口;如吻合困难,则可关闭原开口,在下腔静脉上另作切口与肝静脉相吻合。

体外(离体)肝手术是将原位肝移植技术用于肝切除手术,使常规手术方法难以切除的第二和第三肝门区及侵犯下腔静脉的肝脏恶性肿瘤得以手术切除。值得注意的是,这种手术往往引起较严重的肝脏缺血再灌注损伤,以致肝衰竭,最终导致手术失败。随着麻醉、重症监护及器官保存技术的提高,半离体肝切除余肝自体移植术的可行性大大增加,但仍属风险极大的手术,术后并发症多,死亡率高,开展此项手术要求手术设备完善,手术医师兼备肝脏肿瘤外科和肝脏移植外科的操作经验。

10. 前入路肝切除

(1)前入路肝切除的历史:有关前入路肝切除术的原则,法国学者 Launois 认为 Ton That Tung 于 1962 年就进行了详细介绍。1977 年 Lin 等首先报道先切断肝实质然后游离并移除病肝方法成功切除了 5 例右肝,因其手术次序与常规肝切除术相反,故称为逆行肝切除术。但切断肝实质前需先从下腔静脉右侧伸入肝钳以控制出血,盲目插入肝钳不仅易损伤丰富的侧支循环和肾上腺等周围结构,而且切除范围受限,故未能推广。1990 年和 1992 年 Ozawa 等介绍采用"非常规入路"肝切除术治疗进展期肝癌。1996年中国香港大学外科 Lai 和日本学者 Shimahara 等第一次报道应用了"前入路肝切除"的名称。2000 年中国香港大学外科在 1996 年报道 25 例前入路右肝切除术治疗肝癌的基础上,再次报道了 54 例采用前入路肝切除术和 106 例采用常规方法手术的大肝癌患者治疗经验及其随访结果。2001 年 Azoulay 等详细介绍了前入路右肝切除术或扩大右肝切除术技术,并报道了在 14 例患者中的应用情况。2001年 Belghiti 等又介绍了一种"肝脏悬吊法前入路肝切除术"及其 32 例右肝切除术患者中的应用情况,对前入路肝切除方法进行了技术改进,为控制 Lai 等设计的前入路手术中肝脏断面深处的流血,利用止血钳插入肝后下腔静脉前间隙,建立肝后隧道并留置弹力带或 Fr8 导尿管,提拉肝脏辅助下达到局部肝血流控制、在不游离肝脏的情况下完成了右半肝切除术。此外,亦有一些学者采用前入路途径经正中裂劈开肝实质进行尾叶肿瘤切除术。

(2)手术适应证:

1)中国香港大学选择前入路右叶肝切除术的手术指征:①由于肿瘤体积大,或肿瘤浸润邻近解剖结构(如腹后壁、右侧横膈或右侧肾上腺等)使游离翻起肝右叶困难;

②当肿瘤直接压迫下腔静脉,常规肝切除术有潜在危险性时;③尽管可以游离肝脏,但翻转肝右叶可能扭转肝蒂而引起对侧肝脏缺血时。近年来作者又将前入路切除术的指征进一步扩大为,在剖腹探查后,手术医师认为分离肝实质前难以游离肝脏,或游离肝脏存在危险、困难的所有患者。

2)经实践,我们认为该技术可适用于:①侵犯横膈或切除时不能游离的右肝巨大肿瘤;②活体肝移植活体供肝切取、背驮式肝移植病肝切取;③中央型肝癌、高位胆管癌;④尾状叶和/或亚段肿瘤切除。

(3)手术步骤:

1)前入路法:切口选择双侧肋缘下切口或倒 T 字形切口,探查腹腔。决定进行肝切除术后,分离切断肝圆韧带和肝镰状韧带。根据第一肝门解剖情况选择:①在第一肝门能够解剖时应先分离切断胆囊动脉和胆囊管,分别解剖出右肝管、肝动脉右支和门静脉右支,或沿肝门部肝板与 Glisson 鞘间隙分离出右侧肝蒂,放置阻断带,在可以确定完成右叶肝切除术时也可分别离断右侧 Glisson 鞘内三管;②在第一肝门不能解剖时,可以于肝十二指肠韧带放置阻断带。沿肝脏正中裂自肝脏前缘向下离断肝实质直至下腔静脉,离断过程中采用超声吸引刀(CUSA)完成,所有肝实质内小血管、胆管均予以结扎,在无超声吸引刀时也可采用蚊式钳钳夹法完成肝实质的离断。右侧肝管、肝动脉和门静脉右支切断后,给予可靠的缝扎。多数作者主张,在肝实质内处理右肝静脉,肝中静脉是否处理根据肝切除的范围决定。当需要切除的右肝完全从下腔静脉上分离后,分离切断右肝周围韧带,如冠状韧带、右三角韧带等,必要时一并切除受累的右侧部分膈肌,整块移出切除的右肝(图 7-121)。

2)Belghiti 绕肝提拉肝切除术(也称 liver hanging maneuver):利用置于下腔静脉前面的弹力提拉带环绕肝脏将其提起,在肝脏未游离的情况下通过前入路进行右半肝切除术。

具体方法:①在第 1 肝门能解剖时,沿肝门板与 Glisson 鞘间隙分离出左、右肝蒂,可选择性放置阻断带,或离断右侧 Glisson 鞘内三管;在第 1 肝门不能解剖时,可通过肝十二指肠韧带放置阻断带。②分离出肝右静脉和肝中静脉,显露肝上静脉陷窝,再往下分离 2cm。③暴露肝下下腔静脉,沿下腔静脉前面往上分离,如果遇到细小尾状叶静脉可离断结扎,肝右下静脉分离、不结扎。④在肝右下静脉左侧,紧贴尾状叶后方、下腔静脉前方并沿其中线,伸进长血管钳,向头侧分离推进到肝右静脉和肝中静脉之间,4～6cm,带出弹力提拉带。⑤提起绕肝弹力提拉带,沿肝中裂劈开肝脏,分离肝实质至下腔静脉前面。⑥分离、结扎相应肝短静脉和下腔静脉韧带、结扎肝静脉、分离韧带,必要时一并切除受累的部分膈肌,整块移出切除的肝脏标本。最关键的步骤是肝后隧道的建立(图 7-122)。

(4)前入路肝切除的优缺点:

1)优点:①肝切除过程中很少挤压肿瘤,减少医源性肿瘤脱落转移或血行转移的机会;②在肝切除过程中不需

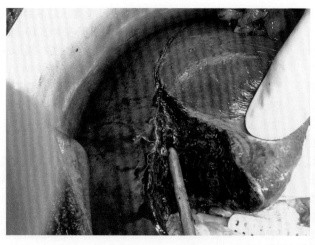
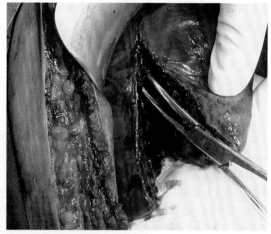

图 7-121 前入路肝切除进行肝实质的离断

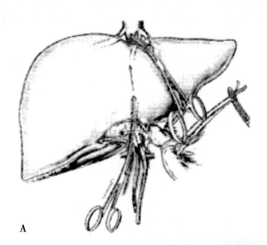
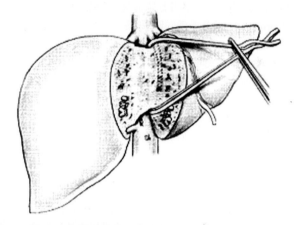
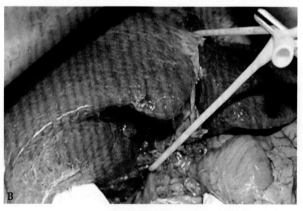

图 7-122 Belghiti 绕肝提拉肝切除术

A. Belghiti 绕肝提拉肝切除术示意图;B. 术中照片。

要反复翻转肝脏,减少肝实质的缺血,最大限度地保持残留肝脏的功能;③减少术中出血量,避免大量出血造成的术后肝功能损害;④增加肝癌切除率,使累及横膈、腹后壁、右肾上腺或与这些组织紧密粘连的肝癌患者得到肿瘤切除的机会。另外,Belghiti 在前入路肝切除上改良发展而来的绕肝提拉肝切除术更有利于更好地暴露肝切面,使肝表面到下腔静脉的切面距离最短、最准确,切面整齐,使深而厚的中央面变浅、变薄;同时,通过提拉牵拉带可以阻断

切面血流,有利于分离和保护下腔静脉,易控制肝和下腔静脉之间的平面,并可避免损伤肝中静脉、肝左静脉共干或肝右静脉。

2)缺点:前入路肝切除存在一定的技术要求,目前并不是所有外科医师都能掌握,适合于有一定肝切除术经验的手术者,同时离断肝实质时需要非常仔细,有静脉出血时应及时采用细针缝合止血。Belghiti 的肝脏悬吊法前入路肝切除术在下腔静脉和肝脏之间放置吊带仍存在引

起出血的风险,在临床工作中,我们也使用该项技术进行肝脏肿瘤切除,该术式并发症主要是出血,为细小尾状叶静脉和肝实质撕裂。Belghiti 等报道 201 例患者中 3 例出血(1%),Kokudo 等报道 71 例患者中 1 例(1%)出血,均压迫自行停止,后改用常规方法完成肝切除。Ettorre 等报道,24 例患者中 1 例出血(4%),自行止血后继续分离肝后隧道。

近年来,该项技术被国内外专家逐渐应用于临床,近年 Liu 等进一步报道了 54 例肝癌患者前入路右肝切除术经验和随访结果,并与 106 例同期采用常规肝切除术方法的肝癌患者进行比较,结果显示,前入路组患者术中出血量和输血量明显减少、住院期间死亡率降低、肺转移的发生率减低,而无瘤生存期和全组累计生存率显著优于常规肝切除术组患者,前入路组患者未输血的比例也明显高于常规肝切除术组患者。2003 年,Ettorre 等报道将绕肝带提拉法应用于原位肝移植患者肝切除的最后阶段,用于保护 IVC。Ettorre 认为,此法能更好地暴露肝上静脉,阻断肝上静脉交汇处,避免下腔静脉的阻断,同时能为肝后静脉提供较大的吻合面以避免吻合口及流出道狭窄。2003 年,彭淑牖在绕肝带提拉法基础上进一步将其改进,并用于 6 例高难度肝切除术,均获成功。2007 年 Belghiti 等报道通过肝后下腔静脉前间隙穿过绕肝带行 201 例半肝切除,其中 3 例因放置提拉带时有出血而放弃此法,余 198 例成功放置提拉带且安全行半肝切除。

综上所述,前入路肝切除是一种符合肿瘤外科手术原则的肝切除技术,临床应用上要灵活地和传统的肝切除术相结合,对进一步提高肝癌外科疗效有一定临床意义。

11. 术后管理及常见并发症处理 手术切除是治疗肝癌最为有效的手段。然而,肝切除是一种风险性很高的手术。文献报道,肝切除术后并发症发生率和手术死亡率分别为 23.4%~40.0% 和 1.6%~7.5%。在我国,肝癌患者大多数有慢性肝病史。合并肝硬化者高达 85% 以上,肝癌肝切除术后更易出现并发症。因此,加强术后管理成为肝癌手术后的重要内容。

术后治疗主要以保肝、预防感染、止血、维持水与电解质平衡、加强支持治疗、制酸和促进肝细胞再生为原则。另外,还要密切观察心、肺、肝、肾的功能变化。

(1)术后管理:

1)禁食与饮食:术后常规禁食。一般手术后第 2 天左右,胃肠功能开始恢复,此时可进水;以后逐渐恢复正常饮食。饮食注意照顾个人习惯,无须特殊或高档补品。肝脏手术不同于消化道手术,不必严格控制饮食。但要求饮食量由少到多,由稀薄到稠厚,易消化、高营养。

2)体位及活动:一般要求患者平卧,膈下引流管接尿袋后放于身体右侧床边自然引流,无须负压吸引。对有左侧卧位睡眠习惯的患者,应劝其暂时不用此种体位,因左侧卧位不利于右膈下引流通畅。术后第 1~2 天可逐渐翻身活动。

3)保持膈下引流通畅:为防治膈下积液及感染,应保持膈下引流通畅。左侧卧位、导管反折、血块堵塞均影响引流。如引流液逐渐减少且颜色变淡,提示膈下渗液减少且引流通畅。在术后第 3~5 天,当引流液少于 10~20ml 时,可拔除引流管。如引流液色淡且逐渐增多,提示腹水形成,应尽早夹闭或拔除引流管。如引流液为金黄色,提示胆漏形成,此时应延缓拔除引流管或更换其他较细导管继续引流。如导管内血块堵塞,应及时用注射器注入生理盐水,冲开血块,继续引流。拔除引流管后,应将创口液体擦净,预置缝线扎紧,以防腹水漏出及伤口感染。

4)肝功能:肝癌术后通常伴有转氨酶升高,但巩膜无明显黄染。血清总胆红素升高不超过 100mol/L,且逐渐消退,此属正常恢复或提示肝功能损害在可接受范围内。血清胆红素是反映肝功能损害及提示预后最重要的指标。当巩膜明显黄染且逐渐加深、血总胆红素>100μmol/L、脉搏细速,舌质红、无津液、特别是不伴转氨酶增高时,常提示肝功能损害严重且预后不良,应予及时处理。白蛋白及总蛋白在正常范围以下或 A/G 倒置常诱发腹水的发生,应及时予以纠正。

5)体温:肝癌术后恢复正常者一般体温不超过 38℃。如体温超过 38℃以上,持续不退或呈弛张热,应寻找原因。首先应考虑外科并发症,特别是切口及膈下积液、感染。此时应密切查看伤口,B 超下观察膈及手术区积液。伤口感染及膈下感染常伴白细胞增高。胸腔积液也可致体温增高,但一般白细胞在正常范围之内。只有在排除外科并发症以后,才把注意力集中在肺炎等内科并发症上,并注意更换抗生素。单纯加强抗生素而未仔细寻找病因并予以针对性处理,将不利于身体恢复。

6)西咪替丁:由于肝硬化患者多存在胃酸分泌过多和门静脉高压性胃炎,加上手术后的应激反应,容易引发术后上消化道出血。所以,术后近期需给予制酸药物以减少胃酸分泌。

(2)常见并发症及处理:

1)腹腔出血:术后腹腔内出血多与肝外科技术水平有密切关系。

发生原因:①术中止血不彻底;②血管结扎脱落;③肝断面部分肝组织坏死,继发出血;④出血倾向,凝血功能障碍。出血部位可来自肝断面、裸区、三角韧带、肾上腺及胆囊窝等。出血量的大小及速度可通过患者全身状况、肤色、脉搏及强度、橡皮管引流量等进行综合判断。

处理原则主要为止血、输血等内科治疗。若经保守治疗,短时间内出血量无减少或增多,应考虑再手术探查。大多数出血的原因均是肝的剥离面与断面渗血,再手术时清除积血后,以盐水棉垫压迫,或用纤维止血纱布、生物蛋白胶、吸收性明胶海绵覆盖创面,以及小心缝扎出血点,即可达到止血的目的。要防止手术后出血,首要的是必须在断肝过程中细致结扎每一条管道,其次肝断面还应该有较完善的处理,包括采用不同的方法封闭肝断面,褥式缝合、高频电力或氩气刀烧灼、化学黏合剂封闭断面等。

2)肝衰竭:是肝切除术后最严重的并发症,也是造成死亡的主要原因。

发生原因:①肝脏基础较差,如严重肝硬变、肝萎缩及肝功能异常；②手术打击较大，如肝切除量大、出血多、输血多或肝门阻断时间长；③医师经验不足，对手术后果缺乏判断力。绝大多数肝癌患者均合并有乙型病毒性肝炎感染后肝硬化，术前均有不同程度的肝功能损害，故除严格掌握手术适应证外，术前应给予适当的保肝、支持治疗，以提高患者的肝储备功能。术中根据肝硬化程度确定切除范围，对肝硬化较严重的患者应避免施行较大范围的肝切除，同时应严格控制肝门阻断的时间，术后应给予充足的吸氧，以提高门静脉血氧含量；另外，给予极化液、氨基酸、人血白蛋白等，对半肝切除或术中肝门阻断时间较长的患者可适量给予糖皮质激素，可起到稳定肝细胞膜和促进肝组织再生的作用。

肝衰竭主要表现有 3 个方面：肝性脑病、黄疸及腹水。一般肝性脑病发生率甚低，血清胆红素异常升高后果最为严重。黄疸的处理主要是应用保肝药物。部分学者主张用激素以提高机体应激能力并减少肝细胞的破坏，有时可缓解病情并度过危险期。腹水较为常见，如处理及时，大多可缓解。腹水的处理主要是血浆及白蛋白的补充，适当应用利尿药。严格掌握手术指征是预防此种并发症的最好方法。

预防肝衰竭的方法：①术前正确估计肝储备能力，严格掌握切肝的适应证；②肝硬化患者，常温下肝门阻断的时间一般每次以 5 分钟内为宜，间断 3～5 分钟再作阻断，严格掌握切肝量，仅作不规则性切除，一般距瘤周边 1cm 即可；③手术中采用能减少出血、暴露清楚的断肝技术，避免损伤邻近肝癌的较大血管，超声刀、刮吸法断肝都是值得采用的技术。

3）消化道出血：主要为上消化道出血。

发生原因：①肝癌合并肝硬化门静脉高压，食管 - 胃底静脉曲张破裂出血；②急性胃黏膜病变，导致胃或十二指肠、食管发生急性黏膜糜烂和溃疡。

常在术后 5～14 天发生。主要表现为黑便及内出血症状。一般进行相应处理可逐渐康复。当出血量较大，内科保守治疗无效时，可行胃镜检查并在直视下止血。虽不能避免术后应激性胃黏膜病变的发生，但应努力控制其进一步发展成大出血。对高热不退、全身情况不稳定、高龄患者及术后合并感染、肠蠕动恢复后仍无食欲或出现持续黑便者，在积极治疗原发病、消除应激因素的同时，应常规进行早期预防性用药，如抗酸性药物、改善微循环及保护胃黏膜药。另外，应特别强调乌司他丁类药物对术后并发应激性溃疡大出血的预防作用。

4）胆漏：是肝切除术的常见合并症。

发生原因：①肿瘤靠近胆管，损伤胆管难以避免；②切除肿瘤过程中，所遇管道未完全结扎或结扎不牢，导致胆汁渗漏（切除结束时常规用干纱布检查是否有胆漏发生）；③术中发现微小胆漏，未予重视或未予彻底缝闭。

一般只要引流通畅，胆总管无梗阻的情况下，胆漏经保守治疗多能治愈。胆漏关键是预防：①在切肝的过程中要有良好的暴露，才能细致结扎每一条管道。对第一肝门附近的手术，应时刻警惕胆漏的发生，切肝过程中所遇管道均应结扎牢靠。②肝切除后，常规用干纱布检查断面，

观察有无纱布黄染，可及时发现胆漏。③胆漏应在术中予以处理，牢靠缝闭，肝断面应防止大块缝扎，以减少手术中肝组织坏死。

5）膈下积液及感染：膈下积液是肝切除术后较常见的并发症。

发生原因：腹腔引流管放置位置不当，致引流不充分或不通畅。术后患者抵抗力下降，如不及时处理，易导致膈下脓肿。

术后 3 天仍有发热、体温在 38.5℃ 以上者，排除肺不张及肺炎等因素后，高度提示有膈下积液，应即刻行 B 超检查。一旦发现有膈下积液，可在 B 超引导下行穿刺抽液。如发现抽出的积液中混有胆汁，则应置管引流。如已形成膈下脓肿，除了穿刺置管引流外，每天应用庆大霉素和甲硝唑进行冲洗。

膈下积液及感染的预防：①游离右肝时，止血应彻底；②膈下橡皮管引流必须通畅；③引流液较多时，不应过早拔除引流管。

6）胸腔积液：胸腔积液是肝癌切除术后常见的并发症之一。右肝肿瘤切除术后易发生胸腔积液，原因可能是在游离裸区、右冠状韧带、切除肝实质过程中，较左肝更容易对第二肝门和膈肌造成牵拉和锐性离断损伤。病变刺激使膈肌以上胸膜出现炎症反应，尤其是手术后肠道胀气、腹水形成，相对正压的腹内压就可驱动肝断面含有胆汁的渗出液或腹水进入负压胸腔内，并可刺激胸腔渗出增加，最终产生胸腔积液。患者表现为术后低热不退，有时胸闷或呼吸不畅。B 超检查和胸透均可证实胸腔积液的存在。少量胸腔积液（<100ml）大部分患者术后均存在，可密切观察，暂不处理，1 周后可以自行吸收。胸腔积液较大者可引起胸闷、呼吸困难和发热症状，应在 B 超的定位下，行胸腔穿刺抽胸腔积液；并发中等量到大量胸腔积液，经多次胸腔穿刺抽液仍不能缓解时，应考虑行胸腔闭式引流。

（李　强　宋天强）

二、介 入 治 疗

（一）经导管动脉化疗栓塞治疗（transcatheter arterial chemoembolization，TACE）发展史

TACE 是介入放射治疗中重要的组成部分，是随着介入放射学的发展而发展的。介入放射学是以放射技术为导向，通过穿刺取得组织学、细胞学、细菌学等材料，以明确疾病的诊断，同时应用放射诊断学的有关器械、技术和方法，达到对疾病的治疗目的。介入放射学的形成和发展同医学其他学科一样，经历了一个漫长的探索过程。1896 年，Hasher、Morton 在 Roentgen 发现 X 射线不久，即用石膏作造影剂开始尸体动脉造影研究。1910 年，Franck 和 Alwens 进行了狗、兔的动脉造影试验。1924 年，Brook 用 50% 的碘化钠做人体股动脉造影。1941 年，Farinas 采用股动脉切开插管做腹主动脉造影。1951 年，Bierman 用手术暴露人体颈总动脉和肱动脉的方法做选择性内脏动脉造影，并进行第一次动脉灌注化疗。1953 年，Seldinger 首创了经皮动脉穿刺、导丝引导插管动脉造影法，由于该法操

作简单、损伤小、无须缝合血管，完全替代了以往需手术切开暴露血管的方法，因而很快被广泛采用，成为介入放射学的基本操作技术。1966年，Idezuki等发现碘油注入门静脉可选择性地停留在肝癌病灶局部。1974年，Cho等使用吸收性明胶海绵对狗的肝动脉进行栓塞，发现栓塞后6周肝动脉及可再通。1976年，Goldstein等对56例肝癌患者使用吸收性明胶海绵进行栓塞，取得了较好的疗效。1977年，Yamada采用把吸收性明胶海绵浸于10mg MMC中的化疗栓塞方法对肝癌进行治疗，取得1年生存率达44%的效果。1979年，Nakakama经肝动脉注射碘油，发现碘油可以选择性地长期滞留于肝癌内。1980年，Bachward首次使用植入式输浆泵灌注化疗药物。1981年，Kato采用带药微囊进行化疗栓塞。1985年，Ohishi用碘油、化疗药加吸收性明胶海绵联合化疗栓塞。1986年，Norio首次报道肝动脉-门静脉联合栓塞术。1988年，Hattiori提出经腹壁下动脉入路留置化疗泵以进行长期规律性化疗药物灌注或栓塞剂注入。之后，TACE广泛用于临床，超选择性肝动脉化疗栓塞成为公认的重要的肝癌治疗手段之一。

（二）TACE治疗的原理

1. 正常肝组织与肝癌的血供差异性　正常肝脏接受肝动脉和门静脉的双重血供，肝动脉供血量为20%～25%，供氧占50%；门静脉供血75%～80%，供氧50%。肝动脉和门静脉的末梢分支均汇于肝窦，两者间存在广泛吻合。当任何一方受阻，另一方会代偿性增加，所供血的肝组织都不会坏死。原发或转移性肝癌的血供几乎全部（90%～95%）来自肝动脉，因此，肝动脉栓塞后，可以阻断或减少肿瘤的主要血供，使肿瘤发生坏死、缩小以至于消失，而正常肝脏组织不会受到严重影响。

2. 栓塞剂的作用　栓塞剂具有栓塞肿瘤血管的功能，促进肿瘤的缺血、坏死。除此之外，还有其他重要的特性。

（1）栓塞剂能选择性地在肝脏组织内长期停留，其中以碘化油为代表。碘化油为大分子、高黏滞性物质，能选择性浓聚在肝癌组织内并且能停留常达数月之久，可起到持久栓塞的作用；碘油填充后，基本代表肿瘤的大小和形态；碘油显示小的结节肿瘤优于普通血管造影；对于难以进行超选插管达肝固有动脉的患者，仍可行碘油栓塞；不影响手术、放疗及重复栓塞等其他治疗；碘油在正常肝组织内10～28天便很快排空，很少引起不良反应。因此，目前肝癌TACE中应用最广泛周围性栓塞剂。碘化油能够选择性地并且较长时间聚集在肿瘤内的机制，至今尚不十分明确。其可能机制有以下几种：①肿瘤内缺乏淋巴管，导致碘化油不能及时通过淋巴管被清除；②肿瘤内库普弗细胞、网状内皮成分的缺乏导致吸收清除碘化油障碍，从而滞留于肿瘤内部；③肿瘤血管的异形性及其血流动力学的异型性；④肝癌组织富血供对碘化油的虹吸作用。

（2）栓塞剂是化疗药的良好载体，携带化疗药物作用于肿瘤组织，进一步增加肿瘤局部药物浓度。

（3）栓塞剂使化疗药物缓慢释放，延长化疗药物在肿瘤局部的作用时间。

3. 化疗药的作用　由肝动脉局部灌注能够显著提高化疗效果。因为绝大多数抗癌药物具备下列特性：①浓度依赖性：在一定范围内，其对肿瘤细胞的杀伤作用取决于局部药物浓度。浓度增加1倍，杀伤细胞的作用可随之增加10倍左右，经肝动脉灌注化疗药物可使肝脏局部的药物浓度高于全身的100～400倍，而瘤区的药物浓度又是正常肝组织的5～10倍。②时间依赖性：在有效的药物浓度下，作用时间越长，发挥的杀细胞效果越好。栓塞剂使化疗药物缓慢释放，从而极大延长了作用时间。③与细胞成分的结合性：药物能与细胞的关键成分特别是核酸发生化学结合而产生延迟性杀灭作用，增强细胞周围的药物浓度和药物接触时间，可提高这种细胞毒作用。④与血浆蛋白的结合性：药物与血浆蛋白结合将减少游离药物浓度，从而降低药物的杀灭细胞作用。抗癌药物区域灌注能减少抗癌药物与血浆蛋白的结合，提高游离药物浓度，从而增强作用。⑤药物清除率：静脉灌注增强靶外清除率，降低肿瘤的血药浓度，动脉灌注可提供较静脉灌注高2～6倍的血药浓度，而且药物清除率低。

抗癌药物在局部灌注和栓塞剂溶解下主要停留在肝癌组织内，较少分布到全身其他组织，药物的使用总量又相对较小，因此抗癌药物对肝癌组织影响巨大而对全身的影响微小，即化疗作用明显而不良反应轻微。

研究发现，肿瘤中心由肝动脉供血，周边部位、包膜浸润癌巢及子灶仍由门静脉供给部分血液。此外，小肝癌的肝动脉血供尚未完全占据主导地位，同样存在丰富的门静脉供血。研究证明，肝内动脉与门静脉存在4种吻合支：①直接连通；②胆管周围动脉丛；③肝窦水平功能性的动脉-门静脉吻合；④门静脉滋养动脉。正常情况下这些吻合支不开放，由于动脉压是门静脉压的8倍，血流方向是单向性的，仅在门静脉高压或动脉压异常升高时，这些吻合支才开放。常规TACE是将导管选择性插入肝动脉，把化疗药物和碘油混合成乳剂，再注入肿瘤的供养血管和新生血管，一方面阻断了肿瘤的血液供给，另一方面化疗药物缓慢地释放出来，持续地打击肿瘤致使肝肿瘤缺血性坏死和诱导肝肿瘤细胞凋亡。但是，单纯TACE不能完全终止肿瘤血管生长和杀灭所有癌细胞，绝大部分肿瘤在瘤周、包膜下及包膜内仍有存活的癌细胞以及肝动脉栓塞4～6周后侧支循环重建等因素均降低TACE的疗效，因此必须结合门静脉治疗，才能进一步提高疗效。

（三）栓塞剂和药物

1. 常用的栓塞剂　理想的栓塞剂应具备取材方便、栓塞持久、无局部或全身反应、不透射X射线。目前尚无如此理想的栓塞剂。常用的栓塞剂可分为三类：①短效栓塞剂，如自体凝血块，特点是吸收较快，常在48小时内吸收；②中效栓塞剂，如吸收性明胶海绵颗粒、氧化纤维素、肌肉碎块及中药栓塞剂，可在48小时到1个月内吸收；③长效栓塞剂，如碘油、含药微囊或微球、不锈钢圈、微球及无水酒精等，吸收时间多在半年以上。目前，临床上最常使用超液化碘油（lipiodol）。

2. 药物及用量　ADM 50～60mg、MMC 10～20mg、DDP 80～100mg或卡铂500mg、5-FU 1 000mg或羟基喜树

碱10～30mg。一般都使用联合用药，如以 5-FU 为基础，加用其他 1 种或 2 种药物，或以多柔比星为基础加用另一种药物，可获得大于 30% 的反应率。

3. 栓塞材料的用法及用量

（1）碘油与抗癌药结合：由于碘油对癌组织有特殊的亲和力，能选择性进入并长期滞留于肿瘤血管以闭塞之，使肿瘤缺血、坏死，并形成持久的栓塞作用，可防止侧支循环的形成。同时也作为抗癌药载体，选择性把药物带到肿瘤组织，并长期滞留其内缓慢释放抗癌药物，使肿瘤组织保持高浓度的药物，提高药物对肿瘤的作用时间。另外，这大大减少了抗癌药物对全身的不良反应。碘油与抗癌药物所配制剂的物理稳定性和药物释放速度是决定临床疗效的重要因素。目前认为含乳化剂的乳剂稳定性最好，药物释放缓慢，混合剂次之，无乳化剂的乳剂最不稳定，药物释放很快，目前临床上常用的是超液化碘油（lipiodol）。碘油的用量受到多种因素影响，如肿瘤体积、肿瘤染色（血供）、插管位置、肝功能及血常规情况、有无门静脉癌栓、瘘及门静脉高压、患者年龄以及对疼痛的耐受性等。临床上常按肿瘤直径与碘油用量（ml）1∶1 比例给药，常用量为 20～30ml，综合考虑以上因素酌情加减。

（2）碘油抗癌药乳剂与吸收性明胶海绵的联合应用：由于单纯使用碘油栓塞作用不完全，而单纯使用吸收性明胶海绵栓塞容易复通，栓塞效果均不理想。因此，根据碘油与吸收性明胶海绵作用不同直径血管的特点，将两者联合应用，形成"夹心面包"栓塞方式，使化疗药物滞留于肿瘤组织内，延长其排出时间，并形成肿瘤终末血管及中央供血血管联合栓塞，加速肿瘤缺血、坏死，该法目前为肝癌首选栓塞方法。吸收性明胶海绵栓塞应根据肝贮备功能选择，肝功能 Child C 级患者应慎用，动脉血酮体比率低值时不宜用栓塞治疗。

（3）碘油抗癌药乳剂与含药微球混合应用：含药微球与碘油抗癌药乳剂的药理作用基本相似，不同的是含药微球与碘油栓塞不同直径的血管，以及两者所含抗癌药释放时间不相同，含药微球可栓塞 100μm 的小动脉，而碘油可栓塞 20μm 的肿瘤血管，同时碘油抗癌药乳剂先释放药物并很快达到有效血药浓度，含药微球后释药使肿瘤内抗癌药物有效浓度长时间保持，达到联合化疗、增加抗癌疗效的目的。再者，两者混合使用并发症减少。目前使用的药物微球主要有羟喜树碱明胶微球、华蟾素精微球、莪术油等。

（4）放射性化疗性栓塞剂：目前一些常用放射性核素的微球如 ^{131}I、^{125}I、^{32}P 等在临床上也得到初步应用，携带有放射性核素的微球通过特殊方法标记到化疗栓塞剂上进行栓塞，达到定向化疗、栓塞血管和内放射 3 种抗癌作用互补和增强效应。但由于临床尚未广泛应用，合理剂量选择有待进一步研究。

（四）血管变异

肝癌的供血分为规则性、变异性和寄生性供血。规则性供血指供养肿瘤的肝动脉均来自腹腔肝总动脉干；变异性供血指供养肝癌的肝动脉来自变异的肝动脉；寄生性供血指供养肝癌的动脉除肝动脉外，邻近肝脏的其他器官或组织的滋养动脉直接参与肝癌供血，有网膜动脉和膈下动脉来源。研究发现，有肝动脉变异的肝癌化疗栓塞的疗效明显不如正常肝动脉供血的肝癌的疗效。这说明认识肝动脉解剖对全面进行肝脏肿瘤栓塞化疗至关重要。放置动脉导管和化疗泵时还应注意到双肝动脉或肝动脉三分叉或四分叉的情况，出现这些变异时，应改变导管位置或用更多导管以确保肿瘤合适的灌注。

联合门静脉栓塞目前已应用于临床，门静脉也存在着 13.1%～16.7% 的解剖变异，因此在行门静脉栓塞前一定要清楚门静脉的解剖及变异。

TAEC 是经血管治疗手段，无论是肝脏血管还是肿瘤血管经常存在变异，而血管变异又直接影响 TACE 的治疗程序和效果，甚至是能否进行 TACE，因此术前全面了解肝脏血管系统解剖学情况显得非常重要，能够使介入放射医师更快、更准确地进行诊断和治疗。

1. 肝动脉的解剖和变异 肝动脉的解剖变异很复杂，主要涉及肝总动脉的起源变异、肝固有动脉是否缺如以及迷走替代性肝动脉和迷走副肝动脉等变异。所谓替代肝动脉，指替代了同名正常肝动脉供血的变异肝动脉；副肝动脉指正常肝动脉仍然存在，只参与正常同名肝动脉分布区域内的一部分血供的变异肝动脉。其分型较为复杂，其中最经典的是 Michels 分型，将肝动脉解剖分为 10 型：①Ⅰ型：正常型，即肝总动脉起源于腹腔干，发出肝固有动脉及胃十二指肠动脉，前者向远端分为肝左、右动脉；②Ⅱ型：替代肝左动脉起自胃左动脉；③Ⅲ型：替代肝右动脉起自肠系膜上动脉；④Ⅳ型：替代肝右动脉起自肠系膜上动脉 + 替代肝左动脉起自胃左动脉；⑤Ⅴ型：副肝左动脉起自胃左动脉；⑥Ⅵ型：副肝右动脉起自肠系膜上动脉；⑦Ⅶ型：副肝右动脉起自肠系膜上动脉 + 副肝左动脉起自胃左动脉；⑧Ⅷ型：替代肝右动脉 + 副肝左动脉或替代肝左动脉 + 副肝右动脉；⑨Ⅸ型：肝总动脉起自肠系膜上动脉；⑩Ⅹ型：肝总动脉起自胃左动脉。这种肝动脉起源的分型法至今仍被国际学术界视为研究肝动脉解剖变异分型的主要标准。文献报道，肝动脉解剖为Ⅰ型的比例为 51%～76%，其余Ⅱ～Ⅹ型的比例为 3.8%～10%、8.7%～11%、0.5%～1%、8%～10.7%、1.5%～7%、1%、2%～3%、2%～9%、0～0.5%。Hitta 将 Michels 分型简化为六型。但以上分型的缺陷是：肝动脉变异起源部位局限、变异种类不全，仅将肝左、右动脉的起源变异局限于胃左动脉和肠系膜上动脉，未涉及肝动脉分叉变异、肝固有动脉变异和多种变异共存等。卢川等经过 1 000 例肝脏 DSA 检查后提出肝动脉解剖变异的新分型——正常型、肝总动脉分叉变异、肝动脉起源变异、肝总动脉分叉变异合并肝动脉起源变异、多种变异共存五大类，共 50 余种。

2. 门静脉的解剖及变异 门静脉为一短而粗的静脉干，长 6～8cm，位于胰颈后面，斜向右上方行走，入肝十二指肠韧带，达第一肝门，分两支入左、右肝叶。它的属支有肠系膜上静脉、脾静脉、肠系膜下静脉、胃冠状静脉、胃右静脉、胃网膜左静脉、胃网膜右静脉、胆囊静脉和附脐静脉。

关于门静脉组成类型，国内学者将其分为 3 个类型：①Ⅰ型：门静脉由肠系膜上静脉、脾静脉在胰腺颈部后方下腔静脉前方汇合而成，肠系膜下静脉汇入脾静脉，此型占 52.2%；②Ⅱ型：门静脉由肠系膜上静脉、脾静脉、肠系膜下静脉汇合而成，此型占 13.9%；③Ⅲ型：门静脉由肠系膜上静脉、脾静脉汇合而成，肠系膜下静脉汇入肠系膜上静脉，此型占 34.3%。

对于门静脉的分支，林江等发现 86.6% 的分支构型为正常型，即门静脉主干在肝门处分为左支和右支，右支向右侧走行，分为右前支和右后支，然后各自分出上、下两亚支，左支分为横部和矢状部，两者相交呈直角，矢状部再分为左内支和左外支；另外，5.6% 的门静脉在肝门处呈三叉状分为左支、右前支和右后支，即变异Ⅰ型；4.9% 的门静脉主干先发出右后支继续向右上行分为左支和右前支，即变异Ⅱ型；2.8% 的门静脉主干先发出右后支，然后向左侧略弯曲斜行，演变为左支，右前支起自左支，即变异Ⅲ型。其他变异包括门静脉左支水平段缺如及门静脉右支缺如等极为少见，即变异Ⅳ型。

门静脉的侧支循环根据其引流部位分为 2 组，第一组引流入上腔静脉，包括食管静脉、冠状静脉和胃短静脉曲张，门静脉高压时 30%～69% 的患者可见该组静脉曲张，易发生上消化道出血。第二组引流入下腔静脉，包括脐周、后腹膜和肠系膜静脉。

（五）适应证和禁忌证

1. 适应证　近几年肝癌的 TACE 治疗发展很快，取得了令人瞩目的成就。随着介入治疗器械的改进及导管超选技术的提高，TACE 的适应证范围在不断扩大，使 TACE 成为目前应用最广、疗效最佳的治疗肝癌的非手术疗法之一。

（1）能切除的肝癌。

（2）切除后复发，不宜手术者。

（3）肿瘤切除术不彻底者，或者其他治疗方法（如手术中插管治疗）效果不良者，或术后高复发率者。

（4）不能切除的肝癌，瘤体占肝脏体积<70%，肝功能 Child A 或 B 级。

（5）肿瘤巨大，栓塞后使肿瘤缩小以利二期切除者。

（6）肿瘤破裂出血而不适合切除者。

（7）肝移植前等待供肝者。

2. 禁忌证　虽然 TACE 具有创伤小、安全性大、疗效确切等优点，极少引起死亡。但盲目滥用，不考虑患者的具体情况，TACE 不仅起不到应有的作用，反而会加重病情，有害无益。

（1）绝对禁忌证：①肝功能严重障碍，大量腹水、重度肝硬化且肝功能属 Child C 级；②病情严重、明显恶病质，严重心、肝、肾功能不全；③凝血功能明显障碍；④门静脉高压伴逆向血流或门静脉主干完全阻塞、侧支血管形成少者；⑤门静脉高压严重，食管、胃底静脉重度曲张，破裂的可能性大；⑥已经有多发远处转移；⑦合并严重感染者；⑧严重代谢性疾病（如糖尿病）未予控制者；⑨碘过敏者忌用碘油栓塞。

（2）相对禁忌证：①肝肿瘤体积超过全肝体积的 70%。

②大的肝动、静脉短路：这时栓塞剂可进入体循环，引起非靶器官栓塞和坏死，需先对动、静脉短路栓堵后，再行 TAEC 治疗。③门静脉癌栓：门静脉分支内癌栓行 TACE 治疗已得到认可，但对门静脉主干癌栓行 TACE 仍存在争论。反对者主要认为门静脉主干闭塞，门静脉入肝血液阻断，此时经肝动脉行 TACE 治疗，可导致严重的肝缺血、肝功能不全。赞成者认为大多数肝癌门静脉主干癌栓的阻断是不全性的，且对缓慢形成的门静脉主干癌栓，机体具有代偿能力，门静脉周围小静脉扩张，形成侧支循环，血管造影可见与门静脉主干平行的蛇行静脉丛，对这类患者，如果一般状况尚好，肝功能属 Child A 级，不应轻易放弃，应积极行超选择性 TACE 治疗。④白细胞低于 $3.0×10^9$/L 者需作适当相应治疗。

（六）途径、方法

化疗栓塞的途径主要有：①Seldinger 法：经股动脉穿刺插管至肝固有动脉或肝动脉行化疗栓塞术；②经过锁骨下动脉插管法：经锁骨下动脉穿刺插管至肝固有动脉或肝动脉行化疗栓塞术；③剖腹置管皮下植入输注泵法：术中选择胃网膜右动脉插管至肝固有动脉或肝左、右动脉，皮下置输注泵，术后行化疗栓塞术。

化疗栓塞的方法主要有：TACE、TACE 联合门静脉化疗或化疗栓塞、TACE 联合部分脾栓塞、肝段或肝亚段动脉栓塞疗法、暂时性肝静脉阻断 TACE、肝动脉栓塞与经肝静脉逆行栓塞联合应用。

1. TACE　目前主要采用 Sheldinger 法，即经皮股动脉穿刺插管至肝固有动脉或肝左右动脉行化疗栓塞，这是目前国内外运用最广泛的方法。

（1）术前评估及术前准备：①术前做增强 CT 检查，确定病灶大小、部位、数目，了解肿瘤血供情况；②肝肾功能、血常规、凝血常规、AFP 或 CEA 等检查，了解肝脏储备状况及一般情况；③心电图检查，有心脑血管疾病及糖尿病者需了解病情，做好用药准备；④向患者介绍解释治疗过程、并发症等，征得患者及家属同意认可并签字；⑤空腹 6 小时。

（2）仪器设备：X 光机影像导向设备，导管、导丝，以及辅助设备如心电监测仪、吸氧设备、吸痰器、急救药品。

（3）操作过程：

1）动脉穿刺插管：一般选择股动脉入路。如果股动脉不宜穿刺或困难者，也可选择腋动脉或锁骨下动脉。常规消毒、铺单、局部利多卡因浸润麻醉。穿刺成功后，经导丝引入导管至主动脉，腹腔干，造影。

2）供血动脉超选：根据造影结果，借助超滑导丝引导行超选择性插管，将导管的尖端置于肿瘤的供血动脉。

3）化疗栓塞：超选到位后，在电视透视下行栓塞化疗。

4）术后造影：化疗栓塞后，可再次行血管造影，以了解肿瘤血管的阻断情况、栓塞效果，必要时可适量加栓塞剂再次栓塞。

5）压迫止血。

2. TACE 联合门静脉化疗或化疗栓塞　传统的方法是术中将导管从胃网膜右动脉、静脉插到肝动脉、门静脉。

根据肿瘤位置将导管调整到最佳位置固定,将药泵体置于皮下以备化疗栓塞。但传统方法需剖腹,创伤大,并发症多。

经皮门静脉穿刺置管化疗栓塞术：在 DSA 监视下,用 18~19 号 20cm 长的门静脉穿刺针在右腋中线第 9~10 肋间进针穿刺门静脉右支或在剑突下穿刺门静脉左支；穿刺成功后,送入引导导丝及扩张管,然后拔出扩张管,经导丝送入 5F 导管鞘,再拔出导丝,经导管鞘送入 5F 导管行门静脉造影,了解门静脉参与肿瘤的供血情况；然后将导管送至肿瘤的供血分支,在 DSA 监视下,经导管注入化疗药和 / 或栓塞剂,要严格控制注射栓塞剂的压力和速度,防止栓塞剂反流误栓正常血管；栓塞完毕后,退出导管,当导管退至血管外的肝内针道时,边拔边经导管注入吸收性明胶海绵或组织黏合剂以封闭针道；拔出导管后,局部压迫止血 10~15 分钟,卧床 48 小时。其余同 TACE。

3. TACE 联合部分脾栓塞　肝癌患者多伴有肝硬化、门静脉高压、脾亢等。由于血常规过低,往往影响肝癌的介入治疗；并且由于大剂量化疗药的应用,有可能使血常规进一步降低而引发难以控制的感染。另外,肝动脉碘油栓塞会导致门静脉压力升高,这样就可能增加上消化道出血的概率,因此对肝癌伴脾亢、门静脉高脉压患者采用肝脾双介入疗法较为适合。

目前部分脾栓塞已成为脾切除的替代疗法。但是,肝脾联合栓塞化疗要根据肿瘤大小和患者一般情况来决定是否同期或分期进行部分脾栓塞。同时,栓塞范围要严格掌握适度。栓塞范围过大,易引起脾脓肿。一般认为,肝脾联合栓塞一次栓塞范围在 30%~40% 为宜,尽量不要超过 50%。目前常用的栓塞剂为吸收性明胶海绵。

4. 肝段或肝亚段动脉栓塞疗法　随着介入诊治的途径和操作技巧不断创新和提高,已从最初的主动脉插管造影发展到其三级分支以上的超选择插管。目前已能采用具有超滑性能的超微导管,进行肝段甚至肝亚段动脉的插管治疗。近年很多医师使用小口径导管,将 TACE 对非肝癌的肝组织损害减到最小,从而减少并发症、增加安全性和提高疗效,该法主要应用于小肝癌的治疗。

5. 暂时性阻断肝静脉行 TACE　该种方法是在暂时性阻断肝静脉后行 TACE,可使从肝动脉注入的药物反流到门静脉,起到联合化疗栓塞的作用,而且增加了局部动脉灌注量,从而提高了抗肿瘤效果。该法主要应用于局限于某肝叶(段)的肿瘤及伴肝动脉 - 肝静脉瘘者,而弥漫型肝癌、肝静脉及门静脉主要分支有瘤栓者都不适宜此法。

6. TACE 与经肝静脉逆行栓塞联合应用　该法与暂时性阻断肝静脉行 TACE 原理及方法基本相同,只是在其基础上从阻断的肝静脉内逆行注入细胞毒性药物(如无水酒精)可获得局部细胞毒性及肝动脉联合门静脉化疗栓塞的效果。封闭截流区肝静脉分支,预防肿瘤经肝静脉转移。该法主要用于肿瘤局限于一叶的肝癌,肝静脉受侵或肝静脉瘤栓时慎用,下腔静脉瘤栓者为禁忌证。

(七)病理改变

黄洁夫等对经 TACE 和未经 TACE 的两组肝癌切除标本进行病理学和分子生物学检测,发现经 TACE 后,仅有 5% 左右病例的肿瘤完全坏死,其余 95% 的肿瘤包膜内、外均可见存活的癌细胞；经 TACE 治疗后,未坏死的肿瘤细胞大部分处于增殖活跃状态,表现为 PCNA 指数增高,P53 高表达,故经 TACE 治疗后,对有手术切除指征的患者,应及时行二期切除,否则肿瘤可在近期内发生肝内、外转移。

1. 癌组织病理改变

(1)癌灶病理改变：陈晓明等研究发现,TACE 后癌灶的病理改变主要包括凝固性坏死及伴存的未坏死癌组织。癌灶坏死的程度与肿瘤大小、类型及栓塞方法有关。例如,肿瘤愈小,坏死率愈高；膨胀型肿瘤尤其是有包膜的肿瘤坏死率较浸润性肿瘤高；节段性肝动脉化疗栓塞(导管尖端位于肝段或亚段动脉)较常规肝动脉化疗栓塞(导管尖端位于肝叶动脉或固有动脉)坏死率高。而癌组织的分化程度与坏死率的关系目前尚没有统一的结论。病理研究还发现,未坏死的活癌组织主要位于肿瘤周边较薄的纤维包膜下及门静脉周围,影像学上显示癌灶复发往往发生在肿瘤周边可能与此有关,因此加强肿瘤周边的治疗,对于减少复发是非常重要的。

(2)包膜的病理改变：几乎所有的病例 TACE 治疗后均可形成纤维包膜,包膜厚薄不一,厚度为 1.5~5mm。通常在大片凝固坏死区域,包膜明显增厚；在活癌残留区,包膜较薄或不完整。在多数病例的包膜内还可见到一种扩张的薄壁血管网,连续切片证实为连接非癌肝组织内门静脉与包膜内侧残留癌组织的侧支循环,这种改变在常规肝动脉化疗栓塞较节段性肝动脉化疗栓塞更常见。这证明门静脉系统确实参与了癌灶的供血,因此加强门静脉途径介入治疗是必要的；此外,也表明节段性肝动脉化疗栓塞在一定程度上起到了栓塞门静脉分支,即双重栓塞的作用。另外,包膜内往往还可见到癌细胞浸润,这种包膜浸润有的已发生完全坏死或部分坏死,有的仍存活。包膜浸润坏死程度主要与栓塞方法有关,如节段性肝动脉化疗栓塞包膜浸润坏死率明显高于常规肝动脉化疗栓塞。

(3)门静脉癌栓病理改变：门静脉癌栓表现为数个明显异型的癌细胞聚集在一起,其周围绕以纤维素,有的位于血管腔内,有的附着在血管内壁上。其发生的部位可以是邻近浸润癌组织的肝窦内；残留癌组织与非癌组织内门静脉之间形成的侧支循环血管腔内；非癌肝组织门静脉小分支血管腔内,多数位于距肿瘤包膜 3cm 以内的范围。TACE 后门静脉癌栓可发生不同程度坏死,其中节段性肝动脉化疗栓塞后门静脉癌栓坏死率明显高于常规肝动脉化疗栓塞。未坏死的门静脉癌栓可能是肝内转移的病理基础。

2. 癌周非癌肝组织的病理改变　在肝癌栓塞化疗后的手术切除标本中,癌周非癌肝组织的病理改变主要包括两点：一是肝硬化的形成,二是假小叶坏死及肝细胞变性与坏死。后者呈散在点状分布,其中常规肝动脉化疗栓塞后的病例在癌周 3cm 以内的各个切面均可见此改变,而节段性肝动脉化疗栓塞后的病例在癌周 1cm 以内的切面可见上述改变。这种病理改变的范围差异提示常规肝动脉化疗栓塞对非癌肝组织的损害较节段性肝动脉化疗栓塞重,这也是提倡行节段性肝动脉化疗栓塞的另一个重要原因。

(八)术后影像学改变

1. 平扫及动态增强磁共振表现(dynamic magnetic resonance imaging, D-MRI)　MR自旋回波序列(SE)T_1WI、T_2WI 与动态增强扫描的应用最多且最为成熟,其对肝癌的TACE术后随访价值较大,特别是SE序列 T_2WI,多数存活肿瘤在 T_2WI 上为高信号,而TACE术后肿瘤内部的凝固性坏死为低信号,且TACE术后3天即可出现凝固性坏死。有学者则认为肝癌TACE术后在SE序列 T_1WI、T_2WI 上的信号多种多样,特别是 T_2WI 上,存活肿瘤、出血、液化坏死和炎性细胞浸润均可表现为高信号,因此 T_2WI 对判断肿瘤的存活有一定困难,而对凝固性坏死的判断十分可靠,因凝固性坏死在 T_2WI 上为低信号或等信号。TACE术后短期复查,可因栓塞过程中病灶内出血而在 T_2WI 上呈高信号,随着时间延长,病灶的信号逐渐下降,反映了病灶内出血坏死向凝固性坏死逐渐转变的过程。另外,TACE术前及术后的MR随访比较也有重要意义,术前 T_2WI 上病灶为高信号,术后信号下降呈低信号或等信号,活检证实为病灶坏死,故TACE术后 T_2WI 上呈低信号或原来的信号由高转低者,都代表凝固性坏死。

大多数肝癌以动脉供血为主,TACE术和动态增强扫描是以血供理论为基础的,因此动态增强扫描对评估TACE术后肿瘤是否存活十分有效。动态增强扫描早期存活肿瘤组织仍有动脉血供,可有强化表现,均匀或不均匀,而坏死组织则无明显强化,增强晚期多数病灶强化程度下降成为低信号,也有少数病灶可见到持续强化。增强扫描早期对肿瘤存活的判断更为可靠,而增强晚期有强化者,可以是肿瘤组织,也可以是炎性细胞浸润,两者鉴别有一定困难,快速动态增强扫描和SE序列相结合,可准确地判断肿瘤坏死和存活的程度,在临床随访中有重要的作用。

但是,SE序列平扫和动态增强扫描在检出部分存活癌灶中仍存在局限性。首先,T_2WI 对肿瘤的存活与坏死的鉴别有一定的假阳性和假阴性。其次,由于动态增强只能反映血供而不能反映其病理改变和功能状况,故增强早期无强化者不一定是坏死肿瘤组织,肿瘤本身少血供也可能无强化。另外,对夹杂在坏死组织中的少量存活癌组织也难以识别。对早期强化的包膜与包膜内或包膜下残余肿瘤结节的鉴别也有一定的困难。此外,增强前 T_1WI 即为高信号病灶,增强后亦为高信号,无法鉴别是否为残余活肿瘤组织,也不适合用D-MRI评价TACE术的疗效。

2. 超声表现　B超是最简单和经济的随访方法。它能显示TACE治疗前、后肿瘤的部位、形态、大小变化,并能检测有无新生病灶、邻近脏器是否转移、腹水和门静脉癌栓等情况。肝癌TACE治疗后,B超声像图可显示肿瘤有不同程度缩小,边界暗晕模糊或消失,内部回声增强。因碘油在超声图像上是一种强反射的超声吸收剂,易出现杂乱的强回声反射,影响对肿瘤坏死和存活的观察。因此,B超不能作为评价肝癌TACE治疗后肿瘤坏死程度的依据。

彩色多普勒超声(CDFI)能显示肝癌TACE治疗前、后肿瘤血流动力学改变,评价TACE疗效。CDFI显示病灶周围肝动脉供血明显减少或消失,提示治疗效果良好。多普勒超声在检测肝左叶病灶、病灶位置较深、肿瘤直径<2cm、动脉侧支细小、血流速度低于可探测水平的病灶时易产生假阴性,患者运动伪影可产生假阳性。近年来研究表明,多普勒超声结合声学造影剂可进一步提高诊断的敏感性和准确性,但在国内声学造影剂仍处于临床试用阶段,无法应用于常规的临床随访。另外,多普勒超声的结果与检查者的临床经验和主观判断关系密切,不利于临床医师的前、后比较。

3. CT表现　CT检查能显示治疗前肝内肿瘤的基本情况,为治疗后对比提供依据。CT动脉期扫描能评价治疗前肝癌血供丰富程度,对预测TACE疗效有一定的帮助。肝TACE治疗后,因碘油在CT图像上为高密度,平扫能清楚显示肿瘤部位、大小和数量的变化以及肿瘤内碘油的沉积情况。碘油CT更是目前检测肝内小病灶和微小病灶最敏感的方法,有利于肝癌的诊断和分期。研究表明,肿瘤区内碘油沉积越浓密,存留的时间越长,肿瘤组织的坏死程度越高,而无碘油沉积区或少碘油沉积区则肿瘤残留成分较多,患者需进一步治疗。

(九)不良反应及并发症

TACE对各期肝癌的治疗效果都已肯定,可以延长生活时间,提高生活质量。同时,也出现了一些不良反应和并发症。

1. 不良反应　TACE不良反应即栓塞综合征,包括肝区疼痛,恶心、呕吐,发热,腹胀、腹水,严重时有大汗、脉缓、四肢湿冷等反应。

(1)肝区疼痛:约81%的患者会出现肝区疼痛,疼痛程度与栓塞范围有关,亦与肿瘤的供血情况有关。在肝癌化疗栓塞术中即开始出现明显肝区胀痛,呈持续性,有时波及右腰及肩部。患者有时因肝区疼痛而出汗、胸闷、出现呼吸急促或缓慢。大多数患者1周后疼痛逐渐自行缓解。

导致疼痛的主要原因有:①肝癌及癌旁肝组织缺血坏死,肝脏包膜反应性炎性渗出;②栓塞区域前列腺素E、激肽类炎症介质造成局部水肿,产生包膜刺激症状;③少数因胆囊动脉异性栓塞,但多无胆囊坏死穿孔。

肝区持续胀痛者可服用吲哚美辛25mg、3次/d,有明显镇痛、退热作用。对肝区剧痛,可短期使用曲马多100mg肌内注射,对肝区剧痛合并黄疸、高热者在积极保肝预防肝衰竭同时,可加用地塞米松 $10\sim20mg/d$,静注或肌内注射。术后出现呼吸急促或呼吸缓慢、胸闷,要常规吸氧。

(2)恶心、呕吐:多在术后早期出现。轻者出现恶心和干呕,重者呕吐频繁,吐出胃内容物甚至胆汁,多数因为化疗药物如多柔比星或表柔比星引起,也可为发热、肝区疼痛、消化道伴随症状。恶心、呕吐频繁可用甲氧氯普胺10mg肌内注射或静推格拉司琼 $4\sim8mg$。

(3)发热:约75%的患者会出现发热,多为中等程度发热,体温波动在 $38\sim39℃$,持续 $1\sim2$ 周恢复正常,有的持续1个月。发热是由于肿瘤组织坏死产生肿瘤抗原,作为一种内源性致热原，促使中枢前列腺素合成增加，影响血管舒缩中枢散热调节功能引起的。抗生素疗效不佳，吲哚美辛可奏效。

（4）腹胀、腹水：肝动脉化疗栓塞随着碘油量增加，从肝动脉分流到门静脉分支碘油逐渐增多，部分碘油进入门静脉系统，门静脉回流受阻，肠道淤血，肠壁水肿，肠道积气产生术后腹胀。腹水主要表现为腹部体征，包括腹部膨隆、腹水征阳性、肠鸣音减弱。这是由于肝功能受损，血清白蛋白含量下降，使腹水产生和加重。术后出现腹胀，宜早用维生素 B_6 100mg 肌内注射，口服多潘立酮 20mg、3 次 /d 可以促进肠道功能恢复，减轻腹胀。腹胀较甚，可持续胃肠减压、全身支持、保肝利尿治疗，可以使肝功能损害和腹胀等症状减轻。

（5）呃逆：术后出现呃逆可能与化疗药物对膈神经、膈肌的刺激有关，引起膈肌反应性增高不断痉挛所致。

以上症状如无外科指征，多内科对症处理均能缓解。

2. 并发症

（1）消化系统：

1）肝脏：

①肝动脉损害：肝动脉内膜撕裂，形成假性动脉瘤，肝动脉变细、变窄。

②肝实质损害：目前大量研究证实 TACE 可导致或加重非肿瘤肝组织的损害，形成或加重肝硬化。郑传胜等对 52 例肝癌肝动脉化疗、栓塞的肝功能变化进行前瞻性研究，发现 TACE 后全部患者肝功能均有不同程度的损伤，表现为 TACE 后患者肝功能检查 ALT、AST、ALP、总胆红素均有不同程度的升高，血清白蛋白下降较晚，7 天左右出现。陈晓明等通过对一组 TACE 治疗后的肝癌患者进行 CT 扫描和肝功能检测追踪观察，分别从肝脏形态改变和肝功能变化两方面证实 TACE 可导致或加重肝硬变。根据 CT 扫描结果，治疗前 35 例无肝硬变表现，治疗后 25 例出现肝硬变；治疗前 65 例已有肝硬变，治疗后 45 例肝硬变加重。

TACE 所致肝硬变的形态改变在 CT 上主要表现为：a. 癌灶肝叶缩小，非癌肝叶增大，严重者整个肝叶缩小；b. 肝脏表面凹凸不平，呈锯齿状；c. 脾脏进行性增大；d. 脏裂增宽。TACE 后癌周非癌肝组织的病理改变特点表现在肝硬化的基础上有假小叶坏死及肝细胞变性、坏死形成。TACE 引起的肝功能损害多为短暂的，在 Child A 和 B 级的肝硬化 HCC 患者，TACE 术后肝功能损害可在 4 周内恢复，TACE 不会导致明显的长期肝功能恶化。

TACE 后肝功能损害的发生机制：正常肝的血液供应 25%～30% 来自肝动脉，肝所需氧量 40%～60% 由肝动脉供给，因此，阻断肝动脉的血流治疗肿瘤的同时也导致非肿瘤肝组织的缺血、缺氧，从而引起肝功能损害。经肝动脉灌注化疗药物，碘油乳剂虽大部分停留在瘤内，但仍有部分滞留于瘤周肝组织。碘油在非肝癌组织的存留在 1 个月内逐渐消除，在肝癌组织内则存在数月之久，由此所致的肝组织缺血、缺氧和缺血后再灌注过程引起氧自由基介导的肝细胞损伤，大量自由基物质激活溶酶体系统，并导

致细胞 ATP 酶功能障碍，细胞膜出现溶解断裂，对化学毒性耐受性降低。由于化疗剂毒性和碘油毒性及碘油、吸收性明胶海绵栓塞的相互作用，导致肝细胞大量坏死，小叶结构塌陷，最后形成肝硬化。涂蓉等报道，经导管肝动脉栓塞后 20 天标本光镜下仍见瘤周组织内碘油残留，自碘油释放的高浓度化疗药物长时间作用于肝细胞造成肝组织坏死。损伤和坏死的肝细胞不断刺激周围非实质细胞胶原合成增加，抑制胶原降解，加速肝纤维化进程；化疗药物还可促使 TGF-β_1、PDGF、IGF、IGF 结合蛋白、TNF-α 等细胞因子增加，促进胶原纤维的形成，导致或加重患者的肝硬化。在碘油 - 药物栓塞化疗基础上，加用吸收性明胶海绵栓塞，虽然提高了肿瘤坏死率，但同时也加重了对非肿瘤肝组织的损害，这一点在动物试验和临床上均得到证实。由于化疗药物毒性和碘油毒性及碘油、吸收性明胶海绵栓塞的相互作用，导致肝细胞大量坏死，小叶结构塌陷，最后形成肝硬化。另外，碘化油经肝动脉注入后可逆行栓塞门静脉细小分支，引起门静脉压力升高，使胃肠道淤血、水肿，黏膜屏障受损，肠道菌群易位和毒素入血，又可加重对肝脏的损害。

TACE 后肝功能损害的影响因素：发病诱因有肝功能储备损害、门静脉阻塞、碘油过量、非选择性栓塞等。在肝功能 Child A、B 级患者，TACE 不会导致明显的长期肝功能恶化，其术后的肝功能损害常为一过性，多可在 4 周内恢复。有资料分析比较了不同肝功能状况下 TACE 的效果，结果表明，Child A 级肝癌患者术后 1、2、3 年生存率明显高于 Child B、C 级患者。门静脉阻塞是 TACE 后肝衰竭和肝梗死的常见危险因素。Yamada 等为 9 名伴有门静脉阻塞的患者实施 TACE 术，术后 1 个月内有 5 名患者死于肝功能不全，其余患者亦在 6 个月内死亡。Matsuo 等研究表明，肿瘤周围正常组织的部分坏死与碘油的聚集量相关。肖承江等研究发现，肝功能受损因栓塞材料、碘油剂量 (ml)/ 肿块最大径 (cm) 比值和治疗次数及碘油累积量不同而呈现差异，当碘油的灌注量 (ml)/ 肿块最大径 (cm) 比值小于 1 时，无明显肝功能损害；而比值大于 1 时，则肝功能损害明显。肝动脉碘油化疗加吸收性明胶海绵栓塞治疗的病例其肝功能损害大于碘油化疗病例。肝储备功能严重受损病例随碘油累积量和治疗次数递增而增多。

TACE 后肝功能损害的预防与治疗：要避免 TACE 术后出现肝功能严重损害甚至肝衰竭等并发症，首先是严格掌握 TACE 适应证，对肝功能储备差及门静脉阻塞患者应慎重，术中用药应视患者肝储备功能状况及门静脉癌栓等情况而定；肝功能较差者可待恢复后再行 TACE；栓塞时将导管超选择性地插入肿瘤的供血动脉内；碘油量应适宜，当肿瘤最大径大于 5cm 时，以碘油量 (ml)/ 肿块最大径 (cm) 比值为 1 左右为佳；吸收性明胶海绵栓塞应根据肝功能储备选择，肝功能 Child C 级患者应谨慎使用；对肿瘤超过正常肝脏 50% 的巨大肿瘤可行分次栓塞；肾功能异常者术前应碱化尿液，选择肾毒性小的药物，术后给予利尿药。门静脉癌栓已不再是 TACE 的绝对禁忌证，但需对患者的全身情况、肝功能、癌栓部位予全面分析、慎重选择，这类

患者行 TACE 时，除超选择插管外，还需适当减少碘油与化疗药物的用量。总之，在 TACE 治疗前，要严格掌握适应证，充分了解患者全身情况、肝功能状况，肿瘤血供情况、类型、大小、数目、位置，是否侵犯门静脉，术中尽量采用节段性栓塞化疗，同时注重术前与术后的保肝综合治疗，才能减少 TACE 对肝功能的损害。

TACE 理想的栓塞方法是仅栓塞肿瘤血管的肝段 / 亚段甚至肿瘤供血血管的超选择性栓塞。近年来报道使用小口径的导管行超选择性栓塞，可使 TACE 对非肿瘤肝组织的损害减低到最小。

Ikedat、Kamada 等报道，TACE 中使用小剂量化疗药物亦可取得与常规方法相近的疗效，TACE 后 1、3、5 年生存率无明显差别。因此，对肝功能较差的 HCC 患者，在不明显影响抗肿瘤作用的情况下，可适当减少化疗药物的用量，以减轻 TACE 后的肝功能损害。

程楷等利用肝癌的肿瘤血管壁上无 α 受体，而正常肝动脉血管具有 α 受体的原理，在 TACE 术中经导管给予肾上腺素，使非肿瘤肝组织供血动脉可减少碘油及抗癌药物进入非癌肝区，减轻非癌肝组织的损害，保护肝脏功能，且不影响 TACE 治疗效果。

临床实践表明，TACE 术前、后选用一些保肝药物，可预防或减轻 TACE 后的肝功能损害。必需磷脂（带有过量不饱和脂肪酸的天然胆碱磷酸甘油二酯）具有保护肝窦内皮和肝细胞生物膜免受损伤，修复已损伤的生物膜，并促使膜再生的作用，而细胞膜性结构的正常与完整直接影响其功能和细胞的生存。TACE 时，肝细胞的缺血缺氧和化疗药物的细胞毒性作用，引起肝细胞线粒体、微粒体、高尔基体、内质网、溶酶体等膜性结构的损伤。必需磷脂可保护这些膜性结构，并促使受损膜性结构修复，从而维护正常肝功能。以必需磷脂为主要成分的肝得健用于 TACE，可防止肝细胞损害，保护肝脏功能，增强患者对栓塞化疗耐受性。腺苷蛋氨酸能对抗 TNF，抑制 TNF-α 的表达，从而降低血清 TNF 水平，减轻肝内胆汁淤积和肝细胞损害，TACE 术后应用腺苷蛋氨酸护肝治疗，能明显减轻肝功能损害。乌司他丁为生理性存在的蛋白酶抑制剂，可稳定溶酶体膜，抑制粒细胞弹性蛋白酶和细胞自溶素 G，阻止中性粒细胞、单核细胞和巨噬细胞聚集，减轻组织的损害程度。另外，乌司他丁与化疗药物联合使用可增加化疗药物的抗肿瘤效应。TACE 栓塞导致肝脏局部缺血、坏死，可激活中性粒细胞、单核细胞和巨噬细胞并产生多种炎症介质，血液中性粒细胞弹性蛋白酶和细胞自溶素 G 显著上升。既往的研究表明，过量的粒细胞弹性蛋白酶和细胞自溶素 G 是引起许多组织器官损害的重要因素。TACE 术前、后使用乌司他丁可有效地保护肝功能，明显增强化疗药物的抗肿瘤效应。我国传统的中医药在防治 TACE 后引起的肝储备功能损害方面也有着独到的作用。肝癌患者 TACE 治疗后常见腹部胀痛、恶心、呕吐、食欲缺乏、乏力等临床表现，中医辨证大多属脾虚血瘀，活血药能改善正常肝组织的血液循环，具有抗炎、防止肝损伤、促进肝细胞再生、改善微循环以及提高血浆连接蛋白水平、增强网状内皮系统吞噬功能和调节激素活性、避免肝脏免疫功能损伤，以达到保护肝脏细胞和促进肝细胞再生的作用。

③肝脓肿：TACE 后肿瘤液化坏死是脓肿形成的基础。在此基础上，由肠道回流或介入操作将细菌带至肿瘤部位生长、繁殖，形成脓肿。临床表现为弛张热伴有不同程度的肝区疼痛，温度达 39～40℃，时间超过 2 周。经 B 超或 CT 可确诊，一旦发现，应行经皮肝穿脓肿引流，并用抗生素盐水冲洗。

④肝破裂：多发现在 TACE 1 周之内，表现为突发性腹痛，出血过多可致失血性休克。怀疑肝破裂时可行腹穿，若出现血性液可确诊，可行肝动脉造影及栓塞术。

2）胰腺可出现急性胰腺炎、胰腺梗死；脾脏引起脾梗死。

3）胃肠道：

①黏膜病变：包括糜烂和溃疡。栓塞物反流至胃、十二指肠动脉造成缺血或化疗药物对黏膜直接损害，因此，TACE 后应该应用止酸药、保护胃黏膜药。

②上消化道出血：黏膜损害重时即可出血，肝硬化加重门静脉高压亦可导致上消化道出血，应尽量超选减小对肝脏损害。

③穿孔：主要由于栓塞剂栓塞胃十二指肠溃疡处的血管，使本来已存在的溃疡进一步加重所致。

4）胆道：

①炎症：胆管与胆囊均可发生，其中胆囊炎发生率为 10%，严重时可发生坏死。

②穿孔：是胆囊最严重并发症，通常发生于 TACE 后 1～2 周，诱因往往是暴饮暴食。

（2）呼吸系统：

1）肺梗死：多见于肝右叶巨块型肝癌且伴有下腔静脉或肝静脉癌栓形成，表现为突发胸痛、呼吸急促、面色发绀、大汗淋漓，因来不及抢救，多数于发病后 1 小时内死亡。主要由癌栓进入肺动脉所致。

2）油脂性肺炎：肝癌伴动静脉瘘时，TACE 后碘油 - 抗癌药乳剂通过瘘流进肺引起。表现为胸闷、咳嗽，胸部 X 线片可见散在碘油，一般 1～2 个月后自行吸收。

（3）心血管系统：

1）ADM 心肌中毒：表现为心慌、呼吸困难，严重时出现充血性心力衰竭。ECG 示 T 波平坦，ST 段压低。应予吸氧、保护心肌等处理，经济条件好的患者应用表柔比星。

2）布 - 加综合征：是较严重的并发症，患者可在数天内因肝肾功能衰竭而死亡。主要由化疗药物对瘤细胞的杀伤作用引起肿瘤充血、水肿，进而压迫下腔静脉所致。一般用导丝导管疏通或溶栓处理。

（4）造血系统：主要是骨髓抑制，表现为白细胞下降，可输成分血及相应处理。

（5）泌尿系统：顺铂过量可引起长时间无尿，一般在 TACE 后应该应用呋塞米。

（十）时间间隔与次数

重复 TACE 或二期手术的最佳期尚无定论。Hsu 等认为，3～21 天间隔有利于阻止残余肿瘤细胞生长。Liang 等认为，1～2 个月间隔最好。Teng 等认为，栓塞后与手术切除间隔应在 3 个月以上。肖恩华等发现，TACE 后残留肿瘤细胞在 2 个月内较 3 个月以上者细胞增殖活性显著降低，从细胞增殖角度而言，重复 TACE 或二期手术的最佳间隔是 2～3 个月。黄洁夫等认为，TACE 与二期手术的时间间隔最小为 1 个月，因为此时肝和肝十二指肠韧带由 TACE 产生的炎症、水肿已明显消退，解剖相对容易，术中出血减少，但若间隔太长，肿瘤新生血管形成，肿瘤细胞可沿新生血管播散。由于每例患者对 TACE 的反应不一、肿瘤缩小的速度及程度不一、患者肝储备功能的差异，TACE 后肝功能恢复也不一，此时应权衡多方面的利弊，根据每例患者而定，当肿瘤已缩小到最大程度，并达到可切除的条件，患者肝功能恢复良好，应为较理想的手术探查时机，认为时间间隔以末次 TACE 后 1～2 个月为宜。

肖恩华等发现，TACE 对肝癌细胞增殖的影响与 TACE 次数呈负相关，与治疗间隔呈正相关。很多研究显示，肿瘤坏死、肿瘤缩小、包膜形成等与 TACE 次数密切相关。张智坚等则认为，术前行多次 TACE 生存期显著好于行单次 TACE 者。因此，只要患者情况允许，TACE 可多次重复进行。但 TACE 后肝硬化率与治疗次数显著相关。黄洁夫等临床观察到，对 TACE 治疗有效的中晚期肝癌，以首次 TACE 后肿瘤缩小的比例为最大，第二次 TACE 次之，而往后再行 TACE 即效果不明显，甚至完全无效。另外，多次 TACE 治疗后，肝动脉血流明显减少甚至闭塞，肝十二指肠韧带粘连和增厚，肝脏周围粘连严重。肝脏出现明显的脂肪变性，从而增加手术难度，影响患者肝功能及对手术的耐受能力，对患者恢复不利，因此黄洁夫等认为对 TACE 治疗有效的中晚期肝癌，TACE 的次数最好不超过 3 次。

（十一）影响 TACE 疗效的因素

1. 肿瘤类型 单发结节（包括巨块型）要比多发结节和弥漫型肝癌疗效好。单个巨块型肝癌对化疗栓塞疗法反应较好，可能是由于肿瘤体积大，多有包膜，栓塞后动脉易被切断，从而发生缺血、坏死；而多发结节型及弥漫型肝癌往往没有包膜，疗效差。

2. 临床分期 临床分期越早，疗效越好（表 7-16）。

表 7-16 TACE 疗效和肿瘤分期的关系

年份	作者	分期	例数	3 年生存率	5 年生存率	7 年生存率
1991	Okazaki	PVTT（－）				
		I	47	89%	64%	33%
		II	162	73%	51%	9%
		III	131	71%	26%	0
		IV	139	54%	19%	0
		PVTT（＋）	163	14%	5%	0

3. 肿瘤血管 富血供的肿瘤因窃血作用大量吸入和滞留碘油 - 化疗剂悬浊液，从而提高了治疗效果；而乏血供的肿瘤则难以吸入和滞留碘油 - 化疗剂悬浊液，从而疗效甚微。而肿瘤血供情况则会直接反映在碘化油分布的范围和沉积程度，按碘化油分布的范围和沉积程度，可将 CT 扫描碘化油形态分为六型，即完全型、缺损型、环型、簇集型、消散型和稀疏型。2 年生存率与碘化油形态密切相关，碘化油充盈愈完全，2 年生存率愈高。陈晓明等对 111 例肝癌患者 TACE 治疗后随访观察结果，按碘油形态分类计算 2 年生存率分别为：完全型 70.59%、缺损型 61.9%、环型 28.57%、簇集型 22.22%、消散型 22.22%、稀疏型 25%，完全型和缺损型与其他各型之间有显著性差异（$P<0.05$）。

4. 门静脉癌栓 此类患者虽经肝动脉化疗栓塞治疗，但预后要明显比无门静脉癌栓差；门静脉癌栓少且局限，较癌栓多、广泛者疗效好。一是门静脉主干癌栓易形成肝内扩散或肝外转移；二是门静脉主干癌栓堵塞易导致门静脉高压，尤其伴有肝动脉 - 门静脉主干瘘时，门静脉高压严重，常发生消化道大出血死亡。

5. 分化程度 肝癌细胞分化程度高，疗效好；分化程度低，疗效差。

6. 肝动脉 - 门静脉瘘 肝动脉 - 门静脉瘘使碘油及化疗药物难以滞留于肿瘤内，从而降低疗效。

7. 肝功能状况 TACE 除了直接影响肝功能外，还能导致肝硬化和加重肝硬化的程度，从而加速肝功能恶化。研究表明，TACE 的疗效与肝功能分级密切相关，肝功能越好，疗效越好。

（十二）疗效评价

1. TACE

（1）小肝癌：对于小肝癌的治疗，手术根治性切除一直是首选疗法，但术后肝癌的复发率和转移率很高。Okada 等比较 TACE 治疗与手术治疗小肝癌患者存活率，TACE 治疗 50 例 Child A 级肝癌患者的 1 年、2 年及 5 年生存率分别为 93.9%、74.7%、47.4%；与 38 例手术切除治疗的 Child A 级肝癌患者的 1 年、2 年及 5 年生存率相近，分别为 94.7%、82.0%、44.6%。王建华等对 42 例小肝癌采用 TACE 与 PEI 治疗后，1、3、5 年生存率分别为 88%、74% 和 51%。此结果与小肝癌手术后 1、3、5 年生存率相近，分别为 93.80%、75.35% 和 52.97%。这些研究结果比较一致，提示小肝癌采用介入治疗能与手术媲美，但根据术后切除的小肝癌病理标本显示，50% 以上肿瘤仍有残留癌细胞，表明 TACE 难以达到完全肿瘤杀灭的效果，这可能由肝癌存在着不同血供类型所致。采用亚肝段栓塞术可大大提高小肝癌栓塞化疗的效果，但疗效还不令人满意，Saccheri 等报道小肝癌患者行肝段 TACE 治疗的 3 年生存率为 56%，与不接受治疗的小肝癌患者的 3 年生存率相似。

目前，TACE 对小肝癌的治疗主要应用在 3 个方面：①小肝癌手术切除后，行预防性 TACE。Li 研究表明，在 76 例肝癌切除标本中，病理检查发现 15 例（19.7%）在距切缘 2cm 以外肝组织中发现有癌栓，故认为在某些病例即使切缘距肿瘤 2cm，也不能说彻底切除了肿瘤。加上术中游离肝脏，对瘤体的挤压均可导致癌细胞经门静脉途径肝内播散，造成术后早期复发。因此，术后 TACE 的目的是杀灭肝内可能残存的肿瘤细胞,降低术后肝内转移和复发,提高根治性或姑息性切除术后的无瘤生存率。对用于肝癌切除后复发,不愿或不适合再行手术治疗的病例,TACE 亦取得比较好的疗效,1 年生存率为 72%~88%,3 年生存率达 38%~48%。②与瘤内无水酒精注射(PEI)和经皮射频消融(RFA)等介入性微创治疗方法综合治疗小肝癌。主要用于位于肝门区的小肝癌、多个瘤灶和肿瘤边界欠清的原发性肝癌及肝功能差不能耐受手术的患者。TACE 与 PEI 结合治疗肝癌已有较多报道,可提高疗效。多是首先行 TACE,然后再补充 PEI 或 RFA。Li 等报道,TACE 联合 PEI 治疗原发性肝癌的 1、2、3、4、5、6 年累积生存率分别为 78%、54%、40%、22%、12%、5%。Bloomston 等报道,TACE 联合 RFA 治疗肝癌患者的 1 年生存率为 100%,中位生存期为 25.3 个月。③对于有肝移植适应证的小肝癌患者,术前行 TACE,以抑制肿瘤的生长、延长患者等待供肝的时间。Graziadei 等研究表明,行 TACE 治疗后,患者平均等待时间为 178 天,移植术后 1、2、5 年生存率分别为 98%、98%、94%。

(2)可切除肝癌:对于可切除肝癌,TACE 目前主要应用于术前和术后预防及治疗。

1)术前 TACE:肝癌术前是否该行 TACE 争议较多,主要有不应用、应用和按需应用三种观点。

①不应用:目前大多数作者认为可切除肝癌术前应用 TACE 弊大于利,持否定态度。

术前 TACE 存在以下弊端:a. 不能抑制肝内微转移灶和微血管内癌栓形成;b. 造成控制无效的病例错失手术切除机会;c. 多次 TACE 造成肝脏明显受损,肝组织水肿、变脆,增加手术难度,术后并发症发生率和死亡率升高;d. 难以杀死全部癌细胞,肿瘤部分坏死,癌细胞间黏合能力下降,增加术后复发和肺转移机会,降低 5 年生存率。临床上亦有较多术前 TACE 无效的报道,日本癌症协会组织对一组直径≤5.0cm 肝癌病例随机对照研究证实,术前接受 TACE 和未接受 TACE 相比,在术后无瘤生存率和累积生存率方面均无显著差异。Nagasue 等回顾 138 例肝癌术后的疗效结果,发现术前 TACE 无助于提高肝癌术后生存率。RCT 研究发现,术前 TACE 并不增加患者的无瘤生存率。Huang 等将 46 例可切除肝癌患者分成三组,第一组术前行 TACE 治疗,第二组直接手术切除,第三组仅行保守治疗。结果显示,行 TACE 组 5 年生存率为 34%,高于保守治疗(7%),但明显低于手术切除组(43%),说明虽然 TACE 治疗有效,但决不能取代肝切除。另一项前瞻性临床随机研究将患者分成术前行 TACE 组(24 例)及术前不行 TACE 组(28 例),结果同样证明,术前 TACE 治疗组实际生存率明显低于不行 TACE 组。张志伟等同时还发现,在术前行 TACE 的患者,术中邻近器官发生转移的概率明显较不行术前 TACE 者为多,而且术前曾行 1~5 次 TACE 的患者中,多可见肝脏周围组织粘连严重,胆囊缩小、壁增厚,肝十二指肠韧带增厚,其中的肝固有动脉搏动减弱或消失,这无疑使手术难度增加,同时还可能影响患者对手术的耐受力和术后恢复。同时还发现 TACE 后患者血液中 VEGF

表达升高,从而有可能促进肿瘤转移。

②应用:部分学者认为,TACE 对于肝内癌灶特别是常规 CT、B 超不能发现的子灶有大部分或完全的杀灭效果,术前施行 TACE 可杀灭可能已存在的肝内微小转移灶而降低肝癌术后复发率,因此,主张术前应用并有相关的疗效报道。Zhang 等报道,120 例可切除肝癌术前一次或多次 TACE 组 5 年生存率明显高于未行 TACE 组(51% vs. 21.4%)。Yamada 等报道,在 1 310 例患者中,比较术前 TACE 和单独手术切除的病例,结果显示肝功能良好者术前 TACE 组生存期延长 1.5 年,降低肿瘤导致的病死率。

③按需应用:另有学者认为,术前行 TACE 与否,应根据癌肿的大小、肝功能、复发倾向来选择。对可手术切除的直径>5cm 的肝癌,术前 TACE 可减少肿瘤体积、降低术中出血、增强手术治疗效果,改善无瘤生存率。陆才德等报道,术前 TACE 对减少直径≤8cm 的可切除肝癌患者的术后复发、提高 5 年生存率帮助不大,有时反而延误最佳手术时机,但对于直径>8cm 的大肝癌,术前 TACE 则有利于降低术后复发率,提高无瘤生存率(3 年无瘤生存率分别为 45% 和 10.8%)。杨甲梅等认为,对于直径≥15cm 的可手术切除的特大肝癌,术前 TACE 也是不可取的。吴孟超认为,肝癌无包膜或包膜不完整、子灶的形成和早期血管侵犯是导致术后早期复发的重要因素,术前 TACE 的施行应个体化,对有早期复发倾向,肝功能良好(Child A 级),且肿瘤位于右叶,导管可超选至肝段动脉或亚段动脉,为肿瘤直接供血者,做术前 TACE,可延长术后无瘤生存期;否则,TACE 疗效不佳,延误手术时机,影响疗效;并报道 120 例此类患者经术前 TACE 再行手术切除后 5 年无瘤生存率为 35.5%~51.0%(依术前 TACE 不同次数),显著优于对照组的 21.4%。张智坚等回顾性分析 120 例经 TACE 治疗后行肿瘤切除的肝癌患者,结果表明,术前行 TACE 治疗可提高肝癌患者术后 5 年无瘤生存率,且行 2 次以上 TACE 者效果最佳。虽然如此,仔细分析上述报道的临床资料,可发现上述临床资料均存在所比较的各组间可比性欠佳的问题,因此也就不能简单地得出术前 TACE 能有效延长患者术后无瘤生存期,提高无瘤生存率的结论。

总之,术前 TACE 观点不完全统一,目前多趋向于否定。较一致的观点:能手术切除的肝癌病例,一般情况下术前 TACE 弊多利少,原则上应避免;部分大肝癌估计切除困难者,可术前行 TACE 以有效缩小肿瘤,提高切除率;怀疑有子灶的可切除性肝癌,可结合肝功能、瘤体情况和切除状况施行,并尽可能导管超选至肝段动脉或肝亚段动脉,减少肝损害,提高疗效,1 个月后再复查 CT 明确诊断并界定根治切除范围。

2)术后 TACE:术后 TACE 多数学者认为肝癌术后有必要行 TACE,但少数学者仍持不同意见,也有应用、不应用和按需应用三种观点。

①应用:临床资料表明,肝癌术后复发的常见原因包括以下 2 个方面。a. 由于肝癌恶性程度高、浸润性生长的特性,容易侵犯包膜、形成子灶、形成门静脉癌栓(TTPV),

导致术中癌灶残留。韩有志报道,对 263 例肝癌进行病理检查,发现标本中子灶、TTPV 和包膜受侵者占 83.7%。周伟平等报道 121 例肝癌病理检查结果,肿瘤包膜浸润合并癌栓者达 50.4%,合并有卫星结节者为 69.2%。另一组 1 457 例肝癌统计,肝切面有癌栓者 1 年复发率高达 80.4%,无癌栓者为 44.6%,合并卫星结节者复发率为 66.9%,无卫星结节者为 36.5%,相关性非常显著。b. 我国肝癌患者 80% 以上合并有肝硬化,因为术后肝癌生长的土壤(肝硬变)仍然存在,HBV、HCV 等特异性感染和其他促癌因素也持续存在,容易再发新的肿瘤(多中心发生)。而术后 TACE 被认为可杀灭残留和复发的微小癌灶,降低复发率,提高远期疗效。韩有志报道 263 例大肝癌根治性切除术后 TACE 组的 1、3、5 年复发率是 29.4%、60.1% 和 68.6%,明显低于单纯手术对照组的 39.0%、76.6%、81.2%。而 1、3、5 年生存率为 79.3%、42.9%、38.0%,高于对照组的 73.0%、37.2%、28.6%。吴志全等报道 105 例根治性切除术后行 TACE 3 年复发率仅为 1.8%,而 392 例未行化疗的小肝癌根治性切除后 3 年复发率达 45.5%。

②不应用:Sun 等认为,术后 TACE 对已经根治性切除的患者不能推迟肿瘤复发时间,也不增加无瘤生存期,且增加同期复发率和肝外转移率,不增加患者的总体生存率。

③按需应用:对有高复发倾向、肝功能良好患者,可作为预防复发措施。在行 TACE 时,要根据不同的患者和前一次治疗的效果行"个案化治疗",在患者整体情况恢复良好的基础上,有新的肿瘤出现或 AFP 再度转阳或升高,才是进行再次 TACE 的指征。术后 1 个月行肝动脉数字减影血管造影,如果发现术后残留子灶,即行 TACE;再过 1 个月复查 CT,观察碘油沉积情况以确定子灶,如果未见子灶,可给予 1/3~1/2 剂量的化疗药,不给碘油栓塞。

(3)不可切除的中晚期肝癌:对不可切除的中晚期 HCC,TACE 是治疗的主要手段之一。TACE 主要适用于不能手术切除的大肝癌而肝功能尚好者。如严格掌握指征和正确操作,多数患者治疗后症状缓解,肿瘤稳定或缩小。但 TACE 治疗后的患者生存率各报道有较大差异,这与术者对不能手术切除肝癌判断标准不一致、肿瘤的大小、类型、有无完整包膜、门静脉有无癌栓、患者肝功能及全身状况、栓塞剂及化疗药物种类等有关。Yamada 等报道 1 061 例不能手术的肝癌采用 TACE 治疗后 1、2、3、4、5 年生存率分别为 51%、28%、13%、8%、6%。Lo 等报道 TACE 组 1、3、5 年生存率为 57%、31%、26%。Gunji 等报道 92 例不能手术切除的肝癌患者用自体血栓作为栓塞剂行 TACE 治疗后,1、3、5、7、8 年生存率分别为 100%、52%、34%、12%、6%。目前国内报道最大宗的一组 TACE 病例(850 例),肝癌经 TACE 治疗后,1、2、3 年生存率为 46.0%、11.8%、4.2%。其中,部分肝癌经 TACE 治疗后获得了二期切除的机会。二期切除率为 10%~20%,切除后 5 年生存率可与小肝癌媲美。陈孝平等报道 56 例肝癌患者,因肿瘤巨大或肿瘤部位在肝中央区,先行 TACE 治疗,经 1~5 次(平均 1.48 次)治疗后,44.6% 的患者肿瘤缩小 50%~90%,28.2% 的患者肿瘤缩小 35%~50%,27.2% 的患者肿瘤缩小 35% 以下。二期手术切除后患者 1、3、5 年生存率分别为 86.1%、46.4% 和 28.8%。

1)合并门静脉癌栓(PVTT)时的 TACE 治疗:肝癌易于侵犯肝内血管,尤其是门静脉,占 62.2%~90.2%,若不积极治疗,其存活期不超过 6 个月。大多数(96.2%)癌栓以主瘤作为基部在肿瘤同侧门静脉内生长,以门静脉壁作为支架逆血流离心式发展,除基部外,癌栓与门静脉内膜无紧密粘连。根据癌栓不同分型而分组的患者,随着癌栓侵犯程度的增加(Ⅰ~Ⅳ 型,表 7-17),其生存时间逐步降低,各组之间差异有显著意义(表 7-18,表 7-19)。近年研究表明,PVTT 接受动脉性肿瘤血管和胆管周围毛细血管丛的动脉血供应,行 TACE 不但能阻断肝肿瘤的血供,同时也对 PVTT 起到栓塞化疗作用,从而达到控制肝肿瘤、消除癌栓的目的。Lee 等观察了 34 例肝癌伴 PVTT 行 TACE 者,认为 PVTT 大多数是缓慢形成的,由于机体代偿形成侧支循环,门静脉周围小静脉扩张,血管造影可见与门静脉主干平行的蛇行静脉丛。这类患者往往一般状况尚好,没有腹腔积液,肝功能基本正常,对其行 TACE 是可行的。手术病理证实,TACE 治疗不仅能引起主瘤坏死,也能引起门静脉癌栓坏死。对不宜手术的肝癌伴 PVTT 患者,TACE 已成为主要治疗手段,但应注意癌栓分型。Ⅰ 型癌栓在不适宜手术情况时,行 TACE 有明显疗效;Ⅱ 型、Ⅲ 型癌栓适宜选择 TACE 治疗,Ⅳ 型癌栓不宜行 TACE;伴 PVTT 者行 TACE 时应比不伴 PVTT 者更注意栓塞的方法和药物用量,根据肝功能情况、肿瘤情况、全身营养状况制订个体化方案,术前与术后的处理应更慎重、细致、认真。目前较统一的观点是,肝癌伴有门静脉癌栓已不是 TACE 的禁忌证,对门静脉有癌栓的晚期肝癌患者,只要条件允许,仍应采取积极的态度;否则,预后极差。

表 7-17　瘤栓分型标准

Ⅰ₀ 型:显微镜下癌栓形成
Ⅰ 型:癌栓累及二级及二级以上门静脉分支
Ⅰa 型:癌栓累及三级及三级以上门静脉分支
Ⅰb 型:癌栓累及二级门静脉分支
Ⅱ 型:癌栓累及一级门静脉分支
Ⅱa 型:癌栓累及一叶一级门静脉分支
Ⅱb 型:癌栓累及二叶一级门静脉分支
Ⅲ 型:癌栓累及门静脉主干
Ⅲa 型:癌栓累及门静脉主干、门静脉左右干汇合处以下不超过 2cm
Ⅲb 型:癌栓累及门静脉主干、门静脉左右干汇合处以下超过 2cm
Ⅳ 型:癌栓累及肠系膜上静脉或下腔静脉
Ⅳa 型:癌栓累及肠系膜上静脉
Ⅳb 型:癌栓累及下腔静脉

表7-18　经皮肝动脉化疗栓塞组和对照组治疗后
门静脉癌栓的变化

癌栓类型	例数	癌栓缩小或消失	癌栓停止发展	总有效率
TACE组	217	78	51	59.4%
Ⅰ型	42	27	9	85.7%
Ⅱ型	66	23	20	68.2%
Ⅲ型	98	28	21	50.0%
Ⅳ型	11	0	1	9.1%

表7-19　肝癌经皮肝动脉化疗栓塞术不同门静脉癌栓
分型患者的生存期比较

癌栓类型	例数	3个月	6个月	12个月	24个月
Ⅰ型	42	42	42	30	25
Ⅱ型	66	65[*]	48[*]	31[*]	17[*]
Ⅲ型	98	89[*]	58[*△]	33[*△]	9[*△]
Ⅳ型	11	6[*△#]	1[*△#]	0[*△#]	0[*△#]

注：与Ⅰ型比较，[*]$P<0.01$；与Ⅱ型比较，[△]$P<0.01$；与Ⅲ型比较，[#]$P<0.01$。

2）合并胆管癌栓时的TACE治疗：肝癌合并胆管癌栓较罕见，在尸解和手术标本中胆管癌栓占2%~9%，近年来其患病率有所提高。过去认为原发性肝癌伴胆管癌栓属晚期，疗效差。近年的研究认为开展积极的手术治疗及术后综合治疗，可显著提高生活质量，延长生存期。对于合并胆管癌栓的肝癌患者，行胆道引流术平均生存仅3.9~4.5个月，行TACE者平均生存8.0~11个月，行肝切除术+胆管癌栓取出术者生存均超过1年，中位生存期为29个月。Fukuda等报道肝细胞癌并肝外胆管癌栓的患者行手术切除和肝动脉灌注化疗，最长生存期达17年11个月。

2. 联合治疗　TACE治疗不可切除肝癌虽然取得了一定的疗效，但由于肿瘤血供、侧支循环等问题及TACE技术本身的局限性，使得其仅能使少数病例的肿瘤发生完全坏死。因此，为了达到更好的治疗效果，许多学者将TACE与其他局部治疗方法相结合，结果均显示联合治疗优于单一TACE治疗。

（1）与瘤内无水酒精注射（PEI）联合治疗：TACE具有能够选择肝肿瘤供血血管进行治疗的优势。理论上讲，经供血动脉化疗栓塞能导致肿瘤缺血、坏死，但肿瘤组织在TACE后完全坏死率较低。肝癌除了肝动脉供血外，还可能从肝外其他动脉得到血供。对多支、多源性供血的肿瘤，原则上要对其供血动脉逐一进行栓塞治疗。另外，导管要尽可能超选择接近肿瘤边缘，尽可能避开沿途正常分支。近年来超选择技术应用逐渐普及，肝段栓塞、亚段栓塞成为TACE治疗的主要方法，对正常肝脏损伤较小，生存率有所提高，即便如此，TACE的远期治疗效果不佳，复发率仍较高。有学者认为，与肿瘤的不完全坏死有关。

PEI是局部肿瘤损毁技术，其作用机制依赖于乙醇的

毒性效应。乙醇渗入细胞引起蛋白质变性，细胞脱水，继而凝固坏死。注射部位也可以产生局部纤维化和小血管栓塞。临床研究证实PEI治疗<3cm的肿瘤效果满意，长期生存率可以与手术相媲美。但PEI也有以下不足：①当肿瘤较大时（>3cm），由于肿瘤质地不均、分隔等因素，每次注入量受限，且无法均匀地分布在整个肿瘤内，不能使肿瘤细胞完全坏死；②肝癌大多血供丰富，尤其当肿瘤靠近较大血管时，大量血流会冲刷停留于病灶内的乙醇，从而减弱乙醇对癌细胞的脱水和凝固坏死作用；③肝癌大多是多中心起源，PEI无法杀灭目前影像学未发现的肿瘤灶；④靠近肝表面的癌灶PEI治疗时，乙醇易流入腹膜腔内，引起疼痛等不良反应，影响治疗。

为了克服PEI和TACE的局限性，一些学者提出将两者结合起来作为治疗肝癌的一种多模式联合治疗方法。理论上TACE、PEI联合治疗可以克服两者单独治疗的局限性，取得更好的治疗效果。首先，先期进行的TACE治疗杀死了大量癌细胞，并且破坏肿瘤内纤维隔，可以促进乙醇在肿瘤中的弥散，从而增加注射纤维乙醇的量；其次，肝动脉栓塞后可阻断或减少肿瘤的血供，从而避免和减少乙醇被血流冲刷，延长乙醇在病灶内停留的时间。再者，TACE治疗后可以在肿瘤周围形成纤维带，使乙醇能够长时间滞留于肿瘤组织中，提高PEI治疗效果，减轻治疗相关不良反应。

一般认为，这一联合疗法主要适于治疗小肝癌，以及癌灶较大但有包膜、无浸润的较大肝癌。Allgaier等报道一项前瞻性对照研究结果，132例肝癌患者分为PEI治疗组（15例）、TACE治疗组（33例）、TACE-PEI治疗组（39例）、最佳支持治疗组（45例）。4组患者的中位生存时间分别为18个月、8个月、25个月和2个月。李忱瑞等报道87例原发性肝癌TACE与TACE-PEI对比研究结果，其中TACE组45例，TACE-PEI组42例。TACE组组织学检查仅26.1%的病变完全坏死；TACE-PEI组有81.8%的病变完全坏死。两组间在生存率和肿瘤完全坏死率间差异均有显著性（$P<0.05$）。Koda等报道52例小肝癌（<3cm）患者TACE-PEI与PEI治疗对照研究结果，TACE-PEI组26例，PEI组26例，随访时间为（30.1±17.5）个月，其累计残余灶检出率和累计生存率无统计学差异，但在癌灶<2cm的患者中TACE-PEI组生存率优于PEI组（$P<0.01$）；在不良反应方面，两组之间差异无显著性。

（2）与经皮射频消融（RFA）联合治疗：射频消融治疗效果与肿瘤组织血流灌注有关，对于靠近大血管的肿瘤，由于大血管内快速流动液体的"热降效应"，使部分肿瘤局部温度难以上升而降低疗效。例如，对于第一肝门区的小肝癌，热凝范围过大，容易损伤胆管；热凝范围过小，又不易完全热凝肿瘤。另外，该部位血管丰富，热量散失快，更加不易完全热凝肿瘤。对该部位的小肝癌先期给予TACE治疗，阻断瘤内和瘤周动脉血供，减少血流，减少了局部热量的散失，有助于肿瘤的热凝。研究表明，TACE后肿瘤周围血管狭窄或闭塞，血流缓慢，并且栓塞剂可限制热量的散失，能减轻"热降效应"，所以TACE与RFA结合治疗的

疗效高于两者单独作用，可引起凝固坏死区增大。除此之外，碘油的沉积增加了肿瘤的阻抗，射频消融的热能效应也将最大限度杀灭碘油沉积区或其周边残存的肿瘤细胞，因为碘油是热的良好导体，两者相互弥补，大大缩短了射频消融治疗的时间，使肝癌的完全坏死率明显提高，从而进一步提高肝癌的总体治疗效果，对 RFA 治疗肝癌具有安全和增效的作用。所以，国内外学者主张，最好在射频消融治疗前 1～2 周行动脉 TACE 治疗，造成肿瘤局部相对缺血，这样不仅可以防止肝癌细胞的扩散，而且可以缩短射频治疗时间，扩大组织凝固坏死范围。

张圣智等认为 TACE 与 RFA 方法的结合应用并非简单的"1+1"，如果先行 RFA 再行 TACE，则有可能因热凝闭塞肿瘤动脉血供的主要分支而影响通过肝动脉进入肿瘤的栓塞剂和化疗药物的 TACE 作用，降低疗效。所以，主张结合应用 TACE 和 RFA 两种方法。一般情况宜先行 TACE 再行 PRFA，而非先行 PRFA 再行 TACE。另外，先行 TACE 对于发现微小子灶及治疗具有重要价值，它可以发现 B 超、CT 和 MRI 尚未发现的微小子灶，对治疗方法的选择提供有价值的依据。此外，TACE 在治疗主要肿瘤的同时，对子灶或肝内扩散的小病灶有较好的治疗作用。对于射频消融治疗主瘤后，残余的微小病灶具有补充治疗作用，因此 Liveraghi 等主张在射频消融后再次进行 TACE 治疗，具有增效作用。

TACE 后一般 4～6 周肿瘤侧支循环可再建立，故需反复治疗；在 TACE 后 2～3 周即行 RF 治疗，使肿瘤血管来不及建立，疗效明显增高。张圣智等报道 TACE 加 PRFA 组疗效，AFP 阳性者术后 AFP 转阴率为 66.7%，MRI 或 CT 显示肿瘤完全凝固性坏死为 86.7%，远远高于单纯 TACE 组或 RFA 组。吴沛宏等报道 TACE 组完全坏死率为 20.93%，而联合治疗组完全坏死率为 92.86%，两组间比较差异有非常显著性意义。

（3）与抗血管生成联合治疗：肝癌的复发及转移部血管生成具有密切的关系。而 TACE 治疗虽然栓塞了部分血管，但却促进了血管生成，从而又促进了肝癌的复发和转移。Liou 等报道肝癌 TACE 术后发生肺转移者高达 25.6%，明显高于未行 TACE 治疗者（8.1%），尤其对病灶 10cm 以上直径者行 TACE 治疗效果较差。TACE 通过碘化油等栓塞剂栓塞肿瘤的滋养血管，阻断肿瘤血供，使其癌细胞及内皮细胞缺乏营养和缺氧而死亡。但栓塞剂只能到达较细的血管分支，无法栓塞微血管网，且多次碘化油栓塞后会产生较多的侧支血管，有的患者病灶反而增大，甚至发生转移。从血管生成理论方面，TACE 所致的缺营养、缺氧等肿瘤微环境可诱导 VEGF、VEGF 促血管生长因子过量表达，使肿瘤微血管增生，导致栓塞后肿瘤组织侧支循环形成而降低栓塞效果。多次栓塞形成多次缺氧刺激，血管不仅不能完全阻断，反而有所增生，这也可能是单纯 TACE 治疗难以使肿瘤完全死亡的原因之一。而 VEGF 因子诱生的新生血管基底膜极不完整，缺乏血管壁的屏障作用，肿瘤细胞易透过基底膜进入血循环而发生转移。

不同的给药途径取得的疗效也不相同，Tanaka 等分别通过肝动脉、门静脉和外周静脉给荷瘤动物注射 TNP-470，结果显示，经肝动脉给药途径抑制转移性肝癌的效果最佳。因此，将血管生成抑制剂与碘化油混合后行肝动脉栓塞，可使碘化油混合液长时间沉积在肿瘤区域，这样，可通过血管生成抑制剂从分子水平抑制血管生成，使血管内皮细胞休眠、衰老或凋亡，以间接抑制癌细胞的生长，同时利用碘化油直接阻断癌组织的供血动脉而使其缺血死亡。Cao 等对 VX2 瘤细胞兔肝癌模型分别经肝动脉行 TNP-470 灌注、碘化油栓塞、碘化油与 TNP-470 混合栓塞以及灌注生理盐水对照，结果显示，碘化油与 TNP-470 混合栓塞可有效地抑制肿瘤的生长，肿瘤体积生长率和存活期与其他组相比均具有显著性差异（$P<0.05$）。而 Ma 等对 VX2 瘤细胞兔肝癌模型分别行 TACE 和 TACE 术后 3 天 TNP-470 静脉注射，其结果亦显示后者肿瘤坏死率和肿瘤的体积缩小率都较前者有显著性差异（$P<0.01$），并且肝内转移和肺转移也有显著性差异（$P<0.05$）。尽管抗血管生成治疗在肝癌 TACE 中的应用尚未广泛应用于临床，但这一策略已显示其诱人的前景。相信，随着血管生成机制的深入研究和抗血管生成药物的进一步开发，抗血管生成治疗在肝癌 TACE 治疗中将会发挥其重大的作用。

总之，TACE 治疗是肝癌非手术治疗中应用最广泛的治疗方法，随着技术设备的不断更新、理论知识的不断进展以及临床经验的不断积累，相信 TACE 治疗对肝癌的治疗贡献会越来越大。

（崔云龙）

三、射频消融治疗

（一）射频消融治疗发展史

射频消融治疗（radiofrequency ablation，RFA）的研究最早可追溯到 1891 年，法国学者 d'Arsonval 发现当用变化频率为 10kHz 以上的电流经过人体时在电极接触部位产生热效应，但不会引起机体的肌肉、神经反射。1908 年 Beer 报道射频消融治疗人膀胱肿瘤。1911 年 Clark 报道人乳腺癌、宫颈癌、皮肤癌等的射频消融治疗。随后 Clark 首先阐述了射频消融产生凝固性坏死的病理变化。1990 年 Rossi 在猪肝脏进行射频消融治疗试验，产生 1.4～1.8cm 的椭圆形坏死区，1992 年 McGahan 应用单极探头在 B 超引导下经皮穿刺猪肝脏进行射频灭活试验，产生 1cm×2cm 坏死区，为临床应用建立了依据。1993 年 Rossi 等首先报道用射频消融法治疗人类 13 例原发性肝癌取得成功，此后出现越来越多的 RFA 治疗恶性肝肿瘤的报道。

（二）RFA 原理

RFA 系统由电发生器、电极针及皮肤电极组成，通过患者将电极针与皮肤电极相连，形成一闭合电路。应用治疗的频率为 3～30MHz，输出功率为 50～200W。

RFA 原理是电极针在 B 超和 CT 引导下，经过穿刺进入肿瘤体内，再通过电极针发射高频电流，激发组织细胞进行等离子振荡，离子相互撞击产生热量，达 80～100℃，可迅速、有效地杀死局部肿瘤细胞，同时可使肿瘤周围组织凝固形成一个隔离层，使之不能继续向肿瘤供血和有利于防止肿瘤转移,抑制残留和原发肿瘤组织的再生长。

通电后,交变电流使电极针周围组织发生离子震荡,摩擦生热并传导至邻近组织,产生一个球形消融区,其大小与交变电流的强度及持续时间成正比,与肝血流程度成反比。局部温度达 45～50℃时,组织脱水,活体细胞蛋白质变性,细胞膜崩解;达 70℃时,组织产生凝固性坏死;达 100℃时,局部组织开始炭化。紧邻电极的组织要被加热到 100℃左右,以确保热消融区达到预定范围。但如果组织温度上升过快,或紧邻电极针周边的组织温度远高于 100℃,使组织快速干燥将阻滞热能传播而影响治疗效果。

(三)RFA 仪器设备

1. B 超、CT 等影像导向设备　B 超是最常用的导向设备,优点是实时、经济、方便,能清楚地观察血管成分。缺点是对于多极射频消融电极的立体定位显示不如 CT 精确,而且在消融过程中,有很多微小气泡产生,B 超主要根据这些微小气泡来判断消融治疗范围,对于肿瘤边界此时难以精确定位,因此容易出现肿瘤残留而影响治疗效果。

CT 也是常用的导向设备,它能直观了解电极展开后的立体位置,具有分辨率高、安全、定位准确、不易遗漏病变的优点;此外,还可及时观察可能存在的并发症和肿瘤残留,以便及时补充治疗。对于 B 超难以区分的坏死/残瘤及肝硬化背景下硬化结节/小肝癌,CT 可以区分;对于肋骨、胆管、胆囊附近的肝癌,由于 CT 更直观,从而减少副损伤、减少并发症。

实际操作中往往是 CT 定位后,B 超导向治疗,然后 CT 复查效果,即二者联合应用。

2. RFA　RFA 设备有多种类型。例如,应用最早、最广泛的是 RTTA 医疗公司制造的 15G 单电极和双电极 RFA 治疗仪,发射功率为 50W。Kadionics Burlington MA 公司制造的单极中空电极,功率为 100～200W。Radiotherapeutics Mountain View CA 制造的 90W 多极电极,带有 10 个子针。国产 WE7568 多极射频肿瘤消融仪,功率为 200W,带有中空管腔、12 个子针。

单极 RFA 治疗范围小,仅为 1.6cm,多极 RFA 电极针可展开呈圣诞树形、伞形或椭圆形,从而弥补了单极治疗范围小的缺点,单点一次最大治疗范围可达 3.5～5cm。

3. 辅助设备　心电监测仪、吸氧设备、胸腔引流管、吸痰器、急救药品。

(四)RFA 的适应证和禁忌证

1. 适应证　①肝癌单发肿瘤≤8cm,或 2～3 个肿瘤,最大径≤5cm;②肝肿瘤位置不佳,或位于两叶或侵犯血管,不适宜手术切除者;③肝脏<2cm 微小肝癌、癌前病灶;④肝肿瘤切除术后局部复发者;⑤肝功能较差,不适宜外科开腹手术或患者拒绝外科手术者;⑥等待供体的肝移植患者以局部控制肿瘤并阻止其进展。

2. 禁忌证　①弥漫性肝癌,合并瘤栓;②严重的全身衰竭或抵抗力下降(白细胞<3×10^9/L);③活动性感染;④不可纠正的凝血功能障碍(血小板<50×10^9/L,出凝血时间显延长,超过正常的 35%);⑤顽固性腹水;⑥肝性脑病;⑦装

有心脏起搏器及严重的大动脉瘤患者应慎重,必要时在专科医师监护下进行;⑧孕妇。

(五)术前评估及术前准备

术前做增强 CT 检查,确定病灶大小、部位、数目,了解肿瘤血供情况和与周围脏器、血管、神经的关系。例如,肿瘤靠近膈肌,治疗时刺激膈肌可能出现肩痛,如果烧到膈肌,疼痛可持续 1 个月以上;肿瘤靠近胆囊,可能引起继发胆囊炎,疼痛可持续 2～3 周;肿瘤靠近大血管时疗效会降低,而且可能会在治疗时损伤胆管。

肝功能及血常规、AFP 或 CEA 等检查,了解肝脏储备状况及一般情况。

有心、脑血管疾病及糖尿病者需了解病情,做好用药准备。

向患者介绍解释治疗过程、并发症等,征得患者及家属同意认可并签字。

空腹 6 小时。

(六)RFA 操作程序及方案设计

肝肿瘤的射频消融治疗有 3 种途径:经皮、经腹腔镜和开腹术中进行射频消融治疗。其中,经皮途径是最常用的方法,具有微创、并发症少、局部麻醉、费用低、可重复进行等优点。

1. 操作程序

(1)根据 CT 检查结果,行超声多切面扫查,测量肿瘤最大径和个数。

(2)根据肿瘤大小和个数,制订治疗方案和消融定位模式、程序。

(3)用 1% 利多卡因 10ml 从皮肤至消融区肝被膜进行局部麻醉后,做一长 1cm 左右的皮肤切口,以便进针。

(4)超声引导下,把针刺入定位点,通电开始消融。

(5)按治疗方案进行逐个球灶消融,完成肿瘤及安全范围的整体消融灭活治疗。

(6)消融结束拔除电极时,进行针道电凝灼烧,直到肝包膜下 2cm。

(7)治疗完毕后常规超声扫查,观察肝周及腹腔内有无积液、积血,以便及时发现并发症。

2. 治疗方案设计　为保证有效杀灭肿瘤组织,消融范围一般扩大到肿瘤所见直径的 1cm 以上,保证肿瘤组织完全坏死。

(1)类球体肿瘤治疗方案:北京大学肿瘤医院根据球体覆盖原理建立数学模型,计算出直径为 3.6～6.5cm 类球形肿瘤重叠消融的最少布针次数和最佳消融定位模式,并设置布针消融程序,为术前方案设计提供参考依据。陈敏华等用 5cm 消融灶治疗 3.5cm 以上肿瘤,3.6～6.5cm 肿瘤的消融次数需 1～12 次。

消融定位模式为:3.6～3.9cm 肿瘤在距瘤体中心点 0.5cm 处设三点重叠消融;4.0～4.3cm 肿瘤用正四面体法至少消融 4 个点;4.4～5.6cm 肿瘤用正棱柱法至少消融 5～8 个点,5.7～6.5cm 肿瘤用正十二面体法(三层重叠法)至少消融 12 个点,方能达到较彻底覆盖灭活肿瘤的效果,详细治疗方案设计见表 7-20。

表 7-20　计算 RFA 治疗类球体肝癌术前方案设计

肿瘤直径/cm	治疗范围/cm	定位模式	消融灶数	消融程序
3.6～4.9	4.6～5.9	三点重叠	3	在距肿瘤中心部位相距 0.5cm 处设三点重叠消融,定位点呈小三角形(1/1/1)
4.0～4.3	5.0～5.3	正四面体	4	在肿瘤下 2/5 处做一切面,将此切面分成三个均等的扇形,进行消融,消融定位点设在每个扇形中心偏内处,距切面中心约 0.8cm;垂直此切面在已消融区中心的上方消融第 4 个灶,定位点距球心约 0.9cm,完成正四面体球灶的消融(3/1)
4.4～4.6	5.4～5.6	正三棱柱	5	将肿瘤最大径切面分为均等的 3～6 个扇形,消融定位点设在每个扇形中心偏外处,距切面中心为 1.3～2.2cm,对每个扇面分别进行消融,完成正棱柱棱面的治疗。已治疗区域的垂直切面上,即肿瘤头尾两侧各消融 1 个灶,消融定位点距瘤体中心亦为 1.3～2.2cm,从而完成肿瘤的整体覆盖消融(3/1/1)
4.7～5.1	5.7～6.1	正四棱柱	6	方法同上(4/1/1)
5.2～5.4	6.2～6.4	正五棱柱	7	方法同上(5/1/1)
5.5～5.6	6.5～6.6	正六棱柱	8	方法同上(6/1/1)
5.7～6.5	6.7～7.5	正十二面体(三层重叠法)	12	将肿瘤中心最大截面即中间层,分成 6 个均等的扇形分别消融,消融灶定位点距截面中心约为 2.5cm 完成中间层区域的消融;然后在距中心截面约 2.0cm 的下层和上层截面,各消融 3 个灶,为防止治疗中微气泡强回声干扰也常采用先完成肿瘤下层然后消融中层、上层(3/6/3)

注:用 5.0cm 消融灶。

(2)椭球体及不规则体的治疗方案:对椭球体或不规则体肿瘤,按不同形状以扩展应用类球体的方法进行治疗。例如,椭球体长短轴差距较大时,按长轴将其分为两个类球体设计治疗方案;对长短轴差距小的椭球体,也可应用正棱柱法;当长轴>短轴 1cm,可采用追加消融法,即消融 5cm(或 4cm)灶后回收伞针,继而向长轴方向(深方)进针 1cm,直接开伞达 5cm(或 4cm)完成椭球体消融,应用的仪器条件及时间与 4cm 扩展到 5cm 相同。对不规则体肿瘤的主瘤体设其外切球或椭球体扩大治疗,其不规则外凸部分则用小球体补充治疗。

3. 注意事项

(1)针后需从多方向扫查观察,发现针偏移,及时纠正或补针;常利用周围肝组织或血管等解剖结构辅助定位,当较大肿瘤位于肝表面或周围无可参考结构时,微气泡强回声可能干扰其他定位点,可采用先把多根细针同时分别插入肿瘤,作定位标记,以确保肿瘤灭活。为防止微气泡干扰,也常采用先做深部区域(即底部)的治疗。

(2)邻近大血管、胆囊旁或邻近周围脏器的肿瘤,局部注射无水乙醇可增加射频消融的范围,或者弥补射频消融不完全的区域。

(3)对于肝表面的肿瘤,最好能避免用粗大的射频消融针直接从肝包膜穿入肿瘤,这样容易导致肿瘤包膜撕裂而发生肿瘤种植播散,应选择穿刺针经过肝实质进入肿瘤的方式。对于肝表面的较大肿瘤,采用分二期治疗,可按先深后浅的步骤,即先灭活肿瘤深部,阻断肿瘤血供使肿

瘤发生坏死,数周后肿瘤缩小,再灭活其表面癌组织。

(七)RFA 治疗后的病理学特征

经射频消融治疗后灭活的组织,病理改变以电极为中心向外分为 4～5 个区域。A 区(针道),由于针道周围温度过高,组织呈炭化改变或气化空泡改变;B 区为灭活的肿瘤组织,C 区为灭活的肿瘤旁组织,二者位于 RFA 治疗中心,因温度升高很快,蛋白质瞬间凝固,细胞来不及收缩就已经凝固,因此形态保存完好;D 区为位于病灶周边的凝固性坏死组织;E 区为炎性反应区,位于坏死组织周围的活体组织,表现为炎症反应,可被机体吸收而体积变小、纤维化或被瘢痕组织包裹。

(八)RFA 治疗后的影像学改变

通常可用 B 超、CT 或 MRI 来进行术后疗效评价。射频消融治疗后,病灶在 B 超上表现为回声增强。肿块回声增强,代表肿瘤组织坏死、纤维结缔组织增生。但超声不能确定治疗后凝固坏死的范围,对残留的肿瘤组织不能很好地鉴别。肿瘤血供的变化也是疗效评价指标之一。DSA 是判断血供的"金标准",对于了解治疗前后肿瘤血供、术后肿瘤坏死程度、肿瘤血管消失情况及判断预后和复发均有重要参考价值。彩超在显示血供方面比 CT、MRI 优越,RFA 治疗后肿瘤的血供变化比肿瘤的体积变化更为准确。螺旋 CT 仍是目前疗效观察、并发症评价的理想方法,治疗后,CT 增强扫描可立即显示肿瘤区域为低密度区域或液化区,肿瘤强化区明显减少,3～4 天后与正常组织的界限更清晰,1 个月后低密度区逐渐扩大。MRI 显示治疗区呈

液化坏死信号,增强后呈不均匀强化,信号显示为环圈征。这种现象可维持到术后1个月左右,故术后1个月应常规复查CT或MRI。

(九) RFA并发症及处理

1. 疼痛　术中治疗时往往疼痛明显,可予适当利多卡因局部注射;术后1天内部分患者也感到明显疼痛,可口服弱鸦片类药物,一般1周内疼痛可缓解。

2. 发热　主要为机体对高温的反应性发热和对凝固性坏死物的吸收热,肿瘤越大,越容易发热,而且温度高,持续时间长,有时可持续2～3周。一般用解热镇痛药对症处理即可,但对于温度超过38.5℃的患者,要警惕感染的可能,需要检查血常规。

3. 出血　包括肿瘤邻近肝被膜或肝实质撕裂、针道出血或肿瘤破裂、肝动脉假性动脉瘤延迟破裂出血等。出血一般发生在治疗中或治疗后即刻至6小时内。射频消融治疗中,密切观察肝周有无积液(血)及增多,采取积极的药物治疗;重视在RFA消融后烧灼针道止血;对较大、合并有坏死且邻近肝被膜的肿瘤,治疗后,患者应避免致腹压突然升高的体位大改变或剧烈咳嗽、打嗝等,尤对肝脏脏侧面外突较大的肿瘤应列为禁忌;术后1～2小时内观察,对怀疑出血者进行积极的超声或CT检查,早期发现并处理;治疗中发现腹腔内出血,可在肿瘤出血部位采用及时通电消融约数秒,可获得凝血止血。

4. 气胸、胸腔积液　肿瘤位于膈面时,治疗后可能会出现气胸、胸腔积液。多数患者可自行缓解,当出现气胸量在30%以上、呼吸不畅时,需做胸腔闭式引流。

5. 邻近组织及脏器损伤　包括邻近消化道、膈肌、肾脏及血管、胆管系统损伤,最常见的严重并发症为胃肠道穿孔。尤其既往有胃、结肠切除病史者,胃肠易与肝发生粘连,结肠位置相对固定,壁较薄,更容易受热而发生灼伤穿孔,故有权威性文献报道肝肿瘤距离胃肠<1.0cm时应列为RFA禁忌证。一旦出现胃肠道穿孔,则需禁食水,全静脉营养支持,甚至需要开腹处理。

6. 针道种植转移　早期研究报道针道种植转移发生率仅为0.2%～2.8%,近年来报道增多,最高可达12.5%。肿瘤位于邻近大血管、肝表面或呈低分化时,常易发生;故治疗此类病灶在回收射频消融电极针时,需特别减慢出针速度,尤重视对腹膜、腹壁部位针道消融的温度控制,可有效灭活黏附于电极针上的活性肿瘤细胞,对邻近肝表面肿瘤避免在1个针点多次穿刺,减少针道转移的发生。

(十) RFA疗效评价

1999年Livraghi等报道86例112个<3cm HCC射频消融及酒精注射消融的对比研究,术后至少4个月增强CT评价结果,显示射频消融组52个肿瘤中47个(90%)、酒精注射消融组60个肿瘤中48个(80%)呈完全坏死,证实射频消融更优于酒精注射(PEI)消融。2000年Livraghi等报道射频消融治疗一组较大肝肿瘤,126个HCC平均大小为5.4cm(范围为3.1～9.5cm),随访5～30个月,3.1～5.0cm肿瘤的完全坏死率为61%,>5cm肿瘤的完全坏死率仅为24%,因此确认不同大小肿瘤的局部疗效具有显著差异($P=0.001$)。范林军等治疗43例大肝癌的研究表明,经RFA治疗后6个月CT复查,肿瘤完全坏死率为41.0%,其1年生存率为69.2%。北京大学肿瘤医院报道,1999年12月至2005年10月射频消融治疗256例肝癌(374灶,中位大小为4.1cm),其中80.8%为不能或不宜手术切除治疗的病例,76.2%为中晚期癌及复发癌。经临床随访,射频消融治疗的有效灭活率为95.2%;>3.5cm肿瘤灭活率为91.3%;对于特殊部位肿瘤灭活率,邻近胆囊为95.6%,邻近膈肌为92.9%,邻近肠管为90.9%,邻近大血管为91.2%。随访6～72个月,1、3、5年总生存率分别为83.3%、66.9%、41.2%;TNM Ⅱ、Ⅲ期患者5年生存率分别为55.6%、38.7%,TNM Ⅳ期患者3年生存率达36.5%;Child B级患者5年生存率为32.0%,Child C级患者3年生存率达33.3%;≤3cm、3.1～5cm和>5cm肿瘤5年生存率分别为56.2%、54.2%、31.3%。本组并发症发生率为2.4%,无一例需临床抢救或与治疗相关死亡;治疗后48小时ALT异常(<200U/L)占32.3%,ALT>200U/L者占21.5%,多数1～2周恢复至正常或治疗前相近水平。

(十一) RFA的优势

RFA的适应范围较广。与无水乙醇瘤内注射治疗相比,无论是总的生存率还是无瘤生存率,射频消融治疗均优于瘤内无水乙醇注射,其原因在于乙醇注射受肿瘤内部组织存在的纤维间隔影响,即便是多次注射,也难以保证完全地弥散至整个瘤体。

与TACE相比,RFA的不良反应小、易控制;且热凝固治疗可以增加肿瘤组织对化疗药物的摄取,延长药物在肿瘤组织内留滞的时间,并增加对化疗药物的敏感性,从而提高化疗效果,同时可减少化疗药物的用药剂量,减少其对机体的毒副作用。

与激光和微波相比,单次RFA毁损的范围比激光和微波都大,因此治疗比较彻底,从而减少治疗的复杂性、总体费用和并发症发生率。

与冷冻治疗相比,其并发症和治疗费用都要少许多。烤箱效应使射频消融时肝癌结节周围的肝硬化组织充当热绝缘体,增加射频能量在肿瘤内的沉积,也可以避免治疗邻近肝包膜、空腔脏器以及大血管的肿瘤时伤及这些组织。

(十二) RFA的限度和进展

肿瘤复发是治疗失败的关键所在,也是RFA所面临的一大难题。目前的射频装置无论是单极或多极,单次治疗毁损的有效直径不超过5cm。射频消融治疗术后原位的肿瘤复发中,95%发生于直径>4cm的肿瘤。因此,作为射频消融治疗的主要适应证,以肿瘤最大直径不超过4cm为宜。也有作者提出,可根据数学模型计算进行多点毁损以治疗大肝癌。不过,依据数学模型计算,假使一次毁损产生3cm毁损直径,在具有有效的安全边缘区域,完全毁损直径为3cm的肿瘤,则需要14个点的毁损。考虑到反复穿刺的安全性不能保证,这在现实操作中是不可能的。

RFA后复发率目前报道差别很大,从3.6%到15%不等。影响 RFA 复发的因素主要包括：①肿瘤的大小：直径<3cm 的肿瘤治疗效果最好，当结节直径超过 4cm 时，即使施行多点穿刺多点消融，肿瘤完全消融率仍不足 20%。因为一次治疗体积有限，目前只能达直径为 3～5cm 的球形病灶。多点穿刺过程中，由于高温使组织水分汽化产生蒸气，影响再定位，所以大肝癌（直径>5cm）易产生三维立体空间病灶的漏空，使病灶残留。②肿瘤的位置：靠近大血管的肿瘤，由于血流带走热量，降低治疗温度导致肿瘤易于残留。③定中心点不准确：穿刺点偏移等导致部分肿瘤残存。临床上影响 RFA 疗效的因素十分复杂，如何提高 RFA 的疗效，是一个有待解决的问题。

近年来许多学者对提高 RFA 疗效进行大量研究，主要集中在以下几个方面：①联合治疗：RFA 联合 TACE、PEI 等微创治疗。②减少靶器官血流：大的血管能带走热量，从而降低消融效果。理论上，阻断血管能获得较理想的效果。Yamasaki 等报道 31 例肝癌患者，用气囊阻断肝总动脉后射频消融 12 例，常规射频消融 19 例，病灶凝固坏死范围平均长短径前者均明显大于后者（36.6mm vs. 26.7mm，30.1mm vs. 23.1mm，P<0.001）。③进射频消融电极：继普通电极、伞状电极之后，又出现一种脉冲电极，其消融直径比以往都大。④布针方案：严格的患者选择和严密的布针方案有助于提高 RFA 对肝癌的灭活率，减少肿瘤残留及复发。⑤监测组织的阻抗和温度以反馈调节射频的输出功率等方法，从而减少炭化，使肿瘤的治疗体积增大。

总之，随着技术、设备的不断完善，射频消融疗法有着更加广阔的发展空间。电极的改进，尤其是适形射频消融电极的研制，将会进一步提高物理消融治疗的疗效。三维超声的广泛应用，将提高穿刺定位的准确性，预定穿刺针的治疗位置及治疗范围，以便减少穿刺次数，完整覆盖肿瘤范围，减少漏空区域，降低复发率。

（朱晓琳）

四、经皮无水酒精治疗

（一）经皮无水酒精治疗发展史

1983 年，日本学者 Sugiura 首次报道了超声引导下经皮肝穿刺注射无水酒精治疗小肝癌，并取得较好的疗效。由于其具有疗效好、方法简单、易操作、经济、重复性好、不良反应少、患者易接受等特点，经皮注射无水酒精治疗（percutaneous ethanol injection，PEI）很快引起临床重视，成为目前非手术治疗肝癌中临床应用最广泛的方法之一。

（二）PEI 的治疗原理

PEI 的主要原理是：①利用高浓度酒精渗透肿瘤组织即刻使局部肿瘤细胞脱水并发生凝固性坏死，之后逐渐纤维增生；②酒精进入血液循环，使血管内皮细胞坏死，血小板聚集，造成肿瘤内及周围血管栓塞，肿瘤组织细胞缺血而坏死；③肝癌富血供的病理特点有助于酒精在肿瘤结节内部均匀扩散，同时肿瘤内部组织较周围硬化组织柔软，且原发性肝癌或复发性肝癌的肿瘤结节多有包膜或假包膜，因此，注射的酒精比较容易聚积在肿瘤内部弥散

分布，且不易向正常组织扩散，使酒精对正常肝组织影响较小。

（三）PEI 材料、设备

1. 医用无水酒精

2. 20 ~ 22G PTC 穿刺针

3. B 超、CT 等影像导向设备　临床上主要运用 CT 定位与 B 超引导。CT 定位的优点是直观、准确性高，但操作较烦琐，且不能实时显像。在实践中，更多利用 B 型超声作为引导设备，引导方法简单，定位准确，能够实时、直观地监视穿刺过程，且无放射损害。

4. 辅助设备　心电监测仪、吸氧设备、胸腔引流管、吸痰器、急救药品。

（四）PEI 的适应证和禁忌证

1. 适应证

（1）绝对适应证：①直径<3cm 的小肝癌；②癌结数目≤3 个，直径≤5cm 的多发肿瘤。

（2）需要联合 TACE 治疗的适应证：①对于直径>5cm 的肿瘤，由于肿瘤内纤维分割的存在，使酒精难以完全均匀弥散；再加上肿瘤内血流较多，对酒精的"冲刷"程度加大，使 PEI 的疗效下降。如首先行 TACE 治疗，使肿瘤缩小、瘤床血管栓塞后再行 PEI，则效果明显增强。②对于癌结数目>4 个的肿瘤，其存在微小转移的概率明显升高，如联合 TACE 治疗，则可起到大小兼顾的效果。

2. 禁忌证

（1）绝对禁忌证：①严重肝功能不全，全身情况差或已出现恶病质者；②严重出血倾向，PLT<40×10⁹/L，凝血酶原时间延长 3 秒以上；③大量腹水；④弥漫性肝癌；⑤严重酒精过敏者。

（2）相对禁忌证：①肝外转移；②门静脉主干栓塞；③显著的门静脉高压或肺高压，或有食管胃底曲张静脉破裂出血倾向；④高纤溶性，或慢性 DIC；⑤严重的心脏病；⑥慢性肾功能不全；⑦肝功能 Child C 级，但由于 PEI 对于肝功能影响轻微，对于符合以上绝对适应证的部分患者，仍可行 PEI；⑧位于肝包膜下的肿瘤，PEI 后易出血和针道种植，但如操作者技术娴熟、经验丰富，PEI 通常也是安全的。

（五）术前评估及术前准备

术前做增强 CT 检查，确定病灶大小、部位、数目，了解肿瘤血供情况和与周围脏器、血管、神经的关系。

肝功能及血常规、凝血功能、AFP 或 CEA 等检查，了解肝脏储备状况及一般情况。

有心、脑血管疾病及糖尿病者需了解病情，做好用药准备。

向患者介绍解释治疗过程、并发症等，征得患者及家属同意认可并签字。

空腹 6 小时。

术前 15 分钟适当给予镇痛剂和镇静剂，如地西泮 10mg，哌替啶 50～100mg。

（六）操作程序及方案设计

1. 操作程序　根据 CT 检查结果行超声多切面扫查，

测量肿瘤最大径和个数。再根据肿瘤大小和个数，制订治疗方案和定位模式、程序。

PEI分为多次PEI(multisession PEI)即传统的PEI方法，以及一次PEI(single session PEI)两种。

（1）多次PEI：

1）根据肿瘤位于右肝、左肝的不同，分别采取左侧卧位和平卧位。

2）常规消毒穿刺部位周围皮肤30cm×30cm，铺无菌治疗巾。

3）将B超普通探头套入环氧乙烷消毒的橡胶手套内，在其引导下，以2%的利多卡因溶液做经皮至肝包膜的局部浸润麻醉。

4）嘱患者屏气，在探头后方用20～22G PTC穿刺针行肝穿刺，穿刺针通过正常肝组织到达肿瘤内，拔出针芯。

5）由深及浅缓慢注射无水酒精，注射速度为1ml/5～10s。较大和多发肿瘤可采用多点、多方向、多平面穿刺注射，在荧屏上清晰地显示穿刺的进针方向，针尖到达部位后再向肿瘤内注射无水酒精，根据无水酒精在肿块内弥散充盈情况可调整穿刺方向及平面，如见无水酒精进入血管，穿刺针应调整避开血管再行注入。

6）注射完毕后插入针芯，拔针前应在瘤区停留30秒，以防无水酒精反流而引起疼痛，尤其是靠近体表的肿瘤结节。将针芯拔至肿瘤边缘，再停数秒，继续退针至肝包膜1.0～1.5cm处，荧屏监视无药物反溢后，将针完全拔出。也可再适量注入2%的利多卡因溶液，以预防无水酒精溢出针道所致的疼痛。

7）治疗完毕后常规超声扫查，观察肝周及腹腔内有无积液、积血，以便及时发现并发症。

8）穿刺点纱布覆盖。腹带加压包扎，术后留观30分钟。

（2）一次PEI：

1）全身麻醉，予气管插管和机械通气以防术中可能出现呼吸暂停。

2）基本操作类似多次PEI。至肿瘤区显示完全而均匀的高回声后，停止注射。一般总量略小于肿瘤直径。

注意不要注射到肝静脉，因为瞬时内循环中酒精浓度过高会导致长时间的低氧血症。操作过程中予静脉滴注果糖二磷酸钠和谷胱甘肽以加速酒精代谢，术后再水化治疗2天。

2. 方案设计　由于肿瘤大小、数目、肝功能分级、病情及研究者的不同，有关PEI的方案设计差异较大，到目前为止，有关PEI总量、每次注射量、注射次数、间隔时间及随访时间问题尚无统一结论。

Livraghi等1988年提出酒精用量公式：V=4/3π(r+0.5)3(公式中V为注射总剂量，r为病灶半径，0.5为修正数，保证肿瘤组织周边有无水酒精的浸润）。每周注射1次。

李波等1996年提出酒精用量公式：注射量(ml)=直径(cm)，或注射量(ml)=直径(cm)+1(肿瘤直径≤5cm)和注射量(ml)=直径(cm)+2(肿瘤直径>5cm)。每周注射1次。

郭佳等对2 000例PEI的方案设计为：每周治疗1～2次，每次注射无水酒精量，按瘤体直径大小计算，一般以1.0～1.5ml/cm为宜，初次注射量可略多，以后逐渐减少。疗程可按肿瘤直径1cm注射1次再追加1～2次计算。每个疗程结束后，观察2～3个月后全面复查，观察期间每2周复查1次B超和甲胎蛋白。2个月后如肿瘤缩小不明显或甲胎蛋白不能降至正常，需开始下一个疗程治疗。

林礼务等根据HCC病理生长的空间与时间特点，即癌灶假包膜与周围存在微小卫星癌灶，以及随肿瘤的生长或注射酒精时间间隔的延长，癌结节内纤维隔增多的病理生物学特性，提出注射酒精量需超过癌结节直径1～2cm的足量与短间隔(2～3天)注射的量化治疗概念。通过对168个癌结节注射无水酒精统计注射量与其弥散范围最大径的相关关系，并计算出肿瘤结节最大直径与无水酒精注射量的回归方程：Y=2.885X（当肿瘤直径≤5cm时）；Y=1.805X（当肿瘤直径>5cm时）计算，式中X为肿瘤最大直径(cm)，Y为注射酒精量(ml)。对较大的肿瘤，应改变角度做多点注射。注射量按回归方程计算。每3～5天注射一次，直径≤5cm结节，4～10次为一个疗程；直径>5cm结节，15～20次为一个疗程。

（七）PEI病理学特征

评价PEI后病灶坏死情况，以组织学最为准确，获得病理材料是最理想的方法。但能行二期切除者毕竟是少数，大多数报道采用肝穿刺活检的方法。肝穿刺活检因受取材的局限，假阴性率较高。从术后二期手术病检结果看，大多数肿瘤PEI治疗后可以大部分坏死或完全坏死。肿瘤包膜及周边肝组织亦变性、坏死。肿瘤的完全坏死与肿瘤的大小、是否存在分隔、酒精的剂量及注射的准确性等因素有关。肝癌不同的组织学类型PEI治疗后坏死情况亦不同，Yamashita分析125个肝癌的活检结果与介入疗效的关系，发现高度及中度分化者PEI后坏死完全；硬癌因酒精弥散差而疗效差。

Vchams等在活体猪肝内注射酒精0.5～2ml，注射后30分钟和2周后行病理学检查，发现肝坏死灶的直径(cm)大约是注入无水酒精毫升数的一半；术后2周，肝内瘢痕形成严重，且腹腔内亦见粘连；提示酒精无控制地弥散是PEI的潜在危险。Hahn等对7只正常兔肝内和18只肝转移兔的肝肿瘤内注入酒精，发现酒精均弥散至肝包膜，89%的转移瘤灶内酒精不完全分布。这些结果都提示，PEI时需要足量、多点、多次治疗。

（八）PEI影像学改变

1. PEI治疗后近期表现

（1）超声图像显示肿瘤边缘高回声环以及周边包绕的低回声晕圈或两者同时存在。较大肿瘤则应显示整个肿瘤变为弥漫强回声斑片状改变。

（2）CT显示肿瘤为低密度改变，注射造影剂后肿瘤无早期增强现象。

2. PEI治疗1～2个月后随访表现

（1）B超表现：PEI后肿瘤有不同程度的缩小，回声性质改变较复杂。一般而言，PEI后肿瘤回声是增加的。但由于肿瘤坏死后的纤维化与残存肿瘤的超声表现相同,故B超不能评价肿瘤坏死情况,只能观察肿块的大小有无变化。

（2）CT 表现：PEI 后 CT 平扫可见肿块有不同程度缩小甚至消失,肿瘤部分区域密度更低,但 CT 值仍在实质范围,气化少见。但平扫不能准确评价肿瘤坏死情况,增强 CT(CECT)价值较大。一般行动态螺旋 CT 扫描,早期和晚期均不增强者即为坏死区。病灶周边强化是肿瘤残存或复发的表现,但应和肿瘤坏死后周围反应性炎症组织的强化或微小的动静脉瘘相鉴别。癌性组织表现为早期强化,晚期不强化；炎性组织则早、晚期均强化。

（3）MR 表现：MR 平扫 T_2 和增强 MR(CEMR) T_1WI 对 PEI 后肿瘤坏死情况的评价意义较大。PEI 后坏死区 T_2 表现为低信号,其原因是酒精使肿瘤组织脱水。肿瘤区存在高信号,提示有残存肿瘤组织,但有少数报道 PEI 后肿瘤液化性坏死亦表现为高信号。增强 CEMR T_1WI 上无强化,表示肿瘤完全坏死,残存肿瘤组织可以强化,但要注意的是,PEI 后瘤周的慢性炎症组织可表现为瘤周环状强化。由于碘油不影响肝癌组织的 MR 信号,评价 PEI+TAE 治疗后的癌组织坏死情况,MR 检查优于 CT。

（九）PEI 并发症

多次 PEI 的不良反应与并发症较少。郭佳报道 PEI 治疗肝癌 2 000 例,共注射 31 000 余例次,全组无一例发生严重并发症,未发现因治疗引起肿瘤转移和局部播散及加重肝功能损害；相反,对治疗前肝功能较差者,在积极保肝的同时行无水酒精注射后,不但肿瘤生长得到控制甚至达到治愈,而且肝功能也有明显好转。治疗后仅有部分患者发生不良反应,主要有胸闷、上腹部不适及疼痛、呕吐、头晕,治疗后 3 天内发热(一般<38.5℃),其发生率占 23.4%,一般无需特殊处理。其他报道较轻并发症还有：一过性转氨酶升高；少数发生门静脉分支栓塞,但通常 1~2 个月后自行消失。严重并发症的发生率很少,Livraghi 等统计了 1 574 例 PEI 治疗者,发生率仅为 1.3%~2.4%,均无死亡,通常可保守治疗。其中,主要有腹腔出血、右胸腔积液、胆管炎、胆管损伤后黄疸、肝脓肿、酒精反流入门静脉分支造成肝梗死、胆道出血、门-体分流和短暂性休克,有 2 例发生肿瘤腹膜种植。PEI 的针道种植转移发生率极低,约为 0.66%。

一次 PEI 的不良反应与并发症发生率较传统方法为高,轻的常见为腹痛、发热(最高可达 40℃,最长可达 1 个月)；血红蛋白尿(74%)；4~8 小时内血压降低(3.6/1.5kPa)；平时不饮酒者可出现醉酒症状(血酒精浓度>150mg/dl)；血生化改变(包括周围血常规和肝功能)；门静脉分支栓塞,3~4 个月后自行消失；低氧血症(不需特殊处理)。严重并发症的发生率为 4.6%,死亡率为 0.7%,主要有腹腔出血(需输血治疗)、严重肝衰竭、肾功能不全(需透析)、邻近肝段化学性梗死引起的腹部剧痛和未分化癌发生腹腔种植。

（十）PEI 疗效评价

1. 评价 PEI 疗效的主要指标

（1）B 超：肿瘤区域由低回声变为较均匀的强回声光

圈,边缘可出现高回声环。一般 6 个月后光团缩小或消失。

（2）CT 扫描和 MRI：肿瘤区呈低密度改变,直径减小,注射造影剂后无增强现象。

（3）动脉造影：肿瘤血管及肿瘤染色消失。无碘油聚焦。

（4）细针穿刺活检示肿瘤细胞坏死。

（5）血清甲胎蛋白(AFP)值：AFP 值下降或回到正常范围。AFP 值变化有时会产生假象。因为即使受治疗肿瘤细胞全部坏死,但还有尚未发现的病灶在生长,可能使 AFP 值下降不明显甚至上升；而有时反应并不完全,但坏死比例较大,AFP 值也可回到正常。

2. 影响疗效的因素 除了与操作者的技术和方法等主观因素有密切关系外,还与客观因素有关。Lee 研究发现,PEI 的疗效与肝功能分级、肿瘤大小及数量有关。Hasegawa 通过多因素分析发现,局部复发主要与肝硬化程度、15 分钟吲哚菁绿清除率、肿瘤大小以及组织学分级有关。

（1）肿瘤大小、肿瘤分化程度：肿瘤体积越小,分化程度越高,预后越好。Tanikawa 报道一组有 5 年生存期的病例,其中 81% 属于高分化。

（2）肿瘤数量：肿瘤数量越少,治疗效果越好。Livraghi 报道肝内单发小肝癌,1、2、3 年生存率为 92%、80%、63%,而多病灶分别为 90%、67%、31%。

（3）Child 分级：肝功能越好,预后越好。Livraghi 报道肝内单个病变在 5cm 以内的 1、2、3 年生存率 Child A 级中为 97%、92%、76%；Child B 级中为 88%、68%、42%；Child C 级中为 40%、0、0。

3. 远期疗效 Shiina 等报道 PEI 治疗 83 例直径<2cm 的小肝癌,术后 1、3、5、7、10 年生存率分别为 92%、82%、72%、66%、66%。Yamamoto 等报道 97 例直径<3cm 的小肝癌,其中 39 例行 PEI。术后 1、3、5 年生存率分别为 100%、82.1%、59%,58 例行手术切除,术后 1、3、5 年生存率分别为 96.6%、84.4%、61.5%,认为直径<3cm 的小肝癌 PEI 可取得与手术相同的疗效。但日本肝癌小组对 4 037 例经 PEI 治疗和 8 010 例手术切除的肝癌患者进行长达 8 年的全国性随访比较,结果表明,单发肿瘤直径<2cm 的临床 I 期患者以及直径在 2~5cm 的临床 I、II、III 期患者手术切除 5 年生存率分别为 71.5% 和 58.3%、45.1%、42.8%,均明显高于 PEI 对应的 54.2% 和 38.6%、28.8%、8.8%。研究认为,对于适合手术的肝癌患者,手术切除仍为首选治疗方法,但同时也认为许多肝癌特别是复发性肝癌常呈多结节特性,并且 90% 都合并不同程度的肝硬化,只有不到 20% 的肝癌患者适合于手术切除,尤其是复发性肝癌,因此 PEI 治疗仍起非常重要的作用。表 7-21 为郭佳等 2001 年报道的 2 000 例 PEI 治疗效果,表 7-22 为不同作者报道 PEI 治疗肝癌的效果。

（十一）特殊情况的 PEI

1. 合并门静脉癌栓肝癌的治疗 肝癌合并门静脉癌栓(PVTT)高达 50%~90%,而 PVTT 又是造成肝癌复发与肝内转移的重要因素,明显影响肝癌的治疗效果与预后。

表7-21   1944例治疗后6个月、1年、2年、3年生存率比较

肿瘤大小	6个月	1年	2年	3年
<3cm	100%（806）	98.0%（790）	85.0%（685）	80.0%（645）
3.0～5.0cm	99.0%（634）	89.5%（573）	59.2%（379）	42.0%（269）
>5.0cm	91.2%（504）	58.4%（323）	37.8%（209）	15.0%（83）
合计	97.2%（1944）	84.3%（1686）	63.7%（1273）	19.9%（997）

表7-22   不同作者报道PEI治疗肝癌的效果比较

作者	年份	病例	肿瘤直径	生存率				
				1年	2年	3年	4年	5年
Yamamoto	2001	39	≤3cm	100%		82%		59%
郭佳	2001	806	≤3cm	98%	85%	80%		
李波	1996	188	4.6cm	85%	44%	19%		
Giorgio	1998	107	>3cm	88%	76%	76%		
Susumu	1999	81	≤3cm	96%		84%		55%
Shiina		83	<2cm	92%		82%		72%
林礼务								
量化治疗	2004	238	3.8cm	92%	82%	71%	62%	53%
		135	≤3cm	96%	87%	84%	74%	65%
非量化治疗	2004	148	3.7cm	87%	73%	58%	48%	32%

林礼务曾对18例PVTT行门静脉穿刺PEI治疗，每周1～2次，每次注入无水酒精3～5ml，5～7次为一个疗程，随访6～12个月，其中7例（38.9%）癌栓消失，8例（44.4%）癌栓缩小。

2. 合并肝硬化门静脉高压的PEI治疗   对于合并中度门静脉高压的肝癌，只要肝功能分级属于A、B级，PEI仍为良好的治疗方法，不过对于肿瘤超过3cm或肿瘤结节个数过多者要注意掌握剂量。对于合并重度门静脉高压的肝癌，要严格根据病情行PEI治疗，注意与保肝治疗相结合，适当以小剂量酒精注射，并适当延长治疗时间。特别是出现腹水时，更要严密观察病情，应注意给予支持与保肝治疗，待腹水减轻后再适当行PEI治疗，仍可取得良好效果，提高患者的生存率。

3. 肝表面与肝包膜下肝癌的PEI治疗   肝表面或肝包膜下往往是HCC或复发性肝癌的好发部位，由于位置特殊，PEI治疗时常因肝包膜富含神经而引起剧痛，给PEI治疗造成困难，而且PEI治疗可能造成酒精渗漏至腹腔和癌细胞在腹腔内种植，故被视为PEI的相对禁忌证。因此，对于肝表面的复发性小肝癌需要行PEI时，应注意操作技术，力争一次穿刺成功，并注入适量的无水酒精。当酒精弥散结节后，停留时间适当延长（1分钟左右），这样使酒精完整渗透，使已凝固癌组织充分失去活性，并逐步退针，或将多余酒精抽吸，以减少渗漏。

（十二）PEI治疗的限度和进展

1. PEI治疗的限度

（1）PEI是局部肿瘤损毁技术，其作用机制依赖于酒精的毒性效应，但最大注射体积多限于20～30ml。即使有

个体积的限制，一些患者仍然会出现乙醇全身中毒现象，需要在治疗后密切观察，及时处理。

（2）PEI对于小肝癌（直径<3cm）效果突出，对于大肝癌，由于无水酒精的弥散范围受到肿瘤内纤维隔的限制，需要做更多的分点注射，势必延长操作时间，部分患者的耐受性下降；且瘤体巨大，在操作上，不能保证注射没有遗漏，局部复发率较高。加之反复穿刺增加造成针道癌细胞种植的机会，甚至导致患者肝功能不全与加重肝硬化的程度。

（3）HCC大多血供丰富，尤其当肿瘤靠近较大血管时，大量血流会冲刷停留于病灶内的乙醇，从而减弱酒精对瘤细胞的脱水和凝固坏死作用。

（4）HCC大多是多中心起源，PEI无法杀灭目前影像学未发现的肿瘤灶。

（5）靠近肝表面的癌灶PEI治疗时酒精易流入腹膜腔内，引起疼痛等不良反应，影响治疗。

2. PEI治疗的进展

（1）专用针具：针尖为盲端呈锥状三角形，距针尖3mm处的针管开有3个侧孔，直径为0.3mm。这种针在超声下反射性强，易于定位，且酒精易于向四周弥散，缩短治疗时间和减少穿刺次数。

（2）全麻下一次性大剂量注射，即一次PEI。可用于大肝癌及多发肝癌的治疗，减少治疗次数及针道种植的可能，但并发症明显增多。Giorgio等报道112例肝癌患者在全身麻醉下行大剂量无水酒精瘤内注射治疗，每次注射剂量为16～120ml，其中5例患者在术后7～10小时内死亡，剩余107例患者1、2、3年生存率分别为88%、76%和76%。研

究表明，足量酒精注射可提高疗效，但其不良反应也随之增大。

（3）X 线透视和 B 超同时监测下的 PEI 治疗，加入含 30% 造影剂的无水酒精，可极大地提高对酒精是否漏出瘤外的检测，减少并发症发生。

（4）B 超定位的改进：CO_2 增强 B 超可以发现部分普通 B 超不能发现的病灶。方法是经导管肝动脉内注入 CO_2 5～10ml，可使肝癌病灶显示 15～60 分钟，有足够的时间行 PEI。对于位于肝顶近膈面的肿瘤，B 超难以显示，报道采用人工胸腔积液的方法使其显示，经胸腔行 PEI。为便于再次治疗 B 超定位，首次 PEI 后植入微钢圈、吸收性明胶海绵使定位更加容易。有学者报道，将酒精与 CO_2 微气泡混合后注射，超声表现为高回声，但后方声影不明显，因而使注射更加完全。

（5）加热酒精：Kawai 等设计了一种特殊加热装置，使无水酒精具有更大破坏力。

（6）联合 TAC：机制是先期进行的 TACE 治疗杀死大量癌细胞，并且破坏肿瘤内纤维隔，可以促进乙醇在肿瘤中的弥散，从而增加注射纤维乙醇的量；其次，肝动脉栓塞后可阻断或减少肿瘤的血供，从而避免和减少乙醇被血流冲刷，延长乙醇在病灶内停留的时间。再者，TACE 治疗后可以在肿瘤周围形成纤维带，使乙醇能够长时间滞留于肿瘤组织中，提高 PEI 治疗效果，减轻治疗相关不良反应。一般认为，这一联合疗法主要适用于治疗小肝癌，以及癌灶较大但有包膜、无浸润的较大肝癌。

大量研究表明，TACE-PEI 治疗对生存率的改善优于 PEI、TACE 以及最佳支持治疗，在不良反应方面差异无显著性（表 7-23）。

（十三）其他方法

1. 经皮醋酸注射治疗（percutaneous acetic acid injection therapy，PA IT） 作用机制也是使细胞蛋白质变性、凝固坏死，而且还可以通过直接损伤细胞的各种膜性结构或者改变 pH 来破坏细胞内环境的稳定，导致细胞死亡。与无水酒精相比，醋酸具有更强的渗透能力，容易穿透癌组织的纤维间隙而均匀弥散，故具有更强的杀伤细胞能力。PAIT 穿刺技术与 PEIT 相似，但具有注射总量少、次数少的优点。Ohnish 等于 1994 年首次报道 PAIT 治疗肝癌的初步临床结果，随后又报道一个随机对照试验结果：

对 ≤3cm 的小肝癌，PAIT 治疗 1、2 年生存率分别为 100%、92%，PEIT 则为 83%、63%，而 PAIT 的复发率（8%）远比 PEIT（37%）低，提示 PAIT 治疗小肝癌的疗效优于 PEIT。PAIT 治疗局部疼痛剧烈，目前临床应用的病例较少，确切疗效有待进一步证实。

2. 经皮热盐水注射治疗（percutaneous hot saline injection therapy，PSIT）和经皮高温蒸馏水注射治疗（percutaneous hyperthermal distilled water injection therapy，PHDT） PSIT 利用热盐水的高温效应直接杀死癌细胞，而 PHDT 除了利用高温效应外，还可依借其低渗性引起细胞肿胀和崩解死亡来继续发挥杀灭癌细胞的作用。由于热盐水和蒸馏水均无毒、无刺激，冷却后成为体液的一部分，对机体无不良反应，即使逸出瘤外，亦无损害肝组织之虑，因此扩大了治疗的适应证。对于肝功能 Child C 级或贴近肝内重要管道结构的肝癌，也可进行治疗。Honda 等报道 PSIT 治疗直径 ≤3cm 的肝癌，疗效与 PEIT 相似。吕明德等用 PHDT 治疗 47 例肝癌（≤5cm），1、2、3 年生存率分别为 91.5%、78.4%、49.5%，局部复发率为 13%，疗效满意。

PSIT 和 PHDT 不良反应少且轻微，突出优点是其安全性高，缺点在于难以保证癌肿温度达到理想温度，随着注入量增多，瘤内压升高，注入速度会变慢，使癌灶升温受到影响。另外，癌灶血流有冷却作用，使疗效受到影响。此外，大量推注液体所产生的高压是否引起癌细胞扩散，也是一个值得探索的问题。

3. 经皮鱼肝油酸钠酒精溶液注射治疗（percutaneous sodium morrhuate pure alcohol injection，PMAI） 由鱼肝油酸钠与酒精按 5：95 重量比配置而成。其抗肿瘤机制为：①酒精的蛋白质凝固和脱水作用；②两者均具有血管栓塞作用；③鱼肝油酸钠改变细胞内环境和增强免疫的作用。该制剂有溶液和胶液两种剂型，胶液扩散慢，可延长药物作用的时间，增强疗效。刘利民等报道一个临床对照试验，其中 PMAI 组 30 例，PEIT 组 32 例，分别注射 1～2 次后，检查发现肿瘤已大部分坏死，PMAI 组瘤周血管大部分栓塞，无新生血管，PEIT 组瘤周部分血管扩张和增生，两组均无严重并发症。随访 2 年，PMAI 组无原位复发，PEIT 组有 6 例原位复发，2 例肿瘤增大，提示 PMAI 疗效优于 PEIT。当然，PMAI 的疗效有待于大规模临床实践证实。

总之，PEI 是治疗肝癌很好的手段，随着技术设备的进

表 7-23 TACE-PEI 对肝癌患者生存率影响的总结

作者	年份	病例	大小	治疗	生存率				
					0.5 年	1 年	2 年	3 年	5 年
杨毅军	2000	193	/	TACE-PEI（78 例）	85.9%	61.5%	41%	/	/
				TACE（115 例）	69.6%	45.2%	25.2%	/	/
Li 等	2003	106	3～13cm	TACE-PEI	/	78%	54%	40%	22%
李忱瑞	2001	87	3～23cm	TACE-PEI（42 例）	/	97.1%	85.7%	65.7%	/
				TACE（45 例）	/	66.7%	41.2%	21.4%	/
Kamada	2002	69	<3cm	TACE-PEI（32 例）	/	/	/	/	50%
				TACE（37 例）	/	/	/	/	22%

步和多种治疗方法互相补充,相信 PEI 会发挥越来越大的作用。

(朱晓琳)

五、冷 冻 治 疗

(一)冷冻治疗发展史

应用冷冻方法治疗疾病已有 2 000 多年的历史。我国古代就有用冰块或冰盐水外敷颈部及乳房包块,使之消肿、镇痛的记载。在 19 世纪 50 年代中期开始把冷冻技术用于治疗肿瘤,并有一些运用冷冻技术治疗皮肤癌等浅表肿瘤的报道。但由于制冷剂和温度测量技术的限制,肿瘤的低温治疗发展缓慢。1895 年,德国 Linde 和英国 Hampson 开始冷冻液化剂的研制,如固体二氧化碳和液化气体。1907 年 William 第 1 次将固体 CO_2 运用于治疗过程,开始出现"冷冻治疗学"的概念。1950 年 Allington 将价格低廉的液氮运用于临床,促进了冷冻外科的发展。1961 年 Cooper 等应用液氮作为冷冻源,制成能控制冷冻坏死范围的液氮冻机,自此冷冻疗法真正引起了人们的注意,标志现代冷冻史的开始。1963 年 Cooper 等又首先提出冷冻治疗肝癌的设想。20 世纪 70 年代中期,Voityna 报道一种可弯曲的导管式液氮冷冻装置,虽然在靶区选择上有了一定的进步,但尚不能精确地调控温度。1972 年 Southam 发现,冷冻治疗外科切除肿瘤能够使患者获得对该肿瘤细胞特异的免疫性,从而确立了冷冻治疗后产生免疫功能的设想。1973 年上海医科大学肝癌研究所开展了冷冻治疗肝癌的实验和临床研究,并取得良好效果。20 世纪 80 年代中期出现了液氮低温冷冻设备,将温度传感器与探头相结合,可直接测量靶区温度,但由于设备体积大、穿刺探头直径较粗、靶区毁损小,尚不能满足临床要求。20 世纪 90 年代,美国研制了一种新的以低温为主、冷热交替的冷冻治疗设备,简称"氩氦刀",实现了低温冷冻技术的新突破,使肝癌的冷冻治疗技术达到历史新高点。

(二)肝癌冷冻治疗的机制

冷冻破坏肿瘤细胞有立即损伤和延迟损伤两种机制。立即损伤是冷冻和复温对细胞的直接破坏;而延迟损伤是由微循环破坏和免疫调控对肿瘤细胞的破坏。

1. 冷冻的治疗机制

(1)冷冻初期,当组织温度降低至 $-21\sim-4℃$ 时,细胞外冰晶形成,引起细胞外溶质浓度增大,产生高渗环境,细胞内水分进入细胞外,致使细胞内脱水。失去水分的细胞变得皱缩,细胞膜和细胞器因此而受损。

(2)当温度进一步降低至 $-175\sim-21℃$ 时,细胞内形成冰晶,细胞器如线粒体和内质网因此而发生不可逆性损伤,继之损伤细胞膜,最终导致细胞死亡。

2. 复温的治疗机制　复温过程中,细胞内小冰晶再结晶或相互融合,形成大冰晶,大冰晶对细胞有更强的破坏作用;同时细胞外间隙成为低渗状态,水再进入细胞内,引起细胞肿胀,导致细胞膜破坏。

3. 微血管破坏作用　冷冻时导致血管收缩,血流减缓,冰晶形成,最终血流停止,该区血管内皮细胞出现损伤。在复温后几小时之内,内皮细胞被剥离,伴随着毛细血管通透性增加、血小板聚集和血流停滞,在冷冻后的几个小时内,小的血管被完全地封闭,最终导致局部组织缺血、缺氧,引起细胞死亡。

4. 免疫调控作用　肿瘤组织细胞反复冻融,细胞破裂,细胞膜融解,从而促进细胞内处于遮蔽状态的抗原释放,刺激机体产生免疫力。肿瘤细胞坏死,使得肿瘤正常分泌的抗原停止分泌,解除肿瘤对机体的免疫抑制状态,提高抗肿瘤免疫的能力。

(三)影响冷冻效果的因素

影响冷冻效果的因素有最低温度、冷冻速率、复温速率、冷冻次数、冷冻时间、多针组合、血管热池效应等。

1. 冷冻温度　冷冻区内存在温度梯度,冰球中心区温度明显低于外缘的温度,中心部温度可降至 $-196\sim-160℃$,冰球外缘温度为 0℃。已证明,冷冻温度在 $-30\sim0℃$ 时,细胞只有较少损伤;$-50\sim-40℃$ 时,细胞死亡率明显增加;$-90\sim-50℃$ 时,死亡率较 $-50\sim-40℃$ 时无明显增加。大量研究显示,$-40℃$ 是引起细胞死亡的临界温度,即冰球内低于 $-40℃$ 的区域才是有效作用范围。

Weber 等应用正常猪的肝脏研究冰球与组织学坏死区之间的关系,显示距冰球边缘 5mm 的冷冻区内,肝实质完全坏死。由于有效冷冻区直径比冰球直径小,所以临床治疗时,冰球范围应包含肿瘤周围 10mm 的正常组织。

2. 冷冻速度　冷冻速度越快,冷冻效果越好,因为冷冻损伤很大程度上依赖于温度的变化。温度下降过程中,如果冰晶形成速度慢,先在细胞组织间质中形成的冰晶会从细胞内部吸收水分,细胞内的水分丢失会妨碍细胞内的冰晶形成,这在某种意义上是保护了细胞免于低温损伤。因此,需要迅速降温。氩氦刀治疗肿瘤就是运用了氩气能迅速降温、氦气能迅速升温的原理,使肿瘤细胞崩解坏死。靠近探针尖端的部分冷冻速快,温度下降常超过 60℃/min,细胞死亡多;离探针稍远处,冷冻速率减缓,则细胞死亡减少。

3. 冷冻时间　不同组织因含水量不同,冷冻治疗的最佳持续时间有一定的差异。一般临床上单次冷冻时间以 $10\sim20$ 分钟为宜。文献表明,应用 3mm 冷冻刀头,15 分钟后距刀头 12mm 处可达 $-40℃$,而随着时间延长,更远距离处组织温度下降并不明显。

4. 冷冻次数　目前冷冻—复温周期多应用 2 个周期模式。两个周期冷冻对病变细胞的破坏大于单个周期冷冻,两个周期冷冻产生的有效冷冻区也大于单个周期冷冻。Tatsutani 曾比较前列腺癌单个周期和两个周期冷冻的效果,发现单个周期破坏 80% 的癌细胞,而两个周期冷冻在同样温度下能摧毁 100% 的癌组织。Mala 等研究表明,两个周期冷冻 - 复温后冰球平均体积较单个周期增大约 42%。有报道,肝缺血时冷冻一次相当于无缺血时冷冻 $2\sim3$ 次,解冻时间前者延长 60%。动物实验表明,肝门血流阻断可加速冰球的形成。

5. 复温方式　缓慢复温比快速复温能取得更好的冷冻效果,可采取自然复温或强制复温(探针加温)。

6. 多针组合　多针组合应用时,可使温度分布更均衡,细胞死亡率增高。由于冷的温度聚集,冰球的有效治疗范围增加具有 1+1>2 的效应,提高探针的作用效率。

7. 血管热池效应　冷冻靶区边缘如果靠近大血管,由于血液循环流动的热效应可带走冷的温度,从而降低冷冻效应。一般冷冻区血管内温度沿血管半径呈指数降低,而血管周围的温度呈线性下降,因此大血管边缘难以形成冰球。

虽然血管热池效应可降低冷冻效应,但在临床中却有实际的作用。临床中常发现直径>4mm 的血管周围的肿瘤组织细胞坏死,但血管壁并没有明显损伤,提示冷冻可以治疗靠近大血管周围的肿瘤,而不易损伤大血管,具有较高的安全性。即使血管受损,在其后 24 小时内一般也能恢复。

（四）冷冻治疗的设备

1. B 超、CT 等影像导向设备　B 超引导的优点是使用方便、经济,可实时监控探针位置和冰球的形成,可多角度、任意层面探测,利用超声的多普勒效应可观测局部血流变化,可用于外科直视手术中的消融监测。缺点是只能显示冰球的近侧表面,其后的声学阴影阻止了冰球内部和表面后的超声成像;无法将扫描层三维重建,因此缺乏整体感;定位精确度较差,易发生偏差;对手术医师要求高,要求术者具有三维立体解剖学概念和适形治疗的经验。

CT 引导的优点是高分辨率,成像清楚;定位精确度较高;CT 显示的冰球大小、形状与实际冰球完全一致。缺点是不能实时显示;会产生金属伪影,影响局部结构和病变的显示;引导穿刺步骤烦琐,时间较长;不能多面监控;有电离辐射等。

MRI 引导的优点是磁共振有温度敏感性,MRI 成像能够显示体温图像,体温分布图能反映肿瘤组织被冷冻和杀伤的情况;MRI 成像下,冷冻区和非冷冻区的信号差异明显,因此可正确地区分冷冻区和非冷冻区,判断有无残存病变存在;MRI 有多面成像能力,能同步做矢状、冠状面成像扫描,从而可以确定肿块内探针的精确定位,具有更优秀的空间分辨率;与 CT 相比,MRI 无电离辐射,图像质量更清晰;与 B 超相比,MRI 能够产生优于超声的图像质量,并且同时显示远端和完整的冰球图像。其缺点是手术中所需设备和器械要有 MR 兼容性,目前仅有伽利略厂家才有 MRI 兼容型冷冻治疗设备。

2. 冷冻设备　目前主要有液氮冷冻机和氩氦刀两类。

（1）液氮冷冻机:液氮冷冻机的冷冻头有不同形状、大小,以适合不同部位的肝癌治疗。常用的液氮冷冻头有 3～5cm 直径的盘形冷冻头,以及 5～10mm 粗的单针和多针冷冻头。直径为 3.5cm 的盘形冷冻头接触冷冻,其冷冻区表面积最大直径为 7cm,产生的半球状冷冻区深度与表面直径比为 1:2;直径为 5mm 的单根针冷冻头插入冷冻,其冷冻最大直径达 6cm,其冷冻深度随冷冻头插入深度而定。

（2）氩氦刀:氩氦刀是美国采用太空火箭制导技术研制成功的超导手术系统。其独特的温度及定位监控系统,可使医务人员更精确定位和准确摧毁肿瘤细胞,而又不损伤病灶周围的正常组织。氩氦刀由 3 个部分组成,即冷-热转换系统、温度监测系统和冷冻探针。

1）冷-热转换系统:氩氦刀低温冷冻手术系统以氩气为冷媒、氦气为热媒,氩气和氦气储存于气体钢瓶中。氩气的降温和氦气的升温均在极短时间内发生,一般在数十秒内氩气可使针尖温度降至 -175 ℃,氦气使温度升至 45℃。降温和升温速度、时间和温度,可通过冷-热转换系统预先精确设定或自动控制。

2）温度监测系统:温度监测系统是通过探针或温度探针的内温度感应电偶来监测组织温度。2mm 以上探针内带温度感应电偶,可监测探针尖端温度。1.47mm 探针内不带温度感应电偶,需要监测组织内温度,可另外插入温度探针。

温度监测系统可完整记录冷冻手术治疗过程中每一根针的温度、时间轨迹曲线。温度监测系统可预设探针温度,当温度低于预设值,系统可关闭制冷过程,从而精确控制各个被冷冻组织周边区温度,防止冷冻范围过大,避免损伤正常组织。

3）冷冻探针:冷冻探针为中空的穿刺针,可输入高压常温的氩气或氦气。由于探针针杆有绝热层,所以探针只在尖端 2～3cm 处冷冻,而针杆保持常温,这样便不会损伤穿刺路径中的组织。

冷冻探针有直径为 1.47mm、2mm、3mm、5mm、8mm 等多种规格,1.47mm、2mm、3mm、5mm 直径探针可分别形成直径为 1.0～1.6cm、2.0～3.0cm、5.0～6.0cm、7.0～8.0cm 的冰球。每种规格的探针又有多种型号,不同型号探针可形成球形、梨形及椭圆形等不同形状的冰球。因此,可根据肿瘤的形状、大小和位置,选择使用不同直径和型号的探针。

3. 辅助设备　心电监测仪、吸氧设备、胸腔引流管、吸痰器、急救药品。

（五）冷冻治疗的适应证和禁忌证

1. 适应证　①合并肝硬化较严重,不能耐受手术切除者;②主瘤切除后,余肝或切缘有残癌者;③复发性肝癌,因余肝小,切除后肝功能可能失代偿者;④多中心发生,难以完全切除者;⑤癌肿不大,但其生长位置紧靠第一、第二肝门或下腔静脉,或累及大血管手术不能切除者;⑥一期难以根治切除,冷冻治疗后瘤体缩小的二期切除者。

2. 禁忌证　①弥漫型肝癌;②全身广泛转移伴大量胸腔积液、腹水患者;③全身情况差,明显恶病质患者;④有出、凝血功能异常者;⑤肝功能严重损害,有黄疸、腹水者;⑥严重器质性疾病,重度心、肾功能不全者。

（六）术前评估及术前准备

1. 术前做增强 CT、MRI 检查,确定病灶大小、部位、数目,了解肿瘤血供情况和与周围脏器、血管、神经的关系。

2. 肝肾功能及血常规、凝血功能、AFP 或 CEA 等检查,了解肝脏储备状况及一般情况。

3. 有心、脑血管疾病及糖尿病者需了解病情,做好用药准备。

4. 向患者介绍解释治疗过程、并发症等，征得患者及家属同意认可并签字。

5. 空腹6小时。

6. 术前15分钟适当给予镇痛剂和镇静剂，如地西泮10mg、哌替啶50～100mg。

（七）操作程序及方案设计

肝癌冷冻的方法主要有两种：一是接触冷冻，即将盘形冷冻头置于肿瘤表面轻轻加压冷冻，产生离心性冷冻，其冷冻深度相当于表面冷冻范围的半径；二是插入冷冻，以达到深部冷冻的效果，即将针形冷冻头插入肿瘤内冷冻，冷冻区呈柱形，适用于较深部肿瘤的治疗。冷冻范围与冷冻探头的直径大小有关，可根据肿瘤的大小选择不同直径的探头，其中以氩氦刀为代表。冷冻治疗肝脏肿瘤途径主要有开腹直视手术、经腹腔镜途径及经皮穿刺法3种。

1. 接触冷冻　接触冷冻采用盘形冷冻头，适用于位于表浅的肝癌。

（1）在持续硬膜外麻醉下，取右肋缘下切口剖腹显露肝肿瘤部位。

（2）将冷冻头置于肝癌表面轻轻按压，使其与癌块紧密接触，周围脏器和组织以大纱布垫隔开保护，然后开始降温。在进行冷冻前，若肝门解剖清楚，最好先阻断肝动脉血流再冷冻，这样可提高冷冻效果。单次冷冻一般为15～20分钟，待组织冰块在肉眼下完全融化后再重复一次。癌肿较大者可采用分区重复冷冻，使冷冻区扩大以覆盖整个癌肿。

（3）冷冻完毕后，可在冷冻区表面用一片大网膜或吸收性明胶海绵覆盖。

2. 插入冷冻　插入冷冻目前主要有液氮冷冻和氩氦刀冷冻两种。本章将着重讲述氩氦刀冷冻治疗的操作程序。

临床中肿瘤形状大小不一样，为了使冷冻范围达到合适大小进行适形治疗，可通过以下几种因素来控制冷冻的范围：①选择不同规格和型号的探针。②控制氩气输出功率：氩气输出功率为100%时，2mm、3mm、5mm直径探针可形成最大直径为2.0～3.0cm、5.0～6.0cm、7.0～8.0cm的冰球。当氩气输出功率为50%时，冰球大小为氩气输出功率100%时的50%，即2mm、3mm、5mm直径探针可分别形成直径为1.0～1.5cm、2.5～3.0cm、3.5～4.0cm的冰球。③多针组合应用：临床治疗时，根据肿瘤区域的大小及形状，采用单针或多针组合以获得合适的治疗区域，进行适形治疗。

（1）手术方式：经皮穿刺、腔镜引导穿刺、手术直视下穿刺。

（2）手术方案的设计及术前定位：依据影像资料所显示的肿瘤大小、形态，以及与周围脏器、组织结构的关系，确定探针刺入肿瘤的层面和在同一层面内刺入探针的数量和方位。然后确定探针尖端进入肿瘤内的靶点，靶点应选择在肿瘤边缘处。确定体内靶点后，再确定体表皮肤穿刺进针点。靶点与体表进针点所连直线，即为穿刺的路径。方案的设计原则要求，多针组合冷冻所形成的冰球能包裹

肿瘤组织边缘1cm以上。

（3）麻醉方式：由于探针直径小，经皮穿刺痛苦轻，而冷冻本身又有镇痛作用，所以麻醉方式多采用局部浸润麻醉。

（4）手术操作过程：

1）根据病灶所在部位，选取不同体位。

2）在患者体表标记穿刺点。

3）消毒，铺巾，局部麻醉。

4）调试设备：将探针插入装有生理盐水的容器内，启动制冷系统，观察探针尖的冷冻情况，确定设备处于正常工作状态。

5）在影像引导下，将穿刺针缓慢刺入肿瘤内，调整穿刺针在肿瘤内的方位、深度。启动制冷系统，将已插入的探针暂时冷冻固定，再将所需插入的探针按前述方法逐一插入。

6）所有探针插入后，启动制冷系统，冷冻10分钟；停顿2分钟后启动升温系统，升温1分钟，如此冷热转换再重复一次。

7）退针，针口贴止血贴。

3. 腹腔镜下冷冻治疗　1998年Emannde在*World Journal of Surgery*详尽地介绍了在B超引导下，腹腔镜冷冻术治疗肝癌的技术。电视腹腔镜下操作，在二氧化碳气腹状态下，于锁骨中线右上腹部戳孔，置入腹腔镜探查肝脏肿瘤情况后，根据肿瘤位置进一步决定操作孔位置，在保证超声探头和腹腔镜探头随时可监测整个操作的戳孔外，加作新的戳孔以利于冷冻探头的放置，然后经操作孔插入特制冷冻头进行冷冻，操作技术与开腹冷冻基本相同。但对于一些特殊位置的肿瘤，冷冻前需解剖游离肝周韧带，以避免肝周器官及血管的损伤。

（八）术后病理改变

动物实验表明，肝癌冷冻后在肝脏内形成3个区界：①冷冻区温度为(-126.2±27)℃，并产生冷冻坏死；②周围波及区温度为(6.5±6.8)℃；③其间为边缘区。冻后2小时，电子显微镜下可见冷冻区细胞膜破裂，部分细胞结构开始融解。冻后6小时，肝细胞坏死较明显。1天后，冻区肝细胞结构破坏成碎片。3天后，呈现冻区界限分明的凝固性坏死，周围有成熟的肉芽组织形成，其中夹杂增生的小胆管。7天后，坏死区与周围组织分界处形成纤维组织。30天后，纤维包膜形成，坏死区缩小，其体积约为冰球体积的71%，这可能是坏死区缩小或只有部分受冻组织坏死的缘故。冻后45天后，仅留有薄层白色瘢痕组织，周围肝组织正常。冷冻治疗后，切除的大体标本可见与冷冻冰球形状相符的凝固性坏死区，组织病理学呈现一个不可逆的充血—水肿—出血—变性—凝固性坏死过程，与周围组织界限清楚，包膜增厚，病程长者表面纤维瘢痕形成、收缩。冷冻区与正常组织交界处见胶原纤维增多，纤维结缔组织包裹。光镜下观察可见损伤区细胞肿胀明显，透亮度增加，部分细胞空泡样变性，细胞圆、皱缩，细胞间隙及血管周围间隙显著增宽，并可见灶性出血，部分区域液化；凝固性坏死区细胞边界模糊，细胞结构丧失，核固缩，核破裂。电

镜下观察，细胞连接断离，细胞膜双层结构改变，部分细胞的细胞膜破裂。

（九）术后影像学改变

1. B超　冷冻开始时，B超显示以探针尖端为中心向外逐渐扩大的强回声光团；随着冰球快速增大，B超显示一个像结石样强回声半月形光环，近场为半月形光环，其后有大片无回声区所形成的声影；解冻后，受冻的组织表现为边缘极为清晰的低回声区；术后彩色超声能够观察肿块的声像图及其血流变化，当肿块未见血流信号时，则提示肿块完全灭活。

2. CT　在CT图像上，冷冻区表现为低回声，冷冻探针表现为高回声，CT图像显示的冷冻低密度区与实际冰球完全一致。治疗后，平扫CT显示为较肿瘤区域大的低密度区域。由于坏死区边缘小血管栓塞、坏死，区内无血液流入，CT增强扫描时造影剂不能进入，故坏死区内呈一低密度影。术后CT下判评治疗效果的量化指标是密度变化，冷冻前后CT值同比下降30~40HU，可作为判断瘤细胞已灭活的参考指标。

3. MRI　开放式MRI系统已越来越多地应用于冷冻介入治疗的监测，操作者可借助安装在MRI扫描器上的荧光屏，实时监测穿刺和冷冻全过程。MRI下冷冻区和非冷冻区之间的信号差异明显，因此可准确区分冷冻和非冷冻区，及时了解是否存在残存病灶。

（十）术后反应及并发症

冷冻术后患者一般均较平稳，痛苦轻、恢复快，但如果肿瘤巨大，冷冻范围较大，术后反应也随之增大，术后反应与冷冻范围大小呈正相关。例如，病灶总个数≥3个，总并发症发生率明显升高，但重大并发症增加不明显；当总估算面积≥30cm的冻融面积时，明显增加了总并发症发生率和住院天数，也增加了重大并发症发生率。

1. 术后反应性发热　冷冻术后绝大多数患者均有不同程度的反应性发热，多为低热反应，37.5~38.5℃，对症处理后均可控制。

2. 术后出血　术后出血主要有冷冻术后针道内出血和冷冻后损伤正常组织出血两种情况，目前采用1.47mm超细穿刺针，创伤更小，出血发生率也更小。术后注意观察，在大出血的情况下，可考虑开腹手术止血或肝动脉插管栓塞止血。特别对肝癌患者，肝功能差，凝血机制异常，术前应给予纠正。

3. 冷休克　休克样反应，心搏骤停，有的学者称此为"即刻反应"，即在冷冻、复温时可产生面颈潮红、发热、头晕、头痛、心悸、出汗、血压下降、脉搏变慢等情况，严重者可产生休克，如不及时抢救，可造成死亡。发生的原因说法不一。Sheen认为，可能与冷冻的时间长短有关。Shailr认为，其发生与冷冻体积有关（＞40%）；Selferr报道，当病灶大于6cm时，有发生的危险。故在冷冻过程中及复温时应密切观察患者的生命体征，一旦发现休克样反应或心搏骤停的先期症状，应立即停止冷冻治疗，肌内注射阿托品0.5mg，并采取复温及抢救措施，术中患者处于保暖状态有助于预防该情况的发生。

4. 肝破裂　冰球在迅速解冻过程中会产生压力，故冰球邻临近肝表面时容易发生肝脏破裂。因此，病灶在浅表时，需楔形切除，且控制在7%内，以预防肝破裂的发生。

5. 对脏器功能的影响　一次性消融肿瘤在5cm以上时，要注意冷冻效应对周围正常组织功能的影响，个别患者术后可以表现出脏器功能受损。胸腔积液多发生于右侧膈顶附近的病灶的治疗患者，多为小、中等量，无症状，不需治疗，原因可能为膈下刺激，需要治疗的积液为2%，有症状者给予胸腔引流。胆管破裂瘘或狭窄，在冷冻肝门肿瘤时易出现。早期报道发生率为2%~15%，因此，术前要精确定位，如果离周围重要组织太近，可剖腹下冷冻治疗。

6. 肌红蛋白尿　极个别中晚期肿瘤患者在术后1~3天内出现酱油色小便，发生肌红蛋白尿。其发生可能与冷冻范围大及肝肾功能状况差有关。严重的可导致急性肾小管坏死和肾衰竭。术前要检查肾功能，术中或术后应予碱化尿液、利尿，并给予少量地塞米松。

7. 心肌梗死　原因可能为冷冻部位距下腔静脉较近，导致大量低温血液回心及冷冻后细胞溶解造成高血钾。因此，术中及术后应予心电监测。

8. 血小板降低　冷冻治疗尤其肝癌冷冻后常出现血小板降低，是由冷冻病灶大量摄取及破坏血小板所致，一般1周内会自发性恢复。

9. 局部反应　疼痛和水肿：患者一般均有不同程度的疼痛。通常在24~48小时内消失。个别病例疼痛剧烈，需用布桂嗪或哌替啶镇痛。水肿一般在冷冻后24小时达到高峰，后开始逐渐消退，为减轻这种反应，可于治疗前、后连续口服泼尼松3~4天，可减轻组织水肿。

（十一）疗效评价

冷冻治疗后，肿瘤坏死组织的吸收较为缓慢，表现为逐渐吸收和纤维化的过程，因此不能单纯以肿瘤缩小和消失来简单判断治疗效果，应由长期随访结果来判定。但由于手术方法不同和适应证标准不一，文献报道疗效差异较大。

周信达报道用液氮冷冻机治疗70例肝癌，1~5年生存率分别是59.1%、37.57%、27%、17.5%、12.5%，后期（1975—1989年）分别是68.6%、57.6%、46.9%、30.8%、24%。分析后期疗效提高的原因，可能是小肝癌的比例增加，合并肝动脉结扎或者插管式多模式综合治疗，由此提出改进冷冻装置和技术，使较大肝癌或埋藏肝实质深部肝癌也能被彻底冷冻，是提高疗效的关键。复旦大学肝癌研究所自1973年开展肝癌冷冻治疗以来，治疗235例，全组冷冻后1、3、5年生存率分别为78.40%、54.1%、39.80%。有80例小肝癌（直径≤5cm）的1、3、5年生存率分别为97.20%、77.10%、55.40%。Zhou等报道原发性肝癌的冷冻治疗，其1、3和5年生存率分别达78.4%、54.1%和39.8%。Zhou等报道原发性肝癌的冷冻治疗，其1、3和5年生存率分别达78.4%、54.1%和39.8%。刘剑仑等在超声引导下经皮液氮治疗原发性肝癌，随访6~37个月，术后1、2、3年生存率分别为90.9%、81.8%、63.3%。Lezoche等应用腹腔镜冷冻治疗肝癌 18 例,共 25 个病灶,术后无严重并发症发生,平均随访 10.8 个月,所有患者均存活。

(十二)冷冻治疗优点

肿瘤的微创治疗有血管介入治疗、射频消融治疗、微波治疗、超声聚焦治疗、放射粒子植入等。原理各不相同,但结果都是将肿瘤原位灭活。在临床上,不同技术各有其特殊应用,例如射频消融适用于治疗小的(直径小于 3cm)、离大血管较远的肿瘤,因为易引起疼痛,故不适用于邻近胸腹壁的肿瘤;微波、激光消融与射频消融相似;化学毒物质注射简便、价廉,但消融难以彻底,原位复发率较高;超声聚焦治疗可治疗浅表和深部肿瘤,在理论上为"微创",但实际应用中限制很多,包括超声不能透过含气空腔与骨(肋骨)、难以精确聚焦与定位、加热区温度监测困难等;放射性粒子植入已作为局限性前列腺癌的常规治疗,但在多数情况下,仅作为辅助治疗。

冷冻治疗与上述各种疗法具有相辅相成的作用,具有下列优点:

1. 效果显著 靶向治疗,定位精确,超低温可彻底摧毁病变组织。

2. 微创治疗 损伤少,痛苦少,出血少,并发症低,对脏器功能影响小,患者恢复快,住院时间短。

3. 安全性高 影像下监测探针刺入全过程,避免对重要器官的副损伤;血管热效应可避免血管损伤;探针只在尖端发生冷冻,不损伤穿刺路径的正常组织。

4. 适应证广 可用于年老体弱患者,以及其他疗法无法治疗或治疗失败的晚期病例。

5. 实时监控 手术全程实时影像监控,冰球冻融实时影像监控,组织温度全程监控。

6. 可重复性 可再次治疗,巩固和增加疗效。

7. 操作简单 局麻下施行,定位与穿刺技术简单易学。

8. 联合应用 可单独施行,也可与放化疗、手术等序贯联合应用。

9. 绿色治疗 物理治疗,无放、化疗不良反应,对正常组织细胞无伤害。

(十三)冷冻治疗缺点

1. 冷冻区边缘可能残存瘤细胞,成为复发来源。

2. 冷冻范围过大,可引起器官裂开及"冷休克"等严重并发症。

3. 对胆管、胆囊、输尿管等器官有损伤作用。

(十四)联合治疗

冷冻技术不仅单独应用,还可和其他治疗方式联合应用。

1. 与无水酒精联合治疗肝癌 无水酒精是一种良好的血管内组织坏死剂,具有蛋白凝固作用,造成局部血管内皮和血管周围组织坏死,阻塞毛细血管床,同时又可以直接破坏动脉供血的组织器官。但由于肿瘤内的纤维分隔对无水酒精浸润的局限及肿瘤丰富的血液供应对无水酒精的冲刷和分流,影响了无水酒精对细胞作用机会,而联合氩氦刀冷冻治疗,可进一步杀死残留癌细胞,增强治疗效果。我国顾晓怡研究氩氦刀联合无水酒精注射,报道单

纯冷冻或无水酒精注射与联合应用在肿瘤缩小率方面有显著性差异,血清 AFP 及 CEA 方面,氩氦刀冷冻组下降至正常占 19.05%,无水酒精注射组占 6.25%,联合治疗组占 40.91%。而 Xu 等报道对肝细胞癌患者实施的经皮肝脏冷冻消融联合无水酒精注射,冷冻消融术后 2 周,对 36 例肿瘤直径>6cm 的患者给予无水酒精注射,然后每周一次,做 4～6 次。所有患者术前 AFP 均增高,在术后 3～6 个月内 91.3% 的患者降至正常或接近正常水平。结果表明,经皮冷冻消融为不能手术的肝细胞癌患者提供了一种安全、有效的治疗方法,并结合 PEI 注射,对一些可选择的患者可作为部分切除的替代治疗。

2. 与肝动脉栓塞化疗联合治疗肝癌 肝有双重血液供应,正常情况下,主要由门静脉供应;当肝脏出现肿瘤时,血供由肝动脉主要供应。碘化油栓塞 0.05mm 的微血管,甚至能充斥于细胞间的血窦中,由于肝癌组织中排出机制不全,碘化油能长期滞留其中,持久地发挥阻断血流的作用,当其与化疗药物混合,碘化油滞留在肝癌组织中,亦使药物在肝癌组织中滞留,从而更好地发挥疗效。由于氩氦刀治疗中手术路径的限制、肿瘤本身的三维空间及不规则等因素,单独治疗会不彻底,给予联合治疗可加强其治疗效果。傅德庄等报道肝动脉化疗栓塞加冷冻治疗巨块形肝癌(直径为 11～18cm),无严重并发症,生存期为 11～26 个月。

(十五)围手术期护理

1. 一般护理 术后绝对平卧 6 小时,卧床 24 小时,术后如无不适,即可进食,饮食以流质或半流质为主;术后常规予持续低流量吸氧 6～24 小时,行心电监测 24 小时,监测血压、脉搏、呼吸、体温;遵医嘱,予抗炎、护肝、止血、利尿药物治疗 3～5 天,维持水、电解质平衡。

2. 不良反应观察与护理

(1)反应性发热:肝癌冷冻术后,绝大多数患者均有不同程度的反应性发热。多于手术当日或次日出现,体温在 37.5～38.5℃,最高达 40℃,持续 2～5 天。发热程度及持续时间与冷冻坏死的范围有关,冷冻坏死的范围大,则发热时间长,温度高。发热多为机体对坏死组织吸收而产生的吸收热,一般不需特殊处理,嘱患者注意休息,多饮水,或冰敷大血管。体温高热者可按医嘱予退热药物治疗,如贝诺酯口服或复方氨基比林肌内注射,用药期间严密观察体温下降情况,出汗时及时更换衣服,避免感冒,保持皮肤清洁、干燥、舒适。

(2)疼痛:主要与止血物填塞穿刺针道、刺激肝包膜及肿瘤坏死有关。以穿刺部位及肝区疼痛多见,手术当日及术后第一天较明显,一般持续 1～3 天后逐渐减轻。疼痛较轻者,可根据患者对疼痛的耐受力和感知程度进行必要的心理护理。疼痛较剧者,在排除腹腔出血等并发症的基础上,按医嘱给予曲马多、哌替啶或吗啡等注射,用药后要注意观察患者疼痛缓解情况及呼吸情况。

(3)皮肤过敏:主要是患者对弹力胶布过敏,表现为局部皮肤水疱形成或脱皮。经局部予炉甘石洗剂外涂,有渗液者用 0.1% 雷夫奴尔湿敷,每天更换敷料 1 次;保持局部

清洁、干燥等,处理后 3～5 天水疱自行吸收、好转。为预防皮肤过敏,改用透明通气的胶布粘贴;术后 4～6 小时内及时更换敷料,保持局部清洁、干燥。

(4)穿刺针道渗液:主要由患者腹水较多、蛋白低所致。给予穿刺口缝合 1～2 针,输白蛋白,及时更换敷料,保持干燥。

(5)反应性胸腔积液:部分肿瘤近膈面患者,冷冻后刺激膈肌及胸膜,可引起少量胸腔积液。积液量不多,多数无需处理。若积液超过 300ml,应做胸腔穿刺抽液。术后应严密观察患者呼吸情况,积液明显者可予半坐卧位,以利于改善通气。加强保肝等支持疗法,必要时给予低流量持续吸氧。

(6)术后出血:术后出血性休克是最严重并发症,多发生在术后 48 小时内。肝癌病灶在肝表面时,冷冻可能会引起肝包膜破裂,造成术后出血。肝癌合并肝硬化者凝血机制差,穿刺后易诱发腹腔内出血。

(7)肝功能损害:肝功能术后有不同程度损害,以转氨酶升高及黄疸指数升高为主。主要是治疗引起癌周围的肝组织坏死,同时坏死组织的吸收也可加重肝脏的负担;对肝功能较差的,冷冻范围广可引起肝细胞性黄疸或腹水。可予保肝、降黄、利尿治疗,一般经短期治疗后,肝功能可在 1 个月左右恢复术前水平。

(8)肌红蛋白尿和冷休克:注意事项见并发症部分。

总之,肝脏恶性肿瘤的超低温冷冻治疗为一种安全、有效的治疗方法,为不可手术切除的肝肿瘤患者提供了一条新的治疗途径。随着新型冷冻设备及引导技术的发展,必将因其微创、安全、有效,从而迎来更加广泛的临床应用前景。

(刘 方 邢文阁)

六、微 波 治 疗

(一)微波治疗发展史

1972 年 Hlom 和 Goldberg 几乎同时研制成功 B 型超声引导的穿刺探头,标志着超声医学的一个新时代——介入性超声的开始。Tabuse 等于 20 世纪 70 年代末研制出世界首台微波凝固治疗仪,起初只用于肝切除术中凝固止血,后来被应用于术中凝固处理较大的不能切除的肝癌。1992 年以来,超声引导下经皮局部热凝固治疗肝肿瘤技术在国内外迅速兴起,成为继肝动脉栓塞化疗以后又一种非手术治疗的有效新方法,被喻为介入性超声发展史上新的里程碑。1994 年,Seki 等报道超声引导下经皮穿刺将微波电极植入瘤体内凝固治疗小肝癌获得成功,从此拉开了超声引导下微波凝固治疗肝癌的序幕。此后国内外学者相继报道了这一技术的改进和临床应用。由于超声引导定位准确,有效微波热场可调控,达到了一次热凝固治疗造成肝癌完全坏死的目的,并且远期疗效十分突出,因此,近年来该方法已受到临床广泛的重视,可望成为治疗肝癌的一种重要技术。

(二)微波治疗原理

1. 凝固坏死 微波是一种高频电磁波,组织中的极性分子(主要是水分子、带电离子和胶体蛋白)在微波作用下发生振荡摩擦,使组织温度升高,可短时间内产生高达 65～100℃ 的局部高温。当活体组织达到一定温度(54℃ 1 分钟或 60℃ 即刻)时,细胞中的蛋白质发生变性凝固而导致细胞死亡(即凝固性坏死)。由于 PMCT 通过针式电极在肿瘤内发射微波,治疗热量高度集中,靶区内组织完全受到破坏,而靶区外组织相对安全。

2. 缺血坏死 血管壁受微波作用后,发生透壁性坏死,内皮细胞崩解,血管内血栓形成,并且可以导致坏死血管周围肝组织进一步发生缺血坏死。80W 条件下,可阻断直径<5mm 的门静脉、肝静脉及直径<0.7mm 肝动脉的血流。

3. 免疫增强 研究发现,肝癌患者外周血中和肿瘤局部,特别是癌组织内的免疫状态明显低于正常人。通过微波治疗后,患者的免疫功能会明显增强。

(1)活化或增强免疫效应细胞:微波消融治疗后,肝癌患者外周血中 NK 细胞活性、LAK 细胞活性及 CD3 淋巴细胞百分比均显著高于治疗前,而手术切除组和经肝动脉栓塞治疗组患者治疗前、后相对应的免疫指标则无显著变化,甚至由于手术创伤,患者术后短期内还出现了免疫抑制。微波消融治疗 3 天后,病灶内 CD3、CD45RO、CD56、CD68 免疫细胞的体积明显增大,CD4/CD8 明显升高,T 淋巴细胞 CD95 阳性率明显增加,这些变化能持续 30 天以上。对同一患者不同部位两个肝癌结节的微波消融治疗对照研究表明,治疗一个结节后,另一个未受微波热场影响的结节内部免疫细胞浸润数量也增加,体积增大,而且与受治疗结节内浸润的免疫细胞表型相同,说明治疗结节和未治疗结节内有相同抗原,免疫细胞均是被激活的,故产生同样的免疫应答反应。

(2)降低某些免疫抑制因子的水平:肿瘤细胞分泌的可溶性 IL-2 受体、转化生长因子 β_1 和甲胎蛋白都是免疫抑制因子之一,能抑制多种抗肿瘤免疫效应。微波消融治疗均可使其明显低于治疗前的水平。

(三)微波的仪器设备

1. 微波传输系统

(1)微波发生装置:其核心器件是磁控管,微波便是由它产生,可通过调节变压器初级电压改变输出功率。微波频率为 2 450MHz 左右,输出功率为 10～100W,常用 60W。

(2)传输电缆:为可曲同轴电缆。一端接磁控管的耦合环,另一端接辐射天线,将磁控管产生的微波能量传输到辐射天线。

(3)植入式微波天线:其功能是将微波能有效地辐射到人体需要治疗的部位。天线呈杆状,长度为 10～30cm,直径为 1.6～2.0mm,常用 1.6mm。早期的天线都为单极针状结构,即微波的发射由伸出外导体一定长度的内导体来完成。但在使用早期的单极针状天线时,微波能量从磁控管到天线末端的传输过程中,损耗很大,Shibata 等认为磁控管输出 60W,到天线末端后实际只有 16W,损耗的 44W 不仅造成天线杆温升高,而且还造成皮肤灼伤,治疗条件也相应只能选用低功率、短时间,结果发现凝固范围有限。

厂家通过多极集束天线,减少传输损耗,使辐射效率大大提高,最大凝固范围可以达到50mm×40mm,同时天线杆温升高不明显。Saito等使用同轴偶极天线,解决了凝固形态长轴偏长的缺点,使凝固形态近球形,更加符合肿瘤膨胀性生长的特点。

2. 测温系统　采用20G热敏电阻感温针,可多点连续测温并随机显示,对治疗部位及其周边的温度进行实时监控。

3. 监视与引导设备　增强CT、MRI虽然成像清晰,但由于不能实时显示,故常用于治疗后随访。超声显像仪是PMCT较理想的引导设备,微波天线通过超声引导可避开大血管和重要结构,准确到达治疗部位,具有使用方便、经济和实时显示的特点。彩色多普勒显像超声仪还可被用来评估微波治疗前、后肿瘤血供的变化。超声造影能量多普勒血流成像能清楚显示肝癌内的滋养血管及其分布状况,并能于治疗后短期内及时判断肿瘤坏死情况。蒋学梅等应用三维彩色多普勒能量图,清晰、完整地显示了肿瘤的血管网,为了解肝癌的声像图特征、血运状况和评价PMCT的疗效提供了丰富、准确的信息。

(四)术前准备及微波治疗的方法

1. 术前准备

(1)对患者进行彩超检查,观察肿瘤声像图特征及血供等。

(2)再进行CT或MRI检查,进一步明确诊断。

(3)超声引导下穿刺活检,确诊肝癌。

(4)查出、凝血时间和肝肾功能及血糖,异常者宜调整到正常后或接近正常。

(5)根据肿瘤大小、部位等具体情况,制订详细治疗方案,包括微波电极置放、输出功率和凝固时间等。对直径≤3.0cm的结节,单针穿刺、单点辐射能够达到完全灭活病灶的要求;3.0cm以上的肿瘤一般需多针组合穿刺辐射,针距2.5cm,最多可布5~7针。必要时,每针实行两点辐射,即1次辐射后将电极针上提3.0cm作另1次辐射。间隔3~4天后,再追加治疗1次。实行多针穿刺辐射时,因微波辐射中产生的高热使肿瘤组织内的水分汽化产生强回声,影响肿瘤显像,妨碍下一针的穿刺定位,故需先完成所有的预定穿刺,再逐一辐射。操作中应注意避免损伤重要的结构,并确保有效热场的覆盖大于肿瘤边缘0.5cm,力求降低周边残癌的存活率。

2. 操作过程

(1)皮肤消毒,局部麻醉或者静脉麻醉。一般情况下,单针穿刺多采用局部麻醉,多针穿刺者如有条件最好静脉麻醉。

(2)超声引导下,将14G穿刺引导针经皮穿刺至肿瘤底部,沿途避开重要结构,如胆囊、大的血管和胆管等,并确保有效热场的覆盖大于肿瘤边缘0.5cm,力求降低周边残癌的存活率。拔出针芯,导入16G微波电极。

(3)将测温针置于肿瘤周边5mm和重要结构旁。

(4)发射微波。实行多针穿刺辐射时,因微波辐射中产生的高热使肿瘤组织内的水分汽化产生强回声,影响肿瘤显像,妨碍下一针的穿刺定位,故需先完成所有的预定穿刺,再逐个辐射。必要时,每针实行两点辐射,即1次辐射后将电极针上提3.0cm作另1次辐射。间隔3~4天后,再追加治疗1次。

(5)达到预定温度或时间后,边发射微波边拔针结束治疗。

整个过程均在超声动态观察下进行。随后,针对术中出现的不良反应及并发症做出相应处理。

(五)微波治疗的适应证和禁忌证

1. 适应证　微波治疗主要用于早、中期原发性肝癌,肿瘤的位置合适,Child分级一般是A级或B级的患者。具体如下:①直径<4cm的单发肿瘤,或直径<3cm、数目≤3枚的多发肝癌,原则上一次治疗可达到肿瘤结节完全坏死;②直径在4~8cm的单发肿瘤,或直径≤4cm、数目≤4枚的多发肝癌,通过多电极、组合热场进行多点多次治疗,或与其他治疗方法联合应用,可力争达到肿瘤完全性坏死的效果。

2. 禁忌证　①肝功能达Child C级;②合并严重的肝硬化、大量腹水、门静脉高度曲张;③严重的凝血功能障碍(血小板<5×10⁹/L,凝血酶原时间>25秒,凝血酶原活动度<40%);④弥漫型肝癌。

(六)微波治疗的并发症

1. 疼痛　多数有轻微右上腹痛,1周内消失。对治疗中疼痛反应剧烈者,术后当晚宜给予镇痛剂。

2. 皮肤烫伤　微波辐射时,电极针杆的温度很高,可致皮肤烫伤。采用冰盐水冷却针杆,可有效减轻烫伤。

3. 术后低热　术后2~3天内可出现低热,一般无需特殊处理。

4. 转氨酶升高　多为一过性升高,常在1~2周后恢复术前水平。

5. 较少见的并发症　肝包膜下血肿、胆漏或肠瘘、感染、胸腔积液、门静脉血栓形成、肝破裂、癌细胞播散与腹腔种植等。

肿瘤的大小和临床分期是并发症多寡的主要影响因素,当肿瘤>4cm时,并发症明显增多;有些并发症一旦发生,治疗则较麻烦,故重点是加强预防,例如避开重要管道结构;在拔除引导针时,用微波针凝固穿刺途径,可起到避免术后出血和针道种植的作用。腹腔给予抗癌药,可以预防癌细胞种植。

(七)监测和随访指标

1. 超声检查　在二维灰阶声像图上,除非瘤灶已成为无回声的液化区,肿瘤回声较治疗前变高或变低并不能视为组织已完全凝固坏死。彩色多普勒和能量多普勒超声如发现瘤内无血流信号,常提示疗效完全,但不甚可靠。超声造影则明显改善其判断,可与增强CT相媲美。

2. 动态CT及MRI　动态CT及MRI显示病灶无增强,是肿瘤灭活的比较确切的证据。动态增强CT检查不能仅限于PMCT后2周内,1个月或更长时间内应再次进行,虽然治疗周边区的肝实质增强常可在治疗后1~2周内出现,进一步随访不再增强,但肝动脉门静脉分流常持续超过1个月。此外,CT检查还有助于发现并发症。

3. 血清AFP 术前血清AFP升高者,治疗后经一段时间AFP值应恢复正常。

4. 病理改变 必要时可行肿瘤组织活检,确认有无存活的癌细胞。应多点穿刺,特别注意在肿瘤边缘取材,以保证结果的真实性。

5. 肿瘤大小 关于肿瘤大小的变化,在术后短时间内尚难作为评估的指标。术后早期影像学检查可能发现病灶反而有所增大。肿瘤的缩小和消失则需要相当长的时间。

（八）微波疗效及影响因素

1. 微波疗效 1994年,Seki首先将超声引导下经皮微波凝固治疗肝癌的技术应用于临床。治疗18例肝癌患者,均为单发结节,直径≤2cm,每个结节的治疗次数为1次,治疗后各种影像学检查显示肿瘤及周边组织坏死。其中1例患者治疗后手术切除肿瘤,病理组织学显示肿瘤呈完全性坏死。随访11～33个月,3例复发,17例存活,无严重并发症。2003年董宝玮等报道234例肝细胞癌患者339枚肿瘤结节(直径为1.2～8.0cm)PMCT的疗效,结果表明,肿块内彩色多普勒血流信号消失率为92.0%,增强CT无强化率为89.2%,MRI无强化率为89.1%,活检肿瘤完全坏死率为92.8%,1～5年生存率分别为92.7%、81.6%、72.85%、66.37%和56.7%,无严重并发症。

2. 影响因素

(1)肿瘤大小和病理分化程度是主要影响因素:肿瘤越小,分化程度越高,疗效越好。

1995年,Murakami采用多次进针、组合覆盖的方法对较大的肿瘤进行治疗,共治疗9例肝癌患者,肿瘤直径为3.5～6.7cm,平均4.8cm。该组患者治疗后随访期为4～9个月,平均6个月,5例肿瘤达到完全性坏死,4例肿瘤局部复发,复发原因主要系肿瘤过大,微波凝固区没有完全覆盖肿瘤。Dong等在超声引导下对177例肝癌患者共265个肿瘤灶进行PMCT,病灶直径为1.5～8.7cm,直径<5cm的肿块能一次原位灭活。1～5年累计生存率分别为90.1%、76.9%、68.3%、64.2%和57.8%,高分化及中分化者的生存曲线均明显好于低分化者(P<0.05),中分化与高分化者之间无统计学差异。全组1～5年累计新生病灶率分别为26.1%、37.8%、43.5%、48.6%和58.9%。而Itamoto等认为,微波只适合治疗直径≤2cm的高分化肝癌,可以做到原位灭活,5年生存率为48.6%;对于>2cm的中、低分化的肝癌,疗效差,复发率高,为63.0%。

(2)治疗方法:为了减少血液灌注对微波凝固治疗的影响,Shibata在微波治疗时,采用经皮穿刺球囊阻断门静脉血流和股动脉插管球囊阻断肝动脉血流治疗28例肝癌患者,治疗后影像学检查显示阻断血流可以使凝固范围明显增大,肿瘤的局部控制明显改善。Seki等将肝动脉栓塞化疗(TACE)和微波联合应用治疗18例肝癌患者,结节直径为2～3cm,方法是先进行TACE治疗,1～2天后对病灶进行微波治疗,微波治疗次数为1～2次,治疗后结节完全坏死率为94.4%。微波治疗前先进行TACE治疗,可使肿瘤的血流减少,提高了微波凝固局部升温的效率。

何文等采用低功率长时间、分段组合凝固的方法,对182例无法手术及栓塞或化疗的中晚期肝癌进行治疗。其中,102例肿瘤直径>5cm。治疗功率为30～40W,作用时间为200～1 800秒。治疗后肿块均有不同程度缩小,肿块内血流减少或消失,患者全身状况明显改善,疼痛减轻,食欲增加。

(3)免疫状况:董宝玮等对微波治疗后患者机体的免疫状况进行研究,结果显示,微波治疗后患者外周血免疫细胞和局部免疫细胞浸润均增加,局部免疫细胞浸润程度与患者预后有关。免疫细胞浸润程度高者较低者2年复发率低。

（九）与其他疗法比较

1. PMCT与经皮无水酒精注射(PEI) PMCT医疗费用虽然比PEI高,但所需治疗的次数远较PEI少,且效果要好,肝功能损害轻微;Seld等通过回顾性研究发现,对于直径<2cm且高分化肝癌,两者总的5年生存率无显著差异,但对中分化及低分化肝癌,PMCT疗效明显优于PEI。

2. PMCT与经动脉导管化疗栓塞(TACE) 与TACE相比,PMCT的好处是术后肝功能损伤更小。TACE还存在依赖肿瘤血供条件和有时超选择插管困难的问题。

3. PMCT与激光 激光治疗由于消融范围小、成本高和操作费时,已不常使用;而PMCT的热效应更强,凝固范围较大,受组织结构影响较小,稳定性好,故对于治疗3cm以上的较大肝癌更为适宜。

4. PMCT与射频消融(RFA) Shibau等通过随机对照试验证实,两者消融疗效无统计学差别,而RFA较省时。但是,PMCT具有明显成本较低的优势。

5. PMCT与高强度聚焦超声(HIFU)及冷冻疗法 对于肝癌,HIFU易受肋骨、肺气的影响。HIFU与冷冻远期疗效尚未见大宗报道。

6. PMCT联合应用其他介入性治疗方法 可进一步扩大凝固范围。Seki等对18例癌结节直径为2～3cm的肝癌患者先行肝动脉化疗栓塞术(TACE)治疗,栓塞后1～2天行PMCT,17例癌结节呈完全坏死。PMCT+TACE不仅起到栓塞和化疗的作用,而且TACE阻断肝癌的动脉血供,消除肝动脉血流所引起的散热效应;另外,碘油可以通过大量肝动脉-门静脉瘘填充于周围的门静脉支,导致门静脉流速减慢,减少瘤周的门静脉血供,从而进一步减少血液循环造成的冷却效应,同时选择TACE术后1～2天内进行微波凝固治疗不但可以最大限度地利用组织缺血和炎症增强微波的局部热效应,减少辐射次数,而且没有栓塞血管再通的可能性。影响微波凝固范围的血流不仅有肝动脉,还有肝静脉和门静脉,Ishida等通过TACE联合暂时性阻断肝静脉血流,在同时阻塞肿瘤区的供血动脉和引流静脉后行PMCT较仅TACE+PMCT可获得更大的凝固范围,最大凝固直径分别为(42.9±8.3)mm和(32.6±8.0)mm。Shibata等通过插管球囊联合暂时阻断肝动脉和门静脉来减少肝血流的方法,使微波凝固最大直径由未阻断血流时的(26.9±8.5)mm显著增大到阻断血流后的(41.1±9.3)mm。Takamura等研究发现,阻断门静脉或肝静脉血流均可显著增大微波凝固范围,但凝固范围与门静脉血流阻断与否的关系更为密切，他认为产生的原因是正常肝大部分血供来自门静脉，故在肝血流所引起的散热作用中门静脉起了主要的作用，对凝固范围的影响更大。

微波凝固治疗肝癌虽然取得了较好的临床疗效，但尚需进一步扩大微波凝固区的范围，并增强适形调控能力；同时，简化微波治疗仪的操作程序，实现数字化、自动化温控调节。此外，积极研发三维超声成像显示肿块三维特征并指导治疗，可望提高一次原位灭活的效果，同时发展非损伤性的、能直观显示温度的监测方法。另外，局部微波热凝固治疗引起细胞免疫反应的机制和规律性尚须深入探索，以提高治愈率和远期疗效。进一步探讨微波治疗后转移复发的规律，将会对微波凝固治疗肝癌的方案制订和改进具有深远的指导意义。

（朱晓琳）

七、激 光 治 疗

（一）激光治疗发展史

激光热疗（laser-induced thermotherapy，LITT）又称激光热消融（laser thermal ablation，LTA），1983 年由 Bown 首创用于治疗实体瘤。2 年后，日本学者 Hashimoto 等首次将其应用于肝脏肿瘤的治疗后，揭开了肝癌激光介入治疗肝癌的序幕。随后，间质激光热凝固治疗（interstitial laser thermotherapy，ILTT）作为治疗肝脏肿瘤的一种安全、有效、微创的方法，也开始在临床得到应用。

（二）激光治疗原理

激光治疗是一种原位治疗实质性肿瘤的微创性技术，属于介入医学中的间质热疗法，是在影像学方法如超声、CT、MR 等的引导下，经皮穿刺通过肝实质，将光导纤维置入肿瘤组织内，一定波长的高能激光通过光导纤维被传递至病变组织中后，由纵向传导转变为径向散射，光能转变为热能被组织吸收，产生局部热效应。热生物学研究证实，加热使组织温度达 40～45℃，可引起酶失活；60～140℃可导致细胞萎缩，胞膜破裂，核固缩，胶原玻璃样变，蛋白变性；100～300℃可使细胞萎缩，细胞外气泡产生；300～1 000℃可使组织气化和炭化。而肿瘤细胞比正常细胞对热更敏感，42～45℃即可被杀灭。研究还表明，肿瘤局部热疗后还可提高机体免疫功能，增加热休克蛋白合成，促进机体杀灭肿瘤。LITT 热疗消融肝癌的基本思想是：把一个激光头（laser applicater）放在肝癌组织内，通过光纤把低能激光（3～15W）传输给激光头，利用光能转变为热能，把肝癌组织连续加热（3～30 分钟）到一定温度范围内（45～95℃）使其凝固坏死，而正常肝组织不受损伤。组织破坏的容积与光导纤维在肿瘤内的位置和功率大小、曝光时间、局部组织的光学及热学特征有关，为达到癌组织完全性坏死的目的，热损伤常需超过肝癌边缘至周围相毗邻正常肝实质 0.5～1.0cm 的范围。功率和曝光时间增加，则凝固区域增加，其中功率是最重要的因素。由于 Nd：YAG 穿透组织能力强，可通过植入光纤传输等特点，故常被选用于治疗恶性肿瘤。通常应用 Nd：YAG 激光低功率（1～5W）连续加热数分钟，肝癌被凝固坏死直径达 40mm。

（三）激光治疗的仪器设备

1. 填隙激光纤维　传统裸头光导纤维激光发射主要集中在头端，易发生炭化，炭化的变黑组织限制激光穿透，引起局部温度积聚。应用圆筒性弥漫光纤维头端，能在整个弥漫光长度产生均匀的光发射，使发射的激光能均匀地分布到整个周围组织。最近几年来，弥漫光头纤维的质量已大大改善，其长度能适应肿瘤直径的大小，柔韧和抗热性能更好。用单根光导纤维最终产生的凝固大小有限，对直径>2cm 的病变可同时用多根纤维进行激光治疗。为此，分立的光束装置已问世，以便一个激光器能供给多根光导纤维。由于多根光导纤维之间的协同作用，损伤害积可增加 4～6 倍，使凝固区域直径增加到 5cm。在离体猪肝的研究中，对于直径为 5cm 的病变，分立的纤维相互之间理想距离（2cm）能产生最大的协同作用。另一种装置是通过一个密闭透明的激光导管系统，弥漫光头端插入组织治疗的同时，能提供水冲洗，使导管表面温度减低，从而增加曝光时间和功率，而无炭化和导管破坏的危险。这种装置用 4cm 长的弥漫光头端能产生直径 5cm 的损伤范围。

2. 激光设备　Nd：YAG 激光器，Nd：YAG 激光波长为 1 064nm，输出功率设置在 20～30w，一次激光照射时间为 10～30 分钟。穿刺针为 18～20G 的 PTC 针。测温针为特制数字半导体测温针 18G 或 20G，测温范围在 −5～150℃。超声仪为高分辨力实时彩色超声仪，配备穿刺引导架。

3. 引导与监测设备　超声、CT、MR 等在激光热疗中发挥重要作用，包括靶组织定位及引导穿刺、术中实时监测、术后随访等。

超声：是最早被用于激光热疗的影像学方法，由于其无辐射、实时成像且简便经济的优点，目前已成为最常用的一种方法。治疗过程中，超声可以观察到治疗前癌组织呈低回声区；术中热凝固性坏死区域呈较强回声；治疗后 24～48 小时，热损伤部位呈现特征性"三层回声"，即中心区为小的无回声区（气化区），周围为薄层高回声区（炭化区），最外一层为带声影的低回声晕环（凝固性坏死区），但是由于显像质量的限制，超声在某些方面仍不理想，如安全的穿刺途径的选择、光导纤维顶端的准确定位及术中组织热损伤变化的观察等。

CT：引导穿刺具有定位精确、选择穿刺途径较安全等优点，增强 CT 还可用于确定肿瘤包膜的存在，螺旋 CT 愈来愈多地被用于肝癌的分期、预后评估及早期发现肿瘤复发。治疗后，CT 平扫的特征性改变是治疗前不规则低密度病灶，被边界不清、形态不规则的高密度区所取代，外周是一圈不规则的低密度区。增强 CT 则可见中心非增强区，周边是薄层增强晕环（提示炎症反应）。缺点也是术中不能及时反映组织热损伤变化，并且术后平扫或增强均需较长一段时间方能显示治疗前后组织变化。

MR：由于 MR 优质的软组织成像质量及直接三维成像能力，使肿瘤组织与正常肝组织及周围结构的区分度较 CT 或超声明显提高，使穿刺过程更为安全、准确。更重要的是，由于 MR 对温度的独特敏感性，已逐渐成为激光热疗过程中，观察组织热损伤变化的重要手段，计算机软件对激光照射时组织内温度变化进行色彩编码处理,生成热图(thermal map),使操作者准确估计热损伤的真实程度,增加了治疗过程中组织变化的直观性,激光热疗所致组织热凝固性坏死的 MRI 特征性表现是,治疗区 T_1 加权像上不均匀信号,增强扫描后不强化。肝脏特异性对比剂 MnDPDP 是一类顺磁性锰螯合物,可加速 T_1 弛豫,并且起效快,维持时间长,在 T_1 加权像的增强图像中,肿瘤组织与周围结构的区分度较传统 Gd-DTPA 对比剂增强要高。

(四)激光治疗的适应证和禁忌证

1. 适应证 由于癌组织累及多个肝叶、肝功能明显异常或全身状况差不能耐受手术以及不愿手术者,一般来说,理想的适应证是肝癌直径<5cm、肿瘤数目<5 个,并且无明显肝外侵犯;对直径>5cm 的肝癌可以减积,不能根治。

2. 禁忌证 ①肝病失代偿期(如出现消化道出血、肝性脑病、难治性腹水等);②出、凝血功能异常(血小板计数<40×10⁹/L,凝血酶原活性<40%);③严重的心、肾功能不全;④严重对比剂过敏。

(五)激光治疗的方法

1. 术前准备

(1)利用超声、CT 或 MR 等,确定肿瘤的大小、数量、位置,与周围血管、胆管的关系,以及有无包膜存在。

(2)血清学检查:包括 AFP、CEA、转氨酶、碱性磷酸酶、胆红素、电解质、血红蛋白、凝血酶原活性、肾功能及全血细胞计数等。

2. 途径 局麻或全麻下 B 超、CT 或 MRI 引导经皮穿刺或开腹直视下 LITT 肝癌都有报道。全麻下治疗好处是有利于控制呼吸,防止患者不舒适和移动;有利于 MRI 实时监测;有利于经皮穿刺、气囊阻断门静脉血流而增强治疗效果。局麻下 B 超引导经皮穿刺 LITT 优点是经济、安全、方便、微创、可反复治疗,故被广泛应用。对位于肝顶部肿瘤,必须经胸、经皮膈穿刺置入光纤头,左半肝可经肋缘下,右半肝可经肋间穿刺,从而避免损伤主要血管、胆管。直视下 LITT 肝癌优点是可准确植入激光探头,针道出血可直视下止血,肝脏可游离暴露后位肿瘤,并且可增加光纤直径便于凝固较大体积肝癌,可阻断肝门增强疗效。

3. 操作过程 患者局麻或全麻,取仰卧位,超声、CT 或 MR 确定光导纤维顶端位置,穿刺针经皮穿刺,经肝实质至治疗区,无菌光导纤维取代针芯继续插入,直至 1.0cm 左右裸露的纤维顶端直接与肿瘤组织接触,启动 Nd:YAG 激光发射器,使治疗区域的靶组织凝固性坏死。对多个肿瘤,可将光导纤维回拉,再将穿刺针穿入下一个肿瘤内,重复上述过程。待所有肿瘤治疗结束后,即可将光导纤维与穿刺针缓慢拉出,穿刺针及光导纤维的数目(常为 1~4 根)及排列方式由肿瘤的大小、形状及位置决定。整个过程均在超声、CT 或 MR 连续监测下进行。

(六)激光并发症

患者大都能耐受激光热疗过程,术中及术后并发症少,且多数轻微。

1. 轻至中度的疼痛与腹部不适。

2. 短暂、轻度的发热。

3. 胸腔积液、积脓、气胸或血胸。

4. 肝包膜下出血、肝内出血或腹腔内出血。

5. 血清转氨酶 8~10 倍升高,但 3~20 天可恢复正常。

6. 其他,如局部感染、胆管损伤、肾周感染、胆漏、致死等。

7. 空气栓塞 Malone 等对家猪邻近肝静脉和门静脉肝组织行 LITT 时,观察到门静脉和肝静脉会产生气泡,认为门静脉内气泡会弥散至边缘肝组织而不会引起危险,但肝静脉内气泡起立时会移行到心脏。对卵圆孔未闭的肝癌患者,有引起空气栓塞的危险。虽然这种危险性发生率低于 1%,但对该类患者 LITT 时要进行心脏超声监护,如果肝静脉内有气体产生,则应调整光纤头位置,远离肝静脉和门静脉或终止 LITT。

(七)激光治疗后的病理改变

热蛋白变性在大体组织上呈苍白,但这确定组织坏死不确切。在光镜下凝固损伤的边界是由内出血、充血和水肿组织组成的轮缘。这一出血带是由热所致的血管内红细胞溶解引起的,是不同组织激光凝固后一种典型表现。这一出血带裂粒体活性丧失,因而细胞失活。治疗后,即刻用光镜形态学观察不易确定凝固组织的细胞活力。在治疗后,活体标本 HE 染色并用电镜检查,发现有核细胞失活。在有与无肿瘤的动物模型中,在治疗后立即测定烟酰胺腺嘌呤二核苷酸代谢或在治疗后 6~36 天测定 5-溴 -2-脱氧尿苷,并行免疫组化染色,未发现活细胞存在。已证实,在治疗后 2~3 天行肝转移切除的患者标本中,激光产生的凝固使细胞全部死亡。在再生过程中,形成的纤维化边缘使正常组织与凝固块轮廓分明,凝固块可触及,像致密的包块一样。这个再生过程就是成纤维细胞、内皮细胞和胆管增生的间质重建过程。原先组织结构仍然完整,且在纤维变性边缘内无血管生长。一般在激光治疗后 3~12 个月肝组织可完全再生,这取决于起初损伤的大小。

(八)激光治疗的疗效评价

1. 评价指标

(1)B 超:LITT 时肝内组织水挥发产生气泡,易引起与凝固坏死无关的回声改变,因此实时监测疗效帮助不大,但有助于治疗后疗效评价。如治疗后声像图上表现为病灶中心气化腔明显缩小甚至消失,代之以较均匀的强回声。此时,超声测得瘤体缩小。彩色多普勒测得多数病灶血流信号减少或消失。

(2)CT:CT 是治疗后评价的理想标准,最适时间治疗后 1~4 天,增强 CT 表现为界限清楚的非增强区(治疗区)与非治疗增强肝癌区。但 CT 不能鉴别治疗长时间后的炎症改变、再生肝组织或复发肿瘤。

(3)MRI:MRI 不仅能监测形态学变化,又能监测生理学改变。T_1 加权 MRI 可准确测定 LITT 肝癌时的凝固区,这一点已被临床治疗肝癌后 2~3 天切除凝固坏死区与病理对照证实。质子振荡频率(proton resonance frequency,PRF)的变化可反映组织温度依赖性的 MRI 表现,PRF 技术提供了直接观察温度变化的可靠指标,体外研究表明 MRI 序列图像可准确反映温度变化 40℃以内。

（4）血清甲胎蛋白（AFP）值：AFP 多数降低或回到正常范围。

（5）组织病理学：大体观表现为组织变白。光学显微镜下，凝固病变组织表现为出血、充血、水肿。红细胞破坏引起的出血带是激光热凝固的典型表现，该区细胞因线粒体酶失活而死亡。LITT 后立即光镜检查，不能确切判断细胞活力，因为线粒体酶丧失才表明细胞无活力。LITT 肝癌后，穿刺标本苏木精 - 伊红染色示有核细胞。电镜检查、免疫组化辅酶代谢定位或溴脱氧嘧啶核苷的掺入检查示细胞已无活力。

2. 临床疗效　继 1985 年日本学者 Hashimoto 等首先报道应用低功率 Nd：YAG 激光、单根裸光纤 LITT 原发和继发性肝癌后，采用的技术不断改进。Vogl 等利用经皮激光热疗治疗 676 例肝癌（1 914 个肿瘤）患者，95% 的肿瘤达到完全性坏死的效果，凝固性坏死范围超过肿瘤边缘 5mm，患者平均生存时间为 35 个月，未发现严重并发症。有人在超声引导下经皮穿刺瘤内插入光导纤维，利用低功能激光治疗 HCC，治疗后 7 例再活检的结果表明，5 例小肿块均发生完全坏死，说明 Nd：YAG 激光对于较小肿瘤的疗效是肯定的。Pacella 等报道超声引导应用 Nd：YAG 激光 5W，作用时间为 6 分钟，散射光纤 1～4 根热疗消融 30 例直径为 3.5～9.6cm 和直径为 0.8～3.0cm 的肝细胞癌，30～90 天后经股动脉插管行肝动脉区域性栓塞化疗。结果显示，大肝癌治疗后 28 例随访 6～41 个月（平均 17.1 个月），90% 肝癌坏死，93%CT 显示肝癌缩小或稳定，治疗前 AFP 升高病例术后均降为正常，1、2、3 年局部复发率均为 7%。小肝癌组中 100% 肝癌完全坏死，无局部复发，1、2、3 年累计生存率分别为 92%、68%、40%。全组除局部疼痛、一时性肝转氨酶升高外，无其他较重并发症，认为 LITT 联合栓塞化疗是姑息治疗大肝癌的有效手段，并且可减少治疗次数。与其他局部热疗消融技术相比，LITT 价廉、方便、癌细胞种植少。

（九）问题与展望

LITT 虽然具有很多优势，但还存在着一些问题有待解决：①对于直径较大、形态不规则的肿瘤，需要多个激光发射器，并且需多次照射，治疗效果仍不理想，对冷却装置的要求也提高，需要一个能及时减少炭化与气化且热沉积能覆盖并超过整个肿瘤的方法；②MR 温度监控技术目前只是半定量技术；③肝血流变化、激光能量与组织病理学结构改变三者之间的关系有待进一步确定；④缺乏大宗随机病例及远期疗效的研究。

总之，经皮激光热疗是一种充满前景的微创治疗方法，具有操作简单、肝组织损伤小、并发症少、安全可靠等优点。随着器械技术和方法的改进，将有望在肝癌的综合治疗中发挥重要的作用。

（宋天强）

八、化学治疗及靶向治疗

（一）肝癌化学药物治疗简介

早在 20 世纪 50 年代起，全身性化学药物治疗就开始用于原发性肝癌的治疗，是晚期不能手术的原发性肝癌的姑息性治疗手段，应用的是多柔比星 / 表柔比星、氟尿嘧啶、顺铂和丝裂霉素等传统化疗药物，这些化疗药物全身给药时有效率低、不良反应较大。虽然多柔比星曾被认为是最有效的药物，但其单药有效率多低于 10%。由于缺乏高级别的循证医学证据表明这些传统的化疗药物能改善原发性肝癌患者的生存，长期以来，肝细胞肝癌被认为是不适合全身性化疗的病种，因此，全身性化学药物治疗在肝细胞肝癌中并没有得到广泛应用。

新的化学药物及靶向药物的不断出现和应用，使得消化道恶性肿瘤的全身化疗有明显进步，预后得到显著改善，推动和启发了原发性肝细胞肝癌系统性药物治疗的研究。目前已有一些研究结果证实全身性药物治疗在晚期肝细胞肝癌中的应用价值，主要研究方向集中在靶向药物和新一代化疗药物上。2008 年开始的 2 项随机对照的Ⅲ期临床试验显示，多靶点靶向药物索拉非尼能明显延长肝细胞肝癌患者的生存。自此之后，索拉非尼成为第一个公认的对肝细胞肝癌有效的分子靶向药物，同时也成为后续临床试验的标准对照药物。相比之下，化疗药物的证据出现稍晚。2011 年后的 EACH 研究和 AEGO 研究的阳性结果挑战了细胞毒性化疗药物对原发性肝癌生存无益的传统观点，其中 EACH 研究是首个由中国学者领衔的开放性、多中心研究，该研究结果成为国家药品监督管理局（NMPA）批准奥沙利铂用于不适合手术或局部治疗的局部晚期和转移性肝细胞癌的直接证据，首次为晚期肝细胞癌患者提供了有效的系统化疗方案，这也是全球首个获批的肝癌系统化疗方案。

随着晚期原发性肝癌全身性化学药物治疗的不断进展，已有一些临床研究开始评估辅助化疗在肝细胞肝癌患者中的价值。Chen 等在一项Ⅲ期临床试验发现，在肝炎相关肝细胞肝癌根治术后应用干扰素 α2b 并不能延长患者的无复发生存。索拉非尼用于肝癌切除术后或射频消融术后辅助治疗的Ⅲ期临床研究（STORM 研究）正在进行中。此外，还有Ⅱ期临床研究发现肝癌术后卡培他滨治疗可降低复发率，提高 5 年生存率。目前尚无术前新辅助化疗方面的报道。

（二）适应证及禁忌证

70%～80% 的肝癌患者确诊时已为中晚期，失去根治性手术机会，常以介入治疗、射频消融治疗和放疗等局部治疗为主，对于以上治疗方法有禁忌、一般情况较好、无明显全身化疗禁忌证的患者，可尝试接受靶向药物或化疗药物的全身治疗。因此，肝癌全身化疗的适应证较为宽松，也鼓励患者积极参加临床试验。

1. 化疗适应证　①已确诊为肝细胞肝癌，疾病进展期或合并肝外转移者；②肝脏弥漫性病变，或虽为局限性病变但因肝血管变异、合并门静脉主干或下腔静脉血栓或瘤栓，不适合手术治疗和肝动脉介入栓塞化疗者；③多次经肝动脉栓塞化疗（TACE）后肝血管阻塞和 / 或介入治疗后复发的患者；④术后及射频消融治疗后高危复发转移的肝癌患者，如巨块型肝癌破裂、术后切缘阳性等；⑤手术、射频消融、放疗等局部治疗失败且无法重复治疗，患者一般情况较好，能够耐受全身化疗，患者及家属有积极治疗意愿时，鼓励患者参加全身性化学药物治疗的临床试验；⑥ECOG 评分≤2 分，Child-Pugh 肝功能分级 A～B 级，血红蛋白≥10g/L，血小板≥100×10⁹/L，部分脾亢患者当血红蛋白≥8.5g/L、血小板≥60×10⁹/L 时为相对化疗适应证；⑦鼓励患者参加新辅助化疗方面的临床试验。

2. 化疗禁忌证　①ECOG>2 分，Child-Pugh 分级 C 级；②白细胞<3.0×10⁹/L 或中性粒细胞<1.5×10⁹/L，血小板<60×10⁹/L，血红蛋白<8.5g/L；③肝、肾功能明显异常，氨基转移酶（AST 或 ALT）> 5 倍正常值，和 / 或胆红素显著升高>1.5 倍正常值，血清白蛋白<28g/L，肌酐（Cr）≥1.5 倍正常值上限，肌酐清除率（CCr）≥50ml/min；④具有感染性发热、出血倾向、中大量腹腔积液和肝性脑病；⑤伴有心力衰竭、肾衰竭、肝衰竭、出血性疾病等。

（三）常用药物

目前，肝细胞肝癌中常用的全身性治疗药物主要分为两类——传统的化疗药物和靶向治疗药物。传统的化疗药物有多柔比星及多柔比星脂质体、氟尿嘧啶类（氟尿嘧啶、卡培他滨和替吉奥）、铂类（顺铂和奥沙利铂）、吉西他滨、伊立替康、紫杉类等；靶向治疗药物有索拉非尼、舒尼替尼和 brivanib 等。化疗药物历史相对较长，应用较多，对药物的认识也比较全面，在此不做详细叙述。以下主要介绍较新的靶向药物，其中索拉非尼是研究最早也是最多的药物，其次是舒尼替尼和 brivanib，主要从作用靶点、药代动力学、应用及用法用量和不良反应方面进行介绍。

1. 索拉非尼　索拉非尼（nexavar）是一个多靶点的抗血管生成抑制剂。临床前研究显示，索拉非尼能同时抑制多种存在于细胞内和细胞表面的激酶，包括 RAF 激酶、血管内皮生长因子受体 2（VEGFR-2）、血管内皮生长因子受体 3（VEGFR-3）、血小板衍生生长因子受体 β（PDGFR-β）、KIT 和 FLT-3。由此可见，索拉非尼具有双重抗肿瘤效应，一方面，它可以通过抑制 RAF/MEK/ERK 信号传导通路，直接抑制肿瘤生长；另一方面，它又可通过抑制 VEGFR 和 PDGFR 而阻断肿瘤新生血管的形成，间接抑制肿瘤细胞的生长。

药代动力学：与口服溶液相比，索拉非尼片的相对生物利用度为 38%～49%；高脂饮食可使索拉非尼生物利用度降低 29%。口服后达峰浓度时间约为 3 小时，平均消除半衰期为 25～48 小时，血浆蛋白结合率为 99.5%。索拉非尼主要通过肝脏代谢酶 CYP3A4 进行氧化代谢及 UGT1A9 进行葡萄糖苷酸化代谢。索拉非尼主要以原形物（占总剂量 51%）和代谢物方式随粪便排泄，有部分葡萄糖苷酸化代谢产物（占总剂量 19%）随尿液排泄。

适应证及应用：晚期肝癌、肾细胞癌、肺癌或其他实体癌。目前大量研究发现该药单用或与化疗药物联合应用于原发性肝细胞肝癌和胆管细胞癌，体外细胞学证实该药与多柔比星和吉西他滨联用可降低 ABC- 结合蛋白的表达，逆转化疗药物耐药，恢复化疗敏感性。

用法用量：400mg，口服，2 次 /d。

不良反应：主要包括皮疹、腹泻、血压升高及手足综合征。在临床试验中，其他常见的与治疗有关的不良事件有疲劳、脱发、恶心、呕吐、瘙痒和食欲减退。在索拉非尼治疗的患者中，3 级和 4 级不良事件的数目分别占不良事件总数的 31.0% 和 7.0%，而安慰剂对照组患者则分别为 22.0% 和 6.0%。

2. 舒尼替尼　舒尼替尼（sunitinib）能抑制多个受体酪氨酸激酶（RTK），其中某些受体酪氨酸激酶参与肿瘤生长、病理性血管形成和肿瘤转移的过程。舒尼替尼对血小板源生长因子受体（PDGFRα 和 PDGFRβ）、血管内皮细胞生长因子（VEGFR-1、VEGFR-2 和 VEGFR-3）、干细胞因子受体（KIT）、Fms 样酪氨酸激酶 3（FLT3）、1 型集落刺激因子受体（CSF-1R）和胶质细胞衍生的神经营养因子受体（RET）等活性均具有抑制作用。

药代动力学：该药一般在口服给药后 6～12 小时达最大血浆浓度。进食对其生物利用度无明显影响。舒尼替尼及其主要代谢物的血浆蛋白结合率分别为 95% 和 90%。舒尼替尼和主要活性代谢物的终末半衰期分别为 40～60 小时和 80～110 小时。每日重复给药后，舒尼替尼蓄积 3～4 倍，而其主要代谢物蓄积 7～10 倍，在 10～14 天内达稳态浓度。剂量的 61% 通过粪便排泄，肾脏排泄的药物和代谢物约占剂量的 16%。

适应证及应用：癌细胞已发生转移或对甲磺酸伊马替尼耐受的胃肠道间质瘤（GIST）和采用细胞因子疗法无效的转移性肾细胞癌（MRCC）。在体外细胞学试验和动物实验及临床试验中均显示出对肝癌的抑制作用，对索拉非尼治疗失败的肝细胞肝癌也有一定的抑制作用。

用法用量：治疗胃肠间质瘤和晚期肾细胞癌的推荐剂量是 50mg，1 次 /d，口服；服药 4 周，停药 2 周（4/2 给药方案）。与食物同服或不同服均可。对于剂量调整，建议根据药物在个体中的安全性和耐受性情况，以 12.5mg 为梯度单位增加或减少剂量。

不良反应：①最常见不良反应：疲乏、食欲减退、恶心、腹泻。②常见不良反应：疲劳、乏力；腹泻、腹痛、便秘、味觉改变、厌食、恶心、呕吐、黏膜炎 / 口腔炎、消化不良；高血压；皮疹、手足综合征、皮肤变色、出血。③潜在严重不良反应：左心室功能障碍、Q-T 间期延长、出血和肾上腺功能异常；静脉血栓事件；可逆性后脑白质脑病综合征（RPLS，包括高血压、头痛、灵敏性下降、精神功能改变、视力丧失）。④其他不良反应：代谢 / 营养方面，如厌食、无力；胃肠道方面，如腹泻、便秘、恶心、呕吐、黏膜炎 / 口腔炎、消化不良；心血管方面，如高血压；皮肤方面，如皮疹、手足综合征、皮肤变色；神经系统方面，如味觉改变；实验室检查异常，如 AST/ALT、脂肪酶、碱性磷酸酶、淀粉酶、总胆红素、间接胆红素、肌酐升高；低血钾、高血钠、左室射血分数下降。

3. 厄洛替尼　厄洛替尼（erlotinib）为喹唑啉类化合物，是 I 型表皮生长因子受体酪氨酸激酶抑制剂。通过抑制酪氨酸（与表皮生长因子受体有关）的细胞内磷酸化，阻滞增殖信号传导，起到抑制癌细胞增殖的作用。

药代动力学：本药口服后经胃肠道吸收，达峰时间约为 4 小时，生物利用度约 60%，蛋白结合率约 93%。主要经 CYP3A4 代谢，给药量的 80% 以上以代谢物形式随粪便排泄，清除半衰期约 36 小时。

适应证及应用：用于其他治疗无效的局部晚期或转移性非小细胞肺癌（NSCLC）。

用法用量：成人常规口服给药，150mg/d，至少在餐前 1 小时或餐后 2 小时服用，直至疾病进展或出现不能耐受的不良反应。

不良反应：①呼吸系统：可见呼吸困难、咳嗽，有间质性肺疾病的报道。用药期间若出现无法解释的呼吸困难、咳嗽和发热等，应停止治疗。②肝脏：可见肝功能异常。肝功能损害严重者，应减量或停药。③胃肠道：最常见腹泻，还常见口腔炎、恶心、呕吐、食欲缺乏、腹痛。④皮肤：最常见皮疹，还常见瘙痒、皮肤干燥。⑤眼：常见结膜炎、干燥性角膜结膜炎。⑥其他：可见疲劳、感染。

4. brivanib　brivanib 是一种口服血管内皮生长因子受体和纤维细胞生长因子受体通路双重抑制剂。它通过抑制血管生成和诱导细胞凋亡起到抗肿瘤作用，前期临床研究表明，brivanib 对肝细胞癌有较好的抗肿瘤效果，作用于胸腺缺陷鼠的 H3396 移植瘤时显示出抗癌活性。按鼠体重，每千克分别口服处理 60mg 和 90mg brivanib，肿瘤生长抑制率分别达到 85% 和 97%，brivanib 作用于肝癌移植瘤，VEGFR-2 的磷酸化作用下降，导致肿瘤生长明显被抑制。结果显示，与对照组按鼠体积每千克分别处理 50mg 和 100mg 时相比，移植瘤鼠的肿瘤体重分别为 55% 和 13%。brivanib 作用于肝癌时效果显著，目前处于 II～III 期临床实验阶段。

药代动力学：每天口服 800mg brivanib，1 小时后达到血浆最高浓度，半衰期为 13.8 小时，约 81.5% 经大便排泄。高脂饮食对药代动力学无明显影响。

适应证及应用：目前研究主要集中在肝细胞肝癌，少数其他实体瘤中也有报道。

用法用量：800mg，口服，1 次/d。

不良反应：最常见的是乏力、食欲减低、恶心、腹泻和高血压。

（四）常用方案、疗效及不良反应

1. 晚期肝细胞肝癌化疗　多靶点靶向药物索拉非尼是第一个被证实可延长晚期肝细胞肝癌患者生存的药物，该研究的阳性结果点燃了研究者对肝细胞肝癌靶向治疗的热情。此后又有若干新的靶向药物用于晚期肝细胞肝癌的研究，目前 III 期临床研究证实舒尼替尼和 brivanib 非劣效于索拉非尼，因此靶向药物治疗在晚期肝细胞肝癌中一直占有很重要的、不可替代的地位。由于靶向药物治疗费用昂贵，限制了靶向药物的推广应用，特别是在经济相对落后的发展中国家。加上与肝脏相同起源的胆系和胰腺恶性肿瘤的化疗获益，一些学者开始关注全身性化疗对晚期肝细胞肝癌的作用，EACH 研究和 AGEO 研究的结果相继证实了化疗药物对晚期肝细胞肝癌的价值。这些研究结果直接影响了目前肝细胞肝癌全身药物治疗的指南，主要是欧洲肿瘤内科学会（ESMO）肝细胞肝癌的诊断、治疗和随访的临床推荐和美国国立综合癌症网络（NCCN）指南。

欧洲肿瘤内科学会（ESMO）自 2008 年开始发表了肝细胞肝癌的诊断、治疗和随访的临床推荐，每 2 年更新一次。由于此前肝细胞肝癌化疗多采用多柔比星、顺铂和氟尿嘧啶等有效率低的药物，唯一一个被证实能够延长晚期肝细胞肝癌患者生存的靶向药索拉非尼的 III 期临床研究结果刚发表，对生存期延长 2.8 个月并没有对肝细胞肝癌的药物治疗引起太大的影响。至 2010 年版时肝癌全身治疗的篇幅明显增加，基于 SHARP 和 Oriental 两项 III 期临床研究结果，索拉非尼作为 I A 类证据，成为肝癌全身治疗的一线选择。2012 年更新时，全身治疗部分的内容更多，并将修改后的 RECIST 标准作为靶向药物疗效评价的标准。

在 2013 年第 2 版 NCCN 指南中，对于全身性药物治疗的篇幅不多，对于无法根治性切除和肝移植及晚期、肝功能 Child-Pugh A 级患者，索拉非尼作为 I 类证据推荐，而对于 Child-Pugh B 级患者推荐级别未予标注，提醒研究者在胆红素升高患者中应用时应小心。

（1）靶向治疗：

1）索拉非尼：索拉非尼是第一个也是目前唯一一个被批准用于晚期肝细胞肝癌一线治疗的药物，它推动了肝细胞癌的综合治疗策略的制订，索拉非尼组的总生存时间和影像学进展时间均较安慰剂组延长近 3 个月。因此，该药自 SHARP 试验之后成为进展期肝细胞肝癌的一线治疗方案，目前也有该药用于化疗药物治疗进展后二线治疗的 II 期临床研究的报道。

SHARP 研究是 Llovet 等在 2007 年 ASCO 年会上报道的多中心、随机、双盲、安慰剂对照的 III 期临床试验，共入组 602 例进展期肝细胞肝癌患者，按 1∶1 入组索拉非尼组（$n=299$）和安慰剂组（$n=303$），主要观察终点是总生存时间（OS）和症状进展时间，次要终点是疾病进展时间（TTP）和疾病控制率（DCR）。研究发现，索拉非尼组和安慰剂组中位 OS 分别为 10.7 个月和 7.9 个月（$P<0.001$），死亡风险比是 0.69（$P=0.000\ 6$）；有症状进展时间无明显差别（4.1 个月 vs. 4.9 个月，$P=0.77$），影像学进展时间分别为 5.5 个月和 2.8 个月（$P<0.001$）；DCR 分别为 43% 和 32%，其中 PR 者分别为 7 例（2%）和 2 例（1%）。索拉非尼组 3～4 度不良反应主要是腹泻（8%）、手足皮肤反应（8%）、乏力（4%）及体重减轻（2%）。

为了观察索拉非尼在亚洲肝细胞肝癌人群中的有效性和安全性，Cheng 等在亚太地区进行了一项与 SHARP 研究类似的多中心、随机、对照的 III 期临床试验——Oriental 研究（Bay，1849），中国、韩国 23 个中心共 226 例进展期无法切除或转移性肝细胞肝癌患者以 2∶1 入组索拉非尼组（$n=150$）和安慰剂组（$n=76$）。研究终点是 OS、TTP 和 DCR，每 6 周进行评价。索拉非尼组和安慰剂组中位 OS 分别为 6.5 个月和 4.2 个月（$P=0.014$，$HR=0.68$），TTP 分别为 2.8 个月和 1.4 个月（$P=0.000\ 5$，$HR=0.57$），DCR 分别为 35% 和 16%。应用索拉非尼的患者中，3/4 级药物相关不良反应主要为手足皮肤反应（16 例，10.7%）、腹泻（9 例，6.0%）、乏力（5 例，3.4%），其中引起药物减量的常见不良反应是手足皮肤反应（17 例，11.4%）和腹泻（11 例，7.4%）。其亚组分析的结果由 Cheng 等在 2012 年发表，亚组分析结果是：以病因（有无乙型病毒性肝炎）、肿瘤负荷（镜下血管侵犯和 / 或有无肝外转移）、血清转氨酶浓度（正常、轻度升高、中度升高）、甲胎蛋白水平（正常、升高）、总胆红素水平（正常、升高）及是否有肝切除及 TACE 史分别进行分析，结果发现索拉非尼均延长了中位 TTP 和 OS，不同亚组间 3/4级不良反应（手足皮肤反应、腹泻和乏力）的发生率相似，也就是说索拉非尼使晚期肝细胞肝癌获益可能与患者的基线状态无关。

比较研究对象不同的 SHARP 研究和 Oriental 研究发现，索拉非尼治疗晚期肝细胞肝癌的有效率和死亡风险比相似，但患者的生存时间相差较远，其原因可能与人群因素有关。亚太地区患者的 ECOG PS 2 分、肝外播散、BCLC分期 C 期、HBV 感染、多部位肿瘤≥4 个及肺转移的患者更多。另一项世界范围内的前瞻性、观察性研究（GIDEON研究）结果印证，亚太地区晚期肝细胞肝癌预后不良。GIDEON 研究拟入组 3 721 例患者，最终入组 39 个国家3 322 例患者，第一次中期分析中亚太地区患者（$n=174$）接受索拉非尼治疗后的中位 OS 为 6.3 个月，与 Oriental 研究的结果颇为相似，提示亚太地区晚期肝细胞肝癌患者的生存的确较差。

索拉非尼二线治疗的数据有限，研究报道在传统化疗药物氟尿嘧啶 + 含铂方案治疗失败后应用索拉非尼仍有效，韩国 Kim 等回顾性分析了索拉非尼治疗 24 例含氟尿嘧啶 + 顺铂治疗失败的肝细胞肝癌患者的情况，结果发现二线治疗的 DCR 为 58.3%（无 CR 或 PR 患者，SD 者占58.3%），中位 PFS 和 OS 分别为 2.3 个月和 7.1 个月，血液学毒性为 3 级中性粒细胞减少（1.4%）、贫血（1.4%）。3/4级非血液学毒性分别为手足综合征（16.7%）、皮疹（8.3%）、腹泻（4.2%）、头痛（4.2%）和乏力（4.2%），比较索拉非尼二线治疗的有效性似乎并不逊于一线治疗，化疗失败后应用索拉非尼毒性并未增加，但该研究病例数有很少，并非随机对照研究，因此研究结果需要Ⅲ期随机对照研究进一步证实，但该研究结果的发表至少提示在氟尿嘧啶 + 含铂方案治疗失败后应用索拉非尼是比较安全的。

2）舒尼替尼：为了不断探索对肝细胞肝癌治疗有效的药物，Cheng 等在 2011 年 ASCO 上报道了舒尼替尼对比索拉非尼治疗进展期肝细胞肝癌的Ⅲ临床试验结果。共入选肝功能 Child-Pugh A 级、PS 0/1 分、既往未接受全身化疗的 1 073 例患者，1:1 入组舒尼替尼组（37.5mg/d，$n=529$）或索拉非尼组（400mg，2 次 /d，$n=544$），主要研究终点是总生存，次要研究终点是 PFS 和 TTP 及安全性。结果发现，舒尼替尼组和索拉非尼组中位 OS 分别为 8.1 个月和 10.0个月（$P=0.001\ 9$，$HR=1.31$），PFS 分别为 3.6 个月和 2.9 个月（$P=0.138\ 6$，$HR=1.12$），TTP 分别为 4.1 个月和 4.0 个月（$P=0.178\ 5$，$HR=1.13$），亚组分析发现伴乙型病毒性肝炎感染患者的中位 OS 也没有明显差别（分别为 7.8 个月和7.9 个月）。两组中 3/4 级不良反应的发生率分别为 82% 和73%，其中舒尼替尼组的血小板减少和中性粒细胞减少（发生率分别为 19% 和 16%）最常见，而索拉非尼组皮肤反应最常见。因不良反应治疗中断者分别占 26% 和 23%，严重不良反应发生率分别为 44% 和 36%，其中 5 级不良反应发生率为 18% 和 16%。该研究结果提示，舒尼替尼组的 PFS和 TTP 与索拉非尼组无明显差异，但中位 OS 明显短于索拉非尼组，两药的不良反应略有不同，但严重不良反应发生率没有明显差别。因此，该研究结果并未动摇索拉非尼在晚期肝细胞肝癌一线治疗中的地位。

此外，还有部分Ⅱ期临床试验结果提示舒尼替尼单药治疗进展期肝细胞肝癌的有效率为 2.20%～3.80%，DCR为 42.20%～88.40%，中位 TTP 为 1.5～6.4 个月，PFS 为1.5～3.9 个月，OS 为 9.3～9.8 个月，数据差异较大的原因除患者个体性差异及肿瘤异质性之外，与舒尼替尼给药剂量不同（37.5mg 和 50mg）也有关。

3）brivanib：该药是近年出现的新的多靶点药物，是第3 个被证实对晚期肝细胞肝癌有效的药物，但Ⅲ期临床研究证实该药并未超过索拉非尼。

目前有 2 项Ⅱ期临床试验证实该药在肝细胞肝癌中的治疗价值。2011 年 Park 等的Ⅱ期临床试验共入组 55 例进展期肝细胞肝癌，该药一线治疗的 6 个月 PFS 为 18.2%，中位 PFS 及 OS 分别为 2.7 个月和 10 个月。1 例 CR，3 例PR，22 例 SD。2012 年 Finn 等的Ⅱ期开放性研究发现在应用抗血管治疗失败的进展期 HCC 患者中应用 brivanib 的治疗效果，共入组 46 例患者，二线治疗的 ORR 和 DCR 分别为 4.3% 和 45.7%，中位 TTP 和 OS 分别为 2.7 个月和 9.79个月。上述提示，该药在晚期肝细胞肝癌中有一定的临床应用价值，Ⅲ期临床研究正在进行中。

brivanib 与索拉非尼对比的随机、双盲、多中心的Ⅲ期临床研究（BRISK-FL 研究）自 2009 年 5 月开始，计划完成时间 2012 年 12 月，拟自欧、美、非、亚 27 个国家入组1 050 人。中国的北京市、重庆市、广东省、广西壮族自治区、湖北省、江苏省、辽宁省、陕西省、上海市、四川省、浙江省等多个城市参加。入组标准为>18 岁，进展期 HCC；ECOG≤2；Child A 级，足够的血液、肝肾功能。主要终点为 OS；次要终点为 TTP、ORR、DCR、反应持续时间、疾病控制持续时间、TTR、安全性、症状进展时间、生活质量。疗效评估标准为肝细胞肝癌的 mRECIST 标准。英国伯明翰大学的 Philip Johnson 博士在 2012 年第 63 届美国肝病研究学会年会公布了该研究的结果。入组患者平均年龄约为 60 岁，84% 为男性。大约 2/3 的患者为亚裔，92% 为Child-Pugh A 级。乙型病毒性肝炎（45%）或丙型病毒性肝炎（20%）感染以及酒精性肝病（16%），50% 有远处播散或肝外转移，1/4 有区域淋巴结转移。brivanib 组和索拉非尼组 OS 分别为 9.5 个月和 9.9 个月，TTP 分别为 4.2 个月和4.1 个月，ORR 分别为 11.9% 和 8.9%，DCR 分别为 65.5%和 64.8%。在不良反应方面，两组停药患者比例相似，主要由于疾病进展和药物毒性反应。不良事件发生率相似，严重不良反应发生率分别为 59% 和 52%，药物导致的死亡率分别为 1.6% 和 0.3%。接受 brivanib 治疗患者的食欲减退、疲倦、高血压、恶心、呕吐和低钠血症发生率显著增高。

EORTC QLQ-C30（欧洲癌症研究与治疗组织生活质量问卷 - 核心 36）身体和角色功能测定显示，两组患者 12 周时生活质量均下降，brivanib 组的降低幅度更大。

4）靶向药物治疗中存在的问题：相当一部分晚期或转移性肝细胞肝癌患者一般情况较差，那么靶向药物在这些患者中应用的安全性和有效性如何？ESMO 指南及 NCCN 指南对这一点均未作出明确的说明。目前的报道多为小规模临床试验的结果，主要来自对索拉非尼的研究。Estfan 等回顾性分析 41 例肝功能 Child-Pugh B 级伴肝硬化的肝细胞肝癌患者应用索拉非尼治疗的情况，其中 56% 患者既往接受过局部治疗，Child-Pugh A 组 TTP 和 OS 分别为 4 个月和 8.4 个月，明显优于 Child-Pugh B 组的 2.0 个月和 3.2 个月。Chiu 等回顾性分析索拉非尼在 Child-Pugh B 级伴有肝硬化的肝细胞肝癌患者的情况，将 Child-Pugh B 级（CPB，$n=64$）分为 7 分（CPB7）和 8～9 分（CPB8～9）两组，并与 Child-Pugh A（CPA，$n=108$）进行比较，结果发现 CPA、CPB7 和 CPB8～9 三组的临床获益率（分别为 21.3%、32.4% 和 14.8%，$P=0.23$）和 PFS（分别为 3.2 个月、3.2 个月和 2.3 个月，$P=0.26$）相似，但 OS 不同，CPA 组生存时间明显长于 CPB 组（分别为 6.1 个月、5.4 个月和 2.7 个月，$P=0.002$）。3 组患者 3/4 级不良反应手足综合征、腹泻、皮疹、白细胞减少、血小板减少和贫血发生率相似，CPB 组贫血和胃肠道出血及肝性脑病发生率更高。GIDEON 研究是评估实际临床实践条件下索拉非尼治疗肝细胞肝癌安全性的一项大规模研究，拟入组 3 000 例患者，第 2 次中期分析结果提示，肝功能 Child-Pugh B 级与 Child-Pugh A 级不良反应发生率相似，分别为 67% 和 63%。以上结果均提示，在肝功能较差的 Child-Pugh B 级肝细胞肝癌患者应用索拉非尼是安全的，不良反应发生率较 Child-Pugh A 级患者并未增多。

靶向药物治疗肝细胞肝癌的疗效评估标准一直存在着争议。在很多实体瘤如结直肠癌、乳腺癌或肺癌中，靶向药物多与化疗药物联合应用，因此，疗效评估多参照实体瘤的 RECIST 标准。但目前肝细胞肝癌中靶向药物多单独应用，起效较慢，因此实体瘤的 RECIST 标准判定靶向药物化疗的疗效时存在着不足。目前一些学者在寻找更合适肝细胞肝癌靶向治疗的评估标准，如 mRECIST 标准，另一些学者在寻找可辅助判断索拉非尼疗效的指标。一些临床研究中分析了与索拉非尼疗效相关的因素，腹泻、高血压（有高血压的患者 OS 更长，分别为 18.2 个月和 4.5 个月，$P=0.016$）、皮肤毒性反应及 AFP 早期下降等预示索拉非尼治疗有效。其中，Vincenzi 等回顾性分析索拉非尼治疗 65 例进展期肝细胞肝癌的不良反应，并与抗肿瘤治疗反应比较，发现 24 例患者出现至少 1 度皮肤毒性反应（皮疹 13 例和手足综合征 16 例），有皮肤毒性者的肿瘤控制明显高于无皮肤毒性者（分别是 48.3% 和 19.4%），TTP 分别为 8.1 个月和 4.0 个月，OS 分别为 11.2 个月和 7.8 个月（$P=0.09$）。但多是小规模临床研究的结果，需要更多研究结果证实。

由于靶向治疗判效标准的缺陷，对索拉非尼的治疗时间也存在争议。有研究者提倡延长索拉非尼的治疗时间。有研究者提倡延长索拉非尼的治疗时间。Abbadessa 等通过个案分析强调延长索拉非尼治疗时间的重要性，特别是在药物减量的情况下，必须进行仔细的定性影像学评估。该研究评估了 2 例 PR 和 2 例 CR 患者（其中 1 例经组织学确认），其 PFS 为 12～62 个月，其中 3 例的治疗反应在药物减量后出现，CT 显示肿瘤密度改变，随后肿瘤缩小。

（2）化疗药物：

1）单药化疗：化疗药物单药治疗原发性肝癌的报道较少，最多的是多柔比星类、吉西他滨、氟尿嘧啶类和铂类药物等，单药多用于 PS 评分较高、耐受性较差的患者，因此很多临床试验报道的有效率较低，生存时间较短。

单药多柔比星静脉化疗有效率低，多小于 10%，中位 OS 在 4.9～10.6 个月。严重不良反应发生率较高，多柔比星类与靶向治疗联合应用可明显提高患者的 TTP 和 OS。Lai 等观察了 ADM 60～75mg/m² 治疗 60 例无法手术的肝细胞肝癌，发现 25% 的患者化疗后出现致命性并发症（败血症和心脏毒性），其中 4/8 患者在 ADM 累计剂量小于 500mg/m² 时出现心脏毒性。Abou-Alfa 等双盲Ⅱ期多中心临床试验入组 96 例进展期肝细胞肝癌，比较 ADM（60mg/m²，每 3 周一次）和 ADM+ 索拉非尼（400mg 口服，2 次 /d）的疗效。因独立数据监测委员会提前分析了有效率，将最后 2 位仍在口服安慰剂的患者改用索拉非尼。两药联合组和 ADM 单药组的 TTP 分别为 6.4 个月和 2.8 个月（$P=0.02$），PFS 分别为 6.0 个月和 2.7 个月（$P=0.006$），OS 分别为 13.7 个月和 6.5 个月（$P=0.006$）。两药联合毒性与 ADM 单药相似。有研究者质疑该研究结果，没有Ⅲ期临床试验结果证实 ADM 与安慰剂对比的结果，另该实验中两组患者不平衡，其中 ADM+ 安慰剂组肝外转移高、AFP 升高者多、病理高分化者少，这些因素可能使该组患者的生存更差。

吉西他滨单药化疗的有效率也较低，文献报道多为吉西他滨联合铂类或氟尿嘧啶类药物化疗，单药吉西他滨化疗应用较少，Guan 等报道固定剂量率吉西他滨化疗的 ORR 为 2.1%，中位 TTP 和 OS 分别为 1.5 个月和 3.2 个月。

卡培他滨是口服化疗药物，较易为患者接受，目前也开始应用于肝细胞肝癌的治疗，除在晚期肝细胞肝癌中应用外，在术后辅助化疗中亦有应用。另有一些Ⅰ～Ⅱ期临床试验观察氟尿嘧啶类药物联合靶向治疗的安全性及有效性，目前尚没有Ⅲ期临床试验结果证实氟尿嘧啶类药物与索拉非尼联用可提高治疗的有效率和患者生存。M.D. Anderson 中心 Patt 等回顾性分析了卡培他滨治疗 63 例肝细胞肝癌（37 例）、胆管细胞癌（18 例）和胆囊癌（8 例）的结果，卡培他滨治疗肝细胞肝癌的 ORR 为 11%，其中 1 例获得影像学确认 CR。中位 OS 为 10.1 个月。主要不良反应为手足综合征（37%）、3 级血小板减少（8%）。

目前一些Ⅰ期和Ⅱ期临床试验结果提示，氟尿嘧啶类药物中 5-FU、S-1 和替加氟与索拉非尼联用有一定疗效，不良反应尚可耐受。目前也有文献报道卡培他滨与贝伐联合应用的情况。Hsu 等的Ⅱ期多中心（含若干亚洲国家的数据）观察卡培他滨 + 贝伐单抗治疗 45 例进展期肝细胞肝癌的安全性及有效性,其中 96% 伴有肝外转移和 / 或主要血管侵犯,ORR 和 DCR 分别为 9% 和 52%,未见 3/4 级血液学毒性,治疗相关的 3/4 级非血液学毒性为腹泻(4%)、恶心 / 呕吐(2%)、胃肠道出血(9%)、手足综合征(9%)。

目前还有 I/II 期临床试验报道了单药奥沙利铂、伊立替康治疗肝细胞肝癌的情况,但病例数均较少,需更多研究结果证实(表 7-24)。

2)两药联合:铂类、氟尿嘧啶类和吉西他滨都是被广泛应用的抗肿瘤药物,其中奥沙利铂为三代铂类,在胃癌和大肠癌中显示出较好的疗效,耐受性较好,因此在肝胆肿瘤中应用越来越多。卡培他滨和替吉奥是可口服的氟尿嘧啶类化疗药物,在肠癌中的临床试验证实疗效不劣于静脉输注氟尿嘧啶。吉西他滨是晚期胰腺癌的标准治疗方案,因肝、胆、胰组织起源相同,该药在肝、胆肿瘤中也显示出一定的疗效。目前临床研究报道的肝细胞肝癌和胆管细胞癌全身化疗的方案多是这些药物的不同组合,也有新的药物如伊立替康和多西他赛的报道,因此两药联合的常用方案有铂类 + 氟尿嘧啶类(包括 FOLFOX、XELOX、XP)和吉西他滨 + 铂类 / 氟尿嘧啶类(GP、GEMOX、GF、GX、GS 等),也有伊立替康和多西他赛与其他药物联合应用的报道。

①铂类 + 氟尿嘧啶类:确立 FOLFOX 方案在肝细胞肝癌中治疗地位的 EACH 研究于 2007 年正式展开,是一项大型、开放、随机、对照、多中心的 III 期临床试验,包括中国、韩国及泰国等 38 个医学中心参与,拥有肝癌系统化疗领域最多的入组病例数,其中中国患者占 75%。该研究共入组 371 例患者,将 FOLFOX4(n=184)方案与肝癌传统"标准对照用药"多柔比星(n=187)比较。305 例事件发生时 FOLFOX4 和 ADM 组的 RR 分别为 8.70% 和 2.76%(P=0.014 2),DCR 分别为 53.26% 和 32.62%(P<0.000 1)。PFS 分别为 2.97 个月和 1.90 个月(P=0.000 3),OS 分别为 6.47 个月和 4.90 个月(P=0.042 5)。与 ADM 组比较,FOLFOX4 方案明显提高了疾病控制率和治疗反应率,延长中位生存时间和中位无进展生存时间。耐受性良好,安全性较好。这是化疗药物全身给药治疗晚期肝细胞肝癌的第一个 III 期临床试验,结合全身化疗与索拉非尼疗效的比较及目前部分 II 期临床试验结果,让人对肝细胞肝癌全身化疗有了新的信心。

目前若干 II 期临床试验结果提示,奥沙利铂与卡培他滨联用也具有更高的有效率和疾病控制率,并可获得较长的无进展生存和总生存,但病例数较少,缺乏 III 期随机对照临床试验的结果。Boige 等多中心 II 期临床试验(FFCD 03-03 试验)入组 50 例进展期肝细胞肝癌,应用奥沙利铂 130mg/m²、第 1 天,卡培他滨 1 000mg/m²、2 次 /d、第 1～14 天。结果发现,XELOX 方案的 ORR 为 6%,DCR 为 72%,中位 PFS 和 OS 分别为 4.1 个月和 9.3 个月。主要 3/4 级不良反应为腹泻(16%)、转氨酶和 / 或总胆红素升高(16%)、血小板减少(12%)、神经毒性(6%)。XELOX 方案联合靶向治疗是否可提高有效率和疾病控制率,延长患者的生存?目前还没有随机对照研究的结果,几项 II 期临床研究

表 7-24 肝细胞肝癌单药化学治疗的临床试验

年份	作者	分期	样本量	药物	ORR	DCR	中位 TTP/ 月	中位 PFS/ 月	中位 OS/ 月
2008	Llovet 等	III	299	索拉非尼	2.0%	43.0%	5.5		10.7
2009	Cheng 等	III	150	索拉非尼	3.3%	35.0%	2.8		6.5
2012	Cheng 等	III	544	索拉非尼			4.0	2.9	10.0
2009	Faivre 等	II	37	舒尼替尼	2.7%				
2009	Zhu 等	II	34	舒尼替尼	2%	52.9%		3.9	9.8
2010	Koeberle 等	II	45	舒尼替尼	2.2%	42.2%	1.5	1.5	9.3
2010	Worns 等	二线	14	舒尼替尼			3.2		8.4
2011	Faivre 等	II	26	舒尼替尼	3.8%	88.4%	6.4		
2012	Cheng 等	III	529	舒尼替尼			4.1	3.6	8.1
2011	Park 等	II,一线	55	Brivanib	7.3%	47.2%		2.7	10.0
2012	Finn 等	II,二线	46	Brivanib	4.3%	45.7%	2.7		9.79
1988	Lai 等	一线初治	60	多柔比星	3.3%				2.5
2005	Yeo 等	III		多柔比星	10.5%				6.83
2010	Abou-Alfa 等	II,一线	96	多柔比星			2.8	2.7	6.5
2011	Qin 等	III		多柔比星	2.8%	32.6%		1.9	4.90
2003	Guan 等			吉西他滨	2.1%		1.5		3.2
2004	Patt 等		37	卡培他滨		14.0%			10.1
2008	Yen 等		36	奥沙利铂				2.0	6.0
2001	Reilly 等		14	伊立替康	7.0%	14.0%			
2006	Boige 等	II	29	伊立替康	0.03%	44.8%		3.1	7.4

结果提示 XELOX 方案联合靶向治疗有较高的疾病控制率。Sanoff 等观察 XELOX 方案（奥沙利铂 130mg/m²、第 1 天，卡培他滨 850mg/m²、2 次 /d、第 1～14 天，每 3 周一次）联合西妥昔单抗（西妥昔单抗首次 400mg/m²、第 1 天，后 250mg/m²、每周一次）治疗 29 例初治的进展期 / 无法切除的肝细胞肝癌，ORR 达 10.3%，DCR 高达 83%，中位 TTP 和 OS 却较低，分别为 4.5 个月和 4.4 个月。主要不良反应为腹泻（45%）、乏力（41%）、低镁血症（41%）。Sun 等观察 XELOX 方案（奥沙利铂 130mg/m²、第 1 天，卡培他滨 825mg/m²、2 次 /d、第 1～14 天，每 3 周一次）联合贝伐单抗（5mg/kg、第 1 天，每 3 周一次）治疗 40 例初治的肝细胞肝癌，ORR 高达 20%，DCR 为 77.5%，中位 PFS 和 OS 分别为 6.8 个月和 9.8 个月。主要 3/4 级不良反应为中性粒细胞减少和乏力。

与奥沙利铂 + 卡培他滨比较，Ⅱ期临床研究报道的顺铂 + 卡培他滨的疾病控制率似乎不及 XELOX 方案高，但患者的总生存时间却不相上下。Lee 等观察顺铂 + 卡培他滨（顺铂 60mg/m²、第 1 天，卡培他滨 1 000mg/m²、第 1～14 天，每 3 周一次）对 32 例肝细胞肝癌的治疗作用，结果发现，ORR 和 DCR 分别为 6.3% 和 34.4%，中位 TTP 和 OS 分别为 2.0 个月和 12.2 个月，无治疗相关死亡，3/4 级血液学毒性为血小板减少（7.6%）、中性粒细胞减少（4.3%）、贫血（2.1%），非血液学毒性为转氨酶升高（12.9%）、黄疸（3.2%）、黏膜炎（3.2%）和恶心（3.2%）。Shim 等观察卡培他滨 +DDP 治疗 178 例无法切除的 HCC 的作用，ORR 和 DCR 分别为 19.7% 和 45.0%，中位 TTP 和 OS 分别为 2.8 个月和 10.5 个月。单结节、无局灶性肝内残留和女性是 TTP 延长的独立预测因子。该研究中，患者生存期长的原因可能与肿瘤分期有关，入组患者中Ⅱ期、Ⅲ期患者占 7.2%，Ⅳa 期和Ⅳb 期患者分别占 28.7% 和 64.1%。

②含吉西他滨方案：在肝细胞肝癌中，吉西他滨与铂类联合进行全身化疗的报道最多，其中与奥沙利铂联合应用消化道反应较轻，耐受性更好。

吉西他滨联合顺铂方案的化疗多是Ⅱ期临床试验的结果，目前研究结果尚有争议。Parikh 等观察吉西他滨 + 顺铂（GEM 1 250mg/m²、第 1 和 8 天，CDDP 70mg/m²、第 1 天，每 3 周一次）治疗 30 例无法手术的肝细胞肝癌，其中 ORR 和 DCR 分别为 20% 和 63%，但 TTP 和 OS 较短，分别为 18 周和 21 周，1 年生存率为 27%，不良反应为 3/4 级贫血（44%）、中性粒细胞减少（13%）、血小板减少（7%）。而 Chia 等Ⅱ期临床试验因有效率低而提前关组，可能与该试验中药物剂量较低有关（GEM 1 000mg/m²、第 1 和 8 天，CDDP 25mg/m²、第 1 和 8 天，每 3 周一次）。

一些小规模Ⅰ/Ⅱ期临床试验证实，吉西他滨联合奥沙利铂一线治疗晚期肝细胞肝癌安全、有效，其中 Louafi 等报道的中位 PFS 和 OS 分别为 6.3 个月和 11.5 个月。目前病例数最多的是 2011 年 ASCO 上 Williet 等的多中心回顾性研究，该研究收集了 10 年 210 例进展期肝癌患者的资料，其中 61.8% 患者伴有肝外转移，肝功能 Child-Pugh A 级占 51.0%，B 级占 20.6%，C 级占 4.4%。ORR 为 21%，

DCR 为 62%，PFS 和 OS 分别为 6 个月和 10.5 个月，其中 GEMOX 方案化疗有效者生存时间更长，有反应者和无反应者的 OS 分别为 21 个月和 8 个月（P<0.000 1）。化疗后，有 10 人进行根治性手术。其中，无肝硬化与好的 ORR 和 OS 有关。

目前也有文献报道，一线含铂药物或索拉非尼治疗肝细胞肝癌失败后，二线吉西他滨 + 奥沙利铂仍有效。Taieb 等观察 GEMOX 方案治疗 21 例含铂方案失败的肝细胞肝癌，有效率高达 19%，DCR 为 67%，PFS 和 OS 分别为 5 个月和 12 个月。3/4 级不良反应：血小板减少分别为 18% 和 40%，未见非血液学毒性。Mir 等观察 18 例索拉非尼治疗失败的 HCC 患者接受 GEMOX 方案（GEM 1 000mg/m²，OXA 100mg/m²，每 2 周一次），ORR 高达 18.8%，DCR 为 37.6%，中位 PFS 和 OS 分别为 3.2 个月和 4.7 个月，最常见的不良反应是 2～4 度血小板减少（38.9%）和 2～3 度中性粒细胞减少（38.9%）。

目前也有 GEMOX 联合靶向治疗的报道，均为Ⅱ期临床试验结果，有效率高达 20%，总生存超过 9 个月，为Ⅲ期临床试验奠定了基础。Asnacios 等观察 GEMOX（吉西他滨 1 000mg/m²、第 1 天，奥沙利铂 100mg/m²、第 2 天，每 2 周一次）+C225（首剂 400mg/m²，后 250mg/m²、每周一次）治疗 45 例进展期肝细胞肝癌，结果发现，ORR 和 DCR 分别为 20% 和 60%，中位 PFS 和 OS 分别为 4.7 个月和 9.5 个月。3/4 级血液学毒性为血小板减少（24%）、中性粒细胞减少（20%）、贫血（4%）。Zhu 等Ⅱ期研究观察 GEMOX[吉西他滨 1 000mg/m²，固定剂量率为 10mg/（m²•min），奥沙利铂 85mg/m²、第 2 和 16 天]+ 贝伐单抗（10mg/kg、第 1 和 15 天）治疗 33 例无法切除或转移性 HCC，发现 ORR 和 DCR 分别为 20% 和 47%，中位 PFS 和 OS 分别为 5.3 个月和 9.6 个月。3/4 级不良反应包括白细胞 / 中性粒细胞减少、一过性转氨酶升高、高血压和乏力。

吉西他滨联合其他药物两药化疗的报道较少，目前报道与吉西他滨联用的化疗药物还有多西他赛、多柔比星类化疗药物，吉西他滨与多西他赛或多柔比星类药物联用时 3～4 级不良反应发生率较高，患者耐受性较差，但吉西他滨与新剂型多柔比星联用时明显延长了总生存，高达 22.5 个月。Alberts 等观察多西他赛联合吉西他滨治疗 24 例无法切除或转移性 HCC，2 例（8%）PR，中位 TTP 和 OS 为 2.76 个月和 12.8 个月，2 例死于不良反应（1 例肝衰竭，1 例肾功能衰竭），3 级和 4 级不良反应发生率分别为 81% 和 45.8%，其中 4 级不良反应主要是中性粒细胞减少、血小板减少、腹泻和乏力。Lombardi 等观察吉西他滨 + 多柔比星（GEM 1 000mg/m²、第 1 和 8 天，聚乙二醇脂质体多柔比星 30mg/m²、第 1 天，每 4 周一次）方案治疗 41 例进展期肝细胞肝癌，结果发现，ORR 为 24%（包括 3 例 CR 和 7 例 PR，其中 1 例接受外科切除）。31 例 AFP>400ng/ml，20 例（64.5%）患者在 2 个周期化疗后 AFP 降低>20%。中位 TTP 和 OS 分别为 5.8 个月和 22.5 个月。主要不良反应为中性粒细胞减少（17%）、贫血（7%）。

③其他药物：也有临床试验观察铂类联合多柔比星类

药物治疗原发性肝细胞肝癌，均为Ⅱ期临床试验，入组病例数较少。Lee 等Ⅱ期临床试验证实，42 例中 37 例可评估，DDP 60mg/m²、第 1 天，ADM 60mg/m²、第 1 天，每 4 周一次。共接受 122 个周期，ORR 为 18.9%，1 例 CR，6 例 PR，6 例 SD，24 例 PD。TTP 和 OS 分别为 6.6 个月和 7.3 个月，3/4 级不良反应为中性粒细胞减少（14.3%）、血小板减少（11.9%）、腹泻（9.5%）。Uhm 等进行奥沙利铂联合多柔比星的Ⅱ期临床试验，共纳入 32 例患者，OXA 130mg/m²，ADM 60mg/m²，每 3 周一次，共给予 82 个周期。结果提示，5 例 PR，ORR 为 15.6%，PFS 和 OS 分别为 12 周和 31 周，常见不良反应为恶心和中性粒细胞减少。

目前也有两种靶向药物联合应用的报道。bevacizumab+厄洛替尼一线治疗初治的肝细胞肝癌有效率高达 25%，中位总生存时间为 9.5 个月，二线治疗索拉非尼治疗失败的肝细胞肝癌中位 TTP 和 OS 分别为 1.81 个月和 4.37 个月（表 7-25）。

3）三药或多药联合：虽有效率可能有所提高，但不良反应明显增大，目前三药或多药联合与单药比较的Ⅲ期临床试验很少，可能与三药或多药联合不良反应大、耐受差有关。Yeo 等Ⅲ期临床试验观察 PIAF（顺铂＋干扰素＋多柔比星+5-FU）对比多柔比星单药组，共入选 188 例无法切除的肝细胞肝癌。首要终点为总生存，次要研究终点为反应率和毒性。结果发现，多药化疗组 ORR 明显高于多柔比星单药组（20.9% vs. 10.5%），但两组 OS 无明显差别（8.67 个月 vs. 6.83 个月，P=0.83）；且三药联合不良反应发生率

明显较单药多柔比星升高。Uka 等观察全身应用 GEM 联合局部给予顺铂和 5-FU（GEMFP）治疗 7 例无法手术的进展期 HCC，共纳入 7 例患者，结果发现 4 例 PR，3 例 SD，无一例 CR，也无一例 PD。主要 3/4 级不良反应为中性粒细胞减少、白细胞减少、血小板减少及贫血。Yuan 等观察双周 EAPFL 方案（VP-16 40mg/m²、第 1～3 天，ADM 30mg/m²、第 1 天，cisplatin 60mg/m²，5-FU 200mg/m²，CF 120mg/m²、72 小时）治疗 66 例进展期肝细胞肝癌，1 例（1%）CR，13 例（20%）PR，ORR 为 21%，OS 和 PFS 分别为 8.9 个月和 3.3 个月。3～4 级不良反应为中性粒细胞减少（28%）、贫血（11%）、血小板减少（7%）、肝脏损害（5%）、呕吐（2%）、腹泻（2%），无治疗相关死亡。

（3）靶向药物与化疗药物或其他治疗方法比较：虽然索拉非尼为晚期不能手术的肝细胞肝癌的标准治疗方案，但该药较为昂贵，为寻找效果相当、便宜、可替代的治疗方法，有研究者比较索拉非尼与其他治疗方法治疗肝细胞肝癌的有效性。结果发现，索拉非尼单药治疗肝细胞肝癌时患者的 OS 与其他治疗方法相似。Kim 等比较索拉非尼（n=123）和其他方法（TACE、放疗、化疗，n=253）治疗进展期 HCC，结果发现，两组 OS 无明显差别，索拉非尼组和其他方法组分别为 8.4 个月和 8.2 个月（P=0.60）。影响预后的因素为高 AFP、肝内巨块 / 浸润、血管侵犯、肝外播散、高 TNM 分期，根据这些因素进行亚组分析后发现，肝外播散（HR=0.54，P=0.003）和肝内巨块 / 浸润（HR=0.68，P=0.036）时，索拉非尼治疗后生存时间更长，在没有不良预后因素

表 7-25　肝细胞肝癌双药化学治疗的临床试验

年份	作者	分期	样本量	方案	ORR	DCR	中位 TTP/ 月	中位 PFS/ 月	中位 OS/ 月
2011	Qin 等	Ⅲ	371	FOLFOX4	8.7%	53.3%		3.0	6.47
2007	Boige 等	Ⅱ	50	XELOX		72.0%		4.1	9.3
2011	Sanoff 等	Ⅱ	29	XELOX+ 西妥昔单抗	10.3%	83.0%	4.5		4.4
2011	Sun 等	Ⅱ	40	XELOX+ 贝伐单抗	20.0%	77.5%		6.8	9.8
2009	Lee 等		32	XP	6.3%	34.4%	2.0		12.2
2009	Shim 等	回顾性	178	XP	19.7%	45.0%	2.8		10.5
2005	Parikh 等		30	GP	20.0%		4.5		5.2
2003	Taieb 等	>50% 接受过化疗	11	GEMOX	19.0%	67.0%	5.0		12.0
2007	Louafi 等	Ⅱ		GEMOX				6.3	11.5
2007	Li 等		40	GEMOX	2.5%	22.5%	3.5		
2011	Williet 等	回顾性	210	GEMOX				6.0	10.5
2012	Mir 等	索拉非尼治疗失败	18	GEMOX	18.8%	37.6%	3.2		4.7
2006	Zhu 等	Ⅱ	33	GEMOX+ 贝伐单抗	20.0%	47.0%	5.3		9.6
2008	Asnacios 等	Ⅱ	45	GEM+ 西妥昔单抗	20.0%	60.0%	4.7		9.5
2011	Albert	Ⅱ	24	GEM+DOC	8.0%			2.8	12.8

的情况下，其他治疗方法较索拉非尼更好。Pinter 等的回顾性研究结果相似，发现索拉非尼（$n=63$）和 TACE（$n=34$）治疗进展期肝细胞肝癌的中位 OS 无明显差别（7.4 个月 vs. 9.2 个月，$P=0.737$）。2011 年 Lee 等单中心回顾性比较索拉非尼（$n=44$）和传统化疗（$n=129$）在无法切除的 173 例 HCC 中的应用，结果发现，索拉非尼组和传统化疗组中位 OS 分别为 23 周和 43.6 周（$P=0.105$），中位 PFS 分别为 11.1 周和 12.4 周（$P=0.496$），ORR 分别为 2.3% 和 6.2%，DCR 分别为 52.3% 和 43.4%。不良反应比较，3/4 级中性粒细胞减少在传统化疗组更多见，皮肤毒性在索拉非尼组更多见。这些研究提示，在晚期肝细胞肝癌中，包括 TACE 和全身化学药物治疗等方法在某些患者中可能获益更多，但目前尚无明确的鉴别标准。

2. 肝细胞肝癌术后辅助化疗　肝细胞肝癌术后辅助化疗缺乏高质量循证医学证据，目前无指南可供借鉴，主要参考起步相对较早的晚期肝细胞肝癌的治疗，因此，目前亟须高级别循证医学证据来填补肝细胞肝癌术后辅助化疗的空白。

上海东方肝胆医院夏勇等的随机对照研究提供了卡培他滨在肝癌术后辅助治疗中的价值，卡培他滨组复发率明显下降，5 年生存率升高，疾病复发时间为对照组的 2 倍。该研究共入组 60 例（30 例口服卡培他滨，30 例对照）根治性切除术后患者，中位随访 47.5 个月，卡培他滨组和对照组的复发率为 53.3% 和 76.7%，5 年生存率分别为 62.5% 和 39.8%（$P=0.216$）。中位 TTR（疾病复发时间）分别为 40.0 个月和 20.0 个月（$P=0.046$）。常见不良反应为恶心、呕吐、腹泻和白细胞减少、血小板减少。由于入组病例数较少，导致部分观察结果未达到明显的统计学差异，大样本 III 期临床试验迫在眉睫。

在肝细胞肝癌术后辅助治疗的研究中，靶向药物相对滞后。Feng 等通过动物实验证实，肝癌切除术后应用索拉非尼可抑制肝内复发和腹腔转移，延长术后生存。III 期、随机、对照、双盲的临床试验 STROM 研究的主要终点为无复发生存；次要终点为疾病复发时间、总生存。入组标准包括潜在外科切除或局部消融；年龄≥18 岁；独立影像学评估确认无肿瘤；外科手术完全切除；中高危复发者；Child-Pugh 评分 5～7 分，7 分者无腹水；ECOG 0 分；充分的骨髓、肝、肾功能。STORM 研究为阴性结果，即肝癌根治术后辅助索拉非尼治疗不能减少肝癌的复发和转移。

虽然靶向药物术后辅助治疗的相关研究结果让人期待，但高额的费用也容易让人望而却步，如果氟尿嘧啶类药物在术后辅助化疗中的地位得到确认，其在临床中更应得到推广。

（五）小结与展望

随着全身化疗的应用，不能手术的或晚期原发性肝癌的生存也有改善。但总体有效率偏低，患者的总体生存时间仍较短，因此还需要大量临床试验证据支持全身化疗药物治疗在原发性肝癌中的应用，在肝细胞肝癌高发的中国，更容易开展多中心、随机对照的 III 期临床研究，如获得阳性结果，将直接使中国的广大患者获益，并修改肝细胞肝癌

的治疗指南，从而在世界范围内推动肝细胞肝癌的治疗。

综合目前肝细胞肝癌药物治疗的研究结果及其他消化道恶性肿瘤的化疗历程，肝细胞肝癌全身性药物治疗仍有很多值得探索的方向，主要集中在新靶向药物的研发、新化疗药物的应用及搭配、靶向药物与化疗药物的搭配等方面。靶向药物单用和与化疗药物联合应用哪种效果更佳？铂类和氟尿嘧啶类联合与吉西他滨联合铂类哪种更优？化疗药物与靶向药物对患者生存时间的延长是否有差别？参照胃癌、肠癌等消化道肿瘤的治疗思路，在肝细胞肝癌术后辅助化疗中，双药联合是否优于氟尿嘧啶单药？参照白蛋白紫杉醇在胰腺癌中的作用，该药对相同来源的肝细胞肝癌是否同样有效？这些都是未知数。随着对原发性肝癌药物治疗的关注和不断探索，肝癌的全身化疗将不断向前发展。

（巴 一 刘东明）

九、放 射 治 疗

（一）放射治疗发展史

从 1896 年首次利用 X 射线治疗一例晚期乳腺癌以来，放射治疗已经走过了 100 多年的历史。而肝癌的放射治疗最早可以追溯到 1940 年，也走过了近 70 年的历史。肝癌放射治疗技术经历了全肝放射、局部放射、全肝移动条放射、超分割放射和立体定向放射、三维适形放射和内放射治疗的演变。早在二十世纪六七十年代国内外学者认为肝脏属放射抵抗器官，放射治疗对肝癌无明显效果。但随着放射技术的不断提高，放疗在肝癌治疗所占的比例也逐渐增高。在 20 世纪，60 年代放射治疗应用于肝癌治疗的比例为 17.6%，70 年代为 42.4%，80 年代为 68.2%。随着立体定向放射治疗进入临床，以不同程度、方式接受放射治疗的肝癌患者进一步增多，而且治疗作用不完全是姑息性的，使放疗已成为我国非手术治疗肝癌的主要手段之一。

（二）生物学

根据放射损伤发生的规律，正常组织可分为早期放射反应组织和后期放射反应组织。早期放射反应组织以积极的增殖来维持自我更新和稳定状态为特征，放射反应出现在放疗期间或放疗后 3 个月内，主要依靠残留克隆源性细胞的快速增殖来修复放射损伤。后期放射反应组织则以标记指数低、增殖缓慢或完全没有增殖能力为特征，但它们拥有很强的修复亚致死放射损伤能力，放射反应出现在放疗结束数月之后。肝脏在放疗后大多数细胞的死亡形式是表现为增殖性死亡，即细胞受到照射后，形态上仍然是完整的存活细胞，并不表现出放射损伤，只有它们在进入增殖期后，由于细胞内 DNA 放射损伤在细胞分裂时得以表达，导致分裂失败而使细胞死亡。因此，在一定剂量范围内，当静止的肝细胞受到照射后，其放射反应出现在放疗结束数月后，表现为后期放射反应，而肝脏此时属于后期放射反应组织。成人肝脏处于相对静止状态，自有极少数细胞处于增殖周期，绝大多数细胞处于 G0 期休止状态。但是肝脏在一定条件下具有旺盛的分裂、增殖能力，比如肝叶切除术后，残肝细胞会迅速进入增殖状态，长出新的

肝组织，这种状态又符合早期反应组织的特点。因此，在放疗前后一定时间内，如果肝脏受到某种增殖刺激，其放射反应可出现在放疗期间或 3 个月内，表现为早期放射反应。因此，要避免肝脏早期放射损伤，则应避免可能刺激肝脏细胞增殖的处理，如肝切除、穿刺等。

肝脏曾一度被看作放射抗拒的器官，直到 1965 年，Ingold 等首次报道 40 例因肿瘤肝转移而行全肝照射的临床病倒研究结果，改变了人们认为肝脏是放射抵抗器官的看法，其放射剂量为 25～55Gy/2.5～6 周、150～200cGy/F、5F/ 周，结果表明，剂量<35Gy 者无一例发生放射性肝炎，高于 35Gy 者放射性肝炎急剧上升达 48%，从而规定肝脏放射耐受量为 25～30Gy。

临床放射治疗中最重要的是放射生物学概念，即放射治疗必须兼顾肿瘤控制概率（tumor control probability，TCP）和正常组织并发症概率（normal tissue complication probability，NTCP）。肝脏是一个对放射耐受较差的器官，以发生亚急性放射性肝炎标准衡量，全肝照射的 TD5/5（最小耐受剂量）是 25Gy，全肝照射的 TD50/5（最大耐受剂量）为 40Gy。国外在无肝功能障碍肝转移瘤放疗的研究中认为，TD5/5 应限于 30Gy。如果有肝硬化基础或者曾经接受过化疗药物治疗，则耐受剂量更低。

肝癌细胞的放疗敏感性与分化差的上皮细胞相似，常规根治剂量需要 60Gy/30 次、6 周左右，而肝脏的全肝放射耐受量仅为 25～40Gy/3～5 周，局部小野的耐受量为 55Gy/6 周，因此肝细胞的耐受量低于肝癌细胞的根治量，常规放疗在肝癌治疗中不能兼顾 TCP 和 NTCP，疗效相对有限。因此，国外部分学者对放射治疗肝癌多持否定的态度，认为肝癌细胞对放射不敏感，而肝细胞对放射线敏感，其放射敏感性仅次于骨髓、淋巴组织和肾脏，大剂量照射可造成肝细胞严重损害，不主张对肝癌做放射治疗，有的学者甚至将放疗的章节从肝癌的专著中删去。

近年来研究发现，肝脏的放射耐受剂量与每次分割剂量的大小及肝脏受照射的容积明显相关，全肝照射每次剂量为 1Gy 时，估计耐受剂量为 36Gy；每次 2Gy 时，估计耐受剂量为 25～30Gy；每次 3Gy 时，估计耐受剂量为 18～20Gy。若照射容积小于全肝的 1/2，则放射耐受剂量可以提高到 55Gy/6 周以上；若照射容积小于全肝的 1/4，则放射耐受剂量可以提高到 65Gy/7 周以上。除上面提到的每次照射分割剂量及照射容积与肝脏的放射耐受性密切相关外，另有许多因素影响肝脏的放射耐受性。这些因素包括：①肝硬化的存在明显降低肝的放射耐受性，其降低的程度与肝硬化的程度相关，但目前仍未得出一个具体的量化指标；②放射同时合并化疗药物治疗可以降低肝的放射耐受性，其原因是肝脏放射损伤减低了对化疗药物的代谢能力，同时化疗药物抑制了肝脏放射损伤的修复；③儿童肝脏的放射耐受性低；④其他未知因素。

因此，如果有一种既能提高肿瘤的照射剂量，又能最大限度减少正常肝组织照射剂量的技术，其疗效势必得到改善。近年来，国内外广泛开展立体定向放射治疗（stereotactic radiotherapy，SRT）和三维适形放疗（three-dimensional conformal radiation therapy，3D-CRT），均符合上述要求，从而大大提高了肝癌放射疗效，减少了不良反应。

（三）全肝放射

全肝放疗最早可追溯到 1940 年，主要适用于弥漫型肝癌和巨块型肝癌合并肝内播散者。通过 CT 扫描、超声检查或同位素扫描结合临床检查定位，将肝脏的轮廓准确地投影在腹部和背部的皮肤上。全肝照射技术包括大野前后垂直对穿或斜野对穿照射技术和移动条技术。前者采用前、后和右侧三个大野照射，肝上缘以横膈为标记，肝下缘由临床触诊确定，由于放射范围大，患者多不能耐受放射，且剂量难以达到根治量，已被淘汰。而全肝的移动条照射在 20 世纪 80 年代是国内外应用最广泛的全肝照射技术，其理论依据为：①对局部肿瘤而言，在短时间内获得较高的剂量，肿瘤杀灭的生物效应较强；②对正常肝脏而言，因为照射野是移动的，每天仅照射部分肝脏，而未照射的那部分肝脏就有增殖的机会，以修复放射损伤，故能提高正常肝脏的放射耐受性。

全肝移动条技术一般采用钴 60 或高能 X 射线（8～12MeV）照射，照射方法采用改良的 Delcloe 叙述的全腹移动条技术。将整个肝脏区域分成若干条宽 2.5cm 的纵（或横）行节段，一般从最右侧或最上面一条开始照射，放疗开始之日照射第 1 条，以后每日向前扩大 1 条，照至 4 条时不再扩大，以 4 条为一个放射单位，每日向前移动 1 条。当移至最后 4 条时，又逐日减步 1 条至最后 1 条。腹面照完后，用同法照射背面。每日照射剂量为 50～300cGy，前、后各一轮完毕后，休息 1～2 周，照第 3 轮和第 4 轮。4 轮照射结束。根据患者全身和癌灶情况再缩野，局野补量为 5～20Gy，一般 10～12 周完成。全肝移动条技术虽然要比常规全肝照射效果好，但肝脏是一个血液丰富、代谢功能旺盛并具有丰富酶类的器官，高剂量的连续放射容易造成肝细胞损伤，目前已被国内外多数学者所摒弃。

通过分段放射治疗肝癌，将全疗程分为 2～3 段，每段间休息 2 周左右，使正常肝有充分的增殖和修复时间，以利于肝功能的代偿，从而提高放射耐受量。放疗中随着肿瘤的缩小，可逐渐缩小照射野，以尽可能地减少正常肝的照射剂量，即全肝移动条野放射 - 缩野技术 - 分段放射治疗。郑作深等 1999 年报道采用全肝移动条野放射 - 缩野技术 - 分段放射治疗大肝癌 10 例，中位直径为 14cm，缩小至 8cm 而获根治性切除。在这 10 例患者中，放疗剂量小于 35Gy 者 2 例，术后 6 个月复发死亡；而 50～60Gy、生存 1 年以上者有 8 例，3 年以上者有 5 例，5 年以上者有 3 例，10 年以上者有 1 例。

近年来，随着分子生物学研究发展，发现大部分哺乳动物亚致死损伤的修复一般只需 2～4 小时即可完成；增殖极快的肿瘤如果长在增殖慢的正常组织中，肿瘤内有比正常组织更大的放疗累积效应；正常组织修复能力较肿瘤组织明显强，为此，产生了超分割放疗，即在相对集中的时间内给予每天 2 次或 2 次以上的照射，使肿瘤组织丧失其重新生长的能力，达到更有力控制肿增细胞再增殖的目的，从而提高肿增控制率，而并不加重放射反应的并发症。

研究发现，除单纯的放射治疗外，还可以配合手术的介入治疗，是提高临床治疗效果的重要措施。郭伟剑等用 TAE 加全肝移动条野或外照射对 76 例肝癌患者进行治疗，结果显示，有效率为 53.9%，1、2、3 年生存率分别为 71.6%、49.0% 和 44.5%，对照组有效率为 33.8%，1、2、3 年生存率分别为 51.8%、17.3% 和 17.3%，显示治疗组明显优于对照组（$P<0.05$）。高中度等观察介入化疗及栓塞术联合放射治疗中晚期肝癌的疗效，通过介入法采用动脉插管至肝固有动脉，灌注 5-Fu 1 000mg+ 卡铂 300mg+ 表柔比星 30mg，栓塞剂为 40% 碘化油或吸收性明胶海绵；放射采用高能 X 射线（18mV），肿块 10cm 以下采用局野外照射，10cm 以上采用全肝移动条照射。结果显示，总有效率为 59.3%，明显优于单纯放疗组（31.3%）。申宝忠等对 15 例不能手术切除的原发性肝癌患者，在肝动脉灌注大量抗癌药物的同时，间隔配合体外放射治疗，总治疗量≤30Gy。结果显示，85.4% 的肿瘤缩小，6 个月、12 个月和 18 个月生存率分别为 93.3%、60.0% 和 26.7%。

全肝照射时，还应当考虑到肾脏的受照剂量和肾脏的保护。肾脏的保护措施包括挡铅的使用和照射野方向的改变。放疗中至少要保护左肾，或 1/2 的两肾总体积，使其所受照射剂量不超过单肾照射的放射耐受量（28Gy/8 周）。

（四）局部放射

局部照射可用于无手术条件或有手术条件而拒绝手术的小肝癌及无肝内播散的巨块型肝癌，也可用于各型肝癌肝门转移导致压迫症状者。局部照射时照射野的设计要依据 CT 定位，考虑到呼吸的影响，照射野的上下界外扩的范围要较左右界大。如果照射容积小于全部肝容积的 1/2，每次剂量为 1.8～2Gy，总剂量为 40～50Gy；如果照射容积小于全部肝容积的 1/4，总剂量可提高到 55～60Gy。局部照射时，尽量采用多野照射。

（五）立体定向放射

1951 年瑞典神经外科学家 Lars Leksell 提出立体定向放射手术（stereotactic radiosurgery，SRS）的概念，起初用 X 射线，经过数十年的改进，目前使用的装置用 ^{60}Co 作为放射源，故称为伽玛（γ）刀。美国人用直线加速器发生的 6～15MV X 射线非共面多弧度等中心旋转实现多个小野三维集束照射病变，起到与 γ 刀一样的作用，称为 X 刀。国内外同道应用 SRS 原理，结合 3D-CRT 分次治疗技术，成功探索并开展了肝癌 X（γ）线立体定向分次放射治疗，通常称为"立体定向放射治疗（SRT）"。

X（γ）刀治疗一般要经过病变定位、计划设计和治疗 3 个过程。三维空间定位（立体定向）是利用 CT、MRI 或 DSA 等先进影像设备及三维重建技术，确定病变和邻近重要器官的准确位置和范围。然后，利用三维治疗计划系统软件，对相关体表、靶区、敏感组织等结构进行三维图像重建，在肿瘤重建图像的横断面、矢状面和冠状面上选择不同直径的准直器，进行位置和权重的组合，使每个平面上都获得和肿瘤边界相适形的剂量分布曲线。优化分割病变和邻近重要组织、器官间的剂量分布计划，使射线对病变

实施"手术"式照射。体部 γ 刀治疗计划以完全覆盖靶区的剂量线为处方剂量线，肝癌形状极为不规则时，至少应该以覆盖靶区 95% 范围的剂量线为处方剂量线，根据靶区大小决定总剂量和分次剂量。小靶区（肿瘤影像最大径小于 3cm），一般选择 70%～90% 剂量线单次周边剂量为 5～12Gy，总剂量为 36～45Gy；中等靶区（最大径为 3～5cm），60%～70% 剂量线单次周边剂量为 5～8Gy，总剂量为 40～45Gy；较大靶区（最大径大于 5cm），50%～60% 剂量线单次周边剂量为 3～6Gy，总剂量为 36～42Gy。每日或隔日治疗一次。单次治疗剂量、总剂量以及时间分割还要根据肿瘤性质、体积、形状、部位、周围组织放射敏感性、既往治疗历史和患者的肝功能、全身状况具体拟订，有时还要参考患者对治疗的反应作一定的剂量和疗程的修改。X 刀治疗肝癌，常用的处方剂量为每次 6～10Gy，总量为 18～30Gy。每次间隔 1～3 天，一般治疗 3 次左右。也有隔日治疗方案，肿瘤影像学最大径小于 2cm 者 8Gy/ 次 ×3 次，3～6cm 者 5～6Gy/ 次 ×6 次，总量为 24～36Gy，80% 的等剂量线包括 100% 的靶区。

原发性肝癌立体放疗的目的分为根治性放疗和姑息性放疗。根治性立体放疗的条件包括：①肿瘤最大直径 <6cm，肿瘤边缘相对规整，无肝内播散、肝门转移和远处转移；②无明显的肝功能损害；③患者一般情况好，耐受照射剂量在 50Gy 以上。剂量分割为 4.5～8Gy，隔日一次，总剂量为 35～45Gy（靶区边缘剂量）。姑息性立体放疗者对肿瘤大小的要求可以适当放宽，每次剂量分割和总剂量则依据肿瘤大小、患者一般情况及总体治疗方案确定。

1. 适应证　①局部控制失败者。②位于复杂解剖结构、形状接近球状、多靶点（不超过 4 个）的肝癌。③对因重要脏器功能影响不能手术或患者不愿手术及特殊部位不易手术的肝癌，特别是伴有肝硬化、肝功能差不宜行介入治疗者。④一般病灶影像学最大直径<5cm 较为理想；病灶较大而其他治疗措施选择困难者，有明确手术禁忌证或拒绝手术治疗的肝癌患者，也可以考虑 SRT。⑤若黄疸、腹水是因肿瘤压迫肝门区、急性或者亚急性门静脉癌栓引起，如果患者一般情况尚好，也可试行 SRT。

2. 禁忌证　①有明确诊断的心、肺、肾等重要脏器的功能障碍；②肝功能 Child-Pugh C 级以下；③有不易控制的腹水；④患者不能平卧（或俯卧）20 分钟；⑤KPS 评分低于 60 分；⑥预计生存时间<3 个月；⑦弥漫型肝癌、多发或者散在的病灶多于 4 个；⑧拟行治疗部位曾经接受过放射治疗者；⑨孤立的肿瘤，影像学边界最大径>10cm，应慎行或分阶段施行 SRT；⑩肝硬化合并脾功能亢进、多次介入治疗后的患者，必须注意血小板和白细胞情况，过低者应加以改善后，方可考虑 SRT。

3. 并发症

（1）肝功能损伤：部分肝癌患者于 SRT 后出现肝功能异常或使原已异常的肝功能再度加重，导致不能坚持完成 SRT 治疗剂量或使总体病情加重。为了不遗漏肝癌组织（亚临床病灶）并且考虑呼吸体位变化因素，计划靶区体积必须略大于影像学或肉眼所及的大体瘤体积和考虑亚临床

病灶后的临床靶体积。所以，无论 SRT 放射剂量几何分布多么理想，高剂量区不可避免地总要包括一部分正常肝组织。因此，在肝癌的 SRT 中放射性肝损伤依然难以避免，而放射性肝炎仍然是肝癌放疗中的重要并发症。张建设等在 X 刀治疗肝癌的观察中发现，X 刀治疗后 ALT 上升大于正常值者占 39.18%，但略低于文献记载常规放疗的肝炎发生率（44.4%），而 X 刀治疗前 ALT 异常且于术后继续上升者高达 65%。放射性肝炎发生率以原发性肝癌为高，其程度以同时伴有 HBV 阳性和嗜酒因素者为重，原发性肝癌组于 X 刀治疗后无论在 ALT 上升的幅度还是比率均显著大于转移性肝癌。但 X 刀治疗总体是相对安全的，肝功能发生异常变化的主要影响因素是治疗前肝功能水平。因此，治疗前认真评价肝功能，并切实做好内科保肝治疗，是防治放射性肝损伤的重要内容。对一些小靶区、应用根治剂量、疗程较短的患者，治疗后 1~2 个月内可能出现放射性肝炎，临床症状可能比较轻微，影像学可表现为和照射体积完全吻合的低密度影，有时必须和局部控制失败以及肿瘤复发相鉴别，需要结合超声、核医学等检查以综合评价。国外作者也有报道，并发现这种影像学变化可以持续 6~22 个月。

（2）胃肠道反应：尤其是肝癌边界靠近胃肠道者，更易出现胃肠道反应。部分消化道组织（早反应组织）进入照射野，受射线作用可以出现一过性腹痛、便次增多等，一般 1~2 天后消失。治疗后期可能出现放射治疗的一般不良反应，如乏力、食欲缺乏、恶心、呕吐等。反应轻度者经休息和对症处理后可以恢复，严重者应暂停治疗。

（3）发热：部分肿瘤体积较大者在 SRT 后 1~3 周内有发热现象，可能是肿瘤细胞坏死崩解所造成，应积极对症处理。

（4）影响肝癌 SRT 疗效的因素：影响 SRT 疗效和并发症的三大要素是治疗体积认定、剂量（总剂量、分次剂量）和靶区剂量均匀程度。实验证明，靶区定位的 1mm 之差，可引起靶周边最小剂量变化约为 10% 的量级，提示靶区精确定位和正确重复定位（摆位）是 X（γ）刀治疗获得成功的关键。从这个意义上讲，靶位置和靶体积的确定要比剂量大小、分次重要得多。

SRT 要求照射野较小以便于提高靶区剂量，而生理运动如呼吸、心搏等可以影响胸腹部肿瘤的计划靶区剂量和实际靶区剂量的吻合程度，以及靶区邻近重要器官的受照剂量，因此，多数学者认为应该在影像学和亚临床边界外加一安全边界，但安全边界如何确定仍是一个存在争议的问题。现在的影像学检查手段（CT、MRI）不能确定影像上肿瘤生物学边界的确切范围到底有多大，目前常用的方法是在大体瘤体积边缘外再扩大一定的范围，不同单位医师可能根据自己的经验有不同选择，差异很大。通常 CT 定位片在自由呼吸下拍摄，在自由呼吸下的 CT 片上勾画出的肝脏体积误差可以高达 14%。计划靶区体积边界的确定需要明确 CT 扫描时呼吸周期对靶区的影响，肝脏在平卧时以 z 轴（头足方向）受呼吸影响的运动最明显。研究还指出，肿瘤位于右叶、有肝硬化者移动度较大，而接受肝叶切除之后移动度较小。目前一般采用治疗前训练患者平静呼吸或在腹部增加腹压来限制呼吸减小肝脏运动。SRT 从患者定位、计划到治疗的全过程均需要有严格的质量保证和控制，如要求从定位、计划到治疗的全过程中患者体位的一致性。此外，还有人体体表标记点与定位框架重合误差，在 1~2 周治疗时间内患者体重变化造成摆位误差等问题。严格 SRT 适应证也是获得理想疗效的重点。

4. 疗效　李德志等发现，经肝癌 X 刀治疗后 3 个月以内病灶缩小最明显，但是 6 个月以后有部分病灶再增大。6~12 个月复查病灶增大比率分别为 12.7% 和 28.6%。全部病例中位生存期为 12.4 个月，1 年生存率为 43.0%。郑瑞峰等报道，52 例肝癌 SRT 后客观有效率为 85.0%，肿瘤直径小于 5cm 者有效率为 100%，大于 8cm 者有效率为 56.0%。于金明等报道，10 例肝门部胆管细胞癌经 X 刀治疗达到 100% 的近期有效率。陈元等报道，X 刀治疗肝癌局部缓解率为 80.0%。于甫华等采取 TACE 结合 SRT 治疗原发性肝癌 36 例，治疗后 3 个月时客观有效率为 94.0%，6 个月时达 97.0%，提示介入和 SRT 可能是肝癌有价值的治疗组合。

（六）适形放射

肝癌的 3D-CRT 是在头部立体定向放射外科基础上发展起来的。20 世纪 90 年代后期，国内外许多医院陆续开展了此项技术。3D-CRT 是一种共面或非共面、多角度、聚焦式照射，照射野高剂量区分布的形状在三维方向上与靶区形状一致，此技术最大优点是定位准确、治疗精度高，能最大限度地将照射剂量集中到靶区内，而周围正常组织和器官少受不必要的照射，在提高肿瘤照射剂量的同时，能增加局部控制率和提高生活质量，并有望提高生存率。3D-CRT 要求所有患者均在 CT 模拟机上定位，用网状体膜或真空袋固定，间距<5mm 的增强扫描。医师在治疗计划系统上勾画肿瘤及需保护的周围正常组织或器官的轮廓，肿瘤区外放 0.5~1cm 作为临床靶区或根据肝脏随呼吸幅度而决定外放边缘。物理师根据肿瘤大小和部位采用 4~6 个照射野来制订治疗计划，医师根据剂量-体积直方图和等剂量曲线来综合评价治疗计划的可行性，最后采用多叶光栅或整体挡铅技术，在直线加速器上实施治疗。每次治疗摆位均采用三维激光系统监测，以确保每次治疗时的体位与 CT 定位时一致，并严格限制误差在 ±1mm。

1. 3D-CRT 肝癌生物学基础　3D-CRT 利用多个照射野，使肿瘤周围正常组织分担受照剂量，降低了放疗反应和远期并发症，而肿瘤区得到大剂量照射，使放射生物效应明显提高。根据剂量-体积直方图，临床受照正常组织的容积越小，单次大剂量照射的安全性就越高。同样的照射剂量，因照射次数不同，所产生的生物效应相差会很大，如单次照射 10Gy 与单次照射 2Gy，总量为 10Gy 所产生的生物效应相差 1.5~3 倍（早期反应组织和后期反应组织）；而 20Gy 可达 5~6 倍，即相当于接受了 100~110Gy 的剂量照射。全肝照射的耐受量是 35Gy，半肝为 60Gy，而 1/4 肝的耐受量可达 95Gy。如果有肝硬化或曾化疗者，耐受量则会明显降低，而肝癌的根治量为 60Gy/6 周，常规放疗很难达到肿瘤根治剂量。3D-CRT 技术既可提高肿瘤照射剂量，又能减低正常组织受照体积和受照剂量。根据临床实践，放疗剂量能提高 10%～20%，则肿瘤局控率可由 50% 提高到 75%；若正常组织的照射量增加 4%～10%，放疗反应的发生率可由 25% 提高到 50%。

2. 3D-CRT 肝癌临床疗效　Bush 等报道，对不能切除的局部原发性肝癌Ⅱ期临床结果，34 例患者治疗 3 周、单次量为 4.2Gy，放疗 15 次，总剂量为 63Gy，肿瘤平均大小为 5.7cm，2 年肿瘤局部控制率和生存率分别为 75% 和 55%；有 6 例患者在放疗后 6～16 个月进行肝移植，其中 2 例组织学检查肿瘤已完全消失。周ница华等报道，根据靶区体积（PTV）决定单次剂量，若 PTV<200cm^3，单次剂量为 6Gy；若 PTV≥200cm^3，单次剂量为 5Gy，总量为 3～50Gy，隔日照射；正常肝组织受照体积应控制在 25%～30%，治疗结果总有效率为 71%，肿瘤直径<3cm 有效率为 100%，直径>5cm 者有效率仅为 50%；1、2、3 年生存率为 71.4%、44.4% 和 29.6%。日本 Hamamoto 等报道采用常规分割照射治疗 35 例原发性肝癌患者，总剂量为 30～70Gy，平均 51.5Gy，随访 5～39 个月。结果显示，肝细胞癌和肝内胆管细胞癌的 2 年生存率为 19% 和 26%；生存率与照射剂量相关，照射剂量<50Gy、50～54Gy 和≥60Gy 的 2 年生存率分别为 0、50% 和 17%，照射 50～54Gy 和≥60Gy 相比，无统计学意义（P=0.13）。研究表明，照射 60Gy 以上对肝癌的生存率未显示出优越性。

3. 影响 3D-CRT 肝癌预后因素

（1）肿瘤体积：受照容积越小，其疗效就越好。而对正常组织而言则正相反，被照射的肝体积越大，患者耐受性就越差，并发症发生率也越高。

（2）单次照射剂量和总剂量的选择及照射间隔时间的确定：分次照射剂量大小和总剂量对预后影响很大，肿瘤大小和周围正常组织对放射的耐受程度，是决定单次照射剂量和总剂量的主要因素。Park 和 Seong 等治疗 158 例患者，放疗剂量由受照射正常肝组织的体积决定，有效者平均放疗剂量为（50.1±6.6）Gy，无效者平均放疗剂量为（44.3±9.0）Gy。放疗剂量<40Gy、40～50Gy、>50Gy 组患者的有效率分别为 29.2%、68.6%、77.1%。单因素分析显示，肿瘤大小、有无门静脉瘤栓、放疗剂量是影响预后的因素。多因素分析显示，放疗剂量是决定生存率唯一的显著影响因素。Dawson 等用多因素分析显示，提高放疗剂量是改善无进展生存率和总生存率的独立相关因素，放疗剂量>70Gy 组患者的中位生存时间>16.4 个月（尚未随访到中位生存时间），而低剂量组患者的中位生存时间为 11.6 个月。

（3）肝功能：Tazawa 等治疗 24 例患者，结果显示，CR 4 例，PR 8 例，SD 8 例，进展（PD）4 例；肝功能 A 级组、B 级组或 C 级组 1、2 年生存率分别为 73%、10% 和 21%、0；CR+PR 组、SD+PD 组 1、2 年生存率分别为 61%、19% 和 21%、9%。Cox 回归分析显示，肝功能级别是唯一与生存率有关的因素。Logistic 回归分析显示，肝功能级别是唯一

与局控率有关的因素。

（七）内放射

内放射是继外放射治疗的又一进步，主要包括经皮肝动脉灌注内照射栓塞和经皮瘤内注射两种方式。放射源目前主要是放射性核素微球，常用的是 ^{90}Y 和 ^{32}P。^{90}Y- 玻璃微球（^{90}Y-GMS）发射纯 β 射线，平均能量为 0.937MeV，最大能量为 2.26MeV，平均射程为 2.5mm，最大射程为 10mm，半衰期为 64.5 小时，87% 的能量可在 8 天内释放出来。^{32}P- 玻璃微球（^{32}P-GMS）同样发射 β 射线，平均能量为 0.59MeV，最大能量为 1.71MeV，平均射程为 2mm，最大射程为 8mm，半衰期为 14.3 天。

1. 经皮肝动脉灌注内照射栓塞　该方法采用 Seldinger 技术将导管超选择到位，最好达段性动脉（肿瘤供血动脉），向肿瘤组织灌注治疗剂量的放射性核素，增加肿瘤组织和正常组织吸收比值（T/N），提高治疗效果，减轻对正常肝组织的损害。

Lau 等报道 71 例患者中灌注 40～250Gy 的 ^{90}Y-GMS，中位生存期为 9.4 个月；Dencey 等报道 22 例患者中灌注 46～145Gy 的 ^{90}Y-GMS，中位生存期为 13.5 个月。和其他栓塞剂比较，放射性核素玻璃微球内照射栓塞治疗肝癌具有更令人鼓舞的临床效果。

但临床实践发现，通过肝动脉途径将放射性核素灌注到肿瘤组织，由于分流道的广泛存在，使得部分放射性微球流失，降低了肿瘤组织内的放射剂量。经肝动脉灌注分流到肺的放射性活度占全部灌注活度的 5.8%～26.0%，平均 12.7%，甚至有学者报道在原发性肝癌中，经肝动脉灌注微球放射性活度的 67.2% 分流到肺组织中。当肺分流量小于 15% 时，则患者可接受局部放射性核素内照射栓塞治疗。如果肺分流超过 20% 且单次治疗分流剂量超过 30Gy，则是发生放射性肺炎的高危因素。当肺分流超过 15% 时，有学者采用乙烯粒子栓塞分流道，使分流量减少到安全范围以内，即便这样往往仍不能避免放射性肺炎的发生。另外，如果超选择的位置不理想，该方法在发挥治疗作用的同时，也具有加速肝硬化，诱发消化道出血的可能。Andrew 等报道采用经肝动脉灌注 ^{90}Y-GMS（1 739～8 436MBq）可引起轻度短暂的转氨酶升高，Dencey 等报道 20 例中 2 例出现持续性高胆红素血症和进行性肝衰竭（3 000MBq ^{90}Y-GMS）。另外，治疗过程中使用较大剂量的放射性核素，可能对患者和医护人员产生一定的放射性危害。因此，经皮肝动脉灌注内照射栓塞还需要进一步完善。

2. 经皮瘤内注射　该方法通过特定的路径向肿瘤组织内注入小剂量放射性核素，通过其"毗邻"效应，使放射源附近的肿瘤组织接受远远超过使之坏死的浓集剂量，达到治疗肿瘤的目的。由于放射性核素的照射半径有限，周围正常的肝组织不会受到损害。该方法具有以下优点：不依赖昂贵的医疗器械，操作简单；仅需要小剂量放射性核素；所有患者均可在门诊治疗，显著降低了医疗费用；动物实验和临床显示 T/N 明显高于经肝动脉灌注，显著提高了疗效，延长生存期，减轻对肝功能损害的不良作用。因此，

经皮瘤内直接注射放射性核素是治疗肝癌最有效的方法之一。

Tian 等报道，距发射点源 8mm 处射剂量已经低于 1.4Gy，远远低于正常肝组织所能耐受的 30Gy，在 33 例肝癌患者中（740～4 440MBq），虽然有较剧烈而短暂的肝区疼痛和发热（38.5～39.4℃），但是未出现转氨酶升高及其他肝功能受损害的表现。在治疗 33 例患者中，27 例仍然存活（随访 12～32 个月）。另外，经皮瘤内注射治疗后，大多数活检标本未发现存活的肿瘤细胞，肿瘤组织完全被纤维组织代替。

但经皮瘤内注射也有一定的局限性：由于注射点的核素剂量及其弥散范围具有一定限度，巨块型肝癌不适合该方法；多发结节型、弥漫型及位置深在的肝癌亦有一定的限制；伴有腹水患者不适合该方法治疗。

（八）门静脉、下腔静脉癌栓的放射治疗

肝细胞肝癌患者伴门静脉 / 下腔静脉癌栓发生率很高，尸解资料显示肝细胞癌癌栓发生率为 44%～84%，临床资料为 34%～50%。伴有癌栓的肝细胞癌患者预后差，如未加治疗，患者生存时间仅 2.4～2.7 个月，如予全身化疗，中位生存期为 3.9～9.2 个月。如选择性地对门静脉主干癌栓患者行 TACE，中位生存期为 10～12 个月。可以手术切除的癌栓患者，其生存期似稍长。然而，不管是介入栓塞还是手术切除，均不宜用于门静脉主干已完全阻塞的癌栓患者，这是由于门静脉受阻后肝动脉再被栓塞，肝脏完全缺乏血供，导致肝衰竭。但近年来有关门静脉、下腔静脉癌栓的放射治疗报道逐渐增多，而且疗效可观。

1. 外放射治疗 陈龙华等对伴有门静脉癌栓的 48 例肝癌患者施行适形放射治疗，照射剂量为 48～63Gy/6～9 次，共 12～18 天，其中 31 例门静脉癌栓消退，消退率为 65.6%。刘毅杰等对肝癌患者实施三维适形放疗，其中 2 例有门静脉癌栓伴腹水的患者治疗后 1 周腹水缓解。Yamada 等报道 TACE 联合 3D-CRT 治疗不能手术肝癌伴门静脉主干癌栓 19 例，中位随访期为 23 个月，客观有效率为 57.6%，1、2 年生存率分别为 40.6% 和 10.2%。曾昭冲报道 158 例肝癌伴有门静脉和 / 或下腔静脉癌栓患者，其中 44 例接受直线加速器外放疗作为放疗组，114 例未接受外放疗作为对照组。放疗组放疗方法为常规分割，局部放疗癌栓，放射治疗剂量介于 36～60Gy（中位 50Gy）。结果显示，44 例癌栓者接受外放射治疗，15 例（34.1%）患者癌栓完全缓解，5 例（11.4%）部分缓解，23 例（52.3%）稳定，1 例（2.3%）进展，1 年生存率为 34.8%，中位生存期为 8 个月。对照组 1 年生存率为 11.4%，中位生存期为 4 个月。

2. 内放射治疗 目前用于临床治疗肝癌及其门静脉癌栓的核素主要有 ^{133}I、^{125}I、^{90}Y、^{32}P 等。Raoul 等对有癌栓的 14 例进行内放射治疗，从肝动脉注入 ^{133}I 标记的碘化油，3 个月、6 个月、9 个月生存率分别为 71%、48% 和 7%，而对照组分别为 10%、0 和 0。李立等采用 P- 玻璃微球经肝动脉综合性栓塞，15 例合并门静脉癌栓的病例中，有 9 例治疗后明显缩小。严律南等采用 P- 玻璃微球肝动脉灌注，门静脉癌栓术后缩小或消失占 42.9%，多见于肝吸收剂量在

30～80Gy 者。对伴有门静脉癌栓的患者，经肝动脉注药适用于肿瘤相对集中半肝的多血供肿瘤，而对弥散型、少血供肿瘤疗效差。另外，存在明显肝动、静脉分流或肝肺分流者应禁忌经肝动脉注入，因其不但不足以对癌细胞构成杀伤，反而可累及肝脏、肺等其他组织。目前，关于内照射治疗肝癌及门静脉癌栓的安全有效剂量尚无统一意见，临床个体化剂量选择及应用方面仍尚须进一步研究与探讨。

总之，放射治疗，尤其是立体定向放疗和适形放疗的出现，使之成为肝癌非手术治疗的重要手段，随着放疗技术和设备的不断更新，相信放射治疗会对肝癌发挥越来越大的作用。

（朱 莉 袁智勇）

十、生 物 治 疗

（一）细胞因子

细胞因子是一类机体内各种细胞合成和分泌的小分子多肽，它们能调节机体的生理功能，可以刺激或者抑制免疫功能，参与各种细胞的增殖、分化及凋亡。目前常用的细胞因子有 IL-2、IFN、TNF、CSF 等。

1. IL-2 IL-2 是肝癌免疫治疗领域的一种主要细胞因子，但它并无直接杀灭肿瘤细胞活性，其抗肿瘤机制在于刺激、活化其效应细胞而间接发挥抗肿瘤作用。IL-2 通过激活 CTL、巨噬细胞、NK 细胞、LAK 细胞和 TIL 的细胞毒作用及诱导效应细胞分泌 TNF 等细胞因子而杀伤肿瘤细胞，也可通过刺激抗体的生成而发挥抗肿瘤作用。

目前，IL-2 很少单独应用，在临床上多与 LAK 或 TIL 联合过继免疫治疗，或与化疗药物、TACE 及其他细胞因子如 TNF-α、IFN-γ、IL-4 等联合应用。有报道以 IL-2 连续静脉注射同时合用化疗 20 例肝癌，6 例达 PR（30%），而对照组单用化疗则无 PR 病例。有关 IL-2 治疗肝癌的动物实验研究显示，腹腔注射 IL-2 能明显增强肝源性淋巴细胞的细胞毒活性，且能明显减少实验性肝转移。有报道经肝动脉化疗栓塞的同时应用大剂量 IL-2 治疗不能手术的晚期肝癌，肿瘤缩小 50% 以上者可达 38.5%～40%，明显优于单纯化疗栓塞。姬统理等报道 63 例晚期肝癌肝动脉化疗栓塞后用 IL-2、IFN 和肝癌特异转移因子等联合治疗，肿瘤缩小者有 49 例，AFP 下降者有 44 例，1 年生存率为 50.8%，2 年生存率为 22%，优于单用栓塞化疗者，而且治疗后不良反应轻微。Lygidakis 等报道，对 20 例Ⅲ、Ⅳ期原发性肝癌行经肝动脉局部灌注 IL-2 和 IFN 免疫治疗 10 个疗程（每日 1 次），其中 14 例肿瘤直径缩小，14 例 AFP 水平下降，12 例下降至正常。此外，IL-12、IL-6、IL-1 与 IL-2 有协同作用。IL-12 与 IL-2 结合，可增加肝癌患者外周血中的 IFN、TNF 活性。但也有联合免疫化疗与单纯化疗无显著性差异的报道。Kawata 用肝动脉灌注 IL-2、多柔比星、LAK 细胞治疗肝癌切除术后患者与单多柔比星肝动脉灌注对比，各组生存率明显高于单纯手术组患者，但两组间没有显著差异。

2. IFN IFN 是最早用于癌症治疗的细胞因子，包括 IFN-α、IFN-β、IFN-γ，分别由白细胞、成纤维细胞和活化的 T 细胞所产生。IFN 是 NK 细胞的天然诱导剂，可促进 NK

细胞的生长和分化，增强 NK 细胞的细胞毒活性、ADCC 作用和 NK 细胞毒因子的释放；IFN 在体内、体外均能增强巨噬细胞的功能，是巨噬细胞的重要活化因子，可激活巨噬细胞参与抗肿瘤免疫；IFN-α、IFN-γ 可以上调 MHC 分子在肿瘤细胞表面的表达，也可以增强编码其他蛋白质包括抗原处理如 TAP 和蛋白体成分的基因表达；IFN 还有抗增殖作用，可以直接诱导肿瘤细胞死亡。IFN-γ 还可刺激 B 细胞浸润及分化。IFN-α 的抗肿瘤活性可能还包括非免疫因素，如抗血管生成机制。3 种 IFN 中，由于有报道 IFN-γ 可促进肿瘤扩散，目前已少用于临床；IFN-β 主要用于局部治疗；IFN-α 使用最多，它和化疗药物有协调治疗作用，可提高生存期和抗肿瘤有效率。Lygldakis 等对 20 例Ⅲ期及Ⅳ期原发性肝癌患者经动脉灌注 IFN-γ 和 IL-2，14 例肿瘤直径缩小，14 例血清 AFP 水平下降，其中 12 例降至正常水平。IFN 对于肝癌治疗的意义更重要的应该是对肝癌的预防作用和减少术后复发。IFN-α 不但能阻止病毒性肝病进展，还能降低治疗有效者 HCV 相关性肝硬化发展为肝癌的危险性。因此，IFN 对于肝癌切除术后预防复发的作用主要在于消除乙型病毒性肝炎和丙型病毒性肝炎的致癌因素。日本报道乙型病毒性肝炎肝硬变患者应用 IFN-α、IFN-β 治疗 6 个月以上，原发性肝癌的 3、5、7 和 10 年发生率分别为 4.5%、7.0%、8.5% 和 17.0%，而对照组则分别为 13.3%、19.6%、24.5% 和 30.8%，两组间存在显著差异。对伴肝硬变的慢性活动性丙型病毒性肝炎患者应用 IFN-α 6MU、2 次 / 周治疗 12～24 周，并随访 2～7 年，肝功明显改善，16% 的患者 HCV RNA 消失，仅 4% 发生肝细胞癌（HCC），而对症治疗的对照组中 38% 发生 HCC，提示 IFN-α 可有效预防 HCC 的发生和复发。但 Di Maio 等认为，IFN-α 在晚期肝癌患者中因耐受性差而没有作用。

3. TNF TNF 在肝癌治疗中的应用有待于探索。TNF 是一种多功能蛋白，具有抗肿瘤、调节免疫效应细胞、调节机体代谢及诱导细胞分化、刺激细胞生长、诱导细胞抗病毒等多种生物学活性。TNF 通过巨噬细胞、NK 细胞、CTL 和 LAK 细胞的细胞毒作用对肿瘤细胞杀伤和抑制增殖，致使肿瘤坏死，使肿瘤体积缩小甚至消退。动物实验表明，以 TNF 与碘油的混悬液行肝动脉灌注，其抑制肿瘤生长作用更加明显。国内有报道应用 TNF 静脉滴注治疗 4 例肝癌，其中 2 例部分缓解。采用 TNF、胸腺肽和化疗药物联合治疗 42 例中晚期肝癌，与单纯化疗的 47 例对照比较，其肿瘤中位缩小率及 1、2 年生存率均明显提高。

然而，其也可参与恶病质的形成，促进肿瘤细胞有丝分裂，促进肿瘤细胞抵抗 TNF 细胞毒活性，通过破骨作用促进肿瘤播散。因此，在制订方案时，应全面考虑其对肿瘤生长的有利和不利作用。TNF 在肝癌治疗中的作用有待于探索。由于全身应用存在极大的不良反应，部分学者建议 TNF 仅限于局部应用。

（二）过继免疫治疗

过继免疫治疗以输注自身或同种特异性或非特异性肿瘤杀伤细胞为主，不仅可纠正细胞免疫功能低下，并且可直接发挥抗肿瘤作用。主要包括淋巴因子活化的杀伤细胞（LAK 细胞）、肿瘤浸润性淋巴细胞（TIL 细胞）及细胞毒性 T 细胞（CTL 细胞）。

1. LAK 细胞 LAK 细胞是由外周静脉血中分离出淋巴细胞，在体外用富含 IL-2 的培养液培养 3～5 天后形成的。LAK 细胞的特点：LAK 细胞不需抗原刺激，就能杀伤 NK 细胞所不能杀伤的肿瘤细胞，杀伤作用不受 MHC 限制，它可杀伤同基因型、同种异体甚至异种异体瘤细胞，LAK 细胞的类型不一，人外周血淋巴细胞中 LAK 细胞的前体细胞表达有 NK 细胞的标志，有 Leu19 及 Leu11（CD16）的标志，但是没有 T 细胞的标志，它和 NK 细胞相似，又不同于 NK 细胞，可能来源于另一细胞群。

单独应用 LAK 细胞的抗癌效果很差，目前应用较多的是 IL-2/LAK 疗法，即在输注 LAK 细胞的同时需输注一定量 IL-2。LAK 细胞半衰期短，与 IL-2 联合应用，可保持 LAK 细胞的活性，以保证疗效。治疗肝癌时，多经肝动脉导管输入，以增加局部有效剂量，减少不良反应。一般要求每次 LAK 细胞的输注量在 10^9 以上，每天一次，连续 5 天为一个疗程。LAK 细胞不仅可直接攻击肿瘤细胞，还可分泌细胞因子如 TNF、IFN 等，从而加重肿瘤细胞的损伤。IL-2/LAK 细胞治疗对肝癌根治性切除术后预防复发有较高的价值。

韩福刚等用 IL-2/LAK 细胞治疗 10 例晚期肝癌，其中 2 例癌肿消失，4 例缩小 1/2，2 例缩小 1/3，2 例无变化。多数患者症状改善，免疫力加强，肝功能改善。李东复等经肝动脉栓塞化疗联合 IL-2/LAK 细胞治疗 14 例肝癌，12 例（86%）肿瘤缩小，其中 6 例缩小 50%，6 例缩小 25%，3 例存活 1 年以上。近年国外报道采用超声引导下经皮穿刺肿瘤病灶内注射 IL-2/LAK 治疗 9 例肝癌，其中 2 例 CR，1 例 PR，表明瘤灶内过继免疫治疗是安全、可行的。日本报道，在肝癌切除术后经肝动脉给予多柔比星化疗和 IL-2/LAK 治疗后，复发率降低。近年研究表明，应用黏附性 LAK（A-LAK）细胞及抗 CD3 抗体激活的杀伤细胞（CD3/LAK）体内外实验抗肿瘤活性均显著高于 LAK 细胞，CD3/LAK 细胞比单纯 IL-2/LAK 细胞的细胞毒性高 6～23 倍，且 IL-2 用量少，不良反应低。

IL-2/LAK 细胞疗法存在一些问题：①不良反应明显，常见的不良反应是毛细血管渗漏综合征，主要表现为全身性水肿及多脏器功能失调，严重者可致胸腔积液、腹水、肺间质水肿、呼吸窘迫综合征及充血性心力衰竭，发热是患者常见的现象；②来源困难，LAK 细胞需要量大，最好在 10^9 以上，因此用外周血淋巴细胞经过培养达到这种数量有一定困难，此外，IL-2 需要量也大。

2. TIL 细胞 TIL 细胞是从切除的肿瘤组织或癌性胸腔积液、腹水中分离驯化的淋巴细胞。目前认为，TIL 细胞对肿瘤细胞的杀伤活性较 LAK 细胞高。从原发性肝癌（HCC）患者中分离、扩增的 TIL 对肝癌细胞具有明显的杀伤活性，其抗瘤作用是 LAK 细胞的 50～100 倍。TIL 细胞的优点很多：①可直接从患者活检标本、肿瘤引流的淋巴结以及胸腔积液、腹水中提出，从而避免由患者外周血制备，因此更适合体质虚弱的患者；②TIL 细胞可长期扩增，增殖力超过 LAK 细胞,容易达到治疗所需的细胞数量;③TIL 细胞特异性及抗癌活性高,不损害其他正常细胞;④对 IL-2 依赖性低,免于使用大量 IL-2 带来的不良反应;⑤大剂量使用时,一般可以耐受,很少不良反应;⑥配合化疗,可增强 TIL 细胞的体内疗效,上述优点均为 LAK 细胞所不及。

TIL 治疗肝癌目前报道不多,日本报道以 ^{111}In 标记 TIL 经肝动脉导管输入对 3 例经其他疗法治疗无效的肝癌患者进行治疗,显示在肝肿瘤部位聚集并至少持续 48 小时,其中 2 例获部分缓解,肿瘤分别缩小 55.4% 和 69.0%,缓解期分别持续 5 个月和 10 个月,第 3 例患者保持稳定 3 个月。中国人民解放军海军军医大学报道,从 HCC 患者中分离、扩增的 TIL 对肝癌细胞具有明显的杀伤活性,10 例患者根治性切除术后接受 TIL 治疗,随访 16 个月,仅 1 例复发(12.5%)。TIL 在体外经 CD3 单抗与 IL-2 共同刺激诱导成 CD3-TIL,比单纯 IL-2 诱导的 TIL 具有更强的体外增殖能力和对体内肿瘤细胞的杀伤活性。

TIL 细胞缺点是只能应用同系动物或自体淋巴细胞,制备步骤复杂,有待进一步改进,与其他淋巴因子的关系以及在体内杀伤瘤细胞的机制尚待进一步研究。

3. CTL 细胞 CTL 细胞是将肿瘤细胞经丝裂霉素处理后,作为刺激细胞与患者外周血淋巴细胞加少量 IL-2 共同培养,诱导产生的。采用细胞因子体外短期刺激肝癌细胞后,与 TIL 共同培养,辅以 CD28 单抗共同刺激诱导肝癌特异性 CTL 对 HCC 患者初步临床应用表明,其对提高机体的细胞免疫功能及预防术后复发均具有良好的作用。采用细胞因子体外短期刺激肝癌细胞后,与 TIL 共同培养,辅以 CD28 单抗共刺激诱导肝癌的特异性 CTL,对 SCID 小鼠人肝癌模型具有显著的抑瘤作用。对 12 例 HCC 患者初步临床应用表明,其对提高机体的细胞免疫功能及预防肝癌术后复发均具有良好的作用。与 LAK 细胞治疗的比较表明,肝癌特异性 CTL 具有更强的抗肿瘤效应。

(三)抗体治疗

1. 多克隆抗体 由于其针对多个表位,特异性较差,对肝癌靶向治疗没有太大价值。

2. 单克隆抗体 单克隆抗体的问世是免疫学发展的一个重要的里程碑,也为肿瘤治疗提供了新的途径。针对肿瘤抗原的单克隆抗体既可诱导继发的免疫反应,也可能直接影响肿瘤细胞的增殖、分化;其与核素、化疗药或免疫毒素等结合后,还可发挥导向作用,即所谓的"生物导弹"疗法。该疗法将单克隆抗体与化疗药物、毒素或放射性核素相偶联,利用抗体对癌细胞的特殊亲和力,定向杀伤癌细胞。适用于清除亚临床病灶或术后微小残存病灶,减少肿瘤的复发和转移。"生物导弹"技术虽然在理论上很合理,但在实际运用中效果并不理想。为解决这一问题,又发展出双特异性抗体(BsAB)技术。用抗免疫效应细胞单抗替代偶联物与抗肝癌单抗结合,形成双特异性抗体。它能同时识别肿瘤细胞和免疫效应细胞,将自身的免疫活性细胞携运至肿瘤部位,起到杀灭肿瘤的作用。这就有效地消除了偶联物的不利因素,效果较"生物导弹"技术好。

目前常用的单克隆抗体载体有抗甲胎蛋白(AFP)抗体、抗铁蛋白抗体、贝伐单抗、抗人肝癌单抗 HⅢ、HAb18 和 HAb25 等,常用的效应分子有弹头、放射性核素(^{131}I 及 ^{125}I)、化疗药物(多柔比星、丝裂霉素及博来霉素等)、毒素及细胞因子等。

(1) 抗 AFP 抗体:AFP 对体液免疫、细胞免疫及巨噬细胞功能都有显著的抑制作用。同时,AFP 对肿瘤细胞尤其是肝癌细胞的生长有促进作用。因此,清除或降低 AFP 水平既有利于延缓或抑制肝癌细胞生长、增殖,又有利于机体抗肝癌免疫功能恢复。应用 ^{131}I 标记抗 AFP 抗体,经肝动脉灌注治疗不能手术切除的晚期肝癌,实验组平均生存期为 9.5 个月,对照组为 4.6 个月,且随治疗剂量的加大,生存期延长。将 ^{131}I 和丝裂霉素"双弹头"效应分子与抗 AFP 抗体交联,治疗中晚期肝癌患者,结果显示肿瘤缩小率、血清 AFP 下降率和 1、2 年生存率均高于化疗栓塞组。经肝动脉灌注 ^{125}I- 抗 AFP 抗体结合化疗栓塞治疗Ⅱ、Ⅲ期原发性肝癌,治疗后靶向组肿瘤缩小率(61.9%)及症状改善率(78.5%)明显高于单纯化疗栓塞组(分别为 25.0% 及 46.2%),而肿瘤进展率则前者(19.1%)低于后者(55.0%)。

(2) 抗铁蛋白抗体:经肝动脉灌注 ^{131}I- 抗铁蛋白抗体交联物治疗 42 例不能手术切除的肝癌患者,治疗组较对照组 AFP 明显下降,肿瘤缩小,且有较高的再切除率。

(3) 抗人肝癌单抗:将博来霉素 A6 与抗人肝癌单抗 HⅢ偶联,体外对肝癌细胞抑制率达 90%;在裸鼠对移植瘤抑制率为 78%,而等量游离 A6 抑癌率仅为 30%。用抗人肝癌单抗 HAbl8 与载多柔比星人血清白蛋白毫微粒交联构建抗人肝癌免疫毫微粒,显示呈剂量依赖性杀伤肝癌细胞 SMMC-7721,对照组则无明显杀伤作用;裸鼠实验表明,该免疫毫微粒的抗肝癌作用也优于普通毫微粒。

(4) 贝伐单抗:肝癌通常是血管丰富的实体肿瘤,Yamaguchi 等的一项研究结果显示,肝癌细胞 VEGF 表达水平常较高,这可能是导致肿瘤组织微血管密度较高的原因。多项临床试验结果表明,肝癌细胞的 VEGF 表达程度与患者的预后(尤其是生存期)密切相关。因此,VEGF 及其受体可能是肝细胞癌的有效治疗靶点。

贝伐单抗是一种重组人源化抗 VEGF 的单克隆抗体,通过与循环中 VEGF 竞争性结合,阻止 VEGF 与相应受体结合,进而阻止肿瘤新生血管的发生。另外,贝伐单抗可使肿瘤及其周围组织的血管分布正常化,因此可通过降低肿瘤组织间质压而有利于化疗药物的传递。贝伐单抗单药治疗晚期肝细胞癌的疗效已初获证实。Schwartz 等报道 24 例晚期肝癌患者接受贝伐单抗单药治疗后,2 例临床部分缓解,17 例肿瘤稳定 >4 个月,所有入组患者的中位生存期为 6.4 个月。Zhu 等一项Ⅱ期临床试验对 30 例晚期肝细胞癌患者给予贝伐单抗联合吉西他滨与奥沙利铂(GEMOX-B 方案)治疗,结果显示,入组患者经 GEMOX-B 方案治疗后缓解率约为 20%,另有 27% 的患者肿瘤稳定,故总有效率约达 50%。所有入组患者的中位生存期为 9.6 个月,中位疾病无进展生存期(PFS)为 5.3 个月,3 个月与

6个月时的疾病无进展率分别为70%与48%。GEMOX-B方案治疗后最常见的Ⅲ、Ⅳ度不良反应为疲乏、高血压、白细胞减低及短暂的转氨酶升高。上述结果均表明，GEMOX-B方案对晚期肝细胞癌可能具一定疗效，但缺乏相应的随机对照试验。

单抗介导的靶向治疗对肝癌具有一定疗效，但结果不理想，其原因与下列因素有关：抗体类药物的特征是需要反复使用，方能取得良好效果，然而鼠单抗因其免疫原性较强，容易引起人抗鼠抗体反应，无法在人体反复应用；完整单抗的分子量较大，不易穿透肿瘤毛细血管和细胞外间隙到达实体瘤深部的肿瘤细胞；选择性靶向不足，肿瘤局部不易达到必要的治疗浓度。

（四）疫苗治疗

疫苗治疗用肿瘤细胞或其提取物对癌症患者进行主动特异性免疫治疗，本质上是一种生理治疗措施，能特异性地激发、增强机体对肿瘤的主动免疫排斥反应，达到根治肿瘤的目的。通过自体或同种异体肿瘤细胞提取的肿瘤细胞疫苗免疫原性弱，难以诱发免疫反应，现已很少应用。目前，大多数疫苗的研究集中在树突状细胞疫苗（DC）。

DC是体内功能最强的专职抗原提呈细胞，是唯一能刺激初始T细胞增殖、诱导初次免疫应答的细胞。DC加工处理肿瘤抗原、抗原肽与MHC-Ⅰ类和/或MHC-Ⅱ类分子形成复合物，激发特定T细胞受体，产生特异CD8$^+$和/或CD4$^+$T细胞免疫应答。体外诱导培养CD34$^+$造血干细胞或外周单核细胞成为DC，以此为载体负载肿瘤抗原，回输体内后诱导激发特异性抗肿瘤细胞免疫应答，杀伤肿瘤细胞并产生免疫记忆。根据肿瘤抗原形式，包括肿瘤细胞裂解物、蛋白抗原、RNA、抗原基因与重组腺病毒或逆转录病毒转染DC及肿瘤细胞与DC融合等负载系统。

（五）问题与展望

目前尽管肝癌的免疫治疗取得了一定进展，但许多免疫治疗的临床疗效仍不十分满意，且大多数还处在实验研究阶段，相关的关键理论和实验技术仍需进一步研究和发展。例如，如何避免肿瘤细胞免疫逃逸；如何达到免疫治疗与其他方法最优化的联合；如何实现从动物实验到临床应用等，都是需要解决的问题。相信随着分子生物学的发展及对肝癌研究的不断深入，免疫治疗将会给肝癌患者带来希望。

（任秀宝 李光浩）

十一、中医治疗

（一）中医对肝癌的认识

1. 中医对肝脏的认识 中医的脏腑学说认为肝居胁下，胆附其中。肝的功能作用很广泛，能主疏泄、藏血、主筋、开窍于目，其华在爪，其性刚强，喜条达而恶抑郁。凡人身血液的贮藏与调节、筋骨关节的屈伸、脾胃之气的升降出入、精神情志的条畅、目之视物明暗等，无不与肝的生理功能密切相关。

（1）肝藏血：唐代王冰在注释《素问》时说："肝藏血，心行之，人动则血运于诸经，人静则血归于肝藏。"该说法与西医生理学的说法相一致，即人体在安静休息时，血液总量的绝大部分仍在心血管内迅速循环流动（循环血量）；而在活动时，血液以更为迅速的循环流动来适应生理功能需要。只有这样，才可"肝受血而能视，足受血而能步，掌受血而能握，指受血而能摄。"此外，尚有少部分含血细胞较多的血液作为储备血量，滞留于肝、肺、皮下和脾脏等处的血窦、毛细血管网和静脉内，流动速度较慢，故肝脏也起了部分储血库的作用。

（2）主疏泄（疏泄即舒展、通畅之意）：是指肝气具有疏展、升发的生理功能，与肝气"喜条达"的性质分不开。肝气疏泄，关系到人体气机的升降与调畅。气调畅，升降正常，生理活动正常；反之气机不调，升降失序，内脏呈病理性表现，如肝气抑郁、情志受损，可见胸胁胀满、郁郁不乐等。如肝气亢甚，则可见急躁易怒、失眠多梦、目眩头晕等。再是肝失疏泄，可影响脾剧目化功能和胆汁的分泌排泄，除有上述症状外，常兼有肝气犯胃所致的胃气不降之嗳气和脾气不升的肝脾不和之腹泻。其次是肝主疏泄，还有疏利三焦（上、中、下三焦）、通调水道的作用。如果疏泄功能失常，则三焦通利受阻，出现水液代谢障碍的水肿、腹水等病症。

（3）主筋，其华在爪：筋膜是联络关节、肌肉，主司运动的组织，肝血盛衰关系到筋膜功能。如肝血充盛、筋膜漏养充分，肢体活动正常；若肝血不足、血不养筋，则手足震颤、肢体麻木、伸屈不利；若热邪伤津、津血耗损、血不营筋，可见四肢抽搐、角弓反张、牙关紧闭等"肝风"病状。肝血虚、筋弱无力，"爪为筋之余"，爪甲多薄而软，变形、脆裂。

（4）主目：肝开窍于目，五脏六腑的精气、血脉运达皆注于目，目与肝脏有内在联系。所以，肝的功能正常与否，常常表现在目的病变上。如肝阴不足，两目干涩；肝血不足，夜盲、视物不明；肝经风热，目赤肿痛；肝火上升，目赤生翳；肝阳上无，头晕目眩；肝风内动，两目斜视、上吊；肝胆湿热，两目黄疸等症。

（5）络胆：肝与胆相表里，有经络联系，中医学认为胆汁的形成是"借肝之余气，溢入于胆，积聚而成"，所以肝的疏泄功能也表现于胆汁的分泌和排泄上，若肝失疏泄、胆道不利，则影响胆汁的正常分泌与排泄，出现胁痛、食少、口苦、呕吐黄水或黄疸等症。

2. 中医对肝癌的认识 传统医学对原发性肝癌的认识追溯到2 000多年前中国医学典籍《黄帝内经》。该书以及后来的《难经》《诸病源候论》《医学入门》等古代文献就肝癌所具有的肝区疼痛、黄疸、痞块、腹胀、出血、发热及恶病质等症状均做过详尽的描写，并指出预后不良。从文献记载来看，肝癌根据其各个主要症状和体征，在传统医学中称谓不一，中医属"肝积""臌胀""肥气""症瘕""黄疸"等范畴；蒙医学称之为"肝血痞"。《黄帝内经·素问·腹中论》谓："有病心腹满，旦食则不能暮食，此为何病？岐伯对曰：名为鼓胀"。《黄帝内经·灵枢·邪气脏腑病形》云："微急为肥气，在胁下若覆杯"。《黄帝内经·灵枢·水胀》云："腹胀身皆大，大与肤胀等也，色苍黄，腹筋起，此其候也"。隋代巢元方著的《诸病源候论·积聚病诸候》中记载："诊得肝积脉，弦而细。两胁下痛，邪走心下，足胫寒，胁痛引小腹……身无膏泽，喜转筋，爪甲枯黑"。《诸病源候论·黄病诸候》中曰："气饮停滞结聚成癖，因热气相搏，则郁蒸不散，故胁下满痛而身发黄，名为癖黄"。《难经·五十六难》就有"肝之积，名曰肥气，在左胁下，如覆杯，有头足。久不愈，令人发咳逆，疟，连岁不已"。

（二）病因病机

《黄帝内经·灵枢》云："壮人无积，虚人则有之"。《医宗必读·积聚》指出："积之成也，正气不足，而后邪气踞之"。肝癌的形成，系内有脏腑气虚血亏，外有六淫邪毒入侵，而致肝郁、气滞、血瘀，与邪毒交互胶结，日久而凝成积块。综合诸家的论述，肝癌的病因病机有两方面，一方面是外因，如外感湿热之邪，饮食不洁，水谷不能正常运行，致水湿内停，日久郁而化热，湿热熏蒸，可致黄疸等。加之癖块日渐增大，复使气机壅塞，水湿难以外泄，可致腹水。另一方面是内因，如七情内伤，会导致气滞血瘀。因肝为刚脏，性喜条达，恶抑郁，情志不畅，肝气郁结，或感受外邪，气滞日久，必致血瘀，渐为肿块，留积于肝，成为肝癌。或正气虚损，邪气乘虚而入，阻滞气血水液，成湿成瘀，而成积聚，且使气血耗损，使病体陷入恶性循环。"虚、瘀、毒"是肝癌发生、发展的三大关键因素。

（三）治则治法

治则治法的确立是基于对病因病机的认识，目前大多医家对于肝癌多以正虚邪实立论。《黄帝内经·素问·刺法论》曰："正气存内，邪不可干，邪之所凑，其气必虚"。《景岳全书》曰："凡脾肾不足及虚弱失调之人，多有积聚之病"。肝癌的常见症状有食欲缺乏、乏力、消瘦、腹胀、腹泻、黑便等，都属于中医"脾虚"范畴。脾胃虚弱是肝癌的根本，健脾理气是治疗肝癌的关键，正如张仲景所说："见肝之病，知肝传脾，当先实脾"。张介宾在《景岳全书》中也提到"故治积者，当先养正，则积自除……但令其真气实，胃气强，积自消矣"。于尔辛从 20 世纪 70 年代开始研究以健脾理气治疗肝癌，临床与动物实验表明，健脾理气方可以抑制肿瘤增殖，诱导肿瘤凋亡，抑制端粒酶活性，上调 P53 蛋白表达水平，对人体有广泛调节作用，与放疗化疗结合，能明显延长患者生存期。持同样观点的尚有钱伯文、花海兵等。王志学从瘀血立论，认为治疗原发性肝癌可根据临床症状及病程长短，采取理气活血、清泄化瘀、破血软坚、益气活血、补血活血、养阴活血、温阳活血等方法。刘嘉湘以气郁立论，认为疏通气血为治疗肝癌的基本法则。刘茂甫认为肝癌病位在肝，其本在肾，其标在瘀，提出补肾化瘀为治疗肝癌的基本治则。吴良村认为肝癌寒热错杂、虚实共存，虚证与湿热瘀毒杂现，药物使用上较多地运用清热解毒药。林盛毅以健脾疏肝、扶正散结治疗中晚期肝癌，也取得一定的经验。上述方法有的以虚为治，有的虚实并重，从临床上看，肝癌以虚为本，首当固本，如有气郁、瘀血、湿毒，则配合理气、祛瘀及清热解毒之法。

（四）辨证论治

肝癌的中医药治疗原则是辨证论治，即根据不同证型采用不同治则，选用不同方药。侯凤刚等通过检索，查阅了 1949 年以来国内公开发行原发性肝癌的中医文献共 1 005 篇。按文献入选标准进行筛选，共筛选出符合标准的文献 26 篇，并对中医证型进行整理，共出现证名 36 个，按《中医诊断学》和《新药（中药）治疗原发性肝癌临床研究指导原则》对其进行规范性描述，并适当归纳，对无法进行规范描述、无法归纳及罕见的证型归于其他证型，共总结出 9 种证型，共 1 344 例。其中，气滞血瘀型有 415 例（30.88%），肝郁脾虚型有 272 例（20.24%），肝肾阴虚型有 250 例（18.60%），肝胆湿热型有 206 例（15.33%），肝气郁结型有 137 例（10.19%），脾虚困型有 31 例（2.31%），气阴两虚型有 11 例（0.82%），湿热蕴脾型有 8 例（0.60%），其他型有 14 例（1.04%）。1 344 例原发性肝癌中医证型中，以气滞血瘀最多见，肝郁脾虚、肝肾阴虚、肝胆湿热次之，证型共占总例数的 85.05%。

1. 气滞血瘀证

（1）主证：胁痛如锥刺，痛牵腰背，固定不移，入夜剧痛，纳差，恶心，脘腹胀闷，胁下痞硬，呃逆嗳气，舌苔淡白，质紫暗，舌边尤甚，呈紫斑状，脉弦涩。

（2）治法：破瘀散结，行气解毒。

（3）常用中草药为二棱、莪术、元胡、白屈菜、生牡蛎、猫人参、赤白芍、八月札、广郁金、鳖甲、水蛭、肿节风、土鳖虫。

2. 肝气郁结证

（1）主证：右胁胀痛、坠疼，胸闷不舒，恼怒后加重，饮食减少，肝肿大，舌苔薄白，脉弦。

（2）治法：疏肝解郁，理气化滞。

（3）常用中草药有柴胡、八月札、茯苓、赤白芍、炙草、猫人参、莪术、广郁金、生米仁、白术、生芪。

3. 肝胆湿热证

（1）主证：肝区疼痛，发热黄疸，烦躁难眠，口苦、口干，恶心作呕，纳食减少，大便干燥，小便短赤不利，肝大不平，质硬伴腹水，肝功能损害，胆红素升高，舌质红或红绛，苔黄腻，脉弦或弦滑数。

（2）治法：清利肝胆湿热。

（3）常用中草药有绵茵陈、焦山栀、半枝莲、白英、龙葵、蛇舌草、蒲公英、三叶青、丹皮、虎杖、川朴、莱菔子、人黄、水红花子、黄柏、猪茯苓、泽泻、水牛角、犀黄丸等。

4. 脾虚湿困证

（1）主证：腹胀，有时腹泻。肝脏肿大，质硬不平，肝功能轻度损害，下肢水肿或有腹水。舌质淡，苔薄腻，脉滑或濡。

（2）治法：益气、健脾、化湿。

（3）常用中草药有茵陈、大黄、茯苓、苍术、泽泻、猪苓、姜黄、厚朴、大腹皮、白术、莱菔子。

5. 肝肾阴亏证

（1）主证：胁肋隐痛，绵绵不休，纳少消瘦，低热盗汗，五心烦热，头晕目眩，黄疸尿赤，或腹胀如鼓，青筋暴露，呕血、便血、皮下出血、舌红少苔、脉细虚数。

（2）治法：养血柔肝，滋阴益肾。

（3）常用中草药有半枝莲、蛇舌草、猪茯苓、洋泻、生鳖甲、生龟板、赤白芍、丹皮、生芪、水红花子、女贞子、旱莲草、半边莲等。

总的来看，肝癌患者病机属正虚邪实，早期即有肝郁脾虚表现，但以实为主，中期虚实夹杂，表现为气滞血瘀兼有脾虚毒盛，晚期邪盛正虚，出现肝胆湿热或肝肾阴虚等，因此临床不必拘于某一分型，可根据具体情况灵活掌握。此外，对放疗后的肝癌患者，中医治疗原则是健脾理气、补养肝肾、活血化瘀、清热解毒、生津润燥、凉补气血。对化疗后的肝癌患者，治疗原则是健脾理气、滋补肝肾、清补气血、解毒抗癌。

（五）临床常用药物

目前肝癌治疗中，经动物实验和临床验证有肯定疗效的中草药有半枝莲、蛇舌草、二叶青、猫爪、猫人参、龙葵、蛇莓、莪术、肿风、水红花、猪茯苓、泽泻、屈菜、八月札、土鳖、茵陈、鳖甲、虎杖、红花、水蛭、穿山甲、当归、夏枯草、二棱、山楂、蟾酥等，以结合辨证论治选用；确定有疗效的中成药物有华蟾素片、西黄胶囊、安康欣胶囊、康莱特注射液等。

中医中药不良反应小，适合各期患者，能配合其他疗法起减毒增效的作用。活血化瘀药有抗凝与促纤溶作用，改善肿瘤患者的"高凝状态"，降低血黏度，减少纤维蛋白原，与放射治疗合用，减少纤维形成及血管闭塞等不良反应。另外，还能增加血流，改善微循环，减少肿瘤转移，使抗癌药物和机体的免疫活性细胞容易与癌细胞接触，从而提高疗效。健脾理气的药物具有提高细胞免疫功能、改善蛋白质代谢、调整肠胃消化、吸收代谢的功能，起到间接营养的作用，从而改善带瘤宿主的全身状况，阻断促进肿瘤生长的恶性循环，延长生存期。部分治疗肝癌的中草药还有随即杀灭癌细胞的作用，尤其对细胞分裂增殖较快的肿瘤细胞抑制作用更明显。

大量动物实验和临床实践证明，中药不仅能抑制DNA合成、抑制癌细胞分裂，还能提高机体免疫功能、改善症状、提高患者的生活质量，延长生存期。因此，对肝癌患者只要充分发挥中医药整体观与辨证论治的优势，按照辨证与辨病相结合的原则，合理地对患者进行有机辨证，就一定能获得理想的疗效，使患者最大限度地延长存活期，减轻患者痛苦，提高生存率，这是其他治疗所不能取代的。

（崔云龙）

十二、对症支持治疗

肝癌是常见的恶性肿瘤之一，全球每年约有30多万人发病，且呈上升趋势，其中40%发生在我国，死亡率居于肿瘤死亡率的第2位。肝癌起病隐匿，病情发展迅速。如未经治疗，一般来说，患者从出现临床症状到死亡只有3个月至半年。尽管近年来随着诊断技术的发展、外科技术的提高、小肝癌检出率的不断增多、多种局部治疗方法的出现以及综合治疗模式的实施，肝癌预后较前有明显改善，已由"不治之症"成为"局部可治之症"，但绝大多数患者仍由于肿瘤进展而经历各种并发症的煎熬，使患者生活、生命受到严重影响，最终导致患者死亡。这些并发症由于肿瘤已无法控制，难以通过治疗达到根除的目的，因此，此时对症支持治疗显得尤为人道和重要。

对于晚期肝癌的患者，通常会被疼痛、营养不良、腹水、发热、消化道出血等并发症困扰，使患者精神和肉体受到巨大压力和折磨，积极处理和缓解以上并发症，可以最大限度地改善患者的生活质量及延长患者的生存期。

（一）疼痛

疼痛往往出现在肝癌的中晚期，在夜间多见，是一个复杂的病理、生理过程，在带给患者肉体痛苦的同时，还使患者产生焦虑、烦躁、抑郁、绝望等恶劣心情，后者又会使疼痛进一步加重，形成恶性循环。

1. 肝癌疼痛的部位及特点

（1）肝区疼痛：肝区疼痛一般位于右肋部或剑突下，多呈持续性钝痛或酸痛，因运动、腹部受压、深呼吸而加剧。疼痛可时轻时重或短期自行缓解。疼痛产生的原因主要是肿瘤迅速增大，压迫肝包膜，产生牵拉痛，也可因肿瘤的坏死物刺激肝包膜所致。疼痛可因肿瘤生长的部位不同而有所变化，位于左叶的肿瘤，常引起中上腹疼痛；位于右叶的肿瘤，疼痛在右季肋部；肿瘤累及横膈时，疼痛放射至右肩或右背部；肿瘤位于右叶后段时，有时可引起腰痛。肿瘤接近肝包膜时，可能在肿瘤较小时即会出现肝区疼痛，随着肿瘤的长大，肝区疼痛越来越剧烈。肿瘤位于肝实质深部时，往往很少感到疼痛或晚期才会出现钝痛。另外，肝癌组织释放某些致痛物质，如肿瘤坏死因子、前列腺素、5-羟色胺、组胺等致痛物质也会引起疼痛。

（2）肝外疼痛：肝外疼痛多由肿瘤转移或侵犯造成。如骨转移时，可产生难以忍受的部位相对固定的剧烈疼痛，如果位置在椎体，侵犯到神经根时会出现神经根分布区域的锐痛或刺痛，疼痛呈带状分布，甚至出现脊髓压迫综合征，伴有感觉、运动、自主神经改变或障碍。如淋巴结转移或血行转移造成淋巴管或血管癌栓时，会引起引流区域肿胀疼痛。如侵犯神经时，会出现锐痛，常向体表神经分布范围放射。如侵犯或压迫邻近空腔脏器时，可产生无明确定位、周期性和反复发作性疼痛，常伴有恶心、呕吐、腹胀。

2. 肝癌疼痛的治疗

（1）药物镇痛：应用WHO"三阶梯镇痛法"，可以持续、有效地消除疼痛，减少药物不良反应，降低癌症患者因疼痛所带来的心理负担，并最大限度地提高其生活质量。

1）按阶梯给药：根据肝癌患者疼痛的程度选择药物，轻度疼痛选用非甾体抗炎药（第一阶梯）如阿司匹林等；中度疼痛选用弱阿片类药（第二阶梯）如可待因、喷他佐辛等，也可选用非阿片类药如曲马多、布桂嗪等；中到重度疼痛选用强阿片类药（第三阶梯）如吗啡、缓释吗啡、芬太尼透皮贴剂等。用药要由弱到强，由少到多，由单用到联用，逐渐加量。

2）按时给药：要有规律地按时用药，使药物持久有效，不要等患者疼痛重新出现或难以忍受时才用药，避免因疼痛反复发作增加患者痛苦或形成难治性疼痛。

3）个体化给药：根据患者的病情、肿瘤的类型、用药后的耐受性和反应来选择药物和药量，以达到有效镇痛为目的，而不受所谓常用量或"极量"限制。治疗时，随时注意疼痛的再评估和用药剂量调整。另外，根据患者具体情况，加用某些辅助药物可加强镇痛效果。如对于脑、脊髓肿瘤所引起的疼痛，联用泼尼松或地塞米松等激素类药口服，可加强镇痛效果；新型抗惊厥药加巴喷丁、抗癫痫药拉莫三嗪以及老药卡马西平、美西律、金刚烷胺等对癌症引起的病理性神经痛（如肿瘤引起的三叉神经痛或术后神经痛）及癌痛综合征等也有较好的镇痛效果。

4）口服给药：与注射给药相比，口服给药简单、方便、安全、经济、作用时间长且不易产生依赖性，所以应尽可能采用口服给药的方式，如不能口服，应考虑经直肠或经皮给药；注射给药一般仅作为最后选择或临时性追加用药。

（2）心理治疗：患者的情绪及心理因素在疼痛的感觉及止疼效果上亦发挥重要作用，当患者情绪平稳、乐观向上时，疼痛的程度往往会减轻，镇痛治疗的效果也往往明显；但当患者情绪低落或激动，处在恐惧、愤怒、不安及抑郁时，疼痛程度往往加剧，并影响疼痛治疗效果。因此，应注意为肝癌疼痛患者创造轻松、热情的氛围，让患者能像正常人一样融入社会，积极参加各种社区活动。对伴有抑郁的患者，如经单纯心理治疗无效，及时加用阿米替林（每晚口服 10mg，渐增至每晚 30～50mg）或多塞平、氯米帕明等抗抑郁药，常能很快收到改善睡眠、稳定情绪、抗抑郁及抗焦虑等效果。此外，这类药物本身还有镇痛作用，其与上述镇痛药联用，可明显加强后者的镇痛效果。

（二）营养不良、消瘦、乏力

绝大多数晚期肝癌患者均会不同程度地出现食欲下降、饭后上腹饱胀、嗳气、消化不良、恶心、腹泻等消化道症状，其中以食欲减退和腹胀最为常见。主要原因为肝功能受损，影响肝脏正常的代谢、解毒等功能，导致机体出现代谢功能紊乱、营养吸收障碍、机体能量不足的现象，进而导致营养不良、消瘦等症状，严重者还会出现恶病质。另外，门静脉或肝静脉癌栓所致的门静脉高压及胃肠功能紊乱或腹水可加重腹胀、食欲减退等症状。肝癌患者常较其他肿瘤患者更容易感到乏力。乏力的原因不明，除肝功能受损导致能量不足外，可能与某些毒素不能及时灭活及肝癌组织坏死释放有毒物质有关。

针对以上症状，对于肝癌晚期患者的饮食应注意清淡，减少脂肪摄取。肝癌患者对脂肪的消化和吸收存在一定障碍，因此，在肝癌晚期患者饮食安排上注意不宜进食太多脂肪。如肥肉、油炸食品、干果类、香肠等食物应禁忌食用。低脂肪的饮食不仅可以减轻肝癌患者的消化道症状，如恶心、呕吐、腹胀等，而且饮食中脂肪少，还可以在一定程度上减轻肝区疼痛的程度。另外，食物要容易消化及合理搭配。食物中必须有一定量的主食，如小麦粉、玉米、红薯、小米等，以提供足够的热量；蔬菜、水果如西红柿、油菜、莴笋、菜花、猕猴桃、橘子、草莓等，既能提供各种维生素，又能改善患者便秘及蠕动差等肠功能障碍问题；肉类（如鱼肉）、豆制品、牛奶及奶制品等增加患者蛋白质的摄取。

（三）发热

相当一部分肝癌患者晚期时会出现发热。其原因可能是肿瘤细胞可产生内源性致热原，引起机体发生免疫反应，从而诱发发热症状；肿瘤生长速度较快，组织较易发生缺血、缺氧、坏死现象，从而诱发发热症状；肝癌患者长期消耗体力、卧床后或接受化疗、放疗治疗后都会引起白细胞降低、机体抵抗力明显减弱的现象，所以较易继发各种感染，如继发肺部感染、肠道感染、霉菌感染以及败血症等感染性疾病时，都可伴有不同程度的发热症状。其中最常见的为前两种原因引起的肿瘤热，多数发热为中低度发热，少数患者可为高热，在 39℃ 以上，一般不伴有寒战。如为合并感染，则体温往往较高，并可伴有寒战。

对于肿瘤热，一般进行对症处理即可。当体温为中低度发热时，可采取饮用温水促进排汗以达到降温的目的。注意患者保暖和病室通风透气，此外还应密切观察体温变化，出现体温继续升高或症状加重时需及时给予物理降温（用 60% 医用酒精 +40% 温水混合，擦前胸、后背、脚心、手心或用冷敷冰袋等）或药物降温（如新癀片口服、吲哚美辛栓纳肛、安痛定肌内注射等）。如合并感染，应反复做细菌培养，根据细菌培养及药敏结果选择抗生素抗感染。

（四）腹水

绝大多数晚期肝癌患者均会产生腹水，是患者病情终末期的表现之一，也是进一步导致患者病情恶化的重要原因。造成腹水的因素很多，往往是综合作用的结果。如肿瘤压迫或癌栓阻塞，使门静脉或肝静脉血液循环受阻，加之肝癌患者绝大多数伴有肝硬化，使血管压力进一步升高，引起静脉血管床充血，静水压增高，导致血管内外液体交换失衡，组织液回流受阻，漏入腹腔内形成腹水。另外，肿瘤浸润腹膜或在腹腔内种植，可直接损伤腹膜的毛细血管，导致毛细血管通透性增加，使大量液体和蛋白质进入腹腔形成腹水。此外，肝癌患者常伴有不同程度的营养不良和肝功损害导致低蛋白血症，若血浆蛋白低至 25～30g/L 时，血浆渗透压降低，导致血浆外渗而形成腹水。

晚期肝癌患者一旦出现腹水，较难控制，严重影响着患者的生活质量，因此必须积极控制腹水的增长，尽量减轻患者的痛苦，延长患者的生存期。

1. 限制水、钠摄入　轻者每日钠摄入量不超过 1g，重者不超过 0.5g，并适当限制水的摄入量，量出为入，甚至略少于出。

2. 保肝、利尿　晚期肝癌患者多伴有明显肝功能异常，可予硫普罗宁、思美泰、双环醇等药物保护肝功能，减少肝细胞损害。另外，增加水、钠排出，减少腹水形成，缓解患者症状，但由于患者此时多伴有低蛋白血症，单纯利尿效果较差，如在补充白蛋白的同时进行利尿，效果较好。利尿剂宜多种交替使用或联合使用，并注意水与电解质的平衡。口服利尿剂多用螺内酯和氢氯噻嗪联合，静脉利尿多为呋塞米。

3. 排放腹水　排放腹水可迅速减轻腹内压力,缓解心、肺、肾及胃肠道等的压迫症状,减轻患者的痛苦。但这种缓解只是暂时的,腹水不但会在短时间内迅速增长,而且还会导致体液及蛋白质大量丢失、水与电解质平衡紊乱、直立性低血压,诱发肝性脑病等严重后果,因此,排放腹水是不得已而为之的方法。仅对于那些腹水严重影响呼吸功能及心肾功能等情况时,方可考虑穿刺放腹水,在排放腹水后,应加压包扎腹部,防止腹内压锐减,出现低血压等不良反应。放腹水后,适当补充白蛋白及电解质。

4. 腹腔-颈静脉分流术　该法使用一根带有单向阀门的引流管,埋置于胸腹壁皮下,一段插入腹腔,另一段经颈外静脉插入上腔静脉。吸气时横膈下移,腹腔内压力升高,高于上腔静脉压,腹水经引流管被压入血液循环。此手术操作简单,创伤小,一般状况较差的患者也可以耐受。适用于明确腹水未感染,未找到癌细胞的情况下,大量腹水引起呼吸困难,肝肾综合征及顽固性腹水的治疗。

(五)上消化道出血

上消化道出血是肝癌常见并发症,是肝癌患者的主要死亡原因之一。复旦大学肝癌研究所住院患者中,上消化道出血占26.97%,15%～28%的肝癌患者直接死于上消化道出血,其主要原因是食管-胃底静脉曲张破裂出血;另外,患者肝储备功能差,凝血因子合成减少,肝脏对皮质激素、体内毒素灭活能力下降,消化性溃疡、胃肠黏膜病变常见,加上脾功能亢进,血小板减少,难以自行止血。因此,一旦出现上消化道出血,往往出血量大,需要积极救治。

出现上消化道出血时,应马上禁食水,对体温、血压、脉搏、呼吸、心率、大便颜色、大便量及呕血情况等进行严密监护,呕血患者应去枕平卧,头偏向一侧,防止血液吸入气管发生窒息。急查血常规,并予奥美拉唑抑酸、奥曲肽减少肠道血运,根据患者生命体征及时给予对症支持治疗,出血较多者应及时给予输血治疗。另外,还可口服去甲肾上腺素液,胃内高浓度的去甲肾上腺素溶液可使胃黏膜小动脉强烈收缩,从而达到减少出血甚至止血的目的。去甲肾上腺吸收后经门静脉在肝内代谢,不发生周身效应。常用剂量为8～10ml加入生理盐水中,配制成100ml的溶液,最好是冰盐水,每隔1～2小时一次,出血控制后可改为每4～6小时一次。此外,口服凝血酶500～2 000U,每4～6小时一次。云南白药调成糊状口服亦有一定止血作用。对于已明确的食管-胃底静脉曲张破裂出血,上述治疗无效时,可采用三腔两囊管压迫止血,它是目前临床治疗门静脉高压所致食管-胃底静脉曲张破裂出血的传统方法,适用于神志清楚、配合良好的患者。该法有效率为50%～80%,但放气后再出血率高达50%。

总之,对于肝癌的患者,随着病情进展,会出现各种并发症,由于肝癌是其根本原因,到晚期时已无法扭转,并发症便无法根除,成为患者痛苦的根源和死亡的推手,只能通过对症支持治疗适当缓解患者的症状,改善患者的生活质量,延长患者的生存期。但目前行之有效的方法仍很匮乏,广大医务人员及科研人员仍任重而道远。

(李　强　张　倜　宋天强)

第9节　肝癌预后

肝癌位居全球恶性肿瘤死因的第3位,而在我国已成为仅次于肺癌的第2位癌症杀手。截至目前,随着治疗水平的进步,以及新的治疗方法和药物的临床普及应用,肝癌的整体治疗水平已得到显著提高,但其总体预后仍非常险恶,5年生存率不足5%。

一、病因预防和"三早"预防是改善肝癌预后的关键

加强肝癌的预防和高危人群的定期监测,早期发现、早期诊断和早期治疗是改善肝癌预后的关键。

(一)病因预防

主要目的是预防各种肝癌易感因素。流行病学研究证实,病毒性肝炎(乙型和丙型)、黄曲霉素、水蓝绿藻污染等是原发性肝癌的重要病因。20世纪70年代我国就提出"改水、防霉、防肝炎"的七字方针,不仅初见成效,且已成为我国肝癌一级预防的特色。主要预防措施包括:

1. 预防和治疗肝炎　对国人来讲,主要是乙型病毒性肝炎,疫苗接种是目前最实际和最有经济效益的预防乙型病毒性肝炎方法,亦是预防肝癌极有希望的途径之一。Chang等研究证实,接种疫苗后肝癌发病率下降了57.8%,结果令人振奋。除注射乙型病毒性肝炎疫苗外,乙型病毒性肝炎和丙型病毒性肝炎都是体液传播疾病,因此还需注意其他途径的控制,如饮食、手术、输血、注射、针灸、理发及性生活等。

对于有抗病毒治疗适应证的慢性病毒性肝炎患者,应积极进行抗病毒治疗。抗病毒治疗可有效减少乙型和丙型病毒性肝炎患者的肝癌发病率。Gordon等追踪随访了2 671例慢性乙型病毒性肝炎患者(49%为亚洲人),中位随访时间为5.2年,结果显示,3%的患者最终发展成肝癌,其中接受抗病毒治疗的患者其肝癌发生率显著低于无抗病毒治疗组。

2. 防霉改水　避免使用发霉的食物,因其含有黄曲霉素。多使用富含叶绿素的食物,可以一定程度上降低肝癌的风险。要注意饮水卫生,要防止饮用水污染。应尽量避免食用腌制的食物,避免亚硝胺摄入。适当补充维生素和硒。维生素C和维生素E具有抗氧化、清除人体内自由基的作用,可以降低人体细胞氧化应激损害,减少基因突变。在人体内,硒有防癌作用。

(二)"三早"预防

即早期发现、早期诊断和早期治疗。对慢性肝炎患者等肝癌高危人群定期进行甲胎蛋白和B超检查,有助于早期发现肝癌。早诊断的目的在于早治疗,一旦确诊,应根据肿瘤的大小、部位、有无肝内外转移及患者全身情况,选择合理的治疗方案以求根治。目前,肝癌高危人群筛查已成为共识,筛查有助于发现早期肝癌及隐匿性肝癌,提高肝癌的整体疗效。Zhang等采用大样本随机对照临床试验评价肝癌筛查的价值,该研究共纳入18 816例患者,分为

筛查组（9 373 例）和对照组（9 443 例），筛查组每隔 6 个月检测甲胎蛋白和行 B 超检查。结果显示，筛查组肝癌患者中亚临床肝癌、小肝癌的比例显著高于对照组，两组肝癌患者的 1、3、5 年总体生存率分别为 65.9%、52.6%、46.4% 和 31.2%、7.2%、0，筛查可降低 37% 的肝癌死亡率。

二、影响预后的因素

（一）临床和病理因素

在影响肝癌预后的临床因素中，病期早晚是最主要的因素。复旦大学肝癌研究所 1958—1994 年资料显示，早期肝癌的 5 年生存率最高，达 53.2%；中期患者仅 28.2%，而晚期患者无一例生存 5 年以上。在临床化验指标中，γ- 谷氨酰转肽酶（GGT）与肝癌的预后显著相关，GGT 正常者预后较好，5 年生存率为 54.1%，GGT 异常者仅 29.8%。

在病理因素中，肿瘤大小（≤5cm 与 >5cm）、肿瘤结节数目、有无完整包膜、门静脉受累、微血管侵犯及卫星结节等均与肝癌的预后显著相关，多结节患者 5 年生存率显著低于单结节患者（24.4% *vs.* 46.0%）；有完整包膜的肝癌患者 5 年生存率为 54.5%，而包膜不完整者仅为 21.4%。Yamazaki 等综合文献分析显示，血管侵犯、肝功能、TNM 分期、肿瘤大小、肿瘤结节数目、肝硬化程度、Edmondson 分级、肝硬化程度等临床病理特征与肝癌的预后显著相关。其中，血管侵犯是目前公认的最影响肝癌预后的危险因素之一。

TNM 分期与肝癌的预后亦有很好的相关性。Chan 等分析第 7 版肝癌 TNM 分期与肝癌预后的关系，研究显示，T_1 期肿瘤 5 年生存率为 50.6%，T_2 期为 21.0%，T_{3a} 期为 14.6%，T_{3b} 期为 12.1%，T_4 期为 12.9%；T_{3a} 和 T_{3b} 患者及 T_{3b} 和 T_4 患者之间比较，其生存率无显著差异。

（二）肝癌的生物学特性与预后

临床中我们常发现相似的肝癌患者其预后存在明显差异，提示肝癌自身的生物学特性是影响肝癌预后的最主要因素。基因决定肿瘤表型，因此，肝癌的生物学特性系其内在的基因表达谱所决定的。近年来，大量研究相继发现了一批与肝癌预后密切相关、具有潜在应用价值的分子标志物，如 p53、E-cadherin、HSF1、Beclin 1、GPC3 等。Fu 等发现 GPC3 在 84% 的肝癌组织中表达，高表达 GPC3 系肝癌总生存和无瘤生存的独立危险因素。

随着人类基因组测序的完成，以及基因芯片、蛋白芯片、miRNA 芯片等高通量筛选技术的进步，使我们能对肝癌进行详细的分子分型。如 Kim 等采用芯片技术建立了包含 65 个基因的肝癌预后预测模型，研究证实该模型可准确地预测肝癌的预后。肝癌分子模型的建立，有助于我们更加详细地划分肝癌的不同类型，对指导临床决策、评估和预测治疗效果具有重要的意义。

（三）合并的肝病背景与预后

肝癌患者中有 70%～80% 合并肝炎后肝硬化，肝功能状态显著影响肝癌的治疗及预后。研究显示，有肝硬化和无肝硬化的肝癌患者相比，其长期生存较差。此外，Child 分级对肝癌的预后亦有影响，尤其是伴失代偿期肝硬化时，肝癌早期即可能死于肝衰竭。因此，发现肝癌时原有肝病越重，治疗效果越差，病死率越高。

三、治疗方法和预后

肝切除术作为根治性治疗手段，是目前我国肝癌治疗的首选方法。随着外科治疗技术及围手术期处理的进步，肝切除术的安全性得到了极大提高，在大的外科中心，其死亡率已接近于 0。大样本回顾性研究证实，肝切除术后的 5 年生存率超过 50%，而对于早期肝癌则高达 70%。对于无肝硬化的肝癌患者，其肝切除术后的疗效更佳。Chiche 等对 131 例无肝硬化的肝癌患者行手术切除，其中位生存时间为 67.9 个月，5、10 年总体生存率分别为 72.9% 和 36.7%。Faber 等结果显示，148 例无肝硬化的肝癌患者术后 1、3、5、7 年总体生存率和无瘤生存率分别为 75.4%、54.7%、38.9%、31.8% 和 60.3%、38.0%、29.1%、18.1%。对于可切除的巨大肝癌（直径 ≥10cm）亦应积极手术治疗，Allemann 等结果显示，巨大肝癌术后的中位生存时间为 27 个月，5 年生存率为 45%，疗效确切。

对于合并癌栓（门静脉或胆道）的患者是否需积极手术治疗目前仍存在争议，部分大型肝癌治疗中心采用手术切除、取栓、化疗、介入治疗等综合治疗措施，已显著提高合并癌栓患者的整体疗效。Fan 等报道，对于合并门静脉癌栓的患者，手术切除术后的 1、3、5 年生存率分别为 53.9%、26.9% 和 16.6%。Moon 等综合韩国多中心数据显示，对于 73 例合并胆道癌栓的患者，其术后 1、3、5、10 年生存率和复发率分别为 76.5%、41.4%、32.0%、17.0% 和 42.9%、70.6%、77.3%、81.1%。

随着腔镜技术的进步，腹腔镜下肝切除术已得到广泛运用。Soubrane 等行 351 例腹腔镜肝切除，其术后总体并发症发生率为 22%，围手术期死亡率为 2%，1、3、5 年生存率和无瘤生存率分别为 90.3%、70.1%、65.9% 和 85.2%、55.9%、40.4%。荟萃分析亦显示，腹腔镜肝切除术后患者的总生存率和无瘤生存率与开腹手术相当。

肝癌肝移植在理论上彻底清除了肿瘤和肝内转移灶，最大限度达到了根治的要求，消除了肝癌产生的肝病背景，已成为肝癌治疗的重要手段。对于符合 Milan 标准的肝癌肝移植患者，其术后 4 年总体生存率和无瘤生存率分别为 85% 和 92%；而对于符合 UCSF 标准的肝癌肝移植患者，其术后 1、5 年生存率分别为 90% 和 75%。但是，有限的肝脏供体来源限制了肝移植的应用。

消融治疗是继手术切除、肝移植以外的第 3 种能完全消灭肿瘤并提供长期治愈的方法，目前临床上最常采用的消融治疗包括 PEI 和 RFA。Livraghi 等采用 PEI 治疗 207 例伴肝硬化的肝癌患者，其术后 1、2、3 年生存率为 90%、80% 和 63%，其中对于 BCLC A 级患者则为 97%、92% 和 76%。Giorgio 等分析了 268 例肝癌患者接受 PEI 治疗后的长期预后，其 5 年总体生存率为 59%，其中肿瘤直径 ≤5cm 患者的 5 年生存率则高达 82%。Yamamoto 等对比分析了 PEI 和手术切除对于小肝癌（直径 <3cm，肿瘤个数 ≤3 个）的疗效，其 5 年生存率分别为 59.0% 和 61.5%，无显著差

异。RFA 是继 PEI 后临床更常用的局部消融技术。一项来自 Lencioni 等的 RCT 研究比较了 PEI 和 RFA 治疗小肝癌（单发肿瘤 HCC≤5cm，或多发肿瘤≤3 个、最大直径≤3cm）的效果，统计分析显示，两者 1 年和 2 年总体生存率相似（100% 和 98%，96% 和 88%），但 RFA 组 1 年、2 年局部无复发率和无瘤生存率均显著优于 PEI 组（局部复发率：98% 和 96%，83% 和 62%；无瘤生存率：86% 和 64%，77% 和 43%），提示 RFA 优于 PEI。Chen 等在一项前瞻性 RCT 研究中比较了 RFA 和肝切除对于早期肝癌的治疗效果，结果显示，两者 4 年总生存率和无瘤生存率无显著差异（67.9% 和 64%，48% 和 51%），但 RFA 组中有 21 例患者因局部未完全消融而需要再次治疗，显示切除组的肿瘤局部控制率更高。

TACE/TAE 是目前临床上对于不可切除肝癌最常选用的姑息性治疗手段。随机临床研究证实，与对症支持组相比，TACE/TAE 治疗组可显著提高不能手术切除的肝癌患者的客观缓解率、至进展时间和总体生存率。Miraglia 等分析了 176 例接受 TACE/TAE 治疗肝癌患者的疗效，结果显示，对于肿瘤直径≤2.0cm、2.1～3.0cm、3.1～4.0cm、4.1～5.0cm、5.1～6.0cm、>6.0cm 的患者，其 2 年总体生存率分别为 88%、68%、59%、59%、45% 和 53%。一项包含 8 510 例患者的前瞻性队列研究显示，TACE 术后的中位生存时间为 34 个月，1、3、5、7 总体生存率分别为 82%、47%、26% 和 16%。

索拉非尼是循证医学证实可延长 HCC 患者生存期的首个全身治疗药物，已成为晚期肝癌患者的一线用药。在欧美国家进行的国际多中心随机双盲安慰剂对照Ⅲ期临床试验表明，索拉非尼治疗组与安慰剂组的中位 OS 分别为 10.7 个月和 7.9 个月（$P<0.001$），中位 TTP 分别为 5.5 个月和 2.8 个月（$P<0.001$）。其后在以我国为主的亚太地区进行的多中心随机双盲安慰剂对照Ⅲ期临床试验证实，索拉非尼治疗组与安慰剂组的中位 OS 分别为 6.5 个月和 4.3 个月（$P=0.014$），中位 TTP 分别为 2.8 个月和 1.4 个月（$P<0.001$）。亚组分析均显示，索拉非尼在不同人种、地域、肝病背景、病期及不同程度血管浸润和远处转移的 HCC 患者中均能取得相似的疗效。

（孔大陆 房 锋）

第10节 肝脏其他常见肿瘤的诊断与治疗

一、结直肠癌肝转移的治疗

（一）概述

结直肠癌是威胁人类健康的重要疾病之一，世界范围每年有超过 100 万例新发病例，将近 50 万例患者死于该病。其发病率位于欧美发达国家恶性肿瘤第 3 位，其死亡率位于第 2 位。我国结直肠癌发病率呈上升趋势，发病率位于恶性肿瘤的第 3 位，而病死率位于第 5 位。按照国际

通用分类方法：同时性肝转移是指结直肠癌确诊时发现的或结直肠癌原发灶根治性切除术后 6 个月内发生的肝转移；而结直肠癌根治术 6 个月后发生的肝转移称为异时性肝转移。大约 25% 的患者在初诊时发生肝转移，另有 25% 在疾病进展过程中出现肝转移，最终约 2/3 的患者死于肝转移。Minagawa 等研究表明，原发灶周围转移淋巴结数≥4 枚以及多发肝转移是影响同时性肝转移患者预后的主要因素。异时性肝转移患者占 35%～45%，Sugawara 等研究表明转移灶数目（≥4 个）和大小（≥5cm）是影响异时性肝转移患者预后的重要因素。以往结直肠癌出现肝转移被认为是晚期表现，没有积极治疗的价值，近几十年来随着新的药物和治疗方法的涌现，序贯合理的多学科综合治疗为结直肠癌肝转移患者提供了远期生存甚至治愈的机会与希望。而手术切除是目前众多治疗方法中唯一能达到治愈肝转移灶的治疗手段，多项大型临床研究显示，手术切除肝转移灶的 5 年存活率可达 25%～35%，中位生存期为 28～46 个月。Memon 等报道的荟萃分析资料显示，结直肠癌肝转移手术后 5 年、10 年存活率分别是 16%～49% 和 17%～33%，手术死亡率为 0～9%。但伴随着治疗方法的增多，如何合理、有效地联合各种治疗方法，实现最佳的治疗策略，为患者提供最佳的预后，成为现阶段研究的热点。

（二）多学科协作诊疗（multidisciplinary team，MDT）

在结直肠癌肝转移患者整个治疗过程中，由多个学科专家组成诊疗小组，定期进行会议，以患者为中心，讨论决定适合每位患者不同病期的诊断治疗方案，以使患者获得最佳的预后。MDT 模式在肿瘤诊治过程中的积极作用得到多国政府及协会的肯定和推荐。2008 年版 NCCN 临床实践指南首次指出，关于大肠癌肝转移的诊疗，应该由 MDT 团队讨论决定。经 MDT 团队讨论后治疗的结直肠癌肝转移患者的 3、5 年存活率，明显高于未经 MDT 团队讨论接受治疗的患者（分别是 67.5% 和 54.1%，49.9% 和 43.3%）。天津市肿瘤医院肝胆肿瘤科于 2010 年成立了包括外科、化疗科、放疗科、介入科、病理科、影像科、超声科、生物治疗科 8 个学科专家组成的 MDT 团队，使结直肠癌肝转移患者的治疗由不可治疗（或放弃治疗）到可以治疗，由姑息治疗到根治性治疗，肝转移的切除率由过去的 10% 提高到 20% 以上，最终使结直肠癌肝转移患者这一Ⅳ期疾病达到Ⅲ期的预后。MDT 模式带来了结直肠癌肝转移患者治疗观念和技术的进步。

本文回顾了目前针对结直肠癌肝转移的主要方法和热点问题，希望能为制订合理治疗计划提供参考。

1. 可切除的结直肠癌肝转移 近 20 年随着肝脏外科技术的成熟，围手术期管理的进步，肝切除越来越成为一项很常规的技术，对于有经验的肝胆中心甚至实现了超过千例病例的零死亡率。因此，结直肠癌肝转移中以前被认为丧失手术机会的病例，现在看来都可能行手术治疗。以前不能手术切除的标准包括肝内转移灶≥4 个；单个转移灶直径>5cm；肝左、右叶均有转移；转移灶距大血管<1cm；伴有肝外转移灶。现在公认的可切除的适应证包括

原发病灶获得完全切除（R0）；肝转移病灶应完全切除，并保留足够的肝脏功能，肝脏残留容积≥30%（异时性肝转移）或 50%（同时性肝转移行肝转移和结直肠癌原发灶同步切除）；患者心肺功能等一般情况允许，没有不可切除的肝脏外病变。禁忌证包括术后残余肝脏容量不够；结直肠癌原发灶不能取得 R0 切除；患者心肺功能等身体状况不能耐受手术；出现广泛的肝外转移。

2. 术前评估　术前评估包括全身状态、肝功能、肝转移灶切除的可能性以及肝外转移的可切除性。结直肠癌出现肝转移灶早期的症状并不明显，结直肠癌肝转移的术前评估主要靠影像学检查，掌握转移灶的数目、大小、位置、与肝内胆管和血管的毗邻关系，并计算残肝量。CT 是术前评估的常用检查手段，增强 CT 有助于确定病变性质，显示肝静脉、门静脉及胆管等结构。20 世纪 80 年代初开展的螺旋 CT 经动脉门静脉造影（CT arterial portography，CTAP）是检出肝脏肿瘤最为敏感的技术之一，敏感性为 75%～90%，效果优于普通 CT 和 MRI，但目前文献表明 CTAP 的敏感性并不优于新一代 CT 和 MRI，CTAP 的缺点在于假阳性率高、特异性较低。MRI 检测<1cm 的病灶具有显著优势，增强 MRI（如钆或菲立磁增强 MRI）检查肝转移灶敏感为 80%～90%，Semelka 等发现钆增强 MRI 扫描在检查肝转移灶的敏感度和 CTAP 相似，并且特异性更高、创伤更小。进入分子影像水平的 PET/CT 检查在敏感度和特异度上优势明显，并且有助于发现肝外转移。Kong 等比较 PET/CT、增强 CT 和锰福地匹三钠（Mn-DPDP）增强 MRI 对结直肠癌肝转移病灶的检测效果，以每个病灶为单位统计，Mn-DPDP 增强 MRI 能够发现肝内更小的转移灶（<1.0cm），PET/CT 能够发现肝外更多的转移灶。因此，MRI 和 PET/CT 在检测肝内外病灶方面，具有 CT 无法比拟的优势。笔者的单位目前常规进行肝脏平扫加增强 MRI 来检测肝转移灶的情况，如怀疑肝外转移灶的存在，再加做 PET/CT。由于新辅助化疗会降低肝转移灶对氟 -18 标记的氟 -2- 脱氧葡萄糖（^{18}F-FDG）的摄取，PET/CT 扫描的敏感度会降低，因此建议在新辅助化疗之前行 PET/CT 扫描。

3. 术中评估　诊断性腹腔镜在结直肠癌肝转移的治疗中可发现隐匿的腹腔转移病灶，避免不必要的开腹，但将其应用于所有患者显然不适合。诊断性腹腔镜通常只用于高度怀疑有隐匿转移病灶的患者。有报道指出诊断性腹腔镜患者的筛选可参照临床风险评分，该临床风险评分系统与结直肠癌肝转移切除术预后的 5 个术前指标密切相关，即淋巴结阳性、无复发期少于 12 个月、1 个以上肝转移结节、术后 1 个月癌胚抗原（CEA）大于 200ng/ml、最大肝转移癌直径大于 5cm。该评分系统在临床上并不常用，因为其中各项指标来源的患者原始资料过于陈旧，均是单药 5-FU 应用的年代，那时肝切除前通常不予化疗，并且多发肝转移也不予手术切除。现代治疗过程中，由于在行同时性原发癌的切除过程中，已进行过腹腔探查，所以同时性肝转移癌手术时诊断性腹腔镜也不常用。事实上，诊断性腹腔镜主要用于影像学提示存在小转移癌的患者和异时性

多发肝转移怀疑有肝外转移病变，评估其可切除性，选择治疗方法的情况。英国结直肠肝转移治疗指南指出，对于原发结直肠癌为高危（T_4 或 C_2）的患者，应进行更为仔细的术前准备，包括 PET 和腹腔镜检查。随着正电子发射断层扫描（PET/CT）敏感性的增加和术中超声的应用，诊断性腹腔镜在结直肠癌肝转移诊疗过程中的作用将有待进一步评价。

术中超声（intraoperative ultrasonography，IOUS）是手术中确定肝转移灶大小、位置和范围的可靠方法。它能够发现术前影像学不能发现的病灶，具有指导手术、改变治疗策略的重要作用。60%～70% 病例因术中超声发现新的转移病灶，而改变术前治疗方案。2005 年版 NCCN 指南在其决策树状图中明确指出，肝转移灶的切除过程中，应用 IOUS。

（三）研究热点

1. 同期切除还是分步切除　关于肝转移灶和原发灶是否同时切除，目前还没有强有力的循证医学证据，在 20 世纪 90 年代，对于结直肠癌肝转移国内外的观点为先切除结直肠原发灶，3～4 个月化疗后再施行Ⅱ期肝切除，认为Ⅰ期肝切除会导致手术时间延长，可能需要延长手术切口或者选择两切口；肠道手术有造成腹腔污染的风险，进一步导致肝周感染；肝脏切除时，一系列血流动力学改变（如门静脉高压）会影响肠管吻合口的血供。早期的一项大型多中心研究证实了上述观点，Ⅰ期肝切除术后死亡率（6.1%）较Ⅱ期肝切除（2.4%）显著增高，并建议如果可以通过同一个切口实施肝切除，而且需要切除的肝脏病灶较小，则行Ⅰ期切除较为安全、可靠，否则应该在 2～3 个月后实施肝切除。随着围手术期处理和手术技术的进步，近年来文献显示Ⅰ期手术和Ⅱ期手术在安全性上并无差异，但有的学者认为分步切除的患者远期预后要优于同步切除。但美国两家最大的癌症中心 MD 安德森癌症中心和纪念斯隆 - 凯特琳癌症中心的回顾性数据显示，同期切除从手术并发症发生率与死亡率并不高于分步切除，同时远期生存也无差异，传统方式并不能改变预后，而且会增加住院时间、住院费用，给患者带来更多的心理负面影响。国内现在普遍认可的Ⅰ期手术的适应证为：只要原发灶没有急症比如出血、穿孔或者梗阻的情况，可根治性切除；肝转移的肿瘤小且多位于周边或局限于半肝，肝切除量低于 50%；不伴有其他不可手术切除的肝门部淋巴结、腹腔或者远处转移；患者身体状况能够耐受手术；术中熟练掌握肝脏切除技术。阴性切缘（R0）是评估Ⅰ期手术患者预后的主要标准，这符合微转移灶（micrometastatic lesion）理论。只要能够保证根治性切除（R0），残肝足够代偿，且肝外转移灶可同时切除，应争取Ⅰ期切除，而且患者的体质允许，可联合切除，主张积极切除。

对于可手术的肝转移患者，新辅助化疗的作用还存在争论。Allen 等比较 52 例接受新辅助化疗和 54 例未接受新辅助化疗的患者，两组生存率差异并无统计学意义。Nordlinger 等对 364 例可切除的肝转移患者进行随机对照研究，FLOFOX 方案（手术前、后各 6 个周期）化疗可以降

低适应证患者和接受肝切除患者无进展生存期的风险。

NCCN 指南上指出，在可切除的异时性肝转移病灶，可考虑切除后选择有效的化疗方案，也可以在新辅助化疗 2～3 个月后再次行病灶切除，著名的 EORTC（European Organization for Research and Treatment of Cancer）40983 前瞻性研究于 2008 年公布其研究结果，对于可切除肝转移病灶的患者，术前行新辅助化疗较术后行化疗的 3 年无瘤生存率增加 7.3%（由术后化疗的 28.1% 升高到术前化疗的 35.4%），无瘤生存时间延长 7 个月。

当患者状态不能耐受Ⅰ期肝切除或者肝转移灶无法根治性切除时，应选择Ⅱ期手术。Ⅱ期手术的适应证包括：肝转移灶能根治性切除，能够保证足够的残肝量；不伴有其他不可手术切除的肝门淋巴结、腹腔或远处转移；结直肠原发灶已根治性切除并不伴有原发灶复发；患者可耐受手术治疗。选择Ⅱ期手术所带来的风险包括肝转移灶可能在原发灶切除后进展；累计住院时间延长，加重患者费用和心理压力；二次开腹，增加手术难度。关于Ⅱ期切除的手术预后，各家报道也不尽相同，可能与选择患者的标准不同有关。Sugawara 等报道，195 例Ⅱ期切除肝转移灶患者的中位生存期为 5.63 年，而 135 例Ⅰ期切除肝转移灶患者的中位生存期为 2.76 年。Bockhorn 等比较 202 例Ⅰ期肝切除和Ⅱ期肝切除的结直肠癌患者，Ⅰ期肝切除组（R0）1、3、5 年生存率分别为 86%、68% 和 47%，Ⅱ期切除组（R0）1、3、5 年生存率分别为 94%、68% 和 39%，两组差异无统计学意义。Tsai 等的研究纳入 155 例结直肠癌肝转移患者，Ⅱ期切除患者的 5 年无病生存率（27.9%）要高于Ⅰ期肝切除患者（10.1%），前者的 5 年总体生存率（54.6%）也高于后者（34.2%）。

到底是同步切除好，还是分布切除好，仍然需要大规模高等级的循证医学证据支持。

2. 分步切除是经典模式还是颠倒模式　传统的分步切除是先切除原发灶再切除转移灶，目前又出现一种称为颠倒模式的分步切除，就是先切除转移灶再切除原发灶。该治疗方案的出现基于大部分肝转移患者最终不是死于原发灶而是死于肝转移，同时有相当多的一部分患者原发灶并不严重，而转移灶相对严重，同时转移灶的生长速度要快于原发灶。传统方式的缺点在于，切除原发灶后进行一段时间的化疗，再切除肝脏的病灶，肝脏病灶有可能因为拖延时间较长、病变进展而无法切除；颠倒模式的优点在于，避免了肝转移灶的过快进展而无法切除。有证据显示，这两种方式对患者生存期的影响无明显差异，只不过是给个体化治疗增加了一种选择而已。

3. 手术切缘的问题　切缘阴性是肿瘤切除的原则，研究表明，切缘阳性的生存率与非手术治疗相差无几。因此，在很长一段时期，外科医师坚持"1cm 原则"，也就是说只有切缘距转移癌 1cm 以上才能保证切缘阴性。新的手术指征对"1cm 原则"也提出挑战，多项研究认为只要切缘阴性，无论宽度多少，对术后生存率均无影响。超声刀（cavitron ultrasonic aspirator，CUSA）可以距肿瘤数毫米的距离分离肝组织，尽管病理科医师认为切缘尚不足 1cm，但足以保证切缘阴性。而 De Haas 提出，在当今化疗药物发达的时代，切缘小至 1mm 的 R1 根治尽管有较高的复发率，但生存率与 R0 根治切除类似；他们认为 R1 根治作为结直肠癌肝转移行肝切除术的禁忌证值得商榷。

4. 术前化疗还是术后化疗　可切除的结直肠癌肝转移虽然病灶能达到 R0 切除，但是绝大部分患者仍然面临着复发的风险，因此全身化疗作为外科治疗的辅助手段必不可少。虽然对于是否行术前化疗意见不一，但是国际上评价术前和术后化疗用于可切除的结直肠癌肝转移患者疗效的临床前瞻性随机对照试验仅有 EORTC 40983 研究。在该试验中，实验组除手术外，患者在术前、术后分别接受 6 个周期的 Folfox4 方案（草酸铂 +LV/5FU）化疗，对照组患者仅接受手术治疗。结果显示，实验组患者的无病生存期（disease free survival，DFS）提高 9.2%，该方案耐受性好，未增加手术并发症发生率和手术死亡率。但越来越多的证据表明，对于可切除的肝转移患者，术前接受新辅助化疗也有许多获益。

（1）术前化疗能提供一个窗口期，观察准备保留的肝脏上有无潜在的病灶。

（2）术前化疗能使肿瘤体积缩小，提高 R0 切除率，同时能尽可能多地保留残肝。

（3）术前化疗能评估患者对该方案的敏感性，为术后化疗方案的选择提供参考。

（4）术前化疗能控制微小的亚临床病灶，减缓或降低术后复发：虽然新辅助化疗能降期降级，提高切除率，降低复发率，延长生存期，但是最近发现化疗对肝脏组织的损害，这种损害被称为化疗相关脂肪性肝炎（chemotherapy-associated steatohepatitis，CASH），还可出现肝硬化早期的蓝肝综合征（blue liver syndrome）。化疗相关的病理损害包括肝窦扩张、脂肪沉积、肝细胞萎缩、坏死等。这些肝损害无疑会增加术后并发症发生率。另外，放射学方法（CT/MRI）证实化疗后的完全临床反应（complete clinical response，CCR），约有 83% 的病灶仍有活的癌细胞。因此，对不可切除的结直肠癌肝转移（CRCLM）而言，术前化学治疗的目的不是追求 CCR，而是将不可切除的病灶变小，为外科切除从而获得治愈创造机会。如何在患者新辅助化疗最大受益、肝损害最小又适合外科切除时进行 R0 手术？除选择适合的化疗周期数、化疗方案外，更需要外科医师、内科医师、肿瘤科医师、病理科医师等多个学科专家组成的小组（MDT）共同讨论，制订合理的诊疗方案。

因此，术前新辅助化疗原则上不超过 6 个周期，一般建议 2～3 个月内进行手术。同时，对于比较微小的病灶，过多的化疗可能使得其在影像学检查中消失，而实际在病理上仍有肿瘤残余，为手术切除带来困难。化疗方案可以参见不可切除的结直肠癌肝转移的化疗方案选择。

对于术后化疗目前的观点较为统一，肝转移灶 R0 切除后仍然需要 6 个月左右的术后辅助化疗，特别是没有接受术前新辅助化疗的患者；对于术前接受新辅助治疗的患者，术后辅助治疗可以适当缩短。术后化疗方案的选择可以根据术前化疗方案的敏感性进行调整。

术后辅助化疗通常采用的方法包括肝动脉灌注（hepatic arterial infusion，HAI）和全身化疗。一项多中心试验结果显示，术后 HAI（5-FU+folinic acid）组和术后观察组的结果一样。来自 MSKCC 的研究发现，和单纯全身应用 5-FU 化疗比较，HAI（floxuridine+dexamethasone）联合全身应用 5-FU 化疗，能降低肝脏复发率，提高 2 年存活率。西部肿瘤协作组的试验结论是，HAI（floxuridine）联合全身静脉持续 5-FU 输注术后辅助治疗，与单纯手术组比较，降低了复发的风险，但并不改变生存期。这些试验因设计缺陷，结果难以相信。HAI 的局限性还在于不能降低肝脏以外身体其他部位的转移。对于结直肠癌肝转移切除术后全身辅助化疗的益处，一直缺乏有说服力的临床研究报告。最近一项前瞻性大宗病例的临床试验取得令人鼓舞的结果。全组 792 例结直肠癌肝转移切除术后患者，其中 274 例接受以 5-FU 为基础的术后辅助化疗，其余 518 例无辅助化疗。辅助化疗组中位生存期为 47 个月，5 年存活率为 37%，明显高于无辅助治疗组（中位生存期为 36 个月，5 年存活率为 31%）。因该试验非随机，作者按临床复发危险评分（clinical risk score，CRS）进行分层分析，相同 CRS 的病例，术后辅助化疗组的中位生存期和 5 年存活率均优于无辅助治疗组。上述说明，以 5-FU 为基础的术后辅助化疗能延长结直肠癌肝转移患者的生存期。新辅助化疗＋手术＋辅助化疗（根治术后化疗）可能是可切除结直肠癌肝转移治疗的新模式。Adam 提出，对可切除的结直肠癌肝转移患者，未来治疗模式是实施新辅助化疗，将降低肝转移灶切除患者的复发率，将使 10% 结直肠癌肝转移患者切除术后的生存期>5 年。

5. 合并肝外转移　以往认为，对合并肝外转移的结直肠癌肝转移患者行肝切除术，预后通常极差，所以早期肝外转移被认为是肝切除的禁忌证。但近 10 年来，随着肝切除和全身化疗安全性和有效性的进步，此种观点受到挑战。

（1）肝门淋巴结转移：结直肠癌的肝门淋巴结转移由肝转移后的淋巴回流所致，也就是肝转移后的再转移。早期研究认为，肝门淋巴结转移提示预后较差，是肝切除的禁忌证。但此类研究通常是早期回顾性、小样本的研究，化疗效果较差，分期与影像均提示为较晚期的患者，甚至在体格检查时可触及巨大肝门淋巴结转移。近年多项研究显示，行肝切除时常规行肝门淋巴结清扫术发现，结直肠癌肝门淋巴结转移率为 12%～27%。与肝门淋巴结转移相关的因素包括 3 个及以上的肝转移灶；CEA>118ng/L；转移灶侵犯至少 15% 的肝脏体积。合并肝门淋巴结转移的患者行肝切除后 3 年与 5 年生存率分别为 27% 和 5%，而无肝门淋巴结转移者分别为 56% 和 43%，两者差异显著。但 Grobmyer 等认为，术前影像学检查（CT 或 PET）未提示肝门淋巴结转移，而术中探查未触及肿大淋巴结者无需常规行肝门淋巴结清扫。值得注意的是，Jaeck 等认为，合并腹腔干周围淋巴结转移者预后比十二指肠韧带淋巴结转移者差（前者 1 年生存率为 0，后者 3 年生存率为 38%）。两者应区别对待，前者转移无需再行肝切除术，而后者可以考虑在肝切除的同时行肝门淋巴结清扫。

（2）肺转移：总的说来，在肝脏和肺同时有转移的情况下，严格选择患者行手术切除，仍能获得较好的生存率。选择标准包括数目有限（最好是仅 1 处转移灶）、局限性的并可根治切除、无纵隔淋巴结转移。术前行 2～4 个疗程的全身化疗似乎是必要的。如果肝脏或肺切除存在技术难度，或需要切除较多的实质，建议分期手术。如无，倾向于同期手术。

（3）腹腔转移：13%～25% 的复发性结直肠癌患者合并腹腔转移。与肝转移类似，目前的观点逐渐倾向于局限性的腹腔转移不代表全身扩散，而认为是局部扩散。此概念为可能的手术治疗与腹腔化疗提供理论基础。尽管有小样本的研究认为手术切除可能为局限性的腹腔转移带来益处，但手术切除的作用仍存在争议。同时合并肝脏和腹腔转移的研究尚少，不主张对此类患者行手术治疗。

6. 切除后复发的再手术　对于复发性结直肠癌肝转移患者，最佳治疗方案目前仍存在争议。射频消融、冷冻及微波治疗的开展提供了比手术更微创的方法，使争议愈发激烈。为此，Antoniou 等总结了 1992—2006 年间所有关于结直肠癌肝转移的手术治疗文献，共 21 篇文献涉及 3 741 例患者分别行首次肝切除术或复发后的再手术，两组患者所行辅助化疗类似，肝转移灶数目亦无明显差异，但再手术组行不规则楔形切除率比首次切除组多，术中出血量也比后者多；同时，手术死亡及致病率、长期生存率两组无明显差异。研究认为，结直肠癌肝转移患者手术切除后的复发再手术是安全的，其长期生存率与首次切除者类似。

二、不可切除的结直肠癌肝转移

结直肠癌肝转移不可切除的原因：①患者全身因素：伴有不能接受手术治疗的其他疾病，或体质很弱而不能经受手术打击。②患者局部因素：原发灶不能根治性切除；切除肝脏病灶后，剩余肝脏不足（正常肝脏少于 30%，也有学者认为 20% 即可；化疗后<30%，肝硬化患者<40%）；肝外存在着不能切除的其他转移病灶。

在结直肠癌肝转移中，能接受手术治疗的患者实际上只占到 10%～20%，而 80%～90% 的患者在发现肝转移的同时已经失去了手术根治的机会，这部分患者的 5 年生存率仅有 1%～2%，因此，通过全身及局部治疗使得更多不可切除的患者转为可切除的是治疗的关键。如果患者就诊时原发灶有出血、穿孔或者梗阻的急症情况，就需要首先对原发灶进行切除或者进行姑息改道手术，缓解急症表现后，进行全身化疗，如没有上述急症表现，可直接进行全身化疗。

针对不可切除的结直肠癌肝转移患者，治疗的最佳结果就是将不能切除的肝转移转化为可切除的，即所谓的转化治疗。其治疗原则为减少肝脏病灶，增加残肝体积。

（一）缩小肝内转移灶体积

1. 新辅助化疗　越来越多的研究回顾性分析结直肠癌肝转移新辅助化疗后行根治性切除的作用，表明其术后生存率与直接行根治性切除相当。尽管尚没有随机对照试验研究此类患者与全身化疗的作用,但与未行手术者相比,此类患者生存率明显高于未手术组。全身化疗的作用已发生根本性变化。10 余年前,以 5-FU/ 四氢叶酸为基础的化疗有效率为 20%～30%,平均生存期为 12 个月;而现在以伊立替康 / 奥沙利铂作为一线用药的化疗使有效率提高到 39%,平均生存期达到 2 年。以伊立替康 / 奥沙利铂为基础的化疗在有效率和平均生存期上都体现了优势,而以奥沙利铂为基础的新辅助化疗可以使 40% 原本无手术机会的患者得到根治性切除。提高 R0 根治性切除率,成为结直肠癌肝转移新辅助化疗的治疗终点。

目前,最佳的新辅助化疗方案尚未确定,FOLFOX4 方案是最常用的新辅助化疗方案。Bismuth 等率先报道了一项大型回顾性研究,术前新辅助化疗(FLOFOX 方案)后,14% 无法根治性切除的肝转移患者获得了手术机会,5 年无病生存率为 22%。Nuzzo 等对 FOLFIRI 方案进行一项前瞻性研究,1/3 的不可手术切除的肝转移患者在接受化疗后病灶缩小,实施了手术切除,尽管无病生存率(31%)及复发率(53.3%)高于 I 期可切除组,但手术风险和中位生存期与 I 期可切除组相比没有差异。

分子靶向化疗给结直肠癌肝转移的新辅助化疗带来了新的突破,使更多不能切除的肝转移患者转变为可切除的,现在主要有两类药物,即血管内皮因子受体拮抗剂贝伐单抗(国内尚未上市)和表皮生长因子受体拮抗剂西妥昔单抗。CRYSTAL Ⅲ 期实验显示,西妥昔单抗联合 FOLFIRI 方案与单独应用 FOLFIRI 方案相比,能够显著延长患者的无进展生存期,提高肝转移灶切除率。BEAT Ⅳ 期临床试验显示,贝伐单抗联合 XELOX 或者 FOLFOX 方案治疗无法根治性切除的结直肠癌肝转移患者,251 例(11.2%)患者接受 Ⅱ 期肝切除手术,170 例(8.8%)患者达到 R0 切除,2 年生存率为 82%。一旦转移灶可切除,应尽早手术,不应过度化疗以期待达到影像学最大效应,这既增加肝损害(如化疗相关性脂肪性肝炎、肝窦阻塞综合征等),又可能丧失手术的机会。

2. 肝动脉灌注化疗的应用　过去 20 年肝动脉灌注化疗有了很大的进步,包含奥沙利铂或者伊立替康肝动脉灌注化疗可以在全身化疗的基础上联合使用,不仅能提高患者反应率,增加可切除率,同时可以适当地延长不能切除患者的生存时间,但需要化疗科医师与介入科医师商榷合适的时机与合适的患者,不建议单独使用。目前肝动脉灌注化疗不仅可以联合全身化疗一线应用在潜在可切除的患者的转化治疗中,还可以联合全身化疗用在一线治疗失败的不可切除的结直肠癌肝转移患者中。

如上所述,选择一线化疗方案的同时,根据基因检测的结果联合相应的分子靶向治疗,或者联合肝动脉灌注化疗,可以明显减少肝脏病灶的数目与大小,或者使得危险部位的肿瘤(如靠近重要大血管的肿瘤)缩小,得以保留相应血管,10%～30% 的不可切除结直肠癌肝转移患者可以转化为可切除的。但需要注意的是,经过全身化疗后的肝脏,其代偿能力会有所下降,残肝保留体积的标准要适当放宽。

(二)增加残肝体积

1. 门静脉栓塞(portal vein embolization,PVE)　部分患者若 I 期行肝切除,则剩余肝脏实质太少(<20%),不足以维持肝脏的正常功能,限制了这部分患者接受肝切除手术。门静脉栓塞就是通过介入的方法栓塞拟切除侧肝脏的门静脉,使得保留侧的肝脏代偿性增大,达到手术保留的安全范围,是目前应用最广泛的增大残肝体积的方法。栓塞后,肝脏通常需要 4～6 周能增大到预定的程度。门静脉栓塞时,需要注意的是,需要保留侧的肝脏应该没有病灶,所以某些情况下需要先行一次小的手术,切除保留侧肝脏上小的病灶。随着栓塞材料的发展和技术的进步,PVE 已成为一项安全性较高的外科辅助技术,现尚无确切证据表明 PVE 对预后有影响,但已有文献证实 PVE 可以提高肝转移患者的切除率。Azoulay 等对 30 例剩余肝实质 <40% 的肝转移结直肠患者施行 PVE,19 例(63%)患者接受肝切除,术后 1、3、5 年生存率分别达到 81%、67% 和 40%,与非 PVE 组相比差异无统计学意义。

2. 联合肝脏分隔和门静脉结扎的二步肝切除术(associating liver partition with portal vein ligation for staged hepatectomy,ALPPS)　因为左、右肝虽然有不同的门静脉供血,但是仍然会有交通的血流供血,所以单纯栓塞一侧门静脉有时并不能达到使栓塞侧肝脏完全丧失血供,从而影响对策代偿增生的效果,而过长的等待时间又会增加肿瘤进展的机会。因此,联合肝脏分隔和门静脉结扎的二步肝切除术(associating liver partition with portal vein ligation for staged hepatectomy,ALPPS)应运而生,即采用手术的方法先切除保留侧肝脏上的全部病灶,同时结扎对侧门静脉,然后将左、右肝脏实质离断,仅保留拟切除侧肝脏的肝动脉供血和肝静脉回流,然后结束手术,等待 9 天左右,保留侧肝脏就会增大到需要的程度,二次手术仅需要切断相应的肝动脉和肝静脉,就可以完成。这种方法大大缩短了等待时间,减少了肿瘤进展的可能,但由于两次手术间隔时间很短,术后并发症的发生率会有所增加,故对患者身体条件要求较高。

3. 减少肝实质损害　射频消融治疗作为目前效果最为肯定的局部治疗方法,对于小于 3cm 的肝内转移瘤,其 1、3、5 年存活率分别为 86%、47% 和 24%。对于分布于两叶的可切除的结直肠癌肝转移患者(尤其是肿瘤 <3cm、散在分布或位于肝脏深部,完整切除需损失大量功能性肝脏者),可通过联合局部消融与手术切除,提高手术切除率,改善患者的远期存活。但 Abdalla 等报道,单纯手术切除(R0 切除)的 4 年存活率为 65%,手术联合射频消融治疗的 4 年存活率为 36%,而单用射频消融治疗的 4 年存活率仅为 22%。因此,射频消融治疗只能作为手术治疗的一个重要辅助手段,而不能取代手术的地位。可切除的结直肠癌肝转移一定选择手术切除,而不是射频消融治疗,除非患者不能耐受或拒绝手术切除。

结直肠癌肝转移随着各种新的治疗方法与药物的涌现,早已不再是治疗效果令人失望的疾病,许多患者经过多学科协作诊疗能够治愈或者显著延长生存时间。但由多种治疗方法构成的最佳治疗策略，仍然需要更多高水平等级的循证医学证据来证实。

三、非结直肠、非神经内分泌癌肝转移

对于结直肠及神经内分泌癌的肝转移，现已有大量证据表明，根治性肝切除手术可以显著延长患者的无瘤生存期及肿瘤特异性生存期，并已成为一种成熟的治疗方式。但对于非结直肠癌、非神经内分泌癌来源的肝转移性肿瘤，对其治疗方式及肝切除的意义仍存在争议。

（一）概述

近年来，关于非结直肠癌、非神经内分泌癌肝转移行肝切除手术治疗的报道越来越多，并且出现了多中心的大宗病例报道。但由于患者基本资料（年龄、性别等）及原发肿瘤构成比之间存在较大的差异，对非结直肠癌、非神经内分泌癌肝转移患者的治疗策略仍未能达成有效的共识。

近些年来，对非结直肠癌、非神经内分泌癌肝转移患者行肝切除的病例数逐年增加。Adam 及其同事于 2006 年综合了法国 41 个中心 1983—2004 年间共 1 452 例行肝切除术的非结直肠癌、非神经内分泌癌肝转移患者，并对每年行肝切除术的病例数进行总结。在 20 世纪 80 年代，行肝切除术的中位病例数每年不超过 17 例；到了 20 世纪 90 年代，其中位数达到了每年 70 例；而到了 21 世纪的前几年，中位肝切除病例数达到每年 115 例，并且在 2003 年达到了峰值每年 143 例。O'Rourke 及其同事总结了 3 个医疗中心（2 个来自英国，1 个来自澳大利亚）1986—2006 年共 102 例病例，同样证实了近年来对非结直肠癌、非神经内分泌癌行肝切除术的病例数越来越多的观点。

对于非结直肠癌、非神经内分泌癌肝转移患者，其原发病灶的分布在不同报道之间存在很大的差异。表 7-26 示病例数大于 90 例的几项研究中原发肿瘤部位的分布情况。Adam 报道的 1 452 例非结直肠癌、非神经内分泌癌肝转移的病例中，原发于乳腺的病例数为 454 例，排在第 1 位。其次为来源于胃肠道的肿瘤 230 例，泌尿系统的肿瘤 206 例，黑色素瘤 148 例，妇科肿瘤 126 例，来自胆胰系统的肿瘤 84 例，排在第 2～6 位。其余为原发于头颈部及肺部的肿瘤 50 例，未知原发部位的肿瘤 28 例。在 Yedibela 于 2005 年报道的 162 例非结直肠癌、非神经内分泌癌肝转移的病例中，胃肠道原发性腺癌肝转移病例有 48 例，排在

第 1 位；原发于乳腺的肝转移病例有 34 例，排在第 2 位；紧随其后的胆胰系统肿瘤来源的病例 30 例，泌尿生殖系统来源的病例 27 例。由此可见，其中最常见的原发肿瘤部位主要有肉瘤、乳腺癌、黑色素瘤、泌尿生殖系统肿瘤及原发于胃肠道的腺癌。

对于非结直肠癌、非神经内分泌癌肝转移病例行肝切除手术治疗后，各报道的总体 5 年生存率在 28%～45%，与结直肠癌肝转移患者行肝切除术后的总体生存率相当。Elias 及其同事（1998）发表了 120 例非结直肠癌、非神经内分泌癌肝转移患者行肝切除术的报道，手术死亡率为 2%，总体 5 年生存率为 36%。作者指出，总的生存情况与他们从 270 例结直肠癌肝转移患者实施肝切除得出的结论相似。Adam 及其同事（2005）对法国 41 个中心的非结直肠癌、非神经内分泌癌肝转移行肝切除术的患者进行了分析。本组的总体 5 年生存率可达 36%。多因素分析显示，患者年龄大于 60 岁，非乳腺癌来源、黑色素瘤及鳞状细胞癌的组织学类型，无瘤生存期（从原发肿瘤切除到发现肝转移的时间）小于 12 个月，肝外转移，R2 切除，以及肝切除范围大于 2 个肝段，与患者预后不良有关。Hemming 及其助手（2000）对 37 例非结直肠癌、非神经内分泌癌肝转移的患者实施肝切除术，经过中位时间 22 个月的随访，总体 5 年生存率达 45%。根治性切除和原发肿瘤类型是影响总体生存的两个独立的预后指标。在原发肿瘤为非胃肠道癌的亚组中，总体 5 年生存率为 60%，而原发于胃肠道的肿瘤 5 年生存率为 0（$n=7$，$P=0.01$）。O'Roukre 及其同事们（2007）总结了 3 个中心共计 102 例非结直肠癌、非神经内分泌癌肝转移患者行肝切除术的病例，其总体 5 年生存率达到 38.5%。此外，在这项研究中，多因素提示肝转移灶的最大直径（以 5cm 为节点）及是否存在肝外淋巴结的转移与患者的预后密切相关。而原发肿瘤的类型、是否存在肝外其他转移灶、无瘤生存期的长短及肝转移灶的数目与患者的远期生存并没有统计学上的相关性。Weitz 及其助手（2005）对非结直肠癌、非神经内分泌癌肝转移后实施肝切除的患者进行了研究。本研究共收集了 141 例病例，总的随访时间为 26 个月，对尚生存的病例中位随访时间为 35 个月。3 年实际无瘤生存率为 30%（中位时间为 17 个月），3 年实际带瘤生存率为 57%（中位时间为 42 个月）。原发肿瘤类型和无瘤生存期（原发肿瘤治疗到发现肝转移灶时间）是无瘤生存率和

表 7-26　非结直肠癌、非神经内分泌癌肝转移行肝切除术患者的原发肿瘤分布

作者	年份	总例数	原发肿瘤部位						
			肉瘤	乳腺	胃肠道	胆胰系统	泌尿生殖系统	黑色素	其他
Harrison	1997	96	27	7	5	2	34	7	14
Elias	1998	120	13	35	14	8	31	10	9
Weitz	2005	142	—	29	7	5	66	17	18
Yedibela	2005	162	8	34	48	30	27	5	10
Adam	2006	1 326	—	454	230	84	332	148	78
Lendoire	2007	106	23	19	4	3	40	6	11
O'Rourke	2007	102	3	11	25	2	32	20	9

带瘤生存率的独立预后指标。该研究表明,对于原发于生殖道的恶性肿瘤患者实施 R0 切除后,3 年实际带瘤生存率为 78%,效果最好。而原发非生殖道肿瘤患者中,R0 切除后的生存率受原发肿瘤治疗后无肝转移灶发生的时间长短影响显著,无转移灶时间短于或等于 24 个月的患者 3 年实际生存率达 36%,但 3 年后只有 5% 的患者未复发,而对于原发灶治疗后无肝转移灶发生的时间大于 24 个月的患者 3 年实际生存率可达到 72%,3 年未复发生存率为 30%,且其中 14 例患者生存期达 5 年以上。

在这些研究中,由于原发肿瘤构成比之间的差异,导致分析得出的预后影响因素差别很大。因此,需要对各种不同的原发部位来源的肿瘤进行分别分析。

(二)肉瘤

软组织肉瘤是一组易发生血源性转移的肿瘤。据报道,即使在有效的局部控制的情况下,其远处转移的发生率仍可以达到 25%~40%。而肝脏是位于腹盆腔肉瘤最主要的转移部位。据文献报道,在患有腹腔内脏器及腹膜后肉瘤的患者中,20%~60% 会出现肝转移。

对于发生肝转移的肉瘤患者,其原发病灶的组织学类型多为胃肠道间质瘤,其次为平滑肌瘤。DeMatteo 及其同事们(2001)报道了 331 例肉瘤肝转移的患者,其中胃肠道间质瘤 131 例,平滑肌瘤 84 例,其余的还有脂肪肉瘤、血管肉瘤等。Pawlik 及其同事在 2006 年报道了 1996—2005 年共 66 例肉瘤肝转移行肝切除术或射频消融治疗的患者。其组织学类型为胃肠道间质瘤为 36 例,平滑肌瘤为 18 例,其他类型的肉瘤为 12 例。

对于胃肠道间质瘤发生肝转移的患者,随着靶向治疗药物甲磺酸伊马替尼及苹果酸舒尼替尼的应用而发生变化。四川大学华西医院 2010 年报道了 42 例胃肠道间质瘤行根治术后发生肝及腹腔内转移的患者(肝转移患者 10 例,腹腔内转移患者 16 例,同时伴有肝及腹腔内转移的病例 16 例),通过口服甲磺酸伊马替尼(400mg/d),并经过中位 39.5 个月的随访,总体 3 年生存率达到 66.7%。患者对伊马替尼的反应率很高,其中肝转移病例控制率为 100%,1 例为部分缓解,9 例为疾病稳定;腹腔内转移病例的控制率为 81.3%,其中 1 例为完全缓解,4 例为部分缓解,8 例为疾病稳定,3 例进展;而同时伴有腹腔内转移及肝转移的病例,其疾病控制率达到 93.8%,其中 8 例为部分缓解,7 例为疾病稳定,1 例为疾病进展。国外学者 Corless(2004)及 DeMatteo(2002)同样报道了相当高的疾病控制率。因此,现在对胃肠道间质瘤的治疗方式已进入多学科综合治疗阶段。口服伊马替尼现已成为首选治疗,当患者对伊马替尼产生最大反应后,且肿瘤可完整切除,则此时可考虑手术治疗。Radkani 及其同事报道了一例 67 岁老年女性,于小肠间质瘤根治性手术后 7 年出现肝转移,肝转移灶达 17.6cm×14cm,几乎占据整个左叶,作者对患者行门静脉左支栓塞并嘱患者口服伊马替尼(600mg/d),持续 2 个月后,肿瘤体积缩小到 11cm,并成功进行了手术。术后经过 14 个月的随访,未发现肿瘤复发的证据。另外,Pawlik 也报道了胃肠道间质瘤肝转移的病例手术后,接受伊马替尼辅助治疗的患者其中位总体生存时间显著高于未接受辅助治疗的患者(P=0.003)。而对伊马替尼及舒尼替尼耐药的患者,如果肝转移灶可完整切除,则可考虑行肝转移灶切除术。

对于组织学类型为非胃肠道间质瘤来源的肉瘤肝转移病例,文献报道较少。其中,原发性平滑肌肉瘤肝转移的病例行根治性肝切除术后预后较差,Marudanayagam 及其同事(2011)报道原发性平滑肌瘤肝转移患者行根治性肝切除术的 5 年生存率仅为 25%,而非原发性平滑肌肉瘤肝转移患者行根治性肝切除术的 5 年生存率可达 50%。

(三)乳腺癌

进展期的乳腺癌一般被认为是一种全身性疾病。据报道,55%~75% 患有乳腺癌的患者在尸检时发现存在肝转移。其中,肝作为首先转移部位的患者仅为 12%~15%,仅有不到 5% 的患者病灶为单发的。

针对乳腺癌肝转移的患者,全身化疗或激素治疗可提高患者的总体生存率,文献报道的化疗总体有效率在 50%~80%,总体的中位生存时间最长为 25.3 个月。因此,一些学者提出对乳腺癌肝转移灶行根治性切除,可能会显著延长患者的生存时间。在近些年发表的文献中(表 7-27),行转移灶切除的乳腺癌肝转移患者的总体中位生存时间在 34~62 个月,其 5 年生存率在 21%~61%。其中,Adam 及其同事报道了迄今为止样本数最高的报道。他们收集了法国 41 个中心 1983—2004 年间共 454 例乳腺癌肝转移行转移灶切除的病例,经过中位时间 36.3 个月的随访,其 5 年生存率达到 41%,远远高于仅行全身化疗的人群。

在文献报道中,对于术后预后影响因子的报道不尽相同(表 7-28)。有关原发肿瘤的一些特征,如大小、部位、手术方式、分化程度等与预后无关。而无瘤生存期一般认为与患者预后有联系,但也有许多文献证明并不存在明显的相关性。对于肝转移灶的数目,只有 Lubrano 的报道显示与预后显著相关,而其他文献证明无相关性。肝转移灶的大小,众多文献的结果比较一致,认为其均不存在显著的相关性。

对于不适合或者拒绝手术的患者,射频消融治疗可以作为备选的有效治疗手段。Meloni 及其同事报道了 87 例乳腺癌肝转移行射频消融治疗的病例,其纳入标准为:病灶数目小于 5 个;肿瘤最大直径≤5cm;转移灶只局限于肝内。治疗后复查发现,97% 的肿瘤完全坏死。这组病例的总体中位生存时间为 29.9 个月,5 年生存率达到 27%。当肿瘤直径≥2.5cm 时,患者预后较差。

对于同时伴发肝外转移灶的病例,对于肝内病灶是否应进行积极的治疗,现在仍存在争议。Adam 及其同事(2006)报道了 85 例乳腺癌肝转移的病例,其中有 16 例患者同时存在肝外转移灶。生存分析显示,同时存在肝外转移灶的患者 5 年生存率仅为 13%,而不存在肝外转移的患者 5 年生存率可达到 43%,但没有达到统计学意义(P=0.07)。Wyld 报道的 145 例乳腺癌肝转移患者中,发现肝外转移并不影响患者的总体预后。这可能与肝外转移

表 7-27 乳腺癌肝转移患者肝切除术后效果

作者	国家	发表时间 / 年	研究区间 / 年	病例数	中位生存时间 / 月	5 年生存率
Cordera	美国	2005	1988—1998	10	39	40%
Caralt	西班牙	2008	1988—2006	12	36	33%
Lubrano	法国	2008	1989—2004	16	42	33%
Selzner	美国	2000	1987—1999	17	27	22%
Rubino	意大利	2010	1997—2005	18	74	80%
Lendoire	阿根廷	2007	1989—2006	19	NR	53%
Reddy	美国	2007	1995—2005	20	67	NR
Martinez	美国	2006	1995—2004	20	32	33%
Ercolani	意大利	2005	1990—2003	21	40	25%
Kollmar	德国	2008	2000—2007	27	52	50%
Weitz	美国	2005	1981—2002	29	15	未报告
Vlastos	美国	2004	1991—2002	31	62	61%
Sakamoto	日本	2005	1985—2003	34	36	21%
Thelen	德国	2008	1988—2006	39	38	42%
Hoffmann	德国	2010	1999—2008	41	58	48%
Pocard	法国	2000	1988—1997	49	42	未报告
Elias	法国	2003	1986—2001	54	34	34%
Adam	法国	2006	1984—2004	85	46	41%

表 7-28 与患者行肝切除术后预后不良相关的因素

可能的预后相关因素	提示显著性相关的文献	提示不相关的文献
低龄	2 个研究：Lubrano, Martinez	5 个研究：Hoffmann, Thelen, Adam, Vlastos, Elias
原发肿瘤		8 个研究：Hoffmann, Lubrano, Thelen, Adam, Sakamoto, Vlastos, Elias, Pocard
原发肿瘤淋巴结转移	1 个研究：Pocard	6 个研究：Thelen, Martinez, Adam, Sakamoto, Elias, Selzner
低分化		3 个研究：Lubrano, Thelen, Adam
从原发肿瘤诊断到肝转移时间小于 1 年	2 个研究：Hoffmann, Selzner	6 个研究：Lubrano（≤24/>24 个月），Caralt（≤24/>24 个月），Adam, Vlastos, Elias, Pocard（≤24/>24 个月）
多发性肝转移	1 个研究：Lubrano	7 个研究：Thelen, Martinez, Adam, Sakamoto, Vlastos, Elias, Pocard
肿瘤直径（3cm 以上）		6 个研究：Thelen, Adam, Vlastos, Elias, Selzner, Hoffmann
切缘阳性	3 个研究：Hoffmann, Thelen, Adam	1 个研究：Elias
肝外转移	1 个研究：Adam	3 个研究：Hoffmann, Sakamoto, Selzner
雌激素敏感病例	1 个研究：Lubrano	
雌激素抵抗病例	3 个研究：Hoffmann, Martinez, Elias	4 个研究：Thelen, Adam, Sakamoto, Vlastos
Her-2 阳性	1 个研究：Martinez	2 个研究：Thelen, Adam

主要为骨转移（对放疗较为敏感）有关。因此，有些学者建议，对于同时伴有骨转移，或腹腔内其他较小的可手术切除的转移灶的乳腺癌肝转移患者，可以进行肝切除术。

（四）黑色素瘤

黑色素瘤行根治性手术切除治疗后，约有 1/3 的病例会复发，并且全身几乎每个器官均有复发可能。晚期皮肤黑色素瘤经常转移到肺、肾上腺、胃肠道等部位，而葡萄膜黑色素瘤不同于皮肤黑色素瘤，其通常转移至肝脏。

转移性黑色素瘤对化疗和免疫治疗敏感性较低。文献报道，以达卡巴嗪、顺铂、替莫唑胺、洛莫司汀为基础的化疗方案，或联合抗血管生成药沙利度胺，均未能改变疾病的自然进程。其中位生存期大概在 5～7 个月。因此，对于肝转移灶的局部控制成为延长患者生存期的唯一途径。

在约翰•韦恩癌症研究所及悉尼黑色素瘤研究中心于 2001 年报道的一项研究中显示肝切除术对于黑色素瘤患者长期生存的意义。该研究总结了 1971—1999 年间 1 750 例发生肝转移的黑色素瘤患者，其中 34 人进行外科探查拟行肝切除术，最终 24 例成功行转移灶切除。所有发生肝转移而未行手术治疗患者的中位生存期为 6 个月；10 例进行探查术患者的术后中位生存期为 4 个月；病灶完全切除术患者术后总体中位生存期为 28 个月，无瘤中位生存期为 12 个月，其中 1 名患者术后生存期已超过 10 年。5 年总体生存率为 29%。病灶完全切除和切缘组织学阴性与术后无瘤生存期密切关联，完全切除能够提高总体生存率（P=0.06）。Mariani 及其同事报道了迄今为止最大病例数的黑色素瘤肝转移行肝切除术的研究。该研究于 1991—2007 年共纳入 798 例黑色素瘤肝转移患者，255 例行肝切除术，其中 R0 手术 76 例，R1 手术 22 例，R2 手术 157 例。术后总体中位生存率为 14 个月。但对于行 R0 手术患者，其中位生存期可达到 27 个月。多因素分析显示，存在从诊断黑色素瘤到发现肝转移间隔时间大于 24 个月、R0 切除及肝转移灶小于 4 个等因素，会获得较好的术后生存。因此，只要可以完全切除，肝切除术可以显著延长患者的存活时间。

然而，绝大部分黑色素瘤肝转移患者因发生弥漫性肝转移或肝外转移而无法接受手术治疗。经肝动脉化疗栓塞或经肝动脉灌注化疗成为一种可供选择的治疗手段。Mavligit 及其同事报道了一组利用顺铂及聚乙烯海绵作为栓塞剂治疗的 30 例黑色素瘤肝转移患者，最后总体缓解率达到 46%，其中 1 例完全缓解，13 例部分缓解；并且总体中位生存期达到 11 个月。Cantore 报道了以卡铂为基础的肝动脉灌注化疗，其有效率达到 38%，总体中位生存时间达 15 个月。另外，有一种经肝动脉免疫栓塞的技术应用于对黑色素瘤肝转移的临床治疗。Sato 及其同事应用这种技术对 34 例黑色素瘤伴有肝转移的病例进行治疗。他们将粒细胞 - 巨噬细胞集落刺激因子与栓塞剂混合，经肝动脉灌注入病灶部位，每 4 周进行一次。此组患者的中位生存时间达到 14.4 个月，且分析显示大剂量粒细胞 - 巨噬细胞集落刺激因子（≥1 500μg）治疗对肝外病灶同样有抑制作用。

（五）肾癌

肾癌患者到晚期约有 10% 会发生肝转移，且预后极差，大部分患者死于 4 个月内，只有不到 10% 的患者能活到 1 年。晚期肾癌对放化疗极不敏感，近年来分子靶向治疗的发展，为晚期肾癌的治疗指明新方向。索拉非尼及舒尼替尼均能显著提高晚期肾癌的生存时间。而对于转移灶仅限制于单发器官或仅为单发转移灶者，手术治疗仍具有一定的意义。对于晚期肾癌患者，最易发生转移的器官是肺部，其次才是肝脏。现有已有很多关于肾癌肺转移行手术治疗的研究，结果认为如果能完全切除转移灶，则手术治疗可以使患者受益。但现在对于肾癌肝转移的手术治疗研究仍较少。Alves 报道了 14 例肾癌肝转移行手术治疗的患者，术后中位生存期为 26 个月，3 年生存率为 26%。患者无瘤生存期小于 24 个月，转移灶直径超过 5cm，提示预后较差。肝切除术后复发者若能再次手术，也将延长其生存期。Ruys 于 2011 年报道 33 例肾癌肝转移行肝切除术及射频消融治疗的病例，总体 5 年生存率达到 43%。多因素分析显示，异时性肝转移及根治性切除的患者有着更好

的术后生存率。而转移灶的直径、数目及是否存在肝外转移，与患者预后并无显著的相关性。因此，对于可能完全切除的肾癌肝转移患者，需进行手术探查。

（六）生殖道肿瘤

大多数生殖道肿瘤对化疗比较敏感，因此对于生殖道肿瘤肝转移患者，进行手术治疗仅是众多治疗方案中的一种。胚胎源性恶性肿瘤患者发生肝转移已被证实是预后的不利因素。Rivoire 及其助手曾尝试对胚胎源性恶性肿瘤肝转移患者的手术治疗进行规范化。他们研究了 37 例经肝切除治疗的病例，所有患者在术前均接受顺铂化疗，术后中位生存时间为 54 个月，总体 5 年生存率为 62%。作者总结出 3 个与预后不良相关的因素：原发肿瘤为单纯胚胎性癌，肝转移灶直径超过 3cm，化疗后临床仍有残余病灶表现。

Hartmann 与其同事研究了 43 例睾丸癌肝转移患者，均接受全身化疗后行肝切除术。38 例伴有肝外转移的患者同期进行减瘤术，总体 5 年生存率为 70.9%。血清 AFP 水平持续性升高及对化疗不敏感是预后不良的危险因素。

卵巢癌或输卵管癌常发生腹腔内广泛转移，肝转移仅仅是腹腔转移的一部分。对此类患者行减瘤术，将病灶缩小至小于 1cm 并行辅助化疗，是可行的治疗方法。对这一类疾病，发生肝转移或因腹膜种植而继发肝脏受累进行肝切除是必要的。Yoon 及其同伴研究了 24 例卵巢癌肝转移患者，其中 18 人在行手术时已有肝外转移。此项研究中，肉眼可见病灶可被完全切除的有 21 例，3 例通过减瘤术将肿瘤缩减至小于 1cm，此组患者总体中位生存期为 62 个月。Merideth 及其同事报道了 26 例经肝切除手术治疗的卵巢癌肝转移患者，5 例行减瘤术（残存肿瘤>1cm），总体带瘤生存期为 26.3 个月，无瘤生存期超过 12 个月，适度的减瘤术与良好的预后相关。

有文献报道，宫颈癌肝转移与子宫内膜癌肝转移患者接受肝切除术后，总体生存期为 7～50 个月。尽管因为病例数目有限，不能通过此资料下结论，但肝切除数的确对有选择的患者有益。

（七）胃肠道肿瘤

多数报道关于手术治疗源于胃肠道的非结直肠癌、非神经内分泌癌肝转移的病例都原发于胃。胃癌肝转移具有以下特点：胃癌最易发生转移的部位为腹膜，其次为胃，因此胃癌发生肝转移时常伴有腹膜转移。据文献报道，约有 40% 的胃癌肝转移患者同时伴有腹膜转移；肝转移灶常为多发或累及双叶。因此，胃癌肝转移中适合行肝转移灶切除的患者所占比例很小。据文献报道，胃癌患者发生肝转移的概率在 3.5%～11%，而其中接受肝转移灶切除手术治疗的病例为 4.8%～31.3%。

目前对于胃癌肝转移的手术适应证，仍没有达到统一的认识。Sakamoto 及其同事总结 1990—2005 年 37 例行肝切除的胃癌肝转移病例，其中位生存时间为 31 个月，总体 5 年生存率为 11%。通过多因素分析得出，肝转移灶同时累犯 2 个肝叶、转移灶直径≥4cm 是预后不良的危险因素；而原发肿瘤的侵犯、浸润范围及发现肝转移的时间（与原发灶同时发现或原发灶行根治性手术后发现）与预后无

关。因此得出结论,肝转移灶仅累及一个肝叶且转移灶直径小于 4cm 的患者适宜行肝转移灶切除术。日本的 Koga 及其同事报道了 1985—2005 年 42 例胃癌肝转移行肝切除术的病例,此组患者的中位生存时间达到 34 个月,总体 5 年生存率达到 42%,有 8 位患者的生存时间超过 5 年,且最长的存活时间达到肝切除术后 86 个月。多因素分析显示,单发肿瘤、原发肿瘤没有浆膜浸润的患者预后较好。单发肝转移的 5 年生存率为 55%,而多发肝转移的 3 年生存率为 0($P=0.005$);原发肿瘤不伴有浆膜浸润的患者 5 年生存率为 53%,而伴有浆膜浸润的患者 5 年生存率仅为 28%($P=0.02$)。由此得出结论,只有单发肝转移的患者才能从手术中获益。其他文献同样证实,单发病灶是胃癌肝转移行肝切除术的指征。这些文献提出,其他可能与预后相关的因子包括肿瘤的分化程度、是否存在纤维假性包膜、能否完整切除及发现肝转移的时间等。

对于多发病灶的胃癌肝转移患者,由于手术效果较差,肝动脉灌注化疗常成为临床上的又一选择,但其结果并不肯定。日本学者 Ojima 及其同事总结了 37 例胃癌伴多发肝转移的病例,并把患者按照是否进行肝动脉灌注化疗(HAI)分为 2 组,即 HAI 组(18 例)和非 HAI 组(19 例),结果证明肝内转移灶对 HAI 的反应率(完全缓解＋部分缓解)达到 83%,但两组患者在生存率上并没有显著性差异。影响患者预后的主要因素是是否对诊断胃癌时已伴发肝转移的患者行胃癌切除术。因此,目前对于胃癌多发肝转移的病例,仍应以全身化疗为主要的治疗手段。

(八)胰腺癌

现对胰腺癌肝转移患者行肝切除术的报道并不多。Gleisner 及其同事报道了 1995—2005 共 22 例胰腺癌伴有肝转移接受根治性手术的患者。这组患者术后中位生存率为 5.9 个月;而同时期诊断的腺癌伴有肝转移行姑息治疗(单短路或双短路手术)的患者中位生存时间为 5.6 个月,差异无统计学意义($P=0.46$)。而对于不存在转移的患者,行根治性手术后,患者中位生存时间为 14.2 个月($P<0.001$)。在另一篇文献报道中,Shrikhande 及其同事报道了 29 例胰腺癌远处转移的病例,所有患者均行 R0/R1 手术,此组患者总体中位生存期为 13.8 个月,而发生肝转移的病例中位生存时间为 11.4 个月。因此,对于胰腺癌发生肝转移的病例,不推荐行肝转移灶切除治疗。

(九)其他原发部位的肿瘤

已有肺癌肝转移手术治疗的相关报道,并且所选的病例中有达到长期存活的病例。Di Carlo 及其同伴总结了文献中的资料,在肺癌肝转移病例中有 14 例接受肝切除,其中有 2 名患者存活 5 年以上。

(十)总结

不同于结直肠癌肝转移,本章所谈论的除原发于胃肠道的恶性肿瘤外,肝脏并非原发于其他部位肿瘤的第一个滤过场所。非原发于胃肠道的恶性肿瘤若发生肝转移,提示已有肿瘤细胞的系统性播散,这为如何选择具有良好肿瘤生物学特征的患者接受手术治疗,并让其最大程度获益提供关键依据。肿瘤生物学特征主要取决原发肿瘤的类

型,许多研究证明,源于生殖道恶性肿瘤的患者无复发生存期明显长于原发于非生殖道的恶性肿瘤。在对需肝切除手术治疗患者进行选择的过程中,对某一特定组织学类型的肿瘤,选择具有良好的肿瘤生物学特征的患者至关重要。从对原发肿瘤治疗开始到出现肝转移的这段无瘤间期是十分重要的指标,肿瘤无瘤生存期越长,细胞侵袭性越低。许多研究都支持此观点,行肝切除术后,患者的无瘤生存间期越长,则无复发生存期及肿瘤特异性生存期越长。肝转移瘤的生物学特征与原发瘤的生物学特征也有关联,一些研究发现,淋巴结阳性或静脉受侵犯的原发肿瘤提示性肝转移灶切除术后预后不良。肿瘤的生物学特征同样决定了患者对全身化疗的反应。对这类患者,正如来源于生殖道的肝转移瘤一样,化疗可能是整个治疗方案中非常重要的一部分。当考虑对非结直肠癌、非神经内分泌瘤肝转移瘤患者行肝切除术时,尽量争取将肿瘤完全切除。多数研究证实,只有肿瘤组织被完全切除,方可达到术后患者的长期存活。综合现有资料可知,非结直肠癌、非神经内分泌癌肝转移患者行肝切除术后,决定其预后的因素主要有原发肿瘤的类型、病理特征及患者无瘤生存期的长短。通过应用这些标准,肝转移瘤患者术后可达到长期存活。

(李 强 刘东明)

第 11 节 肝癌基础研究及临床诊治的展望

时至今日,肝癌仍然是人类健康的大敌。我国肝细胞癌(以下简称肝癌)发病率与死亡率居世界首位,在我国是第 2 位癌症杀手,全球第 3 位癌症死因。20 世纪,肝癌临床研究基本上是建立在病理学基础上,即消灭所有病理学证实的肝癌。自 1901 年 Eggel 提出肝癌病理分型以来,肝癌临床研究有了长足进步。20 世纪 50 年代肝癌规则性切除的出现,第一次使肝癌治疗有了实质性进步;20 世纪 60 年代肝移植的问世,使更多肝癌患者获得治疗;20 世纪 70 年代早期,诊断与局部切除使疗效倍增;20 世纪 80 年代,局部治疗扩大了肝癌患者的受益面。无论手术、放疗、化疗或局部(含介入)治疗,其目标均为消灭肿瘤,但近年来肝癌治疗领域出现了许多重大进展,包括肝癌的分子学分期、新型肿瘤标志物的发现、分子靶向药物的开发与应用、对循证医学观念的重视、综合治疗模式的更新等。肝癌临床研究的基础逐步改变为病理生物学基础,消灭肿瘤仍然是最重要的临床目标,但对残余肿瘤的调变,使之恶性程度降低或带瘤生存便成为临床另一个重要目标,从而扩大肝癌临床研究的视野,成为进一步提高疗效的关键。现将肝癌基础研究、临床治疗领域出现的若干热点问题及进展进行评述。

一、肝癌基础研究的进展与展望

1. 高通量技术对肝癌研究的影响 肝癌的发生、发展、转移是一个涉及肿瘤细胞本身、肿瘤细胞与其周围微环境及宿主免疫状态的相互作用等多种因素的复杂过程,

并有许多因素参与调节。传统肿瘤学研究仅局限于某一种或少许细胞或基因/分子，不能同时进行相关大规模研究，对机体存在的异常复杂的调控网络以及多角度、多层次的癌细胞之间及癌细胞与宿主的相互作用很难从总体上全方位地把握。基因组学、蛋白质组学、代谢组学及其他高通量研究技术的兴起与日臻完善，为肝癌发生、发展、转移的研究提供了技术与理论保证，既可对以往建立在现象观察基础上的假说进行进一步验证，又可在大规模、无偏倚观察基础上提出新的理论与设想，从而大大推动研究的精确性与进程，为肝癌新型标志物的筛选、分子学分期、预后的预测提供了可靠的方法，成为目前肝癌研究一个方兴未艾的热点，受到广泛关注。

2. 肿瘤微环境　肿瘤不仅是一群转化的细胞，而是由序贯作用的环境压力驱动的遗传不均一的细胞群，"癌症是一种微环境和免疫疾病"。微环境中，癌细胞与间质间存在不同层面、不同环节的相互作用。这种相互作用贯穿肿瘤生长的始终，发生在肿瘤发生、发展过程中的不同环节，是一个动态的过程。肿瘤与间质相互适应、相互作用，甚至相互利用，表现出"亦敌亦友"的关系，呈现高度的动态平衡。因此，不能孤立地离开肿瘤局部环境来看肿瘤，也不能忽视肿瘤而片面地看微环境。在肝癌微环境研究中应重视的问题包括以下几点。

（1）确定在肝癌起始和演进过程不同节点微环境中各细胞的分子标签并比较其异同，寻找控制或促进肿瘤生长的癌细胞、周围细胞和免疫细胞间的动态对话机制。

（2）加强新技术、新方法的应用，加大学科间合作与交流，促进癌与间质细胞相互作用的本质特征的研究。

（3）积极探索间质细胞作为肝癌预防和治疗干预靶点的研究。

（4）探索微环境对肝癌恶性表型、侵袭转移能力等重要生物学特征的影响。

（5）重视肝癌干细胞与微环境的关系，重视炎症细胞和免疫细胞在肿瘤启动和演进中的作用。

（6）加速新技术和模型系统研究，如肿瘤的三维培养系统、人源化异种培养体系等以加速推动微环境研究。未来肝癌微环境研究必将越来越受重视，这将大大改变对肝癌的认识，有助于更准确地把握肝癌发生、发展的规律，对于提高目前常用抗肝癌手段的疗效、最终控制肝癌具有十分重要的战略意义。

3. 肿瘤干细胞（cancer stem cell，CSC）　肿瘤可看作是干细胞生长调控机制失调引起的异常组织器官，具有干细胞特性的肿瘤细胞在多种人类肿瘤的发生和发展中起着重要的作用。目前，白血病、乳腺癌、胰腺癌、脑肿瘤及其他一些实体瘤的肿瘤干细胞相继被发现。Chiba 等证实，在肝癌细胞系中侧群细胞具有 CSC 样特性。另有研究表明，CD133 可以用来作为肝癌干细胞的特异性标志。目前大量证据表明，干细胞的特性与肿瘤的生物学特性密切相关。对 CSC 在一些肿瘤组织中的存在，以及在肿瘤发生发展、转移复发及预后中的重要作用已基本形成共识，但对于 CSC 的起源还有争议，有待进一步深入研究。肝癌干细胞研究的不断深入，必将对肝癌的预防、早期诊断及治疗等产生重要影响。

4. 肝癌侵袭转移的研究　文献资料提示，肝癌各种疗法的 5 年生存率（肝移植 60%～80%，小肝癌切除 50%～60%，大肝癌切除 30%～40%，小肝癌消融疗法 30%～40%，经导管动脉内化疗栓塞 20%～30%）都已接近其高限，瓶颈主要是转移复发。复旦大学肝癌研究所 5 059 例小肝癌切除的 5 年生存率最能说明问题，1968—1977 年为 57.9%，1978—1987 年为 57.9%，1988—1997 年为 55.5%，1998—2009 年为 57.1%，尽管切除例数成百倍增长，但生存率却丝毫未提高，而且各个时段小肝癌的中位直径还有所变小，分别为 4.0cm、4.0cm、3.7cm、3.5cm 和 3.0cm。问题是对转移复发没有新办法，如果不研究转移复发，则生存率难以进一步提高。研究提示，肝癌转移潜能起源于原发瘤，比较小肝癌与大肝癌标本，只找到 7 个基因的差别，而有转移和无转移肝癌标本比较，则有 153 个基因的差别，提示小肝癌和大肝癌在转移潜能方面没有太大差别，即使是小肝癌，也可有很高的转移潜能，从而改变过去认为转移是癌的晚期现象的错误观点。肝癌转移的研究涉及转移的预测、干预靶点的寻找、干预途径的验证等，问题非短期所能解决。我们认为对转移复发的防治既要研究以其分子机制为基础的防治，也要充分运用现有的疗法。例如，转移复发小病灶的再切除可延长生存期，甚或获得再根治；对单个小的转移复发灶，消融疗法已有取代手术切除之势。我们也发现用于治疗病毒性肝炎的 α 干扰素对预防肝癌转移复发有一定作用，236 例肝癌根治性切除的随机对照研究显示，中位生存期 α 干扰素组为 63.8 个月，而对照组为 38.8 个月。

肝癌侵袭转移的研究将成为核心问题，但肝癌转移的研究是一个系统工程，首先，需建立酷似患者的转移性人肝癌模型系统，以便用模型筛选抗转移新药新途径；其次，需寻找转移相关分子，以用于转移预测和干预靶点。我们证实寻找转移靶分子不仅需针对癌细胞，还需关注微环境（含肿瘤血管内皮），甚至在癌周正常肝也可找到与免疫炎症相关基因（不是与侵袭相关）的预测模型。糖复合物的研究重新受到重视。转移的干预应重视薄弱环节，包括血管内皮和微环境的干预，尤其是全身的干预（包括免疫内分泌神经代谢等）预期将有较大发展。

二、肝癌临床治疗的进展与展望

1. 外科与局部治疗　20 世纪，外科最主要的进步是早诊早切，使切除的 5 年生存率提高 1 倍，由于切除技术的改进，如冲破肝脏禁区、降期后切除的应用、门静脉癌栓的外科治疗、解剖性肝切除的推广等，肝移植的应用以及各种局部治疗的兴起使肝癌患者的受益面明显增加，微创外科腹腔镜手术的疗效虽与切除相仿，但因减少并发症、缩短住院时间而受到重视。各种局部治疗实际上是手术切除的延伸，对部分小肝癌已有取代手术切除之势，但外科或局部治疗的生存率均已接近上限，转移复发是大幅度提高疗效的瓶颈。

2. 术后肿瘤转移复发的防治 现在，外科手术治疗考虑的主要问题不是能否切除，而是能否耐受切除以及患者从手术切除中能否获益最大，即生存时间最长。目前肝癌切除术后总体 5 年复发率仍高达 70%，复发原因包括肝内转移（真实的复发）或者肝内新发肿瘤的出现。肿瘤大小、肿瘤数目和血管浸润是已知的影响肝癌切除术后复发及生存的最主要预测指标。如何进一步降低术后肿瘤的转移复发率，是进一步提高肝癌手术切除疗效的关键。研究表明，术后预防性化疗栓塞仅对有残癌风险（肿瘤直径>5cm、多发结节、血管侵犯）的患者有效。干扰素能延迟术后肿瘤的复发，特别是对于肿瘤组织 P48 阳性的患者。其他研究中心亦有报道，过继性免疫疗法（白介素 2 和 CD3 抗体活化的淋巴细胞）可降低切除术后的首次复发率。虽然术后辅助治疗相关的随机对照研究至今尚未能明确有效降低术后肿瘤转移复发的干预措施，但目前仍可采用或值得尝试的治疗措施包括：未能发现的肝内转移灶有可能通过化疗、碘油栓塞、体内放疗、过继性免疫疗法或者分子靶向治疗（索拉非尼）等予以清除，另外可以通过使用一些药物来预防或延迟肿瘤的复发，例如干扰素等。对于术后复发的病例，亦可依据肿瘤及肝功能状况，采用再次手术切除、挽救性肝移植、放射治疗、射频消融治疗等措施，以延长患者的生存时间。

3. 药物与分子靶向治疗 对不能切除的肝癌，经半个世纪的努力无大进展，荟萃分析提示经导管化疗栓塞 TACE 只有中度的生存效益，对晚期肝癌仍无有效疗法。生物治疗在干预肿瘤侵袭转移方面将起关键作用，为肿瘤干细胞研究提供了新的方向。近年来，随着对肝癌发生、发展分子机制认识的不断深入，分子靶向治疗已成为肝癌治疗的一个新手段。目前分子靶向治疗主要集中在肿瘤血管生成、细胞黏附、基质降解、肿瘤细胞增殖四个方面。对肿瘤信号传导途径的干涉，则是分子靶向治疗的另一个思路。新型多分子靶向药物索拉非尼作为首个可以延长肝癌患者生存时间的药物，已经通过美国食品药品监督管理局（FDA）和中国国家药品监督管理局（NMPA）的批准，成为晚期肝癌治疗的新标准，开辟了分子靶向药物治疗肝癌的新局面。同时需继续探索索拉非尼在根治性治疗（包括切除术、肝移植术或者局部消融术等）后预防转移复发的辅助治疗作用，或联合化疗栓塞治疗不能手术的肝癌患者，以及联合其他分子靶向药物治疗晚期肝癌患者的意义。未来的研究无疑将致力于开发更多新的高效、低毒的抗肝癌分子靶向药物，多靶点、多药物的联合是发展方向。炎症微环境促癌，已被认为是癌症的第 7 个特征。炎症对癌症的发生、发展、侵袭、转移起决定性作用，它可影响机体的免疫和对治疗的反应；并由此出现或即将出现一系列可用于癌症的抗炎治疗剂，如阿司匹林和非甾体抗炎药、抗细胞因子治疗、阻断激酶的小分子、小核糖核酸等。我国肝癌多有乙型病毒性肝炎背景，我们发现 HBeAg 阳性是小肝癌术后转移复发的危险因素，而文献已证实用拉米夫定类药物治疗乙型病毒性肝炎可降低这些人群的肝癌发病率，提示术后抗病毒治疗可能减少转移复发。

4. 肝癌主要疗法的生物学效应 如过去多注意化疗的不良反应，但很少注意其相反的作用。2008 年已有文献报道，动物实验发现环磷酰胺预处理可促进癌的转移潜能。复旦大学肝癌研究所发现放疗明显促进残癌的转移潜能，姑息性肝癌切除也同样促进残癌的侵袭转移潜能，而有些临床可用的办法包括中药小复方，已初步证实有一定干预作用。预期不久的将来肝癌各种疗法的生物学效应及其干预将受到重视，因为这是提高临床疗效的一条捷径。

5. 综合治疗 回顾 20 世纪肝癌治疗的努力，包括手术、放疗、化疗、早诊早治、局部治疗等，均以消灭肿瘤为目标。近年由于分子生物学和系统生物学的进步，肝癌治疗的目标已转变为消灭和改造并举。学术界也悄悄掀起关于抗癌战略的争论，Gatenby 在 2009 年 *Nature* 杂志的《关于改变抗癌战略》一文中指出："与其消灭肿瘤，不如控制肿瘤；消灭肿瘤促其抵抗和复发"，但也有不同意见。从现有的事实看，消灭肿瘤仍为主流，尤其是对早期小肝癌。手术切除、局部消融、肝移植等都是消灭肿瘤的主要办法。由于肝癌的多因素和多基因参与、多阶段形成的特点，综合治疗仍是肝癌治疗的长远方向。为此，肝癌临床研究还要两条腿走路，除生物学途径需要重视外，仍要发挥现有疗法的作用，如再切除和老药新用、生物治疗与常规治疗合用（如合并应用干扰素）、生物治疗的综合应用、传统疗法的综合应用，以及以病毒性肝炎为背景肝癌的抗病毒治疗等。

人们对人类自身及疾病的认识在不断发展，对于肝癌的治疗远非某一种疗法所能治愈。肝癌综合治疗的思维已为广大医师所接受，新的治疗方法也不断出现，形成不同的综合治疗体系。21 世纪，生物学将是影响肝癌临床进步的关键因素，在此基础上，预期肝癌临床将继续稳步提高，而转移研究将是关键。

（李 强 李慧锴）

参 考 文 献

[1] 汤钊猷. 汤钊猷临床肝癌学[M]. 上海：上海科技教育出版社，2001.

[2] 张思维，李连弟，鲁风珠，等. 中国 1990—1992 年原发性肝癌死亡调查分析[J]. 中华肿瘤杂志，1999，21（4）：245-249.

[3] 杨秉辉，夏景林，黄立文，等. 我国肝癌"临床相"30 年的变迁——原发性肝癌 3250 例的对比研究[J]. 中华医学杂志，2003，83（12）：1053-1057.

[4] PARKIN D M，BRAY F，FERLAY J，et al. Global cancer statistics，2002[J]. CA Cancer J Clin，2005，55（2）：74-108.

[5] EL-SERAG H B，LAU M，ESCHBACH K，et al. Epidemiology of hepatocellular carcinoma in Hispanics in the United States[J]. Arch Intern Med，2007，167（18）：1983-1989.

[6] HANN H W，HANN R S，MADDREY W C. Hepatitis B virus infection in 6，130 unvaccinated Korean-Americans surveyed between 1988 and 1990[J]. Am J Gastroenterol，2007，102（4）：767-772.

[7] EL-SERAG H B, MASON A C. Rising incidence of hepato-cellular carcinoma in the United States[J]. N Engl J Med, 1999, 340(10): 745-750.

[8] DE VOS IRVINE H, GOLDBERG D, HOLE D J, et al. Trends in primary liver cancer[J]. Lancet, 1998, 351 (9097): 215-216.

[9] CAPOCACCIA R, SANT M, BERRINO F, et al. Hepa-tocellular carcinoma: trends of incidence and survival in Europe and the United States at the end of the 20th century[J]. Am J Gastroenterol, 2007, 102(8): 1661-1670.

[10] FARAZI P A, DEPINHO R A. Hepatocellular carcinoma pathogenesis: from genes to environment[J]. Nat Rev Cancer, 2006, 6(9): 674-687.

[11] SHERMAN M. Hepatocellular carcinoma: epidemiology, risk factors, and screening[J]. Semin Liver Dis, 2005, 25 (2): 143-154.

[12] FATTOVICH G, GIUSTINA G, SCHALM S W, et al. Occurrence of hepatocellular carcinoma and decompensa-tion in western European patients with cirrhosis type B. The EUROHEP Study Group on Hepatitis B Virus and Cirrhosis [J]. Hepatology, 1995, 21(1): 77-82.

[13] SERFATY L, AUMAITRE H, CHAZOUILLERES O, et al. Determinants of outcome of compensated hepatitis C virus-related cirrhosis[J]. Hepatology, 1998, 27(5): 1435-1440.

[14] HU K Q, TONG M J. The long-term outcomes of patients with compensated hepatitis C virus-related cirrhosis and history of parenteral exposure in the United States[J]. Hepatology, 1999, 29(4): 1311-1316.

[15] EL-SERAG H B, RUDOLPH K L. Hepatocellular carci-noma: epidemiology and molecular carcinogenesis[J]. Gastroenterology, 2007, 132(7): 2557-2576.

[16] LLOVET J M, BURROUGHS A, BRUIX J. Hepatocellular carcinoma[J]. Lancet, 2003, 362(9399): 1907-1917.

[17] TANAKA K, HIROHATA T, KOGA S, et al. Hepatitis C and hepatitis B in the etiology of hepatocellular carcinoma in the Japanese population[J]. Cancer Res, 1991, 51(11): 2842-2847.

[18] YEH F S, MO C C, LUO S, et al. A serological case-con-trol study of primary hepatocellular carcinoma in Guangxi, China[J]. Cancer Res, 1985, 45(2): 872-873.

[19] SJOGREN M H, LEMON S M, CHUNG W K, et al. IgM antibody to hepatitis B core antigen in Korean patients with hepatocellular carcinoma[J]. Hepatology, 1984, 4(4): 615-618.

[20] LAI M C, TONG M J, NOWICKI M J, et al. Is anti-HBc IgM a useful clinical test in patients with HBsAg-positive chronic hepatitis or primary hepatocellular carcinoma? [J]. Hepatology, 1988, 8(3): 514-517.

[21] TARN C, LEE S, HU Y, et al. Hepatitis B virus X protein differentially activates RAS-RAF-MAPK and JNK pathways in X-transforming versus non-transforming AML12 hepato-cytes[J]. J Biol Chem, 2001, 276(37): 34671-34680.

[22] FEITELSON M A, SUN B, SATIROGLU TUFAN N L, et al. Genetic mechanisms of hepatocarcinogenesis[J]. Onco-gene, 2002, 21(16): 2593-2604.

[23] UEDA H, ULLRICH S J, GANGEMI J D, et al. Functional inactivation but not structural mutation of p53 causes liver cancer[J]. Nat Genet, 1995, 9(1): 41-47.

[24] KIM C M, KOIKE K, SAITO I, et al. HBx gene of hepatitis B virus induces liver cancer in transgenic mice[J]. Nature, 1991, 351(6324): 317-320.

[25] YU D Y, MOON H B, SON J K, et al. Incidence of hepato-cellular carcinoma in transgenic mice expressing the hepatitis B virus X-protein[J]. J Hepatol, 1999, 31(1): 123-132.

[26] BEASLEY R P, LIN C C, CHIEN C S, et al. Geographic distribution of HBsAg carriers in China[J]. Hepatology, 1982, 2(5): 553-556.

[27] STEVENSON D, LIN J H, TONG M J, et al. Characteristics of a cell line(Tong/HCC)established from a human hepa-tocellular carcinoma[J]. Hepatology, 1987, 7(6): 1291-1295.

[28] TIAN J, TANG Z Y, YE S L, et al. New human hepatocel-lular carcinoma(HCC)cell line with highly metastatic poten-tial(MHCC97)and its expressions of the factors associated with metastasis[J]. Br J Cancer, 1999, 81(5): 814-821.

[29] MURAKAMI Y, SAIGO K, TAKASHIMA H, et al. Large scaled analysis of hepatitis B virus(HBV)DNA integration in HBV related hepatocellular carcinomas[J]. Gut, 2005, 54(8): 1162-1168.

[30] POPPER H, SHAFRITZ D A, HOOFNAGLE J H. Relation of the hepatitis B virus carrier state to hepatocellular carci-noma[J]. Hepatology, 1987, 7(4): 764-772.

[31] COUGOT D, NEUVEUT C, BUENDIA M A. HBV induced carcinogenesis[J]. J Clin Virol, 2005, 34 Suppl 1: S75-S78.

[32] SUN Z, LU P, GAIL M H, et al. Increased risk of hepatocel-lular carcinoma in male hepatitis B surface antigen carriers with chronic hepatitis who have detectable urinary aflatoxin metabolite M1[J]. Hepatology, 1999, 30(2): 379-383.

[33] CHISARI F V. Unscrambling hepatitis C virus-host interac-tions[J]. Nature, 2005, 436(7053): 930-932.

[34] BOWEN D G, WALKER C M. Adaptive immune responses in acute and chronic hepatitis C virus infection[J]. Nature, 2005, 436(7053): 946-952.

[35] IKEDA K, SAITOH S, ARASE Y, et al. Effect of interferon therapy on hepatocellular carcinogenesis in patients with chronic hepatitis type C: A long-term observation study of 1, 643 patients using statistical bias correction with propor-tional hazard analysis[J]. Hepatology, 1999, 29(4): 1124-1130.

[36] BRUNO S, BATTEZZATI P M, BELLATI G, et al. Long-term beneficial effects in sustained responders to interferon-alfa therapy for chronic hepatitis C[J]. J Hepatol, 2001, 34(5): 748-755.

[37] UMEMURA T, KIYOSAWA K. Epidemiology of hepatocellular carcinoma in Japan[J]. Hepatol Res, 2007, 37 Suppl 2: S95-S100.

[38] RUSTGI V K. The epidemiology of hepatitis C infection in the United States[J]. J Gastroenterol, 2007, 42(7): 513-521.

[39] FRANCESCHI S, MONTELLA M, POLESEL J, et al. Hepatitis viruses, alcohol, and tobacco in the etiology of hepatocellular carcinoma in Italy[J]. Cancer Epidemiol Biomarkers Prev, 2006, 15(4): 683-689.

[40] ROBERTS S K, KEMP W. Hepatocellular carcinoma in an Australian tertiary referral hospital 1975-2002: change in epidemiology and clinical presentation[J]. J Gastroenterol Hepatol, 2007, 22(2): 191-196.

[41] JEPSEN P, VILSTRUP H, TARONE R E, et al. Incidence rates of hepatocellular carcinoma in the U.S. and Denmark: recent trends[J]. Int J Cancer, 2007, 121(7): 1624-1626.

[42] HASAN F, JEFFERS L J, DE MEDINA M, et al. Hepatitis C-associated hepatocellular carcinoma[J]. Hepatology, 1990, 12(3 Pt 1): 589-591.

[43] KUSAKABE A, TANAKA Y, ORITO E, et al. A weak association between occult HBV infection and non-B non-C hepatocellular carcinoma in Japan[J]. J Gastroenterol, 2007, 42(4): 298-305.

[44] ABDEL-WAHAB M, EL-GHAWALBY N, MOSTAFA M, et al. Epidemiology of hepatocellular carcinoma in lower Egypt, Mansoura Gastroenterology Center[J]. Hepatogastroenterology, 2007, 54(73): 157-162.

[45] LEE S D, LEE F Y, WU J C, et al. The prevalence of anti-hepatitis C virus among Chinese patients with hepatocellular carcinoma[J]. Cancer, 1992, 69(2): 342-345.

[46] GAO Y, TIAN X L, WANG Q X, et al. Clinical outcomes of 283 patients of transfusion-related hepatitis C in the northern areas of China[J]. Zhonghua Shi Yan He Lin Chuang Bing Du Xue Za Zhi, 2004, 18(1): 31-34.

[47] MING L, THORGEIRSSON S S, GAIL M H, et al. Dominant role of hepatitis B virus and cofactor role of aflatoxin in hepatocarcinogenesis in Qidong, China[J]. Hepatology, 2002, 36(5): 1214-1220.

[48] IKEDA K, MARUSAWA H, OSAKI Y, et al. Antibody to hepatitis B core antigen and risk for hepatitis C-related hepatocellular carcinoma: a prospective study[J]. Ann Intern Med, 2007, 146(9): 649-656.

[49] TAKADA A, TSUTSUMI M, ZHANG S C, et al. Relationship between hepatocellular carcinoma and subtypes of hepatitis C virus: a nationwide analysis[J]. J Gastroenterol Hepatol, 1996, 11(2): 166-169.

[50] TANAKA K, IKEMATSU H, HIROHATA T, et al. Hepatitis C virus infection and risk of hepatocellular carcinoma among Japanese: possible role of type 1b(Ⅱ)infection[J]. J Natl Cancer Inst, 1996, 88(11): 742-746.

[51] TANAKA H, TSUKUMA H, YAMANO H, et al. Hepatitis C virus 1b(Ⅱ)infection and development of chronic hepatitis, liver cirrhosis and hepatocellular carcinoma: a case-control study in Japan[J]. J Epidemiol, 1998, 8(4): 244-249.

[52] BENVEGNU L, ALBERTI A. Patterns of hepatocellular carcinoma development in hepatitis B virus and hepatitis C virus related cirrhosis[J]. Antiviral Res, 2001, 52(2): 199-207.

[53] DONATO F, BOFFETTA P, PUOTI M. A meta-analysis of epidemiological studies on the combined effect of hepatitis B and C virus infections in causing hepatocellular carcinoma[J]. Int J Cancer, 1998, 75(3): 347-354.

[54] TSAI J F, JENG J E, HO M S, et al. Effect of hepatitis C and B virus infection on risk of hepatocellular carcinoma: a prospective study[J]. Br J Cancer, 1997, 76(7): 968-974.

[55] DONATO F, TAGGER A, GELATTI U, et al. Alcohol and hepatocellular carcinoma: the effect of lifetime intake and hepatitis virus infections in men and women[J]. Am J Epidemiol, 2002, 155(4): 323-331.

[56] TANAKA T, YABUSAKO T, YAMASHITA T, et al. Contribution of hepatitis C virus to the progression of alcoholic liver disease[J]. Alcohol Clin Exp Res, 2000, 24(4 Suppl): 112S-116S.

[57] PEKOW J R, BHAN A K, ZHENG H, et al. Hepatic steatosis is associated with increased frequency of hepatocellular carcinoma in patients with hepatitis C-related cirrhosis[J]. Cancer, 2007, 109(12): 2490-2496.

[58] REHERMANN B, NASCIMBENI M. Immunology of hepatitis B virus and hepatitis C virus infection[J]. Nat Rev Immunol, 2005, 5(3): 215-229.

[59] LOK A S, HEATHCOTE E J, HOOFNAGLE J H. Management of hepatitis B: 2000--summary of a workshop[J]. Gastroenterology, 2001, 120(7): 1828-1853.

[60] LI D, CAO Y, HE L, et al. Aberrations of p53 gene in human hepatocellular carcinoma from China[J]. Carcinogenesis, 1993, 14(2): 169-173.

[61] CHEN C J, WANG L Y, LU S N, et al. Elevated aflatoxin exposure and increased risk of hepatocellular carcinoma[J]. Hepatology, 1996, 24(1): 38-42.

[62] YU M W, LIEN J P, CHIU Y H, et al. Effect of aflatoxin metabolism and DNA adduct formation on hepatocellular carcinoma among chronic hepatitis B carriers in Taiwan[J]. J Hepatol, 1997, 27(2): 320-330.

[63] YU M W, LIEN J P, LIAW Y F, et al. Effects of multiple risk factors for hepatocellular carcinoma on formation of

aflatoxin B1-DNA adducts[J]. Cancer Epidemiol Biomarkers Prev, 1996, 5(8): 613-619.

[64] MCGLYNN K A, ROSVOLD E A, LUSTBADER E D, et al. Susceptibility to hepatocellular carcinoma is associated with genetic variation in the enzymatic detoxification of aflatoxin B1[J]. Proc Natl Acad Sci U S A, 1995, 92(6): 2384-2387.

[65] GARNER R C, MILLER E C, MILLER J A. Liver microsomal metabolism of aflatoxin B1 to a reactive derivative toxic to Salmonella typhimurium TA 1530[J]. Cancer Res, 1972, 32(10): 2058-2066.

[66] BRESSAC B, KEW M, WANDS J, et al. Selective G to T mutations of p53 gene in hepatocellular carcinoma from southern Africa[J]. Nature, 1991, 350(6317): 429-431.

[67] KEW M C. Synergistic interaction between aflatoxin B1 and hepatitis B virus in hepatocarcinogenesis[J]. Liver Int, 2003, 23(6): 405-409.

[68] ROSS R K, YUAN J M, YU M C, et al. Urinary aflatoxin biomarkers and risk of hepatocellular carcinoma[J]. Lancet, 1992, 339(8799): 943-946.

[69] YU L, SLOANE D A, GUO C, et al. Risk factors for primary hepatocellular carcinoma in black and white Americans in 2000[J]. Clin Gastroenterol Hepatol, 2006, 4(3): 355-360.

[70] CHUNG N S, KWON O S, PARK C H, et al. A comparative cross-sectional study of the development of hepatocellular carcinoma in patients with liver cirrhosis caused by hepatitis B virus, alcohol, or combination of hepatitis B virus and alcohol[J]. Korean J Gastroenterol, 2007, 49(6): 369-375.

[71] SAKAMOTO T, HARA M, HIGAKI Y, et al. Influence of alcohol consumption and gene polymorphisms of ADH2 and ALDH2 on hepatocellular carcinoma in a Japanese population[J]. Int J Cancer, 2006, 118(6): 1501-1507.

[72] GURUSAMY K. Trace element concentration in primary liver cancers--a systematic review[J]. Biol Trace Elem Res, 2007, 118(3): 191-206.

[73] RUDOLPH K L, CHANG S, MILLARD M, et al. Inhibition of experimental liver cirrhosis in mice by telomerase gene delivery[J]. Science, 2000, 287(5456): 1253-1258.

[74] YU M W, CHEN C J. Elevated serum testosterone levels and risk of hepatocellular carcinoma[J]. Cancer Res, 1993, 53(4): 790-794.

[75] YU M W, YANG Y C, YANG S Y, et al. Hormonal markers and hepatitis B virus-related hepatocellular carcinoma risk: a nested case-control study among men[J]. J Natl Cancer Inst, 2001, 93(21): 1644-1651.

[76] EL-SERAG H B, RICHARDSON P A, EVERHART J E. The role of diabetes in hepatocellular carcinoma: a case-control study among United States Veterans[J]. Am J Gastroenterol, 2001, 96(8): 2462-2467.

[77] YUAN J M, GOVINDARAJAN S, ARAKAWA K, et al. Synergism of alcohol, diabetes, and viral hepatitis on the risk of hepatocellular carcinoma in blacks and whites in the U.S.[J]. Cancer, 2004, 101(5): 1009-1017.

[78] TAZAWA J, MAEDA M, NAKAGAWA M, et al. Diabetes mellitus may be associated with hepatocarcinogenesis in patients with chronic hepatitis C[J]. Dig Dis Sci, 2002, 47(4): 710-715.

[79] DELLON E S, SHAHEEN N J. Diabetes and hepatocellular carcinoma: associations, biologic plausibility, and clinical implications[J]. Gastroenterology, 2005, 129(3): 1132-1134.

[80] EL-SERAG H B, TRAN T, EVERHART J E. Diabetes increases the risk of chronic liver disease and hepatocellular carcinoma[J]. Gastroenterology, 2004, 126(2): 460-468.

[81] KASUGA M. Insulin resistance and pancreatic beta cell failure[J]. J Clin Invest, 2006, 116(7): 1756-1760.

[82] SHOELSON S E, LEE J, GOLDFINE A B. Inflammation and insulin resistance[J]. J Clin Invest, 2006, 116(7): 1793-1801.

[83] CAI D, YUAN M, FRANTZ D F, et al. Local and systemic insulin resistance resulting from hepatic activation of IKK-beta and NF-kappaB[J]. Nat Med, 2005, 11(2): 183-190.

[84] ARKAN M C, HEVENER A L, GRETEN F R, et al. IKK-beta links inflammation to obesity-induced insulin resistance[J]. Nat Med, 2005, 11(2): 191-198.

[85] HOTAMISLIGIL G S. Inflammation and metabolic disorders [J]. Nature, 2006, 444(7121): 860-867.

[86] CHANG M H, SHAU W Y, CHEN C J, et al. Hepatitis B vaccination and hepatocellular carcinoma rates in boys and girls[J]. JAMA, 2000, 284(23): 3040-3042.

[87] CHANG M H. Hepatitis B virus and cancer prevention[J]. Recent Results Cancer Res, 2011, 188: 75-84.

[88] GORDON S C, LAMERATO L E, RUPP L B, et al. Antiviral therapy for chronic hepatitis B virus infection and development of hepatocellular carcinoma in a US population[J]. Clin Gastroenterol Hepatol, 2014, 12(5): 885-893.

[89] THIELE M, GLUUD L L, DAHL E K, et al. Antiviral therapy for prevention of hepatocellular carcinoma and mortality in chronic hepatitis B: systematic review and meta-analysis [J]. BMJ Open, 2013, 3(8): e003265.

[90] ZHANG B H, YANG B H, TANG Z Y. Randomized controlled trial of screening for hepatocellular carcinoma[J]. J Cancer Res Clin Oncol, 2004, 130(7): 417-422.

[91] YAMAZAKI S, TAKAYAMA T. Surgical treatment of hepatocellular carcinoma: evidence-based outcomes[J]. World J Gastroenterol, 2008, 14(5): 685-692.

[92] CHAN A C, FAN S T, POON R T, et al. Evaluation of the seventh edition of the American Joint Committee on Cancer

tumour-node-metastasis（TNM）staging system for patients undergoing curative resection of hepatocellular carcinoma: implications for the development of a refined staging system [J]. HPB（Oxford）, 2013, 15（6）: 439-448.

[93] FU S J, QI C Y, XIAO W K, et al. Glypican-3 is a potential prognostic biomarker for hepatocellular carcinoma after curative resection[J]. Surgery, 2013, 154（3）: 536-544.

[94] KIM S M, LEEM S H, CHU I S, et al. Sixty-five gene-based risk score classifier predicts overall survival in hepatocellular carcinoma[J]. Hepatology, 2012, 55（5）: 1443-1452.

[95] CHOK K S, NG K K, POON R T, et al. Impact of postoperative complications on long-term outcome of curative resection for hepatocellular carcinoma[J]. Br J Surg, 2009, 96 （1）: 81-87.

[96] KIANMANESH R, REGIMBEAU J M, BELGHITI J. Selective approach to major hepatic resection for hepatocellular carcinoma in chronic liver disease[J]. Surg Oncol Clin N Am, 2003, 12（1）: 51-63.

[97] LLOVET J M, FUSTER J, BRUIX J. Intention-to-treat analysis of surgical treatment for early hepatocellular carcinoma: resection versus transplantation[J]. Hepatology, 1999, 30 （6）: 1434-1440.

[98] CHICHE L, MENAHEM B, BAZILLE C, et al. Recurrence of hepatocellular carcinoma in noncirrhotic liver after hepatectomy[J]. World J Surg, 2013, 37（10）: 2410-2418.

[99] FABER W, SHARAFI S, STOCKMANN M, et al. Long-term results of liver resection for hepatocellular carcinoma in noncirrhotic liver[J]. Surgery, 2013, 153（4）: 510-517.

[100] ALLEMANN P, DEMARTINES N, BOUZOURENE H, et al. Long-term outcome after liver resection for hepatocellular carcinoma larger than 10 cm[J]. World J Surg, 2013, 37（2）: 452-458.

[101] LAU W Y, SANGRO B, CHEN P J, et al. Treatment for hepatocellular carcinoma with portal vein tumor thrombosis: the emerging role for radioembolization using yttrium-90[J]. Oncology, 2013, 84（5）: 311-318.

[102] MOON D B, HWANG S, WANG H J, et al. Surgical outcomes of hepatocellular carcinoma with bile duct tumor thrombus: a Korean multicenter study[J]. World J Surg, 2013, 37（2）: 443-451.

[103] SOUBRANE O, GOUMARD C, LAURENT A, et al. Laparoscopic resection of hepatocellular carcinoma: a French survey in 351 patients[J]. HPB（Oxford）, 2014, 16（4）: 357-365.

[104] YIN Z, FAN X, YE H, et al. Short- and long-term outcomes after laparoscopic and open hepatectomy for hepatocellular carcinoma: a global systematic review and meta-analysis[J]. Ann Surg Oncol, 2013, 20（4）: 1203-1215.

[105] LIVRAGHI T, BOLONDI L, LAZZARONI S, et al. Percutaneous ethanol injection in the treatment of hepatocellular carcinoma in cirrhosis. A study on 207 patients[J]. Cancer, 1992, 69（4）: 925-929.

[106] GIORGIO A, TARANTINO L, DE STEFANO G, et al. Ultrasound-guided percutaneous ethanol injection under general anesthesia for the treatment of hepatocellular carcinoma on cirrhosis: long-term results in 268 patients[J]. Eur J Ultrasound, 2000, 12（2）: 145-154.

[107] YAMAMOTO J, OKADA S, SHIMADA K, et al. Treatment strategy for small hepatocellular carcinoma: comparison of long-term results after percutaneous ethanol injection therapy and surgical resection[J]. Hepatology, 2001, 34（4 Pt 1）: 707-713.

[108] LENCIONI R A, ALLGAIER H P, CIONI D, et al. Small hepatocellular carcinoma in cirrhosis: randomized comparison of radio-frequency thermal ablation versus percutaneous ethanol injection[J]. Radiology, 2003, 228（1）: 235-240.

[109] LIN S M, LIN C J, LIN C C, et al. Radiofrequency ablation improves prognosis compared with ethanol injection for hepatocellular carcinoma < or =4 cm[J]. Gastroenterology, 2004, 127（6）: 1714-1723.

[110] MIRAGLIA R, PIETROSI G, MARUZZELLI L, et al. Efficacy of transcatheter embolization/chemoembolization （TAE/TACE）for the treatment of single hepatocellular carcinoma[J]. World J Gastroenterol, 2007, 13（21）: 2952-2955.

[111] CAMMÀ C, SCHEPIS F, ORLANDO A, et al. Transarterial chemoembolization for unresectable hepatocellular carcinoma: meta-analysis of randomized controlled trials [J]. Radiology, 2002, 224（1）: 47-54.

[112] BRUIX J, LLOVET J M, CASTELLS A, et al. Transarterial embolization versus symptomatic treatment in patients with advanced hepatocellular carcinoma: results of a randomized, controlled trial in a single institution[J]. Hepatology, 1998, 27（6）: 1578-1583.

[113] CHENG A L, KANG Y K, CHEN Z, et al. Efficacy and safety of sorafenib in patients in the Asia-Pacific region with advanced hepatocellular carcinoma: a phase Ⅲ randomised, double-blind, placebo-controlled trial[J]. Lancet Oncol, 2009, 10（1）: 25-34.

[114] LLOVET J M, RICCI S, MAZZAFERRO V, et al. Sorafenib in advanced hepatocellular carcinoma[J]. N Engl J Med, 2008, 359（4）: 378-390.

[115] CHENG A L, GUAN Z, CHEN Z, et al. Efficacy and safety of sorafenib in patients with advanced hepatocellular carcinoma according to baseline status: subset analyses of the phase Ⅲ Sorafenib Asia-Pacific trial[J]. Eur J Cancer, 2012, 48（10）: 1452-1465.

第 *8* 章

胰 腺 肿 瘤

第 1 节　概　述

胰腺癌是预后极差的消化道恶性肿瘤，其发病率逐年上升，近 30 年来发病率已增长 3～7 倍，美国发病率达 10/10 万，我国发病率为 5.1/10 万，上海市增至 10.1/10 万。由于早期诊断率低，80% 以上患者确诊时只能行探查或姑息性手术，可接受根治性切除的患者仅占 20% 左右。由于胰腺癌特殊的生物学特性，根治术后较易发生复发转移，且单一化疗或放疗效果不理想，预后极差，故胰腺癌已成

为造成我国人口死亡的十大肿瘤之一。如何发展有效的胰腺癌诊治手段，成为目前研究和讨论的热点。

胰腺癌的特点是病程短、进展快、死亡率高，不能切除的胰腺癌 1 年生存率 <10%，根治性手术切除的患者 5 年生存率 <5%，有报道 13 560 例患者长期生存者 <0.2%。该病生存期短的原因之一是诊断晚。胰腺癌早期无明显特异性症状，往往被忽略而造成诊断延误；胰腺是位于腹膜后位和间位的器官，解剖位置深在，影像学也难以早期发现，且缺乏特异、敏感的诊断方法，大部分患者确诊时出现腰背痛或黄疸，已不适于手术根治性切除。原因之二是胰腺癌

的生物学行为。因为胰腺本身无包膜，所以肿瘤易发生扩散、转移。转移方式：①胰腺导管内扩散及累及胰周；②淋巴与血行转移，前者是早期转移的主要方式，即使肿块直径 <2cm，也有 40% 左右发生淋巴转移，手术切除时发现淋巴转移率高达 90%，血行转移则多为晚期胰腺癌主要转移方式；③胰腺癌尚可沿神经束转移，一般先侵及胰腺内的神经，然后沿神经束扩散到胰腺外的神经丛。

一、如何实现胰腺癌的早诊

（一）加深对早期胰腺癌的认识

胰腺癌早期无明显特异的症状和体征。我国胰腺癌患者三大临床症状，包括腹痛（57.7%）、黄疸（33.8%）、食欲减退（29.7%）。首发症状因肿瘤发生部位不同而异，如胰头癌患者常以黄疸（76.7%）就诊，胰体尾癌患者多以腹痛（66.9%）、腰背酸痛（33.9%）及上腹饱胀（30.2%）为主诉，全胰癌常表现为腹痛（71.5%）、上腹饱胀（30.3%）、腹部包块（16.4%）等症状。许多早期症状与其他消化道疾病类似，而且胰腺位于腹腔深部，体检时难以发现，待肿瘤增大，浸润或压迫神经、胆道，引起腹痛或黄疸等明显症状和体征时，85% 患者病变已扩散到胰腺外。因此，加强临床医师对早期胰腺癌的认识是提高早期胰腺癌诊断水平的关键。同时，加强宣教，提高人们对本病的认识，强调对亚健康人群普查，监视以下高危人群：①年龄 50 岁以上，上腹部不适隐痛与腰背痛，无法解释的消化不良等。②60 岁以上老年人无诱因突发糖尿病与突发性脂肪泻。③不能解释的体重减轻，又有吸烟，大量饮酒（酒精摄入量≥750g/ 周），胆石症史，多次生育史（≥3 胎）及接触有害化学物质的人群。④有家族史或癌前病变与癌前疾病：如慢性胰腺炎，特别是慢性家族性和慢性钙化性胰腺炎；患有家族性腺瘤息肉病，导管内乳头状黏液瘤，良性病变曾行胃大部切除者（>20 年），应提高警惕。

（二）重视影像学检查，争取获得组织细胞学诊断

影像学诊断技术是目前临床诊断胰腺癌的主要手段，也使胰腺癌的早期发现成为可能。B 型超声仍为首选，对判断肝内外胆管扩张以及胰腺肿物与周围组织关系的评估较灵敏。内镜超声（EUS）是对胰头部病变诊察的一种新设备。超声内镜对胰腺癌诊断特异性和敏感性均较高，分别达到 97% 和 89%，不仅可以观察肿物，还可以配合细针穿刺获得组织活检。经皮肝穿刺胆管造影及引流术（PTCD）可对远端胆管梗阻严重的患者进行早期引流。CT 检查是诊断胰腺肿瘤的首选方法，螺旋 CT 图像伪影少，成像质量高、速度快，增强后动脉显示更加清楚，可用于判断胰腺癌手术前有无血管侵犯及转移。MRI 可作为 CT 的一种补充检查。PET-CT 有助于区别胰腺癌与慢性胰腺炎，并有助于发现远处的微小转移。内镜下逆行胰胆造影（ERCP）对胰腺癌的诊断率为 85%～90%。它可在直视下观察到乳头部情况，可活检及对远端病变刷取细胞检查，还可胰管置管，取活检及造影。

（三）大力开展辅助性实验室诊断

1. 血清肿瘤标志物检测 CA19-9、CA50、CA242、CAM17 以及组织蛋白酶 E 等研究，但迄今没有发现理想的、有诊断敏感性和特异性的肿瘤标志物。糖类抗原 CA19-9 是目前临床上最常用的辅助诊断，CEA 可作为术后复发转移的诊断指标，约 70% 胰腺癌患者可升高，但无特异性。

2. 基因诊断 主要有 *K-RAS*、端粒酶活性检测、*P53*、*P21*、*P16* 基因、*DPC4* 基因染色体异常等检测，各种 miRNA 的检测以及基因芯片的研究。

总之，临床上应重视胰腺癌的早期表现及高效筛查，应与急慢性胰腺炎、胆石症与胆囊炎、慢性胃炎和胃溃疡、伴有上腹痛的老年糖尿病、胰腺良性病变（假性囊肿、囊腺瘤、结核）及其他消化道肿瘤等加以鉴别。可疑者优先考虑 CT 检查，超声检查可作为初始筛查，内镜下逆行胰胆管造影（ERCP）或经皮经肝胆管穿刺造影及引流（PTCD）有助于提高诊断特异性。

二、治疗原则与方法

1. 手术治疗 胰腺癌的外科手术，目前仍是唯一潜在的根治肿瘤方法。凡病变局限，无远处转移及腹腔动脉干、肠系膜上动脉受侵，经术前评估可以接受手术者，力争行根治性手术。我国胰头癌根治性手术的中位生存期（MST）为 17.1 个月，5 年生存率为 8.5%；胰体尾癌 1 年生存率为 37.2%。经探查不能切除者，可行胆道梗阻引流及胃空肠吻合术等以缓解黄疸和消化道梗阻的姑息性短路手术。因单靠手术治疗胰腺癌，效果不甚理想，故多学科综合诊疗模式是未来的发展方向，尤其是针对中晚期胰腺癌，综合治疗的地位尤为重要，它是延长生存期、改善生活质量的基础。

值得注意的是，虽然胰腺癌具有腹部实体性肿瘤共有的血行转移和淋巴结转移途径，但因其固有的胰周浸润，特别是胰后及胰外神经丛浸润的高发生率，造成临床上即使达到组织学根治的患者，其预后依然不佳。最近发现胰腺癌的腹主动脉旁淋巴结转移率与肿瘤大小无相关性，即使很小的肿瘤，也可能有腹主动脉旁淋巴结转移。所以，未清扫主动脉、腔静脉三角区淋巴结的病例术后复发率高。此外，近期有学者发现 34% 有神经侵犯的胰腺癌患者并无淋巴结转移，故术后复发是由胰周神经丛侵犯腹膜后边界造成的。

2. 放射治疗 放射治疗是根治术后重要的辅助性治疗手段。其临床应用有二：①手术切除往往不易彻底达到 R0 切除，局部残留的亚临床病变是术后肿瘤复发的主要原因，故术后需要进行辅助性放疗，目的是通过中等剂量的照射，消灭残存的亚临床病变，提高局部控制率和生存率；②针对不能手术切除胰腺癌的姑息性放疗：目的是缓解疼痛，延长生存期，患者一般状况较好、病变较局限时方可施行。近年来，术前放疗备受关注，因术前肿瘤细胞氧合较好，对放疗敏感；可防止术中操作引起腹膜种植；提高根治性切除率。此外，尚有术中放疗及后装组织间插植近距离治疗，^{125}I 内放射粒子植入治疗等都是外科治疗的精良补充，但要严格掌握适应证及禁忌证。

3. 化学治疗 因有 80%～85% 胰腺癌患者在确诊时已不能手术或出现转移，故化疗在晚期胰腺癌治疗中有不

可取代的作用。另外,新辅助(术前)化疗、辅助(术后)化疗、联合及序贯放化疗联合、介入化疗等在综合治疗中日益受到重视。

(郝继辉)

第2节　胰腺癌流行病学和病因学

一、胰腺癌的流行趋势

胰腺癌是消化系统较为常见的恶性肿瘤之一。2008年全球胰腺癌标化发病率(以下标化率均为按照世界人口年龄分布进行标化)为3.9/10万,约占全部恶性肿瘤的2.2%。发达国家和发展中国家胰腺癌标化发病率分别为6.8/10万和2.4/10万,前者明显高于后者。我国胰腺癌发病水平处于发达国家和发展中国家之间。2009年我国肿瘤登记报告的结果显示,全国胰腺癌发病率为7.28/10万,标化发病率为4.63/10万,约占全部新发肿瘤的2.55%,在新发肿瘤构成中排列第7位。与世界肿瘤发病趋势类似,经济收入水平较高的城市地区胰腺癌发病率高于农村地区,分别为8.19/10万和5.41/10万(高51.39%),标化发病率分别为4.96/10万和3.83/10万(高22.76%)。

胰腺癌死亡率略低于发病率,2008年全球胰腺癌标化死亡率为3.7/10万。与发病率分布类似,发达国家胰腺癌死亡率高于发展中国家,前者标化死亡率是后者的2.83倍(分别为6.4/10万和2.2/10万)。2009年我国胰腺癌死亡率为6.61/10万,标化死亡率为4.15/10万,在肿瘤死亡病例构成中排列第6位。城市地区死亡率比农村高50.20%,标化

后高27.09%(表8-1)。

1. 性别分布　胰腺癌的发病存在明显的性别差异,男性明显高于女性。世界卫生组织公布的全球肿瘤报告GLOBOCAN 2008数据显示,男性和女性胰腺癌的标化发病率分别为4.4/10万和3.3/10万。我国2009年肿瘤登记的数据显示男性和女性胰腺癌的标化发病率分别为5.53/10万和3.77/10万,前者明显高于后者。胰腺癌死亡率的性别分布与发病率相似(表8-1)。

2. 年龄分布　胰腺癌发病与年龄有关,30岁以前比较罕见,30岁以后随年龄增长发病率迅速升高。GLOBOCAN 2008数据显示,40~44岁和75岁以上胰腺癌的发病率分别为1.5/10万和49.2/10万。我国2009年全国肿瘤登记的数据显示,胰腺癌男性发病率由40~44岁的1.82/10万上升到80~84岁的78.78/10万,女性则由0.93/10万上升至54.05/10万。胰腺癌发病的年龄分布中,40岁以前的胰腺癌发病人数约占全部胰腺癌的比例不到3%,超过1/3的胰腺癌发生在75岁以上(图8-1)。

3. 地区分布　不同地区胰腺癌的发病率存在相对明显的差异,如亚美尼亚、北美、西欧、北欧和东亚的日本为胰腺癌高发地区,而印度、西非、中南亚和太平洋地区的美亚尼西亚等为低发地区(表8-2)。2009年肿瘤登记结果显示,我国城市地区,男性胰腺癌发病率最高的是西宁市(9.58/10万),其次为苏州市和丹东市。女性发病率最高的铜陵市(6.53/10万),其次是丹东市和嘉兴市。我国农村地区,男性胰腺癌发病率排列前三的地区分布是启东市、嘉善县和景泰县的农村地区,女性胰腺癌发病率排列前三的地区分布是嘉善县、射阳县和德惠县的农村地区。

表8-1　国内外不同经济水平及不同性别胰腺癌的发病率和死亡率

地区	发病率				死亡率			
	粗率 /×10⁻⁵	构成	世标率 /×10⁻⁵	顺位	粗率 /×10⁻⁵	构成	世标率 /×10⁻⁵	顺位
世界	4.1	2.2%	3.9	14	3.9	3.5%	3.7	10
经济水平								
发达	13.5	3.0%	6.8	14	13.2	5.9%	6.4	6
发展中	2.0	1.6%	2.4	16	1.9	2.2%	2.2	13
性别								
男性	4.2	2.2%	4.4	12	4.1	3.3%	4.2	8
女性	4.0	2.2%	3.3	13	3.8	3.8%	3.1	9
中国	7.28	2.55%	4.63	7	6.61	3.66%	4.15	6
城乡								
城市	8.19	2.70%	4.96	9	7.42	4.08%	4.44	6
农村	5.41	2.16%	3.83	9	4.94	2.78%	3.46	6
性别								
男性	8.24	2.59%	5.53	8	7.45	3.32%	4.98	6
女性	6.29	2.49%	3.77	13	5.75	4.23%	3.37	7

注:世标率表示按照世界人口的年龄分布进行标化。表中全球胰腺癌的发病死亡资料来源于2008年全球肿瘤报告(GLOBOCAN 2008)中公布的数据;我国胰腺癌的发病死亡资料来源于2009年全国肿瘤登记报告的数据(见《2012年中国肿瘤登记年报》)。

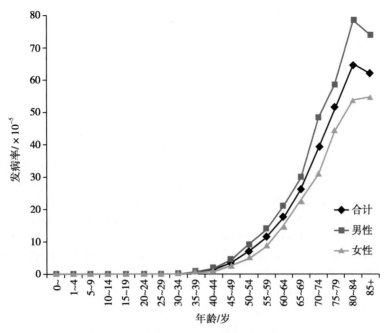

图 8-1　2009 年全国胰腺癌年龄别发病率

表 8-2　2008 年世界部分国家/地区胰腺癌发病和
死亡率水平（ 1/10⁵ ）

国家/地区	世界人口标化发病率			世界人口标化死亡率		
	合计	男性	女性	合计	男性	女性
地区						
北美	6.9	7.9	6.0	6.1	7.3	5.1
西欧	6.6	7.8	5.5	6.7	8.0	5.5
北欧	6.3	7.1	5.5	6.4	7.3	5.6
西非	1.2	1.2	1.2	1.2	1.2	1.1
中南亚	1.1	1.2	0.9	1.0	1.1	0.8
美拉尼西亚	0.8	1.1	0.6	0.8	1.1	0.5
国家						
亚美尼亚	10.0	12.7	8.0	8.2	10.8	6.3
捷克	9.7	11.8	7.9	8.5	10.0	7.1
日本	7.9	10.0	6.1	7.1	9.0	5.5
德国	7.4	8.8	6.1	6.9	8.2	5.7
英国	6.1	6.8	5.4	5.8	6.5	5.2
美国	7.0	8.0	6.1	6.2	7.3	5.1
中国	2.8	3.2	2.4	2.5	2.9	2.2
印度	1.0	1.1	0.8	0.9	1.0	0.7

4. 时间趋势　近年来，世界范围内胰腺癌的发病率总体上呈现上升趋势。部分地区在 20 世纪 70 年代出现一个明显的高峰，之后到 20 世纪 90 年代中期处在一个相对缓慢的下降期或平台期，从 20 世纪 90 年代末又开始出现明显的上升。如美国肿瘤登记的结果显示，1999—2008 年期间，男性及女性胰腺癌发病率的年平均增长百分比为 0.8%。丹麦 1943—2003 年肿瘤登记数据显示，男性胰腺癌年龄标化发病率从开始的 3.75/10 万升高到 1968—1972 年的 9.96/10 万，而女性从开始的 2.95/10 万升高到 1978—1982 年的 7.04/10 万，然后均开始缓慢下降。

1998—2007 年全国肿瘤登记的结果显示，虽然城市男性及女性人口标准化率上升趋势不明显；但是农村地区男性和女性乳腺癌的人口标准化率每年平均上升 4.82% 和 5.48%。我国上海市男性胰腺癌世界人口标化发病率由 1972—1974 年的 4.0/10 万上升到 1996—1999 年的 6.9/10 万，上升了 72.2%，年平均增长 2.0%。女性则由 3.2/10 万升到 4.9/10 万，上升了 56.2%，年平均增长 1.8%。

二、胰腺癌的病因

胰腺癌由于临床上较难早期发现，往往在确诊时已有转移，属于预后很差的一种恶性肿瘤。20 世纪 90 年代上海市全人群男女性胰腺癌 5 年观察生存率分别仅为 5.8% 和 4.3%，5 年相对生存率为 6.9% 和 5.1%。因此，探索胰腺癌的病因和找出可进行干预的危险因素是胰腺癌预防与控制领域面临的一项重要研究任务。目前，流行病学调查资料显示其发病与遗传因素和环境因素有关，吸烟、高蛋白和高胆固醇饮食、慢性胰腺炎和糖尿病等因素均可增加胰腺癌发病的危险性。

（一）饮食与行为危险因素

1. 吸烟与胰腺癌　吸烟与胰腺癌危险性的联系已为国际上公认。在 1986 年出版的国际癌症研究中心（IARC）论文集《吸烟》一书中，已将吸烟列为胰腺癌的一个重要发病原因。吸烟者发生胰腺癌的危险性约为非吸烟者的 2 倍。此后，大量研究又不断提供支持这一结论新的证据。上海市一项包括 11 万余位成年居民长达 12 年的前瞻性队列研究发现，在 40 岁及以上居民中，与非吸烟者比较，男女性吸烟者胰腺癌死亡的相对危险度分别为 1.70 和 1.53。男性中吸烟对腺癌死亡的人群归因危险度达 27.8%。上海市另一项全人群病例对照研究(病例 451 例,对照 1 552 例)发现,吸烟者发生胰腺癌的危险性随每日吸烟量、吸烟年限和累积年包数增多而显著升高,吸烟指标最高组胰腺癌的相对危险度为非吸烟者的 3~6 倍。其危险性随戒烟年限增长而降低,戒烟 10 年以上者的危险性已和非吸烟者相仿。调整有关因素后,男性约 25% 的胰腺癌病例可归因于吸烟;女性虽然吸烟率低,但归因于吸烟的胰腺癌病例也可达 6%。

吸烟对胰腺癌致癌作用的可能机制为烟草特异性 N-亚硝酸盐对器官的特异性作用,或是烟草特异性 N-亚硝酸盐分泌到胆管,随后反流到胰管,后一机制可部分解释胰头部胰腺癌多发的现象。其中,烟草特异性 N-亚硝酸盐很可能来源于烟草中亚硝胺类致癌物或其代谢产物。

2. 饮食与胰腺癌 饮食对胰腺的致癌作用可能是通过胰腺内部代谢环境的变化或通过血液运送致癌物,更可能是两者兼而有之。世界癌症研究基金会和美国癌症研究所联合出版的《食物、营养与癌症预防》一书中详细总结了饮食与胰腺癌关系的研究结果。该书认为富含蔬菜和水果的饮食很可能减少胰腺癌的危险性,植物性食品中的纤维和维生素 C 可能有保护作用,而富含红肉(猪、牛、羊肉)、胆固醇和高能量的食物可能增加危险性。另外,估计通过摄入富含蔬菜、水果的饮食可预防 33%~50% 的胰腺癌病例。曾有报道多摄入食糖、蛋类、腌制和熏制的鱼、肉可增加危险性,但证据尚不足。有报道在肥胖者中胰腺癌增多,危险性随体重指数(BMI)增高而升高,但也有不一致的研究结果报道。

上海市全人群病例对照研究显示,胰腺癌危险性与摄入蔬菜和水果的量呈负相关。与摄入最低组比较,男女性蔬菜摄入最高组的相对危险度分别为 0.68 和 0.67;水果摄入最高组的相对危险度分别为 0.66 和 0.58。危险性降低同时与多摄入富含植物性食物纤维和维生素 C、E 和胡萝卜素的食物有关。未发现与动物性食物摄入间的联系。

3. 饮酒与胰腺癌 目前尚不能认为饮酒与胰腺癌有关。虽然有些研究报道了饮酒可增加胰腺癌危险性,但 OR 值仅有不显著升高或未调整吸烟这一强混杂因素。但最近一项纳入了 21 篇病例对照研究和 11 项队列研究的系统综述结果显示,饮酒对胰腺癌的作用有些类似饮酒在心血管疾病中的 J 型曲线作用,也即每天饮酒量在 3 次以下者相对从不饮酒者,饮酒有弱的保护作用(RR=0.92,95%CI 0.86~0.97)。当每天饮酒量增加到 3 次或以上时,胰腺癌的相对危险度增加到 1.22 倍(95%CI 1.12~1.34)。每天饮酒 3 次数以上所带来的超额风险在不同性别中比较相似,而且在队列研究中更加明显(RR=1.29),这种超额风险受胰腺炎病史及吸烟史的影响较小。鉴于重度饮酒可增加胰腺癌的风险,同时也可增加胰腺癌可疑病因——慢性胰腺炎的发病风险,因此,对于胰腺炎或胰腺癌的可疑患者,仍建议戒酒来降低相应的风险。

4. 饮茶与胰腺癌 西方国家进行的关于饮茶与胰腺癌关系的大部分研究结果表明两者不相关。即使有些研究报道饮茶可使胰腺癌的危险性有所降低,也往往认为是由吸烟或蔬菜、水果摄入的混杂作用所致的。但是,东西方饮茶种类、数量及饮茶习惯存在较大差异。亚洲一些国家如中国、日本主要饮用绿茶。西方国家主要饮用红茶。绿茶在生产过程中未经氧化发酵过程,其主要抗癌成分茶多酚基本未减少。而红茶经过氧化发酵过程,茶多酚有不同程度的损失。上海市研究表明,经调整包括吸烟在内的有关因素后,与不饮茶者相比,男女性饮绿茶量最高组的胰腺癌相对危险度下降 40%~50%。但最近一项来自日本人群的大型队列研究(10.2 万人,平均随访 10 年)结果表明,饮用绿茶并没有显著降低胰腺癌的发病风险。饮茶与胰腺癌的关系值得进一步研究。

5. 其他饮食行为因素与胰腺癌 国际癌症研究中心(IARC)总结 1991 年以前各国研究结果认为,咖啡与胰腺癌的关系不大。有队列研究对 16 年随访过程中发生的胰腺癌病例进行分析后发现,男、女性肥胖者(BMI>30kg/m²)发生胰腺癌的危险性显著升高。瑞典一项队列研究也发现,成年后体重增加 12kg 或以上者比体重增加 2~5kg 者发生胰腺癌危险性增加 46%。最近 14 项研究的综合分析显示,肥胖者比正常体重者易患胰腺癌(OR=1.19,95%CI 1.10~1.29)。当去除研究中未调整吸烟这一混杂因素的病例对照研究之后,这种联系依然存在且有所增强。

(二)疾病史

1. 糖尿病与胰腺癌 许多流行病学研究发现,糖尿病与胰腺癌间有相关性。目前来看,糖尿病既可能是胰腺癌的早期临床表现,也可能是胰腺癌一个病因。最早一项关于两者关系的 20 个病例对照研究和队列研究的系统综述结果显示,持续长期的糖尿病患者中胰腺癌发生频度增高,合并的相对危险度为 2.1(95%CI 1.6~2.8)。但是该篇系统综述排除了胰腺癌诊断时糖尿病史小于 1 年的患者,低估了糖尿病患者,尤其是病史较短者的比例。而另一篇系统综述的结果显示糖尿病病史较短者(<4 年)较病史较长者(≥5 年)患胰腺癌的风险增加 50%(OR:2.1 vs. 1.5,P=0.005),提示糖尿病作为胰腺癌并发症或早期表现的可能。之后多项队列研究也表明,糖尿病病程不同,患胰腺癌的风险亦不同,以病史较短的新发糖尿病 OR 值最高,强烈提示胰腺癌和新发糖尿病之间的因果关系。这一联系性的机制仍不清楚。高胰岛素血症可能在胰腺癌发生机制中起重要作用。实验研究表明,胰岛素在体外或体内均能促使胰腺癌细胞生长;高浓度胰岛素能使胰岛素样生长因子 1 受体活化,结果产生包括细胞周期进程改变的生长促进效应。

2. 胰腺炎与胰腺癌 胰腺癌与慢性胰腺炎经常共存,是由于两者具有共同的危险因素,且慢性胰腺炎患者通常是大量饮酒的吸烟者。因此,虽然流行病学和分子流行病学的研究大多支持慢性胰腺炎可以发展为胰腺癌,但目前尚不认为两者之间存在因果关系。1993 年,Lowenfels 的大型队列研究结果显示,在至少随访 2 年的研究对象中,慢性胰腺炎患者发现胰腺癌的相对危险度为 16.5。Bansal 等的病例对照研究显示,胰腺炎在胰腺癌诊断之前 7 年以上、3 年以上、1 年以上的 *OR* 分别为 2.04、2.14 和 2.31。这提示胰腺炎病史可以明显增加以后发生胰腺癌的危险，而且该危险随着胰腺癌诊断前前时间缩短而增加，说明小的胰腺癌最初可能会被误诊为胰腺炎。此外，南部印度和次撒哈拉非洲热带钙化性胰腺炎中发生胰腺癌的相对危险性也增高。但一般人群中很少发生慢性胰腺炎，因此可能只有 5%～6% 的胰腺癌病例可归因于已有的慢性胰腺炎。

3. 其他疾病史与胰腺癌 有报道胆囊炎或胆囊切除者罹患胰腺癌的风险增加。实验研究发现，大鼠胆囊切除导致的缩胆囊素增加可促进胰腺癌的发生。现认为胆囊炎更像是胰腺癌的一种症状，而不是一种明确的病因，尤其是胰腺癌确诊前几年间出现的胆囊炎。日本和丹麦的两项队列研究报道了罹患胆石症或胆囊切除者（排除随访开始后 3 年内出现的胰腺癌病例）胰腺癌风险性升高。但该两项队列研究未调整 BMI，而 BMI 可能是混杂因素。最近的两项队列研究调整了 BMI 和其他混杂因素后，未发现胆囊炎或胆石症与胰腺癌有显著性关联。迄今，胆囊炎和胆囊切除与胰腺癌的关系尚不明确。一些研究结果可能受到未知混杂因素的干扰或病例对照研究中回忆偏倚的影响。

（三）特殊职业暴露

胰腺癌极少在人类以外的其他动物发生，这提示人类职业中，与致癌物的长期接触可能与胰腺癌的发病存在一定的相关性。一篇纳入 92 项研究 23 种职业暴露因素的系统综述结果显示，氯化烃溶剂及相关成分暴露后胰腺癌的风险为 1.4（95%*CI* 1.0～1.8），镍及相关成分暴露的风险为 1.9（95%*CI* 1.2～3.2）。其他相关成分均未发现显著性升高的胰腺癌风险，如铬化合物、多环芳烃、有机氯杀虫剂、二氧化硅粉尘、石棉等。虽然这些纳入的研究中大多数并没有发现石棉与胰腺癌之间的关系，但是不少生态学研究却发现饮用水中高浓度石棉会增加胰腺癌的风险。另一篇纳入 14 项流行病学研究的系统综述的结果发现，甲醛职业暴露可能与胰腺癌发病之间存在的弱的关联（*RR*=1.1，95%*CI* 1.0～1.3）。然而，这种关联仅限于尸体防腐者、解剖医师、病理医师。另外，在化学和石油化工、橡胶、理发行业工作人员中曾发现胰腺癌危险性升高，认为可能与芳香胺暴露有关。也有文献提到多氯联苯、苯并芘、电离辐射等职业暴露与胰腺癌存在一定的关联，但研究结果尚不一致，证据不足。

（四）家族集聚性和遗传易感性

5%～10% 的胰腺癌具有家族史。研究显示，一级亲属有胰腺癌家族史的人群发生胰腺癌的风险增高 2.5～5.3 倍；若家族中有 2 例以上的胰腺癌，风险增加到 6.4 倍；如果同时有 3 例以上的家属，其胰腺癌的风险进一步升高到 32 倍左右。家族成员中这种风险的升高既可能归因于相同的家庭生活环境、习惯，也可能来自较高的遗传易感性。研究发现，胰腺癌与多种特征性遗传性综合征高度相关，包括遗传性胰腺炎、家族性多发性非典型丘状黑色素瘤、Peutz-Jeghers 综合征、遗传性乳腺 - 卵巢癌和遗传性非息肉性结肠癌等。

与其他肿瘤的发生类似，胰腺癌的发生同样可能与以下三类基因的突变相关，即原癌基因的激活或过度表达（如 K-ras、c-myc、c-fos 等）、抑癌基因的失活（p53、DPC4、p16 等）和 DNA 错配修复基因（如 MMR 等）异常。除此之外，一些生长因子及其受体（如 EGFR、FGFR 等）以及组织金属蛋白酶等的异常对胰腺癌的发病也起促进作用。其中，K-ras 基因第 12 位密码子的突变最为常见，突变率为 70%～90%。同时 K-ras 基因突变与不同组织类型的胰腺癌有关，在导管腺癌中，其发生率大约为 80%，而非导管肿瘤中则罕见。K-ras 基因突变发生在胰腺癌早期，可利用其对胰腺癌进行早期诊断，但由于在部分慢性胰腺炎患者及一些正常人群中亦存在 K-ras 基因突变，故其特异性较差。其次，70% 的原发性胰腺癌中存在 p53 突变，主要分布于第 5～9 号外显子。目前认为 p53 基因突变是胰腺癌发生的较晚事件，同时可能与胰腺癌的转移也有关。此外，约有 50% 的胰腺癌发生 Smad4/DPC4 基因的失活。也有研究报道家族性胰腺癌患者中 BRCA2 的突变发生率约为 17%，而散发性胰腺癌中 BRCA2 的突变发生率较低为 7.3%。

除上述三方面以外，与胰腺癌有关的分子遗传学因素还有很多，如微卫星不稳定与 DNA 错配修复基因、转移抑制基因、端粒酶、环氧合酶等，其中端粒酶在肿瘤中的活化备受关注。

（黄育北　陈可欣）

第 3 节　胰腺癌分子生物学

胰腺癌是预后最差的消化道恶性肿瘤之一，早期即发生血行或淋巴道转移，其肿瘤形成和转移是一个多步骤与多基因作用的极其复杂的生物学过程，涉及许多基因突变和表达水平改变。通过对胰腺癌相关基因的深入研究，可以逐步了解胰腺癌发生和转移的分子机制，有助于寻找预防、早期诊断和靶向治疗的有效方法。本节将概述癌基因、抑癌基因和维持基因组稳定性的基因在胰腺癌发生过程中的作用，家族性胰腺癌的分子遗传机制，黏附分子、ECM 重塑相关因子、血管生成相关分子和趋化因子与受体在胰腺癌转移过程中的作用，以及胰腺癌发生和转移的分子特征在胰腺癌遗传筛查、分子诊断、预后预测、靶向治疗和基因治疗中的应用。

一、胰腺癌分子生物学

（一）胰腺癌发生的分子机制

1. 癌基因激活 *KRAS* 基因属于 RAS 基因家族，编码具有 GTP 激酶活性的 K-ras 蛋白，可以与细胞膜上酪氨酸激酶受体结合，通过 raf-MEK-MAPK 轴和磷酸肌醇激酶 3（PI3K）/ 蛋白激酶 B（Akt）信号通路影响下游靶基因转录水平，调控细胞增殖、生长和迁移能力。突变的 K-ras 蛋白与 GDP 的结合能力减弱，与 GTP 结合后不需要外界生长信号的刺激便自身活化。持续活化状态的 ras 蛋白可以引起细胞增殖和恶性转化。胰腺癌组织中 *KRAS* 基因突变率高达 80%～90%，突变多发生于密码子 12、13 和 61，其中第 12 密码子点突变最为常见。*KRAS* 基因突变出现于胰腺癌发生的早期阶段，并随肿瘤进展突变率逐渐增高。

人类表皮生长因子受体2（human epidermal growth factor receptor 2，HER2/neu）属于表皮生长因子受体（epidermal growth factor receptor，EGFR）家族成员，是一种受体酪氨酸激酶型癌基因，通过激活 PI3K-Akt 和 MAPK 信号通路促进细胞生长和分化。*HER2* 基因在胰腺癌中扩增和过表达率为 17%～58%，以过表达最为多见，且其过表达也发生在胰腺癌病变的早期。

此外，黏蛋白4（mucin 4，MUC4）是一个跨膜糖蛋白，通过抑制细胞凋亡促进肿瘤进展。*MUC4* 基因在胰腺癌中过表达率高达 80%；癌基因 *AKT1*、*AKT2* 和 *MYB* 基因在胰腺癌中的突变率分别为 60%、10%～15% 和 10%，在胰腺癌发生过程中发挥重要作用。

2. 抑癌基因失活 细胞周期蛋白依赖激酶抑制因子2A（cyclin-dependent kinase inhibitor 2A，CDKN2A/P16）基因为细胞周期抑制性基因，编码的 p16 蛋白可以抑制细胞周期蛋白依赖激酶（cyclin-dependent kinase，CDK）的活性。p16 蛋白对细胞生长起着重要的负向调控作用，能抑制细胞周期蛋白 D1（cyclin D1）与 CDK4 结合，抑制 CDK4 的活性，阻止细胞从 G1 期进入 S 期。*CDKN2A/P16* 基因突变、缺失、甲基化等引起 p16 蛋白失活，导致细胞进入恶性增殖，加速胰腺癌发生。*CDKN2A/P16* 基因在胰腺癌中突变或缺失晚于 *KRAS* 基因，失活率高达 80%～95%。

抑癌基因 *P53* 编码的细胞核磷蛋白正常情况下只存在于细胞核，可以调控细胞生长和分化，诱导细胞凋亡。野生型 p53 蛋白可以抑制细胞增殖，使细胞停滞在 G1 期，使细胞有足够的时间修复受损的 DNA，维持细胞基因组完整性。若修复失败，p53 蛋白活化诱导凋亡基因表达，促使细胞凋亡。突变型 p53 蛋白失去野生型 p53 对细胞的监控作用，细胞携带受损的 DNA 进入 S 期，导致细胞 DNA 突变和染色体畸变，引发细胞异常增生。*P53* 基因突变是胰腺癌发生过程中的晚期事件，突变率为 55%～75%，主要分布于第 5～9 号外显子。

SMAD4/DPC4（deleted in pancreatic carcinoma locus 4）基因编码产物 Smad4 是转化生长因子（transforming growth factor，TGF-β）信号通路的重要信号分子。TGF-β 的生物学效应都是 Smad4 与通路中不同蛋白结合作用的结果。TGF-β 超家族在调节细胞生长和分化方面发挥重要作用，Smad4 是 TGF-β 通路的核心分子，其缺失或失活可以阻断 TGF-β 信号通路，导致细胞癌变和增殖。*SMAD4/DPC4* 突变发生于胰腺癌发生的晚期阶段，是胰腺癌发生中较特异的肿瘤抑制基因，其突变率高达 55%，而在其他肿瘤中突变率小于 10%。

另外，p21 蛋白是细胞周期蛋白依赖性激酶抑制因子家族成员，可以与 cyclin-CDK 复合物结合，抑制 cyclin-CDK 的活性并诱导细胞周期阻滞。*P21* 基因失活发生于胰腺癌发生过程中的早期阶段，在正常导管、上皮内瘤变、胰腺癌中失活率逐渐增加。

3. 维持基因组稳定性的基因突变 基因组不稳定性是肿瘤发生的早期阶段，在胰腺癌发生与发展过程中起重要作用。当自发或诱发细胞 DNA 复制错误或突变时，基因组出现不稳定性和基因突变积累而导致细胞癌变。DNA 错配修复（mismatch repair，MMR）是细胞纠正复制错误的重要补救措施。DNA 错配修复酶能够识别并纠正 DNA 复制过程中错配的碱基对，在维持基因组稳定性中起重要作用。错配修复基因表达异常会引起微卫星不稳定性（microsatellite instability，MSI）或复制错误，使整个基因组不稳定性增加，促使肿瘤发生。目前已发现的 DNA 错配修复基因包括 MutS 家族的 *MSH2*、*MSH3* 和 *MSH6*，以及 MutL 家族的 *MLH1*、*PMS1*、*PMS2* 和 *MLH3*。*MLH1* 和 *MSH2* 在部分胰腺癌患者（<10%）中低表达，约 3% 的胰腺癌中存在 MSI 现象。

端粒酶（telomerase）是由 RNA 和蛋白组成的 RNA 依赖的 DNA 聚合酶，具有逆转录酶活性，能以端粒 3′ 端单链为引物和自身 RNA 为模板，反转录合成端粒重复序列，以弥补细胞分裂时端粒 DNA 的丢失，维持端粒长度和基因组完整性。端粒酶在人体正常组织中的活性被抑制，而在 90% 的胰腺癌中处于激活状态，参与胰腺癌的恶性转化过程。

（二）胰腺癌的分子遗传学

5%～10% 胰腺癌表现为家族聚集性，胚细胞的基因突变或多态性基因型可增加胰腺癌的遗传易感性。乳腺癌易感基因（breast cancer susceptibility gene，BRCA）1 和 2、BRCA2 协同定位基因（partner and localizer of BRCA2，PALB2）、Palladin（PALLD）基因、*CDKN2A/P16* 基因、结肠腺瘤病（adenomatous polyposis coli，APC）基因、胰蛋白酶原 I（protease serine 1，PRSS1）基因、丝氨酸/苏氨酸激酶（serine/threonine kinase，STK11/LKB1）基因、共济失调毛细血管扩张症基因（ataxia telangiectasia mutated，ATM）、囊性纤维化跨膜转运调节因子（cystic fibrosis transmembrane conductance regulator，CFTR）和错配修复基因（MLH1、MSH2、PMS1、PMS2 等）突变和失活均能增加家族性胰腺癌（familial pancreatic cancer，FPC）的发病风险，并可表现相应的家族性胰腺癌临床综合征（表 8-3）。

表 8-3 家族性胰腺癌临床综合征及相应基因突变

临床综合征	遗传模式	基因	染色体定位
遗传性胰腺炎	常染色体显性	*PRSS1*	7q35
HNPCC	常染色体显性	*MSH2*	2p21
		MLH1	3p21
		PMS1	2q31
		PMS2	7p22
家族性乳腺癌	常染色体显性	*BRCA2*	13q12
FAMMM	常染色体显性	*CDKN2A/P16*	9p21
共济失调毛细血管扩张症	常染色体隐形	*ATM*	11q22～23
Peutz-Jeghers综合征	常染色体显性	*STK11*	19p13
囊性纤维化	常染色体显性	*CFTR*	7q31

生物转化酶类,包括毒物代谢酶和核酸代谢酶,可以使机体清除外源毒物或维持核酸的正常合成和代谢。生物转化酶基因多态性可使机体清除外源性致癌物的能力和 DNA 代谢与甲基化水平发生改变,是胰腺癌遗传易感性的重要机制。细胞色素 p450(cytochrome p450,CYp450)是微粒体混合功能氧化酶系中最重要的一族氧化酶,其 CYP1A2*1D(-2467 delT)和 CYP1A2*1F(-163C>A)基因型可以显著增加吸烟者患胰腺癌的风险。亚甲基四氢叶酸还原酶(methylenetetrahydrofolate reductase,MTHFR)是叶酸和蛋氨酸代谢的限速酶,参与 DNA 合成和甲基化,其 C677T 基因型可以引起 DNA 甲基化水平异常,造成 DNA 断裂、染色体重组和染色体分离异常,干扰 DNA 合成和 DNA 损伤的修复,较 T677T 基因型患胰腺癌的风险显著增加。另外,N- 乙酰基转移酶(N-acetyl transferase,NAT)、胸苷酸合成酶(thymidylate synthase,TYMS)和谷胱甘肽转移酶(glutathine s-transferase,GST)的多态性也与胰腺癌的遗传易感性相关。

(三)胰腺癌转移的分子机制

1. 黏附分子 细胞黏附分子是位于细胞膜上的糖蛋白,介导细胞与细胞间、细胞与细胞外基质(extracellular matrix,ECM)的选择性黏附,E 钙黏蛋白(E-cadherin)和整合素(integrin)的表达及功能异常与胰腺癌转移密切相关。E 钙黏蛋白主要通过肌动蛋白细胞骨架与连环蛋白连接形成钙黏蛋白复合体以稳定细胞结构及细胞间黏附,其表达降低或功能异常将导致胰腺癌细胞侵袭和转移能力增加。整合素是由 α、β 两条跨膜蛋白链以非共价键连接组成的异二聚体,可以与 ECM 相结合。整合素 α6β4、α6β1 和 α5β1 等高表达可以促进胰腺癌细胞的侵袭和转移。

2. ECM 重塑相关因子 肿瘤细胞突破 ECM 屏障是转移的必需步骤,ECM 降解和重塑是肿瘤细胞浸润和转移的必要条件。基质金属蛋白酶(matrix metalloproteinases,MMP)可以酶解 ECM 及基底膜,促进肿瘤细胞侵袭和转移。MMP2 和 MMP9 在胰腺癌中高表达,能降解基底膜中的 IV 型胶原,促进癌细胞转移;膜型 MMP(MT-MMPs)降解细胞 - 基质交界处的 ECM,促进癌细胞侵袭和迁移;而 MMP 抑制剂 1(tissue inhibitor of metalloproteinases 1,TIMP1)可以抑制胰腺癌细胞种植、生长和转移。尿激酶型纤溶酶原激活剂(plasminogen activator,urokinase,PLAU/u-PA)和组织型纤溶酶原激活剂(plasminogen activator,tissue,PLAT/t-PA)可以激活无活性的纤溶酶原成为纤溶酶,降解 ECM 和基底膜,促进癌细胞侵袭和迁移。

3. 血管生成相关分子 肿瘤的生长分为血管前期(prevascular phase)和血管期(vascular phase)。在无血管期,肿瘤细胞生长主要依赖周围组织的弥散来获取营养物质并排泄代谢产物,肿瘤细胞处于休眠状态,肿瘤直径小于 2mm;而在血管期,肿瘤内出现新生血管,肿瘤细胞迅速分裂、增殖,并进一步获得转移能力。肿瘤血管生成与生理条件下的血管生成相比有很大差异,主要表现在无控性和不成熟性。血管内皮生长因子(vascular endothelial growth factor,VEGF)是肿瘤血管和淋巴管形成的主要诱导者,与胰腺癌浸润及转移相关的主要是 VEGF-C 和 VEGF-D,它们通过与其跨膜受体结合,引起受体的酪氨酸激酶磷酸化,启动胞内信号转导,增加血管通透性、刺激新生毛细血管及淋巴管的生成、促进瘤细胞转移。VEGF 的受体 VEGFR2 介导血管生成,而 VEGFR3 则主要介导淋巴管生成的调节。

4. 趋化因子和受体 趋化因子(chemokine)是一类对白细胞具有趋化作用的小分子量细胞因子,根据其分子中半胱氨酸的数量及位置可分为 CXC、CC、C 和 CX3C 四个家族,相应的趋化因子受体也分为 CXCR、CCR、CR、CX3CR 四类。趋化因子与其受体结合后,激发细胞内的信号转导级联和效应分子的聚集,参与多种感染性、变态反应性疾病以及肿瘤的生长、转移等病理生理过程。SDF-1/CXCR4 生物轴与胰腺癌的侵袭和转移密切相关,一方面,可以通过 G 蛋白受体偶联途径上调胰腺癌细胞中 MAPK 磷酸化水平,诱导肌动蛋白的聚合反应,增强癌细胞对层粘连蛋白的黏附性,从而增强瘤细胞的迁移和侵袭力;另一方面,趋化因子和其受体的相互作用能引起胞膜的皱褶和伪足形成,诱导肿瘤细胞的趋化迁移,最终诱导肿瘤细胞从原发部位黏附并通过细胞外基质和血管基底膜,进入血液循环并转移至远处器官。另外,趋化因子和趋化因子受体间相互作用与肿瘤的器官特异性转移相关,靶器官分泌的 SDF-1 与肿瘤细胞表面的受体 CXCR4 结合可以促进胰腺癌细胞向周围淋巴结和肝脏定向转移。

5. 环氧化酶 2 环氧化酶(COX)是前列腺素(prostaglandins,PG)合成的限速酶,目前已知 COX 至少有两种亚型,即结构型(constitutive)COX-1 和诱导型(inducible)COX-2。COX-2 在大多数正常组织不表达,但在生长因子、细胞因子、炎症介质和促癌剂等诱导下迅速合成,参与炎症过程和肿瘤的发生。正常胰腺上皮和腺泡细胞均不表达 COX-2,而胰腺癌细胞中 COX-2 表达阳性率为 44.0%～87.5%。COX-2 可以诱导前列腺素 E2 的表达,激活 MMPs 改变细胞间黏附并促进肿瘤血管生成,促进胰腺癌浸润和转移。

二、胰腺癌分子生物学的临床应用

(一)胰腺癌遗传筛查

携带易感基因的胰腺癌患者家族成员是高危人群。首先对先证者的 CDKN2A、PRSS1 和 BRCA2 等基因突变进行确认,然后对其家族的其他成员进行筛查,存在突变的个体在青春期即开始进行每 2 年 1 次的胃肠镜检查。同时,合并有 BRCA1 和 BRCA2 突变基因的女性携带者同时应该加强乳腺和卵巢检查。

(二)胰腺癌分子诊断

KRAS 基因在胰腺癌中突变率高,发生于胰腺癌的早期阶段,且其突变早于 ERCP 影像学改变,因此可以作为胰腺癌早期诊断的重要分子标志物。目前对胰腺癌进行基因检测的样本多数来源于细针吸(FNA)或内镜逆行胰胆管造影术(ERCP)收集的胰液或刷检采集的病变标本。在 FNA 活检样本中 KRAS 突变阳性率为 82%,胰腺癌诊断敏感性高于细胞学诊断（76%），而联合 *KRAS* 突变和细胞学诊断可以将胰腺癌的检测灵敏度提高至 94%。外周血浆中 *KRAS* 基因突变检测具有简单、无创、准确性高、可反复检测等优点，突变率高达 81%，有望用于胰腺癌早期快速辅助诊断。

MUC4 是胰腺癌特异性分子标志物，检测 FNA 穿刺样本或手术切除组织中 MUC4 的表达量，可以辅助细胞学检测早期诊断胰腺癌，并用于鉴别诊断胰腺癌和慢性胰腺炎。端粒酶活性检测也可作为胰腺癌的分子标志物，检测内镜下收集的胰液或 FNA 穿刺的胰腺组织样本的端粒酶活性，有助于胰腺癌的诊断和胰腺良恶性疾病的鉴别诊断。

联合检测多个分子标志物，可以提高胰腺癌早期诊断的灵敏度和特异度。Yamaguchi 报道，联合检测 *KRAS* 基因和 *P53* 基因突变诊断胰腺癌的灵敏度和特异度分别高达 92% 和 100%；Myung 等联合检测 *KRAS* 突变和端粒酶活性检测，可以将胰腺癌诊断的特异度提高到 100%；Futakawa 等检测胰液中 *KRAS* 基因突变，联合血清标志物 CA19-9 和 CEA 的水平，可以使胰腺癌诊断准确性提高至 90%。

（三）胰腺癌预后预测

p53 功能失活的胰腺癌细胞更具有侵袭性，并对放、化疗更不敏感，因此 *P53* 突变的胰腺癌患者较无突变患者总生存期短。VEGF-D 高表达胰腺癌患者术后中位生存期为 6 个月，低于 VEGF-D 低表达患者（9 个月）。胰腺癌组织中 *P21* 基因和蛋白的表达水平是胰腺癌患者预后的独立预测指标，p21 低表达患者 5 年生存率低于 p21 高表达患者。

（四）胰腺癌靶向治疗

靶向治疗是在细胞分子水平上，针对参与肿瘤发生、发展过程的细胞信号传导和生物学途径的治疗手段，可以特异性杀伤肿瘤细胞，而不影响正常组织细胞。特罗凯（tarceva）/ 厄洛替尼（erlotinib）是一种以人 EGFR 信号传导通路为靶点的小分子药物，通过抑制细胞内部 EGFR 信号传导通路中酪氨酸激酶的活性而抑制肿瘤细胞的生长。特罗凯已于 2005 年 11 月获得美国食品药品监督管理局（FDA）的批准，用于联合吉西他滨治疗局部晚期、不可切除或转移性胰腺癌。此外，特罗凯还于 2007 年 1 月被欧盟批准用于治疗转移性胰腺癌。

封闭 VEGF 信号通路，阻断肿瘤血管生成，也是抗胰腺癌靶向治疗的策略之一。可溶性 VEGF 受体是由 VEGFR1 的 SH2 结构域、VEGFR2 的 SH3 结构域和人免疫球蛋白的 Fc 结构域组成的基因工程蛋白药物。VEGFR1/2-trap 可以与 VEGF 和胎盘生长因子（placental growth factor，PIGF）结合，VEGFR3-trap 是一种嵌合的 VEGFR3-Ig，可以与 VEGF-C 特异性结合，从而有效抑制肿瘤淋巴管形成和癌细胞转移，目前已经进入临床 I 期试验阶段。VEGF 受体蛋白激酶抑制剂索坦（sutent）/ 舒尼替尼（sunitinib）可以抑制 VEGFR、血小板源性生长因子受体（platelet derived growth factor receptor，PDGFR）、干细胞因子受体（C-Kit）、FMS 样酪氨酸激酶 3（fms-1ike tyrosine kinase 3，FLT3）等多种受体蛋白激酶活性，破坏肿瘤血管，抑制肿瘤生长。舒尼替尼已于 2006 年被 FDA 批准用于治疗胃肠道间质瘤以及晚期肾细胞癌，并于 2011 年被 FDA 批准用于进展期胰腺内分泌肿瘤的治疗。

赫赛汀（herceptin）是抗 Her2/neu 胞外域的单克隆抗体药物，可以抑制 Her2/neu 扩增或过表达肿瘤细胞生长，并已在治疗转移性乳腺癌、胃癌等多种恶性肿瘤的临床应用中取得良好效果。目前 herceptin 已经作为胰腺癌候选的靶向治疗药物进行 II 期临床试验。另外，COX-2 选择性抑制剂西乐葆（celebrex）/ 赛来昔布（celecoxib）可以抑制胰腺癌细胞分泌 MMP-2 和 MMP-9，进而抑制胰腺癌的侵袭能力，有望成为靶向抑制 MMPs 表达的新药。

（五）胰腺癌基因治疗

基因治疗是指将外源基因或核酸导入人体以治疗疾病的方法。目前常用的方法有肿瘤裂解病毒基因治疗、反义基因治疗、自杀基因治疗、免疫基因治疗、抗血管形成基因治疗、受体基因治疗，以及特异性启动子基因治疗、RNA 干扰技术等。胰腺癌的基因治疗目前大多仍然停留在临床前期研究，少有进入临床 I 期或 II 期试验。

ONYX-015 是首个用于治疗晚期胰腺癌的病毒载体，是缺失凋亡抑制基因 E1B（55kDa）的腺病毒，只能在 *P53* 突变的肿瘤细胞中复制，使肿瘤细胞溶解死亡。目前该病毒已进入 III 期临床试验，与放、化疗联合应用可以有效杀伤肿瘤细胞。由于 *KRAS* 基因突变在胰腺癌中最常见，许多反义基因治疗以其为靶点。体外研究表明，*KRAS* 的反义寡核苷酸可以下调 MMP2 和 MMP9 的表达量，对胰腺癌细胞有抑制作用；同时动物实验也证实，*KRAS* 的反义寡核苷酸可以抑制胰腺癌肿瘤的生长和侵袭，该方法有望用于胰腺癌的治疗。

（李晓青）

第4节　胰腺的应用解剖和生理

一、胰腺的形态和位置

胰腺（pancreas）是人体内仅次于肝的大腺体，也是消化过程中起主要作用的消化腺，具有内分泌和外分泌两种功能，是一个质地柔软、色泽略带黄色、呈三棱形长条样的分叶状器官。胰腺位于上腹部和左季胁部，通常居第 1、2 腰椎前方，横位于腹后壁的腹膜之后，嵌于十二指肠降部与水平部所形成的凹窝内，左侧端较高靠近脾门，其前方被胃体和胃窦部遮蔽，右侧端的胰腺头部与十二指肠降部和横部紧密相连，左侧端的胰尾部则贴近脾门，下缘与横结肠系膜根部相邻。自右向左可分为胰头、胰颈、胰体和胰尾四个部分，或头、体、尾三个部分，相互之间并无明显界限。

胰腺正常情况下重 70～100g，长 15～20cm，宽 3～5cm，厚 1.5～2.5cm。除胰头部较扁平外，余各部大体有三个面，即前面、下面和后面，因此，胰腺的断面大体是呈三棱形。胰腺的头、颈、体被后腹膜所覆盖，而胰腺尾部则全部被腹膜包绕，有一定的活动度。胰腺的后方借疏松脂肪组织层附着于腹后壁，此脂肪层称为胰后间隙。间隙中有下腔静脉、腹主动脉、右肾静脉、肠系膜上动静脉的起始部、脾静脉以及门静脉等。在胰腺和胃之间有小网膜囊，其间含有门静脉、胆总管和肝动脉。

胰腺与毗邻脏器的关系较复杂（图8-2），各部分与邻近脏器间的解剖关系特点及其临床意义分述如下。

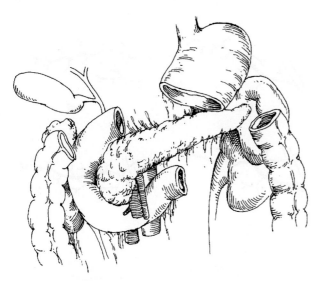

图 8-2　胰腺与毗邻脏器的关系

（一）胰头

胰头（head of pancreas）是胰腺最宽大的部分，前后扁平。长 3～7cm，宽 4～5cm，厚 2～4cm。形态扁平，位于十二指肠环内，胰头向左伸出一部分——钩突，位于肠系膜上血管在此处被包埋于胰腺组织。胆总管下段在胰头部与胰管交汇。

1. 胆总管下段与胰头关系（图8-3）　①60.7% 胆总管表面有舌片样式散在胰腺组织；②38.7% 胆总管下段无胰

腺组织覆盖；③0.7% 胰腺组织环状包围胆管下段。

2. 胆总管下段生理狭窄段解剖上包括向十二指肠腔隆起乳头部在内的 Oddi 括约肌的胆管生理狭窄段，长度为（19.3±4.6）mm。经内镜下做十二指肠乳头切开术在此范围内较安全。

（二）胰颈

胰颈（neck of pancreas）位于胰头部的左侧，是连接胰头和胰体的狭窄扁薄部分，较头、体短而窄。毗邻前上方为胃幽门，后上方为胆总管、门静脉、肝动脉。后方肠系膜上静脉与脾静脉在此汇合成门静脉。约 16% 胃冠状静脉、10% 肠系膜下静脉在胰颈后方汇合参与构成门静脉。胰颈后方胰腺组织与门静脉前侧无交通支，探查从该处入路不易引起出血。

（三）胰体

胰体（body of pancreas）较长，是胰颈部向左的延续部，长 3～5cm，宽 3～4cm，厚 1～2cm。由于椎体在后方，体部向前突，前方为大网膜囊底层腹膜与胃后壁相邻，后方为主动脉、下腔静脉间的胸导管起始部，还有脾静脉和肠系膜下静脉。

（四）胰尾

胰尾（tail of pancreas）逐渐变窄，长 1.5～3cm，宽 3cm 左右，厚 1～2cm。位于脾肾韧带内，由于胰尾部各面均包有腹膜，故有一定的移动度。胰尾部为腹膜内位是胰腺中最游离部分，末端与脾门相接，下方邻结肠脾曲，后方邻左肾上腺。

（五）胰钩突部

约 98% 的胰腺有钩突，少数膜钩突部可以大于胰头部。胰钩突部作为胰头左后下侧的突起，有的位于肠系膜上动静脉的右后方，也有的由右、后、左三面包绕肠系膜上动静脉，因此在胰十二指肠切除术中处理较为困难。胰钩

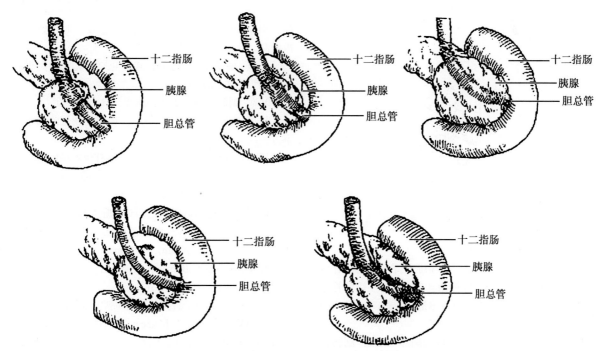

图 8-3　十二指肠乳头开口位置及胰腺与胆总管的关系

突部的血液供应主要来源于胰背动脉的胰头钩突动脉,另外起自肠系膜上动脉或上位空肠动脉分支的胰十二指肠下前动脉也经胰钩突部进入胰十二指肠前面。胰钩突部发出的数支小静脉和胰十二指肠下前静脉或胰十二指肠下后静脉从胰钩突部汇入肠系膜上静脉右后侧壁,行胰十二指肠切除术时,必须仔细逐一结扎这些小静脉,如处理不当,常致出血,甚至撕裂肠系膜上静脉招致难以控制的出血。

二、胰　管

(一)主胰管在胰腺各部横断面位置及临床意义

主胰管直径:正常情况下各部位不同,胰头 3.1~5.3mm,胰体 2.0~3.5mm,胰尾 0.9~2.4mm。在胰腺活体,2~3ml 造影剂可使胰管充满,7~10ml 能使属支小胰管充满。

主胰管在各部位胰腺断面位置不同:测量主胰管断面与胰腺后缘间距,特点是在胰颈部主胰管断面位置与胰上下缘非常相近。主胰管与胰后缘距离从右到左逐渐增大,胰颈右到左每 5mm 其主胰管断面与胰后缘间距增大 2~3mm,到胰尾部主胰管位于近中央部(图8-4)。

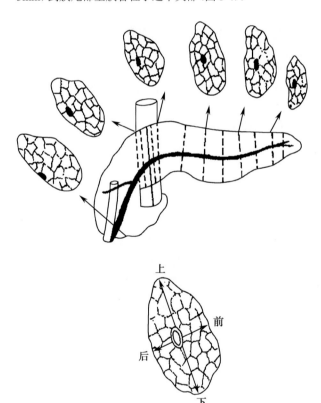

图8-4　主胰管在胰的各部断面上的位置

(二)主副胰管关系

主胰管贯穿全胰,开口于十二指肠主乳头,副胰管引胰头部腹侧胰液开口于十二指肠副乳头。70% 主副胰管有交通。国内徐恩多对 110 例胰腺标本进行观察,将其分为7种类型(图8-5)。

Ⅰ型:多见 40.9%,主胰管有较细副胰管连通,副胰管开口小乳头。

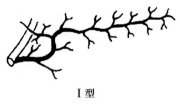

Ⅰ型

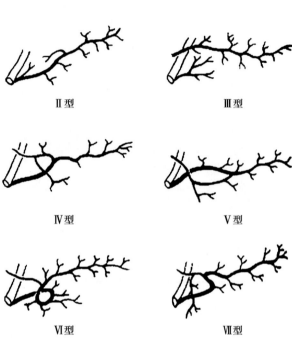

Ⅱ型　　Ⅲ型

Ⅳ型　　Ⅴ型

Ⅵ型　　Ⅶ型

图8-5　胰管的类型

Ⅱ型:24% 无副胰管,但在胰头上部有一较细小胰管与主胰管连通,钩突小胰管与主胰管相通,无小乳头。

Ⅲ型:15.5% 主胰管粗大贯穿全胰开口小乳头。副胰管细短与主胰管不交通,但与胆总管共同开口于大乳头。其临床意义是,Ⅱ型无副胰管,Ⅲ型主副胰管不相通,当主胰管阻塞,使胆汁、十二指肠液或胰液反流时可致主胰管内淤滞、压力增高,易发生胰腺炎。

Ⅳ型:副胰管细,与主胰连通开口小乳头钩突小胰管与副胰管连通(8.2%)。

Ⅴ型:副胰管细与主胰管连通开口小乳头。

Ⅵ型:2.7% 主胰管在上方,而钩突小胰管连通主胰管下方。

Ⅶ型:2.7% 主胰管在胰头上下部有两处呈锐角(35°~45°)形反折,副胰管与上部的锐角处连通,钩突小胰管经主胰管浅面与副胰管相连通。

(三)胆总管与胰管汇合方式与临床意义

1. 6% 为胰管胆管汇合后进入十二指肠开口至汇合部(共同管道)距离 1~10mm,平均 5mm。

2. 6% 胆总管与胰管在乳头部汇合几乎无共同管道。

3. 8% 两管分别开口于乳头部。

临床意义:二管汇合异常称为胆胰管合异常。①胆胰管合角度 >45°,共同管道大于 1.5cm 合点在十二指肠壁外,不受括约肌控制;②胆管开口在胰管延长线上;③胰管开口在胆管延长线上。胆胰管合异常被认为可能是先天胆管囊肿的病因。

三、胰腺的血供

胰腺血供丰富,大部分血供来自腹腔动脉干的分支(肝总动脉、脾动脉),其次来自肠系膜上动脉。胰十二指肠上前、后动脉及胰十二指肠下动脉前后支于胰头前后面十二指肠降部相互吻合,形成前后动脉弓。胰头前常有发自胰背动脉右支的分支与十二指肠上前动脉左支相吻合的胰前动脉弓。胰颈和胰头附近有胰背动脉出现率为96%左右,其来自脾动脉,或肠系膜上动脉、肝总动脉。胰下动脉(胰背动脉左支)位于胰体尾下缘,25%患者胰体尾血供仅来自胰下动脉,且与脾动脉无连接支,如有血栓形成,可导致胰体尾完全梗死。胰腺的静脉系统:特点较动脉系统复杂,变异较大。所有胰静脉均通过脾、肠系膜上静脉最后汇入门静脉,主要静脉通常有同名动脉伴行。胰头部常出现1~2条胰切迹小静脉支引流胰头前面的部分血液,还有引流钩突的1~2条钩突小静脉支,二组均汇入胰切迹附近的肠系膜上静脉后壁或右后壁,这几条小静脉在行胰十二指

肠切除时有可能被损伤甚至撕裂肠系膜上静脉造成不易控制的出血。胰颈部静脉包括胰上静脉和胰下静脉,此静脉较小,主要由来自胰颈前、后面的小尾支汇成,有时也有来自靠近胰颈处的胰体或胰头上缘的小尾支参加,与同名动脉伴行,它从门静脉后壁或汇合处的后壁汇入,行胰十二指肠切除应注意处理(图8-6)。

四、胰腺的淋巴引流

一般认为,在胰腺的小叶内及小叶间的结缔组织内存有毛细淋巴管网,可与小叶间结缔组织内的毛细淋巴管网相通;后者注入小叶间淋巴管丛,由丛发出集合淋巴管,伴随血管走行,至器官外注入局部淋巴结。有些研究仅在胰腺小叶间的结缔组织内见到毛细淋巴管,认为在小叶内不存在毛细淋巴管。

胰各部的集合淋巴管呈放射状汇入胰腺周围的淋巴结(图8-7):①胰头的集合淋巴管均注入胰十二指肠上、下淋巴结;然后向下至肠系膜上淋巴结,或向上经幽门下淋巴

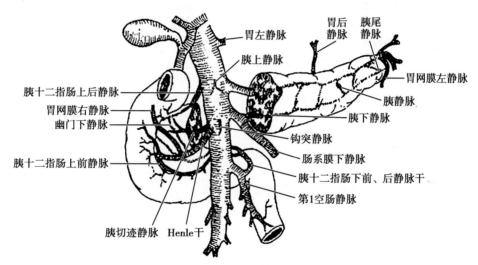

图8-6 胰腺的静脉系统

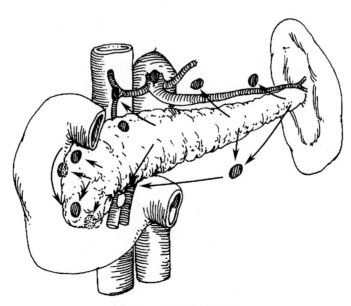

图8-7 胰腺的淋巴引流

结汇入腹腔淋巴结。②胰体右上部的集合淋巴管注入肝淋巴结，然后入腹腔淋巴结；左上部的集合淋巴管注入胰脾淋巴结。胰体左下部的集合淋巴管入中结肠淋巴结，然后注入肠系膜上淋巴结；右下部的集合淋巴管可直接汇入肠系膜上淋巴结。③胰尾上部的集合淋巴管向右注入胰脾淋巴结；下部的集合淋巴管注入中结肠淋巴结，然后入肠系膜上淋巴结。

五、胰腺的生理

胰腺兼有内、外分泌功能。外分泌物为胰液，内分泌为激素，调节机体代谢。

（一）胰腺外分泌功能

由腺泡细胞和导管所构成，分泌胰液经胰导管、十二指肠乳头排入十二指肠内。胰液为无色、无味透明碱性液体，成人每日分泌量为 800～2 000ml。其主要作用是中和进入十二指肠的胃酸，使胰黏膜免受强酸的侵蚀，为小肠内多种消化酶提供最佳的 pH。胰液中还含有大量的阴阳离子，包括 Cl⁻、Na⁺、K⁺、Ca²⁺、Mg²⁺ 等。

胰液中有机成分为蛋白质，内含有多种消化酶，如淀粉酶、胰脂肪酶、胰蛋白酶、凝乳酶等。其功能是将淀粉分解为麦芽糖，脂肪分解为甘油和脂肪酸，蛋白质分解为氨基酸。

发生胰瘘、肠瘘等情况，会丢失大量胰液，可造成机体的水、电解质和酸碱平衡紊乱。

发生肿瘤和炎症，导致胰管梗阻、胰液分泌障碍，将造成食物中脂肪和蛋白质不能完全消化，粪便中出现大量未消化的脂肪，脂肪消化障碍将进一步影响脂溶性维生素吸收。

一般认为，切除 70%～80% 的胰腺组织不致发生胰腺内、外分泌功能不足。

胰腺外分泌受神经体液的调节：神经调节是通过视、听、嗅等刺激所致神经调节，通过神经的条件反射引起胰液分泌。神经体液调节是食物在胃刺激 G 细胞分泌，另外直接刺激迷走神经。胰腺分泌酶种类与进食种类有关。体液调节是胰液分泌重要环节，主要有胰泌素、胆囊收缩素、胰酶泌素、胃泌素、胰岛素等增加胰液的分泌。

（二）胰腺的内分泌功能

胰腺的内分泌激素主要由胰岛细胞分泌，胰岛细胞按其染色和形态特点至少分为五类，主要是 A、B、D 细胞，A 细胞占 20%，分泌胰高血糖素，有促进肝糖原分解、肝糖原异生、脂肪分解及酮体生成四大生理作用。胰高血糖素还能抑制胃、小肠、结肠的张力及蠕动，降低胆囊的张力，抑制胰腺外分泌，抑制肠黏膜对水、盐的吸收。

胰腺胰岛细胞中 B 细胞占一半以上，主要分泌胰岛素。主要作用是加速体内各种细胞对多种物质的摄入。如葡萄糖向细胞内转移，促进糖与脂肪的贮存，促进蛋白质和核酸的合成。胰岛素能增进许多组织摄取糖的功能，使肝脏释放入血液中的葡萄糖减少。

生长抑素由胰岛 D 细胞分泌，占胰岛细胞 1%～8%。作用是抑制生长激素和促甲状腺素的分泌，还能抑制多种激素外分泌（胃泌素、胰泌素，胃、肠、胰消化液）。临床

使用于胰岛内分泌肿瘤、胰瘘、出血坏死性胰腺炎、消化道溃疡及食管静脉破裂造成的上消化道出血的治疗。

（高春涛）

第5节　胰腺肿瘤病理

胰腺原发性肿瘤包括上皮性肿瘤、间叶肿瘤和淋巴瘤等。大部分胰腺上皮性肿瘤沿着三类正常上皮细胞之一分化，即导管、腺泡或胰岛（神经内分泌）细胞。罕见的肿瘤可向两个或多个方向分化，例如混合性导管 - 内分泌癌、混合性腺泡 - 内分泌 - 导管癌等。另外，实性 - 假乳头状瘤属于未确定分化方向的上皮性肿瘤（表 8-4）。除了细胞分化外，肿瘤的大体形状（实性、囊性和导管内）也可用于病理亚型的分类。最近备受关注的是一系列导管内肿瘤，包括导管内乳头状黏液性肿瘤及其他最新描述的变异类型。这些肿瘤是临床可发现的浸润性肿瘤的前驱病变，倘若其在发展为浸润性癌之前被发现，则大部分可通过完整的手术切除而被治愈。本节将概述胰腺肿瘤的病理特点，重点强调诊断标准、预后信息及自然病程。

表 8-4　胰腺肿瘤分类

1　上皮性肿瘤

1.1　外分泌性肿瘤

1.1.1　浆液性囊性肿瘤

（1）微囊性浆液性囊腺瘤

（2）寡囊性浆液性囊腺瘤

（3）实性浆液性腺瘤

（4）von Hippel-Lindau（VHL）相关性浆液性囊性肿瘤

（5）浆液性囊腺癌

1.1.2　黏液性囊性肿瘤

（1）黏液性囊性肿瘤伴轻度异型增生

（2）黏液性囊性肿瘤伴中度异型增生

（3）黏液性囊性肿瘤伴重度异型增生（原位癌）

（4）黏液性囊性肿瘤相关浸润性癌

1.1.3　导管内肿瘤

（1）导管内乳头状黏液性肿瘤（IPMN）

　　①主胰管型 IPMN

　　②分支胰管型 IPMN

　　③嗜酸细胞型 IPMN

　　④IPMN 相关浸润性癌

（2）导管内管状乳头状肿瘤

1.1.4　胰腺上皮内瘤变（PanIN）

（1）胰腺上皮内瘤变 1 级

　　①PanIN-1A（扁平型）

　　②PanIN-1B（乳头型）

（2）胰腺上皮内瘤变 2 级

（3）胰腺上皮内瘤变 3 级

续表

1.1.5　侵袭性导管腺癌
　　（1）管状腺癌
　　（2）腺鳞癌
　　（3）胶样（黏液非囊性）腺癌
　　（4）肝样癌
　　（5）髓样癌
　　（6）印戒细胞癌
　　（7）未分化癌
　　　　①间变性癌
　　　　②肉瘤样癌
　　　　③癌肉瘤
　　（8）伴破骨细胞样巨细胞的未分化癌
1.1.6　腺泡细胞肿瘤
　　（1）腺泡细胞囊腺瘤
　　（2）腺泡细胞癌
　　（3）腺泡细胞囊腺癌
1.2　内分泌性肿瘤
1.2.1　微腺瘤（<0.5cm）
1.2.2　高级别神经内分泌肿瘤
1.2.3　低级别神经内分泌癌
　　（1）小细胞癌
　　（2）大细胞内分泌癌
1.3　上皮性肿瘤伴多方向分化
1.3.1　混合性腺泡 - 内分泌癌
1.3.2　混合性腺泡 - 导管癌
1.3.3　混合性导管 - 内分泌癌
1.3.4　混合性腺泡 - 内分泌 - 导管癌
1.3.5　胰母细胞瘤
1.4　未确定分化方向的上皮性肿瘤
1.4.1　实性假乳头状肿瘤
2　间叶性肿瘤
3　淋巴瘤

一、胰腺导管腺癌

导管腺癌又名管状腺癌、非特异性浸润性导管癌，是最常见的一类胰腺肿瘤，约占原发性胰腺肿瘤的85%。男性发病率高于女性约50%，大部分患者在60～80岁。大约2/3的导管腺癌发生于胰头，导致胆道阻塞和黄疸；1/3病例肿瘤位于胰体、胰尾或两者交界处，患者常出现疼痛和/或体重减轻。

（一）大体表现

胰头部位的导管腺癌常为实性，界线不清，质硬，灰白或黄白色，直径多为2～5cm。胰体或胰尾部的导管腺癌常呈弥漫性生长并浸润胰实质，受累的导管和小导管常扩张，其内充满坏死的瘤组织，肿瘤直径常>5～7cm。在肿瘤体积较大时，可出现出血、坏死及囊性变。肿瘤阻断胰腺导管，可导致癌旁导管潴留性囊肿。

（二）组织病理学

明显的促纤维间质反应是其典型特点（图8-8A）。导管腺癌常伴有腺样分化，可有管腔或细胞内黏液。根据腺体分化、黏液产生、核的形态特征和核分裂活性，将其分成高分化、中分化和低分化导管腺癌。

1. 高分化癌　由杂乱浸润的导管样结构和中等大小的腺体构成。导管样结构形状不规则，可见腺管部分区域上皮缺失，被覆细胞丰富的间质成分。非肿瘤性导管、残存腺泡、胰岛穿插在肿瘤腺体之间。肿瘤细胞从立方形到柱状，单层排列，有时可见到乳头状结构。胞质嗜酸性，细胞核呈圆形、椭圆形，大小为非肿瘤细胞核的3～4倍，核膜明显，核仁大而明显，核分裂不常见（图8-8B）。

2. 中分化癌　由中等大小导管样结构以及大小、形状各异的小腺管样结构共同组成，部分腺体形成筛状。与高分化癌相比，产生的黏液有所减少，导管内原位成分也更少见，核的大小、染色质的结构及核仁的明显程度都具有更大的变异性，核分裂象更常见。

3. 低分化癌　由密集排列的、形状不规则的小腺体、实性癌细胞巢、条索结构或单个肿瘤细胞混合构成。促纤

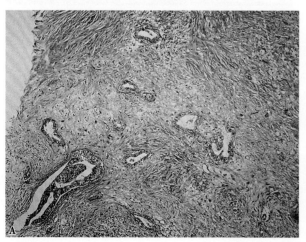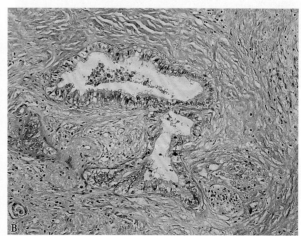

图 8-8　胰腺高分化导管腺癌
A. 广泛的间质反应；B. 分化好的肿瘤导管结构。

维增生反应不明显。黏液减少或没有黏液产生，肿瘤细胞的多形性更加明显，核分裂象多见（图8-9）。但在同一肿瘤中，不同分化程度的成分经常共存。高侵袭性在胰腺导管腺癌中非常明显，甚至在高分化的病例中。高侵袭性表现为：单个腺体延伸至胰腺实质中，且显微镜下癌灶明显超过了大体观时肿瘤的界线；可见频繁的神经周及血管浸润（图8-10），以及癌灶扩展至胰腺周围脂肪组织及邻近器官（图8-11）。单个肿瘤腺体，特别是异型腺体，紧邻肌性血管，提示恶性（图8-12）。

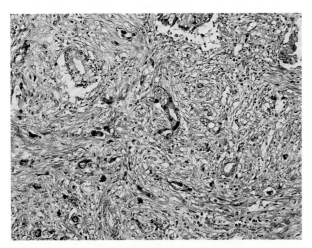

图8-9　胰腺低分化导管腺癌

腺管结构不规则，甚至出现单个肿瘤细胞，肿瘤细胞明显异型。

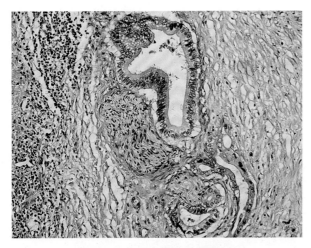

图8-10　胰腺导管腺癌侵犯神经

（三）免疫组化

目前还没有免疫组化标记物能够鉴别胰腺导管腺癌和反应性腺体，也没有任何标记物能够鉴别胰腺导管腺癌和其他部位的产生黏液腺癌，特别是胆管腺癌。导管腺癌与正常导管上皮表达的细胞角蛋白组合相同，即CK7、8、18和19，但通常CK20阴性或不如CK7表达广。大多数导管腺癌表达MUC1、MUC3、MUC4和MUC5/6（MUC2阴性），也表达肿瘤糖蛋白抗原，如CEA、B72.3、CA125、

CA19-9，这些标记物一定程度上在正常胰腺导管上皮也可表达，特别是有慢性胰腺炎时。导管腺癌通常是波形蛋白（vimentin）阴性；除混合性导管 - 内分泌癌外，内分泌标记物突触素（Syn）、嗜铬粒蛋白A（CgA）也是阴性；胰蛋白酶、糜蛋白酶和脂肪酶一般为阴性。

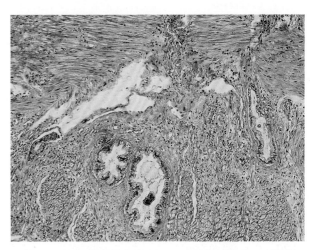

图8-11　胰腺导管腺癌成分侵犯十二指肠肌层，导管异型不明显

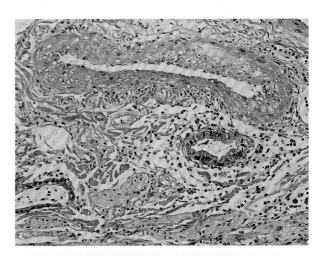

图8-12　胰腺导管腺癌，单个导管紧邻肌性血管

（四）组织学亚型

除了常见的管状型，导管腺癌还可呈现各种各样的其他组织学类型。各种亚型具有独特的临床或预后特点。组织学亚型不包括有泡沫细胞、透明细胞和大导管特点的导管腺癌，因为这些特点没有预后差异，且在经典导管腺癌中常可见到。

1. 腺鳞癌　有导管和鳞状上皮分化，鳞状上皮的成分至少要占30%（图8-13）。腺鳞癌占外分泌胰腺恶性肿瘤的1%～4%。胰腺单纯鳞癌很少见，如果胰腺内有单纯鳞癌，优先排除其他部位转移。以鳞癌为主，局灶腺癌分化也可确定腺鳞癌的诊断。其预后与常见的（管状）腺癌一样差，但不会更差。

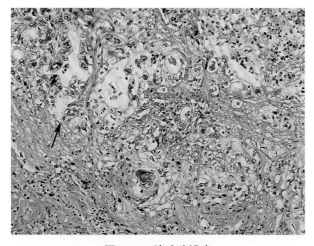

图 8-13　胰腺腺鳞癌

图中可见腺癌(箭头所示为不规则的导管)和鳞状细胞癌(下中见角化珠)成分。

2. 胶样癌　又名黏液性非囊性腺癌,以细胞外黏液占肿瘤 80% 以上为特点,黏液湖中含瘤细胞。胶样癌大,边界清,几乎总伴发肠型导管内乳头状黏液性肿瘤。黏液湖部分被覆分化好的立方形到柱状肿瘤细胞,成簇或条索状排列,有时漂浮的细胞呈印戒细胞样(图 8-14)。胶样癌的细胞可显示向肠上皮方向分化,高表达 CDX2 和 MUC2,而经典导管腺癌不表达。胶样癌预后明显高于经典导管腺癌。

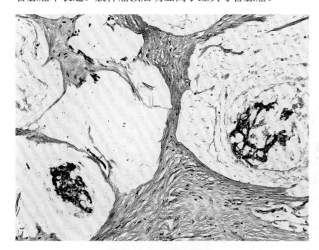

图 8-14　胰腺胶样癌

肿瘤细胞漂浮在黏液湖中。

3. 肝样癌　是极罕见的胰腺恶性上皮性肿瘤,有明显的肝细胞分化。肝样癌由大的多角形细胞构成,有丰富的嗜酸性胞质。大部分表达甲胎蛋白(AFP),肝细胞特异抗原(肝细胞 -1)是更加特异的肝细胞分化标记物。异位肝组织发生的肝细胞癌不在本病范畴内。隐性肝细胞癌转移到胰腺比原发胰腺的肝样癌更多见,因此,诊断肝样癌前必须排除转移癌的可能。关于胰腺肝样癌预后的数据很少。

4. 髓样癌　以分化差、腺体形成受限、边界不清的薄层大细胞悬浮于富于淋巴细胞的间质中、推进性边缘和明显的合体生长方式为特点。髓样癌散发或发生在 Lynch 综合征患者。尽管髓样癌分化差,预后却好于经典导管腺癌。

5. 印戒细胞癌　极为罕见。几乎全部由充满黏液、黏附性差的细胞构成,细胞核被挤至周边,似印戒。此型预后极差。在作出该诊断前,必须排除胃及乳腺原发性肿瘤胰腺转移。

6. 未分化癌　又称间变性癌、多形性癌、多形性大细胞癌、多形性巨细胞癌、梭形细胞癌、肉瘤样癌。有三种组织学亚型。间变性巨细胞癌由多形性单核细胞混合奇异的胞质嗜酸的巨细胞共同组成。肉瘤样癌以梭形细胞为主,内有可清楚识别的腺癌和高级别梭形细胞成分(图 8-15)。未分化癌比经典导管腺癌的细胞成分丰富,黏附性差,间质很少。细胞核多形性,核分裂多,神经、淋巴管及血管侵犯常见。免疫组化显示,大部分未分化癌表达角蛋白和 vimentin,不表达 E-cadherin。未分化癌预后极差,平均生存期仅 5 个月。

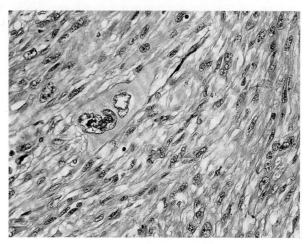

图 8-15　胰腺未分化癌

梭形细胞,核多形性,并可见瘤巨细胞。

7. 伴破骨细胞样巨细胞的未分化癌　罕见,由圆形到梭形的多形性单核细胞及大的非肿瘤性多核组织细胞样巨细胞构成(图 8-16)。免疫组化,大部分单核细胞表达 vimentin,部分表达细胞角蛋白及 p53;而破骨细胞样巨细胞和小部分单核细胞 CD68、vimentin、白细胞共同抗原(LCA)阳性,细胞角蛋白和 p53 阴性。免疫组化和分子学研究显示,多形性单核细胞是肿瘤细胞,而破骨细胞样巨细胞是非肿瘤细胞。此型肿瘤的平均生存时间为 12 个月。

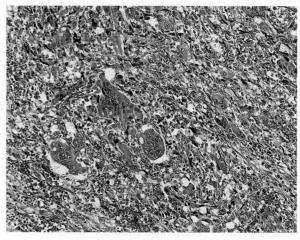

图 8-16　胰腺伴破骨细胞样巨细胞的未分化癌

（五）预后

导管腺癌不论在什么部位，生长都很快，大多数患者在确诊或手术时已扩散。突出的表现是直接蔓延至周围器官，累及的组织器官因肿瘤在胰腺头或尾而不同，胰头癌常累及十二指肠、壶腹部、胰内胆总管、胰周及腹膜后脂肪组织，胰体尾癌常累及脾、胃、左肾上腺、结肠及腹膜。胰腺周围淋巴结的转移也很常见，转移的淋巴结组群也与肿瘤的原发部位有关。肝脏的血行转移很频繁，也常转移至肾上腺、肺、胸膜及骨。未经治疗的患者平均生存时间为3~5个月；手术切除后，平均生存时间为10~20个月。但是，仅10%~20%甚至更少的患者在诊断时可手术切除。可切除性是决定预后的重要指标。胰腺癌的5年生存率是3%~5%，而手术可完全切除的患者5年生存率为15%~25%。不幸的是，70%~90%的胰腺癌在完全切除后2年内复发，辅助化疗仅可轻微提高生存时间。其他可能提示预后较好的因素包括肿瘤直径<3cm、肿瘤局限在胰腺之内、切缘阴性，淋巴结转移率、分期、肿瘤分级、核分裂数、大血管侵犯、血管及神经浸润也是影响预后的指标。

二、胰腺浆液性肿瘤

大多数胰腺浆液性肿瘤是良性病变（浆液性囊腺瘤），只有极罕见的病例发生转移（浆液性囊腺癌）。

（一）浆液性囊腺瘤

浆液性囊腺瘤占所有胰腺肿瘤的1%~2%，平均发病年龄为60岁（26~91岁），女性略多。肿瘤最常见于胰体或胰尾部（50%~70%），其余见于胰头。如没有特别说明，"浆液性囊腺瘤"指的是微囊性囊腺瘤。

1. 大体表现 通常是单个、边界清楚、圆形略有小圆凸的肿物，直径为1~25cm（平均6cm）。肿瘤切面呈海绵状，由众多小囊（通常直径<2~10mm）组成，内含浆液性（透明水样）液体。囊腔与较大的胰管系统无连通，通常围绕中央致密纤维结节状瘢痕排列，纤维分隔向周边放射状延伸。

2. 组织病理学 囊壁衬以单层立方或扁平上皮细胞，胞质透明，细胞核居中，圆形、卵圆形，大小一致，核仁不明显。缺乏核分裂，细胞没有异型性（图8-17）。胞质内有丰富的糖原，PAS染色阳性，但淀粉酶消化后PAS及阿尔辛蓝染色阴性。

3. 免疫组化 肿瘤细胞上皮性特点决定，免疫组化显示CK7、CK8/18、CK19阳性。肿瘤细胞表达NSE，但其他更加特异的神经内分泌分化的标记物Syn和CgA是阴性的。

4. 组织学亚型

（1）寡囊性浆液性囊腺瘤：肿瘤有几个大囊构成，有时甚至是单个囊肿。常发生于男性，大部分患者>60岁。大部分寡囊性浆液性囊腺瘤位于胰头部，直径为2~14cm（平均7cm），几个或一个肉眼可见的大囊，内充满水样透明或淡棕色液体。囊形状不规则，有时被宽的纤维间隔分隔，没有中央星状瘢痕。上皮细胞与浆液性囊腺瘤的上皮细胞完全相同。该肿瘤全部是良性。

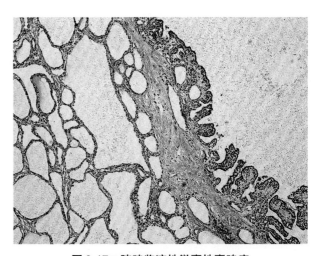

图8-17 胰腺浆液性微囊性囊腺瘤
囊腔大小不一，囊壁被覆立方上皮，局灶形成囊内乳头状结构。

（2）实性浆液性腺瘤：该肿瘤为实性结节，大小为2~4cm，肿瘤边界清楚，肿瘤细胞腺泡状排列，中心有小的管腔，类似分化好的神经内分泌肿瘤，或者无管腔类似实性肿瘤。细胞学和免疫组化特点同浆液性囊腺瘤。

（3）von Hippel-Lindau（VHL）综合征相关的浆液性囊性肿瘤：多达90%的VHL综合征患者发生浆液性囊性肿瘤，常为多发浆液性囊腺瘤或寡囊性浆液性囊腺瘤。VHL综合征患者典型的浆液性囊性肿瘤弥漫累及胰腺或呈补丁样，而不是形成明显的边界清楚的肿块。

（4）混合性浆液-神经内分泌肿瘤：极少情况下，浆液性囊腺瘤与胰腺神经内分泌肿瘤有关系，神经内分泌细胞增生可独立发生或与囊肿混杂在一起。

（二）浆液性囊腺癌

1%~3%的浆液性囊性肿瘤是恶性的，患者年龄在52~81岁，2/3是女性。肿瘤大体与良性浆液性囊腺瘤相同，但更大（平均直径为10cm），有些（不是全部）有局部侵袭性。浆液性囊腺癌的组织学形态与良性浆液性囊腺瘤几乎完全相同，诊断必须有远处转移。浆液性囊腺癌生长缓慢，进展期做姑息手术切除也很有帮助。平均随诊36个月，到随访截止时，大部分患者仍存活。

三、胰腺黏液性囊性肿瘤

胰腺黏液性囊性肿瘤（mucinous cystic neoplasmas of the pancreas，MCN）相对少见，约占胰腺囊性病变的8%。绝大多数MCN患者为女性（男女比例1:20），诊断时大部分患者年龄为40~50岁。发生癌的患者比无浸润性患者年龄高出5~10岁，提示可治愈的非浸润性肿瘤需要几年时间才能进展到浸润性癌。绝大多数病例位于胰体尾部，胰头很少累及。

（一）大体表现

MCN通常有纤维性假包膜，包膜厚度不等。肿物最大径在2~35cm，平均6~10cm。切面为单房或多房囊肿，囊腔直径从几毫米到数厘米，腔内含浓稠黏液或黏液与出血坏死物的混合物。高级别肿瘤常见乳头状物突入囊腔。MCN 相关浸润性癌通常大，多囊，囊内含乳头状突出物和 / 或附壁结节，也可浸润到相邻器官。除非有瘘管形成，MCN 与导管系统绝不连通。

（二）组织病理学

MCN 有两种明显的成分——衬附上皮和其下的卵巢样间质（图 8-18）。囊腔由单层、假复层或乳头状排列的高柱状分泌黏液的上皮细胞围成，PAS 染色和阿尔辛蓝染色阳性。一个肿瘤内柱状上皮的异型性有变化，从良性到高度异型性，因此需要对整个标本进行全面的取材以确定找到最严重的不典型增生区域。MCN 伴低级别异型增生的柱状上皮仅有轻度结构和细胞异型性，细胞核轻度增大，位于基底，无核分裂。MCN 伴中度异型增生有结构和细胞的轻到中度异型，有乳头状突起或隐窝样凹陷，细胞假复层排列，核拥挤，轻度增大，偶见核分裂（图 8-18）。MCN 伴重度异型增生时，结构和细胞有明显异型性，乳头杂乱分支，出芽，细胞核复层，极向消失，多形性，核仁明显，核分裂象常见，并出现不典型核分裂（图 8-19）。高达 1/3 的 MCN 有浸润性癌（图 8-20）。浸润成分包括管型导管腺癌、胶样癌、肉瘤样癌、伴破骨细胞样巨细胞的未分化癌。上皮下特征性的卵巢样间质由紧密排列的梭形细胞组成，有圆形或长圆形细胞核，胞质少。间质常有不同程度的黄素化。少见情况下，卵巢样间质超过上皮成分，形成实性结节。

（三）免疫组化

肿瘤上皮表达 CK7、8、18、19、EMA 和 CEA。大部分非浸润性 MCN 表达 SMAD4，不表达 MUC1；伴发浸润性癌时，SMAD4 可表达缺失，MUC1 阳性。MCN 间质也像卵巢间质一样表达雌激素受体（ER）和孕激素受体（PR），黄素化细胞可表达一些类固醇标记物，如 α-inhibin。

（四）预后

几乎所有非浸润性 MCN 手术切除后治愈。MCN 伴发浸润性癌患者的预后取决于肿瘤浸润的范围、肿瘤分期及可切除性。肿瘤囊壁及瘤周组织出现浸润，则易复发且预后不好。

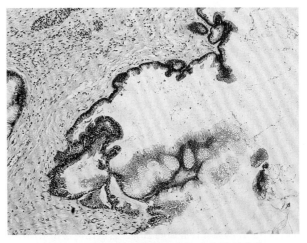

图 8-18　胰腺黏液性囊腺瘤伴中度异型增生
含黏液的柱状上皮及上皮下卵巢样间质。柱状上皮有乳头状突起，细胞假复层排列，核拥挤，轻度增大。

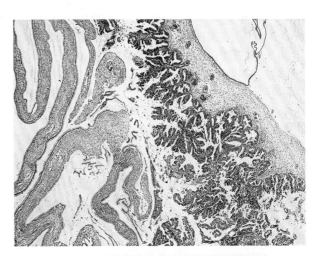

图 8-19　胰腺黏液性囊腺瘤伴重度异型增生
图中可见轻度到重度异型增生的突然转变。

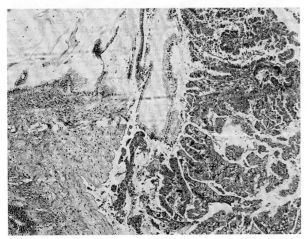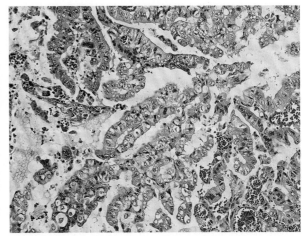

图 8-20　黏液性囊腺癌

四、胰腺导管内肿瘤

胰腺导管内肿瘤（intraductal neoplasms of the pancreas）是胰腺导管系统内原发并大体可见（囊性或实性）的上皮性肿瘤，伴有导管上皮分化，包括导管内乳头状黏液性肿瘤（IPMN）和导管内管状乳头状肿瘤（ITPN，以前称为导管内管状肿瘤）。有些导管内生长但不伴有导管上皮分化的肿瘤，如腺泡细胞癌等，不在此讨论范围内。

（一）导管内乳头状黏液性肿瘤

一般人群的导管内乳头状黏液性肿瘤（intraductal papillary mucinous neoplasms，IPMN）的发病率很难统计，因为 IPMN 没有症状。目前估计 IPMN 占胰腺外分泌肿瘤的 1%～3%，胰腺囊性肿瘤的 20%。这些比例还在增加，与对 IPMN 认识的增加和影像学技术的发展有关。IPMN 发病年龄宽泛，老年人更常见，诊断中位年龄约 66 岁。不伴发癌的 IPMN 平均年龄比伴发癌的患者小 3～5 岁。IPMN 患者男性略多于女性。症状是模糊且非特异，包括腹痛、腹泻和外分泌物缺乏的其他表现。梗阻性黄疸通常是晚期事件，可反映侵袭性癌的发展。大部分 IPMN 位于胰头部（约 75%），另外主要在胰尾，5%～10% 散在整个胰腺。

1. 大体表现

（1）主胰管型 IPMN：主胰管弥漫扩张，导管内经常充满黏液，迂曲，形状不规则。主胰管型 IPMN 通常发生在胰头部，沿主胰管蔓延，部分病例可累及整个胰腺，甚至侵及大小乳头，导致黏液从壶腹部溢出。

（2）分支胰管型 IPMN：多见于沟突，形成多囊、葡萄样结构。囊性扩张的导管直径从 1cm 到 8～10cm，内充满黏滞的黏液。囊壁薄，光滑或乳头状。囊之间可见正常的胰腺实质间隔，切面上给人以多个囊肿的印象。浸润性癌时囊壁增厚，形状不规则，管腔内可见结节状乳头状突出物，或凝胶样肿块。

2. 组织病理学 IPMN 镜下形态变化很大。某些区域内黏液上皮变平，缺乏显著的增生改变；一些区域可能存在淡染黏液上皮细胞排列成的乳头样结构，分化良好，均匀一致；也可见显著的细胞异型、重度异型增生上皮排列成的错综分支的乳头状结构（图 8-21）。根据主要结构和细胞分化方向，IPMN 分为胃型、肠型、胰胆管型和嗜酸细胞型。这些亚型除了组织学表现不同外，免疫表型也各不相同，并且与肿瘤进展及预后密切相关。

（1）胃型：主要是分支胰管型 IPMN，被覆顶部有大量黏液、核位于基底的高柱状细胞，类似胃陷窝上皮。通常此型仅有上皮轻度或中度异型增生。

（2）肠型：主要累及主胰管，形成长乳头，乳头被覆假复层高柱状上皮，细胞核呈雪茄烟样，胞质嗜碱性，尖部有多少不等的黏液，类似结肠绒毛状腺瘤。部分病例上皮主要是杯状细胞，有微乳头。肠型 IPMN 上皮可见中度或重度异型增生（见图 8-21）。

（3）胰胆管型：最少见，特点不典型。通常累及主胰管，形成纤细有分支的乳头，上皮重度不典型增生。被覆上皮立方形，核圆形，染色质粗，核仁明显，胞质中度双嗜

性，黏液较少。

（4）嗜酸细胞型：通常为树枝状复杂增生的纤细乳头，乳头被覆 2～5 层立方或柱状嗜酸性细胞胞质丰富而嗜酸，核大而圆，有一个明显的偏心核仁。杯状细胞散在分布。肿瘤细胞形成上皮内管腔。部分病例上皮内管腔呈筛状。

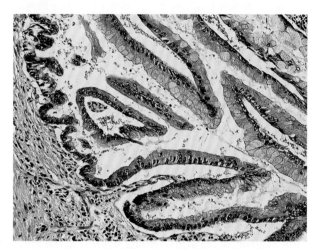

图 8-21 胰腺肠型 IPMN 伴中 - 重度异型增生
长乳头，乳头被覆假复层高柱状上皮，可见杯状细胞；细胞核上移，核异型显著。

（5）相关浸润性癌：大部分浸润性癌发生在主胰管型 IPMN 伴上皮重度异型增生。浸润性癌通常为两种类型，大约一半的浸润性癌类似于普通的管状导管腺癌，存在个别形态正常的腺体，与结缔组织增生性间质反应密切相关，此型通常与胰胆管型和肠型 IPMN 相关；另一半是胶样癌（图 8-22），通常与肠型 IPMN 密切相关。

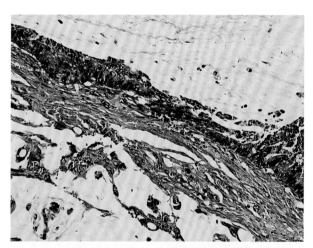

图 8-22 肠型 IPMN 相关浸润性癌
浸润性癌为胶样癌。

3. 免疫组化 大部分 IPMN CK7、CK19、B72.3 和 CEA 强阳性。MUC 染色有助于形态学分类：胃型 MUC5AC 阳性，MUC1 和 MUC2 阴性；肠型 MUC2、CDX2 和 MUC5AC 弥漫强阳性，MUC1 阴性；胰胆管型表达 MUC5AC 和 MUC1，MUC2 和 CDX2 阴性；嗜酸细胞型表

达 MUC6 和 MUC5AC，大部分不表达 MUC2 和 CDX2。随着上皮异型增生程度增高，Ki-67 阳性率增高，CDKN2A 缺失表达比例增高。少许高级别 IPMN 有 p53 异常表达，低级别不表达。大部分 IPMN 表达 SMAD4，而高级别上皮内瘤变及浸润性癌有较高的缺失率。

4. 预后 主胰管型 IPMN 发生高级别异型增生和浸润性癌的危险性高于分支胰管型 IPMN。组织学类型与预后有关，胃型 IPMN 多为低级别非浸润性病变，大部分分支型归为此类；肠型 IPMN 多为主胰管型，常为高级别病变，发展的浸润性癌大部分是胶样癌；胰胆管型 IPMN 多为高级别病变，发展的浸润性癌是导管腺癌。

IPMN 的生物学行为类似于一般惰性肿瘤。大多数 IPMN 患者可以通过外科手术治愈。很少 IPMN 患者没有侵袭组分，却发生转移。在这些病例中，侵袭性癌可能确实存在，但由于取材不足或胰腺局部切除后有残余而未被检测出。手术切除 IPMN 预后取决于是否有浸润性癌，没有浸润性癌的 IPMN 常可治愈，5 年生存率为 90%~95%；伴有浸润性癌的 IPMN 患者 5 年生存率为 27%~60%，取决于浸润癌的范围和组织学类型：胶样癌的预后明显好于导管腺癌；浸润深度 <5mm 预后良好，进展期（有淋巴结或远处转移）与经典导管腺癌预后相同。

（二）胰腺导管内管状乳头状肿瘤

胰腺导管内管状乳头状肿瘤（intraductal tubular papillary neoplasms，ITPN）少见，不足胰腺外分泌肿瘤的 1%，仅占导管内肿瘤的 3%。目前病例数有限，男女比例均等，35~84 岁均可发生，平均年龄为 56 岁。约半数 IPMN 位于胰头，1/3 弥漫累及整个胰腺，15% 位于胰尾。

1. 大体表现 IPMN 形成实性结节状肿物，位于扩张的胰管内。结节质中 - 韧，囊不明显，扩张的导管内黏液很少。病变导管周围的胰腺组织通常质地较实，有硬化。

2. 组织病理学 ITPN 结节内小管状腺体背靠背排列，偶见乳头状结构，黏液很少或没有。小的腺泡样腺体致密排列，细胞立方形，胞质中等，嗜酸性或双嗜性。细胞核呈圆形、卵圆形，可有中 - 重度异型性。部分病例肿瘤结节之间可见局灶坏死或纤维组织增生，偶尔可见粉刺样坏死。囊形成不如 IPMN 明显。约 40% 的 ITPN 可见浸润性癌。边界清楚的瘤结节周围间质中可见细条索状细胞浸润，提示浸润性癌。浸润性癌的细胞学特点与非浸润性肿瘤相同，也呈管状生长。

3. 免疫组化 ITPN CK7、CK19 阳性，腺泡标记物（如胰蛋白酶）和神经内分泌标记物（如 Syn、CgA）均阴性。

4. 预后 ITPN 患者有限的预后数据显示，ITPN 是相对惰性的肿瘤。文献报道，约 1/3 患者生存超过 5 年，约 1/3 患者有复发、淋巴结转移或肝转移，即使如此，这些患者的生存期也超过 2 年。

五、胰腺腺泡细胞肿瘤

（一）腺泡细胞囊腺瘤

腺泡细胞囊腺瘤发病率极低，不足以证明流行病学相关因素。可累及胰腺任何部位，胰头更多见，有时可累及全胰。

1. 大体表现 肿瘤直径为 1.5~10cm，单囊或多房囊肿，大体边界清楚。囊内含水样清亮液，内壁光滑，与胰腺导管相通者少见。一些病例多中心发生，囊肿之间可见岛状胰腺实质。

2. 组织病理学 腺泡细胞囊腺瘤有大小不等的囊。大部分囊被覆分化好的细胞，有腺泡分化，或单层排列。肿瘤细胞类似非肿瘤性腺泡细胞，细胞核一致，顶部胞质颗粒状嗜酸性，基底胞质嗜碱性。部分病例囊壁被覆立方形细胞，胞质缺乏颗粒状，类似导管上皮。囊腔内可见浓缩嗜酸性酶性分泌物。病变周围胰腺实质萎缩及纤维化。囊壁被覆上皮细胞 PAS 染色及消化后 PAS 染色均为阳性，黏液染色为阴性。

3. 免疫组化 均表达胰腺外分泌酶，如胰蛋白酶、糜蛋白酶和脂肪酶。角蛋白（CK8、CK18）也阳性表达。

4. 预后 文献报道，所有腺泡细胞囊腺瘤临床行为均为良性，没有恶性转化或与腺泡细胞癌有关的证据。

（二）腺泡细胞癌

腺泡细胞癌占胰腺外分泌肿瘤的 1%~2%，大部分患者年龄较大，平均年龄为 58 岁（10~87 岁）。虽然儿童病例仅占胰腺腺泡细胞癌的 6%，但占儿童胰腺肿瘤的 15%，年龄通常在 8~15 岁。男女比例为 3.6∶1，无人种差异。10%~15% 的患者出现脂肪酶分泌过多综合征，肝转移的患者更常发生。肿瘤脂肪酶过多分泌，释放入血，出现皮下脂肪坏死和多发性关节痛。外周血嗜酸性粒细胞增多，血清脂肪酶水平升高。肿瘤完全切除后，血清学检查正常，症状消失。大部分患者有非特异性症状，如腹痛、背痛、体重减轻、恶心及腹泻。由于该肿瘤压迫性生长，而不是侵犯周围结构，胆管梗阻和黄疸都不是常见并发症。肿瘤可以发生于胰腺的任何部位，但胰头更常见。

1. 大体表现 肿瘤比胰腺导管腺癌质地软，边界更清楚，可多结节状，从黄色至褐色不等。一些腺泡细胞癌可以侵入导管系统，形成息肉样结节突入扩张的导管内。

2. 组织病理学 腺泡细胞癌肿瘤细胞丰富。肿瘤细胞被纤细的纤维间隔带分开呈结节状，常无导管腺癌的促纤维增生间质（图 8-23）。可见坏死。肿瘤细胞巢周围有许多小血管。肿瘤细胞可排列成小腺泡样，腺泡内有小的空腔，形成筛状结构。有时空腔扩张，形成腺样，但单个腺样结构周围包绕间质的情况不常遇到。另一种常见的结构是实性结构，肿瘤细胞实性排列，无管腔形成。细胞极向常消失，有时都指向血管，形成围血管的栅栏状排列的细胞核。肿瘤细胞胞质量轻 - 中度，双嗜性到嗜酸性，细颗粒状。细胞核常圆形到椭圆形，相对一致，细胞核多形性很少见。单个明显的核仁居中是典型特点（图 8-24），但不总是出现。核分裂象为 >50 个 /10HPF。酶原颗粒 PAS 和消化后 PAS 弱阳性，黏液染色阴性。

3. 免疫组化 胰蛋白酶和糜蛋白酶在 >95% 的病例中可检测到，脂肪酶阳性率约 70%。表达角蛋白 CK8 和 CK18，但不表达 CK7、CK19、CK20。超过 1/3 的腺泡细胞癌可见 Syn 和 CgA 散在阳性，超过一半局灶表达 CEA 和 B72.3。AFP 偶可阳性。

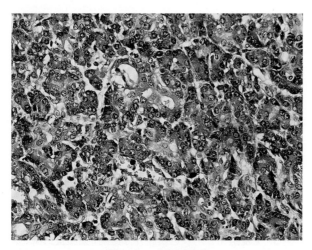

图 8-23　腺泡细胞癌

肿瘤细胞腺泡样排列,肿瘤细胞核相对一致,单个明显的核仁居中。

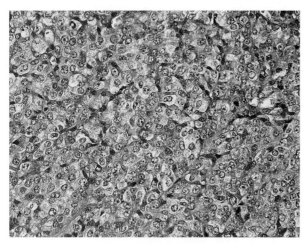

图 8-24　胰腺腺泡细胞癌

肿瘤细胞以小血管为中心实性排列,肿瘤细胞核相对一致,单个明显的核仁居中。

4. 组织学亚型

(1)腺泡细胞囊腺癌:很少见。大体呈囊性,大部分病例肿瘤大(平均 24cm),有多少不等的小囊腔。囊内被覆腺泡细胞分化的肿瘤细胞,可标记外分泌酶。生物学行为与经典腺泡细胞癌无差别。

(2)混合性腺泡细胞癌:少见,每种细胞类型 >30%。根据细胞类型,分别命名为混合性腺泡 - 神经内分泌癌、混合性腺泡 - 神经内分泌癌 - 导管癌、混合性腺泡 - 导管癌。

5. 预后　腺泡细胞癌具有侵袭性,5 年生存率为 25%～50%,好于同期的导管腺癌。最重要的预后因素包括分期、年龄、手术切缘是否干净,无淋巴结或远处转移、<65 岁、手术切缘干净均提示预后良好。有脂肪酶分泌过多综合征的患者大部分都有肝转移,生存期明显较短。发生在 20 岁以内的腺泡细胞癌侵袭性弱于相应的成人病例。

六、胰母细胞瘤

胰腺母细胞瘤(pancreatoblastoma)较少见,多发于 10 岁以下儿童,约占 10 岁以内儿童胰腺肿瘤的 25%。偶尔胰母细胞瘤也可以发生在成人,男性略多见,约半数病例是亚洲人。大部分发生于胰头和体尾部之间。

(一)大体表现

胰母细胞瘤通常较大,平均 11cm(1.5～20cm),大部分是边界清楚的实性结节,可以有坏死,囊性少见。

(二)组织病理学

明显的小叶、有腺泡成分分化、间质细胞丰富和特征性的鳞状小体是胰母细胞瘤的特点。胰母细胞瘤的上皮细胞丰富,被纤维间隔成边界清楚的上皮岛,低倍镜下呈地图样。鳞状小体是胰母细胞瘤的特征性结构,从大的胞质宽的上皮样细胞岛到梭形细胞构成的漩涡状细胞巢均可,伴明显角化(图 8-25)。细胞核比周围细胞大,椭圆形,生物素聚集在细胞核内导致细胞核空,核仁不明显。除了腺泡细胞分化和鳞状小体外,实性区域某些细胞核的特点提示可有神经内分泌分化。

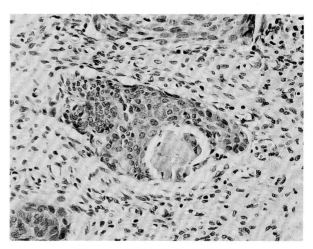

图 8-25　胰母细胞瘤,鳞状小体

(三)免疫组化

胰母细胞瘤表达角蛋白,包括 CK7、8、18、19。有腺泡方向分化的细胞免疫组化表达胰蛋白酶、糜蛋白酶和脂肪酶,但有时仅局限于腺泡形成的区域。超过 2/3 的至少局灶神经内分泌标志物 Syn 或 CgA 阳性。

(四)预后

总体胰母细胞瘤的生存率约 50%。转移和不能手术切除导致预后较差。能局部切除的患者手术后预后好,5 年生存率约 65%;不能手术切除的患者生存期不超过 5 年。儿童预后好于成人。治疗复发、有肿瘤残余、不可切除或转移病例时,化疗和放疗起到重要作用。

七、胰腺神经内分泌肿瘤

根据消化系统肿瘤 WHO 分类(2010),胰腺神经内分泌肿瘤(neuroendocrine neoplasms of the pancreas)分为分化

好的神经内分泌瘤（neuroendocrine tumor，NET）、分化差的神经内分泌癌（neuroendocrine carcinoma，NEC）及混合性腺神经内分泌癌（mixed adeno-neuroendocrine carcinoma，MANEC）。分类标准采用以增殖活性决定的分级标准（表8-5）。

表8-5 胰腺神经内分泌肿瘤的分级

	NET（G1）	NET（G2）	NEC（G3）
Ki-67指数	≤2%	3%～20%	>20%
核分裂象（个·10HPF^{-1}）	<2	2～20	>20

胰腺神经内分泌肿瘤既不常见也不稀有，占原发性胰腺肿瘤的3%～5%。高级别NEC少见，数量不到胰腺癌的1%，不超过所有胰腺NET的2%～3%。NET可发生在任何年龄，儿童罕见。高峰年龄是30～60岁，平均年龄为50岁。高级别神经内分泌癌患者年龄较大，大部分为超过40岁的男性。功能性胰腺NET（例如胰岛素瘤、胰高血糖素瘤、生长抑素瘤、胃泌素瘤、血管活性肠肽瘤等）的临床症状由过度分泌的激素导致，无功能性NET肿瘤可无明显临床症状，高级别NEC的临床症状类似胰腺外分泌肿瘤，有时可出现广泛转移。NET可发生于胰腺任何部位，某些功能性类型有轻度倾向于发生在胰头（胃泌素瘤）或胰尾（VIP瘤）。非功能性NET大约2/3位于胰头，高级别NEC也更常见于胰头。

（一）大体表现

大部分NET为边界清楚的单个结节，黄白或红棕色，质软肉样或致密纤维化，大的肿瘤有出血和坏死。NEC平均直径约4cm，质硬，灰白色，边界不清，常有坏死和出血。

（二）组织病理学

NET分化好，有"器官样"特点，肿瘤细胞排列成巢状、小梁状、腺样、脑回状、腺泡状或假菊形团样排列（图8-26）。细胞大小较一致，胞质细颗粒状，双染或嗜酸性，核居中，核仁明显，染色质粗团块状（椒盐样）（图8-27）。

高级别NEC多由致密排列的细胞巢或弥漫不规则排列的片状细胞构成，常有广泛坏死。根据肿瘤细胞的大小、核仁是否明显、胞质数量，NEC可分为大细胞（图8-28）和小细胞（图8-29）两种类型。胰腺大细胞型NEC多于小细

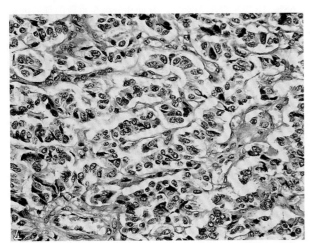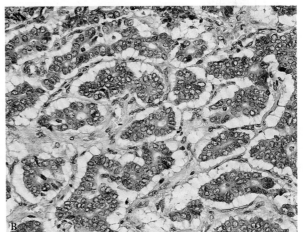

图8-26 胰腺高分化神经内分泌肿瘤
A. 肿瘤细胞小梁状、巢状排列；B. 假菊形团样排列。

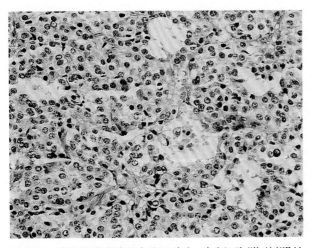

图8-27 高分化胰腺神经内分泌肿瘤，肿瘤细胞"椒盐样"核

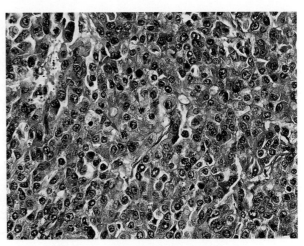

图8-28 胰腺神经内分泌癌，大细胞型
红色箭头指示核分裂象。

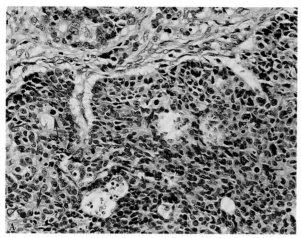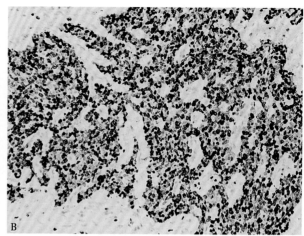

图 8-29　胰腺神经内分泌癌，小细胞型

A. 红色箭头指示核分裂象；B. Ki-67 染色。

胞型。MANEC 同时有外分泌和神经内分泌两种成分，每种成分超过 30%，包括混合性腺泡 - 神经内分泌癌和混合性导管 - 神经内分泌癌。

（三）免疫组化

常规神经内分泌标记物嗜铬粒蛋白（CgA）和突触素（Syn）阳性可证实 NET 诊断，大部分 NET 肿瘤细胞呈弥漫阳性（图 8-30）。大细胞 NEC CgA 和 Syn 的阳性比例不等，阳性程度低于分化好的 NET。典型的胰腺小细胞 NEC 可出现神经内分泌标记物阴性。根据肺小细胞癌的定义，只要可以排除其他诊断，不表达神经内分泌标记物不能妨碍小细胞 NEC 的诊断。肽类激素在有功能的胰腺 NET 中易于检测到。有时无功能性 NET 免疫组化可检测到肽类激素。胰腺 NET 可以表达 CK8、18、19 及 CEA、CA19-9，有时可见局部腺泡分化，免疫组化 AACT、AAT 阳性。部分 NET 的 PR 和 CD99 阳性。Ki-67 可用于判断分级。

（四）预后

除了神经内分泌微腺瘤外，所有胰腺 NET 均认为有恶性潜能。大部分有功能的胰岛素瘤诊断时都很小，表现为良性生物学行为。65%～80% 的胰腺 NET 有恶性生物学行为的证据（大体可见浸润生长和转移），切除后复发常见。手术切除后，除了胰岛素瘤外，其他 NET 的 5 年生存率为 65%，10 年生存率为 45%。分期和分级是重要的预后因素，其他可能的预后因素还包括肿瘤大小（>2cm）、有无包膜、血管浸润、分泌除胰岛素外其他的激素、免疫组化测孕激素受体阴性、染色体非整倍性。高级别 NEC 的生物学行为高度侵袭性，诊断时通常病情进展不可切除，病死率几乎达 100%。除了一些化疗效果好的病例外，余者生存期从 1 个月到 1 年。

八、实性 - 假乳头瘤

实性 - 假乳头瘤（solid-pseudopillary neoplasm of the pancreas，SPN）占所有外分泌腺腺肿瘤的 0.9%～2.7%，囊性肿瘤的 5%。SPN 虽不常见但很有特点，年轻女性多发（平均年龄为 28 岁）。患者无特异的临床症状，有些患者在妇科检查或受伤后偶然间被发现。肿瘤可以发生于胰腺的任何部位。

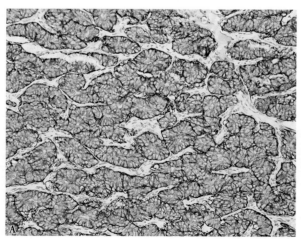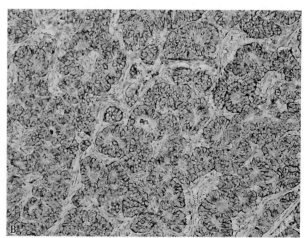

图 8-30　胰腺高分化神经内分泌肿瘤（NET，G2）免疫组化染色

A. Syn；B. CgA。

（一）大体表现

肿瘤体积不同肉眼形态不同，体积大者黄褐色、质脆、有出血、软组织降解形成囊性空洞。体积小者有或无小的囊性变，有的境界明显，质实，黄色或黄褐色实性病变。

（二）组织病理学

SPN 生长方式较为多样，可表现为实性、假乳头出血坏死及假囊状结构呈不同比例的存在。实性区由大量多角形肿瘤细胞构成，其间可见薄壁的小血管。远离小血管的细胞退变，仅有些不连续的细胞松散地围绕小血管，呈袖套样排列，从而形成其特征性的假乳头结构（图 8-31）。假乳头是 SPN 最具特征的结构。有时可见肿瘤细胞围绕纤细的纤维血管轴心呈放射状排列形成假菊形团，没有真正的腺管形成。实性区可以见到泡沫细胞和胆固醇结晶的凝集物。肿瘤细胞具有嗜酸性或透明的空泡状胞质，细胞核轻度异型，染色质细腻，常有核沟，核分裂象罕见（图 8-32）。尽管肉眼和放射显影可见 SPN 境界清楚，但经常有周围胰腺组织的浸润。浸润区域诱发间质反应，并且肿瘤癌巢生长迅速而侵犯胰腺实质。

（三）免疫组化

SPN 表达多样抗原。肿瘤细胞对 AACT 和 AAT 反应较强，但仅出现小灶或单个细胞阳性。神经内分泌标记物 NSE 和 Syn 可呈阳性，但 CgA 不能被检测到。通常情况下，角蛋白（7、8、18 及 19）呈局灶且较弱的阳性，CEA 和 CA19-9 的表达情况不一。几乎所有 SPN 阳性表达 vimentin、PR、CD10 及核/质 β-catenin。鉴于 SPN 表达如此多样的抗原，β-catenin（图 8-33）、CD10、CgA 及 vimentin 这四种抗体常作为一组核心抗体来确立其诊断。

（四）预后

SPN 是潜在恶性肿瘤，小于 5% 的患者有转移或复发，一旦转移，基本上局限在肝和腹膜。至今没有从典型 SPN 患者中找出与组织学和临床相关的因素来预测转移患者的预后。肿瘤转移患者切除孤立的转移灶后，可病情稳定地存活多年。既往研究认为，老年患者预后较差，肿瘤细胞具有 DNA 非整倍体、核分裂象增多与转移相关。

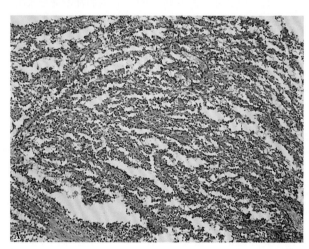
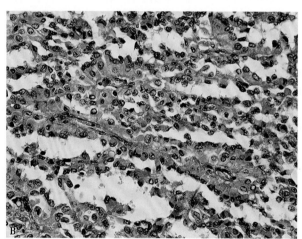

图 8-31 胰腺实性-假乳头瘤

A. 假乳头排列；B. 纤细的血管周围排列疏松的细胞，形成假乳头。

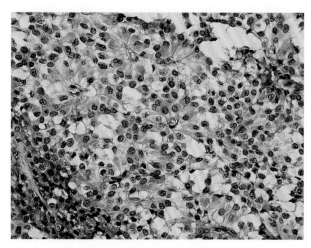
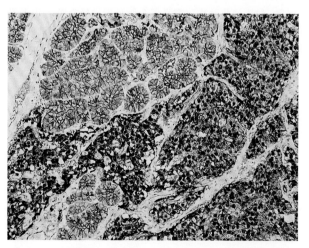

图 8-32 胰腺实性-假乳头瘤

疏松排列的肿瘤细胞，胞质嗜酸或透明空泡状，染色质细腻，常有核沟或凹陷。

图 8-33 胰腺实性-假乳头状瘤 β-catenin 免疫组化染色

β-catenin 在肿瘤细胞出现核/质着色（右下），而非肿瘤性腺泡细胞膜/质着色（左上）。

九、胰腺间叶性肿瘤

良、恶性软组织肿瘤在胰腺均很罕见。报道稍多的为平滑肌瘤、横纹肌肉瘤、恶性血管外皮瘤、恶性纤维组织细胞瘤以及其他肉瘤。

十、胰腺淋巴瘤

恶性淋巴瘤可原发于胰腺，但很罕见。淋巴细胞性白血病可累及胰腺，并可形成较大的肿块而与胰腺癌混淆。这些结合临床，尤其是骨髓的改变，应能鉴别。

（孙　燕）

第 6 节　胰腺癌的诊断

一、胰腺癌的临床表现

（一）临床症状

胰腺癌由其特殊的解剖位置，临床症状不典型，特别是其与胃肠、肝胆疾病的临床表现重叠，多数患者易被误诊而影响最佳的治疗时机。我院开设胰腺肿瘤专科门诊以来，以考虑胰腺疾病而初次就诊的患者比例不高，多数是排除胃肠和肝胆疾病转诊的患者，因此，有必要加强对胰腺癌疾病临床表现的认识，避免漏诊和误诊。

胰腺癌最常出现的症状为疼痛、黄疸、体重减轻，但均缺乏特异性，需仔细询问症状特征以鉴别诊断。

1. 疼痛　大约 85% 的胰腺癌患者伴有疼痛症状，甚至对于小于 2cm 的胰腺癌仍不例外。胰腺癌患者初期常表现为上腹部隐痛或胀痛，定位不确切，无特异性，常与胃病引起的疼痛相混淆。肿瘤若压迫胰胆管，进食后由于刺激胰液和胆汁分泌，引起胰胆管压力增高，会出现疼痛加重。约 1/2 的胰腺癌患者出现腰背部疼痛，这与胰腺癌易发生嗜神经性浸润生长，侵犯腹膜后神经丛有关，同时疼痛部位与肿瘤的位置关系密切。胰头癌常向右侧腰背部放射，而胰体尾癌多向左腰背部放射。胰体尾癌更易发生腰背部疼痛，与该部位肿瘤更容易侵犯腹膜后神经有关。患者平卧位由于更易压迫腹膜后神经，导致疼痛加重，所以多数患者喜坐位或前屈位。疼痛，起初为间断性疼痛，常夜间加重。随着肿瘤的进展，逐渐变为持续性疼痛。

2. 黄疸　约 56% 的胰腺癌患者伴有黄疸，并进行性加重。胰腺癌患者的黄疸与肿瘤发生部位有关，不一定是晚期症状。如为胰头肿瘤，胰腺癌易围绕胆管早期浸润，压迫远端胆管造成肝外胆管梗阻，因此黄疸可以早期出现。这种梗阻原因导致的黄疸，常伴有白陶土样便、皮肤瘙痒和浓茶色尿。胰体尾癌发生黄疸，常由肿瘤发生肝转移导致，因而出现较晚，且提示预后差。

3. 体重减轻　胰腺癌患者常伴有不同程度的体重减轻，晚期患者出现恶病质多见。导致患者体重减轻的原因多见，不一定与疾病进展密切相关。其中主要原因有：①代谢异常：胰腺癌组织倾向于糖酵解代谢，消耗组织能量高，导致胰腺肿瘤患者静息能量消耗增加；②吸收异常：

由胰管堵塞导致胰液分泌异常，引起患者蛋白质、脂肪等营养物质吸收障碍；③由内分泌和消化系统异常导致厌食，引起摄入不足；④部分患者精神压力过大，引起失眠、内分泌紊乱，食欲不佳，导致体重下降。

4. 其他症状　除上述最常见的症状外，胰腺癌患者还常伴有乏力、恶心、呕吐、腹泻、厌食等症状。其中，腹泻多为脂肪泻，与胰液、胆汁不能排入肠道，造成食物尤其是脂肪消化吸收不良有关；黑便与肿瘤突破十二指肠和黄疸造成凝血机制障碍有关；约 10% 的患者入院时有发热症状，可伴有寒战，与胆道梗阻合并感染有关；约 5% 的患者可并发血栓性静脉炎，常发生在下肢，可能与胰管阻塞导致胰酶进入血液循环，激活凝血系统有关。

（二）体征

除黄疸之外，胰腺癌患者其他阳性体征较为少见。

1. 肝脏和胆囊肿大　约 1/3 的患者可以触及肿大的胆囊，与远端胆管梗阻有关。而 B 超显示 50% 的患者合并胆囊肿大，可能是由于同时伴有肝脏肿大，胆囊触诊不满意的结果。肝脏肿大占 30%～50%，常为胆汁淤滞导致胆管堵塞引起的肿大或肿瘤肝转移所致的肿大。

2. 腹部肿块　胰腺为腹膜后器官，位置深在，且前方有胃结肠等器官阻挡，因此腹部肿块较难触及。约 10% 的胰头癌患者和 20% 的胰体尾癌可以触及腹部肿块，常提示为肿瘤晚期征象。

3. 腹水　腹水为肿瘤晚期征象，多为肿瘤腹膜浸润转移的结果。此外，肝脏转移和胆汁淤滞导致肝功能障碍、营养不良和门静脉受压也是造成腹水的原因。

4. 血栓性浅静脉炎　部分患者发生无法解释的游走性血栓性浅静脉炎，可能与胰腺癌伴发的高凝状态有关。胰体尾癌血栓发生率更高，同时当肿瘤进展时血栓发生也进一步提高。

此外，20%～40% 的患者具有突发的糖尿病或原有糖尿病症状加重。

由于胰腺癌早期缺乏特异性症状和体征，并常与其他消化道疾病相混淆，往往延误诊断，绝大多数患者在诊断前 2 个月已有腹部症状。资料表明，25% 以上的患者确诊前 6 个月已有上腹部不适的症状，15% 的患者到医院就诊后仍需 6 个月以上方能确诊，从而丧失了最佳治疗时机，因此应强调重视腹部症状的特点，结合其他症状进行综合分析。

胰腺癌早期发现，对于高危人群的监测，是行之有效的方法。胰腺癌的高危人群包括：①年龄大于 40 岁，有上腹部非特异性症状者；②胰腺癌家族史者，部分胰腺癌患者存在遗传易感性；③突发糖尿病者，特别是对于 60 岁以上无家族史的不典型糖尿病且无肥胖者，应常规进行胰腺癌筛查；④慢性胰腺炎患者，特别是慢性家族性胰腺炎和慢性钙化性胰腺炎者；⑤良性病变行胃大部切除患者胰腺癌发病率显著升高。

对于临床表现可疑患者，应行仔细筛查。常用的影像学筛查方法包括：①上腹部 B 超：简便、经济、无创、可重复，对胰管扩张敏感；但对操作者经验要求高，特别是胰体尾癌，常受肠道积气和胰腺位置的影响，需要变换体位进行仔细检查。②CT：目前是首选的胰腺癌筛查方法，需进行上腹部增强 CT 扫描,可进一步明确肿瘤的分期。③MRI:磁共振与 CT 的诊断价值相似,但对于肝转移灶的显示更具有优势。④MRCP:是一种安全、无创的胰胆管影像检查技术,可反映胰胆管全貌。⑤逆行性胰胆管造影(ERCP)是近年来诊断早期胰腺癌的重要手段,由于 80% 以上的胰腺癌起源于导管上皮,故可利用 ERCP 收集胰液、刷取脱落细胞进行细胞学检查,以及检测相关癌基因(*K-RAS*、*P53* 等)和胃肠肿瘤标记物(CA19-9、CEA、CA242 等)。⑥超声内镜(EUS):通过装有高频超声探头的内镜装置,紧贴胃壁或十二指肠壁进行扫描,与胰腺、胆道仅一壁之隔,可清晰地显示全部胰腺组织、胆管全长及胆囊。对于发现早期胰腺癌变有不可替代的作用,同时可与硬块性胰腺炎相鉴别。对于超声内镜诊断胰腺浸润大血管或周围重要脏器的可靠性较高,可避免不必要的开腹手术探查。此外,血清学肿瘤标记物对于早期诊断胰腺癌敏感性和特异性不高,需联合检测多个肿瘤标志物并结合影像学检查有助于早期诊断。近年来抽提血浆 DNA 检测胰腺癌外周血突变的 *K-RAS* 基因,阳性率可达 80%,可能成为一种检测高危人群的有效手段。近年关于胰腺癌的基础研究发现,在原位成瘤之前,胰腺癌血液循环中即可检测到循环肿瘤细胞(CTC),未来开发敏感的针对胰腺癌循环肿瘤细胞的检测方法,是提高早期诊断率的有效手段。

综上所述,警惕胰腺癌的非特异性腹部症状、重视高危人群的监测、合理应用辅助检查手段是目前提高早期诊断,进而改善预后,提高胰腺癌患者治愈率的关键。

二、胰腺肿瘤的影像学诊断

(一)胰腺肿瘤 CT、MRI 诊断

胰腺是位于腹膜后的器官,由于胰腺肿瘤部位比较隐蔽,以往对胰腺肿瘤的早期诊断较为困难,尤其是恶性肿瘤,确诊时多已是晚期病例。超声检查因费用低廉、操作方便、重复性好,目前仍作为腹部脏器检查的基本影像学技术,但胰腺位于腹膜后,前面有肠道气体干扰,加之超声诊断的准确性更多依赖于检查者的经验和技能等,因此,当超声上发现胰腺病变时,需要进一步行 CT 或 MRI 检查。在各种影像学诊断方法中,CT、MRI 是诊断胰腺肿瘤性病变比较安全、简便、准确的检查方法。近年来,多层螺旋 CT 及高场强 MRI 等的广泛应用,使胰腺肿瘤能较早地被发现及确诊,它们不仅可显示出肿瘤位置,而且可观察肿瘤与邻近结构的关系,有无淋巴结或邻近脏器的转移等。CT 检查不受气体干扰的影响,伪影少,较少依赖操作者的经验和技能等,可更客观地反映胰腺病变的情况,特别是多层螺旋 CT 扫描速度快、扫描时间短、能够克服部分容积效应和消除呼吸运动伪影等,有利于发现胰腺小的肿瘤。MRI 在评价胰腺疾病方面同样具有较高的敏感性和特异性,而且随着计算机软、硬件的快速发展及高场强 MR 机器的普及,各种快速 MR 扫描序列相继开发,脂肪抑制技术和 MR 水成像技术进一步完善,特别是增强 MR 扫描与多层螺旋 CT 一样可行多期相扫描,已使 MRI 在胰腺病变诊断和临床应用上发生根本性转变,对胰腺病变的诊断价值已得到临床医师的肯定。目前,对于胰腺病变的诊断,CT 和 MRI 已成为非常重要的影像学检查方法。但当下列情况时,可考虑选择或者首选 MRI 检查:①碘过敏患者;②CT 检查显示局限性胰腺增大,但没有明确界限,CT 不能明确诊断;③临床和 CT 表现有矛盾或不能明确诊断者;④临床高度可疑胰腺内分泌肿瘤患者。此外,CT 血管成像和 MR 血管成像已被广泛应用于临床工作,目前已经积累了较为丰富的经验,基本上已替代 DSA 诊断技术。逆行胰胆管造影术(endoscopic retrograde cholangiopancreatography, ERCP)是一种胰胆管系统的直接造影方法,能清楚地显示出肝内外胆管和胰管的病变情况,对于胰胆管系统的疾病诊断非常有价值。仅从诊断意义而言,无创性 MR 胰胆管造影(magnetic resonanced cholangiopancreatography, MRCP)基本能够替代 ERCP 的作用。但 ERCP 除有诊断作用外,还具有病理组织学诊断和治疗作用,如在 ERCP 检查过程中,能收集胆汁和胰液进行细胞学检查,或行 ERCP 下胰腺组织穿刺活检。

胰腺 CT 和 MRI 检查应常规行平扫和增强扫描,对胰腺检查特别是对胰腺肿瘤性病变诊断而言,单纯平扫是不完整的检查。胰腺强化扫描具有以下优点:①正常胰腺有明显强化,强化后,其轮廓显示得更为清晰;②含液体的胰管无强化,在增强的胰腺实质衬托下,使胰管能清晰显示;③强化后,提高病变与正常胰腺实质之间的对比,病灶显示得更清楚,并有利于小病灶的检出;④增强后胰腺周围血管显影,有利于判断有无血管侵犯;⑤功能性胰腺内分泌肿瘤因体积较小,平扫常不易发现,因其血供丰富,增强后肿瘤明显强化,从而提高其检出率。

胰腺 CT 和 MRI 检查的目的在于:①观察胰腺的解剖结构和变异;②鉴别胰腺炎症性和肿瘤性病变;③鉴别胰腺与胰旁肿块;④如发现胰腺肿块,明确肿块成分,系实性、囊性、囊实性、血管性或脂肪性等;⑤对于胰腺恶性肿瘤,需观察胰腺肿瘤的范围以及和周围解剖结构的关系,有无邻近重要血管、脏器及淋巴结的侵犯和转移等,判断分期及手术切除的可能性;⑥胰腺肿瘤治疗后的随访观察;⑦经皮胰腺活检的导向与定位;⑧对晚期胰腺癌患者,做 CT 或 MR 引导下介入除痛治疗。

胰腺肿瘤从组织起源上分类见图 8-34。

1. 胰腺癌(pancreatic carcinoma) 胰腺导管腺癌(duct adenocarcinoma),简称胰腺癌。它是胰腺恶性肿瘤中最常见的类型,占胰腺肿瘤的 85%～90%,约占胰腺恶性肿瘤的 95%。近年来国内外胰腺癌的发病率均呈上升趋势,在西方国家占肿瘤死亡的第 5 位,在消化道肿瘤中仅次于结肠癌。胰腺癌多见于中、老年患者,40 岁以上者占 80%～90%。患者以男性稍多见,发达国家的男女之比约为 1.6 : 1,发展中国家男女之比约为 1.1 : 1。胰腺癌大多数为中到高分化腺癌,其余还有黏液腺癌、腺鳞癌和未分化癌等亚型。

【CT 及 MRI 表现】 胰腺癌 CT 及 MRI 表现包括直接和间接征象,直接征象为胰腺肿块,间接征象是由肿块导致胰腺本身或局部以及远处器官的一系列变化,如胰管扩张或胰管及胆管的同时扩张、邻近脏器的侵犯、远处转移、腹水、血管侵犯以及阻塞性假性囊肿(obstructive pseudocysts)。

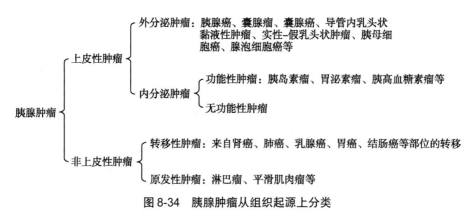

胰腺肿瘤 ┤
├ 上皮性肿瘤 ┤
│　├ 外分泌肿瘤：腺腺癌、囊腺瘤、囊腺癌、导管内乳头状
│　│　　黏液性肿瘤、实性-假乳头状肿瘤、胰母细
│　│　　胞癌、腺泡细胞癌等
│　└ 内分泌肿瘤 ┤
│　　　├ 功能性肿瘤：胰岛素瘤、胃泌素瘤、胰高血糖素瘤等
│　　　└ 无功能性肿瘤
└ 非上皮性肿瘤 ┤
　　├ 转移性肿瘤：来自肾癌、肺癌、乳腺癌、胃癌、结肠癌等部位的转移
　　└ 原发性肿瘤：淋巴瘤、平滑肌肉瘤等

图 8-34　胰腺肿瘤从组织起源上分类

（1）胰腺肿块：为最常见的 CT、MRI 表现。绝大多数胰腺肿块呈局限性，其中 60%～70% 的胰腺癌发生在胰头、15%～20% 在胰体、7%～10% 在胰尾，5%～15% 为弥漫性胰腺癌。一般而言，位于胰头部的肿瘤，因症状出现较早，发现时肿瘤体常较小，直径在 2～4cm。而位于体、尾部的肿瘤，因症状出现较晚，体积常较大，直径常超过 5cm。

CT、MRI 诊断胰腺癌，一方面，依据肿瘤占位效应引起的胰腺形态学改变，即病变部位的正常胰腺形态发生改变，与邻近正常胰腺相比，局部呈不相称性增大；另一方面，从 CT 密度或 MR 信号强度表现上判断。CT 平扫时，胰腺癌表现为密度稍低于正常胰腺实质或呈等密度。于 MRI 平扫 T_1 加权像（T_1-weighted images，T_1WI）胰腺癌多呈低信号或等信号，少数病变亦可为高信号，T_2 加权像（T_2-weighted images，T_2WI）表现为不均匀稍高信号。如肿瘤较大（>5cm）时，常发生中心或偏心性坏死或液化，表现为 T_1WI 信号更低及 T_2WI 信号更高。胰腺癌肿块的密度或信号强度虽可表现为混杂不均匀，但通常无钙化出现。若发现有钙化，可能是慢性胰腺炎合并胰腺癌。大多数胰腺癌相对于正常胰腺组织为少血供的肿瘤，因此，增强 CT、MRI 扫描时肿瘤常呈不均匀轻度强化或无明显强化，与强化明显的正常胰腺实质相比，对比度加大，肿瘤清晰可见，

通常于增强后静脉期（50～70 秒）肿块与正常胰腺组织的密度或信号差别最大而最易显示（图 8-35）。胰腺癌多为少血管肿瘤，其可能的原因：①肿瘤引起局部组织纤维化；②肿瘤邻近的小动脉新生内膜增生，导致血管硬化；③肿瘤侵犯血管引起血流减慢以及肿瘤坏死等。

（2）胰管扩张和 / 或胆管扩张：胰管扩张亦是胰腺癌较常见的 CT、MRI 征象。肿瘤发生在胰头者胰管扩张的概率最高，其次是胰体部肿瘤，胰尾肿瘤少有胰管扩张。少数病例（约 4%）仅有胰管和 / 或胆管的扩张而无明显肿块。

一般胰头部胰管大于 5mm 或尾部大于 3mm 时，应考虑为胰管扩张。扩张胰管的边缘通常光滑，并与胰腺长轴平行，但少数可表现似念珠状或不规则形。胰管被肿瘤堵塞后，常造成周围胰腺实质萎缩，因此，在扩张胰管的周围仅能显示菲薄的胰腺实质。主胰管梗阻后，亦可造成分支胰管扩张、破裂，分支胰管破裂后使胰液外溢，溶解胰腺组织，周围反应性纤维组织增生后即形成假性囊肿，其表现与胰腺炎中的假性囊肿相似，增强扫描时囊壁可有强化。少数阻塞性假性囊肿可发生在胰腺周围组织内。

肝内和 / 或肝外胆管扩张亦是胰腺癌中较常见的征象，见于近 60% 的病例。当距肝门 2cm 以远处见到肝内胆管或肝总管大于 6mm 或胆总管大于 10mm 时，即认为有扩

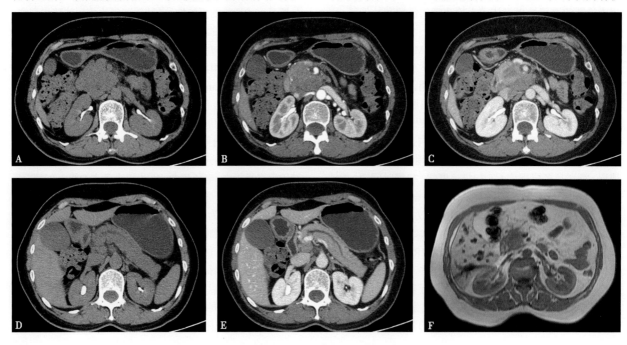

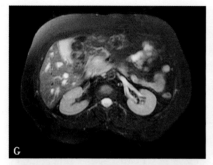
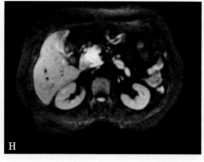
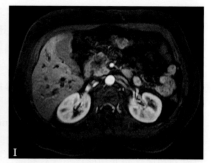
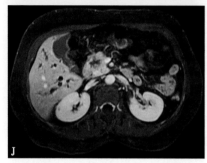

图8-35 胰头癌

A～C. 相同层面CT平扫、动态增强动脉期和静脉期,CT平扫显示胰头明显增大,可见稍低密度肿物,边界模糊,密度较均匀,增强后胰头区肿物呈轻度不均匀强化;D、E. 另一层面CT平扫和动态增强静脉期,CT平扫显示肿物远端胰管扩张,动态增强静脉期显示低密度的扩张胰管更加清楚;F～H. T₁WI、T₂WI、扩散加权成像(DWI)显示胰头钩突不规则肿物,T₁WI呈稍低信号,T₂WI呈不均匀较高信号,DWI显示肿物呈高信号;I. 动态增强动脉期,显示胰头肿物呈轻度不均匀强化,其内见不规则无强化区;J. 动态增强静脉期,胰头肿物显示更加明显。

张。对于胰头癌患者,胆管的扩张常与胰管的扩张合并发生,即呈现"双管征(double duct sign)",此时,MR胰胆管水成像(MR cholangiopancreatography, MRCP)能很好地显示梗阻上方扩张的胆、胰管和胆囊(图8-36)。

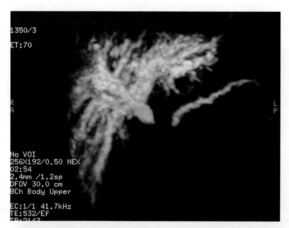

图8-36 MRCP显示胰管及肝内外胆管明显扩张,于胰头区突然狭窄中断,呈双管征

(3)肿瘤的局部蔓延及血管累及:肿瘤向周围扩展而超出胰腺范围,其中以向后方蔓延较多见,使胰腺后脂肪间隙混浊,并形成软组织肿块。肿瘤亦可向前方蔓延,并进而累及胃后壁或扩展至肝门处。胰尾肿瘤可直接蔓延到脾门或累及脾门血管。胰腺附近血管的侵犯在胰腺癌中相当常见,可达80%以上。

CT、MRI上可表现为以下几种形式:①肿瘤包绕动脉或静脉,形成"肿瘤套袖(cuff of tumor)",是最常见的血管受累形式。动脉中以包绕肠系膜上动脉最多见,其次是脾动脉、腹腔干、肝动脉、胃十二指肠动脉及左肾动脉。以往认为胰后肠系膜上动脉和腹腔干的闭塞或肿块包绕这些动脉是胰腺癌的特征性影像学征象,但近年Schulte报道,在胰腺炎中亦可出现此种改变,并非肿瘤所特有。静脉的"肿瘤套

袖"亦较常见,以肠系膜上静脉被肿瘤包绕最多见,其次是脾静脉、门静脉、胰十二指肠静脉及左肾静脉。②肿瘤阻塞血管。动态增强CT、MRI扫描表现为血管不规则狭窄或突然中断,梗阻远端静脉扩张,并可见扩张的侧支静脉。较大动脉阻塞后,可造成相应供血器官梗死,例如脾动脉被肿瘤阻塞后,脾实质出现扇形低密度或低信号血液灌注缺损区,即脾梗死。静脉梗死比动脉梗死常见。常见受累的静脉为脾静脉、门-肠系膜上静脉及胰十二指肠静脉。③肿瘤与邻近血管关系密切,但未形成包绕。常见的受累血管有肠系膜上动、静脉,肝动脉,脾动、静脉,腹腔干以及门静脉等。诊断血管受累的情况可采用多期动态增强多层螺旋CT、TOF MRA技术及动态增强快速梯度回波MRI检查序列,一般在注射对比剂后动脉期扫描有利于了解动脉受累的情况,注射对比剂后静脉期扫描有利于了解静脉受累的情况。

(4)邻近脏器侵犯:约42%的胰腺癌患者在CT、MRI检查时肿瘤已直接侵犯邻近脏器。因胰头癌较常见,故十二指肠受累最常见,表现为内侧肠壁不规则,甚至肿瘤侵入肠腔,降段呈不规则狭窄及充盈缺损,若行十二指肠低张钡餐造影检查时,此种改变更为明显。胰腺钩突部肿瘤向下、后发展时,亦可累及十二指肠水平段。胰体肿瘤向前方蔓延时,可侵犯胃后壁。胰尾、体部肿瘤向后发展,可侵犯左肾上腺或脾,少数可侵犯小肠系膜。

(5)转移:分为脏器转移和淋巴结转移。脏器转移中,以肝转移最多见,CT平扫表现为肝内单或多发类圆形低密度灶,大小不等。在MRI平扫T₁WI肿瘤呈低信号,T₂WI表现为略高信号。动态增强扫描肿瘤边缘可表现为环状强化,中心的低密度或低信号反映肿瘤组织中央结缔组织纤维化的形成或坏死液化改变。个别转移灶亦可呈囊性。

胰腺癌淋巴结转移亦较常见。CT、MRI对于判断淋巴结转移的大小标准,文献报道尚不完全一致,一般认为淋巴结短径≥1cm考虑为转移。若转移性淋巴结大小诊断标准的阈值高,则特异性相对较高,而敏感性相对较低;反

之，则敏感性较高，特异性相对较低。CT、MRI 上只能发现淋巴结增大，但不能完全确定是转移还是淋巴结反应性增生，淋巴结未增大但已有转移者在胰腺癌中亦不少见。较大的转移性淋巴结可发生中心坏死。

（6）腹水：比较少见，常由腹膜转移所致，可表现为肠系膜和大网膜不规则增厚、混浊、致密。

2. 胰腺内分泌肿瘤（pancreatic endocrine tumors，PETs）　PETs 属神经内分泌性肿瘤，按其是否有激素分泌，可分为功能性和非功能性两类。功能性 PETs 主要包括胰岛素瘤（insulinoma）、胃泌素瘤（gastrinoma）、胰高血糖素瘤（glucagonoma）等。在这些肿瘤中，以胰岛素瘤最为常见，其次为胃泌素瘤，而其他性质的肿瘤非常少见。临床表现及内分泌激素检查可明确诊断。2004 年 WHO 根据病变大小、核分裂率、细胞增生（Ki-67 标记指数测量）及侵犯情况，将肿瘤分为：①分化良好内分泌肿瘤，呈良性或不确定的生物学行为，在分化良好的 PETs 中，确定良恶性只能依据其侵犯邻近器官或远处转移的情况而定；②分化良好内分泌癌；③分化不良内分泌癌，只占非微小腺瘤的 2%～3%。影像学检查的目的在于明确肿瘤的部位、肿瘤对周围的侵犯以及有无周围淋巴结和肝转移等。

（1）功能性胰腺内分泌肿瘤（functioning PETs）：功能性 PETs 因出现一系列临床症状，患者就诊时间早，故肿瘤常较小。功能性 PETs 的诊断主要依靠临床表现、生化检查及内分泌激素的定量测定，CT 及 MRI 检查的目的在于确定肿瘤的部位、大小、数目以及与邻近结构的关系。

【CT 及 MRI 表现】　CT、MRI 检查方法的选择，对提高病灶的检出率颇为重要。因大多数功能性 PETs 的体积都较小，且密度类似正常胰腺，用常规的检查方法难以发现。CT 检查需采用薄层（2～4mm 层厚）扫描，目前通常采用 1.25mm 层厚扫描。在 MRI 检查中，常规使用自旋回波 T_1 及 T_2 加权脂肪抑制序列成像。多数 PETs 为血运丰富的肿瘤，动态增强扫描后肿瘤可呈明显强化，因此需强调在胰腺平扫后，无论是否有阳性发现，必须做 CT、MRI 动态增强检查。CT、MRI 对 PETs 诊断困难的原因包括：肿瘤体积通常较小，不造成胰腺轮廓的改变；肿瘤密度近似正常胰腺组织；某些 PETs 可发生在胰腺外，如胃、十二指肠、腹膜后或肠系膜等处。

在 CT、MRI 平扫时，PETs 可无明显异常表现。部分病例可显示胰腺局限性轻度膨隆变形，CT 上呈局限性低密度灶或可见钙化等。在 MRI 上，正常胰腺在 T_1 上呈高信号，但肿瘤在 T_1WI 及 T_2WI 上分别表现为较低和较高信号，尤其在 T_2WI 上肿瘤信号强度明显高于正常胰腺，少数含多量胶原纤维的病灶在 T_2WI 上可呈中等或低信号，但这些改变都不具有诊断性的特征。动态增强扫描，PETs 因血运丰富而呈明显强化，且强化持续时间较短暂，通常在团注对比剂后 5～15 秒肿瘤的密度或信号明显高于正常胰腺，其后迅速下降，致两者密度或信号相近，因此动脉期可增加病灶的检出率，动脉期的敏感性为 83%～88%，门静脉期为 11%～76%。对于较大病灶，亦可呈不均匀强化，系囊变、坏死、纤维化及钙化所致（图 8-37）。少数

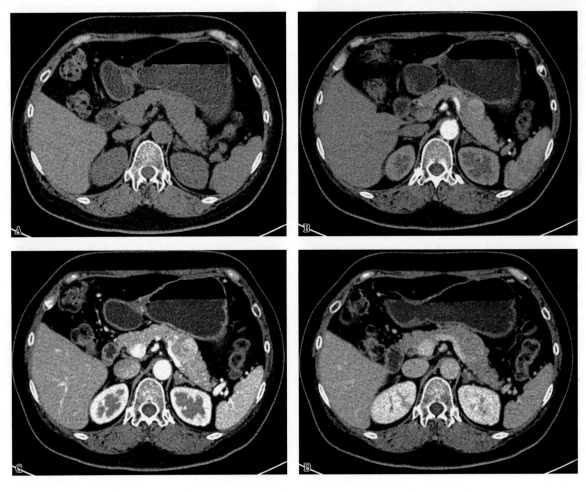

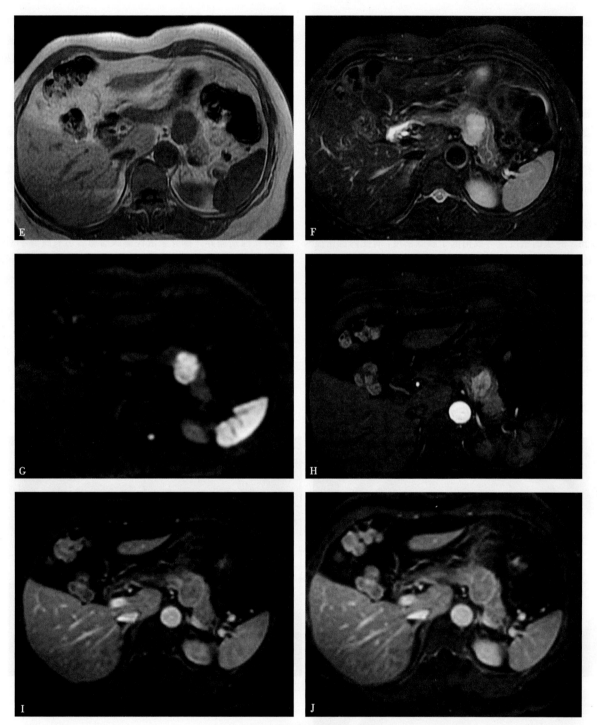

图 8-37　功能性胰腺内分泌肿瘤

A. CT 平扫显示胰腺体尾交界处增粗并向前膨隆，密度未见异常改变；B. CT 动态增强动脉期，显示胰腺体尾交界处明显强化类圆形结节，边界清楚；C. CT 动态增强静脉期，显示正常胰腺实质强化较动脉期明显，结节仍呈明显强化；D. CT 动态增强实质期，显示病变与胰腺实质密度接近；E、F. 上腹部 MRI 平扫 T_1WI 和抑脂 T_2WI，显示胰腺体尾交界处增粗并向后方膨隆，T_1WI 病变呈低信号，抑脂 T_2WI 呈较高信号，内部信号较均匀，轻度分叶；G. DWI 显示肿物呈高信号；H. 动态增强动脉期，显示病变呈明显强化；I、J. 分别为动态增强静脉期和实质期，显示病变边缘强化较明显。

PETs 可为少血供性或囊性，少血供肿瘤强化后表现为强化程度近似或略低于正常胰腺实质而易造成诊断困难；呈囊性表现的肿瘤中，约 90% 表现为肿瘤边缘明显强化，此表现是与胰腺其他囊性病变的主要鉴别点之一。

除仔细观察胰腺的微小改变外，因部分 PETs 为恶性，应注意肝内是否有转移，胰周及腹膜后有无增大淋巴结，以及两侧肾上腺大小及形态是否正常等。肝转移瘤在 T_1WI 上呈低信号，T_2WI 上呈较高信号，在 T_2WI 脂肪抑制上显示更加清晰,增强后呈中等至明显环状强化。胰周受累的淋巴结亦显示明显强化。

(2) 非功能性胰腺内分泌肿瘤(nonfunctioning PETs):无内分泌功能的PETs很少引起临床症状,故肿瘤一般较大,多因出现相应的肿瘤压迫症状或恶性肿瘤转移的症状而就诊。腹痛或上腹不适为其最常见症状,其他也可出现厌食、体重减轻、上消化道出血、意识障碍、腹泻等,如病变位于胰头部时可有黄疸。初诊时肿块多数已较大,最大径可达3~24cm,平均10cm。约60%肿瘤位于胰体、尾部。

【CT及MRI表现】 CT、MRI平扫上最常见(96%)的表现为肿块,约60%肿块的最大径大于6cm,近1/3大于10cm。肿块的密度呈等或稍低于胰腺密度,病变内部密度可均匀或不均匀。约22%病例肿块内可见散在粗糙结节状钙化。增强CT、MRI检查,大部分肿瘤呈不均匀强化,少数肿瘤则显示为均匀强化。

恶性PETs常出现肝内转移,表现为局限性低密度灶。与胰腺癌的转移灶不同,非功能性PETs的转移灶亦呈富血供,增强后病变呈明显强化而高于正常肝实质。约37%可发生区域淋巴结转移(图8-38)。

PETs与胰腺癌的CT、MRI表现不同点在于:①PETs于动态增强扫描早期肿瘤明显强化,高于胰腺实质,而胰腺癌为少血供肿瘤,强化程度低于胰腺实质而呈相对低密度或低信号;②PETs即使已很大,但腹腔动脉干和肠系膜上动脉根部的脂肪通常不受侵犯,此点有别于胰腺癌;③PETs极少引起胰腺主导管阻塞;④PETs为恶性者,可出现富血供的肝转移病灶。

3. 胰腺浆液性囊性肿瘤(serous cystic neoplasms of the pancreas,SCN) SCN是一种囊性上皮性肿瘤,由富于糖原的导管型上皮细胞组成,并且产生类似于血清的水样液体。多数病例为微囊性(microcystic)浆液性腺瘤和寡囊性(oligocystic)浆液性腺瘤,多为良性病变。微囊性浆液性囊腺瘤常发生在胰体尾部,老年女性较为多见,一般无明显症状;寡囊性浆液性腺瘤发生在胰头体部,老年人多见,无明显性别差异。部分浆液性囊腺瘤患者可有腹部不适或可扪及肿块。一般认为浆液性囊腺瘤无恶变可能,预后好。浆液性囊腺癌非常罕见,CEA和CA19-9正常或轻度升高,预后较好。

【CT及MRI表现】 CT平扫显示微囊性浆液性囊腺瘤由众多小囊组成,最常见于胰体或胰尾部(50%~75%),为一圆形或卵圆形多房性囊性肿块。肿瘤边缘光滑、锐利,囊内可见菲薄的完整或不完整的分隔。囊内因充满液体,故CT值接近水的密度。当囊内有陈旧出血时,CT值可略高,有时囊壁可见菲薄钙化。20%以上病例中心有星状瘢

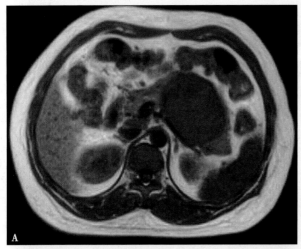

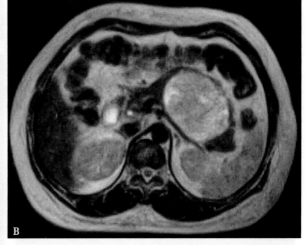

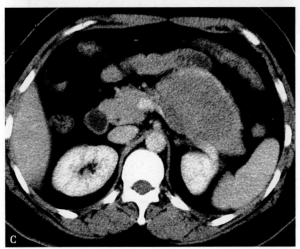

图8-38 胰腺恶性无功能性内分泌肿瘤
A、B. T_1WI、T_2WI显示胰腺体尾部较大肿物,T_1WI呈较低信号,T_2WI呈较高信号,内部信号不均匀,边界清楚,肿物周围可见正常的胰腺组织;C. 增强CT显示肿物周围正常胰腺组织密度高于肿物,后方脾静脉与之无分界并显示不规则。

痕伴钙化,此为微囊性浆液性囊腺瘤特征性表现。肿瘤最大径为 1.4~27cm。肿瘤可表现为蜂窝状,或因囊肿太小无法显示而呈均匀实性肿物,或呈实性伴众多小囊。有些研究者认为,若肿物内有 6 个以上小囊,则提示为微囊性浆液性囊腺瘤而不是黏液性囊性囊腺瘤。微囊性浆液性囊腺瘤在 MRI T_1WI 上表现为低信号,轮廓规则,T_2WI 表现为似蜂窝状的高信号,其内多个小囊肿且间隔清晰可见,包膜和纤维间隔表现为低信号,囊内分隔在 T_2WI 上可清楚显示。肿瘤出血区在 T_1WI 上呈高信号,在 T_2WI 上瘢痕区则呈低信号。CT、MRI 增强后囊壁及分隔可有轻度强化,延迟增强扫描偶可见其中心瘢痕,囊内分隔和中心瘢痕以 T_2WI 和动态增强图像显示最佳(图 8-39)。

寡囊性浆液性囊腺瘤是浆液性囊腺瘤的一种亚型,更为罕见,多位于胰头,呈分叶状,囊壁可强化,影像学上很难与黏液性囊腺瘤鉴别。

4. 胰腺黏液性囊性肿瘤(mucinous cystic neoplasms of the pancreas,MCN)　MCN 包括黏液性囊腺瘤(mucous cystadenoma)和黏液性囊腺癌(mucous cystadenocarcinoma)。与浆液性囊腺瘤不同,胰腺黏液性囊腺瘤具有高度潜在恶性,常有恶变的可能。肿瘤可为单囊或多囊,囊壁较厚,多

囊者有纤维分隔,可有乳头样突起,内含稠厚的黏液、出血和坏死组织,预后差,应尽早手术切除。临床上肿瘤的行为与大小有关,瘤体越大,癌的可能性也越大。Yamaguchi 认为,直径为 1~3cm 的小肿瘤组织学上多为良性,5cm 左右的肿瘤属恶性边缘,直径在 8cm 以上的肿瘤为恶性。黏液性囊性肿瘤主要发生在女性,占 80% 以上。年龄多在 50 岁左右。临床表现为上腹疼痛和 / 或腹部肿块。肿瘤位于胰尾或胰体居多,占 70%~90%,仅 10%~30% 位于胰头。肿瘤大小可从 1cm 到 20cm 不等。

【CT 及 MRI 表现】　CT、MRI 平扫显示为圆形或卵圆形、单房或多房性囊性肿块。肿块的外缘多光滑规整,内缘不规整,并可见壁结节。黏液性囊性肿瘤由于存在黏液成分,CT 平扫上可呈较高密度,或在 T_1WI 上呈混杂的高、低信号,T_2WI 上均表现为高信号。包膜和纤维间隔表现为低信号,囊内分隔在 T_2WI 上可清楚显示。增强扫描肿瘤囊壁、壁结节和分隔可强化,增强后肿瘤轮廓显示得更加清晰(图 8-40,图 8-41)。

胰腺黏液性囊腺瘤如无邻近器官侵犯、淋巴结肿大或其他脏器转移等征象时,单纯依据肿瘤局部影像学表现较难准确判断其良恶性,通常肿瘤囊壁不规则、分隔厚而

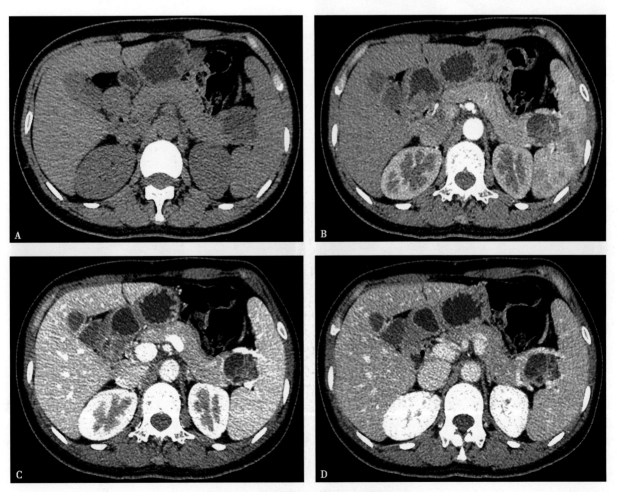

图 8-39　胰腺尾部微囊性浆液性囊腺瘤

A. CT 平扫显示胰尾部低密度肿物,密度较均匀,边界较清;B~D. 分别为 CT 动态增强动脉期、静脉期及实质期图像,显示病变为多房囊性肿物,囊内可见分隔、呈蜂窝样改变,分隔呈轻度强化。

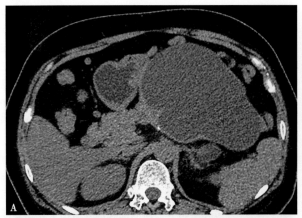
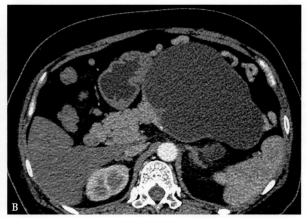
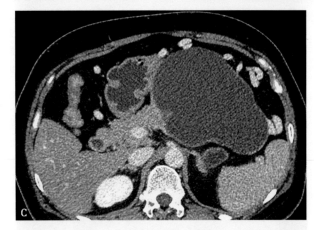

图 8-40 胰腺黏液性囊腺瘤

A. CT 平扫显示胰腺体尾部低密度囊性肿物,形态欠规整,囊内密度均匀,边界清楚;B、C. 分别为 CT 动态增强动脉期、静脉期图像,显示病变为单房囊性肿物,边界清楚,囊壁呈轻度强化,厚薄较均匀。

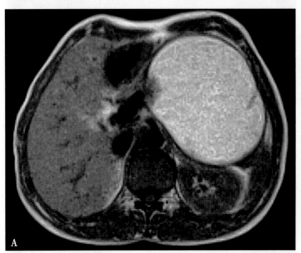
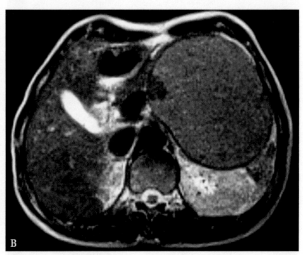

图 8-41 胰腺高分化乳头状黏液性囊腺癌

T_1WI(A)、T_2WI(B)显示胰尾处巨大囊性肿物,囊壁较光整,内侧可见不规则壁结节。手术中见囊内为大量咖啡色液体。

不均匀、出现壁结节及强化较明显者,影像学多提示恶性的可能。如伴有周围脏器侵犯、胰周和腹膜后等处淋巴结增大以及肝转移等征象,则提示为恶性(图 8-42,图 8-43)。当出现肝转移时,因肝转移病灶也含黏液,故在 T_2WI 上呈高信号,在 T_1WI 上呈混杂的高、低信号,增强后病灶呈边缘环状强化表现。

对于浆液性腺瘤和黏液性腺瘤的鉴别,由于 MRI 较 CT 能更好地显示肿瘤囊性成分和大小,故 MRI 对浆液性腺瘤和黏液性腺瘤的鉴别优于 CT 检查,浆液性腺瘤子囊的直径常不超过 2cm 亦是两者鉴别的要点之一。

5. 导管内乳头状黏液性肿瘤(intraductal papillary mucinous neoplasm,IPMN) 自 1982 年 Ohhashi 等报道一组分泌黏液的胰腺肿瘤后,IPMN 被确认为一种独立疾病。过去认为此肿瘤罕见,随着多层螺旋 CT 及高性能 MRI 的普及,该病近几年常见报道,发现的病例日益增多。IPMN 代表一组病变,包括良性的腺瘤、原位癌以及侵袭性癌。

WHO 按细胞分化程度,将 IPMN 分为 3 类,即 IPMN 腺瘤、IPMN 交界性病灶以及导管内乳头状黏液性癌。IPMN 多发生于 50～70 岁患者,男性常见。患者常出现腹痛、乏力、体重减轻或发热等非特异性症状,偶伴血清淀粉酶升高,常被误诊为胰腺炎。IPMN 多数患者有慢性胰腺炎病史,少数以类似急性胰腺炎发作的症状就诊,其原因在于胰管内潴留的黏液使胰液流出受阻。与胰腺癌不同,IPMN 为低度、缓慢生长的恶性肿瘤,预后较胰腺癌好。即使恶性程度较高的 IPMN,一般亦能手术切除,且预后仍明显好于胰腺癌,5 年生存率约 60%。当临床上伴发糖尿病、酒精性肥胖,症状期短、恶心、呕吐、体重下降、梗阻性黄疸、肝功能异常以及 CA19-9 升高时,提示有侵袭性癌的可能。根

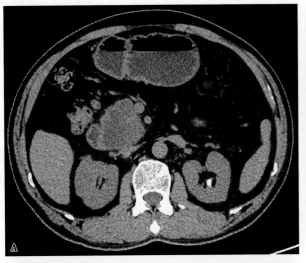

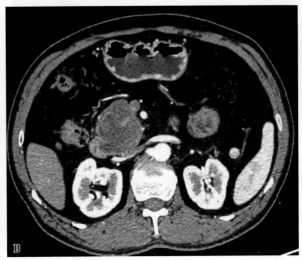

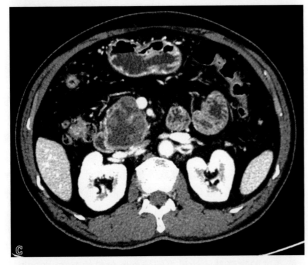

图 8-42　胰腺黏液性囊腺癌
A. CT 平扫显示胰头部低密度肿物,形态欠规整,密度不均匀,边界较清;B、C. 分别为 CT 增强动脉期、静脉期图像,显示病变为囊性肿物,囊内可见不完整分隔,囊壁及分隔厚薄不均,呈延迟强化,肿物边界清楚,肠系膜上动、静脉无明显受侵。

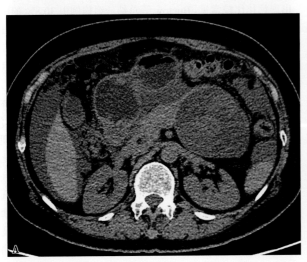

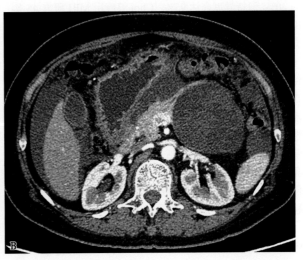

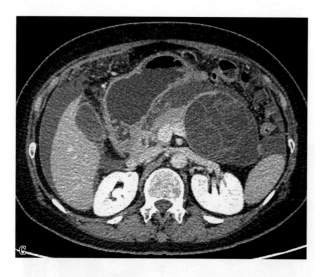

图8-43 胰腺黏液性囊腺癌
A. CT平扫显示胰体尾部囊性肿物,囊内密度不均匀,边界较清,腹腔内可见腹水;B、C. 分别为CT动态增强动脉期、静脉期图像,显示病变为多房囊性肿物,囊内可见分隔,囊壁及分隔厚薄较均匀,呈延迟强化,肿物边界清楚。

据胰管受累部位不同,将IPMN分为主胰管型、分支胰管型和混合型,影像学上也以此分型。

【CT及MRI表现】 CT上病变见于胰腺任何部位,早期肿瘤主要局限在胰腺导管内,主要表现为肿瘤远端的胰腺管明显扩张,且常不规则,肿瘤本身较小,为软组织密度结节。肿块较大时,境界多较清楚,可见薄包膜,可同时见到肿块实性和囊性结构的混杂密度,囊内可见分隔。偶见实质性肿块密度,常伴肿瘤远端胰腺管的扩张改变。MRI上主要表现为高信号囊性肿物内壁上见多发略低信号结节,亦可见分隔,外壁较光整。CT及MRI上常显示主胰管以及胰头和钩突部位的副胰管扩张。胰管可明显扩张而类似于囊肿。肿瘤可仅累及主胰管,或仅累及胰体部的副胰管而不累及胰头部的副胰管。影像学检查当发现主胰管扩张时,需进一步寻找证据排除慢性胰腺炎的可能。CT、MRI增强扫描动脉期和门静脉期肿物实性部分可有轻至中度强化。

影像学上,主胰管型较分支胰管型有较高的恶性危险。分支胰管型中,仅15%合并原位癌;而主胰管型中,37%存在侵袭性癌,20%存在原位癌。恶性IPMN中,囊性病灶与主胰管的通道口径常大于良性者;主胰管常有明显扩张,以扩张>10mm作为诊断恶性的阈值,敏感度为78%,特异度为92%,若以15mm作为恶性的阈值,则敏感度仅为20%,但特异度高达95%。Choi等应用MRI研究45例IPMN发现,如主胰管扩张达50%以上,则伴有恶性,包括交界性肿瘤和癌。Taouli等用CT评价发现,如病变累及整个胰腺或超过一个胰段(胰头和/或钩突、体、尾),则可能伴有侵袭性癌,敏感度为56%,特异度为77%。研究发现,直径≥3mm的壁结节亦提示为恶性IPMN,但须与附壁黏液球加以鉴别,后者常随体位改变其位置发生变化。若囊性肿块内出现软组织成分,则高度提示侵袭性癌。其他提示为恶性IPMN的征象包括:囊壁或分隔增厚,胰腺实质侵犯,囊性肿块直径>5cm,囊内容物钙化,胆总管梗阻,病变侵犯十二指肠,有胰周血管累及,以及淋巴结、肝或腹膜转移等(图8-44)。

6. 实性假乳头状瘤(solid pseudopapillary tumors of the pancreas,SPTP) SPTP是一种少见的良性或低度恶性胰腺肿瘤,约占胰腺肿瘤的1%。年轻女性发病率高(平均年龄为24岁)。2004年,WHO肿瘤组织分类中将其统一命名为实性假乳头状瘤,定义为由形态比较一致的细胞形成实性巢和假乳头结构的上皮性肿瘤,常有出血及囊性变。此瘤多为良性,少数可为低度恶性,WHO分类将SPTP分为具有恶性潜能的实性假乳头状瘤和实性假乳头状癌。临床上多数有非特异性腹部症状和体征,包括恶心、呕吐、腹痛及腹胀等。部分病例可出现嗜酸性粒细胞减少和多关节炎。SPTP发现时,肿瘤通常多已较大,有完整、界限清楚、较厚的包膜。肿瘤生长缓慢,内部结构较复杂,肿瘤血供中等。

【CT及MRI表现】 由于SPTP的囊实性成分的分布及比例不同,其影像学表现可分为3型:①以囊性成分为主型;②典型囊实性型;③以实性成分为主型。其中,典型囊实性型最多见,以实性成分为主型比例最少。肿物实性部分CT平扫多呈稍低密度或等密度,多位于肿物的边缘,肿物内可见坏死、液化及囊性变而呈液性低密度区,部分肿瘤内可因存在较新鲜的出血导致肿物内出现较高密度区,但陈旧性出血因密度较新鲜出血减低而不易为CT平扫所发现。CT对显示肿瘤纤维包膜的敏感性较低,多数肿瘤只能通过肿物清楚的边界来间接判断包膜的存在。SPTP内出现钙化比较常见,Buetow等总结一组病例中30.8%的肿物内可见钙化,且多为病灶边缘包膜的钙化,而位于实性成分内的钙化多由病灶内纤维结缔组织退行性变所致。在笔者的一组SPTP病例报道中,囊实性肿物11例,其实性部分多呈偏心性分布,位于肿物边缘,且内缘形态不规则,3例肿物呈囊性,4例肿物为完全实性,反映该肿瘤的大体病理特征。肿物出现钙化的比例很高(9/18),8例肿块内可见分隔。SPTP实性部分最常见的强化形式通常于动脉期呈轻度强化,门静脉期和平衡期随时间延迟呈渐进性强化并趋于平台期,表现延迟强化的特点,这可能与SPTP实性部分含有胶原纤维及纤维组织,以及肿瘤组织呈网状排列而形成血窦,导致对比剂在肿瘤实质中逐渐渗入有关。增强各期实性区和假乳头区强化相对较明显,而硬化间质及透明变的纤维间质强化不明显。肿物囊性部分无强化,病

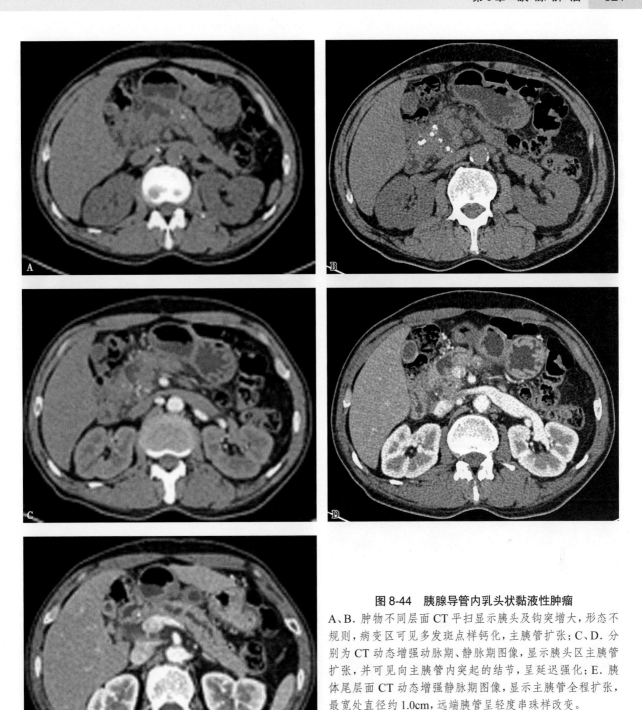

图 8-44　胰腺导管内乳头状黏液性肿瘤
A、B. 肿物不同层面 CT 平扫显示胰头及钩突增大,形态不规则,病变区可见多发斑点样钙化,主胰管扩张;C、D. 分别为 CT 动态增强动脉期、静脉期图像,显示胰头区主胰管扩张,并可见向主胰管内突起的结节,呈延迟强化;E. 胰体尾层面 CT 动态增强静脉期图像,显示主胰管全程扩张,最宽处直径约 1.0cm,远端胰管呈轻度串珠样改变。

理上为肿瘤内坏死、液化、囊性变及陈旧出血灶(图 8-45)。

相对于 CT 检查,MRI 诊断 SPTP 的优势在于显示肿物内的出血和边缘包膜。SPTP 于 T_1WI 上可见高信号区,提示肿物内伴有出血,有助于 SPTP 的诊断。MRI 上绝大多数肿瘤边缘可见包膜,其于 T_1WI 和 T_2WI 上相对于肿物本身均呈低信号(图 8-46)。Buetow 等总结,一组病例中所有肿瘤于 T_2WI 上均显示不连续的低信号环。Cantisani 等总结了 19 例 SPTP 病例,其中 18 例在 T_1WI 和 T_2WI 上可见低信号包膜,且包膜厚薄不均。肿瘤包膜在 MRI 动态增

强检查多表现为早期明显强化,少数肿瘤包膜强化程度与肿瘤强化程度一致或低于肿瘤。此外,MRI 对于少数肿瘤内出现的液平面显示较好,此征象虽出现比例较低,但对 SPTP 诊断特异性较高。

7. 胰母细胞瘤(pancreatoblastoma)　胰母细胞瘤临床比较少见,也称婴儿型胰腺癌,约占儿童恶性肿瘤的 0.15%。发病原因不明,文献报道平均发病年龄为 6 岁。男女发病无明显差异。肿瘤可起源于胰腺的任何部位,肿瘤发现时往往已经很大,常侵犯胰腺的大部分。尽管肿瘤通常较大,但常能

见到较薄的完整包膜,肿瘤切面呈鱼肉样,可伴有出血和囊变坏死区。镜下显示肿瘤以上皮为主,具有胰母细胞多能分化的特点,鳞状小体的中心由腺泡和髓样带共同组成的器官样结构为本病的组织学特征。本病一般临床症状比较轻微,常因腹部肿块就诊。晚期出现腹痛、食欲不振、呕吐、消化道功能紊乱等症状。实验室检查多数患者血清甲胎蛋白增高。

【CT及MRI表现】 CT、MRI平扫检查显示起源于腹膜后的单发较大实性肿块,呈不均匀软组织密度或信号,边界多较清晰,肿瘤背侧广基底位于腹后壁,肿瘤常较大,无法区分肿瘤与残存胰腺实质。肿瘤主要突向腹腔,十二指肠及胃窦可有移位,但少有对邻近脏器的侵犯,肾脏受压移位比较轻微。平扫检查时,肿瘤密度或信号不均匀,可伴有较大出血和坏死囊变区。文献报道,该肿瘤约43%可发生钙化,形态不规则(图8-47)。晚期肿瘤突破纤维包膜向周围浸润,呈分叶状,腹膜后区域淋巴结转移也较常见,有些病例在初次CT、MRI检查时已发现有肝及胰周淋巴结转移。远处脏器转移包括肺和骨骼等。

CT、MRI增强扫描显示肿瘤呈明显不均匀强化,肿瘤

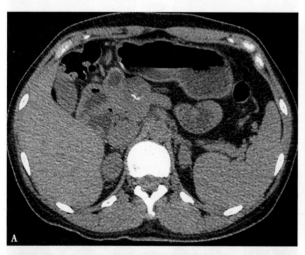
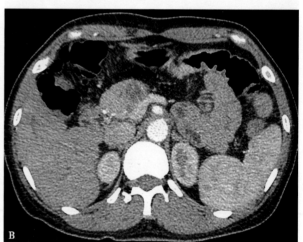
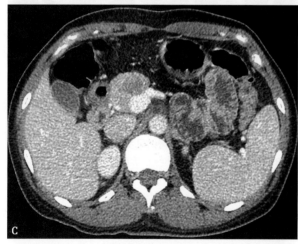

图8-45　胰腺实性假乳头状瘤
A. CT平扫显示胰头增大,正常形态消失,肿物为实性,边界不清,主胰管无扩张,肿物内可见斑点状钙化;B、C. 分别为CT动态增强动脉期、静脉期图像,显示肿物呈轻度不均匀强化,静脉期强化程度更加明显而呈不均匀延迟强化。

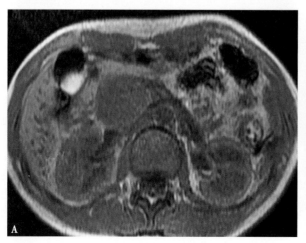
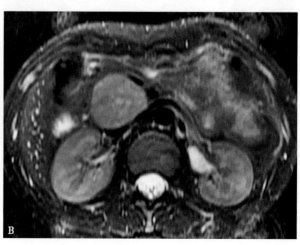

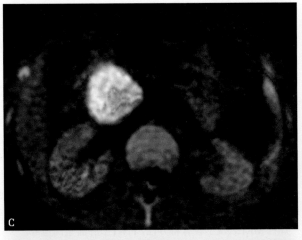

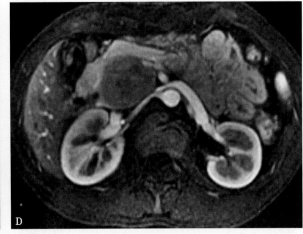

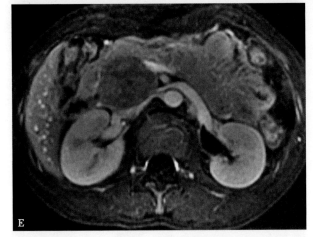

图 8-46 胰腺实性假乳头状瘤

A、B. T₁WI、T₂WI 显示胰腺钩突部较大肿物,T₁WI 呈稍低信号,T₂WI 呈稍高信号,内部信号欠均匀,边界清楚,胰管无扩张;C. DWI 显示肿物呈明显高信号;D、E. 分别为 MRI 增强静脉期和实质期图像,显示肿物呈轻度不均匀延迟强化。

内坏死液化区无强化,纤维包膜完整者增强后肿瘤边界更加清晰。晚期肿瘤突破包膜侵犯腹膜后间隙,增强后边界模糊不清,同时可显示肿瘤包绕腹膜后血管的情况。增强检查还可更清晰地显示区域淋巴结和肝等脏器的转移情况。

8. 胰腺淋巴瘤(lymphoma of pancreas) 原发于胰腺的恶性淋巴瘤罕见,占胰腺肿瘤不足 0.5%,组织学上主要是非霍奇金淋巴瘤。胰腺淋巴瘤主要发生于中老年,平均

年龄约 60 岁。免疫缺陷患者及实体器官移植后出现移植后淋巴增生紊乱者容易发生胰腺淋巴瘤,临床症状及体征包括上腹痛、黄疸、乏力、体重减轻、黑便等。胰腺淋巴瘤的预后相对较好,即使是处于进展期的患者,亦有治愈的可能,因此淋巴瘤与胰腺癌的鉴别诊断对于临床非常重要。

【CT 及 MRI 表现】 CT、MRI 上,肿瘤可位于胰头、胰体或胰尾。它可有两种类型表现,一种为肿块型,显示为

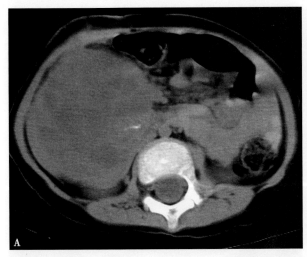

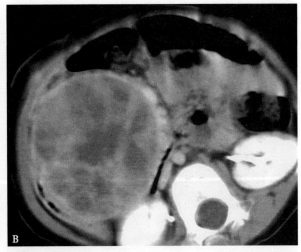

图 8-47 胰头部胰母细胞瘤

A. CT 平扫见右腹部胰头区不规则较大肿物,密度不均匀,并可见斑点状钙化灶;B. 增强 CT 扫描显示肿物明显不均匀强化,其内多发液化坏死区。

一巨大、软组织密度或信号的肿块，轮廓锐利；另一种为浸润型，胰腺呈弥漫性增大，病变边界模糊，动态增强扫描，病变呈轻度强化，与正常胰腺相比表现为低密度或低信号，病变内部强化均匀或不均匀（图8-48）。位于胰头部的肿瘤可侵犯十二指肠，亦可出现肝内、肝外胆管扩张及胰管扩张，但不常见。肿瘤亦可蔓延到腹腔动脉干、肠系膜上动静脉或门静脉周围，并包绕上述血管。胰体、尾部肿瘤亦可致脾静脉阻塞。胰周围淋巴结可出现肿大，包括胰脾区、腹腔动脉干、肝胃及主动脉旁淋巴结。但整体上，胰腺原发淋巴瘤的CT、MRI诊断及鉴别诊断较困难，诊断准确性低，最后确诊仍需组织病理学诊断。

9. 胰腺转移瘤（metastases of pancreas）　胰腺转移瘤多数病例是进展性转移性疾病的一部分，占所有胰腺恶性肿瘤的3%～16%，男女比例相等，除邻近脏器恶性肿瘤直接侵犯胰腺外，胰腺转移瘤不常见。一组胰腺肿瘤的统计中显示继发性为4.25%，根据尸检，远处恶性肿瘤转移到胰腺的发生率仅约3%，但某些恶性肿瘤则有稍高的发生率，如恶性黑色素瘤、乳腺癌及肺癌。其他可转移至胰腺的原发恶性肿瘤有卵巢癌、前列腺癌、胃癌、肝癌、结肠癌、食管癌、胆管癌、肾癌、宫颈癌及各种肉瘤等。临床上，仅半数患者出现与胰腺相关的症状和体征，包括黄疸、腹痛、胃肠道梗阻或出血、胆道梗阻及腹部肿块等，另半数患者的症状和体征被其他转移病变掩盖而无胰腺相关症状。

【CT及MRI表现】　CT平扫上，胰腺转移瘤表现为低密度肿块，少数为等密度肿块，略呈分叶状，单发或多发。有时伴有胰管和／或胆管扩张。在MRI平扫T_1WI上肿瘤呈低信号，T_2WI上表现为高信号。较小的转移灶增强后常为均匀强化，而较大的转移灶增强后常为环状强化。一般转移灶强化程度不明显，与原发性胰腺癌不易区分（图8-49）。有原发恶性肿瘤病史，对确诊十分重要。转移瘤出现包绕或侵犯血管的概率较原发性胰腺癌少。黑色素瘤的胰腺转移灶在MRI表现上较有特异性，T_1WI上肿瘤呈高信号。

（二）胰腺肿瘤超声诊断

1. 胰腺的解剖及毗邻关系　胰腺为腹膜后器官，长12～15cm，宽3～4cm，厚1～2.5cm，横跨1～2腰椎间，分头、颈、体、尾四个部分。胰头比胰尾偏低，胰腺长轴自右下向左上倾斜，呈20°～40°角，胰腺形态一般有蝌蚪形、哑铃形、腊肠形。胰头位于十二指肠曲内，后方邻下腔静脉、

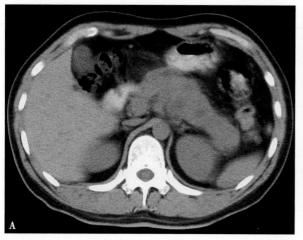
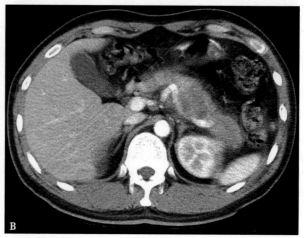

图8-48　胰腺原发性淋巴瘤

A. 腹部CT平扫显示胰体不规则增粗，其内密度不均匀，可见多发低密度灶，边界不清楚；B. 增强CT检查显示胰体肿物无明显强化，与脾静脉分界不清。

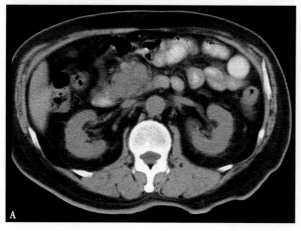
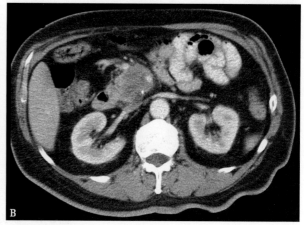

图8-49　肺癌患者胰腺转移瘤

A. 腹部CT平扫显示胰头增大，可见不规则低密度肿物，边界不清楚；B. 增强扫描显示肿物轻度强化。

胃十二指肠动脉,后外侧沟走行胆总管。肝位于其前方及右侧,胆囊位于其右前方。胰颈部最狭窄,长约 2.0cm,其前方为胃,后方为肠系膜上静脉与脾静脉汇合处。胰体前方为胃,后方为脾静脉。胰体向左延伸为胰尾,其前方为胃,左侧为脾,后方为脾静脉。

胰腺内有主、副胰管,两者之间有交通。主胰管起自胰尾,由胰尾部逐渐向胰头汇合变粗,在胰头左侧缘与胆总管汇合,开口于十二指肠乳头。部分也单独开口于十二指肠乳头。副胰管较主胰管短而细,开口于十二指肠乳头上方约 2cm 处。胰腺由十二指肠上、下动脉及脾动脉的分支供血。神经支配为腹腔神经丛分支。胰腺淋巴管丰富,引流路径多,故病变易经淋巴转移。

胰腺体表投影:上缘相当于脐上 10cm,下缘相当于脐上 5cm。

2. 胰腺探查前准备及探查方法

(1)探查前准备:禁食 8～12 小时。前一天清淡饮食。肠胀气及便秘患者睡前服缓泻剂,晨起排便后检查。若影像显示仍不满意者,可饮水 500～800ml,使胃充盈后做透声窗,胰腺可清晰显示。钡餐影响胰腺显示,消化道钡餐和胃镜检查当日勿行超声检查。

(2)探查方法:患者一般采用仰卧位。影像显示欠清晰时,可采用半坐位或坐位。探头置于上腹部正中 1～2 腰椎水平作各切面扫查,可显示胰腺。胰腺后方的脾静脉、肠系膜上动脉、下腔静脉及腹主动脉、脊柱位置固定,可作为寻找胰腺的标志。如饮水后探查,患者可采取右侧卧位,经充盈胃腔后可清晰显示胰腺。

3. 正常胰腺的超声图像特征及正常值

(1)正常声像图:横切面显示胰腺呈长条形,边界清晰、光滑。胰头稍膨大,前端向左后突出,为钩突。胰头向左前方变窄,为胰颈。再向左前延伸,跨过 1～2 个腰椎,在腹主动脉前方的为胰体。继续向左延伸至脾门,胰腺逐渐变细部分为胰尾。胰腺内呈均匀点状稍强回声,中央可见细长管状结构,内为无回声区,为主胰管结构。胰腺依次向后,可见脾静脉、肠系膜上动脉、腹主动脉、脊柱横断面。纵切面,于下腔静脉长轴切面与肝左叶夹角处可探及胰头横断面,呈椭圆形。于腹主动脉长轴切面与肝左叶夹角可显示胰体横断面,多为三角形。胰腺横断面边界清晰,内回声均匀。

(2)胰腺测量及正常值:尚无统一标准。目前多在显示胰腺长轴切面时作垂直测量,为其厚度。一般于下腔静脉前方测量胰头,正常值<2.5cm;腹主动脉前方测胰体,正常值<2.0cm;脊柱左侧缘测胰尾,正常值<2.0cm。

4. 胰腺实性占位的超声表现 胰腺实性肿瘤分为外分泌瘤和内分泌瘤。外分泌瘤指发生于胰岛细胞以外肿瘤,良性胰腺外分泌瘤最常见为囊腺瘤,前文已经介绍。其他还有脂肪瘤、纤维瘤、腺瘤、肌瘤、黏液瘤、血管瘤、血管内皮瘤、淋巴管瘤、神经鞘瘤等,均极少见。恶性外分泌瘤有胰腺癌和肉瘤,以前者最为多见。胰腺内分泌肿瘤又分为功能性和非功能性胰岛细胞瘤,均较少见。

5. 囊腺瘤的声像图特征 囊腺瘤好发于胰体尾部,其分为两类,一类是小房囊腺瘤,呈蜂窝状多囊结构,内无乳头,此类无恶变倾向;另一类是大房囊腺瘤,囊壁较厚,内可见乳头状突起,此类有恶变倾向。超声图像诊断要点:小房囊腺瘤显示为杂乱强回声,间杂多个大小不等的类圆形液性暗区,较小的囊仅显示前后壁亮线,病变区类似实性肿块,但后方回声增强是其特征。大房囊腺瘤显示为多房囊性结构,有较厚囊壁,壁内有乳头状凸起及不规则实性区,后方有回声增强效应。彩色多普勒显示囊壁及实性区血流色彩丰富。

6. 胰岛细胞瘤声像图特征

(1)功能性胰岛细胞瘤:以胰岛素瘤最常见,临床以反复发作的空腹期低血糖症为特征。

1)胰岛素瘤一般较小,为 1～2cm。多发于体尾部,体积较小,单发。

2)大多数内部呈均匀弱回声,有稀疏光点,约 10% 呈高回声或等回声型,高回声型肿块周围可有弱回声晕并伴侧后声影,等回声型周边可有高回声带。

3)肿块较大者内部可出现不均匀粗大回声,或伴出血坏死的无回声区。

4)肿瘤常位于胰腺体尾部,应结合临床典型症状,仔细寻找,才能发现肿瘤。

5)胰管无扩张表现。

6)虽胰腺正常,但症状典型,可能因瘤体较小,超声未能发现肿块,仍不能排除本病。

7)如同时发现肝内转移瘤,应考虑为恶性。

(2)无功能性胰岛细胞瘤:

1)左上腹巨大肿块,与胰腺体尾部相连,呈圆形、椭圆形或分叶状,包膜完整、清晰。

2)内部为实质性细小回声,肿瘤较大者内部出血、坏死及囊性变时回声不均质,部分组织呈类似分隔、透声或不规则无回声区。

3)肿块巨大时,出现周围器官压迫征象,如胆总管受压扩张、胃肠推移甚至梗阻、脾动脉受压引起脾大或区域性门静脉高压等间接征象。

4)恶性变时,可有肝内转移。

7. 胰腺癌的超声表现

(1)直接征象:

1)多发于胰头,可占 80%。病变区胰腺局限性肿大,内见实性低回声团块,边界清晰,外形不规整,后方有回声衰减。早期较小的胰腺癌不引起胰腺大小、外形改变,病灶呈圆形,边缘光滑、规则,内回声较低,尚均匀,后方回声衰减也不明显。少数弥漫性胰腺癌胰腺普遍肿大。

2)胰体尾部癌常表现为胰腺外形不规则,胰体尾部见边界尚清的等回声块影,其内部回声不均匀,见散在强回声,周边回声偏低。胰尾癌的胰尾见边界尚清的低回声块影,位于脾门部,将脾脏推向左外侧。

3)主胰腺管多扩张,大于 3mm。

4)彩色多普勒表现:胰腺癌局限性低回声团块内部可见星点状搏动性彩色血流,周边可见血管受压绕行呈彩色环;弥漫性胰腺癌胰腺内可探及血管迂曲、扩张,色彩丰富。脉冲多普勒于上述部位取样,可检测到动、静脉血流频谱,PI 及 RI 减低。

（2）间接征象：

1）胰腺癌压迫周围脏器，可出现挤压或移位现象。例如胰头癌可使十二指肠弯扩大，肝脏受挤压移位，邻近静脉受压变形、狭窄和闭塞，动脉则多见移位。

2）胰腺癌可挤压血管、胆管或胰管，引起梗阻。

胰管扩张：多数胰头癌可显示胰管，典型者可显示自梗阻端至胰尾的全程象。

胆管扩张：胰头癌常以"围管浸润"方式侵犯胆总管胰

腺段，引起梗阻水平以上的胆管和胆囊扩张。研究证明，胆系扩张先于黄疸出现，超声显示胆系扩张，可以发现黄疸前的早期胰腺癌。

3）出现周围脏器转移和腹水：胰腺癌淋巴转移发生较早，常于腹膜后、胰腺后方、腹主动脉和下腔静脉的周围以及肝门、脾门附近显示圆形或类圆形的多发结节，直径多在1～2cm，呈弱或中等回声。胰腺癌血行转移常见的是肝转移（图8-50～图8-56）。

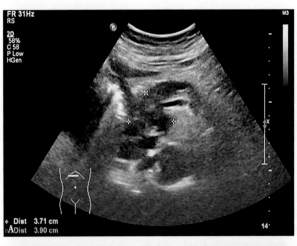
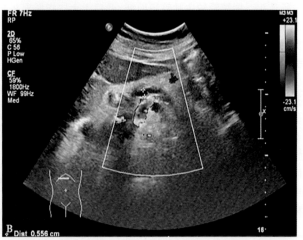
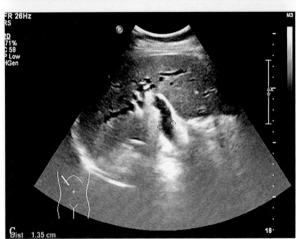
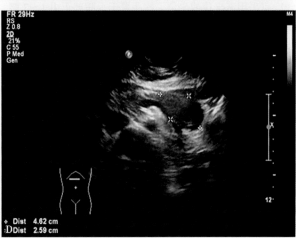

图8-50　胰腺肿瘤超声表现

A. 胰头占位性病变，病理为胰腺导管腺癌；B. 胰腺导管扩张，宽5.6mm（正常胰腺导管宽≤2mm）；C. 肝内、外胆管扩张，由胰头病变压迫胆管所致；D. 胰腺体尾部占位性病变，病理为胰腺导管内癌。

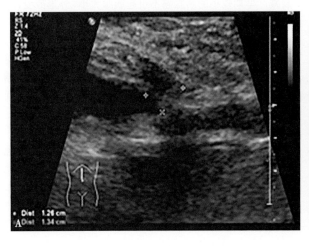
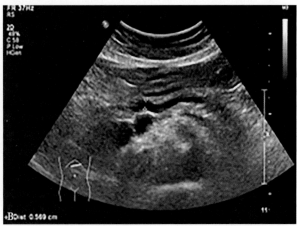

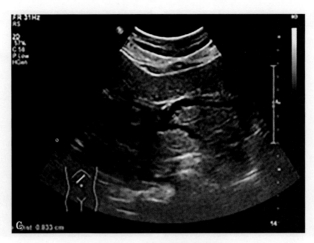

图 8-51　壶腹癌超声表现

A. 壶腹处占位性病变,病理为壶腹癌;B、C. 分别为壶腹癌所致的胰管和肝内胆管扩张,呈双管征。

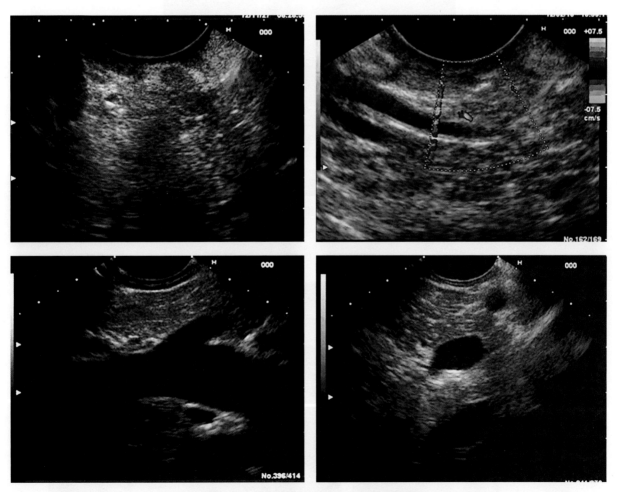

图 8-52　正常胰腺及重要结构的超声图像

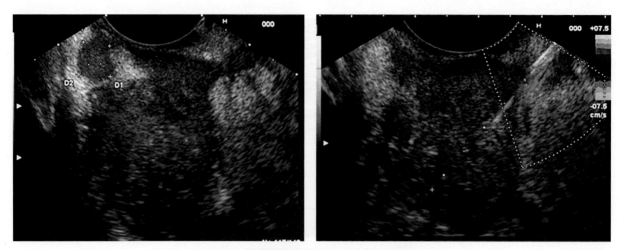

图 8-53　胰腺癌及胰腺癌 EUS-FNA 图像

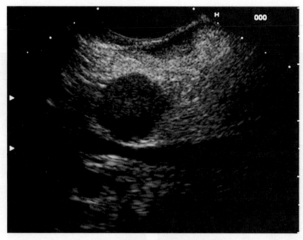

图 8-54　胰岛细胞瘤超声表现

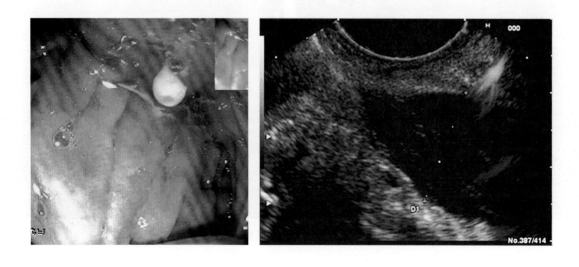

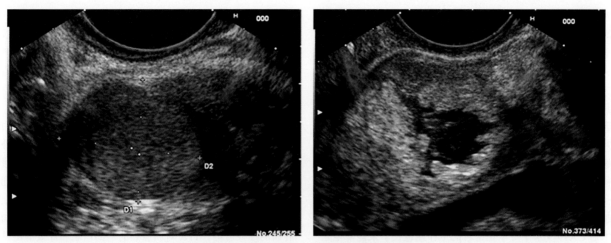

图 8-55　典型 IPMN 病例内镜下及超声表现

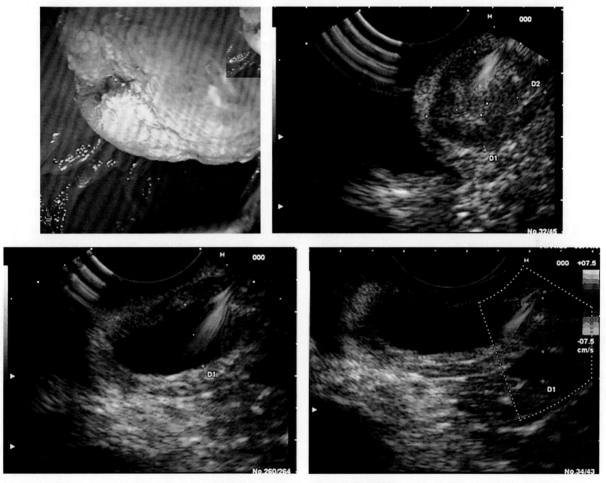

图 8-56　壶腹癌的内镜下及超声表现

三、胰腺癌的实验室诊断

（一）血液生化检查

早期一般可无特异性血生化改变。胆管梗阻患者血胆红素可升高，同时伴有谷丙转氨酶、谷草转氨酶等酶学改变。40% 胰腺癌患者出现血糖升高和糖耐量异常。

（二）血液肿瘤标志物检查

目前胰腺癌相关肿瘤标志研究热点很多，但应用于临床诊断的常见胰腺癌肿瘤标志物有 CA19-9、CA242、CEA 和 TPS 等。

1. CA19-9　欧洲肿瘤标志物组织（EGTM）与美国胃肠病协会（AGA）推荐将其作为胰腺癌诊断的补充手段，此外美国食品药品监督管理局(FDA)已批准用于胰腺癌患者治疗监测。患胰腺癌、肝囊癌、胆管壶腹癌时,CA19-9 水平明显升高,阳性率达 74.9%;肝癌患者 CA19-9 阳性率为 64.6%,结肠癌阳性率为 50%,胃癌为 50%。

CA19-9 是目前对胰腺癌诊断最有价值的肿瘤标志物,其检测胰腺癌敏感性约 80%,特异性为 75%~80%。研究表明,CA19-9 水平与胰腺癌的发展阶段直接相关,CA19-9S<1 000U/ml 的胰腺癌患者中 55% 可以手术切除;胰腺癌患者 CA19-9 水平超过 1 000U/ml,一般提示存在淋巴结转移,89% 患者无法手术切除,超过 10 000U/ml 时几乎均存在血行转移。CA19-9 对患者预后判断有一定价值,其水平越高,患者中位生存期越短,CA19-9 水平低者预后较好,术后 CA19-9 水平降至正常者的生存期也长于未能降至正常者。肿瘤复发时,CA19-9 可再次升高,其血清学表现早于影像学表现。此外,CA19-9 可作为评估胰腺癌姑息化疗的监测指标,美国临床生物化学会(NACB)建议 CA19-9 连续检测结合影像学检查用于监测患者的治疗效果。

在良性疾病如急性胰腺炎、胆囊炎、胆汁淤积性胆管炎和肝硬化等,CA19-9 水平表现为轻度升高,但胰腺癌患者 CA19-9 水平升高显著。如果 CA19-9 水平持续升高达最初的 2 倍以上,高度怀疑为胰腺癌。CA19-9 经肝脏代谢和胆汁排泄,因此,肝功能失代偿以及肝胆管梗阻时,CA19-9 水平升高。CA19-9 是唾液酸化的 Lewis A 型抗原,由于人群中有 10%~15% 为 Lewis 阴性,故难以仅依靠 CA19-9 进行筛查。因此,CA19-9 不能单独作为诊断胰腺癌的指标。

2. CA242　在正常人体胆管细胞、胰管细胞中 CA242 的含量极少,但在胰腺和结肠的恶性肿瘤中明显升高。CA242 检测胰腺癌的敏感性为 41%~75%,特异性为 85%~95%,多数文献报道 CA242 诊断胰腺癌的敏感性相近。免疫组织化学研究显示,胆道梗阻和急性胰腺炎对于 CA242 的影响小于 CA19-9,因此提示 CA242 诊断胰腺癌特异性高于 CA19-9。CA242 可以作为有一个有价值的胰腺癌诊断标志。

3. CA50　CA50 对于胰腺癌、肝胆系肿瘤和结、直肠癌等阳性率与 CA19-9 相似。其中,胰腺癌、胆管细胞癌 CA50 增高明显。此外,肺癌、卵巢癌、肾癌和乳腺癌也可见 CA50 水平升高。良性疾病如溃疡性结肠炎、自身免疫性疾病和肝硬化等也可见 CA50 升高。

4. CEA　CEA 是一种广谱的肿瘤标志物,其升高可见于结肠癌、胃癌、胰腺癌、胆管癌和肺癌等恶性肿瘤。此外,CEA 在某些良性疾病如结肠炎、肝炎、肝硬化和肺部疾病等均有轻度升高。因此,CEA 并非恶性肿瘤特异性标志物。CEA 对胰腺癌诊断的敏感性较低,对胰腺癌的早期发现和鉴别诊断方面价值有限。CEA 对于监测肿瘤的病情进展、治疗效果及预后判断均有重要作用。一般情况下,疾病好转时,CEA 水平下降;反之,则升高。未患肿瘤吸烟者中,有 39% 的人 CEA 轻度升高。

5. 胰癌胚抗原(pancreatic oncofetal antigen,POA)
POA 是在胎儿胰腺中提取的一种糖蛋白。POA 升高可见于胰腺癌、肝癌、胃癌和胆管癌等肿瘤,因此鉴别诊断有一定难度。研究表明,POA 对胰腺癌的敏感性为 48%~60%,并随肿瘤的病程进展而升高。原发灶切除后 POA 下降至正常范围,而复发后则再次上升。但是,其实际应用价值仍需进一步验证。

6. 组织多肽抗原(tissue polypeptide antigen,TPA)
TPA 是一种非特异性肿瘤标志物。TPA 属于细胞骨架蛋白类,与细胞内的中间丝状体、细胞分裂素具同源性。体外培养时,有丝分裂期间的增殖细胞 TPA 分泌活跃,故血液内 TPA 水平与细胞分裂增殖程度密切相关。恶性肿瘤细胞分裂时,增殖活跃,所以血清中 TPA 水平增高。临床上 TPA 常用于迅速增殖的恶性肿瘤的辅助诊断,特别是已知肿瘤的疗效监测。TPA 对胰腺癌的辅助诊断和疗效监测具有一定价值。

7. 血管内皮生长因子(vascular endothelial growth factor,VEGF)　VEGF 是一种促血管生成蛋白,能够促进血管出芽和内皮细胞管道形成,其表达程度与微血管密度(MVD)密切相关。研究表明,血浆 VEGF 水平可作为预测胰腺癌早期复发的指标,发生转移的胰腺癌患者腹腔积液中 VEGF 过度表达。因此,提示 VEGF 是胰腺癌发生、发展和复发监测的重要标志。

8. CAM17.1　CAM17.1 是近年来发现的一种针对胰液中黏液糖蛋白的 IgM 抗体标志物。研究表明,CAM17.1 对胰腺癌的敏感性为 67%~78%,特异性为 76%~91%。结合腹部超声,诊断敏感性可进一步增加,高水平的 CAM17.1 一般提示肿瘤晚期。CAM17.1 表达与 CA19-9 相似,受 Lewis A 抗原影响,对于 Le(a⁻b⁻)人群表达阴性。

总之,一般在治疗前进行多项肿瘤标志的联合检测,作为诊断和辅助诊断的指标,筛选出阳性的指标应作为定期治疗监测的标志物,依其变化趋势,调整治疗方案。

(三)基因标志物

胰腺癌的发生是多基因突变累积的结果,其中常见与胰腺癌发生有关的基因有 k-ras、c-myc、c-fos 等癌基因,p53、p16、SMAD4 等抑癌基因。原癌基因 k-ras 定位于 12p12,编码的 P21 蛋白能影响基因转录,与胰腺癌高度相关。该突变常发生在胰腺癌早期阶段,k-ras 基因突变见于 90% 的胰腺癌患者,且几乎全部为 k-ras 第 1 外显子第 12 密码子点突变。外周血 k-ras 突变基因的表达水平与 CA19-9 的表达水平关系密切,与 CA19-9 联合检测结果的敏感性可增加至 91%。p53 基因定位于 17p13,是与胰腺癌关系密切的抑癌基因之一,在胰腺癌中突变率达 81%。此外,约半数胰腺导管腺癌患者中存在 SMAD4 靶向缺失或基因内点突变,但 SMAD4 突变常发生于胰腺癌晚期,文献表明 75% 的转移性胰腺癌患者有 SMAD4 基因失活,提示其可能与肿瘤远处转移相关,SMAD4 缺失的胰腺癌患者生存期更短。

端粒是染色体末端结构,端粒酶在分裂细胞中延伸端粒,避免了端粒缩短,从而使细胞获得永生,导致肿瘤发生。端粒酶目前是肿瘤研究热点。研究表明,端粒酶活性与肿瘤的分化、转移有关。95% 的胰腺癌组织中端粒酶活性呈阳性,正常胰腺和良性胰腺疾病中呈阴性。胰液中细胞的端粒酶检测有助于胰腺癌早期诊断。

近年来更多的研究表明,异常的 microRNA 表达与人类恶性肿瘤细胞增殖、凋亡和化疗抵抗高度相关。实时聚合酶链反应(PCR)等方法对 microRNA 研究发现,异常的 microRNA 与胰腺癌的发生关系密切,因此提示是一个潜在的胰腺癌肿瘤诊断标志,其中比较明确的 microRNA 有 miR-21、miR-221 和 miR-27a 等。

一般来说,启动区 CpG 岛高甲基化能够导致肿瘤抑制基因及错配修复基因如 $ppENK$、$p16VNK4a$ 等失活。近年来研究表明,在胰腺癌中频繁发生异常的 DNA 甲基化表达,因此提示可以利用甲基化分析,为胰腺癌的诊断和治疗提供根据。

四、胰腺癌的鉴别诊断

胰腺癌症状不典型,缺乏特异的临床诊断指标,需与其他消化系统疾病及胰腺良性病变相鉴别。

1. 胃肠疾病 慢性胃炎、消化道溃疡常表现为上腹饱胀不适、隐痛等症状,与胰腺癌早期症状极为相似。但胰腺癌上述症状常呈持续性和进行性加重,且无明显节律性,特别是当胰腺癌患者合并胃肠疾病时更容易延误诊断。因此,对 40 岁以上有上腹部不适症状者应提高警惕,注意进行上腹部 CT 结合影像学检查,以排除胰腺癌的可能。

2. 胆道疾病 胆囊炎和胆管结石常出现上腹疼痛、黄疸和发热,应与胰腺癌鉴别。胆囊炎和胆管结石常以突发上腹剧烈疼痛为首发症状,呈阵发性绞痛。黄疸和发热出现较迟,而且黄疸和发热症状在积极抗炎等治疗后短期内消失。上腹 B 超结合肿瘤标志物可以明确诊断。

3. 慢性胰腺炎 胰腺癌患者所有的上腹隐痛不适、消化不良、消瘦等症状均可见于慢性胰腺炎患者。此外,慢性胰腺炎也可有胰腺肿块和黄疸。因此,鉴别两者十分困难。即使术中肉眼也很难区分,甚至术中细针穿刺细胞学检查亦不能明确。临床工作中常有误把慢性胰腺炎当胰腺癌行手术切除的报道。术中细针穿刺细胞学检查有 10% 不能获得确切诊断。因此,需结合肿瘤标志物、影像学特征综合评价,对于疑难患者密切随访。

4. 胰腺结核 患者表现为腹痛、腹部肿块、消瘦、贫血、黄疸,同时影像学表现易与胰腺癌患者相混淆,对于伴有结合中毒症状的患者应与胰腺癌相鉴别。对于无法明确诊断的病例,由于胰腺结核亦首选手术治疗,可行肿物切除术后送病理检查,以明确诊断。

5. 壶腹周围癌 壶腹周围癌比胰头癌少见,多为急性起病,也有黄疸、消瘦、皮肤瘙痒、消化道出血等症状。壶腹癌开始为息肉样突起,癌本身质地软而有弹性,故引起的黄疸常呈波动性;腹痛不显著,常并发胆囊炎,反复寒战、发热较多见。但两者鉴别仍较困难,要结合超声和 CT 来提高确诊率。壶腹癌的切除率和术后 5 年存活率较胰头癌高。

6. 原发性肝癌 既往有肝炎或肝硬化病史、血清甲胎蛋白阳性,先有肝肿大,黄疸在后期出现,腹痛不因体位改变而变化,超声和 CT 扫描可发现肝占位性病变。

(任 贺 赵金坤 刘佩芳 张鹏宇 张 鹏)

第 7 节 胰腺癌分期

胰腺癌分期对于诊断和治疗有重要意义。胰腺癌治疗方案的合理选择应依据肿瘤的分期及不同肿瘤的生物学特性。理想的肿瘤分期不仅可以判断患者的预后,制定治疗策略,而且用于比较治疗结果,设计和评估临床研究的长期趋势。要达到肿瘤分期的精确无误,术前要求有清晰的影像学资料,术中要求手术人员统一、规范的手术操作及清扫范围,术后需病理医师多处取材与镜检。经过这些多学科专业医师的共同努力,才能提供最准确的肿瘤分期。目前,因种种原因,国外应用的一些分期方法尚难以在国内广泛推广。例如日本分期系统需精确肿瘤部位和周围受累结构,还要记录 17 组淋巴结转移情况。该系统更能准确反映肿瘤播散和转移情况,实际操作中需做大量、细致的病理解剖工作,较为烦琐。目前国际上普遍采用的是 UICC/AJCC 分期系统(表 8-6),该系统根据肿瘤大小、有无淋巴结转移和远处脏器转移进行分期,使用较为简单,但对肿瘤局部生长特点描述尚显不足。

表 8-6 第 7 版 UICC/AJCC 胰腺癌分期(2009)

T(原发肿瘤)

Tx:原发肿瘤不能确定

T_0:无原发肿瘤证据

Tis:原位癌(包括 PanIn Ⅲ)

T_1:肿瘤局限于胰腺,直径≤2cm

T_2:肿瘤局限于胰腺,直径>2cm

T_3:肿瘤侵犯胰腺周围组织,但未累及腹腔干或肠系膜上动脉

T_4:肿瘤侵犯腹腔干或肠系膜上动脉(不能切除原发灶)

N(区域淋巴结)

Nx:局部区域淋巴结转移不能确定

N_0:无局部淋巴结转移

N_1:有局部淋巴结转移

M(远处转移)

Mx:远处转移不能确定

M_0:无远处转移

M_1:有远处转移

分期

0 期:$TisN_0M_0$

ⅠA 期:$T_1N_0M_0$

ⅠB 期:$T_2N_0M_0$

ⅡA 期:$T_3N_0M_0$

ⅡB 期:$T_1N_1M_0$,$T_2N_1M_0$,$T_3N_1M_0$

Ⅲ 期:T_4、任何 N、M_0

Ⅳ 期:任何 T、任何 N、M_1

胰腺癌缺乏有效的早期诊断和准确的分期手段，影像学和内镜技术的进展为胰腺癌的术前分期提供了新的方法。目前临床应用的胰腺癌分期方法包括 B 超(US)、内镜超声(EUS)、CT、ERCP、MRCP、PTC、PET、经壶腹胰管镜和腹腔镜等。胰腺癌术前分期的目的包括两个方面，一是判断是否转移，二是评估肿瘤的可切除性。如果术前分期胰腺癌无远处转移，应进一步评估肿瘤与周围主要血管的解剖关系，是否侵及重要动脉(如腹腔动脉干或肠系膜上动脉)或主要静脉(如门静脉或肠系膜上静脉)，进而判断其可切除性。随着检查手段的进步，以往疑诊胰腺癌的患者往往行剖腹探查术，术中判断是否转移和原发灶切除的可能性，如果肿瘤无法切除，则行减状手术。目前影像学和内镜检查的应用，使对肿瘤术前分期的判断更加准确。由于 80% 的胰腺癌患者在发现时已不适合手术切除，术前分期一旦确定发生转移，将有助于为患者选择创伤性更小的减状或综合性治疗方式，避免单纯诊断性的剖腹探查术。

(高春涛)

第8节　胰腺癌治疗

一、胰腺癌的外科治疗

(一)胰腺癌外科治疗的演进和现状

半个世纪以来，胰腺癌的发病率呈稳步上升趋势，而胰腺癌的死亡率和发病率始终几乎相等。最新资料表明，胰腺癌的平均存活时间不足 6 个月，5 年存活率为 0.4%～5%；只有 2.6%～9% 的胰腺癌患者接受了手术，平均存活时间为 11～20 个月，5 年存活率为 7%～25%，几乎所有患者均于术后 7 年内死亡。胰腺癌目前的临床特点可以用"两高三低"来描述：发病率高，复发转移率高，早期诊断率低，根治手术率低，5 年存活率低。要改善现状，一方面要提高胰腺癌的早期诊断水平，使患者在早期能得到根治性手术治疗；另一方面要积极探索治疗中晚期胰腺癌的新方法，包括探索和设计更合理、更有效的手术治疗方法。本文旨在通过回顾胰腺癌外科治疗的演进并评估现状，以期从中得到有益的启示。

20 世纪初许多学者在尸体上进行了胰头十二指肠切除的手术研究。1898 年 Codivilla 为胰头癌作了胰头及十二指肠大部切除，胃幽门部及胰腺断端缝合，胆总管末端结扎，再建以 Y 形法行胃空肠吻合及胆囊空肠吻合。同年 Halsted 为壶腹癌作了十二指肠及胰头部楔状切除。以上 2 例还不能称为胰十二指肠切除术。1912 年 Kausch 为壶腹癌一期行胆囊空肠吻合及胃空肠吻合，2 个月后二期行胰十二指肠切除术，胰腺断端嵌入十二指肠内，术后 9 个月死于急性胆管炎。1914 年 Hirschel 为 1 例壶腹癌一期行胰十二指肠切除术成功。1935 年 Whipple 对壶腹癌一期行胆囊胃吻合减黄，胆总管结扎、切断及胃空肠吻合，30 天后二期行胰头大部和十二指肠全切除，十二指肠断端及胰腺断端缝合闭锁，术后 28 个月死于肝转移。以后认为这是胰十二指肠切除术的原形。其后 Whipple 及许多学者对此进行了深入研究，但报道的几乎均是壶腹癌病例。1937 年

Brunschwig 为胰头癌一期行胃空肠吻合、胆囊空肠吻合，二期行胰头十二指肠切除、胆总管结扎切断、胰腺断端缝合闭锁。患者于二期术后 85 天因肝转移、腹膜种植而死亡。Brunschwig 不作胰肠吻合的理由是：胰肠吻合费时间，还可能发生胰瘘；人即使无胰外分泌功能亦可以生活，如腹泻严重，可经口给予胰腺外分泌制剂；即使行胰肠吻合，常由于瘢痕引起闭塞。1940 年 Whipple 以胆管空肠吻合代替胆囊胃吻合，并于结肠前行胃空肠吻合，并为胰头部非功能胰岛细胞瘤一期行胰十二指肠切除术获得成功。1941 年 Whipple 报道了一期行胰十二指肠切除术的经验，切除后吻合顺序为胆、胰、胃与空肠吻合。1941 年 Child 为十二指肠癌一期行胰十二指肠切除术获得成功，1944 年 Child 将空肠断端上提和胰腺断端吻合，在其下方行胆总管空肠端侧吻合及胃空肠端侧吻合，现称为 Child 手术。1943 年 Cattell 提出胰十二指肠切除术最重要的问题是胰肠吻合，术后死亡的主要原因是胰瘘，并主张对扩张的胰管可以直接与肠管吻合。其后研究又发现术后吻合口溃疡发生率较高，Cattell 及其后继者 Warren 认为与胃切除范围不够有关。1946 年 Whipple 行胰管空肠吻合时，向胰管内插入一短的橡皮管，在空肠上开一 5mm 小孔并将橡皮管插入空肠内，然后行胰断端实质与空肠间以丝线缝合，现称为 Whipple 手术。1958 年起，Imanaga 在重建消化道时吻合方法和顺序为胃空肠端端吻合，在其下方行胰肠与胆肠端侧吻合，称这种吻合方法的改进可避免 Whipple 手术及 Child 手术重建消化道后，食物逆流至空肠盲端引起上行性胆管炎。胰十二指肠切除术后的主要并发症是胰瘘，胰瘘的发生率与胰肠吻合方法有关，国内学者对此作了深入的研究，重建消化道的方法多主张采用 Child 手术。

Whipple 手术最主要的并发症是胰瘘，发生率为 30%～50%。一旦发生胰瘘，死亡率可达 60% 左右。另一个重要的并发症是胆瘘，发生率约 10%。Whipple 手术的术后出血发生率为 5%～10%，其死亡率可高达 70%。出血的主要原因为术中损伤大血管、血管结扎不牢、术后胰酶或癌肿复发侵蚀血管而导致血管破裂出血。由于 Whipple 手术具有上述并发症和局限性，1943 年 Rocky 首次实施了胰腺全切除术。经过多年的争议与演进，到 1954 年 Ross 倡议用全胰切除术治疗胰腺癌，并指出就根治程度而言，全胰切除术优于 Whipple 手术。全胰切除术应全部切除胰腺、脾脏、全部十二指肠以及部分胆总管和部分胃。由于全胰腺切除术后多有胃酸分泌增加，故有人主张行半胃切除并加迷走神经切断术。主张全胰切除术的作者认为，胰腺癌实行全胰腺切除术有许多优点：①无胰腺空肠吻合，避免发生胰瘘的并发症；②扩大清扫范围，避免残留癌；③排除术后发生胰腺炎的可能性；④Whipple 术后由于胰管与空肠吻合口狭窄、闭塞，使胰腺纤维化，胰岛萎缩；⑤有约 15% 患者发生糖尿病，而全胰切除术引起这种紊乱相对较少。

全胰腺切除术也有不少并发症，其中最主要的是术后出现的内、外分泌功能紊乱。内分泌紊乱主要表现为术后继发糖尿病；外分泌功能紊乱则主要表现为脂肪、蛋白

质和碳水化合物吸收不良。经过多年的努力,这些并发症已经得到控制。全胰腺切除术的死亡率也由 16.7% 降到7.4%。有人对 Whipple 术和全胰腺切除术后的存活期进行比较,发现 Whipple 术后的平均生存期为 8.5 个月,而全胰腺切除术则达到了 15.4 个月。但随着研究的深入,人们发现胰腺癌向淋巴结的转移要比想象的早和远,认为即使是全胰腺切除术,周围淋巴结和脂肪组织的清除仍不够彻底。为了扩大清除范围和提高手术切除率,有人又设计了新的手术方式,即包括重建血管的区域性胰腺切除。区域胰腺切除术要求切除全部胰腺、脾脏,全部切除胃和十二指肠,切除胆囊、胆总管,切除结肠中动脉和横结肠,切除胰腺段肠系膜上动脉和门静脉。同时,要对腹膜后腔静脉和腹主动脉周围的淋巴组织进行彻底清扫。区域胰腺切除术是 Fortner 在 1973 年首先提出的,后来在美国几个大的医疗中心进行尝试,由于该手术清除范围大、技术难度大且要进行血管重建,故认为该手术是一种试验性技术,国内罕见报道,其效果和发展情况有待进一步观察。

1978 年 Traverso 和 Longmire 成功实施保留幽门的胰十二指肠切除术(PPPD),其手术解剖不触动十二指肠球部,完全保留胃和幽门,以期保证术后的患者消化功能。该手术最初是为胰头部良性肿瘤设计,由于其操作相对简单,手术时间短,术后重建的消化道更接近生理状态,营养较易维持,术后生活质量得以改善。

然后,有关 PPPD 的争论却始终未曾停止。争论的焦点集中在,与经典的 Whipple 手术相比,PPPD 术后是否真正具有更好的营养状态及是否会缩短生存时间。提倡者认为,PPPD 可保持正常的胃酸分泌和消化道激素释放,有利于食物的消化和吸收,可降低脂肪泻、倾倒综合征和吻合口溃疡等的发生率,保证术后生活质量。反对者则认为,PPPD 对维持术后消化道功能的作用有限,而且是以增加术后早期胃排空延迟的发生率为代价;况且,PPPD 要求保留胃幽门和十二指肠近端 2cm,如此既要保留十二指肠球部血供,又要保留幽门和胃窦迷走神经,不利于肿瘤边缘切除,并妨碍了幽门周围淋巴结清扫,因此 PPPD 可能缩短术后生存时间。针对这些争论,国内外学者作了大量临床研究,初步证明 PPPD 与 Whipple 手术在远期生存方面没有显著性差异,虽可增加早期胃延迟排空的发生率,但能明显缩短住院时间。因此,有学者认为,在十二指肠切缘无癌浸润,第 5、6 组淋巴结无癌转移的情况下,保留胃窦和幽门并不影响手术的根治性,并可提高术后生活质量。

胰腺癌外科治疗的现状可概括为:①Whipple 手术仍然是可切除胰头癌的首选术式,术中胰肠或胰胃吻合是其主要的消化道重建方式;②PPPD 和 Whipple 手术的并发症发生率和死亡率相似,术后患者生存率相当;③根治手术应扩大到第 2 站淋巴结及胰周组织,但过度的淋巴结廓清,其术后并发症显著增多,生活质量差,而长期生存率并无明显改善;④联合门静脉系统血管切除可提高胰腺癌的切除率,但尚缺乏其可提高长期生存率的有力证据;⑤区域性胰腺切除术对 I、II 期胰腺癌的效果并不优于 Whipple 术,而对于 III、IV 期胰腺癌,尤其是门静脉、肝动脉均受累

的病例,区域性胰腺切除术的意义受到普遍质疑。

(郝继辉)

(二)胰十二指肠切除术

胰十二指肠切除术(Whipple 手术, pancreatoduodenectomy through Whipple procedure)是治疗胰头癌的代表性手术方式。目前大部分通常型胰腺癌在发现时已属进展期,还有许多病例合并胰腺周围大血管浸润、神经丛浸润、后腹膜浸润或大范围的淋巴结转移,这就要求施行胰十二指肠切除术(pancreatoduodenectomy, PD)时,应积极合并血管切除、神经丛切除和大范围淋巴结廓清。虽然通过加强围手术期管理和改进手术技巧,Whipple 手术的安全性已有了很大提高,但即使是现在,因胰瘘(胰 - 肠吻合口缝合不全)而引起的术后出血也仍然是一种致命的并发症。另外,扩大的淋巴结廓清术也会带来一些并发症。下面就来介绍常规胰十二指肠切除术的操作要点,以及围手术期并发症的预防和管理。

1. 手术指征 虽然胰头癌都有常规胰十二指肠切除术的手术指征,但是最近已流行选择保留幽门的胰十二指肠切除术(pylorus-preserving pancreatioduodenectomy, PPPD)。因此,即使在有 PD 手术指征的病例中,也要按以下几点严格选择 Whipple 式的手术指征。

在有 PD 手术指征的病例中,若合并肿瘤已侵及幽门或十二指肠球部、胃周淋巴结已有转移,应选择 Whipple 术式;若不合并上述情况,应选择 PPPD 术式。就淋巴结廓清和神经丛切除的范围来说,即使是 PPPD 手术,也可达到与 PD 手术基本相同的技术水平,但是若切断了胃,就可更方便地处理腹腔干周围,特别是在从左侧廓清腹主动脉左侧淋巴结时。

2. 切除范围 Whipple 手术时,上方要切除远端 2/3 的胃,下方要在十二指肠水平部到升部切断。通常在门静脉左侧缘切断胰腺。胆管要在左、右肝管汇合部的正下方切断(图 8-57)。在肿瘤已侵犯门静脉的病例中,切除肿瘤有望改善预后,因此还要合并切除门静脉。

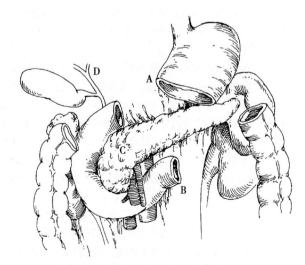

图 8-57 胰十二指肠切除术的切除范围

胃的切断线为 2/3 的胃(A),下方在十二指肠水平部—升部切断(B)。沿门静脉左缘切断胰腺(C)。在左、右肝管汇合处的正下方切断胆管(D)。

3. 术前准备

（1）加强营养，术前少量多次输新鲜血液、血浆和白蛋白，以改善贫血，提高血浆蛋白，增加机体的抵抗力。

（2）保肝治疗。

（3）注射维生素 K，使凝血酶原值接近正常，以纠正出血倾向。

（4）对长时间高度黄疸，尤其血胆红素 >225mmol/L 或有胆道感染者，应先行减黄，2～3 周后再行根治性手术。

（5）术前应用广谱抗生素，治疗或预防感染。

（6）如可能联合切除结肠，行肠道准备。

（7）术晨置胃管。术后如需肠内营养，同时放置营养管。

4. 麻醉　宜选用静脉复合麻醉，禁用对肝脏有损害药物。此外，亦可选用连续硬膜外麻醉。

5. 切口选择　常用正中切口，从剑突至脐下 4cm。此外，也可采用上腹部横切口或弧形切口。

6. 手术步骤　胰十二指肠切除术手术操作步骤较为复杂、难度大、时间长、失血量大，但可归纳为四个主要步骤。

（1）一般性探查：检查肿瘤的局部活动性及有无远处转移，初步判定肿瘤的来源，决定能否切除。在探查胰腺本身之前，宜先作包括肝脏在内的全腹腔系统探查。因胰腺为一腹膜后器官，故欲仔细探查时，应根据情况先分离结肠的肝曲和／或脾曲，游离胰头部需切开十二指肠第二、三段旁的侧腹膜（Kocher 切口），探查胰体、尾切开肝胃韧带和／或胃结肠韧带，游离胰尾及脾脏须切开脾肾韧带等。

在拟行十二指肠切除的病例，于决定是否进行切除术之前，应探查以下 4 个部位：

1）胰头部：先将结肠肝曲从其固定处分下，暴露整个十二指肠。行 Kocher 切口，切开十二指肠第二、三段旁的侧腹膜，随而设法将十二指肠和胰头与其后方贴邻组织分开，这样，不但显露了下腔静脉、左肾静脉及部分腹主动脉，也使术者得以从容地直接探摸胰头，明确肿瘤的部位、大小及其与门脉的关系。

2）肝门和肝十二指肠韧带区：目的是了解 UICC 淋巴结划分中的第 2、3 组是否受累。遇可疑的肿大淋巴结，可考虑取做冰冻切片。

3）肠系膜血管根部：因在偏晚期病例，肠系膜血管根部可为肿瘤逆行性浸润，故应在切除步骤未开始前加以明确。方法为一手提起横结肠，用另一手指于 Treitz 韧带右侧结肠中动脉根部处触得肠系膜上动脉搏动，然后探摸其周围。所得印象不够明确时，可在此处切开系膜，暴露肠系膜上动、静脉后再行探摸。

4）胰颈与门静脉 - 肠系膜上静脉间隙：原则上此间隙为无血管区。术者可用左手示指在胰颈上缘处进入此间隙，一面做轻柔钝性分离，一面前进；同时右手示指可在胰颈下方沿肠系膜上静脉前壁向上推进。若两指相遇，说明门静脉前壁与肿瘤无涉；若两指间有不规则硬物阻隔，则提示门脉 - 肠系膜上静脉轴已受肿瘤浸润。

在此，再介绍一种不同于传统的 Treitz 韧带法游离十二指肠并廓清后腹膜淋巴结。

Treitz 韧带法，即经 Treitz 韧带的一种分离显露方法，

与常规采用的 Kocher 手法不同，该方法可以更好地显露廓清腹主动脉及下腔静脉周围淋巴结时所需的术野。首先，将横结肠和大网膜向上翻起，找到肠系膜下静脉，沿其右侧缘，纵行切开后腹膜（即 Treitz 韧带）（图 8-58）。将空肠起始部和十二指肠从后腹膜上游离出来，这样就可以从腹主动脉左缘开始，显露出下腔静脉。然后，在肠系膜下动脉根部平面以上，廓清左、右肾动脉周围组织以及腹主动脉周围淋巴结（第 16_{b1} 组），直至分离显露出左肾静脉。悬吊左肾静脉，继续向上廓清腹主动脉周围淋巴结（第 16_{a2} 组），此时可确认包裹在神经丛内的肠系膜上动脉（SMA）根部和腹腔干（CA）根部。一边廓清腹腔干（CA）根部周围淋巴结（第 9 组）和肠系膜上动脉（SMA）根部周围淋巴结（第 14_p 组），一边分别予以悬吊。在此过程中，还要切除右侧腹腔神经丛。将横结肠和大网膜向上方翻起，切开肠系膜下静脉右侧的后腹膜（Treitz 韧带）。接着，切开十二指肠降部外侧缘的后腹膜，靠近下腔静脉右缘稍稍分离胰头后面（在此可联合应用 Kocher 手法），就发现与先前 Treitz 韧带途径的分离面相贯通了（图 8-59，图 8-60）。

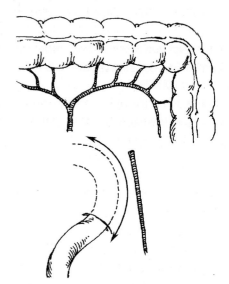

图 8-58　Treitz 韧带法游离十二指肠

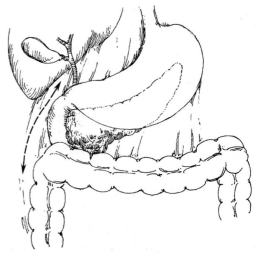

图 8-59　Kocher 手法

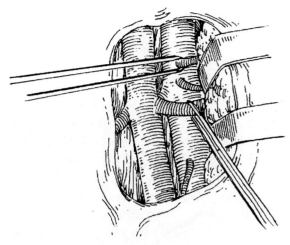

图 8-60　后腹膜廓清

（2）试行分离：显露肿瘤所在部位、大小、活动性。肿瘤与下腔静脉、腹主动脉、门静脉和肠系膜上静脉之间有无实质性癌浸润，以便最后确定能否切除肿瘤。如确定肿瘤能根治性切除时，需要有确切的细胞学或病理组织学诊断依据。

（3）切除病变：切除胆囊，切断肝总管或胆总管、廓清肝十二指肠韧带淋巴结，切断胃远端、胰腺和空肠上段，最后切断钩突或完全切除钩突，将病变整块切除。

1）胆囊切除 - 肝总管切断 - 肝十二指肠韧带内淋巴结结缔组织清扫：从胆囊床游离胆囊，离断胆囊动脉。于胆囊管进入胆总管近侧切断肝总管，远端结扎，近端备作吻合；因所留胆道较短，其血供可保无虞。将离断之胆道远端，连同其周围淋巴结结缔组织，向十二指肠方向剥离，使肝动脉和门静脉完全裸露；但在清扫门静脉的外侧缘时，须特别注意有无异位右肝动脉，以免误伤，该动脉变异率约为 75%，需要特别注意。剥离至位于胰腺上缘的肝动脉水平部时，分出肝动脉在此处的两个分支，廓清肝总动脉周围的第 8$_a$ 组和第 8$_p$ 组淋巴结、脾动脉周围的第 9 组淋巴结和腹腔干周围的第 11 组淋巴结。然后，于根部切断胃右动脉和胃十二指肠动脉，近端双重结扎结扎。

在这里，提及淋巴结清扫，要注意以下几点：一是淋巴结的廓清不是淋巴结摘除，其正确的方法是完全切除血管以外的所有组织，作为手术的一个盲点，若使用电刀术后有可能出现来自断裂淋巴管的淋巴漏，因此在淋巴结廓清时，仔细结扎后切断是十分重要的。二是在处理第 8 组淋巴结时，很容易引起发自肝总动脉的淋巴结滋养支出血，应注意术野的清洁，边结扎，边吸引，边清扫，不要因出血造成慌乱而误伤肝总动脉。三是动脉的可靠结扎是很重要的，尤其是胃十二指肠动脉，其残端出血是术后腹腔内出血的最常见原因，根据情况，有时需要贯穿缝扎。另外要注意，血管悬吊时间过长或过度持续牵引可导致血栓形成。即使是分离血管周围组织，也不要伤及血管外膜。

2）远侧半胃切除：在结扎切断胃结肠韧带时，于根部分别切断胃网膜右动、静脉，近端双重结扎，并廓清幽门上的第 5 组淋巴结、幽门下的第 6 组淋巴结。于根部切断胃

左动脉，近端双重结扎，廓清胃左动脉干的第 7 组淋巴结。将大网膜的右半侧从横结肠分下，备与整个标本一并切除，切断并结扎大弯血管弓。作远端 40%～50% 胃部分切除。部分缝闭胃近侧端，于大弯侧留 3cm 左右备作吻合。

3）胰腺离断：在以上探查步骤中所描述的胰颈与门静脉 - 肠系膜上静脉间隙探查动作所及胰颈深部的血管而引起出血时，宜用纱布条填塞，待胰腺分断后再行处理。断胰部位须根据肿瘤部位和大小而定，一般宜取门静脉 - 肠系膜上静脉轴左侧缘。断胰前宜先在胰腺上、下缘各贯穿一针加以结扎，一可缝扎胰腺边缘血管，二可作牵引用。断胰时，可循小叶间纤维隔，结合应用锐性和钝性分离，边止血、边离断。主胰管大多位于胰腺断面的中央偏后方，如拟取之作吻合，可于离断面数毫米处切断，断端送术中快速冰冻病理。断面本身可不予褥式缝合，但须妥善止血。

4）离断胰腺钩突：将拟作整块切除的胃十二指肠、胰头标本牵向右方，再用血管拉钩将肠系膜上静脉轻轻牵向左方。此时即可清楚见到走向钩突的肠系膜上动静脉小分支，予钳夹结扎，或在切断前予缝扎；将门静脉悬吊并向左侧牵开，以方便之后的操作。在 SMV 左侧找到 SMA。切开神经丛，显露 SMA 外膜。当接近胰腺下缘时，便可发现胰十二指肠下动脉，将其双重结扎后切断，并廓清胰十二指肠下动脉根部的第 14 组淋巴结（图 8-61）。继续向上切断位于 SMA 和胰头之间的胰头神经丛，直至 SMA 根部的吊带处（图 8-62）。

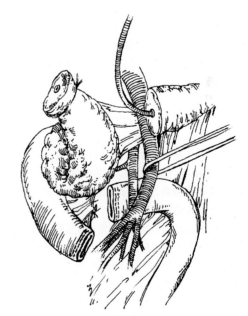

图 8-61　切除胰头

5）空肠离断 - 整个标本切除：在 Treitz 韧带以下 5～10cm 处离断空肠及其肠系膜。分断 Treitz 韧带在肠管上的附着点，切断十二指肠第三、四段的系膜联系。如此，空肠首段和十二指肠第三、四段即可在肠系膜上动静脉后方自由移动。整块切除包括远侧半胃、胆囊和胆总管，整个十二指肠和空肠首段，以及胰头、颈和钩突在内的全部标本。

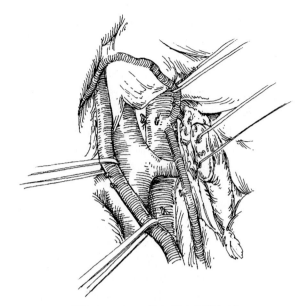

图 8-62　SMA 神经丛全周性切除

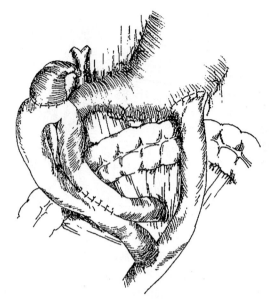

图 8-63　胰肠吻合

如果肠系膜上血管与钩突间的解剖有困难，也可将上述 4)、5)两个步骤对换，即先断空肠和 Treitz 韧带，游离空肠和 Treitz 韧带，游离空肠首段和十二指肠末段，最后分断肠系膜上静脉和钩突间联系，游离钩突。

（4）消化道重建：按胰、胆、胃或胆、胰、胃的顺序与空肠吻合。

1）胰肠、胆肠和胃肠吻合顺序的 Child 手术：

①胰肠吻合：胰腺和空肠吻合最常采用的是胰腺空肠端端套入吻合法。将空肠远侧端经横结肠系膜裂孔拉到胰腺断端附近，以备吻合。首先于距空肠与胰腺 2～3cm 处，行空肠后壁浆肌层与胰腺后壁之间作结节缝合，然后用 4 号线行空肠后壁与胰腺断端后缘之间结节缝合。后壁全层吻合完成后，于吻合口下方 20cm 处肠壁戳孔将胰管引流管引出，荷包缝合后行浆肌层缝合，并将埋入肠壁浆肌层隧道内 3～5cm。胰腺与空肠前壁采用结节内翻缝合。距全层缝合线 2cm，将空肠浆肌层与胰腺前壁缝合两针，同时拉紧两针，并将胰腺推入肠腔内，结扎缝线，再行前壁浆肌层结节缝合（图 8-63）。

倘若胰腺有梗阻性胰腺炎改变，胰腺断端较空肠宽厚时，为防止硬行套入造成肠壁血液循环障碍，而影响吻合口愈合，须将胰腺上、下缘作楔形切除或只作下缘楔形切除。

②胆肠吻合：在距胰肠吻合口下约 10cm 处，行胆总管与空肠端侧吻合。为确保胆肠吻合时黏膜对齐，防止后期因瘢痕多致吻合口狭窄，于空肠系膜对侧肠壁行浆肌层切开，长度与胆总管直径相当，剪去膨出的肠黏膜，以 3-0 丝线将黏膜与肌层缝合 6～8 针。以 4 号丝线行胆管与空肠后壁全层结节缝合，一般采用内翻缝合 6～9 针，逐一拉紧缝线后结扎。后壁缝合完成后，向胆管内置入 16 号导尿管，在胆肠吻合口下 10cm，行荷包缝合后戳口，将尿管尾端拉出，结扎荷包缝合线，并行空肠浆肌层缝合，将导尿管埋入肠壁浆肌层隧道内 3～5cm，然后行空肠前壁全层内翻缝合及浆肌层结节缝合。

③胃肠吻合：距胃肠吻合口下 40cm 处，于结肠前行胃断端全口与空肠吻合。行空肠浆肌层与横结肠裂孔边缘结节缝合。缝合 Treitz 韧带处的横结肠系膜裂孔。

2）胆肠、胰肠和胃肠吻合顺序的 Whipple 手术：

①胆肠吻合：缝合闭锁空肠的远侧断端，将其自结肠后拉至胆总管或肝总管断端附近。距空肠断端 3～5cm 处，行胆管与空肠端侧吻合（方法同 Child 手术）。此外，也可将空肠断端系膜侧闭锁一部分，然后行胆管与空肠端端吻合。

②胰肠吻合：距胆肠吻合口下 10cm，行胰肠吻合。吻合方法有两种，即胰管空肠端侧吻合法和胰管空肠内移植法。

胰管空肠端侧吻合法：本法适用于胰管明显粗大扩张者。于空肠系膜缘对侧肠壁行浆肌层切开，用蚊式止血钳轻轻地沿黏膜下层钝性剥离，剥离的范围约等于胰腺断面。用 4 号丝线行胰腺断端后缘与空肠后壁浆肌层的后切缘结节缝合。于胰管相对应的黏膜上，切开一个与胰管直径相当的小口，用 5-0 丝线结节缝合胰管与肠黏膜后壁。方法为由外向内穿过胰管壁，再由内向外穿过肠黏膜，线结打在黏膜外。后壁缝合完成后，将胰管引流管送入空肠内，以同样方法缝合前壁，全周缝合 6 针。结节缝合胰腺断端前缘和空肠浆肌层的前切缘，最后结节缝合胰腺被膜与空肠浆肌层。

胰管空肠内移植法：此法是将胰管移植于空肠腔内。胰管内插入一条等粗的硅胶管，于胰腺断端上用 3-0 丝线缝合一针，将硅胶管与胰管结扎、固定。与胰管空肠端侧吻合法相同，行空肠浆肌层切开，于黏膜下层轻轻剥离，用 4 号丝线行胰腺断面后缘与空肠后壁浆肌层结节缝合，于胰管相应的空肠黏膜上切一小口，将结扎硅胶管的线尾穿缝合针，分别由肠黏膜小口穿入，由空肠侧壁穿出，两线在空肠壁穿出的距离约 0.5cm，牵引两线并结扎，使硅胶管移植于空肠内。距空肠吻合口 40cm，于结肠前行胃空肠吻合。

③胰胃吻合法：胰十二指肠切除术后，胰瘘仍然是术

后严重的并发症和死亡原因之一。为降低术后胰瘘的发生率，国内外学者对胰腺与消化道间吻合方法进行了许多研究和改进。胰胃吻合是由 Wange 和 Clagett 于 1946 年首先报道。到 2000 年，已经累计 841 例文献报道。其中，胰瘘发生率为 3.1%，死亡率为 2.6%，总并发症发生率为 25%。从解剖学角度来说，由于胰腺断端位于胃后方，吻合操作方便且没有张力，吻合口可随意延长。胃壁血供丰富，组织愈合能力强。另外，由于吻合口不与肠液接触，胰酶不被激活，不妨碍吻合口愈合。因此，胰胃吻合被认为是合理、手术操作简单、安全的方法。

　　手术操作步骤：首先，在胃后壁找到能与残胰吻合的部位。如图 8-64 所示，先应想象出胃胰吻合完成后残胰断端嵌入胃内的状态。过于靠近后壁上部，就使残胰断端过度屈曲；相反，若靠近胃窦部，因其蠕动能力强，显然不适合作吻合。因此，胃胰吻合的部位应选在使吻合口有适度张力的胃体部后壁。虽然胃壁上的切口基本上垂直于胃长轴，但实际操作时，应根据残胰断端的朝向稍作调整。切开时不得钳夹胃壁，切口比残胰断端稍小，能容纳残胰断端即可。为了能控制胃壁的出血，宜电刀切开。另外，还要估计到在操作过程中，胃壁切口可因牵拉伸展而被扩大，因此，胃壁切口宜小而不宜过大，吻合后在自然状态下感觉密封性良好即可。

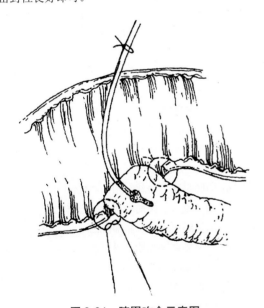

图 8-64　胰胃吻合示意图

　　缝合胰腺前壁：基本是采用胃壁全层和胰腺实质 1 层缝合。首先，在胃壁切口的两端和残胰断面的两端各缝合 1 针，使胃和残胰相互靠拢，进针方向为外内—内外。然后按照内外—外内的进针方向，先从距残胰断面约 5mm 的前壁进针，缝合宽约 7mm 的胰腺实质，再全层缝合胃壁。这样就可以将残胰断端嵌入胃腔（图 8-65）。

　　胰腺前壁缝合完成后，将胰管引流管导入胃腔，自胃前壁戳孔引出。另外，亦可先在胰腺后壁的两端各缝 1 针，然后再来处理胰管引流管。轻轻牵引胰管引流管，残胰断端就可很自然地嵌入胃腔内。引流管从胃前壁引出，像胃

造瘘那样，做 Witzel 缝合包埋。缝合胰腺后壁的进针方向也是外内—内外（图 8-66），胰腺后壁的缝合宽度也与前壁一样。为了多缝合一点胰腺实质，事先就得充分分离残胰后壁，只要不是过度分离，残胰断端的血供是没有什么问题的。缝合胰腺后壁最重要的是，进针可靠，保证残胰断端确实嵌入胃腔。

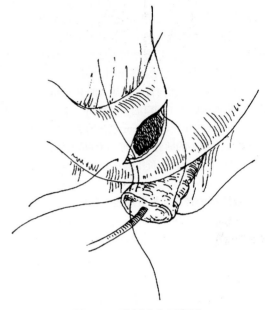

图 8-65　胰胃吻合示意图

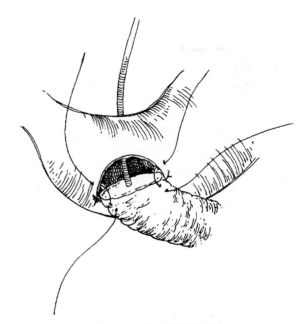

图 8-66　胰腺后壁的运针

　　将胰管引流管引出体外，在引流管周围将胃壁和腹膜缝合 3 针，固定胃壁于胰胃吻合口附近和 Winslow 孔分别留置腹腔引流管，由于这两处引流管都可引流胰液和胆汁，要注意不得混淆位置。

7. 术中注意事项

　　（1）术中决定行胰十二指肠切除术，必须有确切的细

胞学或病理组织学的诊断。

（2）胰腺的切除范围：取决于病变的性质和范围。对于良性病变与壶腹癌，胰腺的切断线可在肠系膜上静脉走行的前面，即胰颈处切断。胰头癌应根据癌肿大小、浸润范围、淋巴结转移情况来决定胰腺的切除范围，一般于腹腔动脉左侧缘乃至腹主动脉左缘切断胰腺。为防止切断面上有癌残留，应于胰尾侧胰腺断端行快速病理切片检查。

（3）放置引流管：根据日本胰腺外科名家木村理教授的经验，腹腔引流管要从两处引出体外，右侧引流管要通过胆管 - 空肠吻合口的后方留置在胰腺 - 空肠吻合口的右侧。虽然胰十二指肠切除术多采用上腹部横切口，但是从胰腺 - 空肠吻合口头侧向胃后面插入的 Pencrose 引流管和双套管要从加做的正中切口的头侧引出。在双套管内插入 Nelaton 管作为内套管，以 10cm 水柱的负压持续吸引。由于残胰断面上细小的胰管分支亦可有胰液流出，故即使没有缝合不全，也要积极地负压持续吸引 3～4 天，以免液体潴留。

8. 胰腺癌的转移和扩散途径　胰腺癌的转移和扩散途径最多见的为淋巴结转移和癌浸润。胰腺癌早期即可穿破胰管壁，向周围组织浸润、转移。胰体尾部癌较胰头癌更容易向胰外浸润。临床上最常见的是胰头癌浸润胆道导管致的梗阻性黄疸。胃肠道受累后，发生癌性糜烂、溃疡、出血及消化道梗阻。淋巴结转移是胰腺癌早期最主要的转移途径。据日本资料统计，胰头癌的各组淋巴结转移率依次为：第 13_a、13_b 组 30%～40%，第 17_a、17_b 组 20%～25%，第 8、14_a、14_b、14_c、16 组 10%～20%。胰体尾癌的各组淋巴结转移率为：第 11 组 30%～50%，第 16 组 20%～30%，第 4、7、8、9、10、14_a、15、16、18 组 10%～20%（表 8-7）。导管癌常发生多组淋巴结转移。淋巴结有无转移与预后关系密切。胰腺癌行根治性切除时，应重视淋巴结廓清。

沿神经束扩散是胰腺癌特有的转移方式。癌细胞可直接破坏神经束膜，或沿神经束膜的脉管周围侵入神经束膜间隙，并沿此间隙扩散或再经束膜薄弱处侵至神经束膜外，形成新的转移灶。胰腺癌的神经转移多见于第 13、17、8、9、11、16 组淋巴结周围，构成腹膜后浸润的主要方式，亦成为腹膜后软组织中癌残留的主要原因。如何有效地廓清位于腹腔动脉、肠系膜上动脉及腹主动脉周围受累的神经丛，是学者们关注的热点问题。

晚期胰腺癌主要转移方式是血行转移与腹膜种植。肝转移已成为胰腺癌术后复发的主要形式之一，术中经肝动脉或门静脉化疗预防术中癌扩散已受到重视。

9. 胰腺癌淋巴结清扫（表 8-8）

表 8-7　胰腺的淋巴结命名和分组（日本规约）

组别	淋巴结名	组别	淋巴结名
1	右贲门淋巴结		门静脉淋巴结（上、下）
2	左贲门淋巴结		沿肝管淋巴结（上、下）
3	小弯淋巴结		胆囊管淋巴结
4	大弯淋巴结	13	胰头后淋巴结
5	幽门上淋巴结		a. 上胰头后部淋巴结
6	幽门下淋巴结		b. 下胰头后部淋巴结
7	胃左动脉淋巴结	14	肠系膜根部淋巴结
8	肝总动脉淋巴结		a. 沿肠系膜上动脉起始部淋巴结
9	腹腔动脉周围淋巴结		b. 沿下胰十二指肠动脉起始部淋巴结
	（胃左动脉根淋巴结）		c. 沿结肠中动脉起始部淋巴结
	（肝总动脉根淋巴结）		d. 沿空肠动脉起始部淋巴结
	（脾动脉根淋巴结）	15	结肠中动脉周围淋巴结
10	脾门淋巴结	16	腹主动脉周围淋巴结
11	脾动脉干淋巴结	17	胰头前部淋巴结
12	肝十二指肠韧带内淋巴结		a. 上胰头前部淋巴结
	肝门部淋巴结		b. 下胰头前部淋巴结
	沿肝动脉淋巴结（上、下）	18	胰头下淋巴结

表 8-8　胰头癌和胰体尾部癌淋巴结清扫的各站

	第一站	第二站	第三站
胰头癌	6, 8, 12_{a2}, 12_{b2}, 13, 14_b, 14_c, 14_d, 14_v, 17	9, 11, 12_{a1}, 12_{b1}, 12_{p1}, 12_c, 14_a, 15, 16_{a2}, 16_{b1}, 18	1, 2, 3, 4, 5, 7, 10, 12_b, 16_{a1}, 16_{b2}
胰体尾癌	8_a, 8_p, 9, 10, 11, 18	7, 12_{a2}, 12_{b2}, 12_{p2}, 13_a, 13_b, 14_a, 14_b, 14_c, 14_d, 14_v, 15, 16_{a2}, 16_{b1}, 17_a, 17_b	1, 2, 3, 4, 5, 6, 12_{a1}, 12_{b1}, 12_c, 12_h, 16_{a1}, 16_{b2}

胰十二指肠切除术淋巴结清扫，一般要求清扫到第二站。胰体尾癌行淋巴结清扫时，应以第一站及第二站为主，一般不需要清扫第三站淋巴结。

10. 术后并发症及其防治　目前标准的胰十二指肠切除术和保留幽门的胰十二指肠切除术的术后并发症发生率仍旧很高，达30%～55%。相比之下，保留十二指肠头切除术术后并发症发生率较低，为9%～22%（表8-9）。随着围手术期重症监护技术改进，术后心肺和血栓性并发症发生率已经明显下降。

表8-9　胰腺癌术后死亡率和并发症发生率

作者	年份	术式	病例数	并发症发生率	死亡率
Trede	1990	PD	107	18%	0
Baumel	1994	PD	555	35%	8%
Tsan	1994	PPPD	106	39%	1.9%
Wade	1995	PD	252	37%	8%
Chou	1996	PD	93	21%～33%	8%
Yeo	1997	PD	174	36%	0.6%
Yamaguchi	1999	PPPD	879	46%	2.4%
		PD	15	40%	0
Lin	1999	PPPD	16	50%	0
		PD	40	72%	5%
Selier	2000	PPPD	37	57%	2.7%
		PD	42	34%	8.2%
Mosca	1997	PPPD	81	45%	7%

（1）胰瘘：虽然胰胃吻合偶尔报道，胰腺残端的小肠引流仍是标准术式。对胰空肠吻合的吻合口瘘存在不同的定义，其中多数认为引流量>50ml/d和引流液中淀粉酶浓度>100U/L或3倍于正常值的上限。一些作者将其定义为术后富含淀粉酶的引流液分泌延长（>3天）或影像学发现腹腔内液体聚积。术后胰瘘发生率为5%～100%。胰瘘多发生于术后5～7天。胰瘘在临床上可以表现为胰皮肤瘘（胰外瘘）伴发热、脓血症、白细胞和C反应蛋白水平升高、腹腔内脓肿或仅有胃排空障碍。同时，并不是所有胰瘘患者都有临床症状。在最近20年中，胰瘘死亡率显著下降，目前为0～5%。败血症和出血是胰瘘的常见后果，其死亡率为20%～40%。大多数腹腔脓肿和较小胰瘘可在早期发现。

一般采用非手术治疗。可采用：①保持腹腔引流管通畅，持续负压吸引；②瘘口周围皮肤涂氧化锌软膏，保护皮肤免受胰液刺激；③应用抑制胰液分泌的药物。

胰腺手术后预防性使用奥曲肽，可减少胰腺吻合口瘘的发生（表8-10）。奥曲肽作为人工合成的生长抑素相似物，可显著抑制胃肠分泌，包括胰腺的外分泌。术前或术中开始皮下注射奥曲肽100～250μg、3次/d，维持术后1周可防止胰腺术后胰瘘的发生。较少静脉持续滴注或仅术后使用。Lowy等报道的研究中，术后开始使用奥曲肽。

（2）胃排空障碍（delayed gastric emptying, DGE）：术后第2～4周，胃轻瘫时间延长造成胃排空障碍占胰头十二指肠术后并发症近乎一半，其发病率为8%～45%。与胰十二指肠切除术相比，保留幽门的胰十二指肠切除术是术后胃排空障碍重要危险因素。

胃排空障碍的病理生理机制至今尚未完全阐明。主要涉及如下几个因素：腹腔内感染，切除十二指肠时切断胃肠神经联系，胃肠激素产生减少和局部缺血。同时，胃排空障碍预示胰瘘和胆瘘发生。

（3）胆瘘：很少发生（1%～2%），一旦发生，通过引流

表8-10　奥曲肽防治胰瘘疗效

作者	年份	分组	人数	并发症发生率	胰瘘	住院时间（中位）/d
Buchler	1992	奥曲肽	125	32%	18%	22.1
		安慰剂	121	55%	38%	26.2
Pederzoli	1994	奥曲肽	122	16%	9%	未报道
		安慰剂	130	29%	19%	未报道
Friess	1995	奥曲肽	122	16%	10%	14
		安慰剂	125	30%	22%	15
Lowy	1997	奥曲肽	57	30%	28%	15
		安慰剂	53	25%	21%	15
Gouillat	2001	奥曲肽	38	未报道	5%	18
		安慰剂	37	未报道	21%	26
Yeo	2000	奥曲肽	104	40%	11%	13.3
		安慰剂	107	34%	9%	11.9

通畅可以治愈。

（4）腹腔内感染：腹腔内感染是一种严重并发症，多由胰瘘、胆瘘或腹腔渗血合并感染所致。患者表现为高热、腹痛和腹胀，食欲下降，身体日渐消耗，发生贫血、低蛋白血症等。应加强全身支持治疗，如输血、血浆、白蛋白等。应用广谱抗生素，应用静脉内营养。

（5）腹腔出血：分原发性和继发性两种。原发性出血常在术后早期，多为鲜血自引流管流出，多由术中止血不彻底或凝血功能障碍所致，应密切观察，立即输血和输液、应用止血药。如病情不见好转，应立即开腹探查。继发性出血多发生于手术后1～2周，多由胰瘘胰液流入腹腔，消化腐蚀周围组织所致，应积极采取非手术治疗；如有活跃出血时，可考虑血管造影检查；如为胃十二指肠动脉残端出血，可行肝动脉栓塞。手术止血难以成功，应持慎重态度。

11. 预后　直到20世纪70年代，胰十二指肠切除术后死亡率约为20%，但在最近的几篇报道中已降到5%。Yeo等回顾报道650例胰十二指肠切除术手术死亡率仅为1.4%。近期多个专业中心发表多篇无手术死亡的大宗胰十二指肠切除术病例报道。手术死亡率显著下降的原因尚无充分分析，但可能是手术技术改进、麻醉技术提高、重症监护加强、重视营养支持和应用介入影像学综合作用的结果。然而，明显的并发症仍在50%以上的患者发生。胰腺恶性肿瘤的生存期和下列因素有关，包括肿瘤的原发部位、血管和淋巴管的浸润程度（巨大转移和微小转移）、肿瘤的分级。所以，如果可能，我们仍建议进行手术切除，因为这依然是真正治愈的唯一机会。

日本于1981年1月—1995年12月15日间全国统计胰腺癌17 121例，在手术切除的6 187例中肿瘤部位记载明确的有6 000例，其中胰头癌4 000例。有明确预后的4 994例，术后1、3、5年累计生存率为52.7%、24%及18.2%。1995年美国国家癌症数据库（NCBD）统计的胰腺癌切除术后1、3、5年累计生存率为49.8%、16.8%及9.6%。1997年Sato调查日本23家单位胰头癌切除术后5年生存率，有6家单位在20%以上，13家单位在15%以下，总5年生存率为14%。

沈魁等于1998年调查国内20家医院1 008例胰腺癌，于773例手术治疗中根治性切除144例（胰头癌122例、胰体尾癌17例、全胰癌5例），根治性手术切除率为18.6%。随访根治术后Ⅰ期14例、Ⅱ期14例、Ⅲ期21例，4～5年生存率分别为7.1%、7.2%和4.8%。

目前，专业的胆胰中心完成胰十二指肠切除术比较小的单位取得更好的效果。胰十二指肠切除术后死亡率为5%～10%，平均住院时间小于2周，5年生存率为10%～15%。对肿瘤体积小（<2cm）和淋巴结阴性的患者，生存率可达到20%～30%。此外，可切除患者中位生存时间为18个月，而局部晚期无法切除且远处无转移中位生存时间为6个月。在21世纪中，胰十二指肠切除术仍旧是治疗可切除胰头癌的标准手术。

（郝继辉）

（三）保留幽门的胰十二指肠切除术

保留幽门的胰十二指肠切除术（pylorus preserving pancreatoduodenectomy, PPPD）的切除范围是保留全胃、幽门及十二指肠球部，在幽门下2～3cm切断十二指肠，在十二指肠水平部与升部之间或空肠起始部切断肠管。切除胆囊，胆管的切断线与胰腺的切除范围应根据病变部位、性质与通常的胰十二指肠切除术相同（图8-67）。

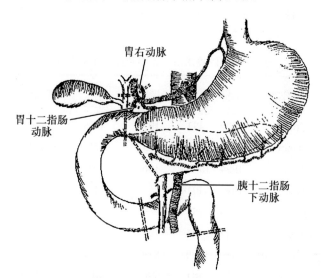

图8-67　保留幽门的胰十二指肠切除术切除范围

最早的胰十二指肠切除术是1935年由美国医师Whipple等报道的一例Vater壶腹癌患者的两期手术，随后1941年Whipple等又报道了一期完成的胰十二指肠切除术。所谓的标准手术范围，包括远端胃次全切除及整个十二指肠切除。1944年Watson报道世界上首例PPPD，保留整个胃及近端2.5cm的十二指肠。关于这种术式的改变，外科医师一直存有争议。支持的意见认为PPPD可以保留幽门的功能，有效地改善患者术后的营养状态；反对的意见则认为对于恶性肿瘤手术切除不彻底，患者术后的营养状态无明显区别，且明显增加术后胃排空障碍的发生率。文献报道，PPPD术后患者的胃排空障碍发生率高达25%～70%，远远高于标准Whipple手术的8%～15%。由此，有日本医师提出了进一步的改良术式，即所谓次全胃保留的胰十二指肠切除术（subtotal stomach preserving pancreaticoduodenectomy, SSPPD）。这个术式切除了幽门环和全部的十二指肠，吻合方式则与PPPD相似。这项报道中，与PPPD相比，手术并发症等相近，而胃排空障碍则明显改善。还有一个值得关注的问题，就是对于胰头癌的患者，施行PPPD是否会增加术后复发的风险。关于PPPD应用于治疗胰头癌，目前少有大宗病例报道。一项来自日本的报道分析了PPPD和传统PD治疗胰头癌的情况，这组病例共有38例胰头癌患者施行PPPD。文章认为，两组患者在术后并发症和肿瘤复发情况等方面没有显著差别，而且PPPD组患者术后6个月的营养状况优于传统PD。不过，我们也注意到施行PPPD的患者肿瘤相对较小，术后化疗等与传统PD相同，可能使得生存率相近。文章还提到，如果有胃窦周围淋巴结转移的患者，复发较快。在由淋巴结转移的情况下，即使行扩大的胰头癌根治术，也未见提高远期生存。因此，文章作者认为对于胰头癌的患者，PPPD 还是合适的术式选择。

1. 适应证 ①胰头良性病变，如囊腺瘤、肿块型胰腺炎、胰管结石、胰胆管合流异常等；②胰头低度恶性肿瘤，如实性假乳头状瘤、神经内分泌肿瘤；③壶腹及胆管下端癌。

2. 手术步骤 切口选择及主要的探查程序与标准 Whipple 手术相同。可以采用双肋缘下切口，右肋缘下 J 形切口，甚至上腹正中切口。目前很多医师采用右肋缘下 J 形切口，更有利于右侧 Kocher 切口入路进行深入的右侧腹膜后廓清。如果肿瘤侵犯胃窦部或十二指肠第一段，则应该放弃 PPPD，改为传统的胰十二指肠切除术。淋巴结的廓清范围也与传统 Whipple 手术相同。在离断十二指肠时，要保留完整的幽门及幽门下 2～4cm 的十二指肠。另外，还应该保留胃右动脉和迷走神经的幽门支。检查肠系膜的根部和 Treitz 韧带受肿瘤浸润的程度。行扩大的 Kocher 切口对胆总管淋巴结、肝十二指肠韧带淋巴结和腹主动脉淋巴结充分检查。显露十二指肠降部及水平部。从胃网膜弓外分离出胃结肠韧带以充分暴露胰腺，同时保证幽门前区的血液供应。分离胰腺的下缘，暴露肠系膜上静脉。从肠系膜血管上方仔细地钝性分离胰腺，明确肿瘤未侵犯门静脉和肠系膜上静脉。解剖肝十二指肠韧带，分离出肝动脉和胃十二指肠动脉。作胆囊切除术，在胆总管 1/3 处切断胆总管。缝扎、切断胃十二指肠动脉。在胰腺上方缝扎、切断胃网膜右动静脉。距离幽门 4cm 切断近端十二指肠，注意保护 Latarjet 神经和幽门前区的血供。切断胰腺颈部。Treitz 韧带下 10～15cm 处切断空肠。于肠系膜上静脉及门静脉上剥离胰腺头部，小心结扎门静脉侧支。从肠系膜上动脉剥离胰腺钩突，结扎其小分支。重建消化道。十二指肠空肠吻合采用端侧吻合法（图 8-68～图 8-71）。

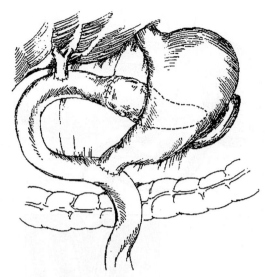

图 8-69 胰腺空肠端端套入吻合、胆管空肠吻合及十二指肠空肠吻合

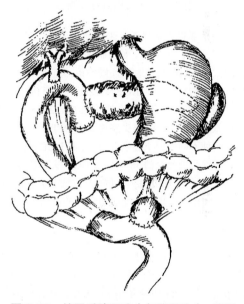

图 8-70 结肠后胰肠吻合与胆肠吻合、结肠前胰肠吻合与胆肠吻合

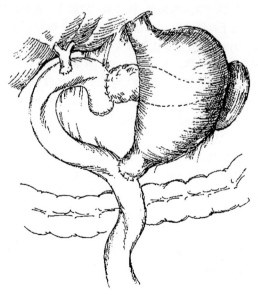

图 8-68 胰腺空肠端侧吻合、胆管空肠吻合及十二指肠空肠吻合

3. 术后并发症及其注意事项 保留幽门的胰十二指肠切除术后吻合口溃疡的发生率并不比标准的胰十二指肠切除术高，有人报道 331 例术后吻合口溃疡的发生率为 3%～6%。有人建议术后长期使用小剂量 H_2 受体拮抗剂，并适当缩短胰肠、胆肠吻合口与十二指肠空肠吻合口的距离，以便有适量的碱性消化液不断涌入十二指肠与空肠的结合部，以减少吻合口溃疡的发生。

该术式的主要并发症是术后早期胃排空延迟（指术后 10 天仍不能经口进流质饮食者），其发生率为 25%～70%。X 线钡餐透视表现为胃蠕动无力，但吻合口通畅。这可能与手术切断胃右动脉，从而影响幽门及十二指肠球部的血供，以及手术损伤迷走神经鸦爪神经丛（Latarjet 神经）或手术切除十二指肠起搏点及胃运动起搏点受抑制有关。为避

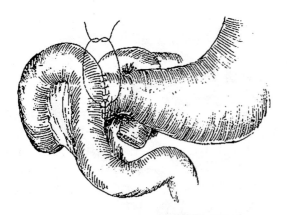

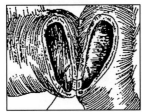

图 8-71　十二指肠空肠吻合

免术后长期留置胃管给患者带来的痛苦，有的学者建议术中常规行胃造瘘。近年来，多项临床研究显示，术后的胃肠吻合方式与 DGE 的发生有直接关系。过去广泛采用的结肠后 B-Ⅱ式吻合术后的 DGE 明显高于传统 PD 手术，而改用结肠后 B-Ⅱ式胃空肠吻合明显改善。2008 年来自日本的一份报道对比发现，胰头癌患者行 PPPD 手术治疗时分别采用两种不同的胃空肠吻合方式，其 DGE 的发生有明显区别。行结肠前吻合的 38 例患者 DGE 发生率为 26.3%，而结肠后吻合没有 DGE 发生；同时，传统 PD 手术仅 1 例（5.9%）发生 DGE。其余并发症与常规的胰头十二指肠术相同。

　　保留幽门的胰十二指肠切除术能否被确认为是胰头癌的标准术式，以及该术式对远期生存率有无影响，是 PPPD 曾经广为争议的另一个问题。这个手术最早由 Watson 于 1944 年报道，但直到 1978 年由 Longmire 和 Traverso 设计为用于治疗胰十二指肠良性病变的手术方式。Moossa 等认为，保留幽门的胰十二指肠切除术可能会由于手术切除的不彻底，而使这些患者失去治愈的机会。胰腺肿瘤最常侵犯的边缘是胰头周围的胰周脂肪，特别是它的后方，胰腺位于腹主动脉和下腔静脉的上方。这个边缘只有几毫米。其他重要的边缘有胰头及钩突的边缘，因为它们与肠系膜上血管有关；胰颈部，胰腺在这里切断；远端胆总管的边缘。大多数可切除的胰头导管癌通常远离幽门区数厘米。回顾一些进行胰头癌切除术患者的手术标本，Cubilla 等注意到，在胰腺导管癌的患者中，没有胃小弯和胃大弯的淋巴结转移，11 例中 1 例有幽门淋巴结受侵犯且同时有远隔转移。胰腺导管癌趋向于多组淋巴结转移，主要是胰头和胰体上组、胰十二指肠后组、胰头下组。与此类似，Cooperman 发现肿瘤不侵犯近幽门部位，也不侵犯胃周淋巴结。Nagai 等报道，肿瘤浸润部位和范围或间质癌（如淋巴管、神经或结缔组织内）同淋巴结的转移相平行，进一步

又指出，即使是小的胰腺肿瘤也经常转移至腹主动脉旁淋巴结组。Kayahara 等根据扩大根治切除术后的淋巴结受累情况研究胰头到腹主动脉旁淋巴结的途径。肝总动脉周围的淋巴结、肝十二指肠韧带淋巴结、胰十二指肠后淋巴结、肠系膜上动脉周围淋巴结、腹主动脉淋巴结、胰十二指肠前淋巴结经常有很高的淋巴结转移率。基于这些结果，表明从胰头到腹主动脉旁淋巴结的主要淋巴途径是通过肠系膜上动脉周围的淋巴结，在晚期肿瘤中可见幽门淋巴结和胃周淋巴结受浸润。Kayahara 等还注意到，肿瘤的大小与淋巴结转移之间并没有关系。Rossi 自 1979 年常规进行保留幽门的胰十二指肠切除术治疗胰腺及壶腹周围癌，认为保留幽门的术式同标准的 Whipple 术式相比，有相似的生存率和复发率，但操作简单，保留了胃的容量和功能性的窦幽门 - 十二指肠反射，最大限度地减少胃肠道反应和胃切除的后遗症，或许也能改善患者的营养状况和提高生活质量。据报道，保留幽门的胰十二指肠切除术同标准的胰十二指肠切除术相比，可缩短手术时间和减少输血量。PPPD 已经证明在技术上比同时切除幽门窦的标准 Whipple 术简单。

　　Sharp 等施行保留幽门的胰十二指肠切除术后，发现有少数病例癌从十二指肠口侧端向胃壁内进展和胃幽门环黏膜下癌复发。Sharp 等综合了近几年文献及自己的经验，认为保留幽门的胰十二指肠切除术适用于壶腹部肿瘤，但如作为胰头癌的标准术式，则是不安全的，应持慎重的态度。

　　中迫等报道，标准的胰十二指肠切除术治疗胰头癌及壶腹周围癌时，发现十二指肠球部和胃直接受癌浸润者中，胰头癌为 13.2%，胆管下端癌为 15%；至于胃周围淋巴结转移，胰头癌为第 3、4、5、6 组淋巴结转移为 10.4%，认为保留幽门与标准的胰十二指肠切除术相比，淋巴结廓清不充分，保留幽门的胰十二指肠切除术治疗壶腹周围癌时，约有 16% 的病例达不到根治术的要求。

　　20 世纪 80 年代以来，由于对生活质量的重视，作为对胰十二指肠切除术的简化，保留幽门的胰十二指肠切除术不仅应用于良性病变，也是治疗恶性肿瘤经常采用的术式。目前，国内外均有学者认为胰头癌及壶腹部癌采用此术式既不影响切除范围，亦不影响远期生存率。1993 年日本 21 次胆道外科研究会调查的 377 例保留幽门的胰十二指肠切除术中，恶性疾病有 244 例（64.7%），其中包括胰头癌 99 例（26.3%）。Takada 等于 1993 年报道胰头癌行胰十二指肠切除术 23 例与 PPPD 21 例，术后 1、3、5 年累计生存率分别为 52.2%、26.1%、26.1% 与 52.4%、26.2%、19.6%，两者无显著性差异。1997 年 Misca 报道胰头导管癌采用 PD 与 PPPD 远期生存率分析时发现，手术方式不影响远期生存率，肿瘤分期和淋巴结受累与预后关系密切。1998 年 Mukaiya 收集日本 77 家单位胰头导管癌 501 例，其中行 PD 351 例（70%）、PPPD 135 例（27%），只有 15 例做胰腺次全或全胰切除术，这反映了近年来日本学术界对胰头癌术式选择的变化。

　　综合目前主流的文献报道，保留幽门的胰头切除术作为传统胰十二指肠切除术的补充，有合理的应用范围。对

于胰头的良性病变，特别是慢性胰腺炎的治疗，PPPD 有一定优势，远期生活质量较好。此外，也有相当的文献讨论传统 PD 是否适合治疗慢性胰腺炎。大家都认识到保留幽门甚至十二指肠的重要性，因此才出现了保留十二指肠的胰头切除术，主要是 Beger 和 Frey 手术。1988 年，德国外科医师 Beger 报道了保留十二指肠的胰头切除术治疗慢性胰腺炎，手术完整保留十二指肠，近端空肠离断后与胰腺残端对端吻合，十二指肠再与远端空肠行端侧吻合。目前这种手术的应用也较为广泛，手术的安全性以及术后对疼痛的控制基本与传统 PD 相似，远期生活质量较高。追踪近年来的文献，不断有外科医师尝试新的术式，作为对传统 PD 的补充和改进。正是有了这些医师的不断努力，才推动了胰腺外科的快速发展。

（马维东）

（四）全胰腺切除术

相对于胰十二指肠切除术已经成为胰头癌根治切除的标准术式，全胰腺切除术尽管很早就有人尝试，但这些年来一直争议不断。争议的内容主要集中在以下几个方面：全胰腺切除术能否提高胰腺导管腺癌的生存率？对于慢性胰腺炎，全胰腺切除术是否必要？对良性病变行全胰腺切除术，远期糖尿病可否避免？术后代谢异常，脂肪肝如何改善？而对于全胰腺切除术的安全性和术后管理，由于人工合成胰岛素和各种完善的辅助消化酶的出现，已经大大改善，争论的声音几乎没有。

文献报道的世界首例全胰腺切除术是 1884 年由 Billroth 完成的。这例患者据说术后恢复良好，但是很难想象在胰岛素出现之前的年代这样的患者是如何康复的。现代文献中，首例胰腺癌全胰腺切除术是由 Rockey 于 1943 年完成的，患者术后早期死于胆瘘。1944 年，Priestley 医师为一位肿瘤微小而无法触及但有低血糖症状的胰岛细胞瘤患者成功施行了全胰腺切除术。此后，全胰腺切除术被广泛尝试治疗胰腺的良恶性疾病，特别是日本医师曾经有过大宗全胰腺切除术治疗慢性胰腺炎的报道。但是，对于弥漫性胰腺癌行全胰腺切除术基本持否定态度。

1. 概述 目前广泛认可的全胰腺切除术适应证包括：慢性胰腺炎，家族性胰腺肿瘤，胰腺神经内分泌肿瘤（PNET），导管内乳头状黏液瘤（IPMN），胰腺多发导管腺癌。

（1）慢性胰腺炎：慢性胰腺炎是目前全胰腺切除术最成功的适应证。主要的适应人群是持续疼痛的慢性胰腺炎患者，这些患者往往伴有胰管阻塞、胰管结石以及炎性肿块，传统的内科治疗以及局部的手术切除或胰管引流都不能彻底控制疼痛。在这种情况下，全胰腺切除可以作为一个合适的选择。但也有多组病例报道显示，只有 30%～60% 的慢性胰腺炎患者在全胰腺切除术后可以完全控制疼痛，而这些患者中较大比例会因为继发糖尿病的相关并发症而再次入院。这些临床报道均为 2000 年前较早的报道，随着自体胰岛细胞移植技术的逐渐成熟，这些患者的预后明显改善。明尼苏达大学拥有最成熟的自体胰岛细胞移植经验，他们报道了 112 例全胰腺切除患者，随访最长 26 年，

有高达 72% 的患者术后完全不需要注射胰岛素。此外，还有两项临床报道显示了相似的结果，辛辛那提大学报道 22 例患者全胰腺切除术后疼痛控制良好，而其中 82% 完全没有胰腺缺失的表现。

（2）家族性胰腺肿瘤：在具有家族性胰腺肿瘤背景的患者中，如果有 3 位以上直系亲属罹患胰腺癌，则本人罹患胰腺癌的概率比常人高出 57 倍。对于其他家族性肿瘤综合征如 Peutz-Jegher 综合征、家族性腺瘤性息肉病、遗传性非息肉性结直肠癌、家族性乳腺 - 卵巢癌及家族性非典型多发黑色素斑块，均有比较明显的胰腺癌发病率增高的趋势。大多数专家认为，对于有这些背景的患者，应该从 40～50 岁或突发糖尿病、消瘦等症状开始每年进行超声内镜检查，以期发现早期胰腺癌。华盛顿大学研究了 50 个家族成员，随访发现其中 10 人因胰腺占位性病变行全胰腺切除，结果表明这 10 人全部是胰腺原位癌。因此，对于具有家族性肿瘤遗传背景的高风险人群，严密随访是必要的，全胰腺切除术可有效地避免浸润性胰腺癌的发生，可以作为一个治疗选择。

（3）胰腺神经内分泌肿瘤（PNET）：PNET 是否行全胰腺切除术在历史上曾经有争议，1993 年来自梅奥医学中心的一项大型回顾性研究表明，对于复发后的胰岛细胞瘤患者，行全胰腺切除术要比局部切除平均生存期减少 10 年。而更多最新的研究则提示，扩大切除甚至全胰腺切除或许更加合适。胰腺神经内分泌肿瘤倾向于多发病灶，特别是有临床低血糖发作的病例，往往局部切除病灶后不能完全缓解症状。虽然 PNET 总体生存率较好，分化较好的 G1/G2 肿瘤自然生存期较长，但已明确的是，PNET 并非是完全良性的病变。Doherty 等研究多发神经内分泌肿瘤 34 个不同家族中的 1 838 名成员，有 46% 死于 PNET 本身，平均死亡年龄仅 47 岁。对于临床症状明显、肿瘤多发或局部晚期的 PNET，应该积极手术切除，全胰腺切除术可以作为外科治疗的一个选择。

（4）导管内乳头状黏液瘤（IPMN）：IPMN 由日本医师 Ohhashi 于 1982 年首先报道，肿瘤总体预后较好。确诊时 30%～72% 有癌变，而出现浸润性癌的患者术后预后不良。IPMN 病变大多位于胰头，手术要求获得阴性切缘。因此，如果病变范围过于广泛，只有全胰腺切除才能彻底切除干净。对于这样的患者，全胰腺切除术可以作为一个合适的选择。

（5）胰腺多发导管腺癌：这是全胰腺切除术最有争议的一个适应证。早在 1960 年 Brooks 报道，高达 34% 的胰腺导管腺癌的切除病例发现具有多发病灶，因此一度对于多发的、弥漫性胰腺癌主张行全胰腺切除术。但随后的研究表明，只有 0～6% 的胰腺导管腺癌是多发病灶，远远低于以前的认识。此外，临床实践表明，弥漫性多发胰腺导管腺癌即便是施行全胰腺切除术，远期生存也不好。对这样的患者施行全胰腺切除术基本持否定态度。

2. 手术步骤

（1）采取静脉复合麻醉，取上腹正中切口或双肋缘下切口，探查无腹水及腹膜转移，无肝转移及淋巴结转移。

在切除前,必须有确切的病理组织学诊断。

(2)切除胆囊、切断胆总管。

(3)切断胃远端。

(4)结扎胃十二指肠动脉、胃右动脉及脾动脉:解剖肝十二指肠韧带,对肝动脉和门静脉进行骨骼化处理,于根部结扎胃十二指肠动脉和胃右动脉。解剖腹腔动脉和脾动脉根部,结扎、切断脾动脉。对于良性病变,可以考虑保留脾脏。

(5)游离十二指肠和胰头部:作 Kocher 切口后,完全由侧腹膜和腹后壁游离十二指肠和胰头部直至肠系膜上动静脉(图 8-72)。

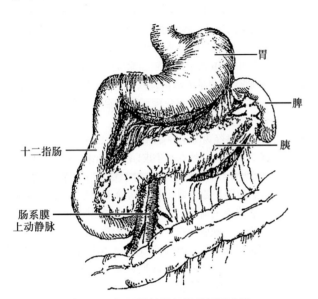

图 8-72　切开胃结肠韧带后暴露全胰

(6)游离脾及胰体尾部:于脾脏后方切开脾肾韧带,将脾脏、脾动静脉及胰体尾一起自后腹壁分离,直至脾静脉入门静脉处。

(7)分离全部胃短血管。

(8)离断脾静脉:将游离的脾脏及胰体尾翻向右侧,于根部切断、结扎脾静脉(图 8-73)。

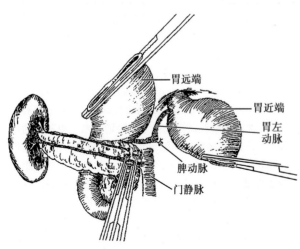

图 8-73　切断脾静脉

(9)分离钩突与肠系膜上动静脉之间的小分支:整个标本仍然翻向右侧,术者左手拇指在前,余指在后紧握胰头部。先暴露自钩突行向门静脉的静脉小分支,分别离断、结扎。自肠系膜上动脉行向钩突的小分支位于更深一层脂肪组织中,不易辨认清楚(图 8-74)。

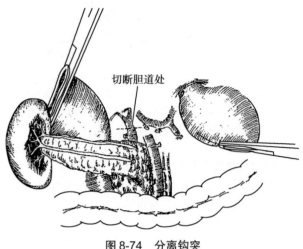

图 8-74　分离钩突

(10)切断空肠(图 8-75),切除整个标本,分离 Treitz 韧带。完全游离肠系膜上血管以左的十二指肠和首段空肠,并使之经血管后方部分进入右上腹。切断胰十二指肠上动脉后,肠管常余小片组织与肠系膜上血管相连,分断之,于血运良好处离断空肠,移去整个标本(图 8-76)。

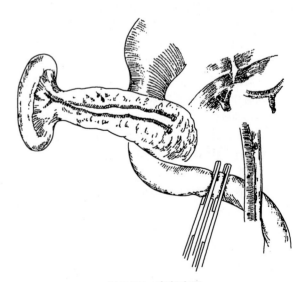

图 8-75　离断空肠

(11)重建消化道:全胰切除术后,由于不存在胰肠吻合,只作胆肠和胃肠两个吻合(图 8-77)。

3. 术后处理　胃空肠端侧吻合术后,除常规应用抗生素及止血药外,术后近期主要是对高血糖的处理。术后每日测血糖 3～4 次,每 4 小时测尿糖及尿酮体。胰岛素与葡萄糖的比例为 1:(2～6),血糖维持在 5.5～11.1mmol/L,尿糖保持在(−)～(+),酮体(−)。一般在患者可以较好进食前,24 小时维持静脉补液,以保障血糖稳定。进半流质后,改为每日皮下注射胰岛素 20～30U，根据血糖调整胰岛素用量，均可控制良好。术后每日补充氨基酸及脂肪乳剂，间断补充白蛋白，以减小负氮平衡。

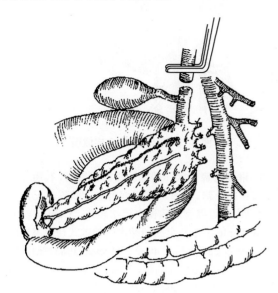

图 8-76　完成全胰腺切除术

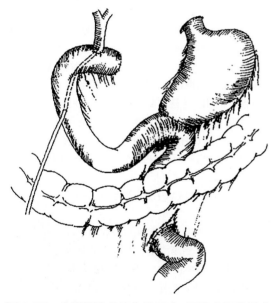

图 8-77　全胰切除术消化道重建：胆管空肠端侧吻合，胃空肠端侧吻合

　　总之，随着医疗技术水平的进步，全胰腺切除术已经成为一种相对安全的手术，尤其在大的胰腺中心，全胰腺切除术术后发生严重并发症甚至死亡的概率已由原来的 24%～55% 降至 3%～8.3%。全胰腺切除在治疗慢性胰腺炎、部分胰腺转移性肿瘤、胰腺多发导管腺癌、PD 术中胰颈切缘病理阳性以及病变范围广泛的 IPMN 中疗效确切，该术式提高了 R0 手术切除比例，同时可避免术后胰瘘等严重并发症的发生，使患者受益。全胰腺切除术除了要求术者具有丰富的胰腺外科经验外，患者能否耐受如此大的手术和接受术后终身替代治疗也需要进行有效的评估，全胰腺切除术应严格把握手术适应证。

（马维东）

（五）区域性胰腺切除

　　目前手术切除仍是胰腺癌病患者获得长期生存的唯一选择，但多数患者因就诊时肿瘤已有远处转移或者侵犯重要血管而丧失手术机会，临床上仅有 15%～20% 的胰腺癌患者可以行手术切除。由于特殊的解剖结构和生物学特性，胰腺癌极易侵犯周围重要血管，临床上因腹腔重要血管受累而无法切除的胰腺癌高达 30%～40%，早期研究结果提示胰腺癌侵犯腹腔重要血管是根治性切除手术的相对禁忌证，这直接影响了胰腺癌的手术切除率及患者的预后，而随着医疗技术的进步，为了进一步提高胰腺癌的手术切除率及远期疗效，达到 R0 切除，各国临床医师不断探索与尝试联合腹腔大血管切除及重建的胰腺癌扩大根治手术。

　　自 1951 年 Moore 首先报道联合肠系膜上静脉切除的胰十二指肠切除术，1973 年 Fortner 等提出联合受累血管切除＋扩大淋巴结清扫的区域性胰腺切除术。经过近半个世纪的努力，实践证实与传统的胰腺癌切除术比较，联合血管切除重建的区域性胰腺癌切除术在提高胰腺癌手术 R0 切除率的同时，并发症发生率及病死率并未见明显增加。胰腺癌 R0 切除对提高患者长期存活率非常关键，当肿瘤侵犯门静脉或肠系膜上静脉，胰十二指肠切除术＋门静脉/肠系膜上静脉切除时保持切缘阴性是影响预后的重要因素。通过联合血管切除重建，使得胰腺癌的手术切除率得到有效提高。近期报道认为，对于有门静脉或肠系膜上静脉累犯的胰腺肿瘤，联合静脉血管整体切除，然后再进行血管重建，可以最大限度减少肿瘤细胞的残留和术中播散，进而提高手术的远期效果。

　　腹腔重要动脉受累被视为胰腺癌根治手术的禁忌证，1953 年 Appleby 首次报道胰体尾癌手术时合并腹腔干切除，开辟了胰腺癌联合动脉切除的扩大术式。随着外科技术的进步，联合动脉切除重建的区域性胰腺切除术在少数经验丰富的胰腺外科中心开展研究性观察，多个单中心研究结果显示该术式具有较高的手术安全性，且术后存活率与标准术式相比差异无统计学意义，部分患者生活质量改善，存活时间得以延长。AJCC 把胰腺癌侵犯腹腔干和肠系膜上动脉划入Ⅲ期，视为相对手术禁忌。美国肝胆胰外科协会的专家共识认为，符合下列条件可行交界性切除：①肿瘤侵犯胃十二指肠动脉及一小段肝动脉，但未侵犯肝总动脉和腹腔干；②肿瘤邻接肠系膜上动脉，但包绕不超过血管周的 180°。

　　与动脉切除重建的患者相比，肿瘤Ⅲ期放弃手术的患者有更高的生活质量，鉴于手术对患者延长生存有潜在益处，年纪较轻的患者仍不能放弃手术根治的希望。但考虑到手术的高风险性，需要在术前对受累动脉进行细致评估，精确设计重建方式后再行动脉切除。然而，最新的一项荟萃分析表明，联合动脉切除相对于标准术式或静脉切除有更高的并发症发生率，围手术期死亡率是不进行动脉切除的 5 倍，术后 1、3、5 年存活率分别为 49.1%、8.3%、0，低于标准术式或静脉切除组。总之,外科技术的进步使得部分侵犯重要血管的胰腺癌行治愈性切除成为可能,由于该术式创伤大、风险高,其安全性尚存在争议。

扩大淋巴结清扫的区域性胰腺切除术在早期胰腺癌手术过程中逐渐受到重视,胰腺周围有很多淋巴结群,手术后复发常起因于此,有研究证实小于 2cm 的小胰腺癌组织学上 40% 有淋巴结转移,与胰腺有关的淋巴结群可分为 2级,癌肿首先播散到第一站淋巴结群。该研究还认为,胰头癌切除术后之所以局部复发率高,是因为第一次手术时未清扫胰周组织和第二站淋巴结。因此,Borghi 等建议对早期胰头癌患者也应该行扩大根治手术。

胰腺癌区域性胰腺切除包括以下 3 个部分,即广泛清除淋巴结、受累肠系膜上静脉 - 门静脉的切除和联合脏器切除。

1. 受累肠系膜上静脉 - 门静脉的切除　目前临床所遇到胰头癌病例大多属中晚期,其中至少有 30% 已侵犯肠系膜上静脉 - 门静脉系统,是否可行扩大切除术需结合影像学检查资料慎重决定,一般认为联合切除适合于下列患者:①估计血管内膜未受损,倘若肿瘤侵犯至血管内膜,容易导致肝转移。②肠系膜上静脉 - 门静脉系统血管造影无明显的血管狭窄或闭塞伴侧支循环建立。肠系膜上静脉主要分支未受到癌浸润,虽然门静脉主干受浸润,但距门静脉左、右分叉部有 1cm 以上距离,切除部分血管后,于主干部可行血管吻合。③无明显动脉受累。然而,Nakao 等发现,血管造影显示肠系膜上静脉 - 门静脉受累者,有 40% 病理学检查未发现血管侵犯。由此可见,胰头癌患者肠系膜上静脉 - 门静脉是否受侵或受侵程度临床上很难作出判断。即便在手术中有些病例的癌肿看起来似乎已经侵犯肠系膜上静脉 - 门静脉,实际上却只是静脉的外膜受侵,仔细小心解剖还是可能切除而不伤及肠系膜上静脉 - 门静脉。万一无法分开,可行肠系膜上静脉 - 门静脉切除。

切断胰腺段的门静脉时,应事先做好血管吻合的一切准备,以尽量缩短血管阻断的时间。

(1)当肿瘤侵犯范围仅局限于门静脉和肠系膜上静脉周径的 1/3 时,可采用受累血管壁的楔形切除术,将受侵犯血管壁切除后,使用 prolene 线缝合血管壁。

(2)当肿瘤侵犯范围超过门静脉和肠系膜上静脉周径的 1/3 且长度 <4cm 时,可行血管节段切除 + 端端吻合术,门静脉端端吻合要维持其正确的轴线,防止扭转;另外,注意要保持吻合口无张力,可通过松解肝镰状韧带以及游离肠系膜根部进一步减少吻合后的血管张力。

(3)若肿瘤侵犯血管长度 >4cm,可利用自身血管或人工血管行血管移植或架桥 + 端端吻合术。移植血管材料根据取材方便与否,通常采用颈内静脉、大隐静脉或人工血管。脾静脉可以结扎而不必另行吻合,因为脾血可经胃短静脉回流,一般不致发生严重的并发症(图 8-78)。

2. 合并门静脉及肝动脉切除　在临床报道的胰腺癌合并门静脉及肝动脉切除的病例,多为胰头癌行门静脉、肝动脉合并切除的胰十二指肠切除术或全胰切除术。

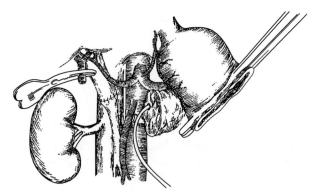

图 8-78　门静脉吻合完成图

3. 淋巴结廓清术　胰腺肿瘤恶性度高,有明显间质纤维化和神经鞘、血管周围浸润特点。胰周淋巴血管丰富,故易向邻近器官及周围淋巴结转移。Cubilla(1978)比较 Whipple 手术与全胰切除术两种术式切除淋巴结数目,平均前者 28 个,后者 48 个。Moossa(1982)统计 5 233例胰头癌,仅 13% 病变局限,其余均有局部或远处转移。Ishikawa(1988)提出淋巴结及周围结缔组织廓清的重要性,不仅减少复发,还能控制转移。田雨霖报道 45 例手术标本中,关于区域淋巴结转移,Whipple 手术占 54.1%,全胰切除术占 52.3%,若不行淋巴结清扫,必导致术后复发。钟守先对 64 例 Whipple 手术标本回顾分析,22 例(34.4%)肿瘤未切尽,其中钩突残留有 17 例(77%),1 年生存率分别为 32.4%(有转移)、62.5%(无转移)。有肿瘤残留者 15 个月内死亡,故应强调根治性切除的重要性。

按照 Cubilla 及日本制定胰癌统一规范,胰腺周围淋巴结较实用分类,一般为两大组。R_1 第一站包括幽门区(PY)、胰头上部(SH)、胆总管区(CBD)、胰十二指肠前区(APD)、胰十二指肠后区(PPD)、胰头下部(IH)、肠系膜血管区(SM)。R_2 第二站包括体上部(SB)、体下部(IB)、腹腔中区(MC)、肝总管区(CHD)、腹腔干区(CT)、腹主动脉旁区(PA)。

胰头癌手术时,要求对胰癌周围淋巴结及结缔组织廓清到第一站,争取到第二站。有人廓清到 R_2 时,死亡率未增加,然 3 年存活率由 13% 提高到 38%,复发率由 67% 下降到 16%,均有显著差异。被清扫的淋巴结需与肿块一并整块切除(en bloc)。术中若将亚甲蓝或炭素墨汁注入肿块周边,随即有淋巴结着色,便于术中清扫。胰周、区域淋巴结廓清可提高根治机会,是防止复发的重要措施。但若有远处转移如肝脏、盆腔及主动脉,应放弃清扫。廓清范围越大,手术时间越长。高龄、高危患者尤应注意预防感染及病情变化。

胰腺癌早期即可穿破胰管壁,向周围组织浸润。胰腺癌的转移和扩散除淋巴结转移和癌向周围组织浸润外,沿神经束扩散是胰腺癌特有的转移方式。癌细胞可直接破坏神经束膜或经神经束膜的脉管周围侵入神经束膜间隙,并沿此间隙扩散或再经神经束膜薄弱处侵至神经束膜外,形成新的转移灶。胰腺癌的神经浸润多见于第 13、17、18、9、11、16 组淋巴结周围,构成腹膜后浸润的主要方式。因此，胰腺癌根治性切除术除廓清淋巴结外，还应廓清腹腔动脉、肠系膜上动脉及腹主动脉周围的神经丛。肠系膜上动脉周围神经丛完全切除后可招致顽固性腹泻，土屋报道为 97%。为了减少这一并发症的发生，如无癌浸润，多数学者主张只切除肠系膜上动脉周围神经丛的右侧。

综上所述，提高胰腺癌患者长期存活率的关键是提高 R0 切除率。随着围手术期管理水平提高、外科技术进步，胰腺癌区域性胰腺切除及胰腺癌扩大根治术的安全性获得有效改善，肿瘤侵犯门静脉系统已不再是手术禁忌，联合门静脉 / 肠系膜上静脉、SV 切除重建术是安全、有效的，自体血管或同种异体血管是最合适的选择。有丰富动脉重建经验的中心可尝试胰腺癌的动脉切除与重建，能显著提高晚期胰腺癌的根治切除率，有望获得长期生存。

（马维东）

（六）胰体尾部切除术

胰体尾癌缺乏临床症状，早期难以确诊。另外，左上腹空间较大，肿瘤确诊时往往比胰头癌更为巨大。同时，癌肿很早便会侵犯胰腺邻近器官及腹膜后组织，出现明显腰背部疼痛往往意味着腹膜后动脉受累，确诊多为中、晚期癌。因此，一般认为胰腺体尾部癌比胰头癌手术切除率更低，根治术后的 5 年生存率与胰头癌相近。

就手术本身来讲，远端胰腺切除已经成为胰腺体尾部癌和多种良性病变的标准术式。近年来，对于远端胰腺切除的临床研究总结也屡见报道。一些外科技巧的改进，主要是针对胰腺残端的处理，新的器材和材料的应用，以及微创外科的发展，使得远端胰腺切除的安全性大大提高。

1. 适应证　①无远处转移的胰体、尾部癌；②不能摘除的胰体尾部良性肿瘤和囊肿；③胰体尾部胰管结石；④便于切除的胰体尾部胰瘘；⑤已证明胰头侧胰管狭窄或堵塞的体尾部慢性胰腺炎；⑥胃上部癌、全胃癌，需廓清第 10、11、14 组淋巴结者。

2. 手术步骤　患者仰卧，一般选择平卧，对于肥胖的患者也可以左侧腰部垫一软枕，使身体与手术台成 15°～30°。常用是左上腹"L"形切口或上腹部正中切口，也可以选择双肋缘下切口。切口的选择必须获得良好的暴露，特别是恶性肿瘤的根治性切除。对腹腔脏器进行一般性探查，检查有无腹水、腹腔种植及肝转移。提起横结肠，检查系膜有无癌浸润。切开胃结肠韧带及脾胃韧带。一般先处理肝十二指肠韧带和腹腔干，清扫 12 区、8 区、9 区淋巴结，于根部显示处理脾动脉，以便更好地控制出血。对于较大的胰腺体尾部肿瘤，特别是胰腺神经内分泌肿瘤，往往会有较为粗大的肿瘤血管，可能来自膈下动脉或左肾上腺动脉。精细的术前强化 CT 有助于提前辨别这些血管，减少术中大出血的风险。对于胰腺癌患者，可以处理动脉后先离断胰腺颈部，随后处理脾静脉，减少术中肿瘤播散的机会，并减少脾淤血。胰腺的残端处理有许多不同方法以减少术后的胰瘘，这个问题我们下文还要讨论。需要注意，游离和离断胰腺腺体时，要尽量保留胰腺被膜的完整性，有利于残端的进一步处理。显露胰腺体尾部及其上、下缘。

胰尾癌需同时切除脾脏。对于胰腺的良性病变或者低度恶性的肿瘤，应该尽量保留正常胰腺组织和脾，有助于患者术后脏器功能的最大保留，但有可能增加胰瘘的风险。切断胃膈韧带和胃脾韧带后，使胃与结肠、脾完全分离，剥离胃与胰腺间粘连。游离脾脏，游离胰腺。在此过程中，应该注意来自左侧肾上腺的动脉，注意保护。对于胰腺体尾部的恶性肿瘤有肾上腺侵犯时，应该部分或全部切除左侧肾上腺。对于腹膜后切除的范围，也存有一些争论。一般认为应该切除部分或全部左肾脂肪囊，显露左肾静脉前壁。对于肿瘤向腹膜后侵犯较多的病例，还需要进行左肾动脉的前壁清扫，并且清扫腹主动脉左侧腹腔干到肠系膜下动脉范围。将脾与胰体尾部一并与后腹壁分开，将肿瘤整块切除。仔细处理胰腺残端，温蒸馏水彻底冲洗腹腔，放置腹引（图 8-79～图 8-82）。

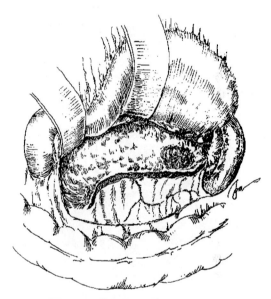

图 8-79　游离胰腺显露胰腺体尾部

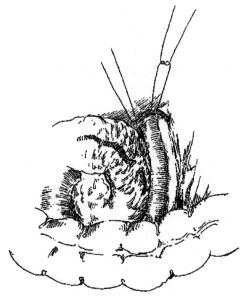

图 8-80　结扎脾动静脉

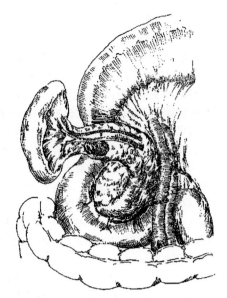

图 8-81　将肠系膜上静脉与胰腺背面分离

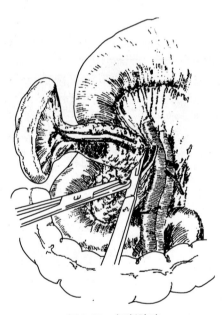

图 8-82　切断胰腺

3. 胰腺癌胰体尾部切除及淋巴结廓清　胰腺癌呈浸润性生长,容易浸润周围的神经、血管等,并容易发生淋巴结转移。为达到根治的目的,胰腺的断端应尽可能远离病灶,需要行充分的淋巴结清扫以及包括胰腺后方组织整块切除。对于胰腺离断的位置,与残端的处理密切相关,并与术后残端的胰瘘发生有关。一般认为,胰腺质地软,与胰头切除术后的吻合口瘘发生率呈正相关,但与远端胰腺切除术后的胰瘘发生率呈负相关。质地硬且厚的胰腺对于离断后残端的处理非常困难,胰瘘的发生风险增加。对于胰腺导管腺癌,我们认为应该从胰腺颈部肠系膜上静脉前方离断胰腺组织。这不仅保证了最大的切除范围、更确切的隐性切缘(R0),而且这里的胰腺组织最薄,有利于残端的处理,从而减少术后胰瘘的发生。目前没有证据显示,较大的胰腺体尾部切除会导致术后糖尿病的发生。对于良

性或低度恶性肿瘤,可以考虑尽量保留胰腺组织,减少术后短期内的血糖波动。

4. 关于胰腺残端的处理　近 10 余年来,有了很大的变化。主要的处理方法包括:手工切断缝合,双极剪刀处理,主胰管分离结扎,切割闭合器(直线或关节头),超声刀或超声闭合,射频机,纤维凝胶以及浆膜补片、胰肠或胰胃吻合。目前总体报道的远端切除术后胰瘘的发生率在 10%～35%,甚至高达 47%,但有些技术的使用被认为可以有效地降低术后胰瘘的发生率。较为广泛使用的是切割闭合器处理胰腺残端,特别是微创手术。但是,对于伴有明显炎症纤维化的硬胰腺,或者超过 12mm 特别厚的胰腺,有来自日本的报道显示切割闭合器不能有效减少胰瘘的发生。尽管切割闭合器有不同规格,成钉高度在 1～2mm,适用于不同厚度及质地的胰腺,但在这种情况下,闭合器不可避免造成严重的组织压榨,腺体组织特别是小胰管的损伤,与术后胰瘘密切相关。还有作者认为,闭合器的成钉高度过大,不能有效闭合主胰管和细小胰管,所以应该使用 1.8mm 以下的闭合器。我们认为,切割闭合器能够有效降低大部分远端胰腺切除的术后胰瘘发生率,并且在临床广泛使用。在使用中,应该缓慢、逐步压榨胰腺组织,并且保留胰腺被膜完整。胰腺残端还要使用 4-0 prolene 线间断缝合。特别是胰腺残端的上、下缘要单独缝合,并与胰腺边缘垂直缝合,以减少断面出血。断面的缝合应适度,特别是较硬的胰腺,密集的缝合会造成缺血、坏死,导致胰瘘发生。此外,日本作者使用聚乙烯糖酵解酸(polyethylene glycolic acid, PGA)毡膜包裹胰腺后再用切割闭合器离断,并在创面涂上纤维凝胶封堵,可以减少胰瘘的发生。如果胰腺离断的位置比较靠近胰腺尾部,而胰腺又比较厚、硬,还有作者尝试行胰腺残端与胃后壁吻合,有效地减少术后胰瘘。同时还有大宗相关的临床病例总结,显示其他因素也与胰瘘的发生密切相关,比如肥胖,体重指数(body mass index, BMI)大于 25kg/m² 的患者胰瘘风险加大。另外,还有一项日本的报道显示,术中出血量是手术胰瘘的唯一独立危险因素。这也提示,有经验的外科医师精准操作,是减少术后并发症的重要因素。

5. 微创及机器人手术　精准外科、功能外科、微创外科是现代外科发展的方向,胰腺外科也不例外。由于胰腺周围解剖结构复杂,手术操作困难,并发症风险较大等,微创外科的发展起步较晚。近年来,随着外科技术及手术器械的飞快发展,特别是机器人手术的逐渐成熟,胰腺微创外科的进步很快。相对于胰头手术的复杂性,远端胰腺切除的微创外科显示了明显的优势。它不涉及消化道重建,且胰腺的解剖位置深在,而周围有清楚的脂肪间隙存在,适合微创外科的操作。来自美国 MD 安德森癌症中心的大宗病例报道,总结 1998—2009 年共 8 957 例远端胰腺切除病例,显示微创外科呈现快速发展的局面。在总共 1 908 例微创远端胰腺切除病例中,超过 1 000 例是最近 3 年完成的。20 年间,尽管手术切除总量呈快速增长模式,微创外科完成的切除病例占全部远端胰腺切除病例的比例增长了 3 倍,2009 年这一比例达到 7.3%。数据进一步显示,微

创外科总体住院并发症低于开放手术,特别是手术出血量、腹腔感染率,术后住院时间明显改善。

(马维东)

(七) Appleby 手术

该术式是加拿大 Appleby 于 1953 年作为胃癌根治手术提出的,其特点是将腹腔动脉于根部切除,施行包括 2/3 尾侧胰腺、脾、全胃及周围淋巴结整块切除。因此,被认为是胃癌根治术中最合理的术式之一。二村于 1976 年将此术式用于伴有肝动脉或腹腔动脉受浸润的胰体癌及胰体尾部癌。目前,认为此手术是胰体癌,尤其是胰体尾部癌浸润肝总动脉或腹腔动脉干时的合理术式之一。挪野等认为 Appleby 手术提高了胰腺癌的根治程度,但是如癌未浸润胃时,从患者术后生活质量来考虑,可以行保留全胃改良的 Appleby 手术。

Appleby 术式用于无胃侵袭的胰体尾癌时,胃肠道可保持完整。保留完整的胃,免除了消化道的重建。腹腔动脉干切除后,肝和胃的血供均来自肠系膜上动脉的胰十二指肠血管弓。肝总动脉分出肝固有动脉和胃十二指肠动脉,当结扎肝总动脉后,在保证肠系膜上动脉维持正常血流的前提下,部分血流可通过胰十二指肠上、下动脉的血管弓经胃十二指肠动脉逆向进入肝固有动脉,从而保证肝血流。同时,另一部分血流可经胃右动脉、胃网膜右动脉对胃大、小弯侧分别供血。

1. 适应证　伴有肝总动脉或腹腔动脉浸润的胰体癌,尤其适用于胰体尾部癌。如癌未浸润胰头部,即使伴有门静脉浸润,亦可行合并门静脉切除,以达到根治性切除的目的,术前必须确认肠系膜上动脉、肝固有动脉与胃十二指肠动脉分叉处无肿瘤浸润。胃、肝、胰头部动脉分布与 Appleby 手术原理见图 8-83。

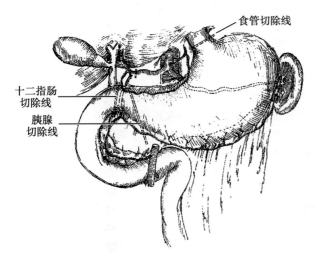

食管切除线

十二指肠切除线

胰腺切除线

图 8-83　Appleby 手术原理与切除范围

(1) 肿瘤局限于胰腺体尾部,未侵及胰头,无远处转移等。

(2) 肿瘤未侵及肝固有动脉和肠系膜上动脉。

(3) 腹腔干根部和肝总动脉与胃十二指肠动脉分叉处未见肿瘤浸润,即可在根部结扎切断腹腔干,在肝总动脉与胃十二指肠动脉分叉处的中枢侧结扎并切断肝总动脉。

(4) 术中能做到彻底的腹膜后肿瘤清除。

(5) 术中试验性阻断肝总动脉,1~2 分钟后可明显触及肝固有动脉搏动;否则,需要术中行腹腔干 - 肝总动脉重建。这意味着即使切断肝总动脉,机体也可维持足够的向肝性动脉血流。基本保证肝、胆囊和胃的血供,术后无明显的肝、胆囊和胃缺血的表现。

2. 禁忌证　①肠系膜上动脉受浸润或全胰癌;②通常行胰体尾部及脾切除不能达到根治性切除的胰腺癌;③合并高度肝硬化、肝功能不良、动脉硬化以及严重糖尿病的患者。

3. 切除范围　于根部切断腹腔动脉,包括 2/3 尾侧胰腺、脾、全胃及其周围淋巴结的整块切除。胃、肝、胰头部动脉分布与 Appleby 手术切除范围见图 8-83。

4. 常见并发症　对于 Appleby 手术,由切除腹腔干导致的缺血性并发症包括胃黏膜缺血伴溃疡,肝脏缺血导致肝功能受损、肝脓肿、胆囊缺血坏死等。而切除腹腔神经丛,可导致自主神经支配丧失,从而引起顽固性腹泻。以上症状经可经药物及保守治疗后缓解好转。

(高春涛)

(八) 保留十二指肠胰头切除术

保留十二指肠胰头切除术仅切除病变的胰头,保留了正常胃、十二指肠解剖的连续性。这种手术应用较少,但近年来仍有较多研究,主要有保留十二指肠胰头切除术 (Beger 手术) 和改良的保留十二指肠胰头全切除术 (Imaizimi 手术) 两种,此术式不适用于胰腺恶性肿瘤,下面就这一术式进行简单介绍。

1. 保留十二指肠胰头切除术　主要用于慢性胰腺炎。其后亦有用于胰头部良性肿瘤或囊肿;既未侵犯十二指肠,又不需要行淋巴结清扫的胰头部低度恶性肿瘤。若术中确定胰头部肿块有癌变,应行胰十二指肠切除术。

手术要点:行 Kocher 切口,探查胰头部病变。距十二指肠内侧缘 5~8mm 处切开胰腺,保护胰十二指肠血管弓。于胰颈部切断胰腺,由浅入深次全切除胰头。胰头次全切除后,于胆总管与十二指肠间、胰头钩突与十二指肠水平部相邻处,保留一薄层胰腺组织如壳状。结扎头侧胰管,重建消化道(图 8-84,图 8-85)。

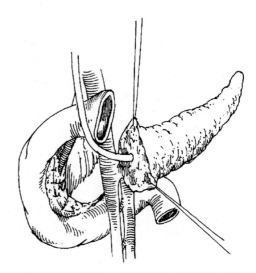

图 8-84　保留十二指肠胰头切除术切除范围

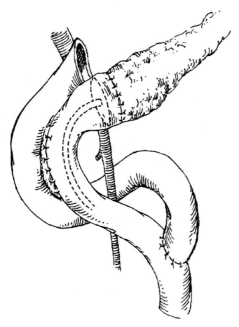

图 8-85　保留十二指肠胰头切除术术后吻合

2. 保留十二指肠胰头全切除术　主要用于无须行淋巴结清扫的胰头部低度恶性肿瘤；不适合行肿瘤摘除术的胰头部良性肿瘤及复杂的胰胆管合流异常。本术式由于切除了全部胰头，减少了残留病变和胰瘘的发生。慢性胰腺炎不仅胰头与十二指肠间难以剥离，而且胰头组织全切除亦缺乏意义，行 Beger 手术更为适宜。

Imaizimi 手术与 Beger 手术不同之处：①切断胃十二指肠动脉、胰十二指肠上前与上后动脉、胰十二指肠下前动脉，保留胰后筋膜及走行于其内的胰十二指肠下后动脉。②于胰腺上缘切断胆总管。③胰头部胰腺组织完全切除。然后重建消化道。可行胰管与肠黏膜及胰腺被膜实质与十二指肠浆肌层吻合，亦可保留壶腹部与胰管端端吻合，再行胰腺被膜实质与十二指肠浆肌层吻合。若胰腺断端与十二指肠降部吻合张力大时，亦可采用 Roux-en-Y 空肠袢与尾侧胰腺吻合（图 8-86，图 8-87）。

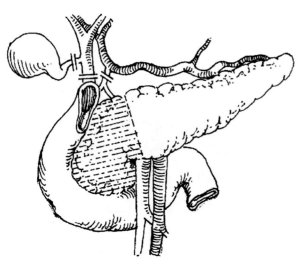

图 8-86　保留十二指肠胰头全切除术切除范围

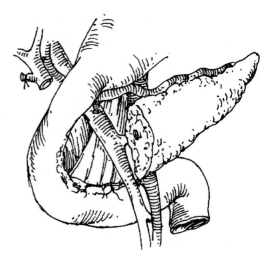

图 8-87　Imaizimi 手术后胰腺断端与十二指肠降部吻合

（高春涛）

（九）胰腺癌的微创治疗

微创目前尚无确切定义，一般意义上是：用尽可能小的创伤实施治疗，让患者获益。目前对胰腺癌患者微创治疗有以下几种方式，包括腹腔镜/机器人手术、介入治疗、经皮/术中物理或化学消融，通过这些手段实施根治性手术、姑息治疗或改善症状等。

1. 腹腔镜在胰腺肿瘤中的应用　20 世纪初，腹腔镜始用于腹部疾病的诊断，1987 年世界首例腹腔镜胆囊切除术获得成功，并开始在全球迅速发展。腹腔镜手术几乎与微创同义。理论上，腹腔镜胰腺手术的益处与腹腔镜胆囊切除术相似，包括创伤小、痛苦轻、术后恢复快、住院时间短等。初步临床经验证实，通过腹腔镜探查可发现术前 CT、MRI 等检查难以发现的腹膜和肝微小转移，从而使不能手术切除的胰腺癌患者免去开腹探查的创伤。

应用腹腔镜胆肠吻合术、胃空肠吻合术等姑息手术，可有效解决晚期胰腺癌患者的梗阻性黄疸和胃肠道梗阻，提高患者生活质量，而手术的并发症发生率和死亡率反而比开腹手术更低。尽管腹腔镜在胃肠道手术应用广泛，但用于胰腺手术尚不普遍。胰腺位于腹膜后，与周围血管关系复杂且密切，技术要求高，故受到限制。腹腔镜外科是需学习的要求较高的手术操作，需要有丰富开腹胰腺手术和腹腔镜技术经验的医师完成。

（1）腹腔镜胰十二指肠切除术：近年来，微创外科用于胰腺疾病逐渐增多。较早的报道提示，腹腔镜手术可用于切除胰体尾部小的良性或低恶性病灶、假性囊肿内引流，其并发症和死亡率的程度可接受，但是否可处理胰腺头颈部、钩突部的病灶尚需验证。1992 年，Gagner 用腹腔镜为一位慢性胰腺炎患者实施胰十二指肠切除术成功；1994 年，Cusehieri 报道了 2 例腹腔镜胰十二指肠切除术，术后恢复与常规手术无差别。1997 年，有人报道了腹腔镜胰十二指肠切除术一系列病例，该组患者中 6 例女性，4 例男性，平均年龄为 71 岁；平均手术时间为 8.5 小时（5.5～12 小时），中转开腹手术率为 40%；并发症包括胃排空延迟、胰出血和胰瘘各 1 例,术后恢复等与开腹手术无明显差别。2005 年,Staudacher 报道了 4 例腹腔镜胰十二指肠切除术的经验,患者平均年龄为(44±11)岁,平均手术时间为(416±77)分钟,术中出血量为(325±50)ml,住院时间为(12±2)天,无特殊并发症和死亡,切除淋巴结的平均数为(26±17)枚(16~47 枚)。2010 年,Kendrick 等报道了单个医疗中心的经验,62 例患者接受完全腹腔镜下胰十二指肠切除术,平均年龄为(66±12)岁,中位手术时间为 368 分钟(258~608 分钟),中位出血量为 240ml(30~1 200ml),切除淋巴结中位数为 15 枚(6~31 枚),围手术期发生并发症 27 例,包括胰瘘(11 例)、延迟胃排空(9 例)、出血(5 例)、深静脉血栓(2 例),死亡 1 例,中位住院时间为 7 天(4~69 天)。这些尝试提示,完全腹腔镜胰十二指肠切除术在技术上虽面临巨大的挑战,但却是完全可行的。

腹腔镜胰十二指肠切除术一般分为 6 个主要步骤:①游离结肠;②分离近端小肠;③分离胰后(retropancreatic widow)和切断胰腺;④游离十二指肠空肠韧带和分离远端小肠;⑤游离肠系膜上动脉,取出标本;⑥重建消化道。

(2)腹腔镜胰体尾切除术:由胰腺炎或肿瘤所致的纤维化常使分离和切除技术受到明显阻挠,腹腔镜胰腺手术大量报道的主要是远端胰腺的切除。最近,Kooby 报道一项多中心回顾性研究,与开腹远端胰腺切除术患者匹配肿瘤大小、体重指数和年龄,相比较发现接受腹腔镜胰腺远端切除术的患者住院时间缩短,出血更少,但手术时间更长,两组患者并发症和胰瘘发生率相当。这个研究涉及 8 个学术中心(academic center)的病例,只有 3 个中心符合大中心的标准(腹腔镜胰腺远端切除术 30 例或更多)。最近 Briggs 报道了一项系统评价,比较腹腔镜远端胰腺切除与开腹手术的临床研究,结果显示两组患者胰瘘和手术并发症发生率相当。但在 29 个报道中,只有 3 个报道描述医师经历了 30 例或更多腹腔镜胰腺远端切除术。虽然腹腔镜胰腺手术目前处于使用早期,积累的经验较少,尚不能得出有意义的结论,但初步显示出微创的益处。

随着微创技术和经验迅速增长,腹腔镜在肿瘤外科方面有许多革命性的变化,但由于胰腺固有的解剖复杂性,担心围手术期并发症和切除肿瘤的效果,应用腹腔镜胰腺手术尚不广泛。另外,当腹腔镜用于胰腺恶性肿瘤患者时,由于缺乏触觉感受,可能导致诊断错误、定位困难以及对肿瘤播散估计不足。肥胖和既往腹部手术史可使牵引脏器和分离增加额外困难。这些也是腹腔镜恶性肿瘤手术未被广泛接受的主要原因。随着外科医师经验和数量的积累,对腹腔镜胰腺手术逐予更大的关注和巨大热情。

2. 外科机器人系统腹腔手术 Da Vinci 手术机器人是 Intuitive Surgical 公司开发的第一台机器人辅助外科手术系统(robot-assisted surgical system),也称 Da Vinci Surgical System(DVSS)。最初主要用于泌尿外科的微创手术,如前列腺切除手术,现在已经广泛应用于多个学科,包括妇科、心外科及小儿外科等。以"达·芬奇"的名字命名,是因为制造者认为达·芬奇是世界上第一台机器人的发明者。

DVSS 主要由医师控制台、一个装有四支 7 自由度交互手臂的床旁机械臂塔和一个高精度的 3D HD 视觉系统(vision cart)构成。借助于高清立体成像、多关节臂自动化控制及光缆信号传送等高科技设备,使其具备三维高清术野、手臂无抖动、镜头固定、活动范围广、器械移动度大等优点,并且改变了术者站在手术台旁操作的传统模式,由主刀医师坐在控制台前完成手术全过程,符合人体工程学原理,更适用于长时间复杂手术。控制台由计算机系统、手术操作监视器、机器人控制监视器、操作手柄和输入输出设备等组成。手术时,外科医师可坐在远离手术台的控制台前,头靠在视野框上,双眼接受来自不同摄像机的完整图像,共同合成术野的三维立体图。医师双手控制操作杆,手部动作传达到机械臂的尖端,完成手术操作,从而增加操作的精确性和平稳性,这是一种新提出的主-仆式远距离操作模式。

由于 DVSS 腹腔手术较腹腔镜的优势更多,尽管价格昂贵,临床尝试逐渐增多。Sergio 等对现行相关报道做了一系统评价,回顾 31 项研究资料,其中 6 项为随机对照试验,比较 DVSS 与常规腹腔镜(CLS)的安全性和有效性,共 2 166 例患者。开展的手术包括胃底折叠术(9 项)、Heller 肌层切开术(3 项研究)、胃旁路术(4 项)、胃切除术(2 项)、减肥手术(1)、胆囊切除术(4 项)、脾切除术(1 项)、结直肠切除术(7 项)、直肠悬吊术(1 项)。结果发现,Heller 肌层切开术的相关穿孔较少;虽然手术时间较长,但缩短了胃切除后、胆囊切除术和大肠癌切除术后的住院时间。但是,在胃旁路术时,需要更多时间中转为开放式手术。他们认为,DVSS 用在 Heller 肌层切开术、胃切除术与胆囊切除术,提供了某种程度优势。然而,在随机临床试验和肿瘤学指征(包括诸如生存率差异等)研究完成之前,对这些结果应谨慎解释。

2010 年,Narula 报道了腹腔镜联合 Da Vinci S 外科机器人系统手术(Surgical Robotic System)行胰十二指肠切除术,共 5 例,平均手术时间为 7 小时,平均住院时间为 9.6 天。

随着各种技术的发展,胰腺外科未来的方向应是微创。

3. 经皮/术中肿瘤局部消融 广泛意义的微创,除了根治性切除肿瘤切口的减小外,还应包括对肿瘤周围器官组织创伤范围的减小及功能的保护。由于目前传统手段对胰腺癌的治疗效果均欠佳,且根治性手术切除率低,自 20 世纪 90 年代以来,人们探索应用物理消融(冷冻消融、^{125}I 粒子植入、高强度聚焦超声、射频消融、微波消融)、酒精注射、光动力疗法微创手段来治疗手术无法切除的胰腺癌或因各种原因不能接受根治性手术的早期胰腺癌,以期取得良好的局部控制,缓解疼痛症状,提高患者生活质量。

(1)冷冻消融:早在 1851 年就有人用低温治疗肿瘤,现代冷冻治疗肿瘤始于 1963 年 Cooper 采用液氮冷冻治疗恶性肿瘤。其后,Cahan 和 Gage 采用冷冻治疗肛管直肠癌等其他恶性肿瘤。冷冻外科能直接杀伤肿瘤细胞的事实逐步被人们认识。实验研究表明,胰腺组织在 -180~-80℃,局部受到冷毁损,可导致无菌性冷冻坏死和凋亡,区域毛细血管循环滞止,可抗血管生成。此外,冷冻治疗除低温破坏肿瘤组织产生冷冻坏死外，肿瘤组织冷冻损伤后，可释放组织特异性抗原，刺激机体产生特异性抗体，引起抗肿瘤免疫反应，抑制肿瘤生长，从而加强冷冻治疗的效果。2002年，Koch报道了中晚期胰腺癌局部冷冻的效果，随后国内外多家医院开展了中晚期胰腺癌的冷冻治疗。2012年，Tao和Tang对冷冻消融治疗中晚期胰腺癌的临床研究进行系统评价，结果显示，冷冻消融后中晚期胰腺癌患者中位存活期达13.4～16个月，1年存活率达57.5%～63.6%，疼痛缓解率为66.7%～100%。安全性是冷冻用于胰腺疾病治疗一直关注的问题。McIntosh等早在20世纪80年代用猪模型做实验，同时冷冻胰腺和门静脉，观察结果显示冷冻不会导致门脉阻塞、破裂或扩张；冷冻完全损毁的胰腺组织被颗粒组织代替。新近Chen等进一步在猪模型上探讨冷冻的安全性，结果显示，中度低温表面快速冷冻可损伤胰腺组织，导致胰腺炎；深度低温冷冻足够时间可毁损胰腺组织，防止胰腺炎。临床上观察到的并发症包括胃排空障碍（0～40.9%）、胰瘘（0～6.8%）、胆瘘（0～6.8%），所有研究都未发现腹腔内出血。

冷冻消融适用于各期胰腺癌的治疗，包括不能手术切除的中晚期患者，因年龄大、身体虚弱等不愿或不能承受根治性手术的患者，以及复发、转移的晚期肿瘤患者。冷冻消融对于早期的小肿瘤，冷冻治疗可作为手术的替代治疗。对于晚期较大的肿瘤，可作为姑息治疗，增强综合治疗的效果，可减少肿瘤负荷，减轻症状，提高生活质量，延长生存时间。

冷冻方法：手术方式有经皮穿刺、外科手术直视下穿刺和腔镜下穿刺。经皮穿刺治疗时，一般在B超、CT、磁共振引导下进行，冷冻治疗前先行术中针吸活检或切取活检，实时监测穿刺的全过程。如行术中冷冻，术中仔细探查，将拟作冷冻的癌块周围游离，使其充分暴露，以接触式冷冻头直接冷冻，冷冻时注意用干纱布隔离保护好周围组织器官，特别是十二指肠。冷冻探头与癌块必须紧密接触，当被冷冻组织结成冰球时，不能随意移动冷冻探头，应注意保持冷冻探头的位置，一定在解冻后探头自动脱离组织后方能移位，以免癌块被撕脱而大出血。冷冻源可用氩氦刀或液氮，致局部温度迅速降至-170～-140℃，持续15～20分钟后再急速复温，持续3～5分钟后再重复一次以上治疗。肿瘤位于胰头时一般加作双短路，胰体尾癌需加作胃空肠吻合术，以防止消化道梗阻；手术结束时，冷冻局部放置引流管。

（2）经皮/术中碘-125（^{125}I）粒子植入：20世纪60年代末期，碘-125粒子始用于临床肿瘤治疗，碘-125粒子永久性植入治疗代替了以往放射性核素的使用。碘粒子能量低（28keV），易于防护，因此在临床治疗肿瘤方面得以广泛使用。

碘-125粒子植入治疗是肿瘤放射治疗的一种，将碘-125粒子直接植入肿瘤组织内，粒子发出低能量γ射线，半衰期为59.6天，γ射线平均能量为30keV，组织穿透力为1.7cm，对肿瘤组织进行持续性的、最大限度的毁灭性杀伤。放射性粒子植入与放射性核素治疗不同，放射源不

直接与组织接触，外包金属外壳。临床应用的碘粒长度为4.5mm，目前多应用吸附在直径为0.5mm银棒上的I，外壳为钛，加用银棒的好处是可以更好地了解粒子插植的情况。其初始剂量率为7.7cGy/h，生物相对效应（RBE）为1.4，对铅的半价层为0.025mm。按照"放射剂量与距离的平方成反比"的规律，粒子周围的靶区可以得到较高的照射量，而周围正常组织的受照剂量很低，有利于保护正常组织。

放射性粒子治疗肿瘤的优势主要有三个方面：①内照射线剂量小，治疗定位更准确，对肿瘤局部作用均匀，辐射半径小（2cm左右），提高肿瘤局部剂量，降低周围正常组织的辐射损伤；②减少临床分次放疗所造成的肿瘤再群体化；③作用时间更长，持续低剂量率放疗降低氧增强比，防止乏氧细胞放射抗拒性的出现。

碘-125粒子植入治疗胰腺癌的有效性和安全也得到了临床的验证。1991年，Paolo等总结了7个研究共254例手术无法切除的局部进展期胰腺癌患者使用放射性粒子治疗的效果。其中，^{125}I粒子治疗（最大允许剂量为60～100Gy）229例，术后辅以外放疗和/或化疗，中位生存期未超过15个月，手术相关的死亡率为8.7%。Mohiuddin等对81例局部进展无法手术切除的胰腺癌患者进行碘-125粒子治疗（最小的肿瘤周边匹配剂量为120Gy），术后辅以50～55Gy外放疗和全身化疗，结果显示全组的中位生存期为12个月，2年生存率为21%，5年生存率为7%，肿瘤的局部控制率为71%。2000年后，国内逐渐开始使用碘-125粒子植入治疗中晚期胰腺癌。王俊杰等总结13例局部进展无法手术切除的胰腺癌患者采用术中超声引导^{125}I粒子植入治疗，结果显示9例腹痛患者中，7例疼痛完全缓解，2例部分缓解，缓解率为100%；4例患者肿瘤完全缓解，5例部分缓解，有效率达69.2%。其后，相继多个中心报道碘-125粒子植入治疗胰腺癌的效果，多项结果显示碘-125粒子植入结合化疗可取得更好的效果。粒子植入的并发症包括胰瘘，胃肠道反应如恶心、呕吐、食欲差，胃十二指肠应激性溃疡出血，感染、腹腔内脓肿，淋巴管瘘（乳糜漏）等。这些并发症出现后，经过对症处理，基本都可恢复。

粒子植入操作：一般碘-125粒子植入可经术中或经皮在超声、CT、MRI等引导下进行。首先，术前制定植入计划。将患者的CT影像资料扫描输入肿瘤组织间三维实体定向放射治疗计划系统，获得病灶及邻近正常组织的三维实体信息，制定出指导粒子放置的三维实体定向计划，结合粒子的活度，通过坐标图，算出该病灶所需放置粒子数、肿瘤组织所接受的总照射剂量。然后，行粒子植入手术。将碘-125粒子装入植入枪的弹仓内，选定所需型号的植入针数根，术前经高压消毒备用。手术时，患者取有利于穿刺及粒子放置的体位，直视或在CT、B超引导下定位出最佳穿刺层面，确定进针点、角度及进针途径、深度，进行穿刺。

此外，目前还发展高强度聚焦超声（high intensity focused ultrasound，HIFU）、经皮酒精注射、射频消融、微波消融术（microwave ablation）、光动力疗法（photodynamic therapy，PDT）等手段进行局部微创治疗，具有一定的效果。

（唐　勇）

（十）不能切除的胰腺癌姑息手术

大多数胰腺癌患者没有治愈性切除的可能，姑息治疗对大多数患者可延长生存期和提高生活质量。姑息性手术对梗阻性黄疸和十二指肠梗阻的患者有效，建议在一般情况良好、能够耐受全身麻醉且预计生存期超过 6 个月的患者中进行。

1. 梗阻性黄疸　黄疸是大多数胰头癌患者的初始表现，随着病情进展，多达 90% 的患者在病期的某一时间可出现梗阻性黄疸。胆道梗阻可引起诸多问题，影响生活质量，导致严重的病症甚至死亡。其并发症包括瘙痒、肝功能障碍、凝血障碍、营养不良、肾衰竭、胆道脓毒症。胆道减压可有效解决这些问题，方法包括手术胆道内引流、经皮胆道引流、经皮放置胆道支架、内镜下放置胆道支架。经皮或 T 型管减压可作为暂时处理急性胆管炎的方法，但因其与电解质紊乱和营养不良有明显的相关性，故极少用于永久性治疗。选择合适的处理方式，需根据年龄、预期寿命、活动状态、肿瘤潜在切除的可能性和医师的专业。

胆道短路减压手术包括肝总管空肠吻合或胆总管空肠吻合（HJ）、胆囊空肠吻合（CJ）、胆囊胃吻合（CG）、胆囊十二指肠吻合（CD）、肝总管十二指肠吻合（HD）。因胆道胃吻合出现胆汁性胃炎的发生率很高，故不再推荐包含胃的胆道引流术。胆道十二指肠吻合术后死亡率高，出现持续性黄疸和黄疸复发的频率也增高，故应避免涉及十二指肠的胆道引流术。

（1）胆囊空肠吻合术：

1）胆囊空肠袢式吻合术：胆囊空肠袢式吻合具有容易暴露、吻合方便、手术时间短、并发症少等优点。手术探查肿瘤，确认不能切除且胆囊管通畅。提起横结肠，找到 Treitz 韧带，于横结肠前提起空肠，距 Treitz 韧带 35～40cm 处行胆囊与空肠吻合，在其下方行空肠与空肠侧侧吻合（Braun 吻合），在胆囊空肠吻合口与空肠侧侧吻合口之间输入袢适度结扎，防止上行感染（图 8-88）。

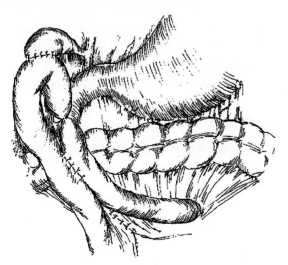

图 8-88　胆囊空肠袢式吻合术

2）胆囊空肠 Roux-en-Y 吻合术：距 Treitz 韧带 15cm 处切断空肠，将远端于结肠前行胆囊空肠吻合术，于胆肠吻合口下 35cm 处行空肠端侧吻合（图 8-89）。该术式虽操作稍复杂，但术后发生上行感染的机会少。

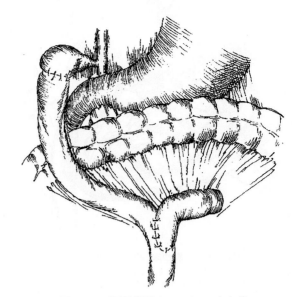

图 8-89　胆囊空肠 Roux-en-Y 吻合术

（2）胆总管空肠 Roux-en-Y 吻合术：大约 10% 的病例胆囊管开口位置低，容易因胰头癌浸润而引起黄疸复发。术中可行胆囊穿刺造影，了解胆囊管开口的位置。若胆囊管开口位置低且患者一般情况好，应行肝总管空肠 Roux-en-Y 吻合术（图 8-90）。

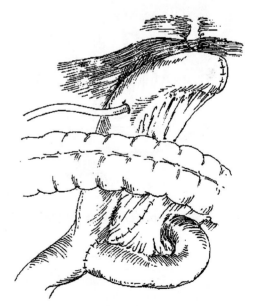

图 8-90　胆总管空肠 Roux-en-Y 吻合术

（3）胆肠、胃肠双重吻合术：

1）胆肠、胃肠袢式吻合术：该手术操作简单，可一期行胆肠、胃肠袢式吻合，亦适用于第一次仅行胆肠吻合，术后又发生十二指肠梗阻而再次手术者。该手术有 4 个吻合口，即胆囊空肠、胃空肠及 2 个空肠侧侧吻合口（图 8-91），由于双重肠袢吻合，所需空肠段较长，在一定程度上影响消化、吸收功能。

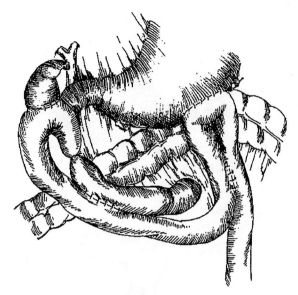

图 8-91 胆囊空肠、胃空肠袢式吻合

2）胆肠、胃肠 Roux-en-Y 吻合术：适用于胰腺癌合并梗阻性黄疸及任何部位的十二指肠梗阻。手术操作复杂（图 8-92，图 8-93）。

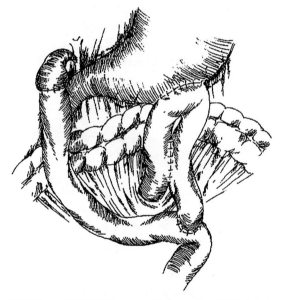

图 8-92 胆囊空肠 Roux-en-Y 吻合、胃空肠袢式吻合

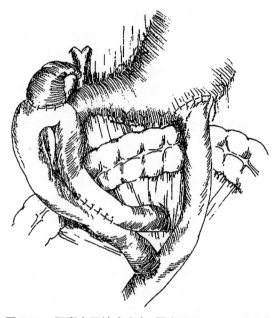

图 8-93 胆囊空肠袢式吻合、胃空肠 Roux-en-Y 吻合

（4）胆囊造瘘外引流术：对于年老、体弱、低蛋白血症、胆道感染者，或肝肾功能障碍，难以耐受胆道内引流术者，可行胆囊造瘘外引流术。手术操作简单、并发症少。但大量胆汁丢失，引起水与电解质平衡紊乱及消化不良。如条件允许，可同时行空肠造口、体外架桥转流，使胆汁进入肠内。

（5）胆囊或胆管十二指肠吻合术：该手术操作简单、创伤小、手术并发症少。但由于术后易发生上行感染和肿瘤的局部发展经常引起吻合口梗阻（估计 20%～40%），目前临床上很少应用。

许多研究对比 CJ 和 HJ 的安全性和有效性（表 8-11）。CJ 优势在于，术式简单、快速、出血少，能充分缓解病情。HJ 优势在于，长期效果好，有经验的医师操作下并发症发生率在可接受范围。一项小规模回顾性研究统计 36 例胰腺癌伴胆道梗阻的患者，结果显示 CJ 组和 HJ 组的并发症发生率相似，但 CJ 组的死亡率高于 HJ 组，HJ 组的短期疗效和长期疗效均优于 CJ 组。但另一项回顾性研究结果显示，两种手术方法疗效上无明显差异，CJ 组的并发症发生

表 8-11　胆囊空肠吻合（CJ）和胆总管空肠吻合（HJ）比较

作者	患者数	患病率	死亡率	缓解率	住院时间 /d	生存时间 / 月	再次胆道介入术	手术时间 /h
Sarfeh（1988）	CJ 15	53.3%	13.3%	53.3%	19	4.9	—	2.6
	HJ 16	18.75%*	0*	87.5%*	14	6.6	—	3.7*
Rosemurgy（1989）	CJ 22	59.1%	22.7%	50%	—	—	—	—
	HJ 15	53.3%	9.7%	93.3%	—	—	—	—
Singh（1990）	CJ 74	27%	5.4%	74.3%	—	—	—	—
	HJ 60	38.3%*	11.7%*	76.6%	—	—	—	—
Urbach（2003）	CJ 945	—	14.1%	—	15.6	4.4	26%	—
	HJ 974	—	9.7%	—	16.7	6.3	13.3%*	—

注：*P<0.05。

率和死亡率明显小于 HJ 组。因此,作者认为应首选 CJ,同时强调必须经直视或胆管造影确定胆囊管通畅,方可选用。Sarr 和 Cameron 回顾了 1 600 例不能行手术切除的胰腺癌患者,结果显示这两种术式在死亡率和手术并发症发生率无明显区别,但 HJ 组的黄疸复发率稍低。另一项大型回顾性研究分析接受胆道手术的 1 919 例胰腺癌患者,结果显示,初始做 CJ 术的患者术后再次行胆道手术的概率是初始行 HJ 术的 4.2 倍,术后再行胆道介入治疗的可能性是 HJ 组的 2.9 倍。一项前瞻性研究对 31 例胰腺癌伴胆道梗阻的患者分析发现,CJ 术能明显减少手术时间,减少术中出血,但复发率、死亡率增高,且解除梗阻的效果较差。

胆道短路手术后可再次出现黄疸,常见原因为病情进展,肿瘤细胞侵犯吻合口。如果考虑行 CJ,胆囊管和肿瘤之间的距离很重要。如果肿瘤距肝总管与胆总管的交界处只有 1cm,黄疸术后再发率高,不推荐 CJ。按此标准,一项回顾性研究分析 218 例局部进展期的壶腹癌患者,只有 28% 的患者可行 CJ;研究提示,行 CJ 术前评估肝总管与胆囊管交界处位置和通畅度很重要,只有一小部分胰腺癌胆道梗阻的患者可行 CJ。所以,目前大多倾向尽可能行 HJ 胆道减压,CJ 只对手术风险高、预期寿命短、肝胆交界远离的患者可行。

2. 消化道梗阻 虽然有 30% 的胰腺癌患者出现恶心、呕吐,但只有 5% 的患者出现十二指肠梗阻。功能性十二指肠运动失调也许能解释如此高比例的患者出现这种症状,这些患者被给予一些如红霉素、甲氧氯普胺等能促进十二指肠蠕动的药物。另一些患者,尤其是钩突癌侵犯十二指肠水平段和升段的患者,发生机械性梗阻的风险很高。胰头癌易侵犯十二指肠降段,不易引起十二指肠梗阻。据统计,有 34% 只作姑息性胆道短路手术的患者最终出现十二指肠梗阻。因此,大多数外科医师建议常规行胃空肠吻合。

影像学或内镜证实有胃流出道梗阻(GOO)时,应行胃肠短路术。无法行手术切除且无全身弥漫性转移的胰腺癌患者一旦出现 GOO,应行姑息性胃空肠吻合(GJ)。有两个主要问题值得讨论:①对于无法手术切除的胰腺癌患者,能否做预防性 GJ?②对于无法行切除手术的胰腺癌患者,能否在术前就通过影像学检查发现 GOO?

前者适用于开腹探查发现肿瘤无法切除,但无 GOO 证据的患者。Sarr 和 Cameron 回顾性分析了 8 000 例胰腺癌患者,发现在初始开腹探查术后,2%～50% 的患者因出现十二指肠梗阻需再行 GJ,10%～20% 的患者死于十二指

肠梗阻引起的并发症,而此情况本可预防性行 GJ 加以阻止的。一旦患者出现梗阻症状,第一次开腹探查时就应行 GJ。另外,GJ 相关性死亡率为 14%～40%,然而在第一次手术中加入 GJ 后,患者的手术相关性死亡率和患病率均无明显增加。Singh 等也有相似的发现,虽然 GJ 相关性并发症率接近 20%,但行双短路和只行胆道短路的死亡率无明显差别(8.6% vs. 6.3%)。1/4 的只行胆道短路的患者在随后的病程中接受了 GJ,另有 20% 的患者在病情的终末期出现剧烈的呕吐。因此建议,只要估计患者的存活时间能超过几周,那么在初始开腹探查时就应行 GJ。Egrari 和 O'Connell 回顾了 50 例不能行手术切除、只行胆道短路的患者结果,发现:有 8% 的患者发展为 GOO,患者在首次手术后出现 GOO 的平均时间为 15.7 个月,其中只有 1 例患者在术后 10 个月内出现黄疸。这些患者的平均生存时间为 13 个月,因此大部分患者在发生 GOO 之前就已经去世了。这些患者在 GJ 的围手术期内无死亡。事实上,患者第二次手术行 GJ 时中位生存时间竟多达 16.5 个月。

两项随机性前瞻研究观察了对不能手术切除的壶腹周围癌患者在初始手术中行预防性 GJ 的效果(表 8-12)。Lillemoe 及其同事开腹探查发现 87 例已经无法行切除术的壶腹周围癌,无 GOO 证据,随机性对其中一部分患者行预防性 GJ,结果发现 GJ 组和对照组的并发症发生率、死亡率、平均住院时间大体相当。两组患者胃排空延迟的发生率都很低。19% 的对照组患者发展为 GOO,进而需要介入治疗,GJ 组没有患者发展为 GOO。需要再做 GJ 的患者中无人在院内死亡,但有 1 人在首次术后 30 天死亡(12.5%)。另一项多中心前瞻性随机对照研究对比了行胆道短路和双短路的患者,也得到相似结果。两组患者的死亡率、并发症发生率、住院时间、生存时间都很相近。1/4 不行 GJ 的患者最终发展为 GOO,5% 行双短路的患者最终发展为 GOO。两组患者的生活质量评分相似。据此,建议对不能行切除术的胰腺癌患者在开腹探查时就行双短路而非只行胆道短路。

3. 胆肠、胃肠双重吻合术 适用于胰腺癌合并梗阻性黄疸,同时有十二指肠梗阻者。胰头部常致十二指肠第二段梗阻,体部癌则易致第四段梗阻。对于不能切除的胰腺癌患者是否常规行胃空肠吻合术,看法尚不一致。有作者认为下列情况应行胃空肠吻合术:①临床上表现有十二指肠梗阻的症状或体征;②胃肠造影或内镜见十二指肠有狭窄、僵硬、癌性浸润;③术中见十二指肠有狭窄、受压。胃肠吻合后可缓解梗阻症状,提高生活质量。在胃空肠吻合

表 8-12 预防性胃肠吻合术的前瞻性随机对照研究

作者	患者数	患病率	死亡率	GDE	住院时间 /d	生存时间 / 月	GOO	手术时间 /min
Lillemoe(1999)	GJ 44	32%	0	2%	8.5	8.3	0	254
	非 GJ 43	33%	0	2%	8.0	8.3	19%	209
Van Heek(2003)	GJ 36	11%	3%	17%	11	7.2	5.5%	—
	非 GJ 29	9%	0	3%	9	8.4	24.1%	—

的技术上考虑，结肠前同向蠕动袢胃空肠吻合术更为适宜。尽管 Roux-en-Y 引流术最大可能地减少肠液反流，但额外增加的手术时间和吻合口数量，吻合口溃疡的危险以及预期的短暂的生存时间，减低了 Roux-en-Y 吻合术的优越性。

近期，腹腔镜 GJ 在小样本的实践中得到了较好的效果。结肠后或结肠前行腹腔镜 GJ 均很安全。术后可进食的中位时间为 3～4 天，中位住院时间为 7～9 天。术后胃排空延迟的发生率小于开腹手术，GJ 术后极少再次梗阻。

对于全身情况差的恶性 GOO 患者，可使用不同种类的金属支架，近几年用于胰腺癌的姑息治疗逐渐增多。Maure 及其同事回顾性分析了一组患者，结果发现，金属支架可解除梗阻症状，并使 89% 的不能手术的恶性 GOO 患者恢复进食。但是，难以诊断那些既有 GOO，又有远端小肠梗阻的患者，因为 GOO 阻止了对小肠通畅的评估。有 15% 的患者因肿瘤在支架内生长再次发生梗阻，另有 3% 的患者出现支架松动。25% 的患者出现与 GOO 复发有关的临床症状，虽然其中一部分患者因病情进展或肿瘤转移妨碍再次行内镜治疗，但大部分患者经再次内镜治疗后，症状可成功控制。一些研究比较了内镜和手术治疗恶性 GOO 的优劣性，结果提示，内镜治疗的住院时间和花费明显比手术治疗少。Mittal 及其同事对恶性 GOO 患者的内镜治疗、腹腔镜治疗、手术治疗进行回顾性评估。对比腹腔镜和开腹手术，经内镜治疗的患者恢复进食时间明显缩短，住院时间短，并发症少。为了克服肿瘤在支架内生长或支架移位，一种新型的能双向展开的镍合金支架得到大量使用。但存在另一个问题，放置十二指肠支架后，增加了再次行胆汁引流的困难，需行经皮肝穿刺胆汁引流加以解决。

总之，建议对开腹探查发现无法行切除术的胰腺癌患者行预防性 GJ，对肿瘤位于十二指肠水平段、升段或有短暂 GOO 梗阻证据的患者行 GJ。内镜下放置支架和行短路手术（开腹或腹腔镜）可较好地解除 GOO，医师可根据自己的专业知识加以选择。进展期胰腺癌继发 GOO 的患者生存期很短，应尽可能行内镜治疗。如果内镜治疗不能很好地缓解病情，可考虑行腹腔镜或开腹短路手术。

4. 手术与非手术胆道减压引流的比较　4 项前瞻性随机性研究比较了对晚期胰腺癌胆管梗阻的患者放置支架和

手术短路的优劣性（表 8-13）。Smith 对 201 例患者分别行内镜下放置支架和短路手术。支架组经内镜放置 10F 塑料支架，手术短路组组式包括 HD、HJ、CJ。手术组的手术相关性死亡率和并发症发生率比支架组高，住院时间也长于支架组。但术后 30 天以后，此两组接受治疗的死亡率无明显差别，在此研究中手术组都行 HD 短路，发现围手术期的并发症发生率很高。一开始两组的治疗都很成功，但支架组黄疸再现和胆管炎发生率高（34% vs. 2%），支架的中位通畅时间为 4～5 个月。Andersen 和其同事进行小样本的随机对照研究，共 50 例患者，结果发现两种方法对患者都有很好的效果，两组患者的胆管炎发生率均无明显提升。支架组选用 7F 支架，此种支架发生梗阻的危险比 10F 的支架高，短路手术行 CJ。Shepherd 和 Bornman 分别进行小样本的对照研究，取得了同样的结果。尽管内镜组的黄疸再发率明显高于手术组，但其住院时间更短，两组的死亡率和并发症发生率无明显不同。

这些随机性对照研究的主要不足在于都选择的是塑料支架，如前讨论，塑料支架的通畅率比金属支架小。一项随机对照研究比较了放置金属支架和手术减压，13 例无法行手术切除的患者行腹腔镜 HJ 和 CJ，14 例患者行内镜下放置金属支架，结果两组的操作相关性死亡率都为 0，腹腔镜组患病率为 7%，内镜组患病率为 8%。内镜组初次住院时间更短（3 天 vs. 12 天），但两组患者的再次入院率和并发症发生率相当。考虑到两组患者人数都很少，从实验中看来尽管手术减压的患者生存率稍高，但手术减压对比放置金属支架并无优势。

由于比较手术减压和放置金属支架减压的前瞻性研究尚少，所以选择何种减压技术要因人而异。内镜下放置支架的优点在于：对身体的侵袭性小，并发症发生率低，住院时间短。金属支架的中位通畅时间为 8.3 个月，1 年内梗阻发生率为 40%。手术减压的优点在于：极少需要再次介入治疗，可同时胃肠短路术。一般建议，对于胰腺癌已转移的患者，或全身情况差、中位生存时间小于 6 个月的患者，应行内镜下放置支架，不论是塑料支架还是金属支架。对于肿瘤局部进展、无法切除但无远处转移证据，中位生存时间接近 11 个月的患者，尤其是出现像全身状况差、血浆肿瘤标志物上升、转移性区域淋巴结增大等预后不良因素

表 8-13　前瞻性随机性研究比较手术减压和放置胆道支架

作者	患者数	患病率	死亡率	减压	住院时间 /d	生存时间 / 周	黄疸复发 / 胆管炎	十二指肠梗阻
Bornman（1986）	手术 25	32%	20%	76%	35	15	16%	0
	经皮 25	28%	8%	84%	27	19	38%	14.3%
Shepherd（1988）	手术 25	59.1%	14%	92%	13	17.8	0	14%
	内镜 23	53.3%	7%	82%	8[*]	21	30%	9%
Andersen（1989）	手术 25	20%	0	96%	27	14	16%	0
	内镜 25	36%	0	84%	26	12	28%	0
Smith（1994）	手术 101	29%	14%	91.1%	26	26	2%	7%
	内镜 100	11%	3%	92%	20[*]	21	34%[*]	17%

注：[*]$P<0.05$。

表8-14 不能行手术切除的胰腺癌患者的腹腔镜短路手术结果

作者	患者数	胆道短路	胃十二指肠短路	手术时间/min	开腹手术	死亡率	患病率	住院时间/d	黄疸复现
Rhodes（1995）	16	10/11	8	75	1	0	13.3%	4	0
Rothlin（1999）	14	3	10	129	—	0	7%	9.4	—
Kuriansky（2000）	12	12	12	89	0	0.8%	30%	6.4	0

的患者，应放置聚乙烯金属支架。对于年轻的、身体状况好的患者或放置金属支架失败的患者，应考虑手术减压。在无法行手术切除的患者中，如果患者的肿瘤较小或患者的期望生存时间比较理想，可考虑手术减压，如果患者出现胃流出道梗阻，则更支持手术减压。

5. 腹腔镜减压 最近20年腹腔镜被广泛应用于胰腺癌的各个时期。一些医院对可行手术切除的患者，甚至是局部进展期的胰腺癌患者行腹腔镜探查，借此判断有无隐性转移并指导制订治疗计划。技术的进步和医师经验的增加扩展了腹腔镜在胰腺癌的姑息性和根治性手术中的应用。对于经腹腔镜诊断为无法行手术切除的梗阻性黄疸患者可行腹腔镜减压，而不必行开腹手术或放置支架。

当前，有报道关于应用这种侵袭性较小的技术来解除黄疸的研究（表8-14）。Rhodes及其同事报道了16例不能行手术切除的患者，其中出现胆道梗阻的有11例。对10例患者行腹腔镜CJ（1例行开腹手术减压），对其中3例患者还行了胃空肠吻合。平均手术时间为75分钟，平均住院时间为4天。死亡率为0，患病率为13.3%，没有患者在剩余的寿命里行介入治疗。在此研究中，行腹腔镜手术的患者的手术时间、患病率、住院时间都比开腹手术的患者少。另一个由Kuriasky及其同事完成的研究证明，对12例不能行手术切除的患者行腹腔镜CJ和GJ，术后没有患者需再行开腹手术。有1例肝硬化患者因CJ吻合端出血，于术后第2天死亡。手术的患病率为30%，所有患者术后都因此病死亡，但没有患者出现黄疸复现。Royhlin及其同事比较了14例开腹手术和14例腹腔镜手术，腹腔镜组有4例行腹腔镜诊断及放置支架，7例只行GJ，3例行双短路（HJ和GJ）。与传统的开腹组比，腹腔镜组手术时间更短（129分钟 vs. 175分钟），死亡率更低（0 vs. 28.5%），患病率更低（7% vs. 42.9%），住院时间更短（4.9天 vs. 21天）。虽然这些结果显示了腹腔镜手术比传统手术的优越性，但需要注意的是，腹腔镜组只有3例行HJ，另外开腹组的死亡率和患病率均比近期的报道高。

绝大多数腹腔镜减压行CJ，此方法比行HJ简单。但正如前面讨论所述，HJ的长期减压效果强于CJ。虽然腹腔镜CJ的拥护者强调，可在术中行胆管造影以检查胆囊管和胆总管的通畅性，但仍只有一小部分远端肝总管堵塞的患者适合做CJ。比较腹腔镜手术和开腹行HJ减压，均认为开腹行HJ更好。另外，腹腔镜减压还要与经内镜放置支架减压比较，因为放置支架不需行腹腔镜或开腹就能充分解除黄疸。

另外，经诊断性腹腔镜证实，不能行手术切除的患者可能并不需要进一步手术减压。在155例经腹腔镜发现无法行切除手术的胰腺癌患者中（其中65%的患者胰头受累），只有2%的患者需要手术解除胆道或胃流出道梗阻（其中4%的患者胰头受累）。这项研究表明，对于经腹腔镜确诊的大部分患者，非手术治疗就能充分缓解症状。在腹腔镜短路手术被大规模推广之前，我们需要一些前瞻性随机性实验以比较腹腔镜手术和非手术疗法的优劣。

（唐 勇）

二、胰腺癌的化疗及靶向治疗

在胰腺癌传统化疗中应用最广的为氟尿嘧啶（5-FU）、丝裂霉素（MMC）、顺铂（ADM）等，由于单药化疗胰腺癌疗效差，生存期短，中位生存期多为3.6个月，常采用联合化疗如FAM（5-FU、ADM、MMC）、SMF（STZ、MMC、5-FU）方案等，疗效稍有优势。但对于不能手术切除且出现远处转移的晚期胰腺癌，联合化疗在延长生存期方面并没有优于单药。

（一）吉西他滨单药化疗

吉西他滨（健择，gemcitabine，GEM）是一种新型人工合成嘧啶核苷类似物，主要作用于DNA合成期，在细胞内代谢为有活性的二磷酸盐，竞争性渗入DNA双链，使DNA链复制终止，引发细胞凋亡。

2008年德国Neuhaus等在第44届ASCO年会上发表了吉西他滨用于胰腺癌术后辅助化疗的随机、前瞻性、多中心Ⅲ期临床试验（CONKO-001）的最终报道。共有354例患者入组，入组条件为：①胰腺癌切除术后；②无严重的基础疾病；③之前未经过放疗；④Karnofsky功能状态评分标准（衡量癌症者生活质量指标）≥50%；⑤CA19-9 DCEA均不大于2.5URL；⑥其中化疗组179例，在术后6周内开始采用吉西他滨单药化疗，共6个周期，每4周的第1、8、15天给予1 000mg/m²，对照组175例，未进行化疗（表8-15）。其中疾病无进展时间、3年生存率、5年生存率有明显提高，证实胰腺癌使用吉西他滨辅助化疗能提高患者的生活质量及3～5年生存率，是胰腺癌术后进行综合治疗的有效方法之一，但在中位生存期及1年生存率方面并没有太大的突破。

该药在1996年成为晚期胰腺癌标准一线化疗方案，一项Ⅲ期临床研究入选126例有症状晚期胰腺癌患者随机接受吉西他滨或氟尿嘧啶治疗，通过疼痛、Karnofsky功能状态评分和体重指数评价临床获益率分别为23.8%和4.8%（P=0.002 2）；中位生存时间分别为5.65个月和4.41个月（P=0.002 5）；1年生存率分别为18%和2%，结果表明吉西他滨单药化疗的疗效明显优于传统化疗，但是该研究设计上存在一定缺陷，在这个只包括126例患者的小型试验中，对照组给予30分钟5-FU滴注（未予四氢叶酸），该方案抗肿瘤效果较弱。

表 8-15 CONKO-001 试验结果

	吉西他滨化疗组	对照组	*P*
无进展生存期 / 月	13.4	6.9	<0.001
中位生存期 / 月	22.8	20.2	<0.005
生存率			
1 年	72.0%	72.5%	—
3 年	36.5%	19.5%	—
5 年	21.0%	9.0%	—

(二) 吉西他滨联合化疗的研究

随着吉西他滨在治疗胰腺癌临床地位的确立,对于吉西他滨单药化疗不显著提高中位生存期的不足,运用吉西他滨的基础上联合细胞毒药物或生物靶向药物成为人们研究的新方向,在临床研究中已显示出良好的前景。经荟萃分析可知,多项随机多中心Ⅱ～Ⅲ临床研究结果显示吉西他滨联合用药对比吉西他滨单药有一定程度上的生存改善,具有统计学意义。

1. 吉西他滨联合卡培他滨 2007 年 Richard Herrmann 等发表了一项吉西他滨联合卡培他滨与吉西他滨单药在晚期胰腺癌中的随机、多中心研究。共 319 例入组,两组总生存期分别为 8.4 个月和 7.2 个月,无统计学差异(*P*=0.234)。但对于 KPS 评分为 90～100 分的患者,联合用药可带来生存获益,联合用药组与单药组总生存期分别为 10.1 个月和 7.4 个月(*P*=0.014)。

一项纳入局部晚期或晚期胰腺癌的研究证实,吉西他滨联合卡培他滨较吉西他滨可提高客观缓解率(19.1% *vs.* 12.4%,*P*=0.034),延长无进展生存期(*HR*=0.78,95%*CI* 0.66～0.93,*P*=0.004),总生存期有延长趋势(*HR*=0.86,95%*CI* 0.72～1.02,*P*=0.08)。

ESPACT4 研究证实了吉西他滨联合卡培他滨在胰腺癌术后辅助治疗中的疗效。入组人群为 R0 或 R1 切除的胰腺癌患者,吉西他滨联合卡培他滨组(364 例)与吉西他滨组(366 例)中位 OS 分别为 28.0 个月和 25.5 个月(*HR*=0.82,95%*CI* 0.68～0.98,*P*=0.032)。基于此项研究结果,奠定了吉西他滨联合卡培他滨在胰腺癌术后辅助治疗中的地位。

2. 吉西他滨联合铂类 Ⅱ期和Ⅲ临床试验均证明 GEM 联合铂类的有效性,分别提高了 PFS 和 OS。Heinemann 等对两项最大的Ⅲ期多中心对照研究(分别来自法国 / 意大利和德国)进行合并分析,结果显示,GEM 联合铂类对晚期胰腺癌患者的 PFS 和 OS 均有显著改善。同时提示在联合组中,只有体能状态和分期是与 PFS、OS 显著相关的预后因子。对于体质状况较差的患者,单药或最佳支持治疗可能是较好的治疗选择。

2003 年第 39 届 ASCO 年会上,Heinemann 等报道吉西他滨联合顺铂与吉西他滨单药比较的Ⅲ期临床试验,共 195 例患者入组,其中局部晚期的占 27.1%,有远处转移的占 72.9%。A 组 96 例,接受吉西他滨 1 000mg/m² 加顺铂 50mg/m²,第 1、15 天;B 组 99 例,接受吉西他滨单药 1 000mg/m²,第 1、8、15 天;均为一个周期 28 天。在全组发生 75% 的患者死亡后,两

组中位生存期分别为 8.3 个月和 6.0 个月(*P*=0.046)。

2007 年 Palmer 发表了胰腺癌术前化疗的Ⅱ期随机临床试验——吉西他滨联合顺铂与吉西他滨单药对照的研究。结果显示,27 例患者(54%)可行胰腺癌切除,联合治疗组和单药组的胰腺切除率分别为 70%(18 例)和 38%(9 例),术前新辅助化疗没有增加手术的并发症,1 年生存率分别为 62% 和 42%。

GEM 基础上联合顺铂(GP 方案)与联合奥沙利铂(GemOX 方案)在改善患者生存情况上有很大不同。GemOX 方案有显著生存优势,而 GP 方案未显示出生存优势,这为一线联合方案优先选择 GEM 联合奥沙利铂(GemOX 方案)提供了依据。

GEST 研究中,S1 的非劣效性达到终点,但对 GS,尽管 RR、PFS 有明显优势,OS 也延长至 10.1 个月,但没有达到终点目标的 10.5 个月,S-1 单药治疗的 OS 不劣于 GEM。GEMSAP 研究,GS 的 OS 达到了新高,超过 1 年(13.5 个月),对照组 G 的 OS 也达到新高,超过 8 个月(8.8 个月),但 4.5 个月的绝对生存获益却没有达到统计学要求。S-1 联合吉西他滨化疗显著延长 PFS,能够提高 1 年生存率,OS 的延长没有统计学意义。GS 与 G 对比的Ⅱ期研究证实,吉西他滨 /S-1 联合化疗耐受性好,与单药治疗相比,不可切除胰腺癌具有更强的抗肿瘤活性,需要更大样本Ⅲ期研究证实。联合化疗优于吉西他滨单药,联合 S1 可有生存获益,在体力状态好(KPS 为 100 分)的患者中,联合方案可能作为标准选择之一。

3. 吉西他滨联合白蛋白紫杉醇 SPARC 蛋白(secreted protein, acidic and rich in cysteine,富含半胱氨酸的酸性分泌蛋白)在胰腺癌细胞及周围间质中高表达,既往研究显示 SPARC 蛋白与胰腺癌预后不良相关。白蛋白结合型紫杉醇(nab-paclitaxel)通过白蛋白与肿瘤血管壁上的白蛋白受体(Gp-60)结合,释放入肿瘤微环境中。通过白蛋白 -SPARC 蛋白结合,提高紫杉醇在肿瘤部位的聚集,为靶向杀伤提供可能。具体方案为 nab-paclitaxel(100～150mg/m²)+ G(1 000mg/m²),第 1、8、15 天,每 4 周一次。Ⅰ/Ⅱ期研究中,nab-paclitaxel 联合吉西他滨显示出临床获益,CR 为 2%,PR 为 24%,SD 为 41%,中位 OS 为 9 个月。SPARC 表达与缓解率提高相关,29% SPARC 阳性,RR 为 75%,mPFS 为 6.2 个月;71% SPARC 阴性,RR 为 26%,mPFS 为 4.8 个月(*P*=0.03),无对照组(*n*=49),尚不具备完全说服力,可能存在患者的选择、其他偏倚。2013 年 ASCO 大会报道的 MPACT 研究是一项白蛋白紫杉醇联合吉西他滨对照吉西他滨单药用于转移性胰腺癌患者一线治疗的Ⅲ期临床研究,结果显示,接受联合用药方案的总生存期显著延长(中位总生存期:8.5 个月 *vs.* 6.7 个月)。1 年生存率提高 59%(33% *vs.* 22%),2 年生存率翻番(9% *vs.* 4%)。

4. 与其他细胞毒药物联合 其他细胞毒性化疗药物包括培美曲赛、伊立替康、exatecan mesylate(DX-8951f),后者是一种新型拓扑异构酶抑制剂,Ⅲ期临床研究表明其单药用于晚期胰腺癌的有效率并不优于 GEM 单药。与培美曲塞和伊立替康的联合方案也同样未显示出生存优势。Sultana 等对伊立替康联合 GEM 方案进行整合分析,并未得

出与单药研究不同的结果。因此，在现有的证据基础上，晚期胰腺癌的一线治疗并不建议 GEM 与以上三药联合方案。

5. 三药联合 奥沙利铂＋伊立替康＋氟尿嘧啶组成的方案 folfirinox 对比吉西他滨单药可延长总生存，OS 分别为 11.1 个月与 6.8 个月（P<0.001），但毒性显著增加。

6. 吉西他滨联合靶向治疗

（1）表皮生长因子受体抑制剂：Burtness 等进行西妥昔单抗联合 GEM 治疗胰腺癌的 II 期临床试验，结果显示，与单药 GEM 相比，结果令人鼓舞。疾病控制率为 76%，主要表现为病情稳定。但在 III 期临床研究数据表明，与单药 GEM 相比，只有厄洛替尼显著改善生存，中位 PFS 分别为 3.75 个月和 3.55 个月，中位 OS 分别为 6.24 个月和 5.91 个月，1 年生存率分别为 23% 和 17%。这为厄洛替尼在晚期胰腺癌中的临床使用提供了证据。在 2008 年美国临床肿瘤学会大会上报道了一项在 GEM＋厄洛替尼的基础上联合贝伐单抗的 III 期多中心对照研究，结果表明，三药联合未能显著提高 OS，但显著延长了 PFS，这为继续探索多药联合的治疗模式提供了好的开端。

（2）血管内皮生长因子抑制剂：血管内皮生长因子在许多肿瘤的发生、发展中起到重要作用。血管内皮生长因子与其受体 fit-1（VEGFR-1）和 KDR（VEG-FR-2）在胰腺癌中呈共表达，说明血管内皮生长因子通过自分泌和旁分泌作用可刺激胰腺癌细胞生长。但迄今为止，血管内皮生长因子抑制剂在一线治疗上的数据令人失望，贝伐单抗联合 GEM 的 III 期临床试验及索拉非尼的一项小型初步研究均未证实其一线治疗优于单药 GEM。

几乎所有靶向药物均试用于胰腺癌，绝大多数在 II 期研究就已经出局，为数不多的能进入 III 期研究的靶向药物最终也失败而归，如 SWOG S0205、GALGB 80303、AVITA 等。目前除了 erlotinib 外，没有任何靶向药物对胰腺癌有效。

目前众多化疗药物中，吉西他滨仍是治疗胰腺癌的首选药物，但吉西他滨与其他药物的联合尚无统一的标准方案。联合用药的疗效虽然好于单药，但毒性作用不容乐观。其中，吉西他滨联合奥沙利铂的方案因其疗效相对稳定，毒性相对较低而备受关注。近期吉西他滨联合白蛋白紫杉醇所取得的生存获益及相对较低的毒性为联合化疗提供了新的证据支持。随着现代免疫学和肿瘤分子生物学技术的迅速发展，期待治疗胰腺癌的药物有突破性发展。

（黄鼎智　刘　锐）

三、胰腺癌的放射治疗

胰腺癌是公认的预后极差的肿瘤之一，迄今为止，胰腺癌的发病率仍然接近于死亡率，所有期别患者的 5 年生存率仍然在 5% 的范围内。对于将放射治疗加入全身治疗中是提高局部控制还是提高不良反应目前仍有争议，但是尸检获得的关于治疗失败模式的数据支持了局部治疗的作用。在一项对 76 例胰腺癌患者进行的尸检研究表明，虽然有 70% 的患者死亡原因是远处广泛转移，但是也有部分患者死于病情的局部进展。在 18 例初诊为局部进展期胰腺癌的患者中，30% 的患者在尸检中仅发现局部病情进展，并没有发现远处转移。因此，局部控制看来是一个重要的因素，不仅可以缓解症状，也可以提高生存期。因此，放射治疗成为胰腺癌重要的辅助治疗手段。

胰腺癌放射治疗的适应证主要包括：①可切除胰腺癌术后的辅助治疗；②病理为 R1 或 R2 的胰腺癌术后患者；③不可切除的局部进展期胰腺癌；④晚期患者局部或转移灶的姑息放疗。近年来，随着放疗技术和设备的不断进步，多种放射治疗手段成功应用于胰腺癌的治疗，使放射治疗在胰腺癌治疗中的地位进一步得到确认。

（一）可切除胰腺癌的术后辅助放射治疗

手术切除胰腺肿瘤及其周围组织，是目前胰腺癌治疗中唯一有治愈可能的手段。然而，有超过 80% 的患者在术后 12 个月内出现复发，腹膜后是最常见的复发区域，因此，需要给予有效的辅助治疗手段以提高胰腺癌患者的预后。迄今为止，国际上尚没有公认的标准辅助治疗方案：单独化疗、同步放化疗或者辅助化疗后同步放疗等是在美国常用的治疗策略，但是欧洲目前的标准治疗方案仅是单独化疗。这些治疗原则的不同源于在应用辅助同步放化疗后是否能够提高生存期方面，多项临床随机对照试验得到了相互矛盾的结果（表 8-16）。

1985 年，GITSG 主持了第一个前瞻性临床试验 GITSG 9173，43 例 R0 切除的胰腺癌患者随机分成术后辅助治疗组和观察组。术后辅助治疗组采用 5-FU 化疗联合分段放疗 40Gy（照射 20Gy 后休息 2 周，再照射 20Gy）的模式，随后继续 5-FU 治疗 2 年，直至肿瘤评估病情进展。结果表明，术后辅助治疗可以显著延长胰腺癌患者的生存期至 20 个月，而术后观察组的中位生存期仅有 11 个月。为了进一步证实 9173 试验的结果，GITSG 于 1987 年再次补充了 30 例患者。患者全部接受术后辅助治疗，中位生存期达到了 18 个月，与先前的结果相似。尽管这个试验因样本量较小、入组时间跨度大以及病例选择存在偏倚等问题受到质疑，但是其仍然奠定了同步放化疗在可切除胰腺癌治疗中的地位。

另一个关于可切除胰腺癌术后放射治疗的研究是在欧洲进行的 EORTC 40891 试验。114 例胰腺癌患者随机分成

表 8-16　可切除胰腺癌术后辅助治疗的随机对照研究

研究	年份	病例数	R1 切除比率	中位生存期 / 月		P
				同步放化疗组	对照组	
GITSG	1985	43	0	21.0	10.9	0.035
GITSG	1987	30	0	18.0	N/A	N/A
EORTC 40891	1999	114	21%	17.1	12.6	0.09
ESPAC-1	2004	289	18%	15.9	17.9	0.05

术后同步放化疗组和观察组，另有 104 例壶腹周围癌患者也加入了研究。对胰腺癌患者进行的亚组分析表明，治疗组的中位生存期为 17 个月，较观察组有生存获益的趋势，但是这种获益并没有达到统计学意义。考虑到 EORTC 试验没有得到确切结论，ESPAC 开展了一项最大规模的临床随机对照试验 ESPAC-1。ESPAC-1 采用 2×2 的试验设计，来比较同步放化疗和化疗在胰腺癌切除术后患者中的生存获益情况。每个患者被随机分为同步放化疗、化疗、同步放化疗后维持化疗以及观察组。在对 289 例入组患者的 5 年生存期分析中可以看出，单独化疗组的生存期明显高于同步放化疗组和观察组，术后同步放化疗因降低了生存时间而被认为是有害的治疗。这个意外的结果使得欧洲的标准治疗方案转变为了辅助化疗，而术后同步放化疗则被放弃。像其他临床试验一样，ESPAC-1 也受到了很多批评，如切缘阳性的患者也允许进入研究，统计分析存在偏倚等。

从目前的观点看，GITSG、EORTC 和 ESPAC-1 的研究都采用了相对落后的放射治疗技术，因为分段放疗可能会导致肿瘤细胞的再分布，随之带来不良的后果。这些研究也没有严格的放射治疗质量保证体系，而这是一个已知的与治疗误差和不良疗效相关的因素。此外，这些试验都采用了较大的照射野，可能会导致更多的治疗相关并发症出现。

其他一些关于可切除胰腺癌的术后辅助放射治疗的单中心研究结果也可以提供一些有价值的线索。这些研究中最大的是一项来自梅奥诊所和约翰·霍普金斯医学中心的回顾性分析，这个研究共入组 1 092 例患者，其中 583 例患者接受以 5-FU 为基础的同步放化疗（50.4Gy），509 例为观察组。结果显示，接受术后同步放化疗的患者较单独手术的患者在生存期上有显著的统计学获益（21.1 个月 *vs.* 15.5 个月，P<0.001）。同样，Moody 等从 SEER 数据库中选择了接受 R0 切除且无远处转移的 2 905 例胰腺癌患者进行分析，发现所有期别的胰腺癌患者接受辅助放疗均提高了生存期，其中生存获益最大的是 $T_{1\sim3}N_1$（ⅡB 期）患者。

综合以上前瞻性和回顾性的研究结果，目前的主流意见仍然将同步放化疗（50.4Gy 联合以 5-FU 为基础的化疗）作为可切除胰腺癌患者的术后辅助治疗推荐方案，这一点也在 2013 年版 NCCN 指南中得到体现。

对于术后同步放化疗中药物的选择问题，人们也进行了深入的探讨。RTOG 9704 试验头对头地比较了 5-FU 和吉西他滨在同步放化疗中的作用。380 例胰头癌术后患者随机分为 5-FU 组和吉西他滨组。5-FU 组先接受 3 周 5-FU 化疗后进行同步放化疗（50.4Gy 同步 5-FU），后继续 5-FU 化疗 3 个月；吉西他滨组先接受 3 周吉西他滨化疗，随后同步放化疗（方案同 5-FU 组），后继续予以吉西他滨化疗 3 个周期。结果显示，吉西他滨组有明显的生存获益（中位生存期：20.6 个月 *vs.* 16.9 个月，P=0.033）。

（二）可切除或交界可切除胰腺癌的新辅助放射治疗

在可手术切除的胰腺癌患者中，有超过 80% 的患者在手术后 12 个月内出现局部复发或远处转移。其主要原因有两点：①某些微小病变通过术前影像学检查无法清晰地分辨，故无法确认是否真正是局限期病变。②目前仍无有

效的治疗手段可以治疗这些微小病灶。因此，即使患者为可切除病变，仍然需要化疗和放射治疗在内的多学科综合治疗，即新辅助治疗，以提高切除率，降低复发率。

新辅助治疗的理论基础来自肿瘤术后辅助治疗的研究：①手术相关的并发症会延迟术后辅助治疗的开始时间，特别是胰十二指肠切除术。如果在手术前进行新辅助治疗，这种延迟就能得到避免。②新辅助治疗可以有机会给予患者足量的化疗和放疗。③新辅助治疗可以区分出那些病情快速进展而无法从手术治疗中获益的患者。④新辅助治疗可能使交界可切除病变降期，从而提高 R0 切除率。⑤理论上术前治疗的毒性最小，化疗和放疗的有效性最高。虽然目前尚无研究直接比较新辅助治疗和辅助治疗的疗效，但是越来越多的证据表明新辅助治疗可能对某些亚组患者有益，特别是那些交界可切除胰腺癌的患者。

在 MDACC 的研究中，28 例局限期胰头腺癌患者接受了术前同步放化疗（5-FU 联合 50.4Gy 的放疗）。在治疗后 4～5 周重新进行分期，5 例患者发现远处转移；23 例无病情进展的患者接受剖腹探查手术。在手术中，3 例患者发现转移病灶，3 例患者为不可切除病变，其余 17 例患者进行胰十二指肠切除术。接受手术切除患者的中位生存期为 18 个月，在所有切除标本中均发现肿瘤细胞损伤的组织学证据。而对于交界可切除的胰腺癌患者，更可以采用类似的新辅助治疗方式以试图使患者降期而提高 R0 切除率。虽然多个中心报道了这种方法的疗效（表 8-17），但是尚未对交界性可切除胰腺癌定义甚至术前分期达成一致，因此很难从这些研究中得出确切的结论。近年来一项荟萃分析总结了超过 4 000 例接受新辅助治疗的胰腺癌患者的数据。其中，96% 的患者接受化疗，而 94% 的患者接受放疗（24～63Gy）。可切除和交界可切除病变患者的完全缓解率分别为 3.6% 和 4.8%，部分缓解率为 30.6% 和 30.2%。疾病进展率两组类似，均为 21%。可切除组的大部分患者接受手术（74% *vs.* 33%），两组的中位生存期相近（可切除组 23 个月，交界可切除组 21 个月）。

目前有多项关于新辅助治疗和辅助治疗比较的Ⅱ/Ⅲ期临床试验正在进行中，我们期待这些研究的结果可以明确可切除或交界可切除胰腺癌的最佳辅助治疗模式。

（三）局部进展期胰腺癌（LAPC）的放射治疗

局部进展期胰腺癌患者的预后介于可切除病变和出现远处转移的患者之间。如果有以下任意一个特征即认为是局部进展期肿瘤：①广泛的胰周淋巴结侵犯和／或远处转移。②包裹肠系膜上静脉（SMV）或 SMV／门静脉汇合处。③直接侵犯肠系膜上动脉（SMA）、下腔静脉、腹主动脉或腹腔干。近年来手术技术的进步可以允许切除侵犯 SMV 的肿瘤，其中一个方法就是采用经颈静脉介入搭桥重建 SMV。

对于不可手术的局部进展期胰腺癌患者来说，完全切除肿瘤且获得阴性切缘的概率不是很高，手术的获益很小，因此放化联合治疗是唯一的局部治疗手段。但是，LAPC 的最佳治疗策略仍不明确。目前 NCCN 指南中推荐的治疗选择包括同步放化疗、单药或多药联合化疗以及诱导化疗后同步放化疗。LAPC 治疗的关键问题主要包括如何选

表 8-17　交界性可切除胰腺癌新辅助治疗的研究

研究者	年份	病例数	化疗	放疗 /Gy	切除率	缓解率	中位生存期 / 可切除中位生存期
Stokes 等	2011	40	卡培他滨	50	46%	90%	
Landry 等	2010	21	吉西他滨	50.4	30%	NR	NR/NR
			吉西他滨、5-FU、顺铂	—	20%		
Small 等	2008	41	吉西他滨	36	33%	5%	1 年 76%/NR
Golcher 等	2008	103	多种化疗药物	55.8	20%	NR	10/54
Allendorf 等	2008	78	卡培他滨、多西他赛、吉西他滨	50.4	76%	NR	17/18
Massucco 等	2006	28	吉西他滨	45	39%	22%	15/21
Pipas 等	2005	24	多西他赛、吉西他滨	50.4	86%	50%	14/NR
Joensuu 等	2004	28	吉西他滨	50.4	61%	NR	28/30
White 等	2003	88	5-FU± 顺铂 /MMC	50.4	18%	NR	NR/20
Ammori 等	2003	67	吉西他滨、顺铂	50.4	33%	NR	NR/18
Snady 等	2000	68	5-FU、链霉素、顺铂	54	29%	32%	24/32
Kamthan 等	1997	35	5-FU、链霉素、顺铂	54	14%	43%	15/31

择最佳的全身治疗方案,放射治疗是否应加入全身治疗中,如果需要的话,放射治疗是应该立即进行还是应该在诱导化疗之后进行,放射治疗的给予方式,以及采用何种化疗药物与放射治疗同步进行等。

（四）同步放化疗与单独放疗的比较

虽然目前认为胰腺癌患者出现广泛转移较局部病变进展更为多见,但是仍有研究者先前进行了两项比较同步放化疗和单纯放疗效果的Ⅲ期临床随机对照试验。Moertel等的研究发现,同步放化疗较单纯放疗有生存获益,但ECOG 8282 试验却得到了阴性的结果。这些研究中采用同步放化疗的患者没有获得明显生存获益的原因主要归咎于试验设计的不同,包括需要通过手术进行分期,以及全身治疗的差异,可能导致不良反应的增加。Sultana 等对这两项最大的随机对照试验进行联合的荟萃分析,结果证实,同步放化疗有生存获益的趋势。

（五）同步放化疗与单独化疗的比较

两项早期的小样本随机试验研究比较了同步放化疗后维持化疗和单独化疗治疗 LAPC 的疗效,同样结果很矛盾。GITSG 试验结果表明,同步放化疗较单独化疗有优势,中位生存期由 8 个月提高到 10.5 个月（P<0.02）。ECOG 也在1977 年进行一项比较全身化疗和同步放化疗后维持化疗的试验。与 GITSG 的结果相反,两组的中位生存期相似（8.3个月 vs. 8.2 个月）。值得注意的是,ECOG 研究包含了部分手术后肿瘤残留或局部复发的患者,可能会对结果产生影响。另外,任何放射治疗所带来的益处都可能被落后的治疗计划、给予方式和治疗剂量所抵消。

在 2000—2005 年,FFCD/SFRO 的研究者进行一项Ⅲ期临床试验来评价同步放化疗后维持化疗的作用,并与单独化疗进行比较。在这项研究中,119 例患者随机分为60Gy 放疗同步化疗（5-FU 和顺铂）组以及单独吉西他滨化疗组。所有患者均采用吉西他滨维持化疗直至病情进展。放射治疗采用三维适形放疗技术,并将区域淋巴结也包括

在照射野内。结果发现,同步放化疗组患者的中位生存期（8.6 个月 vs. 13 个月,P=0.03）以及 1 年生存期（32% vs. 53%）均较单独化疗组为低。从目前的观点看,由于同步放化疗组的放射治疗剂量偏高,同时应用双药化疗,导致其 3~4 级治疗相关不良反应明显提高,从而导致不良的预后,对试验结果产生影响。

近年来,ECOG 4201 的Ⅲ期临床试验比较了放疗同步吉西他滨化疗和单独吉西他滨化疗治疗 LAPC 的疗效。联合治疗组的放射治疗剂量为 50.4Gy,采用累累野照射技术,同步周方案吉西他滨,随后继续 5 个周期的吉西他滨维持化疗。单独化疗组患者仅接受 7 个周期的吉西他滨化疗。中位生存期分别为 11 个月与 9.2 个月（P=0.044）,1 年生存率分别为 50% 与 32%（P=0.034）,联合治疗组的生存期有一定程度的提高,但是联合治疗组中出现血液学和胃肠道不良反应的患者比例更高。总体来说,这个联合治疗方案耐受性更好,且较单独化疗有更高的生存获益,是目前 LAPC 推荐的局部治疗方案。

总之,虽然近期的研究推荐同步放化疗采用适度的50Gy 剂量和现代的治疗技术可能优于单独的吉西他滨化疗,但是仍缺乏明确的证据。

（六）同步放化疗与支持治疗的比较

对于仅考虑支持治疗的患者,很重要的是,要认清与最佳支持治疗相比,同步放化疗确实能够缓解症状和提高生活质量,同时总生存获益。在一个小样本的随机研究中,31 例患者接受 50.4Gy 的放疗同步 5-FU 化疗或仅接受最佳支持治疗。同步放化疗提高患者的中位生存期至 13.2 个月,1 年生存率为 54%,而最佳支持治疗组仅为 6.4 个月和0。同时,接受治疗患者的 Karnofsky 功能状态评分有明显的提高（P<0.000 1）。因此,放化联合治疗不仅给患者带来生存的优势,还可以起到缓解症状的作用。

（七）诱导化疗后同步放化疗是否为最佳治疗模式

局部进展期胰腺癌患者存在隐匿性转移病灶的概率很

高,因此,有观点认为应首先应用诱导化疗以确定哪些患者会快速出现转移。研究表明,在一段时间的诱导化疗后再进行积极的局部治疗是有益处的(表8-18)。GERCOR完成了一项181例患者的Ⅱ期和Ⅲ期回顾性分析。这些患者至少接受3个月的以吉西他滨为基础的诱导化疗,随后进行同步放化疗或继续吉西他滨化疗。29%的患者在3个月的诱导化疗期间出现远处转移。其余患者中56%接受同步放化疗,44%的患者继续化疗。放射治疗采用三维适形治疗技术,给予原发肿瘤和区域淋巴结照射DT 55Gy。诱导治疗后的同步放化疗明显提高了中位生存期(15个月 vs. 11.7个月,P=0.000 9)和1年生存率(65.3% vs. 47.5%)。这个研究的结果表明,对于诱导化疗后无进展的局部进展期胰腺癌患者,局部肿瘤的控制可以转化成为明显的生存获益。由于这是一个回顾性的研究,必须承认潜在的偏倚可能会影响接受联合治疗的患者选择。尽管如此,两个治疗组在身体状态、年龄、性别、化疗的种类和化疗反应方面都是均衡的。

另一项大宗回顾性研究评价了有无诱导化疗后同步放化疗的疗效。总计323例患者在1993—2005年期间接受了放化综合治疗。其中,76例患者接受中位2.5个月的以吉西他滨为基础的诱导化疗。接受诱导化疗的患者中位生存期为11.9个月,而初始即行同步放化疗的患者为8.5个月。接受诱导化疗的患者出现局部复发和远处转移的时间均有延长。两组患者的失败模式没有明显的区别,25%的患者以局部区域复发为首发失败部位,大概1/3的患者以远处转移为首发部位,10%~20%的患者两者兼有。

其他Ⅱ期临床试验结果也显示出了类似的生存获益(见表8-18)。尽管缺乏随机试验的数据,但是从Ⅱ期临床试验和回顾性研究的结果看,通过诱导化疗可以筛选出可能从积极的局部治疗中获益的亚组患者,而这些患者也获得了最好的疗效。在这两项最大的回顾性研究中,其中位生存期分别达15个月和12个月,因此诱导化疗后的局部强化治疗可能会提高疗效。

(八)放射治疗技术的进展

在过去5~10年,放射治疗计划和治疗方式的进步改变了放射治疗的模式,调强放射治疗(IMRT)、图像引导放射治疗(IGRT)、立体定向放射治疗(SBRT)和术中放射治疗(IORT)的出现使得放射治疗进入精确定位、精确治疗计划和精确放疗的"三精"时代,并逐渐应用于胰腺癌的临床治疗,取得良好的疗效。

IMRT是一种高度适形的放射治疗技术,可以有选择性地提高特定肿瘤区域的剂量,过渡到邻近正常组织时的剂量梯度非常陡峭,在降低急性和晚期不良反应以及提高患者生活质量方面表现出了有效性,从而作为提升照射剂量的有效手段(图8-94)。许多研究证明采用IMRT在治疗胰腺癌中的可行性。Ben-Josef等报道一项Ⅰ期临床研究结果,采用IMRT联合吉西他滨治疗LAPC。患者接受2个周期的诱导化疗后采用IMRT治疗50~60Gy同步化疗,再继续维持化疗。对27例患者的分析显示,治疗的耐受性很好,中位生存期为23.1个月,只有1例患者出现局部进展。值得注意的是,由于胰头肿瘤邻近十二指肠,胰尾肿瘤邻近胃,即使采用IMRT技术,周围正常组织的受照射剂量也很难得到显著降低,同时呼吸导致的肿瘤运动也会在设计高度适形的照射野时产生问题。近年来的研究发现,孤立的淋巴结转移率很低,因此建议选择性的区域淋巴结照射可以忽略,从而显著降低肿瘤的体积。总而言之,这些初步的研究结果显示IMRT是很有希望的局部治疗方法,且没有增加不良反应。

近年来,IGRT技术的出现导致治疗模式的新变化,它通过在肿瘤内放置金标来进行实时图像引导,保证了传递高剂量至肿瘤区域,克服了以往由于器官运动使更多正常组织暴露在照射野中,从而导致并发症增加的缺陷,使得立体定向大分割放射治疗成为可能。金标通常是通过术中或经皮穿刺来进行放置,近来报道通过超声内镜放置金标也是安全和可行的。放置的成功率为90%,并发症率很低(2%)。IGRT技术使得实时治疗计划验证成为可能,允许给予肿瘤超高的剂量(>20Gy/f),进一步推动SBRT技术在胰腺癌治疗中的应用。

SBRT是一种胰腺癌的新兴的治疗方式。它采用先进的图像引导技术,可在很短的治疗时间之内将照射剂量集中在肿瘤区域,同时对周边正常组织的影响很小(图8-95)。SBRT的治疗可以最大限度地减少全身化疗的中断时间,因此有可能提高部分患者的疗效。SBRT需要高度精确的肿瘤定位,由高质量的影像诊断和实时的影像引导来确保精确治疗,并精确评价肿瘤的物理运动。另外,必须要进行严格的剂量测量和质量控制。近年来文献报道发现,

表8-18 诱导化疗后的同步放化疗治疗LAPC的研究

研究	年份	病例数	治疗方案	中位生存期/月	P	诱导化疗后进展比率
GERCOR回顾性 Huguet	2007	181	吉西他滨化疗	11.7	0.000 9	29%
			吉西他滨化疗→55Gy+5-FU	15		
MDACC回顾性 Krishnan	2007	323	30Gy+5-FU/吉西他滨/卡培他滨	8.5	<0.000 1	NR
			吉西他滨化疗→同步放化疗(方案同上)	11.9		
Schneider	2005	23	吉西他滨+顺铂→50.4Gy+卡培他滨	12.8		22%
Mishra	2005	20	吉西他滨+伊立替康→50.4Gy+吉西他滨	9.6		33%
Ko	2007	25	吉西他滨+顺铂→50.4Gy+卡培他滨	17		32%
Moureau-Zabotto	2008	59	GEMOX→50.4Gy+5-FU+奥沙利铂	12.6		15%

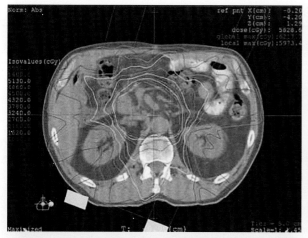
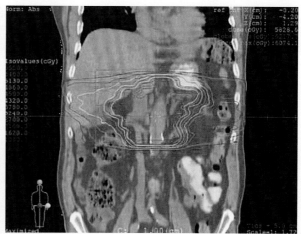
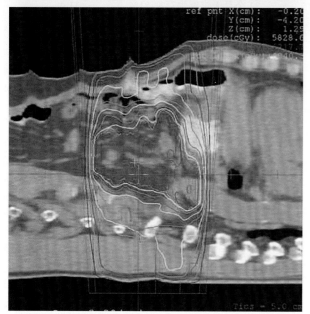

图 8-94　胰腺癌 IMRT 的治疗计划

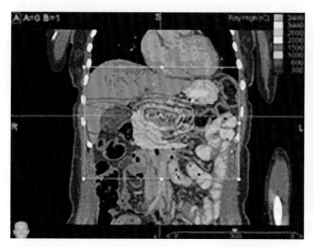
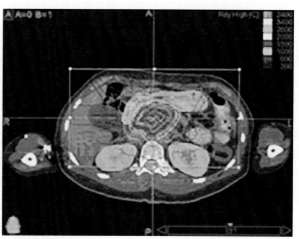

图 8-95　胰腺癌 SBRT 的治疗计划

SBRT 可能提高了 LAPC 的局部控制（表 8-19）。斯坦福大学进行了一系列的采用射波刀（CyberKnife®）进行 25Gy 单次照射的研究，单独 SBRT 治疗、SBRT 作为放化疗后的补量以及在吉西他滨化疗间期进行 SBRT 治疗的患者中位生存期分别为 11 个月、8.3 个月和 11.4 个月，局部控制率均在 90% 以上。Chang 等报道了 77 例接受 25Gy 治疗患者的疗效，其中包括局部进展期胰腺癌、无法手术的胰腺癌、转移性胰腺癌和复发的胰腺癌患者。局部控制率非常好，1 年

表8-19　SBRT治疗LAPC的研究

研究者	病例数	SBRT治疗剂量	局部控制率	生存期/月
Schellenberg	20	25Gy/1f	1年94%	11.8
Didolkar	85	15～30Gy/3f	91.7%(CR+PR+SD)	8.65
Rwigema	24	20～24Gy/1f或30Gy/3f	无局部复发生存率:6个月94.7%, 1年66%,2年44%	26.7
Mahadevan	36	24～36Gy/3f	中位随访期24个月78%	14.3
Seo	30	40Gy/20f后SBRT 14、15、16或17Gy	1年无进展生存率70.2%	1年60%
Chang	77	25Gy/1f	无局部复发生存:6个月91%, 1年84%	6个月56% 12个月21%
Schellenberg	16	25Gy/1f	21个月无进展生存率81%	11.4
Koong	19	IMRT 45Gy后局部SBRT 25Gy/1f	直至死亡的无进展生存率94%	8.25
Hoyer	22	45Gy/3f	6个月57%	5.7
Koong	15	15、20或25Gy/1f	早期停止	11

局部复发率为5%。1年总生存率为21%,但是81%的局部进展期胰腺癌患者生存期很差,中位生存期只有6.7个月。25%的患者在治疗后1年出现2级或以上的晚期不良反应,包括严重的黏膜炎、胃或小肠溃疡以及胃的非致命性穿孔。Mahadevan等报道了26例患者治疗的结果,采用24～36Gy/3f的处方剂量,根据肿瘤与十二指肠的关系来决定,随后继续6个月的吉西他滨化疗。中位生存期达到14.3个月,但是同样毒性也很明显。SBRT治疗LAPC的时间并不是很长,因此需要更多前瞻性研究以决定最佳的剂量分割模式以得到最大的治疗比,以验证SBRT是否能够将局部控制的提高转化为生存的获益。此外,对于如何定义肿瘤的外侵和控制器官的运动技术的难度也很明显。对于邻近十二指肠的肿瘤尤其是挑战,因为对小肠进行大分割放疗可以导致晚期的狭窄、溃疡或穿孔。

术中放疗(IORT)是指对手术中暴露出的不能切除的肿瘤、残留病灶或淋巴引流区,在直视下避开周围正常组织或进行必要的保护,一次给予安全的大剂量照射,从而提高局部控制率的放射治疗技术。许多研究表明,术中放疗可能会带来局部控制的提高和的生存获益。麻省总医院采用IORT治疗150例LAPC患者,处方剂量为15～20Gy,随后采用低剂量(10～20Gy)或高剂量(37～40Gy)对原发肿瘤和区域淋巴结进行补量照射,低剂量组同步5-FU化疗。全部患者的中位生存期为13个月,1年生存率为54%。8例患者生存超过3年。在日本,IORT已经成为可切除胰腺癌治疗的组成部分。Shibamoto等报道采用外照射联合IORT治疗可切除胰腺癌的中位生存期为14个月,Hiraoka等报道5年生存率为33%,Ozaki等报道3年生存率为53%。但是,在可切除胰腺癌的治疗中采用IORT在生存方面没有明显的益处,同时术中放疗设备过于昂贵,因此限制了这种方式的进一步开展应用。

（赵金坤　刘佩芳）

四、胰腺癌疼痛的综合治疗

胰腺癌是消化系统常见恶性肿瘤,多数患者发现时已属中晚期,手术切除率较低,预后较差。疼痛是中晚期胰腺癌最常见且严重的临床症状,其程度可用"痛不欲生"描述,严重影响患者饮食及睡眠,加速体质消耗,生活质量明显下降。因此,镇痛是胰腺癌治疗方案中的一项重要内容,进一步研究疼痛发生机制,寻找简单、有效的治疗方法显得尤为迫切。

治疗胰腺癌疼痛是一种具有挑战性的临床问题,由于病灶侵入邻近的神经束或神经丛疼痛剧烈,需要大剂量麻醉性镇痛药物,常伴有难以耐受的药物不良反应。因此,临床上采用阻滞位于腹腔动脉前外侧的腹腔神经丛,可以有效地减少内脏神经向中枢传导伤害性冲动,有效地减轻疼痛和不适的程度。近年来随着CT或C型臂影像引导技术的普及和成熟,腹腔神经丛松解术可在有效缓解与肿瘤相关的上腹部疼痛的同时使并发症明显降低,是非常有价值的缓解胰腺癌疼痛的方法。从概念上来说,腹腔神经丛阻滞术是指通过局麻药物的作用,暂时阻断腹腔神经丛的神经传导;而神经松解术是采用神经鞘膜崩解剂(如酒精、酚),持续较长(4～6个月)阻断神经传导的治疗方法。

胰腺癌疼痛与肿瘤进展程度显著相关,常提示病变已进入中晚期,其中肿瘤位置、大小TNM分期以及肿瘤对动静脉系统、胰内神经系统、胰腺前方被膜、腹膜后组织浸润、腹腔神经丛侵入性生长等均为影响癌性疼痛的重要因素。国内学者研究发现,单纯腹部疼痛只与胰腺前方被膜的浸润有显著相关性($P<0.01$),腹部+背部疼痛与肿瘤的位置、肿瘤大小、TNM分期,以及肿瘤对静脉系统、动脉系统、胰内神经、胰腺前方被膜、腹膜后组织的浸润有显著相关性($P<0.05$),而与肿瘤的分化程度、淋巴结转移以及肿瘤对胰外神经、远端胆管、十二指肠壁的浸润无显著相关

性（$P>0.05$）。中国医科大学腾仁智等统计 360 例胰腺癌资料，胰头癌、胰体尾癌和全胰癌的腹痛和背痛发生率分别为 83.7% 与 23.3%、97.7% 与 32.6%、95.7% 与 42.6%，以腹痛为首发症状者分别为 54.8%、93.0% 和 73.6%。

（一）胰腺癌疼痛的解剖与机制

研究表明，胰的痛觉纤维伴交感神经走行，即经腹腔丛、肠系膜上丛、主动脉肾丛、内脏大小神经、交感干、白交通支至中、下胸段和上腰段的脊神经，再经脊髓上传。

胰腺癌的侵袭、转移能力强，特别是神经浸润显著高于其他肿瘤。目前研究多认为，疼痛发生主要与胰腺癌的嗜神经特性有关。胰腺癌胰周神经侵犯的发生率高达 53.5%～100%。目前大多数学者认为，胰腺癌胰周神经侵犯与肿块的大小、位置、组织学分级和淋巴管受侵无关，并且肿块直径 < 2cm 已可出现胰周神经侵犯。胰腺癌所致的疼痛主要原因有：①胰腺癌对周围神经直接浸润；②胰腺周围神经炎症或纤维化；③胰腺的肿物或炎症致包膜张力增加，刺激感觉神经纤维；④胰头肿块或炎症致胰管内压力增高。有 40%～80% 晚期胰腺癌患者以腹痛为第一症状，几乎所有患者在临终前均因难以缓解的腹痛而备受折磨，止痛不仅能改善患者的症状，而且能有效提高患者生活质量、延长生存期，因此，镇痛成为当前中晚期胰腺癌疼痛患者首要且至关重要的任务。

（二）临床表现

胰腺癌的腹痛表现多种多样，并可在胰腺癌病程及诊治过程中发生变化。典型腹痛表现为上腹部或上腹象限疼痛，但可涉及下腹象限或呈弥漫性；胰头癌多偏于右上腹，胰体尾癌则多偏于左上腹，有时腹痛也可在脐周或影响全腹。50%～60% 胰腺癌患者发生腹痛相关的腰背痛，有 5%～10% 患者以腰背痛作为唯一主诉。胰腺癌晚期患者腰背痛往往比上腹痛更为显著，坐位、弯腰、侧卧和屈膝可以减轻腹痛，仰卧平躺位则会加重，白天癌性疼痛程度波动不定，夜间比白天明显，由癌瘤浸润和压迫腹膜后内脏神经所致。国外循证医学研究认为，如果患者已经出现体位受限，及早采用腹腔神经松解术比镇痛药物治疗对患者更为有利。

（三）治疗

胰腺癌疼痛的治疗对于患者的生活质量至关重要。由于晚期胰腺癌患者多处于恶病质、食欲减退、便秘等消化道功能障碍的状态，患者对于疼痛的耐受能力下降，除存在明显的疼痛外，同时合并难以描述的腹部和腰背部不适，具有坐卧不安、体位受限、严重乏力，常伴有严重焦虑或抑郁等问题。及时缓解疼痛，可以改善患者的上述症状，同时改善患者的心理紊乱，增加睡眠时间。对于接受腹腔神经丛阻滞的患者，在缓解患者疼痛的同时可以有效改善患者的活动能力和体位受限，减少消化道症状，部分患者可以增加进食能力。国外有文献显示，接受腹腔神经松解术治疗较单纯接受镇痛药物治疗的患者生活质量改善更为明显，显示出安全、有效、不良反应较低的特点，而且没有阿片药物常见的不良反应。尤其是与阿片药物相比，消化道功能可以改善而非加重，建议在疼痛出现的初期及时采用。

1. 镇痛药物治疗 在治疗癌性疼痛的方法中，最基本的方法是药物疗法，其特点包括疗效好、作用肯定、显效快、安全、经济。而根据药物的特点，最为普遍接受的用药标准是由世界卫生组织建立的三阶梯止痛方案。其目的是使药物治疗疼痛能够达到如下目标：①有效控制癌性疼痛；②无不可接受的不良反应；③使用方便；④依从性高；⑤提高生活质量。

美国保健机构评审联合委员会（Joint Commission on Accreditation of Healthcare Organizations，JCAHO）制定疼痛治疗新标准。该标准于 2001 年 1 月 1 日开始在全美医疗机构中执行。止痛治疗新标准提出，疼痛是并存于很多疾病或外伤的病态，疼痛治疗未受到足够的重视。在癌症治疗时，不仅要求治疗癌症本身，而且还应适当处理由此伴随的任何疼痛。疼痛治疗新标准的主要项目如下：①承认患者对疼痛有适当评估和接受止痛治疗的权利。为保障此权利，医务人员应尽可能克服文化及其他偏见，充分尊重疼痛患者。②评估疼痛是控制疼痛的必要前提条件，应评估每一位患者的疼痛性质和程度。③用简单方法（例如疼痛程度数字量表）定期再评估和追踪疼痛，并记录评估结果。体格检查不能替代专门的疼痛评估和患者自我评估疼痛。④考核医护人员是否具备疼痛治疗方面的能力和资格。对新参加工作的医务人员进行疼痛评估和止痛治疗方面的知识培训。⑤为方便止痛药医嘱及处方，医院必须建立相应的止痛药供应保障措施和手续。⑥向患者及其家属介绍有效止痛治疗的知识。⑦为准备出院的患者，提供疼痛治疗相关的知识宣教。

胰腺癌疼痛一般首先采用镇痛药物治疗，依据镇痛机制的不同，分为麻醉性镇痛药、非甾体抗炎药、辅助镇痛药（如抗抑郁药）、激素等。依据患者的疼痛评估结果，制定个体化治疗方案，其中联合用药是非常重要的原则。一般疼痛初期，使用非甾体抗炎药或联合阿片类药物可以有效治疗患者疼痛，需要及时治疗药物相关不良反应。尤其病灶侵及腹腔神经丛时，患者消化道症状更为明显，需要及时改善恶心、呕吐和严重的便秘等问题。对于已经存在明显消化道紊乱的患者，调整给药途径，避免经消化道给药可能是保证镇痛效果的基本条件。需要注意的是，尽量避免采用肌内注射的方法，因为肌内注射阿片类药物早期镇痛效果好，消化道相关不良反应低。但容易出现快速耐受，加之患者并存的严重不适、对阿片类药物不敏感，为长期药物镇痛治疗带来困难（镇痛效能下降，而不良反应增强）。

抗抑郁药是胰腺癌疼痛最为常用的辅助药物，一般原则尽量采用作用机制复杂的药物（如三环类抗抑郁药），小剂量使用。临床最为常用的药物是阿米替林，近年来在欧美国家推荐使用米氮平。需要注意的是，在联合用药时，药物之间的相互作用需要细致观察，及时发现和处理。

（1）癌性疼痛的治疗原则：根据世界卫生组织（WHO）癌性疼痛三阶梯止痛治疗指南，癌性疼痛药物治疗的五项基本原则如图 8-96。

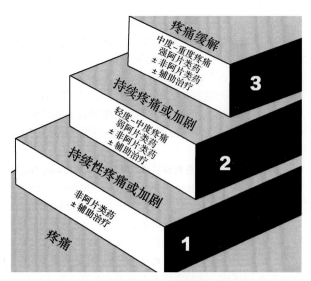

图8-96 世界卫生组织的三阶梯治疗方案

1）首选口服及无创途径给药：口服为最常见的给药途径。此外，也可考虑其透皮贴剂等无创给药途径，以最大限度地使患者感觉舒适、方便。

2）按阶梯用药：按阶梯用药是指镇痛药物的选用应根据疼痛程度由轻到重，按顺序选择不同强度的镇痛药物。轻度疼痛，首选三阶梯的第一阶梯非甾体抗炎药（NSAID）；中度疼痛，首选弱阿片类药物，并可合用非甾体抗炎药；重度疼痛，首选强阿片类药，并可同时合用非甾体抗炎药。在用阿片类药物的同时，合用非甾体抗炎药既可增加阿片类药物的止痛效果，还可减少阿片类药物用量。三阶梯镇痛用药的同时，还可以根据病情选择合用三环类抗抑郁药或抗惊厥类药等辅助用药。

3）按时用药：按时用药是指止痛药应有规律地按规定间隔给予，而不是等患者要求时才给予。使用止痛药，必须先测定能控制患者疼痛的剂量，下次剂量应在前一剂药效消失之前给予，这样可以保持疼痛连续缓解。有些患者因突发剧痛，可按需给予止痛药解救。

4）个体化给药：由于个体差异，阿片类药物无理想的标准用药剂量。能使疼痛得到缓解的剂量就是正确的剂量。故选用阿片类药物，应从小剂量开始，逐步增加剂量至理想缓解疼痛并无明显不良反应的用药剂量。

5）注意具体细节：对使用止痛药的患者要注意监护，密切观察其疼痛缓解程度和身体反应，并及时采取必要措施，尽可能减少药物的不良反应，提高止痛治疗效果。

（2）阿片类镇痛药：阿片类止痛药是中重度疼痛治疗的首选药物。目前中国临床常用于癌性疼痛治疗的阿片类短效药物是吗啡即释片，常用的阿片类长效药物是吗啡缓释片、芬太尼透皮贴剂、羟考酮缓释片。对于慢性癌性疼痛治疗，推荐选择阿片受体激动剂类药物。对于未使用过阿片类药物的中重度癌性疼痛患者，推荐初始用药选择短效制剂，个体化滴定用药剂量。当用药剂量调整到理想止痛及安全的剂量水平时，推荐换用等效剂量的长效阿片类止痛药。阿片类止痛药长期用药，首选口服及无创途径给

药，必要时患者自控镇痛（patient controlled analgesia，PCA）给药。

（3）非甾体抗炎药：非甾体抗炎药是癌性疼痛治疗的基本药物。常用于癌性疼痛治疗的非甾体抗炎药包括布洛芬、双氯芬酸、对乙酰氨基酚、吲哚美辛、塞来昔布等。不同非甾体抗炎药有相似的作用机制，具有止痛和抗炎作用。该类药常用于缓解轻度疼痛，或与阿片类药物联合用于缓解中重度疼痛。可待因或羟考酮与非甾体抗炎药的复方制剂，常用于轻中度癌性疼痛治疗。

非甾体抗炎药的不良反应包括消化道溃疡、消化道出血、血小板功能障碍、肾功能障碍、肝功能障碍。其不良反应的发生，与用药剂量及长期持续用药相关。非甾体抗炎药的日限制剂量：布洛芬 3 200mg/d，对乙酰氨基酚 4 000mg/d，塞来昔布 400mg/d。非阿片类止痛药用量达一定剂量水平时，增加用药剂量不增加止痛效果，但毒性反应明显增加。因此，如果需要长期用止痛药，或非阿片类止痛药的日用剂量达限制性用量时，应考虑换用阿片类止痛药，或只增加阿片类止痛药用药剂量。

（4）辅助用药：辅助镇痛药物包括抗惊厥药、抗抑郁药、皮质激素、NMDA 受体拮抗剂和局部麻醉药。辅助镇痛药常用于辅助治疗神经病理性疼痛、骨痛、内脏痛。该类药物具有增强阿片类药物的镇痛效果，或产生直接镇痛作用。

用于神经病理性疼痛的辅助药物：①惊厥类药物，如卡马西平、加巴喷丁、普瑞巴林；②三环类抗抑郁药，如阿米替林、多虑平。惊厥类辅助药物选择用于神经损伤所致的撕裂痛、放电样疼痛及烧灼痛。常用药物加巴喷丁 100～300mg 口服、1 次 /d，逐步增量至 300～600mg、3 次 /d，最大剂量为 3 600mg/d；三环类抗抑郁辅助药物选择性用于中枢性或外周神经损伤所致的麻木样痛、灼痛，该类药物也可以改善心情、改善睡眠。常用药物阿米替林 12.5～25mg 口服，每晚 1 次，逐步增至最佳治疗剂量辅助用药的种类选择及剂量调整，需要个体化对待。辅助用药虽然可增加止痛疗效，但不能取代必要的镇痛药。

药物止痛治疗期间，应该在病历中记录疼痛评分变化及药物的不良反应，以确保患者持续、安全、有效地缓解癌性疼痛。

2. 微创介入治疗

（1）癌性疼痛介入治疗的时机：疼痛介入治疗方法用于进展期癌性疼痛患者时，一般取决于两个决定因素，即药物治疗不能达到恰当的疼痛缓解，以及从疼痛解剖部位的结构考虑，适合使用介入技术。许多局限性的、剧烈疼痛的患者在治疗风险与收益比处于最佳状态时，介入治疗可以在采用药物治疗前使用。但是，介入疼痛治疗不会替代目前广泛使用的其他控制疼痛方法，其可以提高疼痛缓解效果、减轻全身用药导致的不适症状及其他不良反应。疼痛介入治疗专家必须明确治疗可以获得可预知的受益结果，确定没有手术禁忌证（如白细胞过低、血流动力学不稳定等），治疗后随访是基本原则。

（2）腹腔神经丛阻滞术（neurolytic celiac plexus block，

NCPB）：NCPB 是缓解胰腺癌或其他恶性肿瘤所致上腹部及背部疼痛的有效方法。腹腔神经丛位于 T_{12} 与 L_1 椎体水平、腹主动脉前方，围绕腹腔动脉干与肠系膜上动脉根部周围，是人体最大的交感神经丛。自 1919 年 Kappis 首次报道经皮腹腔神经丛阻滞术，至今已有近百年的历史。随着影像学技术的发展，近 20 年我国有不少学者报道了在不同影像学设备引导下采用不同穿刺路径行 NCPB，从最初的麻醉科医师盲穿或 X 线透视引导穿刺技术，到借助 CT、超声、MR、超声内镜、疼痛科、介入科、外科等科室各具专科特色的介入技术，虽然方法不一，各具优缺点，但疗效及安全性接近。

目前腹腔神经丛的穿刺方法较多，大体上可以依据穿刺路径、针尖所处解剖位置、与病灶和神经的关系加以分类。依据穿刺路径的不同，可以分为前入路（经腹部）、后入路（经椎体旁）；根据穿刺的针尖所处的部位，可以分为膈角内与膈角外；此外，还可根据腹腔神经丛或内脏大小神经、病灶内外等方法分类。不管使用上述哪种方法实施腹腔丛阻滞，其目的都是增加成功率和安全性，以便更好地减轻疼痛，提高生活质量，方法的选择应该根据医师的经验和对影像设备的熟悉以及患者的条件而定，不可盲从。下面将临床常用的方法分别阐述。

1）X 线透视引导下腹腔神经丛阻滞术：与仅凭体表骨性标志的盲穿技术相比，在 X 线透视引导下可以清晰显示穿刺针尖与椎体的位置关系，以及注射对比剂后药液的扩散范围，从而增加操作的准确性和安全性。X 线透视下行 NCPB 多采用传统的后入路经椎旁法。患者取俯卧或侧卧位，在 X 线透视下定位第 1 腰椎，穿刺点选在 L_1 横突水平与双侧第 12 肋下缘相交处。在局麻下用穿刺针穿刺，针尖向前、向上、向内进针，经第 1 腰椎横突上缘触及 T_{12} 或 L_1 椎体后，记下其深度，加大针体与皮肤的角度，保持针体贴近椎体，使针尖从椎体外侧表面滑过，再深入 1～1.5cm，在侧位 X 线透视下，针尖达椎体前缘 1cm，回吸无血，注射无阻力，注入 25% 的布比卡因及泛影葡胺 6ml，观察生命体征及造影剂分布情况，确认造影剂没有进入血管及腹腔，

注入无水酒精 15ml（图 8-97）。

以 X 线透视作为引导的优点是直观、整体感强并可动态观察，但是由于不能分辨腹腔神经丛的形态和位置，对腹腔神经丛周围的血管、脏器、肿瘤的大小乃至向周围的浸润范围等均观察不到，操作仍具有一定的盲目性。文献报道因损伤椎旁腰动脉致脊髓供血障碍而截瘫的严重并发症，因此，郑汉光等报道经椎间盘腹腔神经丛阻滞，穿刺点选在 T_{12}/L_1 椎间盘水平，中线旁开 2.5～4cm，穿刺针经过椎间盘周边部至阻力消失再进针 1cm，至椎体前方，认为此法可以避免损伤肾脏及椎旁的腰动脉，而且更靠近腹腔神经丛，全组 124 例患者优良率为 90.3%，疗效优于传统的经椎旁法，是一种安全、可靠的进针途径。但对伴有骨质增生的患者，增加穿刺难度，不宜采用此方法。

2）CT 引导下腹腔神经丛阻滞术：CT 的出现开创了医学影像诊断的新纪元，也为 NCPB 的开展提供了广阔的前景。由于 CT 扫描能清晰分辨腹腔神经丛及周围重要血管、脏器的位置关系，并能观察到肿瘤大小及向腹膜后淋巴结浸润范围，进一步提高了穿刺的精准度和安全性，因此以 CT 为引导的 NCPB 应用最为广泛，并且穿刺路径多样化也满足了不同肿瘤患者个体化治疗的需求。

传统的穿刺路径是后入路膈肌脚前 NCPB。患者取俯卧位或侧卧位，CT 在 T_{12}～L_1 横断扫描，选取 T_{12} 棘突下缘，中线向左右旁开 3.5～4.5cm 处为穿刺点，腹主动脉边缘为穿刺靶点，拟定穿刺路径避开重要血管和脏器。用 20～22G 15cm 长的细穿刺针按拟定路线双侧穿刺，CT 扫描确定进针位置正确，抽吸无回血后，注入对比剂与局麻药的混合液。再行 CT 扫描核实针尖位置，如对比剂在腹主动脉前方扩散满意，且患者疼痛缓解，无异常不适，观察 5～10 分钟后，每侧缓慢注入无水酒精 10～20ml，术毕用生理盐水冲洗穿刺针，拔除。

文献报道，腹腔神经丛阻滞后的疼痛缓解率与腹腔神经节受侵犯的程度具有明显的相关性。当胰腺癌侵犯腹腔神经丛的早期或转移灶较小时，药液可以充分包绕腹腔动脉周围，药物弥散良好，阻滞彻底，疗效则佳，反之疗效

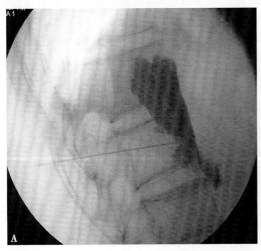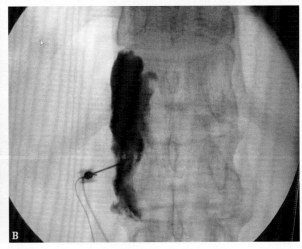

图 8-97　X 透视下腹腔神经丛穿刺注入照影剂

A. 侧位；B. 前后位。

差。倘若腹腔神经丛周围已被癌块、淋巴结浸绕、脏器间界限不清、有影响药物扩散之虑者，崔健军等提出采用膈脚后入路。横膈脚、椎体和腹主动脉三者围成的间隙称为膈脚后间隙，内脏大、小和最小内脏神经为腹腔神经丛的主要节前纤维，这些纤维通过膈脚后间隙进入腹腔神经节，穿刺针尖进入此间隙阻滞称为膈脚后内脏神经阻滞。穿刺方法与膈脚前相同，只是针尖最终位于膈脚后。该方法被认为是一种可供临床选用的简便、无穿刺并发症、有效的方法。治疗过程中和治疗后未发生严重并发症，认为内脏神经阻滞可取得与腹腔神经丛阻滞一致的效应。有作者认为，内脏神经阻滞应用于晚期胰腺癌疼痛的治疗，其远期疗效优于腹腔神经丛阻滞（图8-98）。

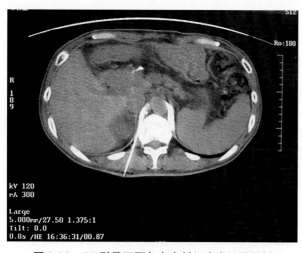

图8-98　CT引导下膈角内穿刺入路注入照影剂

此外，还包括彩超引导下腹腔神经丛阻滞术、MRI引导下腹腔神经丛阻滞术、内镜超声引导下腹腔神经丛阻滞术、术中直视腹腔神经丛阻滞术等方法。由于上述方法在疼痛科应用较少，在此不作赘述。

（3）脊柱鞘内输注给药：自20世纪70年代以来，人们在中枢神经系统中发现了阿片受体。随后不久，很多研究表明，将吗啡输注到脊柱阿片受体附近的脑脊髓液中时产生镇痛作用与全身给药相比，所需剂量更低，且不良反应更少或更轻。1979年Wang及其研究小组报道，通过用0.5～1mg剂量的吗啡治疗恶性肿瘤相关性疼痛，可获得8～30小时的良好止痛效果。Yaksh证明，脊柱内注入阿片类药物缓解疼痛的生理基础在于，药物对脊髓内抑制机制的调节作用。此后，鞘内阿片类药物输注已应用于对传统疼痛治疗无反应，或是由不良反应导致不能忍受全身阿片类药物治疗的患者，对于神经源性癌性疼痛同样有效，但需要吗啡的剂量更大些。有些镇痛效果欠佳的难治性癌性疼痛可以考虑采用齐考诺肽——一种钙通道阻滞剂，已经通过美国食品药品监督管理局（FDA）认可的用于疼痛治疗的鞘内输注药物。对于长期用药吗啡耐受的患者，可以使用局部麻醉药物轮换。荟萃分析证明，在家中使用输注系统，外周置管给药装置的严重并发症的发生率是较低的，对于生存期较短的癌性疼痛患者，在家使用外周置管镇痛技术是一种有效而费用较低的方法。

鞘内输注吗啡可以缓解伤害性疼痛和神经病理性疼痛，有学者研究发现鞘内输注吗啡缓解癌性疼痛的效果具有安全、有效、不良反应小等特点，但控制伤害性疼痛的有效率为77.8%，控制神经病理性疼痛的有效率为61.1%。关于维持时间，伤害性疼痛为平均5个月，而神经病理性疼痛为2.5个月。从临床观察资料分析，作者认为鞘内输注吗啡可以有效缓解癌性疼痛，但伤害性疼痛的效果好于神经病理性疼痛。

吗啡泵的植入过程应该在X透视下进行，植入的导管为特制的，在确定植入蛛网膜下腔的导管通畅后与泵连接（图8-99）。

胰腺癌导致的癌性疼痛在晚期患者是常见的临床问题，大多数患者在痛苦的状态下接受放化疗，即使给予姑息治疗，也是以镇痛药物为主的方法，许多患者在非常痛苦的状态下走完人生的最后阶段。由于学科间的理解和技术所限，许多对患者更为有价值的微创介入技术，如腹腔神经丛阻滞术、鞘内持续注药系统等疼痛科专业技术很少应用在顽固性癌性疼痛的治疗过程中。许多患者在忍受疼痛的同时，还要忍受镇痛药物带来的以消化道为主的不良

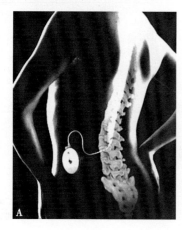
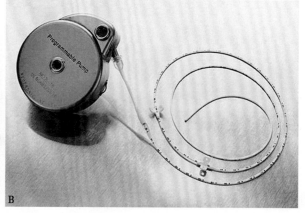

图8-99　吗啡泵植入
A. 吗啡泵植入模式图；B. 体内植入的吗啡泵和导管。

反应,许多患者痛苦到了求死的状况。所有接诊胰腺癌疼痛的医师除了考虑抗肿瘤治疗外,更要关注患者的痛苦,多学科联合理念非常重要,应该使患者在基本无痛的前提下接受抗肿瘤治疗,减少患者痛苦,增加患者接受放化疗的能力,改善患者的生活质量,最终达到治疗的目的。

(王　昆)

五、胰腺癌的中医治疗

病因病机:胰腺癌属于中医"伏梁""痞块""黄疸""积聚"等范畴。其病因、病机主要为七情内伤、饮食不节而致肝脾受损,脏腑失和,湿浊阻滞,气滞血瘀,日久形成本病。因此,治疗上多采用疏肝利胆、活血化瘀、清热利湿、破积散结等法,常根据患者的临床表现辨证施治。

(一)治疗原则

一般而言,早期肿瘤和体质较好的患者可予清热解毒、活血化瘀、软坚散结、化痰祛湿、化浊解毒、以毒攻毒等。中晚期胰腺癌以扶正为主,具体措施包括滋阴、补气、补阳、养血等治法。

(二)治疗方法

1. 辨证汤药

(1)手术结合中药治疗:

1)手术前中医治疗:

①湿浊阻恶:症状为胸脘痞闷,头身困重,恶心欲吐,纳呆,腹部隐痛,身目俱黄,黄色晦暗,口干不欲饮,大便溏薄,舌质淡,苔白腻,脉沉细或沉迟。

治法为健脾利湿、化浊解毒。

方药为茵陈五苓散加减。茵陈30g,猪苓12g,茯苓12g,白术10g,泽泻15g,桂枝10g,菝葜20g,陈皮10g,法夏10g,石见穿30g,山慈菇30g,甘草5g。

②气血淤滞证:症状为胸腹胀满,恶心,呕吐或呃逆,纳差,疼痛持续不移,或阵发性加剧,夜间尤甚。腹中痞块,形体消瘦,面色无华。舌质青紫或瘀斑,脉细弦或涩。

治法为理气止痛、活血化瘀、软坚散结。

方药为膈下逐瘀汤加减。五灵脂9g,制香附12g,乌药9g,延胡索30g,红花9g,赤芍15g,丹参30g,炮山甲9g,八月札15g,浙贝母15g,菝葜30g,藤梨根30g。

③阴虚内热证:症状为低热不退,精神疲惫,上腹胀满,大便干,小便黄,纳差,舌光红苔少乏津,脉虚细而数。

治法为养阴生津、泻火。

方药为一贯煎合清凉甘露饮加减。北沙参10g,麦冬10g,生地30g,花粉10g,知母15g,甘草10g,地骨皮30g,白花蛇舌草30g,土茯苓10g,焦神曲30g,大黄6g。

2)手术后中医治疗:

①肝胃不和:症状为恶心、呕吐,嗳气,胸胁胀满,腹痛据按,心烦易怒,发热,黄疸,大便干结,小便黄赤,舌质红,苔黄腻或燥,脉弦数或滑数。

治法为疏肝解郁、和胃清热。

方药为加味柴胡舒肝散。白英30g,八月札30g,生苡仁60g,莪术15g,广木香9g,香附15g,元胡15g,柴胡9g,枳壳10g,白毛藤30g,焦三仙各15g,菝葜30g。

②气血两虚证:症状为面色苍白,消瘦,倦怠无力,爪甲色淡,腹胀,胸腹隐痛,腹部包块,舌质淡或有瘀点、瘀斑,苔薄白,脉沉细数。

治法为益气养血、活血散结。

方药为十全大补汤加减。生黄芪15g,党参15g,全当归15g,炒白术12g,熟地15g,云苓15g,猪苓15g,鸡血藤30g,炙鳖甲9g,枸杞子12g,浙贝母15g,炮山甲9g。

(2)放射治疗结合中医治疗:

①脾胃伤阴证:症状为目涩鼻干、口渴唇燥、咽痛舌溃,干咳或呕,饥而不欲食,舌边尖红,苔少少津或无,脉细数。

治法为滋阴润燥、甘寒清热。

方药为沙参麦门冬汤、麦门冬饮、保阴煎等加减。北沙参30g,天冬10g,麦冬10g,生地15g,太子参15g,黄精15g,五味子8g,杏仁10g,白花蛇舌草30g。

②阴虚火毒证:症状为放射灶皮肤潮红、皲裂或溃疡、疼痛,口干舌燥喜饮,咽喉疼痛,牙龈肿胀,虚烦难眠,干咳少痰,口腔溃疡,小便短赤,大便秘结。舌质红,无苔或少苔,脉细数。

治法为清热解毒、养阴生津。

方药为银花甘草汤合犀角地黄汤。银花15g,甘草10g,水牛角30g,生地黄15g,黄芩15g,丹皮15g,白芍15g,玄参20g,麦冬15g,太子参30g,鱼腥草30g,沙参30g。

③脾虚湿滞证:症状为身重懒言,头晕而沉,恶心纳呆,脘腹痞闷,大便溏泻,小便不利,舌淡红边有齿痕,苔白厚而腻,脉细弦。

治法为健脾燥湿。

方药为六君子汤、平胃散等加减。生黄芪30g,茯苓15g,苍术15g,白术15g,陈皮10g,厚朴10g,半夏10g,砂仁3g,白花蛇舌草30g,炙甘草3g。

④肝肾阴虚证:症状为头晕耳鸣,腰膝酸软,五心烦热,口干舌燥,渴而饮少,纳呆食少,舌暗红或青紫,苔薄白少津或光剥,脉细数或细弦。

治法为滋养肝肾、甘寒清热。

方药为一贯煎,玉女煎,六味地黄丸等加减。北沙参30g,麦冬10g,枸杞子13g,生地15g,熟地15g,川楝子8g,黄精30g,当归10g,女贞子15g,旱莲草15g,白芍15g。

(3)化疗结合中医治疗:

①脾胃不和证:症状为痞满纳呆,食后腹胀或腹痛,恶心欲呕或呕吐,嗳气频作,面色淡白或萎黄,疲倦乏力,大便溏薄或排便无力,舌胖大、边有齿痕。

治法为健脾和胃、降逆止呕。

方药为香砂六君子汤加减。党参15g,山药15g,白术15g,云苓15g,陈皮15g,木香5g,砂仁10g,半夏15g,炒麦芽30g,山楂15g,苏梗15g,竹茹15g。

②肝肾亏虚证:症状为头晕目眩,耳鸣,口燥咽干,腰膝酸软,五心烦热,失眠多梦,脱发,爪甲变黑或不泽,形体消瘦,盗汗。舌红,苔少,脉细而数。

治法为滋补肝肾、生精养髓。

方药为六味地黄丸合龟鹿二仙丹加减。山药 15g,泽泻 10g,山萸肉 15g,熟地 15g,丹皮 15g,茯苓 15g,生龟甲(先煎)50g,枸杞 15g,人参 15g,鹿角胶(烊化)15g,阿胶(烊化)15g。

③脾肾两虚证:症状为食欲不振或食后腹胀,面色白,气短乏力,形寒肢冷,腰膝酸软,脱发,头晕目眩,小便频数而清或夜尿频,泄泻,完谷不化,粪质清稀。舌质淡胖,苔白滑,脉沉迟无力。

治法为健脾补肾。

方药为六味地黄丸合四君子汤加减。黄芪 50g,党参 30g,白术 15g,茯苓 15g,怀山药 15g,泽泻 10g,山萸肉 15g,熟地黄 15g,丹皮 15g,淫羊藿 15g,女贞子 15g,枸杞子 15g。

此外,用药随症加减,例如黄疸,茵陈、青蒿、栀子;腹痛,玄胡、木香、八月扎、香附、枸橘子;痞块,干蟾皮、蜂房、天龙、山慈菇、浙贝;出血,三七、茜草、蒲黄、白茅根、大蓟、小蓟;便秘,大黄、虎杖、蒲公英;腹泻,防风、土茯苓;厌食,六糖、山楂、鸡内金、莱菔子;腹水,车前子、大腹皮、泽泻、猪苓;阴虚,沙参、石斛、芦根等。

2. 胰腺癌常用中成药(表8-20)

表8-20 胰腺癌常用中成药

药物名称	治则	治疗目的
枣仁安神液	补益安神	改善睡眠,增强免疫力
加味逍遥丸	舒肝清热,健脾养血	用于治疗肝郁血虚、肝脾不和、两胁胀痛、头晕目眩、倦怠食少、脐腹胀痛
贞芪扶正胶囊	补气养阴	用于治疗久病虚损、气阴不足
归脾丸	益气健脾,养血安神	用于治疗心脾两虚、气短心悸、失眠多梦、头昏头晕、肢倦乏力、食欲不振
参芪扶正注射液	益气扶正	提高气虚患者免疫功能,改善气虚症状
生脉饮	益气,养阴生津	用于治疗气阴两亏、心悸气短、自汗
螺旋藻胶囊	益气养血,化痰降浊	用于治疗气面亏虚、痰浊内蕴、面色萎黄、头晕头昏、四肢倦怠、食欲不振,病后体虚、贫血、营养不良属上述证候者
茸术口服液	补肾健脾	用于肿瘤患者手术、化疗后的脾肾两虚证,症见面色㿠白、纳少不化、精神萎靡、腰膝酸软、畏寒肢冷、小便频数等
云南白药	化瘀止血,活血止痛	局部应用促进术后伤口的愈合,改善出血、疼痛等症状
养阴生血合剂	养阴清热,益气生血	用于肿瘤放化疗患者阴虚内热、气血不足、口干咽燥、食欲减退、倦怠乏力等,有助于减轻患者白细胞下降、提高免疫功能等
安多霖胶囊	益气补血,扶正解毒	适用于放化疗引起的白细胞减少、免疫功能下降、食欲不振、神疲乏力、头晕气短等症。对肿瘤放射治疗中因辐射损伤造成的淋巴细胞微核率增高等有改善作用,可用于辐射损伤
银耳孢糖胶囊	益气和血,滋阴生津,扶正固本	用于放疗、化疗或其他原因引起的白细胞减少症,亦可作为放射损伤的辅助治疗
血复生片	益气养血,滋阴凉血,化瘀解毒	用于放化疗后的血常规异常,尤其是白细胞减少症有明显的升高或调节血常规的作用
增抗宁胶囊	益气健脾,养阴生津,清热	用于化疗、放疗以及不明原因引起的白细胞减少症,并能提高机体免疫功能
紫芝多糖片	滋补强壮,养血安神	用于肿瘤患者放化疗后白细胞下降
复方芦荟胶囊	调肝益肾,清热润肠,宁心安神	用于放化疗后引起的便秘、口干舌燥、食欲不振、全身倦怠
蟾酥注射液	清热解毒	改善全身状况,恢复细胞免疫功能,提升白细胞,明显缓解癌性疼痛
锡类散	解毒化腐	用于化疗后咽喉糜烂肿痛
如意金黄散	清热解毒,消肿止痛	用于放疗后引起的皮肤损伤
双料喉风散	清热解毒,消肿利咽	用于化疗后咽喉糜烂肿痛、齿龈肿痛
口腔炎喷雾剂	清热解毒,消炎止痛	用于治疗化疗后口腔炎、口腔溃疡
参一胶囊	培元固本,补益气血	用于改善肿瘤患者气虚,提高机体免疫功能
艾迪注射液	清热解毒,消瘀散结	与化疗药物配合使用,减少化疗药物用量,增强疗效,减少不良反应,提高免疫功能
生血宝颗粒	养肝肾,益气血	用于恶性肿瘤放化疗所致的白细胞减少及神疲乏力、腰膝疲软、头晕耳鸣、心悸、气短、失眠、咽干、纳差食少等症

续表

药物名称	治则	治疗目的
益血生胶囊	健脾生血,补肾填精	用于放化疗后引起的血常规下降
复方皂矾丸	温肾健髓,益气养阴,生血止血	用于放疗和化疗引起的骨髓损伤、白细胞减少
升血调元汤	益气养阴,补肾健脾	用于放化疗后引起的白细胞、红细胞减少
维血宁	滋补肝肾,凉血清热	用于放化疗后引起的血小板减少症
香砂养胃丸	温中和胃	用于放化疗后的胃肠道反应
人参健脾丸	健脾益气,和胃止泻	用于放化疗后的胃肠道反应
护肝片	疏肝理气,健脾消食	用于化疗所致肝功能异常、转氨酶升高
利肝隆颗粒	疏肝解郁,清热解毒	用于化疗所致肝功能异常、转氨酶升高
复方益肝灵片	益肝滋肾,解毒祛湿	用于肝肾阴虚、湿毒未清引起胁痛、纳差、腹胀、腰酸乏力、尿黄等症
急肝退黄胶囊	清肝利胆,退黄除湿	用于身目俱黄、发热或无热、食欲不振、胸脘痞满、小便短少而黄、舌苔黄腻等症

(三)其他中医治法

1. 中药外治法

(1)中药贴敷疗法:穴位贴敷疗法作为中医外治法的一部分,是中医辨证的另一体现。穴位贴药治疗疾病依据祖国医学的经络学说。经络是人体组织结构的重要组成部分,是人体气血运行的通道,是沟通表里、上下的一个独特的系统。经络的主要内容有十二经脉、十二经别、奇经八脉、十五络脉、十二经筋、十二皮部等。其中,属于经脉方面的,以十二经脉为主;属于络脉方面的,以十五络脉为主。它们纵横交贯,遍布全身,外与皮肤肌腠相连,内与五脏六腑相接,以联系全身各部,使人体成为一个完整的、有机的统一体,使气血运行全身,抗御外邪,内养脏腑。选取一定的穴位贴敷某些药物,起到腧穴刺激和特定药物在特定部位的吸收,发挥明显的药理作用。它属灸法的延伸。药物组方多选生猛燥烈,具有刺激性及芳香走串的药物。现代医学也认为,穴位敷贴疗法不但可以直接通过药物的作用起到治疗疾病的效果,还可通过穴位贴药刺激穴位以及药物的吸收、代谢对机体的有关物理、化学感受器产生影响,直接反射性地调整大脑皮层和自主神经系统的功能,通过细胞免疫和体液免疫增强机体的抗病能力,从而达到治疗和预防疾病的目的。

(2)中药泡洗疗法:中药熏洗疗法指采用药物煎汤,趁热将全身或局部的皮肤熏蒸、淋洗或浸泡的一种治疗方法。中药常可以通过泡洗起到温通散寒、活血止痛的效果。

(3)中药灌肠疗法:中药保留灌肠是将中药液从肛门注入,使之保留于肠道内并吸收,从而达到全身或局部治疗疾病的目的。这是一个比较好的给药途径,主要是通过肠壁的吸收,可利用肠壁的半透膜的渗透性被迅速吸收,而引起全身的治疗作用,特别对各种原因引起的不方便服药,或服药后呕吐的患者作用更为显著。中药灌肠疗法完全符合中医"辨证论治"的要求,并可将不同时间的辨证所选方药及时注入直肠,直达病所或经吸收后再布散于全身,以发挥整体的治疗作用。另外,中药灌肠有诸优势特点。例如,有利于保持药物性能和疗效的提高,直肠给药吸收与口服给药吸收总量的比值是 5 : 1,与静脉给药吸收的总量无区别。直肠给药的生物利用度较口服给药增加 100%;中药直肠给药能加速奏效时间,提高疗效,且药物吸收部分不通过肝而直接进入血液大循环,可防止或减少药物在肝中发生化学变化而改变药物性能,同时也可减少药物对肝的毒性和副作用;弥补了口服给药的不足,缓和了因药物格拒或吞咽困难、禁口等不能下咽的局限,增加了医疗手段。药物高位灌肠,不仅有效成分不易被消化破坏,而且有利于肠黏膜的吸收,并可避免患者的呕吐反应。另外,直肠给药比口服药物吸收更快、吸收更有规律,治疗作用维持时间长,疗效也更可靠,并且灌肠疗法简便易行,无并发症。

2. 非药物疗法

(1)针灸:针灸疗法是在经络学说等中医理论的指导下,运用针刺和艾灸等方法对人体一定的穴位进行刺激,从而达到防治疾病的一种治疗方法,是我国医学的重要组成部分。针和灸是两种不同的外治医疗方法,针刺是应用金属制的细针,刺入人体的一定部位,通过机械的刺激以治疗疾病;灸法主要是使用艾叶制成的艾绒,燃烧温灼体表的一定部位,通过温热的刺激而起治疗作用。针和灸这两种方法虽然各有特点,但都是根据我国医学基础理论中的经络学说,通过体表的穴位,并施行一定的操作技术,以通调营卫气血,调整经络、脏腑的功能而达到治疗疾病的目的。

(2)推拿:推拿指用手在人体上按经络、穴位用推、拿、提、捏、揉等手法进行治疗。推拿,为一种非药物的自然疗法、物理疗法。通常是指医者运用自己的双手作用于病患的体表、受伤的部位、不适的所在、特定的腧穴、疼痛的地方,具体运用推、拿、按、摩、揉、捏、点、拍等形式多样的手法,以期达到疏通经络、推行气血、扶伤止痛、祛邪扶正、调和阴阳的疗效。

(3)饮食疗法:对于胰腺癌患者,饮食忌油腻性食物及高动物脂肪食物,如肥肉、羊肉、肉松、贝类、花生、核桃、芝麻、油酥点心等;忌暴饮暴食、饮食过饱,蛋白质、糖也要恰当操控;忌烟、酒及酸、麻、辛辣刺激性食物,如葱、蒜、姜、花椒、辣椒等;忌霉变、油煎炒炸、烟熏、腌制食物,如咸鱼、腌菜、核桃、花生、葵花子、芝麻、油炸食物、油酥点心、奶油、雪糕等；忌坚固、黏滞不易消化食物，如韭菜、芹菜等；忌粗糙、纤维多、对肠道刺激的食物，如粗粮、玉米、糯米等。胰腺癌患者应挑选富含养分、易消化、少刺激性、低脂肪的饮食，可给予高蛋白、多碳水化合物的食物，并配合具有软坚散结、疏肝理气的食物；膳食要合理调配，注意碳水化合物、脂肪和蛋白质的份额，要以碳水化合物为主，脂肪和蛋白质的量要适合，要食用宜消化、吸收的蛋白质。

（四）问题与展望

长期以来，中医治疗一直都是个人化、人性化治疗，缺乏充分的统计学数据。到目前为止，尚未确定公认的、科学的、稳定的、可重复的中医药治疗肿瘤的疗效。主要是由于临床课题设计上存在缺陷，没有进行大规模多中心随机临床协作研究，只局限在一家或二三家单位进行，所完成样本量较少，代表性不够，研究结论得不到医学界的认可。因此，今后应在诊断、药标准化、多中心协作、切合于临床实际等方面做出切实的努力。借助循证医学的研究评价体系，进行严格设计的大样本、多中心的临床研究，逐步建立规范的辨证诊疗标准和疗效评定标准。将上述研究和中医的证、治、方、药研究结合起来，阐明本病的发病和中医药治疗机制，进一步筛选有效药物或方剂，研制合理剂型，不断丰富中医基础理论，指导临床合理组方用药，提高临床疗效，开展常见肿瘤的大规模随机的多临床中心的协作研究。具体包括中西医双边和多边国际合作，验证中医治疗肿瘤的疗效，同时逐步形成中医治疗恶性肿瘤的治疗规范，并制定疗效评定标准，以带动中医药治疗肿瘤的整体水平。

（谢广茹）

第9节 壶腹部癌

Vater 壶腹在解剖学上虽然是一个很小的结构，但它和壶腹周围的十二指肠可以发生数目惊人的各种肿瘤，由于胰腺导管和胆管在壶腹部汇合，故此处肿瘤常表现明显的临床症状。

一、壶腹部肿瘤

（一）壶腹部腺瘤和非浸润性乳头状癌

腺瘤是一种相对常见的壶腹肿瘤，形态学上它是一种非浸润性息肉样肿瘤，遗传学上与结肠的腺瘤相似。虽然大多数临床研究表明浸润性癌的发生率超过单纯腺瘤，尤其是肠型腺瘤的发生与腺瘤有关。相反，许多壶腹腺瘤可见灶性浸润性癌，因而需要仔细的组织学检查。

小肠腺瘤累及壶腹或十二指肠黏膜周围的情况相当多见。这些肿瘤可以散发或者伴发于家族性腺瘤性息肉病。散发性壶腹腺瘤常为孤立性肿瘤，而那些患家族性腺瘤性息肉病的患者十二指肠壶腹周围常可有大量腺瘤，形成地毯样息肉外观。有家族性腺瘤样息肉症的患者与散发腺瘤相比，发病年龄较早（平均41岁，后者平均62岁）。虽然无症状的伴有家族性腺瘤性息肉病患者多数通过内镜检查可

以发现壶腹及十二指肠的肿瘤，但有症状的患者可表现为梗阻性黄疸。

壶腹腺瘤的大体表现取决于肿瘤发生的特异性上皮。许多肿瘤是外生性的，主要累及乳头处肠型上皮和壶腹周围十二指肠黏膜，其他的主要位于壶腹内，表现为被覆光滑上皮的乳头黏膜下肿块。壶腹腺瘤的大小可为数毫米（内镜偶然检测到），或可达几厘米。壶腹腺瘤进展为浸润性癌的危险性与腺瘤大小成正比，发生浸润时常比大肠腺瘤体积更大。

镜下检查，壶腹腺瘤与大肠腺瘤相似，可为腺管状、绒毛状或混合性（绒毛腺管状）。肠型上皮细胞核细长，呈假复层排列，肿瘤细胞的异型性及结构的复杂性取决于不典型的程度。高度异型的区域，腺体结构复杂，呈筛孔状，腺上皮细胞失去极性，有明显的核异型性。腺瘤样改变可累及多种上皮，包括十二指肠乳头、总胆管、远端胰管及胆管黏膜。壶腹腺瘤的免疫组化染色表明，腺上皮的内分泌细胞和帕内特细胞增多。

有些病例可通过内镜切除或十二指肠壶腹切除术得到有效治疗。对于手术切除的腺瘤标本，病理医师必须仔细检查以明确病变是否切除完全，并查找是否存在微小浸润灶。少见的壶腹癌前病变包括平坦型原位癌和非浸润性乳头状癌。平坦型原位癌是伴有上皮不典型增生的病变，它不形成肉眼可见的息肉样肿块。镜下，肿瘤呈矮乳头结构，因为十二指肠乳头和胆总管的正常表面上皮呈乳头状。然而，不典型增生的上皮可改变原始的壶腹结构。非浸润性乳头状癌是一种常累及壶腹内的息肉样病变。虽然肉眼与腺瘤相似，但镜下非浸润性乳头状癌组织结构复杂，由被覆立方细胞的腺管、乳头、微乳头构成，细胞核椭圆形，与肠型腺瘤相比，这种组织学形态更常见于胆道系统的乳头状癌。

（二）壶腹部腺癌

壶腹部癌需与壶腹周围癌区别开来。壶腹是胆管和胰管在十二指肠内的连接部，被覆胰管和胆管上皮向十二指肠黏膜上皮的过渡区域，因此壶腹癌具有肠癌和/或胰腺胆管肿瘤的组织学特征。很难鉴别其肿瘤组织学，但有研究证明肠上皮型癌预后较好。壶腹周围癌包括来自末端胆管、十二指肠黏膜、邻近壶腹的胰腺的恶性肿瘤，随着肿瘤体积增大并侵犯壶腹部，有时很难鉴别其准确的来源，因此，临床上常用的壶腹周围癌并不特异。由于壶腹的位置，壶腹癌常出现黄疸等症状较早，而容易早期发现，手术切除率高，预后一般较好。当前的研究显示，壶腹癌患者10年生存率可达36%，整体上远远好于胰腺癌。肿瘤大小、分级、淋巴结转移和邻近器官的侵犯与患者预后密切相关。尽管淋巴结转移是重要的预后因素，但淋巴结阳性的壶腹癌预后仍然明显优于胰腺癌。这提示两种癌的分子生物学行为明显不同。最近的研究证实，壶腹癌，尤其对于肠型，*EGFR* 和 *p53* 的突变率较低，*K-ras* 突变活化率也较少。这些分子事件更像结肠癌的基因学改变，如微卫星不稳定性和 *APC* 突变。这些基因异常可能是壶腹癌侵袭潜能低的原因所在。

由于壶腹癌症状出现较早，发现时体积常较小。几乎 20% 的病例小于 1cm，超过 75% 的病例诊断时体积不到 4cm。一些起源于十二指肠乳头黏膜的肿瘤以外生性生长为主，其他的多为被覆完整黏膜的壶腹内肿瘤。与腺瘤相比，腺癌常形成溃疡，可能出现一个火山口样的中心凹陷。较大的肿瘤可完全取代正常的壶腹结构，使得很难判断肿瘤的起源。

二、组织发生与病理特点

壶腹部本身有几种不同的上皮：覆盖于乳头的十二指肠黏膜、胰腺导管和远端胆总管上皮及衬覆于共同通道的上皮（胰腺导管和胆管两个导管在十二指肠壁内的融合）。衬覆于导管及总胆管的上皮组织是相似的（即胰腺导管型上皮），而乳头表面被覆肠型上皮。发生于壶腹部的肿瘤可以是肠型为主、胰腺胆管为主型或者混合型。尽管一些内分泌肿瘤也可以发生于壶腹部，但大多数壶腹部肿瘤为腺癌。

早期壶腹部癌可以确定其发生部位，但随着肿瘤进展，壶腹部周围均被侵犯，判定原发部位十分困难，只能概括为壶腹部癌。资料表明，壶腹部癌 60%～80% 原发于 Vater 壶腹。

临床上根据肿瘤大小、生长方式、位置和硬度将壶腹部癌分为三型：①Ⅰ型：外生型乳头癌，向十二指肠腔内凸起生长，通过十二指肠镜可了解肿瘤大小，并可获得病理诊断，此型约占 75%；②Ⅱ型：壶腹内癌，在壶腹内生长，诊断常常困难；③Ⅲ型：乳头周围癌，向十二指肠乳头周围黏膜或黏膜下生长。

病理学根据肿瘤大体形态，分为小硬结样赘生物型、乳头状息肉型和溃疡型。镜下可以分为腺癌、乳头状癌、黏液腺癌、实体癌和较为少见的鳞状细胞癌、类癌、腺棘皮癌。

来源于胆总管末端的肿瘤，直径常小于 2cm，多向管壁内浸润性生长，胆总管壁增厚，黏膜表面呈颗粒状。多为高分化腺癌，细胞无明显异型性，腺体小，可分泌少量黏液。

来源于十二指肠乳头表面黏膜上皮的肿瘤，呈无蒂乳头状生长，突入肠腔，瘤细胞常分化较好。另外，也见低分化肿瘤细胞，并可侵犯神经。

来源于主胰管黏膜上皮的肿瘤，在壶腹周围形成隆起。可为分化型腺癌或浸润癌，间质内纤维组织较多。

来源于 Vater 壶腹上皮的肿瘤常为乳头状，瘤细胞分化较好，可侵犯神经。随着肿瘤进展，可突入十二指肠腔内，并形成表面溃疡而导致出血。

其转移方式有：①淋巴道转移是壶腹部癌最为主要的转移途径。肿瘤局限在 Oddi 括约肌内时，淋巴管内即可以见到瘤栓；当肿瘤侵及十二指肠或胰腺时，55%～78% 可见淋巴结转移。胰头后淋巴结是最为常见的转移部位，其次为胰头前淋巴结。②直接蔓延至胰头、门静脉及肠系膜血管。③肝转移和腹膜种植。晚期可有更广泛的转移。

三、壶腹部癌的临床病理分期

壶腹部癌目前尚无被广泛采用的临床病理分期方法。Barton 将其分为 7 期：①Ⅰ期：原位癌；②Ⅱ期：局限于壶腹部；③Ⅲ期：肿瘤累及周围组织或器官；④Ⅳ期：周围淋巴结转移；⑤Ⅴ期：周围器官受累且有淋巴结转移；⑥Ⅵ期：肿瘤扩散；⑦Ⅶ期：无法分类。日本根据肿瘤周围淋巴结转移、腹膜种植、肝转移、胰腺和十二指肠受侵犯程度，将壶腹部癌分为 4 期（表 8-21）。此外，美国抗癌联盟（AJCC）1997 年制定了壶腹部癌的 TNM 分期法（表 8-22）。

表 8-21　壶腹部癌临床病理分期（日本）

	Ⅰ期	Ⅱ期	Ⅲ期	Ⅵ期
淋巴结转移	（－）	第 1 站（+）	第 2、3 站（+）	第 4 站（+）
腹膜转移	P0	P0	P0	P1～3
肝转移	H0	H0	H0	H1～3
胰腺浸润	Panc0	Panc1	Panc2	Panc3
十二指肠浸润	D0	D1～2	D3	（－）

注：P1，肿瘤周围腹膜转移；P2，肿瘤远隔腹膜少数转移；P3，肿瘤远隔腹膜多数转移；H1，肝转移局限在一叶内；H2，两叶少数转移；H3，两叶多数转移；Panc1，可疑浸润；Panc2，局限在胰腺内浸润；Panc3，浸透胰腺至胰腺外；D1，可疑浸润；D2，局限在十二指肠的浸润；D3，浸透十二指肠。

表 8-22　Vater 壶腹周围癌 TNM 分期（AJCC 第 7 版）

分期	T	N	M
0 期	Tis	N_0	M_0
Ⅰ期	T_1	N_0	M_0
ⅡA 期	T_2	N_0	M_0
ⅡB 期	T_3	N_0	M_0
ⅢA 期	T_4	N_0	M_0
ⅢB 期	任何 T	N_1	M_0
Ⅳ期	任何 T	任何 N	M_1

注：T 为原发肿瘤，Tx 指原发肿瘤无法评价；T_0 指无明显原发肿瘤；Tis 指原位癌（肿瘤 <0.5mm，局限于黏膜层）；T_1 指原发肿瘤局限于壶腹或 Oddi 括约肌内（肿瘤 >0.05mm 且 <1cm，局限于黏膜层或者侵犯黏膜下层）；T_2 指肿瘤侵犯十二指肠壁（肿瘤侵犯肌层或 <1cm）；T_3 指肿瘤侵犯胰腺，但小于 2cm；T_4 指肿瘤侵犯胰腺超过 2cm 或侵及周围脏器。N 为区域淋巴结，Nx 指区域淋巴结转移无法评价；N_0 指无区域淋巴结转移；N_1 指有区域淋巴结转移。M 为远处转移，Mx 指远处转移无法评价；M_0 指无远处转移；M_1 指有远处转移。

四、临 床 表 现

1. 黄疸　是壶腹部癌最主要的临床表现。肿瘤较小即可压迫远端胆总管，造成梗阻，因此黄疸出现较早。由于肿瘤可坏死、脱落，胆管暂时再通，故可以出现波动性黄疸。但随着肿瘤进展，黄疸呈进行性加重。此外，出现尿色深、粪色浅以及由于胆盐在皮下沉着刺激神经末梢而出现皮肤瘙痒。

2. 上腹胀痛不适 约 40% 的患者在黄疸出现之前 1~2 个月即有上腹部胀痛不适表现,与肿瘤压迫胆胰管造成胆汁和 / 或胰液排出受阻致管腔内压升高有关。可向背部放射,进食后加重,由于缺乏特异性,常被忽视。后期因癌肿浸润范围扩大,疼痛加重,甚至出现后背痛,但在疼痛程度上多比胰腺癌轻。

3. 发热 约 20% 的患者合并胆道感染,出现寒战、高热,甚至出现中毒性休克。

4. 消化道症状 由于胆汁和胰液排出受阻,导致患者消化不良,出现食欲不振、饱胀、腹泻等症状。当癌肿部分坏死、脱落,可伴有消化道出血表现。

5. 肝脏、胆囊肿大 常为胆总管阻塞导致胆汁淤滞性肝脏、胆囊肿大。晚期出现腹部脏器转移时,可有腹部肿块、腹水等。

五、实验室检查

血清总胆红素一般多在 13~68μmol/L 以上,60% 的患者超过 17μmol/L,54% 的患者大于 34μmol/L,以直接胆红素升高为主。约 1/3 的患者血清淀粉酶升高。血清肿瘤相关抗原 CEA 和 CA19-9 可以升高,其中 CA19-9 的特异性和敏感性分别为 86% 和 89%,CEA 的阳性率为 70%。术前 85%~100% 的患者大便潜血试验阳性。此外,镜检常可见未消化的肌纤维和脂肪。十二指肠引流液可见脱落的癌细胞,但敏感性较差。

六、影像学及内镜检查

B 超、CT 和 MRI 为无创性检查,可以较好反映胆胰管扩张情况。由于十二指肠内气体干扰,B 超无法观察乳头部肿瘤。口服造影剂后,CT 可以显示十二指肠降段内侧壁充盈缺损。当胆胰管同时扩张且远端靠拢,而胰头又未见肿瘤时,可以考虑壶腹部肿瘤。随着无创性 CT 和 MRI 检查手段的广泛应用,由于逆行性胰胆管造影(ERCP)检查的创伤性,则不推荐常规使用。超声内镜(EUS)是近年来出现的新技术,可以清晰描述十二指肠壁各层结构,可以准确了解肿瘤浸润范围、深度和周围淋巴结转移情况,并可以获取组织病理。对于原发肿瘤大小和周围侵犯情况的准确率可达 72%~74%。对于肿瘤可切除性的判断准确率达 86%~100%。这成为壶腹癌术前分期的标准方法,但仅在大型医疗中心常规开展。

七、治　疗

(一)外科治疗

壶腹部癌恶性程度较低,而且特殊的解剖位置症状出现早,因此,手术切除率和预后较好。

1. 胰十二指肠切除术 是首选治疗手段(见胰头癌的外科治疗)。今泉等对 128 例壶腹部癌标本进行细致的病理学分析,发现 96% 的患者没有胃周淋巴结转移和十二指肠受累。手术方式主要包括两种术式,即标准的胰十二指肠切除术(PD)和保留幽门的胰十二指肠切除术(PPPD)。理论上 PPPD 可以极大改善患者术后生活质量,但还没有得到临床证实。本研究中心的临床经验推荐 PD 术式。

2. 对于难以耐受胰十二指肠切除术的高危患者,可以采取十二指肠乳头局部切除术加 Oddi 括约肌成型术。该术式简单、创伤小,如能完整切除肿瘤,可获较好治疗效果。切除范围包括乳头及肿瘤、胆管胰管下段、部分十二指肠壁。

手术步骤如下:

(1)切口:右侧经腹直肌或右侧肋缘下斜切口均可。后者有手术野暴露好、切口下无小肠、术后很少发生粘连性肠梗阻等优点,成为最为常用的手术入路。

(2)探查:遵循先远处后肿瘤局部的原则。了解有无转移病灶和区域淋巴结转移情况,明确肿瘤大小及浸润范围,并进行术中分期。

(3)沿十二指肠外侧作 Kocher 切口,向内侧游离十二指肠降段,进一步明确肿瘤大小及浸润范围。

(4)解剖肝十二指肠韧带,游离胆总管,在十二指肠上缘切开胆总管前壁约 1cm,以胆道探子插入胆总管向下至十二指肠,作为引导,纵行切开十二指肠乳头对侧肠壁,显露肿瘤。

(5)用 Allis 钳夹乳头向外牵引,在肿瘤上方距肿瘤 1~2cm 切开十二指肠壁及胆总管下端前壁,显露胆道探子,沿肿瘤边缘 1~2cm 切除肿瘤。向下也可一并切除胰管末端,保证切除的彻底性。

(6)将切开的胆总管壁与十二指肠壁以 3-0 可吸收线作间断缝合,胰管与十二指肠壁间断缝合,胰管与胆总管壁间间断缝合数针。吻合时应先行胆肠吻合,后行胰肠吻合。

(7)将 T 形管长臂由胆总管切开处引出,短臂一侧应置跨越吻合口进入十二指肠。将带侧孔的硅胶管放入主胰管,并缝合 2 针固定,远端可经 T 形管引出;或仅放入十二指肠腔内,等待自行脱落。

(8)丝线缝合胆总管的切口。用丝线分两层间断横行内翻缝合十二指肠切口。

(9)术后处理:同胰十二指肠切除术。

(10)主要并发症及处理:该术式创伤小,术后并发症少。吻合口出血多由术中吻合口处止血不确切引起,一般量较小,凝血药多可控制,必要时可以行镜下止血(电凝或局部喷洒凝血药)。十二指肠瘘罕见,常与患者术前营养状况差有关,对此类患者术后加强营养支持、较长时间有效的胃肠减压,可以减少瘘的发生。

3. 对于病变广泛或远处转移者,可考虑胆管空肠吻合以解除胆道梗阻,如有十二指肠梗阻情况,应联合胃空肠吻合术。

(二)放、化疗

对壶腹部癌的放化疗经验较少。根据本癌症中心的资料,需要根据壶腹部癌的病理类型和来源,采取不同的化疗方案。对于肠上皮来源的癌,可推荐以氟尿嘧啶为主的方案;而对于胆管上皮和胰管上皮来源的癌,则推荐以健择为主的方案。对于壶腹癌的放疗，尚没有统一的结果。目前认为，壶腹部癌患者并不能从放疗中获益。

八、预　后

由于壶腹部癌的特殊解剖部位，其症状出现较早，且多数生物学行为较好，故手术切除率较高（52%～91%），预后较好，术后 5 年生存率达 30%～40%。其预后主要与肿瘤大小和是否浸润邻近结构有关。肿瘤大于 2cm 被认为预后不良。资料表明，肿瘤局限于 Oddi 括约肌内者 5 年生存率达 85%；侵及胰腺者为 24%。远处转移者均于 1 年内死亡。

（王　健）

第 10 节　胰腺其他常见肿瘤

一、囊　腺　癌

临床上胰腺囊腺癌十分罕见，约占胰腺恶性肿瘤的 1%，可由胰腺囊腺瘤恶变而来。女性多于男性，男女比例为 1：3。好发于胰体尾部，生长缓慢，恶性程度低，预后较好。囊肿与胰管互不相通，故取囊内液测量淀粉酶含量多不升高。胰腺囊腺癌的主要临床表现为腹部隐痛不适或腰背痛和上腹部肿块。腹痛多不剧烈，多与囊内压力增高有关，其他症状可有食欲下降、消化不良、体重减轻、黄疸等，少数患者可出现消化道出血。另外，也有的患者无任何主诉，仅在常规体检或尸检时意外发现本病的存在。

1. 临床诊断　缺乏特征性的症状与体征，临床上主要表现为上腹部肿块和不同程度的腹痛或腰背痛。既往无腹部外伤或胰腺炎病史，B 超与 CT 检查提示囊性肿块可能来源于胰腺者，应该想到本病的可能。胰腺囊腺癌与胰腺囊腺瘤十分相似，因此临床和放射学检查很难作出正确的术前诊断，组织学上发现恶性病灶方能确诊。肿瘤常为部分恶变，术中冰冻切片的误诊率可达 20%，因此，对怀疑为胰腺囊性肿瘤者如果发现囊肿内壁有菜花状或乳头状的可疑肿瘤区，应该多处反复取材活检，以进一步确立胰腺囊腺癌的诊断。Compagno 认为，应将胰腺囊腺瘤视为恶性看待。

2. 治疗及预后　手术切除肿瘤是唯一有效的治疗手段。由于胰腺囊腺癌常有包膜，与周围脏器浸润性粘连少，手术切除率明显高于胰腺癌，达 73%。根据肿瘤所在部位、与邻近脏器的关系，可选择单纯囊肿摘除术、胰体尾加脾脏切除术、胰十二指肠切除术或全胰切除术等不同术式，必要时行包括周围受累脏器的联合脏器切除。在手术过程中，应尽量保持囊肿完整，防止囊壁破溃而形成腹腔内广泛种植性转移。胰腺囊腺癌切除术后的预后明显好于胰腺癌，术后 5 年存活率达 50% 以上。梅奥医学中心 20 例胰腺囊腺癌患者的手术治疗结果表明，行根治性切除和姑息性切除者的 5 年生存率分别为 68% 和 14%。

二、胰　腺　肉　瘤

胰腺肉瘤极为罕见，均为个案报道，包括原发于胰腺的恶性淋巴瘤、平滑肌肉瘤、横纹肌肉瘤、纤维肉瘤、恶性神经鞘瘤、血管肉瘤、恶性组织细胞瘤等。

可以原发于胰腺任何部位，早期无明显症状，晚期可以出现上中腹部疼痛、腹部肿块、厌食和体重下降。肿瘤压迫周围脏器可以出现相应症状，如压迫胆管，出现阻塞性黄疸、皮肤瘙痒、浓茶尿和大便颜色变浅；压迫胃或十二指肠，出现上消化道梗阻症状等。手术切除是首选治疗手段。根据肿瘤位置，可以选择胰头十二指肠切除、胰体尾切除或全胰切除。此外，对无法切除肿瘤者可根据是否有压迫症状，进行胆管空肠吻合和 / 或胃空肠吻合术，以缓解梗阻性黄疸和上消化道梗阻症状，提高患者生活质量。

（王　健）

第 11 节　胰腺癌的临床治疗及基础研究展望

一、胰腺癌的临床治疗展望

胰腺癌作为新晋的"癌中之王"，近年来在世界范围内的发病率明显上升，更令人震惊的是，其发病率与死亡率近似相等。每每谈及胰腺癌，我们在对其诊疗手段取得进步感慨的同时，更多的是对其 5 年生存率 <5% 的极差预后的唏嘘不已。从我们现阶段对胰腺癌的肿瘤生物学特性理解出发，单纯强调早期诊断和手术治疗并不能明显改善胰腺癌的预后，必须开展针对胰腺癌的综合治疗，才有可能延长此类肿瘤的生存时间并改善生活质量。本章节就近年来胰腺癌综合治疗方面的现状和新进展作一概述。

（一）手术治疗

迄今为止，根治性手术切除仍是治愈胰腺癌的唯一潜在的有效方法。2006 年约翰·霍普金斯医院 Cameron 教授回顾了其 40 年施行胰十二指肠切除术的变化，经过 40 年的迅速发展，Whipple 术的手术时间由 20 世纪 70 年代的平均 8.8 小时降至 21 世纪初的 5.5 小时，术后平均住院日由 17 天下降至 9 天，手术死亡率仅为 1%。Cameron 等报道 405 例接受 Whipple 术的胰头癌患者总的 5 年生存率为 18%，淋巴结阴性者的 5 年生存率为 32%，而淋巴结和切缘均阴性者的 5 年生存率则高达 41%，表明胰十二指肠切除术是一种安全、有效的手术方式。然而，最近研究表明 38.2% 的早期胰腺癌患者未能接受手术治疗，这主要是因为部分患者甚至医师认为胰腺癌是不可治愈的而放弃了根治性手术，因此普及胰腺癌相关知识将有助于改善其治疗现况。

临床研究发现，约 40% 的胰腺癌患者就诊时往往已处于局部进展期，CT 片上显示肿瘤已累及邻近血管，多数医师由此断定肿瘤无法根治性切除而放弃手术治疗；而这部分患者经胰腺专科医师再次进行影像学资料评估，有可能获得接受根治性手术的机会，患者的预后明显得到改善。关于胰腺癌手术是否要联合血管切除（主要是门静脉 - 肠系膜上静脉系统）加重建，至今仍存在争议。随着外科技术和围手术期处理水平的日益完善，胰腺癌联合血管切除重建术后并发症的发生率明显减少。有资料表明，对具有适应证的胰腺癌患者进行血管切除重建是安全的，并不增加手术并发症和死亡率，也不影响胰腺癌患者的生存时间，且能明显提高手术切除率。局部进展期胰腺癌患者合并血管切除后的中位生存时间为 23 个月，较姑息性放、化疗后的生存时间约延长 1 年。在胰腺癌血管切除过程中，切缘无瘤原则是至关重要的，不破坏肿瘤的完整性，动脉系统（肠系膜上动脉、肝动脉和腹腔干动脉）若受侵犯，应慎重评估行血管切除重建的可能性。

胰腺癌较易浸润胰周淋巴结和腹膜后神经及软组织，导致术后复发转移。Doi 等研究发现，主动脉旁淋巴结阳性的胰腺癌患者死于根治术后 1 年内者为 84%，而主动脉旁淋巴结阴性者为 46%，主动脉旁淋巴结的转移情况与胰腺癌的预后独立相关。胰腺癌周围神经丛浸润十分常见，发生率高达 90%~100%，是术后局部复发的重要原因之一。胰内神经丛浸润可蔓延至胰外神经丛，此过程被认为是导致切缘阳性的重要因素，因而整块切除腹膜后组织包括部分神经丛应作为规范胰腺癌根治性手术的基本要求。

（二）放疗和化疗

胰腺癌由于其特殊的生物学特性，多数患者就诊时已属晚期，尤其是进展期胰腺癌预后差，放化疗仍是综合治疗中不可替代的手段。不进行化疗的胰腺癌病例中位生存时间仅 3~4 个月。

吉西他滨仍为目前胰腺癌最有效的化疗药物，多数研究致力于吉西他滨与其他化疗药物的联合应用。虽然有些研究提示联合应用其他药物能在一定程度上改善预后，但尚无肯定的研究结果。近期 Ramanathan 教授报道的 MPACT 是一项白蛋白紫杉醇联合吉西他滨对照吉西他滨单药用于转移性胰腺癌患者一线治疗的 III 期临床研究，结果显示，接受联合用药方案的总生存期显著延长（中位总生存期：8.5 个月 *vs.* 6.7 个月）。这是吉西他滨成为转移性胰腺癌患者几乎是唯一的治疗选择后 10 余年来，首次取得联合化疗方案上生存期延长的突破。也正是根据此项研究的结果，美国 NCCN 诊治指南在 2013 年最新版中，将白蛋白紫杉醇联合吉西他滨列为转移性胰腺癌一线治疗的标准 1 类推荐方案。白蛋白紫杉醇联合吉西他滨的试验方案与对照组吉西他滨单药相比，使 1 年生存率提高 59%（33% *vs.* 22%），2 年生存率翻番（9% *vs.* 4%）。MPACT 研究结果的公布，为晚期胰腺癌患者带来了新的希望。

大量研究证实化疗联合放疗能够延长胰腺癌患者的生存时间，并改善部分患者的症状。自美国胃肠道肿瘤研究组（GITSG）报道了 5-FU 与放疗同步治疗不可切除性胰腺癌的中位生存时间达 10 个月以后，化疗与放疗同步进行成为不可切除胰腺癌的标准治疗方案，但如何选择最佳的化疗方案以及确定适当的照射范围和剂量是目前这一领域的研究热点。

由于胰腺癌组织常被包裹在纤维组织中，血供不丰富，静脉给药时化疗药物很难直接作用于病灶，且多重耐药基因的高表达又使肿瘤细胞对药物不敏感，故必须提高局部化疗药物浓度来对抗其耐药性。区域性动脉灌注化疗不仅可提高胰腺癌局部的药物浓度，还能降低全身血液中的药物浓度，减少化疗不良反应，从而保证足够的给药剂量。

术前辅助性放化疗又称新辅助放化疗，此治疗方法可提高进展期胰腺癌的切除率，并改善患者的生活质量，延长生存时间。由于吉西他滨具有放射增敏作用，许多研究者采用吉西他滨联合放疗或序贯进行 I、II 期临床试验来治疗胰腺癌。

（三）免疫治疗

肿瘤免疫学的飞速发展使得单克隆抗体、肿瘤疫苗、细胞因子等应用于临床成为可能，为胰腺癌的治疗开辟了一条新的途径，在此基础上提出的免疫治疗是继手术、放化疗之后的又一种治疗模式。胰腺癌疫苗治疗面临的主要问题是免疫应答时间过长和免疫系统的不应答。因多数胰腺癌患者自就诊起生存时间通常少于 1 年，患者很难在如此短的时间内产生免疫应答。另外，肿瘤细胞的免疫逃避在胰腺癌中表现得尤为突出，使得胰腺癌疫苗研究面临着很大的挑战。近年相继出现胰腺癌疫苗治疗的临床试验证明疫苗治疗是安全的。发展胰腺癌的免疫治疗尚有很大的提升空间。

（四）物理治疗

对许多实体肿瘤均有一定的效果，但由于胰腺在解剖位置及生理功能上的特殊性，一些物理疗法如冷冻、射频、微波固化等有可能造成出血、胰瘘、肠瘘等并发症，所以相关的实验及临床研究比较少见。但近年来由于设备和技术的进步，人们已经开始将这些方法试用于临床，并取得了初步的结果，继续加强在此方面的基础与临床研究，这些方法有望成为中晚期胰腺癌治疗的有效手段之一。

（五）基因治疗

基因治疗是指将外源正常基因导入靶细胞，以纠正或补偿因基因缺陷和异常引起的疾病，以达到治疗目的。基因治疗的方法包括反义核酸技术和 si-RNA 技术抑制原癌基因、基因替代疗法替代已失活的抑制基因、基因介导的前体药物激活治疗等应用，抗血管生成和促肿瘤细胞程序性死亡也已成为基因治疗的新靶点。大多数胰腺癌基因治疗的研究尚处于实验阶段，少数已进入临床试验。尽管临床试验已初显成果，但胰腺癌基因异常及相关免疫机制十分复杂，必须联合多种靶基因与不同方法的综合治疗，才会有更好的疗效。

总之，对胰腺癌而言，单一的治疗方法效果欠佳，只有将手术切除、化放疗、介入、基因、免疫和分子靶向治疗综合起来，才能达到彻底治愈的目的。

二、胰腺癌基础研究进展

胰腺癌的发生、发展是一个极其复杂的过程，其恶性程度高、预后差，目前突破其诊治的关键在于深入理解其机制。85% 以上的胰腺癌（pancreatic cancer，PC）来源于胰腺导管上皮细胞，其发病率近年来呈上升趋势。PC 起病隐匿，发展较快，易发生转移，手术切除率低，预后极差，5 年生存率不足 5%。胰腺癌的发生、发展是一个极其复杂的过程，是多种因素共同作用的结果，而突破 PC 诊治的关键在于立足基础研究，深入理解 PC 发生、发展的机制。总结近年在 PC 基础研究方面的热点问题及取得的进展，现从 PC 的组织形态学进展模式、分子生物学变化（原癌基因、抑癌基因和端粒酶）、相关的信号通路、microRNA（miRNA）、肿瘤干细胞和裸鼠动物模型几个方面进行论述。

（一）PC 组织形态学进展模式

PC 细胞形态和导管上皮细胞相似，通过不断探索和研究，国内外学者证实胰腺上皮内瘤病变是克隆增殖性病变，并提出 PC 的组织形态学进展模式：早期胰腺导管和 / 或腺泡上皮增生性病变—非典型上皮性增生—重度非典型增生—原位早期癌—浸润转移癌。

（二）PC 的分子生物学变化

PC 的发生、发展是一个极其复杂的过程，随着上述 PC 组织形态学进展模式的确立和生物学研究的不断进步，目前已经发现大部分 PC 具有原癌基因、端粒酶和抑癌基因等的异常。另外，还有学者在基因分子层面提出 PC 发病模式的假设：先是原癌基因 K-ras 的突变和端粒的缩短，继而是抑癌基因 CDKN2A（p16）的失活，晚期变化是抑癌基因 p53、DPC4、BRCA2 等的异常失活。下面将从原癌基因、抑癌基因和端粒酶 3 个层面进行分述。

1. 原癌基因

（1）K-ras：在 PC 中最常见的是 K-ras 基因的突变，K-ras 基因的突变与 PC 的发生关系最为密切，并与其恶性程度呈正相关，以后有可能成为治疗 PC 的一个靶点，但目前其抑制药物对 PC 的疗效尚不确定。

（2）EGFR 和 HER-2/neu-EGF：表皮生长因子受体（epidermal growth factor receptor，EGFR）和癌基因人类表皮生长因子受体 2（human epidermal growth factor receptor-2，HER-2/neu）都属于 ERBB 家族。研究证实，EGFR 的抑制剂厄洛替尼已经应用到 PC 的临床治疗中，对其抑制作用明确。

HER-2/neu 即 ErbB2，编码 HER-2/neu 蛋白，在胰腺的各种组织中只在癌组织甚至是低级别的胰腺上皮内肿瘤中过度表达。研究表明，HER-2/neu 基因过度表达会直接导致 PC 的预后不良，但也有学者证实 HER-2/neu 与 PC 的侵袭和预后没有明显的相关性。

（3）MUC4：黏蛋白 -4（mucin-4，MUC4）基因编码的 UC4 黏蛋白是一种跨膜糖蛋白，通过 HER2/ErbB2 传导通路发挥抗黏附、抗免疫识别及促进肿瘤增殖等的作用，与 PC 发病机制密切相关，例如减少线粒体细胞色素 C 的释放和减弱半胱天冬酶 -9 的作用，调节激酶依赖的磷酸化和凋亡前体蛋白 BAD 的失活发挥抑制细胞凋亡的作用。研究证实，MUC4 基因的过度表达与 PC 的进展密切相关，并且在 PC 的早期诊断中 MUC4 的敏感度和特异性很高。

（4）Notch1：Notch1 可以通过 Wnt、Hedgehog 信号通路及其他基因，从而在 PC 发病中起重要作用，例如通过上调或下调 NF-κB 和它下游的 MMP-9 以及 VEGFR，从而促进或抑制肿瘤的侵袭和转移。

（5）ATDC：毛细血管扩张性共济失调细胞互补基因（ataxia-telangiectasia group D complementing gene，ATDC）较正常胰腺细胞而言，在侵袭性 PC 和癌前病变中明显增高。研究显示，该基因通过激活 Wnt 路径，协同 b- 连锁蛋白，能促进癌细胞增殖、侵袭和转移，导致 PC 的发生和耐药性的形成。

（6）Cox-2 基因：环氧化酶 -2（cyclooxygenase-2，Cox-2）基因又被称为诱导表达基因，Cox-2 mRNA 及其蛋白质在炎症介质、生长因子、促癌剂等内外因素作用后可迅速达到很高水平，其抑制剂有抗 PC 的作用，例如塞来昔部等对 PC 细胞有抑制增殖、促进凋亡、抑制侵袭和转移以及抑制肿瘤血管生成、增强放化疗敏感性等的作用，但其临床疗效却不理想，目前还存在争议，其机制有待深入探讨。

此外，研究发现 IGF-1R 在 PC 中呈过表达，促进癌细胞生长、介导前血管生成信号级联反应，IGF-1R 酪氨酸激酶抑制剂 NVP-AEW541 则能抑制这些作用。目前，这方面的研究正在进一步深入中。

还有研究发现，KLF5 在 PC 中过表达，介导包含 IL-1β/IL-1R、p38、HIF-1a 在内的信号传导通路，但具体机制和作用需要进一步研究。

研究表明，p8 作为一个应激分子，在 PC 中存在高表达，并通过 CDC42 来影响细胞的生长、凋亡、黏附及转移等参与肿瘤的发生和发展。

另外，研究表明 Sox9 和 K-ras 关系密切，在 K-ras 的介导作用下，作为 PC 上皮内瘤变的必需物并促进其发生和发展。

2. 抑癌基因的失活

（1）CDKN2A：细胞周期蛋白依赖性激酶抑制物 2A（cyclin-dependent kinase inhibitor 2A，CDKN2A）基因编码抑癌基因的两个产物分别是 p16/INK4 和 p14/ARF，p16/INK4 通过竞争性结合抑制细胞周期蛋白依赖性激酶（cyclin-dependent kinase，CDK）CDK4 和 CDK6，从而保持 RB 基因的活性，而 p16/INK4a 突变和缺失后会抑制 RB 基因的活性。在 PC 中，p16/INK4a 抑癌基因在体内外实验中都表现出抑癌作用。近年来有研究表明，在 PC 裸鼠动物模型中，p16/INK4a 功能性失活和 K-ras 突变对 PC 的发生、发展具有协同作用，并且发现 p16/INK4a 能够抑制肿瘤血管生成和淋巴结转移。有研究认为，p16 的异常甲基化可以作为胰腺细胞恶化的早期指标；而对 p14/ARF 的抑癌功能的机制，目前尚不明确。

（2）p53：p53 通过抑制 CDK4 调节蛋白或激活抑制蛋白 p21/WAF1 使一系列基因失活和阻断 G-S 检验点，PC 中 p53 基因正常功能丧失的主要方式是基因突变，会使癌细胞大量增殖，侵袭性更强，并对放化疗更不敏感，致使患者生存期更短，并在体内裸鼠模型实验中得到证实。此外，p53 与 VEGF 表达呈显著负相关，而变异的 p53 蛋白也可作为一种新的 PC 肿瘤标记物。

（3）DPC4（SMAD4，MADH4）：DPC4（deleted in pancreatic carcinoma locus 4）作为一个抑癌基因，属于 SMAD 家族，调节 TGF-β 介导的细胞生长和分化。DPC4

的失活在较高级别 PC 中更常见，但其机制仍不明确，并且对 DPC4 是否有预后价值还存在着争议；目前一些普遍观点是，在 PC 中，DPC4 通过对 TGF-β 的抑制从而实现对癌细胞轻微、短暂的延缓生长作用，但这种作用很容易被癌细胞抵消。

（4）BRCA2：乳腺癌基因 2（breast cancer gene-2，BCA2）在正常细胞中对于 DNA 的修复和稳定有重要作用。BRCA2 基因的突变是 PC 发生的晚期事件，在高级别 PC 中也更为常见。研究报道，BRCA2 突变的 PC 对 DNA 交联剂表现出较高的敏感性，这对个体化治疗有较大的提示意义。

（5）STK11：在 PC 中发现有丝氨酸 / 苏氨酸蛋白激酶 11（serine/threonine kinase 11，STK11）基因杂合子丢失，通过联合 p53，调节 p53 依赖性的凋亡通路，并对 TGF-β 的磷酸化和 AMPK 的激活作用较大。目前越来越多的证据表明，STK11 可能是一个抑癌基因。

（6）MKK4（MP2K4/SEK1）：丝裂原活化蛋白激酶的激酶（mitogen-activated protein kinase kinase-4，MKK4）属于 MAPK 家族，4% 的 PC 中可见其突变和纯合性缺失，随后 JNK1 和 p38MAPK 被激活，导致应激活化蛋白激酶通路的失调，促进 PC 的侵袭和转移，降低生存率。但也有研究表明，MKK4 在 PC 细胞中表达可增加其增生和浸润能力，MKK4 具有潜在的癌基因作用。

（7）其他：结直肠癌缺失（deleted in colorectal cancer，DCC）基因位于 18q 位点，研究表明其作用涉及 PC 转移的细胞黏附过程，DCC 失表达与 PC 的发生有关，但其相关机制需要进一步深入研究。

有研究通过体内外实验发现，CD/5-FC 自杀基因可以抑制 PC 的进展，相关机制还不清楚。但也有研究表明，利用 CD/5-FC 自杀基因治疗 PC 的效果欠佳。

3. 端粒酶和甲基化　端粒酶是一个 DNA 依赖的 RNA 聚合酶，其被抑制的活性在 PC 中被重新激活，与之恶性度密切相关，提示着预后不良。研究发现，端粒酶的催化亚基人端粒酶逆转录酶（human telomerase reverse transcriptase，hTERT）已经作为 PC 的诊断标志物，肿瘤细胞在修复其缩短的端粒时，诱使 TTAGGG 重复序列缩短，从而导致端粒酶活性增加，并且端粒酶启动子甲基化调节 hTERT 基因的表达。

在 PC 的发生中存在着 DNA 甲基转移酶水平升高、癌基因的低甲基化和抑癌基因的高甲基化，这些提示基因甲基化是细胞出现恶性转变的原因。同时，错配修复基因缺陷参与了部分 PC 的发病。

（三）PC 相关的信号通路

信号转导通路的研究对疾病发生、发展机制的阐明意义重大，与 PC 相关的细胞信号通路包括 MAPK 通路、Wnt 通路、Hedgehog 通路、STAT 通路、PI3K/AKT 通路、应激通路、炎症通路（Cox-2 通路与 Notch 通路、激素通路以及抗细胞增殖通路。这些信号通路通过上游蛋白产生磷酸化、乙酰化改变，调控下游靶基因蛋白表达，影响肿瘤细胞增殖或凋亡，在肿瘤发生、发展中发挥重要的作用。其中，

Wnt/β-catenin（cyclin-D1）、Hedgehog、MAPK、JAK/STAT 和 PI3K/AKT 通路是 PC 密切相关的 5 个主要信号通路，在调节 PC 生长、凋亡、分化、免疫等过程中具有重要作用。

（四）miRNA 在 PC 中的研究进展

miRNA 是一类由 18～23 个核苷酸构成的单链非编码 RNA 分子，近年来研究发现多种 miRNA 对 PC 的生物学特性有调节作用。有研究认为，虽然目前尚未发现单一的血清 miRNA 作为敏感而特异的 PC 肿瘤标志物，但由于 PC 中有特异的 miRNA 表达谱，因此一些 miRNA 可用来鉴别 PC 和其他胰腺组织，例如 miR-21、miR-217、miR-221、miR-222、miR-181a、miR-181b、miR-181d、miR-155、miR-196a、miR-190、miR-186、miR-200b、miR-15b、miR-95 在 PC 组织中高表达；而 miR-141、miR-200c、le-t7 家族成员等在 PC 中低表达。

此外，还有研究发现 miRNA 与 PC 的预后有关，参与调控 PC 细胞增殖、周期及侵袭转移能力，例如 miR-21、miR-10a、miR-221、miR-224、miR-486 的表达与恶性程度、侵袭转移、肿瘤耐药成正相关，而 miR-34、miR-107、miR-141、miR-200c 及 le-t7 的表达则与之呈负相关。

近年来研究发现一些 miRNA 与下面要介绍的 PC 干细胞有关，例如 miR-34、miR-200c、miR-203 和 miR-183 具有抑制干细胞、促进 PC 细胞上皮 - 间质转化、促进肿瘤细胞迁移的作用。但是，目前关于 miRNA 在 PC 中的作用机制需要进一步明确。

（五）PC 肿瘤干细胞研究进展

肿瘤干细胞（cancer stem cell，CSC）是指肿瘤中具有自我更新能力并能产生异质性肿瘤细胞的细胞，而越来越多的研究表明，肿瘤是一种干细胞疾病。迄今为止，已经发现的 PC 中 CSC 细胞的表面标志物有 CD44、CD24、上皮特异性黏附分子（epithelial cell adhesion molecule，EpCAM）、CD133、趋化因子受体 4（CXC chemokine receptor 4，CXCR4）、c-Met 和乙醛脱氢酶 1（aldehyde dehydrogenase 1，ALDH1），并在人 PC 组织中及 PC 细胞系中分离出具有不同细胞表型的 CSC，其中 $CXCR4^+CD133^+$ 的是转移性胰腺癌 CSC。

目前，对 PC 干细胞分选的方法主要有流式细胞仪分选和免疫磁珠系统分选方法，验证的基本方法有克隆形成、多向分化和裸鼠成瘤等。

此外，目前已有针对 PC 的 CSC 行靶向治疗的研究和尝试：阻断 Wnt、Bmp2、hedgehog、mTOR、Notch 通路。其中有阻断 hedgehog 通路中的 smo 基因和 shh 路径，或者阻断 ALDH1 的相关通路，从而影响 HIF-1a、VEGF 等达到抑制 PC 的目的，或者直接阻断 mTOR 路径的雷帕霉素（针对 $CD133^+$ 的 CSC），或者抑制 Notch 通路的姜黄素和其类似合成物能抑制 $CD44^+EPCAM^+$ 的细胞，均能达到抑制 CSC 的目的；但是，即使上述这些治疗同时联合吉西他滨应用，也不能完全消除 PC 中的 CSC，原因可能是在这些路径中还有其他信号通路等的交叉和影响。最新研究发现，CXCR4 受体阻断剂 AMD3100 对 PC 的 CSC 有较为显著的抑制作用，并且其信号通路中诸多因子有类似的作用；另

外，端粒酶抑制剂也有上述类似的作用，并且和表观遗传学中的甲基化关系密切；但上述两类药物的具体机制和作用需要进一步研究和深入的探索。

目前对 PC 的 CSC 研究还存在很多问题：①关于其来源目前还有争议，第一种认为来源于变异的正常干细胞，第二种认为来源于去分化的较成熟的细胞即干细胞的逆分化。②这些细胞数量少，缺乏特异性标记，并且不同标记的 CSC 呈现不同的特性，例如胰腺癌 CSC 的标记至少有 CD44$^+$/CD24$^+$/ESA$^+$、CD133$^+$CXCR4$^+$、CD133$^+$、ALDH1$^+$ 或 CD44$^+$c-Met$^+$ 5 种。③PC 中 CSC 与肿瘤微环境之间如何相互影响，肿瘤干细胞分化的过程是否可逆？如何在体外模拟肿瘤干细胞的生存环境，观察其动态过程？以及对 PC 中 CSC 特异信号通路和转移过程中上皮间质转化的研究目前还不清楚。此外，由于 CSC 与干细胞的相似性，避免治疗手段影响到正常干细胞是十分重要的。时至今日，有人甚至还在怀疑研究 CSC 的存在与否，理由在于裸鼠成瘤是验证肿瘤干细胞的核心和关键，但实验过程中残留的 NK 细胞活性会影响结果的可靠性。

尽管目前对胰腺癌 CSC 的研究还不够完善，但多数研究认为 CSC 将是今后胰腺癌治疗的重要靶点：CSC 是 PC 对常规化疗不敏感的主要原因，PC 中 CSC 在肿瘤浸润、转移过程中也发挥重要作用。

另外，近年研究发现胰腺星状细胞能促进 PC 的发展及转移。

（六）PC 动物模型的研究进展

动物模型是实验研究中从细胞到临床层面的过渡阶段，建立理想的 PC 动物模型对于 PC 的研究至关重要。癌细胞裸鼠接种动物模型目前应用最为广泛，利用细胞系或者新鲜癌组织可建立皮下、被膜下及原位种植肿瘤动物模型，但这些模型不能用于研究 PC 的发病机制及早期诊断。而转基因小鼠模型可以模拟人类 PC 的发病过程，但其建立的成本和风险都很高，也不便于长期观察和研究肿瘤。具有位点特异性的重组酶可诱导系统实现外源性基因的组织特异性表达，从而解决上述各种问题。有研究报道，同时诱使 p53 和 K-ras 发生突变后，其 PC 具有高度染色体不稳定性，从而更加接近人胰腺癌的特性。目前，全世界已经成功建立了 13 种转基因模拟人 PC 的裸鼠模型，成瘤时间为 1～6 个月，生存时间为 2～16 个月，这些模型能分别模拟人 PC 的不同阶段，有的甚至能模拟肿瘤发生的大部分过程。但是，目前相关的转基因小鼠模型在国内实施具有相当大的难度。

结合既往及较新文献报道，目前已有较为成熟的利用胰腺癌细胞系混合 Matrigel 注射入裸鼠皮下及原位成瘤并稳定传代的报道；此外，最近有文献报道，可以利用人胰腺癌的新鲜组织进行裸鼠异体移植建立皮下及原位模型，这种模型更加接近于成瘤后临床肿瘤的特性，并为后续靶向药物的实验治疗提供了最大的可能。

但是，目前这些动物模型均有不足之处，都不能完全模拟人胰腺癌的发生、发展，建立更加与人胰腺癌接近的动物模型任重道远。

（七）小结

近年来在 PC 基础研究中取得很多重要进展和突破，目前已经确立了 PC 发生的组织形态学模式和对应的分子生物学改变，对 PC 全基因组、相关信号通路和 miRNA 的变化情况有比较全面、细致的了解，以及 PC 肿瘤干细胞的发现为 PC 的研究开辟新的方向，并成功建立多种模拟人 PC 特性的裸鼠模型，为进一步探索 PC 的发生和发展机制、寻找靶向治疗打下坚实的基础。当然，目前仍有诸多未解决的问题和不清楚的机制，今后的研究将更为全面、细致和深入。

（郝继辉 任 贺）

参 考 文 献

[1] SINGH S M, LONGMIRE W P Jr, REBER H A. Surgical palliation for pancreatic cancer. The UCLA experience[J]. Ann Surg, 1990, 212（2）: 132-139.

[2] BERNHARDT S L, GJERTSEN M K, TRACHSEL S, et al. Telomerase peptide vaccination of patients with non-resectable pancreatic cancer: a dose escalating phase Ⅰ/Ⅱ study[J]. Br J Cancer, 2006, 95: 1474-1482.

[3] ANDERSON K, MACK T M, SILVERMAN D T. Cancer of the pancreas// SCHOTTENFELD D, FRAUMENI J F Jr. Cancer epidemiology and prevention[M]. 3rd ed. Oxford: Oxford University Press, 2006.

[4] HARIHARAN D, SAIED A, KOCHER H M. Analysis of mortality rates for pancreatic cancer across the world[J]. HPB（Oxford）, 2008, 10（1）: 58-62.

[5] GULLO L, TOMASSETTI P, MIGLIORI M, et al. Do early symptoms of pancreatic cancer exist that can allow an earlier diagnosis? [J]. Pancreas, 2001, 22: 210-213.

[6] WATANABE I, SASAKI S, KONISHI M, et al. Onset symptoms and tumor locations as prognostic factors of pancreatic cancer[J]. Pancreas, 2004, 28: 160-165.

[7] CHARI S T, LEIBSON C L, RABE K G, et al. Probability of pancreatic cancer following diabetes: a population-based study[J]. Gastroenterology, 2005, 129: 504-511.

[8] MAITRA A, ADSAY N V, ARGANI P, et al. Multi-component analysis of the pancreatic adenocarcinoma progression model using a pancreatic intraepithelial neoplasia tissue microarray[J]. Mod Pathol, 2003, 16: 902-912.

[9] KOPROWSKI H, HERLYN M, STEPLEWSKI Z, et al. Specific antigen in serum of patients with colon carcinoma[J]. Science, 1981, 212: 53-55.

[10] VALLS C, ANDÍA E, SANCHEZ A, et al. Dual-phase helical CT of pancreatic adenocarcinoma: assessment of resectability before surgery[J]. AJR Am J Roentgenol, 2002, 178: 821-826.

[11] TABUCHI T, ITOH K, OHSHIO G, et al. Tumor staging of pancreatic adenocarcinoma using early- and late-phase helical CT[J]. AJR Am J Roentgenol, 1999, 173: 375-380.

[12] IGLESIAS GARCIA J, LARIÑO NOIA J, DOMÍNGUEZ MUÑOZ J E. Endoscopic ultrasound in the diagnosis and staging of pancreatic cancer[J]. Rev Esp Enferm Dig, 2009, 101: 631-638.

[13] KAHL S, MALFERTHEINER P. Role of endoscopic ultrasound in the diagnosis of patients with solid pancreatic masses[J]. Dig Dis, 2004, 22: 26-31.

[14] 郑朝旭, 郑荣寿, 陈万青. 中国 2009 年胃癌发病与死亡分析[J]. 中国肿瘤, 2013, 22(5): 327-332.

[15] 陈万青, 郑荣寿, 曾红梅, 等. 1989—2008 年中国恶性肿瘤发病趋势分析[J]. 中华肿瘤杂志, 2012, 34(7): 517-524.

[16] 曾红梅, 郑荣寿, 张思维, 等. 1989—2008 年中国恶性肿瘤死亡趋势分析[J]. 中华肿瘤杂志, 2012, 34(7): 525-531.

[17] 周国中, 李兆申, 邹晓平. 胰腺癌病因流行病学研究现状[J]. 肿瘤防治杂志, 2002, 9(3): 225-227.

[18] 李兆申, 潘雪. 胰腺癌的流行病学、病因学和发病机制[J]. 胃肠病学, 2004, 9(2): 101-103.

[19] 高玉堂. 胰腺癌流行病学研究进展[J]. 实用肿瘤杂志, 2003, 18(5): 347-349.

[20] 张学宏, 高玉堂. 胰腺癌的流行病学[J]. 胰腺病学, 2005, 5(3): 180-183.

[21] IARC Monographs programme on the evaluation of the carcinogenic risk of chemicals to humans. Preamble[J]. IARC Monogr Eval Carcinog Risk Chem Hum, 1986, 39: 13-32.

[22] 高玉堂, 邓杰, 项永兵. 上海市居民吸烟与癌症及有关疾病十年前瞻性研究[J]. 中华预防医学杂志, 1999(1): 5.

[23] 王俊, 高玉堂, 王学励, 等. 上海市区男性吸烟与恶性肿瘤死亡的前瞻性研究[J]. 中华流行病学杂志, 2004, 25(10): 837-840.

[24] JI B T, CHOW W H, DAI Q, et al. Cigarette smoking and alcohol consumption and the risk of pancreatic cancer: a case-control study in Shanghai, China[J]. Cancer Causes Control, 1995, 6(4): 369-376.

[25] JI B T, CHOW W H, GRIDLEY G, et al. Dietary factors and the risk of pancreatic cancer: a case-control study in Shanghai China[J]. Cancer Epidemiol Biomarkers Prev, 1995, 4(8): 885-893.

[26] JI B T, HATCH M C, CHOW W H, et al. Anthropometric and reproductive factors and the risk of pancreatic cancer: a case-control study in Shanghai, China[J]. Int J Cancer, 1996, 66(4): 432-437.

[27] DUELL E J, HOLLY E A, BRACCI P M, et al. A population-based case-control study of polymorphisms in carcinogen-metabolizing genes, smoking, and pancreatic adenocarcinoma risk[J]. J Natl Cancer Inst, 2002, 94(4): 297-306.

[28] WISEMAN M. The second World Cancer Research Fund/American Institute for Cancer Research expert report. Food, nutrition, physical activity, and the prevention of cancer: a global perspective[J]. Proc Nutr Soc, 2008, 67(3): 253-256.

[29] FERNANDEZ-ZAPICO M E, KACZYNSKI J A, URRUTIA R. Pancreatic cancer research: challenges, opportunities, and recent developments[J]. Curr Opin Gastroenterol, 2002, 18(5): 563-567.

[30] 巫协宁. 胰腺癌与糖尿病[J]. 中华消化杂志, 2009, 29(5): 359-360.

[31] OGAWA Y, TANAKA M, INOUE K, et al. A prospective pancreatographic study of the prevalence of pancreatic carcinoma in patients with diabetes mellitus[J]. Cancer, 2002, 94(9): 2344-2349.

[32] STEVENS R J, RODDAM A W, BERAL V. Pancreatic cancer in type 1 and young-onset diabetes: systematic review and meta-analysis[J]. Br J Cancer, 2007, 96(3): 507-509.

[33] LOWENFELS A B, MAISONNEUVE P. Epidemiology and prevention of pancreatic cancer[J]. Jpn J Clin Oncol, 2004, 34(5): 238-244.

[34] YEO T P, LOWENFELS A B. Demographics and epidemiology of pancreatic cancer[J]. Cancer J, 2012, 18(6): 477-484.

[35] LOWENFELS A B, MAISONNEUVE P. Epidemiology and risk factors for pancreatic cancer[J]. Best Pract Res Clin Gastroenterol, 2006, 20(2): 197-209.

[36] LI D, JIAO L. Molecular epidemiology of pancreatic cancer[J]. Int J Gastrointest Cancer, 2003, 33(1): 3-14.

[37] 焦兴元, 任建林, 陈汝福. 胰腺癌: 新理论·新观点·新技术[M]. 北京: 人民军医出版社, 2010.

[38] KAUR S, BAINE M J, JAIN M, et al. Early diagnosis of pancreatic cancer: challenges and new developments[J]. Biomark Med, 2012, 6(5): 597-612.

[39] COSTELLO E, GREENHALF W, NEOPTOLEMOS J P. New biomarkers and targets in pancreatic cancer and their application to treatment[J]. Nat Rev Gastroenterol Hepatol, 2012, 9(8): 435-444.

[40] SAKORAFAS G H, SMYRNIOTIS V. Molecular biology of pancreatic cancer: how useful is it in clinical practice? [J]. JOP, 2012, 13(4): 332-337.

[41] VACCARO V, GELIBTER A, BRIA E, et al. Molecular and genetic bases of pancreatic cancer[J]. Curr Drug Targets, 2012, 13(6): 731-743.

[42] MARCHESI F, GRIZZI F, LAGHI L, et al. Molecular mechanisms of pancreatic cancer dissemination: the role of the chemokine system[J]. Curr Pharm Des, 2012, 18(17): 2432-2438.

[43] ZAVORAL M, MINARIKOVA P, ZAVADA F, et al. Molecular biology of pancreatic cancer[J]. World J Gastroenterol, 2011, 17(24): 2897-2908.

[44] FUJITA H, OHUCHIDA K, MIZUMOTO K, et al. Molecu-

lar biology-based diagnosis and therapy for pancreatic cancer [J]. Fukuoka Igaku Zasshi, 2011, 102(6): 203-214.

[45] CAKIR M, GROSSMAN A. The molecular pathogenesis and management of bronchial carcinoids[J]. Expert Opin Ther Targets, 2011, 15(4): 457-491.

[46] REMMERS N, BAILEY J M, MOHR A M, et al. Molecular pathology of early pancreatic cancer[J]. Cancer Biomark, 2010, 9(1-6): 421-440.

[47] RHIM A D, STANGER B Z. Molecular biology of pancreatic ductal adenocarcinoma progression: aberrant activation of developmental pathways[J]. Prog Mol Biol Transl Sci, 2010, 97: 41-78.

[48] BELDA-INIESTA C, IBÁÑEZ DE CÁCERES I, BARRI-USO J, et al. Molecular biology of pancreatic cancer[J]. Clin Transl Oncol, 2008, 10(9): 530-537.

[49] SCHNEIDER G, HAMACHER R, ESER S, et al. Molecular biology of pancreatic cancer--new aspects and targets[J]. Anticancer Res, 2008, 28(3A): 1541-1550.

[50] TORRISANI J, BOURNET B, CORDELIER P, et al. New molecular targets in pancreatic cancer[J]. Bull Cancer, 2008, 95(5): 503-512.

[51] FELDMANN G, MAITRA A. Molecular genetics of pancreatic ductal adenocarcinomas and recent implications for translational efforts[J]. J Mol Diagn, 2008, 10(2): 111-122.

[52] LYNCH H T, FUSARO R M, LYNCH J F, et al. Pancreatic cancer and the FAMMM syndrome[J]. Fam Cancer, 2008, 7(1): 103-112.

[53] SÁNCHEZ-FAYOS CALABUIG P, MARTÍN RELLOSO M J, PORRES CUBERO J C. Genetic profile and molecular bases of pancreatic carcinogenesis[J]. Gastroenterol Hepatol, 2007, 30(10): 592-596.

[54] MIMEAULT M, BRAND R E, SASSON A A, et al. Recent advances on the molecular mechanisms involved in pancreatic cancer progression and therapies[J]. Pancreas, 2005, 31(4): 301-316.

[55] 周康荣, 陈祖望. 体部磁共振成像[M]. 上海: 上海医科大学出版社, 2000.

[56] GOHDE S C, TOTH J, KRESTIN G P, et al. Dynamic contrast-enhanced FMPSPGR of the pancreas: impact on diagnostic performance[J]. AJR Am J Roentgenol, 1997, 168: 689.

[57] SCHUELLER G, SCHIMA W, SCHUELLER-WEI-DEKAMM C, et al. Multidetector CT of Pancreas Effects of Contrast Material Flow Rate and Individualized Scan Delay on Enhancement of Pancreas and Tumor Contrast[J]. Radiology, 2006, 241: 441.

[58] KUCERA J N, KUCERA S, PERRIN S D, et al. Cystic lesions of the pancreas: radiologic- endosonographic correlation[J]. Radiographics, 2012, 32(7): E283-E301.

[59] BETTINI R, PARTELLI S, BONINSEGNA L, et al. Tumor size correlates with malignancy in nonfunctioning pancreatic endocrine tumor[J]. Surgery, 2011, 150: 75.

[60] KALB B, SARMIENTO J M. KOOBY D A, et al. MR Imaging of Cystic Lesions of the Pancreas[J]. Radiographics, 2009, 29: 1749.

[61] HOMMEYER S C, FREENY P C, CRABO L G. Carcinoma of the head of the pancreas: evaluation of the pancreaticoduodenal veins with dynamic CT potential for improved accuracy in staging[J]. Radiology, 1995, 196: 233.

[62] LU D S K, VEDANTHAM S, KRASNY R M, et al. Two phase helical CT for pancreatic tumors pancreatic versus hepatic phase enhancement of tumor, pancreas, and vascular structures[J]. Radiology, 1996, 199: 697.

[63] SUN H Y, KIM S H, KIM M A, et al. CT imaging spectrum of pancreatic serous tumors: Based on new pathologic classification[J]. Eur J Radiol, 2010, 75: e45.

[64] THOENI R F, MUELLER-LISSE U G, CHAN R, et al. Detection of Small, Functional Islet Cell Tumors in the Pancreas Selection of MR Imaging Sequences for Optimal Sensitivity[J]. Radiology, 2000, 214: 483.

[65] ICHIKAWA T, PETERSON M S, FEDERLE M P, et al. Islet Cell Tumor of the Pancreas Biphasic CT versus MR Imaging in Tumor Detection[J]. Radiology, 2000, 216: 163.

[66] LEE J H, KIM J K, KIM T H, et al. MRI features of serous oligocystic adenoma of the pancreas: differentiation from mucinous cystic neoplasm of the pancreas[J]. Br J Radiol, 2012, 85: 571.

[67] FATIMA Z, ICHIKAWA T, MOTOSUGI U, et al. Magnetic resonance diffusion-weighted imaging in the characterization of pancreatic mucinous cystic lesions[J]. Clin Radiol, 2011, 66: 108.

[68] YAMADA Y, MORI H, HIJIYA N, et al. Intraductal papillary mucinous neoplasms of the pancreas complicated with intraductal hemorrhage, perforation, and fistula formation: CT and MR imaging findings with pathologic correlation[J]. Abdom Imaging, 2012, 37(1): 100-109.

[69] TAJIMA N, UTANO K, KIJIMA S, et al. Intraductal Papillary Mucinous Neoplasm Penetrating to the Stomach, Duodenum, and Jejunum Demonstrated on MR Cholangiopancreatography With an Oral Negative Contrast Agent[J]. J Magn Reson Imaging, 2013, 38: 206.

[70] YAMASHITA Y, NAMIMOTO T, MITSUZAKI K, et al. Mucin-producing tumor of the pancreas diagnostic value of diffusion-weighted echo-planar MR imaging[J]. Radiology, 1998, 208: 605.

[71] LIM J H, LEE G, OH Y L. Radiologic Spectrum of Intraductal Papillary Mucinous Tumor of the Pancreas[J]. Radiographics, 2001, 21: 323.

[72] KANG K M, LEE J M, SHIN C, et al. Added Value of Diffusion-Weighted Imaging to MR Cholangiopancreatog-

raphy With Unenhanced MR Imaging for Predicting Malignancy or Invasiveness of Intraductal Papillary Mucinous Neoplasm of the Pancreas[J]. J Magn Reson Imaging, 2013, 38: 555.

[73] TAOULI B, VILGRAIN V, VULLIERME M P, et al. Intraductal Papillary Mucinous Tumors of the Pancreas: Helical CT with Histopathologic Correlation[J]. Radiology, 2000, 217: 757.

[74] VULLIERME M P, GIRAUD-COHEN M, HAMMEL P, et al. Malignant Intraductal Papillary Mucinous Neoplasm of the Pancreas In Situ versus Invasive Carcinoma-Surgical Resectability[J]. Radiology, 2007, 245: 483.

[75] BAEK J H, LEE J M, KIM S H, et al. Small(≤3cm) Solid Pseudopapillary Tumors of the Pancreas at Multiphasic Multidetector CT[J]. Radiology, 2010, 257: 97.

[76] CHOI J Y, KIM M J, KIM J H, et al. Solid Pseudopapillary Tumor of the Pancreas: Typical and Atypical Manifestations [J]. AJR Am J Roentgenol, 2006, 187: W178.

[77] YIN Q H, WANG M L, WANG C S, et al. Differentiation between benign and malignant solid pseudopapillary tumor of the pancreas by MDCT[J]. Eur J Radiol, 2012, 81: 3010.

[78] YANG X H, WANG X Q. Imaging findings of pancreatoblastoma in 4 children including a case of ectopic pancreatoblastoma[J]. Pediatr Radiol, 2010, 40: 1609.

[79] ZHENG J H, ZHANG H H, SUN Y, et al. CT-guided radiofrequency ablation following high-dose chemotherapy of a liver-metastasizing pancreatoblastoma with tumor thrombus in the portal vein[J]. Pediatr Radiol, 2013, 43: 1391.

[80] FUJINAGA Y, LALL C, PATEL A, et al. MR features of primary and secondary malignant lymphoma of the pancreas: a pictorial review[J]. Insights Imaging, 2013, 4 (3): 321-329.

[81] KLEIN K A, STEPHENS D H, WELCH T J. MCT characteristics of metastatic disease of the pancreas[J]. Radiographics, 1998, 18: 369.

[82] 李春海. 肿瘤标志学基础与临床[M]. 北京：军事医学科学出版社, 2008.

[83] 万文徽. 肿瘤标志临床应用与研究[M]. 2版. 北京：北京大学医学出版社, 2007.

[84] YEO C J, CAMERON J L, SOHN T A, et al. Six Hundred fifty consecutive pancreaticoduodenectomies in the 1990s: pathology, complications, and outcomes[J]. Ann Surg, 1997, 226(3): 248-257.

[85] SCHNEIDER G, SIVEKE J T, ECKEL F, et al. Pancreatic cancer: basic and clinical aspects[J]. Gastroenterology, 2005, 128(6): 1606-1625.

[86] SENER S F, FREMGEN A, MENCK H R, et al. Pancreatic cancer: a report of treatment and survival trends for 100, 313 patients diagnosed from 1985-1995, using the National Cancer Database[J]. J Am Coll Surg, 1999, 189: 1-7.

[87] CAMERON J L, RIALL T S, COLEMAN J, et al. One thousand consecutive pancreaticoduodenectomies[J]. Ann Surg, 2006, 244(1): 10-15.

[88] FERNANDEZ-DEL CASTILLO C, RATTNER D W, WARSHAW A L. Standards for pancreatic resection in the 1990s[J]. Arch Surg, 1995, 130: 295-299.

[89] FORTNER J G, DONG K K, CUBILLA A, et al. En Bloc pancreatic, portal vein and lymph node resection[J]. Ann Surg, 1977, 186(1): 42-50.

[90] RICHTER A, NIEDERGETHMANN M, STURM J W, et al. Long-termresults of partial pancreaticoduodenectomy for ductal adenocarcinoma of the pancreatic head: 25-year experience[J]. World J Surg, 2003, 27(3): 324-329.

[91] WAGNER M, REDAELLI C, LIETZ M, et al. Curative resection is the single most important factor determining outcome in patients with pancreatic adenocarcinoma[J]. Br J Surg, 2004, 91: 586-594.

[92] TSENG J F, RAUT C P, LEE J E, et al. Pancreaticoduodenectomy with vascular resections: margin status and survival duration[J]. J Gastrointest Surg, 2004, 8(8): 935-950.

[93] NAKAO A, TAKEDA S, INOUE S, et al. Indications and techniques of extended resection for pancreatic cancer[J]. World J Surg, 2006, 30: 976-982.

[94] NAKAO A, HARADA A, NONAMI T, et al. Clinical significance of portal invasion by pancreatic head carcinoma [J]. Surgery, 1995, 117: 50-55.

[95] ISHIKAWA O, OHIGASHI H, IMAOKA S, et al. Preoperative indications for extended pancreatectomy for locally advanced pancreas cancer involving the portal vein[J]. Ann Surg, 1992, 215: 231-236.

[96] SIRIWARDANA H P P, SIRIWARDENA A K. Systematic review of outcome of synchronous portal-superior mesenteric vein resection during pancreatectomy for cancer[J]. Br J Surg, 2006, 93: 662-673.

[97] HARRISON L E, KLIMSTRA D S, BRENNAN M F. Isolated portal vein involvement in pancreatic adenocarcinoma. A controindication for resection? [J]. Ann Surg, 1996, 224: 342-347.

[98] LEACH S D, LEE J E, CHARNSANGAVEJ C, et al. Survival following pancreaticoduodenectomy with resection of the superior mesenteric-portal vein confluence for adenocarcinoma of the pancreatic head[J]. Br J Surg, 1998, 85 (5): 611-617.

[99] FUHRMAN G M, LEACH S D, STALEY C A, et al. Rationale for en bloc vein resection in the treatment of pancreatic adenocarcinoma adherent to the superior mesentericportal vein confluence. Pancreatic Tumour Study Group [J]. Ann Surg, 1996, 223: 154-162.

[100] TAKAHASHI S, OGATA Y, AIURA K, et al. Combined

resection of the portal vein for pancreatic cancer: preoperative diagnosis of invasion by portography and prognosis[J]. Hepatogastroenterology, 2004, 47: 545-549.

[101] NAKAGOHRI T, KINOSHITA T, KONISHI M, et al. Survival benefits of portal vein resection for pancreatic cancer[J]. Am J Surg, 2003, 186: 149-153.

[102] FUKUDA S, OUSSOULTZOGLOU BACHELLIER P, ROSSO E, et al. Significance of the depth of portal vein wall invasion after curative resection for pancreatic adenocarcinoma[J]. Arch Surg, 2007, 142: 172-179.

[103] STRASBERG S M, DREBIN J A, LINEHAN D. Radical antegrade modular pancreatosplenectomy[J]. Surgery, 2003, 133: 521-527.

[104] STRASBERG S M, LINEHAN D C, HAWKINS W G, et al. Radical antegrade modular pancreatosplenectomy procedure for adenocarcinoma of the body and tail of the pancreas: ability to obtain negative tangential margins[J]. J Am Coll Surg, 2007, 204: 244-249.

[105] O'MORCHOE C C. Lymphatic system of the pancreas[J]. Microsc Res Tech, 1997, 37: 456-477.

[106] VOLLMER C M, DREBIN J A, MIDDLETON W D, et al. Utility of staging laparoscopy in subsets of peripancreatic and biliary malignancies[J]. Ann Surg, 2002, 235: 1-7.

[107] JARNAGIN W R, BODNIEWICZ J, DOUGHERTY E, et al. A prospective analysis of staging laparoscopy in patients with primary and secondary hepatobiliary malignancies[J]. J Gastrointest Surg, 2000, 4: 34-43.

[108] POREMBKA M R, HALL B L, HIRBE M, et al. Quantitative weighting of postoperative complications based on the accordion severity grading system: demonstration of potential impact using the American College of Surgeons National Surgical Quality Improvement Program[J]. J Am Coll Surg, 2010, 210: 286-298.

[109] YEO C J, CAMERON J L, MAHER M M, et al. A prospective randomized trial of pancreaticogastrostomy versus pancreaticojejunostomy after pancreaticoduodenectomy[J]. Ann Surg, 1995, 222: 580-588.

[110] WINTER J M, CAMERON J L, CAMPBELL K A, et al. 1423 pancreaticoduodenectomies for pancreatic cancer: a single-institution experience[J]. J Gastrointest Surg, 2006, 10: 1199-1210.

[111] RIEDIGER H, KECK T, WELLNER U, et al. The lymph node ratio is the strongest prognostic factor after resection of pancreatic cancer[J]. J Gastrointest Surg, 1337, 13: 1337-1344.

[112] YAMAMOTO J, SAIURA A, KOGA R, et al. Improved survival of left-sided pancreas cancer after surgery[J]. Jpn J Clin Oncol, 2010, 40: 530-536.

[113] KANG C M, KIM D H, LEE W J. Ten years of experience with resection of left-sided pancreatic ductal adenocarcinoma: evolution and initial experience to a laparoscopic approach[J]. Surg Endosc, 2010, 24: 1533-1541.

[114] SHIMADA K, SAKAMOTO Y, SANO T, et al. Prognostic factors after distal pancreatectomy with extended lymphadenectomy for invasive pancreatic adenocarcinoma of the body and tail[J]. Surgery, 2006, 139: 288-295.

[115] KANEKO T, NAKAO A, TAKAGI H. Intraportal endovascular ultrasonography for pancreatic cancer[J]. Semin Surg Oncol, 1998, 15: 47-51.

[116] STEIN M, SCHNEIDER P D, HO H S, et al. Percutaneous transhepatic portography with intravascular ultrasonography for evaluation of venous involvement of hepatobiliary and pancreatic tumours[J]. J Vasc Interv Radiol, 2002, 13: 805-814.

[117] HELMSTAEDTER L, RIEMANN J F. Pancreatic cancer-EUS and early diagnosis[J]. Langenbecks Arch Surg, 2008, 393(6): 923-927.

[118] GRESS F G, HAWES R H, SAVIDES T J, et al. Role of EUS in the preoperative staging of pancreatic cancer: a large single-center experience[J]. Gastrointest Endosc, 1999, 50(6): 786-791.

[119] AHMAD N A, KOCHMAN M L, LEWIS J D, et al. Endosonography superior to angiography inthe preoperative assessment of vascular involvement among patients with pancreatic carcinoma[J]. J Clin Gastroenterol, 2001, 32: 54-58.

[120] ANDERSSON R, VAGIANOS C E, WILLIAMSON R C N. Preoperative staging and evaluation of resectability in pancreatic ductal adenocarcinoma[J]. HPB, 2004, 6(1): 5-12.

[121] MISUTA K, SHIMADA H, MIURA Y, et al. The role of splenomesenteric vein anastomosis after division of the splenic vein in pancreaticoduodenectomy[J]. J Gastrointest Surg, 2005, 9(2): 245-253.

[122] YEKEBAS E F, BOGOEVSKI D, CATALDEGIRMEN G, et al. En bloc vascular resection for locally advanced pancreatic malignancies infiltrating major blood vessels: perioperative outcome and long-term survival in 136 patients[J]. Ann Surg, 2008, 247(2): 300-309.

[123] KOOBY D A, GILLESPIE T, BENTEM D, et al. Left-sided pancreatectomy: a multicenter comparison of laparoscopic and approaches[J]. Ann Surg, 2008, 248: 438-466.

[124] GAGNER M, PALERMO M. Laparoscopic Whipple procedure: review of the literature[J]. J Hepatobiliary Pancreat Surg, 2009, 16(6): 726-730.

[125] GAGNER M, POMP A. Laparoscopic pancreatic resection: is it worthwhile? [J]. J Gastrointest Surg, 1997, 1(1): 20-25.

[126] BRIGGS C D, MANN C D, IRVING G R, et al. Systematic review of minimally invasive pancreative pancreatic resection[J]. J Gastrointest Surg, 2009, 13: 1129-1137.

[127] JAYARAMAN S, GONEN M, BRENNAN M, et al. Lapa-

roscopic distal pancreatectomy: evolution of a technique at a single institution[J]. J Am Coll Surg, 2010, 211: 503-509.

[128] HARIHARAN D, CONSTANTINIDES V A, FROELING F E M, et al. The role of laparoscopy and laparoscopic ultrasound in the preoperative staging of pancreatico-biliary cancers--A meta-analysis[J]. Eur J Surg Oncol, 2010, 36 (10): 941-948.

[129] MAESO S, REZA M, MAYOL J A, et al. Efficacy of the Da Vinci surgical system in abdominal surgery compared with that of laparoscopy: a systematic review and meta-analysis[J]. Ann Surg, 2010, 252 (2): 254-262.

[130] TAO Z, TANG Y, LI B G, et al. Safety and Effectiveness of Cryosurgery on Advanced Pancreatic Cancer--A Systematic Review[J]. Pancreas, 2012, 41 (5): 809-811.

[131] CHEN Z, NATH R. Biologically effective dose (BED) for interstitial seed implants containing a mixture of radionucides with different half-lives[J]. Int J Radiat Oncol Biol Phys, 2003, 55 (3): 825-834.

[132] MONTEMAGGI P, DOBELBOWER R, CRUCITTI F, et al. Interstitial brachytherapy for pancreatic cancer: report of seven cases treated with ^{125}I and a review of the literature[J]. Int J Radiat Onco Biol Phys, 1991, 21 (2): 451-457.

[133] MOHIUDDIN M, ROSATO F, BARBOT D, et al. Long-term results of combined modality treatment with I-125 implantation for carcinoma of the pancreas[J]. Int J Radiat Oncol Biol Phys, 1992, 23 (2): 305-311.

[134] 王俊杰, 修典容, 冉维强, 等. 术中超声引导放射性[125]I 粒子植入治疗胰腺癌[J]. 消化外科杂志, 2003, 2 (51): 339-342.

[135] HOFFIMAN R, SNEED P K, MCDERMORRT M W, et al. Radiosurgery for brain metastases from primary lung carcinoma[J]. Cancer J, 2001, 7 (2): 121-131.

[136] KOVACH S J, HENDRICKSON R J, CAPPADONA C R, et al. Cryoablation of unresectable pancreatic cancer[J]. Surgery, 2002, 131 (4): 463-464.

[137] KORPAN N N. Cryosurgery: ultrastructural changes in pancreas tissue after low temperature exposure[J]. Technol Cancer Res Treat, 2007, 6 (2): 59-67.

[138] XU K C, NIU L Z, HU Y Z, et al. Cryosurgery with combination of [125]iodine seed implantation for the treatment of locally advanced pancreatic cancer[J]. J Dig Dis, 2008, 9 (1): 32-40.

[139] JEURNINK S M, STEYERBERG E W, VAN EIJCK C H, et al. Gastrojejunostomy versus endoscopic stent placement as palliative treatment for a malignant constriction of the duodenum: The sustent-study[J]. Ned Tijdschr Geneeskd, 2006, 150: 2270-2272.

[140] BARON T H. Expandable metal stents for the treatment of cancerous obstruction of the gastrointestinal tract[J]. N Engl J Med, 2001, 344: 1681-1687.

[141] DAVIS M P, NOUNEH C. Modern management of cancer-related intestinal obstruction[J]. Curr Oncol Rep, 2000, 2: 343-350.

[142] SARR M G, CAMERON J L. Surgical management of unresectable carcinoma of the pancreas[J]. Surgery, 1982, 91: 123-133.

[143] ARTIFON E L, SAKAI P, CUNHA J E, et al. Surgery or endoscopy for palliation of biliary obstruction due to metastatic pancreatic cancer[J]. Am J Gastroenterol, 2006, 101: 2031-2037.

[144] RAIKAR G V, MELIN M M, RESS A, et al. Cost-effective analysis of surgical palliation versus endoscopic stenting in the management of unresectable pancreatic cancer[J]. Ann Surg Oncol, 1996, 3: 470-475.

[145] SPEER A G, COTTON P B, RUSSELL R C, et al. Randomised trial of endoscopic versus percutaneous stent insertion in malignant obstructive jaundice[J]. Lancet, 1987, 2: 57-62.

[146] HARINGSMA J, HUIBREGTSE K. Biliary stenting with a prototype expandable teflon endoprosthesis[J]. Endoscopy, 1998, 30: 718-720.

[147] KATSINELOS P, PAIKOS D, KOUNTOURAS J, et al. Tannenbaum and metal stents in the palliative treatment of malignant distal bile duct obstruction: A comparative study of patency and cost effectiveness[J]. Surg Endosc, 2006, 20: 1587-1593.

[148] MOSS A C, MORRIS E, MAC MATHUNA P. Palliative biliary stents for obstructing pancreatic carcinoma[J]. Cochrane Database Syst Rev, 2006 (1): CD004200.

[149] KALSER M H, ELLENBERG S S. Pancreatic cancer. Adjuvant combined radiation and chemotherapy following curative resection[J]. Arch Surg, 1985, 120: 899-903.

[150] BURRIS H A, MOORE M J, ANDERSEN I, et al. Improvements in survival and clinical benefit with gemcitabine as first-line therapy for patients with advanced pancreas cancer: a randomized trial[J]. J Clin Oncol, 1997, 15: 2403-2413.

[151] BANU E, BANU A, FODOR A, et al. Meta-analysis of randomised trials comparing gemcitabine-based doublets versus gemcitabine alone in patients with advanced and metastatic pancreatic cancer[J]. Drugs Agling, 2007, 24 (10): 865-879.

[152] CUNNINGHAM D, CHAU I, STOCKEN D D, et al. Phase III randomized comparison of gemcitabine versus gemcitabine plus capecitabine in patients with advanced pancreatic cancer[J]. J Clin Oncol, 2009, 27 (33): 5513-5518.

[153] HEINEMANN V, BOEEK S, HINKE A, et al. Meta-analysis of randomlized trials: evaluation of benefit from

gemcitabine-based combination chemotherapy applied in advanced pancreatic cancer[J]. BMC Cancer, 2008, 8(1): 82.

[154] HEINEMANN V. Gem citabine-based combination treatment of pancreatic cancer[J]. Semin 0ncol, 2002, 29: 25-35.

[155] PALMER D H, STOCKEN D D, HEWITT H, et al. A randomized phase 2 trial of neoadjuvant chemotherapy in resectable pancreatic cancer: gemcitabine alone versus gemcitabine combined with cisplatin[J]. Ann Surg 0ncol, 2007, 14(7): 2088-2096.

[156] YANG Q, XIE D R, LIANG H L, et al. A meta-analysis of randomized controlled trial comparing gemcitabine alone in advanced pancreatic cancer: An updated subgroup analysis of overall survival[J]. J Clin Oncol, 2008, 26(Suppl 15): 15661.

[157] GARBER K. Improved Paclitaxel formulation hints at new chemotherapy approach[J]. J Natl Cancer Inst, 2004, 96 (2): 90-91.

[158] SULTANA A, SMITH C T, CUNNINGHAM D, et al. Meta-analyses of chemothempy for locally advanced and metastatic pancreatic cancer[J]. J Clin Oncol, 2007, 25 (18): 2607-2615.

[159] CONROY T, DESSEIGNE F, YCHOU M, et al. FOLF-IRINOX versus gemcitabine for metastatic pancreatic cancer[J]. N Engl J Med, 2011, 364(19): 1817-1825.

[160] KINDLER H L, NIEDZWIECKI D, HOLLIS D, et al. Gemcitabine plus bevacizumab compared with gemcitabine plus placebo in patients with advanced pancreatic cancer: phase Ⅲ trial of the Cancer and Leukemia Group B (CALGB 80303)[J]. J Clin Oncol, 2010, 28(22): 3617-3622.

[161] PHILIP P A, BENEDETTI J, CORLESS C L, et al. Phase Ⅲ study comparing gemcitabine plus cetuximab versus gemcitabine in patients with advanced pancreatic adeno-carcinoma: Southwest Oncology Group-directed intergroup trial S0205[J]. J Clin Oncol, 2010, 28(22): 3605-3610.

[162] VAN CUTSEM E, VERVENNE W L, BENNOUNA J, et al. Phase Ⅲ trial of bevacizumab in combination with gemcitabine and erlotinib in patients with metastatic pancreatic cancer[J]. J Clin Oncol, 2009, 27(13): 2231-2237.

[163] MERCADANTE S, NICOSIA F. Celiac plexus block: a reappraisal[J]. Reg Anesth Pain Med, 1998, 23(1): 37-48.

[164] PENMAN I D. Coeliac plexus neurolysis[J]. Best Pract Res Clin Gastroenterol, 2009, 23(5): 761-766.

[165] 贾林. 胰腺癌疼痛的流行病学、临床特征及评估[J]. 胰腺病学, 2005, 5(1): 50-54.

[166] 倪晓光, 赵平, 白晓枫. 胰腺癌疼痛与其临床病理学关系的探讨[J]. 实用癌症杂志, 2003, 18(4): 414-416.

[167] 曾水林, 陆澄, 杨鹏. 胰头后面神经分布的应用解剖学研究[J]. 东南大学学报(医学版), 2006, 25(1): 20-23.

[168] 李婕琳. 胰腺癌疼痛治疗方法简要综述[J]. 中国医药指南, 2010, 8(6): 36-38.

[169] 林谋斌. 胰腺癌胰周神经的侵犯机制与临床对策[J]. 国外医学·外科学分册, 2001, 28(5): 276-279.

[170] AKHAN O, OZMEN M N, BASGUN N, et al. Long-term results of celiac Ganglia block: correlation of grade of tumoral invasion and pain relief[J]. AJR Am J Roentge-nol, 2004, 182(4): 891-896.

[171] FOLEY K M. Pain assessment and cancer pain syndromes [M]// DOYLE D, HANKS G W, MACDONALD R N. Oxford Textbook of Palliative Medicine. 2nd ed. New York: Oxford University Press, 1998: 310-331.

[172] 于世英. 癌症疼痛治疗进展[J]. 医学临床研究, 2003, 10(20): 744-747.

[173] PORTENOY R K, LESAGE P. Management of cancer pain [J]. Lancet, 1999, 353: 1695-1700.

[174] ZECH D F, GROND S, LYNCH J, et al. Validation of World Health Organization Guidelines for cancer pain relief: a 10-year prospective study[J]. Pain, 1995, 63: 65-76.

[175] 王昆, 谢广茹. 临床癌症疼痛治疗学[M]. 北京: 人民军医出版社, 2003.

[176] BURTON A W, HAMID B. Current challenges in cancer pain management: does the WHO ladder approach still Have relevance? [J]. Expert Rev Anticancer Ther, 2007, 7: 1501-1502.

[177] ERDINE S. Interventional treatment of cancer pain[J]. Eur J Cancer Suppl, 2005, 3: 97-106.

[178] ISCHIA S, ISCHIA A, POLATI E, et al. Three posterior percutaneous celiac plexus block techniques: a prospective randomized study in 61 patients with pancreatic cancer pain [J]. Anesthesiology, 1992, 76: 534-540.

[179] 葛志平. 腹腔神经丛阻滞治疗晚期上腹部癌痛[J]. 徐州医学院学报, 1996, 16(1): 102.

[180] WONG G Y, BROWN D L. Transient Paraplegia Follow-ing Alcohol Celiac Plexus Block[J]. Reg Anesth, 1995, 20(4): 352-355.

[181] 郑汉光, 冯艳平. 经椎间盘穿刺行腹腔神经丛阻滞治疗癌性疼痛病人124例[J]. 中华麻醉学杂志, 1999, 19 (5): 309-310.

[182] KAMBADAKONE A, THABET A, GERVAIS D A, et al. CT-guided celiac plexus neurolysis: a review of anatomy, indications, technique, and tips for successful treatment[J]. Radiographics, 2011, 31(6): 1599-1621.

[183] 林上奇, 鲁西, 吴宝珊. CT 导向腹腔神经丛乙醇阻滞治疗上腹部癌痛[J]. 中华放射学杂志, 1996, 30(4): 272-274.

[184] 孟冬祥, 樊碧发, 范占明, 等. 上腹部癌性疼痛的治疗——CT引导下腹腔神经丛阻滞术的临床应用[J]. 中华麻醉学杂志, 1997, 17(3): 187-188.

[185] AKHAN O, AHINOK D, OZMEN M N, et al. Correlation between the grade of tumoral invasion and pain relief in

patients with celiac ganlia block[J]. AJR Am J Roentgenol, 1997, 168: 1565-1567.

[186] 崔恒武, 田建明, 王培军, 等. CT 导引腹腔神经丛阻滞治疗上腹部顽固性癌性疼痛的研究[J]. 中华放射学杂志, 1999, 33(12): 831-834.

[187] 崔健军, 姚鹏, 王彬, 等. CT 导引下经膈脚后入路行腹腔神经丛阻滞[J]. 中国疼痛医学杂志, 2004, 10(1): 10-11.

[188] 姚鹏, 赵广翊, 姜长林, 等. CT 引导内脏与腹腔神经丛阻滞治疗上腹部癌痛的比较[J]. 中国临床医学影像杂志, 2007, 18(4): 265-268.

[189] 曲丕盛, 王振, 黄丽霞, 等. 内脏与腹腔神经丛阻滞治疗胰腺癌晚期癌性疼痛的比较[J]. 肿瘤学杂志, 2009, 15(3): 239-241.

[190] PHAN P C, ARE M, BURTON A W. Neuraxial infusions[J]. Tech Reg Anesthg, 2005, 9: 152-160.

[191] SMITH H S, DEER T R, STAATS P S, et al. Intrathecal drug delivery[J]. Pain Physician, 2008, 11(2 Suppl): S89-S104.

[192] BURTON D L, RAJAGOPAL A, SHAH H N, et al. Epidural and intrathecal anajgesia is effective iterating refractory cancer pain[J]. Pain Med, 2004, 5(3): 239-247.

[193] BECKER R, JAKOB D, UHLE E I, et al. The significance of intrathecal opioid therapy for the treatment of neuropathic cancer pain conditions[J]. Stereotact Funct Neurosurg, 2000, 75(1): 16-26.

[194] 刘嘉湘. 中医药维护癌症患者生存质量的作用[J]. 中华肿瘤杂志, 2002, 24(3): 309-310.

[195] 杨冬花, 李家邦, 郑爱华, 等. 肝气郁结证患者 T 细胞免疫功能的改变及柴胡疏肝散的治疗作用[J]. 陕西中医, 2006, 27(3): 374-375.

[196] 韩经寰. 抗纤维化治则与中医方药的探讨[J]. 中西医结合杂志, 1984, 4(2): 74.

[197] 陈英. 辨证分型治疗乳腺囊性增生症 566 例[J]. 辽宁中医学院学报, 2006, 8(3): 78.

[198] 赵远红. 消化道肿瘤患者术后三部中医治疗用药[J]. 中医研究, 2009, 22(1): 49-50.

[199] 山辅昌由. 小柴胡汤对肿瘤坏死因子诱导作用的研究[J]. 国外医学·中医中药分册, 1995, 17(5): 7.

[200] 李虹. 柴桂汤抑癌效果研究[J]. 中医药学报, 1998, 1: 49.

[201] 陈培丰. 癌性发热的中医药治疗[J]. 四川中医, 1999, 17(12): 13-14.

[202] CAMERON J L, RIALL T S, COLEMAN J, et al. One thousand consecutive pancreaticoduodenectomies[J]. Ann Surg, 2006, 244(1): 10-15.

[203] TSENG J F, TAMM E P, LEE J E, et al. Venous resection in pancreatic cancer surgery[J]. Best Pract Res Clin Gastroenterol, 2006, 20(2): 349-364.

[204] WINTER J M, CAMERON J L, CAMPBELL K A, et al. 1423 pancreaticoduodenectomies for pancreatic cancer: A singleinstitution experience[J]. J Gastrointest Surg, 2006, 10(9): 1199-1210.

[205] DAI H, LI R, WHEELER T, et al. Enhanced survival in perineural invasion of pancreatic cancer: an in vitro approach[J]. Hum Pathol, 2007, 38(2): 299-307.

[206] 赵玉沛. 胰腺癌的诊治现状与展望[J]. 医学临床研究, 2005, 22: 10.

[207] BHATTACHARYYA M, LEMOINE N R. Gene therapy developments for pancreatic cancer[J]. Best Pract Res Clin Gastroenterol, 2006, 20(2): 285-298.

[208] LI D, FRAZIER M, EVANS D B, et al. Single nucleotide polymorphisms of RecQ1, RAD54L, and ATM genes are associated with reduced survival of pancreatic cancer[J]. J Clin Oncol, 2006, 24(11): 1720-1728.

[209] COHENURAM M, SAIF M W. Epidermal growth factor receptor inhibition strategies in pancreatic cancer: past, present and the future[J]. JOP, 2007, 8(1): 4-15.

[210] MOLLBERG N, RAHBARI N N, KOCH M, et al. Arterial resection during pancreatectomy for pancreatic cancer: a systematic review and meta-analysis[J]. Ann Surg, 2011, 254(6): 882-893.

[211] 王文泽, 梁志勇, 刘彤华. 胰腺癌基础研究进展[J]. 中华病理学杂志, 2007, 36(1): 53-55.

[212] MAITRA A, LEACH S D. Disputed paternity: the uncertain ancestry of pancreatic ductal neoplasia[J]. Cancer Cell, 2012, 22(6): 701-703.

[213] TOUBAJI A, ACHTAR M, PROVENZANO M, et al. Pilot study of mutant ras peptide-based vaccine as an adjuvant treatment in pancreatic and colorectal cancers[J]. Cancer Immunol Immunother, 2008, 57(9): 1413-1420.

[214] RAATS D A, DE BRUIJN M T, STELLER E J, et al. Synergistic killing of colorectal cancer cells by oxaliplatin and ABT-737[J]. Cell Oncol(Dordr), 2011, 34(4): 307-313.

[215] SHARIF S, RAMANATHAN R K, POTTER D, et al. HER2 gene amplification and chromosome 17 copy number do not predict survival of patients with resected pancreatic adenocarcinoma[J]. Dig Dis Sci, 2008, 53(11): 3026-3032.

[216] KOMOTO M, NAKATA B, AMANO R, et al. HER2 overexpression correlates with survival after curative resection of pancreatic cancer[J]. Cancer Sci, 2009, 100(7): 1243-1247.

[217] BAFNA S, KAUR S, MOMI N, et al. Pancreatic cancer cells resistance to gemcitabine: the role of MUC4 mucin[J]. Br J Cancer, 2009, 101(7): 1155-1161.

[218] CHATURVEDI P, SINGH A P, CHAKRABORTY S, et al. MUC4 mucin interacts with and stabilizes the HER2 oncoprotein in human pancreatic cancer cells[J]. Cancer Res, 2008, 68(7): 2065-2070.

[219] MULLENDORE M E, KOORSTRA J B, LI Y M, et al.

Ligand-dependent Notch signaling is involved in tumor initiation and tumor maintenance in pancreatic cancer[J]. Clin Cancer Res, 2009, 15 (7): 2291-2301.

[220] WANG L, HEIDT D G, LEE C J, et al. Oncogenic function of ATDC in pancreatic cancer through Wnt pathway activation and beta-catenin stabilization[J]. Cancer Cell, 2009, 15 (3): 207-219.

[221] MATSUBAYASHI H, INFANTE J R, WINTER J, et al. Tumor COX-2 expression and prognosis of patients with resectable pancreatic cancer[J]. Cancer Biol Ther, 2007, 6 (10): 1569-1575.

[222] FUNAHASHI H, SATAKE M, DAWSON D, et al. Delayed progression of pancreatic intraepithelial neoplasia in a conditional Kras (G12D) mouse model by a selective cyclooxy-genase-2 inhibitor[J]. Cancer Res, 2007, 67 (15): 7068-7071.

[223] HILL R, LI Y, TRAN L M, et al. Cell intrinsic role of COX-2 in pancreatic cancer development[J]. Mol Cancer Ther, 2012, 11 (10): 2127-2137.

[224] LIPTON A, CAMPBELL-BAIRD C, WITTERS L, et al. Phase II trial of gemcitabine, irinotecan, and celecoxib in patients with advanced pancreatic cancer[J]. J Clin Gastroenterol, 2010, 44 (4): 286-288.

[225] MORAK M J, RICHEL D J, VAN EIJCK C H, et al. Phase II trial of Uracil/Tegafur plus leucovorin and celecoxib combined with radiotherapy in locally advanced pancreatic cancer[J]. Radiother Oncol, 2011, 98 (2): 261-264.

[226] MOSER C, SCHACHTSCHNEIDER P, LANG S A, et al. Inhibition of insulin-like growth factor- I receptor (IGF- I R) using NVP-AEW541, a small molecule kinase inhibitor, reduces orthotopic pancreatic cancer growth and angiogenesis[J]. Eur J Cancer, 2008, 44 (11): 1577-1586.

[227] MORI A, MOSER C, LANG S A, et al. Up-regulation of Krüppel-like factor 5 in pancreatic cancer is promoted by interleukin-1beta signaling and hypoxia-inducible factor-1alpha[J]. Mol Cancer Res, 2009, 7 (8): 1390-1398.

[228] SANDI M J, HAMIDI T, MALICET C, et al. p8 expression controls pancreatic cancer cell migration, invasion, adhesion, and tumorigenesis[J]. J Cell Physiol, 2011, 226 (12): 3442-3451.

[229] SCHULZ P, SCHOLZ A, REXIN A, et al. Inducible re-expression of p16 in an orthotopic mouse model of pancreatic cancer inhibits lymphangiogenesis and lymphatic metastasis[J]. Br J Cancer, 2008, 99 (1): 110-117.

[230] MORTON J P, KLIMSTRA D S, MONGEAU M E, et al. Trp53 deletion stimulates the formation of metastatic pancreatic tumors[J]. Am J Pathol, 2008, 172 (4): 1081-1087.

[231] CALONE I, SOUCHELNYTSKYI S. Inhibition of TGFβ signaling and its implications in anticancer treatments[J].

Exp Oncol, 2012, 34 (1): 9-16.

[232] BLACKFORD A, SERRANO O K, WOLFGANG C L, et al. SMAD4 gene mutations are associated with poor prognosis in pancreatic cancer[J]. Clin Cancer Res, 2009, 15 (14): 4674-4679.

[233] GREER J B, WHITCOMB D C. Role of BRCA1 and BRCA2 mutations in pancreatic cancer[J]. Gut, 2007, 56 (5): 601-605.

[234] KIM D H, CRAWFORD B, ZIEGLER J, et al. Prevalence and characteristics of pancreatic cancer in families with BRCA1 and BRCA2 mutations[J]. Fam Cancer, 2009, 8 (2): 153-158.

[235] RESTA N, PIERANNUNZIO D, LENATO G M, et al. Cancer risk associated with STK11/LKB1 germline mutations in Peutz-Jeghers syndrome patients: Results of an Italian multicenter study[J]. Dig Liver Dis, 2013, 45 (7): 606-611.

[236] PRAMANIK K C, SRIVASTAVA S K. Apoptosis signal-regulating kinase 1-thioredoxin complex dissociation by capsaicin causes pancreatic tumor growth suppression by inducing apoptosis[J]. Antioxid Redox Signal, 2012, 17 (10): 1417-1432.

[237] HANDRA-LUCA A, LESTY C, HAMMEL P, et al. Biological and prognostic relevance of mitogen-activated protein kinases in pancreatic adenocarcinoma[J]. Pancreas, 2012, 41 (3): 416-421.

[238] 王磊, 杨祖立, 陈典克, 等. MKK4 腺病毒载体的构建及其对 PC 细胞增殖和浸润能力的影响[J]. 中华实验外科杂志, 2010, 27 (9): 1283-1285.

[239] MILLE F, LLAMBI F, GUIX C, et al. Interfering with multimerization of netrin-1 receptors triggers tumor cell death[J]. Cell Death Differ, 2009, 16 (10): 1344-1351.

[240] FOGAR P, NAVAGLIA F, BASSO D, et al. Suicide gene therapy with the yeast fusion gene cytosine deaminase/uracil phosphoribosyltransferase is not enough for pancreatic cancer[J]. Pancreas, 2007, 35 (3): 224-231.

[241] KUMARI A, SRINIVASAN R, VASISHTA R K, et al. Positive regulation of human telomerasereverse transcriptase gene expression and telomerase activity by DNA methylation in pancreatic cancer[J]. Ann Surg Oncol, 2009, 16 (4): 1051-1059.

[242] BIEWUSCH K, HEYNE M, GRÜTZMANN R, et al. DNA methylation in pancreatic cancer: protocols for the isolation of DNA and bisulfite modification[J]. Methods Mol Biol, 2012, 863: 273-280.

[243] KANG C M, KIM H K, KIM H, et al. Expression of Wnt target genes in solid pseudopapillary tumor of the pancreas: a pilot study[J]. Pancreas, 2009, 38 (2): e53-e59.

[244] NAKAMURA K, SASAJIMA J, MIZUKAMI Y, et al. Hedgehog promotes neovascularization in pancreatic

cancers by regulating Ang-1 and IGF-1 expression in bone-marrow derived pro-angiogenic cells[J]. PLoS One, 2010, 5(1): e8824.

[245] SHI X H, LIANG Z Y, REN X Y, et al. Combined silencing of K-ras and Akt2 oncogenes achieves synergistic effects in inhibiting pancreatic cancer cell growth in vitro and in vivo [J]. Cancer Gene Ther, 2009, 16(3): 227-236.

[246] THOENNISSEN N H, IWANSKI G B, DOAN N B, et al. Cucurbitacin B induces apoptosis by inhibition of the JAK/STAT pathway and potentiates antiproliferative effects of gemcitabine on pancreatic cancer cells[J]. Cancer Res, 2009, 69(14): 5876-5884.

[247] ZHANG Y, LI M, WANG H, et al. Profiling of 95 microRNAs in pancreatic cancer cell lines and surgical specimens by real-time PCR analysis[J]. World J Surg, 2009, 33(4): 698-709.

[248] PARK J K, LEE E J, ESAU C, et al. Antisense inhibition of microRNA-21 or -221 arrests cell cycle, induces apoptosis, and sensitizes the effects of gemcitabine in pancreatic adenocarcinoma[J]. Pancreas, 2009, 38(7): e190-e199.

[249] LEE K H, LOTTERMAN C, KARIKARI C, et al. Epigenetic silencing of MicroRNA miR-107 regulates cyclin-dependent kinase 6 expression in pancreatic cancer[J]. Pancreatology, 2009, 9(3): 293-301.

[250] LI Y, VANDENBOOM T G, KONG D, et al. Up-regulation of miR-200 and let-7 by naturalagents leads to the reversalofepithelial-to-mesenchymal transition in gemcitabine-resistantpancreatic cancer cells[J]. Cancer Res, 2009, 69(16): 6704-6712.

[251] WELLNER U, SCHUBERT J, BURK U C, et al. The EMT-activator ZEB1 promotes tumorigenicity by repressing stemness-inhibiting micro RNAs[J]. Nat Cell Biol, 2009, 11(12): 1487-1495.

[252] BALIC A, DORADO J, ALONSO-GÓMEZ M, et al. Stem cells as the root of pancreatic ductal adenocarcinoma[J]. Exp Cell Res, 2012, 318(6): 691-704.

[253] LEE C J, DOSCH J, SIMEONE D M. Pancreatic cancer stem cells[J]. J Clin Oncol, 2008, 26(17): 2806-2812.

[254] FELDMANN G, DHARA S, FENDRICH V, et al. Blockade of hedgehog signaling inhibits pancreatic cancer invasion and metastases: a new paradigm for combination therapy in solid cancers[J]. Cancer Res, 2007, 67(5): 2187-2196.

[255] MUELLER M T, HERMANN P C, WITTHAUER J, et al. Combined targeted treatment to eliminate tumorigenic cancer stem cells in human pancreatic cancer[J]. Gastroenterology, 2009, 137(3): 1102-1113.

[256] HERREROS-VILLANUEVA M, HIJONA E, COSME A, et al. Mouse models of pancreatic cancer[J]. World J Gastroenterol, 2012, 18(12): 1286-1294.

[257] ZHAO X, LI D C, ZHU X G, et al. B7-H3 overexpression in pancreatic cancer promotes tumor progression[J]. Int J Mol Med, 2013, 31(2): 283-291.

[258] CHANG Q, JURISICA I, DO T, et al. Hypoxia predicts aggressive growth and spontaneous metastasis formation from orthotopically grown primary xenografts of human pancreatic cancer[J]. Cancer Res, 2011, 71(8): 3110-3120.

[259] CHANG Q, FOLTZ W D, CHAUDARY N, et al. Tumor-stroma interaction in orthotopic primary pancreatic cancer xenografts during hedgehog pathway inhibition[J]. Int J Cancer, 2013, 133(1): 225-234.

[260] CHUGH R, SANGWAN V, PATIL S P, et al. A preclinical evaluation of Minnelide as a therapeutic agent against pancreatic cancer[J]. Sci Transl Med, 2012, 4(156): 156ra139.

[261] KISFALVI K, MORO A, SINNETT-SMITH J, et al. Metformin Inhibits the Growth of Human Pancreatic Cancer Xenografts[J]. Pancreas, 2013, 42(5): 781-785.

[262] GARCIA P L, COUNCIL L N, CHRISTEIN J D, et al. Development and histopathological characterization of tumorgraft models of pancreatic ductal adenocarcinoma[J]. PLoS One, 2013, 8(10): e78183.

[263] WALTERS D M, STOKES J B, ADAIR S J, et al. Clinical, molecular and genetic validation of a murine orthotopic xenograft model of pancreatic adenocarcinoma using fresh human specimens[J]. PLoS One, 2013, 8(10): e77065.

[264] RAYKOV Z, GREKOVA S P, BOUR G, et al. Myo-inositol trispyrophosphate-mediated hypoxia reversion controls pancreatic cancer in rodents and enhances gemcitabine efficacy[J]. Int J Cancer, 2014, 134(11): 2572-2582.

[265] HERRMANN R, BODOKY G, RUHSTALLER T, et al. Gemcitabine plus capecitabine compared with gemcitabine alone in advanced pancreatic cancer: a randomized, multicenter, phase Ⅲ trial of the Swiss Group for Clinical Cancer Research and the Central European Cooperative Oncology Group[J]. J Clin Oncol, 2007, 25(16): 2212-2217.

[266] CUNNINGHAM D, CHAU I, STOCKEN D D, et al. Phase Ⅲ randomized comparison of gemcitabine versus gemcitabine plus capecitabine in patients with advanced pancreatic cancer[J]. J Clin Oncol, 2009, 27(33): 5513-5518.

[267] NEOPTOLEMOS J P, PALMER D H, GHANEH P, et al. Comparison of adjuvant gemcitabine and capecitabine with gemcitabine monotherapy in patients with resected pancreatic cancer(ESPAC-4): a multicentre, open-label, randomised, phase 3 trial[J]. Lancet, 2017, 389(10073): 1011-1024.

第 *9* 章

胆 道 肿 瘤

第 1 节　概　　述

　　胆道癌侵袭性强、致死率高，是一种罕见的消化道恶性肿瘤。在国际肿瘤疾病分类中，胆道肿瘤包括胆囊、肝外胆道、肝胰壶腹（Vater 壶腹）的肿瘤。胆道癌排在胃肠癌发病率的第六位。在肿瘤发病率不同的国家中，美国每年发病约 7 500 例。每年死亡约 3 300 例，大约占因肿瘤死亡的 0.6%。其病理类型几乎都是腺癌，预后很差。胆囊癌患者的 5 年生存率小于 5%。病理分期依旧是最好的预后指标。随着病理分期的升高，预后越差。美国国家癌症数据库报道，年龄<60岁的胆囊癌患者，当做出诊断时多已经处于进展期（Ⅳ期）。

胆囊癌和胆道癌存在着共同的危险因素。许多假说也类似。最重要和最有意思的是胆石症，它同胆囊癌密切相关，而与胆管癌关系不大。因此，胆囊结石是胆囊癌的危险因素，其他还包括女性和年龄，而胆道癌男性较多。这些可能的病因学因素还有待通过临床观察、尸检结果以及流行病学研究来阐明。

胆囊癌、肝外胆道癌、壶腹癌具有不同的统计学特点，应当被看作是不同的疾病。Vater 壶腹附近的肿瘤（壶腹癌）大多发生于十二指肠区域，包括主胰管和胆总管。包括或不包括十二指肠壁，超过 50% 的恶性十二指肠病变发生在此区域，虽然壶腹癌有时候被归于胰腺来源的恶性肿瘤，但是这种肿瘤同胰腺腺癌不同，大多数预后较好。壶腹癌是最常见的胆系肿瘤，世界范围内广泛分布，与其他胆系肿瘤的分布不同，比如澳大利亚毛利族胆囊癌发病率高，而壶腹癌发病率低。最近日本的报道也发现，壶腹癌具有地理的簇集性。

原发性胆道癌（胆管癌）来源于肝内或肝外胆道的上皮细胞。胆囊癌也来源于胆囊上皮细胞。胆道其他组织类型肿瘤（如囊腺癌、鳞状细胞癌、乳头状癌）的地理分布和预后不同。胆管癌和胆囊癌的地理分布广泛，环境因素是其病因学 25 个因素中的一个潜在因素。例如，这两种胆系疾病的发病率在亚洲区域相同，泰国和中国均为高发地区，国际肿瘤登记显示每年胆囊癌的发病率在地理上明显不同，这可能与胆囊结石在不同种族间发病率的差异有关。

男性壶腹癌的发病率为女性的 1.4～1.5 倍，这个比率同胆道癌相类似。胆囊癌是肿瘤中很少的女性发生率大于男性的一种。

胆道系统肿瘤老年人常见，所有类型胆系肿瘤的诊断和死亡率均与年龄相关。壶腹癌及胆管癌的发病率随着年龄的增长而升高，发病的平均年龄分别为 63 岁和 65 岁。肝内胆管癌的增长趋势在老年人中最为显著。同其他上皮类肿瘤一样，胆囊癌的发生率也随年龄的增长而增长，平均为 65 岁。

对良性胆道疾病处理的变化可以影响胆道肿瘤的发病率，良性胆囊疾病增加胆道各个部位肿瘤的发病率。对于良性胆囊疾病，胆囊切除术是最常采用的手段，同时，它也被当作是处理亚临床恶变的预防性手段。目前，腹腔镜胆囊切除已经被广泛应用。在美国，胆囊切除术的增多已被证实。这可能是美国和欧洲胆囊癌病死率下降的原因。最近一次意大利的研究表明，仅有 20% 的胆囊癌可以在腹腔镜手术之前或术中被怀疑到，这意味着许多胆囊癌是被偶然切除的。值得注意的是，胆囊切除术后，胆道癌的危险性也下降。

胆囊癌同胆石症密切相关。大量资料显示，胆石症增加胆囊癌的危险。90% 的胆囊癌患者可以发现胆囊结石。现在尚不清楚胆囊结石同胆囊癌的进展是否相关。胆石症的流行病学特征同胆囊癌相类似，胆石症发病率高的地区，

胆囊癌的发病率也最高。现有的理论认为，胆石症引起的炎症导致上皮细胞逐步从不典型增生演变为原位癌，最后成为侵袭性胆囊癌。

胆石症患者患有胆囊癌的危险性增加，对 69 例原发性胆道癌患者的分析发现，胆石症同胆道癌明显相关。Zatonski 等的多中心研究发现，有胆石症和胆总管炎史的患者，其胆囊癌的危险度为 4.4，同时发现因胆石症行胆囊切除术的患者中，术后偶然发现 0.3%～3% 为胆囊癌。胆囊大结石的危险性大于小结石。Diehl 的研究表明，胆囊结石大于 3cm 的患者，其胆囊癌的危险度为 0.1。1 676 例胆囊切除患者统计表明，结石大于 3cm 的患者患胆囊癌的危险度是结石小于 1cm 患者的 9.2 倍。虽然目前的证据还有限，但是依旧认为胆石症可以增加胆道癌的危险性。中国台湾省两个医院的对比研究显示，67% 的胆道癌患者有胆石症病史。日本的研究发现，5.7%～17.5% 胆道癌患者存在肝内胆道结石。胆道上皮通常表现为原发的增生性胆管炎和上皮不典型性增生。

因胆囊炎行胆囊切除术的患者中，大约 1% 可以发现隐匿性胆囊癌，一个单中心 80 例超过 60 岁老年人急性胆囊炎的研究发现，0.9% 为胆囊癌。癌前改变包括上皮不典型增生、异形增生及癌症，发现的比例为 13.5%、8.3%、3.5%。日本发现，因慢性胆囊炎行胆囊切除的患者中，14% 存在严重的不典型增生或原位癌。

长期胆囊炎的患者可以发生胆囊壁钙化，形成瓷器样胆囊。早先研究认为瓷器胆囊同胆囊癌密切相关，累积发病率可达 12.5%～61%，但最近一篇回顾性综述认为瓷器胆囊患者中未发现胆囊癌。

肝内和肝外胆道癌被认为是硬化性胆管炎的并发症，其发展为胆管癌的危险性，据报道在 10%～30%，大部分认为接近 10%。因原发性硬化性胆管炎（primary sclerosis cholangitis, PSC）行原位肝移植的患者中，曾发现存在隐匿性胆管癌。从诊断 PSC 到进展为胆管癌的时间为 1～25 年，超过 1/3 的病例在 2 年内发生癌变。间隔短暂是由于早期 PSC 缺乏症状。PSC 也是胆囊癌的危险因素，121 例 PSC 患者中发现 3 例胆囊癌，但是否因 PSC 造成的胆囊癌不详。

肝外胆道的良性肿瘤相当少见，在一份 43 例肝外胆管癌的病理组织学研究中，仅发现 9 例腺瘤。这种情况在结直肠癌中也可以看到，大多数癌来自腺瘤。胆囊癌也多来自原发性腺瘤，对于 Vater 壶腹癌，在 22 例腺癌中发现有 19 例存在腺瘤残存。

腺瘤性胆囊息肉很常见，也是诱发胆囊癌的危险因素。恶性息肉多发现在老年人及大型息肉中。一项日本研究发现，在 194 767 例普通健康查体的腹部超声检查中，5.6% 发现胆囊息肉，同时 ≥1cm 的息肉明显增加患胆囊癌的危险性。在一份 100 例患者年龄超过 60 岁的胆囊切除研究中发现，88% 恶性息肉的直径 ≥1cm，<1cm 的息肉较少恶变。在一份通过超声检查评价胆石直径、糖尿病的研究中，6.7% 的糖尿病患者存在胆囊息肉，超过 90% 的息肉<1cm，5 年随访中仅有极少数息肉增大。Buckle 报道，PSC 患者

存在更高的胆囊息肉危险性。

梅奥医学中心的一份回顾性研究发现，PSC 患者接受胆囊切除术中发现胆囊息肉。其中 57% 存在胆囊癌，1/3 存在可以导致上皮细胞不典型增生的良性胆囊病变。

家族性腺瘤性息肉病（familial adenomatous polyposis，FAP）患者患壶腹癌的危险性大约为正常人的 100 倍。胆囊腺瘤样息肉病、乳头乳晕湿疹样癌（Paget 病）与胆囊癌也密切相关。

胆总管囊肿患者患有胆囊癌的危险性增加。在 9%～24% 胆道癌患者中，胆总管囊肿是预先存在的病变，胆总管囊肿更容易在年轻时发生癌变。胆总管囊肿随年龄的增大，癌变的危险性增加，平均诊断胆道癌的年龄为 40 岁。在这些囊肿中的一些癌前病变，例如上皮恶性增生，随着年龄的增大也逐渐增多。胆总管囊肿多发生于女性（4∶1）和亚洲人。Todani 分类系统被用于在解剖学上区分这些囊肿。Ⅰ型囊肿（肝外胆道扩张）和Ⅳ型囊肿（肝内肝外胆道扩张及多处肝外胆道扩张）的恶变危险性最高。尽管恶变主要发生在囊肿部位，但其他位置胆道亦有发生。

胆囊癌也被发现在胰胆管汇合异常（anomalous pancreaticobiliary ductal union，APBDU）患者和胆总管囊肿患者中。中国 1 876 例 ERCP 检查的患者中，发现 10 例 APBDU，其中 7 例患有胆囊癌，APBDU 患者发生胆囊癌的危险性高达 50.7。另一项研究中，126 例胆囊癌患者接受胆管造影，发现 18% 存在 APBDU。是否因胆胰管汇合异常造成胆汁淤积、胰液逆流引起致癌物潴留、慢性炎症导致癌变，目前尚不清楚。

胃大部切除术后胆道癌发生率升高，这可能是由于胃切除术后胆囊结石的发病率升高。在 48 例因胃癌接受胃大部或全胃切除的患者中，18% 发现胆囊结石。远端胃切除术后，患者胆汁排空至十二指肠的时间延长，同时胃部分切除后，残胃内易形成 N- 亚硝基，增加胆道癌的危险。在一篇研究胃切除术后胆囊结石形成危险因素文章中认为，全胃切除（对比部分切除）、十二指肠重建（对比未重建）、肝十二指肠韧带淋巴结清扫是胆囊结石形成的危险因素。

体重指数（body mass index，BMI）亦同壶腹癌、胆道癌、胆囊癌相关。1969—1996 年在超过 400 万例美国志愿者的调查表明，肥胖同壶腹癌和胆囊癌相关。还有一些研究支持这项结果，体重超标增加胆囊癌和胆道癌的危险性。最近一项超过 900 000 例美国男性和女性的流行性研究发现，肥胖增加胆囊癌的死亡率，西班牙裔胆囊癌发病率高可能同其肥胖率高有关。类似的结果在日本也有报道，最近日本的流行病学研究发现，高 BMI 同女性胆囊癌发病率有关。

肥胖者患胆囊结石和良性胆囊疾病的危险也增加，良性胆道疾病和胆囊结石是胆道癌和胆囊癌的危险因素，因此，体重增加意味着胆系病的危险增加。降低体重后的肥胖者，可以减少他们患胆囊良性疾病的危险性。减肥可以降低肥胖相关肿瘤的相关危险。最近一项荟萃分析发现，所有欧洲人的肿瘤中，5% 同肥胖有关（男性为 3%，女性为 6%）。25% 胆囊癌患者同体重超标相关。

从人口学以及人种学上说，女性比男性更容易患胆囊良、恶性病。生育因素，例如初潮年龄、首次生育年龄、经产次数、口服避孕药物的使用以及激素代替治疗均可能成为危险因素。在一项洛杉矶对肝外胆管癌危险因素的病例对照研究中，多种生育因素被研究，但并未发现明显关联，虽然有 3 个小样本对照研究显示，<60 岁女性口服避孕药物同肝外胆管癌相关。初潮年龄越小，首次怀孕年龄越小，生育次数越多，生育率越高，使用激素代替治疗者，胆管癌发病率越高。但是世界卫生组织比较了 6 个国家 355 例患者和 58 例胆囊癌患者，未发现口服避孕药同胆囊癌相关。

有两项关于胆囊癌流行病学的大型研究，第一项研究发现，更年期应用激素代替治疗并不增加胆囊癌的危险，而口服避孕药只增加无胆囊结石者胆囊癌的发病危险；第二项研究发现，生育次数增加胆囊癌的危险，首次生育年龄越大越降低这种危险，更年期的年龄、口服避孕药及激素代替治疗同胆囊癌发生无关。

总之，女性胆囊癌危险因素是多种多样的。同乳腺癌一样，应用此类激素时间越长、生育时间越长和 / 或激素代替均增加胆囊癌的危险性，但是同乳腺癌不同，生育次数越多并不增加胆囊癌的危险性，胆囊癌同生育次数相关的危险，更多是体现在怀孕期间胆囊血流淤积，造成胆囊结石以及胆泥的形成。口服避孕药是否增加胆囊癌危险性目前依旧存在争议，尤其小剂量雌激素和孕激素依旧可以使用。

按照胆囊癌和胆道癌的地理分布，应当存在饮食因素，在泰国消费生鱼的地区，吸虫的感染明显与胆道癌的增加相关。在日本，油性食物、动物蛋白与脂肪摄入高的地区胆囊癌明显增加。一项荷兰的研究表明，增加蔬菜摄入，可以减少患胆道肿瘤的危险性；而甜食及饮酒则增加其危险性。最近一项意大利的研究发现，谷物亦有保护作用。最后一项美国的研究调查了 7 大类 80 种食物，发现饮食摄入和胆囊癌危险无关。

两项国际合作研究饮食同胆囊癌危险的相关性，一项发现咖啡同胆囊癌只有很弱的关联，另一项证实全碳水化合物饮食是最强的减少胆囊癌危险的因素，增加维生素 B_6 和维生素 E 也可以降低危险，当脂肪摄入增多时，维生素 C 及纤维是有保护作用的。

糖尿病是胃肠道肿瘤的危险因素。最近一项美国的大型回顾性研究了 467 922 例男性和 588 321 例女性 16 年的调查结果显示，男性胆囊癌的 RR 为 1.46（95%CI 0.92～2.3），女性胆囊癌的 RR 为 1.19（95%CI 0.77～1.83），与年龄、BMI、吸烟史、饮酒、身体、糖尿病及激素替代均相关。

吸烟及其他形式的烟草使用同许多疾病相关，包括胃肠道及胆系癌、壶腹癌、肝外胆管癌同各种形式的吸烟（包括雪茄、低烟、管烟）相关，对每年吸烟超过 50 包的男性和女性尤其危险。至少有 3 项研究证实，吸烟增加罹患胆系疾病的危险，国家癌症联盟进行的一项大规模调查发现，相对于非吸烟者，胆管癌的 RR 为 2.82（95%CI 1.01～

7.87)。一项医院调查也发现，吸烟同胆囊癌相关。还有一项以良性肿瘤结石患者作为对照的研究也发现，吸烟是胆囊癌的危险因素，虽说这个结果没有统计学意义，但这些结果同以前的研究认为吸烟可以降低胆管癌危险的结论相反，且这个研究认为其他肿瘤同吸烟相关。一项荷兰的流行病学调查和一项国际合作研究未显示吸烟同胆囊癌、胆道癌相关。

饮酒并没有发现同良性胆道癌病或胆道癌明确相关。一项研究表明，饮酒者对比非饮酒者，壶腹癌及胆道癌的发病危险下降10%～40%，但这些结果没有统计学意义。另一项研究表明，酒精同胆管癌或胆系肿瘤无关。一项前瞻性研究报道，在美国出生的日裔人群中，发现饮酒者(主要为啤酒)的胆道癌多于非饮酒者。最近一项瑞典的研究发现，饮酒次数多的雇工罹患胆囊癌的危险高。

胆系肿瘤发病率低，研究其家族遗传相当困难，虽说大部分人认为它是一种散发性疾病，主要同环境因素有关，但也不能说同遗传因素毫无关系。一项研究估计，胆囊癌具有家族遗传的 RR 为13.9。某些胆系肿瘤的癌前病变也被证实存在着家族遗传特性，壶腹和壶腹周围腺癌同 FAP 及染色体5q21上 APC 基因突变密切相关。虽然没有发现 APC 突变与壶腹息肉相关，但是壶腹肿瘤有家族性倾向。在一篇报道中发现，壶腹癌与 FAP 的衰减形式相关。在林奇综合征(Lynch syndrome)/遗传性非息肉性结肠癌(hereditary nonpolyposis colorectal cancer，HNPCC)患者中，壶腹和胆道癌发病率增高。在一项大型已完成的前瞻性研究中，诊断为 HNPCC 家族的成员中胆道肿瘤的发病率高于正常9倍，18%的 HNPCC 患者其有生之年将罹患胆道癌。目前尚不知道是否因部分错配修复酶(MLH1、MSH2、MSH6)的突变造成胆道癌发病率升高。

除了胆道肿瘤外，部分胆囊癌也存在染色体11q22上 ATM 基因(该基因同共济失调毛细血管扩张症相关)的突变，以及 BRCA1 基因和 BRCA2 基因的突变。与色素沉着息肉综合征(Peutz-Jeghers syndrome，PJS)相关的 STK11/LKB1 基因突变也可以增加胆道癌的危险性，因为该基因的散发性突变也可以导致4%～6%的散发性胆道癌。值得注意的是，在未发现 STK11/LKB1 基因突变的 PJS 家族中胆道癌的危险性可能更高(30%)，这意味着还存在着一些尚未发现的肿瘤易感基因。

家族病史中没有恶性疾病，也可以是胆道肿瘤的易感家族。家族史有胆囊结石者更易罹患胆道肿瘤。家族史中有感染性肠病者也可以发生 PSC。在瑞典的一项604例 PSC 患者随访28年的研究中，发现13%患有胆道癌。胆囊结石和胆囊癌的易感家族可以通过胆固醇和胆酸代谢的遗传学检查被发现，但是 PSC 相关的胆道癌病因依旧不详。

胆道癌可以同时发生其他部位的癌症，包括前列腺癌、卵巢癌、乳腺癌以及其他胃肠道肿瘤。这些大都同已经确定的家族性肿瘤综合征(FAP、HNPCC)和尚未确定的相关。

4项最近的研究调查了大量胆道癌同时发生其他部位肿瘤的相关数据。苏等利用 SEER 数据发现，胆道癌与其他部位的癌症有关。胆道癌同与雌激素相关的乳腺和子宫癌、与吸烟相关的上消化道癌无关。胆囊癌的危险性同前列腺癌相反，与宫颈癌相同。SEER 数据也显示，壶腹癌与结直肠癌相关。一项瑞典的研究表明，胆囊癌同胰腺癌相关，胆道癌同卵巢癌相关，壶腹癌同甲状腺癌相关。最后，一项欧洲5个国家联合的研究发现，胆囊癌同肝细胞肝癌、结肠癌、胰腺癌相关。这与苏等的 SEER 分析的结果相同。胆囊癌同前列腺癌无关。

胆囊癌和胆管癌如果不能早期发现，预后很差。因此，确定具有高危因素的个体进行及时的干预和预防非常重要。

大量血清和胆汁标记物被用于胆囊癌和胆管癌的早期检查。CA19-9已被证实是最有用的胆系恶性肿瘤的早期诊断标志物。血清 CA19-9的敏感度为53%～92%，特异度为50%～98%。但是不幸的是，不同的研究应用不同的标准。这个检测的另一个缺陷是对胰腺癌和良性胆道梗阻的高胆红素血症可以出现假阳性，对 Lewis 血型抗原阴性的患者(占人群的7%)可以出现假阴性。增加血清 CEA 和胆汁的 CA19-9后显示同样的结果，并不提高单独应用 CA19-9检测的准确度。其他标志物如 CA242和 CA125特异性高而灵敏性低，只适用于筛查。将来对胆汁分泌物检测基因突变，如 K-ras、P53和 P16或许能提高胆道癌的早诊率。

胆囊息肉通常可以通过超声检查发现其直径的变化。腹部超声并不能分辨良性和恶性小息肉(<2cm)。另外，还有许多息肉患者同时伴有胆囊结石，超声检查时看到声影也影响了诊断。内镜超声检查(endoscopic ultrasonography，EUS)对于小息肉的诊断更有价值。EUS 可以分辨良性和恶性息肉，但这还需要前瞻性实验来验证。

在 PSC 患者，肝外胆道早期诊断胆道癌通常很困难。单纯的 ERCP 检查分辨良性和恶性病变的准确度为60%～80%。目前内镜超声检查可将诊断准确度提高到90%。不幸的是，组织学诊断依旧难以琢磨，刷检和穿刺活检的诊断率仅35%～45%。将来分子生物学技术及胆道镜的直接观察或许能提高胆道癌的早期诊断率。

对具有胆囊癌和胆管癌高危因素的个体，应实行预防性手术来预防肿瘤的发生。然而，并没有前瞻性研究探讨预防性胆囊切除对预防胆囊癌发生的价值。有数据表明，>3cm 的胆囊结石、瓷器胆囊、>1cm 的胆囊息肉和任意大小引起胆绞痛的胆囊息肉，都应行预防性胆囊切除术。PSC 患者中胆囊结石可能增加患胆囊癌的危险性，Buckles 等的研究证实，存在胆囊息肉的 PSC 患者胆囊癌的发病率很高。一例 PSC 患者同时患有溃疡性结肠炎，如果必须行结肠切除，那么也需要同时行胆囊切除。对于来自高危地区以及有遗传背景的人，无论结石大小，均应行胆囊切除。当然，在通过这样的战略之前，还应当慎重分析获益价值。

对于大多数通过胆胰管造影诊断胆总管囊肿的儿童，应当行全胆道切除。少数这种解剖学异常直到成年才能诊断，一旦诊断，就应行手术切除。如果患者身体状况差，那么应当检测血清 CA19-9 来判断胆道癌的发展情况。胆胰管汇合异常的个体胆囊癌和胆管癌的危险性都很高，对这些 APBDU 患者，胆囊切除和胆道重建是必需的，尽管有证据表明对 APBDU 患者若无胆道扩张，单纯的胆囊切除术已经足够。

（汝 涛）

第2节 胆道系统的应用解剖与生理功能

肝脏为人体最大的实质性脏器，其内部具有复杂的血管和胆道结构。自 1951 年 Hjortsjo 首先提出利用灌注腐蚀标本来研究肝脏及胆道系统的解剖后，学者们和外科医师对于肝脏内部解剖和胆道解剖结构的了解逐渐加深，使得肝脏和胆道外科学建立在坚实的解剖学知识的基础之上。

在解剖学上，胆道系统是指将肝细胞分泌的胆汁输送至十二指肠的管道系统。一般分为肝内胆管及肝外胆管 2 个部分。肝内胆管结构分为毛细胆管、小叶间胆管等；肝外胆管系统包括左、右肝管和肝总管、胆囊管、胆总管、胆囊。熟悉胆道系统的形态与解剖，并能够进行准确分离、暴露，是任何一种胆道及肝脏肿瘤手术方式的重要步骤，正确、完整、全面地认识胆道的解剖结构及其内容是获得理想手术效果的前提。

一、肝内胆管

尽管解剖学上将肝脏胆管系统分为肝内胆管和肝外胆管 2 个部分，但是这 2 个部分的界限并不十分明确。临床上使用的肝内胆管是指左、右肝管汇合部以上的肝胆管系统，包括肝门横沟部的肝胆管和位于肝实质内的肝内胆道系统，此部分胆管由与 Glisson 鞘密切相连的纤维鞘膜包绕；而汇合部以下的肝管系统称为肝外胆管。另外，肝门部胆管更是一个临床概念，通常将肝总管的上部分，横沟内的左、右肝管，以及左侧至脐裂、右侧至二级肝管范围的胆管范围，统称为肝门部胆管。

由肝细胞生成并分泌的胆汁经毛细胆管、前小胆管、小叶间胆管（肝管）等进入由此逐级汇合成的肝段、肝叶的肝管，最后大多数经过左、右肝管出肝，左、右肝管在第一肝门处汇合成为肝总管。据国内资料统计表明，肝段、肝叶的胆汁输出管约有 78.6% 最后汇合为左、右肝管，另有 21.4% 的输出管可呈现不同的汇合形式，如出现右肝管缺如等解剖变异。肝内胆管为相应肝管的属支，肝的各叶、各段有其独立的胆汁引流途径：肝左外侧叶上、下段的胆汁引流管分别称外上段胆管和外下段胆管，两者汇合成左外侧叶肝管；左内侧叶则由两支内上段肝管和两支内下段肝管引流，并合为左内侧叶肝管，后者通常与左外侧叶肝管在门静脉左支角部凹陷或矢部深面汇成左肝管，汇合点 50% 在左叶间裂内，42% 位于左叶间裂稍右侧，8% 在左叶间裂的左侧。该汇合点变异的术前分析，对于肝左外叶切除术时剩余肝实质内的胆管保护及保留具有重要的意义，术前多普勒 B 型超声、CT、MRI 以及经皮肝穿胆管造影（一般情况下不常用）检查能够达到术前准确的判断。

肝脏右前叶和右后叶实质内肝细胞分泌的胆汁分别经由右前叶肝管和右后叶肝管引流，两者分别由前上段肝管、前下段肝管和后上段肝管、后下段肝管汇合而成，而右前叶肝管和右后叶肝管则合为右肝管（图 9-1）。

左、右肝管分别引流左、右肝叶的胆汁；肝尾状叶（Ⅰ段）因为分为左侧段、右侧段和尾状叶突 3 个部分，故肝尾状叶的胆汁引流通道分为尾状叶突肝管、尾状叶左肝管和尾状叶右肝管。在 44% 的个体中，尾状叶的 3 个部分有各自的胆管引流（该处解剖结构对于实行尾叶切除以及解剖肝门左支时，有重要的意义）；26% 的个体中，尾状叶突肝管和尾状叶右肝管汇合成一支肝管，从而仅有两支肝管出尾状叶。重要的是，这些肝管的胆汁引流方向不同，78% 肝尾叶胆汁向左、右肝管引流；15% 肝尾叶胆汁仅引流入左肝管；7% 的胆汁引流入右肝管系统。

左肝管的肝外走行部分较细长（为肝左叶血流阻断的解剖学基础），与肝总管约成 90° 角，然后于门静脉左支横部前缘上方行向右方，在Ⅳ段的背侧横跨左肝，引流左肝

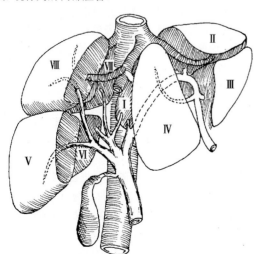
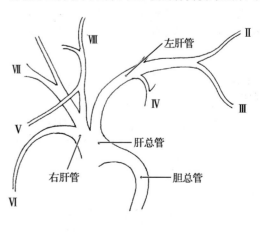

图 9-1 半肝胆汁引流示意图

（Ⅱ段、Ⅲ段、Ⅳ段）胆汁。其管径成人平均为0.64cm，儿童为0.36cm；平均长度成人为1.32cm，儿童为0.85cm。左肝管在门静脉左支上后方越过门静脉的前缘，与右肝管相汇合。在与右肝管汇合之前，左肝管接受1～3支来自Ⅳ段、尾状叶左侧叶肝管以及肝桥（hepatic bridge）等处的小属支。

右肝管的肝外走行部分多数较短粗（不容易实施右肝叶肝外阻断术，但是可以实行肝实质内右肝管阻断术），走行于门静脉右支的下方，与肝总管约成150°角。其管径平均成人为0.6cm，儿童为0.36cm；平均长度成人为0.13cm，儿童为0.76cm。右肝管的较小属支包括尾状叶右侧段肝管与尾状叶突肝管的单独或汇合管，以及来自右前叶、右后叶的小支，有时胆囊下肝管也汇入右肝管。右肝管引流右肝（Ⅴ、Ⅵ、Ⅶ、Ⅷ段）胆汁，起源于两个主要分段胆道属支的汇合处。右后支胆道由Ⅵ、Ⅶ段胆道汇合而成，走行近乎水平。右前叶胆道由Ⅴ、Ⅷ段胆管汇合而成，呈垂直走行。右前叶胆道在门静脉右支的上方、右前支的左侧与右后支胆道相汇合。右肝管较短，在右门静脉的前方与左肝管构成汇合部，并形成肝总管。

胆囊下肝管平均长度为2.89cm，位于胆囊和胆囊窝之间的结缔组织内，由肝组织浅层走出，引流两侧约10cm范围的右前叶浅层肝组织，汇入右肝管、肝总管、右前叶肝管，或第一肝门处的其他肝管。胆囊下肝管沿胆囊窝中部走向第一肝门，一般无伴行门静脉支及肝动脉支，并且不与胆囊连通。

副肝管是胆管树在肝外的延伸部分，为某一肝叶或肝段的胆汁引流管，但在肝外汇入胆道系统的一类胆管。副肝管几乎全部出自右半肝，多为右后叶肝管，少数为右前叶肝管，行经Calot三角，汇入肝总管右侧缘、胆囊管与肝总管的汇合处或胆囊管。可与肝右动脉（左侧或右侧）伴行，或与胆囊动脉伴行。

迷走肝管（Luschka管）是在第一肝门以外，见于肝实质表面或肝外的细小胆汁引流管。可位于肝纤维膜下或肝周腹膜韧带中，前者见于肝的上面、肝下缘、尾状叶、腔静脉韧带、肝圆韧带（或其浅部的肝桥）、肝的十二指肠压迹、食管压迹、肝门横沟和胆囊窝等处；后者常见于左三角韧带内。迷走胆管无伴行的静脉、动脉支。迷走肝管已失去与肝实质的关系，但与肝内胆管是连续的。

二、肝外胆道

左、右肝管虽然在解剖学上属于肝外胆道，但是习惯上，肝外胆道系统是指左、右肝管的肝外部分，即汇管区以下至胆总管的末段。临床上通常将肝外胆管分为上部（胆囊管开口以上或肝外胆管上1/3部分）、中部、下部（十二指肠后部）和壶腹部，并以此作为肝外胆管癌的定位标志（图9-2，图9-3）。

左、右肝管在肝门右侧、门静脉分支的前方汇合，覆于门静脉右支起始处相互汇合后，构成胆汁进入十二指肠的主要通道。胆囊及胆囊管构成储存胆汁的辅助器官。右肝管的肝外部分较短，而左肝管的肝外部分较长。

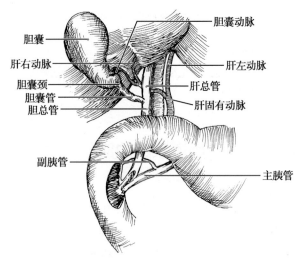

图9-2 肝外胆管解剖

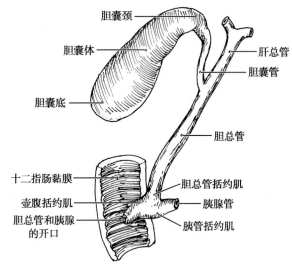

图9-3 肝外胆管及胆道括约肌

肝板是肝外重要的纤维结缔组织结构，为位于肝脏脏面的脏层筋膜，包裹胆管和血管结构的纤维结缔组织，其实质是在肝门处增厚的肝包膜，并随门管结构进入肝实质内，构成门管鞘，并与肝门处的Glisson鞘相融合，在Glisson鞘内门静脉与鞘膜及管道之间有疏松的结缔组织相隔，而肝动脉外膜层与鞘膜相连紧密，肝门处胆管壁的外层与鞘膜交织，不易分离（图9-4）。

肝板结构将左、右肝管汇合处与肝方叶腹侧面相分隔。由于其间无血管结构，可在肝方叶的下极分离构成肝板结构的结缔组织。肝板结构的解剖对于肝门部解剖及门脉血流阻断术有重要的解剖学意义。

（一）肝总管

肝总管是由左、右肝管呈Y形在肝门横沟内汇合而成，位于胆囊管的上方、肝动脉的右侧、门静脉的前方，在肝十二指肠韧带内向右下方走行一段距离后，与胆囊管汇合成胆总管。其长度可因个体的差异有较大的变化，这取决于左、右肝管汇合点的部位以及胆囊管与肝总管汇合点的高度。肝总管的平均长度为3～5cm，管径为0.5cm。肝总

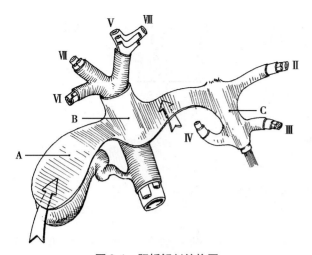

图9-4 肝板解剖结构图

A. 胆囊的上面，胆囊板；B. 汇合部的上面，方叶的底部，肝门板；C. 门静脉脐部的上面，脐板。

管管壁的结构分为黏膜层、肌层和结缔组织层，管壁平滑肌的收缩可防止胆总管压力增高时胆汁逆流至肝内胆道。

（二）胆总管

肝总管和胆囊管汇合后形成胆总管。其体表投影相当于幽门平面上方5.0cm与正中矢状面右侧2.0cm的交点向下7.5cm的延长线，可视为肝总管的直接延续。在小网膜游离缘（肝十二指肠韧带右侧缘）内向下走行于门静脉的右前方，伴随的肝动脉于其左侧上行，发出肝动脉右支。胆总管下行于十二指肠上部的后方，于胃十二指肠动脉右侧斜向右下方。在胰头后面的上外侧弯向右侧，在下腔静脉的前方进入胰头和十二指肠降部之间的胆总管沟内，有的可埋藏于胰腺实质内或行于胰头和十二指肠降部之间的后方，最后在十二指肠降部中1/3的后内侧与胰管相遇，两管可平行或先汇合后斜穿十二指肠降部后内侧并开口于十二指肠大乳头。胆总管的长度取决于胆囊管和胆总管汇合处的高低，成人胆总管的平均长度为40～80cm，儿童为20～40cm，管径为0.6～0.8cm，一般不超过10cm。在胆道造影检查时，胆总管管径超过1.0cm可视为病态。

根据胆总管的行程，可将其分为十二指肠上段、十二指肠后段、胰腺段、十二指肠壁内段4个部分（图9-5）。其管壁结构由内至外可分为黏膜层、弹力纤维层以及结缔组织层。结缔组织层含有丰富的神经纤维和血管分支，术中应注意保护。

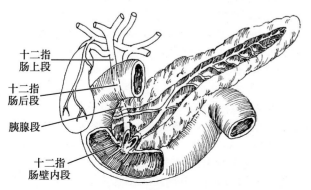

图9-5 胆总管分段、胆总管与十二指肠及胰腺位置关系

（图中标注：十二指肠上段、十二指肠后段、胰腺段、十二指肠壁内段）

1. 十二指肠上段 位于肝十二指肠韧带中，即小网膜的右游离缘，左邻肝固有动脉，右后邻门静脉，后有网膜孔，在网膜孔处可触及此段胆总管；该段胆总管与胃十二指肠动脉及其分支的关系密切，胃十二指肠动脉可于胆总管的左壁走行。十二指肠上动脉可于胆总管前面经过。肝固有动脉及肝右动脉与胆总管的位置关系变化较大，在切开胆总管时，应避免损伤可能出现变异的血管。

2. 十二指肠后段 位于十二指肠第一段后方、下腔静脉前方、门静脉的右前方和胃十二指肠动脉的右侧，该段胆总管易于暴露，为胆总管十二指肠后吻合术的部位。

3. 胰腺段 位于胰头和十二指肠之间的沟内或完全埋藏在胰头的实质内，约15%的人胰腺段胆总管位于胰腺外，85%的人胰腺段胆总管位于胰腺实质内，使慢性胰腺炎、胰腺头部的慢性炎症和纤维化时，胆总管下段狭窄甚至闭锁，术中有时较难与胆管的下段肿瘤性阻塞鉴别。胆总管的胰腺段和十二指肠上段交界处的外侧常见一淋巴结，即胆总管淋巴结，术中可作为寻找胆总管的标志。该段胆总管的后方紧贴下腔静脉，其间仅相隔少量结缔组织，间或有薄层胰腺组织；此段胆总管伴行的血管有左后方上行门静脉以及左侧的胃十二指肠动脉，胰十二指肠上后动脉可从前方或后方，也可呈螺旋状环绕胆总管。上述原因导致术中暴露该段胆管时容易出血，临床上常切开十二指肠以暴露该段胆总管。

4. 十二指肠壁内段 胆管是指胆总管经十二指肠壁的一段，该段在十二指肠降部的后内侧壁呈斜行走行，然后开口于十二指肠大乳头。正常十二指肠大乳头位于十二指肠降部中1/3的后内侧壁，距离幽门7～10cm。

（三）Vater壶腹

胆总管在斜穿十二指肠壁内时，与胰管汇合，形成Vater壶腹。壶腹壁周围及其附近有括约肌围绕，并向肠腔内突出，使十二指肠黏膜隆起，形成十二指肠大乳头。胆总管、胰管的终末部以及肝胰壶腹均被括约肌围绕（图9-6）。胆总管和胰管的汇合可分为三类：①"Y"型汇合，即胆总管与胰管合成共同通道开口与十二指肠乳头，约占46.7%；②"V"型汇合，即胆总管与胰管并行，不形成共同通道，约占50%；③"U"型汇合，胆总管与胰管完全分别开口于十二指肠，分别形成大乳头和小乳头，小乳头一般位于大乳头的上方。

（四）胆囊与胆囊管

胆囊是位于肝右叶脏面，为位于胆囊隐窝内的中空性胆汁储器。胆囊骑跨于Ⅳb和Ⅴ段之间的段间隙。胆囊与肝实质之间由胆囊板分隔，胆囊板的纤维结缔组织与Glisson鞘密切相连，并向左侧移行，与肝板相延续。

胆囊有时可深嵌于肝实质内或由胆囊系膜相连，游离于肝脏面。胆囊由胆囊底、体、颈3个部分组成，其大小不一致。胆囊底的尾端可达肝游离缘，与胆囊板密切相连。胆囊颈部与胆囊底的头端连接成交，构成Hartmann囊，在行胆囊切除和肝门分离时易与肝总管相混淆（图9-7）。

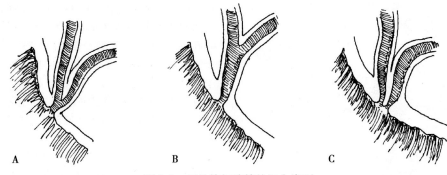

图 9-6　胆总管与胰管的汇合类型

A. 低位开口("V"型汇合);B. 高位汇合形成共同通道("Y"型汇合);C. 分别开口("U"型汇合)。

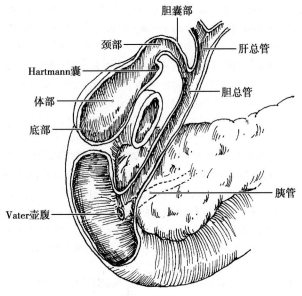

图 9-7　胆囊解剖部位及肝外胆管系统

胆囊管起源于胆囊颈部或胆囊漏斗部,延伸与肝总管相汇合。胆囊管腔直径为 1~3cm,长度取决于胆囊管与肝总管汇合的形式。胆囊管近胆囊颈的一端,其黏膜皱襞与胆囊颈的结构相似,呈螺旋状突入管腔,形成螺旋状皱襞,称为 Heister 瓣。而近胆总管的一端则内壁光滑。尽管 80% 胆囊管是在十二指肠的上方与肝总管相连,但胆囊管可以延伸到十二指肠后方甚至达胰腺后区。有时胆囊管可与右肝管或肝右叶胆管相连。

三、胆道系统的变异

(一)胆囊的变异

尽管胆囊的变异很少见,但在临床中很重要,稍有不慎容易造成严重的后果。先天性胆囊的异常可分为数目变异、形态变形和位置异常。

1. 数目异常

(1)先天性胆囊缺如:较为罕见,尸检发生率为 0.03%~0.05%。通常伴有胆囊管的缺如,但是肝管及其他胆管结构均属正常。

(2)双胆囊:罕见,为 1/4 000~1/3 000,表现为同时存在两个互不相连的胆囊和胆囊管,大部分患者的两个胆囊发育均良好,经各自的胆囊管开口于肝外胆道。有时两个胆囊的位置、大小可不一致。

(3)三胆囊:该种变异见于动物,人类罕见。国外曾经报道 5 例,国内尚无报道。

2. 形态变异

(1)双叶胆囊:表现为胆囊被胆囊内隔膜分为前、后两个腔。隔膜呈平板状,与胆囊长轴垂直,两个胆囊分享同一条胆囊管。

(2)胆囊憩室:可见于胆囊的任何部位,常见于 Hartmann 囊,胆囊造影时偶见。易发生炎症或结石,甚至穿孔导致弥漫性腹膜炎。

3. 位置变异

(1)肝内胆囊:胆囊的全部或部分位于肝实质内。行胆囊切除术时,易引起严重的出血。

(2)左位胆囊:胆囊位于肝左叶的下面,常伴有内脏反位。

(3)横位胆囊:胆囊位于肝横沟内,左、右肝管或肝总管分别引流胆汁进入胆囊。

(4)游离胆囊:胆囊或胆管全部由腹膜包被,并形成胆囊系膜,系膜较长时可发生胆囊急性扭转。

(二)肝外胆道变异

肝外胆管的变异情况较少见,常见的变异如下:

1. 胆囊管变异

(1)胆囊管长度和口径的变异:由于胆囊管和肝总管的汇合部位不同,引起胆囊管的长度变化范围为 1~7cm。胆囊管口径的变化因测量依据不同,产生人为差异,有报道其口径变化范围为(2.9±0.3)cm。

(2)胆囊管与肝外胆管汇合的变化:

1)胆囊管汇入肝总管:经右侧壁汇入占 77.33%,汇入前壁占 7.33%,汇入后壁占 12.67%,汇入左壁占 2.67%。

2)胆囊管汇入肝外胆管:胆囊管汇入肝总管占 96.67%,注入右肝管占 2.66%,汇入右副肝管占 0.67%,汇入左肝管者也有报道。

3)胆囊管缺如:胆囊颈直接与肝总管汇合,术中易伤及肝总管。

4)胆总管缺如:胆囊管直接开口于十二指肠,肝总管与之并行,开口于十二指肠。

5)其他变异:包括双胆囊管、胆囊后胆囊管等。

2. 胆总管变异 胆总管的变异罕见,国内外报道的变异有胆总管囊肿、肝外胆道闭锁、狭窄、双胆总管。肝管汇合变异对于胆总管的变异有重要的影响。正常胆道系统中,左、右肝管相汇合占72%(Healey,1953);右前叶、右后叶胆管与左肝管相汇合占12%(Couinaud,1957);右叶胆管直接与胆总管相汇合占20%,其中右前叶胆管直接汇入肝总管占16%,汇入右后叶占4%。右叶胆管汇入左肝管占6%。约3%左、右肝管不形成汇合部。右后叶胆管汇入胆囊颈或胆囊管占2%。认识肝门处各种胆管汇合方式的变异,对于肝门胆道系统的切除和重建术式及部分肝切除术式非常重要。

四、肝外胆管的血管结构

肝外胆管的血液供应分为3个部分,即肝门段、十二指肠上段和胰后段。

十二指肠上段胆管的血液供应主要起自胰十二指肠上动脉、肝动脉的右支、胆囊动脉、胃十二指肠动脉。其中最主要的血管分布于胆管的侧缘,习惯称为9点和3点动脉(图9-8)。通常情况下,有8条血管为胆管供血,平均管径为0~3mm。在所有十二指肠上段胆管的动脉中,60%的动脉由起源血管分出后于胆总管的两侧呈轴向上行,其中3%的动脉起自肝动脉右支和其他动脉;而2%的动脉不呈轴向排列,直接起自肝动脉的主干,伴随主胆管向上走行。

肝门段胆管的血液供应来自周围分支动脉,在胆管表面形成血管网,与十二指肠上段胆管血管网相延续。

胰后段胆管的血供来自十二指肠后动脉,发出许多小动脉支,在围绕胆管壁形成壁丛。

胆管的静脉与相应的动脉伴行,沿胆总管两侧的9点和3点动脉、静脉回流。而胆囊的静脉回流并不直接进入门静脉,可能有独立的入肝门静脉系统。

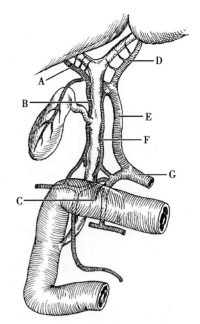

图9-8 肝外胆管血液供应示意图
A. 肝动脉右支;B. 9点动脉;C. 十二指肠后动脉;D. 肝后动脉左支;E. 肝动脉;F. 3点动脉;G. 胃十二指肠动脉。

胆囊动脉大多数起源于肝右动脉(占84%),起源于肝固有动脉者占6.93%,起自肝中动脉者占2.67%,起自肝左动脉者占3.85%,起源于肝总动脉、胃十二指肠动脉、肠系膜上动脉以及腹腔动脉者少见。胆囊动脉可于后面或前面横越肝总管,于胆囊颈的左侧缘进入胆囊,有时可经胆囊颈的后方或右缘进入胆囊(图9-9)。

肝总管构成Calot三角的左界,其上界为胆囊动脉,下界为胆囊管。目前被普遍接受的关于Calot三角的概念是1979年Wood提出的,其上界为肝右叶的下表面,下界为

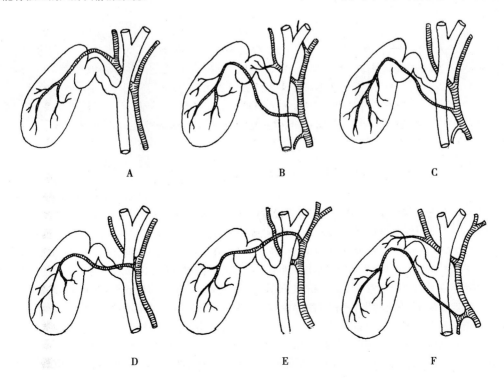

A   B   C

D   E   F

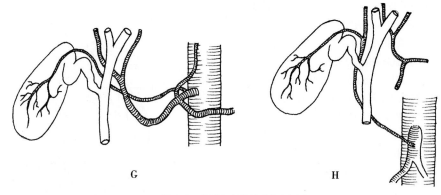

G   H

图 9-9 胆囊动脉的主要变异

A. 典型胆囊动脉；B. 双胆囊动脉；C. 胆囊动脉行于胆总管的前方；D. 胆囊动脉起源于肝
右动脉的分支，行于肝总管的前方；E. 胆囊动脉起源于肝动脉的左支；F. 胆囊动脉起源于胃
十二指肠动脉；G. 胆囊动脉起源于腹腔干；H. 胆囊动脉起源于替代性肝右动脉。

胆囊管。胆囊三角内有肝动脉右支及胆囊动脉穿过，准确认识 Calot 三角的结构及正确分离、暴露在胆囊切除术、肝门分离术中尤为重要（图 9-10）。胆囊的静脉回流变异较多，胆囊上面的静脉位于胆囊和肝之间的疏松结缔组织内，经胆囊窝进入肝脏，并汇入肝静脉；胆囊游离面的小静脉在胆囊颈部汇合成胆囊静脉，汇入门静脉主干，但有时可汇合成大的静脉，汇入肠系膜上静脉。

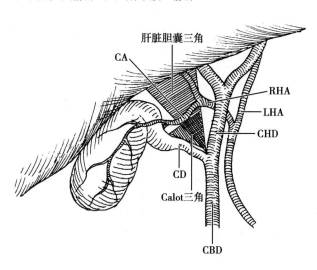

肝脏胆囊三角

CA

RHA
LHA
CHD

CD

Calot 三角

CBD

图 9-10 肝脏胆囊三角及 Calot 三角

CA，胆囊动脉；CHD，肝总管；CD，胆囊管；RHA，肝右动脉；LHA，肝左动脉；CBD，胆总管。

五、肝外胆管的血管变异

腹腔干和肠系膜上动脉的胚胎形成过程非常复杂，导致肝外胆管的血管有诸多变异。认识这些变异情况，对于肝、胆管、血管造影术和外科手术非常重要。在肝胆管造影术过程中，肝、胆管滋养血管显示不清，不仅会引起诊断错误，而且常会误导外科医师和介入医师的治疗。

在大多数情况下，肝动脉起源于腹腔干或腹主动脉，但有时可起源于来自肠系膜上动脉的肝总动脉。此时，在

肝十二指肠韧带内，肝动脉走行于门静脉的外侧、胆总管的后外侧。此处可出现副肝动脉，术中易被误伤。

六、肝外胆道的解剖暴露方法

（一）胆管-血管鞘与肝管汇合处的暴露

在肝脏的脏面，Glisson 鞘与胆管-血管鞘的纤维组织相融合，构成板状结构（图 9-11）。该板状结构在第一肝门区分为左、右肝管汇合部的肝板区，胆囊区的胆囊板，以及左门静脉脐部上方的脐静脉板。

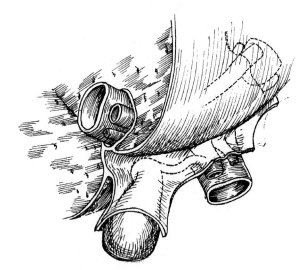

图 9-11 肝方叶后面及胆管汇合部周围的结构关系

肝板（←）包裹胆管和血管结构的结缔组织相融合。

肝门部的解剖在胆道手术及肝切除术中非常重要，良好的肝门部的解剖方法对于避免各种术中副损伤，具有重要意义。1956 年，Hepp 和 Couinaud 描述了肝门解剖方法，即在 Glisson 鞘的基部分离该鞘并向上牵引肝方叶，从而有效地暴露第一肝门结构。由于在肝板与肝腹面之间，仅有 1% 的个例存在血管结构，因此，这种肝门暴露方法非常重要。这种方法虽然对于左肝管的肝外段在肝方叶腹面的暴

露具有特殊的价值，但对于肝外段较短的右肝暴露时，该方法不如前者有效。

手术中，需要在肝方叶的后缘即 Glisson 鞘与肝板相汇合处进行分离，肝板的上面及与肝实质分离开来，此时上牵引肝方叶时即可暴露出左、右肝管的汇合区。但在肝叶的萎缩、肥大或肝门向上、向外侧旋转移位时汇合区变为深位，因此，该方法解剖暴露这种变位的汇合区是危险的，此时需要进一步分离脐静脉索和胆囊隐窝的深部（图 9-12）。

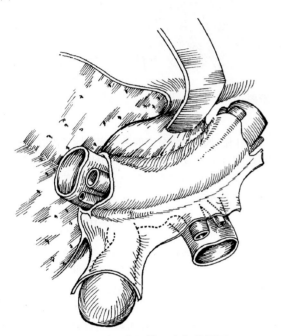

图 9-12 左、右肝管汇合部的暴露
于 Glisson 鞘的基部游离之，并向上牵引肝方叶，暴露胆管汇合部及左肝管结构。

（二）脐静脉索和Ⅲ段肝叶的解剖

脐静脉闭锁后形成肝圆韧带，并在脐静脉索内走行，肝圆韧带与门静脉左支的末端相汇合，有时肝圆韧带可深嵌于脐静脉索内（图 9-13）。

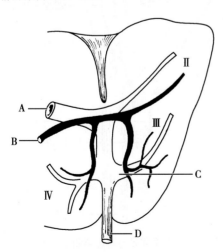

图 9-13 肝左叶胆管及门静脉走行示意图
A. 门静脉左支；B. 左肝管；C. 第三段肝管；D. 肝圆韧带。

左肝管走行于伴行静脉的上方，而在门静脉延长部走行于门静脉的后方，在左侧分离肝圆韧带，并游离出第Ⅲ段肝血管可显露胆管的蒂部或前支。胆道梗阻时，肝内胆管扩张，Ⅲ段胆管在门静脉左支的上方较易分离，术中在脐静脉索的左缘处，劈开肝实质，以扩大脐静脉裂，可在不损伤Ⅲ段血供的情况下，暴露该处的胆道系统（图 9-14）。

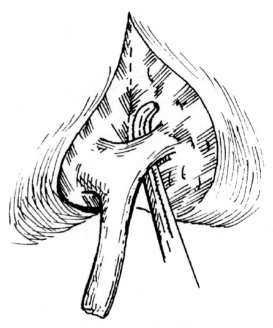

图 9-14 左肝管的暴露

（三）右肝管系统的外科解剖

与左肝管的解剖结构相比，由于缺乏明确的解剖标志，右肝内胆管的暴露比较复杂且不确切，使得行高位胆管癌肝切除术或Ⅲ段胆管短路术较为困难。

ⅢB 型高位胆管癌，可选择右肝内胆管引流术。在解剖方面，右前支胆管及其分支走行于伴行门静脉的左侧。必要时可于肝裂末端劈开肝实质，分离出一段门静脉的右支，此时，可在肝实质内，门静脉的左侧暴露出纵向扩张的肝右前叶胆管，为行 Roux-en-Y 肝管空肠吻合术创造条件。另一种方法经胆囊隐窝劈开肝实质暴露Ⅴ段胆管而行 Roux-en-Y 肝管空肠吻合术。

（四）肝切除术暴露胆管

在必要的情况下，可通过切除肝左叶外侧部分肝实质而暴露Ⅱ、Ⅲ段胆道或肝右叶外侧缘下段暴露末端胆管。肝方叶的切除同样可暴露肝管汇合区。

（五）肝桥组织离断法

在肝门区结构无法游离的情况下，该方法是显露肝门部胆管结构的实用、安全、可靠的途径。肝圆韧带以及镰状韧带游离、结扎、离断后，向上牵引韧带，暴露肝方叶和肝左外侧叶，离断肝桥组织，游离肝方叶基底部，此时可显露出左肝管上方的肝包膜反折，切开此包膜后即可显露出左肝管。如果需要显露右肝管 / 肝总管，则可以沿着左肝管向右或向下解剖分离（图 9-15）。

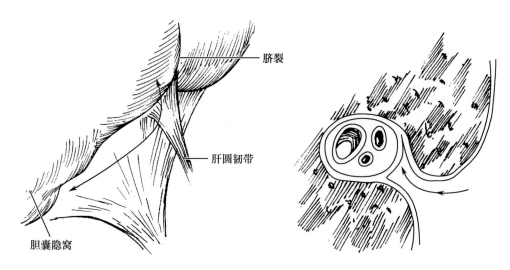

图 9-15   肝方叶游离

七、门静脉

肠系膜上静脉与脾静脉在胰颈后部汇合形成门静脉，胰十二指肠前上、后上静脉与相应的动脉伴行，引流静脉血分别进入门静脉、肠系膜上静脉，胃左静脉和肠系膜下静脉通常汇入脾静脉，也可直接汇入门静脉。在胰腺的后方从肠系膜上静脉汇入脾静脉处，右下向上牵引胰腺，可暴露门静脉。除胰十二指肠下静脉在胰腺下缘汇入肠系膜上静脉外，胰腺的静脉较少直接从后方汇入肠系膜上静脉。在胰腺上方，门静脉在脾动脉、脾静脉、胃十二指肠动脉、肝总动脉血管之间的间隙内穿过。游离胃十二指肠动脉，有利于暴露门静脉的胰腺上段。若暴露仍困难，通常在胆囊管上方游离肝总管，易暴露门静脉的右外侧缘和上缘。

门静脉主干在肝门横沟处分为左干和右干，分别走向横沟的两侧。在 5% 的个体中，门静脉的右前支、右后支可直接从分叉出发处，是门静脉在肝门处呈现出三叉型（该解剖变异类型在门静脉显影检查时，应注意无门静脉右干）。门静脉在分出左肝后，在横沟内向左走行，其左端转向前方入脐静脉窝内，位于左外叶肝管的浅面，末端与肝圆韧带相连接。门静脉左支在其移行过程中分 4 个部分，即横部、角部、矢状部或脐部以及囊部。门静脉右干较左干横部短，75% 的门静脉右干在横沟右端进入肝实质前分成右前支、右后支。

门静脉的先天异常较少见，但有重要的临床意义。在行肝右叶切除术时，貌似右门静脉的离断，实际上会导致整个肝脏血液供应的丧失。这种先天性门静脉解剖异常位于胰头和十二指肠的前面；有时门静脉可直接汇入下腔静脉，有时肺静脉可汇入门静脉。

肝内门静脉的每条分支由 1～2 条胆管伴行，后者分别汇成左、右肝管系统，并在肝门处汇成肝总管，构成汇管区。在肝门处，肝管被包裹在 Glisson 鞘内。鞘内的结构通常为胆管位于伴行门静脉分支的上方，肝动脉分支位于伴行门静脉的下方。脐静脉索部走行于肝左外叶（Ⅲ段）与左内叶（Ⅳ段）之间，Ⅲ段、Ⅳ段之间有舌状肝组织相连，称为肝桥。

右侧门静脉的肝内分支的类型变异较多，然而肝内的门静脉分支为终末支，与相应的肝动脉和肝内胆管支在一起，被纤维鞘包裹，这种结构特点是门静脉的肝内变异，并不增加手术的难度。

八、胆囊与胆管的淋巴引流

胆囊的淋巴引流通路比较复杂。通常情况下，淋巴引流沿胆管下行，到达胆囊和胆总管周围的淋巴结，进而引流入胰后、门静脉和肝总动脉周围淋巴结，最后引流至主动脉与腔静脉之间的淋巴结和肠系膜上动脉的淋巴结（图 9-16）。有资料表明，胆囊的淋巴引流可以从胆总管周围的淋巴结直接引流进入主动脉和腔静脉之间的淋巴结，说明胆囊癌门静脉周围淋巴结清除术较难控制胆囊癌的淋巴结转移。

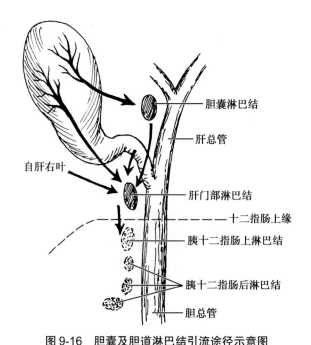

图 9-16   胆囊及胆道淋巴结引流途径示意图

左侧淋巴引流液引流至肝门淋巴结；右侧淋巴引流液直接引流至肝门淋巴结；淋巴液并不引流至肝脏内。

胆管的淋巴引流首先至胆总管周围的淋巴结,后循淋巴道引流到达胰十二指肠与腹腔淋巴结及肠系膜淋巴结群(表 9-1)。

表 9-1　胆道系统淋巴结位置

淋巴结	解剖位置
胆囊淋巴结	胆囊管前方和肝总管外侧
胆管周围淋巴结	右肝管和胆总管的右后方
胰十二指肠后上淋巴结	十二指肠曲部与胰头之间
肝门后淋巴结	下腔静脉与门静脉之间
腹腔干右侧淋巴结	肝总动脉
肝淋巴结	肝固有动脉周围或肝总动脉前方小网膜内
肠系膜淋巴结	肠系膜上动脉周围
主动脉 - 腔静脉淋巴结	主动脉与下腔静脉之间

(汝　涛)

第 3 节　胆囊癌的流行病学、病因学和预防筛查

原发性胆囊癌是胆道系统肿瘤中最常见的原发恶性肿瘤,占消化道恶性肿瘤第 6 位,它可以发生在胆囊的任何部位,包括底部、体部、颈部以及胆囊管。自 1777 年 Stoll 尸解发现首例胆囊癌病例以来,人们对于胆囊癌的认识不断加深,但迄今为止,胆囊癌的治疗效果仍不满意。胆囊癌是一种高度恶性的肿瘤,早期常无特异性的症状,发现时多为晚期阶段。胆囊癌具有淋巴结转移早、可直接浸润肝组织、易发生腹腔种植转移和活组织检查或腹腔镜通路种植转移的特点。胆囊癌确诊后,平均生存期为 6 个月。作为一种典型的实质性消化道恶性肿瘤,化疗对于胆囊癌的疗效并不显著。尽管胆囊癌的恶性程度较高,但有报道即使较晚期的胆囊癌患者,行外科切除术后也可达到较长的生存期。因此,认识胆囊癌的自然病程、预后影响因素以及不同分期、阶段的治疗方案有重要的意义。

一、胆囊癌流行病学现状

1. 地域位置特征　胆囊癌发病具有地域性差别。世界范围内原发性胆囊癌高发地区位于南美洲、中欧,而发病率相对较低的地区是西欧和北欧、北美洲、大洋洲。在一个国家内部亦有明显区域性的差别,如美国西南部地区的发病率相对高于其他地区,印度北部城市的发病率较南部城市高,其女性发病率分别为(5~7)/10 万、0.7/10 万。世界上高发国家是智利、波兰、印度北部、日本和以色列等,其中以智利年发病率最高(其女性发病率为 27/10 万)。美国和法国发病率分别为 2.5/10 万和 2.3/10 万,处于低发病率水平。Segi 等研究 24 个国家胆囊癌的发生率,结果显示日本最高。相比较而言,我国某些地区则处于中等发病率行列,2005 年上海市胆囊和肝外胆道恶性肿瘤的男、女

标化发病率分别为 2.46/10 万、3.77/10 万。有学者报道,我国原发性胆囊癌发病率亦有随地理位置变化的表现,西北和东北地区发病比长江以南地区高,农村比城市发病率高。我国原发性胆囊癌发病率占同期胆道疾病的 0.4%~3.8%。胆囊癌在地理和种族方面的差异,可通过人群中胆囊结石发病率差别解释。胆囊切除术对胆囊癌的发病率有一定的影响。

原发性胆囊癌是相对发病率低但病死率高的恶性肿瘤,其发病率和死亡率有着相似的规律和特征。智利的原发性胆囊癌死亡率为 12.4/10 万,1997 年日本有 275 143 例死于癌症,而原发性胆囊癌死亡人数占肿瘤死亡人数男、女性分别为 1.25% 和 3.49%。在欧洲一些低发国家中,苏格兰国家癌症登记数据显示,1968—1998 年的 31 年间仅有 397 例男性和 1 149 例女性死于胆囊癌。我国胆道恶性肿瘤平均死亡为 0.45/10 万,位居全部恶性肿瘤的第 19 位、消化道恶性肿瘤的第 6 位。由于以往习惯把胆囊癌和胆管癌放在一起调查,目前国内尚没有精确的胆囊癌死亡率资料可查询。

不同国家原发性胆囊癌的发病趋势不同。近几十年来,美国、加拿大、德国、澳大利亚和以色列的发病率呈下降趋势。在美国每年有 6 000~7 000 新发病例,其发病率呈稳定或下降的趋势。另据五大洲癌症发病率数据显示,天津市、上海市、香港特别行政区、启东市的胆囊及肝外胆管癌的年龄标准发病率在 1992 年以前都在上升,但之后除上海市之外的城市的发病率呈下降趋势。浙江省、山东省、黑龙江省、陕西省等地的发病率也有上升趋势的报道。由此可见,在我国不管是个别地区的流行病学调查,还是多中心的临床资料分析,都显示 1992 年之前原发性胆囊癌的发病率在上升。此趋势可能受以下因素影响,包括国家和政府的重视、卫生统计工作的发展和完善、临床诊断水平的提高以及人们保健意识的增强等,但下降的原因并不十分明确,可能和胆囊切除率的增加有关,趋势的客观评价还需要更全面的资料。Diehl 等报道,在英国、美国、加拿大等国家因胆囊切除例数的增多,胆囊癌的死亡率有下降趋势。

由于胆囊癌的高病死率,其生存率和发病率之间有着一定的负相关性。据 Woodw 等研究发现,苏格兰原发性胆囊癌的死亡率分别自 20 世纪 60 年代、20 世纪 80 年代开始呈下降的趋势。在过去的 20 年里,美国原发性胆囊癌死亡率呈下降趋势,特别是在白种人中(1969—1978 年为 1.2/10 万,1990—1998 年为 0.6/10 万)。其下降的原因尚不明确,有很多报道认为和胆囊切除率的变化有很大关系,虽然胆囊切除率的升高不能代表原发性胆囊癌发病率的下降,但它的确对原发性胆囊癌死亡率的下降起了很大作用。

原发性胆囊癌的预后差,生存率低。苏格兰 1991—1995 年间诊断为原发性胆囊癌的患者 1、3、5 年生存率分别为 20%、12% 和 6%。尽管目前医学诊断、治疗等技术较前有了很大的发展,但这并没有明显改变胆囊癌的治疗效果,Bergdahl 等称美国 1973—1977 年间原发性胆囊癌 5 年生存率为 8%,而 1983—1987 年间为 14%,其生存率改善

甚微。有人对 SEER 记录的 1988—2001 年间胆囊癌数据进行分析发现，胆囊癌的生存率与性别、种族和年龄无明显相关，而与肿瘤的分级和分期有很大关系。所以，对胆囊癌做好预防工作，进一步提高胆囊癌早期诊断率及根治性切除率，是改善患者生存状况的关键。

2. 性别 原发性胆囊癌的流行病分布存在着明显的性别差异，女性明显高于男性。例如，美国新墨西哥州的女性原发性胆囊癌发病率约为男性的 3 倍。在日本，原发性胆囊癌的男女发病率比为 1:（2~6）。印度国家癌症登记处数据（1988—1989）显示，原发性胆囊癌的男女发病率之比约为 1:4.3。Wood 等研究发现，在苏格兰，任何一个年龄段的女性原发性胆囊癌发病率都高于男性。我国男女发病率之比与国外基本一致，2005 年上海市胆囊癌男女发病率之比为 1:1.78。这种两性别间发病率差异的原因目前还不甚明确，Pandey 等研究发现女性的多孕多产可明显增加患胆囊癌的风险，可能与妊娠期间女性体内的孕激素和内源性雌激素水平增高有关。

3. 年龄 几乎所有调查及临床资料都显示，原发性胆囊癌的发病率随着年龄的增长而升高。Wood 等研究发现，40 岁以下的人群中发病率是很低的，但有明显随年龄增高而升高的表现。Chao 等对中国台湾省 1979—1993 年间的胆囊癌病例研究发现，中国台湾省原发性胆囊癌发病的中位年龄男性为 70 岁，女性为 71 岁。我国大陆原发性胆囊癌的发病年龄分布在 25~87 岁，平均 57 岁，50 岁以上者占 70%~80%，发病高峰年龄段为 50~70 岁，平均年龄为 65 岁。Brian 等认为，性别之间的原发性胆囊癌发病率无明显年龄差异。

4. 种族 调查研究发现，在玻利维亚的美洲人后裔中，种族是影响原发性胆囊癌分布特征的一个非常重要的因素，在没有胆囊结石存在的条件下，Aymara 人比非 Aymara 人的发病率高 15.9 倍。美国新墨西哥州的印第安人原发性胆囊癌发病率显著高于美国平均水平；在发病率较高的印度北部城市原发性胆囊癌的发病居消化道恶性肿瘤的首位，即使那里的居民移民到国外，其发病率也高于当地的平均水平；我国尚无关于原发性胆囊癌发病率种族间差异的报道。

5. 职业 很多调查显示，事炼油、造纸、化工、制鞋以及纺织等行业的人群中胆囊癌的发病率较高。Charrg 等发现，长时间接触纺织业中的金属和进行维护工作的工人患胆管癌的风险大大增加。邹声泉等报道，我国原发性胆囊癌职业分布特点为农民占 51%，工人占 25%，干部占 17%，其他占 7%，其中以农民为主。由于研究例数较少，又缺乏相关的研究来进一步验证，职业与胆囊癌的联系仍有待进一步研究。

6. 社会经济条件 很多有关原发性胆囊癌的发病与人群社会经济条件的相关性调查显示，大部分原发性胆囊癌患者是来自低收入阶层和农村的人群。这可能与其生活与医疗条件相对较差，不能及时接受胆囊切除术导致胆囊癌变有关。

虽然对原发性胆囊癌流行病学的研究较前有了很大的进展，但目前关于其研究尚存在以下问题：①研究样本来源局限，缺乏跨地区的、全国的乃至世界范围的大样本系统研究和地区分布差异方面的研究；②大部分研究病例源自医院，而没来医院就诊的胆囊癌患者就未被纳入统计的范围，导致研究结果偏倚；③我国的卫生统计工作还不是很完善，在很多关键环节存在不足，如农村一些基层卫生医疗单位卫生统计工作还很不规范，不能及时正确统计或上报病例，这就可能导致出现一些疾病农村发病率明显低于城市发病率的伪相。

二、胆囊癌的发病因素

原发性胆囊癌的病因目前尚未完全了解。胆囊炎、胆石症、细菌感染、胆汁酸代谢紊乱、胆囊黏膜增生等均与胆囊癌发生有关。高脂饮食、吸烟、嗜酒是胆囊癌发生的危险因素。

1. 胆囊炎与胆石症 尽管胆囊结石的诱癌作用目前仍不清楚，但胆囊结石、慢性炎症与胆囊癌关系密切，是胆囊癌最常见的危险因素。胆囊结石引起的慢性感染所造成的长期刺激，使胆囊黏膜发生化生、增生或息肉性病变，进而发生原位腺癌，提示胆囊的慢性炎症是一种与致癌性突变有关的促发因素。Kowalewski 和 Todd 的研究表明，在胆囊中植入胆固醇丸剂诱发引起胆囊的炎性状态，68% 的仓鼠发生胆囊腺癌。根据国内统计，胆囊癌同时伴有胆囊结石患者占 31.6%；国外统计资料为 70%~90%。日本学者研究表明，与无胆囊炎、胆石症相比，胆囊癌周围的胆囊黏膜发现有杯状细胞化生高 5 倍。癌肿的发生与结石的大小关系密切，结石直径 <10mm 者癌的发生率为 1.0%，结石直径为 20~22mm 者癌的发生率为 24%，结石直径 >30mm 者癌的发生率为 10%。

胆囊结石与胆囊癌之间存在病因上的联系，预防性胆囊切除术对预防胆囊癌发生的意义正为人们所重视。人群中胆石症的发病率较高，而胆囊癌的发病率较低，仅有 0.3%~30% 的胆囊结石患者发生胆囊癌。因此，对有症状的胆囊结石患者可行预防性胆囊切除术。胆囊的慢性炎症引起胆囊壁钙化，胆囊发生"瓷性变"，由于"瓷化胆囊"的胆囊癌发生率高达 25%，对此类患者主张行预防性胆囊切除术。

2. 胆囊息肉 胆囊息肉分为肿瘤性息肉和非肿瘤性息肉，其中肿瘤性息肉包括腺瘤、脂肪瘤、平滑肌瘤、神经纤维瘤、血管瘤等。腺瘤是胆囊癌前病变，该病若合并胆囊结石，则癌变的危险性会明显升高。非腺瘤性息肉恶变机会较少，因此临床上判断胆囊息肉的性质十分重要，对于 >1cm 的胆囊腺瘤性息肉要积极行胆囊切除术。全国第 4 届胆道外科学术会议报道 241 例胆囊息肉样病变，其中肿瘤性腺癌为 7 例；肿瘤性腺瘤的恶性病变发生率为 18.8%。无结石时，几乎不可能发生癌变。息肉恶变多为单个、广基型息肉，直径 >1cm。Kozuka 等指出，良性胆囊腺瘤与原位癌和胆囊腺癌之间有关系。Yamagiwa 等研究表明，胆囊的良性息肉与胆囊腺瘤和胆囊癌之间可能存在发病顺序的关系。通常不典型增生发展至癌需要 3~10

年。而 Sawyer 认为，胆囊腺瘤是一种癌前病变。目前胆囊黏膜上皮肠化生、管状或乳头状瘤、腺瘤样病变均被认为是癌前病变。

3. 胆胰管合流异常 此病多为先天性疾病，主胰管和胆总管在十二指肠壁外汇合。解剖学上，结合部位过长及缺少括约肌而造成两个方向胆汁反流，相应地引起多种病理改变，直接导致胰液反流入胆道，致使胆囊内反流的胰液浓度较高。胆汁中的卵磷脂被胰液中的磷酸酯酶 A_2 水解，产生脱醋酸卵磷脂，后者有损害细胞膜的作用，脱醋酸卵磷脂被胆囊吸收，积聚在胆囊壁内刺激胆囊上皮，使胆囊上皮细胞增厚、非典型增生，进而导致癌变。研究表明，胆胰管汇合异常者胆囊癌的发生率为 25%，正常汇合者胆囊癌的发生率为 1.9%。

4. Mirizzi 综合征 Mirizzi 综合征胆囊结石持续性刺激损害胆囊黏膜，导致胆囊壁发生溃疡和纤维化增生，上皮细胞对致癌物质的防御能力降低，加上胆汁长期淤积，使胆囊壁纤维性增厚，进而导致胆囊癌高发。

5. 2 型糖尿病 胆囊壁超微结构的改变引起胆囊壁的微血管病变，进而胆囊神经传导阻滞，胆囊运动功能减弱，胆汁在胆囊内堆积，黏稠度增加，胆汁排出受阻。因此，2 型糖尿病的血总胆固醇及低密度脂蛋白胆固醇水平显著增高，同时伴发胆囊癌的发生率也明显增高。

6. 胆汁酸代谢紊乱 胆道的梗阻、感染导致胆汁中的胆固醇和胆酸盐在细菌，特别是厌氧菌、梭状芽孢杆菌感染时转化为致癌物质如甲基蒽醌、去氧胆酸、石胆酸，对肿瘤易感者有致癌作用。胆囊癌患者的胆汁成分中被发现有致癌物质的存在。其二级胆汁酸的含量很高。

7. 女性性激素与胆囊癌 很多国家流行病学研究发现，胆囊癌发病率女性高于男性，我国发病率男女之比约为 1∶1.98，多数学者认为与女性性激素有关。Wang 等试验发现，在小鼠体内雌激素(ER)-α 过量表达可导致胆固醇大量合成，胆囊胆汁分泌过多。高浓度的胆固醇胆汁液体有利于胆囊结石的形成，而结石的机械性刺激和并发的胆囊黏膜炎症反应可导致胆囊癌的发生。张学宏等也指出，多次妊娠可能通过胆石症影响胆囊癌的发生，因生育因素导致女性体内雌激素、孕激素水平升高，可能在胆囊癌病因学中起一定的作用。

8. 吸烟、饮酒 多国研究表明，吸烟也是胆囊癌危险因素之一，吸烟与胆囊癌发病率有一定关系。有研究者报道，吸烟者胆囊息肉样病变(PLG)的发病率较不吸烟者显著增高，这可能是吸烟释放尼古丁的神经末端上的尼古丁受体，促使胆囊胆汁排空延缓，刺激胆囊黏膜上皮增生进而不典型增生，最终导致胆囊癌。在胆囊癌中，吸烟与饮酒间的互相作用也是值得关注的，有研究者发现在吸烟的人群中，常饮酒的患者较不饮酒患者胆囊癌的患病率低。

9. 饮食 总热量及碳水化合物摄入过多与胆囊癌的发病率升高有直接关系，而纤维素、维生素 C、维生素 B_6、维生素 E 及蔬菜水果摄入量增多能减少胆囊癌发病。张学宏等研究发现，多摄入大蒜头、洋葱等葱属类蔬菜以及根茎类蔬菜可能对胆囊癌有一定的保护作用，腌制品摄入，尤其是腐乳，可能会增加胆囊癌的发病风险。

10. 职业 流行病学研究发现，造纸、炼油、化工以及纺织等行业的人群中胆囊癌患病率明显高于其他职业。研究发现，长时间接触纺织业中的金属，以及进行维护工作的工人患胆管癌的风险较高。

11. 其他 据报道发现，胆囊癌还与伤寒沙门菌、家族史、溃疡性结肠炎以及肥胖有关。另外，有腹泻者患胆囊癌的危险性是无腹泻者的 2 倍；对消化性溃疡患者研究发现，手术治疗者患胆囊癌的危险性明显升高，内科治疗患者该病的发病率无明显增加。随着研究的深入，人们对胆囊癌的发病机制有着越来越多的认识，通过胆囊癌的流行病学研究，有助于胆囊癌的高发人群的筛查和早期诊断，对改善胆囊癌患者的预后生存率、提高患者的生活质量有重要帮助。

三、预 防

定期进行 B 超等检查是早期发现胆囊癌的关键，对已发现的胆囊病变要密切观察其变化，必要时及时采取措施解除病变是可以明显降低胆囊癌的发生率。

(武 强 陈 平)

第 4 节 胆囊癌的病理学

胆囊癌起源于胆囊黏膜的不典型增生，进而演变为胆囊原位癌、浸润癌。胆囊黏膜的不典型增生发展成原位癌的平均时间为 5 年，原位癌演变为浸润癌的平均时间为 10 年。不同部位胆囊癌的发病率不同。60% 的胆囊癌位于胆囊底；30% 位于胆囊体部；10% 位于胆囊颈部。大体可见胆囊壁因肿瘤的浸润性生长呈现局部增厚、坚硬，灰白色、质坚、较脆的肿瘤组织界限不清，胆囊颈旁淋巴结可有肿瘤转移。胆囊比较薄，仅为一薄固有层和肌层。胆囊癌一旦侵及肌层，即会浸出胆囊壁，发生淋巴结转移、血行转移以及肝实质和周围腹腔转移。胆囊癌早期临床难以发现。尸检证明，94.4% 的胆囊癌有淋巴结转移，64.8% 有血行播散。

一、胆囊癌的巨检分型

胆囊癌分为浸润型、结节型、结节浸润混合型、息肉型、浸润息肉混合型。

浸润型胆囊癌呈浸润性生长，可广泛浸润整个胆囊壁层，胆囊壁弥漫性增厚、变硬，呈皮革状。切面呈苍白色、颗粒状。浸润型癌易向浆膜下层扩散，累及周围组织，使胆囊癌与肝脏的分界面模糊，胆囊切除术的复杂性增加。

结节型胆囊癌在早期易经胆囊壁浸润至肝实质或附近的组织结构，与弥漫型相比，外科手段较易控制。

息肉型胆囊癌较少见。癌肿呈乳头状、菜花状外观。肿块大小和软硬不定，色呈棕黄色，突入胆囊腔，多不广泛浸润胆囊壁。肿瘤性息肉可单发或多发。有时因黏液变性而呈胶冻状。肿瘤常阻塞胆囊颈部，引起胆囊扩张，胆汁淤积，而并发细菌感染，导致胆囊积脓。症状因此而加重。此型胆囊癌预后较好。

二、胆囊癌的组织学类型

腺癌为最常见的组织学类型（占 60%～98%），癌细胞呈柱形，80% 以上分化较高，腺体轮廓不整齐，间质纤维结缔组织丰富，部分肿瘤可以浸润至肌层，甚至可达胆囊全层，其次为未分化癌（占 6%～9.8%），鳞状细胞癌占 3%。腺鳞癌、燕麦细胞癌、肉瘤、类癌、淋巴瘤、黑色素瘤、绒毛膜癌样细胞癌、印戒细胞癌等罕见。

腺癌可分为浸润型、黏液型和乳头型三种，并有高分化、中分化、低分化和未分化之别。其中，乳头型癌浸润胆囊壁慢，如覃伞样充塞于胆囊内，预后最好。低分化小细胞癌预后最差。黏液腺癌的癌细胞和腺腔内均有黏液。

三、胆囊癌的组织学化生

根据胆囊癌的化生改变，将胆囊癌分为非化生和化生型胆囊癌（这与胃癌的肠型和弥漫型分类相似）。化生型胆囊癌的生存率较高。

四、胆囊癌的组织学分级

胆囊癌按照分化程度分为 G1～G4 级，即高分化、中分化、低分化和未分化。大多数胆囊癌为 G3（低分化）癌。

在 92% 的浸润型癌中，86% 为原位癌，28% 为上皮的不典型增生，可见 P53 蛋白。在 39% 的胆囊癌中，可见 *K-ras* 基因突变。一般认为 *p53* 基因的特异性等位基因缺失和 *9P* 基因在胆囊癌的发病机制中起重要作用。胆囊癌中可见其他基因异常，包括 *C-erbB-2* 基因的过度表达和 *nm23* 基因产物的低表达。

（武 强 陈 平）

第5节　胆囊癌的诊断方法与鉴别诊断

一、胆囊癌的临床症状及表现

胆囊癌的主要临床表现有腹痛、黄疸、体重减轻和胆囊区肿块。

1. 腹痛　胆囊癌早期（非浸润期或浸润早期）无特征性表现，肿瘤侵犯胆囊颈或胆囊管时常产生胆绞痛症状，但无法与胆石症性疼痛相鉴别；早期胆囊浆膜及胆囊床浸润，产生右上腹钝痛或右肩胛部放射性疼痛，此期多在可切除范围。肿瘤浸润晚期疼痛由间歇性转为持续性钝痛（76%），伴有厌食、恶心、呕吐（32%）。临床上，对于有胆绞痛病史的患者，如果腹痛的性质发生改变，呈持续性钝痛、不缓解，应怀疑胆囊癌的可能性，特别是对出现右上腹肿块和消瘦的患者应进行详细的检查。

2. 发热及消瘦　约 25% 的患者出现发热，多由继发胆道感染所致。晚期患者常伴有消瘦，甚至出现恶病质。对于有胆囊炎、胆石症病史的患者，有持续性右上腹痛、消瘦表现是其典型的演变过程。

3. 右上腹部肿块　约一半的患者出现右上腹或上腹部肿块，多数为增大的胆囊。胆囊底部肿瘤浸润至肝脏的胆囊床及周围组织。

4. 黄疸　漏斗部和胆囊管部位的肿瘤易浸润至胆管或胆总管，使肝门淋巴结转移、肿大，肿瘤压迫胆管引起阻塞性黄疸，多数伴有难以缓解的皮肤瘙痒，尤以夜间为重；胆囊癌浸润肝实质及肝转移，可引起肝细胞性黄疸。黄疸往往在病程晚期出现，肿瘤不可切除的占 85%。

5. 胆囊周围脓肿、胆囊 - 十二指肠或胆囊 - 结肠瘘

6. 腹水　为晚期征象，提示腹膜转移或门静脉梗阻。

二、胆囊癌的影像学检查

（一）胆囊癌的超声检查

B 超是目前胆囊癌的首选检查，一般诊断率为 80% 左右，检出的胆囊最小病变直径为 2mm，但由于 B 超易受腹壁肥厚、肠内积气与内容物的影响，对早期胆囊癌误诊率较高。B 超对胆囊癌的早期诊断优于 CT，因其费用低、可反复、多体位等优点，可作为胆囊病变的筛查。

彩色多普勒超声能准确探明胆囊癌病灶的动脉血流情况，并能通过其血流速度来鉴别良、恶性。因为大多数早期胆囊癌病灶血供较为丰富，彩色多普勒超声可以显示出高速的血流信号，同时结合病灶的大小、部位、基底、形态以及胆囊壁的连续性和内部回声等情况，能提高胆囊癌的定性能力和检出率。当二维超声对胆囊良性病变（如息肉样病变、良性囊壁增厚）与胆囊恶性病变（如胆囊癌黏膜隆起型、胆囊癌囊壁增厚型）鉴别困难时，使用彩色多普勒检查将提高超声的诊断率，有助于早期病变的定性和检出。

内镜超声（EUS）是近年来开展应用的一项技术，采用高频探头直接贴近病灶，因为缩短了声路，减少了声衰减，同时避免结石、肥胖、积气等影响，所以明显提高了图像的分辨率和层次的分辨力。研究表明，内镜超声可分辨肿瘤浸润的层次，并能准确判明病变的外形，在鉴别病变良恶性上有重要意义。内镜超声同 CT、磁共振成像（MRI）比较，内镜超声在对胆囊癌早期的微小病灶以及对胆囊囊壁局部的浸润情况和病灶邻近区域淋巴结有无转移等方面的显示明显占优。

（二）胆囊癌的CT检查

胆囊癌在 CT 上分为四种类型：①厚壁型：占 20%～30%，分为局限性及弥漫性两种。局限性增厚的病变系浸润性生长，主要表现为胆囊壁局限性、不规则或偏心性增厚，内缘凸凹不平；弥漫性增厚主要表现为大部分或全部胆囊壁不规则增厚，偶见均匀、内外壁光滑的增厚。增强后，可见增厚的胆囊壁有明显强化；胆囊周围有时可见不规则低密度水肿带；胆囊癌发生肝实质侵犯时，表现为部分胆囊壁并伴有邻近肝实质内的低密度病灶，少数患者可仅表现为轻度胆囊壁增厚，但有明显的肝实质浸润表现；汇管区淋巴结有转移时，肿大淋巴结的压迫可导致胆囊和胆管的增大（图 9-17）。②结节型：占 15%～25%，胆囊壁

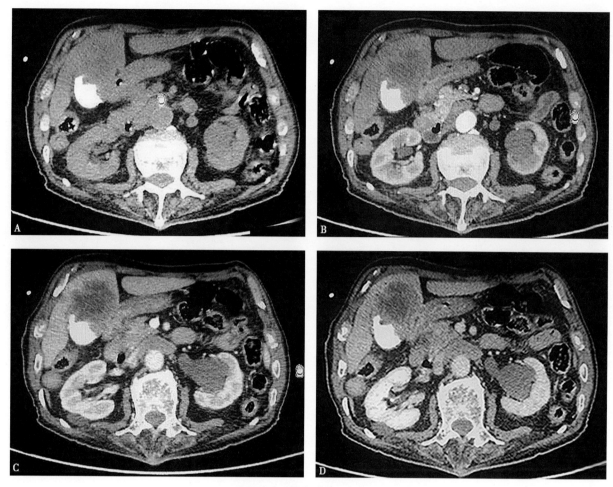

图 9-17　胆囊癌的 CT 表现

上结节性或肿块性病变突入腔内,增强后结节强化明显,肝实质浸润少见,胆囊腔内肿瘤可呈不连续分布,胆囊体积增大或正常。③实变型:占 40%～65%,胆囊腔内为肿瘤组织代替。较大软组织块影完全或部分占据胆囊腔,平扫时肿瘤影像通常为密度低于邻近肝实质密度,增强扫描病变呈不均一的增强。肿瘤中心组织坏死,常导致病变呈周边强化,中心低密度影、不强化。肿瘤组织内的钙化常见。④胆囊颈型:病灶位于胆囊颈部,当肿块较小时可出现胆囊阻塞、增大,难与胆囊颈结石嵌顿、淋巴结转移压迫胆囊颈管、原发性胆管癌鉴别。

　　胆囊癌最常见的转移方式为肿瘤组织向周围邻近组织的直接浸润。肝脏最常受侵犯;有时,胃、十二指肠、横结肠也可以受累。研究表明,34%～89% 的胆囊癌有肝实质浸润。胆囊癌肝实质的直接扩散形态学表现为:原发肿瘤周围的实性肿块,实性肿块周围分布着卫星结节或邻近肝脏的巨大肿块。

　　（三）胆囊癌的 MRI 检查

　　胆囊癌的 MRI 影像学表现在胆囊癌的诊断方面愈发重要,它对于发现肝内微小的转移灶、肝门和腹膜后淋巴结转移可以提供比 CT 检查更为丰富的证据,对于术前准确分期、评估病变的可切除性意义重大。原发性或转移性病变在 T_1WI 上呈低信号,而在 T_2WI 上呈高信号。T_2WI、动态强化影像、梯度回波影像可以清楚地显示肿瘤的肝实质浸润程度;而在增强前后的 T_1WI、脂肪抑制梯度回波影像中可以清楚地显示胰腺、肝十二指肠韧带以及其他周围组织的肿瘤浸润范围。MRI 能够很好地评价胆囊癌的生物学特性。在 T_2 加权像上,胆囊壁增厚呈不均匀低信号,肿瘤在 T_1 加权像为不均匀低信号,边缘不规则(图 9-18)。由于 T_1 加权图像能使肿瘤或转移病灶与邻近组织结构有良好的信号对比性,MRI 对肿瘤性肝实质浸润和淋巴结的播散能作出较为可靠的判断,并具有较高的敏感性和特异性。近年来,弥散加权成像(diffusion weighted imaging,DWI)的应用为转移病灶的发现提供了更为敏感和准确的方法。随着水成像技术的不断完善,磁共振胰胆管成像(magnetic resonance cholangiopancreatography,MRCP)逐步替代有创性的 ERCP 检查,对术前了解胆管受侵的情况十分重要。

　　（四）胆囊癌的 PET/CT 检查

　　正电子发射断层显像(positron emission tomography,PET)是一种先进的功能成像技术,PET/CT 实现了功能显像和解剖结构的同机融合,在胆囊癌的诊断、分期、评价疗效等方面有非常重要的临床应用价值。研究显示,PET/CT 显像可准确鉴别胆囊病变的良恶性,而且对周围组织、远处转移及疗效评价具有良好的临床应用价值(图 9-19)。Ramos-Font 等认为,PET/CT 在胆囊癌区域淋巴结转移诊

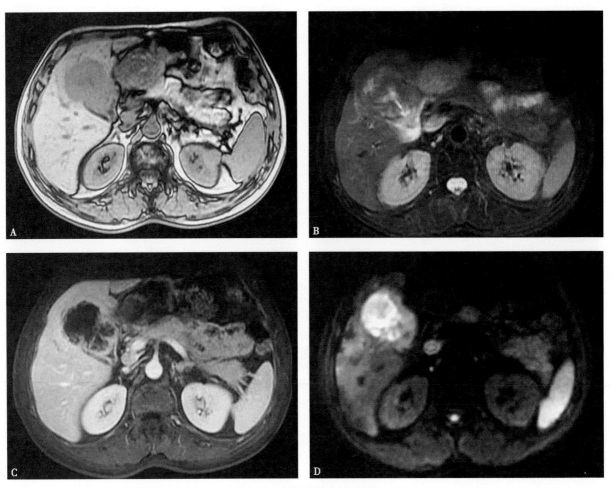

图9-18   胆囊癌的MRI表现

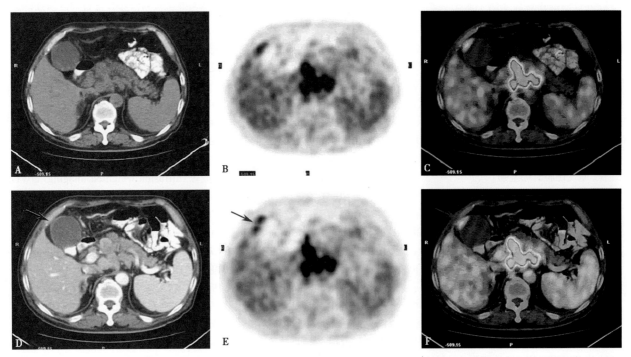

图9-19   胆囊癌的PET/CT表现

A. CT平扫显示胆囊底轻度增厚；B、E. PET显示胆囊底异常的放射性浓聚；C. 未强化的PET/CT显示可疑胆囊癌；D. 增强CT显示胆囊底部明显的不规则强化；F. 增强的PET/CT显示胆囊癌。术后病理为中分化胆囊腺癌。

断上明显优于 CT 及 MRI。PET/CT 对肝内多发转移、肝门区、门腔静脉间、胰头周围、胰体后、腹膜后、肠系膜间等邻近区域淋巴结转移，颈部及腹股沟等远处淋巴结转移均作出准确判断，较增强 CT、B 超、MRI 相比有明显优势。对天津市肿瘤医院 38 例临床疑似胆囊癌而在本院行 PET/CT 检查的患者进行分析，比较 PET/CT 与其他影像学方法对胆囊癌诊断的价值，结果显示，PET/CT 在原发性胆囊癌诊断中有较高的正确率（92.1%），明显高于增强 CT（71.1%）、B 超（60.5%）、MRI（68.4%）。如将 PET/CT 结合增强 CT 检查，可使诊断正确率提高 2.6%，PET/CT 与增强 CT 联合用于原发性胆囊癌的诊断，可提高诊断正确率。

（五）转移性病变的影像学表现

胆囊的转移性肿瘤不常见。最常见的胆囊转移瘤为黑色素瘤。其转移方式为血行转移，转移灶表现为突向胆囊腔内的局灶性结节影。胆囊的转移性肿瘤很少由肝脏、胰腺或胃部肿瘤直接浸润引起。

三、胆囊癌的实验室检查

胆囊癌的实验室检查方法主要有以下 2 项：

1. 肝功能检查 晚期胆囊癌可出现碱性磷酸酶和胆红素升高。胆囊癌阻塞右肝管，表现为碱性磷酸酶增高而胆红素水平正常。

2. 肿瘤标记物检查 血清肿瘤标志物测定有助于胆囊癌诊断。血清癌胚抗原（CEA）> 4ng/ml 时，诊断有临床表现的胆囊癌特异性为 93%，敏感性为 50%；CA19-9 血清水平 >20U/ml 的敏感性为 79.2%，特异性为 79.2%。胆囊胆汁中 CEA 的含量与胆囊癌有关。因此，胆囊、胆管胆汁的细胞学检查对原发性胆囊癌与胆管癌的鉴别诊断有一定价值。

四、鉴 别 诊 断

1. 胆囊的先天异常 胆囊的先天异常表现包括胆囊的位置、数目和形态异常。尽管胆囊的先天异常并不常见，但出现时常被误诊为明显的病变。因此，正确认识变异的胆囊，对于正确诊断非常重要。肝内、肝后、腹膜后以及左肝下为常见异位胆囊的位置。胆囊发育不全或双胆囊比较少见。胆囊形态学异常表现为皱褶形成和胆囊分离。与大多数先天性胆囊异常相比，垂尖圆锥帽形比较常见，其特点为胆囊底有皱褶形成。

2. 腺肌瘤病 胆囊腺肌瘤病是胆囊壁的异常改变，其特点为黏膜层增生、肌层增厚、黏膜内腺窝、窦管和憩室（Rokitansky Aschoff 窦）形成。见于 25% 的外科切除胆囊标本，腺肌瘤病的确切病因目前尚不清楚。腺肌瘤病既不属于肿瘤，也不属于癌前病变。其发病年龄在 26～86 岁，男女比例无差别。腺肌瘤病并不产生临床症状。

腺肌瘤病中，胆囊壁异常表现为弥漫性、节段性（环形）或局灶性。局灶性改变称为腺肌瘤，常发生于胆囊底。表现为无蒂软组织肿块、中心呈脐状。

胆囊腺肌瘤病的 CT 表现为胆囊增大、胆囊壁不规则增厚、胆囊底局灶性肿块及胆囊浆膜下脂肪增生。胆囊浆膜下脂肪增生的表现与慢性胆囊炎时围绕胆囊周围的大网膜团块影像相似。有时需要与厚壁型胆囊癌鉴别，后者可见胆囊癌性浸润、伴有胆囊壁破坏消失和向邻近肝实质侵犯征象；脂餐试验可进一步鉴别，前者表现为收缩功能亢进，而后者表现出无收缩功能。

3. 瓷化胆囊 瓷化胆囊是指胆囊壁的钙化，由慢性胆囊炎引起，女性多见。瓷化胆囊有两种病理类型：①肌层内宽而连续的钙化带；②黏膜层和黏膜下层散在分布着大量钙化小结石。瓷化胆囊为胆囊癌发生的危险因素，瓷化胆囊患者胆囊癌的发病率为 33%。瓷化胆囊的 CT 表现为胆囊缩小、含有大量边缘钙化的结石、中心为胆汁衰减区。

4. 胆石症 结石有两种主要类型，即胆固醇结石和胆色素结石。70%～80% 的胆囊结石为胆固醇结石。胆色素结石常见于亚洲、肝硬化或慢性溶血性贫血的患者。胆固醇结石中胆固醇含量占 25%～90%；胆色素结石中胆红素钙盐的含量为 40%～50%，而胆固醇的含量少于 25%。

胆囊结石诊断最敏感的方法是超声检查，其敏感性为 93%～95%。虽然 CT 对胆囊结石诊查的敏感性仅为 75%～79%，但 CT 却是发现结石内钙化最敏感的方法。小于 5mm 的结石不易被发现；纯胆固醇结石较钙化的结石难以被发现。Barakos 等认为，CT 中胆石症的可见程度更依赖于结石的组成，而非结石的大小。

CT 片上，结石的影像根据结石的组成成分及钙化程度的不同而有不同的表现。均一性结石 CT 值高于软组织的 CT 值（>90HU），衰变值与软组织相同（30～89HU）或低于软组织与胆汁的衰变值相近（5～20HU），但与胆汁不同的是，结石衰变呈均一性降低。与结石中钙的含量相比，胆囊结石的 CT 衰变与结石中胆固醇含量关系更密切。近50% 的胆囊结石有中心性裂隙，裂隙中通常含有水分，但有时含有气体，产生奔驰征。

由于结石内水分子的运动受限制以及胆固醇分子的作用，导致绝大多数胆囊结石不产生或产生较少的 MRI 信号。当胆汁表现为高信号时，低信号的胆囊结石能够明显地显现出来。这种固有的信号对比特点，使得 MRI 与 CT 相比在发现小结石方面表现得更优越。

5. 胆囊内息肉或乳头状瘤 息肉或乳头状瘤边缘较光滑，密度均匀，与结节型胆囊癌的鉴别依据胆囊癌的继发征象或转移征象。

6. 胆囊的其他肿块 胆囊周围的肝脏侵及胆囊时，局部形成肿块；急性胆囊炎、脓肿形成以及慢性胆囊炎时，与附近脏器、网膜粘连成团。鉴别起来较困难，要点为上述情况常显示胆囊的残余部分，胆囊癌时在各层面和各个方向找不到胆囊。

（武 强 陈 平）

第6节 胆囊癌的分期

胆囊癌发病率在不同地区、不同种族差异较大。我国胆囊癌发病率在消化道肿瘤中为第 5 位，居胆道肿瘤首位，并呈上升趋势。根据中华医学会外科学分会的全国胆囊癌流行病学调查报道,我国胆囊癌占同期胆道疾病的 0.4%~3.8%。全球范围内,东亚、印度、智利等国家和地区发病率较高。胆囊癌发现晚,转移早,恶性程度高,预后差。大多数胆囊癌合并胆囊结石。许多胆囊癌是在胆囊切除术中或术后病理组织学诊断确定为胆囊癌才意外发现,只要手术中即刻或再次手术完成根治性切除,患者预后相对较好。约有 50% 的意外胆囊癌患者接受了再次根治性手术切除。如果胆囊管受到侵犯,应该实行规范的肝外胆管切除,以达到切缘阴性的根治性手术要求。由于腹腔转移比较常见,术前一般建议行腹腔镜探查。因缺乏有效的综合治疗手段,无法手术切除的患者预后较差。因此,合理的肿瘤分期及规范应用与胆囊癌的预后有密切关系,也是选择手术方式的主要依据。胆囊癌的分期主要根据肿瘤侵犯胆囊壁的深度、邻近组织播散的范围及淋巴结转移的远近。其分期的主要原则是,根据外科手术探查或手术切除结果来判断,但并非所有的胆囊癌患者都能够手术切除。许多原位癌或早期胆囊癌并不能通过大体标本得到确认,须对手术标本进行病理组织学检查后才能明确。目前通常使用的有三种分期,即 Nevin 分期、AJCC/UICC 的 TNM 分期及日本胆道外科协会分期。三种不同分期均强调肝受侵的深度和是否出现远处转移,主要不同之处是淋巴结转移在分期中所占分量不同。

一、胆囊癌的 Nevin 分期

1976 年 Nevin 等首先提出了原发性胆囊癌的临床病理分期,即 Nevin 分期,其依据是胆囊癌组织浸润和扩散的范围。具体分为 5 期:

Ⅰ期:肿瘤局限在黏膜层。

Ⅱ期:肿瘤侵及黏膜层和肌层。

Ⅲ:肿瘤侵犯黏膜层、肌层及浆膜层。

Ⅳ期:肿瘤已侵及胆囊全层,并有胆囊管淋巴结转移。

Ⅴ期:肿瘤侵犯肝脏、邻近脏器或有远处转移。

其后,Donohue 等将 Nevin 分期进行修订,将癌组织侵犯邻近肝组织归为Ⅲ期,而非邻近肝组织受累归为Ⅴ期。Nevin 分期简单、实用,与预后有很好的相关性,为多数外科医师所采用。大多数Ⅰ、Ⅱ期患者术后能生存 5 年以上,而Ⅴ期则极少能存活 5 年。缺点是较粗糙,未对淋巴结转移进行分组,也未将肝动脉和 / 或门静脉侵犯等因素考虑在内。随着对胆囊癌认识加深及治疗理念的改变,Nevin 分期已逐渐被 TNM 分期取代。

二、日本胆道外科协会(JBSS)分期

JBSS 分期系统对淋巴结的分组更为细致,希望对判断预后更有帮助。

1. T(原发肿瘤)

Tx:原发瘤无法评估。

Tis:原位癌。

T_1:肿瘤侵犯黏膜或肌层。

T_2:肿瘤侵及肌肉周围结缔组织,但不超出浆膜或侵及肝脏。

T_3:肿瘤侵犯超出浆膜,或直接侵犯一个邻近脏器(肝受侵深度不超出 2cm)。

T_4:肿瘤浸润肝脏深度大于 2cm 和 / 或侵及 2 个或 2 个以上邻近脏器。

2. N(区域淋巴结)

Nx:区域淋巴结无法评估。

N_0:无区域淋巴结转移。

N_1:胆囊管、胆总管周围淋巴结转移。

N_2:N_1+ 肝十二指肠韧带、胰头周围和 / 或肝总动脉旁淋巴结转移。

N_3:胰周(除外胰头)、腹腔动脉、肠系膜上动脉和 / 或腹主动脉周围淋巴结转移。

N_4:N_3 更远处淋巴结转移。

3. M(远处转移)

M_0:无远处转移。

M_1:有远处转移。

4. 分期

Ⅰ期:$T_1N_0M_0$。

Ⅱ期:$T_1N_1M_0$,$T_2N_0M_0$,$T_2N_1M_0$。

Ⅲ期:$T_1N_2M_0$,$T_2N_2M_0$,$T_3N_0M_0$,$T_3N_1M_0$。

ⅣA 期:$T_4N_0M_0$,$T_4N_1M_0$,$T_4N_2M_0$,任何 T、N_3M_0。

ⅣB 期:任何 T、N_4M_0,任何 T、任何 N、M_1。

日本胆道外科协会分期内容较为详细,详细划分了胆囊癌的浸润程度及淋巴结转移情况,对胆囊癌的外科治疗有较好的临床指导意义。

三、胆囊癌的 TNM 分期

1987 年起美国癌症联合委员会(AJCC)与国际抗癌联盟(UICC)开始在恶性肿瘤 TNM 分期标准上达成共识,并于 1992 年共同推出第 4 版肿瘤 TNM 分期手册,原则上根据肿瘤的解剖部位,按照肿瘤侵犯深度及程度、淋巴结转移及远处转移状况,利用逻辑理论及统计学方法对全身肿瘤进行分类、分期,并以 6~8 年的周期予以更新。希望通过规范化的肿瘤分期,给临床医师提供一个"共同的语言"的平台,以便于对肿瘤进行研究和讨论。同时按照 TNM 分期,选择合适的治疗方案,评估患者预后,比较来自不同国家和机构的患者信息,评价新治疗方案的价值。

第 7 版胆囊癌 TNM 分期已于 2010 年起开始使用。循证医学研究结果显示,第 6 版 TNM 分期并不能很好地区分胆囊癌预后的好、中、差,第 7 版基本可以通过分期达到合理判断预后的目的。从第 5 版、第 6 版到最近的第 7 版,胆囊癌 TNM 分期发生了很大变化。例如,淋巴结阴性的 T_2 期肿瘤(肿瘤侵犯肌层周围结缔组织,尚未侵及浆膜或肝脏)在第 5 版中归为Ⅱ期,在第 6 版中变成Ⅰb 期,在第 7 版中又归回Ⅱ期;T_3 和 T_4 在第 7 版中也分别重新回到了Ⅲ期和Ⅳ期。由此可见,第 6 版分期发生的较大变化在第 7 版中大多又重新回归到了第 5 版。第 7 版 TNM 分期中 0 期、Ⅰ期及Ⅱ期都和第 5 版一样,Ⅲ期分成Ⅲa 期和Ⅲb 期,N_1 组淋巴结转移归为Ⅲb 期,N_2 组淋巴结转移归为Ⅳb 期。与第 5 版相比,第 7 版更加强调淋巴结转移代表肿瘤不同的

生物学行为，同时意味着可以选择局部放疗等治疗方案。从历史的角度看，AJCC 分期的变化反映了人们对胆囊癌治疗观点和态度的变迁，更重要的是反映了目前对胆囊癌生物学行为等科学问题认识的加深。因此，正确、及时地了解这些历史的演变，无疑有助于医师对治疗方法的选择。需要指出的是，在评价胆囊癌外科疗效和作纵向比较时，必须注意使用的 AJCC 分期标准的版本，以免造成误解和误读。

TNM 肿瘤分期的定义原则包括两个方面，一方面是 T（原发肿瘤）、N（淋巴结）、M（远处转移）各自的定义及分类。目的主要是判断肿瘤的外科干预程度，如 $T_{1\sim2}$ 是可以达到根治性切除；T_3 可能达到根治性切除，但预后相对较差；T_4 提示无法根治性切除。另一方面是将 TNM 组合的肿瘤分期，主要侧重于判断肿瘤的早、中、晚期及预后。此外，随着对肿瘤生物学特性的深入了解，关于肿瘤特异性基因表达等分子生物学方面的指标及相关的影像学检查也许会在将来补充到 TNM 分期当中。

1. TNM 系统

（1）T（原发肿瘤）：

Tx：原发瘤无法评估。

Tis：原位癌。

T_1：肿瘤侵犯固有层或肌层；T_{1a} 肿瘤侵犯固有层；T_{1b} 肿瘤侵犯肌层。

T_2：肿瘤侵犯肌层周围结缔组织，但未侵透浆膜层或直接侵犯肝脏。

T_3：肿瘤侵透浆膜层，直接侵犯肝脏或邻近一个脏器。

T_4：肿瘤侵犯邻近 2 个或 2 个以上脏器（胃、十二指肠、肝脏、胰腺、结肠、肠系膜、肝外胆管等）。

（2）N（区域淋巴结）：

Nx：区域淋巴结无法评估。

N_0：无区域淋巴结转移。

N_1：胆囊管、胆总管、肝动脉和 / 或门静脉淋巴结转移。

N_2：腹主动脉、下腔静脉、肠系膜上动脉和 / 或腹腔干旁淋巴结转移。

（3）M（远处转移）：

M_0：无远处转移。

M_1：有远处转移。

2. 肿瘤分期

0 期：$TisN_0M_0$。

Ⅰ期：$T_1N_0M_0$。

Ⅱ期：$T_2N_0M_0$。

ⅢA 期：$T_3N_0M_0$。

ⅢB 期：$T_{1\sim3}N_1M_0$。

ⅣA 期：$T_4N_{0\sim1}M_0$。

ⅣB：任何 T、N_2M_0，任何 T、任何 N、M_1。

外科手术是治疗胆囊癌最为有效的方法，能否实施手术以及采取何种术式主要依靠疾病的严重程度而定。胆囊癌 TNM 分期对外科医师确定疾病程度和采取最佳手术方案起指导作用。根治性手术切除是提高患者长期存活率的先决条件，根治性切除方式有多种，包括单纯胆囊切除、

标准胆囊癌根治性切除和扩大胆囊癌根治性切除等。T 分期是决定肿瘤是否可手术切除以及切除范围的最重要因素，在意外胆囊癌的患者中，对于指导外科医师决定是否再手术以及最终选择何种手术方案尤为重要。T 分期与淋巴结转移、远处转移呈正相关，也就是说肿瘤侵犯胆囊壁越深，越容易发生淋巴结转移和远处转移。一份来自纪念斯隆 - 凯特琳癌症中心的研究报道显示，T 分期从 T_2 到 T_4，淋巴结转移率和远处转移率分别从 16% 上升到 79% 和从 33% 上升到 69%。因此，以下讨论胆囊癌 TNM 分期和外科手术的关系将集中在 T 分期上。依据 T 分期保证手术达到 R0 切除（显微镜下无肿瘤残留），只要 R0 切除已达到，切除范围无须过大，过大的切除范围对提高存活率并无益处。

原位癌（肿瘤局限在胆囊黏膜）和 T_{1a} 期肿瘤（肿瘤局限在固有层）行单纯胆囊切除就足够了，单纯胆囊切除和扩大手术对患者存活率和肿瘤复发率差异并无统计学意义。要特别关注胆囊管切缘情况，对这些早期胆囊癌患者而言，胆囊管切缘是和预后相关的最重要因素，只要切缘阴性，5 年存活率可达到 100%。遗憾的是，原位癌和 T_{1a} 期肿瘤在胆囊癌中所占比例不到 10%。

T_{1b} 期肿瘤侵犯胆囊肌层，一些学者支持单纯胆囊切除，另一些学者认为应行根治性切除。单纯胆囊切除后肿瘤复发率高，生存期短，报道 T_{1b} 期肿瘤行单纯胆囊切除 1 年存活率只有 50%。因此，作者认为只要患者情况允许，联合胆囊床 2cm 的肝脏部分Ⅳb 段和 V 段楔型切除以及肝十二指肠韧带淋巴结清扫的根治性手术可能更为合理。美国国家综合癌症网络（NCCN）胆囊癌治疗指南也支持对 T_{1a} 期肿瘤行单纯胆囊切除，对 T_{1b} 期肿瘤行根治手术。T_{1b} 期肿瘤不需要行正规Ⅳb 段和 V 段肝脏切除。

T_2 期肿瘤（侵犯胆囊肌层周围结缔组织）行单纯胆囊切除是不够的。早期就有研究显示，行单纯胆囊切除 5 年存活率只有 40%，而行联合Ⅳb 段和 V 段肝脏整块切除的 5 年总体存活率则高达 90%，之后也陆续有报道联合肝脏整块切除的根治性手术其 5 年存活率明显高于行单纯胆囊切除术者。因此，对于 T_2 期肿瘤笔者建议行根治性手术，切除范围包括：①联合肝脏整块切除，一般只需行Ⅳb 段和 V 段肝切除，若右肝动脉或门静脉右支受侵犯，则需扩大肝切除范围，行右半肝切除或扩大右半肝切除；②胆囊管切缘的评估十分重要，有时为了达到 R0 切除，需要行胆管切除重建；③常规行 N_1 组淋巴结清扫。

T_3 期肿瘤随着手术技术、麻醉管理和围手术期管理的进步，肝胆外科手术的并发症发生率已明显下降。目前，T_3 期肿瘤仍可考虑行根治性切除：①肝脏切除和区域淋巴结清扫，如果肝脏受侵的范围较大或有大血管受累，肝切除的范围相应扩大；②大多数情况下，胆管需要切除重建；③如果怀疑邻近器官如结肠、胃或十二指肠受肿瘤侵犯，则应联合这些器官整块切除。T_3 期肿瘤如果手术彻底，患者 5 年存活率可达到 30%～50%。

T_4 期肿瘤在传统观念通常不主张手术切除，认为切除范围即使再大，也很难达到根治，而且手术并发症的发生

率和病死率都较高，建议行姑息治疗。笔者认为，在正确评估风险的基础上，只要能达到 R0 切除，对 T₄ 期肿瘤行扩大根治性切除术应持积极的态度，切除范围包括：联合半肝或以上的肝切除；联合一个或以上肝外脏器切除；联合肝门部血管切除重建；联合 N₂ 组淋巴结清扫；必要时，联合肝胰十二指肠切除术。需要强调的是，该类手术需由具备丰富临床实践经验的资深肝胆胰外科医师操作。事实上，已有一些研究显示对于 T₄ 期肿瘤行扩大根治性切除，只要切缘阴性（R0 切除），患者长期存活率明显高于未行手术切除者。因此，T₄ 期胆囊癌并不是手术切除的禁忌证，这种观点在日本比较被认同。

有 N₁ 淋巴结转移的 T₁~₂ 肿瘤属于 TNM 分期的Ⅲ期，而 N₁ 则已属 Nevin 分期中Ⅳ期。西方国家研究表明，有淋巴结转移的长期生存者极少，认为 Nevin 分期更具有预后价值，建议使用 Nevin 分期。但一些日本学者报道，有区域淋巴结转移的 5 年生存率可达到 40%～60%，故多推荐 TNM 分期。日本与西方国家这一明显差异的原因尚不清楚，可能不能仅用手术技术来解释。但许多术后病理发现，胆囊癌仅确切知道肿瘤浸润深度（T），而不知道区域淋巴结受累的情况，所以作者认为 TNM 分期更为实用。

约 50% 的胆囊癌患者在术前诊断为胆囊结石并行单纯胆囊切除，术后病理检查才得到确诊。T₁ 期的 5 年存活率为 50%，T₂ 期的 5 年存活率为 29%，根治性切除能够提高 T₂ 期存活率。合并淋巴结转移（ⅢB 或更高）或进展期肿瘤（ⅣA 或更高）的远期存活率极差。其他特异性预后指标还包括组织学类型、组织学分级及血管是否被侵犯。乳头状癌预后极佳，而预后相对较差的组织学类型为小细胞癌和未分化癌。淋巴结转移和 / 或血管侵犯提示预后较差，组织学分级也与预后相关。意外胆囊癌病理证实为 T₂、T₃ 期，须再次手术行根治性切除，避免肿瘤残余。手术方式包括非解剖性肝切除（胆囊床切除，即ⅣB 和Ⅴ段切除），或者是标准的解剖性肝切除，如右半肝切除术。肝外胆管切除需根据术中探查、胆囊管切缘阳性与否来判断。在按照肿瘤分期施行手术后，须注明手术方式（单纯胆囊切除或联合其他根治性手术方式），腹腔镜或者是开腹手术，肿瘤定位于胆囊的腹腔游离面或近肝面。

总之，胆囊癌的分期处于不断变化和修订之中，就目前的 Nevin 分期、JBSS 分期和 TNM 分期而言，2010 年版 AJCC 分期对胆囊癌的治疗、手术评估和预后判断更具科学性。然而，它仍有不足和局限：①分期标准中的因素术前很难做出正确判断和评估，没有将影像学检查信息考虑在内。事实上，依据详细影像学检查包括 B 超、CT、磁共振以及近年出现的 PET/CT 等检查结果，在手术之前就能对患者进行分期，影像学分期不仅可用于决定术后是否需要化疗，也可用于决定患者是否需要行新辅助化疗或是手术治疗。②缺乏预后相关的肿瘤分子生物学方面的指标。已有大量研究表明，很多分子和细胞生物学特征与胆囊癌的预后相关，并在其他肿瘤中得到应用。③对Ⅳ期胆囊癌的治疗态度比较消极。事实上，联合脏器和血管切除的重建、淋巴结的广泛清扫在一些大的中心手术死亡率并未增

加，而 R0 切除率提高了。相信随着人们对胆囊癌研究的不断深入，新的更加科学、合理的分期将会出现，对临床治疗更有指导意义。

（汝　涛）

第 7 节　胆囊癌的治疗

一、外科治疗

（一）手术适应证与禁忌证

1. 适应证　①经 B 型超声和其他影像学检查诊断为胆囊癌者，宜行开放胆囊切除术，腹腔镜胆囊切除术时局部和伤口癌种植转移率高于开放手术；②老年患者胆石症合并息肉样变；③含有胆囊癌高危因素的胆囊结石患者；④晚期胆囊癌，但未发现远处转移；⑤患者身体情况能耐受重大手术；⑥有重度梗阻性黄疸的患者，行扩大根治性手术前，宜行减黄处理；⑦手术中发现属晚期胆囊癌者，扩大性切除手术应能达到"治愈"性的要求，即无大体的和显微镜下的残余癌灶；⑧姑息性扩大切除术应慎重，因术后生存期很少超过 1 年。

2. 禁忌证　①一般情况差而不能耐受手术者；②腹腔转移，无根治切除指征；③影像学检查提示肝脏受侵病变广泛，不能同期手术切除；④肝门部软组织广泛受累。

（二）术前准备

1. 已明确诊断为胆囊肿瘤者，宜按重大手术准备，全面检查心、肺、肾、肝功能以及患者全身状况和肝脏储备能力。

2. 检查凝血酶原时间。老年患者常有因心血管疾病长期服用阿司匹林药物史，术前应停药。此外，应纠正贫血，补给高蛋白、高碳水化合物饮食，以改善全身营养状态。

3. 胆囊癌浸润至胆囊颈部及胆囊管时，可引起胆囊管闭塞而继发胆囊炎，经积极的抗感染治疗但无法控制或一般情况较差而不能耐受手术的患者，可考虑行经皮胆囊外引流，将感染的胆汁引出体外，但此方法可能会引起胆囊癌的腹腔种植转移。

4. MR 或 CT 检查了解癌肿浸润情况和淋巴结有无转移。

5. 合并胆系感染者，根据药敏情况，应用抗生素控制感染。

6. 当胆囊癌侵及肝十二指肠韧带时，可造成肝门部胆管或胆总管阻塞而发生黄疸，此时可行胆管引流，但也有不同的观点，认为术前的胆管引流并不能减少术后肝功能衰竭的可能，反而会增加术后胆系感染的概率。目前术前胆红素水平达到多少需要行胆管引流还没有统一的标准，笔者认为对于需要行两段以上肝切除或者患者年龄超过 70 岁，术前的胆汁引流能降低围手术期出现肝功能失代偿甚至肝功能衰竭的危险。近年文献报道，经内镜逆行胆管引流较经皮经肝胆管引流有更小的腹腔种植转移机会，因此应首选经内镜逆行胆管引流术。

7. 拟行肝广泛切除手术时，应行肝脏储备功能检查，如病情需要行扩大左半肝特别是扩大右半肝时，可考虑行术前门静脉栓塞，待保留的肝脏代偿增大后，再行胆囊扩大根治联合肝切除术。

8. 晚期胆囊癌时，横结肠最常受累，术前应常规行肠道准备。

（三）麻醉与体位

1. 麻醉及监测 由于存在术中出血的可能，患者需要受到密切的监测。在大的肿瘤被切除以及肝血流阻断后，肝脏静脉血流会产生相应的改变，麻醉师需要根据术中具体情况施用相应的麻醉技术。

术中出血通常由大的肝静脉或下腔静脉破裂引起，此时需要应用相应的麻醉条件和限制液体输入的方法将中心静脉压控制在 $5cmH_2O$ 以下，术中尿量应不少于 25ml/h。

为了防止空气栓塞的发生，患者应采取 15° 头低脚高体位。

一般情况下，术中应限制输血。术中输血的指征为：①无心血管疾病的患者血细胞比容低于 24%，有心血管病患史的患者血细胞比容低于 29%；②失血量超过总血容量的 20% 或有血流动力学不稳定表现。

2. 体位 患者取仰卧位，右腰背部垫软枕，右臂外展与体壁呈锐角，术野应暴露充分，ECG 导联电极远离右侧胸壁术野。有时需要行胸腹联合切口或胸骨切开术，此时术野范围要求暴露右侧胸壁，左界达左锁骨中线，上界达胸骨上切迹，下界达脐下区。

制动式拉钩放置于适当的框架之上，便于术中向上牵引肋弓。在需要实施联合自体血管移植术时，应暴露左、右腹股沟区，同时暴露左腋窝或左颈部，以便于建立静脉输液通路。

3. 切口与暴露 术中应根据具体情况选择切口的位置和大小，以充分暴露病灶、便于术者操作为原则，而不应过分地顾及切口的大小。胆囊癌根治首选反 L 型切口，即上腹正中自剑突向下，达剑突与脐连线的中点左右并向右延伸，充分暴露术野，必要时可向左侧对称延伸，形成倒 Y 型切口。这种切口对于肝脏周围韧带的游离、肝脏中叶的切除和腹腔淋巴节的清扫均可以顺利实施。如果术前考虑有胆囊癌的可能，可先行上腹正中切口，切除胆囊并送冰冻病理检查，回报恶性后可继续延长切口，完成胆囊癌的根治术。

（四）腹腔镜分期

胆囊癌常侵袭浆膜而发生肝脏、腹膜等处的播散性转移和淋巴结转移，尽管目前各种先进的辅助检查手段使胆囊癌术前诊断率明显提高，但无法对上述转移病变作出全面的定性或定位诊断。部分胆囊癌患者因此作了不必要的非治疗性剖腹手术，增加了痛苦、住院时间和费用，同时也增加了手术并发症和病死率的发生。因此，科学、规范地减少非治疗性剖腹探查手术显得非常重要。

腹腔镜可以及时发现腹膜及肝脏等转移，因此对恶性肿瘤的分期、可切除性的判断有较大的帮助。文献报道，腹膜活检对腹膜病变的诊断价值不大，阳性率为 5%～

57%。直视下活检准确率为 90% 以上，并可直视下止血。腹腔镜探查在消化道、妇科恶性肿瘤的术前诊断、判断可切除性方面有较多应用，但在胆囊癌外科治疗上罕见报道。Stell 等对 103 例消化道肿瘤行腹腔镜、超声、CT 术前分期研究，报道腹腔镜判断肝转移、淋巴结转移和腹膜播散转移的准确率分别为 99%、65%、94%，均高于超声及 CT，故对远处转移的评价有特殊价值。尤其重要的是，在探查的同时可以对病灶进行活检，及时明确病变的性质和来源。

当对腹腔内恶性肿瘤进行手术时，腹腔镜下肿瘤分期具有重要价值。大多数胆囊癌患者不需要姑息手术，而且术中意外发现转移灶的概率较高，因此腹腔镜下肿瘤分期就显得非常重要。与开腹手术相比，腹腔镜下发现意外转移灶的益处更明显，包括患者痛苦更小、并发症少、住院时间短、恢复快，从而可以更早地开始下一步治疗。纪念斯隆 - 凯特琳癌症中心对肝胆恶性肿瘤的腹腔镜分期资料提示，腹腔镜下发现的意外转移患者，较开腹手术发现的患者，并发症发生率更低（10% *vs.* 28%），住院时间更短（3 天 *vs.* 9 天）。

腹腔镜用于胆囊癌分期非常有效，应该作为常规检查。Weber 等（2002）报道了 44 例胆囊癌患者，腹腔镜分期的成功率为 48%，这些患者避免了不必要的剖腹探查，但是仍有 15 例漏诊，因此该技术还需要进一步完善。即使在曾经进行了胆囊切除的胆囊癌患者，仍适合进行腹腔镜分期，其有效率可达到约 20%。

腹腔镜探查对于判断胆囊癌的可切除性有较高的临床价值，不仅可以缩短患者的康复时间，而且可以改善有限生存时间的生活质量，更为重要的是可以更快地进行其他非手术的综合治疗。

（五）术式分类与选择

1. 胆囊癌的根治手术方式 合理的胆囊癌根治术除了全面评估患者的全身情况、外科医师的技术水平外，最重要的是肿瘤 TNM 分期。由于胆囊癌的 TNM 分期不仅有利于外科医师合理选择治疗方案，而且有利于客观评价疗效、判断预后，故胆囊癌的 TNM 分期已成为国际上普遍接受的分期方法。胆囊癌早期可通过淋巴结转移、血行转移、腹腔内种植、神经鞘转移、胆管转移和直接蔓延等方式扩散和转移，其中淋巴结转移是常见的方式之一。进展期胆囊癌淋巴结转移率可高达 62.5%～73.0%。目前，对胆囊癌淋巴结转移的分期仍存在较大分歧。

一般认为，胆囊癌淋巴结转移往往首先经肌层和浆膜下层的淋巴管转移至胆囊颈淋巴结（前哨淋巴结），然后经胆总管周围淋巴结转移至胰十二指肠上淋巴结、腹腔动脉周围淋巴结和腹主动脉旁淋巴结；另一转移途径可经胰后淋巴结至肠系膜上动脉周围淋巴结和腹主动脉旁淋巴结。按照胆囊的淋巴回流途径，国际抗癌联盟（UICC）将与胆囊癌转移有关的淋巴结分为两站，胆囊颈淋巴结及胆总管周围淋巴结和 / 或肝门部为第 1 站（N1），其余淋巴结为第 2 站（N2）。日本胆道外科协会（JSBS）则将淋巴结分为 4 站，即胆囊颈淋巴结及胆总管周围淋巴结为第 1 站（n1）；胰十二指肠上后淋巴结、肝总动脉旁淋巴结和门静脉后淋巴结为第 2 站（n2）；腹主动脉旁淋巴结、肠系膜上动脉旁淋巴结和腹腔动脉旁淋巴结为第 3 站（n3）；其余更远的为第 4 站（n4）。因为腹主动脉旁淋巴结阳性但无远处转移的患者术后生存与有远处广泛转移者一样差，所以腹主动脉旁淋巴结被认为是亚临床远处转移或全身疾病的前哨淋巴结。我们建议将 JSBS 制定的 n1 和 n2 归为 N1，n3 和 n4 归为 N2，如胆囊癌 N2 转移，行扩大根治术尚有争议。

（1）胆囊癌根治性切除的手术方式：

1）单纯胆囊切除术：适用于早期胆囊癌，癌肿仅限于胆囊黏膜层、无淋巴结转移者。

2）标准胆囊癌根治术：胆囊扩大切除术（胆囊连同肝脏 IVb 及 V 段一并切除），并沿肝十二指肠韧带清除淋巴结、神经和结缔组织，即肝十二指肠韧带血管的"骨骼化"。淋巴结清扫范围还包括胰十二指肠后上淋巴结、肝总动脉旁淋巴结。

3）胆囊癌扩大根治：根据肿瘤局部浸润转移的具体情况而定，一般在标准胆囊癌根治术的基础上加肝外胆管（必要时左、右 I 级肝管）切除重建术、扩大的右半肝切除术、联合胰头十二指肠切除术和结肠切除术等，淋巴结扩大清扫的范围扩大至腹腔动脉、肠系膜上动脉及腹主动脉旁淋巴结。

（2）根治性胆囊癌切除的内容：

1）肝脏切除范围：①楔型切除胆囊附近肝脏，1～5cm。现今大多切除 2cm 或更多。②IVb+V 段切除，多数学者认为胆囊静脉从胆囊床流入肝 IVb 及 V 段，肝切除扩大至 IVb 和 V 段而不是单纯胆囊床的楔形切除，可切除沿 Glisson 鞘分布的肝内血管和淋巴管，切除潜在肿瘤发生转移的部位。此术式应作为胆囊癌根治术的标准肝切除范围。③如胆囊癌侵犯右叶范围较大，或侵犯右肝蒂，可进行扩大右半肝切除。如剩余肝体积过少，可先进行门静脉栓塞以使保留的肝脏代偿性增生。④尾状叶切除，部分日本医师主张切除，并有改善预后的少量报道，但目前仍有争议，如未发现肝尾叶受累，不常规切除尾叶。⑤累及周围脏器的胆囊癌，应接受肝切除＋邻近受累器官的切除（包括结肠、十二指肠、胃和胰腺）。为达到 R0 切除和淋巴结的充分廓清，部分患者接受肝胰头十二指肠切除，但该术式并发症发生率高，2 年生存率低，因此不被常规采用。合并门静脉或肝动脉切除后患者生存率十分差，因此日本医师也认为不应进行。T4 期肿瘤可进行根治性切除的概率不高，生存率也非常低，但在可能的情况下，也应进行根治性切除。

2）淋巴清扫范围：目前尚未达成一致意见，通常要清扫肝十二指肠韧带骨骼化，把门静脉、肝总动脉、肝固有动脉和胆总管周围的淋巴和结缔组织完整清除。但有日本医师主张行胰十二指肠前后和腹腔动脉淋巴结清除。主动脉周围淋巴组织受侵犯，通常显示合并远处转移，多数情况不建议行广泛的腹主动脉周围淋巴结清除。

3）胆总管切除在以下情况应进行：①当胆囊管受肿瘤侵犯或胆囊管断端阳性；②胆总管为胆囊癌侵犯，多为胆囊颈部癌引起，术前患者可出现梗阻性黄疸的表现。胆囊管受到肿瘤侵犯时，切除胆总管，可以改善患者预后。胆总管在镜下发现受侵犯的患者接受 R0 切除，可以改善患者预后。如胆总管受侵犯引致梗阻性黄疸，可切除率低，预后差，3 年生存率在进行根治切除后只有 6%。有学者提出，不论有无胆总管受累，均常规切除，用以彻底清除胆总管周围淋巴和神经组织，至今尚没有足够证据显示常规胆总管切除可以改善胆囊癌术后生存。

2. 基于 TNM 分期 T 期、肿瘤位置、生长方式的外科治疗策略

（1）基于胆囊癌 TNM 分期 T 期的手术切除范围：在尚未出现淋巴和血行转移的胆囊癌，可依据 T 分期决定最佳的治疗方案。手术的目的是达到治愈性的 R0 切除，即达到显微镜下的阴性切缘。R1 或 R2 切除并不能显著改善患者的预后。

1）T_1（Tis 和 T_{1a}、T_{1b}）期胆囊癌：Tis 和 T_{1a} 期胆囊癌随访资料显示，该期患者 <10%，淋巴结转移率 <2.5%，单纯胆囊切除后 5 年生存率可达 100%，故 T_{1a} 期胆囊癌行单纯胆囊切除术已足够。但应确保胆囊管切缘阴性，避免胆囊切除过程中胆囊破裂或胆汁外溢。

对于 T_{1b} 期胆囊癌治疗仍有争议，少数专家建议同 T_{1a} 期，多数专家及 NCCN 指南建议同 T_2 期。一项多中心研究报道 115 例 T_{1b} 期胆囊癌单纯胆囊切除后，46% 的患者在再次手术切除的标本有残癌组织。研究表明，T_{1b} 期有高达 20%～30% 的淋巴结转移。单纯胆囊切除后复发率高达 30%～60%，因此 T_{1b} 期需要切除 IVb+V 段肝脏，连同淋巴结清扫。但 Kang 等报道，T_{1b} 期单纯胆囊切除 10 年生存率达 75%～85%。我们建议，对全身情况差的患者，可行单纯胆囊切除术，对腹腔镜胆囊切除术后发现的 T_{1b} 期意外胆囊癌可密切随访。

2）T_2 期胆囊癌：普遍观点认为，根治性切除后与单纯胆囊切除相比，能显著提高远期生存率，研究报道 T_2 期胆囊癌单纯胆囊切除术后 5 年生存率仅 17%～50%，而根治性切除后 5 年生存率达 61%～100%。T_2 期胆囊癌根治性手术切除范围应包括切除部分 IVb 或 V 段肝段和肝十二指肠韧带淋巴结清扫，肝切除扩大至 IVb 或 V 段而不是单纯胆囊床切除，可确切切除沿 Glisson 鞘的肝内血管和淋巴管。

3）T_3、T_4 期胆囊癌：为达到 R0 切除，T_3、T_4 期胆囊癌局部侵犯应该积极手术，IVb、V 段切除或右半肝切除对多数 T_3 期是合适的。只要病例选择得当，达到 R0 切除，5 年生存率可达 63%～67%。T_4 期胆囊癌若累及门静脉主干或肝动脉，即使切除并重建门静脉或肝动脉，预后仍差，一般不主张行胆囊癌根治术；T_4 期胆囊癌若侵犯邻近胆管、肝外器官或结构，若能达到 R0 切除，应积极行扩大根治术。

（2）基于胆囊癌生长方式和位置的手术切除范围：由于胆囊特殊的解剖位置和组织结构，在基于 T 分期的基础上选择合适的胆囊癌根治性切除手术时，还应考虑肿瘤的生长方式和起源部位。胆囊呈梨形，位于胆囊床。其与小肠相比，没有黏膜下层，与肝脏附着处无浆膜层。肌层周围结缔组织与肝脏叶之间结缔组织相连。胆囊癌起源于胆囊底部、胆囊体和胆囊颈部的概率分别为 60%、30% 和 10%。胆囊颈至右肝管的距离仅 2mm，至右肝管前后支分叉处仅 6mm，意味着楔形切除肝叶无法达到 R0 切除。因此，对于起源于胆囊颈部的胆囊癌，有学者主张行右半肝切除。起源于胆囊颈部的胆囊癌比体部或底部的胆囊癌易侵犯肝十二指肠韧带，因此，对 T_2 期或以上的胆囊癌常需切除肝外胆管。位于胆囊底部或体部的 T_3 期胆囊癌，右半肝切除是合适的，但常可保留肝外胆管。位于胆囊底部或体部的 T_2 期胆囊癌，切除Ⅳb 或 Ⅴ 段肝段就能达到 R0 切除。换言之，"肝门部"型胆囊癌常需右半肝和肝外胆管切除，"胆囊床"型胆囊癌常直接侵犯胆囊床，仅需依赖不同的 T 分期切除肝叶就可达到 R0 切除。

生长方式对起源于胆囊床的 T_3 期胆囊癌是决定肝切除的主要因素，外生型切除Ⅳb 或 Ⅴ 段可达到 R0 切除，但浸润型常需要规则性右半肝切除。位于肝门部的 T_3 期胆囊癌常需右半肝切除（不论何种生长方式），浸润性生长由于肿瘤侵犯肝门部结构，有可能达不到 R0 切除。T_2 期胆囊癌浸润性生长需Ⅳb 或 Ⅴ 段切除，T_2 期胆囊癌非浸润性生长可行局部切除。

3. 胆囊癌扩大根治术相关问题探讨 胆囊癌扩大根治术为在胆囊癌根治术的基础上，以达到 R0 切除为目的，进一步扩大肝切除和淋巴结清扫的范围。在力求根治性切除的同时，应重视手术的安全性。在行胆囊癌扩大根治术时应注意：①一般选择右上腹反 L 型切口以达充分暴露，即使联合肝胰十二指肠切除术，暴露也非常好，无需再行其他切口。进腹后彻底探查，若术中发现超出根治范围的淋巴结转移、腹腔转移、肝转移，应放弃根治性手术。应强调腹主动脉周围淋巴结活检，即以 Kocher 手法游离胰头和十二指肠直至腹主动脉左缘，探查腹主动脉周围淋巴结有无转移。切取腹主动脉周围淋巴结，送术中快速病理，若已有转移，那么就无根治意义；探查若发现肝动脉主干或门静脉主干受侵犯时，也应放弃胆囊癌扩大根治术。②肝十二指肠韧带骨骼化清扫应彻底，要全周性地切除肝总动脉、肝固有动脉、左右肝动脉和胃十二指肠动脉周围的淋巴结、神经丛等结缔组织，显露出动脉外膜。清扫时应用血管带提拉肝动脉及其分支、门静脉和胆管，避免管道损伤。对于腹腔动脉、肠系膜上动脉、腹主动脉周围淋巴结的廓清能否改善预后，尚缺乏循证医学证据。③应区分局限性肝转移、弥漫性肝转移和远处肝转移：胆囊静脉是胆囊癌血行转移的路径。起源于胆囊底部或胆囊体部的胆囊癌，肿瘤可经回流入肝床的胆囊静脉介导，转移至与胆囊邻接的区域（Ⅳb、Ⅴ、Ⅵ 肝段）。从理论上说，若肿瘤处于早期，这些转移灶都应局限在上述肝段内，这种局限性肝转移切除仍有积极意义。弥漫性肝转移和远处肝转移无手术指征。④根据肿瘤局部浸润或转移，应合理选择肝切除范围，如联合肝床切除（整块切除胆囊和包括肝床在内的部分肝实质，包括Ⅳb、Ⅴ、Ⅵ 肝段）、中肝叶、右半肝、扩大右半肝、右三叶切除。伴有右半肝实质浸润，或者虽没有肝实质浸润但肿瘤已侵犯右半肝的 Glisson 鞘，必须切除右半肝。进展期胆囊癌侵犯肝门部时，若左、右肝管已成分

断状态，就应该像对待肝门部胆管癌那样完全切除肝尾叶。若需联合右半肝切除以上的极量肝切除时，术前应充分评估患者的全身情况和肝功能储备；切肝时联合应用区域血流阻断技术等能有效减少出血量，以减少或避免术后肝功能衰竭的发生。⑤肝外胆管切除：若肿瘤已明显浸润肝外胆管，或高度怀疑胆囊颈部浸润的进展期肿瘤浸润肝十二指肠韧带内间质，或肝十二指肠韧带内有明显的淋巴结转移，应切除肝外胆管。切除胰腺上缘至左、右肝管汇合部的胆管，上、下断端送冰冻病理检查。若肿瘤局限于胆囊体或底部，而且未见淋巴结转移，应该保留肝外胆管，此时肝十二指肠韧带骨骼化清扫时应注意胆管壁的血供，避免电刀功率过高在胆管骨骼化时广泛损伤胆管壁血管而发生继发性胆管狭窄。保留肝外胆管时，距胆总管约 0.5cm 处离断胆囊管，断端送冰冻病理检查。为方便清扫肝十二指肠韧带淋巴结而常规切除肝外胆管目前尚无足够证据支持，在不切除肝外胆管无法获得胆管阴性切缘的情况下，可切除肝外胆管，行胆肝肠吻合术。⑥胆囊癌或转移的淋巴结已直接侵犯胰头或十二指肠，或胰头周围有广泛的淋巴结转移，不施行胰十二指肠切除术，光靠淋巴结廓清难以达到根治性切除时，可联合胰十二指肠切除术。需行胰十二指肠切除术的胆囊癌同时要切除肝叶，术后并发症和死亡率高，因此应严格选择患者，并尽可能避免术后胰瘘、胆瘘等严重并发症发生。⑦胆囊癌术后复发多数不再手术，但不宜一概而论。如果复发病灶局限，对于有选择的患者可以考虑再手术。

对进展期胆囊癌是否行扩大根治术，外科医师的态度存在较大的差异。主要原因是患者承担了巨大的手术创伤和风险，且并不能显著提高手术预后。对进展期胆囊癌是否应行扩大根治术，仍需要循证医学验证。

4. 腹腔镜手术意外胆囊癌根治性切除的相关问题探讨 理论上 T_3、T_4 期胆囊癌多可在术前获得诊断，T_{1a} 期腹腔镜胆囊切除已足够，只有 T_{1b} 和 T_2 期最易术中忽略或术中冰冻误诊而需再次手术，但腹腔镜术中发现的胆囊癌在实践中也有晚期胆囊癌。因此，对于腹腔镜术中发现或怀疑的 T_3 和 T_4 期胆囊癌，应及时中转开腹手术；对于可疑的 T_1 和 T_2 期胆囊癌，只要腹腔镜中胆汁未外溢、胆囊未破裂，可切除胆囊后，行冰冻切片检查，在获得病理诊断后再决定是否需再次手术；如果为 T_2 期胆囊癌，及时中转开腹行胆囊癌根治术，并且彻底切除套管（troca）孔。对于 T_{1b} 期胆囊癌，腹腔镜胆囊切除后是否应中转开腹行根治术尚无循证医学证据。

由于 T_3、T_4 期胆囊癌可在腹腔镜胆囊切除术前或术中获得诊断，术后诊断的意外胆囊癌需再次行胆囊癌根治术的多数为 T_{1b} 和 T_2 期胆囊癌。再次手术的时间无确切定论，最好在胆囊切除后 2 个月内。一项研究表明，T_2 期胆囊癌在 2 个月内手术 5 年生存率为 63.5%，而在 11 个月后接受胆囊癌根治术 5 年生存率为 0。当再次行胆囊癌根治性切除手术判断分期时，应该注意术前影像学资料与术中探查是否有误差，因为非根治性腹腔镜胆囊切除术后炎症与肿瘤侵犯鉴别困难。当再次行胆囊癌根治性切除时，除

了根据胆囊癌的分期选择合适的手术方式外，还应注意胆囊管切缘与腹腔镜胆囊切除套管口的处理。如果胆囊管切缘阴性，无需切除肝外胆管，仅需清扫淋巴结并切除相关肝叶；如切缘阳性，外科医师必须找到胆囊管残端再次活检，如不切除肝外胆管无法达到R0切除或者无法找到胆囊管残端，则必须切除肝外胆管、相关肝叶及淋巴结清扫。如首次胆囊切除过程中破裂，则术后就很有可能胆囊癌腹壁种植转移；如不用标本袋，癌肿切口种植转移可能性增加，多数外科医师建议切除标本取出的切口或所有切口，患者是否会获益尚未被证实。

（六）术后常见并发症的处理

1. 胆瘘　胆囊癌合并的肝切除基本上都是肝段或肝叶的规则性切除，肝断面上发生胆瘘的机会少，可在肝断面止血后，压上干净的纱垫，然后通过观察纱垫有无染上胆汁来判断有无胆瘘。如在胆囊切除的过程中出现胆管的损伤引起胆瘘，可根据胆管损伤的类型，进行及时修复和处理。即使发生胆瘘，若胆道远端通畅且肝断面引流良好，多数都能自然闭合。但是由于胆瘘发生的因素复杂，有些胆瘘是很难处理的。

若术后患者无黄疸，但腹腔引流液呈胆汁样，测定其中的胆红素浓度即可诊断。若术后患者伴有高胆红素血症，这时以腹腔引流液胆红素浓度来判断有无胆瘘就很困难了。但是，若引流液胆红素浓度在血胆红素浓度的3倍以上，则可确定腹腔引流液中有胆汁混入。另外，若腹腔引流管是持续负压吸引时，一旦混入较多胆汁，引流液就呈泡沫状，这也有助于鉴别。

胆瘘一旦明确，应通畅引流，尽量防止腹腔内胆汁聚积。若手术时留置的是Penrose引流管，直接加上负压吸引很困难。此时，可经Penrose引流管内插入10F左右的导管，接负压持续吸引。吸出用的导管很容易被堵塞，需经常更换导管。待沿着引流管的窦道形成后，再更换为双套管引流，因为双套管接负压持续吸引很容易。更换引流管时，不能在床边盲目进行，应在X线透视下更换。增强CT和引流管直接造影可判断腹腔内胆汁潴留的量及无效腔的体积。引流管直接造影可明确胆瘘的具体位置，不仅在仰卧位上摄片，还要在侧卧位上摄片，然后仔细读片。但引流管直接造影要慎重，不能加压注入造影剂。若引流量逐渐减少，无效腔也逐渐变小时，可停负压吸引，之后的处理也与通常的引流管一样。

总之，胆囊癌根治术后发生胆瘘的频率不是很高。其原因有2种，一种是胆管侧壁损伤或切断末梢胆管的断端而出现的胆瘘，这时只要充分减压，胆瘘都能早期愈合。另一种是切断汇合点以远胆管分支而出现的胆瘘，这时若该支胆管引流的肝脏区域较大，则成了难治性胆瘘，只有废除该区域的肝实质，才能治好胆瘘。所以说，处理胆瘘时要查明其原因，然后才能选择正确的治疗方法。

2. 腹腔脓肿　多数胆囊癌患者的胆汁可以培养出细菌，因此，应常规在标本切除后无菌状态下留取胆汁行细菌学检查。在多数情况下，术后切口感染或腹腔内脓肿的致病菌与胆汁培养的细菌是一致的。如患者术后出现发热、白细胞升高或CRP升高时，应常规检查腹腔，首先行超声检查，在有肠道气体影响时，应行腹部增强CT检查以确认有无脓肿。在合并肠麻痹、胸腔积液逐渐增加或切口感染迁延不愈时，也应排除腹腔脓肿的存在。腹腔脓肿在增强CT上一般都表现为比较均一的低密度，超声检查时可见液性暗区内有分隔样构造或散在高回声等特征性改变，综合两者变化来判断。

脓肿诊断后，应在超声或CT引导下行脓腔穿刺引流。脓液要行细菌培养和药敏试验，然后选择敏感抗生素。

引起腹腔脓肿形成的常见原因有：①胆管-空肠吻合口缝合不全；②肝断面引流不畅，在肝断面与肠管或膈肌之间形成脓肿；③胰实质损伤，出现胰瘘伴感染：在切除肝外胆管至胰腺实质内或廓清胰头后面的淋巴结时，胰腺损伤而发生胰瘘后引流不畅，常合并感染；④引流管逆行性感染；⑤腹主动脉周围淋巴结廓清后，淋巴液潴留伴感染；⑥空肠-空肠端侧吻合口缝合不全，较少见。

3. 黄疸　胆囊癌患者通常肝功能正常且不伴有肝炎肝硬化，因此，出现术后肝功能不全的概率很低。轻度黄疸在肝部分切除术后早期相对常见，尤其是施行大部肝切除的患者。术后可有短期的、可自愈的高胆红素血症，并可因血肿吸收、输血后溶血而进一步加重，但进行性加重且不能纠正的黄疸提示可能存在严重并发症。胆囊癌术后出现黄疸，应鉴别是肝切除引起的肝细胞性黄疸，还是胆道并发症引起的梗阻性黄疸，同时还应注意到血管损伤引起肝脏和胆道缺血，继发肝功能不全而引起黄疸。血清学和影像学检查有助于明确黄疸原因。

4. 腹腔内出血　术后腹腔内出血是胆道手术后严重的并发症，不仅需要立即进行处理，还必须针对病情选择合适的治疗方法。胆囊癌肝切除后的术后出血有以下两种情况：①术后几天内发生离断面和结扎部位的出血，不伴有肝功能不全和缝合不全，也没有感染存在。多数病例全身状况比较良好，及时进行紧急开腹止血手术和经肝动脉栓塞术（TAE）的话，可以挽救生命。②术后出血发生于合并有术后肝功能不全和缝合不全的、全身状况不良的、伴有感染的重症患者。常于手术后10天以后发生，多见于施行肝胰十二指肠切除（HPD）的病例。即使能够止血，由于出血使肝功能进一步恶化，预后极差。

由于大量出血而导致休克的病例中，在进行循环管理的同时，必须马上决定是否需要进行紧急手术，以及是否需要作紧急血管造影和TAE。手术后1周以内腹腔内的粘连尚不严重，多进行紧急开腹手术。当腹腔内潴留有大量血液或者血液中混有胆汁或胰液时，为了止血和清除腹腔内的血肿，应该选择紧急开腹手术。出血发生在术后1周以后的话，首先应进行紧急血管造影，确定出血部位，随后尝试急诊TAE进行止血。但即使止血成功，若不能控制局部感染并充分引流，就需要考虑进一步行手术治疗。分析术后1周以后发生大出血的病例的临床经过，发现大多数在大出血发生之前会有少量出血。因此，超过术后1周从腹腔引流管发现少量出血时，不要因为量少而只是继续观察，从而导致病情恶化，应该积极进行血管造影已明确出血的原因。在大量出血的病例中，在肝动脉或胃十二指肠动脉等比较大的血管中常可以发现假性动脉瘤或血液外漏。进行栓塞时，最理想的是从血管破裂部位的远侧端开始，依次向近侧端置入栓塞用钢圈，直至完全止血。

二、综 合 治 疗

（一）胆囊癌的化学治疗

胆囊癌对化疗相对不敏感，目前缺乏有效、标准、系统的化疗方案，缺乏大型、多中心、前瞻性的临床研究来阐明胆囊癌的化疗效果。尽管英国 ABC-01 及 ABC-02 试验所进行的包括 149 例胆囊癌患者的 II、III 期前瞻性临床研究结果表明，吉西他滨联合顺铂治疗胆道恶性肿瘤的疗效优于吉西他滨单药，但没有提供治疗胆囊癌的确切疗效。目前，胆囊癌化疗药物通常包括氟尿嘧啶、吉西他滨、S-1、顺铂和奥沙利铂等，患者全身化疗总缓解率为 10%～30%，中位生存时间为 3～11 个月。多药联合应用，在一定程度上可以改善胆囊癌的预后。

（二）胆囊癌的放射治疗

放射治疗无论作为辅助治疗还是姑息治疗，均能在一定程度上提高胆囊癌患者的生存率。Houry 等对 1974—2000 年有关胆囊癌放疗的文献进行分析，发现结合术中放疗及术后外照射或近距离腔内治疗可改善局部控制率，并使患者生存率稍有提高，数据显示 Nevin 分期为 IV、V 期的胆囊癌患者单纯手术的平均生存时间少于 6 个月，而联合放疗的患者则提高到平均 16 个月。从放疗中得益最大的是肿瘤切除后仅镜下有残留的患者，其长期生存率有明显改善，而对于那些肉眼残留或无镜下残留者则无改善。尽管有研究报道放疗可缓解症状及延长生存时间，但大多数报道涉及患者少，而且都只作为辅助治疗。因此，目前还需进行大宗病例的研究调查。还存在的另一个问题是精确判断肿瘤的大小和累及的范围较为困难，正确控制放疗的剂量较困难。

（三）胆囊癌的靶向治疗

目前胆囊癌靶向治疗只是刚刚起步，还没有成熟的靶向治疗药物和方案可用于胆囊癌的治疗，仅部分靶向药物进入临床试验期，但是均缺乏大样本的临床研究，临床疗效有待进一步确定及评价。

1. EGFR/HER2 信号通路 EGFR/HER2 是酪氨酸激酶受体，他们配体结合后通过细胞内的 Ras/Raf/MEK/MAPK 和 PI3K/AKT 信号级联反应刺激细胞生长。目前，已有多个针对 EGFR/HER2 信号通路的分子靶向治疗药物，主要分两类：

（1）小分子酪氨酸激酶抑制剂（tyrosine kinase inhibitor，TKI）：如吉非替尼（gefitinib）和厄罗替尼（erlotinib），主要抑制 EGFR 胞内区酪氨酸激酶活性，其中 Philip 等报道的 erlotinib 临床 II 试验提示，17% 的胆囊癌患者可以获得 6 个月的无瘤生存期；拉帕替尼（lapatinib）被认为是 EGFR-1 和 HER2 双重抑制剂，已进入 II 期试验，但是临床疗效不乐观，该 II 期临床试验中胆囊癌患者无一例出现临床缓解。

（2）单克隆抗体：如西妥昔单抗（cetuximab）和帕尼单抗（panitumumab），主要与 EGFR 胞外区结合，阻断依赖于配体的 EGFR 活化，目前研究提示单克隆抗体单药治疗不佳，与其他化疗药物合用能够提高胆囊癌靶向治疗的效果，Malka 等研究发现吉西他滨和 cetuximab 合用方案较单用 cetuximab 方案能够提高 4 个月的无瘤生存期（合用组和单用组的无瘤生存率分别为 61% 和 44%）。

2. VEGF 信号通路 VEGF 是介导肿瘤血管生成的重要因子，通过激活胞内的 Raf/MAPK 和 PI3K 信号通路刺激肿瘤细胞增殖。很多胆囊癌患者检测到 VEGF 高表达，而且表达越高，说明病情已发展到终末期或提示预后不良。贝伐单抗（bevacizumab）是一种针对 VEGF 的单抗，现已有关于其和吉西他滨、奥沙利铂合用的 II 期临床试验，研究表明 40% 的患者出现部分缓解，中位总体生存和无瘤生存时间分别为 12.7 个月和 7.0 个月。索拉非尼（sorafenib）是一种多分子靶向药物，其治疗靶点包括 VEGFR-2/3、PDGFR、B-Raf 和 C-Raf 激酶。目前，索拉非尼作为单药已进入 II 期临床试验，其 3～4 级毒性作用较明显，由于入组胆囊癌例数少，其有限的部分缓解率仍无法确定其在胆囊癌靶向治疗方面的价值，故需要大样本的临床研究进一步评估 sorafenib 在胆囊癌靶向治疗中的作用。

3. MEK 通路抑制剂 司美替尼（selumetinib）是酪氨酸激酶受体抑制剂，作用的靶点是 MEK-1/2，最新研究显示 selumetinib 治疗肝癌效果欠佳，但是治疗胆囊癌效果明显，临床研究发现患者的无瘤进展生存率及总体生存率均明显提高，中位无瘤进展生存时间与总生存时间分别为 5.4 个月和 8.2 个月。

4. 细胞周期相关蛋白 Quan 等通过研究发现，生长抑素联合化疗可有效地抑制胆囊癌细胞的生长，生长抑素通过上调 RB 蛋白（retinoblastoma protein）的磷酸化水平异常活化 E2F-1（核转录因子），一方面可将胆囊癌细胞阻滞在 S 期，从而增加化疗作用的靶细胞数量，另一方面则通过诱导 ICBP90（细胞周期调节蛋白）的过量表达，触发 Topo II 过量表达来增加化疗效果，并针对胆囊癌化疗提出"叠加靶点、双重打击"的理论，是对胆囊癌治疗可能的"靶点"的有力探索。

5. IGF-IR/PI3K 信号通路 IGF-IR 与 IGF-I 和 IGF-II 结合后，其胞内信号转导主要通过 PI3K 途径。NVP-AEW541 是小分子 IGF-IR 抑制剂，目前仅有体外实验表明，NVP-AEW541 可以明显抑制胆囊癌细胞的生长，并且可增强吉西他滨的抗肿瘤效果，而缺乏临床研究证据。

（武 强 陈 平）

第8节 胆囊癌的预后

据报道，原发性胆囊癌总体 5 年生存率仅为 5%～13%。和其他癌症的发病特点一样，胆囊癌发病以老年患者多见，这可能与胆囊癌的一个可能的病因——胆囊结石有关。胆囊结石的患者多有长期反复的胆囊炎发作病史，病理组织学检查常见癌变组织呈慢性炎症改变，部分呈上皮不典型增生或肠上皮化生等癌前期变化，推测结石的机械刺激和胆囊慢性炎症及胆汁中可能的致癌物质引起黏膜上皮发生反复损伤—再生—上皮异形化—癌变的过程。研究表明，年龄因素和胆囊结石并不是胆囊癌预后有关的因素，这说明除了胆囊结石之外，还存在其他病因导致胆囊癌的发生，如沙门菌感染、吸烟等。

研究显示，术前血总胆红素水平升高（>20mmol/L）的患者生存时间明显短于总胆红素正常的胆囊癌患者，这说明术前总胆红素是胆囊癌患者预后的影响因素。一方面，术前总胆红素水平升高可能提示疾病已处于晚期，胆囊癌侵犯胆总管，造成阻塞性黄疸，或者胆囊癌侵犯肝脏，导致肝功能损害而出现黄疸；另一方面，高胆红素血症可以直接影响手术效果，降低围手术期患者的免疫力，导致肿瘤的复发率增高，从而影响患者的预后。

在肿瘤标记物方面，术前血清学检测 CA19-9 升高提示胆囊癌的可能，但普遍认为其对胆囊癌诊断的灵敏度和特异度均较低，如 CA19-9 大于 20U/ml 对胆囊癌的诊断灵敏度和特异度分别为 79.4% 和 79.2%。而关于 CA19-9 与胆囊癌预后之间的关系的研究报道较少，有研究显示 CA19-9 阳性率为 59.6%，是胆囊癌预后的影响因素。亦有研究者认为，CA19-9 是影响包括胆囊癌在内的所有胆道癌患者生存的唯一预后因素，CA19-9 高于正常值上限就提示患者预后更差。该术前常规查血清 CA19-9 水平，不仅对胆囊癌的诊断有所帮助，也能对胆囊癌患者预后做出判断。

临床病理分期对胆囊癌的预后非常重要，关于胆囊癌临床病理分期有多套系统，其中最重要的两套分期系统是 Nevin 分期系统和 TNM 分期系统。有学者分别采用上述两套系统进行分期，并分别进行预后分析，结果显示 Nevin 分期和 TNM 分期均为胆囊癌预后的影响因素，这说明这两套分期系统均能较好地指导胆囊癌患者的预后。但笔者认为，TNM 分期在临床上对胆囊癌预后的意义更为重要，因为 TNM 分期能清楚地显示肿瘤病灶的浸润深度（T 分期）、淋巴结转移情况（N 分期）及有无远处转移（M 分期），而这三者也分别是影响胆囊癌预后的重要因素。其中，肿瘤病灶的浸润深度（T 分期）是胆囊癌患者生存时间的独立影响因素。

除了临床病理分期能影响胆囊癌患者预后之外，还有影响胆囊癌预后的另外 4 个病理因素，即血管浸润、神经浸润、是否乳头状腺癌和组织学分级。中低分化胆囊癌患者生存期明显短于高分化者，而中分化与低分化胆囊癌患者之间生存期无明显差别。这说明胆囊癌中低分化者恶性程度高，预后差。而回顾观察发生血管浸润和神经浸润的胆囊癌患者病理资料，发现有血管和神经浸润的胆囊癌患者其组织病理学分级全部为中低分化，且其生存期更短。因此，与没有血管和神经浸润的中低分化胆囊癌病例相比，发生血管和神经浸润的胆囊癌病例其恶性程度更高，预后更差。一般认为胆囊乳头状腺癌预后比非乳头状腺癌好，主要原因可能是乳头状腺癌为外生性生长，侵犯胆囊壁较晚，可能较早出现梗阻性症状。甚至有研究认为，将乳头状腺癌进一步分为浸润性乳头状腺癌和非浸润性乳头状腺癌，能更好地指导胆囊癌患者的预后。

目前对于胆囊癌的治疗，唯一可能治愈的方法仍是手术切除。而胆囊癌手术方式又主要取决于胆囊癌临床病理分期，尤其是病灶浸润深度即 T 分期。一般认为对于 Tis 和 T$_{1a}$ 期肿瘤，单纯行胆囊切除术已足够达到根治切除，其 5 年生存率达到 100%；而对于 T$_{1b}$ 期患者是行单纯胆囊切除术还是胆囊癌根治术仍有争议，有待于前瞻性随机对照研究进行论证。对于 T$_{2\sim4}$ 期的病例，一般手术方式为胆囊切除、肝脏组织的切除、淋巴结清扫包括或者不包括胆管的切除。而不管采取何种手术方式，笔者认为其原则应该尽量达到 R0 切除。手术切缘是胆囊癌预后的独立影响因素，行 R0 手术的患者预后明显好于行 R1 手术的患者，而行 R1 手术的患者预后也好于行 R2 手术的患者。笔者认为，术前 CT 或 MRI 对胆囊癌患者肿瘤浸润深度、淋巴结转移情况、远处转移情况进行评估，术中仔细探查，并对切缘行快速冰冻病理检查，尽可能做到 R0 切除。对于早期胆囊癌，做到 R0 切除并不困难；而对于中晚期胆囊癌，由于淋巴结转移和远处转移非常常见，行根治性切除非常困难。

意外胆囊癌患者比非意外胆囊癌患者预后好，其主要原因可能是意外胆囊癌大多为早期病例，行单纯胆囊切除术即可；另一可能原因是医师和患者对意外胆囊癌的重视程度有所提高。

病灶浸润深度是胆囊癌患者预后的独立影响因素。虽然我们无法改变已经确诊为胆囊癌患者的病灶浸润深度，但是如果我们能"提早"发现胆囊癌，将病灶仅浸润至肌层或者固有层甚至原位癌的患者筛选并确诊，这将无疑能明显改善胆囊癌患者的预后。由于目前对胆囊癌确切病因、发病机制、生物学特性尚不完全清楚，早期诊断胆囊癌并非易事。对胆囊癌模型的研究，可以动态观察胆囊癌肿瘤的生长、侵袭、转移等过程，从而更加清楚地了解胆囊癌生物学特性，使胆囊癌早期诊断和早期治疗成为可能。

（武　强　陈　平）

第9节　胆管癌的流行病学与病因学

原发性胆管癌是一种来源于肝内或肝外胆管上皮细胞的恶性肿瘤，最早是由 Durand-Fardel 在 1840 年报道，通常是伴随不同程度纤维增生性反应的腺癌。胆管癌根据解剖位置，分为肝内胆管癌（ICCA）、肝门胆管癌（HCCA）和远端胆管癌（ECCA），亦有学者认为胆管癌包括肝内胆管癌和肝外胆管癌。肝外胆管癌系指发生于肝外胆管（含左、右肝管主干至胆总管下端）恶性肿瘤的总称，不包括肝内胆管癌、胆囊癌、Vater 壶腹癌；起源于肝外胆管上皮，与肝细胞肝癌相比少见。肝外胆管癌尸解发病率为 0.012%～0.846%。发病年龄以 40～60 岁多见；男性高于女性。

根据发病部位的不同，胆管癌可分为上段胆管癌、中段胆管癌及下段胆管癌。上段胆管癌发生于左肝管、右肝管、汇合部及肝总管；中段胆管癌发生于肝总管、胆囊管汇合部以下及胆总管中段；下段胆管癌，即远端胆管癌，发生于胆总管的胰腺段，胆总管十二指肠壁内段。在少数晚期胆管癌中，当癌肿侵犯范围广泛，甚至整个肝外胆管被侵犯时,为广泛浸润型胆管癌。尽管胆管癌可起源于肝内、肝外胆管的任何部位,肝门部胆管癌占整个胆管癌病例的2/3。1965 年 Klatskin 首先将肝门胆管癌作为一种独立的疾病进行描述,其占所有胆管癌的 60%～70%,而肝内胆管癌占 5%～10%,远端胆管癌占 20%～30%。在我国及日本肝门部胆管癌尤为常见,上段胆管癌或肝门部胆管癌发病率约占 58.4%,中段胆管癌约占 22.6%,下段胆管癌约占 19.0%。肝门部胆管癌的高比例是我国胆管癌发病的一个特征。由于中段胆管癌并不常见,而且不易正确分类,1996 年 Nakeeb 等将胆管癌重新分为肝内胆管癌、肝门胆管癌以及远端胆管癌(图 9-20)。

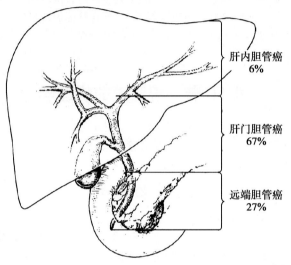

图 9-20　胆管癌的解剖分布及类型

胆管癌占所有消化道恶性肿瘤的 3% 左右,但在肝脏恶性肿瘤中是除肝细胞肝癌之外的第二常见恶性肿瘤。胆管癌的发病率在不同地域差别很大,东南亚最高,澳大利亚最低。一些研究将肝内胆管癌(ICCA)归为肝细胞肝癌(HCC),而有些则将 ICCA 归于肝门部胆管癌(HCCA),因此难以对现有的流行病学数据进行解释。

肝内胆管癌发病率在泰国东北部最高,达每 10 万名男性 96 例和每 10 万名女性 38 例;在澳大利亚最低,为每 10 万名男性 0.2 例和每 10 万名女性 0.1 例。流行病学研究表明,世界各地肝内胆管癌的发生率一直在增加。在美国,根据年龄调整后的发病率从 1975—1979 年间的 0.32%,增加至 1995—1999 年间的 0.85%。ICCA 死亡率也一直在增加。Khan 等指出,在 1979—1997 年间,在包括美国、日本、澳大利亚、英格兰和威尔士、苏格兰、法国和意大利在内的国家,ICCA 死亡率有增加的趋势。在美国,肝内胆管癌的年龄调整死亡率从 1973 年的每 10 万人口 0.07% 上升至 1997 年的每 10 万人口 0.69%。Shaib 和 El-Serag 研究 1975—1999 年间的 ICCA 患者生存的时间趋势,发现虽然 1 年生存率从 1975—1979 年间的 16.4% 增加到 1995—1999 年间的 27.6%,5 年生存率却并没有显著变化,并一直保持在 5% 以下。

Strom 等报道的远端胆管癌发病率,在英国为每 10 万

人口 0.53 例,在加拿大曼尼托巴省为每 10 万人口 1.14 例。在美国,根据流行病学和最终结果计划(SEER)注册数据库的数据,远端胆管癌的年龄调整发病率为男性每 10 万人口 1.2 例,女性每 10 万人口 0.8 例。然而与肝内胆管癌相反,有证据显示随着时间的推移,ECCA 的发病率已经下降。远端胆管癌年龄调整发病率从 1979 年的 1.08% 降至 1998 年的 0.82%。远端胆管癌的死亡率在世界各地的许多地域也在一直下降。在美国,年龄调整死亡率从 1979 年的每 10 万人 0.6 例下降至 1998 年的每 10 万人 0.3 例。Carriaga 和 Henson 报道,远端胆管癌患者的 5 年生存率从 1973—1977 年间的 11.7% 上升至 1983—1987 年间的 15.1%。胆管癌在全球范围内发病的平均年龄为 50 岁,然而诊断时有年龄偏大的趋势,大多数病例确诊时年龄超过 65 岁。McLean 和 Patel 在一项针对美国不同种族和民族中胆管癌的流行病学调查研究中,强调了不同种族中胆管癌患病率的变化。年龄调整患病率最高为西班牙裔(每 10 万人 1.22 例),最低为非裔美国人(每 10 万人 0.3 例)。

已经公认各种导致慢性胆道炎症反应和胆汁淤积的情况可导致胆管癌。已发现数个确定导致胆管癌的危险因素,流行病学研究已经显示一些与胆管癌发病有关的因素(表 9-2)。胆管癌与肝癌在发病因素方面却有明显的差别(表 9-2)。胆管癌的发生与 HBV、HCV 感染或真菌毒素无关。肝硬化患者中,仅有 10%～20% 的患者发生胆管癌。在我国原发性胆管结石、胆道蛔虫以及中华分支睾吸虫引起的胆道感染是胆管癌常见的致病因素。

表 9-2　胆管癌与肝细胞肝癌致病因素比较

胆管癌	肝细胞肝癌
肝吸虫感染肝硬化	肝硬化
华支睾吸虫	慢性 HBV 感染
麝猫后睾吸虫	慢性 HCV 感染
先天性 / 慢性胆管囊性扩张	黄曲霉毒素 B_1
胆管囊肿	慢性酒精中毒
原发性 Caroli 病	胆管硬化
肝内胆管结石病	血红蛋白沉着症
原发性硬化性胆管炎	α_1- 抗胰蛋白酶缺乏症
溃疡性结肠炎	糖原贮积病
二氧化钍	高瓜氨酸血症
胆石症	卟啉症
石棉	遗传性酪氨酸血症
二噁英	Wilson 病
高氯联苯	氧化钍
亚硝胺	肝细胞毒素
异烟肼	聚氯乙烯
甲基多巴	四氯化碳

在西方国家原发性硬化性胆管炎是胆管癌的主要危险因素。原发性硬化性胆管炎患者一生中发生胆管癌的风险为 7%～20%。存在原发性硬化性胆管炎背景的患者,年度

胆管癌发病率为 0.6%～1.5%。在原发性硬化性胆管炎患者中确诊胆管癌的平均年龄普遍较低，且是在 20 世纪 40 年代中期报道的。在诊断为原发性硬化性胆管炎之后，胆管癌通常可以得到早期诊断。Broome 等在长期随访的 305 例原发性硬化性胆管炎患者中报道了 24 例胆管癌。从原发性硬化性胆管炎到确诊为胆管癌的平均时间为 33 个月。在发生胆管癌和未发生胆管癌的患者中，从确诊原发性硬化性胆管炎到发生胆管癌，中间的病程并无差异。在原发性硬化性胆管炎中发生胆管癌的风险与伴随的炎症性肠道疾病是不相关的。

东南亚地区为胆管癌的高发区，这与该地区肝吸虫病（如泰国的肝吸虫以及中国的华支睾吸虫）感染高发因素有关，而日本血吸虫却无相同的致癌作用。肝吸虫可引起胆管上皮增生、纤维化以及腺瘤样增生，并与肝内胆管结石病有关，这表明肝吸虫可能为胆管癌顺序发生的直接病因。

引起胆管慢性炎症的病变与胆管癌发生有关，这些病变包括多囊肝、胆管囊肿、先天性肝内胆管扩张（Caroli 综合征）、硬化性胆管炎（有时与肠管的炎症性疾病有关）、肝内胆管结石病以及胆石症。肝石症少见，且仅有 5%～7% 的患者发生胆管癌。

3%～30% 的胆管癌与先天性胆管囊性扩张、胆管囊肿、Caroli 综合征有关；原发性硬化性胆管炎可发生癌变，癌变率为 9%～40%；溃疡性结肠炎患者可伴有硬化性胆管炎，但是此类患者胆管癌发病率仅为 0.4%～1.4%。无论与溃疡性结肠炎有关与否，硬化性胆管炎与胆管癌之间影像学差别不明显。硬化性胆管炎患者中，血清肿瘤标记物 CA19-9 对胆管癌诊断的敏感性与特异性分别为 89%、86%，CA19-9 与癌胚抗原（CEA）联合应用可增加诊断的准确性。

特殊药物、致癌物质的接触为胆管癌发生的危险因素。二氧化钍用于影像学检查时，可增加肝细胞肝癌、血管肉瘤、胆管癌发生的危险性。Thorotrast 是一种含有 232- 二氧化钍的放射造影剂，232- 二氧化钍能够发射 α 粒子（在 20 世纪 50 年代被禁止之前曾广泛使用），与胆管癌的发生率增加有关。恶性肿瘤通常发生在暴露于 232- 二氧化钍后的 30～35 年。其他几个毒素包括二噁英和聚氯乙烯，也与胆管癌的风险增加有关。

也有报道认为，胆管癌的危险性增加与良性疾病患者的胆肠引流术病史有关。

在一组来自丹麦的研究中发现，任何原因所致的肝硬化均导致胆管癌的危险增加 10 倍。一些研究指出，丙型肝炎和胆管癌之间存在关联。亦有研究认为，乙肝与胆管癌发生存在关联。

研究表明，肝细胞肝癌和胆管癌有共同的肝远祖细胞或干细胞。这些细胞在受到慢性损伤后发生细胞增生。近 3% 的肝细胞肝癌具有或接近胆管癌的病理特征，表明肝细胞肝癌与胆管癌伴随发生。在对并发癌患者（同时具有肝细胞肝癌和胆管癌）的胆管癌和肝细胞肝癌细胞表面标志物进行分析时发现，两种恶性肿瘤细胞具有较强的同源性。研究还发现，胆管癌和肝细胞肝癌在基因上的改变具有一

致性，即在两种肿瘤细胞中都有 5、17 号染色体区杂合性丢失。尽管目前尚无确切的依据证明肝细胞肝癌与胆管癌具有同源性，但上述研究结果表明并发癌患者的肿瘤细胞起源于共同的多能干细胞。

胆道系统的慢性炎症或胆管内集聚的基因毒性物质可破坏胆管上皮细胞的 DNA 的结构。目前在胆管癌细胞中已发现 *p53* 抑癌基因和 *K-ras* 原癌基因的突变。尽管这两种基因的突变率存在地域和人口方面的差异，但是在胆管癌致病因素暴露的人群中可发现 *p53* 基因和 *K-ras* 基因突变。研究发现，在胆管癌细胞和肝内胆管结石病患者良性增生的胆管上皮细胞中有 *C-erb-2*（原癌基因，编码一种与表皮生长因子受体具有高度同源性的跨膜蛋白）的过度表达。慢性炎症还可以引起 *Bcl-2* 原癌基因的过度表达，*Bcl-2* 过度表达可抑制正常细胞的凋亡过程。

（张 伟）

第10节   胆管癌的病理学

胆管癌好发于 50～70 岁男性（男女比例为 2∶1），整个胆管均可发病，但多见于胆总管、肝总管和胆囊管的结合部，即 Klatskin 瘤。

一、巨 检 表 现

胆管癌常见的部位是包括肝门区在内的胆囊管与肝总管汇合部的近段、汇合部远端（即胆总管的中下段）、胆总管的末端。胆管癌大体表现为实性灰白色肿块。位于肝实质周围的胆管癌通常为孤立、单发、体积较大，卫星灶偶见。根据肿瘤的大体表现，将常见胆管癌分为以下几种类型：①乳头型：多见于下段胆管，尤其壶腹区；②结节型：体积较小，多见于中段胆管，向管腔内生长；③硬化型：多见于肝门，尤其是汇合部，为体积不大的腺癌；④弥漫型：以管壁增厚、管腔狭窄为特征，易发生广泛区域的受累。肿瘤侵犯门静脉或肝静脉主干及大的分支较肝细胞肝癌少见。肝内胆管的大体表现与预后有关，癌肿发生胆管跨壁性浸润时有较高的淋巴结和肝内转移率。与肝细胞肝癌相比，胆管癌局域淋巴结、肺组织及腹腔易发生转移。长期的胆道梗阻可导致继发性胆汁性肝硬变。

不同部位的胆管癌巨检表现有各自的特点：

1. 近端及肝门区胆管癌　大体特点为质硬性肿块，长径约为 4cm，胆总管壁增厚约 1.0cm，呈环状、硬化型。该部位的胆管癌通常向病灶周围的肝实质浸润，形成直径约为 5cm 的肿瘤团块，肿瘤团块与周围肝实质的界限清楚。肿瘤组织可以沿胆管壁呈蔓延性生长或者向腔内呈息肉状或球形生长。依据胆管癌的 CT 及影像学检查的特点，胆管癌的生长方式可以有以下几种类型：①Ⅰ型，原发肿瘤起源于肝总管，肿瘤并未引起肝总管的完全型梗阻；②Ⅱ型，原发性肿瘤位于肝总管，肝总管完全性梗阻，肿瘤组织蔓延范围并未超过肝管汇合部；③Ⅲ型，肿瘤起源于肝总管，管腔完全阻塞，肿瘤组织沿胆管向上蔓延至左肝管或右肝管。

2. 位于胆总管中下段的胆管癌　　通常表现为弥漫性肿瘤，胆管壁增厚，管腔内壁不规则。但肿瘤组织向腔内生长，并形成界限清楚的球形肿块更为常见。肿瘤直径可达 2cm，该部位的胆管癌早期即可出现梗阻型黄疸表现，患者通常能够得到早期诊断。

另外，位于胆总管段的肿瘤通常为乳头状腺瘤，质地较脆、易碎，呈粉红色或灰白色，在十二指肠大乳头开口处的周围可见该处的肿瘤。

3. 肝内胆管癌　　1997 年日本肝癌研究协会提出一种崭新的原发性肝癌的分类方法。在这种分类方法中，肝内胆管癌根据其巨检特点分为以下三种类型：①肿块型：最常见，癌肿位于肝实质内，呈圆形，边界清楚；②胆管周围浸润型：肿瘤组织沿肝内胆道浸润性生长，有时可有周围血管或肝实质的肿瘤性浸润；③胆管内生长型：癌组织在胆管内呈乳头状和 / 或结节状生长，可并有胆管内的播散性肿瘤病灶。

在临床实践中，胆管癌在胆管中的起源部位比肿瘤的病理分型更有意义，在进行肿瘤的病理学检查时，应特别给予注意，病理医师应该向外科医师提供有关肿瘤组织生长方式的证据。

乳头状生长方式代表肿瘤组织向管腔内生长，多表现为多发性肿瘤，占 7%。该生长方式的肿瘤主要位于胆总管的末端以及 Oddi 括约肌附近，值得注意的是，位于胆总管远端的蔓延生长的乳头状胆管癌有时很难与十二指肠起源的肿瘤相鉴别，而且胆管乳头状腺癌对十二指肠的侵犯能够使十二指肠黏膜发生明显改变，导致无法确定肿瘤病灶的确切起源部位。

大多数结节性生长的胆管肿瘤位于胆管的上部和中部，表现为硬化性或呈结节状、腔内突出生长，其中硬化型为 Klatskin 瘤的特征。

弥漫型生长，胆管壁广泛增厚，管腔缩窄，周围组织炎性改变，此型肿瘤很难与硬化型胆管炎等胆管反应性病变相鉴别。

二、镜 检 表 现

大多数胆管癌属于腺癌，根据肿瘤病灶的病理学特点，可将胆管癌分为：①乳头状腺癌；②高分化腺癌；③低分化腺癌；④未分化癌。

镜下特点：肿瘤组织由腺泡及实质性结构构成。肿瘤细胞较正常胆管细胞大，12～25mm 不等，呈小立方形，与正常的胆管上皮相类似。瘤细胞表现出不同程度的多形性、异型性；瘤细胞间有丝分裂差异明显；核仁的改变是具有特征性的细胞学改变，核染色深；核仁肥大，数目增多，核仁不明显。腺泡与小梁结构之间可见明显的纤维化（即基质的结缔组织增生性反应或硬化性反应），腺泡本身的大小不一致，腺腔呈细长或球形结构，单个腺泡中的胆管上皮细胞表现出明显的不均一性；基质内可见单个肿瘤细胞或小的肿瘤细胞团，有黏液湖形成。上述病变在硬化型和结节型胆管细胞癌中占 50%。低分化癌细胞排列成实心条索状，无腺腔结构；透明细胞型胆管癌偶见，应与肾脏透明细胞癌的肝转移癌鉴别。胆管癌为黏液分泌性腺癌，在细胞内及管腔内可见分泌的黏液。黏液的存在和胆汁分泌减少有助于胆管癌与肝细胞肝癌的鉴别。上皮膜抗原及组织多肽性抗原阳性的免疫组织化学染色可用于胆管癌的确定诊断。

不同组织学类型的胆管细胞癌表现出不同的生物学行为，对肿瘤组织学类型的分析具有一定临床意义。根据 1992 年 WHO 的统一胆管癌组织学类型分类如下：腺癌（乳头状、肠型、黏液性、透明细胞型、印戒细胞型及腺鳞癌），鳞癌，小细胞癌，未分化癌。黏液性胆管细胞癌（MPCCC）具有明显的特征，巨检时易于鉴别，占 CCC 的 12.9%。手术治疗有较好的生存率。曾经有报道 MPCCC 可出现肝内胆管结石以及复发性、化脓性胆管炎并发症。有的病例可表现出小囊特征，其中的黏蛋白样成分可能与周围组织神经的肿瘤广泛浸润有关（即亲神经性 MPCCC）。肝内胆管癌可表现为肝内局限性结节状病灶，被称为小结节肝内 CCC（Yamamoto，1998），而髓状 CCC 是由中等大小的细胞组成，其特征为胞核呈囊状，基质结构不明显，此型 CCC 常见于肝吸虫病高发地区。研究表明，具有淋巴上皮细胞成分的胆管细胞癌与 EB 病毒感染有关。肠型 CCC 主要由杯状细胞、结肠样上皮细胞或两种细胞构成，常含有大量内分泌细胞，偶尔可见团簇的 Paneth 细胞。

胆管癌的浸润、转移与肿瘤的病理特征的关系，活组织检查或手术切除标本中所观察到的 CCC 浸润和转移的特征在一定程度上取决于肿瘤发生的部位。壶腹部肿瘤极少发生血管浸润；大约 20% 的近段硬化型和结节性肿瘤通常表现出血管浸润，约 80% 的病例有神经周围和 / 或神经内的肿瘤组织浸润。有时 CCC 肿瘤细胞沿肝内胆管表面播散，并且侵犯胆管周围毛细血管丛，而后者可能是肝内胆管肿瘤的主要播散方式。肝外胆管癌及肝门部胆管癌的肿瘤神经周围及神经内侵犯则是该型胆管癌局部复发的关键性因素。胆管细胞癌的肿瘤转移还可以通过肝窦间隙进行，而且凡是具有血管浸润的胆管细胞癌，均表现出很高的肝内和肝外的转移率。关于肝门部胆管癌的壁外浸润的研究表明，肝门部胆管癌向肝侧发生壁外浸润较向十二指肠侧浸润多见，这一发现对于术中选择冰冻切片组织标本有重要的意义。

在近 50% 的病例中，肝实质内由于胆管肿瘤向肝窦内直接浸润，常导致相邻的肝细胞萎缩，提示肿瘤细胞肝内播散。

尽管约 70% 的肝门部胆管癌为硬化型，但巨检可见乳头状胆管细胞癌。绝大多数乳头状胆管细胞癌伴有其他胆道系统的病变。目前报道中表现为胆道扩张的相关病变有胆道乳头状瘤病、良性囊肿和胆总管囊肿。

位于胆管 - 十二指肠接合部的肿瘤形态可呈乳头状、溃疡型或两者混杂存在。一般情况下，溃疡性病变通常起源于十二指肠或胰腺，并不是所有壶腹周围肿瘤均起源于胆管，有时该部位的乳头状癌很难鉴别肿瘤的确切起源部位，组织结构关系有时非常混杂。

有时可以见到十二指肠的绒毛状腺瘤、原位癌以及浸润癌,但起源于胆管上皮的绒毛状腺癌很少见,胆管末端的绒毛状腺瘤样结构通常来自正常胆管上皮,其细胞学特征为细胞结构正常,无核增大,细胞团聚或细胞极性消失的表现,不是所谓的绒毛状腺瘤残灶。

具有卵巢样基质的肝胆管囊腺癌(BCAC)见于女性患者,是由具有基质成分的肝胆管囊腺瘤演变而来,预后较好;而不具有卵巢样基质结构的 BCAC 可见于女性和男性患者,并与胆囊囊腺瘤无关,肿瘤组织具有较强的浸润性,预后很差,其细胞具有明显的不典型性,可见良性样上皮细胞向不典型增生改变的转变区。

三、临床病理生理学

梗阻性黄疸对于胆管癌患者有重要的影响。临床上大多数患者死于梗阻性黄疸,而非胆管癌的广泛转移。病变早期或部分胆管分支阻塞时,虽然无黄疸表现,但碱性磷酸酶水平升高提示梗阻的存在。梗阻引起胆管管腔改变;胆汁流、门静脉和肝静脉血流的改变引起肝脏体积改变。梗阻近端胆管扩张,受累肝叶或肝段淤胆、体积增大;胆道梗阻、纤维化及肿瘤侵犯导致门静脉血流减少,该区域萎缩;肝内门静脉血流转位而使其他部位肝组织代偿性肥大,即萎缩-肥大复合征。该复合征是肝门胆管癌的主要征象。临床治疗胆管癌时,如仅引流萎缩肝叶,其减黄效果不佳;保留萎缩肝叶的肝切除术,可增加术后发生肝功能衰竭的危险性。

恶性胆道梗阻继发急性感染的常见病原菌为大肠埃希菌。研究表明,内镜插管或术后厌氧菌感染是导致术后并发症及死亡率增加的主要原因。梗阻性黄疸导致肠黏膜的屏障功能受损,内毒素吸收增加,并经门静脉进入肝实质内;肝内库普弗细胞对内毒素、微生物、免疫复合物的清除功能降低,使胆管癌患者易发生内毒素血症。同时,肾脏对内毒素的吸收增加,使患者术后易发生肾功能衰竭。

四、病理学鉴别诊断

1. 硬化型胆管炎　位于胆管壁上的附属胆小管发生反应性改变时,可能在形态上类似于腺癌。胆管腺癌可以有看似良性的形态学表现,如具有分化良好的腺样结构,被覆着结构典型的腺细胞。通常难以区分源于增生不良或原位癌上皮表面的反应性改变,特别是胆管上皮的任何损伤(包括器械操作和放置支架)都极有可能诱导出增生不良细胞那样的明显的细胞学改变,如细胞核大、不规则和过度着色,细胞极性丧失,出现有丝分裂相,存在凋亡细胞和管腔内坏死,这些所见都支持成瘤过程。

2. 原发性肝细胞肝癌　侵及肝脏的胆管癌需要与原发性肝细胞肝癌相鉴别。明显的腺泡结构和黏蛋白的存在是胆管癌的共同特征,但这些特征在肝细胞癌中却缺如。相反的,肝细胞癌的癌细胞内可能还有胆汁成分。肝细胞癌的其他特征包括呈实性和条索状生长,癌细胞核居中且核仁明显,富含嗜酸性胞质,这些区别通常可以鉴别两种病变。

3. 壶腹部和十二指肠肿瘤　由于位置接近,肿瘤很容易侵犯邻近结构,故壶腹部和十二指肠肿瘤间的鉴别通常也比较困难。在此情况下,常常通过确定瘤体中心和临床与镜下所见之间的密切关联确定肿瘤的类型。因此,原位或侵袭前肿瘤是确定肿瘤发生部位的重要线索。在这一结构复杂的区域,将肿瘤来源(部位)和肿瘤类型分别进行分析很重要,该区域的肠型癌更可能起源于壶腹或十二指肠。

(张　伟)

第11节　胆管癌的诊断方法与鉴别诊断

一、胆管癌的临床症状及表现

胆管癌的临床表现根据癌肿的部位不同而有不同的表现。胆管癌由于生长缓慢、转移较晚,病变早期的临床表现缺乏特异性;胆管癌的临床症状主要有三种类型:

1. 阻塞性黄疸型　黄疸呈进行性加重,伴有上腹部胀痛、乏力、食欲减退。

2. 急性梗阻性胆管炎型　表现为发冷、发热、腹痛、黄疸。

3. 胆管狭窄型　患者常并发原发性胆管结石、肝门胆管狭窄或胆管囊性扩张症。表现为长期腹痛,并进行过1次或数次胆道手术。

无痛性黄疸为肝门部胆管癌常见的表现,常伴有乏力、瘙痒、发热、腹痛及厌食。如肿瘤侵犯肝总管或汇合部,肝脏呈一致性肿大,深度黄疸而胆囊空虚。当有胆囊管侵犯时,表现为胆囊肿大、积液;下段胆管癌表现为肝脏一致性增大、胆囊增大、无痛性黄疸;中段胆管癌的特征型表现为胆囊增大,并充满白色胆汁。起源肝实质内的二级以上胆管癌早期无明显的临床表现。巨大的末段胆管癌表现出体重减轻、腹部及腰背部疼痛、上腹部肿块、肝脏增大,晚期患者出现腹水、黄疸;起源于左肝管的癌肿,在尚未侵犯肝管汇合部或未同时侵犯右肝管时可无黄疸,肝脏呈不对称性肿大,即左肝缩小、右肝代偿性增大。

二、胆管癌的影像学检查

肿块型是周围型胆管癌中最常见的类型,常为单发,肿瘤无包膜,质硬,常沿周围淋巴管浸润,常包绕邻近血管及胆管。很少发生于肝门或肝外。

(一)CT表现

1. 平扫　肝内分叶或团块状低密度病灶,无包膜,边界清或模糊,内可见分支状扩张,可合并结石或钙化,肿瘤少见大片裂隙状中央坏死区,肿瘤内有无数小灶状或小片状坏死区,为瘤内扩张的胆管影,使肿瘤在平扫时呈小囊状或类圆状的密度更低区。黏液型胆管癌因大量分泌,形成大片糊状水样低密度区,内有扩张胆管。

2. 增强扫描　动态增强扫描主要特点为:①早期边缘部强化,并随时间推移向心性强化,呈"慢进慢出"的特点,即动脉期常出现周边不全性薄环状或厚带状强化,门静脉期强化程度和范围较前增加,但强化程度略高于或等于同层周围肝组织;延迟扫描造影剂向中央扩展,部分病例可见从边缘向肿瘤内部延伸的短条状强化或肿瘤内部轻度不定形强化,强化程度高于同层面肝组织,延迟性强化区内有包埋的扩张胆管或肝内血管分支对诊断有一定帮助。一般认为,早期强化的程度取决于肿瘤组织与纤维组织含量的比值;渐进性和延迟强化区病理基础为肿瘤内含有大量纤维组织和少数散在的癌组织,由于造影剂进入纤维间质及从纤维间质流出都慢,从而呈现胆管细胞癌慢进慢出、延迟强化的特点。髓质型胆管癌由于含纤维组织少,肿瘤组织多,早期强化较肝实质显著;硬癌型则早期强化不明显,延迟强化明显。②部分肿瘤在动脉及门静脉期均无强化,全瘤表现为低密度,边缘不清或呈分叶状。肿瘤内坏死组织、黏液及扩张胆管在增强时表现为无强化区,强化范围由其内成分决定,如坏死多,则强化区域少,有时仅表现为锥状或条状强化,但仍有"慢进慢出"的特点。只有在延迟扫描(注药后15分钟)后才出现渐进性的强化改变。③瘤灶周边厚环状强化。动脉期边缘呈厚环状强化,该环完整或不完整,门静脉期上述强化影有所扩大,但低于周围肝组织。④瘤灶周边薄层强化型:动脉期可见肿瘤内不

定形强化,坏死区边缘为薄层环状或不完整环状强化;门静脉期强化环仍持续,但密度下降或不降,瘤内出现不定形延迟强化区。胆管癌呈薄环状强化时,需与肝细胞癌假性包膜鉴别。胆管癌薄环状强化多持续到门静脉期甚至延迟期,且略有扩大,内侧常有3~5mm带状结构,而肝癌的假包膜多为更清晰、窄的环状强化,强化环仍可分辨。⑤动脉期全瘤轻度强化,门静脉期全瘤性密度减低型,此型类似肝细胞癌的"快进快出"强化。平扫略低密度影;动脉期,瘤体呈全瘤性轻度强化,与肝实质相似的略高密度;门脉静期,瘤体为略低密度影。此类胆管细胞癌少坏死,纤维组织少,而瘤细胞相对丰富。

(二)MRI 表现(图 9-21)

1. 平扫 T_1WI 为低信号,瘤内中心可见"更低信号"改变;T_2WI 为等、高信号,其信号强度的变化与肿瘤成分如纤维组织、黏液及坏死组织的构成有关。当纤维组织多,黏液、坏死组织少,T_2WI 为等或稍低信号(硬癌型),相反为高信号,特别是分泌大量黏液的胆管细胞癌,T_2WI 上信号十分明亮(甚至高于水的信号),但 T_2WI 的低信号并不仅仅代表致密的纤维组织,也可以是凝固性坏死的表现。关于 T_2WI 的瘤内中心低信号改变,有文献认为是周

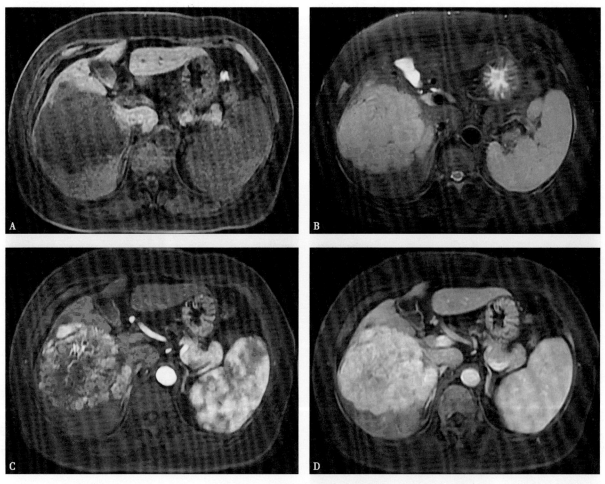

图 9-21 肝内胆管癌的 MRI 表现

A. T_1WI 为低信号,瘤内中心可见"更低信号"改变;B. T_2WI 为高信号;C. 早期边缘部强化,并渐进性向心性强化;D. 延迟扫描出现延迟强化。

围型胆管癌和大肠癌肝转移较为特征的表现,出现率远高于其他肝脏肿瘤,病理上代表致密的纤维组织或凝固性坏死。

2. 增强扫描   与 CT 表现相似,典型 MRI 表现为早期边缘部强化,并渐进性向心性强化,当胆管细胞癌含大量肿瘤细胞而仅有轻中度纤维化时,动脉期也可整个肿瘤明显强化,并持续至延迟期。但 MR 动态增强扫描更有利于评估肿瘤的成分和瘤周实质的情况。纤维组织和凝固性坏死都可表现为长 T_1、短 T_2 信号,延迟扫描前者可出现延迟强化,后者无强化。黏液、扩张胆管及结石则无强化,部分胆管癌在 T_1WI 上可见肿瘤边缘 3～5mm 宽的略低信号带,增强扫描后该带始终无明显强化,而肿瘤中心区出现延迟性强化,这一征象对诊断胆管细胞癌有一定特征性。此外,肿瘤所在肝叶于动脉期常会出现大片状或楔形的强化区,门静脉期似略有强化或为等信号,而延迟期为等信号,这一征象多为肿瘤包绕浸润门静脉,导致肝动脉供血增加,也可能与盗血性肝动脉血供增加有关。肿瘤周边肝内胆管局部扩张及受推移也是提示胆管癌的有价值征象。极少数胆管癌破坏胆管,在瘤内形成胆汁湖。

(三)胆管癌的 CT 和 MRI 表现

1. 肝门区(中央型)胆管癌   沿胆管周围浸润性生长是本型特点。肝门区胆管癌为发生于靠近肝管分叉处的肝内胆管上皮的腺癌,肿瘤体积很小就可以阻塞胆管,临床

上表现为进行性无痛性梗阻性黄疸。CT 和 MRI 显示肝内胆管明显扩张、扭曲,呈软藤征,扩张的肝内胆管在肝门区不汇合或肝门区肿块形成;也可表现为肝门区胆管壁增厚及管腔消失,部分病例肝门区未见明确肿块或仅见肝门血管周围鞘增厚。增强扫描后动脉期及门静脉期肿瘤有轻中度强化,延迟扫描后肿瘤组织强化仍高于周围肝组织,有利于肝门区胆管癌的显示。

肝门区胆管癌的 MRI 表现:肝内胆管扩张,以软藤征为主,梗阻端位于肝门区,肝门区肿块沿肝总管外围或管内生长,T_1WI 为略低或等信号,T_2WI 为等或略高信号,也可未见明确肿块,但肝门结构不清。MRCP 显示肝门区胆管内不规则充盈缺损、截断或环状狭窄。增强扫描后,肿块呈渐进性型化,先为瘤周强化,进而向中心填充,从门静脉期到延迟期显示肿块持续强化或环带状强化为胆管癌的特点(图 9-22)。

2. 胆管下段癌   沿胆管周围浸润性生长是本型特点。胆管下段癌为发生于胆管下段包括胰腺段、十二指肠壁内段的胆管上皮的腺癌,肿瘤体积很小就可以阻塞胆管,临床上表现为进行性无痛性梗阻性黄疸。CT 和 MRI 显示肝内外胆管明显扩张、扭曲,伴胆囊明显肿大;增强扫描后动脉期及门脉期胆管壁有轻中度强化,延迟扫描后胆管壁明显环形强化,梗阻部位下方胆管闭塞。

胆管下段癌的 MRI 表现:肝内外胆管扩张伴胆囊肿大

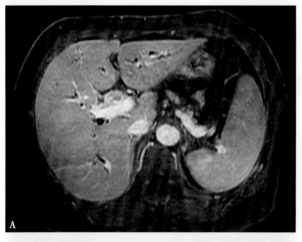

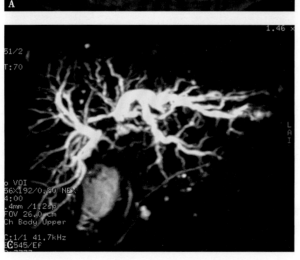

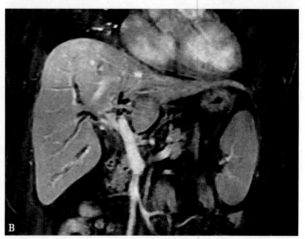

图 9-22   肝门胆管癌的 MRI 表现

A. 门静脉期胆管壁环形强化,中心可见充盈缺损;B. 冠状位可见迂曲、扩张的肝内胆管,肝门区胆管不连续;C. MRCP 显示肝门区胆管中断伴肝内胆管扩张,远端胆管可见显影,胰管可见显影。

明显，梗阻端位于胆管下段包括胰腺段、十二指肠壁内段的胆管上皮的腺癌，T_1WI 为略低或等信号，T_2WI 为等或略高信号，MRCP 显示梗阻部位上方肝内外胆管及胆囊明显扩张，胆管下段梗阻部位管腔内不规则充盈缺损、截断或环状狭窄。增强扫描后，胆管壁呈环形强化（图 9-23）。

（四）MRCP 表现

MRI 胆管造影或 MRI 胆胰管造影（MRI cholangiopan-reatography，MRCP）是用于评价胆道系统的影像学技术。MRCP 基本原理为，静止或缓慢流动的胆汁在 T_2 加权成高信号，而周围的组织包括腹膜后脂肪和实质脏器成低信号。重 T_2 加权可以观察整个胆道系统和胰管，可获得高诊断质量的图像，对胆道梗阻、狭窄、胆道内异常具有极高特异性及敏感性。MRCP 技术可以轻易获得胆道系统的三维成像，MRCP 胆道系统成像和直接由内镜逆行性胆胰管造影（ERCP）或经皮肝胆管穿刺造影获得的图像相似。MRCP 不仅能发现肿瘤和确定胆道梗阻的部位，同时可以显示内镜或者经皮检查无法显示的孤立性梗阻胆管。MRCP 为无创性检查，不需要插管，因此能够避免使用可能增加围手术期并发症的胆道器械和继发的菌血症，目前一般首选 MRCP 检查，如 MRCP 诊断难度较大时可联合 ERCP 检查，必要时可联合内镜下超声检查，同时观察病灶形态学特征。许多治疗中心，尤其是日本，外科医师将一个或多个经皮导管置入肝内胆管行详细的胆管造影，并通常联合胆道镜检查以完善诊断。笔者并未采取这种办法（图 9-22，图 9-24）。

（五）B 超检查

B 超检查是最简单、无创伤的检查手段，由于胆管扩张发生在黄疸出现之前，故 B 超具有早期诊断胆管癌的价值。其检查结果可显示扩张的胆管、梗阻的部位甚至肿瘤病灶。胆管癌的声像可呈肿块状、条索状、突起状及血栓状。肝内胆管癌常表现为肿块或条索状，肝门部胆管癌常为条索状，下段胆管癌呈突起型。肝门部血栓状声像可能为肝门癌、胆囊癌或转移癌。随着声像学技术的发展，B 超对肝门部胆管癌诊断率为 65%～90%，并用于判断胆管癌的肝内直接浸润程度、异时性肝转移及淋巴结转移情况。尽管术中 B 超已被用于肝门胆管癌的胆管内浸润范围的判断，但是其准确率仅为 18%。术中 B 超对原发性胆管癌异时性肝转移和肿瘤门静脉、肝动脉直接浸润的检出准确率分别为 83.3% 和 60%。目前，内镜 B 超检查、腔内 B 超检查正逐渐应用于对胆管癌的诊断。

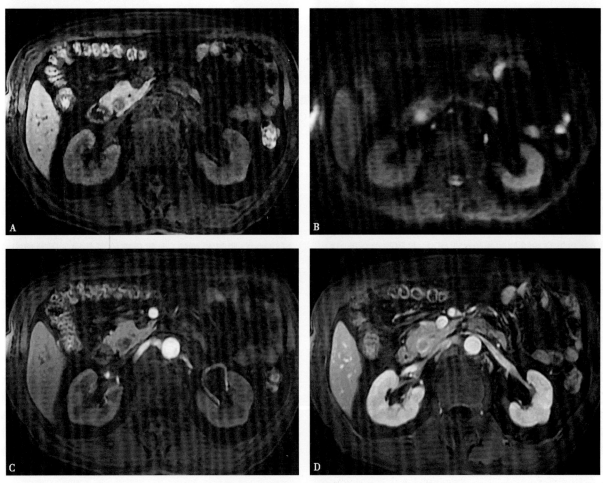

图 9-23　胆管下段癌的 MRI 表现

A. 胆管下段癌平扫 T_1WI 呈低信号；B. 弥散期可见胆管梗阻部位高信号；C. 动脉期无明显强化；D. 门静脉期胆管壁明显环形强化。

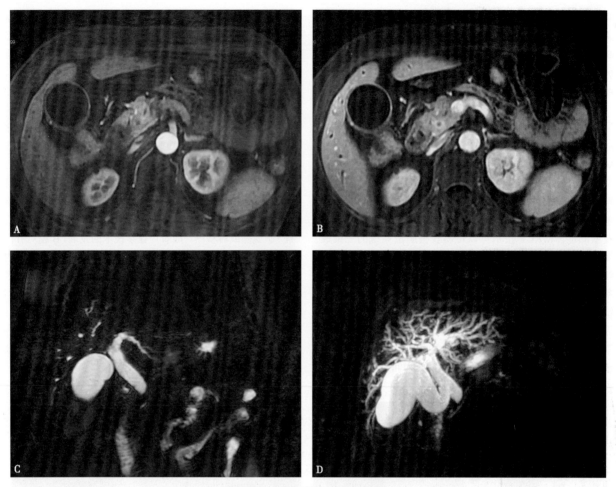

图 9-24　胆管癌的 MRCP 表现

A. 动脉期胆管壁轻度强化；B. 门静脉期胆管壁环形强化；C. MRCP 提示胆管下段突然狭窄；D. MRCP 提示肝内外胆管扩张、胆囊肿大明显，胆管下段充盈缺损，胰管可显影。

（六）ERCP、PTC 胆管造影

ERCP、PTC 胆管造影均为有创性检查，可以明确显出汇合部及左、右肝管的梗阻性病变。当癌肿侵犯胆管而引起不完全梗阻时，ERCP 可显示出胆管癌的侵犯部位及范围，以及梗阻近侧胆管的扩张情况；当胆管完全梗阻时，ERCP 仅可显示病变胆管的充盈缺损或截断影，以及梗阻远段正常的胆囊、胆总管影，近段胆管病变要依赖于 PTC 检查。PTC 可显示出扩张的肝内胆管及近侧病变部位。在对梗阻性黄疸患者的前瞻性随机研究表明，PTC 和 ERCP 对胆管汇合部梗阻性病变的检出准确率分别为 100% 和 92%。但是，由于 ERCP 和 PTC 可并发严重的并发症，如化脓性胆管炎、败血症、多发性肝脓肿，一般认为 ERCP 和 PTC 不宜作为胆管癌诊断的常规检查。随着导管技术的发展，PTC 可用于梗阻部位的胆汁引流，以部分或完全缓解黄疸及其他症状。经十二指肠放置内引流管，并超越梗阻部位施行胆系内引流，用于胆管恶性梗阻患者的治疗。需要强调的是，胆道减压、缓解症状并非是放置内引流管的主要目的。研究表明，胆道减压并不能降低患者的并发症和死亡率。放置内引流管的另一目的是便于术中对肝管分叉部的鉴别和分离，以及肿瘤切除后的胆道重建。

（七）正电子发射体层摄影技术（PET）

目前，PET 已成为各种恶性肿瘤的诊断方法。PET 诊断恶性肿瘤的原理是对发射正电子的放射性示踪剂在体内的代谢情况进行分析比较。常用的示踪剂 FDG（荧光标记的 2- 脱氧葡萄糖）为葡萄糖的同系物。因肿瘤组织的葡萄糖高代谢率，肿瘤组织表现出 FDG 高聚集的特征。FDG-PET 有助于发现胆管癌的远处转移病灶，为判断胆管癌的可切除性提供依据。对于硬化性胆管炎的患者，应用 FDG-PET 发现早期小的肝内及肝门部胆管癌，有利于患者的治疗。

（八）血管造影检查

选择性血管造影可用于胆管癌的诊断。影像结果可见胆管癌组织血管增生、浓染以及癌肿侵犯压迫导致的血管僵硬、宽窄不一，伸展、中断、包裹、浸润等改变。选择性腹腔干和肠系膜上动脉造影对于评价肝门部胆管癌的可切除性有重要作用。结合胆道造影检查结果，胆管癌不可切除性的判断准确率超过 80%。有时，癌肿可引起血管的受压、移位改变，而非肿瘤的浸润包裹。但是由于该检查均具有损伤性，目前高分辨、薄层 CT 强化扫描能够鉴别出肝动脉及门静脉的肿瘤侵犯程度，有代替血管造影的趋势。

（九）超声内镜（EUS）和超声引导细针穿刺活检（EUS-FNA）

超声内镜在诊断胆管癌尤其是远端胆管癌方面优势明显（图9-25）。在一项大样本研究中，228例伴有胆道狭窄的患者接受EUS，其中81例最终确诊为CCA，51例患者为远端胆管癌，30例患者为近端胆管癌。EUS对于肿瘤的检出率为94%（76/81），明显优于CT（30%，23/75）和MRI（42%，11/26）。EUS对于51例远端胆管癌的检出率为100%，优于对30例近端胆管癌的检出率（83%）。在70例患者中采用超声引导细针穿刺活检（EUS-FNA）进行诊断，EUS-FNA对胆管癌总的诊断率为73%，远端胆管癌的诊断率明显高于近端胆管癌（81% vs. 59%）。在确定手术可切除性方面，EUS表现同样出色，在EUS认为15例无法手术切除的患者中，8例证实无法切除；在EUS认为可切除的39例患者中，38例证实可切除，敏感性达53%，特异性达97%。CT/MRI在这方面远不如EUS，在EUS认为无法切除的8例患者中，CT和/或MRI仅能确定其中的2例为无法切除。超声内镜在胆管癌的诊断方面准确性高，漏诊率低，有研究认为超声内镜的采用可改变1/3患者的外科治疗方案，但其对设备、人员的要求较高，仅在有条件的中心能够完成。然而，超声引导穿刺活检有潜在的促进肿瘤种植风险，可能导致医源性的肿瘤分期升级。

三、胆管癌的实验室检查

在胆管癌的血液生化及肝功能检查中，90%的胆管癌患者可表现为血清碱性磷酸酶和总胆红素升高，提示梗阻性黄疸的存在。当一侧肝管阻塞时，临床部出现黄疸，血清胆红素可在正常范围，血清碱性磷酸酶、谷氨酰转肽酶、乳酸脱氢酶可增高。轻度贫血偶见；在无骨转移的情况下，可出现高钙血症，这种高钙血症与甲状旁腺激素释放有关。

肿瘤标志物对于早期发现胆管癌，以及联合影像学检查早期诊断胆管癌具有一定的意义，临床更常用的是通过检测患者血清中的肿瘤标志物，亦可对PTC和ERCP检查时抽取的胆汁进行检测。术前获得胆汁后还可进行细胞学检查，发现50%患者的胆汁涂片中可见肿瘤细胞。胆汁中的癌细胞一方面可作为早期诊断的依据，另一方面也提示胆管癌本身可通过胆汁播散。

常用的血清和胆汁中的胆管癌肿瘤标志物包括：

1. CEA CEA属胚胎原性糖蛋白，血清CEA（512ng/ml）诊断胆管癌的灵敏度与特异度分别为68%和82%。胆管

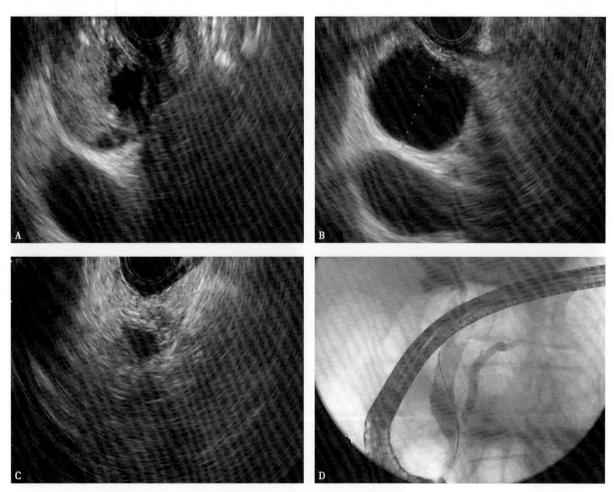

图9-25 远端胆管癌的超声内镜诊断

A. 超声内镜显示胆管肿物，CT和MRI未能发现；B. 狭窄段近端的胆管扩张；C. 通过超声内镜下穿刺活检，病理确诊为胆管癌；D. 十二指肠乳头切开后，通过胆管造影提示远端胆管狭窄。

癌患者胆汁 CEA 水平（50.6～70.4ng/ml）高于其血清 CEA（416～615ng/ml）及良性胆管狭窄的胆汁 CEA（12.0～13.9ng/ml），胆汁 CEA（25.9ng/ml）诊断胆管癌的灵敏度与特异度分别为 46.9% 和 91.2%。值得注意的是，CEA 相关物质的干扰会使良性胆管疾病胆汁 CEA 测量值偏高，蛋白印迹已证实 CEA 及其相关物质分别存于恶性与良性胆管疾病胆汁中。

2. CA19-9 CA19-9 属黏蛋白型糖类抗原，胆胰恶性肿瘤时高表达，但人群中 7% 的 Lewis 抗原阴性患者不表达。血清 CA19-9（37U/ml）诊断胆管癌的灵敏度与特异度分别为 88.15% 和 92%，可用于监测原发性硬化性胆管炎（primary sclerosing cholangitis，PSC）癌变，以 180U/ml 为界值诊断 PSC 癌变的灵敏度与特异度为 66.7% 和 97.7%。胆管癌患者胆汁 CA19-9 水平是正常人的 2 倍，胆汁 CA19-9（200.0U/ml）诊断胆管癌的灵敏度与特异度分别为 52% 和 60%。当并发胆管炎或胆汁淤积时，胆汁及血清 CA19-9 的特异度均降低。

3. CA125 CA125 为多聚糖蛋白，胆管癌患者胆汁和血清 CA125 均明显上升，且不易受结石和炎症影响，具有特异度高的优势。血清 CA125（35ng/ml）诊断胆管癌的灵敏度与特异度分别为 28% 和 96%，胆汁 CA125（20ng/ml）诊断胆管癌的灵敏度与特异度为 59% 和 76%。

4. CA242 CA242 属唾液酸化糖类抗原，胆管癌患者胆汁 CA242 水平高于血清。胆汁 CA242（202 111U/ml）诊断胆管癌的敏感度与特异度分别为 46.7% 和 63.6%，血清 CA242（18 128U/ml）诊断胆管癌的敏感度与特异度为 80.0% 和 81.8%，诊断效能优于胆汁 CA242，且不易受胆汁淤积的影响。联合血清 CA242 与胆汁 CEA，特异度上升为 95.0%。

5. CA72-4 CA72-4 属黏蛋白类癌胚胎抗原。胆汁 CA72-4（10.6U/ml）诊断胆管癌的灵敏度与特异度分别为 43.7% 和 91.2%，与胆汁 CEA 相似。

迄今，血清 CA19-9 仍是胆管癌最重要的早期诊断标志物，但其特异度及灵敏度尚欠满意，目前临床常用的组合为 CA19-9、CEA、CA242 以及 CA72-4，有待进一步研究以发现更优的组合。

四、鉴 别 诊 断

1. 肝转移瘤 B 超、CT、MRI 等影像学检查较难鉴别肝内胆管癌与肝转移性腺癌。尽管腹部 B 超能够发现直径

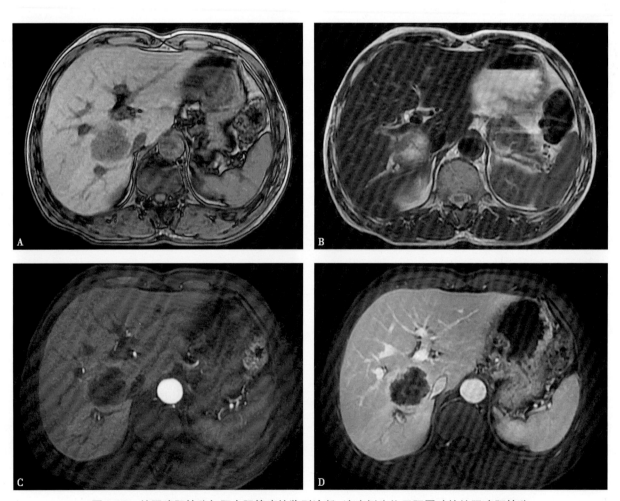

图9-26 结肠癌肝转移与肝内胆管癌的鉴别诊断，该病例为位于肝尾叶的结肠癌肝转移
A. 平扫 T_1WI 肝尾叶肿物呈低信号；B. 平扫 T_2WI 病灶呈不均匀高信号，中心明显；C. 动脉期病灶无强化（区别于肝内胆管癌的动脉期周边强化）；D. 延迟期病灶周边环形强化，病灶内部不均匀部分强化。

>2.0cm 的肝内胆管癌病灶，但是超声检查结果不能提供鉴别胆管癌、肝转移性腺癌和多结节性肝细胞肝癌的依据。CT、MRI 检查同样也可表现为边缘样强化及延迟增强扫描的强化改变，因此，单发转移性腺癌单凭影像学表现很难与胆管癌鉴别（图 9-26）。CT 检查显示出圆形、低密度肿块影，边界不规则或呈分叶状，螺旋 CT 增强扫描可见卫星病灶，25% 的病例表现有肿瘤内钙化现象。MRI 的 T_1 加权像显示边缘不规则、无包膜的肿块影，信号低于周围正常肝组织，T_2 加权像中病灶呈高信号，强化后肿块呈边缘强化。MRI 影像中，肝门胆管癌在 T_1、T_2 加权像分别呈低信号、高信号，可见因肿瘤性梗阻导致扩张的肝内胆管及肿瘤门静脉浸润引起的肝叶萎缩。FLASH MR 及增强冠状扫描用于鉴别肿瘤的腔内扩散，以及对血管和胆管的区别。胆管癌与胰腺癌通常均表现为无痛性黄疸。CT 影像中胰头癌表现为肝外胆管及胆囊扩张；肝门部胆管癌表现为肝内胆管扩张，而胆囊体积及肝外胆管管腔正常。螺旋 CT 可提示胆管肿瘤的梗阻部位，以及肿瘤对肝实质和门静脉浸润范围。

对肝内胆管细胞癌或肝转移性腺癌的鉴别，如术前希望获得明确的诊断，则可行 B 超引导下肝肿物穿刺活检，取组织行病例 HE 染色及免疫组织化学染色，然而，病理上转移性腺癌亦很难与周围型胆管癌区分。病史是重要的鉴别依据，转移瘤常有原发瘤灶，胆管癌可有肝吸虫病、慢性化脓性胆管炎或硬化性胆管炎等病史。转移癌的原发瘤以胃癌、结直肠癌、胰腺癌最为多见，胰腺癌一般行 B 超、CT、MRI 检查，为了提高诊断的准确性，对不能除外肝内转移性腺癌的患者，可行胃镜和结肠镜检查，转移性腺癌一般可通过胃镜及肠镜检查找到原发病灶。

2. 肝细胞癌　肝细胞癌的癌灶内少有周围型胆管癌瘤内所见的扩张胆管和小结石的征象。肿瘤实质强化特点为"快进快出"改变，即动脉期显著强化，门静脉期强化幅度迅速降低。周围型胆管细胞癌增强扫描特征为"慢进慢出"，早期强化不明显或为不完整薄环状强化，延迟扫描呈渐进性强化。肝细胞癌的坏死多为多灶性坏死，胆管细胞癌的坏死为凝固性坏死，多为大片连续的坏死灶，于 T_2WI 可为低信号。HBsAg 和 AFP 肝细胞癌常阳性，胆管细胞癌常阴性，并可见吸虫感染、肝内胆石或 Caroli 病等基础疾病的表现。此外，胆管细胞癌病理上与硬化型肝细胞癌难以鉴别。硬化型肝细胞癌是肝细胞癌的少见类型，内部亦含丰富的纤维组织，增强扫描早期肿瘤周边明显强化，延迟扫描强化向中心扩展，呈现"慢进慢出"的特征，反映了肿瘤血供丰富并富含纤维组织的特点。

3. 纤维板层型肝癌　纤维板层型肝癌是肝癌的一种特殊类型，中央可见星状纤维瘢痕，瘤组织亦含丰富的纤维基质。可发生于任何年龄，但以 15～35 岁青年人多见，无肝硬化背景，AFP 阴性。CT、MR 常表现为 >10cm 的分叶状肿块，内有中心瘢痕和放射状间隔，68% 可出现钙化，强化形式是高血供特征，即动脉期强化明显（类似常见的肝细胞癌）；但同时也有延迟强化的特征（类似胆管细胞癌）。

4. 胆管肝细胞混合癌　是一种少见的肝脏原发性肿瘤，为肝细胞胆管细胞混合型肝癌，既包含肝细胞癌成分，又包含胆管细胞癌成分。影像学表现依两者成分多少而不同，肝细胞癌成分为主者其表现类似肝细胞癌，表现为"快进快出"的造影增强特征；胆管细胞癌成分为主者其表现类似胆管细胞癌，表现为"慢进慢出"的造影增强特征，与胆管细胞癌无法鉴别；两种增强特征可见于同一肿瘤内。

5. 肝海绵状血管瘤　少数胆管细胞癌在 CT 增强后病灶较平扫缩小，可被误认为血管瘤（形成机制可能是肿瘤浸润边缘与正常肝组织相嵌，或周围肝组织有一定受压，在增强扫描时产生强化所致），但胆管细胞癌的强化是使病灶向心性缩小，边界始终不清，进一步延迟扫描病灶仅部分被充填，并与肝实质呈等密度，与血管瘤的大部分或全部病灶被填充不同。T_1WI 上海绵状血管瘤一般为均一低信号或仅有少数更低信号区，T_2WI 上为均一高信号，并随 TE 时间延长信号强度增加，在重 T_2 加权像上（TE 120～150 毫秒），呈灯泡征。周围型胆管癌平扫信号欠均匀，形态不规则，T_2WI 可见中心低信号。虽然两者都可出现延迟强化，并有逐渐向中央扩展的特点。但海绵状血管瘤 CT、MR 早期强化呈肿瘤边缘小结节状或斑点状强化，强化程度较高，可等同于同层主动脉强化程度；胆管细胞癌早期可不强化或者周边强化，而且强化程度低于同层主动脉，另外胆管细胞癌可有瘤内合并扩张胆管等特征性征象。

6. 肝脓肿　肝脓肿常表现为多房状或蜂窝状病灶，增强扫描边缘和间隔强化，呈花瓣征，延时增强扫描可保持较高程度的强化，类似于胆管细胞癌的 CT、MR 表现；还可出现双环征、三环征。可伴气体形成，但这一征象并不特异，仅代表病灶合并感染或与胆道穿通。此外，临床上，细菌性肝脓肿常有寒战、发热史，白细胞计数增高；而阿米巴肝脓肿多继发于肠阿米巴病，有痢疾及腹泻史。周围型胆管癌虽也出现边缘环状强化，但少见花瓣征，并且有向心性填充的特点。

必须注意的是，少数肝内胆管细胞癌可伴肝脓肿形成，临床上也有发热及白细胞升高，CT 也显示环状强化，肝脓肿的临床及 CT 表现极易掩盖肝内胆管细胞癌的存在，导致误诊，当肿瘤内缘不光滑、有壁小结节或周围水肿带样低密度与肝脓肿不相称时，应警惕肝脓肿合并肝内胆管细胞癌的可能性。

7. 肝吸虫感染所致"脓肿"　肝吸虫感染所致脓肿可形成类似肝脓肿改变，与肝吸虫合并胆管癌需仔细鉴别，前者脓腔内为大量吸虫聚集，脓壁强化特征与肝脓肿类似，周围肝实质常伴炎症水肿改变，而在 T_2WI 呈不同范围的高信号改变；而后者则具有胆管癌影像特征。

8. 胆管囊腺瘤或胆管囊腺癌　胆管囊腺瘤是较少见的肝脏良性肿瘤，好发于中年女性，与口服避孕药关系密切。病变有完整的厚包膜，分界清楚，强扫描壁结节强化，余强化不明显。囊内息肉状、内部结构及强化形式亦不同。呈多房性囊性肿物，间隔不规则，内可见壁结节，增带蒂的赘生物则多见于胆管囊腺癌。胆管癌无包膜。

9. 胆管良性狭窄　浸润型胆管癌需与胆管良性狭窄相鉴别。胆管良性狭窄多见于化脓性胆管炎和硬化性胆管炎,表现为胆管扩张情况与结石位置不一致,胆管呈枯枝状改变。浸润型胆管癌主要表现为管壁增厚并强化,远端胆管扩张。

10. 肝局灶性增生　肝局灶性增生好发于年轻女性。病灶边缘光滑,分界不清,多位于包膜下,常小于5cm,少见出血、坏死等征象,CT平扫呈等或低密度,早期显著强化,门静脉期和延迟扫描多呈等密度,内见中央瘢痕为其诊断要点。中央瘢痕于CT平扫、动脉期和门静脉期呈低密度,延迟扫描(5～10分钟)为高密度;MRI检查,平扫呈长T_1、长T_2信号,动脉期明显强化,之后信号降低,并渐呈等信号。胆管细胞癌CT和MRI平扫密度及信号不均匀,且无中央瘢痕,强化形式也不同。

11. 肝腺瘤　多见于年轻女性,与口服避孕药有关,直径为5～10cm,偶尔可恶变,内可见出血、坏死或脂肪变,CT和MRI表现为分界清楚的肿块,有包膜,肿瘤实质CT平扫呈低密度,MRI呈长T_1、长T_2信号,内部出血、坏死或脂肪变决定了其内密度或信号的不均匀,增强扫描出血、坏死或脂肪变无强化,肿瘤实质动脉期明显强化,之后密度或信号减低,晚期呈低密度或低信号。胆管细胞癌内可见胆管或结石,强化形式不同。

12. 融合性肝脏纤维化灶(confluent hepatic fibrosis)　是指肝脏内团块状的纤维化组织,主要见于肝硬化患者。有特殊的发生部位,一般位于肝脏的左叶内侧段或肝右叶。钙化及胆管扩张很少见。超声对融合性肝纤维化的诊断缺乏特异性,表现为肝内不均匀的高回声区,边界模糊。CT平扫表现为楔形的局灶性低密度,局部肝包膜皱缩。注射造影剂后,由于病灶内血管供应较少,无明显强化,门静脉期由于纤维组织内的血池效应,造影剂进入缓慢,细胞间隙较大,廓清也慢,故门静脉期逐步强化,延迟期仍为较高密度,与胆管细胞癌有较为相似。MRI T_2WI上融合性肝脏纤维化灶为略高信号,均匀或不均匀,可能与瘢痕组织内水肿有关,T_1WI为略低信号。同样,肝包膜下的楔形灶伴肝包膜的塌陷或皱缩也是判断该病的主要依据。动态增强扫描与CT相似,早期无强化,门静脉期及平衡期为等信号,延迟期有较多造影剂滞留而为略高信号。

13. 转移性胆管癌　转移性胆管癌的原发灶可来源于肝癌(6.1%～13%)、胃癌(4%)及胆囊癌(25%)。ERCP检查结果显示,狭窄段可表现为不规则线样或截断性狭窄,狭窄段可呈跳跃式狭窄表现;胆管表现为不规则移位、受压和偏心性狭窄。肝癌胆管内癌栓表现为胆囊腔内多种类型的充盈缺损,形态较规则,与正常胆腔分界清楚。胆囊癌侵犯肝总管或胆总管时,肝外胆管表现为多弧状狭窄。胃癌、结肠癌的胆道周围淋巴结转移表现为外压性、多弧状狭窄。CT和MRI不能完整显示胆管受侵的形态,可显示肝脏、胃、胰腺等脏器的原发性肿瘤以及胆管周围肿大的淋巴结。

14. 原发性硬化性胆管炎　原发性硬化性胆管炎为胆管的慢性炎症性病变,其特点为肝内、肝外以及肝门周围组织的慢性、进行性炎症。慢性炎症和胆管纤维化有时可引起胆管缩窄、胆汁淤积、胆管硬化;胆管扩张较少见,但有时两者较难鉴别。胆管造影是该病变的主要检查手段,可见肝内、肝外胆管呈弥漫性、多灶性、短枝"枯藤"状缩窄,有时可见患侧肝叶萎缩。病变胆管间可见正常管径的胆管,表现为串珠样外观。

15. Mirizzi综合征　是指由胆囊颈部或胆囊管结石嵌顿、胆管周围炎症导致肝总管受压、梗阻、狭窄。胆道造影检查显示肝总管狭窄并伴有相邻胆囊管的结石,压迫源自肝总管的后方或外侧。CT检查可见肝总管梗阻、胆囊颈部明显扩张、胆囊颈部周围可见不规则的腔隙,以及胆管或胆囊软组织周围可见结石。

16. 胆管结石　根据结石发生部位,可分为肝内和肝外胆管结石。肝内胆管结石与胆道感染、胆汁淤滞、胆道寄生虫有关。结石多为胆色素混合性结石,可多发、形状不整、质软易碎,有大小不一的特点,可呈铸形或管状结石,也可呈泥沙样积聚在扩张的胆管内。好发于左、右肝管汇合部或左肝管内。其近端胆管可扩张,甚至形成肝内脓肿。结石引起胆管系统梗阻和反复感染,最终导致胆管狭窄、扩张和肝纤维化。

(1)肝内胆管结石的影像学表现:

1)CT表现:肝内左、右肝管及其分支内出现类圆形、分支状影,与胆管走行一致,周围胆管扩张,结石轮廓光滑,密度一般略等于肝实质,也有一些钙化少、不成型的泥沙样胆色素结石呈低密度,与扩张胆管内胆汁不易区分。

按分布特点进一步分为:①弥漫型:结石自肝外胆管向上堆积,几乎充满到整个肝内胆管系统;②散在型:结石散在分布于肝内胆管分支内,以左、右肝管汇合部更多见;③区域型:通常发生于有梗阻或肝胆管狭窄的基础上,其肝胆管所属支均充满结石。此外,伴随结石所在胆管及属支均有扩张。增强扫描后,由于肝实质密度升高,结石的显示反而易受影响,但胆管的扩张显示更加清楚。肝内胆管结石可以并发病变肝叶萎缩和正常肝组织的代偿肥大,导致整个肝组织形态失常。

2)MRI表现:T_1WI显示肝内胆管结石呈略高、等信号或低信号,而T_2WI及MRCP上为低或无信号,形态上呈管状形、圆形或不规则影,梗阻以上胆管扩张。肝内胆管结石需与肝内钙化灶鉴别,二者均表现出CT上高密度,但肝内钙化一般单发,常常远离肝内门静脉结构,无胆管梗阻及扩张,为肝实质营养不良性钙化,而肝内胆管结石多有成串排列并有小胆管扩张。

(2)肝外胆管结石影像表现:肝外胆管结石多位于胆总管中下段,例如多来自胆囊结石或肝内胆管结石,主要表现为反复发作胆道梗阻及化脓性胆管炎,结石特点是多发或单发,形态、大小、性状与同存的胆囊结石及肝内胆管结石相似;原发性肝外胆管结石,特点是形状各异,质软,易碎,状如细沙,以胆红素钙为主的色素性结石。

胆总管结石绝大多数都有急、慢性胆道感染史,胆汁细胞培养阳性率可达80%～90%,85%为大肠埃希菌,由于反复胆道感染,胆总管下段或乳头慢性炎症,管壁纤维组织增生,管腔狭窄,胆管和Oddi括约肌功能障碍等均影响到胆汁淤滞,利于结石形成,发生梗阻。结石、梗阻互为因果，致使结石增大或成串堆积。由于结石的可活动性使其在胆管内起到"阀门样作用"，即结石所引起的胆总管梗阻多属不完全性，除非结石发生嵌顿。肝外胆管结石最典型的症状是胆绞痛、发热和黄疸，即所谓的 Charcot 三联症。

胆总管结石的 CT 表现：胆总管结石引起胆道梗阻，一般胆总管扩张的程度较轻，直径多在 8～10mm，肝内胆管仅轻度扩张，轴位像上扩张的胆总管呈境界清楚、连续的圆形低密度环，自上而下逐渐变小，胆总管下端是肝外胆管结石最好发的部位。结石本身的 CT 密度取决于含钙量的多少，肝外胆管扩张，其内可见充盈缺损，表现为高密度或混杂密度。结石可充满整个管腔或部分管腔内，其周围有低密度胆汁环绕，形成靶征或新月征。

胆总管结石的 MRI 表现：胆总管结石尽管成分不同，在重 T_2WI 或 MRCP 上多呈低信号，表现为高信号的胆总管内圆形、类圆形、不规则形充盈缺损，周围有高信号胆汁环绕（靶征），若结石有嵌顿，则可见胆总管梗阻端前面向上的杯口状充盈缺损。

17. 胆管的良性肿瘤 病理上，胆道的良性肿瘤不常见，常在靠近壶腹部的胆总管远段，肝总管少见，肝内胆管罕见。常见的有以下几种：

（1）胆管腺瘤：占胆管良性肿瘤的绝大多数，为胆管内良性上皮性肿瘤，大小为数毫米至 2cm 不等，平均大小为 5.8cm，边界清楚，无包膜。肿瘤由小的胆管样结构组成，纤维基质中含有淋巴细胞，可见门静脉残体，但未见肝细胞成分，可发生于胆管壁，亦见于整个肝外胆道系统。无囊性结构及胆汁成分。大体呈结节状（绝大多数为单发），临床多无症状，男性患者多见，与多囊性疾病无关联。

（2）胆管囊腺瘤：胆管囊腺瘤可表达 CEA，通常为小叶性，可见纤维包膜。腔内含有乳白色或蛋清色液体或黏液状物质。该肿瘤分有 2 种亚型，即黏液性囊腺瘤和浆液性囊腺瘤。前者多见，后者少见。黏液性囊腺瘤多见于中年女性，80% 的患者年龄超过 30 岁，50 岁以上的患者中病灶多位于肝右叶，40% 位于左叶，10%～20% 的病灶发生于两叶。

（3）胆管乳头状瘤病：胆管乳头状瘤病特点是可以单发或多发，可广泛分布于胆道各处，分为广基型和带蒂息肉型，单发乳头状瘤常位于壶腹周围。多见于中年患者，男女比例为 2∶1。50% 的患者表现为肝内和肝外胆管的弥漫性受累；近 30% 的患者为肝外胆道受累；20% 的患者为肝外道受累，多发性状肿瘤可见胰管受累；因具有复发性，易导致上皮发育异常，形成原位癌或侵袭性癌肿，故胆管乳头状瘤属于癌前病变。

（4）内分泌肿瘤：肝外胆道上皮细胞中存在正常的内分泌细胞是分泌生长抑素的 D 细胞。由肝外胆道起源的内分泌肿瘤罕见，好发于中年女性，可发生远处转移；可分为类癌、胃泌素瘤和生长抑素瘤。可起源于胆总管、肝总管或肝管。黄疸为常见的临床表现。

（5）神经性肿瘤：1955 年 Oden 报道 1 例肝外胆管神经肿瘤，为 40 岁女性，症状为黄疸和轻度不适。术中发现为胆总管中段的囊性肿瘤。粒细胞成肌细胞瘤为良性神经源性的肿瘤，罕见，病因不明确，是发生于肝外胆管的良性肿瘤，占肝外胆管道系统良性肿瘤的 1%，好发年龄为 14～45 岁。临床上常见梗阻性黄疸或胆绞痛。肿瘤发生在胆囊管，可引起胆囊管梗阻伴发急性胆囊炎；发生在胆总管，可呈边缘光滑的团块，偏心性狭窄，胆管部分梗阻等征象。

（6）平滑肌瘤：平滑肌瘤为食管、胃、小肠常见的良性肿瘤，肝外胆管平滑肌瘤少见。

（7）炎性假瘤：为非肿瘤性病变，呈肿瘤样外观，可引起肝外胆管系统的梗阻，术前甚至术中难与胆管肿瘤相鉴别。多位于肝门部、胆管汇合部、胆管远段。黄疸及腹部不适为常见的临床症状。

（张 伟）

第12节 胆管癌的分期和分型

一、胆管癌的 TNM 分期

胆管癌分期的目的是获得预后和自然病程的信息，指导治疗，并通过标准化分期使不同研究中心和不同时间的研究具有可比性。胆管癌的预后因素和治疗手段根据肿瘤在胆管树所处位置的不同而异。单侧的肝内胆管细胞癌更倾向于进行手术切除，而肝门胆管癌如果仅侵犯单侧肝脏则倾向于手术，如果侵犯双侧肝脏则适合接受扩大肝脏切除联合胆肠吻合，或在适合的情况接受肝移植术。远端胆管癌常需联合胰十二指肠切除即 Whipple 手术，除非在一些肿瘤局限于胆总管中段的病例可行胆管切除联合胆肠吻合术。手术是胆管癌唯一潜在根治手段，因此明确肿瘤的位置和分期对于明确手术指征和禁忌证，以采取最佳的治疗方案是至关重要的。不适当的分期往往导致患者丧失根治性切除机会，或让不适合手术的患者接受手术而导致不必要的并发症和死亡率。

AJCC 第 6 版未对胆管癌进行分类，胆管癌分期主要参考肝细胞癌。AJCC 第 7 版分期分别纳入肝内胆管癌、肝门胆管癌和肝外胆管癌的分期系统，AJCC 第 7 版肝内胆管癌分期系统主要纳入的指标包括多发肿瘤、血管侵犯和淋巴结转移。这个分期系统比 AJCC 第 6 版更简化，并保留了预测区分功能。

（一）肝内胆管癌的分期

对于肝内胆管癌，多因素分析存在显著性统计学意义的预后因素包括肿瘤的数目、分化程度、淋巴结转移和血管侵犯情况。过去的第 6 版 UICC/AJCC 分期系统与肝细胞肝癌共用同一个分期系统，因此将肿瘤直径作为一个独立的预后因素。然而，在肝门胆管癌中将肿瘤直径作为一个独立预后因素是有争议的。肿瘤直径 >5cm 被认为是影响生存的预后因素，但是几项研究已经报道了在多因素分析中，肿瘤直径不再是独立的预后因素。区域淋巴结转移是一项独立的预后因素，因此加入在新的分期系统中。术前 CA19-9 水平高于 135U/ml 是生存和淋巴结转移的独立危险因素。有研究认为单因素分析中阳性淋巴结数目是预后独立危险因素,但多因素分析否认了这一点。另外,阳性淋巴结占全部收获淋巴结的比例超过 0.2 也被认为是总体生存和无复发生存的预后因素。

目前针对肝内胆管癌有 3 个分期系统,包括美国癌症联合会的 AJCC/TNM 分期、LCSGJ 分期以及日本国立癌症中心 Obayashi 教授的 NCCJ 分期。这 3 个分期系统的主要区别在于对 T 分期的定义不同。最近,AJCC/TNM 分期已更新至第 7 版(表 9-3)。对于第 6 版 AJCC/TNM 分期的批评主要来自其 T 分期是与肝细胞肝癌共用的,因在肝内胆管癌中将肿瘤直径作为预后因素是有问题的。Nathan 阐述了第 6 版 AJCC 分期无法区分 T_2 期和 T_3 期肿瘤的预后,并发现肿瘤数目和血管侵犯是有意义的预后因素,淋巴结转移同样被认为是预后因素,3 个以上淋巴结阳性的预后最差。第 7 版 AJCC/TNM 分期在另一项多中心回顾性研究中已得到验证,但仍缺乏前瞻性临床研究的验证。

表 9-3　肝内胆管细胞癌 TNM 分期(AJCC,2010 年第 7 版)

原发肿瘤(T)	临床分期
Tx:原发肿瘤不能评估	0 期:$TisN_0M_0$
T_0:无原发肿瘤证据	Ⅰ期:$T_1N_0M_0$
Tis:原位癌(管壁内肿瘤)	Ⅱ期:$T_2N_0M_0$
T_1:单发肿瘤无血管侵犯	Ⅲ期:$T_3N_0M_0$
T_{2a}:单发肿瘤伴血管侵犯	ⅣA 期:$T_4N_0M_0$,任何 T、N_1M_0
T_{2b}:多发肿瘤,伴或不伴血管侵犯	ⅣB 期:任何 T、任何 N、M_1
T_3:肿瘤穿破脏腹膜,或直接侵犯局部肝外结构	组织学分级(G)
T_4:肿瘤呈周围胆管浸润	G_1:高分化
局部淋巴结(N)	G_2:中分化
Nx:局部淋巴结不能评估	G_3:低分化
N_0:无局部淋巴结转移	G_4:未分化
N_1:局部淋巴结转移	
远处转移(M)	
M_0:无远处转移	
M_1:远处转移	

LCSGJ 分期通过对 136 例患者进行分析,发现肿瘤直径 >2cm、大于 2 枚肿瘤、血管侵犯或浆膜侵犯是预后独立危险因素,基于这些因素发展出 LCSGJ 分期。然而几项研究发现,此 LCSGJ 分期系统中 T 分期并不能与生存相关联,如果将浆膜侵犯删除后,可改善这种关联,因而此分期系统得到了修改。

日本 NCCJ 分期是在 2001 年由日本 NCCJ 的 Obayashi 教授等提出,其建立是基于多因素分析中发现的若干预后不良因素:肝脏局部淋巴结转移、多发肿瘤结节、有症状的肿瘤以及血管侵犯。日本 NCCJ 分期因包含肿瘤数目、血管侵犯,删除了肿瘤直径因素,而与 UICC/TNM 分期类似,但此研究仅包含 60 例患者,且尚未进行外部验证。

有研究比较了第 6 版 AJCC/UICC 分期、LCSGJ 分期和 NCCJ 分期系统,发现第 6 版 AJCC/UICC 不能区分 T_2 和 T_3 期肿瘤;LCSGJ 分期不能区分所有 T 分期肿瘤;LCSGJ 分期的作者将 AJCC/UICC 的 T_2 期和 T_3 期合并成 sT_2 期;保留原 T_1 期为 sT_1 期;将 AJCC/UICC T_4 期改为 sT_3 期,N 分期和 M 分期不变,总的分期也进行了相应调整。该研究通过对 T 分期的比较,认为 AJCC/UICC 和 Obayashi 分期系统优于 LCSGJ 分期系统。

最近,Sotiropoulos 等研究发现,性别、AJCC/UICC 分期和 R0 切除是唯一的预后独立因素,并建立了一个新的评分系统,将预后有利因素定为 1 分、预后不利因素定为 2 分(女性 =1 分,男性 =2 分;T 分期Ⅰ～Ⅱ=1 分,T 分期Ⅲ～Ⅳ=2 分;R0=1 分,R2=2 分)。在内部验证和外部验证中,发现评分 <5 分和 >5 分的患者预后存在统计学差异。另一个术前临床评分系统将性别、CA19-9 水平(100U/ml 为分界点)及大血管侵犯作为评分标准,然而此研究样本数仅 80 例,且未包含肿瘤数目和血管侵犯这两项已明确的预后不良因素。

总之,目前的任何一个肝内胆管癌分期系统均不能符合最佳分期系统的标准,因此仍有必要做更多的工作以最佳化肝内胆管癌分期系统。

(二)肝门胆管癌的分期

肝门胆管癌中广泛接受的预后分期系统包括如下因素:淋巴结转移情况、肿瘤分化程度及 R0 切除。有几项研究提示,体力评分、并发症、白蛋白和胆红素水平是预后独立危险因素。肝门胆管癌是唯一可接受术前新辅助化疗后行肝移植术的胆道肿瘤。肝移植术后复发的预测因素包括 CA19-9 水平 >100U/ml、断层影像中肿块可见、肿瘤直径 >2cm、周围神经浸润及肿瘤分化程度。

肝门胆管癌的第一个分类系统是 Bismuth-Corlette 分类,是根据肝门区胆管的进展程度将肝门胆管癌分为 4 型,其目的最初是指导外科手术治疗。然而严格地讲,此为分类系统,而非分期系统。其缺陷在于,缺乏关于血管受侵、局部转移、远处转移、淋巴结转移和肝叶萎缩方面的信息。因此,此分期系统无预后价值。另外,此分类系统对胆道变异如三支胆道的病例并不适用。

纪念斯隆 - 凯特琳癌症中心分期系统是 Blumgart 教授及同事创立的,根据肿瘤部位、胆道受累程度、门静脉侵犯和肝叶萎缩情况。通过对 219 例接受手术治疗的肝门胆管癌患者进行术前分期系统,决定可切除性。经过术后分析,T 分期与 R0、N_2 和 M_1 及术后生存存在显著性关联。然而,此研究中的 160 例患者被认为是潜在可切除患者并接受手术探查,其中 80 例患者术中发现无法切除。Zervos 等重新评价了早期的 Blumgart 分期系统,并未发现 T 分期系统与肿瘤可切除性和生存之间的关联。

在更新的第 7 版 AJCC/UICC 分期系统中,肝门胆管癌从远端肝外胆管癌中独立出来(表 9-4)。这是一个重要修改,因为肝内胆管癌、肝门胆管癌和远端胆管癌在临床表现、自然病程、治疗方案和分子标志物方面是有差异的。偶尔,在肝门胆管癌和肝内胆管癌侵犯主要肝管存在一定的重叠。曾经试图将累犯主要肝管的肝内胆管癌从肝门胆管癌中分离出去，但并未获得分期方面的获益，因此不推荐对这两种肿瘤进一步再分。另外，这种区分是人为的，并无生物学意义和临床意义。

表 9-4　肝门胆管细胞癌 TNM 分期（AJCC，2010 年第 7 版）

原发肿瘤（T）	临床分期
Tx：原发肿瘤不能评估	0 期：$TisN_0M_0$
T_0：无原发肿瘤证据	Ⅰ 期：$T_1N_0M_0$
Tis：原位癌	Ⅱ 期：$T_{2a\sim2b}N_0M_0$
T_1：肿瘤局限于胆管，侵犯肌层或纤维组织	ⅢA 期：$T_3N_0M_0$
T_{2a}：肿瘤侵犯超过胆管壁到达周围脂肪组织	ⅢB 期：$T_{1\sim3}N_1M_0$
T_{2b}：肿瘤侵犯邻近肝组织	ⅣA 期：$T_4N_{0\sim1}M_0$
T_3：肿瘤侵犯门静脉或肝动脉的单侧分支	ⅣB 期：任何 T，N_2M_0，任何 T、任何 N、M_1
T_4：肿瘤侵犯门静脉主干或双侧分支；或侵犯肝总动脉；或单侧二级胆管及对侧门静脉或肝动脉受累	**组织学分级（G）**
	Gx：组织学分级不能评估
	G_1：高分化
	G_2：中分化
	G_3：低分化
	G_4：未分化
局部淋巴结（N）	
Nx：局部淋巴结不能评估	
N_0：无局部淋巴结转移	
N_1：局部淋巴结转移（包括胆囊管、胆总管、肝动脉及门静脉旁淋巴结）	
N_2：转移至主动脉旁、腔静脉旁、肠系膜上动脉和 / 或腹腔干周围淋巴结	
远处转移（M）	
M_0：无远处转移	
M_1：远处转移	

总之，目前对于肝门胆管癌尚无最佳的分期系统。目前的分期系统可以帮助手术决策，但缺乏重要的临床信息，或不能作为判断患者是否应接受手术治疗的标准。

二、肝门胆管癌的 Bismuth 分型

Bismuth-Corlett 根据胆管癌侵犯胆管壁的解剖关系，将肝门胆管癌分为 4 型（图 9-27）：

Ⅰ 型：肿瘤位于左、右肝管汇合处下方。

Ⅱ 型：肿瘤位于并局限于左、右肝管汇合处，未侵犯左、右肝管分支。

Ⅲa 型：肿瘤扩展到右肝管。

Ⅲb 型：肿瘤扩展到左肝管。

Ⅳ 型：肿瘤同时扩展到左、右肝管。

三、胆管癌的其他分型

（一）肝门胆管癌的 MSKCC-T 分期

肝门胆管癌在胆管内的起源部位、蔓延以及肿瘤透壁性肝实质浸润范围影响肿瘤的治疗方式及可切除性。肝门胆管癌的分期、分级对于肿瘤可切除性的分析有重要意义。理想的分期、分级系统应能够准确地评估肿瘤可切除性、肝实质的切除范围以及患者的生存期。目前应用的肝门胆管癌的临床分期系统尚不能根据肿瘤的可切除性在术前对患者进行分类。改良的 Bismuth-Corlette 分类根据肿瘤在胆管内的蔓延范围进行分类，该分类方法并不能提示肿瘤的可切除性和患者的预后。

AJCC T 分期系统依据肿瘤的病理学特征分类，不适用于肿瘤的术前分期（见表 9-4）。1998 年 Burke 根据肿瘤的术前影像学资料、胆管内的蔓延范围、相应肝叶的萎缩程度，提出肝门胆管癌术前分期系统及 MSKCC T 分期系统，该系统并不涉及肿瘤的淋巴结及远处转移（表 9-5）。门静脉受累是肿瘤可切除性唯一独立的指征；而门静脉受累、肝叶萎缩及肿瘤肝内胆管的蔓延是肝切除的独立指征。研究表明，在 AJCC 分期系统中，肿瘤的分期与治愈性切除和患者生存期无关；Burke 分期能够正确地评价肿瘤的可切除性。随着分期的增加，可切除性逐渐降低，T_1 期的可切除性为 48%，而 T_4 期的可切除性为 0。

美国纪念斯隆 - 凯特琳癌症中心（MSKCC）最新发表的研究认为，第 7 版 AJCC 分期和 MSKCC 分期均不能预测预后；但 MSKCC T 分期能预测预后（表 9-6）。

（1）Burke 肝门胆管癌术前分期系统（MSKCC T 分期）：见表 9-5。

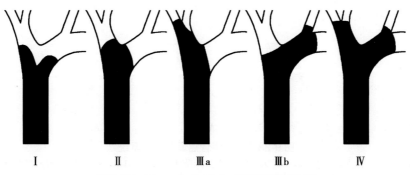

I　　　Ⅱ　　　Ⅲa　　　Ⅲb　　　Ⅳ

图 9-27　Bismuth-Corlette 肝门胆管癌分型

表 9-5 MSKCC T 分期(1998 年第 1 版)

分期	定义
T_1	肿瘤局限于左、右胆管汇合部,和 / 或左、右肝管,不伴门静脉侵犯或肝脏萎缩
T_2	肿瘤局限于左、右胆管汇合部,和 / 或左、右肝管,伴随同侧肝脏萎缩;但无门静脉侵犯
T_3	肿瘤局限于左、右胆管汇合部,和 / 或左、右肝管,伴随同侧门静脉分支侵犯,伴有 / 不伴有同侧肝脏萎缩;门静脉主干未受累(闭塞、侵犯或包裹)
T_4	下列情形之一:①肿瘤侵犯双侧肝管二级分支;②门静脉主干受累

表 9-6 MSKCC T 分期(2001 年第 2 版)

分期	定义
T_1	肿瘤侵犯左、右肝管汇合部,和 / 或单侧侵犯至肝管二级分支
T_2	肿瘤侵犯左、右肝管汇合部 + 同侧门静脉侵犯,和 / 或单侧侵犯至肝管二级分支,和 / 或同侧肝叶萎缩
T_3	肿瘤侵犯左、右肝管汇合部 + 双侧肝管二级分支;或单侧侵犯肝管二级分支 + 对侧门静脉侵犯;或单侧侵犯胆管二级分支 + 对侧肝叶萎缩;或双侧门静脉或门静脉主干侵犯

（2）肝门胆管癌最新分期进展：瑞士学者 2011 年在 *Hepatology* 杂志上发表了肝门胆管癌的最新分期系统。该分期系统整合胆管受累的 B 分期、门静脉受累的 PV 分期、肝动脉受累的 HA 分期、淋巴结转移的 N 分期和远处转移的 M 分期,并结合肿瘤的形态学特征,对肝门胆管癌进行详细描述,并提出建立互联网注册系统,以达到统一和标准化,为未来的诊疗提供平台(图 9-28,表 9-7)。

然而国际上针对此分期存在较大争议,日本学者 Nagino 教授提出不同观点,认为此分期系统存在几大问题:①肝门胆管癌的定义模糊,根据 UICC/AJCC TNM 分期,围肝门胆管癌被定义为从左肝管或右肝管向下延伸至胆囊管。然而,由于肝内胆管癌和肝外胆管癌的界限不明确,围肝门胆管癌实际上潜在包含了两种类型的肿瘤,即肝外的胆门胆管癌和肝内胆管癌侵犯肝门部。由于这两种类型在胆道造影时表现相似,外科治疗手段亦相似,即需要切除左、右胆管汇合部,但两种类型的胆管癌外科手术效果和预后不同,因此有些单位将侵犯肝门部的肝内胆管癌从肝门胆管癌中剔除。DeOliveira 并未对此进行定义。Nagino 认为在建立一个新的分期系统之前,首先应针对肝门胆管癌的定义建立东西方共识。②针对 Bismuth-Corletter 分类和 MSKCC 分类的批评是肤浅和武断的。因为 Bismuth-Corletter 分类并不是分期系统,而只是根据解剖制定手术治疗方案的指南。例如,对 I 型行胆管局部切除;对 II 型行胆管局部切除 + 肝尾状叶切除;对 III 型行左半肝或右半肝切除;对 IV 型行肝切除 + 肝移植术。这个世界上广泛采用的分类在肿瘤定位上很有帮助。TNM 分期是术后分期,但新分期系统同样是术后分期。③新的分期系

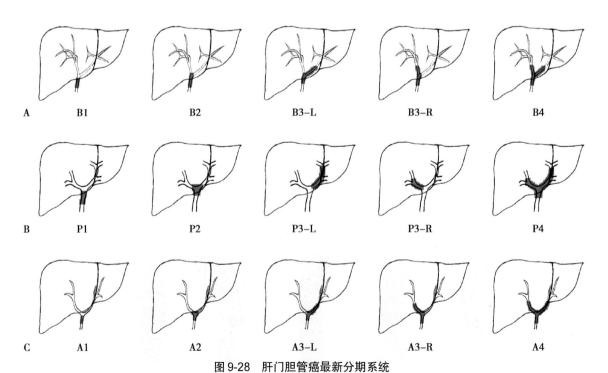

图 9-28 肝门胆管癌最新分期系统

A. 胆道系统,用 B 标记;B. 门静脉受累,用 PV 标记;C. 肝动脉受累,用 HA 标记。胆管分期基于 Bismuth-Corlette 分类。当肿瘤包绕 180° 以上的管壁时,认为门静脉和肝动脉受侵犯。

表 9-7　瑞士学者提出肝门胆管癌的新分期系统

胆道分期（B）[a]	位置	描述
B_1		胆总管
B_2		肝管汇合部
B_3	R	右肝管
B_3	L	左肝管
B_4		右肝管和左肝管

肿瘤大小分期（T）	位置	描述
T_1		<1cm
T_2		1～3cm
T_3		≥3cm

肿瘤形态（F）	位置	描述
硬化型		硬化型（或周围管浸润型）
肿块型		肿块形成型（或结节型）
混合型		胆管壁硬化和结节形成
乳头型		乳头样或管内生长

侵犯门静脉（>180°管壁，PV）	位置	描述
PV_0		门静脉无侵犯
PV_1		侵犯门静脉主干
PV_2		侵犯门脉分叉处
PV_3	R	门静脉右支
PV_3	L	门静脉左支
PV_4		门静脉右支和左支

侵犯肝动脉（180°管壁，HA）	位置	描述
HA_0		肝动脉无侵犯
HA_1		侵犯肝固有动脉
HA_2		侵犯肝动脉分叉处
HA_3	R	侵犯肝右动脉
HA_3	L	侵犯肝左动脉
HA_4		侵犯肝右动脉和肝左动脉

剩余肝脏体积（V）	位置	描述
V_0		无切除肝体积的信息（无切肝必要）
V%	标记相应肝段	残余肝体积的百分比

淋巴结（N）[b]	位置	描述
N_0		无淋巴结转移
N_1		肝门或肝动脉旁淋巴结转移
N_2		腹主动脉周围淋巴结转移

远处转移（M）[c]	位置	描述
M_0		无远处转移
M_1		远处转移（肝脏和腹腔转移）

注：R 代表右侧；L 代表左侧。[a] 根据 Bismuth 分期；[b] 根据日本胆道外科学会分期；[c] 根据 TNM 分期。

统其实并非"分期系统"，而仅仅是描述性的。这个系统中的分期数字完全不能反映疾病的严重性，反而更像是之前建立起来的各分期系统的混合体。在这个描述性的系统里面，Bismuch-Corlette 分类用以描述肿瘤对胆道系统的侵犯程度，仅提供肿瘤的位置信息，而不是肿瘤分期，因此新的分期系统中在逻辑上是相悖的。如果真的想设计一个有用的分期系统，分期数字应反映肿瘤的严重性。④对血管侵犯包括门静脉（PV）和肝动脉（HA）侵犯的严重性评估缺乏价值，由于血管分叉，尤其是当肝动脉的分叉远离左、右肝管分叉时，这种对血管累犯程度的研究缺乏价值，胆管癌是起源于胆道而非门静脉或肝动脉，Bismuch-Corlette 分类最初是描述胆道系统而非描述血管侵犯情况。围肝门胆管癌的手术治疗需要明确门静脉或肝动脉的切除指征而不仅是分类，如何确定对侧血管是否发生侵犯是非常重要的，这一点在新分期中并未提及。另外，认为血管受侵犯的诊断标准即侵犯 180°管壁是武断的，其依据仅来源于一项关于胰腺癌和另一项小样本的围肝门胆管癌研究，因此难以令人信服。

总之，Nagino 教授认为，新的肝门胆管癌分期系统有几个重要缺陷，在建立注册系统之前应做广泛修改。否则，在一个充满缺陷的分期系统指导下的数据积累是不可靠的，将难以获得未来用于分析的有用临床信息。

（二）远端胆管癌的分期

远端胆管癌的分期见表 9-8。

表 9-8　远端胆管细胞癌 TNM 分期（AJCC，2010 年第 7 版）

原发肿瘤（T）	临床分期
Tx：原发肿瘤不能评估	0 期：$TisN_0M_0$
T_0：无原发肿瘤证据	ⅠA 期：$T_1N_0M_0$
Tis：原位癌（管壁内肿瘤）	ⅠB 期：$T_2N_0M_0$
T_1：肿瘤局限于胆管（组织学）	ⅡA 期：$T_3N_0M_0$
T_2：肿瘤侵犯超过胆管壁	ⅡB 期：$T_1N_1M_0$，$T_2N_1M_0$，$T_3N_1M_0$
T_3：肿瘤侵犯胆囊、胰腺、十二指肠或其他邻近器官（肝脏、胆囊、结肠、胃等），未侵犯腹腔干或肠系膜上动脉	Ⅲ 期：T_4、任何、M_0
T_4：肿瘤侵犯腹腔干或肠系膜上动脉	Ⅳ 期：任何 T、任何 N、M_1
局部淋巴结（N）	**组织学分级（G）**
N_0：无局部淋巴结转移	Gx：组织学分级不能评估
N_1：局部淋巴结转移	G_1：高分化
远处转移（M）	G_2：中分化
M_0：无远处转移	G_3：低分化
M_1：远处转移	G_4：未分化

（张　伟）

第13节 胆管癌的外科治疗

一、术前检查准备和手术禁忌证

（一）术前检查

术前检查要求对胆管肿瘤的性质、部位、大小、病灶的可切除性进行准确判断，并且提出合理的手术方案。肝脏病变的性质、部分、生长方式以及胆管的肿瘤组织侵犯情况是影响手术治疗的重要因素。术前经皮细针肿瘤病灶穿刺由于容易引起病变部位出血、破裂以及肿瘤细胞的扩散、转移而不宜采用。

对于术前影像学检查及其他辅助检查强烈支持的可切除的肿瘤病灶，行剖腹探查术或腹腔镜下获得病理活组织标本，是较为适宜的选择。随着腹腔镜技术的不断提高，联合使用腹腔镜B超检查，可以向手术医师提供关于胆道肿瘤在肝实质内以及肝外病变情况有价值的信息。该技术能够减少不必要的剖腹探查术，提高手术患者的选择性，从而提高手术患者的病灶切除率。

切除术的主要危险在于出血、胆瘘及胆管狭窄。出血来源于肝门处的肝动脉、门静脉的分支、肝静脉的分支以及下腔静脉。而胆瘘及胆管狭窄则是由胆道系统损害引起的。这种手术并发症常见于有下腔静脉侵犯，特别是靠近肝静脉和下腔静脉汇合处的巨大肿瘤或肿瘤病灶位于肝门处。

因此，对于上述部位的病变，术前需要对肝门部胆道以及血管结构进行详细检查，以发现其中的变异情况。

1. 影像学检查（B超、CT和MRI） 病灶与肝段的关系：Couinand和Bismuth提出的肝脏分段系统有助于对横断面影像检查（CT、MRI）或B超中，对胆道肿瘤病灶进行定位，并为准确判断病灶与肝实质内主要血管及胆道结构的关系提供解剖学依据。胆管癌手术除了行胆道切除术外，一般以肝段为单位进行相应的肝切除术。随着肝切除手术的不断进步，要求手术医师在术前对肝脏亚段病灶进行准确定位，以便制定正确的手术路径。对于近中心部位的病灶因其接近肝门部结构，则需要借助CT等影像检查手段，分析病灶的范围、生长方式（膨胀性生长、弥漫性生成、带蒂形）以及肿瘤组织对血管结构的浸润情况。多数胆道病灶通常不会超过肝段间隙，对外围结构产生挤压、推移作用而很少产生直接的浸润效应，而由此产生的结构移位不仅可以在CT影像中显示出来，而且可以通过多普勒超声或血管造影检查得以确证。带蒂结构的肿瘤病灶在CT影像中有时表现为体积较大的病灶影像，但病灶与肝实质相连的基底部却较小。

在行肝切除术之前，MRI的作用越来越明显，有时不能由CT显示的"子灶"或"卫星灶"，在MRI影像中能够清楚地显示出来，MRI检查的最大优势在于其能够准确显示出主要血管的情况，MRI的血管造影影像可显示肿瘤组织与肝静脉主支和下腔静脉的关系。另外，MRI还能够提供有关肿瘤病理特征的信息。

B超检查结果可提供有关肿瘤大小及浸润范围的信息，在术前对于判断多发的肿瘤病灶具有特殊的价值。另外，还能提供关于病变性质的资料，为囊性和实性病变的鉴别提供影像证据。多普勒超声检查可显示包括肝静脉、下腔静脉在内的肝实质血管结构，其在术前评价肝门部胆管癌有特殊的意义。

2. 病灶可切除性的判断 在欲行肝切除术之前，术者应对每个病例的病灶可切除性进行准确的判断，以避免盲目地行探查术，影响其他治疗方案的实施。

肝门区胆管癌或对下腔静脉有明显压迫/浸润的肿瘤病灶，在术前其可切除性判断较为困难。但值得注意的是，肿瘤病灶对胆管、门静脉分支等主要结构或下腔静脉的侵犯，并不一定意味着病灶是不可切除的。另外，生长缓慢的肿瘤病灶可以对其周围结构产生渐进性的挤压、推移作用，肿瘤病灶的这种"推挤"效应在影像学上与其浸润效应十分相似，不易判断肿瘤的可切除性，此时应认识到肿瘤的形态、生长方式与病灶的可切除性存在着明显的关系，即在影像学检查中，"推移"性肿瘤（膨胀性生长的肿瘤）或"悬挂"式肿瘤（外生型）的特点为体积较大，呈椭圆形，肿瘤边缘清楚、规则，或有不同宽度的基部，这种生长方式的肿瘤病灶通常具有可切除性。而对于浸润性生长的肿瘤病灶，其边界不清楚、无规则，提示对主要血管结构的作用为肿瘤性浸润效应，行手术切除较困难。

值得注意的是，肝门部胆管癌发生门静脉浸润时，并不排除手术切除的可能性。

（二）手术禁忌证

1. 局部肿瘤情况 需要了解肿瘤生长的局部情况，包括肿瘤的部位、大小、分型；肿瘤与周围血管的关系，特别是门静脉受浸润的程度以及门静脉有无癌栓；肿瘤是否侵犯肝动脉；是否伴有肝叶萎缩；有无肝脏和远处转移。随着CT扫描、MRI、MRCP和PET/CT等影像学技术的不断发展和应用，现已能够在术前做出较准确的分型、分期和确定手术方案。但如果出现如下情况，认为是手术禁忌：①出现转移，如腹膜表面或大网膜上有肿瘤种植转移结节、肝十二指肠韧带以外的淋巴结转移、双侧肝转移；②双侧二级以上的肝胆管受累；③血管造影显示双侧肝动脉或其主干受累；④血管造影显示双侧门静脉或其主干受累。

2. 全身状况 除了肿瘤局部情况需要仔细评估外，还需要了解心、肺、肝、肾的功能以及血压、血糖、贫血、黄疸、凝血机制等全身状况，如患者合并其他疾病不能耐受手术或伴有严重的肝硬化，也是手术的禁忌。

二、特殊术前检查与准备

1. 术前胆道引流 扩大手术切除范围，如扩大的肝右叶或肝左叶切除，可以获得较好的远期效果。但是，术后并发症发生率和手术死亡率却较高。肝功能衰竭是肝门部胆管癌术后最严重的并发症，也是导致患者术后死亡的主要原因。而对于梗阻性黄疸患者，其胆汁淤积导致的肝功能损害，已被证实是肝切除后肝功能衰竭的一个高危因素。目前对于肝门部胆管癌合并黄疸患者是否术前减黄存在争议。国际上也缺少前瞻性的随机对照研究，有学者认为，术前胆管引流导致的手术时间推迟（4~6 周）和手术后感染并发症发生率的增加，抵消了其提高肝切除手术耐受能力所带来的收益，肝门部胆管癌扩大半肝切除手术后死亡病例多与感染有关，而手术后感染者多是手术前放置胆道内支架者。Jamagin 等总结 1991—2000 年 225 例肝门部胆管癌手术，在无癌存留切除者中有 8 例（10%）因手术后并发症死亡，其中 6 例死于感染性并发症，因而不主张手术前常规行胆管引流。

与此观点相反的是，Nagino 和 Nimura 总结日本 265 例肝门部胆管癌术前经皮肝穿刺胆管引流的经验时指出，在 239 例患者中，术前共置放了 481 根经皮经肝胆管引流（PTCD）导管，即多数患者是置多根导管，此处理并无死亡病例，与导管相关的并发症发生率仅为 13.4%（32 例），故认为此措施仍是安全的。这一迥异的结果反映出的问题是，术后感染并发症的增加有可能为术前胆管引流在处理细节上的缺陷所致。

然而，对于那些存在胆管炎、黄疸时间长、严重营养不良、胆红素 >85.5μmol/L 以及需要大范围肝切除的患者，术前减黄还是有利的。对于术前需要行门静脉栓塞（PVE）的患者，由于低胆红素水平有利于对侧肝叶再生，故 PVE 前必须行拟保留侧肝叶胆道引流。因此，对于持续性黄疸、黄疸较深（总胆红素 >200μmol/L）、严重的胆管炎、高龄伴营养不良、术后预计残余肝体积 <40% 以及术前需要行一侧门静脉栓塞的患者，术前减黄利大于弊。减黄的方法大多采用经皮肝穿刺胆管引流（PTBD），可以选择性半肝引流或双侧完全引流，选择性半肝引流不仅可以有效减退黄疸，还可增加拟保留侧肝叶功能代偿和肝脏容积。对于严重胆道感染或拟保留双侧肝叶的患者，可采用双侧完全引流。ERCP 不是肝门部胆管癌首选的引流方法，主要原因是 ERCP 增加胆道感染机会，易导致胆管周围炎症水肿，增加手术难度和术后并发症的发生率。Makuuchi 对肝门部胆管癌术前减黄提出以下建议：①需要联合肝叶切除的患者需要行术前减黄；②需要行术前减黄的患者才行胆管造影；③选择性拟保留侧肝叶胆汁外引流是首选；④胆汁需要回输；⑤常规行胆汁细菌培养以指导抗生素的应用；⑥BismuthⅣ型患者不常规使用 ERCP 减黄；⑦ERCP 下放置的胆道支架必须每 15 天更换一次；⑧待肝功能恢复后，再行肝叶切除术。

2. 选择性门静脉栓塞 1990 年 Makuuchi 提出，半肝门静脉栓塞可提高肝门部胆管癌梗阻性黄疸时肝切除术的安全性。在日本和欧美，已被应用于转移性肝癌、肝细胞癌和胆管肿瘤的治疗。术前门静脉栓塞治疗能促进对侧肝叶增生，增加术后拟保留侧肝脏的体积与功能，减少大范围肝切除术后肝功能衰竭的发生，同时也能因术前评估残余肝脏体积不足的患者拥有手术的机会。日本东京大学医院报道 58 例肝门部胆管癌患者中，手术前 67.2% 接受胆管引流，53.4% 曾行半肝门静脉栓塞术，手术包括扩大右半肝切除 27 例、扩大的左半肝切除 22 例、肝胆胰十二指肠切除术 9 例。手术后并发症发生率为 43%，手术死亡率

为 0，总的 5 年生存率达到 40%。Kawasaki 报道在 51 例施行扩大右肝切除术患者中，41 例手术前使用半肝门静脉栓塞术，手术结果未发生肝功能衰竭，手术后住院死亡率为 1.3%，5 年生存率为 40%。作者认为，当肝切除量大于 60% 时，需行术前一侧门静脉栓塞术，胆管引流只引流拟保留侧肝脏。由此可见，术前减黄加门静脉栓塞已被证实对于肝门部胆管癌行扩大肝切除患者更为安全。

3. 经皮肝穿胆道镜（PTCS）检查 目前，尽管新的诊断方法不断出现，胆道镜活组织检查在诊断胆道恶性肿瘤仍然起重要的作用。胆道镜检查能够快速地对胆道进行观察。但是，在胆管癌的术前分期方面，其作用有限。在行胆管内镜检查时，可同时进行活组织检查和病理组织学诊断，对于胆管良性、恶性肿瘤的鉴别、肿瘤向胆管近端和远端蔓延的范围，以及小病灶及多发性病灶的早期发现，是可靠的。在 PTCS 下，胆管恶性肿瘤的表现是胆道内肿瘤组织血管弯曲不规则扩张。黏膜呈细颗粒状、乳头状，向周围正常胆管上皮弥漫，所形成的连续性病灶提示肿瘤的在黏膜表面播散。绝大多数肝内胆管癌呈肿块型或弥漫性胆管周围浸润型，肿瘤组织易通过直接和淋巴道途径向黏膜下层蔓延、扩散，通常并有明显的弥漫性纤维化病理改变。这种病理改变在胆道造影中表现为胆道僵直、狭窄以及梗阻，为准确判断肿瘤的浸润范围提供依据。而肿瘤细胞沿胆管表面黏膜播散时，纤维化少见，这是胆管内生长型胆管癌的特点，表现为病灶向肝内胆管腔内突出生长或起源于肝内胆管的囊性病灶，壁呈颗粒状，满布小结节。由于胆管内生长型胆管癌的上述病理特点，使得胆道造影对其进行病理诊断的价值并不大，相反 PTCS 在术前对该型肿瘤是有价值的，检查时要特别注意肿瘤组织在胆道内向下游播散的范围。PTCS 检查对于明确诊断、提高肝门部胆管癌的术前患者筛选、判断肿瘤组织在肝内各段中的播散范围，以及在最小的安全性肝切除范围内达到治愈性切除目的具有重要的作用。

4. 动脉造影 选择性腹腔和肠系膜上动脉造影是一种必要的术前诊断方法，动脉造影不仅能清楚地显示肝动脉的分布情况，而且为判断肿瘤的可切除性和制定手术方案，提供可靠的相关依据。在行动脉造影时，手术医师应该明确分辨出肝右动脉、肝左动脉的变异情况，其中需要注意的变异肝动脉是走行于左门静脉脐部右侧的肝左动脉以及向右门静脉尾侧走行的右肝动脉的后支。在行联合尾叶切除的扩大肝右叶切除时，肿瘤的单侧肝动脉浸润可行手术切除，但是当肿瘤病灶大部位于肝右叶时，若双侧肝动脉均受侵犯，则无法行手术切除。当肿瘤病灶大部位于肝左叶时，部分患者可以通过肝左叶切除术联合肝右动脉切除及重建达到手术切除肿瘤的目的。

5. 经皮肝穿门静脉造影（PTP） 在 20 世纪 80 年代以前，人们已经强调门静脉造影在肝门部胆管癌可切除性判断上的价值。人们一直认为，肿瘤的门静脉主干侵犯表明胆管癌的不可切除性。然而，自 1984 年 Blumgart 等报道门静脉切除在肿瘤侵犯门静脉分叉部中的应用后，肿瘤的门静脉侵犯已不再是胆管癌手术切除的禁忌证。由于门静

脉切除术在胆管治疗中的应用越来越广泛,逐渐显示出门静脉造影在判断门静脉的分布以及肿瘤对门静脉浸润范围中的意义。

另外,由于动脉后期门静脉造影不能充分显示门静脉,需要一种高质量的门静脉造影技术,以便能清楚地判断门静脉切除的部位、范围,以及明确门静脉切除重建的具体步骤。PTP是一种安全、方便、高效的胆管癌术前处理方法。

肝门胆管癌是否侵犯门静脉分支是决定手术指征以及手术方案的重要因素,是决定联合门静脉和肝实质切除的标准之一。当门静脉右支明显受累,而对侧门静脉的肿瘤侵犯范围未超过门静脉脐部时,右肝切除联合门静脉切除、重建术可以达到治愈性切除的可能。同样,当PTP显示门静脉左支有肿瘤侵犯,而对侧门静脉的肿瘤侵犯局限于门静脉主干时,适用左肝切除联合门静脉切除重建术。

三、术式分类与选择

肝内胆管癌的外科治疗详见肝脏肿瘤的章节,本章胆管癌的外科治疗仅涉及肝门胆管癌和胆管中下段癌。下面分别根据肿瘤部位的不同,将不同的术式作一详述。

(一)麻醉、体位、切口、探查

1. 切除范围　胆管癌的手术切除范围应依照根治性切除的原则,即完整切除肿瘤,保证切缘肿瘤阴性。

关于肝实质的切除范围与根治性手术的关系曾经历过一个明显观念上的转变,在20世纪50年代,施行根治性切除要求有4cm以上的无瘤肝实质边界,所以常施行扩大肝切除手术。然而研究证实,其治疗结果并不与肝切除范围成正比,并且在有肝脏"背景病变"的基础上,施行肝脏的大范围切除术和扩大切除手术时,可导致术后死亡率明显增加。随即,在以后的年代里,对合并有肝脏"背景病变"的肝癌患者,肝胆科医师一直更多采用非规则性肝切除术或楔形切除术。然而,之后的研究表明,不规则性或肝楔形切除术无法保证肝切除缘的无瘤性,对于肝脏肿瘤,特别是肝内肿瘤,单纯的触摸法常低估肿瘤的范围,其切除缘常不能达到根治要求;在对"印象性"肿瘤完全切除的病例进行组织学检查时发现,其切除缘肿瘤阳性率占整个行楔形切除术病例的35%(Gall和Schell,1986),即使对于应用术中B超引导下非规则性肝切除术,仍有14%的病例被证实为非根治性,无法达到长期生存的目的(Scheele和Stangl,1994)。另外,在行肿瘤楔形切除时,质地脆弱的肝实质并不会沿着肿瘤肝实质界面分离,因而在靠近肿瘤组织处,需要特别注意防止肿瘤组织的撕裂。但如果肿瘤靠近肝门部,扩大的切缘范围有时难以保证。近年来对肿瘤切缘与患者生存率的研究证实,肿瘤阴性切缘不足1cm,甚至仅为4mm时,仍然有较满意的生存期。所以,目前一致认为切除范围保证切缘阴性即可。

基于上述原因,根治性切除的原则是如果能实现规则性肝切除术,尽可能实施规则性肝切除,对于特殊部位的肿瘤,能保证切缘阴性也是理想的切除方式。

2. 麻醉及监测　由于存在术中出血的可能,患者需要

受到密切的监测。在大的肿瘤被切除以及肝血流阻断后,肝脏静脉血流会产生相应的改变,麻醉医师需要根据术中具体情况施用相应的麻醉技术。

术中的出血通常由大的肝静脉或下腔静脉的破裂引起,此时需要应用相应的麻醉条件和限制液体输入的方法将中心静脉压控制在5mmHg以下。术中尿量应不少于25ml/h。为了防止空气栓塞的发生,患者应采取特伦德伦伯特体位,即头低脚高位15°。

一般情况下,术中应限制输血。术中输血的指征为:①心血管疾病的患者血细胞比容低于24%,有心血管病史的患者血细胞比容低于29%;②失血量超过总血容量的20%或有血流动力学不稳定表现。

3. 体位　患者取仰卧位,右臂外展与体壁呈锐角,术野应暴露充分,有时需要行胸腹联合切口或胸骨切开术,此时术野范围要求暴露右侧胸壁,左界达左锁骨中线,上界达胸骨上切迹,下界达脐下区。制动式拉钩放置于适当的框架之上,便于术中向上牵引肋弓。

4. 切口与暴露　术中应根据具体情况,选择切口的位置和大小(图9-29),以达到充分暴露病灶、便于术者操作为原则,而不需过分地顾及切口的大小。下述仅为肝门部和肝内胆管癌的手术切口,中下段胆管癌的手术切口详见胰腺肿瘤章节。

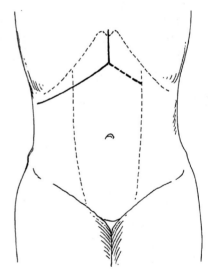

图9-29　切口的选择

(1)上腹"屋顶"式切口:当前许多肝脏肿瘤施行手术时,常采用"屋顶"式切口,即双侧肋缘下斜切口,自第11肋尖端前方呈"S"形走向剑突下,并向上延伸,必需时可切除剑突。操作时,先行右侧切口,行探查术,以便于排除明显的不可切除性病灶或肝外肿瘤病灶的存在。

(2)右第11肋间胸膜外切口:右叶,特别是右后叶肿瘤,行右肝后叶切除术时,患者取右侧抬高45°,左侧卧位,切口自右腋后线第11肋间,沿右肋缘至前腹部,若肿瘤病灶位于Ⅵ段,行非规则性或肝段切除术时,向内侧只需剪开腹直肌前、后鞘,而不离断右腹直肌;并依切口方向,分离腹斜肌纤维。

（3）右"J"型切口：此切口即右侧绕过右 11 肋尖端，至第 12 肋前端，内侧至右上腹或剑突的左侧，其间需离断腹白线，以便达到对肝门部、肝右叶，特别是右后叶的充分暴露，并较易接近肝脏的背部和下腔静脉，此切口对腹壁的损伤较双侧肋缘下切口轻。

在行恶性肿瘤肝切除术时，按照先右后左的原则，在切开右上腹部后，行腹内探查术，进一步判断病灶的可切除性，再最终决定是否需要继续向左延长切口为倒 Y 型切口。

（4）胸膜联合切口：对于肝右叶巨大肿瘤，特别是肿瘤病灶位于肝右后叶，并有下腔静脉受累时，若因暴露不佳或施以强力牵引时，可致下腔静脉受压，影响回心血量，使血压下降甚至造成肝静脉或下腔静脉损伤，引起致死性空气栓塞的发生。再者，反复移动病灶和被动牵引会增加肿瘤细胞的播散机会，这种现象在肝右静脉分支受肿瘤侵犯时尤为明显。

由此可见，对每位肝右叶手术的患者，都应做好行右侧胸 - 腹联合切口的准备，以节省手术时间，减少创伤和肿瘤转移。

患者取左侧卧位，右侧抬高 45°，右臂上抬麻醉支架上，切口自腋后线，经过右侧 7～9 肋间斜向上腹部至中线，以框式牵开口向左上方张开右侧胸壁切口，向下腔静脉裂孔方向切开膈肌。

5. 游离与探查

（1）切开脏腹膜后，按照肿瘤探查原则作全腹腔探查术，对于小网膜游离缘、肝动脉及腹腔干处的淋巴结以及十二指肠上淋巴结应给予特别注意。

（2）将肝圆韧带离断、结扎：向头侧剪开镰状韧带，使之与上腹壁分离，并止于下腔静脉的膈下区，钝性分离、剪开其内的血管，经透热法控制止血。

（3）肝圆韧带的结扎线保留，并向后上牵引肝脏，以便于暴露肝脏脏面的肝门区和脐裂。

双手插入上腹腔内，以双合诊轻柔地触摸肝脏，进一步确证病灶的位置、范围，特别注意防止遗漏肝实质内小的结节性病灶或低估肿瘤病灶的范围。

尾叶（Ⅰ 段）的探查需要剪开小网膜，术者左手指伸入小网膜囊内作尾叶触诊。

在术中 B 超或术中触诊，确证肿瘤病灶的可切除性后，分离右三角韧带处的腹膜反折、冠状韧带，将肝右叶从膈肌解离出来，并作右后叶探查，进一步评价下腔静脉右缘与肿瘤病灶的关系，向左反转肝右叶，锐性分离下腔静脉韧带，充分暴露下腔静脉，值得提醒的是下腔静脉韧带可以向下腔静脉后方延伸，包绕之，并有部分纤维组织与尾叶相连。在极少数情况下，下腔静脉后部的包绕韧带被一薄层肝组织代替，使得肝后下腔静脉在肝实质内穿过，使此处的分离变得困难。

在游离肝右叶时，若发现肿瘤病灶与膈肌发生粘连，其分离方法是靠膈肌处分离，并在必要时，不惜"牺牲"部分膈肌，以保证完全清除肿瘤组织，之后作膈肌修复术。

肝左叶的游离则需要分离左三角韧带，术者左手伸入

左上腹，将湿盐水纱布团放置于左三角韧带顶部与脾脏上极之间，以防止分离时损伤脾脏，并用小鱼际侧，轻压肝左叶保持左三角韧带具有少许张力，靠近肝侧向右侧分离左三角韧带以避免损伤左膈静脉，于左三角韧带分出前、后两层处，注意勿损伤肝左静脉，钝性分离该三角区，在三角区的底部可见下腔静脉的肝上段，三角区内有肝左静脉走行。

（二）肝门胆管癌

对肝门部胆管癌来说，需要施行肝切除的术式有多种，主要包括右半肝切除 + 尾状叶全切除、左半肝切除 + 尾状叶全切除、右三叶切除 + 尾状叶全切除、左三叶切除 + 尾状叶全切除和肝中叶切除 + 尾状叶全切除等。下面分别根据肿瘤的不同部位选择不同的手术方式一一做介绍。

1. 右半肝切除 + 尾状叶全切除　本术式需要切除右半肝、尾状叶和整个肝外胆道（图 9-30）。

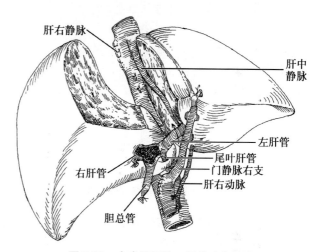

图 9-30　右半肝切除 + 尾状叶全切除

（1）手术指征：本术式适合 Bismuth Ⅲa 型肝门部胆管癌，肿瘤浸润右肝管，甚至波及右前叶胆管和右后叶胆管。对于 Ⅱ 型上段胆管至分叉部胆管的肿瘤来说，若胆管造影高度怀疑结节型或浸润型肿瘤，而且肝功能良好，从手术根治性角度考虑，也应选择该术式。

（2）手术步骤：

1）切口：常规采用正中切口 + 右肋缘下斜切口。右侧切口要延至腋后线，充分切开。若视野仍不良，可追加左肋缘下斜切口（见图 9-29）。于中部切断 PTBD 引流管，断端拉入腹腔，固定在肝表面接着，接续一段延长管，将其包在无菌手套中，制作术中临时胆汁引流。这样既可保证术中胆汁得到持续引流，又可防止胆汁污染术野。

2）肝十二指肠韧带廓清（图 9-31）：结扎切断胃右动脉后，剪开小网膜，悬吊肝总动脉，廓清第 5、7、8 和 9 组（仅右侧）淋巴结以及肝总动脉周围神经丛，接着以 Kocher 手法游离胰头和十二指肠，廓清胰头后面的第 13a 组淋巴结。然后向下分离胆总管至胰腺上缘，结扎切断。胆总管断端送术中快速病理检查。将切断的胆总管牵向前上方，悬吊肝固有动脉和门静脉主干，从下向上骨骼化肝十二指肠韧

带,廓清其中的第 12 组淋巴结。分离显露出肝右动脉,于根部将其结扎切断。分离出门静脉右支,然后结扎切断或用 EndoGIA 切断也可。若左、右门静脉分叉部被肿瘤浸润,则需行门静脉切除 + 血管吻合。门静脉切除 + 血管吻合也可待肝切除结束后进行,但尽可能在此步骤完成,因为这样不但能获得更好的根治性,而且也方便之后的操作。切断这两根血管后,肝表面上即出现左、右半肝的分界线。继续分离显露肝左动脉,至位于左门静脉矢状部左侧的入肝处,完全廓清其周围组织。

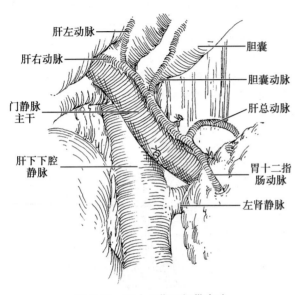

图 9-31 肝十二指肠韧带廓清

3)切断 Arantius 管(静脉韧带):将左外叶向前上方翻起,能很好地显露出左尾状叶(Spiegel 叶)。Arantius 管走行在小网膜肝附着缘的深面,其上端连接在下腔静脉左侧壁或肝左静脉汇入下腔静脉处,于其上端结扎切断,完全游离左尾状叶。

4)游离右半肝和结扎切断肝右静脉:切断右侧冠状韧带和三角韧带,切断肝肾韧带,游离肝裸区至下腔静脉右侧壁。从下向上顺次结扎切断肝短静脉。切断下腔静脉韧带,充分显露出肝右静脉根部,用 EndoGIA 切断,将右半肝向左侧翻起。进一步分离显露出肝中静脉的右侧壁,从右向左顺次结扎切断下腔静脉前壁剩余的肝短静脉,将尾状叶完全从下腔静脉上游离出来。

5)肝切除:肝脏预定切除线为 Cantlie 线,在切线两侧丝线缝扎作为牵引,从下向上应用小弯钳钳夹肝组织,其中管道结构进行结扎,切开肝实质。分离显露一支引流 V 段的肝中静脉分支,顺着此静脉找到肝中静脉主干的右侧壁,然后沿着肝中静脉右侧壁,由下向上进一步切开肝实质,小心地逐一结扎汇入肝中静脉右侧壁的引流 V 和 VIII 段的静脉分支,全程显露出肝中静脉右侧壁。之后沿着由肝中静脉后壁与 Arantius 管形成的平面切肝。接着从显露的肝中静脉右侧壁进一步分离显露出肝中静脉后壁,此时的切肝方向要朝向 Arantius 管正上方。仔细地逐一结扎切断汇入肝中静脉后壁、引流尾状叶的几支细小静脉分支,这

样就将尾状叶完整地留在了切除侧。最后,在矢状部的右侧切断左肝管。

2. 右三叶切除 + 尾状叶全切除(图 9-32)

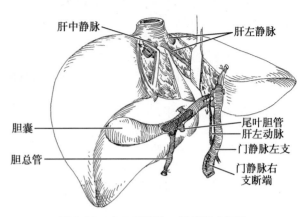

图 9-32 右三叶切除 + 尾状叶全切除

(1)手术指征:本术式适合 Bismuth IIIa 型肝门部胆管癌,但是向左肝管浸润发展,已明显浸润左内叶胆管的根部。

右三叶切除 + 尾状叶全切除时,需切除的右半肝、左内叶和尾状叶要占全肝体积的 80% 左右,术前必须行门静脉栓塞术(PVE)。此时,门静脉栓塞不仅要栓塞门静脉右支,还要栓塞左内叶门静脉分支,这样才能保证左外叶最大限度的增生。

(2)手术步骤:

1)切口:同前右半肝切除 + 尾状叶切除。

2)肝十二指肠韧带廓清:同右半肝切除 + 尾状叶切除。

3)切断 Arantius 管(静脉韧带):同右半肝切除 + 尾状叶切除。

4)游离右半肝和结扎切断肝右静脉:同右半肝切除 + 尾状叶切除。

5)分离显露左门静脉矢状部:向上提起肝圆韧带,显露出门静脉矢状部。然后纵行剪开其右侧浆膜,从下到上分离发出的多支左内叶门静脉分支。结扎的结线暂不剪断,将切除侧的结线全部牵向右侧,将保留侧的结线和门静脉左支横部的吊带一起牵向左侧,展开术野。将从矢状部末端发向 IV 段和 III 段交界处的数支细小门静脉分支顺次结扎切断。在靠近门静脉结扎切断门静脉左支横部向末端移行处的 Arantius 管。分离肝左动脉发出左内叶肝动脉分支,结扎切断。

6)肝切除:沿镰状韧带左侧朝向 Arantius 管,从下向上切开肝脏。在切肝过程中,若发现有汇入肝中、肝左静脉合干或肝左静脉的粗大静脉分支(裂静脉,fissure vein),应尽量保留此静脉。分离显露至肝中静脉根部后,用 EndoGIA 切断肝中静脉。

7)切断胆管:在矢状部末端左侧切断残肝的肝内胆管,在残肝断面上,从前向后依次排列着左外叶下段胆管和上段胆管。

3. 左半肝切除+尾状叶全切除（图9-33）

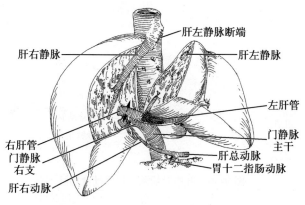

图9-33 左半肝切除+尾状叶全切除

（1）手术指征：本术式适合 Bismuth Ⅲb 型肝门部胆管癌，肿瘤浸润左肝管，根据肝内胆管的汇合形态，若肿瘤浸润右前叶上段胆管和右前叶下段胆管的汇合部时，需行扩大左半肝切除。左半肝切除+尾状叶约占全肝体积的30%，因此，本手术前都无须门静脉分支栓塞。

（2）手术步骤：

1）切口：同右半肝切除+尾状叶切除。

2）肝十二指肠韧带廓清：结扎切断胃右动脉后，剪开小网膜，悬吊肝总动脉，廓清第5、7、8、9组（仅右侧）淋巴结以及肝总动脉周围神经丛。接着游离胰头和十二指肠，廓清胰头后面的第13a组淋巴结，然后向下追踪分离胆总管至胰腺上缘，将其结扎切断。胆总管断端送术中快速病理检查。将切断的胆总管牵向前上方，悬吊肝固有动脉和门静脉主干，从下向上骨骼化肝十二指肠韧带，廓清其中的第12组淋巴结。

根部结扎切断肝左动脉，廓清肝右动脉周围神经丛，根部结扎切断胆囊动脉。

仔细结扎切断自左、右门静脉分叉部后面和门静脉右支后面发出的数支细小的尾状叶门静脉分支，悬吊门静脉右支。将门静脉右支吊带和门静脉主干吊带牵向右侧，应用 EndoGIA 切断门静脉左支。若肿瘤浸润门静脉，需合并切除重建门静脉右支时，通常是待肝切除结束时、切断右侧胆管之后进行。

3）游离左半肝：充分分离第二肝门，显露3支肝静脉汇入下腔静脉处：向下牵开左外叶，切断左冠状韧带和三角韧带。将左外叶向右侧翻起，于 Arantius 管上端附着于肝左静脉后侧壁或下腔静脉侧壁处，将其结扎切断。如能分离出肝左静脉，可将其结扎切断。但是，多数情况肝左静脉和肝中静脉的共干位于肝实质内，可在切肝最后肝内切断肝左静脉。

在左尾状叶（Spiegel 叶）的左侧，纵行剪开与下腔静脉相延续的浆膜，向右侧掀起，从下向上沿着下腔静脉壁，仔细地顺次结扎切断汇入下腔静脉前壁的肝短静脉，直达下腔静脉右侧壁，将尾状叶从下腔静脉前分离出来。如存在肝右下静脉，应予以保留。

4）肝切除：肝切除切线沿着胆囊床中线左侧，自下向上开始切肝。顺着肝断面上露出的肝中静脉分支，找到肝中静脉主干，然后全程显露出其左侧壁，从下向上切开肝实质。在下端肝断面的深部，显露出右前叶 Glisson 鞘后（位于肝中静脉的正后方），切肝方向就应朝向右后方，充分分离显露出肝中静脉的左侧壁和后壁。继续向上切断肝实质，到达肝中静脉和肝左静脉汇合部时，血管钳阻断后，切断肝左静脉，然后沿着右尾状叶（腔静脉旁部）和右后叶之间的界线，在肝中静脉的下方，从上向下切开肝实质。接着从前向后，在尾状突和右后叶之间切开肝实质，在门静脉右支的左后方与刚才的切面相贯通。

5）切断胆管：紧贴门静脉壁，分离出右前叶胆管正后方的右前叶门静脉分支，然后切断右前叶胆管。最后，在门静脉右支的上方切断右后叶胆管。

4. 扩大左半肝切除+尾状叶全切除（图9-34）

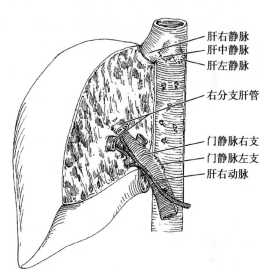

图9-34 扩大左半肝切除+尾状叶全切除

（1）手术指征：本术式适合 Bismuth Ⅲb 型肝门部胆管癌，肿瘤浸润左肝管，同时肿瘤浸润右前叶上段胆管和右前叶下段胆管的汇合部，需行扩大左半肝切除。

（2）手术步骤：

1）切口：同右半肝切除+尾状叶切除。

2）肝十二指肠韧带廓清：同左半肝切除+尾状叶切除。

3）游离左半肝：同左半肝切除+尾状叶切除。

4）肝切除：切肝线沿着胆囊床中线的右缘。切肝过程中分离出肝中静脉，将其置于切除侧，然后继续沿此切面切开肝实质。从下向上切肝，先到达右后叶 Glisson 鞘，接着找到右前叶 Glisson 鞘，朝肝门方向分离，显露两者汇合部。沿着右后叶与右尾叶之间的交界线，朝肝右静脉根部切肝，完全显露出肝中、肝左静脉合干，将其结扎切断，最后切断尾状突与右后叶之间的肝实质。

5）切断胆管：分离悬吊右前叶上段胆管和右前叶下段胆管，轻轻提起，确认其后壁与门静脉前壁已完全分离开来后，分别切断右前叶和右后叶胆管。

5. 左三肝切除＋尾状叶全切除（图9-35）

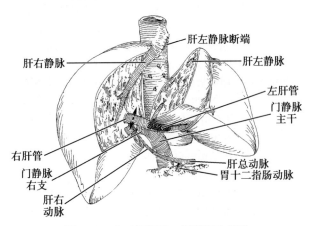

图9-35　左三肝切除＋尾状叶全切除

（1）手术指征：本术式适合 Bismuth Ⅳ型肝门部胆管癌，肿瘤偏左但广泛浸润，已明显侵犯右前叶胆管，且无法重建。这种类型的肝内胆管细胞癌通常会浸润门静脉左支与右支的分叉部，只有合并切除门静脉的左三叶切除＋尾状叶全切除才能根治性切除。左半肝＋右前叶＋尾状叶须占全肝体积的65%，因此，术前应该进行门静脉栓塞，栓塞的范围最好包括门静脉左支和右前叶门静脉分支。

（2）手术步骤：

1）切口：同右半肝切除＋尾状叶切除。

2）肝十二指肠韧带廓清：同左半肝切除＋尾状叶切除。

分别悬吊门静脉左支和门静脉右支，根部结扎切断门静脉左支。结扎切断门静脉右支上后方发出的数支尾状叶门静脉分支后，继续向末梢分离门静脉。分别悬吊右前叶门静脉分支和右后叶门静脉分支，根部结扎切断右前叶门静脉分支。若术中发现肿瘤已侵及门静脉分叉部，应尽可能地分离出门静脉主干，然后待肝切除结束时，行门静脉切除和右侧门静脉重建。

3）游离左半肝：同扩大左半肝切除＋尾状叶切除，也可在肝外一并处理肝中、肝左静脉。游离左外叶，切断 Arantius 管，充分分离显露出肝中、肝左静脉合干，用 EndoGIA 切断。之后的游离操作同左半肝切除＋尾状叶切除。

4）肝切除：沿着右前叶和右后叶之间出现的分界线，由下向上，顺着肝断面上显露的肝右静脉分支，找到肝右静脉主干，边显露肝右静脉前壁边继续向上切开肝实质。切肝至肝右静脉根部后，沿着在游离左半肝时右尾状叶和右后叶之间的界线，从上向下切肝，直至右后叶胆管上方，从前向后，切开尾状突与右后叶之间的肝实质。

5）切断胆管：在右后叶胆管根部切断胆管。

6. 肝中叶切除＋尾状叶全切除（图9-36）

（1）手术指征：本术式适用于右前叶或左内叶的浸润肝中静脉的肝门型肝内胆管细胞癌，也就是比较轻微的Ⅲa或Ⅲb型肝门胆管癌。

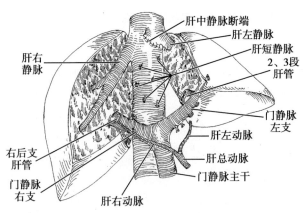

图9-36　肝中叶切除＋尾状叶全切除

（2）手术步骤：

1）切口：同右半肝切除＋尾状叶全切除。

2）肝十二指肠韧带廓清：切断胆总管后，分别悬吊肝固有动脉和肝左、肝右动脉，继续追踪分离肝右动脉至右前叶、右后叶动脉分叉部并分别悬吊，然后结扎切断右前叶动脉。结扎切断尾状叶门静脉分支后，分别悬吊左、门静脉主干。紧贴门静脉壁向末梢分离，显露出右前叶门静脉分支的根部，结扎切断，向上提起肝圆韧带，纵行剪开门静脉矢状部前面的浆膜，充分显露出门静脉矢状部，然后从下向上，逐一结扎切断发向左内叶门静脉的细小分支。

3）处理肝短静脉和 Arantius 管：切断右冠状韧带和右三角韧带，充分分离第二肝门，显露出3支肝静脉汇入下腔静脉处。切断肝肾韧带，分离出裸区，游离右半肝直至下腔静脉右壁。从下向上，顺次结扎切断下腔静脉前壁的肝短静脉，将左外叶向上翻起。顺着小网膜的肝脏附着缘找到 Arantius 管，于上端将其切断，纵行剪开左尾状叶（Spiegel 叶）与下腔静脉相连续的浆膜，将 Spiegel 叶向右侧翻起，分离下腔静脉。从下向上，顺次结扎切断下腔静脉前壁的肝短静脉，并与右侧的分离面贯通。

4）切断左侧肝实质和左肝管：从左侧开始切肝，在肝镰状韧带的右侧，从下向上切开肝实质。切肝方向直接朝向 Arantius 管。肝实质切开至一定程度时，在矢状部的右侧切断左肝管。继续向上方切肝直至肝中静脉根部，结扎切断肝中静脉。

5）切断右侧肝实质和右肝管：沿着右前叶和右后叶之间的分界线，从下向上切肝。沿肝断面上露出的肝右静脉分支找到肝右静脉主干，显露出肝右静脉前壁，向上切开肝实质至肝右静脉根部。沿肝脏后面右侧尾状叶和右后叶之间的分界线，从上向下切肝，切断尾状突与右后叶之间的肝实质，最后切断右后叶胆管，完整切除左内叶、右前叶和尾状叶。

（三）胆管中下段癌

为达到根治性切除的目的，胆管中下段癌往往需要行标准胰十二指肠切除及淋巴清扫术手术。

手术步骤：

1. 清扫肝门区淋巴结（图9-37）

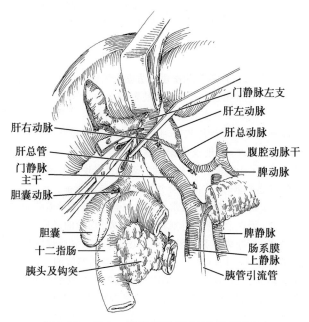

图9-37　肝十二指肠韧带廓清（远端胆管癌）

（1）游离胰头和十二指肠：自横结肠附着处切断大网膜，然后分离切断横结肠系膜前叶和十二指肠结肠系膜，分离横结肠与十二指肠和胰头。切断分离胰头后面软组织，显露下腔静脉、左肾静脉直至腹主动脉左侧缘。然后从右后面切断 Treitz 韧带，显露肠系膜下静脉。

（2）分离、悬吊肝动脉：术者右手示指插入 Winslow 孔，握住胰头和肝十二指肠韧带并向下牵开，然后靠近肝脏，剪开小网膜，至肝门附近，剪开肝门板至胆囊浆膜。分离、结扎切断胆囊动脉，从肝床上分离出胆囊。将胆囊牵向右下方，在肝总管的左侧触诊肝左动脉并将其分离显露出来，然后在肝总管左侧纵行剪开肝十二指肠韧带，沿着肝左动脉左缘向下分离直至显露肝固有动脉，接着分离显露出肝左动脉右缘，将其悬吊。沿着肝固有动脉向其末梢追踪，分离显露出胃右动脉，于其根部结扎切断。向肝固有动脉上方追踪，分离显露出左、右肝动脉分叉处，在肝右动脉根部将其悬吊。从左、右肝动脉分叉处开始，进一步分离肝左动脉右缘直至矢状部附近，完全显露出肝左动脉，廓清其周围组织。

（3）肝固有动脉周围廓清：悬吊肝固有动脉，轻轻将其向左、右牵开，紧贴动脉分离切断其周围组织。分离显露胃十二指肠动脉和肝总动脉，分别将其悬吊。检查各动脉分支无误后，结扎切断胃十二指肠动脉。

（4）门静脉前及右侧廓清：将已悬吊的肝右动脉和肝总动脉轻轻牵向左上方，分离出肝总管，将其悬吊，将胆囊及胆管周围组织牵向右侧，向深面分离，显露门静脉前壁，然后顺着门静脉走行，沿门静脉左侧壁纵行剪开其周围组织，充分分离显露门静脉前壁，在胰腺上缘附近的门静脉左侧壁常有胃左静脉汇入，仔细分离，将其结扎切断。接着，紧贴门静脉壁分离显露出其右侧壁，将门静脉与肝总

管之间的结缔组织全部保留在胆管侧。辨清门静脉左侧壁后，悬吊门静脉，沿着门静脉壁向上方追踪分离，直至左、右门静脉分叉。

（5）肝十二指肠韧带左侧及后面廓清：向左侧牵引肝固有动脉，向下方牵引肝总动脉，门静脉牵向右侧，使动脉与门静脉之间的组织有张力，然后分离门静脉的左侧壁和后壁，廓清门静脉周围的结缔组织。整个廓清范围的上端浅层达左、右肝管汇合部的上缘，上端深层达左、右门静脉分叉部，整块切除包括肝外胆管在内的肝十二指肠韧带内结缔组织，直达肝门部胆管。

2. 切除各相应器官

（1）切断胃：为了便于彻底切除胰头和防止术后吻合口溃疡，需将胃窦部切除。可以应用直线切割闭合器切断胃壁，远端随胰头癌一并切除，近端留待修复时吻合用。

（2）切断胰腺：打开 Kocher 切口，充分游离胰头和十二指肠，切断十二指肠结肠系膜，根部结扎切断胃网膜右静脉，分离显露出胃结肠静脉干的前壁。然后顺着此静脉干向中枢侧稍作分离，即可显露出肠系膜上静脉（SMV）主干。在 SMV 的左侧，将胰腺下缘从后腹膜上游离出来。这样之后在分离门静脉前壁时，就有足够的空间。另外，在胰 - 肠吻合时，也方便后壁缝合。逐一将结扎切断直接汇入 SMV 左侧壁的引流胰腺的细小静脉分支或汇入结肠中静脉的细小静脉分支，将胰腺下缘向前上方牵起，顺着门静脉前壁插入钝头血管钳钝性分离，从胰腺上缘穿出。门静脉右侧壁深陷胰实质中或门静脉后壁有细小静脉分支汇入时，待切断胰腺后，再行分离或将其结扎切断。切断胰腺前，靠近胰头侧用 7 号丝线扎紧，起到牵拉和止血作用，于胰腺下缘切除线两侧各用 4-0 丝线缝扎胰腺下缘血管，一方面止血，另一方面可以提起牵拉，自下而上用电刀切开胰腺，缝扎较粗血管，其他的出血电凝即可。确认主胰管后，将其显露出来。插入胰管引流管，用 4-0 Prolene 线在胰管外缝扎一道，固定胰管引流管，以免在胰 - 肠吻合时脱落。切断胰管下方残存的胰腺组织，断面电凝仔细止血。

（3）切断空肠：充分游离十二指肠第 3 段和第 4 段，在其左后方确认肠系膜下静脉走行，然后从肠系膜下静脉的右后方分次切断 Treitz 韧带。切断空肠时，先行透光试验，看清小肠系膜内血管走行，然后避开血管直接用电刀切开，于根部切断第一空肠动脉。在 Treitz 韧带远端 8～10cm 处，可应用直线切割闭合器切断空肠，近端向上推过横结肠系膜裂孔，准备切除，远端备吻合用。

（4）切断钩突：将切断的胰腺头端右翻，顺着 PV 壁，仔细将其后壁与门静脉和肠系膜上静脉相联系的小血管一一结扎、切断，将钩突显露。用左手示指放在胰头和下腔静脉之间，拇指在前，分离切断结缔组织。

（5）切断胆管：这样包括胰头在内的切除侧标本只与上段胆管、左右门静脉分叉部和左右肝动脉周围的组织相连接。这时才分离显露出上段胆管并切断。将胆囊牵向右侧，将肝固有动脉吊带牵向左侧，继续向肝门方向骨骼化肝固有动脉。牵开已局部悬吊的左、右肝动脉，使其周围

组织有适度的张力，然后朝肝门方向分离切断。通常使用电刀切断。正常情况下，肝右动脉走行在肝总管和门静脉之间，要将胆管提向右上方，分离显露肝右动脉直至超过胆管预定切线。途中有胆囊动脉发出，可于其根部切断，近端双重结扎。肝左动脉要全程分离显露至门静脉矢状部左侧的入肝处，其周围组织旷置于切除侧。将肝十二指肠韧带内已廓清的门静脉周围组织顺着门静脉继续向肝门部追踪，显露出左、右门静脉分叉部。进一步向左侧，在门静脉左支横部与左肝管之间分离；向右侧，紧贴门静脉壁分离，从门静脉右支上完全分离出胆管周围组织，显露门静脉右支前壁。在骨骼化左、右门静脉一级分支时，要特别小心不要损伤从左右门静脉分叉部、门静脉右支和门静脉左支直接发出的尾状叶门静脉分支。在左右肝管汇合部向下分离胆管，显露出左、右肝管汇合部下的肝总管前壁，切断肝总管，并送取上切端冰冻病理检查。术中根据肿瘤进展程度，有时也不得不分别切断左、右肝管。切断胆管时，要尽量避免胆汁漏出而污染手术野。可应用动脉夹暂时夹闭胆管的断端。

至此，胰十二指肠连带周围淋巴结整块切除。

3. 消化道的重建

（1）胰肠吻合：结肠后上提空肠，距残端约 5cm 的位置为胰管预定吻合部位。充分游离胰腺断端的后方至少 1～2cm。用 4-0 Prolene 线从胰腺腹侧向背侧贯穿缝合，接着由深至浅缝合空肠的浆膜层。胰腺侧缝合的边距为 5mm 左右，确认没有缝到胰管导管。缝合结束，暂不打结，将线左、右分别放好。切开少许浆膜层，轻轻牵出黏膜并切开。使用 5-0 Prolene 针进行胰管空肠黏膜吻合，胰管侧要连同周围的胰腺实质、空肠侧要在直视下带着黏膜一同缝合。首先在胰管前壁中央由外向内挂一根牵引线后牵开，这样就比较容易看到胰管。接着在胰管上、下端缝合，然后在后壁按内外 - 外内的顺序缝 3 针，依次结扎后壁的缝线，用力要适度，防止用力过度引起胰腺实质撕裂。后壁结扎完之后，插入刚才在胰腺端留置的胰管导管，用后壁中央的缝线固定。前壁缝合时，从空肠侧开始按外内 - 内外的顺序。前壁缝完 3 针之后依次结扎，一般缝 8 针，全层缝合。刚才留置的胰腺空肠 4-0 Prolene 线打结，松紧适度。

（2）胆管空肠吻合：缝合线用 5-0 PDS II 或 Prolene 线，从胆管左侧开始。由胆管向空肠侧运针（外内 - 内外）。空肠侧按由内向外的顺序运针，胆管侧则是按由外向内的顺序运针，同样方法从左侧开始小心缝 3 针左右，一边牵拉缝线使之有张力，一边使空肠和胆管相互贴近。从左侧（深部）开始向右侧（眼前）均匀运针，同时密切观察胆管和空肠的口径差，微调间距，到胆管右侧边缘时，按胆管外—内向空肠内—外的顺序运针，在直视下（观察管腔）缝住右侧缘。此时将缝线从空肠外引出后再次收紧，并用钳子夹好，借其重量牵开备用。将从胆管左侧边缘向外引出的针线进行缝合。按从空肠向胆管的顺序即外内—内外用针，朝向胆管右侧，最后 1～2 针因难以观察腔内，操作时可不用提起后壁。与刚才留置的右侧缘的缝线结扎，完成吻合。

（3）胃空肠吻合：在距胆管吻合口以远约 20cm 处作结肠后空肠与胃的胃空肠吻合。在该吻合口下方 15cm 处行空肠侧侧吻合，最后将结肠系膜裂孔闭合。

四、胆管癌治疗特殊技术

1. 联合门静脉切除重建的适应证和步骤

（1）手术指征：如果术前通过影像学检查怀疑门静脉受侵，术中就要做好血管重建的准备。但有时术前影像学检查发现门静脉已受压狭窄，但术中却能将肿瘤从门静脉壁上剥离，因此，不能仅根据影像学检查结果而作门静脉切除重建，术中肉眼探查及快速病理检查发现有肿瘤浸润或癌性粘连严重时，才符合合并切除门静脉的指征。

（2）切除门静脉：通常是切除门静脉后，紧接着就应吻合重建，因此，切断门静脉应放在分离、切除的最后阶段。先分离、切断周围其他脏器和组织，使标本仅通过肿瘤浸润部位连接在门静脉上，然后在肿瘤浸润部位的上、下端显露足够长的门静脉，以备钳夹阻断时有足够的空间，吻合时有足够的缝合边距，门静脉切断前要慎重设计切断线，考虑到上、下断端含有门径差，以及脾静脉是否需要保留重建。门静脉钳从左向右钳夹血管，上好后一次性切断门静脉，切除标本。

（3）重建方式：使用带双针的 5-0 Prolene 线，先在上、下断端的左、右两侧各缝 1 针作牵引，进针方向都是腔内到腔外。然后将左侧牵引线打结，右侧牵引线不打结，缝合时提起作牵引，左侧牵引线打结后，用其中的 1 根针刺入腔内，从左向右腔内连续缝合后壁，至右侧牵引线时刺出腔外，连续缝合前壁，至左侧线结时结束，然后撤除右侧牵引线。松开上游阻断钳，使吻合口膨胀。接着松开下游阻断钳，确认吻合口充分膨胀后，缓缓收紧缝线至不漏血，慢慢打结。

2. 原位肝移植

尽管根治性切除是目前公认的最佳选择，不少学者仍希望通过对肝移植的研究另辟蹊径。20 世纪 60 年代，有人提出肝移植治疗肝门部胆管癌。然而，早期的疗效并不十分令人满意。德国汉诺威大学的 Pichlmayr 等为 25 例肝门部胆管癌患者行全肝切除加原位肝移植术，结果表明 5 年生存率为 17%，与手术切除组无明显差异。因此，导致大部分移植外科医师将胆管癌列为肝移植的禁忌证。提高肝移植治疗胆管癌的术后生存率，一直是众多学者需要解决的难题。

近年来，美国梅奥医学中心提出了新辅助放化疗法联合肝移植治疗胆管癌的新型治疗方法。手术前先行放化疗，使局部肿瘤缩小，减少手术范围及清除或抑制可能存在的微小转移灶。梅奥医学中心对于病例的选择有着严格的入选标准：术前通过细胞学检查、组织活检等手段确诊为肝门部胆管癌的患者，并经过内镜超声、CT 扫描、骨扫描等影像学检查明确肿瘤临床分期。经过初步筛选的患者先接受 3 周剂量为 4 500Gy 的体外放射治疗，同时静脉推注剂量为 500mg/（sqm·d）的氟尿嘧啶，然后经胆管插管向肿瘤病灶处施以剂量为 2 000～3 000Gy 的放射治疗，同时通过静脉给予剂量为 225mg/（sqm·d）的氟尿嘧啶直至接受肝移植手术。患者在行肝移植术前需接受一次腹部探查手术,以便确认肿瘤分期处于Ⅰ~Ⅱ期,无血管淋巴结转移,方可最终接受肝移植术。38例胆管癌患者接受新辅助放化疗后行肝移植,其1、3、5年生存率分别为92%、82%和82%,而同期仅接受手术切除的26例患者1、3、5年生存率分别为82%、48%和21%,两组间差异有统计学意义。Nebraska大学报道了17例胆管癌患者在术前接受化疗,6例患者因病情进展或出现并发症被剔除,11例患者最终接受肝移植术。虽然1、3年生存率只有55%和45%,但分析死亡原因发现,多与感染和一些术后并发症有关,11例患者中仅有2例出现肿瘤复发,术后生存期为2.9~14.5年。术前新辅助疗法联合肝移植治疗胆管癌,与传统肝移植术后辅助放化疗相比,可显著降低肿瘤复发率,并提高患者长期生存率,是一种全新的尝试,其大剂量放化疗造成的肝毒性可被随后新植入的供肝完全清除,因此新辅助疗法联合肝移植术将有望成为今后胆管癌治疗的新方向。但鉴于当前供肝来源有限,而且肝移植用于治疗此类肿瘤带来的收益还远低于共治疗其他疾病所获得的价值,该方法应用于肝门区胆管癌的治疗还受到相当的限制。相信随着器官捐献方面社会制度的不断完善,供肝来源紧张的问题得到解决,这一技术可获得广泛推广。

3. 姑息性手术 大多数晚期胆管癌患者因长期胆道梗阻导致胆道感染、继发肝脓肿,进而造成肝肾功能损害、衰竭。因此,保持胆管引流通畅是姑息治疗的重点。当不具备进行根治性切除和肝移植的条件时,可行姑息性治疗。主要目的是减黄引流,以解除梗阻性黄疸所致的肝损害及对全身所造成的影响,从而提高患者的生活质量和提供接受其他辅助治疗的机会。

常用的减黄引流方式有:

(1)内引流:①胆道内支撑物引流:晚期肝门部胆管癌的首选治疗方式,常用的胆道支架有塑料和金属支架两种,可通过逆行胆道内镜、经皮穿刺或术中置入。塑料支架易发生细菌附着和胆泥淤积,保持通畅时间较短。金属支架因其表面可被胆道黏膜覆盖,具有防止细菌滋生、持久通畅、不易滑脱的优点,故更适用于预计至少生存3个月以上的肝门部胆管癌。②肝内胆管空肠吻合术:能在一定程度上改善患者生活质量和延长生存时间,经肝圆韧带行左肝内胆管(第Ⅲ段)空肠吻合术是常用的肝内胆管空肠吻合术,其解剖学基础是该段肝管位于门静脉左支的前方,切开肝脏时先遇到肝管,较容易暴露。此术式的特点是操作简单,引流效果可靠,由于没有切肝,有利于引流肝Ⅲ、Ⅳ段的肝管并保留肝脏的功能。

(2)外引流:外引流主要用于不能切除的晚期肿瘤和全身状况较差的患者,也可用于术前准备。常用的方法有经皮肝穿刺置外引流管(PTCD),在术中发现肿瘤难以切除,又不具备内引流条件时,可在梗阻近端切开胆管,放置引流管将胆汁引出体外,如无法在肝外找到可供引流的胆管时,可利用肝内扩张的胆管引流。

(3)辅助治疗:由于肝门胆管癌的手术切除率较低,各种化疗、放射治疗方案被用于临床治疗,以期能够延长患者的生存期。但迄今为止,尚无大宗、随机研究资料证实常规辅助放射治疗或放射联合化疗对于提高肝门胆管癌患者生存期有意义。

肝门部胆管癌的放射治疗可用于术前、术中和术后,可在术中直接照射病变局部,亦可行腔内放射治疗。腔内放射治疗是将放射源在经人工通道置入胆管腔内病变处,放射源可经T管或经内镜下乳头切开置入,或经皮经肝穿刺胆管置入放射源,放置时根据胆道X线造影所示病变部位,在荧光屏监视下,决定置入放射源的长度及放射剂量。目前常用的放射核素为铱-129和钴-60,放射剂量为3 500~4 000Gy,每周放疗1~2次。Mark等报道48例不能切除肝门部胆管癌,24例行外照射、腔内放疗并结合化疗,另24例未接受放疗,放疗组平均生存12个月,2年生存率为30%,而非放疗组平均生存5.5个月,2年生存率为17%,而且发现放疗剂量与生存率有关:放疗量在45Gy、45~55Gy、56~65Gy、66~70Gy,其平均生存4~5个月、9个月、18个月和25个月。放疗的常见并发症为胆管炎和胃肠道出血。大多数认为,术后腔内放疗是一种简便、有效的治疗手段,该方法不仅为单纯引流的患者增加了姑息性治疗方法,而且是一种切除后预防复发的有效措施。

化疗作为一种治疗手段,用于不能切除的肝门部胆管癌和切除后肝门部胆管癌的辅助治疗。Koyama等报道20例局部切除的肝门部胆管癌术后,辅助化疗和放疗,治疗后1年、3年、5年生存率为80%、33%和26%。常用化疗药物为5-FU和丝裂霉素。其他治疗方法包括免疫治疗、中药治疗等,均具有保肝、减黄和改善生活质量的辅助治疗作用。

五、术后并发症的处理

1. 胆瘘 若术后引流液胆红素浓度在血胆红素浓度的3倍以上,则可确定腹腔引流液中有胆汁混入。胆瘘一旦确诊,需要充分引流,可采用持续负压吸引,尽量防止腹腔内胆汁聚积。引流管有时因为位置的问题或堵塞,造成引流不畅,需要即时通管或者更换,一般需要在X线透视下或超声引导下更换。增强CT和引流管直接造影可判断腹腔内胆汁潴留的多少及无效腔的大小。引流管直接造影可明确胆瘘的具体位置,若引流量逐渐减少,无效腔也逐渐变小时,可停负压吸引,直至逐渐拔除。

2. 腹腔内脓肿 引起脓肿最常见的原因有:①胆管空肠吻合口瘘;②胰肠吻合口瘘;③肝断面渗液引流不畅;④淋巴结廓清后淋巴漏。一旦确诊腹腔脓肿后,需要在超声或CT引导下行脓腔穿刺引流,同时脓液要行细菌培养和药敏试验,在充分引流的同时,选择敏感抗生素。

3. 腹腔内出血 胆道癌肝切除术后几天内发生的出血,多少是由于离断面和结扎部位的出血,需要及时进行紧急开腹止血手术或经肝动脉栓塞术(TAE)止血。还有一部分患者术后出血主要是由于术后肝功能不全或全身状况不良的、伴有感染的重症患者因为凝血功能异常造成的。这种出血常于手术后10天后发生,即便能够止血,但由于出血使肝功能进一步恶化,预后极差。手术后1周以内的出血因为腹腔内的粘连不重,多进行紧急开腹手术。如果出血发生在术后1周以后,首先应进行紧急血管造影,确定出血部位,进行TAE止血,但即使止血成功,若不能控制局部感染,还需要考虑进一步行手术治疗。

4. 消化道出血　引起胆道外科手术后消化道出血的原因大致分为两类。一类是继发于胆道外科手术后并发症的难治性出血。例如,由于胰头十二指肠切除术缝合不全等引起的假性动脉瘤破裂;或者由于肝大部切除后肝功能不全导致多器官衰竭,全身状态恶化后引起的消化道出血等。另一类是与一般的消化道外科手术相同的术后消化道出血,如消化性溃疡和吻合口出血等。及时确诊后,大部分消化道出血可由内科、内镜或介入的方法止住,很少需要紧急开腹手术。

六、综合治疗

(一) 术后辅助治疗

胆管癌术后常见局部复发。术后远处转移多发生于肝脏和腹膜后,虽然不少见,但转移较胆囊癌少。研究表明胆管癌远处转移为41%,胆囊癌患者为85%。研究也报道肝门区胆管癌R0切除术后60%的患者出现远处转移。这些数据为辅助化疗和辅助放疗提供了必要的参考。

1. 目前辅助治疗现状　虽然对淋巴结阳性和切缘阳性的患者,多数专家组推荐辅助治疗,但术后辅助治疗目前仍未被随机试验所证实。

有回顾性研究认为术后单纯放疗可使患者获益,但有的研究得出了否定结果。多数研究将肝内外胆管癌均纳入。

胆管癌R1切除者经常采用氟尿嘧啶为主的方案化疗,其主要获益来自局部控制。

多数回顾性研究及II期临床研究结果提示,术后行放化疗者较未行放化疗者好。但研究纳入的人群通常有异质性,包括完整切除和不完整切除,也包括肝内胆管癌和肝外胆管癌。有一项小型随机对照研究纳入了207例具有异质性的胰腺和壶腹周围癌,部分切缘阳性。该研究未能证实术后氟尿嘧啶为主的放化疗在生存方面优于单纯手术。然而,该研究纳入100例壶腹周围癌,其中仅部分为胆管癌。另外,治疗组有20%患者由于术后并发症或者拒绝未行治疗。

虽然回顾性研究提示术后治疗有益,但目前仍无高质量证据证实胆管癌术后辅助化疗的生存获益。

有一项日本发起的多中心临床研究比较了胰胆管癌术(包括根治性手术和非根治性手术)后化疗(MMC+5-FU 2个周期后口服5-FU直至疾病进展)与单纯手术。508例患者中,139例为胆管癌。亚组分析提示,5年生存率化疗组为27%,单纯手术组为24%。但该研究对根治性手术患者分析提示,术后化疗有提高生存趋势(41% *vs.* 28%)。

ESPAC-3研究对术后化疗与观察进行了头对头的对比。该研究纳入了428例壶腹周围癌(298例壶腹癌、96例胆管癌和35例其他),随机分入观察组、6个月LV+5-FU组和单药吉西他滨组。术后辅助化疗未达统计学差异,

但有延长生存的趋势(中位生存期:43个月 *vs.* 35个月,*HR*=0.86,95%*CI* 0.66~1.11)。但对于96例胆管癌的分析中,观察组、LV+5-FU组和单药吉西他滨组的中位生存时间分别为27个月、18个月和20个月。

有荟萃分析对R0或R1切除的胆道癌(肝内胆管癌、肝外胆管癌和胆囊癌)进行研究。共纳入17项回顾性研究,共计6 712例,其中1 797例接受辅助化疗。有8项研究采用放疗联合化疗,3项研究单独采用化疗,9项研究采用单纯放疗。结果如下:①与手术比较,辅助化疗对5年生存率的提高无统计学意义(*OR*=0.74,95%*CI* 0.55~1.01)。胆囊癌和胆管癌结果相似。当除外2项大型研究(共1 223例患者)后,术后辅助化疗存在生存获益(*OR*=0.53,95%*CI* 0.39~0.72)。②辅助治疗的获益与治疗方法相关。将胆囊癌和胆管癌合并分析时,化疗及联合放化疗有生存获益(*OR* 分别为0.39和0.61,95%*CI* 分别为0.23~0.66和0.38~0.99),而单纯放疗没有(*OR*=0.98,95%*CI* 0.67~1.43)。③有9项研究包括了至少50%的患者有淋巴结或者切缘阳性。研究证实,辅助治疗可提高淋巴结阳性患者总生存(*OR*=0.49,95%*CI* 0.30~0.80),其中77%的患者接受单纯化疗,其余接受放化疗联合。同样的,阳性切缘的患者亦可受益(*OR*=0.36,95%*CI* 0.19~0.68),其中将近2/3的患者(61%)为R1切除者,仅采用术后放疗,R0切除者多有淋巴结阳性,采用放化疗联合的治疗手段。④对淋巴结阴性患者,无证据表明化疗可以受益。

该研究支持目前的治疗模式,即对高危因素亚组进行辅助治疗,但该研究并未回答高危组最佳治疗方法及低危组(如淋巴结阴性)是否能从辅助化疗中受益。

2. 专家推荐　NCCN专家组推荐:①肝外胆管癌:对已经切除的患者、切缘阴性淋巴结阴性者,可考虑观察或者采用氟尿嘧啶或吉西他滨为主方案化疗。对残留和切缘阳性者,可以在氟尿嘧啶为主的放化疗后,采用氟尿嘧啶或者吉西他滨维持治疗。对区域淋巴结阳性者,可采用氟尿嘧啶或者吉西他滨为主方案化疗。②肝内胆管癌,无残留病症者不推荐辅助治疗,切缘阳性者可考虑二次手术、射频消融、氟尿嘧啶和吉西他滨为主的方案化疗或者联合放疗。

ESMO推荐,无论肝内、外胆管癌,非根治性手术后均采用支持治疗或姑息性化疗和/或放疗。根治性术后,建议采用术后放化疗。

3. 新辅助化疗　多数情况下,患者并没有机会行术前新辅助治疗,因为多数患者已经出现症状或者黄疸。但有少数报道,对于部分选择性患者有可能获益。研究报道,在91例患者中,9例为肝外胆管癌,在术前进行放化疗,3例患者存在病理学上完全缓解,其余患者均对治疗有不同程度反应。术前治疗者手术切缘均为阴性,而未行术前治疗者只有一半切缘阴性。同样,有研究纳入45例肝外胆管癌,其中12例进行术前新辅助。3例病理学完全缓解,11例行R0切除。尽管术前放化疗者分期较晚,但却较未行术前治疗者5年生存率为高(53% *vs.* 23%)。术后2~3级并发症并未见增加(16% *vs.* 33%)。虽然这些结果令人鼓舞,

但并无随机对照研究支持。术前放化疗不能作为标准推荐。若患者肿瘤负荷巨大，局部不可切除，放化疗有可能将其转变为可切除，则可以考虑术前放化疗。

（二）晚期胆管癌的治疗

1. 化疗的基本原则 越来越多的进展期患者采用化疗。5-FU 为主的化疗优于最佳支持治疗。关于胆管癌化疗，很多都是小样本研究，而且包含了十二指肠乳头、胆囊、胆管甚至包括胰腺和肝癌。虽然这些肿瘤具有相似的起源，但其发展和对化疗的反应均不一样。总体而言，没有一个化疗方案可以将生存从 6 个月提高到 8 个月。最有效的药物包括 5-FU、吉西他滨、顺铂和奥沙利铂。

2. 预后因素 进展期胆管癌的肿瘤因为原发部位不同（肝内胆管、肝外胆管、胆囊和乳头）而存在异质性，异质性的存在使治疗变得复杂。目前研究认为，转移、肝内胆管癌、肝转移、ECOG 以及 ALP 升高水平和生存相关。研究者将其归纳为预后指数，将患者分为低危、中危和高危组，其中位生存期分别为 11.5 个月、7.3 个月和 3.6 个月，1年生存率分别为 48%、26% 和 4%。虽然该研究的结果是意料之中的，但为我们证实了进展期胆管癌临床特征和结果之间的关系。在进行新研究探索时，需要考虑这些预后因素。

3. 常用化疗方案

（1）氟尿嘧啶为主方案：采用弹丸式注射 5-FU 或联合方案，其有效率为 0～34%。中位生存时间多数为 6 个月。采用持续 5-FU 或者联合 LV 输注的有效率更高，但更高的有效率是否转变为生存获益尚不清楚。不明原因的是，卡培他滨单药在胆管癌中似乎较在胆囊癌中有效率降低。

1）LV+5-FU：LV+5-FU 毒性温和，但活性一般。有研究对 28 例进展期胆管癌采用 5-FU（375mg/m² 每日推注）后采用 LV（25mg/m² 每日），第 1～5 天，每 3～4 周使用一次。结果显示，9 例患者应答（32%），2 例 CR 分别持续了 14 个月和 16 个月，但中位生存时间仅为 6 个月。

2）5-FU+ 干扰素联合或者不联合顺铂：有研究采用 5-FU 加干扰素治疗 35 例胆道癌（25 例胆管癌，10 例胆囊癌）。32 例可评估的患者中，11 例表现为 PR，中位 TTP 为 9.5 个月。在此方案上加用顺铂和多柔比星不增加疗效，而不良反应增加。也有对顺铂 + 5-FU 进行的临床研究，PR 为 24%～34%，中位 TTP 为 6.5 个月。

3）ECF：该方案被广泛应用于胃癌和食管癌。早期研究提示，ECF 方案在胆管癌中有效率为 40%，中位反应时间为 10 个月。而Ⅲ期随机对照研究提示，ECF 有效率与 FLE 方案（VP-16+5-FU+LV）相当，有效率分别为 19% 与 15%，mOS 分别为 9 个月和 12 个月，但 ECF 方案毒性较小。有人使用希罗达替代 5-FU 和表柔比星及顺铂联合，有效率为 40%，中位生存时间为 8 个月，但是 3～4 度中性粒细胞减少和黏膜炎的发生率分别为 26% 和 19%。

（2）卡培他滨联合丝裂霉素：有研究将 55 例患者随机分入丝裂霉素 C 联合卡培他滨或者吉西他滨。虽然两组无统计学差异，但 MMC+ 卡培他滨者有效率较高（31% *vs.* 20%），PFS 分别为 5.3 个月和 4.2 个月，生存时间分别为 9.3 个月和 6.7 个月。

（3）吉西他滨为主的化疗：总体来说，吉西他滨单药在 7%～27%，中位生存时间很少超过 8 个月。目前认为吉西他滨 +5-FU 类方案并不优于单药吉西他滨。

1）吉西他滨联合顺铂：该方案被认为是耐受性较好、有效的方案之一。ABC-02 研究提示，吉西他滨联合顺铂优于吉西他滨单药。研究纳入的 410 例患者中，局部进展者占 25%，转移性胆管癌 242 例、胆囊癌 148 例、壶腹癌 20 例。关于 OS，吉西他滨联合顺铂组为 11.7 个月，而对照组为 8.1 个月。同时，PFS 分别为 8 个月和 5 个月。联合组和单药组毒性相当（3～4 度中性粒细胞减少分别为 25% 和 17%，肝功能异常分别为 27% 和 17%）。目前尚无吉西他滨联合顺铂对比其他吉西他滨的联合方案。有一个纳入 104 项临床研究（不包括 ABC-02）的汇总分析提示，吉西他滨联合顺铂的疾病控制率较不含吉西他滨和不含顺铂的方案高。但该优势并未转化为疾病进展时间和 OS 上的获益。因此，吉西他滨联合顺铂方案可作为标准方案，但不应是绝对的标准方案。有研究提示，四药联合（顺铂、表柔比星、氟尿嘧啶和吉西他滨）的方案 PR 为 43%，中位生存时间为 12.1 个月。耐受性尚可，3～4 度中性粒细胞减少、血小板减少和恶心 / 呕吐分别为 18%、9% 和 5%。

2）吉西他滨联合卡培他滨：吉西他滨联合卡培他滨是有效的可选方案之一。有研究纳入了 75 例患者（45 例胆管癌，3 例腹壶癌，27 例胆囊癌），采用吉西他滨（1 000mg/m²，第 1 天和第 8 天）联合卡培他滨（650mg/m²，第 1～14 天），其中 3 例 CR，19 例 PR，42% 的患者为 SD，mPFS 为 6.2 个月，mOS 为 12.7 个月。对 KPS 为 60～80 分的患者，有研究采用上述方案治疗 44 例有症状的胆道肿瘤患者（36 例胆管癌，8 例胆囊癌），结果显示 1 例 CR，10 例 PR，TTP 为 7.2 个月，mOS 为 13.2 个月。最常见的 3～4 级不良反应为乏力（11%）、白细胞减少（11%）和食欲不振（7%）。3 个周期化疗后，36% 的患者在 PS 评分上有改善，疼痛减轻，同时体重平均增加 7%。其他的 34% 患者没有出现 PS 评分和体重下降，疼痛亦保持稳定。

3）吉西他滨联合伊立替康：单药伊立替康对于进展期胆管癌作用较为温和。有研究采用吉西他滨（1 000mg/m²，第 1 天和第 8 天）联合伊立替康（100mg/m²，第 1 天和第 8 天）。共纳入 16 例患者（6 例胆管癌，11 例胆囊癌），有 2 例应答，6 例疾病稳定，中位生存时间为 4～11.5 个月。虽然有 50% 的患者出现 3～4 度骨髓抑制，28% 的患者出现 3～4 度血小板减少，但都是一过性的，且无粒细胞缺乏症伴发热。

（4）奥沙利铂联合卡培他滨：有研究采用卡培他滨 + 奥沙利铂治疗 65 例胆道肿瘤。其中胆囊癌 27 例，肝外胆管癌 20 例，肝内块状胆管癌 18 例。该研究发现胆囊癌和肝外胆管癌组 2 例 CR，8 例 PR，而肝内块状型肝癌无 PR 和 CR。mTTP 分别为肝外胆管癌 11.3 个月，胆囊癌 4.7 个月，肝内胆管癌 2.2 个月，而中位生存期分别为 16.6 个月、8.0 个月和 5.2 个月。该方案耐受性尚可。该研究提示，本方案可能对肝外胆管和胆囊癌有效，而对肝内块状型胆管癌几乎无效。

（5）奥沙利铂联合吉西他滨（Gemox）：Ⅱ期临床研究表明，该方案有效率为36%，mOS为15.4个月，PS状态较差和胆红素升高（>2.5倍）者有效率较低和生存期较短，接受2、3线化疗的机会也较少。Gemox方案仍需Ⅲ期临床研究进一步证实。

（6）多西他赛：多西他赛在进展期胆管癌的益处尚不明确。有研究认为多西他赛单药抗胆管癌作用中等（25例患者中2例CR，3例PR，中位生存时间为8个月），而还有研究认为该方案无效。多西他赛联合吉西他滨的疗效也有限。

4. 分子靶向治疗

（1）厄洛替尼：目前一些研究结果提示，厄洛替尼有一定作用。采用厄洛替尼150mg/d治疗42例进展期胆管癌，其中3例PR，7例维持，PFS为6个月。由此提示，厄洛替尼联合细胞毒药物值得进一步研究。

（2）厄洛替尼联合贝伐单抗：VEGF在胆管癌中高度表达，是潜在靶点之一。53例进展期胆道癌（胆管癌43例，胆囊癌10例）采用贝伐单抗联合厄洛替尼治疗，9例患者PR，6例患者维持，中位生存时间超过4周，中位反应时间为8.4个月。51%的患者疗效为SD。mTTP为4.4个月，mOS为9.9个月。4例患者出现Ⅳ度脑缺血或者栓塞，最常见的是皮疹，其中40例患者出现不同程度的皮疹，3例为Ⅲ度。靶向联合治疗是否优于传统化疗，需要随机对照研究进一步证实。虽然费用昂贵，但该方案也可作为标准化疗后的解救治疗选择之一。

（3）Gemox方案联合贝伐单抗：纳入25例胆管癌，10例胆囊癌的Ⅱ期研究提示，该方案PR为41%，胆管癌可分析者22例，mPFS为7.6个月，mOS为14.2个月。进一步结果需要Ⅲ期临床研究证实。

（4）Gemox联合西妥昔单抗：Ⅱ期研究提示，该方案有较高的缓解率。30例胆道肿瘤（27例胆管癌，3例胆囊癌）中，3例CR，16例PR，9例不可切除者转化为可切除。但是，后续无长期生存报道。

（5）Gemox联合厄洛替尼：有随机对照研究对Gemox联合和不联合厄洛替尼做了随机对照研究。有效率联合组为30%，对照组为16%。但该研究的主要终点PFS未达统计学意义（mOS：5.8个月 vs. 4.2个月）。在亚组分析中，胆管癌组联合方案PFS有统计学意义（5.9个月 vs. 3个月）。联合组因治疗相关的减量更多（64% vs. 43%）。

基于以上研究，目前没有一个方案可以将生存提高到超过8~15个月。虽然吉西他滨联合顺铂优于吉西他滨单药，但该研究未和其他以吉西他滨为主的联合方案进行头对头比较。如果可能，推荐患者进入临床研究。对于不能进入临床研究者，我们推荐吉西他滨联合顺铂（必要时因为耐受性问题可用奥沙利铂替代）。对PS评分处于边缘水平者，可考虑LV+5-FU；对PS状态恢复者，可考虑吉西他滨+卡培他滨或者厄洛替尼+贝伐单抗作为二线治疗。

（宋天强）

第14节　胆管癌的预后

胆管癌是一种少见的消化道恶性肿瘤，占整个消化道肿瘤的3%，胆管癌按肿瘤的部位，将位于胆囊管与肝总管汇合处以上的称为上段胆管癌，汇合处至十二指肠上缘之间的称为中段胆管癌，十二指肠上缘以下的称为下段胆管癌。其中，下段胆管癌占胆管癌的20%~30%。

近年来，胆管癌的手术切除率也不断得到提高。Nakeeb等研究表明，手术切除可以明显延长胆管癌患者的生存时间，尤其是根治性切除，能提高患者的5年生存率。外科手术切除是肝外胆管癌患者获得长期生存的唯一有效治疗措施。中下段胆总管切除率高于肝门部胆管癌。

胆管癌的转移途径有局部浸润、血管侵犯、淋巴转移、神经侵犯和腹腔种植等，其中局部浸润的发生与其分化程度密切相关，神经和周围纤维组织侵犯及淋巴结转移是胆管癌转移的重要特点，也是难以根治和复发率高的首要原因。大量文献报道，淋巴结转移和切缘癌残留是影响预后的独立因素。

远端胆管癌切除术后的5年生存率为13%~47%，中位生存期为21~45个月，而10%~33%的肝外胆管癌根治性切除术后的切缘阳性。手术切缘阴性，预示着较好的预后。Sakamoto等报道，中下段胆总管癌切除术中，经冰冻病理检查切缘阳性率为29%；多次补切后，其术后病理提示肝脏端切缘阳性率仍达11.8%，而周围切缘的阳性率为14%。

Yoshida等研究发现，切缘阴性患者的5年生存率为44%，而切缘阳性者中无5年生存者。Sakamoto等研究认为，阴性的横向切缘比阴性的上切缘更有意义。术中应做冰冻检查以提高手术的R0切除率，同时应重视肿瘤的横向切缘是否有癌残留的判断。

其中，中段胆管癌切缘的阳性率高于肝门部或远端胆管癌，考虑其原因为：①中段胆管癌靠近肝门，由于手术操作困难，近端切缘可能有癌残留；②其特殊的解剖位置及生物学特性，中段胆总管癌易侵犯肝十二指肠韧带内的血管、神经，致环周切缘不净；③在手术方式选择时，术者有时为避免行胰十二指肠切除术而致远端切缘阳性。因此，在手术过程中应常规行冰冻病理检查，判断切缘有无肿瘤残留，并根据不同的肿瘤类型及切缘情况，选择联合肝门部胆管切除术、门静脉切除重建术或胰十二指肠切除术，争取达到R0切除，以降低局部复发率。有报道小部分患者即使切缘阳性，也可长期生存。国外学者将切缘肿瘤残留状态分为原位癌残留和浸润癌残留两种，两者相对于切缘阴性患者的预后影响有差别，切缘浸润癌残留是影响预后的独立因素，因此，有必要区分术后切除标本的肿瘤残留状态，以进一步指导治疗和判断预后。Wakai等报道4例切缘阳性患者生存超过5年，Sasaki等报道2例切缘癌残留患者生存期超过5年。

Fong等研究认为，淋巴结转移情况是唯一影响患者预后的独立因素，且淋巴结转移阴性的患者手术切除后的5

年生存率为 54%。Murakami 等的回顾性研究也发现，淋巴结转移是影响远端胆管癌患者术后生存的独立影响因素，淋巴结阳性者中无 5 年生存者；同时，淋巴结转移个数是否≤2 个对于患者的 5 年生存率有显著差异，淋巴结转移个数≥3 个的病例中没有发现 2 年以上生存者。

Kurosaki 等研究发现，中 1/3 段胆管癌与远 1/3 段胆管癌的淋巴结转移率分别为 67% 和 56%，且中 1/3 段胆管癌淋巴结转移范围较广，包括肠系膜上动脉和腹主动脉旁淋巴结转移，最多见肝十二指肠韧带淋巴结转移；而远 1/3 段胆管癌最常见胰周淋巴结转移。Yoshida 等发现，远端胆管癌患者 60% 合并淋巴结转移，且均有肝十二指肠韧带或胰后淋巴结转移，而肠系膜上和腹主动脉旁淋巴结转移的阳性率随着肿瘤浸润深度逐渐增高。基于肿瘤切除范围及淋巴结清扫考虑，远端胆管癌一般需要行胰十二指肠切除术，以达到肿瘤根治性切除的目的，而很少采取单纯的胆管节段切除术，胰十二指肠切除术和适当的淋巴结清扫应为标准的手术方式，术中进行肝十二指肠韧带、胰周、肝总动脉旁、肠系膜上动脉旁区域淋巴结清扫术是有必要的。而对于高龄、肿瘤局限于黏膜层或肌层且分化级别较好的早期中 1/3 胆管癌患者，肝外胆管节段切除术仍具有一定的选择价值；是否行腹主动脉旁淋巴结和后腹膜淋巴结清扫，目前还存在争议。Yoshida 等为 27 例远端胆管癌患者行 PD 并扩大淋巴结清扫术，取得比较满意的效果。但也有研究认为，扩大清扫并不能改善患者的预后，反而增加术后并发症的发生率。

R1 切除者术后放疗的生存期较未接受放疗患者长，但差异无统计学意义。因此，术后放疗对 R1 切除的作用尚待进一步研究。

肝门部胆管癌（hilar cholangiocarcinoma, HCCA）是指累及胆囊管开口及以上 1/3 的肝外胆管，并常扩展至肝管汇合部和一侧或双侧肝管的恶性肿瘤，其中 58%～75% 发生在肝胆管分叉处，又称中央型胆管癌或 Klatski 肿瘤，占肝外胆管癌的 58%～66%。未行外科治疗的患者平均生存时间仅为 3 个月，主要死因为胆道梗阻而致的胆管炎和肝功能衰竭。

手术切除是唯一有希望达到治愈的手段。但由于肿瘤解剖部位毗邻肝动脉及门静脉，且肿瘤具有纵向及横向浸润的生物学特性，手术切除率低，虽有部分报道切除率高达 83.3%～86.3%，但大部分在 50%～70%，术后并发症发生率却高达 30%～60%。

肝门部胆管癌转移扩散的方式主要有直接浸润、淋巴转移和血行转移。肝门部胆管癌患者就诊时，约 50% 的患者已有淋巴结转移，直接浸润主要是沿胆管壁上、下浸润及向神经周围、淋巴间隙播散，胆管周围重要结构如肝动脉、门静脉、肝实质等易受到侵犯，其中肝十二指肠韧带结缔组织内癌细胞残留是肝门部胆管癌切除后易复发的重要因素。因此，有人认为肝门部胆管癌是一个区域性疾病，病变常累及一侧肝叶（包括尾状叶）、肝门区血管及周围淋巴结。对可切除性病例施行根治性手术切除，是目前治疗肝门区胆管癌的最主要手段。随着外科对肝门区胆管癌治

疗的广泛重视，手术切除治疗的技术取得了较大发展，原先认为局部切除适用于 Bismuth Ⅰ、Ⅱ型肝门部胆管癌中的原位、高分化病例。但由于胆管癌发病隐匿，患者被明确诊断时往往已处于晚期，实际上能实施该手术方式的患者仅占所有手术患者的 15% 左右，且手术切缘癌细胞残留率和术后复发率高，远期生存率低。Lee 等随访发现，局部切除术后 1、3、5 年生存率分别为 85.7%、21.4% 和 0，由此说明局部切除虽然是最理想的手术方式，但在临床应用有很大的局限性。故对部分 Bismuth Ⅰ型患者也采用联合肝部分切除或胰十二指肠切除术，取得较好的疗效。Tsao 等对美国和日本医疗中心肝门部胆管癌治疗的效果进行比较后发现，联合肝叶切除可大大降低切缘癌细胞残留率，并认为切缘无癌细胞的 5 年及 10 年生存率明显提高。Lillemoe 等手术治疗 48 例肝门部胆管癌，发现联合肝叶、门静脉和/或肝动脉切除者切缘阴性率达 80%。而局部切除者仅为 30%（P<0.05），5 年生存率也明显提高，但扩大根治术的术后并发症和病死率也较高，在肝门部胆管癌切除中这些措施仍是可取的。

扩大根治术包括肝门部胆管癌切除、肝十二指肠韧带骨骼化切除，必要时做肝叶切除和/或尾状叶切除连同门静脉和/或肝动脉切除。多数文献报道，R0 切除和肿瘤临床分期是两个独立的预后相关因素。联合肝切除的血管切除重建术已被很多中心应用于肝门部胆管癌的治疗，这无疑进一步提高了其切除率。部分患者甚至可达到 R0 切除，远期疗效获得很大改善，而并未增加手术死亡率。Igami 等报道，发生血管侵犯的肝门部胆管癌患者在行肝切除的同时，行肝动脉、门静脉切除，患者的 5 年生存率为 23%；而未行血管切除患者的 5 年生存率为 0。英国的 Silva 等总结174 例肝门区胆管癌资料，发现 R0 切除组的 1、3、5 年生存率分别为 83%、58%、41%，显著高于切缘 R1 的 71%、24%、24%（P=0.021）。德国的 Otto 等对 82 例患者的资料采用多因素分析，认为 R0 切除是影响预后的唯一因素。因此，尽可能提高手术切除率，获得更高的 R0 切除率，是根治性切除手术的关键。没有达到 R0 切除或者出现淋巴结转移、微血管转移的患者 5 年生存率均低于 12%。在国际著名医疗中心，肝门胆管癌联合肝叶切除可达到全部病例 60%～90%，使肝门部胆管癌根治性切除率提高到 50%～80%，而手术死亡率为 6%～12%，5 年生存率目前已达到 30%～50%。

尽管根治性切除是目前公认的最佳选择，不少学者仍希望通过对肝移植的研究另辟蹊径。这些研究主要包括对晚期不可切除性肝门区胆管癌患者，以及需要全肝切除以获得切缘阴性的病例，或经手术切除后病理检查切缘阳性者，施行全肝切除联合原位肝移植手术治疗。Iwatsuki 等对 27 例不可切除的病例施行原位肝移植，术后病死率为22%，但 5 年生存率达到 36%，提示对于不可切除性的病例，原位肝移植可获得较好的远期生存率。2005 年梅奥医学中心报道 71 例手术治疗，其中 38 例接受新辅助放化疗法联合肝移植，比较移植组和手术切除组的 1、3、5 年生存率，前者分别为 92%、82% 和 82%，明显高于后者的 82%、

48%和21%,差异有统计学意义(*P*=0.022);而且移植组的术后复发率更低(13% *vs.* 27%),认为肝移植辅以放疗的方法比常规手术切除具有更高的远期生存率和更低的复发率,有望替代后者成为局限性、无淋巴结转移的肝门区胆管癌的最佳治疗模式,而不仅是作为治疗不可切除性病例的选择。这些研究结果为肝移植治疗肝门区胆管癌带来了新的希望。但鉴于当前供肝来源有限,而且肝移植用于治疗此类肿瘤带来的收益还远低于其治疗其他疾病所获得的价值,该方法应用于肝门区胆管癌的治疗还受到相当的限制。

对于手术不能切除的肝门部胆管癌,应积极行引流治疗。引流治疗的目的是解除梗阻性黄疸引起的肝损害和黄疸对全身的影响,提高患者的生活质量,并为其他辅助疗法提供机会。

(宋天强)

第15节 胆道其他常见肿瘤的诊断与治疗

除了胆囊癌与胆管癌等恶性肿瘤外,胆道良性肿瘤也是胆道系统中较为常见的一类疾病。根据解剖部位的不同,可分为胆囊良性肿瘤与胆管良性肿瘤。

一、胆囊良性肿瘤

胆囊良性肿瘤是一类少见疾病,常因胆囊结石行胆囊切除术时,于胆囊标本上发现有息肉或腺瘤。较为常见的胆囊良性肿瘤有胆囊息肉、腺瘤,另有纤维瘤、脂肪瘤等。

(一)分类及病理特点

目前对于胆囊良性肿瘤最合理的分类是按照1970年Christensen-Ishak分类法(表9-9)。

表9-9 胆囊良性肿瘤的分类

真性肿瘤	上皮来源	腺瘤包括乳头状腺瘤及非乳头状腺瘤
	间叶组织来源	血管瘤、脂肪瘤、平滑肌瘤、颗粒细胞瘤
假性肿瘤	增生性	腺瘤样增生、腺肌瘤样增生
	异位性	胃肠黏膜、胰、肝
	息肉	炎症性、胆固醇性
	混合性	黄色纤维肉芽肿样炎症、寄生虫感染、其他

1. 腺瘤

(1)单纯性腺瘤或管状腺瘤:多为单发,肿瘤基底较广,可带蒂,内含小血管。镜下可发现瘤体由腺泡构成,周围有结缔组织围绕,腺腔共壁呈筛状结构。

(2)乳头型腺瘤:又称绒毛状腺瘤,常为多发,瘤体质软,褐色或红棕色。镜下呈树枝样分支结构绒毛凸起处覆盖单层立方上皮或柱状上皮,间质成分较少。

(3)混合型:当以上两种腺瘤混合发生时,称为管状乳头状腺瘤。

2. 间叶组织来源的良性肿瘤

(1)血管瘤:胆囊血管瘤通常形态规则,胆囊黏膜完整,切面可见其内部呈海绵状。镜下可见肿瘤由增生的小血管构成,伴有多发性小动静脉瘘,血管内可见滞留的血细胞。

(2)脂肪瘤:胆囊脂肪瘤较为少见。肿瘤表面光滑,可以有分叶,一般无完整包膜,镜下可见肿瘤由成熟的脂肪组织构成。

(3)平滑肌瘤:胆囊平滑肌瘤起源于基层具有分化能力的平滑肌。病变胆囊表面凹凸不平,肿块周围的胆囊壁常增厚。镜下可见肿瘤细胞呈梭形,杆状核,排列紧密,成束,交错走行。

(4)颗粒细胞瘤:该病多见于胆囊管,主要来自施万细胞。镜下可见典型的多边形嗜酸颗粒细胞,Schiff染色呈强阳性,可以观察到少量有丝分裂。

3. 腺肌瘤样增生

胆囊腺肌瘤以形成壁内憩室即罗-阿窦(Rokitansky-Aschoff sinus)为特征,同时伴有胆囊上皮及平滑肌增生,又分为局限性与弥漫性。常表现为胆囊壁增厚。镜下特点是黏膜上皮明显增生,病灶周围的腺体常呈囊状扩张,并充满黏液。

4. 异位组织

(1)异位胰腺:大体外观呈淡黄色、淡红色或乳白色,多无包膜,一般在2cm范围内,常位于黏膜下层,有完整的外分泌导管,内分泌岛以及朗格汉斯小岛是异位胰腺的组织学特点。镜下可见胰腺腺泡、导管、胰岛、间质,以及十二指肠腺和平滑肌。异位胰腺可引起急、慢性胰腺炎,囊肿、脓肿,甚至癌变。

(2)异位肝组织:由来源于原始肝细胞移走至胆囊并成功分化所致,肿块可以生长在浆膜面,也可生长在黏膜面,多有包膜,质软,黄色或棕色。如胆汁排泄正常,可长期生存;如发育不良,可因胆汁淤积形成肝硬化,甚至癌变。

(3)异位胃肠黏膜:肿瘤表面光滑,边界清晰,可有分叶,镜下可发现来自胃、十二指肠、小肠等腺体的内分泌细胞。异位胃肠黏膜也可以有内分泌功能,可产生炎症、溃疡等病变,造成无结石胆囊反复发作胆囊炎。也有文献提示,本病有致癌倾向。

5. 胆囊息肉

(1)胆固醇性息肉:是胆囊息肉中最为常见的病例类型。其病因为胆固醇代谢异常并胆囊局部病变,使血中胆固醇类脂质析出,并被胆囊壁的组织细胞吞噬,造成胆固醇沉积,黏膜膨大而形成息肉。由此可见,胆固醇性息肉并非真正的肿瘤。胆固醇性息肉大部分为多发,呈黄色分叶状,质软、易脱落。镜下可见息肉由积聚的泡沫细胞构成,其表面多由单层柱状上皮覆盖,具有结缔组织蒂,内含分支的绒毛状微血管。

(2)炎症性息肉:主要由慢性炎症刺激所致,单发或多发,体积较小,颜色较正常黏膜更深。镜下主要表现为炎症细胞浸润,局部纤维组织及毛细血管增生。在胆囊固有腺体萎缩的基础上，还可以出现再生腺体的增生，以及胃肠上皮化生、鳞状上皮化生等病理改变。

6. 黄色肉芽肿性炎症 黄色肉芽肿性炎症的组织学特点是丰富的泡沫状组织细胞、多核细胞及胆汁、脂褐素等的沉积，表现为炎症或纤维组织增生，严重者可出现坏死、穿孔。

(二) 临床表现

临床表现无特征性，有时当肿瘤造成胆管梗阻时，才可出现症状。表现为隐匿性、间歇性黄疸，很少伴有其他症状或体征；常见的表现为右上腹疼痛或不适，伴结石者表现为胆囊结石的症状，如突发性上腹部绞痛，放射至肩背部，伴恶心、呕吐；无明显的体重减轻；体征不明显，部分患者可以有右上腹深压痛；胆囊管梗阻时，可触及增大的胆囊；有时肝脏体积增大。脱落的胆囊乳头状腺瘤可引起梗阻性黄疸。良性肿瘤由于缺乏特征性的临床表现和体征，使其术前诊断较困难。

(三) 辅助检查

1. 实验室检查 现在缺乏确诊胆囊良性肿瘤的特异性指标。当并发胆囊炎症时，会引起白细胞升高及中性粒细胞比例增加；当并发胆道梗阻时，会出现肝功能指标如转氨酶、总胆红素、直接胆红素、碱性磷酸酶等的升高；CEA、CA19-9、AFP 一般不高。

2. 影像学检查 是检查胆囊良性肿瘤的主要方法，主要包括 B 超、CT 及 MR 等。

(1) 超声检查：多普勒 B 超检查经济、方便、无创，是筛选胆囊良性肿瘤的首选检查方法。超声造影检查能够直观地显示病灶内血流灌注情况，提高对良、恶性肿瘤的鉴别。不同类型的良性肿瘤超声表现不尽相同：

1) 胆囊息肉的表现：自胆囊黏膜面向腔内突起的乳头状或桑葚状病灶，常为多发，以胆囊体积颈部多见，体积较小，一般不超过 10mm，以高回声或中等回声为主；病变不随体位的改变而改变，后方不伴声影；CDFI 示病灶内彩色血流信号检出率低，血流分布以点状或短线状为主。

2) 胆囊腺瘤的表现：自囊壁向腔内隆起的球状或息肉状强回声或等回声结节，多数基底较宽，少数带蒂；体积一般大于息肉，多数小于 15mm，不随体位改变，后方无声影；好发于胆囊颈部及底部，多为单发；CDFI 示部分腺瘤病灶内可检出彩色血流信号，其检出率与瘤体大小有关。

3) 胆囊腺肌瘤的表现：胆囊壁呈弥漫性、节段性或局限性增厚、隆起；增厚的胆囊壁内有多个微小的类圆形液性囊腔，可合并壁内结石，表现为强回声斑点及后方的"彗尾征"，此为本病的重要特征；由于部分或广泛的胆囊壁增厚，顺应性减退，使得囊腔部分狭窄、变形；CDFI 示病灶内一般无血流信号显示。

(2) 超声内镜检查：超声内镜通过体内超声探头的扫描，弥补了 B 型超声容易受外界影响的不足。内镜超声下胆囊良性肿瘤的形态特点与腹部超声检查结果相似。病变可在黏膜层、黏膜下层、肌层或浆膜面，一般界限清晰，病灶局限，不会侵犯邻近的肝脏组织，可与胆囊癌相鉴别。

(3) CT 检查：胆囊良性肿瘤在 CT 上常表现为胆囊壁局灶增厚或新生物，边界清楚，通常不会累及周围组织，增强扫描时无明显强化，一般不合并胆囊结石、胆囊壁钙化等表现，可与胆囊癌相鉴别。

(4) MR 检查：胆囊良性肿瘤的 T_1WI、T_2WI 信号强度与周围软组织相似，增强扫描时无明显强化，这与胆囊癌有显著的区别。

(四) 治疗

胆囊良性肿瘤治疗的关键问题在于，对手术指征的把握。一些主张尽早手术的学者认为，胆囊腺瘤及胆囊腺肌瘤存在癌变的风险，且术前影像学检查不能完全除外胆囊癌的可能，必须靠手术切除后的病理标本才能明确诊断；而主张慎用手术者认为，近一半的胆囊隆起型病变为胆固醇性息肉，无明显症状，可以随访而无需立即手术。另外，考虑到胆囊切除后会造成患者消化功能障碍如慢性腹泻等，并可以增加结肠癌的发病风险，且考虑到胆囊切除所造成的医源性并发症如胆管损伤等，所以在手术指征的把握上应该慎重。

目前认为，对于没有症状的多发性胆囊息肉，且息肉最大径 <10mm 的，大多数为胆固醇性息肉，恶变可能小，可以每 3 个月进行 B 超随访，若息肉在短期内迅速增大，应考虑手术。而对于单发息肉病变，如直径 <10mm 的，也可以 B 超随访。

有以下情况应积极手术治疗：①直径超过 10mm 的单发息肉，术后病理证实多为腺瘤，有恶变可能；②胆囊颈部息肉，容易嵌顿而影响胆囊排空；③胆囊息肉合并胆囊结石或伴发胆囊壁增厚者，恶变概率增加；④连续 B 超检查发现肿物不断增大者；⑤胆囊息肉伴有右上腹隐痛、消化不良等临床症状者。

胆囊良性肿瘤的手术方式首选腹腔镜下单纯胆囊切除术，术中应将胆囊标本行术中快速冰冻病理学检查，如提示恶性，则应根据肿瘤侵犯胆囊壁的深度，按胆囊癌根治术的原则进行处理。如术前高度怀疑恶性病变，尤其是病灶位于胆囊肝面时，应优先选择开腹手术，避免术中胆囊破裂或气腹的烟囱效应，引起肿瘤播散。

二、肝外胆管良性肿瘤

肝外胆管的良性肿瘤是指左、右肝管至壶腹部的胆管良性肿瘤和假瘤。肝外胆管良性肿瘤病变罕见，目前尚无统一的分类原则和方法。肝外胆管常见的良性肿瘤起源于胆道的腺上皮，2/3 的良性肿瘤为息肉、腺瘤性息肉、腺瘤，平均发病年龄为 58 岁。好发部位依次为乳头部(47%)、胆总管(27%)、肝总管(15%)；胆管的良性肿瘤中，乳头状瘤和腺瘤最多见，颗粒细胞瘤、脂肪瘤、纤维瘤、神经鞘瘤、平滑肌瘤和黑色素瘤也可见；胆管假瘤包括息肉、腺肌瘤和组织异位症。

1. 胆管腺瘤 胆管腺瘤是胆管癌的癌前病变。肝外胆管腺瘤多见于胆总管和壶腹部，也可见于高位胆管。临床表现为梗阻性黄疸(90%)，位于乳头部者可表现为间歇性、波动性黄疸(40%)，常伴有不同程度的右上腹疼痛，便血罕见。实验室检查，血中直接胆红素、碱性磷酸酶及尿淀粉酶等均升高。B 超为最基本的检查手段，可能发现胆管内实质性肿块声影，为胆囊内不随体位改变的强光点；部分患者可见胰管扩张；低张十二指肠造影容易发现壶腹部病变。大多数病灶质地柔软、不易触及，术中探查通常无抵抗感；术中 B 超、胆道造影或胆道镜检查较易发现病灶。发生于胆总管下段、邻近壶腹部的病灶常突出肠腔，此时经内镜常可发现病灶。手术切除应包括完整的病灶及部分正常的管壁；壶腹部起源的病变应作广泛切除，以防止复发。文献报道，37 例胆道息肉或腺瘤行局部病灶切除后，有 4/5 的患者复发。

2. 胆管乳头状瘤病　胆管乳头状瘤病特点是可以单发或多发，具有复发性，可广泛分布于胆道各处。多见于中年患者，男女比例为 2∶1。50% 的患者表现为肝内和肝外胆管弥漫性受累；近 30% 的患者为肝内胆道受累；20% 的患者为肝外胆道受累，多发性乳头状瘤可见胰管受累。

（1）多发性乳头状瘤病：胆管多发性乳头状瘤病临床罕见。多数肝内乳头状瘤患者表现为梗阻性黄疸，呈间歇性，常并发胆管炎、胆囊乳头状瘤。有时仅表现为腹痛，症状可呈间歇性、复发性或持续多年，常伴有贫血。胆汁中钾离子含量较高，常可引起水、电解质紊乱。病理学表现具有低度的恶变潜能，可见胞核异型或原位癌改变。

B 超检查可发现多发肿瘤回声和胆道扩张；胆囊造影或 ERCP 可显示胆道系统多发充盈缺损。

理想的治疗方案包括术前、术中行胆道造影检查，早期胆总管切开术全面评价肝内胆管的病变情况。如果病变体积较大，可应用刮除术，以便明确病变的起源部位；病变局限于一侧肝叶时，可切除全部受累胆道以及部分肝组织，达到治愈性切除的目的；当病变累及双侧胆管系统时，无法行治愈性切除，刮除术或胆汁内引流术较为合适，刮除术后应用激光消融术、化疗对延长患者生存期有意义。

（2）单纯性乳头状瘤：单纯性乳头状瘤壶腹部多见，其次为胆总管、肝总管。为胆囊壁隆起的分叶状肿物，有蒂或无蒂，可突入管腔，质地或硬或软，有上皮覆盖。镜下见柱状黏液分泌细胞，腺体结构复杂，可有神经内分泌细胞的混杂。临床症状不明显，可为间歇性或复发性梗阻性黄疸，有上腹疼痛及消化不良的表现。有时可伴有急性、慢性胆囊炎或急性胰腺炎表现。

B 超检查可见梗阻、扩张的胆管，有时可见肿瘤回声，无声影。胆管造影可显示梗阻的部位和肿瘤占位影；术中行胆道探查术，必要时行十二指肠切开至壶腹部，检查梗阻原因。

良性乳头状瘤可行肿瘤的单纯切除术；壶腹部良性乳头状瘤可经十二指肠行壶腹部切除术，胆总管、胰管再植术。若壶腹部病变复发或发生恶变时，需行胰头十二指肠切除术。

（3）囊性乳头状瘤：囊性乳头状瘤罕见，肿瘤切面呈大小不等的囊腔；病理检查结果显示，肿瘤的支持组织由纤维结缔组织构成，囊壁衬以扁平上皮，肿瘤表面有胆道单层柱状上皮覆盖。临床表现为梗阻性黄疸，可伴有肝区不适。治疗以手术切除及胆道引流术为主。

3. 炎性假瘤　为非肿瘤性病变，呈肿瘤样外观，可引起肝外胆管系统的梗阻，术前甚至术中难以与胆管肿瘤相鉴别。多位于肝门部、胆管汇合部、胆总管远段。黄疸及腹部不适为常见的临床症状。大体为黄褐色，有包膜。镜下表现为胆管被肿块包裹，黏膜层、上皮层消失，由增生的胶原纤维代替，腺细胞分化良好，胞核极性正常；血管周围和神经周围常有淋巴细胞的浸润，并不弥漫浸润至整个胆管壁；结缔组织内无单个上皮细胞；无黏液池形成。

（宋天强）

第 16 节　胆道肿瘤基础研究及临床诊治展望

一、胆管癌发生的病因学研究进展

胆管癌是除肝细胞肝癌之外最常见的上皮型肝脏恶性肿瘤，其发病率在世界范围内是逐渐增长的，尽管其发病的危险因素多样性的，且在世界各地存在地域差异。尽管在一些国家的诊断和治疗技术得到发展，但对胆管癌的诊断和治疗仍然具有挑战性。癌变过程一系列序贯发生的过程，很可能既包括胆汁淤积，又包括慢性炎症。释放 IL-6/TGF-β/TNF-α 和 PDGF 是胆管上皮细胞或胆管细胞增生的基础。进一步促进胆管癌发生的因素包括肿瘤抑制基因的突变增加，如 TP53，以及对凋亡的逃逸。

肝内原发性恶性肿瘤包括肝细胞肝癌、肝内胆管细胞癌以及肝细胞 - 胆管细胞混合型肝癌，分子生物学研究发现，三种类型癌的低分化癌均表达 Wnt 和 TGF-β，提示三者可能来源于共同的干 / 祖细胞。王心伟等通过高通量的 microRNA 芯片筛选对肝内胆管细胞癌进行分子分型，同样发现肝内胆管细胞癌和肝细胞肝癌可能来源于共同的干细胞。miR-200c 是抑癌的小 RNA，其通过抑制神经细胞黏附分子 1（NCAM-1）抑制胆管细胞癌进展。日本学者的研究也发现类似现象，即肝细胞肝癌中的纤维间质成分呈现类似胆管细胞癌的特征，并显示出上皮间质转化特征，因此从肝细胞肝癌 / 间质硬化型肝细胞肝癌到肝内胆管细胞癌可能是一个连续的过程。Dill 等用二乙基亚硝胺（DEN）肝癌诱导模型（N2ICD），发现结构性 Notch2 信号通路促进 DEN 诱导肝癌形成。此外，DEN（N2ICD）肝癌表现出 Sox9-mRNA 水平增加，以及甲胎蛋白和白蛋白 mRNA 表达水平降低，表明其比 DEN（Ctrl）分化更低。此外，DEN（N2ICD）小鼠形成巨大肝囊肿，胆管上皮细胞增生异常，并最终形成胆管癌。在小鼠（N2ICD）和胆管癌患者中，肿瘤的形成伴随着小鼠肝细胞核因子 4α（HNF-4α）重新表达，提示胆管上皮的去分化过程。

二、关于胆管癌侵袭转移能力和术后复发转移的研究进展

临床研究发现很多与胆管癌术后复发有关的危险因素，包括：在中国的肝门胆管癌患者中，高表达 ATA1/

SLC38A1 预示肿瘤更易复发和死亡风险增加；p53 结合蛋白 1 的表达水平改变是肝外胆管癌术后复发的高危因素；研究还发现，胆管癌中存在 c-erbB-2（HER-2/neu）与 c-met 的过表达以及 COX-2 的激活，转录因子 ets-1 在肝外胆管癌中过表达。c-met 与 c-erbB-2 基因在胆管癌中表达增加，两者可能参与肝内胆管癌的侵袭转移；在肝内胆管细胞癌中，淋巴管侵犯和淋巴结转移与 iNOS 阴性表达、COX-2 阳性表达显著相关。胆管癌患者血浆中及肿瘤组织中 PDFGA 高表达，提示术后死亡风险较高。分子靶向药物 sunitinib 因对 PDGFA 通路有抑制作用，能够抑制 p-PDGFRA、AKT 和 p-AKT 表达，因此推测 sunitinib 有希望成为胆管癌患者的治疗用药。

基础研究也发现一系列与胆管癌侵袭转移有关的因素。在胆管癌中，TNF-α 通过 COX-2 上调 MMP9，促进其侵袭转移能力。miR-21 通过抑制 PDCD4，促进胆管癌的发生和转移能力，通过 TaqMan miRNA 和免疫组化染色检测 miR-21 和 PDCD4 表达水平，发现与正常组织相比，人胆管癌组织中 miR-21 过表达，并且过表达 miR-21 与淋巴结转移和较短的生存期有关。利用麝猫后睾吸虫加 N- 亚硝基二甲胺（NDMA）治疗的仓鼠和 23 例人类胆管癌标本，瞬时转染 pre-miR-21 明显降低 PDCD4 表达水平，并促进 M213 胆管癌细胞系的增殖和运动迁移能力。胆管细胞癌中存在自分泌 Hedgehog 信号，胆管细胞癌细胞产生和响应 Shh 配体，阻断 Hedgehog 通路明显抑制上皮间质转化，并抑制 CCC 细胞活力。此外，cyclopamine、5E1 CCC 等可抑制移植瘤生长。

微环境方面的研究进展较快，目前已经发现肌成纤维细胞和肝脏星形细胞在胆管癌的发生、发展过程中扮演重要角色。肝内胆管癌的典型特征是含有致密的结缔组织基质，其中癌症相关的肌成纤维细胞（表达 α- 平滑肌肌动蛋白）是主要的细胞成分之一。间质中的这些肌成纤维细胞通过互动的自分泌和旁分泌的信号通路，在促进肝内胆管细胞癌的进展过程中起到至关重要的作用，促进细胞恶性增殖、迁移、侵袭性、抗凋亡和 / 或上皮间质转化。这些变化与肿瘤的恶性行为相关。间质成纤维母细胞和胆管癌细胞之间的缺氧反应和异常 Hedgehog 信号也是调节肝内胆管癌发展和治疗耐药的关键因素。在晚期胆管癌患者中已经发展一种战略，即干预与癌症相关的成纤维细胞和肝内胆管癌细胞之间的与疾病进展和预后相关的多条互动通路。独特的器官型培养细胞和胆管癌原位大鼠模型，非常适合于该潜在的范式转移策略，易于在临床前期进行快速检测。另外，由激活的肝脏星形细胞（HSC 细胞）分泌的 SDF-1α 和血管紧张素Ⅱ，可通过自分泌和旁分泌的方式，通过介导上皮间质转化，在炎症的发展、肿瘤纤维化和迁移中扮演着重要的角色，研究发现肿瘤间质的血管紧张素Ⅱ和 SDF-1α 启动的信号通路，调节了表达 AT-1 和 CXCR4 的肿瘤细胞的进展和纤维化。

三、胆管癌的临床药物治疗进展

胆管癌的预后差，且发现时多为晚期，因此晚期胆管癌或局部晚期胆管癌的化疗将成为研究的热点。局部晚期胆管癌包括如下情况：①患者接受手术切除，但术后仍残留肉眼可见病灶；②潜在根治性切除患者术后局部复发；③患者就诊时肿瘤即为局部晚期而无法切除。

在这些患者中，手术通常不作为可选择的治疗手段，而放化疗可延长总生存期，并控制局部肿瘤占位效应引起的症状。对于镜下切缘阳性或淋巴结阳性的肝内或肝外胆管癌患者，推荐术后辅助治疗，相应的临床试验正在进行中。目前没有一项新辅助治疗可认为是胆管癌患者的标准治疗方法。对于转移性胆管癌患者有一些有希望的研究结果，但仍需要随机对照临床试验进行验证。

目前晚期胆管癌的标准一线化疗方案为吉西他滨联合铂类，其证据来源于一项大型Ⅲ期临床试验，研究结果认为标准一线化疗方案吉西他滨联合顺铂（或奥沙利铂作为一个潜在的耐受性更好的替代药物）优于单用吉西他滨。亚叶酸钙联合氟尿嘧啶、卡培他滨单药治疗或吉西他滨单药治疗是对于体能状态处于边缘状态的患者的合理选择。对于体能状态较好的患者，积极的二线治疗方案包括吉西他滨联合卡培他滨，或厄洛替尼联合贝伐单抗。目前针对晚期胆管癌，正在进行多项Ⅱ期临床试验，包括分别比较吉西他滨联合 S-1 和吉西他滨单药、吉西他滨联合 S-1 和 S-1 单药、氟尿嘧啶联合顺铂和吉西他滨联合顺铂的Ⅱ期临床试验已经发表，未来有希望进入Ⅲ期临床。一项联合赛妥昔单抗、吉西他滨和卡培他滨治疗无法手术的晚期胆管癌患者的Ⅱ期临床试验，共纳入 34 例患者，其中 16 例肝内胆管癌、8 例肝外胆管癌、10 例胆囊癌，总反应率为 17.6%（2 例完全反应和 4 例部分反应），临床获益率为 76.5%。经过 15.4 个月的随访，中位无进展生存期为 34.3 周，中位总体生存期为 62.8 周。

目前分子靶向治疗作为崭新的治疗手段，已经得到越来越多的研究。一项来自比利时的研究——联合赛妥昔单抗（400mg/m² 第 1 周，之后每周 250mg/m²）和吉西他滨（1g/m²，第 1、8 和 15 天，每 4 周重复）的Ⅱ期临床试验中，入组 44 例晚期胆管癌患者，发现 6 个月的无进展生存期（PFS）达 47%，中位生存期达 13.5 个月，其中 9 例患者出现 PR（20.4%），疾病控制率为 79.5%。来自韩国成均馆大学医学中心的 Lee 等进行了一项Ⅲ期临床随机试验，将胆道癌（胆管癌、胆囊癌或壶腹癌）患者按 1:1 的比例被随机分为 2 组，第 1 组仅接受一线化疗方案治疗（第 1 天奥沙利铂 100mg/m²，第 2 天吉西他滨 1 000mg/m²），第 2 组则加上厄洛替尼（每天 100mg）。根据原发灶进行亚组分析表明，厄洛替尼可以显著延长胆管癌患者的中位无进展生存期（5.9 个月 vs. 3.0 个月，P=0.049），吉西他滨和奥沙利铂联用厄洛替尼表现出明显的抗肿瘤活性，胆管癌患者从厄洛替尼中受益最明显。基础研究发现，在胆管细胞癌细胞株中 EGFR-mRNA 和 pEGFR 高表达，提示在胆管细胞癌中 EGFR 通路存在活化；同时，吉非替尼（gefitinib）抑制 TGF-α 诱导的胆管细胞癌细胞增殖。吉西他滨（gemcitabine）抑制胆管细胞癌细胞增殖的作用是剂量依赖性的，且 gefitinib 与 gemcitabine 合用具有协同效应。

目前认为，对于镜下切缘阳性或淋巴结阳性的肝内或肝外胆管癌患者，推荐术后辅助治疗。关于术后辅助化疗和放/化疗的研究资料有限且研究质量不高，最相关的一项研究来自日本，即著名的 ESPAC-3 研究，另有一项来自英国的 BILCAP 研究，以及一项荟萃分析。来自日本的多中心研究 ESGPC-3，在胰胆管癌患者接受 2 个周期的丝裂霉素＋静脉氟尿嘧啶或口服氟尿嘧啶维持治疗，其中 139 例胆管癌中淋巴结转移率在术后化疗组和单纯手术组分别为 84% 和 88%，5 年总体生存率术后化疗组并不显著优于单纯手术组（27% vs. 24%）；当此结果根据患者切缘阳性与否进一步细分，术后化疗并未显著改善接受非根治性手术患者的总体生存率（8% vs. 16%）。而对于接受根治性手术切除的患者，术后化疗亦未能显著提高 5 年生存率（41% vs. 28%）。另一项来自英国的研究 BILCAP 为多中心随机对照临床试验，在胆道癌中比较口服卡培他滨与对照组的生存期，目前研究结果尚未发表。另外，一项关于胆管癌术后辅助化疗的系统综述纳入了日本 ESGPC-3 研究、2 项 SEER 研究和 17 项回顾性研究的结果，在对所有研究进行系统综述后发现化疗无获益；当除外两项偏倚较大的研究、仅纳入胆囊癌和胆管癌病例或仅对切缘阳性的病例进行分析时，则发现术后辅助化疗明显获益。

四、胆管癌的临床诊疗展望

展望未来针对胆管癌的临床诊疗，应从以下几方面着手：第一，提高手术切除率，提高阴性切缘比例，有学者提出"无接触切除"，如术前判断门静脉受累，需切除门静脉，术中应避免从门静脉前方分离胆道，即避免接触肿瘤；第二，加强全身化疗及局部放射治疗在胆管癌综合治疗中的地位，应积极设计临床试验进行胆管癌的术前新辅助化疗和术后辅助化疗研究，尤其对术后切缘阳性、伴有淋巴结转移、肿瘤侵出浆膜、多发肿瘤的患者；第三，目前肝移植对于位置特殊而无淋巴转移或远处转移的患者，可明显提高生存期，应进一步定义肝移植在肝门胆管癌治疗中的地位，明确肝移植的适应证，因肝移植可达到最佳的"不接触"肿瘤效果；第四，分子靶向治疗将成为胆管癌治疗的重要手段，在研究化疗药物的同时，有必要进一步研究胆管癌复发转移的分子机制，发现与预后相关的分子标志物，并给予特异性靶向治疗；第五，未来将出现更多预测胆管癌预后的分子标志物，从而实现更好的个体化治疗。

（张 伟）

参 考 文 献

[1] OH S W, YOON Y S, SHIN S A. Effects of excess weight on cancer incidences depending on cancer sites and histologic findings among men: Korea National Health Insurance Corporation Study[J]. J Clin Oncol, 2005, 23: 4742-4754.

[2] SHAIB Y, EL-SERAG H B. The epidemiology of cholangiocarcinoma[J]. Semin Liver Dis, 2004, 24: 115-125.

[3] THOMPSON R, STRAUTNIEKS S. BSEP: function and role in progressive familial intrahepatic cholestasis[J]. Semin Liver Dis, 2001, 21: 545-550.

[4] HOLZINGER F, Z'GRAGGEN K, BUCHLER M W. Mechanisms of biliary carcinogenesis: a pathogenetic multi-stage cascade towards cholangiocarcinoma[J]. Ann Oncol, 1999, 10 Suppl 4: 122-126.

[5] VAUTHEY J N, BLUMGART L H. Recent advances in the management of cholangiocarcinoma[J]. Semin Liver Dis, 1994, 14: 109-114.

[6] KHAN S A, TAYLOR-ROBINSON S D, TOLEDANO M B, et al. Changing international trends in mortality rates for liver, biliary and pancreatic tumours[J]. J Hepatol, 2002, 37: 806-813.

[7] PATEL T. Worldwide trends in mortality from biliary tract malignancies[J]. BMC Cancer, 2002, 2: 10.

[8] TAYLOR-ROBINSON S D, TOLEDANO M B, ARORA S, et al. Increase in mortality rates from intrahepatic cholangiocarcinoma in England and Wales 1968-1998[J]. Gut, 2001, 48: 816-820.

[9] PATEL T. Increasing incidence and mortality of primary intrahepatic cholangiocarcinoma in the United States[J]. Hepatology, 2001, 33: 1353-1357.

[10] WELZEL T M, MCGLYNN K A, HSING A W, et al. Impact of classification of hilar cholangiocarcinomas (Klatskin tumors) on the incidence of intra-and extrahepatic cholangiocarcinoma in the United States[J]. J Natl Cancer Inst, 2006, 21, 98(12): 873–875.

[11] KLATSKIN G. Adenocarcinoma of the hepatic duct at its bifurcation within the porta hepatis. An unusual tumor with distinctive clinical and pathological features[J]. Am J Med, 1965, 38: 241.

[12] BISMUTH H, CORLETTE M B. Intrahepatic cholangioenteric anastomosis in carcinoma of the hilus of the liver[J]. Surg Gynaecol Obstet, 1975, 140: 170-178.

[13] CHAPMAN R W. Risk factors for biliary tract carcinogenesis[J]. Ann Oncol, 1999, 10: 308-311.

[14] BROOME U, OLSSON R, LOOF L, et al. Natural history and prognostic factors in 305 Swedish patients with primary sclerosing cholangitis[J]. Gut, 1996, 38: 610-615.

[15] BRANDSAETER B, ISONIEMI H, BROOMÉ U, et al. Liver transplantation for primary sclerosing cholangitis, predictors and consequences of hepatobiliary malignancy[J]. J Hepatol, 2004, 40: 815-822.

[16] LEIDENIUS M, HÖCKERSTEDT K, BROOME U, et al. Hepatobiliary carcinoma in primary sclerosing cholangitis: a case control study[J]. J Hepatol, 2001, 34: 792-798.

[17] GATTO M, BRAGAZZI M C, SEMERARO R, et al. Cholangiocarcinoma: update and future perspectives[J]. Dig Liver Dis, 2010, 42(4): 253-260.

[18] PATEL T. Cholangiocarcinoma[J]. Nat Clin Pract Gastroenterol Hepatol, 2006, 3(1): 33-42.

[19] BLECHACZ B R, GORES G J. Cholangiocarcinoma[J]. Clin Liver Dis, 2008, 12(1): 131-150.

[20] SRIPA B, PAIROJKUL C. Cholangiocarcinoma: lessons from Thailand[J]. Curr Opin Gastroenterol, 2008, 24(3): 349-356.

[21] KHAN S A, TOLEDANO M B, TAYLOR-ROBINSON S D. Epidemiology, risk factors, and pathogenesis of cholangiocarcinoma[J]. HPB(Oxford), 2008, 10(2): 77-82.

[22] BLUMGART L H, BENJAMIN I S. Liver resection for bile duct cancer[J]. Surg Clin North Am, 1989, 69: 323-337.

[23] LANDIS S H, MURRAY T, BOLDEN S, et al. Cancer statistics, 1998[J]. CA Cancer J Clin, 1998, 48: 6-29.

[24] BOERMA E J. Research into the results of resection of hilar bile duct cancer[J]. Surgery, 1990, 108: 572-580.

[25] BENGMARK S, EKBERG H, EVANDER A, et al. Major liver resection for hilar cholangiocarcinoma[J]. Ann Surg, 1988, 207: 120-125.

[26] BOSMA A. Surgical pathology of cholangiocarcinoma of the liver hilus (Klatskin tumor)[J]. Semin Liver Dis, 1990, 10: 85-90.

[27] BURAK K, ANGULO P, PASHA T M, et al. Incidence and risk factors for cholangiocarcinoma in primary sclerosing cholangitis[J]. Am J Gastroenterol, 2004, 99: 523-526.

[28] CHEN M F, JAN Y Y, JENG L B, et al. Intrahepatic cholangiocarcinoma in Taiwan[J]. J Hepatobiliary Pancreat Surg, 1999, 6: 136-141.

[29] KUBO S, KINOSHITA H, HIROHASHI K, et al. Hepatolithiasis associated with cholangiocarcinoma[J]. World J Surg, 1995, 19: 637-641.

[30] OKUDA K, NAKANUMA Y, MIYAZAKI M. Cholangiocarcinoma: recent progress. Part 1: epidemiology and etiology[J]. J Gastroenterol Hepatol, 2002, 17: 1049-1055.

[31] LESURTEL M, REGIMBEAU J M, FARGES O, et al. Intrahepatic cholangiocarcinoma and hepatolithiasis: an unusual association in Western countries[J]. Eur J Gastroenterol Hepatol, 2002, 14: 1025-1027.

[32] KURATHONG S, LERDVERASIRIKUL P, WONGPAITOON V, et al. Opisthorchis viverrini infection and cholangiocarcinoma. A prospective, case-controlled study[J]. Gastroenterology, 1985, 89: 151-156.

[33] WATANAPA P, WATANAPA W B. Liver fluke-associated cholangiocarcinoma[J]. Br J Surg, 2002, 89: 962-970.

[34] HARDELL L, BENGTSSON N O, JONSSON U, et al. Aetiological aspects on primary liver cancer with special regard to alcohol, organic solvents and acute intermittent porphyria--an epidemiological investigation[J]. Br J Cancer, 1984, 50: 389-397.

[35] WELZEL T M, GRAUBARD B I, EL-SERAG H B, et al. Risk factors for intrahepatic and extrahepatic cholangiocarcinoma in the United States: a population-based case-control study[J]. Clin Gastroenterol Hepatol, 2007, 5: 1221-1228.

[36] MARZIONI M, FAVA G, BENEDETTI A. Nervous and Neuroendocrine regulation of the pathophysiology of cholestasis and of biliary carcinogenesis[J]. World J Gastroenterol, 2006, 12: 3471-3480.

[37] KOBAYASHI M, IKEDA K, SAITOH S, et al. Incidence of primary cholangiocellular carcinoma of the liver in Japanese patients with hepatitis C virus-related cirrhosis[J]. Cancer, 2000, 88: 2471-2477.

[38] SHAIB Y H, EL-SERAG H B, DAVILA J A, et al. Risk factors of intrahepatic cholangiocarcinoma in the United States: a case-control study[J]. Gastroenterology, 2005, 128: 620-626.

[39] EDGE S B, BYRD D R, COMPTON C C, et al. AJCC Cancer Staging Manual[M]. 7th ed. New York: Springer, 2009: 211-217.

[40] SHUKLA P J, BARRETO S G. Gallbladder cancer: we need to do better! [J]. Ann Surg Oncol, 2009, 16(8): 2084-2085.

[41] FONG Y, WAGMAN L, GONEN M, et al. Evidence-Based gallbladder cancer staging changing cancer staging by analysis of data from the National Cancer Database[J]. Ann Surg, 2006, 243(6): 767-771.

[42] FARRAR D A. Carcinoma of the cystic duct[J]. Br J Surg, 1951, 39(154): 183-185.

[43] YOKOYAMA Y, NISHIO H, EBATA T, et al. New classification of cystic duct carcinoma[J]. World J Surg, 2008, 32(4): 621-626.

[44] NAKATA T, KOBAYASHI A, MIWA S, et al. Impact of tumor spread to the cystic duct on the prognosis of patients with gallbladder carcinoma[J]. World J Surg, 2007, 31(1): 155-161.

[45] PILGRIM C H, USATOFF V, EVANS P. Consideration of anatomical structures relevant to the surgical strategy for managing gall bladder carcinoma[J]. Eur J Surg Oncol, 2009, 35(11): 1131-1136.

[46] OUCHI K, MIKUNI J, KAKUGAWA Y. Laparoscopic cholecystectomy for gallbladder carcinoma: results of a Japanese survey of 498 patients[J]. J Hepatobiliary Pancreat Surg, 2002, 9(2): 256-260.

[47] CHIJIIWA K, NAKANO K, UEDA J, et al. Surgical treatment of patients with T_2 gallbladder carcinoma invading the subserosal layer[J]. J Am Coll Surg, 2001, 192(5): 600-607.

[48] EVERHART J E, RUHL C E. Burden of digestive diseases in the United States Part Ⅲ: liver, biliary tract, and pancreas [J]. Gastroenterology, 2009, 136: 1134-1144.

[49] DEOLIVEIRA M L, SCHULICK R D, NIMURA Y, et al. New staging system and a registry for perihilar cholangiocarcinoma[J]. Hepatology, 2011, 53(4): 1363-1371.

[50] DEOLIVEIRA M L, CUNNINGHAM S C, CAMERON J L, et al. Cholangiocarcinoma: thirty-one-year experience with 564 patients at a single institution[J]. Ann Surg, 2007, 245(5): 755-762.

[51] YAMASAKI S. Intrahepatic cholangiocarcinoma: macroscopic type and stage classification[J]. J Hepatobiliary Pancreat Surg, 2003, 10: 288-291.

[52] NATHAN H, ALOIA T A, VAUTHEY J N, et al. A proposed staging system for intrahepatic cholangiocarcinoma [J]. Ann Surg Oncol, 2009, 16(1): 14-22.

[53] SASAKI A, ARAMAKI M, KAWANO K, et al. Intrahepatic peripheral cholangiocarcinoma: mode of spread and choice of surgical treatment[J]. Br J Surg, 1998, 85(9): 1206-1209.

[54] SHIMADA K, SANO T, SAKAMOTO Y, et al. Surgical outcomes of the mass-forming plus periductal infiltrating types of intrahepatic cholangiocarcinoma: a comparative study with the typical mass-forming type of intrahepatic cholangiocarcinoma[J]. World J Surg, 2007, 31(10): 2016-2022.

[55] YAMAMOTO Y, SHIMADA K, SAKAMOTO Y, et al. Clinicopathological characteristics of intrahepatic cholangiocellular carcinoma presenting intrahepatic bile duct growth [J]. J Surg Oncol, 2009, 99(3): 161-165.

[56] FARGES O, FUKS D, LE TREUT Y P, et al. AJCC 7th edition of TNM staging accurately discriminates outcomes of patients with resectable intrahepatic cholangiocarcinoma: by the AFC-IHCC-2009 study group[J]. Cancer, 2010, 117 (10): 2170-2177.

[57] EL RASSI Z E, PARTENSKY C, SCOAZEC J Y, et al. Peripheral cholangiocarcinoma: presentation, diagnosis, pathology and management[J]. Eur J Surg Oncol, 1999, 25 (4): 375-380.

[58] EGUCHI H, ISHIKAWA O, OHIGASHI H, et al. Surgical significance of superficial cancer spread in early gallbladder cancer[J]. Jpn J Clin Oncol, 2005, 35(3): 134-138.

[59] YILDIRIM E, CELEN O, GULBEN K, et al. The surgical management of incidental gallbladder carcinoma[J]. Eur J Surg Oncol, 2005, 31(1): 45-52.

[60] PRINCIPLE A, DEL GAUDIO M, ERCOLANI G, et al. Radical surgery for gallbladder carcinoma: possibilities of survival[J]. Hepatogastroenterology, 2006, 53(71): 660-664.

[61] KANG C M, LEE W J, CHOI G L L, et al. Does "clinical" R0 have validity in the choice of simple cholecystectomy for gallbladder carcinoma? [J]. J Gastrointest Surg, 2007, 11 (10): 1309-1316.

[62] KOHYA N, MIYAZAKI K. Hepatectomy of segment 4a and 5 combined with extra-hepatic bile duct resection for T_2 and T_3 gallbladder carcinoma[J]. J Surg Oncol, 2008, 97(6): 498-502.

[63] KWON A L L, IMAMURA A, KITADE H, et al. Unsuspected gallbladder carcer diagnosed during or after laparoscopic cholecystectomy[J]. J Surg Oncol, 2008, 97(3): 241-245.

[64] HUEMAN M T, VOLLMER C M, PAWLIK T M. Evolving treatment strategies for gallbladder cancer[J]. Ann Surg Oncol, 2009, 16(8): 2101-2115.

[65] OTERO J C, PROSKE A, VALLILENGUA C, et al. Gallbladder cancer: surgical results after cholecystectomy in 25 patients with lamina propria invasion and 26 patients with muscular layer invasion[J]. J Hepatobiliarv Pancreat Surg, 2006, 13(6): 562-566.

[66] KAI M, CHIJIIWA K, OHUCHIDA J, et al. A curative resection improves the postoperative survival rate even in patients with advanced gallbladder cancinoma[J]. J Gastrointest Surg, 2007, 11(8): 1025-1032.

[67] KAYAHARA M, NAGAKAWA T. Recent trends of gallbladder cancer in Japan: an analysis of 4,770 patients[J]. Cancer, 2007, 110(3): 572-580.

[68] KUMAR J R, TEWARI M, RAI A, et al. An objective assessment of demography of gallbladder cancer[J]. J Surg Oncol, 2006, 93(8): 610-614.

[69] JI J, HEMMINKI K. Variation in the risk for liver and gallbladder cancers in socioeconomic and occupational groups in Sweden with etiological implications[J]. Int Arch Occup Environ Health, 2005, 78(8): 641-649.

[70] PANDEY M, SHUKLA V K. Lifestyle, parity, menstrual and reproductive factors and risk of gallbladder cancer[J]. Eur J Cancer Prev, 2003, 12(4): 269-272.

[71] CHAO T C, WANG C S, JENG L B, et al. Primary carcinoma of the gallbladder in Taiwan[J]. J Surg Oncol, 1996, 61(1): 49-55.

[72] CHANG C K, ASTRAKIANAKIS G, THOMAS D B, et al. Risks of biliary tract cancer and occupational exposures among Shanghai women textile workers: a case-cohort study [J]. Am J Ind Med, 2006, 49(8): 690-698.

[73] WOOD R, FRASER L A. BREWSTER D H, et al. Epidemiology of gallbladder cancer and trends in cholecystectomy rates in Scotland, 1968-1998[J]. Eur J Cancer, 2003, 39 (14): 2080-2086.

[74] AGRAWAL S, SONAWANE R N, BEHARI A, et al. Laparoscopic staging in gallbladder cancer[J]. Dig Surg, 2005, 22(6): 440-445.

[75] YOU D D, LEE H G, PAIK K Y, et al. What is an adequate extent of resection for T_1 gallbladder cancers? [J]. Ann Surg, 2008, 247(5): 835-838.

[76] KONDO S, NIMURA Y, KAMIYA J, et al. Mode of tumor spread and surgical strategy in gallbladder carcinoma[J]. Langenbecks Arch Surg, 2002, 387(5-6): 222-228.

[77] CHIJIIWA K, KAI M, NAGANO M, et al. Outcome of radical surgery for stage IV gallbladder carcinoma[J]. J Hepatobiliary Pancreat Surg, 2007, 14(4): 345-350.

[78] NISHIO H, NAGINO M, EBATA T, et al. Aggressive surgery for stage IV gallbladder carcinoma, what are the contraindications? [J]. J Hepatobiliary Pancreat Surg, 2007, 14(4): 351-357.

[79] HEMMING A W, MAGLIOCCA J F, FUJITA S, et al. Combined resection of the liver and pancreas for malignancy [J]. J Am Coll Surg, 2010, 210(5): 808-814.

[80] SAKAMOTO Y, KOSUGE T, SHIMADA K, et al. Clinical significance of extrahepatic bile duct resection for advanced gallbladder cancer[J]. J Surg Oncol, 2006, 94(4): 298-306.

[81] VALLE J, WASAN H, PALMER D H, et al. Cisplatin plus gemcitabine versus gemcitabine for biliary tract cancer[J]. N Engl J Med, 2010, 362(14): 1273-1281.

[82] LI J Y, QUAN Z W, ZHANG Q, et al. The synergistic inhibitory effect of somatostatin-doxontbicin co-treatment on gallbladder carcinoma[J]. BMC Cancer, 2007, 7: 125.

[83] HOURY S, BARRIER A, HUGUIER M. Irradiation therapy for gallbladder carcinoma: recent advances[J]. J Hepatobiliary Pancreat Surg, 2001, 8(6): 518-524.

[84] GOLDIN R D, ROA J C. Gallbladder cancer: a morphological and molecular update[J]. Histopathology, 2009, 55(2): 218-229.

[85] HARDER J, WAIZ O, OTTO F, et al. EGFR and HER2 expression in advanced biliary tract cancer[J]. World J Gastroenterol, 2009, 15: 4511-4517.

[86] LEONE F, CAVALLONI G, PIGNOCHINO Y, et al. Somatic mutations of epidermal growth factor receptor in bile duct and gallbladder carcinoma[J]. Clin Cancer Res, 2006, 12: 1680-1685.

[87] PARK J Y, PARK B K, KO J S, et al. Bile acid analysis in biliary tract cancer[J]. Yonsei Med J, 2006, 47: 817-820.

[88] TIAN Y, DING R Y, ZHI Y H, et al. Analysis of p53 and vascular endothelial growth factor expression in human gallbladder carcinoma for the determination of tumor vascularity [J]. World J Gastroenterol, 2006, 12: 415-419.

[89] BATMUNKH E, SHIMADA M, MORINE Y, et al. Expression of hypoxia-inducible factor-1 alpha(HIF-1alpha) in patients with the gallbladder carcinoma[J]. Int J Clin Oncol, 2010, 15(1): 59-64.

[90] KOHYA N, KITAJIMA Y, KITAHARA K, et al. Muta-tion analysis of K-ras and beta-catenin genes related to O6-methylguanin-DNA methyltransferase and mismatch repair protein status in human gallbladder carcinoma[J]. Int J Mol Med, 2003, 11(1): 65-69.

[91] ALSHEYAB F M, ZIADEH M T, BANI-HANI K E. Expression of p21 and p27 in gallbladder cancer[J]. Saudi Med J, 2007, 28: 683-687.

[92] MIYAHARA N, SHODA J, ISHIGE K, et al. MUC4 inter-acts with ErbB2 in human gallbladder carcinoma: potential pathobiological implications[J]. Eur J Cancer, 2008, 44 (7): 1048-1056.

[93] JARNAGIN W R, KLIMSTRA D S, HEZEL M, et al. Differential cell cycle-regulatory protein expression in biliary tract adenocarcinoma: correlation with anatomic site, patho-logic variables, and clinical outcome[J]. J Clin Oncol, 2006, 24: 1152-1160.

[94] RAMANATHAN R K, BELANI C P, SINGH D A, et al. A phase II study of lapatinib in patients with advanced biliary tree and hepatocellular cancer[J]. Cancer Chemother Phar-macol, 2009, 64: 777-783.

[95] PHILIP P A, MAHONEY M R, ALLMER C, et al. Phase II study of erlotinib in patients with advanced biliary cancer[J]. J Clin Oncol, 2006, 24: 3069-3074.

[96] BROWNE B C, CROWN J, VENKATESAN N, et al. Inhi-bition of IGF1R activity enhances response to trastuzumab in HER-2-positive breast cancer cells[J]. Ann Oncol, 2011, 22: 68-73.

[97] BEKAII-SAAB T, PHELPS M A, LI X, et al. Multi-insti-tutional phase II study of selumetinib in patients with meta-static biliary cancers[J]. J Clin Oncol, 2011, 29: 2357-2363.

[98] NAKEEB A, PITT H A, SOHN T A, et al. Cholangiocar-cinoma. A spectrum of intrahepatic, perihilar, and distal tumors[J]. Ann Surg, 1996, 224: 463-473, discussion 473-475.

[99] STROM B L, HIBBERD P L, SOPER K A, et al. Interna-tional variations in epidemiology of cancers of the extrahe-patic biliary tract[J]. Cancer Res, 1985, 45: 5165-5168.

[100] CARRIAGA M T, HENSON D E. Liver, gallbladder, extrahepatic bile ducts, and pancreas[J]. Cancer, 1995, 75: 171-190.

[101] MCLEAN L, PATEL T. Racial and ethnic variations in the epidemiology of intrahepatic cholangiocarcinoma in the United States[J]. Liver Int, 2006, 26: 1047-1053.

[102] CHALASANI N, BALUYUT A, ISMAIL A, et al. Chol-angiocarcinoma in patients with primary sclerosing chol-angitis: a multicenter case-control study[J]. Hepatology, 2000, 31: 7-11.

[103] PARKIN D M, SRIVATANAKUL P, KHLAT M, et al. Liver cancer in Thailand. I. A case-control study of chol-

angiocarcinoma[J]. Int J Cancer, 1991, 48: 323-328.

[104] KOJIRO M, KAWANO Y, KAWASAKI H, et al. Thorotrast-induced hepatic angiosarcoma, and combined hepatocellular and cholangiocarcinoma in a single patient[J]. Cancer, 1982, 49: 2161-2164.

[105] SAHANI D, PRASAD S R, TANNABE K K, et al. Thorotrast-induced cholangiocarcinoma: case report[J]. Abdom Imaging, 2003, 28: 72-74.

[106] WALKER N J, CROCKETT P W, NYSKA A, et al. Dose-additive carcinogenicity of a defined mixture of "dioxin-like compounds"[J]. Environ Health Perspect, 2005, 113: 43-48.

[107] TOCCHI A, MAZZONI G, LIOTTA G, et al. Late development of bile duct cancer in patients who had biliary-enteric drainage for benign disease: a follow-up study of more than 1,000 patients[J]. Ann Surg, 2001, 234(2): 210-214.

[108] SORENSEN H T, FRIIS S, OLSEN J H, et al. Risk of liver and other types of cancer in patients with cirrhosis: a nationwide cohort study in Denmark[J]. Hepatology, 1998, 28: 921-925.

[109] FWU C W, CHIEN Y C, YOU S L, et al. Hepatitis B virus infection and risk of intrahepatic cholangiocarcinoma and non-Hodgkin lymphoma: a cohort study of parous women in Taiwan[J]. Hepatology, 2011, 53: 1217-1225.

[110] WU Z F, YANG N, LI D Y, et al. Characteristics of intrahepatic cholangiocarcinoma in patients with hepatitis B virus infection: clinicopathologic study of resected tumours[J]. J Viral Hepat, 2013, 20: 306-310.

[111] CASTELLANO-MEGÍAS V M, IBARROLA-DE ANDRÉS C, COLINA-RUIZDELGADO F. Pathological aspects of so called "hilar cholangiocarcinoma"[J]. World J Gastrointest Oncol, 2013, 5(7): 159-170.

[112] GUEDJ N, BEDOSSA P, PARADIS V. Pathology of cholangiocarcinoma[J]. Ann Pathol, 2010, 30: 455-463.

[113] ALBORES-SAAVEDRA J, MURAKATA L, KRUEGER J E, et al. Noninvasive and minimally invasive papillary carcinomas of the extrahepatic bile ducts[J]. Cancer, 2000, 89: 508-515.

[114] TODOROKI T, OKAMURA T, FUKAO K, et al. Gross appearance of carcinoma of the main hepatic duct and its prognosis[J]. Surg Gynecol Obstet, 1980, 150: 33-40.

[115] WEINBREN K, MUTUM S S. Pathological aspects of cholangiocarcinoma[J]. J Pathol, 1983, 139: 217-238.

[116] ADSAY N V, MERATI K, BASTURK O, et al. Pathologically and biologically distinct types of epithelium in intraductal papillary mucinous neoplasms: delineation of an "intestinal" pathway of carcinogenesis in the pancreas[J]. Am J Surg Pathol, 2004, 28: 839-848.

[117] NAKANUMA Y, HARADA K, ISHIKAWA A, et al.

Anatomic and molecular pathology of intrahepatic cholangiocarcinoma[J]. J Hepatobiliary Pancreat Surg, 2003, 10: 265-281.

[118] YAMAMOTO M, TAKASAKI K, NAKANO M, et al. Minute nodular intrahepatic cholangiocarcinoma[J]. Cancer, 1998, 82: 2145-2149.

[119] LUDWIG J. Surgical pathology of the syndrome of primary sclerosing cholangitis[J]. Am J Surg Pathol, 1989, 13 Suppl 1: 43-49.

[120] YAMAGUCHI K. Pancreatoduodenectomy for bile duct and ampullary cancer[J]. J Hepatobiliary Pancreat Sci, 2012, 19: 210-215.

[121] CHOI J Y, LEE J M, LEE J Y, et al. Assessment of hilar and extrahepatic bile duct cancer using multidetector CT: value of adding multiplanar reformations to standard axial images[J]. Eur Radiol, 2007, 17: 3130-3138.

[122] KIM J H, BYUN J H, LEE S J, et al. Differential diagnosis of sclerosing cholangitis with autoimmune pancreatitis and periductal infiltrating cancer in the common bile duct at dynamic CT, endoscopic retrograde cholangiography and MR cholangiography[J]. Eur Radiol, 2012, 22: 2502-2513.

[123] SUN H Y, LEE J M, PARK H S, et al. Gadoxetic acid-enhanced MRI with MR cholangiography for the preoperative evaluation of bile duct cancer[J]. J Magn Reson Imaging, 2013, 38: 138-147.

[124] PARK H S, LEE J M, CHOI J Y, et al. Preoperative evaluation of bile duct cancer: MRI combined with MR cholangiopancreatography versus MDCT with direct cholangiography[J]. AJR Am J Roentgenol, 2008, 190: 396-405.

[125] RAEDSCH R, SAUERBRUCH T. Use of ERCP in suspected bile duct and pancreatic cancer[J]. Z Gastroenterol, 1992, 30: 765-769.

[126] KATO T, TSUKAMOTO E, KUGE Y, et al. Clinical role of ^{18}F-FDG PET for initial staging of patients with extrahepatic bile duct cancer[J]. Eur J Nucl Med Mol Imaging, 2002, 29: 1047-1054.

[127] KHASHAB M A, FOCKENS P, AL-HADDAD M A. Utility of EUS in patients with indeterminate biliary strictures and suspected extrahepatic cholangiocarcinoma(with videos)[J]. Gastrointest Endosc, 2012, 76(5): 1024-1033.

[128] ZAYDFUDIM V M, CLARK C J, KENDRICK M L, et al. Correlation of staging systems to survival in patients with resected hilar cholangiocarcinoma[J]. Am J Surg, 2013, 206: 159-165.

[129] BURKE E C, JARNAGIN W R, HOCHWALD S N, et al. Hilar Cholangiocarcinoma: patterns of spread, the importance of hepatic resection for curative operation, and

a presurgical clinical staging system[J]. Ann Surg, 1998, 228: 385-394.

[130] JARNAGIN W R, FONG Y, DEMATTEO R P, et al. Staging, resectability, and outcome in 225 patients with hilar cholangiocarcinoma[J]. Ann Surg, 2001, 234: 507-517, discussion 517-519.

[131] NAGINO M. Perihilar cholangiocarcinoma: A much needed but imperfect new staging system[J]. Nat Rev Gastroenterol Hepatol, 2011, 8: 252-253.

[132] PANDY D, LEE K H, TAN K C. The role of liver transplantation for hilar cholangiocarcinoma[J]. Hepatobiliary Pancreat Dis Int, 2007, 6: 248-253.

[133] PICHLMAYR R, WEIMANN A, KLEMPNAUER J, et al. Surgical treatment in proximal bile duct cancer. A single-center experience[J]. Ann Surg, 1996, 224: 628-638.

[134] SINGAL A, WELLING T H, MARRERO J A. Role of liver transplantation in the treatment of cholangiocarcinoma [J]. Expert Rev Anticancer Ther, 2009, 9: 491-502.

[135] HEIMBACH J K. Successful liver transplantation for hilar cholangiocarcinoma[J]. Curr Opin Gastroenterol, 2008, 24(3): 384-388.

[136] HEIMBACH J K, GORES G J, NAGORNEY D M, et al. Liver transplantation for perihilar cholangiocarcinoma after aggressive neoadjuvant therapy: a new paradigm for liver and biliary malignancy[J]. Surgery, 2006, 140: 331-334.

[137] REA D J, HEIMBACH J K, ROSEN C B, et al. Liver transplantation with neoadjuvant chemoradiation is more effective than resection for hilar cholangiocarcinoma[J]. Ann Surg, 2005, 242(3): 451-461.

[138] WOO S M, RYU J K, LEE S H, et.al. Recurrence and prognostic factors of ampullary carcinoma after radical resection: comparison with distal extrahepatic cholangiocarcinoma[J]. Ann Surg Oncol, 2007, 14: 3195-3201.

[139] YEO C J, CAMERON J L, SOHN T A, et al. Six hundred fifty consecutive pancreaticoduodenectomies in the 1990s: pathology, complications, and outcomes[J]. Ann Surg, 1997, 226(3): 248-260.

[140] SAKAMOTO Y, KOSUGE T, SHIMADA K, et al. Prognostic factors of surgical rection in middle and distal bile duct cancer: an analysis of 55 patients concerning the significance of ductal and radial margins[J]. Surgery, 2005, 137: 396-402.

[141] YOSHIDA T, MATSUMOTO T, SASAKI A, et al. Prognostic factors after panereatoduodenectomy with extended lymphadenectomy for distal bile duct cancer[J]. Arch Surg, 2002, 137: 69-73.

[142] WAKAI T, SHIRAI Y, MORODA T, et al. Impact of ductal resection margin status on long-term survival in patients undergoing resection for extrahepatic cholangiocarcinoma[J]. Cancer, 2005, 103: 1210-1216.

[143] FONG Y, BLUMGART L H, LIN E, et al. Outcome of treatment for distal bile duct cancer[J]. Br J Surg, 1996, 83(12): 1712-1715.

[144] MURAKAMI Y, UEMURA K, HAYASHIDANI Y, et al. Prognostic significance of lymph node metastasis and surgical margin status for distal cholangiocarcinoma[J]. J Surg Oncol, 2007, 95: 207-212.

[145] SASAKI R, TAKEDA Y, FUNATO O, et al. Significance of ductal margin status in patients undergoing surgical resection for extrahepatic cholangiocarcinoma[J]. World J Surg, 2007, 31(9): 1788-1796.

[146] KUROSAKI I, TSUKADA K, HATAKEYAMA K, et al. The mode of lymphatic spread in carcinoma of the bile duct [J]. Am J Surg, 1996, 172: 239-243.

[147] YOSHIDA T, SHIBATA K, YOKOYAMA H, et al. Patterns of lymph node metastasis in carcinoma of the distal bile duct[J]. Hepatogastroenterology, 1999, 46(27): 1595-1598.

[148] YOSHIDA T, ARAMAKI M, BANDOH T, et al. Para-aortic lymph node metastasis in carcinoma of the distal bile duct[J]. Hepatogastroenterology, 1998, 45(24): 2388-2391.

[149] JANG J Y, KIM S W, PARK D J, et al. Actual long-term outcome of extrahepatic bile duct cancer after surgical resection[J]. Ann Surg, 2005, 241: 77-84.

[150] 中华医学会外科学会胆道外科学组. 肝外胆道癌全国调查 1098 例分析[J]. 中华外科杂志, 1990, 28(8): 516-521.

[151] SHINCHI H, TAKAO S, NISHIDA H, et al. Length and quality of survival following external beam radiotherapy combined with expandable metallic stent for unresectable hilar cholangiocarcinoma[J]. J Surg Oncol, 2000, 75(2): 89-94.

[152] NAGINO M, EBATA T, YOKOYAMA Y, et al. Evolution of surgical treatment for perihilar cholangiocarcinoma: a single-center 34-year review of 574 consecutive resections [J]. Ann Surg, 2013, 258(1): 129-140.

[153] LEE S G, SONG G W, HWANG S, et al. Surgical treatment of hilar cholangiocarcinoma in the new era: the Asian experience[J]. J Hepatobiliary Pancreat Sci, 2010, 17(4): 476-489.

[154] 田雨霖. 肝门部胆管癌国内外科治疗 40 年回顾[J]. 中国实用外科杂志, 2007, 27(5): 347-350.

[155] LERSCH C, CLASSEN M. Palliative therapy of carcinomas of the biliary system[J]. Med Klin(Munich), 1997, 92(7): 401-405.

[156] YOSHIDA T, MATSUMOTO T, SASAKI A, et al. Lymphatic spread differs according to tumor location in extrahepatic bile duct cancer[J]. Hepatogastroenterology, 2003, 50(49): 17-20.

[157] LEE S G, LEE Y J, PARK K M, et al. One hundred and eleven liver resections for hilar bile duct cancer[J]. J Hepatoboliary Pancreat Surg, 2000, 7(2): 135-141.

[158] TSAO J, NIMURA Y, KAMIYA J, et al. Management of hilar cholangiocarcinoma: comparison of all America and Japanese experience[J]. Ann Surg, 2000, 232(2): 166-174.

[159] LAUNOIS B, TERBLANCHE J, LAKEHAL M, et al. Proximal bile duct cancer: high respectability rate and 52 year survival[J]. Ann Surg, 1999, 230(2): 266-275.

[160] EBATA T, NISHIO M, KAMIYA J, et al. Hepatectomy with portal vein resection for hilar cholangiocarcinoma: audit of 52 consecutive cases[J]. Ann Surg, 2003, 238(5): 720-727.

[161] SHIMADA H, ENDO I, SUGITA M, et al. Hepatic resection combined with portal vein or hepatic artery reconstruction for advanced carcinoma of the hilar bile duct and gallbladder[J]. World J Surg, 2003, 27(10): 1137-1142.

[162] IGAMI T, NISHIO H, EBATA T, et al. Surgical treatment of hilar cholangiocarcinoma in the "new era": The Nagoya University experience[J]. J Hepatobiliary Pancreat Sci, 2010, 17(4): 449-454.

[163] SILVA M A, TEKIN K, AYTEKIN F, et al. Surgery for hilar cholangicarcinoma: a 10 year experience of a tertiary referral centre in the UK[J]. Eur J Surg Oncol, 2005, 31(5): 533-539.

[164] OTTO G, ROMANEEHSEN B, HOPPE-LOTICHIUS M, et al. Hilar cholangicaroinoma: resectability and radicality after routine diagnostic imaging[J]. J Hepatobiliary Pancreat surg, 2004, 11(5): 310-318.

[165] IWATSUKI S, TODO S, MARSH J W, et al. Treatment of hilar cholangiocarcinoma (Klatskin tumors) with hepatic resection or transplantation[J]. J Am Coll Surg, 1998, 187(4): 358-364.

[166] AL-BAHRANI R, ABUETABH Y, ZEITOUNI N, et al. Cholangiocarcinoma: risk factors, environmental influences and oncogenesis[J]. Ann Clin Lab Sci, 2013, 43: 195-210.

[167] COULOUARN C, CAVARD C, RUBBIA-BRANDT L, et al. Combined hepatocellular-cholangiocarcinomas exhibit progenitor features and activation of Wnt and TGFβ signaling pathways[J]. Carcinogenesis, 2012, 33(9): 1791-1796.

[168] OISHI N, KUMAR M R, ROESSLER S, et al. Transcriptomic profiling reveals hepatic stem-like gene signatures and interplay of miR-200c and epithelial-mesenchymal transition in intrahepatic cholangiocarcinoma[J]. Hepatology, 2012, 56: 1792-1803.

[169] SEOK J Y, NA D C, WOO H G, et al. A fibrous stromal component in hepatocellular carcinoma reveals a cholangiocarcinoma-like gene expression trait and epithelial-mesenchymal transition[J]. Hepatology, 2012, 55: 1776-1786.

[170] DILL M T, TORNILLO L, FRITZIUS T, et al. Constitutive Notch2 signaling induces hepatic tumors in mice[J]. Hepatology, 2013, 57: 1607-1619.

[171] YU W L, CONG W M, ZHANG Y, et al. Overexpression of ATA1/SLC38A1 predicts future recurrence and death in Chinese patients with hilar cholangiocarcinoma[J]. J Surg Res, 2011, 171: 663-668.

[172] WAKAI T, SHIRAI Y, SAKATA J, et al. Alteration of p53-binding protein 1 expression as a risk factor for local recurrence in patients undergoing resection for extrahepatic cholangiocarcinoma[J]. Int J Oncol, 2011, 38: 1227-1236.

[173] AISHIMA S I, TAGUCHI K I, SUGIMACHI K, et al. c-erbB-2 and c-Met expression relates to cholangiocarcinogenesis and progression of intrahepatic cholangiocarcinoma[J]. Histopathology, 2002, 40: 269-278.

[174] AISHIMA S, MANO Y, TANAKA Y, et al. Different roles of inducible nitric oxide synthase and cyclooxygenase-2 in carcinogenesis and metastasis of intrahepatic cholangiocarcinoma[J]. Hum Pathol, 2013, 44: 1031-1037.

[175] BOONJARASPINYO S, BOONMARS T, WU Z, et al. Platelet-derived growth factor may be a potential diagnostic and prognostic marker for cholangiocarcinoma[J]. Tumour Biol, 2012, 33: 1785-1802.

[176] ITATSU K, SASAKI M, YAMAGUCHI J, et al. Cyclooxygenase-2 is involved in the up-regulation of matrix metalloproteinase-9 in cholangiocarcinoma induced by tumor necrosis factor-alpha[J]. Am J Pathol, 2009, 174: 829-841.

[177] CHUSORN P, NAMWAT N, LOILOME W, et al. Overexpression of microRNA-21 regulating PDCD4 during tumorigenesis of liver fluke-associated cholangiocarcinoma contributes to tumor growth and metastasis[J]. Tumour Biol, 2013, 34: 1579-1588.

[178] EL KHATIB M, KALNYTSKA A, PALAGANI V, et al. Inhibition of hedgehog signaling attenuates carcinogenesis in vitro and increases necrosis of cholangiocellular carcinoma[J]. Hepatology, 2013, 57: 1035-1045.

[179] SIRICA A E. The role of cancer-associated myofibroblasts in intrahepatic cholangiocarcinoma[J]. Nat Rev Gastroenterol Hepatol, 2012, 9: 44-54.

[180] RUBOVSZKY G, LANG I, GANOFSZKY E, et al. Cetuximab, gemcitabine and capecitabine in patients with inoperable biliary tract cancer: A phase 2 study[J]. Eur J Cancer, 2013, 49(18): 3806-3812.

[181] LEE J, PARK S H, CHANG H M, et al. Gemcitabine and oxaliplatin with or without erlotinib in advanced biliary-tract cancer: a multicentre, open-label, randomised, phase

3 study[J]. Lancet Oncol，2012，13（2）：181-188.

[182] NEOPTOLEMOS J P，MOORE M J，COX T F，et al. Effect of adjuvant chemotherapy with fluorouracil plus folinic acid or gemcitabine vs observation on survival in patients with resected periampullary adenocarcinoma：the ESPAC-3 periampullary cancer randomized trial[J]. JAMA，2012，308：147-156.

[183] RAMIREZ-MERINO N，AIX S P，CORTES-FUNES H. Chemotherapy for cholangiocarcinoma：An update[J]. World J Gastrointest Oncol，2013，5（7）：171-176.

第 **10** 章

脾 脏 肿 瘤

第1节 概 述

一、病 因

脾脏作为人体最大的免疫器官,其肿瘤发病率相对于其他器官低,发生于脾脏的转移性肿瘤亦罕见。与大多数的恶性肿瘤相同,脾脏恶性肿瘤的病因至今尚未完全阐明。近年来研究发现,感染因素、遗传因素及其他脾脏慢性疾病可能与脾脏恶性肿瘤的发生有关。

二、临床表现

脾脏肿瘤的临床基本特征是脾大,一切症状与体征皆由此引起。患者往往以左上腹包块就诊或因左上腹疼痛,体检发现脾大,由于没有特异性,常不为患者所察觉,在腹部初诊时才发现有脾大的存在。

脾脏肿大到一定程度后,可引起左上腹不适和疼痛,后者表现为胀痛及牵涉痛,并可放射到左肩部和左锁骨上区。脾大还可压迫邻近的胃肠道,使之移位,产生消化不良、腹胀甚至部分肠梗阻症状。

肿瘤所致的脾大往往丧失正常形态,质地坚硬。一般来说,脾大超过原脾的1/3时,才可在左肋缘下触及。有时脾向上肿大,行叩诊、B超或CT等检查才可发现。临床上按照脾大的程度,一般分为三度,即轻度(深吸气时脾下缘在肋缘下不超过2~3cm)、中度(下缘超出肋缘3cm或者平脐)和重度(下缘超过脐水平,有时可达盆腔)。

脾大与其他腹腔包块的鉴别要点是:位于左肋缘下,紧随呼吸而上下移动;在腹壁前面,较易触及,有明显的边缘,伴有1~2个切迹;脾大时浊音界与左下胸脾浊音界相连,其间无空隙。

三、脾脏肿瘤的X线检查

脾脏肿瘤多表现为脾大,其X线片显示:①脾影增大:长径>14cm,宽径>9cm;②左膈升高,左下肺可有盘状不张;③膈间距增宽:胃剂造影检查可发现胃肠道受压移位,气腹造影现已很少采用。

(一)脾脏良性肿瘤

1. 脾脏囊肿 血管造影动脉期可见边缘光滑、清晰的无血管区,同时合并脾内血管移位。巨大囊肿脾影可增大,动脉呈弧形、弓形,数目减少。毛细血管区脾实质内见1个或者多个充盈缺损影。

2. 脾血管瘤　血管造影与其他部位的血管瘤一样，为迂曲而不规则血管组成的血管网，伴有静脉提前显影，偶见静脉瘘。脾动脉的动脉瘤在动脉期可见 1 个或者多个囊状突起影，排空较正常动脉慢。

（二）脾脏恶性肿瘤

血管造影与其他脏器的恶性肿瘤基本相同，即肿瘤内可见新生血管，形态紊乱、不规则伴有血池和动静脉分流；毛细血管期可见不规则的放射缺损区。淋巴瘤、转移性肿瘤通常为少血管肿瘤，毛细血管期为肿瘤染色。

四、脾脏肿瘤的超声检查

脾脏是人体最均匀的实质性脏器，超声检查能获得完整的切面像与内部结构。正常脾脏膈面呈弧形，整齐而光滑，脾的脏面略凹陷，有特征性的脾血管回声，脾实质呈弥漫、均匀的低回声，其回声与肝实质回声相近或低于肝实质回声。脾脏的最大长径为 12cm，若>12cm 为脾大；脾脏的厚径女性和男性分别为 3.7cm 和 4.0cm，脾脏的宽径为 5～7cm；脾脏的面积为 25cm²。脾脏指数为 20cm²。

脾脏超声测量值超过正常，最大长径>12cm，厚径>4cm，面积>25cm²，脾脏指数>20cm²，为脾大。脾脏肿大的程度分为三度：①轻度：脾脏超声测量值稍大于正常，脾脏形态无改变，仰卧位深吸气时脾下缘超过肋缘，平静呼吸时脾下缘不超过肋缘；②中度：脾脏超声测量值明显增大，仰卧位平静吸气脾下缘超过肋缘，对邻近器官不产生压迫症状，脾门血管增粗，分支清晰；③重度：脾脏超声测量值进一步增大，脾下缘可达脐部，超过腹中线，甚至抵至盆腔，对邻近器官产生压迫症状。

脾脏肿瘤不论良性、恶性或者囊性病变，超声图像均为占位病变伴或不伴有脾大。

（一）脾脏囊性肿瘤

1. 脾囊肿　超声显示：①脾局部或者整体肿大，脾包膜下囊肿突出表面、呈囊丘，较小的脾囊肿大小、形态变化不大；②脾实质内呈圆形、椭圆形无回声区，边缘清楚，后壁及远端回声增强；③囊肿巨大者无回声区充满脾曲，脾实质可被挤压，呈密集的中小光点；④囊肿内有脱落的组织碎片，陈旧性出血引起的假性囊肿，液性区中可出现强回声的斑点或条索。

2. 多囊脾　极少见，为先天性多囊性疾病出现在脾。超声显示：①脾增大，各径线增大，失去正常形态；②脾实质内布满大小不等、紧密相邻的无回声区，边缘光滑、整齐；③可伴有肝、肾多囊性病变。

（二）脾脏实质性良性肿瘤

脾血管瘤超声显示与肝血管瘤相似，为境界清楚、边缘不规则的无回声区，内部不均匀，呈卵圆形；可以单发或多发；有时可见血管进入病灶，内部血窦较大，出现无回声区。小的脾血管瘤脾不增大。脾脏巨大海绵状血管瘤，超声显示不规则的无回声区，含浆液，其间血凝块呈强回声，其余脾毛细血管呈密集回声；脾窦扩张，脾增大。

（三）脾脏恶性肿瘤

脾脏恶性肿瘤少见，超声显示：①均有脾脏增大；②脾脏淋巴结造血系统恶性肿瘤，脾脏光点分布不均，见多发性强光团；③脾脏呈不规则低回声、边缘不整或浸润样，或有分隔呈蜂窝状；④晚期者声像图多显示为低回声伴有液化、坏死的无回声区。

脾脏恶性淋巴瘤在脾脏恶性肿瘤中最多见，超声显示：①脾增大，因恶性淋巴瘤组织弥漫增生所致。②脾实质回声略低于正常，但不均匀；局限性病灶呈单个或多个圆形、散在分布的无回声或低回声区，边界清楚、光整，远端无增强效应。③多发性结节状淋巴瘤呈蜂窝状低回声区，有线状间隔；大的融合性肿瘤的回声呈分叶状，有的类似囊肿样无回声区，远端回声增强。此外，还可探查到脾门及腹腔局部肿大的淋巴结。

（四）脾脏转移性肿瘤

脾脏转移性肿瘤的超声表现类似恶性肿瘤，显示：①无回声或低回声型，圆形、椭圆形、不规则形病灶，远端无增强，内部均匀；②牛眼征，病灶中间呈圆形较强回声，周围环状无回声与肝癌声晕类似。

五、脾脏肿瘤的 CT 检查

正常脾脏边缘光滑，与附近的腹壁和左半横膈相一致；脾门位于前内侧，脾动静脉及其分支自此处入内；脾脏的后内缘在脾门后方突出，与附近的左肾形态相一致；脾门前方的内缘与胃相接触，大多数均表现为浅凹形。脾脏在 CT 片上的测量长约 12cm，前后约为 7cm，厚约 4cm。由于其位置和方向各人不同，故这种测量数值并无实用价值。但如果需要，也可作出准确的测量。CT 平扫时，脾脏的密度均匀一致，其 CT 值可与肝脏相同或略低于肝脏，一般均可显示其血管，偶尔需要增强检查才能清楚显示脾动脉和静脉。脾脏的边缘锐利、光滑，与周围的脂肪分界清楚。

大多数患者脾动静脉沿胰腺体尾部的后面横向走行，脾静脉进入脾门的走行较直，脾动脉则有时扭曲。在 CT 的各个层面上可表现为曲线形或者变异，表现为一系列的圆形阴影，即代表动脉各部的横断面。老年人常在脾动脉的壁内出现钙化。有时为明确脾门附近和胰腺后面软组织阴影的性质，可经脾静脉注射造影剂后增强，脾脏的动、静脉及其分支增强后，密度增高容易识别，而脾实质密度增高后，也有利于发现脾脏内细小病变。若注射造影剂较慢时，经过数分钟后，脾脏实质内的密度均匀一致性增高；但若快速注射造影剂后，大多数脾脏均表现为不均匀性增强，反映了血流通过脾脏不同部分的时间差异。只有在过几秒或更长时间后，脾脏的实质回流后才变得均匀一致。脾、肝和其他区域的网状内皮细胞能吸收脂溶性乳剂，以其作为造影剂时，脾的 CT 值可增高到 82HU。采用此种技术，脾内的淋巴瘤结节以及其他病变均可清楚显示。

（一）脾脏良性肿瘤

1. 脾脏囊肿　多见于年轻人，分为脾脏非寄生虫性囊肿和寄生虫性囊肿，前者包括表皮样囊肿、皮样囊肿、单纯性囊肿、继发性囊肿或钙化性囊肿,后者则以脾棘球蚴囊肿为多见。

单纯性囊肿CT表现为一个圆形或卵圆形的低密度病变,边缘通常光滑、整齐,密度亦均匀。CT值可近似水的密度或略高于水,根据其内容物的成分而定。偶尔囊内可有分隔,呈多房性表现。增强后囊内无强化,囊壁和其内的分隔可有轻度增强,与脾实质形成良好对比。囊壁发生钙化者不少见,钙化性囊肿即是继发性孤立性囊肿壁发生广泛钙化。脾脏内的棘球蚴囊肿可表现为圆形的环状钙化,一般均为多房性,母囊与子囊的密度有明显差别,不难诊断。包膜下囊肿表现为实质旁的圆形低密度,近脾实质处的边缘变平、分界清楚、密度均匀,偶尔可见部分实质阴影与低密度的囊肿区域相重。

2. 脾脏错构瘤 脾脏错构瘤是由异常数量和杂乱排列的正常脾组织构成的肿瘤样畸形。肿瘤大致呈球形,边缘多清楚,无包膜,常为孤立性。通常在瘤结节组织内占主要成分的是血窦样管腔,和正常脾窦相比,其轮廓往往不清楚,含大量血液,这也是CT增强后出现强化的组织学基础。

脾脏错构瘤的CT表现大多为混杂密度,并以低密度为主。肿块一般较大,边界清楚。偶尔可见钙化或高密度混杂其间,除在肿块内测值时低密度区可出现水样密度外,偶尔混杂有脂肪密度。强化后肿块内的实质成分大多有明显强化。

3. 脾脏血管瘤 脾脏血管瘤是先天性发育畸形的血管不断扩张,在脾内形成的错构瘤样血管瘤。病理上可分为结节型和弥漫型,结节型可为单结节或多结节,往往无明显包膜,有时可形成含血凝块的囊腔。单结节脾可不肿大,多结节则常伴有脾大。弥漫型整个脾脏显示海绵状甚至呈囊性外观,脾大明显,但外观仍存在。

脾脏血管瘤的CT表现特殊,可表现为脾内出现单个或者多个类圆形的低密度病灶,弥漫型则表现为弥漫性细小圆形低密度,境界清楚、密度均匀,CT值在40～55HU,明显高于水的密度。静脉注射造影剂后明显强化,可见造影剂充填并逐渐变为等密度,此为与其他脾脏内囊性肿块的鉴别要点。

4. 脾脏淋巴管瘤 脾脏淋巴管瘤为淋巴系统先天畸形,又称海绵状淋巴管瘤或囊性淋巴管瘤,由囊性扩张的淋巴管构成,分为结节型和弥漫型。该病是在先天性局部淋巴管发育异常的基础上,加上阻塞,使被膜下、小梁及小动脉周围的淋巴管腔不断扩张而生成。

脾脏淋巴管瘤CT表现根据不同的类型而异,结节型无论表现为空泡或囊肿,CT均表现为圆形低密度区,边缘光滑、整齐,其内密度均匀,CT值略高于水,增强后无强化表现;弥漫型一般均有显著脾脏肿大,偶尔平扫可见钙化,CT表现为多数细小的低密度区,边界亦光滑、整齐,其内密度亦均匀,静脉注射造影剂后并无增强表现,延迟扫描造影剂亦不进入。

(二)脾脏恶性肿瘤

脾脏的恶性肿瘤多为肉瘤,其中以恶性淋巴瘤最为多见,而转移至脾脏的恶性肿瘤通常发生于晚期。

1. 脾脏原发性恶性淋巴瘤 据报道,CT检查对淋巴瘤的敏感性在50%～90%。CT能明确病变的大小、部位和范围,以及与邻近脏器的关系。多数病例CT显示脾脏增大伴有或无结节状低密度区,约半数病例可发现脾内受侵犯,表现为局限性低密度区。当脾内受到均质性淋巴瘤浸润,脾脏可不增大,CT表现正常。弥漫性组织细胞型淋巴瘤CT扫描时最常看到脾脏的异常表现,而霍奇金淋巴瘤次之,特别是脾内出现局灶性结节状低密度区时。

2. 脾脏血管肉瘤 CT平扫表现为多数低密度区,边缘不清。增强后可见其内有明显的造影剂聚集,出现明显的强化。此时病变内呈混杂密度,即造影剂聚集于血池内,与不同的病灶相混合。脾内还可出现由融合病灶引起附近血管的侵蚀和推移,以及散在分布的肿瘤血管形成。此外,还能同时看到脾门和肝门区若有转移时出现肿大的淋巴结。

3. 脾脏转移性肿瘤 可表现为单个结节、多数结节、多数微小结节和弥漫性浸润。CT显示为单个结节或多数结节状低密度区,CT值在10～20HU,边界不清。由于转移性结节常含有坏死区或液化区,可接近水的密度,形状不规则。增强后病灶内可见部分强化,坏死和液化区不增强,表现为混杂密度,可伴有或无脾脏增大。

(三)脾动脉瘤

脾动脉的动脉瘤少见,除了动脉硬化以外,多由先天性的血管壁薄弱、外伤、炎症和妊娠引起。CT表现主要依靠静脉注入造影剂后的增强检查,可显示为单个或多个袋状阴影,通常是圆形,边缘光滑、整齐,也可呈蔓状扩张的密度增高阴影。快速注射造影剂后密度可均匀一致,亦可因瘤内血栓形成而显示不均匀甚至部分充盈缺损。造影剂在动脉瘤内一般均有滞留现象,这一重要征象有助于与扭曲动脉横断面形成的似袋状阴影鉴别。一般脾动脉瘤的CT检查只要快速注入造影剂和快速扫描,诊断不难建立。

六、脾脏肿瘤的MRI检查

在MRI图像上正常大小的脾脏一般不超过5个肋单元,与肝脏相比,脾脏的信号强度在T_1加权时一般呈轻度低信号,T_2加权则呈稍高的信号强度,信号强度均匀一致。脾门和脾血管在MRI图像上可清楚显示,脾动脉在T_1加权图像上由于流空效应表现为低信号强度,在T_2加权图像上由于流动相关增强现象则常呈高信号强度。

(一)脾脏良性肿瘤

1. 脾囊肿 脾囊肿多呈圆形或卵圆形,边缘光滑、整齐。囊肿有长T_1和T_2弛豫时间特点,在T_1加权图像上表现为较正常脾组织为低的信号强度,在T_2加权图像上信号强度明显增高,其内的信号强度均匀,周围可显示完整包膜,包膜在T_1和T_2加权图像上呈低信号强度。

2. 脾脏血管瘤 脾脏血管瘤在T_1加权图像上信号强度较脾囊肿稍高,而在T_2加权图像上信号强度的增高不如脾囊肿明显,若血管瘤内伴出血,则血肿在 T_1 加权图像上呈高强度信号区。

3. 脾脏淋巴管瘤 脾脏淋巴管瘤在 MRI 上表现为脾内单个圆形异常信号,T_1 加权图像为轻度低信号强度,病变与正常组织分界清楚。T_2 加权图像上呈高信号强度区。信号强度均匀,境界清楚,具有完整包膜。

4. 脾脏错构瘤 MRI 信号取决于肿瘤内部所含成分和各种组织的比例不同。大多数肿瘤表现为长 T_1、长 T_2 信号。但如肿瘤含有脂肪组织,即显示短 T_1 与中长 T_2 信号,在 T_1WI、T_2WI 上均呈高信号。若肿瘤以平滑肌成分为主,则呈长 T_1 与 T_2 长信号。

(二)脾脏恶性肿瘤

1. 脾脏原发恶性淋巴瘤 原发性恶性淋巴瘤 MRI 表现与病理类型密切相关,肿瘤一般在 T_1 加权图像上表现为稍低于正常脾组织的信号强度肿块,在 T_2 加权图像上其信号强度增高不明显,仍呈较低信号强度病变。弥漫型表现为脾脏普遍增大,伴均匀弥漫性信号异常,T_1 加权图像上表现为稍低信号强度,T_2 加权图像上呈高信号强度。增大的脾脏形态规则,往往伴有肿大的淋巴结。

2. 脾脏血管肉瘤 又称恶性内皮瘤或内皮肉瘤。发生于任何年龄,具有生长快、易转移的特点。MRI 上血管肉瘤与正常脾组织之间信号强度的差别很小,不易显示。血管肉瘤如血液成分较多,则 T_1WI、T_2WI 信号强度均可升高,注射造影剂后,血管肉瘤的信号强度明显高于正常脾组织。

3. 脾脏转移性肿瘤 脾脏转移性肿瘤可表现为单个结节、多数结节、多数微小结节和弥漫性浸润。一般并不引起脾脏增大,有时脾脏可完全正常,但弥漫性浸润型可引起脾脏增大。MRI 表现根据不同类型而异,常见的多结节型在 MRI 上表现为脾内多发不规则异常信号,加权图像上呈低信号强度或中等高信号强度,病变边界清楚。脾脏可轻度增大或不增大,偶尔可同时显示脾门、腹腔内或腹膜后淋巴结。

七、脾脏肿瘤的细胞学检查

为确定脾脏占位性病变的病理学性质,可进行脾脏穿刺检查。因有出血的危险,故此项检查不可在门诊进行。患者有出血倾向及昏迷状态,禁做穿刺。

方法:患者取仰卧位,穿刺进针点一般在左侧第 9 和第 10 肋间,腋前线和腋后线之间。局部麻醉,针刺至腹膜时,患者有特殊痛感。此时嘱患者做浅快呼吸,针尾有摆动感,然后换上特制的细针穿刺(内径为 0.7mm,长约 10cm),刺入深度为 1~2cm,巨脾可稍深,但绝不可超过 7cm。嘱患者深吸气后屏气,迅速抽吸,吸出脾组织,做涂片检查。进针与出针必须迅速,且要在患者屏气时进行。穿刺后患者需卧床休息 6~8 小时,仔细观察腹部情况,谨防出血。

八、脾脏肿瘤的组织学分类

1. 良性肿瘤 包括错构瘤、血管瘤、淋巴管瘤、纤维瘤、软骨瘤、骨瘤、脂肪瘤。

2. 恶性肿瘤 包括恶性淋巴瘤、血管肉瘤、纤维肉瘤、梭形细胞肉瘤、恶性纤维组织细胞瘤、毛细胞白血病、慢性髓细胞性白血病、转移癌。

第2节 脾脏囊肿

脾脏囊肿是脾脏组织的囊性病变,部分学者将其列为囊性脾肿瘤的范畴。脾囊肿多数(70%)由寄生虫引起,尤以棘球绦虫属中的棘球蚴囊多见,脾棘球蚴病占腹部棘球蚴病的 2.5%~2.7%。非寄生虫性脾囊肿 75% 以上继发于损伤后,假性囊肿先天性或新生物囊肿所占比例更小。自 1789 年 Berthelot 首先报道脾棘球蚴囊肿以来,脾囊肿以零星报道为多。1978 年 Robbiinstffu 在文献中收集 600 例,仅占同期各种疾病脾切除的 0.3%~0.5%。

一、分类与病理

脾脏囊肿分为寄生虫性和非寄生虫性两大类,后者又分为真性脾囊肿和假性脾囊肿两类(表 10-1)。

表 10-1 脾脏囊肿的分类

分类	内容
寄生虫性脾囊肿	棘球绦虫包囊
非寄生虫性脾囊肿	真性脾囊肿
	先天性
	肿瘤性
	皮样囊肿
	上皮样囊肿
	假性脾囊肿
	创伤性
	退行性(脾梗死后)
	炎症性

(一)寄生虫性囊肿

寄生虫性囊肿由棘球绦虫属的棘球蚴囊组成。好发在养育牛、羊的牧区,致病的寄生虫为细粒棘球绦虫,该虫寄生在最终宿主狗的肠道中。人类为中间宿主,摄入含虫卵的狗粪污染食品后,虫卵在十二指肠中孵化成钩虫蚴,钩虫蚴经小肠壁进入肠系膜血管,经门静脉系统进入人体内各脏器的毛细血管中,主要是肝脏,偶尔到脾脏,最终发育成棘球蚴囊。由蚴虫经血流进入脾内发育产生的囊肿称为原发性棘球蚴囊肿,而由腹腔或脾邻接脏器棘球蚴囊内的头节直接散播于体内而产生的囊肿称为继发性棘球蚴囊肿。

(二)非寄生虫性囊肿

非寄生虫性囊肿分为真性囊肿和假性囊肿两种。

1. 真性囊肿 囊壁含不同的细胞成分,包括转变细胞、表皮样细胞、淋巴瘤细胞、血管瘤组织和皮样成分,其中最常见的类型是表皮样囊肿和上皮样囊肿。皮样囊肿的囊壁至少有一部分由鳞状上皮组成,并可有明显的角质化。

在囊内可有白细胞、脂肪小体和胆固醇结晶。脾表皮样囊肿多见于年轻患者，以单发为主，偶尔为多发性，囊肿最大直径可达9～13cm，囊内液量为300～4 000ml，质地浓稠，色淡红色至褐色，囊内壁光滑，光镜下见囊肿衬覆复层鳞状上皮，常见细胞间桥，不见上皮突及皮肤附件结构，上皮外为厚薄不一的胶原纤维包膜。

2. 假性囊肿　属于继发性脾脏囊肿，是临床常见的脾脏囊肿。其形成过程是外伤引起的脾组织和脉管撕裂、出血而形成血肿，血肿被纤维组织包裹，血液被吸收，周围形成纤维性囊壁，浆液不断蓄积，逐渐形成浆液性孤立性囊肿。假性脾囊肿发生的另一种原因是脾脏动脉阻塞，部分脾脏发生坏死和出血，纤维组织包绕梗死区，坏死组织和血液被吸收，由浆液和血性液体替代。囊肿可以很大，为单发、单房性，其内常含有血液，光镜下囊肿壁为厚层纤维组织，常发生玻璃样变性，无内皮衬覆，有时可见钙化。

二、临床表现

寄生虫性脾囊肿以中青年多见，平均年龄为26.3岁。非寄生虫性囊肿以青少年多见，其中真性脾囊肿发病年龄较小。

小的脾脏囊肿无临床症状，直到囊肿增大压迫和刺激邻近脏器时，才产生一系列器官受压症状。以上腹或左上腹隐痛多见，有时也可累及脐周或放射至左肩及左腰背部，如压迫肠道，可有腹胀或消化不良、便秘等。当继发感染时，则有高热。体检时发现左上腹肿块或左侧膈肌抬高，应怀疑本病。

血细胞计数和血生化一般无异常发现，但继发感染时白细胞可明显升高。棘球蚴皮内试验阳性和身体其他部位发现棘球蚴病时，应考虑脾棘球蚴囊肿的可能。如果腹部X线片发现钙化阴影时，应设法排除慢性胰腺炎和胰腺假性囊肿。上消化道钡餐和静脉肾盂造影一般正常，但当囊肿较大时，可发现有器官外压性改变。超声检查、CT、MRI扫描对脾囊肿的诊断有很大帮助。

三、治　疗

脾囊肿有并发感染的危险，破裂后可引起腹膜炎或穿破膈肌致胸膜炎。囊肿破裂还可致腹腔内出血，因此一旦确诊，即应及早处理。主要是根据囊肿的大小，行包括囊肿在内的部分脾切除术，如囊肿较大，可行全脾切除术，然后取囊肿边缘的脾组织，将之移植在大网膜上。

值得关注的是，随着对脾功能的不断认识，近年来国内外都已成功进行了一系列保脾手术，如囊肿所在处的脾段切除术、囊肿摘除术等。Seshadn报道首例采用腹腔镜下囊肿摘除术加网膜填塞术治疗脾囊肿，术后随访1年未见复发，认为腹腔镜治疗可以获得病理诊断，具有减少囊肿并发症、缩短住院时间且同时可以保留脾脏功能等优点。Touloukian认为，脾被膜剥除术是脾上皮性囊肿的有效治疗手段，可以保留脾脏功能，防止复发。

第3节　脾脏良性肿瘤

一、分类与病理

根据起源不同，主要分为三大类型：

1. 脾脏错构瘤　本瘤极其罕见，表现为脾脏的局限性肿块，其构成成分与脾的正常成分基本一致。其组织发生基础，一般认为是由于脾脏胚基早期发育异常，脾正常成分的组合比例发生混乱，促使局部脾组织向单方向发育所致。肉眼见脾一般略大，肿块呈圆形，界限清楚，但缺乏包膜，单发或多发。切面颜色可因出血、纤维化或含铁血黄素沉着而差异较大，可呈红、灰白或棕红色。光镜下组织形态似正常脾组织，但各成分的比例及分布不同。病变多以血窦为主要成分，窦中常见比正常脾组织更多的血液，在血窦之间有比正常髓索更多的细胞，可见不同程度的纤维化，小梁减少或缺如，偶见灶状淋巴细胞聚集，个别病例可见有或无发生中心的大量淋巴组织。常见含铁血黄素沉着，偶见髓外造血灶。

2. 脾脏血管瘤　以海绵状血管瘤最常见，其发生基础系脾血管组织的胎生发育异常所致。肉眼见病变呈结节状或弥漫性，前者为单结节或多结节。位于脾被膜下或深部脾组织中，呈暗红色，海绵状，无明显包膜。多结节者脾常明显肿大，弥漫型者整个脾脏呈海绵状或囊状，又称脾血管瘤病。光镜下脾内血管明显扩张，内衬扁平内皮细胞。通常呈无内皮细胞的蕾样增生。血窦之间可见由少量纤维组织组成的薄壁间隔，或为被挤压的脾髓质，界限不甚清楚，缺乏包膜。

3. 脾脏淋巴管瘤　占脾脏良性肿瘤的2/3，是由囊性扩张的淋巴管构成。其发生基础是在先天性局部淋巴管发育异常的基础上，由于阻塞，使被膜下小梁及小动脉周围的淋巴管腔不断扩张而发生。巨检呈结节状或弥漫状，后者可致巨脾症。镜检由囊性扩张的淋巴管、含铁结节的纤维组织和残存的萎缩脾红髓组织三者混合组成，但以扩张的淋巴管为主要成分。

二、临床表现

脾脏良性肿瘤常单发，大小不一，形态各异，症状隐匿，在尸检或剖腹探查时偶尔发现。少数病例因巨脾引起左上腹肿块、疼痛、食后腹胀、气急及心悸等症状，或因脾功能亢进引起贫血及出血倾向，体检可触及脾脏肿大。也有部分病例因肿块囊性变及钙化而被临床检查发现。

三、诊断与鉴别诊断

因脾良性肿瘤症状隐匿，临床诊断较为困难。影像学诊断对脾肿瘤的诊断及鉴别诊断具有重要价值。腹部X线片可发现脾影增大及局部压迫征象，如左膈上抬、胃底及大弯受压、结肠脾曲右移；肾盂静脉造影可显示左肾下移；B超显示脾实质不均匀或结节状的低回声改变；CT扫描可显示肝、肝圆韧带、镰状韧带、脾门及脾本身的变化；选择性脾动脉造影可显示周围组织的压迫性改变，亦可显示脾实质的缺损。

脾良性肿瘤应与寄生虫性脾囊肿、原发恶性脾肿瘤及转移性脾肿瘤相鉴别。寄生虫性脾囊肿常系棘球蚴性，X线检查易见囊壁钙化，血象有嗜酸性粒细胞增多及特异性血清试验可确诊。原发性恶性脾肿瘤往往症状较良性肿瘤突出，肿块增长速度、全身进行性消瘦等有助于鉴别；转移性脾肿瘤常源于肺癌、乳腺癌、恶性黑色素瘤及脾周围脏器癌等，只要详细检查，不难发现原发癌灶及多脏器损害的表现。

四、治疗与预后

因脾脏的良、恶性肿瘤临床鉴别较为困难，目前主张一经发现，即应施行全脾切除术，对于肯定系良性肿瘤者，可考虑节段性脾切除术或全脾切除后予以健康脾组织自体异位移植，尽可能保留脾脏的功能。

脾良性肿瘤预后良好，但部分病例尤其是脾血管瘤，因其动静脉交通的作用，易发生自发性脾破裂，引起致死性腹腔内出血。少数病例可发生恶变，引起肿瘤播散而导致患者死亡。

第 4 节　原发性脾脏恶性肿瘤

脾脏原发性恶性肿瘤非常少见，在脾大的病因中，脾原发性恶性肿瘤所致者不足 1%，国外学者统计脾原发性恶性肿瘤仅占恶性肿瘤的 0.64%。脾脏恶性肿瘤发生率低，可能与脾脏的血液丰富、免疫功能健全有关。脾不但是过滤血液中微生物的高效率器官，还是人体内具有强吞噬功能的活动中心，是具有抵抗局部感染的免疫功能器官。

一、病　因

脾脏恶性肿瘤的病因至今尚未完全明了。近年来，研究发现一些脾脏肿瘤的发生可能与下列因素有关：

1. 感染因素　脾在受到病毒、细菌等病原微生物感染后，发生非特异性免疫反应，刺激脾脏的炎症区域内淋巴细胞或淋巴细胞积聚和增生，在身体内部某些因素失去平衡的情况下，这种增生可能会变得不受制约而发展成肿瘤。

2. 遗传因素

3. 脾脏慢性疾病

二、分类与病理

根据起源组织的不同，脾脏恶性肿瘤分为四大类：

（一）脾脏原发性恶性淋巴瘤

为原发于脾淋巴组织的恶性肿瘤，主要包括脾原发性霍奇金淋巴瘤和脾原发性非霍奇金淋巴瘤，后者多见，而晚期恶性淋巴瘤的脾脏侵犯则不属于此范围。此病占脾恶性肿瘤的 2/3 以上。

诊断脾脏原发恶性淋巴瘤，应首先排除淋巴瘤继发性脾脏受侵。Gupta 曾提出诊断原发性脾淋巴瘤的 4 项标准：①临床主要症状为脾大及伴有腹部不适、受压症状；②临床生化、血液学及放射学检查能排除其他病变的存在；③肝活检阴性，且肠系膜或主动脉旁淋巴结无淋巴瘤；④诊断脾淋巴瘤后到其他部位出现淋巴瘤的时间至少6 个月。

依据外观形态，脾脏恶性淋巴瘤一般分为 4 种大体类型：①均匀弥漫型：脾均匀增大，表面光滑，切面无肉眼可见结节；镜检相当于结内的弥漫性或结节性淋巴瘤。②粟粒结节型：脾均匀增大，仍保持脾外形，但在表面及切面均散在着直径为 1～5mm 的灰白结节，弥散分布，呈粟粒状；镜检相当于结内的结节型淋巴瘤。③多肿块型：脾大不均匀，切面呈多个直径为 2～10cm 的灰白结节，结节多单个散在，界清，亦可相互融合。④巨块型：脾内为单个肿块，界清，灰白色，质脆，鱼肉状外观，此型较少见。光镜下组织学类型如淋巴结的淋巴瘤一样，也包括结节型和弥漫型。其中少数病变介于两者之间的类型，称为过渡型。各型细胞形态组织结构及免疫表型类同于结内的淋巴瘤。

脾脏恶性淋巴瘤的临床分期采用 Ahmann 的三期分级法：①Ⅰ期，肿瘤完全局限于脾脏内者；②Ⅱ期，累及脾门淋巴结者；③Ⅲ期，肿瘤有肝、腹腔淋巴结转移者。

（二）脾脏血管肉瘤

脾脏血管肉瘤又称脾恶性血管内皮瘤，系脾窦内皮细胞恶性增生所形成的肿瘤，是一种高度恶性的罕见肿瘤。一般见于成年人，平均年龄为 52 岁。多数患者于就诊时就有脾脏肿大。约 1/3 的患者发生脾破裂伴血性腹水。其中多数病例伴有肝、肺、骨或局部淋巴结转移。

巨检特点：多为巨脾症，重 420～5 300g，平均 1 500g，脾组织大部分或全部被瘤组织破坏，瘤体呈灰白色，质细腻，常见出血、坏死。

光镜特点：为高度异形的内皮细胞沿脾血窦增生、扩展。瘤细胞核大、浓染，分裂象众多，且常形成花蕾状，多核瘤巨细胞突入囊性扩张的窦腔内。侵入脾被膜及脾小梁的瘤细胞可形成血管结构。部分瘤组织可呈梭形细胞肉瘤结构，血管腔隙不明显，酷似纤维肉瘤。但嗜银染色时，嗜银纤维出现于围绕裂隙排列的肉瘤细胞外面，而不像纤维肉瘤的嗜银纤维围绕肉瘤细胞。

电镜特点：血管肉瘤细胞胞质内可见小体，部分病例可见以红细胞为主的髓外造血灶。

（三）脾脏纤维肉瘤或梭形细胞肉瘤

脾脏纤维肉瘤或梭形细胞肉瘤是指脾脏本身纤维组织的恶性增生，文献报道极少。镜下见瘤细胞多呈束状排列或弥漫成片，瘤细胞呈梭形，有明显异形，形态极不规则，多核瘤巨细胞和分裂象多见，核多呈枣核状，粗颗粒，分布不均匀，核仁多较明显，胞质淡伊红色，间质胶原纤维多，网染瘤细胞间有较多网状纤维，V、G 染色胞质呈红色。

（四）脾脏恶性纤维组织细胞瘤

恶性纤维组织细胞瘤又称恶性纤维黄色瘤、纤维黄色瘤。较多发生在四肢，极罕见于脾脏。本瘤较多发生于老年人，但也见于青年人，男、女无明显差别。

巨检特点：脾脏巨大，被膜紧张，脾内肿瘤呈分叶状，肿瘤质地较为坚实，切面灰白、灰黄、灰红和黄褐色不一，呈多彩状。中心可有坏死和囊性变。

镜下特点：瘤组织内有多种细胞成分，即纤维母细胞、组织细胞、多核巨细胞、黄色瘤细胞及不等量的炎性细胞浸润。纤维母细胞及组织细胞有一定程度的异型性，表现为核肥大、深染、核膜增厚，外形不规则，核仁明显。

三、临床表现

脾脏原发性恶性肿瘤早期常无特殊症状，患者就诊时往往呈现晚期癌肿状态，具体表现在：

1. 脾脏自身改变 肿大的脾脏大多在脐水平以下，有文献报道最大可达脐下 7.5cm，呈渐进性增大，质硬，表面凹凸不平，活动度差，触痛明显。

2. 肿块所产生的局部压迫症状 如胃区食后饱胀、食欲减退、腹胀、心悸及气促等，甚至可引起泌尿系统的症状。

3. 恶性肿瘤的毒性表现 如低热、乏力、贫血和全身进行性消瘦等，部分患者可表现高热、白细胞减少，近 1/4 的患者可伴有肝脏肿大，也有部分患者因肿瘤自发性破裂，以腹腔出血、休克作为就诊的首发症状，而脾脏不规则肿大，无长期发热，无脾功能亢进等表现，系脾脏原发性恶性肿瘤的特征。

四、诊断与鉴别诊断

脾脏原发性恶性肿瘤的诊断除依赖病史、症状、体征外，影像学检查起重要作用。X 线检查可发现脾影增大及局部压迫征象，但不具备特殊性。B 超检查可确定脾脏有无肿块、系实性或囊性，但不能区分良、恶性。CT 及 MRI 不仅显示脾脏本身的病变，尚可显示肿块与邻近脏器的关系、淋巴结或肝脏的侵犯，以及腹腔和胸腔的其他并发症。选择性脾动脉造影可显示脾实质缺损等征象。经皮穿刺活检，虽可明确肿瘤性质，但危险性较大，宜慎重。

脾脏原发性恶性肿瘤的诊断标准：①最早的临床症状和体征表现在脾脏部位；②血液生化及影像学检查有足够证据排除肾、肾上腺、结肠、腹膜、肠系膜和网膜的肿瘤；③术中肝脏活检无肿瘤生长，肠系膜和腹主动脉旁淋巴结未见淋巴结病变。

恶性肿瘤的早期征象不明显，甚至部分晚期病例也无特异表现，因此鉴别诊断很重要，常需与下列疾病相鉴别：①伴有脾大的全身性疾病，因门静脉高压所致充血性脾大、恶性淋巴瘤和慢性白血病侵及脾脏等；②脾脏本身的良性疾病，如脾脓肿、脾结核、脾囊肿及脾脏其他的良性肿瘤；③脾脏邻近器官的疾病，如腹膜后肿瘤、肾脏肿瘤、胰腺肿瘤等。借助病史、体检、实验室检查及影像学诊断、淋巴结活检等手段可鉴别。但相当一部分病例的确诊仍需手术探查及病理学检查。

脾原发性恶性肿瘤中淋巴瘤最多见，我院 1956 年 1 月—1999 年 8 月共收治脾脏原发性肿瘤 38 例，恶性者 23 例全部为淋巴瘤。因此，在辅助检查中提示脾占位并疑为恶性肿瘤时，应首先考虑恶性淋巴瘤的可能，及时行剖腹探查，获取病理诊断。

五、治疗与预后

脾脏原发性恶性肿瘤的治疗以外科手术为主，手术后辅助化疗或放疗，治疗效果取决于病期、有否转移和肿瘤的生物学特性。手术应行全脾切除，术中注意脾包膜的完整及脾门淋巴结的清扫。

脾脏原发性恶性淋巴瘤 I 期者可仅行脾切除；II 期者行脾切除加清扫局部淋巴结，术后再行放疗及 CHOP 或 R-CHOP 方案化疗；III 期病变已扩展累及肝脏和腹腔淋巴结，预后差，需采用综合性治疗。Ahmann 报道 49 例，I、II 期 3 年生存率达 60%，5 年生存率为 45%。我院 23 例，脾恶性淋巴瘤中 5 年生存率 I 期为 50%，II 期为 40%，III 期为 16%。脾脏血管肉瘤及其他原发恶性肿瘤容易经血行转移，往往同时累及肝脏及其他器官，85% 的患者在确诊前已有转移，有人认为此种现象系肉瘤多中心性的结果。

脾恶性肿瘤较易破裂，除外伤性破裂外，尚有自发性破裂，均可形成致死性腹腔内出血，并且可引起肿瘤的迅速播散。

第 5 节 脾脏转移性肿瘤

脾脏转移性肿瘤是指起源于非脾系统的恶性肿瘤，不包括起源于造血系统的恶性肿瘤。脾脏转移性肿瘤发生率为 9%～16%，远较淋巴结、肝、肺、骨等脏器为低，可能是脾脏具有抑制转移恶性细胞繁殖的功能、对癌转移有一定的免疫防御能力及癌细胞侵入脾脏的机会较少的缘故。通常在癌转移时，机体的抵抗能力大为降低，侵入脾脏的癌细胞方能生长而形成转移灶。脾脏转移性肿瘤的发生率还与取材的范围成正比，若对恶性肿瘤患者的脾脏行常规检查，可提高转移性肿瘤的检出率。

脾脏转移性肿瘤大多数系癌转移，主要经血管转移，仅少数经淋巴途径。关于邻近器官的侵犯是否作为另一条转移途径尚有争议，有人认为肿瘤的直接侵犯不应包括在转移性脾肿瘤之内，但更多学者持肯定态度。转移性癌灶肉眼常表现为多个结节或单个结节，亦可表现为多数微小结节和弥漫性浸润。

一、临床表现

临床上脾脏转移性肿瘤常无特殊症状，或仅表现为原发肿瘤症状。当脾脏明显增大时，可产生左上腹肿块、腹痛、食欲减退和消瘦等征象，以左上腹肿块为多见，少数患者还可继发脾功能亢进、溶血性贫血、胸腔积液及恶病质等。也有少数患者因自发性脾破裂呈现急性腹痛、休克征象。

通常，脾转移性肿瘤可作为全身转移的一部分，少数情况下可作为乳腺癌、卵巢癌等原发病灶的唯一继发转移性器官。转移性脾脏肿瘤的原发灶可来自全身各个器官，血行播散的以肺癌、乳腺癌、卵巢癌及恶性黑色素瘤较多见，淋巴途径的以腹腔脏器常见，常伴腹主动脉旁或脾周淋巴结肿大。我们报道的 9 例脾脏转移性肿瘤原发肿瘤分别为：卵巢癌 2 例，胃癌 2 例，结肠癌 2 例，肾癌 1 例，肝癌 1 例，隆突性皮肤纤维肉瘤 1 例。

二、诊　　断

除病史、症状、体征及实验室检查外，影像学检查在脾脏转移性肿瘤的诊断中具有重要价值。B 超可发现许多临床上未能诊断的脾脏转移性肿瘤，CT 和磁共振成像对脾脏转移性肿瘤的诊断率均达 90% 以上，选择性脾动脉造影在脾脏转移性肿瘤时可见血管强直、不规则狭窄、血管腔闭塞及不规则的新生血管形成。

脾脏转移性肿瘤的诊断标准为：①有原发恶性肿瘤，并经病理证实；②B 超发现脾占位病变，经剖腹探查、病理证实；③B 超动态追踪，开始为阴性，以后发现脾有占位性病变；④B 超发现脾占位病变，后经 CT 扫描检查证实脾占位病变伴有腹膜腔种植，或手术病理证实其他部位有转移病灶；⑤临床上无感染和脾栓塞症状。凡符合上述标准①⑤，再加②③④其中之一，除外原发肿瘤为淋巴类肿瘤者，均可诊断为脾脏转移性肿瘤。

三、治　　疗

仅限于脾脏的孤立性脾脏转移性肿瘤，可在全身综合治疗的基础上行全脾切除，术后为防止肿瘤的进一步扩散，应积极辅助化疗；对于已有广泛转移者，已失去手术治疗机会，可行全身综合治疗；对转移行脾肿瘤的自发性破裂，应予急诊手术。因脾脏转移性肿瘤的出现标志着病程已届晚期，故预后较差。

第 6 节　脾脏肿瘤外科治疗

一、脾脏的外科应用解剖

（一）脾脏的位置与形态

脾脏位于腹腔的左上方，在膈和左肋弓的下方，外侧为第 9、10、11 肋骨所掩盖。在正常位置时，肋缘下摸不到脾脏，当其肿大 1 倍时才能触及。脾脏的表面投影，脾上极位于左腋中线相当于第 9 肋骨高度，距后正中线左侧4～5cm；脾下极位于左腋前线第 11 肋处，其长轴与左侧第 10 肋平行。脾的位置与躯干体型有关，根据体型可确定脾的位置，大部分人为中位脾，长狭胸型脾（高位脾）上极可达第 8 肋，脾位置较深，短宽胸型脾（低位脾）上极达第 12 肋，这对选择手术切口有参考价值。脾穿刺或脾门静脉造影可通过左侧腋中线第 9 或第 10 肋间隙经胸膜腔刺入脾脏。

脾为外形似蚕豆状的实质性器官，色泽暗红，质软而脆。脾脏长约 12cm，宽约 8cm，厚约 4cm，重 100～250g。病理性脾脏可肿大达髂窝，为正常重量的 10 倍以上。脾脏的形态分为 3 种类型：①楔形或橘瓣形（44%）：膈面呈纺锤形或椭圆形，脏面被中间嵴分为胃面和肾面，横断面呈楔形；②四面体形（42%）：脏面被一个呈 Y 形隆起的中间嵴分为胃面、肾面及结肠面，标本呈四面体形；③三角形（14%）：脾脏有三个边，但脏面正中由一隆起的中间嵴分为胃面和肾面。脾脏的外形变化与其含血量多少、周围器官的充盈或空虚状态有密切联系。脾门部形态可分为弯曲形、直线形、多支形、蛇形和人形，三角形脾脏脾门形态常为弯曲形（52.5%），四面体形脾脏脾门常为多支形（66.6%），楔形脾脏脾门形态常为直线形和蛇形（62.5%）。

脾切迹的出现率可达 79.5%，脾切迹与脾脏的分叶、分段有关，可为脾叶、段部分切除术提供解剖基础。脾切迹以 1～3 个最常见，平均 2 个。脾切迹可见于脾前缘、后缘及膈面。脾前缘切迹以 2～3 个多见，切迹常位于前缘的中下 1/3，切迹的深度为 0.1～1cm，前缘上端相邻的两个切迹间，可出现拇指样小叶。脾前缘切迹为鉴别左上腹包块是否为脾脏的重要标志。脾后缘切迹出现率为 21%～59%，多位于后缘上 1/3，常为 1 个，也可多达 3 个。后缘切迹若延伸至脏面，多与相对前缘切迹的延长线相连，形成叶间的分界。脾膈面切迹出现率为 10%，亦多为 1 个，常位于膈面上 1/3。偶尔膈面切迹深入脾实质，并连接前后缘切迹，形成两个叶。

（二）脾脏的毗邻

脾脏有两面（膈面和脏面）、两缘（前缘和后缘）和两极（上极和下极）。膈面凸起与膈和肋弓接触，并借膈与胸膜腔的肋膈窦和左肺为邻。脏面凹陷，前脏面与胃底部接触，后脏面与左侧肾及肾上腺前面接触。脾的肾面与胃面之间的嵴称为中间嵴，若其上缘变宽且膨大隆起，称为脾结节。脾门多位于胃面，是脾血管神经出入之处，称为脾蒂。脾的下方与胰尾和横结肠脾曲相邻，上极钝圆，下极略尖，脾前缘薄锐，向上伸入胃底与膈之间。脾后缘是斜向后下的钝缘。

脾脏与胰尾的关系密切，50% 的人胰尾距脾门 1cm 以内，约 1/3 的胰尾与脾门直接接触。

（三）脾脏的韧带

除脾门外，脾脏几乎全部为腹膜所覆盖。脾周围腹膜反折的加厚处形成几个韧带与邻近器官相连，主要为：

1. 脾胃韧带　在胚胎时是胃的背侧系膜的前部，介于胃大弯和脾上、下极之间，位于网膜囊的前面，韧带的上部含胃短血管，下部含有胃网膜左血管。该韧带上部很短，切断时可能误伤胃底。

2. 脾肾韧带　是胃的背侧系膜的后部，介于脾脏与腹膜后壁之间的部分，位于网膜囊的后面，韧带内含脾动静脉和胰尾。手术中慎勿损伤胰尾。脾切除时应先切开脾肾韧带的后层腹膜，才易于游离脾脏并将其翻出腹腔外。

3. 脾膈韧带　是脾肾韧带向膈肌延伸的腹膜皱襞，间有自贲门到脾上极的平滑肌纤维。此韧带很短，有时难以钳夹、切断。

4. 脾结肠韧带　是横结肠系膜左侧末端的残留部分，因胚胎期间结肠固定在体壁上，并随之附着脾脏。

5. 膈结肠韧带　是位于膈肋部和结肠脾曲之间的腹

膜皱襞，实际上它构成一个支架或吊索，对承托和支持脾脏有重要作用。

6. 脾胰韧带 若胰尾不直接接触脾脏，则有时可见胰尾与脾脏之间薄束状带，手术时应在两钳之间切断。

7. 前脾皱襞 是位于胃脾韧带前面的一个腹膜皱襞，它含有胃网膜左血管，巨脾时可固定脾脏，手术时过分牵拉可导致出血。

脾脏依靠这些韧带，使其位置较为固定，其移动范围不超过 4cm。正常情况下，上述脾韧带含有少量血管，可以轻易游离切断，但在病理性脾时，这些韧带都含有许多侧支循环，手术时需小心结扎，避免出血。

（四）脾脏的血管

1. 脾动脉 脾动脉直径为 4~10mm，平均为 5~6mm。绝大多数发自腹腔干，个别起自腹主动脉、肠系膜上动脉或胃左动脉。脾动脉发出后，先向下到胰腺上缘，再向左沿胰腺后上缘，也可经胰腺的前方或后方到达脾门。脾动脉行程轻度弯曲占 70%，明显弯曲占 28.7%，极度弯曲占 1.3%，故其长度变化较大，一般为 8~32cm，平均为 12.05cm。

脾动脉在行程中与胰腺的解剖关系十分密切，有学者根据脾动脉行程与胰腺的关系，将脾动脉分成四段。脾动脉的近端 1/4 自腹腔干分出后，弯曲下行，动脉与胰及脾静脉之间的距离较远；而远端 3/4 动脉与胰及脾静脉相近，但变异很大，将其分为四型：①Ⅰ型：脾动脉由腹腔干发出后，沿胰上缘行走至脾门，占 47%；②Ⅱ型：脾动脉在行程的中 2/4 份，位于胰后面或胰内，占 14%；③Ⅲ型：脾动脉远段 2/4 左右，位于胰后或胰内至脾门，占 6%；④Ⅳ型：脾动脉远段 3/4 全部位于胰后或胰内，占 33%。由于脾动脉位置变异较大，故在结扎脾动脉时，应注意位置变化。对于Ⅳ型脾动脉，由于它紧邻脾静脉并位于胰后面，当分离脾动脉时，易撕破脾静脉，应予以注意。

近年来，对脾内血管分支及分布规律有了进一步了解。脾动脉的终末支可分为两种类型：①Ⅰ型为集中型，脾动脉距脾门 0.6~2cm 分为终末支，称为脾叶动脉。该型脾动脉主干相对较长，脾叶动脉较短，管径较粗，支数较少，进入脾门范围较为集中，占脾脏胃面的 1/4~1/3，该类型占 30%。②Ⅱ型为分散型，脾动脉距脾门 2~6cm 分为终末支，称为脾叶动脉，进入脾脏的范围较为分散，占胃面 3/4 以上，常伴有脾上、下极动脉，此型占 70%。集中型的脾动脉结扎较为容易，结扎脾叶、脾段动脉有一定的困难。分散型的脾动脉结扎主干较难，但结扎脾叶、脾段动脉较易。

脾动脉的分支尚有胃网膜左动脉、胃短动脉。这些分支对脾脏的侧支循环非常重要，当做脾保留术行脾动脉结扎时，最好在胃网膜左动脉的近侧，至少也要在胃短动脉的近侧结扎，这样才不致造成脾坏死，因为胃短动脉和胃左动脉、胃网膜左动脉、胃网膜右动脉以及膈下动脉均有吻合，可形成侧支循环。

2. 脾静脉 脾静脉主干长度平均为 8.1cm，直径平均为 1.59cm。脾动脉和脾静脉常伴行，但脾静脉的走行较恒定，它多半在脾动脉后下方，少数被动脉所盘绕，极个别的

在动脉前方。脾静脉多位于胰腺后面横沟中，间或胰腺实质内。胃短静脉 62% 注入脾上叶静脉，27% 注入脾上极静脉，11% 汇入脾静脉主干。胃网膜左静脉多数注入脾静脉主干，少数汇入下叶静脉。脾静脉接受 3~13 支胰静脉支，其排列不规则，增加了游离脾静脉的难度。脾静脉在行程中有肠系膜下静脉汇入，最后在胰腺颈部与肠系膜上静脉汇合成门静脉。

脾静脉由 1~4 条脾叶静脉属支汇入而成，以两支型最常见，占 36.5%~73.3%；其次为三支型，占 20%~40.9%；一支型和四支型较少见，占 6.7%~10%。脾叶静脉属支分形可根据脾段静脉属支数注入的情况，再分成若干亚型。

（五）脾脏的神经和淋巴

脾丛起于腹腔神经丛的内、前部分。内脏神经纤维随脾血管经脾门进入脾脏。右迷走神经亦进入脾。左膈神经的终末支经左膈下丛，再经胃脾韧带而分布于脾，故脾脏病变时，可刺激膈神经引起左肩部牵涉性疼痛。

脾脏的淋巴管不发达，仅见于脾被膜和较大的小梁，特别是脾门附近的小梁。出脾门以后，与来自胃大弯及胰腺的淋巴管汇合，注入脾门淋巴结和胰腺上缘淋巴结，最后输出管沿脾动脉伴行，汇入腹腔淋巴结。

（六）脾脏的分区、分叶和分段

1. 脾脏的分区 依照脾实质内血管系统走行及分布规律，学者将脾脏从脏面到膈面划分三个区，即脾门区、中间区和周围区。脾门区为脾叶、段血管和多数亚段血管经过之处，此区出血应用电凝、激光、银夹止血，必要时采用结扎。周围区为笔毛动脉、髓静脉和血窦等分布处，此区的出血应用细微纤维胶原止血。

2. 脾脏的分叶和分段 脾脏常可分为脾上叶、脾下叶，以及脾上段、脾中上段、脾中下段、脾下段。少数分为脾上叶、脾中叶、脾下叶，以及脾上极段、脾上段、脾中上段、脾中间段、脾中央段、脾中下段、脾下段、脾下极段。脾脏的各叶、段均有相应动脉供应和静脉引流。脾动静脉的阶段性分布特点使各脾叶、段形成一个真正独立的形态学单位，同时叶、段间存在的"少血管区"，以及脾表面切迹，这些均为脾叶、段切除术及脾栓塞术提供解剖学基础。

二、部分脾切除术

近年来，随着科学技术的发展，对于脾脏的免疫功能及其在整体免疫系统中的作用有了更深入的认识，脾脏不仅是人体免疫细胞成熟分化的场所，更是细胞间相互作用、细胞因子产生的重要部位。它的免疫调控作用日益受到重视。因此，对局限在脾脏某部分的良性囊肿或已确诊的良性肿瘤，可选择性施行部分脾切除术，以保留脾脏的功能。

（一）手术步骤

采用全身麻醉或硬膜外麻醉；取平卧位，于左季肋下用软枕垫高；左肋弓下 Kocher 切口进腹，可获满意的术野显露；探查腹腔及脾脏后，术者用右手将脾脏向前、向下、向内轻轻托起，切断脾结肠、脾肾及脾膈韧带，游离脾胰尾，助手向上、向外、向后方拉开腹壁，更好显露脾脏；如具备部分脾切除的手术适应证，可根据情况施行小部分脾切

除术(脾上极切除术、脾下极切除术)、半脾切除术、大部分脾切除术。因为只有保留 1/3 以上的脾脏才能维持脾脏的功能,所以一般认为脾脏部分切除不宜超过 2/3。进一步切开胃脾韧带,显露脾蒂,如脾蒂组织不多,能分辨清楚血管走向及分布范围,可循此处理相应血管;否则,可紧靠脾门处理相应区域血管。血管处理后,脾脏即显示血运障碍与血运良好的明确界限,即相对无血管平面。沿此平面向血运良好的健侧退缩 0.5cm 切开脾被膜,用超声刀或刀柄切入脾实质,所遇血管予以钳夹切断,细丝线靠近健侧结扎,直至切除部分脾脏。残脾断面的处理可用肝针交锁缝合,再游离带血管蒂的大网膜覆盖断面,周边圆针细线缝合固定数针,即可达到止血及断面腹膜化的目的。用温生理盐水清洗腹腔,脾周围放置 2 根胶管引流,另戳孔引出,逐层关腹。

(二)手术中注意事项

脾断面的血管处理后,虽断面出血不多,但为了安全起见,断面还是应常规交锁缝合,缝合时以肝针和不吸收的 7 号丝线为好,打结时松紧适度。缝合后针眼出血,温生理盐水纱布压迫片刻后多能止血。分离的脾床需缝合,保留的脾脏周围韧带组织需与后腹膜固定数针,防止发生脾扭转。对保留部分脾脏的活力如有怀疑,可在术中经莫菲管滴注 5~10ml 稀释的肾上腺素溶液,几分钟后如见脾块收缩,表面呈现皱褶,说明血供充分,此法可能引起一过性心率增加、血压上升,因此对心血管状况不稳定的患者禁用。引流管要质地柔软,不可直接接触脾断面,以防损伤致出血。

(三)手术后处理

包括:①严密观察血压和脉搏;②常规使用止血药,如维生素和抗血纤溶芳酸;③术后禁饮食 2~3 日,持续胃肠减压,以免胃胀对脾的牵拉;④术后患者清醒、血压平稳后,可取半卧位,并鼓励深呼吸;⑤术后 1 日即可应用肠管蠕动剂或口服蓖麻油,促进肠管功能早日恢复,预防粘连性肠梗阻;⑥预防性应用抗生素 1 日即可;⑦注意观察引流液的颜色及量,如色淡、量少,可在术后 48~72 小时拔除。

三、腹腔镜脾切除术

近年来,随着腹腔镜技术的快速发展,腹腔镜脾切除术病例越来越多,但由于腹腔镜手术的局限性、不具备开放手术术者直接触摸器官的优势等,因此,其手术指征与开腹手术相比具有一定程度的限制。

(一)适应证与禁忌证

1. 适应证　①脾脏囊肿、脾脏血管瘤等脾脏良性肿瘤需行脾切除者;②与脾功能亢进有关的血液病需行脾切除者;③外伤性脾破裂且体征稳定,估计出血不多者;④肝硬化门静脉高压症性脾增大需行单纯性脾切除术或需联合行断流术者。

2. 禁忌证　①肝功能较差,门静脉高压症性脾增大需同时行分流术者;②外伤性脾破裂出现严重休克,估计出血凶猛者;③广泛腹腔或脾周围粘连,估计操作极度困难者;④脾脏恶性肿瘤且有周围组织受累可能者。

(二)手术步骤

1. 手术切口　通常采用三孔法,在脐上或下缘行 10mm 的戳孔,为腹腔镜观察孔;在左锁骨中线肋缘下 5cm 处及左腋前线平脐交点处各行一个 5mm 及 12mm 的戳孔,为操作孔。

2. 探查腹腔　依次探查盆腔、肝脏、腹膜等有无转移,并注意副脾是否存在,最后探查肿瘤,对肿瘤能否切除做出正确的评估。

3. 分离脾周韧带　先分离脾下极及其背后侧的脾结肠韧带、脾肾韧带、脾膈韧带,最后处理脾胃韧带。用超声刀顺着左结肠的腹膜附着组织解剖,向后上仔细分离至脾膈韧带,使脾弯曲及胰腺尾部充分松开。胃短血管用钛夹控制并分开,显露脾动静脉。

4. 切脾　脾周围韧带经上述方法处理,脾脏已充分游离,用带有血管 U 型钉的内镜切割吻合器断离脾门血管及脾动、静脉。也可用 I 号 Dexon Ⅱ 线经腹内结扎器套扎脾蒂,然后离断脾蒂。经套管放拾物袋于腹腔,将脾放于拾物袋中,脾在袋中用 Kocher 夹钳断成碎片,或用剪刀剪成细条状,然后移出腹腔,此过程中用腹腔镜观察,以免袋破裂及脾碎片溢出至腹腔。然后冲洗腹腔,放置引流。

腹腔镜脾切除术最大的优点在于手术创伤小,患者恢复快,围手术期时间较开放手术明显缩短。但脾脏位置深在,腔镜手术操作空间狭小,病理性脾容易出血,因此腹腔镜脾切除术中如遇解剖不明、大出血等情况时,术者应对术中出现的意外情况和自己的操作技术做出正确的评估,如把握不大,应尽快中转开腹手术为宜。

(三)术后处理

观察有无腹腔内出血,常规进行血压、脉搏、心率的监测及了解血红蛋白的变化。观察膈下脾窝引流管的情况。常规放置胃肠减压 1~2 日,鼓励早期活动。预防性应用抗生素 24 小时。

四、脾脏切除术

脾脏原发性恶性肿瘤应行脾切除及脾门淋巴结清扫术。

(一)术前准备

脾切除术无论作为紧急手术或选择性手术,都需要作充分的术前准备。择期性脾切除术前准备应检查血红细胞计数、白细胞计数及血小板计数,检测血红蛋白和出凝血时间或凝血酶原时间,了解肝肾功能和进行心电图检查,综合评价手术的耐受性。脾切除术中有时会遇到意外情况,因此,术前应根据病情至少备血 800ml,并保留患者血液样本,以缩短需要紧急输血时的配血时间。术前应留置胃管,以便使胃排空,可避免胃膨胀妨碍手术野的暴露,有利于游离脾脏。估计手术时间较长者应保留导尿。

由于脾切除术后免疫功能低下,容易发生感染性并发症,一般患者均应在手术前 1 日预防性应用抗生素;对于有免疫缺陷的患者,可在手术前 3 日开始应用;对于有感染的患者,术前应作抗生素敏感试验,如果时间允许,应待感染控制后再行手术。

（二）麻醉方法

脾脏恶性肿瘤多表现为巨脾，脾脏上极高，周围粘连紧密，手术多较为复杂，已选择全麻为宜。如此可以充分给氧，同时肌肉松弛，术野显露满意，确保手术安全。

（三）体位和切口

为了便于手术操作，手术野需要有较理想的显露条件，尤其是巨脾患者，调整适当的体位和选择合适的切口不仅容易游离脾脏，而且不需要过分牵拉创口就能充分探查腹内其他脏器，使手术顺利完成。

一般均采用平仰卧位，将左腰背部垫高，如需做胸腹联合切口时，可取半侧卧位。

常用的手术切口有：

1. 上腹纵行切口　经左腹直肌切口、正中切口或左上腹旁正中切口，适用于一般脾脏不大、粘连不严重的病例，主要优点为操作方便，便于扩大，当脾脏肿大且显露困难，左上腹纵切口大小不能满足需要时，可将切口横向延长以改善术野显露。

2. 左上腹肋缘下切口　切口自剑突开始，距肋缘2～3cm，沿左肋缘进行直到左腰部为止。对中等度大小的脾脏显露良好，尤其适用于体型肥胖或估计脾脏粘连较重的病例。

3. 上腹屋顶形切口　先做左肋缘下切口，如进腹探查后，脾脏较大、粘连严重，可将切口向右肋缘下延伸5～6cm，再沿中线向剑突延长。结合使用框架式拉钩，可获良好的显露。

4. 横切口　在两肋第9肋软骨之间作横切口，切端两侧腹直肌。优点为既可显露脾脏，又可显露胆道，但对脾肿瘤的手术显然无必要。

5. 胸腹联合切口　主要沿第7或第8肋骨，自腋后线切开至肋缘，然后根据脾脏的形态和大小，切口自肋缘横向延长至白线为止，其终点在剑突与脐的终点上。此类切口对过于巨大的脾脏，或估计脾周围粘连严重，特别是与膈肌之间的粘连明显者可考虑采用。优点为横膈完全切开，整个脾脏完全显露于手术野。缺点是损伤大，需开胸。一般情况下，上腹屋顶形切口结合框架式大拉钩可获良好显露，此类切口很少使用。

对于一般的脾肿瘤巨脾，以左经腹直肌切口较为常用，必要时加做横切口，以便改善显露。对于脾脏体积过大或估计膈面粘连严重者，选择上腹屋顶形切口，进腹后借助于大拉钩牵引，能够取得满意的术野显露。

（四）手术步骤

1. 探查　根据无瘤术的原则，首先探查盆腔、肝、胰腺、胃肠、大网膜、肠系膜及腹膜后淋巴结等，最后探查脾门及脾脏肿瘤。全面了解肿瘤有无转移、分期情况，必要时行术中冰冻检查。探查脾大的程度、粘连情况及活动度，不可强行盲目分离脾膈面和侧腹壁的粘连，以免撕破脾包膜，造成肿瘤播散。

2. 血行阻断　当决定行脾切除后，应先设法结扎脾血管，一方面防止因游离、搬动、挤压脾脏可能造成的肿瘤播散，另一方面减少手术出血。首先推开脾内侧的胃网膜组织，将胃向右上拉开，显露胃脾韧带，结扎、切断胃短血管。如胃侧结扎不满意，可缝扎止血，以防止术后胃膨胀、胃蠕动致结扎线滑脱而发生出血，近端胃脾韧带位置较高，在脾完全游离前不易显露，如操作困难，可于脾游离后进行离断，还应注意近端胃脾韧带仅1～2mm长，容易将胃壁一起结扎，以致术后发生胃后壁高位坏死、穿孔。充分显露脾门、胰体尾部，予以结扎，暂不切断。至此，基本完成脾脏血行阻断。

3. 游离脾脏　用湿纱布将结肠脾曲向下方推开，结扎、切断脾结肠韧带，游离脾下极。脾结肠韧带内常有小的动、静脉血管，应钳夹后再结扎。继续分离脾肾韧带和脾膈韧带，尤其是巨脾粘连及侧支循环较多者，分离时若不仔细，很容易引起大出血。将腹壁和左肋缘向外上方牵开，将脾脏推向前内侧，使得脾外侧腹膜紧张并充分显露，自下向上用电刀切开，此时脾脏和胰尾即可松动，应避免损伤左肾上腺、肾、结肠系膜血管以及膈肌。如脾包膜和侧腹膜粘连紧密，不能盲目地钝性分离，以免损伤脾包膜和发生创面出血，可在充分显露后，纵行切开脾外侧后腹膜，将脾和腹膜一起从腹膜后组织中钝性分离下来。在脾外侧垫入温热纱垫，既可止血，又可防止脾脏滑回腹腔。此时脾胃韧带完全显露，可进一步切断结扎的胃短血管，完全游离脾胰尾。

4. 脾蒂处理及脾门淋巴结清扫　将胃拉向上方，完全显露胰体尾及脾门，沿胰腺上缘清扫第11组淋巴结，直至脾血管结扎处。用脾蒂钳钳夹脾蒂，在近脾门处切断脾蒂，移去标本。结扎脾蒂时，应避免块状结扎或损伤胰尾，脾动静脉最好应分别结扎。

5. 术野止血　主要为脾窝止血，清理腹腔，放置引流物。脾切除后，从脾床取出垫入的纱布，吸净积血，用温热蒸馏水冲洗后止血。巨脾切除后，脾床总会有渗血，尤其是脾广泛粘连切开后止血更加困难，又不可能每个出血点都电灼和缝扎，可采用深大的缝扎止血，腹膜后出血亦可通过缝扎，用腹膜覆盖脾床止血，脾膈韧带和腹膜切口游离缘的出血均可间断缝合止血。为了防止术后膈下可能发生的浆液性或血性液体积聚，有人主张使创面再腹膜化。

无并发症的脾切除术后是否放置引流物还有争论，主张引流者认为腹内液体被引流，左膈下脓肿或创口愈合的并发症减少；反对者认为由于细菌的逆行感染，引流物易导致腹内脓肿的发生。我们认为脾肿瘤的脾切除术难度一般较大，应放置引流物，如果脾切除后术野比较干净，且止血可靠，放置的引流物应在48～72小时内拔除。引流物应在左腹壁另戳孔引出，注意不要压迫结肠脾曲。关腹时注意，如患者贫血严重或低蛋白血症伴腹水存在时，可考虑减张缝合。

（五）术中可能发生的危险、错误及其预防

1. 撕裂粘连中的血管，引起出血　一般来说，出血量不很大，但由于血液不断渗出，失血总量亦不少。预防措施为改善显露，在直视下分离，能看到粘连，并逐一结扎、切断，尽可能不要盲目分离。直视下分离即使有出血，量也不多，且不影响操作。

2. 脾蒂撕裂 一般常发生在操作粗暴、牵拉过度，或对该手术缺乏经验，甚至解剖关系不甚熟悉的情况下。预防措施为术前做好必要的准备，术者对手术程序和解剖结构做好充分的了解和复习，手术过程中要注意操作轻柔，细心谨慎，注意操作程序。

3. 脾蒂钳脱落 通常发生在术中因脾脏周围粘连甚紧而解剖关系不清的病例，术中未将脾蒂分离清楚即匆忙钳夹切脾，此种情况发生脾蒂钳松解脱落。因为脾蒂部游离不充分而使该部位过宽、过厚，术中稍不注意，即可发生意外。因此，在分离脾脏时应细心，尽量使周围组织游离，辨清脾蒂后方可用脾蒂钳钳夹脾蒂。如在切脾前已将脾血管结扎，则更为安全、可靠。

4. 胃壁和胰腺的损伤 常因显露不佳，盲目分离；或因分离粘连时不予结扎而出血较多，显露不好，盲目切断胃脾韧带上端或脾蒂，极易损伤胃和胰腺。预防措施为在分离上述两处时，必须看清后下钳，以免损伤附近组织。

（六）脾切除术后并发症

脾手术虽经历了百年的历史，外科医师亦已积累了大量的临床试验，但脾手术仍有较高的并发症发生率和手术死亡率。这些并发症主要指脾手术后近期的特异性并发症，以及远期并发症如脾切除术后凶险性感染、切口疝等。

1. 早期并发症 指术后 24～48 小时以内的并发症，包括腹腔内出血、体液失衡等。

（1）腹腔内出血：开腹手术中，脾切除术后腹腔内出血发生率约为 2%。主要原因有大血管出血，包括胰尾血管出血、脾蒂血管出血、胃短血管出血；创面渗血，包括膈面渗血、脾床渗血。腹腔内出血多在术后 12～24 小时内发生，首先表现为腹腔引流管引流出红色或暗红色血液，故术中妥善放置引流管和术后保持引流通畅，可及时发现腹腔内出血。但应注意，腹腔内大量出血时，血凝块可堵塞引流管而掩盖病情。此时不要因腹腔引流管内出血少而延误治疗，应密切观察生命体征、准确记录每小时尿量、动态监测红细胞比积；一旦出现血容量不足征象或红细胞比积进行性下降，即应怀疑腹腔内出血可能，及时进行腹部 B 超检查后再次手术探查。对腹腔内出血后的再手术问题应采取积极的态度，如腹腔引流管内出血较多，或已出现低血容量甚至休克，必须再次开腹手术止血。如腹腔引流管内出血较少，持续输液或输血时患者循环尚稳定，只要急诊腹部 B 超检查发现腹腔内有积血，亦应及时再手术止血，此种情况下即使证实腹腔内出血已经停止，仍需再手术清除腹腔内积血，避免积血引流不畅致腹腔内感染。

（2）体液失衡：脾手术后最常见的体液失衡是细胞外液容量不足，主要见于严重外伤性脾破裂或术中、术后腹腔内大出血而有失血性休克病例。在足量输血后，低血容量症或休克不能得到完全纠正，仍表现为四肢湿冷、脉细速、少尿或无尿等。此时可诊断为细胞外液容量不足，应立即给予足量平衡液复苏。

2. 后期并发症 指术后 48 小时至术后 2 周以内的并发症，包括肺不张、胸腔积液、肺炎、膈下脓肿、血小板增多症、血管栓塞、难治性血小板减少症、脾热、肝性脑病、上消化道出血、胰瘘、消化道穿孔或瘘、粘连性肠梗阻和高尿酸血症等。

（1）胸腔积液：脾切除术后左侧胸腔积液较为常见，多为膈下腹膜被广泛解剖所致；亦有左侧膈下感染所致，皆为反应性积液。脾手术后双侧胸腔积液少见，可能是低蛋白血症或双侧膈下感染的表现。对于脾手术后的胸腔积液，胸腔穿刺无论是作为诊断或治疗皆很少使用，因为积液多可自行吸收。除非大量胸腔积液已影响呼吸或导致肺不张，或胸腔积液合并感染，方才考虑胸腔穿刺抽液；对于后者，还需应用抗生素。

（2）膈下脓肿：膈下脓肿是脾手术后期发热的最常见原因，脾手术后期如出现不明原因的发热，应首先怀疑膈下脓肿。开腹脾手术后膈下脓肿发生率为 4%～8%。导致脾切除术后膈下脓肿的原因包括免疫功能低下、引流不畅或引流管拔除过早、胰尾损伤、胃肠道瘘。发现膈下积液后，可在超声或 CT 引导下穿刺抽吸，若抽出混浊脓性液体，即可诊断为膈下脓肿。此时除了穿刺抽吸外，加用 1% 碘伏溶液或丁胺卡那与甲硝唑混合液冲洗脓腔。如反复抽吸无效，可经穿刺置管引流；如穿刺置管引流无效或患者全身中毒症状严重，则应于肋下切开引流。

（3）血小板相关并发症：包括血小板增多症、血管栓塞、难治性血小板减少症。

（4）脾热：脾切除术后持续 2～3 周的发热，如能排除各种感染性并发症，则称为脾热。发病机制尚不清楚，有人认为是白细胞凝集素抗体进入循环所致，据此推断可能与免疫因素有关；也有人认为，脾静脉栓塞、胰瘘或腹腔包裹性积液等亦可导致脾热。一般来说，脾热的持续时间和程度与手术创伤成正比。脾热为自限性发热，一般不超过 39℃，且多在 1 个月内自行消退，故无需治疗，如全身症状明显，可口服非甾体抗炎药对症治疗。

（5）胰瘘：脾切除术后胰瘘是术中结扎脾蒂时损伤胰腺所致，开腹手术后发生率为 2%～7%，多为自限性，在术后 1 周左右即无引流液流出。严重胰瘘时可应用生长抑素，合并感染时需治疗性应用抗生素，对经久不愈的胰瘘予以体外放射局部治疗。

（张汝鹏）

参 考 文 献

[1] YEH Y M, CHANG K C, CHEN Y P, et al. Large B cell lymphoma presenting initially in bone marrow, liver and spleen: an aggressive entity associated frequently with haemophagocytic syndrome[J]. Histopathology, 2010, 57 (6): 785-795.

[2] KISHIMOTO K, KOYAMA T, KIGAMI Y, et al. Primary splenic malignant lymphoma associated with hepatitis C virus infection[J]. Abdom Imaging, 2001, 26(1): 55-58.

[3] 姜洪池. 脾脏肿瘤外科学[M]. 北京：人民军医出版社，2010.

[4] KARAKAS H M, DEMIR M, OZYIMAZ F, et al. Primary

angiosarcoma of the spleen: in vivo and in vitro MRI findings[J]. Clin Imaging, 2001, 25(3): 192-196.

[5] VRACHLIOTIS T G, BENNETT W F, VASWANI K K, et al. Primary angiosarcoma of the spleen--CT, MR, and sonographic characteristics: report of two cases[J]. Abdom Imaging, 2000, 25(3): 283-285.

[6] LIN Y C, CHEN H C, CHENG S B, et al. Splenic irradiation-induced gastric variceal bleeding in a primary splenic diffuse large B-cell lymphoma patient: a rare complication successfully treated by splenectomy with short gastric vein ligation[J]. World J Surg Oncol, 2012, 10: 150.

[7] VAKKALANKA B, MILHEM M. Paclitaxel as neoadjuvant therapy for high grade angiosarcoma of the spleen: a brief report and literature review[J]. Clin Med Insights Oncol, 2010, 4: 107-110.

[8] MORGENSTERN L. Nonparasitic splenic cysts: pathogenesis, classification, and treatment[J]. J Am Coll Surg, 2002, 194(3): 306-314.

[9] BALZAN S M, RIEDNER C E, SANTOS L M, et al. Post-traumatic splenic cysts and partial splenectomy: report of a case[J]. Surg Today, 2001, 31(3): 262-265.

[10] NEUHAUSER T S, DERRINGER G A, THOMPSON L D, et al. Splenic angiosarcoma: a clinicopathologic and immunophenotypic study of 28 cases[J]. Mod Pathol, 2000, 13(9): 978-987.

[11] CARR J A, SHURAFA M, VELANOVICH V. Surgical indications in idiopathic splenomegaly[J]. Arch Surg, 2002, 137(1): 64-68.

[12] CONTINI S, CORRADI D. Hand-assisted laparoscopic splenectomy for a splenic hamartoma[J]. Surg Endosc, 2002, 16(5): 871.

[13] KAIWA Y, KUROKAWA Y, NAMIKI K, et al. Laparoscopic partial splenectomies for true splenic cysts. A report of two cases[J]. Surg Endosc, 2000, 14(9): 865.

[14] 陆菁菁, 梁文华, 钟定荣, 等. 脾脏窦岸细胞血管瘤的临床、病理及影像学表现[J]. 中国医学影像学杂志, 2012, 20(5): 368-371.

[15] MUZI M G, RULLI F, FEDERICO F. Angiosarcoma of the spleen mimicking rupture. Case report and literature review[J]. Acta Biomed Ateneo Parmense, 2000, 71(5): 135-140.

[16] 张汝鹏, 王殿昌, 李强, 等. 23例脾脏原发性恶性淋巴瘤临床分析[J]. 中华外科杂志, 2002, 40(3): 208-209.

[17] XIROS N, ECONOMOPOULOS T, CHRISTODOULIDIS C, et al. Splenectomy in patients with malignant non-Hodgkin's lymphoma[J]. Eur J Haematol, 2000, 64(3): 145-150.

[18] AHMANN D L, KIEH J M, HARRISON E G. Malignant lymphoma of the spleen. A review of 49 cases in which the diagnosis was made at splenectomy[J]. Cancer, 1996, 19(4): 461-469.

[19] WILLCOX T M, SPEER R W, SCHLINKERT R T, et al. Hemangioma of the spleen: presentation, diagnosis, and management[J]. J Gastrointest Surg, 2000, 4(6): 611-613.

[20] 张汝鹏, 王殿昌, 李强, 等. 脾脏转移瘤[J]. 中国肿瘤临床与康复, 2002, 9(2): 91.

[21] OKUYAMA T, OYA M, ISHIKAWA H. Isolated splenic metastasis of sigmoid colon cancer: a case report[J]. Jpn J Clin Oncol, 2001, 31(7): 341-345.

[22] IYPE S, AKBAR M A, KRISHNA G. Isolated splenic metastasis from carcinoma of the breast[J]. Postgrad Med J, 2002, 78(917): 173-174.

[23] LEE S S, MORGENSTERN L, PHILLIPS E H, et al. Splenectomy for splenic metastases: a changing clinical spectrum[J]. Am Surg, 2000, 66(9): 837-840.

[24] LAM K Y, TANG V. Metastatic tumors to the spleen: a 25-year clinicopathologic study[J]. Arch Pathol Lab Med, 2000, 124(4): 526-530.

[25] HENIFORD B T, MATTHEWS B D, ANSWINI G A, et al. Laparoscopic splenectomy for malignant diseases[J]. Semin Laparosc Surg, 2000, 7(2): 93-100.

腹膜后肿瘤

　　腹膜后肿瘤是由 Morgagni 于 1761 年首次进行了描述。腹膜后肿瘤包括原发性和转移性两类。原发性腹膜后肿瘤（primary retroperitoneal tumors，PRT）是指来源于腹膜后间隙和大血管的非器官性肿瘤，不包括肝十二指肠、胰、脾、肾、肾上腺、输尿管、骨骼等脏器结构的肿瘤，以及源于他处的转移性肿瘤。转移性腹膜后肿瘤（metastatic retroperitoneal tumors，MRT）则由腹腔内和腹膜后脏器的恶性肿瘤通过淋巴道向腹膜后淋巴结转移或直接扩散所形成。原发性腹膜后肿瘤在任何年龄均可发生，但多发于 50～60 岁，10 岁以下儿童约占 15%。男性稍多于女性，男女比例为（1～1.3）∶1。原发性腹膜后肿瘤占全身肿瘤的 0.07%～0.2%，占软组织肿瘤的 15% 左右。60%～85% 为恶性，其余为交界性或良性。一般分为间叶组织来源肿瘤、神经来源肿瘤、泌尿生殖嵴肿瘤、胚胎残余组织肿瘤和来源不明肿瘤。

第1节　腹膜后间隙解剖学

一、概　　述

　　腹膜后间隙位于腹后壁前方，介于腹膜层与腹内筋膜之间。上到膈肌，下到骶骨及髂嵴，向下与盆腔腹膜外间隙相通。在此间隙内含有大量疏松结缔组织。经腰肋间隙三角与结缔组织相连，间隙内的感染可向上蔓延至纵隔。该间隙内有肾、肾上腺、胰腺、大部分十二指肠、输尿管、腹主动脉、下腔静脉、腹腔神经及交感神经以及交感神经干淋巴等重要结构（图 11-1）。

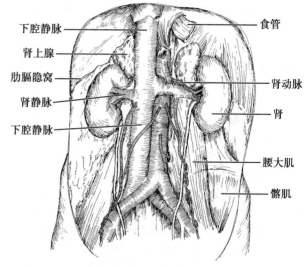

图 11-1　腹膜后间隙内结构

（图中标注：下腔静脉、肾上腺、肋膈隐窝、肾静脉、下腔静脉、食管、肾动脉、肾、腰大肌、髂肌）

二、腹膜后间隙的主要器官

（一）肾脏

　　肾脏的位置可出现变异，多由于胚胎时期的肾芽胚，未能随胎儿的生长由盆腔上升到正常位置，而停留在盆腔，或位于下腹部。肾脏位置的变异虽然比较少见，但在腹部肿块的诊断中，可误认为肿瘤，故在开腹手术时，应考虑有异位肾的可能。肾位于脊柱的两侧，贴附于腹后壁，两肾肾门相对。受肝右叶的影响，右肾低于左肾 1～2cm。上极相当于第 11 或第 12 胸椎，下极相当于第 2 或第 3 腰椎。两肾上极向内侧倾斜，两肾下极向外逐渐展开。左肾前上部有胃后壁，前下部为结肠脾曲，内侧有胰尾。右肾前上部有肝右叶，下部为结肠肝曲，内侧有十二指肠降部。两肾后面第 12 肋以上部分，仅隔以膈肌面与胸膜腔相邻。两肾上极为肾上腺所覆盖，但两者之间隔以疏松结缔组织，故肾上腺在肾纤维膜之外，当肾下垂时肾上腺可不随之下降。游离或切除肾脏时，亦不涉及肾上腺。

肾的被膜有 3 层，由外向内依次为肾筋膜、肾脂肪囊和肾纤维膜。肾筋膜（renal fascia）质较坚韧，分为前、后两层（前层为肾前筋膜，后层为肾后筋膜），共同包绕肾脏和肾上腺，并以结缔组织纤维穿过脂肪囊与肾纤维膜相连，保护和固定肾脏。在肾的外侧缘，两层于肾的外缘相互融合，并与腹横筋膜相连接。在肾的内侧，肾前筋膜越过肾脏的前方与对侧相连续，肾后筋膜经肾后方与腰大肌和腰方肌筋膜相接。在肾的上方，两层于肾上腺的上端相互结合，并与膈下筋膜相连接。在肾的下方，肾前筋膜向下终于腹膜下组织中，肾后筋膜向下至髂脊与髂筋膜愈着。肾脂肪囊（adipose capsule）为脂肪组织层，成人的厚度可达 2cm，尤以肾的后面和肾的下端脂肪组织更为发达，这些周围脂肪组织具有保护肾脏的作用。由于此层脂肪组织较多，故易透过 X 线，因此，在普通 X 线片上有时可见肾的轮廓，这对诊断肾脏疾病有一定的意义。肾纤维膜（fibrous capsule）为肾的固有膜，由致密结缔组织构成，薄而坚韧，紧被覆于肾实质的表面，具有保护肾脏的作用。

肾内缘中部凹陷处称为肾门（renal hilum），是肾血管、肾盂、神经和淋巴管出入肾的部位。肾门所有的结构共同组成肾蒂（renal pedicle），肾蒂各结构的排列由前向后依次为肾静脉、肾动脉和输尿管，由上向下依次为肾动脉、肾静脉和输尿管。肾蒂各结构的关系仍存在变异，有的肾动脉在肾静脉平面之下起自腹主动脉，然后向上经肾静脉的后面再钩绕肾静脉的上缘，越过肾静脉的前方，到达肾门进入肾脏。

肾动脉（renal artery）多平第 1～2 腰椎间盘起自腹主动脉，两者所形成的角度呈直角，于肾静脉后上方横行向外，经肾门入肾。由于肾动脉的管径较大，并直接发自腹主动脉，因此肾动脉具有较高的压力，可有大量的血液流经肾脏，每 4～5 分钟的血流量相当于全身的血量。肾动脉到达肾门之前，多数分为前、后两干。在肾窦内，前干走行于肾盂的前方，分出上段动脉、上前段动脉、下前段动脉和下段动脉。后干走行于肾盂的后方，延续为后段动脉。前、后两干共有 5 个段动脉，每一个段动脉有一定的分布区，以这 5 个段动脉的分布区为基础，将肾脏相应划分为 5 个独立单位，通常称为肾段（renal segment）。肾静脉（renal vein）在肾门的内侧，多由 2～3 个属支逐渐向内合成一个较大粗干，并在肾动脉前方与之伴行，最后接近直角汇入下腔静脉。左肾静脉较长，右肾静脉较短，左侧约长于右侧的 2 倍，有的甚至超过 3 倍，故右肾与下腔静脉之间的距离较近。当右肾发生病变时，肾门与下腔静脉之间往往形成粘连，故在右肾手术中，应特别注意保护，以免损伤下腔静脉。肾静脉绝大多数为 1 支，但有时可 2～3 支，从肾的上、下极或从肾门开始，汇入下腔静脉，并常在右侧出现，故清

理右侧肾门或行右肾切除、处理肾蒂时，注意这种多支肾静脉的可能性，以免误伤，造成术中出血。肾内静脉存在广泛的吻合，各肾段之间亦有丰富的吻合，故结扎一个肾静脉的属支，可能不致影响静脉的回流。左肾静脉除受左肾上腺静脉、左精索内静脉外，其属支与周围内脏的静脉尚有吻合。右侧精索内静脉多数回流于下腔静脉，仅有少数回流于肾静脉。左侧精索内静脉却全部汇入肾静脉。左、右侧肾静脉，有半数以上有一个较大的支与腰升静脉相吻合，故经过其与椎静脉丛相交通。精索内动脉通常在肾静脉以下，或在肾静脉平面之后起自腹主动脉，向下外方斜行，而与肾动脉无关。

肾接受交感神经和副交感神经双重支配，同时有内脏感觉神经。肾的交感神经和副交感神经均来自腹腔神经丛分出的肾丛，该丛围绕肾动脉周围。肾的感觉神经来自交感神经和迷走神经的分支，由于分布于肾的感觉神经纤维均经过肾丛，所以切除或阻滞肾丛，可消除肾脏疾病引起的疾病。

肾的淋巴结分为浅、深两组淋巴管。浅组位于肾筋膜的深面，引流肾脂肪囊、肾被膜的淋巴液；深组位于肾内血管周围，引流肾实质的淋巴液。两组淋巴管在肾蒂处汇成较粗的淋巴管。浅、深两组淋巴管丛之间有吻合支，并均注入肾盂后淋巴管，再汇入腹主动脉和下腔静脉周围腰淋巴干。

（二）输尿管

腹部输尿管（ureters）位于腹膜的后方，为一条富有弹性的肌管，上端起自肾盂，下端终于膀胱，全长为 25～30cm，直径为 4～7mm。通常将输尿管分为 3 个部分：①腹部：自肾盂与输尿管交界处至跨越髂血管处；②盆部：从跨越髂血管处至膀胱壁；③壁内部：斜行穿膀胱壁，终于膀胱黏膜的输尿管口。

输尿管腹部（abdominal part of ureter）长 13～14cm，沿腰大肌前面下降，周围有疏松结缔组织包绕，右侧输尿管腹部的前方，有十二指肠的降部、小肠系膜根，至右髂窝与回盲部和阑尾相邻，左侧输尿管腹部的前方，尚有十二指肠空肠曲、左结肠血管，只在髂窝有乙状结肠系膜越过，在直肠切除术或子宫切除术，分离或切断结肠系膜时，须注意保护输尿管以避免意外损伤，尤其是在粘连时，更应仔细操作。输尿管的血液供应是多源性的，其上部来自肾动脉、肾下级动脉的分支供应，下部由腹主动脉、髂总动脉、髂内动脉、髂外动脉、睾丸（卵巢）动脉、第 1 腰动脉等分支供应。其中以来自腹主动脉、髂总动脉和髂内动脉、髂外动脉的分支管径较大，每条侧支数量最少为 3 支，最多为 9 支，平均为 5 支。输尿管腰部虽然较长，但接受动脉的支数少于盆部。输尿管的血运丰富，故手术或外伤时，如损伤某一分支，不致影响血液的供给。若游离范围过大，可影响输尿管的血运，有发生局部缺血、坏死的危险。输尿管腹部的静脉与动脉伴行，分别经肾静脉、睾丸（卵巢）静脉、髂静脉等回流。

（三）肾上腺

肾上腺（suprarenal gland）为成对的内分泌器官，位于腹膜的后方，附着在两侧肾脏的上极，左侧为半月形，右侧为三角形，长约 5cm，宽约 3cm，厚 0.5～1cm，重 5～7g。

肾上腺的毗邻，左侧肾上腺前面的上部借网膜囊与胃后壁相隔，下部与胰尾、脾血管相邻，后面为膈肌，内侧缘接近腹主动脉。右肾上腺的前面有肝后下缘，前内侧为下腔静脉，后面为膈肌。两肾上腺之间，有腹腔神经丛。肾上腺表面包绕完整的被膜，被膜下腺的实质分为 2 层，外层为皮质，占肾上腺的 90%；内层为髓质，占肾上腺的 10%。髓质由交感神经结细胞、嗜铬细胞所组成。肾上腺的体积虽然较小，但血液供应十分丰富。肾上腺的动脉有上、中、下 3 支，分布于肾上腺的上、中、下 3 部。肾上腺上动脉（superior suprarenal artery）来自膈下动脉，肾上腺中动脉（middle suprarenal artery）来自腹主动脉，肾上腺下动脉（inferior suprarenal artery）来自肾动脉。肾上腺的静脉通常只有 1 支，仅有少数为 2 支，左侧汇入左肾静脉，右侧汇入下腔静脉。肾上腺的集合淋巴管多斜向内下方，注入主动脉外侧淋巴结、腔静脉外淋巴结及中间腰淋巴结。肾上腺上部的一部分集合淋巴管沿肾上腺上动脉走行，注入膈下淋巴结。

（四）腹主动脉

腹主动脉（abdominal aorta）位于脊柱的左前方，上方经膈主动脉裂孔续于胸主动脉，下方在第 4 与第 5 腰椎间盘的高度，开始分为左、右髂动脉。腹主动脉的长度为 14～15cm，腹主动脉的周径为 2.9～3.0cm。腹主动脉的前方有胰腺、十二指肠升部、小肠系膜根，其后方正对第 1～4 腰椎，右侧为腔静脉，左侧为腰交感干。

腹主动脉的主要分支：

1. 腹主动脉的不成对脏支有腹腔干、肠系膜上动脉和肠系膜下动脉。

（1）腹腔干（celiac trunk）：为一短干，长约 1cm，在膈主动脉裂孔稍下方约在第 1 腰椎，少数第 12 胸椎或第 12 胸椎至第 1 腰椎之间高度由腹主动脉的前壁发出。腹腔动脉发 3 支，向左分出胃左动脉、脾动脉，向右分出肝总动脉，从腹腔动脉根部下缘，至肠系膜上动脉根部上缘，两者间的距离为 0.7～0.8cm。

（2）肠系膜上动脉（superior mesenteric artery）：为腹主动脉第 2 个脏支，约在第 1 腰椎高度，起于腹主动脉前壁，经胰与十二指肠横部之间，进入小肠系膜根，呈弓状向右髂窝下降。

（3）肠系膜下动脉（inferior mesenteric artery）：为腹主动脉第 3 脏支，约在第 3 腰椎高度，起于腹主动脉，斜向左下方，行于腹膜壁层深面，肠系膜下动脉根部下缘至腹主动脉分叉的距离为 3～5cm。

2. 腹主动脉成对脏支有肾上腺中动脉、肾动脉和睾丸（卵巢）动脉。

（1）肾上腺中动脉（middle suprarenal artery）：在肠系膜上动脉发出点的下方相当于第 1 腰椎高度由腹主动脉侧壁发出，穿过膈的内侧脚至肾上腺中部。

（2）肾动脉（renal artery）：在第 2 腰椎，或 1～2 腰椎之间的高度，由腹主动脉两侧发出。由于腹主动脉位置偏左，故右肾动脉较左侧的稍长。

（3）睾丸（卵巢）动脉［testicular（ovarian）artery］：为一对细而长的动脉，在肾动脉平面的稍下方，起自腹主动脉

前外侧壁，向下行一段距离后与同名静脉紧相伴行，在腹膜后斜向外下方越过输尿管。

3. 腹主动脉壁支包括膈下动脉、4 对腰动脉、1 支骶中动脉。

（1）膈下动脉（inferior phrenic artery）：在膈肌主动脉裂孔处，由腹主动脉起始部发出，向上外方分布于膈肌的腰部。有半数的膈下动脉起自腹腔动脉。

（2）腰动脉（lumbar artery）：有 4 对，呈直角，由腹主动脉后壁的两侧发出，从第 1～4 腰椎椎体的前面向外横过。左侧经腰交感干后方，右侧除腰交感干之外，尚在下腔静脉的后方进入腰大肌的深面。每一支腰动脉均发出较大的背侧支分布至腰大肌、腰方肌、骶脊肌，以及腰部的皮肤；发出脊支，经椎间孔进入椎管。

（3）骶中动脉（middle sacral artery）：起自腹主动脉分叉部的后壁，在第 5 腰椎椎体及骶骨前面下降。

4. 腹主动脉的终支包括骶正中动脉、髂总动脉及其分支。

（1）骶正中动脉：是腹主动脉的一个细小终末支，在人类进化中逐渐让位于髂动脉而退居主动脉分叉处后上 5mm。骶正中动脉经腰 4～5、骶骨和尾骨的前面下降，最后终于尾骨体，左髂总静脉和交感神经的上腹下丛经过其前方，在骶前肿瘤手术时，应防止损伤此血管。骶正中动脉外侧壁发出腰最下动脉，向两侧经髂总动脉的后外侧至骶骨外侧部，分支终于髂肌与髂腰动脉的分支吻合。骶正中动脉尚有 4 对骶外侧支、直肠支等分支，手术时均须注意仔细辨认。髂总动脉及其分支在腹膜后肿瘤外科中亦有重要意义。

（2）左、右髂总动脉：起自腰 4 中份至腰 5 上份水平。分别行至小骨盆缘，在腰 4 中 1/3 至骶 1 上 1/3 水平分出髂内动脉和髂外动脉。髂内动脉降入骨盆，于腰 5 下份至骶 4 上份处分为前、后干。髂外动脉沿骨盆缘行至腹股沟韧带深面，延续为股动脉。髂总动脉外径为 10.3～10.4mm，长度为 4.3～4.6cm。髂总动脉末端分出髂内动脉及髂外动脉的分叉部管壁较薄，腹膜后肿瘤分离时应注意避免损伤。右髂总动脉前方靠内侧的起始段有上腹下丛通过，靠外侧的末段或髂外动脉有右输尿管越过。此外，前方尚有回肠末段，后方紧邻第 4、5 腰椎体及其椎间盘。右髂总动脉上后方，与左右髂总静脉的末端、下腔静脉起始部以及右交感神经干毗邻。其外侧，在上部与下腔静脉起始端和右髂总静脉相接，下部外侧为腰大肌。髂总淋巴结群从外侧、内侧和后方环绕动脉。左髂总动脉的毗邻关系与右侧相似，唯其前方有乙状结肠、乙状结肠系膜根及直肠上血管越过。髂外动脉为髂总动脉的直接延续，长度为 10.4～11.8cm，直径为 5.9～6mm。沿腰大肌内侧缘向外下方行至腹股沟韧带深面，移行为股动脉。腹膜后肿瘤有时可推移髂动脉致其解剖发生变异，术中注意辨认。

（五）下腔静脉（inferior vena cava）

由左、右髂总静脉在第 4～5 腰椎之间汇合而成。沿腹主动脉右侧上行，经肝脏腔静脉窝，穿过膈肌静脉孔进入胸腔，开口于右心房。下腔静脉是腹部、盆部及下肢血液回流的主要途径。下腔静脉前部有胰头部、十二指肠下部和小肠系膜根越过。下腔静脉后面为膈肌脚、第 1～4 腰

椎，并与右腰交感干相邻。下腔静脉的属支有膈下静脉、右肾上腺静脉、肾静脉、右睾丸（卵巢）静脉和腰静脉。膈下静脉（inferior phrenic vein）与动脉伴行，并收纳肾上腺的小静脉。肾静脉是粗大的静脉支，沿同名的静脉前方横向内行，汇入下腔静脉。左肾静脉较长，右肾静脉短。由于肾静脉管径较大，而且位于肾动脉前方，故在清理肾门时，须仔细操作，以免损伤。睾丸（卵巢）静脉[testicular (ovarian) vein] 由数条睾丸及附睾静脉所合成，进入腹腔，绕精索内动脉周围，然后合成一支，右侧注入下腔静脉，左侧注入肾静脉。腰静脉（lumbar vein）与同名动脉伴行，收集腰部组织的静脉血，直接汇入下腔静脉。

（六）腰交感干（lumbar sympathetic trunk）

由 3 个或 4 个神经结和结间支构成，位于脊柱与腰大肌之间，并被椎前筋膜所覆盖。前方连于胸交感干，下方延为骶交感干。左、右两交感干之间有横交通支。左腰交感干与腹主动脉左缘相邻，右腰交感干前面为下腔静脉所遮盖。腰交感结的数目为 1~5 个，多数为 3 个结。腰节位于第 12 胸椎体下半，至腰骶椎间盘的范围之内，第 1、2、5 腰节位于对应椎体的平面。

（七）腹腔神经丛

腹腔神经丛位于膈肌脚及主动脉裂孔的前方，围绕腹腔动脉和肠系膜上动脉的周围。内脏大、小神经，腰交感干上位神经结，两侧迷走神经，两侧膈神经的各分支，均参与组成腹腔神经丛，并由该丛发出许多分支，参加组成腹腔神经丛，并由该丛发出许多分支，参加组成膈丛、肝丛、胃丛、脾丛、肾丛、肠系膜上丛、肠系膜下丛、肾上腺丛和精索丛等。这些神经丛均伴随同名动脉走向，并分布到周围各个器官。

（八）腹膜后间隙的淋巴

在腹膜后间隙内大血管的周围，聚集着许多的淋巴结和淋巴管，主要收纳来自下肢、盆腔、腹腔、腹膜后器官的淋巴，这些淋巴结可分为 3 群。

1. 髂淋巴结位于髂总动脉、髂总静脉的周围，主要收纳髂内淋巴结、髂外淋巴结的输出管，髂淋巴结的输出管向上注入腰淋巴结。

2. 腰淋巴结位于腹主动脉和下腔静脉的两侧，主要收集髂淋巴结的输出管。腰淋巴结的输出管集合成为左、右腰干。

3. 腹腔淋巴结位于腹腔动脉的周围，与肠系膜上淋巴结、肠系膜下淋巴结的输出管，共同组成 1~4 条肠干。乳糜池位于脊柱的前面，少偏右侧，前面被右侧膈肌脚的左缘与下腔静脉所覆盖，1/4 的人无乳糜池而由吻合支形成的淋巴丛所替代。乳糜池向上经过主动脉裂孔进入胸腔，续于胸导管。

三、盆部的解剖

（一）骨盆

骨盆是由骶骨、尾骨和两侧的髋骨联结而成的骨环。由骶岬、髂骨的弓状线、髂耻隆起、耻骨梳、耻骨结节、耻骨嵴和耻骨联合上缘连成的一道环线，将骨盆分为上部的大骨盆（假骨盆）及下部的小骨盆（真骨盆）。骨盆腔前壁为耻骨联合两侧的耻骨部分，后壁为骶骨和尾骨，侧壁为髂骨、坐骨、骶棘韧带和骶结节韧带。骶棘韧带与坐骨大切迹，骶结节韧带与坐骨小切迹分别围成坐骨大孔和坐骨小孔。坐骨大孔沟通骨盆腔和臀部，坐骨小孔将臀部和会阴连通，两孔均有血管、神经穿过。坐骨大孔前方，髂骨、耻骨和坐骨连接处有闭孔，孔内有闭膜管，沟通盆腔和股内侧部，其间有闭孔神经和闭孔血管经过。盆腹膜外肿瘤有时可穿过坐骨大孔、闭孔等。

（二）盆壁肌及盆膈肌

包括闭孔内肌、梨状肌、肛提肌、尾骨肌。

（三）直肠和肛管

直肠、肛管是消化道的最末端，其后方邻骶尾骨前面的筋膜，其间有骶丛、盆内脏神经、盆交感干和直肠上动静脉，此处亦是骶前肿瘤如畸胎瘤等的发生部位。直肠两侧借直肠侧韧带连于盆腔侧壁，该韧带内有直肠下血管和盆内脏神经，韧带后方有髂内血管的分支和盆丛。直肠前方，在上部有直肠膀胱陷凹或直肠子宫陷凹，在腹膜反折以下，男性与精囊、输精管壶腹、前列腺、输尿管相邻，女性与子宫颈、阴道相邻。

（四）膀胱

膀胱位于盆前部腹膜外，紧贴耻骨盆面，其间充填着疏松结缔组织，其间有阴部静脉丛。男性膀胱后方与直肠、精囊、输精管壶腹相邻，女性与子宫颈和阴道前壁相邻。膀胱两侧有膀胱旁组织，其间有至膀胱的动脉和神经。

（五）盆部的血管、淋巴和神经

髂内动脉沿盆腔后外侧壁行于盆筋膜内，其前外侧有输尿管经过，后方毗邻腰骶干，闭孔神经行其外侧，主干至梨状肌上缘分成前、后两干。前干分支有闭孔动脉，沿盆侧壁前行穿过闭膜管至股部；前干还分出脐动脉、膀胱下动脉、直肠下动脉、阴部内动脉、子宫动脉或输精管动脉。后干分支有髂腰动脉、骶外侧动脉和臀上动脉，其中臀上动脉经梨状肌上孔出盆腔至臀部。髂内静脉及其属支一般与动脉伴行，值得注意的是，盆内脏神经的静脉常围绕各脏器周围形成静脉丛，包括直肠肛管外静脉丛、膀胱静脉丛、子宫静脉丛、阴道静脉丛、阴部静脉丛，上述各静脉丛相互沟通，最后汇合成静脉，注入髂内静脉。盆腔的淋巴结一般沿血管排列，分为髂总淋巴结、髂外淋巴结、髂内淋巴结、骶淋巴结。

盆部的神经有：

1. 骶丛　位于骶骨及梨状肌前面，骶前肿瘤压迫可引起下肢痛。

2. 盆交感干　由腰交感干向下延续而来，沿骶前孔内侧下行至尾骨前面，后左、右两干汇合，节后纤维构成盆丛。

3. 盆内脏神经　为副交感神经。

4. 上腹下丛和下腹下丛　上腹下丛位于第 5 腰椎前、两侧髂总动脉之间，是腹主动脉丛向下的延续部分。此丛发出左、右腹下神经，分别连接左、右下腹下丛（盆丛）。下腹下丛位于直肠侧韧带两侧，是由腹下神经、盆内脏神经交织而成。

5. 闭孔神经　发自腰丛，经腰大肌内侧缘、髂总动脉后方入盆腔,沿盆腔侧壁行于输尿管外侧、同名血管的上方,向前穿闭膜管至股部。

(胡冬至　郭建生)

第 2 节　腹膜后肿瘤辅助检查

一、腹膜后肿瘤的超声检查

原发性腹膜后肿瘤少见,男女发病率基本一致。恶性肿瘤较良性肿瘤多见。腹膜后肿瘤主要来自腹膜后间隙的脂肪、结缔组织、筋膜、肌肉、血管、神经、淋巴组织和胚胎残余组织,其中来源于间叶组织的肿瘤占近 2/3。良性肿瘤中最常见的为纤维瘤、神经纤维瘤和囊性畸胎瘤,恶性肿瘤中最常见的为平滑肌肉瘤、纤维肉瘤、脂肪肉瘤、恶性淋巴瘤、神经母细胞瘤(5 岁以下儿童多见)等。大部分患者在腹膜后肿瘤生长相当大时,才引起临床症状。超声显像发现腹膜后肿物一般体积较大,呈边界清楚的圆形、椭圆形或分叶状不规则不均匀低回声区,瘤体中心因液化坏死、出血、钙化出现强回声和不规则片状无回声区,肿瘤贴近后腹壁,向前压迫肝脏、胃和小肠,有的直达腹壁。腹膜后实性肿瘤大多为恶性,囊性肿瘤一般为良性,如果肿瘤内可见实性成分,高度警惕恶性的可能。

(一)适应证

1. 腹膜后肿瘤　原发性肿瘤(良性、恶性),转移性淋巴结肿大。

2. 腹膜后含液性病变　腹膜后脓肿(细菌性、结核性),腰大肌脓肿,腹膜后血肿。

3. 腹主动脉瘤、腹主动脉夹层、异位睾丸、马蹄肾等。

4. 超声引导穿刺细胞学和活体组织学检查。

(二)检查方法

1. 仪器　选用实时超声诊断仪,线阵和凸阵探头,频率为 3.5~5.0MHz。

2. 检查前准备　检查宜在空腹条件下进行。为减少胃肠气体干扰,必要时检查前排空大便、清洁灌肠或饮水后进行检查。如观察下腹部和盆腔腹膜后病变,应充盈膀胱。

3. 检查体位　常规取仰卧位,必要时可取侧卧位、俯卧位、半坐位、坐位、站立位或膝-肘卧位检查。

4. 扫查方法

(1)腹膜后病变:扫查范围根据临床具体要求而决定。

1)对临床已触及腹部肿物,超声可以重点放在肿物区域。进行横、纵、斜断扫查,注意肿物与邻近器官的关系。

2)对未触及肿物或要求全面检查有无腹膜后肿大淋巴结,则需系统地进行整个腹部和盆腔的扫查。自上而下、从左至右做系列横断和纵断及任选断面检查。

3)重点观察腹部大血管及其主要分支包括髂血管周围有无异常肿物或淋巴结肿大。

(2)腹膜后占位性病变:

1)肿块的位置:腹膜后肿块位置深,移动性小,其后缘常紧靠腹后壁的脊柱、腹主动脉、下腔静脉、腰大肌和腰方肌。

2)肿块内部回声:囊性、实性或混合性,可伴有纤维化和强回声钙化及声影。

3)肿块的来源及毗邻关系:直接征象不明显时,往往利用间接征象判断肿物来源,例如肝肾分离、脾肾分离及脏器远离脊柱、肿物推移血管使血管绕行、胆总管下段扩张、输尿管扩张及肠道梗阻。

(3)对于腹膜后和腹腔肿物的鉴别,结合呼吸运动和体位变化,进行多切面的扫查。

(4)彩色多普勒血流显像在腹膜后肿块诊断中的应用:通过彩色多普勒血流检查,了解腹膜后肿块内部的血流情况,是否丰富、是动脉型还是静脉型,分布情况及测量流速、流量、PI、RI 等。观察肿块周边的血流,以及了解肿块与周围大血管的关系。文献报道,CDFI 观察恶性肿块化疗的疗效优于增强 MRI 扫描,而 CDE 对肿瘤滋养血管的显示优于 CDFI。

(三)声像图表现

正常的腹膜后间隙狭窄,又因为胃肠气体干扰,难以清晰显示,由于胰腺、肾脏和腹主动脉、下腔静脉及其分支在声像图上较清晰,有助于对腹膜后疾病的诊断。腹膜后间隙解剖范围极其广泛,腹膜后肿块组织来源复杂,不同组织来源的肿瘤可有相似的声像图表现。超声显像尚不能完全对腹膜后肿块做出组织细胞学诊断,但其在对腹膜后肿块定位、良恶性判断及治疗方案的制定和非手术治疗后疗效的判断等方面有独特价值。

1. 腹膜后肿瘤超声表现的一般规律

(1)肿瘤位置较深:在声像图上,除巨大肿瘤外,其前壁距腹壁一般较远。肿瘤后缘直接贴近后腹壁(如腰大肌、腰方肌、脊柱、脊柱前大血管),向前压迫腹膜腔器官(如肝脏、胃、小肠等),甚至抵达前腹壁。

(2)肿瘤的形态常为多形性:由于肿瘤发生在腹膜后狭窄的间隙内,肿瘤的生长受到一定限制,其切面形态在声像图上呈多形性。较小的肿瘤往往上下径或左右径较长,前后径明显为小,呈扁平的长圆形;肿瘤较大时,其后壁的轮廓常受脊柱等骨骼的限制而紧贴其上,前缘则受前方脏器的限制而产生压迹,因而使肿瘤的形态常呈多形性。

(3)肿瘤不随呼吸、体位改变:腹膜后肿瘤因处在腹后壁与后腹膜之间,因此位置常较固定。腹膜后肿物与腹腔器官(肿瘤)比较,随呼吸的移动性小得多。典型者可出现"越峰征"。

(4)与周围器官的关系:在腹膜后间隙中,双侧肾脏、胰腺、主动脉、下腔静脉、髂总动脉等显著的器官结构,可视为腹膜后间隙声像图的重要解剖学标志。腹膜后肿瘤对这些器官产生挤压作用,引起压迹、变形和移动等多种间接征象,这些间接征象提示肿物来自腹膜后。

(5)膝-肘卧位检查:腹膜后肿瘤一般较固定,膝-肘卧位从腹部探测时,肿瘤前缘与腹壁距离增大并为胃肠道所充填,出现肿块悬吊征象。

(6)俯卧位检查:腹膜后肿瘤从背侧清楚显示,腹腔肿瘤俯卧位时垂向腹壁从背侧显示没有腹侧清楚。

2. 腹膜后肿瘤病理改变与声像图表现

(1)体积:肿瘤的体积大小常与其病理性质有关,良性肿瘤通常较其相应的肉瘤为小。个别例外如生长在非要害解剖部位的良性或低度恶性肿瘤，可达到巨大体积。高度恶性的肿瘤发展快，体积很小。

（2）数目：肿瘤常为单发，也可多发或出现融合。

（3）质地：肿瘤的质地因肿瘤的成分不同而异。

（4）轮廓形态：良性肿瘤大多呈膨胀性生长，轮廓光滑整齐，与周围有明显界限。恶性肿瘤除向周围膨胀性生长外，并呈浸润性改变。形态可呈圆形或椭圆形，也可呈分叶状或不规则形。

（5）包膜：常是良性肿瘤的特征。声像图表现为一圈环形中等回声线，包绕整个肿瘤边缘，光滑整齐，并有侧壁声影。

（6）境界：取决于肿瘤的生长方式及内部结构。呈膨胀性生长并有包膜的肿瘤境界清楚，呈浸润性生长而无包膜的肿瘤，或有包膜而被肿瘤浸润或与周围组织有粘连时，境界模糊或不清晰。

（7）肿瘤的结构：声像图随肿瘤结构的变化而相应改变，可以是无回声区、弱回声区、低强回声区。

3. 腹膜后各类肿块声像图特征

（1）腹膜后液性肿块声像图：常见有来自生殖泌尿道的囊肿、淋巴囊肿、皮样囊肿、外伤性囊血肿、寄生虫性囊肿等，超声诊断腹膜后囊肿较容易，但鉴别其来源和性质较困难。

1）腹膜后囊肿：囊肿常呈扁圆形、椭圆形或扁长圆形，包膜回声明显、光滑整齐。内呈无回声区，肿瘤不活动，与周围脏器无关，无法判断其来源。

2）囊性淋巴管瘤：较少见。囊肿呈椭圆形，内部呈单房或多房无回声区，余同囊肿表现。

3）皮样囊肿：囊性畸胎瘤的一种，较常见。呈椭圆形，囊壁光滑纤薄，单房或多房，无回声或伴有微弱细小回声，有时深部回声可稍高而致密，加压后，囊内弱回声可有漂浮移动征象。有时内壁可见强回声小乳头，以及线条状强回声在囊内漂动。

4）中肾管源性囊肿：女性多见。病变常位于肾脏、胰头或胰尾附近，结肠后面。单房，内部呈无回声区，有纤薄囊壁回声。后方回声增强。

（2）腹膜后实质性肿块声像图：

1）常见的良性肿瘤：

①脂肪瘤：肿块呈椭圆形、分叶状或不规则形，可呈高回声、低回声或等回声，回声强度决定于纤维组织和脂肪组织的比例，内部回声呈平行间断细条纹，边界可清晰或不清晰。

②纤维瘤：肿块边界清，有完整包膜，内部回声欠匀，后方可见轻微回声加强。

③平滑肌瘤：瘤体多完整，内部低回声，呈分叶状轮廓，透声性好，较大肿块呈囊性改变。

④血管瘤：肿块可呈圆形、椭圆形及不规则形，与正常组织无明显分界。瘤体内布满大小不等的液性暗区，呈蜂窝状团块，形态不规则，边界欠清，多无包膜。肿块内可见到血栓回声，有时可见到强回声的斑点或光团，后方伴声影，即静脉石。

⑤神经鞘瘤：良性神经鞘瘤呈圆形或椭圆形，有包膜

回声，边缘光整，境界清楚，内部呈实质均质回声，出血或囊性变时可见散在的液性暗区。

⑥神经纤维瘤：肿块呈圆形或椭圆形，境界常较清楚，有明显包膜回声，内部回声弱至中等回声，分布稍不均匀，坏死囊性变时出现不规则的液性暗区，钙化时可见强回声后有声影。

⑦嗜铬细胞瘤：多表现为低回声实性肿块，边界比较规则，内部回声较均匀，内可见小的无回声区，如发生坏死或出血时，可发生囊性变。患者常伴有高血压，90% 为良性，如发生恶变，肿物边界不清楚，形态不规则，内部回声不均匀，可发生转移。

⑧囊性畸胎瘤：不包括皮样囊肿，较常见。表现为不规则的圆形或椭圆形，大多呈单房性，少数为多房性。囊壁常较厚，外壁光滑整齐，内壁粗糙不平，有时可见有不规则形状的强回声乳头由囊壁突向囊腔。肿块内部呈低弱回声，可出现圆球样强回声，伴有浅淡声影或强回声光团伴声影。后方可出现侧壁声影，内部含有透声较好的物质时，厚壁及远侧回声有一定程度的增强。因内部所含成分不同，而相应呈现不同的声像图特征，如脂液分层、面团征及发球征；肿块位置较深，不随体位改变而移动。

2）常见的恶性肿瘤：

①脂肪肉瘤：多发生在肾脏周围，为最常见的腹膜后肿瘤。多发生在 50 岁男性，生长一般较慢。表现为肿块较大，常呈分叶状，有时略呈圆形、椭圆形或不规则形，境界一般较清楚，但有时亦可不清楚，或一小部分呈不规则状，往往难以确认其边界，提示肿瘤无包膜及浸润周围组织。内部呈低至中等回声，分布不均匀，当有出血或囊性变时，可见不规则的无回声区。当发生黏液变性时，在无回声区中间有散在稀少的较强光点或小团块状高回声。

②纤维肉瘤：为恶性间叶性肿瘤中常见的一种软组织肉瘤。男性多见，生长一般较慢。表现为呈圆形或椭圆形，有假包膜回声，边缘光整，境界清楚，内部回声弱，分布不均匀，亦可见不规则的强回声，坏死液化时出现局限性无回声。

③平滑肌肉瘤：发生于腹膜后的较为多见，起源于腹膜后间隙含平滑肌组织的血管、精索、中肾管、中肾旁管残余等处。女性多见。表现为呈分叶状或不规则的结节状，境界清楚，轮廓明显，有稍强的包膜回声。内部回声常呈实性弱回声，回声不均匀，可见散在点状、团状强回声。病变较大时，因中心坏死、出血、囊性变，可见不规则无回声区。病变内可伴有钙化及声影。

④恶性淋巴瘤：病理上分霍奇金病及非霍奇金病两类，病变好发于腹主动脉、下腔静脉前面及周围，脊柱旁，胰腺和肾脏周围。表现为孤立性肿块，呈圆形或椭圆形，大小不等，排列不规则；融合性肿块，常呈分叶状，境界清楚，内为均匀性低回声，亦可见弱回声内粗点状回声及结节融合状改变，肿块后方回声不增强；肿大的淋巴结压迫血管使之移位，包绕血管呈厚壳征；彩色多普勒超声显示丰富的动静脉血流信号，脉动性低阻血流；脾大，脾门部可见大小不等的低回声；髂血管、肾门及输尿管附近的淋巴瘤可压迫输尿管，造成患侧肾盂积水；肿块位置深，不随体位移动。

⑤恶性纤维组织细胞瘤：较少见，主要由组织细胞所组成的恶性肿瘤。多见于成年人。表现为椭圆形肿块，境界清楚，轮廓光滑。内部呈细小光点，分布均匀。常为单发，稍加压探头可有疼痛。声像图表现很难与淋巴肉瘤鉴别。

⑥恶性神经鞘瘤：呈椭圆形或不规则形，无包膜，轮廓不规则，内部回声不均匀，强弱不等，可见团状强回声，亦可见不规则的液性暗区。

⑦神经母细胞瘤：肿瘤大多显示为圆形、分叶状或不规则形，边界清楚，内部回声为透声较好的不均质低回声；局限性钙化灶声像图上表现为强回声伴声影。

⑧恶性畸胎瘤：多为以实性为主的肿块，与周围脏器分界模糊，轮廓不规则，内部回声强弱不一，分布不均，既可以有强回声钙化，又可以有无回声区。恶性畸胎瘤是肝外唯一可以产生 AFP 的肿瘤，测定 AFP 有助于本病的诊断。

⑨转移性淋巴结：主动脉和／或下腔静脉或其主要分支附近出现低回声结节或肿块。单发或多发，圆形或卵圆形结节，边界清楚，一般呈低弱回声，有时多个肿大淋巴结聚集成团，断面图上呈蜂窝状，有时肿大淋巴结增长、融合、连成一片，断面呈分叶状或不规则形状。某些肿瘤转移，引起淋巴结回声增强；大血管或其分支压迫和移位征象及有关脏器、管道继发性压迫征象。腹主动脉、下腔静脉、腹腔动脉等周围淋巴结肿大时，可造成其压迫变窄、抬高、形态异常等。胰头区转移性淋巴结可引起继发性胆总管扩张和肝外阻塞性黄疸超声征象。腹膜后转移癌多可以找到原发病灶，如无原发肿瘤病史，应与腹膜后恶性淋巴瘤鉴别。

二、腹膜后肿瘤的 CT、MRI 检查

腹膜后间隙有丰富的脂肪组织，可与邻近正常结构在影像学上形成明显的密度或信号差异，不但 CT 可较清晰地显示腹膜后结构，而且随着高场强 MRI 设备的应用和成像技术的不断提高，特别是 MRI 脂肪抑制技术的应用，使 MRI 亦能够清楚显示腹膜后结构及病变。

腹膜后肿瘤（retroperitoneal tumor）种类繁多，绝大多数起源于腹膜后脏器，如肾、肾上腺、胰腺等，只有约 0.2% 的肿瘤是原发于腹膜后间隙，但病理分类较多（表 11-1）。原发性腹膜后肿瘤 80%～85% 为恶性，占全部恶性肿瘤的 0.4%。腹膜后肿瘤除极少数外，绝大多数一开始即为恶性，而不是由良性肿瘤恶变而来。原发性腹膜后肿瘤以组成肿瘤的细胞类型为基础进行分类，恶性肿瘤中以脂肪肉瘤、平滑肌肉瘤、恶性纤维组织细胞瘤、神经纤维肉瘤和恶性生殖细胞肿瘤最为常见。良性肿瘤较少见，包括神经纤维瘤、神经鞘瘤、脂肪瘤、平滑肌瘤、畸胎瘤等。由于腹膜后间隙的存在，只有当腹膜后肿瘤体积较大时，才会压迫邻近脏器。腹部包块为最常见的临床表现，腹痛也是比较常见的症状，其他症状尚有贫血、消瘦、食欲减退、胃肠或泌尿道受压以及由肿瘤坏死而引起的发热等。由于多数腹膜后肿瘤缺乏特异性表现，CT、MRI 在判断肿瘤类型方面有一定限度，但可很好地显示肿瘤的部位、范围及与相邻结构的关系，特别是 MRI 多平面、多方位成像对肿瘤定位有很大的帮助。另外，分析肿瘤生长部位、CT 及 MRI 平扫

密度或信号强度以及强化后血供情况，对肿瘤良、恶性的判断及术后评价有一定的价值。

表 11-1　原发性腹膜后肿瘤病理分类

来源	良性	恶性
间叶组织		
脂肪组织	脂肪瘤	脂肪肉瘤
平滑肌	平滑肌瘤	平滑肌肉瘤
纤维结缔组织	纤维瘤	恶性纤维组织细胞瘤、纤维肉瘤、软骨肉瘤、滑膜肉瘤
横纹肌	横纹肌瘤	横纹肌肉瘤
淋巴管	淋巴管瘤	淋巴管肉瘤
血管	血管瘤、血管外皮瘤	血管肉瘤
多成分间质细胞	间质瘤	间质肉瘤
组织细胞	瘤样纤维组织增生	黄色肉芽肿、恶性纤维组织细胞瘤
神经组织		
神经鞘及神经束	神经鞘瘤、神经纤维瘤	恶性神经鞘瘤、神经纤维肉瘤
交感神经	神经节细胞瘤	神经母细胞瘤
异位肾上腺和嗜铬细胞	嗜铬细胞瘤、化学感受器瘤	恶性嗜铬细胞瘤、恶性化学感受器瘤
胚胎残余组织	囊肿、畸胎瘤、脊索瘤	恶性畸胎瘤、精原细胞瘤、胚胎性癌、恶性脊索瘤
淋巴组织	假性淋巴瘤、淋巴错构瘤	恶性淋巴瘤
来源不明	囊肿	未分化癌、未分化肉瘤等

（一）脂肪肉瘤（liposarcoma）

脂肪肉瘤是最常见（33%）的原发性腹膜后肿瘤，10%～15% 的脂肪肉瘤发生于腹膜后，50～70 年龄组更常见，发病无性别差异。脂肪肉瘤初始即具恶性，极少由脂肪瘤恶变而来。病理上按恶性程度从低到高分为 4 种亚型，即高分化型、黏液样型、多形性型和圆细胞型。一般认为高分化型肉瘤为低度恶性，黏液样型为中度恶性，多形性型和圆细胞型局部复发和转移率高，为高度恶性。但不同的组织亚型可见于同一肿瘤内。脂肪肉瘤一般体积较大，平均直径大于 20cm，生长缓慢。

脂肪肉瘤影像学表现与肿瘤中的脂肪细胞分化程度、纤维组织或黏液样组织混合程度相关。特异性 CT 表现为脂肪密度肿瘤内有软组织密度肿块，或软组织肿块内含脂肪密度，无钙化等其他成分。高分化型表现为以脂肪密度为主的不均匀肿块，其内可伴有不规则线状和模糊片状高密度，常可见增厚、不规则的索条影和 CT 值近似骨骼肌的小结节成分，增强扫描有强化（图 11-2）。黏液型脂肪肉瘤平扫表现为

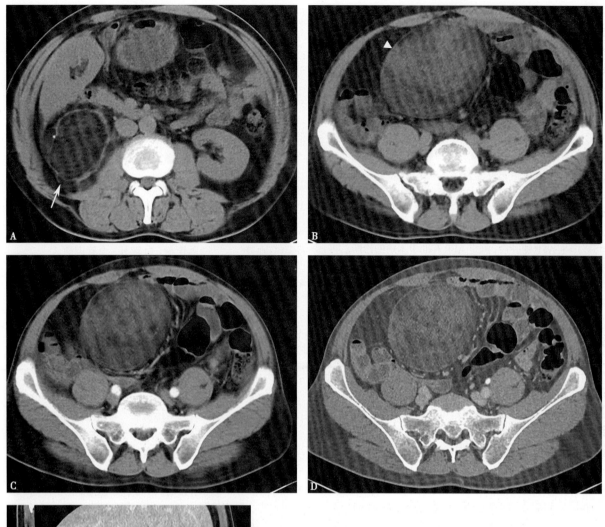

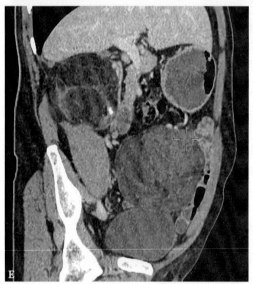

图 11-2　腹膜后脂肪肉瘤 CT 表现

A、B. CT 平扫分别见右中腹部（白色箭头）和右中下腹部（白色三角）双发不规则低密度肿物，其内密度不均匀，可见结节状影及多发条索影，并可见脂肪密度影，CT 值为 −70～40HU，边界清楚，相邻肠管向前、外移位；C、D. 增强 CT 动脉期和静脉期图像，右中下腹部肿物内结节样及条索样不均匀强化，静脉期强化程度较动脉期更明显；E. 增强静脉期矢状面重建图像，同时显示腹膜后双发肿物呈不均匀强化。

囊性均匀的较肌肉密度低的中等密度肿块，增强后其内有渐进性网状强化，该强化表现是由黏液瘤的间质及纤维组织成分强化所致，此点在与其他囊性肿瘤或肿瘤内出现坏死的平滑肌肉瘤的鉴别上有帮助。多形性型脂肪肉瘤增强扫描后表现为中等密度肿块，其中斑片灶及脂肪成分并存。圆细胞型脂肪肉瘤多表现为无脂肪成分的不规则软组织肿块，CT 值与肌肉相似。当多形性与圆细胞型脂肪肉瘤表现为无脂

肪密度的不均质肿块时，与其他软组织恶性肿瘤难以区别。

在 MRI 上，脂肪肉瘤的组织学分化程度决定着 MRI 信号变化。分化良好的脂肪肉瘤的 MRI 信号与成熟脂肪组织信号相似，与脂肪瘤不易区别，在 T_1 及 T_2 加权像均表现为高信号，在脂肪抑制像上高信号被抑制（图 11-3）。但更多的脂肪肉瘤 MRI 信号极为复杂，可无脂肪组织信号表现，缺乏特征性表现，有时与平滑肌肉瘤或纤维肉瘤很难

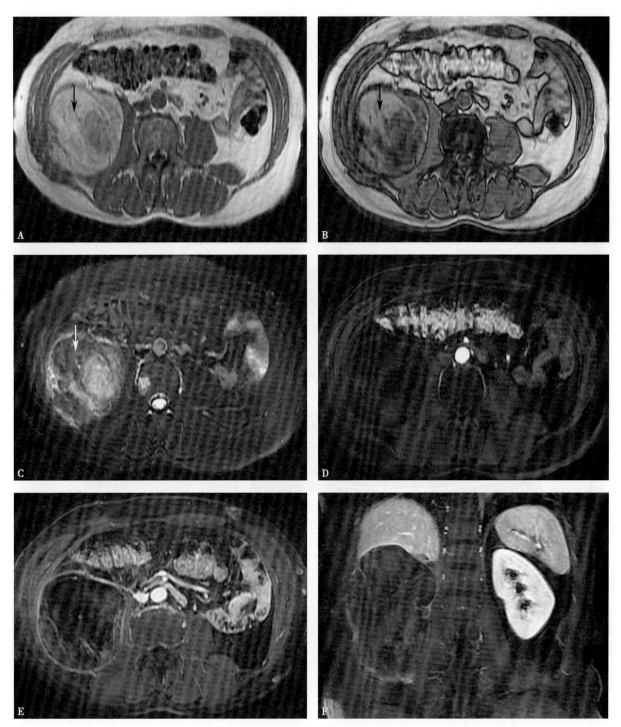

图 11-3　腹膜后脂肪肉瘤 MRI 表现

A. T_1 加权同相位像：右侧腹膜后较大肿物，呈稍低、等及高混杂信号（黑色箭头）；B. T_1 加权反相位像：肿瘤内高信号表现无明显变化（黑色箭头），邻近肝脏、肠管受压移位；C. 脂肪抑制 T_2 加权像：该肿物脂肪组织呈低信号（白色箭头），其他区域表现为较高信号，其内部信号不均匀；D、E. 增强动脉期和静脉期图像：肿物内见絮状及条索状不均匀延迟强化，脂肪组织无强化；F. 增强后冠状面图像：肝脏下极受压，肿物内絮状及条索状强化显示清楚。

区分。增强后，脂肪肉瘤可有强化。

（二）平滑肌肉瘤（leiomyosarcoma）

平滑肌肉瘤在原发性腹膜后肿瘤中居第二位，起源于腹膜后平滑肌组织、血管或中肾管残余，女性多见，50～60 岁多发。平滑肌肉瘤可主要累及腹膜后血管外（62%）或血管内（5%），或者同时累及血管外及血管内结构（33%）。

CT 上肿瘤体积通常较大，平均直径大于 10cm，肿瘤较小时可表现为边界清楚、均匀密度的实性肿块，肿瘤较大时呈分叶状、密度不均匀的肌肉样软组织肿块影，由于肿瘤生长迅速，多数肿块内可见大片低密度液化坏死、囊性变，偶见出血，钙化罕见（图 11-4）。极少数平滑肌肉瘤整个瘤体几乎呈囊性。在 MRI 上，T_1 及 T_2 加权像表现为高低混

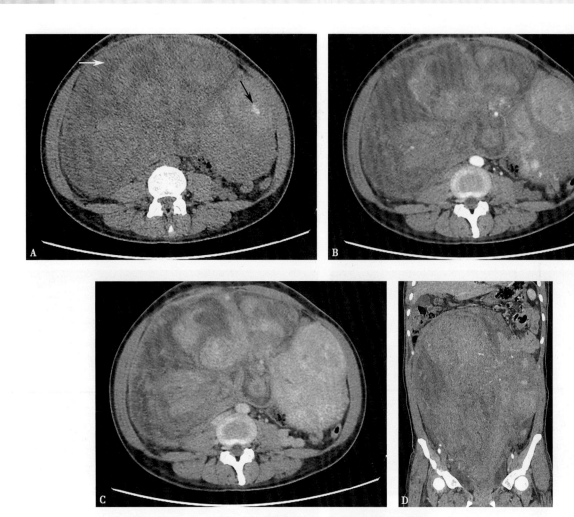

图 11-4　腹膜后巨大平滑肌肉瘤 CT 表现

A. CT 平扫显示腹膜后不规则形软组织肿物，体积巨大，分叶状，其内密度不均匀，可见裂隙状低密度灶（白色箭头），并可见小片出血灶（黑色箭头），邻近肠管呈明显受压改变；B、C. CT 增强动脉期和静脉期图像，肿物呈不均匀强化，强化部分呈团块状、索条状，延迟强化明显，裂隙状低密度区强化不明显；D. 增强后冠状面重建图像。

杂不均匀信号，有出血时 T₁ 及 T₂ 加权像均表现为高信号，肿瘤出血部分可见混杂信号强度和液体 - 碎屑平面。因平滑肌肉瘤多为血供丰富肿瘤，增强 CT、MRI 扫描肿瘤强化明显，而液化坏死、囊性变区域无强化。发生于腹膜后的肿物伴有大片坏死及相邻血管受累时，则高度提示平滑肌肉瘤可能。平滑肌肉瘤的转移灶好发于肝、肺、肠系膜或软组织，转移灶的表现与原发瘤相似，瘤内可见坏死和囊性变。

（三）恶性纤维组织细胞瘤（malignant fibrous histiocytoma，MFH）

恶性纤维组织细胞瘤是一种由成纤维细胞样细胞和组织细胞样细胞组成，伴有数量不等的单核和多核巨细胞、黄色瘤细胞和炎性细胞组成的多形性肉瘤。凡含肌肉和结缔组织的器官均能发生本病。在原发性腹膜后肿瘤中，恶性纤维组织细胞瘤发生率居第三位。本病可发生于任何年龄，但以中老年多见。男女比例约为 3∶1。肿瘤主要发生于肢体，以下肢多见，其次是腹膜后、腹腔、躯干和头颈部，还可发生于骨、肺、喉、上颌窦、鼻腔、鼻咽、乳腺、阴道、眼眶和颅内等处。发生于腹膜后的恶性纤维组织细胞瘤多较大，平均直径超过 10cm，常出现厌食、不适、体重减轻等全身症状和腹

压增高，偶有发热、白细胞增多、低血糖等症状。

腹膜后恶性纤维组织细胞瘤可位于肝肾间隙内，也可位于肾、肾上腺周围、腹腔大血管周围以及腰大肌的外侧。肿瘤较小时，CT 平扫表现为圆形或椭圆形软组织肿块，边缘光整，密度均匀。肿瘤较大时，形态不规则，密度不均匀，常伴有液化、坏死。约 1/4 病例肿块内可见不规则或点状钙化，钙化多位于肿瘤的边缘部分。肿瘤较大时可压迫邻近结构和器官，使之变形、移位，甚至与周围器官粘连，分界不清。CT 增强后，多数肿块呈中度以上不规则强化（图 11-5）。在 MRI 上，T₁ 加权像表现为略低信号，T₂ 加权像表现为较高信号，内部信号混杂不均，增强后肿块有中度以上不规则强化。恶性纤维组织细胞瘤的 CT、MRI 表现缺乏特征性，对中老年男性患者发生于腹膜后的软组织肿瘤，尤其当病灶内发现不规则钙化时，应首先考虑为恶性纤维组织细胞瘤。

（四）其他恶性肿瘤

神经纤维肉瘤和恶性神经鞘瘤表现为密度不均匀肌肉样软组织密度或信号强度肿块，无特征性。神经母细胞瘤多见于儿童，瘤体内可有条状、块状钙化，CT 观察钙化优于 MRI。血管内皮肉瘤为多血管性肿瘤，病变增强明显且持续时间长，

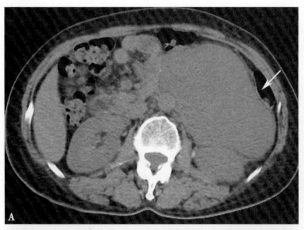

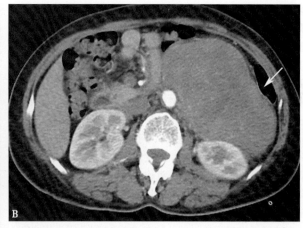

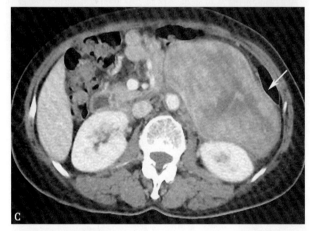

图 11-5　腹膜后恶性纤维组织细胞瘤 CT 表现

A. CT 平扫显示左侧腹膜后不规则形软组织肿物(白色箭头),体积较大,浅分叶状,邻近肠管及左肾受压、移位改变;B、C. 分别为 CT 增强动脉期和静脉期图像,显示肿物呈不均匀延迟强化。

此征象有别于其他原发性腹膜后肿瘤,极少数可见钙化。

（五）脂肪瘤（lipoma）

脂肪瘤为腹膜后较常见的良性肿瘤。发病年龄为 40～60 岁,女性多于男性,约为 2∶1。脂肪瘤好发于脊柱旁及肾周围。肿瘤主要由分化良好的脂肪细胞组成,包膜完整,大小不一。

脂肪瘤 CT、MRI 表现具有特征性,与腹部皮下脂肪密度或信号一致。CT 表现为圆形、边界清楚、均匀一致的脂肪密度肿块,CT 值为 -150～-80HU,其内可见纤细分隔(图 11-6)。在 MRI T_1 及 T_2 加权像上均表现为高信号,与皮下脂肪层呈等信号,在脂肪抑制像上高信号被抑制而表现为相对低信号,其内可见低信号分隔。

（六）神经纤维瘤（neurofibroma）和神经鞘瘤（neurilemoma）

神经源性肿瘤占原发性腹膜后肿瘤的 10%～20%。与腹膜后间叶肿瘤不同,神经源性肿瘤常发生在更年轻年龄

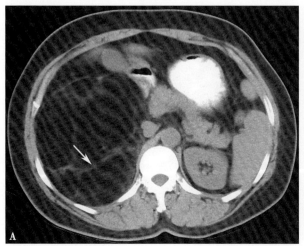

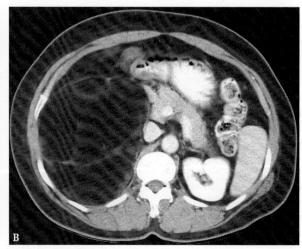

图 11-6　右中腹部腹膜后脂肪瘤 CT 表现

A. CT 平扫见右中腹部腹膜后一个低密度肿物,CT 值为 -80HU,边界清楚,其内见条索样分隔影(白色箭头);B. 增强 CT 检查肿物未见明显强化。

组，且多数为良性，预后较好。神经源性肿瘤起源于神经鞘及神经束细胞（神经鞘瘤、神经纤维瘤、神经纤维瘤病、恶性神经鞘瘤）、神经节细胞（神经节细胞瘤、节细胞神经母细胞瘤、神经母细胞瘤）或者副神经节细胞（副神经节瘤、嗜铬细胞瘤）。神经源性肿瘤常见发生部位为椎旁的交感神经节走行区和肾上腺髓质或主动脉旁神经节，其他少见的发病部位包括膀胱、腹壁、肠壁、胆囊等。

神经纤维瘤男性多见，好发于20～40岁年龄组。组织学上神经纤维瘤为无包膜的实性肿块，由神经鞘细胞和不同程度黏液样变性的胶原束构成，其内可见膨胀的贯通瘤体的神经纤维。肿瘤囊性变少见。神经纤维瘤主要沿脊柱中线分布或深入腰大肌，可为单发，也可多发，其多发时常为神经纤维瘤病的一部分。在CT平扫上，因为富含脂质的神经鞘细胞、脂肪细胞以及被包裹的相邻脂肪组织的存在，肿瘤呈边界清楚的类圆形低密度肿块，CT值为20～25HU（图11-7）。在MRI T₁加权像肿物常表现为均匀的低信号或等信号，T₂加权像肿物信号可均匀或不均匀，可因边

缘黏液样变性呈高信号、中心致密神经组织呈相对较低信号而表现为靶征。肿物累及神经孔时，常导致椎间孔扩大。增强CT、MRI扫描时，因为胶原束的存在，病灶多有较明显均匀强化，但可见因黏液样变性而导致无强化或低强化区。神经纤维瘤较神经鞘瘤更易恶变，尤其是神经纤维瘤病患者。

神经鞘瘤一般多见于颈、胸部，偶尔发生于腹膜后，多为良性。神经鞘瘤常无明显临床症状，女性常见，好发于20～50岁。病理上，神经鞘瘤存在包膜，沿神经走行生长，且肿物边缘紧贴受累神经。镜下肿瘤由交错分布的Antoni A细胞和Antoni B细胞区组成，Antoni A细胞区富含细胞，Antoni B细胞区细胞较少，并伴有黏液样变性。神经鞘瘤常见继发性改变，包括透明变性、出血、灶性纤维化等。腹膜后神经鞘瘤常位于椎旁区域，少见的发生部位包括肾脏周围、骶前间隙和腹壁等。

在CT、MRI平扫上，较小的神经鞘瘤呈类圆形、边界清楚且密度、信号均匀，但体积较大的神经鞘瘤呈不均匀密度或信号，常有囊性改变（图11-8，图11-9）。钙化可呈

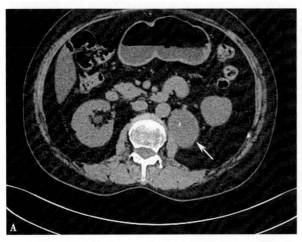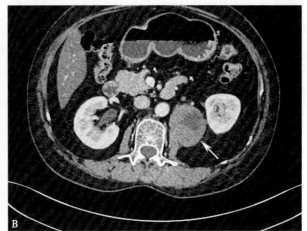

图11-7 左侧腹膜后神经纤维瘤CT表现

A. CT平扫见左侧腹膜后腰大肌旁椭圆形稍低密度肿物（白色箭头），其内可见斑点状钙化，与左侧腰大肌分界不清，其余边界清楚；B. 增强CT图像，显示肿物呈不均匀强化。

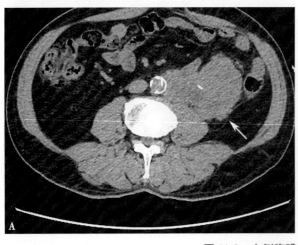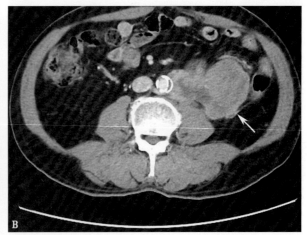

图11-8 左侧腹膜后神经鞘瘤CT表现

A. CT平扫显示左侧腹膜后不规则形较大软组织肿物（白色箭头），边界清楚，密度欠均匀，其内见线样钙化，肿物位于腹主动脉左侧，左侧腰大肌前方；B. 增强CT图像，肿物呈较明显不均匀强化，强化的实性区和强化不明显的低密度区显示更明显。

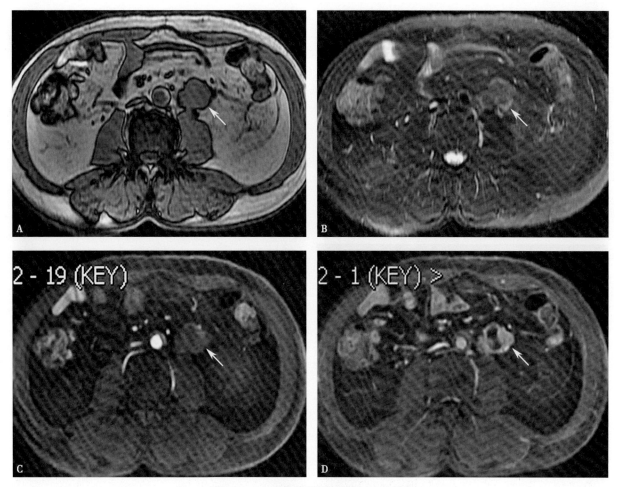

图 11-9　左侧腹膜后神经鞘瘤 MRI 表现

A、B. T_1 加权像和抑脂 T_2 加权像，显示左侧椎旁腰大肌前方椭圆形肿物，边界清楚，T_1 加权像呈稍低信号，T_2 加权像呈稍高信号（白色箭头）；C、D. 增强 MRI 动脉期及静脉期图像，显示肿物呈不均匀延迟强化，其内可见无强化区。

点状、斑片状或线样。肿瘤富细胞区 T_1 及 T_2 加权像上均呈低信号，囊性区及黏液样变性区在 T_2 加权像上表现为高信号。增强 CT、MRI 扫描病灶呈不均匀明显强化，可见强化的实性区和强化不明显或无强化的黏液样变性区或囊性区（图 11-8）。神经鞘瘤恶变少见。

（七）神经节细胞瘤

神经节细胞瘤是一种少见的良性肿瘤，起源于交感神经节。通常无症状，部分表现为腹痛或肿块。神经节细胞瘤偶见分泌激素，如儿茶酚胺、血管活性肠肽或雄激素。神经节细胞瘤于 20～40 岁年龄组常见，无性别差异。组织病理学上，肿瘤主要由施万细胞、神经节细胞和神经纤维构成。腹膜后和纵隔是神经节细胞瘤最常见的发病部位，其次是颈部。在腹膜后，肿瘤常见的部位是沿椎旁走行的交感神经节，少数发生在肾上腺髓质。神经节细胞瘤手术切除后预后很好，罕见手术切除后复发。

神经节细胞瘤质地较软，故影像学上表现为其沿周围器官间隙呈嵌入式生长，此为其特征性表现之一。CT 上，神经节细胞瘤表现为边界清楚、分叶状的低密度肿块，可包绕血管，但不造成管腔狭窄。腹膜后神经节细胞瘤常使下腔静脉向前外移位。20%～30% 的神经节细胞瘤可见散

在的点状钙化。坏死和出血少。增强后早期强化不明显，延迟扫描呈不均匀条线样强化（图 11-10）。在 MRI 上，神经节细胞瘤 T_1 加权像呈较低信号强度，T_2 加权像呈不同的信号强度，取决于瘤体内黏液样成分、细胞和胶原成分的分布和比例。

（八）副神经节瘤

副神经节系统由神经嵴细胞组成，其存在于肾上腺髓质、副交感神经节和化学感受器。从肾上腺髓质的嗜铬细胞产生的肿瘤称为嗜铬细胞瘤，少数（10%）肾上腺外发生的嗜铬细胞肿瘤称为副神经节瘤。副神经节瘤也可使血浆儿茶酚胺水平升高，导致头痛、心悸、出汗过多等症状，尿中 3- 甲氧基肾上腺素、香草扁桃酸的含量升高。极少数副神经节瘤表现为腹膜后出血所致急腹症。副神经节瘤可以与 I 型神经纤维瘤病、多发性内分泌肿瘤综合征和 von Hippel-Lindau 综合征相伴发。副神经节瘤常发生于 30～40 岁，无明显性别差异。在腹膜后，副神经节瘤最常见的发生部位是主动脉旁神经节，位于肠系膜下动脉起始水平的主动脉前方。

CT 上，副神经节瘤通常表现为较大的边界清楚的肿块。较小的肿瘤密度均一，近似肾脏密度；较大的肿瘤常

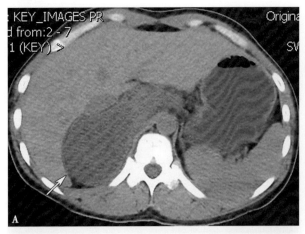

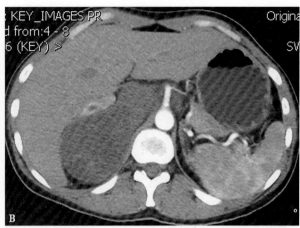

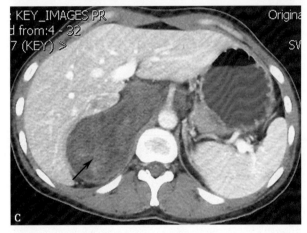

图 11-10   右侧腹膜后神经节细胞瘤 CT 表现

A. CT 平扫，右侧腹膜后可见低密度肿块（白色箭头），并越过中线达对侧，形态欠规整，边界清楚；B、C. CT 增强动脉期、静脉期图像，显示肿物内部线样及小片状强化（黑色箭头），肿物包绕腹腔动脉干。

因出血、坏死及囊变而密度不均匀。少数肿瘤可见点状或弧线状钙化。因为出血，约 15% 的病例可见液 - 液平面。CT 增强检查时，由于副神经节瘤血供丰富并富含血窦，肿瘤的实性部分有明显强化且持续较长，而瘤内的出血、坏死及囊变区无强化（图 11-11）。MRI 上，T_1 加权像肿物的信号强度与肌肉类似，在 T_2 加权像上大多数肿瘤呈明显高信号，具有一定特征性，且在脂肪抑制的 T_2 加权像上更为明显，这一表现与肿瘤内富含血窦和水分有关。但少数副神经节瘤在 T_2 加权像上，信号强度并不表现为明显高信号。肿瘤内复杂的组织结构，包括出血、坏死及囊变等，使

肿瘤呈混杂信号强度。大的副神经节瘤还可发生破裂和腹膜后出血。MRI 强化表现与 CT 强化表现一致，增强后，强化较明显（图 11-12）。相对于肾上腺嗜铬细胞瘤 2%～10% 的转移比例，副神经节瘤更具侵袭性，22%～50% 发生转移。

（九）畸胎瘤（teratoma）

畸胎瘤是生殖细胞肿瘤，来源于因正常迁移中断而不能到达生殖嵴的干细胞。畸胎瘤多为良性，少数为恶性。畸胎瘤好发生于女性卵巢，腹膜后较少见，不足 10%，但是儿童腹膜后第三常见的肿瘤，仅次于神经母细胞瘤、

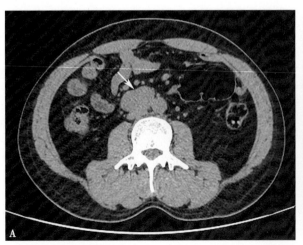

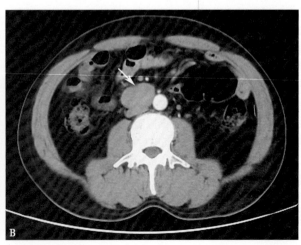

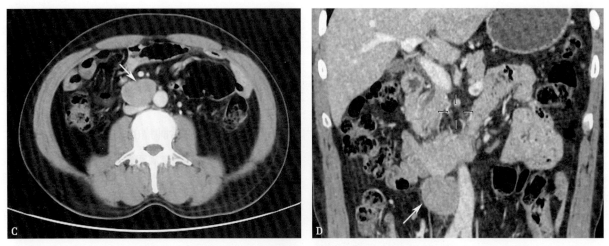

图 11-11 右侧腹膜后副神经节瘤 CT 表现

A. CT 平扫表现为腹主动脉右前卵圆形、边界清楚、密度均匀的软组织肿块（白色箭头）；B、C. CT 增强动脉期、静脉期图像，肿物呈中等均匀强化且静脉期强化程度更明显，肿物后方下腔静脉呈受压改变；D. 增强后冠状面重建图像，显示肿物强化均匀，位于髂总动脉分叉水平稍上层面。

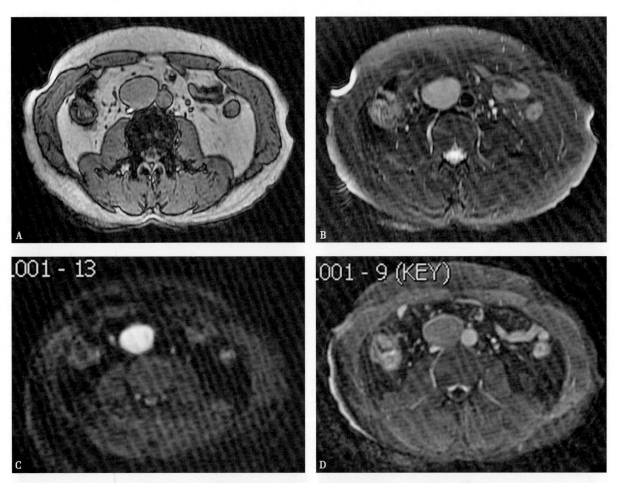

图 11-12 右侧腹膜后副神经节瘤 MRI 表现（与图 11-11 为同一病例）

A、B. T_1 加权像和抑脂 T_2 加权像，显示腹主动脉右前卵圆形、边界清楚、软组织信号肿块，T_1 加权像呈中等信号，抑脂 T_2 加权像呈较高信号，信号均匀；C. 弥散加权图像（DWI），显示肿物呈明显高信号；D. 增强 MRI 扫描肿物呈中等程度均匀强化。

肾母细胞瘤。畸胎瘤常见于女性,具有双峰年龄分布(<6 个月和成年初期)。畸胎瘤包括成熟畸胎瘤或未成熟畸胎瘤。典型的成熟畸胎瘤含有至少 2 个胚层组织,其中外胚层结构均可以见到,90% 的病变中存在中胚层结构,多数病灶可见内胚层结构。成熟畸胎瘤主要呈囊性,出现牙齿样或边缘锐利的钙化和脂肪的比例分别是 56% 和 93%,囊壁上可见头节,表面附有毛发,可见牙齿。成熟畸胎瘤中,恶性者占 2%~3%,常见于儿童患者,与成年人比例为(2~3):1,伴有囊壁增厚、边缘不规整以及邻近器官的浸润。相对成熟畸胎瘤,未成熟畸胎瘤少见(<1%),包含超过 10% 的未分化组织,属恶性肿瘤,见于青少年(<20 岁)。未成熟畸胎瘤最常见的发生位置在左肾上极附近。未成熟畸胎瘤主要呈实性,散在脂肪和钙化(无定形的和边界模糊的)区,偶见囊性成分。未成熟畸胎瘤具有生殖细胞或非生殖细胞的恶性肿瘤组织。未成熟畸胎瘤形态不规则,侵犯相邻结构和浸润血管。病变伴有生殖细胞,或伴有横纹肌肉瘤以及神经分化,提示预后不良。50% 的恶性畸胎瘤病例伴有甲胎蛋白水平升高。

CT 是诊断畸胎瘤较敏感和特异的检查方法,混合性成分是其特点,有囊性和实性 2 个部分,CT 值变化很大,可见脂肪密度、钙化、骨化或牙齿样等结构,CT 上可表现为含脂肪或脂液平面的密度不均匀的囊性肿块。肿块通常呈圆形或卵圆形,单房或多房,肿瘤边缘光整,囊壁厚薄不一,瘤体内大部分为囊性成分,囊内夹杂着结节状钙化和软组织影,钙化代表发育不全的骨骼、牙齿等成分。脂肪部分 CT 值通常为 -150~-80HU,钙化部分的 CT 值则可达 1 000HU。如见到皮脂样物质漂浮在由碎屑、毛发、脂肪和液体所组成的脂肪液体平面上,且随患者体位改变,脂液平面亦发生变化,则为畸胎瘤的特征性表现(图 11-13)。MRI 对钙化不敏感,较大的钙化或骨性成分在 T_1 及 T_2 加权像均表现为低信号,脂肪成分在 T_1 及 T_2 加权像均表现为高信号,脂肪抑制像上信号强度明显减低,且在各种序列上均与皮下脂肪信号相同。囊性区域在 T_1 加权像表现为低信号,T_2 加权像表现为高信号。

总之,腹膜后原发性肿瘤虽然少见,但来源复杂,且多数肿瘤影像学表现缺乏特征性。仔细观察腹膜后脏器的变化,如移位情况,对肿瘤定位有一定的帮助。另外,分析肿瘤生长部位、肿瘤在 CT 和 MRI 上的平扫密度或信号强度以及强化后血供情况,有助于定性诊断。

三、腹膜后肿瘤的实验室检查

(一)腹膜后肿瘤的常规实验室检查

1. 血红蛋白 恶性瘤中心坏死、出血,或儿童腹膜后肿瘤增长较快时,可伴有血红蛋白降低。

2. 白细胞计数 腹膜后肿瘤坏死或继发感染时,可有白细胞总量升高。

(二)腹膜后肿瘤的肿瘤标志物实验室检查

腹膜后肿瘤的实验室检查指标对肿瘤的辅助诊断和鉴别诊断具有一定作用,常用的标志物有以下几种:

1. 糖链抗原 19-9(carbohydrate antigen 19-9, CA19-9) 1979 年 Koprowski 将人的结肠癌细胞株 SW1116 细胞表面分离出来的单唾液酸神经节糖苷脂(monosialoganglioside)作为抗原,制成相应的单克隆抗体 1116NS19-9,用此单克隆抗体识别的肿瘤相关抗原即称为 CA19-9,分子质量大于 400kDa。CA19-9 是与黏蛋白相似的单唾液酸神经节糖苷脂,黏蛋白存在于胎儿胃、肠道和胰腺上皮细胞中,在成人肝脏、肺和胰腺组织中含量很低。CA19-9 在多种腺癌血清中显示非常敏感,临床常用于辅助结肠癌和胰腺癌的诊断。

正常参考值:血清<39U/ml。

2. 糖链抗原 242(carbohydrate antigen 242, CA242) 是从人的结直肠癌细胞系 Colo205 单克隆抗体发现的,是一种唾液酸化的鞘糖脂抗原,和 CA50、CA19-9 共同表达于同一黏蛋白抗原上,具有不同于 CA50、CA19-9 的化学结构和抗原性。CA242 在消化道肿瘤的临床中具有非常重要的应用价值,胰腺癌患者血清 CA242 水平明显升高,阳性率为 68%~79%,是胰腺癌重要的辅助诊断指标。CA242

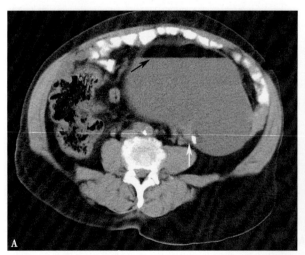
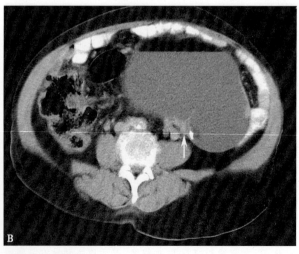

图 11-13 腹膜后畸胎瘤 CT 表现

A. 腹部 CT 平扫见左腹部不规则形肿物,边界清楚,密度不均匀,以水样低密度为主,并可见脂液平面(黑色箭头),其内后壁见实性成分及钙化灶(白色箭头);B. 增强 CT 扫描见部分囊壁及肿物实性部分不均匀强化。

对胰腺癌诊断的特异性,尤其是在与良性阻塞性黄疸鉴别方面优于 CA19-9,而敏感性并无显著性差异。

正常参考值:血清<12U/ml。

3. 糖链抗原 50(carbohydrate antigen 50,CA50)
是一种以唾液酸脂和唾液酸糖蛋白为主的糖脂抗原(glycolipid antigen),可用人的结直肠癌 Colo205 细胞株制成的单克隆抗体 C-50 来进行检测,是一种肿瘤相关抗原。正常细胞表面的糖脂或糖蛋白在细胞的信息传递、生长和分化中起着重要作用。细胞恶变时,由于糖基转化酶失活或胚胎期的转化酶重新被激活,造成细胞表面糖类结构发生变化,抗原性质改变,导致肿瘤标志物产生。CA50 和 CA19-9 有一定的交叉抗原性,胰腺癌患者血清 CA50 水平明显升高,阳性率为 80%～97%,主要用于胰腺癌的辅助诊断和疗效监测。

正常参考值:血清<20U/ml。

4. 癌胚抗原(carcinoembryonic antigen,CEA) 最初发现于成人结肠癌组织中,是一种结构复杂的可溶性糖蛋白,分子质量大约为 200kDa,胚胎期主要存在于胎儿的胃肠管、胰腺和肝脏,出生后组织内含量很低。胰腺癌患者血清 CEA 水平升高,阳性率为 59%～77%,但特异性不高,不作为诊断指标,CEA 连续随访监测,可用于胰腺癌手术后疗效观察及预后判断,也可用于对化疗患者的疗效观察。

正常参考值:血清<5ng/ml。

5. 胰腺癌胚抗原(pancreatic oncofetal antigen,POA) 是从胚胎期胰腺中提取的一种糖蛋白,分子质量大约为 40kDa,胰腺癌患者血清 POA 水平升高,阳性率约为 67.8%,但良性胰腺疾病患者血清 POA 水平大多偏低。胰头癌出现 POA 升高者多于胰体部癌。

正常参考值:血清<7U/ml。

6. 组织多肽抗原(tissue polypeptide antigen,TPA) 是一种非特异性肿瘤标志物。TPA 属于细胞骨架蛋白类,与细胞内的中间丝状体、细胞分裂素具同源性。体外培养时,有丝分裂期间的增殖细胞 TPA 分泌活跃,因此,血液内 TPA 水平与细胞分裂增殖程度密切相关;恶性肿瘤细胞分裂时,增殖活跃,所以血清中 TPA 水平增高,临床上常用于迅速增殖的恶性肿瘤的辅助诊断,特别是已知肿瘤的疗效监测。对胰腺癌的辅助诊断和疗效监测具有一定价值。

正常参考值:血清<1.2ng/ml。

7. 神经元特异性烯醇化酶(neuron specific enolase,NSE) 是烯醇化酶的同工酶。烯醇化酶同工酶根据 α、β、γ 三个亚基的不同,可分为 αα、ββ、γγ、αβ 和 αγ 五种二聚体同工酶。γγ 亚基组成的同工酶属神经元和神经内分泌细胞特有,故命名为神经元特异性烯醇化酶,起源于神经内分泌细胞的肿瘤组织有异常表达。NSE 分子质量为 78kDa,pH 为 4.7,是一种酸性蛋白酶,参与糖酵解,主要作用是催化 2-磷酸甘油变成烯醇式磷酸丙酮酸。肿瘤组织糖酵解作用加强,细胞增殖周期加快,细胞内的 NSE 释放进入血液增多,导致此酶在血清内含量增高。NSE 在腹膜后神经母细胞瘤、嗜铬细胞瘤、腹膜后副神经节瘤、腹膜后恶性神

经鞘瘤等肿瘤患者的血清中浓度增高,腹膜后神经母细胞瘤阳性率为 96%～100%,也可用来监测神经母细胞瘤的病情变化、疗效评价和预报复发。在神经母细胞瘤患者中,NSE 升高的水平与异常 NSE 值的发生率以及肿瘤分期有明显的相关性,而与生存期呈负相关。但 NSE 缺乏特异性,在其他肿瘤中也可检出 NSE,临床常将 NSE 作为诊治小细胞肺癌的辅助指标。

正常参考值:血清<15.2ng/ml。

8. 儿茶酚胺 是肾上腺素(E)、去甲肾上腺素(NE)和多巴胺(D)的总称。肾上腺素髓质分泌去甲肾上腺素和肾上腺素,交感神经主要产生去甲肾上腺素,多巴胺主要集中在锥体外系,均为一种神经递质。儿茶酚胺类是含有邻苯二酚基本结构的生物胺,由酪氨酸衍生而来,酪氨酸羟化形成多巴,多巴脱羧形成多巴胺,多巴胺羟化形成去甲肾上腺素,去甲肾上腺素甲基化形成肾上腺素,儿茶酚胺的代谢产物变成肾上腺素、香草扁桃酸(VMA)、高香草酸(HVA),经尿排出。检查血、尿儿茶酚胺和 24 小时尿 VMA 或 HVA,对腹膜后神经母细胞瘤、嗜铬细胞瘤、腹膜后副神经节瘤的诊断、辅助诊断和疗效监测具有重要的临床价值,其中尿 VMA 是肿瘤早期敏感的指标,HVA 对临床症状明显的肿瘤更敏感。测定时全血需放在含有肝素(25U/ml)的样本试管中;24 小时尿液在收集器皿中预先放入 10% 的盐酸 10ml,测量尿液体积后取 20ml 送至实验室。

正常参考值:①E:血浆 20～40ng/L,尿液(121±45)μg/24h;②NE:血浆 125～310ng/L,尿液(41.5±11.0)μg/24h;③D:血浆(39±22.1)ng/L,尿液(224.7±60.47)μg/24h;④HVA:尿液 3～8mg/24h;⑤VMA:尿液 3.10～17.54mg/24h。

9. 甲胎蛋白(alpha-fetoprotein,AFP) 是胎儿发育早期,由肝脏和卵黄囊合成的一种血清糖蛋白,分子质量为 70kDa。在生殖腺胚胎性肿瘤患者血清中,AFP 浓度可见升高,如恶性畸胎瘤、胚胎性肿瘤、卵黄囊肿瘤等。

正常参考值:血清<20ng/ml。

10. 人绒毛膜促性腺激素(human chorionic gonadotropin,HCG) 是胎盘滋养层细胞分泌的一种糖蛋白类激素,有 α 和 β 两个亚基,α 亚基相对分子质量约 14kDa,β 亚基相对分子质量约 24kDa。由于 β 亚基决定了免疫学和激素的特异性,因此大多数测定均检测 β 亚基或总 HCG。从组织学上说,原始干细胞可能发展成胚胎性肿瘤或精细胞瘤,随着非胚胎化进一步发展,可形成绒毛膜癌或卵黄囊肿瘤,胚胎分化可导致成熟/未成熟的畸胎瘤。干细胞也可能不经过所有的分化期,直接发展成卵黄囊肿瘤或畸胎瘤。精细胞肿瘤和非精细胞肿瘤常同时发生,形成复合肿瘤。在单纯性精细胞肿瘤 AFP 总是阴性而 HCG 阳性,在胚胎性肿瘤 AFP 和 HCG 均为阳性,在绒毛膜上皮细胞癌 HCG 总是阳性而 AFP 总是阴性,在卵黄囊肿瘤 AFP 总是阳性而 HCG 总是阴性,分化畸胎瘤 AFP 和 HCG 总是阴性,复合肿瘤的阳性情况依组成复合肿瘤的结构成分而定。

正常参考值:血清 HCG<10IU/L,β-HCG<5IU/L。

总之,腹膜后肿瘤的实验室检查应对不同的病种在治

疗前进行 2~4 个实验项目的测定,作为诊断和辅助诊断的指标,阳性的指标应作为疗效监测的重要标志,定期对患者进行检测,建立浓度 - 时间曲线,依据其变化趋势,调整治疗方案,为患者提供最有效的治疗。

(张　晟　王晓庆　赵金坤　刘佩芳　任　丽)

第 3 节　腹膜后肿瘤诊断学

一、临 床 表 现

腹膜后肿瘤来自不同的组织,种类繁多,同一类肿瘤在不同患者差异很大,临床表现多种多样。仅将比较常见的症状和体征进行描述。

(一)症状

除了嗜铬细胞瘤外,初起一般多无症状,随肿瘤的生长发展可出现:

1. 占位症状　由于腹膜后潜在间隙大,肿瘤常体积很大,所占空间也大,易产生腹部胀满感,长偏于一侧,上部巨大肿瘤可影响呼吸。有时肿瘤有内出血、坏死可突然增大,症状加剧,并可出现剧烈疼痛。脂肪性肿瘤的好发部位多在肾脏周围或肠系膜根部,多呈分叶状,有时还跨越中线。盆腔腹膜后的脂肪源性肿瘤和神经源性肿瘤可能穿出坐骨大孔、闭孔以及腹股沟韧带和坐骨肛门窝向外生长,由此囊性畸胎瘤还可能穿破骶骨尾或在骶骨尾附近向外溃破而形成溃疡或窦道,久治不愈。

2. 压迫症状　最常见的为对于脏器压迫而产生的刺激症状,如刺激胃,可产生恶心、呕吐、排便次数增多、里急后重感等。刺激膀胱,可产生尿频、尿急等症状。压迫严重者在肠道可出现部分肠梗阻症状,在泌尿系统可出现肾积水的症状。双侧受压严重者可出现尿毒症状。压迫甚或侵犯脏器和神经可以出现疼痛,常表现为腹背痛、会阴部痛及下肢痛,也可出现神经支配区域(如会阴和下肢)皮肤知觉减退。另外,可以出现阴囊下肢水肿和腹壁静脉曲张等。

3. 毒性反应　腹膜后肿瘤发展到一定时期,肿瘤代谢产物和肿瘤坏死组织产生大量毒素,会出现体重减轻、食欲下降、发热、乏力甚至恶病质等。此外,也属于恶性肿瘤的表现,常和肿瘤巨大有关。但恶性肿瘤出现症状较早。

4. 内分泌功能紊乱性表现　有分泌功能的肿瘤,如嗜铬细胞瘤,因分泌肾上腺素和去甲肾上腺素,可出现高血压的症状。可分为阵发性高血压及持续性高血压两型。如肿瘤分泌升压物质呈阵发性释放,则呈阵发性高血压型;如为持续性分泌,则呈持续性高血压型。化学感受器瘤也会出现高血压。另一种为巨大的纤维组织肿瘤,可分泌胰岛素类物质,引起低血糖症状。有报道,罕见的功能性间叶性肿瘤可引起维生素 D 的低血磷性骨软化症。

(二)体征

腹膜后肿瘤的体征取决于肿瘤的病理性质部位和病期的早晚,患者就诊时最多发现的体征为肿块。据北京协和医院的资料,95% 的患者均可触及腹部或盆腔肿块,部位的特点都是固定而根部深在。良性肿瘤除肿块一般体征少而轻外,多数无压痛和腹肌紧张。囊性肿物往往有囊性感,有些肿瘤如脂肪、神经纤维的,可为分叶状。恶性肿瘤体征相对较多,可出现压痛、腹肌紧张、腹水、下肢水肿、体壁静脉曲张、下肢皮肤知觉减退等体征。压迫胃肠道和胆道,可出现肠梗阻和黄疸的体征。个别的还可以听到血管杂音。至于肿瘤本身的质地、外表、硬度和形态等很不一致,也难于根据这些来判断良恶性。

二、诊　　断

(一)询问病史,结合症状,进行体格检查和辅助检查等是诊断疾病的手段

由于 95% 以上的患者就诊时均可触及肿块,诊断为腹部肿块很容易。体格检查时,一般习惯是要求检查者立于患侧一边,一手托在肿块处的后方,另一手放在肿块的前方,两手相互轻压肿块,前后推动。也可一手略施压力向前顶托,另一手放松,或一手向后轻压肿块、另一手放松。如放松的手有肿块冲击感,或加压的手有饱满感,则应诊断为腹膜后肿瘤。与此相反,后方的手感到空虚,仅前方的手能触到肿块,则应为腹腔内肿瘤。但要确定其原发部位于腹膜后间隙,不经特殊检查,很不容易肯定,确定肿瘤的病理性质也很困难。

(二)腹膜后肿瘤的定位检查

一般可采用 X 线胃肠钡餐造影或钡剂灌肠以及泌尿系造影,应摄正位、侧位或斜位片。根据十二指肠、升降结肠、直肠的移位或受压,肾和输尿管膀胱的移位受压,可以确定肿瘤位于腹膜后,有时食管下端拉长受压也表示膈下腹膜后有肿瘤。仅行胃肠道造影,有时不易和腹腔内肿物区别,故泌尿系统造影几乎是必需的。若腹部 X 线片发现有钙化或骨骼牙齿等结构,有助于判断为畸胎瘤。纤维肉瘤、神经纤维瘤或恶性神经鞘瘤均可出现钙化,故钙化不一定意味着良性。腰椎像如椎间孔扩大甚至骨质破坏,是来源于神经根肿瘤的特征。

(三)B 型超声检查

安全、可靠、无创伤,对于确定肿瘤的位置和了解肿瘤为实性或囊性有帮助,但鉴别腹腔内或腹膜后则不易。普通 CT 扫描检查图像清晰,对 2cm 以上的肿瘤可以显示肿瘤的组成(囊性或实性成分,合并坏死)、肿瘤精确解剖位置,以及局部病变的范围。腹部和盆腔的 CT 扫描可为制定治疗计划提供满意的影像学资料;且可用作手术后随诊,以便于早期发现肿瘤局部复发。对胸部 X 线片不正常的患者,应行胸部 CT 扫描,以排除肺转移的可能性。螺旋 CT 可多角度、多层面扫描,二期重建图像,较普通 CT 优越,可清晰地显示腹膜后肿瘤的解剖和病理结构。磁共振成像(MRI)可确切地显示肿瘤与大血管的相对关系,能多轴扫描,三维图像。CT 和 MRI 定位准确率达 80%~90%。腹膜后肿瘤血供主要来源于腰动脉,其他如膈下动脉、肋间动脉、肾上腺动脉也有可能成为肿瘤的供应血管。数字剪影血管造影术(DSA)可了解肿瘤血供情况、毗邻血管走行和血管内有否血栓,以及大血管畸形、受累、压迫、移位情

况,对术中寻找及处理肿瘤血管有益。静脉肾盂造影(IVP)可了解肾、输尿管移位与受压情况,输尿管走行和双肾功能。

(四)腹膜后肿瘤术前影像学评估

1. 腹膜后肿瘤血供分类

(1)瘤体血管相对较少,边界及包膜完整,较少累及重要血管,如脂肪肉瘤等。术前综合多种影像学诊断方法,明确肿瘤位置及其与周边解剖结构的关系,有助于选择最佳手术入路并能完整切除肿瘤。

(2)瘤体血管丰富,边缘可能与邻近血管、脏器有血管交通,如神经节瘤等。因肿瘤血管丰富,一旦不慎,会引起难以控制的出血,对于这类肿瘤,可以进行数字减影血管造影(DSA)等血管影像学检查,如条件允许,可通过 DSA 检查先行肿瘤血管栓塞。

(3)腹膜后肿瘤靠近主要血管生长,甚至压迫、包绕、浸润血管,瘤体内血管较少或丰富。此类肿瘤手术处理难度较大,术前影像学评估如发现肿瘤压迫、浸润大血管等情况,提示临床充分做好术前准备,术中先行游离控制此血管的近、远端,以防止出血。

2. 腹膜后肿瘤定位诊断及与周围结构的关系　腹膜后肿瘤的定位征象与所在部位的解剖和病变的生长方式有关。肿瘤较小时定位诊断较容易,肿瘤较大时对腹膜后器官产生推压、移位。出现以下征象时应考虑肿瘤位于腹膜后:

(1)腹膜后器官结构如胰腺、肾脏、下腔静脉、肾静脉、脾静脉前移。

(2)腹主动脉形态模糊或被包绕,多由腹主动脉旁的肿瘤所致,常见于肾周或肾旁前间隙的肿瘤如淋巴瘤等。

(3)肿瘤推挤肠管向前移位,肿瘤后方无肠管;肿块紧贴腰大肌,腰大肌增宽或受压变形,密度不均,脂肪轮廓消失。

(4)腹膜后肿瘤可使肠系膜上动脉向前移位、抬高、受压变形,肠系膜上动脉与腹主动脉间距增宽。

3. 在确诊腹膜后肿瘤前,须首先除外腹膜后实质脏器起源的肿瘤,以下一些影像学征象对于明确诊断很有帮助

(1)鸟嘴征(beak sign):当肿块压迫相邻器官,使其变形而呈"鸟嘴"状,肿块与该器官接触面为钝角,提示该肿块可能源于该器官(鸟嘴征阳性)。

(2)器官隐匿征:当某一小器官长出较大肿块时,该小器官常常被隐匿而看不到,称为器官隐匿征,提示肿瘤起源于该小器官。

(3)器官包埋征:当肿瘤压迫邻近的管性或空腔脏器时(下腔静脉、胃肠道等),该脏器呈现新月形。当肿瘤与器官关系密切,器官部分包埋于肿块内部(器官包埋征阳性),且接触面呈现典型的促结缔组织增生反应时,提示肿瘤很可能起源于该器官。

(4)优势供血动脉征:富血供肿瘤的 CT 和 MRI 图像常常显示明显的供血动脉,提示肿瘤起源。

(五)实验室检查

实验室检查只对分泌神经介质及激素的肿瘤有用。成人的嗜铬细胞瘤和儿童的神经母细胞瘤均可分泌,可测定患者 24 小时尿液中儿茶酚胺及其代谢产物香草扁桃酸(VMA)的排泄量和血浆中肾上腺素和去甲肾上腺素的含量,如高于正常值,有诊断价值。另一种腹膜后内胚窦瘤是胚胎期性细胞演变成的性腺外的肿瘤,多为恶性。其肿瘤细胞具有合成甲胎蛋白(AFP)的功能,临床可根据患者血液中 AFP 含量的高低来诊断该肿瘤。另外,也可据此判断手术的彻底性,以及随访中检查有无复发并推测其预后等。

(六)核素肾上腺扫描检查

最近选用放射性核素 ^{131}I-metaiodiodobenzylguanidine(MIBG)扫描摄影技术已被用于嗜铬细胞瘤的全身探查与诊断,确诊率高达 90%。行全身扫描时,既可显示肾上腺外或腹部以外的肿瘤,又可追踪转移癌,简便易行。

术前定位诊断一般不难,但不易定性诊断。多数腹膜后肿瘤可以手术切除,故原则上只要定位准确,不必过分强调定性诊断。对 B 型超声引导下穿刺活检目前大多数学者持反对意见,因为可能造成肿瘤的种植转移。因有的肿瘤可以含多种组织成分,活检结果和肿瘤切除后组织学检查可以不一致,所以没有必要行术中快速病理检查而造成脱落性种植,增加复发概率。若肿瘤无法切除,为指导术后选择合理的治疗方法,可考虑切取一小块肿瘤组织做病理检查,且须切到肿瘤实质而不仅限于包膜。

三、鉴别诊断及诊断思路

腹膜后肿瘤的症状、体征常隐袭而模糊。首先,需要判断肿物来源于腹腔内,还是源于腹膜后。体检可辅助诊断,腹膜后肿瘤常因与腹壁固定,较腹腔内肿瘤活动度小。明确为腹膜后肿瘤后,须进一步明确良、恶性,以及组织学类型。有人总结出腹膜后肿瘤良、恶性鉴别评分系统,恶性因素包括:①瘤体最大直径>5.5cm;②出现症状;③无钙化;④影像学表现为边界不清;⑤出现囊性变或坏死。可为临床提供参考。

腹膜后肿瘤必须与其他更为常见的腹膜后良、恶性病变进行鉴别。需要鉴别的疾病很多,多囊肾、肾积水及肾上腺瘤是肾脏最常见的疾病,位于腹膜后两侧,肾上腺的广泛肿瘤亦可能表现为腹膜后肿块;胰腺肿瘤及假性胰腺囊肿位于中腹部;肝肿瘤、肝囊肿及脓肿位于右侧;脾、胃病变位于左侧,腹膜后副脾虽罕见,但易误诊为腹膜后肿瘤;在盆腔、卵巢、子宫的肿瘤以及膀胱本身可与腹膜后肿瘤混淆。腹主动脉瘤及髂动脉瘤可能与腹膜后肿瘤相似,但有搏动性。腹腔或腹膜后炎症性病变亦可与腹膜后肿瘤混淆,虽然炎症常出现发热及其他全身症状。

腹膜后肿瘤诊断与鉴别诊断依赖于全面、综合、有步骤地运用各种检查方法,恰当的影像学检查及组织学检查是腹膜后肿瘤鉴别诊断的关键。可先采用非侵入性检查方法,如腹部 X 线片、B 超、CT,如须明确组织类型,可采用 B 超引导下穿刺活检术。如果 B 超、CT 尚不能确诊,再采用消化道钡餐、静脉肾盂造影、血管造影等方法,以期获得完整的检查资料,加以综合分析,并为手术治疗及其他辅助治疗提供可靠的依据。

1．与腹腔内肿块鉴别　胸卧位检查法：患者于其胸位时，腹腔内肿块活动度较大，腹膜后肿块因与腹壁固定，活动均较少。

2．个别需和干酪性的冷脓肿鉴别　后者 X 线片有腰椎破坏，腰大肌阴影模糊不清。

3．腹主动脉或髂动脉的动脉瘤可误诊为腹膜后肿瘤，可照 X 线片检查有无动脉壁钙化影。腹主动脉造影、CT 扫描可以确定诊断。

4．在牧区的病例需与腹腔和盆腔棘球蚴囊肿鉴别　囊肿决不能随便穿刺，流行区犬与羊接触史、皮肤试验、补体结合试验均有助于鉴别。

5．盆腔的包块　包括与盆壁紧密粘连的炎性肿块有时区别有困难，常需手术和病理检查才能确诊。

6．与位于腹膜后的脏器如胰、肝、肾、肾上腺等的肿物鉴别　核素扫描、腹膜后注气造影、静脉肾盂造影均有诊断价值。经纤维十二指肠镜胰管插管造影对诊断胰腺肿物有帮助，CT 扫描为目前较理想的影像诊断工具。

（胡冬至　郭建生）

第 4 节　腹膜后肿瘤治疗

腹膜后肿瘤的治疗和其他肿瘤一样，应采取综合疗法，就大多数腹膜后肿瘤而言，手术切除仍是主要的治疗方法。对于一些原发的未分化癌、恶性淋巴肿瘤等，放射疗法有一定疗效，药物治疗除恶性淋巴瘤外，一般效果不太满意。

一、外 科 治 疗

腹膜后肿瘤病理类型繁多，但良恶性肿瘤发生率约 1:2，以软组织肉瘤所占比例最大。除恶性淋巴瘤外，大部分腹膜后肿瘤都需要手术治疗。腹膜后肿瘤的切除术，在发现早、体积小、与重要脏器或大血管牵连不大时，手术并无特殊困难，但若肿瘤巨大、血液循环丰富、基底很广、与重要脏器或腹膜后的重要血管紧密粘连时，手术就很复杂。术中常易损伤内脏或必须牺牲脏器。如发生大出血，有死亡的危险。因此，对手术应有充分的准备，才能得到预期的效果。腹膜后肿瘤有时虽然巨大，但手术切除的难易只能在手术中才能确定，所以对手术探查仍应采取积极的态度。

（一）腹膜后肿瘤的手术适应证

1．良性腹膜后肿瘤，产生占位性表现，或出现压迫、阻塞邻近脏器表现。

2．腹膜后肿瘤无重要血管及脏器侵犯，或仅轻度侵犯。

3．腹膜后肿瘤导致出血、肠梗阻、穿孔等并发症需外科处理。

4．腹膜后肿瘤虽严重侵犯邻近血管、脏器，但联合脏器切除及重建后有良好生活质量。

5．首次手术未能切除，经术前放化疗等综合治疗后肿瘤缩小，评估后可切除。

6．伴有肝脏、肺部等孤立性或局部种植转移患者，可将原发灶连同转移灶同期或分期切除。

7．术后复发患者，如无禁忌，可再次或多次手术治疗。

（二）腹膜后肿瘤的外科手术禁忌证

1．患者全身情况差，无法耐受较大手术。

2．腹膜后肿瘤全身广泛转移。

3．包绕腹主动脉、下腔静脉的腹膜后恶性淋巴瘤。

4．腹膜后巨大肿瘤或血供丰富的肿瘤，术前无充足血源，医院相关技术、设备不能满足手术需求。

（三）围手术期处理

1．常规胃肠道清洁处理，因为整块切除常需切除多个脏器。

2．盆腔肿瘤，女性患者应行阴道清洁准备。

3．强调全面的、准确的影像学检查。

4．备好充足的血源。

5．充分准备手术器械和设备。

6．建立大静脉通道。

7．术后注意生命体征监测。

8．对与输尿管分界不清的肿瘤，术前应逆行输尿管插管，做好术中输尿管切除、吻合、与肾切除的各项准备工作。

9．嗜铬细胞瘤能分泌大量激素，不间断进入血液后，使整个血管床长期处于紧缩状态，血容量锐减。当肿瘤摘除后，血中去甲肾上腺素及肾上腺素突然下降，血管床松弛扩张，使血管容积与血容量极不相称，故立即发生危险且顽固的低血压，并可因此而招致死亡。充分、有效的术前准备是减低或消除手术死亡的关键。基于这一病理生理变化，目前对嗜铬细胞瘤的术前准备，主要采用两种方法：①术前应用 α 肾上腺能受体阻滞剂，以阻断儿茶酚胺的周围效应，从而使血管扩张，血压下降，使血容量减少的病理变化能得到生理性补充调整的机会，当肿瘤摘除后，血压可不下降或下降幅度较小。在剥离挤压肿瘤或麻醉刺激时，也可避免高血压危象的发生，使手术期安全度过而摘除肿瘤。②术前输入足量的体液或全血，冲开处于紧缩状态的血管床，以补充有效循环血量的不足，而无需应用 α 肾上腺能受体阻滞剂，待肿瘤摘除后，血管加压剂即使急剧缺乏，也不致出现重度低血压危象。

10．与大血管关系密切的肿瘤，术前可行血管造影，准备人造血管和血管吻合器械，做血管吻合和修补的准备。

11．选择性栓塞治疗　通过数字减影血管造影（DSA）了解肿瘤血液供应情况，明确肿瘤的供血来源，对分析肿瘤的起源和了解血供丰富程度、判断良恶性倾向性有重要作用。血管造影对血管受压移位程度和术中寻找肿瘤营养血管、指导术中处理、减少或控制出血有重要帮助。原发性腹膜后肿瘤血供丰富者宜选择术前栓塞治疗，选择性栓塞富血供肿瘤。有效栓塞后，患者会表现出一定的吸收热，肿瘤缩小，张力减小。富血供肿瘤经术前有效栓塞，能明显有效减少术中出血，增加手术安全性。一般应在栓塞治疗后 1～3 天内手术。如果大于 3 天，则血管再通，炎症反应增加，表面渗血增加，反而不利于手术。术前栓塞富血供肿瘤，可明显减少术中出血，增加手术安全性，提高切除率。

（四）麻醉的选择

一般的原发性腹膜后肿瘤可在连续硬膜外麻醉下完成。但对巨大的或特殊的如化学感受器瘤之类，可采取气管插管全身麻醉。

（五）手术方法

1. 肿瘤全切除术（complete resection）　肉眼可见肿瘤的全部切除，而不论是否有肿瘤切缘或肿瘤床的显微镜下肿瘤残余。基于此，原发性腹膜后肿瘤全切除术只要求肿瘤尽可能完整切除。

2. 肿瘤部分切除术（partial resection）　全部切除肿瘤不可行时，应行肿瘤部分切除，可将粘连于重要血管或器官的肿瘤部分留存而将肿瘤的大部分切除。手术时也可合并行重要脏器或组织器官的切除。肿瘤部分切除后，可减轻邻近器官或组织受压产生的症状；另外，缩减后的肿瘤组织可能会对术后放疗或化疗有较好反应。

3. 肿瘤整块切除术（en bloc resection）　肿瘤多与邻近器官或组织紧密粘连，整块切除术指切除肿瘤时，将与肿瘤紧密粘连无法分离的器官组织一并切除。

4. 切口的选择　腹膜后肿瘤位于腹部中线者极少，大多偏于一侧生长，而其血运却与中央区的大血管相通。对巨大的腹膜后肿瘤，应强调做一个满足手术操作需要的大切口。

（1）胸腹联合切口：适用于上腹部的巨大肿瘤切除。这种切口处理脾血管极为方便，可连同脾脏一并切除，也比较容易处理胃大弯、结肠脾区和胰体、尾部。

（2）腹部正中切口：可向上、下延长，也可向侧面补充横、斜切口。适用于切除中、下腹部的巨大肿瘤，以便于处理肿瘤周围的组织器官。这些肿瘤长期压迫下腔静脉、腹主动脉和有关血管，在其表面布满扩张的侧支循环，血管极易破裂，因此多采用切开侧腹膜入路。沿肿瘤的包膜间隙向后分离，常用手指钝性分离法循序渐进，直达肿瘤底部。同时将肿瘤向内侧翻起，尽可能在直视下分离肿瘤。最为重要的是，处理肿瘤内侧的大血管。

鉴于腹膜后肿瘤的血供均来自体中线区域的大血管，也可先控制其血运，采用内侧入路方法，首先切开腹主动脉或下腔静脉外侧的腹膜，在血管外鞘内分离，保护血管并切断其伸向肿瘤所有血管的分支，沿肿瘤背部继续向外分离达肿瘤基底部。再打开肿瘤外侧腹膜，沿肿瘤包膜间隙向底部分离，可将肿瘤完整切除。

（3）腹膜外切口：适用于切除下腹部外侧尚未超过中线的肿瘤。该种切口最大的优点是不切开腹膜，因为不进入腹腔，减少了术中把肿瘤细胞种植腹腔内的机会，但暴露不能令人满意，应该严格选择患者。

具体操作：患者取平卧位，患侧肩背部垫高30°。皮肤消毒范围包括胸腹部、患侧腰背部、臀部、会阴部、腹股沟和股部。切口从患侧第11肋尖端开始，垂直向下达髂前上棘上方转向内方止于耻骨联合上方，切开皮肤，分层次切开腹壁肌肉层，钝性推开腹膜，暴露肿瘤。探查肾脏、输尿管以及膀胱与肿瘤的关系并加以保护，如必要，可一并切除。再探查肿瘤与腰大、小肌的关系，如无浸润，则把肌肉

前方的筋膜连同肿瘤一并切除；如肿瘤已浸润肌肉深层，则要沿腰大、小肌向远端分离穿过腹股沟韧带后方在股骨粗隆处切断该肌肉，然后牵拉向上，在第5腰椎横突再向上到第12胸椎横突处切断肌肉，与肿瘤整块切除。手术过程中注意保护髂血管、闭孔神经和股神经等。如发现肿瘤伸向椎孔处不能完全切除时，可在残留处用银夹标记，术后加以放疗。

（4）下腹股沟联合切口：适用于切除位于下腹部并与一侧髂窝固定的肿瘤。此切口易于暴露分离髂血管、股血管和股神经，并能保护输尿管和膀胱。如术前检查确诊髂骨一并切除，或施行保留肢体的盆内半骨盆切除术，术后长期需用拐杖。

（5）经腹、骶尾部切口：适用于切除盆腔腹膜后骶尾部区的肿瘤，以及已有骶骨破坏甚至侵犯直肠的肿瘤。对于高位盆腔的巨大肿瘤，以选择下腹部入路为宜。盆腔范围狭小，由于肿瘤的占位挤压，乙状结肠、直肠、输尿管、膀胱、子宫、卵巢和髂血管等均已移位，再有骶前静脉丛易于损伤，手术视野又极度狭小，影响操作，从而增加手术难度。巨大囊性肿瘤，在囊壁开小洞吸出内容物，使之体积缩小，再仔细把囊壁与周围的组织器官分离，切除之；巨大实质性肿瘤，可先行肿瘤顶部和中央部的减积手术，用电刀把肿瘤分块切除，使体积变小，留出空间在直视下将肿瘤与周围脏器分开。对于低位的骶尾部肿瘤，居中位体积小者，可取侧卧或俯卧位，从骶骨上方至肛门后方作正中切口，切断附着于骶骨两侧的臀大肌、骶髂后韧带和骶棘韧带，暴露尾骨肌和梨状肌，再予以切除断，显示出坐骨大孔，进入骶前可探及肿瘤，仔细分离直肠后方与肿瘤，根据肿瘤大小决定分离范围。骶尾部肿瘤较大或已有骶尾骨破坏固定，或与直肠浸润粘连，则应采用经腹、经骶尾部或是会阴部切口为宜，其手术步骤同直肠癌手术。先经腹将肿瘤与周围组织分开，通常为直肠，留一块纱布在其分离处作为标记，再行骶尾部或会阴部手术，将整块肿瘤组织切除。如直肠侵犯严重整块切除，但此手术并发症多，如创面久不愈合、膀胱收缩无力、性功能减退、小便失禁及下肢活动受限等，但经过功能锻炼，均能逐渐恢复。

5. 特殊类型腹膜后肿瘤的手术

（1）腹主动脉干周围嗜铬细胞瘤摘除术：原发性腹膜后肾上腺外嗜铬细胞瘤，多位于腹主动脉旁神经丛，主要来源于该区的Zuckerhandle小体，属APUD瘤，占嗜铬细胞瘤的3.5%～7%，临床上少见。在腹主动脉干及肠系膜上动脉开口区域有丰富的副神经结、嗜铬体，故为肾上腺外嗜铬细胞瘤的好发部位。由于影像学检查技术的广泛应用，此区域嗜铬细胞瘤的发病率将会增加。肿瘤皆生长在膈肌以下的胃、胰腺后方，常位于在腹主动脉及其分支与下腔静脉之间，并向左、右肾静脉的上、下方伸延，有的可压迫肾静脉形成狭窄、梗阻而引发高肾素性高血压。有的虽非恶性瘤，良性者也有可能浸润延伸下腔静脉内。采用腹部正中长直切口为宜。肿瘤偏于右侧生长者，可沿十二指肠降部的外侧缘切开后腹膜，离断肝结肠韧带，翻起胃窦部及十二指肠，分别向左向下分开牵引。将结肠肝曲剥

离并向下延伸直达腹主动脉分叉处平面，向内侧牵拉开，将右肾推向外侧。使生长在主动脉腹腔动脉主干与下腔静脉前面的瘤体整个暴露出来，置于直视下。逐步将肿瘤从大血管壁剥离、摘除。如为良性瘤仅有疏松附着，粘连并不紧密，易清除。肿瘤向右肾上方或后方浸润生长者，可将右肾上极剥离翻起，并暴露出肾门部的血管，尽量不伤及肾血管，剥离、摘除肿瘤。如粘连紧密，且有恶性瘤可能，很难与肾静脉、下腔静脉分离，当肿瘤边界清楚、瘤体不甚大时，在控制住两端血管后，将肿瘤连同部分下腔静脉壁一同切除，然后再行静脉修补或再吻合，包括血管段移植术。若瘤体过大、边界不清、恶性瘤倾向明显、无法手术切除者，不必勉强，否则易造成手术死亡。多数肿瘤则向左方生长，手术可沿胃小弯切开小网膜及肝胃韧带，将胃窦部游离翻起，牵拉向左下。剥离左肾上极并拉向下外方，肝左叶向上牵开，即可暴露出肿瘤的前面及侧缘，将左肾上极翻起，向下、外牵开，始能暴露出延伸至左肾后及肾门部的瘤体，将肿瘤与肾血管分离后，即可摘除肿瘤。如与左肾静脉粘连紧密而不能分离者，可在其汇入下腔静脉处切断、结扎。只要能保留住肾静脉中段的肾上腺静脉及生殖静脉，将肾静脉远段连同肿瘤一并切除，即可保住左肾，不致使肾功能受到损害。此外，也有将远端左肾静脉断离切除后，摘除肿瘤，然后再与腔静脉吻合者。

（2）屈克汉道腺体（Zuckerhandle gland）嗜铬细胞瘤切除术：在腹主动脉分叉及肠系膜下动脉区域，也是副神经结、嗜铬体的丰富分布区。当出生时，此腺体约为 1cm 直径，出生后即逐渐萎缩，但不完全消失，即成为生长嗜铬细胞瘤的组织根源，也是肾上腺外嗜铬细胞瘤的好发部位。当作出定性诊断后，腹主动脉造影是定位诊断的确切方法。由于肿瘤血运极为丰富，造影像可显示出整个肿瘤的部位、界线及轮廓。并根据瘤体积大小、边界的浸润性生长及扩散转移范围，做出恶性癌的临床诊断，并判断手术切除的可能性。此腺体发生嗜铬细胞瘤的病例报道并不多。生长在此腺体的肿瘤，解剖位置较表浅。手术可由腹部正中长直切口进入腹腔，推开四周脏器，切开瘤前后腹膜直达瘤体前缘。沿肿瘤四周逐步分离大血管，完整地摘除肿瘤。在剥离肿瘤深面时，如肿瘤侵入下腔静脉或髂总静脉者，良、恶性瘤的可能性都存在，应予彻底切除，对切除的部分静脉壁加以修补。手术中应详尽探查腹主动脉两旁，并沿髂总动脉向盆腔深部检查，因常为多发瘤呈串珠状生长。皆须逐个摘除，勿残留肿瘤，术中尽量避免伤及大血管。

（3）巨大肾上腺外嗜铬细胞瘤切除术：术前要用药物控制血压波动和充分扩容，术中要特别注意控制血压和补足血容量。

6. 腹膜后肿瘤术中大出血的预防和处理 原发性腹膜后肿瘤与周围毗邻器官与大血管关系密切，并有着丰富的血液供应，尤其巨大腹膜后肿瘤和复发性腹膜后肿瘤，由于解剖不清、粘连严重、暴露不满意等因素，术中难免发生大出血，导致低血容量性休克，危及生命。因此，预防和控制术中大出血是手术成功的关键。

腹膜后肿瘤术中大出血的可能情况有以下几种：一是腹膜后大血管误伤破裂出血，如腹主动脉、下腔静脉、髂血管、肠系膜血管以及腹膜后器官供应血管；二是肿瘤周围的粗大供瘤血管在肿瘤游离过程中破裂出血；三是盆腔肿瘤在游离骶前间隙时，骶前血管破裂出血；四是肿瘤切除之后瘤床出血不止。腹膜后肿瘤术中大出血时，手术医师应保持镇静，在监测生命指标下，切忌慌乱中盲目钳夹，造成重要大血管或脏器的误伤，而且腹膜后血管的裂口可能在止血钳的钳夹下越来越大。此时应立刻压迫止血，吸引器吸干净术野积血，迅速判明出血原因，若为大血管破裂出血，立刻取出血管吻合器械，用无创血管钳钳夹出血部位，直视下缝合修补。瘤体的滋养血管可以缝扎或结扎。如暴露困难，可先用纱布垫填压止血，然后迅速将肿瘤切除，然后以纱布垫填压肿瘤床 11～15 分钟，缓慢取走纱布垫，逐一结扎出血点或修补血管。

（1）瘤体破裂出血的预防与处理：腹膜后肿瘤常体积巨大，血液供应丰富，与重要大血管关系密切，但腹膜后肿瘤多数呈扩张性生长，对毗邻的大血管只是推挤、压迫、包绕。在避开血管丰富的部位，切开侧腹膜，突破一处，进入腹膜后间隙，沿肿瘤被膜分离，遇有营养肿瘤的血管逐一结扎、切断，逐渐向肿瘤基部游离，手术最困难的部位是与重要血管有密切关系的基部，可将其留到最后处理。将肿瘤与大血管关系密切的基部留到最后处理非常重要，此时已完成对肿瘤的游离，可精心处理基部，万一分破大血管，出现大出血，不可盲目钳夹止血，可迅速将大部肿瘤切除，留下血管壁上少部分肿瘤组织，在良好的显露下看清出血部位，进行处理。分离过程中牵引肿瘤手法必须轻柔，避免挤压用力牵拉，为避免瘤体破裂，分离时最好多保留覆盖于瘤体表面的假性包膜纤维。一旦发生被膜血管撕裂，可缝扎止血，切不可直接用止血钳钳夹，否则将导致瘤体破裂。浅表瘤体破裂者可用纱垫暂时压迫止血，继续分离；若瘤体完全破裂，广泛出血，有效的办法是包膜内迅速清除瘤组织后，用纱条填塞压迫止血，5～7 天后拔除。避免这种尴尬局面的有效办法是，预先处理好供瘤血管。

（2）血管损伤出血的预防与处理：较之肿瘤破裂出血，邻近重要血管如下腔静脉、门静脉、髂血管等撕裂出血更加凶险，若处理不当，将直接危及患者生命。对于术前评估显示与重大血管关系密切的病例，术中首先应从正常部位解剖出相关血管，确定其是否仅为压迫或直接受侵，并游离出受累部分近、远端血管，用阻断带环绕，在必要时加以阻断控制出血。血管的处理留待肿瘤外周被完全游离、显露改善后再进行。对于盆腔巨大肿瘤，应先沿正常髂血管外膜处分离至受累部位。对血管的处理，根据不同情况，采取不同的原则。多数情况下受累血管以挤压为主，直视下用纱布或"花生米"钝性剥离多可成功分离开。直接浸润有 3 种处理办法：

1）单纯分离结扎，无须血管吻合与移植重建，例如肝总动脉、腹腔动脉干受侵时，可以结扎、切断而不会影响肝与脾的血供；肾静脉水平以下下腔静脉或一侧髂静脉受侵，且术前评估证实建立丰富的侧支循环，可直接结扎而不会发生严重下肢水肿。

2）对于血管受侵不超过 1/2 周径时，可切除病变血管壁后，予以缝合修补。

3）受累>1/2 周径，则需切除病变血管，视缺损长短决定行端吻合或血管移植。术中一旦发生血管撕裂意外出血，术者首先应保持冷静，切勿慌乱，在显露不佳的情况下切忌盲目钳夹，否则可能将原本不大的创口进一步扩大，使出血更加凶险而难以控制。合理的办法是先判断出血部位，再用小块纱布准确压迫暂时止血，根据先易后难原则继续其他部位分离，待出血部位显露良好时或肿瘤完全游离后用无损伤血管钳钳夹损伤血管，切除瘤体后再用 proline 线缝合修补。肿瘤切除后显露极佳尤其是盆腔，操作十分便利，有时出血速度减慢甚至已停止出血，此时处理损伤血管最安全、可靠。

（3）受侵大血管的处理：腹膜后肿瘤来源复杂，发生部位广泛，无特异临床表现，不易早期发现，就诊时肿瘤常常已侵犯腹部重要血管。常见的受累血管为下腔静脉、肾静脉、腹主动脉、门静脉和髂血管等。因此，正确处理受侵的大血管，是腹膜后肿瘤彻底切除的关键。

1）下腔静脉、肾静脉、髂静脉的切除与重建：

①单纯缝合术：肿瘤仅侵及下腔静脉前壁，切除后下腔静脉前臂缺损较小，可采用单纯连续缝合关闭。

②端端吻合术：有时下腔静脉跨越肿瘤或部分嵌入肿瘤内，可将受累下腔静脉上阻断，迅速切除肿瘤和受累的下腔静脉，下腔静脉缺损 <2cm 做对端吻合。若肿瘤侵及下腔静脉至髂总静脉分叉处，行同侧髂内外静脉端端吻合，使下肢血液通过髂内代偿途径引流。

③单纯结扎术：肾静脉以下的下腔静脉主要回流双下肢及盆腔的血流，有丰富的侧支循环。在肾静脉以下结扎下腔静脉，其血流可通过腹壁下静脉、门静脉、椎静脉丛、奇静脉系统及浅层的腹壁静脉回流。术后可能有短时间的下肢水肿、淤血及浅静脉曲张，随着侧支循环的建立，上述症状逐渐消失。肿瘤压迫下腔静脉慢性闭塞时，由于侧支循环逐步开放代偿，常无临床症状，手术切除结扎此段下腔静脉不会留有余患。

④下腔静脉残端结扎并右肾切除术：由于左肾静脉有性腺静脉、左肾上腺静脉、左肾被膜静脉等丰富的侧支循环，而右肾则没有，肾静脉上结扎下腔静脉后，右肾静脉回流受阻致右肾淤血，产生大量毒素，导致死亡。右肾切除后减少侧支代偿的负荷，同时还可以消除右肾产生的毒素。腹膜后肿瘤累及下腔静脉多为推挤、压迫、包绕，少数浸润下腔静脉壁或在腔内形成瘤栓，多为慢性梗阻或狭窄，机体已有不同程度的侧支循环建立，这时在肾静脉以下切除下腔静脉和右肾，必要时结扎左肾静脉是可行的。在切除左肾静脉时，应尽量靠近下腔静脉，以保留侧支循环。

⑤血管重建：血管解剖学重建，既符合生理特点，对循环影响小，又可提高生活质量，减少并发症，是下腔静脉切除后的最佳方案。切除部分下腔静脉重建血管的材料包括自体静脉和人工材料。

2）门静脉、肠系膜上静脉的切除与重建：一般情况，切除 5cm 以下，可行端端吻合，超过者应血管移植。门静脉、肠系膜上静脉的切除与重建时，血管阻断时间应在 30～60 分钟内。松动肠系膜根部，使吻合口无张力。

3）腹主动脉、髂血管切除与重建：腹膜后肿瘤常累及腹主动脉、肾动脉、髂动脉，有时完全包裹或浸润严重，术中欲分离，不仅手术时间长、出血多，而且可能有肿瘤组织残留。因此，正常的选择是连同动脉在内的肿瘤整块切除，再行血管移植。由于动脉壁厚，且有动脉鞘保护，有些腹膜后肿瘤与动脉粘连，也可在耐心、仔细的解剖下成功分离。此时往往需要切开动脉鞘。

（4）盆腔腹膜后肿瘤术中出血的处理：盆腔内复杂的血管分布尤其是粗大的静脉网络状交通，其周又缺少软组织支持，显露困难，以致术中出血十分常见，处理也尤为困难。

手术过程中应注意：

1）分离盆侧壁时，先显露近侧正常的髂血管，沿其外膜间隙继续分离肿瘤。若血管未受浸润，则可完全分离开。

2）分离骶骨前（肿瘤后壁）先分离中后侧，骶骨中轴线附近除有较细的骶中血管外，血管较少，在骶前隙内分离容易。

3）关键部位留待最后处理，如髂内静脉受侵或有粗大血管进入瘤体而显露不良时，不要急于处理，应在肿瘤外周游离完成后（包括受累脏器离断）显露改善时处理。

4）尽可能直视下用电刀或剪刀钝性分离，若骶前分离难以直视时，可用手指轻推钝性分离，以寻找正常的骶前间隙。

5）一旦发生意外出现盆腔大出血，应遵循如下的处理原则：

①先压迫出血部位，继续分离其他部位，待移除瘤体后再止血；在显露不良的情况下，强行钳夹或缝扎止血常加重血管的撕裂而使术者处于大出血难以控制的危险境地，此时应先准确以纱布填塞压迫暂时止血，将肿瘤切除后术野开阔，显露良好，止血容易成功，部分病例出血经过一段时间的压迫后可停止或减少。

②根据情况选择适当的止血技术：对盆壁侧方髂内动脉、静脉出血，可选择单纯结扎或缝合修补止血；对于骶前静脉出血，因缺乏软组织，缝合难以奏效，若显示清楚，出血速度不快而能准确判断出血部位，可试用长脚图钉按压，止血效果较好；若为瘤床创面广泛渗血，或已出现凝血机制障碍，或术中失血量多，循环不稳定，宜采用纱条填塞止血，7～10 天后拔除，该方法简捷、可靠，即便在十分危急的情况下也可为患者争取到宝贵的时间，但需要强调的是对于大出血，纱条填塞后仍需用力压迫 30 分钟，观察渗血停止后才可关腹。

7. 微创外科治疗腹膜后肿瘤

（1）腹腔镜在腹膜后肿瘤治疗中的应用及评价：近年来，随着腹腔镜器械的改进和技术水平的提高，腹膜后脏器如胰腺、肾上腺以及腹主动脉旁等的病变都可以采用腹腔镜手术治疗。近年来，腹腔镜治疗腹膜后肿瘤的报道逐年增多。

腹腔镜手术与传统开放手术相比，有诸多众所周知的优点,比如术后恢复快、创伤小、痛苦轻、减少手术应激等。此外,腹腔镜手术的视野比开腹手术更清晰,对于某些开腹状态下的视觉死角,可以通过镜头的移动清晰显示,并能近距离观察肿瘤与周围血管及组织脏器的关系,完成对血管、组织结构的精细解剖。尽管腹腔镜手术有如上较多优点,但由于腹膜后肿瘤部位深在、解剖复杂、毗邻大血管,应用腹腔镜技术切除腹膜后肿瘤仍需谨慎选择病例。

腹腔镜手术通常适用于良性腹膜后肿瘤,比如畸胎瘤、黏液性囊肿、肠系膜囊肿以及神经鞘瘤等,因为这类肿瘤通常边界清楚、不侵犯周围脏器。文献提出,一般认为腹腔镜不适宜用于以下情况:

1)肿瘤直径过大:肿瘤过大导致腹腔镜手术空间变小、视野盲区大,切除难度增大,对手术者经验要求更高,而且肿瘤为恶性的可能性亦增加。

2)肿瘤与周围组织器官粘连紧密,术前影像学检查无法明确病灶界限,需联合脏器切除或血管重建者。

3)恶性腹膜后肿瘤:影像学检查技术的进步使术前诊断良恶性更为准确,目前恶性腹膜后肿瘤应用腹腔镜手术已有报道,但仍然存在争议。手术能否完整切除、能否保证切缘阴性及如何预防种植转移方面均需进一步研究。

腹腔镜手术治疗腹膜后肿瘤的手术入路有两种,即经腹膜腔和经腹膜外途径(后腹腔镜技术)。腹膜外入路的优点是避免了进入腹腔对腹腔脏器的干扰,减少了肠管接触和术后肠粘连的可能。缺点是空间小,操作相对困难。具体方法是,患者通常采用健侧卧位,腰部垫高,取第 12 肋下与腋后线交点切开皮肤,分离皮下、肌层及筋膜,建立后腹气腔,并根据肿瘤位置再置入 2~3 个 trocar。切开 Gerota 筋膜,暴露肾周间隙,辨认腰大肌等解剖标志,根据影像学定位肿瘤位置,寻找肿瘤。分离暴露肿瘤后,沿包膜游离,注意保护好周围器官及大血管。肿瘤血管蒂予夹闭后切断,直至完整切除肿瘤。手术顺利完成的关键因素是保持腹膜的完整,有利于腹膜后空间的维持。经腹腔途径通常患者采取平卧位、健侧卧位或截石位,一般于脐周穿刺建立气腹,根据肿瘤位置放置 trocar。对于腹膜后右上及右下区域肿瘤,通常采用 Kocher 切口游离十二指肠及胰头,并游离结肠肝曲和升结肠,向中线翻转,有时需要同时分离肝周韧带并抬起右肝。术中要注意肿瘤与肾上腺的关系,避免损伤。左侧腹膜后肿瘤需游离结肠脾曲,并在脾脏下级分离脾肾韧带,将脾脏和胰尾上移或翻向中线。下腹部的腹膜后肿瘤还可将小肠及其系膜向头侧翻起暴露。分离肾脏水平以下的腹膜后结构时需避免损伤输尿管,必要时可术前留置输尿管导管。肿瘤暴露后,采用超声刀或电凝将肿瘤与周围组织逐步分离,仔细辨别肿瘤滋养血管。如果肿瘤与大血管接触,尽量先分离周围结构,将与血管相连部分留到最后处理。肿瘤切除后置入标本袋,经脐部扩大切口从腹腔取出。术中重要的解剖标志,包括腹主动脉、下腔静脉、肾静脉、输尿管、髂血管等要注意避免损伤。术中常规行冰冻切片检查,如为恶性肿瘤且切缘阳性,需要追加切除,必要时中转开腹手术。

(2)达芬奇机器人辅助腹腔镜手术系统:相比于开腹手术方式,微创手术对于内分泌肿瘤刺激更小,术中分泌激素水平较低,手术的安全性更高。因受制于腹膜后间隙的特殊解剖位置,传统的腹腔镜器械有时难以胜任。达芬奇机器人辅助腹腔镜手术系统具有清晰的 3D 图像、7 个自由度的仿真手腕器械、手振动消除、动作比例设定、动作指标化等多个功能,克服了一些腹腔镜原有的,例如手颤动、操作器械自由度小等缺陷,使得对于一些位于腹腔内深部的肿瘤能够更好地进行解剖、分离;同时,使靠近腹腔内重要血管,例如腹主动脉、下腔静脉、肾动静脉的肿瘤的微创切除成为现实。对于一些良性的包括交界性质的腹膜后肿瘤,大小适中,与周围组织无明显粘连浸润,例如纤维瘤、畸胎瘤等,包括部分有内分泌功能的肿瘤,尤其是位于重要血管、脏器周围的复杂性肿瘤,可以通过微创入路行手术切除。

8. 腹膜后肿瘤复发的再手术　良性肿瘤复发率低,而恶性肿瘤切除后复发率高达 50%。复发原因与下列因素有关:①腹膜后肿瘤不允许切除足够的安全边界;②术中操作引起肿瘤种植;③穿刺、活检或探查手术致肿瘤播散;④多源性肿瘤或分叶状肿瘤遗留部分肿瘤未切除。

切除后复发病例多为原位复发,极少远处转移,绝大多数患者死于恶性肿瘤的局部浸润,因此复发时应争取再次手术。再次或多次手术有望解除患者症状,提高生活质量,延长生存时间。只要条件许可,应再次以至于多次手术。

9. 联合脏器切除　腹膜后肿瘤也常累及周围器官,而需同时切除受累脏器,行联合脏器切除。最常切除的器官是肾、输尿管,其次为小肠、结肠、脾、部分横膈、腰大肌、胃壁、子宫及附件等。影响肿瘤切除率的因素主要是肿瘤侵犯较大的血管、浸润广泛、腹膜种植和远处转移。而肿瘤侵犯周围器官并非为不能切除的指标。腹膜后恶性肿瘤完全切除率各家报道各异,国外文献多数报道为 38%~70%,国内完全切除率为 22.0%~65.1%。5 年生存率为 56%,10 年生存率为 30%。恶性肿瘤部分切除和探查活检的 5 年生存率为 8%。其中,Lewis 等报道了 500 例病例,其恶性肿瘤完整切除率为 62%,5 年生存率达 54%,局部控制率为 59%。Jaques 报道,肿瘤完全切除组中 83% 行肿瘤和脏器联合切除,以达根治效果,使其 5 年生存率达 74%。

二　放　射　治　疗

原发性腹膜后肿瘤是指在腹膜后间隙的肿瘤,并不包括原在腹膜后间隙的各器官的肿瘤,是一种较少见的肿瘤,以恶性居多,约占 70%。良性肿瘤以畸胎瘤、神经鞘瘤纤维瘤多见,恶性肿瘤以脂肪肉瘤、纤维肉瘤、平滑肌肉瘤、胚胎瘤、神经纤维肉瘤和恶性淋巴瘤为主。腹膜后及肠系膜肿瘤由于其解剖位置及其与周围正常组织的关系,腹膜后肿瘤邻近器官组织众多,如脊髓、肾脏、小肠,这些组织对放射线比较敏感。在过去,由于受到设备及技术条件的限制,外科手术被认为是治疗腹膜后肿瘤唯一有效的方法。自从 20 世纪 70 年代,随着放疗设备及技术的不断改进,人们逐渐认识到软组织肿瘤属于中度敏感的肿瘤,由于原发病灶周围往往有亚临床病灶，从而导致肿瘤出现复发和转移，如果给予 50～55Gy 的放射剂量，则能杀死亚临床病灶中的为数不多的肿瘤细胞。随着三维立体适形放疗、调强放疗（IMRT）、快中子放疗、放疗增敏及保护等技术的不断发展，肿瘤的放疗剂量能得到最大限度的提高，而周围正常组织的受照射剂量明显降低，从而达到提高治疗效果的同时并发症无明显增加。

（一）术前放疗

对生长迅速、恶性程度高或复发的肿瘤，如胚胎性肿瘤、横纹肌肉瘤，经过术前放疗可使正常组织与肿瘤组织产生组织反应区，便于手术分离，增加切除率。同时，大部分肿瘤细胞经过照射后失去活性，即使手术野内有残留也难以复发，放疗后周围脉管变细、闭塞，失去循环能力，从而减少手术中挤压导致使肿瘤细胞向外扩散的机会，血管完整的放疗前肿瘤具有潜在的放射生物学优势，术前肿瘤的影像也较清晰。放疗后可使肿瘤体积缩小 30% 左右，总之术前放疗能够减少肿瘤种植的可能性，有利于完全切除肿瘤，最大限度地减少局部复发和转移的机会。目前美国大学外科医师肿瘤协作组（ACOSOG）一项有关术前放疗的前瞻随机性试验 Z9031 正在开展 Ⅲ 期研究，就术前放疗联合手术与单独手术治疗腹膜后肿瘤的疗效进行了比较。对于不可切除的腹膜后肿瘤，可以通过术前放疗或术前化疗使其缩小，从而增加切除的可能性。术中放疗可以提高术后局部肿瘤控制率。尽管缺乏随机实验支持术后放疗的确切作用，但回顾性资料显示辅助性放疗降低了局部复发率，术后放疗对生存率的影响尚不确定。

对于不同组织来源的腹膜后肿瘤，其采用放疗后的疗效不尽相同，例如胚胎源性的恶性肿瘤，若经手术完整切除后再辅加放疗和化疗，有一定的局部控制效果；但对叶间组织来源的肉瘤，手术切除后补加放疗，对局部控制率及远期生存率无明显提高。另外，对个别的病理类型如脂肪肉瘤，特别是巨大的肿瘤，应用术前放疗可使肿瘤缩小，有利于手术完整切除。

关于术前放疗的临床实验，玛格丽特公主医院报道了术前外照射 45Gy+ 手术 + 术后近距离照射（平均 25Gy）的结果。46 例患者的局部复发率为 19.6%，2 年总生存率为 88%。麻省总医院一组 35 例患者的研究显示，45～50Gy 外照射后手术（79% 完全切除，11% 部分切除，5% 无法切除），其中部分患者（$n=20/37$）采用了术中放疗（9～15MeV 电子线），分别是 10Gy（完全切除）、12.5～15Gy（镜下切缘阳性）、15～20Gy（肉眼残留）。结果表明，对于完全切除的患者，加用术中放疗并未显著提高局部控制率（83% *vs.* 61%，$P=0.2$）。Princess Margaret 医院曾经收治 104 例腹膜后肿瘤，经术前放疗后有 45 例实施肿瘤完全切除，其中无局部复发率 5 年和 10 年分别为 28% 和 9%，通过此项研究得出术前放疗不能改善腹膜后肿瘤的生存率，而只能延长局部复发的时间，尤其术前放疗高剂量较低剂量更为明显，但是肿瘤能否完整切除才是腹膜后肿瘤患者预后、转移和复发的唯一指标。Willet 等对 20 例腹膜后及肠系膜肿瘤患者采取先行术前放疗，休息 2～3 周后再行手术切除，同时术中进行电子线放疗，结果报道获得 70% 的肿瘤完全切除率和 81% 的 4 年局部无复发率。腹膜后及肠系膜肿瘤进行术前放疗的优点为，巨大的肿瘤因为占据了肠腔的大部分，在进行放疗时正常的肠腔可以避免接受高剂量的照射，对于肿瘤和肠腔粘连，进行术前放疗可降低粘连以提高手术切除率，并且可以降低术中可能导致肿瘤播散的危险性，当肿瘤包绕重要脏器、血管、神经时，手术处理非常困难，采用术前放疗可提高手术的切除率，并且对于原发的未分化癌、淋巴肿瘤术后尚可进行放疗，降低局部复发率，对于恶性淋巴瘤可行化疗。

（二）术后放疗

术后放疗的适应证：手术已切除原发肿瘤及周边 3～5cm 正常组织，并切除深筋膜组织，无淋巴结及肺、肝、骨等远处转移。回顾性资料显示，术后放疗可以提高局部控制率。Stoeckle 等报道，手术完全切除肿瘤后，术后放疗组（平均剂量为 50Gy）与术后未行放疗组相比，局部复发危险显著降低（相对危险度 =3.36，$P=0.000\ 2$），但总生存率并没有提高。Catton 等发现，术后放疗将发生局部复发的时间间隔从 30 个月延长到 103 个月（$P=0.06$），但也没有使生存期延长。关于腹膜后肿瘤术后放疗的最佳剂量尚无定论。Fein 等报道，剂量大于 55Gy 可以降低局部复发率，大于 55Gy 组局部复发率为 25%，小于 55Gy 组为 38%。NIH 报道，肿瘤完全切除术后配合术中放疗（20Gy）以及术后放疗（35～40Gy），与手术配合单纯术后放疗（50～55Gy）相比，得到了更高的局部控制率（60% *vs.* 20%）。Alektiar 等研究得到类似的结果，手术配合术中放疗（12～15Gy）和术后放疗（45～50.4Gy），与手术加单纯术中放疗相比，有更高的局部控制率（66% *vs.* 50%）。Petersen 等报道了梅奥诊所关于腹膜后肉瘤或盆腔内软组织肉瘤的治疗结果，对患者采用术前外照射（$n=53$）、术后外照射（$n=12$）或者两者均有（$n=12$），外照射剂量为 47.6Gy，15Gy 电子线的术中放疗也同样采用。其中，术后肉眼残存病变的患者 5 年局部控制率为 41%，镜下残存者为 60%，完全切除者为 100%。5 年总生存率在肉眼肿瘤残存组为 37%，而在镜下残存组和完全切除组达到 52%。

（三）单纯放疗

适应证：①肿瘤体积巨大，手术无法与周围器官组织分离；②肿瘤反复复发且不能手术；③患者有手术禁忌证或拒绝手术。

（四）放疗技术

放射治疗与外科手术有类似之处，都属于局部区域性治疗手段，治疗原则要求最大限度地把高剂量集中在病灶范围内尽量杀灭肿瘤细胞、控制病变，而使邻近正常组织与器官少受或免受不必要的照射，努力提高放射治疗的治疗增益比。由于腹腔内各脏器不能耐受大剂量的放射治疗，而肠道黏膜细胞是典型的急性反应组织，放射治疗中最为严重的是放射性肠炎。近年来，随着影像诊断与放射治疗技术的进步，将高能放射线集聚于某一局限性靶区的单次照射，使其发生放射性反应，而使靶区外周组织因剂量迅速递减而免受累及，从而在其边缘形成一个如刀割样的界面，达到类似外科手术的效果，该方法称为立体定向外科（stereotactic radiosurgery，SRS）。根据肿瘤细胞含氧情况和不同细胞生长周期的生物学效应，采用分次照射的方法称为分次立体定向放射治疗（fractioned stereotactic radiotherapy，FSRT）。根据 CT、MRI 得出靶区与周围器官和组织的三维解剖，利用计划系统计算出射野照射方向上应有的强度分布，然后按照设计好的强度分布在治疗机上实施治疗，这种方法称为适形放射治疗或三维适形放射治疗（3 dimensional conformed radiation therapy，3DCRT）。三维适形放疗与传统放疗相比，能够更清楚地确定靶区以及靶区外正常组织，使射野设计更加合理。调强放疗、螺旋断层放疗、质子放疗和术中放疗与三维适形放疗相比更具优势，其在减少正常组织剂量的同时，进一步提高了靶区剂量。^{18}F-FDG PET 在肿瘤定位中的应用已有报道，其可以帮助我们更清楚地将肿瘤从周围正常组织中区分出来。多数腹膜后肿瘤放射治疗时均会照到患侧肾脏，所以制订计划之前需要进行肾脏灌注显像，以明确每个肾脏的功能。靶区定义如下：

1. GTV　放疗前影像学可见的大体肿瘤。

2. CTV　GTV 附近影像学不可见的镜下病变区，CTV 至少要包括 GTV 外 1.5cm 范围，但在一些直接侵犯可能性较小的部位可以适当回缩（如腹膜、骨、肌肉）。

3. PTV　CTV 向外扩展的照射野，这个变量应该根据不同患者而适当变化。但是，CTV 外放至少 0.5cm 是必要的。腹膜后器官在治疗当中移动幅度比较大，平均在 11～19mm（平静呼吸时的肾脏）和 18～22mm（平静呼吸时的胰腺）之间。关键的正常组织（如肝脏、肾脏、脊髓、肠和胃）需要勾画，并计算剂量。常规分割下脊髓剂量应该控制在 45Gy/5 周，目前 ACOSOG Z9031 采用肝脏限制剂量（接受肝脏限制剂量）：接受>50Gy 的肝脏体积不超过 20%；接受>25Gy 的肝脏体积不超过 50%。至少保证一个功能肾脏的 2/3 体积接受的剂量<20Gy。胃和肠的最大剂量应控制在 45Gy 以下，超过耐受剂量区域的正常组织应尽量保持最小。

推荐术前放疗剂量为 45～50Gy（1.8～2.0Gy/d），手术可以在放疗结束后 3～8 周进行。手术前需要进行影像学检查，以进一步明确放疗效果以及评价是否转移。术中放疗既可以采用近距离放疗，也可以采用体外照射，可对关注的区域（如阳性的切缘）给予额外的照射以局部补量。尽管操作有一定难度，但应尽量使重要器官（小肠、输尿管、神经等）远离照射野。术中放疗电子线或近距离放疗剂量一般为 10～15Gy。高剂量率术中近距离照射可以用来治疗原发或者局部复发的腹膜后肉瘤。Harrison-Anderson-Mick 贴敷装置（放置在离硅橡胶垫 1cm 远的一列导管）或者类似装置可以用来对瘤床行术中放疗 12～15Gy，其中使用了 ^{192}Ir 源。术后照射野需要包括术前 GTV（由术前的 CT 和 MRI 确定的）和术后残腔。肉眼残存肿瘤在术后的扫描中可以见到，术中放置夹子的办法可以很大限度地增加术后靶区确定的准确性。对切缘较近或肿瘤残存者，可以采用额外加量照射。若肿瘤没有侵犯腹膜和筋膜等处，

则 CTV 和 PTV 外放边界可适当缩小。术后放疗剂量推荐常规分割为 45Gy（每日 1.8Gy/ 次），局部加量时可以采用大分割放疗（5.4～9Gy/ 次），但需要注意严格保护周围正常组织。

通过临床实践研究，立体定向放射治疗确实可改善靶区与周围组织和器官的剂量分布，能有效地提高治疗增益比，使靶区剂量提高，并且减少周围组织和器官受照射的范围和剂量，对于腹膜后转移的病灶，使用立体照射技术治疗可达到准确、快捷、有效的作用。影响 SRS 照射剂量大小的主要因素是：靶区体积的大小，重要器官的受照范围、剂量和耐受量，病变性质和组织学类型，患者年龄和体质。

（五）放疗并发症

腹膜后肿瘤放疗并发症发生率大约为 6%，大剂量照射后可达 40%。最常见的急性期症状包括恶心、呕吐、腹泻、皮肤色素沉着、乏力等。贫血、白细胞以及血小板减少可能发生，尤其当脊柱受累，需要大范围照射时。晚期并发症包括小肠炎、狭窄、穿孔、瘘、梗阻等。放疗剂量大于 30Gy 后，可出现放射性肾炎，出现高血压症状。晚期并发症的出现主要与手术的次数以及放射治疗的体积和剂量有关。术前放疗可以使患者更好地耐受，目前术前放疗是三期临床试验研究的热点。术中放疗技术可以降低由单纯体外照射所致放射性小肠炎的发生率，主要原因是术中放疗可以将小肠推出照射野外，减少了小肠受照射剂量。其他可能出现的并发症主要包括出血、切口不愈合、感染、皮肤红斑、色素沉着、干性和湿性脱皮、皮肤坏死等。

三、化 学 治 疗

原发性腹膜后恶性肿瘤除恶性淋巴瘤及少数类型软组织肉瘤首选化学治疗外，其他大多数类型的肿瘤对化疗不敏感，首选外科切除。在肿瘤不能完整切除或切除后复发及转移时，可考虑行化疗。现介绍几种常见的原发性腹膜后肿瘤的化疗方案，供临床参考。医师应根据肿瘤的不同病理类型、患者分期以及身体状况的差异，采取不同的化疗方案。

（一）恶性淋巴瘤

1. 霍奇金淋巴瘤

（1）一线化疗方案：

1）ABVD 方案：多柔比星 25mg/m^2 静脉滴注第 1、15 天；博来霉素 10mg/m^2 静脉滴注第 1、15 天；长春碱 6mg/m^2 静脉滴注第 1、15 天；达卡巴嗪 375mg/m^2 静脉滴注第 1、15 天。每 4 周重复。

该方案是目前治疗霍奇金淋巴瘤的一线标准治疗方案。

2）Stanford V 方案：氮芥 6mg/m^2 静脉滴注第 1、5、9 周；多柔比星 25mg/m^2 静脉滴注第 1、3、5、7、9、11 周；长春碱 6mg/m^2 静脉滴注第 1、3、5、7、9、11 周；长春新碱 1.4mg/m^2（最大 2mg）静脉滴注第 2、4、6、8、10 周；博来霉素 5mg/m^2 静脉滴注第 2、4、6、8、10 周；依托泊苷 60mg/m^2 静脉滴注第 3、7、11 周；泼尼松 40mg/（m^2·d）隔日口服，连续 12 周，第 10 周开始减量，隔天减 10mg。每 12 周重复。

Standord V 方案旨在降低化疗后期毒性的累积剂量，优化放疗。但研究表明，Stanford V 方案疗效并没有显著超过 ABVD 方案。

3）BEACOPP 方案（增加剂量）：博来霉素 10mg/m² 静脉滴注第 8 天；依托泊苷 100（200）mg/m² 静脉滴注第 1～3 天；多柔比星 25（35）mg/m² 静脉滴注第 1 天；环磷酰胺 650（1250）mg/m² 静脉滴注第 1 天；长春新碱 1.4mg/m² 静脉滴注第 8 天；丙卡巴肼 100mg/m² 口服第 1～7 天；泼尼松 40mg/m² 口服第 1～7 天。每 3 周重复。

德国霍奇金淋巴瘤研究组将增加剂量的 BEACOPP 方案作为晚期霍奇金淋巴瘤的标准治疗方案，但其血液学不良反应较高，一般用于 65 岁以下晚期霍奇金淋巴瘤患者，需 G-CSF 支持。

（2）挽救化疗方案：

1）EVA 方案：依托泊苷 100mg/m² 静脉滴注第 1～3 天；多柔比星 50mg/m² 静脉滴注第 1 天；长春碱 5mg/m² 静脉滴注第 1 天。每 4 周重复。

2）BEAM 方案：卡莫司汀 60mg/m² 静脉滴注第 1 天；依托泊苷 75mg/m² 静脉滴注第 2～5 天；阿糖胞苷 100mg/m²、每日 2 次静脉滴注第 2～5 天；美法仑 30mg/m² 静脉滴注第 6 天。每 4 周重复。

3）MIME 方案：丙米腙 500mg/m² 静脉滴注第 1、14 天；异环磷酰胺 1 000mg/m² 静脉滴注第 1～5 天（加用美司钠）；甲氨蝶呤 30mg/m² 肌内注射第 3 天；依托泊苷 100mg/m² 静脉滴注第 1～3 天。每 3 周重复。

二线没有标准的化疗方案，以上方案仅供参考。

2. 非霍奇金淋巴瘤

（1）低度恶性（惰性）非霍奇金淋巴瘤：

1）单药方案：氟达拉滨 25mg/m² 静脉滴注第 1～5 天。

2）COP 方案：环磷酰胺 750mg/m² 静脉滴注第 1 天；长春新碱 1.4mg/m²（最大 2mg）静脉滴注第 1 天；泼尼松 100mg/m² 口服第 1～5 天。每 3 周重复。

3）COPP 方案：环磷酰胺 650mg/m² 静脉滴注第 1、8 天；长春新碱 1.4mg（最大 2mg）静脉滴注第 1、8 天；丙卡巴肼 100mg/m² 口服第 1～14 天；泼尼松 40mg/m² 口服第 1～14 天。每 4 周重复。

惰性淋巴瘤除非加用利妥昔单抗，目前尚无化疗方案可以提高生存率。含氟达拉滨的方案可以提高有效率，延长无进展生存期，但没有提高生存率。

（2）中度或高度恶性非霍奇金淋巴瘤：

1）CHOP±R 方案：环磷酰胺 750mg/m² 静脉滴注第 1 天；多柔比星 50mg/m² 静脉滴注第 1 天；长春新碱 1.4mg/m² 静脉滴注第 1 天；泼尼松 100mg/m² 口服第 1～5 天；利妥昔单抗 375mg/m² 静脉滴注第 1 天。每 3 周重复。

CHOP±R 方案是非霍奇金淋巴瘤标准化疗方案。

2）CHOEP 方案：环磷酰胺 750mg/m² 静脉滴注第 1 天；长春新碱 1.4mg/m²（最大 2mg）静脉滴注第 1 天；多柔比星 50mg/m² 静脉滴注第 1 天；依托泊苷 120mg/m² 静脉滴注第 3～5 天；泼尼松 100mg/m² 口服第 1～5 天。每 3 周重复。

3）Hyper-CVAD 方案：A 方案，环磷酰胺 300mg/m²、每日 2 次静脉滴注第 1～3 天；长春新碱 1.4mg/m²（最大 2mg）静脉滴注第 4、11 天；多柔比星 50mg/m² 静脉滴注第 1 天；地塞米松 40mg 口服第 1～14 天。B 方案，大剂量甲氨蝶呤 1g/m² 静脉滴注第 1 天；阿糖胞苷 3g/m²、每日 2 次静脉滴注第 2～3 天。

A 方案与 B 方案交替，用于治疗高度恶性淋巴瘤。

（3）挽救化疗方案：

1）DICE 方案：异环磷酰胺 1g/m² 静脉滴注第 1～4 天；顺铂 25mg/m² 静脉滴注第 1～4 天；依托泊苷 100mg/m² 静脉滴注第 1～4 天；地塞米松片 40mg 口服第 1～4 天。每 3 周重复。

2）ICE 方案：异环磷酰胺 5g/m² 静脉滴注第 2 天；卡铂 AUC=5 静脉滴注第 2 天；依托泊苷 100mg/m² 静脉滴注第 1～3 天。每 3 周重复。

3）MINE 方案：异环磷酰胺 1 500mg/m² 静脉滴注第 1～3 天；米托蒽醌 10mg/m² 静脉滴注第 1 天；依托泊苷 80mg/m² 静脉滴注第 1～3 天。每 3 周重复。

4）ASHAP 方案：多柔比星 10mg/m² 静脉滴注第 1～4 天；顺铂 25mg/m² 静脉滴注第 1～4 天；阿糖胞苷 1.5g/m² 静脉滴注第 5 天；甲泼尼龙 500mg/m² 静脉滴注第 1～5 天。每 4 周重复。

（二）软组织肉瘤

1. 化疗适应证　术前化疗不但能缩小较大的肿瘤原发灶，便于手术根治性切除，还能更有效地控制和治疗微小转移灶，避免潜伏的继发灶在原发灶切除后加速生长，因此术前新辅助化疗已得到广泛的认可；术后辅助化疗，则存在较大的争议。如果术后肿瘤残留，或术中发现肿瘤累及周围血管、神经，肿瘤包膜不完整，以及术后肿瘤病理分级较高的患者仍推荐行术后辅助化疗。

2. 化疗方案　腹膜后软组织肉瘤对化疗均不太敏感，只有少数药物如异环磷酰胺、多柔比星、达卡巴嗪等可表现出单药物抗肿瘤能力，有效率为 15%～20%，其中以异环磷酰胺和多柔比星的抗肿瘤能力最强。常用的化疗方案参考如下：

（1）MAID 方案：多柔比星 60mg/m² 静脉滴注第 1 天；异环磷酰胺 6g/m² 静脉滴注第 1～3 天；达卡巴嗪 1g/m² 静脉滴注第 1 天。每 3 周重复。

（2）MAI 方案：异环磷酰胺 1.2g/m² 静脉滴注第 1～3 天；多柔比星 20mg/m² 静脉滴注第 1～3 天；美司钠 400mg 静脉滴注第 1～3 天，美司钠在异环磷酰胺用后的 0、4、8 小时给予。每 3 周重复。

（3）CYVADIC 方案：环磷酰胺 500mg/m² 静脉滴注第 1 天；长春新碱 1.4mg/m² 静脉滴注第 1 天；多柔比星 50mg/m² 静脉滴注第 1 天；达卡巴嗪 750mg/m² 静脉滴注第 1 天。每 3 周重复。

（4）AD 方案：多柔比星 50mg/m² 静脉滴注第 1 天；达卡巴嗪 300mg/m² 静脉滴注第 1～3 天。每 3 周重复。

（5）AC 方案：多柔比星 50mg/m² 静脉滴注第 1 天；环磷酰胺 750mg/m² 静脉滴注第 1 天。每 3 周重复。

（6）HDIFO 方案：异环磷酰胺 14g/m² 静脉滴注第 1～6 天。每 3 周重复。

大剂量的异环磷酰胺比常规剂量反应率要高，单独使用异环磷酰胺时剂量不应小于 10g/m²。

（7）其他药物：如脂质体多柔比星、吉西他滨、紫杉醇、ET-743 等系列新型药物均有用于治疗软组织肉瘤的相关报道。脂质体多柔比星和多柔比星相比，两者有效率相当，但是对心脏毒性较小，对不能耐受多柔比星心脏毒性的患者是较理想的选择；紫杉醇治疗血管肉瘤有效率高，是血管肉瘤的一线药物。总之，在临床工作中，医师可根据患者的不同情况，做出相对合理的药物选择。

四、介 入 治 疗

腹膜后肿瘤位置深在，手术切除率较低，对于不能耐受手术、肿瘤不能完整切除或切除后复发及转移时，介入治疗可给予有效的治疗。现介绍几种常见的腹膜后肿瘤的介入治疗方法，供临床参考。医师应根据患者的体质状况、血常规、肝肾功能以及病理生物学特征灵活采用。

（一）针对腹膜后肿瘤的介入治疗

1. 经导管血管栓塞术 利用超选择性插管技术经导管向肿瘤供血动脉注射栓塞剂，以达到最大限度地减少或完全阻断肿瘤血供的治疗目的。腹膜后肿瘤多为腰动脉供血，适用于富血管肿瘤，如血管内皮瘤、平滑肌肉瘤等。

2. 经皮穿刺冷冻消融术 利用超低温物理消融方法破坏肿瘤组织，使肿瘤细胞坏死，达到减轻肿瘤负荷、控制肿瘤生长的目的。腹膜后肿瘤因解剖位置特殊，多在 CT 引导下行经皮穿刺冷冻消融治疗，术前需仔细阅读相关影像学资料，选择合适的穿刺路径。该技术应用较广泛，可用于腹膜后脂肪肉瘤、平滑肌肉瘤、神经纤维瘤等。

3. 经皮穿刺放射性粒子植入术 放射性粒子组织间近距离治疗的临床应用较广泛，目前常用放射性粒子为碘 125 粒子，根据治疗需要选择不同放射活度的粒子。放射性粒子植入的特点是治疗靶点局部剂量高，而周围正常组织受量低，可以克服周围器官的放射剂量限制问题。术前应制定放射剂量计划，术中实施调整治疗方案，术后需进行剂量验证。该技术适用于腹膜后实体性肿瘤，如平滑肌肉瘤、纤维肉瘤等，但由于该技术的应用涉及影像学科、肿瘤学科、放射治疗学科等多个学科，目前该技术的开展水平参差不齐，需要进一步规范。

（二）针对腹膜后肿瘤相关并发症的介入治疗

1. 下腔静脉内支架成形术 腹膜后肿瘤晚期可压迫下腔静脉，引起双下肢水肿，下腔静脉内支架成形术可有效缓解患者症状。主要穿刺途径包括经颈静脉、经股静脉，将支架传输系统引入下腔静脉狭窄段，选择适合直径、大小的支架，使狭窄的下腔静脉再通。

2. 下腔静脉滤器植入术 由于肿瘤位置因素或患者活动障碍因素导致的深静脉血栓形成在腹膜后肿瘤患者并不少见，经皮股静脉穿刺，引入滤器传输导管系统，植入下腔静脉，可有效防止由下肢、盆腔的深部静脉血栓脱落所致致命性肺栓塞。

3. 经皮穿刺肾盂引流术和／或输尿管支架植入术 腹膜后肿瘤或转移淋巴结压迫输尿管，可导致肾盂积水，损伤患者的肾功能。经皮穿刺肾盂造瘘术是在超声或 CT 引导下，穿刺针穿刺扩张的肾盂，将引流管留置于肾盂内，将尿液引流至体外。如输尿管病变条件允许，可通过导管导丝技术，放置输尿管支架，将肾盂内尿液引流至膀胱内。

4. 经皮穿刺骨水泥植入术 腹膜后肿瘤如纤维肉瘤、平滑肌肉瘤椎体转移引起腰背部疼痛、体位活动受限，严重者可导致压缩性骨折，甚至截瘫。采用适宜于椎体的穿刺针，X 线导引下穿刺椎体病变部位，注射一定剂量骨水泥（主要成分是聚甲基丙烯酸树脂），使病变部位固化，达到恢复椎体支撑功能的目的；同时，可以达到减轻疼痛、控制病变进展的治疗目的。

（胡冬至 郭建生 张柏林 陈忠杰
王华庆 宁 涛 郭 志 司同国）

参 考 文 献

[1] MUSSI C, COLOMBO P, BERTUZZI A, et al. Retroperitoneal sarcoma: is it time to change the surgical policy? [J]. Ann Surg Oncol, 2011, 18（8）: 2136-2142.

[2] RAUT C P, PISTERS P W. Retroperitoneal sarcomas: combined-modality treatment approaches[J]. J Surg Oncol, 2006, 94（1）: 81-87.

[3] TSENG W W, WANG S C, EICHLER C M, et al. Complete and safe resection of challenging retroperitoneal tumors: anticipation of multi-organ and major vascular resection and use of adjunct procedures[J]. World J Surg Oncol, 2011, 9: 143.

[4] 龙子雯, 徐宇, 刘晓文, 等. 原发性腹膜后肿瘤 200 例诊治分析[J]. 中国实用外科杂志, 2013, 33（2）: 127-129.

[5] 汤钊猷. 现代肿瘤学[M]. 3 版. 上海: 复旦大学出版社, 2011.

[6] 万德森. 临床肿瘤学[M]. 3 版. 北京: 科学出版社, 2010.

[7] 周际昌. 实用肿瘤内科治疗[M]. 北京: 北京科学技术出版社, 2013.

[8] 罗成华. 腹膜后肿瘤[M]. 北京: 人民卫生出版社, 2013.

[9] 王其军, 刘红光, 修建军. 腹膜后间隙原发性肿瘤影像诊断学[M]. 北京: 人民卫生出版社, 2013.

[10] AMARY M F, BERISHA F, BEMARDI F D C, et al. Detection of SS18-SSX fusion transcripts in formalin-fixed paraffin-embedded neoplasms: analysis of conventional RT-PCR, qRT-PCR and dual color FISH as diagnostic tools for synovial sarcoma[J]. Mod Pathol, 2007, 20（4）: 482-496.

[11] MULLINAX J E, ZAGER J S, GONZALEZ R Z. Current diagnosis and management of retroperitoneal sarcoma[J]. Cancer Control, 2011, 18（3）: 177-187.

[12] 弗莱彻. 肿瘤组织病理学诊断[M]. 回允中, 译. 3 版. 北京: 北京大学医学出版社, 2009.

[13] 周康荣, 陈祖望. 体部磁共振成像[M]. 上海: 复旦大学出版社, 2008.

[14] SONG T, SHEN J, LIANG B L, et al. Retroperitoneal liposarcoma: MR characteristics and pathological correlative analysis[J]. Abdom Imaging, 2007, 32(5): 668-674.

[15] NISHINO M, HAYAKAWA K, MINAMI M, et al. Primary retroperitoneal neoplasms: CT and MR imaging findings with anatomic and pathologic diagnostic clues[J]. Radiographics, 2003, 23(1): 45-57.

[16] TIRKES T, SANDRASEGARAN K, PATEL A A, et al. Peritoneal and retroperitoneal anatomy and its relevance for cross-sectional imaging[J]. Radiographics, 2012, 32(2): 437-451.

[17] SHANBHOGUE A K, FASIH N, MACDONALD D B, et al. Uncommon primary pelvic retroperitoneal masses in adults: a pattern-based imaging approach[J]. Radiographics, 2012, 32(3): 795-817.

[18] 童明敏, 史玉振, 田迎, 等. 腹膜后原发少见肿瘤的 CT 表现及其诊断价值[J]. 临床放射学杂志, 2012, 31(3):

374-379.

[19] 曹颖丽, 周建军. 腹膜后脂肪肉瘤病理亚型与 CT 和 MRI 诊断[J]. 实用肿瘤杂志, 2013, 28(5): 464-468.

[20] CRAIG W D, FANBURG-SMITH J C, HENRY L R, et al. Fat-containing lesions of the retroperitoneum: radiologic-pathologic correlation[J]. Radiographics, 2009, 29(1): 261-290.

[21] 马俊锋, 谭红娜, 彭卫军. 原发性腹膜后肿瘤的 CT 表现(附 27 例报告)[J]. 临床放射学杂志, 2011, 30(6): 823-825.

[22] POKHAREL S S, MACURA K J, KAMEL I R, et al. Current MR imaging lipid detection techniques for diagnosis of lesions in the abdomen and pelvis[J]. Radiographics, 2013, 33(3): 681-702.

[23] STRAUSS D C, HAYES A J, THWAY K, et al. Surgical management of primary retroperitoneal sarcoma[J]. Br J Surg, 2010, 97(5): 698-706.

第12章

胃肠胰神经内分泌肿瘤

第1节 概　述

神经内分泌肿瘤（neuroendocrine tumor，NET）是源于多能神经内分泌干细胞的一类肿瘤，这类肿瘤的特点是能储存和分泌不同的多肽和神经胺。其中分泌的物质能引发某些特定的临床表现的是功能性肿瘤，而分泌的物质虽然在血和尿水平升高，但并不表现出特定的症状或综合征的则认为是非功能性肿瘤。由于神经内分泌细胞遍布全身各个脏器如肺、胃肠道、胰腺、胆管和肝、支气管和肺、肾上腺、副神经节、甲状腺、甲状旁腺以及其他部位的神经内分泌细胞，其中，消化道神经内分泌肿瘤占75%。本节重点阐述消化道神经内分泌肿瘤（GE-NET），胰腺神经内分泌肿瘤（P-NET）详见本章第2节。由于NET的发病率低，无特异的症状，以往对其研究和认识相对不足，导致近30年来患者的生存期无明显变化。近年来，随着对NET异质性及发病机制研究的深入，尤其是进入肿瘤的靶向治疗时代以来，几个靶向药物的出现使NET的治疗前景有所改观。

一、命　名

1907年，Oberndorfer指出在胃肠道有一种上皮性肿瘤的结构较单一，侵袭行为比普通癌低，认为是一种类似于癌的良性肿瘤，故命名为类癌（carcinoid），后来证明这种认识是错误的。Oberndorfer本人在1929年也修正了原来的观点，承认这类肿瘤为恶性，并可发生转移。随着研究的深入，发现在胃肠道的亲银细胞和嗜银细胞以及支气管的透明细胞具有内分泌功能，逐步形成了弥散性神经内分泌系统（diffuse neuroendocrine system，DNES）的概念，并证实其具有神经内分泌特性。进一步研究发现，DNES的细胞具有摄取胺前体和脱羟基（amine precursor uptake and decarboxylation，APUD）功能，将这些细胞称为APUD细胞，所形成的肿瘤称为APUD瘤。由于APUD概念仅仅反映了生物活性胺的代谢特点，并未揭示神经内分泌肿瘤可以产生多肽激素的代谢本质，而且DNES并非都源自神经嵴外胚层，也可源自内胚层和中胚层的局部多能干细胞。有些胃肠道的肠嗜铬细胞肿瘤，尤其发生肝转移时，常常出现面部潮红、腹泻、腹痛、哮喘和右心内膜纤维化等症状和体征，称为类癌综合征。由于上述种种原因，"类癌"这一术语被病理学家和临床医师广泛使用至今。

以往的命名中，"神经内分泌肿瘤"这一术语的英文名称为"neuroendocrine tumor（NET）"，WHO（2010）消化系统肿瘤分类则采用"neuroendocrine neoplasm（NEN）"泛指所有源自神经内分泌的肿瘤，而将高分化神经内分泌肿瘤命名为"neuroendocrine tumor"，此处直译为神经内分泌瘤，与低分化神经内分泌肿瘤的命名"neuroendocrine carcinoma"，即神经内分泌癌相对应。

二、流 行 病 学

小肠神经内分泌肿瘤因为生长缓慢最初命名为类癌，而不是真正的癌样病变。GE-NET曾经被认为是一类罕见的疾病，但近年来随着人们健康体检的普遍和医学技术的进步如影像学检查、内镜和生物标志物的广泛应用，GE-NET的发病率和患病率均有显著上升。美国流行病学数据显示，消化道是NET最常见的部位（图12-1），GEP-NET的发病率为（2.5～5）/10万，占消化道恶性肿瘤的2%，与30

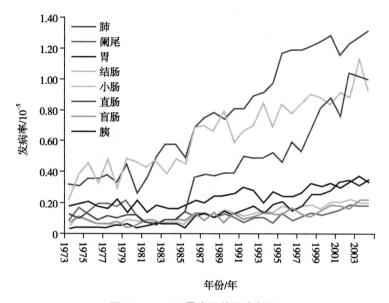

图 12-1　NET 最常见的原发部位
基于 1973—2004 年 SEER 数据库中美国 35 618 例类癌患者。

年前相比，发病率增长了 5 倍。近年来，我国对 GE-NET 的报道也有逐渐增多的趋势，但由于尚未建立覆盖全国的肿瘤登记系统，当前对 GE-NET 的流行病学统计和临床诊治仍存在许多问题，也缺乏与其他国家比较的数据信息。我院对过去 20 年的统计结果显示，GE-NET 占消化道肿瘤的 9.3%，这个数字明显高于西方国家，可能与我国结直肠癌的发病率相对低于西方国家有关。

三、分类、分级与分期

1980 年 WHO 分类将所有神经内分泌肿瘤都命名为类癌。直到 2000 年，WHO 开始根据不同的生物学行为，将神经内分泌肿瘤分为三大基本类型，即高分化神经内分泌肿瘤（well-differentiated endocrine tumor，WDET）、高分化神经内分泌癌（well-differentiated endocrine carcinoma，WDEC）及低分化神经内分泌癌 / 小细胞癌（poorly-differentiated endocrine carcinoma/small cell carcinoma，PDEC）。该分类在分级系统中加入了分期相关的信息，并列出生物学行为不确定的类型，使这种临床病理分类体系变得复杂难懂，且继续广泛使用"类癌"这一术语，从而阻碍了这一分类系统被普遍接受。因此，ENETS 提出了两个补充分类方法，即分级分类和特殊部位分期系统，目的是将分期相关的信息与分级分类分开，而特殊部位神经内分泌肿瘤有其不同的分期系统。2010 年，消化系统肿瘤 WHO 分类采纳了这些观点，消化道神经内分泌肿瘤分类请见表 12-1。起源于消化道嗜铬细胞的肿瘤则常称为类癌或胃肠道 NET（GI-NET）。根据其产生的物质和发病率，依次分为无功能性 NET、胰岛素瘤、胃泌素瘤、胰高血糖素瘤、血管活性肠肽瘤和生长抑素瘤等。无功能性 GE-NET 占 60%，而功能性 GE-NET 占 40%。根据起源的器官、肿瘤的功能、增殖指数、血管受侵和肿瘤大小，临床上有几个不同的病理学分类方法，而这几个不同的分类导致肿瘤的

分期有些混乱。最常使用和参考的分类方法是世界卫生组织（WHO，2012）的 NET 分类法（表 12-1）。此方法根据肿瘤生物学行为的不同，将肿瘤分为 NET（G_1）、NET（G_2）、NEC（大细胞或小细胞癌）、混合性腺内分泌癌（MANEC）、增生性和肿瘤前病变。GE-NET 的分级也尤为重要，因其直接影响患者的预后和治疗方案的选择。病理学家常常根据 Ki-67、核分裂象判断进行分级（WHO/ENETS/AJCC GE-NET 分级标准，表 12-2）。GE-NET 的分期则依据 WHO（2010）消化道神经内分泌肿瘤的 TNM 分期（表 12-3）。

表 12-1　GE-NET 的临床病理分类标准（WHO，2012）

神经内分泌微腺瘤（<5mm）
神经内分泌瘤（NET）
NET G_1
NET G_2
神经内分泌癌（NEC）
大细胞 NEC
小细胞 NEC
混合性腺内分泌癌（MANEC）
混合性腺泡 - 神经内分泌癌
混合性导管 - 神经内分泌癌
混合性腺泡 - 神经内分泌 - 导管癌
EC 细胞分泌 5- 羟色胺的 NET（类癌）
胃泌素瘤
胰高血糖素瘤
胰岛素瘤
生长抑素瘤
血管活性肠肽瘤

表 12-2　GE-NET 的病理学分级标准

分类	分级	核分裂象数 /（个·10HPF^{-1}）	Ki-67 阳性指数
G$_1$	低级别	1	≤2%
G$_2$	中级别	2～20	3%～20%
G$_3$	高级别	>20	>20%

表 12-3　WHO（2010）消化道神经内分泌肿瘤的 TNM 分期

A. 胃

原发肿瘤（T）

Tx	原发肿瘤不能评估
T$_0$	无原发肿瘤证据
Tis	原位类癌 / 异型增生（肿瘤 <0.5mm，局限于黏膜）
T$_1$	肿瘤局限于黏膜，≥0.5mm 且≤1mm；或侵犯黏膜下层且直径≤1cm
T$_2$	肿瘤浸润至固有肌层或浆膜下，或直径 >1cm
T$_3$	肿瘤浸润至浆膜下
T$_4$	肿瘤穿透脏腹膜（浆膜），或浸润其他脏器或邻近结构

注：如为多发肿瘤，在任何 T 上加（m）。

区域淋巴结（N）

Nx	区域淋巴结不能评估
N$_0$	无区域淋巴结转移
N$_1$	有区域淋巴结转移

远处转移（M）

M$_0$	无远处转移
M$_1$	有远处转移

疾病分期

0 期	Tis	N$_0$	M$_0$
Ⅰ 期	T$_1$	N$_0$	M$_0$
ⅡA 期	T$_2$	N$_0$	M$_0$
ⅡB 期	T$_3$	N$_0$	M$_0$
ⅢA 期	T$_4$	N$_0$	M$_0$
ⅢB 期	任何 T	N$_1$	M$_0$
Ⅳ 期	任何 T	任何 N	M$_1$

B. 小肠

原发肿瘤（T）

Tx	原发肿瘤不能评估
T$_0$	无原发肿瘤证据
T$_1$	肿瘤浸润至固有肌层或黏膜下层，且≤1mm
T$_2$	肿瘤浸润至固有肌层或直径 >1cm
T$_3$	空场或回肠肿瘤浸润至浆膜下；壶腹或十二指肠肿瘤浸润至胰腺或后腹膜
T$_4$	肿瘤穿透脏腹膜，或浸润其他脏器或邻近结构

注：如为多发肿瘤，在任何 T 上加（m）。

区域淋巴结（N）

Nx	区域淋巴结不能评估
N$_0$	无区域淋巴结转移
N$_1$	有区域淋巴结转移

远处转移（M）

M$_0$	无远处转移
M$_1$	有远处转移

疾病分期

Ⅰ 期	T$_1$	N$_0$	M$_0$
ⅡA 期	T$_2$	N$_0$	M$_0$
ⅡB 期	T$_3$	N$_0$	M$_0$
ⅢA 期	T$_4$	N$_0$	M$_0$
ⅢB 期	任何 T	N$_1$	M$_0$
Ⅳ 期	任何 T	任何 N	M$_1$

续表

C. 阑尾			
原发肿瘤（T）			
Tx	原发肿瘤不能评估		
T_0	无原发肿瘤证据		
T_1	肿瘤最大直径≤2cm		
T_{1a}	肿瘤≤1cm		
T_{1b}	肿瘤>1cm 且≤2cm		
T_2	肿瘤>2cm 且≤4cm，或侵犯至盲肠		
T_3	肿瘤>4cm，或侵犯至回肠		
T_4	肿瘤浸透腹膜，或浸润邻近器官或结构（如腹壁或骨骼肌）		
注：如为多发肿瘤，在任何 T 上加（m）。			
区域淋巴结（N）			
Nx	区域淋巴结不能评估		
N_0	无区域淋巴结转移		
N_1	有区域淋巴结转移		
远处转移（M）			
M_0	无远处转移		
M_1	有远处转移		
疾病分期			
I 期	T_1	N_0	M_0
II 期	T_2、T_3	N_0	M_0
III 期	T_4	N_0	M_0
	任何 T	N_1	M_0
IV 期	任何 T	任何 N	M_1
D. 结肠和直肠			
原发肿瘤（T）			
Tx	原发肿瘤不能评估		
T_0	无原发肿瘤证据		
T_1	肿瘤浸润固有肌层或黏膜下，且直径≤2cm		
T_{1a}	肿瘤<1cm		
T_{1b}	肿瘤在 1~2cm		
T_2	肿瘤浸润固有肌层或直径>2cm		
T_3	肿瘤浸润浆膜下或无腹膜覆盖的结肠周围组织		
T_4	肿瘤浸透腹膜或浸润其他器官		
注：如为多发肿瘤，在任何 T 上加（m）。			
区域淋巴结（N）			
Nx	区域淋巴结不能评估		
N_0	无区域淋巴结转移		
N_1	有区域淋巴结转移		
远处转移（M）			
M_0	无远处转移		
M_1	有远处转移		
疾病分期			
I 期	T_1	N_0	M_0
IIA 期	T_2	N_0	M_0
IIB 期	T_3	N_0	M_0
IIIA 期	T_4	N_0	M_0
IIIB 期	任何 T	N_1	M_0
IV 期	任何 T	任何 N	M_1

四、临床表现

GE-NET 的诊断面临许多困难，主要是该肿瘤较为少见，临床症状又缺乏特异性，根据症状难以判断可能的肿瘤类型。此外，GE-NET 的症状多变，与生理失调的症状相似，但类型复杂。例如，因为腹痛进行腹腔镜检查时、阑尾切除手术中甚至因出现不适症状进行腹部 CT 扫描时，都可能偶然发现这类肿瘤。中肠类癌可能和肠易激综合征（irritable bowel syndrome，IBS）相混淆。因为在这种疾病的病程中，可以长期伴随不明确的腹部症状，患者经过全科医师多次诊疗未愈后，容易被误诊为 IBS，而转到肠胃科接受治疗。所以，这些患者从出现症状至正确诊断的中位时间为 9.2 年。等到确诊时，肿瘤往往已经转移，并表现出面部潮红和腹泻等症状。而中肠类癌会引发肠系膜纤维化，肠系膜血管变细，导致肠缺血和吸收障碍，而腹部并无不适的情况。所以，保持高度的警惕性和类癌筛查是早期诊断传统 IBS 症状患者的保障。GE-NET 可按临床症状分为两类：一种是因某种生物活性物质的异常分泌，导致患者具有功能性症状表现的 GE-NET；另一种是与功能性症状表现无关的 GE-NET（通常称为非功能性 GE-NET）。这种划分对认识此类肿瘤的临床表现、诊断和治疗十分重要。其中，功能性 GE-NET 包括胰岛素瘤、胃泌素瘤、血管活性肠肽瘤（VIPoma）、生长激素抑制素瘤、高血糖素瘤、生长激素释放因子瘤（GRFoma），一些较少见的 NET 包括分泌促肾上腺皮质激素和导致库欣综合征的 NET（ACTHoma）、导致类癌症状的 NET、导致血钙过多的 NET，以及异常分泌黄体类激素、凝乳酶或红细胞生成素的非常罕见的 NET（表 12-4）。功能性 GE-NET 和非功能性 GE-NET 通常还分泌其他物质（嗜铬粒蛋白、神经元特异性烯醇化酶、人绒毛膜促性腺激素亚基、神经降压素、饥饿激素），但这些物质并不会引发特定的激素综合征。各部位 GE-NET 常见的临床表现见表 12-5。

表 12-4   GE-NET 患者的临床表现、肿瘤位置及激素水平

临床表现	部位	激素
潮红	中肠 / 前肠、肾上腺髓质、胃部	5-HT、CGRP
	甲状腺 C 细胞	降钙素
	肾上腺和交感神经系统	间甲肾上腺素和去甲变肾上腺素
腹泻、腹痛和消化不良	同上，胰腺柱状细胞、甲状腺	同上，VIP、胃泌素、胰多肽、降钙素
腹泻 / 脂肪泻	胰、十二指肠	生长抑素
哮鸣	肠、胰、肺	P 物质、CGRP、5-HT
溃疡 / 消化不良	胰、十二指肠	胃泌激素
低血糖	胰、腹膜后、肝脏	胰岛素、IGF-1、IGF-11
痴呆	胰	胰高血糖素
糖尿病	胰	胰高血糖素
深部静脉血栓、脂肪泻、胆石症、神经纤维瘤	胰	生长抑素
无症状、肝转移	十二指肠、胰	PP

注：5-HT（5-hydroxytryptamine），5- 羟色胺；CGRP（calcitonin gene related peptide），降钙素基因相关肽；VIP（vasoactive intestinal peptide），血管活性肠肽；IGF（insulin-like growth factor），胰岛素样生长因子；PP（pancreatic peptide），胰多肽。

表 12-5   GE-NET 及其分泌的激素和临床表现

肿瘤名称	分泌激素	临床表现
胰岛素瘤	胰岛素	体弱、多汗、震颤、心动过速、焦虑、乏力、头痛、头晕、定向障碍、癫痫发作、意识模糊
胃泌素瘤	胃泌素	顽固或复发性消化性溃疡（出血、穿孔）、消化性溃疡并发症、腹泻
VIP 瘤	血管活性肠肽	大量水样腹泻、面色潮红、低血压、腹痛
胰高血糖素瘤	胰高血糖素	坏死性游走性皮疹、舌炎、口炎、口角炎、糖尿病、重度体重减轻、腹泻
生长抑素瘤	生长抑素	体重减轻、胆石症、腹泻、多发性神经纤维瘤
无功能性胰岛细胞瘤	无或不明确	肿瘤压迫症状、阻塞性黄疸、胰腺炎、十二指肠梗阻

五、生 化 指 标

几个血液标志物常用于 GE-NET 的诊断和治疗评价，事实证明很有价值。但在组织病理学确诊之前，单独某个血液标志物水平的升高并不能作为诊断的依据。这些血液标志中，最重要的指标是嗜铬粒蛋白 A（chromogranin A，CgA）。它是一种 49kDa 的酸性多肽，广泛存在于神经内分泌细胞的分泌颗粒中。功能性或非功能性 NET 患者中，60%～100% 的血浆 CgA 升高。通过 CgA 诊断 NET 的敏感性和特异性可达 70%～100%。虽然 CgA 水平可能与肿瘤的体积有关，但是在选择 CgA 检测方法及结果解读时，应特别谨慎。例如，生长抑素类似物（somatostatin analogues，SSA）可影响血浆 CgA 水平，因此，对于长期使用生长抑素类似物的患者，应在注射后相同的时间间隔（例如，均为 SSA 注射后 8 小时）测量 CgA 的水平。对于使用质子泵抑制剂（proton pump inhibitors，PPI）、肾功能或肝功能衰竭和慢性胃炎的患者，发现 CgA 水平假性升高的现象。

24 小时尿液 5- 羟吲哚乙酸（5-hydroxyindoleacetic acid，5-HIAA）对诊断类癌很有价值。作为 5-HT 代谢的一个替代指标，5-HIAA 与类癌的临床症状密切相关。由于血浆 5-HT 水平因白天患者的活动量和精神压力的不同可以发生较大的变化，故检测 24 小时尿液 5-HIAA 可能比直接测量 5-HT 更有意义。据报道，此项检查的特异性达到 88%。但由于某些食物和药物会导致血浆 5-HIAA 水平升高，如食用香蕉、猕猴桃、菠萝、大蕉、李子和番茄后，5-HT 浓度将大幅度升高；在食用鳄梨、鸟榄、菠菜、西蓝花、椰菜花、茄子、香瓜、椰枣、无花果、柚子和蜜瓜后，5-HT 浓度出现中度升高。能升高 5-HIAA 水平的药物有 N- 乙酰苯胺（退热冰）、非那西丁、利血平、格利西汀（很多咳嗽糖浆常见成分）和美索巴莫；能降低 5-HIAA 水平的药物有氯普鲁马嗪、肝素、丙米嗪、异烟肼、左旋多巴、单胺氧化酶抑制剂、乌洛托品、甲基多巴、吩噻嗪、异丙嗪和三环抗抑郁剂。所以，在采集尿样时需特别注意。由于很多因素会干扰 5-HT 及其代谢物 5-HIAA 的测量值，而且因为前肠类癌并不产生 5-HIAA，只产生 5- 羟基色氨酸（5-hydroxytryptophan，5HTP），在一定程度上限制了这些指标作为诊断或筛选的依据。其他可测量的分泌分子包括其他种类的嗜铬粒蛋白（如嗜铬粒蛋白 B 和 C）、胰抑素和 B 物质。检查生物标志的基本原则是，尽量找到某些未确诊患者升高的生物标志，并长期跟踪这些指标，但不需要每次就诊时都检查所有的生物指标。

六、基 因 检 测

神经内分泌肿瘤形成的遗传学理论尚不清楚。虽然有少量家族聚集性中肠类癌的报道，但未发现与中肠 NET 发生相关的遗传性特征。聚集发生的几个小族群的肿瘤并非多发性内分泌腺瘤病 1 型（multiple endocrine neoplasia type 1，MEN-1），且在其中 1/4 的散发病例中，肿瘤也呈多样性。在偶发的中肠类癌病例中，有利用比较基因组学的杂交技术或微卫星标记对回肠类癌遗传性进行的几项研究，结果多数研究提示存在 18 号染色体等位基因的缺失。从表观遗传学的角度来看，发现中肠 NET 具有广泛的低甲基化。关于阑尾或盲肠 NET 的遗传数据并不多。与回肠 NET 相比，阑尾和盲肠 NET 的肿瘤多样性较少。

七、影像学检查

影像学检查常用于 NET 的初始诊断和后期的病情监测。初始的目的包括鉴别原发肿瘤、评估疾病的范围和制定治疗计划。后期的影像学检查目的主要是手术后或治疗后疾病稳定期的监测，或评估治疗后的疗效。常用的成像方法包括小肠造影、超声内镜（endoscopic ultrasonography，EUS）、计算机断层扫描（computed tomography，CT）、磁共振成像（magnetic resonance imaging，MRI）、铟 111 标记的奥曲肽扫描（somatostatin receptor scintigraphy，SRS）、^{123}I-间碘苄胍（^{123}I-MIBG）扫描和正电子发射计算机断层成像（positron emission tomography，PET）。由于 GE-NET 患者往往没有特异的临床症状，所以初诊时往往并不会进行上述的特异性检查。但是，一旦临床怀疑是 NET，就需要进行这些更有针对性的成像方法。对于排查原发性 NET，最好采用多种模式，包括 CT、MRI、SRS、EUS、内镜等检查手段，以及较不普遍的选择性血管造影。CT 对胰岛素瘤的诊断准确性及敏感度的提高是随着 CT 技术的进步发生的。螺旋 CT 准值不断减小、图像空间分辨率不断提高及扫描速度不断加快等变化，为 GE-NET 的定位诊断提供了非常重要的提升空间。典型的 CT 影像学特征为动脉期高强化，大多数病灶至少一个时相表现为高强化。MRI 对 GE-NET 的诊断准确性及敏感度也随着科技水平的进步大大提高，据 2007 年相关文献报道，其敏感度约为 94%。平扫期，一般呈长 T_1 长 T_2 信号，脂肪抑制 T_1WI 病灶显示更清晰；增强后，症状性 GE-NET，血供丰富，增强程度通常高于正常胰腺实质，动脉期呈均一增强，且境界清楚。无症状 GE-NET 体积通常较大，多发生囊变、出血、钙化，实性部分显著不均匀或环形增强，部分门静脉期明显增强。

八、鉴 别 诊 断

GE-NET 与原发内分泌疾病相鉴别，主要依靠影像学检查。如果影像学检查发现有 GE-NET 的存在，加上激素水平的改变，才能与原发内分泌疾病来鉴别；如果影像学检查不能明确，则很难鉴别。早期发现需要临床医师的经验，结合患者的临床表现和阳性的影像学检查才能明确，必须注意多发性内分泌腺瘤病 1 型（MEN-1）的可能性，在检测相应激素水平的同时，还应检测血清钙、降钙素、甲状旁腺素、生长激素、催乳素等激素水平，以除外 MEN-1。此外，实验室检查检测患者血浆 CgA 的水平，对诊断 GE-NET 的敏感性（阳性率）可达 82.1%，特异性为 96.1%。

九、治　　疗

（一）治疗原则

GE-NET 的治疗原则是根据不同的激素分泌特征、临床表现、病理分类和分级，予以手术切除为主的术前、术后的综合治疗。当前，尤其主张对每一位患者进行个体化的多学科综合治疗（multi-disciplinary team，MDT，图 12-2）。

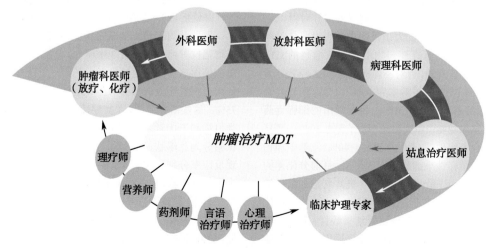

图 12-2　个体化的多学科综合治疗

根据肿瘤的部位、大小和病理分型,选择不同的手术方式。术前根据不同激素分泌特征,要控制血糖,抑酸,纠正水、电解质、酸碱平衡紊乱等。术后辅以生长抑素及其类似药物治疗,如短效奥曲肽(善宁)或长效奥曲肽(善龙)。对于标准治疗方案效果欠佳或具有瘤负荷的患者,可以应用靶向多种受体酪氨酸激酶的新型药物舒尼替尼(索坦),疗效肯定。对于 NEC 患者还可应用化疗,常用化疗药物包括链佐星、氟尿嘧啶和多柔比星等。对术后复发的恶性病例,如果能够切除,应再次行手术切除。对于功能型 GE-NET,治疗原则包括缓解临床症状、抑制肿瘤生长、提高 / 维持生活质量、延长生存期。对于伴有肝转移而不能根治性切除的恶性胰腺内分泌肿瘤患者,可行减瘤术、胃肠道短路术,还可行化疗、肝动脉栓塞治疗、B 超或 CT 引导下射频消融热凝固治疗或冷冻治疗肝转移灶等措施。对原发病灶局限伴广泛肝转移且全身情况良好的病例,经严格挑选,可考虑进行原发病灶切除并联合肝移植术。

(二)局限期治疗

GE-NET 患者的主要治疗手段应该是根治性手术。局限期 GE-NET 的传统一线治疗手段是根治性手术,也是在靶向治疗出现之前唯一可能治愈的方法。最低的手术要求包括:如有肝转移病灶,须分化良好、可切除、手术死亡率 <5%,且不伴有右心功能不全表现、腹腔外转移以及弥漫性腹膜转移。然而,大多数 GE-NET 患者在诊断时已发生远处转移,接受根治性手术几乎是不可能的,最合适的治疗模式是多学科综合治疗,但手术在其中仍然占有十分重要的地位。当前的观点是,对于能够接受手术的患者,要求切除至少 90% 的肿瘤以获得症状控制。大约 60% 的患者在根治术后出现症状复发,而局部和区域转移者 5 年生存率为 35%~80%。如果可能的话,在姑息性手术中,原发肿瘤也应该切除。减瘤术还可以通过减少生物活性物质的分泌,使得内科治疗更为有效。

(三)广泛期治疗

广泛期 GE-NET 目前标准治疗是多学科综合治疗,除手术外,化疗、生物治疗及靶向治疗在广泛期 GE-NET 中也有一定的地位。其中,生物治疗及靶向治疗在最近的研究中显示出良好疗效,使其有成为标准一线治疗的潜力。

1. 化疗   由于发病率低,目前尚缺乏专门针对胃、肠、胰腺中某一特定部位 NET 的大型Ⅲ期多中心对照化疗药物研究。总体而言,细胞毒性药物治疗对低增殖的 GE-NET 肿瘤的治疗价值有限,但对不同部位的 NET 疗效差异较大,如典型中肠 NET 的缓解率为 10%~15%;但对恶性胰腺 NEC 的缓解率为 30%~50%。目前常用的细胞毒药物有链佐星加氟尿嘧啶 / 多柔比星(缓解率约 30%),替莫唑胺单药或联合卡培他滨(*RR* 为 35%~40%)。基于顺铂和依托泊苷治疗转移性小细胞肺癌的作用,目前分化差的肿瘤(WHO 分级 3 级)最常应用顺铂 / 奥沙利铂加依托泊苷(缓解率为 40%~60%),但通常缓解期较短,由于这些化疗药物的相关毒性明显,且缺少试验结果数据,无法使患者得到明确的生存获益,细胞毒性化疗仅适用于缺乏其他临床治疗方案情况下的进展期患者。化疗的最佳时间还没

有明确界定,目前还不清楚超过 4 个周期的治疗是否与生存获益相关。

2. 生物治疗

(1)生长抑素类似物:生长抑素类似物已广泛应用于激素综合征的疾病控制。虽然生长抑素类似物也被认为具有细胞增殖抑制作用而被广泛应用,但直到最近,仍尚无前瞻性数据支持该类药物具有抗肿瘤增殖的作用。2009 年,多中心的德国研究小组报道了 PROMID 研究结果,前瞻性地比较了奥曲肽 LAR 对比安慰剂治疗初治中肠 NET 患者的临床疗效。结果显示,接受奥曲肽长效制剂 LAR 治疗的患者疾病进展时间(TTP)得到显著改善(*HR*=0.34,95%*CI* 0.2~0.59,*P*<0.001)。接受奥曲肽 LAR 和安慰剂患者的中位 TTP 分别为 14.3 个月和 6.0 个月。PROMID 研究没有足够的把握得到总体生存期之间的差异。然而,据拥有大量人群样本的 SEER 数据库统计研究发现,奥曲肽在美国上市后,患者的总体生存期有明显改善。结合来看,这些结果表明,奥曲肽的长效制剂 LAR 能够大大提高分化良好的转移性 NET 患者的 TTP,可以考虑作为伴或不伴类癌综合征患者的控制肿瘤的选择之一。一项类似的在非功能性肿瘤患者中开展的兰瑞肽与安慰剂的对照试验正在进行中。若兰瑞肽治疗有效,这将有助于证实生长抑类似物在 NET 中的肿瘤控制作用。

(2)干扰素 α:干扰素类药物,包括干扰素 α2a 和干扰素 α2b,与 NET 细胞膜表面特定受体结合后,一系列信号转导通路将被激活,导致多种肿瘤抑制基因的转录。干扰素 α 可作用于特定的酶,如 2′, 5′-A 合成酶和 p68 激酶,导致肽类激素降解以及抑制蛋白质合成。据小样本试验的报道,干扰素 α 的使用可以获得疾病稳定及一定的客观缓解率。但是,大部分研究的说服力不足。综合分析参与这类试验的类癌患者的资料发现,309 例中只有 37 例(12%)获得了客观缓解。使用干扰素的常见的不良反应包括流感样症状、食欲减退、消瘦、乏力,以及剂量依赖性骨髓毒性如贫血、白细胞减少、血小板减少。较少见的不良反应包括肝毒性、抑郁、精神错乱以及视力影响。内分泌疾病如糖尿病、甲状腺功能低下也有报道。应在基线期进行全血细胞计数以及血小板计数,用于监测及评价潜在药物毒性。在治疗开始后每 1~2 周以及之后的每月都应进行这些检查。

奥曲肽与干扰素的联合用药也有研究报道,理论上可以增强抗肿瘤活性。有 3 个研究,分别包括了 24、19、9 例单药使用奥曲肽无效的患者。其中一个研究还包括了单药使用干扰素无效的患者。生化缓解率分别为 77%、72% 和 75%。这些研究表明,在类癌综合征的控制方面,生长抑素类似物和干扰素之间可能具有协同作用。另一个随机分组试验分为兰瑞肽、干扰素、兰瑞肽 + 干扰素 3 个治疗组,客观反应率分别为 4%、4% 和 7%。对于疾病进展期的患者,为了控制症状,奥曲肽 + 干扰素是可接受的选择。

(四)靶向治疗

与传统化疗药物及生长抑素类似物取得的有限疗效相比,靶向药物最近在 GE-NET 的治疗中取得了明显的进展。其代表药物分别为:以抗血管生成为主要靶点的舒尼替尼、

索拉非尼,以及哺乳动物雷帕霉素抑制剂依维莫司及西罗莫斯等。

1. VEGF 抑制剂　VEGF 抑制剂包括单克隆抗体贝伐单抗,以及酪氨酸激酶抑制剂舒尼替尼和索拉非尼,已经在分化良好的 NET 中进行临床试验。在一项由 MD 安德森癌症中心完成的随机、Ⅱ期实验中,奥曲肽联合贝伐单抗治疗后,利用功能性 CT 观察到肿瘤血供的快速和持续下降。由美国西南肿瘤协作组和国家癌症研究所发起,由癌症和白血病组、美国东部肿瘤协作组和 CTG 北部中心的癌症试验支持部门共同开展的一项Ⅲ期肿瘤临床试验,在晚期类癌患者中,对奥曲肽 LAR 联合贝伐单抗与奥曲肽 LAR 联合 IFN 进行比较(NCT00569127)。VEGF 受体酪氨酸激酶抑制剂的Ⅱ期研究报道,通过按原发部位对胰腺和非胰腺原发患者进行分层,发现在原发部位为胰腺的类癌患者中有更高的缓解率。然而,在这些研究中,类癌患者获得一定的缓解率和较好的无进展生存期,表明这些药物可能对类癌有作用。Raymond 等进行了一项多中心、随机、双盲、Ⅲ期试验,以评估舒尼替尼相对于安慰剂治疗进展性、分化良好的胰岛细胞瘤的安全性和疗效。2007 年 6 月至 2009 年 2 月间,171 例患者(中位年龄为 56～57 岁)被随机分配接受舒尼替尼(n=86)或安慰剂(n=85)治疗。中期分析结果显示,舒尼替尼组患者的中位 PFS(11.4 个月)明显优于安慰剂组(5.5 个月,HR=0.418,P<0.001);舒尼替尼组患者的预计总生存期也优于安慰剂组(HR=0.41,95%CI 0.19～0.89,P=0.02);另外,舒尼替尼组患者的 ORR(9.3%)显著高于安慰剂组(0,P=0.006 6),且有 2 例 CR 的患者。因疗效显著,促使欧盟于 2010 年 12 月 2 日批准舒尼替尼用于治疗不可切除或转移的、分化良好的进展期胰腺神经内分泌肿瘤,目前已有菲律宾、韩国、哥伦比亚等国家批准舒尼替尼用于类似适应证。

2. mTOR 抑制剂　mTOR 是一个保守的丝氨酸/苏氨酸激酶,通过对环境因子的应答以及酪氨酸激酶受体,如胰岛素样生长因子受体、血管生长因子受体和表皮生长因子受体等的下游信号传递,调节细胞生长和代谢。temsirolimus 和依维莫司两者已在 NET 中有过研究。在 temsirolimus 研究中,37 例晚期 NET 患者接受静脉注射 temsirolimus 25mg/周。研究发现,temsirolimus 具有一定的临床活性,缓解率为 5.6%,中位 TTP 是 6 个月。奥曲肽 LAR 和依维莫司组合的研究在 60 例 NET 患者中进行。按治疗方案治疗的类癌患者缓解率是 17%。中位无进展生存期是 63 周。RADIANT-2 是在晚期类癌患者中进行的一个随机、双盲、比较奥曲肽 LAR 联合依维莫司或安慰剂的多中心Ⅲ期研究。2011 年 ASCO GI 公布的初步结果显示,与奥曲肽 LAR 单药相比,奥曲肽 LAR 联合依维莫司可提高中位无进展生存期(16.4 个月 $vs.$ 11.3 个月,HR=0.77,P=0.026),但是没有达到预设的假设目标(P≤0.024 6)。RADIANT-3 研究显示,在分化良好的晚期胰腺神经内分泌肿瘤患者中,依维莫司相比安慰剂明显提高患者的无进展生存期(11 个月 $vs.$ 4.6 个月,HR=0.35,P<0.001),但两组在总生存期上没有差异(HR=1.05,P=0.59)。

(五)其他治疗

细胞减瘤术通常用于伴有局限转移灶的患者,特别是肝转移灶。不同的消融技术,如冷冻消融、射频消融(radiofrequency ablation,RFA)已被用于肝转移病灶的介入治疗。非对照的回顾性研究表明,接受肝脏介入细胞减瘤术的患者得到生存获益。近年来,利用放射性标记生长抑素类似物[^{90}Y-DOTA^0, Tyr^3]-奥曲肽及[^{177}Lu-DOTA^0, Tyr^3]-奥曲肽的肽受体放射治疗(peptide receptor radionuclide therapy,PRRT)已经成为一个有前景的治疗策略。据报道,在表达生长抑素受体的转移性胃肠道 NET 可获得 30% 影像学评价的缓解率。一个近期回顾性分析评价了 15 例转移性结直肠 NET 病例,并提示 27% 的患者获得了轻微或部分缓解(MR/PR)。在此证据的基础上,放射性标记生长抑素类似物可用于能够接受奥曲肽扫描的进展期转移性肿瘤治疗。但目前只有欧洲的几个医学中心具备以上提到的肽受体放射治疗,且其有效性仍有待大型Ⅲ期临床试验证实。

十、预后及随访

GE-NET 诊断与治疗近年来取得了快速的发展,特别是以灌注 CT 及血管三维重建为代表的无创性定位诊断已基本完全取代了以往繁杂的有创方法,从而使 GE-NET 的诊断率逐年增高。GE-NET 的生存期明显优于其他类型的消化道恶性肿瘤,即使是伴有肝转移的 GE-NET 中位生存期也可达 48 个月,5 年生存率近 40%。目前认为,所有的 NET 都是具有恶性潜能的一类肿瘤,所以应该长期随访 NET。不同部位 NET 的随访要求有所不同。总的说来,患者随访的间隔时间不必过短,可以间隔时间很长。ENETS、NANETS 及 NCCN 建议,多数 NET 患者在完全切除术后 3～6 个月开始随访,每 6～12 个月 1 次,至少需随访 7 年。对于根治性切除术后的早期胃 NET 等部分 NET 的随访间隔,可从每年 1 次开始。随访内容至少应包括病史、体格检查、CgA、5-HIAA 水平。多数专家推荐,随访期采用多时相 CT 或 MRI 检查。具有临床症状时,也可推荐使用[^{112}In-DTPA^0]-奥曲肽显像。

(王　健)

第 2 节　胰腺神经内分泌肿瘤

一、命　名

人类对胰腺内分泌功能的探究起步于 1869 年,一名德国医学生 Paul Langerhans 发现在分泌消化液的胰腺导管组织之外,还有一些功能不明的细胞团,这就是后来人们所认识的胰岛。为了纪念发现者,胰岛又被称为"islet of Langerhans"。同期,人们也注意到了一种组织学表现恶性,但边界清晰,没有快速生长,在较长时期内也没有专一的肿瘤。1907 年,Oberndorfer 将其称为类癌(carcinoid),意指其不同于常见的癌症,具有良性的生物学特征。1914 年,Gosset 和 Masson 证明了类癌的神经内分泌特性,但后来有不少病例证实类癌并非良性。至 1929 年，Oberndorfer 也撰文修改了先前的观点，认为这类肿瘤是恶性的，并可发生转移。1938 年，Feyrter 确定了弥漫性神经内分泌系统（diffuse neuroendocrine system，DNES）的概念，提出肠嗜铬细胞和胰岛是其中的重要部分，并提出类癌起源于 DNES。1968 年，Pearse 创造了生化分类系统，对分布广泛的各种神经内分泌细胞进行统一分类，并提出胺前体摄取和脱羧（amine precursor uptake and decarboxylation，APUD）的概念，指出 40 多种类型细胞都能够对胺进行处理。此时便有了"APUD 瘤"的名称，不过来源于胰腺内分泌组织的肿瘤包括功能性的和无功能性的，虽也曾被称为"APUD 瘤"或偶尔被称为"胰腺类癌"，但长期以来还是主要被称为"胰岛细胞瘤"。

在今天，无论是"类癌"还是"胰岛细胞瘤"，都已被"NEN"这个术语取代。2010 年 WHO 采用"neuroendocrine neoplasm"这个描述性名称泛指所有源自神经内分泌细胞的肿瘤，其中包括一组起源于肽能神经元和神经内分泌细胞的异质性肿瘤，并将高分化肿瘤命名为"neuroendocrine tumor（NET）"，与低分化肿瘤"neuroendocrine carcinoma（NEC）"相对应。虽然这些肿瘤的临床表现差异很大，不管是惰性还是侵袭性的，甚至高度侵袭性的，从功能性的到无功能性的，都具有许多共同的特征，这些特征包括：有确定的病理学模式；能分泌生物活性肽，如 5- 羟色胺（5-HT）或多肽类；表达神经内分泌标志物，如神经元特异性烯醇化酶（neuron specific enolase，NSE）、嗜铬粒蛋白 A（chromogranin A，CgA）等。

NEN 最常发生于消化道（60%～70%），其次是呼吸道（近 30%）。在消化道 NEN 的发生部位中，欧美国家以直肠和空肠、回肠最多见，其余依次为胰腺、胃、结肠、十二指肠、盲肠、阑尾、肝脏以及胆囊；而中东及亚太地区以胰腺和小肠最多见。在过去的 30 年里，NEN 的患病率提高了近 5 倍。在胰腺 NEN 中，既往认为胰岛素瘤和胃泌素瘤最多见，而新近的大宗数据统计显示，有近 40% 的胰腺 NEN 为无功能性的，这可能与检测手段灵敏度的提高、病理学认识的深入有关。

二、不同种类的胰腺神经内分泌肿瘤

（一）胰岛素瘤

1902 年 Nicholls 等描述第一例胰岛细胞瘤，但是患者的临床症状与肿瘤无关；1922 年，Banting 等首先将胰岛素分离出来，并描述了与胰岛素过度分泌有关的临床症状；1927 年，Wilder 首次报道了具有激素活性的胰岛细胞瘤；1935 年，Whipple 报道了低血糖症合并胰腺腺瘤 30 例，并将其临床表现概括为 Whipple 三联征，即典型的低血糖症状、血糖水平低于 2.76mmol/L、摄入糖后症状立即缓解。由此，Whipple 三联征成为多年来诊断胰岛素瘤的主要标准。

胰岛素瘤是起源于胰岛 β 细胞的肿瘤，为第二类常见的胃肠胰神经内分泌肿瘤，也是最常见的胰岛细胞瘤。胰岛素瘤在所有胃肠胰神经内分泌肿瘤中占 17%，占所有非类癌性胃肠胰神经内分泌肿瘤的 42%；发生于胰头、体、

尾胰岛素瘤的比例相近，分别为 28%～35%、30%～40%、23%～34%；1% 的胰岛素瘤为异位性，常见的异位部位包括十二指肠黏膜、脾门、胃结肠韧带（这些部位是异位胰腺的常见部位）。

1. 发病　绝大多数胰岛素瘤发生于 30～60 岁，平均年龄为 44～46 岁。文献报道，女性略高于男性（女性 60%，男性 40%）；尽管在各项研究中，胰岛素瘤的年发病率为（8～9）/10 万，但是胰岛素瘤的确切发病率目前尚不清楚。

2. 组织病理学　胰岛素瘤的特征性表现是位于胰腺组织内、质硬、有包膜的红褐色结节；体积较小，40% 的胰岛素瘤小于 1.0cm，50%～75% 小于 1.5cm，90% 不超过 5.0cm。胰岛素瘤的组织学类型有两种，一种含有大量的颗粒状 β 细胞，呈小梁状排列，胰岛素原含量低，胰岛素免疫荧光均匀一致；另一种具有散在的颗粒状 β 细胞，呈髓样排列，富含胰岛素原，胰岛素免疫荧光不规则。

与其他胰岛细胞瘤不同的是，胰岛素瘤极少为恶性。在所有胰岛素瘤中，仅有 10%～15% 者为恶性，其体积通常比良性胰岛素瘤大（平均为 6.2cm），表现为局灶性和血管浸润。组织学方面的结果并不能鉴别良、恶性胰岛素瘤，远处转移病灶的出现是恶性胰岛素瘤唯一准确的诊断标准。远处转移的常见部位是肝脏；90% 的胰岛素瘤为单一、良性腺瘤；2%～10% 的患者为多发肿瘤，并常伴有 MEN-1 综合征，胰岛素瘤均匀地分布于整个胰腺，直径常小于 1.5cm；1/3 的 MEN-1 综合征患者并发胰岛素瘤，4%～10% 的胰岛素瘤患者出现 MEN-1 综合征。高胰岛素血症也见于婴儿，其病灶可呈微腺瘤、增生或胰岛细胞增殖症表现。

3. 临床表现　胰岛素瘤能够自主分泌胰岛素，胰岛素水平过度升高，引起严重的低血糖症，表现出特征性的临床症状。各种临床症状的差异取决于血糖浓度降低的速度，当血糖浓度快速降低时，低血糖诱发肾上腺素释放，患者的主要表现为类肾上腺素能症状，如震颤、易怒、虚弱、出汗、心动过速和饥饿；如果血糖浓度降低缓慢，神经低血糖症成为患者的主要表现，常见的症状是视觉障碍、性格改变、记忆缺失、意识模糊、行为异常、感觉迟钝、惊厥。患者通常进食大量的富含碳水化合物的食物（反应性饮食亢进）以缓解症状，由此导致肥胖。胰岛素瘤的症状多种多样，有时与各种神经和精神疾病类似，许多胰岛素瘤患者在确定诊断前，常被误诊达数年。一项关于首发症状的研究报道，49% 的患者同时有中枢神经系统低血糖症状和类肾上腺素能症状，38% 只有中枢神经系统低血糖症状，12% 只有类肾上腺素能症状。胰岛素瘤综合征的低血糖症呈发作性、复发性，通常发生于禁食后（如与清晨空腹、延迟进食或运动有关）。

4. 诊断与定位

（1）诊断：单独血糖水平对胰岛素瘤不具有诊断性，所有器质性高胰岛素血症胰岛素水平绝对升高一般也不具有诊断性。胰岛素瘤诊断的主要依据是 Whipple 三联症，即症状由禁食或运动诱发、禁食后血糖浓度低于 50mg/dl 以及口服或静脉注射葡萄糖后症状缓解；确诊依据为血清免疫活性胰岛素浓度异常升高，伴有长期禁食后的血糖降低。

正常血糖水平在整夜禁食空腹后水平不会低于 3.33mmol/L，39% 的患者低于 2.77mmol/L。结合血浆胰岛素水平测定，可确定 65% 的患者异常。但是，由于在禁食一整夜后，即使联合血浆胰岛素水平测定，也有 55% 以上的胰岛素瘤患者不能确诊，此时需要做 72 小时禁食试验，同时连续测定血糖和胰岛素水平直到患者出现临床症状；在严密观察过程中，当出现低血糖症状后，应在注射葡萄糖前检测血浆胰岛素水平和血糖水平，同时停止实验。通常情况下，在禁食的前 24 小时，约有 75% 的胰岛素瘤患者会出现低血糖症状发作，血糖水平低于 2.22mmol/L，48 小时后比例升高到 92%～98%，至 72 小时几乎全部的胰岛素瘤患者有低血糖发作。

胰岛素绝对水平并非在全部胰岛素瘤患者中均升高，水平正常并不能排除该疾病，但是在大约 50% 的胰岛素瘤患者，禁食后胰岛素水平超过 24μU/ml，有力地支持此诊断。血糖低于 40mg/ml，延长禁食后，胰岛素水平超过 7μU/ml 也具有高度提示性。为明确解释血糖和胰岛素，采用胰岛素（μU/ml）水平与同期血糖（mg/dl）比，比值超过 0.3，可认为试验阳性。已在全部胰岛素瘤患者和导致器质性高胰岛素血症的其他胰岛细胞疾病患者中发现胰岛素 / 血糖超过 0.3。该试验的校正公式：矫正比率 = 胰岛素（μU/ml）/ 血糖（mg/dl）-30。如果该值超过 50，器质性高胰岛素血症是肯定的。

（2）鉴别诊断：对于成功的治疗而言，胰腺胰岛素分泌性病变的明确诊断是必需的，因而排除其他原因导致的与禁食有关的低血糖症特别重要；Whipple 三联征并非是胰岛素瘤所特有的，其鉴别诊断也要包括器质性低血糖症（胰岛素瘤、非胰腺肿瘤、胰岛细胞增殖症、垂体和肾上腺皮质功能减退）、功能性低血糖症（反应性、营养不良、酗酒）、肝源性低血糖症（特异性肝酶缺乏）、假性低血糖症和医源性低血糖症（磺酰脲药物）。详细的鉴别诊断见表 12-2 和表 12-3。

这些病因的鉴别有时需要做胰岛素原、C 肽片段水平、胰岛素抗体及磺酰脲血浆水平测定。胰岛素原和 C 肽片段在胰岛素瘤细胞中被大量合成，在 80%～90% 的胰岛素瘤患者中，胰岛素原水平可以升高到总血浆胰岛素水平的 22% 以上；C 肽浓度在胰岛素瘤中可表现为特征性升高或正常，而在应用胰岛素的患者中，由于商品胰岛素制剂不含 C 肽，血浆胰岛素水平升高，C 肽水平则低，提示人为性低血糖症。

抗受体抗体通常出现于其他自身免疫性疾病中，该抗体具有胰岛素类似的作用，并减少胰岛素的清除。因此，胰岛素水平可正常或增高，而 C 肽水平低。这是因为胰岛细胞受抑制，即使应用了皮质激素，滴度随时间降低，导致赦免作用。自身免疫性低血糖疾病综合征通常发生在其他自身免疫性疾病中（如 Graves 病、类风湿关节炎、狼疮），通过延长循环胰岛素的半衰期，产生反应性低血糖症；胰岛素水平通常很高，糖耐量实验显示血浆葡萄糖水平早期升高，晚期降低，这是由抗体对分泌胰岛素的缓冲作用造成的。该疾病通常是自限性的，在一些病例可由接触含巯基团药物触发，其巯基团与胰岛素巯基发生反应，使其具有免疫原性。

对于可疑器质性高胰岛素血症患者，胰岛素原和 C 肽的检测也有价值。正常情况下，循环胰岛素原浓度低于胰岛素免疫反应性的 22%，而 90% 以上的胰岛素瘤患者超过 24%；胰岛素原水平超过 40%，强烈提示恶性胰岛细胞瘤。在重组人胰岛素出现以前，高效液相色谱分析法对判定血液中发现的胰岛素亚型很有用处。

（3）肿瘤定位：一旦可疑性高胰岛素血症的诊断被确立，应立即采取各种方法定位胰岛素过度生成的来源。术前定位很重要，一方面，胰岛素瘤体积较小，约 30% 的胰岛素瘤直径小于 1cm，10% 为多发性的，10%～15% 是恶性的，而 10% 具有胰岛细胞增生、胰岛细胞增殖症或根本无肿瘤；另一方面，术前准确的定位能够确定转移病灶的部位，避免不必要的手术；术前和术中胰岛素瘤的定位是制定正确手术方案的前提。

但是，由于肿瘤体积较小，常规检查（超声、CT、MRI 等）价值有限。目前，选择性胰腺血管造影成为胰岛素瘤定位有价值的检查方法。高度选择性造影剂、减影技术和放大技术增加了该技术发现胰岛素瘤的例数。大约 60% 的胰岛素瘤可通过该技术发现，选择性动脉内注射钙联合肝静脉胰岛素取样（ASVS），可提高发现胰岛素瘤的概率。ASVS 已被成功地用于定位高胰岛素血症隐匿性来源，联合应用胰泌素实验检测高胰岛素血症的性质，ASVS 定位肿瘤是发现器质性高胰岛素血症的最佳方法。

如果无法行 ASVS 检查，术前通过血管造影或其他方法未能定位，仔细探查仍未发现肿瘤，手术医师还可应用术中超声检查。但是，超声检查并不能分辨增生或胰岛细胞增殖症，而且其敏感性具有操作者依赖性。

胰岛素瘤是一个富含血管的肿瘤，在血管造影时可表现为特征性团状。但由于肿瘤大小和应用技术的不同，选择性血管造影的检出率为 16%～95%。当选择性血管造影检查不能显示肿瘤时，经皮选择性门静脉免疫反应性胰岛素测定被报道能够检测到直径小于 1cm 的病灶，成功率为 100%；由于门静脉分支选择性胰岛素测定的技术要求较高，而且为高侵袭性检查，尽管其能够将几乎全部的肿瘤定位于胰腺的某个区域（头、体、尾），该技术逐渐被经动脉注射钙后肝静脉血胰岛素检测所代替，后者的定位率为 80%。

在各种术前定位方法未能定位肿瘤时，术中高分辨率 B 型超声结合仔细触诊成为术中肿瘤定位的唯一最佳方法，报道其肿瘤定位率为 100%。

5. 治疗

（1）手术治疗：由于仅有 10%～15% 的胰岛素瘤为恶性，在无肝转移证据的条件下，无论症状如何严重，均应进行手术切除；80%～90% 的胰岛素瘤为良性肿瘤，手术切除可达到治愈。术中应进行详细的腹腔探查，以排除少见的胰外肿瘤；因为多发肿瘤占 10% 以上，所以术中应探查整个胰腺组织。胰尾的孤立病灶可行单纯剥除术或远端胰腺切除术；恶性胰岛素瘤患者应行全胰腺切除术或胰十二指肠切除术，前者也适用于已经确诊的弥散性微腺瘤婴儿患者。约有 27% 的患者虽然具有胰岛素瘤的生物化学和临床证据，但在术中探查时肿瘤为隐匿性。对于术中探查未能定位的胰岛素瘤患者,其术式的选择仍有争论。传统手术是"盲法"远端胰腺切除术或连续性胰体尾切除术(直到血糖水平突然升高为止);但是,由于胰岛素瘤近乎均匀地弥散于整个胰腺组织内,即使远至肠系膜血管范围的"盲法"切除也仅能在 50% 的病例中有效;而且,未触及的肿瘤病灶很可能分布在胰头处,而并非位于胰体和胰尾部,文献报道 45% 的隐匿性胰岛素瘤位于胰头部,采用"盲法"切除术常不能有效地切除病灶。有作者对这种术式提出异议,并认为由于绝大多数胰岛素瘤为良性肿瘤,而且随着肿瘤定位技术的敏感性和特异性不断提高,应该避免施行"盲法"切除术,对此类患者进行严格的随访,直至肿瘤病灶被明确定位,是一种明智的选择;也有作者建议,在未发现病灶时,实施胰十二指肠切除术。

手术切除是治愈恶性胰岛素瘤唯一的手段,即使有转移发生时,由于肿瘤的切除能够有效地缓解症状以及有助于提高内科治疗的疗效。应用二氮嗪联合噻嗪类利尿药或生长抑素类药的胰岛素瘤内科治疗,可以逆转外科治疗失败的病例。

(2)化疗:链佐星联合氟尿嘧啶是目前最常用、最有效的化疗方案,文献报道该方案具有 50% 反应率。

化疗前,检查血常规(特别是白细胞、血小板)、血液生化(特别是肝功能、肾功能)、尿常规(特别是尿蛋白)。行 US 和 CT 检查,评估肝转移灶的大小及个数。

给药方法:每 4 周重复 1 次。在给链佐星当日,给药前静脉滴注葡萄糖 500ml×3 袋;给药中至给药后,静脉滴注葡萄糖 500ml×3 袋(加入 20mg 呋塞米);第 2 日,再静脉滴注葡萄糖 500ml×3 袋。第 5 周,复查血常规(特别是白细胞、血小板)、血液生化(特别是肝功能、肾功能)、尿常规(特别是尿蛋白),明确有无异常。另外,还要行 US 和 CT 检查,重新评估肝转移灶的大小及个数。之后行肝动脉灌注化疗,链佐星剂量为 1g/ 周,或者是口服抗肿瘤药物,持续 3 个月。给予链佐星当日,为了保护肾功能,按照上述方法自外周静脉滴注葡萄糖,每周第 1 天至第 5 天 250mg/d 氟尿嘧啶 60 分钟泵入(图 12-3)。若发现肾功能损害或骨髓抑制,应立即停药。

此外,若不能行肝动脉插管,可一边补足液体,一边按上述给药方式经外周静脉全身给予链佐星 1g/ 周。此时,要注意是否有肾功能障碍。

(3)饮食与药物治疗:

1)饮食:胰岛素瘤最简单的非手术治疗方法是饮食控制。虽然进食碳水化合物偶然会刺激肿瘤分泌胰岛素,但限制其摄入是不明智的。通过少食多餐的方法,能够避免低血糖的症状。较缓慢地吸收碳水化合物,如淀粉、面包、土豆、大米等为可选食物;低血糖发作时,应选择快速吸收的食物,如加入葡萄糖或蔗糖的果汁;对于严重的顽固性低血糖患者,连续性静脉输注葡萄糖,并增加饮食中的碳水化合物,通常能够缓解低血糖症状,直至得到进一步治疗。

2)药物治疗:

①排钠利尿剂:二氮嗪为苯噻嗪类似物,能够通过刺激 α 肾上腺素能受体而直接抑制 β 细胞释放胰岛素;并能够通过抑制 cAMP 磷酸二酯酶而促进糖原分解,升高血糖。由于二氮嗪诱发钠潴留,较高剂量时会出现水肿,联合利尿剂苯噻二嗪不仅可矫正或防止水肿,而且会协同二氮嗪的高血糖作用。恶心是因高剂量二氮嗪导致的胃肠道不良反应;长期应用,可出现多毛症。如果手术必须要推迟数周或数月,这些药物可将血糖升至正常范围。良性胰岛素瘤患者应用 150~450mg/d 二氮嗪联合 2~8mg/g 三氯噻嗪,曾有报道可成功控制达 16 年。即使在恶性胰岛素瘤患者中,如果能被耐受,也可应用高剂量的药物。

②钙离子通道阻滞剂:可抑制胰岛素分泌。维拉帕米单独或与其他药物合用,可控制少数患者的低血糖症;普萘洛尔也有类似的作用。

普萘洛尔作为 β 肾上腺素能受体阻滞剂,可抑制胰岛素分泌,在治疗器质性高胰岛素血症中有价值。其应用与良性和恶性胰岛素瘤患者血浆胰岛素水平降低和低血糖发作减缓有关。良性胰岛素瘤患者 80mg/d,而对链佐星无效的恶性胰岛素瘤患者需口服 640mg/d。由于这些改变可掩盖高血糖的肾上腺素能症状,并抑制肌糖原的分解,有加重临床综合征的危险,在用药时需非常小心并仔细监控。

③抗惊厥类药物:苯妥英能在体外实验中抑制胰岛素的释放,可成功地控制顽固性低血糖症,禁食 24 小时后隔夜血糖水平正常,并未发生低血糖。但是,苯妥英的升血糖作用仅在不到 1/3 的良性胰岛素瘤患者中有临床意义,而且随剂量增加,出现共济失调、牙龈萎缩、眼球震颤和巨幼细胞性贫血等并发症。维持剂量的范围是 300~600mg/d。同时应用二氮嗪,可降低血苯妥英水平,因而不建议联合用药。

④糖皮质激素:能增加糖异生,导致胰岛素抵抗,也有助于将血糖升高至可接受的水平,必须应用药理学剂量(泼尼松大约 1mg/kg)。

⑤胰高血糖素:有助于升高血糖水平,但可同时刺激胰岛素释放。

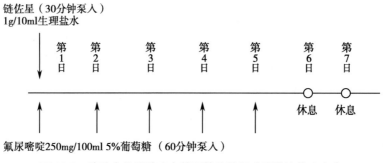

图 12-3　胰腺内分泌肿瘤合并肝转移的肝动脉灌注化疗方案

6. 预后　过去，因存在未发现的病灶或弥漫性转移病灶的次全切除术，使得 10%～20% 的患者存在持续性低血糖症，目前仍有 5% 的患者因转移病灶无法切除而表现为持续性低血糖症。经准确的术中定位和处理，可使 95% 的胰岛素瘤能被切除，大多数患者能够被治愈。但是在近期的报道中，20 年内的肿瘤复发率为 8%，伴有 MEN-1 综合征的患者复发率更高。同一研究结果也提示，尽管良性肿瘤完全切除后可以获得正常的生存期，恶性胰岛素瘤患者的 10 年生存期仍然较低，为 29%。

（二）胃泌素瘤

胃泌素瘤是起源于胃泌素细胞的肿瘤，居胃肠胰内分泌肿瘤的第三位（占 9%），占所有非类癌胃肠胰神经内分泌肿瘤的 26%。

1946 年，Sailer 等首次描述了胰腺非 β 胰岛细胞瘤与消化道溃疡疾病之间的关系；1955 年，Zollinger 和 Ellison 全面描述了以其名字命名的综合征（Zollinger-Ellison syndrome，卓 - 艾综合征）的特征，并清楚地阐述了由胰腺肿瘤分泌的致溃疡因子引起严重的溃疡的原因；1960 年，Gregory 等将胃泌素从肿瘤组织中提取出来，自此，胃泌素作为一种"致溃疡因子"的病理生理学机制得到证实。

1. 发病　尽管在某些病例报道中，胃泌素瘤是最常见的胰岛细胞瘤，但是胃泌素瘤的确切发病率还不清楚，目前文献报道的胃泌素瘤超过 1 000 例，年发病率估计为（2～4）/10 万。至少有 0.1% 的溃疡病例和 2.0% 的复发性溃疡病例与胃泌素瘤有关。胃泌素瘤男性多发（60%），而女性为 40%，各年龄患者均可发病，但 40～60 岁者多见，诊断时的平均年龄在 45～50 岁。

2. 组织病理学　胃泌素瘤通常边界清楚，无包膜，生长方式可表现为实性、结节状、小梁状或两者混合生长，并且以结节型生长方式特别明显。钙化和玻璃样变性相对较常见。根据其生长模式提出不同的组织学分类，其中包括腺样结构、实体细胞巢样结构（实体结构）、小梁样结构（脑回型结构）以及未分类结构，但已证实其他内分泌肿瘤也有类似的结构。

十二指肠壁的胃泌素瘤具有特征性表现，即位于十二指肠近端肠壁的黏膜下层、单发、体积通常较小，1～15mm（平均为 6mm）或者为镜下可见；尽管可发生淋巴结转移，其肝转移很少发生。

胰腺胃泌素瘤的特征性表现是 70%～90% 位于胰头、单发、体积小，通常为 2～10cm（平均为 4cm），常发生肝和淋巴结转移。胃泌素瘤除了能够发生肝和淋巴结转移外，还可以发生肺和骨转移。

异位胃泌素瘤可见于胰腺周围的淋巴结、脾门、肠系膜根部、网膜、肝、胆囊和卵巢。在这些部位的恶性肿瘤少见，其治愈率高于报道的胰腺胃泌素瘤。

无论胃泌素瘤发生于胰腺还是胰腺外组织、单发还是多发，90% 的胃泌素瘤位于特异的解剖部位——胃泌素瘤三角（图 12-4），该三角的顶点分别为胆囊管与胆总管的交汇处、十二指肠第二段和第三段的结合部、胰头与胰体的移行部。研究发现，远胰腺外胃泌素瘤具有无法解释的右

侧高发倾向性，在 11 例卵巢和肾脏胃泌素瘤中，有 9 例位于肠系膜上动脉的右侧。

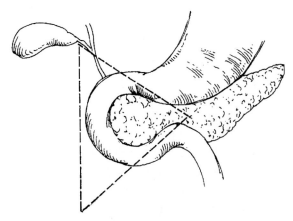

图 12-4　胃泌素瘤三角

胃泌素瘤与其他胰腺内分泌肿瘤和类癌相似，病理学结果不能提供相互鉴别的依据，也不能提供其恶性的组织学证据。胃泌素瘤恶性程度只能通过转移灶的形成、相邻组织的浸润以及大血管的侵犯表现得以证实。

3. 肿瘤生物学特征　正常情况下，胃泌素是由胃窦黏膜中 G 细胞分泌的一种肽，其生物学活性在于促进胃底黏膜壁细胞分泌胃酸和胃蛋白酶；对胃、十二指肠、结肠和胰腺的黏膜有营养作用。胃泌素瘤能够自主分泌胃泌素，肿瘤组织分泌的胃泌素的主要成分是胃泌素 17（G-17），构成全部免疫反应性的 74%～80%；其次为 G-34（大胃泌素），构成了正常人与胃泌素瘤患者的血清中胃泌素免疫反应性的 60% 以上；另外，存在于胃泌素瘤组织中的更小或更大的胃泌素组分也有文献报道，而且在胃泌素瘤肝转移的患者中发现有大量的前胃泌素。

4. 临床表现　胃泌素瘤可发生于胰腺和胰腺外部位。既往认为胃泌素瘤是胰腺最常见的肿瘤，但近年来研究发现，43%～77% 的胃泌素瘤发生于胰腺外部位，其中最常见的位置是十二指肠，约占 14%；其他部位的胃泌素瘤如淋巴结、胃、肝、空肠、肠系膜、肾脏以及脾也有报道。

胃泌素瘤引起的高胃泌素血症导致高胃酸分泌状态，患者表现为严重的溃疡素质、腹痛和腹泻。胃泌素瘤综合征以严重的溃疡素质和高胃泌素血症引起的高基础胃酸分泌为特征。已经证实，该综合征可表现为多种形式，如良性单发、恶性转移以及作为 MEN-1 综合征的一部分。

胃泌素瘤患者症状有多发性上消化道溃疡、非常见部位的消化性溃疡、顽固性溃疡（内科治疗无效）、治疗结束后的频发性或复发性溃疡、术后溃疡复发、基础高胃酸血症、长期无法解释的腹泻或脂肪泻、高钙血症，有肾结石、垂体肿瘤、胃或十二指肠襞增厚的影像学证据，有垂体、胰腺、甲状旁腺肿瘤或肾结石的家族史。病例资料表明，约有 66% 的胃泌素瘤为单发。绝大多数单发的胰腺胃泌素瘤为实性，60%～85% 的病例为恶性，通常见于老年人。单发肿瘤虽常见于胰腺，也可见于胃体、十二指肠、空肠，占手术发现病例的 23%，其恶性病例不到 40%。

（1）胃泌素瘤与 MEN-1 综合征：33% 的胃泌素瘤患者合并 MEN-1 综合征。MEN-1 综合征是以多个内分泌器官增生或肿瘤形成为特征，甲状旁腺功能亢进是最常见的异常（90% 以上），其次为胰腺胰岛细胞瘤。38% 的甲状旁腺功能亢进患者可发生胃泌素瘤；50%～60% 的 MEN-1 患者伴有胃泌素瘤，其中 90% 的患者伴有甲状旁腺功能亢进。

MEN-1 综合征的肿瘤通常为多发、体积小或不易发现，恶性者少见（7%～12%）；与单发的肿瘤患者相比，大多数具有 MEN-1 与胃泌素瘤的患者发病年龄较年轻，恶性者多见。肿瘤的多样性和体积小的特点，使得发现这类分泌胃泌素的特异性肿瘤较为困难。同时，事先未能确定高胃泌素血症的确切位置，肿瘤局部切除后高胃泌素血症复发或者持续存在的可能性阻碍了剖腹术的实施。

（2）胃泌素瘤与 G 细胞增生综合征：G 细胞增生综合征被认为是胃泌素瘤综合征的一部分，但是在一般情况下，其与肿瘤的区别是 G 细胞增生综合征对胰泌素反应不明显，而对食物的摄入过度反应，因而有助于提示胃泌素生成过度的确切部位。很少患者需要进一步定位。

胃泌素瘤最常发生肝转移，另外，胰周淋巴结胃泌素瘤的存在并不提示肿瘤的不可治疗性，因为这并不能阻止淋巴结和原发瘤的切除。

（3）转移：某些人认为，转移性肿瘤切除术、剜除术、胃切除术能够使原发瘤回退。对于转移病灶的识别尤为重要，因为肿瘤相关性死亡率高达 79%。血清高水平胃泌素 17 和胃泌素 34 可能是有价值的，如果有可能，可进一步检测 NH_2- 和 COOH- 末端胃泌素比率，血液中的 hCG 亚单位水平的升高强烈支持转移的存在，在这类病例中，外科治疗性手术不太可能成功。

5. 定位与诊断

（1）定位：对每名患者进行最佳的治疗需要肿瘤定位。尽管血管造影仅能使一小部分患者的肿瘤病灶显影，但对于发现肝转移灶是有意义的；由于胃泌素瘤与周围胰腺组织的密度差别不明显，即使在应用了造影剂的条件下，CT 和超声检查在肿瘤定位方面的价值是有限的。对于术中暴露的胰腺进行超声检查已经获得一定的成功，提示该技术可以消除体外超声造成的假象。MRI 除了能够使血管的显影增强外，通常并非优于其他技术。近年来研究表明，MRI 联合动态钆扫描可能优于 CT 检查。

虽然 CT 和选择性血管造影几乎可以判别全部的肝转移患者，而且能够发现一些腹膜后转移的淋巴结，但约 50% 具有生化证据的原发性胃泌素瘤患者，采用这些技术也不能辨识原发肿瘤。近年来，经动脉选择性注射胰泌素被用以定位胃泌素瘤，通过增强肿瘤 / 背景之间胃泌素水平上的差异或在血管造影中使肿瘤显影，以助于定位。该技术的优点在于，能够在血管造影的同时进行静脉采血，测定胃泌素水平。当胰泌素注入胃泌素瘤的供应血管时，肝静脉胃泌素水平远远超过外周静脉的水平，该技术与经皮肝穿刺门静脉、胰腺、肝静脉胃泌素测定（PTHVS）相比，有更高的准确性。PTHVS 既往应用经验提示，该技术对于无肝转移的胃泌素瘤综合征或者常规的显影方法未发现的

原发胃泌素瘤患者有价值。文献报道，内镜超声对胰腺胃泌素瘤的定位率为 80%～100%，但是该技术对于发现小于 5mm 或十二指肠潜隐病灶的作用尚不确切。

（2）诊断：在所有溃疡病和无法解释的分泌性腹泻患者中，需要考虑胃泌素瘤综合征的可能。在放射免疫分析法出现以前，80% 的胃泌素瘤患者表现出严重的溃疡素质、出血、肠梗阻或穿孔，2/3 的患者有至少一次手术史。而自 1970 年以来，只有 20% 的卓 - 艾综合征患者表现有严重溃疡并发症，1/3 有既往手术史。目前，胃泌素瘤的诊断应该是建立在腹泻和轻度十二指肠炎的基础上，甚至无溃疡。

在进行大范围高胃泌素血症的检查之前，应该详细询问 MEN-1 综合征的家族史。如果阳性或可疑，在大多数 MEN-1 患者中，高胃泌素血症出现在 30 岁之前，这提示 *MEN-1* 基因为常染色体显性遗传。

胃镜及十二指肠镜的检查能够在直视的条件下识别由钡餐检查漏诊的表浅异位病灶，并且能够获取胃液进行 pH 检查；尿液检查也是有价值的，因为在未用抗分泌药物之前，pH≥3.0 时可排除卓 - 艾综合征的诊断。此外，血钙的检测也是有必要的。

胃酸分泌研究应该包括胃酸量和基础及 PG 刺激胃酸分泌等方面，如果出现下类情况，诊断可以确诊：胃液量巨大（典型者 24 小时超过 10L）；基础胃酸分泌超过 15mmol/h，而在迷走神经切断术和胃切除术后超过 3mmol/h（10～15mmol/h 为临界值，<10mmol/h 者可排除卓 - 艾综合征）；基础胃酸排泌与五肽胃泌素刺激产生最大反应的比率超过 0.6，因为胃泌素瘤细胞最大限度地刺激胃酸分泌，而五肽胃泌素不能引起进一步升高。非常重要的是，在检查前的至少 24 小时需要停止应用 H_2 受体拮抗剂、K^+/H^+ 三磷酸腺苷酶抑制剂和奥曲肽，因为医源性抑制胃酸分泌可造成假阴性结果。

卓 - 艾综合征患者血清胃泌素水平通常超过 150pg/ml，要除外一小部分患者，其分泌的具有生物活性的其他胃泌素组分尚无法检查；当然，胃泌素水平的升高也可由其他原因引起。

胃切除术后患者正常血清胃泌素应在 40pg/ml 以下，若超过此值，就应怀疑胃泌素瘤，应进一步检查，施行静脉推注促胰液素的激发试验。按照每公斤体重 30 单位计算，快速静脉推注促胰液素，于注射前和注射后 2 分钟、4 分钟抽取血标本，分别测定胃泌素，比较各时点的值。若注射后 2 分钟和 4 分钟的血胃泌素达 100pg/ml 以上，且较注射前增加 20% 以上，即可确诊为胃泌素瘤。要注意的是，促胰液素激发试验阴性时，亦可用 3ml 葡萄糖酸钙于 30 秒内静脉推注，测定注射后 4 分钟、6 分钟的血胃泌素，若都升高，即可判定为胃泌素瘤。

6. 治疗　自 1955 年以来，胃泌素瘤综合征的治疗发生了明显改变。在控制胃酸过度分泌的药物出现之前，手术治疗作为一种紧急措施，其目的在于切除泌酸性胃，与选择性部分或全胃切除相比有较高的死亡率，术后死亡率达 15%；对于次全胃切除联合 / 不联合迷走神经切断术，大多数患者术后数天溃疡复发，并经常伴发致命性并发

症。随着内科药物治疗的不断发展，对于胃泌素瘤明确诊断的患者，行全胃切除的死亡率大大降低，一项全胃切除的胃泌素瘤综合征患者的回顾性研究报道，手术死亡率是 5.6%，如果排除其中做急症手术的患者，手术死亡率为 2.4%，全胃切除成为胃泌素瘤患者的标准手术治疗模式。随着经验的积累，发现约 60% 的胃泌素瘤综合征患者具有恶性肿瘤，尽管其生长相对缓慢，但在长期随访中为主要的死亡原因。但是偶有病例报道，仅切除肿瘤即可治愈该综合征，特别是原发瘤位于十二指肠，而且肝和淋巴结均未发现转移。由于存在隐匿性转移的可能，导致胃泌素持续性高分泌，因此，在大多数病例中也实行全胃切除。

目前，大多数学者建议采用药物和手术治疗联合应用来治疗这类肿瘤。如果排除 MEN-1 综合征的可能，胃泌素瘤切除的治愈率约为 14%，但是这些研究并未指明原发瘤的性质。如果仅检查到胰腺外肿瘤，那么通过手术切除可使 50% 的肿瘤被治愈，特别是位于十二指肠的肿瘤，甚至切除淋巴结的肿瘤也可以治愈。手术探查应该包括沿胰腺的长轴游离胰腺，如果术前未能明确定位，可在术中进行仔细的双手触诊，以便定位肿瘤。

各种术中定位方法有助于识别胃泌素瘤。术中超声检查可以发现未触及的病变，辨别其与主要结构的关系，如主胰管，以及发现提示恶性病灶的信号。但是，该技术对于发现十二指肠病灶的能力较弱。术中十二指肠内镜检查可定位十二指肠壁的胃泌素瘤，但是发现十二指肠胃泌素瘤最精确的方法是十二指肠切开并仔细触诊，因为十二指肠和胰外部位发病多，因此，在胃泌素瘤的手术探查过程中，应常规行十二指肠切开。文献报道，该术式使阳性探查率由 64% 提高到 90%。

药物治疗：链佐星、氟尿嘧啶和多柔比星单独或联合应用被用于治疗不可切除性和残余性胃泌素瘤，其客观反应率为 5%~40%；作为单一化疗方案，链佐星对于转移性胃泌素瘤患者可能是最有效的。文献报道，生长抑素类药物的治疗不仅能够缓解症状，而且能够缩小肝转移瘤的体积；人白细胞干扰素对转移性胃泌素瘤的治疗也有帮助。

7. 预后 在有效控制胃酸高分泌状态的情况下，肿瘤的恶性潜能是影响患者长期预后的确定性因素。胃泌素瘤患者的 5 年生存率为 63%~86%，10 年生存率为 49%~79%；肿瘤完全切除的患者，10 年生存率达 95%~100%，即使发生淋巴结转移，其 20 年生存率为 83%。但是，对于肿瘤无法切除或不完全性切除的患者，其 5 年和 10 年的生存率分别为 40% 和 23%；肝转移的患者 5 年生存率仅为 53%，10 年生存率为 30%。

（三）生长抑素瘤

1977 年，Ganda 和 Larssom 分别报道了生长抑素瘤，该肿瘤产生的抑制性综合征于 1979 年被 Krejs 首先描述。1973 年被分离出来的生长抑素（SRIF），对其他大多数胃肠胰肽有抑制作用，表现为对肠道的内分泌腺和外分泌腺功能有明显抑制作用。除了抑制内分泌作用外，SRIF 还对很多靶器官产生直接作用。

1. 发病 生长抑素瘤起源于胃肠道内分泌生长抑素的 β 细胞，较罕见，占全部消化道内分泌肿瘤的 1%。其年发病率为 1/40 000 000。胰腺生长抑素瘤在女性常见（67%），而胰外肿瘤多见于男性（57%）；成人胰腺生长抑素瘤平均发病年龄为 53 岁（30~84 岁），胰外生长抑素瘤为 49 岁（26~77 岁）。发生于胰腺的肿瘤，94% 可见胆囊疾病，而发生于肠道者为 44%；发生于胰腺者 83%~86% 可见脂肪泻、胃酸减少，而发生于肠道者为 12%~17%。

2. 组织病理学 在报道的原发生长抑素瘤中，60% 发现于胰腺，40% 于十二指肠和空肠。在胰腺肿瘤中，50% 位于胰头，25% 于胰尾，其余肿瘤弥漫于整个胰腺或分布于胰体部；胰外肿瘤中，约 50% 起源于十二指肠，其中大多数起源于壶腹部或壶腹周围十二指肠黏膜，空肠少见。由此，大约 60% 的生长抑素瘤起源于上部肠道，可能与该区域含有大量的 D 细胞有关。胰腺生长抑素瘤通常体积较大，平均直径为 5~6cm（2~10cm），且与肿瘤综合征的发生有关；十二指肠生长抑素瘤体积较小，一般为 2~3cm（0.5~4.0cm），并且与综合征的发生无关。

光镜下，大多数肿瘤表现为分化良好的胰岛细胞或类癌型肿瘤。部分为混合性，由分化和间变细胞的分隔条带构成：在分化区，细胞呈小叶状或腺泡状分布，由纤维血管基质分隔；而在欠分化区，细胞呈平板状排列，有纤维间隔。生长抑素免疫荧光阳性。电镜下，肿瘤细胞内可见 D 细胞颗粒。

在十二指肠生长抑素瘤出现一个独特的沙样瘤小体，使之在组织学上与胰腺生长抑素瘤相区别。而且，大量的免疫学证据表明其存在含有胰岛素、降钙素、胃泌素、VIP、ACTH、PGE_2 和 SP 的细胞。但是在存在多种激素的肿瘤中，含生长抑素免疫活性物质（somatostatin-like immunoreactivity, SLI）细胞占全部含激素细胞的绝大部分。

3. 临床表现 肿瘤组织自分泌生长抑素，引起"抑制"综合征，该三联征包括轻度糖尿病、胆石症和腹泻、脂肪泻。轻度糖尿病的原因在于，胰岛素受抑制的同时，胰高血糖素也受抑制；功能性胰岛细胞被肿瘤取代，可能是发生糖尿病的另一原因。缩胆囊素被抑制，引起胆囊收缩功能减弱，导致胆石症的发生。脂肪泻则是由于胰液分泌受抑制的结果。胃酸减少常见，可能由胃泌素受抑制引起的。在某些患者中，也表现为胃排空延迟、吸收障碍、体重下降以及贫血。

有关的内分泌疾病，近年来文献报道一种新的 MEN 综合征，即包括十二指肠生长抑素瘤、神经纤维瘤病和嗜铬细胞瘤。已认识到同一胰岛细胞瘤可分泌不同的激素，导致两种不同的临床表现，这种可能在胰岛细胞瘤及相关疾病进展过程中应予考虑。

4. 诊断 生长抑素瘤的确诊依据是空腹生长抑素浓度升高（正常值为 100pg/ml）。在大多数病例，肿瘤是在由于各种症状（包括无法解释的腹痛、黑便、呕血、持续性腹泻）而行的剖腹探查术或上消化道造影检查、CT、超声检查或内镜检查时发现，或在寻找胰岛素瘤或 ACTH 分泌性肿瘤时发现的。一旦被发现，通过组织内升高的 SLI 含量和 / 或免疫细胞化学法发现的大量 D 细胞，或血浆 SLI 含量升高，即可证实生长抑素瘤。

对于其他胰岛细胞瘤，临床症状和体征通常提示诊断，通过血浆激素水平诊断性升高而确诊，随后定位肿瘤。在血 SLI 含量正常或边缘性升高时，患者需要做激发实验。虽然有文献报道静脉注入甲苯磺丁脲可使生长抑素瘤患者的血浆 SLI 含量升高，但是由于没有正常对照，目前尚无激发实验用于诊断。

5. 治疗与预后　胰十二指肠切除术为治疗胰腺生长抑素瘤的首选方法。由于肿瘤体积较大和恶性特征，术中不应行病灶剜除术。胰体、尾部病灶需施行远端胰腺切除术；小的局限性十二指肠生长抑素瘤，在无胰腺周围淋巴结转移的情况下，可行局部切除术；对于较大的或局部浸润的十二指肠生长抑素瘤，或者已发生淋巴结转移者，需行胰十二指肠切除术。如果病灶（原发灶和转移灶）不能完整切除，可实施减瘤术，因为此法可以有效地控制和缓解症状。

链佐星单独或联合应用氟尿嘧啶已被用于转移性肿瘤患者的治疗，其 1 年生存率为 48%，5 年生存率为 13%。尽管局灶性、未转移的生长抑素瘤，在手术切除后能够达到治愈，但是晚期转移性肿瘤患者的预后较差，平均生存期为 1～2 年。

（四）血管活性肠肽瘤

血管活性肠肽（vasoactive intestinal polypeptide，VIP）瘤罕见，起源于消化道和神经系统内分泌 VIP 的细胞，其确切的细胞起源目前仍有争论。但是，VIP 的神经递质活性提示肿瘤的神经细胞源性。VIP 瘤占全部胃肠胰神经内分泌肿瘤的 2%。

1. 发病　与其他所有胃肠胰神经内分泌肿瘤相同，VIP 瘤的确切发病机制尚不清楚。文献报道，VIP 瘤的年发病率为 1/10 000 000；女性多见（65%），男性为 35%。平均发病年龄为 47 岁（5～79 岁），分布与肿瘤的组织类型有关，并呈双峰状。与胰腺 VIP 瘤相比，胰外 VIP 瘤多见于儿童，恶性者少，诊断时转移病例不足 10%。

成人中，90% 的 VIP 瘤发生在胰腺内，10% 发生于胰腺外；75% 的胰腺内 VIP 瘤分布于胰体、尾部，25% 分布于胰头部。发生于自主神经和肾上腺髓质的胰外 VIP 瘤包括神经节、神经节母细胞瘤和神经母细胞瘤；起源于腹膜后、肺、食管和空肠部位的 VIP 瘤也见报道。

2. 组织病理学　作为胰泌素和胰高血糖素家族成员，VIP 具有与这些激素相类似的内分泌功能（增加胰液分泌、降低胃酸分泌和异常糖耐量）。80%～85% 的胰腺 VIP 瘤为单发，体积较大，平均直径为 3cm（1～20cm）；在发生水样腹泻综合征和 VIP 水平升高的患者中，10% 的患者具有弥漫性胰岛细胞增生（认为是引起综合征的原因）。光镜下，VIP 瘤呈典型内分泌肿瘤的表现，其组织学类型有小梁状、髓样、混合型和管状腺泡型；电镜下，同一肿瘤中可以看见多种细胞，其分泌的颗粒较小或无颗粒。组织学及电镜检查均不能明确区别 VIP 瘤和其他胰腺内分泌肿瘤。

3. 临床表现　VIP 瘤分泌过量 VIP，引起特征性的临床症状；VIP 主要对肠液和电解质起作用。VIP 瘤综合征的主要表现为严重的分泌性腹泻（100%）、低钾（100%）、脱水（100%）。

轻症患者可表现为碱中毒；在严重的病例中，由于碳酸氢盐的重度丢失，还可以出现高钙血症、潮红、手足搐搦（可能是由镁离子缺乏引起的）、糖耐量异常和胆囊扩张。在大多数患者中，突出的症状是霍乱样腹泻，该症状可以在确诊的 3～4 年之前即有表现，便量通常超过 6～8L/24h，其外观为稀释茶色，富含电解质，24 小时泌钾量为 30mmol，腹泻特点为分泌性，进食 48 小时后症状不消失，便中电解质的净分泌量增加。

VIP 瘤的临床特征与已知的 VIP 作用相一致，包括肠分泌激惹、颜面潮红、胃酸分泌抑制、糖原分解及高钙血症。VIP 与胰泌素、胰高血糖素、抑胃肽、组氨酸和异亮氨酸肽结构的相似性，可以解释胰液分泌增加以及抑制胃酸分泌的作用。文献报道，VIP 可以导致胆囊松弛，在 VIP 瘤综合征患者中常可见巨大和扩张的胆囊。该综合征中，约 50% 的患者出现高钙血症，其原因尚不清楚，可能与脱水、继发于腹泻的电解质紊乱、伴有甲状旁腺功能亢进的 MEN 有关。手足搐搦可能是继发于腹泻的低镁血症的结果，8% 的患者可出现颜面潮红、红斑以及荨麻疹样。潮红原因不清楚，可能与肿瘤中的 VIP 和前列腺素有关。在水样腹泻综合征患者中，常可出现高血糖症，可能与继发于门静脉内高 VIP 对肝糖原的分解作用有关。

与 VIP 瘤相关的发作性、分泌性腹泻，可导致严重的低钾血症、胃酸过少症、碳酸氢盐的消耗和代谢性低氯性酸中毒。常观察到的胃酸过少症是 VIP 直接的胃酸抑制作用的结果，这一生物特性是与胰泌素 - 胰高血糖素家族所共有，即包括胰高血糖素、胰泌素、抑胃肽、多肽组氨酸和异亮氨酸。在肿瘤生长的早期，腹泻常表现为间断性和发作性；随着肿瘤的增大，腹泻成为连续性，甚至出现危及生命的电解质异常，肠蠕动及其分泌量的增加导致腹泻。

4. 诊断　VIP 瘤的诊断有赖于血浆 VIP 水平的升高及大量分泌性腹泻，空腹血浆 VIP 超过 200pg/ml（正常值为 0～190pg/ml）支持 VIP 瘤的诊断，胰多肽、PGE_2 和 PHM 水平升高对诊断有确定性作用；目前尚无确定 VIP 瘤诊断的激惹或抑制试验。

由于腹泻为非特异性症状，在 VIP 瘤诊断时，需要与许多引起腹泻的其他原因以及引起慢性重度分泌性腹泻的疾病相鉴别。通过禁食，可以排除引起腹泻的其他原因，VIP 瘤患者禁食后仍持续腹泻，并具有分泌性腹泻的特点［即大便渗透压全部取决于大便中电解质浓度，(Na^++K^+)×2= 测得的渗透压］；引起假性 VIP 瘤综合征的原因有卓 - 艾综合征、长期使用泻药和一些不明原因的分泌性腹泻。卓 - 艾综合征可以通过禁食后测血浆胃泌素水平和泌酸量排除。非分泌性腹泻总是由内分泌肿瘤以外的其他原因造成。但是轻泻剂的滥用较难排除，因而需要进行大便电解质和渗透压的测量，如果是由于内分泌肿瘤引起的腹泻，那么电解质应该与渗透压相符合。如果渗透压超过由电解质浓度所得到的预期值，提示有轻泻剂的滥用。

肠道灌注是肠道高分泌状态的特异性诊断方法；由于大多数 VIP 瘤在诊断时通常体积较大（超过 3cm），B 超和

CT 常可以达到肿瘤定位效果；VIP 瘤为高血管性肿瘤，血管造影可为进一步的定位方法；经皮肝穿门静脉取样在一些病例中有成功的报道。

5. 治疗　手术切除是治愈 VIP 瘤的唯一手段。术中需要对整个胰腺、全部腹腔、腹膜后以及双侧肾上腺进行细致的探查。胰体、尾肿瘤可行远侧胰腺切除术；胰头部病灶应实施胰十二指肠切除术。完整的病灶切除可以立即缓解症状；在无法行治愈性切除或转移灶无法彻底清除的条件下，肿瘤（原发瘤和转移瘤）的姑息性切除术也可以有效地缓解症状。

既往报道，链佐星单独或联合氟尿嘧啶、氯阿唑丁（chlorozotocin）、达卡巴嗪（DTIC）的反应率为 50%～70%；最近的研究表明，生长抑素类药物能够有效地缓解肿瘤转移患者的症状，而且在一些病例中可诱发肿瘤的退化和栓塞；奥曲肽（长效生长抑素类药物）近期或远期均可控制 87% VIP 瘤患者的腹泻，是目前治疗不可切除性的转移性 VIP 瘤的首选药物。

（马维东）

第3节　多发性神经内分泌系统肿瘤

一、多发性内分泌腺瘤病 1 型

多发性内分泌腺瘤病 1 型（multiple endocrine neoplasia type 1，MEN-1）是一种常染色体遗传病。1954 年，Wermer 首先描述了 MEN-1。Wermer 在一个家族的连续两代人中发现若干例该病，并称其为内分泌腺瘤病，第一次提出了 MEN-1 的遗传基础。患者继承了一个突变的 *MEN-1* 等位基因，并且由于自发的体细胞突变导致其他 MEN-1 失活，肿瘤在特异性组织中生长。至今已发现外显子 2～10 的基因中多达 350 个种系突变，同时基因的非编码区内含子拼接部也发生突变。

MEN-1 患病率为（2～20）/10 万，95% 的患者在 40 岁出现至少一项临床症状。患者可发生各种功能性与非功能性结合型肿瘤，涉及组织较为广泛，包括甲状旁腺瘤（90%～97%）、胰岛细胞和十二指肠瘤（30%～80%）、垂体前叶瘤（20%～65%）、肾上腺肿瘤（5%～41%），以及前肠类癌瘤（2%～8%）、甲状腺瘤（8%～27%）、脑膜瘤（8%）、室管膜瘤（1%）、恶性黑色素瘤（0.5%）、精原细胞瘤（0.5%），脂肪瘤、面部血管瘤和胶原瘤也很常见。

（一）临床表现

MEN-1 最常见的临床表现是由过度分泌具有功能性效应的激素引起，如高钙血症［甲状旁腺功能亢进（hyperparathyroidism，HPT）］、溃疡（高胃泌素血症）或低血糖（胰岛素瘤）。原发性甲状旁腺功能亢进（primary hyperparathyroidism，PHPT）通常是该综合征的首发症状，发生率高达 97% 以上，典型的症状出现于 20～25 岁，但有时会迟发至 50 岁。胰岛细胞瘤是 MEN-1 第二常见症状，功能性肿瘤能够分泌各种激素，如胃泌素、胰岛素、胰高血糖素、生长抑素及胰多肽等。功能性肿瘤中，胃泌素瘤最

常见，占 MEN-1 功能性胰腺肿瘤中的 60% 以上。胰岛素瘤是另一种常见的功能性胰腺肿瘤，占所有 MEN-1 相关激素活性胰腺肿瘤的 10%～33%。胰岛素瘤在 40 岁以下的患者中常见，而典型的胃泌素瘤和生长抑素瘤多发于 40 岁以上的患者。

进行性代谢性内分泌胰腺癌是 MEN-1 患者死亡的主要原因。随着质子泵抑制剂的发展，高钙血症及消化性溃疡的并发症已极少导致 MEN-1 综合征患者的死亡。多达 50% 的罹患恶性胰腺肿瘤的 MEN-1 患者发生肝转移。此外，造成 MEN-1 相关性死亡的第二主要原因是 MEN-1 相关性类癌（胸腺类癌和支气管类癌）。

（二）MEN-1 的临床筛查

由于 MEN-1 为遗传病，故可对易感者进行筛查：①无症状 MEN-1 易感患者：根据年龄和患病风险，每间隔一段适宜时间进行完整的体格检查、常规生化筛查及影像学检查。生化检查包括血催乳素水平、钙、磷、全段甲状旁腺激素、胰多肽、嗜铬粒蛋白 A、胃泌素和胰高血糖素水平。对于具有家族史可能发展为胰岛细胞瘤的高危患者，建议从 20 岁开始每 1～2 年行腹部影像学检查（CT 或 MRI），如果家族中有胰岛细胞瘤患者，检查年龄应提前。腹部影像学检查的频率取决于同源个体肿瘤的侵袭程度。CT 和 MRI 是无创性检查，并且能够清楚显示病灶，是易患 MEN-1 患者的首选影像学检查。②已接受外科治疗的 MEN-1 相关胰腺内分泌肿瘤患者：应该在术后 6 个月进行腹部影像学检查，为未来影像学随访作为基础。根据 NCCN 指南，对于这些患者的长期监测，应该包括体格检查，以及前 3 年每 6 个月进行一次、后 4 年每年进行一次的生化肿瘤标记物监测。③有患 MEN-1 风险的健康亲属：主要是对于那些具有 MEN-1 综合征的同源成员们进行诊断性筛查，可在近 20 年内发现早期肿瘤。筛查的目的是，在症状出现前检测到异常，并减少由于在进展期才发现的 MEN-1 所导致的发病率和病死率。建议每年进行生化检查，包括血催乳素水平、钙、全段甲状旁腺激素、空腹血糖、胃泌素、胰多肽和嗜铬粒蛋白 A。对胰腺内分泌肿瘤及类癌进行放射性筛查，包括腹部 CT、MRI 和胸部 CT。

1. MEN-1 相关肿瘤

（1）甲状旁腺肿瘤：MEN-1 患者通常首发症状是高钙血症，也是最常见的症状，是 4 个甲状旁腺腺体的非对称性良性增生导致的。20～25 岁患者最常见。其他症状还包括肾结石、乏力、肌无力、骨肿块或抑郁（含神经认知综合征）。MEN-1 的原发性甲状旁腺功能亢进（甲旁亢）与间断发作的原发性甲旁亢在上述方面不尽相同：MEN-1 发病年龄更早；男女比例 MEN-1 为 1:1，散发甲旁亢为 1:3；MEN-1 甲状旁腺病理改变为多腺受累，而散发甲旁亢为单腺体受累；MEN-1 甲旁亢的复发率更高。

手术是 MEN-1 所导致的原发性甲旁亢唯一有效的治疗方法。手术选择包括甲状旁腺次全切除（在原位保留 50mg 最主要的腺体）和冷冻治疗（图 12-5）、甲状旁腺全切术、冷冻治疗，以及甲状旁腺在非优势侧前臂的自体移植（图 12-6）。

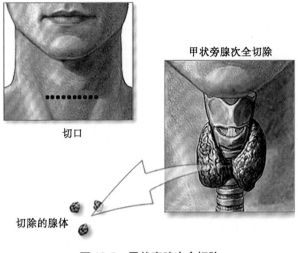

图 12-5　甲状旁腺次全切除

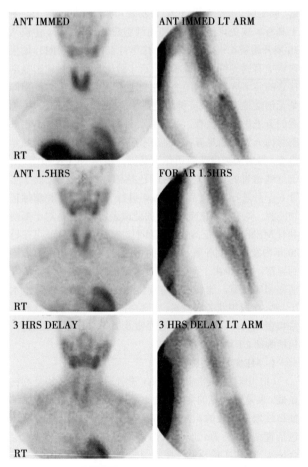

图 12-6　甲状旁腺在非优势侧前臂的自体移植

手术时机和范围存争议。对于无症状且符合 NIH 标准的 PTH 升高及高血钙患者实行早期甲状旁腺切除术，能够缩短患者的 HPT 生存暴露时间，并因此预防骨肿瘤的发生。对于无症状的 PHPT 及卓 - 艾综合征现症患者的手术不应延迟。然而，对于无症状患者的甲状旁腺手术治疗时机依旧存在争议，由于 MEN-1 相关性 HPT 复发率极高，所以颈部再手术率增高。术后永久性甲状腺功能减退以及

卓 - 艾综合征患者中的高胃泌素血症，单纯药物治疗可有良好效果。术前应对器官功能仔细评估，尤其是骨密度，这对初次手术及再手术患者是否接受手术十分重要。血钙轻微升高的无症状患者（超过正常上限，小于 1mg/dl），甲状旁腺切除应基于连续的骨密度评估结果。另外，经颈部的胸腺切除术应该在初次手术中进行，因为 MEN-1 患者很高概率出现额外的腺体（异位存在），且易出现胸腺类癌。

（2）胰腺内分泌肿瘤：MEN-1 胰腺肿瘤常常不活跃，大多数（患胰腺肿瘤）的 MEN-1 综合征患者将发展为胰岛细胞过度增生或是在生存期发生无关联性的胰腺肿瘤。约 50% 的 MEN-1 相关胰腺肿瘤具有功能，由于分泌 1 种或者多种胰腺激素如胃泌素和 / 或胰岛素过度，出现临床症状。大多数临床无功能的胰腺肿瘤，也与 1 种或多种胰腺激素的分泌或多或少有关联，如胰多肽；患者通常由于局部肿瘤生长或者转移就诊。

（3）胃泌素瘤：MEN-1 相关的功能性胰岛细胞瘤中最常见的是胃泌素瘤，常发于胃泌素瘤三角（胰头及十二指肠的第一、第二段），与间断发作的胃泌素瘤不同，该肿瘤也能发生在胰体和胰尾，更多见于远端十二指肠。位于十二指肠的肿瘤大多数很小（直径为 2~3mm 或更小），位于十二指肠的黏膜下层，呈多心。十二指肠的胃泌素瘤经常与其他功能性或非功能性神经内分泌肿瘤共存于整个胰腺，经常（最少 40%）转移至胰腺周围及十二指肠周围的淋巴结；但肝转移并不常见。有趣的是，位于十二指肠的散发胃泌素瘤（与胰腺相对）非常少见。散发胃泌素瘤的患者中，原发肿瘤体积 >3cm 者更常见肝转移。目前研究尚未确定肿瘤的体积与其恶性潜能之间的关系，尤其是向远处如肝、肺、骨的转移。

回顾研究显示，MEN-1 相关性 P-NET 肿瘤局限的患者生存期较有远处转移者明显延长（中位生存期：19.5 年 vs. 3 年，P<0.000 1）。接受手术治疗的 P-NET 患者较未接受手术的患者具有更长的生存时间（中位生存期：22 年 vs. 5 年，P=0.004 3）。

MEN-1 相关性胰腺肿瘤的淋巴结转移无法早期预测 MEN-1 患者的预后。目前认为肝转移（或其他远处器官的转移）是检验 MEN-1 相关神经内分泌肿瘤恶性潜能的关键点，有学者认为所有 P-NET 无论是否产生激素或具有该特征的免疫组化外型，都具有向远处器官转移的生物学特性。

（4）胰岛素瘤：胰岛素瘤是胰腺功能性肿瘤中第二常见肿瘤，MEN-1 发生率为 10%~20%。胰岛细胞瘤来源于胰腺 β 细胞，并且在整个胰腺呈多病灶分布。胰岛素瘤少见于十二指肠，很少呈恶性（9%~20%），但在某些特异性同源家系族中，胰岛素瘤和产胰岛素肿瘤可能是高度恶性的。肝是常转移部位。约 10% 的 MEN-1 相关性肿瘤中，胰岛素瘤与胃泌素瘤共存。

（5）胰高血糖素瘤：胰高血糖素瘤来源于胰腺 α 细胞，MEN-1 患者中约小于 3%。MEN-1 相关胰高血糖素瘤可出现坏死性游走性红斑、糖尿病、消瘦以及正色素性正细胞性贫血，大多数无症状，尤其是当肿瘤体积 <3cm 者。通常在 MEN-1 患者进行常规筛查时，经腹部影像学检查发现。胰高血糖素瘤最常见于胰体、尾，当出现症状时肿瘤已很

大，50%～80% 呈恶性。

（6）血管活性肠肽瘤：血管活性肠肽瘤起源于分泌胰多肽的胰腺 δ 细胞，MEN-1 患者中少见。90% 肿瘤位于胰腺体部和尾部，66% 具明显恶性潜能。

（7）生长抑素瘤：生长抑素瘤起源于 δ 细胞，MEN-1 患者中非常少见。生长抑素瘤会转移至肝，但由于该类肿瘤较少见，故其具体肝转移发生率未知。

（8）胰多肽瘤：胰多肽瘤通常是无功能性 P-NET，无临床症状。病灶常见于胰头，各个部位都可发生。这些肿瘤发源于 F 细胞（或 PP 细胞、δ_2 细胞）。胰多肽瘤可转移至肝，且肿瘤体积较大者易发生转移。根据定义，无功能性 P-NET 与肽类激素的升高无关。MEN-1 相关性无功能性 P-NET 基本上都为恶性（80%～100%），且可发生淋巴结和肝转移。

MEN-1 相关性 P-NET 的外科治疗仍存争议。MEN-1 相关性 P-NET 有独特之处，首先，肿瘤大多为多病灶；其次，肿瘤常分布于整个胰腺实质，伴或不伴激素过度分泌综合征。全胰腺切除将导致胰岛素依赖及胰腺外分泌功能不足，这两种症状都将导致患者死亡。所以，在手术时机与范围等方面有争议。MEN-1 的临床特点如患者年龄、肿瘤受累部位、疾病进展程度在 MEN-1 患者中各不相同，甚至在发生同种基因突变、同一家系中的各受累成员间也不尽相同。

2003 年，NCCN 就 MEN-1 相关性神经内分泌肿瘤提出了治疗指南。对影像学上怀疑的散发胃泌素瘤（术前影像学检查未发现原发性肿瘤），应行观察或建议其手术。对大多数有功能或无功能肿瘤的手术应该包括远端胰腺切除、十二指肠切除、任何能够触及或经超声发现的胰头部肿瘤以及区域淋巴结清扫（Thompson 法）。对于位于胰头部无法切除的肿瘤（体积大于 5cm 或侵袭周围）以及血管活性肠肽瘤，需要行胰十二指肠切除术及十二指肠周围淋巴结清扫。

转移性胰腺肿瘤的治疗：对进展期胰腺神经内分泌肿瘤的药物治疗，旨在控制由激素过度分泌引起的症状和预防肿瘤的生长及转移。对于大多数胃泌素瘤患者，H^+/K^+-ATP 酶抑制剂能很好地控制胃酸的过度分泌。对于胰岛素瘤患者，药物治疗却难以奏效，只有手术风险极大或手术治疗失败的患者才具有药物治疗的适应证。常用的药物有二氮嗪或生长抑素类似物。对于血管活性肠肽瘤或转移性类癌，有症状者可用糖皮质激素、吲哚美辛、碳酸锂等治疗。血管活性肠肽瘤患者发生水样泻时，也可使用奥曲肽治疗。

放化疗对 MEN-1 相关性恶性 P-NET 患者的效果尚无临床证据。可将生长抑素类似物、系统性三联化疗（包括多柔比星、氟尿嘧啶及链霉素）与干扰素 α 生物治疗相结合，进行综合治疗。另有一些研究者建议，实行肝动脉栓塞治疗。

奥曲肽是人类生长抑素类似物，可以抑制表达生长抑素受体的神经内分泌肿瘤分泌多种激素。这些受体介导生长抑素抗增殖及抗分泌的效应。奥曲肽类似物对控制胃泌素瘤患者的激素相关性症状有效，但抑制肿瘤的效力仍存争议。奥曲肽在转移性胰岛素瘤中作为一种姑息性治疗，尚未广泛建议使用，因胰岛素瘤通常不具有生长抑素受体，故奥曲肽仅能改善低血糖症状。奥曲肽在不能手术或发生转移的血管活性肠肽瘤和激素分泌活跃的转移性类癌治疗

中具有很好效果。

研究显示，MEN-1 相关性胰腺肿瘤对化疗反应不一。常用化疗药物包括链佐星、氟尿嘧啶、多柔比星、氯脲霉素以及氮烯唑胺。以链佐星为基础的联合化疗（通常与氟尿嘧啶和多柔比星联用）对大于 63% 的散发肿瘤具有治疗反应，治疗效果与 P-NET 的组织类型有关。据报道，与胃泌素瘤和无功能性 P-NET 化疗效果比较，胰岛素瘤和血管活性肠肽瘤要好得多。干扰素 α 单用及与生长抑素联合已用于治疗散发转移性 P-NET，故有望用于 MEN-1 相关性恶性肿瘤的治疗。对于胃泌素瘤，注射人白细胞干扰素也有益处。

选择性肝动脉栓塞术能控制转移性肿瘤的激素相关症状，减轻瘤负荷。典型的肝转移病灶来源于肝动脉，血供丰富。但目前不确定行栓塞治疗的最佳时机，在病程早期还是在系统治疗或治疗失败后进行尚无定论。确定介入治疗对各种肿瘤的治疗效果很困难，如医师无法将介入治疗效果与治疗反应无关的疾病区分开。因此，对患者治疗效果的评价，要求经验丰富的临床医师对肿瘤负荷及疾病进程具有全面的了解。最后，放疗对肿瘤骨转移、皮肤转移和脑转移的姑息治疗作用十分有限。

对于 P-NET 发生远处转移的患者，NCCN 指南建议，外科手术尽可能切除局限于肝或肺的转移灶。对于不可切除的或肝外转移病灶，每 3 个月监测肿瘤标志物并用具有代表性的影像学检查进行随访，或进入临床试验化疗。根据指南，如果肿瘤进展或患者出现激素过度分泌及瘤负荷症状，患者应考虑短期或长期使用奥曲肽。如果转移灶局限于肝，应考虑进行肝动脉化学栓塞或在临床试验中实施包括多柔比星联合链佐星或其他化疗药的系统化学治疗。如果远处转移灶在骨骼，应考虑使用放疗，对于肺转移，系统性化疗是最佳方案。

2. 类癌　2%～8% 的 MEN-1 患者发生类癌。类癌常来源于前肠，主要位于胸腺、支气管或胃。大多数支气管和胸腺的类癌都是恶性的，因此是 MEN-1 相关性死亡的第二位常见原因。对于 MEN-1 相关性类癌尚无诊治指南，常根据对散发疾病的诊治经验实施。

（1）胸腺类癌：MEN-1 相关性胸腺类癌很少见（0～6%），具有侵袭性，多发于男性。胸腺类癌常发于 45 岁人群，由于患者常无症状，所以诊断常被延误。当症状出现时，多由肿瘤局部压迫引起，如构音障碍、呼吸困难、咳嗽及胸颈部不适。大多数 MEN-1 相关性胸腺类癌为恶性，50% 的患者在发现时已有肝转移，且常与疾病特异性的致死率有关。据上，建议在甲状旁腺切除术中，施行预防性的经颈部胸腺切除术，此举既可以切除额外的异位甲状旁腺类癌，又能去除胸腺组织，预防胸腺类癌的发生。胸腺类癌首选手术，手术能够预防局部肿瘤进展，并易化辅助治疗。辅助治疗包括化疗和放疗，以及干扰素 α 的生物治疗。建议每 3 年进行 1 次 CT 检查，筛查具有患胸腺类癌风险的 MEN-1 患者；如具有胸腺类癌家族史的家系，胸部磁共振或 CT 检查应更频繁。

（2）支气管类癌：MEN-1 相关性支气管类癌是少见肿瘤，占 MEN-1 患者中的 8%，更常见于女性。支气管类癌很少分泌 ACTH 或 GHRH，但可引起不典型的类癌症状，或因

分泌组胺引起前肠类癌综合征。因为缺少芳香化氨基酸脱羧酶，所以前肠类癌很少分泌血清素。主要症状包括面部潮红和头痛。前肠类癌引起的面部潮红会持续较长时间，呈紫色，并且大多分布于面部和颈部；还会出现支气管痉挛、皮肤水肿及低血压等。相反，中肠类癌引起的面部潮红持续时间较短，呈粉红色。类癌症状可因某些特殊物质"触发"而突然发生，如酒精、奶酪、巧克力、红酒，或由运动引起。像散发支气管类癌一样，66% 的 MEN-1 相关性支气管类癌位于肺叶中部，其余位于周围肺叶。MEN-1 患者的肺类癌通常分为低级别典型或中级别不典型类癌。目前仅有局部淋巴结或肝转移的报道。MEN-1 患者中尚无高级别大细胞和小细胞神经内分泌肿瘤的相关报道。支气管类癌在影像学检查中常与支气管来源的肺癌相混淆。外科切除是最佳的治疗策略，放疗对发生局部淋巴结转移的患者有一定效果。

（3）胃类癌：胃类癌分为三型。Ⅱ型胃类癌来源于分泌组胺的肠嗜铬细胞（enterochromaffin-like cell, ECL cell），30% 的 MEN-1 患者伴发卓 - 艾综合征；Ⅰ型胃类癌继发于胃酸缺乏、慢性萎缩性胃炎及恶性贫血症导致的高胃泌素血症；Ⅲ型胃类癌散发，与高胃泌素血症无关。Ⅰ型和Ⅱ型很少发生转移，Ⅲ型胃类癌却更具有恶性潜能。MEN-1 相关性类癌呈多病灶，92% 的肿瘤通常很小（80% 小于 2cm）。肿瘤广泛分布于胃底和胃体，并且伴 ECL 细胞中嗜银细胞的广泛增生及整个未发生萎缩的泌酸黏膜的发育不良。由于少见，自然病程尚不清楚。近年来，发现胃类癌表达Ⅱ型血管单胺转换体，该转换体可用于分辨类癌和其他 P-NET 转移癌的组织标记物。上消化道内镜活检能够精确估计肿瘤的体积、数目及肿瘤累及胃部的范围。Ⅱ型胃类癌的远处转移十分少见，因此，如果可能，可在内镜下切除Ⅱ型胃类癌，尤其是病灶很小、数目不多的情况下。如果能够通过切除胰腺和十二指肠的肿瘤使血清胃泌素水平降低，便能够去除发生类癌的病因，达到预防Ⅱ型胃类癌的目的。

3. 其他神经内分泌肿瘤 其他少见的 MEN-1 相关性内分泌肿瘤包括肾上腺皮质肿瘤（包括嗜铬细胞瘤）和甲状腺肿瘤。

（1）肾上腺肿瘤：多于 45% 的 MEN-1 患者中发现肾上腺肿瘤，常来源于皮质（多达 35%），较少发生于髓质（约 3%）。遗传性嗜铬细胞瘤常双侧发生，MEN-1 相关性肾上腺肿瘤常为单侧发生。大多数肾上腺皮质肿瘤无功能。少数肿瘤有功能，引起库欣综合征（Cushing syndrome）和原发性醛固酮增多症。大多数肾上腺皮质肿瘤是良性的，也有肾上腺皮质癌的报道。

嗜铬细胞瘤在 MEN-1 患者中很少发生（约 3%）。MEN-1 相关性嗜铬细胞瘤通常为单侧，目前只有 1 例恶性变病例的报道。有报道表明，*MEN-1* 基因的失活与肾上腺髓质肿瘤的发生有关。

大多数 MEN-1 相关性肾上腺肿瘤无功能，为皮质肿物，病程缓慢，可通过每年 1 次的 CT 或 MRI 检查进行随访。具有分泌激素活性的肾上腺皮质肿瘤或嗜铬细胞瘤应该被排除在 MEN-1 相关性肾上腺肿物的患者之外。生化评估包括过夜 1mg 地塞米松抑制试验，以排除库欣综合征。

NCCN 指南建议，检测 24 小时游离的尿皮质醇、血 ACTH、皮质醇和电解质。血浆游离的 3- 甲氧基肾上腺素测定可以用来排除嗜铬细胞瘤。任何具有激素分泌活性的肾上腺肿瘤，无论体积，都应切除。对于无激素分泌活性的肾上腺肿瘤，手术适应证为：①肿瘤大于 4cm；②无论大小，任何具备影像学恶性特征的肿瘤（异质性密度、不规则边缘）；③在随访过程中发现肿瘤变大。腹腔镜手术可用于 MEN-1 相关性肾上腺病变局限于一侧肾上腺且证实无恶性变特征时。

（2）甲状腺肿瘤：滤泡型甲状腺肿瘤、胶样甲状腺肿和甲状腺肿瘤出现于多达 27% 的 MEN-1 患者中。有人认为，MEN-1 患者较普通人群的甲状腺肿瘤发病率高，与甲状旁腺功能亢进时常行颈部探查有关。

4. 各种非内分泌肿瘤 很多种非内分泌性间质性肿瘤如皮肤或内脏的脂肪瘤（多达 34%）、面部纤维血管瘤和胶原瘤（多达 88%）、平滑肌瘤以及"牛奶咖啡斑"都在 MEN-1 患者中有报道。纤维血管瘤、胶原瘤、脂肪瘤以及伴发 MEN-1 综合征的平滑肌瘤之间的因果关系仅在最近研究中确认，是由 *MEN-1* 基因在这些肿瘤中异质性的缺失造成的。其他在 MEN-1 中少见的非内分泌肿瘤还包括恶性黑色素瘤和精原细胞瘤。

二、多发性内分泌腺瘤病 2 型

多发性内分泌腺瘤病 2 型（multiple endocrine neoplasia type 2, MEN-2）是由生殖细胞中的 *RET* 原癌基因突变引起的遗传病，由常染色体遗传，发病率接近 1/30 000。根据有无组织特异性肿瘤、表现特点、家族成员患病人数将 MEN-2 分为 3 个临床亚型（表 12-6）。MEN-2A 或 Sipples 综合征是最常见的亚型［在遗传性甲状腺髓样癌（medullary thyroid carcinoma, MTC）患者中发病率为 80%～90%］，该型表现为 MTC（超过 95% 的个体发病）、嗜铬细胞瘤（50%）、原发性甲旁亢（HPT, 20%）。Sipple 于 1961 年最先报道了 MTC 与嗜铬细胞瘤的关系。但最早是 Sterner 及其同事提出了Ⅱ型多发性内分泌腺瘤这个词汇，并将此病与原发性 HPT 联系起来。MEN-2 还有两种少见的类型，分别是 Hirschsprung disease（HSCR）和皮肤苔藓样淀粉样变（CLA）。HSCR 是因后肠自主神经节功能缺失引起，可导致新生儿结肠膨胀、气闭、便秘、肠梗阻等一系列综合征。CLA 是一种瘙痒性的苔藓样皮损，好发于后背上部。在 MEN-2 的患者中，这两种少见的类型只与 *RET* 的特异性突变有关。

MEN-2B 是少见的亚型，只占 MEN-2 病例的 5%。其特点是：侵袭性 MTC（100%）；嗜铬细胞瘤；马方综合征体质；在舌、唇、下睑结膜出现特征性的黏膜神经瘤；胃肠道弥漫性神经结瘤。MEN-2B 可在儿童早期阶段发生，因舌和嘴唇的特征性黏膜神经瘤被识别。MEN-2B 的患者在婴儿阶段就会发展为 MTC，而且此型的 MTC 比 MEN-2 其他亚型的 MTC 更具侵袭性。大部分 MEN-2B 病例源于自发的 *RET* 突变，此突变不遗传。因此，大部分 MEN-2B 患者缺乏家族史，不能够通过早期筛查来识别，也不可行预防性甲状腺切除。所以，这些 MEN-2B 患者的诊断常被延误，直至出现黏膜神经瘤症状，或其父母、儿科医师或牙医发现可触及的甲状腺肿瘤为止。

表 12-6　遗传性 MTC 的分类

亚型	MTC	嗜铬细胞瘤	HPT	家族成员的受累人数
MEN-2A*	有	有(50%)	有(20%)	一些
MEN-2B#	有	有(50%)	无	一些
FMTC	有	无	无	≥4
无法分类	有	无	无	≤3

注:FMTC,家族性甲状腺髓样癌;HPT,甲旁亢;MEN,多发性内分泌腺瘤病;MTC,甲状腺髓样癌。

* 需要诊断为嗜铬细胞瘤和 / 或 HPT。

\# 需要以舌、嘴唇、下睑结膜、胃肠道的黏膜神经瘤为特点。

家族性 MTC(FMTC)是遗传性 MTC 第 3 种临床亚型,占遗传性 MTC 的 5%~15%。定义为:在家族成员中,有 4 例或 4 例以上患有 MTC,且无肾上腺和甲状旁腺受累的客观证据。对比 MEN-2A 和 MEN-2B,FMTC 是一种侵袭性较小的遗传性 MTC,发病年龄较晚,常在 20~40 岁。

MEN-2 患者的预后与 MTC 的发展相关,MTC 转移是引起疾病特异性死亡的原因。对 MEN-2 的患者行预防性全甲状腺切除,可接受。MEN-2 患者的嗜铬细胞瘤较少为恶性,常规监护下,儿茶酚胺危象所致的死亡并不常见,故行预防性肾上腺手术不恰当。

(一)RET 原癌基因

RET 原癌基因位于染色体 10q11.2,靠近着丝点含 21 个外显子。Takahashi 和其同事于 1985 年首次识别了 RET(在转染过程中重排)。RET 是一个能被细胞基因重组激活的原癌基因,编码酪氨酸激酶偶联的膜受体。RET 受体在神经内分泌细胞和神经细胞中表达,包括甲状腺 C 细胞、肾上腺髓质细胞、交感与副交感神经节、结肠神经节、泌尿生殖道细胞、源于腮弓的甲状旁腺细胞。

生殖细胞的 RET 点突变被激活,可引起包括 MEN-2 和其他临床亚型的肿瘤综合征。生殖细胞的 MEN-2 突变通常位于细胞外 RET 蛋白富含半胱氨酸的区域(外显子 10 和 11),形成 RET 同二聚体受体,或位于细胞内酪氨酸结构域(外显子 13~16),激活 RET 激酶的催化位点以改变底物的特异性。

(二)基因检测与基因咨询

如没有建立起 MEN-2 的家系,且没有 MTC 患者(先证者)出现时,检测 RET 可确定或排除遗传性病因。在 5%~10% 的散发 MTC(无家族史)患者发现生殖细胞的 RET 基因序列突变,尤其是<40 岁被诊断为 MTC 的患者或双侧甲状腺结节(多中心 MTC)的患者。基因检测很重要,因为进行颈部手术治疗(颈部扩大淋巴结清扫和处理甲状旁腺)主要根据有无 RET 突变和有无特异性突变(表 12-7)。正确的诊断对早期识别嗜铬细胞瘤和筛查高危家族成员来说都是必需的,因此,美国临床肿瘤协会、国家癌症网和互联网 MEN99 研讨会支持并推荐对所有 MTC 患者行诊断性标准的 RET 测序。PET 检查对 MEN-2 家族中筛选携带者来说也是必要的。早期筛选出携带者并行预防性甲状腺切除十分必要,以防止 MTC 复发,降低疾病相关性患病率,并防止疾病相关性死亡。

RET 检测是治疗新诊断的 MTC 患者和已知 RET 1 级相关患者的参考标准,已广泛应用于国际的商业实验室,这些实验室可提供的服务包括特异性突变的测序、样本和论文。相关信息也可通过基因网站(genetests.org)查到。在美国,最常用的 RET 分析包括(对每个 MTC 患者的外显子 10、11、13、16)DNA 测序,不考虑家族史和现有诊断。除了一些罕见的突变如外显子 5(密码子 321)和外显子 8(密码子 533)外,此方法可诊断出绝大部分遗传性 MTC 患者。如果患者为明显的 MEN-2B 表现型,可单独检查外显子 15、16。根据统计,MEN-2B 患者只在这几个外显子上有突变,如此,对 MEN-2B 患者目标外显子的分析可以使实验室以更少的花费和更快的时间达到相同的敏感性。对已知存在 RET 突变家族中高危亲属的症状前检测,也可安全地应用目标 RET 检测方法,检查影响该家族的单个外显子(或更特异、确切的密码子)。当一位甲状腺髓样癌患者

表 12-7　手术治疗 MTC 的规则

患者分类	颈部的处理	移除甲状旁腺
MEN-2A/FMTC 预防性甲状腺切除	根据 RET 突变、年龄、血钙水平、颈部 US 发现,行中心颈部分离(6 级分离)	如果 RET 突变与 FMTC 一致,行颈部自体移植 如果 RET 突变与 MEN-2A 一致,行前臂自体移植 / 冷冻保存
MEN-2B 预防性甲状腺切除	根据年龄、血钙水平、颈部 US 发现,行单侧颈部分离(2A~5 级分离)	如果甲状旁腺正常,对 MEN-2B 患者行自体移植
MEN-2A/FMTC 的治疗性甲状腺切除;通过 US 检查,患者有 1 个恶性甲状腺结节,对侧正常	2 级 RET 突变:6 级分离;根据年龄、血钙水平,行双侧或同侧 2A~5 级分离 3 级 RET 突变:6 级或双侧 2A~5 级分离	如果 RET 突变与 MEN-2A 一致,行颈部自体移植 如果 RET 突变与 MEN-2A 一致,行前臂自体移植 / 冷冻保存
散发 MTC(无 RET 突变)的治疗性甲状腺切除;通过 US 检查,患者有 1 个恶性甲状腺结节,对侧正常	6 级分离和同侧 2A~5 级分离	颈部自体移植

注:如果超声资料估计疾病在 6 级,要做 6 级分离;如果超声认为疾病在颈部侧面,要做 2A 级、3 级、4 级和 5 级功能性分离。US,经皮超声。

认为有遗传上的病因，但对 6 个常见 RET 外显子的标准测序结果为阴性时，应考虑再次检测 RET，包括对全部剩余的编码外显子的测序。对全部 RET 基因的编码序列（21 个外显子）分析只能在特定的商业实验室进行，且很昂贵，所以只应用于临床证据中强烈怀疑有基因问题的患者。

在患者进行 RET 检测之前，应告知患者基因检测的潜在危险、益处和局限性，可由临床医师或更好是由遗传学顾问来完成。遗传学顾问精通于与患者沟通基因检测过程的多个方面，包括法律、伦理、经济和心理上的意义。所以，RET 检测要比常规血液检查更复杂。当上述沟通过程完成后，患者签署同意书，保存进实验室和医疗机构的档案内。另外，应允许患者复印这些签署的文件。在一些病例中，医疗保险机构的事先同意也是需要的。

（三）MEN-2 相关肿瘤基于基因型的临床治疗

1. 甲状腺髓样癌 甲状腺髓样癌是 MEN-2 的常见病变，几乎外显于所有的临床亚型，通常是最先表现的症状。MEN-2A 患者可在 5 岁就出现甲状腺髓样癌，以及在更早的时候出现 C 细胞增生。但如果没有确定的 MEN-2A 家族史，患者多在 15～20 岁出现典型的甲状腺结节或颈部肿块时才被诊断。在没有认识到 RET 基因是 MEN-2 病因时，遗传性甲状腺髓样癌的临床筛查包括测定基础和激发血浆降钙素水平。不过降钙素水平并不总是甲状腺髓样癌的准确标记物，因为其在 C 细胞增生和甲状腺正常的患者中也可增高。对于有遗传性 RET 突变的患者，最佳的治疗策略是早期进行预防性甲状腺切除，以防止甲状腺髓样癌的发生。需要预防性甲状腺切除的患者手术干预时间及已有甲状腺髓样癌患者的手术范围由特定的 RET 突变类型决定（见表 12-7）。当进行预防性甲状腺切除术时，推荐全包膜外甲状腺切除术。是否行中央区颈清扫术，取决于患者的突变危险分组、术前血浆降钙素水平及术前超声发现。

首先确证的患者（先证者）存在一度突变，通常表现较晚，肿瘤也较二度、三度突变的患者发展慢。一度突变的患者发生甲状腺髓样癌转移的潜能较低，且甲状腺 C 细胞恶性转化中有初期延迟，对于这些患者何时进行甲状腺切除术尚没有共识。有些专家建议 5 岁时进行预防性甲状腺切除术，而其他一些人则建议延至 10 岁甚至更大年龄手术也是安全的。如果甲状腺切除术被无限期延迟，一度突变的患者也可转移至淋巴结甚至远处转移。二度和三度突变的患者甲状腺髓样癌早期发生及生长的危险性更高。所以，早期预防性甲状腺切除术对高危个体是标准治疗方案。现在的指南对于二度突变患者的治疗包括 5 岁进行全甲状腺切除术。是否需要中央颈清扫术，取决于患者是否有明确的侵袭性甲状腺髓样癌的风险。越早进行甲状腺切除术，发生侵袭性甲状腺髓样癌的危险越低。三度突变的患者发生侵袭性甲状腺髓样癌的危险最高，尽可能在 6 个月时就进行预防性全甲状腺切除术。在儿童期才诊断的患者，通常都会出现区域淋巴结转移，需要行中央（Ⅵ级）和两侧（Ⅱa、Ⅲ、Ⅳ、Ⅴ级）颈淋巴结清扫。

2. 嗜铬细胞瘤 嗜铬细胞瘤出现在近 50% 的 MEN-2 患者中，通常诊断迟于甲状腺髓样癌。在 10% 的患者中

可能早于甲状腺髓样癌的诊断，尤其是那些没有明确的 MEN-2 家族史的患者。所有 MEN-2 患者都应通过常规生化筛查嗜铬细胞瘤。对于家族性甲状腺髓样癌的家庭成员，定期筛查嗜铬细胞瘤是确定甲状腺髓样癌为家族性的依据，特别是那些较小的、家族史不清楚或很有限或以年轻人发病为主的家族。

MEN-2 患者的嗜铬细胞瘤与散发嗜铬细胞瘤在生物学上有差异。MEN-2 相关性嗜铬细胞瘤通常是双侧的（78%），也可能是单侧的；通常是多中心的，也可伴发肿瘤外髓质增生。与散发型不同，MEN-2 相关性嗜铬细胞瘤极少出现在肾上腺外或为恶性，且诊断的年龄更小。因为遗传性嗜铬细胞瘤患者不会发生转移，且 MEN-2 患者进行双侧肾上腺全切有发生或死于肾上腺功能不全的危险，所以推荐进行皮质保留的肾上腺切除术，不推荐行预防性肾上腺切除术。

目前临床观察显示：①在遗传性嗜铬细胞瘤中极少发生转移；②在多数患者（65%）中，皮质保留的肾上腺切除术可避免长期使用皮质激素替代治疗；③皮质保留的肾上腺切除术后，残余组织发生复发性嗜铬细胞瘤的可能性较低（20%）。有的治疗中心建议，对于一侧嗜铬细胞瘤且对侧腺体正常的患者，倾向使用腹腔镜下单侧肾上腺切除术。对于两侧都有嗜铬细胞瘤的患者，采用正中切口，一侧进行皮质保留的肾上腺切除，另一侧则将腺体完全切除。对于一侧嗜铬细胞瘤进行肾上腺全切后异时发生的对侧嗜铬细胞瘤，可进行开放的保留皮质手术。术后短期随访包括对术前患者的肾上腺功能不全的教育，以及规律监测肾上腺储备能力；长期随访包括对保留的肾上腺或部分肾上腺组织每年监测血浆或尿，以发现复发的肿瘤。

3. 甲状旁腺功能亢进 MEN-2 患者发生甲状旁腺功能亢进不常见，仅在 MEN-2A 患者中有报道。MEN-2 患者中的甲状旁腺功能亢进可能是由单一的腺瘤或所有甲状旁腺弥漫性增生所引起。甲状旁腺功能亢进可引起高钙血症的症状，或因血钙和甲状旁腺素轻度升高而仅有亚临床表现。在对血钙增高的甲状腺髓样癌患者行预防性或治疗性甲状腺切除术时发现甲状旁腺增大，应予以切除。大多数内分泌外科医师进行遗传性甲状腺髓样癌的甲状腺手术时，会在原位保留正常外观的甲状旁腺。如果患者有与 MEN-2A 相关的 RET 基因突变，则不应采用颈部自体移植的方法，因为这样仍有将来发展为甲状旁腺功能亢进的风险。在这种情况下，切除的甲状旁腺应当冷藏保存或自体移植到前臂。

大多数发展为甲状旁腺功能亢进的 MEN-2A 患者，在对其进行甲状腺切除术多年以后才出现高钙血症的症状。手术干预的适应证与那些偶发的原发性甲状旁腺功能亢进相似。对于无症状和血钙升高很少的患者，可使用骨矿物质密度改变作为甲状旁腺切除术的指征。在无症状的患者中，骨矿物质密度也会降低，是手术的指征。对于所有甲状旁腺弥漫性增生的患者，可以采用甲状旁腺次全切（3～3.5 个腺体）或全切术联合自体移植。

综上所述，MEN-2 患者的治疗复杂，需要有经验的外科医师、内分泌医师和遗传学顾问共同参与。

（唐 勇）

腹 部 急 症

第1节　急性消化道出血

一、胃及十二指肠肿瘤出血

急性上消化道出血是一种常见急诊内科疾病，主要表现为呕血和黑便等多种症状，是一种具有严重危害性的疾病。本病在任何季节都可发生，该病不仅会对患者的生命造成威胁，且可能会给患者及其家属带来沉重的生活负担。因此，完善急性上消化道出血的急诊诊断和治疗具有非常重要的意义。

目前，该病的临床治疗中，保守药物治疗是首选的治疗方式。上消化道出血的常见病因包括胃肿瘤（癌、肉瘤或良性肿瘤如神经纤维瘤、平滑肌瘤及淋巴瘤等）、十二指肠肿瘤（腺癌多见，偶有肉瘤）。上消化道出血主要表现为呕血、便血等，是指空肠上段以上的胃肠道出血。大出血的标准是急性大量呕血和/或便血；血压下降呈休克状

态；失血量达 1 500ml 以上；血红蛋白<90g/L 或血细胞比容<28%。有学者提出大出血的诊断标准为：①循环血量减少 30%～40%（失血量为 1 500～2 000ml）；②血压<9.33kPa（<70mmHg）；③全身情况不稳定，皮肤苍白，虚脱及缺氧状态。上消化道急性大出血的病死率高，需及早抢救，才能挽救患者的生命。

（一）临床表现

上消化道出血最常见的症状为咖啡渣样或含鲜血的呕吐物以及解黑便或柏油样沥青便，急性大量出血多数表现为呕血；出血部位在十二指肠悬韧带（屈氏韧带）以上时，临床表现为呕血，如出血后血液在胃内潴留时间较久，可经胃酸作用变成酸性血红蛋白而呈咖啡色。如出血速度快、出血量多，呕血的颜色是鲜红色。黑便或柏油样便表示出血部位在上胃肠道，但如十二指肠部位病变的出血速度过快时，在肠道停留时间短，粪便颜色会变成紫红色。右半结肠出血时，粪便颜色为鲜红色。在空肠、回肠及右半结肠病变引起小量渗血时，也可有黑便。而患者的临床

表现常取决于出血的程度、速度及是否伴随有其他心脏、肝脏或肾脏疾病等,当然其出血源与疾病本身的症状亦有关。一般而言,出血量在 400ml 以下,且出血速度缓慢时,很少出现全身症状;而更大量的出血或出血速度很快时,如出血量在 400～500ml 可出现全身症状,常伴有头昏、心悸、乏力等。短时间内出血量超过 1 000ml,可出现周围循环衰竭表现,如皮肤苍白及冰冷,甚至低血压及休克、死亡,后者的出血状况往往为急诊情形。以上这些基于患者有胃及十二指肠肿瘤的病史或怀疑为胃十二指肠肿瘤,才能重点考虑为胃十二指肠肿瘤急性出血。

(二)诊断

近年来上消化道出血的临床研究有了很大的进展,除沿用传统方法——X 线钡餐或久灌检查之外,内镜检查已普遍应用,是目前诊断上消化道出血病因的首选检查方法,在诊断基础上又发展了止血治疗。

1. X 线钡剂检查　仅适用于出血已停止和病情稳定的患者,其对急性消化道出血病因诊断的阳性率不高。

2. 内镜检查

3. 血管造影

4. 放射性核素显像　近年来应用放射性核素显像技术来发现活动性出血的部位,其方法是静脉注射锝 99m(^{99m}Tc)胶体后做腹部扫描,以探测标记物从血管外溢的证据,可起到初步的定向作用。

(三)治疗

1. 一般治疗　卧床休息,观察神色和肢体皮肤是冷湿或温暖;记录血压、脉搏、出血量与每小时尿量;保持静脉通路,并测定中心静脉压。保持患者呼吸道通畅,避免呕血时引起窒息。大量出血者宜禁食,少量出血者可适当进流质。多数患者在出血后常有发热,一般毋需使用抗生素。

2. 口服止血剂　消化性溃疡的出血是黏膜病变出血,采用血管收缩剂如去甲肾上腺素 8mg 加于冰盐水 150ml 分次口服,可使出血的小动脉强烈收缩而止血,或凝血酶 1 000～5 000U 分次口服,作用于出血的创面而止血,静脉使用氨甲环酸、巴曲酶进行止血。必要时,输血也有协同止血的作用。

3. 抑制胃酸分泌和保护胃黏膜　H_2 受体拮抗剂如西咪替丁因抑制胃酸提高胃内 pH 的作用,从而减少 H^+ 反弥散,促进止血,对应激性溃疡和急性胃黏膜病变出血的防治有良好作用。近年来发现,作用于质子泵的制酸剂奥美拉唑是一种 H^+-K^+-ATP 酶阻滞剂,大量出血时可静脉注射,40mg/ 次,1～2 次 /d。

4. 内镜直视下止血　局部喷洒 5%Monsell 液(碱式硫酸铁溶液),其止血机制在于可使局部胃壁痉挛,出血周围血管发生收缩,并有促使血液凝固的作用,从而达到止血的目的。内镜直视下高频电灼血管止血适用于持续性出血者,由于电凝止血不易精确凝固出血点,对出血面直接接触可引起暂时性出血。近年来已广泛开展内镜下激光治疗,使组织蛋白凝固,小血管收缩闭合,起到机械性血管闭塞或血管内血栓形成的作用。

5. 上消化道出血的非外科手术治疗　降低门脉压力

的药物治疗使出血处血流量减少,为凝血过程提供了条件,从而达到止血的目的。可选用的药物有血管收缩剂和血管扩张剂。

(1)血管加压素及其衍生物,以垂体后叶素应用最普遍,剂量为 0.4U/min,连续静脉滴注,止血后每 12 小时减 0.1U/min。该品衍生物有八肽加压素、三甘氨酰赖氨酸加压素。但对高血压、冠心病患者慎用。

(2)生长抑素及其衍生物:近年来合成了奥曲肽(善得定,sandostatin),可减少门脉主干血流量 25%～35%,降低门脉压 12.5%～16.7%,又可同时使内脏血管收缩及抑制胃泌素及胃酸的分泌,止血效果肯定,因不伴全身血流动力学改变,故短期使用几乎没有严重不良反应。

(3)血管扩张剂:不主张在大量出血时用,与血管收缩剂合用或止血后预防再出血时用较好。常用硝酸盐类药物如硝酸甘油可减少血管加压素的不良反应,有降低门脉压力的作用。

6. 上消化道出血的手术处理　食管胃底静脉曲张出血采取非手术治疗如输血、药物止血、硬化剂及栓塞仍不能控制出血者,应做紧急静脉曲张结扎术,此种方法虽有止血效果,但出血复发率较高。如能同时做脾肾静脉分流术,可减少出血复发率。其他手术如门 - 奇静脉断流术、肠系膜上静脉 - 下腔静脉 H 型搭桥分流术、脾腔静脉分流术等也在临床应用中。择期门腔分流术的手术死亡率低,有预防性意义。由严重肝硬化引起者亦可考虑肝移植术。溃疡病出血,当上消化道持续出血超过 48 小时仍不能停止;24 小时内输血 1 500ml 仍不能纠正血容量、血压不稳定;保守治疗期间发生再出血;内镜下发现有动脉活动性出血等情况,死亡率高达 30%,应尽早行外科手术。

(四)预后

临床经验证明,上消化道急性出血的死亡率与原发疾病有极密切的关系,其中肿瘤占 31%。上消化道急性出血总死亡率在 10%～44%。因此,强调紧急救治,如需要,采用侵入性手段或手术治疗。

二、下消化道出血

下消化道出血是指屈氏韧带以下,小肠、结直肠及肛管部位的肠管出血。结直肠癌、息肉是最常见的原因,由肿瘤侵蚀肠壁血管所致,急性大出血表现为从直肠排出大量鲜红便,可引起失血性休克。显性出血表现为排出鲜红色或暗红色便。下消化道出血发病率较上消化道低,少数病例诊断极为困难。因此,即使因大出血被迫做剖腹探查时,也有 1/3～1/2 不能明确诊断,甚至有报道约 7% 病例在大出血致死后也不能发现出血灶。近年来,由于内镜、血管造影等检查技术及内、外科治疗方法的进步,急性下消化道出血的发病率已有下降。

(一)病因

下消化道出血,在结直肠部最常见的出血原因为结直肠肿瘤,约占 53.44%。小肠出血最常见的原因是小肠肿瘤。直肠癌好发年龄多在 40 岁以上,但青壮年患直肠癌也并不少见,我国近年来报道的最小年龄为 8 岁。直肠癌早期多为鲜血便,后期因继发感染而多为黏液、脓血便;伴有里急后重,便意频繁,常被误诊为菌痢或内痔出血,误诊率很高。因此,对病期较长、症状严重者必须进行直肠指检及内镜检查,排除肠道新生物,以免延误诊断。

结肠癌:左半结肠癌主要为少量暗红色黏液、脓血便,有大便习惯改变、腹痛、肠梗阻等症状。右半结肠癌大部分伴有大便次数增多,果酱样大便,明显贫血,可有低热,右下腹部有时可打及肿块,晚期有肠梗阻征象。

小肠肿瘤:可发生大量便血,以屈氏韧带下 60cm 以内多见,常伴有腹痛、贫血,常规胃肠检查及内镜不易发现。近年来,由于小肠钡餐造影及选择性动脉造影检查,发现例数增多。

(二)诊断

1. 急诊或择期结肠镜检查 是临床上的首选手段。虽然临床检查中尚未确定最佳检查时间,但是已有不少相关文献表明在出血后 24 小时之内进行内镜检查的阳性诊断率高达 4% 左右。临床研究表明,下消化道出血中 2/3 以上的病因在大肠,因此可插至回肠末端 20～30cm 处,在检查的同时给予治疗,如息肉摘除、套扎止血、高频电凝止血等。术中肠镜检查:经各种检查不能明确下消化道出血原因,术中肉眼未发现出血灶,以及多发性或多种病变不能确定出血病灶,可使用术中肠镜进行检查,以便进一步确定术前其他检查所示病变。

2. 小肠镜检查 主要以推进式小肠镜和胶囊内镜为主。推进式小肠镜也称空肠镜,临床文献表明小肠镜的临床诊断准确率高达 87.5%。胶囊内镜能对整个小肠黏膜进行检测,国外已广泛应用,确诊率为 58%～86%,但是成本偏高,因此,在国内推广与应用还需要一段时间。

3. 选择性动脉造影 当出血速度≥0.5～1.0ml/min(750～1 500ml/d)时,根据出血征象,可以准确地判断出血部位有无活动性出血,尤其是面对出血量较大的情况,动脉造影对肠壁血管畸形、小肠憩室与肿瘤等有很高的诊断价值,能够明确出血部位。在临床治疗中,可以高选择性地注入人工栓子止血,成功率为 44%～88%,或留置导管持续滴注血管收缩剂、生长激素类似物止血。

4. 放射性核素扫描 用核素(锝)标记红细胞,由静脉注入,当活动性出血(0.1～0.5ml/min)时,显示出血部位的阳性率为 51%,^{99m}Tc-硫胶体或 ^{99m}Tc-植酸钠行下消化道出血显像,可显示有胃黏膜泌酸功能的憩室(Meckel 憩室)。在临床应用上,其敏感性很强,少量出血即可检测出,具有非侵入性,而且无不良反应,但是同时其阳性率不如血管造影高,不能精确定位,常需血管造影进一步明确。

(三)治疗

消化道出血多能自止,但有 10%～15% 的下消化道出血需急诊处理。

1. 保守治疗 下消化道出血一经查明原因,多先行保守治疗,除一般对症治疗外,对大肠良性出血病变还可采用冰盐水灌肠,一般应用 8mg 去甲肾上腺素加入 200～300ml 生理盐水中保留灌肠,使局部血管收缩而止血。绝大多数患者经此治疗,可达止血的目的,然后行进一步病

因治疗。当内镜检查发现出血浅表病灶时,可用 5% 孟氏液、去甲肾上腺素、凝血酶、医用黏合胶喷洒,这些药物有强烈的收敛、血液凝固作用;也可在出血灶周围注射 1‰肾上腺素液止血,但更多的是采用高频电凝、激光、冷冻等方法止血。值得注意的是,当出血部位广泛或局限出血显示不清时,应避免用高频电凝止血。

2. 介入治疗 由于选择性动脉插管的导管可以直达出血病灶的肠管边缘血管,局部用药及栓塞的安全性大为提高,且疗效确切,目前已广泛应用;但对血管栓塞仍应持慎重态度,不可因误栓而导致肠管坏死。其方法一般包括 2 个方面:①经导管注入垂体加压素,注射速度为 0.2～0.4U/min,值得注意的是肠缺血性疾病所致的出血,垂体加压素滴注会加重病情,应为禁忌,还可选择巴曲酶等止血药;②选择性动脉栓塞疗法,分为暂时性栓塞和永久性栓塞,前者用吸收性明胶海绵,后者用金属线圈、聚乙烯醇等。

3. 手术治疗 对于消化道出血严重,但又不能手术的患者,可先行栓塞,待病情稳定后择期手术。

(1)择期手术:大部分下消化道出血的病例经保守治疗,在出血停止或基本控制后,通过进一步检查明确病变的部位和性质,若有手术适应证,应择期手术。

(2)急诊手术:急诊手术的适应证为保守治疗无效,24 小时内输血量超过 1 500ml,血流动力学仍不稳定者;已查明出血原因和部位,仍继续出血者;大出血合并肠梗阻、肠套叠、肠穿孔或急性腹膜炎者。对于出血难以控制,且经过多种特检方法仍不能明确出血部位及病变性质的病例,应在抢救的同时,在病情尚能耐受手术的情况下,行急诊剖腹探查术。

(四)预后

若出血病灶经各种检查仍不能明确,而盲目行结肠部分切除术,则术后再出血率(35%～75%)及死亡率(20%～50%)都较高,因此尽量不要采用盲目性切除。必要时可考虑全结肠切除术、回肠直肠吻合术或回肠造口术,因其再出血率(0～60%)及死亡率(0～40%)均比盲目结肠部分切除术更低。

(孔大陆)

第 2 节 肝癌破裂出血

肝癌破裂出血多见于结节型及块状型肝癌,尤其合并有肝硬化者,弥漫型肝癌少见。肝癌破裂出血有两种类型,一种为肝包膜下出血,另一种为穿破包膜进入腹腔。后者病情进展迅速,死亡率极高。

一、病 因

1. 肝癌在生长过程中由于膨胀性生长,肿瘤内压力较高,同时由于肿瘤迅速生长,其血供相对不足,出现缺血、缺氧,肿瘤中央坏死、液化,腐蚀血管,在肿瘤淤血、内压高及坏死的基础上,在深呼吸、翻身、震动、剧烈咳嗽、用力排便或体检等腹内压力增大的情况下,瘤内压力突破肿瘤周

边包膜或正常薄弱的肝组织破裂，致使腹腔内大出血。

2. 肝硬化门静脉高压 肝肿瘤周边由静脉系统供血，且门静脉与肝静脉有交通支相连。当门静脉压力增高时，动脉、静脉内的压力也升高，使血管壁逐渐变薄，最终导致破裂出血。肝癌破裂出血患者常合并肝硬化，并发率高达90%以上，较无破裂出血的肝癌患者肝硬化并发率更高。

3. 肿瘤坏死、液化后感染 肿瘤生长侵蚀破坏血管也是肝癌破裂出血的重要因素。

4. 肝癌常伴肝硬化、肝功能损害，凝血机制异常，是肝癌破裂出血的原因之一。

二、临床表现

肝癌一般表现为肝大、肝区痛。腹壁静脉曲张、消瘦、低热、黄疸、血清 AFP 升高等，部分患者在肝癌破裂出血前已诊断为肝癌，或正接受治疗，少部分患者以破裂出血为首发症状。

三、出血表现

肝包膜下出血者表现为突发肝区痛，右上腹包块迅速增大。肝区压痛及局部肌紧张等，可伴恶心、呕吐、面色苍白、出冷汗、头晕、心悸、脉搏加快、血压下降等血容量不足的表现，若肝癌破裂较小，出血缓慢，可无血容量不足的表现，或仅有肝区局限性轻微疼痛，3~5 天后自行缓解；肝癌破裂、穿破包膜进入腹腔者，表现为突发上腹剧痛，继而疼痛减轻，并扩散至全腹，同时伴有急性出血和腹膜炎的表现，如腹痛、腹胀、恶心、呕吐、面色苍白、出冷汗、脉搏加快、腹肌紧张，移动性浊音阳性，患者很快进入休克状态。上腹剧烈疼痛发生率为 54%~100%，休克发生率为 17%~100%，腹膜刺激征可达 92% 以上。

四、诊 断

根据患者典型的病史及临床表现，结合腹腔穿刺时抽出不凝血液等，该病确诊并不困难，尤其是已经确诊为肝癌的病例，在腹压骤增或局部遭受外力后发生剧烈腹痛，随即呈现内出血、休克现象时即可诊断。如肝癌破裂入胆道，则表现为突然发作的右上腹阵发性绞痛伴消化道出血症状，即黑便或呕血。同时，可有黄疸和胆囊肿大，为血凝块造成胆总管梗阻所致。如肝癌破裂和出血位于肝被膜下，即被膜下破裂，则临床表现为右上腹突然而剧烈的疼痛，却没有任何腹膜炎的表现。

B 超检查无创、快速，可提供极重要的诊断依据，如病情许可，应尽可能实施。B 超是首选的影像学诊断手段，尤其是腹腔穿刺已抽出不凝的新鲜血，但又不能判断出血来源时，如在 B 超检查时发现肝脏存在占位病变，病变周围存在高回声区，腹腔内也有高回声区（液体），则可确定诊断。

CT 检查显示周围型肝肿瘤存在，腹腔内有游离的液体，在肿瘤附近可见高密度区，为血凝块所致。如 CT 上肝静脉不再透明，为肝静脉引流受阻的表现。

血常规提示，血红蛋白明显降低，红细胞计数下降，血细胞比容减小，白细胞计数正常或稍高。虽然 AFP 增高是肝癌的特异性诊断指标，但其往往不能马上得到结果。肝癌破裂出血的患者大部分有肝功能改变，转氨酶增高，γ-GT、AKP 增高，部分患者可有白/球蛋白比例（A/G）倒置。

误诊原因：该病难以诊断及易发生误诊的情况是，当患者无肝硬化及肝癌的病史，平日以"健康"自居，一旦出现急腹症现象时，常易误诊为一般的急腹症，如急性溃疡病穿孔、急性阑尾炎、急性胆囊炎、胆石症、急性肠梗阻、急性胰腺炎等，内出血、休克明显者也常被误诊为宫外孕或脾破裂等，主要是由于患者病史及临床表现不典型，医师的思路狭窄，未能利用各种诊断手段详细检查。对于平日"健康"的急腹症患者，不论腹部有无移动性实音、临床上有无休克表现，均应进行腹腔穿刺检查，若一次腹腔穿刺为阴性时，应改换部位并用粗针头再次穿刺。实验室检查如血常规、肝功能、酶谱与 AFP 等，更有助于诊断。当前对诊断最有意义的应属 B 超检查，及时做 B 超，以免误诊。

五、治 疗

肿瘤破裂出血往往急剧、凶险，需要立刻抢救，同时或病情稳定后应积极考虑针对肝内原发病灶的治疗。

（一）非手术治疗

1. 紧急处理 出血量较小者应平卧休息，限制活动，腹带加压包扎；出血量大、有失血性周围循环衰竭的患者应及时监测血压、脉搏、呼吸、心率及神志情况，并给予抗休克治疗。

2. 补充血容量 出血量较小者可仅予补充晶体液，出血量大、有失血性周围循环衰竭的患者应及时予输注新鲜血或进行成分输血。

（二）原发性肝癌破裂出血的治疗

包括手术治疗、肝动脉结扎、吸收性明胶海绵或大网膜填塞及纱布压迫止血、选择性肝动脉栓塞和保守治疗。对能耐受手术的患者，手术是可靠、有效的止血措施。手术方式有多种，应做到切实止血、引流通畅，可用双套管引流并冲洗，预防胆瘘，力争行肝癌不规则切除，但应避免做大于右半肝的肝切除术，一方面能达到止血的目的，另一方面对肝癌进行了切除治疗，以求获得较好的远期疗效。肝癌具有双重血供，故肝癌一旦自发破裂出血，很难自止，有研究给予外源性止血药物和减少内脏血供的生长抑素，都难以奏效，且病死率高，因此应避免采取单纯的保守治疗。对于绝大多数无法根治切除的肝癌伴自发破裂出血者，应采取综合治疗措施，如肝动脉结扎、吸收性明胶海绵或大网膜填塞及纱布压迫止血。

选择性肝动脉栓塞（TAE）是通过导管将栓塞剂选择性地注入肿瘤血管和肿瘤供血动脉，阻断肿瘤供血，封闭肿瘤血管床，从而抑制肿瘤生长，这相当于把肿瘤"饿死"。常用的栓塞剂有吸收性明胶海绵、超液化碘油、海藻酸钠微球等。研究显示，急诊用 TAE 治疗原发性肝癌破裂出血的效果令人满意，TAE 治疗组和手术组相比，明显具有输血量少、术后肝功能恢复快、平均住院时间短的优点，且两组的病死率无显著性差异。对原发性肝癌破裂出血患者行急诊 TAE，能够明确出血部位及性质，对诊断、进一步治疗和预后均有重要意义。造影检查过程中多能见到造影剂由瘤区外溢，甚至可以发现正在出血的滋养动脉支。TAE 治疗组中，2 例均有肿瘤区造影剂外溢、活跃出血的征象，进行栓塞后即刻止血，体现了 TAE 对原发性肝癌破裂出血患者的直观治疗效果。TAE 导管能够超选择至肿瘤破裂一侧的左肝动脉或右肝动脉，这样既能可栓塞止血，又可避免阻塞正常肝脏的血供，保护肝脏功能，避免术后肝功能衰竭。进行肝动脉栓塞，栓塞剂（超液化碘油及吸收性明胶海绵）和化疗药物（表柔比星 100mg、氟尿嘧啶 1g、顺铂 80mg 或丝裂霉素 10mg）既可止血，又可杀伤肿瘤细胞。本组 2 例患者术后出现黄疸，经积极给予静脉滴注甘草酸二铵（甘利欣）等保肝治疗后消失。

肝癌破裂出血的患者病情多数较凶险，但只要诊治恰当，抢救及时、有效，抢救成功的概率仍较高。原发性肝癌破裂出血治疗的目的主要是止血，还应为今后进一步的治疗设想，力争达到肝癌治疗的最佳预后。

六、预　　后

一般认为肝癌破裂患者的预后比未破裂者差，据统计肝癌死于破裂出血者约占 16%。即使患者经挽救得以生存，由于癌细胞的腹内播散、种植，很快就发生腹内及远隔部位的转移，生存时间有限，预后不良。但实际上据报道，肝癌破裂能得以施行肝切除治疗者，其预后并不比未破裂者更差，因肝癌破裂而行肝切除者平均生存期可达 9～12 个月，甚至有生存 3～5 年以上至 10 年以上者，所以对肝癌破裂的病例仍应积极救治，争取良好的预后。

（孔大陆）

第 3 节　恶性肠梗阻

恶性肠梗阻（malignant bowel obstruction，MBO）是指原发性或转移性恶性肿瘤造成的肠道梗阻，是晚期癌症患者的常见并发症。对于常规手术无法解除梗阻及去除病因的晚期及终末期癌症造成的恶性肠梗阻，患者不仅要承受呕吐、腹痛、腹胀、无法进食等病痛的折磨，可能还要承受因放弃治疗或持消极态度所致的精神痛苦。研究显示，对于不能手术解除的恶性肠梗阻，采用合理的治疗措施，可以有效缓解症状，改善患者的生活质量。临床调研发现，国内临床医师对晚期癌症患者合并肠梗阻的认识和处理与国际治疗现状存在较大差距，临床医师迫切需要了解晚期癌症 MBO 治疗进展方面的知识及临床诊疗规范。MBO 专家共识旨在为临床医师处理 MBO 提供诊断、治疗的参考意见，提高 MBO 患者的生活质量。

一、发 病 情 况

国外文献报道，晚期原发性或转移性肿瘤并发肠梗阻的发生率为 5%～43%。最常见并发肠梗阻的原发肿瘤为卵巢癌（5.5%～51%）、结直肠癌（10%～28%）和胃癌（30%～40%，鉴于在我国胃癌发病率为消化道肿瘤的首位，胃癌并发 MBO 的比例可能更高）。小肠梗阻较大肠梗阻更为常见（61% vs. 33%），>20% 的患者大肠和小肠同时受累。卵巢癌并发 MBO 者占癌性小肠梗阻的 50%，占癌性大肠梗阻的 37%。

二、病　　因

明确病因对 MBO 的治疗有重要意义。MBO 病因可分为癌性和非癌性两大类。

1. 癌性病因　即癌症播散（小肠梗阻常见）和原发肿瘤（结肠梗阻常见）造成的梗阻。恶性肿瘤导致的机械性肠梗阻可能合并炎性水肿、便秘、肿瘤及治疗所致的纤维化、恶病质或电解质紊乱（如低钾）、肠道动力异常、肠道分泌降低、肠道菌群失调及药物不良反应等，从而使病情进一步复杂及恶化。

2. 非癌性病因　如术后或放疗后可出现肠粘连、肠道狭窄及腹内疝，年老体弱者发生粪便嵌顿。非癌性原因所致的 MBO 发生率占 MBO 的 3%～48%。即使是已知存在恶性肿瘤病灶的 MBO 患者，也需要考虑非癌性病因导致 MBO 的可能。

三、病 理 类 型

1. 机械性肠梗阻　这是 MBO 最常见的病理类型。病理亚型包括：①肠腔外占位性 MBO，由原发肿瘤、肠系膜和网膜肿物、腹腔或盆腔粘连、放疗后纤维化等所致；②肠腔内占位性 MBO，由原发肿瘤或转移癌引起的息肉样病变、肿瘤沿肠腔环形播散所致；③肠壁内占位 MBO，如皮革样肠（intestinal linitis plastica）MBO。

2. 功能性肠梗阻　又称动力性肠梗阻，是由于肿瘤浸润肠系膜、肠道肌肉、腹腔及肠道神经丛，导致肠运动障碍，以及由副癌综合征性神经病变（尤多见于肺癌患者）、慢性假性肠梗阻（chronic intestinal pseudo-obstruction，CIP）、副癌性假性肠梗阻和化疗药物神经毒所致的麻痹性肠梗阻。

四、病理生理变化

恶性肠梗阻发生后，肠道局部和全身出现一系列病理生理变化。肠道内液体分泌 - 吸收平衡破坏是肠梗阻病理生理过程中最重要的环节。

正常情况下，消化道分泌消化酶、胃肠液、电解质等促进营养物质吸收。人体消化腺每日分泌入肠腔的液体总量约 8 000ml。肠梗阻发生后，肠腔内液体积聚在梗阻部位，导致梗阻近段肠腔扩张。积聚的胃液、胰液、胆道分泌物进一步刺激肠液分泌。肠腔扩张，肠壁变薄，肠道对水与电解质吸收的能力下降；同时肠壁表面积增大，肠腔内液体分泌量进一步增加，形成"分泌 - 扩张 - 分泌"的恶性循环。尽管肠道运动不能使肠内容物通过，但肠道仍然持续不协调蠕动，这进一步加重肠梗阻近端肠道的扩张。梗阻肠道的"扩张 - 分泌 - 运动"活动引发了 MBO 一系列临床症状。梗阻肠腔内压增高，导致肠壁静脉回流障碍，毛细血管及小静脉淤血,肠壁充血、水肿。随着病情进展,肠壁动脉血运受阻,动脉内血栓形成,肠壁坏死、穿孔。肠壁充血、水肿还可导致前列腺素(PG)、血管活性肠肽(VIP)等炎症因子分泌增多,从而增加细胞膜通透性,进一步加剧肠腔内液体的积聚。同时,肠梗阻部位的炎性反应还可引起肿瘤水肿,瘤体增大,进一步导致病情恶性循环。肠腔内大量液体积聚,细菌繁殖,引起全身病理生理变化。临床表现为水与电解质平衡紊乱、酸碱失衡、循环血容量减少、细菌毒素入血、感染、中毒,病情严重时引起多器官功能衰竭,最终导致休克、死亡。

五、诊 断

(一)临床表现

MBO大多缓慢发病,常为不全性肠梗阻。常见症状包括恶心、呕吐、腹痛、腹胀、排便排气消失等。初始症状通常为间歇出现可自发缓解的腹痛、恶心、呕吐和腹胀,症状发作时通常仍有排便或排气。随病情进展,逐渐恶化为持续性症状。症状与肠梗阻部位及程度相关。

(二)影像学检查

1. 腹部 X 线检查 是诊断肠梗阻的常用检查方法。腹部 X 线片可以显示肠梗阻的一些征象,如肠曲胀气扩大、肠内气液平面。结合临床表现,可以诊断肠梗阻及梗阻部位。

2. 腹部 CT 扫描 推荐在有条件的情况下,作为肠梗阻影像学诊断的首选方法。腹部 CT 可评估肠梗阻部位及程度,还可能评估肿瘤病变范围,为决定进一步治疗方案(如抗肿瘤治疗、手术治疗、支架治疗或药物姑息治疗等)提供依据,同时还可用于术后随访。

3. 胃肠造影 上段小肠梗阻(口服造影)和结直肠梗阻(灌肠造影)时,有助于确定梗阻的位置、范围以及伴随的胃肠运动异常。值得注意的是,钡剂虽能提供清晰的对比影像,但因不能吸收,可能导致严重的梗阻,MBO 禁忌使用;推荐使用水溶性碘对比剂,该造影剂可提供与钡剂相似的影像,并且在某些情况下对一些可逆性梗阻可能有助于恢复肠道正常运动;鉴于腹部 CT 的广泛使用,目前临床较少使用胃肠造影技术诊断 MBO。

(三)诊断要点

根据病史、临床表现和腹部影像学检查,诊断恶性肠梗阻。MBO 诊断要点包括:①恶性肿瘤病史;②既往未行或曾行腹部手术、放疗或腹腔内灌注药物治疗;③间歇性腹痛、腹胀、恶心、呕吐等症状,伴或不伴肛门排气或排便;④腹部查体可见肠型、腹部压痛、肠鸣音亢进或消失;⑤腹部 CT 或 X 线片可见肠腔明显扩张和多个气液平面。

六、治 疗

(一)治疗总则

1. 治疗目标 改善生活质量。

2. 治疗原则 个体化姑息治疗。应该根据患者疾病的阶段、预后、进一步接受抗肿瘤治疗的可能性、全身状况以及患者意愿,决策治疗方案。

3. 治疗方法 手术治疗、药物和其他姑息治疗。

(二)手术治疗

MBO 手术治疗的指征、方法选择等并无定论,存在高度的经验性和选择性。

手术治疗仍然是 MBO 主要的治疗方法之一,但应严格掌握手术指征。仅适用于机械性梗阻和 / 或肿瘤局限、单一部位梗阻,并且有可能对进一步化疗及抗肿瘤治疗获益的患者。对于经过选择的患者,手术可以达到最佳的缓解症状、提高生活质量和延长生存时间的目的。

Zoetmulder 等的研究显示,在手术治疗受益的患者中,手术治疗的无梗阻生存时间略优于药物治疗。但对一些不适宜进行手术治疗的 MBO 患者,手术不但没有治疗作用,反而会给患者带来额外的痛苦和负担,应该选择其他治疗方法控制症状。研究显示,手术治疗的症状缓解率为 42%~85%,并发症发生率为 9%~90%,死亡率为 9%~40%,复发率为 10%~50%。

1. 治疗目标 主要目标是缓解患者的症状,改善生活质量;次要目标是延长生存时间。

2. 治疗效果评价指标 症状(包括恶心、呕吐、疼痛等)缓解的程度;生活质量,能够经口进食,能够接受固体食物,肠道功能恢复程度,术后肠梗阻持续缓解 >60 天等;生存时间,多数学者认为,术后生存时间 >60 天可以作为姑息手术治疗有效的标志之一。

3. 适应证 粘连引起的机械性梗阻;局限肿瘤造成的单一部位梗阻;对进一步化疗可能会有较好疗效的患者(化疗敏感者)。

4. 绝对禁忌证 近期开腹手术证实无法进一步手术;既往腹部手术显示肿瘤弥漫性转移;累及胃近端;影像学检查证实腹腔内广泛转移,并且造影发现严重的胃运动功能障碍;触及弥漫性腹腔内肿物;大量腹水,引流后复发。

5. 相对禁忌证 有腹腔外转移而产生难以控制的症状(如呼吸困难);腹腔外疾病(如广泛转移、胸腔积液);一般情况差;营养状态较差(如体重明显下降,甚至出现恶病质,明显低蛋白血症);高龄;既往腹腔或盆腔放疗。

6. 可选择的手术方案 松解粘连、肠段切除、肠段吻合、肠造瘘。

(三)药物治疗

1. 治疗目标 不使用减压装置或在使用胃肠减压装置的同时,控制恶心、呕吐、腹痛和腹胀等症状。

2. 药物种类 镇痛药(主要为阿片类镇痛药)、止吐药、激素类药物及抗分泌药。

3. 用药要点 药物治疗的剂量和给药途径需个体化。大多数 MBO 患者不能口服给药;静脉给药最好经中心静脉置管给药;可选择皮下注射、经直肠或舌下途径给药。

(1)镇痛药:

1)阿片类药物:可根据病情,选择吗啡、芬太尼等强阿片类镇痛药。对于无法口服用药的患者,首选芬太尼透皮贴剂,或吗啡皮下、肌内或静脉注射。哌替啶镇痛作用时间短,其代谢产物易产生严重不良反应,故不推荐使用。阿片类镇痛药的临床用药应遵循 WHO 癌症疼痛治疗指南，规范化、个体化用药。强阿片类药治疗时，应重视个体化滴定用药剂量，防止恶心、呕吐、便秘等药物不良反应。此外，对于未明确病因的肠梗阻患者，应注意使用阿片类药物可能影响病情观察和手术决策。

2）抗胆碱类药物：抗胆碱类药物包括氢溴酸东莨菪碱、山莨菪碱等，可用于阿片类药物单药控制不佳的腹部绞痛。抗胆碱类药物不能透过血脑屏障，因此中枢性不良反应（如失眠和欣快）较阿片类药物少。

（2）止吐药：

1）促动力药：药物为甲氧氯普胺（胃复安）。适用于肠梗阻早期、不完全性梗阻。由于促动力类止吐药可能会引发腹部绞痛，故不推荐用于完全性机械性肠梗阻。

2）中枢止吐药：根据病情，选择抗精神病药物，如氟哌啶醇、氯丙嗪和丙氯拉嗪等；或抗组胺药，如茶苯海明、塞克利嗪。

（3）激素类药物：地塞米松常用于镇痛或止吐治疗的辅助用药。但由于用糖皮质类激素有致不良反应的风险，因此使用激素治疗 MBO 时需要权衡利弊。

（4）抗分泌药：

1）抗胆碱类药物：如氢溴酸东莨菪碱、山莨菪碱等。相对于抑制平滑肌的蠕动作用，抗胆碱类药物对胃肠道腺体分泌的抑制作用较弱。抗胆碱类药物具有抑制消化液分泌的作用，因此，即使无腹部绞痛的 MBO 也可以选择使用。该类药可引起口腔干燥、口渴等不良反应。

2）生长抑素类似物：①奥曲肽：可有效控制 MBO 的恶心、呕吐症状，其作用优于抗胆碱类药物。在 MBO 早期，奥曲肽与促胃肠动力药联用，可能逆转 MBO 恶性进展，其与促胃肠动力药、中枢止吐药等联用安全、有效。国外大量研究证实，与传统抗胆碱类药物相比，奥曲肽能更好地控制恶心、呕吐症状，减少胃肠道分泌量。对于丁溴东莨菪碱治疗失败的上部肠道梗阻，奥曲肽仍然有效。同时早期联用甲氧氯普胺、地塞米松，不仅可缓解症状，而且可协同促进胃肠运动功能快速恢复，逆转肠梗阻。②长效奥曲肽：单次肌内注射，每月 1 次，用药后的血浆药物浓度持续稳定，克服了奥曲肽作用时间短、必须每日注射、注射间期药物浓度波动大的缺点。长效奥曲肽可更有效地持续控制 MBO 症状，增强患者用药的依从性。Matulonis 等研究证实，奥曲肽短期治疗有效的 MBO 患者，换用长效奥曲肽，可以安全、有效地维持症状的持续缓解。推荐用于奥曲肽治疗有效、预期生存期 >1 个月的 MBO 患者。

（四）其他治疗

1. 补液　补液适用于存在脱水症状的 MBO 患者。MBO 患者的口干、口渴症状有时可能与静脉或口服补液量无关。口腔护理和反复吸吮冰块、液体或涂唇膏等措施，可能减轻口干、口渴症状。

补液方法：静脉或皮下输液。静脉补液方法长期应用会给患者带来不适和不便，因此长期静脉补液仅适用于有中心静脉置管的患者。与静脉输液相比，皮下输液具有方便、安全、有效和费用相对低廉的优点，可以在家中使用，是无中心静脉置管患者的可靠选择。

补液量：必须注意权衡补液疗效和补液可能导致的不良反应。研究显示，每日肠外补液量 >1L 者，可显著减轻恶心症状。但是，补液过多可能导致胃肠道分泌量增加。一般每日补液量为 1～1.5L。

补液成分：5% 葡萄糖溶液、0.9% 氯化钠溶液均为常用补液制剂。高张溶液可提高血浆渗透压，促进利尿，并影响肾素 - 血管紧张素 - 醛固酮系统。可选择性使用高张溶液，抑制体液潴留的恶性循环。经皮下输液补钾时，需要密切监测。文献报道，轻度低钾患者经皮下输液方式补钾，其氯化钾浓度范围为 10～40mmol/L。经皮下输液补钾的安全性数据尚不充足。

2. 全胃肠外营养（TPN）　TPN 的主要目的是维持或恢复患者的营养，纠正或预防与营养不良相关的症状。TPN 在 MBO 治疗中的作用存在争议，其一方面可延长患者的生存时间，另一方面可导致并发症，延长不必要的住院时间。TPN 不应作为 MBO 患者的常规治疗，仅选择性用于某些 MBO 患者（肿瘤生长缓慢、可能因为饥饿而非肿瘤扩散而死亡者）。Cozzagliao 等的研究结果显示，TPN 适用于 Karnofsky 行为状态（KPS）评分 >50%，而且预期生存时间 >2 个月的 MBO 患者。

3. 自张性金属支架　自张性金属支架可选择性用于十二指肠或直肠梗阻的患者，禁用于多部位肠梗阻和腹腔病变广泛的患者。该治疗费用高，在 MBO 的应用价值存在较大争议，因此应根据患者个体情况谨慎选用。多项临床研究结果显示，自张性金属支架可以使梗阻的肠腔再通，术后可能进食少量的食物。常见并发症包括局部疼痛、肠出血和肠穿孔。

4. 鼻胃管引流（NGT）　NGT 仅推荐用于需要暂时性减少胃潴留的 MBO 患者。长期使用 NGT 仅限于药物治疗不能缓解症状而又不适于行胃造瘘手术的患者。NGT 可产生严重明显不适感，引起鼻咽部刺激、鼻软骨腐蚀、出血或换管或自发性脱出等并发症。

5. 胃造瘘　胃造瘘适用于药物治疗无法缓解呕吐症状的 MBO 患者，慎用于既往多次腹部手术、肿瘤广泛转移、合并感染、门脉高压、大量腹水及出血风险的患者。胃造瘘方法包括手术胃造瘘和内镜引导下经皮胃造瘘（PEG）。PEG 创伤小，是首选的胃造瘘方法。83%～93% 胃造瘘患者的恶心、呕吐症状可能明显缓解。胃造瘘及间歇减压后，还可允许患者少量进食，让患者"恢复"胃肠道的积极功能状态，从而避免使用 NGT 所致的身心痛苦。

（吕宗渤）

第4节　胆道梗阻

黄疸是一种常见的临床病症，是由于血清内胆红素浓度增高，使巩膜、皮肤、黏膜、体液和其他组织被染成黄色，临床上以胆道梗阻所致胆汁淤积性黄疸多见。由于其多伴有严重并发症，治疗效果不太理想，特别是恶性肿瘤引发的胆道梗阻性黄疸的治疗更为困难。

一、病　因

恶性肿瘤引起的胆道梗阻分为原发性与继发性。原发肿瘤常见的有胆管癌，继发性肿瘤有肝癌、胆囊癌、胰腺癌和壶腹周围癌等。

二、临床表现

1. 黄疸　黄疸是胆道恶性梗阻的主要临床表现。80%的胰头癌患者可出现黄疸，20%的胰体或尾部癌患者亦在病程后期出现黄疸。黄疸常呈进行性加重，个别病例可有暂时波动，可能由于伴有炎症与水肿的消失。胰腺癌黄疸多伴腹痛，过去认为无痛性黄疸是胰头癌的特征，实属错误的概念。90%的壶腹周围癌患者在病程中出现黄疸，且大多数为无痛性黄疸。壶腹癌患者黄疸出现相对较早，但有时因肿瘤组织坏死、脱落而出现黄疸的波动。进行性加重的梗阻性黄疸是胆管癌最重要的临床表现，而仅有40%～50%的胆囊癌患者发生黄疸，属晚期临床表现。另外，约有1/3的肝癌患者可能发生黄疸。

2. 肝大　2/3～3/4的胰腺癌、壶腹癌及胆管下端癌患者出现肝脏对称性肿大。其质地较硬，大多无疼痛表现，为胆汁淤积或肝脏转移的结果。当肿瘤位于左侧或右侧一级胆管时，常出现不对称性肿大，这些有助于胆道梗阻的定位诊断。

3. 胆囊肿大　半数以上的胰腺癌和壶腹周围癌病例可触及无痛的肿大胆囊，称为库瓦西耶征（Courvoisier sign），是诊断胰头癌及壶腹癌的重要证据。

4. 腹痛　胰腺癌和壶腹癌常出现腹痛症状。据文献报道，超过25%的胰腺癌患者出现腹痛，30%的壶腹癌患者也可发生腹痛。胰腺癌患者的疼痛主要有3种形式：①腹正中部的持续性隐痛，有时可向后背部下方放射，类似于胼胝性溃疡痛；②起自脐部的阵发性疼痛，并向后背、前胸及肩部等处广泛放射，易与肠梗阻混淆；③右上腹的剧烈疼痛，有时向右肩放射，类似于胆石绞痛症。壶腹癌患者多数表现为上腹或右上腹胀痛，疼痛一般不放射，且常发生于黄疸出现之后；有半数胆管癌患者有上腹胀痛和发热，但程度较轻，胆囊癌与结石性胆囊炎患者的腹痛较相似，到后期有时出现剧烈胆绞痛，对抗生素和一般的解痉镇痛治疗效果不明显。

5. 腹内肿块　因胰腺深处腹膜后，非至明显肿大临床常不易触及。但晚期病例可在上腹部扪及结节感硬块，为胰腺癌本身或转移的淋巴结。约1/3的胆囊癌患者在右季肋下可扪及坚实而无痛的肿块。

6. 消化道症状　可出现食欲减退、消化不良、恶心、呕吐等症状。如为壶腹癌，则因肿瘤腐脱而发生胃肠道出血，表现为明显的柏油样大便或隐血，甚至可以因此导致严重贫血。

7. 发冷、发热　胰腺癌患者一般无此症状，但约半数的壶腹癌患者出现此症状，为胆道继发感染所致，发作时随之加重，极易误诊为胆石症。

8. 其他体征　约1/3晚期患者可出现门静脉高压、腹水和继发性脾大等。

三、辅助检查

1. B超　B超检查是诊断胆道梗阻最常用的方法，其对胆道扩张的诊断正确率可达95%以上。B超检查除能显示病变部位、大小外，还能提示病变内的血流状况、与周围血管的关系、淋巴结转移等情况。

2. CT　CT诊断正确率高于B超。因易受肠道内气体的影响，B超难以检出胰腺内2cm以下的小肿瘤，而CT检查除能发现胰胆管扩张外，还可以发现直径1cm的肿瘤，客观地显示出病变的部位、形状及周围组织浸润和大血管受累等征象。

3. ERCP　即在内镜下经十二指肠乳头逆行胆胰管造影。该方法对胰腺癌、壶腹周围癌及胆管癌有较高的诊断价值。除能观察十二指肠乳头改变外，还可以准确地显示出胰胆管全貌及梗阻部位。同时，还可做组织活检，收集胰液、胆汁做细胞学、生化和酶学检查。

4. PTC　即经皮经肝胆管造影术。从梗阻上方注入造影剂，70%左右的病例可将导管插入到病变梗阻以下的胆管，清晰地显示全部胆道及其分支，包括病变的范围及形态。在PTC后置管还可以起到引流胆汁作用，即PTCD，在术前应用可减轻黄疸、改善肝功能和患者的全身状态，是重症黄症患者术前准备的重要内容之一。

ERCP、PTC为有创伤性检查，并发症相对较高，造成的急性化脓性胆管炎已屡见不鲜，从患者的安全角度出发，对有创伤性检查应采取审慎态度。

5. MRCP　磁共振胰胆管造影技术是利用相对静止的液体，在磁共振 T_2 加权时表现出的明显高信号强度，通过各种后处理技术以获得类似于X线造影的液体MR影像。胆道系统内的胆汁属于相对静止的液体，因此MRCP可清晰、准确地显示出胰胆管系统的形态、结构及梗阻部位。其诊断准确性已与ERCP相近，与ERCP相比，MRCP具有以下优点：①无创性、无电离辐射、不需要插管及注射造影剂，因此没有ERCP的严重合并症；②对各种原因不宜行ERCP、或ERCP不成功病例的胰胆管系统可进行评估；③在进行MRCP的同时，还可获得常规MR断层影像。这样MR检查除可通过MRCP观察胰胆管内的情况外，还可利用MR断层技术显示胰胆管腔外的结构，准确判断病变对胰胆管壁和管壁外的浸润情况。

四、治　疗

恶性胆道梗阻的首选治疗方案是根治性外科手术，但是由于肝胆胰区的解剖特点和肿瘤的生物学特性，且这类患者中绝大部分临床分期属于晚期，并可能合并其他系统疾病，故大多数已失去外科根治性手术机会。有效地解除胆道梗阻，是消除黄疸并提高患者生活质量的重要治疗手段。除内镜下胆管引流术外，目前解除恶性胆道梗阻的方法还有经皮经肝胆管引流术、经外科引流术及超声内镜引导下胆管引流术（endoscopic ultrasonography-guided biliary drainage，EUS-BD）。经皮经肝胆管引流术存在出血、疼痛及外引流带来的电解质紊乱、逆行感染等缺点，一般用于内镜治疗失败或者十二指肠乳头被肿瘤侵犯及胃大部切除术后患者。Mihalache 等对胆管癌患者大于 4 年的生存率及生活质量的前瞻性研究显示，内镜下支架植入组术后生活质量及术后 2 年的生存率明显高于外科引流术组，旨在提高生存率及生活质量的微创治疗成了首选治疗措施。对于恶性胆道梗阻患者的胆道引流在其他方式失败后，EUS-BD 是很好的替代方案，但因操作及设备限制，临床开展较少，目前的研究样本量均很小，其安全性及有效性仍需大样本研究进一步验证。

1. 手术治疗 手术是目前治疗恶性胆道梗阻唯一有效的方法，目的是清除肿瘤和恢复胆道的通畅性。对于早期病例，只要病变局限、无明显局部淋巴结转移、门静脉未受累、肝功能基本正常、黄疸时间不超过 1 个月，均可考虑行一期根治切除术。如果黄疸较重、一般情况较差而无法施行一期根治性手术时，可考虑先行姑息性引流术或置管引流。待黄疸消退、体质恢复，再酌情行二期手术或其他治疗。

（1）胰十二脂肠切除术（即 Whipple 术）：是胰头癌、壶腹癌的首选术式。

（2）肝门胆管癌根治性切除术：适用于较早期的肝门胆管癌，切除范围包括胆管癌、大部分胆管、部分肝脏和胆管周围及肝十二指肠韧带内的淋巴脂肪组织。切除后，行肝内胆管 - 空肠吻合术。

（3）肿瘤受累段胆管切除 + 肝总管 - 空肠吻合术：适用于中段胆管癌患者。

（4）保留幽门的胰十二指肠切除术（PPPD）：适用于病期较早的胰头癌患者。

（5）扩大胰十二指肠切除术：亦称区域性胰腺切除，适用于局部病灶浸润部分门静脉。手术范围包括肿瘤及充分的周围胰腺组织、区域淋巴结及胰腺段门静脉整块切除。门静脉与肠系膜上静脉的对端吻合或移植他处静脉替代切除的门静脉。

（6）全胰切除术：适用于多中心胰体尾癌或胰内广泛转移者。

（7）胆道 - 空肠吻合术：对不能切除的胰腺癌、壶腹中下部胆管癌，根据患者体质情况，可选择胆管或胆囊与空肠或十二指肠吻合。

（8）胆道 - 空肠及胃空肠双内引流术：对晚期胰腺癌除有梗阻黄疸外，尚因肿瘤压迫导致胃肠道梗阻者，可行胃 - 空肠吻合术。但无论选用何种术式，吻合口均应尽量远离肿瘤部位，以免发生阻塞。

2. 非手术治疗

（1）经内镜支架植入术：经胆总管将具有记忆合金功能的内支架放置于肿瘤狭窄处，解除区域狭窄，并在肿瘤部位放置银夹标记，术后辅加外照射治疗。该方法适用于不能切除的中上段胆管癌。

（2）置管外引流术。

3. 化疗 目前化疗效果尚未肯定，但适时使用往往可取得优于单一治疗手段的效果，且有可能延长患者的生存期。有条件者术后可经股动脉插管行区域介入灌注化疗

（栓塞），术中可经胃网膜右动脉插管至肝动脉，留置导管术后化疗。另外，还可经胆道外引流管注药。经胆道途径注化疗药物对肝组织损害轻微，但管内药物浓度高，而血液浓度低，从而减轻了全身不良反应，临床获得很好的疗效，目前常用灌注化疗药有顺铂 $80mg/m^2$、氟尿嘧啶 $600mg/m^2$，每月重复。

五、术 后 处 理

恶性胆道梗阻手术复杂、并发症多。术后要加强营养支持治疗，可给予短期全胃肠道外营养（TPN）。保持引流通畅，警惕吻合口痿及应激性溃疡的发生。注意保肝，加强心、肺、肾功能的监测。

（吕宗渤）

第 5 节 消化道穿孔

一、胃癌急性穿孔

胃癌急性穿孔是老年胃癌的严重并发症，在老年急腹症中较为多见。研究报道其占老年胃癌的 4.7%，有人统计国内的胃癌穿孔平均为 56.6 岁，国外为 53.9～62.5 岁，绝大多数发生于初老期以至于老年期达高峰，作者统计老年胃癌急性穿孔占同期胃癌穿孔的 70.6%～82.2%。胃癌穿孔前，均为癌灶已侵及浆膜层的晚期癌，癌块直径多数在 5cm 以上，大体形态中 Borrmann Ⅲ 型癌居多，该型癌的生物学行为极为活跃，癌细胞浸润增殖性强，癌灶中含有大量能使胃壁胶原纤维和浆膜溶解破坏的胶原酶或水解酶；该型癌组织血管分布稀疏，微血管出现受压、变细、闭塞阻断或血管受侵破坏，经测量癌灶中央的血流量较周边减少一半。上述的生物学特性构成了胃癌穿孔的病理解剖基础，常在胃内压增高等诱因下促进穿孔的发生。

（一）病因

老年胃癌发生急性穿孔的根本原因虽是胃癌发展的结果，但下列因素可促进穿孔。

1. 胃内压增高 患者发生剧烈恶心、呕吐，过量的进食，胃镜检查治疗时的过量注气以及上消化道造影时的手法加压等，均可使胃内压增高，导致胃癌穿孔。

2. 胃壁的损伤和缺血 多为医源性，如胃镜检查治疗时操作不当而致胃壁机械性损伤；胃镜下注射抗癌药物或经腹腔动脉分支进行超选择性栓塞化疗时，过量的药物可致癌灶及灶周胃壁坏死；近年来，对于残胃复发癌以及贲门癌和幽门癌所引起的梗阻，常采用胃镜下 YAG 激光治疗，YAG 激光具有高温、高压、光及电磁场的综合性高强效应，可使癌组织炭化、气化、离解及缺血，而达到治疗作用，虽有疗效，但引起癌灶穿孔的并发症也不少见；偶见应用激素与放疗后发生穿孔。

3. 胃癌梗阻及出血 梗阻所致胃内压增高、出血易造成癌灶及灶周缺血，均可促进穿孔的发生。胃癌穿孔病例中，约半数合并梗阻和出血。

（二）临床表现

胃癌急性穿孔的临床特点有以下5点：

1. 病史短，胃癌穿孔前多无典型症状　老年胃癌穿孔前，病史在1年内者占半数以上，多无典型症状，或仅有上腹不适、隐痛、胀痛、食欲减退、消瘦及贫血等非胃癌所特有的症状，直至突然穿孔引起腹膜炎时才就诊。住院待手术期间发生急性穿孔也并非罕见。

2. 就诊晚、中毒症状重　报道的37例老年胃癌穿孔中，穿孔直径平均为1.04cm，最大者为4cm（溃疡病穿孔中70%病例在0.5cm以下），穿孔大，癌灶范围广，穿孔多不易自行闭合，腹腔污染重，多数未能及时就诊，作者报道的病例中有36例出现弥漫性腹膜炎，10例出现休克。

3. 合并梗阻出血者多　胃癌穿孔病例中约半数同时合并有梗阻和/或出血。老年胃癌病期晚，原发癌灶大，窦部癌多，故幽门梗阻多，梗阻时腔内压高，易促进穿孔；癌灶深侵而出血，可使组织缺血、坏死，形成穿孔。

4. 误诊率高　老年胃癌症状不典型，穿孔后常被误诊，尤其容易误诊为溃疡病穿孔。作者统计的37例中16例误诊，误诊率为48.4%，其中12例误诊为溃疡病穿孔，占误诊例数的75%。有报道16例中12例误诊，Bigard等报道217例中术前仅7例诊断正确。

5. 病死率高　老年人机体反应迟钝，就诊相对较晚，穿孔大，腹膜炎范围广，中毒症状重，老年人胃癌的主要脏器衰老，伴发病又多，在此基础上，常经不起急性腹膜炎、麻醉及手术的打击。因此，胃癌穿孔后病死率高，手术病死率高达6.2%～13.6%。

（三）诊断

诊断有下列情况之一，应考虑胃癌急性穿孔，可行急诊手术探查。

1. 穿孔前曾经X线和/或胃镜确诊，突然发生急性腹膜炎者。

2. 凡有短期胃病史的老年患者，结合全身情况差、贫血、消瘦等，出现急性弥漫性腹膜炎。

3. 既往有胃病史，近期症状加重或疼痛的规律性发生改变，而出现急性腹膜炎的老年患者。

（四）治疗

胃癌穿孔，多难自行闭合，常危及患者生命，应行紧急手术治疗。

胃癌患者手术前应抓紧时间，充分做好术前准备，如抗休克、纠正水与电解质和酸碱平衡失调，应用抗生素，以及对衰退的重要脏器及其伴发病的积极防治等，以增强老年胃癌患者对麻醉及手术的耐受能力。手术方式如下：

1. 穿孔修补术　本术式仅适宜原发灶不能切除，或病变虽能切除但穿孔时间过长、腹腔污染重、全身情况不佳而不能耐受切除术者。

（1）对于穿孔不大、穿孔周围癌灶浸润不广、炎症水肿且不重者，修补穿孔并以网膜充填加固。其方法是在穿孔周围平行胃轴进针，中号丝线间断贯穿胃壁全层，并以网膜或镰状韧带充填或覆盖于穿孔处，再结扎缝线，缝线不宜过紧，以免割裂穿孔周围胃壁。

（2）对于穿孔大、胃壁受累范围广、韧性低且不能耐受缝线拉力者，可将游离或带蒂网膜自穿孔塞入胃腔，经穿孔周围全层贯穿缝合，同时穿过塞入胃腔内的网膜，并将其固定于黏膜面上，作为内衬垫并将胃外部分的网膜固定于穿孔周围的浆膜面上，作为外衬垫，以增强病变胃壁的抗缝线拉力，使网膜呈铆钉状镶嵌于穿孔处。此外，亦可于穿孔附近取浆膜肌瓣修补穿孔。

（3）幽门部穿孔修补后如有幽门梗阻之虑时，应同时行胃-空肠吻合术。若幽门梗阻为不完全性，宜于空肠输出与输入襻间再加Braun吻合，以防食团的恶性循环。对于有梗阻又不能行吻合术者，则应行空肠造口术。

对于缝合修补穿孔的患者，如术中确认尚能行胃癌切除者，宜在术后2周左右全身状态好转后再做二期胃切除。

由于术中有时难以确定病变的良性或恶性，修补穿孔前应取2～3块组织活检，为术后综合治疗提供依据。临床上常可见到被诊断为胃癌穿孔的病例，术中未做活检修补，而术后长期生存者。也有首次手术判为不能切除，但再次探查仍能切除。因此，正确评估病变性质及能否切除十分重要。

2. 胃癌切除术　此术式既能治疗穿孔，又能切除癌灶，是一种较理想的方法。适用于穿孔时间不超过6小时、腹腔污染不重、一般情况好且病灶允许切除者，应争取行胃癌根治手术。

胃癌穿孔手术中应注意腹腔的彻底清洗，目前认为以大量43～45℃蒸馏水最好，之后再用500mg氟尿嘧啶稀释液放入腹腔，并置腹腔引流管。

术后应注意对各脏器的监护和伴发病的防治，并根据胃癌患者的机体情况全面考虑，抉择化疗。

（五）预后

胃癌穿孔的预后与患者的机体情况、病期、就诊时间、中毒症状以及所选用的术式均有关。胃癌穿孔经手术治疗，对于术后30天内死亡率，单纯修补术者为50%～80%，胃切除术者为7%～16%；胃切除术总的5年生存率为40%。影响长期生存的因素包括肿瘤的大体类型、浆膜侵犯、淋巴结转移及疾病临床分期。

二、结肠癌穿孔

结肠癌并发结肠穿孔是结肠癌常见而危险的并发症，仅次于结肠癌性梗阻，死亡率高达30%～40%，这与肿瘤病期较晚及腹膜炎所致脓毒症有关。有报道结肠癌穿孔发生率为5.99%。大肠癌并发穿孔，任何部位均可发生，以左半结肠最高，横结肠肝曲及脾曲最低。

（一）穿孔类型

1. 急性穿孔　即游离穿孔，常见，因远端结肠癌梗阻，致近端扩张的结肠产生粪性溃疡而穿孔，造成严重的粪性腹膜炎。

2. 亚急性穿孔　漏出粪便形成脓肿或炎性肿块，此种情况最常见。

3. 慢性穿孔　结肠癌与邻近器官粘连，致慢性穿孔，造成各种结肠瘘。

综合文献上结肠癌穿孔的分析，穿孔位置在肿瘤处约占82%，在肿瘤近端约18%。手术死亡率为34%（10%～56%）。

（二）治疗

结肠癌穿孔可以发生在结肠任何部位，部位不同处理方式也不尽相同。例如右半结肠癌穿孔，如患者全身情况良好，腹腔污染较轻，可行右半结肠切除一期吻合＋腹腔引流。但如果病情重，腹腔污染重，可行末端回肠造口，经回盲部放粗管入升结肠减压，修补破裂处，腹腔引流。如横结肠和乙状结肠癌穿孔，可行肿瘤肠段切除，远、近端结肠造口，以后二期吻合。如果肿瘤在左半结肠，穿孔发生回盲部，应做横肠双腔造口，并经造口向回盲部放置有效减压管到达穿孔部位，修补穿孔，在修补位置旁放双导管负压吸引。术中应冲洗腹腔，将腹腔尽力清洗干净后，行腹腔低位引流。只要患者全身情况许可和局部肿瘤可以切除，即无需完全依据穿孔时间，而应争取做一期切除手术。

（三）预后

过去常认为结肠癌并发穿孔会有癌细胞种植、扩散，预后极差，通常要考虑做肿瘤切除。近年来认为，炎症过程实际上可能延迟或阻碍癌细胞的种植或扩散，因此多主张在结肠癌并发穿孔时，应在尽力处理腹膜炎的同时，尽可能行肿瘤切除，有时亦可能得到根治机会。

Gordon（1993）分析了结肠癌穿孔的手术死亡率及5年生存率（表13-1）。

表13-1　结肠癌穿孔的手术死亡率及
5年生存率（Gordon, 1993）

作者	年份/年	病例数/例	手术死亡率	5年生存率
Glenn	1971	99	15%	29%
Welch	1974	94	29%	43%
Kellg	1981	27	33%	7%
Michowitz	1982	42	38%	23%
Badia	1987	36	14%	40%

（孔大陆）

第6节　脊髓压迫症

脊髓压迫症（spinal cond compression，SCC）是指脊髓或马尾受肿瘤或非肿瘤病变压迫，从而引起脊髓水肿、变性及坏死等病理变化，并由此导致脊髓功能丧失的临床综合征。引起脊髓压迫的原因以肿瘤最为常见，占脊髓压迫病因的1/3以上。据国外尸检资料显示，约5%的肿瘤患者发生硬膜外转移，脊髓压迫95%以上发生在髓外，其中70%发生在胸段，20%发生在腰段，1%发生在颈段脊髓。硬膜外腔转移所致的脊髓压迫一般系永久性损害，应尽快争取有力的急救措施，以逆转已存在的神经损害及保护脊髓功能。

一、病　因

恶性肿瘤的转移可直接发生在脊髓内，但绝大多数表现为椎体转移。其机制包括：①直接机械作用；②与内源性体液因子的变化有关：IL-1和IL-6的增加可促进局部的炎症反应，PGE_2的升高可加重脊髓的水肿。成人最常出现椎体转移的恶性肿瘤有肺癌、乳腺癌和前列腺癌等。儿童为软组织肉瘤、神经母细胞瘤和淋巴瘤。胃肠道肿瘤大多转至腰骶部；淋巴瘤造成的脊髓压迫，常因肿瘤的局部直接侵犯所致。

二、临床表现

脊髓压迫症的病因多样，故发病形式、临床表现差别很大。急性脊髓压迫症多表现为脊髓横贯性损害，常伴有脊髓休克。慢性脊髓压迫症的症状是进行性的，其典型的临床过程可分为三个时期：

1. 刺激期病变早期　多从一侧神经根刺激开始，表现为根性疼痛，如刀割样、电击或火烙样感觉异常，如在左胸部有束带感。局部皮肤感觉过敏或痛觉减退。晚间症状加重，白天减轻；咳嗽时加重，活动时减轻。

2. 脊髓部分受压期　随着病变的发展，脊髓可部分受压，从神经根、脊髓后角受压出现节段性受压症状，逐渐发展至脊髓侧束受压，表现为占位性病变同侧病损以下脊髓的上运动神经元性瘫痪。半侧受压时，出现病侧下肢肌张力增高，腱反射亢进，锥体束征阳性和病变对侧肢体的痛、温觉减退或消失。

3. 脊髓完全横贯性损害　开始为病变侧的直接压迫，逐渐使病变向对侧移位受压，致使两侧脊柱同时受压，而产生横贯性脊髓损害。表现为运动、感觉与自主神经功能障碍和急性脊髓炎一致。

三、诊　断

1. 病史诊断　特异性临床表现及完整的神经系统检查为诊断本病的首要条件。由于椎管内肿瘤大多属良性，一般病程较长（1～3年）。发病后逐渐出现持续性、进行性脊髓受压症状，由于脊髓本身有代偿功能，故病程可有波动性。但恶性肿瘤生长迅速，瘤内出血或囊性变使肿瘤体积突然增大，从而使脊髓压迫症状迅速恶化。

2. 体格检查　疼痛是常见的症状，占90%以上，通常与脊髓受累的部位一致。其次为无力及上行性麻木或感觉异常。自主功能障碍，如尿潴留及尿失禁也很常见。查体时可发现棘突叩痛，感觉障碍，反射改变以及运动障碍，严重时可发生截瘫。

3. 脊髓造影　脊髓造影是硬膜外脊髓压迫的标准诊断和定位方法。脊髓造影能鉴别是硬膜内还是硬膜外受压。鉴别骨质损害为溶骨性还是成骨性，还可以判断此损害是原发性肿瘤还是转移性肿瘤所致。另外，脊髓造影还可以帮助确定手术或放疗的准确部位。造影剂注入蛛网膜下腔后可永久性保留。其优点是为以后的X线检查，了解脊髓内肿瘤手术后或放疗后的情况提供方便，也有助于对以前尚未证实有转移的肿瘤患者进行随访。

4. CT及磁共振成像术（MRI） CT检查特异性较强，静脉强化后可显示血管丰富的肿瘤，表现为界限清楚、明显增强的块影。

MRI技术的特点是具有在人体长轴上多维成像的功能，有精确、安全、无痛苦等优点，能清楚地显示肿瘤与周围的解剖关系，并有较大的定性诊断价值，是椎管内肿瘤的首选检查方法。髓内肿瘤往往受累脊髓段增粗，蛛网膜下腔变窄，25%～75%的患者继发空洞形成。髓外硬脊膜内肿瘤时，瘤体似枣状，脊髓受压，变形瘤体上下蛛网膜下腔变窄，硬脊膜外腔消失，脊髓与肿瘤间出现低信号。

四、治 疗

脊髓压迫的治疗目的是恢复和保证正常神经功能，控制局部肿瘤发展和缓解疼痛，并保持脊柱的稳定性。对于大多数不可治愈的晚期肿瘤患者，姑息性治疗也很重要。

1. 糖皮质激素治疗 对神经系统检查中提示有脊髓压迫的患者，应立刻给予大剂量地塞米松，首次用10mg，静脉冲入，然后每6小时静脉内再给4～5mg，可以快速缓解疼痛及改善神经功能。同时加用西咪替丁预防应激性溃疡，如果临床情况许可，在放疗或外科治疗后应逐渐减少用量，以避免严重并发症。

2. 放射治疗 放射治疗是硬膜外脊髓压迫最常用而有效的方法，约半数患者可望获得明显的神经系统症状改善，如疼痛减轻、肌力增强等。对放射敏感的肿瘤如霍奇金淋巴瘤、非霍奇金淋巴瘤、多发性骨髓瘤、精原细胞瘤和神经母细胞瘤的疗效较好，而对放疗不敏感的肿瘤如癌、软组织肉瘤等的疗效并不乐观。疗效往往与治疗前神经损伤的程度有关，治疗前能走动的患者，经放疗或椎板切除加放疗，半数以上患者可控制病情，仍能自由行走；而治疗前虽不能行走，但仍残留部分功能者，治疗后只有25%～45%能恢复行走功能。截瘫患者治疗后仅有3%～10%的患者能够走动。接受放射治疗的患者，其疗效与射线呈剂量反应关系。以大鼠的实验脊髓硬膜外肿瘤为模式，每日给予大剂量（5Gy），共3天，可使肿瘤迅速消退；而每日给予1Gy，共10天，其恢复的速度明显变慢。有学者认为，放疗前使用皮质激素，较头3天加大放疗剂量在减轻患者的症状方面更有价值。皮质激素选用泼尼松60mg/d或地塞米松16mg/d即可，但对激素的品种选用和剂量大小目前尚无一致意见。

3. 手术治疗 手术切除椎管内肿瘤及椎板切除减压，是解除脊髓压迫最有效的病因治疗，对临床确诊的病例宜早期手术。椎管内不同部位肿瘤的手术原则是：

（1）硬脊膜内髓外的肿瘤：以神经纤瘤和脊膜瘤居多，应行肿瘤全切除，并切除截瘤神经和肿瘤附着的硬脊膜。

（2）髓内肿瘤：以室管膜瘤和星形细胞瘤居多，50%的室管膜瘤能采用显微外科手术全部切除，预后较好。对于分界不清者只能作大部切除，术后酌情放疗和化疗。

（3）硬脊膜外肿瘤：多是转移瘤或恶性肿瘤，往往合并周围骨质破坏，手术根治困难，手术目的是减压和明确肿瘤性质，争取术后尽早放疗和化疗。

4. 化学治疗 总的来讲，对于脊髓压迫症化疗的效果不如放疗和手术治疗。但那些对化疗敏感的肿瘤如霍奇金淋巴瘤或非霍奇金淋巴瘤、生殖细胞肿瘤、神经细胞肿瘤、尤文肉瘤，化疗可取得很好的疗效，但一般需与放疗联合应用。化疗仅对少数敏感的肿瘤有效，因此治疗脊髓压迫症仍以放疗为首选，因为放疗能直接作用于病变局部，且无大剂量化疗引起骨髓抑制等严重不良反应。

（吕宗渤）

第7节 肿瘤溶解综合征

一、肿瘤溶解综合征

肿瘤溶解综合征（tumor lysis syndrome，TLS）是对化疗敏感的快速增长的恶性肿瘤，包括淋巴瘤、白血病和某些上皮来源实性肿瘤，在接受大剂量化疗后，肿瘤细胞和对化疗药物敏感的正常组织细胞的大量崩解，造成高氮质血症、高钾、高磷、高尿酸血症和低钙血症，常伴有血乳酸脱氢酶升高，导致电解质和酸碱平衡紊乱。

（一）病因与发病机制

本病多发于对放化疗敏感的肿瘤，如伯基特淋巴瘤（Burkitt lymphoma）、非霍奇金淋巴瘤、急性淋巴细胞白血病。偶见于转移性乳腺癌、小细胞肺癌等。另有报道，恶性肿瘤应用激素治疗时可并发本病。恶性肿瘤经过有效治疗后，肿瘤细胞大量溶解，大量代谢产物如黄嘌呤、尿酸、磷酸盐等释放入血。由于超过了肾脏的清除能力，故沉积于肾小管，从而导致肾功能损害，严重者出现肾功能衰竭。同时又加重了血中代谢产物的堆积，而进一步加重病情。大量肿瘤细胞坏死后细胞内的钾、磷等离子释放入血，引起血中钾和磷的含量升高而导致高钾血症及高磷酸血症。由于正常人血中钙磷乘积是一个恒定常数，若血磷升高，则血钙降低，反之亦然。因此，患者出现高磷酸血症的同时会出现低钙血症。

（二）临床表现与诊断

高尿酸血症者表现为乏力、厌食、恶心、呕吐、腰痛、腹泻、少尿和血尿等症状，严重者出现氮质血症。高钾血症表现为神志模糊、表情淡漠、手足感觉异常、四肢软弱无力、腱反射消失，常出现心律不齐、心搏缓慢，甚至发生心搏骤停。高磷血症、低钙血症多表现为手足痉挛、搐搦及意识障碍。

（三）诊断

1. 对化疗、放疗敏感的肿瘤进行有效的放疗及化疗。

2. 有上述临床表现。

3. 实验室检查 化疗前3天或7天内出现2项及以上的实验室异常，包括：①钾大于6mmol/L或增高25%基线水平；②尿酸大于476mmol/L或增高25%基线水平；③磷大于1.45mmol/L（成人）或增高25%基线水平；④钙小于1.75mmol/L或降低25%基线水平。

（四）预防与治疗

对TLS高危患者，即肿瘤负荷过大、增殖比率大及潜在有肾功能不全者，在化疗及放疗前应给予水化利尿及口服别嘌醇等预防措施。

（五）治疗

1. 一般治疗，心电监护，48小时内复查血生化。

2. 水化　静脉补液水化，稀释血液中的各种离子浓度，增加肾血流量，液体量大于3 000ml/d。

3. 碱化　增加肾小管中尿酸盐的溶解度，加速尿酸盐的排出。5%碳酸氢钠100～150ml静脉滴注1次/d，氢氧化铝片600mg口服3次/d。需注意，可造成磷酸盐在肾小管沉积，引发急性肾衰竭。

4. 降低尿酸　别嘌醇100mg口服3次/d。

5. 利尿　呋塞米20～40mg静脉推注或肌内注射，20%甘露醇50～100ml快速静脉滴注。

6. 降低血钾　10%葡萄糖输液500ml+胰岛素8～10U静脉滴注，10%葡萄糖20ml+10%葡萄糖酸钙10ml缓慢静脉推注，钾交换树脂15g口服1次/d。

7. 严重心律失常　如心室停顿或电机械分离，应采取：①心前区叩击；②闭胸心脏按压；③人工呼吸；④异丙肾上腺素0.5～1mg静脉注射；⑤肾上腺素1mg静脉注射；⑥阿托品1mg静脉输注。

8. 急性肾功能衰竭　血液透析。

肿瘤溶解综合征的处理，重在预判、预防，治疗前应充分估计患者的肿瘤负荷量，注意肿瘤的治疗敏感性，同时注意患者肾功能、血电解质情况，预防性应用大剂量液体及必要的保心、保肾药物。

二、高尿酸血症

血尿酸增高常见于化疗或放疗过程中的肿瘤患者，特别是一些对治疗特别敏感的肿瘤，如白血病、恶性淋巴瘤、多发骨髓瘤。对化疗敏感的实体瘤也可发生，如NSCLC和转移性生殖细胞肿瘤。恶性淋巴瘤和白血病患者因细胞分裂、增殖旺盛，核酸分解增多；偶尔也可自发产生。当血尿酸高于892.5μmol/L（15mg/dl）时，便存在高尿酸血症肾病的危险。继之发生氮质血症和尿毒症，导致肾功能衰竭。故高尿酸血症既是肿瘤内科治疗的并发症，也属于内科急症范畴。

（一）病因与发病机制

尿酸是嘌呤代谢的最终产物，由于嘌呤代谢紊乱，或肾脏排泄尿酸减少，均可引起高尿酸血症。肿瘤经积极治疗或放疗，肿瘤组织被迅速破坏，核酸分解剧增，以致并发高尿酸血症及肾功能减退。一般在血pH=7.4时，尿酸均为可溶性尿酸钠盐。在尿pH=5时，则成为不溶解的尿酸盐结晶沉积于远端肾小管，导致急性高尿酸血症肾病。现将这种急性代谢紊乱称为急性肿瘤溶解综合征。此种代谢紊乱主要是高尿酸血症、高钾血症、高磷酸盐血症和低钙血症。可单独出现，也可同时出现。实践表明，肾血流量减低者立即化疗，易发生肾功能衰竭。肿瘤迅速溶解且尿少者，发生肾功能衰竭的危险比正常尿量者明显增高。

（二）临床表现

恶性肿瘤引起的高尿酸血症的主要表现：乏力、厌食、

恶心、呕吐、腰痛、少尿、无尿、血尿，甚至出现氮质血症。

（三）诊断

1. 上述肿瘤患者在化放疗过程中突然尿量减少（<500ml/24h），应考虑此并发症的可能。

2. 血尿酸>416μmol/L（7mg/dl）。

3. 尿中发现尿酸盐结晶。

（四）预防与治疗

1. **降低尿酸**　服用别嘌醇。别嘌醇能抑制黄嘌呤氧化酶，从而降低黄嘌呤转化为尿酸，减少尿酸的生成。作为预防和治疗高尿酸血症的首选药物，400～800mg/d，分3～4次口服。重症者可增加至3.0g/d，待尿酸减至正常范围后，可给予维持量200mg/d。

2. **水化**　大剂量静脉补液治疗，保持尿量>2 000ml/24h。

3. **碱化尿液**　尿液的碱化有利于尿酸盐结晶的溶解。口服碳酸氢钠6～8g/d，分3～4次；或给予200ml静脉输液，1次/d，使尿pH≥7。

4. **利尿**　20%甘露醇250ml，1次/d。呋塞米20～40mg，1～2次/d。排泄过剩的尿酸。

5. **透析**　对易发生急性肾功能衰竭或血尿酸在25～30mg/dl的患者，应进行血液透析治疗。

6. **促尿酸排泄药**　丙磺舒250mg/次，2次/d，1周后增加至500mg/次、2～3次/d。磺吡酮100～200mg/d，1周后逐渐增加至200～400mg/d。

三、肾上腺功能衰竭

肾上腺功能衰竭是由各种原因引起的肾上腺皮质激素分泌不足而致的临床综合征，如不及时抢救，可危及生命。肾上腺功能衰竭分为原发性（即原肾上腺功能良好而突然发病）和继发性（即在原有肾上腺功能减退的基础上发病）两大类。

（一）病因

肾上腺功能衰竭的原因可为肿瘤因素及非肿瘤因素两大类。由肿瘤引起的多为原发性。

1. **肿瘤因素**　多是由于肿瘤细胞损害肾上腺皮质而引起皮质激素分泌不足所致。

（1）肾上腺原发肿瘤：

1）肾上腺皮质癌：预后差，临床少见，据估计每年发病率为1/200万。

2）皮质醇腺瘤：70%～75%为皮质增生，20%为皮质腺瘤，5%为皮质腺癌。

3）腺癌：78%为腺瘤，20%为皮质增生，2%为腺癌。

（2）肾上腺转移癌：据国外一组1 000例尸检资料显示，肾上腺转移占27%，列为第7位。原发灶主要来自乳腺癌、肺癌和胰腺癌。

（3）垂体或下丘脑肿瘤：嫌色细胞瘤、颅咽管瘤、第三脑室瘤等均能引起肾上腺皮质激素分泌不足而致病。

（4）血液系统肿瘤：淋巴瘤、白血病浸润、淀粉样变等均可损害肾上腺皮质而致病。

2. **非肿瘤因素**　非肿瘤因素引起的肾上腺功能衰竭

多为继发性。

（1）特发性肾上腺萎缩：特发性肾上腺萎缩与自体免疫有关，是肾上腺功能减退的最常见原因，自体免疫反应使双侧肾上腺皮质损害伴有淋巴细胞、浆细胞、单核细胞浸润，但髓质不受损坏，患者的血中可检出抗肾上腺抗体，大多数患者常合并有其他器官的特异性自身免疫疾病，如特发性甲状腺功能减退、胰岛素依赖性糖尿病、卵巢功能过早衰退、恶性贫血等。

（2）肾上腺结核：以往结核病为本症最常见的病因，约占80%。随着结核病逐渐被控制，目前已不是导致发病的最主要原因。肾上腺结核由血行播散所致，常先有或同时有其他部位的结核病灶，如肺、肠、肾等。病变以干酪样坏死为主，外周为纤维组织，内有结核结节，肾上腺钙化者常见。

（3）医源性：

1）肾上腺切除或放射治疗后：放射治疗后双肾上腺皮质坏死，导致皮质激素分泌不足而发病。

2）药物引起：肾上腺酶抑制药如甲吡酮、氨鲁米特、酮康唑或细胞毒物质，如氧、p'-DDD长期使用引起肾上腺皮质萎缩或坏死而致病。

3）长期使用皮质醇激素药物突然中断。

3. 球孢子菌、芽生菌感染或重症感染诱发DIC而导致栓塞及坏死。

（二）临床表现

肾上腺皮质功能减退的临床表现分为因醛固酮分泌不足或皮质醇缺乏所引起的两大类综合征。

1. 醛固酮分泌不足

（1）潴钠功能减退：钠丢失使细胞外液缩减，血容量降低，心排出量减少，肾血流量减少，表现为乏力、直立性低血压，严重时昏厥甚至休克。

（2）排钾和氢离子减少：可导致高血钾及轻度代谢性酸中毒。表现为疲乏、四肢软弱、无力、动作迟钝、恶心、呕吐、食欲减退、嗜睡、神志模糊、心率缓慢、心律不齐。

2. 皮质醇缺乏

（1）消化系统症状：食欲减退、体重减轻、恶心、呕吐、腹泻、腹胀、消化不良等。

（2）神经精神症状：疲乏无力、表情淡漠、嗜睡，有时可出现精神失常。

（3）心血管系统症状：血压降低、心脏缩小、心音低钝、直立性昏厥。

（4）肾功能：糖皮质激素减少使抗利尿激素释放增多，导致稀释性低钠血症。

（5）代谢障碍：糖异生作用减弱，肝糖原耗损增多，引起空腹低血糖。

（6）对感染、外伤等各种应激的抵抗力减弱。

3. 肾上腺危象 恶心、呕吐、严重脱水、血压降低、心率快、脉细弱、精神失常、高热、低血糖、低钠血症。

（三）诊断

本病的诊断主要依靠临床表现，临床医师可根据病因、诱发因素及临床表现作出诊断。同时，实验室检查亦具有诊断价值。

1. 一般检查 血常规示正色素性正细胞性贫血，中性粒细胞减少，嗜酸性粒细胞明显增多。血液生化示低血钠、高血钾，脱水明显时有氮质血症。糖耐量试验限于显示曲线。EKG示低电压，T波低平或倒置，P-R间期与Q-T间期可延长。B超、X线检查示肾上腺萎缩钙化，心脏缩小。

2. 激素检查

（1）基础血尿皮质醇尿17-羟皮质类固醇测定常降低，也可接近正常。

（2）ACTH试验显示，肾上腺皮质储备功能低下。

（四）治疗

1. 病因治疗

（1）治疗肾上腺原发性或转移性肿瘤。

（2）活动性结核者给予抗结核治疗。

（3）如为自身免疫者，应查清是否合并其他腺体功能减退，并做相应治疗。

（4）若为急性感染者，则积极控制感染。

2. 对症治疗

（1）补充肾上腺皮质激素：迅速补充皮质激素是关键，琥珀酸氢化可的松100mg静脉注射时，皮质醇浓度达正常人在应激时的水平，以后每6～8小时用氢化可的松100mg静脉滴注，24小时总量可达400mg，第二、三天可减至300mg分次静脉滴注，待病情稳定后每日量可减至200mg甚至100mg。能进食后可改为口服氢化可的松200～400mg或泼尼松片5～10mg每日3～4次，逐渐减量到替代剂量维持治疗，在糖皮质激素和抗休克治疗不能获得满意疗效者加用9α-氟氢可的松0.1～0.2mg口服，不能口服者给予醋酸去氢皮质酮油剂2～5mg肌内注射每8～12小时1次。

（2）补充液体量：

1）肾上腺危象时细胞外液容量丧失10%～15%，且低钠血症者在补充皮质激素后大多数已逆转，必须补充大量盐水，第一天3 000～4 000ml，第二天2 000～3 000ml。

2）补充葡萄糖以控制低血糖。

3）合并酸中毒时可给予碳酸氢钠补充纠正，有利于抗休克治疗。

4）密切注意心、肾功能情况。

5）忌用镇静止痛剂如吗啡、可卡因、溴剂与巴比妥类。

（王 健）

第8节 其他常见问题

一、高钙血症

高钙血症是一种常见的副肿瘤综合征，也是恶性肿瘤中最常见的代谢性并发症。早在1924年，Zandek等就发现高钙血症与恶性肿瘤存在相关，此后经过大量反复的回顾性分析，证实了高钙血症与恶性肿瘤间的相关性，当血钙水平显著升高时，可威胁患者生命。产生高钙血症的原因很多，恶性肿瘤是引起高钙血症最常见的原因之一，发生率为 5%～20%，常见于恶性肿瘤伴骨转移的患者，乳腺癌和非小细胞癌占 45%。肿瘤并发高血钙而临床无骨转移者，称为体液性高钙血症综合征，占 15%～20%。其中，最常见于肺鳞状细胞癌和大细胞癌、肾细胞癌、肝细胞癌和胆管癌等。血液系统肿瘤中，特别好发于多发性骨髓瘤（约 60%）。恶性淋巴瘤和 T 细胞白血病有时也发生溶骨改变和高钙血症。此症在我国报道发生率较国外低。

（一）病因

过去认为，肿瘤骨转移伴破骨性骨溶解是导致高钙血症最常见的机制。但随着研究的进展，在各种不同肿瘤中，无论是否存在骨转移，均可发生高钙血症，由此发现骨转移并非高钙血症的必备条件，而是因为转移至骨的恶性肿瘤在转移的局部以旁分泌的形式产生大量细胞因子，如转化生长因子 α（transforming growth factor-α，TGF-α）、TGF-β、白细胞介素 1（interleukin 1，IL-1）、IL-2、肿瘤坏死因子（tumor necrosis factor，TNF）、淋巴毒素（lymphotoxin，LT）、集落刺激因子（colony stimulating factor，CSF）及前列腺素 E_2（prostaglandin E_2，PGE_2）等。这些因子是激活破骨细胞的活性介质，具有增强破骨细胞的骨吸收作用，故称为破骨细胞激活因子（osteoclast activating factor，OAF）。其通过刺激破骨细胞，使骨吸收增加，引起血钙升高。这是高钙血症的局部性因素。

另外，全身作用的体液因子如甲状旁腺激素（parathyroid hormone，PTH）和甲状旁腺激素相关蛋白（parathyroid hormone-related protein，PTHrP）也可引起血钙升高。这是高钙血症的全身性因素。

由淋巴细胞产生的破骨细胞激活因子，可能是多发性骨髓瘤等血液系统肿瘤患者发生骨溶解和高钙血症的原因。事实上，高钙血症全身性因素与局部性因素并不是截然分开的。例如 PTHrP 可刺激 IL-6 在正常破骨细胞和肿瘤转化的破骨细胞上表达，而表皮生长因子——一种与 TGF-α 相关的肽，可增加 PTHrP 在后一种细胞上的表达。因此，不同种类的炎症细胞因子可能与 PTHrP 共同作用于骨的微环境，从而在肿瘤患者中形成高钙血症或者其他的致病特征。

（二）临床表现

此症可出现多种器官系统功能失调，其严重性与高钙血症程度、伴发疾病、体质及代谢紊乱相关。

1. 胃肠道症状　出现早，有恶心、呕吐、厌食及腹痛，晚期可发生便秘和肠梗阻。

2. 神经肌肉系统　疲乏、嗜睡、抑郁，进而出现迟钝和昏迷。脑电图示弥漫性慢波。

3. 肾脏早期表现　烦渴、多尿，进一步导致肾损害。最终导致氮潴留、酸中毒，甚至肾功能衰竭。慢性高钙血症出现代谢性碱中毒、氮质血症和异位钙化。

4. 心血管表现　心动过缓、心率减慢。心电图示 P-R 间期缩短及 Q-T 间期缩短。血钙高于 4mmol/L（16mg/dl）时，T 波增宽，Q-T 间期延长，ST 段压低，洋地黄作用增强。急性高钙血症还可引起高血压。

（三）实验室检查

恶性肿瘤伴高钙血症者血清钙水平增高，可高达 3.5mmol/L（>14mg/dl），血氯水平降低[<102mmol/L（362mg/dl）]，血磷和重碳酸盐水平增高或正常，碱性磷酸酶增高。

（四）诊断

血清钙浓度高于正常值 2.75mmol/L，结合相应的临床表现，即可诊断。直接测量血浆游离钙（离子钙），可排除结合钙（与血清白蛋白结合钙）影响，可更真实地反映体内血钙浓度，由于临床钙测量值为游离钙和结合钙的总和，故常用校正公式：

Ca（校正值）=Ca（测量值）+[0.02×（40-白蛋白浓度）]　标准国际单位

（五）治疗

肿瘤引起的高钙血症，病因治疗即对肿瘤的有效治疗才是最基本的治疗。然而高钙血症常为晚期肿瘤并发症，可视患者具体情况选择治疗措施。治疗包括减少钙的摄入，增加钙的排泄，增加骨对钙的结合。当出现症状或血钙 >3.25mmol/L（13mg/dl），应视为内科急症。

1. 一般处理

（1）水化、利尿：输注足量生理盐水能恢复血容量，增加肾小球滤过率，并抑制近端肾小管对钙的重吸收。呋塞米可进一步阻断对钙的重吸收，并增加钙的排泄。常用剂量为 40～80mg，静脉注射。水化期间应注意水、电解质平衡。

（2）停用可增加血清钙的药物：利尿剂如氢氯噻嗪，维生素 A、D 等。

（3）摄入低钙食物，如避免奶制品。

2. 减少骨吸收的药物

（1）二膦酸盐：是抗骨溶解的新型药物，为焦磷酸盐的类似物。可抑制破骨细胞介导的骨吸收；掺入骨基质，直接干扰骨吸收的过程。除降低血钙外，还有明显止痛的作用。对患者不良反应小，肾功能不全者应慎用。

1）氯甲二膦酸盐（clodronate，骨膦）：一般 3～5mg/kg，用 500ml 生理盐水稀释，3～4 小时输注完毕，连用 3～5 天。口服用药 2 400～3 200mg/d，分 3～4 次。血钙正常后，可减量维持。

2）氨羟丙二膦酸盐（pamidronate，阿可达）：一般每次 60～90mg，加入 500ml 生理盐水稀释，静脉输注不少于 2 小时，每月 1 次。

3）唑来膦酸（zoledronic acid）：为第 3 代二膦酸盐类药物，具有更强的效价强度，一般每次 4～8mg，静脉滴注 5～30 分钟，每月 1 次。

（2）降钙素（calcitonin）：主要通过抑制骨吸收和增加肾脏对钙的清除，使血钙降低。能迅速改善高血钙而不良反应少，但作用短暂。当其他措施无效时，该药有效。每次 100～200U，皮下或肌内注射，8～12 小时 1 次。

（3）糖皮质激素：可增加尿酸排泄，减少肠道对钙的吸收，可加强降钙素的作用。主要用于恶性淋巴瘤、白血病、多发性骨髓瘤和乳腺癌。一般采用泼尼松 1～2mg/（kg·d）或相当此剂量的其他制剂。

二、乳酸性酸中毒

乳酸性酸中毒是由于体内乳酸生成过多或清除过慢，亦可由于组织灌注不足、缺氧，丙酮酸还原为乳酸而导致乳酸堆积引起的代谢性疾病。其临床特征是血浆 CO_2 结合力降低，pH 下降，血浆乳酸浓度超过 5.0mmol/L。起病急，死亡率高。肿瘤并发乳酸性酸中毒多发生于白血病或淋巴瘤，少数实体瘤亦可发生。

（一）病因与发病机制

1. 糖尿病 半数以上的病例多为糖尿病患者，尤以口服苯乙双胍治疗者多见。此药使组织葡萄糖代谢以无氧代谢为主，抑制肝糖原异生，使体内产生乳酸增多而利用下降或不能利用，导致血浆乳酸浓度升高。据报道，约80%的胰腺癌患者存在无家族史的糖尿病。10% 嗜铬细胞瘤患者有糖耐量降低。

2. 肝肾功能低下 体内所有组织在代谢过程中均产生乳酸。肝、肾、肌肉是摄取利用乳酸的主要器官，并维持乳酸产生与利用的平衡。晚期肿瘤及化疗药物对肝肾功能的损害使乳酸的排泄减少，而引起中毒症状。主要见于白血病及淋巴瘤。据报道，肾脏的肿瘤包括原发性和继发性，均可因肾实质受损导致肾功能低下而诱发此症。

3. 肺栓塞及肿瘤栓塞 也可因栓塞导致组织灌注不足而引起无氧酵解增加，产生过多乳酸。

（二）临床表现

患者可表现为恶心、厌食、呕吐、疲倦、乏力、呼吸加深加快但不伴酮臭味、精神不振、嗜睡，甚至出现昏迷。

（三）诊断

1. 有明显的诱发因素 如糖尿病、酒精中毒、肺栓塞、淋巴瘤。

2. 发病急 可于数小时内出现酸中毒大呼吸（Kussmaul respiration in acidosis）并迅速出现意识障碍、昏迷，其临床过程又不能以肾功能衰竭等急症解释。

（四）实验室检查

1. 血乳酸浓度>5mmol/L。

2. 血丙酮酸增高 0.2～1.5mmol/L，血乳酸/丙酮酸>30。

3. 血浆 CO_2 结合力<11.23mmol/L，动脉血 pH<7.2。

4. 阴离子间隙>18mmol/L。

（五）治疗

1. 治疗 原发肿瘤根据病情，选择适当治疗手段治疗原发肿瘤以缓解酸中毒症状。

2. 祛除诱因 停止饮酒或停用某些能诱发酸中毒的药物，如双胍类降糖药、水杨酸盐、甲醇等。

3. 纠正休克 迅速补充液体，提高有效血容量，纠正休克，改善组织灌注不足，改善组织缺氧状态。给予吸氧。合并感染时，应使用抗生素。

4. 纠正酸中毒

（1）碳酸氢钠：补充液体一般先给予生理盐水 1 000～3 000ml 于 4～6 小时滴完。若酸中毒无改善，再考虑补碱剂。可用 1.25% 或高渗 5% 碳酸氢钠溶液静脉滴注。计算

公式如下：

5%$NaHCO_3$（ml）=CO_2 结合力下降数 vol%÷2.24×0.5×体重（kg）

由于乳酸性酸中毒对碱剂反应较差，常需要较大剂量的碱剂。此外，纠正酸中毒常易出现液体及钠负荷过多而导致中心静脉压过高，故应适当使用利尿剂。

（2）亚甲蓝（美蓝）：有促进乳酸转化为丙酮酸，从而降低血乳酸浓度的作用。1～5mg/kg 静脉注射，每次可维持14 小时。

（3）胰岛素和钾盐：胰岛素有对抗肝脏和周围组织糖原分解的作用。当血糖>14mmol/L 时，适当补充胰岛素可以增加丙酮酸和乳酸的利用，减少无氧酵解。此外，适当补钾可避免补碱和胰岛素引起的血钾下降。

（4）双氯醋酸：此药通过激活丙酮酸脱氢酶的作用，促进丙酮酸/乳酸氧化过程以改善酸中毒。单次使用无明显毒性，长期使用可发生多发性神经损害、睾丸炎、白内障。

（5）应密切监测血 pH、PCO_2、血糖、血钾、乳酸、血压、尿量等，以判断补液量。

三、低　血　糖

低血糖常见于分泌胰岛素的胰岛细胞瘤患者，有时亦可见于非胰岛细胞瘤患者。在后者中，间叶肿瘤约占半数，这多属生长缓慢及巨大的肿瘤如胸、腹腔间皮瘤，纤维肉瘤、神经纤维肉瘤等，其他为肝癌及肾上腺皮质瘤等。

（一）病因

低血糖病因很多，功能性、药物性、肝源性、胰岛素自身免疫综合征、胰外肿瘤所致低血糖。本章主要讨论与肿瘤有关的低血糖症。

1. 胰岛素瘤 是一种胰岛 β 细胞肿瘤，由于分泌过多的胰岛素或及胰岛素原而诱发低血糖。单一良性腺瘤占80%～84%，多发良性腺瘤占 11%～13%，恶性肿瘤和 β 细胞增生少见。4% 为多发性内分泌一型的一种表现。

2. 胰外肿瘤性低血糖引起 低血糖的胰外肿瘤多为体积较大的恶性肿瘤，可起源于外胚层或中胚层组织。

（1）外胚层起源的上皮癌、肝癌、肺癌、乳腺癌、肾上腺癌、结肠癌、卵巢癌等。

（2）中胚层组织起源的间质组织肿瘤、纤维肉瘤、平滑肌肉瘤、横纹肌肉瘤、淋巴肉瘤等。由其二者引起的低血糖症，统称为非胰岛素细胞肿瘤低血糖症。其特点是：①多为生长缓慢、巨大的低度恶性肿瘤，常位于胸腹腔及腹膜后；②其引起的低血糖症与胰岛细胞瘤引起者无明显差异，但多有神经精神症状；③与胰岛素瘤低血糖症的重要区别为体重下降，胰岛素水平低于正常。

（二）发病机制

1. 分泌胰岛素或胰岛素样物质。

2. 肿瘤过量消耗葡萄糖。

3. 对低血糖的代偿功能减退。

并发低血糖的非胰岛细胞肿瘤患者的胰岛素分泌并未增多，但检测显示有一种胰岛素样活性物质。其具有胰岛素活性而缺少免疫特性，即非抑制性胰岛素样活性

物质（nonsuppressible insulin-like activity，NSILA）。只有 5%～10% 的 NSILA 物质可被抗胰岛素抗体所中和。部分 NSILA 蛋白成分的特性已被确定，称为胰岛素样生长因子（insulin-like growth factor 1，IGF-1）。研究表明，IGF-1 与 somatomedin C 相同，系由肝脏所产生，在低血糖患者血清中含量较低，并不参与肿瘤相关的低血糖。实验证实，肿瘤的形成或异位 IGF-1 均能促使肿瘤增加对葡萄糖的消耗，而同时又抑制生长激素的分泌，从而减弱对低血糖的代偿功能。

（三）临床表现

典型的 Whipple 三联征：①低血糖症状和体征：大汗、面色苍白、心悸、无力、头晕、头痛、嗜睡、神志不清、躁动不安、语言障碍、精神失常；严重者出现昏迷，反射消失。②血浆葡萄糖<50mg/dl。③服糖后，症状减轻或消失。

（四）诊断

1．具有较大的胰外肿瘤。

2．出现低血糖症状、乏力、心悸、出汗、面色苍白、嗜睡、头昏、神志不清，甚至昏迷。

3．发作时静脉注射葡萄糖，可缓解症状。

4．血糖<2.8mmol/L。

（五）治疗

1．控制肿瘤　针对发病的原因，从根本治疗，如胰岛细胞瘤需手术切除，生长抑素 2 次/d。胰外肿瘤引起的低血糖症要在手术基础上配合放疗、化疗，以达到根治的目的。对胰岛素瘤者，使用链佐星静脉注射：1 次/d，每次 500mg/m^2，连用 5 天，6 周为一个周期。

2．对症处理　急症发作时给予口服葡萄糖或含糖饮食，重症给予 50% 葡萄糖 100ml 静脉滴注至患者清醒。高血糖素 0.5～1.0U 皮下注射，待患者清醒后给口服或静脉输用葡萄糖以防复发。

糖皮质激素氢化可的松 100mg/4h 一次，3～4 次；地塞米松 10～15mg/d；泼尼松 20～80mg/d，均可减少发作。

（王　健）

参 考 文 献

[1] 张澍田，王拥军. 消化道出血的诊断思路[J]. 中国实用内科杂志，2008，28（3）：161-164.

[2] 何妍. 下消化道出血 62 例诊断及治疗体会[J]. 现代中西医结合杂志，2012，21（23）：2578-2579.

[3] 刘明伟，卜向东. 难治性消化道出血的 DSA 诊断和介入治疗体会[J]. 中国民族民间医药，2009，18（20）：53.

[4] 陈国庆，陈桂芬. 老年人下消化道出血 136 例分析[J]. 临床医学，2012，32（9）：62-63.

[5] 田凤梅. 下消化道出血 70 例诊治体会[J]. 中外医疗，2009，28（3）：75.

[6] 唐维平，邓跃华，刘弋. 结肠血管扩张症致下消化道出血的诊断与治疗[J]. 安徽医药，2010，14（7）：797-799.

[7] 金海庆. 急性下消化道出血 171 例的观察与护理[J]. 贵州医药，2010，34（2）：185.

[8] 贺杰，李丽君. 382 例下消化道出血患者结肠镜检查结果分析[J]. 中国医学创新，2010，7（4）：183-184.

[9] 殷桂香，乔进朋，殷芳，等. 老年下消化道出血的临床及内镜特征分析[J]. 医学临床研究，2010，27（7）：1221-1223.

[10] 徐海燕，朱小林，代云俊，等. 血管异常致下消化道出血的诊疗体会[J]. 四川医学，2010，31（7）：963-965.

[11] EDWARDS A J，MASKELL G F，张体江. 急性下消化道出血[J]. 英国医学杂志（中文版），2010，12（2）：121-123.

[12] 陈维安，李纬明，李春亿，等. 下消化道出血的定位诊断[J]. 中国医师进修杂志，2010，33（10）：63-65.

[13] 孙杰. 下消化道出血 103 例肠镜检查分析[J]. 现代中西医结合杂志，2011，20（28）：3551-3552.

[14] 瞿惠龙，杨志武. 476 例下消化道出血的结肠镜检查[J]. 局部手术学杂志，2010，19（6）：525.

[15] 杨振. 下消化道出血 34 例病因诊断体会[J]. 中国冶金工业医学杂志，2011，28（1）：87-88.

[16] LAI E C，LAU W Y. Spontaneous rupture of hepatocellular carcinoma: a systematic review[J]. Arch Surg，2006，141（2）：191-198.

[17] MIYOSHI A，KITAHARA K，KOHYA N，et al. Outcomes of patients with spontaneous rupture of hepatocellular carcinoma[J]. Hepatogastroenterology，2011，58（105）：99-102.

[18] SHIN B S，PARK M H，JEON G S. Outcome and prognostic factors of spontaneous ruptured hepatocellular carcinoma treated with transarterial embolization[J]. Acta Radiol，2011，52（3）：331-335.

[19] BATTULA N，MADANUR M，PRIEST O，et al. Spontaneous rupture of hepatocellular carcinoma: a Western experience[J]. Am J Surg，2009，197（2）：164-167.

[20] WANG B，LU Y，ZHANG X F，et al. Management of spontaneous rupture of hepatocellular carcinoma[J]. ANZ J Surg，2008，78（6）：501-503.

[21] 邹卫. 原发性肝癌自发性破裂出血 32 例的临床分析[J]. 广西医学，2012，34（1）：115-117.

[22] RIZVI S，CAMCI C，YONG Y，et al. Is post-Lipiodol CT better than i.v. contrast CT scan for early detection of HCC? A single liver transplant center experience[J]. Transplant Proc，2006，38（9）：2993-2995.

[23] 石美鑫. 实用外科学[M]. 2 版. 北京：人民卫生出版社，2006.

[24] 吴孟超，吴在德. 黄家驷外科学[M]. 7 版. 北京：人民卫生出版社，2008.

[25] 吴立伟，袁戴海. 肿瘤性肠梗阻的 CT 诊断及价值[J]. 实用临床医药杂志，2008，12（7）：95-96.

[26] SARAYA A，YOKOKURA M，GONOI T，et al. Effects of fluoroquinolones on insulin secretion and β-cell ATP-sensitive K$^+$ channels[J]. Eur J Pharmacol，2004，497（1）：111-117.

[27] AMANKWA K，KRISHNAN S C，TISDALE J E. Torsades de pointes associated with fluoroquinolones: importance of concomitant risk factors[J]. Clin Pharmacol Ther，2004，75

（3）：242-247.

[28] 吴在龙，赵丽慧，胡海泉. 结肠癌致肠梗阻外科治疗体会[J]. 中国实用医药，2012，7（15）：122.

[29] 欧卫权，孙昕. 以急腹症为表现的结肠癌 20 例[J]. 实用医学杂志，2009，25（14）：2320-2321.

[30] 徐盘元. 老年结肠癌合并肠梗阻 82 例临床分析[J]. 山东医药，2010，50（51）：6.

[31] 李尊善. 40 例结肠癌合并肠梗阻患者的临床疗效分析[J]. 中国实用医药，2012，7（11）：92.

[32] 王耀辉，马骏，张凯，等. 一期肠切除吻合治疗结直肠癌急性肠梗阻[J]. 中国临床医生，2005，33（5）：26-27.

[33] 董新舒，赵鹏. 重视大肠癌所致低位肠梗阻的诊治[J]. 大肠肛门病外科杂志，2004，10（1）：1-2.

[34] MIHALACHE F，TANTAU M，DIACONU B，et al. Survival and quality of life of cholangiocarcinoma patients：a prospective study over a 4 year period[J]. J Gastrointestin Liver Dis，2010，19（3）：285-290.

[35] BARON T H. Palliation of malignant obstructive jaundice[J]. Gastroenterol Clin North Am，2006，35（1）：101-112.

[36] KAWAKAMI H，KUWATANI M，ONODERA M，et al. Endoscopic nasobiliary drainage is the most suitable preoperative biliary drainage method in the management of patients with hilar cholangiocarcinoma[J]. J Gastroenterol，2011，46（2）：242-248.

[37] ERTUĞRUL I，YÜKSEL I，PARLAK E，et al. Risk factors for endoscopic retrograde cholangiopancreatography-related cholangitis：a prospective study[J]. Turk J Gastroenterol，2009，20（2）：116-121.

[38] COTTON P B，GARROW D A，GALLAGHER J，et al. Risk factors for complications after ERCP：a multivariate analysis of 11，497 procedures over 12 years[J]. Gastrointest Endosc，2009，70（1）：80-88.

[39] KATSINELOS P，PAIKOS D，KOUNTOURAS J，et al. Tannenbaum and metal stents in the palliative treatment of malignant distal bile duct obstruction：a comparative study of patency and cost effectiveness[J]. Surg Endosc，2006，20（10）：1587-1593.

[40] SODERLUND C，LINDER S. Covered metal versus plastic stents for malignant common bile duct stenosis：a prospective，randomized，controlled trial[J]. Gastrointest Endosc，2006，63（7）：986-995.

[41] LI Z，LI Y，LI T F，et al. Clinical efficacy of malignant obstructive jaundice treated by domestic biliary metallic stent insertion[J]. Zhonghua Gan Zang Bing Za Zhi，2012，20（11）：843-847.

[42] 孙明军，张惠晶，矫太伟，等. 内镜治疗 109 例恶性胆道梗阻的临床分析[J]. 中华消化内镜杂志，2009，26（10）：517-520.

[43] VAN BERKEL A M，VAN MARLE J，GROEN A K，et al. Mechanisms of biliary stent clogging：confocal laser scanning and scanning electron microscopy[J]. Endoscopy，2005，37（8）：729-734.

[44] WESTON B R，ROSS W A，LIU J，et al. Clinical outcomes of nitinol and stainless steel uncovered metal stents for malignant biliary strictures：is there a difference？[J]. Gastrointest Endosc，2010，72（6）：1195-1200.

[45] HAN H S，PARK S R，KIM S Y，et al. Tumor lysis syndrome after capecitabine plus cisplatin treatment in advanced gastric cancer[J]. J Clin Oncol，2008，26（6）：1006-1008.

肿瘤患者的营养支持

关于营养不良，至今没有明确统一的定义。*Chest* 1997 年将营养不良定义为：营养摄入量不能满足每日需要，大分子营养素和微量营养素缺乏造成人体组成的改变，血液生化指标异常，器官功能下降，影响患者预后的综合征。2006 年欧洲肠外肠内营养学会的定义为：因能量、蛋白质及其他营养素缺乏或过度，导致机体功能乃至临床结局发生不良影响。两者均将定义指向预后不良的临床结局。而传统意义上的蛋白质 - 营养不良则以特异性营养缺乏症状为主，以能量或蛋白质摄入不足或吸收障碍为常见。营养不良在恶性肿瘤患者中相当常见，50% 以上的患者合并营养不良，其特征表现为厌食、进行性体重下降、贫血、低蛋白血症、抑郁、免疫力低下，从而对进一步的肿瘤治疗产生不利影响。营养不良后期常发展成为恶病质，成为导致患者死亡的重要原因。近年来随着肿瘤学和临床营养学的不断发展、交融，肿瘤营养学应运而生。2012 年中国抗癌协会临床肿瘤学协作专业委员会（Chinese Society of Clinical Oncology, CSCO）也发布了《恶性肿瘤患者的营养治疗专家共识》。肿瘤营养学是一门研究恶性肿瘤患者营养不良发生机制，探讨合适肿瘤患者的营养风险和营养状况的评估方法，通过营养治疗以提高抗肿瘤治疗的有效性，并改善生活质量的新兴交叉学科。肿瘤患者营养不良和恶病质的发生机制相当复杂，既有肿瘤自身因素，又与抗肿瘤治疗（手术、放化疗等）有关。对肿瘤患者的营养支持，既要注意与抗肿瘤治疗的关系，又要考虑到是否促进肿瘤的生长。本章重点讨论恶性肿瘤者营养不良的流行病学与病因、营养风险评估与临床营养支持。

第 1 节　流行病学与病因

50%～80% 的恶性肿瘤患者存在不同程度的营养不良状况（表 14-1），超过 20% 的患者最终死于营养不良（恶病质）。研究表明，癌性营养不良可显著增加患者术后并发症的发生率，如感染、切口裂开等（表 14-2），延长患者住院时间。此外，营养不良将降低患者对抗肿瘤治疗的耐受性，从而降低放化疗的治疗强度，影响治疗效果，使患者生活质量严重降低。因此，积极的营养支持治疗可能有助于提高患者抗肿瘤治疗的耐受性，进而增加其对治疗的反应性，延长生存期，提高生活质量。

表 14-1　不同恶性肿瘤患者营养不良的发生率

肿瘤类型	营养不良发生率
肺鳞癌	50%
肺小细胞癌	60%
胃癌	83%
结直肠癌	60%
胰腺癌	83%
食管癌	79%
乳腺癌	36%
前列腺癌	60%
头颈部肿瘤	72%
肉瘤	66%

表 14-2　腹部手术后并发症的发生率和营养不良的关系

	胃肠道	感染	非感染性	死亡	总计
营养良好	16%	13%	21%	6%	36%
营养不良	37%	34%	55%	20%	64%

肿瘤患者出现营养不良和恶病质的原因和机制相当复杂，至今尚不完全清楚。肿瘤在生长过程中不断摄取宿主所需营养物质，以维持肿瘤细胞的快速分裂与增殖；同时，抑制

宿主充分利用营养物质。另外，肿瘤还通过多种途径影响宿主的正常代谢过程。宿主在对抗肿瘤中可以产生多种细胞免疫因子，试图限制、消灭肿瘤细胞，而这些细胞因子也可影响机体正常代谢。因此，肿瘤与宿主相互作用导致患者出现营养不良，并最终形成恶病质。目前认为，肿瘤患者营养不良 / 恶病质主要与厌食、机体代谢异常以及细胞因子有关。

一、厌　　食

厌食和摄入食物的减少是肿瘤患者营养不良和恶病质的主要原因之一，而营养不良又可以导致肠道运动功能和上皮细胞吸收功能下降，从而形成恶性循环，加重患者营养不良的状况。此外，绝大多数抗肿瘤治疗本身可以导致 / 加重患者的厌食症状。

厌食是一个多因素作用的共同结果，包括：

1. 机械性因素　消化道肿瘤常导致胃肠道不适，摄食量减少。头颈和食管肿瘤患者因局部部分梗阻和疼痛，引起吞咽困难；胃癌患者因胃容量缩小，或肠癌和其他腹部肿瘤引起部分或完全肠道梗阻，导致进食障碍和吸收不良。

2. 味 / 嗅觉异常　肿瘤本身和抗肿瘤治疗可以使患者嗅觉和味觉改变，从而导致食欲下降。

3. 心理因素　对肿瘤的恐惧、焦虑、无望感和疼痛等，也可导致患者食欲下降。

4. 神经内分泌因素　下丘脑是机体饱食中枢。对荷瘤鼠的研究表明，下丘脑腹正中血清素(5- 羟色胺)系统是厌食症状的重要因素，推测肿瘤发生过程中血浆中色氨酸(5-羟色胺)水平升高，导致中枢神经系统中色氨酸水平增高，从而增加下丘脑腹正中 5- 羟色胺的合成而引起饱胀感。研究表明，外周静脉注射 IL-1，可以增加脑组织中色氨酸和 5- 羟色胺的浓度，因此认为在肿瘤生长过程中合成与释放 IL-1，进而增加脑组织中色氨酸浓度，并加快其代谢而形成 5- 羟色胺。此外，还有神经肽 Y、NO 等也可能与厌食症状有关。

二、机体代谢异常

厌食和食物摄入量的下降并不能完全解释癌性营养不良和恶病质的发生，荷瘤状态下机体代谢紊乱也是重要原因。肿瘤细胞在增殖过程中需要额外消耗宿主大量的葡萄糖、脂肪酸和氨基酸，必将影响机体蛋白质、碳水化合物和脂肪的代谢(表 14-3)。

表 14-3　肿瘤患者三大营养物质的代谢特点

蛋白质	碳水化合物	脂肪
总体蛋白质更新率增加	氨基酸和乳酸糖异生增加	脂肪分解加速
肌肉蛋白质分解增加	葡萄糖更新增加	甘油和游离脂肪酸更新率增加
肝脏蛋白质合成增加	葡萄糖清除率下降	脂肪合成减少
肌肉蛋白质合成减少	胰岛素抵抗	脂蛋白脂肪酶活性下降 高脂血症

1. 蛋白质代谢　肿瘤患者机体蛋白质的合成率和分解率均增加，但是由于总分解代谢率远大于总合成代谢率，因此患者处于负氮平衡状态。蛋白质代谢异常主要表现为：骨骼肌蛋白质分解代谢加速，合成代谢下降；肝脏蛋白质合成代谢加速；血浆氨基酸谱异常。这些变化常常在肿瘤发生早期尚无临床表现时即已存在，随着肿瘤的进展，总体蛋白质更新率增加，分解代谢率加大，蛋白质大量消耗。营养不良时肿瘤患者肝脏蛋白质合成代谢率增加，但多数患者却有明显的低白蛋白血症，可能是由于宿主总体水的增加和 / 或血浆白蛋白降解增加。肿瘤患者血浆氨基酸谱异常主要表现为血浆色氨酸浓度显著升高，而色氨酸是饱腹中枢刺激物 5- 羟色胺的前体。血浆色氨酸以两种形式存在，其中 90% 与白蛋白结合，10% 以游离形式存在。对 241 例肿瘤患者血浆氨基酸谱的检测发现，乳腺癌、肺癌、大肠癌和胃癌等患者的血浆游离色氨酸浓度较对照组明显升高，其中 83% 的胃癌患者和 82% 的肺癌患者血浆游离色氨酸浓度升高。此外，血浆游离色氨酸浓度变化随肿瘤的切除而恢复正常，从而使之成为潜在的恶性肿瘤标志物。

2. 碳水化合物代谢　碳水化合物代谢异常主要表现为：葡萄糖不耐受，胰岛素抵抗，葡萄糖更新率增加。60% 的肿瘤患者对葡萄糖的耐受力下降，早在 1919 年葡萄糖耐受力差就被认为是恶性肿瘤患者代谢异常的表现之一。核素示踪实验表明，早期肿瘤患者葡萄糖更新率基本正常，晚期肿瘤患者葡萄糖更新率显著增加，同时周围组织对葡萄糖利用能力下降。肝脏糖异生作用显著增强，这可能与肿瘤组织主要通过糖酵解途径大量消耗葡萄糖且同时产生大量乳酸有关。由于 1mol 葡萄糖经无氧酵解途径仅能产生 2mol ATP，而乳酸再合成葡萄糖则需消耗 6mol ATP，因此这种糖异生过程造成能量大量浪费，成为引起癌性营养不良的原因之一。肿瘤患者普遍存在胰岛素抵抗现象，推测与周围组织对胰岛素敏感性下降有关。

3. 脂肪代谢　脂肪代谢异常也是恶性肿瘤患者特征之一，主要表现为：宿主总体脂肪储存减少，脂肪分解增加，脂肪合成减少，高脂血症，脂肪酸和甘油更新加速，脂蛋白脂肪酶活性下降，外源性葡萄糖不能抑制脂肪酸氧化。

脂肪分解和脂肪酸氧化加速导致高脂血症和体脂丢失。血脂增高可能抑制机体免疫功能，进而对患者的预后产生不利影响。高脂血症与血浆脂蛋白脂肪酶活性下降有关，而且血浆脂蛋白脂肪酶活性下降程度与体重降低相关。由于肿瘤组织中缺乏酮体和游离脂肪酸代谢的关键酶，因此认为宿主(而非肿瘤)是脂肪降解的主要利用者。此外，脂肪代谢过程中通过脂肪氧化酶旁路途径可能产生抗凋亡因子，从而促进肿瘤的生长。

三、细胞因子

由于临床上大量的恶性肿瘤患者往往在肿瘤体积很小时即已出现营养不良情况，不能单纯用厌食、肿瘤消耗来解释。大量的研究表明，肿瘤生长过程中与机体免疫系统相互作用，可以分泌大量细胞因子。由于动物实验和临床观察均未发现相关细胞因子血浆水平的升高，而在细胞水平检测却明显升高。因此，认为这些因子通过自分泌和 / 或旁分泌来发挥作用，影响机体代谢平衡，并对最终恶病质的形成有重要作用。尽管细胞因子在癌性营养不良 / 恶病质发生中的作用机制尚不完全清楚，但大量研究表明给予外源性 TNF、IFN-γ、IL-1 可以复制荷瘤状态下的恶病质表现。TNF 和 IL-1 可以直接作用于下丘脑和胃肠道黏膜，引起厌食症状，前者还可以抑制胃排空功能。IL-1 和 TNF 可以增加机体静息状态下能量消耗，当肿瘤患者接受 TNF 治疗时，其机体静息能耗增加了 17%，而注射 IL-1 可以使大鼠静息能耗增加 22%。此外，IL-1 和 TNF 有促进肌肉蛋白质和核酸分解的效应，而 IFN-γ 和 TNF 还可以抑制脂蛋白脂肪酶活性，减少脂肪合成。大量研究表明，IL-1 和 TNF 可以促进 IL-6 的合成和释放，而腹腔注射 IL-6 可以降低脂蛋白脂肪酶活性，从而增加体脂的丢失。另有研究发现，荷瘤鼠尿中排出一种 24kDa 大小的糖蛋白，有促进肌肉分解的作用，其与已知的细胞因子没有同源性。在恶性肿瘤患者尿中也可以检出，但在正常人、由创伤引起体重下降者和体重尚无明显下降的肿瘤患者中却检测不到。将该糖蛋白注射到无恶病质的动物时，可以导致体细胞快速丢失，但却不引起厌食反应。

总之，细胞因子在癌性营养不良 / 恶病质中的作用机制不明，但可以肯定的是：其作用是一个多因子参与，通过多种途径相互协调的过程。部分因子刺激肿瘤细胞的增殖，部分因子介导机体代谢异常，从而导致癌性营养不良 / 恶病质的发生。

第 2 节　营养风险评估与临床营养支持

随着临床营养支持治疗的广泛应用以及大量随机对照研究结果的发布，人们逐渐认识到并非所有患者均能从营养支持治疗中获益。目前的专家共识是：只有那些存在营养风险和中度以上营养不良的患者可以从积极的营养支持治疗中获益；而对于无营养风险和无营养不良的患者，积极的营养支持治疗不仅不能使其获益，而且可能增加并发症的发生。那么，如何进行营养风险筛查以及进一步进行相关营养状态评估成为首要任务。对于恶性肿瘤患者而言，为了客观地评估营养支持治疗的疗效，还要在治疗过程中不断进行再评价，以便及时调整治疗方案。

为评定恶性肿瘤患者的营养状况，需要明确如下概念：①营养不良，包括营养不足和肥胖，营养不足主要以患者体重指数（body mass index，BMI）<18.5kg/m^2，合并临床情况作为判断指标；②营养风险，是指因疾病、手术和营养因素等对患者临床结局（如感染相关并发症、非感染相关并发症、费用和住院天数等）发生不利影响的风险，并非发生营养不良的风险。

营养风险的概念具体包括 2 个方面内涵：①有营养风险的患者发生不良临床结局的可能性大；②有营养风险的患者可以更多地从营养支持治疗中获益。

一、营养风险的筛查

目前常用的营养筛查工具包括：主观全面评定量表（Subjective Globe Assessment，SGA）、患者自评 - 主观全面评定量表（Patient-Generated Subjective Global Assessment，PG-SGA，表 14-4）、微型营养评定量表（Mini Nutritional Assessment，MNA）、营养不良通用筛查工具（Malnutrition Universal Screening Tool，MUST）及营养风险筛查量表（Nutritional Risk Screening-2002，NRS-2002，表 14-5）。

SGA 是 1987 年由美国肠内肠外营养学会（American Society for Parenteral and Enteral Nutrition，ASPEN）推荐的临床营养状况评估工具，内容包括详细的病史与身体评估参数，能较好地预测并发症的发生率，但作为营养风险筛查工具有一定局限性，如不能区分轻度营养不足，不能很好地体现急性营养状况的变化，缺乏筛查结果与临床结局相关性的证据支持。该工具更适合接受过专业训练的人员使用，而不是作为医院常规营养筛查工具。PG-SGA 则是根据 SGA 修改而成的一种使用较广泛的粗筛量表，是美国营养师协会所推荐的应用于肿瘤患者营养筛选的首选方法。MNA 发表于 1999 年，具有快速、简单和易操作等特点，其内容包括营养筛查和营养评估 2 个部分，既可用于有营养风险的患者，也可用于已经发生营养不良的住院患者，适用于 65 岁以上老年患者及社区人群。MUST 由英国肠外肠内营养学会多学科营养不良咨询小组于 2000 年发布，主要用于蛋白质 - 能量营养不良及其发生风险的筛查，适用于不同医疗机构的营养风险筛查，尤其是社区。

NRS-2002 由丹麦肠外肠内营养协会于 2003 年发表，为欧洲肠内肠外营养学会（European Society for Clinical Nutrition and Metabolism，ESPEN）推荐，适用于住院患者营养风险筛查。主要包括 3 个方面内容：①营养状况受损评分（0~3 分）；②疾病的严重程度评分（0~3 分）；③年龄评分，在以上评分的基础上，年龄 >70 岁者加 1 分。总分为 0~7 分。根据对 128 个关于营养治疗与临床结局的随机对照试验（randomised controlled trial，RCT）分析发现，在 NRS 评分 ≥3 分的情况下，大部分研究显示营养支持治疗能够改善临床结局；而在 NRS 评分 <3 分的情况下，大部分研究显示营养支持治疗无效。因此，将是否具有营养风险的评分区分点定为 3 分，即 NRS 评分 ≥3 分为具有营养风险，需要根据患者的临床情况，制定基于个体化的营养计划，给予营养干预；而 NRS<3 分者虽然没有营养风险，但应在其住院期间每周筛查 1 次。

NRS-2002 是基于 128 项随机临床研究，循证医学证据充分，通过综合分析患者的营养状况、疾病严重程度以及年龄因素的干扰，减少了评价时因主观因素引发的误差，较为客观地反映被测者的营养风险，同时简便易行、易于推广。因此，中华医学会肠外肠内营养学分会根据以下原则，选择和推荐 NRS-2002 作为判断患者是否需要营养支持治疗的筛查工具：①以住院患者为对象；②具有循证基础；③相对简单易用。

表 14-4　患者自评 - 主观全面评定量表（PG-SGA）

姓名：＿＿＿＿＿＿＿＿＿＿　　　　　　　　　　　　　　年龄：＿＿＿岁

性别：□男　　　□女　　　ID：＿＿＿＿＿＿＿　　　　住院号：＿＿＿＿＿＿＿＿＿＿

　　　□住院　　□日间门诊　　□居家照顾　　□安宁照顾

1～4 项目由患者填写

1. 体重变化

（1）以往及目前体重情形 a：

　　我目前的体重约＿＿＿kg　　　　　　　我的身高约＿＿＿cm

　　1 个月前我的体重约＿＿＿kg　　　　　6 个月前我的体重约＿＿＿kg

（2）在过去 2 周内，我的体重：

　　□减少（1）　　　　　　　□没有改变（0）　　　　　□增加（0）

2. 饮食情况

（1）过去几个月以来，我吃食物的量与以往相比：

　　□没有改变（0）　　　　　□比以前多（0）　　　　　□比以前少（1）

（2）我现在只吃：

　　□比正常量少的一般食物（1）　□一点固体食物（2）　　□只有流质饮食（3）

　　□只有营养补充品（3）　　　　□非常少的任何食物（4）　□管饲喂养或由静脉注射营养（0）

3. 症状

过去 2 周，我有下列的问题困扰，使我无法吃得足够（请详细检查下列所有项目）：

没有饮食方面的问题（0）　　　　　　□没有食欲，就是不想吃（3）

□恶心（1）　　　□呕吐（3）　　　□便秘（1）　　　　□腹泻（3）

□口痛（2）　　　□口干（1）　　　□吞咽困难（2）　　□容易饱胀（1）

□有怪味困扰着我（2）　　　　　　□吃起来感觉没有味道，或味道变得奇怪（1）

□疼痛：何处？（3）＿＿＿＿＿＿＿＿＿＿＿　　□其他（1）＿＿＿＿＿＿＿＿＿（如忧郁、牙齿、金钱方面等）

4. 身体状况

自我评估过去几个月来，身体状况处于：

□正常，没有任何限制（0）　　　　　　　　□与平常的我不同，但日常生活起居还能自我料理（1）

□感觉不舒服，但躺在床上的时间不会长于半天（2）　　□只能做少数活动，大多数时间躺在床上或坐在椅子上（3）

□绝大多数的时间躺在床上（3）

患者签名：＿＿＿＿＿＿＿＿

A 项评分：＿＿＿＿＿＿＿

5～7 项目由医师填写

5. 疾病及其与营养需求的关系

主要相关诊断：＿＿＿＿＿＿＿＿＿＿＿＿＿＿＿＿＿＿　　年龄：＿＿＿＿＿＿

主要疾病分期（在您知道或适当等级上画圈）　Ⅰ　Ⅱ　Ⅲ　Ⅳ　　　其他：＿＿＿＿＿＿

建议以下情况每项计 1 分：癌症，AIDS，肺源性或心源性恶病质，出现压疮、开放伤口或瘘，存在创伤，65 岁以上

B 项评分：＿＿＿＿＿＿＿

6. 代谢状态 b

□无应激（0）　　□轻度应激（1）　　□中度应激（2）　　□高度应激（3）

C 项评分：＿＿＿＿＿＿＿

7. 体格检查

体格检查是对身体组成的 3 个方面主观评价：脂肪、肌肉和水分状态（没有异常，计 0 分；轻度异常，计 1 分；中度异常，计 2 分；严重异常，计 3 分）

（1）脂肪储存：

颊部脂肪垫	0	1+	2+	3+
三头肌皮褶厚度	0	1+	2+	3+
下肋脂肪厚度	0	1+	2+	3+
总体脂肪缺乏程度	0	1+	2+	3+

续表

（2）肌肉情况：

颞部（颞肌）				
锁骨部位（胸部三角肌）	0	1+	2+	3+
肩部（三角肌）	0	1+	2+	3+
骨间肌肉	0	1+	2+	3+
肩胛部（背阔肌、斜方肌、三角肌）	0	1+	2+	3+
大腿（四头肌）	0	1+	2+	3+
总体肌肉评分	0	1+	2+	3+

（3）水分情况：

踝水肿	0	1+	2+	3+
胫骨水肿	0	1+	2+	3+
腹水	0	1+	2+	3+
总体水评分	0	1+	2+	3+

D 项评分：_____

总评分（A+B+C+D）：_____

整体评估[c]

□营养状态良好（SGA-A）（0～3 分）

□中度或可疑营养不良（SGA-B）（4～8 分）

□严重营养不良（SGA-C）（≥9 分）

医师签名：_____　　　　　　　　　　　　日期：_____年___月___日

　　[a] 体重丢失评分（只有在不能获得 1 个月体重丢失情况时，采用 6 个月体重丢失情况计分）：1 个月体重丢失 0～1.9%（或 6 个月体重丢失 0～1.9%），计 0 分；1 个月体重丢失 2%～2.9%（或 6 个月体重丢失 2%～5.9%），计 1 分；1 个月体重丢失 3%～4.9%（或 6 个月体重丢失 6%～9.9%），计 2 分；1 个月体重丢失 5%～9.9%（或 6 个月体重丢失 10%～19.9%），计 3 分；1 个月体重丢失 10% 以上（或 6 个月体重丢失 20% 以上），计 4 分。

　　[b] 代谢应激评估（针对各种已知的可增加蛋白质和热卡需要的因素）：无发热、未使用激素，为无应激；体温 37.2～38.3℃、发热<72 小时、泼尼松<10mg/d，为轻度应激；体温 38.3～38.9℃、发热 72 小时、泼尼松 10～30mg/d，为中度应激；体温≥38.9℃、发热>72 小时、泼尼松≥30mg/d，为高度应激。

　　[c] 营养分类建议：0～1 分，目前不需营养支持，在未来治疗中常规再评估；2～3 分，营养师、护士或其他医护人员依据症状调查与实验室检查，对患者及家属进行药物治疗指导；4～8 分，需要营养师进行营养支持，根据症状调查表与护士或医师联系；≥9 分，急切地需要改善不适应症状和 / 或营养支持治疗。

表 14-5　NRS-2002 评分系统

1. 疾病严重程度评分

评 1 分：□一般恶性肿瘤　□髋部骨折　□长期血液透析　□糖尿病　□慢性疾病（如肝硬化、慢性阻塞性肺疾病）

评 2 分：□血液恶性肿瘤　□重度肺炎　□腹部大手术　□脑卒中

评 3 分：□颅脑损伤　　　□骨髓移植　□重症监护患者（APACHE>10）

2. 营养受损状况评分

评 1 分：□近 3 个月体重下降>5%，或近 1 周内进食量减少 1/4～1/2

评 2 分：□近 2 个月体重下降>5%，或近 1 周内进食量减少 1/2～3/4，或 BMI<20.5kg/m² 及一般情况差

评 3 分：□近 1 个月体重下降>5%，或近 1 周内进食量减少 3/4 以上，或 BMI<18.5kg/m² 及一般情况差

3. 年龄评分

评 1 分：□年龄>70 岁

注：营养风险筛查评分 = 疾病严重程度评分 + 营养受损状况评分 + 年龄评分。

　　但是 NRS-2002 也存在不足之处，如当患者卧床无法测量体重，或者有水肿、腹水等影响体重测量，以及意识不清无法回答评估者的问题时，该工具的使用将受到明显的限制。虽然可通过测量血清白蛋白进行弥补，但仅适用于无明显肝肾功能障碍者。另外，对于恶性肿瘤患者这个特殊群体，NRS-2002 也存在缺陷。首先，NRS-2002 的 128 项 RCT 研究观察对象均为住院患者，而恶性肿瘤放化疗的临床实践中越来越多采用门诊日间治疗的模式，其是否仍然适用尚有争议；其次，NRS-2002 中 RCT 的研究中心几乎全部为综合性医院，研究开展时间多为 20 世纪 70—90 年代，其对恶性肿瘤患者的治疗与如今规范化的多学科综合治疗理念存在较大差距，对于恶性肿瘤特殊临床结局的观察也

欠精细；最后，NRS-2002 中关于疾病严重程度的评价将肿瘤划分为"肿瘤"和"血液恶性肿瘤"也有待商榷，两者评分分别为 1 分和 2 分，而对于消化道肿瘤或头颈部癌等恶病质发生率较高的肿瘤与乳腺癌、前列腺癌等相对营养状况较好的肿瘤并未进行区分，对于腹部大手术等名称的概念也需要进一步规范。

尽管如此，NRS-2002 仍然是目前循证医学依据最充分的营养风险筛查工具。2004 年，中华医学会肠外肠内营养学分会主持了我国首次大城市大医院住院患者应用 NRS-2002 进行营养风险筛查，对大城市三级甲等医院 15 098 例住院患者进行筛查的报道显示，结合国人 BMI 正常值，NRS-2002 适用于 99% 以上的我国住院患者。此外，于 2005 年 3 月至 2008 年 10 月对我国东、中、西部大、中、小医院普通病房收治的恶性肿瘤患者，通过定点连续抽样方法进行前瞻性调查研究，显示 40%~41% 的恶性肿瘤患者存在营养风险，需结合临床实际情况，制定营养治疗计划，然而，存在营养风险的患者中仅有 46% 接受了营养治疗。营养不良（不足）和营养风险均随年龄增高呈现逐步增高的趋势，提示对老年恶性肿瘤患者更应重视营养治疗。因上述前瞻性研究在综合性医院的普通病房开展，未包括肿瘤专科医院或肿瘤专科病房，亦未纳入终末期患者，不能反映我国恶性肿瘤患者的营养风险筛查的现状。但目前没有针对恶性肿瘤患者的营养风险筛查工具，CSCO 肿瘤营养治疗专家委员会仍然推荐该筛查工具。

二、综合营养评定

经过筛查后，对于存在营养风险的患者需要进一步营养评定，结合病史、体格检查、实验室检查和人体测量等多项指标来综合判断，为临床营养治疗提供基础。通常的营养不良可以分为轻、中、重度营养不良，其简易评估方法见表 14-6。

表 14-6　简易营养状况的评估

	轻度营养不良	中度营养不良	重度营养不良
体重	下降 10%~20%	下降 20%~40%	下降 >40%
三头肌皮褶厚度（TSF）	>80%	60%~80%	<60%
白蛋白（ALB）/（g·L^{-1}）	30~35	21~30	<21
运铁蛋白（TEN）/（g·L^{-1}）	1.50~1.75	1.00~1.50	<1.00
肌酐 - 身高指数（CHI）	60%~80%	40%~59%	<40%
总淋巴细胞计数（TCL）/（个·μl^{-1}）	>1 200	800~1 200	800
皮肤迟发型超敏反应（SDH）	硬结 5~10mm	硬结 <5mm	无反应

（一）病史

肿瘤疾病史、既往疾病史、膳食调查、药物史、社会生活习惯、生活方式、医疗保障、宗教及文化背景、经济状况等会影响患者对营养治疗的接受程度。

（二）体格检查

观察脂肪组织、肌肉组织消耗程度、水肿和腹水、头发和指甲的质量、皮肤和口腔黏膜等，有助于评价能量和蛋白质缺乏的严重程度。另外，并非只有消瘦才是营养不良（不足），很多患者同时存在营养过剩和营养不足，干扰了营养不良（不足）的鉴别诊断，体型肥胖的患者往往容易被医师忽视。

（三）人体测量

体重丢失是评定营养状况的一项重要而实用的指标。通常以实际体重 / 理想体重（或既往体重）×100% 作为评定指标。由于我国尚缺乏统一的标准身高体重表，而且身高与体重的关系个体差异很大，因此使用既往体重更为恰当。体重下降越多，营养不良越严重（表 14-7）。当短期内体重下降达 40% 时，可直接导致患者死亡。

表 14-7　细胞因子对机体代谢的影响

细胞因子	蛋白质	碳水化合物	脂肪
TNF	肌肉蛋白质分解增加　肝脏蛋白质合成增加	糖原分解增加　糖原合成降低　糖异生增加　乳酸产生增加	抑制脂肪合成
IL-1	肝脏蛋白质合成增加	糖异生增加	脂解增强　脂蛋白脂肪酶合成下降
IL-6	肝脏蛋白质合成增加		脂解增强　脂肪酸合成增强
IFN-γ			抑制脂肪合成　脂解增强　脂蛋白脂肪酶活性下降

三头肌皮褶厚度（TSF）是反映机体脂肪储存的指标，为肩胛骨喙突和尺骨鹰嘴突中点处皮肤及皮下组织厚度。

肌酐 - 身高指数（creatinine height index，CHI）是测定体内蛋白质储存比较灵敏、客观的指标。肌酐由肌肉组织中的磷酸肌酸经脱磷酸转变而来，经尿排出。因此，可根据 24 小时尿肌酐排出量来判断肌肉组织的大小。留取 2 天 24 小时尿测定肌酐量，再取平均值，与标准身高肌酐值比较。CHI 为标准值的 60%~80%，表示轻度营养不良；CHI 为标准值的 40%~59%，表示中度营养不良；CHI< 标准值的 40%，表示重度营养不良。

（四）生化指标

白蛋白（albumin，ALB）：持续低白蛋白血症是判断营养不良的最可靠指标之一。血清白蛋白降低并非肝脏合成蛋白质能力下降所致，而是由于机体提供合成蛋白质的原料缺乏。白蛋白半衰期为 20 天，且容易受其他因素（如肝脏疾病、肾病、感染和创伤等）影响，同时循环外白蛋白可以向循环内转移，因此作为评价营养不良指标不够敏感。

运铁蛋白（transferrin，TEN）：由肝脏合成，半衰期为 8 天，作为营养不良指标比白蛋白敏感。体内铁缺乏时，运铁蛋白代偿性增加。

视黄醇蛋白（retinol-binding protein，RBP）和甲状腺素结合蛋白（thyroxine binding prealbumin，TBPA）：是两种生物活性半衰期很短的血浆蛋白质，前者为 12 小时，后者为 2～3 天。当短期内蛋白质和能量摄入不足即有明显下降，对营养支持治疗也反应灵敏，可以作为临床营养不良的早期诊断和营养支持治疗的监测指标。

3-甲基组氨酸：由于肌肉蛋白质中含多种甲基化氨基酸，当肌肉蛋白质降解时，产生大量 3-甲基组氨酸并以原型经尿排出，因此常将其作为肌肉蛋白质分解的可靠指标。

（五）免疫功能

严重营养不良时，机体免疫功能将受到抑制，增加了患者抗肿瘤治疗中的感染率和死亡率。但是由于其受到众多非营养因素如感染（细菌、病毒和真菌）、创伤、出血、肝炎以及药物（激素、抗凝药物、免疫抑制剂等）的影响，因此作为评价营养状况的指标受到一定限制。

总淋巴细胞计数（total lymphocyte count，TCL）：TCL=白细胞数 × 淋巴细胞百分比，以每升含量为标准。正常值为 $(2.5 \sim 3.0) \times 10^9/L$。

皮肤迟发型超敏反应（skin delayed hypersensitivity，SDH）：可以较好地反映出机体细胞免疫功能，常用的抗原为流行性腮腺炎病毒、链球菌激酶 - 链球菌 DNA 酶、念珠菌、植物凝集素（phytohemagglutinin，PHA）和结核菌素。皮内注射后 24～48 小时观察结果。红斑或硬结直径 5～10mm 为轻度营养不良，<5mm 为中度营养不良，无反应为重度营养不良。

（六）临床预后营养指标（prognostic nutritional index，PNI）

可以用来预测手术后患者并发症发生率（感染等）和死亡率的高低。其涵盖了血清白蛋白（ALB）、三头肌皮褶厚度（TSF）、运铁蛋白（TEN）和皮肤迟发型超敏反应（SDH）4 项指标。

$$PNI(\%)=158-16.8 \times ALB-0.78 \times TSF-0.2 \times TEN-5.8 \times SDH$$

其中 ALB 以 g/100ml、TSF 以 mm、TEN 以 mg/100ml 表示。SDH 无反应为 0 分，<5mm 为 1 分，>5mm 为 2 分。PNI<30%，提示并发症发生率和死亡率较低，说明危险性较小；PNI 为 30%～59%，提示并发症发生率和死亡率较高，说明有中度危险性；PNI>60%，提示并发症发生率和死亡率很高，即有高危险性。依据 PNI 可以预测患者术后并发症发生率，准确率达 89%，是一项较为全面和较为特异的营养评定方法。

三、肿瘤患者营养风险筛查与评定原则

2012 年 CSCO 发布的《恶性肿瘤患者的临床营养治疗专家共识》中，对于恶性肿瘤患者的营养风险筛查及评定原则推荐如下：

1．恶性肿瘤患者一经明确诊断，即应进行营养风险筛查（1 类）。

2．现阶段应用最广泛的恶性肿瘤营养风险筛查工具为 PG-SGA 及 NRS-2002。

3．NRS 评分 ≥3 分为具有营养风险，需要根据患者的临床情况，制定基于个体化的营养计划，给予营养干预（2A 类）。

4．NRS 评分 <3 分者虽然没有营养风险，但应在其住院期间每周筛查 1 次（2A 类）。

5．询问病史、体格检查及部分实验室检查有助于了解恶性肿瘤患者营养不良发生的原因及严重程度，以对患者进行综合营养评定（2A 类）。

6．营养风险筛查及综合营养评定应与抗肿瘤治疗的影像学疗效评价同时进行，以全面评估抗肿瘤治疗的受益（2A 类）。

四、临床营养支持

尽管在理论上营养支持有可能刺激肿瘤细胞的增殖，但大量的动物和临床研究并没有显示营养支持时肿瘤快速生长的证据。原因可能包括：①营养支持大大提高了肿瘤患者对手术、化疗、放疗等抗肿瘤治疗的耐受性；②营养支持改善了患者机体的免疫功能；③营养支持可以增加肿瘤细胞增殖周期中增生相细胞比例、减少静止相细胞比例，从而提高肿瘤对放化疗的敏感性。

住院的恶性肿瘤患者多为进展期，入院时往往已存在不同程度的营养不良情况，且常常伴随患者终生，并对抗肿瘤治疗产生不利影响。大量资料表明，全面、有效的营养支持不仅可提高患者对抗肿瘤治疗的耐受性，而且可明显降低患者并发症发生率（感染、肠瘘等）和死亡率。但是，对恶性肿瘤患者的营养支持治疗不同于良性疾病，必须考虑到营养支持有促进肿瘤生长的可能性，而且营养支持不可能在短期内纠正患者的营养不良状况。研究表明，对于中度以上营养不良患者，术前给予 2～3 天营养支持并不改善手术结果，但可以改善生理功能指标；5～7 天的营养支持可改善外科手术结果；7～10 天的营养支持可以明显减少术后主要并发症发生率和死亡率。普遍认为，只有中 / 重度营养不良患者可以从营养支持治疗中获益（图 14-1）。

（一）正常人能量的需要

正常人每天的能量需求包括以下 4 个部分：

1. 基础能量消耗（basal energy expenditure，BEE） 指人体清醒、安静、空腹（禁食 12 小时）、无骨骼肌活动、无食物及精神紧张等因素影响，室温在 18～25℃ 时，机体的能量消耗。BEE 是维持机体体温和基本生理活动的能耗，占机体每日总能量消耗的 60%～75%。由于 BEE 测定条件较难达到，因此通常以静息能量消耗（resting energy expenditure，REE）来代替，其是在室温 18～25℃ 时安静平卧 30 分钟以上测定的机体能量消耗，REE 一般高于 BEE 10% 左右。REE 可根据 Harris-Benedict 公式算出：

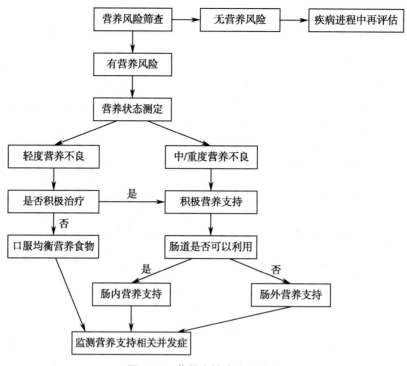

图 14-1 营养支持治疗的流程

REE（kcal/d）=66+13.7W+5.0H−6.8A（男性）

REE（kcal/d）=655+9.6W+1.7H−4.7A（女性）

W 为体重（kg），H 为身高（cm），A 为年龄（岁）。

2. 食物的特殊能耗　指进食后引起的超过 BEE 的额外能量消耗，约为 10%。三大营养物质的特殊能耗作用不同，蛋白质为 16%～30%，糖为 5%～6%，脂肪为 3%～4%。

3. 机体运动的能耗　表示高于基础代谢水平的体力活动所产生的能量消耗，是机体能量消耗的第二大组成成分，与机体活动强度相关，变化最大。中度活动强度的能量消耗占机体总能耗的 15%～30%。

4. 机体生长发育、修复的能耗　指生长发育、妊娠和病后机体恢复的能耗。

（二）营养支持基本原则

恶性肿瘤患者的营养支持在肿瘤的不同阶段随着肿瘤进展以及患者体能状态的动态变化，其原则各不相同。2012 年 CSCO 肿瘤营养专家委员会对于肿瘤不同阶段患者的营养治疗作出如下推荐：

1. 非终末期手术患者

（1）对于无胃排空障碍的择期手术患者，不常规推荐前 12 小时禁食；对于无特殊的误吸风险及胃排空障碍的手术患者，建议仅需麻醉前 2 小时禁水，6 小时禁食。对于术前无法进食的患者，可通过静脉给予碳水化合物（1 类）。

（2）多数患者术后不应中断营养摄入。手术后应尽早开始正常食物摄入或肠内营养，大部分接受结肠切除术的患者可以在术后数小时内开始经口摄入清淡流食，包括清水（1 类）。

（3）具有重度营养不足风险的患者，大手术前应给予

10～14 天的营养治疗。围手术期有重度营养不足的患者，以及由于各种原因（肠内营养不耐受、胃肠道功能受损等）导致连续 5～10 天以上无法经口摄食或无法经肠内营养达到营养需要量的患者，应给予肠外营养治疗（1 类）。

（4）不能早期进行口服营养治疗的患者，可以应用管饲喂养，特别是接受大型的头颈部和胃肠道手术、严重创伤或手术时有明显营养不足的患者。在所有接受腹部手术的需管饲营养的患者中，推荐放置较细的空肠造瘘管或鼻空肠管（1 类）。

（5）对于接受大型的颈部手术和腹部手术的患者，可以考虑围手术期应用含有免疫调节成分（精氨酸、ω-3 脂肪酸和核苷酸）的肠内营养（1 类）。

2. 非终末期化疗患者

（1）虽然营养治疗能够改善化疗患者的生活质量，增加食欲，但是目前数据显示对血生化指标和临床结局没有明显作用，因此对没有营养不足的化疗患者不推荐常规营养治疗（1 类）。

（2）当化疗患者每日摄入能量低于每日能量消耗 60% 的情况超过 10 天时，或者预计患者将有 7 天或者以上不能进食时，或者患者体重下降时，应开始营养治疗，以补足实际摄入与理论摄入之间的差额（2A 类）。为了降低感染风险，推荐首选肠内营养（2A 类），如果患者因为治疗产生了胃肠道黏膜损伤，可以采用短期的肠外营养（2A 类）。

（3）建议肿瘤患者的营养治疗采用标准配方（2A 类）。

（4）化疗期间复合维生素的摄入对Ⅲ期结直肠癌患者的复发率与生存时间没有影响（2A 类）。

（5）因为担心营养对肿瘤的促进作用而放弃营养治疗缺乏依据，如果存在临床指征，仍应该使用（2A 类）。

3. 非终末期放疗患者

（1）对放疗患者的营养评估应在肿瘤诊断或入院时进行（特别是放疗前和放疗过程中），并在后续的每一次随访中重新评估，以便在患者发生全身营养不足前就给予早期的营养治疗和干预（2B 类）。

（2）放疗患者的每日消耗和正常人相似，放疗患者的一般状况要求为 KPS 60 分以上，故以 25～30kcal/(kg·d) 来估算一般放疗患者的每日所需量（2B 类）。

（3）放疗患者中肠外营养的目的为，通过以下方式改善功能和提高疗效：预防和治疗营养不良或恶病质；提高患者放疗的耐受性和依从性；控制或改善某些放疗的不良反应；提高生活质量（2B 类）。

（4）对于没有胃肠道功能障碍者，肠外营养没有必要，甚至有害（1 类）。

（5）营养治疗的选择：为了降低感染风险，推荐首选肠内营养（2A 类），梗阻性头颈部肿瘤或食管癌影响吞咽功能者，肠内营养应经管给予（2B 类）。

4. 终末期患者

（1）营养治疗可以提高终末期恶性肿瘤患者的生活质量（2A 类）。

（2）对于重度蛋白质 - 能量缺乏型营养不良、恶病质患者，单纯的营养治疗既不能保持机体无脂体重，也未提高患者的平均生存时间及远期生存（2A 类）。

（3）接近生命终点时，大部分患者只需极少量的食物和水来减少饥渴感，过度营养治疗反而会加重患者的代谢负担，影响其生活质量（2A 类）。

（4）对于终末期恶性肿瘤患者，不主张采用高能量营养治疗以获得正氮平衡或氮平衡（2A 类）。

（5）积极的营养治疗可以为抗肿瘤治疗提供时机和保障，两者联合应有益于生活质量的提高和生存期的延长（2A 类）。

（6）确定营养素需要量，应当根据疾病状况、体重与身体成分组成、生理功能变化等进行个体化评估，制订合理化配方（2A 类）。

（7）糖皮质激素和醋酸甲地孕酮增加食欲疗效确切（1 类）。

（8）无论肠内或肠外营养治疗患者，都需测出入液量、水肿或脱水的症状和体征、血电解质水平等，并及时调整补充剂量；可根据病情，选择肠内或肠外途径补充（1 类）。

（三）肠内营养支持

1. 适应证　肠内营养较肠外营养有诸多优点：①经济、安全、符合生理。②所含营养素较为完全，如含有谷氨酰胺等。③可以促进内脏蛋白质的合成。④直接接触胃肠道，可以促进肠功能恢复和有利于肠道黏膜细胞的增生并保护肠黏膜屏障功能，减少肠道内毒素 / 细菌移位。⑤肠内营养支持可以增加补体和淋巴细胞，从而改善机体免疫功能。目前认为，当患者需要营养支持时，只要肠道可以利用，即应首先考虑肠内营养支持。当经肠道营养不能完全提供每日营养需求时，可以联合肠外营养支持。

2. 肠内营养支持途径　包括经口、经鼻胃 / 空肠管、胃造瘘和空肠造瘘。

当患者存在严重厌食、恶心、口咽部梗阻或中枢神经系统病变时，可以利用管饲进行营养支持。临床营养支持治疗一般小于 4 周，多数患者对细的鼻饲管具有良好的耐受性且简便易行，因此临床上较为常用。缺点是常有恶心、反流性食管炎、呼吸道误吸、张口呼吸、鼻炎 / 鼻窦炎、咽炎，长期使用时有增加呼吸道并发症的危险。因此，鼻饲不适用较长期需要营养支持的患者。如果胃容量过小或胃动力障碍，则应将鼻饲管通过幽门进入上段空肠。

当患者长期不能经口进食时，应当考虑胃造瘘和空肠造瘘术，可以开腹造瘘或经皮内镜辅助造瘘。由于胃造瘘保留了胃的存储功能，可以采取分次注入营养液的方式进行，方便且符合生理，一般行造瘘后 3 天即可以开始灌注营养液。空肠造瘘可于术后早期进行营养液的输注。由于反流和误吸发生率低，对于伴有上消化道梗阻 / 瘘以及胰腺疾病的患者尤为适用。

3. 肠内营养相关并发症及对策

（1）机械方面的并发症：与营养管的材料、放置的位置和管径有关，包括管道阻塞、鼻咽部不适和黏膜糜烂、鼻窦炎、中耳炎、食管炎、造瘘口胃液（肠液）外漏等。应当选用组织相容性好的材料（如硅胶和聚氨酯）制成的柔软和管径较细的营养管，以提高耐受性，减少刺激。营养液输注完毕后，应常规用水冲洗管道，防止管道阻塞。造瘘管要固定确切，防止脱漏或位移。

（2）胃肠道并发症：是肠内营养治疗过程中最常见的并发症，主要包括恶心、呕吐、腹泻。恶心、呕吐的发生率为 15% 左右，与肠内营养液的味道、胃潴留、营养液输注过快、营养液中高脂肪含量有关。腹泻通常是肠道对营养液不适应的表现。当患者合并有糖尿病、吸收不良综合征（如短肠综合征、放射性肠炎、胰腺炎等）、低蛋白血症、胃肠道感染（如盲袢综合征）时，常在营养液输注初始阶段出现腹泻，特别是患者此前已较长时间禁食时更易发生。大量应用广谱抗生素引起肠道菌群失调，是腹泻的原因之一。此外，某些有分泌功能的恶性肿瘤（如类癌、VIP 瘤以及胰腺癌引起外分泌功能不足等）也是引起腹泻的原因。临床上腹泻主要是由患者对肠内营养液成分不适应或输注速度过快引起，因此通过调整营养液输注速度和渐进式增加营养液每日用量，多数患者均可以避免腹泻的发生，使患者得到足量的营养支持。

（3）感染并发症：最严重的感染是吸入性肺炎，鼻胃管喂饲时发生率较高。喂饲时采用半卧位以及注意监测胃潴留情况，是简单、有效的减少误吸发生的手段。此外，在营养液配制、输注过程中要注意无菌操作，减少营养液细菌污染，以降低胃肠道感染的发生。

（4）代谢性并发症：主要包括水电解质平衡失调、维生素以及微量元素缺乏、糖和脂肪代谢异常。常与营养液组分和监测不完善有关。

4. 肠内营养制剂的分类

（1）要素型肠内营养制剂：以水解蛋白质或氨基酸提供氮源，如爱伦多、百谱力。无须消化或仅稍加消化即可被肠道完全吸收，无残渣或残渣极少。适用于消化功能不全或短肠患者。缺点是口感较差，价格较高。

（2）非要素型肠内营养制剂：以整蛋白为氮源的肠内营养制剂，如匀浆奶、能全素、安素等。营养成分较为全面和均衡。适用于肠道消化吸收功能较好的营养不良患者，可用于术前准备和术后营养治疗。

（3）组件型肠内营养制剂：是以某种或某类营养素为主的制剂，包括蛋白质组件、脂肪组件、糖类组件、维生素组件和矿物质组件。可以作为其他肠内营养制剂的补充，也可以根据患者需要几种组件联合配制成所需的营养配方。

（4）特殊应用型肠内营养制剂：专为合并某些疾病设计的营养制剂，包括婴儿用肠内营养制剂（如 Nutramigen 和 Pregestimail），仿造母乳设计，有利于婴儿正常生长发育；肝功能不全用肠内营养制剂（如 Hepatic-Aid、Travasorb Hepatic），支链氨基酸含量较高，而苯丙氨酸和甲硫氨酸含量较低，可以减轻肝性脑病的症状；肾功能不全用肠内营养制剂（如 Amin-Aid 和 Travasorb Renal），主要以必需氨基酸作为氮源，目的是减轻氮质血症，以利于机体蛋白质合成。

（四）肠外营养支持

自 20 世纪 60 年代末美国医师 Dudrick 和 Wilmore 证明肠外营养支持的安全性和有效性以来，肠外营养支持治疗广泛应用于临床各个领域，挽救了大量患者生命，成为当代医学重要成就。但是随着临床营养研究的不断深入，发现肠外营养仍然有不足之处，如营养要素不完全，抑制机体免疫功能，长期肠外营养将导致肠黏膜及肠相关淋巴组织萎缩、肠道屏障功能损害，导致肠道内毒素 / 细菌入血而发生内源性感染等。因此目前认为，只有当胃肠道不能被利用或肠内营养摄入不足时，才考虑实施肠外营养支持。

1. 适应证 ①短肠综合征；②严重腹泻或呕吐的患者；③胃肠道梗阻；④严重营养不良，需要在短期内改善营养状况的患者；⑤大剂量放化疗或接受骨髓移植的患者。

2. 输注途径 包括经中心静脉和周围静脉途径。肠外营养液的渗透压较高，且输注时间较长（>16 小时），因此标准的肠外营养途径为中心静脉途径，周围静脉途径只适用于短期内接受肠外营养支持的患者。临床上常用的中心静脉置管途径如下：

（1）经锁骨下区锁骨下静脉置管：穿刺部位较为平坦，易于消毒和固定，不影响患者颈部和上肢活动，敷料不过关节，易于护理。

（2）经锁骨上区锁骨下静脉置管：由于导管从锁骨上窝引出，敷料不易与皮肤紧贴而增加感染机会，因此常需做皮下隧道将导管从胸壁引出。

（3）经颈内静脉和颈外静脉置管：由于穿刺点位于颈部，位置较高，敷料不易固定，长时间保留困难，而且影响头部活动。此外，颈外静脉较细，易产生血栓。因此，这两种途径不适用于长期营养支持，多用于危重患者中心静脉

压的监测。

（4）经周围静脉中心静脉置管（PICC）：经头静脉或贵要静脉穿刺，将导管置入上腔静脉。易于护理，不影响活动，大大降低感染率，在大型医疗中心已常规使用。

3. 并发症及对策

（1）机械性并发症：主要与放置中心静脉导管有关，包括气胸或血气胸、锁骨下动脉损伤、胸导管损伤、空气栓塞、中心静脉阻塞和血栓形成、导管阻塞和静脉炎。

（2）代谢并发症：包括糖、电解质、维生素、微量元素和氢离子水平过高或过低。过量的氨基酸供给可以导致血氨过高或血尿素氮升高，进而发生液体负荷过多和渗透性利尿。高脂血症和必需脂肪酸缺乏也较为常见。加强监测、及时处理是减少这些并发症的有效手段。

（3）感染并发症：主要有导管败血症和穿刺点皮肤感染，可能与血糖升高和导管持续存在有关。通过严格的导管护理、输液管道一次性使用和对护士进行培训，可以减少感染的发生。必要时可拔除导管，并常规做细菌培养。应用 PICC 可以大大减少感染和并发症的发生率。

（4）胃肠道并发症：长期全肠外营养支持可以导致胆汁淤积和肠黏膜萎缩。研究表明，23 例接受全肠外营养支持的患者，12 天时 14 例出现胆汁淤积，6 周后 6 例出现胆囊结石，其中 3 例行手术治疗。此外，长期禁食和全肠外营养支持治疗可以导致肠道黏膜萎缩、肠壁变薄、肠道相关淋巴组织萎缩，即肠道屏障功能损害，进而导致肠道内毒素 / 细菌入血，发生内源性感染，该观点已被广泛接受。研究表明，谷氨酰胺双肽强化后，可以明显减轻肠黏膜的萎缩。

五、美国肠内肠外营养学会（ASPEN）推荐的能量供给标准

（一）对于非应激状态下患者营养支持的能量标准

1. 提供 1.25 倍实际测定的 REE 给卧床的营养不良患者；提供 1.5 倍实际测定的 REE 给自主活动的营养不良患者，非蛋白热量∶氮 =100∶1。

2. 对于不能测定 REE 的营养不良患者，提供 2 000kcal/d 或［32.5kcal/（kg·d）］给卧床的营养不良患者；提供 2 400kcal/d 或［35～40kcal/（kg·d）］给自主活动的营养不良患者，非蛋白热量∶氮 =100∶1。

（二）对于应激状态下患者营养支持的能量标准

1. 提供 1.33 倍实际测定的 REE 给应激状态下的营养不良患者，非蛋白热量∶氮 =150∶1，氮入量为 0.2g/（kg·d）。

2. 对于不能测定 REE 的营养不良患者，提供 2 800kcal/d 或［40kcal/（kg·d）］的非蛋白热量，非蛋白热量∶氮 =150∶1，氮入量为 0.2g/（kg·d）。

（三）脂肪供能不超过非蛋白热量的 50%

一般脂肪入量为 1.5g/（kg·d），每克脂肪可提供 9kcal 热能。碳水化合物提供 50%～60% 的热量，当葡萄糖以 4～5mg/（kg·min）输注时机体利用最合理，每克葡萄糖可提供 4kcal 热能。此外，还需提供每日所需电解质、微量元素、维生素（表 14-8）。

表 14-8　成人每日 TPN 所需的电解质、微量元素、维生素

	每日 TPN 所需量
电解质	
Na$^+$	100～200mmol
K$^+$	80～120mmol
Mg^{2+}	15～17mmol
Ca^{2+}	2.5～5.0mmol
P^{2+}	14～16mmol/1 000kcal
微量元素	
Zn	4～10mg
Se	40～120μg
Cu	0.5mg
Fe	2mg
I	150μg
Mn	2mg
Cr	10～20μg
维生素	
Vit A	2 500IU
Vit D	5μg
Vit E	50mg
Vit K$_1$	10mg（每周 1 次，肌内注射）
Vit C	100mg
Vit B$_1$	3mg
Vit B$_2$	3.6mg
Vit B$_6$	4mg
Vit B$_{12}$	5mg
叶酸	400μg
泛酸	15mg
烟酸	40mg
生物素	60μg

六、临床常用的肠内营养制剂及其主要成分

1. 能全素（Nutrison）　整蛋白均衡型肠内营养制剂。蛋白质来源为酪蛋白，是通用型肠内营养制剂。每桶 430g，温水溶至 2 000ml（表 14-9）。

表 14-9　Nutrison 的构成（21.5g/100ml）

蛋白质/g	4	碳水化合物/g	12.3
● 酪蛋白	4	● 麦芽糖糊精	12.3
● N	0.6	● 乳糖	<0.025
脂肪/g	3.9	矿物质/g	0.5
● 植物油	3.9	维生素/g	0.03
●（亚油酸）	(1.7)		
能量	100kcal	蛋白质	16%
脂肪	35%	碳水化合物	49%
渗透压	320mmol/L	pH	6.8

2. 百谱力（Peptison）　以水解乳清蛋白（短肽）提供氮源，高碳水化合物、低脂肪供能，50% 的脂肪为中链脂肪酸。500ml/瓶，适用于肠瘘、放射性肠炎等患者（表 14-10）。

表 14-10　Peptison 的构成（500ml）

蛋白质/g	20	碳水化合物/g	94
● 水解乳清蛋白	20	● 葡萄糖	1.8
● N	2.9	● 麦芽糖	5.5
脂肪/g	5	● 多糖	84.4
● 植物油	2.45	● 乳糖	<1.3
● MCT	2.45	● 有机酸	0.1
●（亚油酸）	-1.7	矿物质/g	2.6
		维生素/g	0.4
能量	500kcal	蛋白质	16%
脂肪	9%	碳水化合物	75%
渗透压	400mmol/L	pH	4.2～4.8

3. 爱伦多（Elental）　以 L 型结晶氨基酸提供氮源，几乎不经消化即可被消化道吸收。适用于肠道消化功能不全的患者（表 14-11）。

表 14-11　Elental 的构成（100g）

L-丙氨酸	1.12g	L-甲硫氨酸	0.81g
L-精氨酸盐酸盐	1.40g	L-苯丙氨酸	1.09g
L-天冬氨酸镁、钾	1.29g	L-脯氨酸	0.79g
L-天冬氨酸钠	1.08g	L-丝氨酸	1.45g
L-谷氨酰胺	2.41g	L-苏氨酸	0.65g
甘氨酸	0.63g	L-色氨酸	0.19g
L-组氨酸盐酸盐	0.63g	L-酪氨酸	0.14g
L-异亮氨酸	0.80g	L-缬氨酸	0.88g
L-亮氨酸	1.12g	糊精	79.3g
盐酸赖氨酸	1.11g	大豆油	0.64g

4. 能全力（Nutrison Fibre）　含有多种膳食纤维。具有保护肠道特别是结肠黏膜屏障功能，可以防止腹泻和便秘的发生（表 14-12）。

表 14-12　Nutrison Fibre 的构成（500ml）

蛋白质/g	20	碳水化合物/g	61.5
● 酪蛋白	20	● 麦芽糖糊精	60.5
● N	3	● 乳糖	<0.125
脂肪/g	19.5	● 其他	0.75
● 植物油	19.5	膳食纤维/g	7.5
●（亚油酸）	-5	水/g	425
●（亚麻酸）	-1.7	矿物质/g	3
		维生素/g	0.15
能量	500kcal	蛋白质	16%
脂肪	35%	碳水化合物	49%
渗透压	250mmol/L	pH	6.6

5. 茚沛（Impact） 为精氨酸、核糖核酸（RNA）和 ω-3 多不饱和脂肪酸的肠内营养制剂，可以改善患者的免疫功能（表 14-13）。

表 14-13 Impact 的构成（100ml）

蛋白质 /g	5.6	脂肪 /g	2.8
● N	1.1	● ω-3 不饱和脂肪酸	0.29
RNA/mg	123	● ω-6 不饱和脂肪酸	0.23
碳水化合物 /g	13	L- 精氨酸 /g	1.4
● 水解淀粉	13		
能量	100kcal	蛋白质	22%
脂肪	25%	碳水化合物	53%
渗透压	375mmol/L		

6. 瑞能（Supportan） 富含 EPA 和 DHA 的均衡型肠内营养制剂。由于脂肪含量较高，可提供 50% 的能量，符合癌症患者对脂肪的需求（表 14-14）。

表 14-14 Supportan 的构成（100ml）

蛋白质 /g	5.85	碳水化合物 /g	10.4
RNA/g	0.13	● 乳糖	<0.01
脂肪 /g	7.2	膳食纤维 /g	0.13
● 饱和脂肪酸	2.9	水 /g	80
● 不饱和脂肪酸	0.9	维生素 /g	0.13
● ω-3 脂肪酸	0.3	矿物质 /g	0.57
● 中链脂肪酸	2.3		
能量	100kcal	蛋白质	18%
脂肪	50%	碳水化合物	32%
渗透压	350mmol/L		

七、常用肠外营养制剂的组成

（一）氨基酸

1. 凡命（Vamin） 为 7% 的平衡型氨基酸注射液，含有 17 种完全平衡的必需和非必需氨基酸（表 14-15）。

表 14-15 Vamin 的构成（1 000ml）

L- 丙氨酸	4.3g	L- 甲硫氨酸	1.9g
L- 精氨酸	3.3g	L- 苯丙氨酸	5.5g
L- 天冬氨酸	4.1g	L- 脯氨酸	8.1g
L- 谷氨酸	9.0g	L- 丝氨酸	7.5g
甘氨酸	2.1g	L- 苏氨酸	3.0g
L- 组氨酸	2.4g	L- 色氨酸	1.0g
L- 异亮氨酸	3.9g	L- 酪氨酸	0.4g
L- 亮氨酸	5.3g	L- 缬氨酸	4.3g
L- 赖氨酸	3.9g		
氨基酸	70.0g	渗透压	700mmol/L
氮	9.4g	pH	5.2
总能量	250kcal		

2. 乐凡命（Novamin） 为 8.5% 和 11.4% 的平衡型氨基酸注射液，含有 18 种完全平衡的必需和非必需氨基酸（表 14-16）。

3. 肝用氨基酸（复方氨基酸 15AA） 含有高支链氨基酸，适用于肝功能不全患者（表 14-17）。

4. 肾用氨基酸（复合氨基酸 9R） 含有 8 种必需氨基酸和组氨酸，可以纠正肾功能不全时必需氨基酸的缺乏（表 14-18）。

表 14-16 8.5% 和 11.4%Novamin 的构成（1 000ml）

	8.50%	11.40%		8.50%	11.40%
L- 丙氨酸	12.2g	16.3g	L- 甲硫氨酸	4.2g	5.7g
L- 精氨酸	8.4g	11.2g	L- 苯丙氨酸	5.9g	7.9g
L- 天冬氨酸	2.5g	3.3g	L- 脯氨酸	5.0g	6.8g
L- 胱氨酸	0.2g	0.2g	L- 丝氨酸	3.4g	4.5g
L- 谷氨酸	4.2g	5.7g	L- 苏氨酸	4.2g	5.7g
甘氨酸	5.9g	7.9g	L- 色氨酸	1.4g	1.9g
L- 组氨酸	5.0g	6.8g	L- 酪氨酸	0.2g	0.3g
L- 异亮氨酸	4.2g	5.7g	L- 缬氨酸	5.5g	7.3g
L- 亮氨酸	5.9g	7.9g	L- 盐酸赖氨酸	9.5g	12.7g
氨基酸	85g	114g	渗透压	810mmol/L	1 130mmol/L
氮	14g	18g	pH	5.6	5.6
总能量	350kcal	460kcal			

表 14-17 复方氨基酸 15AA 的构成（1 000ml）

L- 丙氨酸	7.7g	L- 甲硫氨酸	1.0g
L- 精氨酸	6.0g	L- 苯丙氨酸	1.0g
甘氨酸	9.0g	L- 脯氨酸	8.0g
L- 组氨酸	2.4g	L- 丝氨酸	5.0g
L- 异亮氨酸	9.0g	L- 苏氨酸	4.5g
L- 亮氨酸	11.0g	L- 色氨酸	0.7g
L- 赖氨酸醋酸盐	8.6g	L- 半胱氨酸盐酸盐	0.4g
亚硫酸氢钠	0.5g	L- 缬氨酸	8.4g
氨基酸	80.0g	pH	5.0～7.0
氮	12.2g		

表 14-18 复合氨基酸 9R 的构成（1 000ml）

L- 组氨酸	2.4g	L- 苯丙氨酸	8.8g
L- 异亮氨酸	5.6g	L- 苏氨酸	4.0g
L- 亮氨酸	8.8g	L- 色氨酸	2.0g
L- 醋酸赖氨酸	9.0g	L- 缬氨酸	6.4g
L- 甲硫氨酸	8.8g		
氨基酸	55.8g	渗透压	43.5mmol/L
氮	6.5g		

（二）脂肪乳剂

1. Intralipid 为 10%、20% 和 30% 的长链脂肪乳剂，含 60% 的必需脂肪酸，是通用型脂肪乳剂（表 14-19）。

表 14-19 Intralipid 的构成（1 000ml）

	10%	20%	30%
大豆油 /g	100	200	300
卵黄磷脂 /g	12	12	12
甘油 /g	22	22	16.7
pH	6.0～8.5	6.0～8.5	6.0～9.0
渗透压 /(mmol·L⁻¹)	300	350	310
能量 /kcal	1 100	2 000	3 000

渗透压单位为 $\text{mmol}\cdot\text{L}^{-1}$

2. 力能 MCT（Lipovenoes MCT） 为 10% 和 20% 的中链和长链脂肪乳混合液，能量提供较快，显著减轻肝脏负担（表 14-20）。

表 14-20 Lipovenoes MCT 的构成（1 000ml）

	10%	20%
大豆油 /g	100	200
卵黄磷脂 /g	6	6
甘油 /g	25	25
pH	7.5～8.7	7.5～8.7
渗透压 /(mmol·L⁻¹)	310	360
能量 /kcal	1 080	2 000

（三）维生素

1. 水乐维他（Soluvit N） 为水溶性维生素混合冻干制剂。10ml 可提供每日水溶性维生素的需要量（表 14-21）。

表 14-21 Soluvit N 的构成（10ml）

Vit B$_1$	3.0mg	Vit C	100mg
Vit B$_2$	3.6mg	Vit H	60μg
烟酰胺	40mg	叶酸	0.4mg
Vit B$_6$	4.0mg	Vit B$_{12}$	5.0μg
泛酸	15mg	甘氨酸	300mg

2. 维他利匹特（Vitalipid N） 为脂溶性维生素混合液，分成人型和儿童型。10ml 可提供每日维生素 A、D$_2$、E、K$_1$ 的需要量（表 14-22）。

表 14-22 Vitalipid N 的构成（10ml）

	成人型	儿童型
Vit A	900μg	690μg
Vit D$_2$	5μg	10μg
Vit E	9.1mg	6.4mg
Vit K$_1$	150μg	200μg
大豆油	1 000mg	1 000mg
卵黄磷脂	120mg	120mg
甘油	225mg	225mg

（四）微量元素

1. 安达美（Addamel N） 含有 9 种人体所需微量元素。10ml 可以满足机体每日需要量（表 14-23）。

表 14-23 Addamel N 的构成（10ml）

Cr	0.2μmol	Zn	100μmol
Cu	20μmol	F	50μmol
Fe	20μmol	I	1μmol
Mn	5μmol	山梨醇	3g
MoO$_4$	0.2μmol	渗透压	1 900mmol/L
SeO$_3$	0.4μmol	pH	2.2

2. 格利福斯（Glycophos） 有机磷酸盐制剂。每毫升含 α 和 β 甘油磷酸钠 216mg。10ml 可以提供成人每日磷的需要量。

【附】

肠外营养液配液技术标准操作规程

1. **配液室环境的要求** 保持配液室清洁，每周大扫除一次，空气培养一次并有记录。进入配液室需更换拖鞋或穿一次性鞋套。配液前先将室内打扫干净，同时地面清扫后用 5% 洗消净溶液擦拭，清洁洁净台，并铺好无菌巾，所需物品用 70% 酒精擦拭后放入洁净台内，并打开层流 30 分钟。

2．严格执行查对制度　配液前应了解配方要求，先将所有液体、药品检查核对。如有药液过期、变质、瓶体破碎、瓶盖松动等情况，均不能使用；严格检查三升输液袋的外包装查看输液袋及管道有无破损，检查有效期，操作人员洗手后不再接触其他物品，戴上无菌手套，进入 1 000 级层流配液室，在 100 级层流洁净台上操作。

3．严格无菌操作　配液前戴一次性口罩、帽子，按要求刷手、穿无菌衣，遵守无菌操作规程。抽取药液前，瓶盖或安瓿均需用 2.5% 碘酒和 75% 酒精消毒。

4．混合顺序

（1）将安达美和电解质分别加入氨基酸内。

（2）磷酸盐制剂加入葡萄糖液内。

（3）将配制好的氨基酸液及配制好的葡萄糖液同时混入输液袋内。用肉眼检查三升输液袋内有无沉淀生成。

（4）用维他利匹特稀释水乐维他，而后再注入脂肪乳剂内。

（5）将配制好的脂肪乳剂倒入输液袋内。

5．注意事项

（1）钙剂和磷酸盐制剂应分别加入不同的溶液内稀释，以免发生沉淀反应。

（2）混合液内不要加入其他药物，除非已有资料报道或验证过。

（3）加入液体总量应等于或大于 1.5L。混合液中葡萄糖的最终浓度为 0～23%，有利于混合液的稳定。

（4）混合液最好是现配现用，应放置在 4℃冰箱保存。如果是国产（PVC）输液袋，应于 24 小时内输完，最多不能超过 48 小时；如果是进口（EVA）输液袋，可保存 7 天。

（5）阳离子可中和脂肪颗粒上磷脂的负电荷，使脂肪颗粒相互靠近，发生聚集和融合，最终导致水油分层。一般控制一价阳离子浓度小于 150mmol/L，钙离子浓度小于 1.7mmol/L。

（6）配好的混合营养液输液袋上应注明床号、姓名及配制时间。

（王宝贵）

参 考 文 献

[1] 黎介寿. 重症病人营养治疗个体化的思考[J]. 肠外与肠内营养, 2009, 16(4): 193-194.

[2] 中华医学会. 临床诊疗指南: 肠内肠外营养学分册[M]. 北京: 人民卫生出版社, 2006.

[3] 于康, 夏莹, 王孟昭, 等. 营养风险筛查和主观全面评定用于肺癌非手术患者营养筛查的比较[J]. 中国临床营养杂志, 2008, 16(6): 349-352.

[4] CSCO 肿瘤营养治疗专家委员会. 恶性肿瘤患者的营养治疗专家共识[J]. 临床肿瘤学杂志, 2012, 17(1): 59-73.

[5] American Society for Parenteral and Enteral Nutrition. Guidelines for the use of parenteral and enteral nutrition in adult and pediatric patients[J]. JPEN J Parenter Enteral Nutr, 1993, 17(4 Suppl): 1SA-52SA.

[6] ARENDS J, BODOKY G, BOZZETTI F, et al. ESPEN Guidelines on Enteral Nutrition: Non-surgical oncology[J]. Clin Nutr, 2006, 25(2): 245-259.

[7] AUGUST D A, HUHMANN M B. A.S.P.E.N. clinical guidelines: nutrition support therapy during adult anticancer treatment and in hematopoietic cell transplantation[J]. JPEN J Parenter Enteral Nutr, 2009, 33(5): 472-500.

[8] BAUER J D, CAPRA S. Nutrition intervention improves outcomes in patients with cancer cachexia receiving chemotherapy--a pilot study[J]. Support Care Cancer, 2005, 13(4): 270-274.

[9] BOZZETTI F, ARENDS J, LUNDHOLM K, et al. ESPEN Guidelines on Parenteral Nutrition: non-surgical oncology[J]. Clin Nutr, 2009, 28(4): 445-454.

[10] BOZZETTI F, GAVAZZI C, COZZAGLIO L, et al. Total parenteral nutrition and tumor growth in malnourished patients with gastric cancer[J]. Tumor, 1999, 85(3): 163-166.

[11] BOZZETTI F. Nutritional support of the oncology patient[J]. Crit Rev Oncol Hematol, 2013, 87(2): 172-200.

[12] BRAGA M, LJUNGQVIST O, SOETERS P, et al. ESPEN Guidelines on Parenteral Nutrition: surgery[J]. Clin Nutr, 2009, 28(4): 378-386.

[13] BRARD L, WEITZEN S, STRUBEL-LAGAN S L, et al. The effect of total parenteral nutrition on the survival of terminally ill ovarian cancer patients[J]. Gynecol Oncol, 2006, 103(1): 176-180.

[14] BUZBY G P, MULLEN J L, MUTTHEWS D C, et al. Prognostic nutritional index in gastrointestinal surgery[J]. Am J Surg, 1980, 139(1): 160-167.

[15] COZZAGLIO L, BALZOLA F, COSENTINO F, et al. Outcome of cancer patients: receiving home parenteral nutrition[J]. JPEN J Parenter Enteral Nutr, 1997, 21(6): 339-342.

[16] DETSKY A S, BAKER J P, O'ROURKE K, et al. Perioperative parenteral nutrition: a meta-analysis[J]. Ann Intern Med, 1987, 107(2): 195-203.

[17] FEARON K, STRASSER F, ANKER S D, et al. Definition and classification of cancer cachexia: an international consensus[J]. Lancet Oncol, 2011, 12(5): 489-495.

[18] GORDON J N, TREBBLE T M, ELLIS R D, et al. Thalidomide in the treatment of cancer cachexia: a randomised placebo controlled trial[J]. Gut, 2005, 54(4): 540-545.

[19] GRAMIGNANO G, LNSSO M R, MADEDDU C, et al. Efficacy of l-carnitine administration on fatigue, nutritional status, oxidative stress, and related quality of life in 12

advanced cancer patients undergoing anticancer therapy[J]. Nutrition, 2006, 22(2): 136-145.

[20] HARDEN J L, KEMP L, MIRTALLO J. Femoral catheters increase risk of infection in total parenteral nutrition patients [J]. Nutr Clin Pract, 1995, 10(2): 60-66.

[21] HASENBERG T, ESSENBREIS M, HEROLD A, et al. Early supplementation of parenteral nutrition is capable of improving quality of life, chemotherapy-related toxicity and body composition in patients with advanced colorectal carcinoma undergoing palliative treatment: results from a prospective, randomized clinical trial[J]. Colorectal Dis, 2010, 12(10 Online): e190-e199.

[22] HICKMAN D M, MILLER R A, ROMBEAU J L, et al. Serum albumin and body weight as predictors of postoperative course in colorectal cancer[J]. JPEN J Parenter Enteral Nutr, 1980, 4(3): 314-316.

[23] HUHMANN M B, AUGUST D A. Review of American Society for Parenteral and Enteral Nutrition (ASPEN) Clinical Guidelines for Nutrition Support in Cancer Patients: nutrition screening and assessment[J]. Nutr Clin Pract, 2008, 23(2): 182-188.

[24] HUHMANN M B, AUGUST D A. Perioperative nutrition support in cancer patients[J]. Nutr Clin Pract, 2012, 27(5): 586-592.

[25] JIANG Z M, CHEN W, ZHAN W H, et al. Parenteral and enteral nutrition application in west, middle and east of China: a multi-centre investigation for 15098 patients in 13 metropolitans using nutritional risk screening 2002 tool[J]. Clin Nutr, 2007, 2(Suppl): 133-134.

[26] JONES L, WADING R M, WILKINS S, et al. Nutritional support in children and young people with cancer undergoing chemotherapy[J]. Cochrane Database Syst Rev, 2010(7): CD003298.

[27] KLEIN S, KINNEY J, JEEJEEBHOY K, et al. Nutrition support in clinical practice: review of published data and recommendations for future research directions[J]. JPEN J Parenter Enteral Nutr, 1997, 21(3): 133-156.

[28] KONDRUP J, RASMUSSEN H H, HAMBERG O, et al. Nutritional risk screening (NRS 2002): a new method based on an analysis of controlled clinical trials[J]. Clin Nutr, 2003, 22(3): 321-336.

[29] LANGIUS J A, DOORNAERT P, SPREEUWENBERG M D, et al. Radiotherapy on the neck nodes predicts severe weight loss in patients with early stage laryngeal cancer[J]. Radiother Oncol, 2010, 97(1): 80-85.

[30] LIANG X, JIANG Z M, NOLAN M T, et al. Comparative survey on nutritional risk and nutritional support between Beijing and Baltimore teaching hospitals[J]. Nutrition, 2008, 24(10): 969-976.

[31] LOCHS H, ALLISON S P, MEIER R, et al. Introductory to the ESPEN Guidelines on Enteral Nutrition: Terminology, definitions and general topics[J]. Clin Nutr, 2006, 25(2): 180-186.

[32] LUNDHOLM K, KÖRNER U, GUNNEBO L, et al. Insulin treatment in cancer cachexia: effects on survival, metabolism, and physical functioning[J]. Clin Cancer Res, 2007, 13(9): 2699-2706.

[33] MACDONALD N, EASSON A M, MAZURAK V C, et al. Understanding and managing cancer cachexia[J]. J Am Coll Surg, 2003, 197(1): 143-161.

[34] MÄRTEN A, WENTE M N, OSE J, et al. An open label randomized multicentre phase Ⅲb trial comparing parenteral substitution versus best supportive nutritional care in subjects with pancreatic adenocarcinoma receiving 5-FU plus oxaliplatin as 2nd or higher line chemotherapy regarding clinical benefit - PANUSCO[J]. BMC Cancer, 2009, 9: 412.

[35] MCCARTER M D, GENTILINI O D, GOMEZ M E, et al. Preoperative oral supplement with immunonutrients in cancer patients[J]. JPEN J Parenter Enteral Nutr, 1998, 22(4): 206-211.

[36] MEGUID M M, CAMPOS A C, MEGUID V, et al. IONIP, a criterion of surgical outcome and patient selection for perioperative nutritional support[J]. Br J Clin Pract Suppl, 1988, 63: 8-14.

[37] NELSON K A, WALSH D, SHEEHAN F A. The cancer anorexia-cachexia syndrome[J]. J Clin Oncol, 1994, 12(1): 213-225.

[38] NG K, MEYERHARDT J A, CHAN J A, et al. Multivitamin use is not associated with cancer recurrence or survival in patients with stage Ⅲ colon cancer: findings from CALGB 89803[J]. J Clin Oncol, 2010, 28(28): 4354-4363.

[39] PUCCIO M, NATHANSON L. The cancer cachexia syndrome[J]. Semin Oncol, 1997, 24(3): 277-287.

[40] REYNOLDS J V, KANWAR S, WELSH F K, et al. Does the route of feeding modify gut barrier function and clinical outcome in patients after major upper gastrointestinal surgery? [J]. JPEN J Parenter Enteral Nutr, 1997, 21(4): 196-201.

[41] SHANG E, WEISS C, POST S, et al. The influence of early supplementation of parenteral nutrition oil quality of life and body composition in patients with advanced cancer[J]. JPEN J Parenter Enteral Nutr, 2006, 30(3): 222-230.

[42] VAN DEN BERG M G, RASMUSSEN-CONRAD E L, WEI K H, et al. Comparison of the effect of individual dietary counselling and of standard nutritional care on weight loss in patients with head and neck cancer undergoing radiotherapy[J]. Br J Nutr, 2010, 104(6): 872-877.

[43] WEIMANN A, BRAGA M, HARSANYI L, et al. ESPEN

Guidelines on Enteral Nutrition: Surgery including organ transplantation[J]. Clin Ntur, 2006, 25 (2): 224-244.

[44] WEITZMAN S. Alternative nutritional cancer therapies[J]. Int J Cancer Suppl, 1998, 11: 69-72.

[45] GIANOTTI L, BRAGA M, VIGNALI A, et al. Effect of route of delivery and formulation of postoperative nutritional support in patients undergoing major operations for malignant neoplasms[J]. Arch Surg, 1997, 132 (11): 1222-1229.